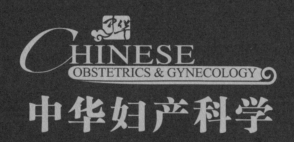

CHINESE
OBSTETRICS & GYNECOLOGY

中华妇产科学

"十二五"国家重点图书出版规划项目

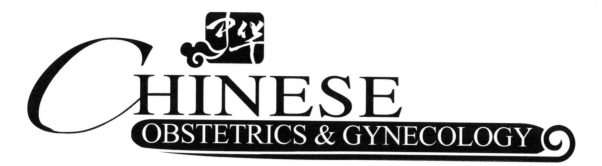

中华妇产科学

第3版

下 册

主　编　曹泽毅

副主编　郎景和　丰有吉　王临虹　段　涛

　　　　陈子江　范光升　乔　杰　童晓文

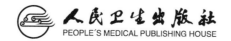

人民卫生出版社

PEOPLE'S MEDICAL PUBLISHING HOUSE

图书在版编目（CIP）数据

中华妇产科学. 下册/曹泽毅主编. —3 版. —北京：
人民卫生出版社，2014
　ISBN 978-7-117-18156-3

　Ⅰ.①中…　Ⅱ.①曹…　Ⅲ.①妇产科学　Ⅳ.①R71

中国版本图书馆 CIP 数据核字（2013）第 240622 号

| 人卫社官网 | www. pmph. com | 出版物查询，在线购书 |
| 人卫医学网 | www. ipmph. com | 医学考试辅导，医学数据库服务，医学教育资源，大众健康资讯 |

ISBN 978-7-117-18156-3

中华妇产科学

第 3 版

（下　册）

主　　编：曹泽毅
出版发行：人民卫生出版社（中继线 010-59780011）
地　　址：北京市朝阳区潘家园南里 19 号
邮　　编：100021
E－mail：pmph @ pmph. com
购书热线：010-59787592　010-59787584　010-65264830
印　　刷：三河市宏达印刷有限公司（胜利）
经　　销：新华书店
开　　本：889×1194　1/16　　印张：60.5　　插页：12
字　　数：2468 千字
版　　次：1999 年 8 月第 1 版　　2014 年 2 月第 3 版
　　　　　2020 年 5 月第 3 版第 7 次印刷（总第 16 次印刷）
标准书号：ISBN 978-7-117-18156-3/R·18157
定　　价：189.00 元

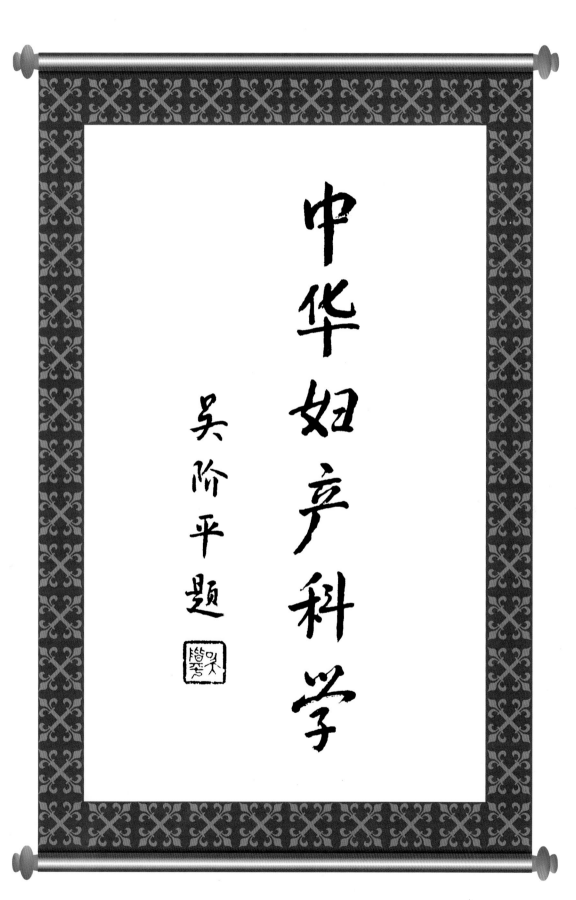

中华妇产科学

吴阶平题

主编简介

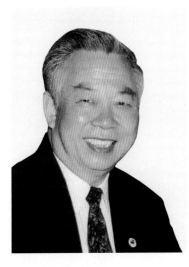

曹泽毅，教授、博士生导师，曾任华西医科大学校长、卫生部副部长、中华医学会常务副会长、中华医学会妇产科学分会主任委员、妇科肿瘤学分会主任委员，《中华妇产科杂志》总编辑。现任清华大学医学院副院长、北京大学第一附属医院妇产科名誉主任、北京王府医院院长、《中华妇产科杂志》名誉总编辑、《国际妇产科杂志》(中国版)总编辑、《国际妇科肿瘤杂志》(中国版)总编辑、《国际妇科肿瘤杂志》资深编辑。香港大学、香港中文大学名誉教授，国际妇科肿瘤学会会员，瑞士妇产科学会名誉会员，美国哈佛大学医学院客座教授，美国 M. D. Anderson 肿瘤医院客座教授。

1956 年毕业于华西医科大学，获医学学士学位；1968 年毕业于北京医科大学，获妇科肿瘤学硕士学位；1982 年毕业于瑞士巴塞尔大学医学院，获医学博士学位；1982～1983 年在美国休斯敦 M. D. Anderson 肿瘤医院、Memorial Sloan-Kettering 肿瘤医院、迈阿密 Jakson Memorial 医院进修，任访问学者。

自 1961 年开始子宫颈癌的研究和临床诊断治疗，特别是广泛手术和淋巴转移的治疗方法。1982 年首次报道女性生殖系统生理和肿瘤病理雌、孕激素受体结果。1996 年首次报道通过以腹膜后间隙作为给药途径进行的淋巴结癌转移化疗。1998 年组织全国妇科肿瘤学组的医学专家编写了我国妇科肿瘤的诊断治疗规范。1999 年主编的《妇科肿瘤学》获北京市科技进步二等奖。1999 年主编的《中华妇产科学》获全国优秀科技图书二等奖。2004 年《子宫颈癌基础与临床研究》获四川省科技进步奖二等奖。2008 年主编出版研究生教材《妇产科学》。2010 年主编出版《中华妇产科学》(临床版)。2011 年主编出版《中国妇科肿瘤学》。

丁宗一	中国人民解放军北京军区总医院	石一复	浙江大学医学院附属妇产科医院
丁晓萍	中国人民解放军第二炮兵总医院	叶鸿瑁	北京大学第三医院
于修成	中国医药生物技术协会	田扬顺	第四军医大学第一附属医院西京医院
万小平	上海交通大学附属第一人民医院	田秦杰	北京协和医院
万希润	北京协和医院	白 萍	中国医学科学院肿瘤医院
马 丁	华中科技大学同济医学院附属同济医院	白文佩	北京大学第一医院
马玉燕	山东大学齐鲁医院	冯 云	上海交通大学医学院附属瑞金医院
马利国	深圳市人民医院	冯力民	首都医科大学附属北京天坛医院
马晓年	清华大学第二附属医院	边旭明	北京协和医院
马润玫	昆明医科大学第一附属医院	邢爱耘	四川大学华西第二医院
丰有吉	上海交通大学附属第一人民医院	朴梅花	北京大学第三医院
王 平	四川大学华西第二医院	曲 元	北京大学第一医院
王 殊	北京大学人民医院	曲芃芃	天津市中心妇产科医院
王 翔	中国医学科学院肿瘤医院	吕卫国	浙江大学医学院附属妇产科医院
王 颖	北京大学第一医院	朱 兰	北京协和医院
王 燕	北京大学公共卫生学院	朱伟杰	暨南大学生殖免疫研究所
王子莲	中山大学附属第一医院	朱丽荣	北京大学第一医院
王功亮	马偕纪念医院	朱依敏	浙江大学医学院附属妇产科医院
王世宣	华中科技大学同济医学院附属同济医院	朱笕青	浙江省肿瘤医院
王红静	四川大学华西第二医院	朱蓬弟	国家人口计生委科学技术研究所
王沂峰	南方医科大学珠江医院	乔 杰	北京大学第三医院
王泽华	华中科技大学同济医学院附属协和医院	乔 宠	中国医科大学附属盛京医院
王建六	北京大学人民医院	乔玉环	郑州大学第一附属医院
王临虹	中国疾病预防控制中心	华克勤	复旦大学附属妇产科医院
王益夫	哈佛医学院附属布里根妇女医院	向 阳	北京协和医院
王惠兰	河北医科大学第二医院	全 松	南方医科大学南方医院
王谢桐	山东大学附属省立医院	庄广伦	复旦大学附属妇产科医院
卜美璐	中日友好医院	庄依亮	上海申江医院
文任乾	广东省计划生育专科医院	庄留琪	中国福利会国际和平妇幼保健院
方 群	中山大学附属第一医院	刘 彦	复旦大学附属华山医院
尹 玲	北京大学第一医院	刘兴会	四川大学华西第二医院
尹如铁	四川大学华西第二医院	刘伯宁	上海交通大学附属第六人民医院
孔为民	首都医科大学附属北京妇产医院	刘劲松	美国德州安德森肿瘤医院
孔北华	山东大学齐鲁医院	刘学高	暨南大学生殖免疫研究所
左文莉	北京大学第一医院	刘建华	上海交通大学医学院附属第九人民医院

编　　委：宋鸿钊　严仁英　张丽珠　葛秦生　郑怀美
　　　　　司徒亮　苏应宽　江　森　王大琬　肖碧莲
　　　　　连利娟　张惜阴　李自新　钱和年　顾美皎

（以姓氏笔画为序）

马　丁	丰有吉	乌毓明	卞度宏	孔北华
王世阆	丛克家	乐　杰	田翠华	石一复
冯　捷	邝健全	乔　杰	刘伯宁	刘建立
刘　庸	刘淑云	回允中	孙建衡	孙念怙
庄广伦	庄留琪	成俊芝	朱　兰	朱关珍
朱楣光	邢淑敏	吴令英	吴连方	吴味辛
吴爱如	吴　燕	张以文	张振钧	张颖杰
张蕴璟	李守柔	李孟达	李尚为	李诚信
李　晖	杨秀玉	杨慧霞	沈　铿	谷祖善
陆　清	陆湘云	陈文祯	陈乐真	陈贵安
陈春玲	周剑萍	林守清	林其德	罗丽兰
范娜娣	范慧民	郎景和	祝彼得	胡自正
赵瑞琳	凌萝达	唐素恩	夏恩兰	桑国卫
翁梨驹	高永良	高国兰	高雨农	崔　恒
曹泽毅	曹瓒孙	渠川琰	盖铭英	黄醒华
彭芝兰	焦书竹	董　悦	谢　幸	韩　锐
靳家玉	廖秦平	蔡桂如	戴钟英	魏丽惠

特邀编委：王益夫　何柏松　吴香达　张明仁　苏聪贤
　　　　　邱仁宗　骆一凡　黄令翠　黄思诚　黄胡信
　　　　　颜上惠　颜明贤　颜婉嫦

秘　　书：王　耘

丁西来	北京协和医院	邓 姗	北京协和医院
丁宗一	北京儿童医院	丛克家	北京妇产医院
万小平	上海市第一人民医院	乐 杰	吉林大学第一附属医院
于学文	北京大学公共卫生学院	冯力民	首都医科大学附属北京天坛医院
马 丁	华中科技大学同济医院	冯 捷	北京大学人民医院
马玉珠	海南医学院	冯瓒冲	复旦大学妇产科医院
马彦彦	北京大学第一医院	古 航	上海第二军医大学长海医院
马晓年	清华大学第二附属医院	叶大风	浙江大学妇产科医院
丰有吉	复旦大学妇产科医院	叶丽珍	中国医学科学院基础医学研究所
乌毓明	北京协和医院	田扬顺	第四军医大学西京医院
卞度宏	重庆医科大学第一附属医院	田秦杰	北京协和医院
卞美璐	中日友好医院	田翠华	中华医学会杂志社
孔北华	山东医科大学附属医院	白文佩	北京大学第一医院
毛中南	上海第二军医大学长海医院	白 萍	中国医学科学院肿瘤医院
王大琬	北京妇产医院	石一复	浙江大学妇产科医院
王山米	北京大学人民医院	艾继辉	华中科技大学同济医院
王友芳	北京协和医院	乔玉环	郑州医科大学第一附属医院
王 文	北京大学肿瘤医院	乔 宠	上海第二医科大学仁济医院
王世阆	四川大学华西第二医院	乔 杰	北京大学第三医院
王仪生	北京大学第一医院	任自强	首都医科大学附属北京复兴医院
王 平	西安交通大学第一医院	刘 义	华中科技大学同济医院
王光超	北京大学第一医院	刘以训	中国科学院动物研究所
王沂峰	广州市第二人民医院	刘玉洁	北京大学第一医院
王 和	四川大学华西第二医院	刘 伟	上海第二医科大学仁济医院
王建六	北京大学人民医院	刘伯宁	上海市第六人民医院
王 波	山东大学齐鲁医院	刘运明	北京大学第一医院
王 炜	香港中文大学威尔斯亲王医院	刘学高	广州暨南大学生殖免疫研究中心
王临虹	中国疾病预防控制中心妇幼保健中心	刘建立	解放军总医院
王海燕	北京大学第一医院	刘 鸣	山东大学齐鲁医院
王益夫	香港中文大学威尔斯亲王医院	刘 彦	上海第二军医大学长征医院
王淑兰	北京妇产医院	刘珠凤	北京协和医院
王淑雯	天津市中心妇产医院	刘继红	中山医科大学肿瘤医院
王德芬	上海市第一妇婴保健院	刘继晓	华中科技大学同济医院
王 燕	北京大学公共卫生学院	刘 陶	首都医科大学附属北京安贞医院
邓小虹	北京市卫生局	刘 庸	天津医科大学

刘淑云	四川大学华西第二医院	张玉林	香港中文大学妇产科学系
刘 斌	北京大学医学部	张丽珠	北京大学第三医院
刘越璋	北京儿童医院	张明仁	香港中文大学妇产科学系
刘新民	山东省立医院	张 炜	复旦大学妇产科医院
刘福元	中山大学肿瘤医院	张俊慧	复旦大学妇产科医院
刘嘉茵	南京军区总医院	张树荣	吉林大学第一附属医院
向 阳	北京协和医院	张荣莲	福建省妇幼保健院
吕玉人	北京民航总局医院	张家文	四川大学华西第二医院
回允中	北京大学人民医院	张振钧	复旦大学妇产科医院
孙大为	北京协和医院	张致祥	北京大学第一医院
孙建衡	中国医学科学院肿瘤医院	张惜阴	复旦大学妇产科医院
孙念怙	北京协和医院	张清学	中山大学第一医院
孙爱军	北京协和医院	张 萍	华中科技大学同济医院
孙 强	北京协和医院	张雅贤	香港大学玛丽医院
安 琳	北京大学公共卫生学院	张颖杰	北京妇产医院
庄广伦	中山大学第一附属医院	张蕴璟	西安交通大学第一医院
庄依亮	复旦大学妇产科医院	张震宇	首都医科大学附属北京朝阳医院
庄留琪	上海市计划生育技术指导所	李广太	首都医科大学附属北京同仁医院
成俊芝	天津市中心妇产医院	李书闻	首都医科大学附属北京安贞医院
曲 元	北京大学第一医院	李汉萍	江西省妇幼保健院
朱 兰	北京协和医院	李华军	北京协和医院
朱伟杰	广州暨南大学生殖免疫研究中心	李守柔	吉林大学第二医院
朱关珍	复旦大学妇产科医院	李 旭	西安交通大学第一医院
朱依敏	浙江大学妇产科医院	李克敏	北京大学第一医院
朱楣光	天津市中心妇产医院	李 坚	北京妇产医院
朱蓬弟	国家计划生育委员会科学技术研究所	李志刚	北京协和医院
朱燕宁	北京协和医院	李 芬	西安交通大学第一医院
江 森	山东大学齐鲁医院	李孟达	中山大学肿瘤医院
纪 彦	上海市第一妇婴保健院	李尚为	四川大学华西第二医院
邢淑敏	北京中日友好医院	李忠妹	首都医科大学附属北京复兴医院
严仁英	北京大学第一医院	李 昭	天津医科大学总医院
何柏松	香港大学玛丽医院	李美芝	北京大学第三医院
何福仙	华中科技大学同济医院	李 晖	解放军总医院
冷金花	北京协和医院	李爱玲	中国医学科学院肿瘤医院
吴令英	中国医学科学院肿瘤医院	李艳芳	香港中文大学威尔斯亲王医院
吴北生	北京大学第一医院	李维敏	四川大学华西第二医院
吴连方	北京妇产医院	李 斌	首都医科大学附属北京安贞医院
吴味辛	重庆医科大学第一附属医院	李静林	重庆医科大学第二附属医院
吴宜勇	北京医院	杜湘柯	北京大学人民医院
吴香达	台北荣民总医院	杨冬梓	中山大学第一医院
吴效科	南京军区总医院	杨业洲	四川省人民医院
吴爱如	中国医学科学院肿瘤医院	杨秀兰	中国福利基金会国际和平妇幼保健院
吴 燕	北京大学第三医院	杨秀玉	北京协和医院
宋鸿钊	北京协和医院	杨佳新	北京协和医院
宋 磊	解放军总医院	杨 欣	北京大学第一医院
张以文	北京协和医院	杨秉炎	上海市国际和平妇幼保健院

杨艳玲	北京大学第一医院	范娜娣	天津市第二中心医院
杨慧霞	北京大学第一医院	范慧民	北京妇产医院
汪希鹏	上海第二医科大学仁济医院	茅 枫	北京协和医院
沈 铿	北京协和医院	郁 琦	北京协和医院
狄 文	上海第二医科大学仁济医院	郎景和	北京协和医院
肖碧莲	国家计划生育委员会科学技术研究所	郑 文	北京肿瘤医院
苏延华	南京军区总医院	郑 伟	北京妇产医院
苏应宽	山东大学齐鲁医院	郑 伟	浙江大学第二医院
苏聪贤	台湾马偕医院	郑全庆	西安交通大学第一医院
谷 炤	国家计划生育委员会科学技术研究所	郑怀美	复旦大学妇产科医院
谷祖善	新疆石河子大学第一附属医院	金 力	北京协和医院
连利娟	北京协和医院	金 辉	西安交通大学第一医院
邱仁宗	中国社会科学院哲学研究所	保毓书	北京大学公共卫生学院
邵长庚	全国性病防治研究中心	姚中本	上海市计划生育技术指导所
邵浩达	香港中文大学妇产科学系	姚天一	天津市中心妇产医院
陆 清	海南医学院	姚先莹	四川大学华西第二医院
陆惠娟	上海市第一妇婴保健院	姚桂梅	北京大学第三医院
陆湘云	复旦大学妇产科医院	姜 洁	山东大学齐鲁医院
陈子江	山东省立医院	施永鹏	首都医科大学附属北京复兴医院
陈文桢	福建省妇幼保健院	施 波	中国医学科学院药物研究所
陈乐真	解放军总医院	段 华	首都医科大学附属北京复兴医院
陈 叙	天津市中心妇产医院	段恩奎	中国科学院动物研究所
陈春玲	北京大学第一医院	段 涛	上海市妇幼保健院
陈贵安	北京大学第三医院	祝彼得	成都中医药大学
陈 倩	北京大学第一医院	胡永芳	北京大学人民医院
陈晓燕	西安交通大学第一医院	胡自正	天津市计划生育研究所
陈爱萍	青岛医学院第二附属医院	胡丽娜	重庆医科大学第二附属医院
陈珠萍	上海第二医科大学仁济医院	荣 荣	深圳市红十字会医院
陈 焰	北京妇产医院	赵亚南	上海第二军医大学长海医院
周世梅	北京大学第一医院	赵 彦	北京大学人民医院
周应芳	北京大学第一医院	赵 耘	北京大学人民医院
周苏文	首都医科大学附属北京宣武医院	赵瑞琳	北京大学第一医院
周易冬	北京协和医院	赵 霞	四川大学华西第二医院
周剑萍	上海市计划生育委员会	钟 刚	华中科技大学同济医院
周 虹	北京大学公共卫生学院	钟国衡	香港大学妇产科学系
周羡梅	北京大学第三医院	骆一凡	澳门山顶医院
林本耀	北京大学肿瘤医院	凌萝达	重庆医科大学第二附属医院
林守清	北京协和医院	唐 仪	北京大学公共卫生学院
林其德	上海第二医科大学仁济医院	唐素恩	北京大学医学部
林建华	上海第二医科大学仁济医院	夏恩兰	首都医科大学附属北京复兴医院
林金芳	复旦大学妇产科医院	夏铁安	北京大学第一医院
欧 萍	福建省妇幼保健院	徐 苓	北京协和医院
罗丽兰	华中科技大学同济医院	徐苗厚	山东大学齐鲁医院
罗树生	北京大学公共卫生学院	徐晋勋	上海市计划生育委员会
范光升	北京协和医院	徐蕴华	北京协和医院
范迪钧	北京阜外心血管病医院	桑国卫	中国药品生物制品检定所

翁梨驹　首都医科大学附属北京朝阳医院
翁霞云　解放军总医院
郭亦寿　山东大学医学院
郭成秀　天津市中心妇产医院
郭丽娜　北京协和医院
郭燕燕　北京大学第一医院
钱和年　北京大学人民医院
顾美皎　华中科技大学同济医院
顾素娟　北京市计划生育技术研究指导所
高永良　浙江省肿瘤医院
高国兰　江西省肿瘤医院
高雨农　北京大学肿瘤医院
高雪莲　北京大学第一医院
高　颖　华中科技大学同济医院
崔丽侠　西安交通大学第一医院
崔　恒　北京大学人民医院
崔满华　吉林大学第二医院
康楚云　北京大学公共卫生学院
戚庆炜　北京协和医院
曹泽毅　中华妇产科学会　四川大学华西第二医院
曹斌融　复旦大学妇产科医院
曹缵孙　西安交通大学第一医院
梁晓燕　中山大学第一附属医院
梅卓贤　中山大学第一医院
渠川琰　北京大学第一医院
盖铭英　北京协和医院
盛丹菁　上海医科大学妇产科医院
章小维　北京大学第一医院
章文华　中国医学科学院肿瘤医院
章汉旺　华中科技大学同济医院
符绍莲　北京大学公共卫生学院
黄令翠　香港大学玛丽医院
黄汉源　北京协和医院
黄思诚　台湾大学医学院
黄胡信（Felix W）　澳大利亚悉尼新南威尔士州立大学利物浦医院
黄荣丽　北京协和医院
黄荷凤　浙江大学妇产科医院
黄惠芳　北京协和医院
黄醒华　北京妇产医院

傅兴生　江西省妇幼保健院
彭书凌　中山大学第一医院
彭芝兰　四川大学华西第二医院
曾宝元　北京协和医院
温宏武　北京大学第一医院
焦书竹　天津医科大学总医院
焦泽旭　中山大学第一医院
程利南　上海市国际和平妇幼保健院
程蔚蔚　复旦大学妇产科医院
童传良　上海市计划生育技术指导所
童新元　解放军总医院
葛秦生　北京协和医院
董　悦　北京大学第一医院
蒋庆春　上海市中西医结合医院
谢　幸　浙江大学妇产科医院
谢梅青　中山大学第一医院
韩字研　四川大学华西第二医院
韩　锐　中国医学科学院药物研究所
韩　蓁　西安交通大学第一医院
鲁永鲜　解放军304医院
雷贞武　四川省生殖卫生学院
靳家玉　首都医科大学附属北京友谊医院
鲍秀兰　北京协和医院
廖秦平　北京大学第一医院
漆洪波　重庆医科大学第一附属医院
熊　庆　四川省妇幼保健院
蔡挥东　首都医科大学附属北京复兴医院
蔡桂如　华中科技大学同济医院
蔺　莉　首都医科大学附属北京友谊医院
樊尚荣　北京大学深圳医院
潘明明　复旦大学妇产科医院
颜上惠　台北荣民总医院
颜明贤　台北荣民总医院
颜婉嫦　香港大学玛丽医院
黎培毅　四川大学华西第二医院
霍　苓　北京肿瘤医院
戴钟英　上海市第六人民医院
濮德敏　华中科技大学同济医院
魏丽惠　北京大学人民医院
籍孝诚　北京协和医院

第1版**编委名单**

编　　委：　宋鸿钊　　严仁英　　张丽珠　　葛秦生
　　　　　　郑怀美　　司徒亮　　苏应宽　　江　森
　　　　　　王大琬　　肖碧莲　　连利娟　　张惜阴
　　　　　　李自新　　钱和年
（以姓氏笔画为序）

　　　　　　乌毓明　　卞度宏　　王世阆　　丛克家
　　　　　　乐　杰　　田翠华　　石一复　　邝健全
　　　　　　刘　庸　　刘建立　　庄广伦　　庄留琪
　　　　　　成俊芝　　朱关珍　　朱楣光　　邢淑敏
　　　　　　吴　燕　　吴味辛　　吴爱如　　张振钧
　　　　　　张颖杰　　张蕴璟　　李守柔　　李诚信
　　　　　　杨慧霞　　沈　铿　　谷祖善　　陆　清
　　　　　　陈文祯　　周剑萍　　罗丽兰　　范慧民
　　　　　　胡自正　　赵瑞琳　　凌萝达　　唐素恩
　　　　　　夏恩兰　　高永良　　崔　恒　　曹瓒孙
　　　　　　黄醒华　　彭芝兰　　焦书竹　　靳家玉
　　　　　　戴钟英

特邀编委：　王益夫　　张明仁　　邱仁宗

秘　　书：　王　耘

马玉珠	海南医学院	庄依亮	上海医科大学妇产科医院
乌毓明	北京协和医院	庄留琪	上海市计划生育技术指导所
卞度宏	重庆医科大学第一附属医院	成俊芝	天津市中心妇产科医院
王大琬	北京市妇产医院	朱伟杰	暨南大学生殖免疫研究中心
王山米	北京医科大学人民医院	朱关珍	上海医科大学妇产科医院
王友芳	北京协和医院	朱楣光	天津市中心妇产科医院
王世阆	华西医科大学第二附属医院	朱蓬第	国家计划生育委员会科学技术研究所
王仪生	北京医科大学第一医院	朱燕宁	海军总医院
王益夫	香港中文大学妇产科学系	朴德敏	同济医科大学附属同济医院
王淑雯	天津市中心妇产科医院	江　森	山东医科大学附属医院
王德芬	上海市妇幼保健院	邢淑敏	北京中日友好医院
丛克家	北京市妇产医院	严仁英	北京医科大学第一医院
乐　杰	白求恩医科大学第一临床学院	吴　燕	北京医科大学第三医院
冯　捷	北京医科大学人民医院	吴连芳	北京市妇产医院
叶丽珍	中国医学科学院基础医学研究所	吴味辛	重庆医科大学第一附属医院
司徒亮	重庆医科大学第一附属医院	吴爱如	中国医学科学院中国协和医科大学肿瘤医院
田翠华	中华医学会杂志社		
石一复	浙江医科大学妇产科医院	吴宜勇	北京医院
邝健全	中山医科大学孙逸仙医院	宋鸿钊	北京协和医院
刘　庸	天津医科大学中心实验室	张以文	北京协和医院
刘　斌	北京医科大学组织教研室	张丽珠	北京医科大学第三医院
刘书文	北京医科大学第一医院	张明仁	香港中文大学妇产科学系
刘伯宁	上海市第六人民医院	张振钧	上海医科大学妇产科医院
刘运明	北京医科大学第一医院	张致祥	北京医科大学第一医院
刘学高	暨南大学生殖免疫研究中心	张惜阴	上海医科大学妇产科医院
刘珠风	北京协和医院	张颖杰	北京市妇产医院
刘建立	北京解放军总医院	张蕴璟	西安医科大学第一临床医学院妇幼系
刘淑云	华西医科大学第二附属医院	李　坚	北京市妇产医院
刘越璋	北京市儿童保健所	李　芬	西安医科大学第一临床医学院妇幼系
吕玉人	北京民航局总医院	李　昭	天津医科大学总医院
回允中	北京医科大学人民医院	李　晖	北京解放军总医院统计教研室
孙建衡	中国医学科学院中国协和医科大学肿瘤医院	李守柔	白求恩医科大学第二临床学院
		李自新	北京医科大学人民医院
孙念怙	北京协和医院	李孟达	中山医科大学肿瘤医院
庄广伦	中山医科大学第一附属医院	李诚信	江西省妇幼保健院

李维敏	华西医科大学第二附属医院	夏恩兰	首都医科大学附属复兴医院
杜湘柯	北京医科大学人民医院	夏铁安	北京医科大学第一医院
杨秀玉	北京协和医院	徐苓	北京协和医院
杨秉炎	中国福利基金会国际和平妇幼保健院	徐晋勋	上海市计划生育委员会
杨慧霞	北京医科大学第一医院	徐蕴华	北京协和医院
沈铿	北京协和医院	桑国卫	浙江省医学科学院
肖碧莲	国家计划生育委员会科学技术研究所	翁梨驹	北京朝阳医院
苏延华	解放军南京军区总医院	翁霞云	北京解放军总医院
苏应宽	山东医科大学附属医院	郭亦寿	山东医科大学
谷祖善	新疆石河子医学院附属医院	郭燕燕	北京医科大学第一医院
连利娟	北京协和医院	钱和年	北京医科大学人民医院
邱仁宗	中国社会科学院哲学研究所	顾美皎	同济医科大学附属同济医院
陆清	海南医学院	顾素娟	北京市计划生育技术研究指导所
陆惠娟	上海市第一妇婴保健院	高永良	浙江省肿瘤医院
陆湘云	上海医科大学妇产科医院	崔恒	北京医科大学人民医院
陈文祯	福建省妇幼保健院	崔丽侠	西安医科大学第一临床医学院妇幼系
陈乐真	北京解放军总医院	盛丹菁	上海医科大学妇产科医院
陈晓燕	西安医科大学第一临床医学院	曹泽毅	华西医科大学
周世梅	北京医科大学第一医院	曹斌融	上海医科大学妇产科医院
周苏文	首都医科大学宣武医院	曹瓒孙	西安医科大学第一临床医学院
周剑萍	上海市计划生育委员会	梁晓燕	中山医科大学第一附属医院
周羡梅	北京医科大学第三医院	渠川琰	北京医科大学第一医院
林守清	北京协和医院	盖铭英	北京协和医院
林其德	上海第二医科大学仁济医院	章文华	中国医学科学院中国协和医科大学肿瘤医院
林金芳	上海医科大学妇产科医院		
罗丽兰	同济医科大学附属同济医院	黄汉源	北京协和医院
范光升	北京协和医院	黄尚志	中国医学科学院基础研究所
范迪钧	上海医科大学妇产科医院	黄荣丽	北京协和医院
范娜娣	天津第二中心医院	黄醒华	北京妇产医院
范慧民	北京市妇产医院	符绍莲	北京医科大学公共卫生学院
郎景和	北京协和医院	傅兴生	江西省妇幼保健院
郑伟	北京市妇产医院	彭芝兰	华西医科大学第二附属医院
郑全庆	西安医科大学第一临床医学院妇幼系	焦书竹	天津医科大学总医院
郑怀美	上海医科大学妇产科医院	程利南	中国福利基金会国际和平妇幼保健院
金辉	西安医科大学第一临床医学院妇幼系	葛秦生	北京协和医院
保毓书	北京医科大学公共卫生学院	董悦	北京医科大学第一医院
姚中本	上海市计划生育技术指导所	韩锐	中国医学科学院药物研究所
姚天一	天津市中心妇产科医院	韩字研	华西医科大学第二附属医院
祝彼得	成都中医药大学组织胚胎教研室	雷贞武	四川生殖卫生学院
胡永芳	北京医科大学人民医院	靳家玉	首都医科大学附属友谊医院
胡自正	天津计划生育研究所	鲍秀兰	北京协和医院
赵亚南	上海第二军医大学长海医院	蔡桂如	同济医科大学附属同济医院
赵瑞琳	北京医科大学第一医院	黎培毅	华西医科大学第二附属医院
凌萝达	重庆医科大学第二附属医院	戴钟英	上海市第六人民医院
唐仪	北京医科大学公共卫生学院	籍孝诚	北京协和医院
唐素恩	北京医科大学病理科		

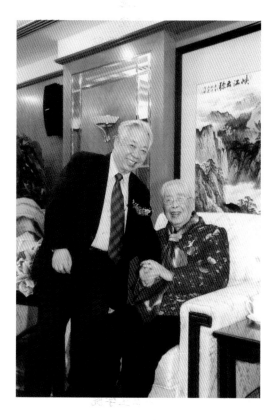

《中华妇产科学》是人民卫生出版社20世纪末出版的妇产科大型专著，它先后凝聚了360多位我国当代老、中、青妇产科学专家，不断总结、发展我国和国际妇产科学的最新经验和成果，也是众多妇产科领域的专家团结合作的结晶，是当代我国最权威的妇产科学巨著。

曹泽毅教授1956年毕业于华西医科大学，1964年就读于北京医科大学，是康映蕖教授的硕士研究生，我有幸作为他的导师之一，目睹了他这一代年轻医生的成长。近50年来，我国妇产科学界发生了巨大变化，一批又一批的中青年医生成为我国妇产科学的学术带头人，并走上国际舞台，为我国的妇产科学事业作出了很大的贡献，我为此感到非常欣慰。

曹泽毅教授主持编写的《中华妇产科学》，得到了广大读者的赞许。两年前在人民卫生出版社的大力支持下，开始了第3版的修订工作，由于妇产科学的迅速发展，增加了很多新内容，由原来的上、下册增加为上、中、下三册，历经艰辛努力，终使此书得以圆满完成。曹泽毅教授及其同道们所做的工作，不仅对我国中、青年妇产科医师的成长有很大的帮助，而且对我国妇产科事业的发展都有深远的影响，我希望《中华妇产科学》将会一代一代更新、再版下去，成为我国广大妇产科医生的良师益友，为我国妇产科学事业的发展作出重要贡献。

严仁英

北京大学第一医院

2012年11月29日

第3版 **前言**

　　《中华妇产科学》(第2版)出版已8年了,在这段时间内,我国妇产科学界和国际妇产科学界取得了一些令人鼓舞的新进展。中华医学会妇产科学分会经过多年的酝酿和发展,一大批中青年骨干已经成长而且成为学科带头人。中华医学会又于2005年成立了中华医学会生殖医学分会。至此,我国现有中华医学会妇产科学分会、中华医学会计划生育学分会、中华医学会围产医学分会、中华医学会妇科肿瘤学分会和中华医学会生殖医学分会五个专科分会,使妇产各学科可以更加协调地深入发展。2011年,郎景和教授被评选为中国工程院院士,终于结束了长期以来我国妇产科无院士的历史。

　　在对外交流方面,中华医学会妇产科学分会在2009年被选为FIGO常务理事单位;中华医学会妇科肿瘤学分会2010年参加亚洲妇科肿瘤学会,并被选为常务理事单位;中华医学会妇产科学分会于2011年参加亚太妇产科联盟成为常务理事单位。在学术交流方面,先后于2005年在北京召开首届FIGO-中国妇产科学会学术会议,2009年在上海召开FIGO-中华妇科肿瘤学术会议。第72届FIGO常务理事会于2012年5月在北京召开,届时还举办了FIGO-中华妇产科现代科学进展学术会议。同年6月,中华医学会妇科肿瘤学分会青年委员会和IGCS合办首届国际妇科肿瘤学术会议。至此,我国妇产科学界已全面进入国际妇产科学界各领域的各项活动中去,中青年一代不但成长壮大而且已登上国际学术大舞台,紧密结合中国医学发展,加强了国际联系合作,并让国际妇产科学界更全面、正确地了解中国的妇产科现状和发展,促进了国际学术交流。

　　《中华妇产科学》受到了广大妇产科医师的欢迎,已经成为广大妇产科医师的必备参考书。它之所以受到广大妇产科医师的热爱,不仅因为它是一部最全面、详尽、深入反映国内外最新妇产科成就现状的参考书,也因为它是最能结合中国实际情况来指导广大妇产科医师临床、教学和研究工作的参考书。第3版在保留原有篇章基础上由第2版7篇116章增加为9篇111章,新增2篇,其中"盆底功能障碍性疾病"和"不孕症与人类辅助生殖技术"篇是新增。为更方便妇产科医师应用,第3版分为上、中、下三册,上册内容为绪论、总论、产科、妇女保健;中册为妇科、盆底功能障碍性疾病、妇科肿瘤(部分);下册为妇科肿瘤(部分)、妇科内分泌、不孕症与人类辅助生殖技术、计划生育。全书既为整体又有分册,更方便读者阅读和使用。

　　第3版编者共400余人,涵盖来自全国100余所高等医学院、省市中心医院和研究所的经验丰富的资深专家教授和工作在医、教、研第一线的优秀中青年学者,特别高兴的是,我们还继续邀请到中国台湾省、香港特别行政区、澳门特别行政区和美国、澳大利亚的中国学者参加,使本书充分体现了我国老、中、青妇产科专家学者们的团结和谐、精诚协作的精神,成为我国最高水平的妇产科学经典巨著。

第 3 版虽然保持原书风格,各篇章按统一规格编写,但由于各编者对最新观点的介绍重点不同及风格各异,使得本书内容和形式更加丰富多彩,使读者在深入学习的基础上有更多思考、启发的空间。

在这 8 年中,我国又失去了江森教授、乐杰教授、李自新教授、丛克家教授、李守柔教授等妇产科学界的老一辈专家,他们对我国妇产科和本书的贡献令我们对他们保持永远的尊敬和怀念。我们将通过《中华妇产科学》每一新版的问世,传承和发扬我国妇产科学界老一辈先驱者们的精神,培养出一代又一代的优秀中青年妇产科医师,不断发展我国的妇产科学事业,使其从中国走向世界。

全体编者 2 年多夜以继日的辛勤劳动才使本书能按时完稿,特别是人民卫生出版社领导的大力支持,在编写、审稿和出版各阶段,集中大量人力保证了第 3 版的及时问世。对各编者单位的领导、出版社编辑为本书所作出的重要贡献,表示衷心的感谢。

本书编委会秘书胡改丽医生在怀孕期间为各篇章的收集、整理工作付出了巨大的劳动;审稿工作得到了各篇长的大力协助,一并致以衷心感谢。

由于编写如此巨大专著的经验和能力有限,本书中错误和欠妥之处难免,望广大读者指正,特此致谢!

2013 年 11 月 30 日

第2版序言

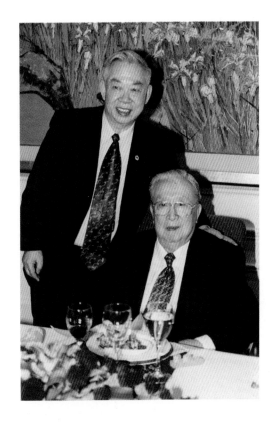

《中华妇产科学》是人民卫生出版社近年来推出的在全国有代表性和权威性的中华系列大型专著之一。它聚集了250多位我国当代老、中、青妇产科学专家，总结了我国妇产科学建国以来的经验和成果，包含了国内外妇产科的最新成就。它不仅代表了我国妇产科学术界的最高学术水平，也是众多妇产科领域的精英团结合作的结晶，是国内最具分量的权威性妇产科学巨著。

曹泽毅教授从1995年开始主持《中华妇产科学》第一版的编写工作，历时4年，终于出版，在妇产科学界产生了巨大的反响。应广大读者的强烈要求，同时为了与时俱进地反映妇产科领域内的新进展，在人民卫生出版社的大力支持下，两年前，他组织了一批优秀的妇产科工作者，开始了第二版的修订工作。查漏补缺，历时两载的呕心沥血，终使此书得以圆满完成。

曹泽毅教授及其同道们所做的工作，不仅对当前青年一代妇产医师的成长有很大帮助，而且对我国妇产科学的发展、乃至中国妇产科学事业都会有深远影响，是一项功在当代、利在千秋的事业。这正如老一辈妇产科专家林巧稚、王淑贞教授所做的一样，这就是科学文化的传承精神。我相信在这种精神的感召下，会有更多的专家教授投身于这种事业，让新一代妇产科医师站得更高、走得更远。

吴阶平

2004 年 9 月

第2版 **前言**

　　《中华妇产科学》出版已经 5 年了,受到了广大妇产科医师的欢迎。也就在这几年,我国妇产科学界出现一些令人振奋、鼓舞的新进展:经过几代人多年的努力中华妇产科学会终于被国际妇产科联盟(FIGO)接受为会员,并于 2003 年组团参加在智利召开的第 17 届国际妇产科大会,中国妇产科学界正式走上了国际妇产科讲坛;继 2001 年中美医学大会之后,先后在北京召开中美、中日、中韩妇产科学术会议,一批优秀中、青年妇产科人才脱颖而出,正在从国内舞台走向世界。

　　《中华妇产科学》之所以受到广大妇产科医师的关爱,是因为她是一部最全面、详尽、深入反映国内外最新妇产科成就及现状的参考书。但在出版后的 5 年间,妇产科学在基础和临床方面又有很多新的发展,这就要求《中华妇产科学》需要对新的内容进行补充和修改,以反映当前最新的成就、现状和观点,才能适合大家的需要。

　　2002 年在北京参加《中华妇产科学》再版的 200 多位专家研究决定:第 2 版的《中华妇产科学》仍然包括总论、产科、妇女保健、妇科、妇科肿瘤、内分泌、计划生育七篇,但各篇增加了新内容,由原版 100 章增加到 116 章,并对妇产科遗传学、免疫学、医学伦理学、性医学、计算机应用和循证医学等有更深入的介绍,全书仍为上下二册,共 700 余万字。

　　在此期间,几位妇产科老一代专家谢世:宋鸿钊、钱和年、郑怀美、康映蕖教授。对他们毕生献身于妇产科学事业及对编写本书第一版中卓越的贡献表示深切的怀念和敬意。第二版编写人员更因内容增加而扩大,由第一版 120 多人增加到 200 多人。他们来自全国 40 所高等医学院校及省、市、医院和研究所,特别高兴的是邀请到台湾吴香达、黄思诚、颜明贤、苏聪贤、颜上惠教授,香港大学颜婉嫦、黄令翠、王益夫、何柏松教授,香港中文大学张明仁教授、澳门山顶医院骆一凡教授和澳大利亚黄胡信教授参与编写部分篇章。所有作者都是我国在临床、教学和科研工作经验丰富的资深专家、知名教授和优秀的中青年学者。因此,本书是 21 世纪集我国当代老、中、青妇产科专家学者们团结合作并代表我国最高水平的妇产科学经典巨著。

　　本书第二版仍然保持原有风格,虽然按统一规格编写,但也不强求绝对一致,各篇章结合作者多年的丰富临床经验、研究成果以及教学心得和在国外学习、工作的体会并参阅了大量文献后编写而成。各章内容有所侧重,风格各异,更加体现丰富多彩和百家争鸣的作风,各篇之间虽具独立性但也相互联系,部分内容虽有重复但分述在不同篇章或上、下两册,对读者阅读更为方便也属必要,使读者不仅在阅读本书后得到大量信息资料,还可帮助进行分析和思考。

本书是一部妇产科学高级参考书,读者对象主要是医学院校学生、医院和研究机构的各级妇产科医师和研究生,也可以作为各级医院妇产科的大型工具书。

参加第二版编写的专家教授们都是身兼要职或工作在临床第一线的中、青年骨干,在日常医疗、教学研究工作十分繁忙的情况下,不辞艰辛、夜以继日地为本书第二版编写倾注了全部心血付出了巨大的努力。他们所在单位的领导也给予了大力支持,才使得本书再版能在 2 年内顺利完稿,人民卫生出版社的领导对本书第二版高度重视,对再版组稿、撰写、审稿和出版集中调配人力、经常给予指导和帮助保证了再版及时问世。对以上各单位、编者和出版社的编辑们为本书再版作出的宝贵贡献,谨在此致以衷心感谢。

本书编委会秘书王耘同志在病中仍为本书各篇章书稿的收集、整理付出巨大的劳动,本书在统稿阶段得到了北京大学高雨农、陈春玲副教授的大力协助,在此致以由衷的感谢。

由于编写如此巨大的专著的经验不足和能力有限,本书中不足和欠妥之处在所难免,敬希广大读者不吝指正,在此致谢。

2004 年 9 月 21 日

第1版 序言

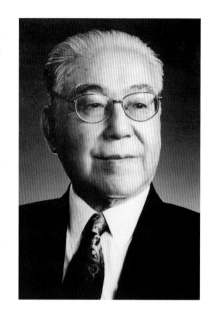

近50年以来,医学科学有很大发展,各学科愈益精细,交叉学科也更深入,研究课题更趋广泛。妇产科学也有很多新进展,并出现一些新的分支学科如围生医学、生殖内分泌学、计划生育学和妇科肿瘤学等。而且一些医学现代科技新技术也日益广泛地在妇产科领域得到应用和发展,如分子遗传学、免疫学及内镜、微创外科、计算机的应用等。这些成果的发展,需要从原有妇产科学的观念上更加扩大视野,注意各基础学科、相近学科的发展对妇产科学的影响,以便及时充分利用一切医学新科技的发展和成果,并应用到妇产科领域中来,进一步促进妇产科学的更大发展。

多年来,妇产科学界的老一辈专家为我们留下了丰富的遗产,即多部妇产科著作:如《生理产科》、《病理产科和妇科学》、《实用妇产科学》、《妇产科理论与实践》、《妇产科病理学》、《林巧稚妇科肿瘤学》等。这些著作,曾经教育、培养了一代又一代妇产科医师的成长。我们永远不忘他们为我国妇产科学事业的发展建立的不朽功绩。

21世纪即将到来之际,为了更好的总结几十年我国妇产科学的经验和成果,以及当前新技术和学科发展在妇产科内的应用,需要有一部更全面、详尽、系统反映我国妇产科学的成就和国外最新进展相结合的妇产科学著作。这就是编写本书《中华妇产科学》的目的。我国现有妇产科医师近10万人,在当前科技飞速发展的今天,他们需要更好的学习和提高,本书的问世将会成为他们的良师益友,将会对医学生、研究生,以及从事基础或临床研究的妇产科医师提供一部有价值的高级参考书。

本书由曹泽毅教授主编,组织了我国80多位资深妇产科专家和70多位工作在第一线的优秀中青年医师共同编写组成,这些专家几十年来从事临床、教学及科研工作,多数曾到国外交流讲学、考察或进修学习,积累了丰富经验。在编写这部《中华妇产科学》中参考了国内、外最新资料和大量文献。从本书参加编写的专家队伍,内容的全面、系统、广泛和深入精辟,以及反映90年代(当今)国内外最新研究成果和水平等诸方面,均足以表明《中华妇产科学》是我国本世纪妇产科学界的一部巨著。

《中华妇产科学》共分七篇 100 章,共约 520 万字,第一篇为总论,包括妇产科学的发展历史,妇产科有关解剖学、免疫学、遗传学、统计学,有关诊断新技术、医学伦理和计算机在妇产科学的应用等等;第二篇为产科学;第三篇为妇女保健学;第四篇为妇科学;第五篇为妇科肿瘤学;第六篇为内分泌学;第七篇为计划生育。各篇均有副主编负责。各章、节分别按统一标准、规格要求,但也力求突出编者的特长和风格。最后全书经主编曹泽毅教授统一审核、修改,保证了全书的高质量和高水平。

本书从我国实际情况出发,反映我国 50 年来妇产科学的发展和国外最新进展,具有鲜明特色,对临床医疗、教学和研究工作都会有指导作用,对我国妇产科学的发展一定会作出很大的贡献。我谨对本书的著者和编辑者致以深切的谢意,希望它能对我国妇产科学的进一步发展发挥更大的作用。

虽然我也是本书的编者之一,主编曹泽毅教授要我为本书写几句话,作为一名从医、从教和研究 50 多年的妇产科医师,我认为这是一部值得推荐的妇产科高级参考书。特为序以介绍。

中华妇产科学会名誉主任委员

中国工程院院士 宋鸿钊

1998 年 12 月 20 日

半个世纪以来,我国的妇产科学界发生了巨大变化:老一辈专家如林巧稚、王淑贞、柯应夔等教授已经谢世多年,但他们留下了大量珍贵、丰富的财富——学术著作。正是在他们的学术思想培养、指导下,一批批优秀的中青年妇产科专家成长起来。我本人曾有幸亲自接受过他(她)们的教诲。然而,如今我们这些当年的青年医生也已年过花甲,又承担着培养青年一代的艰巨任务。一代又一代优秀的中青年妇产科医生的成长,反映了我国妇产科事业不断发展的历史。

随着时代的发展,科学的进步,妇产科学和其他学科都有很多重要发展。广大的妇产科医师需要一部最全面、详尽、深入反映国内外最新妇产科成就及现状的参考书。人民卫生出版社精心规划、组织的"中华临床系列专著"中的《中华妇产科学》正是这样一部妇产科学巨著。全书分为上、下二册,520万字,内容包括总论、产科、妇女保健、妇科、妇科肿瘤、内分泌、计划生育七篇。力求全面反映当前我国妇产科学最高水平,并在系统总结我国妇产科学临床经验和研究成果的同时,尽量介绍国外妇产科学的最新理论和诊疗技术的发展。由于近年来交叉学科的飞速发展,还特别编写了妇产科遗传学、免疫学、计算机的应用以及妇产科伦理学和精神心理方面的内容。

本书除邀请德高望重的宋鸿钊、严仁英等10余名老专家编写外,另有80多位编者分布在全国近40所高等医学院校附属医院及各省、市医院或研究所,他(她)们都是经验丰富的资深专家和知名教授。同时,还邀请了70多名在妇产科各领域中学有专长且了解国内外现状的优秀中青年作者参加编写。因此,本书是集我国当代老、中、青妇产科专家们团结合作的本世纪我国妇产科经典巨著。

本书虽要求按统一规格编写,但也不强求绝对一致,各篇章作者结合自己多年临床经验、研究成果以及教学心得和在国外参观、考察或工作的体会而编写。各章内容有所侧重,风格各异,反映本书内容的丰富多彩和百家争鸣的学风。各篇之间具有独立性和特殊性,但也有互相联系和必要的重复,每篇中各章具有系统性、连贯性,不仅为读者提供参考,也可以让读者有思考和分析的余地。

本书是一部妇产科学高级参考书,读者对象主要是医学院校学生、医院和研究机构的各级妇产科医生和研究生,也可以作为各级医院妇产科的大型工具书。

参加本书编写的专家教授们都是身兼要职,在日常医疗、教学、研究工作十分繁忙的情况下,不辞艰辛,夜以继日,为本书编写倾注了全部心血,付出了巨大的努力。他们所在单位的领导也给予了大力支持,才使得本书能在三年内顺利完稿。人民卫生出版社的领导对此书的出版高度重视,自始至终大力支持,在本书组稿、撰写、审稿和出版过程中,经常给予指导和帮助,保证了本书的及时问世。对以上各单位、编者和出版社的编辑们为本书作出的宝贵贡献,谨在此致以衷心感谢。

此外,编委会秘书王耘同志自始至终为本书各篇书稿的收集、整理和打印付出了巨大的劳动。山东医科大学朱丽萍、北京医科大学第一医院郎素慧等同志为本书绘制插图。在此谨对他们致以由衷的感谢。

由于编写如此巨大专著的经验不足和能力有限,本书中不足和欠妥之处在所难免,敬希广大读者不吝指正,在此致谢。

1998 年 12 月 17 日

目 录

上 册

中　册

第四篇　妇科（郎景和　丰有吉）

第五篇　盆底功能障碍性疾病（童晓文　朱兰　王建六）

第六篇　妇科肿瘤（曹泽毅）

下　册

第六篇

妇科肿瘤

第十七章

子宫肿瘤

第一节 子宫肌瘤
一、流行病学

1. 发病率与流行病学　子宫肌瘤（uterus myoma）由平滑肌和结缔组织所组成，又称为子宫平滑肌瘤（uterus leiomyoma），是女性生殖器官中最常见的良性肿瘤，也是导致子宫切除的主要原因之一。其发生率因研究方法、统计资料来源不同而差异很大，一般其统计资料来源可分为4种情况：①因子宫肌瘤引起临床症状而住院治疗的临床统计资料，这是目前文献中最常见的有关子宫肌瘤发病率的资料来源；②在普查中通过妇科检查、B超发现的资料，这部分资料目前报道较少，却包含了很大部分无症状和小型子宫肌瘤的患者；③因其他疾病剖腹探查或尸检中发现的资料；④病理组织学诊断或连续切片所发现的资料。因子宫肌瘤引起的各种临床症状而住院治疗的临床统计资料显示子宫肌瘤患病率约占育龄妇女的20%～25%，子宫肌瘤多见于30～50岁的妇女，其中40～50岁妇女发生率高达51.2%～60%，随年龄增长，子宫肌瘤发病率增加，50岁时

子宫肌瘤发生率高达70%～80%，绝经后子宫肌瘤发病率降低。在我国，临床统计肌瘤发生率仅为4%～11%。目前在总体女性人群中，子宫肌瘤的患病率仅能反映有症状的子宫肌瘤的百分数，有症状者范围为20%～50%，而肌瘤大部分是无症状的，故很多患者因无症状或肌瘤较小，临床不易发现而被遗漏。常规病理检查亦有遗漏，曾有人将常规病理检查后的100份标本，再用连续切片的方法对每份子宫标本以2mm间隔做连续平行切片，肉眼观察切面的子宫肌瘤数目及大小，子宫肌瘤检出率高达77%，远高于常规病理检出率。故根据临床诊断和常规病理检查得出的子宫肌瘤发病率与实际存在的肌瘤有较大的出入。近年来，在妇女普查中发现很多无症状肌瘤患者。在美国，通过盆腔检查、B超及子宫切除术或肌瘤剥除术而诊断的全部子宫肌瘤发生率为12.8/1000妇女/每年，仅通过手术而诊断的子宫肌瘤发生率大约为2/1000妇女/每年，而且近20年来，通过子宫切除术确诊的子宫肌瘤发病率是稳定的。

不同地区和种族子宫肌瘤的发病率不同，非洲起源的妇女比其他种族妇女子宫肌瘤发病率高3～9倍，在美国，校正年龄后黑人比白人子宫肌瘤发病率高2～3倍，黑人明显高的发病率包括所有年龄组，黑种人发病率峰值年龄

（35～39 岁）比白人（40～44 岁）早。在随机接受阴道 B 超检查妇女中，美国黑人妇女 35 岁时，子宫肌瘤发生率 60%，50 岁时增加至 80%，而白人妇女 35 岁时子宫肌瘤发生率为 40%，50 岁时增加至 70%。这些均提示黑人妇女对子宫肌瘤的易患性倾向。

子宫肌瘤的发病常有家族聚集现象，2000 年 Schwartz 等进行了子宫肌瘤家族聚集研究，研究将 638 位年龄在 18～59 岁，经手术或 B 超确认为子宫肌瘤的妇女和 617 位年龄相匹配没有肌瘤的妇女做对照，其子宫肌瘤的优势比为 2.5，当这些病例按年龄段和亲属分层时，在年龄<45 岁发病患者中，肌瘤优势比增至 5.7。在俄罗斯，子宫肌瘤发生的平均危险对姐妹是 26.06%，对女儿是 19.73%。在我国也有家族中母亲、女儿以及姐妹同患子宫肌瘤而行手术的报道。我国杨慧云等通过遗传流行病学病例对照调查发现子宫肌瘤患者一级亲属患病率显著高于对照系，采用 Falconer 回归法估算的子宫肌瘤遗传度为 25.84%。这些研究证实家族所特有的肌瘤聚集现象，特别是在年轻发病的患者中更明显。澳大利亚还证实单卵双胎比双卵双胎患者的子宫肌瘤双胎配对性状相关性高 2 倍。种族的易患性、双胎和家族聚集的表现均明显提示子宫肌瘤有潜在的遗传学倾向。

2. 危险因素　子宫肌瘤的危险因素除有潜在的遗传学倾向外，还与其他因素有关。

（1）内源性激素：Marshall 等研究发现初潮早（<10 岁）发生子宫肌瘤的风险增加（RR=1.24），而初潮年龄>16 岁者风险降低（RR=0.68）。绝经后女性雌激素水平降低，手术切除的子宫标本病理检查发现肌瘤体积和数量明显减少，显微镜下肌瘤细胞的体积明显减小。

（2）体重：多项研究表明肥胖与子宫肌瘤发病率增加相关。1986 年一项前瞻性的研究发现体重每增加 10kg，子宫肌瘤的发病风险增加 21%。肥胖与子宫肌瘤发病率相关的可能原因为脂肪过多增加外周雄激素向雌激素的转化，降低性激素结合球蛋白等相关。然而，亦有少数研究认为 BMI 与子宫肌瘤的发病率并不明确。

（3）饮食：有研究表明牛肉等肉类食品增加子宫肌瘤的发病，而绿色蔬菜饮食减低其风险，但此项研究并没有衡量热量以及脂肪的摄入量。另一项研究发现黑人妇女的乳制品摄入量与子宫肌瘤的风险呈负相关。研究发现婴幼儿期食用植物雌激素、孕前母亲糖尿病者子宫肌瘤患病风险增加。Radin G 等研究食物中高血糖指数和高血糖负荷与增加子宫肌瘤发病风险相关（分别为 IRR=1.09；IRR=1.18）。而维生素、纤维蛋白、植物雌激素的摄入情况是否与子宫肌瘤发生有关，仍不清楚。

（4）绝经后激素补充治疗：多数绝经后肌瘤患者，激素补充治疗一般并不促进肌瘤生长，但是与雌激素、孕激素的服用剂量有关。一项前瞻性研究绝经后肌瘤患者每天口服雌二醇 2mg，随机口服甲羟孕酮（MPA）2.5mg～5.0mg，1 年后通过超声检测肌瘤直径，研究发现口服 2.5mgMPA 者，77% 肌瘤大小无改变或减小，23% 肌瘤轻度增加，而口服 5mgMPA 者，50% 肌瘤直径增加（平均直径增加 3.2cm）。

（5）妊娠：多产减少子宫肌瘤的发生以及数量。孕期肌瘤细胞同正常肌层细胞一样，产生细胞外基质，增加肽类、甾体激素受体表达。而到产后子宫肌层及肌瘤通过细胞凋亡和分化恢复至正常重量、血流、细胞体积，理论上肌瘤较产前减小或不变。

（6）吸烟：美国一项流行病学研究表明吸烟并不增加子宫肌瘤的发病风险。可能的原因为吸烟可降低雌激素在靶器官的生物利用度，减少雄激素向雌激素的转化，增加性激素结合球蛋白水平等。

二、病　因　学

1. 子宫肌瘤的组织发生　子宫肌瘤的组织起源目前意见尚未一致，有人认为是由未成熟的子宫壁平滑肌细胞增生所产生，也有人认为是发生于子宫血管壁的平滑肌组织。早在 20 世纪 70 年代初，Townsend 通过 X 连锁的葡萄糖-6-磷酸脱氢酶（glucose-6-phosphate dehydrogenase，G6PD）的同工酶分析发现从同一子宫而来的随机分布的不同肌瘤的平滑肌细胞都具有完全相同的 G6PD 电泳类型，这提示这些肿瘤起源于一个单个的肌瘤平滑肌细胞，即每一个子宫肌瘤都是以单细胞起源的。随后的研究是在 X 染色体上，在雄激素受体基因中，包含三脱氧核苷酸重复的克隆试验，这个基因座比 G6PD 同工酶基因座具有高度多态性，这种单克隆试验与多数肌瘤是单一起源的结果是一致的，故认为子宫肌瘤是衍生于单个肌瘤平滑肌细胞的单克隆肿瘤。多发性子宫肌瘤可能是由于在子宫肌层内多灶性潜伏的细胞所形成的多源性单克隆肿瘤。组织学研究发现生长时期不长的微小子宫肌瘤不但富有含肌丝的成熟平滑肌细胞，而且也发现有似孕 18～20 周胎儿子宫中见到的未成熟平滑肌细胞，推测人类子宫肌瘤的发生可能是来自子宫内未分化的间叶细胞，在某些病理条件下增生，分化为平滑肌细胞而形成了子宫肌瘤。

此外，有人认为子宫肌瘤的发生可能是一种损伤反应，类似于术后瘢痕形成。潜在的损伤可能与月经期间血管收缩物质释放增加有关，如前列腺素和垂体后叶素分泌增加。子宫肌瘤发病可能为肌瘤的平滑肌细胞对损伤的反应，类似血管平滑肌细胞，由收缩形态的肌细胞转化为增生-合成状态的肌细胞。月经期间平滑肌细胞损伤后，肌细胞不仅表现出增殖率增加而且细胞外纤维基质合成增加。子宫肌瘤中碱性成纤维细胞生长因子（bFGF）过度表达，而这个因子在血管损伤后，对于平滑肌增殖很重要。因此与月经有关的损伤，比如月经，久而久之导致肌瘤形成。而子宫肌瘤的高危因素如初潮早、未育等在另一方面增加了月经周期及损伤。

2. 子宫肌瘤的遗传学　早在 20 世纪 90 年代初 Rein 就指出体细胞突变是肌瘤形成中的起始事件，体细胞突变包括从点突变到染色体丢失和增多的多种染色体畸变，首先是单克隆起源的体细胞突变，并对突变肌细胞提供一种选择性生长优势，其次是多种与肌瘤有关的染色体的重排。细胞遗传学一致证实子宫肌瘤具有染色体的结构异常，一般认为在子宫肌瘤组织培养中有 53.9%～65.6% 为正常核型，有 34.4%～46.1% 为非随机的染色体异常核型。子宫肌瘤所涉及的畸变染色体常见者为 6、7、10、12、14，还有

1、2、3、4、5、13、15、22 和 X，这些染色体或为单一改变或与其他染色体一起改变。常见的畸变区域为 7q21-22；12q14-15；14q21-24 和 6p21。最常见的染色体畸变类型为 t(12；14)(q14-q15；q23-24)；Tri(12)；t(6；10)(p21；q)；del(7)(q22q32)；del(3)(q)，此外还有 del(X)；rea(X)(p11-p22)；r(1)；t(5；12)；INV(5；12)；INS(3)。多种不同类型的子宫肌瘤染色体重排中，常见的包括易位(t)、三体(Tri)和缺失(del)，易位能阻断基因序列或引起融合基因的形成，蛋白的功能完全消失或者转化成功能新颖的嵌合体蛋白。三体多通过增加基因量来增加基因表达。而染色体丢失最通常引起基因功能的丢失。存在于子宫肌瘤中不同类型的染色体异常提示子宫肌瘤生长和发展具有特异的遗传学改变。

子宫肌瘤中最常见的染色体易位 t(12；14)(q14-15；q23-24)，在有核型重排的肌瘤中约占 20%。12 号染色体长臂 14-15 区(12q14-15)包含着肿瘤形成的关键基因，通过对子宫肌瘤易位研究发现子宫肌瘤存在高速泳动族蛋白(high-mobility group protein，HMG)基因家族成员 HMGA2，它定位于 12q13-15，动物实验证实 HMGA2 是一个涉及间质组织细胞增殖和分化的 DNA-结合蛋白，内含 AT-钩能与 DNA 特定区域结合参与多种靶基因调节，此外它还可以通过酸性末端与其他蛋白相互作用，在哺乳动物生长和发育中起着重要作用。子宫肌瘤细胞中 HMGA2 频繁重排提示这些基因直接包含在这些肌瘤的畸变生长调控中，一系列间质肿瘤的荧光原位杂交确认 HMGA2 在涉及 12 号染色体易位中是一个关键性基因。分子学研究也证实在子宫肌瘤中有 HMGA2 表达，而在相邻的正常平滑肌组织中则无表达。但是最近的分子学研究中发现肌瘤组织中 HMGA2 和 FGF2 表达高于正常肌层组织。此外，其他类型的 12q15 参与的染色体畸变也影响 HMGA2 的表达，例如 Tri(12)中 HMGA2 表达量增加；HMGA2 能和位于 8q22-23 的细胞色素氧化酶基因 IVc(COX6C)发生融合，使 HMGA2 表达增加并可能影响间充质细胞分化。

一个与 HMGA2 相关的高速泳动族蛋白 HMGA1(HMGIY)定位于 6 号染色体短臂上，在具有 6p21 重排的肌瘤中发挥作用。细胞遗传学和分子遗传学研究发现 6 号染色体畸变组 HMGA1(HMGI-Y)基因在 mRNA 水平和蛋白表达率高于非 6 号染色体畸变组与染色体正常组，后两组蛋白表达率差别无显著性。提示 6 号染色体的畸变可以引起子宫肌瘤的发生，并通过调控对 HMGA1(HMGI-Y)基因的表达起作用。

HMGA2 和 HMGA1 均从属于不均质的高速泳动族蛋白家族，它们直接调节各种不同的 DNA 决定簇的活性，HMG 蛋白分担不同的化学的和电泳的性能，它们的表达类型不同，故反映在调节和功能上也有区别，在子宫肌瘤中 12 号染色体易位的研究显示 HMGA2 功能失调的各种各样的发病机制包括融合的 mRNAs、HMGA2 的缩短和 HMGA2 调节序列的瓦解等。HMGA2 在肿瘤的形成过程中的作用机制还不明确，但是最近的分子学研究中发现肌瘤组织中 HMGA2 和 FGF2 表达高于正常肌层组织，FGF2 的表达水平与 HMGA2 和肌瘤的大小呈线性相关，HGMA2 能增加肌瘤组织中 FGF2 表达，另外 FGF1 通过使 HMGA2 表达升高

增加 FGF2 的表达。

带有 t(12；14)的子宫肌瘤中，14 号染色体有一定意义，雌激素受体 β 基因(estrogen receptor β gene，ESR₂)定位于 14 号染色体长臂(14q22-24)。由于子宫肌瘤的生长是对雌激素的应答，故雌激素受体 β 基因引人关注，ESR₂ 与 t(12，14)断裂点位置的靠近，在构成肌瘤发病机制和病理学基础的分子学机制中可能有一定意义。此外，RAD51L1(RAD51B)位于 14q23-24，包含结合核苷酸结合域能够调节细胞周期和凋亡，参与 DNA 重组修复，使 TP53、CDK2，周期素蛋白 E 等蛋白磷酸化，参与细胞周期进展。t(12；14)(q15；q24)导致 RAD51L1 基因 3′末端主要的外显子丢失，可能是早期肌瘤的病理机制的重要步骤。

7 号染色体丢失 del(7)(q22q32)存在于大约 17% 核型异常的子宫肌瘤中，但也有报道 del(7)发生率为 35.6%，在子宫肌瘤中这种丢失比任何其他实体瘤中更常见，del(7)(q)肌瘤通常是具有正常 46XX 细胞的嵌合体，其基因最终定位于 7 号染色体长臂 22 区(7q22)，由于该区含有高密度的基因，从而使肌瘤基因的识别工作复杂化。del(7)(q22q32)可引起一系列基因表达发生改变，从而导致子宫肌瘤发生。

在肌瘤中其他细胞遗传学异常包括 rea(X；13)，rea(10；13)，Tri(12)，涉及 X 染色体畸变包括 del(X)，t(X，5)，t(X，12)，INV(X，5)，INV(X，12)，t(x，3)，der(x)，其中 X 染色体短臂 11-短臂 22(Xp11-p22)优先受累。子宫肌瘤中还有 1 号和 3 号染色体的重排，特别是环状 1 号染色体的形成 r(1)(p34q32)。3 号染色体以多种不同形式重排包括 INS，del(q；p)，t(3；7)，其重排或单一发生或在其他染色体上与重排相伴随。10 号染色体以及其长臂的缺失(特别是 q22 区带)在肌瘤中也被发现，虽然没有此位点的候选基因被验证，但已知有两个肿瘤抑制基因定位于此处，即 PTEN/MMAC1 基因(10q23.3)和 DMBT1 基因(10q25.3～26.1)，二者均在染色体长臂上。

在染色体异常的子宫肌瘤中，许多都是带有染色体正常细胞的嵌合体，这些异常核型与正常 46XX 相连，这种嵌合体核型能准确反映体内这些肿瘤的遗传学状况，这与大部分肌瘤是染色体正常的观点均提示肌瘤中细胞遗传学畸变是肿瘤形成过程中的重要改变。

子宫肌瘤的肿瘤基因型与临床表现型之间的研究表明核型重排的存在与肌瘤大小以及解剖定位相关联，Rein 等对 92 例患者的 114 个肌瘤标本进行染色体核型与肌瘤大小相关性分析指出，在总体肌瘤标本中，73 个(64%)核型正常，20 个(18%)核型异常但无嵌合体，21 个(18%)为嵌合体核型。核型异常无嵌合体者比核型正常者肌瘤平均直径明显增大[(10.2±5.9)cm vs.(5.9±4.2)cm]，核型异常无嵌合体者中，肌瘤直径>6.5cm 者比<6.5cm 者有明显高的核型异常比率(75% vs. 34%)，同时指出具有 7 号染色体丢失的肌瘤 del(7)比具有 12 号染色体重排的肌瘤小(5.0cm vs. 8.5cm)，但与核型正常的肌瘤大小相同。Brosens 等发现黏膜下肌瘤的重排率(12%)比浆膜下肌瘤(29%)和壁间肌瘤(35%)要少，这提示黏膜下肌瘤由于它们有比较低的染色体重排率而临床表型较小。

染色体畸变与组织学相比,染色体异常病例中全部组织学均显示为良性肿瘤,同为良性肿瘤但染色体却表现了一定程度的异质性,具有特殊组织学类型的子宫肌瘤发现有80%核型异常,而组织学典型病例染色体核型异常者相对较少。细胞遗传学的多相性提示在子宫肌瘤发生中可能涉及许多不同的体细胞突变,而在个体肌瘤中单一的体细胞突变可能是个体肌瘤对不同生长促进因素的不同反应的生物学基础。

3. 性甾体激素在子宫肌瘤病因学中的作用 虽然目前认为触发子宫肌瘤发生的起始事件涉及体细胞突变,但显而易见子宫肌瘤的发展和生长高度依赖于卵巢类固醇激素。

(1) 雌激素与子宫肌瘤:大量研究表明雌激素是肌瘤生长的主要促进因素,临床上青春期前极少发生肌瘤,肌瘤随妊娠长大,绝经后缩小,由此证实雌激素在子宫肌瘤中具有重要作用。子宫肌瘤患者循环中雌二醇水平没有增加,而生物化学研究证实肌瘤组织中雌二醇浓度较邻近正常肌层组织明显增高,肌瘤中雌二醇向雌酮的转化浓度明显低于正常肌层组织,肌瘤中雌激素受体浓度明显高于周边肌层组织。子宫肌瘤中雌激素信号传导途径可能增强,通过分子杂交手段检测雌激素受体 mRNA 水平以及蛋白的数量和功能,发现雌激素受体基因表达增强和雌激素受体蛋白水平增加,进一步证实在子宫肌瘤中雌激素受体基因的转录和蛋白的翻译是增强的。近年来分子生物学研究证实子宫肌瘤及肌瘤旁正常肌层中芳香化酶表达及活性均高于正常子宫肌层,一定剂量的芳香化酶竞争性抑制剂使肌瘤局部雌激素合成减少,同时使卵巢合成的雌激素维持在持续的低水平,可有效减小子宫肌瘤的体积并控制子宫肌瘤的症状。上述这些研究表明肌瘤局部激素环境是高雌激素状态,而且循环中雌二醇和孕激素水平均没有增加,反映了肌瘤的生长均来源于末端器官对这些性激素敏感性的增加。

雌激素是高效的有丝分裂原,可促进子宫肌细胞、肌瘤细胞等靶细胞的增殖。Eker 鼠动物模型实验研究表明,子宫肌瘤 ELT3 细胞系在 Eker 鼠内 65% 可成瘤,且雌激素受体及孕激素受体表达增加,成瘤模型瘤内注射雌二醇后肿瘤增殖能力明显增加。体外实验研究发现雌二醇对 ELT3 细胞系增殖具有浓度依赖性。雌二醇可刺激子宫肌瘤细胞和正常子宫平滑肌细胞的增殖,使前者核分裂活性高于后者同时凋亡减少,研究雌二醇的这种致有丝分裂作用可能通过其他因子及其受体来调节,表现在雌激素可上调孕激素受体,上皮生长因子及胰岛素样生长因子而使肌瘤生长。Fukuhara 等研究发现在高雌激素状态下,分泌型卷曲相关蛋白1(sFRP1)为强表达,sFRP1 通过抗凋亡作用促进子宫肌瘤生长。在许多细胞系中性激素和生长因子的信号通路相互交叉,共同调节细胞增殖、凋亡、分化等生理病理过程,也成为近年来肌瘤细胞研究的焦点。研究发现雌激素能够诱导肌瘤血小板衍生生长因子(PDGF)分泌、增加表皮生长因子受体(EGF-R)和孕激素受体 PR 表达;另有研究表明植物雌激素染料木黄酮结合雌激素受体-α(ER-α)诱导 ER-α 和胰岛素样生长因子受体(IGF-R)的相互作用,从而

使 Shc(P-Shc)和 MAPK 磷酸化,后者又激活 ER-α 形成正性循环,可见在刺激子宫肌瘤细胞增殖中 IGF-1 和雌激素存在交叉对话。此外,雌激素可直接刺激 I 型和Ⅲ型胶原蛋白 mRNA 以及裂隙连接蛋白连接子-43 等基质蛋白的表达,亦间接通过生长因子介导影响细胞外基质(ECM)的合成和聚集。

(2) 孕激素与子宫肌瘤:自 20 世纪 80 年代以来,有愈来愈多的研究发现孕激素在肌瘤发病中有重要作用,组织学和生物化学的研究证实用醋酸甲羟孕酮治疗子宫肌瘤,其组织切片上每高倍视野有丝分裂象明显高于未治疗组。181 份子宫肌瘤标本中,分泌期有丝分裂数(12.7/100HP)明显高于增殖期(3.8/100HP)和月经期(8.3/100HP),这种分泌期所增加的肌瘤内有丝分裂活性显示子宫肌瘤的生长受孕酮的影响。子宫肌瘤和正常肌层组织的平滑肌细胞经培养,其超微结构显示在雌、孕激素条件下较单用雌激素或对照组培养的平滑肌细胞增生活跃,肌瘤细胞具有致密体的肌丝数目增加,这提示孕酮与肌瘤的分化有关。更多的临床实践证实孕激素在子宫肌瘤发病机制中的作用,采用 GnRHa 加孕激素治疗子宫肌瘤,体积无改变,而 GnRHa 加安慰剂组则肌瘤体积缩小,提示孕激素有抑制或逆转 GnRHa 的作用;应用米非司酮治疗子宫肌瘤,可使子宫肌瘤体积缩小,血中孕激素、组织中孕激素受体水平降低,而雌激素受体无改变,故认为肌瘤萎缩可能是通过直接对抗孕激素,而不是通过抑制雌激素而发挥作用。分子生物学技术证实肌瘤组织比其相邻近肌层中孕激素受体 mRNA 和孕激素受体蛋白表达均有增加,增殖相关核抗原 Ki-67 明显升高提示这些被增强的孕激素受体介导的信号与肌瘤生长有关,肌瘤中孕激素受体 mRNA 和蛋白表达增加可能是功能性雌激素受体超表达导致末梢器官对雌激素敏感性增加的结果。Ishikawa 的动物模型试验证明了孕激素对肌瘤的生长和体积维持是必不可少的,该动物模型将人肌瘤组织或细胞移植到卵巢切除的免疫缺陷鼠的肾被膜下,分别采用单孕激素、单雌激素和雌孕激素联合三种方式替代处理,结果发现雌孕激素同时作用能促进细胞增殖和细胞内外成分增加,肌瘤增大,而且可被孕激素拮抗剂 RU486 阻断;孕激素撤退后肌瘤的体积显著减小,单独雌激素却不能增加和维持肌瘤体积。

以上研究结果表明孕激素也是肌瘤生长的主要促进因素,目前研究显示孕激素可通过多种途径参与这一病理过程。首先,孕激素参与增殖和凋亡相关基因的调节。分子生物学研究显示在子宫肌瘤中,凋亡调控基因 bcl-2 蛋白表达增加,bcl-2 蛋白能防止细胞程序化死亡(即凋亡)的正常过程,它受性激素及生长因子等多种因素的调节。正是通过孕激素的上调作用子宫肌瘤的平滑肌细胞中 bcl-2 蛋白产物显著增加,表明孕激素通过延迟或阻止子宫肌瘤中细胞程序化死亡,而影响细胞增殖率。研究发现孕激素可使体外培养子宫肌瘤细胞中 AKT 途径过度激活,其下游的效应子糖原合成激酶-3b,转录因子 FOXO1 磷酸化,从而提高子宫肌瘤细胞生存能力、减少其凋亡。随着孕激素在肌瘤凋亡、增殖中起到的关键作用被广泛认可,便开始了对孕激素相关靶基因的研究,孕激素可参与肌瘤中多种增殖、凋亡

相关基因的调节如 Kruppel 样转录因子（KLF11）、左旋氨基酸转运体-2（LAT-2）及小 RNA（miRNA）等。其次，孕激素也参与多种生长因子及其受体的调节。孕激素调节剂 aso-prisnil 抑制 EGF、IGF-I、TGF-β3 及其受体在体外培养的肌瘤细胞中表达，而对其在正常肌层细胞的表达则无影响。有研究发现子宫肌瘤中 IGF-ImRNA 表达水平与 PRB 呈负相关。此外，孕激素影响肌瘤细胞中 ECM 成分的表达。孕激素调节剂 CDB-2914 能够使体外培养的子宫肌瘤细胞中 I 和 III 型胶原蛋白表达减少，并参与调控细胞外基质金属蛋白酶诱导因子（EMMPRIN），金属蛋白酶（MMPsP），组织金属蛋白酶抑制因子（TIMPs）和胶原表达。

子宫肌瘤的发病机制中，卵巢甾体激素及其受体起着关键性作用，Shimomura 研究卵巢甾体激素对增殖细胞核抗原（PCNA）在肌瘤中表达的影响，表明正常子宫肌层细胞中雌二醇可增加 PCNA 表达，孕激素则不能。而在肌瘤细胞中，雌激素和孕激素均能显著增加 PCNA 表达，这表明肌瘤细胞中，雌激素和孕激素对细胞增殖活性都有上调作用，而正常子宫平滑肌细胞中仅雌激素对其有上调作用，由此可知子宫肌层细胞转变成肌瘤细胞受雌激素和孕激素的双重影响，雌激素和孕激素之间通过自分泌和旁分泌作用互相调节，雌激素可增加肌瘤细胞孕激素受体含量，孕激素反过来又可进一步促进和维持雌激素的变化，二者互相影响共同促进肌瘤的生长。

（3）催乳素（PRL）与子宫肌瘤：PRL 可由垂体和多种垂体外组织产生（包括乳腺、前列腺、子宫肌层、子宫肌瘤及免疫细胞等），作为促有丝分裂因子，可通过促进细胞分裂和抑制细胞凋亡而调节肿瘤细胞增长。近年来研究还发现子宫肌瘤患者血清中 PRL 水平高于正常人群，子宫肌瘤组织局部 PRL 浓度、PRL 受体及 PRL mRNA 水平均显著高于正常子宫肌组织。通过对体外培养细胞的研究发现 PRL 能通过自分泌和旁分泌机制以剂量依赖方式调节子宫肌瘤细胞的生长，低浓度的 PRL 能够促进细胞生长，高浓度的 PRL 能够抑制细胞生长。Nohara 等研究发现 PRL 促进子宫肌瘤细胞增生，并指出其机制可能是通过有丝分裂原激酶连锁反应而实现。

（4）其他与子宫肌瘤相关的激素：在肢端肥大症中，子宫肌瘤发生率较高，这提示生长激素（growth hormone，GH）与肌瘤的生长有关。原位杂交方法证实生长激素受体 mRNA 定位于子宫肌层和子宫肌瘤细胞核和胞浆，生长激素可以通过增加胰岛素样生长因子-I 的间接途径或与子宫生长激素受体相互作用的直接途径在子宫上发挥作用，生长激素受体 mRNA 的存在提示人类子宫是生长激素作用的靶器官，生长激素可能促进和维持肌瘤的生长。此外，还发现子宫肌瘤组织中存在 LH 受体、雄激素受体（AR）、性激素结合球蛋白（SHBG）、催产素受体以及 hCG 受体，其中 LH 受体和催产素受体含量低于周围正常子宫肌组织，而 SHBG 含量高于周围正常子宫肌组织。上述各种因素在肌瘤发生、发展中的具体生物学作用还有待进一步研究。

4. 生长因子在子宫肌瘤病因学中的作用 最近几年的研究表明性甾体激素在细胞增殖和分化中的作用是通过生长因子的产物调节。生长因子对雌激素诱导细胞的生长和分化以自分泌和旁分泌的方式在组织局部起作用。子宫肌瘤中许多异常表达的生长因子在其他间质衍生的疾病中也有异常表达，因此提出许多肽类生长因子及其受体是肌瘤生长和其他纤维组织生成性疾病的调节因子，根据生长因子同源性和生物学性质，生长因子可分为不同的家族，包括转化生长因子-β 及其超家族成员、血小板来源的生长因子家族（PDGF，VEGF）、成纤维细胞生长因子家族、表皮细胞生长因子家族（EGF，HB-EGF，AR）和胰岛素样生长因子家族。

（1）第一类是转化生长因子-β 及其超家族成员：转化生长因子-β（transforming growth factor β，TGF-β）与创伤修复和各种纤维生成性疾病有关，TGF-β 以五种同工型存在，其中 1、2、3 已在哺乳动物细胞和组织中识别，TGF-β 在其靶组织中的生物活性通过 3 个特异细胞表面受体调节，分别为受体 I、II、III 型，其中对细胞生长增殖效应由 TGF-β II R 介导，促细胞外基质合成和聚集作用由 TGF-β I R 介导。TGF-βs 及其受体在正常子宫肌层组织和子宫肌瘤组织中均有表达，其中 TGF-β III 是生殖系统组织中最主要的亚型。对子宫肌瘤和正常子宫肌壁组织标本以及其原代体外培养的细胞系的研究发现，子宫肌瘤比正常平滑肌中 TGFβ-III mRNA 水平高 5 倍，TGFβ-I 表达无差异；子宫肌瘤有较低的 TGF-β II R（60%）表达；然而另有研究证明活化受体即磷酸化 p-TGF-β I R 和 p-TGF-β II R 在子宫肌瘤组织的表达高于较正常肌壁组织。TGF-β I 和 β III 可抑制正常子宫平滑肌细胞增殖，而肌瘤细胞对 TGF-β I 和 β III 的应答不同，TGF-β III 增加肌瘤组织 DNA 的合成无浓度依赖性，而 TGF-β I 仅在低浓度时刺激肌瘤细胞生长。肌瘤的平滑肌细胞对 TGFβ 的抗增殖反应的丢失与所观察的在动脉粥样硬化病变的血管平滑肌的反应相似，这些平滑肌细胞也有 TGFβ II 型受体的明显降低和 TGF-β I 表达的增加。

TGFβ 配体受体系统中的改变涉及许多其他纤维组织生成性疾病，如糖尿病肾炎、肺纤维化及肝硬化，在这些病变的细胞中都有 TGF-β I 水平的增加及细胞外基质胶原蛋白，纤连蛋白产物的增加。由于子宫肌瘤在 TGFβ 配体受体系统中的改变与其他纤维生成性疾病相似，故有人把子宫肌瘤作为一种纤维组织生成性疾病。近年也有学说认为子宫肌瘤类似瘢痕疙瘩形成过程，以 ECM 过多蓄积及结构紊乱为特征，ECM 影响肿瘤的大小和质地。研究发现子宫肌瘤的平滑肌细胞中，TGFβ 也增加细胞外基质纤连蛋白，胶原蛋白 I 型和 III 型的产物。近期研究表明富含糖胺聚糖（GAG）的多功能蛋白聚糖在子宫肌瘤组织中的表达高于正常子宫肌层，TGF-β III 使其在这两种组织中的表达增加，抗 TGF-β III 使其在两组织中的表达减少，尤其是肌瘤组织中降低更为明显，这种多功能蛋白聚糖破坏了 ECM 组织结构使肌瘤组织质地变硬，可能导致肿瘤的生长失常。Joseph 采用细胞培养的方法研究发现 TGF-β III 使子宫肌瘤细胞和正常子宫肌细胞中与 ECM 生成相关 I 型胶原、纤连蛋白（FN）和结缔组织生长因子（CTGF）的基因表达增加，与 ECM 降解相关的基质金属蛋白酶 MMP-2 和 MMP-11 基因表达减少，是导致 ECM 异常聚集的分子学机制。抗纤维化药物常山酮(halofuginone)通过抑制 DNA 合成抑制子宫肌瘤及正常子宫肌层细胞增殖并且能够介导细胞凋亡,同时还能降低Ⅰ型和Ⅲ型胶原和 TGF-Ⅰ mRNA 的水平。据此,一些已知的抗纤维生成的药物可能为子宫肌瘤的药物治疗提供了新的途径。John M 利用逆转录聚合酶链反应(RT-PCR)方法发现 TGF-βs 活化受体即磷酸化的 TGF-βRⅡ及其下游的信号调节蛋白磷酸化的 Smad2/3 复合物在子宫肌瘤中表达增高,产生抗增殖效应的 Smad7 表达降低。成纤维细胞与正常子宫肌细胞及肌瘤细胞的联合培养实验,也证实了 TGF-βRⅠ、磷酸化 Smad2/Smad3 增加,这些说明 TGF-βR/MAPK/ERK/Smads 介导的信号通路异常在子宫肌瘤的发生生长过程中至关重要,可能成为控制肌瘤生长的重要途径。

其次,激活素-A(A)和肌肉生长抑制素(M)也属于 TGF-β 超家族,与 TGF-βⅢ相似,Smads 蛋白参与调节细胞生长和分化,Smad7 产生抗细胞增殖效应。Ciarmela 实验研究表明 A 和 M 使体外培养的子宫肌细胞 Smad7 表达增加,而不影响子宫肌瘤细胞中 Smad7 表达,因此推测子宫肌瘤组织 A 和 M 的抗增殖效应敏感性丢失,使子宫肌瘤细胞异常增殖;进一步研究发现子宫肌瘤组织对 A、M"抵抗效应"的产生可能与其通路抑制因子卵泡抑素相关基因(FLRG)和 Cripto 因子表达增加相关,提示我们需要进一步探索这两种因子在子宫肌瘤中的重要作用。

此外,骨形态发生蛋白 BMP-2 也属于 TGF-β 超家族,具有调节细胞增殖和分化作用。Sinclair 等研究发现 TGF-βⅢ降低子宫内膜骨形态发生蛋白受体 BMPRs 表达形成 BMP-2 抵抗,在子宫 BMP-2 抵抗会导致子宫内膜蜕膜化障碍,影响胚泡植入导致子宫肌瘤患者生育功能障碍。此外,TGF-β3 还使与子宫内膜抗凝相关的蛋白纤溶酶原激活物抑制剂(PAI-1)、抗凝血酶Ⅲ(ATⅢ)和凝血调节蛋白(TM)表达减少,可能是导致子宫肌瘤患者经量增多的机制之一。

(2) 第二类血小板来源的生长因子:血小板来源的生长因子包括血小板衍生生长因子(PDGF)和血管内皮生长因子(VEGF)。PDGF 是一种含 125 个氨基酸的二聚体糖蛋白,因其来源于血小板而得名,有 PDGFAA、PDGFAB、PDGFBB、PDGFCC、PDGFDD 五种亚型,是一种重要的促有丝分裂因子,还可促进血管的形成与再生,为创伤修复提供保证。PDGF 及 PDGF-R 在正常平滑肌组织和子宫肌瘤组织中均有表达,Liang M 研究表明子宫肌瘤中 PDGF-AA 和 PDGF-BB 及其受体表达高于邻近正常子宫肌层组织;然而随后 Hwu 的研究结果认为以上各因子及 PDGFDD 亚型在两种组织中并无差异,因此以上各亚型在肌瘤组织中的表达水平尚需要进一步研究。而 PDGFCC 的研究结果较为一致,实验表明其在子宫肌瘤组织及由肌瘤细胞衍生的平滑肌细胞中表达均显著高于相应的正常子宫肌细胞,并经 PDGFCC/PDGFRA 信号通路促进肌瘤细胞克隆性扩增。Mesquita 研究证明 PDGF 可刺激肌瘤组织 NADPH 氧化酶衍生的活性氧产物(ROS)增加,激活 MAPKs 通路调节细胞增殖和基质生成。此外,PDGF 不仅可以促进肌瘤细胞增殖同时还可促进 ECM 过表达,如 PDGF 不仅可使肌瘤细胞中 PCNA 表达增加,还可使胶原蛋白 a 表达增加。

生长因子在调节子宫肌瘤生长中相互影响,PDGF 受 TGF-βⅠ的双向调节,低浓度的 TGF-βⅠ可通过促进 PDGF 自分泌及 PDGF 受体合成而诱导细胞增殖;高浓度的 TGF-βⅠ则下调 PDGF 受体的表达,因此 PDGF/TGF-beta 比例增加对肿瘤生长有重要作用。此外,Mesquita 研究发现 PDGF 还能够增加 VEGF 免疫活性,刺激细胞增殖。

子宫肌瘤是带有复杂血管网能形成血管腔的肿瘤,它们的生存取决于是否能形成足够的血液供给。子宫肌瘤也是血管结构和功能异常的疾病,故有人称子宫肌瘤是一个血管生成的肿瘤。血管内皮生长因子(VEGF)属血小板衍生生长因子家族的生长因子,是以六种亚型存在高度保守的同源二聚体糖蛋白。它们特异性地与三个血管内皮生长因子受体(VEGFR-1,2 和 3)结合发挥生物学作用,包括促进内皮细胞分裂增生及新生血管的形成、增加血管通透性、促进可溶解血管基底膜和间质的纤维酶表达,促进新生血管的生长等。国内钟一村等研究发现子宫肌瘤组织中 VEGF 及其受体蛋白表达水平较正常子宫肌壁组织呈持续性高表达,且 VEGFR2 表达水平明显高于 VEGFR1,并且与肌瘤数量正相关,说明 VEGFR2 与子宫肌瘤病变的内在联系更紧密。此外,对其他肿瘤中 VEGF 的研究还发现它不仅间接通过局部血管生成促进肿瘤生长,而且可以直接作用于肿瘤细胞自身的受体 VEGFR 促进肿瘤生长。

(3) 第三类成纤维细胞生长因子家族:成纤维细胞生长因子(FGF)家族是包括碱性成纤维细胞生长因子(bFGF)、酸性成纤维细胞生长因子(aFGF)等 23 个成员组成的大家族,FGF 是体内分布最广泛的生长因子之一,是中胚层和神经外胚层细胞的生长刺激剂。它在胚胎发育、动脉粥样硬化、损伤组织修复及肿瘤血管形成等生理和病理过程中均起着重要作用。在许多人类组织和癌细胞系中都证明干扰素(Interferon,IFN)有降调和阻断 BFGF 产物的作用。实验室证明 IFN-α 是子宫平滑肌细胞增殖有效的抑制剂。周身性给予 IFN-α 或 IFN-β 能引起血管肿瘤的退化。一位患者因肝炎用 IFNs 治疗,持续 6 个月,在 IFN 治疗前发现有一个大的子宫肌瘤,治疗 6 个月后,肌瘤直径缩小 50%,而且在治疗停止 17 个月后子宫肌瘤大小没有增加,同时血清 BFGF 水平也降低。有研究表明子宫肌瘤和子宫肌层组织中均表达 aFGF、bFGF 及其受体(FGFR-1 和-2),子宫肌瘤中 aFGF mRNA 水平、aFGF 和 bFGF 的含量、FGFR-1 高于子宫肌层组织,而亦有研究认为 bFGF 在以上两种组织中无差异性表达。虽然 bFGF 对子宫肌瘤细胞和正常子宫肌细胞均有促有丝分裂的作用,但是肌瘤细胞对 bFGF 致有丝分裂效应的应答较弱,因此有人也认为 FGF 在肌瘤生长中可能不是至关重要的。

(4) 第四类是表皮生长因子家族:有十几个成员,包括表皮生长因子(EGF),肝素结合表皮生长因子(HB-EGF),两性调节因子(AR)等。目前研究较多且在子宫肌瘤生长中发挥作用的主要是 EGF。EGF 是分子量为 6045kD 的 53 个氨基酸组成的单链多肽,通过与膜受体 EGF-R 结合调节多种类型细胞的增殖、分化、凋亡及参与肿瘤形成。EGF 存在于子宫内膜、蜕膜、胎盘等细胞中,对卵巢、子宫内膜、子宫肌细胞和子宫平滑肌瘤组织均有促有丝分裂作用。多项研究表明 EGF 及其受体在子宫肌瘤和正常子宫肌层中均有表达;酶联免疫吸附法测定结果显示子宫肌瘤组织中 EGF 质量浓度显著高于正常平滑肌组织,且肌瘤组织中分泌期高于增殖期,而正常平滑肌组织中增殖期和分泌期 EGF 水平无差别,然而 Dixon 等研究认为增殖期肌瘤中 EGF 蛋白水平低于正常肌层;EGFR mRNA 的表达水平显著高于肌瘤假包膜和肌层组织,且增殖期高于分泌期。以上证据表明 EGF 及其 EGFR 表达与性激素的调节作用密切相关。体外实验证实 EGF 可以使离体肌瘤细胞迅速生长,选择性 EGF-R 阻断剂 AG1478 和抑制剂 TKSO50 能够阻断子宫肌瘤细胞增殖且不被生理浓度雌孕激素逆转,撤出阻断剂后不能恢复,说明 EGF 在子宫肌瘤细胞增殖中发挥作用。Ren 细胞培养实验进一步研究发现 EGF 能够通过 EGFR/MAKP 信号通路下调抑癌基因 p27,刺激 DNA 合成和介导肌瘤平滑肌细胞的多倍化,对正常子宫肌层则无影响。与 PDGF 相似,EGF 也可刺激肌瘤组织 NADPH 氧化酶衍生的活性氧产物增加,激活 MAPKs 调节细胞增殖和基质生成。这些研究表明 EGF/EGFR/MAPK 信号通路在子宫肌瘤中的差异表达可能是其促进子宫肌瘤发展的机制,更为子宫肌瘤的治疗提供了新的靶点。

(5)第五类生长因子是胰岛素样生长因子家族:胰岛素样生长因子系统(IGFs)有 2 个多肽类生长因子(IGF-1 和 IGF-2),3 个受体(IGFR-Ⅰ、IGFR-Ⅱ、IGF/Ins)和 10 种结合蛋白(IGFBPs)组成。很多研究证实 IGFs 在多种组织的肿瘤发生中有重要作用,主要影响肿瘤细胞的有丝分裂,细胞增殖与分化。IGF-Ⅰ 由 70 个氨基酸组成,IGF-Ⅱ 由 67 个氨基酸组成,传统认为只有肝脏产生,现证实许多非肝脏组织也含有免疫反应性 IGFs 和 IGF mRNA,动物实验证明子宫肌细胞可产生这 2 种生长因子,它们的表达通过卵巢甾体激素控制。人类的子宫肌层和子宫肌瘤都表达 IGF-Ⅰ 和 IGF-Ⅱ 的 mRNA 及其受体,一些研究曾对比了这两种生长因子在 2 种组织类型中的表达水平,但结果不一致,多数认为 IGF-Ⅰ mRNA 和蛋白的表达在子宫肌瘤比自体平滑肌要明显的高,部分研究报道肌瘤和自体平滑肌 IGF-Ⅰ mRNA 和蛋白表达水平无差异。Peng 等研究发现约 1/3 的子宫肌瘤组织中的 IGFs 及其下游信号分子表达失调,术中切除的肌瘤组织中 IGF-1 蛋白、IGF-2 蛋白和 IGF-2 mRNA 及 IGFR-Ⅰ 的表达水平高于邻近正常子宫肌层组织,而 IGF-Ⅰ mRNA 和 IGFR-Ⅱ 表达无差别。蔡健等近期研究发现子宫肌瘤患者血清及肌瘤组织中 IGFBP-3 表达均降低,从而使有生物活性的游离 IGF-1 浓度升高。这些研究提示我们 IGFs 在子宫肌瘤生长中有重要作用。

目前研究认为 IGF-Ⅰ 可能通过多途径参与子宫肌瘤的生长调节。IGFs 与 IGFR-Ⅰ 结合经/Shc/Ras/Grb2/MAPK 通路影响细胞增殖,与胰岛素受体结合经 IRS/PI3K/AKT 信号通路影响细胞存亡。子宫肌瘤的体外实验研究表明 ICF-1 主要通过 IGFR-Ⅰ/Shc/Grb2/MAPK 信号通路影响细胞有丝分裂发挥促瘤作用。该实验还发现 IRS/PI3K/AKT 在子宫肌瘤并没有显著增加,因此推测延长细胞寿命和影响其凋亡在肌瘤致病过程中的作用并不重要,与其不一致的是 Peng L 的研究显示肌瘤中 p-AKT 和 p-

S6K 表达增加,并与 IGF-1 呈正相关,因此 IGF-Ⅰ 是否影响细胞存亡参与肌瘤生长的机制还需进一步探讨。IGF-Ⅰ 对正常的子宫肌细胞和肌瘤的平滑肌细胞的促进有丝分裂和分化作用在与 EGF 和 PDGF 联合时更明显。

另有研究表明 IGF-1 影响多种细胞中芳香化酶的表达,Zhang 的细胞培养实验研究发现 IGF-Ⅰ 能够抑制芳香化酶在溶酶体中自吞噬作用使芳香化酶含量增加,进而加强其催化雌激素合成的作用,虽然 IGF-1 是否影响子宫肌瘤组织中芳香化酶的表达需进一步的实验证明,此项实验提示了 IGF-1 影响子宫肿瘤生长中的另一种可能的机制。

以上各生长因子家族成员均为受体酪氨酸激酶(RTK)配体,受体与配体结合诱导自身磷酸化并激活 Ras-Erk/MAPK、PI3K-AKT-mTor 和 JAK-STAT 信号通路发挥生物学作用。A、M 也是子宫肌细胞中重要的生长因子,通过激活 Ser/Thr 蛋白激酶受体/Smad 通路参与生物学过程。子宫肌瘤中各生长因子之间存在相互作用并受性激素调节。

此外,近年来一些研究表明一些酶的表达异常和基因突变也与子宫肌瘤相关,如儿茶酚邻位甲基转移酶、延胡索酸酶、DNA 甲基转移酶等,它们影响子宫肌瘤的易感性在肌瘤的生长过程中有重要作用。

总之,子宫肌瘤是一种多发病、常见病,其发病率高,目前其发病机制尚未完全阐明。子宫肌瘤是单细胞起源的单克隆肿瘤,肌瘤的发生涉及体细胞突变,一些酶异常表达影响其易感性,雌孕激素和生长因子在肌瘤生长中起主要作用并存在交叉对话,局部生长因子可影响肌瘤细胞增殖、凋亡、细胞外基质形成以及血管生成等促进肌瘤进展。了解以上诸多因子在子宫肌瘤中的作用,有助于深化子宫肌瘤病因学认识从而更进一步探索其发病机制。

(薛凤霞)

三、类型及病理

【类型】 子宫肌瘤可发生在子宫任何部位,按肌瘤所在部位不同可分为子宫体肌瘤和子宫颈肌瘤,前者约占子宫肌瘤 90% ~96%,后者仅占 2.2% ~10%,宫颈和宫体同时存在肌瘤占 1.8%;子宫肌瘤开始时仅为肌壁内的单一瘤细胞所形成,以后随着肌瘤的增大逐渐从子宫肌壁内向不同的方向生长,根据其与子宫肌壁的关系将其分为三类(图 6-17-1):

(1)肌壁间肌瘤:肌壁间肌瘤(intramural myoma)又称子宫肌层内肌瘤。肌瘤位于子宫肌层内,周围有正常的肌层包绕,肌瘤与肌壁间界限清楚,常将围绕肌瘤被挤压的子宫肌壁称为假包膜。此类肌瘤最多见,占肌瘤总数的 60% ~70%,肌瘤可为单个或多个,大小不一,小者如米粒或黄豆大小,不改变子宫形状;大者可使子宫增大或使子宫形状改变呈不规则突起,宫腔也往往随之变形。

(2)浆膜下肌瘤:当子宫肌壁间肌瘤向子宫表面的浆膜层生长,以致肌瘤表面仅覆盖着少许肌壁及浆膜层时称为浆膜下肌瘤(subserous myoma)。当肌瘤继续向浆膜下生长,形成仅有一蒂与子宫壁相连时称为带蒂浆膜下肌瘤(pedunculated myoma)。肌瘤生长在子宫两侧壁并向两宫

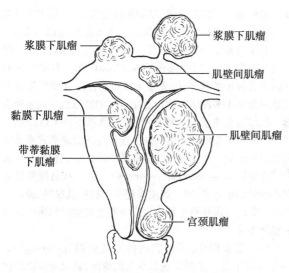

浆膜下肌瘤　　　　浆膜下肌瘤

肌壁间肌瘤

黏膜下肌瘤

肌壁间肌瘤

带蒂黏膜
下肌瘤

宫颈肌瘤

图 6-17-1　各类型子宫肌瘤

旁阔韧带内生长时称为阔韧带肌瘤（intraligamentary myoma），此类肌瘤常可压迫附近输尿管、膀胱及髂血管而引起相应症状和体征。带蒂浆膜下肌瘤可发生扭转，由于血运受阻，肌瘤蒂断裂并脱落于盆腹腔内，肿瘤发生坏死。若脱落肌瘤与邻近器官如大网膜、肠系膜等发生粘连，并从而获得血液供应而生长称为寄生性肌瘤（parasitic myoma）或游走性肌瘤，浆膜下肌瘤占肌瘤总数 20%～30%，由于肌瘤外突多使子宫增大，外形不规则，表面凹凸不平，呈结节状，带蒂浆膜下肌瘤则可在子宫外触及，为可活动的实性肿物，阔韧带肌瘤则于子宫旁触及，活动受限。

（3）黏膜下肌瘤：贴近于宫腔的肌壁间肌瘤向宫腔方向生长，表面覆以子宫内膜称为黏膜下肌瘤（submucous myoma）。这种肌瘤突入宫腔，可以改变宫腔的形状，有些肌瘤仅以蒂与宫壁相连称为带蒂黏膜下肌瘤，这种肌瘤在宫腔内如异物引起反射性子宫收缩，由于重力关系，肌瘤逐渐下移至宫颈内口，最终蒂被拉长，肌瘤逐渐被推挤于宫颈外口或阴道口。此类肌瘤占总数 10% 左右。由于肌瘤位于宫腔内，子宫多为一致性增长。由于肌瘤的牵拉和肌瘤蒂的血液供应不足，可使子宫有轻度内翻及肌瘤表面内膜的出血、坏死、感染而引起阴道不规则出血及分泌物增多。

子宫肌瘤常为多个，上述肌瘤可 2 种甚至 3 种同时发生在同一子宫上，称为多发性子宫肌瘤。子宫颈肌瘤可生长在子宫颈前唇或后唇黏膜下，突向颈管内可形成带蒂宫颈肌瘤；宫颈肌壁间肌瘤，可随肌瘤逐渐长大，使子宫颈拉长，或突向于阴道或嵌顿充满盆腔，此时正常大小的子宫体位于巨大的宫颈上，巨大宫颈可将子宫或膀胱上推至下腹部，使盆腔解剖关系发生变异，增加了手术的危险度和难度。

【病理】见第二章第四节子宫肿瘤病理部分。

（薛凤霞）

四、临床表现

1. 症状　子宫肌瘤有无症状及其轻重，主要决定于肌瘤的部位、大小、数目以及并发症。有的肌瘤小、生长缓慢、无症状，可以终生未被发现。近年由于 B 型超声检查的广泛应用，不少患者是因常规查体，经 B 超检查发现有子宫肌瘤，而其本人并无症状。就医者多数是因有症状而来。子宫肌瘤常见的症状有月经改变、不规则出血、腹部肿块、白带增多、压迫症状等。

（1）月经改变：月经改变是子宫肌瘤最常见的症状。临床可表现为经量增多及经期延长。月经周期规律，经量增多，往往伴有经期延长，此种类型月经改变最多见；月经频多，月经周期缩短，月经量增多；不规则出血，月经失去正常周期性，持续时间长，时多时少且淋漓不断，多见于黏膜下肌瘤。月经改变以黏膜下肌瘤及肌间肌瘤为多见，浆膜下肌瘤很少引起月经改变。根据文献报道黏膜下肌瘤、肌间肌瘤及浆膜下肌瘤的月经改变发生率分别为 89.5%～100%、74%～77.7%、33.3%～36%。月经改变的原因有多种解释：①大的肌间肌瘤或多发性肌间肌瘤随着子宫的增大宫腔内膜面积也必然随之增加，行经时子宫内膜脱落面大，修复时间相应较长以至出血多，经期长；②由于肌壁间有肌瘤的存在妨碍子宫以有效的宫缩来控制出血，因而造成大量出血；③子宫肌瘤多发生于生育年龄的晚期，时至更年期，有些患者肌瘤并不大而有月经过多，可能由于伴发功能失调性子宫出血而引起，经刮宫检查子宫内膜便可确定。此外，临床也见到一些患者肌间肌瘤并不大，诊刮的子宫内膜病理报告为分泌期子宫内膜，但有出血症状或者浆膜下子宫肌瘤，也有部分患者有子宫出血症状，这些以子宫内膜面积增大，宫缩不利，或功能失调性子宫出血均难以解释，目前被认为是子宫内膜静脉丛充血、扩张所致。子宫浆膜下、肌壁间、子宫内膜均有较丰富的血管分布，无论黏膜下，肌间或浆膜下生长的肌瘤均可能使肿瘤附近的静脉受挤压，导致子宫内膜静脉丛充血与扩张，从而引起月经过多。黏膜下子宫肌瘤临床最突出的症状是经量增多，其所以引起出血有认为是由于肌瘤表面溃疡所致，然而黏膜下肌瘤伴有溃疡者并不多见而临床发生异常出血者却是常见。因此，以子宫内膜静脉丛充血、扩张来解释更为有力。有时子宫黏膜下肌瘤表面怒张的静脉破裂出血可直接导致大出血。上述解释均有一定道理，并不矛盾，结合具体患者其子宫出血原因可能是以某一因素为主或者由几个因素协同作用的结果。近年，有认为子宫肌瘤及肌壁组织所产生的碱性成纤维细胞生长因子（bFGF）、血管内皮生长因子（VEGF）、表皮生长因子（EGF）等生长因子或其受体的调节障碍对血管功能及生成有直接影响，造成子宫血管结构异常，而导致月经过多。

（2）腹部肿块：子宫位于盆腔深部，肌瘤初起时腹部摸不到肿块。当子宫肌瘤逐渐增大，使子宫超过了 3 个月妊娠大小，或位于子宫底部的浆膜下肌瘤较易从腹部触及。肿块居下腹正中部位，实性、可活动但活动度不大、无压痛、生长缓慢，如果患者腹壁厚，子宫增大，或超出盆腔甚至达 4～5 个月妊娠大小，患者仍难自己发现。因此，子宫肌瘤患者因腹部肿块就诊者少。巨大的黏膜下肌瘤脱出阴道外，患者可因外阴脱出肿物来就医，肿瘤多伴有感染坏死。

（3）白带增多：子宫黏膜下肌瘤或宫颈黏膜下肌瘤均可引起白带增多。一旦肿瘤感染可有大量脓样白带，若有溃烂、坏死、出血时可有血性或脓血性有恶臭的阴道分泌物。

（4）压迫症状：子宫肌瘤可产生周围器官的压迫症状。子宫前壁肌瘤贴近膀胱者可产生膀胱刺激症状，表现为尿频、尿急；宫颈肌瘤向前长大时也可以引起膀胱受压而导致耻骨上部不适、尿频、尿潴留或充溢性尿失禁（overflow incontinence）；巨型宫颈前唇肌瘤充满阴道压迫尿道可以产生排尿困难，患者可因泌尿系统症状就诊。子宫后壁肌瘤特别是峡部或宫颈后唇巨型肌瘤充满阴道内，向后压迫直肠，可产生盆腔后部坠胀，大便不畅。阔韧带肌瘤或宫颈巨型肌瘤向侧方发展嵌入盆腔内，压迫输尿管，使上泌尿道受阻，形成输尿管扩张甚至发生肾盂积水。由于肌瘤压迫盆腔淋巴及静脉血流受阻产生下肢水肿者少见。

（5）疼痛：一般子宫肌瘤不产生疼痛症状，若出现疼痛症状多因肌瘤本身发生病理性改变或合并盆腔其他疾病所引起；少数黏膜下肌瘤可有痛经表现。

子宫肌瘤红色变性多见于妊娠期，表现为下腹急性腹痛，伴呕吐、发热及肿瘤局部压痛；浆膜下子宫肌瘤蒂扭转，或宫底部巨型浆膜下子宫肌瘤在个别情况下可引起子宫扭转均可发生急腹痛；子宫黏膜下肌瘤由宫腔向外排出时也可引起腹痛，但一般其排出的过程是缓慢渐近，而宫颈松软，由于肌瘤刺激引起子宫收缩可有阵发性下腹不适，很少引起急性腹痛；黏膜下子宫肌瘤感染坏死引起盆腔炎者可致腹痛，但少见；文献曾有 5 例报道，患有子宫肌瘤妇女因服避孕药发生肌瘤内灶性出血而引起剧烈腹痛。肌瘤经组织学检查有多灶性出血，而称为肌瘤卒中（apoplectic leiomyomas）。

肌瘤合并盆腔其他疾病可导致腹部疼痛，最常见的是子宫腺肌病或子宫内膜异位症，其疼痛具有特点，为周期性，进行性逐渐加重的痛经，常伴有肛门坠、性交痛而非急性腹痛。

（6）不孕与流产：子宫肌瘤患者多数可以受孕，妊娠直到足月。然而有些育龄妇女不孕，除肌瘤外找不到其他原因，而行肌瘤切除术后即怀孕，说明不孕与肌瘤有一定关系。肌瘤的部位、大小、数目可能对受孕与妊娠结局有一定影响。宫颈肌瘤可能影响精子进入宫腔；黏膜下肌瘤可阻碍孕卵着床；巨型子宫肌瘤使宫腔变形特别是输卵管间质部被肌瘤挤压不通畅，妨碍精子通过；有人认为子宫肌瘤引起的肌壁、子宫内膜静脉充血及扩张，特别是子宫内膜静脉的充血扩张，其结果导致子宫内环境不利于孕卵着床或对胚胎发育供血不足而致流产。

（7）贫血：子宫肌瘤的主要症状为经量增多、经期延长。由于长期月经过多或不规则出血可导致失血性贫血。临床出现不同程度的贫血症状。重度贫血多见于黏膜下肌瘤。

（8）红细胞增多症：子宫肌瘤伴发红细胞增多症（erythrocytosis）者罕见。患者多无症状，主要的诊断依据是血红蛋白与红细胞计数增高，除子宫肌瘤外找不到其他引起红细胞增多症的原因。肿瘤切除后血红蛋白与红细胞均降至正常。国内吴葆桢于 1964 年报告一例子宫肌瘤合并红细胞增多症。患者 35 岁，腹部胀大如足月妊娠，剖腹探查全腹为一巨大的分叶状实质肿物充满，表面静脉迂曲扩张。肿瘤来自子宫左后壁，双侧附件正常，作子宫次全及双附件切除。病理报告为平滑肌瘤。术前血红蛋白为 201g/L，红细胞为 $6.5×10^{12}$/L，术后一周降至正常，术后 3 个月随访血红蛋白 123g/L，红细胞为 $4.32×10^{12}$/L。多年来对其病因学有种种解释，现已清楚子宫肌瘤伴发红细胞增多症其原因是由于平滑肌细胞自分泌产生的红细胞生成素所引起。红细胞生成素本由肾脏产生，平滑肌不产生红细胞生成素。此种由非内分泌组织的肿瘤产生或分泌激素或激素类物质并由此引起内分泌功能紊乱的临床症状称为异位激素综合征（ectopic hormone syndrome）。除子宫肌瘤外已知有不少肿瘤如肝癌、肾上腺皮质癌、卵巢癌、乳腺癌、肺燕麦细胞癌等均可因肿瘤细胞产生红细胞生成素而临床出现红细胞增多症。

（9）低血糖症：子宫肌瘤伴发低血糖症（hypoglycemia）亦属罕见。主要表现为空腹血糖低，意识丧失以致休克，经葡萄糖注射后症状可以完全消失。肿瘤切除后低血糖症状即完全消失。国内张丽珠于 1980 年报告 1 例子宫肌瘤并发低血糖症。患者 39 岁，未婚，因间歇性发作嗜睡、头晕、出汗，1 个多月前先住内科，住院后发作 6 次，轻时头晕、心悸、全身无力、出汗、神志清楚；重时有嗜睡、全身出汗，每次发作均在早晨，静脉注射 50% 葡萄糖症状迅速好转，神志随即恢复。共测空腹血糖 8 次，未发作及发作各 4 次。未发作的血糖除一次为 3.7mmol/L（66mg%）以外，其余均在 5.4 ~ 7.8mmol/L（97 ~ 140mg%）范围，发作时血糖分别为 3.16mmol/L（57mg%）、1.6mmol/L（28mg%）、1.8mmol/L（35mg%）、1.9mmol/L（35mg%）。后经妇科会诊检查子宫增大如孕 4 个月大小，质硬，表面光滑，活动受限，右卵巢鸡蛋大囊肿，作子宫次全切除及右附件切除术，术时探查胰腺无异常发现，术后低血糖症消失。病理诊断为子宫肌间平滑肌纤维瘤，右卵巢滤泡囊肿。术后随访 16 个月未再发作，每隔 4 个月测空腹血糖一次，分别为 5.8mmol/L（104mg%）、5.9mmol/L（106mg%）、6.1mmol/L（110mg%），均为正常。子宫肌瘤发生低血糖也是异位激素综合征的一种，其发生机制还未完全清楚。近年文献报道非胰岛细胞肿瘤患者出现低血糖症，当低血糖发作时，血中胰岛素、胰岛素样生长因子-Ⅰ（IGF-1）和生长激素（GH）的水平降低甚至测不到，而胰岛素样生长因子-Ⅱ（IGF-Ⅱ）浓度正常或轻度增高，肿瘤切除后低血糖发作消失，上述参数也恢复正常，而认为非胰岛素细胞肿瘤引起的低血糖与肿瘤细胞自分泌产生过多的 IGF-Ⅱ有关。非胰岛素细胞肿瘤患者发生低血糖症，多数肿瘤是来自间叶组织或纤维组织，肿瘤可以是良性，也可以是恶性，如纤维瘤、纤维肉瘤、平滑肌肉瘤等。肿瘤一般较大，通常见于胸腔、腹腔、腹膜后及盆腔。

2. 体征

（1）腹部检查：小子宫肌瘤从腹部摸不到肿块，如子宫增大超过 3 个月妊娠大小或宫底部有肌瘤易于触及。于耻骨联合上方或下腹部正中触及肿物、实性，若为多发性子宫肌瘤则其外形不规则，肿物可活动、无压痛，若为阔韧带肌瘤则其活动受限。

（2）阴道检查：注意阴道是否通畅，有无肿物堵塞；

宫颈大小、外观有无变形、肿物、有无移位,是否易于暴露,颈管有无变形;阴道穹隆是否饱满。子宫体部肌瘤则子宫呈不同程度增大,肌瘤局部向外突起,子宫表面凹凸不平,肿瘤硬度与子宫肌壁一致,若肌瘤含纤维组织成分较多者则触之较硬;若肌瘤有退行性变则变软甚至呈囊性;若肌瘤有钙化则触之坚硬如石。移动宫颈时肿瘤也随之移动。带蒂浆膜下肌瘤位于子宫表面,若蒂长,移动宫颈则肿瘤不随之移动,此时与卵巢肿瘤易混淆。子宫黏膜下肌瘤位于宫腔内者,子宫呈一致性增大,表面光滑,硬度正常而活动,若带蒂黏膜下肌瘤脱出于宫颈外口处,则张开窥器即可看到子宫颈口处有肿物,粉红色,表面光滑,宫颈四周边缘清楚,软,肌瘤有时可缩回宫腔形成时隐时现;若肌瘤大,一旦脱出于宫颈外口即不易退缩回去,若时间长,肿瘤表面充血、水肿伴有感染,甚至形成溃疡、坏死而有脓性溢液排出。宫颈肌瘤则宫颈局部增大可触及圆形瘤核,若为带蒂黏膜下肌瘤脱出于宫颈口处,则与子宫黏膜下肌瘤外观相似,用探针探测蒂根位于颈管内则为宫颈黏膜下肌瘤。宫颈肌瘤多是单发的,若为巨型宫颈肌瘤,肌瘤可达3~4个月妊娠子宫大小,盆腔改变较复杂,宫颈有明显的移位及变形。肌瘤可来自前唇或后唇而以后唇为多见,后唇被增大的肿物所代替,前唇则被肿物扩张变薄,宛如临产后近开全的宫颈,而子宫则被推到肿物之上如高山上的小庙(图6-17-2);有时位于宫颈上方近峡部的巨型肌瘤向子宫直肠陷凹处嵌入,宫颈向上移位于耻骨联合的后方,呈扁片状而无法暴露,子宫则被高举于肿瘤之上方(图6-17-3)。来自前唇的巨型肌瘤使宫颈口移到后下方,亦难以暴露,前唇被巨大的肿瘤代替,子宫被高举于肿物之上(图6-17-4)。有时巨型宫颈肌瘤向下充满阴道,向上嵌入盆腔(图6-17-5)。由于肌瘤塞满阴道,宫颈几乎触不到,巨型肌瘤嵌入盆腔,宫体多触摸不清。有时宫颈肌瘤

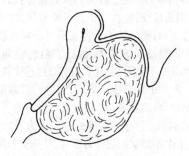

图 6-17-2 宫颈后唇巨型肌瘤

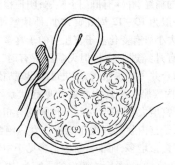

图 6-17-3 峡部肌瘤

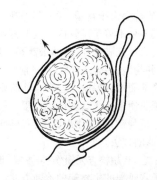

图 6-17-4 宫颈前唇巨型肌瘤

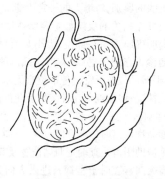

图 6-17-5 巨型宫颈肌瘤突入阴道并嵌入盆腔

向侧方发展而形成阔韧带底部的肿瘤。三合诊可协助了解盆腔内的改变。

(薛凤霞)

五、诊断与鉴别诊断

【诊断】 病史和一般妇科检查为诊断子宫肌瘤的基本方法,绝大多数子宫肌瘤可以以此得到正确诊断。现在有B超、宫腔镜和腹腔镜,使过去一些疑难病例一般可以迎刃而解,但临床诊断的基本功仍不容忽视,而且采用辅助诊断须有指征。

1. 病史及妇科检查 子宫肌瘤为妇科的常见病,多发生于中年妇女,以月经过多,不规则子宫出血及膀胱、直肠压迫症状为主诉,多伴发贫血、下腹部肿块或不孕等。对就诊的患者须问清病史,通过腹部、阴道检查结合病史进行分析一般即可做出正确诊断。检查患者时须注意一般情况及有无贫血貌,腹部检查若为大肌瘤可触及肿块,质硬,居下腹中部;若肌瘤刚超出盆腔可触及耻骨联合稍向上处实质性包块。妇科检查:子宫体部肌瘤子宫呈不同程度的增大,肌瘤所在部位表面隆起,肿物较硬,若为浆膜下肌瘤则子宫表面可触及结节状肿物与子宫关系密切。带蒂浆膜下肌瘤可有一定的活动度。子宫体部肌瘤往往为多发,肌壁间、浆膜下肌瘤混合存在,致使子宫外形不规则;若为阔韧带肌瘤,则肿瘤活动受限,而子宫被挤向对侧;若为黏膜下肌瘤则子宫均匀性增大,一般为8~10周妊娠大小。带蒂黏膜下肌瘤脱出于宫颈口外者触之肿物可以自由转动,宫颈口松,肿物表面为粉红色,若有感染可见脓苔、溃疡、坏死并有脓血性溢液;宫颈肌瘤多为单发的小型肌壁间肌瘤,宫颈增粗,若宫口松,一指进入颈管可触及瘤核,颈管弯曲有变形。

宫颈黏膜下肌瘤若突出于宫颈口外，其外观与子宫黏膜下肌瘤相同，但其蒂根附着于颈管内。巨型宫颈肌瘤盆腔变异较大，肿瘤增大可充满盆腔，宫体被高举于肿瘤之上，阴道内触及巨型肿物，若肿瘤来自后唇，则前唇被撑薄呈一窄片，深居于穹隆部而难以暴露。若来自前唇则宫口移向后下方，巨型宫颈肌瘤常嵌入盆腔活动受限。根据病史及检查结果，综合分析判断，不难作出诊断，有疑问可进一步采用需要的辅助诊断方法。

2. B超检查 B超检查无损伤、可重复，现已广泛应用于临床，成为子宫肌瘤的主要辅助诊断方法。协助鉴别盆腔肿物之来源如子宫肌瘤与卵巢实性肿瘤、巧克力囊肿以及附件炎性包块的鉴别；对增大的子宫不能肯定为肌瘤，需要排除妊娠或妊娠相关的疾病如葡萄胎或肌瘤合并妊娠；肌瘤切除术前明确肌瘤所在部位、大小及数目作为术中参考以及术后随诊检查的依据；对突出宫颈口的较大黏膜下肌瘤，了解其根蒂部位及子宫其他部位有无肌瘤；肌瘤合并妊娠了解胎儿情况；肌瘤红色变性病情变化的随诊等。

3. 诊断性刮宫 探查了解宫腔情况，并刮取内膜作病理检查。行诊断性刮宫时探查宫腔深度、方向、有无变形及黏膜下肌瘤。协助阴道检查确定肌瘤位置及其对宫腔的影响。前壁肌瘤突向宫腔时子宫探条进入方向先偏后，反之若来自后壁的肌瘤则进入先向前，前进时有爬坡感，越过突起部分才能达到宫底部。刮宫时应体会宫壁是否平滑，宫底部有无突起及肿物滑动，但小的黏膜下肌瘤却易滑过而漏诊。巨型宫颈肌瘤宫颈部被拉长，可达10cm以上，子宫被高举，虽宫腔大小无改变，有时探条需进入15cm方可达宫底，这类子宫肌瘤探查宫腔不容易，需要有一定经验的医师来操作。诊断性刮宫另一方面是可了解子宫内膜病理性质。对年轻妇女的子宫内膜癌常是在常规诊断性刮宫后发现的。因此，子宫肌瘤术前应将诊断性刮宫列为常规。

4. 宫腔镜检查 通过宫腔镜可在直视下观察宫腔内病变性质，确定病变部位并能准确地取材活检，对小的黏膜下肌瘤也可同时切除。

5. 腹腔镜检查 子宫肌瘤临床可以检查清楚一般不需要作腹腔镜检查。有些盆腔肿块有手术指征者可直接剖腹探查。偶有子宫旁发现实性小肿块难以确定其来源与性质，尤其B超检查也难以确定时可作腹腔镜检查，明确诊断以便治疗，如小的浆膜下肌瘤，卵巢肿瘤，结核性附件包块等。腹腔镜应仔细观察盆腔肌瘤大小、位置、与周围脏器的关系。腹腔镜下也可同时通液了解输卵管的情况。

6. 其他影像学检查 子宫肌瘤通过上述手段一般可以明确诊断。一般很少采用其他影像学检查，如X线、CT或MRI，若有需要可用CT或MRI作进一步检查。MRI可以对黏膜下、肌壁间或浆膜下肌瘤显示出边界清楚的肿瘤，并能确定其所在部位及数目，对小肌瘤（1cm）也可辨认清楚。子宫输卵管碘油造影对诊断子宫黏膜下肌瘤有一定的价值，可见到宫腔内有充盈缺损，尤其对年轻不育的患者可同时了解输卵管是否通畅。

【鉴别诊断】 子宫肌瘤的诊断一般不困难，有时因为病史不清楚或症状体征不典型，会给诊断带来一定困难。但有时也需与下列情况相鉴别：

1. 妊娠子宫 妊娠子宫与子宫肌瘤均有子宫增大，若闭经史清楚，妊娠症状明显，妊娠子宫和子宫肌瘤不难鉴别。前者患者有停经史、早孕反应，且子宫增大与停经月份一致，子宫质软，而子宫肌瘤虽有子宫增大但质地较硬，而且无停经及早孕反应，相反常有子宫出血病史。一般来说妊娠子宫软而子宫肌瘤硬，若肌瘤发生继发病变时，也可很软；妊娠子宫为球形增大，表面无隆起，子宫肌瘤则不规则生长，但较小的肌壁间肌瘤也可使子宫呈球形增大，相反早孕时胚胎着床于子宫底一侧，也可使子宫不规则增大，易于混淆。尤其当子宫肌瘤合并妊娠时，尿妊娠试验亦可为阳性，诊断更为困难，常需观察病情发展，最后再作出确诊。妊娠试验和B超检查可资以鉴别。

2. 卵巢肿瘤 卵巢囊肿不易与子宫肌瘤混淆，因为两者硬度不同，前者为囊性而后者为实性，同时前者与子宫中间有分界，可与之分开，而子宫肌瘤则与子宫关系密切不能与之分开，移动宫颈则随之活动。诊断遇到困难较多的是卵巢实性肿瘤与浆膜下子宫肌瘤，两者均为实性肿瘤。如果肌瘤在子宫的一侧，尤其带蒂浆膜下肌瘤有时鉴别困难，需借助B超。卵巢恶性肿瘤也为实性肿块，与子宫牢固粘连在一起融为一个团块时，虽属子宫外肿块但与之不能分开，有时被误诊为子宫肌瘤，此时年龄很重要，肌瘤多见于中年妇女，有月经不调，而卵巢癌多见于老年妇女。若患者为绝经后妇女首先要考虑为卵巢恶性肿瘤，结合其他卵巢恶性肿瘤的体征如子宫直肠陷凹结节或肿块，子宫固定不动等均可鉴别。阔韧带内巨大子宫肌瘤触之为实性肿物，居子宫的一侧，有时被误诊为卵巢实性肿瘤，卵巢实性肿瘤若不是恶性一般活动度好，而阔韧带子宫肌瘤则活动受限。有时亦会遇到巨大子宫肌瘤囊性变可被误诊为卵巢囊肿。阴道检查：若为大肌瘤囊性变，摸不清宫体，而卵巢囊肿，除囊肿外可触及子宫体。B型超声检查可协助诊断。

3. 子宫内膜异位症 卵巢巧克力囊肿张力大，与子宫紧密粘连，阴道检查：肿物与子宫关系密切，如增大的子宫呈局部突起，因而被误诊为子宫肌瘤。子宫内膜异位症常为宫骶韧带增粗或有结节，病史上有痛经，经期肛门坠痛，腹泻等症状有助于鉴别，子宫肌瘤有月经过多或经期紊乱，但无痛经。此外子宫肌瘤一般活动自如，而卵巢巧克力囊肿有盆腔粘连，活动受限。B超检查可协助鉴别。

4. 子宫腺肌病 子宫腺肌病也表现为子宫增大，月经过多，好发于中年妇女。与子宫肌瘤，从病史和阴道检查有类似之处，重要的鉴别点是子宫腺肌病的临床症状特点是进行性加重的痛经，并伴有肛门下坠感；阴道检查子宫呈均匀性增大，一般为10～12周妊娠大小，质地坚硬，有时经前及经后子宫大小可有变化。子宫肌瘤的子宫多呈不规则增大、质韧，虽有月经过多症状但无痛经。有时二者可以并存，子宫肌瘤合并子宫腺肌病，病史可以出现痛经症状。

5. 子宫内膜癌 子宫内膜癌常见症状是不规则阴道出血，并有子宫增大，从临床症状与体征均有相似之处。发病年龄不同，子宫内膜癌好发于老年妇女以绝经后出血为多见，同时有白带增多，而子宫肌瘤则多见于中年妇女。阴道检查均有子宫增大，子宫内膜癌的子宫为均匀性增大，质较软。对更年期妇女应警惕子宫肌瘤合并子宫内膜癌。因此子宫肌瘤患者术前常规作诊断性刮宫以排除子宫内膜癌。

6. 子宫颈癌　宫颈癌症状为不规则阴道出血,白带增多或流恶臭的阴道溢液而子宫黏膜下肌瘤脱出于宫颈口或宫颈黏膜下肌瘤伴有感染均可产生同样的症状。阴道检查可见阴道内肿物表面有溃烂、坏死,外观似菜花状宫颈癌。宫颈癌宫颈增大、质硬,肿物表面脆,极易出血,穹隆部常被累及变硬;而黏膜下肌瘤表面光滑、不脆、不硬,宫颈质软,穹隆完整质软,带蒂黏膜下肌瘤可以转动。宫颈刮片及组织活检可确诊宫颈癌。

7. 盆腔炎性肿块　结核附件炎性肿块,触之实性较硬,与子宫紧密粘连,包块不活动,子宫边界不清,易与子宫肌瘤混淆。但两者的病史与症状均不同。结核包块患者有结核病,尤其是肠结核及腹膜炎史,不育史,月经量少甚至闭经,若为活动性结核则有低热、体弱、血沉快,而子宫肌瘤以月经过多为主诉。诊断性刮宫若为子宫内膜结核即可确诊为结核性包块,子宫肌瘤一般宫腔增大。B超也可协助鉴别包块的来源。

8. 子宫内翻　下坠于宫颈口或阴道内的有蒂肌瘤和慢性子宫内翻有时亦难以区别,因两者都有不规则出血及阴道血性分泌物。检查时均可见到宫颈扩大,肿物由宫颈脱出,表面均为黏膜所覆盖。慢性子宫内翻阴道内脱出肿物,其表面为子宫内膜,可误诊为黏膜下子宫肌瘤脱出于阴道。仔细检查于肿瘤下方两侧可见到外翻的输卵管内口,进一步双合诊检查盆腔内空虚,触不到宫体,而在子宫肌瘤时则仍可以扪及。也可用探条探测宫腔,子宫内翻时宫腔很浅,而子宫肌瘤则常和以往相似或稍深。再有用手指沿肿物上摸,在子宫肌瘤中,可摸到瘤蒂由宫壁伸出,而在子宫内翻则摸不到瘤蒂。但必须注意有时有蒂子宫肌瘤可牵拉宫顶向外翻出,两者同时存在,此时诊断则更困难。

9. 子宫肥大症或子宫纤维化　子宫肌壁组织平滑肌细胞肥大,肌层增厚,子宫均匀性增大。发生于育龄妇女,常伴有月经过多。一般子宫孕8～10周大小,多见于经产妇,B超无瘤核,诊刮内膜无异常。

10. 子宫肉瘤　子宫肉瘤与子宫肌瘤均有子宫增大,阴道出血,有其相似之处。临床往往将子宫肉瘤误诊为子宫肌瘤。子宫肌瘤发生于育龄妇女,生长缓慢,绝经后逐渐萎缩为其特点,而子宫肉瘤好发于老年妇女,生长迅速,若子宫肿瘤增长迅速,特别是绝经后妇女子宫增大首先应考虑子宫肉瘤,并须注意是否有肿瘤侵犯周围组织出现腰腿痛等压迫症状。阴道检查肉瘤子宫增大、质软或硬,有时从宫口有息肉样赘生物脱出,暗红色,或粉色,质脆,触之易出血,诊刮可有帮助,若未侵及内膜则诊刮不易确诊。

（王　平）

六、处　理

1. 治疗原则　子宫肌瘤的特点是性激素依赖性肿瘤,多见于中年妇女,于绝经后随着体内性激素的降低,多数肌瘤自然萎缩变小,少数甚至消失。其恶变率低,生长缓慢,无症状的肌瘤对月经、生育以及健康均无影响。根据患者的年龄、有无症状、肌瘤的部位、大小、数目、婚姻、生育状况以及患者的周身情况等全面考虑制定相应的治疗方案,使治疗个别化,更有针对性,达到既要解除患者的病痛,又能提高生活质量的目的。

2. 非手术治疗

（1）期待疗法:期待疗法即为定期随诊观察,而不需要特殊处理。主要适于无症状的子宫肌瘤,尤其<10周妊娠子宫大小者,若为近绝经妇女,期待绝经后肌瘤可以自然萎缩。此外临床常见一些经健康查体发现的无症状的小肌瘤,患者往往带着焦虑的心情来就医,这些患者经过仔细检查确诊为子宫肌瘤者,可采用期待疗法,无必要行手术治疗。每3～6个月复查1次,随诊期间注意有无症状出现,子宫是否增大。每次随诊需做妇科检查并辅以B超检查。随诊过程中若出现月经过多、压迫症状或肌瘤增大尤其速度较快者,应行手术治疗。

（2）药物治疗:子宫肌瘤是性激素依赖性肿瘤,临床采用对抗性激素药物治疗,历时已逾半个世纪,曾试用过多种药物,但广泛治疗肌瘤的药物仍处于探索过程中。药物治疗对于短期内改善症状、纠正贫血、缩小肌瘤效果明显。

1）促性腺激素释放激素类似物:促性腺激素释放激素(gonadotropin-releasing hormone,GnRH)是由下丘脑促垂体区肽能神经元脉冲式分泌的十肽激素,对垂体起双重调节作用。当GnRH少量脉冲式分泌时,促进腺垂体细胞合成、储存以及释放促性腺激素FSH和LH,当垂体受到大量持续的GnRH作用时,垂体细胞上的受体被激素占满,出现降调节作用,不能再合成和释放FSH和LH,FSH和LH水平下降,从而抑制卵巢功能。GnRH类似物是在天然的GnRH分子结构进行修饰而合成的一系列肽类物质,包含GnRH激动剂(gonadotropin-releasing hormone agonists,GnRHa)和GnRH拮抗剂(gonadotropin-releasing hormone antagonists,GnRH$_A$)两类。GnRHa比GnRH活性高出5～50倍,主要在5、6、8位氨基酸进行取代,GnRHa则通过改变GnRH的结构,使其与GnRH受体亲和力增强,但不具有GnRH刺激分泌促性腺素作用。GnRHa通过竞争阻断GnRH受体,直接、快速抑制垂体性腺轴,给药后血浆卵泡刺激素FSH及LH水平数小时内降低,GnRHa无类GnRH作用,无应用GnRHa后最初的垂体刺激作用。目前临床上使用的GnRH类似物主要为激动剂,GnRHa能竞争垂体细胞上GnRH受体,首次给药初期,GnRHa短暂刺激FSH及LH升高,即反跳作用(flare-up),使卵巢性激素短暂升高。持续应用后,垂体上的受体被全部占满和耗尽,对GnRHa不再敏感,即垂体GnRHa受体脱敏,使FSH和LH大幅下降,导致卵巢性激素水平大幅下降至绝经后水平。治疗子宫肌瘤是通过连续给GnRHa使雌二醇抑制到绝经水平,造成假绝经状态或称药物性卵巢切除,借此抑制肌瘤生长并使其缩小。此药因能被胃多肽酶灭活,不能口服。常用的给药方式为鼻腔喷洒、皮下注射、肌内注射或植入。长效制剂可每月用药1次,方便患者。常用GnRHa药品名称、剂量及给药方法见表6-17-1。

表 6-17-1　常用 GnRHa 药品名称、剂量、给药方法

药物名称	剂量	给药方法
亮丙瑞林 leuprorelin	3.75mg	每4周1次 皮下或肌注
曲普瑞林 triptorelin	3.75mg	每4周1次 皮下或肌注
戈舍瑞林 goserelin	3.6mg	每4周1次 皮下
布舍瑞林 buserelin	200~400μg	每日1次 皮下
那法瑞林 nafarelin	50~500μg	每日1次 皮下
组氨瑞林 histerelin	50~500μg	每日1次 皮下
丙氨瑞林 alarelin	150μg	每日1次 皮下或肌注

20世纪80年代初期首次报道应用GnRHa治疗子宫肌瘤获得成功。各种GnRHa制剂的临床实验及综述均显示GnRHa能明显缩小子宫及肌瘤的体积，明显改善肌瘤相关症状如月经过多等，并能提升血红蛋白水平，有些患者可诱发闭经。用药3~6个月，肌瘤体积可缩小50%~77%，有效率达87%，但完全消失者仅见于小的肌瘤。用药4~8周即可看出效果，12~16周效果最佳，继续用药效果却不再显著。子宫及肌瘤体积缩小的程度与体内雌激素下降水平有关。肥胖患者效果较差，可能与其皮下脂肪腺外转化的雌激素增多有关。然而有少数患者即使雌激素水平降至绝经水平，肌瘤缩小仍不明显，多见于年龄较大的妇女，原因不清。这些肌瘤可能是非雌激素依赖性；也有认为与肌瘤成分的异质性有关，肌瘤内的钙化或纤维组织对激素治疗反应差或无反应。报道中所用的GnRHa药物有所不同，其疗效基本一致。用药的时间不等，一般为12~24周，患者在GnRHa治疗期间闭经，停药后4~10周月经恢复。随着月经的恢复肌瘤在不同的时间后又开始增大，在6个月内多数又重新恢复到原来的大小。在近绝经期的患者中，部分停药后继续闭经而过渡到绝经，肌瘤不再长大。

GnRHa使肌瘤缩小的机制除降低血中雌激素水平外，还可能通过抑制局部成基本纤维细胞生长因子（basic fibroblast growth factor, bFGF）、血管内皮生长因子（vascular endothelial growth factor, VEGF）、血小板衍生生长因子（platelet derived growth factor, PDGF）表达以及减少DNA合成、细胞增殖及转化生长因子的产生抑制肌瘤生长，并通过减少子宫或肌瘤血管直径及血流参数而使肌瘤缩小。

子宫肌瘤采用GnRHa治疗的适应证包括：①术前辅助治疗，这是目前应用最多的适应证，大肌瘤伴有严重子宫出血，术前用药使肌瘤缩小后手术，术中出血减少而且操作容易尤其是肌瘤切除术。严重贫血者用药后闭经，术前可纠正贫血，减少输血的可能。用药后由于肌瘤缩小，使原本不能行肌瘤剥除者可行剥除，避免子宫切除，同时可因肌瘤缩

小增加腹腔镜下肌瘤剥除或子宫切除及阴式子宫切除、宫腔镜下子宫肌瘤切除的可能，减小对患者的创伤。但也有些肌瘤因术前应用GnRHa而缩小，行肌瘤剥除术时难以发现而被遗漏，增加肌瘤切除术后"复发"的机会。②子宫肌瘤合并不孕患者，经药物治疗后肌瘤缩小，为受孕改善了条件，获得自然受孕的机会。③近绝经期患者采用GnRHa治疗后，有些患者可以提前过渡到绝经，肌瘤随之自然萎缩。④子宫肌瘤患者有严重合并症暂不能接受手术者可以采用GnRHa药物治疗，控制肌瘤生长，暂缓手术。

GnRHa的副作用主要是由于低雌激素水平所引起的绝经期综合征及骨质丢失。患者出现程度不同的潮热，燥汗，阴道干涩，情绪不稳定，最具威胁的副作用是引起骨吸收，导致骨质疏松，尤其以腰椎及股骨近端最为明显。用药24周，骨质可丢失6%（4%~12%），一般停药后可以恢复，但有些患者即使停药后有时也不可逆。为了避免由于长期使用GnRHa造成低雌激素状态带来的副作用，于20世纪80年代后期提出的反加添加疗法（add back），即采用GnRHa与性激素联合用药以期达到能减轻或制止潮热等绝经期症状及防止骨质丢失又能保持GnRHa对子宫肌瘤的疗效，已得到临床肯定，先用GnRHa 12周，收到子宫缩小的效果后，再加用相当于绝经后激素补充治疗所用的低剂量雌激素与孕激素，与之联合。用药选择因人而异。常用药物有替勃龙、雷洛昔芬、单孕激素及雌孕激素联合用药。方案有：①先用GnRHa 3个月使肌瘤缩小后，再加用天然雌激素与孕激素序贯或联合应用。②从治疗开始即采用GnRHa与替勃龙2.5mg每天1次联合应用。③GnRHa治疗同时加用雷洛昔芬每天口服60mg。Palomba研究显示该方案治疗过程中及治疗后BMD和血清骨代谢标志物没有发生明显变化，而子宫和肌瘤的体积明显缩小。一般应用GnRHa 12周的患者不需反加疗法。

过去一直主张GnRHa治疗子宫肌瘤使用时间至少3~6个月，Jasonni等对不同用药时间进行比较发现用药2个月和6个月子宫体积较用药前均显著缩小，但2组间子宫体积的缩小量和术中出血量无显著差异。Chia等2006年报道，术前使用GnRHa 2个月能够显著减少子宫及肌瘤的血流，治疗组的术中出血明显少于对照组。药物可通过使子宫动脉及肌瘤血管内血流量明显减少，抑制肌瘤生长。故对于术前用药后血红蛋白已升高到理想水平者无须延长用药，可避免或减轻GnRHa治疗的副作用。对于近绝经期采用GnRHa治疗者可适当延长用药时间。

GnRHa阿巴瑞克、西曲瑞克及加尼瑞克已被美国FDA批准用于临床，目前GnRHa主要用于辅助生殖技术及前列腺癌。由于其为短效制剂，目前尚未见治疗子宫肌瘤的随机对照研究报道，但在小样本的研究中显示出良好的疗效。Flierman PA报道19例绝经前有症状的子宫肌瘤患者每天使用加尼瑞克2mg皮下注射，使用19天时子宫及子宫肌瘤体积缩小最为明显，子宫及子宫肌瘤体积缩小分别为42.7%和46.6%。

2）米非司酮：又称RU486，是19-去甲睾酮的衍生物，具抗孕激素、抗糖皮质激素的作用，前者的作用强于后者。能取代体内孕酮与其受体相结合，抑制孕酮活性，继而引起

卵巢黄体溶解,致体内孕酮和雌二醇水平下降。20世纪80年代研究成功的药物,最初临床主要用于抗生育,近年逐渐扩大了其应用范围。Murphy等首次报道应用米非司酮治疗10例有症状的子宫肌瘤患者,使子宫肌瘤体积缩小。最初是每日服50mg,连续服用3个月。其后又作了每日25mg及5mg不同剂量的观察,治疗3个月,25mg组用药3个月,肌瘤缩小49%,收到与50mg组同样的效果,5mg组的疗效差。三组用药期间均出现闭经,部分患者出现轻度潮热。20世纪90年代后期国内陆续有较多的米非司酮治疗子宫肌瘤的报道。用量为每日服10~25mg不等,连服3个月为一疗程,均收到肌瘤缩小的效果,体积缩小50%左右。有效率(缩小>20%)达85%~90%,服药期间闭经。不良反应轻,少数患者出现轻度潮热,个别转氨酶轻度增高,停药后即恢复正常。停药后15~40天恢复月经,个别延迟。月经恢复后子宫肌瘤体积的变化也因人而异,有的患者停药后3个月内肌瘤未见增大,随后逐渐见增大。月经恢复后的经量也不尽相同,50岁左右近绝经期患者可诱发绝经,停药后继续闭经,肌瘤持续缩小,此点与GnRHa有相同作用。新近文献显示低剂量米非司酮(5mg或10mg)均可使子宫肌瘤明显缩小,达到闭经、改善贫血的目的。Steinauer对米非司酮治疗子宫肌瘤的文章进行综述显示米非司酮的使用剂量逐渐减小至25mg/d、10mg/d,甚至达5mg/d,使用3个月的有效率为26%±20%,6个月有效率为48%,与50mg/d使用3个月疗效相当。Eisinger及Fiscella等均对小剂量米非司酮治疗子宫肌瘤的疗效进行研究,显示5mg/d与10mg/d子宫肌瘤缩小的效果相同,与对照组比较具有明显缩小子宫肌瘤的作用。长期使用米非司酮有子宫内膜增生的报道,上述研究显示使用6个月10mg/d,13.9%~28%出现子宫内膜过度增生(无不典型增生),使用12个月发生率降低至4.8%;5mg/d组未发现子宫内膜增生。米非司酮与GnRHa治疗子宫肌瘤比较,疗效相同,适应证基本同GnRHa。我国目前一般应用小剂量米非司酮10mg/d,口服,连续3个月治疗子宫肌瘤。

3) 三烯高诺酮(gestrinone, R2323):三烯高诺酮是合成的19-去甲睾酮的衍生物,具有强抗孕激素、抗雌激素及中度抗促性腺激素及轻度雄激素作用。服用后患者血中LH、FSH、E、P均降低,1981年英国Coutinoho-EM报道1例R2323治疗子宫肌瘤的病例,该患者在停药后生育。此后研究显示给予子宫肌瘤患者不同剂量(2.5~5.0mg)和途径(口服或者经阴道给药)的三烯高诺酮,可使子宫肌瘤体积明显缩小,以服药最初6个月缩小最显著,6个月后缩小速度减慢;而且2.5mg每周3次比5mg每周2次更有效,阴道用药较口服用药肌瘤缩小更明显。所有患者在治疗过程中出现闭经,肌瘤引起的症状在用药1个月后消失。用药半年的患者,89%在停药后18个月,子宫仍比治疗前小。副作用主要包括体重增加、痤疮、皮质增多症和潮热等。肝功能异常较少见,对血脂血糖无明显影响,用药半年后骨密度无明显变化。停药后副作用一般于2个月内消退。

4) 选择性雌激素受体调节剂(selective estrogen receptor modulators, SERMs):SERMs的药理活性具有组织特异性,在中枢神经系统、骨骼、肝脏及心血管系统表现为雌激素受体激动剂,发挥雌激素保护心血管及代谢方面作用;在乳腺内表现为雌激素受体拮抗剂;在子宫则混合了拮抗和激动剂的作用。过去曾用他莫昔芬治疗子宫肌瘤,但由于它有刺激子宫内膜增生的作用现已不用。雷洛昔芬(raloxifene)是目前使用最广泛的一种选择性雌激素受体调节剂,已被批准用于治疗和预防绝经后的骨质疏松。因其无刺激子宫内膜增生的副作用,近年的临床研究显示SERMs对子宫肌瘤有治疗作用。最初采用每天60mg雷洛昔芬治疗绝经后子宫肌瘤,可使肌瘤体积缩小,并可持续至停药后一年,而此剂量对绝经前子宫肌瘤患者作用不明显,增加剂量至180mg/d作用仍不明显;这可能是雷洛昔芬的抗雌激素作用只能抵消绝经后低雌激素而不能抵消绝经前较高的雌激素水平。而Jirecek等的一项随机对照实验,给予25例绝经前的子宫肌瘤患者口服雷洛昔芬180mg/d共3个月或不进行医疗干预,结果治疗组的肌瘤体积与对照组相比减少22.2%,与基线相比减少9.1%。有研究发现该药对肌瘤细胞有明显的抗增殖及诱导凋亡的作用。国内尚无雷洛昔芬治疗子宫肌瘤的报道。

5) 选择性孕激素受体调节剂(selective progesterone receptor modulators, SPRMs):SPRM是新近研发的一类合成的孕激素受体的配体,它们与受体结合表现出孕激素激动剂、拮抗剂、部分或者混合的激动剂与拮抗剂效应。

Asoprisnil(J867)是其中的代表药物,具有混合的孕激素受体激动剂及拮抗剂的效应,动物试验显示其对子宫组织具有高选择性。Chwalisz等进行的一项多中心、双盲、随机、安慰剂对照的临床实验,129例符合标准的患者,口服不同剂量的asoprisnil(5,10,25mg)或安慰剂,每天一次共12周,结果实验组子宫及肌瘤体积明显缩小,其中25mg组平均肌瘤体积缩小36%,压迫症状改善。由低到高不同剂量的asoprisnil减少患者子宫出血量分别达28%、64%及83%;以上各项改善有明显的剂量依赖性。Wilkens J 2008等对33例子宫肌瘤患者术前给予asoprisnil 10mg或25mg或给予安慰剂共12周,用药前及手术前测定子宫动脉的血流阻抗,子宫及肌瘤的大小以及记录患者的月经周期及月经量,结果显示25mg组明显增加子宫动脉的血流阻力,提示子宫动脉血流量减少,子宫肌瘤体积缩小的中位数为25.8%;与安慰剂组比较,月经量明显减少,25mg组91%的患者闭经。目前尚无asoprisnil治疗子宫肌瘤的大样本临床实验的结果,其适应证、禁忌证及副作用有待进一步总结。

醋酸乌利司他(ulipristal acetate, CDB-2914)也是一种选择性孕激素受体调节剂。醋酸乌利司他是新的具抗孕激素和抗糖皮质激素活性的物质,结构与孕酮和米非司酮相似。2008年Levens等报道用于治疗子宫肌瘤,一项随机对照试验显示应用10mg、20mg醋酸乌利司他均能使子宫肌瘤体积明显缩小。Donnez J等新近报道醋酸乌利司他与安慰剂及醋酸亮丙瑞林治疗子宫肌瘤对比,使用醋酸乌利司他治疗13周可有效地控制子宫肌瘤导致的出血过多,并且可使肌瘤缩小;在控制子宫出血方面,每日5mg和10mg剂量的醋酸乌利司他并不劣于每月1次的醋酸亮丙瑞林,并且引起潮热的可能性显著减小。

6) 左炔诺孕酮宫内缓释系统（levonorg estrel releasing intrauterine system，LNG-IUS）：LNG-IUS（曼月乐，Merina）是一种新型的避孕药具。每天释放20μg高效孕激素，使子宫内膜腺体萎缩，间质蜕膜样变，黏膜变薄，有效减少月经量。文献报道特发性月经过多患者使用左炔诺孕酮宫内缓释系统3个月可使月经量减少94%，目前临床已用于特发性月经过多的治疗，并取得良好效果。基于此，左炔诺孕酮宫内缓释系统可用于治疗合并阴道出血过多的子宫肌瘤。Kriplani A等一项前瞻性对照研究，54例子宫肌瘤伴月经过多患者及50例特发性月经过多患者使用曼月乐治疗，采用失血量评分图判断月经期失血量，使用一个月失血减少86.8%，使用3、12、24、36及48个月，经期失血量分别减少92.1%、97.4%、97.4%、99.5%及99.5%，与特发性月经过多的效果相似。两组的子宫体积均明显减小，子宫肌瘤组子宫体积减小更明显，但子宫肌瘤的体积无明显减小。Socolov D等也进行了一项前瞻性研究，102例因子宫肌间肌瘤造成月经过多或月经频发者采用左炔诺孕酮宫内缓释系统治疗，使用Higham评分评估经期失血量，结果使用12个月平均失血量评分由231.7分降至17.6分，经期持续时间明显缩短，子宫平均体积由145cm^{3}降至129cm^3，子宫肌瘤的体积改变不明显。

7) 芳香化酶抑制剂（aromatase inhibitor）：芳香化酶是雌激素合成的限速酶，是很好的被选择性抑制的靶点。根据其作用机制不同，可分为2类：即非甾体类制剂和甾体类制剂，目前临床上主要用于绝经后女性乳腺癌的治疗。芳香化酶抑制剂主要通过抑制组织中芳香化酶的活性，阻止绝经后女性体内雌激素的生成从而降低雌激素水平，还可通过抑制肿瘤细胞内芳香化酶活性，降低肿瘤组织内雌激素水平，从而达到抑制激素依赖性肿瘤细胞的生长目的。子宫肌瘤也是性激素依赖性肿瘤。以往研究结果显示，子宫肌瘤组织中芳香酶活性远远高于周围正常子宫肌组织。Mohammad等的一项随机对照研究，将75名受试者随机分为两组，一组口服来曲唑2.5mg/d，共12周，另一组注射曲普瑞林3.75mg/4w，共12周，结果显示来曲唑组子宫肌瘤体积缩小46.5%，较曲普瑞林组（33.2%）效果明显，而循环雌激素水平降低不明显。与GnRHa相比较具有起效快、副作用小的特点，尤其适用于准备生育者短期使用。Gurates等给予60例有症状的子宫肌瘤患者来曲唑每天5mg，共3个月，子宫及子宫肌瘤的体积平均缩小21.67%及46.72%，临床症状明显改善，而对骨量没有明显影响。

（薛凤霞）

3. 手术治疗 子宫肌瘤的手术范围包括肌瘤切除、全子宫切除、次全子宫切除。手术途径可经腹、经阴道及宫腔镜或腹腔镜下手术。

（1）肌瘤切除术

1) 经腹子宫肌瘤切除术（myomectomy）：为经腹切开子宫肌层的肌瘤假包膜，从假包膜中剥除肌瘤，不切子宫，可以保留生育功能的手术。适于≤40岁以下，有生育要求或虽无生育要求，但不愿切除子宫而要求保留子宫者。术前对肌瘤的部位、大小、数目须作充分了解。通过阴道检查、B超检查、诊断性刮宫，必要时作子宫输卵管造影或宫腔镜检查。术前掌握这些有关情况，对手术难易及术时可能遇到的困难有所估计，做到心中有数。

术后妊娠率：各报道不一，40%~70%，足月妊娠率43.7%~95.2%。术后妊娠与患者年龄有关，妊娠率随着年龄的增长而下降，<35岁的妊娠率为62%，>35岁的为33%。与肌瘤的数目有关，单发肌瘤术后妊娠的机会约为多发肌瘤的1倍。

复发率：一般在20%~30%。复发率与术后随访时间的长短有关，随访时间长其复发率也逐渐升高，与所用的检查方法也有关。Tedele对子宫肌瘤切除术后阴道超声作随诊，5年累积的复发率逐年升高，到5年达51%。多发性子宫肌瘤的术后复发率高于单发肌瘤，此外文献报道肌瘤切除术后有过妊娠分娩者的复发率（15%）低于术后未妊娠者（30%）。复发的原因有两个可能：手术时有小的肌瘤被漏掉，术后在卵巢性激素的作用下逐渐长大；另一可能是患者本身存在肌瘤致病的因素，若干年后又有新的肌瘤发生。

2) 经阴道肌瘤切除术：带蒂黏膜下肌瘤蒂根位置低，瘤蒂可与颈管内触及者，适于采用阴道肌瘤切除术，摘除肌瘤后即可解决由肌瘤产生的症状，而不需要做子宫切除。须注意的是术前须确定肌瘤是来自宫颈或来自宫腔。宫颈黏膜下肌瘤其蒂根可于颈管内探到。若来自宫腔的黏膜下肌瘤虽从颈管内可触及瘤蒂，但其蒂附着于宫壁，切除肌瘤向下拉瘤蒂时，须注意不可用力，以免造成子宫翻出；另一点是切蒂时，须贴近肌瘤侧而不要靠近瘤蒂根侧，以免误伤宫壁，甚至造成宫壁穿孔。

（2）子宫切除术

1) 经腹子宫切除术

A. 适应证：患者无生育要求，子宫≥12周妊娠大小；月经过多伴失血性贫血；肌瘤生长较快；有膀胱或直肠压迫症状；保守治疗失败或肌瘤切除后复发。

B. 术式选择：经腹子宫切除术有全子宫切除术及次全子宫切除术两种术式。全子宫切除术现已成为常规的子宫切除术式。它的优点是子宫切除同时一并将宫颈切除，可免除将来发生宫颈残端癌的威胁。宫颈残端癌由于术后盆腔局部解剖的变异，盆腔粘连，无论行放射治疗或手术治疗均较有完整子宫者困难，而且效果也较差，尤其发现已晚的残端癌。因此，采用全子宫切除术多于次全子宫切除术。次全子宫切除术具有操作简单，手术时间短，手术损伤及并发症少的优点。适于患者一般情况危急需要争取时间抢救者；患者有严重内科合并症不能耐受时间较长的全子宫切除术者；盆腔严重粘连切除宫颈有困难者；40岁以下年轻妇女自愿保留宫颈者，行次全切除术，保留宫颈和阴道的完整对其精神心理及劳动力更为妥当。术前须向患者解释清楚次全子宫切除的利弊及术后需要定期随诊的重要性。

C. 术前准备：子宫切除术前除一般常规准备外，着重强调对宫颈及宫内膜检查的必要性。①无论作全子宫切除或次全子宫切除，均需常规作宫颈刮片，必要时作宫颈吸片，颈管刮取物病理化验，阴道镜下作宫颈活检以排除宫颈上皮内瘤样病变或早期宫颈浸润癌。若术前发现问题可以主动改变治疗计划，以免次全子宫切除术后，人为造成"残端癌"，或全子宫切除术后病理标本发现浸润癌，造成治疗不足的严重后果。②子宫切除术前常规作分段诊刮术,以排除子宫内膜癌,对诊断某些子宫肉瘤有一定帮助。子宫肌瘤可以合并子宫内膜癌或子宫增大本身即为子宫内膜癌而被误诊为肌瘤。尤其年轻妇女的子宫内膜癌多数是因其他诊断行常规诊刮发现的。

D. 次全子宫切除术后随访:①宫颈残端癌:宫颈残端癌的发生率国外文献报道为 0.4% ~ 1.9%,国内为 0.24% ~ 1.8%。次全子宫切除术后须定期作妇科检查,随诊时注意宫颈外观、大小,除作刮片外,必须作内诊触知宫颈的硬度。细胞学发现早期腺癌较鳞癌困难。由于宫颈腺癌细胞改变不如鳞状细胞恶性征象显著,尤其分化良好的腺癌,因此以被漏诊。章文华报道 16 例宫颈腺癌,其中 12 例有细胞学检查,其涂片阳性率仅为 25%,因此,如临床可疑,细胞学阴性,应在阴道镜指示下做宫颈活检;②宫颈残端肌瘤:宫颈残端肌瘤不多见。患者往往在次全子宫切除术后若干年,因压迫症状或腹内肿块就医。林中乙报道 6 例子宫颈残端平滑肌瘤,在 5 ~ 11 年前均因子宫肌瘤做过次全子宫切除术。该院因各种疾病行次全子宫切除术后宫颈残端平滑肌瘤发生率为 0.25%;③对残端宫颈发生的急、慢性炎症,均需给予积极处理。

2) 阴式子宫切除术:该术式有其优点,对患者创伤小,盆腔脏器刺激少,术后恢复快,且无腹部切口瘢痕。其缺点是不能探查腹腔。该术式成功与否,关键在于手术指征的选择是否恰当。

A. 适应证:子宫小于 12 周妊娠大小,盆腔无粘连,无附件肿块;患者同时有膀胱或直肠膨出或合并子宫脱垂者手术时可同时予以修补;腹部过于肥胖者;个别患者不愿腹部留下手术瘢痕者。

B. 手术方法:取膀胱截石位,常规消毒铺巾;导尿后在麻醉下作双合诊,再次明确子宫大小、位置及有无粘连;暴露手术野:将小阴唇固定于大阴唇外侧皮肤上;膀胱阴道间隙注入水垫;剪开阴道前壁:向下牵引子宫颈,暴露前阴道壁与子宫颈交界处,于膀胱宫颈附着的间隙处(界限不清时,可用金属导尿管插入膀胱内辨认),横行切开阴道壁 0.5 ~ 1cm,用分离剪全层环形切开阴道壁;分离膀胱:提起阴道壁切口上缘,用金属导尿管探清膀胱附着下界,钝性分离膀胱宫颈间隙,用单叶阴道拉钩拉开膀胱,可显露两侧膀胱宫颈韧带,靠近宫颈分离、缝扎;剪开阴道后壁:于直肠宫颈交界的间隙处,钳夹、剪开,分离后阴道壁,使左右与前阴道壁切口相连通,整个阴道穹隆环行剪开;分离直肠:鼠齿钳提起阴道壁切缘,用血管钳紧靠宫颈后壁分离,找到疏松间隙;腹膜外暴露子宫颈主韧带和子宫骶韧带:推开膀胱、直肠,钝性分离宫颈旁上下阴道黏膜;切断、缝扎子宫骶韧带:用血管钳靠近宫颈钳夹、离断骶韧带,7 号丝线缝扎;切断、缝扎宫颈主韧带和子宫血管:将子宫颈向下与一侧牵引,暴露宫颈主韧带,用血管钳贴近子宫颈钳夹,深达子宫峡水平(其中包含子宫动静脉),切断后断端用 4 号、7 号丝线双重缝扎;剪开膀胱子宫返折腹膜:暴露返折腹膜皱襞,剪开,并在腹膜切缘中点缝一针丝线牵出作标志;切开子宫直肠窝腹膜:同法处理子宫直肠窝返折腹膜;处理宫旁组织:靠近宫体钳夹、切断,7 号丝线缝扎;切断缝扎子宫附件

及圆韧带:离子宫附着点 1 ~ 2cm 处钳夹、切断圆韧带,丝线缝扎,用血管钳与子宫角侧壁平行钳夹、切断输卵管和卵巢固有韧带,切除子宫,断端用 4 号、7 号丝线双重缝扎,保留缝线,然后检查保留的卵巢是否正常;缝合盆腔腹膜:将前面保留的腹膜标记缝线提起,暴露腹膜切口边缘,连续缝合关闭盆腔;缝合阴道壁。

3) 子宫切除与卵巢保留:子宫肌瘤好发于中年妇女,子宫切除的同时是否要切除双侧卵巢,若保留卵巢,保留一侧或双侧,如何掌握卵巢去留的年龄,如何使保留的卵巢维持正常功能,都是临床关心的问题。过去主张切除子宫的同时一并将双侧卵巢切除的主要原因是为了预防卵巢癌,故又称为"预防性卵巢切除"。文献报道对 10 504 例子宫切除保留卵巢的患者随访结果,有 20 例发生卵巢癌,其发生率为 1.4‰,年龄≥40 岁发病率为 0.44‰,低于一般人群中同龄妇女卵巢癌发病率 9‰的文献报道数字。另有学者通过病例对照研究发现子宫切除保留卵巢的患者卵巢癌的风险低于对照组未行子宫切除术的妇女。收集国内 9 所院校 1249 例子宫切除保留卵巢的随访资料仅发现 1 例卵巢癌。从国内、外文献报道来看子宫切除保留卵巢的患者,日后发生卵巢癌的风险不比一般人群高。相反切除双侧卵巢所产生的危害却是明显的。随着体内雌激素的降低,生殖系统、心血管系统及骨骼系统等发生一系列改变。出现绝经期综合征、骨质疏松,促进或加重心血管疾病(高血压、动脉硬化、冠心病等),严重威胁妇女的健康及生活质量,甚至缩短生命。由于人们寿命的延长,人工绝经带来的危害远比保留卵巢可能发生卵巢癌的风险要大。因此,良性疾病切除子宫时保留卵巢的主张已得到普遍的共识。综合国内报道资料表明保留卵巢组血清 FSH、LH、E2 水平均与正常育龄妇女卵泡均值无明显变化,阴道细胞学显示有雌激素影响;对保留卵巢的排卵功能研究显示:保留双卵巢组(13 例),全部有排卵,而保留单侧卵巢组(10 例),有 7 例排卵,2 例无排卵,1 例卵巢功能低落;双卵巢切除组(12 例)全部卵巢功能丧失。对子宫切除保留卵巢随访 10 年以上的患者结果说明保留的卵巢功能状态可以维持到自然绝经状态年龄。以上资料说明保留的卵巢仍具有正常功能,保留双侧卵巢的功能好于单侧者。因此,临床上处理卵巢时如果双侧卵巢均正常,应尽量予以保留,尤其对于年轻妇女。切除单侧,保留一侧并无根据地说可以减少卵巢癌发生的几率,而且对双侧正常的卵巢临床选择保留哪侧卵巢也无从根据,有时由于术者缺乏经验,反而将有月经黄体侧的正常卵巢切除。此外,手术时保留卵巢与否,保留双侧或单侧或哪侧卵巢均应告诉患者,以便患者术后随访或转地医疗,接诊的医师得以了解病情。保留的卵巢除可以发生良、恶性肿瘤外,还可以发生非器质性病变,如:卵巢囊性增大、残余卵巢综合征。临床中也见到有的患者虽保留了卵巢,术后有程度不同的绝经期综合征出现。有学者认为手术操作本身可以影响术后卵巢功能,术时对单侧或双侧卵巢做了部分切除或切开缝合,可引起永久性无排卵或卵巢衰竭;也有认为子宫切除本身是否会影响保留卵巢的功能,这是值得临床进一步研究的问题。

4) 巨型宫颈、峡部及阔韧带肌瘤的手术:子宫切除术

的难易不在于子宫大小，而在于宫颈及其周围的解剖关系是否正常。全子宫切除术之所以难于次全子宫切除术，就是涉及切除宫颈。宫颈的前方与膀胱贴近，其后方与直肠为邻，宫颈两侧 2cm 处有输尿管于子宫动脉下方通过，其四邻均为重要器官，而宫颈又位于盆腔深部，此处手术野暴露较差，因而增加了一定的困难。宫颈、峡部肌瘤尤其巨型肌瘤，可大如 3~4 个月妊娠子宫大小，从而使宫颈膨大，变宽，变长，使其与周围器官的正常解剖关系发生改变。若对正常的解剖关系不熟悉，术中操作无准则，易发生手术损伤。

子宫颈以阴道穹隆为界分为阴道部与阴道上部。宫颈阴道部露于阴道内，此部位的肌瘤若未向盆腔发展，则对盆底组织与器官无干扰，手术无困难。宫颈阴道上部及峡部基本位于盆腔腹膜外，前面有膀胱腹膜反褶，后方为子宫直肠陷窝处的后腹膜覆盖。因此，宫颈肌瘤若向阴道上部发展或起于阴道上部或峡部，随着肌瘤的增大，周围器官与组织的解剖关系便受影响，尤其输尿管。由于肌瘤的初始部位，大小及发展方向不同，输尿管可被肌瘤推移向盆侧壁，或被压于肿瘤的下方。巨大宫颈肌瘤向下可突向阴道穹隆，后唇深居阴道穹隆顶端，可触及而不能暴露，宫体则被高举于瘤体之上，颈管后壁被拉长（见图 6-17-4）。若肌瘤来自后唇及颈管后壁被肿瘤代替，下端突向阴道，宫颈口移向前方，前唇被巨型肌瘤扩张成薄片（见图 6-17-2）。有时巨型宫颈肌瘤向下充满阴道，向上嵌入盆腔（见图 6-17-5）。由于肌瘤塞满阴道，宫颈前唇几乎触不到，巨大肌瘤嵌入盆腔，宫体多摸不清楚。宫颈肌瘤有时向侧方发展，对子宫血管及输尿管均可造成移位。峡部肌瘤有时可以成巨型浆膜下肌瘤突向子宫直肠陷窝内，宫颈阴道部仍保持原形，但被肌瘤拉向上，移位到耻骨联合的后方，位置很高（见图 6-17-3）。

阔韧带肌瘤为宫体部肌瘤长入阔韧带内，肌瘤居盆腔腹膜之外，对盆腔解剖影响较大，宫体上部肌瘤长入阔韧带内，右侧者可影响回盲部，长入左侧者可影响乙状结肠，使肠系膜向上移位，有时输尿管即位于肌瘤之上。宫体下部肌瘤向侧方发展，其影响与巨型宫颈肌瘤类似，可使直肠受压，膀胱移位，若输尿管下段受压重，其上段可见扩张。由于肌瘤造成解剖上的变异，给手术带来困难。

手术前根据阴道检查结合 B 超检查，对肿瘤的部位、手术可能遇到的困难做一初步估计。一般为盆腔内肿块以经腹部手术为主，个别肌瘤大部位于阴道内，上方有嵌顿于盆腔者则采用腹部及阴道联合方式进行手术。

1）宫颈、峡部肌瘤手术要点：开腹后首先探查肌瘤部位，与盆腔腹膜关系，同时陷入子宫直肠陷窝内的肌瘤，肌瘤可以是位于腹膜外或位于盆腔腹膜内的巨型浆膜下肌瘤。后者无解剖变异可按常规手术。若肌瘤大，手术野暴露不好可先将肌瘤切除后再做子宫切除。肌瘤位于盆腔腹膜外者，因盆腔解剖多有变异，肌瘤大，塞于盆腔深部，不活动，不能暴露术野，为了保证安全，其原则是先将肌瘤剥出，使局部解剖恢复原状，手术野暴露好再做子宫切除。具体步骤是：①按常规处理附件；②处理双侧子宫动脉，将肌瘤的主要血源切断后，剥离时可以减少出血；一般来自前后唇的

巨型宫颈肌瘤，子宫动脉清楚可见，可先于处理，来自前唇的巨型宫颈肌瘤有时子宫血管不清楚，只好剥出肌瘤后再予处理；③剥出肌瘤：来自宫颈前唇的肌瘤，先剪开膀胱腹膜反褶，稍加分离，无须过多下推膀胱，因膀胱有移位，注意避免损伤被拉变薄的膀胱，从肌瘤最突处，切开肌层及假包膜，肌瘤自然向外突起，看清层次将肌瘤剥出，剥出后瘤腔塌陷，宫颈恢复原状，再仔细检查子宫动脉及输尿管位置，因系假包膜内操作不会损伤盆腔邻近组织；若肌瘤来自后唇，则将子宫直肠陷窝腹膜先剪开，露出肌瘤，切开假包膜，同法剥出肌瘤后再做子宫切除，若宫颈巨型肌瘤嵌于盆腔内，而大部分又突向阴道，从腹部剥离肌瘤位置太低，单纯从阴道剥，肿瘤大，止血困难，可以采取腹部及阴道联合手术。

2）阔韧带肌瘤手术要点：宫体部肌瘤长入阔韧带内，输卵管、卵巢覆于其上，圆韧带有移位，可被拉长变扁，可从宫底顺其走行追踪到腹股沟腹侧环圆韧带入腹股沟处，不难识别。先将圆韧带切断后，打开阔韧带前叶进入阔韧带内疏松组织，轻轻剥离即可将肌瘤剥离出来。剥离时从上往下，从外向内，徐徐进行，在剥到子宫侧时，要注意子宫与肌瘤的关系及子宫动脉的部位，肌瘤与子宫是否有蒂连接，贴近肌瘤侧将其逐渐剥离而切下来。有时肌瘤来自阔韧带的肌组织与子宫无解剖关系，将其周围剥离后即可取出。如果肌瘤深在，剥到阔韧带底部时，要注意勿伤及盆地血管，动作要轻，遇到阻力不可强行剥离，边剥离边向上提到肌瘤，待大部分肌瘤剥离后，盆底解剖关系也就看清楚，能在直视下将其剥出，在剥离过程中，遇到任何条索状物不可盲目切断，先辨清不是输尿管方可处理。肌瘤剥出后仔细检查有无出血并探清输尿管的位置。若有渗血先以纱垫压迫止血，若有出血点予以结扎。肌瘤取出后术野暴露好，即可做子宫切除。阴道断端用锁边缝合以利引流。若保留子宫将阔韧带前叶切口缝合，圆韧带断端缝合即可。一般阔韧带内肌瘤剥出后，底部无渗血，阔韧带两叶自然塌陷，贴近，不需要做螺旋状缝合，若有渗血，需缝合时，应注意勿刺伤盆底血管。

（3）内镜下的手术治疗：子宫肌瘤的手术治疗，传统方式多经腹作子宫肌瘤切除术或子宫全切除术或子宫次全切除术。这些术式的最大缺点之一是腹部创伤大，对腹腔干扰多，术后恢复相对较慢。近十年来，随着微创伤外科的发展，子宫肌瘤在腹腔镜或宫腔镜下进行手术治疗，已成了现实，国内外都有许多成功的报道，目前已成为这一疾病的主要手术方式之一。

1）腹腔镜下手术治疗

A. 适应证：一般来说，无论浆膜下肌瘤或子宫肌壁间肌瘤，均可在腹腔镜下剜出肌瘤，也可在镜下作子宫切除。而实践中，肌瘤过大、过多，还是存在一定的困难，术中往往出血也多。因此，这类病例选择此种术式，宜慎重为好。

B. 手术方式：

a. 子宫浆膜下肌瘤切除术（subserous myomectomy）：若子宫浆膜下肌瘤有明显的根蒂，可用大爪钳或双齿活检钳直接抓住肌瘤，使之呈牵引状，然后用电凝刀或内凝刀或激光刀等，一边扭转切断瘤蒂，一边凝固止血。肌瘤切除后，

若创面有出血,应再次使用以上切凝器止血。切除的肌瘤直径≤1cm者,可直接通过 11mm 套管鞘(trocar)取出,若直径>1cm,可用组织碎块器或 Serrated Edges Macro-Morcellator Set(SEMMSet)切割后取出。最后冲洗盆腔。若浆膜下肌瘤无蒂,基底较宽,切除方法与子宫肌壁间肌瘤切除术相类似。

b. 子宫肌壁间肌瘤切除术(intramural myomectomy):这一术式也适用于子宫阔韧带肌瘤。剜除方法:先在瘤体周围注射血管收缩剂,如垂体后叶素 5～10U 加入生理盐水 10～20ml 中稀释,或注射宫缩剂,借以减少术中出血。也可采用内缝结扎法暂时性阻断子宫动脉上行支,术毕后拆去结扎线。然后用切凝器切开肌瘤表面包膜,用爪钳抓住肌瘤,配合分离钳一边扭转,一边分离包膜,使之肌瘤逐渐被剜除。子宫创面先用凝结止血,然后再用 endo-suture 法缝合关闭创面,取下肌瘤用 SEMMSet 取出。最后冲洗盆腔。

c. 子宫切除术(hysterectomy):凡肌瘤较大(肌瘤或子宫大小,对这一术式进行的难易有关。随着操作者经验和技术熟练程度的增加,难度会逐渐降低,初学者子宫大小最好控制在相当于 3 个月孕子宫体积为宜),症状明显,经姑息性治疗无效,不需保留生育功能者,或疑有恶变,可选择这种术式。具体方法有三。

①腹腔镜下协助阴道子宫切除术(laparoscopy assisfed vaginal hysterectomy,LAVH):先在腹腔镜下分离附件或盆腔粘连,切除或断扎双侧附件,并处理子宫各韧带及血管,然后将子宫从阴道切除,这就解决了以往经阴道切除子宫不能解决的问题。具体操作方法:若需要保留附件者,可用双重缝合结扎卵巢固有韧带、输卵管及子宫圆韧带,剪断后的附件残端,再用套圈加固结扎或凝固器固化;也可直接固化卵巢固有韧带、输卵管及圆韧带后切断。不需要保留附件者,先断扎骨盆漏斗韧带及圆韧带,方法同前。进而分离膀胱腹膜返折,使之推开膀胱。在子宫峡部两侧分离暴露子宫动脉,可用缝扎、钳夹或双极电凝固化后切断。此后,固化切断主韧带及骶韧带,并切断(有些学者主张经阴道处理子宫动脉及主、骶韧带更为安全)。此时改经阴道切开阴道穹隆,如需处理主、骶韧带及子宫血管者,阴道穹隆切开后,向上向外钝性分离阴道壁,暴露宫颈旁组织,断扎主、骶韧带及子宫血管。最后前开子宫前后陷凹腹膜,子宫即可从阴道取出。注意剪开腹膜前,应推开膀胱与直肠,辨别清楚盆腹膜后方能剪开,否则易损伤膀胱或直肠。子宫取出后先缝合腹膜,再缝合阴道穹隆,也可将盆腹膜与阴道穹隆同时缝合。镜下冲洗盆腔。

②经典筋膜内子宫次全切除术(classic intrafassial semmhysterectomy,CISH):此术式由德国 Semm 教授创立。其优点是保留了阴道结构及完整性;将子宫颈好发区及子宫体病变完全切除,子宫颈血供仍然存在;不断主韧带及骶韧带,保持了盆底功能;膀胱周围损伤小,减少了输尿管及神经丛损伤,因而术后泌尿道并发症少;术后患者恢复较快,性生活更接近正常妇女。其缺点是环套宫颈残端不易扎紧,宫颈残存管状内壁难以彻底止血。

操作法:①固定子宫颈:助手用两把有齿组织钳抓住宫颈两旁,用 Curt-Set(calibrated uterine resection tool)从宫颈插入,穿刺棒进入子宫腔,穿透子宫肌层。②镜下切除双侧圆韧带、输卵管及卵巢固有韧带,或切断骨盆漏斗韧带,方法同前。③用水垫法打开膀胱子宫返折腹膜,推开膀胱至宫颈处。④用 Curt-Set 旋转切除整个子宫颈黏膜及子宫内膜组织,直达子宫底浆膜层。随即用 Roeder-Loop(一种环套肠线)套扎子宫峡部,边收紧结扎线,边退出 Curt-Set 及切除组织筒。子宫颈峡部结扎应在不同平面结扎 3 次。以防结扎松脱。套扎紧后用剪刀或电刀距结扎线 0.5cm 以上处切除子宫体。宫颈残端固化。⑤处理各断端,用固化器固化宫颈残端后,并将子宫韧带断端缝合固定于子宫颈残端。内缝盆腹膜以包埋宫颈残端。⑥取出子宫体:切下的子宫体用 SEMM-Set 切割,从转换成 20mm trocar 中取出。取出组织送病理检查。⑦冲洗盆腔。⑧处理宫颈残端管状内壁:用固化器固化止血。

③腹腔镜协助下阴式筋膜内子宫切除术(laparoscopy assisted-intrafassial-vaginal hysterectomy):此术式是前两种术式的综合改良。吸取了 CISH 法保留子宫颈组织不破坏阴道及盆底结构等优点,采用了 LAVH 法不扩大腹壁切口从阴道完整切除病变子宫的方式。具体操作不同点是:待子宫圆韧带及附件处理后,从阴道后穹隆切开子宫直肠陷凹,暴露子宫后壁,用抓钳逐渐向上抓住后壁向阴道倒转拖出子宫体,继而断扎双侧子宫血管。可不用 curt-Set,而用手术刀边向下牵拉子宫体,边环行柱状切除子宫颈黏膜及纤维结缔组织。不需推开膀胱。宫颈管状残端用肠线缝合止血。最后关闭盆腔腹膜及阴道后穹隆。再在腹腔镜下冲洗盆腔。实践证明,此法更安全,还可缩短手术时间。

2)宫腔镜下手术治疗

A. 适应证:宫腔镜下子宫肌瘤电切术适应于子宫黏膜下肌瘤和子宫肌壁间肌瘤有部分突向宫腔者,以及宫颈肌瘤。

B. 手术方式

a. 黏膜下肌瘤切除术(submucous myomectomy):若为有蒂的子宫黏膜下肌瘤,直径<2cm 者,在镜下先用电切换切断根蒂,再用卵圆钳取出瘤体;瘤体直径>2cm,再切割部分瘤体,待缩小体积后夹出。若年龄>40 岁,伴有宫内膜增生过长者,可同时切除子宫内膜。若为无蒂的黏膜下肌瘤,需先用电切刀在肌瘤表面切开包膜,再用电切环将肌瘤切割呈碎片取出。深埋于子宫肌壁的瘤体部分在切割同时,注射宫缩剂,使肌瘤向宫腔凸出,以便完全切净肌瘤。若肌瘤难以切除干净,也可切至肌瘤与周围肌壁组织平行为止。

b. 肌壁间肌瘤切除术(intramural myomectomy):这一手术适应于肌壁间肌瘤凸向子宫腔者。方法是先在肌瘤突起部分"开窗",同时注射宫缩剂,使肌瘤向宫腔突,逐渐将肌瘤切呈碎片取出,直至部分或全部切除肌瘤,肌壁间残存腔穴。可因子宫收缩而压闭并止血。

c. 子宫颈肌瘤切除术(cervical myomectomy):子宫颈肌瘤多数从宫颈向宫颈管内突起,并常有蒂,因而镜下切除较为容易并彻底。但应注意子宫颈组织结构以纤维结缔组织为主,肌肉组织较少,术后易于出血特别在脱痂时,有时出血较多,一旦发生,要及时恰当处理,可采用局部压迫或缝合止血。

C. 注意事项

a. 术中检测有无子宫穿孔：子宫肌瘤镜下切除时，尤其是肌壁间肌瘤，在切除过程中，为了切净瘤体，易于切穿子宫肌壁，因而，最好手术在 B 超或腹腔镜检测下进行较为安全。一旦发生，应停止手术，妥善处理。

b. 水中毒及心肾功能检测：初学者或肌瘤过大者，手术时间较长，往往造成膨宫液使用过多，负压量过大，结果引起水中毒，导致心肾功能障碍等。因此，术中、术后均应加强监测，以便及时防止和处理。

c. 术后应继续观察有无子宫出血，若有出血，可再用止血药或宫缩剂。

（4）子宫动脉栓塞治疗子宫肌瘤：自 1995 年法国学者 Ravina 等首次报道将子宫动脉栓塞术（uterine arterial embolization, UAE）治疗症状性子宫肌瘤以来，作为子宫切除术和子宫肌瘤剔除术以及药物治疗的替代治疗方法，因具有微创、高效、安全、恢复快、保留子宫、住院时间短、并发症少等优点，已在世界范围内越来越多地被采用。

A. 机制：子宫由双侧子宫动脉提供血液，子宫动脉具有丰富的侧支循环，子宫肌瘤多是富血管瘤瘤，肌瘤血管粗细不均，分布紊乱并相互交织成网状。子宫动脉向肿瘤供血，螺旋状子宫动脉明显增粗迂曲，肿瘤血管丰富。UAE 治疗子宫肌瘤是栓塞肌瘤的供血动脉，肌瘤内血流缓慢、淤滞，受虹吸作用影响，大部分栓塞剂滞留瘤体，引起肌瘤的缺血缺氧，变形坏死发生早、程度重，导致肌瘤细胞总数减少，瘤体萎缩，从而缓解或消除一系列的临床症状。而正常子宫组织可通过丰富的侧支吻合血管网获得血供。而药物治疗仅能抑制肌瘤细胞的体积而不能减少细胞数目因而导致停药后复发。

B. 介入方法及操作要点

a. 介入方法：患者平卧位，常规消毒、铺巾、局麻，采用 Seldinger 技术穿刺股动脉成功后，置入导管鞘，在导丝的引导下将导管插入腹主动脉下段近髂总动脉分叉处作 DSA，了解子宫动脉走行及肌瘤的供血情况，再将子宫动脉导管分别超选择插入双侧子宫动脉（注意避开子宫动脉的卵巢支）或异常的肌瘤靶血管，必要时选用更小的微导管。插管成功后 DSA 造影，评价肌瘤血供情况，在透视监控下，分别于双侧子宫动脉内缓慢注入乙烯醇（ployvinyl alcohol, PVA）颗粒，直至对比剂缓慢、滞留时停止栓塞，也可加用钢圈或明胶海绵条栓塞双侧子宫动脉主干。造影确认肌瘤染色消失再拔导管。术后加压包扎穿刺点，穿刺侧下肢伸直制动 6 小时，卧床 24 小时，必要时给予抗生素和对症处理。

b. 操作要点：①必须将导管超选择插至子宫动脉远端近肌瘤的供血动脉，以避免推注栓塞剂时反流引起误栓。子宫动脉行程长，走行迂曲，超选择插管时可能诱发子宫动脉痉挛，操作要轻柔，亦可经导管推注 1% 利多卡因 3～5ml 防止血管痉挛。②子宫肌瘤的血供来自左右两条子宫动脉，具有两组大小不同的血管网，外周血供来自扩张迂曲的动脉主干，中心血供来自外周血管网的小动脉，2 个血管网之间存在吻合支，且潜在的侧支循环非常丰富，当一侧子宫动脉栓塞时吻合支随即开放，故介入治疗中应栓塞双侧子

宫动脉，只栓塞一侧子宫动脉不能起到良好治疗作用。③介入治疗中要求把握好栓塞程度，既要彻底封闭肌瘤的病理血管，否则治疗效果不佳，又要避免过量栓塞引起反流造成过度栓塞或误栓。④卵巢动脉仅参与少量供血，而且栓塞卵巢动脉会影响卵巢功能，可不考虑栓塞，但也有因未栓塞卵巢动脉而致失败的报道。

c. 治疗效果：国内外文献报道，UAE 治疗成功率约为 90%；5 年内约有 15%～20% 的复发率，需要第 2 次介入治疗；术后 3 个月、6 个月、1 年、2 年的症状缓解率分别为 90%、92%、87% 和 100%；术后 3 个月、6 个月、2 年的肌瘤体积缩小分别为 29%、60% 和 86%；多数肌瘤血供消失，子宫血运和血管阻力无影响。1997 年 Ravina 等报道，双侧子宫动脉插管栓塞治疗 8 例月经量增多的子宫肌瘤患者，术后 89% 的患者月经周期恢复正常；Stancato-Pasika 等报道，约 92% 的子宫肌瘤患者栓塞术后 2～5 个月可恢复正常月经。陈春林等报道，对 42 例子宫肌瘤患者选择性采用子宫动脉栓塞术治疗，临床症状明显缓解，肌瘤体积、子宫体积呈进行性缩小。子宫动脉栓塞术可有效地缩小肌瘤及子宫的体积，并明显改善子宫肌瘤患者的临床症状。

d. 副作用及并发症：①盆腔疼痛，为子宫肌瘤严重变性坏死，局部组织乳酸堆积所致，栓塞后疼痛通常出现在术后 6～8 小时内，可持续数天。②栓塞综合征包括疼痛、发热、恶心、呕吐、阴道排液、不规则阴道出血、便秘、尿潴留等，通常还伴有白细胞升高等生化改变，主要与栓塞后肌瘤缺血引起变性、水肿、坏死和炎性渗出有关，还与栓塞剂的种类、用量、颗粒大小和栓塞程度有关，其发病率可达 40%。③坏死组织滞留排出，宫腔感染。④一过性或永久性闭经，是由于栓塞剂通过子宫和卵巢动脉的吻合支进入卵巢血管导致卵巢血供减少和早绝经。发生率为 1%～14%，少数患者是由于子宫内膜缺血导致，大多数的闭经是由于卵巢功能受到影响所致。⑤UAE 术后较肌瘤剔除术后产科并发症增多，尤其是早产、自然流产、胎盘异常及产后出血，因此对希望生育的患者应慎重选择。⑥罕见但致命并发症：如肺栓塞，感染性休克等。

（王　平）

参 考 文 献

1. 李广太，温廷如. 子宫动脉栓塞术治疗子宫肌瘤有效性和安全性的荟萃分析. 中华妇产科杂志，2006，41（10）：697

2. 刘新民. 妇产科手术学. 北京：人民卫生出版社，2010

3. 刘新民，万小平. 妇科阴道手术学. 北京：人民卫生出版社，2010

4. 刘新民，万小平，等. 妇产科手术难点与技巧图解. 北京：人民卫生出版社，2009

5. 向阳. 子宫动脉栓塞术治疗子宫肌瘤的相关问题. 中国实用妇科与产科杂志，2008，24（01）：28-30

6. 张国福，韩至刚，胡培安，等. 选择性子宫动脉栓塞术在症状性子宫肌瘤中的应用. 介入放射学杂志，2010，19（12）：951-953

7. 钟一村，李卫平，丁传伟. 血管内皮生长因子及其受体在子宫肌瘤发病中作用的研究. 中国实用妇科与产科杂志，2008，24（3）：207-209

8. 朱兰. 子宫肌瘤的非手术治疗. 国际妇产科学杂志，2010，37（03）：147-150

9. Chia CC, Huang SC, Chen SS, et al. Ultrasonographic evaluation of the change in uterine fibroids induced by treatment with a GnRH analog. Taiwan J Obstet Gynecol, 2006, 45(2):124-128

10. Chwalisz K, Larsen L, Mattia-Goldberg C, et al. A randomized, controlled trial of asoprisnil, a novel selective progesterone receptor modulator, in women with uterine leiomyomata. Fertil Steril, 2007, 87(6):1399-1412

11. Ciarmela P, Bloise E, Gray PC, et al. Activin-A and myostatin response and steroid regulation in human myometrium: disruption of their signalling in uterine fibroid. J Clin Endocrinol Metab, 2011, 96(3):755-765

12. Di X, Yu L, Moore A B, et al. A low concentration of genistein induces estrogen receptor-alpha and insulin-like growth factor-I receptor interactions and proliferation in uterine leiomyoma cells. Hum Reprod, 2008, 23(8):1873-1883

13. Donnez J, Tatarchuk TF, Bouchard P, et al. Ulipristal acetate versus placebo for fibroid treatment before surgery. N Engl J Med, 2012, 366(5):409-420

14. Donnez J, Tomaszewski J, Vazquez F, et al. Ulipristal acetate versus leuprolide acetate for uterine fibroids. N Engl J Med, 2012, 366(5):421-432

15. Edwards RD, Moss JG, Lumsden MA, et al. Committee of the randomized trial of embolizati on versus surgical for symptomatic uterine fibroids. N Engl J Med, 2007, 356:360-370

16. Fiscella K, Eisinger SH, Meldrum S, et al. Effect of mifepristone for symptomatic leiomyomata on quality of life and uterine size. Obstet Gynecol, 2006, 108(6):1381-1387

17. Goodwin SC, Spies JB. Uterinefibroid embolization. N Engl J Med, 2009, 361:690-697

18. Grudzien MM, Low PS, Manning PC, et al. The antifibrotic drug halofuginone inhibits proliferation and collagen production by human leiomyoma and myometrial smooth muscle cells. Fertil Steril, 2010, 93(4):1290-1298

19. Gurates B, Parmaksiz C, Kilic G, et al. Treatment of symptomatic uterine leiomyoma with letrozole. Reprod Biomed Online, 2008, 17(4):569-574

20. Helmke BM, Markowski DN, Müller MH, et al. HMGA proteins regulate the expression of FGF2 in uterine fibroids. Mol Hum Reprod, 2011, 17(2):135-142

21. Hilário SG, Bozzini N, Borsari R, et al. Action of aromatase inhibitor for treatment of uterine leiomyoma in perimenopausal patients. Fertility and Sterility, 2009, 91(1):240-243

22. Hodge JC, Park PJ, Dreyfuss JM, et al. Identifying the molecular signature of the interstitial deletion 7q subgroup of uterine leiomyomata using a paired analysis. Genes Chromosomes Cancer, 2009, 48(10):865-885

23. Hoekstra AV, Sefton EC, Berry E, et al. Progestins Activate the AKT Pathway in Leiomyoma Cells and Promote Survival. J Clin Endocrinol Metab, 2009, 94(5):1768-1774

24. Ishikawa H, Ishi K, Serna V A, et al. Progesterone is essential for maintenance and growth of uterine leiomyoma. Endocrinology, 2010, 151(6):2433-2442

25. Joseph DS, Malik M, Nurudeen S, et al. Myometrial cells undergo fibrotic transformation under the influence of transforming growth factor beta-3. Fertil Steril, 2010, 93(5):1500-1508

26. Josep Li, Carbonell Esteve, Rita Acosta, et al. Treatment of uterine myoma with 5 or 10mg mifepristone daily during 6 months, posttreatment evolution over 12 months: double-blind randomised clinical trial. Eur J Obstet Gynecol Reprod Biol, 2012, 161(2):202-208

27. Kriplani A, Awasthi D, Kulshrestha V, et al. Efficacy of the levonorgestrel-releasing intrauterine system in uterine leiomyoma. Int J Gynaecol Obstet, 2011, 116(1):35-38

28. Levens ED, Potlog-Nahari C, Armstrong AY, et al. CDB-2914 for uterine leiomyomata treatment: a randomized controlled trial. Obstet Gynecol, 2008, 111(5):1129-1136

29. Lethaby AE, Vollenhoven BJ. An evidence-based approach to hormonal therapies for premenopausal women with fibroids. Best Pract Res Clin Obstet Gynaecol, 2008, 22(2):307-331

30. Madej P, Plewka A, Plewka D, et al. The aromatase expression in myomas and myometriums of women in reproduction and perimenopausal age. Folia Histochem Cytobiol, 2009, 47(3):497-504

31. Marshbum PB, Matthews ML, Hurst BS. Uterine artery embolization as a treatment option for uterine myomas. Obstet Gynecol Clin North Am, 2006, 33(1):125-144

32. Norian JM, Malik M, Parker CY, et al. Transforming growth factor beta3 regulates the versican variants in the extracellular matrix-rich uterine leiomyomas. Reprod Sci, 2009, 16(12):1153-1164

33. Parsanezhad ME, Azmoon M, Alborzi S, et al. A randomized, controlled clinical trial comparing the effects of aromatase inhibitor (letrozole) and gonadotropin-releasing hormone agonist(triptorelin) on uterine leiomyoma volume and hormonal status. Fertil Steril, 2010, 93(1):192-198

34. Ren Y, Yin H, Tian R, et al. Different effects of epidermal growth factor on smooth muscle cells derived from human myometrium and from leiomyoma. Fertil Steril, 2011, 96(4):1015-1020

35. Sanci M, Dikis C, Inan S, et al. Immunolocalization of VEGF, VEGF receptors, EGF-R and Ki-67 in leiomyoma, cellular leiomyoma and leiomyosarcoma. Acta Histochemica, 2011, 113(3):317-325

36. Sankaran S, Manyonda IT. Medical management of fibroids. Best Pract Res Clin Obstet Gynaecol, 2008, 22(4):655-676

37. Sinclair DC, Mastroyannis A, Taylor HS. Leiomyoma simultaneously impair endometrial BMP-2-mediated decidualization and anticoagulant expression through secretion of TGF-β3. J Clin Endocrinol Metab, 2011, 96(2):412-421

38. Socolov D, Blidaru I, Tamba B, et al. Levonorgestrel releasing-intrauterine system for the treatment of menorrhagia and/or frequent irregular uterine bleeding associated with uterine leiomyoma. Eur J Contracept Reprod Health Care, 2011, 16(6):480-487

39. Suo G, Jiang Y, Cowan B, et al. Platelet-derived growth factor C is upregulated in human uterine fibroids and regulates uterine smooth muscle cell growth. Biol Reprod, 2009, 81(4):749-758

40. Wilkens J, Chwalisz K, Han C, et al. Effects of the selective progesterone receptor modulator asoprisnil on uterine artery blood flow, ovarian activity, and clinical symptoms in patients with uterine leiomyomata scheduled for hysterectomy. J Clin Endocrinol Metab, 2008, 93(12):4664-4671

41. Wise LA, Radin RG, Palmer JR, et al. A prospective study of dairy intake and risk of uterine leiomyomata. Am J Epidemiol, 2010, 171(2):221-232

42. Ying Z, Weiyuan Z. Dual actions of progesterone on uterine leiomyoma correlate with the ratio of progesterone receptor A:B. Gynecol Endocrinol, 2009, 25(8):520-523

43. Yu L, Saile K, Swartz CD, et al. Differential expression of receptor tyrosine kinases(RTKs) and IGF-Ⅰ pathway activation in human uterine leiomyomas. Mol Med, 2008, 14(5-6):264-275

44. Zhang B, Shozu M, Okada M, et al. Insulin-like growth factor Ⅰ enhances the expression of aromatase P450 by inhibiting autophagy. Endocrinology, 2010, 151(10):4949-4958

第二节 子宫肉瘤

一、概　述

子宫肉瘤(uterine sarcoma)较少见，国内报道约占女性生殖系统恶性肿瘤的 0.83%，占子宫恶性肿瘤的 1.46%。国外报道子宫肉瘤占子宫恶性肿瘤的 4.5%，也有报道子宫肉瘤占子宫恶性肿瘤的 2%~6%。

子宫肉瘤多发生在 40~60 岁。各种类型肉瘤的发病年龄不同，宫颈葡萄状肉瘤多发生在幼女，子宫平滑肌肉瘤可发生于任何年龄，一般为 43~56 岁，平均发病年龄为 50 岁；子宫内膜间质肉瘤多发生于生育年龄妇女，平均年龄为 34.5 岁，未分化子宫内膜肉瘤多为围绝经期妇女，平均年龄为 50.8 岁，而子宫米勒管混合瘤多为绝经后女性，平均年龄为 57.3 岁。

子宫肉瘤虽少见，但组织成分繁杂，分类繁多，有学者将子宫肉瘤分为 119 种类型。关于其命名也不规范，部分肿瘤的命名尚不一致，如低度恶性子宫内膜间质肉瘤又称为淋巴管内间质肌病(endolymphatic stromal myosis)、子宫内膜间质腺肌病(endometrial stromal myosis)、子宫内膜淋巴间质异位症(lymphatic stromal endometriosis)等。有学者按肉瘤发生部位进行分类，如子宫平滑肌肉瘤、子宫内膜间质肉瘤、淋巴肉瘤及未分类肉瘤等，而有的则按肉瘤的组织成分分为单纯型肉瘤、混合型肉瘤，同源性肉瘤和异源性肉瘤等。甚至有学者认为腺肉瘤、癌肉瘤是一种上皮和间质的混合性恶性肿瘤，不应归为子宫肉瘤。

另外，子宫肉瘤缺乏特异性症状和体征，术前诊断较为困难，常需术中冷冻切片以及术后石蜡病理检查才能明确诊断。并且，子宫肉瘤的组织学类型不同，其病理特征、分期标准和治疗原则均不同，有待进一步探讨。

子宫肉瘤的恶性度高，预后较差。由于不易早期诊断，易远处转移，术后复发率较高，放疗和化疗不甚敏感，死亡率高。根据国内外的综合资料报道其 5 年存活率为 30%~50%。

二、病因及发病相关因素

子宫肉瘤确切病因不明。目前认为其相关因素有：

1. 盆腔放疗史　盆腔放疗史与子宫肉瘤发病的关系尚有争论。有人认为本病与放疗史有关，孙建衡报道 12 例混合型中胚叶肉瘤中，有 6 例曾因子宫体癌或宫颈癌接受盆腔放疗，此 6 例分别于放疗后 5~10 年发病。

近年有报道，子宫恶性米勒管混合瘤及其他子宫内膜间质肉瘤(不包括平滑肌肉瘤)的患者，有盆腔放疗史者占 7.0%~22.7%，而包括平滑肌肉瘤在内的子宫肉瘤患者有盆腔放疗史者，占比例很少，0~2.4%。有报道，子宫肉瘤有盆腔放疗史者为 8.3%，从放疗到发现肉瘤间隔 1.5~27 年，一般 10~20 年。有学者分析了子宫恶性米勒管混合瘤与放疗的关系后发现，有 30% 的异源性和 13% 的同源性子宫恶性米勒管混合瘤曾进行过盆腔放疗，从放疗到诊断肿瘤平均 16.4 年。表明放疗史与子宫恶性米勒管混合瘤及子宫内膜间质肉瘤的发病有关，而与平滑肌肉瘤关系不大。

分析放疗原因，多为盆腔内恶性肿瘤或功能性子宫出血行放射治疗后绝经者。因而认为这类患者可能本身已具有发生子宫肉瘤的潜在因素，并非放疗所致，有待进一步研究。

2. 雌激素的长期刺激　有学者提出，子宫内膜间质肉瘤及恶性米勒管混合瘤的发病与无对抗性雌激素长期持续性刺激子宫内膜有关，其报道的子宫肉瘤患者中，有的于绝经后曾长期应用雌激素补充治疗，有的患者同时伴有卵泡膜细胞瘤或多囊卵巢，或诊断性刮宫病理检查为子宫内膜非典型增生或复杂性增生。个别患者经检测，血中雌二醇水平升高，并于术后大幅度下降。因此，考虑这类患者发生子宫肉瘤，可能与内源性或外源性雌激素长期刺激子宫内膜有关。

总之，子宫肉瘤的病因不明，发病因素有待进一步探讨。

三、组织学分类

子宫肉瘤的组织类型较为复杂，分类方法也几经修改。

1864 年，Zenker 首次提出了子宫肉瘤同源性和异源性的概念，以后逐渐被广泛接受。

1959 年，Ober 首次系统地对子宫肉瘤的组织学类型进行了分类，其主要按肿瘤发生的来源部位不同分为平滑肌肉瘤、间质肉瘤、血管肉瘤、淋巴肉瘤及未分类肉瘤等五大类。其中间质肉瘤又分单纯型及混合型，将恶性米勒管混合瘤归入混合型间质肉瘤，该分类随即被广泛应用。

1970 年，Kempson 和 Bari 对 Ober 的分类方法进行了修改，根据肉瘤属单纯型或混合型、同源性或异源性，分为单纯性肉瘤、混合性肉瘤、恶性米勒管混合瘤、未分类肉瘤及恶性淋巴瘤五大类，见表 6-17-2。

1992 年，Clement 等较系统地介绍了世界卫生组织(WHO)关于子宫间叶性肿瘤及其有关病变的组织学分类，见表 6-17-3。

美国 GOG 将较常见的子宫肉瘤主要分为间质肿瘤和间质上皮混合瘤，根据混合瘤的上皮成分良、恶性又分为腺肉瘤和癌肉瘤，根据癌肉瘤的组织成分又分为同源性和异源性。该分类简要明确，已逐渐被多数医师所接受，详见表 6-17-4。

WHO 2003 提出新的子宫肉瘤分类方法，NCCN 2009 实践指南亦采用该分类方法。与传统分类相比，新分类中平滑肌肉瘤并无改变；子宫内膜间质肉瘤特指旧分类中的"低度恶性子宫内膜间质肉瘤"；以往的"高度恶性子宫内膜间质肉瘤"自成一类，称为未分化子宫内膜肉瘤；子宫恶

表 6-17-2　子宫肉瘤的组织学分类

单纯性肉瘤(pure sarcomas)

　单纯性同源性(pure homologous)

　　平滑肌肉瘤(leiomyosarcoma)

　　内膜间质肉瘤(endometrial stromal sarcomas)

　　　低度恶性内膜间质肉瘤(low-grade endometrial stromal sarcoma)

　　　高度恶性内膜间质肉瘤(high-grade endometrial stromal sarcoma)

　　血管肉瘤(angiosarcoma)

　　纤维肉瘤(fibrosarcoma)

　单纯性异源性(pure heterologous)

　　横纹肌肉瘤(包括葡萄状肉瘤)(rhabdomyosarcoma, including sarcoma botryoides)

　　软骨肉瘤(chondrosarcoma)

　　骨肉瘤(osteosarcoma)

混合性肉瘤(mixed sarcomas)

　同源性(homologous)

　异源性(heterologous)

米勒管混合瘤(mixed müllerian tumors)

　米勒管腺肉瘤(müllerian adenosarcoma)

　　同源性(homologous)

　　异源性(可有或无同源性成分)(heterologous with or without homologous elements)

　恶性米勒管混合瘤(malignant müllerian mixed tumor)

　　同源性(homologous)

　　异源性(heterologous)

未分类肉瘤(sarcoma unclassified)

恶性淋巴瘤(malignant lymphoma)

表 6-17-3　子宫间叶肿瘤及相关肿瘤的组织学分类

非上皮类肿瘤(nonepithelial tumor)

　子宫内膜间质肿瘤(endometrial stromal tumor)

　　间质结节(endometrial stromal nodule)

　　间质肉瘤(endometrial stromal sarcoma)

　　　低度恶性(low grade endometrial stromal sarcoma)

　　　高度恶性(high grade endometrial stromal sarcoma)

平滑肌瘤(leiomyoma)

　各类平滑肌瘤

　　细胞性(cellular leiomyoma)

　　上皮性(epithelioid leiomyoma)

续表

　　黏液样(myxoid leiomyoma)

　　怪异性(bizzare leiomyoma)

　　脂肪平滑肌瘤(fatty leiomyoma)

不确定的平滑肌瘤(smooth muscle tumor uncertain)

　恶性潜能(malignant potential)

其他(others)

　静脉内平滑肌瘤病(intravenous leiomyomatosis)

　播散性腹腔平滑肌瘤病(leiomyomatosis peritonealis disseminata)

　良性转移性平滑肌瘤(benign matastasizing leiomyoma)

混合性肿瘤(上皮和间质)(mixed epithelial-stromal tumor)

　良性(benign)

　　腺纤维瘤

　　腺肌瘤(adenomyosis)

　恶性(malignant)

　　恶性中胚叶混合瘤(malignant mixed mesodermal tumors)

　　　同源性(homologous)

　　　异源性(heterologous)

　　腺肉瘤(adenosarcoma)

　　　同源性(homologous)

　　　异源性(heterologous)

　癌纤维病

　混合细胞肿瘤

表 6-17-4　常见子宫肉瘤的组织学分类(美国 GOG)

间质肿瘤(mesenchymal tumors)

　子宫平滑肌肉瘤(leiomyosarcoma)

　子宫内膜间质肉瘤(endometrial stromal sarcoma)

　　低度恶性(low grade)

　　高度恶性(high grade)

上皮-间质混合瘤(mixed epithelial-stromal tumors)

　腺肉瘤(adenosarcoma)

　癌肉瘤或恶性米勒管混合瘤(carcinosarcomas or malignant mixed müllerian tumor)

　　同源性(homologous)

　　异源性(heterologous)

其他(others)

性中胚叶混合瘤不再作为子宫肉瘤的一种类型,归入特殊类型的子宫内膜癌中。其对应关系见表 6-17-5。但目前大多数临床规范及回顾性研究仍沿用子宫肉瘤传统分类。

表 6-17-5　子宫肉瘤分类

传统分类	WHO 2003 分类
平滑肌肉瘤（leiomyosarcoma）	平滑肌肉瘤（leiomyosarcoma）
	子宫内膜间质肉瘤（endometrial stromal sarcoma，ESS）
子宫内膜间质肉瘤（endometrial stromal sarcoma，ESS）	未分化子宫内膜肉瘤（undifferentiated endometrial sarcoma，UES）
低度恶性子宫内膜间质肉瘤（low-grade endometrial stromal sarcoma，LG-ESS）	其他肉瘤
高度恶性子宫内膜间质肉瘤（high grade endometrial stromal sarcoma，HG-ESS）	
癌肉瘤（占40%）	
其他肉瘤	

四、临床分期

国际妇产科联盟（FIGO）和美国癌症联合委员会（AJCC）分别从1958年和1964年开始制定恶性肿瘤的分期标准，两种分期系统中包含的预后相关参数不同。由于子宫肉瘤发病率低，上述组织一直未对其制定独立的分期标准。大部分肉瘤按照AJCC的TNM系统进行分期，而大部分妇科恶性肿瘤则采用FIGO的手术-病理分期，子宫肉瘤分期一直采用的是FIGO1988年子宫内膜癌手术-病理分期标准。

近年的一项研究分析了FIGO和AJCC分期系统在子宫平滑肌肉瘤中的应用价值，旨在探讨现有分期系统能否将患者分为临床上有意义的亚群，是否具有预后指示价值。研究发现：230例子宫平滑肌肉瘤按照FIGO分期，除Ⅰ期和Ⅳ期间，其他各期之间的无疾病生存期（PFS）和总生存期（OS）无显著性差异；子宫肿瘤的FIGO分期反映了上皮性肿瘤的发展、扩散规律，但忽视了肿瘤大小、分化程度、组织学类型等肉瘤预后相关因素，因此不适于间叶肿瘤的分期；根据AJCC分期系统，Ⅱ期和Ⅲ期子宫平滑肌肉瘤无疾病生存期和总生存期无显著性差别；该系统包含了肿瘤大小、分化程度和浸润深度，但缺乏肿瘤起源部位或组织学类型信息，也未考虑到手术时局部侵犯或区域扩散等细节，应用于子宫肉瘤也有很大缺陷。

Zivanovic等对比了219名子宫平滑肌肉瘤分别按照FIGO和AJCC系统分期后，相同期别患者的生存率。结果显示：两种分期系统相应的Ⅰ、Ⅱ、Ⅲ期患者无疾病生存率和总生存率有很大差异；而FIGO各期病变用AJCC系统重新分期，期别通常升高；两种系统的Ⅱ、Ⅲ期患者预后都存在重叠，在指示预后方面，二者均未显示更大优势。

上述研究结果表明FIGO和AJCC分期系统在子宫平滑肌肉瘤中应用不理想，不能完全反映肿瘤的预后和生存，因此，迫切需要制定能反映各种子宫肉瘤生物学特性和预后的独立分期系统。经过2年筹备，FIGO妇科肿瘤委员会联合国际妇科病理学协会（ISGyP）、国际妇科肿瘤协会（IGCS）、妇科肿瘤协作组（GCIG）、美国妇科肿瘤医师协会（SGO）和美国癌症分期联合委员会（AJCC）制定了新的子宫肉瘤分期标准，2008年9月新分期通过FIGO审批，2009年正式宣布使用新分期。新的分期系统包括三部分：①子宫平滑肌肉瘤和子宫内膜间质肉瘤分期（表6-17-6）；②腺

肉瘤分期（表6-17-7）；③癌肉瘤（旧称"混合性恶性米勒管肿瘤"）分期。

表 6-17-6　子宫平滑肌肉瘤/子宫内膜间
质肉瘤分期 FIGO（2009）

分期	定　义
Ⅰ	肿瘤局限于子宫
ⅠA	≤5cm
ⅠB	>5cm
Ⅱ	肿瘤扩散到盆腔
ⅡA	侵犯附件
ⅡB	侵犯子宫外的盆腔内组织
Ⅲ	肿瘤扩散到腹腔
ⅢA	一个病灶
ⅢB	多个病灶
ⅢC	侵犯盆腔和（或）腹主动脉旁淋巴结
Ⅳ	肿瘤侵犯膀胱和（或）直肠或有远处转移
ⅣA	肿瘤侵犯膀胱和（或）直肠
ⅣB	远处转移

表 6-17-7　腺肉瘤 FIGO 分期

分期	定　义
Ⅰ	肿瘤局限于子宫
ⅠA	肿瘤局限于子宫体/宫颈内膜（没有累及肌层）
ⅠB	肿瘤累及<1/2肌层
ⅠC	肿瘤累及≥1/2肌层
Ⅱ	肿瘤扩散到盆腔
ⅡA	侵犯附件
ⅡB	侵犯子宫外的盆腔内组织
Ⅲ	肿瘤扩散到腹腔
ⅢA	一个病灶
ⅢB	多个病灶
ⅢC	侵犯盆腔和（或）腹主动脉旁淋巴结
Ⅳ	肿瘤侵犯膀胱和（或）直肠或有远处转移
ⅣA	肿瘤侵犯膀胱和（或）直肠
ⅣB	远处转移

癌肉瘤的分期按照 FIGO 2009 子宫内膜癌分期进行

在新分期强调"肿瘤大小"的意义,局限于子宫的平滑肌肉瘤和子宫内膜间质肉瘤以5cm为界分为ⅠA和ⅠB期,研究表明肿瘤大小是平滑肌肉瘤重要的预后因素,肿瘤直径达6~10cm时,淋巴结转移率为50%,而淋巴结阳性和阴性患者的5年疾病特异生存率分别为26%和64.2%($P<0.001$)。

新分期不再以"宫颈侵犯"作为Ⅰ、Ⅱ期的界定标准,因为上皮性肿瘤(子宫内膜癌)侵犯宫颈间质代表疾病的更高期别,而子宫平滑肌肉瘤、内膜间质肉瘤是起源于子宫肌层和间质的间叶肿瘤,可通过肌层或间质扩散至宫颈,这种直接蔓延在指示预后方面意义有限。随着对子宫肉瘤临床研究的深入和资料的进一步积累,将会发现更多的预后指标,有助于证实和检验新分期的合理性。

由于子宫肉瘤的组织学类型较多,不同类型子宫肉瘤的临床病理学特征及治疗和预后又各不相同,下面对常见的子宫肉瘤分别进行论述。

五、子宫平滑肌肉瘤

子宫平滑肌肉瘤(leiomyosarcoma of uterus,LMS)主要来源于子宫肌层的平滑肌细胞,可单独存在或与平滑肌瘤并存,是最常见的子宫肉瘤。上海医科大学妇产医院报道,子宫平滑肌肉瘤占全部子宫肉瘤的74.3%,北京大学第一医院、人民医院和第三医院报道为63.2%。子宫平滑肌肉瘤约占子宫平滑肌瘤的0.64%。理论上,子宫平滑肌肉瘤可分为原发性和继发性两种,原发性平滑肌肉瘤发自子宫肌壁或肌壁间血管壁的平滑肌组织。此种肉瘤呈弥漫性生长,与子宫壁之间无明显界限,无包膜。继发性平滑肌肉瘤为原已存在的平滑肌瘤恶变。据统计子宫肌瘤约有0.5%恶变为肉瘤,在多发性肌瘤中可仅有个别肌瘤恶变。肌瘤恶变常自瘤核中心部分开始,向周围扩展直到整个肌瘤发展为肉瘤,此时往往侵及包膜。继发性子宫肉瘤的预后比原发性者好。但有学者认为从临床上和病理学检查很难区分肉瘤是原发还是继发,不主张将平滑肌肉瘤分为原发性和继发性。

(一)病理特征

1. 大体标本检查

(1)子宫常增大,一般呈均匀性增大,也可不规则增大,质软。

(2)肿瘤多数为单个,体积较大,以肌壁间多见,浆膜下和黏膜下少见。

(3)肿瘤可有清楚的假包膜,也可弥漫性生长,与肌层界限不清。

(4)切面:由于肿瘤生长迅速,可出现出血、坏死,切面呈鱼肉状,典型的漩涡结构消失,有灶性或片状出血或坏死时,很难与子宫肌瘤红色变性区分。

2. 镜下特征 子宫平滑肌肉瘤显微镜下主要有4个特征。

(1)细胞异常增生:平滑肌细胞增生活跃,排列紊乱,漩涡状排列消失。

(2)细胞异型性:细胞大小形态不一致,核异型性明显,染色质多、深染、分布不均,根据细胞形态可分为梭形细胞型、圆形细胞型、巨细胞型及混合型。

(3)病理性核分裂象:肿瘤组织核分裂象多见,根据核分裂象多少可分为高分化和低分化,以核分裂象≥5/10HPF(高倍镜视野)为低度恶性子宫平滑肌肉瘤,以核分裂象≥10/10HPF为高度恶性子宫平滑肌肉瘤。

(4)坏死:肿瘤细胞有3种坏死,即凝固性坏死(coagulatiate tumor cell necrosis)、透明性坏死(hyaline necrosis)和溃疡性坏死(ulcerative necrosis)。平滑肌肉瘤以凝固性坏死为主,其特征为坏死灶与周围组织的转变突然,其间无肉芽组织或透明变性的结缔组织为中间带。目前有学者认为,组织坏死是诊断子宫平滑肌肉瘤的不可或缺的指标。

(二)转移

子宫平滑肌肉瘤的转移途径主要有以下三种。

1. 血行播散 是主要转移途径,通过血液循环转移到肝脏、肺脏等处,因此,子宫平滑肌肉瘤的肝、肺等远处转移较多见,临床随访复查中,应密切注意。

2. 直接浸润 肉瘤可直接侵及肌层,甚至到达子宫的浆膜层,引起腹腔内播散和腹水。

3. 淋巴结转移 相对较少,尤其在早期阶段更少,因此,有人主张早期患者不必一律行淋巴结切除术。

(三)临床表现

1. 发病年龄 子宫平滑肌肉瘤,可发生于任何年龄,一般是43~56岁,平均发病年龄为50岁,绝经前占48%,绝经后占52%,围绝经期占5%,年轻患者似较绝经后患者预后要好。

2. 症状 子宫平滑肌肉瘤一般无特殊症状,可表现为类似子宫肌瘤的症状。

(1)阴道不规则流血:阴道不规则流血为最常见的症状,往往持续流血多日,量多或量少,还可伴有突然阴道大量流血,可发生于2/3的患者。

(2)下腹疼痛、下坠等不适感:约占半数以上患者,由于肉瘤发展快,肿瘤迅速长大,常出现腹痛。这是由于肿瘤过度膨胀,或瘤内出血、坏死,或肉瘤侵犯穿透子宫壁,引起浆膜层破裂出血而发生急性腹痛。

(3)腹部肿块:子宫肌瘤迅速长大且在下腹部触到肿块时应考虑子宫肉瘤的可能,特别是绝经后肌瘤不萎缩,或反而增大时,应考虑为恶性可能。

(4)压迫症状:肿物较大时则压迫膀胱或直肠,出现尿急、尿频、尿潴留、便秘等症状。如压迫盆腔则影响下肢静脉和淋巴回流,出现下肢水肿等症状。

(5)其他症状:肉瘤晚期可出现消瘦、全身乏力、贫血、低热等症状,如转移到肺,则咳嗽、咯血;如转移到脑,则出现头痛、下肢瘫痪等症状。

北京大学临床资料显示,子宫平滑肌肉瘤的常见症状有阴道不规则流血(67.2%)、阴道排液(23.9%)、腹部包块(37.3%)、下腹痛(26.4%)和压迫症状(22.4%)。

3. 体征 妇科检查很难区别。

(1)子宫平滑肌肉瘤可位于子宫黏膜下、肌层及浆膜下或阔韧带内,比子宫肌瘤质软,可与子宫肌瘤同时存在。

（2）子宫肉瘤生长迅速，尤其在绝经后，如原有子宫肌瘤生长突然加快，应考虑恶性的可能。

（3）晚期患者可转移到盆腔和腹腔各脏器，可出现腹水。

北京大学的临床资料显示，子宫平滑肌肉瘤患者，阴道不规则出血67.2%，阴道排液23.9%，腹部包块37.3%，下腹痛26.4%，有压迫症状22.4%。

（四）诊断

1. 病史

（1）子宫平滑肌肉瘤的症状无特异性，因此术前诊断颇为困难。

（2）有子宫肌瘤病史，子宫增大迅速，尤其是绝经后不仅未缩小，反而不断增大，或伴阴道出血、腹痛等症状，应考虑子宫肉瘤的可能性。

2. 体征

（1）盆腹腔包块，或有腹水、腹痛和腰痛。

（2）妇科检查很难与子宫肌瘤区别，肿块可硬可软，表面可不平或呈结节样。

（3）晚期可转移至盆腹腔各脏器，并伴血性腹水。

3. 辅助检查

（1）阴道彩色多普勒超声检查：肿瘤组织受到血管内皮生长因子的作用，新生血管主要为内皮细胞，缺乏平滑肌，其血流阻力下降，在多普勒超声上表现出高舒张血流和低阻抗。Kurjak等采用阴道彩色多普勒超声鉴别诊断子宫肉瘤和子宫肌瘤。B超显示所有子宫肉瘤均有子宫形态不规则，子宫肌层回声有改变，有肉样团块侵入肌壁。多普勒检查所有子宫肉瘤都表现子宫动脉充盈，并在肿瘤周围和（或）中央区有新生血管形成，而子宫肌瘤仅有66%可见血管形成。子宫肉瘤肌壁血管的平均阻抗指数为0.37±0.03，子宫肌瘤为0.54±0.08。两者相比有明显统计学差别，作者提出以阻抗指数≤0.40为标准预测子宫肉瘤，其敏感性为90.91%，特异性为99.82%，用本法检查有可能区别子宫肉瘤与子宫良性病变。

（2）诊断性刮宫：诊断性刮宫是早期诊断子宫肉瘤的方法之一，刮宫对子宫内膜间质肉瘤及恶性米勒管混合瘤有较大价值，对子宫平滑肌肉瘤的诊断价值较小，因为子宫平滑肌肉瘤病灶多位于肌壁间，诊刮很难刮出肉瘤组织，协和医院报道，诊刮阳性率为17%，北京大学报道为42.9%，因此，诊刮为阴性，亦不能排除诊断肉瘤的可能。

4. 术时仔细检查切除的肿物标本　术前诊为子宫肌瘤而手术时，应在肌瘤切除后立即切开标本检查，注意切面是否呈鱼肉状，质地是否均匀一致，有无出血、坏死，有无包膜，有无编织状结构，必要时作冷冻病理快速切片检查。

5. 病理诊断　准确的病理诊断对判定患者的预后及正确处理很重要。典型的子宫平滑肌肉瘤不难诊断。如肿瘤多呈弥漫性生长，无包膜，与周围组织无明显界限，切面灰黄或鱼肉样，软脆。镜检核分裂象每10个高倍视野下达10个或10个以上，细胞有明显的异型性和凝固性坏死，即可诊为平滑肌肉瘤。

但是，长期以来，子宫平滑肌肉瘤的诊断标准并非统一。有学者认为，在肿瘤最活跃区作核分裂象计数，以10/HPF为区分良恶性的标准。但也有学者提出，肉瘤的诊断不应仅凭核分裂象的多少而诊断，应根据肿瘤细胞增生的密度、细胞异型性程度以及核分裂象的多少三项来诊断。当肿瘤细胞丰富、细胞程度异型伴核分裂象在5个/10HPF以上；或中、重度异型伴核分裂象超过2个/10HPF；或肿瘤细胞侵犯肌层或脉管，有病理性核分裂象时，均可诊为子宫平滑肌肉瘤。

近年来，妇科病理学家认为，诊断子宫平滑肌肉瘤不仅要考虑肿瘤细胞增生程度、细胞异型性以及核分裂象，而且更重要的是肿瘤的凝固性坏死，单凭任何一项指标，都无法诊断子宫平滑肌肉瘤，应综合上述4项指标，才能作出诊断。

关于平滑肌肉瘤恶变的问题，有学者认为子宫肌瘤可继发肉瘤变，其提出继发性平滑肌肉瘤有以下特点：

（1）恶变常由肌瘤中央开始，周边区域仍为良性表现。

（2）多发性肌瘤中常只有1~2个发生肉瘤变，其余仍为良性。

（3）肉眼及镜下观常可以见到假包膜。

（4）镜下可在同一张切片或同一个肿瘤中发现肉瘤病灶和良性肌瘤的结构。

（五）鉴别诊断

以下几种情况很容易与子宫平滑肌肉瘤混淆，需进行鉴别。

1. 恶性潜能未定型平滑肌瘤（smooth muscle tumors of uncertain malignant potential，STUMP）　诊断标准：符合以下任何一条即可诊断STUMP。

（1）细胞轻-中度异型性，核分裂象5~10/10HPF，无细胞凝固性坏死。

（2）核分裂象≥15/HPF，但无细胞密集和异型性。

（3）核分裂象较少，且有不正常核分裂象和肿瘤细胞凝固性坏死。

恶性潜能未定型平滑肌瘤的诊断标准尚未统一，Peter等回顾性分析了50例曾诊断为子宫平滑肌肉瘤患者，其中32例仍为肉瘤，3例为平滑肌瘤，15例诊断为恶性潜能未定型平滑肌瘤，与肉瘤组比较，恶性潜能未定型平滑肌瘤组的复发率、死亡率均较低，复发后仍可长期存活，但有不确定性、多变的临床过程。年龄、病灶大小、绝经与否及流式细胞学测定DNA等均不能预测其临床过程，化疗未显示有效，手术切除复发转移病灶可提高生存时间。

2. 上皮样平滑肌肿瘤（epithelioid smooth muscle tumor）　又称平滑肌母细胞瘤（leiomyoblastoma）或透明细胞平滑肌肿瘤（clear cell smooth muscle tumor）。少数为良性，多数为恶性或潜在恶性，形态上很难区分良恶性，单纯上皮样平滑肌瘤极少，多伴有梭形细胞平滑肌肉瘤，因此，临床上应多作切片检查，常能找到典型的肉瘤病灶。

病理特征：

（1）大体像平滑肌瘤，但无编织状结构，界限不清。

（2）瘤细胞多为多角形或圆形，弥漫成片或排列成巢、索或丛状,瘤细胞胞浆透明,核圆或卵圆,核形较规则,核分裂较少,一般少于3/HPF。

(3) 瘤细胞可侵犯周围肌层,但很少侵犯血管。

3. 黏液样平滑肌肉瘤(myxoid leiomyosarcoma) 是一种罕见的特殊类型子宫平滑肌肉瘤。该瘤的特点为肿瘤切面呈胶样、缺乏平滑肌瘤形态、镜下形态良好、细胞少、间质黏液性变、核分裂少,但肿瘤呈浸润性生长,几乎全是恶性。

由于不同标本取材部位,甚至同一切片的不同部位也可能存在很大不同,一些学者提出了以下措施,以尽量避免人为因素。

(1) 切除标本应立即固定,否则,即使在缺氧状态下,核分裂仍可继续完成,而影响核分裂象的计数。

(2) 切取组织块数量要充分,至少有10块以上,切片要薄。

(3) 以切片中细胞最活跃和核分裂象最多的区域多诊断性计数,并计算10个高倍视野的平均数作为诊断依据。

4. 良性转移性平滑肌瘤(benign metastasizing leiomyoma) 较罕见,患者同时有多发性平滑肌瘤,肌瘤可转移至肺、腹膜后、纵隔淋巴结、骨和软组织等。最常见的转移部位是肺,肺内有一个或数个平滑肌瘤结节,大者可达10cm,界限清楚,可有囊性变。亦有人认为良性转移性平滑肌瘤是一种低度恶性的平滑肌肉瘤,临床上表现为良性过程,但可发生转移。患者可表现为曾有子宫肌瘤手术史,术后数年出现肺内病变,但子宫和肺内病变均为良性。其发病原因有几种学说:①可能是医源性扩散;②可能是静脉内平滑肌瘤病发生肺栓塞所致;③可能初次手术的子宫肌瘤是恶性,未进行连续切片,未发现小的平滑肌肉瘤病灶;④可能是肺源性平滑肌瘤。

与肺内原发性平滑肌瘤相鉴别:①良性转移性平滑肌瘤伴有子宫内多发肌瘤,盆腔内和腹膜后淋巴结转移;②妊娠时缩小,绝经后停止生长,并逐渐萎缩。因此,认为良性转移性平滑肌瘤系雌激素相关性肿瘤,可选用抗雌激素药物治疗。

5. 播散性腹膜平滑肌瘤病(leiomyomatosis peritonealis disseminata) 是一种形似恶性,实质上却是良性的平滑肌瘤病。其特点是平滑肌瘤呈多发性、良性增生。子宫有肌瘤,同时在腹膜、大网膜、肠系膜、肠管、卵巢及盆腔各器官的表面有多发的大小不等的结节,小者直径为1~8mm,大者直径可达8cm。外观似恶性种植。部分患者不伴发子宫肌瘤。发病原因有两种说法:①肌瘤多中心发生,与雌激素过高、孕激素过低有关。雌激素可能是其诱发因素。雌激素刺激腹膜上皮下间充质细胞化生而来。此说法目前被大多数学者承认。②转移性种植,此观点目前已不成立,因为结节均在腹膜上,且无腹膜外转移。

显微镜检查可见结节为梭形平滑肌细胞组成,肌束交织呈漩涡状排列,瘤细胞大小一致,无非典型改变。无巨细胞形成,无核分裂象或偶见,无血管受侵犯现象,组织学上呈良性。行全子宫及双附件切除后,病变可退缩。已报道的病例发现,部分患者的病情可自然转归,但也可复发,复发后仍为良性,除手术外,无须特殊治疗。

具有以下特点:

(1) 盆腹腔脏壁腹膜布满大小不等的平滑肌瘤结节,圆形,腹膜呈结节状或片状增厚。

(2) 镜下形态为良性平滑肌瘤,无核异型性和分裂象。

(3) 黑人、妊娠、产后和口服避孕药者易发生。

(4) 约1/5患者的肌瘤结节附近伴有子宫内膜异位。

(5) 妊娠后或卵巢切除后肌瘤能完全或部分消失,说明此病为激素依赖性。

(6) 其发病机制可能是腹膜下间质细胞化生转化形成,70%病例为妊娠妇女或用外源性激素者。

6. 静脉内平滑肌瘤病(intravenous leiomyomatosis) 是少见的肌瘤,多发年龄42~45岁,约40%患者有月经异常,且伴有慢性盆腔痛。

关于此种病变发生的原因有两种学说:①来源于静脉壁的平滑肌组织,增生后突入静脉腔;②来源于子宫的平滑肌瘤,肌瘤组织侵入静脉生长并发展,此种情况多同时有子宫肌瘤存在。

肉眼下可见静脉内有蠕虫样索条状赘生物,由子宫肌壁扩展到阔韧带内的静脉。这种向远处扩展的病变在组织学上仍属良性。显微镜下可见良性的平滑肌束侵犯静脉,并伸展到静脉腔内,形成一个分叶状的平滑肌塞子。细胞呈良性,无核异型性改变,核分裂象极少,约0~1个/10HPF。

据统计,约75%静脉内平滑肌瘤病的病变不超出阔韧带范围,25%病变扩展超出阔韧带。如果病变扩展到下腔静脉和右心房,则往往导致死亡。

本病主要应与子宫平滑肌肉瘤及低度恶性子宫内膜间质肉瘤鉴别。子宫平滑肌肉瘤常侵犯脉管,但细胞异型性明显,核分裂象多在5个以上/10HPF,并有病理性核分裂象。低度恶性子宫内膜间质肉瘤可侵入静脉内,有索条状组织附在静脉管壁上,肉眼下与血管内平滑肌瘤病不易区分,可依据特殊染色鉴别。用Van Gieson染色时,平滑肌瘤病的平滑肌纤维呈黄色,子宫内膜间质细胞胞浆内可见红色胶原样物质。网质纤维染色时,平滑肌瘤病的网状纤维不增多,且无包围瘤细胞现象,而低度恶性子宫内膜间质肉瘤可见网质纤维增多,并包绕瘤细胞。

其具有以下特征:

(1) 肌瘤主要生长在静脉内,常沿子宫静脉延伸至子宫外静脉,如卵巢静脉、阴道静脉和阔韧带静脉等,部分可达下腔静脉、右心、肺,造成死亡。

(2) 子宫较大,肌层增厚,有多发结节状橡皮样肿物。

(3) 肿瘤呈蚯蚓样位于血管内。

(4) 镜下血管内肌瘤表面覆内皮细胞,肌瘤位于血管腔内或附着于血管壁,肌瘤形态为一般的良性平滑肌瘤或上皮样平滑肌瘤。

(5) 肌瘤可伴广泛性水肿变性、黏液变性或玻璃样变。

有报道分析了75例行子宫全切患者,17例手术后半年到15年复发,复发部位几乎全在静脉内,以盆腔静脉、下腔静脉和右心为主。复发患者仍首选手术治疗。静脉内平滑肌瘤病瘤细胞的 ER、PR 多阳性表达,可考虑行激素治疗。

(六)治疗

以手术治疗为主,辅以放疗和化疗。

1. **手术治疗** 手术治疗是子宫平滑肌肉瘤的主要治疗方法。

(1)手术适应证:主要适应Ⅰ、Ⅱ期患者,无严重内科疾患。

(2)手术目的:切除肿瘤,了解肿瘤侵及范围、期别、病理性质,以确定下一步治疗方案。

(3)术中探查:应注意仔细探查盆腔与腹腔脏器以及盆腹腔淋巴结有无肿大,探查前,应常规留取腹腔冲洗液送细胞病理学检查。

(4)当行子宫肌瘤切除术时,术中应常规切开肌瘤标本,注意观察有无肉瘤的可疑,如发现肌纤维无漩涡状结构排列,而为均质性、质脆、红黄相间结构时,应立即行冷冻病理检查。特别是发现子宫旁或卵巢血管内有蚯蚓状白色瘤栓时,更应提高警惕,以便手术中能够及时发现恶性,决定手术范围。

(5)手术范围:全子宫或次广泛子宫切除术及双附件切除术、盆腔淋巴结和腹主动脉旁淋巴结切除术。若宫颈受侵,则按宫颈癌的手术范围。

关于盆腔淋巴结是否切除,有不同的观点。有人认为,子宫平滑肌肉瘤早期即有盆腔淋巴结转移,应行盆腔淋巴结切除术。也有人认为,淋巴结切除术无助于改善预后,对长期存活率帮助不大,建议术中若探查发现淋巴结肿大,可行淋巴结活检或切除术。有人认为,淋巴结有转移,体积并不一定增大,若不常规行淋巴结切除术,无法全面了解病变情况,不利于肿瘤的分期和制订术后治疗方案,主张对诊断明确的子宫平滑肌肉瘤常规行盆腔淋巴结切除术。上海医科大学肿瘤医院报告 84 例子宫肉瘤的治疗认为,Ⅰ、Ⅱ期子宫肉瘤有淋巴转移的可能,术后又易在宫旁复发,故提出应行广泛子宫、双附件及腹膜后淋巴结切除术,术后辅以放疗和化疗。

关于卵巢是否切除,也存在争论。主张切除者认为,双卵巢切除,有助于切净肿瘤,并可防止因雌激素刺激而导致肿瘤复发。但另一种观点认为,目前尚无明确的证据表明子宫平滑肌肉瘤与卵巢分泌的激素有关,因此,绝经前妇女子宫平滑肌肉瘤若未发生子宫外转移,卵巢正常,可以保留一侧或双侧卵巢。对于年轻、未育的患者,若患迫切渴望生育时,可以考虑行肌瘤(含肉瘤)切除术,但必须根据肿瘤的恶性程度、边界是否清楚、有无子宫肌层及血管或淋巴管内浸润等情况慎重酌情决定。对保留生育功能者应密切随访。

2. **放射治疗** 放疗对子宫内膜间质肉瘤及子宫混合性中胚叶肉瘤的疗效比平滑肌肉瘤为好。因此对子宫平滑肌肉瘤一般主张尽量手术治疗,术后可辅助放疗,有助于预防盆腔复发,提高 5 年生存率。一般采用盆腔外照射和阴道后装。对于复发或转移的晚期患者,可行姑息性放疗。

3. **化学治疗** 子宫平滑肌肉瘤对化疗的敏感性不高。一般认为子宫平滑肌肉瘤的化疗敏感性高于子宫内膜间质肉瘤和子宫中胚叶混合瘤,化疗对肺转移的效果好于盆腹腔及肝转移,但疗效不肯定,可作为综合治疗措施之一。对平滑肌肉瘤的化疗以阿霉素的疗效最佳,文献报道单药有效率为 25.0%,而其他药物的疗效相对较差,异环磷酰胺、顺铂及依托泊苷的有效率分别为 14%、5% 及 11%。

常用化疗方案:

HDE 方案:羟基脲(Hu)+ 达卡巴嗪(DTIC)+ 依托泊苷(VP-16)

Hu 500mg,q6h,口服,第 1 天

DTIC 700mg/m^2,iv gtt,第 2 天

VP-16 100mg/m^2,iv gtt/ip,第 2 ~ 4 天

每 3 周重复。

VAC 方案:长春新碱(VCR)、放线菌素 D(ACTD)和环磷酰胺(CTX)组成。

Sutton 等对 34 例晚期或有转移的平滑肌肉瘤采用异环磷酰胺(ifosfamide)及表阿霉素(doxorubicin)治疗,总缓解率为 30.3%,平均缓解 4 个月。方法为:异环磷酰胺 5.0g/m^2,静脉滴注;美司钠(mesna)6.0g/m^2(在输表阿霉素前输入);表阿霉素 50mg/m^2,静脉输入 15 分钟以上。每 3 周 1 次。

六、子宫内膜间质肉瘤及未分化子宫内膜肉瘤

子宫内膜间质肉瘤(endometrial stromal sarcoma,ESS)是来源于子宫内膜间质细胞的肿瘤,约占子宫肉瘤的 30% ~40%,以往根据肿瘤的组织学和临床特征将其分为两类,即低度恶性子宫内膜间质肉瘤(low grade endometrial stromal sarcoma,LG-ESS),即现称为子宫内膜间质肉瘤(endometrial stromal sarcoma,ESS)和高度恶性子宫内膜间质肉瘤(high grade endometrial stromal sarcoma,HG-ESS),即现称为未分化子宫内膜肉瘤(undifferentiated endometrial sarcoma,UES)。前者约占 80%,病情发展缓慢,预后较好,而后者恶性程度高,病情发展快,易侵袭和转移,预后差。子宫内膜间质肉瘤和未分化子宫内膜肉瘤特征分述如下。子宫内膜间质肉瘤发病率为 0.19/10 万,约占所有女性生殖道恶性肿瘤的 0.2%,是一种浸润性生长、低级别、高分化的肿瘤。其发病过程隐匿,首次诊断时约 50% 患者已发生子宫外蔓延。

(一)病理特征

1. **子宫内膜间质肉瘤** 以往有很多名称,1909 年 Doran 及 Lockyer 首次描述此病,1940 年,Goodall 将此病命名为淋巴管内间质异位症(endolymphatic stromal endometriosis),1946 年,Henderson 提出了子宫内膜间质异位症(stromal endometriosis),还有学者将此病命名为淋巴管内间质肌病(endolymphatic stromal myosis)等,较为混乱。2003 年 WHO 将其命名为子宫内膜间质肉瘤的概念,避免了与子宫内膜异位症和子宫腺肌瘤相混淆。

（1）大体标本

1）子宫内膜间质肉瘤有两种大体形态：①肿瘤形成息肉状或结节自子宫内膜突向宫腔或突至宫颈口外，肿瘤体积比一般息肉大，蒂宽，质软脆，表面光滑或破溃而继发感染；②肿瘤似平滑肌瘤位于子宫肌层内，常浸润子宫肌层，呈结节状或弥漫性生长，与子宫肌层之间界限不清。

2）肿瘤切面质地柔软、均匀，似生鱼肉状，组织水肿，伴出血、坏死时，则可见暗红、棕褐或灰黄色区域；亦可见囊性变区。但出血、坏死不如未分化子宫内膜肉瘤多见。

3）大体特征：宫旁组织或子宫外盆腔内可见似蚯蚓状淋巴管内肿瘤，质如橡皮，富有弹性。

（2）镜下特征：ESS 由类似增殖期的子宫内膜间质细胞组成，仅有轻度核不典型性，特征是侵及肌层和淋巴血管间隙，肿瘤细胞坏死少见。免疫组化染色特点为：ER+，PR+，CD10+，波形蛋白（vimentin）+，部分区域 actin+，结蛋白（desmin）−，h-钙调素结合蛋白−；约 36% 的 ESS 中有雄激素受体（AR）表达，70% ESS 表达表皮生长因子受体（EGFR，Her-1）。

1）瘤细胞像增殖期子宫内膜间质细胞，大小一致，卵圆形或小梭形。

2）核分裂象≤5～10/10HPF。

3）肿瘤内血管较多，肿瘤沿扩张的血管淋巴管生长，呈舌状浸润周围平滑肌组织。

4）具有广泛的间质透明变性。

5）部分肿瘤含 Call-Exner 小体样结构，部分肿瘤含上皮样分化区，形成子宫内膜样腺体、小管、细胞巢及条索，如果这些成分较多，则形成卵巢性索样成分（ovarian sex cord-like），这种成分呈 vimentin、desmin、actin 阳性，说明其为肌样分化成分，而非上皮成分。

6）雌激素受体（ER）和孕激素受体（PR）可阳性，DNA 倍体多为二倍体。

2. 未分化子宫内膜肉瘤

（1）大体形态：与子宫内膜间质肉瘤相似，但肿瘤体积更大，出血坏死更明显，有的病灶类似子宫内膜癌和子宫中胚叶混合瘤，缺乏蚯蚓状淋巴管内肿瘤的特征。

（2）镜下特征

1）瘤细胞呈梭形或多角形，大小不一，异型性明显，可找到瘤巨细胞。

2）核分裂象≥10/10HPF，常超过 20～30/10HPF。

3）瘤细胞可排列成上皮样细胞巢、索和片状。

4）瘤细胞可沿淋巴窦或血窦生长或侵入肌层。

高度恶性内膜间质肉瘤恶性程度高、生长快，常有局部复发及远处转移。可有肉眼侵犯肌层。

（二）转移

子宫内膜间质肉瘤的宫旁血管内瘤栓及肺转移尤为多见，其次为局部浸润和淋巴转移。未分化子宫内膜肉瘤局部侵袭性强，常有肌层浸润及破坏性生长。

（三）临床表现

1. 年龄 子宫内膜间质肉瘤发病年龄为 45～50 岁，

低度恶性者发病年龄较年轻，多为绝经前妇女，平均发病年龄为 34.5 岁，而高度恶性者多为绝经后妇女，平均年龄为 50.8 岁。

2. 症状 最常见的症状是不规则阴道流血、月经增多和阴道排液，贫血，下腹痛等。

3. 体征 可于宫颈口或阴道内发现软脆、易出血的息肉样肿物，如肿物破溃合并感染，可有极臭的阴道分泌物，也常合并贫血，子宫增大，盆腔肿物。

4. 盆腔检查 子宫有不同程度增大，早期的盆腔检查所见与子宫壁间肌瘤相似，当肿瘤发展时，可见宫颈口息肉样或菜花样脱出物。

北京大学的资料显示，子宫内膜间质肉瘤常见的症状有阴道流血（69.6%），压迫症状（39.1%），下腹包块（30.4%），阴道排液（17.4%），下腹胀痛（17.4%）。

（四）诊断

子宫内膜间质肉瘤和未分化子宫内膜肉瘤诊断主要有以下几个方面。

1. 临床表现 有不规则阴道出血，当盆腔检查见宫颈口有息肉样突出物，在诊断宫颈息肉、子宫内膜息肉及黏膜下肌瘤时，应警惕子宫内膜间质肉瘤的可能性。

2. 诊刮 术前诊刮对子宫内膜间质肉瘤有一定价值。文献报道，其诊刮阳性率达 80% 左右，高于子宫平滑肌肉瘤的 40%，但低于子宫恶性中胚叶混合瘤的 80%～90%。也有人认为子宫内膜间质肉瘤息肉样病变基底部宽，诊刮有一定的局限性，建议宫腔镜下行活组织检查。

3. 彩色多普勒检查 用彩色多普勒测定子宫及肿物的血流信号及血流阻力，有助于诊断。北京大学人民医院总结 11 例 LG-ESS 的血流阻力指数（RI）平均为 0.42，因此，建议对低阻血流者，要高度怀疑子宫肉瘤。

4. 大体标本检查 肿瘤形成息肉状或结节自子宫内膜突向宫腔或突至宫颈口外，肿瘤体积比一般息肉大，蒂宽，质软脆，肌层内肿瘤呈结节或弥漫性分布，但界限不清，不易完整剔除；肿瘤切面呈鱼肉样，可有出血、坏死及囊性变。对可疑病例，应行冷冻切片检查，但最终诊断还要靠石蜡切片检查。

北京大学人民医院曾收治一例 ESS 患者，41 岁，主诉为"月经紊乱 1 年，水样白带 1 个月"，妇科检查发现由宫颈口脱入阴道内肿物 8cm×7cm×7cm，子宫如孕 8 周，拟诊"黏膜下子宫肌瘤"。行经阴道黏膜下子宫肌瘤切除术和分段诊刮术。术后病理：子宫内膜间质肉瘤，低度恶性，宫腔可见小块肿瘤组织。即行次广泛子宫+双附件切除术和盆腔淋巴结切除术。术后病理发现肌层浸润 1/3，ER+++，PR+++，淋巴结无转移。诊断：低度恶性子宫内膜间质肉瘤 Ib 期。术后给予大剂量孕激素治疗 1 年，随访 4 年，无瘤生存。此例患者即为以息肉样肿物脱入阴道为主要表现，造成最初临床误诊为黏膜下肌瘤。

（五）鉴别诊断

1. 子宫内膜间质肉瘤和未分化子宫内膜肉瘤存在许多不同之处，临床上常难区别，主要依靠病理学检查进行鉴别，详见下表 6-17-8。

表 6-17-8 ESS 和 UES 的鉴别诊断

	ESS	UES
年龄(岁)	35	50
月经状态	绝经前	绝经后
细胞形态	大小一致	大小不一,异型性明显
核分裂象	3~5/HPF	>10/HPF
DNA 倍体	2 倍体	多倍体、异倍体
激素受体	ER,PR 阳性	ER,PR 阴性
激素治疗	有效,	较差,尤其含卵巢性索成分时效差
治疗	首选全子宫+双附件切除	次广泛或广泛子宫+双附件切除+盆腔及腹主动脉旁淋巴结切除术
预后	好	差(易复发)

2. 子宫内膜息肉 内膜息肉常为多发,有蒂,且较细,体积较小,而子宫内膜间质肉瘤多为单发息肉样肿物,基底宽或蒂粗,常伴有出血坏死和感染,阴道排液多等。

3. 子宫黏膜下肌瘤 子宫内膜间质肉瘤可由宫腔脱出至阴道,临床表现与黏膜下肌瘤相似,鉴别诊断较为困难,多需手术病理确诊。但子宫内膜间质肉瘤生长快,血流信号丰富,有低阻频谱,部分患者血清 CA125 可升高等。

(六)治疗

1. 手术治疗 手术治疗是主要治疗方法,手术范围同子宫平滑肌肉瘤。

(1) 子宫内膜间质肉瘤的恶性程度虽然较低,预后较好,但手术范围仍应全子宫及双附件切除术。对年轻患者也不宜保留卵巢。因肿瘤易向宫旁及附件浸润,宫颈受侵也不少见,复发率也高,且为性激素依赖性肿瘤,如保留卵巢,其分泌的性激素可能刺激隐匿的肿瘤生长。因此,不宜缩小手术范围。有人认为,对于低度恶性子宫内膜间质肉瘤,即使发生广泛转移,仍应将病灶尽可能切净,肺转移患者行肺叶切除术,术后行放疗和化疗,预后良好。

(2) 未分化子宫内膜肉瘤术后易复发,再次手术效果不好,因此,对晚期患者,可做姑息性手术,以缓解症状,术后辅助放疗和化疗。

2. 放疗 许多作者认为,子宫内膜间质肉瘤对放射线较为敏感,放疗对子宫内膜间质肉瘤及子宫混合性中胚叶肉瘤的疗效比平滑肌肉瘤为好。孙爱达等认为,手术辅以放疗能提高子宫肉瘤的疗效,对子宫内膜间质肉瘤尤为明显,混合性中胚叶肉瘤次之,而对低度恶性的平滑肌肉瘤,放疗则无助于改善预后。国外报道,手术加放疗和单纯手术进行比较,前者能降低子宫内膜间质肉瘤患者盆腔和远处复发,改善患者的生存情况。

楼洪坤报道,子宫肉瘤治疗后随访 5 年者 15 例,其中存活 6 例,6 例中有 4 例进行了包括放疗的综合治疗措施。Koss 报道,7 例子宫内膜间质肉瘤手术后辅以放疗者,其中 5 例肿瘤消失,1 例无瘤存活 17 年以上。

目前多数学者认为子宫内膜间质肉瘤术后辅助放疗的适应证有:Ⅰ期以上患者;术后有残存病灶者;未分化子宫内膜肉瘤。

术后体外照射:需根据术后残瘤及转移灶的情况制定治疗方案,术后体外照射的设野与术后预防性盆腔照射大致相同,如盆腔中心部位有肉瘤残存,全盆腔照射肿瘤量可提高到 40Gy,中央挡铅四野照射仍为 15Gy,如盆壁肿块较大,在完成全盆及四野照射之后可再缩野照射 10~15Gy,如证实腹主动脉旁淋巴结阳性可另外设野,照射剂量为 45~55Gy,每周 8.5Gy,4~6 周内完成。当病变范围超出盆腔范围时,可再在上腹部增设一野,照射野面积根据病变范围划定,对肝、肾部位需要挡铅遮盖。如肺部转移灶范围较小时,可以对肺部转移照射野行体外照射。

腔内放射:如术前明确诊断为子宫肉瘤,尤其是子宫内膜间质肉瘤时,可术前采用遥控后装腔内放疗,其剂量仍以子宫颈癌腔内放疗的参考点(A)点为准,最好能使子宫得到均匀分布的剂量。A 点的剂量以 15~20Gy 为宜。

术后阴道残端有肉瘤残存时,在体外全盆腔照射之后,可与盆腔四野照射同时补充腔内放射,剂量参考点为黏膜下 0.3cm,可给予总量 24~30Gy,分 3~5 次完成,间隔为 4~7 天,对术前误诊为良性疾病而施行子宫次全切除者,仍可利用颈管进行腔内放射。

3. 化疗 子宫内膜间质肉瘤术后或复发后化疗,预后良好,化疗多用以 DDP 或异环磷酰胺(IFO 1.5g/m², qd,5 日,q3w)为主的方案;而未分化子宫内膜肉瘤化疗效果较差,有用 IAP 方案(IFO+ADM+DDP)治疗有效的报道。

IAP 方案:IFO 4g/m², ivgtt(用美司钠 0.8g/m²,0,4,8h iv)

ADM 30~40mg/m², ivgtt

或 EPI-ADM 40~60mg/m², 静滴

DDP 75mg/m², ivgtt/ip

1 日化疗,每 3 周重复 1 次。

北京大学人民医院发现一例未分化子宫内膜肉瘤,肿瘤由宫腔脱出到阴道内,肿瘤大小约 10cm×8cm×8cm,表面坏死感染,肿瘤侵犯子宫壁全层,右侧髂内外淋巴结和闭孔淋巴结均肿大,并与髂血管紧密粘连,术中子宫破裂,糟脆的肿瘤组织溢入盆腔,仅行全子宫和双附件切除术和右髂外淋巴结部分切除术。病理诊断:高度恶性子宫内膜间质肉瘤,侵犯浆膜层伴大片出血坏死,宫颈可见肿瘤浸润,双宫旁肿瘤浸润,右髂外淋巴结转移。术后给予 IAP 方案化疗 6 个疗程,并服甲羟孕酮 250mg/d,术后 1 年全面检查,

未发现异常,行二次探查术,并切除盆腔淋巴结、大网膜和盆腹腔多点活检,术后病理均无异常,现随访中。

4. 孕激素类药物治疗 子宫内膜间质肉瘤及一部分未分化内膜肉瘤为性激素依赖性肿瘤。孕激素受体、雌激素受体多阳性,对于受体阳性患者,孕激素类药物有较好的反应。

Piver 等应用大剂量孕激素治疗子宫内膜间质肉瘤复发13例,有效率46.0%,病情稳定46.0%,其中持续有效达5年以上者4例,4年以上者3例,仅1例无效。其他学者也有类似报道,多数复发患者经孕激素治疗获无瘤或带瘤长期生存。但孕激素治疗缺乏长期疗效,往往于停药后肿瘤又复发,不过经再次用药仍可有效。因此,应长期应用。

孕激素的常用剂量和用法如下:

（1）甲羟孕酮(medroxyprogesterone acetate, MPA):200mg 口服,每天1次,长期维持。

（2）甲地孕酮(megestrol acetate):160mg 口服,每天1次,长期维持。

（3）己酸孕酮 (17α-hydroxyprogesterone acetate):500mg 肌注,每日1次,1个月后改为500mg,每周2次,维持,或改上述口服药长期维持。

有主张对孕激素受体阴性者,先应用他莫昔芬(TAM 10mg bid,po),增加肿瘤对孕激素类药物的敏感性,然后再应用 MPA 或 MA。一般主张应用孕激素类药物1年以上。

（七）预后

子宫内膜间质肉瘤(ESS)复发常在3~5年内,也可在首次诊断后30年,可能长期限于局部复发,高达50%的患者出现盆、腹腔复发,I期患者中约10%会发生肺转移,因此建议长期随访。随访内容包括:术后2年内每3个月、2年后每6~12个月行体格检查;每年行胸部X线检查;临床需要时行 CT/MRI 检查;教育患者了解复发相关症状。考虑到放射线暴露问题,对初次治疗的年轻妇女,无症状时不推荐频繁行常规影像学检查。目前一致认为子宫内膜间质肉瘤即使发生复发和转移,预后也很好,5年生存率为67%~100%,肿瘤分期是 ESS 患者复发及生存的最佳预测指标。

未分化子宫内膜肉瘤(UES)预后很差,大部分患者在诊断后2年内死亡。最近一项研究表明,血管侵犯是唯一有统计学意义的重要预后因素,没有血管侵犯时5年总生存率为83%,而出现血管侵犯时仅为17%($P=0.02$)。治疗主要为手术切除,因淋巴结转移率高,推荐行盆腔及腹主动脉旁淋巴结切除术。子宫外病灶是 UES 疾病无进展生存期和总生存期的强相关因素,对子宫外病灶是否行肿瘤细胞减灭术尚存争议;Nordalet 等认为首次手术彻底去除肿瘤及保证切缘干净是总生存期最重要的独立预测因素,甚至比肿瘤分期本身更重要;Leath 等报道当残余病灶小于2cm时,伴有子宫外病灶的"高度恶性子宫内膜间质肉瘤"总生存期显著延长。

七、子宫恶性中胚叶混合瘤

尽管 WHO2003 分类已不将子宫恶性中胚叶混合瘤归

入子宫肉瘤,但不少文献仍将该肿瘤纳入子宫肉瘤讨论。故仍在此叙述。子宫恶性中胚叶混合瘤亦恶性米勒管混合瘤(malignant müllerian mixed tumor, MMMT)或癌肉瘤(carcinosarcoma),它来源于米勒管衍生物中分化最差的子宫内膜间质组织,能够分化成黏液样组织、结缔组织、软骨组织、横纹肌组织及平滑肌组织等,可同时含有恶性的上皮成分和恶性的间质成分,即癌和肉瘤成分。若肉瘤和癌两种成分都是来自子宫原有的组织成分,为同源性恶性米勒管混合瘤;若肉瘤中含有子宫以外的组织成分如横纹肌、软骨、骨等,为异源性恶性米勒管混合瘤。

近年来,有学者认为恶性米勒管混合瘤的组织发生来源是来自子宫内膜的原始间质细胞,具有中胚叶组织多向分化潜能,可分化为上皮及间叶组织。因此,子宫内膜不但可发生单纯的上皮性恶性肿瘤如腺癌和单纯的间叶性恶性肿瘤如内膜间质肉瘤、纤维肉瘤等,还可发生恶性上皮成分(癌)和恶性间叶成分(肉瘤)混合的肿瘤即恶性米勒管混合瘤。对此肿瘤的命名甚多,以往常用癌肉瘤,指肉瘤成分为同源性间叶组织;也有用恶性中胚叶混合瘤,指肉瘤成分含有异源性成分的间叶组织。还有一些学者应用癌肉瘤名称,泛指所有的恶性米勒管混合瘤,均不甚确切。从癌肉瘤的字义上并无单指同源性肉瘤的意思,即使含有异源性肉瘤成分亦可称为癌肉瘤。另外,身体其他组织亦可有癌肉瘤发生。因此,"癌肉瘤"并没有米勒管来源的恶性肿瘤的含意。至于"恶性中胚叶混合瘤",虽含有中胚叶组织的异源性成分的意思,但亦可含有同源性成分。因此,建议对这类恶性上皮成分与间叶成分相混合的米勒管来源的肿瘤称为恶性米勒管混合瘤较为恰当。根据肉瘤成分再分为同源性及异源性两亚型。

（一）病理特征

1. 大体特征

（1）肿瘤由内膜长出,形成较宽基底的息肉状肿物突入宫腔,表面光滑或有糜烂和溃疡,质软,表面光滑,可伴有溃疡。

（2）切面呈淡红色,似生鱼肉样,常伴有灰黄色的坏死灶和暗红色的出血区域,或充满液体的小囊腔。如有异源成分,可有沙砾感或骨样坚硬区。

（3）肿瘤有不同程度的侵肌,可侵及深肌层。

2. 镜下特征

（1）癌和肉瘤混合存在。

（2）癌的成分主要有腺癌和鳞癌,而绝大多数是腺癌(95%),且主要是子宫内膜腺癌,少部分是透明细胞癌、浆液性或黏液性腺癌,极少数为鳞癌(5%),且与腺癌混合。

（3）肉瘤成分有同源性和异源性,同源性肉瘤中典型的是梭形细胞肉瘤,异源性肉瘤除梭形细胞肉瘤外,还含有横纹肌肉瘤(横纹肌母细胞)、成骨肉瘤(瘤性骨)、软骨肉瘤(瘤性软骨)或脂肪肉瘤,也可有神经胶质成分,上述各种成分可混合存在;由于肿瘤所含各种组织的量多少不一,分化程度不同,形成的组织图像复杂、多样,需多处取材切片,以免影响正确诊断。

（4）肿瘤可侵及肌层,宫旁及盆腔血管可有瘤栓。

（5）ER、PR:ER 和 PR 阳性率分别为25%~51%,

25%～60%。

（二）临床分期

临床上经常发现不少患者的临床分期与手术时肿瘤的扩散转移范围不相符。临床分期常较实际分期偏早。临床Ⅰ期患者中，约有32.0%～64.0%低估了分期，甚至可有远处转移，明显影响预后。国外学者对35例恶性米勒管混合瘤患者按临床分期、手术病理分期（FIGO病理分期）及proposed病理分期（在FIGO病理分期基础上，如子宫肌层的血管或淋巴管内有肿瘤浸润者，分期提升1期或1亚期）。发现临床分期为Ⅰ期的21例，按FIGO病理分期减少为9例，余12例的肿瘤扩散均超出Ⅰ期范围。按proposed病理分期，其Ⅰ期减少为4例。三种分期法比较，1期的2年生存率分别为33.0%（临床分期），56.0%（FIGO病理分期）和75.0%（proposed病理分期），其Ⅰ期生存率的提高表明分期更准确。从子宫肉瘤2年内的死亡率比较早期和晚期的差别，按临床分期Ⅰ、Ⅱ期的2年内死亡率为73.0%，Ⅲ、Ⅳ期为100%（$P>0.05$），差异无显著性。若按手术病理分期，Ⅰ、Ⅱ期的2年内死亡率为57.0%，Ⅲ、Ⅳ期为100%（$P<0.01$），差异有显著性。表明手术病理分期能较正确地反映早期和晚期应有的预后差别。因此，强调应进行手术病理分期，以利选择辅助治疗和估计预后。

2009年FIGO新分期中明确将子宫恶性中胚叶混合瘤按照FIGO 2009子宫内膜癌分期进行。

（三）转移

子宫恶性中胚叶混合瘤转移特征为经淋巴或直接蔓延至盆腔及腹腔脏器。有报道子宫恶性中胚叶混合瘤初次手术时盆腔淋巴结转移约占1/3，腹主动脉旁淋巴结转移约占1/6，部分病例存在盆腹腔脏器转移，常侵犯大网膜、腹膜、肠管表面、直肠和膀胱，类似于子宫内膜浆液性乳头状腺癌。

美国GOG对301例临床Ⅰ/Ⅱ期子宫恶性米勒管混合瘤分析发现，167例为同源性，其中淋巴结转移率15%，134例为异源性，淋巴结转移率为21%，大网膜转移率5%，附件转移5%～12%，腹腔细胞学阳性率15%～27%。术中肉眼观察肿瘤局限于子宫，而术后病理镜下可发现有19%盆腔或（和）腹主动脉旁淋巴结转移。

（四）临床表现

1. 多发生于绝经后妇女，平均发病年龄57岁。

2. 常与肥胖（40%）、糖尿病（15%）、不育（25%）等伴发。

3. 最常见症状为异常阴道出血，其中以绝经后出血最多，占80%～90%；常伴下腹或盆腔疼痛（25%）。可有阴道排液或伴有组织样物排出。

4. 可扪到下腹部包块（10%）。晚期可有腹水或远处转移症状和体征以及消瘦、乏力、发热等全身症状。

5. 体征　肿瘤多发生在子宫内膜，形如息肉，常充满宫腔，使子宫增大、变软；肿瘤可突出阴道内，或侵入子宫肌层。

6. 恶性程度高，病情发展快，约1/3患者在手术时已有子宫外转移，其中卵巢40%，输卵管33%，淋巴结33%，

腹膜13%。预后差，平均5年生存率18%～42%。

（五）诊断

1. 病史　子宫恶性中胚叶混合瘤的症状无特异性，与一般女性生殖系肿瘤症状类似，因此术前诊断颇难。一般认为，绝经后阴道出血、腹痛等症状，应考虑子宫肉瘤的可能性。当盆腔检查见宫颈口有息肉样突出物，在诊断宫颈息肉、子宫内膜息肉及黏膜下肌瘤时，应警惕恶性米勒管混合瘤的可能。

2. 体征　盆腹腔包块，或有腹水、腹痛和腰痛。妇科检查：子宫增大，可硬可软，晚期可转移至盆腹腔各脏器，并伴血性腹水。

3. 诊刮　术前诊刮对子宫恶性米勒管混合瘤有较大价值。文献报道，其诊刮阳性率达80%～90%。也有人报道仅为30%～40%，建议宫腔镜下行活组织检查。有时恶性米勒管混合瘤由于取材不够，只取到腺癌成分，未取到肉瘤成分而误诊为子宫内膜腺癌。

4. 肿瘤标志物　血清CA125、CA199等可升高。

5. 术中冷冻切片　术中剖视标本，对可疑者行快速冷冻切片，基本可初步诊断，但确诊仍靠术后石蜡切片病理检查。

（六）治疗

1. 手术治疗　子宫恶性米勒管混合瘤首选手术治疗。手术方式多主张参照卵巢癌，行全子宫/次广泛子宫+双附件+大网膜+盆腹腔病灶+盆腔淋巴结+腹主动脉旁淋巴结切除术，若手术无法切净所有病灶，可用氩气束电凝术（ABC）处理残存病灶，争取做到理想的肿瘤细胞减灭术。

因其多伴有盆腹腔病灶或癌性腹水，术中可同时行腹腔化疗或留置腹腔化疗管。

2. 化疗　化疗对子宫恶性米勒管混合瘤有一定的疗效，尤其是对Ⅱ期以上患者，具有重要作用。若有盆腹腔病灶或癌性腹水，可考虑行全身+腹腔联合化疗。一般认为对恶性米勒管混合瘤以异环磷酰胺及顺铂的效果比其他药物好。文献报道应用异环磷酰胺治疗28例，有效率为32%，用顺铂的有效率为18%～42%，而用阿霉素及依托泊苷的有效率分别只有10%及6%。常用方案有：IEP和DDP+DTIC。

IEP方案：IFO 1.5g/m² , ivgtt 第1～3天（美司钠0.3g/m², iv, 0, 4, 8h）

VP-16 100mg/m², ivgtt/ip, 第1天

DDP 60～75mg/m², ivgtt/ip, 第1天

每3周重复1次。

DDP+DTIC方案：DDP 75mg/m², ivgtt或ip, 第1天

DTIC 700mg/m², ivgtt 第1天

每3周重复1次。

3. 放疗　子宫恶性米勒管混合瘤对放疗的敏感性低于子宫内膜间质肉瘤，高于子宫平滑肌肉瘤，一般主张对Ⅱ期以上患者，手术后均辅助放疗，可防止局部复发。

4. 激素治疗　文献报道，同源性子宫恶性米勒管混合瘤ER、PR可阳性，而异源性子宫恶性米勒管混合瘤ER、PR阳性率则下降，对受体阳性的患者，应行激素治疗，方法同子宫内膜间质肉瘤。

八、其他子宫肉瘤

（一）淋巴肉瘤

原发于子宫的淋巴肉瘤罕见，患者有阴道流血、疼痛和子宫增大，内膜活检和诊刮可能误诊为低分化癌。有报道子宫淋巴瘤均是 B 淋巴细胞型，早期患者预后较好，首选手术，术后辅助放疗。

（二）血管肉瘤

血管肉瘤少见，文献报道发病年龄 17~76 岁，术后易复发，可辅助放疗。

（三）横纹肌肉瘤

子宫内膜单纯多形性横纹肌肉瘤极少见。有学者复习文献报道 51 例，患者年龄 36~90 岁，小于 50 岁占少数，大部分患者在确诊后 1 年内死亡，预后极差。手术是首选治疗方法，术后可辅助放疗或化疗，但疗效均不肯定，可应用阿霉素为主的方案，如长春新碱、阿霉素和环磷酰胺（VAC）。

（四）骨肉瘤

目前经证实文献报道为纯骨肉瘤仅 9 例，年龄最小 41 岁，最大 82 岁，8 例有阴道不规则流血，4 例肿瘤侵及子宫外，2 例存活 1 年以上。骨肉瘤患者术后一定要进行辅助治疗。

（五）软骨肉瘤

软骨肉瘤较罕见，文献报道常见的临床表现有阴道流血、腹痛、排尿困难、阴道排液和子宫增大等，少数患者可表现为肿瘤自宫颈口脱出。手术首选，术后易复发，复发部位多为腹腔、盆腔和肺。

九、子宫肉瘤的预后

子宫肉瘤复发率高，预后差。文献报道，5 年生存率为 20%~38%，复发率高达 60% 左右。子宫肉瘤预后相关因素有以下几方面。

（一）组织类型

子宫内膜间质肉瘤预后较好，其次为子宫平滑肌肉瘤，高度恶性子宫内膜间质肉瘤和子宫恶性中胚叶混合瘤的预后最差。有报道以上 4 种类型子宫肉瘤的 5 年生存率分别为 100%、16%、25% 和 14%。廖秦平等报道 LMS 48 例，5 年生存率 62.5%，MMMT 11 例，5 年生存率 9.1%，ESS 7 例，3 例存活 5 年以上。子宫恶性米勒管混合瘤 25 例，5 年存活率为 28%。Lurain 综合 763 例子宫混合型中胚叶肉瘤，5 年存活率为 24%。北京协和医院报告子宫平滑肌肉瘤、高度恶性子宫内膜间质肉瘤、低度恶性子宫内膜间质肉瘤、混合型中胚叶肉瘤的 5 年存活率分别为 16.7%、25%、100% 及 14.3%，以低度恶性子宫内膜间质肉瘤的预后较好。上海医科大学妇产科医院报道 7 例低度恶性子宫内膜间质肉瘤，随访 15 年，6 例存活，1 例复发。北京协和医院妇产科报道 11 例低度恶性子宫内膜间质肉瘤，平均随诊 10.8 年，其中 7 例复发，平均复发时间为 4.4 年，复发后再次治疗，现存活 10 例，死亡 1 例。本瘤有局部浸润、远处转移及晚期复发的临床特点。

（二）临床期别

临床分期愈晚，预后愈差。有报道肿瘤仅限于宫体者，2 年生存率为 53%，超出宫体者，2 年生存率仅为 8.5%；有作者分析临床期别和预后的关系，Ⅰ、Ⅱ、Ⅲ、Ⅳ期的 5 年生存率分别为 58%、33%、13% 及 0。

有学者复习了 17 篇文献报道，将子宫肉瘤组织类型及临床分期对生存率的影响进行分析，见表 6-17-9。

表 6-17-9 子宫肉瘤组织类型及临床分期对生存率的影响（5 年生存率%）

组织类型	例数	Ⅰ期	Ⅱ期	Ⅲ期	Ⅳ期
LG-ESS	65	55(89)	4(75)	6(67)	0(0)
HG-ESS	100	90(78)	1(0)	7(14)	2(0)
LMS	108	91(48)	3(67)	5(0)	9(0)
MMMT	399	245(36)	55(22)	69(10)	30(6)

（三）宫旁血管淋巴管受侵

宫旁血管淋巴管受侵（lymphovascular invasion，LVI）与预后密切相关。文献报道，LVI 是唯一的子宫肉瘤预后的独立指标，若发生 LVI，则复发转移率明显上升。

（四）核分裂象

肿瘤组织中核分裂象多少与预后有关，一般认为，核分裂象 ≥10/10HPF 预后差，<5/10HPF 预后好，5~10/HPF 则介于二者之间，核分裂象的数字是决定肉瘤预后的一个重要因素。Gadducci 等报道 20 例低度恶性子宫内膜间质肉瘤（分裂象 <10/10HPF）及 20 例高度恶性者（分裂象大于等于 10/10HPF），后者存活率低，认为预后与分期及分裂象多少有关。Jones 等分析了 1970~1992 年间 28 例有转移的平滑肌肉瘤，28 例中 17 例为晚期。通过分析提出肿瘤大小>3cm、有丝分裂活性>5/10HPF、核不典型性为 Ⅱ 级、Ⅲ 级及凝固性肿瘤细胞坏死者，转移及复发多见。

（五）子宫肌层受侵

子宫肌层是否受侵及受侵程度与预后有关。有报道，Ⅰ 期子宫恶性中胚叶混合瘤浅肌层浸润的存活率为 58%，浸润达 1/2 肌层者，存活率为 29%。

（六）月经状态

绝经后预后比绝经前差。有报道，绝经前子宫肉瘤 5 年存活率为 66.7%，绝经后则为 17.6%。绝经后患者预后差的原因，可能是绝经后患者常到出现阴道出血或排液时才就诊，而绝经前患者经常行妇科检查，能够早期发现，及时治疗；此外，绝经后患者所患肿瘤多为恶性程度较高的子宫恶性中胚叶混合瘤及高度恶性子宫内膜间质肉瘤，因此，预后较差。

（七）雌、孕激素受体状态

子宫肉瘤雌、孕激素受体多为阴性，但低度恶性子宫内膜间质肉瘤则多为阳性，应用孕激素类药物治疗有效，预后较好。而受体阴性者则孕激素治疗效果较差，预后不佳。

（八）治疗与预后的关系

对不能手术切除肿瘤的晚期患者，无论何种治疗方法，预后都极差。对能切除肿瘤的患者，及时采取手术、放疗及化疗等综合治疗方案，其预后比单纯手术为好。盆腔放疗可减少局部复发，全身性化疗可降低远处转移。章文华等报道37例子宫恶性中胚叶混合瘤，手术加放射治疗的盆腹腔复发率为42.9%，手术加化疗的盆腹腔复发率为72.7%，手术加放射治疗加化疗的复发率为16.7%，提出采用3种方法治疗可提高存活率，建议除Ⅰ期可单纯手术外，其他各期均应在手术后辅加放射治疗及化疗。化疗应采用多疗程联合化疗。

关于手术范围与预后的关系，虽然有些作者认为扩大手术范围并不能提高存活率，但近年来多数学者倾向于行此广泛子宫切除术，并有实例说明扩大手术包括淋巴切除可提高存活率。

十、复发子宫肉瘤的治疗

子宫肉瘤患者经治疗后，复发率仍很高，Ⅰ期复发率为50.0%~67.0%，Ⅱ期复发率可高达90.0%。所以，不少复发患者需要治疗。但复发后的治疗效果更差，除少数人外，生存时间一般在半年左右。不过复发后的治疗对部分患者可缓解症状、延长生存期，个别患者可长期生存。大多数复发患者已失去再次手术治疗的机会，故多以放疗、化疗或孕激素治疗为主。少部分患者有可能再手术并放、化疗，以争取更佳疗效。

1. 化疗为主的综合治疗　复发部位的分布（表6-17-10）结果表明，无论何种组织类型、早期或晚期，都可发生复发，且远处转移比盆腔内复发更多见，可能与该报道的病例多数加用了放疗、降低了盆腔内复发有关。因此，应用全身性化疗是合理的，对控制远处转移可能有利。但单用化疗的效果尚不理想，有效率一般仅为10%左右。Muss HB等报道104例复发及晚期（各占一半）病例，应用阿霉素或阿霉素加环磷酰胺的有效率均为19.0%。说明单用化疗的疗效有限，还需综合应用其他治疗方法及寻找更有效的抗肿瘤药物。

表6-17-10　各类子宫肉瘤的复发部位（%）

组织表型	例数	盆腔	盆腔+远处	远处
平滑肌肉瘤	81	14.0	60.0	28.0
恶性米勒管混合瘤	97	13.0	54.0	39.0
内膜间质肉瘤	37	14.0	51.0	35.0

偶有复发瘤为孤立的转移灶，经再次手术切除，合并放疗和（或）化疗，可获较好效果。Spanos等报道6例孤立复发的恶性米勒管混合瘤，行手术切除及放疗后，均生存24个月以上。

低度恶性内膜间质肉瘤复发的治疗，用孕激素有效。Keen等复习文献报道，低度恶性内膜间质肉瘤复发13例，应用大剂量孕激素治疗，全部有效，其中完全缓解8例，部分缓解5例。

Ⅰ期子宫肉瘤的预防性化疗：鉴于病变限于子宫的Ⅰ期患者也有一半以上复发，且多超出盆腔以外，复发后治疗极为困难。为预防复发，强调对早期患者术后予以辅助治

疗，预防性化疗为有效措施之一。有报道，Ⅰ期子宫肉瘤术后加用化疗的复发率为28.0%~43.0%，比单纯手术的复发率75.0%~78.0%明显降低。Piver等对30例ⅠA期患者的前瞻性研究中，术后用阿霉素化疗的5年复发率为46.0%，比单纯手术组的75.0%为低；5年生存率化疗组为63.0%，也明显高于手术组的36.0%。同一报道的另一组Ⅰ期患者，术后加用环磷酰胺、阿霉素、长春新碱和达卡巴嗪联合化疗的复发率为20%，5年生存率为89.0%。也有不同意见，如认为早期患者手术后加或不加化疗的生存率及复发率均无差别。但上述资料表明，确有一部分Ⅰ期患者术后预防性化疗对降低复发率和提高生存率有一定效果。已经证明术后放疗能有效地降低局部复发率，术后化疗可减少远处转移，设想早期患者术后预防性化疗或与放疗并用，有可能减少复发及提高疗效。

2. 放疗　子宫肉瘤经治疗后复发，主张尽可能再次手术，术后辅以放疗、化疗等。

子宫肉瘤的复发部位以盆腔复发者最多。Covens等报道74例子宫肉瘤患者盆腔复发占51%，肺部次之；为31.4%，腹部为20.0%。楼洪坤指出，子宫肉瘤复发转移多数位于盆腔。刘天麟报道，23例子宫肉瘤经治疗后复发的部位以阴道残端为主，占50%，盆腔次之，占30%。

复发率和复发时间：章文华等报道子宫恶性中胚叶混合瘤的复发转移率为59.5%，其中86.4%在2年内发生。刘天麟报道的复发转移率43.5%（10/23）复发时间多在6个月以内，占80%。2年内复发率为82%。文献报道子宫内膜间质异位症（低度恶性内膜间质肉瘤）有晚期复发的特点，甚至个别病例有长达26年复发者，故需要长期随访。

治疗复发肉瘤的经验：多数复发肉瘤经放射治疗，可取得满意疗效，尤其是子宫内膜间质肉瘤和子宫内膜间质异位症，孙爱达等报道3例子宫内膜间质异位症疗效明显，其中1例盆腔复发，钴-60放疗后包块消失，至今4年来无复发。有2例子宫内膜间质肉瘤术后放疗，其中1例复发，盆腔及肺部分别予以钴-60放疗后仍存活两年，说明有一定疗效。Koss报道1例子宫内膜间质肉瘤复发，扩散到阴道上段及腹腔，经放疗后肿块消失，11年后因其他原因剖腹探查未发现肿瘤。Rose报道2例子宫肉瘤阴道复发，经放疗后分别存活20个月和206个月；1例后来死于肉瘤复发，1例死于脑血管意外。孙建衡报道1例子宫内膜间质异位症手术切除子宫后两年盆腔复发，再次手术后行钴-60体外照射，放疗后10年仍生存。江西省妇幼保健院经治1例子宫内膜间质肉瘤，在外院手术1年复发，再次手术加盆腔钴-60照射，4年后盆腔复发肠梗阻死亡。

复发肉瘤的放疗需根据复发的部位和再次手术的可能性以及以前辅助治疗的情况来考虑制定放疗计划。

盆腔照射：复发肉瘤局限在盆腔时可采用钴-60和高能X线全盆体外照射，肿瘤量可控制在40Gy以内，全盆照射以后可采用中央挡铅；四野照射，肿瘤量15~20Gy，如一侧盆腔放疗效果不满意，可采用缩野或半盆不全旋转照射，并适当追加剂量。

腔内照射：复发肉瘤在阴道残端或术前误诊行子宫次全切除后宫颈复发者，可与体外照射配合行腔内放射，目前

多采用高剂量率腔内后装照射。有宫颈残存者仍以 A 点为参考点给予 30Gy,如阴道残端复发者,其剂量参考点在黏膜下 0.5cm 处,给予 24 ~ 36Gy,如阴道中下段转移者可用阴道模型布镭进行,其剂量参考点也以黏膜下 0.5cm 处进行计算,给予 24 ~ 36Gy。如复发转移灶增厚超过 0.3cm,就必须先行体外照射治疗后,再行腔内放射,否则只能有姑息治疗作用。

远处转移灶照射:肺部转移灶可根据全身情况,局部给予肿瘤量 15 ~ 30Gy,如肿块局限可单野或对野照射,弥漫性则试用移动条野全肺照射。腹部有转移时可在盆腔照射野外另设上腹部野,前后对照,肝肾区需挡铅,肿瘤量可达 30Gy 左右。也可采用全腹移动条野照射。骨转移多给予快速放射,5Gy(空气量)/(次·日),共 6 次或 8 ~ 10Gy(空气量)/(次·日),共 2 ~ 3 次。照射野面积可根据病灶范围而定。

(魏丽惠 王建六)

参 考 文 献

1. 顾美皎,戴钟英,魏丽惠. 临床妇产科学. 第 2 版. 北京:人民卫生出版社,2011

2. 张果,祝洪澜,魏丽惠. 子宫肉瘤分类、分期及进展治疗. 中国妇产科临床杂志,2010,11(5):397-400

3. Figo Committee ON Gynecologic Oncology. Figo staging for uterine sarcomas. Int J Gynaecol Obstet,2009,104:179

4. Kapp DS, Shin JY, Chan JK. Prognostic factors and survival in 1396 patients with uterine leiomyosarcomas: emphasis on impact of lymphadenectomy and oophorectomy. Cancer,2008,112(4):820-830

5. NCCN Clinical Practice Guidelines in Oncology: Uterine Neoplasms. 2009

6. Raut CP, Nucci MR, Wang Q, et al. Predictive value of FIGO and AJCC staging systems in patients with uterine leiomyosarcoma. Eur J Cancer,2009,45(16):2818-2824

7. Zivanovic O, Leitao MM, Iasonos A, et al. Stage-specific outcomes of patients with uterine leiomyosarcoma: a comparison of the international Federation of gynecology and obstetrics and american joint committee on cancer staging systems. J Clin Oncol,2009,27(12):2066-2072

第三节 子宫内膜增生

子宫内膜增生(endometrial hyperplasia)是临床常见妇科疾病,属于良性病变,具有一定的癌变倾向。1987 年国际妇科病理协会(ISGP)提出了子宫内膜增生的分类:根据腺体拥挤程度,如是否出现背靠背群集等,分为单纯性增生(simple hyperplasia)和复杂性增生(complex hyperplasia);并根据是否出现腺上皮细胞的异型性,即伴有或不伴有子宫内膜不典型增生(atypical hyperplasia),分为单纯性非典型性增生(simple atypical hyperplasia)和复杂性非典型性增生(complex atypical hyperplasia)。而非典型增生又根据组织学病变程度不同可分为轻度、中度、重度。目前该分类法已被国内外普遍采用,此分类也同时与病变容易发生癌变的危险程度相关。

一、危险因素与临床表现

(一) 发病率

子宫内膜增生确切发病率不详,研究发现其在围绝经期妇女中发病率大约为 12%。大约 80% 的子宫内膜癌(endometrial cancer)为子宫内膜增生逐步进展而来,即 I 型子宫内膜癌,因此子宫内膜增生的高发与子宫内膜癌的高发相一致。而不同种类的子宫内膜增生进展为子宫内膜癌的发生率不同,大部分子宫内膜增生会经过治疗或期待疗法逐步退化。

子宫内膜增生的好发年龄早于子宫内膜癌大约 20 年左右,子宫内膜癌的高发年龄为 60 ~ 70 岁,而子宫内膜增生发病多见于中年妇女,虽也可发生于更年期或青春期,但大部分患者年龄超过 35 岁,只有 2% ~ 5% 病例发生于 40 岁以前。

(二) 发病相关因素

子宫内膜增生与子宫内膜癌的高危因素一致。可能导致体内雌、孕激素代谢改变的各种内源及外源性因素,因打破体内雌激素和孕激素的平衡,均为发生子宫内膜增生的高危因素。例如:分泌雌激素的卵巢颗粒细胞瘤导致高雌激素血症(hyperestrogenism)以及 PCOS 等导致的不排卵等女性激素代谢紊乱,为子宫内膜增生的高危因素。同时,近年来的研究发现一些基因易感性也是子宫内膜增生的高危因素。

1. 年龄因素 虽然年轻患者也可发生子宫内膜增生,但大多数患者均发生在 40 岁之后,而绝经后出血更是子宫内膜增生的一个主要症状。在肥胖妇女中的研究发现,妇女绝经后患子宫内膜增生的风险增加至 1.19,而绝经后并肥胖者对比正常人群患子宫内膜增生的相对危险性为 1.58,绝经后并极度肥胖则增加至 2.72。而在生育年龄则危险性并不增加。说明年龄是子宫内膜增生的一项重要的危险因素。

2. 未生育 在 1985 ~ 2003 年间美国华盛顿州所有诊断复杂性增生和复杂性增生伴非典型增生的 446 例患者中,未生育是内膜增生的高危因素,但研究发现子宫内膜增生的发生与糖尿病和高血压无关。

3. 过度肥胖 肥胖是子宫内膜增生和子宫内膜癌的高危因素。在 1985 ~ 2003 年间美国华盛顿州所有诊断复杂性增生和复杂性增生伴非典型增生的 446 例患者中,体质指数(body mass index,BMI)的增加是子宫内膜增生的高危因素。Viola 等的研究显示子宫内膜癌和子宫内膜增生在过度肥胖的妇女中,在生育年龄妇女的发生率分别是 1.0% 和 5.8%,在绝经后妇女则是 3.0% 和 12.1%,均高于非肥胖妇女。而与 BMI 紧密相关的白色脂肪组织分泌的瘦素(leptin)在子宫内膜增生和子宫内膜癌患者中的表达均高于正常内膜组,提示其可能参与子宫内膜的增生过程。

4. 多囊卵巢综合征 PCOS 是一类女性内分泌功能失调性综合征,其临床主要表现有闭经、月经稀发、多毛、肥胖、不孕等。其确切病因不详,实验室检查多发现患者有不排卵、高雄激素血症以及胰岛素抵抗。因不排卵,缺乏孕激素保护,子宫内膜长期受雌激素影响,导致此类患者容易发生子宫内膜增生及子宫内膜癌。早在 1949 年人们就注意到不孕、月经稀发与子宫内膜癌高发相关，其后的许多研究证实 PCOS 作为子宫内膜增生和子宫内膜癌的高危因素。研究发现 PCOS 患者中患子宫内膜癌的风险对比正常妇女其相对危险性为 3.1(95% 可信区间 CI 1.1 ~ 7.3)，在一项 97 例子宫内膜增生的患者的研究中发现 25% 的患者都有典型的 PCOS。

5. 应用外源性雌激素　应用口服避孕药，绝经后激素补充(hormone replacement therapy，HRT)等外源性雌激素可导致体内过度的雌激素刺激子宫内膜，可诱发子宫内膜增生。美国 70 年代子宫内膜癌的发生率增高了一倍，其主要原因是由于 60 年代开始 10 年来的无孕激素保护的雌激素的 HRT 和避孕药的应用。其后 HRT 中加用孕激素和低剂量雌激素加孕激素避孕药的应用后，至 80 年代子宫内膜癌的发病率开始下降。有一例报道 93 岁的妇女因长期应用含低浓度的乙炔雌二醇的化妆品而发展为乳腺癌和子宫内膜增生，提示长期小剂量外源性雌激素对子宫内膜的刺激。

6. 他莫昔芬　TAM 是第一代的选择性雌激素受体调节剂(selective estrogen receptor modulators，SERMs)。SERMs 是一类分子结构与甾体不同的化合物，可选择性结合雌激素受体(estrogen receptor，ER)，并根据靶细胞不同产生类似雌激素或拮抗雌激素的效果。TAM 自 1973 年进入临床以来，已经成为应用最广泛的乳腺癌内分泌治疗药物，使用超过了 1200 万患者/年。但作为部分雌激素激动剂，TAM 还有一定的雌激素样作用。TAM 在子宫内膜是起部分激动剂作用，对内膜有促进增生作用，同时 TAM 也上调 ER，增加 Ki67 及 IGF-Ⅰ 内膜表达。研究发现 TAM 可在内膜组织刺激孕激素受体 B 型(progesterone receptor isoform B，PRB)下降，而孕激素受体 A 型(progesterone receptor isoform A，PRA)增加，但对 ER 的表达无作用。因此，TAM 的主要副作用是增加子宫内膜增生和子宫内膜癌的危险性。

研究发现，尽管 TAM 显著改善乳腺癌的患者预后，但子宫内膜癌的发生率在应用 TAM1 ~ 2 年的患者增加一倍，如用药超过 5 年，则内膜癌发生率达 4 倍。Dijkhuizen 等研究发现经阴道超声通常提示应用 TAM 治疗的女性内膜增厚，当绝经后妇女应用 TAM 治疗后，内膜增厚(≥5mm)其组织学改变可有内膜息肉、子宫内膜增生或子宫内膜癌。Cohen 等的研究提示当内膜厚度>5mm 时，有 2.15% 患者有子宫内膜增生存在。随机对照试验也显示，应用 TAM 治疗的患者 39% 有内膜异常，16% 有非典型增生，当内膜厚度≥8mm 时，100% 患者有非典型增生或内膜息肉。此外，如患者在应用 TAM 之前已存在子宫内膜增生，应用 TAM 可导致绝经后妇女子宫内膜增生发展为非典型增生。因此，ACOG 的建议是绝经后妇女应用 TAM 与子宫内膜增生及子宫内膜癌明确相关，而绝经前妇女应用 TAM 是否增加内膜癌风险尚不详，对于出现子宫内膜增生的患者，应采用妇科治疗，并停用 TAM。

7. 米非司酮　米非司酮(mifepristone，RU486)是抗孕激素药，通常用于药物流产，有病例报道长期应用米非司酮治疗子宫肌瘤及子宫内膜异位症，有报道可导致 SH 发生。

（三）临床表现

子宫内膜增生较少见于月经周期正常的患者，虽临床上有些子宫内膜增生不伴有非典型增生的患者临床表现无症状，偶在子宫全切的标本中发现，但大部分子宫内膜增生患者会表现为月经不规律和异常子宫出血(abnormal uterine bleeding，AUB)，如月经过多、经期延长、经间期出血以及绝经后出血等。据统计，在 AUB 患者中，有 2% ~ 10% 的患者是由于子宫内膜增生所致。而绝经后出血的患者中有 3% ~ 10% 的患者由子宫内膜增生引起。

研究发现，子宫内膜增生的子宫不规则出血大多是由于卵巢滤泡不排卵所致。由于卵巢持续分泌雌激素，一方面引起子宫内膜的过度生长，另一方面抑制腺垂体卵泡刺激素的分泌，导致卵泡因失去卵泡刺激素的支持而发生退化，雌激素分泌因而急骤下降，增生的子宫内膜由于雌激素突然不足而发生坏死脱落，引起子宫不规则的出血。因此，也称作功能性子宫出血。

二、诊　断

明确诊断，尽早治疗子宫内膜增生对降低子宫内膜癌的发生意义重大。因子宫内膜增生多伴有月经改变及不规则出血等临床症状，因此，结合病史、影像学检查、细胞学及组织学诊断，子宫内膜增生的诊断并不困难。

（一）诊断方法

1. 影像学检查

(1) 经阴道 B 超：经阴道 B 超可判断子宫内膜的厚度，对子宫内膜增生有提示作用。子宫内膜厚度随月经周期改变，其厚度大约从卵泡早期的 4mm 到黄体期最后可达 1.4 ~ 1.5cm 左右。而绝经后妇女，如没有进行 HRT，内膜厚度应小于 4mm。当内膜出现增生时，往往内膜层会增厚，因此对有不规则出血的患者及绝经后出血患者应进行阴道 B 超的子宫内膜厚度测量，对子宫内膜明显增厚、没有 HRT 的绝经后出血的患者，当子宫内膜厚度超过 4mm，均应进行组织病理学评估以明确诊断。

(2) 磁共振(magnetic resonance imaging，MRI)：对软组织分辨率高，成像质量清晰。可清楚辨别内膜层的厚度，因此，在子宫内膜增生的诊断中有一定价值，但因费用较高，而阴道 B 超往往能达到同样效果，因此很少用于单纯诊断子宫内膜增生。但 MRI 可明确判断子宫内膜层与肌层之间的结合带的完整性，因此在评价子宫内膜癌肌层是否受侵有重要诊断意义，而且用于子宫内膜癌的诊断，可以观察到肿瘤大小、侵犯深度、是否累及盆、腹腔淋巴结。对于评价子宫内膜癌分期极为重要。因此，MRI 的主要作用在于判断肿瘤分期以提示临床选择手术方案上。

(3) 三维多普勒(3-dimensional power doppler analysis，3D-PDA)：研究发现三维多普勒对围绝经期和绝经后妇女有出血的患者行子宫内膜癌和子宫内膜增生的筛查，其三围子宫内膜体积测量及 3D-PDA 分析是很好的预测子宫内膜癌和子宫内膜增生的诊断工具。

2. 激素水平测定　多项研究显示激素水平测定对于子宫内膜增生的发生及其高危因素有提示作用，但对于绝经后妇女，循环雌、雄激素水平增高并不是子宫内膜癌形成的必要条件。而激素水平测量则对子宫内膜增生诊断指导意义不大。

3. 细胞学检查 近年来，各种各样的内膜细胞学样本采集器用于临床进行子宫内膜增生及子宫内膜癌的早期筛查。如：内膜刷、Vabra 吸引器、Novak 刮匙取样器、Pipelle 薄塑料管装置等。这类内膜细胞学样本采集器的优势在于不必扩宫，操作过程快并疼痛轻，可用于门诊患者及大样本的筛查。由于直接取材子宫内膜，因此，内膜细胞学诊断的精确性优于阴道细胞学检查。文献报道采用宫颈细胞学相似的液基细胞学样本制备方法，对采用内膜刷收集内膜样本，其诊断子宫内膜癌和子宫内膜癌的敏感性为 95%，特异性为 66%。而经典的 Novak 刮匙取样器对子宫内膜癌的诊断准确率达 80%～90%，当有出血时，阴性取样不能用于排除诊断。

同时，限于内膜取材的较少组织量，而子宫内膜病变范围可能在整体宫腔内并不一致，因此，子宫内膜的细胞学检查不能替代子宫内膜活检的组织学诊断。

4. 组织病理学诊断

（1）子宫内膜诊刮术（dilatation and curettage，D&C）：因能取得组织标本进行组织病理学诊断，分段诊刮术（fractionated curettage）在没有宫腔镜之前是作为子宫内膜增生和子宫内膜癌的"金标准"。目前我国采用内膜细胞学检查的并不多，大多数临床仍采用 D&C 作为不规则出血的患者进行子宫内膜增生及子宫内膜癌筛查的主要手段。诊刮病理准确性文献报道为 82.2%～89.6%，其准确性与子宫内膜增生的严重程度相关。但 D&C 属创伤性检查，操作是盲刮宫腔，容易漏刮，尤其双侧宫角部位的病变容易漏诊，且对于宫颈内口紧的患者需要扩宫器扩张宫颈，患者有一定痛苦，尤其对于绝经后出血而子宫萎缩的患者，手术操作有一定难度，必要时需要在麻醉下进行，因此，近年来，有被宫腔镜取代之势。

（2）宫腔镜指导下子宫内膜活检（hysteroscopy and guided biopsy，H+B）：宫腔镜可直视下观察宫腔内膜，可看到宫腔内全貌，尤其双侧输卵管开口处，因此，理论上 H+B 优于 D&C。其对子宫内膜增生的诊断精确度较高，Flaiser 报道在 218 例子宫内膜增生的诊断中，87% 患者采用宫腔镜诊断。Bedner 和 Rzepka-Gorska 在异常围绝经期出血或超声发现异常 734 例患者中，采用 D&C 后对比 H+B，H+B 漏诊 4 例，而 D&C 漏诊 21 例，但仍有取样不足的问题，有 4 例宫腔镜和 23 例诊刮取样不足，病理组织样本不能作出诊断。同时，宫腔镜下可进行病灶清除，兼具子宫内膜增生的治疗作用，在 734 例患者中，292 例患者宫腔镜完全切除了病灶。因此，H+B 优于 D&C。

（二）鉴别诊断

1. 子宫内膜息肉 子宫内膜息肉属良性病变，多发生于生育年龄妇女，具体病因不详，但与雌激素刺激子宫内膜生长相关。临床可表现为不规则出血或排卵期出血，阴道 B 超下多表现为子宫内膜增厚或形成回声团，因此，应与子宫内膜增生相鉴别。临床鉴别并不难，采用 D&C 或 H+B 获得子宫内膜组织后行组织病理学检查可明确诊断。但应警惕二者并存的可能。有研究发现，有子宫内膜息肉合并

C 非典型增生或子宫内膜癌的 29 例患者中，在进一步切除子宫的标本中发现大约三分之二的子宫内膜增生位于息肉部位，而 90% 的子宫内膜癌发生在息肉部位。因此应重视子宫内膜息肉与子宫内膜增生及子宫内膜癌并存的可能。

2. 子宫内膜癌 子宫内膜增生作为子宫内膜癌的癌前病变，其高危因素和临床表现均相似，因此，对于有不规则出血的患者怀疑有子宫内膜增生的可能时一定要首先除外有子宫内膜癌的可能。而除外诊断亦以组织病理学为准。同时，子宫内膜增生尤其是非典型增生往往与子宫内膜癌并存，Dordevic 报道的在 135 例最初诊断为子宫内膜增生的患者中，其中单纯性增生 49 例，复杂性增生 14 例，单纯性增生伴非典型增生 24 例，复杂性增生伴非典型增生 48 例，有非典型增生的患者 27.8% 并存子宫内膜癌，其并存子宫内膜癌的可能性显著高于无非典型增生的子宫内膜增生患者。而单纯性增生并存子宫内膜癌可能性也显著低于复杂性增生。因此，临床确诊非典型增生时更应该警惕并存子宫内膜癌的可能。

三、治　疗

1. 期待疗法 子宫内膜增生患者如不伴有非典型增生，在长期的随访中，仅有不到 2% 的患者进展为癌，而大多数患者可自行退化。因此，有部分学者主张对于不伴有非典型增生的患者可采用期待疗法。但限于我国国内现状，许多患者不能做到严密随访，而且诊刮和宫腔镜检查仍存在取材不完全的可能，对于单纯性增生和复杂性增生患者，国内临床医师多主张积极药物治疗。

2. 药物治疗 根据子宫内膜增生的程度、患者年龄和对生育要求的不同，制订个体化治疗方案。

对于不伴非典型增生的患者，年轻患者（年龄<40 岁）可选用孕激素周期性治疗，疗程 3～6 个月，从月经来潮第 5 天开始用药，每月经周期用药 22 天，可再行分段诊刮或宫腔镜检查取内膜组织，评价治疗效果，如已经子宫内膜发生逆转后转为分泌相，对有生育要求者可促排卵治疗。对无生育要求者可继续严密观察。如治疗后仍未逆转，子宫内膜仍有增生，则再持续用药 3 个月，直到内膜完全逆转为分泌相。对于年龄较大患者（年龄>40 岁或围绝经妇女），可采用炔诺酮（妇康片，norgestrel）治疗，持续用药 3～6 个月，围绝经期患者，加用雄激素，能促使其内膜加速萎缩。

对伴有非典型增生的患者，无生育要求患者及年龄较大的非典型增生患者，应考虑手术治疗。年轻患者有生育要求的患者可选用大剂量孕激素治疗，疗程 3～6 个月，可选择持续用药，并再行分段诊刮或宫腔镜检查取内膜组织，评价治疗效果，如已经子宫内膜发生逆转，对有生育要求者可促排卵治疗。

但有研究显示孕激素治疗子宫内膜增生如达到稳固疗效，应持续用药不能少于 6 个月。

目前治疗子宫内膜增生可选择的药物有孕激素、芳香化酶抑制剂、LH-RH 类似物、SERMs 以及含复方 18 甲基炔诺酮类宫内节育器等。

（1）孕激素类：孕激素适用于治疗各类子宫内膜增生患者及高分化子宫内膜癌患者，疗效明显，研究发现孕激素

治疗后的内膜腺体和间质比率降低,结构异常如背靠背和腺体融合也减轻,细胞异形性可消失,胞浆改变出现黏液分泌。并且孕激素治疗的患者耐受性良好,因此临床上较常用,副作用包括体重增加和肝功异常及血栓类疾病。目前国内常用的有醋酸甲羟孕酮(medroxy progesterone acetate,MPA)、地屈孕酮(dydrogesterone)、醋酸甲羟孕酮(megestrol acetate)及炔诺酮(anorethisterone)等。

MPA:又名安宫黄体酮。为口服用药,小剂量的为2mg一片,可用于SH患者,可10~12mg/d,连用21天,停药后,待撤退出血第5天又开始服第二疗程,连用3~6个疗程。大剂量口服的MPA为250mg一片,日剂量可采用250~500mg,多用于治疗高分化子宫内膜癌和非典型增生。日本多中心研究的年轻妇女(<40岁)采用MPA治疗的28例ⅠA期子宫内膜癌和17例非典型增生的患者中,给予MPA 600mg加用低剂量阿司匹林,治疗持续26周,在8周和16周进行评估,55%的子宫内膜癌和82%的非典型增生获得病理完全缓解,在3年的随访中,12例妊娠获得7例正常分娩,30例随访的患者中14例复发,复发率(47%),复发在7~36个月之间。

甲地孕酮:小剂量的为1mg/片,口服,日剂量可用5~8mg。

地屈孕酮,10mg/片,口服用药,日剂量可用10~20mg。

避孕药:去氧孕烯(马富隆,短效口服避孕药,每片含30μg炔雌醇和150μg地索高诺酮),1片/日,连服21天。停药后,待撤退出血第5天又开始第二疗程,优点是可长期用药。

促性腺激素释放激素类似物:促性腺激素释放激素类似物(gonadotropin-releasing hormone analogs,GnRHa)能够刺激垂体产生促性腺激素(卵泡刺激素,FSH和黄体生成素,LH)。这些促性腺激素的主要靶器官是性腺,在女性中LH刺激卵巢分泌雌激素。能够通过结合垂体细胞膜上的LHRH受体,而模拟天然LHRH的功能。在与受体结合后,LH水平初期升高,然后结合的激动剂受体复合物进入垂体细胞内,从而长期抑制LH,进而抑制卵巢雌激素到绝经后水平,最终达到可逆转的药物去势,因此可用来治疗子宫内膜增生患者。但此类药物费用昂贵,且长期应用有雌激素撤退症状,如闭经、潮热、阴道干燥等,因此不适用于年轻患者。国内临床上常用的有:戈舍瑞林(3.6mg,皮下注射,每月一次)、曲普瑞林(3.75mg,肌注,每月一次)以及亮丙瑞林(3.75mg,肌注,每月一次)等,短期应用耐受性一般良好,副作用较少。

(2)芳香化酶抑制剂:芳香化酶负责将雄激素转化成雌激素。在绝经前妇女中,卵巢是雌激素合成的主要器官,该过程受垂体下丘脑轴的控制。在绝经后妇女中,卵巢不再有功能,雌激素的主要合成途径是通过对脂肪组织、肌肉、肝脏和皮肤的内源性雄激素进行芳香化酶转化而来,是一种细胞色素P450同工酶。芳香化酶抑制剂(aromatase inhibitors,AIs)与这种酶结合,抑制其活性,因此阻断了雌激素合成,血循环中的雌激素水平大幅度下降。AIs最早是用于乳腺癌中替代TAM治疗,文献报道采用芳香化酶抑制剂替代TAM治疗可逆转TAM导致的子宫内膜增厚。

安鲁米特是在20世纪80年代获得批准的第一代AI。但由于其选择性差、副作用大而使用受限。新一代强力高选择性的AI分为两类。一类是非甾体型三唑类化合物,通过可逆性结合芳香化酶而产生竞争性抑制作用(如阿那曲唑和来曲唑),现已广泛用于治疗绝经后妇女晚期乳腺癌;另一类是甾体类雄激素底物类似物,能与酶产生不可逆作用(如依西美坦)。

阿那曲唑(anastrozole),为绝经后乳腺癌一线辅助治疗化疗药,可能对内膜有保护作用。有报道对一例患有S非典型增生的乳腺癌患者采用阿那曲唑(anastrozole)治疗,其子宫内膜增生亦获得缓解。

来曲唑(letrozole)治疗乳腺癌,应用前评估内膜,经历了12个月后,行宫腔镜检查,发现AI不增加内膜厚度,并对TAM引起的内膜增厚可逆转。也有研究采用来曲唑每天2.5mg,连续3个月治疗子宫内膜增生,但远期疗效尚在进一步观察中。

(3)左旋18甲基炔诺酮宫内节育器:含有左旋18甲基炔诺酮宫内节育器(levonorgestrel-releasing intrauterine system,LNG-IUS)每天释放20μg的LNG,可用于子宫内膜增生的治疗。因应用方便,患者依从性较好。对比MPA治疗,在258例子宫内膜增生的应用56~108个月的治疗随访中,LNG-IUS优于口服MPA治疗和期待疗法。对于不伴非典型增生的患者,应用LNG-IUS在围绝经期和绝经后子宫内膜增生患者,随访2年发现,所有妇女都达到子宫内膜萎缩。而用于非典型增生患者也有长期随访(14~90个月)的报道,8例非典型增生患者中大部分获得缓解,只有1例在3年的随访中残存局灶非典型增生。采用2例LNG-IUS也可用于有生育要求的患者,有报道一例非典型增生患者采用LNG-IUS治疗6个月后,病理提示为分泌期内膜,在其后的辅助生育技术支持下成功妊娠并分娩健康婴儿的报道。但也有报道LNG-IUS治疗后疾病进展的报道,在105例子宫内膜增生在长期的随访中,每3~6个月随访一次,2年后90%(94/105)的患者达到内膜退化,其中96%(90/94)患者1年内就退化了。不伴非典型增生的92%退化,有非典型增生的患者67%(6/9)退化。1例发展为子宫内膜癌。一例非典型增生的不孕妇女采用LNG-IUS治疗6个月,随访中B超发现子宫内膜增厚,内膜活检揭示进展为癌。因此有学者不推荐其用于治疗非典型增生。

(4)降糖药:胰岛素耐受可能在PCOS患者中发生C非典型增生起一定作用,对于孕激素耐受的患者可考虑应用二甲双胍治疗。有报道显示2例C非典型增生患者伴发PCOS对高剂量孕激素治疗无反应,患者均为肥胖、胰岛素耐受患者,采用二甲双胍和口服避孕药治疗3个月后,内膜诊刮提示为增生期子宫内膜。

3. 手术治疗　鉴于非典型增生的癌变倾向,临床工作者多主张对有非典型增生的患者行子宫切除术,对不伴非典型增生的患者可行孕激素等药物治疗,但研究发现药物治疗终止后仍有30%的复发率,而且有12%~53%的患者对孕激素无效。对于这些患者,如无生育要求,则可行手术治疗。手术治疗包括:子宫内膜去除术和全子宫切除术。

子宫内膜去除术(endometrial ablation,EA):适用于无

生育要求的妇女,当药物治疗无效时,切除或物理治疗方法去除子宫内膜功能层和基底层,可达到治疗内膜病变的目的。子宫内膜去除术适用于不伴有非典型增生、无生育要求且药物治疗无效或不能耐受药物治疗的子宫内膜增生患者,手术之前应排除 EA 的可能。

热球子宫膜去除术(thermal balloon endometrial ablation,TBEA),是第二代的内膜去除术,最早见于 1994 年的报道。TBEA 是微创非宫腔镜技术,其治疗原理是通过加热的介质膨胀放入宫腔的球囊,使之与子宫内膜接触,结合热及压力的作用使子宫内膜组织凝固、坏死、剥脱、纤维化,从而破坏子宫内膜和部分肌层,达到内膜去除的效果,适用于无生育要求的妇女。

热球用于治疗子宫内膜增生的报道较少,多主张治疗对于孕激素治疗无效或治疗后复发的不伴非典型增生的子宫内膜增生患者。Jarvela 对 34 例患者进行治疗,17 例采用热球治疗,17 例应用孕激素治疗,4 例经热球治疗后的患者在术后 6~12 个月仍有子宫内膜增生存在,而采用孕激素治疗则有 6 例患者仍有子宫内膜增生存在,说明热球治疗效果等同于传统孕激素治疗。然而,有个案报道一例妇女因不能耐受子宫全切术而采用热球治疗复杂增生伴非典增生,其后一般情况纠正后行全子宫切除术,病理未见增生及癌。

全子宫切除术:目前除有生育要求的患者,对于合并非典型增生的子宫内膜增生患者国内学者多主张积极手术治疗。即使对于有生育要求的患者,在采用药物治疗之前也应慎重评估。有文献报道一例 36 岁非典型增生未生育妇女,采用醋酸甲地孕酮每天 160mg 连续治疗 6 个月,治疗失败并疾病进展,经历了 18 个月的辅助生育治疗后,腹腔镜发现中分化子宫内膜癌,并宫腔外转移,因此,对于复杂性增生伴非典型增生的患者,应慎重选择药物治疗,并应严密随访。

同时,以上所述的药物治疗,尤其是甾体类药物,可导致明显体重增加和液体潴留,很多患者难以接受。并且如体内高雌激素状态无缓解的情况下,子宫内膜增生存在一定的复发率,且伴有非典型增生的患者对比不合并非典型增生的患者其复发率要高,因此,在无生育要求的患者中有非典型增生,或孕激素治疗后复发的患者,围绝经期和绝经后妇女,或不能耐受激素治疗的副作用的患者可采用经腹部或阴道的子宫全切术。

虽然最佳的治疗子宫内膜增生的方法目前仍有争议,但公认的是子宫全切是治疗年龄大的子宫内膜增生妇女最为有效的方法,而年轻妇女在严密监测下采用保守治疗是可接受的。

四、预　后

子宫内膜增生虽具有一定的癌变倾向,属于癌前病变,但是可治愈的。研究发现 80% 的 Ⅰ 型子宫内膜癌与子宫内膜增生明确相关,存在非典型细胞决定其肿瘤源性。因此,是否有非典型增生决定其治疗的积极性。

子宫内膜增生患者如不予治疗,到底有多少进展为子宫内膜癌的各家报道不一。单纯性增生是最常见的子宫内膜增生类型,文献报道进展为子宫内膜癌的危险性很低,大约为 1%。复杂性增生则通常为灶状,如不伴有非典型增生,进展为子宫内膜癌的危险性仅为 3%。鉴于以上所述的子宫内膜增生病理诊断一致性的问题,也有部分学者主张将子宫内膜增生简单地分为良性的子宫内膜增生(即包括无非典型增生的子宫内膜增生)和子宫内膜上皮内新生物(endometrial intraepithelial neoplasia,EIN)(包括有非典型增生的子宫内膜增生),而研究发现诊断为 EIN 其子宫内膜癌的危险性为良性子宫内膜增生的 45 倍。进一步提示非典型增生为最重要的影响预后的因素。这一结论也在众多的研究中得到证实。

Kurman 的研究为现在采用的分类方法奠定了基础,其对子宫内膜增生并未予治疗的患者的长期观察中发现,如不予治疗,子宫内膜增生不伴有非典型增生的患者随访超过 15 年发现 1%~2% 的患者进展为癌,大约 80% 自行退化,在不伴有非典型增生的患者中,即使为复杂性增生,如不予治疗随访 13 年,83% 逆转,只有 3% 进展为癌。但伴有子宫细胞异形性的子宫内膜增生患者 23% 会进展为癌。在单纯性增生合并非典型增生患者中,8% 进展为癌,复杂性增生伴有非典型增生则 29% 进展为癌。因此,有学者主张子宫内膜增生不伴有非典型增生的病变不列为癌前病变。而仅将伴有非典型增生的增生列为癌前病变。

(王建六　魏丽惠)

参 考 文 献

1. Bedner R,Rzepka-Gorska I. Hysteroscopy with directed biopsy versus dilatation and curettage for the diagnosis of endometrial hyperplasia and cancer in perimenopausal women. Eur J Gynaecol Oncol,2007,28(5):400-402

2. Bongers MY. Second-generation endometrial ablation treatment:Novasure. Best Pract Res Clin Obstet Gynaecol,2007,

3. Cymbaluk A,Chudecka-Glaz A,et al. Leptin levels in serum depending on Body Mass Index in patients with endometrial hyperplasia and cancer. Eur J Obstet Gynecol Reprod Biol,2008,136(1):74-77

4. Edris F,Vilos GA,et al. Resectoscopic surgery may be an alternative to hysterectomy in high-risk women with atypical endometrial hyperplasia. J Minim Invasive Gynecol,2007,14(1):68-73

5. Garuti G,Cellani F,et al. Prospective endometrial assessment of breast cancer patients treated with third generation aromatase inhibitors. Gynecol Oncol,2006,103(2):599-603

6. Garuti G,Cellani F,et al. Histopathologic behavior of endometrial hyperplasia during tamoxifen therapy for breast cancer. Gynecol Oncol,2006,101(2):269-273

7. Kipp BR,MedeirosF,et al. Direct uterine sampling with the Tao brush sampler using a liquid-based preparation method for the detection of endometrial cancer and atypical hyperplasia:a feasibility study. Cancer,2008,114(4):228-235

8. Kresowik J,Ryan GL,et al. Progression of atypical endometrial hyperplasia to adenocarcinoma despite intrauterine progesterone treatment with the levonorgestrel-releasing intrauterine system. Obstet Gynecol,2008,111(2 Pt 2):547-549

9. LaceyJ V,Jr,OBIoffe,et al. Endometrial carcinoma risk among women diagnosed with endometrial hyperplasia:the 34-year expe-

rience in a large health plan. Br J Cancer,2008,98(1):45-53

10. Lai CH,Huang HJ. The role of hormones for the treatment of endometrial hyperplasia and endometrial cancer. Curr Opin Obstet Gynecol,2006,18(1):29-34

11. Leslie KK,Walter SA,et al. Effect of tamoxifen on endometrial histology,hormone receptors,and cervical cytology:a prospective study with follow-up. Appl Immunohistochem Mol Morphol,2007,15(3):284-293

12. LiH Z,Chen XN,et al. Letrozole as primary therapy for endometrial hyperplasia in young women. Int J Gynaecol Obstet,2008,100(1):10-12

13. Linkov F,dwards RE,et al. Endometrial hyperplasia,endometrial cancer and prevention:Gaps in existing research of modifiable risk factors. Eur J Cancer,2008,44(12):1632-1644

14. Mittal K,DaCosta D. Endometrial hyperplasia and carcinoma in endometrial polyps:clinicopathologic and follow-up findings. Int J Gynecol Pathol,2008,27(1):45-48

15. Munro MG. Endometrial ablation:where have we been? Where are we going? Clin Obstet Gynecol,2006,49(4):736-766

16. Mutter GL,Zaino RJ,et al. Benign endometrial hyperplasia sequence and endometrial intraepithelial neoplasia. Int J Gynecol Pathol,2007,26(2):103-114

17. Navaratnarajah R,Pillay OC,et al. Polycystic ovary syndrome and endometrial cancer. Semin Reprod Med,2008,26(1):62-71

18. Odeh M,Vainerovsky I,et al. Three-dimensional endometrial volume and 3-dimensional power Doppler analysis in predicting endometrial carcinoma and hyperplasia. Gynecol Oncol,2007,106(2):348-353

19. Orbo A,Arnes M,et al. Treatment results of endometrial hyperplasia after prospective D-score classification A follow-up study comparing effect of LNG-IUD and oral progestins versus observation only. Gynecol Oncol,2008

20. Park BK,Kim B,et al. Differentiation of the various lesions causing an abnormality of the endometrial cavity using MR imaging:emphasis on enhancement patterns on dynamic studies and late contrast-enhanced T1-weighted images. Eur Radiol,2006,16(7):1591-1598

21. Sharp HT. Assessment of new technology in the treatment of idiopathic menorrhagia and uterine leiomyomata. Obstet Gynecol,2006,108(4):990-1003

22. Stilwill SE,Cooper BC. Resolution of endometrial hyperplasia with adjuvant anastrozole treatment in postmenopausal breast cancer:a case report. J Reprod Med,2007,52(10):979-980

23. Ushijima K,Yahata H,et al. Multicenter phase II study of fertility-sparing treatment with medroxyprogesterone acetate for endometrial carcinoma and atypical hyperplasia in young women. J Clin Oncol,2007,25(19):2798-2803

24. Varma R,Soneja H,et al. The effectiveness of a levonorgestrel-releasing intrauterine system (LNG-IUS) in the treatment of endometrial hyperplasia-A long-term follow-up study. Eur J Obstet Gynecol Reprod Biol,2008,139(2):169-175

25. Viola AS,Gouveia D,et al. Prevalence of endometrial cancer and hyperplasia in non-symptomatic overweight and obese women. Aust N Z J Obstet Gynaecol,2008,48(2):207-213

26. Wheeler DT,Ebristow R,et al. Histologic alterations in endometrial hyperplasia and well-differentiated carcinoma treated with progestins. Am J Surg Pathol,2007,31(7):988-998

27. Wildemeersch D,Janssens D,et al. Management of patients with non-atypical and atypical endometrial hyperplasia with a levonorgestrel-releasing intrauterine system:long-term follow-up. Maturitas,2007,57(2):210-213

第四节 子宫内膜癌

一、概　述

子宫内膜癌(endometrial carcinoma)又称子宫体癌(carcinoma of uterine corpus),是指原发于子宫内膜的一组上皮性恶性肿瘤,其中多数为起源于内膜腺体的腺癌,称子宫内膜腺癌(adenocarcinoma of endometrium)或子宫内膜样腺癌(endometrioid adenocarcinoma)。

子宫内膜癌为女性生殖道常见三大恶性肿瘤之一,约占女性总癌瘤7%,占女性生殖道恶性肿瘤20%~30%。多见于老年妇女,多数患者诊断时病变尚局限于子宫,故预后较好。近20多年由于手术-病理分期在世界范围内广泛应用,选择适宜的术后辅助治疗,其5年总存活率已由67%上升为77.6%;Ⅰ期5年存活率由70%~76%提高到88%。

近20多年来在世界范围内子宫内膜癌发病率有上升趋势,其发病率高低有种族、地域性差异,以北美、北欧地区发病率最高,亚洲日本、印度等国发病率较低。在某些欧美国家子宫内膜癌发病率已居女性生殖道恶性肿瘤首位,根据美国癌症协会(American Cancer Society,ACS)报道,1999年美国子宫内膜癌新增加病例为37 000例,因内膜癌死亡6400例;2000年新增36 000例,高于同期卵巢癌及宫颈癌,居女性生殖道恶性肿瘤首位,居女性全身恶性肿瘤的第四位。近30多年来发病率增加,年均死亡人数从1990年4000人增加到2000年6500人。发达国家由于对子宫颈癌筛查,使得子宫颈癌死亡率明显下降(50%),子宫内膜癌与卵巢癌成为女性生殖道恶性肿瘤前2位。子宫内膜癌在40岁以下妇女中发病数由2/10万上升至40~50/10万。

国内外子宫内膜癌的发病率及其与宫颈癌的收治比例也有明显增加趋势。由于子宫颈病变的早期治疗,子宫颈癌发病率有明显下降,内膜癌与子宫颈癌的发病比例已由50年代的1:5~10,变为1:3或1:1.1~1.5。国内尚缺乏大范围确切的流行病学调查资料,但从有关对子宫内膜癌与子宫颈癌收治比率的变化可以反映出内膜癌发病率上升,与世界其他国家相近。上海医科大学妇产科医院报道从1952~1984年间,收治子宫内膜癌病例数由0.6%上升为1.2%;中国肿瘤医院1985~1991年间内膜癌与宫颈癌收治比为1:44,1:18.5;华西医科大学报道1955~1991年间三阶段中内膜癌与宫颈癌的收治比分别为1:18,1:6.1,1:1.6。子宫内膜癌发病率增高,可能与以下因素相关:

1. 人类寿命延长,使高龄妇女增多及内膜癌高发年龄人群量增大,肥胖妇女人数增加亦为内膜癌发病率增加原因。

2. 近年来子宫颈癌筛查工作广泛的开展,世界范围内宫颈癌癌前病变得以早期诊治,浸润癌发病率有所下降,子宫内膜癌病例数相对增加。

3. 外源性雌激素的广泛应用,特别是无孕激素拮抗单纯的刺激素补充疗法(unopposed estrogen replacement therapy)使用,使子宫内膜增生,非典型增生致使癌变。

4. 医疗保健知识普及及诊断技术的进步,使内膜癌能早期发现、确诊。

5. 病理诊断标准不够统一和明确,以致诊断的困难,如:重度不典型增生与原位癌和高分化腺癌,在病理诊断界限可能出现困难或混淆等。

子宫内膜癌病死率占女性全身肿瘤3%,居第6位。发病率自1976~1986年上升为116/10万后,近20年间仍居高不下,而病死率却有显著升高。1987~2006年间,美国年新增病例由35 000上升到41 000,而死亡病例由2900例上升到7350例,死亡例数增加153%。死亡率升高可能与人类寿命延长高龄患者增多,内科合并症及肥胖患者增多,恶性程度高、癌变类型增多,或就诊时为晚期,或未能接受适宜的相关诊治等有关。发病的高龄年龄组为50~60岁,中位年龄数为61岁。70%为绝经后妇女,20%病例诊断时为绝经前妇女,40岁以下内膜癌约占5%。国内吕等报道1299例手术治疗子宫内膜癌临床病理资料对不同时段进行对比分析,自1989~1995年,1996~2003年,2004~2007年三时段年均手术治疗例数为41、62、146例,逐年上升,<45岁者占比例为5.5%、14.4%及18.6%,呈上升趋势($P<0.05$),特殊病理类型(Ⅱ型)占比例0.3%、7.6%及13.5%,显著上升。

子宫内膜癌可分为Ⅲ种类型,Ⅰ型:占70%,为与雌激素增高相关或雌激素依赖型(estrogendependent or E. related type)常见于年轻、肥胖或为绝经后妇女,发病与雌激素相关。其病理类型为子宫内膜样腺癌(endometrioid adenocarcinoma),多为高分化,其癌前病变为子宫膜不典型增生,预后好。Ⅱ型子宫内膜癌(estrogen independent type),其病理类型为子宫浆液性腺癌、透明细胞(serous clear celladenocarcinoma)、未分化癌及内膜癌中特殊类病例类型,其发病与雌激素无关,多由基因突变所致,约占10%。其中癌肉瘤属化生性癌瘤,恶性程度高,预后差。Ⅲ型为与遗传性或基因疾病,其发生与家族遗传性相关,约占子宫内膜癌的10%,其中5%为Lynch Ⅱ综合征患者,即遗传性非息肉样直肠结肠病综合征(hereditery nonpolyosiscolorectal cancer, HNPCC)患者。可为任何病理类型和级别,其中35%为晚期或低分化癌瘤。HNPCC患者为内膜癌的高危人群,可行基因检测(*PMS2*,*MLH1*,*MSH2*,*PMS1*等)诊断,应为监测对象。近年来对此三类型内膜癌的临床及基础研究均有较大的进展,并为研究和开发新的肿瘤标记物和靶向治疗奠定了基础并正在探索。如Ⅰ型的内膜癌中 *PTEN* 缺失或突变率高,Ⅱ型中子宫内膜癌中 *p53* 突变率高 *HER-2* 癌基因度表达等研究。

手术治疗是子宫内膜癌治疗的重要治疗方法之一,自1988年FIGO实行手术分期以来,目前手术治疗已成为对内膜癌的主要治疗手段。手术分期有助于准确判断癌变范围及预后,决定术后辅助治疗的选用。盆腔淋巴结及腹主动脉旁淋巴结切除是子宫内膜癌分期手术中的重要组成部分。淋巴结有无转移是决定术后是否采用辅助放疗的重要依据。

放疗仍为子宫内膜癌主要的治疗方法之一,术后放疗的主要争议是对手术分期确定病变局限于子宫时(Ⅰ、Ⅱ期),若无复发高危因素(低危组)可不行术后放疗;若有复发高危因素(中危组)术后不行外照射,可仅行阴道腔内照射后,其预后均好。因中危组中复发者均为Ⅰc,G3,70%以上为阴道穹隆复发,故术后多采用阴道腔内照射,避免了外照射所致并发症。在子宫内膜化疗方面已有较大的进展,化疗已成为局部晚期或有远处转移子宫内膜癌重要(标准)治疗方法。在对Ⅲ、Ⅳ期任何组织学类型内膜癌前瞻性研究中比较全腹照射(WAR)和AP方案7疗程化疗疗效,化疗组5年生存率较放疗组高13%(55%:42%,$P=0.004$)。内膜癌对现代化疗方案敏感性较高,化疗中最有效药物为铂类,常用化疗方案为AP,TP方案。对早期高危患者化疗研究已引起关注;在对高危类型,晚期子宫内膜癌治疗方面比较放化疗是否优于单独放疗方面已有报道。激素治疗中以孕激素治疗为主,有毒性低的优点,多用于Ⅳ期、高龄、放疗后复发,或因血液毒性原因不能接受化疗等患者,但有效率仅20%左右。近年来雌激素受体抑制剂及芳香化酶抑制剂等药物也应用于晚期或复发性子宫内膜癌患者治疗。

年轻早期子宫内膜癌患者在保留卵巢和雌激素补充治疗方面亦有较大进展:内膜癌中5%患者为40岁以下,近年来年轻患者有增多趋势,对这组年轻早期内膜癌患者保留卵巢,或术后雌激素补充治疗为临床处理应予考虑的问题,年轻内膜癌患者保留卵巢是有一定风险的。手术分期确定为Ⅰa期G1,G2,无遗传性高危因素者;有条件密切随访者,和愿意保留卵巢承担风险者方可行卵巢保留,即仅可对严格选择病例保留卵巢。

在对年轻早期子宫内膜癌患者保留生育功能方面,近年来亦进行了较多的研究和探索,目前均为选择性病例;应用高效孕激素治疗已有210余例成功报道,有效率为77%。尚无统一的纳入或排除标准,多数作者选择为子宫内膜样癌Ⅰa,G1,G2,无肌层受累,患者年龄<40岁,无家族癌瘤史(乳癌、卵巢癌等),无不孕疾患,强烈要求保留生育功能者。由于非手术治疗期间可能有癌变进展等风险,应密切随访,定期诊刮。完成生育后仍以切除癌变子宫为好。

内膜癌中多数为子宫内膜样癌,术前充分评估,制定适宜手术分期治疗,根据复发高危因素选用术后辅助治疗。对Ⅱ型子宫内膜癌及癌肉瘤等恶性内膜癌应按特殊病理类型采用手术及放化疗治疗。对内膜癌发病机制、基因和分子病理学方面研究的进展,使寻求新的内膜癌肿瘤标志物和内膜癌靶向治疗药物研究成为可能。对高危、晚期内膜癌、复发癌的化疗放疗,联合治疗的多中心临床研究亦在进行中。子宫内膜癌是常见的妇科病症,内膜癌与肥胖一样已成为影响公众健康的疾病;世界范围内妇科肿瘤医师们将为内膜癌预防、早期发现、适宜手术治疗和辅助治疗进行总结研究,为提高疗效,降低内膜癌患者死亡率而共同不懈努力。

(彭芝兰)

二、子宫内膜癌病理(Ⅰ型、Ⅱ型)

见本篇第二章病理部分。

三、发病相关因素

子宫内膜癌的病因尚未完全清楚。一般认为子宫内膜癌分为两种类型即雌激素依赖性子宫内膜癌(Ⅰ型)及雌激素非依赖性子宫内膜癌(Ⅱ型)。Ⅰ型主要与缺乏孕激素拮抗的长期雌激素刺激有关,包括内源性及外源性雌激素作用。分子生物学方面的研究显示此型子宫内膜癌与 PTEN、K-ras 等基因突变有关。Ⅱ型子宫内膜癌与雌激素刺激无关,多与 p53 等基因突变有关。两种类型的分型最早于1983年由病理学家 Bokhman 提出,他对366例子宫内膜癌患者进行前瞻性研究,根据临床及病理学特点,首先提出子宫内膜癌分为Ⅰ型、Ⅱ型两种类型。Ⅰ型子宫内膜癌约占75%~85%,患者肥胖,发病年龄较Ⅱ型患者年轻。往往合并高雌激素、糖尿病、高血压等代谢紊乱症状,可同时伴发出现子宫肌瘤或子宫腺肌症。癌多由子宫内膜不典型增生进展而来,病理学类型主要为中、高分化的子宫内膜样腺癌,大多有雌激素受体及孕激素受体表达,对孕激素敏感,预后较好。Ⅱ型子宫内膜癌约占10%,患者往往无肥胖,发病年龄较Ⅰ型晚,癌与子宫内膜增生无关,多来源于萎缩子宫内膜,肿瘤进展较Ⅰ型快,病理类型多为浆液性癌、癌肉瘤及未分化癌等特殊病理类型,分化差,癌细胞雌激素受体、孕激素受体不表达或仅有弱表达,对孕激素治疗不敏感,预后差。这一分型目前已被广泛接受。但有些内膜癌在归类于Ⅰ型还是Ⅱ型子宫内膜癌上尚存在困扰,其一是伴有肥胖、高血压等Ⅰ型子宫内膜癌所特有的高危因素的透明细胞癌患者是否归类于Ⅰ型;其二是无高血压、肥胖、糖尿病等常见雌激素高危因素的低分化子宫内膜样腺癌是否归类于Ⅱ型,目前均尚无定论,需要进一步深入研究。将来分子生物学的分型可能会解决这个问题。

还有5%~10%的子宫内膜癌其发生与遗传因素相关,属于遗传性非息肉性结直肠综合征(hereditary nonpolyposis colorectal carcinoma,HNPCC)最常见的肠外表现。由于 HNPCC 家族女性成员患子宫内膜癌的风险高达50%,故 HNPCC 相关子宫内膜癌病因学研究也已经备受关注。认为此型主要由 DNA 错配修复基因(DNA mismatch repair gene,MMR)突变引起。

不同类型的子宫内膜癌发病机制不同,其相关发病相关因素及机制分述如下:

(一)Ⅰ型子宫内膜癌发病相关因素

1. 无排卵 主要见于无排卵性功能失调性子宫出血、多囊卵巢综合征(PCOS)。因排卵障碍子宫内膜长期受雌激素刺激而无孕激素拮抗所致。长期无排卵所致的子宫内膜癌一般为子宫内膜样腺癌,故目前对于年轻Ⅰa期、高分化子宫内膜样腺癌、PR 阳性、迫切要求保留生育功能的患者,予以高效孕激素保守治疗,不仅子宫内膜转复正常,经促排卵等助孕治疗后成功妊娠的报道日渐增多,这从另一个侧面反映出雌、孕激素相辅相承共同维持子宫内膜周期性变化的重要性,一旦出现雌激素绝对或相对增多、孕激素绝对或相对缺乏都会使内膜稳态失调,缺乏正常周期性变化,继而发生病变。

2. 月经生育因素 初潮年龄小、绝经延迟、不孕、不育或少育均增加 EC 风险,这与子宫内膜累积的高雌激素和低孕激素暴露有关。研究证实≥15岁较≤12岁初潮者 EC 风险降低,≥55岁较≤50岁绝经者 EC 风险增加。很多研究已经证实不孕患者子宫内膜癌风险明显增加,不孕使子宫内膜癌风险增加4.8倍,其中慢性无排卵性不孕使内膜癌风险增加10.3倍。此外,未产妇女发生子宫内膜癌的风险增加2~3倍,随着产次的增加发生子宫内膜癌的风险有所下降。初产年龄对子宫内膜癌发病的影响还存在争议,但末次生产年龄晚是独立的 EC 保护因素已为大规模流行病学研究证实,而且,这种保护作用对两型 EC 患者都存在,末次生产年龄≥40岁较≤25岁者 EC 风险降低44%,末次生产年龄每推迟5年,EC 风险降低大约13%。

3. 多囊卵巢综合征(polycystic ovary syndrome,PCOS) PCOS 和子宫内膜癌发病的相关性目前尚缺乏大规模前瞻性队列研究数据。流行病学及横断面研究证实 PCOS 患者中 EC 发生率高达37%;在40岁以下的内膜癌患者中,大约19%~25%患有 PCOS;PCOS 患者发生 EC 的风险较非 PCOS 者增加3~4倍。这可能与 PCOS 患者内分泌、代谢紊乱有关,PCOS 多存在排卵障碍、肥胖、胰岛素抵抗和高雄激素血症,无孕酮拮抗的雌激素、高雄激素血症、继发于胰岛素抵抗的高胰岛素血症、肥胖及脂肪因子交叉协同作用,致使子宫内膜发生不典型增生甚至癌变。

4. 糖尿病、高血压 众多流行病学研究均支持糖尿病是子宫内膜癌的独立危险因素。糖尿病患者发生子宫内膜癌的风险较非糖尿病人群增加2~4倍。糖尿病患者发生子宫内膜癌的前瞻性队列研究主要有2项。Lindemann 等人自1984~1986年间开始,对挪威36 761名女性进行研究,追踪至2002年12月,平均随诊15.7年,共222名女性发生子宫内膜癌。糖尿病患者1010人中19人发生子宫内膜癌,发生率为1.88%;非糖尿病患者35 751人中203人发生子宫内膜癌,发生率为0.57%;糖尿病患者发生子宫内膜癌的风险是非糖尿病患者的3倍(RR 3.13,95% CI 1.92~5.11)。Friberg 等人自1987~1990年间开始对瑞典36 773名女性平均随诊7年,有225人发生子宫内膜癌。其中糖尿病人群1628人,22人发生子宫内膜癌;非糖尿病有35 145人,203人发生子宫内膜癌。糖尿病人群发生子宫内膜癌的风险是非糖尿病人群的2倍(RR 1.94,95% CI 1.23~3.08);肥胖人群中患糖尿病者患癌风险是非糖尿病者的3倍;肥胖且患糖尿病人群的患癌风险是非肥胖且非糖尿病人群的6倍;肥胖、患糖尿病且缺乏运动者患癌风险是非肥胖未患糖尿病且积极锻炼人群的10倍;糖尿病患者中积极锻炼人群患癌风险并不增加。这个结果提示糖尿病是子宫内膜癌发病的独立因素;糖尿病、肥胖具有协同效应。

国内外许多病例-对照研究表明,高血压是与子宫内膜癌发生相关的危险因素,但仍需进一步的证据加以证实。天津医科大学总医院自2008~2011年收治的191例子宫内膜癌患者中40.8%伴发高血压。Furberg等人自1974~1981年间开始对24 460名女性进行平均15.7年的随访,结果有130人发生子宫内膜癌。此队列研究结果显示:肥胖(BMI≥30kg/m²)人群发生子宫内膜癌的风险是非肥胖人群的2.6倍。在肥胖人群中,高血压女性(BP≥140/90mmHg)患子宫内膜癌的风险是非高血压者(BP≤140/90mmHg)的3.5倍。

5. 肥胖 肥胖一直被认为是子宫内膜癌的高危因素。30%的子宫内膜癌患者合并肥胖,肥胖者患子宫内膜癌的发病风险增加2~3倍,且肥胖尤其是中心型肥胖与子宫内膜癌的不良预后相关。BMI反映机体的肥胖程度,具体计算方法是以体重(千克,kg)除以身高(米,m)的平方,即BMI=体重/身高²(kg/m²)。国际上通常用世界卫生组织(WHO)制定的体质指数界限值,即体质指数在25.0~29.9为超重,大于等于30为肥胖。中国人的BMI标准,BMI值"24"为中国成人超重的界限,BMI"28"为肥胖的界限;女性腰围≥80cm为腹部脂肪蓄积的界限。Lindemannk等对36 716名女性平均随访15.7年,有222人发生子宫内膜癌。人群中体质指数(body mass index,BMI)者246人,占人群的0.7%;其中9人发生子宫内膜癌,占发生子宫内膜癌患者的4.1%;患癌风险是BMI范围在20~24kg/m²人群的6倍(RR=6.36,95% CI 3.08~13.16)。Furberg等人对24 460名女性平均随访15.7年,有130人发现子宫内膜癌。人群中BMI≥30kg/m²者发生子宫内膜癌的风险是BMI<25kg/m²者的2.6倍。天津医科大学总医院在2008~2011年住院并手术治疗的191例患者中BMI≥28kg/m²者占40.5%。

肥胖、糖尿病、高血压被称为子宫内膜癌"三联症"。以往认为肥胖者皮下及腹部脂肪堆积,雄烯二酮可在脂肪组织内经芳香化酶作用下转化为雌酮,雌酮是绝经后妇女雌激素主要来源,使绝经后妇女子宫内膜发生恶性转化。绝经前肥胖患者往往伴有黄体期孕激素分泌不足,或伴有月经失调甚至闭经,绝经后肥胖患者脂肪组织多,其腺外转化作用强,故子宫内膜长期受到缺乏孕激素拮抗的雌激素作用,进而增加了患子宫内膜癌的风险。而肥胖、糖尿病和高血压可能都是下丘脑-垂体-肾上腺功能失调或代谢异常引起的代谢综合征的表现。垂体功能异常,其促性腺功能也可能不正常,故卵巢无排卵功能,无孕激素分泌,使得子宫内膜受到雌激素的持续刺激。目前对肥胖、糖尿病、高血压在子宫内膜癌发病机制方面有了进一步认识,主要是胰岛素抵抗及脂肪细胞内分泌系统对子宫内膜癌发生的意义。

肥胖、糖尿病、高血压都是代谢综合征的重要症状。代谢综合征的核心是中心型肥胖,病理生理学基础是胰岛素抵抗。流行病学显示子宫内膜癌患者的血清胰岛素水平高于正常人群,子宫内膜癌患者中普遍存在胰岛素抵抗。胰岛素抵抗、高胰岛素血症是联系肥胖、糖尿病、高血压与子宫内膜癌的桥梁。胰岛素作为生长因子在子宫内膜癌发生中的作用机制包括:①直接作用:胰岛素可通过PI3K/Akt和(或)MEK/ERK信号通路直接促进子宫内膜癌细胞增殖和迁移,抑制其凋亡。②间接作用:胰岛素通过抑制性激素结合蛋白(sex hormone bind,ing globin,SHBG)的合成,从而减少其与雌激素的结合,导致游离雌激素水平升高,持续作用于子宫内膜;胰岛素还通过降低血中胰岛素样生长因子结合蛋白-1(insulin like growth factor binding protein-1,IGFBP-1)及胰岛素样生长因子结合蛋白-3(insulin like growth factor binding protein-3,IGFBP-3)水平,减少二者与胰岛素样生长因子-1(insulin like growth factor-1,EGF-1)的结合,导致游离IGF-1水平升高,而IGF-1可以促进子宫内膜癌细胞的生长。此外,国内薛凤霞等人还发现胰岛素在致癌方面的协同作用,即与雌激素通过信号传导通路的串联对话(cross-talk),与雌激素协同发挥促进子宫内膜癌生长的作用。脂肪组织是体内重要的内分泌器官,可分泌一系列激素和脂肪因子,肥胖症者脂肪组织增加,脂肪组织分泌功能紊乱,导致体内脂肪因子如脂联素、瘦素、抵抗素、内脂素等异常增加或降低,从而影响子宫内膜癌的发生。有研究发现子宫内膜癌患者血清脂联素水平明显低于对照组,是子宫内膜癌呈负相关的独立危险因素。体外实验也证实脂联素可抑制子宫内膜癌细胞增殖。瘦素在调节体重和能量平衡方面具有重要作用,流行病学研究发现子宫内膜癌患者瘦素水平高于对照组。瘦素可通过STAT、ERK、PI3K/Akt等途径促进子宫内膜癌细胞增殖。肥胖者往往出现全身的低度炎症状态。这与脂肪细胞分泌的炎症因子如C反应蛋白、TNF-α、IL-6、IL-1、趋化因子等增加,抗炎因子如IL-10、IL-1α等减少有关。也有研究发现这些炎症因子、抗炎因子与子宫内膜癌发生有关,但仍需更多深入的研究证据。

6. 卵巢肿瘤 产生雌激素的卵巢肿瘤,如颗粒细胞瘤和卵泡膜细胞瘤可以与子宫内膜癌并发。Nocito等人对其所在医院收治的50例卵泡膜细胞瘤患者进行分析,其中5人并发子宫内膜癌,13例并发子宫内膜癌单纯增生,4人并发子宫内膜息肉。天津医科大学总医院2008~2011年收治的191例子宫内膜癌患者中2人伴发卵泡膜细胞瘤。

7. 外源性雌激素 临床多见于长期单独应用雌激素补充治疗的绝经或早衰患者以及长期使用他莫昔芬的乳腺癌妇女。

许多研究指出了雌激素补充治疗与内膜癌的关系。应用雌激素补充治疗者患EC的风险是未应用者的3~4倍,其风险大小与雌激素的剂量,特别是与用药时间有关。用雌激素大于10年者,患内膜癌风险较不用者增加了10倍。应用雌激素补充治疗的性腺功能不全或Turner综合征的年轻患者有EC报道。激素补充治疗已在半个世纪的国内外临床应用中获得较大进步,从循证医学方面提出了一些结论性意见:在激素补充治疗时,有子宫的妇女,必须加用孕激素,且孕激素使用时间每周期至少10天,可以阻止子宫内膜过度增生,EC相对风险降低,提高激素补充治疗的安全性。

他莫昔芬是乳腺癌常用的内分泌治疗药物。作为乳腺癌的基本辅助治疗药物,他莫昔芬的应用日渐增多。他莫昔芬是第一代选择性雌激素受体调节剂,与不同的靶组织受体结合后具有抗雌激素作用和类雌激素作用。因他莫昔芬在乳腺发挥抗雌激素作用,能够明显降乳腺癌的发病率、复发率和死亡率,改善乳腺癌患者的预后,1978 年经美国FDA 认证作为 ER 阳性乳腺癌预防和辅助治疗的基本药物在全国范围内广泛应用,但其类雌激素作用增加内膜癌的风险也随之受到关注。继 1985 年 killackey 首次报道乳腺癌术后长期应用他莫昔芬增加子宫内膜癌风险后,相关报道不断增加。对于他莫昔芬能否直接导致子宫内膜癌变,国内外研究尚存在争议,但是绝大多数研究认为长期服用他莫昔芬增加子宫内膜癌风险。其中,最有影响力的是美国国立乳腺癌和肠道外科辅助治疗项目(NSABP),该大规模随机对照研究认为他莫昔芬在子宫内膜表现为雌激素样作用;服用他莫昔芬者 EC 的发生风险增加 2.53 倍,且这种风险随服用他莫昔芬时间的延长而增加。另有研究发现他莫昔芬增加子宫内膜癌风险是时间依赖的并非剂量依赖的,服用他莫昔芬超过 5 年不但不增加乳腺癌获益,还可能增加子宫内膜癌和心血管事件风险。另外,他莫昔芬增加内膜癌风险可能与患者是否绝经有关,NSABP 研究发现他莫昔芬的子宫内膜癌风险突出表现在年龄≥50 岁者,韩国服用他莫昔芬的乳腺癌患者发生子宫内膜癌的风险较美国低,可能是因为他莫昔芬在韩国的应用多限于绝经前,尤其是<40 岁的乳腺癌患者。研究证实他莫昔芬在绝经前子宫表现为抗雌激素作用,而在绝经后子宫表现类雌激素作用,这就从某种程度上解释了一些研究未发现绝经前乳腺癌患者服用他莫昔芬增加内膜癌风险的原因。基于以上对他莫昔芬增加子宫内膜癌风险的报道,新型选择性雌激素受体调节剂雷诺昔芬受到关注。较他莫昔芬,雷诺昔芬在子宫内膜发挥抗雌激素或中性作用,具有相对低的子宫内膜病变率,同时它是一种被确认的防治骨质疏松有效药物,因其在骨组织发挥类雌激素作用而能增加骨量、防治骨丢失,故不失为乳腺癌患者的重要选择,尤其对于同时存在绝经后骨质疏松的患者。他莫昔芬和雷诺昔芬对于子宫内膜影响不同,机制可能在于两者对雌激素受体的不同亚型具有不同的亲和性,对子宫内膜雌激素生物合成和代谢过程相关基因表达产生不同调节。但是对于乳腺癌患者而言,服用他莫昔芬的获益是非常明显的,服用他莫昔芬可以预防121.3/1000 的乳腺癌相关事件发生,而同期引起子宫内膜病变的相关事件为 6.3/1000。所以要用风险/收益比来看待他莫昔芬的使用,对于服用他莫昔芬的乳腺癌患者至少每年要进行一次子宫内膜的评估和检验。

8. 子宫内膜增生 子宫内膜增生主要是缺乏孕激素拮抗的雌激素长期作用的结果。1984 年,Kurman 根据有无腺上皮的异型性,提出子宫内膜增生的分类方法,即子宫内膜增生分为单纯性增生、复杂性增生和不典型增生。不典型增生包括了单纯不典型增生及复杂不典型增生。这一分类法很快被 1987 年国际妇科病理协会(International Society of Gynecological Pathology,ISGP)采用,随后在 1994 年 WHO 国际妇科病理协会及 2003 年 WHO 女性生殖道肿瘤分类所采用,在临床及病理学诊断中广为应用。Kurman 对 170例"未予治疗"的子宫内膜增生病理进行回顾性分析显示:

子宫内膜单纯性增生者有 1% 发展为癌,子宫内膜复杂性增生者有 3% 发展为癌,单纯性不典型增生者有 8% 发展为癌,复杂不典型增生者有 29% 发展为癌。这说明子宫内膜单纯及复杂性增生的癌变可能小,子宫内膜不典型增生是子宫内膜癌的癌前病变。子宫内膜不典型增生者发生子宫内膜癌的风险是正常子宫内膜的 45 倍。Lancey 于 1970 ~2003年间对 138 例子宫内膜增生者进行了随访,平均随访时间6.5 年,结果显示子宫内膜不典型增生增加患癌风险(RR = 14)。

术前刮宫或子宫内膜活检为子宫内膜不典型增生者,仍可能有 25% ~43% 在子宫内膜术时发现为高分化子宫内膜样腺癌。Eddib 对 1999 ~2006 年期间因子宫复杂性不典型增生行子宫切除的 66 例患者进行回顾性研究,结果显示其中 11 人(17%)术后诊断为子宫内膜癌,其分期均不低于 Ⅰb 期,其中 7 人出现<50% 深度的肌层浸润。

9. 其他因素 不同地域子宫内膜癌的发病情况有差别,北美洲和欧洲的发病率较高,亚洲和中南美地区的发病率较低。同一地区不同人种的发病率也不尽相同,生活在北美和欧洲的亚洲人子宫内膜癌的发生率较当地人低。而我国是个多民族国家,目前尚缺乏各民族发病率的报道。此外,经济状况、饮食及生活习惯亦与子宫内膜癌的发病有关。一般而言,经济发达地区,高脂、高糖、低纤维饮食结构及缺乏锻炼人群子宫内膜癌发病率较高。

(二) Ⅱ型子宫内膜癌发病相关因素

Ⅱ型子宫内膜癌的发生与雌激素刺激无关。从分子生物学角度来讲,大约有 90% 的 Ⅱ型子宫内膜癌都存在 $p53$基因突变,$p53$ 抑癌基因突变是其最重要的特征之一。就病理学角度而言,Ⅱ型子宫内膜癌多发生于萎缩性子宫内膜背景下,而在良性子宫内膜发展为癌的过程中,应该存在一个过渡的桥梁将二者连接起来。

子宫内膜浆液性上皮内癌(serous endometrial intraepithelial carcinoma,EIC)的概念在 1992 年首先被提出并认为是子宫内膜浆液性癌的癌前病变。但随后发现 EIC 虽无间质或肌层浸润,但往往伴有子宫外癌灶,因此 EIC 并不符合癌前病变所应具备的特点。我国郑文新等人在这方面进行了大量研究,并自 2004 年开始发表系列文章,提出子宫内膜腺体异型增生(endometrial glandular dysplasia,EmGD)是Ⅱ型子宫内膜癌的癌前病变。EmGD 的发生与雌激素作用无关,即与 Ⅰ型子宫内膜癌无关。EmGD 最常发生于包括萎缩性内膜在内的静止期子宫内膜,而很少与子宫内膜增生有关。EmGD 最重要的形态学特征在于其细胞核具有与良性静止期内膜不同的异型性且此异型性明显小于 EIC,其细胞核显示 P53 染色中到强阳性。因此 EmGD 可能是最早可从组织形态上识别的 Ⅱ型子宫内膜癌的癌前病变。

(三) HNPCC 相关子宫内膜癌发病相关因素

遗传因素作为发病相关的重要危险因素之一,在子宫内膜癌的研究中日益受到关注。研究显示,约 5% ~10%子宫内膜癌的发生与遗传因素有关,伴有 DNA 错配修复基因(DNA mismatch repair gene,MMR)突变,属于遗传性非息肉性结直肠癌综合征(hereditary nonpolyposis colorectal carcinoma,HNPCC)。HNPCC 又称 Lynch 综合征,是一种常染色体显性遗传性疾病,根据肿瘤发生部位不同分为两型:Ⅰ型(即遗传位点特异性结直肠癌),肿瘤仅发生于结直肠;Ⅱ型即癌家族综合征(cancer family syndmme,CFS),除结直肠外,肿瘤可累及子宫内膜、卵巢、胃、乳腺、小肠、肝脏、脑及胰腺等多个部位,其中子宫内膜癌是 HNPCC 中最常见的肠外表现。

HNPCC 相关子宫内膜癌主要由 MMR 基因(包括 hMSH$_2$、hMLH$_1$、hPMS$_1$、hPMS$_2$、hMSH$_6$、hMLH$_3$、hMSH$_5$、hMSH$_4$ 及 hMSH$_3$基因)突变引起,MMR 基因表达产物为错配修复蛋白,是一种核酸水解酶,能特异性识别、双向切除并修复错配碱基从而使 DNA 能精确地进行复制,保证遗传保守性和稳定性。MMR 基因突变和(或)特定位点的异常甲基化而失活,从而出现复制错误、"滑链错配"或有丝分裂、减数分裂期染色体交换不均,导致微卫星不稳定性(microsatelite instability,MSI),并最终影响正常细胞的增殖调控,使 DNA 在复制中产生的错误无法修复,产生遗传不稳定性,造成广泛的肿瘤易患性,从而促进肿瘤的形成。对不同的 MMR 基因研究发现,伴有 hMLH$_1$基因突变的女性终生患子宫内膜癌的风险为 25%,hMSH$_2$ 为 35% ~40%,而 hMSH$_6$基因突变女性至 70 岁患子宫内膜癌风险高达 71%。

HNPCC 家系女性成员终生患子宫内膜癌的风险高达32% ~60%,远高于普通人群,并且家族中肿瘤聚集发生,HNPCC 相关性子宫内膜癌患者本人易合并结直肠等其他部位多原发癌,其家属患结直肠癌、胃癌、肝癌等 HNPCC 相关恶性肿瘤的几率也较高,因此遗传因素在子宫内膜癌的研究日益受到重视。实际上,遗传性子宫内膜癌与散发性相比具有不同的临床病理特征,薛凤霞等研究发现,HNPCC 相关子宫内膜癌占全部患者的 6.4%,平均发病年龄49.7 岁,33.3% 患者合并其他部位原发肿瘤,与散发性子宫内膜癌相比具有发病年龄早、高分化子宫内膜样腺癌多见、预后较好等特征,这对于遗传性子宫内膜癌的临床筛查十分有帮助。因此 NCCN(2012 版)指南建议在临床实际工作中对有显著家族病史和其他病理学危险因素的年轻患者(<55 岁)及亲属进行遗传学咨询和基因检测等筛查,并对筛查阳性的人群采取密切随访和预防性手术等相应临床干预措施,以期有效降低高危人群子宫内膜癌的发生率。

总之,不同类型子宫内膜癌的发病机制不同,针对各类型的发病相关因素方能进行有效治疗和预防。积极治疗无排卵性功血、PCOS 等以改善缺乏孕激素拮抗的雌激素作用状态;对高血压、肥胖、糖尿病患者,通过各种方式如运动、控制饮食、药物等控制体重、降低胰岛素抵抗以预防内膜癌的发生;饮食中含高脂肪、低糖类及低纤维者可增加子宫内膜癌的发病风险,而富含水果、蔬菜和胡萝卜素的饮食则可降低子宫内膜癌的发病风险;对于有显著家族病史的女性进行基因检测等筛查,对筛查阳性者密切随访甚至预防性手术有利于降低 HNPCC 相关子宫内膜癌的发生。

(薛凤霞 赵敬)

四、诊　断

主要根据病史、临床检查、病理检查及各种辅助检查结果确定诊断及临床分期。

(一) 发病年龄

子宫内膜癌多见于老年妇女,绝经后妇女占总数70% ~75%,围绝经期妇女约占 15% ~20%,40 岁以下仅占 5% ~10%。国内报告高发年龄为 50 ~60 岁,平均年龄为 55 左右,国外报道年龄中位数为 61 ~63 岁。上海医科大学妇产科医院资料 40 岁以下子宫内膜癌占同期子宫内膜癌 6.6%,年龄最小为 21 岁。哈尔滨医科大学 1993 年报道,最小年龄 16 岁。北京协和医院 108 例年龄范围 26 ~71岁,平均 53.3 岁,40 岁以下占 12%。华西医科大学附二院报道 290 例内膜癌年龄范围 22 ~78 岁,平均年龄 54.5 岁,小于 40 岁占 5.5%。

(二) 主要临床症状

1. 阴道流血、异常的阴道排液,宫腔积液或积脓为子宫内膜癌的主要症状,应作进一步检查明确诊断。

(1) 阴道流血可表现为绝经后阴道流血,围绝经期的月经紊乱,40 岁以下年轻女性的月经过多或月经紊乱多种形式,其中经绝后出血者占 65% ~70%。国外报道 20 世纪 80 年代以来,40 岁以下妇女子宫内膜癌发病数已由 2/10 万上升到 40 ~50/万,美国 1988 ~1998 年 10 年间内膜癌为倍增。近年来国内多家报道 40 岁以下年龄内膜癌患者有增加趋势,绝经后阴道流血妇女随年龄增加,由子宫内膜癌引起之阴道流血的可能性明显增高,若年龄>70 岁其几率为50%,若合并有未产及糖尿病则可为 87%。任何围绝经期之月经紊乱及经量增多均应考虑有无内膜癌存在可能。

(2) 异常阴道排液:为癌瘤渗出液或感染坏死之表现,多为血性液体或浆液性分泌物,恶臭,常伴有阴道异常出血。因阴道排液异常就诊者约占 25%。

(3) 下腹疼痛及其他:若癌肿过大,或累及子宫下段、宫颈内口者,可引起宫腔积液或积脓,出现下腹疼痛。累及附件或盆腹腔的晚期患者可有下腹包块等症状。若病变晚期累及或压迫盆腔神经丛,或伴感染时可引起发热及疼痛。

(4) 重视与子宫内膜癌发病有关因素病史收集:对有家族癌瘤史,子宫内膜增生过长史,年轻妇女持续无排卵者(不孕及多囊卵巢综合征),卵巢性索间质肿瘤(颗粒细胞癌及卵泡膜细胞瘤),外用雌激素或长期激素代替疗法等,及乳癌术后有长期应用他莫昔芬病史者,均应高度警惕有无子宫内膜癌存在,应作进一步检查。应对患者有无内科疾病,如糖尿病、高血压等应全面收集病史。

2. 体征　除作全面的体格检查外,妇科检查应排除外阴、阴道、宫颈出血,及由损伤感染等引起出血及排液。应注意子宫大小、形状、活动度、质地软硬,子宫颈、宫旁组织软硬度有无变化,对附件有无包块及增厚等均应有仔细全面检查。绝经后出血伴感染者可合并宫腔积脓。

3. 辅助检查及确诊

(1) 病理检查确诊

1) 细胞学检查:子宫颈刮片、阴道后穹隆涂片及子宫颈管吸片取材作细胞学检查辅助诊断子宫内膜癌的阳性率不高,分别为 50%,65% 及 75%。老年妇女宫颈管狭窄致使内膜脱落细胞较难排除宫颈,且易溶解变性。近年来在细胞学取材方法上有新的进展,如内膜冲洗、尼龙网内膜刮取等,及宫腔吸引涂片法等,后者准确率可达 90%,但操作较复杂,阳性也仅有筛选检查的作用,不能作确诊依据,故临床检查应用价值有限。

2) 子宫内膜活检及分段诊刮:自1920年Kelly提出可从门诊活检取得相当的子宫内膜组织进行病理组织学诊断以后,目前国外在门诊多常规进行内膜活检确诊子宫内膜癌,免除了患者住院或要求麻醉。分段诊刮取子宫内膜活检仅用于少部分患者。子宫内膜活检诊断子宫内膜癌的准确性为90%以上。

在拟诊子宫内膜癌的患者,取得足够的子宫内膜组织进行病理检查是最好的诊断方法。如果能在门诊进行活检,无须住院、麻醉和扩张子宫颈,则对医患双方均十分便利,如内膜活检不能取得足够的组织则需要进行宫颈扩张和分段诊断性刮宫。对有症状,而子宫内膜活检和分段诊刮均不能取到足够组织进行诊断者应进行宫腔镜检查及活检以明确诊断。

目前已有行子宫内膜活检的吸管或一次性刮匙,这些器械使得子宫内膜活检可在门诊进行,活检时无须扩张宫颈,也不需要麻醉。Stovall等评估了子宫内膜吸管用于子宫内膜活检的价值:对40例已确诊的子宫内膜癌进行内膜活检,其中90%的病例为绝经后妇女,结果只有1例患者行子宫内膜活检时没有取到足够的组织进行诊断,在另39例患者均取到了足够的内膜组织和正确的诊断。病理医师也认可内膜活检能取得足够的组织。行内膜活检时80%的妇女均无明显的疼痛,只有5%的妇女感到明显的疼痛并需要镇痛。因此,子宫内膜活检应该是子宫内膜癌的首选子宫内膜活检诊断方法,在不能得到足够的组织供病理检查时再选择扩宫和子宫分段诊刮。

分段诊刮是盲视下的操作,不可避免有局限性,特别是有宫颈管狭窄、子宫肌瘤阻挡或肿瘤位于子宫角时常常发生漏诊,徐立礼等报道应用分段诊刮诊断子宫内膜癌的漏诊率为5.6%～9.6%。因此,在进行分段诊刮时应由有经验的妇科医师主持,先刮宫颈管以明确病变是否累及子宫颈,刮完宫颈管后再探宫腔、扩张宫颈管,全面刮宫,特别注意刮取宫底和双侧宫角的内膜组织。

国外有吸管取样装置及妇科病理医师行病理检查医院认为对有症状绝经后妇女应先行子宫内膜活检取样,若活检组织学检查阴性可观察,若仍有症状则应行分段诊刮。我国目前缺乏能行门诊宫腔活检如吸管器械,亦缺乏对内膜活检能行正确诊断的妇科病理专家,故多先采用经阴道B型超声检查后决定是否行分段诊刮或宫腔镜取样,或暂观察,有减少内膜活检量,减少活检费用优点。

3) 宫腔镜检查:目前宫腔镜检查已较广泛地用于子宫内膜病变的诊断,国内以纤维宫腔镜应用最广泛。经绝后阴道流血患者中约20%为子宫内膜癌,应用宫腔镜可直接观察宫颈管及宫腔情况,发现病灶并准确活检,具有提高活检确诊率,避免常规诊刮漏诊,并可提供病变范围,宫颈管有无受累等信息,协助术前正确进行临床分期。但因宫腔镜检查时多要注入膨宫液,有可能经输卵管流入盆腔内,导致癌细胞扩散,影响预后,此点应引起注意。

子宫内膜癌在宫腔镜下可表现为息肉型、结节型、弥散型、乳头型和溃疡型,理论上讲宫腔镜指导下进行活检应能

避免常规诊断性刮宫的漏诊,宫腔镜检查可协助诊断宫颈有无受累。但Zorlu等报道即使将分段诊刮和宫腔镜检联合应用,仍然有接近20%的假阴性,并且还有很多证据表明宫腔镜检可能引起子宫内膜癌细胞的腹腔内扩散,虽然现在没有证实腹腔冲洗液阳性对预后的影响,但宫腔镜检查诊断子宫内膜癌尚不能作为常规的检查方法。

(2) 影像学辅助检查:常用的检查方法为超声、CT和MRI。术前评估中对癌变范围及程度的准确判断,是制定治疗方案的重要依据。在辅助诊断各种检测方法的选用上,以超声检查最为简便、适用。在对有高危因素,高龄或有内科合并症患者术前评估中可选用CT、MRI、PET-CT等影像学之检查,以便准确地进行术前评估。

1) 超声检查:超声检查简便无创,能行动态观察,已成为子宫内膜癌术前检查中首选的检查方法,在临床Ⅰ期患者检查中,对内膜、宫腔状况检查其阴性预测值为90%以上,故I为常规采用,并以此检查结果对是否需采取内膜组织活检以及取活检方式的选择提供影像学参考资料。

B型超声检查:近年来B型超声检查发展较快,特别是经阴道B型超声检查的广泛应用于妇科临床(transvaginal ultransound examination,TUB),在辅助诊断子宫内膜病变方面有一定的进展。经阴道B超检查可了解子宫大小、宫腔形状、宫腔内有无赘生物、子宫内膜厚度、肌层有无浸润及深度,为临床诊断及病理取材(宫腔活检,或诊刮)提供参考。经绝后妇女子宫出血,可根据经阴道B超检查结果选择进一步确诊方法。据报道绝经后妇女经阴道测定萎缩性子宫内膜平均厚度为(3.4±1.2)mm,内膜癌为(18.2±6.2)mm,并认为绝经后出血患者若经阴道B超检查内膜厚度<5mm者,可不作诊断性刮宫。若B超检查确定局部小赘生物可选用宫腔镜下活检,若显示宫腔内有大量赘生物,内膜边界不清,不完整,或肌层明显变薄或变形,则以简单宫腔内膜活检为宜。

经阴道超声作为一项非侵入性的检查在子宫内膜病变的筛查中较常用,可准确测量子宫内膜的厚度,但很多内膜病变,如子宫内膜息肉、黏膜下子宫肌瘤、子宫内膜增生等均可引起子宫内膜增厚。在绝经后雌孕激素干预临床实验(the postmenopausal estrogen/progestin interventions,PEPI)中Robert等比较经阴道超声和子宫内膜活检用于检查子宫内膜病变的价值,448例接受激素补充治疗的绝经后妇女参加了这项对比研究,对448例妇女进行的577项检查中均同时进行了经阴道超声和子宫内膜活检,每年进行随访,取子宫内膜厚度5mm为超声检查的界点,经阴道超声检查子宫内膜病变的阳性预检值为9%,敏感性为90%,阴性预检值为99%,作为筛查,超过50%的妇女都须进行子宫内膜活检,而有内膜病变的妇女只有4%。因此经阴道超声诊断子宫内膜病变的阴性预检值较高,阳性预检值并不理想。经阴道超声检查可作为子宫内膜活检或宫腔镜检查的初筛,如检查发现子宫内膜与子宫肌层交界处结构清晰,内膜萎缩均匀,则基本可排除子宫内膜病变。

经阴道B型超声检查为评价妇女有不正常阴道流血,特别是对绝经后出血妇女重要的无创检查。Granberg等评估205例绝经后出血妇女,检测30例绝经后无症状妇女,

及 30 例已知内膜癌之绝经后妇女,绝经后无症状组与内膜癌组内膜厚度分别为 3.2mm∶17.7mm。在对 205 例未知诊断的绝经后出血妇女内膜测定,其中 18 例为癌,无癌妇女内膜厚度≤8mm,以 5mm 为界值,诊断子宫内膜异常敏感性为 100%,特异性为 96%,阳性预测值为 87%,阴性预测值 100%。Bourne 等对选择性 183 例绝经后妇女做 B 超内膜厚度检测,其中 34 例无症状,12 例为内膜癌,其发现与以上报道相近。但因内膜癌也可能发生内膜厚度<5mm,故对测定内膜厚度<5mm 不需行内膜活检此点尚未能取得一致同意。吴等在对 394 例绝经后子宫出血临床诊刮病理与内膜癌相关性资料分析中指出,子宫内膜癌内膜厚度为(14±7)mm,非子宫内膜癌厚度为(7±4)mm,按国际常用内膜厚度<5mm,5~15mm,>15mm 分组,发病率为 0,6.4% 和 19.3%。认为对绝经后出血者先行 B 超检查按内膜厚度选择是否诊刮,对内膜厚度<5mm 因内膜癌发病概率为 0,可暂不行诊断性刮宫术。内膜厚度超过 5mm 时,及时行诊刮术。

B 型超声检查可评估测量肌层受累深度,在对 15 例内膜癌患者行 MRI 及超声检查对肌层受累状况评估,以浸润深度≤50% 肌层为浅肌层受累,>50% 为深肌层受累为标准,B 超对肌层受累深度预测准确率为 75%。

我国妇科肿瘤诊治指南将 B 超此种无创检查列为辅助诊断首选方法,按内膜及宫腔 B 超检查结果选用子宫内膜取样方法,对内膜厚度<5mm 时可暂时观察,若仍有症状则行宫腔镜活检明确诊断;对内膜厚度>5mm 行诊刮,对有大量病灶或肌层受累者可直接取样诊治。

2) 计算机断层扫描(CT)及磁共振成像(MRI):在子宫内膜癌诊断的价值由于超声检查对软组织对比分辨率较差,相对视野较小,在对大范围内肿瘤评估中受到一定限制。CT、MRI 诊断的优点是可以获得高度客观,可再现的稳定图像,能明确癌灶及淋巴结的转移状况。但在评价淋巴结有无转移时均仅从其大小,位置变化作出形态学诊断,即便增加处理也无法作出良、恶性之鉴别。由于 CT 检查有放射损伤,对淋巴结转移敏感性 25%~70%,特异性 78%~97%,准确率 65%~80% 与 MRI 相近似,对软组织之分辨不及 MRI,故目前对内膜癌临床 Ⅰ 期术前评估内膜厚度、肌层受累状况、宫腔有无受累等多选用 MRI。

磁共振成像(MRI)具有对软组织分辨高,能多方位、多序列成像优点,可准确显示盆腔及子宫解剖,在判断肿瘤的肌层浸润深度及淋巴结转移方面具有重要价值。目前已用于子宫内膜癌术前评估,特别是对高龄、肥胖、有内科合并症手术风险大的患者,作为制定治疗计划,选用治疗方式上重要检查依据。对 MRI 在内膜癌术前评估价值相关国外报道较多,我国开展此项检查较晚,报道较少。

MRI 对子宫内膜厚度,肌层浸润深度,浆肌层受累,淋巴结转移等诊断标准:①绝经前妇女内膜厚度>10mm,绝经后宫内膜厚度>5mm 为子宫内膜增厚。由局灶性或弥漫性异常信号区,但结合带完整,为肿瘤局限于内膜无肌层受累。②肌层受累表现为结合带不连续,增强扫描宫壁内缘毛糙。浸润深度癌瘤外侧缘→子宫浆膜层最小距离/子宫肌层总厚度比值>50% 为浅肌层受累,≤50% 为深肌层

受累。③浆膜层及宫旁受累:子宫外形轮廓不规则,不完整,外缘连续性中断,或子宫旁有软组织影像等。④淋巴结转移:盆、腹腔淋巴结直径>1cm 可为淋巴结转移。

Nagar 等研究报道 MRI 对宫颈受累之诊断准确率可达 83%~92%,能较好地在术前作出评估。该研究对宫颈受累预测值敏感性为 100%,特异性为 91.9%。MRI 为能准确判断宫颈受累方法。对淋巴结转移之评价,Cabrita 等报道 MRI 对淋巴结转移的敏感性 17%,特异性 99%,准确性 89%。多数研究以淋巴结>1cm 作为有转移之指标,结果显示敏感性 60%,特异性 97.4%,阳性预测值 75%,阴性预测值为 94.9%,故认为 MRI 对淋巴结转移敏感性偏低,但特异性高,对无淋巴结转移预测准确性高。

3) 正电子发射体层成像(18 氟脱氧葡萄糖正电子发射体层成像,PET/CT):由于癌细胞葡萄糖代谢较正常组织旺盛,摄取 18F-FDG 量多,因而能被识别。PET 显像为葡萄糖高密度聚积组织区,称为"功能影像诊断",而 CT、MRI 诊断为对断层面地解剖构造,故为"形态影像诊断"。PET-CT 为 PET 与 CT 结合,克服 PET 解剖结构分辨不足的缺点,提高分辨率,集中断层显像和全身显像的优点,提高了定位和定性的精确性,因而具有较高的诊断效能和准确性,能为确定治疗方案提供依据。为手术、放疗提供精确的生物靶区定位信息,为放疗提供准确部位。故为目前具有较高的诊断性能和临床应用价值的功能代谢影像学检查。

对淋巴结转移方面(PET-CT 检查)显示出比 CT,MRI 更高的敏感性 Grigsby 等。Reinhardet 等报道 PET-CT 对淋巴结诊断敏感性、特异性,阳性预测值分别为 91%,100%,100%;而 MRI 为 73%,83% 和 67%。因价格贵,在我国内膜癌的诊断中很少应用,多用于监测和复发诊断。但应注意 18F-FDG 为显像剂可能有假阳性和假阴性的存在。假阳性可见于炎性病变、肉芽肿(如结核等),或放化疗后组织修复对 18F-FDG 摄取增多所致。假阴性可能为仪器分辨率限制,难于发现微小病灶,或葡萄糖转运蛋白变异,或某种肿瘤糖代谢偏低等。国外报道认为 PET-CT 术前诊断可减少剖腹探查,减少手术治疗及在选用术式方面提供信息。

Horowitz 等应用 PET 对子宫内膜癌盆腹腔淋巴结检查,其敏感性和特异性为 60% 和 98%,提出不能因 PET 阴性而不行盆腹腔淋巴清扫,但可协助选择治疗方式。Bristow 等在对卵巢癌仅有 CA125 升高局限于淋巴复发患者 PET-CT 检测阳性预测值 82.8%,PET-CT 可发现 5mm 直径淋巴结,对腹膜后淋巴结有较高预测值。

(3) 子宫内膜癌的肿瘤标志物检测:目前用于子宫内膜癌的标志物已有多种,但绝大多数敏感性和特异性都不高,其中有些标志物如 CA125、PTEN、P53,在临床上较为常用,对子宫内膜癌的早期诊断、治疗选择及预后判断有重要的参考价值。

1) CA125:CA125 是一种糖类抗原,广泛存在于体腔上皮来源的组织及相应肿瘤中,是上皮性卵巢癌最常用的指标之一,在子宫内膜癌患者血清中也可见升高。术前血清 CA125 检测与肿瘤分期、组织学分级、肌层浸润深度、子宫外转移、淋巴转移等有关。目前国内外报道血清 CA125

诊断子宫内膜癌的敏感度和特异性差异很大，有研究报道 CA125 以 40U/ml 为界值，敏感度和特异性分别为 77.8% 和 81.0%；Koper 等报道将 CA125 界值定为 15U/ml 时，敏感度和特异性分别为 53% 和 76%；界值定为 35U/ml 时，敏感度和特异性分别为 27% 和 95%。多数研究认为早期子宫内膜癌患者血清 CA125 阳性率不高，因此术前血清 CA125 的测定多用于晚期有无子宫外转移及病情的监测。CA125>35U/ml 可伴有子宫外转移，淋巴浸润，而 CA125<35U/ml 则少有子宫外转移。术前血清 CA125 还对患者预后具有提示作用。王等对 154 例子宫内膜癌患者研究报道，CA125 正常及异常患者的 3 年生存率分别为 97.6% 和 69.2%，差异有统计学意义，因此认为 CA125 是对子宫内膜癌患者预后提示作用较强的肿瘤标志物。也有研究者将 CA125>35U/ml 作为子宫内膜癌患者预后差的独立预后因素。术后 CA125 水平的上升常与疾病的复发有关，CA125 的检测可以作为诊断子宫内膜癌复发的有效指标之一。50% 的复发患者血清 CA125>35U/ml，而当 CA125<20U/ml，96.2% 的患者两年内无复发。正常绝经后妇女及子宫双附件切除妇女其 CA125 值均多低于 10U/ml，值得在监测及随访中进一步关注。

综上，血清 CA125 在早期子宫内膜癌患者中敏感性差，但可以作为预后判断的重要指标之一，也可用于监测疾病的复发。

2) PTEN：PTEN 定位于染色体 10q23.3，由 9 个外显子，8 个内含子组成。包括 1209 个核苷酸，编码 403 个氨基酸组成的蛋白质。PTEN 是目前发现唯一具有特异性脂质磷酸酶和蛋白磷酸酶双重磷酸酶活性的抑癌基因，其缺失突变与多种人类恶性肿瘤的发生发展密切相关，尤其是在子宫内膜癌中缺失率最高。有研究报道，PTEN 在子宫内膜癌中的突变率为 34%～55%，比 K-ras、p53 等基因的突变率更高，所以 PTEN 又被称为子宫内膜癌的看家基因。Risinger 等对 136 例子宫内膜癌研究发现，PTEN 在子宫内膜癌 Ⅰ～Ⅳ期中突变率分别为 44.6%、20.0%、19.0%、25.0%，而其中 Ⅰa 期突变率最高，达 55.0%。说明 PTEN 基因的缺失或突变是子宫内膜癌发生的早期事件，在子宫内膜癌的发生中起着重要作用。PTEN 基因的缺失或突变可以加速子宫内膜病变进展，使子宫内膜由不典型增生发展为癌。多项研究显示，PTEN 基因在内膜样腺癌的突变率明显高于黏液性或浆液性腺癌，而其中单纯性腺癌突变率最高。这说明 PTEN 基因的缺失或突变更多见于 Ⅰ 型子宫内膜癌。

PTEN 的检测可以作为判断子宫内膜癌预后的一个指标，研究发现 PTEN 蛋白水平越低，肿瘤恶性程度越高，患者预后越差。Kanamori 等对 784 例子宫内膜癌患者的研究发现，PTEN 蛋白表达缺失率为 65.3%。正在接受化疗的患者中，PTEN 蛋白阳性表达者的生存率为 62.4%，明显高于阴性表达者（11.8%）。多因素分析显示，PTEN 蛋白阳性表达是一个有利于生存的独立预后因素，是晚期子宫内膜癌预后良好的指标之一。

因此，PTEN 基因的缺失或突变是 Ⅰ 型子宫内膜癌发生的早期事件，对子宫内膜癌的发生及预后判断有重要意

义。通过测定 PTEN 蛋白的表达，可为临床筛查出子宫内膜癌的高危人群。

3) p53：p53 基因是与人类肿瘤关系最密切抑癌基因，定位于染色体 17p13.1，在细胞周期的调控和凋亡中起重要作用，可分为野生型和突变型两种。该基因的突变或缺失是导致许多肿瘤发生发展的重要原因。研究发现在子宫内膜和子宫内膜增生过长中无 p53 的表达，但在子宫内膜癌中却发现阳性表达。p53 在子宫内膜癌的阳性表达率为 16.7%～75%，随着临床分期、组织学分级以及肌层浸润深度的增加，p53 阳性表达率逐渐增高；淋巴转移越多，p53 阳性表达率越高，故该基因的突变被看做是子宫内膜癌变的相对晚期事件。

多项研究证实，p53 在 Ⅱ 型子宫内膜癌的表达明显高于 Ⅰ 型子宫内膜癌，p53 的阳性表达与子宫内膜癌的临床分期、病理分级、肌层浸润、淋巴转移成正相关。多因素分析，与临床分期、病理分级、患者年龄比较，p53 的过表达是一个独立预测预后的指标。p53 过表达的患者病情进展快，预后差，生存率低。因此，p53 可作为子宫内膜癌进展的标志物，对预后判断具有重要意义。

4) 其他：大约 35% 的子宫内膜癌患者血清 CA199 升高，尤其在晚期患者中。CA724 水平的升高，可能与子宫内膜癌的转移有关，研究报道在子宫内膜癌 CA125 和 CA199 水平正常而 CA724 升高的 7 例患者中发现有 4 例出现肿瘤子宫外转移。CP2 是一种与 CA125 类似的肿瘤标志物。研究显示，Ⅲ～Ⅳ期子宫内膜癌患者血清 CP2 水平明显高于 Ⅰ～Ⅱ期，术前 CP2 正常患者术后均无瘤生存，目前相关研究报道不多。

5) 联合标志：目前尚没有单一的肿瘤标志物可以达到理想的敏感性和特异性，因此，多数学者认为将多种肿瘤标志物联合起来检测可提高理想程度。如 CA125 与 CA199 联合，可提高复发检出的敏感性。有研究显示，子宫内膜癌复发患者中 CA125、CA199 及两者联合阳性检测率分别为 65.5%、43.7% 和 71.9%，其中 34.4% 的复发患者肿瘤标志物升高为首要复发线索。在治疗前血清肿瘤标记物升高，而治疗后保持正常的患者不易复发；而单一或多个血清肿瘤标记物高于正常，特别是 CA125 高于正常人 10 倍以上的患者，多在 6 个月内复发。

综上，多种肿瘤标志物的联合将更具有临床意义。但肿瘤标志物不能被孤立地看待，应该将其与临床表现、影像学检查联系起来综合评估，才能充分发挥指导和监测作用。

（三）诊断流程及术前评估

1. 诊断步骤　应根据直接宫腔活检、分段诊刮、或宫腔镜下活检，最后病理组织学检查结果等作出诊断。应注意子宫内膜腺癌浸润宫颈或癌组织掉入宫颈管和宫颈腺癌的鉴别。根据病理检查结果确诊，配合影像学及其他辅助检查进行术前临床分期。

国内诊断步骤多先行阴道 B 超检查，根据检查结果选用取样方法。国外则多采用门诊吸管取样行内膜活检。

2. 术前评估　术前评估包括对患者全身情况及内膜癌变的评估。确诊后术前常规检查，包括：血常规、肝肾功能、心电图及 X 线胸片，若疑有宫外病变，可行计算机断层扫描

（CT）或磁共振（MRI）检查，以获得更多的资料协助术前评估。MRI 较 CT 更能正确评估有无疑直肠、膀胱或宫颈受累，若为原发结肠癌患者则应首先行结肠镜检查（colonoscopy），并进行癌胚抗原检查（carcinoembryonicantigen）。

目前对腹膜后淋巴结有无转移之评估仍多选择 CT 和 MRI，并从 CT 或 MRI 之影像学资料中可了解肾、直肠、膀胱状态，可不再术前行肾静脉肾盂造影、乙状结肠镜或膀胱镜等检查。CT 和 MRI 对腹膜后淋巴结有无转移的敏感性为 40%~69%。目前 M.D Anderson 等癌症研究中心均认为，CT 及 MRI 检查阴性者并不能归入低危组而不行淋巴结切除术。近年来研究资料认为手术分期切除腹膜后淋巴结将使所有患者获益，仅在"高危组"患者行手术分期和淋巴结切除是不恰当的。MRI 检查对宫颈间质有无受累、术前评估具有重要作用。

CA125 检测：血清 CA125 检测对术前判断子宫内膜癌宫外播散病变方面的意义亦不完全明确。绝经后妇女若 CA125 值>20U/ml，组织学分级为 G3 时其淋巴结有转移可能性为 75%~87%（若患者 CA125 值为>40U/ml，具有淋巴结转移的危险性为无转移者的 8.7 倍，若单为 CA125 值>20U/ml，约 70% 患者术前需行淋巴结切除术）。虽然影像

学及 CA125 检测对子宫内膜癌的术前评估均不完全肯定，但对内膜癌患者中老年、有内科合并症者、手术治疗风险大行术前全面评估，对确定手术范围是有益的。

约 30% Ⅰ 期的内膜癌患者行内膜活检确诊后在行子宫切除时需要手术分期，即行淋巴结切除的。25%~30% 组织分级为 Ⅰ（G1），其分级将上升，或有深肌层受累。若术前仍对患者状况有较全面的评估，对合并内科疾病者，确定是否应或不需要行手术分期、扩大淋巴结切除及手术风险大小是有益的。若术前评估患者为高危组，需要行完全手术分期，应由妇瘤医师会诊或手术。若术前评估为低危组也可能选择行经阴道、腹腔镜或下腹横切口术式。术前评估中若联合应用病理组织学（类型、分级），CA125 检测及 MRI 盆腹腔影像学检查有可能降低对腹膜后淋巴结切除术之需要，将有助于临床医师对有手术禁忌证患者或合并症患者制定治疗计划。

（四）诊断步骤

子宫内膜癌诊断步骤见图 6-17-6。根据病理检查结果，配合其他辅助检查作出术前临床分期诊断（按 FIGO 1971 标准）。有关宫颈管搔刮（诊刮）阳性之病理诊断见表 6-17-11。

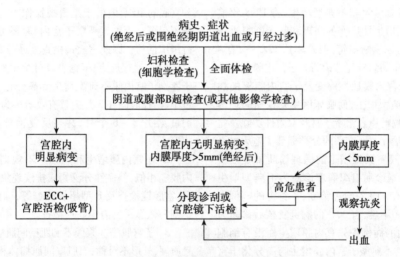

图 6-17-6　诊断及辅助诊断选择

表 6-17-11　子宫内膜腺癌浸及宫颈与宫颈原发腺癌的鉴别

	子宫内膜腺癌		宫颈腺癌（原发性）
	脱落宫颈管	浸润宫颈	
镜下：			
病理类型	以内膜样腺癌和腺乳头状癌为多。透明、黏液、浆液乳头、分泌、纤毛等癌少见	同左	以黏液腺癌多见，内膜样、浆液、透明等癌少见
癌组织与宫颈组织关系	无关，两者独立存在于切片内，或仅有癌组织	沿宫颈内膜表面扩散，或侵入宫颈深部，即癌与宫颈上皮相连或深入宫颈间质	由宫颈内膜表面向深部浸润，深度超过正常腺体深度
大体	宫颈管内无癌瘤	宫颈管增大，宫体内癌瘤与宫颈病变相似	宫颈菜花、浸润、糜烂、溃疡（宫颈内多无癌）
免疫组化			

	子宫内膜腺癌		宫颈腺癌（原发性）
	脱落宫颈管	浸润宫颈	
CEA+	0～20%		70%～100%
Vinemtin+	>65%		-
组织化学			
AB	-		+++
PAS	不抗消化+		抗消化+
标记物	CA125（+）		CEA（+）

（彭芝兰）

五、鉴别诊断

1. 子宫内膜不典型增生　子宫内膜不典型增生多见于生育期妇女,可表现为月经紊乱也可无明显临床症状,体征无明显异常,为最重要的鉴别诊断,我院郑明蓉等报道了子宫内膜不典型增生与子宫内膜癌鉴别诊断的复杂性,1987 年以前一般把子宫内膜增生分为囊性增生,腺瘤样增生和不典型增生,1987 年国际妇科病理协会把子宫内膜增生分为单纯性增生,复合增生和不典型增生,将 1998 年前诊断的 65 例子宫内膜增生性病变的病理和临床资料进行复核,结果发现 8 例与原诊断不符,误差率达 12.3%,有 4 例原诊断为不典型增生的病例复核诊断为子宫内膜复合性增生,4 例原诊断为子宫内膜灶性癌变及子宫内膜癌的病例复诊为子宫内膜不典型增生,而临床医生则根据病理诊断对误诊为子宫内膜癌的患者给予子宫及双附件切除及盆腔淋巴结清扫的过渡治疗。而在新的分类标准实施后也不断有报道认为子宫内膜不典型增生的病理诊断重复性很差,Trimble 等报道,根据诊刮组织病理诊断为不典型增生的病理再次复核后仅有 40% 符合原诊断,不符合的病例中既有过度诊断也有诊断不足,有 30% 的病例复核后诊断为子宫内膜癌,更有其他的病例中只有内膜增生而没有细胞异型性。Kendall 报道,不典型子宫内膜增生与高分化子宫内膜癌的诊断的确很困难,不同的病理医生,甚至同一病理医生在不同时间阅片其结果都存在很大的变异。

因此,在鉴别高分化子宫内膜癌和子宫内膜不典型增生时一定要慎重,应注意以下几点:

（1）病人的年龄和生育要求:子宫内膜不典型增生的平均发病年龄 30～40 岁,而子宫内膜癌的平均发病年龄约50～60 岁,两者相差约有 20 岁。我院统计分析 1989～1995 年,290 例;第二阶段:1996～2003 年,499 例;第三阶段:2004～2007 年 6 月,510 例子宫内膜癌,三阶段患者平均年龄分别为(54.5±8.9)岁、(52.8±9.2)岁、(51.6±9.1)岁,<45 岁患者所占比例分别为 5.5%（16/290）、14.4%（72/499）及 18.6%（95/510）。对有生育要求,年龄小于 40岁,病理上同时看到不典型增生、灶性癌变和高分化子宫内膜样腺癌时更要警惕,既然组织学诊断有困难,对年轻有生育要求者在做鉴别诊断时可以更倾向于子宫内膜不典型增生。当然,如果病理诊断考虑Ⅱ型子宫内膜癌,则不论年龄

高低都应更多地倾向于子宫内膜癌。

（2）子宫内膜的取材方法:由于子宫内膜不典型增生和子宫内膜癌均可表现为散在性病变,理论上讲能取到宫腔内所有的内膜组织进行检查至关重要,但在临床工作中很难办到。目前常用的子宫内膜的取材方法有子宫内膜活检、分段诊刮术、负压吸宫术和宫腔镜检查术。其中子宫内膜活检的代表性最差,分段诊刮能取到更多内膜,但往往会遗漏双侧宫角和子宫底部的内膜组织,负压吸宫术能取到双侧宫角和宫底的组织,但由于是盲视操作难免有遗漏。宫腔镜检查不仅可全面细致地观察子宫内膜,还可在宫腔镜直视下进行组织活检。因此宫腔镜检查是最可靠的诊断方法。

（3）治疗反应:根据患者对孕激素治疗的反应也有助于鉴别子宫内膜不典型增生和高分化子宫内膜癌,用药剂量小、治疗时间在 3 月内就有效者多为不典型增生,而需大剂量,治疗 3～6 个月,甚至反复治疗的病例多为子宫内膜癌。

2. 子宫内膜增生和息肉　不规则阴道出血的症状和内膜癌相似,但血性分泌物或排液现象少见,及时行分段诊刮、宫腔镜检查及 B 型超声检查等,确诊并不困难,但最后鉴别需依靠子宫内膜病理检查。

3. 子宫肌瘤　浆膜下和肌壁间肌瘤常表现为子宫增大且质硬,外形不对称;当肌壁间肌瘤体积较大导致子宫内膜面积增大时,可表现为月经量增多;由于子宫肌瘤和子宫内膜癌两者的合并率较高,应避免单纯用子宫肌瘤来解释月经紊乱的临床症状。黏膜下肌瘤最常表现为月经紊乱、月经量增多,妇科检体子宫可正常大小或增大,质不硬,出血同时可伴有阴道排液或血性分泌物,临床症状与子宫内膜癌十分相似,可通过 B 超检查、子宫碘油造影、宫腔镜检查等鉴别。

4. 子宫颈癌和子宫肉瘤　均可表现为不规则阴道出血及排液增多,子宫颈癌妇科检查可见子宫颈外生性病变或宫颈管增粗如桶状,子宫肉瘤多在宫腔内导致子宫增大,宫颈活检和分段诊刮可鉴别。但如内膜癌或肉瘤累及宫颈,则和原发性颈管癌难以鉴别,活检结果只能作为参考。

5. 原发性输卵管癌　临床表现为阴道排液、阴道流血和下腹疼痛;阴道分泌物和阴道排液涂片可能找到类似内膜癌的恶性细胞,但分段诊刮内膜检查为阴性,可查到宫旁包块,可鉴别;如宫旁包块较小,盆腔检查不易触及,可通过腹腔镜确诊。内膜癌分段诊刮阳性,盆腔检查阴性,宫旁无

包块扪及。

6. 老年性子宫内膜炎合并宫腔积脓 常表现为阴道排液增多,浆液性、脓性或脓血性,子宫正常大小或增大变软,压痛明显,扩张宫颈可见脓液或脓血性液体自宫颈管流出,刮出物可见炎性细胞,无癌细胞。应注意内膜癌合并宫腔积脓同时存在,刮宫漏诊时,常忽略内膜癌存在,以宫腔积脓处理而延误病情。

(张家文)

六、分 期

近一个世纪由于科学显著的进步和医学科学研究及实践进展,在癌瘤研究和治疗上有了飞跃进展。在 FIGO 的支持下,妇癌委员会在一定的阶段对某些妇科恶性肿瘤的分期系统做了复习和修改。子宫内膜癌在 1971、1998 及 2009 年分别进行了分期修改,目的在于对疾病预后进行分类,合理科学地比较预后以及指导术后治疗(表 6-17-12 ~ 表 6-17-14)。

表 6-17-12 FIGO 子宫内膜癌临床分期(1971 年)

期别	肿瘤范围
Ⅰ期	癌瘤局限于宫体
ⅠA	子宫腔长度≤8cm
ⅠB	子宫腔长度>8cm
Ⅱ期	癌瘤累及子宫颈
Ⅲ期	癌瘤播散于子宫体以外,盆腔内(阴道,宫旁组织可能受累,但未累及膀胱,直肠)
Ⅳ期	癌瘤累及膀胱或直肠,或有盆腔以外的播散

注:应根据组织学病理腺癌分级:G_1(高分化腺癌),G_2(中分化腺癌,有部分实质区域的腺癌),G_3(大部分或全部为未分化癌)

表 6-17-13 子宫内膜癌手术-病理分期(1988 年)

期别	肿瘤范围
Ⅰ期 Ⅰa($G_{1,2,3}$)	癌瘤局限于子宫内膜
Ⅰb($G_{1,2,3}$)	癌瘤浸润深度<1/2 肌层
Ⅰc($G_{1,2,3}$)	癌瘤浸润深度>1/2 肌层
Ⅱ期 Ⅱa($G_{1,2,3}$)	宫颈内膜腺体受累
Ⅱb($G_{1,2,3}$)	宫颈间质受累
Ⅲ期 Ⅲa($G_{1,2,3}$)	癌瘤累及浆膜和(或)附件和(或)腹腔细胞学阳性
Ⅲb($G_{1,2,3}$)	阴道转移
Ⅲc($G_{1,2,3}$)	盆腔淋巴结和(或)腹主动脉淋巴结转移
Ⅳ期 Ⅳa($G_{1,2,3}$)	癌瘤浸及膀胱或直肠黏膜
Ⅳb($G_{1,2,3}$)	远处转移,包括腹腔内和(或)腹股沟淋巴结转移

注:组织病理学分级:G_1:非鳞状或桑葚状实性生长类型为≤5%;G_2:非鳞状或非桑葚状实性生长类型为 6% ~50%;G_3:非鳞状或非桑葚状实性生长类型为>50%

表 6-17-14 子宫内膜癌手术病理分期(FIGO,2009)

期别	肿瘤范围
Ⅰ期	肿瘤局限于子宫体
ⅠA	无或小于1/2 肌层受累
ⅠB	等于或大于1/2 肌层受累(≥1/2 肌层浸润)
Ⅱ期	癌瘤累及子宫颈间质,但未扩散至宫外
Ⅲ期	局部和(或)区域扩散
ⅢA	癌瘤累及子宫体浆膜层和(或)附件
ⅢB	阴道和(或)宫旁受累
ⅢC	癌瘤转移至盆腔和(或)腹主动脉旁淋巴结
ⅢC1	癌瘤转移至盆腔淋巴结
ⅢC2	癌瘤转移至腹主动脉旁淋巴结有/无盆腔淋巴结转移
Ⅳ期	癌瘤累及膀胱和(或)直肠黏膜;或远处转移
ⅣA	癌瘤累及膀胱和(或)肠道黏膜
ⅣB	远处转移,包括腹腔转移及(或)腹股沟淋巴转移

2009 年 FIGO 新分期:由于手术病理分期为世界范围中绝大多数机构常规采用,手术分期资料收集显著增加,对预后相关特殊资料的证实和分析成为可能。FIGO(年报第 23,26 卷)对其收集的 42 000 例内膜癌手术分期资料行浸润深度统计分析,并评估预后相关性。对各期进行相应之修改见表 6-17-14。

分期修改的说明:①Ⅰ期:Ⅰa,Ⅰb 合并Ⅰa,5年生存率Ⅰ AG1、Ⅰ BG1、Ⅰ AG2、Ⅰ BG2 分别为 93.4%、91.6%、91.3%、93.4%,差异无显著性,故认为这Ⅱ亚期是可以合并的。②Ⅱ期:取消原Ⅱa 宫颈管内腺体受累。对预后无显著影响,而间质受累预后显著不良。③Ⅲ期:原Ⅲa 腹腔冲洗液细胞学检查阳性,对预后影响不明确,不作为独立影响愈后的因素,但应分开记录,故不作单一分期标准。取消Ⅲa 中腹腔冲洗液阳性部分。

Ⅲb 期原阴道受累不变,增加了子宫旁受累。

Ⅲc 期:原为盆腔和腹主动脉旁淋巴结受累,现分为两组Ⅲ C1,Ⅲ C2。Ⅲ C1 为盆腔淋巴结受累,Ⅲ C2 为腹主动脉旁淋巴受累,资料显示:腹主动脉旁淋巴结阳性时,无论有无盆腔淋巴结受累,预后更差,故分为Ⅲ C1,Ⅲ C2 两组预后不同之亚期。

临床手术分期和手术分期之差异:肌层浸润深度和癌组织分级是影响对临床Ⅰ期内膜癌有无淋巴结转移,宫外病变的独立影响因素。彭等在对 1989 ~ 1995 年间 290 例手术治疗子宫内膜癌临床病理分期的比较中,除 64 例因内科并发症仅行 TH/BSO,226 例行盆腔淋巴结清扫,129 例同时行腹主动脉旁淋巴结取样,174 例(60%)比较临床分期与手术分期的误差,临床Ⅰ期术后升期 19.7%,临床Ⅱ期术后分期降Ⅰ期 17.1%,升为Ⅲ期 63%,总误差率达 80%。病理类型术前、术后诊断不符合 25 例(9%),而术后组织级分组其中 12 例(4.4%)术前子宫内膜样癌者,术后为腺鳞癌(11 例),浆液性癌(1 例);而组织分级 G1 升级 23 例(17%),G2 中降为 G19 例,升为 G310 例,误差率 31.7%。认为若仅按术前影像学及病理检查(分级)确定手术范围是不准确的。术中肉眼检查肌层浸润深度和冷冻切片检查有助于进一步确定肌层受累程度,但在组织学分级上诊断会存在一定困难。鉴于临床Ⅱ期误差率高达 80%,建议在手术范围可选用筋膜外或次广泛子宫切除术,根据术后病理检查分期,再选用辅助治疗。根据 FIGO2009 年新手术病理分期,仅有宫颈间质受累方为Ⅱ期,若术前行 MRI 可降低Ⅱ期之术前、术后之差异。王等评价术前诊刮后病理分级和术中肉眼判断肌层浸润深度预测,临床Ⅰ期子宫内膜癌高危因素,对 687 例临床Ⅰ期的病理资料进行比较,对有高危因素者进行了腹膜后淋巴切除术,与术后病理分期结果对比,敏感性 70.4%,特异性 80.2%,准确性 77.6%,假阳性率 43%,阳性预测值 57%,阴性预测值 88%。有关术前诊刮用于判断病理分级准确性报道较多,约 20%检查标本在术后诊断升级,病理分级升级的这部分患者是应予淋巴结切除而未切除,可造成分期误差和治疗之不足。在对临床Ⅱ期分期误差已有较多的报道,Disia 等报道临床Ⅱ期中术后病理约 3/4 宫颈为无癌或已存在宫外播散,诊断符合率低,多数文献报道符合率仅为 20%~30%。以往术前分期之诊断多采用分段诊刮活检结果作出宫颈受累的诊断,而癌组织可由宫腔脱落于宫颈管内,亦可由宫颈管间质受累向宫旁及淋巴结扩散,均造成诊断的不准确性,可因分期误差率高,造成过度治疗或不足。

现代影像学的检查在判断肌层和宫颈受累方面有了较大的进展,特别是 MRI 应用可提供更准确信息,有助于术前判断,正确分期,减少分期误差。但任何的辅助检查对淋巴结转移,宫外病变的存在均可存在误差,故有学者认为在可能情况下(患者全身状况,无技术难度等)仍以全面手术分期为判断癌变程度及预后的最准确方法。

(彭芝兰)

七、治 疗

由于对子宫内膜癌转移播散规律认识的深入,对内膜癌病理组织学类型、分化程度、肌层受侵深度及淋巴转移等与预后相关因素的重视,使得 FIGO 1988 年采用的手术-病理分期(surgical-pathologic staging)在临床得以广泛应用,2009 年又在手术分期资料总结及分析后进行修改。根据手术探查及病理检查的分期结果,对病变范围及影响预后相关危险因素作出准确全面的评估,结合患者全身状况选择制定最佳的治疗方案,对内膜癌患者进行个体化的治疗已成为当前总趋势。治疗的主要方法有手术(包括手术分期)、放射治疗(腔内,腔外放射)、化学抗癌药物及激素治疗。子宫内膜癌诊断时多为早期病变局限于子宫体,可用全子宫切除和双附件切除术,因而以往均认为其 5 年存活率高,是相对"好"的癌瘤,但若仔细地对内膜癌患者存活资料行全面评估,可发现即使病变局限于子宫的患者其治疗的结局常有较大的差异。20 世纪 90 年代由于手术病理分期的实施,准确分期,术后治疗,选择更为合适。1996~1998 年对 7496 例子宫内膜癌 5 年总生存率为 77.6%,较以往(20 世纪 60~80 年代)63%~69%有显著提高。手术病理分期Ⅰ期 5 年生存率已为 88%,而临床Ⅰ期仅为 76%。

(一) 常用治疗方法

目前总的治疗原则是早期以手术治疗为主,按分期及高危因素选择最适宜的辅助治疗(或仅手术治疗即可);晚期患者则以综合治疗为主,根据病变部位及全身状况(年龄,有无内科合并症等)选择手术缩瘤、术后再辅以放射、化疗;或以放射治疗为主辅以化疗及激素治疗。近年来,临床研究的进展,在手术(术式)选择、术后放射治疗的选择等已有进一步规范(表 6-17-15、表 6-17-16)。

表 6-17-15 子宫内膜癌常用治疗方法

治疗名称	概 念
单纯手术(surgery alone)	首次治疗为手术,术后 90 天内无其他任何治疗
单纯放疗(radiotherapy alone)	首次治疗为外照射同/或腔内照射,放疗结束后 90 天内无其他任何治疗
放疗及手术治疗(radiosurgery)	腔内照射同/或外照射治疗后 60 天内行手术治疗。以后可给其他治疗
手术+辅助放疗(surgery+adjuvant RT)	首次治疗为手术,术后在 90 天内行外照射同/或腔内照射。以后患者可行其他治疗
手术+辅助化疗(surgery+adjuvant chemotherapy)	首次治疗为手术,术后 90 天内行外照射同/或腔内照射。此后可给其他治疗
辅助激素治疗(adjuvant hormonal+lurapy)	手术或放疗,或化疗-放疗为首次治疗,后在 90 天内加用激素治疗。以后可用其他治疗

表 6-17-16　Piver-Rutledge 宫颈癌广泛子宫切除术术式分类

宫颈癌术式		子宫切除术
Ⅰ类术式	筋膜外子宫切除术	切除全部宫颈组织
Ⅱ类术式	改良广泛性子宫切除术	切除 50% 主、骶韧带,子宫血管在输尿管交叉处切除
Ⅲ类术式	广泛性子宫切除术	子宫血管从分支处切除,主、骶韧带靠盆侧、骶骨起点切除,输尿管分离入膀胱处,切除阴道(1/2)及阴道旁组织
Ⅳ类术式	广泛性子宫切除术	输尿管从膀胱蒂完全分离,膀胱上动脉结扎,阴道切除 2/3
Ⅴ类术式	扩大广泛性子宫切除术	可能扩大至膀胱、肠或输尿管部分切除

（二）各期手术治疗及术后辅助治疗选择

1. 手术目的及术式选择　手术目的有两方面,一是进行手术-病理分期(surgical pathologic staging),探查病变的真实范围及确定预后相关的重要因素,二是切除病变子宫,及其他有可能存在转移病灶(包括附件,腹膜后淋巴结等)。子宫内膜癌临床分期的不准确性是选择适宜治疗的障碍,也是多年来导致过治或治疗不足的主要原因。大宗的系统的对临床Ⅰ、Ⅱ期内膜癌手术-病理分期研究资料已表明临床早期内膜癌可存在有较高的盆腔及腹主动脉淋巴结转移。前瞻性手术分期的研究表明淋巴转移率随肌层浸润深度,组织分化程度和宫颈或峡部受累而增高。癌瘤的分级,肌层受浸的深度和预后有显著的相关性。临床分期对淋巴结转移,肌层的浸润深度,腹腔内播散,附件转移,腹腔细胞学检查等均不可能作出评估。在癌肿组织学分级上,子宫切除后的标本与诊刮标本有高达 20% ~26% 误差,宫颈管活检的假阳性率可为 30% ~34%;大量临床研究已表明临床Ⅰ期内膜癌中有 25% 已有子宫外的病变存在。临床Ⅰ期分期总误差为 12% ~22%,而Ⅱ期可高达 60% ~75%,即临床Ⅱ期患者中可有 60% ~75% 实际为Ⅰ期或Ⅲ期病变。子宫内膜癌中约 75% 的患者临床分期为Ⅰ期,因此首选手术进行分期,了解癌变真实的播散范围,确定有无影响预后的危险因素,对患者术后辅助治疗的选择具有重要意义。手术病理分期所积累的病理资料,亦有助于对癌瘤生物学行为的研究,有助于发现宫外病变,增加处理依据,在同一期别上比较治疗效果。目前手术病理分期已积累大量资料,作为 2009 年分期修改之依据。

2. 术式选择依据

（1）术前临床分期包括妇科检查,分段诊刮病理检查结果,影像学检查及其他辅助检查。

（2）术中探查发现:包括腹腔冲洗液细胞学检查,可疑病变部位活检及冷冻切片(frozen section)检查,剖视子宫肉眼检查癌灶大小、部位、肌层浸润深度、宫颈管有无受累及冷冻切片检查结果。

（3）患者年龄,全身健康状况及有无内科合并症,综合考虑决定手术范围。

3. 各期手术治疗

（1）临床Ⅰ期:临床Ⅰ期子宫内膜癌的手术治疗:适宜的手术方式为经腹筋膜外子宫全切,双侧输卵管及卵巢切除术(extrafacial hysterectomy and bilateral salpingo-oophorectomy,TH/BSO)及选择性的盆腔淋巴结及腹主动脉旁淋巴结切除术(selected pelvic and paraaortic lymphadenectomy or sampling)。子宫内膜癌临床Ⅰ期的手术-病理分期步骤见图 6-17-7。

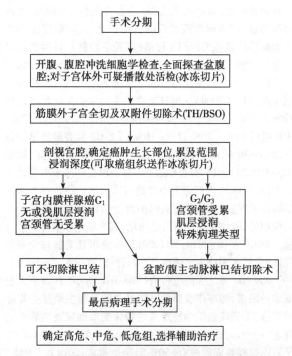

图 6-17-7　子宫内膜癌临床Ⅰ期的手术-病理分期步骤
备注:由于术前和术中对癌瘤分级和肌层受累完全不准确和淋巴结切除对患者的获益不完全明确,使得由根据术中检查决定淋巴结切除进行前瞻性研究困难。因行完全手术分期可获取充分的病理和预后资料,并以此决定术后辅助治疗,故 NCCN 认为对无内科和病症患者,无技术问题存在时,均应进行全面分期手术(应行淋巴切除术)(NCCN,2011,2012)

美国 GOG 研究报道对 895 例临床Ⅰ期子宫内膜癌手术-病理分期研究中 G1、G2 占 77.7%,癌肿位于宫底部为 77.8%;完全没有任何复发危险因素(深肌层浸润,淋巴转移,腹腔细胞学阳性,子宫外转移,宫颈及峡部受累等)占 58.4%。患者若无任何与复发相关的危险因素则不需要作术后任何的放射治疗,亦可避免术后放射治疗所引起的并发症,节约治疗费用。

对临床Ⅰ期患者来说进行彻底全面的手术病理分期的同时也是进行手术治疗。作下腹切口,开腹后术中应用生理盐水 200ml 冲洗盆腹腔,收集冲洗液送细胞学检查并全面探查及切除可疑的病灶送检。切除子宫后应立即剖视，肉眼检查癌肿大小、部位、肌层受累深度，并可取样作冷冻切片检查了解肌层受累情况。国内外均有报道认为术中剖视子宫，作冷冻切片检查为判断临床Ⅰ期肌层浸润最佳方法，其阳性符合率最高。因双侧附件常有镜下转移癌灶原则上均应切除，对个别年轻妇女，经术中手术分期为ⅠA，G1子宫内膜样腺癌，患者要求并有条件随访者可保留一侧卵巢，但需作一定前瞻性研究方可得出结论。国内哈尔滨医科大学，华西附二院对内膜样癌ⅠA，BG1年轻患者保留了对侧卵巢(作楔形活检阴性)，已有随访十余年以上健在无复发的报道。

有关腹膜后淋巴结切除术/或取样术的问题，按1988年FIGO手术病理分期要求，若患者全身情况许可(无严重内科合并症如：高血压、糖尿病、心血管疾患、过度肥胖及高龄等因素)应争取作腹膜后淋巴结切除术，因临床Ⅰ期中多数腹膜后转移为组织学转移(即镜下转移)，以淋巴结切除术为佳。鉴于低危组ⅠA G1患者淋巴转移率低(盆腔淋巴结转移率<2%，腹主动脉旁淋巴转移率为0，故可不作淋巴结切除(FIGO 2006)。据报道临床Ⅰ期中ⅠA盆腔淋巴转移率为1%～11%，腹主动脉旁淋巴结阳性率为4%～7%，ⅠB期则10%～26%，7%～16%，ⅠC G3盆腔淋巴结转移率28%～30%，故除低危组外临床Ⅰ期均应作淋巴结切除术并有病理组织学检查作结论。盆腔淋巴结切除术本身是分期手段，但临床Ⅰ期患者中多数腹膜后淋巴结转移为组织学转移，对组织学转移的病例中淋巴结切除术除有诊断上的作用外，彻底切除亦有治疗作用，其5年生存率有显著改善。NCCN指南(2010,2011,2012)均要求凡无禁忌全身状况许可，手术无技术上困难，均应行淋巴清扫术。

Averette等认为高危病例(high-risk cases)有以下1种或多种因素，即应作腹膜后淋巴结盆腔及腹主动脉旁切除或取样：①病理组织学检查高危特殊类型如浆液性乳头状腺癌(UPSC)，透明细胞癌(CCC)，鳞癌及腺鳞癌；②G2、G3子宫内膜样腺癌同时有>50%肌层受累者；③肉眼(大体)疑有盆腔淋巴结、附件、腹主动脉旁可疑转移者；④癌肿累及宫腔50%以上或血清CA125值有显著升高者。切除或取样腹主动脉旁淋巴结有困难者，又有术后盆腔放射治疗禁忌者应作盆腔淋巴结切除，此为多数作者在临床治疗中采用。

腹膜后淋巴结切除的范围：①盆腔淋巴结切除术：切开盆壁腹膜进入腹膜后间隙，对于沿血管增大的任何淋巴结均应切除、并作组织学检查；若无增大的淋巴结则应从髂总动脉下段，髂外内动脉至腹股沟整块组织切除，清除闭孔神经上方在闭孔窝中的全部组织，术后应于双侧闭孔窝处放置负压引流以免发生淋巴囊肿。②腹主动脉旁淋巴结切除/取样范围：上界应在十二指肠第2、3部跨腹膜后大血管处，下界为腹主动脉分支处，包括右侧、前、左侧、骶前组，共15～20个淋巴结。原则上应作系统切除或多区取样，若有明显增大可疑转移淋巴结可选择性切除(sampling)送检，若切除或取样困难可作细针穿刺活检(FNA)明确有癌瘤转移的诊断即可。指出：切除淋巴结个数有重要预后价值，多数作者认为清扫淋巴结数应多于20枚，20枚～10枚为

取样，<10枚则仅为活检。

腹腔镜手术进行分期及在腹腔镜协助下经阴道子宫和双侧附件切除术(laparoscopic staging and conjunction with laparoscopic-assistand vaginal hysterectomy and adnexetomy)选择性地应用于子宫内膜癌Ⅰ期低危患者之治疗近年来国内外已有较多报道，有分期可靠，损伤小，术后恢复快等优点，但术者应有熟练之手术技巧，必要时应能及时开腹手术(FIGO 2001,2003,2006；NCCN 2010,2011,2012)。

鉴于子宫内膜浆液性乳突状癌(UPSC)等Ⅱ型子宫内膜癌恶性程度高，早期淋巴转移及盆腹腔转移的特点，其临床Ⅰ期手术范围应与卵巢癌相同。除分期探查、切除子宫及双附件以及腹膜后淋巴结外，亦应切除大网膜及阑尾(FIGO 2001,2003)。2009年后NCCN分期中将子宫癌肉瘤纳入子宫内膜癌范围，其手术治疗同Ⅱ型子宫内膜癌。

(2)临床Ⅱ期：由于Ⅱ期子宫内膜癌变已累及子宫颈间质，可直接或经淋巴蔓延，播散途径与子宫颈癌相同。多选用经腹广泛性子宫及双附件切除术，盆腔淋巴及腹主动脉旁淋巴结切除/或取样(radical hysterectomy, bilateral sappingo-oophorectomy, pelvic and para aortic lymphadenctomy)。术式多选用子宫颈癌子宫切除术之Ⅱ类术式(modified radical hysterectomy)。盆腹腔冲洗液细胞学检查，全面探查对可疑病变部位取样作冷冻切片检查，术中剖视切除之子宫、附件、经手术及病理检查确定有无子宫外的病变存在；癌组织可送作雌、孕激素受体检测等为术后选用辅助治疗的依据。对高龄、过度肥胖、有严重内科合并症Ⅱ期患者，或宫颈癌肿过大者，可采用放射与手术联合治疗。可先放射治疗后再作筋膜外子宫全切除术及双附件切除及淋巴结取样，有缩小手术范围，减少术中危险及术后并发症的优点。此类先放射后手术患者应按1971年临床分期。鉴于临床Ⅱ期(分段诊刮行分期)误差大，部分学者已提出以筋膜外子宫全切除及双附件切除及淋巴切除术为好，术后若确诊为Ⅱ期可补充放疗。目前(2009年后)术前行MRI检查宫颈间质有无受累，以确定是否Ⅱ期和选用术式。

(3)临床Ⅲ期及Ⅳ期：属晚期癌，治疗应为综合治疗，首选手术的目的是明确分期及缩瘤，尽可能切除肉眼可见的癌瘤，要求达到镜下水平。晚期子宫内膜癌的诊断常是在手术探查时确定，若能完成手术治疗做到尽可能缩瘤，为术后选用其他辅助治疗创造条件提高疗效。与卵巢癌相比，子宫内膜癌对化学抗癌药物不够敏感，故手术缩瘤对患者来说更为重要。术中尽可能切除癌瘤，切除大网膜，增大的淋巴结、子宫及双附件，术后辅以放射、化疗、激素等综合疗法，可延长患者生存时间。

Ⅲ期：阴道旁受累者应选择盆腔放射治疗，完成治疗后若有可能手术者应作手术探查，若有盆腔转移则应术后扩大照射或全身化疗。若为"附件包块"之临床Ⅲ期应首先手术切除，明确附件包块的性质，一些病例卵巢包块并非宫内膜癌转移至卵巢，而是原发性卵巢癌，经手术切除，组织学标本方证实明确诊断。行手术-病理分期，对多数病例可完成肿瘤细胞减灭术(cytoreductive surgery)。

Ⅳ期：有盆腔外转移证据之患者应采用综合治疗，如：全身化疗或激素治疗；局部放射治疗，放疗特别对脑、骨

转移疗效好,盆腔放射治疗可能有助于控制复发及局部癌灶所引起之并发症(如流血等);手术治疗方面,对晚期患者不主张作广泛性子宫切除术,因其可能影响晚期子宫内膜癌生存期及存活率,即便是 USPC 患者亦有作者主张对Ⅳ期患者尽可能行肿瘤细胞减灭术,并认为若缩瘤后残留癌灶<1cm,术后加用紫杉醇及铂类化疗可获较好疗效。

腹腔镜行手术分期及子宫和双附件切除术应用于子宫内膜癌Ⅰ期低危患者治疗,有分期可靠、损伤小、术后恢复快等优点,已较广泛地应用。腹腔镜行盆腔和腹主动脉旁淋巴结切除术,腹腔镜子宫切除术已成为可选择的手术方式。但尚应对行腹腔镜手术的内膜癌患者作长期随访和传统开腹手术的治疗结局进行大样本比较。临床Ⅲ期研究评估中(GOG-LAP2)在对内膜癌Ⅰ~Ⅱa 期比较腔镜手术和开腹治疗疗效研究报道,其中约 24% 转为开腹,在细胞学阳性、淋巴结阳性、分期结果两治疗组相近。特殊肥胖患者亦可选用经阴道切除子宫双附件。

(4) 术后辅助治疗的选择:见图 6-17-8。

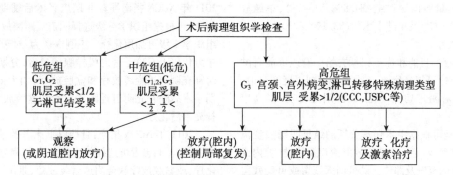

图 6-17-8　临床Ⅰ期术后辅助治疗的选择
G_1:PR 阳性可加用激素治疗;G_2:高危组;G_3:者可加用全身化疗

（彭芝兰）

（三）放射治疗

放射治疗(radiation therapy)是治疗子宫内膜癌有效的方法之一,但单纯的放射治疗Ⅰ期子宫内膜癌的 5 年生存率仅为 52%,疗效明显低于手术治疗或手术与放射联合治疗的 5 年生存率,平均低 20%。目前多数学者认为单纯放射治疗仅用于有手术禁忌证的患者或无法手术切除的晚期子宫内膜癌患者。近 20 年来由于对子宫内膜癌转移途径及预后相关因素研究的深入及放射治疗技术的进展,已证实手术与放射联合治疗可明显降低局部复发,提高生存率,对子宫内膜癌放射治疗已进一步受到重视。放射治疗在子宫内膜癌的治疗中的作用经历了几个发展阶段:①20 世纪 40 年代之前,放疗在子宫内膜癌的治疗中几乎不占任何地位,没有引起足够的重视。此期的子宫内膜癌治疗方式以手术为主。②1940~1988 年,放疗应用在子宫内膜癌的术前辅助放疗和术后辅助放疗中,手术方式为全子宫和双附件切除。③1988 年 FIGO 分期后,治疗重点再次转向手术治疗,手术范围扩大,以全面分期手术为主,大多数患者均需要手术分期,因此术前放疗比例下降,而放疗主要应用于对具有不良预后因素的患者进行术后辅助治疗。

1. 放射治疗方法及放射源　对子宫内膜癌的常用放射治疗方法分为腔内照射(intracavitary radiation)及体外照射(external beam radiation)两种。腔内照射多用后装腔内照射(afterloading systems),其放射源有低能放射源镭(Radium)或铯-137(^{137}Cesium),高能放射源为钴-60(^{60}Cobalt)或铱-192(^{192}Iridum)。中国医学科学院孙建衡等采用二个剂量参照点(正常组织受量 A 点及肿瘤部受量 F 点)来评估腔内治疗剂量分布的合理性,临床简易可行,具有实用价值。体外照射常用^{60}Co 或直线加速器(linear accelerators)。

2. 外照射范围

(1) 盆腔外照射:包括上界 L_4 或 L_5,两侧为距骨盆侧壁 1~2cm,下界包括阴道上 1/2,一般使用 2 或 4 照射野(four-field),后者用于肥胖患者可减少放射线对皮肤及皮下组织损伤。

(2) 腹主动脉旁淋巴结区:即盆腔照射区向头侧扩展区(cranial extension of the pelvic field),由盆腔外照射点向头侧扩展长 18cm,宽 8cm 包括腹主动脉旁淋巴结及肾动脉淋巴结。若仅有髂总淋巴结受累者则可用头侧扩展长 9cm 包括腹主动脉下段照射。

3. 全腹照射(whole abdominal radiotherapy,WAR)仅用于腹腔转移晚期患者,多用移动条形照射(moving stip)。临床应用:

(1) 单纯放疗:用于高龄,有严重内科合并症,无法手术或晚期患者,应按临床分期(FIGO,1971)选用放射治疗。腔内(后装)A 及 F 旁,总剂量为 45~50Gy,每周 1~2 次,分 6~7 周完成。体外照射总剂量 40~45Gy,6 周内完成。除临床Ⅰa 期 G1,不能接受手术治疗者可选用单纯腔内照射外,其他各期均应采用腔内腔外照射联合治疗。

(2) 术前放疗

1) 术前放射治疗的目的及优点:降低术中癌肿播散的危险,预防复发,提高生存率。术前放射治疗对癌细胞有毒性作用,并可封闭淋巴管及微血管,预防术中癌细胞播散和转移;放疗可缩小癌灶,创造手术条件或消除隐匿性的转移灶。

2) 术前照射种类:术前全剂量照射:即腔内加体外照射,剂量与单纯放射治疗相同。完成治疗后 2~3 个月行子宫全切及双侧附件切除。

术前腔内全剂量照射:剂量 45~50Gy,完成照射后 8~

10周可行子宫及双侧附件切除术。

术前腔内部分剂量照射:即在A及F点照射剂量大于20Gy,分2~3次,每周1次,放疗后10~14天可做手术切除子宫及双附件。

术前体外照射:不宜行腔内照射者(如子宫大于10~12周,或有宫腔外播散病变者)。盆腔外照射剂量为20Gy,2~3周内完成,每周1次。

中国协和医科大学报道采用术前腔内全剂量放射治疗子宫内膜癌临床Ⅰ期、Ⅱ期,其5年生存率96.5%及90%,高于术前非全剂量腔内照射组(84.8%,51.4%),单纯放疗组(62.5%,62.7%)及单纯手术组(83.1%,82.0%)。

(3)术后放疗

1)术后放疗的目的和优点:目的:给予有或可能有淋巴转移区术后放疗可提高疗效;对盆腔残留或可疑区照射,减少复发;补充对阴道切除不足,减少阴道复发,提高生存率。

优点:优点是可根据手术病理分期的结果明确癌变范围及有无高危因素,确定是否选用放射治疗及种类(腔内或体外),放射治疗的范围及部位。既可消灭残留或可疑残留的病灶,预防复发,又可避免不必要的放疗,减少因放疗引起之并发症及费用。对子宫内膜癌来说,因多数患者不存在有复发高危因素,在适当的手术治疗后,约58.1%以上的Ⅰ期患者是不需要任何的辅助治疗的。大量的研究已报道,认为术后放射治疗不宜选用低危及中危组的Ⅰ期患者,包括:①全部G1,无肌层受累者;②G2,肌层受累<1/2者。高危患者已行全部手术分期排除子宫外病变存在,术后放射治疗的受益尚不能肯定,但目前仍采用术后外照射,预防盆腔复发。对G3,肌层受累>1/2,此种极高危之患者术后仍可采用辅助放疗。阴道腔内照射多采用于术后发现有宫颈受累之患者。Green1983年报道10例Ⅳ期内膜癌患者,经先做缩瘤术,残留癌灶≤2cm,经术后放疗其5年生存率为70%,而残留癌灶>2cm者,虽经术后放疗,但全部在2年内死亡。认为有可能先手术缩瘤满意者,术后放疗可提高晚期患者生存率。

对于子宫内膜Ⅰ期患者的术后辅助放疗存在很大争议。几项前瞻性研究证实Ⅰ期患者术后放疗能够降低局部复发率和延长无病生存期,但并不能改善总体生存率。另外两项研究则认为,术后辅助放疗能够提高深肌层浸润和组织学分级为G3级患者的总体生存率。一项系统评价证实,术后放疗对于子宫内膜癌Ⅰ期患者,能有效降低其局部复发率,但对远处复发率、总体生存率、无瘤生存率无明显改善,疗效和单纯手术效果相似;放疗的副作用较单纯手术大。2011年NCCN指南建议:如果患者有良好的依从性,所有Ⅰ期患者均可采用观察随访。若决定进行辅助治疗,具体方案的选择需要考虑组织学分级和其他一些潜在危险因素,包括:年龄>60岁、淋巴脉管间隙浸润、肿瘤较大、子宫下段和宫颈腺体浸润,具有以上因素之一者定义为高危。多数情况下,首选阴道后装放疗;当患者同时存在深肌层浸润、组织学3种、高危因素或以上三项中的两项时,治疗方案可考虑加用盆腔外照射放疗;若同时存在三项时,还可考虑加用化疗。

对于子宫内膜癌FIGOⅡ期患者的术后辅助治疗意见比较统一。GOG根据子宫内膜癌手术分期后复发率及复发部位,提出术后放疗适应证。将子宫内膜癌分为低危组:ⅠA、ⅠB期且G1/G2;中危组:G3、ⅠC期、Ⅱ期;高危组:Ⅲ期及以上。GOG根据G2/3、淋巴血管间隙受侵、外1/3肌层受侵将中危组分为高中危组(HIR组)和低中危组(LIR组)。高中危组定义为:①年龄在70岁以上,仅有1个高危因素;②年龄在50岁以上,有2个高危因素;③任何年龄有3个以上高危因素。建议术后放疗用于高中危组患者。2011年NCCN指南推荐Ⅱ期患者术后辅助治疗仍以放疗为主,可根据组织学分级选择阴道近距离放疗和盆腔放疗,组织学3级可加用化疗。王刚等认为:对于FIGOⅡ期、高、中分化(G1、G2)子宫内膜样腺癌患者,分期手术后均应同时补充阴道近距离放疗和盆腔放疗;如为低分化(G3),分期手术后除补充阴道近距离放疗和盆腔放疗外,尚需酌情补充术后化疗。

2011年NCCN指南:Ⅲ期以上患者的辅助治疗以化疗为主,ⅢA期患者可选择化疗联合放疗,肿瘤靶向放疗联合化疗,或盆腔放疗联合阴道后装放疗;ⅢB及ⅢC期患者可选择化疗和(或)靶向放疗。

Ⅳ期以化疗为主,可根据情况加用放疗。在选择以上这些治疗方案时,更多时候需要考虑的是肿瘤的具体情况,如数量、部位、大小、有无术后残留等。

2)方法及剂量:术后全盆腔照射:剂量为40~50Gy,每周2次,4~6周完成,每次180~200cGy,用于盆腔淋巴结受累,或附件有转移者。

腹主动脉旁扩大区照射:剂量30~40Gy,每周2次,3~4周完成。照射前应行肾扫描,定肾位,并行保护,若术前已行体外照射者应减少术后照射剂量。

术后腔内照射:适用于手术范围不够,如阴道切除长度不足,有癌瘤残存或疑有残存者,剂量20Gy可于术后2周开始,2~3周完成。

术后腹腔内放射治疗(intraperitoneal radiation)为应用放射性核素^{32}P(radioactive phosphorous)的纯β射线作用于腹腔表面2mm深,每次剂量为15~20mci^{32}P,加入500~1000ml生理盐水中注入腹腔。

综上所述,放射治疗为子宫内膜癌重要的治疗方法之一,特别是手术与放疗的联合应用,对减少复发,提高5年生存率具有重要的作用。

首选放射治疗,其治疗步骤见图6-17-9:

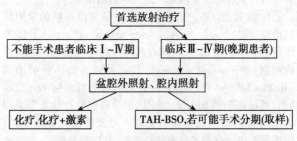

图6-17-9 子宫内膜癌放射治疗步骤

(张家文)

（四）化疗药物治疗

子宫内膜癌诊断时大约 70%～75% 是临床 I 期，可选用手术治疗。对有高危因素的 I 期及复发或晚期子宫内膜癌，除手术治疗外，放射治疗对控制局部复发效果较好，大剂量孕激素治疗对激素受体阳性者也有一定的效果。因此近年来不少作者对子宫内膜癌的细胞毒药物化学治疗进行了研究，尽管有不同的结果，但大多数学者的报告的结果显示，化疗对具有高危因素的子宫内膜癌的盆腔外复发可能有一定的预防作用，复发及晚期癌对化疗有一定的客观反应率。现在一般认为子宫内膜癌化疗的适应证包括：①有高危因素的 I 期子宫内膜癌，如肿瘤侵犯深肌层、低分化肿瘤、淋巴管癌栓、恶性程度高的病理组织类型如浆液性乳头状癌和透明细胞腺癌；②肿瘤累及宫颈或子宫下段；③子宫外转移如肿瘤侵犯附件、腹膜、大网膜或腹膜后淋巴结等；④子宫内膜癌复发。

子宫内膜癌的化疗最早开始于 20 世纪 60 年代。早期的研究主要是单一药物化疗。目前发现氟尿嘧啶、长春新碱、甲氨蝶呤、依托泊苷等单一化疗药物对子宫内膜癌有一定的缓解率。比较多的资料表明顺铂（或卡铂）、阿霉素（或表阿霉素）、异环磷酰胺及紫杉醇等对子宫内膜癌有肯定疗效。一般来说，有效的单一药物化疗有效率在 20%～40%，而有效时间（response duration）较短，一般只有 4～8 个月。关于单一药物治疗子宫内膜癌的研究报告见表 6-17-17。

表 6-17-17　单一药物在子宫内膜癌的有效率

作者	药物	用药方法	病例数	反应率	反应时间（月）
Horton（1978）	阿霉素（DOX）	$50mg/m^2$ q21d	21	19	—
Thigpen（1979）	阿霉素（DOX）	$60mg/m^2$ q21d	43	37	5.0
Deppe（1980）	顺铂（CDDP）	3mg/kg q21d	13	31	4.0
Seski（1982）	顺铂（CDDP）	$50～60mg/m^2$ q28d	26	42	5.0
Edmonson（1987）	顺铂（CDDP）	$60mg/m^2$ q21d	14	21	2.0
Long（1988）	卡铂（Carbo）	$300～400mg/m^2$ q28d	26	27	4.3
Thigpen（1989）	顺铂（CDDP）	$50mg/m^2$ q21d	49	20	2.9
Green（1990）	卡铂（Carbo）	$400mg/m^2$ q28d	23	30	4.8
Calero（1991）	表阿霉素（Epirubicin）	$80mg/m^2$ q21d	27	26	6.0
Burke（1993）	卡铂（Carbo）	$360mg/m^2$ q28d	27	33	2.7
Sutton（1994）	异环磷酸胺（Ifosfamide）	$1.2g/m^2$ q28d	52	15	—
Thigpen（1994）	阿霉素（DOX）	$60mg/m^2$ q21d	132	22	6.7
Ball（1996）	紫杉醇（TAX）	$250mg/m^2$ q21d	28	36	
Poplin（1999）	依托泊苷（Etoposide）	50mg/d d1～21 q28d	44	14	

从表 6-17-17 可看出，子宫内膜癌单一药物治疗在 20 世纪 80 年代及 90 年代初期研究较多，近年研究已趋减少。上述研究的对象基本上都是晚期或复发的有可测量病灶的患者，但患者的具体情况并不完全一致，例如有的曾做过放射治疗或激素治疗，有的则没有，因此不同作者报道的不同化疗方案及疗效并不具有可比性。

总的来说单一药物化疗虽有一定效果，但疗效不满意。多年来，许多作者在联合化疗方面进行了一些探索，发现联合化疗的有效率可达 40%～60%，目前单一用药已被联合化疗所取代。

在子宫内膜癌，最常用的联合化疗是顺铂加阿霉素（或表阿霉素）（PA 方案），或者是顺铂加阿霉素（或表阿霉素）再加环磷酰胺（PAC 方案），具体方案如下：

PAC 方案：

顺铂	$50～70mg/m^2$	
阿霉素	$50mg/m^2$	3 周重复
或表阿霉素	$60mg/m^2$	
环磷酰胺	$500～600mg/m^2$	

PA 方案：

顺铂	$50～70mg/m^2$	
阿霉素	$50mg/m^2$	3 周重复
或表阿霉素	$60mg/m^2$	

PAC 方案或 PA 方案治疗复发子宫内膜癌的研究报告见表 6-17-18。

表 6-17-18 PAC 方案或 PA 方案治疗复发子宫内膜癌的研究报告

作者	方案	病例数	反应率（%）	反应时间（月）
Trope（1984）	PA	20	60	12
Lovecchio（1984）	PAC	15	60	8
美可治 40mg tid				
Turbow（1985）	PAC	19	47	6
Edmonson（1987）	PAC	16	31	3
Hoffman（1989）	PAC	15	33	4
美可治 20~40mg qd				
Burke（1991）	PAC	87	45	6
Dunton（1991）	PAC	17	47	13
Thigpen（1993）	PA	101	45	—
Gaducci（1999）	PAC	19	43.7	10

有学者对 PAC 方案或 PA 方案治疗具有高危因素子宫内膜癌患者中的应用效果进行了研究。Burke 等于 1985~1992 年间，对具有高危因素的子宫内膜癌 62 例患者，手术后给予 PAC 方案化疗，共 6 个疗程。平均随访 37 个月。结果显示尽管化疗不能预防远处转移，但可提高患者的生存率，无宫外扩散者 3 年存活率可达 82%，有宫外扩散者 3 年存活率为 46%。Tsunoda 等对 161 例手术后具有高危因素的子宫内膜癌患者，术后给予 PAC 方案，未用放疗，甚至获得了较术后放疗更好的存活率。O'Brien 对 26 例具有高危因素的子宫内膜癌患者术后给予 PAC 方案化疗，4 个疗程后给予盆腔外照射，随访 46 个月，结果 4 年存活率为 58%。Smith 等于 1984~1992 年间对 39 例具有高危因素的子宫内膜癌，术后给予 PAC 方案化疗，共 6 个疗程。然后再给予外照射，平均随访 27.3 个月，结果非浆液性乳突状癌的 2 年无瘤生存率 72.5%，而浆液性乳突状癌的 2 年生存率为 22.5%。Price 等应用 PAC 方案治疗了 19 例子宫内膜浆乳癌患者，在手术基本切净的基础上，化疗后追访了 24 个月。其中 8 人死于肿瘤，11 人仍存活。

紫杉醇联合铂类或其他药物在卵巢癌化疗中取得了较好的疗效，近年来也用于子宫内膜癌的化疗。Price 用紫杉醇和卡铂对 20 例晚期、复发或组织学上高危的子宫内膜患者进行联合化疗，具体方案如下：

卡铂　　AUC 5　　　　静脉滴注 ⎫
紫杉醇　135~175mg/m²　静脉滴注 3 小时 ⎬ 3 周重复
　　　　　　　　　　　　　　　　　 ⎭

在其治疗的 20 例患者中，8 例有可测量的病灶，其中 5 例肿瘤明显缩小，有效率为 63%。作者认为该方案对子宫内膜癌有效，而且其不良反应可以接受。

Dimopoulous 用紫杉醇和顺铂联合对 24 例转移或复发的子宫内膜癌进行化疗，化疗方案如下：

紫杉醇　175mg/m²　静脉点滴 3 小时 ⎫
顺铂　　75mg/m²　　静脉点滴 ⎬ 3 周重复

在其治疗的 24 例患者中，最多化疗 6 个疗程，结果 7 例完全缓解，9 例部分缓解，缓解率达 67%，平均缓解时间

7 个月。但该方案有 44% 的患者出现神经毒性，22% 出现 3~4 度的粒细胞减少。

其他作者也提出了一些联合化疗方案，并认为有较好的疗效。Bafaloukos 用卡铂、甲氨蝶呤、5-氟尿嘧啶及甲羟孕酮（JMF-M 方案）治疗了 23 例晚期或复发子宫内膜癌患者，JMF-M 方案的具体用法为：卡铂 300mg/m²，MTX 30mg/m²，5-Fu 500mg/m² 均第一天给药，每 3 周重复，同时服用醋酸甲羟孕酮 300mg，每日 1 次。结果有 17 例缓解，缓解率达到 74%，缓解时间超过 10 个月。患者对该方案的耐受性良好。

Lissoni 用紫杉醇联合阿霉素和顺铂治疗了 30 例以前未结接受过放疗或化疗的年龄不超过 75 岁的晚期或复发性子宫内膜癌患者，结果总的临床和病理缓解率分别为 73% 和 35%，认为此方案可以作为一线化疗方案进一步研究。具体用法为：表阿霉素 70mg/m²，紫杉醇 175mg/m²，顺铂 50mg/m²，每 3 周重复。

Pierga 等报告了应用依托泊苷、5-氟尿嘧啶及顺铂联合化疗，治疗晚期是子宫内膜癌，共 49 例。化疗方案如下：

VP-16　80mg/m²　　静脉滴注 ⎫
5-Fu　600mg/m²　　静脉滴 ⎬ 1~3 天，间隔 4 周
DDP　35mg/m²　　　静脉滴注 ⎭

3~6 个疗程后评价疗效，平均缓解率为 41%，其中 14.3% 为完全缓解，平均存活 14 个月，有反应者的存活期是 20 个月，有 3 例于治疗后 5 年仍存活。3~4 级的不良反应是：白细胞减少<25%，血小板减少为 14%，5 人有末梢神经毒性，6 人有肾功能受损。无因治疗引起的死亡。为进一步提高疗效，该作者在上述方案的基础上在化疗的第一天加上阿霉素 35mg/m² 静脉滴，结果平均缓解率达到 45%，平均存活 14 个月，但副作用明显增加。

Long 等对 30 例晚期或复发的子宫内膜癌，应用甲氨蝶呤、长春新碱、阿霉素及顺铂联合化疗。取得了 67% 的缓解率，其中 27% 完全缓解。平均存活 9 个月，有反应者平均存活 11 个月。主要副作用：胃肠道反应、神经毒性、肾毒性、脱发等，有 2 例死亡可能与化疗有关。

MTX 30mg/m² 　　　静脉滴注 第1、15、22 天 ⎫
VBL 3mg/m² 　　　　静脉滴注 第2、15、22 天 ⎬ 每4周重复
ADM 30mg/m² 　　　静脉滴注 第2 天 　　　 ⎪
DDP 70mg/m² 　　　静脉滴注 第2 天 　　　 ⎭

Jenning 等应用 DDP+ADM+VP-16 联合化疗,6～8 个疗程,再联合放射治疗。共治疗 18 例低分化癌,浆乳癌或晚期的子宫内膜癌。其 2 年存活率达 67%。

DDP 50mg/m² 　　　静脉滴注 ⎫
ADM 50mg/m² 　　　静脉滴注 ⎬ 每4周重复
VP-16 150mg/m² 　　静脉滴注 ⎭

近年 Umesaki 在对 14 例有淋巴结转移患者的化疗中,提出了与上述方案近似的方案(PVP 方案),患者总的 5 年存活率为 50%。该方案将阿霉素改为吡喃阿霉素,并调整各药用量如下:

顺铂 75mg/m² 　　　　第1 天 　　 ⎫
吡喃阿霉素 40mg/m² 　第1 天 　　 ⎬ 4周重复,3 个疗程
VP-16 75mg/m² 　　　 第2～4 天 　 ⎭

另外,还有作者将细胞毒药物与激素治疗联合应用,取得了较好的疗效。Pinelli 用卡铂、甲地孕酮及他莫昔芬治疗了 18 例晚期或复发的子宫内膜癌患者,卡铂 300mg/m²,每 4 周重复,共 6 个疗程或至疾病进展,甲地孕酮 80mg 口服,每日两次,与他莫昔芬 20mg 口服,每日两次,每 3 周重复。结果在可评价疗效的 13 例患者中,CR4 例(30.8%),PR6 例(46.2%),SD1 例,完全缓解患者的存活时间为 33 个月。Piver 等应用左旋苯丙氨酸氮芥 0.2mg/m²,每日 1 次,口服 4 天及 5-Fu10～15mg/m²,每日,静脉输注 4 天,每 4 周重复以上化疗。同时应用甲羟孕酮 400mg,肌内注射,每周 2～3 次(平均 1g/w)。共治疗 50 例晚期或复发的子宫内膜癌,达到了 48% 的缓解率。化疗药物与激素联合应用值得探讨。

JGOG-2033 对比化疗和放疗的治疗效果,1994～2000 年纳入 475 例 FIGOIc-Ⅲc、深肌层浸润的子宫内膜癌,患者年龄小于 75 岁,均行子宫及双附件切除术,96% 的患者行盆腔淋巴结清扫,29% 的患者做了腹主动脉旁淋巴结切除术。对照组 193 例接受前后区盆腔外照射 4～6 周,剂量 45～50Gy,对 6% 的发生腹主动脉旁淋巴转移的患者行了腹主动脉旁区照射,3% 的患者接受了阴道近距离照射。治疗组 192 例接受化疗环磷酰胺 333mg/m²、阿霉素 40mg/m²、顺铂 50mg/m²,间隔 4 周至少 3 疗程,平均随访时间 60 个月,99% 患者完成放疗,97% 完成化疗。3～4 级毒副作用发生率在放疗组为 2%、在化疗组为 5%。放疗组的主要副作用为肠梗阻,化疗组的主要副作用骨髓抑制,没有治疗致死病例。病变进展率在放疗组为 16%,在化疗组 17%,盆腔内疾病进展率在两组均为 7%。

5 年无进展生存率在放疗组为 84%,化疗组 82%,5 年总体生存率在放疗组为 85%,在化疗组 87%。作者进行了分组分析:低到中危组(Ⅰc 期,高中分化腺癌,小于 70 岁,共 190 例)总体生存率没有差异,在放疗组为 95%,在化疗组为 91%。但在中到高危组(Ⅰc 期,腺癌,大于 70 岁低分化,Ⅱ 或 Ⅲ 期,深肌层浸润,共 120 例)放疗组和化疗组的 5 年无进展生存率分别为 66% 和 84%,放疗组合化疗组的总体生存率分别为 74% 和 90%,高危组(Ⅲb 和 Ⅲc 期,共 75 例)放疗组和化疗组的 5 年无进展生存率分别为 79% 和 64%,放疗组合化疗组的总体生存率分别为 76% 和 71%。作者发现在中到高危组中化疗明显好于放疗。

总之,手术后盆腔放疗可以消除放疗区域内潜在的微小转移病灶,但随机对照研究发现术后放疗并没有改善生存时间。因此对系统化疗寄予厚望,在子宫内膜癌,化疗对具有高危因素的晚期、复发宫内膜癌的术后患者均有肯定疗效。尤其 PA 或 PAC 方案应用较普遍。但化疗不能代替手术及放疗,对生存时间的改善有限。在用药的选择、剂量、疗程以及手术、放疗及内分泌治疗的关系等还有待进一步研究。有必要开发更好的化疗药物,而对子宫内膜癌分子发病机制的研究也可能发现新的治疗靶点。而在晚期子宫内膜癌的治疗中已有研究发现放疗和化疗结合可能更为有效。

（五）内分泌治疗

早期的动物实验证明了无孕激素对抗的外源性雌激素对子宫内膜有一个持续的刺激作用,可使子宫内膜由增生发展到癌变。Kistner 于 1959 年证实了孕激素可使子宫内膜癌的腺体向良性逆转。以后又有作者对 488 例内膜癌患者的子宫内膜进行手术前后的比较观察,结果发现术前给予孕激素治疗者,其子宫内膜较治疗前,在结构及功能上均向更好的方向转化。孕激素的作用机制,按"二步机制",即孕激素分子先进入胞浆,与受体结合形成复合物再进入细胞核。激素受体复合物进入细胞核内是激素作用的关键一步,激素受体复合物影响着癌细胞内 DNA 的转录反应,可能延缓了 DNA 及 RNA 的复制,从而抑制肿瘤细胞的生长。可见孕激素与受体的作用是在基因水平上调节着细胞的生物活性。孕激素治疗后的组织相为腺体与间质发生逆转改变,使癌细胞分化趋于成熟。陈晨等也证实了,孕激素除抑制雌激素的促增生作用外,对肿瘤细胞有直接作用,使肿瘤细胞生长受抑,促使其向成熟转化,细胞发生凋亡及萎缩。

Kelley 与 Baker 等于 1961 年首次报道了应用中等剂量的孕激素治疗了 21 例复发的子宫内膜癌,达到了 29% 的缓解率。

Kauppila 复习了文献,在 1068 例子宫内膜癌,乳腺癌及卵巢癌中,用孕激素治疗,达到了平均 34% 的缓解率。缓解持续时间为 16～28 个月,平均存活 18～33 个月。

Randall TC 等报告了 12 例年轻、高分化腺癌,应用孕激素治疗后,达到 75% 完全缓解率。但是,Levy T 最近报告 5 例年轻、要求保留生育功能的高分化腺癌患者,应用甲地孕酮 160～320mg/d,连续 6～9 个月,只有 1 例完全缓解。

Lawton F 报告了应用孕激素治疗晚期或复发、转移的内膜癌,其有效率<20%。

孕激素因其服用方便,毒性小,能耐受,在子宫内膜癌的治疗方面已应用了几十年。但疗效各作者的报告不甚一致。有诸多因素均可影响缓解率。最重要的是肿瘤的分化

程度及雌、孕激素受体(ER、PR)状况。GOG组曾对47例已知肿瘤分级及ER、PR的子宫内膜癌患者进行孕激素治疗的观察:肿瘤分级1及肿瘤分级2的患者其缓解率分别为20%及40%,而12例肿瘤分级3的患者对孕激素治疗均无反应。

Kauppila等报告了孕激素受体(PR)阳性的内膜癌对孕激素的反应明显,其缓解率可达89%,而PR阴性者,其缓解率只有17%。GOG组对51例内膜癌给予孕激素治疗,ER、PR均阳性者,其缓解率可达40%;反之ER、PR均阴性者,其缓解率只有12%。

此外,肿瘤体积大、原发的晚期癌、近期复发,年龄大等均为对孕激素反应的不良因素。许多作者指出,年轻患者较老年患者对孕激素治疗反应较好。但也有作者认为,老年患者的肿瘤多为低分化,所以决定肿瘤对孕激素治疗的反应仍是组织分化程度而不是年龄。Reifenstein等观察到,术后半年内复发者服用孕激素,其缓解率只有6%;而术后5年后复发者服用孕激素的缓解率可达65%。事实上,低分化患者的肿瘤复发及转移常较早,因此病程长短实际上也反映了肿瘤的分化程度。

有作者统计,在早期内膜癌,应用孕激素死于心血管病的比率较不用孕激素者明显升高。因此,目前认为,在早期内膜癌,孕激素不作为术后的预防用药,除非患者具有高危因素,而且肿瘤的雌、孕激素受体为阳性者。对晚期或复发癌;有手术禁忌证者;年轻的早期内膜癌希望保留生育功能者均可用孕激素治疗。对年轻、保留生育功能的内膜癌患者,孕激素治疗中,每3~6个月需B型超声及内膜活检或诊刮,以观察疗效。

至于给药途径,Kauppila A等对287例患者给予肌注MPA,223例给予口服MPA,口服者缓解率似略高,但与肌注者相比无统计学差异。

关于用药剂量,Lentz SS等报告了应用大剂量的甲地孕酮(MA)800mg/d,连用1个月,治疗了63例复发及晚期的内膜癌患者,收到了24%的缓解率。结果显示:对分化好的肿瘤效果好,低分化者效果差;用大剂量与低剂量缓解率无不同;其缓解率在晚癌及复发癌之间也无不同。总的存活时间是7.6个月,有3人出现高血糖;3人体重增加>20%;3人死于心血管病与糖尿病,不能除外与服药有关。因此,作者认为,既然大剂量与低剂量无明显差异,主张应用低剂量激素治疗。

GOG推荐孕激素剂量为:口服甲羟孕酮200~250mg/d或甲地孕酮160~320mg/d。常用药物有:醋酸甲羟孕酮(medroxyprogesterone acetate,MPA)200~250mg/d;己酸孕酮(长效黄体酮,hydroxyprogesterone caproate,HPC)250~500mg,每周两次;甲地孕酮(megestrol acetate,MA)160~320mg/d。用药时间至少3个月。孕激素副作用较轻,可引起水钠潴留,水肿,体重增加,头疼。药物性肝炎,血栓性静脉炎及高血压偶有发生。一般来说,副作用于停药后即逐渐消失。

他莫昔芬(Tamoxifen,TMX或TAM)是一种非甾体类抗雌激素药物,并有微弱的雌激素样作用。TAM与雌激素竞争受体,抑制了内源性雌激素与受体结合,减少了雌激素对子宫内膜促进增生的作用。TMX也可提高雌激素受体水平,PR水平低的肿瘤,可先用TAM使PR水平升高后再用雌激素;或TAM与孕激素同时应用,均在晚期或复发的内膜癌达到了一定的缓解率。TAM也可能直接作用于腺癌细胞,使之抑制有丝分裂。但是,TAM在动物实验及对乳腺癌的治疗中均有导致子宫内膜癌的报道,这可能与TAM的雌激素样活性有关。在一个1846例绝经后的乳腺癌的报道中,给予TAM 40mg/d,给药组内膜癌的发生率明显高于对照组,尤其在TAM应用大于2年以上者,内膜癌的发生率明显升高。但也有作者在实验室研究中,未见到TAM有刺激子宫内膜癌细胞系生长的作用。总之,在子宫内膜癌的治疗中,单独应用TAM要十分慎重。

TAM的不良反应主要是潮热,畏寒,急躁等类似更年期综合征的表现;也可有轻度骨髓抑制、头晕、恶心、不规则阴道出血或闭经。一般用量为10~20mg,每日两次。此外,有作者曾应用氯米芬(clomiphene citrate)在子宫内膜癌看到组织学的改变。也有作者应用LH-RH类似物治疗晚期内膜癌,观察到了一定效果。但因例数太少,经验不多,难下结论。有作者对21例妇科恶性肿瘤患者,经腹壁皮下注射舍曲瑞林(gosorelin)3.6mg,每四周重复。有4人缓解,9人稳定,8人进展,无明显不良反应。但21人中只有7例子宫内膜癌。还有待进一步研究。

(张家文)

八、疗效、影响预后的因素及随访

(一)疗效

子宫内膜癌因解剖及肿瘤生物学特点,具有生长缓慢、转移播散时间较晚和早期有较明显症状等特点,故患者就诊早;因确诊方法较简单,多数患者就诊时诊断为临床Ⅰ期。在妇科恶性肿瘤中其治疗效果较好,总5年生存率为70%左右,临床Ⅰ期5年生存率可达80%。上海医科大学妇产科医院516例子宫内膜癌5年生存率为85.9%。北京协和医院76例内膜癌5年生存率为72.7%,华西医科大学149例5年生存率为71.2%。

妇科肿瘤治疗年鉴对各年内膜癌5年生存率的总结如表6-17-19。

表6-17-19　内膜癌5年生存率

时间	患者数	5年生存率(%)
1979~1981	14 906	65.1
1982~1986	19 402	69.7
1987~1989	13 040	72.7
1990~1992	7350	73.4
1993~1995	6260	76.5
1996~1998	7496	77.6

自手术病理分期在世界范围内广泛使用后,子宫内膜癌5年生存率亦有显著提高,对其临床研究亦引起了更多的关注,其研究报告更加准确可靠,各年生存率见表6-17-20。

表 6-17-20　治疗后各年生存率（1996～1998 年）

患者（n）	平均年龄	生存率（%）				
		1 年	2 年	3 年	4 年	5 年
7496	63.5	94.0	88.1	83.6	80.5	77.6

（二）影响预后的因素

应用临床和病理的经验，对子宫内膜癌患者治疗前后进行评估，判断与预后相关的各种因素，选用个体化治疗是提高疗效重要措施。对子宫内膜癌患者预后有显著影响的因素较多，常同时存在，或有相互影响（表 6-17-21）。

表 6-17-21　影响子宫内膜癌预后因素

1. 年龄
2. 期别
3. 病理类型
4. 组织分级（G1，2，3）
5. 肌层受侵深度
6. 宫颈及峡部受累
7. 子宫外病灶部位　附件受累、淋巴结转移、脉管受累、腹腔细胞学检查阳性
8. 其他　雌、孕激素受体、DNA 倍体检测等
9. 治疗及并发症

以上各种因素包括代表肿瘤生物学恶性程度及病变状况（病理类型，分级，肌层受累，淋巴转移，期别等），宿主全身状况如年龄与全身健康状况及免疫状况相关，治疗方式是否适当及因治疗而引起的并发症及其严重程度均是影响治疗效果和患者预后的重要因素。总之，子宫内膜癌患者的预后（生存率）是与宿主全身状况，癌瘤生物学恶性程度相关，并受治疗及并发症的影响。

1. 年龄　就诊时的年龄是影响预后之显著因素之一。20 世纪 70 年代已有多篇文献报道（Frick，Jones 等）Ⅰ 期内膜癌诊断时年龄在 59 岁以下者与 60 岁以上者比较其 5 年生存率分别为 80% 及 56%，有显著差异，认为较年轻者生存率高与诊断时多为早期，癌瘤分化较高，常无肌层受累有关，曾服用避孕药或妊娠过妇女亦有可能有较高的生存率。老年患者内膜癌常为特殊病理类型或低分化腺癌，有子宫外病变存在，即恶性程度高及期别晚，治疗困难。其他如免疫力低亦可能是影响老年患者生存率因素。老年患者合并有内科疾患，选用治疗方式及治疗的彻底性均要受到一定限制（如手术等），治疗并发症较为严重，均可影响预后。Morrow 等报道在经手术治疗后证实无子宫外病变存在的子宫内膜癌患者中，75 岁者与 45 岁相比较，其复发的相对危险性为 18：1.0。多数报道均认为 80 岁以上之内膜癌患者预后极差，与缺乏手术分期及术后充分之辅助治疗亦有一定关系。

2. 期别（临床及手术-病理分期）　治疗前临床分期为影响预后的重要因素，有关临床期别与生存率的大宗病理报道如表 6-17-22。

表 6-17-22　临床各期子宫内膜 5 年生存率

临床期别	随访病例数	5 年生存率（%）
Ⅰ 期	7729/10 285 [*]	75.1
Ⅱ 期	1089/1885 [*]	51.8
Ⅲ 期	253/844 [*]	30.0
Ⅳ 期	48/452 [*]	10.6

[*] 总例数

对未作手术分期的内膜癌患者临床分期对生存率有显著的影响。现临床分期仍用于术前或放射治疗者作预后重要因素。Petterson 1991 年，在对 10 000 例内膜癌病例分析报道中指出临床 Ⅰ 期占 70%，Ⅱ 期 18%，Ⅲ 期 8%，Ⅳ 期仅占 4%，5 年生存率在 Ⅰ、Ⅱ、Ⅲ 期中分别为 76%、59%、29%。临床 Ⅰ 期经手术-病理分期，期别上升率为 12%～23%。

因子宫外不同部位的转移（淋巴、附件、腹腔转移），肌层受累深度等，可能对预后均有不同程度的影响，故对已做手术-病理分期的患者应根据分期中的发现，分析判断预后，并直接指导选择辅助治疗。手术-病理分期与预后（存活率）密切相关（表 6-17-23），是独立的影响预后的因素，国外已有多篇文献报道。

表 6-17-23　子宫内膜癌与手术病理分期 5 年生存率

作者	病例数	各期生存率（%）		
		Ⅰ B/C	Ⅱ A/B	Ⅲ A/C
Torrisi 等	46	82	—	—
Wolfson 等	156	94/75	84	45
Lanciano 等	283	95/87	84/53	56/54
Rush 等	87	83	—	—
Greven 等	394	89	74	74
Creasman 等	7496	88	74	55

根据手术分期，选用合适术后辅助治疗，使内膜癌总 5 年生存率有一定提高，各期生存率世界范围内显著提高。

3. 病理类型　近年来随着对子宫内膜癌病理类型研究的深入，及对生存率、预后大量病例的分析，证实病理亚型与预后密切相关。一般认为子宫浆液性乳突状癌（UPSC/SPEC）、透明细胞癌（CCC）、鳞（SCC）5 年生存率低于腺癌及腺棘皮癌。未分化癌的预后不良 5 年生存率低于子宫内膜样腺癌（腺癌及腺棘皮癌）。Rosenberg 等对 841 例 Ⅰ 期子宫内膜癌患者病理类型分析，腺癌为 789 例（93.8%），UPSC 42 例（5%），CCC 为 10 例（1.2%）。1996～1998 年 FIGO 妇科恶性肿瘤年报，病理组织学类型中子宫内膜样腺癌占 85%，浆液性乳突状癌及透明细胞癌共占 6%。

子宫内膜样腺癌（endometriod Ademocarcinoma）是最常见的病理类型，其中 1/3～1/2 可含有鳞状成分（若所含鳞状成分超过 10% 即可算为含鳞状成分的腺癌），其亚型中腺鳞癌预后极差，其组织分化程度愈低，预后亦愈差。子宫

浆液性乳突状癌以含沙粒体的浆液性乳头结构为其病理特征,诊断临床Ⅰ期时50%已有转移,恶性程度高,分化低,早期极易发生浸润、淋巴结及盆腹腔转移,复发率高(70%~80%),预后比同期的卵巢浆液性乳突状腺癌差,5年生存率仅为25%~36%,晚期低于15%。国内孙建光报道此类型宫外扩散率为53.3%,深肌层累及75%,未控率为41.7%。透明细胞癌为另一类恶性程度高、易复发类型,较少见(1%~5.5%),其中5年存活率仅为40%左右,若病变仅累及内膜5年生存率为90%,累及肌层者仅为10%。子宫内膜鳞状癌极少见,发生率占子宫内膜癌0.1%,国内仅有少量个案报告。预后较腺鳞癌差,放疗化疗均不敏感。即使为Ⅰ期,40%在3年内死亡。未分化癌极少见,可与其他类型子宫内膜癌或恶性中胚叶混合瘤共存,需作免疫组化染色方可鉴别,恶性程度高,多在短期内转移死亡。其他病理亚型文献报道较少。子宫内膜样腺癌的预后与组织分化的级别显著相关,低分化者有较高的复发率,其癌组织结构与核的分级是一致的,此点与USPC及CCC这些特殊病理类型不同,后者组织分级为Ⅰ级时其核分级可高于Ⅱ、Ⅲ级,表明后者恶性程度更高。据对7496例宫内膜癌报道(1996~1996妇科肿瘤年报)子宫内膜癌6868例,其中86%为Ⅰ、Ⅱ期,5年生存率为81%;浆液性乳头状癌(310例)和透明细胞癌(1919例)仅占6%,其Ⅰ、Ⅱ期分别为57%和70%,5年生存率分别为48%和60%。

4. 组织分级 子宫内膜癌组织分级的级别是判断预后的重要指标。Jone在20世纪70年代对此点作了综合分析报道,在总结3990病例文献指出,随分级上升,生存率明显下降,G1 5年生存率为81%,G2的为74%,G3的为50%。近期文献报道(2003,FIGO)G1、2、3的5年生存率分别为81%、80.9%及57%。Greasman1987年报道621例临床Ⅰ期患者随组织分级的上升,盆腹腔淋巴结转移增高(表6-17-24)。国内报道G1、2、3淋巴转移率为3.2%、11.5%、38.5%。

表 6-17-24 组织分组与盆腔、腹腔主动脉淋巴结转移率

组织分级 (grade)	病例数	盆腔淋巴结阳性率 (%)	腹主动脉淋巴结阳性率(%)	总阳性率 (%)
G1	180	3	2	5
G2	288	9	5	14
G3	153	18	11	29

组织分级与肌层受侵亦有显著相关,北京协和医院报道G1、2、3肌层受侵率为12%、21%、46%;华西医科大学报道深肌层受累分别为14.7%、26.4%及30%,G1与G2、3间有显著性差别。

对癌变局限于子宫的患者来说,癌组织分级是影响生存率的重要因素。文献报道子宫内膜腺鳞癌G3与G1相比较,其复发相对危险性为8.1:1;腺癌G3与G1比为

15.0:4.7。Lanciano报道病理分级为G3的Ⅰ期患者组织分级为预测远处转移和盆腹腔复发,降低生存率的独立相关因素。经多变量因素分析指出,组织分级为与预后(生存率)相关的独立因素,组织分级的G1、2、3的5年生存率分别为95%,66%和48%;最近大宗手术分期资料(FIGO,2003),手术分期Ⅰ期G1、2及G3、5年生存率分别为92.1%、87.5%及74.5%;Ⅱ期各级为81.0%,80.9%,57.3%;Ⅲ期的各级为69.7%,63.3%,39.6%。可见G1、G2在各期中5年生存率数字相近,明显高于各期中G3。

对特殊类型的子宫内膜癌(UPSC,CCC,SC等)进行组织分级时应重视细胞核的不典型改变,若与结构分级不符合时,应将组织分级升高1级(G1、2向上提1级)。含有鳞状成分的腺癌应根据腺体成分、核分级进行分级。

5. 肌层浸润深度 肌层受浸润的深度(depth of tumor invasion)是判断肿瘤恶性程度的重要指标,也是影响预后及复发的重要因素。对无显著子宫外癌变的患者来说,有肌层的浸润复发率比无肌层浸润者高4倍。深肌层受累的复发率危险性明显高于浅肌层受累者。文献报道Ⅰ期ⅠA,ⅠB,ⅠC 5年生存率分别为93.3%,95%,77.8%,深肌层受累组复发率增高4.8倍。近期经统计学分析指出,深肌层受累为影响预后的独立因素,1996~1998年手术分期Ⅰ期5017的总结报道ⅠA期5年生存率91.1%,ⅠB期89.7%,ⅠC期81.3%。上海医科大学妇产科医院资料Ⅰ期子宫内膜癌无肌层浸润组、浅肌层浸润组与深肌层浸润组因癌死亡率分别为8.2%,14.6%,20%,有肌层浸润者死亡率高,差异有显著性。生存率的不同可能与深肌层受累后淋巴转移率增高或癌瘤易穿破浆肌层引起子宫外播散,使术后复发率升高有关。对深肌层受累者应注意有无子宫外播散癌变存在,属高危组,术后应给予辅助治疗。

6. 淋巴及脉管间隙受累 文献报道经手术分期确定为Ⅰ期之内膜癌,若病理组织学检查证实有淋巴及脉管间隙(invasion of lympha-vascular space或capillary-like space involvement,CLS)受累,约有10%已有淋巴转移故预后不良,生存率低。有癌瘤细胞侵入间隙者复发和死亡率为27%,无者为9%,复发的相对危险性增高2.4倍。对819例临床Ⅰ、Ⅱ期(病变局限于子宫者),采用相同治疗方法,有淋巴及脉管间隙受累者5年生存率为61%,无受累者86%。若比较手术-病理分期为Ⅱ期患者,淋巴及脉管间隙受累,则不是独立影响预后的因素。CLS常见于低分化及有深肌层受累者,无CLS与有CLS患者的复发率分别为2%和44%;腹腔及盆腔淋巴结转移率分别为7%,3%与27%及9%。Disaia报道无盆腔淋巴结转移之复发率为10.5%(21/199),而有淋巴结转移者为56%(13/23)。

7. 淋巴结转移 长期以来,子宫全切及双侧附件切除术是治疗子宫内膜癌的主要术式,对淋巴结转移(lymphanode metastasis)的真正发生率是难以确定的。Javert报道淋巴转移率为28%,据报道无淋巴结转移5年生存率约85%,盆腔淋巴结转移者约70%,而腹主动脉淋巴结转移者则低于40%。有无淋巴结转移与预后密切相关。

近年来在对除ⅠAG1期及Ⅳ期外,其他各期内膜癌腹腔后淋巴结转移的临床病理及存活率进行研究,Boronow等对222例临床Ⅰ期手术分期研究指出,Ⅰ期盆腔及腹主动脉淋巴转移率各为10.0%。有盆腔淋巴结转移中57.1%(8/14)同时有腹主动脉淋巴结转移,在盆腔无淋巴结转移中8.2%(4/49)有腹主动脉淋巴结转移。多变量因素分析显示,组织分化不良(分级高)及深肌层浸润是腹主动脉淋巴转移的独立相关因素,而淋巴脉管间隙受累和子宫颈受累为独立的与盆腔淋巴结转移相关的因素。在Ⅰ、Ⅱ期有淋巴结转移者其预后明显差于无转移者。进一步的分析表明腹主动脉淋巴转移预后明显较盆腔淋巴结转移差,其5年生存率分别为44.4%与80.0%(P<0.05),因而认为腹膜后淋巴结,特别是腹主动脉淋巴结转移有否对子宫内膜癌生存率有很大的影响,除ⅠAG1及Ⅳ期外,临床Ⅰ期转移率为10%,临床Ⅱ期为36.5%。若有宫颈间质受累则其淋巴转移率可为36%,无宫颈间质受累者则仅为17%。中山医科大学肿瘤医院报道106例手术治疗子宫内膜癌淋巴转移Ⅰ期为7.9%,Ⅱ期8.62%,Ⅲ期38.4%,Ⅳ期66.6%;华西医科大学手术治疗226例报道临床Ⅰ期淋巴转移率15.2%,Ⅱ期51.4%。转移率随癌组织分化级别升高及肌层浸润深度增加而升高。临床Ⅰ期内膜癌有淋巴转移患者,术后多进行放疗治疗,其5年生存率仅为31%,而无淋巴转移者为80%~90%。

8. 宫颈受累及癌灶部位　宫颈受累即Ⅱ期患者的预后明显差于Ⅰ期,经手术分期确定为Ⅱ期者其5年生存率为74%,明显低于Ⅰ期(88%)。资料分析发现临床Ⅰ期中92%癌灶位于子宫底部,位于宫腔下部或累及峡部易早期转移,生存率低于前者。Matthew报道202例宫颈受累之子宫内膜癌临床、手术及病理资料,手术-病理确定有宫颈受累为151例(75%),51例(25%)未发现宫颈受累。其中子宫外有癌肿播散24例(32%)应为Ⅲ期实际为Ⅱ期者仅有76例为50%。国内报道41例术前临床诊断为Ⅱ期内膜癌患者手术-病理分期,7例宫颈未发现癌肿(17.1%,下降为Ⅰ期),23例发现有子宫外播散(56%)上升为Ⅲ期。分段诊刮中假阳性率可为20%~30%,但因对术前诊断Ⅱ期时,术中剖视宫颈中有癌灶而确诊者重视治疗范围,及术后辅助治疗疗效较好,对术前诊断Ⅱ期,术中或术后未发现宫颈内有癌灶,仅有位于宫腔下部癌肿者治疗范围则常不足,生存率低(表6-17-25)。有作者认为对癌灶位于宫腔下段患者治疗应予重视并应密切随访。

表6-17-25　子宫颈诊刮与术后-病理结果及5年生存率

分段诊刮	术中、宫颈病理	5年生存率(%)
阳性	阴性	83
阳性	阳性	76
阳性	子宫下段受累	57

近年来对子宫颈受累对预后的影响是有争议的,有作者认为经手术病理分期确诊为Ⅱ期的内膜癌患者复发的相对危险性为1.6,无统计学显著差异,宫颈及子宫腔下段受累者局部复发率并无明显升高,可能与近代手术-病理分期应用确定病变真实范围(排除有宫外病灶者),术后选择适宜辅助治疗,改善了预后有关。

FIGO手术-病理分期规定,宫颈受累为Ⅱ期,Ⅱ期中仅有腺体受累者为ⅡA期,累及宫颈间质者为ⅡB期,文献报道ⅡA5年生存率为95%,ⅡB期为90%。多数作者认为目前尚无充分资料表明Ⅱ期A、B亚期在预后上有显著差别(表6-17-26)。其原因可能与术前无法确定子宫颈受累程度(间质有无受累);较多的Ⅱ期患者术前已接受过放射治疗,使术后难以判断间质受累状况;Ⅱ期患者常可能同时存在组织分级,深肌层受累或子宫外病变可能,对预后更有显著影响的因素同时存在有关。

表6-17-26　子宫内膜ⅡA ⅡB期5年生存率比较

作者	年份	5年生存率(%)		P值
		ⅡA	ⅡB	
Onsrud	1982	83	60	NS
Larson	1987	65	70	NS
Fanning	1991	100	37	<0.01
Andersen	1990	87	63	NS
FIGO	1998	77	67	NS
FIGO	2003	78.8	71	NS

9. 腹腔冲洗液细胞学检查及附件受累　腹腔细胞学:Disaia报道在临床Ⅰ期167例中26例(15.5)患者腹腔冲洗液阳性,其中13例(50%)在手术-病理探查中可发现有子宫外病灶同时存在(7例复发死亡);仅有细胞学阳性13例患者中约6例(46%)出现腹腔内复发死亡。Creasman报道12%子宫内膜癌腹腔细胞学为阳性。尽管对腹腔冲洗液之预后价值仍有争议但多数作者认为盆腹腔细胞学阳性预后不良,Milosevic等分析17篇报道3820患者腹腔冲洗液阳性率为11%。对其中例数最多的3篇1700例行多因素分析,指出细胞学检查阳性为与复发和存活率相关的独立因素,并有统计学意义。细胞学阳性说明有子宫外病变存在,即使病变局限于子宫亦为重要预后因素。

附件受累:为内膜癌子宫外播散常见部位之一,临床Ⅰ期腺癌中附件受累约10%,常为卵巢隐匿性转移,与子宫大小,分级无显著相关。与肌层受累深度相关,ⅠA为4%而ⅠC附件受累为24%(手术分期)。GOG 621例报道手术分期34例淋巴转移占5%。当附件为镜下转移时,仅6%有淋巴转移,若已为肉眼转移灶,盆腔及腹主动脉淋巴结转移率升高为51%及23%,腹腔冲洗液细胞学检查阳性为60%,复发率为38%,预后不良。

10. 多个高危因素　近期文献报道经手术病例分期确定癌变局限于子宫的内膜癌患者预后不良的危险因素包括:组织分级差(G3),深肌层受侵,宫颈间质及脉管淋巴间隙受累等。若患者具有≤2个危险因素存在,生存率明显低于仅具有1个高危因素,并有统计学上的差异。患者分别具有1,2或3个以上危险因素时其5年生存率分别为

88%及60%。对于术后分期为Ⅰ期或Ⅱ期者,若术后全部接受放射治疗其生存率分别为88%,85%~80%,高危因素的多少则不是影响判断预后的因素。经手术-病理分期确定有子宫外转移者,转移部位的多少与复发有显著的相关性,有1,2或3处转移灶时,相对复发危险性分别为12,18及45。转移灶的部位包括:腹膜后淋巴结(腹主动脉及盆腔淋巴结),阴道及宫旁组织及附件,盆腹膜及腹腔冲洗液,其他经手术探查发现确定的转移灶。经多变量因素分析表明子宫外转移灶的部位与远处或腹腔内复发有显著相关性。

11. **分子生物学指标** 现已明确子宫内膜癌可根据其发病机制分为两种类型,Ⅰ型和Ⅱ型子宫内膜癌发生的信号通路改变及癌基因突变有明显的不同,Ⅰ型子宫内膜癌多与 *PTEN*,*K-ras*,*β-catenin* 等基因突变及错配修复基因缺失有关,而Ⅱ型子宫内膜癌多与 *p53*,*p16* 和 *HER-2/neu* 等基因突变有关。癌基因变异与内膜癌恶性生物学状况之间尚无确切相关性结论,但有关各种生物学指标包括 H-ras,mTOR,4E-BP1,MSI,VEGF,CA125,HE4,YKL-40,c-myc 及 c-erb 等与内膜癌相关性研究已有报道。如 c-erbB2 的过度表达与内膜癌组织分化转移时间 c-myc 与低分化癌相关性等。目前尚需更多的大量病例研究方可证实,这些可检测的标记物与预后可能存在着相关性。

(1)组织学指标

1)核分级和DNA倍体:Symons 报道指出,内膜癌有转移组中存在着高比例的非整倍数(Aneuploid),其DNA指数均大于1.5,DNA指数的增加与癌瘤转移成正相关。在DNA非整倍数体组中继发转移可能性为同期同级者2倍。应用流式细胞分光光度计(flowcytometry,FCM)对76例内膜癌患者253样本检测后比较DNA为二倍体组与非整倍体组的手术分期Ⅰ、Ⅱ、Ⅲ各分期中非整倍体组为3%、18%、42%(P<0.01);各组织分级 G1、2、3 为17%、20%、67%随分期及分级升高而上升(P<0.05);腹腔细胞学阴性及阳性之非整倍体各为10%及50%(P<0.05);淋巴结无转移及有转移为18%及60%(P<0.01)。随访10~50个月(平均78个月),二倍体组生存率为100%而非整倍体组仅为50%(P<0.01)。目前多数作者认为DNA倍体可作为判断预后的重要因素。非整倍体比例增加,恶化程度高,预后癌肿增值活跃,即处于S,G2及M期百分率高。近年来已有关于应用FCM测定癌瘤DNA倍体及增殖状况S期细胞比值(S-phase fraction,SpF)来预测癌瘤的恶性程度报道,认为非整倍体(aneuploidy),四倍体(tetraploidy)百分率及SpF比值与癌瘤组织分级及预后不良密切相关。在一项前瞻性研究中,174例子宫内膜癌患者的10年生存率在非整倍体肿瘤中为53.2%,在二倍体肿瘤中为91%,多因素分析发现非整倍体肿瘤患者死亡危险为二倍体肿瘤的6.5倍。而在晚期患者中,二倍体肿瘤患者的预后也明显好于非整倍体肿瘤患者。Mangili 回顾分析222例子宫内膜癌患者,1990~1998年间治疗的141例患者中,Ⅰc期患者都接受了盆腔外照射,而在1999~2003年间治疗的81例患者中,Ⅰc期患者同时需有DNA非整倍体时才给予盆腔外照射,因此只有30.6%的Ⅰc期患者接受了盆腔外照

射,没有接受盆腔外照射的Ⅰc期二倍体肿瘤患者也没有发生疾病相关的死亡,因此,作者认为DNA倍体可作为辅助治疗的参考。

有关核的分级文献报道较少,FIGO1988年分期指出,若核的不典型性与组织分级不相符合时,应将G1或G2者升高1级。多数核分级不典型患者其预后差。在对内膜癌Ⅰ期G180例的研究发现复发死亡8例癌组织中癌细胞有丝分裂均≥8/10HPF。目前对核分级是否能作为选择辅助治疗及判断预后因素尚需要更多的研究证实。

2)雌、孕激素受体:孕激素受体(PR)在癌组织中检测为阳性,常预示预后良好。有报道在对309例内膜癌研究的多变量因素分析中指出,检测PR对预后的判断价值高于组织学分级,阳性者孕激素治疗有效率为68%,阴性者仅9.9%,总有效率为32%~40%。一般认为PR含量随分化程度而变化,分化高者PR含量高,而且PR阳性比ER更具有预后价值。但 Sivridis 的研究报道ER和PR与子宫内膜癌预后无关,因此ER和PR对于子宫内膜癌的预后作用尚有争议,测定甾体激素受体对于确立合理的治疗有一定帮助。

3)*p53*:*p53* 基因突变可在7%~43%的子宫内膜癌组织中检出,并且与临床病理分期、组织分级、深肌层浸润、非内膜样腺癌和淋巴转移相关,提示有 *p53* 基因突变过度表达的子宫内膜癌生存时间缩短。Lee 等用免疫组化和PCR-SSCP联合检测子宫内膜癌中 *p53* 基因的表达和预后的关系,结果发现有 *p53* 基因突变和没有 *p53* 基因突变的患者其5年无疾病生存率分别为81.1%和97.7%,多因素分析显示有 *p53* 基因突变的患者其疾病相关死亡的危险增加11倍,*p53* 突变和过度表达在Ⅱ型子宫内膜癌中更多,常伴有其他高危因素和PR的缺失。

4)*PTEN*:Risinger 报道 *PTEN* 突变与早期病变,低 *p53* 表达等良好预后因素相关,在115例子宫内膜癌患者中,有 *PTEN* 突变者其8年总体生存率明显高于无 *PTEN* 突变者。Mackay 总结加拿大国立肿瘤所的研究发现 *PTEN* 失活对早期子宫内膜癌的预后没有影响,在晚期和复发病例中 *PTEN* 失活与预后好有关。

5)MSI:微卫星不稳定是DNA错配修复基因缺失的标志,在子宫内膜样腺癌中的发生率为11%~45%。微卫星不稳定最初是在遗传性非息肉性结肠癌综合征中发现的,是直肠癌预后良好的指标,但在子宫内膜癌,微卫星不稳定与预后的关系还不确定,有研究发现MSI常伴有 *PTEN* 突变而少有 *p53* 突变,故与预后良好有关,有的报道MSI与预后不良有关,也有报道MSI与预后无关。

(2)血清学标志物:血清CA125水平在11%~34%的子宫内膜癌患者中升高,手术前CA125水平与分期、肌层浸润深度、组织分级、宫颈受累和淋巴转移有关,22%的无淋巴转移的子宫内膜癌患者CA125水平>65U/ml,而58%的由淋巴转移的患者CA125水平>65U/ml,用CA125预测子宫外病灶的RR为6.5。手术前CA125水平还可能与患者的预后有关,Chung 等报道CA125≤28.5 U/ml 与CA125>65 U/ml 的子宫内膜癌患者比较其5年无瘤生存率分别为85.6%和60.0%。

此外,Diefenbachetal 报道子宫内膜癌患者血清 YKL-40 明显高于正常对照,并且手术前 YKL-40>80ng/mL 的子宫内膜癌患者 5 年无进展生存率明显低于 YKL-40 阴性的患者(48% vs.79%),认为 YKL-40 阳性与预后不良有关。Moore 报道 HE-4 在各期子宫内膜癌患者血清中均升高,比 CA125 敏感,在各期子宫内膜癌中比 CA125 敏感 24.6%,在 Ⅰ 期子宫内膜癌中的敏感性比 CA125 高 17.1%(37.9% vs.20.8%)。HE-4 是否可用于子宫内膜癌的早期诊断或复发监测值得进一步研究。

12. 治疗的影响 对内膜癌患者治疗是否恰当、适宜是影响预后的因素之一。治疗方案的制定,方法的选择应在对癌变播散范围准确了解和对患者全身健康状况全面评估的基础上进行。目前治疗的方法多选用手术或手术与放射联合治疗。对晚期无法手术或有严重内科合并症不宜手术者,可选用适宜的综合治疗(放疗、化疗、激素等)对术后确定有预后不良(高危)因素存在的患者应重视术后辅助治疗的选用,应使患者获得充分的适当的治疗。老年及有严重内科疾病者,则应考虑全身状况,能否承受放射治疗,放射方式、部位、剂量、化疗药物选择等全面考虑,密切观察,并加强全身支持疗法,方可获得最佳疗效。若对有宫外播散或其他影响预后因素未能重视,使患者治疗不充分,或治疗不当将直接影响预后。

John K. Chan 回顾性分析美国 1988～2005 年间治疗的 18 338 例子宫内膜癌患者,其中 21.4% 的病例接受妇科肿瘤医师的治疗,78.6% 的病例接受非妇科肿瘤医师的治疗。妇科肿瘤医师治疗的病例与非妇科肿瘤医师治疗的病例相比较,其中年龄大于 71 岁的比例分别为 49.6% 和 44%,手术获得淋巴结超过 16 枚的比例分别为 22% 和 17%,晚期病例的比例分别为 21.9% 和 14%,接受化疗的比例为 22.6% 和 12.4%。在 Ⅱ～Ⅳ 期的患者中 5 年 DSS(disease-specific survival)在妇科肿瘤医师组与非妇科肿瘤医师分别为 79% 和 73%,在 Ⅲ～Ⅳ 期患者中 5 年 DSS 在妇科肿瘤医师和非妇科肿瘤医师组中分别为 72% 和 64%,认为经妇科肿瘤医师治疗的子宫内膜癌患者比非妇科肿瘤医师治疗的患者更可能被给予全面分期手术和得到辅助放化疗,经妇科肿瘤医师的治疗可提高高危患者的预后。

(三)随访

子宫内膜癌患者在治疗后应密切定期随访,争取及早发现有无复发,约 75%～95% 复发是在术后 2～3 年内。常规随访应包括详细病史(包括任何新的症状)、盆腔的检查、阴道细胞学涂片、X 线胸片、血清 CA125 检测及血常规、血化学检查等,必要时可作 CT 及 MRI 检查。一般术后 2～3 年内每 3 月随访一次,3 年后可每 6 个月 1 次,5 年后 1 年 1 次。95% 复发病例均可经临床检查,阴道细胞学涂片检查及血清 CA125 检查发现。

(张家文 彭芝兰)

九、争议及展望

(一)基础研究进展

从器官组织的细胞研究到亚细胞结构分析,再深入到分子水平的单基因表达和调控,进而演化到今天的基因组学、蛋白组学、后蛋白组学研究,越来越多的医学基础研究手段为我们认识子宫内膜癌的疾病发展提供了更为广阔的平台。多数学者已经认可根据子宫内膜癌致病机制中对雌激素的依赖与否分为 Ⅰ 型——雌激素依赖型(或相关型)和 Ⅱ 型——雌激素非依赖型(或非相关型)两种子宫内膜癌。子宫内膜癌细胞的生物学行为在一定程度上受到甾体激素的调控,这种调控涉及癌细胞转移侵袭的多个步骤:肿瘤细胞的脱落,肿瘤细胞对基膜的侵袭,基质活化因子的封闭,激活多种血管生长因子如基质成纤维因子、血管内皮细胞生成因子、血小板驱动内皮细胞生长因子等。众多文献描述了子宫内膜癌中某些基因的遗传或表观遗传异常现象(表 6-17-27)。本文仅对雌激素及其受体家族、子宫内膜癌细胞的微环境以及分子分型等研究进行简要论述。

表 6-17-27 子宫内膜癌中遗传和表观遗传异常的相关基因

基因	功能	相关异常
MLH1	DNA 修复	变异、过度甲基化、表达缺失
MSH2	DNA 修复	变异、过度甲基化、表达缺失
MSH6	DNA 修复	变异、表达缺失
KRAS	原癌基因	变异
ERBB2	原癌基因	扩增
PAX2	原癌基因	甲基化、过表达
MYC	原癌基因	扩增、过表达
β-Catenin	原癌基因	变异、过表达
Survivin	抗凋亡因子	过表达
TERT	维持端粒长度和稳定	过表达
RUNX1	转录因子	过表达
PTEN	抑癌基因	变异、缺失、过度甲基化、表达缺失
TP53	抑癌基因	变异、缺失、过表达
PER1	生物周期控制蛋白	过度甲基化、表达缺失
TIG1	抑癌基因	过度甲基化、表达缺失
C/EBPα	转录因子	过度甲基化、表达缺失
CASC2α	未知因素	变异、过度甲基化、表达缺失

1. 雌激素及其受体与子宫内膜癌发生发展的关系 雌激素对肾脏、肝脏、子宫、乳腺在内的多种组织都有致肿瘤作用。这种作用很大程度上依赖于雌激素受体(estrogen receptors,ERs)α 亚型和 β 亚型(ERα,Erβ)介导的信号通路。这两种受体均从属于核受体超家族(nuclear receptor superfamily,NRs)中的甾体激素受体家族。1971 年,Jensen

在 Nature 上报道了雌激素受体 α 亚型的检测方法并指出乳腺癌患者实施肾上腺切除术治疗的疗效与 ERα 有密切的关系,由此确定了 ER 作为一种生物标记物判定恶性肿瘤预后的概念。雌激素受体 β 亚型(ERβ)则于 1996 年被进一步鉴定。此后 ERα 和 ERβ 的多种变异转录被相继发现,然而,这些不同转录表达形态的 ER 在子宫内膜癌发病机制中的功能尚不明确。

(1)雌激素受体的编码基因:人 ERα 和 ERβ 由不同的基因编码,具有不同的 cDNA 和蛋白质分子结构。野生型人 ERα(wild type human ERα,whERα)编码基因位于 6 号染色体的 6q25.1 区,由 140Kb 碱基构成,编码由 595 个

氨基酸组成的蛋白质,蛋白质大小为 66kD(图 6-17-10)。ERα 编码基因的外显子变异体有多种转录本:ERα 第 2～7 外显子单一的剪切变异体 ERα-E2SV(Δ2-Δ7);以及 ERα 第 4,7 外显子双剪切变异体 ERα-E4,7SV(Δ4,7)均有文献报道。野生型 ERβ 基因位于 14 号染色体的 14q22.24 区,其全长基因由 40Kb 碱基构成编码 530 个氨基酸组成的蛋白质。在对 ERβ 受体的研究中也发现了 ERβ 外显子 2～7 缺失的变异体(Δ2-Δ7)。于 ERα 常见到外显子 7 缺失的 ERα-E7SV(Δ7)不同,在 ERβ 最常见到的是外显子 6 的缺失形态 ERβ-E6SV(Δ6),而外显子 6,7 区在编码 AF-2 功能区中有极为重要的作用。

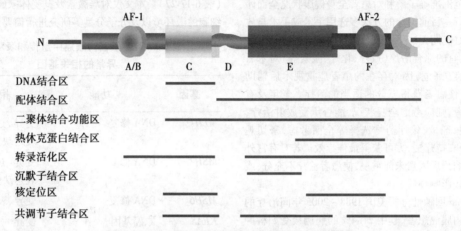

图 6-17-10 NR3 型核受体的结构模式和功能区分

(2)雌激素受体的蛋白结构特点和功能分区:NR3 型核受体的典型结构从氨基 N 端到羧基 C 端通常可以分为 A～F 六个功能结构域。氨基 N 端的 A/B 区为转录调节区,其氨基酸组成及长度高度可变,该区有一个转录激活功能区(activation function-1,AF1),是受体-抗体的结合部位。研究表明不同受体亚型(isoforms)的区别主要就是在 N 端尤其是 AF-1 序列的差异,这种差异序列具有启动子专一性和细胞专一性,并能选择性激活不同的靶基因。因此同种配体可以通过不同受体亚型的 AF-1 区而具有多种生理效应。C 区为 DNA 结合域(DNA binding domain,DBD),通常含有一段 66～68 个氨基酸残基组成的高度保守序列。该序列富含碱性氨基酸和半胱氨酸(Cys),其中八个 Cys 形成两个锌指结构(zinc finger)。两个锌指结构彼此协同,通过 DBD 区内被称为 P-box 的模序特异性识别靶基因 DNA 序列上的激素反应元件,继而诱导核受体构象改变,并在共结合蛋白的帮助下使核受体能与反应元件(response element)DNA 序列主沟上的碱基对稳定结合产生应答,调控多种基因的转录活性,从而参与了细胞增殖、分化发育、凋亡、癌变、胞内信号传导、核内信号途径对话(crosstalking)等过程。这些靶基因包括表 6-17-27 中所列的部分基因。D 区为一多变铰链区,在与雌激素结合前,该区结合一个热休克蛋白(hot-shock protein,Hsp)二聚体,帮助 ER 进行适当的折叠以保护疏水的配体结合域(ligand binding domain,LBD),使之处于非活性状态。在羧基 C 端的 E、F 区中,E 区含有疏水性的配体结合域 LBD。LBD 也就是激素(配

体)/受体结合区,由 220～250 个氨基酸残基组成,是一段在进化上相对保守的序列。能够决定 ER 与特异性配体的结合并与许多共激活分子相互作用,具有与相应的配体结合、同源或异源二聚体化、结合热休克蛋白 Hsp、转录激活等多种功能。LBD 含有一个配体依赖性转录激活功能域 AF2(activation function-2,AF-2),对 ER 的转录激活起调节作用。

(3)ER 家族的配体结合性及其介导的子宫内膜细胞癌变机制:70%～80% 的子宫内膜癌属于 I 型,这类患者癌细胞通常能检测到雌激素受体(ER)和孕激素受体(PR)的高表达;而 10%～20% 的子宫内膜癌属于 II 型,这类子宫内膜癌的发生似乎与雌激素-雌激素受体介导的信号通路并无确定的关系。正常子宫内膜中存在大量 ER 并随月经周期改变而发生周期性变化。比较正常子宫内膜组织、子宫内膜不典型增生组织、子宫内膜癌组织中的 ER 表达发现:子宫内膜癌组织中 ERα、ERβ 的 mRNA 表达量上升,但在子宫内膜癌组织中随着病理分期的升高 ERα 和 ERβ 的 mRNA 表达量显著下降。有学者认为多数原发性子宫内膜癌的 ERβ/ERα mRNA 比率与正常子宫内膜细胞的比例相似呈相对稳定,但在伴有远处转移的子宫内膜病例中,转移病灶的 ERβ/ERα mRNA 比率显著高于原发病灶,而且 ERβ/ERα mRNA 比率增高的子宫内膜癌患者其预后极差。这些研究的结果表明在子宫内膜癌的发生中,ERα 和 ERβ 之间的相互作用;同二聚体和异二聚体不同的形成比例;ERβ 与 ERα 比例的失衡在子宫内膜癌中具有极为重要的

作用。

近年来研究表明,在激素依赖性肿瘤中,ER介导的肿瘤细胞过度增殖机制可能有两种途径:①基因组效应(转录效应):雌激素对于细胞核DNA直接作用的经典机制就是激素与细胞核ER结合,然后以二聚体的形式与雌激素效应基因中的调控区作用而启动下游基因的转录,促进细胞过度增殖。②非基因组效应(非转录效应或快速转录效应):雌激素主要与细胞膜或胞浆中的ER结合后迅速激活细胞内的信号传导通路,通过信号通路中的效应分子参与细胞增殖的效应。

ER是一种糖蛋白,具有特异性、高亲和力、低结合容量性的特点,生物特性极不稳定,受热后易被破坏,但与配体结合后形成的复合物能比较稳定的存在。体内ERα和ERβ的天然配体都是雌二醇,两者能以相似的亲和力与雌二醇结合。在雌激素缺乏状态下,ER与胞浆中的热休克蛋白(Hsp)结合,处于非活性状态。当配体结合到ER的激素结合区后,ER构象改变并与另一ER单体发生二聚化,Hsp解离,丝氨酸与苏氨酸磷酸化,E-ER复合物则转移到细胞核内以高亲和力与定位于靶基因启动子区域的雌激素反应元件(estrogen response element,ERE)结合,从而诱发或抑制基本转录机器的装配,调控靶基因的转录。二聚化作用不仅发生在同种ER分子之间,还可形成异二聚体。异型二聚体与DNA的亲和力与ERα二聚体相近,但大于ERβ二聚体。ERα和ERβ在DNA结合域高度同源;而A/B区、链接区和F区不完全对应,只有部分同源,后者是两种受体形态对各种配体不同结合状态和不同反应性的分子基础。ERα和ERβ的变异体都能对两种野生型ER起抑制作用,提示在ERα与ERβ共存的细胞中,两者之间存在交叉对话(cross talking),两者可以共同调控雌激素应答基因的表达。Paech等研究证实同一配体可以通过ERα和ERβ介导不同的生物学活性。两种受体的激活域不同,提示它们可能向转录复合体募集不同的蛋白质,从而改变基因组转录效果的特异性。另外,雌激素受体与共激活物蛋白(或称为共调节因子)相互作用而刺激其他转录因子如AP-1的活性(表6-17-28)。ERα和ERβ的这种交叉信号作用使雌激素可以在更多的层次上调控雌激素应答基因。除ERE机制外,ER还能结合到fos-jun转录因子,然后结合到靶基因启动区的AP1位点,调节靶基因转录活性。

近年的研究还表明除了核内雌激素受体外还存在一种膜结合型受体。膜结合型受体与表皮生长因子受体和胰岛素样生长因子I受体信号传导通路的相互作用涉及了雌激素的非基因组快速转录水平的信号调控。雌激素也可通过膜雌激素受体激活多种蛋白激酶如丝裂原活化蛋白激酶,并在几分钟内增加第二信使如环AMP(cAMP)的水平,从而促进雌激素信号传导过程中与其他信号传导通路间的相互对话、相互作用。基因组通路和第二信使通路的交互作用可能在雌激素控制细胞增生、抑制细胞凋亡中有重要的作用。在包括胞浆膜和线粒体在内的非细胞核亚细胞成分中存在特异性、高亲和力雌激素结合位点及潜在的雌激素反应元件序列,提示这些部位可能有雌激素受体特别是膜雌激素受体的存在。研究表明儿茶酚胺雌激素代谢产物,

表6-17-28 雌激素受体介导的信号传导事件

细胞核基因组DNA编码基因

受雌激素反应元件序列调控的基因发生配体依赖性、雌激素受体介导的激活与其他转录因子的配体依赖性、雌激素受体相互反应

　AP-1

　c-jun

由通过其他通路介导的雌激素受体磷酸化而产生的配体依赖性激活

　EGF(表皮生长因子)

　IGF-1(胰岛素生长因子-1)

　MAPK(丝裂酶原激活蛋白激酶)

　PI3K-AKT(磷脂酰肌醇3激酶)

线粒体基因组DNA编码基因

受雌激素反应元件样序列控制的线粒体DNA编码基因发生配体依赖性、雌激素受体介导的激活

　细胞色素氧化酶亚单位Ⅰ和Ⅱ

　线粒体前转录因子

第二信使和蛋白激酶信号通路的膜雌激素受体介导的激活

　cAMP和cAMP反应基因的水平

　MAPK家族Ⅱ

　ERK1(细胞外蛋白激酶1)和ERK2(细胞外蛋白激酶2)

　G-蛋白激活

抑制JNK(c-jun N末端激酶)和与抑制JNK相关的刺激ERK活化

4-羟基儿茶酚胺雌激素和2-羟基儿茶酚胺雌激素可通过结合人膜雌激素受体参与基因表达或(和)信号传导通路的调节;多种酪氨酸激酶生长因子受体可在无雌激素配体时通过磷酸化作用而激活雌激素受体。

2. 雌激素受体相关受体与子宫内膜癌　近年来利用核受体家族成员中高度保守的结构域作为诱饵通过低严谨杂交技术对不同种、不同组织细胞的cDNA文库进行筛选,发现了许多与该家族成员结构上高度相关但功能上有显著差异的蛋白质受体。这类受体能够以单体、同源二聚体、异源二聚体的形式,在共调节蛋白(co-regulators)的作用下直接通过DNA结合区(DNA binding domain,DBD)与多种转录因子、靶基因相互作用,以非配体依赖的组成性激活方式调节靶基因的转录,故称为孤儿受体(orphan receptors,ORs)。利用ERα受体的DBD区作为探针采用低严谨杂交技术从肾cDNA文库中筛选得到与雌激素受体高度相关的孤儿受体——雌激素受体相关受体(estrogen receptor-related receptor,ERR)ERRα、ERRβ,而ERRγ则于1999年利用GRIP1蛋白为诱饵通过酵母菌双杂交技术筛选得到。ERR家族现有α、β、γ三种亚型,相应的核受体命名委员会编号为NR3B1,NR3B2,NR3B3(核受体3型家族B亚类),与ER家族

（NR3A）、糖皮质激素受体（glucocorticoid receptor，GR；NR3C1）、盐皮质激素受体（mineralocorticoid receptor，MR；NR3C2）、孕激素受体（progesterone receptor，PR；NR3C3）、雄激素受体（androgen receptor，AR；NR3C4）等一样均从属于3型核受体家族（NR3）。孤儿受体与 DNA 反应元件之间的作用方式可分为4型：Ⅰ型：需要与视黄酸 X 受体（RXR）形成异二聚体后结合 DNA 反应元件；Ⅱ型：孤儿受体自身间形成同源二聚体的方式结合 DNA 反应元件；Ⅲ型：孤儿受体以单体形式联结于 DNA 反应元件上扩展的半位点；Ⅳ型：某些缺乏 DBD 结合域（如 DAX1 受体）或者是缺乏 LBD 结合域（如 *Drosophila Knirps*）的独特结合方式。文献报道 ERRs 孤儿受体家族的主要作用方式属于第3种类型。

（1）ERRs 的功能活化及其与 ERs 家族在细胞内信号传导中的相互关系：越来越多的证据表明 ERR 与 ER 两个亚家族，尤其是 ERα 和 ERRα 在核内信号通路上的相互作用（cross talking）比最初想象的要紧密得多。经典的雌激素信号传导借由 ER 的 DBD 识别靶基因 DNA 上完整的雌激素效应元件并在共调节蛋白的辅助下调控靶基因的转录活性，形成雌激素效应关系。ERE 元件以 AGGTCA 序列为核心，反向回文配对形成 5′-TGACCTnnnAGGTCA-3′序列（其中的 n 为任一核苷酸）。而 ERR 单体识别的是以半个 ERE 元件为核心向 5′端延伸3个核苷酸的序列 5′-TnA-AGGTCA-3′，这一元件被称为 ERRE 效应元件（ERR response element，ERRE）。因该序列同时也是甾体生成因子-1（SF-1）的识别位点，故又称为 SFRE 元件（steroid factor-1 responsive element，SFRE）。研究表明各种 ERRs 亚型都可以以单体或二聚体的形式结合靶基因序列上的多种 ERE 元件的变异体：包括完整或不完整的 ERE 元件，ERRE 元件，以及回文性的甲状腺素反应元件（thyroid response element，TRE），由此可见 ERRs 参与了多种细胞核内信号传导通路。ERRs 的

具体作用机制尚不清楚，但已经明确 ERRs 需要募集共调节蛋白如甾体受体共调节蛋白（steroid receptor co-regulator，SRC）家族的辅助而产生活化效应，特别是在组成性活化介导 ERRE 元件效应基因的转录过程中。

ERR 的家族成员可以调节雌激素诱导的 *TFF1* 基因（又称为 *pS2* 基因），对该基因启动子位点进行序列分析和变异研究表明除了要有 TFF1 的 ERE 元件外还要在启动子区域有功能性的 ERRE 元件，TFF1 才能对 ER 和 ERR 通路均有完全效应作用，证实了 ER 和 ERR 的信号对话机制确实在某些共享的节点上发生。*ERRα* 基因可以通过与 ER 形成异二聚体或与 ER 竞争性结合 ERE 元件的方式对雌激素效应基因产生调节作用。对多个基因的启动子鉴定显示，在多个基因的启动子区域均能见到 ERR 的结合元件，但在不同的基因中这种 ERR 与反应元件的结合所调节的转录效应不同。进一步研究发现是活化功能主要由 ERR 的 AF-2 区执行，而抑制功能主要由 N 端区和 DNA 连接域有关。ERRα 作用于 SF-1/FTZ-F1 反应元件时显示出转录活化的效应并与 SF-1 功能重叠，但二者是互为独立地作用于 SFRE 元件。在细胞培养株和非细胞转录系统中 ERRα 显示出 SV40 病毒晚期启动子的抑制子功能，并且可以通过蛋白质-蛋白质的形式与 ER 和（或）转录因子 TF2B 相互作用。ERRs 这种作用形式受到转录共活化因子 PGC-1 家族的调节，有研究表明 PGC-1β 和 PERC 是 ERRα、ERRγ 的共激活蛋白。ERR 在体内的信号传导以及对 E-ER 信号通路 cross talking 的主要作用机制可能包括：①以非配体依赖的组成性活化的方式识别 ERRE 元件，调控 ERR 特异的效应基因表达；②可以通过直接与雌激素效应基因启动子的 ERE 元件结合，干扰 E-ER 信号通路作用；③或与 ER 形成异二聚体干扰而阻止由 ER 介导的基因调控；④ERR 与 ER 竞争性结合共调节蛋白而对彼此作用产生调控（图6-17-11）。

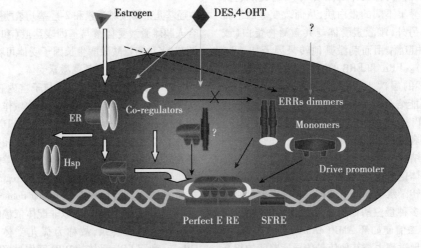

图6-17-11 ER 和 ERR 在细胞核内信号传导的可能相互作用机制
经典的 E-ER 信号通路：ER 受外源性的信号诱导（天然或人工合成的配体如 DES、4-OHT）导致构象改变，ER-E 复合物在共调节蛋白的辅助下识别靶基因的 ERE 元件，从而启动并活化靶基因的转录和表达。ERR 不仅能够识别 ERE 元件，而且能够以组成性激活的方式识别如 ERRE、SFRE 等元件，因此与 ER 等竞争性结合 ERE 元件或共调节蛋白。有报道显示 DES 和 4-OHT 能够阻断 ERRβ、ERRγ 和共调节蛋白的结合，从而抑制 ERRβ、ERRγ 介导的转录活性

（2）ERRs 在子宫内膜癌中的表达和意义：Lu 的研究表明 ERRs 启动致癌基因机制在于 ERRs 能够结合 ERE 元件和（或）ERRE 元件，导致下游癌基因启动子的表达，从而诱导细胞过度增生、癌变。雌激素合成中芳香化酶是极为重要的调节限速酶。芳香化酶基因的转录启动子中存在 ERE 元件（S1 位点）。ERα 可以结合该位点并以正常的负反馈机制下调过多的异常雌激素合成，然而 ERRα 以增强子的方式作用 S1 位点并大大增加雌激素的合成。甚至在特定的细胞类型中 ERRα 可以直接以组成性激活的方式调节非 ER 依赖性的基因转录。

Ariazi E 首先采用实时定量 PCR 技术分析了 ERRs 家族、ERs 家族、BRCA 家族在乳腺癌中的表达和相互关系，并评价了 ERRs 作为乳腺癌肿瘤标记物及其在癌症患者预后评估中的作用。结果表明 ERRα 与 ERα 呈现出明显相反的效应；ERRα 表达与预后差相关，ERRγ 的表达则提示预后好。Suzuki 证实了这一研究结果。Yang 等以 SFRE 元件为探针利用双杂交技术从子宫内膜癌 RL95-2 细胞中分离得到 ERRα 最主要的异性体 ERRα-1。国内魏丽惠领导的研究小组首先在国际及国内报道了子宫内膜腺癌中 ERR 家族表达的临床意义。ERα mRNA 表达似乎与 ERRα mRNA 呈负相关：子宫内膜癌组织中 ERα（+）者其 ERRα mRNA 的表达水平明显低于 ERα（−）者（$P = 0.032$）。ERRβ mRNA 的阳性表达率及表达水平在内膜癌与正常内膜之间差异无统计学意义。ERRγ mRNA 在内膜癌及正常内膜中均呈现高表达，内膜癌组织中 ERα（+）者 ERRγ mRNA 的表达水平明显高于正常内膜组（$P = 0.023$），而在 ERα（−）者中未见统计学差异。进一步比较显示内膜癌组织中 ERα（+）者其 ERRγ 的 mRNA 表达丰度明显高于 ERα（−）者（$P = 0.027$）。子宫内膜癌中 ERRα mRNA 阳性患者手术病理分期 I 期的比例明显低于阴性患者，而 II～IV 期的比例及深肌层浸润发生率明显高于阴性患者。ERRβ mRNA 的表达与手术病理分期、病理分级、肌层浸润及淋巴结转移均无关。ERRγ mRNA 阳性患者中，淋巴结转移的发生明显低于阴性患者，但与手术病理分期、病理分级及有无肌层浸润无关。

ERRs 家族与 ER 家族尽管在基因序列和蛋白结构上具有高度的同源性，其成员并不结合天然雌激素。ER 家族和 ERR 家族在调控基因表达的核内信号传导过程竞争性识别并结合相同的某些反应元件、共调节蛋白，这些现象揭示了另一层面的雌激素信号途径的调节，同时指出崭新的研究方向。ERRγ 表达是否提示恶性肿瘤对 SERM 的敏感性，而过度表达 ERRα 是否是造成激素相关性肿瘤耐受拮抗激素治疗的一种机制？在子宫内膜癌的激素治疗中，是否应同时拮抗 ERRα 才能达到治疗目的？然而限于对孤儿受体 ERRs 家族的研究才刚刚开始，这一家族成员在激素相关性肿瘤的体内信号传导通路和活化机制远未明了，上述假设还必须通过更多的研究来进一步论证。

（3）子宫内膜癌与前列腺素、前列腺素受体和环氧化物酶：近年来的研究显示，前列腺素受体（EPs）表达升高及前列腺素 E2（PGE2）合成增加可诱导上皮细胞通过一系列生物途径发生恶变，如细胞增殖、凋亡抑制、转移潜能增强、启动癌基因等。PGE2 是花生四烯酸（arachidonic acid，AA）的环氧化物，人体许多组织均可合成，并以旁/自分泌的方式通过与各自特异性的细胞膜受体结合，发挥生理性的、病理性的生物学效应。EP2 是 PGE2 的膜受体。PGE2 通过与跨膜 G 蛋白偶联的受体 EP2 相互作用，介导其对靶细胞的作用。子宫组织富含 AA，在磷脂酶 A2（phospholipase A2，PLA2）的作用下，AA 由细胞膜磷脂酰乙醇胺及磷脂酰肌醇等膜磷脂中释放出来，游离的 AA 在环氧合酶（cyclooxygenase，COX）的作用下生成中间产物 PGG2（prostaglandin G2）及 PGH2（prostaglandin H2），之后这些中间产物很快地转化为 PGE2 和 PGF2α，它们在合成的局部组织发挥作用。PGE2 对癌变的作用基本上是依赖于 PGE2 受体的表达类型，而正常细胞与癌细胞之间 EP2 受体表达的差异可能是 PGE2 介导癌变的原因。有研究表明子宫内膜上皮层中 EP2 受体和 EP4 受体有表达，子宫内膜癌上皮细胞中 EP4 受体更呈高表达状态。EP 受体在癌组织中的作用是通过外源性的 PGE2 刺激作用，因而测定 cAMP 的生成量可以间接反映出受体与配体间的作用强弱。尚有实验证实 PGE2 受体配体结合体的缺失，与晚期恶性肿瘤进展有关。体外试验显示将外源性 PGE2 作用于子宫内膜癌细胞 HEC-IB，PGE2 与细胞膜上的 EP2 受体结合后，可通过 G 蛋白激活腺苷酸环化酶，从而增加胞内 cAMP 水平，cAMP 可进一步激活蛋白激酶 A（PKA），结果导致 COX-2 表达水平升高，同时 MAPK 和 PKB 被激活。提示子宫内膜癌的发生、发展可能与 PGE2 激活的 MAPK 和 PI3K 两条信号通路有关。另有证据表明 PGE2 激活 MAPK 的作用可被 PD98059、H-89 拮抗剂阻断，PGE2 激活 PKB 的作用也可被 PI3K 的抑制剂 wortmannin 阻断，而 PD98059 和 wortmannin 协同可完全阻断 PGE2 对 COX-2 的作用。

3. 子宫内膜癌与细胞微环境可溶性介质（生长因子、趋化因子、激素）

（1）子宫内膜癌与基质细胞衍生因子 1 及其受体（SDF-1/CXCR4）：基质细胞衍生因子 1 及其受体（SDF-1/CXCR4）在子宫内膜癌细胞的作用是近年来一个新兴的研究课题。赵丹等采用免疫组织化学和 RT-PCR 技术，检测子宫内膜癌组织、子宫内膜不典型增生、单纯增生和正常子宫内膜组织中 SDF-1 和 CXCR4 mRNA 和蛋白表达水平，结果表明：各种子宫内膜组织中间质细胞 CXCR4 和 SDF-1 的表达均显著弱于腺体细胞；子宫内膜癌腺体细胞和间质细胞中 CXCR4 和 SDF-1 的表达均显著弱于正常及良性病变者；低分化者子宫内膜癌腺体细胞 CXCR4 和 SDF-1 的表达弱于高分化者。

对 Ishikawa 子宫内膜癌细胞的生长和信号传导通路影响的进一步研究表明：SDF-1α 对 Ishikawa-PTEN 细胞的促生长作用显著低于 Ishikawa-neo 和 Ishikawa 细胞。而在无 SDF-1α 刺激（基础状态）下，pAKT 水平明显低于 Ishikawa 细胞，Ishikawa-PTEN、Ishikawa-细胞生长存在差异。结果提示：SDF-1α 对子宫内膜癌有促生长作用，其作用是通过活化 PI-13 激酶和 MAPK 级联反应，对子宫内膜癌细胞发挥促生长作用。PTEN 蛋白可能通过抑制 PI-3K/AKT 信号传导通路，抑制 SDF-1α 对子宫内膜癌促生长作用。因此，子宫内膜细胞癌细胞与细胞微环境间的相互作用对细胞的恶性变有重要的作用,细胞微环境传递的信号经过细胞的胞内信号通路而对子宫内膜细胞的生长进行调控。

(2) 子宫内膜癌与胰岛素样因子-1 及其受体:胰岛素样因子-1 受体(IGF-1R)在子宫内膜癌、子宫内膜非典型增生及正常子宫内膜中均有表达。IGF-1R 为膜受体,IGF-1R 表达与肿瘤分化程度呈负相关,差异有显著性,但与临床分期无明显相关性。由于 IGF-1R 在内膜癌、内膜非典型增生及正常子宫内膜中均有较高的表达率,结果提示 IGF-1R 在子宫内膜病变中起一定作用。胰岛素样因子-1 对子宫内膜癌细胞的作用:方法采用流式细胞观察 IGF-1 对子宫内膜癌细胞系 HEC-1A 的作用。结果显示 IGF-1 能够明显增加子宫内膜癌细胞系 HEC-1A 细胞 S 期比例,并呈剂量依赖性;当 IGF-1 和 E2 联合作用于 HEC-1A 时,IGF-1 的浓度在细胞增殖中起主导作用,而此作用可被 IGF-1R 拮抗剂(αIR3)所抑制。提示:IGF-1 在子宫内膜癌细胞增殖中可能起重要作用。

(3) 子宫内膜癌 PI3K/AKT 信号通路调控:选择不同雌激素受体表达状态内膜癌细胞系 Ishikawa 和 HEC-1A,观察 17-β-雌二醇对激素依赖和非激素受体依赖的 PI3K/AKT 活化。结果 17-β-雌二醇可激活 Ishikawa 和 HEC-1A 的 PI3K/AKT 通路,并呈剂量依赖效应,但采用 PI3K 抑制剂后,可抑制 ER 高表达细胞系 IshikawaPI3K/AKT 活化,而不能抑制 ER 低表达的 HEC1A 细胞,提示存在不同分子机制和靶点。另外同步其他研究显示 17-β-雌二醇可以通过结合雌激素受体α来激活 ERK 刺激子宫内膜癌细胞,抑制基因 PTEN 编码产物能抑制雌激素受体诱导子宫内膜癌细胞 ERK 的活化。

4. 子宫内膜癌分子表型研究进展

(1) 子宫内膜癌二元分型模式理论:子宫内膜癌组织病理学分类似乎提供的更多的是静态的形态学信息,而对能提供更多生物学特征的分型将更有意义。1983 年,Bokhman 对 366 例子宫内膜癌患者做了回顾性研究,根据患者内分泌和代谢紊乱决定着肿瘤的生物学特性、临床过程和预后的特征,首次提出可能存在两种类型内膜癌,一种包括 60% ~70% 的患者,子宫内膜癌分化较好,主要来源于子宫内膜不典型增生,其与高雌激素有关,多为绝经晚、肥胖及合并高血糖、高脂血症等内分泌代谢疾病,对孕激素敏感,常先发生或同时存在局部子宫内膜增生,肌层浸润少,预后较好。此类型主要发生于围绝经期妇女,这类患者临床上常有月经不规则史,通常因阴道出血或分泌物异常就诊,诊刮确诊率较高。另一种包括 30% ~40% 的患者,与雌激素刺激或内膜增生无关,分化差,恶性度高,倾向深肌层浸润,高侵袭性和转移率,对孕激素无反应,预后较差。此类型与雌激素刺激无关,多发生于年龄大的绝经后患者,其手术标本癌旁子宫内膜萎缩,病灶多继发于萎缩性子宫内膜之上,无常见的危险因素,没有长期无对抗雌激素作用的证据,这类患者手术分期较晚,且在黑人和亚洲妇女中多见。

此后,Sherman 等于 1995 年通过免疫组化分析 91 例子宫内膜癌中 p53 表达情况,表明这 2 种类型子宫内膜癌中,

它们不仅对雌激素的反应性不同,而且 p53 表达也存在显著差异。86% 的浆液性乳头状癌、100% 的透明细胞癌、70% 的恶性混合型中胚叶肿瘤 p53 表达阳性,而内膜样癌仅 20% 阳性。此后,越来越多的研究验证了这种分型。目前资料表明,Ⅰ 型子宫内膜癌约占 85% ~90%,其中绝大部分为内膜样癌,少部分为黏液性癌(约占全部子宫内膜癌的 10%),80% 的 Ⅰ 型子宫内膜癌细胞分化好,雌、孕激素受体表达阳性,预后较好。Ⅱ 型子宫内膜癌患者约占全部子宫内膜癌的 10% ~15%,绝大多数为浆液性癌,少部分为透明细胞癌。癌细胞雌、孕激素受体不表达或弱表达,预后差。Clement 和 Young 正式提出了可能存在两种类型子宫内膜癌的新的功能分型,即雌激素依赖型(estrogen-dependent Ⅰ 型):主要指在子宫内膜增生基础上发展而来的子宫内膜样腺癌变;非雌激素依赖型(Non-estrogen-dependent Ⅱ 型):主要指子宫内膜乳头状浆液性腺癌,还包括透明细胞、未分化癌和鳞状细胞癌等。目前分子和生物标记物的研究支持癌肉瘤两种成分为共同起源,单克隆起源肉瘤成分为癌成分中未分化化生后成为肿瘤成分,目前新分类中将子宫癌肉瘤纳入子宫内膜癌中的特殊类型,但其恶性程度极高,预后极差。

(2) 子宫内膜癌的分子病理机制及分子表型分子探究:现代病理学诊断已经从单纯形态学走向形态学结合分子特征的时代,从 20 世纪 70 年代免疫组化引入病理学领域到 90 年代开始应用,现在已成为病理诊断和鉴别诊断不可或缺的工具。整合传统的组织病理学与分子遗传学机制深入挖掘每例子宫内膜癌所提供的生物学信息是现今研究的热点。前已提及作为 Ⅰ 型子宫内膜癌主要类型-内膜样腺癌和 Ⅱ 型主要代表-浆液性癌在雌、孕激素、p53 表达方面有明显差异,一系列研究表明,尚有许多分子在两型内膜癌生物学行为异质方面可能起着重要作用。现已得到广大学者普遍认可的是,Ⅰ 型子宫内膜癌发生过程中主要发生 4 种遗传上的改变,分别为抑癌基因 PTEN 的沉默,因基因错配修复基因的变异造成微卫星的不稳定性(microsatellite instability,MSI),原癌基因 K-ras 的突变,以及 β 连环蛋白基因的突变;Ⅱ 型子宫内膜癌主要表现为 p53 突变及 Her2/neu 癌基因的过表达。

PTEN(phosphatase,tesin homolog)基因又称 MMAC1,定位于 10q23.3,编码酪氨酸激酶,具有脂质和蛋白质双特异性磷酸酶活性。至少部分 PTEN 脂质磷酸酶活性是通过细胞周期素依赖性激抑制剂 p27 介导,以阻止细胞周期于 G1/S 期。而且,PTEN 上调凋亡分子 caspases 和 BID 和下调凋亡抑制蛋白如 Bcl2 而调节促效剂诱导的凋亡。PTEN 的蛋白质磷酸酶活性与抑制黏着斑形成、细胞扩散、迁移及生长因子刺激的 MAPK 信号通路抑制有关。因此,PTEN 活性的缺失可以导致细胞异常生长、逃脱凋亡。83% 的子宫内膜癌患者和 55% 癌前期病变患者显示了 PTEN 的突变,但是正常子宫内膜组织样本未发现 PTEN 基因的突变。说明 PTEN 基因突变是子宫内膜癌发生的一个早期事件,同时提示此分子有可能作为一个有用的免疫组化标志物预警子宫内膜病变。PTEN 功能缺失多数与其基因变异有关,少数与杂合性缺失(loss of heterozygosity)有关。另有

20%的肿瘤患者 PTEN 变化与其启动子甲基化有关,且多发生于高期别病变。

MSI 是子宫内膜样腺癌的另一重要遗传变异,约出现于 20% ~45% 的肿瘤中。Hirasawa A 应用比较基因杂交技术(CGH)检测 43 例子宫内膜样腺癌标本,其中 MSI 的发生率为 28%,在有 MSI 的标本中 92% 出现 hMLH1 基因甲基化,提示 hMLH1 启动子的甲基化在子宫内膜癌形成中是一个早期事件。同时研究发现高度 MSI 与病理分级、FIGO 分期、肌层浸润和淋巴结转移等相关。除了 hMLH1,错配修复基因 hMSH2 和 hMSH6 表达异常可能也参与了 MSI 的形成。

K-ras 原癌基因编码一种位于细胞膜上具有鸟苷结合能力及 GTP 酶活性,参与细胞的信号传递的蛋白(其分子量为 21kD,通常命名为 P21),P21 在细胞信号转导中作为"分子开关",主要与肿瘤生长和分化有关。研究发现 10% ~30% 的子宫内膜样腺癌存在 K-ras 基因的组成性激活突变,它们主要集中于外显子 1(密码子 12、13),而外显子 2(密码子 61)却很少突变。同时亦有研究支持 K-ras 基因的突变常常发生于 I 型内膜癌,Lax 分析包括 58 例子宫样腺癌和 45 例子宫内膜浆液性癌的 103 例内膜癌标本,前者 K-ras12 密码子的突变发生率为 26%,后者仅为 2%,另一篇报道指出仅 16% 的子宫内膜增生病例伴有 K-ras 变异,由此表明 K-ras 基因突变发生于肿瘤早期。因此,可以把 K-ras 基因作为癌变筛检指标,并可对早期患者肌层浸润深度进行分子学评价,建立预后的新的评价方法。

连环蛋白(catenin)是一组结构相似的胞内糖蛋白家族,主要有 α、β、γ3 种类型。β-catenin 通过与 E-钙黏素形成钙黏素连环蛋白复合体(E-cadherin/catenin),介导细胞黏附和信号转导,对细胞识别、迁移和归类等行为发挥重要作用。而且,它还是 Wnt 信号转导通路的重要成员。过量表达的 β-catenin 蛋白通常泛素-蛋白酶体快速从胞浆池中去除。可是突变基因的产物则可抵抗这种降解,聚集于胞浆和胞核中发挥着活性作用。这种聚集的 β-catenin 蛋白可以通过免疫组化显示出来。有研究表明子宫内膜样腺癌的阳性率(31% ~ 47%)明显高于非子宫内膜样癌(0 ~3%),子宫内膜非典型增生组织亦表现出 β-catenin 异常,说明 β-catenin 异常参与了 I 型内膜癌的发生发展。

原癌基因 HER2/neu 编码一个 185KD 跨膜糖蛋白(称为 p185 蛋白),属于表皮生长因子受体家族,具有酪氨酸激酶活性,能活化细胞信号传递系统而促进细胞的转化。Santin AD 等对 26 例子宫内膜浆液性癌研究发现 HER2/neu 蛋白中重度表达为 62%(16/26),包括 27% 为中度表达,35% 为重度表达,FISH 表明基因扩增占 42%(11/26),且在蛋白重度表达的 9 例中均出现基因过度表达,由此认为 HER2/neu 的基因改变在 UPSC 中是一普遍事件。作者进一步研究发现,HER2/neu 基因扩增的患者相对于无扩增的患者生存期显著缩短($P=0.0008$)。在乳腺癌的研究中已明确 HER2/neu 高表达与肿瘤的侵袭性有关,且是一个独立的预后因素,HER2/neu 基因表达越高,提示预后不良及对各种治疗的抵抗性。曲妥珠单抗(trastuzumab)作为针对 HER2/neu 的抗体已应用于临床治疗过表达 HER2/neu 蛋白的乳腺癌患者。目前,妇科肿瘤组应用曲妥珠单抗治疗过表达 HER2/neu 蛋白的子宫内膜癌患者的 GOG181B 试验已正在进行中。同时亦说明应用 HER2/neu 这一分子标记物可以分流出部分患者以更有针对性地治疗。

近年来,炎症因子与肿瘤的关系引起广大学者的兴趣。研究发现炎性反应对肿瘤组织起着双重作用,既起着抑制作用,但亦可能起刺激其生长的作用。研究早已发现细胞因子及其受体在细胞信号传导和细胞增殖及分化过程中起着重要的作用,而机体免疫细胞在与肿瘤的反应中产生了众多细胞因子可能在促肿瘤年生长中起着举足轻重的作用。Bellone 等应用实时 PCR 检测了 14 例子宫内膜样癌、10 例子宫内膜浆液性癌及正常内膜细胞中 IL-6 的表达,发现在浆液性癌中 IL-6 拷贝数为 313±55,显著高于子宫内膜样癌的表达(拷贝数为 53±11,$P<0.01$)。浆液性癌患者血清 IL-6 表达亦显著高于内膜样癌患者血清中的表达,两者亦都高于健康对照者,两种细胞原代培养后所分泌的 IL-6 亦表现出同样的差别趋势。由此提出 IL-6 可能成为子宫内膜浆液性癌的新的分子标志物。

同时,许多研究还表明其他众多因子可能参与了子宫内膜癌的发生发展,更证明了子宫内膜癌与其他肿瘤一样,是一个多因素、多步骤发生发展的过程。其中一些基因及其蛋白产物已用于临床协助鉴别诊断,取得良好效果。如 p53 免疫组化应用于 II 型内膜癌浆液性癌及前期病变的协助诊断。但既往研究只能同时研究一个或几个基因,同时这种理想状态下的研究方法返回到整个机体系统之后,却常常发生误差,甚至错误,因为它无法从更广的层面估计体内生物分子间的相互作用。而且上述的基因变化并非出现在绝大多数子宫内膜癌病例中,甚至一些内膜癌缺乏这些基因的表达失调。

因此,单独依靠几个或十几个基因的表达变化,很难准确地探索肿瘤的生物学行为,必须同时分析数十、数百基因甚至更多基因,才有可能真切地了解庞大的调控肿瘤发生发展的分子网络。高通量分析技术芯片技术的出现使人们从整体水平考虑基因的存在、基因的结构与功能和基因之间的关系成为可能。而基因芯片技术已在医学科学研究中取得了很大进展。

5. 基因芯片在子宫内膜癌分子表达谱分型研究中的应用 虽然很多研究都支持和验证了子宫内膜癌双模式理论,但其中仍有很多机制未明,临床上有许多例外存在,如:绝大部分 I 型内膜癌病期早、预后好,但也有小部分低级别内膜样腺癌确诊时即为晚期,并出现术后复发;部分混合性的浆液性乳头状癌也发现有 I 型内膜癌的分子改变等,故需要进一步研究这两型子宫内膜癌的发病机制。根据目前的病理形态学分类和分子表型分型则很难分析和理解这种差异性结果的原因。随着人类基因组学研究的发展和基因芯片的产生,高通量基因分析成为可能,目前除了前述基因芯片已应用于几种肿瘤分子分型,对子宫内膜癌差异基因筛选的研究亦广泛开展起来。虽然结果尚不一致,分子分型却是既定的研究方向。

(1)基因芯片筛选子宫内膜癌基因表达谱的研究:Smid-Koopman 等较早报道了应用基因芯片分析子宫内膜

癌基因表达谱,作者用 Atlas 癌症 cDNA 表达阵列分析了来自 2 个人子宫内膜癌组织样品(肿瘤细胞所占样本比例>90%)、2 株子宫内膜癌细胞株、一个良性子宫内膜肿瘤样品和一个乳腺癌细胞株分离的全部 RNA,获得了可高度重复的基因表达谱。结果显示:细胞周期蛋白(Cyclin)D1 在分化良好的内膜组织中是上调的,TIMP3(tissue inhibitor of metaloproteinase number3)和 Decorin 在所有的子宫内膜癌的样本中(组织样本和细胞系)是下调的。这三个基因可能与内膜的病变发展有关。因为 Decorin 抑制转化生长因子 TGFβ,而引起 P21 的产生,结果则是抑制了肿瘤细胞的增生。TIMP3 抑制基质金属蛋白酶(matrix metaloproteinases,MMPs)的产生,过量的 MMPs 则刺激肿瘤发生转移和扩散。CyclinD1 则使细胞由 G1 期-S 期间转化。研究发现雌激素可导致 CyclinD1 在子宫内膜细胞核内的定位,从而引起细胞的增殖。同时,内膜样品间基因表达图谱相似程度高于内膜样品与乳腺癌细胞系相似程度,提示这些差异基因是内膜组织特殊基因表达谱系。此后又有许多研究分析了不同病理组织学类型、不同组织学级别、期别、转移灶与原发灶的差异基因表达谱系,以期从分子水平寻求不同个体的子宫内膜癌所蕴含的生物学特征。

Risinger 等利用含有 9431 个基因的 cDNA 芯片检测了 19 例子宫内膜样癌、16 例非子宫内膜样癌(13 例浆液性乳头状癌和 3 例透明细胞癌)和 7 例年龄上配对的正常子宫内膜,结果 191 例基因在两种癌组织标本中显示了至少 2 倍的差异。非子宫内膜样癌和子宫内膜样癌与正常内膜比较,许多基因展现了相似性的表失调常。仅仅只有 24 个转录本能将浆液性子宫内膜癌从子宫内膜样癌中区分出来,这些数据提供了分析子宫内膜癌发展中未被揭示的新的基因通路的平台。同时聚类分析提示透明细胞癌与大多数浆液性癌和内膜样癌为不同的类别。然后进一步分析各种组织类型内膜癌间及与正常内膜间差异基因表达谱,发现浆液性癌与透明细胞癌间基因差异最小,而浆液性癌与正常内膜间基因表达差异最大。通过实时 PCR 分别对子宫内膜样癌和非子宫内膜样癌间差异基因(PEG3、STAT12、REV3L、FOX01A 和 MLLT7)和子宫内膜样癌和浆液性癌间差异基因(AGR2、TFF3、DUSP6、IGF2、FOLR1 和 UCHL1)进行了验证,结果表明其变化趋势与芯片结果一致,说明了芯片结果的可靠性。

Moreno 等报道了利用含有 6386 个不同基因的微阵列检测了 24 例 I 型子宫内膜癌(子宫内膜样癌)和 11 例 II 型子宫内膜癌(4 例透明细胞癌和 7 例浆液性癌)之间差异表达基因,结果至少有 2 倍差异的有 66 个基因,其中 31 个基因在 I 型子宫内膜癌上调,包括了一些众所周知的激素调节性基因如 MGB2、LTF、END1 和 MMP11。II 型子宫内膜癌中有 35 个上调基因,其中 3 个基因 STK15,BUBI 和 CCNB2 涉及了有丝分裂纺锤体检查点的调节,并利用 Fish 检测 STK15 在非子宫内膜样癌中高频率(55.5% 的非子宫内膜标本)的扩增和过度表达。

(2)基因芯片对子宫内膜癌基因动态调控表达谱的研究:子宫内膜癌对雌孕激素的反应是其预后的独立影响因素之一,大剂量孕激素可逆转子宫内膜增生和癌变的状态,而这种功能可能是雌孕激素诱导的上述病变细胞中分子遗传学机制改变的结果。

Paulssen 等应用体外实验分析了孕激素对子宫癌细胞基因表达谱的影响。8 组均表达经典孕激素受体 PRA 和 PRB 的高分化子宫内膜癌细胞株 Ishikawa 均给予 30μg/ml 的孕激素黄体酮处理 4 小时,以未处理相应癌细胞株为对照,提取 RNA,应用含有 24 650 个基因的芯片进行杂交分析,发现有 247 个差异基因表达,其中 126 个基因上调,121 个基因下调。其中的 135 个基因已知参与了细胞周期、细胞增殖分化、进展、免疫反应、细胞间蛋白的运输等生物过程。本研究显示许多差异基因既往并不知道其与孕激素有关或其生物功能尚未明确,由此开阔了高剂量孕激素治疗机制的新视角。

(3)基因芯片对子宫内膜癌分期预后基因表达谱的研究:目前,子宫内膜癌分期参照 FIGO2009 年修订的手术-病理分期标准,但是其要在手术中和手术后才能得到,而且有些患者手术病理分期与其预后不直接相关。许多研究发现核的异型性、脉管转移、DNA 倍型及雌孕激素受体的状态和 p53 过表达都是独立于 FIGO 分期之外的影响预后的因素。随着高通量分析技术的出现,能否从多基因表达谱系平进行更精确的分期,成为可能。

Smid-Koopman 等 2003 年首次对这方面的研究进行了报道。研究者用含 588 个肿瘤相关基因的 cDNA 芯片对 12 个子宫内膜癌标本和 3 个良性子宫内膜组织标本及 3 个子宫肌层组织标本的基因谱进行比较。对不同标本的基因表达谱进行聚类分析显示良性子宫内膜组织与子宫肌层标本与肿瘤标本区别开来,有两个不同的肿瘤组,并发现肿瘤组的分离与 FIGO 病理分期高度相似。I 组包括大部分分化为 G1 级的肿瘤(3 例 G1 级和 1 例 G2 级)而 II 组包括了 2 级和 3 级的肿瘤(3 例 G2 级和 2 例 G3 级),进一步分析发现,II 组中要么是浆液癌要么是高期别病例,而 I 组是低期别病例。说明应用基因表达谱聚类分级分期肿瘤至少具有与 FIGO 分级分期一样的效力,但是否基因表达谱在子宫内膜癌的预后预测中比 FIGO 更精确,由于本研究例数少,随访时间短,尚须进一步验证。

Mhawech 等对子宫内膜癌不同期别差异基因表达及对预后的意义进行进一步研究。作者收集 10 例子宫内膜样癌患者和 10 例浆液性癌患者组织标本,两组均分别包括 5 例早期病例(FIGO I、II 期)和 5 例晚期病例(FIGO III、IV 期),两组 5 例早晚期病例均为:3 例预后好,2 例预后差。然后应用含有大于 25 400 个基因的 cDNA 芯片进行基因表达谱分析。结果发现:浆液性癌早晚期差异表达基因共 274 个,其中在晚期的癌组织中 165 个上调,109 个下调。子宫内膜样癌早晚期差异表达基因共 111 个,其中在晚期的癌组织中 92 个上调,19 个下调。对于预后好差的对比中,在浆液性癌和子宫内膜样癌中的差异表达基因分别为 135 和 112 个。在子宫内膜样癌组中,这 112 个差异可以准确地将 6 例预后好的病例和 4 例预后差的病例区分开来。而在浆液性癌中,135 个差异基因可以将 6 例预后好的患者中的 5 例与 4 例预后差的区别开来。同时研究发现与期别相关的差异表达基因谱与预后相关的差异基因表达谱缺乏重叠。这提示应对子宫内膜癌分期和预后的分子标志物分别筛选和鉴定。进一步对差异表达基因进行功能注释，发现这四个基因群是有差异的。与期别相关性的差异表达基因，在浆液性癌组中，功能主要与核代谢、蛋白质转运和细胞周期有关，而在内膜样癌组中，主要为细胞骨架和运动、氨基酸代谢和脂肪酸代谢。与预后相关的差异基因，在浆液性癌组中，主要为细胞核代谢、mRNA 转录，而在内膜样癌组中，多与发育功能有关。这说明不同病理类别、期别及预后的子宫内膜癌涉及不同的分子功能通路或相同通路下的不同元素。但由于样本相对较少，尚须进一步扩大样本以探讨不同期别及预后的子宫内膜癌差异基因表达谱。

目前，国内亦有一些作者对子宫内膜癌基因表达谱进行了研究，但样本数量较少，且数据尚不一致，对后续研究不足。适应当前医学的发展，中国政府于 2006 年将"肿瘤的分子分型与个体化诊疗"研究作为国家重大专项立项。由国家"863"重大专项资助的肿瘤分子分型研究包括鼻咽癌、肺癌、食管癌、白血病和胃癌等几种严重危害我国人民生命健康的高发恶性肿瘤。肿瘤分子分型系统的临床应用必将会对制定科学合理的治疗方案以及预测临床转归起到积极作用。目前的研究仍然处于分子分型相关标志物的筛选阶段，由于肿瘤是一种涉及多个基因的复杂疾病，任何一种单个分子标志物均难以满足分子分型需求，未来的分子分型方案应当是基于多基因标志物基础上的、可充分反映肿瘤分子特性的。

（魏丽惠　王建六）

（二）有关子宫内膜细胞学的争议

子宫内膜细胞学（endometrial cytologic test, ECT）是近几年引入我国的一项新技术，它采用子宫内膜细胞采集器直接留取子宫内膜细胞，通过制片、阅片，出具子宫内膜细胞病理学报告，主要用于筛查子宫内膜癌和癌前病变。关于子宫内膜细胞学的争议主要集中于两点：一是子宫内膜癌究竟是否需要筛查？二是子宫内膜细胞学筛查是否准确？

5 年前，子宫内膜癌筛查的必要性仍备受争议，但随着对子宫内膜癌发病率的关注，目前已经意识到，子宫内膜癌发病率逐渐上升，部分地区如北京、上海、中山已超过子宫颈癌，成为女性生殖道恶性肿瘤的首位。例如北京市，子宫内膜癌已经成为女性恶性肿瘤的第四位原因，而子宫颈癌则排在十位以外。因而子宫内膜癌筛查的必要性已基本达成共识，即子宫内膜癌需要进行筛查。根据我国肿瘤登记年报数据，2008 年我国城市肿瘤登记地区 50 岁以上女性人群中，子宫内膜癌发病率均已经超过子宫颈癌发病率，45 岁以上妇女子宫内膜癌发病率也已经超过了子宫颈癌开始筛查时的发病率（表 6-17-29），因此，推荐长期居住地为城市、年龄≥45 岁的妇女接受子宫内膜癌的筛查。年龄在 45 岁以下，但具有子宫内膜癌的高危因素如：肥胖、高血压、糖尿病、排卵障碍、恶性肿瘤病史或家族史（尤其是乳腺癌、结直肠癌）的女性，也推荐常规筛查子宫内膜癌。

表 6-17-29　2007～2008 年我国城市肿瘤登记地区子宫体/宫颈癌年龄别发病率比较

年龄组（岁）	子宫内膜癌发病率（/10 万）		子宫颈癌发病率（/10 万）	
	2007 年	2008 年	2007 年	2008 年
20～24	0.15	0.18	2.71	0.45
25～29	0.87	1.02	11.35	2.37
30～34	1.65	1.32	19.27	9.20
35～39	2.93	3.54	19.27	18.25
40～44	6.54	6.86	26.50	27.22
45～49	12.74	14.75	23.98	25.37
50～54	24.32	24.25	20.59	21.82
55～59	26.30	29.77	14.60	15.56
60～64	21.34	22.27	11.19	12.42
65～69	19.16	19.20	9.06	10.43
70～74	15.63	17.61	11.15	11.74
75～79	12.40	12.19	12.22	9.11
80～84	8.29	9.47	13.82	10.89
85+	9.11	13.29	6.23	39.51

关于子宫内膜细胞学诊断准确性的争议却从未停止。由于一直以来，分段诊刮、组织病理学诊断是确诊子宫内膜癌的常规手段，子宫内膜细胞学技术因而受到质疑。人们往往混淆了确诊和筛查的概念和技术要求是不一样的。确诊技术要求准确性高，但可以是有创、疼痛、相对不易接受

的；而用于筛查的技术则必须无创或微创、无痛或疼痛轻微、易于被医师和广大无症状健康人群所接受的，其准确性达到 70% 左右（如目前广泛使用的宫颈细胞学和唐氏筛查等）即可。多数报道子宫内膜细胞学技术诊断子宫内膜癌/癌前病变的准确性可达到 80% 以上，阴性预测值更在

95%以上！并且易于操作、微创、疼痛轻微、易于被医师和无症状人群接受。另外，组织病理学家认为子宫内膜细胞学技术不能保留子宫内膜腺体的结构，从而失去对子宫内膜病变的诊断能力；而实际上，采用直接涂片法或离心沉降法均可以保留腺体的结构，不影响对子宫内膜病变的诊断效力。

（廖秦平）

（三）子宫内膜癌有关淋巴切除问题

1. 完全系统淋巴切除术在子宫内膜样癌治疗中作用 手术病理分期是子宫内膜癌标准手术治疗，但对完全或系统的淋巴清扫术（complete lymphadenectomy）的价值仍存在争议。已证明完全淋巴切除术对淋巴结阳性的患者提供了准确的预后信息，并指导对这些患者术后辅助治疗的选用。再者施行完全的淋巴切除术治疗后对低危患者（即淋巴结阴性者）和无宫外病变者也减少了术后辅助治疗的应用。但由于施行此种清除术相关的并发症有所升高，是否对所有低危患者都需要施行完全的淋巴清扫术来评估淋巴结有无转移成为有争议的问题。由于术前检查、术中肉眼及病理冷冻检查评估方法存在一定局限性，故部分学者认为对低危组患者行淋巴清扫术仍有一定的价值，又可证实术前影像学检查和术中病理组织学检查对淋巴转移危险因素的判断正确与否。现仅提出全面淋巴清扫术在判断预后和治疗的优点方面的依据，讨论手术相关的并发症，并对低危组患者是否需要行此类手术进行分析讨论。

子宫体癌在发达国家中是最常见的妇科恶性肿瘤，多数的子宫内膜样癌患者诊断时为早期，预后好，但若为晚期其生存率极差；复发癌患者中高20%最终死亡于该疾病。在美国子宫内膜癌每年死亡的病例数是逐步的增高，20世纪80年代死亡于内膜癌例数为3000人，20世纪90年代为5000人，近几年死亡人数已达7000人。回顾分析死亡人数的增多原因，改进对此癌的诊断和治疗是临床工作中值得关注的问题。以往研究已证实年龄、分期、组织学分级、肌层受累和淋巴结转移均为重要的预后因素。在内膜癌手术治疗中，由于对手术分期中淋巴结切除方面意见不一致，对满意完全缩瘤术的定义无统一的规定，故子宫内膜癌淋巴切除术是一个具有争议的问题。比较完全的淋巴清扫术和选择性淋巴结清扫术，在对内膜癌治疗中的优点和危险，将有助于解答此问题。

2. 目前世界范围内对淋巴切除术施行现状 自1988年FIGO将内膜癌临床分期改变为手术病理分期以来，盆腔淋巴结切除和腹主动脉旁淋巴结切除已成为手术分期的重要组成部分。但是否对所有患者行全面手术分期，特别施行盆腔和腹主动脉旁淋巴结切除术存在不同看法。由于缺乏对内膜癌手术治疗方面统一的介绍，因而在教学医院和其他各级级医院中采用的手术方式是多样的，从选择性的取样（sampling）至对患者做全面系统淋巴清扫术，而忽略了患者是否有淋巴转移高危因素，如分级及肌层受累状况等。这种应用于分期手术中，不同范围的淋巴结切除术状况，使淋巴结切除术在仅有54.2%癌症中心常规完成，其中仅43.5%是依靠临床和病理的分析作出选择的。西欧在治疗内膜患者中仅有24.4%癌症中心常规行淋巴

切除术。而在其他的一些国家仅有17.48%行淋巴结切除术（盆腔及腹主动脉旁淋巴结）。一些国家医院对所有的内膜癌患者均未行淋巴结切除术，而是仅根据切除子宫的标本所有的资料来决定指导术后治疗。例如荷兰在其对子宫内膜癌随机临床研究就没有进行淋巴切除术。日本报道内膜癌患者手术中施行了盆腔及腹主动脉旁淋巴结切除术各为70%。国内1995年前仅少数医院进行手术分期，1995年后手术分期逐渐开展。行淋巴结切除术及腹主动脉旁淋巴结切除术上界多在肠系膜下动脉水平。在我国及世界范围内内膜癌手术治疗中，对不同范围淋巴结切除之选择均反映了此种状况。自2003年后我国国内多数教学医院及肿瘤医院除ⅠAG1期不行淋巴切除外，其他多行盆腔淋巴结切除，腹主动脉旁淋巴结取样手术。再者多数作者报道中均未对在内膜癌手术中淋巴结切除范围作出统一的介绍。

3. 按照术前和术中判定淋巴结有无转移来决定是否切除淋巴结的不准确性 按FIGO妇癌临床指南规定，临床上多根据术前或术中大体及冷冻切片病理组织学确定的资料，如病理类型、分级及肌层受累深度来判断患者有无淋巴结转移的危险，能否从淋巴切除术中获益。但较多的研究已证实术前分级为G1的约30%在术后有转移危险性高的病变存在，而这些级别的癌瘤是应行手术分期的。Creasman等指出约20%术前诊断为G1的内膜癌术后升级，17%的癌有深肌层受累。Case等报道术前组织学分级与术后分级不符合率为42%，其中38%为分级上升。在术中冷冻切片诊断与术后诊断不符合率为33%，其中28%分级级别上升。较多研究均指出术中肉眼检查和触诊淋巴结有无转移是不准确的。国内彭等报道Ⅰ期患者术前、术后组织分级差异为23%，术中按淋巴结大小判断有无转移亦有困难。一项研究指出淋巴结转移阳性中仅10%以下是肉眼诊断为阳性。Mariani等报道为高达36%的阳性淋巴结均非触诊发现，而少于30%有转移淋巴结在触诊时能发现为异常。Reich等指出64%阳性淋巴结小于10mm直径，Girardi等报道内膜癌阳性淋巴结中37%小于2mm直径大小。在术前影像学检查和术中冷冻病理检查确定是有无淋巴结转移的准确性问题仍有不同看法。术前不同影像学检查具有其不同的优点，但这些技术均不能准确地发现淋巴结镜下转移病灶。术前采用不同种类影像学检查如CT或MRI已用于确定肌层受累深度其假阳性率（false-positive rate）为10%，假阴性率（false-negative rate）高至35%。[18]F-FDG-PET可增加发现宫外病变的敏感性（SS）和特异性（SP）达到SS60%，SP98%。但在术前预测淋巴结转移方面FDG-PET对敏感性方面仅为中度敏感，也就是说[18]F-FDG-PET术前检查是不能代替淋巴结切除术，因此现代影像学检查在发现淋巴结镜下转移的能力方面是有限的。在目前仍缺乏大样本前瞻性对照研究证实影像学的检查的准确性时，较多学者和NCCN 2010，2011年妇癌指南仍认为对患者行全面淋巴清扫术是必要的，最可靠明确癌变范围的方法。

4. 淋巴结清扫术的优点

（1）行淋巴结切除术与不行淋巴结切除术比较及阳性淋巴结之预后价值：手术分期是确定淋巴结有无转移的

最准确的方法。全面系统的手术分期提供了准确预后的信息,有助于进行疗效比较。由于淋巴结播散是子宫内膜癌宫外病变最常见的播散方式,确定患者有淋巴结转移的重要性在于提供准确预后信息和指导辅助治疗的选择。Benedetti 等在对 1109 例临床 Ⅰ~Ⅱ 期内膜癌回顾性资料分析指出淋巴结转移率为 11%,附件及腹腔播散仅 5% 和 4%。美国国家癌症研究所资料在 15 170 例子宫内膜癌行手术分期有记录的病例中,1878(12.4%)例有淋巴结受累。Morrow 等报道 GOG 的研究中腹主动脉旁淋巴结转移为影响预后危险因素。其他资料(FIGO 和美国国家癌症研究所)资料指出 Ⅰ 期和 Ⅱ 期内膜癌 5 年生存率为 80%~90%,若有淋巴结转移其 5 年生存率仅为 44%~52%。国内报道早期子宫内膜癌淋巴结转移率为 10.8%~14.8%,盆腔淋巴结转移率为 9.5%~11.7%,腹主动脉旁转移率为 1.8%~8%。国内盆腔淋巴结切除术多行系统清扫,而腹主动脉旁淋巴结则以取样或切除范围不等,报道淋巴结阳性率差异亦较大。若对全部内膜癌患者行手术分期,了解有无淋巴结转移后,可能改变对某些患者治疗的预后,但是否将显著的影响生存率,尚需进一步证实。

若行完全的手术分期后证实无宫外病变存在,临床医师对有中危和高危病变患者术后处理可不再选用辅助放疗,而放疗除了经济上消耗外并将对患者有潜在的发生并发症副作用。前瞻性研究也证明了这些术后放疗不会改善患者生存期。对有盆腔复发危险的患者应作全面的手术分期,确定癌变范围,合宜地指导术后放疗。这种彻底的手术方式可能使相当数量的临床早期患者避免不必要的术后放射治疗。若没有得到手术分期所信息,临床医师有可能基于仅有的临床确定的潜在危险因子给患者推荐术后辅助放射治疗。

以往回顾性的研究多为单一的研究中心总结,一些研究支持淋巴结切除,认为淋巴结切除有治疗的疗效,而另一些研究则得出了相反的结论,认为淋巴结切除无生存期上的获益。Chan 等总结美国国家癌症研究所(US National Cancer Institute)39 396 例内膜癌患者资料,分析比较 12 333 例(31.3%)行手术分期(包括淋巴结切除)的病例与 27 063 例未行淋巴结切除术病例资料,比较两组与疾病相关 5 年生存率。行手术分期淋巴结切除组各期(Ⅰ、Ⅱ、Ⅲ、Ⅳ期)5 年生存率分别为 95%、90.4%、73% 及 53.3%;而未行淋巴结切除组各期 5 年生存率为 96.6%、82%、63.1% 及 26.9%(Ⅰ 期两组间 $P>0.05$,Ⅱ~Ⅳ 期 $P<0.001$)。在未行淋巴结切除组 Ⅰ 期患者中,Ⅰ A G1 期的患者占了很大的比例,高于淋巴结切除组之 Ⅰ A,G1 比例。在对各亚组分析中 Ⅰ 期 G3 亚组行淋巴结切除术病例与疾病相关的生存率高于未行淋巴结切除组,分别为 90% vs. 85%($P=0.0001$);而对 Ⅰ 期 G1 和 G2 患者行淋巴结切除术则无生存期的改善(Ⅰ 期 $P=0.26$;Ⅱ 期 $P=0.4$)。

在 ASTEC(A study in the treatment of endometrial cancer)一项研究报道认为盆腔淋巴结切除术对患者并无生存期改善的益处。但该资料中在 700 例行淋巴结切除患者多为低危组(预后好患者),故对淋巴结切除术的价值是难以作出评价的。目前对低危组患者(如:Ⅰ A 各级别 G1,

2,3,Ⅰ B G1 及 G2)行淋巴结切除术的获益和风险方面仍存在争议。在美国多数癌症中心提倡对全部内膜癌患者行分期手术包括淋巴结切除术。

有关淋巴结清扫与选择性淋巴结切除的作用争议一直存在,例如在 GOG 完成的对内膜癌中危组的临床研究中要求参加者行选择性双侧盆腔和腹主动脉旁淋巴结切除术,而相反的 NCCN(National Comprehence Cancer Network)在手术治疗内膜癌时则提倡淋巴结清扫术而不是取样术(nodal sampling)。对淋巴结切除和取样术来说,应重视其对预后和治疗的益处,以及在选择性完全淋巴结切除术和取样术的手术风险差异。

(2)完全和选择性淋巴结切除的定义:FIGO 分期委员会,美国 SGO,ACOG 均介绍了对内膜癌的全面手术分期(complete surgical staging),包括了对多数患者行腹膜后淋巴结切除术的评估(ACOG,2005)。但对淋巴结切除术类型,评估范围等在指南中均未作出规定,因而在临床实践中手术的方式是多种不同的,包括术中肉眼检查及触诊检查淋巴结,仅做疑有转移淋巴结活检;或行有限的盲目取样活检,或随意切除少数盆腔和腹主动脉旁淋巴结;或是完全(系统)切除腹膜后所有的淋巴结。

淋巴结计数是淋巴结切除范围(多少)的指标,淋巴结的数量是由病理专家作出报告,不仅仅是取决于手术者,也取决于病理的综合分析能力和患者本身解剖的变化。用随意切除的少量盆腔和腹主动脉旁淋巴结去确定全部淋巴结切除术的状况是不正确的。准确完全淋巴结清扫术定义(complete lymphadenectmy)是系统全面地切除腹膜后区域全部淋巴组织。

GOG 妇癌手术手册(2005)描述盆腔和腹主动脉旁淋巴结切除解剖界限包括两侧为生殖股神经(genitofemral nerve),中间为下腹动脉(hypogastric A.),下界为髂静脉下腹回旋支(hypogastric cirumflexiliac V.)及上界为肠系膜下动脉起点(inferior mesenteric artery)(GOG,2007)。我国妇科肿瘤诊治指南与上述描述相同。近年来 NCCN 指南(2009,2010,2011)其他研究者报道应将腹主动脉旁淋巴结切除达肾血管 1~2cm 上方,方可认为切除是够量淋巴结。

(3)有关切除淋巴结数量及范围及提高阳性淋巴结发现率:完全或系统淋巴结清扫术对子宫颈癌和女阴癌的患者来说是标准的手术治疗术式,而对内膜癌患者来说对其作用尚存在争议。由于淋巴转移是重要的预后因素,只有切除相当(合适的)数量淋巴结,才有提高发现阳性淋巴结的可能性。以前的研究是将随意切除的淋巴结数作为合宜的切除淋巴结数。Mariani 等报道切除多于 10 个盆腔淋巴结,5 个腹主动脉旁淋巴结方是足够合宜的数量。而其他研究认为应系统切除 25 个盆腔淋巴结及 18 个腹主动脉旁淋巴结对提高发现阳性淋巴结来说方为准确适宜的,认为一些腹主动脉旁淋巴结有转移的病例,其转移病灶位于下腔静脉与腹主动脉间的区域,然而这些淋巴结并未能统计在内。再有单个中心研究的样本量小,不能满足统计学的要求去确定应切除淋巴结数量,规范相应的适宜的手术切除淋巴结范围。Chan 等对内膜癌患者分期手术中切除淋巴结数量的问题研究中,分析了有淋巴结转移样本量百分比与切除淋巴结数量之间的关系,以用此确定要发现 1 个阳性淋巴结时可能需要检查的淋巴结的数量。应用了 11 443 例资料及数学模式确定需要切除淋巴结的最少数目。提出切除检查的淋巴结数量越多,发现淋巴结转移至少 1 个的机会也越高。也就是说切除检查淋巴结数量愈多,漏诊转移的淋巴结的机会愈少。认为从解剖上距子宫远的区域全面地行淋巴结切除能更好地发现跳跃式的转移。若仅以 5 个淋巴结的取样来确定患者有无淋巴结转移对医师、对患者均是不恰当的。该资料显示当取样数 ≤5 时,仅可能发现有淋巴结转移中 27.6% 患者;随后每一组增加 5 个淋巴结在超 40 个后,发现阳性淋巴结的数量就不再增加了,而相应的手术并发症也有显著增高。用逻辑回归模式分析(logistic regression model)研究群体,最大的增加发现至少一个阳性淋巴结,需要切除淋巴结为 21 ~ 25 个(Odds ratio 1.45 95% CI,1.08 ~ 1.94,$P<0.01$)。这种计算模式存在的问题是在术中,施术医师通常不知道切除的淋巴个数,另外也未注明淋巴结的部位。此模式确定需要切除 20 个以上淋巴结方可认为分期是有效的。故从临床的角度认为,所有的内膜癌患者均应有妇癌手术培训过有经验的医师会诊,在可能情况下进行全面分期手术包括切除足够的淋巴结清扫术,国内尚未见有关淋巴结切除数量的报道。

(4)淋巴结状况与临床处理:虽然手术分期的目的主要是提供预后资料,从完全系统淋巴清扫获得的信息也影响选择辅助治疗的决定。很多低危组病例经完全淋巴结清扫术后确定无淋巴结转移病灶,可不再行既耗费经济又有潜在并发症的术后辅助盆腔放疗。目前认为对中危和高危患者行完全淋巴结切除术后无淋巴转移者不行术后外照射,而多选用阴道腔内照射(表 6-17-30)。这些患者 5 年生存率为 87% ~ 98%。NCCN 2010,2011 对子宫内膜癌临床实践指南中亦除 ⅠC G3 外,其他 Ⅰ 期中危、高危组均推荐术后观察或阴道腔内照射(VRT)。高危组内膜癌患者有 20% 或以上的淋巴结转移,很多研究已报道对这些有淋巴结转移的高危组患者,术后采用辅助盆腔或腹主动脉旁扩大照射野的放射治疗后均可获得好的疗效。Onda 等报道在完全淋巴清扫术后淋巴结阳性者术后采用多种药物化学和放疗后 5 年生存率为 84%。在 Larson 等研究报道完全淋巴结切除后淋巴结阳性的 18 例术后采用辅助细胞毒性化疗或激素治疗后仅 1 例复发。McMeekin 等报道腹主动脉旁淋巴结为阳性术后放疗后,其 3 年生存率可达 70%。故临床确定应对内膜癌早期患者腹膜后淋巴结状况,对有转移者施行适宜之辅助治疗,可提高患者生存率,对淋巴无转移者可免除外照射等处理。

表 6-17-30　手术分期后无淋巴结转移的中危和高危组病例术后不作外照射生存率及复发的风险

作者 (时间)	病例数(N)	纳入标准	平均淋巴 结切除术	术后治疗	复发	生存期
Orr 等	228	ⅠB,ⅠC G1,2,3(子宫内膜样癌)	24	VBT(167)	2.5% ~ 4.5% 远处复发	5 年 DFS 93% ~ 97%
Mohan 等	159	Ⅰ 期 G1,2,3（全部组织学类型）	33	VBT*	4.4%（1 例局部）	10 年 DFS 96% 15 年 OS 98%
NgTy 等	77	ⅠBG3,ⅠC G1,2,3（子宫内膜样癌）	32	VBT	10% 局部 4% 远处	5 年 DFS 87% 5 年 OS 93%
Fanning 等	66	Ⅰ 期 G3,ⅠCⅡ(各 G)（内膜样癌）	完全淋巴切除	VBT	3% 远处复发	5 年 PFS 97% OS 84%
Horowitz 等	164	ⅠB,ⅠCⅡG1,2,3（内膜样癌）	≥12	VBT	2.4% 局部 6.1% 远处	5 年 PFS 90% OS 87%
Straughn 等	99	ⅠC 期（子宫内膜样癌）	24	VBT+	5% 远处,3% 局部	5 年 DFS 93% 5 年 OS 92%
Solhjem 等	100	ⅠG1,2,3（子宫内膜样癌）	30 PVN 11 PAN	VBT#	3% 远处复发	3 年 DFS 93% OS 97.9%

VBT(vaginal brachytherapy)阴道腔内照射;DSS(disease specific survival):疾病相关生存率;DFS(disease free survival):无疾病生存率;OS(overall survival):总生存率 * 包括 6% ~ 9% 全盆腔外照射;+ 包括 45% 全盆腔外照射;# 6 例加用辅助化疗

GOG 一项随机研究比较 Ⅲ ~ Ⅳ 期内膜癌用全腹照射与化疗比较,化疗显著优于全腹照射(WAI),但此研究未涉及淋巴结切除的资料,淋巴结阳性的亚组是可能存在的,与其他辅助治疗比较,此组可能是从化疗获益。联合应用化疗与特殊部位之放疗在回顾性的研究中已显示出有提高疗效的结果。

研究指出 20% ~ 64% 病例在完全淋巴结切除术后获得的有关淋巴结资料的基础上将可能改变辅助治疗的选择,报道 95 例内膜癌患者中 12 例发现有腹主动脉旁淋巴结转移而术后接受了放疗;49 例无淋巴结转移者未接收任何术后辅助治疗,即 64% 的病例处理上发生了改变。说明局部淋巴结的状况是可能决定增加或排除对辅助治疗的需要。

（5）对晚期患者，手术切除淋巴结可改善生存率吗? 回顾性的研究中已证实了完全淋巴切除术对无阳性淋巴病变的患者的治疗价值。如 Chuang 等报道在未行双侧盆腔和腹主动脉旁淋巴结切除术的患者中，腹膜后淋巴结复发的危险性明显增高。表 6-17-31 中对切除转移淋巴结对生存期的改善相关研究作简要表述。Bristow 等报道 38 例淋巴结有转移病例，并肯定了切除转移淋巴结可获益。在多因素变量分析中，完全切除了肉眼有转移的淋巴结其中位疾病相关生存期为 37.5 个月，显著地高于淋巴结有肉眼残

留转移灶组(8.8 个月)[HR 4.69,CI 95%(11.55~14.7)P=0.006]。肉眼淋巴结残留癌灶是独立的影响预后因素，与不良的疾病生存率相关。对ⅢC~Ⅳ期有淋巴结转移患者行扩大淋巴结切除术，淋巴结切除个数分组为:1,2~5,6~10,11~20 及>20 共 5 组，其疾病相关的生存率分别为51%,53%,53%,60% 及 72%,P<0.001，说明提高全面系统切除淋巴结数，使此组患者改善提高了疾病相关生存率。可认为完全系统的淋巴结切除，切除转移的淋巴结癌灶与改善生存率成正相关，国内尚未见对晚期内膜癌患者缩瘤术中完全切除肿大淋巴结与生存相关报道。

表 6-17-31　切除有转移淋巴结可提高生存率的相关报道

作者	病例数(N)	纳入标准	结　局	获益(疗效)
Corn 等	50	阳性腹主动脉旁淋巴结(病理和淋巴造影)	生存率获益，手术切除+RT vs. RT(单)	5 年总生存率 33%（单 RT）vs. 61%（手术+RT）
Bristow 等	38	ⅢC 有完全的手术分期	完全切除肉眼淋巴结 vs. 有肉眼残留淋巴结	5 年 DSS 生存率 40% vs. 0%(P=0.006)
Havrilesky 等	96	ⅢC 完全手术分期	生存率获益与切除长大淋巴结相关	长大的淋巴结者 5 年 DSS 复发危险比率升高 ratio=6.85,P=0.009
Chan 等	1221	临床ⅢC~Ⅳ	淋巴结切除与多生存率随之获益	5 年相关生存率上升 51%,53%,53%,60% 及 72%(P=0.006)

完全(全面)淋巴结切除术对不同亚组的患者的治疗作用不同。行淋巴结切除术的指征主要针对淋巴转移危险性大者。子宫内膜癌患者中淋巴结转移危险少的亚组，如癌灶小、无肌层受累者，分级为 G1,2 内膜样癌，癌灶局限于子宫者。回顾资料指出淋巴结转移率 0~2%，因此完全

性淋巴切除术对此组患者来说获益很少。研究已证实对这些淋巴结转移率低于 2% 的患者，完全性淋巴结切除术是无生存率的获益。目前认为对某些亚组患者从全面淋巴结清扫术获益不多，在术时可予考虑不行全面的淋巴清扫术(表 6-17-32)。

表 6-17-32　淋巴结切除术对低危组患者无生存上获益报道

作者	例数(N)	纳入标准	结　果
Carey 等	227	临床Ⅰ期,G1,G2≤50% 内膜样癌，无肉眼宫外播散	总无复发生存率 95% 无淋巴切除术
Eltabbakh	303	Ⅰ期,G1,G2<50% 内细胞学检查(-)	总疾病相关生存率 98%~99% 未作全面淋巴结切除术(57% 盆腔淋巴结切除)
Trimble 等	7052	临床Ⅰ,G1,G2 内膜样癌	总无疾病相关生存率 98%（未作淋巴切除）
Mariani 等	328	G1,G2 子宫内膜样癌 ≤50% 肌层浸润癌灶<2cm，无肉眼播散	总疾病相关生存率 97%（术后阴道照射，全部）
Chan 等	5556	低危组(ⅠA,G1,2,3)(ⅠB,G1,2)子宫内膜样癌	更广泛淋巴结切除术对生存率无益(P=0.23)

在 Chan 等对 5556 例手术分期低危组子宫内膜样癌(ⅠA,G1,2,3;ⅠBG1,2 期)分析指出，切除淋巴结的个数与生存率无相关性，即切除淋巴结数 1,2~5,6~10,11~20 及>20 个淋巴结，各组生存率之间无差异(P=0.23)。Mariani 等研究报道对腹主动脉旁淋巴结有无转移的预测因素为盆腔淋巴结转移及淋巴管脉管间隙受累(LVSI)，若此二相关因素均为阴性时，仅有 0.8% 患者可能有腹主动

脉旁淋巴转移，故认为对此二因素为阴性者可不行腹主动脉旁淋巴结切除术切除。应强调的是此报道全部低危组是行手术病理分期之后由最后病理检查结果(即全部的手术样本病理结果)确定。作者认为术前、术中对癌变范围的判断存在很多的不准确性，包括分级、肌层浸润深度、淋巴间隙受累及淋巴结的状况等。在组织分级升高及分级升高后病理结果均说明淋巴清扫的重要性。

（6）完全系统淋巴结切除术（complete lymphadenectomy）的卫生经济价值：对早期子宫内膜癌不同的治疗方法进行比较中对行完全的淋巴切除术的卫生经济价值方面已有较多的研究报道，认为行完全（全面）淋巴切除术后减少了对术后盆腔辅助放射治疗的使用是有经济价值的。但这些研究报道均为作淋巴结切除术与不作淋巴结切除术比较资料进行分析，而未对完全淋巴结切除术与选择性取样术比较，其真正的不同价值尚待今后进一步研究。

完全系统地切除全部可能有转移区域的淋巴结，切除淋巴结数量增多，从统计学来看，有了获得足够的可以行准确手术分期淋巴结数。由于分期准确性增高，不同分期生存率的变化有了较显著不同。彻底地进行淋巴清扫术，切除了常规用 HE 染色不能发现的镜下转移癌灶，癌癌干细胞（clonogenic tumor cell）可能从在病理学检查认为是阴性的淋巴结发展而成为肉眼可见转移的癌灶。故扩大、系统、全面的淋巴结切除可切除肉眼或镜下淋巴结内存在的全部癌灶。这些在淋巴结中残留癌灶可能成为对化疗耐药癌灶，正如在对卵巢癌治疗中常有 33.3%～65.3% 晚期卵巢癌患者在淋巴结中存在残留癌灶一样对化疗不敏感，化疗对淋巴结中的癌细胞疗效不佳。因此完全系统的腹膜后淋巴切除术切除这些腹膜后淋巴结中之残留癌灶，从而可能改进提高患者生存率。

5. 对淋巴结切除术和切除淋巴结数量对生存率之影响的相关争议 虽然切除淋巴结计数是手术切除范围和彻底性的指标，但淋巴结个数多少亦受以下因素影响，如病理的综合分析取样，手术经验技巧，患者个体解剖变异等。切除良性无转移淋巴结的大小可能代表了患者的免疫能力，也可能反映患者的预后。虽然多数回顾性报道均认为切除淋巴结数愈多对生存率提高愈有利，这些研究在纳入病例方面可能存在选样偏倚，在对健康状况较好的患者手术中也可能倾向于切除更多的淋巴结。

对某些患者来说，淋巴结取样或完全淋巴结切除术由于身体状况和失血可能均不适合。而这些患者本身预后就差，妇科肿瘤医师与普通妇科医师手术比较，前者更注意切除更多淋巴结行病理组织学检查，切除之淋巴结平均个数显著地高于后者。另外，生存率的改善和提高也可能与综合性的多学科治疗相关；因而完全淋巴结清扫术可能是综合多学科疗质量的一个代表，而非导致这些患者生存率提高的唯一原因。

6. 相关并发症 以往对全子宫切除、双附件切除及淋巴结切除术手术相关的并发症已有较多的报告。大样本的回顾性研究指出最常见的并发症是小肠梗阻或需药物治疗的不全梗阻（2.6%），深静脉血栓（2.6%）。需手术处理淋巴囊肿（即需行引流者）2.6%，需手术的小肠梗阻为1.8%。在全部手术过程中行盆腔和腹主动脉旁淋巴切除术与单独行盆腔淋巴结切除术比较时，在麻醉时间（平均220 分 vs. 204 分，P<0.011），住院天数（8 天 vs. 5 天，P<0.0001）及失血量（500ml vs. 300ml P<0.0001）均有一定的不同。行盆腔及腹主动脉旁淋巴结清扫术与单独盆腔淋巴结切除术两者显著不同表现主要在输血方面，前组中23%输血，而后组仅 5% 输血（P<0.0001）。研究并没有报道在

这些高危组患者中行分期手术时与其相关的并发症。Abu-Rustum 等针对淋巴结切除术的晚期并发症，对 1289 例完全淋巴结切除术（≥10 淋巴结）患者随访，发生慢性淋巴水肿为 3.4%（有症状者），而切除范围小（<10 个淋巴结）者为 0%。较多的报道认为：淋巴结切除术后又行盆腔外照射者淋巴水肿并发症发生率高于单独行放射治疗者。因此在行完全淋巴切除术后无淋巴结转移者不行盆腔外照射，可避免发生慢性淋巴水肿的可能。

Querleu 等报道 1100 例妇癌患者行腹腔镜淋巴切除术，报道此种术式的安全性。一些作者肯定了腹腔镜手术可作为妇癌手术中区域性淋巴结切除手术标准术式。GOG-LAP 2 是前瞻性临床Ⅲ期随机比较腹腔镜盆腔和腹主动脉旁淋巴结取样（Sampling）及经阴道子宫切除术和双侧附件切除术与开腹盆腔及腹主动脉旁淋巴结取样和经腹全子宫和双附件切除术治疗子宫内膜癌的此两种术式。淋巴结中位切除数为 28 个。对术中、术后并发症进行比较，血管损伤，泌尿道损伤，肠道损伤及神经损伤分别为 4%，1.9%，2.1% 和 1.3%。这些并发症是整个手术过程中发生的，区别单纯在淋巴结切除术中这些并发症是困难的，总之在术中并发症是较低的。其他的肺栓塞，充血性心力衰竭，心律失常，肺炎及小肠梗阻发生率为 1%～3%。此报道指出腔镜手术降低了住院时间，减少了二级或以上并发症（心律失常），肺炎，肠梗阻和抗生素的使用。因此腔镜手术治疗早期子宫内膜癌被认为是较好的术式，比开腹手术并发症少。

总之，目前内膜癌手术治疗中临床在选用完全分期手术方面存在一些争议，按 FIGO 指南，对子宫内膜样癌ⅠA G1,2，是可不行淋巴切除术的，但由于术前、术中病理检查，影像学检查之不准确性，亦有认为淋巴切除仍有其价值。其他中、高危组者，或其他病理类型的子宫内膜癌患者均应行完全手术分期（包括腹主动脉旁和盆腔淋巴结切除）。在行淋巴切除术中，应重视全面系统清扫，争取切除更多的淋巴结，以提高对阳性（有转移淋巴结）的发现率，不主张对淋巴结仅行选择性取样，切除淋巴结以多于 20 个为好。对腹主动脉旁淋巴结切除范围亦有不同提法，淋巴结清扫上界达肾血管水平与达肠系膜下动脉水平疗效比较，前者是否优于后者，尚缺乏前瞻性对比研究报道。在我国亦仅有较少的大学医院和肿瘤医院进行了探索。

完全系统淋巴结切除术是安全的，并发症少；不管是开腹或腔镜手术，其手术并发症发生率及死亡率与切除所获预后重要资料相比较，均是合理，可以接受的。只有进一步提高术前影像学检查水平、术中病理检查和确定淋巴转移高危因素的准确性后方可能降低或减少对低危组患者施行淋巴结切除术。但施术者应为有经验、操作熟练的妇科肿瘤医师。

（彭芝兰）

（四）年轻妇女保留生育、生理功能之探索

子宫内膜癌患者中 40 岁及以下的患者占 4.0%～5%，近年来有上升趋势，而这部分年轻患者中有 60%～70% 尚未生育，不少患者渴求保留生育功能。子宫内膜癌的治疗是以手术治疗为主，辅以放疗、化疗、激素等综合治

疗。手术治疗是主要的治疗方式,对年轻内膜癌所采取的保留生育功能的治疗极富挑战性。此种治疗方式保留了病灶发生、发展的器官—子宫,承担很大的风险。自 Richard 等首次报道 2 例子宫内膜癌保留生育功能的治疗以来,该研究已经有约 40 年的历史,也不断有少数成功的病例报道,但因临床试验开展的困难和病例较少,目前尚缺乏统一的治疗规范。对于该项治疗的适应证、治疗前的准备、用药的方案、疗程、疗效的判断,治疗后的生育问题等,都需更多更深入的探索。

1. 年轻子宫内膜癌患者保留生育功能的风险 子宫内膜癌保留生育功能的治疗目的是保留子宫,即在保留胎儿生长发育的场所的同时,也保留了内膜癌发生、发展的器官。在治疗过程中有可能发生疾病的进展、恶化,如病理分级升级、肌层浸润增加、转移等甚至死亡。近年来已有数位作者对此作了个案报道,Kaku 等报道了 12 例保留生育功能的子宫内膜癌患者,有 1 例复发者发生了左闭孔转移。Ota 报道有 1 例对孕激素治疗无反应,并终因肝、脑转移死亡。Ferrandina 报道了 1 例高分化内膜癌患者,治疗前阴道超声检查未见宫外病变,在孕激素治疗缓解并成功生育后发现病变转变为低分化,并且出现广泛转移。研究报道 1 例患者复发 3 次均继续用高效孕激素治疗,结果 2 年后发生宫外病变,行手术治疗后 4 个月死亡。Eftekhar 等报道 1 例高分化内膜癌患者复发后再次行孕激素治疗无效,因患者拒绝手术,后癌变发展为低分化及卵巢转移。

由于对此项治疗经验不足,在治疗前评估、治疗方法、疗效评估等都仅仅是个案的探索。故在治疗的各环节中都存在着风险与困难。

(1) 年轻早期内膜癌有同时存在卵巢癌的风险:年轻子宫内膜癌患者可同时存在卵巢恶性肿瘤(包括原发卵巢肿瘤和子宫内膜癌隐匿性转移卵巢)的风险。但其发生率的研究样本量小,报道不一,多为 6.3% ~ 27.3%,且各研究对其发生率在不同年龄段的差异有不同的看法。Walsh 等报道,≤45 岁的年轻患者,26/102 例(25%)伴有卵巢上皮肿瘤,包括合并原发肿瘤者 23 例和内膜癌累及卵巢者 3 例。Lee 等报道子宫内膜癌同时存在卵巢癌为 7.31%(19/260),包括 7 例原发卵巢肿瘤和 12 例内膜癌累及卵巢。≤45 岁患者的发生率为 6.3%(4/63),而>45 岁者为 8.4%($P>0.05$)。马等报道,388 例子宫内膜癌患者有 26 例(6.7%)发生了卵巢转移,其中 ≤45 岁患者的发生率为 8.2%(6/73),>45 岁者为 6.3%,无统计学差异。周等分析 191 例内膜癌患者,发生卵巢转移者 17 例,总发生率 8.9%,其中≤40 岁为 27.3%(3/11,且 11 例均为临床Ⅰ期,3 例转移者均为隐性转移),高于>40 岁者的发生率 7.8%(14/180 例),但无统计学差异。刘等报道,≤40 岁为 14.3%(1/7 例),>40 岁为 6.5%(5/77),$P>0.05$。手术病理Ⅰ期的患者合并卵巢原发肿瘤的概率为 21.3%(17/80)。虽然大多数研究表明,年轻并不是伴发卵巢肿瘤的危险因素,但年轻患者保留生育功能时仍应予注意卵巢有无癌瘤存在。Morice 等总结了 85 例保留生育功能治疗的年轻患者,其中 41 例进展、复发或无完全缓解,行手术治疗后,发现 5 例有卵巢病灶存在。

因此,在保留生育功能治疗的准备和监测中,评估附件状况很重要。通常采取的辅助措施有影像学检查(阴道超声、MRI/CT 等)、CA125,甚至腹腔镜探查。但各种方法对卵巢的评估作用也是有限的。术前组织学分级为 G1 的年轻患者伴卵巢肿瘤的发生率为 19.4%(12/62);术前影像学检查正常者中的发生率为 8.7%(4/46);隐性卵巢肿瘤的发生率为 5.5%(4/73)。马等报道的隐性卵巢转移发生率为 3.9%(15/388),且认为年龄不是隐性卵巢转移的危险因素。Sang 等报道,在术中未发现任何宫外病变的患者,其卵巢癌的发生率为 0.95%(2/206),<45 岁者发生率为 0。隐性卵巢肿瘤是各项评估措施的盲区,即使是卵巢活检,也可能无法发现,所幸的是其发生率并不高。

(2) 早期子宫内膜癌病理诊断的困难,在病例选择及疗效判断存在风险:高分化子宫内膜癌与各种类型的增生性病变,尤其是内膜不典型增生在很多时候难以鉴别,从而增加病例选择及疗效判断的风险。病理的复核和会诊有着重要的意义,也有着极大的难度。有文献报道,对内膜癌进行病理复核诊断,其中有一些病例并非癌,而是各种类型的增生性病变。不符合率 8.8% ~ 50%,多属于过度诊断。不同专家阅片,其诊断结果互不相同,重复性差。甚至同一个人在不同的时间阅片,其结果也可能有出入,不符合率为 10% ~ 50%。Trimble 等报道 289 例活检提示子宫内膜非典型增生的患者,经 3 位妇科肿瘤病理专家复核,84 例(29.1%)为子宫内膜样腺癌,16 例(5.5%)无统一结论,仅 115 例(39.8%)仍为非典型增生。复核 12 周内对患者进行手术治疗,术后病理再次由上述专家审核,其中 42.6%(123/289)为内膜癌;在原有的活检复核的各病理类型中,手术后证实比例分别为:非典型增生者 39.1%,内膜癌者 64.3%,无统一定论者 62.5%。

(3) 保留生育功能成功后的生育问题:年轻子宫内膜癌患者中约 15% 有不孕病史。在冒着风险保留生育功能治疗后,能否顺利妊娠分娩尚未可知,虽有不少个案报道采取辅助生育措施获得妊娠,但辅助生育措施的成功率有限。虽然多数随访时间少于 10 年的研究显示,内膜癌的发生和促排卵药物应用无关。但以色列早期一项随访时间超过 20 年的研究显示,使用不孕症治疗药物后子宫内膜癌的风险增加了 2 倍。内膜癌在保守治疗成功后妊娠,生育仍是临床中难以解决的问题。

(彭芝兰 吕琳)

2. 年轻子宫内膜癌患者保留生育功能的可行性

(1) 年轻子宫内膜癌预后良好,病变多为早期、内膜样腺癌、分化良好、无或浅肌层浸润。据 Lee 等对美国1988 ~ 2001 年的 51 471 例患者分析显示,≤40 岁患者预后好于>40 岁者,≤40 岁患者的 5 年疾病相关生存率为 93.2% 高于后者的 86.4%($P<0.001$),且前者更多的表现为早期、子宫内膜样腺癌、高分化,多因素分析显示年轻、早期、内膜样腺癌、高分化等是预后良好的独立因素。所以,如果选择早期、子宫内膜样腺癌、高分化、无肌层浸润、40 岁及以下的年轻病例,子宫内膜癌患者是可以考虑保留生育功能的。

(2) 孕激素对早期子宫内膜癌的疗效好,已有不少成功案例的报道。Böing 和 Kimmig 总结了 1970 ~ 2006 年年轻高分化Ⅰa期子宫内膜癌患者保留生育功能治疗的情况,有162例患者采用大剂量孕激素治疗,123例完全缓解,初治有效率为76%。Yamazawa等也总结了101例年轻子宫内膜癌患者,大剂量孕激素治疗后79例缓解,初治有效率为78%,共孕32人次。GotlieB等总结的101例有71例缓解,初治有效率为70%,56个小孩成功出生。多数报道孕激素治疗保留生育功能的患者初治有效率在70%以上。

(3)子宫内膜癌的发展相对缓慢,尤其是早期、高分化子宫内膜样腺癌患者,在进行保留生育功能的治疗时,只要密切监测,即使病变没有缓解或者复发,也可及时发现并行标准的手术治疗,基本不会影响预后。保留生育功能治疗的患者,当孕激素治疗无效或者缓解后复发时,及时行手术治疗,很少发现宫外转移,死亡病例则更少见。Ramirez等总结了81例孕激素保守治疗早期高分化子宫内膜癌患者,15例复发,均为40岁及以下的年轻患者。10例复发者行开腹手术治疗,术中均未发现宫外转移,其中6例(60%)发现子宫残留病灶,仅1例在术后13个月发现阴道和淋巴结复发,经再次治疗已无瘤生存2年。孕激素治疗无反应的19例患者中,15例采取手术治疗,也都未发现宫外转移。Niwa等报道了12例保留生育功能治疗的患者,8例复发,但没有因此病死亡者,其中4例复发患者行手术治疗,也未发现远处转移。而且一般认为,治疗成功后的妊娠对子宫内膜也有保护作用。

3. 年轻子宫内膜癌患者保留生育功能的适应证 目前没有明确统一的适应证,尚属探索阶段,从治疗的安全性、有效性以及各研究所选病例来看,符合下列所有标准的患者方可考虑进行保留生育功能的治疗:①年龄<40岁;②高分化子宫内膜样腺癌(G1);③无子宫肌层浸润及子宫体以外的病灶(Ⅰa期);④免疫组化检查提示孕激素受体阳性;⑤血清CA125水平正常(<35kU/L);⑥渴望保留生育功能,愿意承担相关风险;⑦肝肾功能检查正常。渴望保留生育功能是该治疗最首要的条件。Eftekhar选择病例时却采用了45岁以下的患者,而不是40岁。但考虑到患者的生育能力问题,还是选择40岁以内的患者为佳。Han等对2例中分化内膜癌患者和1例MRI提示浅肌层浸润的患者进行了保留生育功能的治疗,均获得完全缓解。也有研究对孕激素受体阴性的患者行保留生育功能的治疗,获得缓解。但大多数研究没有说明治疗前对孕激素受体、CA125的评估。有作者认为目前鉴于PTEN、P53检测对子宫内膜癌预后有较高的判断价值,建议今后可行P53检测。

4. 年轻子宫内膜癌患者保留生育功能治疗的方法 目前都采用反复子宫内膜诊刮及孕激素治疗,诊刮一般每3个月一次,以严密监测激素治疗的效果。

(1)孕激素治疗疗效的评估及目前的现状:疗效的标准:一般通过诊刮或者内膜活检来评估激素治疗的效果。目前将疗效分为三类,即完全缓解、部分缓解、治疗无效。完全缓解通常认为是癌灶完全消失。部分缓解是指仅存在少量退化的癌灶或已转变为子宫内膜不典型增生。治疗无效是指仍然存在内膜癌,且组织学检查未见孕激素的治疗反应;部分学者认为,只要还存在癌灶及认为治疗无效。

疗效判断的时间:目前的研究,一般都是每3~6个月行诊刮或者内膜活检来评估孕激素保守治疗的效果。对于何时宣布治疗无效的问题,因缺乏理论和临床试验的依据,目前尚无统一的答案,一般应治疗2~3个月后才能判断治疗反应。Eftekhar等在研究中对3个月评估无反应的患者再次加大剂量治疗3~6个月,若仍治疗无反应,则宣布治疗无效。Ushijima等认为第2、4个月时病理提示病灶无变化则宣布无效,行手术治疗,第26周时评估为部分缓解,也宣布治疗无效行手术治疗。更有甚者,Yahata等在研究中,一病例治疗30个月后病灶无缓解,方宣布治疗无效,施行手术治疗。

文献报道的孕激素治疗的总疗效:总结了从1968~2009年轻内膜癌保留生育功能治疗的研究中,样本量在5例以上的绝大多数文献的研究数据(表6-17-33)。近40年来,共报道了215例行保留生育功能治疗的年轻早期子宫内膜癌患者,171例初治有效,初治有效率为79.5%,初治有效后复发者有57人,复发率为33.3%,共怀孕67人次(包括流产、早产等)。目前的研究,多为10例以下的个案报道,10~19例的有8篇报道,20例以上的仅2篇报道。绝大多数均为国外的研究,国内研究甚少。

俞等报道了8例年轻内膜癌患者保留生育功能治疗的研究,除1例尚未评估外,初治有效率85.7%(6/7),完全缓解5例,复发1例,但尚无受孕者。王等报道的6例患者中,4例初治有效,2例复发,无妊娠报道。

孕激素治疗的副作用在许多文献中也得到了重视和研究。但副作用的发生比较少见,多为体重增加、肝功损害、凝血实验异常,特别是血栓应予预防。Eftekhar等对使用MA320mg/d的患者同时给予阿司匹林80mg/d,Ushijima K等对患者同时给予MPA600mg/d和阿司匹林81mg/d治疗,在总结的文献中未见有血栓发生的报道。

(2)不同孕激素的应用现状:孕激素应用的种类较多,基本都为口服用药,主要包括醋酸甲羟孕酮(medroxyprogesterone acetate,MPA)、醋酸甲地孕酮(megestrol acetate,MA)等。Ramirez等总结了1966~2003年孕激素保守治疗高分化子宫内膜癌的情况,约有44%(36/81)采用MPA、35%(28/81)采用MA治疗。目前尚没有研究对各种孕激素疗效作比较。至于用药的剂量、疗程,各研究也差异颇大,没有明确、统一的用药指南,仅是多个小样本的治疗尝试。

1)醋酸甲羟孕酮(medroxyprogesterone acetate,MPA):MPA是目前最常用的药物。本文将近几年关于用MPA保守治疗年轻内膜癌且样本量在5例以上的资料作了粗略统计。研究总人数为70人。治疗方法多为每日口服MPA200~800mg,以400~600mg/d为主。初治疗程为2~16个月,更多为6~10个月,一般认为完全缓解后需继续用原剂量巩固治疗1~3个月。本文统计的初治有效者为62例,包括完全缓解者52例和部分缓解者10例,初治有效率为88.6%,初治有效多发生在开始治疗后的第1~14个月。初治有效者的复发率为45.2%(28/62),复发时间多为开始治疗后的第4~81个月。可见,年轻早期高分化子宫内膜样腺癌对MPA反应好,但复发率也高(与文献的纳入也

表 6-17-33　年轻内膜癌患者保留生育功能治疗

作　者	年份	例数（N）	初治有效 例数（%）	初治后 复发例数（%）	妊娠人次
Eftekhar	2009	21	18	3	5
Han	2009	7	7	0	7
Yamazawa K 等	2007	9	8	2	4
Ushijima K 等	2007	22	19	8	0
俞梅 等	2006	8	6	1	0
王华英 等	2006	6	4	2	0
Niwa K 等	2005	12	12	8	7
Ota T 等	2005	12	5	3	4
Yahata T 等	2005	8	7	7	7
Yang YC 等	2005	6	4	2	2
Gotlieb WH 等	2003	13	13	6	9
Jadoul 和 Donnez.	2003	5	5	0	4
Wang CB 等	2002	9	8	4	4
Imai M 等	2001	15	8	3	2
Duska LR 等	2001	12	10	3	4
Kaku T 等	2001	12	12	2	2
Randall TC 等	1997	12	9	1	6
Kim YB 等	1997	7	4	2	2
Bokhman JV 等	1985	19	15	0	0
合计		215	171（79.5%）	57（33.3%）	67（39.2%）

有一定的关系），尤其在有的研究中复发率高达 66%（8/12）、100%（7/7）。在 MPA 治疗中，尽管少有肿瘤的进展，但仍需严格选择患者和严密监测，资料总结的 70 例患者中，有 2 例发现了宫外病变。其中 1 例为淋巴结转移；另外 1 例缓解后因反复复发，用 MPA 又治疗了 3 次，最终死亡，病理考虑为合并腹膜原发宫内膜样腺癌。

2）醋酸甲地孕酮（megestrol acetate，MA）：醋酸甲地孕酮用法为每日口服 80～320mg，多用 160mg。总结了 MA 保守治疗子宫内膜癌且样本量在 5 例以上的研究数据。纳入统计 53 例，初治有效 41 例，有效率为 77.4%，12（29.3%）例复发。初治有效的时间在治疗后的 2～9 个月，而初治疗程为 2～25 个月。Gotlieb 等报道的 8 例用 MA 保留生育功能治疗的患者，疗程为 2～25 个月，初治有效率为 100%，完全缓解的时间为第 2～8 个月，复发率为 37.5%，复发时间为第 19～44 个月。Eftekhar 等报道了 21 例患者保留生育功能的治疗，采取 MA160mg/d 治疗，3 个月后评估有 5 例缓解，无缓解的 16 例患者，改为 MA320mg/d 继续治疗 3～6 个月，再次评估 13 例治疗缓解。文章作者认为，MA320mg/d 似乎有更好的疗效，但需注意副作用的发生。研究中，有两次诊刮提示完全缓解者，开始考虑 IVF，结果妊娠 5 例，但仅 1 例健康胎儿分娩。

3）其他治疗方式：目前还有多种治疗方式的尝试。①己酸羟孕酮（hydroxy-progesterone caproate，OPC）等其他孕激素的少数应用。治疗方法为 500mg/d 肌注，每周吸宫查细胞学或宫内膜活检评估疗效，若 3 月后仍有癌灶则行手术治疗；若在 3 月内含 2 次活检证实完全缓解，则再予 3 个月的 OPC 治疗，采用每周 2 次 500mg OPC 肌注。②加用他莫昔芬。长期单用孕激素可能下调孕激素受体，产生孕激素治疗抵抗，而他莫昔芬被认为能上调孕激素受体。Wang 等的报道中，8 例患者采取了 MA160mg/d 合并他莫昔芬 30mg/d 治疗，6 例（75%）在治疗 2 个月后完全缓解，2 例（33.3%）复发，3 例受孕。③应用含有孕激素的宫内节育器（IUD）。Montz 等用含孕激素的 IUD 治疗不宜手术的高分化早期子宫内膜癌，并每 3 个月进行宫内膜活检，63.6%（7/11）的患者在第 6 个月时完全缓解。

（3）孕激素治疗无反应或者复发后的处理：对于孕激素治疗无反应者，多采取标准的手术治疗。但对坚决要求保留生育功能者，文献报道有其他不同的处理方式，如加大剂量、改换药物等。Eftekhar 对采用 MA160mg/d 治疗 3 个月无缓解的 16 例患者，改为 MA320mg/d 继续治疗 3～6 个月，再次评估 13 例治疗缓解，并认为加倍剂量的疗效更佳。Yamazawa 研究中 1 例患者予 MPA400mg/d 治疗 6 个月后仍有少量癌,再用 MPA 600 治疗 3 个月后复查仍为灶性内膜样腺癌,则给予 TP 化疗 4 疗程后得到完全缓解;1 例患者用 400mg/d 治疗 6 个月后发现有内膜非典型增生,继续用原剂量治疗 3 个月后获得完全缓解。也有研究在治疗无反应后改为他莫昔芬(20mg/d)和皮下注射醋酸亮丙瑞林(每月 3.75mg)治疗的。

对于复发患者,尤其是完成生育后的复发患者,鉴于各种风险,建议采取手术治疗。但有再次使用孕激素治疗复发患者的。Yahata 等用 MPA 治疗有效的 7 例患者,全部复发,其中 6 例再次使用 MPA 治疗,5 例再次反应良好,但仍有再复发,最多复发次数达 5 次,最终仅剩下 2 例未行手术治疗。

5. 治疗成功后的生育问题 这部分患者基本都渴求,在治疗内膜癌的同时能够完成生育。对于怀孕的时机,一般认为在诊刮确诊内膜癌完全缓解后的 3~6 个月内,也就是保证 2 次诊刮证明完全缓解后进行生育。若没有不孕史及无排卵史,且治疗前生育功能评估正常的患者,可以尝试自然妊娠,如果 3 个月后仍未能妊娠者可采取合适的辅助生育措施。对于不孕或有无排卵史的患者,则可以用促排卵的药物(氯米芬等),目前尚无证据说明该类药物会增加内膜癌的发病危险,具体应用中也没有发生促进内膜癌复发的情况报道。

分娩方式可以自然生产,也可以剖宫产,尚无明显的倾向性选择。行剖宫产时,在术中应该进行全面的探查,包括仔细探查卵巢、留取腹腔冲洗液、盆腔和主动脉旁淋巴结取样以及任何可疑病灶的活检。

6. 生育后的处理 年轻内膜癌患者经保守治疗完成生育功能之后,是否应予以手术治疗,目前看法不一致。保留生育功能的治疗疗效较好,大部分患者能获得长期缓解,如果患者仍然希望保留生育功能,且没有预后的高危因素,可以考虑不行手术,建议采用口服避孕药或 MPA(每 12 周肌内注射 150mg)维持治疗,并每 3~6 个月定期进行盆腔检查、诊刮或者宫腔镜下活检,子宫内膜的超声评估和血清CA125 检测的随诊。

但有在剖宫产时发现复发,以及分娩 4 胎后发现复发并手术发现卵巢肿瘤的报道。所以由于各种风险的存在,不少学者认为保留生育功能的治疗不能取代最后的手术治疗。一般建议在完成生育后进行手术治疗。

总之,年轻子宫内膜癌保留生育功能的治疗是一项很特殊的治疗挑战,其风险大,虽然其可行性为年轻患者带来了希望,但临床研究尚处于探索阶段,仅用于少数选择性病例,治疗方法尚不成熟,需要谨慎地开展更多、设计更完善、样本量更大的临床试验研究。

(五)年轻早期子宫内膜癌患者保留生理功能研究

子宫内膜癌患者多为绝经后妇女,但仍有约 25% 的患者为绝经前妇女,5% 的患者年龄<40 岁。标准术式为全子宫及双附件切除,对于年轻患者来说,手术切除卵巢会造成雌激素水平低落,并产生由此带来的如潮热、盗汗等更年期综合征及心血管疾病、骨质疏松等远期并发症,严重影响年轻患者的生活质量。对年轻子宫内膜癌患者能否保留卵巢,目前看法虽存争议,但对此特殊群体能否在不影响生存

率的同时保留卵巢功能提高生活质量已成为临床关注和探索的问题。

子宫内膜癌卵巢转移的发生率,国内外报道不一,为 2.4%~14.1%。吕等报道手术治疗并经病理证实的子宫内膜癌患者共 991 例,其中发生卵巢转移者 76 例,发生率为 7.67%。子宫内膜癌卵巢转移的高危因素有盆腔淋巴结转移、非子宫内膜样腺癌、病理组织学高级别、深肌层浸润、腹腔冲洗液阳性、宫颈浸润、脉管浸润、宫外病变等。有研究显示,年轻子宫内膜癌患者同时并发卵巢恶性肿瘤(包括子宫内膜癌卵巢转移和子宫内膜癌合并原发卵巢癌)发生率为 5%~29%。Walsh 等对 102 例 24~45 岁的子宫内膜癌患者进行回顾性分析,发现 26 例(25%)同时伴有卵巢肿瘤,其中 3 例为子宫内膜癌卵巢转移,23 例为子宫卵巢原发性双癌,26 例中有 18 例(69%)为Ⅰ期患者,15% 术中外观正常的卵巢在术后病理证实存在恶性肿瘤,但没有指出发生卵巢转移的患者是否同时有其他高危因素(如宫外病变等)存在。马等报道 388 例内膜癌、卵巢转移 26 例(6.7%),其中 15 例(57.7%)为隐匿性转移。提出术中应对保留卵巢行冷冻切片检查,排除隐匿性转移。Richter 等对 251 例 45 岁以下子宫内膜癌患者的临床病理资料进行回顾性分析,比较了切除双附件和未切除双附件患者的生存率,发现对于Ⅰ期子宫内膜癌患者,切除卵巢患者比保留卵巢患者拥有更长的无瘤生存期,从而建议在手术治疗年轻早期子宫内膜癌患者时应切除双附件。但是 Richter 等的研究,并没有将Ⅰc期与Ⅰa,Ⅰb 期分开统计,而深肌层浸润被认为是子宫内膜癌卵巢转移的高危因素之一,也是影响分期和生存率的重要因素。

而 Gemer 等报道的临床Ⅰ期患者仅有 4% 有卵巢转移,且发生卵巢转移的患者都有诸如分化程度低、子宫浆膜层浸润等高危因素。Lee 等报道了 175 例保留卵巢子宫内膜癌患者的随访结果,发现有 7 例复发,而这复发的 7 例患者都有如为非子宫内膜样腺癌、深肌层浸润、宫颈受累等高危因素,所有保留卵巢的Ⅰ期子宫内膜样腺癌患者均未复发。吕等保留卵巢的 25 例患者,均为Ⅰ期子宫内膜样腺癌(Ⅰa 期 18 例,Ⅰb 期 7 例),病理分级 G1~G2,术中均进行了腹腔冲洗液检查及盆腔淋巴结清扫,并对清扫的淋巴结和拟保留卵巢进行了冷冻病检确定无癌转移,无肿瘤家族史。随访 27~144 个月,中位随访时间 78 个月,均未发现复发及转移,未发现保留卵巢对预后产生不良影响。李等报道 22 岁Ⅰ bG1 子宫内膜样癌保留卵巢一例现已 20 余年健在,随访卵巢功能正常。因此,对年轻要求保留卵巢的子宫内膜癌患者应进行完全的手术病理分期,术中应对切除的子宫及淋巴结送冷冻病检并对拟保留卵巢进行了楔形活检,了解肿瘤病理类型、病理分级、子宫肌层浸润深度、宫颈峡部有无受累及卵巢有无转移等。目前认为子宫内膜样腺癌 G1,无肌层浸润或浅肌层浸润,其淋巴结转移<1%,可不行淋巴结清扫或取样。但对于拟保留卵巢患者,认为由于淋巴结转移是卵巢转移的独立危险因素,应行淋巴结清扫,并于术中送冷冻病理检查以确定有无淋巴结转移,提高保留卵巢的安全性。目前多数学者认为,符合以下条件者可

行卵巢保留：①年龄<45岁，理解子宫内膜癌保留卵巢可能存在的风险，坚决要求保留卵巢；②病理类型为子宫内膜样腺癌，组织学分级G1或G2；③无肌层浸润或浅肌层浸润；④术中腹腔冲洗液检查为阴性；⑤术中清扫盆腔淋巴结并送冷冻病检，无癌转移；⑥术中对拟保留卵巢行楔形活检确定无癌转移；⑦术后保留卵巢的患者应长期密切随诊。对早期（Ⅰa、Ⅰb期）、病理类型为子宫内膜样腺癌、分化程度好的年轻患者，在充分知情同意，理解保留卵巢可能存在的风险，进行彻底手术病理分期，确定无肿瘤家族史、无卵巢隐性转移以及无卵巢转移高危因素的情况下，可考虑保留卵巢，提高患者生活质量，对保留卵巢患者应严密随访。因子宫内膜癌保留卵巢风险大，国内外报道例数尚少，仅于选择性病例进行，尚需积累更多临床资料，进行更多的探索。

（彭芝兰 吕琳 邓凤）

参考文献

1. Aalders JG, Thomas G. Endometrial cancer-revisiting the importance of pelvic and para aortic lymph nodes. Gynecol Oncol, 2007, 104: 222-231

2. Abu-Rustum NR, Alektiar K, Iasonos A, et al. The incidence of symptomatic lower-extremity lymphedema following treatment of uterine corpus malignancies: a 12-year experience at Memorial Sloan-Kettering Cancer Center. Gynecol Oncol, 2006, 103: 714-718

3. Bakkum-Gamez JN, Gonzalez-Bosquet J, Laack NN, et al. Current issues in the management of endometrial cancer. Mayo Cline Peoc, 2008, 83(1): 97-112

4. Bakkum-Gamez JN, Laughlin SK, Jensen JR, et al. Challenges in the gynecologic care of remenopausal women with breast cancer. Mayo Clin Proc, 2011, 86(3): 229-240

5. Benedet JL. Staging classification and clinical practice guideline of gynecologic cancer. UK: Elsevier, 2006: 59-79

6. Benedet JL. Staging classifications and clinical practice guidelines for gynaecological cancer. A Collaboration between FIGO and IGCS. 3rd ed. UK: Elsevier, 2006: 63-83

7. Black D, Soslow RA, Levine DA, et al. Clinicopathologic significance of defective DNA mismatch repair in endometrial carcinoma. J Clin Oncol, 2006, 24: 1745-1753

8. Böing C, Kimmig R. Fertility-preserving treatment in young women with endometrial cancer. Gynäkol Geburtshilfliche Rundsch, 2006, 46: 25-33

9. Buccoliero AM, Gheri CF, Castiglione F, et al. Liquid-based endometrial cytology: cyto-histological correlation in a population of 917 women. Cytopathology, 2007, 18(4): 241-249

10. Cabrita S, Rodrigues H, Abren R, et al. Magnetic resonance imaging in the preoperative staging of endometrial carcinoma. Eur J Gynecol Oncol, 2008, 29: 135-137

11. Case AS, Rocconi RP, Straughn JM Jr, et al. A prospective blinded evaluation of the accuracy of frozen section for the surgical management of endometrial cancer. Obstet Gynecol, 2006, 108: 1375-1379

12. Chan JK, Cheung MK, Huh WK, et al. Therapeutic role of lymph node resection in endometrioid corpus cancer: a study of 12,333 patients. Cancer, 2006, 107: 1823-1830

13. Chan JK, Sherman AE, Kapp DS, et al. Influence of gynecologic oncologists on the survival of patients with endometrial cancer. J Clin Oncol, 2011, 29: 832-838

14. Chan JK, Urban R, Cheung MK, et al. Lymphadenectomy in endometrioid uterine cancer staging. How many lymph nodes are enough? A study of 11,443 patients. Cancer, 2007, 109: 2454-2460

15. Chan JK, Wu H, Cheung MK, et al. The outcomes of 27,063 women with unstaged endometriod cancer. Gynecol Oncol, 2007, 106: 282-288

16. Chung HH, Kim JW, Park NH, et al. Use of preoperative serum CA-125 levels for prediction of lymph node metastasis and prognosis in endometrial cancer. Acta Obstet Gynecol Scand, 2006, 85: 1501-1505

17. Diefenbach CS, Shah Z, Iasonos A, et al. Preoperative serum YKL-40 is a marker for detection and prognosis of endometrial cancer. Gynecol Oncol, 2007, 104: 435-442

18. Dossus L, Allen N, Kaaks R, et al. Reproductive risk factors and endometrial cancer: the European Prospective Investigation into Cancer and Nutrition. Int J Cancer, 2010, 127(2): 442-451

19. Dossus L, Becker S, Rinaldi S, et al. Tumor necrosis factor(TNF)-alpha, soluble TNF receptors and endometrial cancer risk: the EPIC study. Int J Cancer, 2011, 129(8): 2032-2037

20. Dossus L, Rinaldi S, Becker S, et al. Obesity, inflammatory markers, and endometrial cancer risk: a prospective case-control study. Endocr Relat Cancer, 2010, 17(4): 1007-1019

21. Eddib A, Allaf B, Lee J, et al. Risk for advanced-stage endometrial cancer in surgical specimens from patients with complex endometrial hyperplasia with atypia. Gynecol Obstet Invest, 2012, 73(1): 38-42

22. Eftekhar Z, Izadi-Mood N, Yarandi TF, et al. Efficacy of megestrol acetate(Megace) in the treatment of patients with early endometrial adenocarcinoma: our experiences with 21 patients. Int J Gynecol Cancer, 2009, 19: 249-252

23. Fearnley EJ, Marquart L, Spurdle AB, et al. Polycystic ovary syndrome increases the risk of endometrial cancer in women aged less than 50 years: an Australian case-control study. Cancer Causes Control, 2010, 21(12): 2303-2308

24. Friberg E, Mantzoros CS, Wolk A. Diabetes and risk of endometrial cancer: a population-based prospective cohort study. Cancer Epidemiol Biomarkers Prev, 2007, 16(2): 276-280

25. Gao J, Tian J, Lv Y, et al. Leptin induces functional activation of cyclooxygenase-2 through JAK2/STAT3, MAPK/ERK, and PI3K/AKT pathways in human endometrial cancer cells. Cancer Sci, 2009, 100(3): 389-395

26. Greer BE, Koh WJ, Abu-Rustum N, et al. Uterine cancers. J Natl Compr Canc Netw, 2006, 4: 438-462

27. Greven K, Winter K, Underhill K, et al. Final analysis of RTOG 9708: adjuvant postoperative irradiation combined with cisplatin/paclitaxel chemotherapy following surgery for patients with high-risk endometrial cancer. Gynecol Oncol, 2006, 103(1): 155-159

28. Hahn HS, Yoon SG, Hong JS, et al. Conservative treatment with progestin and pregnancy outcomes in endometrial cancer. Int J Gynecol Cancer, 2009, 19(6): 1068-1073

29. Han AR, Kwon YS, Kim DY, et al. Pregnancy outcomes using assisted reproductive technology after fertility-preserving therapy in patients with endometrial adenocarcinoma or atypical complex hyper-

plasia. Int J Gynecol Cancer,2009,19(1):147-151

30. Haoula Z,Salman M,Atiomo W. Evaluating the association between endometrial cancer and polycystic ovary syndrome. Hum Reprod, 2012,27(5):1327-1331

31. Jemal A,Siegel R,Ward E,et al. Cancer statistics,2006. CA Cancer J Clin,2006,56:106-130

32. Kalogiannidis I,Bobos M,Papanikolaou A,et al. Immunohistochemical bcl-2 expression,p53 overexpression,PR and ER status in endometrial carcinoma and survival outcomes. Eur J Gynaecol Oncol, 2008,29(1):19-25

33. Kitchener H,Redman CW,Swart AM,et al. A study in the treatment of endometrial cancer. A randomised trial of lymphadenectomy in the treatment of endometrial cancer. Gynecol Oncol, 2006,101(Suppl 1):S21-S22

34. Kong A,Johnson N,Cornes P,et al. Adjuvant radiotherapy for stage Ⅰ endometrial cancer. Cochrane Database Syst Rev, 2007, (2):CD003916

35. Lee CM,Szabo A,Shrieve DC,et al. Frequency and effect of adjuvant radiation therapy among women with stage Ⅰ endometrial adenocarcinoma. JAMA,2006,295:389-397

36. Lee EJ,Kim TJ,Kim DS,et al. p53 alteration independently predicts poor outcomes in patients with endometrial cancer:a clinicopathologic study of 131 cases and literature review. Gynecol Oncol,2010,116:533-538

37. Lee NK,Cheung MK,Shin JY,et al. Prognostic factors for uterine cancer in reproductive-aged women. Obstet Gynecol, 2007, 109 (3):655-662.

38. Lee TS,Jung JY,Kim JW,et al. Feasibility of ovarian preservation in patients with early stage endometrial carcinoma. Gynecol Oncol, 2007,104(1):52-57

39. Li XP,Zhao D,Gao M,et al. Expressions of stromal cell-derived factor-1 and CXCR4 in endometrial carcinoma tissues and cell lines. Beijing Da Xue Xue Bao,2006,38:458-462

40. Liat L G,Jaron R,Liraz O,et al. Are infertility treatments a potential risk factor for cancer development? Perspective of 30 years of follow-up. Gynecol Endocrinol,2012,28(10):809-814

41. Lindemann K,Vatten LJ,Ellstrom EM,et al. Body mass, diabetes and smoking, and endometrial cancer risk:a follow-up study. Br J Cancer,2008,98(9):1582-1585

42. Liu Y,Lv L,Xiao W,et al. Leptin activates STAT3 and ERK1/2 pathways and induces endometrial cancer cell proliferation. J Huazhong Univ Sci Technolog Med Sci,2011,31(3):365-370

43. Lukowski J,Gil KM,Jenison E,et al. Endometrial cancer survivors' assessment of the benefits of exercise. Gynecol Oncol, 2012, 124 (3):426-430

44. Mackay HJ,Gallinger S,Tsao MS,et al. Prognostic value of microsatellite instability(MSI) and PTEN expression in women with endometrial cancer:results from studies of the NCIC Clinical Trials Group (NCIC CTG). Eur J Cancer,2010,46:1365-373

45. Mangili G,Montoli S,De Marzi P,et al. The role of DNA ploidy in postoperative management of stage Ⅰ endometrial cancer. Ann Oncol,2008,19:1278-1283

46. Mao Y,Wan X,Chen Y,et al. Outcomes of conservative therapy for young women with early endometrial adenocarcinoma. Fertil Steril, 2010,93(1):283-285

47. Mariani A,Dowdy SC,Cliby WA,et al. Efficacy of systematic lymphadenectomy and adjuvant radiotherapy in node-positive endometrial cancer patients. Gynecol Oncol,2006,101:200-208

48. Masuda K,Banno K,Yanokura M,et al. Relationship between DNA mismatch repair deficiency and endometrial cancer. Mol Biol Int, 2011:256063

49. Meyer LA,Broaddus RR,Lu KH. Endometrial cancer and Lynch syndrome:clinical and pathologic considerations. Cancer Control, 2009,16(1):14-22

50. Mhawech-Fauceglia P,Wang D,Kesterson J,et al. Microarray analysis reveals distinct gene expression profiles among different tumor histology, stage and disease outcomes in endometrial adenocarcinoma. PLoS One,2010,5(11):e15415

51. Moore RG,Brown AK,Miller MC,et al. Utility of a novel serum tumor biomarker HE4 in patients with endometrioid adenocarcinoma of the uterus. Gynecol Oncol,2008,110:196-201

52. Nagar H,Dobbs S,McClelland HR,et al. The diagnostic accuracy of magnetic resonance imaging in detecting cervical involvement in endometrial cancer. Gynecol Oncol,2006,103(2):431-434

53. Nocito AL,Saracone S,Bacchi C,et al. Ovarian thecoma:clinicopathological analysis of 50 cases. Ann Diagn Pathol,2008,12(1): 12-16

54. Paulssen RH,Moe B,Grønaas H,et al. Gene expression in endometrial cancer cells(Ishikawa) after short time high dose exposure to progesterone. Steroids,2008,73(1):116-128

55. Querleu D,Leblanc E,Cartron G,et al. Audit of preoperative and early complications of laparoscopic lymph node dissection in 1000 gynecologic cancer patients. Am J Obstet Gynecol, 2006, 195: 1287-1292

56. Reeves GK,Pirie K,Beral V,et al. Cancer incidence and mortality in relation to body mass index in the Million Women Study:cohort study. BMJ,2007,335(7630):1134

57. Renkonen-Sinisalo L,Bützow R,Leminen A,et al. Surveillance for endometrial cancer in hereditary nonpolyposis colorectal cancer syndrome. Int J Cancer,2007,120(4):821-824

58. Richter CE,Qian B,Martel M,et al. Ovarian preservation and staging in reproductive-age endometrial cancer patients. Gynecol Oncol,2009,114:99-104

59. Sang LT,Ye JJ,Weon KJ. Feasibility of ovarian preservation in patients with early stage endometrial carcinoma. Gynecologic Oncology,2007,104(1):52-57

60. Setiawan VW,Pike MC,Karageorgi S,et al. Age at last birth in relation to risk of endometrial cancer:pooled analysis in the epidemiology of endometrial cancer consortium. Am J Epidemiol, 2012, 176 (4):269-278

61. Shang Y. Molecular mechanisms of oestrogen and SERMs in endometrial carcinogenesis. Nat Rev Cancer,2006,6:360-368

62. Sorosky JI. Endometrial cancer. Obstet Gynecol,2008,111:436-447

63. Sun P,Wei L,Denkert C,et al. The orphan nuclear receptors,estrogen receptor-related receptors:their role as new biomarkers in the gynecological cancer. Anticancer Research,2006,26:1699-1706

64. Sun PM,Gao M,Wei LH,et al. An estrogen receptor alpha-dependent regulation of estrogen receptor-related receptor alpha in the proliferation of endometrial carcinoma cells. Int J Gynecol Cancer, 2006,16(Suppl 2):564-568

65. Susini T, Amunni G, Molino C, et al. Ten-year results of a prospective study on the prognostic role of ploidy in endometrial carcinoma: DNA aneuploidy identifies high-risk cases among the so-called 'low-risk' patients with well and moderately differentiated tumors. Cancer, 2007, 109: 882-890

66. Susumu N, Sagae S, Udagawa Y, et al. Randomized phase Ⅲ trial of pelvic radiotherapy versus cisplatinbased combined chemotherapy in patients with intermediate-and high-risk endometrial cancer: a Japanese Gynecologic Oncology Group study. Gynecol Oncol, 2008, 108 (1): 226-233

67. Trimble CL, Kauderer J, Zaina R, et al. Concurrent endometrial carcinoma in women with a biopsy diagnosis of atypical endometrial hyperplasia: a Gynecologic Oncology Group study. Cancer 2006, 106: 812-819

68. Tu Z, Gui L, Wang J, et al. Tumorigenesis of K-ras mutation in human endometrial carcinoma via upregulation of estrogen receptor. Gynecol Oncol, 2006, 101: 274-279

69. Ushijima K, Yahata H, Yoshikawa H, et al. Multicenter phase Ⅱ study of fertility-sparing treatment with medroxyprogesterone acetate for endometrial carcinoma and atypical hyperplasia in young women. J Clin Oncol, 2007, 25 (19): 2798-2803

70. van Kruijsdijk RC, van der Wall E, Visseren FL. Obesity and cancer: the role of dysfunctional adipose tissue. Cancer Epidemiol Biomarkers Prev, 2009, 18 (10): 2569-2578

71. Wang Y, Hua S, Tian W, et al. Mitogenic and anti-apoptotic effects of insulin in endometrial cancer are phosphatidylinositol 3-kinase/Akt dependent. Gynecol Oncol, 2012, 125 (3): 734-741

72. Wang Y, Xue F, Broaddus RR, et al. Clinicopathological features in endometrial carcinoma associated with Lynch syndrome in China. Int J Gynecol Cancer, 2009, 19 (4): 651-656

73. Wang Y, Zhu Y, Zhang L, et al. Insulin promotes proliferation, survival, and invasion in endometrial carcinoma by activating the MEK/ERK pathway. Cancer Lett, 2012, 322 (2): 223-231

74. Williams-Brown MY, Salih SM, Xu X, et al. The effect of tamoxifen and raloxifene on estrogen metabolism and endometrial cancer risk. J Steroid Biochem Mol Biol, 2011, 126 (3-5): 78-86

75. Yager JD, Davidson NE. Estrogen carcinogenesis in breast cancer. N Engl J Med, 2006, 354: 270-282

76. Yahata T, Aoki Y, Tanaka K. Prediction of myometrial invasion in patients with endometrial carcinoma: comparison of magnetic resonance imaging, transvaginal ultrasonography, and gross visual inspection. Eur J Gynaecol Oncol, 2007, 28 (3): 193-195

77. Yahata T, Fujita K, Aoki Y, et al. Long-term conservative therapy for endometrialadenocarcinoma in young women. Human Reproduction, 2006, 21 (4): 1070-1075

78. Yamazawa K, Hirai M, Fujito A, et al. Fertility-preserving treatment with progestin, and pathological criteria to predict responses, in young women with endometrial cancer. Hum Reprod, 2007, 22 (7): 1953-1958

79. Yang JZ, O'Flatharta C, Harvey BJ, et al. Membrane ERalpha-dependent activation of PKCalpha in endometrial cancer cells by estradiol. Steroids, 2008, 73: 1110-1122

80. Zhao D, Li XP, Gao M, et al. Stromal cell-derived factor 1alpha stimulates human endometrial carcinoma cell growth through the activation of both extracellular signal-regulated kinase 1/2 and Akt.

Gynecol Oncol, 2006, 103: 932-937

81. Zighelboim I, Goodfellow PJ, Gao F, et al. Microsatellite instability and epigenetic inactivation of MLH1 and outcome of patients with endometrial carcinomas of the endometrioid type. J Clin Oncol, 2007, 25: 2042-2048

82. 单波儿, 孙织, 王华英, 等. 系统的淋巴结清扫术在子宫内膜癌治疗决策中的价值及可行性分析. 中国癌症杂志, 2009, 19 (12): 915-919

83. 郭娜, 彭芝兰. 血清 CA125 监测卵巢上皮癌复发界值探讨. 中国实用妇科与产科杂志, 2011, 27 (10): 757-760

84. 郭遂群, 方唯意, 庞战军, 等. 全基因组微阵列筛选候选雌激素非依赖型子宫内膜癌恶性标志物. 中国实用妇科与产科杂志, 2007, 23 (8): 628-630

85. 黄曙方, 李小毛, 李田. 基因表达谱芯片筛查子宫内膜癌相关基因的研究. 中国全科医学, 2009, 12 (2B): 288-291

86. 刘睿倩, 周勤. 子宫内膜癌卵巢转移的临床病理分析. 实用妇产科杂志, 2007, 23 (8): 478-480

87. 吕琳, 彭芝兰, 楼江燕, 等. 子宫内膜癌 1299 例临床病理分析. 实用妇科与产科杂志, 2008, 24 (12): 922-924

88. 彭芝兰, 魏丽惠, 王建六, 等. 子宫内膜癌//曹泽毅. 妇科肿瘤学. 北京: 人民军医出版社, 2010: 1076-1183

89. 孙建衡. 妇科恶性肿瘤继续教育教程. 北京: 中国协和医科大学出版社, 2007: 285

90. 孙蓬明, 魏丽惠, 高敏, 等. 雌激素受体相关受体 α 过度表达刺激雌激素受体阴性的子宫内膜癌细胞过度增殖. 中华妇产科杂志, 2007, 6: 408-411

91. 孙蓬明, 魏丽惠, 高敏, 等. 雌激素受体相关受体 α, β, γ 在妇科恶性肿瘤细胞株中表达的定量和定性分析. 中国妇产科临床, 2006, 5: 351-354

92. 万小平, 蔡斌, 刘玲, 等. 不同期别子宫内膜癌组织中差异表达基因的层次聚类分析. 中华妇产科杂志, 2006, 41 (1): 38-42

93. 王刚, 董615. 早期子宫内膜癌术后补充治疗及晚期患者非手术治疗. 中国实用妇科与产科杂志, 2010, 26 (3): 179-182

94. 王华英, 沈磊, 孙织. 40 岁以下子宫内膜腺癌患者的孕激素治疗——附六例报告及文献复习. 中华妇产科杂志. 2006, 41 (4): 237-241

95. 王新宇, 潘子旻, 谢辛. 术前诊刮后病理分级和术中肉眼判断肌层浸润深度预测临床 I 期子宫内膜样腺癌高危因素准确性评价. 中华妇产科杂志, 2009, 44 (7): 518-521

96. 王颖梅, 薛凤霞. 遗传性非息肉性结直肠癌综合征相关性子宫内膜癌的研究进展. 中华妇产科杂志, 2008, 43 (2): 157-159

97. 王志启, 王建六, 杨静华, 等. 子宫内膜癌患者血清 CP2、CA125、唾液酸和癌胚抗原检测的临床意义. 中华妇产科杂志, 2008, 43: 18-22

98. 魏冬梅, 梅林, 方芳, 等. 早期子宫内膜癌术后放疗效果的系统评价. 中国循证医学杂志, 2009, 9 (4): 465-475

99. 俞梅, 沈铿, 杨佳欣, 等. 高分化子宫内膜样癌及子宫内膜重度不典型增生患者孕激素治疗的临床分析. 中华妇产科杂志, 2006, 41 (4): 242-244

100. 曾四元, 李隆玉, 吴云燕, 等. 子宫内膜癌腹膜后淋巴结转移相关因素分析. 现代妇产科进展, 2007, 16 (11): 801-803

101. 张丽志, 温克, 刘荣, 等. 脂联素对子宫内膜癌细胞增殖凋亡的影响. 现代妇产科进展, 2010, 19 (7): 506-509

102. 张乃怿, 吴成, 廖秦平. 子宫内膜癌的现状和筛查. 中华临床医师杂志, 电子版, 2011, 5 (3): 804-809

103. 张乃怿,吴成,赵健,等.子宫内膜细胞学检查在筛查子宫内膜癌中的应用.中华妇产科杂志,2010,45(10):793-795

104. 赵健.子宫内膜细胞学诊断系统.中国生育健康杂志,2006, 17:6-8

105. 赵敬,薛凤霞,华绍芳,等.胰岛素对子宫内膜癌细胞增殖和凋亡的影响.中华妇产科杂志,2007,42(10):696-700

106. 中国肿瘤登记年报2011.北京:军事医学科学出版社,2012: 98-212

107. 朱利虹,王俊杰.早期子宫内膜癌术后放疗进展.中国妇产科临床杂志.2010,11(6):465-467

108. 马瑛,彭芝兰,杨谨.子宫内膜癌卵巢转移危险因素及保留卵巢的可行性探讨.实用妇产科杂志,2005;21(12):721-744

109. 彭芝兰,魏丽惠,等.子宫内膜癌//曹泽毅主编.妇科常见肿瘤诊治指南.第2版.北京:人民卫生出版社,2010:41-54

第十八章

输卵管肿瘤

第一节 输卵管良性肿瘤

输卵管、子宫及宫颈都是由胚胎期的副中肾管发育而成的。凡是子宫或宫颈发生的肿瘤,在输卵管也可发生。输卵管良性肿瘤的种类很多,根据副中肾管内皮细胞的类型可分以下几种:①上皮细胞瘤、腺瘤、乳头状瘤、息肉;②内皮细胞瘤、血管瘤、淋巴管瘤、包涵囊肿;③间皮细胞瘤、平滑肌瘤、脂肪瘤、软骨瘤、骨瘤等;④混合性畸胎瘤样瘤、囊性畸胎瘤、生殖细胞残迹等,其中腺瘤样瘤、平滑肌瘤、乳头状瘤、畸胎瘤相对多见。

一、输卵管腺瘤样瘤

输卵管腺瘤样瘤(adenomatoid tumor of fallopian tube)是输卵管良性肿瘤中相对多见的一种。迄今文献报道近百例。该瘤有许多同义词,如腺纤维瘤(adenofibroma)、腺瘤(adenoma)、腺肌瘤(adenomyoma)、间皮瘤(mesothelioma)及网状内皮瘤(reticuloendothelioma)等。可发生于不同年龄,但以生育期为多见。

【病理】 该瘤的组织来源有许多争论,有人认为系来自米勒管上皮残迹;也有认为系间叶组织来源;还有认为系由于炎症而来,依据为80%患者同时伴有输卵管炎,不管是淋菌性或结核性输卵管炎,在炎症愈合过程中输卵管组织纤维化而且腺上皮增生。

80%以上的输卵管腺瘤样瘤与子宫多发性平滑肌瘤合并发生。它是一种良性肿瘤,大体形态为实性,灰白或灰黄色,肿瘤体积小,直径为1~3cm。通常皆位于输卵管肌壁或浆膜下,肿瘤轮廓清楚,与周围组织界限分明,但无完整

包膜。剖面呈均质的灰色或桃红色组织。镜下可见肿瘤由许多大小不等的腺管状腔隙所组成,内衬扁平、立方形或低柱形上皮,细胞内常有空泡,空泡内含有黏液、黏多糖,PAS染色阳性。间质为胶原或平滑肌。有时细胞形成实心条索或呈空泡状,腔隙间有纤维组织或肌组织相隔,极少核分裂。由于细胞呈腺管样排列,易与高分化腺瘤相混淆。

【诊断】 临床表现多不典型,多以疾病如不孕症、子宫肌瘤、慢性输卵管炎及输卵管周围炎的症状而就诊。

妇科检查:子宫一侧可及体积不大的肿块,多小于3cm,多为实性,活动度尚可。

特殊检查:B超检查可见相应声像反应。CT及MRI检查可明确肿瘤生长的部位、形状和大小。输卵管造影术对诊断有一定帮助,但不能判定良恶性。

【鉴别诊断】

1. 卵巢囊肿 可出现月经紊乱、下腹痛。瘤体较大,可移动,肿块边界清晰。B超、CT及MRI检查可明确诊断。

2. 原发性输卵管癌 好发于绝经期妇女,阵发性阴道排液,为黄色浆液性或血性,常伴阴道不规则出血及下腹痛。手术及病理检查可确诊。

【治疗】 切除患侧输卵管。

【预后】 本病预后良好,偶有切除术后复发,但尚无恶变病例报道。

二、输卵管平滑肌瘤

输卵管平滑肌瘤(leiomyoma of the fallopian tube)较少见。其发生来源同子宫肌瘤,虽然两处均为米勒管的衍生物,但可能由于输卵管的肌层对各种激素因素的敏感性降低,导致输卵管平滑肌瘤远较于子宫平滑肌瘤少见。输卵

管平滑肌瘤常无症状,在手术或解剖时意外发现,然而在某些情况下,它与输卵管慢性炎症的产生有关。

【病理】　输卵管平滑肌瘤常较小,偶尔见较大者。输卵管的任何部分均可为此瘤发生的部位,常为单发,也有多发者。目前尚未明确肿瘤是起源于输卵管肌层的外纵层,还是内环层。与子宫平滑肌瘤类似,输卵管平滑肌瘤亦可分为黏膜下、肌层内及浆膜下三种类型。

肿瘤表面光滑或突起,质地坚韧,切面呈白色,显示有典型的漩涡状结构。镜检发现肿瘤由具有梭形胞核的纤维构成,无核分裂象。肿瘤有时由等量肌原纤维及结缔组织间质构成,在这些病例,肿瘤应正确地称之为肌纤维瘤。在某些情况下输卵管平滑肌瘤可有与子宫肌瘤相同的退行性变,如玻璃样变、囊性变、红色变性、钙化等。临床上亦有有蒂输卵管平滑肌瘤发生扭转的报告。

【诊断】　小的输卵管平滑肌瘤多无临床症状,肿瘤可压迫输卵管管腔,因此引起不孕及输卵管妊娠。若肌瘤较大或发生扭转,则产生腹痛等急腹症的症状。术前难以确诊,往往是在施行盆腹腔手术时发现。

【鉴别诊断】

1. 卵巢囊肿　可出现月经紊乱、下腹痛。瘤体较大,可移动,肿块边界清晰。B 超、CT 及 MRI 检查可明确诊断。

2. 子宫肌瘤　单发或多发,常伴月经改变,白带过多,下腹部压迫症状等临床表现。B 超、CT、MRI 检查及手术可确诊。

【治疗】　行肿瘤切除术或患侧输卵管切除即可。

【预后】　本病预后良好。

三、输卵管乳头状瘤

输卵管乳头状瘤(papilloma of the fallopian tube)罕见,组织发生学仍然有些不明。多发生在生育年龄,常与输卵管炎及输卵管积水并存。

【病理】　输卵管乳头状瘤来源于输卵管上皮,通常肿瘤较小,约 1～2cm。患侧输卵管增粗、管腔扩大,剖面见肿瘤生长于输卵管黏膜向管腔内发展,管腔内充满疣状或乳头状突起,有时呈菜花状,常为多发性。镜下可见乳头状结构,乳头表面被覆单层柱状上皮,间质为含有丰富血管的结缔组织,常有较大的血管并可见炎性细胞浸润,间质为富含血管的结缔组织。乳头状瘤可恶变为乳头状癌。输卵管乳头状瘤的诊断仅在镜检下才能作出。在同黏膜息肉作鉴别诊断时,应考虑后者缺少结缔组织中心柱。

【诊断】　本病早期无症状,与输卵管积水并发率较高,偶尔亦与输卵管结核或淋病并存。因患者常常合并卵管周围炎,故患者可主诉不孕、腹痛及月经过多等症状。随着疾病发展可有阴道排液,一般为浆液,无臭味,合并感染时呈脓性,当较大量液体通过部分梗阻的输卵管向阴道排出时,可出现腹部绞痛。如输卵管仍保持通畅,液体可流入腹腔形成腹水。妇科检查可触及一侧附件肿块,多呈实性,一般不超过 2cm。术前确诊困难,常误认为输卵管炎症。往往手术中意外发现,经病理检查确诊。

特殊检查:常借助 B 超检查,必要时可行 CT、MRI 检查,有条件时行腹腔镜或后穹隆镜检查。有条件时,输卵管

造影术虽然对诊断有一定帮助,由于乳头状瘤可恶变为乳头状癌,此时行这种检查有引起扩散可能,因而宜慎用。

【鉴别诊断】　同输卵管腺瘤样瘤。

【治疗】　任何可疑的输卵管乳头状瘤均应行剖腹探查术。手术应切除患侧输卵管。手术中若疑为恶性,应行冷冻切片病理学检查。有恶变者参照原发性输卵管癌治疗。

【预后】　本病无恶变者预后良好。

四、输卵管畸胎瘤

输卵管畸胎瘤(teratoma of the fallopian tube)是比较罕见的肿瘤,迄今世界各地报道不过数十例。常伴有不孕史。目前报道提示输卵管良种实性畸胎瘤仅见于生育年龄的妇女,多数病例发生在经产妇。

【病理】　输卵管畸胎瘤的发生来源尚不十分清楚,大部分病理学者认为来自始基生殖细胞,当其移行至卵巢的过程中,绊住在输卵管区而形成,偶尔可合并卵巢的原发性良性囊性畸胎瘤。基本上均为成熟性畸胎瘤,未成熟性畸胎瘤较为罕见。一般为单侧病变,双侧较少见,大部分肿瘤生长在输卵管峡部或壶腹部的腔内,少数外突并带蒂,偶尔有在肌层内者,呈囊性病变,亦有少数是实性病变。患侧输卵管肿胀,肿瘤大小不一,直径 1～20cm。与卵巢畸胎瘤相似,内含毛发、骨、牙、皮肤、脑组织,以及外胚叶、内胚叶或中胚叶起源的其他成分。镜下三个胚层的衍生物皆可见。

【诊断】　本病无典型临床症状。多在手术时偶然被发现。常见症状为下腹部疼痛、痛经、月经不规则及绝经后出血。临床多误诊为卵巢囊肿。输卵管造影、B 超、CT、MRI 检查对诊断有一定帮助,但难与卵巢畸胎瘤区别,确诊需经术后病理检查。

【鉴别诊断】　同输卵管腺瘤样瘤。

【治疗】　手术切除肿瘤或患侧输卵管。若恶变或为未成熟性畸胎瘤,可按照卵巢恶性肿瘤的处理原则进行处理。

【预后】　本病预后良好,但有报道其存在恶变可能。

(王世宣)

第二节　原发性输卵管癌

原发性输卵管癌(primary fallopian tube carcinoma)是少见的恶性肿瘤,1847 年 Renaud 报道了首例输卵管腺癌,1886 年 Orthmann 真正对该病进行了完整的描述。在西方国家,原发性输卵管癌占所有妇科恶性肿瘤的 0.3%～1.6%,年发病率在 2.9/10 万～5.7/10 万,近年有略微升高趋势。通常是在剖腹探查或诊断为附件包块时偶然发现的。病因学和卵巢癌相似。没有可推荐的筛查方法。

一、病　因　学

输卵管癌的病因尚不明确。以前一些学者认为输卵管慢性炎症刺激可能是诱因,但最近有研究显示衣原体或HPV 感染并不增加发生输卵管癌的风险。肿瘤抑制基因 *p53* 和 *BRCA* 的变异可能与输卵管癌的发生有关。有报道

在输卵管上皮内癌中超过一半的病例可查到 *p53* 基因突变。P53 的过表达在输卵管癌或输卵管异型增生的上皮中常见，而在良性输卵管上皮中则罕见。在卵巢癌、乳腺癌或已知 *BRCA* 基因突变的高危人群中，不少病例其输卵管上皮都具有非典型的形态学改变（输卵管上皮异型增生）。有报道 26 例因 *BRCA1*，*BRCA2* 种系变异而进行预防性卵巢输卵管切除的妇女，组织学证实卵巢没有癌变，而 22 个 *BRCA1* 突变的妇女中，2 个为输卵管上皮原位癌，2 个为不典型增生。输卵管癌可能是遗传性乳腺癌-卵巢癌综合征的一部分，有和卵巢癌相似的基因异常，比如 *c-erbB-2*，*p53* 和 *k-ras* 基因突变等。遗传因素可能在输卵管癌的病因中扮演着重要角色。

二、组织病理学

绝大多数原发性输卵管癌是浆液性乳头状腺癌（占 90% 以上），多为中分化或低分化。形态像卵巢浆液性癌时可找到砂粒体。其他还有透明细胞癌、子宫内膜样癌、黏液性癌、鳞癌、移形细胞癌等。少见的类型有肉瘤、生殖细胞肿瘤和淋巴瘤等。原发性输卵管癌的病理学诊断标准：①肿瘤来源于输卵管内膜；②组织学结构中可见输卵管黏膜上皮；③有良性上皮向恶性上皮转变的移行区；④卵巢和子宫内膜可以正常，也可以有肿瘤，但肿瘤体积必须小于输卵管肿瘤。

三、诊　　断

原发性输卵管癌较少见，目前临床尚缺乏可靠的诊断方法，因此术前常被忽视或被误诊为卵巢肿瘤或其他疾病。大多数患者常常在手术后才得以确诊，术前诊断正确率为 0～10%。因而重视临床症状与体征，配合一些辅助检查手段，可以使诊断正确率提高。输卵管癌的确诊必须有组织病理学依据。

（一）临床症状

好发于 40～60 岁的妇女，文献报道年龄跨度自 17～88 岁，60% 以上的输卵管癌发生在绝经后的妇女。早期患者可无自觉症状或症状不典型，最常见的症状是异常阴道流血，阴道水样分泌物或下腹部隐痛不适、腹胀等。由于癌组织在输卵管内生长，渗出较多，加上输卵管伞端又常常阻塞封闭，因此液体向宫腔排溢，经阴道流出。这是输卵管癌的重要临床症状。输卵管癌高发于近绝经期及绝经后的妇女，故此阶段的阴道血性液体流出应引起高度警惕。约有 50% 以上的患者有阴道排液，排出的液体多为浆液性或浆液血性，量较多。Latzko 在 1915 年首先描述的外溢性输卵管积水（hydrops tubae profluens），指患者在阵发性阴道排液后，痉挛性下腹疼痛减轻，或双合诊挤压盆腔包块时肿块缩小。此症状被认为是输卵管癌所特有，但临床并不多见，仅占 5%～10%。阴道流血、阴道流液、腹痛、盆腔包块是本病常见的"四联症"。但临床患者就诊时，同时出现"四联症"的概率较低。绝经后妇女如有阴道液体流出，即便时有时无也不要忽视就医。有时阴道流液是早期输卵管癌的报警信号。中晚期患者可出现排尿不畅、肠梗阻、消瘦、体重下降及恶病质表现等。

（二）体格检查

体检时应进行全身体检及妇科三合诊检查，着重检查附件肿块情况，性质、大小、活动度及与周边脏器的关系等，特别要注意子宫直肠窝有无结节。此外，注意腹部膨胀、移动性浊音、全身浅表淋巴结情况，特别是锁骨上淋巴结及腹股沟淋巴结是否肿大等。

（三）辅助检查

1. 细胞学检查　由于输卵管腔与子宫腔相通，理论上输卵管的脱落细胞可以经阴道排出。阴道细胞学检查有时可能找到癌细胞，但阳性率很低，约在 10%～36%。曹斌融等报道 49 例，宫颈涂片异常仅 6 例（巴氏Ⅱ级 3 例，Ⅲ级 3 例），占 12.2%，且其中 2 例合并宫颈腺癌。Takeshima 等报道 20 例，宫颈涂片阳性率 25%（5 例），而用聚乙烯吸管做宫腔吸片可提高阳性率至 50%。细胞学阳性者应进行诊刮，以排除子宫内膜癌。若细胞学阳性而诊刮阴性，则要考虑为输卵管癌的可能。

后穹隆穿刺或腹腔穿刺找脱落细胞可以帮助诊断，尤其是合并腹水的患者。但应考虑穿刺可引起感染、穿破肿瘤囊壁造成囊内液外溢，以及穿刺部位的肿瘤种植等并发症。

2. 诊断性刮宫　诊断价值有限，刮诊阳性一般常考虑为子宫内膜癌或宫颈管癌，但若同时有附件包块，应想到输卵管癌可能。Baekelandt 等报道 103 例输卵管癌术前诊断性刮宫，32 例（31%）提示腺癌，6 例（6%）提示不典型增生。曹斌融等报道 38 例术前做诊刮，10 例（27.8%）发现异常。

3. 影像学检查　由于输卵管和卵巢以及子宫的解剖位置很近，诸如阴道超声检查、计算机断层扫描（CT）、磁共振成像（MRI）等影像学检查尽管可能发现附件包块，但有时很难鉴别出是否为输卵管原发病灶，尤其是晚期患者。这些检查可以提示盆腔肿块，并可区分囊性或实性，是诊断输卵管癌必不可少的工具。临床常结合一些肿瘤标志物（如 CA125）来判断是否有卵巢或输卵管癌可能。影像学检查在患者的分期及治疗后的随访中价值也很大。

（1）超声检查：经阴道超声主要采用 5.0～7.5MHz 高频探头，直接接近盆腔的宫颈及阴道部，图像更加清晰。输卵管癌的声像图特点为：附件区"腊肠状"的包块，可为囊性、囊实混合性或实性回声；但无法分辨附件区炎性包块及肿瘤。彩色多普勒超声则较二维超声提供了更加丰富的输卵管癌形态学和血流动力学信息，可提示肿瘤乳头内血流阻力指数（RI）降低；有时可以显示附件区卵巢形态完整，从而排除卵巢癌。王军梅等报道 14 例输卵管癌，术前彩色多普勒超声 RI 值为 0.46±0.12，6 例（42.9%）术前超声诊断为输卵管癌。庄怡等报道 22 例，超声诊断符合率仅 27.2%（6 例）。而三维超声则精确度更高，尤其三维速度能量多普勒超声可重点描绘肿物的血管几何形态，如有无动静脉瘘、肿瘤血管湖、微动脉瘤，血管有无盲端和分支等。三维超声可以精确描述输卵管壁的不规则性，如输卵管的突起和假分隔；可以确定输卵管多层面的"腊肠样"结构，有无局部癌扩散及被膜浸润等。

（2）CT 检查及 MRI 检查：CT 和 MRI 常常可以发现小

的、实性的或分叶状的肿块。对判断肿瘤大小、性质、波及范围及提示盆腔或主动脉旁淋巴结是否增大有一定价值。俞琳玲等报道10例原发性输卵管癌，术前CT诊断为输卵管癌5例，误诊为卵巢癌4例，子宫内膜癌1例。认为CT发现附件小的梭形、蛇形分叶状实性或管状、腊肠形囊实性肿块，是输卵管癌较具特征的征象，特别是伴有输卵管积水和（或）宫腔积液时。对晚期输卵管癌CT敏感性低。而输卵管癌在MRI上常表现为带有乳头状突起的囊实性复合物，在T1加权像上显示低信号，在T2加权像上则为均一的高信号，较CT更好地显示肿瘤侵犯膀胱、阴道、盆侧壁、骨盆脂肪及直肠等的情况。

（3）肿瘤标志物CA125：CA125对诊断输卵管癌有一定参考价值，尤其是浆液性腺癌。原发性输卵管癌血清CA125升高的比例各家报道不一。李洪君等报道为47.8%（11/23例）；Baekelandt等为65%（26/40例）；Takeshima等为75%（14/20例）。一般随着肿瘤分期增高而成比例上升，在Takeshima等的病例中，Ⅰ、Ⅱ、Ⅲ和Ⅳ期患者CA125升高者分别占20%、75%、89%和100%。

CA125还可以作为疗效评估及随访监测的重要指标。

四、分　　期

最常使用的输卵管癌分期是FIGO 1991提出的手术-病理分期（表6-18-1）。这一分期主要建立在手术探查肿瘤波及腹盆腔器官范围的基础上，并经术后组织病理学的结果结合临床或影像学评价加以修正。一般输卵管癌主要通过以下方式转移：①直接蔓延至邻近器官；②腹膜种植转移，即便是输卵管浆膜面完整时也可发生；③转移到区域淋巴结，包括盆腔及腹主动脉旁淋巴结。这一分期系统参照卵巢癌的分期系统制定，主要根据肿瘤侵犯的程度及播散的范围来确定。然而，输卵管是一个空腔器官，临床发现肿瘤对输卵管管壁浸润的深度不同，其预后也不一样。美国解剖与外科病理主任联会（Association of Directors of Anatomic and Surgical Pathology，ADASP）建议FIGO对输卵管癌分期加以修改，像诸如胃肠等空腔器官的肿瘤一样，将肿瘤浸润管壁的深度这一预后不良因素融入Ⅰ期输卵管癌的分期之中，但这一建议至今未被采纳。

表6-18-1　输卵管癌分期（FIGO 1991，新加坡）

0 原位癌（病变局限于输卵管黏膜）

Ⅰ　肿瘤局限于输卵管

ⅠA　肿瘤局限于一侧输卵管，浸润黏膜下层和（或）肌层，未穿至浆膜表面，无腹水

ⅠB　肿瘤局限于双侧输卵管，浸润黏膜下层和（或）肌层，未穿至浆膜表面，无腹水

ⅠC　ⅠA或ⅠB病变，但肿瘤已到达或穿破浆膜表面，或腹水中有恶性细胞或腹腔冲洗液阳性

Ⅱ　肿瘤累及一侧或双侧输卵管，伴盆腔内扩散

ⅡA　扩散和（或）转移到子宫和（或）卵巢

ⅡB　扩散到其他盆腔组织

ⅡC　ⅡA或ⅡB，腹水中有恶性细胞或腹腔冲洗液阳性

Ⅲ　肿瘤累及一侧或双侧输卵管，伴盆腔以外腹膜种植和（或）腹膜后或腹股沟淋巴结阳性；肝表面转移属Ⅲ期。肿瘤肉眼观局限在盆腔，但组织学检查证实已扩散至小肠或网膜

ⅢA　肿瘤肉眼观局限在盆腔，淋巴结阴性，但显微镜下见腹腔腹膜种植转移

ⅢB　组织学证实腹腔腹膜种植转移，但转移灶最大径线≤2cm，淋巴结阴性

ⅢC　腹腔腹膜转移灶最大直径>2cm和（或）腹膜后或腹股沟淋巴结阳性

Ⅳ　腹腔外远处转移；若有胸腔积液，必须细胞学阳性；肝实质转移属Ⅳ期

注：肝包膜转移属于Ⅲ期；肝实质转移属于Ⅳ期；出现胸腔积液必须细胞学阳性才列为Ⅳ期
　　组织病理分级：GX无法评估，G1高分化，G2中度分化，G3低分化。

五、治　　疗

由于输卵管癌的发病率低，至今文献报道也仅数千例，缺乏大数列的前瞻性随机对照研究。相关的文献报告均为回顾性分析。近年来，随着FIGO分期的广泛应用，逐步明确输卵管癌的发病机制、组织学类型、预后相关因素等都与卵巢癌相似。因此，输卵管癌的处理原则基本可参照卵巢癌。

（一）治疗方式

1. 手术治疗　手术是治疗输卵管癌的主要手段。由于输卵管癌的病例甚少，缺乏前瞻性研究，其手术方式及范围多是参照卵巢癌。根据患者的病变范围、分期、年龄及对生育的要求等因素综合考虑。早期患者应进行全面的手术分期，具体步骤如下：

（1）采用足够长的腹正中切口。

（2）详细评估整个盆、腹腔以了解肿瘤波及的范围。

（3）腹盆腔冲洗并送脱落细胞。

（4）经腹全子宫、双侧输卵管卵巢切除。

（5）横结肠下大网膜切除。

（6）盆腔、主动脉旁淋巴结取样。

（7）盆腔和腹腔腹膜可疑之处均应取活检。

对于年轻、渴望生育的妇女，需仔细评估并谨慎决定。单侧的输卵管原位癌可以考虑保留生育功能，有人认为高分化的ⅠA期患者也可采取保守性手术。

晚期患者，应施行最大限度的肿瘤细胞减灭术，为术后辅助化疗创造条件。由于术后残留灶大于2cm的患者预后较差，故对首次手术不能达到理想减灭的患者，有人提出可以在3~4个疗程化疗之后，实施再次肿瘤细胞减灭术

（interval debulking）。有资料显示，输卵管癌的腹膜后淋巴结转移率比卵巢癌高，尤其是腹主动脉旁淋巴结。据报道在实施常规淋巴结切除的患者，42%～59%发现有淋巴结转移，且腹主动脉旁与盆腔淋巴结的转移率几乎相等。因此在手术时，盆腔及腹主动脉旁淋巴结取样切除是必不可少的。也有人更倾向于实施系统性盆腔及腹主动脉旁淋巴结清扫术。Klein等报道158例输卵管癌，实施了系统性盆腔及腹主动脉旁淋巴结清扫术的患者中位生存期43个月，明显高于未清扫组的21个月（$P=0.095$）。于爱军等报道64例，腹膜后淋巴结阳性率为40.4%，接受淋巴结清扫术患者的3年和5年生存率均高于未清扫者（分别84.2% vs. 69.2%；63.1% vs. 53.8%），但统计学无差异。胡元晶等回顾了67例输卵管癌病例，分析腹膜后淋巴结清扫术对预后的影响，结果早期（Ⅰ期和Ⅱ期）患者行腹膜后淋巴结清扫者的总生存期和肿瘤无进展生存期均好于未行清扫者（$P=0.025$），而晚期患者是否行腹膜后淋巴结清扫术并不影响患者生存。

2. 化学治疗　较早的文献报道输卵管癌的化疗药物有氮芥、苯丁酸氮芥、环磷酰胺、六甲蜜胺、氟尿嘧啶、6-硫嘌呤、甲氨蝶呤等，以后又有阿霉素、顺铂及异环磷酰胺等。近年来由于卵巢癌成功地采用紫杉醇和铂类联合化疗，很多学者认为输卵管癌化疗也应当采用卵巢癌的化疗方案。

Peters等回顾总结115例输卵管癌，对于病变局限在输卵管的早期患者术后单药化疗或者盆腔放疗均不改善生存；而病变超出盆腔的患者则因含顺铂的联合化疗而使生存受益。Gadducci等也得出了类似结论，即Ⅰ期患者术后是否接受铂类联合化疗并不影响生存，而晚期患者则因化疗受益。含顺铂的联合化疗总有效率达53%～92%，并可使晚期患者生存期延长。其中顺铂与环磷酰胺、阿霉素三药联合（CAP方案）及含紫杉醇的方案疗效较好。Pectasides等回顾了64例原发性输卵管癌的治疗，其中48例（75%）术后采用卡铂（AUC=6）与紫杉醇（175 mg/m²）联合化疗，在28例有可测量病灶的患者中该方案总有效率高达93%，其中完全有效19例（68%）。全组5年生存率为70%，其中Ⅲ～Ⅳ期患者中位生存期达62个月。美国Memorial Sloan-Kettering肿瘤中心总结了24例输卵管癌术后用紫杉醇与铂类联合化疗，其1年和3年生存率分别达到了96%和90%；经理想减瘤术的患者3年肿瘤无进展生存率为67%，而亚理想减瘤术者为45%。显示了紫杉醇与铂类联合的非凡疗效。

3. 放射治疗　尽管放射治疗可用于输卵管癌的术后辅助治疗，但其确切价值仍不明了。Klein等对95例Ⅰ、Ⅱ期输卵管癌术后采用辅助放疗或辅助化疗作了回顾比较，结果辅助化疗组中位生存期73个月，高于辅助放疗组的57个月，但统计学无差异。由于放疗出现严重并发症的几率要高于化疗，因而多数学者不推荐采用放疗。但若患者有化疗禁忌证，放疗仍可用于那些肿瘤已穿破浆膜面的早期输卵管癌，以及无残留灶或仅有微小残留灶的晚期输卵管癌。包括全盆或全腹放疗、放射性核素³²P腹腔灌注等。

4. 内分泌治疗　输卵管上皮在胚胎学和组织发生学

上与子宫内膜相似，在月经周期中会随着体内激素水平变化而改变。曾有用甲羟孕酮或醋酸甲地孕酮治疗输卵管癌的报道，但都是与化疗药物同时使用的，因而不能确定其中激素是否起到作用。

（二）治疗策略

1. 原位癌、Ⅰ期输卵管癌的处理　患者应进行全面的手术分期，若为原位癌、ⅠA期G1或ⅠB期G1，术后无须辅助化疗；而其他患者均应给予铂类为基础的化疗，一般为3～6个疗程。既往未全面手术分期的早期输卵管癌，建议再次手术分期。若患者拒绝再次手术，则应给予铂类为基础的化疗。

2. Ⅱ、Ⅲ、Ⅳ期输卵管癌的处理　实施肿瘤细胞减灭术并辅以铂类为基础的联合化疗，一般给予6～8个疗程。对于术后残留灶小于1cm的患者也可采用腹腔化疗。若患者初次手术未达到理想减灭术，可在3个疗程化疗后再重新评估，估计残留灶可能切除，可考虑再次肿瘤细胞减灭术，并在术后完成剩余疗程化疗。否则，继续完成剩余疗程化疗。

六、预后及随访

大多数的输卵管癌复发是在治疗后的头2～3年内，由于缺乏有效的二线化疗或挽救性化疗方案，一旦复发，患者预后较差。就诊时的肿瘤期别及首次手术后残留灶的大小是影响预后最重要的因素。Gadducci等报道残留灶小于1cm的Ⅲ～Ⅳ期输卵管癌5年生存率为55%，而大于1cm者仅21%。Pectasides等报道残留灶小于2cm的患者中位肿瘤进展时间为86个月，而大于2cm者仅23个月。也有报道认为就诊时血清CA125升高的患者预后较差。根据美国监测、流行病和最终结果数据库（The Surveillance, Epidemiology, and End Results database）1988～2004年1576例输卵管癌的统计资料显示，Ⅰ、Ⅱ、Ⅲ和Ⅳ期患者的5年肿瘤特异生存率分别为81%、65%、54%和36%。与同期54 249例上皮性卵巢癌相比，早期患者预后与卵巢癌相似，而晚期患者预后比卵巢癌好。

目前还没有证据表明输卵管癌患者治疗后的密切随访监测有助于改善预后或提高生存质量。但对于长期无瘤生存的患者早期发现肿瘤复发，可以尽早采取补救措施。随访的目的是：①评价患者对治疗的近期反应。②及早认识、妥善处理相关并发症，包括心理紊乱。③早期发现持续存在的病灶或复发病灶。④收集有关治疗效果的资料。⑤对早期输卵管癌患者，提供乳腺癌筛查的机会；对保守性手术的患者，提供宫颈癌筛查的机会。

随访计划：建议治疗后的第1、2年，每3个月复查1次；第3～5年，每4～6个月复查1次；5年以后每年复查1次。随访内容包括详细询问病史，仔细体格检查（包括乳房、盆腔和直肠）；定期复查CA125，特别是初次诊断时有CA125升高的患者；根据临床指征选择影像学检查，如B超、X线、CT和MRI等。特别是在肿瘤标记物升高时要密切跟踪监测。

（朱笕青）

第三节 其他输卵管恶性肿瘤

一、输卵管恶性米勒管混合瘤

输卵管恶性米勒管混合瘤（malignant müllerian mixed tumor of the fallopian tube）又称恶性中胚叶混合瘤，是一种较少见的输卵管恶性肿瘤，迄今世界报道约50余例。其发生年龄为35～76岁，平均58岁，绝经后者占多数。Ⅰ期临床表现与输卵管癌相似，主要是异常阴道出血及盆腔肿块。该瘤患者在手术时多为较晚期，肿瘤较大，输卵管腔已难分辨。肿瘤为白色或黄白色，实性，偶有退行性变或液化囊性变、出血及坏死。显微镜下可见米勒管上皮及间叶成分并存，比例相似。有时某一种成分明显超过另一种成分。上皮成分多为中分化或低分化腺癌。间叶成分并无特异，可像平滑肌肉瘤、纤维肉瘤或低分化子宫内膜间质肉瘤。也可有异源的软骨肉瘤、成骨肉瘤及横纹肌肉瘤成分。异源部分以软骨肉瘤占多。免疫组化检测 cytokeratin 和 vimentin 或 SMA 有助于诊断。

输卵管恶性米勒管混合瘤的临床处理同输卵管癌。手术治疗是最主要的治疗方式。对中、晚期患者应行最大限度的减瘤术，术后辅以化疗或放化疗。从有限的文献来看，术后放疗或化疗并未能明显改善患者的生存期。

该瘤的预后较差，据统计2年存活率为53%，而5年存活率仅为16%。

二、原发性输卵管绒毛膜癌

原发性输卵管绒毛膜癌（primary tubal choriocarcinoma）简称输卵管绒癌，是一种少见的肿瘤，迄今世界报道不足百例。输卵管绒癌的组织发生有两种情况：一种为妊娠性绒癌，是输卵管妊娠滋养细胞恶变的结果；另一种则为非妊娠性绒癌，来自异位的胚胎残余组织或畸胎瘤潜能未分化胚细胞，后者更属罕见。输卵管绒癌患者的年龄为16～56岁，平均33岁。临床表现主要是急性腹痛，类似输卵管妊娠的症状。有时只感腹胀，在妇科检查时发现附件肿块。手术的输卵管标本组织脆软，血性肿块，呈海绵状，极似胎盘组织。输卵管绒癌很难与输卵管妊娠鉴别。有时输卵管妊娠也见不到胎盘绒毛组织，不能仅靠这一点而诊为绒癌，除非滋养细胞过度增生并有明显的异形及出血、坏死等典型的绒癌表现时，才可诊断为输卵管绒癌。

输卵管绒癌的治疗可参照子宫绒癌的治疗原则，多采用手术与化疗或放疗的综合治疗。由于术前很难准确诊断，因此手术是必要的，可行患侧附件切除术。有转移灶者一并切除转移灶。是否切除子宫则应根据患者的子宫有否病灶、年龄、对保留生育的要求等因素综合考虑，不能统一规定切除与否。若转移灶在阔韧带内或盆壁等部位，考虑到手术的难度大、术中出血难以控制则可先行化疗，待肿瘤缩小或局限后再施行彻底的病灶切除术。

三、输卵管生殖细胞肿瘤

输卵管生殖细胞肿瘤（germ cell tumors of the fallopian tube）极少见，迄今仅报道约50例，其中多数为囊性畸胎瘤，少数为未成熟性畸胎瘤或单胚层高度特异化肿瘤如甲状腺肿。输卵管生殖细胞肿瘤常有蒂，附于输卵管黏膜。大的肿瘤直径达20cm。手术切除为主要的治疗方式。

四、输卵管肉瘤

原发性输卵管肉瘤（primary tubal sarcoma）更罕见，仅有数例报道，其中多为平滑肌肉瘤。输卵管肉瘤的组织类型也类似于子宫肉瘤，处理原则类似输卵管癌。

五、输卵管转移瘤

输卵管转移瘤（secondary carcinoma of the fallopian tube）较输卵管原发癌多见。最常见的是由对侧输卵管癌转移而来，由同侧或对侧卵巢癌转移到输卵管的也很常见。子宫内膜癌较易转移到输卵管黏膜。曾有报道宫颈癌及恶性淋巴瘤扩散到输卵管，但甚少见。非生殖系统肿瘤转移到输卵管的极少，偶见报道。

输卵管转移瘤的病理特点是癌瘤主要侵犯输卵管浆膜面并向内侵犯，而黏膜往往正常或仅有慢性炎；输卵管系膜、肌层间质的淋巴管常受累及，但很少累及内膜淋巴管；恶性细胞的形态与原发瘤相同。处理原则同输卵管癌，并同时处理原发癌灶。

（高永良）

参 考 文 献

1. Shen YM，Xie YP，Yang KX，et al. Malignant mixed müllerian tumor of the fallopian tube：report of two cases and review of literature. Arch Gynecol Obstet，2010，281（6）：1023-1028

2. Chao TJ，Chao J，Kuan LJ，et al. Mature solid teratoma of the fallopian tube associated with uterine leiomyomas. J Chin Med Assoc，2008，71（8）：425-427

3. Cissé M，Konaté I，Dieng M，et al. Giant leiomyoma of fallopian tube：a rare aetiology of abdominal tumor. J Gynecol Obstet Biol Reprod（Paris），2008，37（8）：799-801

4. FIGO Committee on Gynecologic Oncology. Current FIGO staging for cancer of the vagina, fallopian tube, ovary, and gestational trophoblastic neoplasia. Int J Gynaecol Obstet，2009，105（1）：3-4

5. Fujiwara S，Yamashita Y，Yoshida Y，et al. Mature cystic teratoma of the fallopian tube. Fertil Steril，2010，94（7）：2708-2709

6. Hong R，Choi DY，Choi SJ，et al. Multicentric infarcted leiomyoade-nomatoid tumor：a case report. Int J Clin Exp Pathol，2009，2（1）：99-103

7. Pectasides D，Pectasides E，Economopoulos T. Fallopian tube carcinoma：a review. Oncologist，2006，11（8）：902-912

8. Pectasides D，Pectasides E，Papaxoinis G，et al. Primary fallopian tube carcinoma：results of a retrospective analysis of 64 patients. Gynecol Oncol，2009，115（1）：97-101

9. Riska A，Leminen A. Determinants of incidence of primary fallopian tube carcinoma（PFTC）. Methods Mol Biol，2009，472：387-396

10. Roncati L，Barbolini G，Ghirardini G，et al. Mature solid teratoma of the fallopian tube mimicking metastasis of endometrial adenocarcinoma：a case report. Int J Surg Pathol，2010，18（6）：561-563

11. Sangoi AR, McKenney JK, Schwartz EJ, et al. Adenomatoid tumors of the female and male genital tracts: a clinicopathological and immunohistochemical study of 44 cases. Mod Pathol, 2009, 22(9): 1228-1235

12. Shamshirsaz AA, Buekers T, Degeest K, et al. A single-institution evaluation of factors important in fallopian tube carcinoma recurrence and survival. Int J Gynecol Cancer, 2011, 21(7): 1232-1240

13. Wethington SL, Herzog TJ, Seshan VE, et al. Improved survival for fallopian tube cancer: a comparison of clinical characteristics and outcome for primary fallopian tube and ovarian cancer. Cancer, 2008, 113(12): 3298-3306

14. Yang CC, Wen KC, Chen P, et al. Primary leiomyoma of the fallopian tube: preoperative ultrasound findings. J Chin Med Assoc, 2007, 70(2): 80-83

15. 胡元晶, 薛凤霞. 腹膜后淋巴清扫术对原发性输卵管癌生存预后的影响. 中国实用妇科与产科杂志, 2010, 26(6): 443-445

16. 马小卿, 谢玉娴. 超声对原发性输卵管癌的诊断价值. 中华超声影像学杂志, 2006, 15(5): 390-391

17. 于爱军, 方素华, 高永良. 输卵管癌治疗效果及影响预后的相关因素分析. 中华肿瘤杂志, 2007, 29(10): 789-793

18. 庄怡, 李丽蟾. 原发性输卵管癌的超声图像分析. 上海医学影像, 2008, 17(2): 132-133

第十九章

卵 巢 肿 瘤

第一节　概　　述

一、卵巢恶性肿瘤的发病率

卵巢恶性肿瘤的发病率,20 世纪 80 年代在女性常见恶性肿瘤中所占的百分率为 2.4% ~5.6%(表 6-19-1)。随着诊疗技术的进步及世界范围内宫颈癌筛查的普及,在欧美发达国家及我国部分大城市,卵巢癌发病率已跃居成为女性生殖道癌瘤发病率的前两位。上海市对于女性生殖系统恶性肿瘤发病率统计的材料中,卵巢恶性肿瘤病例数从 1972 ~1999 年增长 44.2%(表 6-19-2)。近年来,由于对宫颈癌及宫体癌的防治取得了一定的成效,而有关卵巢癌防治方面的收效相对比较小,所以在妇女生殖道癌瘤中,卵巢癌是死亡原因最高的一种肿瘤(表 6-19-3)。

表 6-19-1　我国七省市区 43 563 例女性常见癌中卵巢癌所占的百分率

地区	女性常见恶性肿瘤例数	卵巢癌	
		例数	%
北京	8151	204	2.5
济南	3797	125	3.3
上海(一医)	17 371	417	2.4
(二医)	1458	64	4.4
广州	4026	205	5.1
沈阳	6925	108	2.6
福建	1068	38	3.6
广西	748	42	5.6

表 6-19-2　1972~1999 年上海市区女性生殖系统恶性肿瘤发病率

	1972~1974		1996~1999		总变化率 %	年度变化率 (APC)	P 值
	病例数	标化率 (1/10 万)	病例数	标化率 (1/10 万)			
卵巢癌	456	4.77	1233	6.88	44.2	2.0	<0.01
宫颈癌	2581	26.66	474	2.18	−91.8	−10.5	<0.01
宫体癌	541	2.49	846	4.75	90.8	3.0	<0.01
不明部位子宫癌	295	3.13	142	0.62	−80.2	−7.1	<0.01

表 6-19-3　2012 年妇科癌瘤估计新患者数及死亡数(美国)

部位	新患者数	死亡人数
宫颈浸润癌	12 179	4220
子宫体癌	47 130	8010
卵巢癌	22 280	15 500
外阴癌	4490	950
妇科其他肿瘤	2680	840

卵巢恶性肿瘤中,各组织类型所占的比例见表 6-19-4。不论是国内或国外的资料,均以上皮性癌最为多见,我国恶性生殖细胞肿瘤的发病率,据几位作者的报道均比国外发病率高。为什么会有这种国家之间的差别,是一个值得进一步探索的问题。

表 6-19-4　各类卵巢恶性肿瘤国内外主要文献的比较

类别	年份	总例数	上皮性肿瘤%	性索间质肿瘤%	生殖细胞肿瘤%	转移性肿瘤%
Axtell	1972	10 193	93.2	3.0	2.5	
Bonito	1988	940	94.0	1.8	2.8	
Quirk JT	1992~1999	23 484	95.4	1.23	2.53	
林巧稚	1979	477	64.6	7.0	15.3	10.3
范娜娣和王知难	1984	350	54.0	11.4	19.7	16.6
Gilani MM	2001~2003	152	67.1	9.2	17.1	6.6
石一复等	1980~1989	3363	59.4	7.0	19.2	8.1
Chen 等	1980~1989	187	79.1	4.3	12.8	
石一复等	1980~1989	10 288	54.9	8.5	18.2	9.7

二、卵巢恶性肿瘤的转移和分期

卵巢恶性肿瘤是易于转移而广泛播散的肿瘤,在就诊时70%的病例已属晚期。认识卵巢恶性肿瘤这一生物学行为,全面地术前评估及确切地手术分期,对于治疗处理及预后随访至关重要。

（一）卵巢恶性肿瘤的转移

一般地说,恶性肿瘤的转移或扩散不外乎直接侵犯或浸润、种植、血行及淋巴系统转移,每种肿瘤由于其部位、生物学特征不同,转移途径以及以何种方式为主亦不尽相同。

1. 盆、腹腔直接种植播散　卵巢恶性肿瘤,特别是卵巢上皮癌脱落或游离的癌细胞常常出现在腹水或腹腔冲洗液中,即使在早期病例亦然。在Ⅰ期及Ⅱ期病例中有近30%的腹水或腹腔冲洗液阳性,有时外观看去肿瘤包膜可能是完整的。这种游浮细胞(free-floating cell)还可通过横膈的淋巴管道从腹腔进入胸腔。

卵巢恶性肿瘤在盆、腹腔内的种植播散和转移相当广泛,所有的腹膜、肠系膜、肠浆膜以及其他脏器的腹面包膜都可受累,这与腹水在其中的作用有关。图6-19-1显示了腹腔液的流动循环,呼吸时横膈穹隆上提,形成唧桶式负压,将腹腔液及瘤细胞抽吸至横膈下区域。在正常情况下,腹腔液亦可通过丰富的横膈淋巴道进入背侧纵隔淋巴管和淋巴结,有些则进入胸导管。瘤细胞也可阻塞淋巴管,暂时阻挡了癌瘤的腹腔外扩散并促进腹水的产生。腹水的产生还可由于卵巢癌瘤本身的渗出,或来自广泛的种植表面及转移瘤。

从图6-19-1也可看出,腹水或腹腔液流通及积蓄部位即卵巢癌种植转移的高发或高危区域(area of high risk),如横膈、结肠侧沟、肠系膜、骨盆腔,特别是其最低部位子宫直肠窝。这些区域当然是开腹探查及肿瘤细胞减灭术时尤应注意的地方。

（1）子宫及附件:子宫是卵巢最邻近而又密切相关的器官,在卵巢上皮性癌有16%~18%伴有子宫转移,而在恶性生殖细胞肿瘤中,子宫受累的机会较少,甚至复发病例亦较少在盆腔和子宫。有时是子宫体和卵巢原发性双癌并

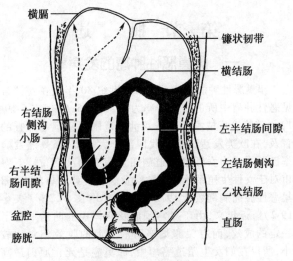

图 6-19-1　腹腔液循环

存,临床难辨其孰为先后抑或原发与转移。1987年Young等提出,如果子宫内膜癌浸润深肌层及淋巴管和血管、肿瘤累及输卵管黏膜、侵犯卵巢表面和其淋巴管及血管,说明卵巢的癌瘤可能是继发的;反之,若子宫体癌灶很小、局限于子宫内膜或仅有浅肌层浸润,或有周围的不典型增生表现,无淋巴管及血管转移,卵巢的癌瘤又局限在卵巢中心,则说明这两个肿瘤都是原发的,而非互相转移。北京协和医院分析10年诊断的子宫体和卵巢原发性双癌19例,还得出原发性双癌预后较好的结论,提出在这种情况下应将Ⅱ期卵巢癌和Ⅲ期子宫内膜癌相区别。

卵巢上皮性癌特别是浆液性癌有相当高的双侧性,达60%。即使在对侧卵巢外观正常时,也可有2%~18%的阳性率。在恶性生殖细胞肿瘤,除无性细胞瘤外双侧性的机会不到5%。

卵巢癌瘤的浸润生长,常造成子宫和双附件形成浑然一体的局面,全子宫和双附件切除是肿瘤细胞减灭术的基本内容。在早期病例,探查或行对侧卵巢楔形切除(或送冷冻病理检查)是常规的步骤,以决定其留舍。

（2）腹膜:大面积的盆、腹腔腹膜及脏器浆膜都可被

卵巢癌细胞种植播散,特别是在横膈、结肠侧沟、肠系膜肠浆膜、膀胱浆膜及子宫直肠窝。种植和播散的癌灶呈细小颗粒状或结节状,或大小不等的团块,亦有形成厚厚的"铠甲状"。广泛腹膜种植是腹水的主要来源。手术中切除盆腔腹膜,所谓"卷地毯"式切除,不仅使肿瘤细胞减灭,也使腹水的一个来源断绝,是重要的治疗程序。

总体而论,卵巢恶性肿瘤有50%的横膈转移率,随期别的上升而增加。横膈转移可于术中触摸到,可及密布如麻的颗粒或结节,有时横膈转移不很明确,有主张术前用腹腔镜检查或术中用腹腔镜观察;或行横膈涂片细胞学检查,以增加其阳性检出率。

(3)肠道:卵巢恶性肿瘤的肠转移常见且后果严重,肠转移及继发的肠梗阻是卵巢恶性肿瘤患者死亡的主要原因。在Ⅲ期以上的病例中,小肠转移为26%~33%,大肠转移占30%~39%。吴鸣等对收治的151例卵巢癌Ⅲ、Ⅳ期患者的临床材料进行回顾性分析,133例有肠转移,高达88.1%。Tunca JC等报告的518例卵巢癌,127例发生了肠梗阻,占25%,并与分期有关:Ⅰ期17例(13.9%)、Ⅱ期17例(16.8%)、Ⅲ期72例(30.0%)、Ⅳ期20例(36.4%)、不详1例。

多数肠转移由于尚未引起肠梗阻而缺乏临床症状,只有16.1%的病例于术前已表现为部分梗阻。体格检查可扪及包块,通常在左侧,系乙状结肠、直肠受累。胃肠造影有外在压迫,亦可正常,但钡灌摄片可发现乙状结肠-直肠狭窄。

肠转移以大肠最为常见,多为盆腔癌瘤的直接侵犯,尤以直肠、乙状结肠为最,占95.2%。大肠转移常以大面积、大癌块形式为多,重者可占据肠管,由外向内,侵犯较深。小肠转移则以表浅、多发颗粒或结节为主要形式,肠管弥漫性浸润、僵直、变形、蠕动减弱,肠系膜呈挛缩状或消失,形同"麻花",见于恶性间皮细胞瘤,使手术难以实施。上皮性癌多有更强的侵蚀力,侵及肠黏膜者可达21.6%;而恶性生殖细胞肿瘤则较少有肠壁的深层侵犯,常为向内"挤压"状。

肠梗阻是肠转移最终也是最严重的结果,肠梗阻的发生主要与分期、手术肿瘤的残留灶、弥漫性转移形式有关。小肠梗阻(占51.9%)比大肠梗阻(33%)多见。

肠转移和肠梗阻是卵巢恶性肿瘤诊治的严重问题,对于这些病例,无论是孤立型或多发型,在可能的情况下均应争取积极、彻底的手术治疗,甚至不惜切除大段肠管,以完成理想的肿瘤细胞减灭术,是预防和减少肠梗阻发生、提高生存率的有效措施。

在卵巢恶性肿瘤的肠道转移中,阑尾转移及处理有其特殊意义。阑尾转移的发生率文献报告差异较大,张国楠等研究96例卵巢癌,阑尾转移的发生率为19.8%,且在Ⅰ、Ⅱ期病例无阑尾转移发生,结果似较合理。鉴于此以及阑尾在免疫能力方面的作用,目前多主张对Ⅰ、Ⅱ期病例可以不切除阑尾,而对Ⅲ、Ⅳ期患者应将阑尾切除作为肿瘤细胞减灭术的组成部分。但亦有认为对任何期别的卵巢上皮性癌,切除阑尾仍是利大于弊的作法。在腹膜黏液瘤(pseadomyxoma peritonei,PP)时,阑尾和卵巢常均有黏液性肿瘤(占1/3),表明两者的同源性。

(4)肝、脾:肝、脾表面常有细小的种植结节,有时在横结肠的肝曲和脾曲有癌瘤转移块并与肝、脾粘连,或向肝、脾侵入。传统的观点认为卵巢上皮性癌的肝实质转移并不多见,但随着新的诊断技术的应用、手术积极性的增加,以及患者生存时间的延长,临床上可见的肝实质转移日渐增多。北京协和医院15年的回顾性研究证实,肝转移占同期病例的6.9%(40/583),说明并不少见。诊断标准是:①肝脏B超扫描、CT或MRI发现肝实质有占位病变;②肝动脉造影或肝γ照相发现肝脏内有肿瘤血管和(或)肿瘤染色;③手术或组织活检证实。肝动脉插管化疗对治疗肝实质转移有一定疗效。

在卵巢内胚窦瘤中亦偶见肝实质转移。用肝动脉插管给予PVB方案可得良好疗效,乃由于恶性生殖细胞肿瘤比上皮癌对化疗更为敏感之故。

(5)大网膜:卵巢恶性肿瘤特别是上皮癌有很高的大网膜转移率,约为23%~71%。有时大网膜外观正常而镜检已有转移癌。大网膜转移还形成了腹腔转移的"中间站"。大量癌瘤转移至大网膜可形成巨大的团饼(omental cake),有的可达10kg,是腹水的重要来源,也使患者腹胀、腹痛及沉重感,并影响腹腔化疗。手术时应紧靠横结肠将大网膜尽最切除干净,以提高治疗结果。

2. 腹腔外转移 卵巢恶性肿瘤可经淋巴及血行转移至腹腔外,主要是腹膜后淋巴结转移,以及胸腔或其他远处转移。

(1)腹膜后淋巴结转移:淋巴转移是卵巢恶性肿瘤的重要扩散途径,涉及转移规律、意义及处理。但长期以来,对其重视不够、认识不深。

1)卵巢的淋巴引流途径:淋巴转移与淋巴引流有关,卵巢的淋巴引流主要有三个途径:①上行路线(图6-19-2),

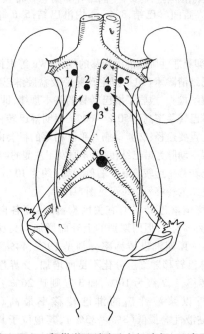

图6-19-2 卵巢淋巴流向(上行路径)示意图
1. 腔静脉外侧淋巴结;2. 腔静脉前淋巴结;3. 主动脉、腔静脉前淋巴结;4. 主动脉前淋巴结;5. 主动脉外侧淋巴结;6. 主动脉下淋巴结

即从卵巢门走出 4~10 条集合淋巴管,沿卵巢蒂、骨盆漏斗韧带上行,横跨输尿管、髂外或髂总血管,直至肾下极,注入腰淋巴结或腹主动脉旁淋巴结。②下行路线(图 6-19-3),即卵巢一部分集合淋巴管可沿阔韧带走向盆壁,进入髂内、髂外、髂间及髂总淋巴结。先前认为卵巢淋巴引流的下行路线只是在上行的流路受阻时方可反流至下行,但实际上、下行途径同时存在,这可以解释卵巢癌淋巴转移至盆腔及腹主动脉旁淋巴结几乎几率相等的现象。③沿圆韧带引流至髂外尾部及腹股沟淋巴结,这种情况较少见。

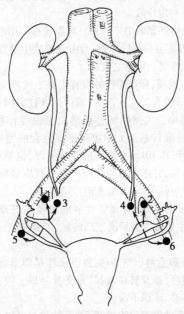

图 6-19-3 卵巢淋巴流向(下行路径)示意图
(右侧结扎卵巢悬韧带,左侧结扎卵巢悬韧带及固有韧带)1、2. 髂间淋巴结;3、4. 髂内淋巴结;5、6. 髂外淋巴结

2)卵巢恶性肿瘤淋巴转移的规律:Wu 等根据系统腹膜后淋巴结清除术(包括腹主动脉旁及盆腔淋巴结切除)以及病理学检查,报告了淋巴转移的基本规律,即:①卵巢癌总的淋巴转移率高达 50%~60%,表明淋巴转移是卵巢癌扩散的重要途径;②卵巢癌几乎有相等的机会向盆腔淋巴结及腹主动脉旁淋巴结转移;③原发于左侧的卵巢癌,其盆腔淋巴转移率远较原发于右侧者高(约为 10:1)。关于各组淋巴结的转移发生率可见图 6-19-4。

3)影响淋巴转移的有关因素:卵巢癌各期的淋巴转移率报告不一,但随期别的上升而增加。吴葆桢等的报告,Ⅰ~Ⅳ期淋巴转移率分别是 19%、44%、62% 和 62%。淋巴转移随细胞分化不良而增加,交界性瘤几乎无淋巴转移,1、2 级为 10%,而 3 级则达 26%。组织学类型分析以浆液性癌的淋巴转移率最高(26%~66%),黏液性癌最低(3%~33%),其他位于其间。未分化癌有高达 50% 的淋巴转移率。恶性生殖细胞肿瘤,特别是无性细胞瘤有很高的早期腹主动脉旁淋巴结转移率,值得重视。肿瘤硕大、腹膜或横膈有转移,都增加淋巴结转移的发生率。

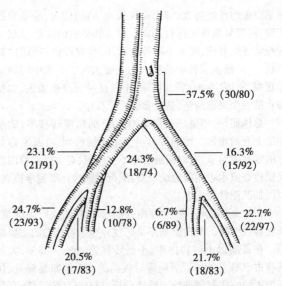

图 6-19-4 卵巢癌各组淋巴结转移的发生率

4)淋巴结转移与预后:Burghardt 等的工作证实淋巴转移是影响卵巢癌的预后因素,90 例淋巴结阳性组的 5 年生存率是 42%,24 例阴性组为 55%。William 等分析经过化疗或化疗结合免疫治疗后施行"二次探查"的病例,发现尽管腹腔内无残余癌,但有腹膜后淋巴转移者预后不佳。因此,认为在卵巢癌早期即可有淋巴转移,这种转移的存在帮助我们解释为什么患者在"二探"时阴性而后来又复发死亡。在早期病例,有淋巴转移也是其预后不良的另一个原因,也表明在第一次手术或"二探"时仔细探查并清除淋巴结的重要性。

5)淋巴转移的发现和确定:术前经过检查,以评估淋巴结转移的存在对选择治疗有重要作用。淋巴造影(LAG)是个比较好的方法,郎景和报告其准确率为83.3%,还提出了异常征象的判定标准。放射免疫扫描显像亦有很好的敏感性和特异性。尽管影像学检查可于术前作出初步评估,但均有一定的局限性,存在假阴性和假阳性,最好的办法是取得活体组织。术中选择性切除淋巴结是不完善的,系统地进行盆腔及腹主动脉旁淋巴结切除,可全面了解淋巴结的情况,做到确切的分期。

(2)其他腹腔外转移:卵巢恶性肿瘤腹腔外的远处转移比较少见,多为血行播散所致。锁骨上淋巴结、腹股沟淋巴结转移则是从淋巴转移延伸的结果。

卵巢癌合并胸腔积液以浆液性癌为多见,占 82.4%。绝大部分伴有横膈转移,双侧胸腔积液的瘤细胞阳性率为90%。单侧胸腔积液绝大多数为右侧(占 85.7%),单侧胸腔积液不一定是胸腔转移,瘤细胞的阳性率只有 14.3%。胸腔积液也并非均是肺转移所致。胸腔内注入硬化剂平阳霉素,是一种较为有效的控制胸腔积液的方法。

随着卵巢癌患者生存期的延长,脑、肺甚至皮肤等部位的少见转移也相继有报道,它们可出现于顺铂化疗期间,提示传统治疗对这些部位的转移难以奏效。卵巢癌的生物学行为值得进一步探讨。

(二)卵巢恶性肿瘤的分期
国际抗癌联盟(UICC)有传统的 TNM 临床分期法,

并与其他癌瘤的TNM分期意义匹配，也简明易记，但妇科医师有时不擅长此法。现将TNM分期的几个原则记述如下：

（1）T、N、M三个字母，分别代表原发肿瘤、局部淋巴结和远处转移。每个字母后附加a、b和0、1、2等，表示肿瘤大小、累及范围、有无淋巴结转移和远处转移。谙熟此法的妇科医师看到T1b2N0M0后，则立即判断出该患者的肿瘤限于双侧卵巢，无淋巴结转移和远处转移，但卵巢表面已有肿瘤侵犯和（或）卵巢被膜破裂。故了解公式如见患者容易使用推广。

（2）T、N、M分期法限于首次治疗的患者。

（3）T、N、M分期法主要根据临床（包括腹腔镜和X线摄影术）检查，并以首次检查为基础，在不变更原始记录的前提下，可添加更详细的检查发现。无淋巴结转移和远处转移者，以0表示；淋巴结情况难于判断者，注明X。

（4）组织学分级有意义的肿瘤，注明细胞学分级G1、G2等，手术后的病理组织学分类以P表示，附加于TNM符号的左下角，如pTNM，但与术前的类型应一致。

（5）T、N、M分期法可作为临床医师记录临床检查的辅助方法，但必须经组织学证实，以便作为有组织学类型的分类。若不能分类者，须记载总例数。

（6）T、N、M分期法中各字母所代表的意义如下：

N—局部淋巴结

（包括髂窝、骶骨两侧、主动脉旁和腹股沟淋巴结）

N0=无局部淋巴结受累的证据

N1=有局部淋巴结受累的证据

Nx=至少应确定未查见局部淋巴结受累[临床检查包括腹腔镜和（或）剖腹探查术和X线摄影术]

M—远区转移

M0=无远处转移证据

M1=有远处转移证据

Mx=至少应确定未查见远处转移[临床检查包括腹腔镜和（或）剖腹探查术和X线摄影术]

pTNM—手术后病理组织学分类

pT=原发瘤

此pT类型应符合T类型

G—组织病理学分级

G1—交界性

G2—明显恶性

G3—分级不能确定

pN—外科手术后局部淋巴结

此pN类型应符合N类型

pM—外科手术后远处转移

此pM类型应符合M类型

1985年FIGO修订了其1974年的分期，1997年后卵巢癌的TNM和FIGO分期未再进行大的调整。

新的分期法见表6-19-5，是当今公认的流行分期。较之先前，新的分期法有下列几点改变：

（1）有关Ⅰ期及Ⅱ期的分期：如果肿瘤的包膜破裂或表面有肿瘤，1974年分期法将其列于Ⅰa2、Ⅱb2或Ⅱa2及Ⅱb2，而1985年分期法则将其列于Ⅰc或Ⅱc。

表6-19-5　卵巢癌的FIGO分期

Ⅰ期	病变局限于卵巢
Ⅰa	病变局限于一侧卵巢，包膜完整，表面无肿瘤、腹水或腹腔冲洗液无恶性细胞
Ⅰb	病变局限于双侧卵巢，包膜完整，表面无肿瘤、腹水或腹腔冲洗液无恶性细胞
Ⅰc	Ⅰa或Ⅰb期病变已穿出卵巢表面；或包膜破裂；或在腹水或腹腔冲洗液中找到恶性细胞
Ⅱ期	病变累及一或双侧卵巢，伴盆腔转移
Ⅱa	病变扩展或转移至子宫或卵管，腹水或腹腔冲洗液无恶性细胞
Ⅱb	病变扩展至其他盆腔组织，腹水或腹腔冲洗液无恶性细胞
Ⅱc	Ⅱa或Ⅱb期病变，肿瘤已穿出卵巢表面；或包膜破裂；或在腹水或腹腔冲洗液中找到恶性细胞
Ⅲ期	病变累及一或双侧卵巢，伴盆腔以外种植或腹膜后淋巴结或腹股沟淋巴结转移，肝浅表转移属于Ⅲ期
Ⅲa	病变大体所见局限于盆腔，淋巴结阴性，但腹腔腹膜面有镜下种植
Ⅲb	腹腔腹膜种植瘤直径≤2cm，淋巴结阴性
Ⅲc	腹腔腹膜种植瘤直径>2cm，或伴有腹膜后或腹股沟淋巴结转移
Ⅳ期	远处转移，胸腔积液存在时需找到恶性细胞；肝转移需累及肝实质

注：Ⅰc及Ⅱc，如细胞学阳性，应注明是腹水还是腹腔冲洗液；如包膜破裂，应注明是自然破裂或手术操作时破裂

（2）有关Ⅲ期的分期：因为Ⅲ期包括的腹腔内肿瘤累及范围的大小可能有很大差别，如非常小的转移肉眼见不到，仅仅通过切片显微镜检才能发现。而很严重的转移可累及所有的腹腔内脏器，使肠袢互相粘连成团，或大网膜呈大块饼样增厚。这两种截然不同的情况，如果都等同视之而不加以区别是不适当的。转移程度的轻重不同，其临床病理特点会有很大的差别，其治疗方案的选择及预后的评估也都会有所不同。故1985年FIGO分期对Ⅲ期的分期是根据腹腔内转移范围的大小再分为Ⅲa、Ⅲb和Ⅲc。

（3）新的分期将腹膜后淋巴结转移的有无作为Ⅲ期的重要内容，若伴有腹膜后或腹股沟淋巴结转移已是Ⅲc了，这不能不引起重视，也说明淋巴转移的重要性。

2010美国癌症联合委员会（AJCC）将国际妇产科学会（FIGO）分期系统和TNM分期相对照，如表6-19-6，分期分组如表6-19-7。

表 6-19-6　AJCC 卵巢癌 TNM 和 FIGO 分期系统 (2010 年,第 7 版)

原发肿瘤(T)

TNM	FIGO	
Tx		原发肿瘤不能评价
T0		无原发肿瘤证据
T1	I	肿瘤局限于卵巢(单侧或双侧)
T1a	I a	肿瘤局限于一侧卵巢,包膜完整,表面无肿瘤、腹水或腹腔冲洗液无恶性细胞
T1b	I b	肿瘤局限于双侧卵巢,包膜完整,表面无肿瘤、腹水或腹腔冲洗液无恶性细胞
T1c	I c	肿瘤局限于单侧或双侧卵巢,并有以下情况之一:包膜破裂,卵巢表面有肿瘤,腹水或腹腔冲洗液找到恶性细胞
T2	II	肿瘤累及单侧或双侧卵巢,并伴盆腔播散
T2a	II a	蔓延和(或)转移到子宫和(或)输卵管,腹水或腹腔冲洗液无恶性细胞
T2b	II b	侵及其他盆腔组织,腹水或腹腔冲洗液无恶性细胞
T2c	II c	肿瘤盆腔播散,腹水或腹腔冲洗液找到恶性细胞
T3	III	肿瘤位于单侧或双侧卵巢,有镜下证实的盆腔外腹膜转移
T3a	III a	盆腔外腹膜内镜下微转移
T3b	III b	盆腔外腹膜腔内肉眼可见转移,但转移灶最大直径均≤2cm
T3c	III c	盆腔外腹膜腔内肉眼可见转移,但转移灶最大直径均>2cm

区域淋巴结(N)

NX		区域淋巴结转移不能评价
N0		无区域淋巴结转移
N1	III c	有区域淋巴结转移

远处转移(M)

M0		无远处转移
M1	IV	有腹膜腔外的远处转移

注:肝包膜转移属于 T3 或 III 期;肝实质转移属于 M1 或 IV 期;出现胸腔积液必须有细胞学阳性证据才列为 M1 或 IV 期

表 6-19-7　分期分组

I 期	T1	N0	M0
I a 期	T1a	N0	M0
I b 期	T1b	N0	M0
I c 期	T1c	N0	M0
II 期	T2	N0	M0
II a 期	T2a	N0	M0
II b 期	T2b	N0	M0
II c 期	T2c	N0	M0
III 期	T3	N0	M0
III a 期	T3a	N0	M0
III b 期	T3b	N0	M0
III c 期	T3c	N0	M0
	任何 T	N1	M0
IV 期	任何 T	任何 N	M1

(三) 卵巢恶性肿瘤转移及分期的重要性

肿瘤的分期是依照其生物学行为特点、病程进展规律、治疗和预后诸因素而制定的。卵巢癌的 FIGO 分期不但是评估病期和预后的根据,更重要的是合理地选择治疗方案、比较各种治疗方法和效果的不可缺少、不可模糊的内容。治疗对象要在同一分期(包括亚分期),其结果才有可比性。每种分期如何确定较好的治疗方案,必须有统一的分期标准和内容,否则会造成概念不清、资料混乱,影响结果的科学性。为此,对于卵巢恶性肿瘤的 FIGO 分期有以下几点值得讨论,强调对其正确认识:

1. 手术时应进行全面细致的探查　卵巢恶性肿瘤在盆、腹腔的各个脏器、各个部位都可以发生播散转移,因此开腹后应进行全面细致的检查,眼看手摸,尽量不漏掉转移灶。应作腹水或腹腔液细胞学检查,在 I 期和 II 期,细胞学阳性即为 I c 和 II c。要系统全面地检查盆、腹腔内各器官包括结肠、小肠、肠系膜及淋巴结、大网膜、横膈、结肠侧沟等,可疑部位要取活检。

2. 腹腔内转移肿瘤的大小　在 1985 年的 FIGO 分期中,强调了转移瘤大小在亚分期中的地位,北京协和医院的资料很支持这一分期法。北京协和医院在 1986 年曾将 132 例 III 期卵巢上皮性癌患者,按腹腔内转移肿瘤的大小进一步分为 III a 及 III b 期。III a 期指腹腔内转移直径≤2cm (相当于 FIGO III b),III b 期指转移灶 > 2cm (相当于 FIGO III c)。其结果 III a 与 III b 期的病理和临床特点均有所不同。首先在病理分级方面,III a 期病例中仅有 1 例为低分化,占 3.7%。III b 病例中,低分化者占 33.3% (表 6-19-8)。其次,手术时肿瘤细胞减灭术的可行性亦有差别,III a 期切净与基本切净率为 77.8%,而 III b 期为 17.1%。在预后方面亦显然不同,III a 期与 III b 期的 5 年存活率分别为 34.3% 与 12.9%,III a 期存活率比 III b 期明显为高。

表 6-19-8 卵巢上皮癌Ⅲa 与Ⅲb 期与病理级别的关系

期别	高分化		中分化		低分化		小计
	例数	%	例数	%	例数	%	
Ⅲa	11	40.7	15	55.6	1	3.7	27
Ⅲb	28	26.7	42	40.0	35	33.3	105
总计	39	29.5	57	43.2	46	27.3	132

注:Ⅲa,相当于 1985 年 FIGO 分期的Ⅲb;Ⅲb,相当于 1985 年 FIGO 分期的Ⅲc

3. 腹膜后淋巴结转移及清除术 在 1974 年的分期中,虽然也将腹膜后淋巴结阳性定为Ⅲ期,但新的分期中更加明确,将其列为Ⅲc 期。腹膜后淋巴结转移仅仅靠术中探查甚至选择性活检,都是不确切的,应施行系统性腹主动脉旁及盆腔淋巴结清扫术。诚如前述,即使在Ⅰ期病例也有 10% ~20% 的淋巴结转移率。郎景和综合全国 9 家医院 116 例Ⅰ期卵巢癌患者,均经系统性淋巴清除,阳性率为 10.3%,这 12 例其实应列为Ⅲc。沈铿等在分析Ⅰ期卵巢癌的处理时亦强调施行全面的确定分期的手术(comprehensive staging operation),包括腹膜后淋巴结清扫术。所以,对早期卵巢癌施行系统性腹膜后淋巴结清扫术是合理的、必要的。对于恶性生殖细胞肿瘤即使可以施行保留子宫和附件的保护生育功能的手术,却仍主张切除腹膜后淋巴结。

三、卵巢恶性肿瘤的诊断与治疗

卵巢恶性肿瘤是死亡率最高的妇科恶性肿瘤,近 30 年来,卵巢恶性肿瘤的诊断与治疗一直是我国妇科肿瘤领域研究的重点内容,并取得了可喜的进展。PVB/PEB 化疗方案的应用,使卵巢恶性生殖细胞肿瘤的治疗可达到根治性的疗效。手术技巧的提高、新型化疗药物的问世,也给卵巢上皮癌的治疗带来多重生机。尽管卵巢上皮癌患者的 5 年生存率并无明显提高,但患者的近期生存情况和其生活质量有了明显改善。卵巢恶性肿瘤的诊断与规范化治疗的实施和推广,加快了我国与国际水平接轨的步伐。以人为本、个体化治疗的观念,成为卵巢恶性肿瘤诊断与治疗的发展趋势。

(一)加强高危人群的监测和筛查,提高早期诊断率

进入 20 世纪 80 年代,卵巢癌的筛查从以普通人群为筛查对象,转向筛查高危人群,从使用单一——种筛查手段,到多种模式相结合,以期在临床前期就能诊断卵巢癌,获得良好预后。作为筛查手段,血清 CA 125 检测和阴道超声检查(TVS)已经被广泛应用于所有大规模的卵巢癌筛查研究中。CA 125 在卵巢癌术前诊断和病情检测中的价值已经很明确。但是,由于其特异性较差,不适用于卵巢癌的筛查。超声用于筛查临床前期卵巢癌,其敏感性明显高于 CA 125,其阳性预测值(positive predictive value,PPV)也是可以接受的,但值得重视的是它的特异性。由于 CA 125 和超声都存在一定的假阳性率,阻碍了它们单独用于普通人群的筛查。续贯应用 CA 125 和超声筛查的方案,可以获得满意的特异性。最新的一项研究提示采用多种模式的筛查(multimodal screening)可能会更有意义,阳性预测值(PPV)为 20.7%。卵巢癌的筛查应该有的放矢,要确定筛查的目标人群(target population)。

研究表明,在死亡的峰值年龄前 5 年进行筛查是最有效的。卵巢癌的死亡峰值在 55 ~59 岁之间,所以对卵巢癌的筛查应该从 50 岁开始。高危妇女:欧洲家族性乳腺癌协作组(European Familial Breast Cancer Collaborative Group)指出,应该对以下高危妇女提供卵巢癌筛查:①BRCA1 和 BRCA2 突变的携带者;②乳腺癌/卵巢癌家族中的成员;③或者只有乳腺癌家族史,但是乳腺癌发病早的妇女。虽然目前尚缺乏大规模的前瞻对照性研究证实筛查可以降低卵巢癌的死亡率,但是对于以上高危妇女,比较一致推荐应用血清 CA 125 和 TVS 进行筛查。中等风险的妇女:包括有一个一级亲属患卵巢癌的妇女,有一个以上远房亲属患卵巢癌的妇女,或者本人患乳腺癌的妇女。这部分妇女终生患卵巢癌的风险与正常人群相比是升高的,但仍处于一个很低的水平(<5%)。对这部分妇女进行筛查带来的一系列负面影响,如过度焦虑、过高的假阳性、不必要的手术创伤,远远超过任何可能的尚未被证实的益处。对接受过卵巢刺激治疗、最终没有受孕的妇女是否患卵巢癌的风险会增高还有争议,可以归结到本组妇女中。低风险的妇女:这部分妇女终生患卵巢癌的风险非常低(大约 1%)。不应该接受社区服务性筛查,但是可以列为大规模随机性对照性筛查研究的对象。

在卵巢癌的筛查中,还有很多方面的问题不是很清楚。筛查的健康经济学、被筛查者的生活质量、假阳性结果的长期影响,也是应该慎重考虑的问题。将来还需要大规模的、设计严密的随机性前瞻研究,对筛查是否可以改善卵巢癌死亡率这一重要问题进行验证。

(二)卵巢恶性肿瘤手术治疗的意义

手术是卵巢恶性肿瘤最主要的治疗手段之一。卵巢恶性肿瘤的手术有三大类:①诊断性手术,主要目的是:术中取活检获得病理诊断,明确肿瘤分期,评价治疗效果。②治疗性手术,其目的是尽量彻底切除肿瘤。③姑息性手术,主要目的为解除患者症状,改善生活质量。卵巢恶性肿瘤的手术目的、范围和操作,应根据肿瘤的组织学类型、临床分期以及患者的具体情况而有所不同。对早期(临床Ⅰ期、Ⅱ期)卵巢癌均应进行全面分期探查术或再分期手术,主要目的是准确分期,这对判断预后、指导术后治疗均有重要意义。对卵巢生殖细胞恶性肿瘤,有生育要求的患者不论期别早晚均可施行保留生育功能的全面分期手术。但对于上皮性卵巢癌,施行保留生育功能(保留子宫和对侧附件)

的手术应该谨慎和严格选择。肿瘤细胞减灭术主要适合于晚期卵巢癌,满意的肿瘤细胞减灭术(残余瘤<1cm 或切除所有肉眼可见病灶)可明显改善患者的预后。中间性(或间隔性)肿瘤细胞减灭术可促使减灭术的成功,提高肿瘤细胞减灭术的质量,但并不改善患者的预后。也有一些研究显示这种手术对日后化疗不利,患者容易产生耐药,仍应力争尽早完成肿瘤细胞减灭术。对"二探"手术的临床价值,近年来也有较多的争论。尽管普遍认为,对晚期卵巢癌,"二探"的结果可用来指导今后的治疗,但是"二探"阴性的卵巢癌还会有 50% 复发,"二探"对卵巢癌患者是否有治疗价值受到质疑。在对卵巢癌患者施行手术时,应该明确手术的目的,掌握好指征。

(三) 卵巢恶性肿瘤化疗的意义

卵巢癌的化疗经历了三个里程碑的时代,即 20 世纪 70 年代的烷化剂、80 年代的顺铂类药物和 90 年代的紫杉醇。近年来,卵巢癌的化疗发展很快,有很多新药问世,不少治疗方案也在改进,一些观点也逐步更新。但是,正规、足量、及时仍是最基本的原则。全面分期探查术是早期卵巢癌首选的基本治疗,以此来确定哪些患者需要化疗,哪些患者不需要化疗。以铂类为主的联合化疗,是早期卵巢癌首选的辅助治疗。晚期卵巢癌对一线化疗的反应率可达 70% ~80% 。紫杉醇/卡铂联合化疗推荐为卵巢癌首选的一线化疗方案。然而,绝大多数晚期卵巢癌容易复发,并可能发展为耐药。对复发性卵巢癌的处理是临床上较为棘手的问题。在制订二线化疗方案时,常把耐药性、顽固性和难治性卵巢癌考虑为一组,而对铂类药物敏感的复发癌常被分开考虑。但总的来说,对于复发性卵巢癌的治疗目的一般是趋于保守性的,因此,在选择卵巢癌二线化疗方案时,对所选择方案的预期毒性作用及其对整个生活质量的影响都应该加以重点考虑。理论上说,腹腔化疗是卵巢癌最为理想的化疗途径。NCCN 推荐 IV 或 IP 化疗均可作为初始化疗方案,并且在已接受满意的细胞减灭数(残留肿瘤<1cm)的Ⅲ期患者中推荐行 IP 化疗。但它确切的临床价值还有待于更多循证医学的证据来确定。就目前的资料来看,新辅助化疗的价值主要在于它可大大地改善卵巢癌肿瘤细胞减灭术的手术质量,但研究显示其尚不能有效改善患者的生存率,但接受新辅助化疗后行手术的患者期相关并发症发生率更低。在给卵巢癌患者化疗时,不但要观察疗效,而且还要注意到化疗的毒副反应。只有高效低毒的化疗才是理想的化疗方案。卵巢癌化疗今后的研究方向:①新近研制的化疗药物哪些可以作为一线化疗? 怎样配伍? ②新辅助化疗在何种情况下可改善患者的生存率及生存质量? 怎样进行化疗药物配伍及周期制定? ③研究制定卵巢透明细胞癌的化疗方案。④巩固化疗能否改善预后? ⑤化疗毒副反应的防治。

(四) 重视卵巢癌的病情监测,正确处理卵巢癌复发

卵巢癌治疗后容易复发是其一大特点,加强对卵巢癌治疗后的监测、尽早发现复发的可疑征象,是卵巢癌整个治疗过程中非常重要的一个环节。但对这一点临床并没有引起足够的重视,缺乏有效的监测手段。目前临床常用于卵巢癌病情监测的方法有:CA 125 测定,盆腔检查,超声检查,CT 和 MRI 等,这些方法均有一定的局限性。新近的研究发现 PET 对卵巢癌的病情监测有很好的效果,有望成为卵巢癌病情监测的理想方法。对卵巢癌复发的诊断应该做到定性、定位和分型,并根据不同情况进行个体化治疗。为了正确合理地治疗复发卵巢癌及客观评价不同单位的治疗疗效,GOG 建议将复发卵巢癌患者进行如下分类:化疗敏感型卵巢癌;耐药性卵巢癌;持续性卵巢癌;难治性卵巢癌等四大类。在众多研究和临床实践中,常常把耐药性、持续性、难治性患者归为一组,与铂类敏感的患者分开考虑。

复发卵巢癌治疗总的原则是姑息而不是为了治愈。尽管二次治疗铂类敏感的患者,可能观察到无疾病进展期与总的生存时间得以延长;耐药性卵巢癌患者,对某些二线药物也能够产生暂时有意义的主观或客观缓解;但是,再次治疗并不具有真正的治愈价值。生存质量是再次治疗时最应该考虑的因素。手术对复发性卵巢癌的治疗价值尚未确定,手术的指征和时机还存在一些争论。复发性卵巢癌的手术治疗主要用于三个方面:①解除肠梗阻;②>12 个月复发灶的减灭;③切除孤立的复发灶。由于对复发性卵巢癌的治疗目的是趋于保守性的,因此,在选择卵巢癌二线化疗方案时,对所选择方案的预期毒性作用及其对整个生活质量的影响都应该加以重点考虑。可用于卵巢癌二线化疗的药物有:拓扑替康(topotecan),异环磷酰胺,紫杉醇,多西他赛,VP-16,六甲蜜胺,吉西他滨(gemcitabine),脂质体阿霉素等,近年来新问世的生物靶向药物贝伐单抗经临床评价也体现出一定的治疗效果。应该指出的是,随着种类繁多、花样翻新的卵巢癌二线化疗药物不断问世,似乎让人们觉得二线治疗的选择有很大空间。但是,分析目前资料,总的有效率也就徘徊在 10% ~20% 之间,疗效有限而且维持时间短。所以,综合相关的因素选择某二线化疗方案,两个疗程后就应该认真评价疗效,如果连续两次治疗失败,就不必再盲目尝试。不主张在临床试验之外采用超大剂量化疗治疗复发卵巢癌,也无证据表明有效的二线化疗药物经过腹腔给药优于静脉途径。何时治疗较为恰当,尚未定论。有学者指出,单凭 CA 125 升高就干预,可能太早;而等到出现广泛复发灶再治疗,又可能太晚。为了选择适宜的治疗时机,提出三个适应证:①无论 CA 125 是否上升,出现症状和临床或影像学检查有复发证据;②无症状,CA 125 升高、临床或影像学检查提示复发灶大于 2 ~3cm;③出现症状,CA 125升高,但临床或影像学检查无复发证据。不管如何,姑息性治疗的原则是要时刻牢记的,否则会因为过于迷信新药、迷信手术而严重影响患者的生存质量。卵巢癌二线治疗的二期试验中极少去正式评价生存质量,经常是想当然地认为肿瘤的客观缩小与症状的改善有关。在未来的临床试验中,重视复发卵巢癌患者生存质量的研究是有积极意义的。

(五) 卵巢恶性生殖细胞肿瘤的治疗

与卵巢上皮癌相比,卵巢恶性生殖细胞肿瘤较为少见,仅占卵巢恶性肿瘤的 5% ~15% 。但是,由于其多发于年轻女性,格外受到临床医师的重视。近 20 年来,随着有效化疗方案的应用,使卵巢恶性生殖细胞肿瘤的治疗模式发生了根本变化,主要表现为以下三个方面:①卵巢恶性生殖

细胞肿瘤对化疗十分敏感,化疗已成为卵巢恶性生殖细胞肿瘤非常重要的治疗手段。②化疗使卵巢恶性生殖细胞肿瘤的预后大为改观,生存率由过去的10%~20%提高到目前的80%~90%。③化疗为卵巢恶性生殖细胞肿瘤患者保留生育功能提供了有效保证。无论任何期别的卵巢恶性生殖细胞肿瘤,只要对侧卵巢和子宫未受肿瘤累及,都应该保留患者的生育功能。因此,化疗在卵巢恶性生殖细胞肿瘤的治疗中起着举足轻重的作用。手术在卵巢恶性生殖细胞肿瘤治疗中的价值是明确诊断、确定分期和切除肿瘤。PEB/PVB是目前卵巢恶性生殖细胞肿瘤最为理想的化疗方案,化疗疗程应根据肿瘤标记物下降的情况和患者的高危因素来决定。如果对侧卵巢外观正常,则不主张常规进行活检。卵巢恶性生殖细胞肿瘤对化疗很敏感,治疗效果和预后都很满意。

(六)卵巢恶性肿瘤保留生育功能的治疗

卵巢是女性生育的重要器官。卵巢患恶性肿瘤能否保留患者的生育功能,是妇科肿瘤医师必须面对的问题。随着治疗方法的改进和治愈率的提高,对卵巢恶性肿瘤患者能否保留生育功能的观念有了很大的改变。不同组织学类型的卵巢恶性肿瘤在临床上的处理亦不尽相同。保留生育功能的治疗主要依赖于患者的年龄、组织学类型及分期。

1. **恶性生殖细胞肿瘤** 卵巢恶性生殖细胞肿瘤多发生于年轻妇女甚至幼女。传统治疗方法为全子宫+双附件切除术,术后患者即丧失了生育功能。近年来由于化学治疗的重大进展,化疗在卵巢生殖细胞肿瘤的治疗中取得了满意的效果,使其生存率从10%提高到90%。另外,近年的研究还发现恶性生殖细胞肿瘤多为单侧性,即使复发也很少累及对侧卵巢和子宫。恶性生殖细胞肿瘤对化疗十分敏感,几乎可以达到根治性的效果。这些研究结果使我们必须重新审视卵巢恶性生殖细胞肿瘤传统治疗方法的合理性,同时也为保留生育功能治疗提供了依据。北京协和医院报道,Ⅰ期恶性生殖细胞肿瘤患者保守手术后的生存率为88%;Ⅲ、Ⅳ期恶性生殖细胞肿瘤患者保守术后的生存率为73%,治疗后的妊娠率为75%~78.9%。因此认为,卵巢恶性生殖细胞肿瘤保留生育功能的治疗对预后无不利影响;对于年轻需要生育的患者,无论其临床期别如何,只要有正常卵巢组织存在均可保守治疗;即使无正常卵巢组织亦可保留子宫,术后予以激素补充治疗及IVF。Kurman报道了6%的无性细胞瘤患者对侧卵巢肉眼正常,但是有隐匿性转移,识别正常卵巢组织后则可以作一侧附件切除及卵巢肿瘤剔除术,或双卵巢肿瘤剔除术,但对于46,XY染色体核型的患者需行双附件切除。Brewer报道:1984~1998年26例无性细胞瘤患者中,16例行单侧附件切除术以保留生育功能,术后均行3~6个疗程的BEP化疗,随诊89个月,96%无复发,1例在残留卵巢复发后再次手术,16例患者中7人要求生育,已有5人共6次成功妊娠。

2. **上皮性卵巢癌** 7%~8%的上皮性卵巢癌Ⅰ期患者发病时年龄小于35岁,传统的治疗应行全子宫+双附件切除术,但这些患者常常要求保留生育功能。目前保留生育功能手术的一个危险是对侧卵巢存在隐匿性转移,有文献报道浆液性和黏液性卵巢癌的双侧发生率分别为33%和15%。

Zannetta报道了1982~1999年56例Ⅰ期卵巢癌患者行保守治疗的经验,平均随诊96个月,2例(3.5%)对侧卵巢复发,其预后与根治性手术的预后无明显差别。56人中共有20人怀孕,17次为正常妊娠。最近有两组报道分别对Ⅰa期及Ⅰc期患者进行保守治疗和根治性治疗的对照研究,结果表明:无论是Ⅰa期还是Ⅰc期患者,保守治疗与根治性治疗后其复发率两组相近。对于Ⅰb期患者如果肿瘤分化程度好,可以保留部分正常的卵巢组织,但应对任何可疑病变进行活检。Ⅰc期患者在卵巢包膜破裂或表面外有浸润时,尽管存在肿瘤转移至整个腹腔的潜在危险,但并不意味着必须切除双附件;因为如果在术后进行积极治疗,将比手术切除双附件更有意义。因此,术后应严密随诊,注意一切特异性及非特异性症状。怀孕以及使用促排卵药过度刺激卵巢,可能会增加其复发率。Bandera报道了1例Ⅰc期患者保守治疗后使用促排卵药物导致复发。晚期上皮性卵巢癌患者预后差且复发几率高,化疗后易造成卵巢衰竭致怀孕几率降低,因此Ⅱ期以上上皮性卵巢癌不适于保守治疗。

3. **交界性卵巢肿瘤** 交界性卵巢肿瘤占卵巢恶性肿瘤的10%~15%,它具有一定的恶性上皮卵巢癌的组织学特征,但缺少可确认的间质浸润,恶性程度较低,易发生于生育年龄的妇女,多为早期,通常可切除一侧附件而保留生育功能,对于Ⅰ期患者多不主张进行分期手术,术后不需用化疗。交界性卵巢肿瘤双侧的发生率为38%。对于双侧交界性卵巢肿瘤,只要有正常卵巢组织存在,即可进行肿瘤切除而保留生育功能。研究表明,单纯行卵巢肿瘤切除术后的复发率为12%~15%,与一附件切除的复发率相近。Gotlieb报道了39例交界性卵巢肿瘤患者进行保守治疗,3例对侧复发,15例共22次妊娠。11例患者接受卵巢刺激治疗对预后无明显影响,其怀孕、生育与生存率均较高。

期别晚的交界性卵巢肿瘤,如无外生乳头结构及浸润种植也可考虑保守治疗。Seidman报道51例无浸润种植的患者,无论其治疗方式,5年内复发率为16%,而14例既有浸润种植又有外生小乳头样结构的交界肿瘤,复发率为64%。目前尚无证据表明怀孕会加速交界性卵巢肿瘤的进展,交界性卵巢肿瘤的诊断无论发生于妊娠期间还是妊娠前均不影响预后。应用促排卵药物是否会造成交界肿瘤的发展尚有争议,但目前从文献中可得出助孕技术在交界性卵巢肿瘤患者中无使用禁忌证。Hoffman报道了1例Ⅲc期浆液性交界患者保守手术(一侧附件切除及切除所有可见病灶)后自然怀孕失败而行IVF成功。

随着医学技术日新月异的发展,使妇科恶性肿瘤患者保留生育功能的治疗成为可能,而且治疗的指征亦随之拓宽,治疗的方法也不断更新。因此,在治疗年轻妇科恶性肿瘤患者的同时,要考虑到患者的生育情况,若有可能应采取保留生育功能的治疗。要正确掌握妇科恶性肿瘤保留生育功能治疗的适应证、治疗方法、注意事项,及时处理治疗过程中出现的各种问题。由于生殖医学、分子生物学、组织工程学、药代动力学和遗传学的渗入和交叉,妇科肿瘤保留生育功能的研究内容将会有很大的拓展。卵巢的冻存和移植、卵巢的组织工程学研究、化疗中卵巢功能的监测、GnRH-a 防止化疗药物对卵巢的损害及化疗对子代生长发育和遗传的影响等，将会成为这一领域的主要研究方向。

虽然，卵巢恶性肿瘤的诊断和治疗已经有了很大的发展，但还有很多问题没有解决，目前的治疗策略也并不十分完善。随着研究的不断深入和新的治疗方法的出现，治疗策略会不断更新，卵巢恶性肿瘤的治疗效果也会得到更为明显的改善。

（沈铿　郄明蓉　张竹）

参 考 文 献

1. 沈铿,郎景和.卵巢上皮癌诊断和治疗中应注意的问题.中华妇产科杂志,2003,38:65-68
2. 石一复 叶大风 吕卫国,等.上海市区女性生殖系统恶性肿瘤发病趋势分析.肿瘤,2003,23:269
3. Armstrong DK, Bundy B, Wenzel L, et al. Intraperitoneal cisplatin and paclitaxel in ovarian cancer. N Engl J Med,2006,354:34
4. Muggia FM, Braly PS, Brady MF, et al. Phase Ⅲ randomized study of cisplatin versus paclitaxel versus cisplatin and paclitaxel in patients with suboptimal stage Ⅲ or Ⅳ ovarian cancer:a Gynecologic Oncology Group study. J Clin Oncol,2000,18:106-115
5. Vergote I, Trope CG, Amant F, et al. Neoadjuvant chemotherapy or primary surgery in stage Ⅲc or Ⅳ ovarian cancer. N Engl Med, 2010,363:943

第二节　卵巢上皮性肿瘤

卵巢上皮性肿瘤(ovarian epithelial tumors)是卵巢肿瘤中最常见的一种,约占所有原发卵巢肿瘤的2/3。来自卵巢上皮的恶性肿瘤占原发卵巢恶性肿瘤的90%。卵巢肿瘤常见于40~60岁左右女性,恶性肿瘤则绝大多数于绝经以后发病,但年龄在35岁以下的患者也占到卵巢恶性肿瘤患者的8%,近年卵巢恶性肿瘤发病率似有所上升。卵巢上皮性肿瘤形态多样,以往根据组织形态学进行分型,最常见的卵巢上皮性肿瘤包括:浆液性肿瘤,黏液性肿瘤等。这些常见肿瘤的细胞特征分别与米勒管上皮所分化的组织上皮相类似。如浆液性肿瘤类似于输卵管上皮,黏液性肿瘤类似于宫颈黏膜或肠上皮,子宫内膜样肿瘤则分化类似子宫内膜细胞,透明细胞肿瘤形态类似中肾管分化上皮。由于形态及临床表现不同,目前临床上对卵巢上皮性肿瘤还多采用传统的临床病理分类,这一分类是基于形态学的分类,起源于20世纪30~40年代,形成于50~60年代,最终于1973年WHO明确颁布其分类,而沿用至今。

根据组织学的特性,上皮性肿瘤又可分成良性、交界性及恶性肿瘤。交界性肿瘤(borderline tumor)的组织学形态和生物学行为处于良性及恶性之间,相当于低度恶性,故又称低度恶性潜能肿瘤(low malignant potential,LMP),预后明显优于恶性肿瘤。

上皮性卵巢癌(epithelial ovarian cancer,EOC)占卵巢癌的90%,常见的EOC的亚型包括:浆液性癌:68%,透明细胞癌:13%,内膜样癌:9%,黏液性癌:3%,混合上皮性癌:6%,其他类型上皮癌:1%。近年来,分子生物学研究进展逐步从分子特征角度划分EOC的亚型,从而对于临床量体裁衣式筛查及治疗提供了更多帮助。研究显示,依据独特的临床病理和分子基因学改变的特征,EOC展现不同的分子生物学改变及细胞生物学行为,因而可大致分成两型:Ⅰ型和Ⅱ型。Ⅰ型包括了高-中分化的浆液性癌、高-中分化的内膜样癌、透明细胞癌和黏液性癌。Ⅰ型EOC多有明确的前期病变,并一步一步发展而来,如交界性肿瘤、卵巢的内膜异位症等。其典型表现为大包块、多局限于一侧卵巢,如Ⅰa期更常见,病程发展慢,多预后好,但往往属于铂类药物不敏感型。分子生物学方面,Ⅰ型卵巢癌多有相对稳定的基因型,通常有典型的体细胞突变,包括 KRAS、BRAF、PIK3CA、CTNNB1、ARID1A 和 PPP2R1A 等基因改变,而这些基因涉及明确的通路,此外,Ⅰ型肿瘤很少发生 TP53 基因突变。

相反的是,Ⅱ型EOC则包括了:低分化浆液性癌,低分化内膜样癌,恶性混合中胚叶瘤(癌肉瘤)和未分化癌。此类肿瘤多见于晚期癌患者,Ⅲ~Ⅳ期患者占到75%,肿瘤生长快速,侵袭性高,但对铂类化疗药物敏感。分子生物学方面,典型的低分化浆液性癌中超过95%的患者肿瘤染色体高度不稳定并有 TP53 基因突变,但却很少发生Ⅰ型肿瘤常见的基因突变。而突变或启动子甲基化导致的 BRCA 基因的失活并影响其下游的基因的失表达则在低分化浆液性癌中达到40%~50%。而目前尚未发现 BRCA 基因的失活发生于Ⅰ型肿瘤。

通常EOC被认为是单个疾病,其确切起源并不清楚,最初普遍认为EOC起源于卵巢表面的表面上皮层并可能形成于卵泡破裂排卵后形成的包涵囊肿。流行病学调查显示慢性不排卵月经、多产及母乳喂养降低卵巢癌的发生率。每次妊娠降低卵巢癌的危险性13%~19%。治疗不孕轻微增加卵巢癌风险,而PCOS患者EOC风险增加至2.5倍。HRT增加卵巢癌风险。无孕激素保护的雌激素治疗显著增加EOC风险。而应用口服避孕药超过5年以上则降低EOC风险达50%。饮食因素中,饱和动物脂肪增加风险,而酒精和奶制品是否增加卵巢癌风险未得到证实。因此"不间断排卵"为卵巢癌高危因素的普遍共识,但难以解释的是,不影响排卵的单纯孕激素避孕药也有降低卵巢癌发病危险的作用,并且多囊卵巢综合征(PCOS)患者虽然排卵少,但其卵巢癌发病率反而增高。此外,"性腺激素释放激素学说"、"高雄激素学说",还有最近提出的"炎症学说",其佐证来自内膜异位症炎症导致发病率升高及输卵管结扎或子宫全切后炎症减少后发病率降低等观察,这些学说虽有一定的证据支持,但仍难以解释所有流行病学发现,因而更难以被普遍认同。

大约85%的卵巢癌为散发,10%~15%的卵巢癌为遗传性卵巢癌,其中90%来自 BRCA1 和 BRCA2 基因突变,BRCA1 基因突变的妇女其一生中患卵巢癌的几率是40%~50%和 BRCA2 基因突变的发病几率为20%~30%。另一种是 HNPCC 综合征(hereditary non-polyposis colon cancer,遗传性非息肉结肠癌综合征),主要由于 DNA 错配修复基因(MLH1 和 MSH2)的突变或失活导致,大约占到遗传性卵巢癌的10%。对于有 *BRCA* 基因突变患者,有人主张进行预防性卵巢切除。但值得注意的是,有证据显示在 *BRCA* 基因突变的患者如果进行预防性卵巢切除术后,仍有大约4.3%的患者在3年内发生原发腹膜癌,而其表现与卵巢低分化浆液性癌一样。最近有研究发现在有 *BRCA* 基因突变的患者进行预防性卵巢切除术后,病理检查发现样本中输卵管伞端的低分化浆液性腺癌的小病灶。同时,在 *BRCA1* 和 *BRCA2* 基因突变家族妇女的研究发现其输卵管黏膜展示 *p53* 基因的高表达,类似于 EOC 的表现。基因组学研究也证实输卵管浆液性癌与卵巢浆液性癌非常相似。如共同表达 *p53*,*p16*,*FAS*,*Rsf-1* 和 *cyclin E1*。至此,人们开始大胆猜测卵巢浆液性癌是否起源于输卵管而播散至卵巢。而对于以往未发现的主要原因有相当一部分人认为主要是由于以往未详细检查卵巢癌患者的输卵管。在其后的对输卵管详细的检查令人惊讶的发现,不仅有基因改变遗传学倾向的女性存在小的原位癌或微浸润癌灶,在没有 *BRCA* 基因突变的散发性卵巢癌妇女中也有50%~60%的患者有输卵管癌灶,这些癌灶多位于伞端,因此一种说法是当排卵时,输卵管伞端靠近卵巢,而输卵管上皮通过排卵破损的卵巢表面种植形成包涵囊肿,而肿瘤起源于包涵囊肿。由于临床上卵巢癌往往发现于晚期,其肿瘤表现特殊,大多播散至盆腹腔周围脏器,类似于腹膜癌的表现,因此,有人认为应当把浆液性卵巢癌的名字改为"浆液性盆腔癌"。

不断的临床病例的积累,子宫内膜异位症与卵巢子宫内膜样癌及卵巢透明细胞癌的相关性也逐步被认识,从而,卵巢透明细胞癌及部分子宫内膜样癌起源于卵巢子宫内膜异位症的观点也逐步被接受,似乎严格意义上来讲,真正起源于卵巢的恶性肿瘤似乎只包括生殖细胞来源及性索间质来源的肿瘤,EOC 这一名称已经丧失了其字面上意义,而成为一类发生于女性盆腔主要累及卵巢的疾病名称。

然而,尽管 EOC 的"二元论(dualistic model of carcinogenesis)"及 EOC 起源于输卵管上皮及子宫内膜异位症这些新观点对传统的基于形态学的临床病理分类形成冲击,但不同亚型的 EOC 仍有其不同的组织形态学特征、不同的临床表现以及存在不同的信号通路异常,因此,了解常见的 EOC 亚型仍对临床诊断及治疗具有重大指导意义。

一、卵巢浆液性肿瘤

卵巢浆液性肿瘤(serous tumors of ovary)是卵巢上皮性肿瘤中最常见者,发病率约占全部卵巢肿瘤的25%。其特点可见囊性肿物,直径由1~20cm;单房性多见,也可多房。囊液多清晰、草黄色、浆液性,偶可混浊,甚至带有血性。生长方式和形态变化较多,特别是乳头状生长较多,且方式多样化。双侧性较其他类型上皮性肿瘤多见,肿瘤内镜下常可找到砂粒体(psomoma mies)。组织类型在良性及交界性肿瘤中可分为浆液性囊腺瘤(cystadenoma)、乳头状囊腺瘤(papillary cystadenoma)、表层乳头状瘤(surface papilloma)、腺纤维瘤(adenofibroma)及囊性腺纤维瘤(cystadenofibroma)。恶性中可分为腺癌(adenocarcinoma)、乳头状腺癌(papillary adenocarcinoma)、表层乳头状腺癌(surface papillary adenocarcinoma)、腺癌纤维瘤(ade-

nocarcino fibroma)及囊腺癌纤维瘤(cyst adenocarcinofibroma)。

(一)浆液性良性囊腺瘤

这类肿瘤约占所有卵巢良性肿瘤的20%,自幼女至绝经后均可发生,大多数发生在生育年龄。

【病理】

1. 单房性浆液性囊腺瘤 由于其表现为单房薄壁的囊肿,常被称为单纯性囊肿(simple cyst)。肿瘤外表光滑、壁薄,大小由数厘米至数十厘米不等。切面为单个囊腔,内壁光滑,有时也可见到扁平散在的钝圆乳头。囊腔内液体透明,淡黄色,浆液性,偶有黏稠的黏液性物质。上皮为单层立方或柱形,常含有少量输卵管型上皮。

2. 多房浆液性囊腺瘤或浆液性乳头状囊腺瘤 囊腔因纤维组织被分隔为多房,表面可呈结节状,大小和质地取决于囊的大小和囊液的张力。一般包膜略厚,呈灰白色、光滑;房内可见乳头状生长,乳头可呈内生型、外生型或内外型均有。上皮大部分为输卵管型,细胞排列整齐,大小一致,无核分裂象(图6-19-5)。肿瘤间质和乳头间有时可见到砂粒体。

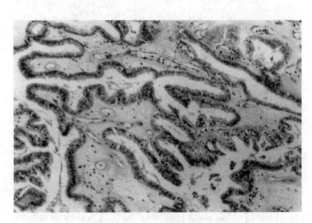

图6-19-5 卵巢浆液性囊腺瘤

3. 浆液性表面乳头状瘤 较少见,特点是乳头全呈外生型,大小不等,镜下则可见卵巢间质或纤维组织,表面覆盖单层立方形或低柱状上皮,部分细胞有纤毛。这类肿瘤虽属良性,但上皮细胞可脱落,种植于腹膜或盆腔器官表面,甚至出现腹水,临床上应引起重视。

4. 纤维囊腺瘤和腺纤维瘤 来自卵巢表面上皮及其间质,腺纤维瘤以纤维间质为主,多为实性,有少量散在小囊腔;囊腺纤维瘤以实质占一半或大部,其余为较大的囊腔。两者均为良性,平均9cm大小,一般为单侧性。间质内偶见成群的多边形大细胞,为黄素化的卵泡膜细胞,囊性腺腔则覆盖单层立方形上皮或柱形上皮。

【临床表现】 可发生于任何年龄,自幼年至绝经后期,但以生育年龄居多。大多数为单侧性,但浆液性囊腺瘤较其他卵巢上皮性肿瘤多见双侧性。肿瘤不大时症状可以不明显,增大时可引起压迫症状,蒂扭转或肿瘤感染时可出现急性腹痛。有乳头生长特别是表面乳头外生型者,应注意病理诊断与恶性鉴别。肿瘤标记物检测如 CA 125 等可有助于鉴别,恶变率约在35%左右,但乳头型恶变率更高。

浆液性腺纤维瘤很少见,偶见内分泌失调症状。

【治疗】　切除患侧卵巢,预后良好。

（二）交界性浆液性肿瘤

【病理】　与良性浆液性囊腺瘤相似,但有较多乳头状突起,体积较大,双侧发生机会比良性多。镜下观察:①上皮增生不超过3层,也可增生呈簇状。常有乳头形成,乳头分支较少,表面上皮也不超过3层。②细胞核异型,染色较深,但限于中度范围以下。③核分裂象较少,一个高倍视野内不多于一个。④间质无浸润(图6-19-6)。

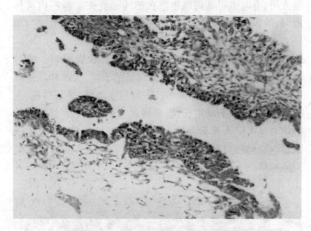

图6-19-6　卵巢交界性浆液性囊腺瘤

【临床表现】　除有盆腔肿物的症状外,卵巢外扩散的机会较多,乳头易发生芽状增生,易于脱落种植,或引起腹水、肠粘连等合并症。

【治疗】　根据临床分期及患者年龄决定手术范围,应切除一切肉眼所见的肿瘤,预后较浆液性卵巢癌好,但需注意确切的病理诊断,紧密随访。

（三）浆液性癌

【病理】　包括浆液性腺癌、浆液性乳头状腺癌及浆液性乳头状囊腺癌。浆液性腺癌为米勒管型上皮的恶性肿瘤,其癌细胞常以形成囊腔和乳头为特征,但或多或少仍保留原来的组织形态。有的肿瘤形成大且不规则的小囊腔,有时上皮突入腔内形成上皮簇或乳头的倾向(图6-19-7)。

传统的形态学组织分级分为三级:

（1）高分化（Ⅰ级）:上皮增生4层以上,异型性明显。

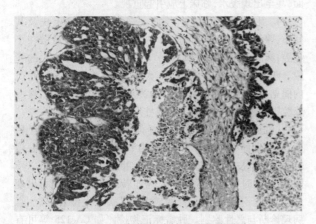

图6-19-7　卵巢浆液性乳头状囊腺癌

大部分有乳头,乳头分支极细,乳头的上皮间变明显。有时上皮增生堆积,复制成大量新的小腺体。在乳头或间质内可见砂粒体。

（2）中分化（Ⅱ级）:有乳头状结构,但形态怪异,呈手指状或簇状。部分区域为腺管状或筛状,小部分为实质性细胞团。细胞异型性大,分化差,分裂象多。

（3）低分化（Ⅲ级）:乳头状结构消失,肿瘤细胞呈实质性片状或团块状,即实质性腺癌。细胞异型性大,分裂象多,间质极少。

根据新的基于分子生物学改变和肿瘤细胞的生物学行为的分级则分为Ⅰ型和Ⅱ型,Ⅰ型起源于恶性潜能未定的浆液性瘤,而Ⅱ型则发展快,没有经过交界的过程。Ⅰ型通常低级别,高比率的 Ras 基因通路突变,大约35%的高分化浆液性癌有 KRAS 基因突变。超过30%的低级别浆乳癌中有 BRAF 基因的突变,这两种突变均可激活 MAP 激酶通路及其下游的基因。这两种突变都未在高级别的浆液性乳头状囊腺癌中发现。此外,Ⅰ型肿瘤中很少 TP53 突变。而Ⅱ型则高 TP53 突变,很少 Ras 基因突变。高级别的浆液性卵巢癌导致的死亡则占到所有卵巢癌相关死亡的 2/3。在所有亚型当中,只有高级别内膜样癌和高级别浆液性癌分子改变相似。

【临床表现】　浆液性乳头状囊腺癌是最常见原发卵巢恶性肿瘤,占40%,好发年龄为 40～60 岁。其中双侧约占 40%～60%。由于卵巢深居盆腔,肿瘤早期体积不大,未发生转移或并发症时很难出现症状。一旦合并有腹水或转移,则出现腹胀、胃肠道症状,如消化不良或排便困难等。由于肿物的大小及所在部位,可有隐痛、或压迫性症状,表现为排尿困难或不畅等。妇科肿瘤患者强调必须进行三合诊,尤其对绝经后妇女,因阴道穹隆变浅,双合诊不易查到肿物,特别是后穹隆有转移结节,行妇科三合诊检查时往往容易发现肿物。

80%的卵巢浆液性癌血清 CA125 检测阳性,由于其他肿瘤及非肿瘤性疾病,如子宫内膜异位等也有阳性可能,故用于追踪监测更有意义,鉴别诊断时还要配合其他方法。

此外,其他 EOC 的肿瘤标志物包括了血清学 HE4,一项研究提示结合症状、CA125 及 HE4,如果 3 项中 2 项阳性,其敏感性和特异性可分别达到84%和98.5%。

【转移途径】

1. 直接扩散　浆液性乳头状囊腺癌直接蔓延扩散的机会较多,如腹膜、腹腔壁腹膜及腹腔脏器的腹膜,包括横膈、大网膜、小肠、直肠、子宫直肠窝、结肠、膀胱返折腹膜,以及输卵管和子宫的浆膜层等。约有 2/3 的患者合并有腹水,因而引起的症状已如前述,有的患者可能无任何不适,仅仅感觉腹部腹围增大。有无合并腹水与预后非常相关,近期报道Ⅲ及Ⅳ期卵巢癌无腹水的 5 年生存率较有腹水者可高出 5 倍。腹水的形成与淋巴管阻塞(主要是右侧横膈淋巴管)、腹膜受刺激,以及腹腔内液体流动不平衡等有关。癌细胞不仅可随液体流动而种植,而且腹壁穿刺放腹水的部位可出现穿刺部位癌瘤生长,形成皮下小结节或团块。有的患者因腹水误诊为结核性腹膜炎和肝硬化,在穿刺部位发生癌种植包块尚未能引起警惕。

2. 淋巴转移 淋巴转移以卵巢浆液性乳头状癌发生率最高,较黏液性癌高。病理分级似影响不大,而临床分期有腹膜后淋巴结转移者即属Ⅲc期。盆腔淋巴结与腹主动脉旁淋巴结的转移率相似,Di Re 等报道分别为 29.0% 及 22.5%。横膈转移除直接种植外,也受淋巴引流阻塞的影响,局限于盆腔的卵巢癌横膈转移率为 57%,超出盆腔时则达 77%;有横膈转移者 84.4% 有盆腔淋巴结转移,而腹膜后淋巴结转移者 55.9% 有横膈转移。Petru 进行 37 例左锁骨上淋巴结活检,仅 1 例临床可触及,其中 32 例为Ⅲ及Ⅳ期,Ⅲ期阳性率 12%,Ⅳ期 57%。

3. 血行扩散 血行扩散过去认为肺及肝实质转移不多,但近期报道也非罕见,甚至手术、化疗至一定时间也有又出现转移者。1995 年 Geisler 报道脑转移的发生率为 3.3%。阴道转移发生较少。北京大学人民医院妇科肿瘤中心曾收治过卵巢浆液性乳头状癌患者,由外院转来时已行子宫及附件切除,入院后发现阴道断端有菜花状组织,病理证实为卵巢浆液性乳头状腺癌转移,也有可能系手术时癌细胞脱落种植形成。

【治疗】 根据患者肿瘤经手术及病理明确临床分期(FIGO),考虑年龄和对生育的要求决定手术方式。保留生育的卵巢癌分期手术包括患侧附件切除术及全面的手术分期,保留生育能力的手术则限于年轻有生育要求并且应当经过全面分期后证实没有卵巢外的转移播散的早期卵巢癌患者。保留子宫及对侧卵巢应当限于Ⅰa期,并且 G1 和 G2 的患者。尽管盆腔和腹主动脉旁淋巴结的切除术对于早期卵巢癌患者的生存是否有意义一直还存在争议,但 FIGO 明确的分期需要了解有无盆腔及腹主动脉旁淋巴结有无转移。

除Ⅰa G1 可行保守性手术外,其余则应按卵巢癌 FIGO 分期手术并辅以化疗。包括:子宫全切、双附件切除术、大网膜切除术、淋巴结切除术、阑尾切除术、腹膜活检及腹腔冲洗液的细胞学检查。对于晚期 EOC,手术包括初次肿瘤细胞减灭术(primary cytoreductive surgery)及其后的辅助化疗。对于Ⅲ期和Ⅳ期的患者不需要细胞学的评估,但所有腹膜表面,包括膈面、盆腹腔器官的浆膜面、整个胃肠道的系膜均应当进行仔细检查有无种植病灶,并应仔细检查大网膜并切除大网膜。一部分晚期患者会有上腹部大块的肿瘤转移灶,如果需要,可进行脾切除、胰尾切除、肝切除、及切除门静脉部位的病灶、胆囊切除、全结肠切除、盆腔腹膜切除及膈面病灶去除,以获得满意的肿瘤细胞减灭术。最近有研究显示在手术技术改善后对于Ⅳ期患者进行上腹部根治性手术并达到满意的肿瘤细胞减灭术后可以提高患者的生存率。在卵巢癌几项预后因素中,残存病灶大小是唯一可以通过医者的能力而改善争取的。但值得注意的是,手术的并发症不应当影响患者的术后化疗,因为手术后化疗的敏感与否则是最重要的预后因素。

二次大战后化疗药物的应用显著改善了卵巢癌这一致命疾病的预后,20 世纪 90 年代顺铂的发现更使卵巢癌的生存率得到了显著的提高,到 90 年代末期,顺铂+紫杉醇的联合应用成为治疗 EOC 的标准治疗。经过上述满意的肿瘤细胞减灭术和 6~8 个疗程的一线化疗,许多晚期患者能达到完全缓解,但其中会有 3/4 的患者会复发,局部复发的卵巢癌患者应当考虑再次手术治疗,文献报道再次手术治疗可以获得 6~12 个月的无瘤生存期,而孤立的肝转移、腹腔外转移(包括肺转移、脑转移)也可以通过再次手术获益。

对于部分晚期卵巢 EOC,在术前评估时考虑的手术难以切除,或难以达到满意的肿瘤细胞减灭术后,可以考虑新辅助化疗(neoadjuvant chemotherapy,NACT)。NACT 指在经细胞学或组织学诊断后,对于难以完成满意的肿瘤细胞减灭术的患者应用化疗。这一过程最早在 1979 年应用于耶鲁大学。在 Bristow 等的荟萃分析中包括了 6885 晚期卵巢癌患者,仅 42% 达到了满意的肿瘤细胞减灭术,仅有少数患者达到肉眼无残留。最近的一项 GOG 试验也显示在Ⅲ期患者中只有 23% 的患者和Ⅳ期患者中只有 8% 的患者能达到肉眼无残留。NACT 能显著提高肿瘤切除率,降低手术并发症。Kang 和 Nam 荟萃 21 项研究,得出结论 NACT 患者更能获得满意的肿瘤细胞减灭术率,似乎增加中位生存时间,但差异并不显著。

(王悦　魏丽惠)

二、卵巢黏液性肿瘤

卵巢黏液性肿瘤(mucinous tumor of ovary)在卵巢上皮性肿瘤中仅次于浆液性肿瘤,占卵巢上皮性肿瘤的 10% ~ 20%,良性较多,占 77% ~ 87%,交界性约 10%,其余为恶性。组织发生来源于表面上皮,分为宫颈内膜样型和肠型黏液上皮,现已被广泛应用,列入国际卵巢组织学新分型内。约 5% 的黏液性肿瘤中混合有畸胎瘤,偶见合并阑尾黏液囊肿和腹膜假黏液瘤。良性及交界性几乎都是囊性,典型病变为多房性;黏液性癌可能以囊性为主,也可能以实性为主。其病变特点常有良性、交界性及恶性同时存在一个肿瘤内。组织学上良性及交界性又分为囊腺瘤、腺纤维瘤和囊腺纤维瘤,恶性又分为腺癌、囊腺癌、腺癌纤维瘤和囊腺纤维瘤。

(一)良性黏液性囊腺瘤

【病理】 黏液性肿瘤多为单侧,双侧仅占 10% 左右。黏液肿瘤大多数为多房,往往较大,平均达 16 ~ 17cm,也可长大充满整个腹腔,直径达 50cm。肿瘤灰色有光泽,囊壁略厚,有弹性,有时外壁可见数个囊性突起,表面略发淡黄色。囊内容物为黏液性,不透明,黏稠液似胶冻样,白色略淡蓝。检查时触及的实性部位往往是多数蜂窝状小房集聚,切开肿物即可发现。房大小相差极大,分布可疏可密,常在一个房内套有一个或数个子房。肿瘤内黏液为黏蛋白或糖蛋白,所以过去"假黏液性囊腺瘤"现已改称为黏液性囊腺瘤。肿瘤上皮为单层高柱状,核位于基底部,排列规则,和宫颈管型黏液上皮相同(图 6-19-8)。有时也能找到肠型上皮,包括杯状细胞(goblet cell)、潘氏细胞及嗜银细胞。黏液性囊腺瘤常同时发生其他卵巢上皮性肿瘤,如浆液性、宫内膜样或性索间质肿瘤等。Peutz Jeghers 综合征即皮肤黏膜色素黑斑,同时有胃肠道多发性息肉,这些症状有时可伴随此瘤出现,但需注意有无恶性问题。

【临床表现】 卵巢黏液性良性肿瘤占所有卵巢良性

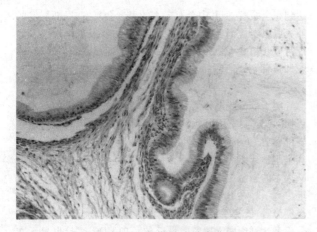

图 6-19-8 卵巢黏液性囊腺瘤

肿瘤的 20%，双侧很少。好发年龄在 30~50 岁之间，一般较大，容易发生压迫症状。如腹部膨隆明显时检测有无移动性浊音，应与腹水鉴别。合并妊娠的机会较浆液性囊腺瘤多 3~4 倍。

【治疗】 手术切除，预后较好。但需注意有无合并交界性或恶性黏液癌的情况。过大的肿瘤不易完整取出时，可先抽取囊内液体，但应防止内容物溢出，以免囊液污染腹盆腔形成种植，可能引起腹膜假黏液瘤（pseudo-myxoma peritonei）。

（二）交界性黏液性囊腺瘤

【病理】 较交界性浆液性肿瘤复杂，为多房性。可见到囊壁增厚区或出现乳头，而大多数乳头细小，也可呈息肉样。镜下特点：①上皮复层化达 2~3 层，但不超过 3 层，伴有乳头和上皮簇形成；②细胞轻度、中度非典型形，黏液分泌减少，可见杯状细胞；③核分裂象每 10 个高倍镜视野内不超过 5 个；④肿瘤细胞不侵及间质（图 6-19-9）。

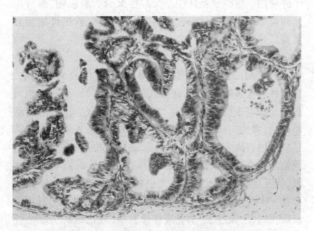

图 6-19-9 卵巢交界性黏液性囊腺瘤

【临床表现】 约 8% 的患者为双侧，以盆腔肿块及腹水为常见，也可出现腹痛或腹胀。

【治疗】 以手术为主，需根据临床分期来决定手术范围，应尽量切除一切肉眼所见的肿瘤。注意有无合并腹膜黏液瘤或假黏液瘤，最好同时切除阑尾，术后辅以化疗。

（三）腹膜假黏液瘤

腹膜假黏液瘤即腹膜黏液瘤，是腹腔内存在黏液引起腹膜种植的反应，往往合并阑尾和卵巢黏液性肿瘤疾病。被广泛接受的观点是腹膜假黏液瘤来源于卵巢和阑尾的黏液性肿瘤，两者常有上皮细胞不典型和复层而分类于交界性肿瘤。约 10.6%~29% 的阑尾黏液性肿瘤合并腹膜假黏液瘤，3.5%~12% 的卵巢黏液瘤合并腹膜假黏液瘤。1/3 的腹膜假黏液瘤患者的卵巢和阑尾均有黏液性肿瘤，如果两者都有肿瘤，则卵巢很可能为转移性。合并腹膜假黏液性瘤的卵巢肿瘤，上海医科大学的资料 71.4% 为双侧，而一般卵巢原发黏液性肿瘤仅 10% 为双侧。

这类肿瘤的病理形态虽属良性或交界性，但病程迁延，极易复发，而手术后又易于出现肠粘连或肠梗阻，所以对于其良性类型尚有争议。5 年存活率约 45%~54%，10 年存活率 18%。反复手术及手术后应否化疗，都有待进一步研究。总之，术时应切除阑尾及大网膜并探查结肠部位，检查黏液中有无肿瘤细胞，术后应注意随访。影响腹膜假黏液瘤预后的因素约有以下几方面：①黏液中是否有肿瘤细胞；②如有腺性结构镶嵌于组织内，对局部结构是否形成破坏；③初次手术时病变累及范围，以及初次手术后复发时间。

（四）黏液性囊腺癌

【病理】 多房性较多，双侧虽不多，但在卵巢黏液性肿瘤中较良性多，约有 5%~40%。外观光滑、圆形或分叶状，切面囊性、多房，伴有实性区域。囊内壁可见乳头，但较浆液性癌少，乳头及实性区域较良性或交界性黏液性囊腺瘤多。囊腔内含血性胶状黏液，实性区常见出血、坏死。镜下特点为：①上皮复层超过 3 层；②上皮重度非典型增生，伴有黏液分泌异常；③腺体有背靠背现象；④核分裂活跃；⑤间质浸润（图 6-19-10）。

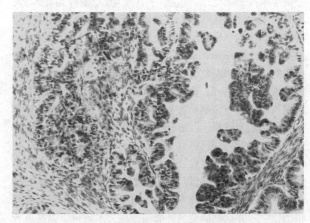

图 6-19-10 卵巢黏液性囊腺癌

组织分级：

（1）高分化（Ⅰ级）：上皮高柱形，上皮增生超过 3 层。乳头分支细长，形态不规则，间质极少。乳头表面细胞失去极性，排列无章，核大小不等，分裂象多。有时黏液分泌过多逸出细胞外，使胞质界限消失。

（2）中分化（Ⅱ级）：上皮柱状或低柱状，形成共壁，细胞内有少量黏液，间质内有大量细胞巢浸润，核分裂象较多。

（3）低分化（Ⅲ级）：腺样结构不明显，上皮细胞呈簇状或弥漫状生长，细胞核异型性明显，核分裂象更多。细胞内黏液极少，有时与胃肠道转移癌难以区别。

分子生物学研究显示大约50%的黏液性癌中有 *KRAS* 基因的突变。

【临床表现】 占卵巢恶性肿瘤的第3位，约为原发卵巢恶性肿瘤的8%～10%。高发年龄在40～60岁。症状与浆液性癌相似，单侧者较浆液性癌多。一般表现为腹部肿物、腹胀、腹痛或压迫症状。晚期出现恶病质、消瘦，少部分患者也可有月经改变，合并妊娠的发生率较低。

【治疗】 与浆液性癌相似。

（王悦 魏丽惠）

三、卵巢宫内膜样肿瘤

卵巢宫内膜样肿瘤（endometrioid tumors）良性极少见，交界性也不多，而恶性宫内膜样癌（endometrioid carcinoma of ovary）多见，其组织结构与子宫内膜癌极相似。过去对此瘤认识不足，诊断较少。1964年国际妇产科学会正式命名，1973年国际卵巢肿瘤组织学分型中正式分为良性、交界性及恶性。后者除宫内膜样癌外还包括腺肉瘤（adeno-sarcoma）、间皮混合瘤（mesodermal mixed tumor）或米勒癌肉瘤（Mullenan carcinosarcoma）、间质肉瘤（stromal sarcoma）。其组织来源可能为卵巢表面上皮向子宫内膜样上皮化生，故常见内膜样腺癌合并浆液性或黏液性腺癌，也有可能来自卵巢内早已存在的子宫内膜异位灶。

（一）良性宫内膜样肿瘤

【病理】 单纯宫内膜样腺瘤和囊腺瘤（endometrioid cystadenoma）极少见，大多数为腺纤维瘤（endometrioid ade-nofibroma）和囊腺纤维瘤（endometrioid cystadenofibroma）。一般中等大小，表面光滑，与浆液性腺纤维瘤及囊腺纤维瘤相似。切面为实性纤维结缔组织，其中有散在分布、大小不等的囊腔。囊壁光滑或有结节状突起，大小不一，为数不多。腺上皮呈单层立方或矮柱状，与增殖期子宫内膜相似。纤维结缔组织中有散在的内膜样腺体，大小不一，有时可见腺腔内分泌物，PAS消化酶染色阳性。

【临床表现】 多发生在更年期或绝经后，以单侧居多，常见症状为盆腔肿物及阴道不规则出血。

【治疗】 患侧卵巢、输卵管切除。

（二）交界性宫内膜样肿瘤

【病理】 发生于腺纤维瘤及囊腺纤维瘤较多。外观与良性瘤相似，镜下可见腺上皮有非典型增生，根据腺上皮增生、细胞核异型性等可分为轻、中、重3级，但无间质浸润。

1. 轻度非典型增生 腺腔较大，不规则外形，腺上皮轻度复层和异型性。

2. 中度非典型增生 腺体排列较紧密，腺腔大小不等和不规则，腺上皮明显复层，有较明显的核异型性。

3. 重度非典型增生 不规则腺体排列紧密，腺体可有背靠背，间质少，腺上皮复层明显，排列乱，核异型性，偶见核分裂象。但无间质浸润。

【临床表现】 平均年龄为60岁左右，多发生于绝经后。或无症状，或有肿物及阴道出血。单侧多。

【治疗】 因多发生在绝经后，以子宫全切加双附件切除为宜，预后较好。

（三）恶性子宫内膜样腺癌

1. 子宫内膜样腺癌 组织学上与原发于子宫体的宫内膜腺癌极相似，后者的所有类型均可发生。占卵巢恶性肿瘤的16%～31%。

（1）病理形态：55%～60%为单侧，囊实性或大部分实性，有时伴有巧克力囊肿。外形光滑或结节状，或有表面乳头生长。大小不等，直径2～35cm；切面灰白色，脆，往往有大片出血。其乳头形态常短而宽，很少反复分支，可被覆单层或少数几层增生上皮（图6-19-11）。镜下有时可找到鳞化组织，个别情况酷似鳞癌，单纯卵巢鳞癌极少见。有时也能找到砂粒体。

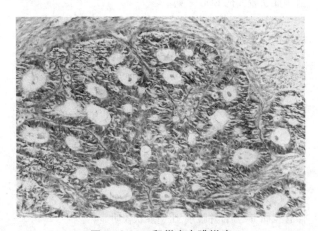

图6-19-11 卵巢宫内膜样癌

卵巢宫内膜样癌根据腺体形态排列结构及细胞分化程度，肿瘤可分成三级：

1）高分化（Ⅰ级）：分化较好，以腺体结构为主，有少量核分裂象。

2）中分化（Ⅱ级）：实性部分约占1/2，腺体形态不规则，有大量小腺体彼此相连，核分裂象明显。

3）低分化（Ⅲ级）：腺体结构已很少见，肿瘤细胞大量增生破坏了腺腔，形成弥漫一片，核分裂象增多。

卵巢宫内膜样癌与子宫内膜腺癌的关系：诊断原发性卵巢宫内膜样癌，必须排除来自子宫内膜腺癌的转移，因为子宫内膜腺癌发病率高，常有转移。约有5%～29%二者可同时发生，鉴别诊断两者均为原发的标准。1987年Scully提出以下几点：①两处肿瘤无直接联系；②肿瘤主要在卵巢和子宫内膜；③卵巢肿瘤局限于卵巢中心部分，子宫内膜腺癌病灶小于2cm；④无子宫肌层浸润或仅有轻度浅肌层浸润；⑤无淋巴管和血管浸润；⑥子宫内膜同时有非典型增生；⑦卵巢内有子宫内膜异位病灶。

近年来，对卵巢透明细胞癌及子宫内膜样癌的研究已有证据证实两者均与子宫内膜异位症有关。有研究显示，大约46%透明细胞癌及30%的内膜样癌有 *ARID1A* 基因的突变，导致其编码的BAF250a失表达，而BAF250a参与染色质重组,调节细胞周期、分化、增生、DNA 修复及肿瘤抑制,相同发现也见于邻近的不典型增生的子宫内膜异位症,这些分子生物学的证据进一步证实两者与子宫内膜异位症的关系。分子生物学研究也提示异位的内膜其分子异常与正常内膜不同,主要是一些癌基因的激活。这些分子学改变导致这些内膜可以种植、生存并侵袭卵巢和盆膜组织,由此可能导致子宫内膜异位囊肿和盆腔子宫内膜异位病灶进展至低级别的子宫内膜样和透明细胞癌。

此外,在超过 30% 的内膜样癌中发现有调节细胞增生的 Wnt 通路中重要的基因——CTNNBI(β-catenin)的突变,而同样的突变却很少发现在其他类型中的卵巢癌当中。PTEN 基因突变见于 15% 的内膜样癌,也很少在其他亚型中发现。

(2)临床表现:腹部及盆腔肿块、腹胀及腹痛,约 10%~15% 的患者伴有腹水。不规则阴道出血或绝经后出血等症状较其他 EOC 多见。

(3)治疗:根据临床分期、病理分级等决定手术及辅助化疗。预后较浆液性或黏液性癌好。

2. 卵巢中胚叶混合瘤(mesodermal mixed tumorus) 即恶性混合米勒肉瘤(müllerian malignant mixed tumor)。

(1)病理:可分为同源性(homologous)及异源性(heterologous),同源性中以癌肉瘤(carcinosarcoma)为主,瘤实性中等大小,表面不规则,呈分叶或结节状,镜下可见腺癌和肉瘤成分。异源性为中胚叶混合瘤(mesodermal mixed tumor),肿瘤内有腺癌和从中胚叶衍化而来的各种成分,如软骨、横纹肌、骨等各种组织。

(2)临床表现:好发于绝经后妇女,肿物生长迅速,常伴有腹痛,17% 合并腹水,压迫症状较明显。

(3)治疗:应尽快手术,包括切除全子宫及双附件,是否切除淋巴结尚无定论,但根据肿瘤分期及 EOC 的治疗原则进行仍是大多数人的主张。术后辅以化疗或放疗,预后差。

3. 卵巢宫内膜样间质肉瘤(endometrioid stromal sarcoma)

(1)病理:肿瘤大小不等,圆或不规则形。切面以实性为主,也可有囊性,常伴有出血、坏死。由圆形或卵圆形细胞组成,肿瘤细胞围绕厚壁的小血管,呈漩涡状排列。

(2)临床表现:卵巢间质肉瘤(stroma sarcoma)较少见。发病年龄 10~70 岁不等,平均 54 岁。症状多为腹部肿物或腹痛。由于与邻近器官或组织粘连甚至侵犯,可引起胃肠道或泌尿系症状,偶有不规则子宫出血。

(3)治疗:全子宫及双附件切除,根据情况考虑淋巴结摘除,低度恶性者可选用孕激素类药物作为辅助治疗,高度恶性者辅以化疗或放疗。

(王悦 魏丽惠)

四、透明细胞肿瘤

过去曾认为透明细胞肿瘤(clear cell tumor)来自中肾管,现已明确透明细胞肿瘤来自米勒管上皮。组织学上透明细胞肿瘤也见于阴道、子宫颈、子宫内膜和阔韧带。有不少作者报道年轻妇女下生殖道尤其是阴道透明细胞癌,与

母亲妊娠期间服用雌激素有关。从理论上讲,卵巢透明细胞肿瘤也可分为良性、交界性和恶性。

(一)良性

由透明细胞和鞋钉细胞(hobnail cell)镶衬于纤维瘤样组织组成,极少见,手术切除预后较好。

(二)交界性

也比较少见。肿瘤大小不等,呈分叶状,实性或实性伴小囊形成。已诊断的为数不多的交界性透明细胞肿瘤多为腺纤维瘤(adenofibroma),其他有透明细胞腺瘤(clear cell adenoma)和囊性腺纤维瘤(cystadenofibroma)。瘤细胞巢的上皮由 1~3 层多角形细胞或鞋钉状细胞组成,非典型细胞可见,核分裂象每 10 个高倍野不多于 3 个,间质无浸润。手术切除预后好。

(三)恶性

卵巢恶性透明细胞肿瘤即透明细胞癌,是一种较常见的临床和分子生物学表现不同于其他类型的一种特殊类型的卵巢上皮性恶性肿瘤,占卵巢上皮性癌的 5%~11%,也有报道达 15%~25%。其发生率有明显的地理及种族的差异,北美及欧洲的发生率低于日本,在美国的亚裔妇女约是白人的 2 倍。日本妇科委员会的资料还显示卵巢透明细胞癌的发生率有上升趋势。

【病理】 卵巢透明细胞癌大体多为囊实性,大小不等,大者可达 20~30cm,多为单侧,双侧可达 24%。切面呈鱼肉状或淡黄色,常伴有出血坏死,仔细检查常可发现子宫内膜异位病灶。镜下可见透明细胞、靴钉样细胞及嗜酸细胞,细胞异型性明显,可见核分裂象,较交界性多,排列成实性片状、条索、腺管乳头状(图 6-19-12)。30% 的肿瘤有钙盐沉着。卵巢透明细胞癌常与其型的卵巢上皮癌混合存在,如子宫内膜样腺癌或浆液性囊腺癌。

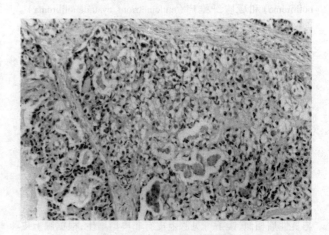

图 6-19-12 卵巢透明细胞癌

【临床表现】 平均发病年龄 48~58 岁,但以 45 岁以上为多,几乎所有的病例都大于 25 岁。其平均年龄为 55 岁,较浆液性癌患者的平均年龄 64 岁年轻。轻常因腹部肿物、腹胀而就诊,半数患者有不育史、月经紊乱或绝经后出血。易合并血栓性疾病,有报道 40% 的透明细胞癌患者出现合并血栓性疾病,其发生率为其他卵巢癌的 2 倍。10% 左右合并高血钙症,其典型症状为食欲减退、肌无力、多尿、

烦渴等。手术切除肿瘤后高血钙往往于36小时内迅速恢复正常,若肿瘤复发,血钙又复升。透明细胞癌与子宫内膜异位症的关系密切,合并盆腔子宫内膜异位症可高达25%~50%,高于其他所有卵巢癌包括卵巢宫内膜样癌。与子宫内膜异位症有关的透明细胞癌易发生在年轻的卵巢癌患者,其年龄较高级别的浆液性癌小5~6岁。有人认为非典型子宫内膜异位症可能是卵巢癌的癌前病变。卵巢透明细胞癌常因肿物较大,诊断时以早期居多,诊断时57%~81%为Ⅰ~Ⅱ期,这一点也不同于其他卵巢上皮性癌。

【治疗】 根据手术分期决定手术范围,术后辅以化疗。对手术分期确定为Ⅰa期者可不继续辅助化疗,对有生育要求者可考虑保留生育功能,但应慎重。患者常合并子宫内膜异位症,会增加手术难度,但因其对一线化疗的反应率较低,以及对一线化疗反应差者对二线化疗也常耐药,因此手术治疗尤显重要,应尽可能切除肿瘤。化疗方案除紫杉醇和铂类联合化疗外,有采用伊立替康(irinotecan,CPT-11)联合铂类或丝裂霉素化疗的报道,其疗效有待进一步观察。对Ⅰc及Ⅱ期患者,有采用盆腔外照射联合铂类为基础的化疗,取得了较好的效果。尽管诊断时以早期居多,但复发率却较其他上皮性癌高。预后较浆液性癌差,合并子宫内膜异位症者其预后优于不合并子宫内膜异位症者。

五、移行细胞瘤

移行细胞瘤(transitional cell tumors)又称勃伦纳瘤(Brenner tumor),约占所有卵巢肿瘤的2%,几乎99%为良性。1898年McNaughton-Jones首先报道了这种肿瘤,1917年Brenner报道了3例,以后WHO沿用Brenner瘤这一名称。1992年Scully补充WHO的分类,归类于移行细胞瘤中。这种肿瘤的上皮像泌尿道的正常移行上皮或膀胱移行上皮乳头状癌的上皮,被认为来源于卵巢的表层上皮,分为良性、交界性及恶性勃伦纳瘤及恶性移行细胞瘤。恶性勃伦纳瘤与恶性移行细胞瘤的区别在于肿瘤内是否伴有良性Brenner瘤成分,由良性Brenner瘤转化为癌者,即肿瘤中同时存在良性和恶性Brenner瘤成分者称为恶性Brenner瘤(malignant Brenner tumor,MBT)。由卵巢表面上皮直接发生的恶性移行细胞肿瘤称为卵巢原发性移行细胞癌(transitional cell carcinoma,TCC),移行细胞癌中不伴有良性成分。另外移行细胞癌比恶性Brenner瘤具有更强的侵袭性。

(一) 良性Brenner瘤

【病理】 绝大多数为单侧,仅约6.5%为双侧,体积多在0.5~2cm³之间,因体积小常被偶然发现,少数可超过10cm,达30cm,偶有重达8~9kg者。多为实性,质硬韧,切面有砂粒感,灰白或浅黄色,编织样结构。有时有小囊腔,偶有较大者或多囊。镜下Brenner瘤由上皮细胞巢和纤维间质组织构成。上皮巢周围由明显的基底膜围绕。巢内细胞为圆形或多角形,细胞界限清楚,胞浆透明富含糖原。核圆形或卵圆形,有纵行核沟。Brenner瘤细胞巢中心常可见大小不等的囊腔,腔内壁被以扁平、立方或柱状上皮。有时柱状上皮可分泌黏液。纤维组织可显示灶性黄素化或呈泡

膜细胞瘤样反应。常有玻璃样变和钙化。约15%~30%的双侧卵巢同时伴有另外一种肿瘤,最常见的为黏液性或浆液性囊腺瘤,其次为成熟性畸胎瘤。23%的患者合并其他妇科恶性肿瘤,或其他部位恶性肿瘤。36%的CEA免疫组化阳性。

【临床表现】 发病年龄6~81岁,57%在50岁以下。大多数无症状,约半数在其他肿瘤诊断或手术时发现。患者很少出现Meigs综合征(参考本章第四节卵巢纤维瘤有关部分)。15%合并有子宫内膜增生及个别子宫内膜癌而出现不规则阴道出血,但无证据产生雌激素。

【治疗】 患侧附件切除,预后较好,但需注意检查对侧卵巢有无其他病变。

(二) 交界性Brenner瘤

【病理】 大多数单侧发生,肿瘤直径一般在8~10cm,有的达28~32cm。切面有囊实性内容,常有较大囊腔,单房或多房,囊腔内含有透明液体或稀薄黏液,有些病例囊腔内衬光滑,但有些囊腔内有天鹅绒样柔软、易碎的乳头状组织或息肉样肿块突入囊腔。

镜检:可见分支的纤维血管乳头表面被覆移行细胞上皮,往往突入囊腔中。结构较良性复杂。细胞增生活跃,并可呈轻到重度异型及核的多形性,分裂象变异较大,但分裂活跃,无间质浸润,常有局灶性坏死。

【临床表现】 比较少见,占卵巢全部移行细胞肿瘤的4%~7%。年龄约在30~87岁,平均45~50岁,一般认为交界性者发病年龄较良性者大10岁。多数患者因腹部肿块或腹部疼痛而就医,可有阴道出血、腹部增大,偶见Meigs综合征。

【治疗】 根据患者的年龄和对生育的要求,可采取单侧附近切除或全子宫及双附件切除术。交界性Brenner瘤很少复发,预后较好。尚未见Brenner交界性瘤无间质浸润者发生转移或致患者死亡的报道。

(三) 恶性Brenner瘤

【病理】 单侧或双侧发生,体积较大,平均直径14cm。切面实性,灰白色,大多伴有大小不等的囊腔,囊内充盈透明黏液性或血性液体,大囊内可见短粗乳头,瘤组织内有出血、坏死。瘤细胞呈梭形或多边形,构成分支梁状或团块状癌巢,类似宫颈未角化性鳞状细胞癌。囊壁癌细胞向腔内突起,形成短粗乳头。不少肿瘤伴有浆液性癌或宫内膜样癌,偶见过渡形态。肿瘤内伴有良性Brenner瘤成分。

【临床表现】 患者年龄34~87岁不等,多见于中老年妇女。常见症状为阴道出血、腹胀、腹痛等,偶有腹水。

【治疗】 按卵巢恶性肿瘤的分期决定手术范围,术后辅以化疗。

(四) 移性细胞癌

1987年Austin首先报道,1988年Young提出为原发癌,病理形态及生物学行为不同于恶性Brenner瘤,来源于卵巢表面上皮。卵巢移性细胞癌的发生率较低,据统计占卵巢上皮性恶性肿瘤的9.4%。其中单纯性移性细胞癌占卵巢上皮性恶性肿瘤的1.0%。其他为卵巢癌伴部分移行性细胞癌。孙海燕等报道卵巢移性细胞癌占同期卵巢上皮性恶性肿瘤的3.7%(14/380)。

【病理】 肿瘤大小 5～27cm 不等,一般为以实性为主的囊实性肿块。41% 为双侧,切面有微小囊腔,囊内壁粗糙不规则,囊液淡黄色,偶呈血性。实性区域为灰黄色或灰白色,可见出血、坏死。镜下可见突向囊腔的粗大乳头被覆多层移行上皮,酷似典型的膀胱移行细胞癌,乳头中间有明显的纤维脉管轴心。细胞多边形,局部可见梭形细胞,细胞间有腔隙结构。大部分肿瘤为中低分化,近半数伴有灶状鳞状上皮分化或腺腔结构。

【临床表现】 患者年龄 30～78 岁不等,多见于中老年妇女,50～60 岁为高发年龄,平均年龄 58 岁。临床表现与常见的卵巢癌一样,早期多无症状,中晚期可表现为腹胀、腹水及腹部包块等,因肿瘤常与周围脏器粘连,活动差,患者常有腹痛。部分患者有不规则阴道出血。其恶性程度高,较早即可发生卵巢外扩散及转移,一般发现时已为晚期。血清 CA 125 检测均有不同程度升高。

【治疗】 按肿瘤分期决定手术范围,术后按卵巢上皮癌方案辅以化疗。该瘤对化疗较敏感,对放疗不敏感,预后较恶性 Brenner 瘤差。

六、混合性上皮肿瘤

混合性上皮肿瘤(mixed epithelial tumors)是指在上皮肿瘤中有两种或两种以上的上皮成分,若次要的上皮成分不足 10%,则仍按占优势的肿瘤命名。此种肿瘤较少见,一般分别占良性及交界性上皮肿瘤的 2%～3%,占恶性上皮性肿瘤的 1%～2%。

混合性上皮肿瘤也可分为良性、交界性和恶性。良性混合性上皮肿瘤以浆液/黏液及黏液/勃伦那瘤混合最多。交界性混合性上皮肿瘤以浆液、黏液及(或)宫内膜样上皮成分居多。恶性混合性上皮肿瘤则以浆液、宫内膜样及(或)透明细胞混合居多。图 6-19-13 显示浆液性腺癌与黏液性腺癌同时存在,这种情况也较常见。

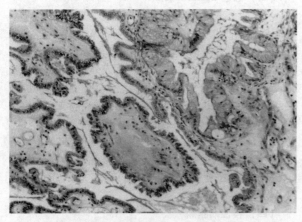

图 6-19-13 卵巢混合性上皮癌
浆液性腺癌与黏液性腺癌同时存在

七、未分化癌

由于癌组织分化太低,以致无法确定究竟属于何种上皮起源的恶性肿瘤,故命名为未分化癌(undifferentiated carcinoma)。组织来源虽无法肯定,但和卵巢上皮性癌之间常有移行,故仍分类于上皮性肿瘤之中。半数以上为双侧卵巢受累,多为实性,确诊时 75% 已扩散至卵巢外。镜下见以大、小或大小悬殊的癌细胞为主,间变显著,常有瘤巨细胞及核分裂象,很难分出是哪一种类型的肿瘤细胞。间质成分缺乏特殊性,纤维组织极少,常有严重坏死或白细胞浸润。免疫组化有助于诊断,如 CA125 或 CEA 等,但也可能都是阴性。未分化癌的恶性程度高,预后极差,5 年生存率仅 15% 或更低。

八、未分类的上皮性肿瘤

未分类的(unclassified)上皮性肿瘤形态介于两种或多种特殊类型之间,区分其性质很困难,免疫组化可协助证明其来源于表面上皮,如 CA125 或 CEA 等。

(温宏武)

九、卵巢上皮癌的治疗

目前,卵巢癌的治疗方法仍以手术为主、化疗为辅。放疗在极晚期姑息性治疗中具有一定地位。生物治疗正在成为重要的辅助治疗方法之一。

(一) 手术治疗

在卵巢癌的治疗中手术常为首选,也是最重要的治疗方法。特别是初次手术治疗的质量具有举足轻重的地位。早期卵巢癌的手术范围现已基本倾向一致,但晚期卵巢癌没有明确的术式,卵巢癌细胞减灭术的手术范围可因患者的不同情况而异,程序亦常需由易至难,常常还要在术前和术后配合化疗,因而具有相当的复杂性和多样性。

1. 早期卵巢癌的手术治疗 对早期卵巢癌的治疗意见较为一致。手术是最重要的治疗手段,主要包括两种术式。

(1) 全面的开腹分期手术:适用于无生育要求的 I、II 期卵巢癌。标准的术式包括全子宫和双附件切除术、大网膜大部切除术、盆腔和腹主动脉旁淋巴清扫术、阑尾切除术。手术中应注意:①应有足够大的腹部纵切口,一般应达脐上 4cm 以上,手术切口太小常难以彻底分期,而不充分的分期可导致术后治疗不当和预后不良。②探查前留取腹水或腹腔冲洗液,以便行腹腔细胞学检查。③全面探查及活检(可疑的病灶、粘连、大网膜、肠系膜和子宫直肠陷窝、两侧结肠沟、肝、膈、脾、胃肠道表面浆膜及盆、腹腔壁腹膜)。④探查和切除卵巢肿物时应注意尽量避免肿物破裂。⑤与肿物的粘连分解后可疑的粘连断端应送病理检查。⑥淋巴清扫应尽量彻底,不要以淋巴活检代替淋巴清扫,研究发现临床 I 期的淋巴结转移率高达 24%,一项全美合作研究发现 28% 原来认为是临床 I 期的患者经彻底的分期手术后分期升高;关于腹主动脉旁淋巴结切除术,NCCN 指南强调,最少应至肠系膜下动脉水平,最好达到肾血管水平。⑦上皮性癌应常规切除阑尾,阑尾转移率高达 19.8%。实际上对卵巢癌来说,越是早期越应彻底已是公认的原则。

此手术尚有两种变异:①开腹再分期手术:近期初次手术后的早期患者,由于各种原因(如急诊手术、在基层医院手术等)无精确手术分期,且尚未开始化疗,再次手术以完成精确分期。该手术有利于准确判断和改善预后，并有利于确定恰当的治疗方案。②腹腔镜手术分期：早期卵巢癌的全面分期手术也可以在腹腔镜下完成。但必须具备2个最基本的条件：一是肿瘤可以完整取出，避免取出时破裂，造成盆腹腔内的播散；二是术者应具备较熟练的腹腔镜下腹主动脉旁淋巴清扫术的技术。现在通常认为Ⅰa期高、中分化者不必化疗，而Ⅰc期和晚期卵巢癌必须化疗；GOG157随机临床研究的成果曾提示：如果Ⅰ期卵巢癌复发，其预后与晚期卵巢癌一样差。如果因为应用了微创的腹腔镜，而造成人为的分期提高（由Ⅰa期变为Ⅰc期），或分期不全面，使已有淋巴结转移的Ⅲc期卵巢癌误认为是早期，均可导致治疗不当，给患者留下巨大的隐患，是不能接受的。Childers等报道44例用腹腔镜手术治疗的卵巢癌患者，对其中14例术前推测为Ⅰ者进行手术分期。无严重并发症，平均住院1.6天。在用腹腔镜手术分期的14例患者中，发现8例（57%）有转移病灶，3例伴腹主动脉旁淋巴结阳性。同一组作者还发现在104例腹腔镜手术的恶性肿瘤中仅有1例发生腹壁转移，其中80%是因卵巢癌而行手术治疗。但另一项回顾性分析复习了一组在初次大块肿瘤切除术之前做过腹腔镜的患者，发现7/43在腹腔镜穿刺部位之一有腹壁转移。分析这些资料确实显示腹壁转移对患者的生存具有负面影响，但经校正后统计学上无显著性差异。现已证实对大体属于早期的卵巢癌患者施行腹腔镜手术分期是可行的，但要确切地说早期卵巢癌腹腔镜手术分期具有优越性，仍有待于大样本研究考察这些患者的无病生存期和总的生存率。腹腔镜不适合用于有广泛转移或大量腹水的患者。

（2）卵巢癌的保守性手术（conservative surgery）：又称保留生育功能的手术，即保留子宫和对侧附件，其余手术范围同分期手术。对上皮性卵巢癌应严格、慎重地选择患者，其原则是：①患者年轻，有生育要求；②Ⅰa期G1；③对侧卵巢外观正常，活检阴性；④腹腔细胞学检查阴性；⑤高危区，如子宫直肠陷窝、大网膜、肠系膜、结肠侧沟、横膈和腹膜后淋巴结等，探查活检均阴性；⑥可按要求随访。其中对保留的卵巢只要外观有任何异常，均应进行剖视，必要时需要进行活检和冷冻病理检查。外观完全正常的不必剖视。此术式亦适合于需要生育的Ⅰa期性索间质肿瘤和各期恶性生殖细胞肿瘤。生育完成后可根据情况行二次手术切除子宫及对侧附件。对于保留生育能力的患者，腹腔镜手术具有损伤小、恢复快的优点，能否成为这些患者的不错的选择亦值得进一步研究。目前认为Ⅰa G1期卵巢癌患者进行保守性手术是安全可行的，对于分期>Ⅰa期，分级2~3级，或是透明细胞癌，虽有报道在经历保守性手术后给予铂类为基础的联合化疗可能进行补救，但由于缺乏大宗病例研究及长期的随访结果，能否切实可行值得商榷。

2. 晚期和复发性卵巢癌的手术治疗 治疗原则上仍是首选手术，辅以化疗、放疗和生物治疗。对晚期卵巢癌来说，已无确切的术式可言。应注意将一般原则与个体化原则相结合。

（1）初次肿瘤细胞减灭术（primary cytoreductive surgery）：化疗开始前，初次剖腹手术时，为减少肿瘤负荷，同时明确肿瘤诊断和分期而进行的手术。原则是尽最大努力切除原发灶及一切转移瘤。若残余癌灶直径<1cm，称为满意的肿瘤细胞减灭术（optimal cytoreductive surgery），残余癌灶直径>1cm，称为不满意的肿瘤细胞减灭术（suboptimal cytoreductive surgery）。多数临床试验证实肿瘤细胞减灭术能明确肿瘤诊断和分期，减缩癌瘤，增加化疗敏感性，改善营养状态及生活质量，提高五年生存率，是卵巢癌的基本治疗手段。

初次肿瘤细胞减灭术的手术范围：手术范围取决于是否可做到残余癌灶<1cm。在2011年版NCCN中更是强调，虽然标准定为<1cm，但应尽可能达到无肉眼残留癌灶。为了达到这一目标，除过去常在初次肿瘤细胞减灭术同时进行的肠切除、部分膀胱切除、输尿管部分切除+吻合术等手术外，甚至可以考虑行根治性盆腔脏器切除术以及涉及上腹部的手术，如横膈肿瘤的剥除术、脾切除术、肝脏部分切除术、胆囊切除术、胃部分切除术等。2011年版NCCN指南又加上了胰体尾切除术，集中体现了对上腹部手术尺度的放宽和重视。如无法做到满意的肿瘤细胞减灭术，则以是否有利于减瘤，同时又可最大限度地减少创伤、有利于术后恢复、尽早开始化疗为原则。残余癌灶和未切除的子宫、淋巴结等器官，可考虑在化疗后施行中间性肿瘤细胞减灭术。

总之第一次手术的原则是应尽量切除肿瘤病灶，明确肿瘤分期，然后根据不同分期、病理以及细胞分化等决定应用何种辅助治疗。有些晚期病例初次手术不能切净，而化疗后可进行二次手术切除残存肿瘤；也有初次手术难以进行的病例，经数次全身化疗后肿瘤能做到比较彻底地切除，以后再进行化疗。

（2）二次肿瘤细胞减灭术（secondary cytoreductive surgery）：泛指所有为再次减少肿瘤负荷而进行的二次手术。常常用于首次治疗后达到临床完全缓解又复发的患者。目前尚无临床随机对照试验证实手术治疗复发性卵巢癌的效果；二次手术并不改善化疗期间肿瘤进展和处于稳定状态患者的生存；确有部分患者二次手术后生存期延长，这部分患者绝大多数是经过初次手术和辅助化疗缓解达1年以上者。因为这些患者常为孤立病灶，或即使病灶多发但也可做到基本无肉眼残留。而实际上能否在二次手术中使残余灶缩减到0.5cm以下，是显著影响患者生存的唯一因素。一般认为复发性卵巢癌的二次手术死亡率与初次手术相同；手术时间、输血量及住院时间尚合理；术后病率24%~63%，术后肠梗阻和发热是最常见的并发症，但通常不到危及生命的程度；术后发病率常与肿物未切净相关，提示大量切除肿瘤不增加手术并发症的危险；患者如挑选合适、可以耐受手术，则二次手术与初次手术的术后并发症在发生率和性质上相似。Landoni等曾报道，38例复发性卵巢癌患者，经二线化疗后实行拯救性二次手术。100%的大块肿瘤得以切净，平均追踪48个月，平均存活29个月，无瘤生存达39%。这一结果提示对此值得进行进一步的研究。

二次肿瘤细胞减灭术应注意：①对初次辅助化疗效果不满意或短期完全缓解（CR）后又复发的患者，无论是否继续治疗，预后均差；②化疗中肿瘤进展或稳定，二次手术不延长生存;③对这类患者可单药化疗,或姑息性放疗,或仅用支持疗法,特别对一般情况较差者;④CR>1年者可考虑二次手术,如可切净,则可延长生存;⑤复发后对铂类敏感者,似对铂化疗与手术+化疗的生存相似;⑥仔细筛选合适的患者十分重要。

筛选患者应考虑下列因素:①初次手术时残余癌的大小;②既往化疗情况;③临床缓解至复发的时间间隔;④肿瘤复发部位;⑤肿瘤组织学分级;⑥术后有无敏感化疗药物可继续化疗;⑦全身一般情况及复发所致症状对患者的影响。

(3)中间性肿瘤细胞减灭术(interval cytoreductive surgery):由于很多晚期卵巢癌患者就诊时已发生多处盆腹腔组织脏器的种植转移或肝、肺等远处转移,使得手术难以进行。人们意图寻找到更合适个体化治疗晚期卵巢癌的方法,以提高减灭手术的成功率,延长患者的生存时间,同时更好的提高患者的生活质量。20世纪70年代,新辅助化疗和间歇性肿瘤细胞减灭术应运而生,但在很长一段时间内二者的概念常混用。目前"新辅助化疗"的概念逐步统一并明确,但对"间歇性肿瘤细胞减灭术"仍无统一的定义。

2011年版NCCN指南中,初次治疗原则中指出,对不适合接受手术的Ⅲ~Ⅳ期患者,经细针穿刺活检或腹水细胞学诊断后,可以先进行"新辅助化疗"随后进行"初次间歇性肿瘤细胞减灭术"。对初次手术不彻底的Ⅱ~Ⅳ期患者,如果评估有无法切除的残存病灶,可以化疗3~6个疗程后进行彻底的肿瘤细胞减灭术。可以看出,指南明确了"新辅助化疗"的概念,但并没有明确初次"不彻底手术"的范围,造成"间歇性肿瘤细胞减灭术"指征的不规范。我们认为,对经过"基本术式"即切除至少双侧附件及全部或部分大网膜后,再进行3个疗程化疗后进行的手术,称为"间歇性肿瘤细胞减灭术"。这种提法的优点是,既明确了诊断,还去除了体内最大体积的病灶为化疗奠定了基础,这与指南中可以存留附件、大网膜等"不彻底手术"不可同日而语。

间歇性肿瘤细胞减灭术或新辅助化疗,其临床意义主要有:①缩小初次肿瘤细胞减灭术后的残余病灶的体积,松动肿瘤与正常组织的粘连,增加达到满意减灭的可能性;②新辅助化疗(NACT)和间歇性肿瘤细胞减压术(IDS)或许能够降低手术相关并发症。我们可将其看做是采用手术和化疗联合治疗晚期EOC的序贯疗法。这两种方法的提出,给无法耐受直接手术或预计无法进行初次满意减灭术的晚期卵巢癌提供新的治疗选择,受到了越来越多的妇科肿瘤医师的关注。

1995年Burg等在278名患者中对中间性肿瘤细胞减灭术进行了前瞻性随机对照临床试验,其中140名患者在接受了3个疗程的环磷酰胺和顺铂后进行手术治疗。与138名未进行手术的患者相比,手术组的疾病无进展期和总生存期比非手术组明显延长(P=0.01)。经多元分析,手术是独立的预后因素(P=0.012)。因此,他们认为中间性肿瘤细胞减灭术能提高晚期上皮性卵巢癌患者的生存率,延长患者的生存时间。北京大学人民医院亦在一项回顾性分析研究中证实,中间性肿瘤细胞减灭术可延长原本无法直接手术的晚期患者的生存期。

作为一种手术方式,首先需要规范患者的指征,继而研究该术式对患者生存的价值。我们根据自己的经验,提出"间歇性肿瘤细胞减灭术"的手术指征如下:①残留病灶>1cm或更大,能通过再次手术达到无肉眼残留;②3个疗程化疗后,肿瘤标记物或常规影像学检查(X线、CT、MRI、B超)至少有一项异常;③对于常规影像学检查提示可见病灶的患者,最好经核素显像(PET-CT)或增强CT扫描明确病灶确实存在;④患者身体状态PS评分≤2分;⑤年龄<65岁;⑥无严重合并症;⑦距末次化疗至少1个月,已从化疗不良反应恢复;⑧IDS后能完成至少6个疗程规范化疗。以上提出的指征是否完全恰当,还需要大规模多中心的前瞻性研究来评判。

(4)二次探查术(second look laparotomy,SLL):1940年Owen Wangenstein首先对直肠癌患者提出二次手术探查,以明确已经手术完全切除肿瘤的患者是否有早期复发,以及时再切除。在卵巢癌来说,指满意的肿瘤细胞减灭术后经过至少6个疗程的化疗,通过妇科检查、影像学辅助检查和实验室检测无肿瘤复发迹象,临床达到完全缓解,再次施行的剖腹探查术。目的是了解盆、腹腔有无复发;是否可停止化疗或再行少数几个疗程作为巩固化疗;是否应更换化疗方案,或改用其他治疗方法等。从而指导治疗,减少不必要的过度治疗。二探术有20%~50%的假阴性率,阴性中约50%今后仍将复发。二探术本身并不能改善有残余癌患者的生存率,但可发现残存癌并尽量切除,如初次手术未做时,又可争取补加膜后淋巴清扫。至于化疗几个疗程后进行二探术,各家报道也有出入,一般认为至少应在6个完整的疗程之后,也有主张6~12个疗程不等,需以第一次手术治疗情况而定。在没有其他更好的方法时,二探术不失为治疗后明确盆腹腔内有无肿瘤的一个有效方法。交界性肿瘤、早期卵巢癌、恶性生殖细胞肿瘤和性索间质肿瘤可不考虑二探。随着临床肿瘤监测、随访技术和方法的进步,二探术有可能最终失去过去所具有的重要意义,或有可能赋予其新的含义,目前在许多大的妇科肿瘤中心二探术已不再是常规手术。

3. 辅助手术技术

(1)氩气束凝固术(argon beam coagulation,ABC):又称为氩气刀。1987年由美国Bard公司推出。它在电能输出的同时,与电极同轴的喷嘴喷出一束直径约2mm的氩气束,当电极距组织1cm以下时,电极与组织间的电压可将氩气束电离成蓝色,电离的氩气束传递高频电能,在组织表面形成直径4~5mm的接触面,可在组织表面像喷漆一样反复喷扫,形成一层均匀的褐色结痂,起到止血(最大凝固直径3mm血管)和减灭手术刀不易切除的片状或粟粒样肿瘤的作用。与普通电凝相比,ABC具有如下优点:氩气温度低,可在电凝的同时冷却组织,避免电凝点温度过高(<110℃,普通电凝可达270℃)。对周围组织热损伤小,术后愈合快;以电离的氩气束代替击穿空气形成的少量电弧,能量分布均匀,可用于肠道、膀胱等空腔脏器;与电极同轴的氩气束可吹走需电凝部位的血液和碎痂,使手术野清晰、作用迅速;由于通过电离的氩气束来传递电能,不接触组织,电极上不会形成结痂,方便使用;氩气是惰性气体,替代

与组织接触部位的空气,减少组织氧化燃烧,不会产生烟和焦煳味;当 ABC 与电凝部位距离>1cm 时自动停止,对手术人员和患者均安全。ABC 的止血和减瘤作用相辅相成,应成为卵巢癌肿瘤细胞减灭术的重要辅助技术。

(2)放射免疫导向手术(radioimmunoguided surgery,RIGS):即将放射性核素标记的抗卵巢癌单克隆抗体注入体内,该抗体在体内与肿瘤抗原结合,在肿瘤部位形成特异性放射性浓聚,此时采用手持式放射性探测仪进行探测,判定肿瘤存在与否及其浸润范围和转移灶,可帮助术者进行手术分期并指导手术切除,使手术做到有的放矢。美国 7 家中心医院采用 RIGS 协助肿瘤切除手术,回顾性研究发现 RIGS 手术患者的生存率及生存质量较同期未行 RIGS 的手术患者明显提高,表明 RIGS 有利于改善肿瘤患者的生存率和生存质量。值得进一步研究。本中心已成功地用 ^{131}I-COC183-B2 单克隆抗体对 48 例患者进行显像,敏感性 94.7%,特异性 89.7%。Ⅲ期卵巢癌显像组 3 年生存率 63.5%,对照组 25.0%。目前抗体的开发工作仍在进行。

(崔恒 祝洪澜)

(二)化疗

1. 卵巢癌化疗方案的变迁 近 30 年来,卵巢癌化疗方案发生了多次重大的变化,对这些变化的了解将有助于对卵巢癌化疗方案的选择。这些变化包括:①1970 年:单药顺铂(cisplatin)开始用于临床。②1982 年:开始应用 PAC 方案,随后美国妇科肿瘤学组(GOG)的第 47 号研究奠定了以铂类为主的联合化疗在临床治疗卵巢癌中的地位。③1989~1990 年:GOG52 号研究经 800 多例卵巢癌化疗证实,PC 方案的心脏毒性低于 PAC 方案,PC 方案作为卵巢癌化疗的首选。④1990 年初:紫杉醇(taxol)问世。⑤1990~1996 年:GOG111 和欧洲及加拿大的联合研究 OV10 同时发现,紫杉醇和顺铂(TP)方案在反应率、临床完全缓解率、二探阴性率、平均无进展期和总生存期等方面均优于 PC 方案,追踪 60 个月后,TP 方案降低进展危险率 28%,降低死亡率 34%,奠定了 TP 方案作为首选的基础。⑥1996 年:紫杉醇周疗开始用于临床。⑦1997 年以来:新药不断被报道和批准上市,如拓扑替康(topotecan,TPT)、多西他塞(taxotere)、吉西他滨(gemcitabine)、脂质体阿霉素(pegylated liposomal doxorubicin,PLD)、长春瑞滨(vinorelbine,VNR)、奥沙利铂(oxaliplatin,L-OHP)等。⑧1999 年:GOG158 证实紫杉醇与卡铂联合化疗的毒副作用较紫杉醇与顺铂联合应用轻,二者的疗效无显著区别。⑨2001~2002 年:经过长达 6.5 年的观察,TP 方案的远期疗效仍优于 CP 方案。

卵巢癌的药物治疗已取得了多方面的进展。新的敏感药物的问世,使我们在卵巢癌的治疗中具有多种选择。但如何利用这些药物设计出抗肿瘤活性最佳而毒性及耐药性最小的联合化疗方案,从而在最大限度地降低价/效比的基础上,提高卵巢癌患者的生存率和生活质量,仍是我们今后需要深入研究的重点。

2. 卵巢癌的一线化疗 目前,卵巢癌的一线辅助化疗可选择静脉化疗或腹腔化疗。腹腔化疗建议应用于完成满意肿瘤细胞减灭术(残留肿瘤<1cm)的 Ⅱ、Ⅲ 期卵巢癌患者,因为 GOG172 试验证实,在卵巢癌Ⅲ期患者中使用腹腔化疗与常规标准化疗相比,可以延长患者 16 个月的生存期(65.6 vs. 49.7 个月 P=0.03)。而对于不适合腹腔化疗的患者(例如一般情况较差、Ⅳ期、年龄较大有内科病无法耐受等),可以选择常规静脉 TP 方案化疗。此外,也可根据患者的具体情况选用多西他赛+卡铂或紫杉醇+顺铂的方案,多西他赛+卡铂方案可用于有高危神经性疾病的患者(例如糖尿病)。应当鼓励所有的卵巢癌患者在诊疗过程中随时加入各种临床试验。用药前必须确保患者的一般情况和全身脏器功能可以耐受化疗,化疗时必须密切观察患者情况,及时处理化疗副作用,检测患者的各项血生化指标,根据患者的毒性反应和治疗效果及时调整用药方案和剂量。化疗结束后,应及时评估患者的化疗效果,决定后续治疗方案并密切监测患者的长期化疗不良反应。

(1)Ⅰ期卵巢癌的化疗:ⅠA 和 ⅠB 期,病理分化 G1 的卵巢癌患者单纯手术治疗 5 年生存率大于 90%,因此可选择随访观察,无须化疗,分化 G2 的患者在完成全面分期手术的前提下,可根据患者具体情况选择观察或化疗。分化为 G3 或透明细胞癌及 ⅠC 期的患者应给予 3~6 个疗程的 TP 方案静脉化疗。

(2)Ⅱ~Ⅳ期卵巢癌的化疗:一般建议化疗 6~8 个疗程,目前比较公认的化疗方案包括:

1)紫杉醇 135mg/m² 持续静脉滴注 3 小时或 24 小时 d1;顺铂 75~100mg/m² 腹腔灌注 d2;紫杉醇 60mg/m² 腹腔灌注 d8。3 周重复一次,共计 6 个疗程。

2)紫杉醇 175mg/m² 持续静脉滴注 3 小时 d1;卡铂 AUC 5~7.5 静脉滴注 1 小时 d1,3 周重复一次,共计 6 个疗程。

3)多西他赛 60~75mg/m² 静脉滴注 1 小时 d1;卡铂 AUC 5~6 静脉滴注 1 小时 d1,3 周重复一次,共计 6 个疗程。

4)紫杉醇 80mg/m² 静脉滴注 h d1、d8、d15;卡铂 AUC 6 静脉滴注 1 小时 d1,3 周重复一次,共计 6 个疗程。

5)紫杉醇 175mg/m² 持续静脉滴注 3 小时 d1;卡铂 AUC 6 静脉滴注 1 小时 d1;贝伐单抗 7.5mg/m² 静脉滴注 30~90 分钟 d1,3 周重复一次,共计 5~6 个疗程后,继续单药使用同剂量的贝伐单抗 12 个疗程。或者紫杉醇 175mg/m² 持续静脉滴注 3 小时 d1;卡铂 AUC 6 静脉滴注 1 小时 d1,3 周重复一次,共计 6 个疗程。在化疗第二周期的第一天开始,给予贝伐单抗 15mg/m² 静脉滴注 30~90 分钟,每 3 周重复一次,共使用 22 个疗程。

这些化疗方案有各自不同的毒性反应表现,多西他赛/卡铂的方案主要会增加骨髓抑制的危险性,静脉使用紫杉醇/卡铂方案主要会引起周围感觉神经功能障碍,紫杉醇周疗则会增加患者发生贫血的危险性,而腹腔化疗可能会较静脉化疗带来更多更严重的毒性反应,以致在最初的试验中,仅 42% 的患者可以按计划完成 6 次腹腔化疗,然而,随着腹腔化疗方式的改进,使越来越多的患者可以耐受腹腔化疗,减量或分次使用顺铂可能会降低腹腔化疗毒性,GOG 目前正对此开展临床试验中。腹腔化疗导管异常、严重腹痛、呕吐脱水是导致腹腔化疗中断的常见原因,对这些患者应给予静脉化疗替代。每个疗程的顺铂腹腔化疗前后,必须给予足够的静脉补液,以降低肾毒性,疗程结束后密切监测患者的血液学毒性、脱水、电解质紊乱、肝肾功能损害及其他化疗毒性反应。

紫杉醇周疗:减少用药间隔可以缩短两次化疗之间肿瘤生长的时间,提高化疗效果,是近年来卵巢癌化疗研究的热点之一。2009 年,有日本学者提出了一种剂量密集型化疗方案——紫杉醇周疗法(JGOG-3016),与标准化疗方案(TP)相比较,紫杉醇周疗法不仅提高了中位无进展生存时间(28 个月 vs. 17 个月,$P = 0.0015$),还提高了三年总生存率(72% vs. 65%,$P = 0.03$),这是近年来卵巢癌三期临床试验中生存率提高最多的。然而,这一方案毒性也较大,中断治疗的患者较常规化疗更为常见。目前,世界各国正在进一步开展剂量密集型化疗的临床试验,包括 GOG262,ICON8 和 MITO7 等。将来的研究还将比较紫杉醇周疗与腹腔化疗在延长患者生存期方面孰优孰劣。

贝伐单抗:抗血管内皮生长因子(VEGF)单克隆抗体,是近年来在卵巢癌中研究最多,也最有希望的分子靶向治疗药物之一。2011 年底,新英格兰医学杂志报道了 2 个关于贝伐单抗在卵巢癌患者中应用的 3 期临床试验结果 GOG218 和 ICON7。GOG218 共纳入了 1873 例 FIGOⅢ~Ⅳ期初次肿瘤细胞减灭术后有残留的卵巢癌患者,随机分成 3 组:一组为常规标准化疗对照组,两组治疗组均在化疗同时给予贝伐单抗(15mg/kg),一组在化疗结束后继续给予16 个疗程的贝伐单抗作为维持治疗,另一组则给予安慰剂 16 疗程对照。结果使用贝伐单抗维持组的无进展生存时间较对照组延长 4 个月(14.1 个月 vs. 10.3 个月 $P <$ 0.001),安慰剂组的无进展生存时间与对照组相似(11.2 vs. 10.3 个月,$P = 0.16$)。但三组患者总生存率(OS)无显著性差异。ICON7 分析了 1528 例卵巢癌患者,绝大多数(70%)为晚期(ⅢC~Ⅳ期),但也纳入了少量有高危因素的早期(ⅠC~ⅡA 期)患者(9%)。该研究将患者随机分为 2 组,对照组予以常规 TP 方案化疗,研究组则在常规化疗的同时加用低剂量的贝伐单抗(7.5mg/kg)6 个疗程,化疗结束后,则继续单药使用同剂量的贝伐单抗 12 个疗程,每 3 周一次,共计使用 18 个疗程。随访 42 个月后,贝伐组和对照组的平均无进展生存时间分别为 24.1 和 22.4 个月($P = 0.04$),而在有高危因素的晚期患者(Ⅳ期或Ⅲ期患者术后残留>1cm)中,使用贝伐单抗的效果更明显,两组平均无进展生存时间分别为 18.1 和 14.5 个月,预期中位总生存时间分别为 36.6 和 28.8 个月。两个研究均表明患者对贝伐单抗耐受良好。最常见的副作用为高血压,在 GOG218 中,22.9%(139/608)的患者治疗过程中出现 2 级以上的高血压,2.4%(15/608)的患者因此中止治疗,而在 ICON7 患者中有 18% 出现 2 级以上的高血压(对照组<1%)。其余副作用如胃肠穿孔、蛋白尿等在两个研究中均较少见。值得注意的是,在 GOG218 研究中,由于疾病进展、化疗副作用等原因,仅 19% 的患者按计划完成了全部治疗。在贝伐单抗维持组患者中,有 17% 的患者因严重副作用中止治疗,而对照组为 12%,而 ICON7 的贝伐单抗使用剂量较 GOG218 减半,且维持治疗周期缩短 4 个疗程,因

此,42%(324/764)的患者按计划完成了全部疗程。此外,在 ICON7 的研究中发现,使用贝伐单抗在前 12 个月最有效(约在给药结束时),而 24 个月后效力消失。因此,贝伐单抗的最佳使用方式可能是坚持使用直至病情复发或进展为止,OCEANS 临床试验在复发性卵巢癌患者中已证实这一使用方案的有效性。

虽然这两个具有里程碑意义的临床试验奠定了贝伐单抗在卵巢癌一线治疗中的价值,但目前仍有诸多问题尚未完全解决,例如试验仅证实其提高了患者 PFS,对 OS 的影响尚不明确,此外,使用剂量、疗程和病例选择等也存有争议,昂贵的费用更阻碍了其在临床中的广泛应用。但目前一系列相关临床试验已在进行中,例如 AGO 正在比较 15 个疗程和 30 个疗程贝伐单抗维持治疗效果。

高剂量率化疗:对于化疗高度敏感的上皮性卵巢癌,高剂量率化疗是否可以提高其疗效一直存在着争议。

6)手术后化疗的时间:手术治疗虽然是卵巢恶性肿瘤的主要手段,但化疗的辅助作用也是不可忽视的重要因素。Potter 等曾比较两组患者的生存率,一组是尽量扩大肿瘤切除术而后因某些原因延误了化疗,另一组是手术后有少量残存肿瘤但能及时化疗,结果前者不如后者。Jacob 等也在他们的晚期患者中发现先给予顺铂的综合化疗,使原不能进行肿瘤大块清除术者得以完成手术,3 年生存率达到 50%。

过去往往认为手术后化疗过早会影响伤口的愈合。Buller 等观察了 100 例患者,提出如化疗与手术间隔时间大于 3 周,50% 的患者 CA125 值升高较快,从而影响 3 年生存率。他们还将术后化疗的时间分成三组比较,即<10 日、11~21 日和>21 日。伤口并发症并不与化疗开始时间有关。所以手术后能尽早给予辅助化疗,将有益于提高患者的生存率。

在化疗期间也应积极防止和治疗副作用,这些都与疗效有密切关系,而化疗停止后紧密追踪监测也非常必要,早期发现复发后给以必要的化疗甚至再次手术,可能挽救部分患者的生命,但是非常有效的追踪手段还有待更进一步的研究。

3. 卵巢癌的二线化疗 二线化疗可用于治疗复发和难治性卵巢癌。根据患者的一般情况,全身脏器功能状态及既往的治疗方案和疗程,选择合适的个体化治疗方案,必须详尽告知患者不同治疗方案的益处及可能发生的毒副反应,必要时,可以和患者商量选择姑息对症治疗。由于既往使用铂类药物的毒性蓄积作用,在复发患者中使用血液学毒性的药物更容易产生骨髓抑制。此外,重复使用卡铂或顺铂,部分患者会产生高敏反应,可能危及生命,因而,当发现患者出现类似高敏症状时,须请专业医师及时处理。对复发性卵巢癌患者用药前,医师必须对该化疗药物的代谢和毒性反应非常熟悉,并确认该患者目前情况适合用此药物,出现化疗反应时能及时处理,并适当调整用量。

目前对于复发性卵巢癌尚无单一标准的挽救治疗方案。对于铂类敏感复发性卵巢癌患者,铂类为基础的联合化疗目前仍然是最佳选择,推荐的方案包括卡铂/紫杉醇、卡铂/紫杉醇周疗、卡铂/多西他赛、卡铂/吉西他滨(提高

PFS)、卡铂/脂质体阿霉素(提高 PFS)以及顺铂/吉西他滨。可根据患者既往的治疗方案和毒性反应情况个体化选择。2012 年报道的Ⅲ期临床试验 OCEANS 则首次证实了贝伐单抗在铂类敏感复发患者中的使用价值。该试验纳入了 484 例一线化疗后铂类敏感复发性卵巢癌、输卵管癌和原发腹膜癌的患者,将其随机双盲分为 2 组,分别给予标准 CG 方案(卡铂+吉西他滨)和贝伐单抗(15mg/kg)+CG 联合方案,均为 3 周一疗程,两组患者 CG 均使用 6 个疗程,而贝伐单抗则持续使用至患者疾病进展为止。中位随访 24 个月后,贝伐单抗组较对照组 PFS 延长了 4 个月(HR=0.484,$P<0.0001$;12.4 个月 vs. 8.4 个月)。中位 OS 分别为 35.5 和 29.9 个月(HR:0.751,$P=0.094$)。其不良反应及发生率与一线化疗试验结果相似。

铂类耐药患者预后较差,中位生存期仅约 1 年。目前针对这些患者尚缺乏有效的治疗方案,相关药物临床试验有限,进展缓慢,Ⅱ、Ⅲ期研究均未能够证实某种治疗方案优于另外一种,也未能证实联合化疗较单药能够带来生存优势。目前在复发性卵巢癌中较有前景的药物主要包括抗血管生成靶向药以及针对 BRCA 突变的 PPAR 抑制剂等,都有大量的临床试验正在开展中,但大部分仍为Ⅱ期试验,想要将分子靶向药物广泛应用于临床,仍需要等待Ⅲ期临床试验的最终结果。毒性反应是选择挽救化疗方案主要考虑的问题,个体化治疗尤为重要。目前一般主张对此类患者给予非铂类单药治疗,各可选药物反应率相似,例如口服依托泊苷(27%)、吉西他滨(19%)、脂质体阿霉素(26%)、托普替康(20%)等。

近期有报道显示卡培他滨对铂类和紫杉醇耐药的患者有效,其他烷基化药物,例如环磷酰胺和左旋苯丙氨酸氮芥也可以试用,此外,对化疗不能耐受或不能使用毒性化疗药物的患者,也可以考虑内分泌治疗,例如他莫昔芬、来曲唑、阿那曲唑等。

此外,也有研究报道奥拉帕尼(olaparib)在部分化疗耐药的卵巢癌患者中使用有效,特别是在那些有 BRCA-1 和 BRCA-2 突变的铂类敏感复发患者中效果更明显。但目前该药仍在临床试验中,尚未得到 FDA 的批准。

4. 超大剂量化疗与自体外周血干细胞移植(HDC+APBSCT)　所谓超大剂量化疗即采用高于常规大剂量化疗 3～5 倍或更高剂量进行化疗。超大剂量化疗的副作用除肝、肾、胃肠道等功能损害外,主要为骨髓抑制及随后引起的感染、出血等并发症。为解决上述问题,人们把过去用于治疗白血病的造血干细胞移植方法用于治疗实体瘤。即在超大剂量化疗后,外周血白细胞和血小板降至极低水平的情况下回输自体外周血干细胞,促进血象恢复。

超大剂量化疗的适应证:一般来说,所有对化疗药物敏感的恶性肿瘤,即随剂量增大而被杀灭的肿瘤细胞亦增加的都是适应证。具体要求条件如下:①年龄在 60 岁以下;②一般全身状态佳(Karnofsky 评分>80%);③无肝、肾、心、肺等重要脏器损害;④无严重心脏病,射血功能>70%;⑤无严重或未控的感染。

超大剂量化疗加自体外周血干细胞移植既可用于初治的患者,也可用于耐药、复发和难治性卵巢癌。卵巢癌术后反复多次、长期化疗不仅给患者带来困难,而且长期小剂量化疗易产生耐药及并症发,影响进一步的治疗。采用超大剂量化疗加自体外周血干细胞移植可提高剂量强度、缩短疗程。Benedetti 等报道:20 例术后未化疗过的Ⅲ～Ⅳ期卵巢癌患者,先行 2 个疗程顺铂(CDDP)40mg/m^{2}诱导化疗并收集外周血干细胞或骨髓,随后行超大剂量化疗:CDDP100mg/m^2,VP-16 650mg/m^2,卡铂 1800mg/m^2。16 例接受 APBSCT,4 例接受自体骨髓移植(ABMT)。结果严重的 3～4 级非造血系统毒性反应是:胃肠道反应 100%;神经毒性反应 10%;肝功能受损 10%。总有效率 84%,CR37%,PR 微小残留灶者 26%,PR 肉眼残留灶者 21%。5 年总生存率 60%,其中 9 人(51%)保持无病状态。说明短期内超大剂量化疗加 APBSCT 是安全可行的,结果似优于常规化疗。对于二探阳性的患者,如何进一步治疗、选用何种方案是比较棘手的问题。有人用超大剂量化疗加 APBSCT 取得了较肯定的效果。Cure 等报道,57 例Ⅲ～Ⅳ期患者在初次细胞减灭术、6 个疗程铂类为基础的化疗后行二探术(SLO),其中 31 例 SLO(+),21 例 SLO(-)但有高危复发因素。均行左旋苯丙氨酸氮芥(melphalan)140mg/m^2,卡铂 1000～1500mg/m^{2}加 APBSCT。结果:3 年存活率 72%,5 年存活率 59%,13 例(23%)平均随访 74 个月无病生存。

超大剂量化疗+自体外周血干细胞移植所需条件设备较高,费用较贵。该方法尚存在外周血干细胞的保存,及可能搀杂少量残留肿瘤细胞需要净化等问题。因此尚不能取代常规化疗,但该法仍不失为卵巢癌化疗的重要方法之一。

5. 常见化疗的副作用及其处理　与其他肿瘤化疗时所出现的副作用相似,但下列情况在卵巢恶性肿瘤化疗时应特别引起注意:

(1)胃肠反应:顺铂最常见的副作用是恶心、呕吐,不论腹腔或静脉给药,严重时可每日十几次甚至还多,往往引起患者的恐惧心理或出现反射性呕吐,影响下一个疗程,若引起脱水或电解质紊乱,则更易出现不良后果。各种止吐剂、镇静剂,如甲氧氯普胺、氯丙嗪、维生素 B$_6$或其他药均可因人而异,有时还可出现新问题,如甲氧氯普胺可引起锥体外系反应等。出现症状时应仔细观察患者,对症处理。近来不少报道昂丹司琼伍用地塞米松以预防顺铂引起呕吐的效果。医科院肿瘤医院试用单剂量昂丹司琼 8mg 加地塞米松 10mg,于化疗前 15 分钟静注,以后再采用常规止吐药联合应用,即甲氧氯普胺+苯海拉明+地西泮。此方案与不用昂丹司琼只用常规止吐药同上述的联合应用比较,前者对止吐、改进食欲及进食等情况均明显优于后者,与多剂量昂丹司琼+地塞米松联合应用结果相似,且未发现明显副作用。我院试用后效果较好,昂丹司琼价格较贵,临床应用效果还不完全一致,单剂量昂丹司琼能节约用费,值得临床进一步观察。

(2)肝功能受损:近年来常出现的并发症往往影响化疗的继续进行。有三种情况容易出现肝功能异常:①化疗药物大多在肝脏中解毒,疗程过多易引起药物性肝损害,常表现为转氨酶升高。②很多丙肝患者由于输血后而引起,而卵巢癌患者手术时常需输血,化疗期间血象低又需输血。

③过去有肝病史的患者或乙肝病毒携带者肝脏本身不够健康，化疗能加重肝功能受损。本院观察一组化疗患者，约1/3～1/2出现肝功能异常，且多能查出以上三种原因之一或二。单纯口服联苯双酯虽然GPT下降，但只是保护细胞膜作用，往往掩盖了真实病情，而且停药后GPT会出现反跳。下列治疗方案在应用期间能保证化疗的继续进行。

1）强力宁（每20ml含甘草酸单胺40mg）：每日静注80ml加入5%葡萄糖液500ml中，2～3日无反应，可加大至100～200ml，持续3个月。此药有类似皮质激素作用，但不引起继发感染，个别患者血压略有升高，或有轻度水肿。

2）茯苓多糖：每日肌注2～4ml（10mg/ml），持续应用3～6个月，有调节免疫功能、保护肝脏及增强化疗疗效等作用。

3）干扰素：隔日肌注300万单位，肝功能正常后可改为每周2次或1次，持续3～6个月。副作用可出现体温升高至38℃左右，停药后即恢复，如反应重可适当减量。

有黄疸出现时化疗应绝对禁忌。上述一及三类患者多用强力宁及茯苓多糖，丙肝患者多加用干扰素。肝功能恢复不理想时可配合使用联苯双酯，开始每日3次，每次10片，肝功正常后逐渐减量，如减至每次8片后约每半月减1片。出现反跳时仍需再加大量。治疗期间要密切监测各项肝功能指标（GPT、GOT、TTT、凝血酶原时间及凝血酶原活动度等）。如凝血酶原活动度大于70%可继续化疗，小于50%则停止化疗。

（3）腹腔导管的并发症：国外报道以导管根数计，17.6%出现并发症，我院观察硅胶管的并发症约16.67%。常见为导管脱出、阻塞及继发感染等，有个别报道肠梗阻甚至肠穿孔。携带腹腔管回家的患者应特别注意以上问题，定期来院复查或更换敷料。塑料管的并发症较多，不能长期放置，出现问题时要及时处理。

（4）低镁血症：顺铂除可引起肾功能损伤外，还可引起低镁血症。由于肾小管受损，镁的重吸收障碍，以致引起过度从尿中排出。虽不常见，但如患者出现可疑症状时，应注意检查有无低血镁。常见有肌无力、手抽搐、痉挛、颤抖、眩晕或末梢感觉异常。如出现上述症状，可口服氧化镁250～500mg，每日4次，或肌注25%硫酸镁10ml，或静脉点滴。

（5）肺纤维化：博来霉素或平阳霉素易诱发，表现为憋气、胸闷或呼吸困难等症状，胸片往往可找到典型病变。此时应立即停止有关化疗药物，必要时应用激素（泼尼松）等治疗。博来霉素总量超过450～500IU时，毒性明显增加。

（6）白血病问题：化疗药物有潜在致癌的可能性。不少文献报道用烷化剂治疗的卵巢癌患者，急性白血病的发病率有所上升，尤其是存活3年或3年以上的患者。但卵巢恶性肿瘤晚期患者中3年以上的幸存者并不多，应用单一烷化剂治疗时应考虑到这一可能性，既要注意卵巢癌的复发，又要避免诱发急性淋巴细胞白血病。

（吴小华）

（三）放射治疗

卵巢癌的治疗目前以手术及化疗综合治疗为主，由于以铂类为主的多种化疗药物化疗更为有效，放疗在卵巢癌的辅助治疗中已较少应用。放疗常引起较高的并发症率，也极大地限制了其使用。最常见的并发症为肠道急性或慢性病变，如小肠梗阻或狭窄。接受全腹放疗的患者中约30%发生肠梗阻，可能需要探查性手术治疗并增加病死率。此外，放疗可导致骨髓抑制从而限制术后化疗的应用，因此未将其普遍用于卵巢癌的治疗。以往放射治疗中的全腹、条形移动野照射、盆腔照射及腹腔内放射性核素治疗，现已不作为上皮性卵巢癌的首选的综合治疗手段。目前，放疗多用于化疗失败、极晚期、复发性或难治性卵巢癌的姑息性和局部治疗。对于卵巢癌，必须充分认识到疾病的慢性病特点及可能多种治疗方法综合治疗的策略，认真选择放疗适应证，评估患者耐受情况，改善患者的预后。

1. 体外照射放疗（external beam radiation therapy, EBRT） 卵巢上皮性肿瘤对于体外照射很敏感，体外照射放疗可适用于各期肿瘤。卵巢癌的外照射可治愈一部分卵巢癌早期患者，但是放疗的近期及远期毒副反应限制了疾病复发后的治疗选择，从而限制了体外照射的临床应用。

20世纪60年代，钴-60移动条带技术（^{60}cobalt moving strip technique）的出现提高了患者对大范围全腹放疗的近期耐受力。随后的研究发现，采用大野固定兆伏级域（large stationary megavoltage fields）患者也能很好地耐受，且该技术更易操作。

根据患者有无后续化疗、患者耐受性、分期方案，全腹放疗的总剂量通常为22～30Gy，腹腔内重要脏器需进行遮盖保护。肾脏需要遮盖，最大剂量为15～18Gy；肝脏也应部分遮盖，最大剂量不超过22～25Gy。真骨盆区域放疗剂量通常较高，约45～50Gy，总日均剂量不超过180cGy。Firat等报道，如患者全腹接受大于30Gy照射剂量，腹腔疾病控制率及生存率均可增加，但严重并发症随着放疗剂量增加而增高。由于化疗可能影响组织对放疗的耐受性，应作为考虑脏器放疗耐受性的指标。

由于早期的全腹放疗未完全覆盖横膈，发现了较高的膈下复发率，提示放疗野需覆盖整个腹膜腔的重要性。Martinez等建议在筛选的患者中可在腹主动脉及横膈中间行提高剂量的T型区域放疗。

体外照射还包括采用γ刀（gamma-knife approaches）、IMRT（intensity modulated radiation therapy）、标准全脑放疗（standard whole brain XRT），都可有效控制转移病灶。具体治疗方案的选择有赖于临床医疗及技术条件。有报道提示，体外照射对于盆腔大病灶或较少见的骨转移都有稳定的治疗反应。

有几项研究表明，选择合适病例进行的全腹放疗对于卵巢癌具有较高的有效率。早期的非随机研究表明，卵巢癌患者术后进行盆腔放疗可控制疾病并提高生存率，Ⅱ期患者如进行盆腔放疗可获得良好的生存率。Redman等比较了Ⅰc期和Ⅲ期卵巢癌患者进行盆腹腔放疗与顺铂单药化疗的效果，结果提示两组5年生存率分别为58%和62%。Chiara等对全腹放疗和顺铂联合环磷酰胺化疗在Ⅰ期和Ⅱ期卵巢癌患者中的作用，结果显示两组5年生存率分别为53%和71%（$P=0.16$），两组死亡率相似（27% vs. 32%，$P=0.7$）。

另外一些研究表明,具有术后残留癌灶>2cm 者行全腹放疗,10～15 年无复发生存率分别为 40%～60%。一项大规模研究显示,Ⅱ期及Ⅲ期患者进行盆腹腔放疗后,对于残留癌灶<2cm 的患者行盆腹腔放疗后 10 年无疾病生存率为 38%(n=91),而残留癌灶>2cm 者仅为 6%(n=91)。此后研究也支持放疗在卵巢癌治疗中的有效性。这些研究均显示盆腹腔放疗有效,且较单纯盆腔放疗更为有效,但放疗对于较大残留或盆腔外残留效果不佳。术后的盆腹腔放疗应严格选择合适的病例,如有镜下或小体积残留癌灶。

尽管早期研究提示单纯盆腔放疗和全腹及盆腔放疗联合在选择合适的患者中具有效果,对于具有盆腔复发高风险患者可作为化疗的补充治疗。但既往研究多比较放疗与顺铂联合环磷酰胺化疗的疗效比较,随着化疗新药物新方案的出现,化疗有效率大为提高,目前尚无研究可证实盆腔放疗可达到现代化疗对卵巢癌的疾病控制有效率。此外,由于卵巢癌扩散的范围很难预料,放射敏感性又因瘤而异,放射治疗的剂量因各邻近器官的存在而受到极大限制。在体外照射过程中肠管的耐受量有限,肾脏必须加以防护,而此处又可能有转移,外照射形成的放射性肠炎以及腹膜粘连等均给放疗带来困难,以上难题均限制了放疗的使用。

2. 腹腔内放射性核素治疗(intraperitoneal radioisotope therapy) 由于卵巢癌腹腔内播散种植的特性,20 世纪 50 年代学者们采用放射性核素腹腔内注射治疗卵巢癌。最常用的放射性核素为磷酸铬(^{32}P),^{32}P 的半衰期为 14.3 天,释放出平均能量为 0.69 MeV 的 β 离子。但由于 β 离子仅能穿透组织 1～2mm,^{32}P 治疗不适用于盆腹腔大块残留癌灶者。此外,盆腔粘连也限制了该治疗的有效性。

一项 GOG 研究比较了腹腔内 ^{32}P 灌注治疗与 3 周期顺铂联合环磷酰胺治疗早期高危组卵巢患者。两组复发危险无显著性差异(35% vs. 28%,P=0.15)。两组各有一例毒性导致死亡。在 118 例化疗组患者中,3～4 度骨髓抑制、血小板减少、胃肠道毒性发生率分别为 69%、8% 和16%,在 106 例 ^{32}P 治疗组中,3 例在导管置入过程中发生了小肠穿孔,其中一例导致了死亡。作者认为,由于腹腔内 ^{32}P 治疗可导致严重并发症以及化疗复发率低,推荐铂类为主的化疗作为标准治疗方案。

Vergote 和 Bolis 等也比较了 ^{32}P 腹腔治疗与铂类为主的化疗的效果,但结果提示两组间患者生存率无显著性差异(83% vs. 81%,P=0.6)。虽然采用了 ^{32}P 剂量较低,9%(12/136)的患者出现了小肠梗阻征象,而化疗组仅为 2%。因此,研究者均推荐以铂类为主的化疗应作为标准的治疗方案。

^{32}P 最常见的并发症是一过性腹部疼痛,发生率约为15%～20%。化学性或感染性腹膜炎较少发生,约为 2%～3%。最严重的晚期并发症为小肠梗阻,据报道发生率为5%～10%。当 ^{32}P 腹腔灌注与外照射放疗联合时,小肠梗阻的发生率升至 20%～30%,因此不推荐使用。综上,由于 ^{32}P 腹腔治疗但未能明显提高生存率,且可能导致严重并发症,还有防护等问题,故目前应用者已不多。

3. 化疗后辅助放射治疗 多项小样本Ⅰ、Ⅱ期临床研究将全腹放疗作为姑息治疗应用于化疗后有小残留灶的患者。一些作者报道 3 年无疾病进展率为 25%～35%。但其他一些研究报道放疗后较高的并发症发生率,且高级别肿瘤患者及残留较大癌灶患者放疗后缓解期较短。

Hoskins 等报道对于初次手术后残留癌灶小的患者行全腹腔放疗获得满意效果。该研究比较了在进行最初 3～6 个疗程的顺铂联合环磷酰胺化疗后给予放疗组和仅给予 6 个疗程放疗组的治疗效果,结果提示放疗联合化疗组疗效优于单纯化疗组,在Ⅰ期患者中尤为显著(P=0.04)。Sorbe 等报道Ⅲ期患者在二探手术中有镜下残留病灶者接受了全腹放疗(全腹 20Gy,下腹及盆腔多增加 20.4Gy)或者 6 个疗程的补充化疗。放疗组和化疗组的晚期严重肠道并发症发生率分别为 10% 和 4%,接受全腹放疗的患者无疾病生存率(56%,P=0.03)高于化疗组(36%)或无治疗组(33%),三组 5 年生存率分别为 69%、57% 和 69%(P=0.08),提示放疗对复发性卵巢癌术后残留癌灶小者具有较好效果。但该研究纳入病例数有限,且各组生存率无统计学差异,还需进一步研究证实。Bruzzone 等将化疗后无残留或微小残留病灶的患者随机分组,分别接受全腹放疗或 3 个疗程以上的化疗。研究发现,接受放疗的患者中55% 出现了疾病进展,而接受附加化疗的患者疾病进展仅为 29%(P=0.08),故研究在纳入 41 例患者后终止。

有一些学者报道了局部复发或持续病灶的小放射野放疗可获得长期的无疾病生存期。由于这些研究报道例数有限,局部放疗的有效性还需要进一步证实。

4. 卵巢癌复发的放射治疗 多项研究表明,放疗可作为卵巢癌复发的治疗中有效的辅助治疗手段。Fujiwara 等对化疗后卵巢癌局部复发的局部放疗效果进行了评价。该研究纳入了 20 例卵巢癌局部复发或难治性卵巢癌的患者,至少进行过一种化疗方案治疗,对这些患者进行了化疗后局部放疗,放疗剂量为(52.3±8.3)Gy。结果显示局部放疗适用于局部复发的卵巢癌患者,尤其是肿瘤小或(和)局限于淋巴结者,无论患者有无症状。

Choan 等回顾了 1990～2003 年在渥太华医院肿瘤中心接受治疗的患者,评估放疗对有症状复发及残留卵巢癌治疗的效果。53 名患者接受了 62 个疗程的放疗,放疗剂量通常为 30Gy,分 10 次进行,总反应率为 100%,68% 达到完全缓解。最常见的毒性反应为 1～2 度恶性呕吐及腹泻。结果提示,放疗可有效缓解卵巢癌症状,如出血或腹痛,对于有症状的卵巢癌患者可考虑行姑息性放疗。对于除了阴道出血和腹痛,还有较长期生存期望的患者,可采用较高剂量放疗。

Cmelak 等治疗了 41 例铂耐药进行了再次肿瘤细胞减灭术的卵巢癌患者,采用腹腔放疗(平均剂量 28Gy)和盆腔放疗(平均剂量 48Gy)。对于 28 例术后残留癌灶<1.5cm 的患者,5 年生存率为 53%,显著优于化疗预期效果。但由于放疗毒副反应的限制,且缺乏大样本的研究,全腹腔放疗并未广泛开展。目前认为,对于化疗后单个局部复发或持续性病变的患者,或为控制局部病变(如骨转移),局部放疗可选择性地应用于这些患者。调整局部放疗强度技术的发展可提高治疗效果,同时减少毒副反应。

近期研究报道,术中电子束辐射治疗(intraoperative electron beam radiation therapy, IOERT)在复发性卵巢癌的

治疗中有一定作用。Gao 等评价了 IOERT 在晚期及复发性卵巢癌中的临床效果及毒性反应。该研究纳入了 45 例接受术中 IOERT 的治疗,其中 25 例为无远处转移的原发性肿瘤,20 例为术后局部复发者。所有患者均接受满意的肿瘤细胞减灭术(≤1cm),术中全盆腔放疗采用 12Mev 的电子束,43 例放疗剂量为 18~20Gy,2 例为 10Gy。33 例接受了术后腹腔化疗,7 例接受静脉化疗,5 例拒绝后续化疗。结果提示,16 例患者(35.6%)发现肿瘤复发与转移,其中 2 例为远处转移(4.4%)。经随访 5 年的局部控制率为 68.9%,死亡率为 37.8%(7/45)。术后接受腹腔化疗者的总体生存率和无疾病生存率分别为 25/33(75.8%)和 23/33(69.7%),较接受静脉化疗组高(P<0.05,2/7 和 1/7)。术中电子束辐射治疗主要并发症为神经毒性,5 例(11.1%)出现周围神经毒性。作者认为,术中电子辐射治疗对于晚期及复发性卵巢癌有效,术中辐射联合术后腹腔化疗对控制局部病灶有效率高,能有效提高生存率,降低毒副反应。Barney 等也对 IOERT 在复发性卵巢癌中的效果及耐受性进行了研究。该研究纳入了 20 例接受肿瘤细胞减灭术后复发的卵巢癌患者,放疗区域包括盆腔(14)、腹主动脉淋巴结(6),腹股沟淋巴结(1)。IOERT 平均剂量为 12.5Gy(10~22.5Gy)。16 例接受了围术期的外照射治疗(平均剂量 50Gy,剂量范围 20~54.3Gy)。结果提示,5 年生存率为 59%,IOERT 放射野的中心控制率为 76%,平均无疾病进展期为 14 个月,平均生存期为 30 个月。所有局部复发均发生于镜下切缘阳性的患者。常见毒副反应包括 1~2 度外周神经病变,毒副反应发生率为 29%。作者认为对于局部复发卵巢癌,可结合外照射、手术及 IOERT 的综合治疗。目前对于 IOERT 在卵巢癌治疗中的研究样本较少,其安全性和有效性值得进一步探讨。

近年来,采用放射性元素标记的化合物进行靶向治疗已用于治疗多种肿瘤,如甲状腺癌、淋巴瘤、肝癌等实体肿瘤。常用的化合物有放射性标记的单克隆抗体(radiolabeled monoclonal antibodies),放射性标记的小受体特异性分子等。卵巢癌采用黏蛋白-1(mucin-1,MUC-1)以及其他一些肿瘤相关糖蛋白(TAG-72 和 gp-38)作为抗原进行靶向治疗。多个文献报道,放射标记的抗体通常采用腹腔注射,但腹腔治疗是否优于静脉治疗结论尚不确切,还需要进一步研究。

(杨小芸 郗明蓉)

(四) 生物治疗

卵巢癌患者 70%~80% 就诊时已属晚期,传统的手术、化疗和放疗常常难以治愈,而且 60% 以上的患者最终将复发。近年来,生物治疗作为肿瘤治疗的第 4 模式日益受到重视,包括免疫治疗、基因治疗和各类细胞治疗三类。目前卵巢癌患者的许多生物治疗制剂已进入临床研究阶段,用于消灭微小病灶、延缓复发。特别对仅有 CA 125 升高作为卵巢癌复发指标的患者,由于肿瘤负荷小,正适合应用生物治疗来获得最大可能的益处。其中,尤以贝伐单抗与化疗联合应用,并在停止化疗后继续巩固的治疗方案已被推荐为卵巢癌的首选治疗方案之一,令人瞩目(详见化疗)。

目前已开展的肿瘤生物治疗绝大多数仍处于实验室和临床研究阶段,如要真正应用于临床还需要较长的时间和付出巨大的努力,甚至有待于某些技术上的重大突破。肿瘤生物治疗将作为手术、化疗、放疗等传统治疗方法的重要补充,在控制微小残余病灶、延缓复发、提高生存期和生存质量等方面发挥越来越重要的作用。

十、卵巢恶性肿瘤合并妊娠

卵巢恶性肿瘤仅占妊娠合并卵巢肿瘤的 5%,而在非妊娠时卵巢肿瘤有 20% 为恶性。虽然少见,但其危害性较良性卵巢肿瘤合并妊娠更严重。由于肿瘤早期常无症状,直到因有肿物而开腹时方发现已为恶性。妊娠 3 个月以内时应与妊娠黄体鉴别,后者很少大于 5~6cm,多为囊性;妊娠黄体于妊娠 16~18 周后逐渐变小最后消失。在妊娠中期或晚期腹部异常增大时,除有葡萄胎、多胎妊娠或羊水过多的可能性外,也应考虑是否有卵巢恶性肿瘤。

年轻孕妇常见为无性细胞瘤,约占卵巢恶性肿瘤合并妊娠的 3%。其次为胚胎癌、未成熟畸胎瘤及内胚窦瘤等。如孕妇年龄接近 40 岁左右,则以上皮性卵巢癌较多。手术时最重要的是明确分期,而处理原则与非妊娠期相同。

生殖细胞肿瘤 Ⅰa 期可作保守性一侧附件切除,但文献报道 Ⅰ 期仍有 10%~30% 的复发率,而大多数在术后 2 年内。所以分娩结束后,一般可在产后 6 周进行必要的检查,需要时可行二探术以决定应否作进一步的手术,然后辅以化疗或放疗。

任何合并症如扭转、破裂、出血或感染出现时,均应立即手术。处理时应以母亲为第一位,胎儿为第二位,是否剖宫产应以产科情况决定。若肿瘤在此时方发现,则应同时手术切除,根据分期决定手术范围。

十一、预防及追踪

卵巢癌病因不明,很难提出有效的预防办法,关键是如何早期诊断、早期治疗。人们已做了大量工作,如对有可疑症状而又不明显的妇女要提高警惕;常规定期作盆腔检查,尤其是绝经后触及卵巢(PMPO),从免疫学角度进一步找出更特异的血清学诊断;对有癌症家族史者,包括卵巢、乳腺、直肠等处的癌,更应注意监测。对有明显家族史卵巢癌患者的后代,特别是 BRCA1 基因突变者,一旦确诊应严格进行终生监测(25 岁起,1 次/年,包括盆腔和乳腺);已生育或 35 岁后行预防性卵巢切除术(有争议);口服避孕药有可能使患病风险降低至与普通人群相似。

不论是交界性卵巢上皮瘤或其他类型的卵巢恶性肿瘤,治疗后均需密切追踪。一般停止治疗后第一年内每个月检查一次,包括仔细询问各种可能出现的症状、妇科三合诊及血清肿瘤标记物动态观察;定期行盆、腹腔 B 超和 X 线检查,必要且有条件时可做 PET、RⅡ 等检查;1 年后每 3 个月复查一次;3 年后每半年复查一次;5 年后可每年复查一次。如能及时发现有复发迹象,可再次手术或化疗,能有效地延长患者生命。

(钱和年 崔恒)

十二、卵巢上皮性肿瘤合并肠梗阻

卵巢上皮性肿瘤常常出现肠梗阻,除少数患者在最初诊断时即合并肠梗阻外,大多数肠梗阻出现在肿瘤复发后。有报道5%~51%的晚期卵巢癌患者发生完全性或不全性肠梗阻,梗阻可出现在小肠或结肠或两者的一个或多个肠段。有统计超过半数的患者出现小肠梗阻,1/3出现结肠梗阻,1/6的小肠和结肠均有梗阻。肠梗阻通常由多种因素引起,包括肿瘤浸润或外压血管、手术或放疗引起肠粘连、肿瘤在肠系膜内广泛浸润使肠道运动功能不良。另外,还有腹腔化疗导管引起肠梗阻的报道。卵巢癌合并肠梗阻常表现为逐渐加重的侵袭过程,最初为不全性肠梗阻,部分发展为完全性肠梗阻,患者常因营养不良、酸碱及水电解质平衡紊乱而衰竭死亡。患者生存期短,预后差。

【诊断】　主要根据病史、临床表现和影像学检查综合进行诊断。临床表现与肠梗阻的部位、程度有关。卵巢癌引起的肠梗阻大多数发病缓慢,开始时常呈现不全性肠梗阻的间歇性腹痛、呕吐、恶心、腹胀等症状,可自行缓解,症状发作时也可以排气排便。随着病情的进展,逐渐发展成持续性,且多呈逐渐加重趋势。

1. 症状及体征

(1) 腹痛:持续性腹痛是复发性卵巢癌引起的肠梗阻的最常见的症状,几乎90%的患者出现该症状。75%的患者有间歇性绞痛。小肠梗阻早期腹痛症状不明显,主要为阵发性绞痛,依据梗阻程度可以是隐蔽的,也可是急剧的。若接近完全梗阻时,常表现为呼吸短促、呼吸困难、哮喘,患者常显焦虑、面色苍白、多汗。身体向前倾斜,试图减轻症状。常是先有部分性肠梗阻,而后突然转为接近完全性肠梗阻。如果大肠受累,则疼痛较轻微,部位更深在,且间隔时间更长。

(2) 恶心呕吐:因梗阻部位不同,吐出物也不同。胃肠道梗阻多为回流性呕吐,在胃、十二指肠、小肠梗阻中呕吐出现较早且量多,吐出大量不含胆汁的酸臭饭菜,为幽门梗阻的表现。高位梗阻一般无臭味。低位梗阻呕吐出现较晚,常带有粪臭味。

(3) 腹胀:因肠管内积气,肠管内气体绝大部分由吞咽而来,小部分是因肠内容物发酵而引起,从而形成腹胀不适。在低位梗阻时近端小肠扩张、胀气,腹胀较明显。而在高位梗阻如十二指肠、近端空肠梗阻,腹胀常不明显。

(4) 肛门中止排气:若24~48小时未曾排气或排便,并有腹胀和呕吐,首先应考虑肠梗阻。

(5) 体检:腹部出现肠型与蠕动波,为机械性肠梗阻的证据。小肠梗阻蠕动波出现在腹中部,方向不固定。低位结肠梗阻可见从右往左的横结肠蠕动。一般肠鸣音每2分钟可听到1次,肠音高亢或闻及气过水声或金属音,多为机械性肠梗阻。

2. X线检查　透视能看出横膈膜运动、膈下有无游离气体及胃肠积气、积液等。腹部平片(站立位)如出现肠积气、阶梯状液平面或孤立的扩张肠袢,都是肠梗阻的诊断依据。

【处理】　当未治疗过的卵巢癌患者出现肠梗阻时,一般通过手术治疗解除肠梗阻。而当治疗后复发的患者发生肠梗阻时,处理应因人而异。如估计患者的预期生存时间较短时,一般不主张手术治疗,而采用保守治疗。对预期生存时间较长、患者年轻、营养状况尚好、无大量腹水以及无其他严重合并症的患者,可考虑手术解除梗阻。但一般认为,对复发性卵巢癌引起的肠梗阻,其治疗的目标,改善生活质量是第一位的,延长生存是第二位的,宜遵循个体化姑息治疗的原则,根据疾病的阶段、预后、进一步接受肿瘤治疗的可能性、全身情况及患者的意愿制定治疗方案。

1. 手术治疗　目前手术治疗效果仍未得到完全肯定,术后生活质量的改善率报道不一(42%~85%),而生活质量的评价也缺乏一致性。手术前应综合考虑技术上的可行性以及患者是否可能从手术中获益,必须向患者及(或)家属交代手术的高风险性及生存率改善的有限、不能有效缓解梗阻的可能性的。资料显示,手术一月内死亡率为5%~32%,并发症发生率为10%~50%,患者的生存时间多在一年之内,手术治疗并不能改善复发卵巢癌合并肠梗阻患者的预后。手术治疗的预后不良因素包括:大量腹水、肿瘤广泛转移、可触及的腹内包块、多处肠梗阻。因此极度衰弱不能接受各种抗肿瘤治疗的终末期肿瘤患者,预计无法解除梗阻的患者不应接受手术治疗来缓解梗阻。有作者建议卵巢上皮性癌合并肠梗阻的治疗应兼顾生存期和生活质量,慎重把握手术指征和手术方式,建议应首选保守治疗。但也有报道采用姑息性手术治疗复发性卵巢癌合并肠梗阻,可使约1/3的患者获得较好疗效,而选择恰当的患者,是手术治疗的关键。单纯结肠发生梗阻和复发肿块位于盆腔,可作为采用手术治疗患者选择的参考指标。在肿瘤患者中,肠梗阻很少是急症,且少见绞窄。故在决定是否手术之前有时间监测一般情况,进行恰当的影像学等检查,回顾以往手术的结果,考虑有无良性原因的可能以及与以前肿瘤部位的关系。

如考虑手术治疗,应根据梗阻的部位及是否多处梗阻选择能最快、最安全和最有效地解除梗阻、缓解症状的方式。如梗阻主要位于一个部位,应根据是否能行再次肿瘤细胞减灭术而选择行部分肠管切除或改道。如为多个部位梗阻,一般不行肠道切除而行造瘘术。近年来肠吻合器的应用,为卵巢癌合并肠梗阻的手术提供了便利。

除常规开腹手术外,经皮内镜下胃造口(PEG)作为对终末期卵巢癌小肠梗阻患者的姑息治疗。避免了开腹,并发症少,费用低,可在床旁操作,易于在家庭中护理。此方法并没有绝对禁忌证,相对禁忌证包括大块肿瘤、门脉高压和腹水、以前曾行上腹部手术(包括胃造口术)、活动性胃溃疡以及凝血障碍。这种方法可以控制9%肠梗阻患者的恶心与呕吐。在幽门梗阻或近端小肠梗阻的患者中,可同时置入胃造口管与空肠饲养管。

2. 保守治疗　保守治疗主要是通过药物治疗缓解肠梗阻患者的恶心、呕吐、腹胀和疼痛等症状,并给予输液、补充电解质和纠正酸碱失衡、静脉高营养等支持治疗。具体措施包括放置胃管胃肠减压,禁食、禁水以减少胃肠分泌、止痛药、抗分泌药和止吐药的应用。

治疗恶性肿瘤引起的肠梗阻的药物包括阿片类、抗胆碱药、止吐药和抗分泌药四类，可以通过直肠、敷贴、皮下、静脉等多途径给药，可以单独使用，也可以作为有创治疗的辅助治疗方法。选用药物的基本思路是：恶性肠梗阻的诊断一旦确定，就可以开始使用奥曲肽（开始剂量可选择150mg皮下注射每日2次，最大剂量可达300mg，每日2次）。奥曲肽是一种生长抑素的合成类似物，作用时间达8小时，可用于控制肠梗阻的症状。它抑制了几种胃肠道激素的释放，因此通过减少胃肠分泌、减缓胃肠道运动、减少胆汁分泌、减少内脏血流、增加水电解质的吸收而调节胃肠道功能以减少呕吐。

为了缓解持续性的腹痛，大多数患者需要使用强阿片类药物，通常是吗啡、芬太尼等，可缓解绞痛。根据WHO的指南给予镇痛药物可以使大多数患者的疼痛完全缓解。镇痛药物的用量应个体化，逐渐加药直至疼痛完全缓解。如果在使用阿片类药物的同时绞痛仍然持续，则可同时使用东莨菪碱，10～20mg，每4小时一次皮下注射以缓解疼痛。

止吐药物也用于缓解肠梗阻患者的呕吐症状。甲氧氯普胺只适合于不完全性肠梗阻，在完全性机械性肠梗阻中并不推荐使用，因其可能加剧绞痛、恶心和呕吐。氟哌啶醇是一种多巴胺拮抗剂，能强有力地抑制化学诱导区，较少有镇静作用，且抗胆碱能作用弱于吩噻嗪类。其他的止吐药有丁酰苯类、抗组胺类和吩噻嗪类。在一些国家，抗组胺类止吐药作为肠梗阻止吐的一线用药。在吩噻嗪类药物中，左美丙嗪、氯丙嗪和普鲁氯哌嗪经常使用并且有效。联合使用作用于不同部位的止吐药比单药更加有效。

皮质醇类药物在肠梗阻中有潜在的益处，首先是其止吐作用，其次能减轻肿瘤及神经周围的水肿，6～16mg静脉给药可能对缓解肠梗阻有效。

在肠梗阻患者中，由于摄入量极大减少，即便给予充足的食物和水，50%的终末期肿瘤患者仍有饥饿或口渴感。使用全肠外营养（TPN）治疗无法手术的肠梗阻患者是一种传统的方法。TPN的主要目的在于支持或恢复患者的营养状况，纠正或预防营养不良相关的症状。

（温宏武）

十三、原发性腹膜浆液性乳头状癌

原发性腹膜浆液性乳头状癌（primary peritoneal papillary serous carcinoma）由于其临床表现与原发性卵巢浆液性乳头状癌非常相似，造成临床及病理诊断混淆，甚至术前很难有正确诊断者。近年来随着国内外报道的逐渐增多，临床研究和基础研究也逐渐深入，使得该病的诊断和鉴别诊断较为准确。

【命名】 1959年Swerllow首先报道1例盆腔腹膜间皮瘤，与原发卵巢乳头状囊腺癌非常相似。2年后Rosenbloom及Foster发现1例盆腔腹膜布满散在的小结节状肿瘤，称之为弥漫性乳头状间皮瘤。1977年Kannerstein等报道腹膜上皮性间皮瘤与乳头状癌在组织学及组织化学方面的区别，以后相继有300例报道。曾经用过的名称有腹膜

乳头状浆液性癌（papillary serous carcinoma of the peritoneum）、浆液性表面乳头状癌（serous surface papillary carcinoma）、腹膜表面乳头状浆液性癌（papillary serous cancer of the peritoneal surface）、腹膜乳头状癌（peritoneal papillary carcinoma）、卵巢浆液性表面乳头状癌（serous surface papillary carcinoma of the ovary）、多中心卵巢外浆液性癌（multiple focal extraovarian serous carcinoma）、正常大小卵巢癌综合征（normal sized ovary carcinoma syndrome）、卵巢外盆腔浆液性癌（extra ovarian serous carcinoma of pelvic peritoneum）、浆液性乳头状卵巢外癌（serous papillary extra ovarian carcinoma）、卵巢外腹膜浆液性乳头状癌（extraovarian peritoneal serous papillary carcinoma）、米勒类型腹膜腺癌（浆液性或其他亚型）［peritoneal adenocarcinoma（serous other subtype）of Müllerian type］、不明原发灶腺癌综合征（the syndrome of adenocarcinoma of unknown primary）等。比较近期文献，多采用原发性腹膜浆液性乳头状癌（primary peritoneal papillary serous carcinoma）。

【组织来源】 Lauchlan等提出第二米勒系统（secondary Müllerian system）的概念。第二米勒系统由女性盆腔和腹腔下部间皮层及其下方（体腔上皮下方）的间质组成。由于原发性腹膜浆液性乳头状癌的发生学和肿瘤组织结构与米勒管类似，故起源于第二米勒系统，也可以发现像原发性卵巢浆液性肿瘤的良性及交界性类型。此外，第二米勒系统具有多种分化潜能，文献中报道的原发性腹膜恶性肿瘤的种类除恶性间皮瘤和浆液性乳头状癌以外，还包括原发性腹膜子宫内膜样癌和透明细胞癌、腹膜恶性混合性米勒肿瘤（MMMT）。原发性卵巢浆液性肿瘤好发于女性，至今有1例发生于男性的报道。

【病理】 原发性腹膜浆液性乳头状癌的大体所见和显微镜下所见与原发性卵巢浆液性癌的病理非常相似，术中可见与Ⅲ期卵巢浆液性癌相似的表现，大网膜增厚、短缩呈饼状，主要肿瘤块位于网膜、腹膜、膈面和肠系膜，多数情况下子宫和卵巢外观、大小基本正常。1995年德国Rothacker分析了30年间该中心的尸检结果，从670例Ⅲ～Ⅳ期卵巢浆液性癌中确诊了57例（占8%），为腹膜浆液性表面乳头状癌。这些病例均符合以下标准：①主要肿瘤组织大块位于腹膜，非邻近器官来源；②组织学特点与浆液性卵巢癌相同；③可以识别正常卵巢，卵巢没有肿瘤侵犯，或者仅有表面和皮质受累；④患者有腹部手术史，可以提供组织切片和病理报告。

美国GOG对于原发性腹膜癌的定义为：①卵巢正常大小（最大径4cm）或有良性增大；②卵巢外受累的病变大于累及卵巢的病变；③浆液性癌为主要的组织学类型；④表面受累病变的深与宽均小于5mm。采用这一诊断标准，约7%～20%先前诊断为卵巢癌的病例被重新分类为原发性腹膜癌。有研究表明，原发性腹膜癌可能来自于输卵管。

原发性腹膜浆液性乳头状癌与腹膜恶性间皮瘤的鉴别，主要依据病理和免疫组织化学检查。Ordonez指出组织学区分上皮性腹膜间皮瘤与腹膜受累的乳头状浆液性癌很困难，calretinin、血栓调节素和角质素5/6是识别间皮瘤最好的阳性标志物。间皮瘤对MOC-31、B72.3、Ber-EP4、

CA19-9 和 Leu-M1 呈阴性反应。

【临床表现】 原发性腹膜乳头状浆液性癌患者的平均发病年龄为 66 岁（47～84 岁）。临床表现与晚期原发性卵巢浆液性癌非常相似，主要表现为腹痛、腹胀和大量腹水。有些患者可能在 1～2 周内腹部迅速膨隆，平卧时呼吸困难、食欲减退和少尿。腹水征是最突出的阳性体征。术前辅助检查包括：B 超可探及大量腹水、腹膜增厚、大网膜呈饼状，子宫和双侧卵巢回声正常。血清 CA 125 升高。Stafford-Johnson 等描述了该病的 CT 表现，指出尤其在绝经后妇女 CT 检查出现腹腔多处肿块、广泛大网膜钙化而无卵巢肿瘤发现，应高度提示原发性腹膜乳头状浆液性癌。

原发性腹膜浆液性乳头状癌采用 FIGO/TNM 的手术和病理学分期系统进行分期。

【治疗】 目前还无针对原发性腹膜浆液性乳头状癌治疗的前瞻性随机研究。根据该病的组织学起源、形态学特点以及临床特征，美国 GOG 将卵巢癌/输卵管癌/原发性腹膜癌入组同等的随机临床试验。美国癌症综合治疗网制定的关于卵巢癌的 NCCN 指南也包括了输卵管癌和原发性腹膜癌。

原发性腹膜浆液性乳头状癌治疗原则与卵巢上皮癌相同，即在理想的肿瘤细胞减灭术的基础上辅助紫杉醇和铂类的联合化疗。与以卵巢为主要病变部位的晚期卵巢上皮癌相比，腹膜弥漫性病变为主的原发性腹膜浆液性乳头状癌由于病变广泛累及腹膜、肠系膜、形成包绕脾门的网膜饼等，手术治疗达到理想减灭的程度更为困难，有时需要外科协助完成手术。原发性腹膜癌是对于化疗敏感性的肿瘤。Fowler 等的资料表明接受顺铂化疗后 2 年和 3 年的生存率分别为 47% 和 33%，而接受其他方案的分别为 14% 和 0%。Menzin 等总结了 4 例原发性腹膜癌初次手术后，应用紫杉醇和顺铂联合化疗然后再次开腹探查的病理结果，结果为 1 例完全缓解，3 例部分缓解。鉴于该病的生物学特性，对于手术达到理想减灭的病例可以考虑实施 GOG 推荐的紫杉醇+顺铂的静脉和腹腔的联合化疗方案。

【预后】 患者的生存与发病年龄、残留肿瘤大小、肿瘤分级、腹水量、化疗方案和二探结果有关。如果腹水 <1000ml，残留癌<1.5cm 或者仅存在于盆腔预后较好。治疗后可监测血清 CA125 变化，血清 CA125 低于 10IU/ml 预后较好。

（潘凌亚）

参考文献

1. 郎景和. 推行微创观念 发展微创外科. 中国实用妇科与产科杂志,2007,23:622-824
2. 孙海燕,孙文勇. 卵巢移行细胞癌 14 例分析. 肿瘤学杂志,2008,14(3):219-220
3. 屠铮,崔恒,李小平,等. 卵巢上皮性癌合并肠梗阻 22 例临床分析. 中华妇产科临床杂志,2008,9(4):259-261
4. 夏恩兰,陈春林,袁瑞. 推行微创观念发展微创技术. 中华妇产科杂志,2009,44:650-654
5. Aghajanian C,Finkler NJ,Rutherford T,et al. OCEANS:A random-ized,doubleblinded,placebo-controlled phase Ⅲ trial of chemothera-py with or without bevacizumab(BEV)in patients with platinum-sen-sitive recurrent epithelial ovarian(EOC),primary peritoneal(PPC),or fallopian tube cancer(FTC). J Clin Oncol,2012,30(17):2039-2045
6. Armstrong DK,Bundy B,Wenzel L,et al. Intraperitoneal cisplatin and paclitaxel in ovarian cancer. N Engl J Med,2006,354:34-43
7. Aris A. Endometriosis-associated ovarian cancer:a ten-year cohort study of women living in the Estrie Region of Quebec,Canada. J Ovarian Res,2010,3:2
8. Barney BM,Petersen IA,Dowdy SC,et al. Intraoperative electron beam radiotherapy(IOERT)in the management of recurrent ovarian malignancies. Int J Gynecol Cancer,2011,21:1225-1231
9. Burger RA,Brady MF,Bookman MA,et al. Incorporation of bevaci-zumab in the primary treatment of ovarian cancer. N Engl J Med,2011,365:2473-2483
10. Chan JK,Teoh D,Hu JM,et al. Do clear cell ovarian carcinomas have poorer prognosis compared to other epithelial cell types? A study of 1411 clear cell ovarian cancers. Gynecol Oncol,2008,109:370-376
11. Choan E,Matthew Quon,Victor Gallant,et al. Effective palliative radiotherapy for symptomatic recurrent or residual ovarian cancer. Gynecol Oncol,2006,102:204-209
12. Duska LR,Garrett L,Henretta M,et al. When "never-events" occur despite adherence to clinical guidelines:the case of venous throm-boembolismin clear cell cancer of the ovary compared with other ep-ithelial histologic subtypes. Gynecol Oncol,2010,116:374-377
13. Eltabbakh GH,Mount SL,Beatty B,et al. Clinical and molecular differences between clear cell and papillary serous ovarian carcino-ma. J Surg Oncol,2006,93:379-386
14. Everett EN,French AE,Stone RL,Pastore LM,et al. Initial chemo-therapy followed by surgical cytoreduction for the treatment of stage Ⅲ/Ⅳ epithelial ovarian cancer. Am J Obstet Gynecol,2006,195(2):568-576
15. Fung-Kee-Fung M,Oliver T,Elit L,et al. Optimal chemotherapy treatment for women with recurrent ovarian cancer. Curr Oncol,2007,14(5):195-208
16. Gao Y,Liu Z,Chen X,et al. Intraoperative radiotherapy electron boost in advanced and recurrent epithelial ovarian carcinoma:a ret-rospective study,BMC Cancer,2011,11:439-445
17. Itamochi H,Kigawa J,Terakawa N. Mechanisms of chemoresistance and poor prognosis in ovarian clear cell carcinoma. Cancer Sci,2008,99:653-658
18. Katsumata N,Yasuda M,Takahashi F,et al. Dose-dense paclitaxel once a week in combination with carboplatin every 3 weeks for ad-vanced ovarian cancer:a phase 3,open-label,randomised controlled trial. Lancet,2009,374:1331-1338
19. Kobel M,Kalloger SE,Santos JL,et al. Tumor type and substage predict survival in stage I and Ⅱ ovarian carcinoma:insights and implications. Gynecol Oncol,2010,116:50-56
20. Kushner DM,Connor JP,Sanchez F,et al. Weekly docetaxel and carboplatin for recurrent ovarian and peritoneal cancer:a phase Ⅱ trial. Gynecol Oncol,2007,105(2):358-364
21. Mackay HJ,Brady MF,Oza AM,et al. Prognostic relevance of un-common ovarian histology in women with stage Ⅲ/Ⅳ epithelial ovarian cancer. Int J Gynecol Cancer,2010,20:945-952
22. Mizuno M,Kikkawa F,Shibata K,et al. Long-term follow-up and

prognostic factor analysis in clear cell adenocarcinoma of the ovary. J Surg Oncol,2006,94:138-143

23. Nagai Y,Inamine M,Hirakawa M,et al. Postoperative whole abdominal radiotherapy in clear cell adenocarcinoma of the ovary. Gynecol Oncol,2007,107:469-473

24. Oyen WJG,Bodei L,Giammarile F,et al. Targeted therapy in nuclear medicine—current status and future prospects. Ann Oncol,2007, 18:1782-1792

25. Perren TJ,Swart AM,Pfisterer J,et al. A phase 3 trial of bevacizumab in ovarian cancer. N Engl J Med,2011,365:2484-2496

26. Pujade-Lauraine E,Wagner U,Aavall-Lundqvist E,et al. Pegylated liposomal doxorubicin and carboplatin compared with paclitaxel and carboplatin for patients with platinum-sensitive ovarian cancer in late relapse. J Clin Oncol,2010,28(20):3323-3329

27. Strauss HG,Henze A,Teichmann A,et al. Phase Ⅱ trial of docetaxel and carboplatin in recurrent platinum-sensitive ovarian,peritoneal and tubal cancer. Gynecol Oncol,2007,104(3):612-616

28. Swenerton KD,Santos JL,Gilks CB,et al. Histotype predicts the curative potential of radiotherapy:the example of ovarian cancers. Ann Oncol,2011,22(2):341-347

29. Takakura S,Takano M,Takahashi F,et al. Randomized phase Ⅱ trial of paclitaxel plus carboplatin therapy versus irinotecan plus cisplatin therapy as first-line chemotherapy for clear cell adenocarcinoma of the ovary:a JGOG study. Int J Gynecol Cancer,2010,20:240-247

30. Vergote I,van Gorp T,Amant F,Leunen K,Neven P,et al. Timing of debulking surgery in advanced ovarian cancer. Int J Gynecol Cancer,2008,18(Suppl 1):11-19

31. Verheijen RH,Massuger LF,Benigno BB,et al. Phase Ⅲ trial of intraperitoneal therapy with yttrium-90-labeled HMFG1 murine monoclonal antibody in patients with epithelial ovarian cancer after a surgically defined complete remission. J Clin Oncol,2006,24:571-578

第三节　卵巢交界性肿瘤

卵巢交界性肿瘤(tumor of borderline malignancy)或"低度恶性潜能"(low malignant potential,LMP),占卵巢肿瘤的10%~15%。卵巢交界性肿瘤病因不清,估计发病率2/100 000妇女年。卵巢交界性肿瘤于1973年列入WHO卵巢肿瘤分类中,WHO对卵巢交界性肿瘤的定义为:在生长方式和细胞学特征方面介于明显良性和明显恶性的同类肿瘤之间,无损毁性间质浸润,且与同样临床分期的卵巢癌相比预后好得多的卵巢肿瘤。其5年生存率Ⅰ期高达96%,其他各期平均约92%。卵巢交界性肿瘤依据上皮类型可分为浆液性、黏液性、子宫内膜样、透明细胞、Brenner等类型。浆液性最常见(65%),其次黏液性(30%),其他类型均少见。黏液性肿瘤又分为宫颈内膜型和肠型。前者预后良好,基本均为良性过程;后者常需要和癌鉴别,且容易在破毁后腹腔种植形成腹膜假黏液瘤,肠型黏液性肿瘤也是冷冻病理检查时容易发生误诊的类型,应特别引起注意。浆液性肿瘤又分为普通型、微乳头型、筛孔型、实性型等亚型。后三种均属较为高危的类型,更多出现卵巢外的病变和浸润性种植。

2003年在美国举行的卵巢交界性肿瘤工作会议,引入了微乳头型浆液性交界性肿瘤、间质的微浸润、上皮内癌以及腹膜种植等病理诊断概念,为交界性肿瘤的治疗提供了依据。过去均认为,卵巢交界性肿瘤绝对没有间质浸润,这是区分交界和癌的最重要标准之一。但现在认为,5mm以内微小浸润的交界性肿瘤并不影响预后,应列入交界性的范畴。交界性肿瘤卵巢外病变现分为浸润性种植和非浸润性种植两种。前者病灶内以有异型性的上皮细胞为主,后者则多为单层分化良好的上皮及纤维结缔组织增生。Seidman统计4129例交界性浆液性肿瘤中位随访7.4年,非浸润性腹膜种植者存活率达95%,而浸润性腹膜种植者为66%,认为浸润性腹膜种植是目前判断预后的最可靠指标。浆液性交界性肿瘤中发生浸润种植者是唯一的致死原因。微乳头型浆液性交界性肿瘤,虽然和普通型同属交界性范畴,但出现卵巢外病变和浸润性种植的几率增加,应特别注意是否存在卵巢外的转移和种植。如果微浸润和微乳头同时存在,应按低级别浆液性癌处理。同样,如果交界性浆液性肿瘤中微乳头结构超过10%,也按低级别浆液性癌处理。

一、组织病理学诊断标准

必须强调,可疑交界性时应每1~2cm做一切片。转移或复发时,肿瘤仍保持原发交界性组织形态。表6-19-9列举了组织形态学的分界,以往有所列情况即不能诊断交界性,而为侵袭性。

表6-19-9　诊断交界性与非交界性卵巢癌的特点

组织类型	镜下特点
浆液性癌	基质侵袭
黏液性癌	侵袭性生长,细胞多层次>3层,细胞核异型性
内膜样癌	腺体中间间质很少,明显核异型性,>1~2个核分裂象/高倍镜
透明细胞癌	细胞成分增加,有乳头状结构,细胞成片
恶性Brenner瘤	胞浆异型性,基质侵袭

WHO(1999)卵巢交界性肿瘤的基本诊断标准为:①交界性肿瘤细胞核异常及有丝分裂象介于该类型明显良性与肯定恶性之间;②有些不典型复层上皮细胞团脱离原来的部位;③缺乏明显的间质浸润。

(一)浆液性交界性肿瘤的组织学诊断

一般采用Katzenstein等提出的标准:①上皮细胞复层及(或)呈出芽状簇集;②细胞异型性;③核分裂;④无间质浸润。Russell认为在无真正间质浸润的前提下,这四点中必须达到两点以上才能诊断。在此基础上,许多学者又不断进行补充。间质浸润有时不容易判断和识别。一部分浆液性交界性肿瘤有腹膜种植,在诊断时应以原发肿瘤的形态为准。近年有人报道了有微灶性浸润的浆液性交界性肿瘤,Bell 和 Scully 将微浸润定义为:典型形态的浆液性交界性肿瘤间质中存在灶性或多灶性,呈现为单个细胞、不规则小巢状、乳头状或筛孔状细胞巢,细胞呈现不典型性,但对周围间质不构成破坏性并不伴有间质反应,病灶范围直径<3mm 或<10mm。目前,绝大多数研究认为微浸润不影响预后,仍划入交界性肿瘤的范围。Scully 又提出,当这种灶性肿瘤细胞在间质中呈现紊乱的生长方式,并在细胞学上具备恶性特征、对周围间质构成一定程度的破坏或引起间质反应时,应诊断为"微浸润癌",尤其合并卵巢外病变时,对患者具有威胁。

(二) 黏液性交界性肿瘤的组织学诊断

Piura 等关于黏液性交界性肿瘤的诊断标准为:有上皮增生,无间质浸润,并具有以下 3 项中的两项:①绒毛样腺状增生;②有丝分裂象或细胞不典型;③细胞不超过 4 层。

近年 Rutgers 和 Seully 把黏液性交界性肿瘤分为宫颈内膜型和肠型。Scully 提出卵巢交界性宫颈内膜样黏液肿瘤,其结构类似于交界性浆液性肿瘤,唯乳头含有丰富的间质并有细胞出芽,可能种植于腹膜及转移至淋巴结,但不伴发腹膜假黏液瘤。其腹膜播散为散布的结节,其组成为黏液腺和纤维间质。预后好于肠型。Riopel 等提出肠型黏液性肿瘤的诊断标准:①黏液上皮呈复层及簇状,但无间质浸润;②伴微浸润者常表现为腺体拥挤,呈融合性生长或背靠背,缺乏纤维间质,或呈筛状结构,可伴坏死,核分裂象<5/10HPF,浸润范围<5mm。伴腹膜假黏液瘤的多为肠型。Riopel 对肠型黏液性交界性肿瘤的间质浸润由<3mm 已放宽至<5mm,因两者的预后无显著性差异。

(三) 腹膜种植

传统的观点将卵巢外病灶均视为"种植",这种分类方法有缺陷。Bell 提出非浸润性种植中上皮成分稀少,被四周反应性纤维细胞围绕,使上皮与间质细胞常常融合、难以查见;浸润性种植则上皮成分较多,显示高度复杂增生或微乳头结构及小细胞巢无规律地分布于间质中。Sliva 对腹膜种植的诊断标准如下:①在间质内寻找单个或成群上皮细胞,若达到一定数量则称"浸润性种植";②腹膜表面或顶端无纤维组织反应,而上皮细胞穿透下方组织亦称"浸润性种植";③若种植部位广泛纤维化,仅少数单个细胞位于间质内,则称"种植伴早期浸润"。不管腹膜病灶为多中心原发还是种植,前者发生率约 88%,10 年存活率为 95%~98%;而后者占 12%,10 年存活率仅 33%,极类似浸润癌。因此近年主张不管卵巢上病灶是什么,存在腹膜浸润性种植者即视为癌。

Seidman 统计 4129 例浆液性交界性肿瘤经 7.4 年(中位数)随访,非浸润性腹膜种植者存活率达 95%,而浸润性腹膜种植者为 66%,浸润性腹膜种植是目前判断预后最可靠的指标。因此希望医师在手术时对腹腔应慎重地行多点活检来寻找病变,浆液性交界性肿瘤中发生浸润种植是唯一的致死原因,只有这类患者需要化疗。

黏液性交界性肿瘤中肠型腹膜播散多为弥漫分布的黏液池,内中漂浮黏液上皮。伴交界性肿瘤的腹膜假黏液瘤以往认为原发于卵巢,现在提出最可能的来源是阑尾。目前对腹膜假黏液瘤的治疗仍不满意,伴有腹膜假黏液瘤的

交界性黏液瘤其生物学行为不善,预后不好。间质浸润>5mm 是唯一的不良预后指标。

(四) 淋巴结转移

Scully 提出卵巢交界性肿瘤存在淋巴结转移,发生率为 1%~16% 不等,与临床分期无关。受累淋巴结多属盆腔、主动脉旁淋巴结。不论肿瘤是否伴发种植,其受累淋巴结的病变类似,预后报道不一。非浸润性种植者的淋巴结受累一般不影响预后,而浸润性种植者有较高的复发率,偶有转化为明显癌者则影响预后。Seidman 统计 43 例交界性浆液性肿瘤伴淋巴结转移者,经 6.5 年(中位数)随访,存活率达 98%。

二、治　疗

交界性肿瘤的处理应根据组织病理学和临床特点,以及年龄和诊断时的分期综合考虑。卵巢交界性肿瘤的治疗主要为手术治疗,除特殊病例外,现多不主张加用辅助治疗。2011 年美国 NCCN 指南建议:对于 Ⅰ~Ⅳ 期要求保留生育功能的患者,均可以行保留生育功能的全面分期手术。对于 Ⅰ~Ⅳ 期不要求保留生育功能的患者,进行标准的全面分期手术治疗。术后病理如果无浸润性种植,可随访观察;如果有浸润性种植,可观察或考虑参照上皮性卵巢癌治疗方案(2B 类证据)。对于既往诊断为卵巢交界性肿瘤并经病理复审的患者,如果既往手术彻底,可根据有无浸润性种植进行处理;如果既往手术不彻底,疑有残留灶,需要完善行全面再分期手术。对于既往手术不完善,没有残留灶又无生育要求或无浸润性种植的患者,可行全面再分期手术或观察;对于既往手术不完善,没有残留灶但有浸润性种植的患者,可以观察或参照卵巢上皮癌治疗(2B 类证据)。

(一) 卵巢交界性肿瘤的保守性手术

约 1/3 的卵巢交界性肿瘤患者年龄小于 40 岁,很多患者有保留生育功能的要求。大量的临床研究结果提示保守手术患者的无病生存率和总生存率与进行了满意的分期手术的患者无区别,都接近 100%。而且保守手术后患者的生育、妊娠结局也很好,但术后需严密随访。

保守性手术通常指患侧附件切除,适用于年轻、有生育要求的患者。手术应满足以下条件:①患者年轻、渴望生育;②确定为 Ⅰ 期,对侧卵巢和输卵管正常;③术后有条件长期随访。年轻患者如一侧卵巢有肿瘤时,一般开腹后留取腹水或腹腔冲洗液,然后先作一侧附件切除,剖视有可疑时送冷冻切片。如病理报告为交界性卵巢肿瘤,应作对侧卵巢剖视,并送病理检查,同时应仔细探查盆腔及上腹部,如均无恶性证据,可不再作其他手术。切除标本应每 1~2cm 做一切片检查,明确是否有侵袭。术后石蜡切片病理检查如为癌,可根据情况进行卵巢癌再分期手术和(或)加用化疗。

韩国的一项 360 例的大宗报道支持有保留生育功能的愿望的交界性肿瘤患者做保守性手术是安全的。该研究中 176 患者行根治手术,184 例行保留生育功能的手术(其中 48 例腹腔镜,136 例开腹),平均随访 70 个月,结果 18 例复发,5 例因病死亡。两组的复发率无差异(根治术 vs. 保留

生育功能手术,4.9% vs.5.1%,$P=0.923$)。保守手术组最常见的复发部位是保留的卵巢部位,所幸卵巢能通过再次手术继续得以保留。两组的无病生存期也无差异($P=0.651$)。并且已经有34例足月分娩。

有作者又研究了交界性肿瘤患者行子宫+双附件切除、附件切除和单纯囊肿切除术后的复发率,分别为5.7%、15.1%和36.3%。但复发后可再次行保守手术,仍可获得妊娠和长期存活。因此认为保守手术的复发风险虽然显著升高,但不影响最终生存。即使是晚期患者,行保守手术后也有机会获得自然妊娠。对年轻的要求保留生育功能的患者可行保守手术,但术后需严密随访。Yinon比较了40例附件切除和22例卵巢囊肿剥除术的结果,平均随访88个月。两组患者肿瘤复发率无差异,分别是27.5%和22.7%;但是囊肿剥除组患者无瘤间期明显短于附件切除组,分别是23.6和41个月(无统计意义)。共25例患者获得妊娠38次,分娩35次。综上所述认为保守手术的复发风险虽然显著升高,但不影响最终的生存率。即使是晚期患者行保守手术后也有机会获得自然妊娠。

生育问题是保守手术后值得关注的问题。Tinelli总结9篇文献共203例保守手术后患者,复发36例,获得106次妊娠。另一项大宗研究总结了19篇文献共923例患者保守手术的资料,妊娠率高达48%,16%复发,仅5例因病死亡。进一步分析发现大约10% ~ 35%的患者术前即存在不孕问题,保守手术术后自然妊娠率32% ~ 65%,对持续不孕的病例可选择试管婴儿助孕。年龄与妊娠率密切相关,<35岁者妊娠率42%,35 ~ 40岁降为22%,>40岁没有妊娠。促排卵药是否增加癌变还有争议。目前认为早期交界性肿瘤保守手术后促排卵治疗是安全的。在晚期或微乳头型患者最好不要应用促排卵+试管婴儿,以免加速疾病进展。Fortin报道了30例交界性肿瘤的不孕症患者术后接受促排卵治疗,平均周期2.6个,中位随访时间93个月,在随访42个月时有4例复发(3例单纯卵巢囊肿切除术)。所有复发病例仍然为交界性肿瘤,通过再次手术治疗。目前所有患者无瘤生存,共有13例妊娠。保守手术后随访非常重要,保守手术后2年内,每3个月复查一次,以后每半年一次。5年时复发率可达20%,即使妊娠分娩后也要随访。分娩后是否切除卵巢有争议,需考虑多个因素:肿瘤组织类型、分期、保守手术的术式以及患者的意愿。目前认为对能常规随访的患者不必推荐切除卵巢,只有复发时再切除。有些患者因心理因素或想简化随访程序而在产后要求切除卵巢。

在交界性肿瘤的手术中有两个问题值得注意:①对侧卵巢楔形活检:浆液性交界性肿瘤双侧发生率为43%,许多作者建议对健侧卵巢行楔形活检;但也有人反对,认为术后易出现卵巢周围粘连而导致不孕。虽然目前微创技术和抗粘连制剂的应用能减少粘连的发生,但有报道肉眼外观正常的卵巢镜下分析也无病灶,因此对侧卵巢活检的价值提出疑问。目前尚无统一意见。②关于冷冻病理诊断:交界性肿瘤冷冻病理检查存在一定的困难和复杂性。冷冻病理的可靠性各家作者报道不一,尤其对黏液性交界性肿瘤。一般认为鉴别良、恶性较可靠,但鉴别交界性与恶性或

交界性与良性则不是非常准确。Houck回顾分析了140例交界性肿瘤的病理,冷冻切片与石蜡切片的符合率为60%,冷冻病理将良性误诊为恶性者为10.7%,而将恶性误诊为良性者达29.3%。冷冻病理的阳性预测值为89.3。Kayikcioglu分析了33例患者,冷冻切片与最终的符合率为72.7%,9%的误诊者为浆液性,36.6%为黏液性。冷冻病理的敏感性和特异性分别为86.95%和57.14%。冷冻病理的局限性提示,术中根据冷冻病理结果决定手术范围具有相当的风险性。术前与患者和术中及时与家属沟通是十分明智的。

既往主张在完成生育功能后切除保留的卵巢,现在认为可以继续保留。腹腔镜处理交界性肿瘤尚不成熟,因此术前考虑到交界性肿瘤者不主张行腹腔镜手术,避免种植。随着腹腔镜技术的进步,研究病例的增多,目前认为可选择合适的病例安全有效地进行腹腔镜手术。

(二)卵巢交界性肿瘤的其他手术

临床Ⅰ期,不再需要生育的患者,可作全子宫、双附件、大网膜、阑尾切除术。由于常常在同一肿瘤中同时存在良性、交界性和恶性成分,如术中冷冻切片病理检查不能确定交界性或恶性,则一般应进行淋巴结清扫:Ⅱ、Ⅲ、Ⅳ期者可行肿瘤细胞减灭术。术中应最大限度的减瘤,最好能做到无肉眼残留。Ⅳ期交界性肿瘤极少见。部分医师认为到了Ⅳ期,很难再将肿瘤称为交界性。Ⅱ、Ⅲ期浆液性交界性肿瘤的卵巢外病变如属于浸润性种植,也按低级别浆液性癌处理,通常不能保留生理和生育功能,术后需要化疗。

较晚期患者应行肿瘤细胞减灭术,但淋巴结是否切除值得质疑,因为它与生存期无关。目前认为交界性肿瘤伴淋巴结受累不影响患者的生存率,不需要化疗。虽然最近有研究指出某些特定形式的淋巴结受累,如在淋巴结内汇合性生长或不与输卵管子宫内膜异位症共存,或许导致患者的无疾病进展生存期缩短。因此,浆液性交界性肿瘤或低级别浆液性癌伴淋巴结转移时,应该仔细检查那些"转移"病灶是否实际上是输卵管子宫内膜异位症的表现。

临床治疗达到完全缓解的患者,现多主张不进行二次探查术。

(三)辅助治疗

Ⅰ期以上的患者是否需作辅助化疗,各家意见还不十分一致。目前NCCN指南建议只有浸润性种植的患者,可考虑参照上皮性卵巢癌的治疗方案或观察(2B类证据)。辅助治疗不能改变交界性肿瘤患者的预后,过度化疗还可引起并发症,增加患者的死亡率。尚无任何前瞻性随机研究支持化疗有益。Genadry认为,卵巢外的交界病灶是多处原发,而不是转移,因此无须辅助治疗。Ⅱ、Ⅲ期交界性肿瘤手术后如果没有残余病灶,目前也不主张化疗。

但也有报道交界性肿瘤对化疗并非完全不敏感,术后辅助治疗仍有一定的近期疗效。Sutton等报道32例Ⅲ期交界性卵巢癌,手术后40.6%无残存,59.4%仍有残存,经过化疗效果较好。特别是术后有残留病灶者,化疗可使肿瘤松动、病灶缩小,待条件许可时再次手术,可达到将肿瘤完全切除的目的。

因此,关于交界性肿瘤的术后辅助治疗,提出以下几

点：①应明确交界性肿瘤辅助治疗的目的是缩小病灶，有肿瘤残留者可给予化疗，为再次减瘤手术成功创造条件，但不能期待利用辅助治疗改善预后；②FIGO Ⅰ期及其他期别术后无肿瘤残留者，不必接受辅助治疗，但应严密随访；③没有腹膜浸润的患者不需要辅助治疗，浆液性交界性肿瘤中只有发生浸润种植者需要化疗；④交界性肿瘤的肿瘤细胞增殖速度较上皮性癌缓慢，化疗应有别于卵巢上皮癌，宜选用较温和的方案，如 PC 方案较为理想，疗程不宜过于集中；⑤建议开展肿瘤细胞 DNA 含量、倍体水平及有关癌基因的检测，明确转移灶的病理类型，使治疗有的放矢。

三、随　访

2011 年 NCCN 指南建议：患者每 3～6 个月随访 1 次，共 5 年；以后每年随访 1 次。随访内容包括盆腔检查的体格检查；保留生育功能手术的患者有指征做超声；如首次确诊时有 CA125 或其他肿瘤标志物升高，则每次随访时复查。如有指征，行全血细胞计数和生化检查。对单侧附件切除的患者完成生育后，可考虑进行完全手术（2B 类）。对于临床复发的患者，如果条件合适，可行手术探查+减瘤术。术后病理无浸润性病灶，可观察；有浸润性病灶，可考虑参照上皮性卵巢癌治疗（2B 类）。其中阴道超声检查是目前发现复发最有效的手段。CA125 在很多浆液性交界性肿瘤中升高，Gotlieb 回顾分析了 91 例患者，75% 的浆液性交界性肿瘤患者术前 CA125 升高，平均为 156IU/ml；而黏液性仅 30% 升高，平均为 28IU/ml。Ⅰa 期患者仅有 35% 升高，平均 67IU/ml；有卵巢外播散者则 89% 升高，平均 259IU/ml。Engelen 报道黏液性交界性肿瘤 57% 有术前 CA19-9 升高，并建议黏液性肿瘤随访用 CA19-9。

四、影响预后的因素

最重要的预后因素是卵巢外病变的性质，Ⅱ、Ⅲ期患者腹膜种植的形态学是主要的预后因素，预后不良者显示以下 3 种特征之一：微乳头型，被裂隙围绕的实质上皮巢，浸润其下方组织。腹膜浸润性种植预后较差，50% 以上有复发，10 年存活率约 35%，而非浸润性种植仅 14% 复发。浆液性交界性肿瘤伴微乳头型预后差，10 年生存率仅 60%。如果微浸润和微乳头同时存在，应按低级别浆液性癌处理。如果浆液性交界性肿瘤中微乳头结构超过 10%，也按低级别浆液性癌处理。术后残留病灶的大小也有预后意义，初次手术后有残留病灶是预后不良的指标。交界性肿瘤非整倍体者生存率仅 15%。

（李艺　崔恒）

参 考 文 献

1. Fortin A, Morice P, Thoury A, et al. Impact of infertility drugs after treatment of borderline ovarian tumors: results of a retrospective multicenter study. Fertil Steril, 2007, 87: 591-596
2. Morice P. Borderline tumours of the ovary and fertility. Eur J Cancer, 2006, 42(2): 149-158
3. Park JY, Kim DY, Kim JH, et al. Surgical management of borderline ovarian tumors: The role of fertility-sparing surgery. Gynecol Oncol, 2009, 113: 75-82
4. Robert J, Morgan J, Ronald D. NCCN clinical practice guidelines in oncology, ovarian cancer, including fallopian tube tumor and primary peritoneal cancer. 2011
5. Swanton A, Bankhead CR, Kehoe S. Pregnancy rates after conservative treatment for borderline ovarian tumours: A systematic review. Eur J Obstet Gynecol Reprod Biol, 2007, 135: 3-7
6. Tinelli R, Tinelli A, Tinelli FG, et al. Conservative surgery for borderline ovarian tumors: a review. Gynecol Oncol, 2006, 100 (1): 185-191
7. Yinon Y, Beiner ME, Gotlieb WH, et al. Clinical outcome of cystectomy compared with unilateral salpingo-oophorectomy as fertility-sparing treatment of borderline ovarian tumors. Fertil Steril, 2007, 88: 479-484

第四节　卵巢性索间质肿瘤

卵巢性索间质肿瘤（sex cord stromal tumors），又称性腺间质肿瘤（gonadal stromal tumors），是由性索和胚胎性腺的特异性间质衍化而来的肿瘤。关于性索的来源，目前认识尚不统一。胚胎发育至第 5 周时形成性腺。此时性腺尚未分化成男性或女性，为未分化的性腺。体腔上皮增厚，称"表面上皮"或"生发上皮"。一种观点认为，这些性腺表面的表面上皮生长穿入到间充质内，形成多个形状不规则的细胞索，即为原始性索。另一种观点认为原始性索可部分来源于中肾小泡，中肾小泡的细胞迁移到原始性索内，以后分化为男女性腺中除生殖细胞以外的其他各种细胞成分。

目前倾向于性索在胚胎发育的过程中将衍化为颗粒（granulosa）及（或）支持细胞（sertoli 细胞），胚胎性腺的特异性间质将衍化为卵泡膜（theca）、睾丸型间质细胞（leydig）及形态上非特异的细胞如成纤维细胞。上述细胞可单独或以多种组合形式混合构成各种类型的性索-间质肿瘤，根据其主要成分的不同分为颗粒细胞瘤、卵泡膜细胞瘤、纤维瘤、支持-间质细胞瘤、两性母细胞瘤、伴环状小管性索瘤及不能分类的性索间质肿瘤等。偶伴异源性分化时，瘤内可出现软骨小岛及黏液上皮等成分。

卵巢性索间质肿瘤占卵巢肿瘤 1.7%～5%，其中颗粒细胞瘤最多见，约占该肿瘤的 70% 以上，占全部卵巢原发肿瘤的 5%～8%。纤维瘤约占全部卵巢肿瘤的 3%～4%。支持-间质细胞瘤约占全部卵巢肿瘤 0.1%～0.5%。不能分类的性索间质瘤约占该肿瘤的 10%。

许多卵巢性索间质肿瘤可分泌类固醇激素。一般以颗粒细胞成分为主的肿瘤，主要分泌雌激素，临床上呈女性化表现，以支持细胞成分为主的肿瘤，主要分泌雄激素，患者呈男性化表现。卵泡膜细胞肿瘤则主要分泌雄激素，其次为孕、雌激素，睾丸型间质细胞瘤主要分泌雄激素。纤维细胞肿瘤则偶有甾体激素的分泌。故性索间质肿瘤患者在临床上常伴有相应的内分泌症状。

迄今为止，已有许多学者已经在卵巢性索间质肿瘤的发病机制方面做了大量的研究工作。如 Mitsuaki 等研究发现，成人型颗粒细胞瘤的发生发展与 DNA 复制错误及修复缺陷有关。抑癌基因 *PTEN* 的低表达可能在一定程度上参与了成人型颗粒细胞瘤的发生、发展过程。此外,在卵巢性索间质肿瘤瘤细胞中发现 12 号染色体三体(trisomy 12),其中颗粒细胞瘤中 12% ~ 32%,纤维瘤 8% ~ 22%,泡膜细胞瘤 8%,支持-间质细胞瘤 4%。Lindgren 等报道在颗粒细胞瘤和纤维瘤中出现 22 号染色体单体(monosomy 22)等。但总的说来,卵巢性索-间质肿瘤的发病原因至今尚不明确,还有待于更多的学者在今后的工作中做更进一步的探讨。

一、病理及分类

(一)卵巢性索间质肿瘤的分类

卵巢肿瘤组织来源复杂,病理类型多样。近年来,随着诊断技术的不断发展,卵巢性索间质肿瘤的组织分类得到了不断的完善。妇产科病理学家 Seully、Young、Clement、Fox 等分别于 1973、1984、1992 年对上述 WHO 的分类进行了补充和改良。

2003 年,经 WHO 第三次修正后,卵巢性索间质肿瘤的病理分类如下:

1. 颗粒-间质细胞瘤
(1) 颗粒细胞瘤
1) 成人型颗粒细胞瘤
2) 幼年型颗粒细胞瘤
(2) 卵泡膜-纤维细胞瘤
1) 卵泡膜细胞瘤
a. 典型的卵泡膜细胞瘤
b. 黄素化卵泡膜细胞瘤
c. 钙化的卵泡膜细胞瘤
2) 卵巢纤维瘤
3) 多细胞纤维瘤
4) 纤维肉瘤
5) 含少量性索成分的间质瘤
6) 硬化性间质瘤
7) 印戒细胞样间质瘤
8) 未分类(纤维卵泡膜细胞瘤)
2. 支持-间质细胞瘤
(1) 支持-睾丸型间质细胞瘤
1) 高分化型
2) 中分化型(含异源性成分)
3) 低分化型(肉瘤样)
4) 网状型(含异源性成分)
(2) 支持细胞瘤
(3) 间质-睾丸型间质细胞瘤
3. 混合性性索-间质细胞瘤或不能分类细胞型
(1) 性索瘤伴环状小管
(2) 两性母细胞瘤
(3) 不能分类的性索-间质肿瘤
4. 类固醇细胞肿瘤
(1) 间质黄体瘤
(2) 间质细胞瘤
1) 卵巢门细胞瘤
2) 非门细胞性间质细胞瘤

(3) 非特异性类固醇细胞肿瘤
1) 高分化
2) 恶性

(二)卵巢性索间质肿瘤的组织学发生和病理

1. 颗粒-间质细胞瘤
(1) 颗粒细胞瘤:颗粒细胞瘤可全部由颗粒细胞构成,也可含部分纤维细胞或卵泡膜细胞成分。一张病理切片中颗粒细胞比例至少大于 10% 时才可诊断为颗粒细胞瘤。分成人型和幼年型两种类型,这两种病理类型分类的依据是组织学表现,而不是患者年龄。

1) 成人型颗粒细胞瘤

Ⅰ. 大体检查:肿瘤多为单侧,肿瘤体积差异较大,大者充满整个盆腹腔,小者仅在显微镜下可见,多数为中等大小,直径 10 ~ 15cm 不等。肿瘤多呈圆、卵圆或结节状,表面光滑,包膜完整。切面灰白色或浅黄色,以实性为主,伴有小囊腔,也有半实半囊性,罕见以囊性为主者,囊内充满透明或血性液体,肿瘤实性区易出血坏死。约 10% ~ 15% 的肿瘤可发生自发性破裂。

Ⅱ. 显微镜下检查:肿瘤细胞一般体积较小,核内染色质密集、深染、疏松,呈空泡状,核质比增高。形成核纵沟是本瘤与 Brenner 瘤共有的特征。细胞核分裂象少见,一般小于 3/10HPF。按瘤细胞分化程度和生长方式分为高分化、中分化、低分化型。

高分化型:瘤细胞排列呈大滤泡和(或)小滤泡型,后者更多见。小滤泡型:在瘤细胞团块内密布 Call-Exner 小体,腔内充满嗜酸性物质,颇似初级卵泡结构。大滤泡型中央囊泡腔较大,内衬复层粒层瘤细胞和 Call-Exner 小体,似生长或成熟的卵泡。中、低分化粒层细胞瘤不形成 Call-Exner 小体或滤泡(图 6-19-14)。

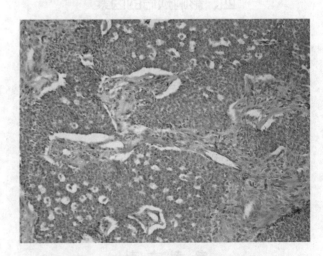

图 6-19-14　卵巢成人型颗粒细胞瘤(HE200×)
在团索样排列的瘤细胞中有腺样和花环样腔隙结构

中分化型:瘤细胞排列呈岛状、柱状或腺样结构。

低分化型:瘤细胞呈弥漫排列,间质稀少,偶见异型核或多核瘤细胞。颗粒细胞瘤偶见不对称细胞核,这一特征不影响预后,但可能导致误诊成更为恶性的肿瘤。

约 2% 成人型颗粒细胞瘤肿瘤瘤细胞呈黄素化。在妊娠期,尤其是晚孕期,由于激素水平变化,瘤细胞表现为高度水肿和黄素化。颗粒细胞瘤偶见横纹肌肉瘤变的异源性成分,罕见瘤内含肝细胞或睾丸型间质细胞。

Ⅲ. 免疫组织化学染色检查:性激素:瘤细胞 ER(雌激素受体)表达呈胞浆阳性。α-抑制素(α-inhibin):阳性,颗粒细胞瘤最有意义的免疫组化特征。钙视网膜蛋白:阳性,敏感较高,特异性稍低。波形蛋白(vimentin):阳性。上皮膜抗原(EMA):阴性。CK-7:阴性。

2) 幼年型颗粒细胞瘤

Ⅰ. 大体检查:一般发生于单侧卵巢,双侧发生者少见,据文献报告仅 2%。肿瘤呈圆或分叶状,表面光滑,切面呈黄色或灰白色,直径 3~32cm 不等。多数呈实性或半囊半实性,囊内含浆液或胶样液体,实性区常有坏死及出血灶。少数患者肿瘤可发生自发性破裂,可伴腹水。

Ⅱ. 显微镜下检查:瘤细胞体积基本一致,含丰富的嗜酸性或空泡状胞浆,细胞核深染,核沟不明显(图 6-19-15)。瘤细胞可形成大小不等的滤泡或呈弥散增生。弥散型瘤细胞常表现为广泛黄素化,细胞内含脂质。大滤泡和岛状结构内含嗜酸、嗜碱性黏液。个别细胞呈现的异型核和核分裂象,是更为恶性的表现,在临床上往往也表现出更加恶性的生物学行为。

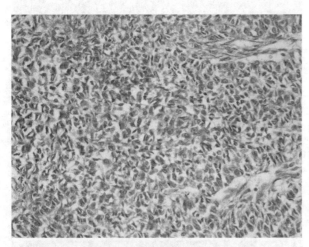

图 6-19-15 卵巢幼年型颗粒细胞瘤(HE400×)
瘤细胞弥漫性分布,大小、形态不一,滤泡结构幼稚

Ⅲ. 免疫组织化学染色检查:镜下可见网硬蛋白纤维围绕在成团的颗粒细胞和散在的卵泡膜细胞周围,故网硬蛋白染色有助于鉴别颗粒细胞和卵泡膜细胞。幼年型免疫组化特征与成人型相似,但在前者,上皮膜抗原约有一半病例为阳性,而后者均为阴性。α-抑制素和钙视网膜蛋白检测有利于瘤细胞分化较差时与其他恶性肿瘤的鉴别诊断。

(2) 卵泡膜-纤维细胞瘤:是一组肿瘤,反映从完全由成纤维细胞所构成,并产生胶原纤维到主要由卵泡膜细胞所形成的一个连续谱。

1) 卵泡膜细胞瘤

Ⅰ. 典型卵泡膜细胞瘤:镜下瘤细胞大小均一致,呈卵圆或梭形,胞浆多、富含脂质,呈淡染或空泡状。核圆或卵圆形,核分裂象少见。瘤细胞排列成束,互相交叉,细胞

束呈螺纹状或相互吻合的小梁状,并被胶原纤维束分隔呈结节状,可出现玻璃样变(图 6-19-16)。值得注意的是,卵泡膜细胞瘤有时与细胞丰富的纤维瘤不易鉴别,如果细胞胞浆内不含脂质则不能诊断为卵泡膜细胞瘤。网织纤维染色可见嗜银纤维包绕于每个细胞,这是与颗粒细胞瘤常用的组织化学鉴别方法。

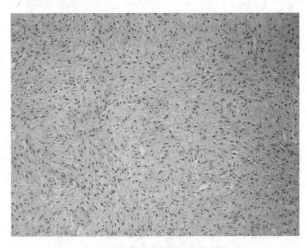

图 6-19-16 典型卵泡膜细胞瘤(HE200×)
瘤细胞排列成束状,编织状,被胶原纤维分隔

Ⅱ. 黄素化卵泡膜细胞瘤:由于多数间质细胞没有黄素化,故显微镜下见卵泡膜瘤细胞呈局灶性黄素化,体积大,呈多角形或圆形,胞浆淡染,嗜酸性或空泡状,常有纤维分隔(图 6-19-17)。黄素化的卵泡膜瘤细胞分裂象增多,伴核不典型性,可转移。恶性黄素化卵泡膜瘤细胞的初步鉴定是核不典型性和分裂象大于 3/10HPF。

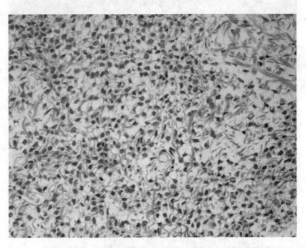

图 6-19-17 黄素化卵泡膜细胞瘤(HE400×)
瘤细胞局灶性黄素化,体积大,胞浆淡染、
嗜酸性或空泡状,常有纤维分隔

与硬化性腹膜炎相关的黄素化卵泡膜细胞瘤有不同的特征,多为双侧,黄素化细胞体积更小。分裂象高低不等,一些肿瘤不见分裂象,而另一些分裂象则多。肿瘤本身为良性,但部分患者会死于它们并发的腹膜疾病。

Ⅲ. 钙化的卵泡膜细胞瘤:与纤维瘤不同,卵泡膜细胞

瘤很少钙化。报道有 4 例年轻患者发生肿瘤钙化,患者都小于 30 岁,临床表现为月经失调。肉眼可见肿瘤钙化。这类肿瘤为良性。

Ⅳ. 卵巢泡膜细胞瘤有时与纤维瘤混合存在,称为纤维泡膜细胞瘤(图 6-19-18)。

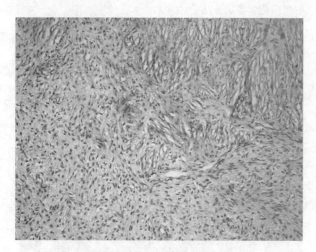

图 6-19-18　卵泡膜-纤维细胞瘤(HE200×)
泡膜细胞瘤与纤维瘤混合存在

2) 卵巢纤维瘤:常见的卵巢良性肿瘤。

Ⅰ. 大体检查:本瘤多为单侧,发生于双侧者约占 4%～10%。肿瘤大小不等,乳白色或灰白色,呈分叶或结节状膨胀性生长,表面光滑,边界清晰。剖面呈实性,编织状,结构致密。肿瘤巨大者易水肿或黏液变性,约 1/5 出现钙化,偶见局灶性骨化(图 6-19-19～图 6-19-21)。

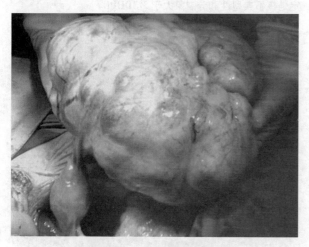

图 6-19-19　卵巢巨大纤维腺瘤
患者为 54 岁妇女,图示为右侧卵巢巨大纤维腺瘤

Ⅱ. 显微镜下检查:主要成分为可产生胶原的成纤维细胞和纤维细胞,瘤细胞很少或不含脂质。瘤细胞呈长梭形,胞浆少,无不典型形状,亦无核分裂象。梭形细胞常交叉排列为束状,偶形成席纹状图(图 6-19-22)。细胞间常有局灶玻璃样变及黏液变性,可有钙化、骨化。但是,与痣样基底细胞癌(Gorlin 综合征)相关的这类肿瘤常为双侧、多结节性、多灶钙化。免疫组化抑制素阴性,小于 1/4 病例弱阳性。

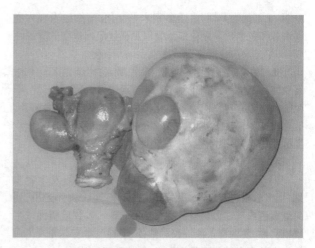

图 6-19-20　卵巢纤维瘤
患者为 57 岁妇女,图示为右侧卵巢纤维瘤

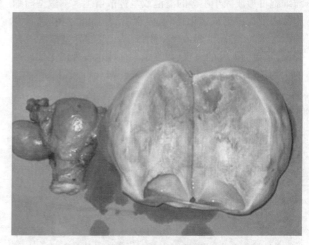

图 6-19-21　卵巢纤维瘤剖视图
图示卵巢纤维瘤表面光滑,边界清晰,剖面
致密(与图 6-19-20 为同一个患者)

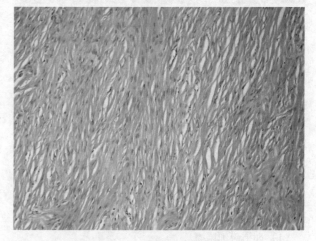

图 6-19-22　纤维瘤(HE200×)
由梭形产生胶原的纤维母细胞和纤维细胞
交叉排列为束状,偶形成席纹状图

3）多细胞纤维瘤：即低度潜在恶性多细胞纤维瘤。

Ⅰ.大体检查：瘤体大小不等，表面光滑或呈结节状，切面乳白色、质韧，常有多灶性出血，少数可发生囊性变。

Ⅱ.显微镜下检查：本瘤与典型纤维瘤相比，含更多的细胞成分，瘤细胞呈卵圆形或梭形，核轻度异型性，分裂象约1~3/10HPF。其特征是细胞核分裂率更高而无明显的核不典型性（图6-19-23）。肿瘤组织可被疏松的间质成分分隔。

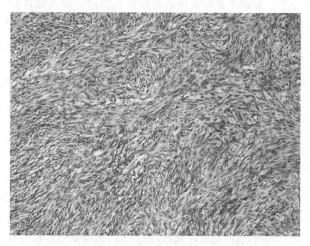

图6-19-23 多细胞纤维瘤（HE200×）
与纤维瘤相比，典型纤维瘤细胞成分更多，细胞核分裂率更高，无明显的核不典型性

4）纤维肉瘤：原发的卵巢纤维肉瘤罕见，恶性程度高，预后极差。

Ⅰ.大体检查：瘤体体积不等，表面光滑，呈不规则形，剖面灰白色，呈烂鱼肉状，常伴出血或坏死。

Ⅱ.显微镜下检查：可见密集的、排列为席纹状的梭形细胞，胞浆嗜酸性，边界不清，核深染，细胞核大。瘤细胞呈中-重度异型性，核分裂象>4/10HPF。常见异常有丝分裂、坏死和出血。油红O染色弱阳性。100倍高倍视野下计数核分裂指数可将其与多细胞纤维瘤鉴别。

5）含少量性索成分的间质瘤：罕见。

Ⅰ.大体检查：肿瘤表面光滑，实性，直径1~10cm，切面似纤维瘤或卵泡膜细胞瘤，实性，致密，呈黄粉或黄白色，一般无出血及坏死，切面。

Ⅱ.显微镜下检查：其间质成分多为梭形细胞，含散在的性索成分。任一张切片上性索成分必须小于肿瘤成分的10%。性索成分可以为分化良好的有核沟的粒层细胞，无特异性表现，也可以是向支持细胞分化形成类似未成熟睾丸曲小管的实性管样结构。部分病例纤维样结构可由成群黄素化细胞或含Reinke晶体的leydig细胞组成。

6）硬化性间质瘤：良性的间质肿瘤。

Ⅰ.大体检查：本瘤多为单侧，瘤体大小不等，直径0.5~23.0cm，包膜完整，表面光滑，常呈结节状或分叶状，切面呈灰白或灰黄色，以实性为主，质韧，混杂灶性黄色区或出血区，偶有黏液变，常见囊性变，囊腔大小不等，囊内充满浆液或黏液。个别病例可见钙化灶。

Ⅱ.显微镜检查：肿瘤被纤维结缔组织分隔，形成结节或假小叶结构。瘤细胞丰富，形态多样，可呈圆形、梭形和多边形、透明空泡样或印戒样。瘤细胞胞浆丰富，核圆形或梭形，核仁明显，染色质均细，常见核皱缩，无病理性核分裂象。瘤体内瘤细胞巢或条索间可见丰富的薄壁血管，少细胞区水肿明显（图6-19-24）。

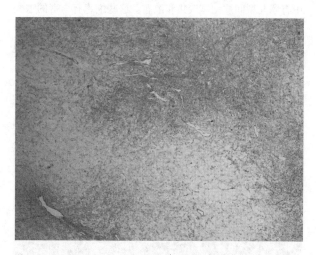

图6-19-24 硬化性间质瘤（HE100×）
瘤内致密胶原纤维区，疏松水肿区与血管区混杂

Ⅲ.免疫组织化学染色可作为形态学上的辅助检查手段。Vimentin、SMA、CK、EMA及苏丹Ⅲ等染色有助于其诊断。

7）印戒细胞样间质瘤：卵巢间质来源的良性肿瘤。

肿瘤可呈实性或囊实性。显微镜下见印戒细胞在梭形细胞间呈局灶或弥漫分布，排列成带状或条索状。印戒细胞呈圆形或梭形，常有偏心核和大的胞浆空泡，无细胞核异型性，偶见或无病理分裂象，瘤细胞黏蛋白、糖原或脂质染色阴性。组织学上应与Krukenberg瘤鉴别。

2. 支持-间质细胞瘤

（1）支持-睾丸型间质细胞瘤：由不同比例支持细胞、间质细胞、网状上皮细胞和（或）异源性成分构成，罕见，约占卵巢肿瘤的0.2%~0.5%。按照镜下组织学改变和生物学行为可将其分为四个亚型：高分化型、中分化型、低分化型和网状型。除高分化型外，其他三种亚型均可含有原始的性腺间质，网状上皮细胞和（或）异源性成分。鉴别诊断主要依据肿瘤分化程度和网状或异源性成分的存在及比例。

1）高分化型支持-睾丸型间质细胞瘤

Ⅰ.大体检查：肿瘤直径0.5~20cm，边界清楚，表面通常有包膜，切面大多为实性，色黄或黄白、黄灰，略呈分叶状，少数肿瘤内有小的囊性变区。

Ⅱ.显微镜下检查：肿瘤由被覆支持细胞的实性或中空管状结构构成，且有间质细胞团组成的纤维样间质成分。低倍镜下肿瘤被纤维组织束分隔成分叶状。小叶内管状结构排列紧密，管间的纤维组织内有不等量的睾丸型间质细胞。中空小管一般小而圆，腔内无明显分泌物。少数肿瘤中可见较大的小管，腔内有伊红染液体，其黏液卡红染色为阴性。小管内衬有立方或低柱状上皮细胞,细胞核呈圆或瓜子形,一般无异型性或仅轻度异型,核分裂象罕见,一般≤1/10HPF。瘤细胞有中等量的淡染或略嗜酸性的胞浆,少数肿瘤小管细胞胞浆量多且富于脂质。实性小管状结构典型者为长形,偶可见圆形或卵圆形,细胞形态与中空小管的细胞相似。肿瘤的间质为成熟纤维组织,可透明变性,其中有睾丸型间质细胞簇集和散布。这些细胞有丰富的嗜酸性胞浆,核较圆,位于中央,常有单个核仁,胞浆中可有脂褐素。肿瘤细胞胞浆中的 Reinke 晶体少见,仅约20%的病例含有稀少的 Reike 结晶(图6-19-25)。

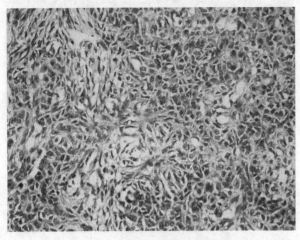

图 6-19-25 支持细胞-间质细胞瘤（高分化型）（HE400×）
由支持细胞形成实性或中空管状结构,且有间质细胞团组成的纤维样间质成分

2）中分化型支持-睾丸型间质细胞瘤

Ⅰ. 大体检查:肿瘤绝大多数为单侧,呈实性或囊实性,囊性者仅 10% 左右。肿瘤的大小差异较大,平均为12.5cm。肿瘤实性部分常略呈分叶状,质中,呈黄色或黄棕色,偶可见质软的海绵状或水肿区,少数有出血和坏死灶,囊性部分常含清亮黄色液体,有时可见囊壁有息肉状肿块突向囊腔,质软,常呈水肿或胶冻状。

Ⅱ. 显微镜下检查:中分化型肿瘤中,富于细胞区被相对少细胞的纤维性或水肿的结缔组织分隔,形成分叶状外观。其中,富于细胞区由不成熟的支持细胞组成,其核较小,为圆形或卵圆形,胞浆常不明显,细胞间界限不清,排列成块状、不规则形或条索状,这些不成熟的支持细胞也可为梭形,有时可有丰富的淡染或空泡化的胞浆。在不少病例中可见到圆形或卵圆形的中空小管,其形状较规则,偶也可有较大和扩张的管腔。结缔组织中常含有不成熟的支持细胞巢或条索,以及大量的睾丸型间质细胞。间质细胞形态不一致,有胞浆少的梭形细胞,也有类似成熟的睾丸型间质细胞。约三分之一的病例中可见到大小不一的囊样结构,腔内常有嗜酸性液体,可类似甲状腺样外观。绝大多数肿瘤中瘤细胞核有轻到中度异型性,核分裂象为 1～28/10HPF 不等,平均5/10HPF。间质细胞很少有核分裂象和异型性。

3）低分化型支持-睾丸型间质细胞瘤

Ⅰ. 大体检查:肿瘤直径 7～51cm,平均 7.5cm,均为单侧性。肿瘤包膜多完整,少数破裂,肿瘤呈为实性或囊实性,实性成分多为黄色,囊性部分内含血性、黏液性或胶冻样液体,约 2/3 肿瘤有出血和坏死。

Ⅱ. 显微镜下检查:低分化型肿瘤细胞呈圆形、卵圆形、梭形或不规则形,一般呈块状排列,并缺乏中分化型肿瘤中的小叶状结构,极少数肿瘤中有少量实性或中空小管。肿瘤中有显著的类似原始性腺间质的肉瘤样间质,大多数肿瘤中可见性索样的上皮细胞成分。瘤细胞呈中到重度核异型性和多形性,核分裂多少不一,平均为 21/10HPF。大多数病例中可找到睾丸型间质细胞,少数病例中这种间质细胞胞浆明显空泡化,可有 Reinke 类晶体,但罕见。

中、低分化型均可含异型细胞核。除了高分化型外,约 20% 支持-睾丸型间质细胞瘤含异源性细胞成分。肿瘤异源性细胞成分以胃肠道上皮成分多见,由软骨、骨骼肌或横纹肌肉瘤组成的异源性成分约占 5%。

4）网状型支持-睾丸型间质细胞瘤

Ⅰ. 大体检查:该型肿瘤的体积一般较大,直径 4.5～30cm,平均 16cm,多为囊实性。实性区呈黄色或棕色,质较硬,部分肿瘤伴出血坏死灶,约 1/3 病例囊壁可见乳头状突起。

Ⅱ. 显微镜下检查:该肿瘤是由类似睾丸网的狭缝样分支网组成,网状区域必须占到肿瘤的 90% 以上。睾丸网样结构指的是长而有分支的细管,其腔狭窄,有时呈裂隙状,或呈局限性扩张;也可出现大小不等的囊腔,腔内有伊红染色的液体,类似甲状腺滤泡,囊壁常有粗而钝的乳头状突起,少数乳头有复杂分支,与浆液性乳头状肿瘤相似。小管一般衬单层立方上皮,核呈圆形或卵圆形,胞浆较少,有时呈靴钉状。乳头表面的上皮细胞类似小管的内衬细胞,若乳头较大则细胞呈扁平状。有学者报道的该类肿瘤中部分可有肝细胞分化。

(2) 支持细胞瘤

Ⅰ. 大体检查:肿瘤常为单侧,圆或卵圆形,直径 0.8～28cm 不等,表面光滑,呈结节状或分叶状。切面质韧,呈黄色或棕色,鱼肉状,部分含大小不等的囊腔,腔内充满浆液或血性液体。肿瘤较大时可见坏死灶。

Ⅱ. 显微镜下检查:肿瘤完全由支持细胞构成,无睾丸型间质细胞及不成熟的间叶性间质,支持细胞排列呈中空或实性的小管。支持细胞包括了典型的、富于脂质的以及嗜酸性的三类。典型者可见柱状的支持细胞形成有腔的小管,因而又称 Pick 管状腺瘤,但索状和弥漫形式也常见,罕见泡状或网状结构。瘤细胞核大小一致,卵圆形或瓜子形,深染,核仁一般不明显,核分裂<1/10HPF,胞浆中等量,胞浆透明或伊红染,偶见胞浆内 Reinke 结晶。管状结构一般为形状一致的圆形或卵圆形。约半数病例管状结构为实性,无明显管腔,管状结构排列致密,呈分叶状,小管之间有纤维带分割。中空小管和实性小管并存的情况也不少见。支持细胞胞浆内常有脂质小滴,部分病例支持细胞胞浆因有大量脂质而膨胀,称为脂性滤泡瘤。大部分支持细胞瘤

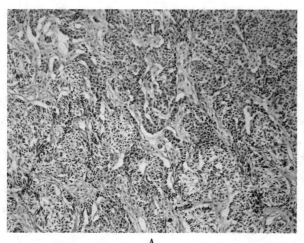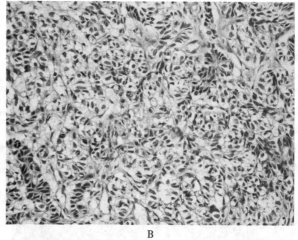

A   B

图6-19-26 支持细胞瘤

A图为HE200×,B图为HE400×。可见支持细胞瘤通常为管状,但索状和弥漫形式也常见,小管之间有
纤维带分割,多数分化好,少数细胞有一定异型性

分化好,少数细胞有一定异型性,为中分化型,极少数细胞分化差,异型性大,核分裂象多。据文献报道,核异型性、核分裂象>5/10HPF以及肿瘤坏死与该瘤预后显著相关(图6-19-26)。

(3)间质-睾丸型间质细胞瘤

Ⅰ. 大体检查:肿瘤多为单侧,实性,体积较小,与周围卵巢组织界限清楚,切面分叶状,外观黄白色,质软,呈鱼肉状。

Ⅱ. 显微镜下检查:肿瘤由增生的间质细胞结节组成。在组织学上,肿瘤包含两种细胞成分,一种为梭形或卵圆形的间质细胞,与纤维瘤或卵泡膜瘤的瘤细胞类似;另一种为含Reinke晶体的睾丸型间质细胞。典型者前者在数量上占主要地位,后者聚成小的结节状散布在前者中。该瘤通常在间质卵泡膜细胞增殖症的背景中被发现。间质内查见含Reinke结晶的间质细胞团是该类肿瘤的特征性表现。该类肿瘤需与黄素化卵泡膜瘤鉴别,Reinke晶体的存在是该类肿瘤确诊的重要依据,否则肿瘤只能归入黄素化卵泡膜瘤的范畴。

3. 混合性性索-间质细胞瘤或不能分类的性索间质肿瘤 包括性索瘤伴环状小管、两性母细胞瘤和不能分类的性索间质肿瘤。

(1)性索瘤伴环状小管

Ⅰ. 大体检查:约1/3的性索瘤伴环状小管患者临床上伴黏膜息肉黑斑综合征(Peutz-Jeghers syndrome,PJS)。PJS是一种常染色体显性遗传性疾病,其特征性表现为胃肠道息肉病及口腔黏膜、口唇周围、面部、生殖器和手掌的黑色素沉积。伴PJS者瘤体多数较小,一般仅镜下可见,偶有直径达3cm者。可累及单或双侧卵巢,双侧者约占2/3,实性为主,切面灰黄色,边界清楚,病变呈单或多灶分布,可伴有囊性变,钙化明显。不伴PJS者主要表现为腹围增大及腹部包块。肿瘤体积较大,呈圆、椭圆或结节状,一般仅累及单侧卵巢,多数有包膜,切面灰黄色或粉灰色,可见出血、坏死或囊性变,钙化少见。恶性者可发生包膜破裂,与

周围组织粘连。个别病例同侧或对侧卵巢可同时发现黏液性囊腺瘤、生殖细胞肿瘤存在。

Ⅱ. 显微镜下检查:环状或单纯小管是该类肿瘤的特征性结构。瘤细胞核呈圆形,呈栅状排列于基底部,部分瘤细胞类似支持细胞形成长形实性管状结构,偶见核分裂象,小管内含嗜酸性物质。小管可相互交织成网状或增生形成实性瘤巢,偶见乳头状及小囊结构,由数量不等的单或复层环小管组成的瘤巢被周围结缔组织分隔,可伴有程度不等的钙化及/或黄素化间质细胞。间质内可广泛玻璃样变或钙化(图6-19-27)。除了环管状结构外,不合并PJS的肿瘤常可见与颗粒或支持细胞瘤分化的移行现象或常伴有颗粒细胞或支持细胞增生,有人认为此类肿瘤可能是这两类肿瘤的一个亚型。

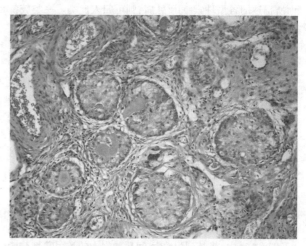

图6-19-27 性索瘤伴环状小管(HE200×)

瘤细胞形成环状或单纯小管状,或彼此吻合,瘤细胞呈
高柱状,核位于小管腔缘,癌巢被周围结缔组织分隔

多数学者认为该类肿瘤来自性索来源的未成熟细胞,这种细胞有分化成颗粒细胞或支持细胞的潜能,也有人认为肿瘤来源于颗粒细胞或支持细胞。

（2）两性母细胞瘤

Ⅰ.大体检查：多发生于单侧卵巢，呈圆或卵圆形，大小不等，有或无包膜，但与卵巢组织分界清楚，切面呈灰黄色或棕色，以实性为主，部分囊性变，偶见多房性或海绵状者。

Ⅱ.显微镜下检查：本瘤由分化良好的支持细胞和颗粒细胞组成（图6-19-28）。两性母细胞瘤的诊断要求支持细胞和颗粒细胞相互混杂，两种成分都至少占肿瘤细胞的10%以上。因此，瘤细胞巢内可见Call-Exner小体，也可见支持细胞形成的中空管状结构或含Reinke晶体的间质细胞。

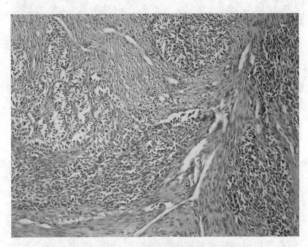

图6-19-28　两性母细胞瘤（HE200×）
由分化良好的支持细胞和颗粒细胞组成，相互混杂

（3）不能分类的性索间质肿瘤：有些性索-间质肿瘤的组织学特征提示为性索或性腺起源的肿瘤，但因其分化较差，难以明确属于卵巢型抑或睾丸型细胞分化，不能归为前面所描述的各型性索-间质肿瘤，则可归入此类。一类较常见的情况是，瘤细胞分化程度不足以区别为颗粒细胞或支持-间质细胞肿瘤。肿瘤可由不清楚的索状结构、实性小管或泡状结构组成。另一种情况是肿瘤不同的区域有不同的颗粒细胞或支持-间质细胞分化，但程度不足以划分为两性母细胞瘤。妊娠妇女的性索间质肿瘤由于高度水肿、黄素化和leydig细胞增生可能使分类更困难。约5%~10%的性索间质肿瘤为混合性或中间型，但妊娠期比例不同，约有17%。

4. 类固醇细胞瘤　类固醇细胞瘤是一组由形态上类似leydig细胞、黄体细胞或肾上腺皮质样细胞所组成肿瘤的统称。1973年WHO公布的卵巢肿瘤组织学分类中，将其列为类脂质细胞瘤，在WHO卵巢肿瘤组织学新分类（2003）方案中，将其列为性索-间质肿瘤中的类固醇细胞瘤类。"类固醇细胞瘤"这一名称不仅从形态学上反映了瘤细胞的特征，而且还反映了肿瘤具有分泌类固醇激素的功能特点。肿瘤的来源有3种可能：①来源于卵巢间质细胞的黄素化——间质黄体瘤；②来自卵巢的门细胞，即睾丸间质细胞瘤（门细胞或间质细胞）；③来自卵巢内肾上腺皮质的残留，也有人认为可能是卵巢间质细胞向

肾上腺皮质细胞衍化而来——非特异性类固醇细胞瘤。前两组肿瘤的诊断取决于肿瘤在卵巢中的位置和有无Reinke类晶体。

大体见肿瘤形态不规则，切面呈橘黄色，质软、细腻（图6-19-29、图6-19-30）。显微镜下检查示肿瘤细胞大小形态比较一致，呈圆形或多边形，胞质淡染或透明，大多呈泡沫状，富含脂质，少数含密集粗嗜酸颗粒。细胞核小而深染，位于中央或偏向一侧。瘤细胞间质较少，呈不规则巢状分布，瘤细胞少见核分裂象，也少见出血、坏死及血管浸润（图6-19-31）。恶性卵巢类固醇细胞瘤的诊断指标：①肿瘤直径7cm以上；②瘤细胞核间变1~3级；③肿瘤侵犯血管；④核分裂象≥2/10HPF；⑤肿瘤出血及（或）坏死（图6-19-32）。

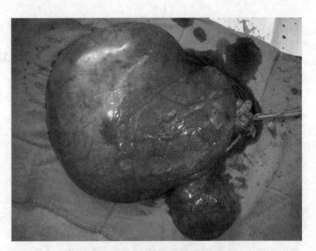

图6-19-29　卵巢类固醇细胞肿瘤
患者为17岁女性，右侧卵巢类固醇细胞肿瘤。可见肿瘤呈单侧，微黄色，边界清楚，缺乏包膜

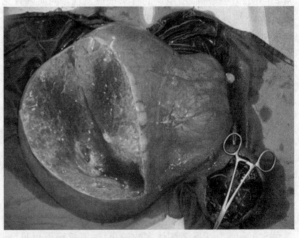

图6-19-30　卵巢类固醇细胞肿瘤剖视图
与图6-19-29为同一患者，可见肿瘤切面橘黄色、质软、细腻，伴少许出血

（1）间质黄体瘤：多为单侧，体积较小，直径0.25~3.0cm，常位于卵巢间质内，边界清，包膜完整。切面为微黄色或灰白色，呈实性，结节状，部分可伴红棕色区域。

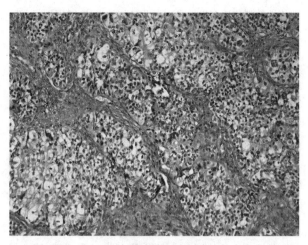

图 6-19-31　良性类固醇细胞瘤（HE200×）
瘤细胞呈圆形或多边形，胞质富含脂质，被纤维分隔成不规则巢状分布，少见核分裂象，出血、坏死及血管浸润少见

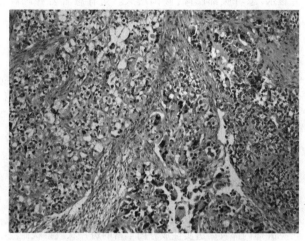

图 6-19-32　恶性类固醇细胞瘤（HE200×）
肿瘤侵犯血管，核分裂象≥2/10HPF，瘤出血和（或）坏死

显微镜下检查：肿瘤由黄素化的间质细胞构成。瘤细胞较大，多角形、圆形或卵圆形，呈弥漫、巢状或索状排列，胞浆淡染或嗜酸性，富含脂质，缺乏 Reinke 类晶体，酷似黄体细胞，约半数病例含数量不等的脂褐素，核居中或略偏位，核膜略有皱褶，有单个明显的核仁，核分裂象少见。瘤组织间质少，但约20%的肿瘤可发生退变、胶原增加，瘤细胞可被胶原纤维带分隔，呈裂隙状、假腺泡状或筛状结构，并可伴红细胞渗入，形成血窦样结构。瘤周有卵巢间质包绕。同侧或对侧卵巢内可见散在的或结节状黄素化卵泡膜细胞巢——卵泡膜增生症，可能与雌激素水平升高有关。约25%病例可伴门细胞增生，少数见卵巢表面异位蜕膜结节。

（2）间质细胞瘤：间质细胞瘤完全由睾丸型间质细胞组成，根据发生部位不同，分为门细胞瘤和非门细胞性间质细胞瘤，门细胞瘤一般位于卵巢门部或卵巢系膜区，而非门细胞性间质细胞瘤则位于卵巢髓质区。若瘤体较大，无法判定部位时，则很难将两者区别开来，这种情况下诊断为非

特异类固醇细胞瘤更恰当。

1）门细胞瘤：罕见。门细胞瘤位于卵巢门部，与髓质分离，卵巢门细胞发生的间质细胞瘤也可为位于卵巢系膜内的结节。多为单侧性，一般体积较小，包膜完整。典型者切面呈棕色及黄色。显微镜下见瘤细胞与卵巢门处正常的门细胞相似，圆形或多角形，含有核仁。胞浆嗜酸性，内含脂褐素，部分瘤细胞可出现 Reinke 结晶。瘤细胞间有少量纤维结缔组织。

2）非门细胞性间质细胞瘤：通常认为是由卵巢间质细胞转化而来，较少见，通常见于卵巢髓质，镜下见肿瘤由间质细胞组成，胞浆内可找到 Reinke 结晶。

（3）非特异性类固醇细胞瘤：非特异性类固醇细胞瘤的定义为不能归纳入类固醇细胞肿瘤前两种类型的肿瘤，其中可能包含没有发现 Reinke 结晶的 leydig 细胞肿瘤或不能进一步确定卵巢实质的间质黄体瘤。对于该类肿瘤的起源，一般认为间质黄体瘤来自卵巢间质的黄素化细胞，leydig 细胞肿瘤来源于卵巢间质的门细胞。而对非特异性类固醇细胞瘤，以往曾根据其肿瘤细胞形态类似肾上腺皮质细胞，以及在卵巢门、阔韧带处可见到"肾上腺皮质"残留，认为其可能来源于卵巢内肾上腺残余，现在认为卵巢内从未发现肾上腺残余，其来源为性腺细胞。

此类肿瘤常发生于单侧，包膜完整，实性或囊实性，具有典型的类固醇细胞瘤的镜下特征。肿瘤细胞中均不见 Reinke 晶体。尽管有的病例瘤细胞胞质丰富、嗜酸，与黄素化的间质细胞相似，但并无卵泡膜细胞增生和包绕。除外间质黄体瘤和 leydig 细胞瘤后，可诊断为非特异性类固醇细胞瘤。

根据2003年 WHO 描述，约1/3卵巢非特异性类固醇肿瘤为恶性，其恶性判断的标准为：①直径>7cm，伴出血和坏死。②核中度或显著的异型性，核分裂象>2/10HPF。近年对非特异性类固醇肿瘤免疫组织化学特征的研究发现，钙结合蛋白在肿瘤细胞中普遍高表达，且胞质和胞核均可阳性表达，但这种表达特征的原因尚不明确。因该肿瘤属性索间质来源，α-抑制素也有较普遍表达。

二、卵巢颗粒细胞瘤

卵巢颗粒细胞瘤（ovarian granulosa cell tumors，GCT）是一类最常见的卵巢性索间质肿瘤，其发病率为 0.05/10 万~1.7/10 万，约占性索间质肿瘤的40%左右，占所有卵巢恶性肿瘤的2%~5%。呈低度恶性，预后通常较好，其5年生存率可达90%，但具有晚期复发的特点。根据其病理组织特征，分为成人型颗粒细胞瘤（adult type granulosa cell tumor，AGCT）和幼年型颗粒细胞瘤（juvenile type granulosa cell tumor，JGCT）两种类型。

【发病年龄】　卵巢颗粒细胞瘤可发生于各年龄段，近60%病例发生于绝经后，5%发生于青春期前。根据其组织病理学表现，分为成人型和幼年型。成人型颗粒细胞瘤更为常见，可发生于任何年龄，但常见于中年女性或绝经后女性，以45~55岁最常见。幼年型颗粒细胞瘤约占所有颗粒细胞瘤的5%，多发于儿童和青少年，占青春期前颗粒细胞瘤的85%，97%患者发生于30岁以前。据学者报道，在

125 例幼年型颗粒细胞瘤中,患者年龄从新生儿至 67 岁,平均年龄 13 岁。其中 44% 的患者为出生后至 10 岁,34% 的患者为 10 ～ 19 岁,19% 的患者为 20 ～ 29 岁。妊娠期切除的粒层细胞瘤大多数为幼年型颗粒细胞瘤。

【发病因素】　卵巢颗粒细胞瘤的发病机制至今不明。近年来研究发现,不孕症及其治疗、避孕药的使用等均可能与其发病有关。也有很多学者从分子水平对卵巢颗粒细胞瘤的发病机制做了大量的研究。研究发现,人类颗粒细胞瘤的遗传学改变主要有染色体异常、抑癌基因灭活、DNA 错配修复缺陷、细胞周期调节异常、激素水平及受体表达改变等,但总的说来,目前尚缺乏直接的证据,尚需进一步的研究证实。

【临床表现】　绝大多数患者表现为内分泌紊乱及腹部包块,另有 3% 左右患者病程中并无明显症状,仅偶然发现。

1. 雌激素刺激症状　大多数颗粒细胞瘤都具有分泌雌激素的功能,因此患者的主要临床表现与雌激素的增高及持续刺激有关。

青春期前儿童由于肿瘤刺激,可能出现假性性早熟(pseudo-precocious puberty)。临床可出现乳房提前发育、乳晕区色素沉着、或并发乳腺囊性增生症及纤维瘤等,同时出现阴阜发育、阴毛及腋毛生长、内外生殖器提前发育,甚至出现无排卵性月经。还有的出现身高、骨龄过度超前发育。

若肿瘤发生于生育期妇女,由于肿瘤分泌的雌激素水平波动,可能导致子宫内膜病理性增生,临床上 2/3 左右的患者可表现为月经过多、经期延长、继发性闭经或不规则阴道流血等症状。由于雌激素的影响,颗粒细胞瘤患者患子宫内膜癌的机会是正常人的 10 倍,并且可能伴发子宫肌瘤、乳腺癌等。

肿瘤发生于绝经后妇女时,绝经后出血是典型的临床症状。并可能并发乳房增大、胀痛、阴道涂片鳞状上皮成熟指数右移等表现。在此年龄组患者中,其子宫内膜发生增生性疾病、癌前病变及癌的几率较育龄组妇女为高。

2. 男性化征象　卵巢间质黄素化及卵泡内膜细胞黄素化相关的雄激素分泌,可导致少数患者出现阴蒂肥大、多毛、声音粗哑、面部痤疮及月经稀发、月经周期不规则和闭经等男性化现象。

3. 腹部症状　患者可出现腹痛、腹胀、腹部包块。由于卵巢颗粒细胞瘤一般为中等大小,于腹部不易触及,故常仅为妇科检查或 B 超检查时发现,若患者自己扪及下腹包块就诊,其肿瘤往往已较大,可合并压迫症状等。

少数患者可出现梅格斯(Meigs)综合征,表现为腹水或胸、腹水,多属漏出液,患者出现胸、腹腔脏器受压迫症状,常常会有呼吸困难、腹胀、饱满感、排尿困难等其他症状,类似充血性心力衰竭、晚期肝硬化或恶病质等。肿瘤摘除术后,大多数患者胸、腹水迅速消失。

当肿瘤生长较快、包膜自发破裂或肿瘤发生扭转时,常导致急腹症。

4. 其他症状　少数颗粒细胞瘤可伴发黏膜息肉黑斑综合征(Peutz-Jeghers syndrome,PJS),PJS 的特征性表现为家族

遗传性的消化道多发性息肉病及口腔黏膜、口唇周围、面部、生殖器和手掌的黑色素沉积。患者一般于出生时黑斑就出现于口腔黏膜和唇周,亦可出现于手指掌面及足趾,偶见于阴道黏膜,并随年龄增加而逐年增多,消化道黏膜多发性息肉病以空、回肠为主,息肉最多者达数百个,从米粒至核桃大小不等,稍隆起于黏膜层且均多带蒂,息肉往往随年龄增长而累及范围扩大。病理组织形态多属错构瘤,其癌变率为 2.4% ～4.9%。患者偶因肠息肉病导致肠出血或肠梗阻等急腹症。文献上曾报道 8 例卵巢幼年型粒层细胞瘤伴发 Ollier 病,临床上表现多发性内生软骨瘤。此外,偶见幼年型粒层细胞瘤伴发血管错构瘤-软骨发育不良综合征(Maffucci syndrome)、双肾发育不全综合征(Potter syndrome)等。

【体征】　于腹部检查或妇科盆腔检查时可扪及附件区实性或囊实性包块,一般为中等大小,表面光滑,活动度可。三合诊时子宫直肠窝处多无结节感。育龄期妇女子宫可增大或合并子宫肌瘤,而绝经期妇女因激素作用,阴道黏膜光滑、红润,分泌物多,子宫亦不萎缩。若肿瘤较大或合并腹水,患者腹部膨隆,腹围增大。偶有患者合并胸腔积液。

【常用的辅助检查方法】

1. 影像学检查　B 超、CT、MRI 等影像学方法一般都可以明确盆腔包块的位置、来源、与子宫及周围脏器的关系、囊实性等。

卵巢颗粒细胞瘤 B 超检查多表现为卵巢内或子宫旁实性或囊实混合性肿物,边界清楚,形态尚规则,内部回声杂乱,结构疏松,实性成分内含囊性结构,以中低回声为主,伴有小片状无回声,无明显声衰减,或表现为大小不等的多房分隔状团块,其内以中强回声为主,后壁回声不增强。随着液化坏死组织的增多,囊内压力增大,导致分隔破坏,最终可融合成一个大囊肿,声像图上呈囊性表现。彩色超声可见肿瘤内部及周边实性成分内丰富的斑片状或条状血流信号,阻力指数 RI<0.5。

成人型颗粒细胞瘤 CT 和 MRI 多表现为盆腔内圆形或卵圆形的实性包块,多房囊性变或完全为囊性包块,边缘光滑,有完整包膜,囊变大小不等,囊内壁光滑,囊腔之间有厚薄不一的分隔,多数分隔较厚。增强后轻度强化或不强化。实性肿块内不均质密度提示瘤内出血、梗死、纤维化或肿瘤细胞的不规则排列。瘤体多局限于卵巢,且多为单侧性,周围浸润和腹腔种植转移灶少见。

2. 血清激素水平测定　由于卵巢颗粒细胞瘤常伴有内分泌紊乱,故测定患者血中雌激素、孕激素、睾酮、促性腺激素及尿中雌激素水平有利于颗粒细胞瘤的诊断。卵巢颗粒细胞瘤主要分泌雌二醇(estradiol,E_2),临床多以雌二醇作为此类肿瘤诊断和随访的参考指标。此外,阴道细胞学可检测出阴道壁细胞受雌激素刺激的影响,尤其是对于绝经后妇女的诊断有积极作用。

3. 血清肿瘤标记物

(1) 抑制素(inhibin):抑制素属转化生长因子家族,可抑制垂体分泌 FSH,是卵巢滤泡生长发育的调节因子。非黄素化颗粒细胞可产生抑制素,卵泡液中可分离提纯这种糖蛋白,并可作为颗粒细胞瘤的标记物。正常生育期妇

女卵泡期血清抑制素<250U/L,绝经后或双侧附件切除术后,血清中 α-抑制素<50U/L,颗粒细胞瘤患者抑制素水平高于正常女性,进展期血清中 α 抑制素可高达 6650U/L,当肿瘤消退后可持续下降至正常值,或在正常值上下波动,复发前再次升高,升高程度与肿瘤大小直接相关。测定血清抑制素水平有助于颗粒细胞瘤的诊断和随访。

(2) 抗米勒管激素(anti-Müllerian hormone,AMH):抗米勒激素又称米勒管抑制因子(Müllerian inhibiting substance,MIS),是由睾丸支持细胞产生的糖蛋白,参与男性胎儿米勒管退化的调节。AMH 也可由卵巢产生,但其值比睾丸支持细胞低。正常妇女绝经前为(2.76±0.80)μg/L,最高达 4.54μg/L,其正常值<5μg/L,而绝经后<2μg/L。Rey 等测定 9 例复发性成人型粒层细胞瘤 AMH 值,除 1 例外 8 例均增高,达 6.8~117.9μg/L,一般 AMH 值升高在肿瘤复发前 11 个月~2 年发现,当临床症状消退后 AMH 降至<2μg/L。AMH 可作为卵巢性索-间质细胞的肿瘤标记物。Geerts 等认为抑制素和抗米勒管激素(AMH)在预测肿瘤进展上效果相当,但因黏液性上皮性卵巢肿瘤中也可能出现抑制素水平的增高,所以 AMH 较抑制素具有更高的特异性。

(3) CA125:CA125 对卵巢上皮性恶性肿瘤较敏感,对卵巢性索间质肿瘤敏感度较差,仅部分病例可有 CA125 轻度升高。

4. 诊断性刮宫 对于有阴道不规则流血、月经紊乱、子宫内膜异常增厚的妇女,使用诊断性刮宫有利于对其肿瘤刺激下的子宫内膜增生性病变、癌前病变或癌变作准确了解,从而制订适宜的治疗方案,求得满意的预后效果。

【诊断】 卵巢颗粒细胞瘤临床特征相对明显。大多数患者存在明显的雌激素刺激引起的内分泌紊乱症状,腹部及妇科检查发现附件包块,根据患者临床症状和体征,结合实验室和辅助检查可初步诊断。和其他肿瘤一样,组织病理学检查是该类肿瘤确诊的金标准。

【鉴别诊断】

1. 颗粒细胞瘤与其他导致临床内分泌紊乱的卵巢肿瘤 除卵巢颗粒细胞瘤以外,卵泡膜细胞瘤和某些上皮性肿瘤(如黏液性囊腺瘤)也可能出现内分泌紊乱症状,影响临床医师的判断。在鉴别卵巢颗粒细胞瘤与这些肿瘤时,应注意全面分析患者临床资料,加强与病理科专家的协作。近年来,随着病理学技术及免疫组织化学技术的不断提高,α 抑制素染色的应用使卵巢颗粒细胞瘤诊断的准确性得到了明显的提高。

2. 成人型颗粒细胞瘤与幼年型颗粒细胞瘤 鉴别见表 6-19-10。

表 6-19-10 成人型与幼年型颗粒细胞瘤的鉴别

	AGCT	JGCT
发病年龄	多>30 岁	30 岁以上罕见
主要症状	多表现为月经增多或绝经后阴道流血等	同性假性性早熟
大体检查	实性,部分呈囊性变	囊实性,出血囊性变明显
组织学特征		
核染色	核淡染	核深染
核沟	有核沟	核沟罕见
黄素化	少见	多见
瘤细胞排列特征	结构多样化:大滤泡型、小滤泡型、小梁状、脑回状、岛状等	多为弥漫分布,部分呈结节状,以小滤泡结构居多
黏液样结构	少见	多见
Call-Exner	多见	罕见
预后	低度恶性,晚期复发	一般呈良性,若为恶性,早期复发

【治疗】 卵巢颗粒细胞瘤的治疗原则是以手术治疗为主,术后辅以化疗或放疗,并应长期随诊。因卵巢性索-间质肿瘤对化疗及放疗较敏感,预后也比卵巢上皮性肿瘤好,所以,对幼女或有生育要求的育龄期患者,可尽可能在治疗时保留其生育功能。

1. 手术治疗 手术治疗是卵巢颗粒细胞瘤首选的治疗方案。手术方式和范围应根据患者的年龄、生育要求、肿瘤的期别、组织类型及细胞分化程度等决定。

(1) Ⅰ期患者:由于卵巢颗粒细胞瘤无瘤生存期较长,对侧卵巢很少受累,且对放、化疗相对敏感,因此对于要求保留生育功能的 Ⅰa 期年轻患者(<40 岁)可行患侧附件

切除术。如对侧卵巢外观正常,不主张常规行对侧卵巢楔形活检。对于 Ⅰa 期以上或年龄>40 岁的患者,则行全子宫切除术+双侧附件切除术。同时术中应全面探查盆、腹腔脏器、腹膜、子宫直肠陷凹等处,并行多点活检。迄今尚未见早期颗粒细胞瘤有腹膜后淋巴结转移的报道,Ⅰ期患者术中可不必清扫盆腔淋巴结。颗粒细胞瘤具有晚期复发的特点,故术后应长期严密随访。

(2) 临床Ⅱ期以上:应按照卵巢癌处理,施行肿瘤细胞减灭术,切除全子宫、双附件、大网膜、腹膜后淋巴结及肉眼所见的转移瘤,使残留肿瘤直径<1~2cm。术后辅以放、化疗。

（3）复发肿瘤的手术治疗：对复发患者应尽量争取再次手术，尽可能的切除复发病灶，辅以放、化疗，提高患者生存率。

2. 化学药物治疗

（1）适应证

1）具有高危因素的Ⅰ期及Ⅱ期以上患者的术后辅助治疗。有研究认为，对于Ⅰ期患者，术后是否辅以化疗并不影响患者5年存活率和复发率，因此，对于Ⅰ期无高危因素（高危因素：术前包膜破裂、高分裂象或分化差）的患者，术后不必辅助治疗，而以手术+随访为宜。但是，对于有高危因素的Ⅰ期患者、Ⅱ期以上或复发的患者，术后需辅以放、化疗。

2）对于高龄、一般情况差，不能耐受手术的患者可先行化学药物治疗，待一般情况改善后再行评估，争取手术机会。

（2）化疗方案：颗粒细胞瘤对化疗药物相对敏感，目前多采用联合化疗方案，常用的化疗方案有PVB（长春新碱、博来霉素、顺铂）、BEP（博来霉素、依托泊苷、顺铂）、PAC（顺铂、阿霉素、环磷酰胺）、VAC（长春新碱、放线菌素D、环磷酰胺）等，其中PVB方案效果最佳。一般化疗6～8个疗程。给药途径包括静脉、动脉及腔内注射给药等。

3. 放射治疗　颗粒细胞瘤对于放射治疗亦较敏感。尽管放疗对粒层细胞瘤的作用目前尚有争论，对于肿瘤呈弥漫生长及扩散、转移、难以实施较彻底手术者，术后的放射治疗可以提高生存率，减少复发率。对于肿瘤封闭、固定者，放疗更具意义，对于未能切除子宫者，可加行宫内照射。对于临床Ⅱ期及以上、及复发患者，术后放、化疗联合治疗亦是有益的综合治疗手段之一。对于不能手术的患者，放疗后多数肿瘤可明显缩小，有效率可达50%以上，可达到临床消退。放疗可与化疗联合使用。

4. 激素治疗　多数卵巢颗粒细胞瘤可分泌雌激素，并且有许多学者研究发现部分颗粒细胞瘤中存在孕激素受体。已有研究表明，甲地孕酮和他莫昔芬联合治疗后，肿瘤体积有缩小，说明肿瘤组织对激素有反应，因此对耐药的颗粒细胞瘤患者可考虑激素治疗。近年来发现促性腺释放激素激动剂（GnRH）可降低促性腺激素水平，抑制卵巢活性，对激素依赖性晚期复发性肿瘤的治疗有一定的价值，可能成为卵巢颗粒细胞瘤等性索-间质肿瘤治疗的新方法之一。

【随访】　颗粒细胞瘤为卵巢低度恶性肿瘤，因为其有"晚期复发"的特征，长期随诊更为必要。随诊时间每3个月一次，一年后每半年一次，需长期坚持、终身随访，以便及时发现复发病例，有利于早期治疗。随诊内容包括全身体检及盆腔检查、阴道细胞学、激素水平、影像学检查、血清肿瘤标记物测定等。

【预后】　颗粒细胞瘤是一种低度恶性肿瘤，与卵巢上皮性癌相比，恶性长度较低，预后较好，具有晚期复发的特点，平均复发时间4～6年，最长可达37年。研究表明，患者年龄、肿瘤临床期别、肿瘤大小、是否破裂、组织学亚型、核分裂象、初次手术情况等因素都与患者的生存时间有关。其中，临床期别是决定颗粒细胞瘤预后的重要因素。早期（Ⅰ期）与晚期（Ⅲ～Ⅳ期）患者预后差别较大。Ⅰ期患者的10年生存率约90%，但Ⅱ～Ⅲ期的生存率仅44%。一般认为瘤体大（>10cm），核分裂多（≥5个/10HPF）、术前即有肿瘤破裂、伴有腹水、术后残留病灶大（>2cm）者预后差。

三、卵巢泡膜细胞瘤

卵巢泡膜细胞瘤（ovarian theca cell tumors）是来源于卵巢性索间质的肿瘤。在性索间质肿瘤中，卵巢泡膜细胞瘤的发病率仅次于颗粒细胞瘤，据报道，其与颗粒细胞瘤的比例约为1:3～4，占所有卵巢肿瘤的0.5%～1.0%。绝大多数为良性，恶性者罕见。根据病理表现，可分为典型泡膜细胞瘤、黄素化泡膜细胞瘤和钙化的泡膜细胞瘤。卵巢泡膜细胞瘤属功能性肿瘤，具有明显的内分泌功能。

【临床表现】

1. 发病年龄　年龄最大92岁，最小为14个月的婴儿，平均发病年龄为53岁左右，65%为绝经后女性，几乎不发生在月经初潮之前。这类肿瘤黄素化泡膜细胞瘤平均发病年龄为46岁，较典型泡膜细胞瘤稍小。

2. 症状和体征

（1）雌激素增高：一半以上的卵巢泡膜细胞瘤患者表现出雌激素分泌增多的症状，由于雌激素作用于子宫内膜，可导致子宫内膜增生性病变或癌变。临床常见阴道不规则出血、月经过多、闭经、绝经后出血等症状，与颗粒细胞瘤临床表现相似。

（2）男性化表现：少数患者由于泡膜细胞瘤出现黄素化、囊性变，血中睾酮水平升高，临床上患者出现闭经、多毛、发际后移、乳房萎缩、声音低沉、面部痤疮和阴蒂肥大等男性化征象，肿瘤切除后上述症状可逐渐消失。

（3）腹部不适、腹胀：由于包块长大，患者可出现腹痛、腹胀等症状，但不如颗粒细胞瘤表现突出。若肿瘤发生扭转、破裂、出血，可出现急性腹痛。个别患者可合并梅格斯综合征。

（4）罕见的合并症：黄素化卵泡膜细胞瘤合并硬化性腹膜炎者，与其他常见的黄素化卵泡膜细胞瘤类型相比，这类肿瘤多数为双侧，黄素化细胞更小。肿瘤本身为良性，但一些患者会死于合并的腹膜疾病。据Clement等报道，6例该类型肿瘤患者均合并肠梗阻，其中5例有腹水，因此，对于合并腹水、肠梗阻、内分泌紊乱症状的卵巢实性肿瘤患者，要警惕硬化性腹膜炎的存在。

【诊断】　卵巢泡膜细胞瘤多发生于绝经后女性，多数患者常有雌激素刺激的征象，表现为绝经后阴道流血、月经紊乱、闭经等，少数患者呈现男性化。盆腔检查扪及附件区中等大小的实性或囊实性肿物，表面光滑、边界清楚。影像学检查提示附件区实性或囊实性占位。实验室检查示血清雌激素水平升高，呈现男性化者血清睾酮水平可升高。由于卵巢泡膜细胞瘤与颗粒细胞瘤在临床表现及辅助检查上很相似，术前往往很难鉴别，确诊仍需依靠组织病理学检查。此外，卵巢泡膜细胞瘤与颗粒细胞瘤一样，由于有雌激素的刺激，患者罹患子宫内膜癌的几率是同龄妇女的17倍，因此，尤其是对于围绝经期和绝经后、伴有月经紊乱或阴道不规则流血女性，应常规行诊断性刮宫术以除外子宫内膜病变。

绝大多数卵巢为良性,仅极少数表现恶性生物学行为性,一般认为恶性者占泡膜细胞瘤的 1% ~5%,预后较差。多发生于 50 岁以上的患者,临床上多有腹膜的种植。鉴别上主要依靠组织病理学检查。

【治疗及预后】　卵巢泡膜细胞瘤绝大多数为单侧的、良性的,预后良好。一般可行患侧附件切除术。若发生在青春期前,可行部分卵巢切除术或患侧附件切除术。若为育龄期妇女,有生育要求者,亦可行附件切除。若发生在绝经以后可行全子宫+双附件切除术。恶性泡膜细胞瘤较少见,约为泡膜细胞瘤的 1% ~5% 不等,预后较卵巢上皮性癌好。有关恶性泡膜细胞瘤的治疗文献报道较少。对于恶性泡膜细胞瘤,应行卵巢癌细胞减灭术。一般认为,恶性泡膜细胞瘤对放、化疗较敏感。对于复发和晚期的恶性泡膜细胞瘤,在强调手术彻底性的基础上,术后应辅以化疗,其方案及疗程可参照颗粒细胞瘤,给予顺铂为主的联合化疗和(或)放化疗。对于早期患者,术后化疗也是必要的。Gershenson 报道,应用 BEP(顺铂+依托泊苷+博来霉素)方案化疗 11 例预后差的性索间质肿瘤,总的反应率为 83%。Pecorelli 等报道,应用 PVB(顺铂+长春新碱+博来霉素)方案治疗复发性或晚期粒层细胞瘤和粒层-泡膜细胞瘤取得了较好疗效。

此外,由于泡膜细胞瘤患者常合并子宫内膜增生性病变甚至子宫内膜癌,所以子宫病变的处理亦应在治疗中加以考虑。

四、卵巢纤维瘤

纤维瘤起源于卵巢表面的体腔上皮和其下的卵巢间质,是最常见的性索间质肿瘤,也是一种常见的卵巢良性肿瘤,占卵巢性索间质肿瘤的 72.2%,约占卵巢所有肿瘤的 4%。

【临床表现】　卵巢纤维瘤多发生于中老年妇女,据北京协和医院报道的平均发病年龄为 46 岁。发生于青春期前者极为罕见。

卵巢纤维瘤可无明显临床症状,于体检或手术时偶然发现。有症状者主要表现为腹痛、腹围增大和肿瘤压迫症状,如尿频等。由于纤维瘤多为中等大小的肿瘤,实性,表面光滑、活动,有一定重量,较容易发生扭转而产生急腹症,据统计,纤维瘤扭转的发生率可达 25% ~44%。卵巢纤维瘤伴有囊性变时,也可能因肿瘤破裂导致急腹症。

约有 1% ~2% 的纤维瘤患者合并胸腹水,即梅格斯综合征。胸、腹水多属漏出液,患者出现胸、腹腔脏器受压症状,可出现腹胀、腹围增大、胸闷、气急、咳嗽、排尿困难、下肢困难等症状,严重时类似充血性心力衰竭、晚期肝硬化或恶病质等。肿瘤摘除术后,大多数患者胸、腹水迅速消失。研究认为,胸腹水的发生机制可能与肿瘤大小、压迫和肿瘤间质水肿有关。

少数纤维瘤亦存在内分泌功能,临床上患者可出现月经紊乱、绝经后出血等症状。这可能是由于在肿瘤发生学上,卵巢纤维瘤来源于性索间质,与颗粒细胞瘤或泡膜细胞瘤同源。

【诊断】　根据患者临床表现,结合实验室和辅助检查可初步诊断。中老年妇女,盆腔扪及质硬包块,表面光滑,活动,内分泌紊乱症状不明显,可考虑卵巢纤维瘤。影像学检查提示盆腔内实性包块,部分病例伴有大量胸、腹水。有时可伴有血清 CA125 水平升高。有些患者伴有胸腹水,一般情况差,有时难以与卵巢癌难以区别,往往需手术及病理检查帮助鉴别。

若卵巢纤维瘤较大时,可压迫子宫,盆腔检查及影像学上肿瘤与子宫分界不清,因此需与子宫浆膜下肌瘤、阔韧带肌瘤等相鉴别。

卵巢泡膜细胞瘤、纤维上皮瘤、腺纤维瘤,当肿瘤实性成分占优势时,盆腔检查触及的实性、质硬包块难以与纤维瘤鉴别,往往需术后病理检查才可明确肿瘤的组织来源。

【治疗和预后】　卵巢纤维瘤是一种常见的卵巢良性肿瘤,预后好。年轻妇女可行患侧附件切除或卵巢肿瘤剥除术,同时探查对侧卵巢。中老年妇女可行全子宫+双附件切除。伴有胸、腹水的患者,术后胸、腹水自然消退。术后无须化疗。

五、卵巢硬化性间质瘤

卵巢硬化性间质瘤(sclerosing stromal tumor of the ovary)于 1973 年由 Chalvardjian 和 Scully 首次报告,是一种起源于性索间质的罕见的卵巢良性肿瘤,至今国内外文献报道仅百余例,其发病率占卵巢性索间质肿瘤的 1.5% ~7%。主要发生在年轻妇女,平均发病年龄约为 26 岁,也有发生于青春期前和围绝经期的报道。

【临床表现】

1. 发病年龄　卵巢硬化性间质瘤多发生于年轻妇女,30 岁以下占 75.8%,20 ~30 岁为发病高峰,平均年龄约 26 岁。

2. 症状及体征　关于该肿瘤是否有内分泌功能,目前说法不一,但大多数学者认为卵巢硬化性间质瘤具有内分泌功能。临床上表现为月经紊乱,绝经后出血、原发或继发不孕以及男性化,半数病例首发症状为月经异常。血浆中雌激素、睾酮、雄烯二酮、脱氢表雄酮均有升高。且病灶切除后,卵巢内分泌功能可恢复正常,不孕者术后可怀孕。这些都证实了肿瘤内分泌功能的存在。

少数患者可合并胸、腹水。

肿瘤多为单侧,左、右侧发生几率相当,盆腔检查可以扪及附件区实性、光滑包块,边界清楚。肿瘤小时往往盆腔检查不能扪及,仅于手术或镜下检查时发现。

【诊断】　由于该类肿瘤临床上少见,诊断起来有一定的困难。年轻患者,尤其是 30 岁以下女性,有月经紊乱或不孕症状,盆腔内扪及实性光滑包块,应考虑卵巢硬化性间质瘤的可能。

硬化性间质瘤与卵巢纤维瘤、泡膜细胞瘤均为实性肿瘤,临床上可根据其发病年龄不同加以鉴别,前者多发生于 30 岁以下育龄妇女,而后两者则多发生在绝经前后的中老年妇女,确诊仍需依靠病理检查。颗粒细胞瘤虽然大部分发生在绝经后,但尚有一部分发生在生殖年龄妇女,加之类似的临床内分泌紊乱症状,有时鉴别诊断有一定困难,多需靠病理检查确诊。在病理检查中,硬化性间质瘤中的黄素化细胞有变性改变,有时与卵巢库肯勃瘤(Krukenburg tumor)中的印戒细胞不易鉴别,需综合细胞学特征及大体标本所见综合判断。

【治疗和预后】 卵巢硬化性间质瘤为良性肿瘤,预后良好。手术是唯一的治疗方式,可行卵巢肿瘤剥除术或患侧附件切除术。不孕者肿瘤切除后月经恢复正常,可妊娠及正常分娩。至今未发现复发病例。

六、卵巢支持-间质细胞瘤

支持-间质细胞瘤(sertoli-leydig cell tumor of the ovary)是一类少见的肿瘤,占卵巢肿瘤的 0.2% ~ 0.5%,为纯支持细胞或由支持细胞和类纤状上皮细胞、成纤维样细胞及不同分化程度的间质细胞按不同比例混合组成,故其病理组织形态复杂,临床表现和生物学行为各异。该组肿瘤由性索和胚胎性腺间质衍化而来,但具体衍化来源尚不可知。卵巢肿瘤分类学根据其组织结构差异,将此种肿瘤分为支持-睾丸型间质细胞瘤、支持细胞瘤、间质-睾丸型间质细胞瘤三种。

(一) 支持-睾丸型间质细胞瘤

按照其镜下组织学改变和生物学行为可将其分为四个亚型:高分化型、中分化型、低分化型和网状型。

【发病年龄】 该类肿瘤发病年龄范围 2 ~ 84 岁,平均年龄 25 岁。其中,高分化型平均年龄约 35 岁,中分化组平均年龄 25 岁,低分化组平均年龄 25 岁,网状亚型组平均年龄 17 岁。

【临床表现】

1. 内分泌紊乱 由于该类肿瘤细胞具有分泌雄激素的功能,临床约 2/3 的患者有失女态或男性化表现,临床上主要表现为原发性或继发性闭经、多毛,此外还有声音变粗、乳房萎缩、阴蒂增大、痤疮和秃顶等。一般而言,患者的男性化多为轻度,有的患者仅有一些可能失女态的证据,如月经减少或不孕等。血清学检查雄激素水平,如睾酮、雄烯二酮及尿 17-酮类固醇浓度明显升高。

在高、中分化型患者中,少数病例有雌激素分泌现象,临床表现为子宫异常出血,子宫内膜活检提示子宫内膜息肉、增生甚至癌变等。血清学检查示雌二醇水平明显升高。

2. 腹部症状 支持-间质细胞瘤常发生于单侧卵巢,瘤体大小相差很大,小至仅显微镜下可见,大至直径 50cm 以上,平均约 10cm,其中低分化型和网状型肿瘤偏大。瘤体小者临床上一般无典型的腹部症状,仅少数患者以腹痛、腹胀为主诉就诊,患者往往因其他疾病就诊或剖腹探查时才被发现。约 15% 包块可发生自发破裂。部分患者可伴腹水。

3. 血清甲胎蛋白(AFP) 研究发现,部分支持间质细胞瘤患者血清 AFP 水平升高,同时肿瘤免疫组织化学染色 AFP 阳性。AFP 阳性的肿瘤细胞为单一的支持细胞、间质细胞或两者皆有,或来自异源成分的肝样细胞。患者血浆中的 AFP 水平则取决于肿瘤中有分泌功能的细胞数量、肿瘤体积以及合成的 AFP 到达血浆的能力等。在支持-间质细胞瘤中血清 AFP 水平升高的确切意义尚有待进一步研究。

【诊断】 支持-间质细胞瘤临床上少见,主要表现为雄激素水平的升高,部分患者可合并腹痛、腹胀、腹部包块等腹部征象,血清睾酮水平可升高,但总体说来,临床表现缺乏特异性,很难与支持细胞或间质细胞瘤鉴别,确诊需要依靠组织病理学检查。病理诊断时需注意与颗粒细胞瘤、腺瘤、低分化肉瘤等疾病相鉴别。

【治疗及预后】 治疗上以手术为主,手术范围应根据患者的年龄、生育要求、组织学类型、临床分期等决定。

1. 高分化型支持间质细胞瘤 是良性肿瘤,治疗原则是行患侧附件切除,预后良好。

2. 其他类型支持间质细胞瘤 对年轻未育妇女,经术中仔细探查,临床分期为 I 期,可行患侧附件切除,术后随诊。对中老年、无生育要求的妇女,行全子宫双附件切除术。若术中发现有肿瘤播散、转移或复发的患者,应行肿瘤细胞减灭术,术后辅以放、化疗。其他类型肿瘤的预后与肿瘤的组织学亚型、临床分期、密切相关。中、低分化组均有肿瘤多发、转移、死亡的报告。网状亚型预后差。伴异源成分的肿瘤预后与所含异源成分的类型相关,含黏液上皮者,比含间叶异源成分者的预后差。

(二) 支持细胞瘤(sertoli cell tumor)

【发病率】 纯支持细胞瘤十分罕见,国内外文献多为零星个案报道。

【临床表现】

1. 发病年龄 2 ~ 79 岁,平均年龄 27 岁。

2. 临床症状

(1) 内分泌变化:90% 左右表现为内分泌紊乱,多数为雌激素刺激症状,青春期前患者可出现性早熟;育龄期妇女出现月经过多、不规则出血、不规则阴道流血;老年妇女出现绝经后出血等临床症状,偶可有性欲增强,子宫内膜在雌激素作用下亦会发生增生性改变。另外有 20% 左右的患者有男性化表现。文献中有 3 例因肿瘤分泌的肾素而表现出高血压的报道。此外肿瘤可分泌孕酮、醛固酮等。

(2) 盆腔包块:由于肿瘤的大小差异很大,为 0.8 ~ 28cm,所以小的肿瘤难以触及包块。中等大小或较大的肿瘤可以在附件区触及实性包块,大多数表面光滑,可以活动。约 20% 的病例因肿瘤达到一定体积而引起腹痛、腹胀及压迫症状。

(3) Peutz-Jeghers 综合征:文献报道,约 11% 的支持细胞瘤患者合并有遗传性黑斑息肉综合征。

【治疗及预后】

治疗:支持细胞瘤基本属良性肿瘤,绝大多数预后良好。偶有报道在短期内死亡的病例,这种肿瘤体积大,有出血、坏死,除典型的管状结构外,可找到细胞异型性明显核分裂活跃(24/10HPF)的区域。

对年轻患者 I a 期患者,仔细探查盆腹腔及对侧卵巢后,可行患侧附件切除。对年长、无生育要求者,应行全子宫+双附件切除。若术中发现肿瘤已有转移者,应行肿瘤细胞减灭术,术后辅以化疗、放疗。

(三) 间质-睾丸型间质细胞瘤

【临床表现】

1. 发病年龄 4 ~ 84 岁,多为 60 ~ 70 岁的绝经后女性,平均发病年龄61岁,但是20~30岁亦为好发年龄组。偶见于妊娠期妇女。

2. 内分泌紊乱 大多数患者会出现内分泌紊乱,大约80%表现为男性化,10%为雌激素刺激症状,其余为无功能或雌、雄激素均有升高。还有个别患者由于肾素、醛固酮水平升高,出现高血压、糖尿病、皮质醇增多症状。

(1)男性化表现:临床上特征性的表现为阴蒂肥大,多毛,声音低哑等,此外,青春期前患者表现为身材短、肌肉及阴毛呈男性分布等纯男性变化。育龄妇女则表现为去女性化,如月经少、闭经、乳房萎缩等。绝经后妇女因子宫、乳房萎缩及绝经等均为正常生理变化,有时难以与肿瘤的内分泌影响鉴别。但若伴有阴蒂肥大、面部多毛、声音低哑等,则应考虑为肿瘤内分泌影响。

(2)雌激素刺激症状:子宫内膜在肿瘤分泌的雌激素刺激下,可发生增生性病变甚至癌变。临床上主要表现为月经过多、阴道不规则流血或绝经后出血。

(3)雌、雄激素同时作用:非常罕见,临床上可以出现轻度男性化表现伴有阴道不规则出血。

3. 盆腔症状 绝大多数肿瘤直径小于5cm,临床上一般不出现腹痛、腹胀及压迫症状等,有时盆腔检查难以发现,甚至B超检查亦可能未被查出。

【诊断】 临床上若患者出现内分泌紊乱症状、血清睾酮浓度明显升高时,应考虑该肿瘤的存在。但由于肿瘤体积小,往往临床检查不能发现,以剖腹探查为宜。确诊需依靠病理学检查。

【治疗和预后】 绝大多数间质-睾丸型间质细胞瘤为良性,预后良好。恶性者<5%,可导致广泛转移、死亡。

治疗上仍应以手术为主。

对年轻患者Ⅰa期患者,仔细探查盆腹腔及对侧卵巢,证实肿瘤仅累及一侧卵巢,可行患侧附件切除术。

对于中老年妇女,可行全子宫+双附件切除术。

对晚期、广泛转移或复发者,应行肿瘤细胞减灭术,术后辅以化疗、放疗。

一般手术后患者内分泌紊乱可迅速得以纠正,但男性化症状往往不能完全消退。

七、环管状性索肿瘤

环管状性索肿瘤(sex cord tumor with annular tubules,SCTAT)是瘤细胞呈环状小管花环样结构兼具颗粒和支持细胞部分分化特征的性索间质肿瘤。1970年首先由Scully报道命名,临床上十分罕见,在卵巢肿瘤中约占0.06%。本瘤的临床表现除有内分泌紊乱外,临床上约1/3患者伴有家族性黑斑息肉综合征(PJS)。属于低度恶性肿瘤,约有20%的病例可出现复发、远处转移,平均复发期为6.3年。

【临床表现】

1. 发病年龄 患者发病年龄为4~64岁,高发年龄在21~40岁之间,平均年龄26.7岁。

2. 临床表现

(1)盆腔包块:部分患者可触及盆腔内实性或囊实性包块,表面光滑,活动度好。合并PJS的肿瘤常为多灶性,

2/3发生于双侧卵巢,肿瘤体积小。不合并PJS者肿瘤常为单侧,体积大。当肿瘤有转移时,多于腹膜后、肾周形成固定的包块。若肿瘤发生扭转,可导致急腹症。

(2)内分泌紊乱:环管状性索肿瘤可分泌较高水平的雌激素和少量的孕激素。月经紊乱是其临床最重要的症状,临床上可以出现不同程度的不规则阴道出血、闭经及绝经后出血等。青春期前患者可出现性早熟。上述患者血清雌激素和孕酮水平明显升高。子宫内膜在雌激素刺激下可发生子宫内膜息肉及增生性病变,部分患者在孕激素作用下,子宫内膜腺体萎缩、间质蜕膜样变。

(3)家族性黑斑息肉综合征(PJS):约1/3的性索瘤伴环管小管患者临床上伴黏膜息肉黑斑综合征。PJS是一种常染色体显性遗传性疾病,其特征性表现为胃肠道息肉病及口腔黏膜、口唇周围、面部、生殖器和手掌的多发性黑色素沉积。患者可因肠息肉引起出血、肠梗阻。值得注意的是,环管状性索肿瘤中仅部分患者合并PJS,PJS也并非卵巢环管状性索肿瘤特有的合并症。

(4)宫颈病变:约有5.4%的患者合并子宫颈恶性腺癌,且常为合并PJS者。患者有阴道不规则出血、接触性出血等症状,宫颈外观无明显异常或外口呈乳头状、结节状改变,甚至宫颈细胞学检查无恶性细胞检出。肿瘤为黏液腺癌,有高度恶性倾向,常常出现较广泛的浸润性生长,预后不良,因此,环管状性索肿瘤患者做仔细的宫颈检查,必要时活检。

【诊断】 该肿瘤患者出现月经紊乱、体格检查及影像学提示附件实性包块、血清学检查雌孕激素均升高,尤其是合并PJS者,可发现典型的黏膜色素黑斑、消化道多发息肉征象,诊断多不困难。对于不伴有PJS的患者,与其他卵巢性索间质肿瘤的鉴别则主要依据血清激素测定。环管状性索间质肿瘤细胞分泌大量雌、孕激素,而支持-间质细胞瘤主要分泌雄激素,颗粒细胞瘤主要分泌雌激素。

【治疗及预后】

1. 合并PJS的患者肿瘤多为良性。治疗可行单侧附件切除或全子宫双附件切除。但由于消化道多发息肉的存在,应警惕消化道出血、肠梗阻甚至息肉恶变的发生,并于相关科室长期随访。合并PJS者可合并宫颈腺癌,患者应常规行宫颈细胞学检查,必要时行阴道镜检查及活检。该组患者的预后与宫颈腺癌的临床期别、细胞分化程度等直接相关。

2. 不合并PJS的患者中约20%有转移、复发,但是与初治时间间隔较长,潜伏期可达几年甚至几十年,平均为6.3年。治疗上以手术为主,必要时辅以放、化疗。

对于年轻、有生育要求的Ⅰ期患者,手术中探查对侧卵巢正常,可行患侧附件切除,术后长期随诊。

对临床Ⅱ期以上及复发患者,均应行肿瘤细胞减灭术。对于复发的患者,也应积极争取再次手术。术后辅以放、化疗。

八、两性母细胞瘤

两性母细胞瘤(gynandroblastoma)是指肿瘤中有明确的典型的支持-间质细胞成分和颗粒-泡膜细胞成分,并且

两种成分相互混杂,每种比例至少占10%。该肿瘤来源不明,有研究认为该肿瘤可能来自具有向两性分化潜能的性腺间叶或性索组织。在临床上,两性母细胞瘤极为罕见,至今国内外仅有数十例个案报道。目前这类肿瘤的生物学行为尚不明确。

【临床表现】

1. 发病年龄 14～65 岁,多发生于儿童及年轻女性,平均年龄约27岁。

2. 内分泌变化 由于肿瘤由颗粒-卵泡膜成分和支持-间质成分组成,临床表现主要为雌激素或雄激素分泌过多引起的内分泌异常。

(1) 雌激素过多:患者可以出现初潮提前、月经过多、绝经后出血等临床症状,或伴发子宫内膜增生性病理改变。

(2) 雄激素过多:部分患者可出现闭经、乳腺萎缩、多毛、声音低哑、阴蒂肥大等男性化征象。

(3) 临床上亦有男、女性症状同时或先后存在者。

此外,部分患者可不表现内分泌紊乱。

3. 盆腔包块 两性母细胞瘤多发生于单侧卵巢,平均直径6cm以下,但也有表现为附件区巨大包块的病例。由于肿瘤一般较小,所以腹胀、腹围增大等症状并不明显。但通过仔细的盆腔检查及影像学检查,一般可发现。妊娠期合并肿瘤破裂时,可导致急性腹痛。

【诊断】 卵巢两性母细胞瘤罕见,临床表现上缺乏特异性,因此术前诊断较为困难,确诊主要依据病理诊断。找出明确的支持-间质细胞成分和颗粒-泡膜细胞成分是诊断的关键。诊断时应说明肿瘤的成分,如成人型/幼年型颗粒细胞瘤,以及支持-间质细胞的分化程度及亚型等。免疫组织化学检查显示 α-抑制素阳性。

【治疗及预后】 根据患者年龄、生育要求、肿瘤期别、组织学类型等,可以分别采用患侧附件切除、全子宫+患侧附件、全子宫+双附件切除等不同的手术方式。

目前报道的卵巢两性母细胞瘤病例在临床上几乎均呈良性经过,几乎全部的患者就诊时均为临床Ⅰ期,术后尚无临床复发及转移的报道。由于目前卵巢两性母细胞瘤病例稀少,其长期的生物学行为难以确定,并且肿瘤中的颗粒细胞瘤成分具备低度恶性潜能,故对于该类肿瘤的患者,应坚持长期随访。

(郄明蓉 杨开选 陈悦)

参 考 文 献

1. 曹泽毅. 中华妇产科学(临床版). 北京:人民卫生出版社,2010

2. 陈桂红,刘朝晖,赵文秋,等. 卵巢性索间质肿瘤的超声表现与病理对照分析. 中华医学超声杂志,2008,5(5):833-836

3. 程静,石群立,周晓军. 卵巢幼年型粒层细胞瘤的遗传学研究进展. 医学研究生学报,2008,21(1):86-90

4. 程薇,黄薇,高雪梅. 卵巢非特异性类固醇细胞瘤1例.实用妇产科杂志,2008,24(9):573-574

5. 高军. 卵巢性索间质肿瘤的 CT 诊断. 现代实用医学,2006,18(8):575-576

6. 胡茂清,龙晚生,张朝桐,等. 卵巢纤维瘤的 CT 及 MRI 诊断. 放射学实践,2008,23(9):1035-1037

7. 连利娟. 林巧稚妇科肿瘤学. 第 4 版. 北京:人民卫生出版社,2006

8. 王兴滨,高伟民. 超声诊断卵巢卵泡膜细胞瘤 1 例. 中国医学影像技术,2007,23(1):150

9. 游小林,尹如铁,李克敏,等. 卵巢粒层细胞瘤临床病理特点及相关因素分析. 四川大学学报(医学版),2010,41(3):467-470

10. 张铁娟,吴玉梅,秦平. 卵巢性索间质肿瘤的超声诊断. 临床超声医学杂志,2007,9(10):630-632

11. Caringella A. A case of Sertoli-Leydig cell tumor in a postmenopausal women. Int J Gynecol Cancer,2006,16:423-447

12. Emerson RE. Molecular genetic evidence supporting the neoplastic nature of the Leydig cell component of ovarian Sertoli-Leydig cell tumors. Int J Gynecol Pathol,2007,26:368-374

13. Grove A. Ovarian Sertoli-Leydig cell tumor of intermediate grade with heterologous elements of rhabdomyosarcoma. A case report and a review of the literature. Ann Diag Pathol,2006,10:288-293

14. Roth LM. Recent Advances in the Pathology and Classification of Ovarian Sex Cord-Stromal Tumors. Int J Gynecol Pathol,2006,25(3):199-215

15. Thomassin-Naggara I, Darai E, Nassar-Slaba J, et al. Value of dynamic enhanced magnetic resonance imaging for distinguishing between ovarian fibroma and subserous uterine leiomyoma. J Comput Assist Tomogr,2007,31(2):236-242

第五节 卵巢生殖细胞肿瘤

一、病理及分类

(一) 分类

卵巢生殖细胞肿瘤是指来源于胚胎性腺的原始生殖细胞具有不同组织学特征的一组肿瘤。基于近年来对卵巢肿瘤的进一步认识,经改良的 1994 年世界卫生组织卵巢生殖细胞肿瘤的分类(表 6-19-11)对组织学类型的命名有所变更,并增加了一些新的亚型。例如,在生殖细胞肿瘤中用卵黄囊瘤取代了原来的内胚窦瘤,并包含了多泡性卵黄囊、肝细胞样和腺样三个亚型;此外,还在单胚层高度特异发育的畸胎瘤中增加了一些新的亚型。

表 6-19-11 卵巢生殖细胞肿瘤的分类(1994,WHO)

无性细胞瘤	囊性
卵黄囊瘤(内胚窦瘤)	恶性变
胚胎瘤	单胚层高度特异性
多胚瘤	卵巢甲状腺肿
绒癌	类癌
畸胎瘤	神经外胚层肿瘤
未成熟型	皮脂腺肿瘤
成熟型	其他
实性	混合型

(二) 病理

以下主要介绍卵巢生殖细胞肿瘤中的无性细胞瘤、卵黄囊瘤、畸胎瘤、胚胎癌及绒癌的病理。

1. 无性细胞癌（dysgerminoma） 肿瘤多为单侧性，50% 发生在右侧，33% ~ 35% 在左侧，10% ~ 17% 为双侧性。

（1）大体：肿瘤为表面光滑的实性结节；切面呈灰粉或浅棕色，肿瘤较大者可有出血、坏死灶；成片的出血、坏死或囊性区常提示合并绒癌或卵黄囊瘤，灶性钙化则有合并性母细胞癌的可能。外检取材时，应仔细观察并在肉眼形态不同的区域分别取材。

（2）镜下：瘤组织由成片、岛状或梁索状分布的圆形或多角形大细胞构成；细胞直径约 15 ~ 25μm，细胞之间边界清楚；细胞核大而圆，核膜清楚，呈空泡状，核仁明显，嗜酸性（图 6-19-33）；分化差的肿瘤细胞异型性明显。间质由不等量的纤维结缔组织和淋巴细胞构成，偶尔由具生发中心的淋巴滤泡形成；有时可见由组织细胞和多核巨细胞构成的肉芽肿样结节。

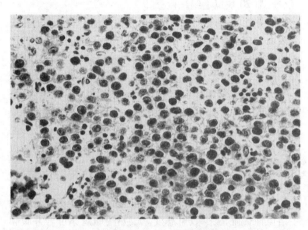

图 6-19-33　无性细胞癌
示多角形大细胞，细胞之间边界清楚；细胞核大
而圆，核膜清楚，核仁明显　HE　300×

（3）组织化学：与睾丸的精原细胞和纵隔等其他部位的生殖细胞肿瘤相似，肿瘤细胞在组织化学和超微结构上均与原始生殖细胞相同。肿瘤细胞的胞浆富于糖原，PAS 和碱性磷酸酶呈阳性反应。免疫组织化学染色细胞角蛋白（cytokeratin）阴性，可用于与胚胎性癌或卵黄囊瘤相鉴别；胎盘碱性磷酸酶（placenta specific alkaline phosphatase，PLAP）阳性，可用于与其他非生殖细胞肿瘤鉴别。

（4）内分泌：约 6% ~ 8% 的无性细胞癌含有个别或小簇合体滋养细胞，而形成此瘤的亚型。这些合体滋养细胞 hCG 免疫反应阳性，甚至可使患者血 hCG 水平上升和残留的卵巢间质黄素化，但与绒癌不同的是此瘤无细胞滋养细胞成分。二者间的鉴别很重要，含合体滋养细胞的无性细胞癌，其生物学行为与纯型无性细胞癌相似，而绒癌的恶性程度则更高。

2. 卵黄囊瘤（yolk sac tumor）

（1）大体：卵黄囊瘤几乎均为单侧性，右侧略多见；双侧者多为转移所致。肿瘤通常体积较大，直径多超过 10cm；呈圆形、卵圆形或分叶状，表面光滑，有包膜，有时可与周围组织粘连或浸润。切面以实性为主，粉白或灰白色，

湿润质软；常伴有含胶冻样物质的囊性筛状区，呈蜂窝状；出血、坏死常见。

（2）镜下：卵黄囊瘤具有多种不同的组织学结构，包括：

1）微囊性结构：又称网状结构，最多见。由扁平或星芒状瘤细胞形成疏松的网状和小囊或微囊结构，低倍镜下似蜂窝状（图 6-19-34），但高倍镜下瘤细胞的异型性明显，核分裂多见。

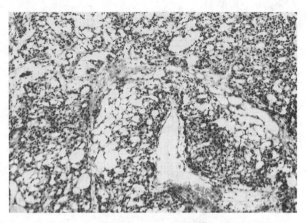

图 6-19-34　卵黄囊瘤
示疏松的网状和小囊或微囊结构，
似蜂窝状　HE　75×

内胚窦样结构：又称 Schiller-Duval 小体。由立方或柱状的瘤细胞呈单层排列，包绕毛细血管、薄壁血窦或小静脉样血管，形成血管套样结构，横切面很像肾小球。虽然这种特殊结构具有诊断意义，但在有些肿瘤形态并不典型，北京协和医院的材料中仅 54.2% 可找到典型的 Schiller-Duval 小体。

2）实性结构：由小的多角形上皮样细胞聚集而成。瘤细胞胞浆空，核大，核仁突出；核分裂活跃，类似胚胎癌。

3）腺泡状结构：又称迷路样结构。扁平、立方或星芒状瘤细胞构成弯曲多变的管道状或囊状结构。

4）多泡性卵黄囊结构：扁平、立方或低柱状瘤细胞形成大小不等的囊，其间隔以致密的梭形细胞间质或疏松的黏液样间质。这种结构与胚胎发育过程中初级卵黄囊变成次级卵黄囊的结构相似。

以上各结构中均可见数量不等的嗜酸性玻璃样点滴，但并不是卵黄囊瘤所特有的，因为很多分化差的恶性肿瘤都能见到。这种点滴 PAS 和 AFP 染色阳性，由瘤细胞分泌产生并在胞浆内聚积，而后破裂进入周围组织。

另外还有 5 种不常见的组织学结构，有时可构成肿瘤的主体成分。包括：黏液瘤样、乳头状、巨囊性、肝样和原始内胚层结构。乳头状结构的结缔组织轴心常有明显的玻璃样变，肿瘤广泛坏死时血管周围残留的瘤组织亦可形成乳头样结构。肝样结构是实性结构的一种亚型，又被称作肝样卵黄囊瘤；诊断时需与转移性肝癌鉴别，临床上患者的年龄、肿瘤的分布均有不同特点，组织学上找到胆汁是后者的有力依据。原始内胚层结构是由原始内胚层细胞形成腺样和实性团块，其间有结缔组织分隔。腺腔内常含浓缩的分

泌物,很像分泌黏液的腺癌;有时腺体的形态与分泌型子宫内膜癌相似。

上述各种结构常互相混杂并移行,以1~2种为主。最常见的是微囊结构,其中夹杂实性团块或腺泡样结构;多囊性卵黄囊肝样和腺样或原始内胚层样结构很少见,但多以单一成分形成肿瘤。

3. 畸胎瘤(teratoma)　很常见,其分类详见表6-19-12。主要分为三组:未成熟、成熟和单胚层高度特异型。其中97%为成熟畸胎瘤。

表 6-19-12　畸胎瘤的分类

成熟畸胎瘤
　　囊性
　　实性
　　单胚层
未成熟畸胎瘤
　　低病理分级
　　高病理分级(根据出现的神经组织的量)
成熟畸胎瘤恶性变(一种成熟组织成分恶变)

(1) 未成熟畸胎瘤

1) 大体:肿瘤多为单侧巨大肿物,对侧卵巢可合并良性畸胎瘤。包膜光滑,但常与周围组织有粘连或在手术中撕裂。切面多以实性为主,伴有囊性区;偶见以囊为主者,囊壁有实性区域。实性区质软、细腻,有出血、坏死,有时见骨、软骨、毛发或脑组织;囊性区通常充以浆液、黏液或胶冻样物。

2) 镜下:肿瘤由来自三胚层的成熟和未成熟组织构成;外胚层主要是神经组织和皮肤,中胚层以纤维结缔组织、软骨、骨、肌肉和未分化的间叶组织多见,内胚层主要为腺管样结构,有时可见支气管或胃肠上皮。这些组织处于不同的成熟阶段,无器官样排列。未成熟组织主要是指神经上皮组织,可形成菊形团或神经管结构(图6-19-35),也可弥漫成片。根据肿瘤中这种神经上皮的含量,Norris等提出未成熟畸胎瘤的分级方法。这种分级对治疗和预后的

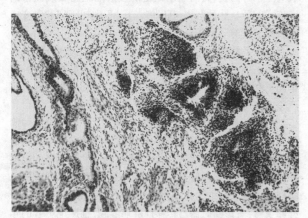

图 6-19-35　未成熟畸胎瘤
示幼稚的神经上皮组织(中右)和柱状
上皮构成的腺管(左)　HE　75×

判断均有重要意义。

Ⅰ级　有少量不成熟组织(主要是胶质和原始间充质),可见核分裂。神经上皮少,每一切片中仅限于1个/40倍视野。

Ⅱ级　有较多未成熟组织,但神经上皮在每一切片中不超过3个/40倍视野。

Ⅲ期　有大量不成熟组织,每一切片中神经上皮的量占4个或更多/40倍视野,并常与肉瘤样间质融合。

这一病理分级方法已被广泛应用。也有学者提出按每张切片中神经上皮量占10%者为Ⅰ级,占10%~33%为Ⅱ级,超过33%为Ⅲ级。为了减少分级的不一致性,最近Norris等又提出将此分级合并为低度恶性和高度恶性两类,即无须化疗的Ⅰ级和需术后化疗的Ⅱ、Ⅲ级。这些分级方法都必须建立在充分取材的基础上,应在肉眼形态不同的区域按肿瘤最大径每公分取材一块。若肿瘤>20cm,则至少应取20块以上组织检查。

转移灶的形态和组织分级可与原发瘤不同。有的在腹膜表面形成许多大小不等的结节,光镜下为分化好的神经胶质,称为腹膜神经胶质瘤病。这种种植结节为良性,原发瘤切除后可自行消退。

(2) 成熟畸胎瘤:又名囊性畸胎瘤或表皮样囊肿,是最常见的一种卵巢生殖细胞肿瘤。可发生在任何年龄,但绝大多数为生育年龄妇女。

成熟畸胎瘤由分化好的外、中、内胚层来源的组织(以外胚层成分最多)构成。可以合并其他生殖细胞肿瘤,其中纯型几乎均为良性,仅少数发生恶变。

常见的合并症有扭转、破裂和继发感染,少数患者可发生溶血性贫血,极少数可恶变。成熟畸胎瘤亦可合并腹膜神经胶质瘤病。

1) 大体:肿瘤多数为单侧性,左、右侧发生率相近,双侧性占8%~15%。大小差别较大,可以从很小(0.5cm)到巨大(40cm),但多数为5~15cm。肿物为圆形、卵圆形或分叶状,表面光滑,包膜完整。切面多为一个大囊,亦可多房;内含毛发和皮脂样物。囊内壁常可见一个或多个、大小不等的实性或囊实性突起,称作头结节。头结节表面有毛发和牙齿,切面可见骨、软骨和脂肪组织。

2) 镜下:囊外壁为卵巢间质,内壁衬以皮肤、毛发和皮肤附件。头结节处常可见三个胚层的多种组织。常伴有异物巨细胞反应。

(3) 成熟畸胎瘤恶变:卵巢成熟畸胎瘤的任何一种成分都可发生恶性变,恶变率约2%,多见于绝经后妇女。

肿瘤可直接引起局部浸润和腹膜种植,一般很少发生淋巴结转移和血行播散。

肿瘤通常较大,切面常见厚壁的实性区。镜下最多见的是来自表皮的鳞癌,其次为腺癌和类癌,少见的有黑色素瘤、平滑肌肉瘤和软骨肉瘤等。恶变的成分仅有一种,若有多种恶性成分则应考虑为未成熟畸胎瘤。

(4) 单胚层高度特异的肿瘤(monodermal and highly specialized tumors)

1) 卵巢甲状腺肿(struma ovarii):不少成熟畸胎瘤中含甲状腺组织,但只有完全或大部分为甲状腺组织时才可

称作卵巢甲状腺肿。临床上少数（17%）可出现腹水或胸、腹水，被称为 Pseudo-Meigs syndrome，手术切除肿瘤后可自行消退。大体上肿瘤常为单侧，一般小于10cm，外观与成熟畸胎瘤相似。切面为被纤维分隔的甲状腺，含少量胶状物。镜下与正常甲状腺组织、结节性甲状腺肿或甲状腺腺瘤同，少数可合并良性腹膜种植。恶性卵巢甲状腺肿很少见，主要是滤泡癌和乳头状癌，发生浸润时需与良性种植鉴别。

2）类癌（carcinoid）：卵巢类癌可以是原发性，亦可为转移性。原发性类癌很少见，其发生率不足卵巢癌的0.1%。多为畸胎瘤的一个成分，单侧发生。组织学上分为4型：岛状或巢状、小梁或花带状、黏液和甲状腺肿类癌。

岛状或巢状类癌：来自中肠，约60%合并畸胎瘤。患者多为绝经前后的妇女，因卵巢静脉回流不经过门静脉，没有5-羟色胺的灭活过程，约1/3可发生类癌综合征，即使没有肝转移，临床预后亦较好，仅有个别合并转移的病例报道。

小梁或花带状类癌：来自前肠和后肠，很少见，仅有21例报告。发病年龄24～74岁，以绝经后妇女为多，不发生类癌综合征。临床预后好，报道的病例无一例发生转移。

黏液类癌：又称腺类癌，形态与阑尾的腺类癌相同，一些所谓原发性 Krukenberg 瘤可能就是卵巢原发的低分化黏液类癌。预后较其他型卵巢原发类癌差，有淋巴道播散的倾向。

甲状腺肿类癌：来自内胚层，甲状腺肿合并 C 细胞分化，极罕见。类癌与甲状腺肿混杂存在，免疫组化染色甲状腺球蛋白和神经内分泌细胞标记均阳性。在有报告的材料中，仅1例合并转移。

3）神经外胚层肿瘤：良性肿瘤由成熟的胶质或室管膜组织构成，恶性肿瘤包括恶性神经外胚层肿瘤和室管膜瘤。二者的区别是前者为成熟的神经组织。

恶性神经外胚层肿瘤的发病年龄在20岁左右，肿瘤侵袭性强，预后差。组织学上为胶质母细胞瘤、髓母细胞瘤和神经母细胞瘤单独或混合存在，相当于未成熟畸胎瘤Ⅲ级。卵巢纯的室管膜瘤仅有4例报告，年龄30～40岁，其中3例手术时已有转移，但预后比恶性神经外胚层肿瘤好，仅1例死亡。

4）其他肿瘤：有皮脂腺肿瘤、黑色素视网膜原基肿瘤、黏液性上皮性肿瘤、血管肿瘤、软骨肿瘤等，病理形态略。

4. 胚胎癌（embryonal carcinoma） 极少见，是一种未分化并具有多种分化潜能的恶性生殖细胞肿瘤。发生率占卵巢恶性生殖细胞瘤的5%以下。形态上与睾丸的胚胎癌相似。胚胎癌具有向胚体方向分化的潜能，可形成不同分化程度的畸胎瘤；向胚外方向分化，则形成卵黄囊结构或滋养细胞结构。发生在卵巢的纯型胚胎癌远较睾丸少见，其原因尚不明。

胚胎癌具有局部侵袭性强、播散广泛及早期转移的特性；转移途径早期经淋巴管，晚期合并血行播散。

（1）大体：肿瘤体积较大，平均17cm。有包膜，质软，常伴出血、梗死和包膜破裂。切面胚胎癌成分为实性，灰白色，略呈颗粒状；与其他生殖细胞癌合并存在时，则依所含的成分和所占的比例不同呈现出杂色多彩状，囊性变和出血、坏死多见。

（2）镜下：瘤组织由较原始的多角形细胞聚集形成的实性上皮样片块和细胞巢，与原始幼稚的黏液样间质构成。瘤细胞胞浆含淡染的嗜酸性颗粒，细胞边界不清，常呈合体状；细胞核大，不规则空泡状，有一至多个核仁。核分裂活跃，不正常核分裂多见。肿瘤细胞和细胞核的异型性突出，可见瘤巨细胞。在稍许分化的区域，瘤细胞有形成裂隙和乳头的倾向，细胞略呈立方或柱状上皮样，但不形成明确的腺管。瘤细胞内、外有时可见 PAS 阳性的玻璃样点滴。

实性原始的胚胎癌易与无性细胞瘤混淆。胚胎癌的细胞较大，异型性更明显，核分裂突出，细胞核大而不规则；在稍分化的区域有裂隙状或腺管样结构；免疫组化 cytokeratin 和 AFP 呈阳性反应。无性细胞瘤的细胞核较圆，核膜清楚，核仁嗜酸；间质为有淋巴细胞浸润的纤维组织；免疫组化 cytokeratin 和 AFP 均阴性。

胚胎癌和卵黄囊瘤的鉴别，在于前者无后者的种种不同的组织学结构。

5. 绒癌（choriocarcinoma） 典型的肿瘤体积较大，单侧，实性，质软，出血、坏死明显。形态同子宫绒癌。如为混合性，则大体上可出现其他生殖细胞肿瘤的形态。镜下形态亦同子宫绒癌，由细胞滋养细胞和合体滋养细胞构成。因其他生殖细胞肿瘤特别是胚胎性癌常有不等量的合体细胞，诊断必须同时具备两种滋养细胞。

6. 多胚瘤（polyembryoma） 是一种少见的卵巢生殖细胞肿瘤。瘤组织由大量胚体构成，后者在形态学上类似于正常原节前（presomete）的胚胎结构。

（郭丽娜）

二、卵巢畸胎瘤

（一）卵巢成熟畸胎瘤

卵巢成熟畸胎瘤（mature teratoma of the ovary）约占所有卵巢肿瘤的10%～20%，又称卵巢良性畸胎瘤（benign ovarianteratoma）。是卵巢畸胎瘤家族的一部分（见表6-19-12）。该类肿瘤起源于具有全能分化的生殖细胞，其成分包含有外胚层、中胚层及内胚层结构。卵巢畸胎瘤于17世纪就有作者对其进行描述，该名源于希腊语妖怪（teras）。1843年 Kohlrausch 报道该肿瘤内容物有皮脂及毛发。随后又有不同的作者发现瘤内有神经节细胞、脑组织、平滑肌、甲状腺组织、乳腺组织、生殖器官、牙齿、骨节、消化道组织、肺残迹等多种脏器组织。卵巢成熟畸胎瘤可分为实性成熟畸胎瘤（mature solid teratoma）及囊性成熟畸胎瘤（mature cystic teratoma）。前者十分罕见，瘤体表面光滑，切面呈实性，可有蜂窝状小囊存在，瘤内三胚层衍化组织均分化成熟。后者为卵巢最常见的良性肿瘤，故又称良性囊性畸胎瘤或皮样囊肿（dermoid cyst）。

【遗传学及发生机制】 细胞遗传学研究发现，绝大部分成熟畸胎瘤表现为正常46，XX 核型，极少数病例畸胎瘤核型可为三体型或三倍体。细胞及分子遗传学研究表明，虽然畸胎瘤组织的核型为 46,XX，但其与宿主的核型却存在遗传学差异。染色体着丝粒核异质性研究发现，女性宿主多表现为杂合子核型，而畸胎瘤组织则多为纯合子核型。有作者对染色体末端同工酶位点进行研究却发现，虽然畸胎瘤组织核型着丝粒异质性表现为纯合子，而其染色体末端同工酶位点却与宿主一样表现为杂合子，从而认为良性畸胎瘤起源于第二次减数分裂失败或第二极体与卵细胞融合的单一生殖细胞，即所谓单性生殖过程。随后有作者发现，有些成熟畸胎瘤其染色体着丝粒异质性标记与宿主细胞核型完全一致，而提出第一次减数分裂失败也是畸胎瘤的发生机制之一。1984 年 Parrington 等对 21 例成熟畸胎瘤核型分析发现，13 例为纯合性着丝粒异质性标记，8 例表现为杂合性标记，而宿主核型均表现为杂合子，同时在 13 例染色体标记为纯合子畸胎瘤中，所有酶多态性分析亦表现为纯合性，从而提出畸胎瘤另一可能的发生机制，即成熟卵细胞核内自行复制而成。1987 年 Ohama 等对 128 例卵巢畸胎瘤进行了染色体异质性及 HLA 多态性的研究，进一步提出了畸胎瘤形成的多起源机制。

归纳起来，关于卵巢成熟畸胎瘤的发生机制有以下五种可能：

1. 卵细胞第一次减数分裂失败或第一极体与卵子的融合（Ⅰ型）　表现为肿瘤组织与宿主细胞染色体着丝粒标记均为杂合性；而染色体末端同工酶位点表现为杂合性或纯合性则取决于染色体着着丝粒与末端标记在减数分裂时是否发生互换及互换的频率，如不发生互换则表现为末端标记杂合性，一次互换的发生则 50% 表现为杂合性，如发生两次互换则 75% 表现为杂合性。

2. 第二次减数分裂失败或第二极体与卵子的融合（Ⅱ型）　表现为畸胎瘤染色体着丝粒标记均为纯合性，而染色体末端标记依减数分裂时互换与否可表现为纯合性或杂合性。

3. 成熟卵细胞基因核内自行复制（Ⅲ型）　该类型畸胎瘤其着丝粒标记及染色体末端标记均表现为纯合性。

4. 原始生殖细胞第一次及第二次减数分裂均失败（Ⅳ型）　该类型不发生减数分裂，经有丝分裂之后形成的畸胎瘤其染色体着丝粒及末端标记均与宿主一致，表现为杂合性。

5. 两个卵子融合所致（Ⅴ型）　该类型畸胎瘤染色体着丝粒及末端标记既可为杂合性，也可为纯合性。

成熟畸胎瘤核型分析 90% 以上均为 46,XX，少部分可出现数目或结构异常，其中以三体型为多见，染色体异常在成熟畸胎瘤中的发生率约为 7% 左右；而在未成熟畸胎瘤中，染色体异常的发生率则高达 60% 以上，其中最多见的也是三体型，染色体结构异常也常遇到，常发生结构异常的染色体有 3,5,7,8 及 9 号染色体。研究表明，未成熟畸胎瘤具有向成熟畸胎瘤转化的生物学特性，但当未成熟畸胎瘤逆转为成熟畸胎瘤后，其异常的染色体核型是否也同时转变为正常二倍体核型？ Gibas 等的研究表明，未成熟畸胎瘤经化疗诱导其转为成熟之后，其异常的染色体核型并不发生逆转。

【临床表现】　成熟畸胎瘤可发生于任何年龄，最早可见于新生婴儿，也可发生于 80~90 岁的老人，但绝大部分均发生于 30 岁左右的育龄期妇女。北京协和医院曾报道 647 例成熟畸胎瘤，最小 7 岁，最大 77 岁，平均 34 岁。肿瘤多数为单侧性，左、右侧发生几率相近，双侧同时发生者约占 8%~24%。由于肿瘤为良性，如无扭转或感染等并发症发生，常无特殊症状。如肿瘤发生扭转或是破裂可出现突发性的下腹部疼痛，如肿瘤体积较大，可有腹胀感，轻度腹痛及压迫症状如尿频等。虽然少数患者有月经失调等内分泌症状，但多与肿瘤无关。国内范嫏娣曾分析了 549 例该病患者，仅有 8 例月经过多及 14 例子宫不规则出血，极个别患者因发生肿瘤的卵巢间质有黄素化变化，而有毛发多的体征。

【辅助检查】

1. X 线诊断　Josephsen 于 1915 年首先经放射线检查确诊该肿瘤后，目前已将该方法作为常规术前检查。成熟畸胎瘤内，因常有油脂样物，牙及骨片等，故在腹部或盆腔 X 线摄片时可显示一些特点，如骨片或牙阴影、囊内容物钙化影等。如囊内容物仅仅为皮脂物质及毛发，则表现为透光度减弱或呈现轮廓清晰的圆形或卵圆形阴影。研究表明，成熟畸胎瘤 X 线检查时，约 41%~62% 可显示出以上协助诊断的特点，为避免与肠袢内气体混淆，在摄片前应进行通便或洗肠。另外，还应与盆腔内 X 线密度增加的病变进行鉴别，如子宫肌瘤、卵巢纤维瘤、输尿管结石及钙化淋巴结等。

2. 超声诊断　良性囊性畸胎瘤的超声所见常可分为以下几种类型：

（1）类囊型：多为圆形或椭圆形，囊壁较厚，多为单房，内为密集而反光强的光点，有时在内壁处可见一薄层液性区。离体标本见囊内为脂样物质，偶有少量毛发。

（2）类实质型：囊内充满均质点状回声，很难找到无回声暗区，边缘清楚光滑，可见散在星点状血流信号。离体标本见囊内为油脂类物质及毛发。

（3）囊内面团征：囊内出现一个或数个反光强的光团，多为圆形，也有不规则光块，可粘贴于内壁，光团后方无回声，团块内未见血流信号，囊壁可见星点状散在血流信号。离体标本见囊内为脂质颗粒粘结在一起的团块。

（4）囊内发团征：囊内可见一圆形光团，其上方呈月牙形反光强的回声，其后方衰减并伴明显声影。离体标本见囊内为强回声团为脂质物团块包裹大量毛发、牙齿及骨组织构成。

（5）囊内脂液分层征：上层为反光强、密集光点回声，此为一层脂类物；下层常为清亮液，有时亦可见液内漂浮少量光点，两层之间为脂液分层平面，较大的囊肿其液平面可随体位变动而变化。离体标本见囊内上方为黏稠的脂类物及毛发漂浮，下方为黏稠样液体。

（6）复杂型：囊内结构复杂，可有光点，脂液分层，强光团，发团征及面团征等。离体标本见囊内为牙齿、骨组织、钙化物、毛发及油脂样物质等。

3. CT/MRI　B超发现巨大包块、囊壁内不均质实性成分、囊壁全层受累并且肿瘤与周围组织粘连时,应该警惕恶变的可能。而增强CT/MRI对软组织分辨率较高,有助于判别卵巢成熟性畸胎瘤的早期恶变,可以提高术前诊断的准确性。当包块在CT表现下呈边界不清、不规则分叶或是实性成分不均匀增强、腹水、腹膜反折处淋巴结增大时提示恶变可能。而在MRI影像中,当囊内脂肪同等强度的信号中出现实性增强、透壁性坏死以及与周围组织粘连时均提示恶变可能。对于卵巢畸胎瘤部分少见类型或不典型病例的定性诊断相对困难,MRI特殊扫描序列或增强检查的应用能够进一步提供帮助。

4. 血清肿瘤标记物　对于可疑卵巢畸胎瘤的患者,建议术前常规检查血清肿瘤标记物:糖类抗原199(CA199)、糖类抗原125(CA125)、癌胚抗原(CEA)、甲胎蛋白(AFP)、鳞状细胞相关抗原(SCC)。

CA199是一种单涎酸神经节苷酯,在胰腺癌患者血清中明显升高,胃肠癌、胆道癌、肺癌和卵巢癌中也可见升高。卵巢成熟性畸胎瘤患者血中CA199的升高可能来于畸胎瘤中支气管组织直接分泌入血或由畸胎瘤囊液中渗透入血。关于成熟性畸胎瘤的肿瘤标记物,国内外为数不多的研究均显示CA199似乎是唯一一个有临床意义的肿瘤标记物,阳性率为38.8%~59%。而另一方面,由于CA199在一些卵巢癌中也会升高,所以盆腔肿物的超声表现也非常重要。虽然卵巢畸胎瘤的超声表现极其复杂,但是"缺乏血流信号"是其共同的特点。所以,需要将卵巢肿物的超声图像与肿瘤标志物综合考虑才能得出准确的术前诊断。有研究发现,随着肿瘤的增大CA199的水平也不断增加,CA199的阳性率也逐渐增高。CA199阳性的患者体积较大,当成熟性畸胎瘤的直径大于5cm时,患者CA199的含量明显高于正常。Dede对80例成熟性囊性畸胎瘤患者进行回顾性研究发现:CA199升高的患者肿瘤发生于双侧的几率明显高于单侧囊肿者(51.6% vs.12.2%,$P<0.05$)。国内也有学者发现当肿瘤为多房表现时,血清CA199、CA125水平较单房者明显升高($P<0.05$);当肿瘤发生于双侧卵巢时,CA199显著升高($P<0.05$)。因此认为CA199在卵巢成熟畸胎瘤的诊断与鉴别诊断中具有一定的意义,并且建议当血清CA199水平升高时,无论对侧卵巢外观是否正常,手术时均应仔细检查对侧卵巢。

SCC:与卵巢成熟畸胎瘤恶变最相关,但在某些良性的卵巢成熟性畸胎瘤(约15%)中也会升高,并且SCC在恶变早期并不敏感。Mori等报道:年龄>40岁且SCC>2.5μg/L者,其敏感行达77%,特异性达96%。

AFP:甲胎蛋白是有胚胎的卵黄囊和不成熟的肝细胞产生的一种特异性蛋白,是一种公认的卵巢卵黄囊瘤的肿瘤标记物,如果未成熟畸胎瘤中混有卵黄囊成分,则会有AFP的升高。因此,当临床怀疑为畸胎瘤的卵巢囊实性肿物时,应当测定AFP以作为成熟性和未成熟性畸胎瘤的肿瘤标记物。

CA125和CEA:有学者提出CA125和CEA可能与卵巢成熟性畸胎瘤恶变的预后相关。

因此,对于可疑卵巢畸胎瘤的患者术前都应该常规进行CA199、CA125、CEA、AFP、SCC的检查。

【并发症】

1. 扭转　由于肿瘤常有蒂,且密度大,有一定重量且同一肿瘤密度不匀,所以易发生扭转。其诱因常有妊娠、肠蠕动、膀胱充盈或排空、咳嗽、呕吐或意外暴力等引起腹压骤变的因素。扭转发生率约为9%~17%。扭转发生后,常有急腹痛、恶心及呕吐等典型症状。扭转早期,肿瘤蒂部有压痛,稍晚期则整个肿瘤均有压痛。如有这些典型的症状及体征,诊断并不困难。若扭转180°时,即可压迫肿瘤的动、静脉,严重者可扭转360°或720°以上,致使动脉供血中断,静脉回流受阻,导致囊内出血,囊壁卒中坏疽,如延误过久,手术时亦无法保留患侧卵巢。

2. 破裂　畸胎瘤破裂较少见。北京协和医院647例中,仅有4例发生破裂。而Malkasian的资料表明,妊娠期肿瘤破裂发生率高达15.8%,而非妊娠期仅1.3%。破裂的发生多因肿瘤创伤、扭转、感染或坏疽所致。囊内溢出皮质物质(含中性脂肪、脂肪酸等成分)、鳞状细胞碎屑等,均可刺激腹膜增厚形成慢性肉芽肿或伴发散在钙盐沉着。另外亦有肿瘤破入空腔脏器如膀胱、肠道等个案报道,而发生尿频、尿痛、尿血,甚至尿内排出皮脂物质、毛发、骨片等,或肛门排出上述物质,因此而可获得确诊。

3. 感染　多经血源或淋巴源引起。可由盆腔炎、肠粘连、产后及阑尾脓肿等引起,或由于肿瘤穿刺、扭转、破裂等诱发。感染的致病菌多为链球菌、葡萄球菌、大肠埃希菌、结核杆菌或产气杆菌。

4. 溶血性贫血　成熟畸胎瘤可合并溶血性贫血的发生,但十分罕见,其中多数患者脾大,Comb试验阳性,此类患者服用肾上腺皮质激素或作脾切除均无效,或仅有短暂效果,但切除卵巢肿瘤后即可痊愈。有关这种自身溶血性贫血发生的原因,有如下假说:①因肿瘤抗原的刺激而产生的抗体与红细胞作用而溶血。②由于肿瘤产生的一种物质包被在红细胞上,使其抗原性或对溶血的抗力被改变。

【治疗】　成熟畸胎瘤虽为良性肿瘤,但可发生扭转及感染等并发症,且极少数病例有恶变可能,故在治疗方面应采取手术切除。手术方式宜采取肿瘤剥除术,以保留患侧卵巢的正常卵巢组织。剥除肿瘤时,应注意勿将肿瘤弄破而使肿瘤内容物污染腹腔。手术时可选择卵巢包膜最薄处以下作一浅切口,因在薄层包膜下即为肿瘤,在该处比较容易找到肿瘤与卵巢包膜的分界层次。如进入包膜下的层次正确,再继续剥离肿瘤时,一般都比较容易,可顺利且完整地剥除。肿瘤剥除后,常常可剩不少正常卵巢组织,将其重叠缝合后,外表很像一个正常卵巢。采用这种方法剥除肿瘤,术后很少复发。北京协和医院260例成熟畸胎瘤剥除术中,有5例术后复发,占1.9%,此5例原均为双侧性肿瘤,复发肿瘤中仅有2例为成熟畸胎瘤,1例甲状腺瘤,1例黏液性囊腺瘤,另1例不详。复发时间为手术后10~19年。由于复发率并不高,且复发时间间隔均超过10年,因此对年轻患者,为保留卵巢生理功能,仍应首选肿瘤剥除术,而不作卵巢切除术。

由于成熟畸胎瘤双侧发生的可能性为8%~24%,且小的肿瘤仅数毫米直径,故手术时必须仔细检查对侧卵巢。在少数情况下卵巢外现正常,经剖开探查却可发现小的成熟畸胎瘤。故以往的学者建议对单侧成熟畸胎瘤患者,手术时均应作对侧卵巢剖开探查,探查时应注意在卵巢门部位勿太深,以免因该处出血多而结扎过多,影响卵巢血运。但是目前大多数学者均认为,手术时如果发现对侧卵巢外观正常,则隐藏性卵巢成熟畸胎瘤的可能性仅为 1.1%。因为将卵巢切开两瓣可能导致出血、感染和粘连形成,并且超声能很好地预测成熟畸胎瘤的存在,所以手术时仔细地检查对侧卵巢,可能是一种安全的替代对侧卵巢切开探查的方案。北京协和医院对 1990~2000 年 695 例卵巢成熟畸胎瘤的分析认为,手术时进行对侧卵巢剖开探查,虽然总的阳性率为 15.1%,但是进一步分类发现如果肉眼见对侧卵巢无异常表现,剖开探查的阳性率仅为 0.22%。此外不管是否行剖开探查,术后复发率(未剖开探查组为 0%,剖开探查组为 2.1%,P=0.93)和妊娠率(未剖开探查组为 33.3%,剖开探查组为 25%,P=0.76)均相当。由于在腹腔镜手术中采用的是电刀切开、分离和止血,区别于开腹手术中可以采用结扎、缝合等方法,而电刀的热效应难免会对卵巢的结构和功能产生短期或长期的影响,而患者往往为育龄期妇女,保留卵巢功能很重要,因此在术中应尽可能减少对卵巢的切除和破坏。基于这一点的考虑,提出在对侧卵巢肉眼未见异常的情况下是否可以考虑不常规行剖开探查术。当然,同时也要仍需强调,如果对侧卵巢肉眼见有异常时,仍需要行常规剖开探查术,因为此时剖开探查的阳性率可达 63.4%。

随着腹腔镜手术在妇科手术中越来越多的应用,许多研究表明腹腔镜手术可以作为治疗良性畸胎瘤的标准术式,其疗效肯定而且安全。腹腔镜手术可能的优点包括:术后疼痛和失血量减少、住院日缩短,因总住院费用下降。以往认为腹腔镜处理过程中一旦发生囊肿破裂,其内容物在腹腔内扩散可能会造成腹膜刺激征和肉芽肿形成,但是已经有越来越多的研究证实腹腔镜处理畸胎瘤是可行的。术后化学性腹膜炎可能是由于腹膜接触了诸如头发和油脂分泌物等物质所引起,最可能发生在长期接触未被发现的畸胎瘤渗漏或破裂时。因此如手术中出现囊内容物溢出,最好用大量的温热生理盐水冲洗,直至冲洗液变为清亮,从而可减少术后发生化学性腹膜炎、继发性肉芽肿、广泛盆腔粘连等风险。此外,腹腔镜术中当囊肿完整剥除后使用标本袋,在标本袋中进行囊内液吸引等操作,也可以明显减少畸胎瘤破裂、畸胎瘤内容物对腹腔造成感染。

【畸胎瘤的几种特殊情况】:

1. 成熟畸胎瘤合并妊娠 因成熟畸胎瘤多半发生于育龄妇女,且不影响卵巢功能,故合并妊娠率较高,文献报道,合并妊娠者占 10%~22%。该肿瘤亦是妊娠合并卵巢肿瘤中最为多见的一种。向阳等对 39 例妊娠合并卵巢肿瘤的分析表明,成熟畸胎瘤占 46.2%,其次为子宫内膜异位囊肿(12.8%)及卵巢浆液性囊腺瘤(10.3%)等。

在妊娠早期发现卵巢肿瘤时,因不能完全排除妊娠期黄体囊肿,且早期妊娠进行手术易诱发流产,故可等待至妊娠 4 个月左右进行手术。因为此时胎盘已形成,可替代卵巢的妊娠黄体功能,流产率较低。18 孕周以后,随着子宫增大,肿瘤易发生蒂扭转、破裂、恶变,或临产时阻塞产道,增加难产的发生率。而妊娠合并卵巢肿瘤蒂扭转以成熟畸胎瘤最多见,一经确诊,均应及早手术,以免卵巢及肿瘤发生坏死、出血、破裂。肿瘤蒂扭转时,静脉回流及动脉循环受阻,瘤体充血,静脉怒张而破裂,此时需行患侧附件切除术,但一般不影响妊娠结局。如在妊娠晚期发现肿瘤,且肿瘤已被推至盆腔外,无阻塞产道之可能,则可在产后行肿瘤手术切除。如肿瘤阻塞产道,可在足月妊娠期或临产后行剖宫产术并同时切除肿瘤。

2. 卵巢成熟畸胎瘤恶变 成熟畸胎瘤恶变发生率约为 1%~3%,其恶变原因尚不明确。因肿瘤内有各种不同的组织成分,故可发生各种不同的恶性变化。镜下最多见的是来自表皮的鳞癌(75%~85%),其次为腺癌(6%~8%),再次为肉瘤(如骨肉瘤、平滑肌肉瘤等),少见的有基底细胞癌、类癌、恶性黑色素瘤及胶质细胞瘤等。北京协和医院 647 例中,11 例发生恶变,占 1.7%,其中有 10 例为鳞癌,多自瘤体内的呼吸道上皮、食道上皮或皮肤恶变而来。

肿瘤如有恶变,瘤体切开后,除油脂毛发等常见内容以外,还有实质性部分,囊壁表面粗糙呈颗粒或是乳头状,并且可以穿透全层囊壁后与周围组织粘连;肿瘤组织多呈灰白或浅黄色,质脆,常伴出血及坏死。恶性变化常发生在囊壁内"乳头"、"头节"附近或是囊壁增厚的部分。因此术中应该仔细检查囊壁,发现结节或是囊壁增厚应该警惕恶变可能,不能盲目地依赖毛发、牙齿等卵巢成熟性畸胎瘤的典型表现而漏诊恶变。

曾有学者指出较大的畸胎瘤(大于 6cm)恶变的危险较大。近期有研究发现卵巢成熟性畸胎瘤发生恶变时其包块的直径通常在 10cm 以上,文献报道直径最大者达 35cm,平均值 13.8cm,其中最小直径 5cm。肿瘤直径大于 10cm 时其恶变可能性为 78%~86%。恶变畸胎瘤的直径较大的原因可能与肿瘤内出血、坏死等有关。因此,对于直径大于 10cm 的卵巢畸胎瘤应该尽早手术以排除恶变。而包块直径小于 10cm 并不意味着完全没有恶变的可能,因此临床医师对于体积较小的卵巢成熟性畸胎瘤发生恶变的可能性也要提高警惕。

恶变年龄一般在 40~60 岁。有报道最小者 9 岁,为基底细胞及腺癌变,最老的 88 岁为鳞癌变。北京协和医院 11 例恶变者中,最小 32 岁,最大 77 岁,平均 51 岁。国外文献报道总结发现:恶变可以发生于任何年龄,但以绝经后患者多见,好发年龄为 45.4~55 岁,最大年龄为 87 岁。因此年龄大于 45 岁的患者应该警惕畸胎瘤恶变的可能。

恶变早期,多无特殊临床症状,如恶变已扩散浸润周围脏器,或者淋巴结转移,则临床症状加重,如腹痛、腿痛、下肢及外阴水肿等。发生恶变的患者主要在绝经后且伴有腹痛症状。她们也可以有腹部肿块,阴道出血较少见。一项纳入 64 项临床研究的荟萃分析统计了 130 例卵巢成熟性畸胎瘤恶变患者的临床症状特征,发现以腹痛和腹部包块最为常见,分别占 54% 和 31%,其后分别为尿频(5%)、阴道出血(2%)、顽固性便秘(2%)、腹泻(2%)、体重下降(2%)、发热(1%)。这些患者可有仅以腹痛或是腹胀就诊,或是合并有多项不适主诉而就诊,但是也有部分患者没有任何临床表现。

卵巢成熟性畸胎瘤恶变基本上依赖于手术病理诊断,术中冷冻报告为卵巢成熟性畸胎瘤恶变,则可行全子宫、双附件及大网膜切除术。但是目前对于手术的范围并没有可靠的前瞻性研究。对于Ⅰa期、年轻有生育要求的患者可行单侧附件切除+全面分期术,至于术后是否辅助治疗目前尚未达成一致。对于Ⅰb期以上的患者,目前尚无普遍接受的化疗方案,其中基于铂类基础上的化疗方案应用最为广泛。有文献报道以铂类基础的术后辅助化疗可以延长一些晚期患者的生存时间。对于肿瘤期别较高的患者,有学者建议术后给予盆腔放疗,对于Ⅰc期或更晚期的Ⅱ期患者进行全盆腔放疗联合顺铂为基础的化疗可使患者受益。对于Ⅱ~Ⅳ期患者而言,有研究发现这些患者在肿瘤细胞减灭术后接受辅助性化疗或联合放化疗者比单独化疗或未接受辅助治疗者的生存时间明显延长,但对化疗方案目前还未达成一致。Hackethal等对277例卵巢成熟性畸胎瘤恶变患者进行荟萃分析后发现:大网膜切除术并不影响患者预后,而淋巴结切除术可以改善晚期患者的预后。

发生恶变患者的预后比卵巢上皮性患者差,且与发病年龄、疾病分期和病理类型有关,死亡率可达75%~86%。有报道Ⅰ期鳞癌患者的5年存活率为63%。近期有文献报道,Ⅰ期患者的一年生存率可达100%,Ⅱ期可达75%,Ⅲ期可达50%,Ⅳ期仅为0%。有卵巢外转移、肿瘤破裂、脉管受累和罕见的组织病理(腺癌、肉瘤)患者预后更差。发生鳞癌变的患者比卵巢原发鳞癌或是子宫内膜异位症相关的鳞癌差。目前认为影响其预后的因素有:①囊壁是否受侵犯;②与邻近器官癌性粘连程度或分离粘连时囊壁有无破裂;③肿瘤有无淋巴或静脉侵犯;④腹水中有无瘤细胞。

3. 儿童和青少年卵巢畸胎瘤 卵巢成熟性畸胎瘤是儿童常见的卵巢肿瘤,临床症状主要由肿块压迫周围组织造成腹胀、腹部疼痛或不适,当肿瘤发生扭转、出血或破裂时,患儿可以出现类似阑尾炎的急性症状,肿瘤多为囊性或囊实性。在幼年和学龄前期,畸胎瘤常发生在骶尾区。卵巢尽管罕见畸胎瘤(占这一年龄组所有畸胎瘤的17%),但是是第二个最常见的部位。该年龄段卵巢畸胎瘤最常发生在5岁以后,且64%的病例集中在6~11岁年龄组。在儿童或青春期诊断的卵巢畸胎瘤的手术方式与成年人的相同。目前,对青春期前儿童行腹腔镜手术的应用已日趋广泛,国内有学者报道了56例卵巢畸胎瘤患儿行腹腔镜下肿瘤剔除术(腹腔镜组),将其手术效果与68例同期行开腹手术的卵巢畸胎瘤患儿(开腹组)比较,发现腹腔镜组术中出血量、手术切口长度、术后排气时间、术后住院时间、镇痛剂使用率均明显低于开腹组($P<0.05$)。两组均无须输血、无邻近器官损伤,未出现手术并发症。因此认为腹腔镜下卵巢畸胎瘤剔除术治疗儿童卵巢成熟性畸胎瘤安全、有效,与传统开腹手术相比具有损伤小、恢复快、痛苦小、住院时间短等优点。另外国内还有学者报道了11例卵巢成熟性囊性畸胎瘤患儿行腹腔镜手术均顺利完成,无一例中转开

腹,无腹膜炎、切口感染、腹腔粘连等近期并发症发生,均治愈出院。随访10个月~7年,无复发、继发性内芽肿等远期并发症发生,生长发育如正常儿童。提示腹腔镜手术治疗婴儿卵巢成熟性囊性畸胎瘤安全,有效,组织损伤小,出血少,康复快,切口美观,无明显近、远期并发症发生,可推广应用。但是,目前对青春期前儿童和婴幼儿进行腹腔镜手术仍处于探索过程中。此外,值得再次强调的是,如在手术时发生囊内容物溢出,应该对溢出的内容物进行大量温热生理盐水的冲洗治疗。

目前,除应该向可疑患畸胎瘤儿童的父母交代有可能是未确认的恶性肿瘤外,还应该交代剖腹手术和腹腔镜手术的危险及其好处。既然报道生殖细胞肿瘤在15岁以下的患者中有25%是恶性的,所以在决定手术方法上重要的是应用超声和肿瘤标记物进行仔细的术前评估,并应该与妇科肿瘤医师一起为可能的卵巢恶性肿瘤制订一份可能的应急治疗计划。

(向阳 刘瑛)

(二) 卵巢未成熟畸胎瘤

【发生率】 据国外报道,卵巢未成熟畸胎瘤在恶性生殖细胞肿瘤中的发生率占第三位,即其发生率比无性细胞瘤及卵黄囊瘤少见。而石一复总结的国内6省15个单位的资料,卵巢未成熟畸胎瘤与无性细胞瘤及卵黄囊瘤的发生率近似。在总数为14 006例的卵巢肿瘤中,有未成熟畸胎瘤133例、无性细胞瘤138例及卵黄囊瘤148例。北京协和医院收治的166例恶性生殖细胞肿瘤中,有未成熟畸胎瘤43例、无性细胞瘤18例、卵黄囊瘤70例及混合性生殖细胞恶性肿瘤31例。所以,未成熟畸胎瘤远比无性细胞瘤多见,但其发生率次于卵黄囊瘤。

【转移及临床分期】 卵巢未成熟畸胎瘤转移的发生率高,为32%~58%。转移方式多沿腹膜扩散。因此最常见的转移部位是盆腔及腹腔腹膜、大网膜、肝表面、横膈、肠浆膜及肠系膜等。转移灶大多数为表面种植。淋巴结转移也不少见。北京协和医院曾对卵巢未成熟畸胎瘤进行盆腔淋巴结及腹主动脉淋巴结切除17例,5例有淋巴结转移,占29.4%。此5例均为有腹腔内广泛种植转移的临床Ⅲ期病例。临床Ⅰ期曾作淋巴结清扫手术者仅有3例,未发现有淋巴结转移。Norris组9例尸检材料中,4例有淋巴结转移。FIGO分期以Ⅰ期及Ⅲ期较多。而在Ⅲ期病例中,因转移灶的组织类型不同,其临床病理过程亦有区别。如若转移灶全部为神经胶质,即神经胶质腹膜瘤(peritoneal gliomatosis),则手术将卵巢原发瘤切除以后留下的广泛散在小灶常可自行消失。或虽未消失而患者可带瘤存活,预后很好。故有人提出腹腔内仅仅有神经胶质者不应列为Ⅲ期。若腹腔内种植转移灶为病理Ⅰ级以上肿瘤,手术未切净或未进行有效的化疗,则病情将继续发展恶化,甚至死亡。因此FIGO Ⅲ期患者,其预后与腹腔内转移灶的组织类型及病理分级有密切联系。

【临床表现】 卵巢未成熟畸胎瘤多发生于年轻患者。北京协和医院43例与Gershenson组41例患者平均年龄各为20岁及17岁。最小为14个月,最大41岁。常见症状为腹部包块、腹痛等。因腹腔种植发生率高,60%有腹水。

且因腹水而使体质消耗、体重减轻。大多数患者的月经及生育功能正常。

【诊断】 卵巢未成熟畸胎瘤根据其发病年龄以及腹部包块、病程发展快等症状,不难作出诊断。应常规作血清甲胎蛋白(AFP)及 hCG 测定,以鉴别可能混合存在的其他生殖细胞瘤成分,如卵黄囊瘤或绒癌等。

【血清肿瘤标志物检测】

1. 血清甲胎蛋白(AFP) 北京协和医院曾检测 23 例卵巢未成熟畸胎瘤患者血清的 AFP,其结果 56.6% 为阴性,其他 43.5% 的病例呈阳性反应。但其血清 AFP 水平远比卵巢卵黄囊瘤低。卵巢卵黄囊瘤在原发肿瘤未切除以前,其血清含量大多数为 1 万或数万 ng/ml,而未成熟畸胎瘤呈阳性反应的 10 例中有 7 例<1500ng/ml,其他 3 例各为 3200ng/ml、4000ng/ml 及 8000ng/ml。这 3 例肿瘤组织成熟度差,未分化的神经上皮较多,为病理 2 级及 3 级。因而推测未成熟畸胎瘤患者血清中少量 AFP,可能是因为未成熟畸胎瘤的内胚层组织也可分泌少量 AFP,另一个可能是生殖细胞恶性肿瘤有不少是混合类型。未成熟畸胎瘤中可能混有少量卵黄囊瘤成分,可合成微量 AFP。因病理取材不全,此种少量卵黄囊瘤成分未被发现。

2. 血清绒毛膜促性腺激素(hCG) 北京协和医院有 16 例卵巢未成熟畸胎瘤曾检测血清 hCG。仅有 1 例血清 hCG 值稍高于正常,而其他 15 例血清 hCG 值均无升高现象。

3. 神经细胞特异性烯醇化酶(neuron specific enolase, NSE) 卵巢未成熟畸胎瘤常含有成熟或未成熟的神经细胞,故有时血清内可测出 NSE,对诊断本病有参考意义。

【复发及恶性程度的逆转】

1. 复发率 卵巢未成熟畸胎瘤的复发率高。肿瘤的复发率与手术切除后的辅助化疗有密切关系。手术后 4 周以内及早应用足量 VAC 或 PVB 联合化疗者极少出现复发,而未用化疗或采用的化疗药物及方法不恰当,则复发率很高,可达 66.7% ~93.8%(表 6-19-13),肿瘤还有反复复发的倾向,北京协和医院 25 例复发瘤手术后又有复发者 10 例,占 40%,故行第 3 次手术,其中有 1 例又因再复发而接受第 4 次及第 5 次手术。复发部位大多数都在盆腔及腹腔内。同时伴有肝脏复发者 14 例,占有复发病例的 56%。14 例中有 11 例是大型肝表面种植转移(直径 8 ~20cm),另有 1 例复发瘤在肺。复发时间多在 5 ~12 个月之间,也有手术后 3 个月即很快出现复发。有 1 例初治与复发时间相距 7 年。Caldas 还报道 1 例复发时间在原发瘤切除及化疗后 11 年。此两例复发部位均在肝脏与横膈之间。再手术时均为大型 0 级畸胎瘤。可能此瘤早已存在,患者直到有压迫症状才来就诊。

表 6-19-13 卵巢未成熟崎胎瘤复发率与手术后化疗的关系

	未用化疗		VAC 或 PVB 化疗		其他化疗	
	复发例/总例	复发率(%)	复发例/总例	复发率(%)	复发例/总例	复发率(%)
Gershenson(1986)	15/16	93.8	0/21	0	3/4	75
协和医院(1993)	14/19	73.7	0/9	0	10/15	66.7

2. 复发瘤恶性程度的逆转(retroconversion of malignancy) 又称卵巢未成熟畸胎瘤术后继续增长成熟畸胎瘤综合征(growing teratoma syndrome, GTS)。卵巢复发性未成熟畸胎瘤尚具有自未成熟向成熟转化的特点,其复发性肿瘤具有一种特异的、与其他恶性肿瘤不同的生物学特点,即病理恶性程度逆转(retroconversion of malignancy),最后逆转为病理分级为 G_0 的良性成熟畸胎瘤,其临床经过也属良性,肿瘤可长年在体内保持稳定静止状态。其中有少数患者,经过一段时间,肿瘤又继续长大,甚至可长成为巨块型肿瘤而产生一系列压迫症状。这种来源于未成熟畸胎瘤的良性成熟畸胎瘤,称之为"卵巢未成熟畸胎瘤术后继续增长成熟畸胎瘤综合征(growing teratoma syndrome, GTS)。北京协和医院 1968 ~2004 年卵巢 GTS 患者 22 例,其中 20 例病理全部为成熟畸胎瘤,另 2 例为成熟畸胎瘤同时分别合并类癌及原始性神经外胚叶肿瘤(PNET)。其中 6 例卵巢 GTS 术后多次复发,故共手术 31 次中有 29 例次(94%,29/31)的卵巢 GTS 手术与第 1 次手术间隔时间≥1 年,仅 2 例次手术间隔时间<1 年。国外也曾先后有过有关未成熟畸胎瘤恶性程度逆转的报道,但均为 1 例或两例的个案报道。尚未见较大样本成组分析来加以证实。不过,Gershenson 及 Sen 对 22 例及 3 例未成熟畸胎瘤在手术及化疗后行二次剖腹探查时,分别发现其中各 11 例及 1 例腹腔内有成熟畸胎瘤,我们认为二探时发现的成熟畸胎瘤亦即未成熟畸胎瘤良性转化的结果。

3. 促使肿瘤恶性逆转的因素

(1) 时间因素:北京协和医院 25 例复发性未成熟畸胎瘤 62 次手术切除的结果显示,复发瘤的病理分级与距离第一次手术的时间间隔有密切联系。时间在 1 年以内者大部分为未成熟型,故短期内复发者瘤细胞仍分化较差。复发越晚,超过一定的时间间隔,即随着时间的推移恶性程度逐渐减低,瘤组织向成熟分化。这种由未成熟向成熟转化的规律性倾向酷似一个正常胚胎的发育成长,有向成熟发展的自然倾向,而这种成熟的发展又需要一定的时间过程。其他作者报道的复发性未成熟畸胎瘤病例虽不多,但也揭示了这种病理分级逆转的时间规律性。

(2) 化疗的影响:Disaia 曾报道卵巢未成熟畸胎瘤恶性程度的逆转是由于化疗的影响,但是北京协和医院 4 例未接受化疗的复发瘤中也有 3 例有病理分级的逆转现象,Benjamin 报道的 1 例逆转也未曾进行化疗。当然,这些报道的病例数都较小,还不能完全否定化疗的作用。Gershenson 曾提出因为化疗抑制了肿瘤内未成熟的组织成分,故留下分化好的成熟组织持续存在。但我们曾见到数例肝脾表面或肝膈间多发性复发肿瘤切除的肿瘤病检，或因手术技术上的困难未能切除而仅作活检者，均显示复发瘤全部为2级或3级未成熟畸胎瘤，并未见到成熟畸胎瘤的成分。手术后虽经不断化疗，未能切除的肿瘤仍继续增长，经过一定的时间间隔再次行手术，手术所见仍为肝表面的巨型肿瘤，但病理检查全部为成熟成分，病理分化为0级组织，而初次手术活检并未见到0级组织，故很难令人信服其良性转化一定是化疗抑制的结果，而并非肿瘤的自然转化。

（3）细胞遗传学检查：Gibas曾报道一例卵巢未成熟畸胎瘤病理3级，手术后虽经过化疗，但一年后仍在腹腔内及纵隔部位有肿瘤复发，其病理检查为成熟畸胎瘤。原发瘤及复发瘤在组织学上虽然不同，前者为未成熟畸胎瘤，后者为成熟畸胎瘤。但细胞遗传学分析结果原发灶及复发灶的核型完全相同，都是4号染色体为单体型及1号染色体假双着丝粒。说明化疗后复发瘤虽有良性转化，但其核型并未改变，仍保持原发瘤的恶性核型。这1例细胞遗传学的研究，可以说明肿瘤的良性转化并非由于化疗选择性抑制破坏了未分化的未成熟畸胎瘤，而留下成熟畸胎瘤继续生长。所以，有关未成熟畸胎瘤恶性程度的逆转机制，仍有待继续探讨研究。

4. 恶性程度逆转的临床意义 卵巢未成熟畸胎瘤的这种恶性逆转现象过去未被发现，是因为病理为2级和3级的肿瘤恶性程度极高，生长很快，常常在手术后半年内即已复发，故多数作者报道的复发瘤的病理分级仍与原发瘤相同。且肿瘤如再复发则放弃手术，患者在短期内死亡，因而没有机会观察到肿瘤分级的转化现象。所以只有对反复复发的肿瘤多次进行手术切除，使病情暂时缓解而使患者能存活1年或1年以上，肿瘤转化的生物特性才有可能显现出来。

认识未成熟畸胎瘤恶性程度逆转的生物学行为，有以下实用价值：①了解肿瘤的良性转化规律，可以使我们对晚期或复发性肿瘤充满信心和勇气，采取一切措施积极进行治疗以延长患者的生命，使肿瘤有足够的时间演变成熟，向良性转化；②了解未成熟畸胎瘤良性转化所需的时间大约为1年，则可根据这个时间规律估计复发瘤的病理分级，作为治疗的参考，如估计已为成熟型畸胎瘤，则不要再采用化疗，因成熟畸胎瘤对化疗不敏感，继续化疗只能增加患者的痛苦，对肿瘤并无助益；由于对卵巢GTS的良性特点及对化疗反应差的效果只在近年来才有所认识，故1987年以前北京协和医院收治的12例患者，术后按未成熟畸胎瘤对待，给予不同方案的化疗；1988年以后收治的10例中，有1例仍接受术后化疗，其他9例均未予术后化疗。③完成化疗后不必进行二次剖腹探查手术，因为根据时间的规律也可估计腹腔内的情况。时间超过1年，即使尚有残存瘤或复发瘤，也是成熟型，故此，认识未成熟畸胎瘤的良性转化规律，对于指导临床实践是很有意义的。

【治疗】

1. 治疗原则 卵巢未成熟畸胎瘤是恶性程度很高的肿瘤，如若处理不当死亡率相当高，如果能正确掌握治疗原则，则可使这个恶性程度很高的肿瘤成为完全可治愈

的肿瘤。未成熟畸胎瘤的治疗原则：①首先应该进行肿瘤细胞减灭术，尽可能使残存肿瘤≤2cm直径；②手术后必须及早采取有效的联合化疗，能做到这两点即可减少肿瘤复发，提高存活率；③如果以上两点未能满意进行，则常常避免不了肿瘤复发。对于复发性肿瘤，应依据未成熟畸胎瘤恶性程度逆转的规律，结合不同的具体情况制订不同的具体方案。

2. 手术治疗

（1）手术范围：手术时应首先详细探查，特别是横膈、肝脏表面及腹膜后淋巴结，以进行正确的肿瘤分期。由于肿瘤绝大多数为单侧性，且患者多很年轻，故多主张作单侧附件切除，以保留生育功能。Gershenson认为既然肿瘤极少累及对侧卵巢，则不必将对侧卵巢剖开探查，以免影响日后卵巢的功能，或引起粘连而影响以后的受孕。北京协和医院对保留一侧卵巢的患者均进行对侧卵巢剖开探查。因考虑未成熟畸胎瘤常合并对侧卵巢囊性畸胎瘤，所以进行探查。在收治的43例未成熟畸胎瘤中，以前或手术当时发现的对侧卵巢囊性畸胎瘤者有7例，占16.3%。另有1例小纤维瘤，而且43例中10例希望生育者有8例受孕。似乎剖开探查对受孕功能的影响不大。如果患者已有小孩，且肿瘤为Ⅱ期或Ⅲ期，则可作双侧附件及子宫切除。大网膜为常见的转移部位，故不论肿瘤期别的早晚均作大网膜切除。腹膜后淋巴结切除是否应作常规，尚无肯定意见。临床Ⅰ期患者不一定作淋巴切除术，Ⅱ期及Ⅲ期患者在条件允许的情况下最好还是作淋巴结清扫。也有临床学者认为既然经探查淋巴结并不增大，现今又有有效的联合化疗方法可以防止复发，则不必要作常规性淋巴结清扫。对于已有腹腔广泛种植转移的患者，应尽可能地作肿瘤细胞减灭术而达到肿瘤基本切净。由于肿瘤多为表面种植，很少实质浸润，手术剥除并不困难。Slayton报道28例卵巢未成熟畸胎瘤手术后采用VAC联合化疗的结果，肿瘤已切净的20例中仅1例治疗失败，而未切净的8例中有4例失败。因而近年来虽然所采用的VAC、VBP、BEP联合化疗效果很好，但手术应将肿瘤切净仍是一个治疗成功的关键，对于广泛种植的病例仍旧可以保留健侧卵巢及子宫。

（2）复发性肿瘤的手术治疗：未成熟畸胎瘤的复发瘤仍以手术切除为主，再辅以有效的联合化疗。复发性肿瘤常常是大大小小的肿物，广泛散布在腹腔及盆腔内，位于肝脏部位或肝膈之间的大型或中等大小的肿瘤，从外观看来手术切除的难度似乎很大，但不要轻易放弃手术，经过谨慎小心的努力，肿瘤的剥除还是可行的。如果粘连重而不能切净，可留下少量肿瘤组织，手术后进行化疗，亦能收到较好效果。北京协和医院12例肝脏大型复发瘤（8～20cm直径），有5例不行切除，此5例都在4～11个月内死亡，另7例进行手术切除者，全部存活迄今已有4～22年。Garden报道1例复发性未成熟畸胎瘤未予手术反复抽腹水后死亡，尸检见腹腔布满0.2～20cm直径大小肿物，很易自腹膜剥离下，无浸润性生长，病理形态比原发瘤较成熟。作者认为如果此例争取手术，则可避免死亡。

（3）对于未能切净的已转化为病理0级的残存肿瘤

的手术治疗：对于这类肿瘤，可根据不同的情况酌情处理。①肿瘤体积大、累及重要器官而产生症状，如紧贴肝脏或横膈，出现压迫症状甚至影响呼吸及产生大量腹水；或肿瘤位于肠系膜内，影响肠蠕动功能；或肿瘤紧贴盆壁，压迫输尿管等这些情况，须及早手术，以解除症状。②患者已在近期内经过多次大的手术创伤，虽然腹腔内尚残存有一些病理0级肿瘤，但肿瘤并不大（直径≤6cm左右），无症状。可暂时紧密随诊观察，待体质好转再择期手术。③由于个别病例为残存在腹腔内病理0级肿瘤，在一定的时间间隔以后尚有恶变可能。北京协和医院曾有两例含有未成熟畸胎瘤的混合型生殖细胞瘤，手术及化疗后情况好转，但以后又复发；手术探查这两例均为成熟畸胎瘤中分别有恶性类癌及腺癌，是成熟畸胎瘤继发恶性变的结果。手术后短期内死亡。Jumean 也报道1例未成熟畸胎瘤，临床Ⅰ期，病理3级。手术后1年多，因肿瘤复发而手术探查，见有肝脏上肿瘤，行楔形活检，未作切除。病检仍为未成熟畸胎瘤，术后化疗，再隔5年又再次探查，肝上肿瘤仍无法切除，而病检显示肿瘤组织均为成熟畸胎瘤，术后又行肝动脉插管化疗。又隔7年后，患者死亡。尸检见肝上肿瘤5800g，广泛转移至肺实质内及纵隔，病检显示为腺癌，未见神经上皮，此例为未成熟畸胎瘤，手术及化疗后存活13年。但因残留在肝脏表面的成熟瘤未能切除，最后恶变为腺癌而死亡。

虽然成熟型畸胎瘤向腺癌或类癌等恶变的几率不大，但一旦恶变，其恶性程度高、预后差。所以，如果患者一般情况恢复良好后，对残存的已转化为0级的成熟畸胎瘤，也争取切除为宜。

（4）二次探查手术：Vergote 收集12位作者对卵巢未成熟畸胎瘤进行二次探查术共85例，这85例的临床表现及检查均无肿瘤迹象。其探查结果82例均为(-)，仅有38例在二探时见有成熟性神经胶质，乃作为(-)论。3例二探(+)系第一次手术时残留有肿瘤，且病理为3级。故 Vergote 意见，仅在第一次手术未将肿瘤切净而有残留肿瘤者，才考虑第二次探查术。我们的意见是，对于未成熟畸胎瘤，既然临床检查并无肿瘤复发迹象，则不必考虑二次探查手术。因为即使第一次手术后残存有肿瘤，由于该肿瘤有良性转化的特点，在一定的时间间隔后转化为良性的成熟畸胎瘤，一般生长速度不快，也常常可经体格检查、B超或CT检查测出，不必进行二次探查术。Schwartz 也认为近年来应用联合化疗后极少残存瘤，故不推荐二探手术。

3. 化疗 化疗是卵巢未成熟畸胎瘤必不可少的治疗方法，在联合化疗问世以前，未成熟畸胎瘤的存活率仅20%～30%。据国外的报道及北京协和医院的经验，应用联合化疗以后使存活率有很大提高。虽然北京协和医院原来并没有采用联合化疗，也曾将存活率自27%提高到94%，但那是通过对复发性肿瘤行反复手术的结果，对患者的创伤较大。因此仍应在初次手术后立刻及早采用联合化疗，防止复发而提高存活率。只是当化疗使用不当而治疗失败时，仍要依据肿瘤良性转化的生物特性，对反复复发的肿瘤进行反复手术，才能使患者免于死亡。

化疗药物的选择、应用的总疗程数及疗程间隔都有一定的要求，如果没有按照此要求给药，就不能达到治疗效果，这一方面与卵巢卵黄囊瘤的化疗基本相同。临床Ⅰ期病例，由于手术分期有时也不够准确，如腹膜后淋巴结转移，单纯触诊或取少数淋巴结活检，都不一定能说明淋巴结是否有小型或镜检下才可见到的转移，横膈部位探查也可能漏掉一些小型转移结节，故手术后仍给以联合化疗为妥，但可选用反应较轻、疗程较少的联合化疗。如 VAC 6个疗程，或 BEP、PVB 3个疗程，超过Ⅰ期者可有以下选择：①VAC 12个疗程；②PVB 6个疗程或 BEP 6个疗程；③PVB 3个疗程后 VAC 6个疗程；药物的选择及疗程数尚可根据病情适当增减。

近年来有作者对于Ⅰa期未成熟畸胎瘤是否需要化疗进行了讨论和辩论。有认为在现今年代即特别强调手术病理分期的情况下，对于真正的Ⅰa期患者不一定需要术后化疗。并有研究报道小儿未成熟畸胎瘤41例（平均年龄10.8岁），手术切除后严密观察下不予化疗，有40例保持持续缓解。另有报道9例Ⅰa期未成熟畸胎瘤未行化疗者虽有两例复发，但均为良性复发，一例是成熟畸胎瘤，一例乃神经胶质瘤。他们认为即使肿瘤有复发，但在严密监测下，对于小型复发瘤均可及早发现，再予以治疗，效果满意。但仍有不少作者持有不同意见，认为手术及辅助化疗既然可治愈几乎全部的Ⅰ期局限肿瘤，则舍此而选择不作化疗的方案应当特别谨慎小心。何况化疗 BEP 3个疗程的毒性并不很大。美国 GOG 所研究的93例化疗中，无一例因急性药物反应而死亡。总之，有关Ⅰ期未成熟畸胎瘤手术后化疗的问题需要继续积累经验，对研究对象要经过严格的选择，慎重考虑。

【预后】 卵巢未成熟畸胎瘤的恶性程度很高。在化疗问世以前死亡率很高，20世纪60年代文献报道存活率仅有20%～30%。北京协和医院在1967年以前的病例大多数未进行化疗，所治疗的11例存活率为27%。自1968年以后，由于对复发性肿瘤采取了积极的手术治疗，手术时尽可能将肿瘤切净，甚至肝脏部位的大型肿瘤亦予以手术切除。肿瘤反复复发就反复手术治疗，使存活率提高到97%。1984年以后，由于采用了有效的联合化疗，肿瘤很少复发，存活率也维持在97%。Gershenson 报道的未成熟畸胎瘤，手术后未采用有效联合化疗者与采用联合化疗者比较，其4年存活率有显著差异，前者10%，而后者80%以上。因此近年来有效联合化疗的应用，使未成熟畸胎瘤的预后有了很大的改变，并可望达到100%的存活率。

（连利娟 向阳）

三、卵巢卵黄囊瘤

卵巢卵黄囊瘤（yolk sac tumor）是一种恶性程度极高的卵巢肿瘤，过去又称卵巢内胚窦瘤（endodermal sinus tumor），是由于本瘤组织形态学与大鼠盘的内胚窦很相似，故当初称内胚窦瘤，实际上人类发育过程中根本没有内胚窦，而该肿瘤形态恰与人胚胎早期卵黄囊瘤类似，且肿瘤上皮犹如卵黄囊内胚层一样可产生甲胎蛋白，故最近世界卫生组织(WHO)在卵巢肿瘤分类中将原通用名卵巢内胚窦瘤改为卵黄囊瘤。

【发生率】 国外资料显示,在卵巢恶性生殖细胞瘤(OGCT)中,以无性细胞瘤最为多见,卵黄囊瘤位居第二,其发生率占卵巢恶性肿瘤的1%,占恶性生殖细胞肿瘤的22%。而国内的资料,在OGCT中卵黄囊瘤的发生率居首位,是最常见的一种恶性生殖细胞肿瘤。

【临床表现】 与其他卵巢生殖细胞肿瘤一样,卵巢卵黄囊瘤好发于年轻妇女。发病年龄自14个月~45岁不等,中位数年龄为19岁,超过40岁者少见。

临床上由于肿瘤增长快,体积较大,又易有包膜破裂及腹腔内种植,往往起病急,出现症状历时短,一般为2~4周,半数病例发生症状仅1周或短于1周。腹痛是本瘤最常见的主诉,故常见症状有腹部包块(76%)、腹胀、腹痛(50%)及腹水(86%)。肿瘤坏死、出血可使体温升高,而有发热症状(50%)。少数患者尚因有胸腔积液而气憋,但胸腔积液并不意味着胸腔转移。有的于手术后10~14天消失,有的死后尸检也找不到胸腔器官内有转移,似为麦格征。患者的卵巢功能一般都很正常,少数患者有短期闭经或月经稀。病前生育功能一般也正常,已婚者多数有过妊娠分娩。有个别患者发现肿瘤时同时合并妊娠。

【诊断】 卵巢卵黄囊瘤在临床表现方面具有一些特点,如发病年龄轻、肿瘤较大、很易产生腹水、病程发展快。若警惕到这种肿瘤的可能性,则并不难诊断。卵黄囊瘤可以合成AFP,是一个很特异的肿瘤标志物。大多数卵黄囊瘤分泌AFP,因此血清AFP的检测,有助于明确诊断。放射免疫检测方法对测定血清内AFP的敏感度极高,AFP含量的高低可灵敏地反映卵黄囊瘤中瘤组织的多少,有时在混合型生殖细胞肿瘤内的卵黄囊瘤成分非常少,必须作连续切片或反复切片才能发现极小块肿瘤。血清AFP的动态监测对病情的监测、复发的早期诊断极为重要,AFP的升高往往早于临床表现。

【治疗】 原则上手术治疗与化疗的综合治疗,术后及时给予正规足量的多疗程化疗是提高生存率的关键。

1. 手术治疗

(1) 全面手术病理分期和肿瘤细胞减灭术:对卵黄囊瘤进行全面手术病理分期,有助于指导术后治疗和正确评估预后。对于肉眼局限一侧附件者,行单侧附件切除,术中送冷冻切片病理检查进行诊断,在术中应进行腹水或腹腔冲洗液的细胞学检查,盆腹腔腹膜的多点活检,腹膜后淋巴结的切除或取样。此类肿瘤常为单侧性,没有发现有双侧对称性发生的病例,只有腹腔其他部位有转移时才可能累及对侧卵巢,额外进行子宫切除和对侧附件切除并不能改善预后。

(2) 保留生育功能的手术:卵黄囊瘤平均年龄为19岁,大部分患者是希望生育的年轻妇女,肿瘤常常局限一侧附件,故手术范围应选择患侧附件切除,对侧卵巢经仔细检查无异常者,可保留对侧卵巢及子宫,以保留生理及生殖功能。

(3) 复发性肿瘤的手术治疗:卵巢卵黄囊瘤原发肿瘤切除后,如果没有及时进行有效的联合化疗,或是化疗不足量,肿瘤常常很快复发。如果复发瘤比较局限、体积不大,也许单用联合化疗即可奏效。如果腹腔内的复发瘤分布较广而多,或是体积偏大,仍需要手术切除,以使联合化疗取得成功而满意的效果。

2. 化疗 卵黄囊瘤对化疗高度敏感,所有的卵黄囊瘤术后均需进行化疗,化疗是治疗过程中重要的组成部分。在使用如今常规的联合化疗之前,该类肿瘤的2年生存率仅为25%,使用VAC方案后,2年的生存率提高到60%~70%,表明大多数卵黄囊瘤对化疗还是非常敏感的。美国GOG的研究中,大约仅有20%有残余灶的患者对VAC方案反应完全,而对BVP方案完全反应者约有60%,BVP还可用于VAC方案失败的患者。BEP方案可使卵黄囊瘤持续缓解率达96%。

目前国内外治疗卵巢生殖细胞性肿瘤常用的联合化疗方案是BEP、BVP和VAC方案(表6-19-14),而最为推荐的是前两种方案,BEP与BVP相比,毒性更低,尤其是神经和胃肠道不良反应,因此已被美国NIH和欧洲15个国家推荐为卵巢恶性生殖细胞肿瘤的标准化疗方案,其中博来霉素终生剂量为$250mg/m^2$,单次剂量不可超过30mg。

表6-19-14 卵巢恶性生殖细胞性肿瘤的常用化疗方案

方案	药物	剂量及方法	疗程间隔时间
BEP	博来霉素(B)	$15mg/m^2$,第2日,每周一次,静滴或肌注或$15mg/(m^2 \cdot d)$第1,2日,静滴24小时	3周
	依托泊苷(E)	$100mg/(m^2 \cdot d)\times 3d$,静滴	
	顺铂(P)	$30\sim 35mg/(m^2 \cdot d)\times 3d$,静滴	
BVP	博来霉素(B)	$15mg/m^2$,第2日,每周一次,深部肌注	3周
	长春新碱(V)	$1\sim 1.5mg/m^2\times 2d$,IV	
	顺铂(P)	$20mg/(m^2 \cdot d)\times 5d$,静滴	
VAC	长春新碱(V)	$1.5mg/m^2$,IV	4周
	放线菌素D(A)	$200\mu g/(m^2 \cdot d)\times 5d$,静滴	
	环磷酰胺(C)	$200mg/(m^2 \cdot d)\times 5d$,静滴	

注:博来霉素终生剂量为$250mg/m^2$,单次剂量不可超过30mg

英国的研究者使用了 POMB-ACE 方案用于高危的各种类型生殖细胞性肿瘤(表 6-19-15)。该方案使用了 7 种药物,从而在最大限度上避免药物抵抗,这一方案可用于有大块转移病灶或有肝、脑转移或广泛转移的患者。POMB-ACE 方案仅有适度的骨髓抑制,因此用药新间期可以控制在最多 14 天,通常 9 ~ 11 天,从而缩短化疗间期肿瘤生长的时间。经过 9 年的随访,研究组没有发现该方案有长期的副作用,儿童发育良好,并有多例患者有正常的妊娠和分娩。

表 6-19-15　卵巢恶性生殖细胞性肿瘤的 POMB-ACE 化疗方案

POMB	
第 1 天	长春新碱 $1mg/m^2$ iv;甲氨蝶呤 $300mg/m^2$,持续 12 小时
第 2 天	博来霉素 15mg,静滴持续 24 小时,开始使用甲氨蝶呤 24 小时后用亚叶酸钙 15mg,q12h×4 次解毒
第 3 天	博来霉素 15mg,静滴持续 24 小时
第 4 天	顺铂 $120mg/m^2$ 静滴持续 12 小时,同时水化并给予硫酸镁 3g
ACE	
第 1 ~ 5 天	VP-16 $100mg/(m^2 \cdot d)×5$ 静滴
第 3,4,5 天	放线菌素 D $500\mu g \cdot d$ 静滴
第 5 天	CTX $500mg/m^2$ 静滴
OMB	
第 1 天	长春新碱 $1mg/m^2$ IV;甲氨蝶呤 $300mg/m^2$,持续 12 小时
第 2 天	博来霉素 15mg,静滴持续 24 小时,开始使用甲氨蝶呤 24 小时后用亚叶酸钙 15mg,q12h×4 次解毒
第 3 天	博来霉素 15mg,静滴持续 24 小时

注:本方案首先用 2 个疗程 POMB,然后 ACE 和 OMB 交替使用,直至生化缓解。通常 POMB 方案为 3 ~ 5 个疗程,生化缓解后交替使用 OMB 方案直到缓解大约 12 周,各疗程间隔通常为 9 ~ 11 天。如果 ACE 治疗后骨髓抑制明显,可在接下来的 ACE 方案中将前 2 天的 VP-16 省略。

目前的共识是,含顺铂的联合化疗,尤其是 BEP 方案和 POMB-ACE 方案可作为卵巢卵黄囊瘤首选的化疗方案。最佳疗程还未有明确的结论,GOG 主张每 4 周给药,进行 3 ~ 4 个疗程化疗。我们主张 I 期和切除完全患者给予三个疗程化疗,化疗前有肉眼可见转移灶的患者,在肿瘤标志物转阴后再进行两个疗程的治疗。

【预后】 卵巢卵黄囊瘤是恶性程度很高的肿瘤。在 VAC、PVB 联合化疗应用以前,预后极差,平均生存期不超过一年。采用 VAC 及 PVB 联合化疗后初治病例的存活率为 85.2%,复发病例的存活率为 45.7%,是预后最好的卵巢恶性肿瘤之一。对初治病例特别强调手术后立刻开始带有顺铂的 PVB、BEP 化疗,防止其复发,争取 100% 的存活率是很有希望的。

四、卵巢无性细胞瘤

卵巢无性细胞瘤(dysgerminoma)来源于尚未分化以前的原始生殖细胞,故名无性细胞瘤,为中度恶性的卵巢生殖细胞肿瘤。

【概况】 卵巢无性细胞瘤是较为最常见的恶性生殖细胞肿瘤,占所有恶性卵巢生殖细胞肿瘤的 30% ~ 40%,约占卵巢恶性肿瘤的 2% ~ 4%。75% 的无性细胞瘤发生于 10 ~ 30 岁,5% 发生于 10 岁前,在 50 岁以后发病者罕见。大约有 5% 的无性细胞瘤发生于生殖腺异常的女性。恶性无性细胞瘤患者常有单纯性性腺发育不全(46XY,双侧条状性索),混合性性腺发育不全(46XX/46XY,单侧条状性索,对侧睾丸),及雄激素不敏感综合征(46XY,睾丸女性化)。无性细胞瘤在卵巢恶性生殖细胞瘤中所占的比例,国内与国外的报道有一些区别。国外一般认为无性细胞瘤是其中最常见的一种,而国内统计的数字无性细胞瘤仅占 20%。北京协和医院 166 例恶性生殖细胞瘤中有无性细胞瘤 18 例,仅占 11%。

【临床表现】 75% 的无性细胞瘤发生于 10 ~ 30 岁的年轻患者。盆腔包块是最常见的症状,包块虽然增长快、病程短,但又并非很恶性的表现,腹水较为少见,一般健康状况好。随着肿瘤的增大而出现腹胀、腹痛,有时肿瘤扭转破裂出血,可有急性腹痛。大多数患者的月经及生育功能正常,仅在极少数表现两性畸形的患者中有原发性无月经症状或第二性征发育差,或阴蒂大、多毛等男性特征。因此,还未月经初潮的患者发现盆腔包块应检查染色体组型。

【诊断】 对年轻患者卵巢瘤的性质,应首先考虑生殖细胞肿瘤,血清肿瘤标志物可区分肿瘤的类型。在诊断过程中,应结合病史、体征和辅助检查。诊断要点有:

1. 患者多为年轻妇女。
2. 主要症状为盆腔包块,增长快,一般健康状况好。
3. 妇检约 85% ~ 90% 的患者可触及单侧、10% ~ 15% 可触及双侧实质性肿块,界清,表面光滑。腹水征不常见。
4. 血清 AFP 及 hCG 阴性,但血清 LDH 可升高。
5. 约 25% 患者腹膜后淋巴结有转移,B 超、CT 或 MRI 检查可有助于了解淋巴结转移情况。

诊断方面尚应注意是否存在下列两种情况:

1. 混合型无性细胞瘤 无性细胞瘤内常混合存在其他类型的恶性生殖细胞肿瘤,如未成熟畸胎瘤、胚胎癌或绒癌等。若血清 AFP 及 hCG 检测阳性应考虑混合型的可能。病理标本应多作切片进行全面的病理取材,也是重要的诊断步骤。混合型肿瘤所含的卵黄囊瘤、未成熟畸胎瘤及绒癌,其恶性程度远远超过无性细胞瘤。如果不予以鉴别,就不能对其预后作出正确估计,必将妨碍正确总结无性细胞瘤的特点和发展规律。在治疗方面,混合型亦有所区别。无性细胞瘤是放射治疗高度敏感的肿瘤,放射对晚期或复发性无性细胞瘤非常有效,而其他类型的恶性生殖细胞瘤效果很差。故明确肿瘤类型的性质,更有利于选用正确的治疗方案。

2. 两性畸形　如果有原发性闭经、第二性征差或甚至有男性化体征,应注意无性细胞瘤合并两性畸形的可能,而进行其他检查,如染色体检查血 LH、睾酮、尿 17-羟、17-酮以及肿瘤侧性腺及对侧性腺的组织形态等检查。

【治疗】　早期无性细胞瘤首选手术治疗,包括原发病灶切除和正确的手术分期,化疗和放疗用于已有转移的患者。对于年轻未生育者应尽可能地保留其生育及生理功能。

1. 手术治疗

(1) 单侧附件切除:大多数患者的年龄为 10～30 岁,因此手术范围的选择应尽可能保留生理及生育功能,作单侧附件切除。因无性细胞瘤对化疗非常敏感,如果患者有强烈生育要求,即便是有转移,也可仅作单侧附件切除,而保留对侧卵巢、输卵管和子宫,术后辅以化疗。最近的研究报道均为当肿瘤局限于单侧卵巢时,行单侧附件切除或双侧附件切除(不论子宫切除与否),两种手术方式的预后无明显差别。

在下列情况下,对保守手术治疗需要慎重考虑后酌情决定,或是不考虑单侧附件切除。

1) 患者的染色体为 XY 核型的两性畸形:为防止对侧发育不良的性腺再发肿瘤,应作双侧卵巢切除,子宫可能保留以便将来进行胚胎移植。

2) 双侧性肿瘤:无性细胞瘤大多数为单侧,仅 10%～20% 为双侧。而这些双侧性肿瘤中有一部分大体外观为单侧肿瘤,只是通过切开对侧探查时才发现对侧卵巢有极小的肿瘤。由于无性细胞瘤属于恶性肿瘤,既然已是双侧性,就应选择双侧附件及子宫切除。但是近年来的研究发现,化疗对无性细胞瘤非常敏感,一些仅行单侧附件切除的双侧肿瘤患者,术后化疗效果非常满意,有的还能正常生育。因此在个别情况下,如若对侧卵巢瘤很小,且患者切盼生育、对本瘤的预后有所了解、能做到按医嘱严密随诊观察,也可以考虑单侧附件切除,对侧卵巢瘤进行剜除。

3) 肿瘤已属晚期:当盆腔内种植转移瘤已侵入对侧卵巢,行单侧附件切除应慎重。若肿瘤虽已有腹主动脉淋巴结及盆腔淋巴结或其他部位广泛转移,但并未累及对侧卵巢及子宫,也可选用单侧附件切除。

(2) 分期手术:如果手术探查时肿瘤局限于卵巢,应该做仔细的分期手术以发现任何可能存在的隐蔽性转移病灶。留取腹腔冲洗液,所有腹膜的表面均应仔细地观察和触摸,对所有可疑的部位均应行活检。无性细胞瘤淋巴结转移的发生率比较高,常常随骨盆漏斗韧带内的脉管转移到腹主动脉旁乃至肾蒂周围的淋巴结,因此,对于增大的盆腔淋巴结和腹主动脉旁淋巴结应该手术切除或活检。无性细胞瘤是有双侧卵巢累及倾向的生殖细胞性肿瘤,10% 患者有肉眼可见的双侧病变,而另外有 10% 患者大体正常,

但对侧卵巢有镜下病变,因此手术时应仔细观察和触摸对侧卵巢,并行对侧卵巢进行剖探,对任何可疑病灶进行活检,若对侧卵巢存在小的病灶,也可单纯切除肿瘤而保留正常的卵巢组织。

淋巴结清扫手术:对于卵巢无性细胞瘤是否需作淋巴结清扫手术,意见有分歧。赞成作清扫手术者,是因为无性细胞瘤的转移发生率高;而不赞成手术者,是由于肿瘤对化疗的高度敏感性,认为既然单纯化疗对转移性无性细胞瘤的疗效很好,不必对可能并无转移或仅有小型转移的淋巴结行清扫手术。不过,对于手术时探查发现有增大的淋巴结,应考虑选择性手术切除。

二次全面病理分期的手术:有些患者在外院初次手术时,仅作患侧附件切除,未行全面病理分期的详细探查。在没有发现肿瘤对化疗的高度敏感性以前,对这种病例往往再行二次全面病理分期及淋巴结清扫手术。现今既知顺铂联合化疗对无性细胞瘤有奇效,则可通过一系列辅助检查包括 B 超、CT、血清肿瘤标志物(LDH)等监测,有条件者可行 PET-CT 检查,没有证据表明有肿瘤残存者可考虑正规而有效的化疗,不必再行分期探查手术。

(3) 复发性肿瘤的手术治疗:肿瘤复发部位如果在盆腔,仍可以再次手术切除。术后辅以化疗、放疗,仍然有很好的效果。如盆腔无复发仅有远处转移,如肝、肺及纵隔等部位,可不考虑手术,行放疗或化疗。

2. 化疗　近年来,大量文献报道联合化疗对无性细胞瘤非常敏感,能够治愈大多数无性细胞瘤患者甚至转移患者,与放疗相比,其明显的优势是能够避免放疗对卵巢功能的损害,从而能够保留患者的生育和生理功能。故化疗已经取代放疗在无性细胞瘤的治疗地位。联合化疗的方案有 BEP、PVB、VAC 方案(具体见卵巢恶性生殖细胞化疗方案),BEP 方案因疗效高,毒副反应低,被推荐为首选的标准方案。其他的方案有如前面提到的 POMB-ACE,异环磷酰胺+阿霉素,长春新碱+异环磷酰胺+顺铂等。

化疗的疗程数不必太多,可根据临床分期、手术后残存瘤的多少等因素确定。如果经过详细探查包括淋巴结活检或清扫术,证实肿瘤属临床 I a 期,则在手术后不一定辅以化疗,但应密切随访观察。具有卵巢表面病变、肿瘤破裂、恶性腹水、对侧卵巢小病灶或镜下转移灶的患者,应给予 BEP 方案化疗 3 个疗程,当存在大块病灶时,通常采用 BEP 方案化疗 6 个疗程,若博来霉素已达终生剂量,以后的疗程可仅用 EP。

3. 放射治疗　无性细胞瘤是一种对放射线高度敏感、放疗可治愈的肿瘤。25～35Gy 的放疗剂量可使肉眼可见病灶消失。连利娟 1982 年曾报道手术后加放疗,可使存活率达到 100%。但由于无性细胞瘤多数为年轻患者,盆腔部放疗将影响生理及生育功能,因此其治疗上的作用受到了一定的局限,目前不作为初治患者首选的治疗方案。但是,对于晚期已生育的患者或转移、复发瘤较多的患者,放疗仍具有重要价值,特别是化疗药物难以进入的脑部转移病灶,以及化疗后残留的耐药病灶。

【预后】　卵巢无性细胞瘤发生转移或复发者并不少见。但是,如果初次手术后即常规予以化疗,则复发者很少

见;如果有复发,由于对放射治疗及化疗都高度敏感,故预后很好。过去各作者报道的采用联合化疗的病例,存活率为72%~100%。治疗效果差者主要是未重视手术后放疗或化疗。最近几年各作者报道的采用联合化疗的病例,存活率为92%~100%。而且,由于多数作单侧附件切除,治疗后大多数月经情况好,希望要小孩者也多数能受孕生育。

（姚德生）

五、原发性卵巢绒癌

【概述】　卵巢绒癌(ovarian choriocarcinoma)是罕见的卵巢肿瘤,可分为妊娠性(gestational ovarian choriocarcinoma,GCO)和非妊娠性绒癌(non-gestational ovarian choriocarcinoma,NGCO)。GCO发病率低,临床症状不典型,早期诊断困难,对于其治疗、疗效更是缺乏长期随访的资料。GCO是妊娠滋养细胞发生恶变所致,大部分由子宫、输卵管妊娠性绒癌转移而来,极少来自卵巢妊娠。NGCO也称为原发性卵巢绒癌(primary ovarian choriocarcinoma),是由卵巢生殖细胞中的多潜能细胞向胚外结构(滋养细胞或卵黄囊等)发展而来的,是一种恶性程度极高的卵巢肿瘤。它可分为单纯型或混合型。混合型即在其他恶性生殖细胞肿瘤中同时存在绒癌成分,如未成熟畸胎瘤、卵黄囊瘤、胚胎瘤及无性细胞瘤等(Vogler)。原发性卵巢绒癌多见的是混合型,单纯型极为少见。妊娠性绒癌一般不合并其他恶性生殖细胞肿瘤(Dohrer)。此两类绒癌的诊断很难区别,除非是发生在初潮前或处女者可诊断为非妊娠性绒癌。非妊娠性绒癌的预后较妊娠性绒癌差,治疗效果不好,病情发展快,短期内即死亡。

【发病率】　原发性卵巢绒癌是一种非常罕见的恶性肿瘤,迄今文献报道大多仍为个案。有关发病率各家报道不一。北京协和医院自1958年1月~2008年10月,50年中共收治原发卵巢绒癌21例,其中3例为本院初治,18例外院手术或手术+化疗后转来本院治疗。

【病理】　NGCO的特点:肿瘤多为单侧性,右侧较左侧多见。Axe报道的6例中5例为右侧,北京协和医院的8例中6例为右侧,肿瘤直径8~30cm,为有包膜、实性、质软而脆易碎的出血性肿物。多为棕红色,有广泛出血、坏死,组织糟脆,紫褐色,常需从血凝块中取材寻找癌组织,常常在肿瘤边缘找到少量存活的瘤组织,形态与子宫绒癌相同,如为混合型可出现其他生殖细胞肿瘤的形态。北京协和医院8例中5例为单纯型,3例为混合型。1例混合有未成熟畸胎瘤,1例混合有卵黄囊瘤的成分,另1例混合有无性细胞瘤、未成熟畸胎瘤。也有卵巢绒癌伴卵巢子宫内膜样癌的病例报道。

1. 镜下　肿瘤细胞由双向分化的细胞滋养叶和合体滋养叶细胞混合组成,构成的条索或网状结构,伴有广泛出血、坏死。细胞滋养叶细胞胞质丰富透明,胞界清楚,细胞核位于中央,大小不一,异型较明显,核分裂象见。合体滋养叶细胞胞质丰富,嗜酸性,边界不清,含有多个大小及数量不等的核。合体滋养细胞可分泌hCG。

2. 转移　主要为血行转移至全身器官,最常见的转移部位为肺,其次是肝、脑、肾、胃肠和盆腔脏器,非妊娠性绒癌的淋巴转移要较妊娠性绒癌多见。卵巢绒癌的恶性程度极高,预后极差。

【临床症状】　NGCO临床症状以腹痛、腹块和不规则阴道出血为主。

1. 年龄　年龄对鉴别妊娠性和非妊娠性卵巢绒癌有关,发生在青春期前者可肯定地诊断为非妊娠性绒癌。发生在生育年龄的妇女常不能除外卵巢妊娠性绒癌。

2. 腹部表现　腹痛、腹块是最常见的症状。焦澜舟等报道21例中13例主诉腹痛。腹痛可能由于肿瘤出血、坏死所致,也有急腹痛由于肿瘤破裂所致。

3. 不规则阴道出血　发生率较高,Axe报道6例中4例有不规则阴道出血,不规则阴道出血是因为卵巢绒癌分泌hCG,常伴有功能性间质即间质黄素化所致,子宫内膜可有蜕膜性反应。

4. 发热　可达38~39℃,发热可能由于肿瘤出血、坏死或感染所致。

5. 性早熟　发生在青春期前者可表现为性早熟。

6. 恶病质　由于肿瘤生长快,大量消耗致使患者极度衰弱出现恶病质。

7. 盆腔检查　可发现盆腔或腹部包块,大小不一。囊实包块常伴有血性腹水。

【辅助检查】

1. B超　可显示肝脏实性占位的转移瘤。北京协和医院有1例因肿瘤大而导致肾盂扩张,B超显示有肾积水。

2. X线检查　有肺转移时胸片可显示阴影,焦澜舟等报道21例中有9例肺转移,占42.9%。

3. CT检查　头颅CT可显示有无脑转移,腹部CT可显示肝脏实性占位病变。

4. 实验室　血或尿人绒毛膜促性腺激素(hCG)滴度升高。Axe报道的6例中5例hCG(+)。余章秋报道天津中心妇产科尿6例卵巢绒癌患者尿hCG全部阳性。hCG是由合体滋养细胞产生的。AFP升高只有在混合有卵黄囊瘤时才为阳性。

【诊断】　NGCO在临床表现方面具有一些特点,如发病年龄轻,尤其是发生在青春期前的女性。盆腔包块增长速度快,伴腹痛或不规则阴道流血,易产生腹水,伴发热,应首先考虑为生殖细胞肿瘤,特别是血清hCG放射免疫实验测定,滴定度升高幅度大,应考虑绒癌的诊断。临床上用放射免疫方法测血hCG,有助于原发性绒癌的辅助诊断、疗效的评价及预后的监测。为区别单纯型或混合型卵巢绒癌,可同时测定血清AFP,如AFP也有升高者,应考虑混合有卵黄囊瘤成分,其他也可混合有未成熟畸胎瘤或无性细胞瘤。但如为生育年龄的妇女,常常难以与妊娠性绒癌区别。近年来随着分子生物学的发展,可通过PCR方法测定遗传多态性现象,从肿瘤DNA分析来鉴别NGCO和GCO;最近有通过染色体分析来鉴别NGCO和GCO。肝、脾、肾及盆腔B超、头颅及盆腔CT、肺X线检查或CT,有条件者可做PET-CT,可了解有无其他脏器转移,如肺、肝、脾、肾、脑以及腹膜后淋巴转移。原发性绒癌的诊断要结合临床表现,排除异位妊娠,减少误诊率。

【治疗】　与其他恶性生殖细胞肿瘤一样,原发性卵巢绒癌也应以手术及化疗的综合治疗。对早期有生育要求的年轻患者可考虑保留正常子宫和健侧附件，以保留生育功能。对晚期患者的最佳治疗方法尚需进一步研究。NGCO患者预后远比妊娠性绒癌差，几乎所有患者均出现肺转移。经积极的联合化疗后，部分患者可缓解。预后常因化疗方案的选择及病程的长短不同而不同。焦澜舟等报道的21例卵巢原发性绒癌，kaplan-meier 法计算显示，5 年总生存率为 79.4%，原发性卵巢绒癌肺转移患者的预后明显好于其他卵巢恶性生殖细胞恶性肿瘤患者的预后。原发性卵巢绒癌很少见，治疗经验少，需要继续探索研究有效治疗方案。

1. 手术治疗 因卵巢绒癌多发生于青春期前幼女或年轻妇女，并以单侧多见，近年来 PVB 或 PEB 等联合化疗方案的疗效明显，卵巢绒癌的预后也发生了根本性变化，故多数情况下对未婚的患者，如子宫和对侧卵巢无转移可采用保留生育功能的手术，切除患侧附件及病灶，切除大网膜及腹膜后淋巴结。Axe 报道的 6 例患者中 4 例未婚患者行右侧附件切除，2 例（35 岁及 36 岁）已婚已育患者行全子宫双附件切除，其中 1 例同时行淋巴清扫。北京协和医院21 例患者中 12 例行保留生育功能的手术，8 例行卵巢癌减灭术（其中 2 例因肠管有转移病灶行肠部分切除和肠吻合术，有 1 例行右肺下叶切除后达到完全缓解），1 例为在子宫下段剖腹产时发现卵巢绒癌而行一侧附件切除。

2. 化疗 原发性绒癌是一血运转移恶性度很高的肿瘤，过去认为预后极差，但近年以手术治疗配合积极而强力的化疗是提高疗效的关键。

化疗方案可为单一药物及联合化疗，目前多数采用联合化疗。Axe 报道的 6 例中 4 例术后加用化疗，2 例单纯手术未加用化疗，4 例化疗中 2 例为 MTX 单一化疗，2 例采用联合化疗：MTX、VLB（vineoleukblastine）、Act. D（dactinomycin）、BLE（bleomycin）、DDP（cisplatinum）、CTX（cytoxan）。按 FIGO 分期法 6 例均为Ⅰ、Ⅱ期的早期病例，其中 5 例随诊 5 年以上仅 1 例死亡（Ⅱ期病例术后未行化疗），4 例无瘤生存达 8~19 年，另 1 例无瘤生存 9 个月，其存活率达83%。北京协和医院的 21 例患者经过手术治疗后，均给予规范的多药联合化疗 2~23 个疗程，平均 10 个疗程，以EMA-CO 方案和 VCR+FUDR+Act. D+VP-16 的联合化疗方案为主。15 例（71.4%）完全缓解，随访 15~199 个月，其中 2 例复发，经过继续化疗后完全缓解，5 例部分缓解（其中 3 例经过 3,8,8 个疗程后放弃治疗），只有 1 例死于肺转移。12 例保留生育功能的手术患者经过化疗，10 例达到完全缓解，该 10 例患者在随访期间未见生育。常用的化疗药物有 MTX、VCR、Act. D、5-Fu、AT1258、CBP、VP-16。联合化疗的种类很多，5-Fu+Act. D、Act. D+AT1258、5-Fu+AT1258或以上三联再加 VCR。近年来常用的 PVB 疗效比较显著。1987 年 Williams 修改了 PVB，以 VP-16 代替了 VCP，改为PEB 联合化疗方案。

（1）EMA-CO 方案：是用于治疗高危绒癌的方案，所用为 EMA 即 VP-16、MTX、Act. D，CO 即 CTX、VCR。

（2）PVB 方案和 PEB 方案，详见生殖细胞肿瘤的化疗部分。

以上化疗方案在应用期间应注意毒副反应：用平阳霉素可产生发热，用药 2~3 小时后达高峰，以后下降至正常。如体温超过 39℃ 可口服吲哚美辛 1 粒，注意补液。并注意间质性肺炎及肺纤维化，应于化疗期间定期检查肺功能。DDP 的应用应注意尿量应 >100ml/h，给 DDP 前大量水化以减少肾毒性。

（3）PVE 方案：即 DDP、VCR、VP-16。用法：DDP 20mg/m^2 静脉滴注，每天 1 次，共 5 天；VCR 1~1.5mg/m^2 静脉入壶，第 1、2 天；VP-16 100mg/m^2 静脉滴注，每天 1 次，共 5 天。注意事项：记出入量，化疗期间尿量应 >1500ml/d；化疗期间复查血、尿常规，注意血象。

（4）DDP+5-Fu 方案。DDP+5-Fu 方案也有化疗成功的报道。刘鸣报道 1 例 25 岁女性原发性卵巢绒癌患者，经过卵巢癌减灭术后，行 DDP 100mg 腹腔灌注，5-Fu 1250mg静脉滴注，hCG 逐渐正常，随访 2 年未见复发。

（潘忠勉 姚德生）

六、卵巢恶性生殖细胞肿瘤保留生育功能的治疗

卵巢恶性生殖细胞肿瘤（malignant germ cell tumor，MGCT）主要包括卵黄囊瘤、未成熟畸胎瘤、无性细胞瘤、胚胎癌、原发性绒癌以及混合型生殖细胞肿瘤。这一组肿瘤好发于年轻妇女甚至未成熟的幼女，这类肿瘤恶性程度高，在以前没有找到有效的化疗方案之前，传统的治疗方法均行全子宫双附件切除，手术后患者即使获痊愈，却丧失了生育的可能。自有效的联合化疗方案的使用，治愈率不断提高，死亡率稳步下降，人们开始尝试为患者保留子宫和正常卵巢组织，使大多数渴望生育的妇女经治疗后获得了妊娠。

（一）保留生育功能的可行性

1. 卵巢恶性生殖细胞肿瘤是对化疗非常敏感的肿瘤，是疗效最佳的卵巢恶性肿瘤。20 世纪 70 年代以前采用单一烷化剂药物治疗，患者几乎 100% 死亡。20 世纪 70 年代中期的 VAC 方案（长春新碱、放线菌素 D 和环磷酰胺）和20 世纪 80 年代初期的 PVB 方案（顺铂、长春新碱和博来霉素）以及 BEP 方案（博来霉素、依托泊苷和顺铂），是卵巢生殖细胞肿瘤化疗的两次重大突破，使过去几乎没有治愈希望的卵巢恶性生殖细胞肿瘤成为目前疗效最佳的卵巢恶性肿瘤，使临床Ⅲ期的持续缓解率也达到了 50%~100%。如果严格掌握用药时间及用药剂量，其疗效将更加提高，争取 100% 的存活率是有可能的。

2. 除无性细胞瘤双侧卵巢受累率为 10% 外，绝大多数肿瘤仅侵犯一侧卵巢，肿瘤的转移和复发很少累及子宫和对侧卵巢。恶性生殖细胞肿瘤不同于上皮性癌，绝大多数仅侵犯一侧卵巢。初次手术时约有 90%~100% 的肿瘤为单侧性，因此，手术时保留一侧正常卵巢和未受肿瘤侵犯的子宫是完全可行的。这些肿瘤往往有可靠的肿瘤标志物，手术后可定期追踪血清肿瘤标记物，以密切监测病情变化。卵巢卵黄囊瘤能产生大量甲胎蛋白（AFP），原发性绒癌能产生大量绒毛膜促性腺激素（hCG），混合性生殖细胞肿瘤和胚胎癌则可同时查到 AFP 和 hCG 或两者之一。AFP 和hCG 阳性患者治疗后转为阴性，即可认为体内肿物已被消

灭。AFP 除存在于胚胎组织及少数肝癌患者,hCG 除存在于妊娠和滋养细胞肿瘤外,很少存在于其他肿瘤或正常人,故对卵黄囊瘤和原发绒癌的敏感性很高,可作为病情监测的可靠依据。

近年来,有人发现神经细胞特异性烯醇化酶(NSE)在卵巢未成熟畸胎瘤及无性细胞瘤患者的血清内有升高现象,对未成熟畸胎瘤及无性细胞瘤的病情监测及治疗效果的观察有参考意义。由于有了这些敏感性高的肿瘤标记物,对了解保留生育功能患者对治疗的反应及长期随诊、监测病情变化起到了重要作用。

3. 联合化疗对患者的月经及生育功能无明显不良影响

(1)化疗药物对卵巢功能的影响:化疗药物对性腺功能的影响不尽相同,烷化剂(包括环磷酰胺、白消安、左旋苯丙氨酸氮芥和氮芥)对卵巢毒性作用最大,其次为顺铂、阿霉素;对卵巢毒性最小的化疗药物为氟尿嘧啶、甲氨蝶呤、放线菌素 D、博来霉素、长春新碱和巯嘌呤。化疗药物对女性患者的卵巢具有细胞毒性作用。细胞毒性药物主要影响卵泡的生长和成熟过程,导致卵泡的破坏和卵巢的纤维化。从而引起月经不规律、不育、过早绝经或合并潮热、盗汗、骨质疏松及泌尿、心血管系统症状等。即使所用化疗药物剂量较小,未引起不孕,其妊娠时出现流产、早产、低体质量儿的危险性也增大。全身辅助化疗对卵巢功能的影响主要体现为卵巢的卵泡数量减少和黄体功能丧失。化疗对卵巢的破坏程度与卵泡的结构破坏成正比。化疗对卵巢的损伤主要反映在卵巢储备功能的下降。因此,对需保留生育功能的恶性生殖细胞性肿瘤,尽可能不用或少用烷化剂类抗癌药。

(2)目前采用的 BEP、BVP 方案对月经影响不大。北京协和医院报道,治疗前 41 例月经正常,17 例尚未初潮,3 例阴道不规则出血,2 例正值妊娠期,治疗期间已行经的患者中 30 例(71.4%)月经正常,其他病例有闭经或月经不规律;尚未初潮的 17 例中有 1 例在化疗进行到第 2 个疗程后开始初潮。术前不规则出血者,术后阴道出血停止。与 Gershenson 报道的 40 例月经大致相同,该组病例在化疗期间 68% 月经正常,18% 闭经,15% 月经不规律,3 例在化疗期间开始初潮。

停止化疗后的月经情况:停止化疗后,北京协和医院病例的月经情况大多数(89.4%)都很正常,3 例不正常者中 1 例是因为曾经过放疗而绝经,1 例是 XY 核型性腺不发育,仅有 1 例特殊原因而迄今 29 岁尚未行经。该例于 12 岁时因卵巢卵黄囊瘤而行单侧附件切除,手术后用 VAC 方案治疗 11 个疗程,迄今已 22 年,一直未行经。检查子宫呈幼稚型。第二性征发育差,阴道涂片雌激素水平低落,血清 LH、FSH 值升高,E_2 值低下,提示卵巢性闭经。Gershenson 总结的 40 例,治疗后 27 例(68%)月经正常,5 例(13%)月经不规律,2 例(5%)月经稀疏,4 例(10%)闭经,过早绝经 1 例(3%)。与北京协和医院的病例相比较,Gershenson 组化疗后月经异常的发生率较高,可能与该组患者在化疗前、化疗中以及化疗后同时服用避孕药物有关。根据一些作者对幼女以及成年妇女应用化学药物的经验,认为烷化剂类

药物其中特别是环磷酰胺(CTX),可能杀伤始基卵泡中的生殖细胞,而引起卵巢功能失调。北京协和医院 1 例至今 29 岁尚未行经的患者,其闭经是否与化疗方案中的 CTX 有关仍有待于观察。但也有人提出青春期前女性卵巢对化疗药物的不利影响有较强的抵抗作用,故大多数在停止化疗后已到初潮年龄的有 11 例届时初潮。北京协和医院尚有 1 例 10 岁患者曾在 3 年内接受化疗 23 个疗程,仍届时行经。

(3)生育:关于卵巢恶性生殖细胞肿瘤治疗后妊娠的报道已有不少,Forney 等于 1987 年首先报道了 1 例 18 岁卵黄囊瘤患者经切除一侧附件及化疗后获得妊娠。1985 年 Gershenson 等报道了 45 例生殖细胞肿瘤患者经保守手术后 6 例妊娠。此后国内外均有大量的文献报道了这类肿瘤保留生育功能的可行性。

4. 联合化疗对第二代的生育无明显不良影响 有关化疗后出生第二代的发育情况,根据北京协和医院对 265 例保留生育功能的恶性滋养细胞肿瘤患者的长期随诊结果,以及一些其他类型的恶性肿瘤如霍奇金病、非霍奇金淋巴瘤以及白血病等患者化疗后长期随诊的结果证明,化疗对于第二代的生长发育并无不良影响,其先天性畸形的发生率以及妊娠后自然产的发生率无明显增加。Gershenson 报道,治疗后获得的 22 个孩子均正常。北京协和医院 16 例足月妊娠共获得 17 个孩子(1 例双胎妊娠),除 1 例无性细胞瘤患者术后曾经历过放疗和化疗,所生的男婴发现有轻度尿道下裂畸形,其余 15 个孩子最小 1 岁,最大 30 岁,发育和智力均正常。

(二)保留生育功能手术适应证的选择

任何期别、任何组织学类型的恶性生殖细胞肿瘤均可行保守手术。临床期别并不能作为盆腔器官去留的依据,期别较晚并不一定意味着盆腔器官受累较重。事实上,对于已有腹腔转移的Ⅲ期病例甚至已有肝实质转移的Ⅳ期病例来说,切除未受肿瘤侵犯的子宫和对侧附件,显然不会对改善预后有所帮助。因此,对年轻要求生育的患者,除非对侧卵巢或子宫已受累,否则均可作为保守手术的对象。

(三)手术方式的选择

手术方法应采取一侧附件切除,而不宜行单侧肿瘤剔除。另侧卵巢是否常规剖检尚有争议,大多数不支持,仅对无性细胞瘤行剖检。其他类型生殖细胞肿瘤如超声检查无异常,术中肉眼观察也无异常,无须常规剖检。对于Ⅱ期以上病例,在切除一侧附件,剖检另侧卵巢的同时,需行包括大网膜切除和腹膜后淋巴结清扫的肿瘤细胞减灭术,以求尽可能将转移瘤切除。对于无性细胞瘤,由于其大部分大体外观呈单侧肿瘤,只有通过切开对侧卵巢镜检才能发现对侧 10% ~15% 卵巢同时受累,手术时可保留肿瘤较小的一侧,并于术后行联合化疗。

(四)术后辅助治疗

卵巢恶性生殖细胞肿瘤以手术治疗为主,Ⅰ期无性细胞瘤或未成熟畸胎瘤只需手术治疗,Ⅱ期以上无性细胞瘤或未成熟畸胎瘤及Ⅰ期其他类型的卵巢恶性生殖细胞肿瘤术后均需要辅以化疗。术后均应加用辅助治疗,并以 BEP、PVB 联合化疗为主。

（五）化疗期间对卵巢功能的保护

化疗药物，特别是烷化剂类，影响卵泡的生长和成熟过程，可能杀伤始基卵泡中的生殖细胞，导致卵泡的破坏和卵巢的纤维化，而引起卵巢功能失调，对卵巢有较大的损害。最常见的卵巢损害是卵巢早衰。卵巢早衰的发生率取决于化疗药物的种类、剂量、间隔时间及患者年龄，患病时年龄越大、烷化剂剂量越大，越容易导致卵巢衰竭，如何避免卵巢早衰、保护卵巢功能成为研究者面临的问题和挑战。目前的研究发现，促性腺激素释放激素激动剂（GnRHa）对化疗引起卵巢损害的保护作用较为肯定，其作用旨在使卵巢处于静止状态，抑制卵泡聚集，使卵巢避开化疗敏感期，以保护更多的始基卵泡。另外，Gn-RHa 还可使卵巢处于相对静止状态，减少局部血流，从而减少局部药物浓度等。自1999 年 Blumenfeld 等报道了大样本、年轻女性患者化疗前及化疗期间辅以 GnRHa 治疗研究以来，随后许多临床开始报道其应用效果。2001 年 Pereyra Pacheco 等报道青春期前后化疗患者分别在月经初潮前进行 GnRHa 治疗，结果显示患者均能自发月经来潮或恢复正常月经。推测系早期卵泡发育不是完全促性腺激素依赖；另外卵巢受抑制前，GnRHa 可刺激促性腺激素短暂增高，即所谓点火期作用时期，约 1~2 周，可促使原始卵泡发育为成熟卵泡（即分裂活跃的细胞），而化疗药物一般作用于分裂活跃细胞。这样使卵巢对化疗药物更为敏感。Blumenfeld 等研究了 92 例 15~40 岁的血液病患者，化疗前开始每月给予 GnRHa 一次，连续 6 个月至化疗结束。对照组 82 例，结果 92 例患者除 5 例外，均恢复自然排卵及月经或妊娠。而对照组 53% 的妇女发生卵巢早衰。Del Mastm 等研究了 29 例年轻乳腺癌患者，平均 38（29~47）岁，术后化疗前及化疗中给予 Gn-RHa（戈舍瑞林）3.6mg 皮下注射，每 4 周一次，结果 21 例恢复月经，<40 岁的 17 例患者中 16 例恢复月经，而>40 岁的 12 例患者中只有 5 例恢复月经。

目前实验及多项小样本临床研究显示：GnRHa 对卵巢功能具有一定保护作用，且儿童应用 GnRHa 并不影响其发育速度和身高，但尚需要多中心大样本研究证实。GnRHa 的药物包括戈舍瑞林、亮丙瑞林等。因此，其使用的适应证是一般对年轻欲保留生育功能的患者，采用的药物诺雷德，亮丙瑞林，剂量为 3.75mg，在每疗程化疗前 1~2 周使用，使用 3~4 次。

（姚德生）

七、卵巢恶性生殖细胞肿瘤合并妊娠

妊娠期卵巢恶性肿瘤主要为上皮性癌和生殖细胞肿瘤，且大部分为生殖细胞恶性肿瘤（malignant germ cell tumor，OGCT）。国外报道妊娠期无性细胞瘤可占妊娠期卵巢恶性肿瘤的 25%~35%，居首位。卵巢内胚窦瘤又称卵黄囊瘤（endodermal sinus tumor，EST）是 OGCE 之一。EST 发生率居妊娠合并 OGCT 首位，其次为无性细胞瘤、未成熟畸胎瘤，妊娠期间发生未成熟畸胎瘤概率为 0.07%。

【诊断】

1. 临床诊断 OGCT 多发生于年轻女性，妊娠时肿瘤生长快，易有包膜破裂及腹腔内种植，常见症状为腹部包块、腹胀、腹痛、腹腔积液，如肿瘤坏死、出血可有腹痛加重、发热等。由于肿瘤恶性程度高，尤其是 EST，病情进展快，从出现症状至就诊时间均短，45% 患者 ≤3 个月，64% 的患者 ≤6 个月。

2. B 超声像图 B 超所显示的盆腔肿物位置，可根据与子宫的解剖关系区别是子宫肿物或卵巢肿物、肿物囊性或实性、有无分隔及乳头或出血、坏死等，均可通过不同的声像图特点进行辨认。OGCT 偏实性，形态尚规则，切面呈圆形或卵圆形，包膜完整（如瘤体破裂则包膜显示不清），肿瘤内部以实性低回声为主，可见网状结构，卵巢 EST 可呈典型"破絮状"回声。肿瘤内部及包膜血流丰富，阻力指数较低。

3. 血清肿瘤标志物 血清肿瘤标志物 CA125、AFP、hCG、LDH 水平的高低，对卵巢 MGCT 的诊断有参考价值。妊娠期检查血清各肿瘤标志物的水平，对诊断卵巢 MGCT 很有帮助。动态随诊检测尚可监测病情变化，对临床处理有重要参考价值。

AFP 主要在胎儿肝脏和卵黄囊中形成，母体血清中 AFP 异常升高与母体、胎儿、胎盘因素均有关，多见于胎儿神经管畸形。妊娠合并 EST 时，AFP 常超过正常范围数倍或数百倍，其血清含量多为 1 万或数万 ng/ml。目前，临床已将血清 AFP 测定作为 EST 诊断与鉴别诊断、指导治疗、监测疗效、预示复发或恶化、随访的重要指标，也为病理检查提供参考，动态观察 EST 患者血清 AFP 值与肿瘤的治疗、缓解或复发密切相关。而卵巢未成熟畸胎瘤由于瘤体内胚层组织可分泌少量 AFP，且卵巢未成熟畸胎瘤中多为混合成分，因此未成熟畸胎瘤可合成少量 AFP，但其血清 AFP 水平较卵巢 EST 低，一般血清 AFP 1500ng/ml，如组织成熟度差，所含未分化神经上皮多，血清 AFP 水平则升高。

【妊娠与肿瘤的相互影响】 卵巢 MGCT 恶性程度高，在未应用多药联合化疗以前，预后极差、死亡率高。当这些肿瘤合并妊娠时，多数在手术切除肿瘤同时进行中止妊娠的手术，故对妊娠与肿瘤二者的相互影响了解不多。自从多药联合化疗开展以来，本病的预后有了极大的改观，治疗方案也多数保留胎儿继续妊娠。

1. 妊娠对肿瘤的影响 一般认为妊娠并不加速肿瘤生长和扩散，妊娠合并 EST 表现特点与非孕期一致，未发现妊娠加速肿瘤发展的证据。但妊娠期肿瘤有可能出现扭转、破裂等并发症。认为妊娠合并无性细胞瘤不会对肿瘤的发展、预后及胎儿结局造成不利影响，但妊娠是否会加快其他 OGCT 的发展尚有争议。

2. 肿瘤对胎儿的影响

（1）流产、早产、难产。EST 恶性程度高，生长迅速，瘤体体积增大可挤压子宫，影响胎儿生长而导致流产、早产。因肿瘤为实性，体积较大，如维持至孕足月，可挤压胎儿引起胎位异常或阻碍产道影响胎先露下降导致难产。

（2）急腹症。OGCT 质地较脆，孕期容易发生穿破、自发破裂引起急腹症造成妊娠不良结局。

（3）OGCT 本身对胎儿无影响，但孕期肿瘤迅速生长、出现坏死、破裂等并发症以及孕期手术治疗或化疗会对胎儿产生相应影响。

【治疗】 随着目前高龄孕妇越来越多，妊娠合并肿瘤的几率升高，妊娠合并卵巢恶性生殖细胞肿瘤，使患者及其亲属和医师的处境更加困难。妊娠合并 OGCT 其主要治疗方式包括手术切除肿瘤、化疗和终止妊娠，但应根据肿瘤分期、进展、复发的可能性，以及孕周、胎儿情况和患者对生育要求等，选择不同的治疗方法，实施个体化治疗。

OGCT 发生率低，合并妊娠者更少见，目前尚无统一治疗方案。国内外对妊娠合并 OGCT 的相关文献多为个案报道，各种治疗方法均有成功病例。

1. 手术治疗

(1) 手术范围：OGCT 年轻患者，手术方式可选择保留生育功能的肿瘤细胞减灭术+淋巴结清扫术。对 EST 患者，不强调行彻底肿瘤细胞减灭术，因手术范围及大小与预后差异无统计学意义。沈铿等认为，对有生育要求的 EST 患者，无论肿瘤分期早晚，只要有正常卵巢组织，均可行保守性手术，即使无正常卵巢组织也可保留子宫，术后行激素补充和体外受精。Ayas 等报道一名 22 岁的女性在孕 34 周时因巨大的卵巢内胚窦瘤引起肠梗阻，先行剖腹产和保留生育的手术，然后行 4 程联合化疗，19 个月后复查未见复发，但阴超发现宫内妊娠 6 周，39 周时剖腹产 1 健康男孩。

(2) 手术时间：卵巢 MGCT 即为恶性肿瘤，其中内胚窦瘤和胚胎性癌的恶性程度还很高，故原则上发现肿瘤后应及时手术切除肿瘤。但根据诊断肿瘤的时间和孕期的早晚，处理上仍有所区别。Leslie 等建议在积极做好产科处理的条件下于孕 32 周行剖宫产及相应手术，长期预后接近正常足月儿而不影响母亲化疗。当然也有人主张在孕 34 周及以后行剖宫产及术后化疗更为妥当。

1) 孕早期：孕早期发现卵巢 MGCT，则根据肿瘤的大小、病期的早晚及患者对胎儿的期望，确定是否保留胎儿。若肿瘤为早期，患者很希望保留胎儿，则可在严密观察下等待到孕中期手术。如肿瘤为晚期，则不宜等待，应立即进行肿瘤的手术治疗。至于胎儿是否保留，可与患者及其家属协商酌情处理。

2) 孕中期：妊娠中期发现合并卵巢 MGCT，手术较早期相对有利：①妊娠中期胎盘已建立起血供系统，自然流产率低。②妊娠不再依赖黄体。③妊娠早期发现的功能性肿瘤在孕 14~16 周多自行消失，有利于鉴别诊断。手术在孕 16~18 周进行较好，孕 24 周后手术有增加早产危险。妊娠中期术后若需化疗可酌情尝试。Malone 等报道妊娠 25 周合并卵巢 EST 患者 1 例，于妊娠期先行 2 个疗程联合化疗(长春新碱、博来霉素、顺铂)，于孕 32 周剖宫产分娩后再继续完成 3 个疗程化疗，产妇、新生儿结局良好。Shimizu 等曾报道妊娠 19 周合并卵巢 EST 患者 1 例，行开腹肿瘤切除术，术后维持妊娠至 36 周，剖宫产分娩一活婴，继续进行 3 个疗程联合化疗，术后 3 年未见复发。Shimizu 等报道了 1 例 32 岁孕妇孕 19 周时行肿瘤切除术，术后诊断内胚窦瘤 I c 期，术后未化疗，至孕 36 周行剖宫产和二次探查术，分娩一正常婴儿，未见复发病灶。Han 等报道了 2 例妊娠中晚期卵巢恶性生殖细胞肿瘤保守手术后化疗的病例，其

中 1 例孕 22 周行右卵巢和网膜切除术，术后诊断：右卵巢内胚窦瘤 I c 期，术后 BEP 方案化疗 5 个疗程至分娩结束，至今 6 年，母儿均健康；另 1 例孕 30 周行右附件切除术，术后诊断：右卵巢未成熟畸胎瘤 I a 期，术后 BEP 方案化疗 2 个疗程至分娩结束，至今 2 年，母儿均健康。Motegi 等报道妊娠 18 周合并卵巢 EST 患者 1 例于孕中期行开腹手术切除患侧附件，术后辅以 3 个疗程联合化疗，于孕 31 周剖宫产分娩一正常活婴，术后 5 个月发现肝转移，继续辅以 3 个疗程联合化疗，产妇及新生儿 5 年预后良好。Robova 等报道 1 例孕 22 周的 34 岁孕妇诊为内胚窦瘤 I c 期，孕期间接受 4 程顺铂化疗，之后孕 35 周时剖腹产 1 女婴，然后 3 程 PEB 方案化疗，女婴 2 岁内检查血液化验，儿科、神经系统检查正常，随访患者 28 个月未见肿瘤复发。故认为在孕期用顺铂化疗是有效和安全的。Malhotra 等有术后复发的报道：1 例 19 岁孕妇孕 15 周诊断妊娠合并左卵巢内胚窦瘤 I c 期，术后 BEP 方案化疗 2 个疗程后逃离医院，孕 31 周时发现广泛转移而剖宫产，胎儿出生可，除新生儿肺透明膜病变外未见化疗对其的毒副作用，但患者死于肺栓塞。④孕晚期：妊娠晚期发现卵巢恶性生殖细胞肿瘤，可手术同时行剖宫产以有利于术后化疗和预后。Kishimoto 等报道了 1 例 28 岁孕 38 周入院行剖宫产及全子宫双附件及部分大网膜切除术加盆腔和腹主动脉旁淋巴结清扫，术后诊断：未成熟畸胎瘤 Ⅲ c 期，术后化疗 5 个疗程，健在。Guven 等报道了 1 例 25 岁孕妇 G0P0 孕 31 周因子痫前期、盆腔恶性包块、胎儿生长受限入院，行剖宫产及保留一侧附件的保守治疗，术后诊断为卵巢无性细胞瘤 I c 期，8 个月后再次妊娠情况好。

2. 化疗 自 20 世纪 70 年代有效的联合化疗方案问世以来，卵巢恶性生殖细胞肿瘤的预后大大改善。1975 年 Smith 和 Rutledge 的 VAC 方案，疗效显著，但长春新碱和放线菌素 D 均可引起周围性神经病变和骨髓抑制，环磷酰胺可致出血性膀胱炎和性腺功能紊乱。在 80 年代早期，Einhorn 和 Donahue 发展为 PVB 方案，顺铂的加入使预后进一步改善，且比 VAC 的 2 年标准化疗时间缩短，但 PVB 方案中顺铂和长春新碱均有致骨髓抑制和周围神经病变作用，博来霉素则可引起肺纤维化和间质性肺炎。同时，Einhorn 和 Donahue 在睾丸癌治疗中发现了 BEP 方案，BEP 方案因降低了长春新碱和博来霉素的总剂量效应，而使该方案毒性下降，但疗效未受影响。总体而言，VAC 方案疗效较差，环磷酰胺可能有杀伤卵巢始基卵泡中生殖细胞的作用，现已少用，BEP 与 PVB 疗效近似，但毒性较低，而且对晚期和复发性卵巢恶性生殖细胞肿瘤也有很好疗效，目前美国国立卫生研究院(NIH)与欧洲 15 个国家均推荐 BEP 方案为卵巢恶性生殖细胞肿瘤的标准化疗方案。

有关人类妊娠期应用化疗药物的报道提示，致畸作用主要与接受药物的妊娠期、化疗的强度有关。几乎所有的细胞毒性药物均能通过胎盘，具有潜在毒性，其中在器官形成期，单一化疗药物具有 10% 的致畸率，联合化疗则高达 25%。有报道建议特别是在孕 5~10 周应尽量避免。孕 13 周后除中枢神经系统和性腺外大体器官发育完成，此后化疗胎儿畸形率下降，但可增加非畸形病率，如胎儿生长受限

（FGR）、低出生体重儿、短暂的骨髓抑制、早产、及影响胎儿的中枢神经系统。Hansen 等认为孕 20 周后使用强化联合化疗有这些副作用，其报道病例孕 24 周后化疗有胎儿生长受限和短暂羊水过少现象。Elit 等认为妊娠中期手术后化疗可引起胎儿脑室扩大及大脑萎缩的报道。妊娠期应用化疗辅助药物，如恩丹西酮等，尚未见有不良结局的报道。而对于确需化疗的患者，在妊娠早期宜终止妊娠，及时化疗，待治疗痊愈可再次妊娠。妊娠中、晚期可酌情尝试妊娠期化疗，尤其是妊娠中后期、晚期相对更安全些。

目前文献中 6 种化疗药物对妊娠期胎儿有影响。①羟化剂中环磷酰胺（CTX）：属妊娠药物等级，D 级。在妊娠早期使用 CTX 后正常和异常胎儿均有出生，包括隐性脑部畸形、冠状动脉缺陷、肛门闭锁、小头畸形、胎儿生长受限等。在妊娠中期和晚期使用 CTX 与胎儿畸形无关，但与胎儿生长受限、小头畸形、及可能出现的新生儿全血细胞减少症有关，CTX 可能与患者以后月经和卵巢早衰有关。母乳喂养是禁忌的，因 CTX 有可能引起新生儿中性粒细胞减少症、免疫抑制及肿瘤发生率升高。②羟化剂中的顺铂（CDDP）：也属 D 级。对于母乳喂养问题有意见分歧。③拓扑酶Ⅱ抑制剂 VP-16：D 级。目前尚未见胎儿畸形的报道，但有胎儿生长受限和新生儿全血细胞减少的报道。母乳喂养的风险未知，但母乳可能导致新生儿骨髓抑制。④长春碱类的长春新碱：D 级。是一种生物碱，在妊娠期应用与胎儿畸形有关，包括房间隔缺损、肾发育不全、全血细胞减少症。母乳喂养风险未知。⑤抗生素类的放线菌素 D：C 级。在妊娠中、晚期应用，出生胎儿均正常。可通过乳汁分泌，故不推荐母乳喂养。⑥抗生素类的博来霉素：为 D 级。对胎儿可引起髓细胞染色体畸变，但目前未见与妊娠期应用博来霉素致胎儿异常有关联，而且在妊娠中、晚期与其他联合化疗均分娩为正常胎儿。母乳喂养风险未知。

3. 放疗　相比化疗而言，仅对无性细胞瘤有疗效，而且对卵巢内分泌生殖能力破坏较大，鉴于 BEP 方案对无性细胞瘤的高效作用，化疗现已逐步取代放疗，而且在妊娠期，Arnon 等指出，受孕后 2 周，放疗是致死而不致畸的，妊娠期内高剂量放疗可引起胎儿畸形，影响胎儿生长发育和致智力迟钝，也可导致儿童白血病发病率增加和后代的其他肿瘤发病率上升。

（潘忠勉　姚德生）

参考文献

1. Chen RJ, Chen KY, Chang TC, et al. Prognosis and treatment of squamous cell carcinoma from a mature cystic teratoma of the ovary. J Formos Med Assoc, 2008, 107: 857-868

2. Dede M, Gungor S, Yenen MC, et al. CA 199 may have clinical significance in mature cystic teratomas of the ovary. Int J Gynecol Cancer, 2006, 16: 189-193

3. Ding DC, Chu TY, Hsu YH, et al. Multimodality therapy of squamous cell carcinoma arising in mature cystic teratoma of the ovary: a case report. Eur J Obstet Gynecol Reprod Biol, 2008, 137: 250-251

4. Dos Santos L, Mok E, Iasonos A, et al. Squamous cell carcinoma arising in the mature cystic teratoma of the ovary: a case series and review of the literature. Gynecol Oncol, 2007, 105: 321-324

5. Hackethal A, Brueggnnann D, Bohlmann MK, et al. Squamous cell carcinoma in mature cystic teratoma of the ovary: systematic review and analysis of published data. Lancet Oncol, 2008, 9: 1173-1180

6. Mego M, Reckova M, Z Sycova-Mila, et al. Bevacizumab in a growing teratoma syndrome. Case report. An Oncol, 2007, 18(5): 962-963

7. Park JY, Kim DY, Kim JH, et al. Malignant transformation of mature cystic teratoma of the ovary: experience at a single institution. Eur J Obstet Gynecol Reprod Biol, 2008, 141: 173-178

8. Sakuma M, Otsuki T, Yoshinage K, et al. Malignant transformation arising from mature cystic teratoma of the ovary a retrospective study of 20 cases. Int J Gynecol Cancer, 2010, 20: 766-771

9. Vergote I, Trope CG, Amant F, et al. Neoadjuvant chemotherapy or primary surgery in stage Ⅲc or Ⅳ ovarian cancer. N Engl Med, 2010, 363: 943

10. 陈俊雅，廖秦平. 成熟性卵巢畸胎瘤血清肿瘤标志物检测的临床价值. 中国妇产科临床杂志, 2011, 7: 244-247

11. 成宁海，黄惠芳，连利娟，等. 卵巢未成熟畸胎瘤术后成熟畸胎瘤继续增长综合征 22 例临床分析. 中华妇产科杂志, 2009, 44(6): 426-430

12. 丁青薇，孙宁，王绍文. 灰阶超声诊断卵巢囊性畸胎瘤的价值. 中国医学影像学杂, 2010, 1: 69-71

13. 李金鑫，崔华雷，王晓晔. 腹腔镜下卵巢畸胎瘤剥除术治疗儿童成熟性卵巢畸胎瘤 56 例效果观察. 山东医药, 2011, 47: 58-59

14. 梁硕，吴南，朱兰. 卵巢成熟性畸胎瘤恶变的临床特点和诊断新进展. 中华医学杂志, 2011, 10: 2804-2806

15. 沈爱军，戴工华，毛新清. 卵巢畸胎瘤的 MRI 诊断及临床病理基础. 中国临床医学影像杂志, 2011, 5: 367-369

16. 石群峰. 腹腔镜手术治疗婴儿卵巢成熟性囊性畸胎瘤的临床体会. 腹腔镜外科杂志, 2011, 8: 638-640

17. 王伟萍，向阳，沈铿，等. 糖抗原 199 在卵巢成熟畸胎瘤诊断中的临床意义. 中国实用妇科与产科杂志, 2011, 27(1): 95-96

第六节　卵巢类固醇细胞瘤

卵巢类固醇细胞瘤（steroid cell tumor of the ovary）是由类固醇激素分泌细胞构成的卵巢肿瘤。1949 年首先由 Barzilai 称该类肿瘤为"类脂质细胞瘤"。1962 年 Haines 根据肿瘤细胞含有脂质而提出"脂质细胞瘤"的名称。直到 1987 年，Hayes 和 Scully 认为在该类肿瘤中，仅 25% 的肿瘤含少量脂质或者不含脂质，且肿瘤具有分泌类固醇激素的特征，故推荐更名为"类固醇细胞瘤"更为合适。目前"类固醇细胞瘤"这一术语包含了这一类肿瘤细胞的形态学和分泌类固醇激素两方面的特点，现已被广泛应用，2003 年被世界卫生组织（WHO）将这一类肿瘤明确命名为卵巢类固醇细胞瘤，并将其归入未分类的性索-间质细胞肿瘤（unclassified sex cord-stromal tumour）范畴。

卵巢类固醇细胞瘤临床上较罕见，约占卵巢肿瘤的 0.1%。Wang 等报道类固醇细胞瘤占卵巢肿瘤<0.1%。复旦大学附属妇产科医院 1965～1990 年共有卵巢肿瘤 4892 例，其中 3 例为脂质细胞瘤，占 0.06%。浙江医科大学妇产科医院 1973～1993 年共有卵巢肿瘤 5569 例，其中 5 例为脂质细胞瘤，占 0.09%。北京协和医院报道 1986～2008 年间共收治卵巢类固醇细胞瘤 14 例，占同期卵巢肿瘤的

0.19%（14/7301）。四川大学华西第二医院报道 2001 ~ 2007 年间共收治卵巢肿瘤 4968 例,其中非特异性类固醇细胞瘤 8 例,占 0.16%。

该瘤发病年龄不等,最小 2.5 岁,最大 93 岁。其中卵巢间质黄体瘤多发生于绝经后妇女,而非特异性类固醇细胞瘤多见于较年轻的女性,平均年龄 40 岁,偶见于青春期女性。

Young 和 Scully 根据组织来源将卵巢类固醇细胞瘤分为间质黄体瘤、莱狄细胞瘤和非特异性类固醇细胞瘤三大类。

一、卵巢间质黄体瘤

【组织来源】 卵巢间质黄体瘤（stromal luteoma of the ovary）约占该类肿瘤的 25%,肿瘤来源于卵巢黄素化的间质细胞。1964 年由 Scully 首次命名。由于卵巢受垂体释放黄体生成素的持续刺激,促使间质黄素细胞增殖,并随年龄增长而更显著,呈瘤样增生结节而形成卵巢间质黄体瘤。

【病理】

1. 肉眼形态 肿瘤无包膜,位于卵巢间质内,直径 0.25 ~ 2.9cm 不等。切面边界清,呈单个或多个灰白色、黄棕色实性结节,伴出血时呈灶状红色或棕色。Hayes 报告一组病例,24/25 例为单侧性。

2. 组织形态 肿瘤周围由卵巢间质包绕为本瘤的特征。瘤细胞直径 20 ~ 40μm,呈圆形或多边形。多数核小、圆、居中央或略偏位,核膜略有皱褶,有单个明显的核仁。少数核大,染色质粗糙,核仁不明显,核分裂象罕见。胞浆丰富呈伊红色,有少量嗜酸性颗粒,或苍白,有脂质空泡。半数以上病例胞浆内含不等量脂色素颗粒,未见林克结晶。瘤细胞排列成弥漫、巢状或索状。若细胞退变则形成类腺泡状结构,可伴灶性出血。多数肿瘤间质为纤细结缔组织所组成,少数间质变宽伴玻璃样变。

90% 以上的病例同侧或对侧卵巢间质或卵泡膜细胞增生伴黄素化。约 1/4 的病例伴卵巢门细胞增生,并出现莱狄细胞聚集围绕无髓鞘神经纤维与血管,少数病例的卵巢浅表呈异位蜕膜样变。

【临床表现】 Hayes 和 Scully 报道 25 例卵巢间质黄体瘤,年龄 28 ~ 74 岁,平均 58 岁,其中除 3 例为 18 ~ 32 岁外,22 例均在 46 ~ 74 岁,故本病以中老年妇女为主。60% 的患者伴有雌激素增高表现,引起的阴道不规则流血、子宫内膜增生过长、内膜息肉、子宫内膜高分化腺癌等。青春期前患者可表现为同性性早熟。偶有雄激素升高,12% 伴有男性化症状。少数患者可无任何内分泌异常,在手术标本中偶然发现。

肿瘤多数为单侧性,一般直径小于 3cm。但复旦大学附属妇产医院曾报道 3 例,其中一例为双侧性,肿瘤直径为 3.5cm。

影像学检查:包括经腹或经阴道超声、盆腔 CT 或 MRI 均有助于诊断,有条件的患者可行 PET-CT 检查,由于该类肿瘤具有内分泌功能,代谢旺盛,血供丰富,PET-CT 检查具有独特优势。

【鉴别诊断】

1. 妊娠黄体瘤 系发生于妊娠期的瘤样病变,细胞形态类似本瘤,形态上为多发性结节,常发生于双侧卵巢,黑人妇女多见,多无症状,瘤样病变产后自行消失。间质黄体瘤多发生于老年妇女,肿瘤不能自行消失。

2. 卵巢门细胞过度增生 卵巢门细胞过度增生临床上亦可伴有男性化症状,两者的区别在于增生的门细胞结节为多发性病灶,常常局限于卵巢门区,且与正常卵巢组织无明显界限。间质黄体瘤多位于卵巢中心或髓质,远离卵巢门,瘤细胞多被卵巢间质围绕。

3. 黄素化卵泡膜细胞瘤 可见梭形细胞仍保持其束状或编织状排列,且瘤细胞不被卵巢间质围绕,故不同于间质黄体瘤。

【治疗及预后】 卵巢间质黄体瘤多为单侧性,肿瘤小,临床为良性经过,预后良好。多数行单侧附件切除术。由于子宫内膜受肿瘤分泌雌激素影响而发生增生过长病变,因此术前应对子宫内膜进行评估,必要时行诊断性刮宫。

文献报道卵巢间质黄体瘤术后随访 19 例间质黄体瘤 6 个月 ~ 17 年,其中 16 例存活良好,3 例死于其他疾病,与本瘤无关。Wang 等报道促性腺激素释放激素激动剂（GnRH-a）可作为卵巢类固醇细胞瘤术后的辅助用药,以减少体内升高的激素水平,取得良好疗效。

二、卵巢莱狄细胞瘤

肿瘤位于卵巢门部或瘤细胞内有明显林克结晶,是诊断莱狄细胞瘤的依据。

【组织来源】 卵巢莱狄细胞瘤（leydig cell tumors of the ovary）为完全由莱狄细胞构成的肿瘤,约占本组肿瘤的 15%。1949 年 Sternberg 首次命名为"门细胞瘤"（hilus cell tumors）,并提出 83% 的成人卵巢可证实门细胞的存在。妊娠期及更年期因体内促性腺激素水平上升而使门细胞增多,从而得以解释更年期为本病的高发年龄。少数莱狄细胞瘤位于卵巢门附近的卵巢间质内,称为"非门细胞型莱狄细胞瘤"（leydig cell tumor, non-hilar tumor）。

【病理】

1. 肉眼形态 肿瘤无包膜,源自卵巢门细胞,少数来自卵巢门附近的卵巢间质内。几乎都为单侧性,直径 1 ~ 15cm 不等,绝大多数小于 5cm。切面呈棕色、红色或粉红色,实性结节,伴出血时可形成囊腔。

2. 组织形态 肿瘤具圆形或参差不齐的边界。瘤细胞大圆形或多边形,多数胞浆内有嗜酸性颗粒和稀疏分布的脂色素,偶见脂质空泡。半数以上病例胞浆或胞核中可找到林克结晶。Paraskevas 报告 57% 的门细胞瘤含林克结晶,比睾丸莱狄细胞含林克结晶的 35% ~ 40% 为高。Maria 解释为可能遗漏了林克结晶阴性的门细胞瘤。瘤细胞核圆形或不规则形,居细胞中央,染色质丰富,含 1 个或多个核仁,偶见核分裂象。细胞排列成片,呈巢或索状,退变时形成类腺泡状结构。亦见瘤细胞聚集于血管周围或与无髓鞘神经纤维伴行,大血管壁常发生纤维素样退变。

如果类固醇细胞瘤位于卵巢门部而不论细胞是否有林克结晶,都诊断为"门细胞瘤"。具有门细胞瘤的特征而位于非门部,则命名为"非门细胞型莱狄细胞瘤"。

部分病例同侧或对侧卵巢的间质卵泡膜细胞增生,患者的子宫内膜可表现为萎缩、增生过长或分化好的腺癌。

【临床表现】 莱狄细胞瘤常见于绝经期妇女。Paraskevas、Scully 报道含有林克结晶的莱狄细胞瘤的发病年龄为 32~75 岁,平均 57 岁。林克结晶阴性莱狄细胞瘤的发病年龄为 34~82 岁,平均 61 岁。62% 的患者表现为男性化症状,如面部多毛、痤疮、阴蒂肥大、月经少或闭经、不孕等。无林克结晶的莱狄细胞瘤可表现为高雌激素症状,如月经增多、绝经后阴道流血、子宫内膜增生过长等。17%~23% 无内分泌功能。肿瘤呈单侧性,偶尔有双侧性。肿瘤直径平均 2.1cm,一般在 5cm 以下,有时妇科检查及 B 超均未能检出,在剖腹探查时偶尔发现。实验室检查发现血内睾酮水平升高,尿内 17-酮类固醇排出正常或轻度升高。

【鉴别诊断】

1. 卵巢门细胞增殖 在显微镜下见增殖的门细胞群,体积小,多为双侧,常常局限于卵巢门区,且和正常的卵巢组织无明显界限。

2. 支持-莱狄细胞瘤 支持细胞呈腺管或条索状排列,伴有莱狄细胞巢,而莱狄细胞瘤单由莱狄细胞组成。

【治疗及预后】 肿瘤属于良性,预后良好。对年轻患者可行单侧附件切除术或肿瘤切除术。绝经后妇女或无生育要求妇女可行全子宫及双侧附件切除术。Paraskevas 和 Scully 报道 10 例卵巢莱狄细胞瘤,术后随访 1~17 年,7 例健在,3 例于术后 1~9 年死亡,其中 2 例的死亡与本病无关,1 例死因不详。术后男性化症状减轻,但不能完全消失。Picon 报道一例卵巢门细胞瘤患者有男性化症状,血睾酮水平增高 4 倍,使用 GnRH-a 1 个月后男性化症状消失,血睾酮水平恢复正常。

三、卵巢非特异性类固醇细胞瘤

【组织来源】 肿瘤的解剖部位不明确,又无林克结晶,但又具有本瘤的共性,故列入非特异性或未定型类固醇细胞瘤(steroid cell tumor, not otherwise specified, NOS),占类固醇细胞瘤的 60%。

【病理】

1. 肉眼形态 肿瘤边界清,部分见完整包膜,呈分叶或结节状。直径 1.2~45cm 不等,平均 8.5cm。6% 为双侧性。切面呈黄色、橘黄色,或因胞浆内脂色素量不等而呈红色、棕色。实性,偶可见出血、坏死、囊性变。

2. 组织形态 瘤细胞大圆形或多边形,胞浆丰富呈伊红色,含嗜酸性颗粒,或因含丰富脂质而呈空泡或疏松如海绵状。胞膜清晰,核仁明显,核常有轻微不典型,约 25% 的病例核具有中至重度不典型,有核分裂象。瘤细胞排列成巢、索状,由丰富的血管分隔为其特征。间质纤维化或玻璃样变罕见。

WHO 报道约 1/3 的非特异性卵巢类固醇细胞瘤为恶性。其恶性判断的标准为:①肿瘤直径大于 7cm、伴出血和坏死;②核分裂象每 10 个高倍视野 ≥2 个、细胞核有中至重度异型。

3. 免疫组化特征 该肿瘤属性索间质来源,α-抑制素

(inhibin)、钙结合蛋白(calretinin)和波形蛋白(vimentin)表达增高,细胞角蛋白(cytokeratin)、S-100、CD99 和 Melan-A 也有一定阳性率。因此临床病理上 α-抑制素和钙结合蛋白有助于非特异性卵巢类固醇细胞瘤诊断,但不能以此区分良恶性。

【临床表现】 Hayes、Scully 报道非特异性卵巢类固醇细胞瘤 63 例,平均年龄 43 岁,发病年龄早于其他类固醇细胞瘤。瘤体直径平均 8.5cm,94% 为单侧性。临床表现为 52% 有男性化症状,如多毛、痤疮、阴蒂肥大及闭经等。8% 有高雌激素表现,如月经过多、绝经后出血、内膜增生过长等。偶有分泌孕激素、皮质醇或伴有高血钙、高醛固酮等。6% 伴有库欣综合征,血浆皮质醇升高。25% 无内分泌症状,在妇科检查或手术时发现。韩国曾报道一例 52 岁非特异性卵巢类固醇细胞瘤患者表现为罕见的大量腹水和 CA125 升高。浙江大学也报道一罕见病例,在副卵巢(accessory ovary)中发现非特异性卵巢类固醇细胞瘤。

实验室检查:血内睾酮、雄烯二酮、雌二醇、皮质醇均升高。尿 17-酮、17-羟皮质类固醇升高。

【鉴别诊断】

1. 卵巢黄素化颗粒-卵泡膜细胞瘤 在梭形卵泡膜细胞的背景下,分散着程度不等的黄素化颗粒细胞巢。而本瘤为全部含有类脂质的瘤细胞。

2. 卵巢透明细胞瘤 癌细胞内充盈糖原,核多偏位。而本瘤细胞的胞浆内充盈类脂滴,核居中央。电镜观察超微结构:透明细胞癌具有糖原、线粒体及粗面内质网,而本瘤具有众多的滑面内质网。

【治疗与预后】 以手术治疗为主。对于良性非特异性卵巢类固醇细胞瘤,年轻患者可行患侧附件切除术或肿瘤切除术;绝经后妇女可行全子宫及双侧附件切除术,术后不需化疗。恶性患者则需行瘤体减灭术,术后辅以化疗、放疗或促性腺激素释放激素激动剂(GnRH-a)治疗。

值得注意的是,如果术中冷冻见到核分裂象和出血坏死,或术中探查发现卵巢外病变,恶性容易诊断。但是部分患者因无卵巢外病变,肿瘤较小,术中冷冻良恶性很难识别,难以决策手术范围;另外少数医师临床上对该类肿瘤认识不足,而导致良性非特异性卵巢类固醇细胞瘤患者的过度治疗。因此,对于年轻有生育要求的患者,在不能明确良恶性的情况下,可先行一侧附件切除,待石蜡病理结果再决定下一步治疗方案。

良性非特异性卵巢类固醇细胞瘤患者预后良好,四川大学华西二院报道 8 例非特异性卵巢类固醇细胞瘤患者,其中 7 例良性肿瘤患者分别行患侧卵巢肿瘤切除或附件切除术,术后随访最长 7 年,健在无复发。Hayes 报道术后随访 1~19 年,其中 24 例为良性,21 例术后 3~19 年健在,2 例死于心肌梗死,1 例死于系统性红斑狼疮。18 例术前可疑恶性,其中 15 例术中已发现盆腔肿瘤转移,随访 ≥3 年,其中 14 例死于其他疾患,3 例死于肿瘤,1 例失访。24 例中 17 例有内分泌功能异常者,术后随访发现其中 12 例男性化等症状缓解。另外 3 例因肿瘤复发而症状再现,4 例合并库欣综合征者术后 3 例缓解。

小结:卵巢类固醇细胞肿瘤属于一类特殊类型性索间

质肿瘤,临床上罕见。

根据组织来源将卵巢类固醇细胞瘤分为间质黄体瘤、莱狄细胞瘤和非特异性类固醇细胞瘤三大类。因肿瘤分泌类固醇激素而表现为高雄激素血症和男性化特征;高雌激素患者,表现为阴道不规则出血和内膜增生,青春期前患者可表现为同性性早熟。血睾酮和(或)雌激素水平升高;临床上常常需要与引起高雄激素的其他疾病相鉴别。治疗以手术为主,对于卵巢间质黄体瘤、莱狄细胞瘤和良性非特异性卵巢类固醇细胞瘤,年轻患者可行患侧附件切除术或肿瘤切除术;绝经后妇女可行全子宫及双侧附件切除术,术后不需化疗,预后良好。恶性非特异性卵巢类固醇细胞瘤患者则需行瘤体减灭术,术后辅以化疗、放疗或促性腺激素释放激素激动剂(GnRH-a)治疗。

(鹿欣 朱关珍)

参 考 文 献

1. 王子毅,孙爱军,郎景和. 卵巢类固醇细胞瘤 14 例临床分析. 生殖医学杂志,2010,19:6-12

2. 叶绿,吴秀丽,徐炼,等. 卵巢非类固醇细胞瘤临床病理分析. 中华病理学杂志,2007,36:516-520

3. Johnes MW,Harri R,Dabbs DJ,et al. Immunohistochemical profile of steroid cell tumor of the ovary:a study of 14 cases and a review of the literature. Int J Gynecol Pathol,2010,29:315-320

4. Kim YT,Kim SW,Yoon BS,et al. An ovarian steroid cell tumor causing virilization and massive ascites. Yonsei Medical Journal,2007,48:142-146

第七节 卵巢混合性生殖细胞-性索间质肿瘤

卵巢混合性生殖细胞-性索间质肿瘤(mixed germ cell-sexcord stroma tumor of the ovary)是一种非常少见的、与一般通常的性腺母细胞瘤不同的肿瘤。首次由 Masson 描述,认为是卵黄管来源的良性肿瘤,并于 1923 年命名为卵黄管上皮瘤(epithelioma pflugeriens)。Hughesdon 和 Kumarasamg 提出混合性生殖细胞肿瘤(mixed germ cell tumor)。Mostofi Sobin、Sermant 等提出非典型的性母细胞瘤(atypical gonadoblastoma)。1972 年 Telerman 首次将本瘤更名为混合性生殖细胞-性索间质肿瘤,以此与性腺母细胞瘤区别。此命名沿用至今。

【组织来源】 本瘤的组织发生尚不清楚,学者提出不同的观点:

1. 发生于原始生殖细胞与体腔上皮细胞 本瘤由生殖细胞及性索间质细胞组成,从卵黄囊衍化而来,原始生殖细胞具有多向分化的潜能,向胚体内分化则形成畸胎瘤成分,向胚外分化则形成内胚窦瘤及绒癌成分。另一类支持细胞及粒层细胞则属于性索间质成分,来源于体腔上皮,但又有学者提出来源于中肾管。

2. 单独生殖细胞发生 本瘤可单独源于生殖细胞,向胚体内及胚外分化,也可分化及移行为性索间质成分的前身。

【发病率】 本瘤罕见,可能由于对本病缺乏认识或与其他卵巢肿瘤分类在一起,真正的发病率尚不清楚。文献共收集 18 例,国内仅胡世昌报告一例。

【临床表现】

1. 年龄 自新生儿至 67 岁妇女皆可发生,以婴儿及儿童最常见,文献中有年龄记载的 16 例中,9 岁以下占 8 例,10~37 岁占 6 例,60~67 岁占 2 例。男性患本瘤者有 3 例,年龄为 37 岁、60 岁、67 岁。

2. 症状 主要症状为阴道不规则出血、腹痛及下腹部肿物。内分泌紊乱者共 4 例,均为 10 岁以下幼女,出现假性女性青春期性早熟表现,如乳腺发育、阴毛生长及阴道流血等。男性患者仅为睾丸增大,未发现性腺发育、外生殖器及身体结构等异常情况。

3. 遗传学检查 多数患者均作染色体核型测定,其社会性别均为女性。性染色体组型分析呈 46,XX 核型,2 例成年妇女足月分娩正常胎儿,所有患者的性腺均为正常卵巢,内、外生殖器官及体态皆无异常。但有文献报道,在 1 例 5 个月大的女新生儿发现其染色体呈 22 单体改变。

4. 内分泌检查 出现假性女性青春期性早熟症状者,可检测到尿雌激素升高、阴道细胞涂片有雌激素影响。肿瘤切除后尿中雌激素可转为正常,症状可消失。一例 10 岁女孩术后随访发现,身体发育正常并且 15 岁时开始正常月经。

【病理检查】

1. 大体形态 多数肿瘤有完整包膜,表面光滑,呈圆、卵圆、分叶状或不规则的结节等,肿瘤直径为 2.5~30cm(平均 12cm),重量 100~1050g(平均 540g),肿瘤均为单侧。

切面呈灰白或淡黄色,实性鱼肉状,质脆伴有大小不等的囊腔,内含透明或乳白色液体,囊壁光滑,偶见坏死灶,一般缺乏钙化。

2. 显微镜检查 卵巢混合性生殖细胞-性索间质肿瘤由生殖细胞和性索间质细胞混合组成。Talerman 将其排列方式归纳为以下三种类型:

(1)瘤细胞呈长而狭的索状分支或小梁状,部分伸展成宽柱状,由大而圆的生殖细胞聚集成簇状,周边围以程度不等的致密及水肿结缔组织,上述结构内充满性索间质细胞与单个或成堆生殖细胞,部分区域呈现小的、圆的嗜酸性透明 Call-Exner 样小体结构,颇似性腺母细胞瘤的组织形态,但缺乏钙化球及退化(图 6-19-36、图 6-19-37)。

(2)瘤细胞呈管型但无腔隙,周边围绕纤细的结缔组织网,部分区域管型不清楚,肿瘤细胞由一小簇或大而圆或卵圆形的细胞构成实心瘤巢,周边围绕结缔组织(图 6-19-38)。

(3)单个或聚集的生殖细胞分散于丰富的性索间质细胞成分内。虽然这两种细胞成分的比例变化不同,但仍以性索间质细胞占优势(图 6-19-39)。

上述三种类型常混合存在,但往往以其中一种类型占优势。瘤细胞部分区域以生殖细胞占优势,部分区域以性索间质细胞占优势。

瘤内生殖细胞类似无性细胞瘤,偶见双极或多极丝分裂。性索间质成分多倾向于衍化为支持细胞或粒层细胞的

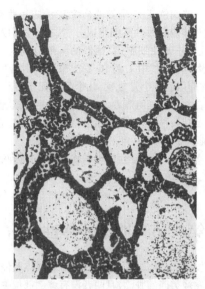

图 6-19-36　卵巢混合性生殖细胞-性索间质性肿瘤
瘤细胞排列呈索状,周边围绕着疏松的
结缔组织　140×

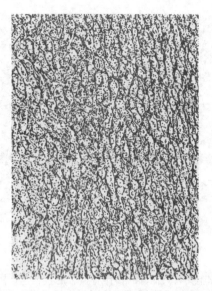

图 6-19-38　卵巢混合性生殖细胞-性索间质性肿瘤
肿瘤由生殖细胞及性索衍生细胞组成,呈无腔隙的
小管状周边围绕着纤细的结缔组织网　60×

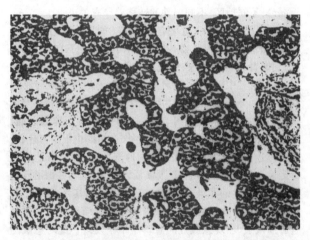

图 6-19-37　卵巢混合性生殖细胞-性索间质性肿瘤
瘤细胞排列呈小梁状和大的细胞集团,周边围绕着
致密的结缔组织　140×

前身,被覆管腔壁或围绕单个或成群生殖细胞形成宽柱或团块。本瘤往往缺乏间质透明变性、钙化及退变,但间质内可见到睾丸型间质细胞或黄素化间质细胞。瘤旁可见残存的卵巢组织,青春期患者肿瘤内则含有始基卵泡及生长滤泡,若排卵后则见残存的黄体、白体等。

3. 电镜检查　Bolon 在电镜下观察本瘤有两种细胞:

(1) 主要的梭形细胞(性索衍生的细胞)聚集成片,或疏松地分散在细胞外胶原纤维束之间或在胶原纤维束的外围,基板为多层包围在单细胞或群细胞外面,但无性腺母细胞的同心纹特征。梭形细胞常由桥粒连接,核不规则,在核内周围有致密的核质及小的核仁,胞浆有单糖或多糖,少数有线粒体和短段粗面内质网。中等的细胞骨架系统较为明显,细胞骨架由 6 ~ 8nm 微丝构成,微丝常在细胞周围密集,因此与细胞膜增厚有关。

(2) 生殖细胞在梭形细胞之间,与梭形细胞没有连

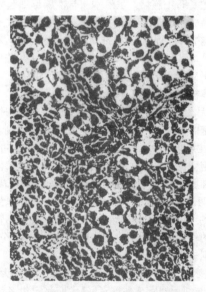

图 6-19-39　卵巢混合性生殖细胞-性索间质性肿瘤
性索衍生细胞围绕着单个或聚集的大圆形核生殖
细胞,呈混杂排列　460×

接复合体连接,它们偶由黏着小带(又称桥粒带)连接及较少的胞浆桥连接,胞浆桥由局部细胞膜与毗邻的细胞之间胞浆连续,胞浆桥明显增厚。生殖细胞有规则的椭圆形细胞核,核浆纤细、均匀分布,核仁明显及疏松排列的核仁丝,胞浆丰富(图6-19-40),有少量细胞器,包括单糖体、多糖体及线粒体,未发现糖原,部分肿瘤的生殖细胞较成熟。

【合并症及转移】　本瘤有 4 例合并无性细胞瘤,属于恶性混合性生殖细胞瘤,均发生在青春期以后,其年龄分别为 16 岁、22 岁、25 岁及 31 岁,其中 1 例 16 岁患者合并卵黄囊瘤(内胚窦瘤),3 例侵犯胞膜邻近组织,1 例侵犯阔韧带、腹膜后及主动脉旁淋巴结。

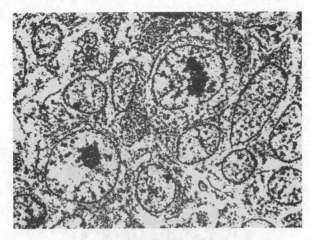

图 6-19-40 卵巢混合性生殖细胞-性索
间质性肿瘤（超微结构）
生殖细胞具有大而圆的核伴有显著的核仁丝（中央）及更多较小的具有卵圆形及长圆形核的性索衍生细胞 ×4100

【鉴别诊断】

1. 性腺母细胞瘤 虽然本瘤与性腺母细胞瘤均由相同的两种成分组成，但不同点为本瘤的排列方式不同于性腺母细胞瘤，缺乏同心圆样排列的钙化球及瘤巢基底膜处嗜酸性纤维素沉着。本瘤比性腺母细胞瘤大。临床上无性腺发育不良，生殖器官发育也正常。染色质呈阳性，女性患者染色体核型呈 46,XX。

2. 无性细胞瘤 若本瘤以生殖细胞占优势时，可类似无性细胞瘤，但本瘤具有性索间质成分，故能区别。

3. 性索间质肿瘤 若本瘤以性索间质成分占优势，向粒层细胞衍化时颇似粒层细胞瘤，向支持细胞瘤衍化时颇似支持细胞，唯其缺乏生殖细胞成分，故可与本瘤鉴别。

4. 两性母细胞瘤 两性母细胞瘤内具有作为粒层细胞代表的 Call-Exner 小体，又有支持细胞组成小管作为支持细胞的代表，唯两性母细胞瘤缺乏生殖细胞成分，故可与本瘤鉴别。

【治疗】 对青春期前患者，虽肿瘤体积较大，但肿瘤尚活动，与邻近器官无粘连者，经术前测定患者为 46,XX 核型，及术中冷冻切片证实肿瘤不含其他恶性生殖细胞成分，仔细检查腹腔及对侧卵巢楔形活检确定正常者，可行患侧肿瘤摘除术或患侧附件切除术。反之，则根据患者的年龄、合并其他恶性生殖细胞成分进行治疗。施行全子宫和双附件切除术，并酌情施行肿瘤细胞减灭术及盆腔淋巴清扫术，术后辅助化疗和（或）放疗。

【预后】 共随访 12 例病例，随访时间 1～8.5 年，存活 9 例，死亡 3 例（分别在术后 5 个月、5.5 个月及 1 年），其中 2 例系术后再次手术而死亡。3 例死亡病例中，1 例合并无性细胞瘤、1 例合并卵黄囊瘤及 1 例未合并其他生殖细胞肿瘤成分，故本瘤应视为恶性潜能的肿瘤。Talerman 报道全部青春期前患者不合并无性细胞瘤或其他生殖细胞成分（包括 1 例对侧卵巢为环小管性索瘤）分别在上述随访期 1～7 年内皆不带瘤存活良好。发生于睾丸的本瘤均为单侧，不合并其他恶性生殖细胞成分，术后不带瘤存活良好。

但另一些病例证实，卵巢混合性生殖细胞-性索间质肿瘤患者合并其他恶性生殖细胞成分者，有 4 例均发生在青春期后，且合并无性细胞瘤，她们的年龄分别为 16 岁、22 岁、25 岁及 31 岁，其中 1 例 16 岁的患者同时合并内胚窦瘤，切除肿瘤以后 5 个月复发，几个月后死于转移性疾病。其他 3 例合并无性细胞瘤者，有 1 例有对侧卵巢、腹腔及主动脉旁淋巴结转移，这 3 例患者在外科手术及放射治疗后随访，分别不带瘤存活 1 年、2 年、6 年。

总的来说，卵巢混合性生殖细胞-性索间质肿瘤预后良好，但需长期随访。

（高国兰）

第八节 卵巢转移性肿瘤

凡原发肿瘤的瘤细胞经淋巴管、血管或体腔侵入卵巢，形成与原发病类同的肿瘤，且两者没有解剖部位关系，则称卵巢转移性肿瘤。不少原发于消化道和乳腺的癌肿常首先转移到卵巢，但确切的发病率，不同的作者报道数字差异很大，此与标本获得的方式不同，不同的大体和显微镜检查有无漏诊，不同地区、不同癌肿的转移差异有关。

卵巢转移性肿瘤可来自胃肠道（如胃、乙状结肠、直肠、小肠、阑尾等）、乳腺、生殖器（子宫体、子宫颈、输卵管）、肺、肾、胆道、胰腺、皮肤。淋巴瘤和白血病等癌肿转移到卵巢，其中以胃肠道、乳腺、Burkitt 淋巴瘤等癌转移到卵巢多见。淋巴瘤可表现为原发于卵巢的肿瘤或转移至卵巢。罕见的白血病复发可表现为卵巢增大类似卵巢肿瘤。妊娠滋养细胞肿瘤卵巢转移很少见，在早期也很少有症状，待瘤体达到一定体积后可触及附件部位的包块，借助 B 超等影像学检查可予诊断，是属实质性肿块，其与妊娠滋养细胞肿瘤易发生的卵巢黄素囊肿容易区别，因其为多房性、囊壁薄的囊性肿块。通常，妊娠滋养细胞肿瘤卵巢转移常见有肿瘤破裂，出现急腹症时急诊手术中发现。此时急腹症易与异位妊娠混淆，如有停经史、下腹痛、异常阴道流血、附件包块、子宫增大、血 hCG 水平升高等，最后常是病理确诊，因附件包块破裂出血等肉眼难以证实。

国内石一复报道国内 6 省 15 个单位 14 000 例卵巢肿瘤组织学类型分析中卵巢转移性肿瘤共 273 例，占卵巢恶性肿瘤的 8.1%，占全部卵巢肿瘤的 1.9%，其中胃肠道转移最多见，占卵巢转移性肿瘤的 67%，占卵巢恶性肿瘤中的 5.4%，占全部卵巢肿瘤的 1.3%，其次为生殖道转移、乳腺转移等，此与国外报道卵巢转移性瘤中以乳腺癌转移至卵巢有异。

石一复统计我国 10 288 例卵巢恶性肿瘤的分布及组织学类型中卵巢转移性肿瘤占所有卵巢恶性肿瘤的 9.7%。长江流域南北基本无差异，仍以胃肠道转移至卵巢为主，基本与 1992 年的统计类同。

卵巢转移性肿瘤的转移途径可有如下几种：

1. 浆膜面转移 瘤细胞经腹腔或输卵管种植于卵巢表面，常伴发盆腔、腹膜内器官浆膜层及子宫直肠陷凹等处弥散种植性癌结节，由于肠系膜有倾斜附着的解剖位置，腹水流动的行走方向，有横膈负压吸引等因素，各器官或脏器脱落的癌细胞易进入右髂窝，累及右卵巢。

2. 直接蔓延　邻近盆腔的原发癌肿，如乙状结肠、阑尾、子宫、输卵管等处的癌细胞，易穿过黏膜层，通过浆膜等方式，直接蔓延到卵巢。

3. 淋巴管转移　上腹部器官的癌细胞，尤其是消化道癌，常形成癌栓，并栓塞淋巴道，造成癌栓沿淋巴道流至腰淋巴及盆腔淋巴结，而后入卵巢淋巴系统形成转移瘤。乳腺癌的癌细胞通过胸大肌、深筋膜的淋巴管下行，经肋间、腹壁淋巴管到达胃旁区，再沿上消化道转移至卵巢。盆腔内器官的淋巴通道是沿髂动脉排列，且与腹主动脉淋巴管沟通，卵巢、输卵管、子宫和阴道淋巴管相互交通成淋巴网，卵巢有丰富的淋巴和血管，使得卵巢成为容易被癌细胞生长和转移的器官。因此盆腔内任何器官的癌细胞均可与卵巢沟通而形成转移。

4. 血行转移　任何晚期癌肿均可通过血行而转移至卵巢。胃肠道的血液回流和卵巢血液回流有关，即肠系膜上、下静脉与卵巢静脉有直接或间接吻合。

5. 通过输卵管转移　如子宫内膜癌和输卵管癌脱落细胞，可通过输卵管种植到卵巢表面，偶尔宫颈癌或子宫肉瘤也可通过此种方式播散到卵巢。

6. 医源性转移　手术操作、腹水穿刺、针吸活检、子宫直肠陷凹处穿刺和抽吸等操作，均有可能导致癌细胞的医源性转移。

卵巢转移性癌的临床和病理特点：

1. 卵巢转移通常发生于原发肿瘤诊断出后的几年内，因而是恶性肿瘤的晚期表现。但有时卵巢转移性癌类似原发癌，卵巢切除后数月甚至数年仍弄不清原发癌灶在何处；有时转移癌是剖腹手术或为控制乳癌的卵巢切除术时偶然发现。

2. 通常卵巢转移癌患者较原发癌的年龄为小。小部分卵巢转移癌患者有月经紊乱、绝经后阴道流血、男性化等症状。卵巢转移性癌约70%为双侧卵巢病变，所以当临床发现双侧卵巢癌时应考虑是否属转移性病变。

3. 大体观，卵巢中有多个分开的结点以及肿块位于表面，常提示卵巢病变为转移性。卵巢多是实性肿块，少数可是囊性变。镜下卵巢表面有肿瘤种植、有淋巴管或血管受累。

4. 卵巢转移性癌以来自胃肠道、乳腺和子宫癌的转移最多见，三者相加，几乎占90%。在我国，胃肠道肿瘤转移至卵巢最多见，其次为结肠癌，而小肠和食管肿瘤转移至卵巢少见。生殖道癌除子宫内膜癌外，很少转移至卵巢。至于其他脏器如胰腺癌、泌尿道癌、恶性淋巴癌、恶性黑色素瘤等转移至卵巢者更少见。

一、胃肠道癌转移卵巢

胃癌转移至卵巢最早由 Krukenberg 首次报道，此后有人把库肯勃病当作卵巢转移的同义词，也有人把起源于消化道的卵巢转移癌统称为库肯勃瘤，从而在概念上造成很大的混乱。实际上，含有黏蛋白、小周边核的黏液细胞——印戒细胞的库肯勃瘤，只是卵巢转移瘤中重要的一种，既不能代表各种来自消化道的转移瘤，更不能代表全部形形色色的转移性卵巢瘤。

我国大多数库肯勃瘤来源于胃。胃肠道癌转移到卵巢的百分率报道不一，20%～67%不等，此与不同地区胃肠道癌肿发病率不一致有关。发病年龄多数为30～50岁，文献报道年龄最幼者13岁，最老者82岁。

【病理】

1. 大体形态　胃癌转移至卵巢，一般卵巢均保持原形，呈肾型或卵圆形，表面光滑，无粘连。常见结节状隆起，包膜完整但较薄，常为灰黄色或淡棕色，有光泽。肿瘤大小自 3cm×3cm×3cm～30cm×26cm×20cm 不等，双侧性占绝大多数，也可见单侧。切面呈发白色，肿瘤基本为实质性，中等硬度，呈半透明胶样。瘤内具有小区退化。坏死、出血和囊性变，形成大小不等似海绵状小囊腔，囊腔内含有黏液或血性液，整个肿瘤呈囊性很少见。

2. 显微镜下　显微镜下表现多样，但各部分基本结构仍较典型。瘤细胞为黏液细胞，含有黏液，用 PAS 和黏液卡红染色均呈阳性；细胞的形状因黏液含量不同而异，肿瘤间质量多寡不等，其结构致密疏松不一，在镜下见有如下几种主要图像：

(1) 印戒细胞结构：细胞内产生大量黏液，过多的黏液将细胞核挤向细胞边缘，核变得细长，贴近胞膜呈半月状，如戒指状，为典型的印戒细胞。

(2) 索条状结构：黏液细胞数目多少不等，成单个散在于间质中，聚集成堆，排列成索状。

(3) 黏液腺癌：黏液细胞是小圆型、多角形或不规则形。胞浆丰富，伊红染，核染色质浓染，在间质中呈腺泡状。

间质细胞呈集合状或交叉状，围绕着肿瘤细胞群，有时间质细胞呈片状增生。由于大量梭形细胞掩盖了杂于其中的散在印戒细胞，而易被误诊为纤维瘤、黏液纤维瘤等。若间质细胞疏松，且有明显水肿，核着色深，不规则，易误诊为肉瘤。

【临床表现】

1. 发病年龄　卵巢转移瘤患者年龄一般比原发卵巢癌为轻，这一现象已被多数报道所证实，主要解释为功能旺盛，血供丰富的卵巢更适于转移瘤的生长。顾人勋等报道半数年龄在40岁以下。Hwa 报道平均年龄为43.7岁，石一复报道30～45岁者占62%，各专家报道结论基本一致。

2. 生育情况　生育情况反映卵巢功能的最好指标，旺盛的生育能力，说明卵巢功能正常。石一复报道一组胃肠道转移卵巢癌中均为已生育者，无原发不育者。北京协和医院报道中82.1%为生育2次以上者，说明绝大多数患者均有良好的生育能力。

3. 症状　卵巢转移瘤如其他早期卵巢癌一样无症状，常伴有一些原发病灶的症状，若原发于胃肠道者可有腹痛、腹胀、肠道症状或体重下降等；原发于子宫内膜癌者可有不规则阴道出血或白带增多史。一般继发肿瘤的症状比原发瘤更为突出，而以盆腔症状，尤以腹痛和腹块来就医者为多。

4. 腹水　转移性卵巢癌中出现腹水者甚多，因病理检查中常可见到间质水肿和淋巴管内栓栓，估计淋巴引流的阻塞和转移瘤渗出液体是产生腹水的主要原因。部分病例可能由大网膜和腹膜种植转移的瘤组织产生,也可因低蛋白血症所致。石一复报道一组 80% 有腹水,腹水最多达 9000ml,>500ml 者 60%,腹水黄色和血性者为多,也见有 1 例乳糜状腹水。将腹水做细胞学检查,半数可找到印戒细胞,腹水染色体检查也为非整倍体,均有数目和结构异常。

5. 盆腔肿块 几乎所有病例均可触及腹块,其中患者自己触及者甚多,余为医师检查时发现。个别因卵巢增大不明显或腹壁肥厚者,盆腔检查时难以发现,但若作 B 超,特别是阴道 B 超检查也不难发现。

盆腔肿块以双侧性为多见,约占 75%,活动度尚好,少数因粘连、浸润而活动度差。

6. 原发肿瘤史 转移性卵巢瘤只有一部分患者先有原发瘤的病史和症状,然后出现卵巢转移瘤症状,但有较多患者,因原发病灶的症状不典型而未予重视,故以转移瘤症状而就诊。石一复报道材料有胃癌史者 48.6%,胃溃疡病史 13.5%,自觉有"胃病"史 35.1%。有 50% 以上在院外已作胃或肠道手术。从胃、肠癌术后至卵巢转移性癌手术相距时间 0.5~1 年者 9 例,1~2 年者 5 例,2~3 年者 4 例,>3 年者 2 例。原发肿瘤史也有不易查核者。

7. 实验室检查 大多患者血沉均可增快,平均值 >60mm/h,虽非特异性检测,但也有一定参考价值。癌胚抗原(CEA)测定也大多增高。若有腹水者,常可找到印戒细胞及检查到染色体有数目和结构异常,均可作为辅助诊断参考。

【诊断】 卵巢转移性瘤的术前诊断率不高,其原因是:①长期以来认为此类肿瘤罕见,在诊断前较少考虑,故易漏诊或误诊;②对此类肿瘤的临床特点不熟悉;③患者常以转移瘤之症状或体征就医,忽略原发癌有关症状和诉述;④医务人员分科诊治,均以重视和考虑本科疾患为主,所以术前诊断率不高,仅 20% 左右术前诊断为卵巢转移性瘤。卵巢转移性肿瘤术前确诊较少,大多均通过手术及病理最后确诊。

凡查到双侧、实性活动的附件肿块,不论有无腹水,都应考虑到卵巢转移性瘤的可能性,仔细追问过去有关消化道、乳腺等部位恶性肿瘤病史,结合症状、体征全面考虑,可提高术前诊断率。

为提高对卵巢转移性瘤,特别是来自胃肠道转移者的诊断正确率,石一复提出:

(1) 凡内外科收治的消化道疾患的女性,特别考虑为肿瘤者,宜请妇科会诊或常规做盆腔检查。

(2) 女性胃切手术时宜常规探查盆腔,用手触摸盆腔组织或用无齿卵圆锥钳夹子宫角部以窥视盆腔及卵巢,疑有病变时可进一步作病检等处理,以免漏诊。

(3) 妇科检查发现下腹部双侧实质性肿块时,首先应考虑卵巢转移性肿瘤,如生长迅速则可能性大。若伴有胃肠道症状者更应考虑本病,进一步作钡餐胃肠造影、胃镜或结肠镜检查以及早发现原发病灶。

(4) 妇科手术发现双侧卵巢实质性肿瘤也需要常规探查胃肠。

(5) 有胃肠道肿瘤手术史的女性,除外科随访外,也应定期作妇科随访。

(6) 有条件者可进行 CT 检查。

总之,内、外、妇科医师均应高度警惕,认识本病,互相配合,不仅可减少漏诊,同时可及时得到正确的治疗,使一些患者免遭外科、妇科两次手术之苦,也可了解卵巢转移性肿瘤较确切的发生率。积极防治女性胃肠道原发肿瘤,对日后减少卵巢转移性肿瘤的发生及延长生存均有益。内、外、妇科医师在防止本病发生中应起到主导作用。

诊断过程中寻找原发癌肿有时并不容易,少数情况下,即使采用胃镜、造影或术中探查等仍无异常发现,未能找到原发癌瘤。但积极寻找原发病对转移病的诊断、治疗方案的制定和预后观察等均有助。

【治疗】 卵巢转移性瘤患者全身情况尚可,能耐受手术者,仍应积极手术。其原因是:①手术后可明确诊断;②因原发或继发术前难以定论,如为原发性不行手术将使患者失去治疗机会;③切除继发转移瘤对减少压迫,抑制腹水产生,减轻症状等也有利;④在探查的基础上明确原发瘤的部位、性质,估计能否切除等对患者不增加很多负担;⑤力争对原发灶同时切除,则对预后更佳;单纯切除转移瘤,预后不佳,极易复发、扩散而致死亡。

妇科手术范围因患者情况而异,一般情况下可作全子宫及双附件切除、大网膜可作部分或横结肠以下切除;如患者身体情况差,或术中发现腹部已广泛转移,可行双侧附件切除术;原发灶也可切除,或已切除但具有盆腔局限转移者,则可作全子宫加双附件切除,同时尽可能切除盆腔转移瘤。

原发癌肿病变范围不大,转移不明显,患者情况好,仍应积极争取同期外科切除,但临床上有许多患者对原发灶的切除已属难以实现。对恶性度较低的结肠癌,应争取和转移瘤一并切除。

妇科手术后,根据原发癌的部位、性质,可选用适当的抗癌药化疗。对胃肠道转移至卵巢的癌肿常用 5-Fu、MMC、DDP 等化疗。放射治疗一般效果不显著。

【预后】 卵巢转移性肿瘤的预后甚差,平均术后生存时间为 3~10 个月,北京协和医院报道 90.9% 于术后 1 年内死亡,77% 在半年内死亡,生存 2 年者不到 10%。浙江医科大学附属妇产科医院报道平均生存 13.3 个月。在卵巢转移瘤切除前已行原发肿瘤切除者平均生存 18.7 个月,仅作卵巢转移灶切除者,平均生存 6.8 个月,两组 $P<0.01$,说明仅作卵巢转移瘤切除者因原发病灶未去除,肿瘤与机体比势未能根本改变,肿瘤细胞过多,大量抗原及免疫抑制因子不断释放,全身免疫力低下,即使术后加用化疗也难以得到理想的效果。

陈鸿生报道卵巢转移性瘤以单一和多重变异分析不同临床及病理变数,探讨预后因子的重要性,结果显示:双侧病灶,临床表现为腹部肿瘤,原发肿瘤的组织分化程度,诊断转移性卵巢瘤的时机,腹水,转移性卵巢癌的组织学形态,在单一变异的分析中属有意义的预后因子。然而在多重变异分析中,腹部肿瘤的临床表现为唯一有意义的预后因子。不同原发性肿瘤转移至卵巢其平均存活时间不同,原发于胃部者仅 4 个月,大肠、直肠者为 12 个月,生殖道者为 10 个月,其他部位者 11 个月,有统计学意义。

二、乳腺癌转移卵巢

乳腺癌也常可向卵巢转移，文献报道约 1/5 的乳癌患者有卵巢转移性癌。乳腺癌的癌细胞通过胸大肌深筋膜的淋巴管下行，经肋间、腹壁淋巴管到达胃分区，再沿上消化道转移至卵巢。也可直接侵犯胸膜及横膈再经腹膜种植到卵巢。

乳腺癌转移到卵巢多为实性、结节状，罕见表面种植，多数卵巢比正常增大 1/4 ~ 1/5 倍，双侧卵巢累及达66% ~ 100%。显微镜下罕见分泌黏液的印戒细胞癌。常是单行细胞索排列，具有乳腺浸润性小叶的特征。少数病例有典型的髓样癌结构。卵巢间质的反应可以多种多样，其中可出现酶活性的黄素化间质细胞增生。绝大多数病例见到淋巴管内癌栓。

乳腺癌卵巢转移临床上病程较缓慢，患者多无感觉，详细询问有无乳腺癌的病史有助诊断。患者也可出现类似继发于消化道癌的症状，但腹部包块、卵巢增大不如胃肠道癌转移卵巢明显。对乳腺癌患者如能测定雌激素水平或进行组织雌激素受体检测，对治疗和预后观察有意义。如雌激素水平高者，可考虑作预防性卵巢切除。年轻的乳腺癌患者易发生卵巢转移，因为雌激素受体阳性的肿瘤细胞可能与卵巢雌激素富有的特殊环境有某种内在联系。

乳腺癌发生卵巢转移一般间隔时间长短不一，但大多间隔时间较长，所以乳腺癌手术患者应定期作盆腔检查。现今采用雌激素测定及 B 型超声对卵巢监测，可不必提倡乳腺癌术后作常规的卵巢预防性切除术。乳腺癌有指征者术后化疗或用他莫昔芬治疗也有一定效果。

三、女性生殖道癌转移卵巢

女性生殖道癌瘤都可能转移至卵巢，其中子宫内膜癌、子宫颈癌、输卵管癌均可转移至卵巢，尤以子宫内膜癌转移至卵巢为多见。

子宫内膜癌转移至卵巢的发生率报道为 4% ~ 10% 左右，即使是 I 期子宫内膜癌，卵巢中也可有隐匿性转移，故 I 期子宫内膜癌也主张作全子宫和双侧附件切除。

子宫内膜癌转移至卵巢的途径主要为直接经由输卵管管腔到达卵巢。在临床和病理上对卵巢的转移性子宫内膜癌与原发性卵巢子宫内膜样癌的区别可参考下列指标：如果子宫内膜肿瘤<2cm，限于内膜层或仅轻微侵犯肌层，没有血管浸润或蔓延性扩散，则可诊断子宫及卵巢两部位的肿瘤均为原发癌。当子宫内膜肿瘤大于 2cm，分化差，明显浸润肌层及输卵管时，则可判断卵巢的肿瘤继发于子宫内膜癌。子宫内膜腺癌转移至卵巢者，可在大体及镜下见到卵巢表现为分离、多结节的结构。此外，子宫内膜有非典型增生背景，提示原发性子宫内膜腺癌。

子宫颈癌卵巢转移的发生率仅次于子宫内膜癌，大多数子宫颈癌转移卵巢的患者均因宫颈癌盆腔复发而就诊。宫颈癌卵巢转移必须注意区别相互独立的宫颈内膜腺癌与卵巢黏液性囊腺瘤。

原发性输卵管癌是女性生殖道肿瘤中较少的一类，诊断标准：具有从良性到恶性移行过程的输卵管黏膜上皮，并累及到子宫内膜及卵巢。输卵管癌可直接蔓延或经淋巴管转移到卵巢，其转移率高达 50%，甚至更高。转移性卵巢癌可将卵巢结构完全破坏，以至很难确定输卵管及卵巢何为原发，何为受累，故诊断时应予鉴别。若输卵管癌与卵巢均有病变存在，而两者大小相似，可考虑卵巢为原发灶。输卵管癌与卵巢癌同时存在，若组织中见有砂粒体，则应考虑为卵巢浆液性囊腺癌，此可作为特征性的鉴别依据之一。外阴及阴道癌转移到卵巢者极为少见。

女性生殖道癌转移至卵巢的治疗原则是积极治疗原发癌，转移癌则根据患者情况、病灶范围等选用手术、化疗、放疗等治疗。

四、其他卵巢转移性癌

（一）胰腺癌转移至卵巢

十分罕见，胰腺癌转移卵巢时，常已转移至肝、肠系膜、网膜及腹膜等处，转移病灶往往类似胰腺导管癌或黏液性腺癌。病理所见胰腺癌转移至卵巢者似卵巢原发性黏液性乳头状囊腺癌。

（二）泌尿道癌转移至卵巢

泌尿道与卵巢邻近，以膀胱印戒细胞癌转移至卵巢多见。

泌尿道肿瘤转移卵巢时，尿路上皮肿瘤向深部浸润，转移至卵巢时，一般其他部位已受累。卵巢常是双侧受累，肿瘤向卵巢表面种植，亦常侵犯尿路及（或）卵巢淋巴及（或）血管。

也应与原发性卵巢移行细胞癌区别，一般尿路上皮肿瘤与卵巢肿瘤两者应相隔 3 年或更长，两者组织形态不相似，缺乏尿路上皮肿瘤或仅有浅表侵犯。若同时对侧卵巢出现勃伦纳肿瘤时则归入卵巢原发肿瘤。

（三）恶性淋巴瘤转移至卵巢和白血病浸润卵巢

恶性淋巴瘤转移卵巢及白血病浸润卵巢，均是属全身性疾病在局部的表现之一，在女性患者中卵巢是常易累及的器官之一。若有卵巢累及，此类疾病已属晚期，除有恶病质外，常有全身淋巴结及肝脾大，伴有腹痛、腹胀、月经不调或绝经后出血等，也可有胸腔积液、腹水体征等。也有少数无症状经尸检发现。

恶性淋巴瘤和白血病转移卵巢及浸润卵巢时，前者以淋巴细胞、中小淋巴细胞和小核淋巴细胞转移为主，而白血病以髓性白血病浸润为主。卵巢以双侧性受累为主。

（四）恶性黑色素瘤转移卵巢

本病十分罕见，且原发肿瘤很难发现，须与原发性卵巢恶性黑色素瘤鉴别。它系由卵巢畸胎瘤恶变而来，且多为单侧性。若病史有卵巢外黑色素瘤存在，则卵巢有黑色素瘤常考虑为转移。疑为黑色素瘤，可用免疫组化法测定单克隆 S-100 蛋白。电镜下可找到黑色素小体或黑色素前体。

（五）其他肿瘤转移卵巢

如胰腺癌、胆囊癌、肝外胆管癌、肾癌、类癌、肺癌、甲状腺癌、颌骨鳞状细胞癌等转移至卵巢。

（石一复）

参 考 文 献

1. 石一复.葡萄胎,绒毛膜癌及相关疾病.北京:人民军医出版社,2006:170
2. 石一复.我国10288例卵巢恶性肿瘤的分类及组织学类型.中华妇产科杂志,2002,37(2):97-100
3. 张建民.卵巢转移性肿瘤//陈乐真.妇产科诊断病理学.北京:人民军医出版社,2002:347

第九节 卵巢非特异性组织肿瘤

本节所要讨论的是一组并非特异地发生于卵巢的肿瘤。这些肿瘤更常见于身体的其他部位,而在卵巢却较为罕见。但正因为如此,这些肿瘤对临床和病理医师来说,在诊断和治疗上均存在一些问题,且其组织学发生及生物学行为均有些尚不十分清楚。这些肿瘤有时易与原发于卵巢且含有间叶组织的肿瘤,及其他部位转移或播散至卵巢的肿瘤相混淆。因此,在诊断时需要仔细地加以鉴别。例如:非卵巢特异性间叶肿瘤应与含有大量成熟或未成熟间叶成分的卵巢畸胎瘤,及由不同恶性结缔组织成分构成的混合性米勒管肿瘤鉴别。同样,卵巢原发性恶性淋巴瘤应与恶性淋巴瘤和白血病播散至卵巢鉴别。后者在临床上更为常见,且很少影响到卵巢。但在许多病例有时很难做到截然分开。值得注意的是,我们在此讨论的肿瘤均由单一的一种间叶成分构成,或为良性,或为恶性,而不像畸胎瘤或混合性米勒管肿瘤通常含有多种成分。本节将以肿瘤的组织来源分类,并逐一进行讨论。

一、纤维组织来源的肿瘤

(一)纤维瘤

卵巢纤维瘤(fibroma of the ovary)是最常见的卵巢结缔组织肿瘤,约占卵巢肿瘤的3%~5%。如果将纤维泡膜细胞瘤包括进来的话,这一比例将会更高,故也有高达10%的报道。国内范娜娣等统计4452例卵巢肿瘤中有纤维瘤115例,占2.58%。郎景和总结北京协和医院28年间共收治卵巢纤维瘤88例(其中有泡膜细胞瘤5例),占同期所有卵巢肿瘤的4.8%。

【组织来源】 卵巢纤维瘤的组织发生尚有争议。最可能的来源为卵巢间质有成纤维细胞分化倾向的间叶组织细胞。有人提出纤维瘤来源于纤维泡膜细胞瘤或勃伦纳瘤;也有人认为纤维瘤来源于卵巢内的结缔组织,原始部位为卵巢间质或血管和淋巴管的壁。尽管鉴别纤维瘤与纤维卵泡膜细胞瘤较困难,甚至不可能,但应尽最大努力去鉴别。

【病理】 卵巢纤维瘤小的可为直径1~2cm,大的可重达13kg。常为圆形或卵圆形,实性,灰白色,较硬且硬度均匀一致。有时表面可有圆形凸起或呈分叶状,但大部表面是光滑的。切面均匀一致,呈白色或灰白色,伴有漩涡状结构。大肿物内可见局灶性出血或坏死,有时可见囊腔形成。

镜下肿瘤由短梭形细胞组成,核呈卵圆形。无或很少见核分裂象。细胞呈束状,并常交叉排列。常存在玻璃样及黏液样变性,也可见钙化、水肿、出血及坏死。除坏死区域外,常无脂肪组织。

【临床表现】 卵巢纤维瘤多为单侧,Sivamesaratnam等报道23例,均为单侧,其中17例发生于左侧卵巢(70%),6例发生于右侧卵巢。文献报道3%~10%为双侧性,10%为多发性。本瘤见于所有年龄段的妇女,但以绝经期或绝经后期的妇女多见。高发年龄为50~60岁,小于30岁者不到1/10。儿童罕见,已报道的不足10例。

由于肿瘤多数较小(<4cm),故临床上常无症状。当肿瘤较大时,可出现腹部增大、泌尿系症状和腹痛。发生扭转时可出现急腹痛,约占5%。腹水较常见,肿物直径>5cm者50%可见胸、腹水(Meig综合征)。但典型的麦格综合征仅见于1%~3%的病例。肿物切除后胸、腹水可消失。偶见与内分泌功能异常相关的症状,如月经紊乱、绝经后阴道出血、不孕症等。在Mancuso报道的17例中,出现下腹痛的占47.18%,出现月经周期改变和不规则子宫出血的各占17.6%,5.9%患不孕症。Michael曾报道1例合并低血糖,肿瘤切除后好转。患遗传性基底细胞痣(格林综合征,Gorlin syndrome)的妇女,合并卵巢纤维瘤的较多。这些妇女的纤维瘤常为双侧,也可以恶变或复发。陈忠年等认为,卵巢纤维瘤的恶变率约为1%~3%。

【诊断和鉴别诊断】 卵巢纤维瘤的术前诊断并不困难。老年妇女,盆腔实性包块,光滑活动,质地坚硬,应考虑到卵巢纤维瘤的可能。但应注意与卵泡膜细胞瘤、腺纤维瘤、囊腺纤维瘤及纤维上皮瘤等鉴别。缺乏脂肪组织可用于鉴别纤维瘤和卵泡膜细胞瘤,但不能用于区分纤维瘤和卵泡膜纤维细胞瘤,这两类肿瘤常无法很满意地区分开来。卵巢严重水肿和纤维瘤样病(也常出现严重水肿,并累及整个卵巢)可与水肿的纤维瘤混淆,应予以鉴别。合并胸、腹水的患者应注意与卵巢恶性肿瘤鉴别,以免误诊。Perry等报道1例68岁乳腺癌患者发生乳腺癌卵巢纤维瘤内转移,这种肿瘤-肿瘤的转移实属罕见。

【治疗及预后】 卵巢纤维瘤是良性肿瘤,治疗为手术切除。由于本病可见于任何年龄妇女,手术范围应根据患者年龄、全身状况及生育情况而定。一般切除受累卵巢或患侧附件即可;对有生育要求的年轻妇女亦可行肿瘤剥除术;绝经后妇女可同时行全子宫、双附件切除术。手术可解除全部症状。在极偶然的情况下,卵巢纤维瘤可有腹膜种植,但不应视为恶性的证据,预后与其他纤维瘤一样均极好。

(二)多细胞性纤维瘤

卵巢多细胞性或富于细胞性纤维瘤(cellular fibroma of the ovary)作为纤维瘤的一种类型,首先由Prat和Scully描述。其诊断标准为细胞丰富,胞核呈轻至中度异形性,核分裂象<4/10HPF。总结Prat和Scully报道的11例与6例卵巢纤维肉瘤,二者的主要区别见表6-19-16。

主要临床表现为盆腔肿物和(或)腹痛。肿瘤多无包膜粘连和破裂,很少复发和转移,多呈良性病程,预后远较卵巢纤维肉瘤为好。治疗以手术为主,对年轻、需要生育者可保留生育功能。但亦有晚期复发倾向及因本瘤死亡者，故本瘤应按临界恶性处理。如术中发现包膜破裂或粘连，应适当扩大手术范围，术后辅以化、放疗。

表 6-19-16 卵巢多细胞性纤维瘤与卵巢纤维肉瘤的比较

	多细胞性纤维瘤 （$n=11$） 分裂象<4/10HPF	纤维肉瘤 （$n=6$） 分裂象>4/10HPF
年龄	14～82 岁 （平均 49 岁）	42～73 岁 （平均 58 岁）
术前症状持续时间	3 天～6 年	2 周～1 年
肿瘤大小	4.5～21.5cm （平均 12cm）	9～35cm （平均 17.5cm）
包膜完整	7 例	1 例
包膜破裂	3 例	1 例
粘连	1 例	4 例
分期 Ⅰ	10 例	3 例
Ⅱ	1 例	2 例
Ⅲ	－	1 例
术后复发	2 例*	6 例
术后复发时间	1 年、7 年	1～44 个月 （平均 12 个月）
因本病死亡	1 例	4 例
存活时间	33～156 个月 （64 个月）**	2～48 个月 （18 个月）***

注：*，1 例因肺炎死亡，尸解时发现肿瘤复发；
　　**，9/11 例文章发表时仍无瘤存活；
　　***，1 例于 13 个月时已发生远处转移，以后失访；1 例有盆腔复发，13 个月时死于心搏骤停，均未计算在内

（三）纤维肉瘤

原发性卵巢纤维肉瘤（fibrosarcoma of the ovary）并不常见。Dockerty 和 Masson 曾报道 283 例卵巢纤维组织来源肿瘤，仅有 4 例为原发性纤维肉瘤。虽然一部分卵巢纤维肉瘤可能被诊为恶性泡膜细胞瘤或梭形细胞肉瘤，而且纤维肉瘤比其他单一成分卵巢原发肉瘤的发生率要高，但总的来说本瘤不常见。

【组织来源】　可能来源于卵巢间质或由纤维瘤恶变而来。

【病理】　卵巢纤维肉瘤与卵巢纤维瘤外观相似，但肿瘤通常较大，文献报道 9～35cm 不等，且更多见出血和坏死。

镜下：卵巢纤维肉瘤与其他部位发生的纤维肉瘤的典型镜下特点一样，通常表现为明显的细胞多形性和有丝分裂活跃。恶性程度与分裂象成正比。

【临床表现】　常见于绝经期和绝经以后的妇女。

Abell 和 Holtz 曾报道 1 例发生于儿童。Ito 等报道 1 例 17 岁少女患本病。Kraemer 等报道 1 例伴有痣样基底细胞癌综合征。患者常因腹痛和（或）盆腔肿物而就诊。

【鉴别诊断】　卵巢纤维肉瘤应与多细胞性纤维瘤鉴别。尽管分化较好的纤维肉瘤与之鉴别困难，但核分裂象是较好的鉴别指标。通常纤维肉瘤核的分裂象>4/10HPF。

【治疗及预后】　可行全子宫及双附件切除术，必要时行较彻底的盆腔淋巴结清扫术。预后一般很差，肿瘤可较早地经血循环转移至肺。偶尔病程可较长，有存活长达 9 年的报道。

（四）黏液瘤

卵巢原发性黏液瘤（myxoma of the ovary）极为罕见。文献仅见 9 例报道。Eichhorn and Scully 总结文献（$n=3$）及报道（$n=5$）了 8 例，并对本病的临床、病理和免疫组化特点进行了较为详细的研究。

【组织来源】　绝大多数黏液瘤原发于结缔组织内，但组织来源尚有争议。卵巢黏液瘤的组织来源尚不清楚。Costa 等比较了卵巢黏液瘤与卵巢卵泡膜细胞瘤和纤维瘤的组织学及免疫化学特征，提出黏液瘤可能是卵泡膜-纤维细胞瘤的某一特殊分化阶段。

【病理】　肿物最大直径 5～22cm，有包膜，灰白色，质软。切面为囊实性，实性部分为黏液样物，而囊腔内则含有黏稠透明的胶冻样物质。

镜下：典型的黏液瘤由疏松的黏液瘤样基质构成，其内散在星状或梭状细胞，其中有些细胞含有浓染的核。无明显的细胞异形性，无分裂象。肿瘤内血管情况各异。可无血管形成，亦可含有少量毛细血管而无丛状血管，也可表现为肿瘤内毛细血管十分突出。黏液瘤基质 Alcian 蓝染色阳性。脂肪染色阴性，某些区域存在纤维化。无其他结缔组织，而且整个肿物外观的均匀一致。免疫组织化学染色波蛋白（vimentin）阳性，肌动蛋白（actin）常为局灶性阳性染色，但结蛋白（desmin）、角蛋白（cytokeratins）、血管标记物、S-100、神经微丝（neurofilaments）等均阴性。

【临床表现】　患者年龄为 14～15 岁不等，无特殊症状，多在体检时发现盆腔包块。可伴有腹痛。多为单侧附件肿物，而对侧附件正常。

【鉴别诊断】　卵巢黏液瘤应与下列疾病鉴别：

1. 纤维瘤伴黏液变性　该病某些区域内含有正常纤维组织。

2. 卵巢重度水肿　患者常较年轻，病变部位可见各级卵泡，而卵巢黏液瘤看不到。

3. 黏液瘤样脂肪肉瘤（myxomatous liposarcoma）　该瘤含有脂肪，血管形成更多见，至少在某些区域含有脂肪母细胞。

4. 黏液性囊腺瘤和黏液性囊腺癌　包括原发和转移的。这些肿瘤含有上皮细胞，可以显示有腺体分化。无星状和梭状细胞。

5. 胚胎型横纹肌肉瘤（embryonal rhabdomyosarcoma）　该瘤外观不均一，细胞较大，细胞异形性明显，含横纹肌母细胞。此外，胚胎型横纹肌肉瘤的肌纤维免疫组织化学染色，肌动蛋白和结蛋白阳性。超微结构中可见 Z 带形成。

【治疗及预后】　尽管黏液瘤是一种良性肿瘤,但由于其黏稠的性质,要完全切除是困难的,故复发并不少见,如能做到完整切除患侧附件,则可避免复发。但预后良好,文献报道的9例多行单侧附件切除术,有追踪资料的患者全部存活1～13年。

二、肌肉来源的肿瘤

（一）平滑肌瘤

原发性卵巢平滑肌瘤(leiomyoma of the ovary)少见,已报道的约50例。但似乎许多病例并未报道,特别是当肿瘤较小且被偶然发现时。因此,可能实际的发生率要高得多。

【组织来源】　可能来源于卵巢皮层或黄体间质的血管平滑肌,或卵巢韧带内与卵巢相接的血管壁平滑肌。但上述来源的价值尚不肯定。

【病理】　常为单侧,仅见 Kandalaft 曾报道1例21岁妇女患双侧巨大卵巢平滑肌瘤。肿物为实性、质硬、圆形或卵圆形,表面光滑。切面可见白色或灰白色实性漩涡状结构,有时可见出血、变性及坏死。由于坏死,可形成囊腔,也可出现钙化。

镜下:肿瘤具有典型平滑肌瘤的外观,与子宫平滑肌瘤相同。肿瘤由不均一的梭状或长条状平滑肌瘤细胞组成,内含长形、两端较钝的核,又称雪茄状核(cigar-shaped nuclei)。核可呈栅栏状排列,且有时较突出。无核分裂象或极少。细胞和核的异型性不具特征性。肿瘤细胞成束,中间穿插纤维组织间隔,可以很宽,并呈明显玻璃样变。其他在子宫平滑肌瘤中见到的变性亦可存在。特殊染色和免疫组化染色可确定肿瘤属平滑肌瘤。Mira 曾报道1例63岁妇女患卵巢巨大脂肪平滑肌瘤,肿瘤几乎占据整个卵巢,脂肪组织取代并分割肿瘤内的平滑肌。无子宫平滑肌瘤。

【临床表现】　常发生于绝经期和绝经后妇女,但有时也发生于年轻妇女。年龄范围20～65岁。临床常无症状,多为意外发现。出现症状时,常与存在于附件的肿物有关,表现为腹部肿大和腹痛。可由于扭转造成急腹痛。孙敏等报道1例68岁卵巢平滑肌瘤患者,因绝经15年后反复少量阴道出血1年而就诊。盆腔检查常可发现卵巢实性肿物。腹水罕见,尚未见胸腔积液的报道。常合并有子宫肌瘤。

【鉴别诊断】　浆膜下子宫肌瘤有时可自行脱落,不再与子宫相连,而与卵巢相连以获得血供,形成所谓寄生性(parasitic)平滑肌瘤。应与原发于卵巢的平滑肌瘤鉴别。某些病例应与卵泡膜细胞瘤鉴别,后者的瘤细胞通常更纤细,细胞排列疏密不均,在发生黄素化时细胞呈圆形或多边形,胞质丰富,可见空泡。本病还应与卵巢纤维瘤鉴别,Van Gieson 染色胶原纤维呈红色,而肌原纤维呈黄色;Masson 染色胶原纤维呈绿色,肌原纤维呈红色。

【治疗和预后】　肿瘤属良性,手术切除即可治愈,可根据年龄选择手术范围。预后良好。曹云桂和王喜华曾报道1例合并妊娠者,妊娠2个月时手术切除患侧附件,随访7个月,顺产1男婴,术后4年母子健康。

（二）平滑肌肉瘤

原发性卵巢平滑肌肉瘤(leiomyosarcoma of the ovary)十分罕见。文献仅见10余例报道。约占所有卵巢恶性肿瘤的0.1%。

【病理】　肿物通常较大,灰黄色、软、肌性,常见出血、坏死。镜下与平滑肌瘤不同,可见核分裂象、细胞和核异型性。分化好的平滑肌肉瘤与多细胞性平滑肌瘤的鉴别,唯一靠核分裂象。现多认为在鉴别良、恶性方面,核分裂象较细胞和核的异型性重要得多。

Nogales 等提出了一种十分罕见的特殊类型,即卵巢黏液样平滑肌肉瘤(myxoid leiomyosarcoma of the ovary)。他们报道的3例肿瘤均较大,呈胶冻样,伴囊性变、坏死和出血。但子宫、韧带及对侧附件均正常。镜下肿瘤显示突出的拉长细胞网状结构,周围有丰富的嗜碱性物质包绕。抗平滑肌肌动蛋白单克隆抗体染色,可证实为平滑肌来源。

【临床表现】　常发生于绝经后妇女,但也可见于年轻女性。症状和体征与腹、盆腔肿物相关。

【鉴别诊断】　原发性卵巢平滑肌肉瘤应与下列疾病鉴别:①含有明显平滑肌肉瘤成分的恶性中胚叶混合瘤;②含有明显平滑肌瘤样组织成分的未成熟畸胎瘤;③子宫或其他部位原发的平滑肌肉瘤转移至卵巢;④原发或转移至卵巢的低分化肉瘤和癌肉瘤;⑤黏液样平滑肌肉瘤还应与其他卵巢黏液样肿瘤鉴别,如卵巢水肿、黏液瘤、内胚窦瘤、癌肉瘤等。

【治疗与预后】　原发性卵巢平滑肌肉瘤主要经血行转移,尽管术后联合化疗可改善预后,但预后通常不佳。张凤珍和顾依群报道1例41岁患者,术后2个月死亡。由于黏液样平滑肌肉瘤的细胞密度较低,核分裂象计数亦较低,故有无包膜破裂及其临床分期似为更好的预后指标。Nogales 的报道,2例Ⅲ期患者分别于诊断后13和24个月死亡;1例32岁的Ⅰ期患者无瘤存活3年。

（三）横纹肌瘤

尚无明确诊断为原发性卵巢横纹肌瘤(rhabdomyoma of the ovary)的报道。

（四）横纹肌肉瘤

原发性卵巢横纹肌肉瘤(rhabdomyosarcoma of the ovary)罕见。文献报道的病例并不都是纯粹的横纹肌肉瘤,其中有些属于恶性中胚叶混合肉瘤,有些属于畸胎瘤伴有显著的横纹肌母细胞成分,迄今明确诊断的仅12例。因此,在作出原发性卵巢横纹肌肉瘤的诊断之前应仔细取材,注意可能存在的其他肿瘤成分。如果存在,应排除纯粹的卵巢横纹肌肉瘤的诊断。

【组织来源】　尚不确定。可能来源于卵巢的结缔组织;可能为单向发展的畸胎瘤;也可能为伴有恶性成分过度生长的成熟性囊性畸胎瘤的恶性转化;或者为单向发展的恶性中胚叶混合瘤。

【病理】　肿瘤单侧,但亦可见肿物转移而累及对侧卵巢,应与双侧受累鉴别。肿瘤通常较大,直径超过10cm,实性、软、鱼肉样,暗粉色至黄褐色,部分区域出血、坏死,也可出血、坏死十分显著。

镜下:肿瘤整个由横纹肌母细胞构成,分为胚胎型、葡萄簇型和多形型。前两型多见于儿童和年轻妇女,而多形型多见于老年妇女。诊断多形型横纹肌肉瘤并不十分困难,因为较易找到呈现出横纹的典型横纹肌母细胞。而胚胎型横纹肌肉瘤的诊断要难得多,因为细胞分化较差,使横纹肌母细胞的鉴别十分困难。此外,有必要认识特征性的腺泡或葡萄簇型,这也并不容易。胚胎型横纹肌肉瘤由处于各种分化阶段的横纹肌母细胞构成,且至少可见部分小圆细胞聚集,胞浆少,形成窄缘,分化差。因此与分化差的小细胞癌、恶性淋巴瘤、神经母细胞瘤和白血病鉴别困难。在小圆细胞中,偶尔可见分化较好的细胞伴有明显的嗜伊红胞浆和偏心核。偶尔还可见大的、较典型的横纹肌母细胞。横纹是否存在不是诊断所必需的,但构成肿瘤的细胞可分化较好,并显示出横纹。已经证实电镜下见到 Z 带或其前体有助于诊断。免疫细胞化学证实,肌红蛋白(myoglobin)和结蛋白(desmin)也有助于诊断。肿瘤常受水肿、出血、坏死的影响,在此情况下诊断更困难。因此,彻底检查和取材对正确诊断极其重要。胚胎型横纹肌肉瘤可能并不像人们所相信的那样少,只不过由于分化差有可能被分入未分化卵巢肿瘤,或被诊为其他肿瘤。因此,当遇到年轻妇女患未分化、小圆细胞卵巢肿瘤时,应考虑是否为胚胎型横纹肌肉瘤。当下这一诊断时,也应除外存在其他肿瘤成分。

【临床表现】 年龄 25~84 岁。由于病例太少,难以说出好发于哪个年龄段。但其他部位横纹肌肉瘤的发生情况可作为参考,多形型常发生于老年患者,而胚胎型和葡萄簇型(腺泡型)多发生于年轻妇女。

出现症状时常由于肿瘤较大而引起,通常生长较快。可发现腹部肿物,常伴有血性腹水。转移常见。

【治疗和预后】 过去认为横纹肌肉瘤的预后差,而且已报道病例中的绝大多数患者在诊断 1 年内死于广泛转移。Talerman 报道 2 例胚胎型横纹肌肉瘤患者,其中 1 人已有转移,经手术、化疗和放疗后生存良好。推荐联合化疗包括放线菌素 D(dactinomycin)、长春新碱(vincristine)和环磷酰胺。此外加用甲氨蝶呤(methotrexate),并用四氢叶酸(folinic acid)解救和阿霉素(doxorubicin),也是有效的。刘国炳等报道 1 例 23 岁患者左卵巢多形型横纹肌肉瘤,术中取活检,冷冻病理检查为良性,仅行左附件切除术,术后予放疗,随访 4 个月仍无瘤存活。

三、血管和淋巴管来源的肿瘤

(一) 血管瘤

血管瘤(hemangioma)偶见原发于卵巢,明确诊断的病例不超过 40 例。尽管有些病例可能未被认识或记录下来,但所有的研究者均认为卵巢血管瘤罕见。这多少有点奇怪,因为卵巢具有丰富和复杂的血供。

【组织来源】 卵巢血管瘤与全身血管瘤的起源均有争议。通常认为是一种错构瘤,或者是一种真性肿物,也许二者都对。

【病理】 肿瘤一般较小,红色或紫红色,圆形或卵圆形结节,直径数毫米至 1.5cm。有时可见较大肿物,最大直径达 11.5cm。切面通常为海绵状,并可见蜂窝结构。虽然卵巢各处均可见,但髓质和卵巢门似为最常见的部位。

镜下:卵巢血管瘤常见海绵状或毛细血管-海绵状。通常由汇集的血管间隙构成,间隙可大、可小,但通常较小,内衬单层内皮细胞,且腔内常有红细胞,偶见血栓。肿瘤内可有少量结缔组织。Yamawaki 等报道一例卵巢血管瘤伴间质黄素化及大量腹水。

【临床表现】 年龄 4 个月~63 岁。发生率无年龄差别。常于手术或尸解时偶然发现。较少数病例肿瘤较大,患者表现为由于卵巢肿物引起的腹部增大,或由于肿物扭转而引起急腹痛。伴间质黄素化时可有腹水。肿物通常为单侧,仅 4 例据报道为双侧。卵巢血管瘤也可伴有全身血管瘤,但其他生殖道器官也有。一例双侧卵巢血管瘤伴广泛盆腔血管瘤病的患者有血小板减少,切除患侧卵巢后血小板计数转为正常。

【鉴别诊断】

1. 血管增生 血管瘤必须与扩张的血管增生鉴别。后者常见于卵巢门区域。尽管非常小的血管瘤可能不易与这种血管增生区分,但血管瘤通常形成结节或小肿块。由血管间隙构成的局限性结节的存在,有助于区别血管瘤和血管增生,后者通常更小、更分散。

2. 淋巴管瘤 血管瘤的间隙内常存在大量红细胞,缺乏透明的嗜伊红均匀物质,是淋巴管瘤与血管瘤的区别。

3. 畸胎瘤 血管瘤必须与含有显著血管成分的畸胎瘤鉴别。仔细取材将有助于查出畸胎瘤成分,并排除血管瘤的诊断。

【治疗】 选择卵巢切除或附件切除,可痊愈。

(二) 血管内皮肉瘤

卵巢血管内皮肉瘤(hemangioendothelial sarcoma of the ovary)又称血管肉瘤(hemangiosarcoma, or angiosarcoma),非常罕见,截至 1996 年文献报道仅有 16 例。

【组织来源】 不确定。可能来源于卵巢内的血管组织,或为单向发展的畸胎瘤。

【病理】 肿瘤通常较大,蓝棕色,有出血,软,糟脆。可局限于卵巢,也可有周围组织浸润。

镜下:由大小和形态各异的血管构成,内衬内皮细胞。细胞通常较大,呈非典型性增生,奇形怪状的核及分裂象。在某些区域,肿瘤含有相当数量的结缔组织散布于血管之间。肿瘤可有局部浸润,转移主要通过血液循环。

【临床表现】 年龄 19~77 岁。有人认为多发生在儿童期和青春期是不正确的。其实,可能仅对那些伴有明显血管成分的未成熟畸胎瘤才如此。肿瘤常为单侧,已报道的有 1 例双侧。双侧者应与转移播散到对侧卵巢相鉴别。症状为下腹肿物,常伴扭转、破裂和出血。Nara 等报道 1 例 33 岁患者持续咳嗽,进而发展为咯血,并伴贫血。5 个月后死于呼吸衰竭。尸解发现并证实为右卵巢血管肉瘤肺转移,而致弥散性肺泡出血。

【鉴别诊断】

1. 应与伴有突出血管成分的未成熟畸胎瘤鉴别,鉴别的要点为后者存在其他细胞成分。

2. 应与偶然可见的淋巴管肉瘤鉴别,该瘤由淋巴管构成,而不是血管。

3. 血管外皮细胞瘤 该瘤由增生的外皮细胞构成,并呈不同的组织学类型,二者可进一步用血管网织纤维染色加以鉴别。

【治疗和预后】 尚无成熟的治疗方案。Cunningham 等曾用异环磷酰胺(ifosfamide)和阿霉素(doxorubicin)治疗 1 例,获短期缓解。本瘤恶性度高,预后差,特别是就诊时已有转移的患者。

(三) 淋巴管瘤

卵巢淋巴管瘤(lymphangioma of the ovary)非常罕见,诊断明确的报道<10 例。其组织来源尚有争议。有人认为是畸形或错构瘤,也有人认为是肿瘤。肿瘤多为单侧、小、表面光滑、灰色。切面黄色、蜂窝状,由无数小囊腔构成,内含清亮黄色液体。镜下卵巢淋巴管瘤由密集的薄壁淋巴管构成,内衬扁平的内皮细胞,含有清亮均一的嗜伊红液体。淋巴管瘤与伴有突出血管成分的畸胎瘤的区别,在于前者缺乏其他细胞成分。淋巴管瘤应与血管瘤鉴别。与血管瘤相比,淋巴管瘤的管腔内不含血细胞。此外,淋巴管瘤还应与腺瘤样瘤鉴别,后者含有薄壁、血管样管腔及实性区域。过碘酸染色(PAS)和 Alcian 蓝染色阳性。

(四) 淋巴管肉瘤

卵巢淋巴管肉瘤(lymphangiosarcoma of the ovary)仅见 Rice 等报道 1 例。肿瘤直径 15cm,患者 31 岁。症状为快速增大的腹部包块。肿瘤由增生的密集淋巴管组成,局部可见细胞和细胞核非典型性,广泛出血、坏死。诊断 1 年后死于广泛转移。

(五) 血管外皮细胞瘤

目前尚无明确诊断的卵巢血管外皮细胞瘤(hemangiopericytoma of the ovary)的报道。

四、骨和软骨来源的肿瘤

(一) 骨瘤

尚无有充分证据的卵巢骨瘤(osteoma of the ovary)。虽然来源于卵巢间质是可能的,但更有可能的是发生于纤维瘤或平滑肌瘤的骨性化生,或可能为组织异位,而不是发生于卵巢结缔组织的肿瘤。肿瘤可大可小,组织学上由致密的骨皮质构成。

(二) 骨肉瘤

Azoury 和 Hines 各报道 1 例纯粹的卵巢骨肉瘤(osteosarcoma of the ovary)。前一患者 41 岁,就诊时已有转移,5 个月后死亡。后一患者在腹部 X 线检查时发现高度钙化的附件肿物,手术证实无转移,术后用顺铂和阿霉素联合化疗 8 个疗程,无复发。组织学上与发生于骨骼的典型骨肉瘤相同,来源未定,有人认为直接来源于卵巢间质。骨肉瘤偶见于卵巢畸胎瘤已有报道,但这种肿瘤不能与纯粹的卵巢骨肉瘤混淆,也不能与含有突出骨肉瘤成分的恶性米勒管混合性肉瘤混淆。

(三) 卵巢骨巨细胞瘤

Lorentzen 报道一例卵巢骨巨细胞瘤(giant cell tumor of the ovary)。组织学上与发生于骨的骨巨细胞瘤无区别。患者 31 岁,偶然发现。镜下肿瘤由小圆形或梭形间质细胞构成,间或可见多核巨细胞,其中许多细胞含有 50～100 个浓染的核,核较小,核分裂象活跃。患者切除附件后无瘤存活 4.5 年。

(四) 软骨瘤

仅有几例卵巢软骨瘤(chondroma of the ovary)的报道,但证据大多均不十分满意。Nogales 报道一例证据较充分,肿物来源于卵巢间质,4cm×3cm×3cm 大小,整个由成熟软骨组成。肿物偶然被发现。有人认为软骨瘤可能来源于卵巢纤维结缔组织化生的过程,但卵巢软骨瘤更可能的来源是呈软骨化生的纤维瘤,或畸胎瘤伴突出的软骨成分。

(五) 软骨肉瘤

Talerman 等报道了 1 例纯粹的卵巢软骨肉瘤(chondrosarcoma of the ovary)。患者 61 岁,发现腹部肿物。显微镜检证实为一纯粹的高分化软骨肉瘤。单侧附件切除后 6 年,仍无瘤存活良好。该瘤组织的来源未定,但患者年龄和组织学表现提示,可能来源于伴有恶变或恶性软骨成分过度生长的畸胎瘤。Climie 曾报道了一例成熟畸胎瘤(皮样囊肿)软骨成分恶变的患者,该患者死于广泛转移。

五、神经来源的肿瘤

来源于神经组织的卵巢肿瘤罕见,症状常与腹内肿物大小有关。肿物实性,一般较小。组织来源未定,但可能与其他卵巢间叶组织肿瘤相似。

(一) 神经纤维瘤

Smith 和 Hegg 各报道 1 例全身性神经纤维瘤病(von Recklinghausen disease),同时合并有卵巢神经纤维瘤(neurofibroma of the ovary)。其中一例系偶然发现。组织学表现与发生于其他部位者相似。

(二) 神经纤维肉瘤

Dover 报道 1 例伴发全身性神经纤维瘤病(von recklinghausen disease)的卵巢神经纤维肉瘤(neurofibrosarcoma of the ovary)。患者 38 岁,偶然发现,且占据整个卵巢。肿物实性,组织学呈典型的神经纤维肉瘤表现,伴有中度细胞和核异型性及分裂象,无转移证据。诊断 1 年后,患者无瘤生存良好。

(三) 神经鞘瘤

文献报道 3 例卵巢神经鞘瘤(neurilemmoma schwannoma of the ovary)。其中 Mishura 报道的病例肿瘤大,实性。切除肿物后,患者健康无瘤存活。组织学上与其他部位发生的神经鞘瘤相同。

(四) 恶性神经鞘瘤

仅见 Stone 等报道 1 例卵巢恶性神经鞘瘤(malignant neurilemmoma of the ovary)。患者 71 岁,未产妇,因下腹增大和疼痛收住院。无全身神经纤维瘤病的病灶。肿物 15cm,硬,伴出血,发生于左卵巢,腹腔内有许多瘤结节。施行大块肿瘤切除术,切除卵巢肿瘤和大网膜。组织学和电镜检查证实为恶性神经鞘瘤。术后用阿霉素和环磷酰胺联合化疗,但肿瘤进展。术后 5 个月死于腹腔内广泛转移。

(五) 神经节细胞瘤

Schmeisser 报道了 1 例卵巢神经节细胞瘤(ganglioneuroma of the ovary)。患者 4 岁,症状为腹部增大。肿瘤实性,重 200g,几乎占据整个卵巢。组织学上,肿瘤由高分化的神经节细胞构成。肿物切除后有复发。真性神经节细胞瘤应与神经节细胞成分突出的畸胎瘤鉴别,也应与偶见于卵巢门部位的神经节细胞增生鉴别。后者不属于肿瘤,可能是一种错构瘤。

(六) 嗜铬细胞瘤

Fawcett 报道了 1 例卵巢嗜铬细胞瘤(pheochromocytoma of the ovary)。患者 15 岁,伴高血压、惊厥。左侧腹部巨大包块,肿物扭转,重 970g,实性。显微镜检示典型嗜铬细胞瘤的表现。自肿瘤内提取出肾上腺素和去甲肾上腺素。肿瘤切除后症状消失,术后无瘤存活 15 个月。

(七) 原发性神经外胚层肿瘤

原发性卵巢神经外胚层肿瘤(primitive neuroectodermal tumors of the ovary)见第五节卵巢生殖细胞肿瘤有关部分。

六、脂肪组织来源的肿瘤

明确诊断的卵巢脂肪组织来源的肿瘤(adipose tissue tumor of the ovary)尚未见报道。已有一些关于脂肪组织构成的良、恶性肿瘤位于卵巢的报道,但均无充足的证据。卵巢组织内偶见脂肪细胞聚集形成无包膜的脂肪组织岛,可能与卵巢结缔组织化生有关。Hart 认为这些脂肪组织的聚集属脂肪组织异常分化(prosoplasia)。Fox 认为,在卵巢内见到的良性脂肪组织可能是伴有显著脂肪成分的畸胎瘤的一部分,而恶性脂肪组织则可能为伴有突出脂肪肉瘤成分的恶性米勒管混合瘤的一部分,或由其他部位发生的脂肪肉瘤转移而来。

七、间皮来源的肿瘤

(一) 腺瘤样瘤

腺瘤样瘤(adenomatoid tumor)在女性最常发生于输卵管和阔韧带,偶见于子宫,靠近子宫浆膜面。发生于卵巢的腺瘤样瘤罕见。

【组织来源】　组织来源长期以来一直有争议,但自 Ferenczy 和 Taxy 先后发表了他们的研究结果后,现倾向来源于间皮。形态学、组织学及超微结构观察均支持这种观点。腺瘤样瘤属良性肿瘤,故可考虑为良性间皮瘤。

【病理】　肿物呈圆形或卵圆形,直径 0.5~1.5cm。通常见于卵巢门。组织学上与发生于其他部位的腺瘤样瘤相似。由裂隙和内衬立方、低柱状或扁平上皮样细胞的管腔构成,或由以上所述相同的细胞构成实性聚集区,周围围绕着结缔组织,可表现为疏松、水肿、致密等不同状态,也可有玻璃样变。上皮细胞可有明显的空泡形成,Alcian 蓝染色阳性,阳性染色可被透明质酸酶消化。同样的染色也存在于裂隙和管腔。偶尔细胞可呈 PAS 弱阳性。超微结构观察支持这种肿瘤来源于间皮,可见丰富的微绒毛、胞浆微丝束、紧密连接复合体及细胞间隙。

【诊断与治疗】　文献报道了约 10 例,绝大多数为 30~40 岁妇女,且多为无意中发现。肿瘤为良性,手术切除可治愈。

(二) 腹膜间皮瘤

腹膜间皮瘤(peritoneal mesothelioma)偶尔可累及卵巢表面。当影响到卵巢时,有可能与原发于卵巢的肿瘤或卵巢良性情况混淆。组织类型、超微结构、免疫组化观察、生物学行为和肿物分布,有助于作出正确诊断。绝大多数恶性腹膜间皮瘤患者为中年或老年妇女,男性更多见,儿童罕见。

八、卵巢其他间叶组织来源的肿瘤

卵巢其他间叶组织肿瘤(other mesenchymal tumors of the ovary)包括卵巢硬化性间质瘤(sclerosing stromal tumor of the ovary)、性索-间质肿瘤、类固醇细胞瘤和其他伴有内分泌、旁分泌表现的卵巢肿瘤等。

九、未分化肉瘤

某些卵巢肿瘤分化差,尽管可作出肉瘤的诊断,但除肿瘤显示间叶组织来源外,尚无法进一步鉴别来源,称为卵巢未分化肉瘤(undifferentiated sarcoma of the ovary)。在这种情况下,仔细和彻底的组织学检查将有助于鉴别诊断,且有可能发现分化好的区域,作出更准确的诊断。

十、造血细胞来源的肿瘤

(一) 恶性淋巴瘤

恶性淋巴瘤(malignant lymphoma)影响卵巢可分为两种情况:卵巢原发性恶性淋巴瘤(primary malignant lymphoma of the ovary)和播散性恶性淋巴瘤影响卵巢。

卵巢原发性恶性淋巴瘤罕见,可进一步分为两类:①全身恶性淋巴瘤的表现;②局部的结外恶性淋巴瘤。转移性远多于原发性。前者又分为两种:①卵巢肿瘤可以是首发部位,也可以是全身性疾病的突出表现;②在全身性恶性淋巴瘤转移过程中发生卵巢受累,仅在手术或尸解后发现。

Burkitts 淋巴瘤是恶性淋巴瘤的一种特殊类型,常常影响卵巢,仅次于颌骨,卵巢是第二好发部位。卵巢可以为原发部位,也可为转移性。Burkitt 淋巴瘤的表现也可符合任何一种上述类型,包括转移性和原发性。原发性恶性淋巴瘤局限于卵巢和于上述或尸解组织学检查时发现的转移性患者,均少见。因此,Burkitt 淋巴瘤是最常见的累及卵巢并出现临床表现的恶性淋巴瘤,这也是本病重要的特点之一。

其他影响临床的血细胞来源肿瘤,如白血病、骨髓瘤或浆细胞瘤,也可按与恶性淋巴瘤相似的形式分类。值得注意的是,这类肿瘤原发于卵巢者极罕见,甚至还不如恶性淋巴瘤多见,而恶性淋巴瘤本身也很少见。

1. 卵巢原发性结外恶性淋巴瘤　在作出原发性结外恶性淋巴瘤(primary extranodal malignant lymphoma)的诊断之前,必须仔细除外淋巴结、血液和骨髓有淋巴瘤存在。而且受累器官必须是首先发现,这一点极其重要。因为现已明确,原发性结外恶性淋巴瘤较影响淋巴结的恶性淋巴瘤的恶性度低。尽管原发性结外恶性淋巴瘤少见,且卵巢是罕见部位,但迄今为止文献报道明确诊断的病例已超过70例。其中 Osborne、Fox 和 Monterosso 的文章均为 30~40 例大宗报道。

(1) 病理:肿物常为双侧,大小为 3.5~27cm,质较软,白或灰白色。外观呈分叶状或结节状,切面实性,白色至暗粉色,伴出血和坏死。

镜下:卵巢组织几乎完全被弥散增生的恶性淋巴细胞取代,形成弥散型;偶尔也可见小结型(滤泡型),后者可以单独存在,亦可与弥散型同时存在。有时可见正常的卵巢结构,如黄体和白体,并被肿瘤细胞包绕或浸润。急性炎性细胞、浆细胞和正常淋巴细胞可与肿瘤细胞混合存在,从而使诊断困难。恶性淋巴瘤一般分化较差,难以分类。通常为淋巴母细胞型中的大裂缝或无裂缝型,或为组织细胞型。应用近代命名法,绝大多数可分类为弥散大细胞型或弥散大小细胞混合型,大多数为 B 细胞来源。

(2)临床表现:卵巢原发性恶性淋巴瘤的发生年龄范围较广,但倾向更常发生于绝经前。最常见的症状是腹部增大或腹痛,常被偶然发现。妇科检查可发现卵巢增大,且常常为双侧。

(3)诊断:诊断卵巢原发性恶性淋巴瘤的标准:①淋巴结、血液和骨髓未发现淋巴瘤;②诊断时肿瘤必须局限于卵巢。除卵巢受累外,如果仅有卵巢初级引流区淋巴结受影响,或如果存在卵巢周围组织局部播散,亦可诊断。

(4)鉴别诊断:卵巢恶性淋巴瘤必须与其他弥散或结节状增生的均一小圆细胞构成的肿瘤鉴别。恶性淋巴瘤特别是淋巴母细胞型或分化差的淋巴细胞型(小细胞和大裂细胞),应与分化差的转移癌鉴别。最常见为乳腺来源的转移癌,癌细胞常有不均一的倾向,通常核分裂象,相对并不显著,常有纤维形成反应,可见腺泡形成。恶性淋巴瘤也应与原发或转移的小细胞癌鉴别。

白细胞共同抗原(leukocyte common antigen,LCA)免疫组化染色阳性,可区别恶性淋巴瘤和非淋巴网状内皮细胞构成的肿瘤,且是最有价值的鉴别诊断指标。对 LCA 阳性者可用各种轻、重链抗体和 B 及 T 细胞标记物抗体,进一步免疫组化分类。如可得到冷冻组织,也可进行分子生物学研究包括基因重组。

组织化学证实黏液和角蛋白免疫组化染色阳性是癌的特征,此点有助于区别癌与恶性淋巴瘤。偶然的情况下,分化好的横纹肌母细胞和玫瑰花环形成,分别有助于将恶性淋巴瘤与胚胎型横纹肌肉瘤及转移性神经母细胞瘤区别开来。

恶性淋巴瘤也必须与白血病卵巢受累鉴别。在这种情况下,血液和骨髓检测明显地有助于诊断。当使用萘酚-AS-D 氯乙酸酯酶染色(naphthol-AS-D-chloroacetate esterase,Leders stain)时,肿瘤细胞胞浆内存在红色颗粒状染色,可用于区别恶性淋巴瘤细和骨髓系统细胞。前者染色阴性,后者阳性。

恶性淋巴瘤还必须与呈弥散型的颗粒细胞瘤鉴别。后者在肿瘤内,至少某些部分明显可见其他类型的细胞。颗粒细胞瘤的核分裂象较少,而且细胞和核的外观不同。组织细胞型恶性淋巴瘤有时含有正常淋巴细胞,必须与无性细胞瘤鉴别。无性细胞瘤在大小和外观上较一致,胞浆较丰富,且倾向于透明或浅淡的颗粒。胞浆典型地含有丰富糖原,PAS 染色阳性,且可被淀粉消化酶消化去除。无性细胞瘤的细胞核不像恶性淋巴瘤的细胞核,一般较一致,在形状和大小上无明显区别。

(5)治疗与预后:卵巢原发性恶性淋巴瘤的病程变

化较大。绝大多数在手术切除后几个月内可发展为全身性疾病,而有些患者无全身性疾病达数年。偶见患者疾病并不进一步发展,也有些仅有卵巢淋巴引流区的淋巴结增大,如主动脉旁和髂血管区淋巴结。目前尚无法确定哪些患者将发展为全身性疾病,而哪些不进一步发展。因此,所有的患者均应进行适当的分期和给以充分的治疗。一般应先行肿瘤细胞减灭术,使残余肿瘤减少到最低限度;术后联合化疗,必要时加用局部淋巴结放疗。少数病例在初次治疗后可无瘤健康存活 2～5 年。国内蒋泳曾报道 5 例卵巢非霍奇金淋巴瘤,均于术后加用化疗,其中 2 例还进行了放疗。1 例术后 15 个月死亡,4 例存活,其中 2 例已超过 3 年。

2. 局限于卵巢的霍奇金病　Bare 和 Long 各报道 1 例局限于卵巢的霍奇金病(Hodgkins disease localized to the ovary)。2 例均为单侧。镜下卵巢被恶性细胞浸润,其中含有淋巴细胞、嗜酸性细胞、浆细胞、非典型组织细胞和典型的 Sternberg-Reed 细胞。明显有纤维化和坏死。2 例于确诊后分别无瘤健康存活 2 年和 6 年。尽管仅凭 2 例难以得出结论,但似乎局限于卵巢的霍奇金病的预后较卵巢原发的非霍奇金淋巴瘤要好。

3. 播散性恶性淋巴瘤影响卵巢　播散性恶性淋巴瘤影响卵巢(disseminated malignant lymphoma affecting the ovary)如前所述分为 2 种:①卵巢肿瘤为首发,或者为疾病的突出表现;②卵巢受累发生于疾病过程中,且在手术或尸解时发现,包括肉眼和镜下所见。尽管第一种播散性恶性淋巴瘤比卵巢原发性恶性淋巴瘤更常见,但仍属少见,目前已报道了约 100 例。第二种类型常见,且越来越多,因为现代治疗已使恶性淋巴瘤患者的生存期延长。

(1)病理:肉眼和镜下同卵巢原发性恶性淋巴瘤。恶性淋巴瘤常为分化差的 B 细胞型,既可以是淋巴母细胞瘤、分化差的淋巴细胞瘤,也可以是网状细胞肉瘤。分型上或者为大裂、小裂或无裂型,或者为弥散性大细胞、弥散性大小细胞混合型。

值得注意的是,目前播散性恶性淋巴瘤尸解时发现 50% 以上有卵巢受累,但在播散性霍奇金病罕见。原因是由于治疗方面的进展,恶性淋巴瘤患者的生存期延长,但是一旦治疗失败,播散的范围将更广。而过去由于患者较早死亡,故常常仅累及淋巴网状系统,很少出现卵巢受累。卵巢多为双侧受累,可为正常大小或仅稍增大。镜下常可见恶性淋巴细胞广泛浸润,但有时也较轻。

(2)临床表现:恶性淋巴瘤有卵巢受累症状的患者从儿童至老年均有,但绝大多数为 20～50 岁。这些患者的症状与卵巢原发性恶性淋巴瘤患者极其相似,最常见的为腹部增大,且常合并腹痛。与卵巢原发性恶性淋巴瘤患者相比,这些患者常有不适、体重下降、苍白和乏力等主诉。体检时除可发现附件肿物(常为双侧)外,还可发现局部或广泛的淋巴结增大。可有肝、脾大。血细胞计数可发现贫血,血细胞涂片可观察到白血病或各类血细胞减少。

(3)治疗与预后:参照播散性恶性淋巴瘤的治疗方案。全身性霍奇金病以这种方式为突出表现的极少见。尽管近年来在治疗上已取得了进展,但病程和预后与细胞分化差的全身性非霍奇金恶性淋巴瘤患者相似。

4. 伯基特淋巴瘤 伯基特淋巴瘤(Burkitt lymphoma)是恶性淋巴瘤的一种特殊类型。具有典型的患病年龄、临床和组织学特点,且具有特殊的地理分布。最早在撒哈拉沙漠南部的中非和西非以及巴布亚新几内亚发现,考虑为具有区域性的地方病。也见散发于其他地方。

(1)病理:Burkitt 淋巴瘤累及卵巢多为双侧。肿瘤大,稍呈分叶状。剖面实性,白色,硬。伴有坏死或出血时可有相应的改变。

镜下:卵巢全部或几乎全部由增生的原始淋巴网状内皮细胞取代。这些细胞呈圆形、卵圆形,或嗜碱性胞浆呈窄缘凹陷。核大,饱满,通常为圆形,但有时也可为卵圆形或肾形。核膜锐,边界清,染色质粗,含有少量小核仁,核分裂象活跃。肿瘤细胞胞浆中含有无数小空泡,其内含脂质,做肿瘤组织切片时更明显。由于这种方法对诊断具有极好的帮助作用,故应作为常规。肿瘤细胞中散在许多非瘤性巨噬细胞(组织细胞),内含 PAS 染色和脂质染色阳性的吞噬物。正是这些散布于肿瘤细胞之间的巨噬细胞,使肿瘤具有典型的星空(starry sky)外观。值得注意的是,这种星空外观并不是 Burkitt 淋巴瘤所特有的,在其他分化差的肿瘤也可见。组织学外观和上面提到的组织化学反应,是 Burkitt 淋巴瘤的主要诊断依据。

(2)临床表现:Burkitt 淋巴瘤是分化较差的恶性淋巴瘤,呈多中心或多灶性发生。临床上可见于颌骨、卵巢、眼眶、肾、甲状腺、睾丸及其他部位,伴有淋巴结受累。在西非,卵巢受累常为首发症状。其他地域的散发病例也较常见。

38% 的 Burkitt 淋巴瘤患者以卵巢增大引起的腹痛和腹胀为最主要的症状。本病主要发生在儿童,4～7 岁为高峰,青年也可发生。偶尔肿瘤仅限于卵巢而无其他部位受累。

(3)治疗与预后:Burkitt 淋巴瘤进展快,在不治疗的情况下可很快死亡。该瘤对抗生素类和烷化剂类化疗药敏感。化疗后可长期缓解,约 20% 可完全治愈。放疗可与化疗合并应用。散发性和非散发性 Burkitt 淋巴瘤的生物学行为及对治疗的反应性均相同。

(二)白血病累及卵巢

尸解时发现白血病累及卵巢者较常见,约占 30%～50%。最近的报道表明,卵巢受累远较过去的报道为多。这和在非霍奇金恶性淋巴瘤观察到的一样,与化疗、放疗使生存期延长有关。

儿童急性淋巴细胞白血病偶见卵巢复发,尽管这种情况远不如发生于睾丸者常见。有时卵巢增大可以是粒细胞白血病的第一体征,常被诊为卵巢粒细胞性肉瘤或绿色(肉)瘤。这种情况通常见于儿童,但也偶见于成人。外周血和骨髓检查有助于白血病的诊断,偶尔卵巢肿瘤的存在可先于白血病几个月。肿瘤多为双侧,尽管有时一侧卵巢大于对侧。

镜下肿瘤与恶性淋巴瘤相像,特别是如果肿瘤由早期或原始造血细胞构成时。肿瘤内存在原始粒细胞和分化较

好的细胞,有助于诊断。应用萘酚-AS-D-氯乙酸酯酶(Leders)染色可确诊。电镜也有助于作出诊断。

患者的预后一般较差,但也有些患者存活数年。粒细胞肉瘤患者的治疗选择联合化疗,与急性或亚急性髓性白血病相同。

(三)浆细胞病

恶性浆细胞病(malignant disorders of plasma cells, plasma cell dyscrasia)累及卵巢者极罕见,可表现为多发性骨髓瘤累及卵巢。尽管 Bambirra 等曾报道一位 44 岁的妇女存活,但通常在尸解时发现,这点与原发性恶性淋巴瘤相似。也可表现为原发性结外浆细胞瘤。Talerman 报道一例患者 35 岁,下腹痛伴肿块,肿物单侧,实性,硬,灰白色,约 15cm×12cm×9cm 大小。卵巢组织被弥散增生的浆细胞取代,其中有许多未成熟浆细胞。无生化异常的证据,包括单克隆 γ-球蛋白病,且无骨和骨髓受累的证据。术后患者无瘤健康存活 9 个月,以后失访。Hautzer 和 Voegt 亦报道过类似的病例。

浆细胞瘤应与影响到卵巢的恶性淋巴瘤鉴别,也应与粒细胞性肉瘤鉴别。观察细胞可借助特殊染色,如甲基绿派若宁等。电镜有助于鉴别诊断。包括电泳生化检查、全血和放射学检查,对区分播散性和原发性浆细胞瘤是必需的。由于卵巢原发性浆细胞瘤罕见,其预后只能推测,但是根据发生在其他部位的髓外浆细胞瘤推测,很可能好于多发性骨髓瘤。治疗为手术切除病灶,并密切追踪。可用化疗预防性给药,方案同多发性骨髓瘤。

(崔恒 回允中)

参 考 文 献

1. Arnogiannaki N, Grigoriadis C, Zygouris D, et al. Primary ovarian non-Hodgkin's lymphoma. Eur J Gynaecol Oncol, 2011, 32(4): 441-442

2. Ball A, Wenning J, Van Eyk N. Ovarian fibromas in pediatric patients with basal cell nevus(Gorlin)syndrome. J Pediatr Adolesc Gynecol, 2011, 24(1): e5-e7

3. Bucella D, Limbosch JF, Buxant F, et al. Recurrence of mitotically active cellular fibroma of the ovary. Obstet Gynecol Int, 2009, 2009:803062

4. Erdemoglu E, Kamaci M, Ozen S, et al. Ovarian hemangioma with elevated CA125 and ascites mimicking ovarian cancer. Eur J Gynaecol Oncol, 2006, 27(2): 195-196

5. Illueca C, Machado I, García A, et al. Uncommon vascular tumor of the ovary. Primary ovarian epithelioid hemangioendothelioma or vascular sarcomatous transformation in ovarian germ cell tumor? Arch Gynecol Obstet, 2011, 284(6): 1589-1591

6. Jain D, Saroha V, Singh M. Lymphangioma of the ovary. J Obstet Gynaecol, 2009, 29(3): 260-261

7. Kumar R, Dey P, Nijhawan R. Myxoma of ovary: an uncommon entity. Arch Gynecol Obstet, 2011, 284(5): 1317-1319

8. Monteiro SB, Costa A, Paiva V. Mitotically active cellular ovarian fibroma with Meigs' syndrome and elevated CA125: towards fertility preservation. J Pediatr Adolesc Gynecol, 2012, 25(5): e107-e109

9. Quinlan DJ. Meigs' syndrome. J Obstet Gynaecol Can, 2012, 34(4): 311

第十节 其他种类的卵巢肿瘤

一、恶性腹膜间皮瘤

恶性间皮瘤是一种比较罕见的肿瘤,虽然早在1870年已有间皮瘤的报道,但是被人们所认识则在20世纪60年代以后。它起源于间皮细胞或间皮下一种比较原始的先驱细胞。可以发生在任何被间皮覆盖的体腔上皮上,其中以胸膜间皮瘤最为常见,腹膜次之,而在心包膜及睾丸鞘膜则极少见。恶性腹膜间皮瘤是原发于腹膜的恶性肿瘤,过去曾被称为腹膜癌病(carcinomatosis)。由于其组织结构复杂多样,部分与转移性腺癌的形态学十分相似,诊断比较困难,在女性患者极易误诊为卵巢癌。随着流行病学、组织化学、免疫组化、电镜超微结构的研究,对间皮瘤的实质有了进一步的了解。

【发生率】 恶性间皮瘤在一般人口中年发生率为1/100万~2/100万。据多数文献报道其发生率与职业、地区有明显关系。如在农业人口占多数的加拿大,恶性间皮瘤的年发生率为1/100万,但在该国重工业集中的荷兰省发生率为1/10万,在该省造船厂的工人中年发生率为1‰。根据尸检材料统计,其发生率为0.02%~0.7%。在我国发生率比较低,间皮瘤的发生率约占全部肿瘤的0.04%。北京协和医院自1982~1992年底,共有全身各部位良、恶性肿瘤15 527例,其中间皮瘤24例,占全部肿瘤的0.15%。间皮瘤的发生率正在逐年升高。据报道1968年在英国仅154例,而1991年为1009例,23年发生率增加了5.5倍,这与石棉在工业中应用日益广泛和人们对间皮瘤的认识提高有关。

文献中源于腹膜的间皮瘤为20%~40%。

【病因及流行病学】 1946年,Wyers首先注意到恶性间皮瘤似乎与接触石棉有关。1960年Wagnert等肯定了间皮瘤的发生和接触石棉粉尘的密切关系。以后各家报道有石棉接触史的患者所占比例迥异,从0%~100%,多数文献为70%~80%。石棉的接触途径包括职业、环境及石棉工人的家庭成员,其中最主要的接触是职业。据统计,船厂工人、纺织工人、管道工人、焊工、油漆匠及建筑工的发生率较一般人群高300倍。在这些厂矿附近的居民及石棉工人家属的发病率,也明显高于普通人。石棉是一种普遍存在的物质,在工业上的用途有3000种。据电镜对尸检的观察,发现几乎100%的都市人口肺组织中都隐藏着石棉纤维。石棉的致癌力与接触的时间、接触的量有关,还与石棉纤维的类型、特性、长度及宿主的敏感性有关。已观察到实验动物吸入或注入石棉纤维后诱发间皮增生、非典型增生到癌变的过程。三种石棉纤维有同样的致癌力。人的间皮瘤主要是由青石棉所引起,其次是铁石棉和透闪石,其物理形状比化学成分更为重要,致癌纤维为0.5~50μm长度的细丝。一般先吸入呼吸道,然后通过横膈或血流吸入腹腔。沉积在组织中的石棉细丝,由于含铁蛋白沉积而形成金黄色或棕红色长短、粗细不一的块节状或弯曲小体,称石棉小体,这在组织切片中易辨认,有些小体边缘可出现异物巨细胞反应。Moertel对84例腹膜间皮瘤进行观察,其中54例有职业石棉接触史,并在肺组织内发现了一定数量的石棉小体。一般认为与石棉接触的量越大和时间越长,发现腹膜间皮瘤的机会越多。从接触石棉到间皮瘤发病,短不到1年,长可达50年以上。多数作者认为有一个比较长的潜伏期,平均33~43年,故发病年龄以50~70岁多见,男性多于女性,约为2:1,这可能是男性从事职业性石棉接触较多的缘故。

有研究发现,石棉纤维在体外可抑制自然杀伤(NK)细胞的活性。Robinson认为石棉纤维强力地抑制了抗癌免疫监视中起重要作用的NK细胞活性,这至少是致癌的机制之一。

间皮瘤的发生还可能与放射性物质、病毒、遗传、个体敏感性及慢性炎症等刺激有关。盆、腹腔恶性肿瘤放射治疗后发生恶性间皮瘤的也有报道,其潜伏期往往比较长,因此对经放射治疗后幸存10~20年患者的追随是很有意义的。可见间皮瘤的发生与其他肿瘤同样存在多方面的因素。

【病理】

1. 大体所见 根据肿瘤的生长方式和外形,可以分为弥漫型和局限型两类,以前者更为常见。

弥漫型的生长特征是腹膜广泛受累,常以下腹部或盆腔为重。腹膜的脏、壁层可见多数大小不一的瘤结节,结节边界不清,广基或有长短不一的蒂,有些可融合成较大的包块(或称母瘤),色暗红或灰白色,质软或脆,触之易脱落。部分肿瘤可表现为浆膜面大片盔甲样增厚,可达5cm。一些脏器如肝、脾、胰等包裹于肿瘤中,肠管粘连成团,网膜呈饼状,更严重时腹腔完全封闭。

局限型好发于上腹部或盆腔,常形成大块肿块附着于浆膜脏层,直径可超过10cm,其质软而脆或纤维性较硬,有坏死、出血,对周围组织如肝、脾、胰、胃肠道及后腹膜器官有不同程度的浸润,腹膜脏、壁层还可见散在的小的瘤结节。个别局限型为单个肿瘤,包膜完整,可为良性或低度恶性,很少见。

一般来说,无论在哪一类,子宫附件大多与周围癌组织粘连,界限不清,术后大体病理及显微镜检查,子宫、卵巢为正常大小,绝经后可萎缩,仅表面有癌结节。近年有报道以卵巢包块表现为主的或仅限于卵巢的恶性间皮瘤。

2. 光镜所见 从组织学看间皮细胞具有双向分化的特点,可向上皮细胞分化,形成上皮样肿瘤(上皮型),也可向间质细胞分化形成梭形细胞肿瘤(肉瘤型),还可形成两种组织形态混合的肿瘤(混合型),故一般分为3型。根据细胞的形态如有无异形性和巨细胞,以及核分裂象的多少而区分良、恶性。但实际上,从临床所见的肿瘤生物学行为来看,组织形态良性者仍有恶性的可能。

(1)上皮型:上皮细胞可呈高柱状、立方或多边形。排列为乳头状、腺管状、索状、片状等。典型的上皮样细胞胞浆轻度嗜酸性和呈细颗粒状,常有空泡,胞核增大,有清楚的核膜和核仁,间变明显的瘤细胞奇形怪状,大小不一,多出现多核巨细胞,核分裂象多少不等,一般无明显的基底膜。

(2)肉瘤型:瘤细胞呈梭形,排列呈带或螺环形。分化高者,瘤细胞细而长,间质有胶原纤维及网状纤维;分化低者,细胞短而粗,间质中胶原纤维及网状纤维少或无,核分裂象多少不等。

(3)混合型:上述两型结构呈不同程度的混合,介于二者之间的过渡型细胞也很常见。据文献报道及北京协和医院的资料,以上皮型为常见(表6-19-17),混合型和肉瘤型多见于儿童。

表6-19-17 恶性腹膜间皮瘤的组织学分型

作者	年代	上皮型	混合型	肉瘤型
Kannerstein	1977	62(75%)	18(22%)	2(3%)
Hillerdal	1983	45(60%)	23(30.7%)	7(9.3%)
北京协和医院	1993	10(83.3%)	1(8.3%)	

3. 组织化学、免疫组织化学及电镜检查

(1)组化法:用于检测酸性和中性黏多糖,常用的方法有胶质铁染色(Coll Fe)、PAS 染色、黏液卡红染色。恶性间皮瘤能产生大量透明质酸(酸性黏多糖),而腺癌内含有中性黏多糖。用透明质酸酶消化后再行胶质铁染色(Coll Fe-D),用淀粉酶消化后再进行 PAS 染色(PAS-D)或用黏液卡红染色,在间皮瘤呈阴性反应,而在腺癌多数呈阳性反应(表6-19-18)。此3种方法可用于间皮瘤与腺癌的鉴别诊断,其中胶质铁染色较为可靠。

(2)免疫组化:常用的方法有抗癌胚抗原抗体染色(CEA)和抗细胞角蛋白抗体染色(Keratin)。综合多数文献,在间皮瘤中 CEA 的阳性率仅为15%,而在腺癌则为86%。Keratin 在二者均多数阳性。CEA 阴性而 Keratin 阳性,有助于间皮瘤的诊断(表6-19-19)。

表6-19-18 恶性间皮瘤和腺癌组织化学染色阳性率的对比

		Mucin	PAS	PAS-D	Coll Fe	Coll Fe-D
Lucas(1987)	间皮瘤(12例)	0/12	8/12	0/12	9/12	0/12
	腺癌(7例)	5/7	7/7	6/7	6/7	6/7
中国(1988)	间皮瘤(31例)	2/31			29/31	0/29
	腺癌(40例)	39/40	39/40		32/40	32/32

表6-19-19 恶性间皮瘤和腺癌 CEA 与 Keratin 染色阳性率的对比

作者	年代	CEA		Keratin	
		间皮瘤	腺癌	间皮瘤	腺癌
Whitaker,et al	1982	0/43	22/26		
Corson & Pinkus	1982	9/20	20/20	20/20	11/20
Kwee,et al	1982	0/37	16/25		
Said,et al	1983	2/8	6/6	8/8	2/6
Holden & Churg	1984	8/22	18/18	10/22	12/18
北京协和医院	1993	1/6		6/6	
总计		20/136(15%)	82/95(86%)	44/56(79%)	25/44(57%)

(3)电镜:超微结构的特点包括密集细长的微绒毛、糖原、桥粒、基底膜、张力微丝。然而这些特点与腺癌的超微结构特点部分重叠。Warhol 等首先提出了定量研究,发现前者平均微绒毛长度与直径比值(LDR)为11.9,而后者为5.28,两者具有显著性差异(P<0.01),还发现间皮瘤细胞浆内含有丰富的张力微丝,而在腺癌中则很少或缺乏。张力微丝和 LDR 是诊断间皮瘤很好的参数,并已被以后的研究证实。国内于国研究认为,平均微绒毛长宽比值>11以上者为恶性间皮瘤,而转移性腺癌的平均微绒毛长宽比值<5。

【转移和临床分期】 此瘤主要沿浆膜和间皮下组织增殖扩展,虽然可以累及腹腔内器官,但常常仅限于表面,很少侵犯深层组织。偶尔肿瘤还可以经横膈直接蔓延至胸腔及纵隔器官。一般认为远处转移的倾向较一般癌瘤小,但在尸检中发现局部浸润和转移亦很常见。局部浸润胃肠道,可侵及黏膜下甚至黏膜层。转移可以通过淋巴和血源发生于任何器官,以肝、肺常见,肾上腺、甲状腺、肾、胰腺和骨次之。Brenner 报道在4例有远处转移的儿童中,3例有脑转移,成人脑转移很少见。患者虽有远处转移,但临床上并无症状、体征。绝大多数患者仍死于原发灶的并发症,如肠梗阻。

目前尚缺乏统一的临床分期,1983年经修改后推荐的临床分期如表6-19-20。

表6-19-20 恶性腹膜间皮瘤的临床分期

期别	CAIN(1983)
Ⅰa	肿瘤限于盆腔,或仅限于上腹部单个区域
Ⅰb	累及邻近器官
Ⅱ	肿瘤弥漫性地分布在整个腹腔表面
Ⅲ	肿瘤累及胸腔及胸、腹腔外淋巴结
Ⅳ	远距离血源性转移

【临床表现】

1. 发病年龄 本病男性患者多于女性,二者之比1.5:1。据多数报道平均发病年龄是49~53岁,最小1.5岁,最大92岁。45~65岁占63%,20岁以下占5%,年幼患者少见。

2. 症状和体征 最常见的症状是腹胀、腹痛、腹水和腹部包块。绝大多数患者(90%)有浆液性或血性腹水,增长迅速,尤其以弥漫型间皮瘤更为多见。腹痛多样,可以是无明确定位的灼热感或隐痛不适,亦可呈剧烈痉挛性腹痛,排尿、排便时加重,常伴有乏力、消瘦、食欲减退等全身症状。Karakousis分析24例恶性间皮瘤患者,腹胀、腹痛、腹块、消瘦的发生率分别是79%、29%、33%、27.3%。少数患者最初表现为慢性小肠梗阻。个别肿瘤可能产生抗利尿激素、生长激素、促肾上腺激素或胰岛素样物质,可发生低血糖症状等,血小板增多症及血栓栓塞也比较常见。

3. 辅助检查

(1) 腹水检查:腹水呈血性或浆液纤维素性,比重高(多数>1.020),利凡他(rivalta)试验阳性。腹水细胞学检查如有大量的非典型、异型间皮细胞或肿瘤细胞则具有重要的诊断意义,但由于其形态学的不典型性,常不能与增生的间皮区别,一般学者认为单凭细胞学检查诊断比较困难。Triol观察75例尸检证实的恶性间皮瘤,细胞学肯定诊断的18例(24%),疑诊的37例(48%)。恶性间皮瘤的瘤细胞内及渗出液中含酸性黏多糖(主要是透明质酸)。据报道渗出液中透明质酸为5~50mg/L,66%的患者为间皮瘤,>50mg/L者有82%的患者为间皮瘤。腹水透明质酸水平,对本瘤的诊断有一定的参考价值。

(2) 胃肠造影:在胃肠造影时可以见到以下征象:①由于腹膜广泛受累而造成肠襻改变,如小肠肠襻变形、活动差而固定;②肠管管腔因外压可造成偏心性狭窄,甚至有梗阻的表现;③由于粘连的瘤组织推移,常出现肠襻分布的异常;④肠黏膜无明显破坏,消化道内见不到占位病变。这些变化并非恶性间皮瘤的X线特征,如有腹腔内多发性转移瘤以及一些广泛侵及腹膜的病变都可产生。一般来说,X线检查发现胃肠道有广泛受压变形、移位、排列异常等改变,而黏膜皱襞却无明显破坏时,应考虑到原发腹膜间皮瘤的可能。也有少数肿瘤可从浆膜面直达肠壁黏膜,造成肠黏膜破坏,形成溃疡。

(3) B超检查:B超除能准确报告腹水、盆腔等处的大瘤块外,还能见到腹内肠襻粘连固定、肠壁不规则增厚,以及提示肿瘤腹腔内种植的异常回声波等,当肿瘤侵犯腹膜时,原连续均匀的腹膜线呈波浪起伏,可出现球形小结节、局限性片状增厚或不规则块状物。

(4) CT检查:CT主要表现为腹水、腹膜不规则增厚粘连和腹膜结节、大网膜和肠系膜受累、盆腔肿块、胸膜受累(胸膜增厚、胸腔积液)等。早期腹膜病变CT检查不易发现;当腹膜、大网膜和肠系膜广泛增厚粘连时,CT所见可提示此病的诊断;但不易与卵巢癌、胃肠道肿瘤转移和腹腔慢性感染等鉴别。CT定期复查,对观察病变进展和疗效常是有用的。

(5) 血清CA125检测:据Simsek报告,7例恶性腹膜间皮瘤患者血清CA125水平全部升高,平均为308kU/L(8~1300kU/L)。在3例患者的随诊中发现,对化疗敏感的2例患者CA125降至正常,1例化疗无效患者CA125继续升高。CA125也可作为监测治疗反应的一项指标。

(6) 腹腔镜检查:腹腔镜检查可直接窥视腹腔内貌、肿瘤的位置、范围及在脏、壁腹膜、大网膜多处取活检,是比较可靠的术前诊断手段。尤其适用于需与结核性腹膜炎、肝硬化腹水等鉴别诊断时,活检组织送病理检查即可明确癌性或非癌性疾病。如活检组织少,病理也常难肯定是转移性癌或间皮瘤,但两者均需手术治疗,也不影响处理。

【鉴别诊断】

1. 结核性腹膜炎 结核性腹膜炎大多在40岁以下,常有发热、盗汗、血沉增快等结核中毒症状,50%腹部有"揉面感"。腹水多为淡黄色,有时为血性,比重1.016~1.020,细胞学涂片可见白细胞增多,以单核细胞为主,抗酸染色5%~10%可找到结核菌,腹水结核菌培养阳性率为40%,抗结核治疗有效。

2. 胰岛素瘤 因发作性抽搐、昏迷易误诊为低血糖昏迷、胰岛素瘤。恶性间皮瘤引起的低血糖昏迷可能是由于肿瘤长到一定程度后,在代谢过程中消耗过多的碳水化合物所引起,也可能与此类肿瘤合成一种类胰岛素样多肽有关。

3. 肝硬化腹水 本瘤缓慢发生的腹痛、腹水和消化道功能紊乱与肝硬化的临床表现相似,如患者既往有肝炎病史时,则极易误诊为肝硬化腹水。

4. 腹腔转移性肿瘤 腹腔原发性肿瘤甚少见,首先应注意除外来自消化道、乳腺、肺、卵巢等的转移性肿瘤。术前CT和X线检查等有助于鉴别诊断。术时仔细探查,除外隐蔽的原发灶。

5. 卵巢外腹膜浆液性乳头状癌(EPSPC) 该肿瘤原发于腹膜表面,双侧卵巢正常大小或仅有表面微小浸润,组织学形态酷似卵巢浆液性乳头状癌,术前误诊率几乎达100%,鉴别EPSPC、卵巢癌或间皮瘤必须经过开腹探查和病理检查,再结合美国GOG的EPSPC诊断标准作出最后诊断。

【诊断】 根据临床表现、X线和超声等检查可以提供肿瘤存在的可能性,但确诊有赖于腹腔镜检、剖腹探查和病理学证实。当组织学不典型,特别是上皮型间皮瘤的形态学酷似转移性腺癌,EPSPC 以间皮细胞占优势时,传统的光镜检查有时难以区别,需结合组化、免疫组化及电镜超微结构观察,才能作出较正确的诊断。

【治疗】 腹膜间皮瘤的治疗正在摸索中,尚无标准的治疗方法可循。一般认为先经手术切除肿瘤,然后辅以化疗、放疗有些效果。

1. 手术治疗 无论是局限型还是弥漫型,若无手术禁忌证,均应接受手术探查。根据病变的范围可作病变切除、大网膜切除及部分腹膜切除,这样可减少肿瘤负荷,加强手术后化疗或放疗的效果,而且尚可缓解症状,暂时控制疾病,减少腹水的产生。局限型间皮瘤手术切除的治疗效果颇佳,弥漫型间皮瘤手术彻底切除病变的机会极少,部分只能起到手术控查及活检的作用。据 Langer 比较,手术如能去除大块的肿瘤,术后辅以腹腔化疗,则患者平均存活时间超过 3 年;如不能手术或仍残存大块的瘤组织,3 年内不可避免地死亡。

2. 化学治疗 恶性腹膜间皮瘤比较少见,不易积累足够的病例、探索有效的化疗方案。初步经验认为化学治疗的有效率是 0% ~ 40%。化疗药中顺铂、阿霉素、丝裂霉素、氟尿嘧啶、环磷酰胺、达卡巴嗪、塞替哌对间皮瘤有些疗效。近年来一致认为以顺铂为主的联合化疗最为有效,尤其推荐腹腔化疗。从药代动力学来说,腹腔给药的效果是静脉给药的 15 倍。Markman 等用顺铂 $100mg/m^2$ 一次腹腔化疗,每 28 天为一疗程,每疗程并用丝裂霉素 5 ~ 10mg,7 天。用药后 19 例间皮瘤患者的平均生存时间为 9 个月,4 例患者生存已 3 年以上,2 例生存 5 年,无临床复发迹象。文献中有静脉用硫代硫酸钠解毒,同时将顺铂加大剂量至 200 ~ 270mg/m² 后腹腔用药,虽无明显的毒性反应,但是否增加疗效,因应用病例少尚无定论。

3. 放射治疗 迄今为止,放射治疗似乎是最有效的一种方法。在各种治疗方法中,长期生存的人数最多。Rogoff 报道 4 例间皮瘤患者腹腔内注入 ^{32}P,并加全腹外照射后获得良效。2 例生存者,1 例已达 10 年,1 例达 2 年。另 2 例分别生存 10 年、9 年后复发死亡。8 例仅作剖探活检、化疗及少量放疗的患者,诊断后 2 年内全部死亡,5 例生存不到 12 个月。Brenner 报道 19 例间皮瘤患者,诊断后平均生存 12 个月,而其中接受内、外照射的 6 例患者中就有 4 例存活超过 5 年。国内朱慰祺等报道,2 例肿瘤直径超过 10 ~ 20cm 的恶性间皮瘤,因粘连无法切除,术后 VAC 化疗方案 4 ~ 6 个疗程后加 ^{60}Co 移动条形全腹腔照射 40 ~ 50Gy 后肿瘤消退,现已分别生存 118、128 个月。

(1) 腹腔内 ^{32}P 治疗加全腹外照射方法:腔内 ^{32}P 治疗尤其适合大面积腹膜累及的患者,但必须在切尽大块的肿瘤后与其他方法结合使用,^{32}P 治疗的关键是应将有效量涂抹在所有高危及累及的腹膜上。手术完成时腹腔内置尼龙管,管上有可喷洒的多个小洞,术后每 6 小时用生理盐水冲洗注入管子,保持通畅,注 ^{32}P 前先注入少量

放射性胶体扫描,确保腹腔内分布均匀,然后用 3.7×10^9 Bq(10mci)^{32}P 稀释的 200 ~ 500ml 生理盐水中注入,拔除管子,束紧线,让患者左右翻身 6 小时。^{32}P 为 β 颗粒放射,没有外辐射危险,操作简单,增加剂量不能增加局部作用,反而增加并发症。

(2) 体外照射:手术恢复后全腹剂量为 30Gy(3000rad),注意保护双肾剂量不要超过 20Gy(2000rad),然后在肿瘤最重的区域,常常可能是盆腔,另加 15 ~ 20Gy(1500 ~ 2000rad),10 ~ 14 天内完成,肿瘤复发后再次放疗仍有效。

【预后】 恶性间皮瘤的预后较差,多在确诊后 1 ~ 2 年内死亡。腹膜间皮瘤的预后较胸膜间皮瘤差,儿童较成人差。预后与诊断时的临床期别、病理类型有关。上皮型的预后较混合型、肉瘤型好。据 Hillerdal 对 278 例间皮瘤的分析,间皮瘤的平均生存时间为 10 个月,而再分成上皮型、混合型、肉瘤型分析,生存时间分别为 11、10 和 5 个月。生存 3 年以上的患者几乎全为上皮型患者。经手术、化疗、放疗的患者,有些已生存达 5 年以上。局限型腹膜间皮瘤即使组织形态为良性,绝大多数的生物学行为仍为恶性,必须彻底切除后严密观察 5 年以上无复发或转移者,才可视为良性。

二、卵巢小细胞癌

原发性卵巢小细胞癌(ovarian small cell carcinoma, SCC)是一种非常罕见的常伴有高钙血症的高度恶性肿瘤。自从 1982 年 Dickersin 等最先报道至 1991 年 Taraszewi 等的统计,世界文献仅有 36 例报道。上海有 1 例报道,北京协和医院也发现 1 例。

【组织发生及命名】 多数作者认为很可能起源于卵巢体腔上皮、生殖细胞和性索间质这三类常见卵巢肿瘤中的一类。卵巢 SCC 与这三类肿瘤虽有明显的不同,但也都有相似之处。

卵巢 SCC 好发于儿童和年轻妇女,而卵巢常见"上皮性"肿瘤的好发年龄在 40 ~ 60 岁。在常见上皮性肿瘤分化差的地方可有类似卵巢 SCC 的未分化细胞,但在卵巢 SCC 未见有向浆液性、黏液性、子宫内膜样、移行细胞分化的任何迹象。在免疫组化研究方面,所有的上皮性肿瘤均对上皮性肿瘤相关抗原染色阳性,而 SCC 中也有 1/3 的肿瘤阳性。

Ulbright 等曾认为本瘤由生殖细胞起源的可能性大,除其发病年龄类似生殖细胞肿瘤外,还在光镜、电镜下发现细胞外基底膜样物质及细胞内玻璃小体,颇似卵黄囊的结构。但据后来 Aguirre 等观察,所谓的基底膜样物质可以在多种类型的肿瘤中存在,玻璃样小体染色的强度和性质都与卵黄囊瘤不同。血清甲胎蛋白(AFP)及绒毛膜促性腺激素(hCG)皆阴性。临床上还注意到对生殖细胞敏感的化疗药对本瘤无效,北京协和医院一例卵巢 SCC 曾用目前认为对生殖细胞肿瘤疗效很好的 PVB 方案 6 个疗程,毫无效果,也不支持起源于生殖细胞肿瘤。

性索-间质肿瘤的发病年龄分布广,一半见于绝经以

后。幼年型颗粒细胞瘤的发病年龄较本瘤还早,平均13岁,44%不到10岁。绝大多数颗粒细胞瘤分泌雌激素,有女性化作用,可引起性早熟、不规则阴道出血、绝经后出血,不伴有高钙血症;而本瘤无雌激素作用,常伴有高钙血症,两者组织学相像,卵巢 SCC 的细胞可排列成类似颗粒细胞瘤的滤泡样结构,容易混淆。

卵巢 SCC 的组织发生至今还是一个谜,因为此种有相对小的瘤细胞及超微结构的上皮性质(桥粒样连接、基膜),故暂以这种非特异性小细胞癌命名,准确的组织学命名有待于病理学家的进一步探讨。

【病理】

1. 大体 肿瘤直径约在14~20cm,重约500~2000g,灰白、灰黄色,实性,结节状,切面可见散在的小囊腔,可见黏液样变及出血、坏死灶。

2. 光镜检查 最常见的是弥漫成片的圆形、卵圆形、梭形或不规则形上皮样小细胞,细胞浆很少,几乎完全由细胞核组成,核深染,有相对小的核仁,核分裂象多。瘤细胞也可排列呈巢状或索状,在多数肿瘤中还可见到滤泡样结构。在25%的肿瘤中有含丰富嗜酸性胞浆的大细胞,核呈泡状,核仁明显,两种细胞可混合存在或成群聚集,比例多寡不一。在9%的肿瘤中有一些富含黏液的细胞。

3. 组化及免疫组化 Grimelius 法染色细胞浆内未见嗜银颗粒,网状纤维染色在一些肿瘤中显示纤维围绕着较大的细胞巢,而在另一些肿瘤中显示纤维伸入瘤细胞间,不规则、不完全地围绕着单个细胞。Ulbright 等6例甲胎蛋白(AFP)免疫组化均阴性。Aguirre 等15例对三种细胞角蛋白(AE-1/AE-3、902、CAM5.2)分别有6、12、15例阳性,上皮性肿瘤相关抗原(EMA)5例阳性,波状蛋白(vimentin)8例阳性。神经特异性烯醇化酶(NSE)10例阳性。这些免疫组化结果未能揭示 SCC 的组织起源,无特异性发现。

4. 电镜检查 小瘤细胞的直径为6.3~15.0μm[平均(10.9±1.8)μm]。一些大瘤细胞直径为12.5~23.8μm[平均(15.5±3.5)μm]。细胞团外围有断续的基膜(basal lamina),细胞间为桥粒样连接(desmosomelike junction),细胞核相对比较大,有丰富的常染色质及少量散在的斑块状异染色质。最有诊断价值的特征是细胞浆内含有丰富的由粗面内质网(rough endoplasmic reticulum)扩张形成的池和大囊,其内充满轻-中度电子密度的细颗粒。RER 池或囊多数直径在0.4~2.4μm,少数可达10~12μm,细胞核被其扭曲、移位。在合并高钙血症或无高钙血症的肿瘤中,RER池和囊在形态上、数量上无不同,在复发瘤和转移瘤中都可见。此特点在用甲醛固定石蜡包埋的普通标本中,常也能很清楚地辨别出来。其他细胞浆成分有丰富的多核糖体、线粒体及少量高尔基复合体。一些细胞中含有丰富的脂滴、溶酶体等,一些细胞的游离面有少量微绒毛,个别肿瘤有少量类神经内分泌的致密颗粒。在一些比较大的细胞中,游离核糖体、RER 囊多些,未辨别出与小细胞不同的成分。

【鉴别诊断】 组织学上容易与本瘤混淆的有颗粒细胞瘤、转移性小细胞癌及恶性淋巴瘤。

1. 颗粒细胞瘤 瘤细胞较本瘤大,有核沟,有明显的纤维瘤样及卵泡膜瘤样成分。在 Aguirre 对颗粒细胞瘤和本瘤的免疫组化染色对比中,EMA 前者全为阴性,后者阳性率为1/3;vementin 前者全为阳性,后者阳性率为1/2。本瘤超微结构中独特的 RER 大囊,亦有助于二者的鉴别。

2. 转移性小细胞癌 宫颈、子宫内膜小细胞癌的组织学同肺小细胞癌(燕麦细胞癌)。光镜下细胞浆内存在嗜银颗粒,电镜下超微结构中存在胞浆突起、带膜的致密颗粒(神经内分泌颗粒),被称为神经内分泌肿瘤(APUD 肿瘤)。而在原发性卵巢小细胞癌,除在个别肿瘤中有少量致密颗粒外,未发现有神经内分泌肿瘤的特征。

3. 恶性淋巴瘤 淋巴细胞标记的特异性抗体免疫组化染色及电镜观察,均不同于本瘤。

【临床表现】

1. 发病年龄 类似生殖细胞肿瘤,主要发生在儿童和年轻妇女。年龄分布为10~42岁,平均21~23岁。

2. 高钙血症 1982年 Diekersin 等收集的11例患者均具有高钙血症,以后报道的病例约有2/3合并高钙血症[血清钙值2.94~4.49mmol/L(11.8~18.0mg/dl)]。血清磷值可以正常或低于正常水平。肿瘤切除后血钙、磷短期内即恢复正常,随着肿瘤复发和转移又复异常。血清甲状旁腺激素(PTH)值正常。血钙和磷可以作为监测肿瘤活动的可靠指标。高钙血症可以威胁患者的生命,文献报道有一例死于此症。血清 AFP 及 hCG 皆阴性。

3. 症状和体征 常见的症状和体征有腹胀、腹痛、下腹包块、腹水等,并无特异性。绝大多数肿瘤发生在单侧卵巢,两侧的发生率几乎相等。腹膜为最好发生转移的部位,可有盆、腹腔淋巴结转移及肝、肺、胸膜等远处转移。

4. 临床诊断 单侧附件包块的年轻妇女合并有高钙血症,除甲状旁腺、骨的疾患、卵巢无性细胞瘤外要高度怀疑此瘤,虽然少数卵巢浆液性乳头状囊腺癌、恶性脂质细胞瘤等也可合并有高钙血症,但年龄较大。

【治疗和预后】 对本瘤的治疗包括手术、放射和化学治疗。以手术为主,手术范围一般为全子宫+双附件切除术,少数患者作了腹膜后盆腔淋巴结切除,晚期患者行肿瘤细胞减灭术,术后辅以盆、腹腔放射治疗或化学治疗。用过的化疗方案有 PAC(顺铂、阿霉素、环磷酰胺)、VAC(长春新碱、放线菌素 D、环磷酰胺)、PVB(顺铂、长春新碱、平阳霉素)、VP-16+P(依托泊苷+顺铂)。无论手术、放疗、化疗或联合治疗,治疗效果大都不理想,早期病例也不例外。据 Taraszewski 统计术后平均生存时间为18个月,各作者报道的生存时间见表6-19-21。Dickersin 报道一例生存时间超过5年,该患者术后曾接受过放射治疗。

表 6-19-21　各作者报道的卵巢小细胞癌的生存时间

作者	年代	总例数	死亡	存活	失访
Dickersin	1982	11	7例 $\begin{cases} 1例?年 \\ 4例<18个月 \\ 2例31个月、5.5年 \end{cases}$	3例:9个月、17个月、5年	1例
Patsner	1985	2	2例<6个月		
Fortune	1986	8	5例4~19个月	3例:3~5年	
Ulbright	1987	6	5例<12个月	1例:9个月	
Pruett	1988	1	1例13个月		
Taraszewsik	1989	1	1例19个月		

（刘珠凤）

第十一节　卵巢瘤样病变

【概述】 卵巢瘤样病变(tumor-like lesion of the ovary)是一类卵巢非肿瘤性囊肿或增生性病变,可为生理性,亦可为病理性。可发生于任何年龄,以育龄妇女多见。

1. 卵巢非赘生性囊肿

（1）卵泡来源的囊性变:囊状卵泡、卵泡囊肿、卵泡血肿。

（2）黄体的囊性变:囊状黄体、黄体囊肿。

（3）白体的囊性变:囊状白体、白体囊肿。

（4）黄素囊状。

（5）表面上皮包涵囊肿。

（6）妊娠黄体瘤。

2. 卵巢增生性病变

（1）多囊卵巢综合征。

（2）卵泡膜细胞增殖症。

（3）卵巢皮质间质增生。

（4）卵巢重度水肿。

一、卵泡囊肿

正常生理情况下,卵泡发育为成熟卵泡时,平均直径不超过 1.5cm。若在生长发育过程中,卵泡发生闭锁或不破裂,致卵泡液积聚,形成卵泡扩张,直径在 1.5~2.5cm,称囊状卵泡,大于 2.5cm 称卵泡囊肿(follicle cyst)。卵泡囊肿与囊状卵泡相比,除大小差异外,前者常为单个囊肿,仅少数情况下可有数个囊肿,因此又称为孤立性卵泡囊肿。孤立性卵泡囊肿可发生在生育年龄妇女,尤多见于月经初潮不久或围绝经期妇女,也有见于胎儿或绝经后 7 年的妇女。胎儿、新生儿囊状卵泡和卵泡囊肿的标准,前者定为卵泡直径 0.5~1cm,后者大于 1cm。

（一）病理

1. 肉眼形态　卵巢表面光滑或囊肿处隆起,单发,偶可多发。位于皮质内或其下方。囊肿直径很少超过 8cm。囊壁薄,腔面光滑,灰白色或暗紫色,囊液水样或呈血性。

2. 组织形态　囊壁由数层颗粒细胞和其外围的卵泡膜细胞组成,两者均可轻度黄素化,颗粒细胞可形成 Call-

Exner 小体。随着囊液增多,囊壁受压细胞逐渐退化,最终仅剩下一层扁平的颗粒细胞和玻璃样变的卵泡膜细胞。

（二）临床表现

一般无自觉症状。囊肿可自然吸收、消退。个别病例因持续卵泡分泌雌激素引起子宫内膜增生过长、绝经后阴道流血,在幼女可引起假性性早熟。Sánchez 曾报道 9198 例胎儿中有 10 例在妊娠中晚期发现卵巢囊肿,其中 4 例在妊娠晚期囊肿自然消失,4 例在产后 1 年内囊肿消失,另 2 例卵巢囊肿持续存在超过 1 年。

（三）治疗

临床无症状者不需治疗。如囊肿破裂、扭转引起急腹症可行卵巢囊肿切除或一侧附件切除。如为儿童患者合并性早熟,系由中枢促性腺激素分泌过多引起,以药物治疗为宜。Abbas 报道 12 例新生儿卵巢囊肿,平均年龄 18.9 天。因卵巢囊肿直径>4cm 或囊肿扭转而行腹腔镜下卵巢囊肿切除术,均预后良好。

二、黄体囊肿

黄体囊肿(corpus luteum cyst)多发生于生育年龄的妇女,妊娠妇女有形成黄体囊肿的倾向。正常和妊娠期黄体直径小于 2cm,若黄体直径达 2~3cm,称囊状黄体;直径大于 3cm,则称黄体囊肿。当囊状黄体或黄体囊肿退变时,转变为玻璃样变的结缔组织,但仍保持囊腔及囊腔内液体,其直径在 2~3cm,称囊状白体。直径大于 3cm 称白体囊肿。黄体囊肿的发生原因为:①供应黄体的血管、淋巴系统发生了紊乱;②黄体在其血管形成期出血过多,尤见于有凝血障碍的妇女,因黄体出血过多形成黄体血肿,待血液吸收后清液滞留于黄体腔内,使黄体直径增大;③垂体促性腺激素过度分泌,促使黄体过度发育。

（一）病理

1. 肉眼形态　黄体囊肿为发生于单侧卵巢的孤立性囊肿,表面光滑,呈琥珀色,直径很少大于 4cm,罕见超过 8cm。单房性,壁薄,半透明。切面可见中央腔内含有淡黄色、嗜红色液体或凝血块,囊壁部分或全部为黄色,有时卷曲成花环状。

2. 组织形态　囊腔面贴附有薄层机化的纤维组织,囊壁内层为数层黄素化颗粒细胞,胞浆内含嗜酸性颗粒。卵泡膜细胞呈楔形插入其中,细胞间有丰富的毛细血管。最终黄体囊肿退变,仅留下 1～2 层细胞。

(二) 临床表现

一般情况下囊肿可自行退化。患者常诉月经延迟,妇科检查可扪及一侧附件增大。黄体囊肿的破裂通常发生在右侧卵巢,大多数破裂发生在月经周期的 20～26 天,也可在性生活过程中破裂。有凝血障碍的妇女易发生黄体囊肿破裂。

(三) 治疗

无临床症状时无须处理,多数囊肿可自行消退。若囊肿破裂引发急腹症,可行卵巢楔形切除或卵巢修补术。

三、卵巢黄素囊肿

卵泡膜黄素囊肿(theca lutein cyst of the ovary)临床上称为卵巢黄素囊肿。由于下丘脑-垂体-卵巢轴功能障碍,垂体分泌过多的促黄体生成激素促使卵泡增大和黄素化,分泌大量液体而成囊肿。卵巢黄素囊肿通常在妊娠时发生,双侧卵巢受累。多胎妊娠、葡萄胎、绒癌、糖尿病等由于胎盘肿胀、增大或滋养细胞增生,产生过多的 hCG,刺激闭锁卵泡的卵泡膜细胞黄素化,形成黄素囊肿。近几年来医源性的长期或大量应用氯米芬、HMG、hCG 诱导排卵,引起卵巢过度刺激综合征,其卵巢的改变同黄素囊肿。

(一) 病理

1. 肉眼形态 双侧卵巢因多个薄壁囊肿而呈中到重度增大,最大的卵巢直径可达 30cm。少数囊肿仅存在于一侧卵巢。受累卵巢表面呈分叶状,各囊大小不一,囊壁光滑,淡黄色,囊腔内含清亮液体或琥珀色液体,偶为血性液体。

2. 组织形态 囊壁由颗粒细胞和卵泡膜细胞组成,颗粒细胞常退变脱落,残留少量可有或无黄素化。而卵泡膜细胞则显著增生和黄素化。各囊间有薄薄的纤维结缔组织将其分隔。间质常水肿并伴灶性间质细胞黄素化。

(二) 临床表现

常无临床症状,偶有腹胀或腹痛。黄素囊肿可以自然退缩或吸收。如黄素囊肿发生扭转或破裂,可引起急腹症症状。

(三) 治疗

卵巢黄素囊肿一般不需处理,能自然消退。如黄素囊肿扭转引起急腹症时,则需行腹腔镜或剖腹探查。如扭转时间不久,卵巢外观无很大变化,可以抽去囊液自然复位,如有缺血、坏死则需切除囊肿修复卵巢或行卵巢切除术。

四、妊娠黄体瘤

妊娠黄体瘤(pregnancy luteoma)为妊娠过程中卵巢内含有单个或多个黄素化结节状病变。可能由闭锁卵泡的黄素化卵泡膜细胞发展而来,与过量 hCG 刺激有关。但妊娠黄体瘤很少伴有滋养细胞疾病。

(一) 病理

1. 肉眼形态 2/3 的病例为单侧性,半数以上病例呈现多灶性。病灶自镜下所见小结节状至直径 20cm,呈圆形或叶状。切面无包膜,边界清,实性,质软似鱼肉状,色淡黄或棕色。常因灶性出血而呈囊性变。

2. 组织形态 由形态一致的多边形细胞组成,细胞大小介于黄素化颗粒细胞和卵泡膜细胞之间。排列成片,偶见排列成索或巢状。胞浆丰富,呈伊红色,含嗜酸性颗粒或少量脂质,少数细胞胞浆稀疏呈空泡状。核圆形或有轻度多形性,深染,位于细胞中央或略偏位。核分裂象通常 10 个高倍视野(HPF)不超过 3 个,但亦有高达 7/10 HPF。超微结构显示产生类固醇激素的细胞特征。

(二) 临床表现

妊娠黄体瘤是妊娠时发生的一种少见的非赘生性病变,出现于中期妊娠后。临床常无症状,仅在影像学检查或手术时偶然发现。病灶大小为 1～20cm,多为双侧发生的卵巢实性肿块。血清睾酮水平升高,25% 的母亲有男性化症状,部分女婴有男性化表现。妊娠黄体瘤可因扭转、破裂出血出现相应的并发症。产后妊娠黄体瘤可自行消退。

(三) 治疗

由于妊娠黄体瘤可自然消退,对高度可疑妊娠黄体瘤者,为避免不必要的手术治疗,严密的临床监测和产后随访时必需的。对临床表现不典型或出现肿物并发症者手术干预则有助于妊娠黄体瘤的诊断和治疗。对中期妊娠前出现的黄体瘤,临床表现较严重,常需手术治疗。

五、多囊卵巢综合征

多囊卵巢综合征(polycystic ovary syndrome, PCOS)是育龄妇女常见的内分泌代谢疾病。临床常表现为月经异常、不孕、高雄激素征、卵巢多囊样表现等,同时可伴有肥胖、胰岛素抵抗、血脂异常等代谢异常。超声检查示:一侧或双侧卵巢内直径 2～9mm 的卵泡数 ≥12 个,或卵巢体积 ≥10cm³。

(一) 病理

1. 肉眼形态 约 60%～70% 的患者表现为双侧卵巢对称性增大,为正常的 1～3 倍。但也有少数病例仅表现为一侧增大或双侧均增大不明显。卵巢保持原来的外形,表面灰白色,饱满,光滑,不见白体萎缩痕迹。切面显示白膜增厚,白膜下一排囊性卵泡,自数个至数十个不等,直径 0.2～0.6cm,囊内含清亮液体。髓质区往往水肿。

2. 组织形态 白膜增厚,胶原化,厚度达 100μm 以上,最厚可达 1500μm。白膜下囊性卵泡的粒层细胞常退变,较正常卵泡少,而其外围的内卵泡膜细胞常增生,可为正常囊性卵泡的 2 倍,且常发生黄素化。深部皮质和髓质常可见卵巢间质和卵泡膜细胞增生,约 4/5 的患者间质内可见黄素化卵泡膜细胞巢。

(二) 临床表现及治疗详见多囊卵巢综合征章节

六、卵巢间质增生

正常情况下,妇女自 35 岁起卵巢分泌性激素的功能开始下降,形态学上表现为皮质间质区逐渐退化变薄。如果相反,表现为间质细胞过度增生、皮质区增厚而致卵巢增大者称卵巢间质增生(hyperplasia of ovarian stroma)。亦有人提出以皮质区超过 2mm 为诊断依据。围绝经期和绝经早期卵巢间质细胞增生常见,推测与下丘脑-垂体功能紊乱或卵巢间质对垂体促性腺激素的反应性增加有关。在与卵泡无关的、增生的卵巢间质中出现黄素化的卵泡膜细胞,称间质卵泡膜细胞增生(stromal hyperthecosis)。

(一)病理

1. 肉眼形态　常累及双侧卵巢,卵巢保持原来形状,可略大。切面均质,硬,呈白色或淡黄色。

2. 组织形态　卵巢皮质区明显增宽,间质细胞增生显著而卵泡发育停止。增生的间质细胞为短梭形,嗜碱性,呈漩涡状排列。间质卵泡膜细胞增生的特点是在增生的间质中出现单个或成簇的黄素化细胞,胞浆丰富,伊红色或有空泡,核小、圆、居中,有小核仁。

(二)临床表现

卵巢间质增生自40岁起发病率渐增高,70岁左右达峰值。间质卵泡膜增生发病稍晚,两者常相伴行,多数起病缓慢。临床常表现为雄激素增高,也有雌激素或两者均增高。患者以闭经、不孕为主,其他有子宫内膜增生过长、腺癌、乳腺癌等。并常伴发糖尿病、高血压、肥胖、甲状腺功能减退等。

(三)鉴别诊断

本病需与多囊卵巢综合征相鉴别,两者有很多相似之处,如表现为有家族史、雄激素和促性腺激素过高、多毛、不孕等。但两者亦有差别,表现在:①本病多见于40岁以上妇女;②呈漩涡状排列的间质细胞弥漫性增生致卵巢增大;③除卵泡的内卵泡膜细胞黄素化外,间质中常散有成簇的黄素化细胞;④卵巢楔形切除术和氯米芬治疗促排卵对本病的疗效不肯定。

(四)治疗

一般不需治疗,但需严密监测,注意鉴别诊断。

七、卵巢重度水肿

卵巢重度水肿是由于水肿液在卵巢间质内潴留,分离正常的卵泡及间质组织,致使卵巢明显增大称卵巢重度水肿(massive edema of the ovary)。其病因可能由于卵巢系膜扭转,影响卵巢淋巴及静脉回流,水分淤积于卵巢所致。少数由于卵巢皮质内间质细胞增生,使卵巢体积和重量增加而导致扭转。

(一)病理

1. 肉眼形态　多数为单侧卵巢受累,受累卵巢直径5.5~35cm不等,平均为11.5cm,重量最大达2400g。卵巢质软,表面光滑,呈苍白色或粉红色,有光泽,不透明。有扭转时卵巢可因卒中而呈暗紫色。切面湿润,常有淡黄色液体溢出。皮质浅层可见稀疏囊泡。

2. 组织形态　卵巢白膜完整,皮质浅层纤维增生,浅层下大片水肿组织包围残留的正常卵巢结构,包括各期卵泡和偶见黄体与白体。水肿区域附近间质内,有时可见灶性黄素化细胞或灶性纤维增生。髓质区淋巴管、血管高度扩张。

(二)临床表现

卵巢重度水肿的患者多数会出现腹胀、腹痛。部分患者有月经不规则或闭经。10%的患者有男性化症状,血清睾酮水平增高。妇科检查可扪及附件肿块,90%的卵巢呈单侧性增大,约半数患者有部分或完全性卵巢扭转。

(三)治疗

治疗方式要根据卵巢肿大的程度、卵巢系膜有无扭转、系膜血管有无栓塞、对侧卵巢是否正常、患者要求生育与否等决定。一般需行腹腔镜探查,术中送冷冻切片病理检查明确诊断。可行卵巢楔形切除术,亦可作卵巢多点穿刺放液术,并辅加卵巢固定术。

(朱关珍　凌斌　潘晓玉)

参 考 文 献

1. 中华人民共和国卫生行业标准.多囊卵巢综合症诊断.中华妇产科杂志,2012,47(1):74-75

2. Abbas TO,Hayati A,Ali M. Role of laparoscopy in non-trauma emergency pediatric surgery:a 5-year,single center experience A retrospective descriptive study with literature review. BMC Res Notes,2012 5,5(1):550

3. Benhaddou A,Nore O,Hopfner C. Massive ovarian edema:a case report. J Gynecol Obstet Biol Reprod(Paris),2009,38(6):524-527

4. Brown DL,Henrichsen TL,Clayton AC,et al. Ovarian stromal hyperthecosis:sonographic features and histologic associations. J Ultrasound Med,2009,28(5):587-593

5. Dumesic DA,Abbott DH. Implications of polycystic ovary syndrome on oocyte development. Semin Reprod Med,2008,26(1):53-61

6. Eren F,Aydin O,Gök N,et al. Ovarian enlargement associated with massive oedema. J Pak Med Assoc,2008,58(1):43-45

7. Hasiakos D,Papakonstantinou K,Bacanu AM,et al. Clinical experience of five fetal ovarian cysts:diagnosis and follow-up. Arch Gynecol Obstet,2008,277(6):575-578

8. Kwak DW,Sohn YS,Kim SK,et al. Clinical experiences of fetal ovarian cyst:diagnosis and consequence. J Korean Med Sci,2006,21(4):690-694

9. Lalwani N,Patel S,Ha KY,et al. Miscellaneous tumour-like lesions of the ovary:cross-sectional imaging review. Br J Radiol,2012,85(1013):477-486

10. Lomme M,Kostadinov S,Zhang C. Large solitary luteinized follicle cyst of pregnancy and puerperium:report of two cases. Diagn Pathol,2011,6:3

11. Masarie K,Katz V,Balderston K. Pregnancy luteomas:clinical presentations and management strategies. Obstet Gynecol Surv,2010,65(9):575-582

12. Phelan N,Conway GS. Management of ovarian disease in pregnancy. Best Pract Res Clin Endocrinol Metab,2011,25(6):985-992

13. Robin G,Catteau-Jonard S,Dewailly D,et al. Polycystic ovary syndrome:A model of follicular excess. Gynecol Obstet Fertil,2010,38(6):405-408

14. Sánchez P,Gámez F,de León-Luis J,et al. Fetal ovarian cyst:prenatal diagnosis,perinatal outcome and treatment. Case series and literature review. Ginecol Obstet Mex,2012,80(2):84-90

15. Sun WC,Li W,Chen QH,et al. Corpus luteum hemorrhage in a patient with aplastic anemia. J Obstet Gynaecol Res,2013,39(1):399-401

16. Zhang HY,Guo CX,Zhu FF,et al. Clinical characteristics,metabolic features,and phenotype of Chinese women with polycystic

ovary syndrome：a large-scale case-control study. Arch Gynecol Obstet，2012，in press

第十二节 妊娠合并卵巢肿瘤

妊娠合并卵巢肿瘤是罕见疾病，随着超声检测的普及和对产科检查的重视，其检出率已由 1/1000 增加到 41/1000。功能性肿瘤（卵泡、黄体和卵泡膜黄素化囊肿等）是妊娠期最常见的卵巢肿瘤类型，占妊娠期卵巢肿瘤总数的 54%。其他较常见的良性肿瘤按发病率高低依次为成熟畸胎瘤、浆液性囊腺瘤、卵巢冠囊肿、黏液性囊腺瘤和巧克力囊肿。恶性肿瘤仅占 2%～3%，恶性肿瘤中最常见的是未成熟畸胎瘤和无性细胞瘤，妊娠合并上皮性卵巢癌较少见。

妊娠合并卵巢肿瘤患者多无临床症状。50% 的患者是在产前超声检查时发现卵巢肿瘤，剖宫产时发现者占 4%。由于子宫增大导致盆腔解剖结构改变，肿瘤引起的症状多在妊娠 16 周后出现。与未妊娠时相比，妊娠期卵巢肿瘤发生扭转、破裂和感染的几率增加，这可能与妊娠妇女的解剖结构、激素水平和血管分布改变有关，但迄今尚无证据说明妊娠加速肿瘤的生长和播散。妊娠不影响卵巢肿瘤患者的预后。

【诊断】

1. 妇女在受孕前或受孕后最初三个月内，妇科双合诊和三合诊检查是发现卵巢肿瘤最可靠的方法之一。

2. B 型超声检查 是首选的辅助检查方法。超声发现卵巢肿物的时间多为妊娠早期和中期，妊娠期卵巢肿物多为功能性，最常见的是黄体囊肿，可自行消失，而消退多发生于妊娠 16 周前。对 26 110 例早期妊娠的 B 超检查结果进行回顾性分析，妊娠早期发现的肿物只有 26% 的病例在妊娠 16 周后仍持续存在。B 型超声检查不但能发现无症状的卵巢肿物，对判断肿物的性质亦有较高的价值。囊性肿物、单房、直径<5cm 者恶性风险低。当卵巢肿物呈以下表现时应高度怀疑为恶性：直径>6cm、双侧、具有实性结构、囊性肿物中有>6mm 的乳头、乳头突起中可探及血流、伴有腹水、持续存在全妊娠 16 周后。对初诊时肿瘤直径≥10cm、增长速度>0.35cm/w 时，恶性肿物的可能性明显增加。

3. 磁共振成像（MRI） MRI 能够反映肿物的形态学特点并对组织进行三维重建，不同的信号强度还可提示肿物的组织构成。因此，MRI 可以为孕期 B 超发现的卵巢肿物提供进一步的影像学特征，对不同类型的卵巢肿物作出更准确的诊断。已证实妊娠期妇女接受 MRI 检查的安全性，但使用静脉造影剂的安全性尚存在争议。孕期的 MRI 检查只应用于以下情况：①所需要的信息不能通过其他非电离辐射的方法获得。②这些信息在孕期对孕妇和胎儿是必须加以关注的。③医师认为延至产后再进行诊断是不谨慎的。孕期的前 3 个月是胎儿器官发育的重要时期，除非绝对必要，MRI 的检查时间最好在妊娠 12 周后。对于孕期的急腹症，MRI 可以提示炎症、脓肿形成、出血以及肠梗阻等病变的部位。MRI 还有助于确定肿物的组织来源、组成及与周围组织器官的关系。

4. 其他影像学检查方法 研究认为，妊娠妇女接受 CT 检查时会受到大量的 X 线辐射。也有报道称进行盆腔和腹腔 CT 扫描时，胎儿受到的辐射量很少，远低于致畸量。但是由于妊娠期细胞分裂活动活跃，暴露于离子辐射会增加肿瘤的发生率，因此，只有在无法进行超声及 MRI 检查时才使用 CT。

正电子断层显像（PET）对恶性肿瘤的诊断和分期有重要作用。但 PET 多与 CT 联合使用，而妊娠期使用 PET 的安全性也未得到评估。因此，只在其他辅助检查无法明确诊断时才考虑使用 PET。

5. 肿瘤标志物 血清肿瘤标志物 CA125、AFP、hCG、LDH 水平的高低，对卵巢上皮性肿瘤和恶性生殖细胞肿瘤的诊断有参考意义。虽然这几种标志物在正常妊娠期也可升高，但其升高水平在不同的妊娠期都有一个正常范围。妊娠合并肿瘤时，肿瘤相关标志物的升高常超出正常范围数倍或数十倍。如果肿瘤标志物的检测值在孕期持续性增高或与影像学检查相结合，则有助于诊断及鉴别诊断。妊娠对 CEA、CA153 及 CA199 值的影响没有统计学意义，因此血清 CEA、CA153 及 CA199 的检测在妊娠期仍有较高的应用价值。

【治疗】

1. 妊娠期卵巢肿瘤以良性为主，多数功能性卵巢肿物在妊娠中期可自然消退。因此，妊娠 16 周之前除明确诊断的卵巢肿瘤外，可以动态观察。选择性手术的最佳时机为妊娠 16～18 周。如妊娠晚期发现的良性肿瘤，且肿瘤已被推至盆腔外，无阻塞产道可能，可在产后行肿瘤手术。如肿瘤阻塞产道，可在足月妊娠期或临产后行剖宫产术，并同时切除肿瘤。

2. 对于无法明确肿瘤性质、高度怀疑卵巢癌、肿瘤发生破裂、扭转、出血、感染时均要及时手术。术后应预防流产及早产，预防血栓形成及预防性应用抗生素。

3. 超声引导下的卵巢囊肿抽吸术适应证：单纯的单房性囊肿，没有乳头的结构和（或）没有提示实性的成分。但超声检查提示为良性的肿瘤，术后病理可能为低度潜在恶性。另外，超声引导下的肿物内容抽吸术，术后复发率在 1/3 左右。对于抽吸液的检查并不能准确判断肿物的良恶性。最重要的是抽吸术漏出的囊液会在腹腔形成种植，如为恶性肿瘤将影响预后。因此，不推荐将肿物内容抽吸术作为一项常规实施的治疗方法。

4. 手术途径的选择有剖腹手术及腹腔镜手术。目前认为开放性手术与腹腔镜手术对于妊娠结局的影响是相似的。妊娠期选择腹腔镜手术和经腹手术一样安全。腹腔镜手术最好在妊娠 16～20 周进行。妊娠 23 周后行腹腔镜手术会增加新生儿并发症及早产发生率。妊娠 28 周后子宫增大会增加手术难度，所有腹腔镜手术最晚不迟于 28 周。腹腔镜手术时套管针穿刺位置宜选择左上腹部或剑突下，穿刺点至少距宫底 6cm。手术并发症主要有子宫损伤、胎儿酸中毒、肿瘤破裂。对于术前倾向于恶性肿瘤的病例，建议经腹手术而非腹腔镜手术。

5. 手术方式的选择以患侧附件切除最为常见。术中冷冻切片若为良性,行患侧附件切除或肿瘤剥除术。

单侧的交界性、恶性生殖细胞、恶性性索-间质肿瘤宜行患侧附件切除术+大网膜切除术;双侧的恶性肿瘤,手术方式与非孕期相同。但即使是双侧的卵巢恶性肿瘤,如果子宫没有被累及,仍可考虑保留生育功能。由于妊娠合并卵巢肿瘤的特殊性,孕期进行手术时,手术方式的选择往往较非孕期保守。如果子宫过大限制手术野暴露或可能因过度操作导致风险,也可暂不行盆腔或主动脉旁淋巴结切除。在手术切除肿瘤后应用多药联合化疗 PVB、BEP、VAC,并至少用药 3 个疗程。

妊娠合并上皮性卵巢癌的处理方式基本与非妊娠期相同。对 Ⅰ 期上皮性卵巢癌,可在单侧或双侧附件切除术加腹水检查及多点腹膜活检术基础上继续妊娠,根据术后病理结果在妊娠期或产后进行化疗,也可考虑行附件切除术,产后再行系统分期手术。如果妊娠 24 周内诊断出 Ⅱ～Ⅳ期上皮性卵巢癌,则不建议患者继续妊娠,应尽快行分期手术或细胞减灭术;如在妊娠 24 周后诊断,且患者强烈要求继续妊娠,可考虑保守性手术或先行新辅助化疗,待胎儿成熟后再行手术。如采用后一种方案,可提前在妊娠 32～36 周采用剖宫产终止妊娠,同时行分期手术或细胞减灭术。需注意剖宫产前评估胎肺成熟度。

6. 化疗 化疗选用药物的种类与非妊娠期用药相同。妊娠期化疗的安全性与妊娠周数和化疗药物的种类有关。孕早期当胚胎各器官发育尚未完成时,可能受化疗药物的影响而致先天畸形,因此化疗宜在妊娠 13 周后进行。孕中晚期化疗者,绝大多数胎儿均健康,偶有早产,胎儿生长受限及低体重儿等。抗代谢药(甲氨蝶呤、氟尿嘧啶、阿糖胞苷)和烷化剂(左旋苯丙氨酸氮芥、环磷酰胺、苯丁酸氮芥)的致畸率较高,应尽量避免使用。阿霉素和表阿霉素较为安全。铂类和紫杉醇是治疗上皮性卵巢癌的重要药物,妊娠妇女接受卡铂、紫杉醇化疗后尚未发现新生儿畸形或致死的报道。但妊娠合并卵巢恶性肿瘤发病率低,有关妊娠期卵巢恶性肿瘤化疗的研究及孕产妇、胎儿预后的报道较少。因此,孕期化疗药物对胎儿发育的影响仍需要一个更长时间的随访。

另外,化疗后 2 周骨髓抑制作用最明显,因此,化疗时间应尽量避免分娩前 2 周。由于化疗药物可进入乳汁,产妇需在产后继续化疗者不建议母乳哺养。

7. 对胎盘组织进行病理检查是必要的。肿瘤细胞最常侵犯胎盘的位置是绒毛间隙,其可通过血液向胎儿转移,转移发生率在 25% 以下。肿瘤侵犯胎盘时,新生儿属高危人群,需进行为期 2 年的严密随访。

(凌斌 潘晓玉)

参 考 文 献

1. Aggarwal P, Kehoe S. Ovarian tumours in pregnancy: a literature review. Eur J Obstet Gynecol Reprod Biol, 2011, 155(2): 119-124

2. Amant F, Van Calsteren K, Halaska MJ, et al. Gynecologic cancers in pregnancy: guidelines of an international consensus meeting. Int J Gynecol Cancer, 2009, 19(Suppl 1): S1-S12

3. Brewer M, Kueck A, Runowicz CD. Chemotherapy in pregnancy. Clin Obstet Gynecol, 2011, 54(4): 602-618

4. Hoover K, Jenkins TR. Evaluation and management of adnexal mass in pregnancy. Am J Obstet Gynecol, 2011, 205(2): 97-102

5. Husseinzadeh N, Sibai B, Siddiqi TA. Ovarian tumors in pregnancy: diagnosis and management. Am J Perinatol, 2012, 29(5): 327-334

6. Kizer NT, Powell MA. Surgery in the pregnant patient. Clin Obstet Gynecol, 2011, 54(4): 633-641

7. Ko EM, Van Le L. Chemotherapy for gynecologic cancers occurring during pregnancy. Obstet Gynecol Surv, 2011, 66(5): 291-298

8. Marret H, Lhommé C, Lecuru F, et al. Guidelines for the management of ovarian cancer during pregnancy. Eur J Obstet Gynecol Reprod Biol, 2010, 149(1): 18-21

9. Morice P, Uzan C, Gouy S, et al. Gynaecological cancers in pregnancy. Lancet, 2012, 379(9815): 558-569

10. Palmer J, Vatish M, Tidy J. Epithelial ovarian cancer in pregnancy: a review of the literature. BJOG, 2009, 116(4): 480-491

11. Serkies K, Węgrzynowicz E, Jassem J. Paclitaxel and cisplatin chemotherapy for ovarian cancer during pregnancy: case report and review of the literature. Arch Gynecol Obstet, 2011, 283(Suppl 1): 97-100

12. Whiteside JL, Keup HL. Laparoscopic management of the ovarian mass: a practical approach. Clin Obstet Gynecol, 2009, 52(3): 327-334

13. Yacobozzi M, Nguyen D, Rakita D. Adnexal masses in pregnancy. Semin Ultrasound CT MR, 2012, 33(1): 55-64

14. Yen CF, Lin SL, Murk W, et al. Risk analysis of torsion and malignancy for adnexal masses during pregnancy. Fertil Steril, 2009, 91(5): 1895-1902

第十三节 卵巢恶性肿瘤的随诊及病情监测

一、随诊及监测的意义

卵巢癌病死率居妇科恶性肿瘤的首位,75% 的患者确诊时已处于疾病晚期,5 年生存率低,徘徊在 25%～30%。卵巢癌预后差主要是因为其起病隐匿,缺乏早期症状和特异性的诊断方法,因此难以进行早期的有效治疗。即使患者对治疗的早期反应较好,病情也易复发。因此,积极寻找卵巢癌的预后相关因素,通过随诊及病情监测控制预后,并予以最佳治疗方式以延长患者的生存时间显得至关重要。

二、不同阶段的随诊与病情监测

(一)初治阶段的随诊和病情监测

卵巢癌的治疗必须是手术加化疗,二者缺一不可。而化疗又是每隔 3～4 周进行一次,总疗程数必须达到 6 个疗程或更多,所以,卵巢癌的治疗是一个长期的过程,疗程长达半年至一年甚至更长。再加上化疗常伴有恶心、呕吐、脱发等难以耐受的副作用,故患者很难坚持。根据调查,如果没有专人负责管理、听之任之,至少有一半以上的患者不能严格按时化疗。不及时和不足量的化疗,自然得不到好的治疗效果。半途而废的化疗只会使过去的肿瘤细胞减灭术等一系列艰巨的医疗措施成为枉费心机、徒劳无益的劳动。因此，有专人严格随诊患者，鼓励和督促他们坚持长期治疗是很重要的。

此外，化疗是否有效、是否需要调整，也必须有专人随诊和监测。卵巢癌对化疗虽然敏感，但不同病理类型的敏感性有所区别，有的很敏感；有的虽然也有效果，但敏感性不是很高，或是暂时有效，很快出现耐药性。如果耐药，未能及时觉察，而继续沿用原来的化疗方案，则可能完全无效。所以，必须对病情进行监测和随诊，如根据一些监测检查项目发现治疗反应欠佳，则要及时进行调整。以尽可能保证正在进行的治疗方案的有效性。

（二）完成初治治疗后的随诊

卵巢癌患者已经按期完成治疗以后，仍需要进行定期随诊和监测。其目的包括：

1. 卵巢癌好复发的特点 由于卵巢癌肿瘤细胞减灭术技术上的提高，以及化疗方案的不断改进，使卵巢癌的近期存活率的确有不少提高，2~3年存活率可达65%~80%左右。但是，由于卵巢癌复发率较高，而复发的肿瘤又对治疗的反应较原发肿瘤差，因而5年存活率仍较低，徘徊在20%~40%左右。所以，我们很有必要对患者进行定期随诊，一旦病情复发，可及早发现、早期治疗，最终获得较好的治疗效果。

2. 探索有效的二线治疗方案 对卵巢原发癌的治疗，大家已取得不少成功的经验，故近期内完全缓解率高。但是，对于复发癌的二线治疗仍缺乏非常有效的措施，需要对治疗的手段进行探索、总结和提高。而这些都必须有患者的密切配合和定期随诊，才有可能对患者的治疗效果进行总结和提高。

不论是卵巢恶性肿瘤的治疗过程，还是在治疗后的病情监测和随诊，都非常重要。可惜的是，上述两点迄今未得到足够重视，绝大多数医疗单位并未建立随诊制度，即使大的医学院校或研究所，虽建立了制度，却常常不够完善，或未坚持执行。这是一个非常重要和关键的问题，我们应该呼吁在卵巢癌领域的工作者们都应对此重视起来，把随诊和病情监测切实做好。

三、随诊过程中的特殊监测项目

（一）肿瘤标志物（tumor markers）

1. CA125

（1）血清 CA125

1）血清 CA125 标志物在卵巢癌诊断和病情监测中的意义：CA125 自卵巢浆液囊腺癌中提取，是单克隆抗体 OC125 可识别的一种糖蛋白抗原。良性囊腺瘤所分泌的 CA125 进入肿瘤囊液中储存，由于组织屏障的存在，血浆中 CA125 浓度低。而对于浸润性囊腺癌，由于肿瘤细胞破坏了上皮基底膜的完整性，CA125 得以进入血液循环，进而被检测出来。因此血清 CA125 的检测对卵巢恶性肿瘤特别是上皮性癌的诊断价值较高。1983 年 Bast 测定了 888 例献血志愿者的血清 CA125，以 35U/ml 为临界值，证实 CA125 在健康人中假阳性率为 1%，妇科其他良性肿瘤阳

性率 6%，经手术证实为卵巢癌的阳性率为 82%。Menon 等应用临床诊断性能曲线（receptive operator character curve，ROC），对 CA125 在卵巢肿瘤诊断中的临床准确性进行评价，发现可以得到很高的特异度和阳性预测值（PPV）。Benjapibal 等研究 59 例卵巢恶性肿瘤患者和 61 例卵巢良性肿瘤患者血清 CA125 水平，其预测卵巢癌的灵敏度、特异度及准确性分别为 83.1%、39.3% 及 60.8%，阳性预测 57.0%，阴性预测值 70.6%，假阳性率 60.7%，假阴性率 16.9%，这些数据表明单独检测血清 CA125 对于区分卵巢疾病的良恶性有一定的准确性，但要注意区分假阳性或假阴性的情况。Medeiros 等采用 Meta 方法重新对以往 17 项研究中 2374 名妇女的数据进行分析，发现 CA125 在诊断卵巢癌或交界性卵巢肿瘤方面，总的敏感性为 80%，特异度为 75%。一般说，对 CA125 水平升高患者可进行连续检测，卵巢恶性肿瘤中 CA125 水平会不断升高，而良性疾病往往稳定在一定水平，在一定程度上连续监测 CA125 水平可区分疾病良恶性。对于卵巢癌患者的病情监测中，Hogdall 等检测了 185 例盆腔包块患者血清中的 CA125，其中，恶性肿瘤患者 CA125 水平明显高于卵巢良性肿瘤血清患者；Ⅲ、Ⅳ期明显高于Ⅰ、Ⅱ期。当 CA125>35U/ml 时，其诊断Ⅲ、Ⅳ期卵巢癌的敏感性为 100.0%，特异性为 77.4%；当 CA125>65U/ml 时，其诊断Ⅲ、Ⅳ期卵巢癌的敏感性为 94.4%，特异性为 92%。

2）血清 CA125 标志物在卵巢癌治疗中的意义：CA125 还可以预测铂类化疗耐药。Boivin 等通过下调 NIH：OVCAR3 卵巢癌细胞系 CA125 的表达使顺铂诱导肿瘤细胞凋亡的半数抑制浓度（inhibition concentration 50%，IC50）下降了 83.3%，表明肿瘤细胞 CA125 的表达可能与铂类化疗耐药相关。Rocconi 等总结 262 例卵巢癌患者资料，以化疗完成后>6 个月复发作为铂类敏感标准，将紫杉醇/铂类化疗 3 周期后血清 CA125 水平恢复正常组和未恢复正常组相比较，发现铂类敏感率差异有显著性（78% 和 22%，$P<0.001$），提示化疗 3 周期后血清 CA125 水平恢复正常可预测患者对铂类敏感。CA125 还可以预测晚期卵巢癌行肿瘤细胞减灭术的残余瘤结果。2000 年 Chi 等回顾性研究了 100 例晚期卵巢癌患者行首次肿瘤细胞减灭术的结果，发现术前 CA12 水平>500U/ml 可用来预测不理想的肿瘤细胞减灭术结局（残瘤 ≥1cm），预测准确率 76%。Vorgias 等也在分析了 426 例晚期卵巢癌患者的资料后得出，术前 CA125 水平可预测肿瘤细胞减灭术后残瘤大小。将术前 CA125 界定值设定为 500U/ml，则准确率提高至 85%。术前 CA125 水平>500U/ml 可用以预测不理想的肿瘤细胞减灭术，对这部分患者可先行新辅助化疗后再评估是否进行理想的减瘤手术。但是，2000 年，Chi 等总结分析 277 例晚期卵巢癌、输卵管癌以及腹膜癌患者的资料后，认为术前 CA125 水平并不能准确预测减瘤手术的结局。受患者综合情况医疗条件和医师技术水平等具体情况所限，每个患者实行肿瘤细胞减灭术的效果不尽相同，因此不能单纯应用术前 CA125 水平来预测手术结果是否理想，我们可以在评估晚期卵巢癌患者是否无法立即手术而需要先行新辅助化疗时，将术前 CA125 水平作为参考因素之一。

3）血清 CA125 标志物在卵巢癌疗效评价和预后评估中的意义：Hogberg 在一组 72 例晚期卵巢癌手术及化疗后系统定期追查血清 CA125 中，发现其半衰期<16 天者 5 年存活率为 68%，而>16 天者 5 年存活率仅 36%。Nyvang 等比较了化疗前 CA125、组织病理分级及 DNA 分布，指出 CA125 是重要的预后标志物，尤其是在 3 个疗程化疗后的 CA125 水平更有意义，作者认为化疗后 CA125 明显降低者生存期及病情稳定期延长，连续的 CA125 监测是评价疗效和预测病情转归可靠的方式。对于晚期卵巢癌接受肿瘤细胞减灭术患者围术期 CA125 变化和患者预后的关系，Zivanovic 等通过对 307 例晚期卵巢癌患者资料的分析，发现满意减瘤术后患者围术期 CA125 水平上升组和下降 80% 组比较，无进展生存率差异显著，认为围术期的 CA125 水平变化与肿瘤预后相关。Paulse 等对卵巢癌化疗患者进行 CA125 动态监测，发现完全缓解（CR）和部分缓解（PR）患者血清 CA125 水平均明显下降，而病情进展者均上升，化疗 3 个周期后，病情进展及稳定患者 CA125 即不再下降，而 CR 患者 CA125 仍持续下降。可见 CA125 能评估疾病有无进展，进行疗效评价，并能较早提示疾病发展，有效预测率达 75.7% ~ 78.5%。治疗后 CA125 下降的快慢也是估计预后的一个指标。一般认为手术后进行首次化疗后 CA125 下降>30%，3 个疗程内 CA125 降至正常的患者预后相对较好。也有学者研究早期卵巢癌行标准分期手术后化疗 6 个疗程之后的 CA125 水平与患者预后的关系，例如 Kang 等对 95 例早期高危型卵巢癌患者的资料进行归纳，这些患者均接受了标准分期手术，并且术后均完成了辅助化疗 6 个疗程，以化疗结束后血清 CA125 水平≤12U/ml 和>12U/ml 分为两组，比较后发现两组 5 年无进展生存率差异有显著性（83.3% 和 37.5%，P<0.001）。经过多因素分析，Kang 认为化疗结束后 CA125 水平>12U/ml 是肿瘤复发的独立危险因素。另外，也有学者分析了 CA125 和交界性卵巢肿瘤之间的关系。Wu 等回顾性分析了交界性卵巢肿瘤 233 例，认为术前 CA125 水平（设定 144U/ml 为分割点）是预测交界性卵巢肿瘤复发、估计预后的独立危险因素。

4）血清 CA125 标志物对评价卵巢癌复发的意义：CA125 是卵巢癌患者治疗后随访的重要指标。Gadducci 对 225 例晚期卵巢癌手术及化疗后系统定期追查血清 CA125，根据完成治疗后二次探查手术结果，发现血清 CA125 半衰期<25 天者，其二次探查所见的病情完全缓解率比>25 天者多 3.6 倍，二探手术前血清 CA125 值>35U/ml 者，几乎所有的病例腹腔内都有病灶，其阳性预测率为 90% ~ 100%，而二探手术前血清 CA125 值<35U/ml 者，其阴性预测值的准确性不高，仅为 45% ~ 55%。假阴性结果主要与癌灶的体积大小有关。癌灶过小，释放的抗原量少，经全身血量的稀释后血中浓度很低，因此较难检测。Meyer 等在卵巢癌患者的随访过程中发现有 70% 患者的血清 CA125 水平上升预示着卵巢癌的复发，而且 CA125 的上升要比临床出现复发症状 4 个月。Rustin 将治疗后患者的 CA125 正常上限值定为 23U/ml，复查时 CA125 值超过 23U/ml 且大于或等于最低值的 2 倍定义为 CA125 复发，按此标准对 300 例完成标准治疗的卵巢癌患者进行随访，结果发现 CA125 提示复发的敏感性达 94%，特异度为 67%，CA125 进展期比临床进展期平均提早 7 天。Wilder 等对治疗后达 CR 且 CA125<35U/ml 的卵巢癌患者进行随访，把 CA125 水平连续上升 3 次且大于化验的变异系数定义为"CA125 上升"，100 例患者中 11 例复发，所有复发患者符合"CA125 上升"且均<35U/ml，提示 CA125 在正常范围内进行性上升与肿瘤复发也有密切关系。因此对于之前临床症状缓解的卵巢癌患者应定期系统检测血清 CA125，如发现其异常，可及早对治疗方案进行必要的调整，或加大药物剂量，增加或改用其他药物，以期获得较好的治疗效果。也有作者根据二次剖腹探查手术的所见，评估 CA125 的阳性预测值及阴性预测值。

5）影响血清 CA125 检测的干扰因素：大多数实验表明，以血清 CA125 值的动态改变监测卵巢上皮癌的病情变化是确实可靠，但由于其特异性较差，血清 CA125 检测结果也会受到其他情况的干扰。因此在以血清 CA125 监测病情时，应注意排除这些因素的干扰。

腹部手术：腹部手术对腹膜的刺激，可能会使血清 CA125 值出现短暂性升高。Yedema 的研究报道，手术后血清 CA125 升高者占 18%，其升高现象持续两周左右。而 Vanderzee 报道了更多的患者（82%）术后 CA125 有升高，并在第二周升高最明显（升高 3 ~ 336U/ml），以后逐渐下降，术后 8 周完全恢复正常。因此，术后短期内由于其特异性受腹部手术刺激的影响，血清 CA125 不一定能完全反映肿瘤的情况。

腹腔^{32}P 治疗：Makhija 对 61 例行满意的肿瘤细胞减灭术后或二次探查结果（-）的手术后给腹腔^{32}P 治疗，并随诊 12 个月无肿瘤复发迹象的患者，回顾分析其每月定期检查的血清 CA125，发现腹腔^{32}P 治疗后，25 例（41%）血清 CA125 有升高现象。其中 23% 的 CA125 升高值在 30 ~ 100U/ml，升高值在 100 ~ 200U/ml 及>200U/ml 者各占 11% 及 7%。25 例中有 11 例（44%）其血清 CA125 升高持续达 4 个月以上，但绝大多数（92%）均在 12 个月内恢复正常。作者提出，对于腹腔注射^{32}P 后 4 ~ 12 个月内血清 CA125 值的升高可能是由于^{32}P 的刺激，而不一定是由于肿瘤复发，需要结合其他检查结果综合分析做出判断。

多次进行肿瘤放射免疫显像：也会干扰血清 CA125 的检测结果。Reinsberg 以及 Lieberman 报道^{131}I 碘标记的 OC125 作放射免疫显像 2 ~ 3 次，而使血清 CA125 的检测呈假阳性反应。其阳性反应并非由于病情的改变，而是因为放射免疫显像时所注射的鼠抗体 OC125，引起患者体内产生了抗鼠抗体，使检测 CA125 药盒内的 OC125 与抗鼠抗体结合，而得到一个很强的假阳性反应。

大量放腹水：卵巢上皮癌腹水内有大量 CA125 抗原。一次放出大量腹水可使血清 CA125 值也随之下降。因体内癌块仍继续存在，血清 CA125 值不会下降至正常水平，只是使血清值有短暂的波动。

生殖系良性肿瘤及慢性炎症，如子宫内膜异位症等。

（2）腹水 CA125 监测：CA125 在细胞内合成，然后分泌进入体腔。在胸膜、心包膜、腹膜及米勒管等体腔上皮细胞中都有表达，腹膜或间皮组织受刺激后 CA125 的表达会升高。研究发现腹膜细胞产生的 CA125 抗原比卵巢癌细胞产生的要多。1996 年，Zeimet 将人腹膜间皮细胞经过体外培养，其培养液内所检出的 CA125 的量，比卵巢癌细胞株在培养液内所产生的量多 5 倍。7 例正常人的腹膜细胞产生的 CA125 平均量为 39U/10^5 细胞，而 6 个不同卵巢癌细胞株所产生的 CA125 平均量为 8.5U/10^5 细胞。正常腹膜是 CA125 进入血清的屏障，只允许少量的 CA125 进入血液循环，当腹腔内存在癌肿、广泛的子宫内膜异位病灶或炎症时，腹膜被病灶破坏，导致大量 CA125 进入血清。目前腹水中 CA125 的正常值界限为 200～316U/ml。检测时一般以腹水中 CA125>250U/ml 为阳性判定标准。研究表明卵巢上皮癌患者腹水 CA125 值均有增高现象，并且与血清 CA125 值的升高是平行的。每个患者的腹水 CA125 值都比血清 CA125 值高，平均高 8 倍左右。有的作者发现，用腹水 CA125 值预测临床完全缓解患者体内残存癌比用血清 CA125 值更为敏感。1992 年 Vergote 报道的病例中，有 18 例二次探查的病理检查及细胞学检查均为阴性，但其中 3 例腹水 CA125 值却是阳性，这 3 例随诊时都发现癌瘤复发，另外 15 例腹水 CA125 正常者均未复发，Vergote 强调要取原腹水检测，不要用其他液体将腹水稀释，也不要用腹腔冲洗液，因为子宫直肠窝内至少可以抽取 5ml 腹水，足够用以检测。Rome 也报道 1 例二探所见病理及细胞学检查都是阴性，血清 CA125 也正常，但腹水 CA125 阳性。此例也在随诊期间发现癌瘤复发。但 Buller 对 16 例二次探查手术患者同时取血清及腹水进行 CA125 检测，结果显示血清 CA125 检测比腹水的检测更有意义。导致上述相反结果产生的原因尚不清楚。2008 年中国医科大学第一临床学院妇科提出将腹水 CA125 和染色体联合检测，其诊断卵巢上皮性癌的敏感性和特异性分别为 80% 和 95%，诊断准确度为 85.5%。有关腹水中 CA125 水平检测的特异性有待一步研究。

2. AFP 血清 AFP 检测对卵巢卵黄囊瘤的病情监测具有重要意义。AFP 是胚胎时期卵黄囊和肝脏产生的一种特殊糖蛋白，是原发性肝癌最灵敏、最特异的肿瘤标志物。AFP 具有癌胚生物学特性，妊娠期以及恶性生殖系统胚胎肿瘤（如睾丸畸胎瘤、卵黄囊瘤/内胚窦瘤等）的 AFP 水平多有升高。血清 AFP 的动态变化与卵黄囊瘤病情的好转或恶化是很符合的。临床完全缓解的患者，其血清 AFP 值轻度升高也预示癌瘤残存或复发。北京协和医院曾有 1 例卵巢卵黄囊瘤临床 I 期患者，在外院手术切除肿瘤后 2 个月后其血清 AFP 值略有升高（30ng/ml）。因外院未切除大网膜，故再次手术探查，发现大网膜上有一个单个孤立的黄豆大转移瘤，其他部位无转移。手术切除大网膜后 AFP 下降正常，并一直持续阴性。VAC 化疗 1 年，随诊迄今 18 年仍健在，因此，化疗后取得临床完全缓解的患者一般须在前 2 年中的每 2～4 个月临床随访一次，监测 AFP 的变化。另 1 例卵黄囊瘤在手术后 1 年中定期进行化疗，血清 AFP 值一直正常，但突然转为弱阳性（35ng/ml）。盆腔检查发现阴道右上角结节 1.5cm 直径，手术探查该结节为复发肿瘤，其他部位无转移。手术切除该结节后血清 AFP 下降至正常。此 2 例说明血清 AFP 对 0.5～1.5cm 直径的病灶亦

可测出。国际上已将血清 AFP 作为小儿肝母细胞瘤、胚胎性癌和卵黄囊瘤的有效标志物之一，并将其用于术后疗效观察和随访。一般肿瘤完整切除后，血清 AFP 即开始下降，并在 7 周内降至正常。

3. HE4 HE4 即人附睾分泌蛋白 4（human sapiens epididymis specific protein 4），又称附睾特异性蛋白或 WFDC2，是一种由 HE4 基因编码的小分子量分泌性糖蛋白，在卵巢良性肿瘤及正常组织中表达极低，但在卵巢癌中高表达。2008 年 Allard 报道了 HE4 临床动态研究结果，样本均来自正在接受治疗或监测疾病复发的患者。纵向比较分析显示，78.8% 患者 CA125 水平与临床状态相关，76.2% 患者 HE4 水平与临床状态相关，提示血清 HEA 水平在临床预测方面的意义与 CA125 近似。在 CA125 水平与临床状态不相符的病例中，HE4 的符合率为 23.5%（4/17 例）。该项研究进一步说明 HE4 可以作为临床上监测卵巢癌复发的标志物，可用于监测 CA125 水平与临床状态不相符患者的病情变化。由此可见，HE4 可以作为临床上监测卵巢癌患者病情转归的手段之一。Havrilesky 等通过回顾性分析发现，所有复发患者中，CA125 的敏感性为 96%，以 HE4 等血清指标的研究组敏感性为 100%，其中 56% 患者升高，比 CA125 提前 6～69 周，这一结果说明 HE4 可以作为监测卵巢癌患者病情变化的标志物，能较早发现肿瘤复发。王术艺等的研究报道，卵巢癌组术前、术后，血清 CA125、HE4 水平均明显高于正常对照组和良性病变组，而正常对照组和良性病变组比较无统计学差异，卵巢癌组术后 1 个月复查 CA125 和 HE4 水平均明显下降。这与 Moore 等的研究结果一致，HE4 作为单一指标对于卵巢癌的诊断敏感性及特异性均高于 CA125，并且对于 I 期病变，HE4 是最佳单用指标，联合检测 CA125 或其他标志物并不能增加敏感性。

4. 专有性不强的肿瘤标志物 恶性肿瘤具有某些蛋白质或生化代谢产物，也可作为标志物检测肿瘤的存在。这些标志物虽然并非一种类型的恶性肿瘤所特有，其专有性不强，但可反映体内恶性肿瘤量的改变，作为恶性肿瘤治疗过程中的监测指标。这些普通的生化指标可以一些简便的生化方法检测。

（1）血清乳酸脱氢酶（lactic dehydrogenase，LDH）：恶性肿瘤中糖酵解较正常组织高，LDH 是糖酵解过程中一个重要的酶。糖酵解增加时，血清 LDH 值也升高。卵巢癌的 LDH 平均值为 623.8U/dl，全部高于正常值上限（245U/dl）。恶性肿瘤治疗前后，血清 LDH 值的动态改变与病情好转或恶化是一致的。

（2）血清唾液酸（lipid associated sialic acid，LSA）：LSA 在体液内的增加与恶性肿瘤细胞的自身物质合成增加紧密相关。Katopodis 建立了检测血清 LSA 方法。北京协和医院检测了 147 例卵巢上皮癌患者血清的 LSA 值，并与血清 CA125 值比较，结果发现 LSA 与 CA125 敏感性分别为 83.0% 及 92.5%。对于手术后随诊及化疗的患者，LSA 及 CA125 的阳性预测率分别为 89.4% 及 100%，阴性预测值各为 65.1% 及 76.7%。虽然 LSA 的结果稍次于 CA125，但其检测方法经济简便，临床应用价值更大。另外还有研究表明 LSA 与 CA125 二者的动态变化曲线是平行的。LSA

现已成为恶性肿瘤的监测指标,受到普遍重视和研究。

(3) 雌激素受体 α-1(estrogen receptor-related receptor α-1,ERRα-1):雌激素受体(estrogen receptor,ER)信号通路在卵巢癌的发病机制中起重要作用。ERR 家族有 ERRα、ERRβ 两种亚型,而 ERRα-1 是 ERRα 体内最主要的表达形式。ERRα-1 可能通过结合 ERRE 元件而启动效应癌基因表达,并诱导卵巢细胞的过度增生进而发生恶性肿瘤样改变。ERRα 的表达是 E-ER-ERE 信号通路的雌激素扩增效应,同时也可能是卵巢癌耐受以拮抗雌激素与雌激素受体结合为基础的激素治疗的一种机制。2002 年,Giguere 的研究提示检测 ERRα-1 表达水平对判定卵巢癌患者的预后有一定价值,ERRα-1 阳性表达往往提示预后不良。

(4) 血清肝细胞生长因子(hepatocyte growth factor,HGF)及其受体 c-Met:HGF 能刺激肿瘤细胞运动和诱导血管生成,被认为与恶性肿瘤的侵袭转移密切相关。山东大学齐鲁医学院的研究提示:进行理想的肿瘤细胞减灭术后,患者血清 HGF 水平迅速下降,因此,血清 HGF 水平可作为卵巢恶性上皮性肿瘤预后判断的指标。另外,c-Met 在卵巢良恶性上皮性肿瘤组织中的表达具有显著差异,提示 c-Met 的表达与卵巢肿瘤的恶性行为有关,该结果与 Huntsman 的报道一致。c-Met 可作为判断卵巢恶性上皮性肿瘤发生、发展及评估预后的指标。HGF/c-Met 受体表达上的一致性提示两者在评价肿瘤发展趋势时具有同等价值。

(5) 凋亡诱导配体:凋亡诱导配体属于肿瘤坏死因子(TNF)家族新成员。Kato 等用凋亡诱导配体溶解蛋白单独或与顺铂、阿霉素、紫杉醇分别联合作用,观察其细胞毒性,结果发现几乎所有对化疗药物耐药的卵巢癌细胞对凋亡诱导配体均有抗性,两者联合作用可使凋亡诱导配体细胞抵抗逆转为凋亡诱导配体细胞敏感。早期亦有研究证实凋亡诱导配体在卵巢癌上皮细胞中的表达高出正常上皮细胞 10 倍,超过 5 年生存期的患者,其凋亡诱导配体表达是 1 年内死亡患者的 2.2 倍。可见,高表达的凋亡诱导配体与卵巢癌患者的生存期密切相关。

(6) 血糖:恶性肿瘤细胞处于过度增殖状态,需要机体提供更多的能量和物质。癌细胞增殖、分化、转移所需能量由葡萄糖代谢提供,肿瘤组织中除糖酵解增强外,葡萄糖代谢的第二类途径一磷酸戊糖循环也会增强,因而血糖水平愈高。Lamkin 研究了 74 例卵巢癌患者术前血糖水平与生存时间及无瘤间隔的关系,该研究通过单因素分析表明,血糖水平较高预示着生存时间较短,将分期纳入进行多因素分析,显示血糖水平与生存时间及无瘤间隔均呈反比。研究指出,血糖 7.8mmol/L 患者的死亡率是血糖 3.9mmol/L 者的两倍。这一临床研究报道提示血糖水平可作为卵巢癌患者的预后指标。

(7) 肿瘤相关抗原自身抗体谱:在肿瘤形成过程中,肿瘤可刺激机体产生针对肿瘤相关抗原的免疫反应,其中最明显的特征就是抗体的产生,这种由广泛表达于肿瘤细胞的异常蛋白诱导产生的自身抗体,成为肿瘤自身抗体。2010 年 Ryan 等研究发现,检测抗原自身抗体的敏感度与特异性高于传统检测抗原的方法,且自身抗体在许多恶性肿瘤患者术前的血清中升高,术后明显下降。中国医学科学院肿瘤研究所(2011)的研究表明自身抗体谱与 CA125 联合检测可用于卵巢恶性肿瘤的病情监测。

（二）肿瘤放射免疫显像(tumor radioimmunoimaging,RII)

肿瘤放射免疫显像是将放射性核素标记的单克隆抗体直接与肿瘤表达的抗原结合,通过传统 γ 射线照相机成像,从而辅助肿瘤的诊断和分期。常用的放射性核素标记有 ^{99m}Tc、^{131}I 或 ^{111}In 等,使用较多的抗肿瘤单克隆抗体(McAb)有抗癌胚抗原(CEA)McAb、抗甲胎蛋白(AFP)McAb 等,临床所试用的肿瘤包括结直肠癌、卵巢癌、肺癌、肝癌、乳腺癌、胃癌以及黑色素瘤等。研究表明,肿瘤 RII 既能定性又能定位,既能显示原发灶又能探测全身转移灶,特别是能够发现其他诊断技术难于明确的隐匿病灶。Kalofonos 等认为,通过抗体介导的 RII 可以提高对卵巢癌病灶的定位。但何种类型的抗体是最适合的,目前仍不够清楚,有待于进行更大的前瞻性的研究。另外,肿瘤 RII 目前尚存在假阳性、假阴性、空间分辨率差以及抗体的鼠源性等问题,人们正在试图通过使用组合抗体、抗体片段、生物素-亲合素预定位技术、基因工程技术等加以克服。最近 10 年,18F-FDG-PCT 的出现使该技术的临床应用大大减少。然而,随着免疫靶向药物的发展,该技术有望成为药物使用的筛查工具,其研究可能将再次受到关注。

对于卵巢癌患者,在肿瘤细胞减灭术及化疗完成后的随诊过程中,在下列情况下可考虑放射免疫显像检查:①血清 CA125 由(-)转为(+),但体格检查、B 超及 CT 扫描等均找不到肿瘤复发部位。可作放免显像以作肿瘤的定位诊断。②患者一般情况好,也已完成全剂量化疗。为了解病情是否确属病理完全缓解,或查清体内是否还有小型残存或复发癌灶,可考虑放免显像。因为血清 CA125 虽有助于监测,但对于小型癌灶的检测有时呈假(-)性反应。放免显像结果对判定以后的处理计划有参考意义。

放免显像技术作为病情监测方法,可根据不同情况选择以下不同的方法:

1. 腹腔注射法 对于小型复发性卵巢癌的诊断,以腹腔注射方法效果最好。因为标记抗体直接进入腹腔而聚集在癌灶上的量较多。以 ^{111}In 标记的 OC125 单抗或 F(ab)2 片段作腹腔注射,腹腔内小肿瘤结节的 T/NT 比值可达 2～8700,故可使显像更清楚。过去以静脉注射及皮下注射法对上腹腔的小癌灶进行显像,效果不理想,而改用腹腔注射后效果较好,有一例脾膈间复发性癌结直径仅 1.5cm,显像很清晰。Pectasides 以 ^{131}I 标记的单抗 F(ab)2 片段对 15 例卵巢癌化疗后已完全缓解或部分缓解患者,进行腹腔内注射放免显像,其中有 3 例因腹腔内粘连而注射失败,其他 12 例真阳性显像率为 92%,显像也清楚。有两例癌灶很小,分别为 1.2cm 及 1.6cm 直径。同时进行的 CT 扫描显像,由于癌灶小真阳性显像率仅为 50%。所以对于卵巢癌治疗后的病情监测,探测小的复发肿瘤特别是上腹腔部位,最好选用腹腔注射方法。

2. 皮下注射法 初次手术未做淋巴结清扫手术者,可应用 ^{131}I 标记抗体皮下注射,皮下注射法不但可以诊断淋巴结部位的肿瘤复发,尚可检测腹腔内是否有复发瘤。如果初次手术曾作淋巴结清扫手术,但已时隔1年多以上,淋巴管道引流已建立侧支循环,仍可采用皮下注射方法。北京协和医院曾有两例手术后复发,1例放免显像认为有右侧深腹股沟及闭孔淋巴结复发,经二次探查手术证实。另1例放免显像发现右下腹有复发包块,经二次探查术证实为右下腹回盲升结肠部位肠转移。如果初次手术已作淋巴结清扫,但时间间隔尚未超过1年,为避免淋巴管道引流不畅而使皮下注射法失败,则可选用其他法。

(三) 正电子发射扫描(positron emission tomography, PET)及单光子发射扫描(single photon emission computed tomography, SPECT)

PET的原理是将^{18}F标记的脱氧葡萄糖(^{18}F-FDG deoxyglucose)作为显像剂注入体内,恶性肿瘤的葡萄糖摄取率比正常组织明显增高,故可在复发灶出现形态结构改变之前,发现肿瘤复发和转移灶。PET/CT联合检查可探测到5mm大小的卵巢癌病灶。在其他妇科肿瘤方面的应用也已有报道,它对传统影像学阴性的宫颈癌的诊断,及在子宫内膜癌、外阴癌术前找到前哨淋巴结有较高的敏感度。据国外资料,PET/CT是评估可疑的复发卵巢癌的最精确的检查。Meta分析比较检测卵巢癌复发的各种技术,结果是PET/CT(敏感性91%;特异性88%)优于CT(敏感性79%;特异性84%)或MRI(敏感性75%;特异性78%)。代谢亢进的肿瘤转移灶,特别是位于膈肌下或肝下的病灶,在肠道浆膜表面的,或小结节中的病灶,用PET比其他传统影像检查更加显著。由于FDG为非特异性的显像剂,结核活动期、炎症、肉芽肿、肺不张、局部肌肉紧张以及注射部位显影剂外渗等,均可致FDG过量摄取而出现假阳性;手术瘢痕、放疗、化疗等因可干扰非肿瘤组织的糖摄取率,从而可能出现假阳性结果,所以卵巢癌在综合治疗后短期内不宜行PET检查;而糖尿病、肥胖可因正常组织摄取FDG过多而掩盖病灶。低度恶性肿瘤、直径<1cm的转移淋巴结因摄取FDG能力低下,则可表现为假阴性。目前PET/CT价格昂贵,对初次卵巢癌检测的敏感性(52%~58%)及特异性(76%~78%)均不高,故不推荐用于初次的卵巢癌检测。但在可疑复发的卵巢癌,PET/CT是最好的病灶的检测技术及随访处理。

近年还有以单光子发射扫描(SPECT)系统安装双探头符合线路装置(dual head coincidence camera)代替PET技术,费用较便宜,易为患者所接受,但检测效果稍逊于PET。其对于>1.0cm或1.5cm的癌灶其效果可与PET技术相同,但对于<1.0cm或1.5cm的癌灶不易检出。

以上两种技术都偶有假阳性或假阴性结果。因此,在应用于诊断卵巢癌复发分析结果时,要考虑上述干扰因素,总结积累经验,结合病史全面评估。

(四) CT扫描(computer assisted tomography)

CT检查是一种对患者无损伤性的检查方法。CT盆腔增强检查对卵巢病变范围的观察及髂血管区淋巴结的鉴别更有意义。有人认为它可以检测出腹腔内小的癌灶或腹膜后淋巴结转移,但是有研究认为CT对早期卵巢浸润性病变的敏感性较差,特别是当肿块<3cm时,CT仅表现为附件稍增厚致密,与正常卵巢组织难以鉴别。多数研究表明CT不能直接鉴别原发性或转移性卵巢癌,所以需结合辅助检查,但是当有明确原发病史时,卵巢转移的诊断不难。胡萍对36例患者CT检查结果提示准确率为86.1%(31/36),漏误诊率8.3%(3/36),性质待定5.6%(2/36)。86例患者检查结果也显示CT检查灵敏度为82.56%(71/86),特异度为72.73%(8/11),诊断符合率为81.44%。所以CT检查在卵巢癌临床完全缓解病例的监测方面,由于敏感性低、假阴性率高,其监测意义有限而不可靠。

(五) 二次探查手术

二次探查手术(二探)是在直观条件下对腹腔内进行详细检查。所以,以二探对病情进行监测效果最准确。可是,二探手术都带有一定的创伤性。近年来,在腹腔镜检手术方面,由于器械的不断改进以及实践经验的不断积累,有些作者认为二探性腹腔镜检对病情监测可取得与剖腹二探手术相近似的效果。研究显示腹腔镜检具有外科损伤性低、出血少、恢复快等特点,而且并发症比剖腹手术低。Casey对88例开腹二探与93例腹腔镜检二探进行了比较,其结果残存或复发癌的检出率分别为53.6%和52.6%,非常相近。而腹腔镜检二探出血量少、手术时间短,故建议在必要时可以二探性腹腔镜检对病情进行检测。当然,也要考虑到腹腔内粘连或其他技术问题有可能使镜检手术失败。Casey在104例二探性腹腔镜检中有11例失败,而转向剖腹二探。所以,如果具备了一定的腹腔镜检的手术经验,失败率不会太高。至于并发症的发生率,在剖腹二探及二探性腹腔镜检两组中,较大的并发症在剖腹组中占8%,在镜检组中为5.4%,没有很大差别。总之,在需要进行二探性手术对病情进行监测时,可根据不同病例的具体情况以及手术者的个人经验,选用二探性腹腔镜检查或剖腹二探手术。

(惠 宁)

参 考 文 献

1. 陈光,谢松元,吴浩. 卵巢癌97例彩色多普勒超声与CT扫描的诊断价值比较. 武警医学,2011:67-68

2. 胡萍,何浩明,刘玉. 超声 CT MRI 和血清 CA125 对卵巢癌的对比分析. 放射免疫学杂志,2010:496-498

3. 王笑彩,王亚军. 腹水 CA125 及染色体的检测指标与卵巢癌. 辽宁中医药大学学报,2008:135-136

4. 王术艺,谢永红,张杰,等. HE4 和 CA125 联合检测在卵巢癌手术前后临床价值评价. 河北医药,2009:564-565

5. 阳志军,杨光,蒋燕明,等. 血清中肿瘤相关抗原自身抗体谱与 CA125 联合检测在卵巢恶性肿瘤诊断及病情监测中的价值. 中华妇产科杂志,2011:113-118

6. Allard J, Somers E, Theil R, et al. Use of a novel biomarker HE4 for monitoring patients with epithelial ovarian cancer. J Clin Oncol, 2008,26(15S):5535

7. Boivin M, Lane D, Piche A, et al. CA125(MUC16) tumor antigen selectively modulates the sensitivity of ovarian cancer cells to genotoxic drug-induced apoptosis. Gynecol Oncol,2009,115(3):407-413

8. Chi DS, Zivanovic O, Palayekar MJ, et al. A contemporary analysis of the ability of preoperative serum CA125 to predict primary cytoreductive outcome in patients with advanced ovarian, tubal and peritoneal

carcinoma. Gynecol Oncol,2009,112(1):6-10

9. Gu P,Pan LL,Wu SQ,et al. CA 125,PET alone,PET-CT,CT and MRI in diagnosing recurrent ovarian carcinoma:a systematic review and meta-analysis. Eur J Radiol,2009,71(1):164-174

10. Havrilesky LJ,Whitehead CM,Rubatt JM,et al. Evaluation of biomarker panels for early stage ovarian cancer detection and monitoring for disease recurrence. Gynecol Oncol,2008,110(3):374-382

11. Kang WD,Choi HS,Kim SM. Value of serum CA125 levels in patients with high-risk,early stage epithelial ovarian cancer. Gynecol Oncol,2010,116(1):57-60

12. Kato S,Sadarangani A,Lange S,et al. 2-methoxyestradiol mediates apoptosis through caspase-dependent and independent mechanisms in ovarian cancer cells but not in normal counterparts. Reprod Sci,2008,15(9):878-894

13. Lamkin DM,Spitz DR,Shahzad MM,et al. Glucose as a prognostic factor in ovarian carcinoma. Cancer,2009,115(5):1021-1027

14. Moore RG,Miller MC,Disilvestro P,et al. Evaluation of the diagnostic accuracy of the risk of ovarian malignancy algorithm in women with a pelvic mass. Obstet Gynecol,2011,118(2):280-288

15. Rocconi RP,Matthews KS,Kemper MK,et al. The timing of normalization of CA125 levels during primary chemotherapy is predictive of survival in patients with epithelial ovarian cancer. Gynecol Oncol,2009,114(2):242-245

16. Ryan MC,Kostner H,Gordon KA,et al. Targeting pancreatic and ovarian carcinomas using the auristatin-based anti-CD70 antibody-drug conjugate SGN-75. Br J Cancer,2010,103(5):676-684

17. Sebastian S,Lee SI,Horowitz NS,et al. PET-CT vs. CT alone in ovarian cancer recurrence. Abdom Imaging,2008,33(1):112-118

18. Stavroula K,Kaye SB,deSouza NM. Imaging ovatian cancer and peritoneal metastases-current and emerging techniques. Nature Review Clinic Oncol,2010,7(7):381-393

19. Vorgias G,Iavazzo C,Sawopoulos P,et al. Can the preoperative CA125 level predict optimal cytoreduction in patients with advanced ovarian carcinoma? A single institution cohort study. Gynecol Oncol,2009,112(1):11-15

20. Wu TI,Lee CL,Wu MY,et al. Prognostic factors predicting recurrence in borderline ovarian tumors. Gynecol Oncol,2009,114(2):237-241

21. Zivanovie O,Sima CS,Iasonos A,et al. Exploratory analysis of serum CA125 response to surgery and the risk of relapse in patients with FIGO stage ⅢC ovarian cancer. Gynecol Oncol,2009,115(2):209-214

第十四节 复发性卵巢恶性肿瘤的诊断和治疗

尽管卵巢癌的发病率位居妇科肿瘤第三,但其死亡率却居第一。随着手术技术的提高,化疗药物、生物免疫治疗的发展,卵巢癌的五年生存率已由 30% 提高至 50%,长期生存率也有一定的提高。然而经过系统规范的手术联合化疗治疗后,仍有 20%~25% 的早期患者出现复发,晚期患者复发率更是高达 70%。卵巢癌初次复发的平均时间 18~24 个月,其中一半患者的复发发生在一线治疗结束后 12 个月以上,1/4 可能发生于 6 个月以内。由于卵巢癌复发率高、复发时缺乏敏感可靠的诊断方法及有效的治疗手段,而初次治疗的不规范性又增加了复发时治疗决策的难度,因此,卵巢癌复发是所有妇科肿瘤专家面临的严峻挑战。

对卵巢癌复发的诊断应该做到定性、定位和分型,根据不同的情况进行个体化治疗。用于卵巢癌二线化疗的药物有了很大的发展,但是总的有效率也就徘徊于 10%~20% 之间,疗效有限而且维持时间短。手术在复发性卵巢上皮癌的治疗价值日益得到重视,NCCN 指南推荐铂类敏感型复发患者可以首先考虑二次肿瘤细胞减灭术;但手术安全性、手术治疗的时机及适应人群的选择方面目前尚无统一认识。此外,抗血管生成的靶向治疗药物贝伐单抗也被 NCCN 推荐用于复发性卵巢癌的治疗。对卵巢癌复发治疗总的原则是姑息而不是为了治愈,生存质量是再次治疗时最应该考虑的因素。

本节重点论述复发性卵巢癌的诊断、分型、手术、化疗和什么时候开始治疗等临床上最为关心的问题。

一、影响卵巢癌复发的危险因素

1. 临床分期 早期癌五年生存率明显高于中、晚期癌,中、晚期患者 1~2 年内大部分复发。

2. 病理类型 浆液性癌、透明细胞癌较黏液性癌更易复发。

3. 细胞分级 细胞分级 Ⅱ~Ⅲ级易复发,这可能与肿瘤细胞的分化程度决定细胞分裂速度、转移能力等有关。

4. 残留病灶大小 初次减瘤术后残留病灶超过 1cm 直径易复发,且直接影响化疗的敏感性。

5. 术后化疗方案 选择以非铂类为基础的化疗者,复发明显高于铂类化疗者。

6. 身体一般状况较差、年龄偏大或有其他合并症者。

7. 化疗耐药 近年来许多研究发现,卵巢组织中某些基因或抑瘤基因的改变与复发有关,如 $p53$ 基因突变、多药耐药基因蛋白 P-gp 的表达及 C-erbB-2 研究表明,它的高水平表达预示着更早、更多的复发。

二、复发的部位

卵巢癌的特点是在腹、盆腔脏器表面广泛种植浸润,因此复发的部位绝大多数是在腹、盆腔及阴道残端,少数转移到肝、肺、脑、骨等。据报道,卵巢癌第一次复发的主要部位分别是:腹腔 29.4%,盆腔 25.9%,阴道穹隆 15.2%,腹膜后淋巴结 7.1%,肝脾 6.3%。

三、复发的诊断依据

1. 自觉症状 卵巢癌复发时并无特异性自觉症状,患者可再次出现腹胀和腹部不适等症状,常伴有不等量的腹水,病情严重的复发患者也可根据复发的部位不同而出现相应的症状,如:侵犯膀胱出现血尿;侵犯直肠出现便血;侵犯输尿管出现肾盂积水等,复发病灶广泛而严重时可直接以肠梗阻而就诊。

2. 客观体征 腹膨胀,肠胀气,可扪及肿块,或有胸、腹水征,盆腔检查最为重要。尤其是肛诊不能忽视,要仔细认真地检查盆腔情况,有增厚结节或肿块要详细描述,特别是缩瘤术病灶残存部位的重点检查。

3. 肿瘤标记物水平升高 CA125 是目前临床应用最为广泛的卵巢癌相关标志物,也是唯一推荐的用于卵巢癌治疗疗效监测与复发诊断的肿瘤标记物。CA125 是卵巢癌复发的敏感指标,在 70% 的患者中 CA125 的升高较临床复发(症状、体征及影像学)早 3～5 个月,因而将一线化疗结束后,CA125 升高但无临床、影像学证据的诊断为生化复发。近来有学者提出,对于经治疗完全缓解、CA125 达到稳定最低值的患者,其血清 CA125 水平在正常范围内的进行性升高也高度预示着肿瘤的复发。特别强调动态观察有助于判断,提高警惕性。多数患者因病程时间长对疾病变化有所了解,因此对肿瘤标记物尤其敏感,严重影响情绪,但 CA125 既有假阳性可能(如炎症),也有假阴性,因此临床医师的解释显得极为重要。目前也有很多研究以求发现更为敏感、特异的卵巢癌肿瘤标记物来更好的指导临床诊断与治疗,如受到广泛关注的人附睾蛋白 4(HE4)、间皮蛋白(mesothelin)、骨桥蛋白(osteopontin)等,值得期待。

4. 影像学检查 影像学检查在复发性卵巢癌的诊断与病情监测中有举足轻重的作用,包括彩色多普勒超声检查、CT、MRI 及 PET-CT 等。彩超无创而价廉,可以作为常规随访项目,但敏感性最低,仅为 60% 左右;CT 对肝、脾、腹膜、肺等部位的病灶敏感;MRI 对淋巴结、盆腔软组织比 CT 敏感。PET-CT 结合了解剖和功能成像的双重作用,而且敏感性高,可发现直径 6～10mm 的小病灶,对确定复发病灶的个数和位置具有优越性。国内董孟杰等对 2001～2009 年间文献进行了 Meta 分析,提示 PET-CT 对诊断复发性卵巢癌诊断的敏感性可达 64%,特异性 92%;对于在随访中 CA125 升高但 CT、MRI 等影像学检查阴性的患者,或 CA125 正常但临床上可疑复发的患者,PET-CT 都有很高的敏感性。PET-CT 不仅能够定位复发灶的位置,而且能够反映病灶的代谢情况,对于复发性卵巢癌进行二次肿瘤细胞减灭术患者的筛选、手术满意程度的预测等有重要作用,同时 PET-CT 所提示的肿瘤大小、数目和 SUVmax 有望成为复发性卵巢癌患者的预后生物标记。PET-CT 在明确诊断和术前病情评估中有着明显的优越性,在复发性卵巢癌临床诊疗过程中占有重要地位,因而有条件的患者,应尽可能完善 PET-CT 检查。

四、复发性卵巢癌的分型

复发性卵巢癌一般是指患者经初次治疗达到完全缓解后再次发现病灶,根据 2012 年美国国家癌症综合网(NCCN)卵巢癌、输卵管癌和腹膜癌临床实践指南,将复发性卵巢癌分为 4 型:①初始治疗后达到完全缓解,停止化疗 <6 个月复发的病例为铂类耐药型复发;②初始治疗后达到完全缓解,>6 个月复发的病例为铂类敏感型复发;③经过连续两种化疗方案,没有持续性临床获益的病例为难治性卵巢癌;④仅有 CA125 升高,无临床表现及影像学证据者为生化复发。

五、复发性卵巢癌的治疗

1. 治疗目的 总的原则是姑息而不是为了治愈。尽管二次治疗铂类敏感型复发患者,可能观察到无疾病进展期与总的生存时间延长,耐药型复发患者对某些二线药物也能够产生暂时有意义的主观或客观缓解;但是,再次治疗并不具有真正的治愈价值。生存质量是再次治疗时最应该考虑的因素。

2. 治疗方案的选择和制定 应根据患者既往治疗的反应性、完全缓解的时间间隔和是否符合临床试验的入选标准等因素,制定个体化治疗方案。首先必须了解初次手术情况、有无先期化疗、术后化疗、包括方案、途径、疗效与副作用等,其中以停药与复发之间的时间间隔最为重要。间隔越长,再次治疗出现缓解的机会越大。时间间隔有助于制定二线的治疗方案,其时间长短起到判定化疗敏感与否的作用。总之,对卵巢癌复发的诊断应该做到定性、定位和分型,根据不同的情况进行个体化治疗。

3. 根据复发的类型制定治疗策略

(1) 铂类敏感型卵巢癌:NCCN 指南推荐首先考虑进行二次肿瘤细胞减灭术,然后再选择与一线化疗相似的方案,紫杉醇加卡铂仍然是首选方案(1 类证据)。此类复发患者对铂类及紫杉醇等均可能保留一定的敏感性。一般认为,停铂类化疗的时间越长,再治疗缓解的可能性越大;初次治疗后无病生存超过两年,重新治疗缓解的可能性最大。如果无铂类治疗间隔期超过 2 年,再用紫杉醇+铂类方案反应率可达 84%～91%。ICON4 国际多中心临床Ⅲ期随机前瞻对照研究显示,紫杉醇+铂类联合化疗优于铂类单药的效果,中位生存时间延长 5 个月,中位无疾病进展时间延长 3 个月。还可以选择吉西他滨+卡铂,脂质体阿霉素+卡铂,多西他赛+卡铂等方案。如果患者无法耐受铂类药物的毒性,可选用其他二线药物:吉西他滨、脂质体阿霉素、紫杉醇。如果患者无法耐受非铂类药物的毒性,也可选用卡铂或顺铂单药化疗。另外,NCCN 指南自 2009 年就推荐贝伐单抗用于复发性卵巢癌的治疗。患者持续治疗直至出现疾病进展或无法接受的毒性反应,或疾病完全缓解。

(2) 铂类耐药型卵巢癌:铂类耐药的患者预后较差,不考虑手术治疗,治疗一般在于尽量延长生命,减轻肿瘤进展相关的临床症状,多数需考虑使用二线用药,以延长无铂化疗间隔,减轻毒性,提高患者生活质量。首选非铂类单药化疗,NCCN 指南推荐的药物包括多西他赛、紫杉醇周疗、拓扑替康、脂质体阿霉素、吉西他滨、口服依托泊苷;可能有效的药物还有卡培他滨、白蛋白纳米紫杉醇、奥沙利铂、异环磷酰胺等,但这些药物的有效率均仅约 20% 左右,持续时间一般不足 8 个月,无证据表明联合化疗优于单药。学者提出通过非铂类药物治疗使无铂治疗间隔延长,获得性耐药有可能部分逆转,为最终使用铂类治疗创造机会。根据临床研究的结果、疗效、没有累积毒性以及耐受性来决定治疗方案,拓扑替康、脂质体阿霉素、吉西他滨更符合这一标准。单纯依据疗效选择化疗药物的顺序是:口服依托泊苷>脂质体阿霉素>拓扑替康>吉西他滨;基于慢性病理论选择化疗药物的合理顺序是:拓扑替康>脂质体阿霉素>口服依托泊苷>吉西他滨。坚持给药,除非出现疾病进展,无法接受的毒副作用,或临床完全缓解。当一种药物不再有效时,换另一种单药治疗。在可以接受的毒性反应层面上获得疾病稳定不变的疗效,应认为已经达到较为满意的临床目的了。NCCN建议:如患者连续对两个单药无效,建议转入最佳支持治疗或参与临床试验。

(3)难治型卵巢癌:治疗相当棘手,预后很差。总的原则是,可以单药治疗;或者鼓励参与临床试验,以期发掘并评价新的有效抗癌药物以及生物治疗方法;姑息放疗或支持疗法,尤其是对活动状态差的患者。

(4)生化型复发:2012年版NCCN指南指出,对于生化型复发患者立即治疗(2B类证据)不能改善生存,却会降低患者的生存质量。因此可以延迟治疗直到临床复发,或者参加临床试验。

4.复发性卵巢癌的手术治疗 手术在复发性卵巢上皮癌的治疗价值日益得到重视,2011年版NCCN指南对手术持积极态度,直接推荐对于铂敏感型复发卵巢癌可以再次肿瘤细胞减灭术。因为一个最近发表的荟萃分析表明,在无疾病间期达6个月及其以上的复发性卵巢癌患者,完全的肿瘤细胞减灭术有利于提高患者的预后。目前复发性卵巢癌的手术治疗主要用于三个方面:①解除肠梗阻的姑息手术;②>6个月复发灶的减灭;③切除孤立的复发灶。对于复发性卵巢癌进行再次手术的研究焦点在于:手术治疗的合理性及可行性,手术的适应证及禁忌证、对患者总生存期及无疾病进展生存期的改善、围术期并发症及其对后续治疗的指导作用等方面。

迄今为止,多项回顾性研究都肯定了切净或基本切净的二次肿瘤细胞减灭术能够改善患者的生存期。2009年Bristow对复发性卵巢癌二次肿瘤细胞减灭术的40个研究(共计2019个病例)进行的Meta分析,只有彻底的肿瘤细胞减灭手术是生存独立相关的因素,52.2%患者能达到无肉眼残留的肿瘤细胞减灭术,复发后生存期的加权平均值为30.3个月。不满意的二次肿瘤细胞减灭术对患者生存改善并不明显,其疗效甚至比单纯化疗更差。因而达到无肉眼残留的肿瘤细胞减灭术可能是延长患者生存期的有效手段,是二次肿瘤细胞减灭术的目标。

1998年第二届Ovarian Cancer Consensus Conference建议的卵巢癌二次手术的适应证为:①无瘤间期>12个月,②对一线化疗药物反应良好,③根据术前检查评估,二次手术可行无残留的肿瘤细胞减灭术,④患者生存状态良好,⑤年龄较轻。此后多位学者也先后提出二次肿瘤细胞减灭术的适应证,多以无瘤间期、复发病灶数、腹水、生存状态、年龄等因素作为选取标准,但是都缺乏前瞻性研究的证实。德国妇科肿瘤协会最近进行的DESKTOP OVAR(The Descriptive Evaluation of preoperative Selection KriTeria for OPerability in recurrent OVARian cancer)系列试验受到业界广泛的关注,目的是探讨复发性卵巢癌二次肿瘤细胞减灭术适应证。DESKTOP-Ⅰ试验回顾性分析结果提示,对于铂类敏感型的复发性卵巢癌患者,若能达成无肉眼残留的彻底的手术可以明显改善患者预后,而与手术能够达成无肉眼残留相关的3个独立因素包括:①生存状态良好

(ECOG评分=0),②初次术后无肉眼残留病灶,③腹水<500ml。DESKTOP-Ⅱ试验进行了多中心的前瞻性研究验证了该标准的预测能力,在进行手术治疗的129名患者中,肿瘤的完全切除率达76%,而手术并发症的发生率仅为11%,围术期死亡率0.8%。目前仍在进行的DESKTOP-Ⅲ试验是前瞻性的随机对照研究,评估手术对生存期的影响。这一试验的结果将为复发性卵巢癌二次肿瘤细胞减灭术的手术适应人群提出一个理想的参考标准。

对孤立淋巴结复发的患者进行二次肿瘤细胞减灭术对改善患者生存期有积极意义,且手术安全,若同时联合术后放化疗可能为更优的方案。Santillan等报道,最常见的淋巴结复发部位为腹主动脉旁淋巴结(60%),其次为腹股沟淋巴结(20%)和盆腔淋巴结(15%),患者全部完成了无肉眼残留的肿瘤细胞减灭术,术中出血量少(平均100ml)、住院时间短(平均4天)并且无严重术后并发症,其术后平均总生存期可达37个月。Fotiou对21例孤立淋巴结复发患者的回顾性分析也提示手术联合放化疗可明显改善患者的生存情况,患者复发后的平均生存期为47个月、5年生存率68%。Gadducci的一项多中心回顾性分析中提出,对于淋巴结复发的患者,进行手术联合术后化疗对初治后总生存期有明显改善,相较于单进行化疗的治疗方案死亡风险可降低75%。此外,脾切除作为复发性卵巢癌二次肿瘤细胞减灭术的一部分疗效肯定。肝脏转移灶的处理也是手术治疗的难点。由于合并肝转移的患者预后总体预后较差,尤其是多发转移灶患者预后不佳,需严格并合理的选择手术人群。卵巢癌脑部转移灶手术治疗的价值尚需进一步探究。

复发性卵巢癌的手术禁忌证应包括:①初始治疗中为难治性、持续性或铂类耐药型复发性卵巢癌;②存在可能无法切除的腹腔外病灶,肝实质多发大块转移病灶,肝门部位的大块病灶,腹主动脉旁大淋巴结紧包肾静脉,小肠系膜根部和周围的多发转移,使整个小肠挛缩成"麻花"状,大块的横膈转移灶(>5cm),腹腔内弥漫病灶或腹水>500ml;③一般情况差或有严重、控制不良的内科合并症,ECOG评分≥3分或KPS评分<60分;④患者无法进行术后的放化疗等辅助治疗;⑤高龄、难以耐受手术。

复发性卵巢癌进行二次减瘤术的并发症及死亡率、手术时间、出血量、术中损伤的发生率均在可接受范围内。2009年Bristow等的荟萃分析显示,术中出血量加权平均值为587ml(平均300~1000ml),手术时间加权平均值为233分钟(平均130~588分钟),术中进行肠切除的比率达40.5%(0~80%),围术期并发症平均发生率为19.2%(0~88%),围术期死亡率报道0~5.5%(加权平均值为1.2%)。各种并发症发生率均可控制于接受范围内,最常见为术后延迟性肠梗阻、发热、感染等,围术期死亡的常见原因包括感染性休克、肺栓塞及多器官衰竭等。

在对卵巢癌尤其是复发癌的治疗中,多学科合作的重要性越来越得到重视,对手术提高彻底性、满意率及减少并发症的发生率有很大意义。术中可能需行部分肝脏、脾脏、胰体尾、横膈、肺叶、脑组织的切除以及肾血管水平的淋巴结清扫,部分手术操作妇科肿瘤医师难以独立完成,若联合

外科医师进行手术则可提高手术的满意率并减少并发症的发生。Burton 等人对 20 名复发性卵巢癌进行多学科医师联合手术诊疗的病例进行的回顾性研究中显示，联合手术后患者的 5 年生存率可达 45%，无进展生存期可达 42 个月，明显改善患者的生存。复发性卵巢癌的治疗，应是由以妇科肿瘤医师为主导的、联合多学科医师(外科、内科、麻醉科、ICU、病理科等)组成医疗团队共同协作完成。

5. 靶向药物治疗 抗血管生成的靶向治疗药物贝伐单抗是一种重组的人类单克隆 IgG1 抗体，作用靶点是抑制人类血管内皮生长因子(VEGF)的生物学活性。即可结合 VEGF 并防止其与内皮细胞表面的受体结合，使其不能刺激血管生长，从而使肿瘤生长所需的血液、氧气和其他营养被阻断，阻止其生长或向身体其他部位蔓延，最终实现抗癌的作用。NCCN 指南自 2009 年就推荐贝伐单抗用于复发性卵巢癌的治疗，主要是基于两个重要的贝伐单抗用于卵巢癌初始治疗的大样本国际多中心前瞻性随机对照研究的结果，即美国 GOG-0218 试验和欧洲的 ICON7 试验。目前这两个临床研究的结果均提示贝伐单抗联合一线化疗后再用于维持治疗有利于提高无疾病进展生存期和总生存期，因此 2012 年第 3 版 NCCN 指南已经推荐将贝伐单抗用于一线治疗。贝伐单抗用于复发性卵巢癌也开展了大样本国际多中心前瞻性随机对照研究。2011 年 OCEANS 试验初步结果显示，对铂类敏感复发型患者采用卡铂+吉西他滨并加用贝伐单抗 15mg/kg 治疗组的无疾病进展生存期较单纯化疗的对照组延长(12.4 个月 vs. 8.4 个月，HR 0.484)，且安全性良好，没有发生消化道穿孔的不良事件。GOG-0213 试验扩大了铂类敏感型复发患者的入组标准，除单纯化疗组、化疗+贝伐单抗组外，增加了二次减瘤术后+化疗+贝伐单抗治疗组，结果尚未得出。可以预见，靶向治疗在复发性卵巢癌治疗的应用越来越广泛。

6. 放疗 卵巢上皮癌对放射线的敏感性较差，部分患者的复发病灶位于盆腔或阴道残端，局部未控或单个转移病灶不宜手术或化疗耐药者，盆腔外照射和腔内照射放疗作为姑息性补充治疗。近年来，由于放射治疗技术的改进，急、慢性毒副反应下降，Fujiwara 等的研究认为卵巢上皮性癌复发患者进行放疗，尤其是对未出现症状或小病灶的复发患者有更好疗效。我国汤杰等人对 11 例复发性卵巢癌进行全腹放疗的研究结果指出，复发性卵巢癌在二线化疗达临床缓解后加用全腹放疗可提高腹盆腔局部肿瘤控制率，延缓肿瘤的再次复发，延长患者的生存期。但是放疗后出现肠梗阻等并发症的发生率仍较高，应个体化的综合评估并选择治疗方式。

7. 复发性卵巢癌的二线化疗药物 对铂类耐药的患者，NCCN 指南推荐的药物包括多西他赛、紫杉醇周疗、拓扑替康、脂质体阿霉素、吉西他滨、口服依托泊苷。可能有效的药物还有卡培他滨、白蛋白纳米紫杉醇、奥沙利铂、异环磷酰胺等。

(1) 拓扑替康：是继铂类和紫杉醇之后，研究最为广泛的治疗复发性卵巢癌的药物。拓扑替康标准的五天疗法剂量 1.5mg/(m^2·d) 静点，每 3 周给药一次，缓解率为 20.5%。在既往治疗过的患者中骨髓抑制相当严重，80%

出现 IV 度中性粒细胞减少，25% 出现 IV 度血小板减少。血液系统毒性常在第一个疗程出现，减少用药剂量以及使用细胞生长因子可以缓解，尚无证据表明毒性为累积性的。拓扑替康周疗可以降低副作用，但是不能提高疗效。

(2) 脂质体阿霉素：将阿霉素包裹在聚乙二醇脂质体中，其药效动力学发生显著改变，表现为循环时间延长、分布容积减少。理论上，脂质体可以通过肿瘤中常常见到的异常渗透血管外渗现象，向肿瘤局部输送高剂量的阿霉素。单药剂量 50mg/m^2 静点，每 3 周给药一次，缓解率 26%。患者可能出现与剂量有关的手足综合征，特点是痛性红肿、掉皮、间断性水疱。延长治疗的时间间隔至 4 周和(或)减少剂量加以处理。与游离的阿霉素相比，心肌病变的风险降低。

(3) 吉西他滨：800～1100mg/(m^2·w)，静脉滴注 30 分钟，连续用药三周，休息一周。缓解率为 19%。主要的副作用为粒细胞减少症、血小板减少症、疲乏、肌肉酸痛、皮疹和发热等。目前，单药疗法或者与顺铂的联合化疗是复发性卵巢癌的适宜选择。

(4) 口服依托泊苷：口服低剂量依托泊苷 50mg/m^2，每日服用 1 次，连续 21 天，可获得 27% 的客观缓解率。主要毒性为骨髓抑制，可以相当严重，患者应每周监测血象；胃肠道反应包括恶心和黏膜炎。有继发性骨髓发育不良和急性白血病的风险，这种情况与剂量累积和治疗的持续时间有关。口服依托泊苷具有明显的使用方便的优点，仅仅需在开始每疗程的治疗之前，进行临床评估。

(5) 紫杉醇周疗：紫杉醇与铂类的获得性耐药机制是不同的，并不是所有铂类耐药的病例均对紫杉醇耐药。每周使用一次低剂量的紫杉醇(80mg/m^2，静脉滴注 1 小时)，治疗铂类耐药性卵巢癌总反应率 21%。毒副反应是 2 或 3 度神经毒性(25%)，以及 3 度乏力(8%)。非累积性血液系统毒性和非血液系统毒性均较少见，包括脱发。周疗方法使用方便，毒性小，目前很受青睐。

(6) 多西他赛：单药剂量为 100mg/m^2，每 3 周给药一次，总反应率 22%。主要毒性反应为中性粒细胞减少症与伴有液体潴留的毛细血管渗漏综合征，与剂量累积及疗程数有关。

(7) 培美曲塞：900mg/m^2 静脉用药，每 3 周重复，总反应率 21%。毒副作用是骨髓抑制。

(8) 白蛋白结合型紫杉醇(纳米紫杉醇)：近年一些 II 期临床试验的结果显示，白蛋白结合型紫杉醇在治疗铂敏感型复发性卵巢癌、腹膜癌或输卵管癌中，有效率可达到 63.6%～86.2%。在耐药型复发病例中，有效率也可达 48%。

(9) 奥沙利铂：新一代铂类化合物，与顺铂卡铂作用机制不同，有特殊的细胞内作用位点，通过产生烷化剂产生链内和链间交链，抑制 DNA 合成。单用剂量 130mg/m^2，常见急性副作用末梢神经感觉异常和迟钝，与累积剂量有关。

(10) 异环磷酰胺：在复发性卵巢癌中客观缓解率为 10%～20%，可出现严重的毒性，包括中性粒细胞减少症、肾功能不全、出血性膀胱炎以及可逆性中枢神经系统功能障碍。老年患者毒性反应的风险增加。另外，需要多日给药或 24 小时静脉滴注,不是很方便。

应该指出的是,二线化疗药物总的有效率也就徘徊于 10%～20% 之间,疗效有限而且维持时间短。所以,综合相关的因素选择某二线方案化疗,两个疗程后就应该认真评价疗效,如果连续两次治疗失败,就不必再盲目尝试,应考虑支持疗法或参加临床实验。

另外,在可接受的复发治疗方案中,还包括他莫昔芬、阿那曲唑、来曲唑等激素治疗。对铂类耐药的卵巢癌中,他莫昔芬有一定作用,客观缓解率为 15%。优点是毒性小,易接受。二线治疗失败或一般状态不允许使用抗癌药物者,可以作为一种灵活的治疗策略。

8. 什么时候开始治疗复发性卵巢癌 为了选择适宜的治疗时机,提出了三个适应证:①无论 CA125 是否上升,出现临床症状,临床或影像学检查有复发证据;②无临床症状,CA125 升高,临床或影像学检查提示复发灶大于 2～3cm;③出现临床症状,CA125 升高,但临床或影像学检查无复发证据。对于随访期间单纯 CA125 升高,而影像学检查和临床检查阴性的情况,NCCN 指南中推荐了三种处理选择:首选让患者参加临床试验,或延迟治疗直至临床复发,或立即进行化疗。2010 年 Rustin 报告的一项欧洲的 RCT 研究表明,与延迟治疗相比,CA125 升高后立即进行化疗并未改善生存,这个结果可供在临床决策时参考。不管如何,个体化、人性化、姑息性治疗的原则要时刻牢记的,重点考虑患者的生存质量。在未来的临床试验中,重视复发卵巢癌患者生存质量的研究是有积极意义的。

总之,在复发性卵巢上皮癌的诊治中还存在一些有争论的问题,随着研究的不断深入和新的治疗方法的出现,治疗策略也会不断完善。

(李艺 崔恒 沈铿)

参 考 文 献

1. 曹泽毅,郎景和,崔衡,等. 妇科常见肿瘤诊治指南. 第 3 版. 北京:人民卫生出版社,2010

2. 崔恒. 复发性卵巢癌的诊治策略. 中国妇产科临床杂志,2007,8:163-165

3. 董孟杰,赵葵,阮凌翔,等. FDG PET/CT 显像对复发性卵巢癌诊断价值的 Meta 分析. 中国医疗设备,2009,24:23-27

4. 梁旭东,曾浩霞,祝洪澜,等. 晚期卵巢上皮癌耐药分析及复发后治疗. 现代妇产科进展,2011,20:841-845

5. 曾浩霞,梁旭东,崔恒,等. 244 例卵巢上皮癌铂耐药情况及其对预后的影响. 现代妇产科进展,2010,19:401-405

6. 汤洁,蔡树模,黄啸,等. 全腹放疗应用于复发性卵巢癌综合治疗的初探. 中国癌症杂志,2006,16:931-935

7. Anderson GL,McIntosh M,Wu L,et al. Assessing lead time of selected ovarian cancer biomarkers:a nested case-control study. J Natl Cancer Inst,2010,102:26-38

8. Bae J,Lim MC,Choi JH,et al. Prognostic factors of secondary cytoreductive surgery for patients with recurrent epithelial ovarian cancer. J Gynecol Oncol,2009,20:101-106

9. Bast RC Jr. CA 125 and the detection of recurrent ovarian cancer:a reasonably accurate biomarker for a difficult disease. Cancer,2010,116:2850-2853

10. Benedetti Panici P,De Vivo A,Bellati F,et al. Secondary cytore-

11. Bristow RE,Puri I,Chi DS. Cytoreductive surgery for recurrent ovarian cancer:a meta-analysis. Gynecol Oncol,2009,112:265-274

12. Burger RA,Sill MW,Monk BJ,et al. Phase Ⅱ trial of bevacizumab in persistent or recurrent epithelial ovarian cancer or primary peritoneal cancer:a Gynecologic Oncology Group Study. J Clin Oncol,2007,25:5165-5171

13. Burton E,Chase D,Yamamoto M,et al. Surgical management of recurrent ovarian cancer:the advantage of collaborative surgical management and a multidisciplinary approach. Gynecol Oncol,2011,120:29-32

14. Cannistra SA,Matulonis UA,Penson RT,et al. Phase Ⅱ study of bevacizumab in patients with platinum-resistant ovarian cancer or peritoneal serous cancer. J Clin Oncol,2007,25:5180-5186

15. Chi DS,McCaughty K,Diaz JP,et al. Guidelines and selection criteria for secondary cytoreductive surgery in patients with recurrent,platinum-sensitive epithelial ovarian carcinoma. Cancer,2006,106:1933-1939

16. du Bois A,Reuss A,Pujade-Lauraine E,et al. Role of surgical outcome as prognostic factor in advanced epithelial ovarian cancer:a combined exploratory analysis of 3 prospectively randomized phase 3 multicenter trials:by the Arbeitsgemeinschaft Gynaekologische Onkologie Studiengruppe Ovarialkarzinom(AGO-OVAR)and the Groupe d'Investigateurs Nationaux Pour les Etudes des Cancers de l'Ovaire(GINECO). Cancer,2009,115:1234-1244

17. Ferrandina G,Ludovisi M,De Vincenzo R,et al. Docetaxel and oxaliplatin in the second-line treatment of platinum-sensitive recurrent ovarian cancer:a phase Ⅱ study. Ann Oncol,2007,18:1348-1353

18. Ferrandina G,Ludovisi M,Lorusso D,et al. Phase Ⅲ trial of gemcitabine compared with pegylated liposomal doxorubicin in progressive or recurrent ovarian cancer. J Clin Oncol,2008,26:890-896

19. Fotiou S,Aliki T,Petros Z,et al. Secondary cytoreductive surgery in patients presenting with isolated nodal recurrence of epithelial ovarian cancer. Gynecol Oncol,2009,114:178-182

20. Fung-Kee-Fung M,Oliver T,Elit L,et al. Optimal chemotherapy treatment for women with recurrent ovarian cancer. Curr Oncol,2007,14:195-208

21. Gadducci A,Cosio S,Zola P,et al. The clinical outcome of epithelial ovarian cancer patients with apparently isolated lymph node recurrence:a multicenter retrospective Italian study. Gynecol Oncol,2010,116:358-363

22. Gu P,Pan LL,Wu SQ,et al. CA 125,PET alone,PET-CT,CT and MRI in diagnosing recurrent ovarian carcinoma:a systematic review and meta-analysis. Eur J Radiol,2009,71:164-174

23. Hanprasertpong J,Ohishi R,Iwasa N,et al. Splenectomy during secondary cytoreductive surgery for epithelial ovarian cancer. Asian Pac J Cancer Prev,2010,11:413-416

24. Harter P,du Bois A,Hahmann M,et al. Surgery in recurrent ovarian cancer:the Arbeitsgemeinschaft Gynaekologische Onkologie(AGO)DESKTOP OVAR trial. Ann Surg Oncol,2006,13:1702-1710

25. Iyer VR,Lee SI. MRI,CT,and PET/CT for ovarian cancer detection and adnexal lesion characterization. AJR Am J Roentgenol,2010,194:311-321

26. Kushner DM,Connor JP,Sanchez F,et al. Weekly docetaxel and

ductive surgery in patients with platinum-sensitive recurrent ovarian cancer. Ann Surg Oncol,2007,14:1136-1142 carboplatin for recurrent ovarian and peritoneal cancer：a phase Ⅱ trial. Gynecol Oncol,2007,105：358-364

27. Liu PY,Alberts DS,Monk BJ,et al. An early signal of CA-125 progression for ovarian cancer patients receiving maintenance treatment after complete clinical response to primary therapy. J Clin Oncol, 2007,25：3615-3620

28. Markman M,Blessing J,Rubin SC,et al. Phase Ⅱ trial of weekly paclitaxel（80mg/m^2）in platinum and paclitaxel-resistant ovarian and primary peritoneal cancers：a Gynecologic Oncology Group study. Gynecol Oncol,2006,101：436-440

29. Matsumoto A,Higuchi T,Yura S,et al. Role of salvage cytoreductive surgery in the treatment of patients with recurrent ovarian cancer after platinum-based chemotherapy. J Obstet Gynaecol Res,2006,32：580-587

30. Miller DS,Blessing JA,Krasner CN,et al. Phase Ⅱ evaluation of pemetrexed in the treatment of recurrent or persistent platinum resistant ovarian or primary peritoneal carcinoma：a study of the Gynecologic Oncology Group. J Clin Oncol,2009,27：2686-2691

31. Morch LS,Lokkegaard E,Andreasen AH,et al. Hormone therapy and ovarian cancer. JAMA,2009,302：298-305

32. Morgan RJ Jr,Alvarez RD,Armstrong DK,et al. NCCN Clinical Practice Guidelines in Oncology：ovarian cancer（including fallopian tube cancer and primary peritoneal cancer）. 2012

33. Mutch DG,Orlando M,Goss T,et al. Randomized phase Ⅲ trial of gemcitabine compared with pegylated liposomal doxorubicin in patients with platinum-resistant ovarian cancer. J Clin Oncol,2007, 25：2811-2818

34. Oksefjell H,Sandstad B,Trope C. The role of secondary cytoreduction in the management of the first relapse in epithelial ovarian cancer. Ann Oncol,2009,20：286-293

35. Pfisterer J,Plante M,Vergote I,et al. Gemcitabine plus carboplatin compared with carboplatin in patients with platinum-sensitive recurrent ovarian cancer：an intergroup trial of the AGO-OVAR, the NCIC CTG, and the EORTC GCG. J Clin Oncol, 2006, 24：4699-4707

36. Pisano C,Bruni GS,Facchini G,et al. Treatment of recurrent epithelial ovarian cancer. Ther Clin Risk Manag,2009,5：421-426

37. Prat A,Parera M,Adamo B,et al. Risk of recurrence during follow-up for optimally treated advanced epithelial ovarian cancer（EOC）with a low-level increase of serum CA-125 levels. Ann Oncol, 2009,20：294-297

38. Rao GG,Miller DS. Hormonal therapy in epithelial ovarian cancer. Expert Rev Anticancer Ther,2006,6：43-47

39. Risum S,Hogdall C,Markova E,et al. Influence of 2-（18F）fluoro-2-deoxy-D-glucose positron emission tomography/computed tomography on recurrent ovarian cancer diagnosis and on selection of patients for secondary cytoreductive surgery. Int J Gynecol Cancer, 2009,19：600-604

40. Rustin GJ,van der Burg ME,Griffin CL,et al. Early versus delayed treatment of relapsed ovarian cancer（MRC OV05/EORTC 55955）：a randomised trial. Lancet,2010,376：1155-1163

41. Sala E,Kataoka M,Pandit-Taskar N,et al. Recurrent ovarian cancer：use of contrast-enhanced CT and PET/CT to accurately localize tumor recurrence and to predict patients' survival. Radiology,2010, 257：125-134

42. Salani R,Santillan A,Zahurak ML,et al. Secondary cytoreductive surgery for localized,recurrent epithelial ovarian cancer：analysis of prognostic factors and survival outcome. Cancer, 2007, 109：685-691

43. Santillan A,Karam AK,Li AJ,et al. Secondary cytoreductive surgery for isolated nodal recurrence in patients with epithelial ovarian cancer. Gynecol Oncol,2007,104：686-690

44. Schorge JO,Modesitt SC,Coleman RL,et al. SGO White Paper on ovarian cancer：etiology,screening and surveillance. Gynecol Oncol, 2010,119：7-17

45. Sehouli J,Richter R,Braicu EI,et al. Role of secondary cytoreductive surgery in ovarian cancer relapse：who will benefit? A systematic analysis of 240 consecutive patients. J Surg Oncol,2010, 102：656-662

46. Strauss HG,Henze A,Teichmann A,et al. Phase Ⅱ trial of docetaxel and carboplatin in recurrent platinum-sensitive ovarian, peritoneal and tubal cancer. Gynecol Oncol,2007,104：612-616

47. Teneriello MG,Tseng PC,Crozier M,et al. Phase Ⅱ evaluation of nanoparticle albumin-bound paclitaxel in platinum-sensitive patients with recurrent ovarian,peritoneal,or fallopian tube cancer. J Clin Oncol,2009,27：1426-1431

48. Tian WJ,Jiang R,Cheng X,et al. Surgery in recurrent epithelial ovarian cancer：benefits on Survival for patients with residual disease of 0. 1-1 cm after secondary cytoreduction. J Surg Oncol, 2010,101：244-250

49. Woelber L,Jung S,Eulenburg C,et al. Perioperative morbidity and outcome of secondary cytoreduction for recurrent epithelial ovarian cancer. Eur J Surg Oncol,2010,36：583-588

50. Wolf JK,Bodurka DC,Verschraegen C,et al. A phase Ⅱ trial of oral capecitabine in patients with platinum-and taxane—refractory ovarian,fallopian tube, or peritoneal cancer. Gynecol Oncol,2006, 102：468-474

51. Wright JD,Hagemann A,Rader JS,et al. Bevacizumab combination therapy in recurrent, platinum-refractory, epithelial ovarian carcinoma：A retrospective analysis. Cancer,2006,107：83-89

第十五节 卵巢恶性肿瘤的手术治疗

手术是卵巢恶性肿瘤最主要的治疗手段之一。卵巢恶性肿瘤的手术目的有如下几类：①诊断性手术：可在卵巢癌治疗的任何一个时期进行，如为获取组织学诊断。②分期手术：应用于早期卵巢癌，肿瘤主要局限于卵巢或盆腔。③初次肿瘤细胞减灭术：手术目的是，在初次诊断卵巢癌的患者中，尽可能最大限度地切除盆腹腔肉眼可见肿瘤病灶。④中间减瘤手术：指在接受了新辅助化疗（通常为2～3个疗程）的患者中进行的肿瘤细胞减灭术，术中尽可能切除化疗后残留的盆腹腔所有肉眼可见肿瘤病灶。⑤进展期卵巢癌手术治疗：手术的目的的切除对化疗不敏感的明显的肿瘤病灶和（或）化疗中进展的新病灶。⑥复发性卵巢手术治疗：适用于初次治疗后获得完全缓解的卵巢癌复发患者，手术目的是完全切除所有肉眼可见肿瘤病灶。⑦姑息性手术：解除患者症状，改善生活质量。卵巢恶性肿瘤的手术目的、范围和操作，应根据肿瘤的组织学类型、临床分期以及患者的具体情况而有所不同。近年来,有关卵巢恶性肿瘤的手术治疗研究主要集中在早期卵巢癌手术、肿瘤细胞减灭术的意义、中间性肿瘤细胞减灭术、复发性卵巢癌手术治疗等方面。出现了一些新观点、新概念,使卵巢恶性肿瘤的手术更加具体、更加明确。

一、分期手术

分期手术(comprehensive staging laparotomy):卵巢癌分期是按照 FIGO(国际妇产科联盟)分期系统,属于手术病理分期。手术分期的对象:临床初步考虑 Ⅰ~Ⅲb 期卵巢癌。分期信息来自临床检查、手术探查、腹水或胸腔积液细胞学和组织学检查结果,必须进行盆腔以外怀疑部位的活检。手术分期的意义:①正确评价预后。没有仔细分期的 Ⅰ 期卵巢上皮癌,5 年生存率 60%。正确分期的 Ⅰa 或 Ⅰb 期卵巢癌 5 年生存率 90%~100%。②解除患者的精神压力,给患者正确的指导。晚期卵巢癌通常在治疗中和治疗后有充分的思想准备,心理压力相对较轻。早期卵巢癌患者,往往是因良性肿瘤手术,"意外"发现是恶性肿瘤,身处良性肿瘤患者群中,得知真实病情后,思想负担较重,此时需要医师非常明确的指导。正确分期的信息是医师指导患者的科学依据。③选择恰当后续治疗方法。经过全面分期后的 Ⅰa 期卵巢癌,可以保留生育功能。分期升级后应按相应期别卵巢癌选择适当的化疗疗程。④选择恰当的随访方法和预防复发。升级后的卵巢癌,复发危险增加,随访监测亦不同于早期患者。

过去将 Ⅰ、Ⅱ 期卵巢癌划分为早期,而 Ⅲ、Ⅳ 期划分为晚期,理由是:①Ⅰ、Ⅱ 期复发率低,Ⅲ、Ⅳ 期复发率达到 80% 左右;而且前组的复发情形接近,约为 30%,以局部复发为主;后者一旦复发,往往盆腔病灶比较广泛;②临床 Ⅰ、Ⅱ 期卵巢癌需要进一步手术病理分期,而临床 Ⅲ、Ⅳ 期不需要;③前组与后组可能存在肿瘤发生上的本质区别,前者可能存在肿瘤前体,后者本身则是一种高度恶性行为。20 世纪 90 年代后一些临床试验发现,Ⅰ、Ⅱ 期卵巢癌放在一起研究,存在一些问题:①Ⅰ 期与 Ⅱ 期患者的生存率有显著的差异。经过分期的 Ⅰ 期卵巢癌 5 年生存率在 93%;而 Ⅱ 期患者 70%。②Ⅰ 期与 Ⅱ 期患者治疗上存在较大差别。Ⅰ 期中不存在高危因素的患者不需要化疗。两期推荐的化疗疗程不一样,放在同一个临床试验中很难评价治疗效果。综合上述因素,最新美国 GOG(妇科肿瘤协作组)卵巢癌治疗指导大纲中,早期卵巢癌指 Ⅰ 期病例。

经过分期手术。30% 临床 Ⅰ、Ⅱ 期病例发现隐匿性的上腹部转移灶或腹膜后淋巴结转移。

分期手术的要求:①切口。正中或旁正中,以充分暴露腹腔。如果是低位横切口,可以将腹直肌分开或从耻骨联合处离断。如果不够,切口可以在一侧延长成 J 形切口,或改为 T 形切口。②卵巢肿瘤尽可能完整切除,并送冷冻切片检查。恶性肿瘤确立后,有游离液体送细胞学检查;没有游离液体者,腹腔洗液送细胞学检查。③全面检查。腹腔表面和内脏依次检查,可按顺时针方向从阑尾、回盲部沿结肠旁沟升结肠右肾、肝胆、右侧横膈、大网膜、网膜囊、胃及大小弯、横结肠、胰腺、左结肠旁沟、脾脏、左肾、降结肠乙状

结肠直肠。小肠。腹主动脉和盆腔淋巴结。④如果没有病灶,应做腹膜多点活检。子宫直肠凹腹膜、两侧结肠旁沟、膀胱表面腹膜、肠系膜。横膈可以借助腹腔镜器械活检。⑤横结肠下大网膜切除。沿横结肠根部切断大网膜。⑥打开腹膜后间隙,条状可疑淋巴结活检。范围上自左肾静脉,下至髂外和闭孔,见表 6-19-22。

表 6-19-22　卵巢癌初次手术原则[1]

腹部纵切口[2]。
手术分期:临床 Ⅲb 期以下者(含 Ⅲb 期)。所有腹膜面均需评估,怀疑处活检。Ⅲb 只需要做第(8)项。取标本部位:
(1) 吸取腹水或腹腔洗液细胞学检查(临床 ⅠC 期及以上者免做)
(2) 盆腔腹膜
(3) 左右结肠旁沟腹膜
(4) 左右膈面腹膜
(5) 包膜完整者,尽可能完整取出肿瘤
(6) 注意粘连处,并记录
(7) 横结肠根部大网膜切除,怀疑病灶处标注
(8) 条状腹膜后淋巴结活检,主动脉和腔静脉至少到达肠系膜下动脉,盆腔淋巴结活检
希望保留生育功能者
(9) 选择性行单侧附件切除(USO)。性索间质或低度恶性卵巢肿瘤适合做 USO。
肿瘤细胞减灭术(每例患者,最大限度地达到细胞减灭效果,最大残留病灶≤1cm):
(10) 全子宫,双侧附件切除(TAH+BSO)
(11) (腹膜外)盆腔肿块切除
(12) 饼块状大网膜,尽可能沿胃网膜左右血管切除,必要时切断其中一根血管。暴露小网膜囊,减灭其中存在的肿瘤结节。根据肿瘤范围,需要时连同大网膜减灭结肠肝曲或脾曲肿瘤
(13) 膈肌条状切除
(14) 部分肝叶切除,或脾切除
(15) 肠段切除。小肠肠段或直肠切除吻合
(16) 尽可能切除可疑或增大的淋巴结
(17) 理想细胞减灭术基础上,选择性系统腹膜后淋巴清扫
需要注意的特殊情况:
(18) Ⅰ 期病例的微创手术一直存在争议,不作为治疗常规,可以选在择性病例进行,但需要经过训练的妇科肿瘤医师做
(19) 黏液性肿瘤:原发性卵巢黏液性肿瘤少见,需要仔细检查上、下消化道,并切除阑尾
(20) 放置腹腔化疗管

[1] 选择性阑尾切除。
[2] 建议妇科肿瘤医师或经过妇科肿瘤训练的医师做第一次手术

二、初次肿瘤细胞减灭术

肿瘤细胞减灭术(primary cytoreductive surgery)对象是 Ⅱc 期以上的卵巢癌,要求尽可能最大限度地切除原发和

转移肿瘤,使最大的残留病灶不超过1cm,最好达到无肉眼残留病灶。手术过程要求手术医师有信心、细致和耐心。尽管单纯手术治愈的病例只占少数,但手术仍然是晚期卵巢上皮癌最重要的治疗手段,辅助化疗只有在满意的细胞减灭术基础上才能最大地发挥其治疗作用。细胞减灭理论基础是,人类实体肿瘤增长符合Gompeertzian模型,由于血供和养料的相对缺乏,肿瘤增长速度随着体积增大而减缓;较大体积肿瘤包含较高比例的非增殖周期或休止期细胞,细胞毒性药物很难发挥作用。Griffiths等总结了卵巢癌细胞减灭术意义:①降低肿瘤的倍增时间,加速瘤细胞的再增殖。大块肿瘤含有大量未分裂或处于"休止"期即G_0期细胞。肿瘤细胞减灭术后使更多的肿瘤细胞进入增殖周期,利于药物的高效杀伤。②清除乏氧细胞,改善血供利于化学药物到达肿瘤内,更好地发挥化疗的功效。③自发性耐药性来自肿瘤细胞对化疗药物耐药自发性突变,因为肿瘤体积和细胞数目增加,则细胞突变和耐药的机会增加。瘤细胞增殖到一定程度,自发产生大量的耐药克隆,使化疗不能发挥作用。继发性耐药来自化疗药物长期使用,药物敏感细胞克隆被清除,耐药克隆细胞凸现;或原先敏感的细胞克隆基因突变后,产生耐药性。满意的细胞减灭术后,需要化疗药物治疗周期缩短,减少了产生耐药的机会。④细胞减灭术后,解除了肿瘤对机体免疫功能的抑制。大块肿瘤产生大量的肿瘤抗原,阻碍、消耗体内细胞毒淋巴细胞,自身免疫系统对肿瘤细胞无法识别,也阻碍了细胞毒药物的进入。⑤清除大部分肿瘤,缓解了胃肠道的压迫或梗阻,减少了肿瘤负代谢,营养代谢失衡得到纠正,能够耐受化疗,创造对抗肿瘤的主客观条件。

晚期卵巢癌手术治疗经历了几个重要历史阶段和观念转变:①从姑息性手术时期(20世纪30年代)。认为晚期卵巢癌无法治疗。②到减负荷手术时期(20世纪40年代)。转变为晚期肿瘤也可以治疗。③到肿瘤细胞减灭术时期(20世纪70年代)。不仅可以治疗,还需要精确治疗。肿瘤细胞减灭术也经历了两个时期,1975年Griffiths首次提出了肿瘤细胞减灭术这一概念,其定义是最大的残留病灶不超过2cm;④20世纪90年代循证医学时期。GOG进一步界定满意的细胞减灭为残癌不超过1cm。医学发展跨越了经验医学的束缚。卵巢癌手术治疗史上起深远影响的有van der Burg等前瞻性随机研究解决了以往研究中所未能解决的问题,即分组的随机化,他们通过另一途径,对首次手术未切净的患者,行3个疗程左右的PC方案化疗后,随机分为手术和化疗组,结果发现再手术(ICR)后残留灶大小与生存期的密切相关。但妇科肿瘤医师还是发现,一些即使达到了最大限度的肿瘤细胞减灭术,但术后肿瘤迅速发展,生存期往往不超过1年。Bristow等一项Meta分析,总结81组报道,认为晚期肿瘤细胞减灭术的程度与晚期卵巢癌预后有直接关系,每增加10%,中位生存时间增加5.5%。细胞减灭75%以上和不超过25%者的中位生存时间分别为33.9个月和22.7个月($P<0.001$)。⑤21世纪初,有人再次提出同样的卵巢癌存在不同的生物学行为。这在认识卵巢癌铂类药物敏感与耐药表面现象基础上又深入一步。更好地指引卵巢癌的基础研究、早期诊断和肿瘤预防。

下面讨论细胞减灭的外科技术及其进展。卵巢癌初次手术原则见表6-19-22。

1. 腹膜外盆块切除术 晚期卵巢癌常伴有广泛的种植和转移,手术常涉及肠道和泌尿道,手术难度大。一般主要肿瘤位于盆腔,按常规腹腔内操作欲切除盆腔内已被广泛转移的肿瘤常较困难,不能达到肿瘤减灭的目的。于是,许多妇科肿瘤专家设法采用新的手术途径,以解决容易导致损伤输尿管和髂血管等重要腹膜后脏器而腹膜腔内手术难以切除的肿瘤问题。1973年Hudson采用逆行子宫切除,此手术方式有利于子宫直肠凹的癌瘤组织同直肠分离。Rutledge提出经腹膜外手术的方法,这样能充分暴露髂血管和输尿管,能整块切除盆腔广泛而不规则的癌瘤。我们深有同感,每在手术治疗晚期卵巢癌盆腔转移已形成团块时,如果从腹膜腔内进行操作往往无入门之路,唯有从左或右结肠旁沟进入腹膜后腔进行操作,充分暴露输尿管和髂血管,才能争取完整切除盆腔肿块。

事物总有其对立面。腹膜外途径破坏了腹膜的完整性,也为肿瘤种植提供了良好的土壤。肿瘤复发后的二次手术难度增加,缺少正常的解剖间隙;而且因肿瘤缺少腹膜屏障,即使肉眼完整切除复发病灶,但肿瘤细胞残留隐患仍然存在。因此,我们建议初次手术应根据肿瘤范围,采用合适的腹膜外途径,避免产生不必要的腹膜破坏创面。

2. 盆腔腹膜切除术("卷地毯"手术)卵巢癌生物学特点之一是地图样播散,最为常见的如Ⅱ～Ⅲ期病例的播散,以盆腹腔浆膜为主,尤为多见的如膀胱或直肠子宫腹膜的反折,可为散在性粟粒状,或形成片状或结节状的转移,对上述腹膜面的转移灶,理想的治疗方法是采用盆腔腹膜切除术,即所谓"卷地毯"手术,盆腔腹膜切除的范围,以病灶所侵范围而定。手术先打开两侧腹膜,暴露输尿管并予游离,然后沿输尿管内侧分离切除直肠子宫反折,达直肠并分离直肠前腹膜,包括直肠陷凹的腹膜。膀胱子宫腹膜反折同样视所侵范围切除。个别可自膀胱部下部的腹膜切口始,分离整片受侵腹膜,直达宫颈前缘。

盆腔腹膜切除术的指征如上所述腹膜受癌灶侵蚀。主要系粟粒状的手术操作极易,但若已形成片状,甚至达1cm厚度者,我们也做此术式;如已侵犯膀胱或直肠肌层,则须慎重行之。如果仅为局限已浸入肌层或深肌层者,亦可考虑在做腹膜切除术的同时,行部分膀胱或(和)直肠切除术。据我们的经验,当此术进程中,由于癌灶的侵蚀,组织水肿充血,与膀胱或直肠分离时层次分明,出血少,操作基本没有困难。

3. 大网膜切除术 网膜是卵巢癌极易扩散的器官,转移率达37%～71%,早期转移灶小而分散,临床不易发现,晚期转移灶多呈团块状,故无论肉眼有无转移均应切除。部分网膜切除较为简单,但全部网膜切除则困难得多。大网膜切除的范围一般在横结肠下缘,但当结肠肝、脾曲部网膜有转移性团块,或整个网膜浸润成饼状时,网膜的切除范围应向上延伸,尽量切除转移灶,包括切除胃网膜血管。值得注意的是:①手术切口必须为腹部正中一切口,自耻骨联合至脐上4cm以上,才能充分切除大网膜,相应地麻醉平面应较高;②结肠脾曲、肝曲大网膜是肿瘤易转移而难切净的地方,应在充分暴露下切除之,必要时连同部分肠管切除;③沿胃大弯切除小网膜,应保留网膜左右血管,但如果该部位有肿瘤侵犯时,可断其一支;④手术后胃部常常扩张,会导致胃血管结扎处脱落出血,血管离断患者术后应留置胃管。

4. 肠管切除术 确诊为卵巢癌须行手术的病例,术前均须做肠道准备,因为卵巢癌的肠道转移比较多见,某些病例肠管虽已被侵犯 1/3 或 1/2 圈,但临床可毫无症状出现。因此,肿瘤妇科医师应掌握肠管手术技巧,重视切除肠道相关的转移灶。对于多数肠管病灶属表浅转移,尽量切除后予以肠壁修补;对于侵及浆肌层的转移灶,要考虑行一段小肠或结肠的切除及吻合术;对于回盲部或结肠肝曲较广泛转移可行右半结肠切除。术中充分考虑肠道吻合口瘘的危险因素,第一危险因素是吻合口血供差,肠吻合后注意观察肠管颜色和蠕动情况,及时处理隐患;其次的危险因素是吻合口有张力,特别是低位直肠吻合时,吻合口距肛门太近,适当的减张加固,并放置好双套管是防治的主要方法;第三术后引流不充分,吻合口周围感染,继发吻合口瘘,术后及时注意引流情况及时进行冲洗,加强抗感染治疗,完全可以控制。我们的经验,低位直肠吻合采用手工缝合,经济实用,不受场地和环境等各种限制,但需注意缝合需平整,避免高低错落;吻合器操作简便,时间短,但膀胱截石位不利于盆腔肿块切除,助手台上空间不能充分施展,肿块暴露困难较平卧位大。

5. 腹主动脉旁淋巴清扫时,遇下腔静脉出血,一定不要慌乱,先以纱布压迫,分析破损血管范围和血管走行,细致解剖出血点周围组织,吸引器引导下暴露出血点。盲目血管钳钳夹于事无补,反而添乱。用无损伤 ALLIS 钳夹后,缝合结扎或钛夹夹闭可快速见效。

6. 肿瘤细胞减灭技术进展 从掌握一门手术技术来讲,腹主动脉旁淋巴清扫肯定比较重要,然而晚期卵巢癌细胞减灭手术同时是否需要做淋巴结清扫,有大样本随机临床试验表明没有任何意义;单纯做盆腔淋巴清扫更是缺乏理论依据。完成理想细胞减灭手术基础上,活检提示淋巴结转移,做系统腹膜后淋巴结清扫有积极的治疗价值。

Chi 等提出晚期卵巢癌根治性手术(radical surgical procedures)概念,有没有必要专门提出这样一个新词汇这里不作讨论。他们提出的根治性手术主要针对手术有难度的腹部广泛转移病灶的切除[extensive upper abdominal procedure(s)],包括肠段切除、膈肌切除、脾切除、胰体尾切除、肝叶切除、肝门肿块切除和胆囊切除等。他们的结果显示ⅢC和Ⅳ期卵巢癌的手术切除率从 50% 提高到 76%。但手术时间和失血量明显增加。经过训练,妇瘤科医师完全可以做这些上腹部手术,由于认识上的差异,过度依赖普外科医师,并不能给患者带来多少益处。事实上,不少普外科医师技术还不能胜任如此广泛的手术。

肝表面转移灶切除:晚期卵巢癌肝表面转移比较常见,因二维成像关系,CT 等影像学检查发现的所谓肝转移病灶,绝大多数是表面转移,只要手术切口充分,肿瘤病灶多

数能够理想切除。

膈肌转移灶的切除:膈肌病灶切除过去重视不够,近年来国外文献认为,切除方式主要有两种,一是肿瘤表浅者,可以完整保存膈肌,片状表面切除;二是肿块较广泛者,膈肌部分切除补片修补,并发症较少。术中仔细检查有无膈肌较小的缺损,较小缺损可以直接缝合。

脾脏和脾曲转移灶的处理:近年来大家对脾膈面和脾曲转移病灶切除比较关注。我们在二次手术时发现,脾曲大网膜经常有复发病灶,主要是因为第一次手术时切除不够彻底,脾门血供丰富,第一次手术时一旦有肿瘤细胞残留,该处成为肿瘤培养基。有作者提出,脾曲有较大的病灶,估计保守手术难以达到理想的细胞减灭效果,或脾门脾实质转移,可以做脾脏切除。解剖脾脏周围关系时,注意胰腺解剖结构,胰体尾损伤或病灶切除后,应仔细修补缝合,放置引流,避免术后胰瘘。

三、中间肿瘤细胞减灭术

在不具有妇科肿瘤专科的医疗机构,能通过初次肿瘤细胞减灭术完全切除肉眼可见肿瘤病灶的卵巢癌患者只是少数,因此中间肿瘤细胞减灭术(interval debulking)是一个很有吸引力的选择。前期的一些研究曾怀疑过 ICR 的临床价值。但 1995 年 EORTC(European Organization for Research on Treatment of Cancer)一项大宗研究对首次未满意减灭的病例,PC 方案 3 个疗程化疗后随机分组,手术组的无进展生存期和总的生存期均明显延长,分别是 18 个月 vs. 13 个月和 26 个月 vs. 20 个月($P = 0.001$)。GOG(Gynecologic Oncology Group)152 号试验与 EORTC 相似的研究,所不同的是 ICR 术前化疗采用紫杉醇和顺铂,而不是环磷酰胺加顺铂,研究结果发现经过肿瘤专科训练的医师实施第一次手术,如果不能达到理想效果,通过 3 个疗程化疗再次手术与直接化疗相比,不能提高生存时间。新近的一个 EORTC-GCG/NCIC-CTG 的研究,比较了ⅢC/Ⅳ期卵巢癌患者行初次肿瘤细胞减灭术和新辅助化疗后中间肿瘤细胞减灭术患者的生存预后,报道显示接受中间肿瘤细胞减灭术患者的预后并不差于前者,且其术后死亡率较前者低(0.6% vs. 2.7%)。但是,该研究中多个中心的患者达到完全肿瘤细胞减灭术的比例均偏低,为 19.4%(3.9% ~62.9%);两组患者的中位总生存期分别为 29 个月和 30 个月,低于其他关于卵巢癌肿瘤细胞减灭术报道的结果。这些数据均提示该研究还有值得商榷的问题,或许还和肿瘤本身的生物学行为相关,有待进一步探讨。多因素分析显示完全的肿瘤细胞减灭术仍是晚期卵巢癌患者最强的预后预示因子。因此,最大限度的肿瘤细胞减灭术仍是妇瘤科医师努力的方向;一般情况较差的患者,通过新辅助化疗能改善的,中间肿瘤细胞减灭术可作为一种选择。

四、复发性卵巢癌手术治疗

复发性卵巢癌手术治疗(surgery for recurrent ovarian cancer),即二次肿瘤细胞减灭术(secondary cyreductive surgery,SCR)是恶性肿瘤治疗领域一个特殊问题,也是目前晚

期卵巢癌复发后挽救治疗(salvage therapies)的重要组成部分,并且认为能够延长生存时间,提高复发后生活质量的一种治疗手段。卵巢癌二次手术情形比较复杂,许多同行对此非常困惑,实际上,二次细胞减灭主要针对存在肿瘤复发病灶,铂类化疗敏感的卵巢癌。复发后挽救治疗,行之有效的方法非常有限,二次细胞减灭手术是可以选择的手段之一,其理论依据:①除了手术化疗中继续发展的病例,多数患者在首次化疗停药一段时间后,肿瘤复发,可以通过手术,切除耐药细胞克隆和乏氧的肿瘤细胞,剩下1cm以内,镜下残留肿瘤细胞可以通过挽救化疗,再次被杀灭。相比之下,单纯靠化疗完全消灭1cm以上的肿瘤要困难的多;或者为了达到一定时间的连续缓解,将需要更多的化疗疗程。另外,挽救化疗在肿瘤结节缩小到一定程度后,剩余的部分容易产生耐药。②二次细胞减灭术切除荷瘤,可以给剩下的肿瘤细胞再充氧,药物容易进入残存肿瘤部位和肿瘤结节内部。③肿瘤细胞数量急剧减少后,残留的肿瘤细胞进入增殖周期,更高比例的卵巢癌细胞对化疗敏感,利于提高抗癌药的杀伤效应,减少化疗疗程数。④避免无休止的化疗,利于机体自身免疫功能的恢复。虽然肿瘤对化疗敏感,但杀灭1cm以内肿瘤细胞和杀灭大块肿瘤细胞需要化疗药物的疗程数完全不同,后者可能需要终身化疗,免疫功能抑制有加剧肿瘤发展的危险。

1. SCR的病例选择与治疗效果　复发性卵巢癌的再治疗是目前卵巢癌治疗中最为棘手的难题之一。尽管不断有新的化学药物问世,但二线治疗仍未取得突破性进展。不少学者对SCR做了有益的探索,较早见于Berek等的一

份报道,他们对32例中位缓解期12个月的患者进行了SCR,成功率38%。残癌≤1.5cm组与>1.5cm组的中位生存期分别是20个月和5个月(P<0.01)。回顾性研究基础上,复旦大学附属肿瘤医院前瞻性研究结果显示,孤立复发病灶手术切除后,患者的5年生存率达到49.8%。孤立或局限性复发病灶患者是二次肿瘤细胞减灭术首选对象。SCR术后残留灶大小是预后的重要指标,无肉眼残留者的5年生存率61.4%。经过分析发现,除复发病灶数目影响SCR结果外,肠切除可以达到理想的SCR效果。国际上多个回顾性研究均表明,完全手术切除肿瘤病灶是复发性卵巢癌独立的预后因子。

2007年NCCN将病灶局限的复发性卵巢癌选择手术治疗写入新版卵巢癌治疗指南。至此对二次细胞减灭术的认识逐渐成熟,进一步明确手术的目的是理想切除肿瘤。接受二次肿瘤细胞减灭术患者有更好的预后。复旦大学附属肿瘤医院根据多年的国际多中心大样本回顾性研究,再次证实了复发性卵巢癌肿瘤减灭越彻底,预后越好,完全肿瘤细胞减灭术患者(R0)的中位总生存期达57.7个月(图6-19-41)。基于前期关于复发性卵巢癌手术治疗相关研究,及此次国际多中心大样本回顾性研究,设定了SCR评分系统(表6-19-23),评分≤4.7为阳性,评分>4.7为阴性。并以该评分系统为基础,设计了一项随机对照Ⅲ期临床研究,比较二次肿瘤减灭术后续化疗对照单独化疗治疗铂类敏感复发性卵巢癌的疗效,主要目的是比较SCR评分阳性的铂类药物敏感的复发卵巢癌患者接受二次肿瘤减灭术后续化疗对照单独化疗对总生存时间的影响。该研究目前还在入组中,其研究结果令人期待。

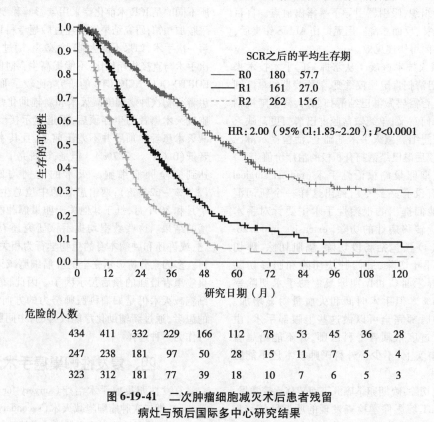

图6-19-41　二次肿瘤细胞减灭术后患者残留
病灶与预后国际多中心研究结果

表 6-19-23　复发性卵巢癌二次手术(SCR)国际多中心风险评分系统 *

影响因素	评分†					
	0	0.8	1.5	1.8	2.4	3.0
FIGO 分期	Ⅰ,Ⅱ	Ⅲ,Ⅳ				
初次术后肿瘤残余灶大小	不可见		可见			
PFI(mos)	≥16				<16	
ECOG	0,1				2,3	
CA125(U/ml)	≤10⁵			>10⁵		
腹水	无					有

* PFI,无进展生存期;ECOG(Eastern Cooperative Oncology Group),一般状况评分
† SCR 评分≤4.7 为阳性;SCR 评分>4.7 为阴性

2. 二次手术的技术及并发症　有关复发性卵巢癌二次手术文献报道较少的一个重要原因是,二次手术的难度和手术风险远较第一次手术要大。肠粘连、正常解剖结构的破坏以及肿瘤与盆腹腔重要脏器的密切关系无疑增加了手术难度。因此,术者除了对卵巢上皮癌的生物学行为要有充分的认识外,术中要耐心细致,尽可能切除病灶。如果术者具有丰富的临床经验和手术技能,将有助于增加手术的成功率,最大限度地减少并发症。CT/MR、PET 对肠表面或系膜病灶诊断作用非常有限,因此选择 SCR,术中对肿瘤病灶再次评估与术前评估同样重要,术中如果发现腹腔内广泛病灶,特别是小肠系膜根部固定者应放弃继续手术。手术步骤见表6-19-24。

表 6-19-24　卵巢癌二次肿瘤细胞减灭术手术原则

步骤	内容描述
切口	足够长的腹部直切口或其他相应切口 *
病灶范围评估	解除肠段粘连,暴露腹盆腔视野,全面评估复发病灶范围
	探查(同第一次手术)。特别注意肝、脾、肠等重要脏器转移情况,及时判断,确定适当的手术范围
切除病灶	• 残存内生殖器和残存大网膜切除,包括漏斗韧带高位切除
	• 上腹部转移灶切除
	• 盆腔病灶包括阴道残端肿瘤切除,必要时游离输尿管、解剖盆腔血管和周边脏器,整块切除病灶;或腹膜外盆腔肿块切除
	• 腹膜后淋巴结清除
	• 肠道转移灶的处理:肠段切除吻合、造瘘或旁路手术
评估残留病灶	客观评估残留病灶部位、大小或范围,并记录和图示

* 术前 CT 或 MRI 评估上腹部病灶情况,选择合适的切口

在手术技术比较成熟的前提下,SCR 的并发症并不是妨碍二次手术的因素。国外报道 SCR 手术死亡率 1% ~ 2%,肠瘘发生率约占肠道手术者的 4%,手术并发症达到 20% 左右。主要并发症有:肠粘连、肠梗阻或肠瘘(11%),切口感染(2%),输尿管损伤、尿路感染(4%),肺部感染(6%)等。我们资料无手术死亡率,手术并发症为 5.7%,其中肠梗阻 2.8%,切口感染 0.9%,肠瘘 0.9%,淋巴囊肿 0.9%。

五、各种类型和期别卵巢交界性或恶性肿瘤的手术选择

1. 交界性卵巢肿瘤　亦称低度恶性潜能(low malignant potential,LMP)卵巢肿瘤。手术范围差别较大,从单纯囊肿切除到细胞减灭术,主要根据转移病灶的恶性程度和患者的生育要求,而期别不是保留子宫和对侧卵巢的依据。对侧卵巢活检阴性,转移病灶为非浸润性,患者要求保留生育功能者,可行保守性手术。LMP 和已经行卵巢肿瘤切除的患者,病理确认后,没有必要行分期性手术。但黏液性肿瘤须切除阑尾和大网膜,并探查肠道、胰腺和胃。

Trimble 等总结了 8 篇 148 例 LMP 保守性手术患者,肿瘤复发率为 6.8%。Kurman 等总结了 22 篇 95 例浆液性 LMP 肿瘤,Ⅰ期 5 年生存率 99%,Ⅱ期和Ⅲ期 5 年生存率为 92%,据此他们认为,这类病例可以行保守性手术,以保存生育功能,降低手术并发症。

多数研究认为,化疗和放射治疗对 LMP 患者不能提高生存率。

2. 早期上皮性卵巢癌

(1) 手术原则:早期卵巢癌的治疗必须建立在严格分期手术的基础上。早期卵巢癌手术主要针对Ⅰ~Ⅱb 期患者,但目前严格意义上的早期仅指Ⅰ期卵巢癌。手术范围包括全子宫及双附件切除(TAH+BSO),大网膜切除。黏液性癌均须做阑尾切除。

(2) 保留生育功能手术:保存子宫和对侧附件的卵巢癌手术在卵巢上皮癌中,大约15%"正常表现"的对侧卵巢藏有镜下腺癌,因此,必需要活检对侧卵巢。

早期卵巢癌保留生育功能的指征:①正确分期手术后Ⅰa、Ⅰc 期病例。②有生育要求和保留生育功能希望者。

③术后有条件随访。④黏液性囊腺癌须除外继发可能。美国一项多中心研究报道,Ⅰa和Ⅰc期EOC,保留生育功能患者的5年和10年生存率分别是98%和93%。

3. **晚期卵巢上皮癌** 肿瘤细胞减灭术。肿瘤细胞减灭术对象是Ⅱc期以上的卵巢癌。

4. **恶性生殖细胞肿瘤** 这类肿瘤多发于年轻女性,主要有未成熟畸胎瘤、内胚窦瘤和无性细胞瘤等,虽为恶性,但对化疗敏感,且未成熟畸胎瘤可向良性逆转,故治疗结果有明显改善。此外,这类肿瘤除无性细胞瘤(恶性程度较低)外其他多呈单侧性,而复发多不在盆腔。鉴于上述特点,切除单侧附件几乎成为幼年、青年及有生育愿望患者的常规术式。

保留生育功能的手术适应证可不受期别的限制,对Ⅰ期患者只切除患侧附件、大网膜及腹膜后淋巴结。Ⅱ、Ⅲ、Ⅳ期患者,如子宫和对侧附件正常,可行患侧附件切除、转移灶切除、大网膜及腹膜后淋巴结切除,保留子宫及对侧卵巢。

5. **性索间质肿瘤** Ⅰa、Ⅰc期要求保留生育功能患者可在全面分期基础上行保留生育功能手术。余行全面分期手术。

6. **复发性卵巢恶性肿瘤** 上皮性卵巢癌复发见前述。非上皮性卵巢恶性肿瘤复发没有标准的治疗方法,复发常见部位在盆腔,但上腹部也会出现复发病灶。如果肿瘤局限,手术是有效的治疗方法,腹腔有转移将难以治疗。粒层细胞瘤远期复发不少见,放疗对复发的预防没有作用,复发后局限病灶可以手术切除。

六、卵巢癌围术期处理

卵巢癌手术是妇科恶性肿瘤中最为复杂的手术,一般妇产科医院医师对卵巢癌围术期相关问题处理的内容和方法缺乏必要的了解;对卵巢癌患者的预后而言,不仅手术技术是关键,围术期相关问题的正确处理也直接关系到患者术后的生存。

1. **术前准备** 术前,首先要对患者的全身情况进行评估。其次是术前的常规准备,高度怀疑卵巢癌的患者需行充分的肠道准备,一般术前两天开始流质饮食,术前一天予全肠道灌洗;有胸腹水患者术前适当控制胸腹水。再次,也是很关键的一步是与家属谈话,以适当的方式告知患者家属疾病的性质、将要进行的手术的范围、手术风险、手术并发症、预后,尤其对个别病例有特殊情况,如术中肠道需改道,以及泌尿系统或血管等术中发生危象均需一一交待清楚,在患者家属知情、同意后签名。术者应明确切除肿瘤或细胞减灭术是卵巢恶性肿瘤首选的基本治疗,树立信心,不要轻易放弃手术机会。术者应有熟练的妇科手术基础,并应掌握腹部外科和泌尿外科的处理原则和技术,或应有有关科室协助。

2. **麻醉** 可选择气管内插管全身麻醉或硬膜外麻醉。取平卧位,同时麻醉后将手术台摇成头低足高位,使手术台与水平面大约成10°~15°,这样有利于腹腔内的小肠移向上腹部,能很好显露下腹腔及盆腔,有利于操作。术中最好进行中心静脉压及心、肺功能监护。

3. **手术切口** 卵巢癌手术选择腹部正中切口,自耻骨联合向上,左侧绕脐直达其上10cm左右;根据需要切口可延长至剑突下。

4. **手术意外的处理** 晚期卵巢癌肿瘤范围广,涉及的手术技术复杂,要达到满意的细胞减灭效果,要求手术者需要多学科综合外科技术,良好的品德和耐心,并且注意以下的技术错误及副损伤。

(1) 术中出血。晚期卵巢癌膀胱面和直肠面操作时,渗血较多,应注意止血。初次手术盆腔肿块比较固定或界限不清时,首先离断卵巢和子宫血管可以显著减少出血。复发肿块与直肠关系密切时,先离断直肠系膜血管,可以减少直肠面的出血。上腹部操作面止血需更加严密。术后需要留置1~2根引流管,盆腔渗血可以通过压迫和止血药控制。

(2) 肠道损伤。卵巢癌肠道损伤比较常见。浆肌层损伤可不需缝合,肌层完全破损黏膜层外露时应及时修补,浆肌层间断缝合即可;黏膜破损者按肠管端端吻合术修补;黏膜面损伤较广者,宜行肠段切除端端吻合;特别注意的应避免肠管的电损伤,该情况术中不宜发现,术后发生肠瘘,处理将变得复杂。

(3) 血管损伤。腹膜后淋巴清扫时容易损伤静脉,其次是动脉分支。小静脉分支或营养血管损伤出血是该手术常出现的现象,预防的办法是解剖结构应充分暴露,手术操作一定轻柔、细致。遇到损伤出血时,不可慌乱钳夹,这样往往事与愿违,不易奏效,我们的做法是:一旦有静脉损伤出血时,可以无损伤血管钳钳夹后缝扎或钛夹结扎,如损伤稍大时,可缝合2~3针,无一不奏效。

(4) 膀胱损伤。初学者手术操作时比较常见。预防的措施是注意解剖层次,特别是仔细寻找膀胱子宫间隙。一旦出现膀胱损伤,多数发生在膀胱底部,2-0或4-0可吸收线连续缝合即可。肿块较大时应避免损伤膀胱三角区。

输尿管损伤。因输尿管走行于需清除的结缔组织中,故稍不注意,则易造成损伤。本院1990年代以前卵巢癌手术操作时损伤率在1%;20世纪90年代以来基本没有发生,归功于大量的子宫颈手术操作时输尿管游离技术的娴熟。我们的经验是盆腔肿块与盆壁关系密切时,常规游离输尿管隧道,不要图省事采用简单的钝性分离。过去有人认为游离盆段输尿管隧道会使其缺血坏死,事实证明这一看法是没有任何依据的,我们操作了数千例,没有发现因此而发生输尿管瘘的。

(5) 脾脏损伤。多数发生于大网膜的过度牵拉。及时发现不会产生任何后果,如果漏诊将导致患者生命危险。预防的措施是在切除大网膜脾曲时操作应避免暴力。脾脏损伤很少能够修补成功,小的破损可用生物胶喷涂后棉胶海绵压迫;大的破损或非常活跃的出血情况需要切除脾脏。

5. **术后常规处理**

(1) 手术范围比较大,体液丢失多,尤其是年老者及合并有其他内科疾病者,术后应对患者作全面的生命体征监护。卵巢癌患者术前多有腹水,蛋白丢失明显,术后根据血白蛋白水平情况予以补充蛋白。血红蛋白较低者,术后也应适当输血。术后引流量一直较多,考虑腹水没有控制,应加强支持治疗。

（2）抗生素使用应兼顾革兰阳性、阴性菌和厌氧菌，如甲硝唑类，第三代头孢菌素等，约5天。

（3）保持引流管通畅，记录引流量。

（4）术后应注意下肢有无静脉血栓形成（deepvein thrombosis，DVT），有无淋巴回流障碍发生。卵巢癌患者DVT形成的原因主要有：血液多呈高凝状态；肿瘤、腹水致腹压增加，下肢回流受阻；术后血液浓缩，患者卧床少动；抗凝药物用量不足等。若围术期患者出现下肢肿胀伴进行性加重，皮温升高，腓肠肌压痛和被动牵扯痛；小腿及大腿周径变化，应警惕DVT形成可能，需及时行下肢静脉B超、D-dimmer等指标。一旦诊断，予绝对卧床，患肢制动、抬高，忌按摩，抗凝治疗（低分子肝素钠4000~5000U皮下注射，每12小时一次或每8小时一次，一周后口服华法林3mg/d）等；期间监测凝血功能，如有出血倾向减量或停药。DVT最严重的后果是致命的肺栓塞。对于所有卵巢癌手术患者，建议术前测D二聚体，评估血栓形成风险，必要时行腹部大血管B超、肺动脉CTA检查，围术期做好DVT预防工作，如穿抗血栓弹力袜，使用抗血栓压力泵，术后24~48小时皮下注射低分子肝素等措施，必要的预警机制，同时注意与患者家属的充分沟通与风险告知。

（5）小肠吻合手术者，术后应持续胃肠减压，直至排气后一天，再拔出胃管为宜。次日起可进流食，以后可逐渐增加进食。保留胃管者，术后应足量补液，进食后逐渐减量，以保持水电解质的平衡。

（6）术后应注意加强留置导尿的护理。低位直肠吻合者，盆腔自主神经丛损伤，术后排尿功能多有障碍。于一周左右拔出导尿管。

（7）肠吻合留置双套管者，术后注意观察体温变化。

（臧荣余 江榕）

参 考 文 献

1. Chi DS, Eisenhauer EL, Zivanovic O, et al. Improved progression-free and overall survival in advanced ovarian cancer as a result of a change in surgical paradigm. Gynecol Oncol, 2009, 114:26-31

2. Salani R, Santillan A, Zahurak ML, et al. Secondary cytoreductive surgery for localized, recurrent epithelial ovarian cancer: analysis of prognostic factors and survival outcome. Cancer, 2007, 109(4): 685-691

3. Santillan A, Karam AK, Li AJ, et al. Secondary cytoreductive surgery for isolated nodal recurrence in patients with epithelial ovarian cancer. Gynecol Oncol, 2007, 104:686-690

4. Tian WJ, Chi DS, Sehouli J, et al. A risk model for secondary cytoreductive surgery in recurrent ovarian cancer: an evidence-based proposal for patient selection. Ann Surg Oncol, 2012, 19(2):597-604

5. Tian WJ, Jiang R, Cheng X, et al. Surgery in recurrent epithelial ovarian cancer: Benefits on Survival for patients with residual disease of 0.1-1 cm after secondary cytoreduction. J Surg Oncol, 2010, 101(3):244-250

6. Vergote I, Tropé CG, Amant F, et al. Neoadjuvant chemotherapy or primary surgery in stage IIIc or IV ovarian cancer. N Engl J Med, 2010, 363:943-953

7. Zang RY, Harter P, Chi DS, et al. Predictors of survival in patients with recurrent ovarian cancerundergoing secondary cytoreductive surgery based on the pooled analysis of an international collaborative cohort. Br J Cancer, 2011, 105(7):890-896

第十六节 卵巢恶性肿瘤的基因治疗

基因治疗是指将人的正常基因或有治疗作用的基因通过适当的方式导入靶细胞内，以纠正基因的缺陷或者发挥治疗作用，从而达到治疗疾病目的的生物治疗方法。

人类基因治疗的探索始于20世纪80年代初，经过10年的实验技术准备和舆论准备，1990年美国国立卫生研究院（NIH）通过体外基因转染成功地治疗了一位由腺苷脱氨酶缺陷所致的重症联合免疫缺陷患儿。1991年Rosenberg等将tnf基因重组逆转录病毒转染肿瘤浸润淋巴细胞回输晚期黑色素瘤患者，取得了一定疗效，开始了人类肿瘤基因治疗的历史。此后，世界范围内出现了人类基因治疗的高潮，截至2012年11月，国际上已有3036项基因治疗方案获准进入临床试验，大多数为肿瘤基因治疗，有1732项，占57.1%。在卵巢癌的基因治疗方面，截至2012年11月已有55项卵巢癌基因治疗方案进入临床试验，是基因治疗临床试验最多的肿瘤之一，其原因在于卵巢癌即使到晚期仍局限于腹膜腔，腹膜屏障可防止载体的全身扩散，有利于提高载体浓度促进转染；腹腔插管给药途径使体内基因治疗简便易行，载体可直接到达卵巢肿瘤局部；卵巢癌对药物治疗比较敏感。截至2012年，我国批准了18项基因治疗临床试验，其中1项妇科肿瘤基因治疗。我国肿瘤基因治疗临床试验基本与世界同步，在某些方面甚至处于国际领先水平。如重组人P53腺病毒注射液是我国拥有自主知识产权、世界上第一个基因治疗产品，2004年经国家食品药品监督管理局（SFDA）批准上市，虽然对其一直有不同的看法，但2009年北京大学肿瘤医院张珊文等报告重组人P53腺病毒注射液基因治疗联合放疗治疗42例鼻咽癌患者，与单纯放疗组40例比较，5年无瘤生存率提高11.7%，总生存率提高7.5%，局部控制率提高25.3%，说明p53基因治疗在这种治疗模式中有一定疗效。2005年SFDA批准了我国第二个基因治疗药物溶瘤病毒制剂H101上市。目前全球已有700多个基因治疗药物进入临床试验，但国外尚未批准任何一种基因治疗药物正式用于临床治疗。

人类基因治疗总体而言，可谓毁誉参半，经历了热潮、低潮、理性三个阶段。1999年患有先天性鸟氨酸甲酰氨基转移酶的Jesse Gelsinger不幸成为第一例基因治疗死亡病例，因腺病毒载体高敏反应导致多器官功能衰竭而死亡；2002年2名接受gamma C基因逆转录病毒转染的联合免疫缺陷"泡泡儿"发生了白血病，考虑是由于转导基因插入基因组导致癌变所致。这两个事件使人们重新审视基因治疗的安全性。但挫折没有能够阻挡住人类基因治疗的脚步，2009年国际上基因治疗取得惊人进展，美国宾州大学应用AAV2-hRPE65v2基因治疗12位儿童和成人Leber's congenital amaurosis患者，取得巨大成功，视力显著改善。

美国加州大学应用 Anti-Tat Ribozyme(OZ1)基因转染的自体 CD34⁺造血前体细胞治疗 74 例艾滋病患者,细胞免疫明显增强。

基因治疗包括体细胞基因治疗和性细胞基因治疗。由于技术难度和伦理问题,性细胞基因治疗尚未开展,目前开展的基因治疗均为体细胞基因治疗。基因治疗分为离体途径(ex vivo)和体内途径(in vivo)两种方法。前者是将靶细胞在体外培养、转移目的基因,经筛选后将转移成功的靶细胞植回体内。后者是将基因治疗载体注入体内,直接转导靶细胞。基因转移有理化转染方法和病毒转导方法。前者包括磷酸钙沉淀法、脂质体转染法和电击透法等,主要用于体外基因转染;后者可直接用于体内基因治疗。病毒载体转导效率一般高于非病毒载体。常用的病毒载体有逆转录病毒载体和腺病毒载体,各种病毒载体各有优缺点。常规逆转录病毒载体是一种单链 RNA 病毒,可将目的基因整合至靶细胞基因组,但只能感染分裂期细胞而不能感染非分裂期细胞。近年来研制的另一类逆转录病毒慢病毒(lentivirus)载体如非复制型人免疫缺陷病毒则具有既感染分裂期细胞又可感染非分裂期细胞的特点。常规腺病毒载体是去掉控制病毒复制区域 E1A 的双链 DNA 病毒,既可感染分裂期细胞又可感染静止期细胞,但不能将目的基因整合到靶细胞基因组,故只能短暂表达。由于其免疫原性,可引起机体免疫反应,阻止其重复转导。腺相关病毒(AAV)载体无免疫原性,可使目的基因长期稳定表达,但载体的容量较小,纯化困难。

基因治疗策略和临床试验方案:

1. 分子化疗　又称自杀基因治疗或药物敏感基因治疗,其基本原理是将微生物来源的药物前体酶基因导入肿瘤靶细胞内,表达产物可将无毒的药物前体转化为有毒的化疗药物,从而杀死靶细胞。最常用的前药酶基因是单纯疱疹病毒胸苷激酶(HSK-TK)基因和胞嘧啶脱氨酶(CD)基因。

HSV-TK 基因编码的酶类催化胸腺嘧啶核苷酸磷酸化。该基因可催化抗病毒药物更昔洛韦(丙氧鸟苷,ganciclovir,GCV)、阿昔洛韦(acyclovir,ACV)或伐昔洛韦(valaciclovir;VCV)磷酸化为细胞毒性药物,其可抑制 DNA 聚合酶活性,或作为 DNA 链延伸的终止子,干扰细胞分裂时 DNA 的合成,导致细胞死亡。卵巢癌属化疗敏感性肿瘤,适合应用这一基因治疗策略,目前已批准的 55 项卵巢癌基因治疗方案中,自杀基因治疗为 8 项,目的基因均为 HSV-TK 基因。Freeman 等人应用携带 TK 基因逆转录病毒(retrovirus,RV)体外转导人卵巢癌细胞系 PA1,将经放射线(3000rad)处理后的体外转染 TK 基因的卵巢癌细胞 PA1(PA1-STK)注入肿瘤减灭术达到理想标准的卵巢癌患者腹腔($1\times10^8 \sim 3\times10^9$ 个细胞/1000ml 生理盐水),第 3 天给予 GCV 5mg/kg 静脉滴注,1 日 2 次,连续 7 天,3 周为 1 疗程,连续 3 个疗程。结果经上述治疗方案治疗的 17 例复发性卵巢癌患者,平均生存 11.6 个月,其中 2 例无瘤生存 12 个月以上,认为该治疗方法毒副作用小,患者生存期可与其他应用化疗者相比。Link 等人报道将携带 TK 基因逆转录病毒载体的包装细胞(PA317/LIKOSN2)直接注入患者腹腔治疗复发性卵巢癌 9

例,第 14 天给予 GCV 5mg/kg,1 日 2 次,连续 14 天。结果 4/9 病情稳定,毒性反应可以耐受。Alvarez 报告应用携带 TK 基因的腺病毒载体(Ad HSV-TK $1\times10^9 \sim 1\times10^{11}$ pfu)腹腔注射,治疗复发性卵巢癌 14 例,2 天后应用 GCV 5mg/kg 静脉滴注,1 日 2 次,连续 14 天。发现多数患者在应用 Ad HSV-TK 2 天后腹水中有 TK 基因的表达。结果显示该疗法副作用小,安全性好,在可评价疗效的 13 例患者中,5 例(38%)疾病稳定(SD),8 例疾病进展(PD)。Hasenburg 等报道了二次细胞减灭术后残余肿瘤体积≤0.5cm 的 Ⅲc 卵巢癌患者 10 例,腹腔注射 ADV-TK($2\times10^{10} \sim 2\times10^{13}$ 载体颗粒(vector particles,VP))24 小时后,给予拓扑替康(topotecan,1.0mg/m²,1 日 1 次,连续 5 天),ACV(15mg/kg,iv,8 小时 1 次,连续 42 次),2/10 患者在应用 ACV 治疗 5 天后,给予 VCV 口服(2g,8 小时 1 次,连续 42 次)。结果显示应用 VCV 替代 ACV 经济有效,ACV 与 VCV 血浆浓度具有可比性,可缩短住院时间,改善生活质量,可以用于门诊患者的治疗。随后报道对接受上述治疗的 5/10 患者 4 周后行二次探查术,发现 2 例无瘤生存,腹腔活检无腺病毒 DNA 存在。所有患者(10/10)均未出现剂量限制性毒性反应,主要毒性反应是骨髓抑制,3/10 患者出现 3 级血小板减少和 2~4 级贫血,8/10 患者出现 3~4 级中性粒细胞减少,毒性均可耐受,副作用与腺病毒载体剂量无关。在 2001 年他们报道了 2.5 年的随访结果,肯定了这种疗法的有效性,上述 10 例患者平均生存期 18.5 个月,其中 3 例仍存活者平均生存期 30 个月。他们进一步报道上述所有患者在接受基因治疗后,肿瘤体积缩小。性激素受体、P53、c-erbB2 和 Ki-67 蛋白无变化。因此,对复发性卵巢癌患者施行满意的二次减瘤术后,应用携带 TK 基因的腺病毒载体基因治疗联合拓扑替康治疗,可延长患者的平均生存期,其生存期超过未使用基因治疗者。针对自杀基因治疗中存在的关键技术问题,山东大学齐鲁医院构建了 MUC-1 单链抗体导向的慢病毒介导的 HSV-TK/VP22/GCV 卵巢癌基因治疗系统,并在体外和动物体内证实该系统具有高效、靶向抗瘤效应。将 TK/CD 双自杀基因构建于端粒酶 hTERT 启动子之下,在体外实验证实了转录水平的靶向性杀瘤效应。

2. 突变补偿疗法　包括加强抑癌基因、阻断癌基因、消除调节异常的自分泌生长因子通路等策略。在抑癌基因治疗卵巢癌的策略中,对 p53 的研究最为深入,并取得重要经验。美国依阿华大学和加州大学洛杉矶分校等应用携带 p53 基因的复制缺陷型病毒制剂 SCH-58500 联合化学治疗复发性卵巢癌的 Ⅰ/Ⅱ 期临床试验,研究结果表明多次基因治疗组平均存活期显著长于单次基因治疗组(12~13 个月 vs. 5 个月)。为此美国政府批准了其 Ⅲ 期临床试验,遗憾的是,在 Ⅲ 期临床试验中期分析时因未能显示 p53 基因治疗疗效而试验被迫关闭。原因在于肿瘤为多基因病,非 p53 单一基因病变;野生型 p53 与突变型 p53 四聚体的形成和 P53 相关蛋白拼接变异体如 NP73、NP63 和 p73-EX2DEL 等抑制了 P53 蛋白正常功能的发挥;卵巢癌细胞表面缺乏柯萨奇病毒-腺病毒受体和整合素受体的表达导致转染效率低下;腹水中存在的纤连蛋白、纤维蛋白原、柯萨奇病毒-腺病毒受体拼接变异体等抑制了病毒转染;宿主腹腔内中和抗体的产生等原因。另外,美国 M. D. Aderson 癌症中心(2004)评估了携带 p53 基因的复制缺陷型病毒制剂 IN-GN201 治疗铂类或紫杉醇耐药的转移性卵巢癌的安全性。结果示患者对不同剂量的 INGN201 均有较好的耐受性,主要的毒副作用是疲倦、发热、寒战、腹痛、恶心以及窦性充血。24% 的患者在 4 个疗程内病情稳定,29% 的患者在 1～2 个疗程后病情进展。在此实验中,p53 基因治疗的安全性尚可,但也提到了目前未能显示出 p53 基因治疗的安全性,其治疗效果需要人们慎重考虑。

抑癌基因 BRCA1 基因位于染色体 17q,BRCA2 基因位于染色体 13q,与遗传性乳腺癌卵巢癌有关,许多散发性卵巢癌存在杂合性缺失和低表达。表达野生型 BRCA1 基因的逆转录病毒载体(LXSN-BRCA1sv)已在临床前研究中显示其可有效的抑制肿瘤生长,毒性作用小。美国 Vanderbilt 大学 Tait 等将 LXSN-BRCA1sv 腹腔注射(3～300ml,1010VP)治疗复发性卵巢癌 12 例,3/12 在治疗 48 小时内产生急性无菌性腹膜炎,仅 1 例大剂量治疗的患者检测到逆转录病毒包膜蛋白抗体。3 例肿瘤缩小,8 例稳定。结果显示该疗法毒性反应小,载体在患者组织中稳定表达。但在 II 期试验中,该试验在仅治疗 6 例患者后被迫终止,因为发现逆转录病毒包膜蛋白抗体迅速生成,导致载体性能不稳定,疗效不佳,提示免疫反应在基因治疗中可能起了很大的作用。

此外,腺病毒 5 型 E1A 基因可通过转录抑制 erbB-2 的表达,诱导细胞凋亡,抑制转移相关酶,激活宿主免疫反应,增强化疗药物疗效。Hung 等研究发现腺病毒 5 型(Ad5)E1A 基因产物和 SV40 大 T 抗原可抑制 erbB-2 启动子转录。同时发现阳离子脂质体和腺病毒载体均可将 E1A 和 SV40 大 T 抗原导入鼠卵巢癌细胞,抑制肿瘤的生长,提高动物生存率。该脂质体介导 E1A 基因治疗过度表达 HER-2/neu 的卵巢癌腹腔移植瘤,70% 小鼠生存时间超过 365 天,相反对照组均在 160 天内死亡。随后他们应用阳离子脂质体转导 E1A 基因(DCC-E1A)进行了治疗晚期卵巢癌患者的临床试验。腹腔注射 DCC-E1A,1 周 1 次,治疗卵巢癌患者 12 例,结果免疫组化和 RT-PCR 检测显示患者肿瘤细胞中可见 E1A 基因表达,HER-2/neu 表达下调,细胞增殖受抑、细胞凋亡增加,其中 3 例 CA125 一过性降低,1 例 1 个疗程后肿瘤缩小,与治疗相关的副作用轻微。相应的 II 期临床试验亦获 FDA 批准,目前正在进行中。Alberts 等采用脂质体携带 E1A 基因(tgDCC-E1A,)腹腔注射治疗卵巢癌 15 例,分为 3mg、6mg、9mg 和 12mg 组,联合顺铂(75mg/m²)和紫杉醇(100mg/m²)治疗,间隔 3 周,治疗 3 个疗程。12 例患者毒性可评价,在 3mg 和 6mg 组未出现剂量限制性毒性;9mg 组 1/6 出现 4 级中性粒细胞减少;其他毒性反应包括恶心、呕吐、腹痛等均可耐受;3/12 出现化疗相关的电解质失调。结果提示应用 E1A 剂量为 9mg 是安全的,毒性作用可耐受。此外,Madhusudan 等人(2004)也对脂质体携带 E1A 基因腹腔注射治疗复发性卵巢癌 15 例,分为 1.8mg/m²、3.6mg/m² 和 7.2mg/m² 组,结果提示应用 E1A 剂量为 3.6mg/m² 是安全的,毒性作用可耐受,具有一定的安全性,但临床应用价值尚不能定论。

3. 免疫基因治疗 主要包括二个方面,一是改变肿瘤细胞的抗原性,二是增强机体对肿瘤细胞的免疫效应。为提高免疫原性,可将 IL2、IL-4、IL-12、TNF2、IFNγ、GM-CSF 等细胞因子基因、主要组织相容性复合物(MHC)、共刺激分子 B7、肿瘤抗瘤抗原基因导入肿瘤细胞使之发挥瘤苗作用。Baskar 将 B7 基因导入缺乏 B7 基因表达的动物体内,明显增强了肿瘤细胞的免疫原性,通过机体免疫系统的识别,抑制肿瘤的生长。山东大学齐鲁医院将 B7 基因(CD80)转导卵巢癌 TYK 细胞,在抗 CD3 单抗存在下可诱导产生 CTL。将鼠 IL12 或 B7 基因转导大鼠细胞 NUTU-19 作为疫苗,接种荷瘤鼠动物模型,显示显著的免疫学效应和抑瘤效应。国外应用 IL-2 基因修饰肿瘤细胞治疗复发性卵巢癌已获准进入临床试验。Van Herpen 研究发现将在手术中收集的卵巢癌细胞在体外经 IL-2 基因修饰、激发、冷藏,用于术后恢复过程的主动免疫治疗,能产生明显有效的杀伤癌细胞的毒性效应和免疫反应。Anwer 等人评估了脂质体包裹的 IL-2 质粒治疗 13 例复发性卵巢癌患者的安全性,分别应用不同剂量 0.6mg/m²、3mg/m²、12mg/m² 和 24mg/m² 组,结果可被患者很好的耐受,安全性高,仅有轻度发热和腹痛。新加坡国立大学用 HLA-A2 脂质体复合物原位基因治疗卵巢癌和宫颈癌患者的皮下转移结节,部分患者显示局部效应。

4. 耐药基因治疗 指将耐药基因导入造血干细胞,产生对化疗药物的抗性,抵御化疗药物的损害,从而达到增加化疗药物剂量,提高化疗疗效的目的。目前转染造血干细胞常用的耐药基因有多药耐药基因(MDR)、多药耐药相关蛋白(MRP)、肺耐药相关蛋白(LRP)、突变型二氢叶酸还原酶基因(DHFR)、谷胱甘肽 S-转移酶-π(GST-π)。早在 1994 年 Deisseroth 等人在体外将 MDR1 基因用逆转录病毒载体导入卵巢癌复发患者骨髓造血干细胞,然后将 MDR1 基因修饰后的造血干细胞回输入患者体内后,应用大剂量化疗药物紫杉醇治疗,无明显的骨髓抑制发生。Hesdorffer 等在体外利用逆转录病毒将 MDR 基因导入 5 例卵巢癌患者骨髓干细胞,在大剂量化疗后将转基因的骨髓干细胞重新输入患者体内,所有患者 CD34⁺ 细胞的 BFU-E(erythroid burst-forming unit)和 CFU-GM(colony-forming unit-granulocyte macrophage)高表达 MDR,但只有 2 例分别在导入 MDR 基因后 3 周、10 周显示 MDR 仍呈低表达。所采用的逆转录病毒载体无任何不良反应,显示 MDR 用于骨髓基因治疗是安全、可行的。北京协和医院用 MDR-1 基因转染人单个核细胞,显示具有提高对化疗药物耐药性的潜能。用 MDR-1 基因转导卵巢癌 SKOV3 细胞后,再用 MDR-1 反义寡核苷酸处理,可逆转多药耐药性。山东大学齐鲁医院分离脐血干细胞后转染 MDR 基因,在体外和体内动物实验证实可明显增加化疗剂量。Hesdorffer 等报道将 MDR1 基因转染晚期肿瘤患者骨髓造血干细胞联合大剂量化疗的 I 期临床试验结果,研究显示这种疗法具有安全性和可行性。

5. RNA 干扰 RNA 干扰(RNAi)即基因封闭治疗,双链 RNA 被特异的核酸酶降解产生小干扰 RNA(siRNA),他们与同靶的靶 RNA 互补结合,特异性酶降解靶 RNA,从而抑制下调基因表达。它具有高特异性、高效性、可同时抑制多基因表达的优点，有较大应用前景。有人应用 siRNA 技术沉默 *PELP1* 基因可降低 MMP-2 和 MMP-9 的表达，导致了卵巢癌细胞迁移能力的抑制。

经基因改造的肿瘤增殖病毒治疗是肿瘤基因治疗的另一策略。美国 CNYX 公司开发的 ONYX-015 是一种 E1b55KD 缺失的增殖腺病毒，它仅能在 *p53* 突变或失活的肿瘤细胞内复制增殖并溶解细胞，而在 *p53* 正常的细胞中这种能力消失，从而特异性杀灭肿瘤细胞。虽然单独应用 ONYX-015 治疗复发性头颈部肿瘤患者有效率不足 20%，但与化疗药物顺铂和 5-Fu 联合治疗 30 例难治性头颈部肿瘤患者，总有效率达到 63%，其中 8 例完全缓解，11 例部分缓解。卵巢癌的 ONYX-015 治疗也已进入临床试验。第二军医大学构建了一套 E1b55kd 蛋白缺失的腺病毒载体系统 CNHK200，不仅具有与 ONYX-015 相似的功能，而且可以携带多种抗癌基因，通过肿瘤增殖病毒在肿瘤细胞内特异性增殖及复制，从而使抗癌基因在肿瘤内高效特异性表达，达到杀灭肿瘤细胞的目的。为此该大学和中国科学院上海生物化学研究所共同提出了一种基因治疗模式-基因病毒治疗，它有可能成为肿瘤基因治疗中的新策略。

从现已进行的卵巢癌基因治疗临床试验来看，治疗效果尚难肯定。究其原因有很多，但主要原因是载体系统在体内传染效率低，目的基因表达量低，缺乏靶向性、产生中和抗体等。更重要的是，人体是一复杂整体，肿瘤是一多基因病，基因治疗单独纠正某一基因缺陷很难奏效。由于人体肿瘤负荷大，免疫原性弱，免疫耐受时间长，抗肿瘤免疫难以调动。此外，还存在基因治疗的生物安全性问题，治疗基因插入可导致癌基因突变，以及伦理学问题。目前，整体的肿瘤基因治疗还处于发展初期，离实际临床应用还有一定距离。构建靶向性载体、选择特异性的启动子等方法，可提高基因转导和基因表达的特异性、靶向性，从而提高基因治疗的效果。

（李杰　孔北华）

参 考 文 献

1. Anwer K，Barnes MN，Fewell J，，et al. Phase-I clinical trial of IL-12 plasmid/lipopolymer complexes for the treatment of recurrent ovarian cancer. Gene Ther，2010，17（3）：360-369

2. Duarte S，Carle G，Faneca H，et al. Suicide genetherapy in cancer：where do we stand now? Cancer Lett，2012，324（2）：160-170

3. Ortiz R，Melguizo C，Prados J，et al. New gene therapy strategies for cancer treatment：a review of recent patents. Recent Pat Anticancer Drug Discov，2012，7（3）：297-312

第十七节　卵巢恶性肿瘤相关并发症的治疗

一、卵巢肿瘤蒂扭转

卵巢肿瘤的瘤蒂由骨盆漏斗韧带、卵巢固有韧带、输卵管及卵巢输卵管系膜组成，其中包括供应卵巢、输卵管血液的卵巢血管、子宫血管卵巢支等。大约 10% 的卵巢肿瘤患者因某种诱因导致其根蒂扭转而发生急性下腹疼痛。蒂扭转是卵巢肿瘤最常见的并发症，是常见的妇产科急腹症。

卵巢肿瘤蒂扭转一经确诊，应尽快行手术治疗，如不及时手术，病情将继续恶化，扭转的肿瘤易坏死、破裂、感染，导致弥漫性腹膜炎、脓毒血症、感染性休克。

手术方式一般采用剖腹探查，也可行腹腔镜手术。应将卵巢肿瘤及其瘤蒂、输卵管一并切除，并送快速冷冻病理检查。卵巢恶性肿瘤者原则上应行根治性手术，但对于年轻、渴望生育的早期患者可保留生育功能，但必须仔细检查对侧卵巢有无肿瘤。

蒂扭转后的卵巢肿瘤因血液循环障碍而发生水肿、质脆而易于破裂。为防止肿瘤破裂造成更加复杂的并发症，尤其是防止恶性肿瘤细胞扩散种植，故手术切口应足够大，以免取出肿瘤时因切口狭窄而将肿瘤挤破。即使较大的肿瘤也应延长切口，尽量完整取出肿瘤，而不宜采用穿刺的方法缩小瘤体。因扭转后的瘤蒂的血管内的血栓可以达扭转部位以上，故钳夹切除瘤蒂必须在扭转以上的正常组织处，钳夹前切不可先回复扭转，以防止血栓脱落进入血液循环，及瘤体内大量的坏死感染毒素入血播散，造成更严重的并发症。由于卵巢肿瘤蒂扭转后瘤体水肿、呈紫黑色甚至坏死，一般肉眼判断肿瘤性质比较困难，术中应尽量做快速冷冻切片病理检查。

二、卵巢肿瘤破裂

卵巢肿瘤在某些因素的作用下导致肿瘤囊壁破裂，囊液溢入腹腔，常引起急腹症、感染、肠粘连和肿瘤播散等。

对既往有卵巢肿瘤存在的患者，发生妇产科急腹症时应疑有卵巢肿瘤破裂，应立即行手术治疗。对于高度怀疑为卵巢非赘生性肿瘤破裂（滤泡囊肿、黄体囊肿、卵泡膜黄素化囊肿）的轻症患者可先予以止血、预防感染等保守治疗。手术方式以剖腹探查为主，对于倾向于非黏液性的良性肿瘤、有手术指征的非赘生性肿瘤破裂及卵巢子宫内膜异位囊肿破裂，也可考虑腹腔镜检查和手术。术中尽量吸净溢入腹腔的瘤体内容物，并取腹腔液送细胞学检查，彻底冲洗盆、腹腔。若为恶性卵巢肿瘤破裂，也可考虑应用铂类抗癌药生理盐水稀释液冲洗，术毕腹腔化疗或术后尽早开始化疗。若为卵巢黏液性囊腺瘤破裂，则用 5% 葡萄糖液反复冲洗盆、腹腔，以防止黏液性上皮细胞种植于腹膜。根据术中探查所见，取肉眼观察可疑恶变的肿瘤组织或肿瘤破口边缘组织常规送冷冻切片病理检查，对侧卵巢仔细检查及剖解，从而判断肿瘤性质及病变范围；再结合患者年龄及生育要求等具体情况决定手术范围。

三、感　染

卵巢恶性肿瘤单纯并发感染者并不常见。多继发于蒂扭转、肿瘤破裂，也可来源于周围脏器的感染，如阑尾脓肿等，偶有因肠粘连而继发大肠埃希菌感染者。肿瘤并发感染时主要表现为在原有临床表现基础上，出现发热、腹痛、白细胞升高及不同程度腹膜炎，甚至感染性休克。因此卵巢肿瘤并发蒂扭转和肿瘤破裂应立即手术防止继发感染。

对于卵巢恶性肿瘤并发感染者应以抗生素控制感染后尽早手术探查。

四、肠 梗 阻

国外文献报道,晚期原发性或转移性肿瘤并发肠梗阻的发生率为5%～43%,最常见并发肠梗阻的原发肿瘤为卵巢癌(5.5%～51%)、结直肠癌(10%～28%)和胃癌(30%～40%)。小肠梗阻较大肠梗阻更为常见(61%和33%),>20%的患者大肠和小肠同时受累。卵巢癌并发肠梗阻占癌性小肠梗阻的50%,占癌性大肠梗阻的37%。

1. 病因 明确病因对肠梗阻的治疗有重要意义,可分为癌性和非癌性两大类。

(1)癌性病因:癌症播散(小肠梗阻常见)和原发肿瘤(结肠梗阻常见)造成的梗阻。恶性肿瘤导致的机械性肠梗阻可能合并炎性水肿、便秘、肿瘤及治疗所致的纤维化、恶病质或电解质紊乱(如低钾)、肠道动力异常、肠道分泌降低、肠道菌群失调及药物不良反应等因素,从而使病情进一步复杂及恶化。

(2)非癌性病因:如术后出现肠粘连、肠道狭窄及腹内疝,年老体弱者粪便嵌顿。非癌性原因所致的肠梗阻发生率约占肠梗阻的3%～48%。即使是已知存在恶性肿瘤病灶的肠梗阻患者,也需要考虑非癌性病因导致的可能。

2. 诊断

(1)临床表现:大多缓慢发病,常为不全性肠梗阻。常见症状包括恶心、呕吐、腹痛、腹胀、排便排气消失等。初始症状通常为间歇出现可自发缓解的腹痛、恶心、呕吐和腹胀,症状发作时通常仍有排便或排气。症状随病情进展而逐渐恶化为持续性。症状与肠梗阻部位及程度相关。

(2)影像学检查:

1)X线腹部平片:诊断肠梗阻的常用检查方法。可以显示肠梗阻的一些征象,如肠曲胀气扩大、肠内液气平面。结合临床表现,可以诊断肠梗阻及梗阻部位。

2)腹部CT扫描:推荐在有条件的情况下,作为肠梗阻影像学诊断的首选方法。腹部CT可评估肠梗阻部位及程度,还可能评估肿瘤病变范围,为决定进一步治疗方案(如抗肿瘤治疗、手术治疗、支架治疗或药物姑息治疗等)提供依据,同时还可用于术后随访。

3)胃肠造影:上段小肠梗阻(口服造影)和结直肠梗阻(灌肠造影)有助于确定梗阻的位置和范围以及伴随的胃肠运动异常。值得注意的是,钡剂虽能提供清晰的对比影像,但因不能吸收,可能导致严重的梗阻,肠梗阻禁忌使用;推荐使用水溶性碘对比剂,该造影剂可提供与钡剂相似的影像,并且在某些情况下对一些可逆性梗阻可能有助于恢复肠道正常运动;鉴于腹部CT的广泛使用,目前临床较少使用胃肠造影技术诊断肠梗阻。

3. 治疗 卵巢癌并发肠梗阻的处理与其他原因引起的肠梗阻的处理方法是相同的,约有80%的肠梗阻患者可通过手术解除梗阻。但是卵巢癌肠梗阻患者手术治疗的并发症和病死率相当高,故有人建议应该依靠妇科医师的判断和经验,以及患者有无姑息疗效和康复的机会,采取个体化原则进行处理。应该根据患者疾病的阶段、预后,进一步

接受抗肿瘤治疗的可能性、全身状况以及患者意愿,决策治疗方案。北京大学人民医院屠铮等认为晚期或复发性卵巢上皮癌合并肠梗阻的治疗应首选保守治疗,并在肠梗阻缓解后予以化疗,可适当延长生命。当保守治疗无效、造成肠梗阻的转移灶相对孤立、无肠切除禁忌证、术后有敏感化疗辅助时,才考虑手术治疗,应兼顾生存时间和生活质量,慎重把握手术指征和手术范围。

《晚期癌症患者合并肠梗阻治疗的专家共识》2007年版是在借鉴欧洲姑息治疗学会MBO治疗的指南及国外经验的基础上,结合国内临床实际情况,经过专家们一年多的努力达成的共识。因此,我们在处理卵巢癌并发肠梗阻时可遵循该共识。

卵巢癌并发肠梗阻治疗目标是改善生活质量,其治疗方法:手术治疗、药物和其他姑息治疗。

1. 手术治疗 手术治疗仍然是卵巢癌并发肠梗阻患者主要的治疗方法之一,但应严格掌握手术指征。手术治疗的指征、方法选择等并无定论,存在高度的经验性和选择性。仅适用于机械性梗阻和(或)肿瘤局限、单一部位梗阻,并且有可能对进一步化疗及抗肿瘤治疗获益的患者。对于经过选择的适宜患者,手术可以达到最佳的缓解症状、提高生活质量和延长生存时间的目的。手术治疗绝对禁忌证包括:近期开腹手术证实无法进一步手术、既往腹部手术显示肿瘤弥漫性转移和累及胃近端、影像学检查证实腹腔内广泛转移且造影发现严重的胃运动功能障碍、触及弥漫性腹腔内肿物、大量腹水和引流后复发。手术治疗相对禁忌证包括:有腹腔外转移产生难以控制的症状(如呼吸困难)、腹腔外疾病(如广泛转移、胸腔积液)、一般情况差、营养状态较差(如体重明显下降,甚至出现恶病质,明显低蛋白血症)、高龄和既往腹腔或盆腔放疗。可选择的手术方案有松解粘连、肠段切除、肠段吻合和肠造瘘。手术治疗效果评价指标包括:症状(包括恶心、呕吐、疼痛等)缓解的程度、生活质量、能够经口进食、能够接受固体食物、肠道功能恢复程度、术后肠梗阻持续缓解>60天等,多数学者认为术后生存时间>60天可以作为姑息手术治疗有效的标志之一。

2. 药物治疗 药物种类包括:止痛药(主要为阿片类镇痛药)、止吐药、激素类药及抗分泌药。治疗目标:不使用减压装置或在使用胃肠减压装置的同时,控制恶心、呕吐、腹痛和腹胀等症状。药物治疗的剂量和给药途径需个体化,大多数肠梗阻患者不能口服给药;静脉给药最好经中心静脉置管给药;可选择皮下注射、经直肠或舌下途径给药。

(1)镇痛药:

1)阿片类药物:可根据病情选择吗啡、芬太尼等强阿片类镇痛药。对于无法口服用药的患者,首选芬太尼透皮贴剂,或吗啡皮下、肌肉或静脉注射。哌替啶因镇痛作用时间短,其代谢产物易产生严重不良反应,故不推荐使用。阿片类镇痛药的临床用药应遵循WHO癌症疼痛治疗指南,规范化、个体化用药。强阿片类药治疗时,应重视个体化滴定用药剂量,防止恶心、呕吐、便秘等药物不良反应。此外,对于未明确病因的肠梗阻患者,应注意使用阿片类药可能

影响病情观察和手术决策。

2）抗胆碱类药：抗胆碱类药包括氢溴酸东莨菪碱、山莨菪碱等，可用于阿片类药单药控制不佳的腹部绞痛。抗胆碱类药不能透过血脑屏障，因此中枢性不良反应（如失眠和欣快）较阿片类药少。

（2）止吐药：

1）促动力药：药物为甲氧氯普胺（胃复安）。适用于肠梗阻早期、不完全性梗阻。由于促动力类止吐药可能会引发腹部绞痛，故不推荐用于完全性机械性肠梗阻。

2）中枢止吐药：根据病情选择神经安定类药物，如氟哌啶醇、氯丙嗪和丙氯拉嗪等；或抗组胺药，如茶苯海明、塞克利嗪。

（3）激素类药物：地塞米松常用于镇痛或止吐治疗的辅助用药。但由于用糖皮质类激素有致不良反应的风险，因此使用激素治疗肠梗阻时需要权衡其利弊风险。

（4）抗分泌药：

1）抗胆碱类药：如氢溴酸东莨菪碱、山莨菪碱等。相对于抑制平滑肌的蠕动作用，抗胆碱类药对胃肠道腺体分泌的抑制作用较弱。由于抗胆碱类药具有抑制消化液分泌的作用，因此即使无腹部绞痛的肠梗阻也可以选择使用。可引起口腔干燥、口渴等不良反应。

2）生长抑素类似物：奥曲肽有效控制肠梗阻的恶心、呕吐症状，其作用优于抗胆碱类药。在肠梗阻早期，奥曲肽与促胃肠动力药联用，可能逆转肠梗阻恶性进展，其与促胃肠动力药、中枢止吐药等联用安全有效。国外大量研究证实，与抗传统抗胆碱类药相比，奥曲肽能更好地控制恶心、呕吐症状，减少胃肠道分泌量。对于丁溴东莨菪碱治疗失败的上部肠道梗阻，奥曲肽仍然有效。同时早期联用甲氧氯普胺、地塞米松，不仅可缓解症状，而且可协同促进肠运动功能快速恢复，逆转肠梗阻。长效奥曲肽单次肌内注射，每月1次，用药后的血浆药物浓度持续稳定，克服了奥曲肽作用时间短、必须每日注射、注射间期药物浓度波动的缺点。长效奥曲肽可更有效地持续控制肠梗阻症状，增强患者用药的依从性。

3. 其他治疗

（1）补液：补液适用于存在脱水症状的肠梗阻患者。肠梗阻患者的口干、口渴症状有时可能与静脉或口服补液量无关。口腔护理和反复吸吮冰块、液体或涂唇膏等措施，可能减轻口干、口渴症状。

补液方法有静脉或皮下输液。静脉补液方法长期应用会给患者带来不适和不便，因此长期静脉补液仅适于有中心静脉置管的患者。与静脉输液相比，皮下输液具有方便、安全、有效和费用相对低廉的优点，可以在家中使用，是无中心静脉置管患者的可靠选择。补液量必须注意权衡补液疗效和补液可能导致的不良反应。研究显示，每日肠外补液量>1L者，可显著减轻恶心症状。但是补液过多可能导致胃肠道分泌量增加。一般每日补液量为 1～1.5L。5%葡萄糖溶液、0.9%氯化钠溶液均为常用补液制剂。高张溶液提高血浆渗透压，促进利尿，并影响肾素-血管紧张素-醛固酮系统。可选择性使用高张溶液，抑制体液潴留的恶性循环。经皮下输液补钾时需要密切监测。有文献报告，轻

度低钾患者经皮下输液方式补钾，其氯化钾浓度范围为10～40mmol/L。经皮下输液补钾的安全性数据尚不充足。

（2）全胃肠外营养（TPN）：TPN 的主要目的是维持或恢复患者的营养，纠正或预防与营养不良相关的症状。TPN 在肠梗阻治疗中的作用存在争议，其一方面可延长患者的生存时间，另一方面可导致并发症，延长不必要的住院时间。TPN 不应作为肠梗阻患者的常规治疗，仅选择性用于某些肠梗阻患者（肿瘤生长缓慢、可能因为饥饿而非肿瘤扩散而死亡者）。Cozzagliao 等的研究结果显示，TPN 适用于 Karnofsky 行为状态（KPS）评分>50%，而且预期生存时间>2 个月的肠梗阻患者。

（3）自张性金属支架：自张性金属支架可选择性用于十二指肠或直肠梗阻的患者，禁用于多部位肠梗阻和腹腔病变广泛的患者。该治疗费用高，在肠梗阻的应用价值存在较大争议，因此应根据患者个体情况谨慎选用。多项临床研究结果显示，自张性金属支架可以使梗阻的肠腔再通，术后可能进食少量的食物。常见并发症包括局部疼痛、肠出血和肠穿孔。

（4）鼻胃管引流（NGT）：NGT 仅推荐用于需要暂时性减少胃潴留的肠梗阻患者。长期使用 NGT 仅限于药物治疗不能缓解症状而又不适于行胃造瘘手术的患者。NGT可产生严重明显不适感，引起鼻咽部刺激、鼻软骨腐蚀、出血或换管或自发性脱出等并发症。

（5）胃造瘘：胃造瘘适用于药物治疗无法缓解呕吐症状的肠梗阻患者，慎用于既往多次腹部手术、肿瘤广泛转移、合并感染、大量腹水及出血风险的患者。胃造瘘方法包括手术胃造瘘和内镜引导下经皮胃造瘘（PEG）。PEG 创伤小，是首选的胃造瘘方法。83%～93% 胃造瘘患者的恶心、呕吐症状可能明显缓解。胃造瘘及间歇减压后，还可允许患者少量进食，让患者"恢复"胃肠道的积极功能状态，从而避免使用 NGT 所致的身心痛苦。

五、出　血

卵巢良性肿瘤多因瘤蒂扭转或肿瘤破裂引起出血，恶性肿瘤则常因癌细胞浸润生长，破坏血管而致出血。卵巢肿瘤并发出血的临床表现为原有临床表现基础上合并不同程度的内出血征象，出血量多时可引起严重贫血伴剧烈腹痛，甚至休克，需急行手术治疗。

六、腹　水

对于多数恶性肿瘤，出现大量腹水常提示病程已属终末期。但与其他恶性肿瘤不同，恶性腹水其实是卵巢癌临床表现的一部分，对于合并腹水的卵巢癌患者初次治疗时仍应采取积极的治愈性的手段。而对于复发、化疗耐药的卵巢癌出现恶性腹水时，治疗相当困难，多为缓解症状，常用的措施为利尿、限盐、重复腹腔穿刺外引流等。也可以采用免疫治疗来控制顽固性恶性腹水。

1. 沙培林（OK-432）　OK-432 是一种经热处理的 Su 株链球菌制剂。腹腔内注入 OK-432 后可迅速使中性粒细胞进入腹腔，随后腹水中的巨噬细胞和 T 淋巴细胞明显增加，从而杀伤肿瘤细胞及减少腹水产生。

2. 干扰素(INF) INF腹腔注射可提高腹腔内自然杀伤细胞活性,但其对恶性腹水的疗效不甚明确。有人用INF-α治疗10例Ⅲ、Ⅳ期卵巢癌伴腹水患者(10MU/m²,1次/2周腹腔注射,共1~4次),仅5例症状改善,维持2~7周,平均生存时间8.1周(3~16周),常见副作用有发热(>38.5℃)、腹痛等。Sartori等报道用INFα治疗41例恶性腹水,剂量分别为体重50kg者6MU、体重>50kg者9MU,1次/4天腹腔注入,共6次,结果腹水完全消退并维持30天者12例,腹水减少超过50%以上者15例,总有效率65.9%,其中对卵巢癌引起的恶性腹水的有效率达75%。

3. 肿瘤坏死因子(TNF) Rath等用重组人TNF-α(rhTNF-α),治疗原发于卵巢、胃肠道、肝、乳房和子宫的难治性恶性腹水29例,rhTNF-α剂量40~350μg/m²,每周1次腹腔内注射,疗程最长2个月,发现16例腹水完全消退,6例明显减少(减少量超过50%),4例腹水减少(减少量少于50%),1例腹水未增加,1例腹水增加,另1例治疗早期因其他原因死亡。但Hirte等的研究未能证实其疗效,他们将39例恶性腹水患者(源于卵巢癌或原发性腹膜癌)随机分为单纯腹穿放液或加rhTNF-α治疗(60μg,1次/每周腹腔注射)两组,结果18例腹穿放液+rhTNF-α治疗的患者无1例腹水完全消退或部分消退。最近,国内有人报道用rhTNF-NC(2~2.5MU,2次/周,疗程3周)治疗8例恶性腹水的有效率为50%。也有人报道rhTNF-NC(2.5~3MU,3次/周,疗程2周)对治疗恶性腹水的有效率达66.7%(12/18)。TNF对恶性腹水的治疗作用尚不肯定,有待进一步研究证实。

4. 白介素-2(IL-2) IL-2是T细胞源性淋巴因子,可促进T细胞、自然杀伤细胞和淋巴因子活化的杀伤细胞,并诱导巨噬细胞分泌IFN、TNF而发挥抗肿瘤作用。国内有人应用rhIL-2腹腔内注射(0.5MU/次)治疗52例恶性腹水,发现可使腹水明显减少,腹水中的红细胞数减少,部分患者腹水中癌细胞转阴。也有人用高聚金葡素(5000U/次)联合rhIL-2(0.4MU/次,1次/周腹腔注射,疗程4周)治疗恶性腹水,有效率达82.6%(19/23),与高聚金葡素联合顺铂(60mg/次)治疗无明显差异。

5. 短小棒状杆菌 腹腔内注入短小棒状杆菌可引起纤维性腹膜炎,而包裹肿瘤细胞,减少渗出。有人曾用其治疗乳腺和卵巢癌所致的恶性腹水患者,4例中有3例腹水明显减退。

(吕卫国)

第二十章

滋养细胞肿瘤

第一节　妊娠滋养细胞疾病概述

滋养细胞疾病应分为妊娠滋养细胞疾病和非妊娠滋养细胞疾病两大类，顾名思义前者与妊娠有关；后者与妊娠无关，临床也少见，主要有女性的卵巢原发性绒癌和男性的睾丸绒癌。本书叙述的均为妊娠滋养细胞疾病。

一、妊娠滋养细胞疾病命名的变迁

有关滋养细胞疾病或滋养细胞肿瘤的名称，长期以来各说不一。最早将由胚胎滋养细胞发生变化而来的分为两种：一种良性的称为葡萄胎（hydatidiform mole），一种恶性的称绒毛膜上皮癌（chorioepithelioma）。以后发现介于这两者之间的，一种形态上像葡萄胎，但具有一定的恶性，有人将此仍归类于葡萄胎，也有人将此仍归于绒毛膜上皮癌，极不统一，影响治疗和预后。

后来，多数人将上述介于葡萄胎和绒毛膜上皮癌的这种疾病，另立一类，称为恶性葡萄胎（malignant mole）或侵蚀性葡萄胎（invasive mole）或破坏性绒毛膜瘤（chorioadenoma destruens）。

为避免和过去的名称相混淆，良性的称葡萄胎或"良性葡萄胎"，恶性的绒毛膜上皮癌中的绒毛上皮细胞，因其来源于胚外层，不是来源于组织学上三胚层组织中的外胚，不属于外胚层中的上皮细胞，故称为绒毛膜癌，简称绒癌，废弃绒毛膜上皮癌的名称。这样能使人们避免认为其来源与外胚层中的上皮细胞有关，而其是真正来源于妊娠后胚外层的滋养上皮细胞（细胞滋养细胞，合体滋养细胞）。

1. 最早把来源于滋养细胞的葡萄胎、侵蚀性葡萄胎和绒毛膜癌均称为妊娠滋养细胞肿瘤，其中葡萄胎属良性肿瘤（benign trophoblastic tumor），侵蚀性葡萄胎和绒毛膜癌属恶性滋养细胞肿瘤（malignant trophoblastic tumor）。

2. 20 世纪前半世纪病理组织学家将妊娠滋养疾病分为葡萄胎、侵蚀性葡萄胎和绒毛膜癌。1954 年 Novak 和 Seah 首先确定绒毛和侵蚀是否存在是区分上述三种疾病的主要标准。1976 年 Kurman 用免疫组化肯定滋养细胞假瘤为滋养细胞起源，1981 年 Scully 和 Young 建议命名为胎盘部位滋养细胞假瘤（PSTT），1983 年 WHO 正式建议称为 PSTT 至今，上述也均认定 PSTT 为恶性肿瘤的性质，所以在滋养细胞肿瘤的疾病谱中又增添了"成员"。1994 年 Mazurad 和

Kurman 又首先提出上皮样滋养细胞肿瘤，是绒毛膜型中间性滋养细胞组成的但很罕见的一种妊娠滋养细胞肿瘤，所以妊娠滋养细胞疾病和肿瘤中再次增添了新"成员"。

3. 1983 年 WHO 提出了妊娠滋养细胞疾病的标准术语，此是目前临床采用妊娠滋养细胞疾病术语的基础，其是建立在临床和生化参数基础上，而非组织病理学标准基础上。因此妊娠滋养细胞疾病的疾病谱可分为两大类，分别为临床标准和组织病理学的疾病谱；

（1）临床疾病谱：由于多数的妊娠滋养细胞疾病的治疗是建立在临床特征和 hCG 水平的下降曲线，而非组织病理学证据，所以临床疾病谱常用，也为大多临床医师容易掌握。所以临床医师对滋养细胞疾病的疾病谱包括葡萄胎（完全性和部分性）、侵蚀性葡萄胎、绒毛膜癌和胎盘部位滋养细胞肿瘤（PSTT）较为熟悉。临床疾病谱包括妊娠滋养细胞疾病（GTD）和妊娠滋养细胞肿瘤（GTT），包括所有组织学诊断的 GTD，而 GTT 通常指侵蚀性葡萄胎和绒癌，以及少数诊断的 PSTT，此 GTT 中也包括转移和非转移的 GTT，转移 GTT 指子宫外有临床或放射学等影像学证据的侵蚀葡萄胎和绒癌。

（2）组织病理学疾病谱，包括葡萄胎（完全性和部分性）、侵蚀性葡萄胎、绒癌、胎盘部位滋养细胞肿瘤和上皮样滋养细胞肿瘤。

4. 20 世纪末，WHO 将肿瘤的国际组织分类的分类现代化交给国际妇科病理学家学会分类及命名委员会及其下属的 4 个小组委员会讨论，并在全体大会上做了口头报告，后经征求意见、讨论后形成方案，它反映了目前的认知水平，随着经验的积累还需进一步修改，某些方面肯定持有不同意见，但为了国际间合作和数据的可比性，希望所有病理学家使用。故于 1994 年发布的女性生殖道肿瘤组织学分型中，对妊娠性滋养细胞疾病变作了如下分类（表 6-20-1）。

表 6-20-1　妊娠滋养细胞疾病（1994 年 WHO）

1. 葡萄胎
   （1）完全性
   （2）部分性
2. 侵袭性葡萄胎（破坏性绒毛膜腺病）
3. 绒毛膜癌
4. 胎盘部位滋养细胞肿瘤
5. 杂类滋养细胞病变
   （1）胎盘部位过度反应
   （2）胎盘部位结节及斑块
6. 未分类滋养细胞病变

以上虽是以病理组织学的疾病谱,但也与临床疾病谱密切相关,可见妊娠滋养细胞疾病(GTD)和妊娠滋养细胞肿瘤(GTT)的涉及内容和疾病谱又增加以往最早或临床上常提及的妊娠滋养细胞疾病和肿瘤的概念、范围的不同内容。

5. 2002 年公布 2003 年出版的世界卫生组织肿瘤分类(World Health Organization Classification of Tumours)对妊娠滋养细胞疾病的分类又有新的内容,其有关新分类及改变也划分为良性、交界性和恶性,详见第四章妊娠滋养细胞病/肿瘤分类。

综上所述,由于认识的不断深化,妇产科医师和病理医师以及妇科肿瘤医师对妊娠滋养细胞病变的概念和范围应跳出原有的框框,应从临床疾病谱和组织病学疾病谱两方面去认识。总之,妊娠滋养细胞疾病或肿瘤的疾病谱与早先的相比均有扩大,但临床最常见的仍是葡萄胎、侵蚀性葡萄胎和绒毛膜癌。而胎盘部位的滋养细胞肿瘤较少见,上皮性滋养细胞肿瘤更为罕见。妊娠滋养细胞疾病中的葡萄胎、胎盘部位过度反应(以往称合体细胞子宫内膜炎)、胎盘部位结节或斑块均属良性病变,尤其是前两者应严密随访,以防恶变发生。

二、妊娠滋养细胞疾病的特性及其与疾病的相互关系

(一)妊娠滋养细胞疾病的特征

妊娠滋养细胞疾病(肿瘤)与其他肿瘤相比,有它的特殊性,主要表现如下:

1. 它来源于精卵结合而成的胚胎,部分成分来自异体,而其他肿瘤基本上系由体细胞变异而来,因此滋养细胞肿瘤比其他肿瘤具有更多的抗原性。

2. 好发于生育期妇女,远比其他肿瘤发病年龄为低。

3. 绝大多数发生在妊娠数周或数月内,潜伏期短。

4. 疾病的形态学与生物学行为不完全平行。

5. 滋养细胞分泌绒毛膜促性腺激素,能应用生物学、免疫学、免疫组织化学、分子生物学等方法测定,作为诊断、鉴别、疗效判断、随访及预后判定的标志物,且特异性高。

6. 生物学行为有时难以捉摸,可有生理性转移、恶性转移、转移性自行消失等。临床上发生转移很常见,且出现时间早,转移以血行为主、少数(4%~6%)可有淋巴转移。转移灶与原发灶在形态学上偶也可不一致,绒毛膜癌和胎盘部位的滋养细胞肿瘤有转移到新生儿的报道。

7. 对化疗十分敏感、且可根治,故可保留子宫及生育能力。

8. 流行病学上有地区和人种等差异。

9. 妊娠滋养细胞疾病均发生在妊娠后,因此它的发病时间易于追溯,常与流产、早产、足月产、葡萄胎、药物流产、人工流产、引产等有密切关联。

10. 这类疾病容易通过临床,hCG 检测、影像学(B 超、X 线)等及早作出诊断。

11. 由于诊断方法的进步,部分性葡萄胎的发病率较前增多。

12. 由于生育观念和计划生育工作的开展、发病率均较前下降。

(二)妊娠滋养细胞疾病与各种妊娠的相互关系

妊娠滋养细胞疾病从名称上可见与妊娠有关,而妊娠又有正常妊娠和异常妊娠之分,妊娠滋养细胞疾病,可由精卵结合后发生各种异常妊娠后发生;也可从正常妊娠足月产后发生。发生时间可与妊娠同时发生;也可相距 1~2 个月或数月,甚至数年之后。虽然情况各异,但其总是与妊娠有关,可用如下图式表示其相互关系。

1. 各种妊娠(正常和异常)与妊娠滋养细胞疾病的相互关系(图 6-20-1)

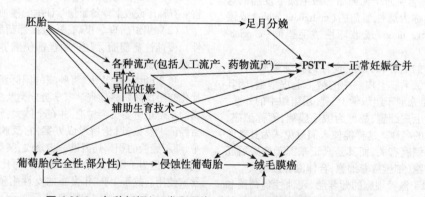

图 6-20-1 各种妊娠(正常和异常)与妊娠滋养细胞疾病的相互关系

2. 常见妊娠滋养细胞疾病间互相关系(图 6-20-2)

3. 中间型滋养细胞及其相关疾病 人胎盘中与绒毛相关的滋养细胞称为绒毛滋养细胞,在其他邻位的滋养细胞称为绒毛外滋养细胞。绒毛滋养细胞主要由细胞滋养细胞(cytotrophoblastic cell,简称 CT)和合体滋养细胞(syncytio-trophoblastic cell,简称 ST 组成),除上述两种细胞外还有少量中间型滋养细胞(intermediate type trophoblastic cell,简称 IT)。

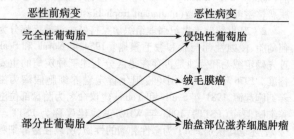

图 6-20-2 常见妊娠滋养细胞疾病间互相关系

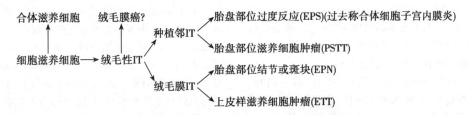

图 6-20-3　细胞滋养细胞的分化及引发的疾病

绒毛外滋养细胞几乎全部由 IT 组成,主要浸润蜕膜、子宫肌壁间和胎盘部位的螺旋动脉。

细胞滋养细胞是滋养叶的干细胞,最终分化为合体滋养细胞。绒毛和绒毛外滋养细胞发育过程中,细胞滋养细胞沿两个不同途径分化(图 6-20-3):

(1) 由细胞滋养细胞直接融合为合体滋养细胞,位于绒毛表面。

(2) 固定绒毛为绒毛接触胎盘床处的滋养细胞则分化为绒毛性中间型滋养细胞,其在孕 12 周时分化为绒毛膜中间滋养细胞和种植部中间滋养细胞。

三、妊娠滋养细胞疾病的变迁

滋养细胞疾病经过数十年的诊断、治疗、流行病学调研以及社会生育观念和计划生育等因素的影响,也逐步发生了一些变迁,具体表现如下:

1. 总的疾病发病率下降,全世界均相似,包括第三世界国家总体发病率均有所下降,其与计划生育工作的开展密切有关。

2. 多产妇患本病减少,<2 胎的患者 20 世纪 60 年代为 33%,而到 90 年代占 94%。

3. >30 岁的患者 20 世纪 60 年代占 44%,而到 20 世纪 90 年代仅占 5%;<30 岁的患者则从 37% 上升到 70%。

4. 前次妊娠为葡萄胎者 20 世纪 60 ~ 70 年代为 6.5%,而 80 ~ 90 年代为 75%。

5. 由于知识水平提高,诊断技术改进,患者能较早即被诊断出,故治疗时间提早、及时。

6. hCG 测定　已广泛开展,方法学灵敏,能尽早诊断,故 hCG 高值者逐渐减少,低值者较多。对 hCG 认识深化,使 hCG 可作为特异和敏感的指标,用于临床。对 hCG 分子认识的加深,已知至少有 7 种 hCG 相关分子,可用于诊断和鉴别,也提出了真正低水平 hCG 的 GTT 综合征及静止型 GTT 的名称,更是认识到 hCG 也非妊娠及其相关疾病的专利,在子宫内膜癌、宫颈癌、卵巢上皮癌及肺、脑、肾肿瘤中也可分泌或测出。

7. 葡萄胎正确处理后恶变减少,又因加强随诊、及早诊断等,治愈率也提高。

8. 部分性葡萄胎在许多国家或地区发病率相对高于完全性葡萄胎,主要系胎盘绒毛未完成变成水泡状时即能被诊断出之故。

9. 对高危因素认识水平的提高和重视,及早防治恶变。

10. 治疗方法进展,危险程度调整,化疗方案改进,手术在整体治疗中的作用更被重视,重视生命质量(quality of life,简称 QOL),避孕方法、时间等变化,使总的对妊娠滋养细胞疾病认识不断深化。

11. 妊娠滋养细胞疾病分为临床疾病谱和组织病理疾病谱以及中间型滋养细胞又衍生出一些疾病,包括良性和恶性的,临床和病理医师以及肿瘤医师(妇科和非妇科的)对上述变化均应认识和加强学习,以利诊治患者。

12. 分期评分系统逐渐统一。

13. 预后评分系统的建立。

14. 妊娠滋养细胞肿瘤 FIGO 推荐使用期别　预后评分(期别以罗马字母 Ⅰ、Ⅱ、Ⅲ、Ⅳ表示,预后评分以阿拉伯数字表示)。

15. 目前大多国家的临床医师对妊娠滋养细胞肿瘤(GTT)主要是依据临床,而临床鉴别侵蚀性葡萄胎和绒毛膜癌有时有困难,而此两种疾病的症状、体征、hCG、影像学(超声、X 线等)及治疗均相同,所以 FIGO 的分期和预后中均未明显的区分两者,而是合二为一,因此国外的文献、教材或参考书中,除有组织学依据外,不强调去鉴别和区分侵蚀性葡萄胎和绒毛膜癌。侵蚀性葡萄胎的术语使用也少,而采用葡萄胎和持续性滋养细胞疾病的概念。

四、妊娠滋养细胞疾病的术语

1983 年世界卫生组织(WHO)滋养细胞疾病专家小组在妊娠滋养细胞疾病方面提出一些建议。

1. 妊娠滋养细胞疾病(gestational trophoblastic disease,简称 GTD)　包括葡萄胎、侵蚀性葡萄胎、绒毛膜癌和胎盘部位滋养细胞肿瘤,也就是包括良性和恶性不同性质的病变。

2. 妊娠滋养细胞肿瘤(trophoblastic tumor,不用 trophoblastic neoplasm)　包括上述妊娠滋养细胞疾病中的后三种病变,不包括葡萄胎,表示葡萄胎不是肿瘤,而且侵蚀性葡萄胎也不是真正的新生物。

3. 侵蚀性葡萄胎(invasive mole,简称 IM)　建议不再用恶性葡萄胎、破坏性葡萄胎等名称,改为侵蚀性葡萄胎(invasive mole)系指葡萄胎之后,胎块性绒毛浸润子宫壁和血管,或发生子宫外转移,主要指葡萄胎侵入子宫肌层,引起症状或有子宫外的转移。

4. 绒毛膜癌(choriocarciooma,简称 CC)　不再用绒毛膜上皮癌,一律用绒毛膜癌(choriocarcinoma),虽然滋养细胞也是上皮细胞,但为胚胎组织,与胚内上皮有所不同,故不用"上皮"两字。系指发生在任何形式的妊娠后,成堆滋养细胞浸润,伴广泛出血坏死,未见绒毛结构,hCG 增高,易发生子宫外转移,仅有增生的滋养细胞侵入子宫肌层或有子宫外转移者,没有绒毛结构。

5. 胎盘部位滋养细胞肿瘤(placenta site trophoblastic tumor,简称 PSTT) 不再用不典型绒毛膜癌、滋养细胞假瘤等名称,而称为胎盘部位滋养细胞肿瘤。系指胎盘附着部位的中间型滋养细胞增生,浸润子宫肌层。

6. 葡萄胎(hydatidiform mole,简称 HM) 只有两种,一种为完全性葡萄胎,一种为不完全性(部分性)葡萄胎,不再用过渡性葡萄胎(transitional mole)等名称,因过渡性葡萄胎实质上为不完全性(部分性)葡萄胎。绒毛间质水肿而无滋养细胞增生者不包括在内。

继 1983 年 WHO 对本类疾病的推荐使用术语后,又有一些新的术语不断出现。

7. 持续性滋养细胞疾病(persistent trophoblastic disease,PTD) 是指在吸刮后仍显示 hCG 水平升高或不变的滋养细胞活性情况,没有转移的证据。有关本名称尚无确切定义,提法很多:①指葡萄胎妊娠结束后经 hCG 测定,盆腔血管造影或(和)胸部摄片有阳性发现,临床疑为侵蚀性葡萄胎或绒毛膜癌,但得不到组织学证实者(实用妇产科学);②葡萄胎完全排空后 3 个月,hCG 持续阳性,称持续性葡萄胎(persistent mole),也有称为持续性滋养细胞疾病(国内教材);③凡在临床、影像、病理和(或)激素检查有滋养细胞存在证据,均属持续性滋养细胞疾病(教材);④葡萄胎后再次刮宫,仍未见症状和体征好转,血或尿 hCG 持续 3 个月仍阳性,称为持续性葡萄胎(中华妇产科学);⑤葡萄胎排空后 3 个月,hCG 仍持续阳性,未降至正常范围,称持续性葡萄胎(教材);⑥香港大学对此类 hCG 仍然保持相同水平 4 周或 hCG 水平连续升高 3 周,则诊断为滋养细胞残留疾病。确诊为本病或随后进行化疗的标准各处有异,已报道葡萄胎持续性滋养细胞疾病的发病率为 5% ~ 15%,其取决于随访 hCG 的敏感性,随访时间长短和报告中所使用的术语问题,所以本病受主观定义所限制,在不同疾病中心或医院之间术语的定义各异。

8. 转移性滋养细胞疾病(metastasis trophoblastic disease,MTD) 意为可伴有滋养细胞活性证据的葡萄胎样妊娠,表现为吸宫后 hCG 水平不变或升高,同时存在远处超过宫体的浸润性葡萄胎或绒癌的临床证据。

9. 持续性低水平 hCG 异常 持续呈低水平血清 hCG、无子宫或转移病灶证据的患者,是临床时有所遇的棘手问题。如果对这些肿瘤标记物阳性但无病灶存在证据者采取化疗和(或)手术治疗,必然使一部分患者治疗过度,而采取观察,又担心贻误治疗。此类患者有四种可能:①假阳性或假性 hCG(phantom hCG),此为由于嗜异性抗体(人抗动物 IgG)而造成的血清 hCG 异常,其特点是血清中测到 hCG 而尿中测不到。②静止型或非活动性或非侵蚀性滋养细胞疾病,可持续 2 个月~16 年,大多测不到侵蚀性滋养细胞抗原(invasive trophoblast antigen,ITA)。ITA 缺乏表示无侵蚀性滋养细胞存在,但也有少数日后 hCG 迅速上升诊断为绒癌或胎盘部位滋养细胞肿瘤。③垂体性 hCG。④hCG 活性仅源于游离 β-hCG 和 β 亚单位核心片段。持续低水平 hCG 应定期作盆腔 B 超,MRI,坚持 hCG 监测,若上升诊断妊娠滋养细胞肿瘤。

10. 真正低水平 hCG 的滋养细胞肿瘤综合征 2001 年第 11 届国际滋养细胞疾病会议上提出,持续长期存在低水平 hCG,但无明确的滋养细胞肿瘤存在,对化疗无反应或轻微反应,其可是葡萄胎后静息 hCG,称为静息妊娠滋养细胞肿瘤(quiescent gestational trophoblastic neoplasia);也可能是无妊娠滋养细胞病史,而在流产或异位妊娠或不规则阴道流血后真正低水平 hCG,此可称为不明原因 hCG 升高;也可能是罕见的垂体性 hCG 或类固醇激素反应性 hCG(pituitary hCG 或 steroid hormone responsive hCG)。

实际本综合征也即上述"持续性低水平 hCG 异常"所提及的内容,只是名称上的不同而已。

11. 静息型滋养细胞疾病(quiescent gestational trophoblastic disease,简称 QGTD) 2005 年第 13 届国际滋养细胞疾病会议提出,认为本病常发生在葡萄胎排出后或妊娠滋养细胞肿瘤(GTT)或绒癌化疗后,hCG 从未降至正常或 hCG 低值,<200mIU/ml 或更低,几周后转阴,然后再次升高,然后持续低值至少 3 个月,也有持续 16 年之久,其为真实的 hCG 而不是 hCG 假阴性。本病也可发生在有关妊娠及其相关结果之后。

本病的定义是真正的 hCG 低水平持续 3 个月或更长,其波动轻微;无临床或影像学的肿瘤证据;不受化疗或手术的影响。

测定高糖基化 hCG 能将本病与活动性的绒癌或持续性的葡萄胎/妊娠滋养细胞肿瘤区别开,若测定无或近乎缺乏高糖基化 hCG 则可诊断为 QGTD。高糖基化 hCG 是由细胞滋养细胞产生,在 QGTD 中虽有细胞滋养细胞,但不产生高糖基化 hCG。将有 20% 的 QGTD 者发现之后总 hCG 急剧升高,并出现明显的临床病症,有时会有转移,此时应予化疗,通常原先的化疗常无效。

12. 家族性重复性葡萄胎(familial recurrent moles,简称 FRM) 指在一个家系中两个或两个以上家庭成员反复发生(两次或两次以上)葡萄胎,此情况非常罕见,目前为止文献报道仅有不足 20 个家系。

13. 胎盘部位过度反应(超常胎盘部位反应)(exaggerated placental site,简称 EPS) 以往称合体细胞子宫内膜炎,指胎盘种植部位中间型滋养细胞的非肿瘤性重复增生。

14. 胎盘部位结节或斑块(placental site nodules or plagues,简称 PN) 由广泛的透明变化及中间型滋养细胞构成的单个或多个边界清晰的卵圆形或斑块样细胞不等的结节,位于子宫内膜或浅肌层。

15. 上皮样滋养细胞肿瘤(epithelioid trophoblastic tumor,简称 ETT) 系指由单一型单核中间型滋养细胞组成的出血性实性或囊性肿块,弥漫性生长侵入宫颈、肌层深部,偶有息肉状。

(石一复)

第二节 妊娠滋养细胞疾病/肿瘤的流行病学

一、发 病 率

葡萄胎的发生率在世界上,不同地区差别很大,即使同一国家内部不同地区差别也大。居住在不同地区的同一种族人群之间发生率也差别很大,这些流行病学的调研结果,提示环境因素和遗传因素在葡萄胎的发病中起到重要作用。

(一)国外发病率

至今为止,滋养细胞肿瘤(疾病)的发病率尚无很好的统计,我们对以往已报道的该类肿瘤(疾病)的流行病学资料应持有分析态度,因为有如下多种情况,限制了对许多已发表资料的可利用程度:

1. 许多报道中缺乏明确的疾病定义,1977年前发表的大多数资料中对葡萄胎的分类不明确,因葡萄胎包括了完全性葡萄胎和部分性葡萄胎两种不同类型的疾病。

2. 水疱样变性和葡萄胎之间尚有混淆。

3. 诊断侵蚀性葡萄胎需要有子宫肌层侵犯的证据。由于子宫切除术并不多,所以其诊断的正确率也受到限制。

4. 临床拟诊的绒癌,经化疗而无组织学证据时也与上述侵蚀性葡萄胎的情况相类似。

5. 已发表的文献资料中在确定妊娠滋养细胞肿瘤(疾病)时易出现错误,即估计过高或过低,因为与家庭分娩的无并发症的妊娠相比,癌症或其他有异常的妊娠更多地发生在住院分娩中;也有因某些早期葡萄胎不经任何治疗而自然排出;绒癌也可能因未经治疗而死亡,又未作尸检而漏诊。

6. 不同的统计学角度也会影响发病率,因只有已妊娠的妇女才有患妊娠滋养细胞肿瘤(疾病)的危险,若用人口学统计而不考虑生育因素,势必有误,所以对妊娠滋养细胞肿瘤(疾病)危险性的合理基础,也即统计时的分母,应是所有已经妊娠的妇女。

7. 组织学或疾病命名上的差异,也会影响对各种妊娠滋养细胞疾病统计的正确性。

"妊娠"包括流产、异位妊娠、活产、死产、死胎,可最大限度地代表了危险人群。"分娩"较少用于作统计的基础(分母),因为其排除许多未知的妊娠,如人为的或自然的流产及小部分的异位妊娠。"活产"漏掉了更多的危险人群,但其本身的数字可能最为确切。因为采用不同的统计学基础,易使比较妊娠滋养细胞肿瘤(疾病)的发病率出现错误,若对危险人群统计过低,势必导致妊娠滋养细胞肿瘤(疾病)的发病率过高。

此外,确定统计发生率的方法各种各样,以医院分娩或活产作为分母,则可得出在不发达国家妊娠滋养细胞疾病发病率更高的结果,尤其对那些有在家分娩风俗习惯的地区更是如此。若通过妇女的回忆来统计同样不可信。依靠中心病理研究单位和大型医院监督的人群调查应该可对妊娠滋养细胞肿瘤(疾病)发病率作出较准确的估价。

一般来说,以往报道的葡萄胎和绒癌的发病率只是代表医院患者的收治情况或医院发病率(hospital incidence),而不是人群发病率(population incidence),特别是来自一些较大的医院,主要收治各地转诊患者,所以葡萄胎患者相对较为集中,则会造成发病率、恶变率增高的现象。国外文献报道葡萄胎和绒癌发病率情况见表6-20-2和表6-20-3。

表 6-20-2　世界一些国家和地区葡萄胎发病率

国　家 (地区)		年份	千分率(‰)		
			活产[a]	妊娠[b]	分娩[c]
人群研究					
拉丁美洲	巴拉圭	1960~1969	0.2	-	-
北美洲	加拿大	1967~1973	-	-	0.7
	格陵兰	1950~1974	-	1.2	-
	美国	1970~1977	1.1	-	-
亚洲	日本	1974~1980	1.96	-	3.02
	新加坡	1963~1965	-	1.2	-
欧洲	挪威	1953~1961	-	0.8	-
	瑞典	1958~1965	0.6	-	-
医院研究					
非洲	尼日利亚	1969~1973	-	5.8	-
	尼日利亚	1974~1977	-	2.6	-
	尼日利亚	1966~1975	-	1.7	-
	乌干达	1967~1970	-	1.0	-
拉丁美洲	牙买加	1953~1967	-	1.0	-
	墨西哥	1961~1965	4.6	-	-
	墨西哥	[d]	1.6	1.9	2.0
	委内瑞拉	1938~1968	0.9	1.1	1.1
北美	美国	1930~1965	0.7	-	-
	(阿拉斯加)	1969~1974	-	3.9	-
	美国	1932~1942	-	0.5	-
	(夏威夷)	1951~1965	0.8	-	-
	(夏威夷)	1950~1970	-	-	1.0
	(夏威夷)	[d]	-	-	4.6
亚洲	中国台湾省	1951~1960	-	8.0	-
	印尼	1962~1963	10.0	11.6	-
	伊拉克	1960~1964	4.5	-	-
	伊朗	1964~1965	7.8	10.6	-
	伊朗	1970~1975	3.2	-	3.7
	以色列	1950~1975	-	-	0.8
	日本	1972~1977	1.9	2.6	-
	黎巴嫩	1956~1960	2.6	-	-
	马来西亚	1972~1976	-	1.5	-
	菲律宾	1955~1957	1.1	-	-
	泰国	1966~1972	2.8	2.9	-
欧洲	意大利	1961~1974	-	0.8	-
大洋洲	澳大利亚	1940~1959	-	2.4	-
	澳大利亚	1950~1966	0.9	1.0	-

[a]活产定义通常不明确;[b]妊娠包括活产、死胎、流产和异位妊娠;[c]分娩包括活产和死胎;[d]不详细

表 6-20-3 世界一些国家和地区绒癌发病率

国家（地区）	年份	千分率(‰) 活产[a]	千分率(‰) 妊娠[b]	千分率(‰) 分娩[c]
人群研究				
拉丁美洲 巴拉圭	1960～1969	0.2	–	–
北美洲 加拿大	1967～1973	–	–	0.4
牙买加	1958～1973	–	–	1.4
波多黎各	1950～1965	–	0.3	–
亚洲 日本	1964～1980	0.53	–	0.83
新加坡	1959～1964	–	–	1.1
新加坡	1960～1970	–	2.3	–
欧洲 瑞典	1958～1965	0.2	–	–
医院研究				
非洲 尼日利亚	1969～1975	–	9.9	–
拉丁美洲 墨西哥	1961～1965	3.5	–	–
北美洲 美国	1959～1964	0.5	0.6	–
美国	1932～1942	0.3	–	–
亚洲 中国台湾省	1951～1960	–	20.2	–
中国香港	1953～1961	–	7.5	–
印度	1955～1964	19.1	–	–
印尼	1962～1963	15.3	17.7	–
以色利	1950～1965	–	–	0.5
日本	1972～1977	1.2	1.7	–
菲律宾	1950～1962	8.7	–	–
菲律宾	1970～1974	–	–	1.7
泰国	1966～1972	6.3	6.5	–
大洋洲 澳大利亚	1950～1966	0.7	0.8	–

[a]活产定义通常不明确；[b]妊娠包括活产、死胎、流产和宫窗外孕；[c]分娩包括活产和死胎；[d]不详细

根据报道，葡萄胎发病率在世界不同地区变化很大，亚洲国家比欧洲或北美高 3～10 倍，部分性葡萄胎和完全性葡萄胎的发病率分别为 1：695 次妊娠和 1：1945 次妊娠。有自然流产史可增加完全性或部分性葡萄胎的危险。

从上述表中数字可见在亚洲如印尼、印度、菲律宾、泰国、日本等国家葡萄胎和绒毛膜癌的发病率均比欧美国家为高。过去认为在东南亚国家中约每 300～500 次妊娠中有一次葡萄胎，每 4000～5000 次妊娠中有一次绒癌，而在欧美国家则每 2000～2500 次妊娠中有一次葡萄胎，每 30 000～50 000 次妊娠中有一次绒癌。

（二）我国发病率

1975 年我国宋鸿钊也综合报道我国 13 省市葡萄胎和绒毛膜发病率，见表 6-20-4。

表 6-20-4 我国文献报道葡萄胎和绒毛膜癌发病率

地区	年份	葡萄胎发病率	绒毛膜癌发病率
上海 18 所医院	1953～1955	1：209 妊娠	1：4533 妊娠
南京 5 所医院	1947～1956	1：117 妊娠	1：1239 妊娠
广东 7 所医院	1950～1954	1：147 妊娠	1：1367 妊娠
山东 4 所医院	1950～1955	1：124 妊娠	–
北京 3 所医院	1945～1958	1：105 妊娠	1：514 妊娠
天津 2 所医院	1951～1956	1：160 妊娠	1：1210 妊娠
湖南医学院	1947～1956	1：192 妊娠	*1：363 妊娠
四川 2 所医院	1948～1956	1：99 妊娠	*1：226 妊娠
大连医学院	1953～1956	1：98 妊娠	1：602 妊娠
福建妇女保健院	1950～1956	1：80 妊娠	*1：289 妊娠
贵阳医学院	1939～1956	1：161 妊娠	–
浙江医学院	1949～1954	1：76 妊娠	–
江西医学院	1953～1956	–	1：928 妊娠
平均		1：150 妊娠	1：2882 妊娠

* 包括侵蚀性葡萄胎

上述以往国内外已报道的有关葡萄胎和绒毛膜癌发病率差异甚为明显，主要与各地区医院收治患者标准不一，大型医院这类患者相对集中，以及流行病学统计方法不统一有关，常会给人们造成假象。

为了获得比较接近于真实的人群发病率，北京协和医院绒癌研究组负责人，国际著名的滋养细胞肿瘤（疾病）专家宋鸿钊首先领导我国 23 个省市，开展了全国性的大规模回顾性调查，共调查 202 万余妇女，其结果如下：

1. 平均发病率　根据各省市自治区调查结果所得数据虽有差异，但总的看来数据还比较集中，见表 6-20-5。

表 6-20-5 全国 23 省、市、自治区葡萄胎发病率调查

地区	调查方法	调查人数	妊娠总数	葡萄胎总数	占10万妇女数	妊娠总数 ‰	妊娠总数 比例	妊娠率/人	流产率(%)
北京	普查	70 326	257 268	143	203	0.56	1：1799	3.7	20.0
河北	专题	116 707	644 493	448	394	0.69	1：1438	5.5	10.5
山西	妇科病	101 502	445 227	127	125	0.29	1：3506	4.4	13.8
内蒙古	普查	60 740	264 884	81	133	0.31	1：3270	4.4	17.5
河南	普查,专题	119 213	418 160	237	199	0.57	1：1764	3.5	13.0

续表

地区	调查方法	调查人数	妊娠总数	葡萄胎总数	占10万妇女数	妊娠总数 ‰	妊娠总数 比例	妊娠率/人	流产率（%）
黑龙江	普查	38 242	156 792	125	326	0.80	1:1254	4.1	11.0
吉林	普查	28 770	120 834	103	358	0.85	1:1173	4.2	–
辽宁	普查	40 751	134 478	101	247	0.75	1:1331	3.3	23.2
青海	普查	18 648	70 279	52	279	0.74	1:1351	3.8	20.6
陕西	普查	62 877	271 285	176	280	0.65	1:1541	4.3	13.4
宁夏	普查	21 005	90 321	75	357	0.83	1:1204	4.3	25.4
上海	普查	118 217	378 294	198	167	0.52	1:1910	3.2	–
江苏	普查	111 072	442 074	212	190	0.48	1:2085	3.8	21.2
山东	普查,专题	201 554	612 885	569	282	0.93	1:1077	3.0	11.5
浙江	普查,专题	97 473	245 648	342	350	1.39	1:718	2.5	–
福建	普查,专题	125 418	446 856	460	366	1.03	1:971	3.6	11.7
江西	普查,专题	104 258	406 221	558	535	1.37	1:728	3.9	8.0
安徽	普查	45 644	159 682	121	265	0.75	1:1319	3.5	18.0
广东	普查	134 058	326 644	447	339	1.37	1:730	2.4	17.7
四川	普查	113 181	462 729	272	240	0.58	1:1701	4.1	22.0
云南	普查	60 375	230 541	166	275	0.72	1:1389	3.8	–
贵州	普查	61 019	225 567	283	464	1.25	1:797	3.7	20.1
广西	普查,专题	172 571	750 727	567	328	0.76	1:1324	4.4	–
合计		2 023 621	7 561 879	5863	290	0.78	1:1290	3.7	

根据上述数据,综合全国葡萄胎平均发病率如下:

(1) 以10万妇女计算: $\frac{5863}{2\,023\,621} \times 100\,000 = 290/10$ 万。

最高为江西535/10万,贵州464/10万。最低为山西125/10万,内蒙古133/10万。

(2) 以千次妊娠计算: $\frac{5863}{7\,591\,879} \times 1000 = 0.78‰$。

最高为浙江1.39‰,江西1.37‰。最低为山西0.29‰,内蒙古0.31‰。

(3) 以多少次妊娠中有1次葡萄胎计算: $\frac{2\,023\,621}{5863} = 1290$ 即1:1290。

最高为江西1:729,广东为1:730。最低为山西1:3506,内蒙古1:3270。

2. 地理差别

(1) 南方和北方:南方的浙江、福建、广东等地发病率偏高,而中国北方各省发病率偏低。但上海和江苏发病率均偏低,其原因不明。

(2) 沿海和内陆:沿海各省如浙江、福建、广东等葡萄胎发生率均高于内陆各省。其他沿海各省虽总的数字不高,但如分地区计算,沿海地区发病率也比同一省内的内陆地区为高。

山区、丘陵和平原:据河南、江西、山东、福建等省有意识地调查对比稍有差别,但结果不一致,差别也不明显。

(3) 生活条件:对比城市和农村,工人与农民,不同生活水平、居住环境、经济状况,各地报道结果不一致,山西、山东、贵州调查城市发病率一般比农村为高。认为这和城市工业化高、环境污染严重有关。但浙江省调查城市发病率比农村低,认为这和农村大量用农药有关。

(4) 民族差异:广西壮族发病率似高于汉族。内蒙古的蒙族妇女发病率也高于汉族。福建、宁夏等地的资料显示不同民族间无差异。

(5) 高发地区:广西南宁地区和扶绥县葡萄胎发病率分别为1:316或3.16‰和1:483或2.07‰。浙江丽水市缙云县三联乡发病率高达1:111.5或8.83‰,此为植棉区,施用杀虫农药较多,可能有关。

随着生育观念与计划生育的实施等历经30年左右的变迁,有关妊娠滋养细胞疾病的发生率情况从临床所见有明显减少,但实际变化如何?为此,浙江大学医学院附属妇产科医院石一复等联合国内7省143家医院对此进行统计分析。对1991~2000年间我国浙江、江苏、福建、安徽、江西、山西和河南七省143所医院进行妊娠滋养细胞疾病的调查,制定统一表格,要求专人负责,分别根据病案室、分娩室、手术室、病理科、计划生育科、门诊人工流产及药物流产统计,登记逐年的妊娠数,包括阴道分娩(自然分娩和各种阴道难产)、剖宫产、中期妊娠引产、各种异位妊娠、各种流产(先兆、难免、完全、不完全、感染性、过期和习惯性流产、人工流产和药物流产数),以及妊娠滋养细胞疾病,包括葡萄胎(完全性和部分性)、侵蚀性葡萄胎、绒癌和胎盘部位滋养细胞肿瘤数,以计算其多少次妊娠和千次妊娠中的妊娠滋养细胞疾病数。妊娠滋养细胞疾病又分别统计其年龄和有无病理诊断情况。以直接或间接了解该医院或地区20世纪末10年妊娠滋养细胞疾病的发病情况,以期对该类疾病的防治提供信息。

1. 共统计7省143所医院,但经检查因填表不完整有缺项的单位均予删除,不作统计的共有25所医院,实际统计7省118所医院资料,其中省级17所医院,市、县级医院101所。

2.7省118所医院1991~2000年、妊娠数、妊娠滋养细胞疾病数见表6-20-6。

表6-20-6 7省118所医院1991~2000年GTD发病调查结果

年份		浙江	江苏	福建	江西	安徽	河南	山西	总计
1991	妊娠数	82 386	83 006	7999	20 252	36 735	86 482	56 797	373 657
	GTD 数	289	305	85	140	266	375	152	1612
1992	妊娠数	79 598	83 742	8765	20 946	36 337	84 706	57 972	372 066
	GTD 数	341	307	93	115	284	413	142	1695
1993	妊娠数	76 040	78 508	7881	20 055	34 487	78 532	57 256	352 759
	GTD 数	305	258	67	132	217	331	163	1473
1994	妊娠数	72 549	70 427	7526	18 969	37 152	79 117	60 631	346 371
	GTD 数	324	228	45	132	182	267	163	1341
1995	妊娠数	73 419	77 318	7107	19 418	40 195	80 685	62 682	360 824
	GTD 数	272	201	41	141	242	314	148	1359
1996	妊娠数	72 986	71 835	6394	20 659	41 120	84 478	58 502	355 974
	GTD 数	273	223	37	131	222	293	145	1324
1997	妊娠数	74 570	78 035	6232	19 264	42 099	86 909	59 636	366 745
	GTD 数	236	196	56	132	200	247	142	1209
1998	妊娠数	71 926	79 229	6197	18 796	37 624	91 477	54 717	359 966
	GTD 数	260	218	41	181	199	320	157	1376
1999	妊娠数	76 329	94 410	6236	19 774	37 700	96 734	58 711	389 894
	GTD 数	250	238	35	183	223	343	176	1448
2000	妊娠数	80 046	86 738	6950	22 813	40 685	97 398	61 768	396 398
	GTD 数	231	204	33	184	169	394	170	1385
总计	妊娠数	759 849	803 248	71 287	200 946	384 134	866 518	588 672	3 674 654
	GTD 数	2781	2378	533	1471	2204	3297	1558	14 222

3. 1991~2000年十年总的7省118所医院总妊娠数为3 674 654次,其中GTD共14 222例。

4. 每千次妊娠和多少次妊娠中有1例GTD计算如下:

$$每千次妊娠中滋养细胞疾病数 = \frac{14\ 222}{3\ 674\ 654} \times 1000$$

$=3.87‰$

多少次妊娠与GTD比$= \frac{3\ 674\ 654}{14\ 222} = 258(1:258$次妊娠)

5. 7省118医院1991~2000年十年间GTD数见表6-20-7。

表6-20-7 7省118所医院10年GTD数

省份	葡萄胎(HM)		侵葡(IM)		绒癌(CC)		胎盘部位滋养细胞肿瘤(PSTT)		总数
	例数	(%)	例数	(%)	例数	(%)	例数	(%)	
浙江	1888	(67.9)	653	(23.5)	233	(8.4)	7	(0.25)	2781
江苏	1626	(68.4)	565	(23.8)	179	(7.5)	8	(0.3)	2378
福建	229	(43.0)	202	(37.9)	101	(18.9)	1		533
江西	731	(49.7)	508	(34.5)	232	(15.8)	0		533
安徽	1418	(64.3)	498	(22.6)	287	(13.0)	1		2204

续表

省份	葡萄胎(HM)		侵葡(IM)		绒癌(CC)		胎盘部位滋养细胞肿瘤(PSTT)		总数
	例数	(%)	例数	(%)	例数	(%)	例数	(%)	
河南	2152	(65.3)	705	(21.4)	411	(12.5)	29	(0.9)	3297
山西	1150	(73.8)	321	(20.6)	78	(5.0)	9	(0.6)	1558
合计	9194	(64.6)	3452	(24.3)	1521	(10.7)	55	(0.4)	14 222

7省118所医院十年间GTD总数14 222例，其中HM占64.6%，IM占24.3%，CC占10.7%，PSTT占0.4%。每千次妊娠中HM数为$\frac{9194}{36\ 746}\times 1000=2.5‰$，(1∶400次妊娠)；每千次妊娠中IM数为$\frac{3452}{3\ 675\ 654}\times 1000=0.9‰$(1∶1065次妊娠)；每千次妊娠中CC数为$\frac{1521}{3\ 674\ 654}\times 1000=0.4‰$(1∶2416次妊娠)。

6. 7省118所医院367万余例妊娠中各省10年每千次妊娠数中GTD数和多少次妊娠中有1例HM、IM和CC数，见表6-20-8。

表6-20-8　7省118所医院1991～2000年十年GTD发病比较(GTD/每千次妊娠即1/妊娠数)

年份	浙江	江苏	福建	江西	安徽	河南	山西	合计
1991	3.51(1∶285)	3.67(1∶273)	10.62(1∶94)	6.91(1∶145)	7.24(1∶138)	4.34(1∶230)	2.68(1∶373)	4.31(1∶232)
1992	4.28(1∶234)	3.67(1∶273)	10.61(1∶94)	5.49(1∶182)	7.81(1∶128)	4.88(1∶205)	2.45(1∶408)	4.56(1∶219)
1993	4.01(1∶249)	3.29(1∶304)	8.50(1∶118)	6.58(1∶152)	6.29(1∶159)	4.21(1∶238)	2.85(1∶351)	4.18(1∶239)
1994	4.47(1∶224)	3.24(1∶309)	5.98(1∶167)	6.96(1∶144)	4.90(1∶204)	3.37(1∶297)	2.69(1∶372)	3.87(1∶258)
1995	3.70(1∶270)	2.60(1∶385)	5.77(1∶173)	7.26(1∶138)	6.02(1∶166)	3.89(1∶257)	2.36(1∶424)	3.82(1∶262)
1996	3.74(1∶267)	3.10(1∶323)	5.79(1∶173)	6.34(1∶158)	5.40(1∶185)	3.47(1∶288)	2.48(1∶403)	3.72(1∶269)
1997	3.16(1∶317)	2.51(1∶398)	8.99(1∶111)	6.85(1∶146)	4.75(1∶211)	2.84(1∶352)	2.38(1∶420)	3.30(1∶303)
1998	3.61(1∶277)	2.75(1∶364)	6.62(1∶151)	9.63(1∶104)	5.29(1∶189)	3.50(1∶286)	2.87(1∶349)	3.81(1∶263)
1999	3.28(1∶305)	2.52(1∶397)	5.61(1∶178)	9.25(1∶108)	5.92(1∶169)	3.55(1∶282)	3.00(1∶333)	3.71(1∶270)
2000	2.89(1∶346)	2.35(1∶426)	4.75(1∶211)	8.07(1∶124)	4.15(1∶241)	4.05(1∶247)	2.75(1∶364)	3.49(1∶287)
合计	3.66(1∶273)	2.96(1∶338)	7.48(1∶134)	7.32(1∶137)	5.74(1∶174)	3.80(1∶263)	2.65(1∶377)	3.84(1∶260)

从表中可看出每千次妊娠GTD排列为：福建7.48，江西7.32，安徽5.74，河南3.80，浙江3.66，江苏2.96，山西2.65；多少次妊娠中GTD发生率排列为：福建1∶134，江西1∶137，安徽1∶174，河南1∶263，浙江1∶273，江苏1∶338，山西1∶377。

7. 7省118所医院GTD病理检查与临床诊断比例见表6-20-9。

HM中完全性葡萄胎7079例(占77%)，部分性葡萄胎2115例(占23%)。

8. 7省118所医院GTD年龄分布　见表6-20-10。

GTD以20～34岁共10 275例，占85.5%，HM、IM和CC发病年龄段相仿，PSTT 20～39岁共51例，均以生育年龄期为主。

9. 国内外文献GTD发生率见表6-20-11。

表6-20-9　GTD有无病理检查结果

GTD	有病理检查		无病理检查(临床诊断)		总　计	
	例数	(%)	例数	(%)	例数	(%)
HM	8408	(91.5)	786	(8.5)	9194	(100)
CM	6459	91.2	620	808	7079	
PM	1949	92.2	166	7.8	2115	
IM	1882	(54.5)	1570	(49.5)	3452	(100)
CC	961	(63.2)	560	(36.8)	1521	(100)
PSTT	55	(100.0)	0	(0)	55	(100)
合计	11 306	(79.5)	2916	(20.5)	14 222	(100)

表 6-20-10 7 省 118 所医院 GTD 年龄分布

年龄段	<20		20 ~ 24		25 ~ 29		30 ~ 34		35 ~ 39		≥40		合计
	n	(%)	n	(%)	n	(%)	n	(%)	n	(%)	n	(%)	
GTD	263	(2.2)	5192	(43.3)	3701	(30.9)	1382	(11.6)	601	(5.1)	828	(6.9)	12 018

注:安徽省年龄分布自行更改,未按本计划,未统计在内

表 6-20-11 国内外文献 GTD 发生率

年份	国家或地区报告者	葡萄胎发生率(次妊娠)	侵蚀性葡萄胎发生率(次妊娠)	绒癌发生率
1957 年	我国宋鸿钊	1:150		1:2888 次妊娠
1956 年	我国香港 King	1:530		
1956 年	英国 Stevensen	1:1000		
	美国 Hertiz & Mausell	1:2000		1:40 000 次妊娠
1990 ~ 1999 年	印度加尔各答妇儿医院	1:166		
20 世纪 90 年代	韩国	2:1000		
1997 ~ 2000 年	菲律宾马尼拉医院	3.5:1000		0.52‰
2003 年	英国 Charing Cross 医院	1:1000		
	滋养细胞疾病中心	1:500 ~ 1000		
2003 年	巴西	1:200		
1991 ~ 2000 年	石一复等 7 省 118 所医院 367 余万妊娠	1:400	1:1065	1:2416 次妊娠

注:本表资料参考宋鸿钊等.滋养细胞肿瘤的诊断和治疗
2001 和 2003 年国际滋养细胞疾病会议资料 2001 美国 San Tafe 2003 美国 Boston } 协和医院向阳教授提供

通过此调查不难看出:

1. 此系继 1957 年及 1980 年后我国大数量联合调查妊娠滋养细胞疾病发病情况的报告,以医院为基础,7 省 118 所医院共 367 余万妊娠数,包括各单位住院分娩数(剖宫产、其他手术产、死胎、死产和自然分娩)、中期妊娠引产、各种流产(人工流产、药物流产,先兆、完全、不完全、难免流产,反复自然流产,习惯性流产,感染性流产)、各种异位妊娠凡在医院门诊或住院处理的妊娠病例为基础,有别于以往国内外以分娩数、活产数或人群调查所得资料。

调查均有专人负责,统一表格和要求,结合病理诊断结果,虽限于人力物力,仅 7 省 118 所医院,但 10 年间共 367 余万妊娠数,其调查结果具有可信性和代表性。

2. 十年间滋养细胞疾病的发生有明显下降趋势,以医院为调查基础,3 674 654 例妊娠中共有 GTD14 222 例,平均为每 258 次妊娠中有 1 例(1:258 次妊娠)妊娠滋养细胞疾病;每千次妊娠中滋养细胞疾病为 3.87 次。而 1957 年报告以医院为基础葡萄胎浙江为 1:76 次妊娠,福建 1:80 次妊娠,国内平均 1:150 次妊娠,绒癌为 1:2882 次妊娠。而本文葡萄胎、侵蚀性葡萄胎和绒癌分别为 1:400,1:1065 和 1:2416 次妊娠。以医院为基础统计葡萄胎发生率明显下降,推测及临床 GTT 发生率也确明显减少。

1980 年公布全国 23 省市 200 余万人群普查和(或)专题调查结果,我国以千次妊娠计算葡萄胎发生率为 0.78‰

(5863/7 561 879),以多少次妊娠中有 1 次葡萄胎计算为 1:1290 次妊娠,由于调查基础不一,但不能与本次以医院中所有妊娠数中 GTD 不能对比,但可供参考。

3. 有关 GTD 及 GTT 发病年龄均以 20 ~ 34 岁的生育年龄为多见,占 85% 左右,所以此年龄段妊娠妇女,均应予以重视,积极做好防治工作。

4. GTD 病理诊断十分重要,本调查结果显示 7 省妇产科医师对该类疾病的病理诊断已予高度重视,葡萄胎 91.5% 有病理诊断,无病理诊断者仅 8.5%;GTT 中 IM 和 CC 有病理诊断分别占 54.5% 和 63.2%,PSTT100% 有病理诊断。无病理诊断主要原因是该类疾病年轻患者需保留子宫及生育功能者甚多,均仅根据病史、hCG、超声、X 线或 CT 等诊断。病理诊断中值得引起重视的是完全性葡萄胎的诊断还有待于进一步完善,涉及标本送检的取材(典型水泡状物和非典型水泡状物;子宫中间标本和邻近宫壁标本;若第二次刮宫,标本有无送检;病理诊断标准)等问题。对部分性葡萄胎也应予以重视。国内外均有部分性葡萄胎恶变报告,本调查部分性葡萄胎占 23%,因各地病理诊断标准和水平以及第二次刮宫有无标本送检或取材标本等影响,实际会有出入。目前英国和日本等国均有报道部分性葡萄胎比例均高出完全性葡萄胎,如 1985 ~ 1999 年英国滋养细胞疾病中心共 7968 例葡萄胎中部分性葡萄胎 4222 例、完全性葡萄胎 3746 例;日本东京 Aiiku 医院 8605 次分娩中

33 例 GTD,其中部分性葡萄胎 20 例,完全性葡萄胎 12 例,侵蚀性葡萄胎 1 例。

5. 本调查结果显示,以医院为基础统计 7 省 118 所医院 367 余万妊娠数中 GTD 发生率明显下降,葡萄胎发生率 1957 年为 1∶150 次妊娠,至 20 世纪后 10 年为 1∶400 次妊娠,但与欧美国家相比发生率仍高。此均与妇女生育观念转变、计划生育开展有关,有许多妊娠后,滋养细胞尚未变化早已终止妊娠,或与医疗诊治水平提高有关。本调查显示生育年龄妇女虽开展计划生育后足月分娩率明显降低,但临床妊娠率仍高,因各种自然流产、人工流产、药物流产率均甚高,此与 GTD 及 GTD 发病仍有关,仍应引起重视。

以上回顾性调查,葡萄胎的发生数字不可避免的会有遗漏,所以回顾性调查的平均数字,只是我国的一个最低数字,此与国外公认的发生率每 2000～2500 次妊娠中有 1 次葡萄胎相比,我国葡萄胎的发病率比国外高。

二、发病率变异的相关因素

(一) 地理差异

尽管已报道葡萄胎的发生率有很大的地区差异(见表 6-20-2),但部分是由于前面提及的方法学所致。譬如,亚洲和拉丁美洲葡萄胎的高发生率的报告大多来自单一医院的研究。但是,将其与来自世界各地以人群为基础研究的发生率进行比较,差异形式则不相同。

根据以人群为基础的研究,在北美、南亚和欧洲的发生率并无显著性差异。但来自日本的资料表明有更高的发生率。相反,一份来自拉丁美洲的报道显示了最低的发生率。总体上以人群为基础的研究表明,葡萄胎的发生率为每 1000 次妊娠中有 0.2～1.96 例。相反在以医院为基础的研究中 1000 次妊娠中有 0.7～11.6 例。这样与医院为基础的研究相比,以人群为基础的研究所显示的葡萄胎的发生率更低,在各地间更趋统一。

有关绒癌发生率在各地区的差异看来有限(见表 6-20-3)。在以人群为基础的研究中,来自拉丁美洲和欧洲的报道均显示了相似的发病率,均为每 10 000 例妊娠中 0.2 例,但来自日本的报道更高为 0.83 例。由于疾病定义,诊断所用统计分母的差异及所用研究方法各异等带来的问题,要更确切地了解妊娠滋养细胞肿瘤(疾病)在世界范围内的发病率尚有困难。

(二) 时间趋势

关于葡萄胎在不同年代发生率报道并不多见,而且尚有矛盾。美国有两家医院在 1930～1964 年之间,葡萄胎的发生在二次大战期间下降,然后又上升达战前水平。以色列的犹太妇女在 1950～1965 年间持续上升。土生的格陵兰妇女在 1950～1974 年间,葡萄胎的发生率在 1965 年以后明显上升。美国葡萄胎的发生率在 1970～1977 年间变化更大,但资料不宜用于时间趋势的分析。

有关绒毛膜癌时间趋势的资料更为有限,在以色列绒毛膜癌的发生在 1950～1965 年间明显下降,其中 1960～1965 年只有 1950～1954 年的 1/3。如此大幅度的变化是否由于妊娠滋养细胞肿瘤(疾病)的诊断与分类的改进所致,尚不清楚。

(三) 发病年龄

滋养细胞肿瘤(疾病)一般均发生在生育年龄范围以内,文献报道最小为 15 岁,最大为 57 岁。北京协和医院平均年龄为 31.68 岁。文献报道滋养细胞肿瘤(疾病)易发生于生育年龄的两头,即 20 岁以下和 40 岁以上。北京协和医院分析 1948～1975 年资料,年龄大于 39 岁葡萄胎占 21%,侵蚀性葡萄胎占 16.3%,绒毛膜癌占 25.2%。浙江大学医学院附属妇产科医院资料显示,>40 岁者恶性滋养细胞肿瘤占 20.0%。母亲年龄超过 35 岁可增加 2 倍患完全性葡萄胎的危险,超过 40 岁者,其危险增加 7.5 倍。部分性葡萄胎与母亲年龄无关。

葡萄胎的发生与母亲的年龄也有关,母亲年龄>35 岁时,妊娠后葡萄胎发生率将明显增加,如>40 岁则为普通人群的 7.5 倍,此与精子、卵子老化,染色体易发生异常,异常受精自然淘汰有关。且随年龄增大,葡萄胎恶变率也明显增加。

(四) 孕产次

国外文献报道认为妇女孕产次多的发生率也高。北京协和医院统计滋养细胞肿瘤发生于经产妇亦多于初产妇,尤以 6 胎以上最为明显。浙江大学医学院附属妇产科医院资料也表明,本病发生与孕产次多少有关,但首次妊娠即为葡萄胎者为数也不少,若已有一个小孩子能采取避孕措施,则有 1/2 以上妇女可避免滋养细胞肿瘤(疾病),也可避免大多数滋养细胞疾病发生恶变。

目前根据 1983 年世界卫生组织妊娠滋养细胞肿瘤(疾病)科学组有关(妊娠滋养细胞疾病)报告中指出:据文献估计,在每 1000 例活婴分娩中有 0.5～8.3 例发生葡萄胎。如果以每 1000 例活婴分娩中发生 1 例葡萄胎计算,全世界每年有 1.26 亿婴儿出生,估计将有 126 000 例葡萄胎发生,实际数字可能比此更高。

上述病例中均半数发生贫血,至少有 10% 的葡萄胎发展为绒毛膜癌或侵蚀性葡萄胎而需化疗。大约每 100 000 例正常妊娠中有 2 例发生绒毛膜癌,发生于流产的绒毛膜癌的比例也大致如此。总之,由此计算每年大约有 2000～4000 例患者因绒毛膜癌或侵蚀性葡萄胎而需要化疗。

(五) 葡萄胎发生率

流行病学调查表明,有葡萄胎妊娠史的妇女,再次妊娠葡萄胎的发生率增加,英国 1965～1992 年的资料表明,一次葡萄胎后重复葡萄胎的风险是 1%,而且 2 次葡萄胎之后,再发葡萄胎的风险可达 15%～20%。此外,多次自然流产的妇女,发生葡萄胎的机会将增加,≥2 次自然流产的妇女,再次妊娠后发生葡萄胎的可能性将是普通人群的 3 倍。

(六) 流行病学研究方法

世界卫生组织妊娠滋养细胞疾病学组对本类疾病流行病学的研究认为,由于已发表的资料对反映妊娠滋养细胞肿瘤(疾病)的病因和地区性发生资料多不满意,推荐进行下列研究纠正其不足。

1. 进行病例对照研究以探讨妊娠滋养细胞肿瘤(疾病)的病因学,这一研究将特别有助于发生率不高地区的研究。所有葡萄胎应在病理形态学基础上区分完全性和部分性。可能的话,尚应进行遗传学研究。各单位之间的合作将有助于增加病例对照的样本和深度。

2. 研究葡萄胎后滋养细胞肿瘤的发病率,应开展有合作的前瞻性研究。参加单位应有大量的葡萄胎病例,有能力进行准确分类和有能力保证较高的随访率。

3. 提高有用的关于各不同地区的妊娠滋养细胞肿瘤发病率的资料,研究应以人群为基础。在统计发病率时,分母(危险人群)应包括所有调查期间已妊娠的妇女,但可选择调查期间所有的活产、死产和已知的流产作为分母。来自以医院为基础的妊娠滋养细胞肿瘤(疾病)发病率的统计结果并不可靠,一般不应采用。

滋养细胞疾病经过数十年的诊断和治疗,流行病学调研,以及全社会生育观念和计划生育等因素的影响,也均逐步发生了一些变迁,具体表现如下:

1. >30 岁的患者从 20 世纪 60 年代的 44%,到 90 年代下降至 5%;<30 岁的患者从 37% 上升到 70%。

2. 多产妇减少,<2 胎的患者 20 世纪 60 年代为 33%,到 90 年代上升至 94%。

3. 前次妊娠为葡萄胎者 20 世纪 60 ~ 70 年代为 6.5%,而在 80 ~ 90 年代则减少,前次为足月妊娠者也逐渐减少。

4. 患者发病后治疗时间提早。

5. hCG 测定广泛开展,方法学改进,灵敏度高,及时诊断治疗,故 hCG 高值者逐渐减少,低值者较多。

6. 葡萄胎的正确合理处理,发病后转移率逐步下降。

7. 治愈率提高。

8. 高危患者仍不少。

浙江大学医学院石一复总结 20 余年前后葡萄胎也均有一系列变化,葡萄胎与妊娠比率分别为 1:67 和 1:176;葡萄胎与分娩数比率分别为 1:45 和 1:126;孕产次明显减少;第一胎葡萄胎约占 1/3,第二胎葡萄胎减少;≥40 岁妇女患葡萄胎明显减少,<30 岁者葡萄胎发病情况基本类同;葡萄胎发病孕周及停经史均以 8 ~ 12 周为主,现今均因及时诊断更是在此期限内,99.4% 在 16 周以内;发病季节均以每年 1 ~ 3 月份为高。葡萄胎合并妊娠明显减少,子宫大于孕周明显减少,刮宫标本病理送检率达 96.7%;滋养细胞中、重度增生减少,合体细胞子宫内膜炎明显减少;预防性化疗和预防性子宫切除大为减少;恶变率前后分别为 14.19% 和 3.4%,且恶变以Ⅰ期和Ⅲ期为多;患者血型间无明显差异。总之,随着控制生育工作的顺利开展,孕产次数减少,辅助诊断技术进步,葡萄胎治疗的规范化,葡萄胎的早期诊断,合理正确处理,恶变率下降,使葡萄胎的流行病学发生变化。

有关滋养细胞疾病流行病学资料全世界差异甚大,葡萄胎和绒癌发病率在印度尼西亚孕妇为 11.5‰,而美国为 1‰;绒癌的发生率台湾为 2‰,而美国和欧洲为 1/4 万。在高危区与低危区发病率差别高达 30 倍。

有关葡萄胎的流行病学研究在诊断和选择人群方面均有局限性,由于研究方法学上的各种限制,所以得出的发病率并非具有完全的真实性与可靠性。例如诊断标准,是否常规病理学检查,不同的取材,辅助诊断方法(hCG、X 线、超声、CT 等)应用,妊娠调查统计的对象,以医院为特定范围,还是以人群或地区调查或普查,回顾性或前瞻性调查等均可影响其结果。部分性葡萄胎发生率更是困难,从已发表资料葡萄胎变化范围为 3% ~35%,而回顾性自然流产资料,部分性葡萄胎的发病率为完全性葡萄胎的 2 倍。

近年国外资料报告,葡萄胎在中国和日本发病率为 1‰~2‰,印尼、印度和土耳其为 12‰,北美、欧洲为 0.5‰~1‰。也有报道葡萄胎排出后,发生妊娠滋养细胞疾病中 70% ~90% 为持续性或侵蚀性葡萄胎,10% ~30% 为绒癌。

以上均为不同时期、不同国家和地区有关妊娠滋养细胞疾病的概况。

(石一复)

参 考 文 献

1. 石一复,李娟清,郑伟,等.360 余万次妊娠中妊娠滋养细胞疾病发病情况的调查. 中华妇产科杂志,2005,40(2):76-78

2. Steigrad SJ. Epidemiology of gestational trophoblastic disease. Best Pract Res Clin Obstet Gynaecol,2003,17(6):837-847

第三节 病 因 学

滋养细胞肿瘤(疾病)的发生原因至今不明,虽假设甚多,但只能解释部分现象,有关病因大致可归纳以下几个方面:

一、常见病因学说

(一)营养不良学说

实验动物中缺乏叶酸可致胚胎死亡,推测母体缺乏叶酸可能和滋养细胞肿瘤的发生有关。特别在胚胎血管形成期(受孕后 13 ~21 天),如营养物质中缺乏叶酸和组氨酸,会影响胸腺嘧啶的合成,从而导致胎盘绒毛的血管缺乏以及胚胎坏死。葡萄胎的绒毛基本病理改变也符合此点。从葡萄胎的地理分布看,葡萄胎及滋养细胞肿瘤高发于以大米和蔬菜为主食的居民中,因食品烹煮过久,破坏和丢失大量蛋白质、维生素和叶酸、微量元素、胡萝卜素等。国外学者也证实滋养细胞疾病患者血清中叶酸活力很低。也有报道葡萄胎者尿素、肌酐浓度较对照组明显升高,血浆白蛋白和总蛋白明显降低,认为上述发现系饮食不当和分解代谢异常所致。但此学说无法解释为何双胎妊娠中一胎发展为葡萄胎,而另一胎尚可正常发育的事实。在有关葡萄胎饮食原因均无临床对照观察,无确切的资料可予证实。近年来美国和意大利的研究表明胡萝卜素缺乏与葡萄胎的发生有关。故提出在葡萄胎高发地区的妇女可采用饮食补充胡萝卜素及维生素 A 等方法来预防葡萄胎的发生。

(二)病毒学说

有报道认为葡萄胎与病毒感染有关,20 世纪 50 年代 Ruyck 曾报道在葡萄胎和绒癌组织中分离出一种滤过性病毒,称为"亲绒毛病毒",并认为这种病毒是导致滋养细胞肿瘤(疾病)的原因。但迄今 30 余年,未再有人证实这种病毒的存在。20 世纪 60 年代有作者通过电子显微镜检查滋养细胞肿瘤标本,见到一些细胞浆内的包涵体,类似实验性白血病中见到的病毒颗粒,因此提出滋养细胞肿瘤(疾病)由滤过性病毒诱致的看法,但也有异议。

石一复等对 50 例妊娠滋养细胞肿瘤中人乳头状瘤病毒 DNA 进行检测,提示葡萄胎和绒癌中易检出 HPV-18 型 DNA,但有必要进一步研究 HPV 在滋养细胞肿瘤中的生物学特性和潜在的致癌作用。

也有报道病毒学说中与 TORCH 感染有关。

(三)内分泌失调学说

北京协和医院临床资料表明 20 岁以下和 40 岁以上妇女妊娠后发生成滋养细胞肿瘤(疾病)的机会相对为高。WHO 综合报告,15~20 岁组葡萄胎发生率较 20~35 岁组为高,40 岁以上发病的危险性增加,50 岁以上妊娠后发生葡萄胎的危险性将是 20~35 岁者的 200 倍。此时期都为卵巢功能尚不完全稳定或已逐渐衰退特点,故联想到滋养细胞肿瘤(疾病)是否与卵巢内分泌功能密切有关,卵巢功能紊乱是否与产生的卵子不健全有关。动物实验证明,怀孕早期切除卵巢,可使胎盘产生水泡样变性,因而认为雌激素不足可能是引起葡萄胎的原因之一。临床上见到停服口服避孕药的妇女,若在短期内妊娠后再流产者,常可见绒毛有水泡样变性,提示绒毛变性与卵巢内分泌不平衡有关。

(四)孕卵缺损学说

更多的作者认为,葡萄胎的发生与孕卵异常有关。如上所述,小于 20 岁或大于 40 岁妇女中葡萄胎发生率较高,该年龄组妇女妊娠后自然流产率及新生儿畸形率也高,可能与孕卵本身缺陷有关。国内有关出生缺陷的调研资料也证明,小于 20 岁或大于 40 岁妊娠者畸形等发生率为高,此也支持孕卵缺损的有关因素,异常孕卵虽能着床,但其胚胎部分没有足够的生活力,而滋养细胞却有过盛的生长力,因而发展为葡萄胎。

(五)种族因素

葡萄胎多于亚洲各国,特别是东南亚一带更为多见,有人认为可能与种族有关。但种族问题与环境、气候、饮食习惯、水源、传染病、动物媒介等因素相关。夏威夷的不同种族妇女中滋养细胞疾病的发病率,东方人(包括日本、中国、菲律宾)占该地居民的 49%,但占该地区滋养细胞肿瘤(疾病)发病患者数的 72%。而占人口 30% 的白种人,发病占 14%。夏威夷人占人口不到 20%,占发病的 9%。

在新加坡,欧亚混血人种葡萄胎发生率比中国人、印度人或马来西亚人高 2 倍。在以色列,出生在欧洲的 45 岁以上妇女葡萄胎的发生率较同年龄生在非洲、亚洲或以色列者明显为高。

二、细胞遗传学及分子生物学等基础研究

(一)细胞遗传学异常

多年来,葡萄胎的细胞遗传学研究已积累了大量资料,对探讨其发生有重要的临床价值和理论意义。对染色质和染色体研究,发现绝大多数葡萄胎的滋养细胞均为性染色质阳性。性染色质在人胚胎的第 11 天的滋养细胞中出现,可存在于人的一生,在人的女性间质细胞中显示出两个性染色体的一个,在分裂期间可以染色的,因此在低倍显微镜下可以看见。1957 年由 Park 发现性染色质阳性占优势,大部分葡萄胎显示为女性。后来分别有许多作者先后证实,虽然阳性和阴性的比例不一,但总是以染色质阳性者占优势。

完全性葡萄胎广泛的绒毛囊泡状肿胀,滋养细胞增生,不出现胎儿成分。20 世纪 50 年代发现大部分葡萄胎为女性约 90%~95%。60 年代发现完全性葡萄胎核型为父源性,46 条染色体均来自父系,杂合型为空卵和两个精子受精,纯合型为空卵和一个精子受精后精子染色体倍增。

1960 年又有作者报道完全性葡萄胎不出现胎儿成分,其核型是父源性二倍体,即 46 条染色体均来源于父方,其核型表现为 46,XX 或 46,XY。纯合子 46,XX 葡萄胎的发生很可能是无核卵与单倍体精子受精,继之染色体数目加倍所致。完全性葡萄胎染色体核型 95% 为 46,XX,4%~5% 为 46,XY。染色体的分带技术研究证明,染色体 46,XX 的两个部分均来自父方,而没有母方成分。父方成分倍增的原因:①两个精子同时进入卵子;②由于具有双倍体的异常精子进入卵子;③由于卵子染色体退化,而精子染色体发生内在的自我复制。由于 Y 精子自我复制为 46,YY 无法继续生长,而只有待 X 自我复制为 46,XX 才能生长下去。因此,葡萄胎染色体主要以 46,XX 形态出现。

但是也有罕见的多倍体完全性葡萄胎。一种为三倍体父源性葡萄胎,核型为 69,XXY;一种为四倍体葡萄胎为 92,XXXX。四倍体完全性葡萄胎,染色体的多态性显示所有染色体均为父源性,所见到的染色体核型可能是 46,XX 基础上的复制,其机制可能是一个正常单倍体卵子与三个精子,或两个精子其中之一是二倍体精子受精;还有另一种是亚二倍体或超二倍体葡萄胎,即二倍体父源性完全性葡萄胎少了或多了一条染色体。

1986 年,Surani 等报道鼠核配子移植试验,采用人工单性生殖方法,将父源或母源性早期生殖细胞核移植至不含卵原核的卵细胞内,当受精卵染色体全来自母方时,胚鼠可发育成 25 个中胚叶节阶段,但无滋养细胞生长;而当受精染色体均来自父方时,则滋养细胞增生活跃,且胚鼠仅发育成 6 个中胚叶节阶段,随后自行退变。说明父源和母源性基因对胚胎正常发育具有不同的和必不可少的作用,父源性基因成分对控制滋养细胞增生十分重要,而母源性基因成分则对调节胚胎生长和发育十分重要。完全性和部分性葡萄胎均表现过多的父源性染色体,从而促使滋养细胞过度增生而致发生葡萄胎。

近年来多个研究发现葡萄胎组织学分类和分子病理学分类存在差异部分病理学上诊断为完全性葡萄胎病例细胞遗传学显示 DNA 为双亲来源(家属性遗传性双亲来源完全性葡萄胎,散发性双亲来源完全性葡萄胎);也有一些组织学表现为部分性葡萄胎病例,细胞遗传学显示为 DNA 父系单亲来源。

遗传学诊断较为主观,对葡萄胎的发病机制,分类和临床转归相关因素的研究具有重要意义,已越来越多地视作为葡萄胎研究手段,但较为烦琐,费用昂贵,花时多,设备条件、人员技术素质等在临床应用受到限制。

有关葡萄胎染色体核型与恶变关系也有一些报道。

Wake 分析纯合性和杂合性葡萄胎相比有较高的恶变趋势。Lawler 等报道纯合性者均为父系染色体复制，杂合性若为双精子受精起源，其雄性起源的双倍体完全性葡萄胎滋养细胞过度增生较明显，发生滋养细胞肿瘤的危险性较大。

部分性葡萄胎的染色体组成通常是三倍体，其中有一套多余的来自父方的染色体，几乎所有的三倍体部分性葡萄胎均是由一套母源性染色体和两套父源性染色体构成，是由双精入卵引起的。除上述通常所见的三倍体部分性葡萄胎外，还可有罕见的一种二倍体部分性葡萄胎，一种四倍体部分性葡萄胎，以及另一种亚倍体或超倍体部分性葡萄胎。

Ohama 等对部分性葡萄胎染色体核型和临床病理分析，部分性葡萄胎大部为三倍体，其组织学特点是局部的轻至中度滋养细胞增生伴有基底滋养细胞包涵体。

葡萄胎、侵蚀性葡萄胎和绒癌的染色体变化，反映了癌变的程度，从整倍体到异倍体的变化趋势是侵蚀性葡萄胎的一个值得注意的特征，在绒癌中异倍体是常见的，同时染色的畸变程度随着恶变的增加而增加。侵蚀性葡萄胎的细胞染色体总数为52，绒癌的非整倍体和四倍体明显增多，同时内复制核型较多。浙江大学医学院附属妇产科医院也对葡萄胎患者外周血淋巴细胞染色体进行观察，并对其是否为肿瘤属性进行探讨。从染色体角度提示部分性或完全性葡萄胎的肿瘤属性。

滋养细胞肿瘤遗传学的研究已逐步深入。从20世纪50年代开始研究，80年代前后越来越多的研究集中到葡萄胎的起源上，主要采用染色体多态性，酶的研究和 DNA 多态分析。多态性研究主要利用 Q 带和 C 带观察方法；酶的研究主要在染色体多合性基础上观察着丝点或接近着丝点区域的荧光标记，可以对远着丝点的位点上基因产物进行分析。确定葡萄胎的来源：DNA 多态性为采用限制性核酸内切酶以识别人体 DNA 最小程度的多态型。以上遗传学研究对葡萄胎的潜在恶性因素，如完全性葡萄胎比部分性恶变倾向大，杂合子葡萄胎比纯合子葡萄胎更易恶变等予以说明。

(二) 原癌基因与抑癌基因

滋养细胞来源于胚胎的胚外层细胞，早期胎盘的滋养细胞具有许多类似恶性肿瘤的特性，表现为迅速增生并侵蚀子宫内膜。但是胎盘形成后滋养细胞即停止侵入，而变成肿瘤的滋养细胞却不断浸润，并发生转移。就单个细胞而言，细胞的增殖受基因控制，细胞周期出现的一系列变化是原癌基因的激活和(或)抑癌基因失活的结果。同样，任何一种原癌基因或抑癌基因的异常表达都会导致滋养细胞增生的失控。

1. 原癌基因　原癌基因编码的蛋白质大多是对正常细胞生长十分重要的细胞因子及其受体。癌基因突变后编码的蛋白质与其正常产物有结构上的不同，并失去对正常产物生长的调节作用。如正常细胞的生长因子受体受到刺激后，ras 蛋白从非活化的与 GDP 结合的状态变为活化的与 GTP 结合的状态，从而引起核内的转录活化，产生 c-myc 蛋白，细胞进入周期，然后 GTP 被水解，ras 蛋白失活，细胞又可以恢复静止；而在 ras 原癌基因发生点突变后，产生的

ras 癌蛋白一旦与 GTP 结合后，便不能水解，使得细胞持续处于增殖状态，从而为肿瘤产生提供条件。

C-erbB2 是 1984 年首先从大鼠神经母细胞瘤中分离出的一种癌基因，也称为 *neu*(鼠)、*HER-2* 等，定位于人染色体的 17q11-q22，编码产物为分子量 185KD 的蛋白质(也称为 P185)。在人类肿瘤中，*C-erbB2* 基因活化主要表现为基因扩增及其产物的过度表达，激活的 *C-erbB2* 基因参与细胞的生长调控，促进细胞癌变和癌细胞的生长增殖。研究显示侵蚀性葡萄胎和绒癌组织中 C-erbB2 的表达明显高于妊娠中晚期的正常胎盘和良性葡萄胎，且随临床分期的增加逐渐增高，表明 C-erbB2 的过度表达与葡萄胎的恶变有关。

CyclinD1 基因是类在细胞周期中呈周期性变化的细胞周期调节蛋白。CyclinD1 过度表达使 G_1 期缩短，导致 DNA 修复障碍及细胞增殖周期加快，还可引起基因组不稳定及部分癌基因扩增。许多作者将此蛋白视为一种癌基因，认为其过度表达最终形成肿瘤。研究发现 CyclinD1 在滋养细胞疾病中的表达呈现出明显的趋势性，即绒毛膜癌组最高，侵蚀性葡萄胎组次之、葡萄胎组，正常绒毛组依次减低。CyclinD1 在妊娠滋养细胞肿瘤组中的表达明显高于正常绒毛组和葡萄胎组，差异有非常显著性($P<0.01$)。表明 CyclinD1 的过度表达与滋养细胞疾病的恶性转化及侵袭行为有关，*CyclinD1* 基因可能参与滋养细胞由良性演变为恶性的过程，所以，通过连续观测葡萄胎组织中 CyclinD1 的表达，可能对妊娠滋养细胞疾病病变的监测起到一定的作用。研究还发现 CyclinD1 阳性表达随肿瘤临床期别的增高呈递增趋势，Ⅲ～Ⅳ期的病例中 CyclinD1 表达明显高于Ⅰ～Ⅱ期，差异有非常显著性，提示有 CyclinD1 表达的妊娠滋养细胞肿瘤可能具有更强的分裂增殖活动及浸润能力，因此，*CyclinD1* 基因可作为预测妊娠滋养细胞肿瘤转移的一种参考指标，对判断预后也具有一定的临床意义，CyclinD1 的过度表达提示肿瘤的预后不良。

2. 抑癌基因　*p53* 基因突变是人类肿瘤最常见的基因异常。在正常情况下，野生型 *p53* 基因在维持细胞正常生长、抑制增殖过程中起着重要作用。P53 能对复杂的 DNA 损伤系统进行调控，是一种核内磷酸蛋白，能启动 *WAF/cip1* 基因的表达。*WAF/cip1* 基因编码 P21 蛋白。P21 能抑制细胞周期依赖性激酶的活性，从而抑制细胞周期过程。在细胞 DNA 损伤时，*p53* 转录水平会升高，从而促进 *p21* 表达，抑制细胞分裂，为细胞修复赢得时间。不能得到及时修复的损伤细胞，在 P53 中介下进入细胞凋亡途径，以达到清除损伤细胞，抑制肿瘤发生的作用。突变的 P53 蛋白不但失去了对细胞增殖和分化的负调节作用，还能正向激活某些促生长基因的表达，促进细胞增殖，导致肿瘤发生。Uzunlar 等发现突变型 P53 蛋白表达依次是绒癌>侵蚀性葡萄胎>完全性葡萄胎>部分性葡萄胎>自然流产伴绒毛水泡样变。石一复等对 *p53* 抑癌基因第 5～8 外显子 PCR 扩增后 DNA 测序也未发现一例突变，推测带有父源基因的具有部分胚胎干细胞特征性的滋养细胞具有顽强地抑制基因突变或修复已突变的基因的能力。

多肿瘤抑制基因 *MTS1/p16* 是 1994 年发现的一个比

p53 更直接与正常细胞癌变有关的新抑癌基因,在 G₁ 期特异性抑制 Cyclin D1/CDK4(cyclin-dependent kinase,CDK)活性,可阻止细胞进入 S 期,控制细胞分裂而抑制癌细胞生长。当 *p16* 因为 *MTS1* 突变或丢失而不能正常表达时,不能竞争结合 CDK4 阻止细胞分裂,Cyclin D1 与 CDK4 的结合增加,使细胞增殖失去控制发生癌变。有研究发现 *p16* 基因在恶性程度高的滋养细胞肿瘤中的表达率明显低下,既低于正常绒毛,又低于恶性程度低的葡萄胎。说明 *p16* 基因表达低下是滋养细胞癌变或癌变后细胞增生失控的原因之一。

nm23 H1 基因是 1988 年分离鉴定并证实与肿瘤转移抑制相关的抑癌基因。*nm23* 基因定位于染色体 17q/21 区带,人类基因中存在 *nm23H1* 和 *nm23H2* 两种基因亚型,对肿瘤转移起抑制作用的主要是 *nm23H1*,*nm23* 基因的突变、缺失或低表达与许多肿瘤的转移潜能有关。研究结果显示,nm23H1 阳性表达率在滋养细胞肿瘤中的表达明显低于葡萄胎($P<0.05$),nm23H1 和肿瘤转移与两方面的机制有关,一方面影响了肿瘤细胞中微管的聚合状态和细胞中有丝分裂纺锤体的形成,使细胞异常增殖并分化,导致染色体畸变和非整倍体产生,从而促进肿瘤转移;另一方面,可能通过影响 G 蛋白介导对细胞黏合素信号反应的变化,改变了肿瘤细胞对周围组织及基质的附着能力及自身的迁移能力,nm23 抑制肿瘤转移的能力减弱或消失,继而发生了转移。

视网膜母细胞瘤基因(*Rb*)编码 Rb 肿瘤抑制蛋白(PRb)。PRb 在细胞周期中起制动器作用,能与转录因子 E2F 结合并阻断相应基因转录,使细胞处于 G₁ 期停滞而停止生长。*Rb* 基因缺失或突变,将导致细胞丧失抑制 E2F 的能力,而进入非正常增殖状态,进而产生肿瘤。有研究发现 Rb 在滋养细胞肿瘤组织中的阳性表达率明显低于葡萄胎,在恶性滋养细胞肿瘤分期中,Ⅲ期的阳性表达率也明显低于Ⅰ期及Ⅱ期。

近年来葡萄胎的研究对表基因修饰等又有进展。

表基因修饰是染色质 DNA 碱基及组蛋白等相关分子的修饰,这些变化不引起 DNA 碱基序列的改变但能改变基因的表达方式,并且在细胞分裂时可以从父代细胞传递给子代细胞。

表基因修饰主要以以下两种类型:

(1)染色质中组蛋白的翻译后修饰,主要为组蛋白 H3 和 H4 尾部的修饰,核小体排列,DNA-染色质复合物高级结构的变化;

(2)DNA 中 CpG 岛中胞嘧啶残基的甲基化。这些变化可以同时发生共同作用,影响 DNA 的功能和基因表达。

最常见也是研究最多的表基因修饰是 DNA 中 CpG 双核苷酸中的胞嘧啶残基的甲基化,染色体中 CpG 双核苷酸序列(又称为 CpG 岛)多位于基因的启动子序列区,基因启动子序列 CpG 岛甲基化修饰是细胞常用的一个控制和调节基因表达的方式。研究发现多种肿瘤组织中基因的甲基化方式发生改变,由此导致的抑癌基因失活及癌基因激活可能是发生肿瘤的关键事件。

各种类型的表基因修饰具有以下的共同特点:

(1)本质上表基因修饰是一种可逆的过程,因为并没有发生 DNA 序列的改变,这是其与传统的基因改变最显著的不同,也因为这是一种可逆的经过,了解导致肿瘤发生的异常表基因变化的机制,从而加以纠正是一种有希望的新肿瘤治疗方式。

(2)表基因修饰具有位置效益,即 DNA 序列中一处发生的表基因修饰可以对基因组中相邻的多个基因产生作用,通常影响程度随距离的增加而减弱,也可突然停止作用。

(3)基因组中表基因修饰的发生率相当高,比基因突变的发生率高得多。

(4)环境因素对表基因修饰有重要的影响,可以引起表基因修饰的变化。

表基因改变还具有的一个突出特征是其特有的生命周期。

(1)不同来源的配子及不同阶段的配子,不同发育阶段的同一组织及某一时期的不同组织之间都存在表基因修饰方面的实质性不同,从而能互相区分。

(2)在受精之后,合子经历了一次大规模的表基因重组主要为去甲基化导致的基因组低甲基化状态,使得大量基因激活复制。

(3)胚胎发育到着床阶段时又出现一轮大规模的表基因变化,主要特点为组织特异的染色质重组,包括组织特异的甲基化修饰,导致体内各种组织器官间甲基化状态上的异质性,而且这种组织依赖型的甲基化状态随时间流逝而消退。

(4)表基因存在生命周期现象可能有助于解释包括癌症在内的年龄依赖型疾病,但目前对表基因的自然生命周期了解不多,发生的机制及意义也不明确。表基因修饰的时间性变化和肿瘤发生的年龄依赖性的关系是一个吸引人的课题。

在各种表基因变化中,以 DNA 甲基化变化研究最容易,也研究最多,各种表基因改变也常常最后以 DNA 甲基化调控的方式保存下来。肿瘤的表基因变化可描述为一种失调节,如全局性的低甲基化,个别基因的过度或甲基化不足,染色质改变,基因组印迹改变等。这些变化在初始的肿瘤细胞群中表现出异质性,也因此可能和肿瘤的进展和转移有关。

另外一个吸引人的肿瘤表基因领域为基因组印迹改变(loss of imprinting,LOI),即来自父方或母方的特殊的等位基因的变化。肿瘤的 LOI 即指肿瘤中丢失了父母来源的特殊表记基因,导致基因表达的异常。

(1)基因印迹(genetic impriting):指哺乳动物和人的某些等位基因受其父系或母系来源的影响选择性而非随机表达。目前已发现八十多个人类基因有此现象,并报道与多种遗传性疾病和恶性肿瘤的发生发展有关。

(2)研究表明基因印迹在哺乳类胚胎发育中起重要作用,母系印迹而父系表达的基因主要调控胚外组织发育,父系印迹而母系表达的基因和植入后胚胎发育有关,只有父母双亲染色体共同参与才能保证基因组印迹的正常调控和胚胎的正常发育。

（3）目前已有多个学者报道了葡萄胎中印迹基因的改变。Fisher 等认为父系印迹基因 CDKN1C 及其蛋白产物 p57kip2 在父源性和双亲来源完全性葡萄胎中均为低表达，p57kip2 的免疫组化检测可用来辅助诊断葡萄胎。Thaker 等认为父系印迹基因 *PHLDA2* 的蛋白产物免疫组化在识别完全性葡萄胎中也有潜在重要作用。

（三）参与滋养细胞增殖与分化的分子机制

机体是由多细胞组成，细胞增殖同时也受生长因子及其他许多因素的调控。

1. 增殖细胞核抗原（proliferating cell nuclear antigen, PCNA） 能反映细胞增殖程度和所处周期，在多数肿瘤中表达，在正常组织中表达甚少。Ozbilim 等认为 PCNA 的阳性表达程度可判断 GTT 的良恶性核生长速度。也可以作为预测葡萄胎恶变的依据。但也有学者认为非整倍体 DNA 的葡萄胎易恶变，而滋养细胞增生程度不能作为估价预后的指标。

2. 细胞周期素 细胞周期受细胞周期素、CDK 及 CDK 抑制蛋白精密的调控。G_1 期转化到 S 期是细胞周期关键调控点，G_1 晚期，cyclin E 核 CDK2 相结合，推动细胞进入 S 期。CyclinE 的过度表达加速 G_1 期转化到 S 期，可导致细胞增殖失控而形成肿瘤。P27kip1 能够抑制 cyclinE-CDK2，从而抑制细胞从 G_1 到 S 期的转化。CyclinE 是正调节因子，p27kip1 失活时，细胞迅速增殖而恶变。Olvera 等发现，CDK2 活性的表达随胎盘的成熟而下降，绒癌和完全性葡萄胎有高浓度的 cyclinE 的表达，滋养层 p27kip1 的缺失可能是发展为绒癌的一个必要步骤。

浙江大学医学院附属妇产科医院石一复等发现，葡萄胎恶变者 Cyclin B1 和 PCNA 表达显著高于未恶变者，Cyclin B1 与 PCNA 呈正相关，Cyclin B1 和 PCNA 表达增高与葡萄胎的增生和恶变有关，可作为葡萄胎滋养细胞增殖的指标。

3. 生长因子 在正常妊娠中，EGFR 富含于胎盘组织中，在胎儿、胎盘生长发育中发挥重要的生理调节作用。浙江大学医学院附属妇产科研究发现发生恶性变的葡萄胎、恶性滋养细胞肿瘤与正常早孕绒毛及未发生恶性变的葡萄胎相比较，EGFR 的蛋白表达量明显减少，提示 EGFR 的减低表达可能在葡萄胎的恶性转变及恶性滋养细胞肿瘤的发生发展中起一定作用。EGFR 在葡萄胎组织中的低表达提示葡萄胎患者预后不良，有发生恶变之倾向，从而认为 EGFR 可望作为葡萄胎预防性化疗的筛选指标之一。分析还表明 EGFR 蛋白表达与恶性滋养细胞肿瘤临床分期有关，即临床期别越高，EGFR 蛋白表达越低。很多研究报道 EGFR 在许多恶性肿瘤及癌前病变中的表达量增高，而 EGFR 在恶性滋养细胞肿瘤反而呈低表达。其原因可能有以下几点：①妊娠滋养细胞肿瘤是带有父源基因的胚外层滋养细胞起源的肿瘤，其形成及恶变机制可能与其他体细胞肿瘤有所区别。②正常滋养细胞需要较大量的 EGFR 促进其适当的增殖分化，如发生恶性变，细胞会失去其正常调节机制，包括 EGFR 的产生。③在恶性滋养细胞肿瘤中，由于 TGFα 与 EGFR 结合，导致 EGFR 的降调节至低水平。

转化生长因子 β1（transforming growth factor, TGFβ1）是一种具有同源双链的分子量为 25KD 的多肽细胞因子，具有广泛的生物活性，是调节细胞生长、分化的重要物质。作用方式较复杂，可因细胞类型、代谢状态以及与其他细胞因子之间的相互作用不同，效应也不同甚至相反。TGF β1 有刺激间质细胞如成纤维细胞生长的作用，也有强烈抑制多种上皮细胞生长的作用。近年来的研究发现，TGF β1 与以细胞外基质聚集为特点多种纤维化疾病有关，能调节细胞外基质成分的产生和降解。一方面它可增加间质蛋白质的合成与分泌（包括各型胶原及纤维连接蛋白等），另一方面又可降低分解胞外基质的蛋白酶的合成，增加蛋白酶抑制物的合成，导致胞外基质的聚集。TGF β1 上调金属蛋白酶抑制因子；下调激活胶原酶的尿激酶纤维蛋白原激活剂；增加具侵袭性滋养细胞向非侵蚀性多核细胞的分化。

4. 端粒与端粒酶逆转录酶（telomerase reverse transcriptase, TERT） 研究表明，端粒酶 RNA 基因的表达和端粒酶的激活与许多恶性肿瘤的形成和发展密切相关。浙江大学医学院附属妇产科医院近研究发现绒癌 JAR 和 BeWo 细胞株及绒癌组织中端粒酶 RNA 基因呈高水平表达，并检测到其端粒酶的活性，而人早孕绒毛和足月胎盘绒毛组织中呈阴性或低水平表达，再一次证实人端粒酶 RNA 和端粒酶的激活与癌细胞之间存在着特异性关系，其在恶性滋养细胞肿瘤的形成和发展中，端粒酶可能起到关键性作用。

5. DNA 合成酶 浙江大学医学院附属妇产科医院石一复等经免疫组化、免疫印迹和 RT-PCR 方法证实，在葡萄胎、绒癌 JAR 和 JEG-3 细胞株中，与 DNA 合成有关的胸腺嘧啶核苷激酶 1 和核苷酸还原酶小亚单位（RRM2）的表达显著升高。进一步对正常绒毛、葡萄胎、侵蚀性葡萄胎和绒癌组织 RRM2 研究表明，葡萄胎、侵蚀性葡萄胎、绒毛膜癌的 R2 表达水平显著高于正常绒毛，葡萄胎、侵蚀性葡萄胎和绒癌之间的表达无差异，WHO Ⅲ期和 Ⅱ期的滋养细胞肿瘤患者 RRM2 蛋白表达显著高于 Ⅰ期者，WHO 预后评分为中危和高危的滋养细胞肿瘤患者 R2 水平显著高于低危者。说明 RRM2 表达的增加可能与滋养细胞增生、葡萄胎恶变及滋养细胞肿瘤的高危耐药等生物学行为有关。并通过多种方法检测了 RRM2 的反义寡核苷酸（ASODN）对人绒毛膜癌细胞株 JAR 细胞体外生长的影响，结果发现 ASODN1 对 JAR 细胞的抑制作用呈剂量和时间效应，ASODN2 和对照寡核苷酸对 JAR 细胞增殖及 RRM2 蛋白和 mRNA 的表达无明显影响，但 ASODN2 与 ASODN1 联合应用，对 JAR 细胞生长的抑制作用和对 RRM2 蛋白和 mRNA 表达的下调作用显著强于单用 ASODN1，ASODN1 具有选择性和特异性抑制 JAR 细胞生长和 RRM2 的转录和翻译，联合应用针对 RRM2 基因不同位点的 ASODN 是提高反义药物的重要方法之一。

TK 是重要的嘧啶代谢途径酶，能催化胸腺嘧啶转化为单磷酸脱氧胸腺嘧啶核苷，是胸腺嘧啶进入 DNA 代谢的唯一途径，又称补救酶，与细胞分裂密切相关，属于细胞周期调节蛋白。复制因子 C 亚单位 2（RFC2）与 DNA 的复制和修复及细胞周期信号检查点的功能有关。浙江大学医学院附属妇产科医院石一复等研究 TK、RFC2 蛋白表达与妊娠滋养细胞疾病关系表明，正常绒毛的 TK 阳性表达率为

33.33%，而葡萄胎的表达率为100%。葡萄胎滋养细胞高度、中度增生者 TK 表达显著高于轻度增生者。葡萄胎、侵蚀性葡萄胎、绒癌组织中 RFC2 蛋白表达水平显著高于正常绒毛，WHOⅢ期者 RFC2 表达高于Ⅰ期者，WHO 预后评分高危者显著高于低危者，RFC2 及 TK 表达增高与葡萄胎的增生和恶变有关，可作为滋养细胞增殖的指标。

（四）滋养细胞浸润与转移

肿瘤细胞通过释放蛋白水解酶降解细胞外基质合基底膜，侵蚀到周围组织中，再进入血管和淋巴管，并循环到远处，然后传出管壁再次进入组织，增殖形成转移灶。

1. 基质金属蛋白酶及其抑制剂　恶性肿瘤细胞重要的生物学特征之一表现为细胞与细胞之间、细胞与细胞外基质之间黏附特性的异常，这种黏附特性的异常导致肿瘤细胞具有了从原发部位脱落并向周围组织侵袭及向远处器官转移的能力。胚泡和胎盘形成时期，滋养细胞表达和分泌较多的 MMPS，尤其是 MMP2 和 MMP9，分解 ECM，启动滋养层黏附、迁移和分化，使滋养层穿透基底膜到达母体循环，促进胚胎种植。该过程受到体内精细的调节，使得滋养细胞仅浸润至蜕膜和基底的内 1/3，且在胎盘形成后即停止。而滋养细胞肿瘤的滋养细胞则失去控制，不断浸润溶解子宫内膜基质，从而进一步恶化、转移。研究显示葡萄胎未发生恶变组中 MMP、MMP9 表达增强，但由于 TIMP1 和 TIMP2 相应进行调节，MMPS 质与量的变化均未超出机体控制范围，故疾病不呈进展性恶化。而具恶性转化能力的滋养细胞则能表达与分泌较多的 MMPS，TIMPS 未能相应增加，导致子宫内膜基质破坏，为肿瘤生长提供空间，最终转化为侵蚀性葡萄胎或绒毛膜癌，进而转移。石一复等研究发现 MMP-2、MMP-9 在葡萄胎发生恶变组的表达明显强于正常绒毛组和葡萄胎未发生恶变组，而 TIMP-1、TIMP-2 在正常绒毛组和葡萄胎组之间表达无显著性差异，MMP-2/TIMP-2、MMP-9/TIMP-1 在葡萄胎恶变组织中的表达强于在正常绒毛组织的表达。对葡萄胎患者首次清宫标本进行 MMPS、TIMPS 的检测，有望辅助其他观察指标对葡萄胎的恶变早期预测，指导临床预防性化疗。

2. uPA 与 PAI　uPA 与其细胞表面受体结合可使纤溶酶原激活变为纤溶酶。这种 uPA 激活级联促反应直接引起细胞外基质（ECM）及基底膜水解，同时还激活无活性 MMP 进而间接水解 ECM，因此引起的直接、间接作用结果，可使几乎全部 ECM 降解，从而导致细胞的迁移和浸润。UPA 活性主要受其抑制因子 PAI-1 的控制。因此 uPA 和 PAI 之间的平衡与滋养细胞的侵入行为密切相关。

3. 钙黏附素　是一类介导同种细胞互相黏附的钙依赖性跨膜糖蛋白，是介导细胞间联结最重要的一类分子。上皮型钙黏附素（epithelial cadherin，E-cd）作为钙黏附素家族中的一类与肿瘤的浸润和转移有着密切的关系。在许多人类肿瘤，如结直肠癌、膀胱癌、乳腺癌、肝癌、胃癌、前列腺癌、肾透明细胞癌、胰腺癌的研究中都发现 E-cd 表达异常，结果显示恶性肿瘤，特别是肿瘤的转移灶，E-cd 表达呈不同程度的降低，甚至消失。结果显示，当滋养细胞由良性向恶性转变后，E-cd 开始出现阴性表达，E-cd 在葡萄胎→侵蚀性葡萄胎→绒癌的病程进展过程中，阳性表达存在依次

逐渐减弱的趋势，E-cd 的表达分布存在不同。比较结果，侵蚀性葡萄胎与绒毛膜癌比较，差异无显著性，但良性滋养细胞疾病（葡萄胎）与恶性滋养细胞肿瘤（包括侵蚀性葡萄胎及绒毛膜癌）各组之间比较 E-cd 的表达差异均有显著性。特别是在恶性滋养细胞肿瘤中观察到侵袭入子宫肌层的细胞滋养细胞其 E-cd 表达完全缺失。另在侵蚀性葡萄胎及绒癌标本中，随浸润子宫肌层深度的不同，其 E-cd 的表达强度存在不同，差异有显著性。这些结果表明，滋养细胞的恶性行为与 E-cd 的表达异常之间存在着某种相关性，随着 E-cd 的表达逐渐下降、甚至消失，正常细胞间的同型黏附下降或缺失、细胞的分化和黏着受到影响，肿瘤细胞间的连接也减弱，瘤细胞易于从母体脱离，发生组织浸润和转移，提示 E-cd 表达的改变与肿瘤细胞的高侵袭力及低分化密切相关，可导致肿瘤细胞分离并促进其浸润、转移。

（五）CD44

近年来备受关注，在细胞恶性转化过程中其结构和功能均发生显著变化，从而影响转化后肿瘤细胞侵袭转移行为的细胞表面黏附分子。CD44 作为具有高度异质性的单链跨膜糖蛋白，在体内分布极广泛，能与透明质酸等多种配体结合，参与细胞与细胞、细胞与基质之间的粘连。其产生的亚型主要有标准型 CD44（CD44s）和变异型 CD44（CD44v）两种。在对脑肿瘤、结肠癌、恶性黑色素瘤、乳腺癌等研究中发现，CD44v 阳性表达者较阴性者易发生脉管浸润及远处转移，无瘤生存期短，生存率低，预后差。研究显示 CD44v6 在葡萄胎-侵蚀性葡萄胎-绒毛膜癌的进程中，CD44v6 的表达呈上升趋势，葡萄胎和滋养细胞肿瘤的 CD44v6 阳性表达率有显著差异；在滋养细胞肿瘤临床分期中，CD44v6 在出现阴道转移（Ⅱ期）、肺转移（Ⅲ期）中阳性表达率明显高于无转移者（Ⅰ期）。CD44v6 的过度表达意味着滋养细胞侵蚀能力的加强，可作为预测滋养细胞肿瘤远处转移的有效基因指标。

浙江大学医学院附属妇产科医院石一复等近也利用基因芯片技术，筛选正常妊娠绒毛和葡萄胎绒毛组织差异表达的基因，以期探讨葡萄胎的分子发病和恶性转移化机制。通过对正常胎盘绒毛和葡萄胎组织取材，组织提取的 mRNA 表达探针的制备，芯片杂交，采用包含 4096 个基因位点与基因表达芯片，并分别采用 Cy3-dUTP 及 Cy5-dUTP 两种探针混合杂交，结果两例葡萄胎组织中均有差异表达的基因有 89 条，占基因总数的 2.2%，均上调者 24 条基因，均下调者 65 条基因，此结果看出大部分基因在孕周接近的正常绒毛和葡萄胎组织中的表达水平基本一致，具有明显差异表达的基因仅占所检基因总数的 2.2%，且表达谱与其他肿瘤明显不同。通常基因分析发现了可能与葡萄胎发病相关的基因群，大部分基因在妊娠滋养细胞疾病中还没有证实。因此需要从核酸和蛋白水平进行验证，全面了解葡萄胎的分子发病机制，最后用于临床疾病的诊断、预防和基因干预治疗。

1. miRNA 的研究　滋养层绒毛外滋养细胞向母体子宫内膜侵袭植入过度将引起侵蚀性葡萄胎绒癌等恶性疾病，涉及多基因多蛋白的网络控制，miRNA 调控滋养层细胞节制性侵袭，has-miRNA-200c 是一个致癌 miRNA 其在绒癌细胞

中表达较高,可能通过转录后抑制或降解某些与离子转运、信号转导、侵袭相关的基因表达而影响蛋白表达,所以可适时调控滋养层绒毛外滋养细胞的极性,可能控制其侵袭。

2. 丝裂原活化蛋白激酶(MAPK) 丝裂原活化蛋白激酶在细胞恶变和肿瘤浸润转移中也起重要作用,庞战军等的研究认为与肿瘤细胞相似,妊娠期滋养细胞的 MAPK 通路可能对滋养细胞的黏附、侵袭功能的影响起关键作用。

(六)免疫学说

1. 有关 HLA 问题 对孕妇来说,胎盘是一种不被排斥的异体移植物。胚胎和妊娠滋养细胞肿瘤均有部分来自父方成分,因此,理论上讲在母体内生长,如同异体移植一样,会引起母体的免疫排斥。胚胎之所以不被斥,系绒毛外层有一种缓冲物质,能阻止移植物抗原进入母体,因而不引起母体淋巴细胞反应。已知正常胎盘有人淋巴细胞抗原(HLA),即完整胎盘所含有的细胞均可能表现有 HLA 抗原。至于滋养细胞是否表达 HLA 意见尚不一致,不知滋养细胞、绒毛间质细胞或间质血管中胎儿淋巴细胞中的哪一种成分所含有。少数葡萄胎含抗父系 HLA 抗原的特异性抗体。由于葡萄胎的绒毛缺乏间质血管,故胎儿淋巴细胞引起母体形成抗 HLA 抗体可以排除,但绒毛间质可通过胎盘完整性的破坏,直接与母体接触,仍有可能引起抗体产生,所以还不能得出结论,究竟是葡萄胎滋养细胞抑或间质细胞在母体中致免疫。

现已表明,完全性葡萄胎具有 HLA 抗原,对 HLA 分析也支持细胞遗传学结论,完全性葡萄胎是由单倍体精子受孕所致,而不是由第二次减数分裂畸变的二倍体精子所致,其染色体复制在减数分裂之后。这一机制必将导致 46XX 葡萄胎占优势,因为 YY 精子不能存活,在早期分裂时便死亡。当然其他原因引起的完全性葡萄胎也不能排除。

据报道,有关经治疗的妊娠滋养细胞肿瘤患者及丈夫 HLA 类型的研究,将患者按低危、中危和高危分成 3 组,225 例高加索患者 HLA-A 和 HLA-B 位点的总频率与正常对照人群相比无显著性差异,但是当检测抗原的不相容性时,发现患者与其丈夫的组织相容性有一倾向,即与丈夫 HLA-A 位点一致的患者更可能属于中或高危组。当绒癌继发于活婴分娩之后时,孩子和肿瘤的基因应为一致,但与母亲在每一 HLA 位点上的某一等位基因可以不同。这种不同性的数目虽然可以确定,但由于存在某些尚未发现的特异性或仅表面上的同一性,所以其数目有时实际尚难以确定。有 39 例母亲和孩子配对资料表明,有 67% 的后代与其母亲在 A 和 B 位点并不一致,仅 8% 在这两位点上相同。在英国约 2% 的孩子在 A 和 B 两位点与其母亲相同。尽管资料表明大多数绒癌发生于 HLA 不相容胎儿,但有趣的是尚有少量 HLA 相容的病例,类似情况尚可在来自美国的资料中见到。因为大多数发生于足月产后的绒癌被认为是预后的高危因素,所以有母亲和胎儿组织相容性的资料提示,在这些患者中,更多的是 HLA 系统相同的病例。

在需要治疗的葡萄胎病例中,证实葡萄胎的免疫遗传学特性为葡萄胎有免疫原性。首次妊娠即为葡萄胎患者比正常妊娠有更强的免疫原性,前者被致敏者为 41%,而后者仅 20%。在完全性葡萄胎中致敏过程并非因为胎儿淋巴细胞,

滋养细胞层和绒毛间质是致敏原。这种滋养层部位抗原的量很少,一般组织化学方法不能测得,但足以作为免疫原刺激母体发生反应。

HLA 基因控制对抗原各特殊部位的免疫反应,所以可将患者分为反应和无反应两组,采用预后评分系统,高危组患者比低危组患者更容易形成抗体,除外多次妊娠或输血等可能有机会刺激产生抗体的因素后,仍可在每一患者中观察到。已表明高危组患者中 HLA 抗体的存在可能有抗肿瘤作用。

2. 血型的问题 有关滋养细胞肿瘤(疾病)患者与配偶血型的报道结果尚不一致。患者与配偶血型不一致者,如(A×O,O×A),治疗后死亡率高于相一致者(A×A,O×O)。B 型或 AB 型患者在一些国家发生率较低,但患者具有这种血型,预后相对较差,而当丈夫为 B 型或 AB 型时其预后较好。来自美国、英国和新加坡的资料表明,在绒癌患者中,A 型偏多,而 O 型较少。来自美国的资料还表明,患者丈夫的血型也为绒癌发生的危险因素,这种作用在足月产后绒癌尤为显著。在一个 A 型和 O 型比例相同的人群中,可假定不同血型的婚配的总和与相同血型婚配的总和应为一样,也即(A×O+O×A)/(A×A+O×O) = 1。在伦敦 Charing Cross 医院对 115 例足月产后或非葡萄胎后绒癌的婚配进行调查发现,不同/相同血型婚配的比例为 2.19,提示不同血型的婚配为绒癌的易患因素。来自日本的报道,葡萄胎患者中 Rh 阴性患者发生率低于总体人数。至今尚无血缘性或家族史对葡萄胎发生的影响方面的报道。总之有关血型问题尚需要在世界范围内收集更多资料,有关这方面的回顾性资料也应鼓励他们总结发表。

WHO 推荐对葡萄胎和继发于任何类型的妊娠滋养细胞肿瘤应检查患者与其丈夫的 ABO 血型,可能的话还包括 HLA 类型。如妊娠滋养肿瘤发生于足月产后,这一孩子的血型和 HLA 类型也应检查。如此研究可获得有关 ABO 和 HLA 对妊娠滋养细胞肿瘤发生的预后影响的信息。也可检测葡萄胎和妊娠滋养细胞肿瘤患者血清中 HLA 抗体,以研究患者对 HLA 的免疫反应。

3. 免疫功能 滋养细胞肿瘤者免疫功能变化研究较少。日本报道,葡萄胎时细胞免疫功能亢进;侵蚀性葡萄胎时无明显变化;绒癌在治疗后有下降,但较其他癌病患者为好,所以提出对绒癌不能只考虑一般细胞免疫功能的激活疗法,还需研究患者的特异免疫功能,采用特异免疫疗法。国内石一复等有关滋养细胞肿瘤 PHA 皮试测定的报告中指出,葡萄胎 PHA 皮试红斑反应直径为(8.0±7.6)mm,较良性肿瘤平均(12.4±6.8)mm 为小,侵蚀性葡萄胎、绒癌者则明显为小,平均为(3.1±3.2)mm。PHA 皮肤试验是一种迟发型的超敏反应,它与机体细胞免疫状态是平衡的,可反映机体内细胞免疫功能的状况。恶性滋养细胞肿瘤治疗前对 PHA 皮肤无反应或反应甚小,而治疗后临床症状消失,转移灶吸收后再复测 PHA 皮试,则皮肤红斑反应直径均可恢复到正常妇女皮试红斑反应直径 10mm 以上,与文献报道一致,PHA 皮试有可能作为滋养细胞肿瘤预测其治疗效果、预后等参考指标。

（七）其他

我国广西对葡萄胎病例进行病例对照调查研究发现葡萄胎病例中家庭有癌瘤史者发生率较高。江西调查结论为每年3~5月份为发生率较其他月份为高，结婚年龄小的发生率高。微量元素铜/锌比值在葡萄胎中增高，完全性葡萄胎血浆中锌含量较部分性葡萄胎为低，侵蚀性葡萄胎与非侵蚀性葡萄胎比较锌含量低，铜/锌比值最高。也有报道硒含量与滋养细胞肿瘤恶性程度呈负相关。有关微量元素与滋养细胞肿瘤发生的关系尚待进一步探讨。

（石一复）

参 考 文 献

1. 俞丽丽,李力. 调节滋养细胞侵袭力的信号通路. 生殖与避孕, 2008,28(7):419-423

2. Chin M,Xi Y,Formentini,et al. Prognostic Values of micro RNA in Colorectal Cancer. Biomar K Insights,2006,2:113-121

3. Lash GE,Hornbuckle J,Brunt A,et al. Effect of low oxygen concentration on trophoblast,like cell invasion. Placenta,2007,28:390-398

第四节　妊娠滋养细胞疾病的临床诊断

滋养细胞疾病（gestational trophoblastic disease,GTD）是一组起源于胎盘滋养细胞的疾病，主要包括葡萄胎（hydatidiform mole,HM）、侵蚀性葡萄胎（invasive mole,IM）、绒毛膜癌（choriocarcinoma,绒癌）和属于中间型滋养细胞肿瘤的胎盘部位滋养细胞肿瘤（placenta-site trophoblastic tumor,PSTT）、上皮样滋养细胞肿瘤（epithelioid trophoblastic tumor,ETT）。其中，葡萄胎属良性病变，包括完全性葡萄胎（complete hydatidiform mole,CHM）和部分性葡萄胎（partitial hydatidiform mole,PHM）；其余属于恶性病变，称之为妊娠滋养细胞肿瘤（gestational trophoblastic neoplasia,GTN）。本节分别叙述HM和GTN之临床诊断。

一、葡萄胎的临床诊断

随着B超及血清绒毛膜促性腺激素（hCG）测定的广泛应用，结合典型的临床症状与体征，葡萄胎的临床诊断通常比较容易，且获得诊断的孕周也较以往有了很大的提前。

1. 临床表现　阴道出血是葡萄胎最为常见的临床表现，发生率达90%左右，出血量通常少于经量，但有时也可出现严重出血。部分患者可出现子宫异常增大，明显大于正常妊娠月份，但也不乏子宫符合正常妊娠月份甚至小于正常妊娠月份者。有些患者还会合并单或双侧的卵巢黄素化囊肿。妊娠超过4~5个月而无胎动、听不到胎心、打不到胎体者，应考虑葡萄胎，但现在大多数葡萄胎在孕早期就能获得诊断，此类临床表现已极为罕见。基于同样的理由，合并妊娠剧吐、妊娠高血压疾病、甲状腺功能亢进的患者也已极为罕见。有少数自发流产患者，阴道可排出水泡样组织，诊断自然确定。

2. 血清hCG值测定　产生hCG是滋养细胞突出的特点之一，血清hCG是GTD敏感而特异的指标。葡萄胎患者之血清hCG水平通常远高于正常妊娠者。其测定方法与含义详见本章第六节。

3. 超声波检查　B超是诊断葡萄胎最为有效的影像学手段，经济、方便且特征鲜明。详见本章第五节之有关叙述。

4. 鉴别诊断　早孕葡萄胎的临床表现主要是阴道出血，与先兆流产、异位妊娠等不易区别。通常需通过血清hCG测定和B超检查加以确定。最终诊断依赖于清宫后的病理检查，特别是CHM和PHM之鉴别，往往需行免疫组化检查染色方能确定。有关葡萄胎病理特点请参见本篇第2章。

二、妊娠滋养细胞肿瘤的临床诊断

妊娠滋养细胞肿瘤继发于妊娠（葡萄胎或非葡萄胎），与原发性绒癌有所不同，后者属于生殖细胞肿瘤，本书有另章介绍。妊娠滋养细胞肿瘤的诊断主要从妊娠史、临床表现、血清hCG测定和影像学检查诸方面入手。侵蚀性葡萄胎、绒毛膜癌、中间型滋养细胞肿瘤（PSTT和ETT）等名称属病理诊断，参见本篇第2章。

1. 妊娠史　多数妊娠滋养细胞肿瘤继发于葡萄胎妊娠，葡萄胎的恶变率各家报告不同，约8%~20%,CHM的恶变率远高于PHM。除葡萄胎外，妊娠滋养细胞疾病可继发于各种妊娠，包括宫内早流产、早产、足月产以及异位妊娠等。值得注意的是，某些患者可能自述无妊娠史，但实际上她既往发生过流产而不自知（把完全流产当作月经不规律或生化妊娠流产等）。

2. 临床表现　妊娠滋养细胞肿瘤的临床表现主要为阴道出血和病灶（包括子宫原发灶和其他部位的转移灶）引起的症状与体征。阴道出血可以因血清hCG升高导致的激素紊乱引起，也可能是子宫或阴道病灶造成的出血，有时甚至发生致命的大出血。子宫病灶可导致子宫异常增大，阴道或表浅的转移（如皮肤转移结节）可轻易地看到与触及。最为常见的转移部位为肺，可表现为咳嗽、憋气乃至咯血，严重者甚至出现血气胸。脑转移患者可表现出一系列相应的中枢神经系统症状，如复视、偏瘫、失语等。胃肠道转移者可表现为便血。子宫病灶穿孔可造成严重的腹腔内出血。

3. 血清hCG测定　血清hCG异常升高是妊娠滋养细胞疾病的突出特点之一，血清hCG是妊娠滋养细胞肿瘤敏感而特异的指标。中间型滋养细胞肿瘤的血清hCG通常处于较低水平。另有极为罕见的细胞滋养细胞为主者，血清hCG甚至可能处于正常水平。参见本章第六节。

4. 影像学检查　妊娠滋养细胞肿瘤的诊断，通常通过妊娠史、临床表现、血清hCG测定和影像学检查确定，往往没有组织病理标本（多数患者通过化疗即可获得治愈，无须手术）。影像学在鉴别诊断和病灶确定方面具有重要意义。有关详情请参见本章第五节。

5. 鉴别诊断　由于临床表现（阴道不规则出血）和辅助检查（血清hCG升高、B超提示子宫或附件区血运丰富之病变）的相似性，妊娠滋养细胞肿瘤有时难以与流产（特别是不全流产)、异位妊娠(特别是宫角妊娠)和剖宫产瘢痕妊娠等相鉴别。对于患者的病史,应当详加询问;对于血清 hCG 和超声等影像学检查结果,必须辩证、动态地予以判别。诊断性刮宫(必要时 B 超监视下刮宫)、宫腔镜/腹腔镜诊治等技术手段有助于此类鉴别诊断。

6. 滋养细胞肿瘤的临床分期评分系统 对于滋养细胞肿瘤的病情严重程度的区分,有两个纬度,一个是肿瘤播散的范围,一个是预后高危因素的组成。前者的代表是北京协和医院妇产科已故宋鸿钊院士提出的解剖分期,后者的代表是英国 Bagshawe 提出的评分系统。二者各有其优劣之处。2002 年国际妇产科联盟(FIGO)提出了 FIGO2000 分期评分系统,将二者结合起来(见表 6-20-12)。

表 6-20-12 FIGO2000 妊娠滋养细胞肿瘤分期评分系统

解 剖 分 期	
分期	范 围
I	病变局限于子宫
II	病变超出子宫但局限于生殖系统
III	肺转移
IV	脑、肝、肠、肾等远处转移

评分系统				
预后因素	评 分			
	0	1	2	4
年龄(岁)	≤39	>39		
末妊性质	葡萄胎	流产	足月产	
妊娠终止至治疗开始之间隔(月)	<4	4~6	7~12	>12
血清 hCG(IU/L)	<10³	10³~10⁴	10⁴~10⁵	>10⁵
肿瘤最大直径(cm)		3~5	>5	
转移部位		脾、肾	胃肠道	脑、肝
转移瘤数目		1~3	4~8	>8
化疗失败史			单药	多药

注:肿瘤最大直径含子宫病灶之直径,肺转移>3cm 或胸 X 平片可见者方列入计数

低危:<7 分,高危≥7 分。

(万希润)

第五节 辅 助 诊 断

一、超 声 检 查

葡萄胎滋养细胞增生、绒毛间质水肿使绒毛变成大小不等的水泡,细蒂相连状如成串葡萄。妊娠滋养细胞肿瘤是起源于胎盘绒毛的滋养细胞侵蚀肌层,破坏血管,改变子宫肌壁正常结构,这些病理特征正是超声诊断的声学基础。超声检查可清楚显示软组织图像,尤其是彩色多普勒超声针对妊娠滋养细胞肿瘤极易侵蚀、破坏血管的特点,广泛地

应用在妊娠滋养细胞肿瘤的早期诊断,以及疗效观察和疾病转归随访中,是一种便捷、无损伤、可重复的首选检查方法。使用经阴道彩色多普勒超声检查,探头更接近盆腔内子宫,对子宫血流的改变等将更加敏感,图像更为清晰,有助于细微病灶的观察。

(一)葡萄胎超声表现

超声检查对完全性葡萄胎和部分性葡萄胎的诊断正确率均可达到 95% 以上,是临床疑诊葡萄胎首选的辅助检查方法。

葡萄胎超声征象:①子宫增大,大多大于停经月份。②宫腔内充满了闪亮密集光点及大小不等"雪片状"或"蜂窝状"杂乱回声,这是葡萄胎主要的超声所见,也是诊断葡萄胎主要的影像依据。③大部分葡萄胎患者的滋养细胞过度增生伴有宫腔积血,使得子宫较正常停经月份为大,超声可见宫腔内不规则液性暗区在"雪片状"或"蜂窝状"杂乱回声边缘。④完全性葡萄胎子宫腔内无胎儿及羊膜等附属物;部分性葡萄胎时,宫腔内尚可见胎儿组织或残留的绒毛膜囊。⑤在完全性葡萄胎,彩色多普勒超声可见子宫动脉表现低阻抗高流速改变,但在部分性葡萄胎中子宫血流改变有时不明显。无论完全性葡萄胎或部分性葡萄胎,在宫腔内的"雪片状"或"蜂窝状"回声中均无血流。完全性葡萄胎在与部分性葡萄胎鉴别上较为有意义的是 CDFI,胎盘水泡样退行性变超声检查时"水泡样"组织及其旁可见较为丰富的血流。部分性葡萄胎肌层及宫腔组织内无明显血流或仅见稀疏星点状血流。⑥卵巢黄素化囊肿往往双侧性,大小中等(5cm 左右),圆形或椭圆形,囊壁薄,见分隔,囊内液清。但也有部分患者卵巢黄素囊肿较大,>10cm 的囊肿有时会自发破裂,发生急腹症临床表现,此时超声可见原囊肿张力减低,皱缩状,盆腔内有游离液体。

(二)妊娠滋养细胞肿瘤超声表现

超声诊断妊娠滋养细胞肿瘤时应结合临床病史。子宫超声表现:①肿瘤组织超出宫腔范围向肌层浸润,子宫正常大或不同程度的增大,形态可不规则,病灶部位局部隆起。②子宫肌层光点粗糙或宫腔内的杂乱回声,见到 1 个或数个边缘不整的光团,可显示为不规则的低回声、海绵状和蜂窝状回声,无明显边界,海绵状和蜂窝状回声内可见缓慢流动液体。子宫局部病灶声像图有时与子宫肌瘤囊性变很相似,需结合临床做出正确判断。③部分患者子宫局部或大部甚至全部表现为不规则的蜂窝状改变,易误认为葡萄胎残留,实际上为滋养细胞侵蚀子宫肌层后坏死出血的表现,严重时可达子宫浆膜层。侵蚀性葡萄胎和绒毛膜癌在彩色多普勒超声下的改变具有显著特征,表现在血管数目增加,分支多而杂乱;血管层次消失,走向紊乱;子宫壁动-静脉吻合丰富,静脉增粗膨大,形成大量的动静脉瘘等。病灶内血流信号极其丰富,呈"枯枝状"或"湖泊状",血流红蓝相间,色彩斑斓,阻力指数极低,大都为 0.2~0.4。极低阻力的动脉性频谱和动静脉瘘频谱超声检查时可出现呈蜂鸣状声音,频谱包络线呈毛刺状,是血管受到妊娠滋养细胞肿瘤侵蚀后的特征性改变。血流频谱主要有 3 种类型:①高速低阻血流频谱,形态为毛刺状、低振幅的宽带频谱。②类滋养层周围血流频谱。③静脉化动脉频谱,为低阻力型动脉血

流频谱。若肌壁内不均低回声内部无明显血流,仅周边有丰富血流时,表示该处病灶中央为坏死区。子宫动脉血流参数直接反映子宫血液灌注量的大小以及血流动力学的变化,妊娠滋养细胞肿瘤患者病灶内新生血管增加,血流丰富,致使子宫动脉在这些患者表现为明显扩张,血流丰富,血流参数改变。肿瘤的生长必定伴随新生血管的发生和体积的增大,而多普勒三维能量超声的血管造影术模式,通过三维超声的不规则体积测量(VOCAL)技术,评价不规则病灶的形态并进行准确定量。由于能量多普勒比普通彩色多普勒灵敏,而三维超声的显示更可以加强对肿瘤新生血管的细微循环作精密的呈现,相信三维能量多普勒超声检查可以取代一部分传统的放射血管造影术,用于妊娠滋养细胞肿瘤的辅助诊断。

近年来超声计算机技术以及超声造影剂的快速发展,改善了超声血管内造影临床应用的技术难度,提高了其临床应用价值。由肘静脉注射超声微泡造影剂后通过肺循环到达全身,微泡进入血管,极大增强了血管内的回声,增强彩色多普勒血流信号或灰阶信号,使肿瘤细微血管的显示度提高。超声实时动态下观察病灶内血流灌注情况,可见造影剂灌注肌壁浸润病灶明显早于正常子宫肌壁,消退则晚于正常子宫肌壁,治疗后侵蚀病灶灌注时呈现异常灌注停止,在后期显示灌注的瘢痕灶。目前第二代静脉超声造影剂的平均直径为2.5μm,远远大于CT、MRI的造影剂直径,无法透过血管壁的细胞间隙进入组织间质,且其稳定性较第一代造影剂明显增强,在微血管的显示上具有明显的优势。

二、X线检查

X线检查是妊娠滋养细胞肿瘤诊断中的一项重要辅助检查,主要用于肺部检查,是肺转移首选的检查方法,预后评分系统中肺部病灶个数是以胸片上所见个数为标准。肺转移的X线表现多种多样,但基本形态可分2类:①片状阴影:不规则形态有云片状阴影,常分布在肺的一侧或两侧,边界不清,阴影可仅只一个片,也可满布双肺,如不结合病史和hCG很难和肺结核或不典型肺炎相鉴别,此种阴影常见于早期病例。②圆形阴影:转移灶多呈圆形,密度不高。根据圆形阴影又可按其大小,再分为3种:①小豆或结节状阴影,直径<3cm;②中型或棉球状阴影,呈圆形,直径3~5cm;③大型或团块状阴影,直径>5cm。妊娠滋养细胞肿瘤肺转移病灶的分布两下肺较中、上肺为多,右侧较左侧肺转移灶易出现,外侧带比中、内侧带为多。

妊娠滋养细胞肿瘤肺部转移宜进行动态观察,一般在治疗期间至少每月摄片一次,常为正位片,必要时须加摄侧位片,以了解肺部病灶大小及部位。肺部病灶经过几个疗程化疗,多数皆能逐渐消失。但也有少数虽经多个疗程化疗,临床症状消失,hCG也达正常水平,胸片仍有残存淡薄阴影,甚至持续时间较长,停止化疗后有时持续1年以上,甚至2~3年才逐渐消退,个别可长达4~5年。在此种情形中,胸片中残存的阴影并不表示肺部尚有滋养细胞病灶。

三、CT检查

肺部是妊娠滋养细胞肿瘤最常见的转移部位。脑转移继发于肺转移,早期诊断肺、脑转移对明确预后评分、指导制定治疗方案极为重要,以往常用普通X片摄片诊断肺转移,但难以显示微小和隐蔽的病灶,对临床决策造成错误导向。靠临床判断是否有脑转移,常发现较晚,延误治疗。CT对肺部较小病灶和脑、肝等部位的转移灶有较高的诊断价值。在胸片阴性而改用肺CT检查时,常可发现40%的患者存在肺微小转移。应将妊娠滋养细胞肿瘤胸片阴性者常规检查肺CT,有肺转移者应常规作脑CT和肝CT。

CT所具有的优势:①CT以厚层10mm、间隔10mm进行扫描,可疑处可加薄层扫描(厚层2.5mm)组织器官的横断面,在此断面中所有组织结构均能清晰显示,不存在胸片的前后左右重叠。②CT的密度分辨率较X线胸片高10~20倍,在两种物质密度相差0.5%的条件下,3mm的小病灶也能被检出。③CT图像经处理,放大、累加反转,特殊灰阶功能处理后,可以判别病灶是否由多个小病灶融合而成,密度是否均匀一致,其内是否有小泡征,空洞,边缘是否光滑,有无分叶,毛刺和胸膜凹陷征等,这是分辨良恶肿瘤的重要依据。

妊娠滋养细胞肿瘤肺转移病灶CT所反映的特点其实是转移的瘤细胞滞留、生长、侵蚀、破坏、出血及炎症的病理过程:①增粗的肺纹理(为最早期的肺部改变,类似肺部慢性炎症的表现);②不定性的斑片影(主要为肺动脉有瘤栓存在,部分血管壁向外突出或滋养细胞侵入肺泡内将血管内及肺泡内瘤变连结成片);③边缘不光滑的结节和肿块,或者是绒毛状的向肺内突起的结节(主要为转移瘤中心出血坏死,周围有滋养细胞聚集,周围的肺组织受积压而萎缩,并伴有水肿、炎性细胞的浸润);④边缘清楚的结节或肿块(主要为经治疗后,瘤周反应吸收、纤维化)。随着病情的变化,肺部CT的表现一般多按以上顺序演变。

四、MRI检查

磁共振成像(magnetic resonance imaging,MRI)具有无创,软组织对比度好及多断面成像等优点。葡萄胎的MRI表现为:①子宫体积扩大,子宫腔扩大,其内可见大量较均匀的分隔和小囊呈长T1、长T2信号改变,与病理上显示其内滋养细胞增生、绒毛间质水肿及形成大小不等的水泡有关;②宫腔内病变呈典型"蜂窝"状或"葡萄"状,与所形成的水泡状结构排列状态有关;③病变包膜完整,子宫内膜信号连续,肌层呈受压变薄改变,与病理上病变未侵犯子宫肌层相一致;④宫腔及肌层未见明显增粗、迂曲的血管,与间质内胎源性血管消失有关;⑤DWI显示肿块内"蜂窝"状或"葡萄"状结构扩散不受限,可能与病变恶性程度低,细胞排列不太密集,水分子扩散较顺畅有关;⑥增强扫描表现为较均匀的分隔强化,囊泡样结构不强化,与扩张的囊泡状结构缺乏血供有关。

妊娠滋养细胞肿瘤的MRI表现:①病灶内有大量杂乱的等T1、等T2信号的分隔及大小不一致的长T1、长T2信号小囊,与病理上的滋养细胞浸润和多发囊变坏死有关;

②病变包膜不完整,可呈囊实性或"蜂窝"状,其内可见片状高信号,主要与病变恶性度较高及坏死有关;③子宫内膜信号不连续,肿瘤侵犯子宫肌层,与子宫肌层界限不清;④病变周围及子宫腔内及肌层出现大量增粗、迂曲的血管流空信号,于T1WI上显示最清楚,此与肿瘤本身的生物学特性有关,肿瘤本身无固有的血管,而是依赖破坏邻近血管获取营养,加之异常增高的hCG激素水平刺激,使子宫原来的血管层次紊乱,甚至出现典型的"血湖"状表现;⑤DWI(高b值时)显示扩散受限,与病变恶性程度高、细胞排列密集及水分子扩散不顺畅有关;⑥增强扫描可见分隔及实性部分强化,囊内可有不规则片状强化,考虑与增粗、迂曲的血管显影有关;⑦一般均为血行转移,很少出现盆腔及腹股沟淋巴结转移。

五、PET 与 PET-CT

正电子发射计算机断层显像(positron emission computed tomography,PET)的基本原理是:恶性肿瘤细胞的葡萄糖代谢明显高于正常细胞,PET利用这种变化采用可发射正电子的核素标记葡萄糖衍生物,经放射性换算,获得局部组织代谢的定量功能图,从而清晰显示、定位代谢增高的肿瘤病灶和代谢降低的其他病灶。但是PET的图像质量远不如CT和MRI,因此将PET的高生物特异性与CT高精度结构成像结合起来,形成新的影像诊断模式PET-CT,它能从分子水平反映疾病的发生、发展过程,在临床症状出现前达到诊断疾病的目的,具有高特异性和高敏感性。在肿瘤方面PET-CT主要有以下几方面的应用:①肿瘤良恶性的鉴别诊断;②为发现淋巴结等转移的患者寻找原发病灶;③肿瘤的临床分期;④鉴别肿瘤治疗后的复发与坏死;⑤评定肿瘤的恶性程度及预后分析;⑥评价肿瘤的治疗效果。PET-CT可以诊断出胸片及CT无法发现以及容易误诊的病灶,可以检测到隐匿的绒癌,当传统的影像学方法不能检测到转移病灶时,PET-CT可能会有效地检测出隐匿的转移病灶。

六、放射血管介入

妇科肿瘤的盆腔动脉造影可了解盆腔病灶血供和盆腔血管分布。如怀疑肿瘤有远处转移,可同时进行其他脏器的供血动脉造影,如肝动脉、肺动脉造影,从而了解转移灶的情况,有助于判断病灶大小和临床期别。在临床实践中发现一些妇科肿瘤盆腔造影具有特殊征象,可作为诊断和鉴别诊断的依据,这在妊娠滋养细胞肿瘤中尤为突出。妊娠滋养细胞肿瘤盆腔动脉造影可清楚地了解病灶部位及侵蚀程度,不仅有利于疾病的早期诊断,而且对判断化疗效果及预测病变转归均有十分重要的价值。葡萄胎的盆腔子宫动脉造影可表现为:①子宫动脉增粗、血流增快;②宫腔内不规则造影剂滞留在血窦或绒毛间隙可见圆形或类圆形充盈缺损;③静脉期提前显影;④病变不侵及子宫肌层。

妊娠滋养细胞肿瘤的造影则可表现为:①子宫动脉扩张、扭曲,子宫肌壁血管丰富,病灶部位出现多血管区;②子宫肌层动静脉瘘出现;③出现"肿瘤湖"征象,即造影剂大量溢出血管外,形成边缘整齐均匀的片状影;④造影剂滞留,呈头发团样的充盈,又称肿瘤着色;⑤卵巢静脉扩张。

如病变向外扩展而形成宫旁转移时,则可见在子宫范围外有多血管区或血窦造成的宫旁转移灶阴影,从而清楚地了解病灶部位及侵蚀程度。

(朱长煜 谢幸)

七、宫腔镜和腹腔镜在诊治妊娠滋养细胞疾病中的应用

妊娠滋养细胞疾病(GTD)包括完全性和部分性葡萄胎、侵蚀性葡萄胎、绒毛膜癌、胎盘部位滋养细胞肿瘤、上皮样滋养细胞肿瘤、胎盘部位过度反应及胎盘部位结节。而妊娠滋养细胞肿瘤(gestational trophoblastical neoplasm,GTN)是指侵蚀性葡萄胎、绒毛膜癌、胎盘部位滋养细胞肿瘤、上皮样滋养细胞肿瘤。典型的妊娠滋养细胞疾病通过临床病史、体格检查、超声检查和血清hCG水平、清宫术后病检等综合分析,常能确诊。但是,超声和hCG并不是十分特异,有时与不全流产、异位妊娠等难以鉴别,尤其是少见的胎盘部位滋养细胞肿瘤和上皮样滋养细胞肿瘤,常需要术后病检确诊。不同疾病治疗方案不同,异位妊娠、不全流产和葡萄胎通过刮宫或局部病灶切除术即可获得治愈,而GTN需要化疗或辅助手术才能治愈,毒副作用大,所以在治疗前明确诊断十分重要。宫腔镜和腹腔镜在妇科疾病诊治中的应用已有40余年历史,国内石一复于1983年首先报道应用宫腔镜和腹腔镜对GTD/GTN的诊治,先后对葡萄胎、卵巢黄素囊肿、病灶定位、介入治疗、局部注射抗癌药物等多篇报道。1984年日本,此后欧美也有报道,2009年意大利也有宫腔镜诊断葡萄胎的报道。总之,此两种内镜在诊治方面有其独特的优点,虽国内外报道较少,但可供临床选择使用。现根据宫腔镜和腹腔镜在GTD的不同表现分述如下。

(一)宫腔镜在妊娠滋养细胞疾病中的应用

宫腔镜已成为诊断和治疗某些妇科疾病的重要手段之一。宫腔镜在妊娠滋养细胞疾病诊治中有重要作用:①确定诊断,如确诊是否为葡萄胎、子宫内有无恶变病灶和葡萄胎清宫术后有无葡萄胎残留;②观察和研究子宫内妊娠滋养细胞疾病的动态变化(自然过程、化疗后变化和清宫术后变化);③决定是否保留子宫;④观察化疗效果的辅助诊断指标。子宫内观察对象为:葡萄胎诊断尚未能确定者;肯定为葡萄胎者;葡萄胎首次清宫后近期宫腔内恶变病灶者;葡萄胎诊刮后疑有宫腔内恶变病灶者;肯定诊断为恶性妊娠滋养细胞肿瘤子宫腔内变化。上述五种观察对象的子宫腔内所见分别叙述如下:

(1)葡萄胎诊断尚未能明确者:因病史、体征、辅助检查(hCG和超声波等)不典型未能确诊,但该诊断又未能排除者,经子宫腔镜检查多具有水泡状组织,小部分未见水泡状物而仅见黄白色之膜样物,索状脐带及部分胚胎、蜕膜样物,颈管内膜可见有皱褶或不平感,呈淡黄色或淡金色,由于宫腔内有组织阻塞,故输卵管开口往往不可见。

(2)肯定为葡萄胎者:宫腔镜下均见有灰白色或淡蓝白色大小不等、细蒂相连、透明之水泡状物,形象与真实之水泡相似。每于镜头向宫壁方向紧靠观察时尤为明显,可见葡萄胎样水泡之间尚有蜕膜样组织及出血区或漂浮之内膜,蜕膜间微小血管活动性出血于液体介质中断续徐徐流

出而溶于介质,若于宫腔积血中则不易看清,大多呈一片红色出血区,颈管所见同上。

(3)葡萄胎首次清宫后近期宫腔内恶变病灶者:首次清宫后3~7天者,经生理盐水冲洗后宫腔镜所见主要为淡黄白色之破碎蜕膜样物,呈不规则突起疑似为残留之水泡状物,但它密度高,不如葡萄样水泡组织透明,故两者可以鉴别。蜕膜间有出血区或小凝血块,偶可见索状粘连,此时输卵管开口大多因有残留的蜕膜或出血影响而未能显露,颈管所见如前。

(4)诊刮后疑有宫腔内恶变病灶者:葡萄胎二次清宫术后1个月内,宫腔镜检查部分患者可见宫腔内有结节状突起,结节表面不光滑,呈金黄色、红褐色,与周围的子宫内膜界限清楚。若经过1~2个疗程化疗后则呈淡灰黄色,表面较为光滑之结节突起。其余患者可见黄白色较厚的子宫内膜增殖改变,间有小出血区及少许漂浮内膜,输卵管开口偶可见,颈管所见同前。

(5)临床肯定诊断为恶性滋养细胞肿瘤者:子宫呈不同程度的增大,子宫内可见灰黄色、红褐色或紫蓝色病灶突起,表面可见不光滑结节,与周围内膜分界清楚,周围内膜可有出血区,余子宫内膜均为黄白色。

中国医学科学院协和医院冯凤芝等报道对于妊娠期或妊娠终止后盆腔超声提示宫腔、一侧宫底或子宫肌壁间有局部血流丰富的占位性病变者,尽管清宫术可清除宫腔内占位性病变,协助诊断妊娠相关性疾病的类型,但对于位于宫角、残角子宫及子宫肌壁间等部位的占位性病变,由于难以清除,而常常误诊为GTN。对于此类患者进行宫腔镜检查,不仅可以在直视下观察宫腔形态,明确占位性病变的解剖部位、大小及形态,并可同时在宫腔镜直视下或宫腔镜辅助定位下清除占位性病变并行组织病理学检查以明确诊断,还可以观察到手术结束时是否仍有占位性病变存在,以便指导进一步的处理。不全流产表现为占位性病变位于宫腔或一侧宫底,且与周围的子宫内膜界限清晰;宫角妊娠表现为与周围子宫内膜界限清晰的占位性病变位于一侧输卵管开口处,且输卵管开口由于占位性病变的存在而明显膨大;GTN则表现为子宫壁局部凸起或凹陷,表面血管扩张充盈,且子宫内膜薄。Machtinger等报道了5例PSTT患者,对其中4例行宫腔镜电切割病灶,术后辅助EMA/CO和(或)EP/EMA方案化疗或直接随访表明,患者预后良好。宫腔镜对PSTT子宫内膜息肉型诊治价值也较大。

宫腔镜与超声检查、病理检查、手术对照符合率分别为75%、79%和90%,对确诊或除外恶性滋养细胞肿瘤有意义。它可以直视宫腔,并可钳取组织进行病理检查,具有独特的优越性,可以检出彩色多普勒超声漏诊的妊娠滋养细胞肿瘤患者。宫腔镜对鉴别除外由于胚胎残留、不全流产、葡萄胎残留等原因造成的血hCG升高也有诊断意义,但宫腔镜对宫腔外和宫腔内较小病灶难以发现,对壁间病灶不如超声,由于视野有限容易忽略病灶整体,操作者水平、宫腔冲洗、膨宫效果都是影响正确观察的重要因素。

此外,担心并发大出血、子宫穿孔和癌细胞扩散等原因也限制了宫腔镜在妊娠滋养细胞疾病诊断和治疗中的应用。宫腔镜检查是否会造成GTN转移,一直是宫腔镜医师

所担心的问题。目前尚无证据证明宫腔镜检查可引起GTN扩散、种植和转移。一般认为,由于输卵管抗宫腔内压力为9.31kPa,只要膨宫压力不高于此值,便可阻止膨宫介质进入腹腔,并能同时进行诊断和手术操作。

总体上来说,宫腔镜对GTD的应用具有一定价值的,尤其对某些超声、血hCG等检查不能明确诊断的患者有重要的临床诊断和治疗价值。但子宫大出血患者、有子宫穿孔或可疑穿孔的患者、宫颈管有转移病灶患者、严重全身疾患或化疗后一般情况极差者严禁使用宫腔镜。

(二)腹腔镜在妊娠滋养细胞疾病诊断和治疗中的应用

腹腔镜用于妊娠滋养细胞疾病的诊断和治疗具有独特之处,主要应用有:①诊断、明确病灶部位和大小等;②鉴别子宫上突起之组织是否为妊娠滋养细胞肿瘤;③治疗、抽吸卵巢黄素化囊肿,防止发生扭转,促使hCG下降,直视下子宫病灶处注射抗肿瘤药物;④观察手术或化疗后病灶变化。腹腔镜观察和治疗的对象为:临床疑有恶变倾向,具有一定体征及hCG测定异常者;肯定恶变者;需保留子宫保留生育功能而子宫或附件有异常者;需要观察化疗后盆腔病灶消退情况者。

浙江大学妇产科医院石一复等1981年起对122例妊娠滋养细胞疾病中的62例做了65人次腹腔镜检查,发现子宫和(或)子宫外转移病灶40例,卵巢黄素化囊肿58例。腹腔镜检查可发现妇科双合诊未能发现的病变,如子宫壁突起的小病灶或宫旁的转移灶。典型病例在镜下可见蓝紫色的结节向浆膜外突起。病灶位于肌层者,则可见子宫呈不对称状,局部较苍白,呈红白相间的突起,表面可见少数微小血管或血管充盈、怒张。若在多疗程化疗后,则子宫壁浅表的病灶往往呈黄白色结节突起。妊娠滋养细胞肿瘤患者中卵巢黄素化囊肿增大或不易消退则常可因囊肿扭转而发生急腹症,如历时不久,可考虑抽吸囊液并予复位而免除一次剖腹手术。另外妊娠滋养细胞疾病具有黄素化囊肿者,囊液内储存有大量的hCG,葡萄胎排出后血清hCG不立即消失、甚至可延长较长一段时间,临床易误诊为恶变。而抽吸囊液易使患者血清hCG值迅速下降。典型GTD的诊断并不困难,但临床上不典型GTD则易于其他疾病相混淆,造成漏诊或误诊,从而导致延误治疗或过度治疗。Rotas等报道一例诊断为异位妊娠的患者,经1个疗程MTX化疗后血hCG降而复升,后再经两个疗程MTX化疗,血hCG达平台状态,最后经宫腔镜和腹腔镜检查证实为左宫角部绒癌,说明宫腔镜、腹腔镜在异位妊娠和GTN鉴别诊断中的重要作用。腹腔镜尚能发现宫旁微小病灶,作者在德国学术交流期间尚发现1例横膈下转移的GTN病灶,此均非一般检查所能查明,但腹腔镜检查则显示其优越性。

因此可以认为,腹腔镜可适用于妊娠滋养细胞疾病的诊断、治疗和观察。诊断方面可用于:①发现一般妇科检查不能被发现的病灶;②修正临床分期;③区分子宫病灶性质如妊娠滋养细胞肿瘤或其他病变;④查明hCG升高原因,有无残留卵巢黄素化囊肿或盆腔病灶复发。治疗方面适用于:抽吸卵巢黄素化囊肿液、减少胀痛,防止发生扭转或破裂,促使hCG迅速下降;子宫病灶注入抗肿瘤药物,配合全

身化疗而保留生育功能;分离粘连,减少粘连症状。观察疗效方面可观察盆腔器官残留病灶消退或复发情况等。腹腔检查如能正确、仔细进行,不仅安全而且并发病少。

腹腔镜在妊娠滋养细胞肿瘤中的应用仍有一定的局限性,如子宫病灶药物注射仅可使用一次,主要仍靠全身化疗;卵巢黄素化囊肿处理也非必须通过腹腔镜。因而腹腔镜不宜对所有患者列为常规。但本法不失为妊娠滋养细胞肿瘤有用的辅助诊疗措施之一。

(石一复)

参 考 文 献

1. Ak I,Ozalp S. Prognostic relevance of F-18 fluorodeoxyglucose positron emission tomography and computed tomography in molar pregnancy before evacuation. J Reprod Med,2009,54(7):441-446
2. Darby S,Jolley I,Pennington S,et al. Does chest CT matter in the staging of GTN? Gynecol Oncol,2009,112(1):155-160
3. Rotas M,Khulpateea N,Binder D. Gestational choriocarcinoma arising from a cornual ectopic pregnancy:a case report and review of the literature. Arch Gynecol Obstet,2007,276(6):645-647
4. Sando ADS,Bettoch S,Coppoda C,et al. Hysteroscopic identification of hydatidiform mole. J Minimally Invasive Gynecology,2009,16(4):408-409
5. Tripathi M,D'Souza MM,Jain J,et al. Metastatic choriocarcinoma with tumor thrombus in the right atrium and pulmonary vessels:diagnosis and therapy monitoring with F-18 flurodeoxyglucose PET/CT. Clin Nucl Med,2009,34(6):381-385
6. 陈瑞莹,许乙凯,吴元魁. 妊娠滋养细胞疾病的 MRI 表现. 临床放射学杂志,2011,30(2):223-226
7. 冯凤芝,向阳,贺豪杰,等. 宫腔镜和腹腔镜在妊娠滋养细胞肿瘤鉴别诊断中的价值. 中华妇产科杂志,2007,42(7):464-467
8. 冯凤芝,向阳. 放射血管介入技术在妊娠滋养细胞肿瘤诊治中的价值. 中国实用妇科与产科杂志,2011,27(9):667-669
9. 荆彦平,张焱,程敬亮,等. 妊娠滋养细胞疾病的 MRI 诊断及病理对照. 放射学实践,2012,27:3
10. 雷星志,向阳. 放射性血管介入技术在妇产科中的应用. 中国医刊,2006,41(10):30-33
11. 鲁红. 妊娠滋养细胞疾病超声诊断. 中国实用妇科与产科杂志,2011,27(9):656-658
12. 石一复. 葡萄胎、绒毛膜癌及相关疾病. 北京:人民军医出版社,2006:266-269
13. 谢辛. 妊娠滋养细胞肿瘤的诊断与治疗前评估. 实用肿瘤杂志,2008,23(1):1-2
14. 熊敏,王丹青,尹如铁,等. CT 在滋养细胞肿瘤肺转移中的诊断价值. 现代预防医学,2009,36:6
15. 张晓波,金征宇,向阳,等. 超选择动脉栓塞术在妊娠滋养细胞肿瘤治疗中的价值. 介入放射学杂志,2010,19(6):451-453

第六节 人绒毛膜促性腺激素及其相关分子在滋养细胞疾病诊治中的应用

人绒毛膜促性腺激素(human chorionic gonadotrophin,hCG)是糖蛋白激素家族中的一员,一旦妊娠产生绒毛,即可由血循环中检测到 hCG,在正常与异常妊娠期有一定的分泌规律,滋养细胞的数量与活力与 hCG 的分泌密切相关,因此,血清 hCG 测定能够在临床上诊断早孕、异位妊娠、先兆流产、葡萄胎及滋养细胞肿瘤等,并在治疗中和治疗后的随诊中成为重要监测指标。本节就 hCG 的结构、功能及其在滋养细胞疾病诊治中的临床应用进行阐述。

一、hCG 的基本结构及检测方法

通常所说的 hCG 为整分子 hCG,其分子量约为 37 500,由 α 亚单位和 β 亚单位通过非共价键结合构成,其中 α 亚单位为非特异性的,所有的糖蛋白激素均相同,其分子量为 14 000,由 92 个氨基酸组成,在 52 和 78 位氨基酸的残基上有两个通过 N 键连接的寡糖侧链,分别为双分支型和单分支型。β 亚单位具有激素特异性,其分子量为 23 500,由 145 个氨基酸组成,在 13 和 30 位氨基酸的残基上也含有两个通过 N 键连接的寡糖侧链,均为双分支型。此外,在 C 末端残基 122～145 位上还有 4 个通过 O 键连接的寡糖侧链,大多为三糖分子或四糖分子。

在人类的血液和尿液中,hCG 以各种不同的形式存在,其相互之间的关系如图 6-20-4 所示。血清中存在的 hCG 相关分子包括:常规 hCG、高糖基化 hCG、缺刻 hCG、缺刻 ITA、β 亚单位羧基端缺失的 hCG、游离 α 亚单位、游离 β 亚单位、羧基端缺失的游离 β 亚单位、高糖化游离 β 亚单位和缺刻游离 β 亚单位;尿液中除上述血液中的之外还有 β 核心片段。

目前有多种实验方法可以检测 hCG 及其相关分子,主要有放射免疫测定法(radioimmunoassay,RIA)和多种更为精确的测定方法(例如:多抗体三明治检测法),后者的特异性更高,可以检测不同的分子亚型,但是其中有些实验方法不能够检测出所有的各种 hCG 亚型,而在临床上造成活性病变或妊娠滋养细胞肿瘤(GTN)复发的漏诊。一项多中心研究发现目前所用的 40 多种测定 hCG 的方法中仅有两种可以发现所有的 hCG 相关分子,即:DPC Immulite/Immulite 2000 和 RIA,而后者有假阳性存在,因此认为 DPC Immulite/Immulite 2000 是目前用于滋养细胞疾病(GTD)患者病情监测最精确的方法。

二、hCG 及其亚单位的功能

1. 整分子 hCG 通过其受体发挥作用,其主要功能是在早孕期维持妊娠产物。在子宫和卵巢之外的许多其他组织也有 hCG 受体的表达,因此 hCG 可能还有许多迄今为止尚不知道的功能。整分子 hCG 的测定是发现和监测早孕的主要指标,然而,经研究发现,在早孕期,整分子 hCG 的变异很大,这常常会影响妊娠试验的结果,可能会影响倍增时间,因此提倡同时检测几种 hCG 亚型可能会使结果更加可信。

2. α-hCG 缺乏 hCG 活性,子宫内膜细胞能诱导 hCG 分解为 α 亚单位,与孕激素共同作用,可以介导子宫内膜细胞的蜕膜化;α-hCG 还可以刺激蜕膜细胞产生催乳素。

3. β-hCG 也缺乏 hCG 活性,但却具有促进生长的活性。其机制尚不甚明了,可能与其结构和转化生长因子-β、血小板来源的生长因子-B、神经生长因子相似有关。

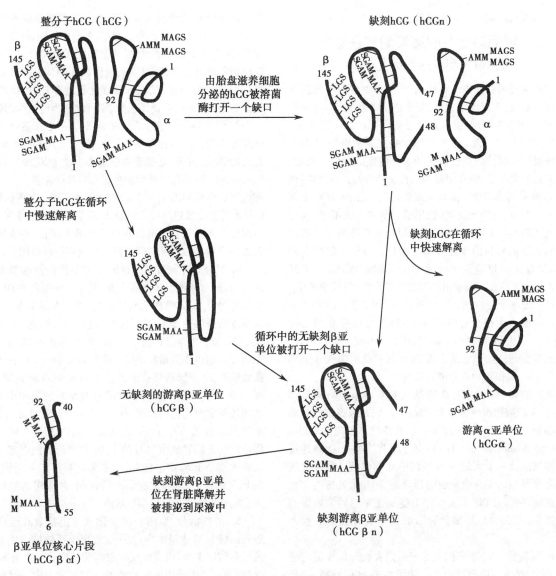

图 6-20-4　hCG 分子家族分子结构及代谢关系

A:N-乙酰基葡萄糖基　L:N-乙酰基半乳糖基　M:甘露糖　G:半乳糖　'S:唾液酸

Behtash 等将 β-hCG 用于葡萄胎清宫术后的监测,发现通过建立正常 β-hCG 的回归曲线,可以早在葡萄胎清除后 (2.29±0.19)周时发现持续性滋养细胞疾病(persistent trophoblastic disease,PTD),比通常使用 β-hCG 平台或升高的方法[(4.21±0.33)周]诊断更早(P<0.001)。

许多非滋养细胞肿瘤仅产生 β-hCG,而不产生整分子 hCG,因此,β-hCG 常常作为侵袭性疾病的标志,血清中 β-hCG 的升高和预后不良明显相关。王小平等应用化学发光法对 GTD 患者及正常妊娠血清中的整分子 hCG、总 β-hCG 及游离 β 亚单位(F-β hCG)进行了检测,结果表明,F-β hCG在葡萄胎及恶性 GTN 组明显高于正常妊娠组,F-β hCG 与 hCG 的比值在正常妊娠、葡萄胎及恶性 GTN 之间呈上升趋势,且绒癌患者又高于侵蚀性葡萄胎患者。因此认为 F-β hCG 可以作为妊娠后判断是正常妊娠、还是葡萄胎的一项辅助指标。F-β hCG/hCG 的比值有助于判断 GTN 的恶性程度,可为葡萄胎恶变的预测与早期诊断以及高危患者的判断提供依据。由于胎盘部位滋养细胞肿瘤

(PSTT)和非滋养细胞肿瘤(nGTN)均可以产生持续低水平的 hCG,有研究分别测定并计算 PSTT、nGTN、GTN 和静止期 GTD 患者血清游离 β-hCG 占总 hCG 的百分比(β-hCG%),结果发现:PSTT 和 nGTN 患者的 β-hCG% 较高,以>35% 为切点可以将 PSTT、nGTN 与 GTN、静止期 GTD 区分开来,而以>80% 为切点则可以鉴别 PSTT 和 nGTN。

4. 缺刻 hCG 是指当整分子 hCG 或游离 β-hCG 降解后,在 β 链的第 43~49 的某一位点间(通常在第 47 和 48 位点间,少数在第 43 和 44 位点间或第 44 和 45 位点间)出现缺刻,就产生了缺刻 hCG 和缺刻游离 β-亚单位。

Kohorn EI 等通过对各型 GTD 患者治疗过程中的血样连续检测发现:开始时,整分子 hCG 占总 hCG 的83.5%,而缺刻 hCG 则占 16.5%,随着滋养细胞疾病的消退,缺刻 hCG 的比例逐渐增加,而整分子 hCG 的比例逐渐下降,当各种原因导致 GTD 完全消退(例如:葡萄胎清宫后、GTN 化疗后)、总 hCG 下降后,这两种 hCG 的比例完全颠倒过来。这就提示缺刻 hCG 与整分子 hCG 的比例可以作为监测

GTD病情发展阶段的可靠指标之一。

三、绒毛膜促性腺激素测定在滋养细胞疾病中的临床应用

在正常妊娠和滋养细胞疾病中,hCG由滋养细胞所分泌。有人研究,在组织培养中,每个滋养细胞每24小时产生的hCG约为10^{-5}IU,也就是说每生产1IU hCG需要10^5个滋养细胞工作一天。滋养细胞疾病患者的血清中,hCG的含量可以反映体内生长活跃的滋养细胞的含量。因此,采用有效的化疗后,滋养细胞的生长受到抑制,也反映在血清hCG含量的降低上。如果连续化疗两个疗程,hCG下降不到一个对数,说明药物无效、用量不足或用法不当,需要纠正或换用别的方案。可以肯定地说,hCG的测定能够用于诊断和监测病情的变化并指导治疗。高于正常浓度的hCGn、hCG β和hCG β cf可能与滋养细胞疾病相关,尤其是hCGn和hCG β常表现出典型的异常高浓度,其中hCG β的血清浓度甚至可以比正常妊娠高4~100倍。滋养细胞疾病患者血清中很少有游离α-亚单位,也没有β-核心片段,β-核心片段主要存在于尿中,但血清中游离β-亚单位的比例却很高。如果血清中游离β-亚单位的值大于hCG水平的3%,则提示为滋养细胞疾病。

最近的研究又发现,高糖基化hCG(hyperglycosylated hCG)在滋养细胞肿瘤患者中含量极高,它是绒癌细胞分泌的主要hCG相关分子,因此又称侵蚀性滋养细胞抗原(invasive trophoblast antigen,ITA),其分子含有两个O键连接的寡糖侧链及一个大的N键连接的寡糖侧链。另外在唐氏综合征妊娠时ITA含量也有所增高,而正常妊娠时其血清浓度则很低。因此,ITA可作为鉴别正常与异常妊娠的重要指标,尤其对滋养细胞肿瘤的诊断具有独特的参考价值。

1. 葡萄胎 如前所述,正常妊娠妇女血清hCG测定呈双峰曲线,妊娠早期血清中有生物活性的hCG升高,而且每两天增加1倍,妊10周时达到峰值(自末次月经算起),中位数一般为10万mIU/ml,于第10~20周下降,降到峰值水平的20%,然后维持在这个水平,在分娩前有少量增加,分娩后1~3周降到非妊娠时水平。多胎妊娠比单胎妊娠有较高的hCG浓度。异位妊娠比正常妊娠的血清hCG浓度要低,然而也可能会有一段较长的无法对两者进行区别的时间。而葡萄胎患者血清hCG的含量远高于20万mIU/ml,最高可达240万mIU/ml,且持续不下降。为此,临床上怀疑葡萄胎时,可连续测定血清中hCG的含量,这对于正常妊娠和葡萄胎的鉴别是有意义的。葡萄胎患者血清中hCG β/hCG高于正常妊娠者,葡萄胎患者hCG β/hCG比值是1.8%,正常妊娠者hCG β/hCG比值为0.3%。另外,完全性葡萄胎的hCG β/hCG比值高于部分性葡萄胎,其比值分别为2.4%及1.0%。

2. 侵蚀性葡萄胎 葡萄胎排出后60~90天,血清hCG仍未降至正常范围,或持续不下降甚至上升者,提示可能已发生恶性变。研究表明葡萄胎患者发展为持续性葡萄胎者,血清中游离β-亚单位/hCG比值较高。因此,可以根据葡萄胎排出后血清hCG及其亚单位的变化预测恶变,但

需排除葡萄胎的残留或合并巨大卵巢黄素化囊肿的可能性,方法如下:①再次刮宫,如刮出葡萄胎组织,hCG即转成正常,则为残余葡萄胎,如果未刮出组织或刮出若干组织,hCG仍不恢复正常,则可诊断为侵蚀性葡萄胎。②通过妇科检查或B超检查,发现有黄素化囊肿存在,可继续观察至囊肿消失,如hCG仍不正常,则可诊断为侵蚀性葡萄胎。

3. 绒毛膜癌 最近的研究表明,若绒癌患者血清和尿hCG的生物活性与免疫活性的比值(B/I)较高的话,会有较好的预后。有研究报道绒癌患者血清hCG β/hCG可达7%~25%,明显高于葡萄胎患者和正常妊娠者。正常分娩和流产后血清hCG常在1~3周内转成正常,个别长达4~8周才消失。如超过这一时限,hCG仍维持在高水平,则应高度怀疑为绒癌。如果合并有子宫增大,阴道不规则出血及出现阴道、肺或其他部位转移时,则可明确诊断。

4. 绒癌合并脑转移的诊断 绒毛膜促性腺激素进入血液后,即可渗透至各体液中去,因此在绒癌患者的脑脊液中常可测得hCG,但含量不高。如绒癌发生脑转移,由于滋养细胞所分泌的hCG可直接进入脑脊液,因此,含量常明显增高,和血中含量比值(血:脑脊液)常小于60:1。为此在国外常用以作为诊断绒癌合并脑转移的一个依据。但根据我院对23例脑转移患者治疗前后血hCG测定结果,发现:①94%的脑瘤期患者血和脑脊液hCG比值小于60:1;②瘤栓期病例比值均大于60:1;③无脑转移者亦有5.5%血脑hCG比值亦小于60:1;④治疗后由于血中hCG的下降速度快于脑脊液中hCG的下降,在部分病例中亦可出现血脑比值小于60:1。因此,诊断脑转移不能完全依靠血、脑hCG的比值,应当注意监测的时期,并应用其他辅助检查(如:头颅CT等),以明确诊断。

5. 指导治疗,监测病情变化和评定疗效和远期随访患者血清hCG含量多少,在一定程度上反映体内生长活跃的滋养细胞多少,因而也反映着病情的变化。血清hCG的含量上升,说明体内生长活跃的滋养细胞增多,病情恶化。反之,病情有好转。采用有效化学药物治疗后,滋养细胞生长受抑制,也反映在血清hCG的含量上。化疗后,血清hCG含量下降,说明化疗有效。如上升,则说明化疗效果不佳,一般以下降一个对数为有效(即hCG测定值至少下降一个位数)。如连续化疗两个疗程而仍不能达到此结果,说明药物无效或用量不足或用法不当,亟待纠正或换用他药。但必须注意每次测定血清hCG时需求得其确切的数值,不能以大于多少出报告,否则不易看出治疗结果。例如化疗前患者血清hCG原为4万mIU/ml,但试验没有做全,做到400mIU/ml时不再向上做了,出结果为>400mIU/ml。治疗后,血清hCG下降至4000mIU/ml,下降明显,但如也没有把化验做全,仍出报告为>400mIU/ml,就看不出效果。化学治疗疗程多少,依病情转变而定,一般要达到完全恢复标准(即血清hCG每周一次,连续三次正常,阴道或肺转移完全消失或基本消失,临床急性症状消失),再加巩固治疗至少一个疗程。这是因为即使当前用的放射免疫测定方法有较高敏感度,但至1~5mIU/ml即不易测出,而此时体内可能仍有几万或几十万生长活跃的滋养细胞,还需通过化疗继续抑制其生长。

四、临床上几种特殊类型的 hCG

1. 持续性低水平 hCG 　近年来，许多文献都提到了持续性低水平 hCG 的问题。临床医师常常把单纯的血清 hCG 水平升高看做是妊娠、GTD 或 GTN 复发，即使除了 hCG 升高以外没有任何临床证据支持该诊断。许多妇女由于怀疑为恶性肿瘤而接受了化疗或子宫切除术，而事实证明所有这些治疗都是不必要的、也是无效的，这似乎是目前全球各个滋养细胞疾病中心面临的尴尬。据 Zavadil M 等分析，持续性低水平 hCG 综合征（syndrome of persistent low levels of human chorionic gonadotrophin，S-PLL）可以分为以下四种情况：①假阳性 S-PLL：也叫做错觉 hCG，常由异源性抗体所致；②垂体性 S-PLL：主要见于围绝经期和绝经后的妇女；③静止期 S-PLL：为滋养细胞起源，见于有滋养细胞疾病病史的患者；④不明确的 S-PLL：无滋养细胞疾病病史，但过去有过生理性或病理性妊娠史。前两种情况显然对治疗不会有反应；后两种情况可能均为滋养细胞起源，其病理学基础是持续性滋养细胞的侵袭，常被诊断为滋养细胞疾病并给予不必要的化疗和手术，其发展为恶性滋养细胞疾病的可能性尚不明确，可能在 7%～25% 之间，因此仍应该对其按照滋养细胞疾病进行随访。

2. 假阳性 hCG 　又称为错觉 hCG（phantom hCG），这一概念最早由 Cole 提出，是一种存在于血清中的干扰 hCG 免疫测定的物质，已知有两种原因可以引起错觉 hCG：模拟 hCG 结构的蛋白水解酶和嗜异染抗体（heterophilic antibody）。然而目前所用的 hCG 三明治免疫检测法基本上不会检测到蛋白水解酶，因此，错觉 hCG 主要是由于嗜异染抗体所致。当患者暴露于各种其他物种的血液、组织等抗原后在体内则可形成嗜异染抗体，它可以在没有 hCG 存在的情况下桥接两个 hCG 抗体（捕获抗体和示踪抗体）而使检测结果呈持续性的假阳性（见图 6-20-5）。错觉 hCG 的发生率不明确，但据文献报道，在健康人群中嗜异染抗体的阳性率约为 3.4%。幸运的是，嗜异染抗体是一种 IgG，它不能以具有干扰性的原型形式从尿液中排泄，因此不会影响尿液中 hCG 的检测结果，可见，尿液检测在鉴别错觉 hCG 时显得尤为重要。此外，近来有人通过嗜异染抗体阻滞试剂盒中和患者血清中的嗜异染抗体后再进行检测，可以有效地消除其干扰而预防出现假阳性 hCG 结果。

由于 hCG 在滋养细胞中具有较高的敏感性和特异性，当血清 hCG 升高而宫内未见到妊娠物或在妊娠物排出后而血清 hCG 仍不下降时，临床易于诊断为异位妊娠或 GTN，而且 GTN 是不需要组织病理学诊断就可以给予化疗的恶性肿瘤之一，因此常导致患者接受了不必要的手术或化疗。Olsen 等提出：当血清 hCG 结果提示有 GTD 或异位妊娠的可能，但与临床病史或其他检查结果不符时，应在进行化疗或手术前行尿液 hCG 分析，以排除错觉 hCG 的可能。否则可能会使患者接受不必要的过度治疗。有些后来被证实为错觉 hCG 的病例在接受手术或化疗后可以观察到短暂的 hCG 水平下降，从而误导临床医师的判断。这可能是由于施予患者的治疗削弱了其免疫系统而使体内的嗜异染抗体水平下降所致。

由此可以看出，虽然在大多数情况下血清 hCG 的检测结果极为可靠，但还是存在一些缺陷，错觉 hCG 的问题应当引起临床医师的足够重视。

3. 高糖基化 hCG（hyperglycosylated hCG，hCG-H） 　是过度糖基化的 hCG 的变异体，常规 hCG 由分化良好的合体滋养细胞产生，而 hCG-H 则由细胞滋养细胞产生。hCG-H 通过自分泌作用促进滋养细胞的侵袭和恶变，是恶性或侵袭性滋养细胞疾病的绝对标志物，并能用于鉴别活性和静止期疾病、评估化疗的必要性。

Cole LA 等通过对妊娠、绒癌和睾丸癌患者的 hCG-H 测定发现，hCG-H 的功能与 hCG 完全不同，它无论在体内还是在体外都有促进侵袭的作用，此外，通过给予 hCG-H 的特异性抗体，可以完全阻断这种侵袭性和肿瘤形成作用。因此认为 hCG-H 作为一种细胞因子样的分子，在妊娠、绒癌和睾丸癌的植入、侵袭中起重要的调节作用。在另一项研究中，他们分别测定 GTN 和静止期 GTD 患者的常规 hCG 和 hCG-H，结果发现两组患者在常规 hCG 检测中的差别无统计学意义，而 hCG-H 与总 hCG 的比值［hCG-H（%）］在 GTN 组明显升高，差异有统计学意义（$P<$

真阳性hCG　　　　　　　　由嗜异染抗体所致的假阳性hCG

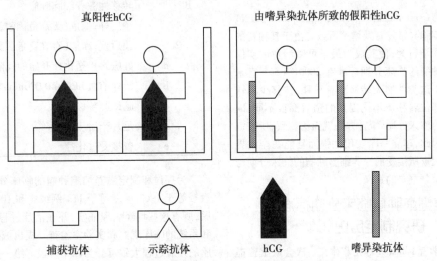

捕获抗体　　　示踪抗体　　　　hCG　　　嗜异染抗体

图 6-20-5　嗜异染抗体干扰 hCG 免疫测定的机制

0.000001）。说明 hCG-H（%）可用于鉴别滋养细胞疾病有无活性，并提出可以将 hCG-H（%）作为滋养细胞疾病的早期肿瘤标志物。

hCG-H 的测定是区分有活性的病变和无活性的病变的理想方法，同时在发现疾病复发和持续性滋养细胞疾病上也比常规 hCG 测定更为敏感。因此，Khanlian 等提出：对于持续性低 hCG（<1000mIU/ml）的妇女，在排除了假阳性 hCG、并且缺乏任何影像学上肿瘤的证据时，应该在开始化疗或手术前测定 hCG-H 以评估其是否需要进一步的治疗。

（向 阳）

参 考 文 献

1. Cole LA, Butler SA, Khanlian SA, et al. Gestational trophoblastic diseases:2. Hyperglycosylated hCG as a reliable marker of active neoplasia. Gynecol Oncol,2006,102:151-159

2. Cole LA, Khanlian SA. Hyperglycosylated hCG:a variant with separate biological functions to regular hCG. Mol Cell Endocrinol,2007, 260-262:228-236

3. Cole LA, Khanlian SA, Riley JM, et al. Hyperglycosylated hCG in gestational implantation and in choriocarcinoma and testicular germ cell malignancy tumorigenesis. J Reprod Med,2006,51:919-929

4. Cole LA, Khanlian SA, Müller CY, et al. Gestational trophoblastic diseases:3. Human chorionic gonadotropin-free beta-subunit, a reliable marker of placental site trophoblastic tumors. Gynecol Oncol, 2006,102:160-164

5. Khanlian SA, Cole LA. Management of gestational trophoblastic disease and other cases with low serum levels of human chorionic gonadotropin. J Reprod Med,2006,51:812-818

6. Stenman U, Tiitinen A, Alfthan H, et al. The classification, function and clinical use of different isoforms of hCG. Hum Reprod Update, 2006,12:769-784

7. Zavadil M, Feyereisl J, Safar P, et al. Syndrome of persistent low levels of human chorionic gonadotrophin(hCG). Ceska Gynekol,2006, 71:136-142

第七节 滋养细胞肿瘤临床分期与预后评分标准

滋养细胞肿瘤（gestational trophoblastic neoplasia，GTN）是由于妊娠滋养细胞异常发育及增殖所致。由于其独特的组织学来源及生物学行为，使其成为最早可以治愈的实体肿瘤。但对于该肿瘤的临床分期标准在 2000 年前一直未能完全统一。由于这类肿瘤无转移和有转移，转移少和转移多的以及不同部位转移等不同因素的预后都很不同，缺乏一个统一执行的临床分期，统计方法就无法一致，所有资料也难以相比。因此，建立一个实用性强而且能在全世界范围内推广并被大家所接受的滋养细胞肿瘤的临床分期与预后评分标准有十分重要的意义。

一、滋养细胞肿瘤临床分期标准的研究制定历史

1965 年国外学者 Ishizuka 等在菲律宾一次会议上曾提出了一个关于滋养细胞疾病的临床和病理分类，并于 1967

年在国际抗癌联盟会议上通过，成为国际性的分类方法。该分类方法，虽将病变有无转移及转移是否超出盆腔进行分类，但由于不够如实反映病变发展的过程，尚不是一个实用的临床分期。1975 年美国学者 Jones 提出了另一种临床病理分类法，主要分如下四类：Ⅰ：病变无转移；Ⅱ：有转移，低危组（hCG 测定值<10 万单位/24 小时尿，病程<4 个月，无脑或肝转移）；Ⅲ：有转移，高危组（hCG 测定值>10 万单位/24 小时尿，病程>4 个月，无脑或肝转移）；Ⅳ：脑或肝转移。随后有许多学者即沿用这种方法或稍加改变，用以指导临床治疗。但是这种方法，作为分期尚不够理想，分级标准不一致，比较复杂，除脑及肝转移列为Ⅳ期外，Ⅱ期和Ⅲ期差异不是根据病变发展过程而是依据发病时间及 hCG 测定结果。但发病时间有时很难确定，而且当时 hCG 测定方法很多，准确性不确定，各地应用均不一样，不同方法测定值往往差异很大。此外，从转移看，只分有转移和无转移以及有无脑或肝转移，其他均在一起，也不够清楚，因此，仍不能认为是一个完善的临床分期系统。20 世纪 70 年代，美国国立卫生研究所（NIH）根据滋养细胞肿瘤的发生与临床发展过程，将滋养细胞肿瘤分为良性与恶性两大类。良性滋养细胞肿瘤包括有完全性葡萄胎和部分性葡萄胎。恶性滋养细胞肿瘤又分为未转移性和转移性两类，转移性滋养细胞肿瘤又根据高危因素的存在与否分为许多亚类（表 6-20-13）。但由于滋养细胞肿瘤有极强的亲血管性，而可发生全身各脏器转移，该分类方法并不能全面准确的反映许多患者的具体情况与预后，因而并未能被临床广泛应用。

表 6-20-13　NIH 关于妊娠滋养细胞肿瘤分期标准

期别	定　义
Ⅰ	良性滋养细胞疾病
A	完全性葡萄胎
B	部分性葡萄胎
Ⅱ	恶性滋养细胞疾病
A	未转移性滋养细胞肿瘤
B	转移性滋养细胞肿瘤
1.	预后好，低危（无高危因素）
2.	预后差，高危（存在高危因素）
a	妊娠终止至化疗开始的间隔大于 4 个月
b	治疗前血 hCG>40 000mIu/ml
c	脑或肝转移
d	足月产后
e	曾接受过化疗

为探讨和制定滋养细胞肿瘤的临床分期，我国宋鸿钊教授等于 1962 年复习了 113 例绒癌和 103 例侵蚀性葡萄胎，所有这些均经病理证实，并在治疗过程中，均经过详细和系统的临床观察和实验室检查。提出绒癌和侵蚀性葡萄胎的发展过程大致可分为四个阶段。第一阶段为病变开始于子宫但仍局限于子宫，第二阶段为病变由子宫经肌层内

静脉窦侵入宫旁组织、附件或阴道,第三阶段为病变转移至肺,第四阶段为病变由肺继发扩散而广泛转移至全身各器官。根据这四个阶段,将病变分为四期(表6-20-14)。该分期方法基本上是根据病变发展过程而定的,分期方法比较简单,从期别上即可看出病变发展情况。分期愈高,病变发展愈晚,预后也愈差。该分期法于1983年经由世界卫生组织(WHO)推荐,被国际妇产科联盟(FIGO)采纳作为临床解剖分期标准的基本框架,并稍微修改并附加高危因素后,于1992年正式提出了宋式分期法修改后的FIGO关于滋养细胞肿瘤的临床分期标准(表6-20-15)。

表6-20-14　宋氏滋养细胞肿瘤临床分期法

期别	定　义
Ⅰ	病变局限于子宫
Ⅱ	病变超出子宫但局限于生殖器官
Ⅱa	转移至宫旁组织或附件
Ⅱb	转移至阴道
Ⅲ	病变转移至肺伴或不伴有生殖道转移
Ⅲa	转移瘤直径小于3cm或片状阴影不超过一侧肺的一半
Ⅲb	肺转移灶超过上述范围
Ⅳ	病变转移至脑肝肠肾等其他器官

表6-20-15　妊娠滋养细胞肿瘤FIGO临床分期标准(1992)

期别	定　义
Ⅰ	病变局限于子宫
Ⅰa	无高危因素
Ⅰb	一个高危因素
Ⅰc	两个高危因素
Ⅱ	病变超出子宫但局限于生殖器官(宫旁、附件及阴道)
Ⅱa	无高危因素
Ⅱb	一个高危因素
Ⅱc	两个高危因素
Ⅲ	病变转移至肺伴或不伴有生殖道转移
Ⅲa	无高危因素
Ⅲb	一个高危因素
Ⅲc	两个高危因素
Ⅳ	病变转移至脑肝肠肾等其他器官
Ⅳa	无高危因素
Ⅳb	一个高危因素
Ⅳc	两个高危因素

* 高危因素
1. hCG>10^5mIu/ml
2. 妊娠终止至化疗开始的间隔大于6个月

1976年英国学者Bagshawe首先提出了主要与肿瘤负荷有关的预后评价指标。这些指标包括了13个影响预后的因素,即年龄、孕产次、前次妊娠史、组织学诊断、发病至化疗开始的间隔时间、hCG水平、患者及其配偶的ABO血型、转移灶数量、转移部位、最大肿瘤直径、淋巴浸润与否、患者免疫状况以及化疗后再次复发。1983年WHO对Bagshawe的评分标准进行修改后,提出了改良的预后评分系统,并根据累加总分将患者分为低、中或高危3组。依此指导化疗方案的选择及进行预后判断。

二、FIGO关于滋养细胞肿瘤临床分期与预后评分系统的制定与临床应用

由于妊娠滋养细胞肿瘤的WHO预后评分标准和FIGO在1992年提出的临床分期在实际使用过程中有其局限性,分期与评分系统之间尚存在一定程度的脱节,临床应用中不能有机的将其结合起来。所以1998年国际滋养细胞肿瘤学会(ISSTD)即提出建立新的滋养细胞肿瘤分期与预后评分标准,并将修改意见提交FIGO讨论。FIGO于2000年审定并通过了新的分期及预后评分系统(表6-20-16,表6-20-17)。该分期标准其基本框架仍按宋鸿钊教授提出的解剖分期标准,仍分为Ⅰ、Ⅱ、Ⅲ、Ⅳ期,删除了a、b、c亚期,但以修改后的FIGO评分替代。修改后的评分系统与原WHO评分标准的区别为:ABO血型作为危险因素被去掉,肝转移的记分由原来的2分上升至4分。总记分<6分者为低危患者,≥7分者为高危患者,删除了原来WHO评分系统中的中危记分,因为中危患者亦需进行联合化疗,故中危因素不再单独列出。临床诊断患者时应结合解剖分期与预后记分,如患者为绒癌肝转移,预后评分为16分,诊断时则应标注为Ⅳ:16。该分期与评分系统更加客观地反映了滋养细胞肿瘤患者的实际情况,而且在疾病诊断的同时更加简明地指出了患者除分期之外的病情轻重及预后危险因素。一些期别较早的患者可能存在较高的高危因素,而一些期别较晚的患者可能仍属于低危组,该分期与评分系统则能一目了然的给予诊断,更有利于患者治疗方案的选择及对预后的评估。而对于复发的患者,则应依据FIGO滋养细胞肿瘤分期系统,根据复发时的病情,重新进行分期诊断。该分期与预后评分系统在2003年FIGO和国际妇科肿瘤协会(IGCS)发布的第2版《妇科恶性肿瘤分期及临床实践指南》中进行了修改说明,到2006年11月FIGO会议上发布第三版指南中也没有再进行修改,一直沿用至今,并在临床实际工作中得到很好的应用。

表6-20-16　妊娠滋养细胞肿瘤FIGO临床分期(2000)

期别	定　义
Ⅰ	病变局限于子宫
Ⅱ	病变超出子宫但局限于生殖器官(宫旁、附件及阴道)
Ⅲ	病变转移至肺伴或不伴有生殖道转移
Ⅳ	病变转移至脑肝肠肾等其他器官

表 6-20-17　FIGO 滋养细胞肿瘤预后评分标准（2000）

预后因素	计　分			
	0	**1**	**2**	**4**
年龄（岁）	<39	>39		
末次妊娠	葡萄胎	流产	足月产	
妊娠终止至化疗开始的间隔（月）	<4	4~6	7~12	>12
hCG（IU/L）	<10^3	10^3~10^4	10^4~10^5	>10^5
肿瘤最大直径（cm）		3~4	>5	
转移部位		脾、肾	胃肠道	脑、肝
转移瘤数目*		1~4	4~8	>8
既往化疗失败史			单药化疗	多药化疗
总计分	0~6 低危；	≥7 高危		

* 肺内转移瘤超过 3cm 者或者胸片可见者予以记数

三、FIGO 分期及评分系统在临床应用中存在的争议问题

1. Ⅱ期中宫旁和附件转移如何界定？因为妇科检查往往无法发现宫旁/附件转移，即使是影像学检查也可能会漏诊，这就造成了较小的生殖器官转移不一定能够被发现，只有看到有明确的阴道转移的才诊断为Ⅱ期，否则都诊断为Ⅰ期。如果在短期（如 2 周）内患者接受了手术治疗，则应依据术中所见对诊断进行修正。

2. 肺 CT 在分期中的价值　如果仅仅依据胸片诊断，可能会漏诊约 40% 的肺转移患者，而误诊为Ⅰ期或Ⅱ期。因此，我们推荐，一旦诊断 GTN，为了明确分期，应当在化疗开始前行肺 CT 检查，以明确是否有肺转移。另一方面，肺 CT 由于其较高的分辨率，也可能会使患者的诊断分期提高。例如有些患者曾经患过肺结核或肺部其他感染，有可能肺内有数个不典型的小结节影，此时无法判断是 GTN 的肺转移还是其他炎性病灶，可以暂时诊断为Ⅲ期，化疗 2 个疗程后复查肺 CT，如果肺内阴影缩小或消失，则支持肺转移的诊断，仍诊断为Ⅲ期；如果经过数疗程的化疗，人绒毛膜促性腺激素（hCG）下降满意，而 CT 提示肺部阴影没有任何变化，则应当除外肺转移、重新修正患者的分期。

3. Ⅱ期和Ⅲ期之间的关系　肺转移是临床上最常见的转移部位，在诊断 GTN 时，肺转移的发生率约为 60%，这是因为血行转移是 GTN 的主要转移途径；而宫旁和附件转移多是直接蔓延所致，故宫旁和附件转移的发生率明显低于肺转移。此外，现在多是依靠肺 CT 诊断肺转移，因此，肺转移的漏诊率很低，而阴道转移通常是通过妇科检查发现，宫旁/附件的转移有可能漏诊，因此临床上Ⅱ期患者似乎不如Ⅲ期患者多见。另一方面，由于肺转移可以认为是 GTN 的早期事件，虽然被定义为Ⅲ期，但是，Ⅲ期 GTN 患者的预后并不比Ⅱ期差。另外，Ⅲ期患者如果同时合并阴道转移，诊断仍然是Ⅲ期，即使是从预后评分标准中也不能体现出二者的不同，因此，我们建议，有阴道转移的Ⅲ期患者诊断为"Ⅲ期，合并阴道转移"以示区别。

4. "成因性妊娠"与"末次妊娠"的问题　GTN 的遗传学起源取决于它所继发的妊娠的性质，由于通过常规方法无法识别成因性妊娠，因此，在临床上通常把末次妊娠当做成因性妊娠看待，然而，遗传学研究表明：对于一个有多次妊娠史的妇女，其末次妊娠并不一定就是成因性妊娠。为此，我们把导致 GTN 发生的那一次妊娠叫做"成因性妊娠"，以与通常所说的"前次妊娠"或"末次妊娠"相区别。通过对北京协和医院 12 例绒癌病例的分子遗传学检测，我们发现绒癌的末次妊娠与成因性妊娠的不符合率高达 87.5%，这提示在临床上，可能常有忽略性流产、忽略性葡萄胎存在，由于并非每一次流产（人工流产或自然流产）排出的妊娠物都进行了组织病理学检查，因此，有些流产可能实际上是早期绒毛水肿不明显的葡萄胎而未被识别；同时，也有些在早孕期发生的完全流产被患者仅仅当做了一次延迟的月经来潮。虽然确定成因性妊娠对于进行正确的预后评分、更好地评估患者的预后、并为患者提供更好的治疗方案具有重要意义，但由于 GTN 患者的治疗以化疗为主，大多数患者没有获得组织标本，这就限制了对成因性妊娠的判断，因此，在没能获得组织标本的病例或没有条件进行分子遗传学诊断的医院仍然将末次妊娠作为成因性妊娠来对待。

5. 虽然 FIGO 对于其他妇科肿瘤的分期原则是一经诊断就不再更改分期，但是对于 GTN 没有明确的限定，FIGO 对于何时进行分期、评分也没有界定，是应该在葡萄胎排出后 hCG 持续升高而诊断 GTN 时？还是在脉冲式单药化疗 hCG 没有很好地下降时？还是发现患者有肺转移时？或是在单药化疗失败发生脑转移时？Kohorn EI 提出了动态分期/评分系统解决这一问题，即：当病情进展时，允许改变患者的分期和预后评分，也就是随着患者的临床状态改变而进行改变的动态分期/评分系统。Ngan HY 则认为，在 GTN 复发时应当对患者进行再分期和再评分，再次评分时与前次化疗相关的预后因素也应当包括进去。目前，对于复发性 GTN 患者临床上常见的做法都是采用再分期和再评分。动态分期/评分法的结果就是同一个患者在疾病进展的不同时期会得到不同的分期和评分诊断。对于单一一个患者而言，这是有利于对其预后的评估并制定个体化治疗方案

的;但是,这种多重分期/评分对于不同诊治中心、不同国家之间进行疗效比较时可能会显得比较混乱,因此,这种动态分期/评分系统的临床应用价值尚有待商榷。

6. 预后评分标准不适用于 PSTT 患者　PSTT 的特殊性决定了其病情发展不能用 FIGO 的 GTN 预后评分系统来评估,这一论点在大量研究中均得到证实,Schmid P 等对 1976 ~ 2006 年间的 62 例 PSTT 患者进行回顾性研究发现,Ⅰ期患者的 10 年总存活率为 90%(77% ~ 100%),并且并未从术后化疗中获益(说明Ⅰ期患者术后化疗无意义)。相反,Ⅱ、Ⅲ、Ⅳ期患者则需要手术和化疗的联合治疗;Ⅱ期患者的 10 年总存活率为 52%(3% ~ 100%),Ⅲ期或Ⅳ期者为 49%(26% ~72%)。复发或耐药患者的结局较差:只有 4 例(22%)患者获得了超过 60 个月的长期存活。多因素分析表明唯一的与总存活率/无复发存活率相关的独立因素是与前次妊娠的间隔时间,切点为 48 个月,即:<48 个月者可能存活,而≥48 个月者则可能死亡,从上述结果可以看出,按照分期选择治疗(Ⅰ期手术/Ⅱ ~Ⅳ期联合手术和化疗)可以提高 PSTT 患者的疗效,以前次妊娠后 48 个月为存活率的预后指标可以有助于根据危险因素选择合适的治疗。PSTT 的其他不良预后因素还有很多,包括:年龄超过 35 岁、深肌层浸润、Ⅲ期或Ⅳ期、最大 hCG 水平>1000mIU/ml、广泛的凝固性坏死、高有丝分裂率和透明细胞的存在。

(向　阳)

参 考 文 献

1. 向阳. 宋鸿钊滋养细胞肿瘤学. 第 3 版. 北京:人民卫生出版社,2011

2. Baergen RN, Rutgers JL, Young RH, et al. Placental site trophoblastic tumor:A study of 55 cases and review of the literature emphasizing factors of prognostic significance. Gynecol Oncol,2006,100(3):511-520

3. Kohorn EI. Dynamic staging and risk factor scoring for gestational trophoblastic disease. Int J Gynecol Cancer,2007,17(5):1124-1130

4. Lurain JR. Gestational trophoblastic disease Ⅱ:classification and management of gestational trophoblastic neoplasia. Am J Obstet Gynecol,2011,204(1):11-18

5. Palmer JE,Hancock BW,Tidy JA. Influence of age as a factor in the outcome of gestational trophoblastic neoplasia. J Reprod Med,2008,53(8):565-574

6. Schmid P,Nagai Y,Agarwal R,et al. Prognostic markers and long-term outcome of placental-site trophoblastic tumours:a retrospective observational study. Lancet,2009,374(9683):48-55

7. Zhao J,Xiang Y,Wan XR,et al. Molecular Genetic Analyses of Choriocarcinoma. Placenta,2009,30(9):816-820

第八节　妊娠滋养细胞疾病的治疗

滋养细胞疾病是一组疾病,各有其特点,兹将有关治疗分述如下。

一、葡萄胎的治疗

(一) 葡萄胎的清除

葡萄胎一经诊断,即应尽早予以清宫。清宫手段以负压吸宫为宜。吸宫前,需开放静脉通路,备好止血药物、缩宫药物等,必要时通知放射导管科室做好动脉栓塞准备。通常可在扩张宫颈后,以较大号吸管吸宫,待大部分组织吸出后,可静脉予催产素等。组织基本清空后,可配合刮匙刮宫。对于月份较小的子宫,通常一次清宫即可完全清除葡萄组织。

清宫后 1 周,宜复查血清 hCG 和 B 超。如提示清宫未净,可予再次清宫,必要时可在 B 超监视下行清宫。应当尽量避免 3 次或更多次刮宫,以避免不必要的损伤、感染等并发症机会。

一般认为,清宫早晚并不影响恶变率,但大月份清宫,不易一次清净,且出血、损伤、感染等并发症风险亦高。

(二) 葡萄胎清除后的随诊

葡萄胎的恶变率各家报告不同,约 8% ~ 20%,CHM 的恶变率远高于 PHM。葡萄胎清除后血清 hCG 水平变化之监测,是及早发现恶变征兆的最为敏感而特异的手段。如能检测至血清 hCG 达正常,则恶变机会大为降低。

清宫后,每周监测血清 hCG,在除外清宫不全/再次妊娠的情况下,如出现连续 2 次上升或连续 3 次平台,或清宫后 6 个月血清 hCG 仍未达正常水平,即可诊断为持续性葡萄胎(persistent mole)或持续性妊娠滋养细胞疾病(persistent gestational trophoblastic disease),需进一步评估并治疗。

(三) 葡萄胎清宫后之妊娠

通常认为,葡萄胎清宫后 1 年或血清 hCG 达正常水平后半年,即可再次妊娠。除极罕见的家族性重复性葡萄胎(familial repeat hydatidiform mole)外,再次葡萄胎的几率并不高。

二、滋养细胞肿瘤的治疗

自 20 世纪 50 年代以来,随着多个有效化疗药物方案的建立,妊娠滋养细胞肿瘤由既往死亡率极高的肿瘤转变成治愈率极高的肿瘤。一般而言,滋养细胞肿瘤通常采取化疗为主的综合治疗手段,低危患者初始治疗的治愈率在 95% 以上,高危患者初始治疗的治愈率也达 60% ~ 70%。死亡病例多为耐药、晚期患者。

绝大多数妊娠滋养细胞肿瘤患者为育龄妇女,大多有生育要求。通过化疗为主,辅以必要的手术等综合治疗手段,大多数患者可以获得治愈并保留生育功能。

值得注意的是,与常见的侵蚀性葡萄胎和绒癌对于化疗极为敏感不同,中间型滋养细胞肿瘤(PSTT 和 ETT)对于化疗的敏感性较差,常常需要配合手术治疗方能获得治愈。而转移性中间型滋养细胞疾病的疗效则很差。以滋养细胞为主的绒癌,又称不典型绒癌,对于化疗的敏感性极差,如不能手术切除,预后极差。

有关妊娠滋养细胞肿瘤的具体治疗方法,详见本章有关各节。

(万希润)

第九节 妊娠滋养细胞肿瘤的手术治疗

妊娠滋养细胞肿瘤（gestational trophoblastic neoplasia，GTNs）是一种来自人类妊娠滋养细胞的恶性肿瘤。过去对妊娠滋养细胞肿瘤均采用手术切除子宫的方法，效果很差，尤以绒癌为甚。除了一些早期病例，病变局限于子宫无转移的部分患者可以存活外，凡有转移的，一经诊断几乎全部在半年内死亡，总的病死率均在 90% 以上。然而，自 20 世纪 60 年代开始，随着一系列有效化疗药物的应用，GTN 的治疗效果已有了明显的提高。即使已有全身广泛转移，极晚期患者，也可以取得根治。由于敏感的人绒毛膜促性腺激素（hCG）的监测以及化疗的进展，目前伴有转移患者的持续缓解率可达 90%，病变局限于子宫患者的持续缓解率几乎为 100%。手术在 GTN 中已退于次要的地位，但是，在一些特定的条件下，手术切除子宫原发灶及转移瘤对 GTN 患者仍然具有重要的应用价值。手术包括从简单的如刮宫、吸宫等到复杂的根治性手术，这些手术都各有其指征。由于临床情况各不相同，本节将分别阐述各种情况下的手术治疗价值及其临床指征。

一、非转移性滋养细胞疾病的手术治疗

（一）葡萄胎

因为大多数恶性滋养细胞肿瘤都是从葡萄胎发展而来，所以滋养细胞肿瘤手术治疗的讨论首先从葡萄胎的治疗开始。随着葡萄胎的诊断，应进一步进行血清 hCG 定量测定和胸片或肺 CT 检查，后者是为了排除转移和为将来随访建立一个基础。如在胸片上已发现转移，则应按转移性妊娠滋养细胞肿瘤进行处理。葡萄胎一经诊断，应尽快予以清除，清除葡萄胎的应注意预防出血过多、穿孔及感染的发生，并应尽可能减少以后恶变的机会。在目前临床工作中，已不建议行子宫切开术来清除葡萄胎组织，这一操作具有潜在的危险，且并不比清宫术优越。也有作者认为对于完成生育功能且年龄较大的妇女来说，子宫切除术可以作为清除葡萄胎方法的一种选择，因其发展为恶性的可能性更大。虽然子宫切除被认为是防治高龄妇女高恶变率及死亡率的有效方法，但是没有证据表明，与仅行清宫术保留子宫的葡萄胎妇女相比，单独行子宫切除术能够降低恶性变风险并缩短人绒毛膜促性腺激素（hCG）阴转的时间。Curry 及其同事报道，即使切除子宫，他们的患者仍有 20% 的机会发展为恶性。事实上，子宫切除术有可能引起恶性滋养细胞的扩散：Hertz 观察到子宫切除术后 2～3 周新发生的肺转移。因此，新的观点已不再支持诊断葡萄胎后直接行子宫切除的做法。

1. 葡萄胎妊娠的清除 术前应详细了解患者一般情况及生命体征。合并重度妊娠高血压疾病或心力衰竭者，应先积极对症治疗，待病情平稳后予以清宫。术中应注意充分扩张宫颈管，尽量选用大号吸管，以免葡萄胎组织堵塞吸管而影响操作，如遇葡萄胎组织堵塞吸头，可迅速用卵圆钳钳夹，等基本吸净后再用刮匙对宫壁轻刮 2～3 周。出血多时可予催产素静脉点滴（10U，加入 5% 葡萄糖液 500ml 中），但应在宫口已扩大，开始吸宫后使用，以免宫口未开，子宫收缩，将葡萄胎组织挤入血管。由于葡萄胎子宫极软，易发生穿孔，故第一次吸宫时，如果子宫较大，并不要求一次彻底吸净，常在第一次清宫后 1 周左右行第二次刮宫术，一般不主张进行第三次刮宫，除非高度疑有残存葡萄胎必须再次刮宫。目前主张对子宫大小小于妊娠 12 周者，应争取一次清宫干净。

2. 黄素化囊肿的处理 葡萄胎清除后，大多数黄素化囊肿均能自然消退，无须处理。但如发生卵巢黄素化囊肿扭转，则需及时手术探查。如术中见卵巢外观无明显变化，血运尚未发生障碍，可将各房囊内液穿刺吸出，使囊肿缩小自然复位，不需手术切除。如血运已发生障碍，卵巢已有变色坏死，则应切除病例卵巢而保留健侧卵巢。

3. 葡萄胎清宫并发症的诊断与处理 子宫穿孔是葡萄胎清宫的常见并发症。如吸宫开始不久即发现穿孔，应立即停止阴道操作，剖腹探查，并根据患者的年龄及对生育的要求，决定剖宫取胎子宫修补或切除子宫。如在葡萄胎块已基本吸净后发现穿孔，则应停止操作，严密观察。如无活动性子宫出血，也无腹腔内出血征象，可等待 1～2 周后再决定是否再次剖宫，如疑有内出血则应进行超选择性子宫动脉栓塞术或及早开腹探查。Tow 报道了 300 多例经阴道清除葡萄胎的病例，证实了手术的安全性，无论子宫大小，无一例发生子宫穿孔的并发症。

葡萄胎清宫一个较少见的并发症是滋养细胞团栓塞，可以导致急性心肺功能障碍甚至死亡。另一个少见的并发症是急性肺水肿，发生率大约有 2% 左右。这一综合征的特点是在清宫之前之中之后突然发生的心动过速、呼吸困难和血容量增多。有些研究认为，这些症状的发生是由于清除的葡萄胎组织堵塞了小血管，引起肺动脉高压和右心衰竭。首先，即使一般没有临床表现，但是滋养细胞栓塞在正常妊娠也是比较常见的。其次，即使没有血流动力学不稳定性和肺动脉并发症，从这些葡萄胎患者肺动脉血样中仍可发现大单核细胞和多核细胞。第三，在伴有低氧血症的葡萄胎患者的肺动脉血样中发现滋养细胞组织。由此看来，滋养细胞栓塞严重到引起肺动脉症状者很少见，可能主要和清除的组织量有关。很明显，最危险的是那些子宫大于妊娠 16 周的患者。因此，在子宫异常增大的患者中可以使用 Swan-Ganz 导管来监测肺动脉楔压，减少液体超负荷的危险。有创心脏监测可以发现滋养细胞栓塞患者的低氧血症，有效地控制输液和输血量。值得一提的是，在这些患者中经常发生的贫血是由于血液稀释而不是由于红细胞减少引起的。Prichard 指出，大部分葡萄胎妇女血容量较非孕时期增加 25%～50%。输血既不需要又很危险。同样，过度使用晶体液也可导致肺水肿，因为血浆容量依然增加很多。据推测，在这种情况下，相对于滋养细胞栓塞，容量过负荷可能是引起肺水肿的一个更重要的原因。

这一综合征的处理需要迅速清宫，给予静脉利尿剂、鼻导管吸氧和阿片制剂。幸运的是，大多数病例的心肺症状是自限性的，48～96 小时之内症状可望改善。但是医师仍

应警惕子宫大于孕周患者的肺动脉并发症的高度危险性，认识到通过肺动脉插管监测液体入量的重要价值。另外值得注意的是有肺动脉并发症的葡萄胎患者易发展为恶性。

（二）绒癌与侵蚀性葡萄胎

1. 子宫切除术　绝大多数非转移性妊娠滋养细胞疾病患者经过全身静脉化疗后都能够得到完全持续缓解。然而大约5%～20%的患者单纯依靠化疗不能治愈。这些患者多半在子宫存在耐药病灶。Hertz及其同事最早报道了两例病例，对化疗耐药，最终行子宫切除术治愈。在两例病例中子宫肌层中都仅有一个结节，且是全身唯一的残存病灶。因此，非转移性绒癌患者如果对全身静脉化疗耐药，可以行子宫切除术，手术应该在化疗疗程中进行。在行子宫切除术之前，可以先行盆腔B超、动脉造影和数字减影血管造影以明确子宫肌层内病灶。

在20世纪60年代对该疾病开始研究阶段，一般患者入院后，诊断一经明确，就即时手术，然后再化疗。但在实践中发现手术中出血常比其他肿瘤手术为多。如子宫病变较大，手术困难更大，时常因出血过多，手术无法做得很彻底。病灶未经控制前手术操作也易使瘤细胞扩散。以后在一些子宫病变较大者中试行先用几个疗程化疗，待病变基本控制后再手术，发现这样做，不但手术中出血少，手术困难也少，手术也可以做得较为彻底。所以以后除了大出血等急需手术者随时手术外，一般患者均先行化疗，待病情基本控制后（即子宫病变缩小，hCG测定转为正常或接近正常），然后再手术。

2. 保留生育功能的子宫病灶切除术　对于想保留生育功能的患者，子宫动脉插管注入化疗药物或者子宫局部病灶挖除术可作为治疗的一种选择。Wilson及其同事评估了病灶局限者行保守手术的效果。这些作者成功地切除了5例恶性滋养细胞肿瘤患者的肌层内结节。Takeuchi报道了16例行局部病灶挖除术的滋养细胞肿瘤患者，全部存活，68%的患者得以妊娠，这对于想保留生育功能的患者来说，其优势是显而易见的。崔竹梅等报道了北京协和医院1963～1998年收治的19例行保留生育功能手术的恶性滋养细胞肿瘤患者的情况。其中13例行病灶剔除术，6例行子宫穿孔修补术。19例患者中，6例仍在避孕，9例足月分娩，3例早孕行人工流产，一例异位妊娠行手术治疗后未再妊娠。行子宫病灶剔除术时，应仔细探查盆腹腔脏器，再次确定病灶部位、范围、数目，以明确手术范围。切口要充分，操作要轻柔，锐性解剖。切除病灶时应包括肿瘤及其周边组织0.5cm，其后在子宫肌层多点注入5-Fu或MTX，缝合时勿留死腔。化疗应与手术同时进行，术前、术中以及术后化疗可以防止术中瘤细胞扩散。

（三）特殊类型滋养细胞肿瘤

1. 胎盘部位滋养细胞肿瘤（PSTT）和上皮样滋养细胞（ETT）　是滋养细胞肿瘤的特殊类型，属中间型滋养细胞肿瘤，较罕见。其临床表现缺乏特异性，故诊断较困难，需要结合病理、免疫组化及影像学检查等各方面综合判断。其特异性病理表现为中间型滋养细胞增生，因此，对化疗不如其他GTN敏感，长期以来手术一直是治疗的首选方法。PSTT确诊时大约有30%已经有其他部位的转移，最常见

的转移部位是肺，除外还有脑、肝、脾、肠、胰腺、肾、阴道等。PSTT的预后不良因素不同于其他GTN，据报道下列因素为PSTT的预后不良因素：①子宫外转移；②距前次妊娠时间>2年；③显微镜下有丝分裂计数>5/10HPF；④深肌层浸润；⑤血管间隙受累等是其主要的危险因素。此外，年龄>40岁；最高血hCG>1000mIU/ml；肿瘤坏死的严重程度；显微镜下见具透明细胞质细胞的存在也被认为是其危险因素。对于病灶局限于子宫的患者，目前一致认为其主要治疗方法为手术治疗，而具有高危因素的，除手术治疗外可辅以化学治疗。而对于有子宫外转移的患者，Piura等认为，宫外转移并不是PSTT手术治疗的禁忌证，相反，手术治疗能改善耐药及转移的PSTT患者的预后，术后1周内予以联合化疗，化疗方案为EMA/CO或者EMA/EP。而Newlands等报道，对于有远处转移的PSTT患者，首选治疗方法为化疗，化疗方案为EMA/EP，优于EMA/CO。对于年轻有生育要求的患者，如病变局限于子宫，且无明显高危因素，也可行保留生育功能的手术治疗，且已有成功妊娠的报道。

二、转移性滋养细胞肿瘤的手术治疗

（一）开胸手术

肺部是妊娠滋养细胞肿瘤最常见的转移部位。据报道，70%的绒癌患者和60%的侵蚀性葡萄胎患者有肺转移。大约40%的胸片阴性的妊娠滋养细胞肿瘤患者，其肺CT发现微小转移灶，由此可见，肺转移的发生率比以前估计的还要高。90%以上的肺转移患者通过化疗可以得到完全持续缓解。因此手术治疗滋养细胞肿瘤肺转移只是针对一少部分病例。

通常开胸手术的指征是为了去除对多疗程联合化疗耐药的肺部孤立病灶。在行开胸手术之前，尽可能确定其他部位没有肿瘤存在。为此，可以行盆腔动脉造影；肺、肝、脑CT；同时测定血液和脑脊液hCG浓度。一般来说，开胸手术的指征为肺部病灶孤立，对多疗程联合化疗耐药，其他部位无病灶。

手术应该在化疗疗程中进行，手术方式选用楔形切除或肺叶切除术，以尽可能保留正常肺组织。大体上看，切除的肿瘤外观灰暗，有出血，界限清楚。组织学表现为出血坏死区内有散乱分布的少数滋养细胞。这些发现提示，化疗失败可能是由于到达这些细胞的药物浓度不够造成的。

对滋养细胞肿瘤肺转移肺叶切除术可试行以下常规：①手术指征：主要是残余病变局限于一叶肺的耐药病灶，身体其他部位没有转移灶；术前hCG水平控制在正常或接近正常，血hCG水平超过1000mIu/ml者应为手术禁忌；部分患者虽然hCG水平波动，但为去除耐药病灶争取治愈的机会而行肺叶切除术。②手术前后化疗药物配合：术前用药1～2天，术后继续完成疗程，尽量采用敏感药物。③手术方法：手术中先行结扎支气管肺静脉，以防瘤细胞逸出，然后结扎动脉，最后切断结扎气管，其余同常规肺叶切除手术。④术后化疗：手术后第二天继续化疗，完成疗程。血hCG正常后继续巩固化疗2～3个疗程。

（二）脑转移

大约10%左右的妊娠性绒癌患者可以发生有可能致

命的脑转移。鞘内预防性化疗可以降低中枢神经系统疾病的发生，一旦确诊，只有60%的患者能够幸存。虽然全身化疗联合鞘内局部化疗可以治愈颅内转移肿瘤，但是对于某些选择性病例，如孤立的耐药病灶，其他转移灶消退的患者，手术具有一定的治疗价值。对于颅内出血伴颅内压增高的患者，开颅手术更具有挽救生命的意义。

脑转移患者尤其是多发脑转移及巨大脑转移瘤常伴有脑出血与水肿而致颅内压急剧升高及出现相应的一系列神经系统症状与体征。在这种情况下应积极予以降低颅内压、镇静解痉及止血处理。如在短期内效果不满意，尤其是当患者出现昏迷及呼吸障碍时应当机立断，紧急施行开颅去骨瓣减压及肿瘤切除术，以避免脑疝的发生，术后及时给予全身联合鞘内化疗以争取达到治愈的目的。

Ishizuka对36例脑转移患者治疗的结果认为，因肿瘤所致颅压过高的患者，手术减压结合多药联合化疗可取得满意疗效。Kobayashi也认为，绒癌脑转移患者化疗过程中因肿瘤坏死出血使颅压急剧升高时，开颅术是挽救患者生命的重要手段。北京协和医院资料显示因滋养细胞肿瘤脑转移而急诊开颅手术的13例患者经过手术和化疗，只有3例（23.1%）在治疗中或治疗后死亡，10例患者（76%）存活，且无明显神经系统后遗症。所以，脑转移患者，尤其是多发脑转移及巨大脑转移瘤者，常伴有脑出血和水肿而致颅内压急剧升高，出现一系列神经系统症状和体征，经积极予以降颅压、镇静解痉及止血处理后，如在短期内效果不满意，尤其是患者出现昏迷及呼吸障碍时应当机立断，紧急行开颅去骨瓣减压及转移灶切除术，以避免脑疝的发生，给患者创造化疗的机会以争取达到治愈的目的。

（三）阴道转移灶的手术切除

阴道是GTN除肺部以外第二常见的转移部位。此部位组织较脆、血管丰富，因此出现转移灶后，大出血的风险很大。对阴道转移灶的治疗目前仍然是以化疗为主。除非考虑阴道病灶是唯一耐药病灶，否则手术切除应该尽量避免，因为一旦大出血，很难控制。在化疗后病灶会缩小，此时切除，出血的风险会降低。当出现出血情况，有必要通过缝合病灶或者行病灶局部广泛切除以止血。近年来，血管造影及栓塞用于治疗阴道转移灶出血，通常栓塞下腹部动脉或选择性栓塞肿瘤动脉供血支以达到止血目的。

（四）肝转移病灶的手术切除

肝转移的GTN患者预后不良，据报道生存率很低。目前仍没有肝转移的明确治疗方案，在各中心通常给予这些患者综合治疗，包括手术切除孤立病灶、血管栓塞以及局部放疗。同样，手术切除可能对控制急性出血及去除局灶性耐药病灶有作用。但是，因为通常大部分肝转移患者都合并其他部位的活跃性病变或者肝部病变呈弥散性，所以很少患者以化疗耐药为指征行肝孤立转移灶切除。

（向　阳）

参 考 文 献

1. Alazzam M, Hancock BW, Tidy J. Role of hysterectomy in managing persistent gestational trophoblastic disease. J Reprod Med, 2008, 53 (7) : 519-524

2. Berry E, Hagopian GS, Lurain JR. Vaginal metastases in gestational trophoblasticneoplasia. J Reprod Med, 2008, 53 (7) : 487-492

3. Cao Y, Xiang Y, Feng F, et al. Surgical resection in the management of pulmonary metastatic disease of gestational trophoblastic neoplasia. Int J GynecolCancer, 2009, 19 (4) : 798-801

4. Doumplis D, Al-Khatib K, Sieunarine K, et al. A review of the management by hysterectomy of 25 cases of gestational trophoblastic tumours from March 1993 to January 2006. BJOG, 2007, 114 : 1168-1171

5. El-Helw LM, Hancock BW. Treatment of metastatic gestational trophoblastic neoplasia. Lancet Oncol, 2007, 8 (8) , 715-724

6. Feng F, Xiang Y, Li L, et al. Clinical parameters predicting therapeutic response to surgical management in patients with chemotherapy-resistant gestational trophoblastic neoplasia. Gynecol Oncol, 2009, 113 (3) : 312-315

7. Lurain JR, Singh DK, Schink JC. Role of surgery in the management of high-risk gestational trophoblastic neoplasia. J Reprod Med, 2006, 51 (10) : 773-776

第十节　妊娠滋养细胞肿瘤的化学治疗

化学药物治疗（化疗）是治疗恶性滋养细胞肿瘤的主要手段，为保证疗效、减少毒副作用，我们至少应当做到以下几点：①对于有关化疗的一些分子生物学、细胞动力学和临床药理学知识有较为清楚地了解；②结合滋养细胞肿瘤的特点，对于滋养细胞肿瘤化疗的特殊性建立清晰的认识；③对于所用药物与方案的特性、使用方法及其毒副作用的防治有深入的认识；④在临床实践中，对化疗的执行进行良好的管理。

一、滋养细胞肿瘤一些与化疗相关的特点

滋养细胞肿瘤之所以能够成为第一个通过化疗获得治愈的实体瘤，与其特有的一些特点是密切相关的。掌握这些特点并加以利用，才能恰当地实施化疗以取得最佳疗效。

（一）滋养细胞增殖特点与化疗的关系

如前所述，不同细胞的细胞增殖周期和倍增时间差异很大，这种差异决定了肿瘤细胞对于化疗的敏感性差异，也决定了肿瘤细胞对于不同种类化疗药物的反应性差异。滋养细胞增殖周期和倍增时间短，大部分细胞处于增殖周期，增殖比率高。体外实验表明，卵巢上皮性肿瘤的倍增时间约为20~40天，而滋养细胞的倍增时间则仅为48小时，也就是说滋养细胞可以在二天的时间内翻1倍。倍增时间短，意味着滋养细胞的DNA合成十分活跃，大多数细胞处于对于化疗敏感的增殖周期。这一特点决定了滋养细胞肿瘤对于化疗的敏感性，同时也决定了主要针对S期的抗代谢药物是滋养细胞肿瘤化疗的主打药物。MTX和5Fu等药物率先取得了良好的疗效并作为主要药物沿用至今不衰，其主要原因在于滋养细胞肿瘤的这一特点。

抗代谢药物是细胞周期特异性药物，在使用时应当注意以下诸点：①抗代谢药物宜匀速滴注，以期使有效浓度的

药物覆盖较多的细胞周期,取得最佳效果;②联合用药时,应当先使用细胞周期非特异性药物,使部分肿瘤细胞被杀灭后,G₀期细胞进入细胞周期,再使用细胞周期特异性药物,充分发挥其疗效;③抗代谢药物对于骨髓的抑制出现较早且重,对于血象的监测宜早且频繁,一般隔日复查一次。

(二) 滋养细胞肿瘤的病灶特点与化疗的关系

滋养细胞具有很强的侵蚀作用,特别是在孕早期,滋养细胞通过侵蚀母体子宫组织,方能植入子宫、与母体建立血运联系,从而能够从母体获得养分并向母体排出废物。成为肿瘤后,滋养细胞依然保留了其侵蚀血管、滋生新生血管的特点,病灶血运丰富而出血、坏死、瘤栓多见。肿瘤细胞侵蚀子宫壁到达宫旁、阴道,瘤栓脱落随静脉回流最终到达肺,形成肺转移,为静脉转移阶段;之后自肺再转移到远处器官如脑、肝等,为动脉转移阶段。滋养细胞肿瘤血行转移是其主要的转移方式,远比其他妇科肿瘤出现的早且多见,就诊时多数有肺转移,肝、脑转移亦不少见,甚至皮肤、甲床等部位都可有转移瘤。

针对以上特点,滋养细胞肿瘤的化疗有如下特点:①静脉滴注化疗是滋养细胞肿瘤化疗的主要形式,滋养细胞瘤血行转移早,即使影像学未见转移病灶,并不意味着无微小病灶的存在,因而全身的系统化疗是十分必要的;②滋养细胞肿瘤的化疗可以多途径综合进行,子宫、肝脏为双重血供器官,适合动脉插管介入化疗,脑转移可以辅以鞘内注射化疗,宫旁、阴道转移可以辅以局部注射化疗。

(三) 人绒毛膜促性腺激素与化疗的关系

滋养细胞肿瘤的突出特点之一是滋养细胞能够分泌人绒毛膜促性腺激素(human chorionic gonadotropin,hCG),hCG 是滋养细胞肿瘤敏感而特异的肿瘤标记物。滋养细胞肿瘤是唯一可以不经病理结果就可获得确诊的实体瘤,其原因就在于此。对于绝大多数滋养细胞肿瘤患者而言(肿瘤细胞以滋养细胞为主的非典型绒癌和中间性滋养细胞肿瘤除外),hCG 的高低代表了肿瘤负荷的大小,其动态变化能够精确反映肿瘤生长与化疗效用的相对关系。

因此,若要有效地进行滋养细胞肿瘤的化疗,必须具备准确、及时地反映 hCG 变化的实验室条件。唯有这样,才能准确地判断病情以选择合适的化疗方案,才能及时的评估疗效以适当的调整化疗方案,最终取得应有的效果。

二、化疗药物的应用方法

(一) 药物和方案的选择

一般地对滋养细胞肿瘤来说,5-Fu 和 Act. D 疗效好,副作用轻,常作为首选药物。5-Fu 不仅对肺转移有效,对消化道、泌尿道及生殖道转移亦有效。适用于这些方面的转移瘤治疗。同时药物刺激性小,可用于静脉滴注,亦可用于动脉插管给药,腔内或瘤内注射,也可以口服。Act. D 虽对其他转移也有效,但对肺转移较好,特别是和 5-Fu 或 AT1258 合用时,疗效更好。5-Fu 对白细胞影响较大,Act. D 则对血小板影响较大;5-Fu 易致腹泻,Act. D 则无此反应。5-Fu 所致之口腔溃疡主要在面颊黏膜,而 Act. D 所致之口腔溃疡则主要在舌边或舌根。5-Fu 是细胞周期特异性药物,而 Act. D 则为细胞周期非特异性药物,因此两者合并应

用可提高疗效而不增加太多副作用。MTX 可鞘内给药,适用于治疗脑转移。6-MP 和 MTX 对肝和肾功能影响均较大,而 5-Fu 和 Act. D 则较轻,故肝功能不好的也以用 5-Fu 和 Act. D。

国外的一线方案大多含 MTX 和(或)Act. D。含 DDP 和(或)VP-16 的通常为二线方案。

一般情况下,低危患者可先采用单药方案,疗效不满意后再换用另一种单药方案或联合方案。高危患者则宜直接选用联合方案。需要注意的是,对于病情危重的高危患者,如广泛肺转移导致呼吸衰竭或晚期恶病质患者,初始化疗宜选用较为缓和(单药或双药方案)的方案,待一或两个疗程后病情有所缓解,再选用多药联合方案,切勿一开始即选用强力的化疗方案,以免因药物反应剧烈而造成病情急剧加重甚至危及生命。

(二) 给药途径

同一药物,给药途径不同,所起作用往往也不相同。在选药时也应很好考虑。静脉给药后,药物即通过右心而进入肺部,肺部受药量最大。因此,肺转移患者最好采用静脉给药的方法。口服药物,通过肠道吸收,经门静脉而首先进入肝脏,再从肝静脉经下腔静脉回至右心,再进入肺及全身其他脏器。因之,口服药物适于上消化道或肝转移。动脉插管给药,则药物立即进入该动脉所灌注的脏器,如肝动脉插管给药,药物直接进入肝脏,适用于治疗肝转移;颈内动脉插管给药,药物即进入脑血管,脑组织受药量最大,适用于脑转移患者;股动脉或其分支插管,可以治疗盆腔肿物。鞘内给药易于渗入脑组织和脊髓,适于脑和脊髓转移患者。

有些药物静脉滴注或动脉滴注血浓度较稳定,代谢转化及分解亦较完全,骨髓中药物浓度亦较血中为低,因此比静脉一次注射好,如 5-Fu。有些药物的生物效应与血中药物浓度持续时间长短有关,而和血中浓度高低无关。因此亦以静脉滴注或肌内注射比静脉一次注射为好,如 Act. D。

(三) 用药的剂量

要获得满意的效果,各药的用量必须达到患者最大耐受量,尤其是第一、二个疗程更是关键。如第一、二个疗程药物选择合适,用量足够,则多数可以迅速见效。副作用虽比较重,但由于造血器官和机体其他功能初次受抑制,自然恢复也较容易。反之,为避免药物副作用,任意减少用药剂量,则由于药物浓度不足,不但起不到应有的作用,反而可诱使瘤细胞产生耐药,以后再加大剂量,疗效也不明显,同时因机体已反复受到药物抑制,贮备功能减退,一旦发生副作用,就不易恢复,危险更大。方案中所列各种药物用量,均经反复摸索,接近于最大耐受量。

当然,所规定的用量,也不是一成不变的,还需要根据具体情况,具体对待的原则酌情加减。如肥胖患者(体重超过 60kg),耐受药物的能力较差,一般剂量按每千克体重计算宜偏小些(约在规定范围的低限),瘦小患者或未成年女孩(体重低于 40kg)用药量可稍偏大(约在规定范围的高限)。对于体重偏重或偏轻的患者,其体表面积比体重更能准确地反映患者的药物代谢能力,可考虑采用一些按体表面积计算药物剂量的方案。未用过化疗或放射治疗的患者可稍大,已用过化疗或放射治疗的患者用药量宜多加斟

酚,用药过程中早期出现各种反应者亦宜考虑减量或缩短疗程。

为了保证用量正确,用药前必须先测定体重一次(不可估计),测量也必须正确,要求在晨起时、空腹、排空大小便、穿最少衣服时进行。在用药半疗程时,还必须重测一次,根据所测的结果,修正用药剂量。这是因为用药时患者不能很好进食,加以呕吐、脱水等原因,体重可锐降,如原来药量在高限,此时往往可超过规定量,不予修正可因药物超量而加重药物副作用。此外,为保证疗效,计算所得的药量必须全部输给患者,如配药后皮管排气任意放走药液、输液时接针处渗漏未及时发现、拔针过早或药液未输完等都可影响药物用量,从而影响效果。

(四)给药的速度

各种药物的给药速度,均有一定的要求。5-Fu 静脉推注,副作用很大,疗效也不好,而静脉滴注 8 小时左右副作用轻,疗效也最好。相反,MTX 一次静脉注射 20mg 连续 5 天,副作用不致很大,而静脉滴注 24 小时即使每天 5.0mg 也往往可造成死亡。Act.D 一般 1~2 小时滴完为最好。因此,必须十分注意。静脉或动脉滴注的药物,穿刺成功后,必须把针头固定好,再调整所需的速度(每分钟 15 滴=1ml,每小时 60ml,500ml 则可于 8 小时滴完,如每分钟 30 滴=2.0ml,则 500ml 可于 4 小时滴完),然后才能离开患者。在输药过程中还需经常巡视,发现有渗漏或滴注速度太快或太慢均要及时纠正。如有条件可用输液泵,以便控制速度。

(五)疗程的长短

疗程的长短也和疗效以及毒性有密切的关系。疗程过长,毒性就大,疗程过短,疗效就差。我院创制的 5-Fu 和(或)Act.D 的方案,根据临床观察,一疗程一般以 8~10 天为最适宜。这从细胞动力学的观点看也较合适,因为从肿瘤倍增时间看,一个细胞周期约为 4 天,8~10 天可包括至少三个周期,在第一周期没有杀死的癌细胞,可以在第二、第三周期内被杀灭。国外方案也往往或疗程较长(如小剂量 MTX 方案、VP-16+Act.D 方案等)或疗程较频繁(如 EMA/CO、EMA/EP 皆为周疗)。

(六)疗程的间隔

主要依靠病情需要和药物副作用消退情况而定。一般地说,单药方案副作用较轻,血象恢复快,间隔可稍短,为 10~14 天(自上个疗程停药时算起);而联合用药副作用较重,血象恢复慢,间隔宜稍长,为 17~21 天。如病情急、血象已恢复,可以选择缩短疗程间隔。如患者情况已基本控制,血象尚未很好恢复,可以适当延长间隔时间。值得注意的是,这里所称间隔时间,仅指停止化疗的天数,在使用时切勿把施行化疗的天数也计算在内,以免造成疗程间隔过短。

(七)疗效的观察

药物应用后,一般并非立即见到效应。血清 hCG 的明显下降需在疗程结束一周后才出现,肺转移阴影吸收亦需在停药后两周才明显。因此,为观察疗效而进行这些检查均不宜过早进行,否则,常易造成错觉,以为无效。另一方面,由于滋养细胞的倍增时间较短,病情变化较快,hCG 又是其敏感而特异的标志物,因此血清 hCG 的监测频度也不宜过疏,一般以一周复查一次为宜,以利于及时捕捉患者的病情变化,相应地调整治疗措施。

与其他实体瘤的化疗疗效以病灶消退程度为标准有所不同的是,滋养细胞肿瘤化疗疗效的判定主要依据血清 hCG 的下降幅度。一般来说,一个有效的化疗疗程至少能够使患者的血清 hCG 下降一个数量级(如由数万 mIu/ml 下降到数千 mIu/ml),有时甚至可达 2~3 个数量级的下降(如由数十万 mIu/ml 下降到数百 mIu/ml)。由于 $\log 10=1$,因此一个数量级的下降也就是一个对数的下降,所以这种下降又叫对数杀灭。尤其对于初始治疗的患者而言,有效的化疗必须能够达到血清 hCG 的对数下降,否则往往是方案选择不合适或患者化疗耐药的征兆。在患者血清 hCG 下降到数百甚至数十 mIu/ml 以下时,其下降速度会趋缓,有时就达不到对数杀灭了。

(八)换药的指标

在一般情况下,用完一疗程即可出现明显疗效,但有时用完一疗程后,疗效不十分明显,可以继续用同样方案行第二疗程治疗,此时疗效才明显。因此,评定一个方案有无效果,至少要用药两个疗程,但如连续 2~3 个疗程仍未见明显疗效者,则宜及时更换化疗方案。有时开始应用疗效比较明显,但之后出现了耐药的表现,亦宜考虑换药。详见相关章节。

(九)停药的指征

为要达到根治,减少复发,治疗必须"彻底"。但目前尚无方法可以测定体内有无残存滋养细胞。既往认为,治疗需持续至完全恢复标准(即①临床无症状;②肺转移完全消失;③hCG 测定持续正常)。但随着血清 hCG 定量测定的广泛应用,现在国内外普遍采用血清 hCG 测定为疗效判定的主要标准。这是因为,一方面,血清 hCG 的定量测定远远高于既往的尿 hCG 半定量测定,血清 hCG 正常后,患者的症状通常都会消失,至于残留的动静脉畸形及其相应的症状等是肿瘤的后遗症状而非残留肿瘤;另一方面,肺部或其他部位的肿瘤在治疗后,有时难免残存纤维瘢痕,这些瘢痕用先前的影像手段(如胸部 X 片)一般不显示或不明显,而用现代高精度的 CT 等影像手段在显示得较为清楚,但定期系列复查往往提示其无明显变化。

值得注意的是,所谓正常值是人为规定的一个数值,具有相对性,血清 hCG 达到正常值并等同于滋养细胞消失,即使血清 hCG 为 0mIu/ml 也仅仅意味着所用的测定方法已达到最低测定极限而已。通常把血清 hCG 达 2mIu/ml 作为滋养细胞肿瘤治疗的正常值标准,低于诊治其他疾病的标准。但是,据实验研究,须体内存在 10^5 个滋养细胞,血清内方能测得 1mIu/ml 的 hCG。因此,巩固化疗是必要的,一般低危者巩固 1~2 个疗程,高危患者巩固 2~4 个疗程,耐药患者的巩固化疗更须加强。同时,如前所述,化疗药物是比例杀灭肿瘤细胞,残余的细胞还需机体的免疫功能去杀灭,化疗药物绝大部分均为免疫抑制剂,也不是疗程越多越好。

(十)出院后随诊

由于上述原因,患者出院后,仍有复发可能,出院后还必须做好随诊工作,继续观察有无复发。根据我院以往观察结果,尿重复出现 hCG 阳性的多数是在停止治疗 3 个月内,肺出现复发的多数在停止治疗后 9 个月内。观察 3 年未复发者,即不再复发。但也有 5 年后复发者,患者已切除子宫,故能排除再次妊娠恶变,唯其就诊时已广泛转移,推断其复发已颇有时日。表 6-20-18 是新英格兰妊娠滋养细胞肿瘤中心(New England Trophoblastic Disease Center,NET-DC)总结的 60 例复发患者的复发时间情况。

表 6-20-18　60 例患者的复发时间

停药时间	例数	累计%
0~3 个月	31	51.6
3~6 个月	10	68.2
6~12 个月	3	73.2
12~24 个月	7	84.9
1~5 年	8	98.4
>5 年	1	100

为此,我们制定的随诊制度如下:第 1 次随诊为出院后 3 个月,第 2 次随诊为出院后 9 个月(第一次随诊后半年),以后每半年一次,持续 3 年。再每年一次至五年,以后每 2 年 1 次。如患者路远或其他原因不能来随诊者,则可委托当地有条件医院代为随诊,将随诊结果寄北京协和医院登记入病历。如当地无条件测 hCG,可将血或尿标本按规定要求寄北京协和医院化验。随诊中如发现有复发可疑,应及时作进一步检查,及早进行第二次治疗,仍有治愈机会。

(十一)疗效评定标准

用上述药物治疗绒癌或侵蚀性葡萄胎后,绝大多数患者均能出现不同程度的疗效,完全无效的极为少见(不到 1.0%)主要为极晚期及耐药病例。但是,治疗这类肿瘤的目的是要治好这类患者,使她们能重新走上工作岗位,为此,评定疗效应以治愈为标准,根据观察,通常治疗后 3 年以内无复发者,即不再复发,以此为界限。所有病例至少需随诊 3 年。最好 5 年,如无复发,才可列入疗效统计,称为"治愈"。

(十二)维持治疗

在一些高危耐药患者,化疗无法将肿瘤完全杀灭,呈现化疗时血清 hCG 有所下降,而停止化疗后血清 hCG 又逐渐上升,对于所有的化疗药物均呈耐药表现,影像学手段未发现病灶或虽有病灶但无法通过手术、放疗等手段治疗。对于这些患者,在患者及家属均强烈要求且知情同意以及患者身体和经济条件允许的情况下,可以采用部分有效方案间断维持治疗,延长患者的带瘤生存期。但是这些患者终将出现完全耐药或无法耐受化疗而最终死于肿瘤。

三、滋养细胞肿瘤的常用化疗方案

1. 5-Fu　8~10 天为一个疗程,间隔 12~14 天。

用法:5-Fu　28~30mg/(kg·d)　┃ iv drip
　　　　5% GS 500ml

每天 8~10 小时,匀速滴入

本方案为北京协和医院首创,主要用于低危患者,亦可用于预防性化疗患者。主要副作用为骨髓抑制、腹泻、口腔溃疡、脱发等。

2. MTX　5 天为一疗程,间隔两周。

用法:MTX　0.4mg/(kg·d)　┃ im qd
　　　　0.9% NS　4ml

本方案 MTX 药量较小,无须使用 CVF 解救。主要用于低危患者,亦可用于预防性化疗患者。主要副作用为骨髓抑制、恶心呕吐和肝功能损害等。

3. MTX+CVF　8 天为一疗程,间隔两周。

用法:MTX　1.0~2.0mg/(kg·d)　┃ im qod
　　　　0.9% NS　4ml　(化疗第 1,3,5,7 天用)
　　　　CVF　1/10 MTX 量　┃ im qod
　　　　(用 MTX 24 小时后开始)
　　　　0.9% NS　4ml　(第 2,4,6,8 天用)

化疗期间用碳酸氢钠 1g Qid,记尿量,测尿 pH bid
尿量要求在 2500ml/d 以上　尿 pH>6.5

本方案须使用 CVF 解救。主要用于低危患者,亦可用于预防性化疗患者。主要副作用为骨髓抑制、恶心呕吐和肝功能损害等。

4. Act. D(dactinomycin D)　5 天为一疗程,间隔 10~12 天。

用法:Act. D　500μg(10~13μg/kg)　┃ iv drip qd ×5
　　　　5% GS　200ml

本方案要用于低危患者,亦可用于预防性化疗患者。主要副作用为骨髓抑制、脱发等。

5. Act. D(actinomycin-D)　8~10 天一疗程,间隔 12~14 天。

用法:Act. D　8~10 μg/(kg·d)　┃ iv drip qd 8~10 天
　　　　5% GS　200ml

本方案为北京协和医院首创,主要用于低危患者,亦可用于预防性化疗患者。主要副作用为骨髓抑制、脱发等。

6. VCR+5-Fu+Act. D　6~8 天为一个疗程,间隔 17~21 天。

用法　VCR　2mg+0.9% NS 30ml　静推　化疗前 3 小时(只用第一天)
5-Fu　24~26mg/(kg·d)　┃ iv drip qd(匀速,8 小时)
　　　5% GS　500ml
Act. D　4~6μg/(kg·d)　┃ iv drip qd(1 小时)
　　　5% GS　200ml

注意:有脑转移的患者用 10% GS

本方案为北京协和医院首创,主要用于Ⅲ期以上之低危患者。副作用主要为骨髓抑制、腹泻、口腔溃疡、脱发等。

7. VP-16+Act. D　5 天为一个疗程,间隔 9 天。

用法　VP-16　100mg/(m²·d)　┃ iv drip qd(1 小时)
　　　0.9% NS　300ml　(化疗第 1~5 天用)
　　　Act. D　500μg　┃ iv drip qd
　　　5% GS　200ml　(化疗第 3~5 天用)

注意:骨髓抑制严重的患者减除第 1~2 天的 VP-16

本方案为主要用于评分为 4~6 分的患者,主要副作用为骨髓抑制、脱发等。

8. VCR +5-Fu+Act. D+Vp-16 化疗　5 天为一个疗程,间隔 17~21 天。

用法　VCR　2mg +0.9% NS 30ml　静推　化疗前 3 小时(只用第一天)

VP-16　100mg/(m² · d)
0.9% NS　300ml $\left.\right|$ iv drip qd(1 小时)

Act. D　200μg/(m² · d)
5% GS　200ml $\left.\right|$ iv drip qd(1 小时)

5-Fu　800~900mg/(m² · d)
5% GS　500ml $\left.\right|$ iv drip qd(匀速,8 小时)

注意:有脑转移的患者用 10% GS

本方案为北京协和医院首创,主要用于高危和(或)耐药病例。主要副作用为骨髓抑制、腹泻、口腔溃疡、脱发等。

9. EMA/CO　包括 EMA 及 CO 二部分。

EMA 部分:

第 1 天　Act. D　500μg
5% GS　200ml $\left.\right|$ iv drip　(1 小时)

VP-16　100mg/m²
0.9% NS　300ml $\left.\right|$ iv drip(1 小时)

MTX　100mg/m²
0.9% NS　30ml $\left.\right|$ 静推

MTX　200mg/m²
0.9% NS　1000ml $\left.\right|$ iv drip(12 小时)

日补液总量 2500~3000ml,尿量应>2500ml/d,不足者应补液

化疗当日碳酸氢钠 1g Qid,记尿量,测尿 pH Bid,共 4 天

尿 pH<6.5,补 NaHCO₃

脑转移的患者用 10% GS

第 2 天　Act. D　500μg
5% GS　200ml $\left.\right|$ iv drip(1 小时)

VP-16　100mg/m²
0.9% NS　300ml $\left.\right|$ iv drip(1 小时)

CVF　15mg
0.9% NS　4ml $\left.\right|$ im Q12hrs
(从静脉推注 MTX 24 小时后开始,共 4 次)

CO 部分:

第 8 天　VCR/VDS　2mg +0.9% NS 30ml　静脉推注 化疗前 3 小时

CTX　600 mg/m²
(或 IFO)　1600~1800 mg/m²
0.9% NS　500ml $\left.\right|$ iv drip (2 小时)
补液 1500~2000ml

第 15 天　重复下一疗程第 1 天

本方案由英国 Charing Cross 医院首创,要用于高危和(或)耐药病例。MTX 用量较大,应注意水化并使用 CVF 解救。主要副作用为骨髓抑制、口腔溃疡、肝肾功能损害、脱发等。

10. EMA/EP 化疗

EMA 同上,一般仅用第 1 天之药物

第 8 天 EP　VP-16　150mg/m²
0.9% NS　300ml $\left.\right|$ iv drip

DDP　75mg/m²
3% NaCl　300ml $\left.\right|$ iv drip

第 15 天　重复下一疗程第 1 天

使用 DDP 时应水化,参见卵巢癌之化疗

本方案由英国 Charing Cross 医院首创,要用于高危和(或)耐药病例。MTX 用量较大,应注意水化并使用 CVF 解救。使用 DDP 时应水化。主要副作用为骨髓抑制、口腔溃疡、肝肾功能损害、脱发等。

11. 其他联合方案　用于其他妇科肿瘤的某些方案,如 PEB、TP(TC)周疗等亦有个案报道用于滋养细胞肿瘤二线化疗。

四、滋养细胞肿瘤的化疗管理

化疗是滋养细胞肿瘤的主要治疗手段,对于大多数患者而言,可以仅通过化疗获得治愈。化疗管理质量直接关系到滋养细胞肿瘤的治疗水准,应当引起高度的重视。根据国内外滋养细胞肿瘤化疗的现状和北京协和医院滋养细胞疾病诊治中心日常工作所遇到的问题,我们认为宜从以下四个方面入手提高滋养细胞肿瘤的化疗管理水平。

(一)提倡滋养细胞肿瘤化疗中心化管理

肿瘤的化疗是一项高度专业化的工作,具有很大的风险,需要具备相当高的专业素养才能胜任。在发达国家,肿瘤专科医师的资格认证已成为共识。在国内,肿瘤专科医师的资格认证工作方兴未艾。中华医学会妇科肿瘤分会也一直在推动这项工作。

滋养细胞肿瘤是一种少见的、高度恶性的妇科肿瘤,其临床、病理特点和治疗手段具有较高的特殊性,即使对于妇科肿瘤专科医师而言,也往往难以积累大宗的诊治经验。另一方面,作为第一个仅通过化疗即有可能获得根治的实体瘤,滋养细胞肿瘤通过规范治疗能够获得极佳的治疗效果,这就使得因不规范治疗造成的恶果显得尤其遗憾。因而,滋养细胞肿瘤的治疗,包括化疗,尤其适宜集中于具有相当经验的中心进行。

遗憾的是,由于各种各样的原因,目前我国的肿瘤治疗,包括滋养细胞肿瘤的治疗,在很大程度上处于放任、自发状态。有的医师只知道滋养细胞肿瘤可以化疗,但既不转诊,也不深入学习求教,想当然地治疗一气,不成就一转了之,甚至连详尽的诊治经过介绍也不给患者,更谈不上总结经验、汲取教训。在我们的临床实践中,大部分耐药患者都有在非中心接受不规范化疗的经历,有些后果十分严重。

在国外也有类似的呼声。在国际滋养细胞疾病大会上,Kohorn 教授指出,在英国由于公费医疗制度带来的严格转诊程序,滋养细胞肿瘤集中于二家大医院进行治疗,总体治疗效果良好;而在美国,虽然也有几个滋养细胞肿瘤诊治中心,但并没有强制性的转诊制度,因而非中心不规范治疗的情况较为常见,耐药情况也就比较突出。

关于一个滋养细胞肿瘤诊治中心的成功标志,Newlands

教授认为应包括以下六个要素:①能够登记确诊/疑诊滋养细胞疾病的患者的临床资料并安排 hCG 测定。②具备敏感而可靠的测定 hCG 的方法。③医护人员具备诊治经验并能够答复转诊医师、患者及其家属的疑问。④交通方便利于患者治疗与咨询。⑤能够可靠地为患者提供标本和报告的邮递工作。⑥患者对于寄送 hCG 和接受治疗具有良好的顺应性。

尽管我们大多数单位可能目前还难以达到以上标准,但是至少我们现阶段可以努力改变滋养细胞肿瘤治疗过于分散的局面,将患者尽量集中于具备相当经验的滋养细胞诊治中心进行治疗,以提高疗效,改善预后。

(二)化疗药物选择和化疗方案的规范化

如前所述,滋养细胞肿瘤具有两个突出的特点,即肿瘤细胞倍增时间短和能够分泌 hCG。这两个特点是滋养细胞肿瘤能够取得良好治疗效果的基础,前者决定了滋养细胞肿瘤对于化疗敏感,后者使得我们能够敏感而特异地观测肿瘤负荷的变化。

对于任何肿瘤而言,对于化疗药物和化疗方案的选择,必须从肿瘤本身的性质着手。对于滋养细胞肿瘤而言,由于其倍增时间短,大约 48 小时,其 DNA 合成活跃,因而对于抗代谢药物极为敏感。从国内外的普遍经验来看,抗代谢药物(如氟尿嘧啶、甲氨蝶呤等)是滋养细胞肿瘤一线化疗的主力军,而含 VP-16 和铂类的方案往往是二线方案,用于耐药患者的治疗。

众所周知,初治成功与否对于滋养细胞肿瘤的预后具有重大影响。遗憾的是,在我们的临床实践过程中,不乏有在外院初治时使用化疗药物或化疗方案不规范导致耐药者,有的患者使用的方案甚至是临时拼凑、文献上根本查不到的。由于滋养细胞肿瘤普遍的化疗敏感性,任何化疗药物往往都具有一定的疗效,再加上疗效不佳的患者往往转诊他处,如果缺乏严格的随诊,则这类方案的创制者往往会对于这些方案得出高估的评价,造成的危害也就会持续下去。创新是值得提倡的,但是我们反对无根据的莽撞行事。特别是对于初治的滋养细胞肿瘤患者而言,由于已经有多套公认效果优异的化疗方案,再去贸然创新反而不如这些方案的新方案,显然是不合适的。化疗药物的选择和化疗方案的创新是有一定规则进行的,需要反复的符合循证医学原则的临床验证,需要加倍谨而慎之。

在临床实践中常见的另外一类的化疗不规范现象就是化疗剂量和化疗间期的不规范。对于滋养细胞肿瘤而言,化疗的足量、适时尤为重要。化疗过程中,应当首先使用细胞周期非特异性药物,之后再使用细胞周期特异性药物。抗代谢药物作为细胞周期特异性药物,需要维持较长的有效浓度时间,以达到满意的治疗效果。化疗方案的使用,应当做到了解透彻、不打折扣,切忌随意减量、延长化疗间期,以免降低疗效、诱导耐药。值得注意的是,化疗间期通常指停用化疗天数,而不是本次化疗第 1 天到下次化疗第 1 天的时间间隔。对于 5FU+Act. D 这样每个疗程化疗天数比较长的方案而言,误解化疗间期含义的后果往往是严重的,化疗间期过短造成严重毒副反应的事件也不时发生,应当引起高度注意。对于自己不熟悉的化疗方案,最好找出原始文献认真研读,免得以讹传讹,贻害无穷。

(三)化疗毒副作用的认识与处理

一般而言,医师对于化疗方案的兴趣远远大于对于该方案可能带来的毒副作用的兴趣。特别是当我们开始使用一个新的化疗方案时,我们对于潜在的毒副作用的认识通常是远远不够的。而毒副作用的发生,不但损害患者健康、降低生活质量,还会造成后续治疗的延误,诱导化疗耐药,严重时甚至直接危及生命。

作为一名涉及肿瘤化疗工作的医师,除应当对于一些常见的化疗毒副作用具有足够的认识并能够应付外,还应当对于一些特殊的化疗毒副作用有深入的认识。对于滋养细胞肿瘤而言,由于使用的化疗药物从种类和(或)剂量而言,与其他恶性肿瘤有所不同,因而尤其应当注意其毒副反应的特殊性。像氟尿嘧啶引起的菌群失调性腹泻和心肌损害、甲氨蝶呤引起的肾小管损害以及 VP-16 引起的继发肿瘤等,都是一般妇科肿瘤治疗中极少遇到而滋养细胞肿瘤治疗中可能遇到的问题。特别是 5FU 可能引起菌群失调性腹泻问题,如果没有足够的认识,腹泻出现后贸然继续化疗和(或)滥用收敛药物,不及时采取相应治疗措施,有时后果极为严重。

值得注意的是,粒细胞集落刺激因子(GCSF)的使用为化疗导致的粒细胞减少的处理带来的革命性的改变,但使用中存在的问题也不少。不少单位在化疗过程中边行化疗边使用 GCSF,这种不规范使用将实质上加重患者的骨髓抑制,切忌使用。规范用法应当是距离化疗至少 24 小时,且不在化疗的同时使用。

鉴于正确认识和恰当处理毒副作用的重要性,在使用任何化疗方案前,除对于化疗方案的内涵应当进行深入的理解与学习外,必须对于可能的毒副作用有清醒的认识并具备应对措施,再结合具体患者的具体情况实施个体化治疗。

(四)化疗是一个需要团队合作的系统工程

化疗是一个需要团队合作的系统工程,不但需要主管医师具有较高的理论与实践素养,而且需要本科室医护人员、协作科室医护人员、影像与化验人员和患者及家属的良好沟通与合作,才能取得良好的疗效。

为打造良好的团队,首先需要培训直接参与化疗工作的医护人员,使其对于滋养细胞肿瘤化疗的特殊性有着较为深入的掌握,从而能够从细节入手,切实执行有关医嘱。例如前述体重测定的准确性的保证措施、药品输注时的一些顺序/速度/彻底性的规定与意义、药物毒副作用防治的措施等,需要反复强调,领会以后才能得到严格执行,最终达到应有的化疗效果。

为达到良好的治疗效果,还需要得到有关临床科室的通力协作。例如,肺转移瘤手术有以下三个细节:①围术期需要同时给予化疗,这在一般外科手术时是禁忌的;②肺叶切除时,须先行结扎静脉,再结扎动脉,与通常的手术步骤相反;③胸腔引流管拔除时,一般通过它给予 5FU 胸腔注射。再如对于一些及其危重的患者,有时需要在重症监护的条件下进行化疗,这无疑是非常具有挑战性与危险性的举措。还有滋养细胞肿瘤的动脉介入治疗,也有很多不同于其他肿瘤的特殊性。显然,如果没有良好的沟通与信赖,这些要求是很难达到的,最佳疗效也就难以获得。

血清 hCG 的测定和影像学检查是监测滋养细胞肿瘤病情变化的重要手段。敏感、可靠而及时的血清 hCG 测定是适时、准确地判断病情变化与疗效,从而相应采取恰当的治疗举措的必要条件。滋养细胞肿瘤患者血清 hCG 的成分、数量级和正常范围都与一般妊娠有所不同,实验室的监测技术水平直接关系到对于病情把握的准确性。化疗中,需要频繁监测血象、肝肾功能等,以便及时发现毒副作用,避免造成严重后果。因此,加强沟通与合作,打造高水平的辅助科室队伍,是十分重要的。

患者与家属是化疗团队中重要的一方力量。不但应当让患者与家属了解滋养细胞肿瘤的性质和其可治性,让其树立战胜治病的信心;还应让其了解治疗中可能出现的问题以及如何配合治疗地进行,明了所采取的治疗措施的目的和意义。例如,如果患者不了解输注 5FU 时需要匀速滴注 6~8 小时,患者就可能自行调整输液速度,从而影响治疗效果;如果患者不了解化疗所致腹泻的特殊性,患者就可能按照普通腹泻而自行服用收敛药物;如果患者和(或)家属不知道滋养细胞肿瘤的可治性,一些危重患者可能就可能过早放弃治疗等。因此,加强健康教育工作,取得患者与家属的理解与配合,是保证化疗有效进行的重要措施。

(万希润)

第十一节 各种转移的诊断和治疗

妊娠滋养细胞肿瘤可有全身不同部位的转移。对转移病灶的处理,除全身用药外,还需按照不同部位转移采取相应的处理。

一、外阴阴道转移

外阴、阴道为妊娠滋养细胞肿瘤最常见转移部位之一,是盆腔静脉瘤栓逆行栓塞生长的结果,也是较早期出现的体征。其中以阴道转移为多见,转移灶常位于阴道前壁及穹隆,呈紫蓝色结节,破溃后可引起大出血,也易致感染,压迫尿道可造成排尿困难。Berry 统计了 804 例妊娠滋养细胞肿瘤患者,发生阴道转移 36 例(4.5%),其中 13 例Ⅱ期,22 例Ⅲ期,1 例Ⅳ期,预后评分 23 例属低危。Cagayan 统计了 424 例患者,发生阴道转移 46 例(11%),其中 9 例Ⅱ期,32 例Ⅲ期,5 例Ⅳ期,预后评分 10 例为低危。北京协和医院统计 820 例,阴道转移 51 例(6.2%)。

对阴道转移主要的治疗方法为化疗,经全身化疗后可治愈大部分患者,化疗方案依旧按照预后评分来分层治疗。阴道结节如已有破溃出血,出血往往比较多,甚至危及生命,可先用纱布条压迫止血,并立即开始化疗。用纱布条压迫需注意:①明确出血部位,用手指压住,再填纱条,由阴道顶端向外有条不紊进行,切忌盲目填塞,扩大破溃,引起更多出血,填塞纱条必需紧压出血处。②纱条填塞 24 小时需更换 1 次,以免引起感染,使用碘仿纱条可延长至 48~72 小时更换一次。更换时即使出血已止,仍宜继续填塞,否则随时可以再次大出血,形成被动局面。一般需填 6~7 天后才可停用。③止血后,切勿过早作阴道检查,以免引起再次出血。阴道转移结节消失后,很少遗留瘢痕。正确的阴道填塞可有效控制大部分转移结节破溃大出血,但在应用过程中也有缺点,如填塞时间过久易导致阴道感染。为避免感染,过勤更换纱条,则会反复刺激阴道创面,影响愈合。

若阴道填塞无效,可应用选择性髂内动脉栓塞治疗阴道结节破溃大出血。栓塞治疗可明显降低阴道填塞次数,减少失血量,避免多次输血和感染的发生,取得显著疗效。阴道转移结节缝合术在控制阴道转移瘤出血方面有一定作用,但需要谨慎选择。

采用化疗可以使绝大部分阴道转移患者获得的治愈。Ghaemmaghami 等认为大于 3cm 的阴道转移灶是一个重要的预后评价指标,考虑到此类患者对单药化疗不敏感和出血的风险,对化疗的选择应首先选择多药联合化疗。除此以外,阴道转移局部注射 5-Fu 也是常用的方法,从病灶周围的正常部位进针,常用量 5-Fu 125~250mg 注射于结节的基底部,有助于病灶加速吸收。

二、宫颈转移

妊娠滋养细胞肿瘤宫颈转移比较少见,容易误诊为宫颈癌。Horn 报道了一例患者,足月产后半年,阴道流血 5 周,宫颈活检提示低分化多形性肿瘤细胞,考虑宫颈鳞状细胞癌,予以行宫颈癌根治术,术后病理证实为绒癌,术后 MTX 单药化疗。阴道异常流血的患者,hCG 检测具有重要价值。宫颈转移病灶一般经全身化疗后即可迅速消失,但极易复发,宜多用巩固疗程,必要时可手术切除。如转移灶溃破大出血,处理参考阴道转移结节溃破的处理,可采用局部压迫、选择性子宫动脉栓塞等。不宜行肿瘤局部活检,以免导致大出血。

三、附件转移

卵巢和输卵管的转移较为少见,需和异位妊娠鉴别,尤其是输卵管间质部妊娠,根据超声通常无法鉴别两者,往往需要借助腹腔镜进行鉴别。有很多患者由于转移病灶破裂,出现急腹症按异位妊娠急诊手术而得到诊断。由于输卵管间质部妊娠位置较为特殊,患者停经后可有或无阴道流血,血 hCG 值常较高,超声检查显示一侧宫角部血供丰富,与妊娠滋养细胞肿瘤的超声图像相类似,临床上难以进行鉴别,而且,也不易取到组织以行病理检查。一般可仔细询问患者的病史,前次妊娠的时间,并和超声医师一起对超声图像进行观察。异位妊娠时血中 hCG>50 000IU/L 的可能性小于 0.1%。妊娠滋养细胞肿瘤伴有附件转移时血 hCG 较异位妊娠高,临床表现为异常升高 hCG 的非活胎异位妊娠,需排除妊娠滋养细胞肿瘤的可能;对不能明确诊断者需动态观察血 hCG 水平、行胸部 X 线摄片及多种 hCG 相关分子测定,有助于及时诊断。

按照妊娠滋养细胞肿瘤的预后评分,低危患者单药化疗,高危患者选择联合化疗,全身化疗后转移瘤可以消失。在手术中发现的转移病灶一般采取切除肿瘤或附件的方法治疗,转移病灶破裂大出血者有时需结扎同侧的髂内动脉,术后根据患者的预后评分给予相应的化疗方案。

四、盆腔转移

大约有 30% 的转移性妊娠滋养细胞肿瘤发生盆腔转移,常由宫旁转移扩散而成,多数为一侧,可借助于妇科检查、超声、CT、MRI、子宫动脉造影等诊断。

一般采用全身化疗,而动脉栓塞或持续灌注化疗,可用于盆腔转移瘤的初始治疗、动静脉瘘的栓塞治疗和耐药盆腔转移瘤的补救治疗。对于盆腔转移的患者选择手术治疗时要慎重，在分离肿瘤的过程中，可造成瘤体破裂、大量出血，对个别需手术治疗的患者，手术时机应选择在化疗已基本将病情控制的情况下进行，以减少和避免不必要的出血和盆腔脏器损伤。

（朱长煜 谢幸）

五、肺 转 移 瘤

在恶性滋养细胞肿瘤各种转移中，以肺转移为最常见，据报道，发生率为 70% ~ 90%。

（一）临床表现及诊断

肺转移的临床表现有咯血、胸闷、胸痛和憋气等。其中以咯血为最常见。在一般情况下，咯血量均不大，但亦有晚期病例可发生大咯血。此时，如不及时控制出血，血液不及时咳出，堵塞气管，患者可因窒息而死亡。

憋气则比较少见，除了少数极广泛的转移外，一般均见于肺转移合并肺部出血或炎症。此时，患者常伴有其他出血现象如鼻出血、牙龈出血、子宫病灶出血或皮下出血等或伴有发热等炎症症状。X 线胸片可见病灶周围一片模糊。如果肺内病变并不严重而患者突然出现明显憋气时，则需注意心脏问题，宜根据临床表现、体检和胸部 X 线等，考虑是否为急性肺源性心脏病。

胸痛一般亦不多见，不少病例肺内转移瘤很大或很广泛，亦不常见胸痛，但如病变累及胸膜，则可出现明显胸痛，此时宜注意可能发生血胸或气胸，尤以血胸为最常见。无论血胸或气胸、胸腔两侧发生机会似无差别。

（二）处理

肺转移瘤的治疗最好应用可以静脉注射或滴注的药物，因为由静脉给药，药物沿血流经心脏，直接进入肺内，因此，肺是第一个器官接受药物，受药量最大，效果亦最好。常用的药物为 5-Fu 和 Act. D，单用或合并应用，可依病情而定。绝大多数肺转移瘤经 5-Fu 或 Act. D 治疗后即开始缩小，以致完全消失，见图 6-20-6。少数经药物治疗后消失不满意的，如条件许可，可以加用肺叶切除手术，选择得当，疗

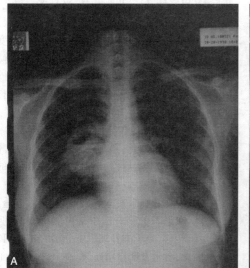
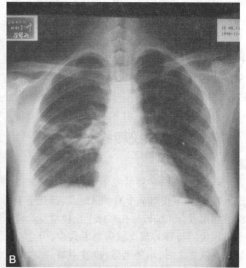
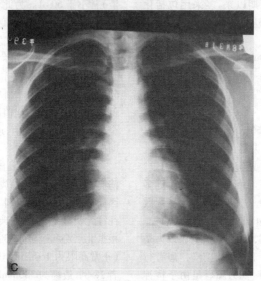

图 6-20-6 恶性滋养细胞肿瘤肺转移瘤
A. 右肺巨大肺转移瘤；B.（VCR+5-Fu+KSM）化疗 2 个疗程后，右肺巨大转移瘤明显
吸收；C.（VCR+5-Fu+KSM）化疗 4 个疗程后，右肺巨大转移瘤完全消失

效亦好,详细请参阅有关手术治疗部分,此处不重复,下面主要讨论血胸及大咯血的处理。

1. 血胸的处理 患者出现血胸后,宜保持安静,不宜过早进行干预。出血至一定程度,由于胸腔内压力增加,常可自行停止。但如症状严重,可抽出部分血液,以减轻心脏移位,并给予高渗液体或输血,以防止休克。并即时给予静脉化疗,以便早日控制肺内病变。如出血已经有 12 ~ 24 小时,估计出血已经自行停止,可行胸腔穿刺,抽出胸腔积血。抽取量可根据积血多少和临床症状而定,一般每次可抽 1000ml 左右,抽出血液后可直接向胸腔内注射 5-Fu 1000mg(40ml),以后可根据情况隔 3 ~ 5 天抽取和注射一次,至血胸消失为止。如合并气胸,则需行胸腔抽气。穿刺抽液时,要严格注意无菌操作技术,以免发生胸腔感染。

2. 大咯血的处理 肺转移瘤患者一旦发生大咯血时,由于病情急,处理比较困难,至目前为止,尚无很理想的处理方法。一般给予止血药物治疗,如氨甲环酸、卡络磺钠、血凝酶等;若出血量大,可静脉滴注脑垂体后叶素(缩宫素无效),每 500ml 5% 葡萄糖液中加 20IU,以使血管收缩,速度可逐渐加大,至患者出现轻度腹痛为止(由肠平滑肌收缩所致),然后保持在这水平,至出血减少再逐步减量。如能确定出血部位,条件及时间许可,也可考虑急诊肺叶切除。如有贫血或休克时,应予输血。但由于这些病例多数均属晚期而且已经耐药,因此,即使当时止血,治疗效果仍不理想。

六、神经系统转移

(一) 脑转移

据报道,滋养细胞肿瘤脑转移的发生率为 8% ~ 15%。当绒癌患者进入晚期,病变由肺向全身扩散时,脑部几乎很难幸免,因此,绒癌患者合并脑转移在临床上比较常见。侵蚀性葡萄胎患者发生脑转移的虽比绒癌患者为少,但亦不少见。脑转移一旦发生之后,来势迅猛,抢救困难,死亡率极高,是患者死亡的一大原因。长期以来,多采用包括化疗、手术和放疗在内的综合治疗方法,取得一定疗效,治愈率可达 60% 以上。

1. 临床表现 根据对脑转移的临床观察(包括手术所见)和尸检所见,凡有脑转移的基本上都有肺转移,而且肺转移的发生常先于脑转移,脑转移发生时约有 2/3 病例尚合并有肝肾等其他器官的转移。

根据脑转移病例的统计,约有 60% 的脑转移开始时先出现一些前驱症状,如突发性剧烈头痛,并伴恶心及呕吐,部分肢体运动失灵,因而握物掉地或猝然跌倒,言语困难,视力障碍以及神志不清等。这些症状可单独出现,而更多的为几种症状同时存在,其特点为一过性,除头痛可持续数天外,一般经过数十秒种以至数小时即自然好转或消失。对这些症状如无足够的认识或警惕,极易被忽视,误以为是其他原因所致。例如,猝然跌倒常归咎于"地滑"、"患者行走过快"、"下床过猛"等,语言困难、视力障碍是由于精神因素等。这些症状消失后,如不予有效的治疗,过一个月左右(可短至 4 ~ 5 天或长至 2 个多月),又可出现一些与前驱症状相应的症状,如剧烈头痛、喷射性呕吐、失明、失语、

偏瘫、抽搐以及昏迷等。此时,症状的特点为进展性加重。如无有效的治疗,短期内(约 1 ~ 3 天)患者即可突然发生呼吸停止而死亡。但也有一些病例,一旦发病,迅即死亡者,则不见这样明显的过程。

至于体征,在脑转移早期一般认为很少阳性所见,但根据我们观察,如在一过性症状出现当时立即仔细检查,也能有一些与症状相应的阳性体征,如神志模糊、瞳孔不等大、对光反应迟钝、复视、一侧鼻唇沟变浅、部分肢体无力或失灵等。这些症状往往也只持续很短时间即消失,如不及时检查即不再可见到。当脑转移至出现进展性症状时,则体征亦较明显。根据大量病例的观察,各体征的出现均有一定的过程,并和脑转移的部位、病灶大小、病变发展过程(包括脑水肿及出血等)有关。如神志障碍常由反应迟钝开始,逐渐变为模糊以至由浅入深的昏迷。中枢神经性面瘫往往以一侧鼻唇沟变浅为最早现象,以后再出现闭眼不紧,舌偏向等。肢体瘫痪则先见一侧无力,逐渐加重以至全瘫。膝腱反射由亢进而消失,在各种病理性反射中则以划跖反射(巴宾斯基征)出现最早,也最多。瞳孔在开始时亦少变化,接近昏迷时,出现双瞳不等大,或忽大忽小。对光反应至晚期才消失。眼底检查在早期亦少改变,晚期则可见一侧或双侧视神经乳头边缘模糊或水肿、静脉充血或出血。如病变在视觉区可出现偏盲,有助于病灶的定位。如影响眼肌活动可出现复视。颅内出血时,可出现脑膜刺激症状如颈抵抗等。

(1) hCG 测定:在脑转移发生前,血 hCG 水平可以较低,也可以很高,因此,单次测定无诊断意义,但如连续测定,则在脑转移发生后,测定值均可见有明显的上升,在诊断上有一定的价值。

绒毛膜促性腺激素进入血液后,即可渗透至各体液中去,为此,在患者的脑脊液中常可测得 hCG,但含量不高。如发生脑转移,由于滋养细胞所分泌的 hCG 可直接进入脑脊液,因此,含量常明显增高,和血中含量的比值(血:脑脊液)常小于 60:1。为此,在国外常用以作为诊断脑转移的一个依据。但根据北京协和医院对 23 例脑转移患者治疗前后血 hCG 测定结果,发现:①94% 的脑瘤期患者血和脑脊液 hCG 比值小于 60:1;②瘤栓期患者的比值则均大于 60:1;③无脑转移者亦有 5.5% 的血脑 hCG 比值亦小于 60:1;④治疗后由于血中 hCG 消失快于脑脊液,在部分病例中亦可出现血脑比值小于 60:1。因此,诊断脑转移不能全靠血脑 hCG 的比值,还需应用其他检测方法如 CT 等,以明确诊断。

(2) 脑脊液检查:脑转移患者的脑脊液外观多数均为清亮,但如有颅内出血则可变为血性,但必须与其他出血原因如穿刺损伤等相区别。颅内压及蛋白含量测定,在前驱期往往无明显变化,但在典型症状出现后则往往有偏高现象。根据北京协和医院 82 例脑脊液检查结果,颅压升高者 28 例(正常高限为 160mmH$_2$O),占 46.7%,其中大于 200mmH$_2$O 者 18 例,最高为 380mmH$_2$O。由于颅内高压症状严重的患者在腰穿前常规先用甘露醇降颅压,所以实际上颅压升高者当不止此数字。蛋白测定值升高者(正常值为 200 ~ 400mg/L)42 例,占 67.7%,最高为 3.5g/L。当病情好转

时,颅内压及蛋白含量即逐步恢复正常,基本上和临床相符(有时鞘内注射 MTX 等药物时,脑脊液中蛋白含量可暂时升高)。糖测定无一例有变化。

(3)电子计算机断层扫描(CT)与磁共振显像(MRI):CT 是 20 世纪 70 年代以后电子计算机和医学影像诊断设备互相结合的典范,对全身脏器中很多病变的诊断正确可靠。CT 目前已成为诊断滋养细胞肿瘤脑转移的重要手段,尤其是对早期脑转移瘤的发现有一定价值。脑转移大多数病变位于顶叶,50% 脑转移病灶表现为出血,继而血管被滋养细胞浸润,95% ~99% 的脑转移灶 CT 显示高密度影。

磁共振显像(magnetic resonance imaging,MRI)是 80 年代继 CT 之后的医学影像新技术,是计算机与多学科综合应用的结晶,是利用人体氢质子在主磁场中接受和释放能量发生共振,从而产生影像的一种诊断方法。MRI 对滋养细胞肿瘤脑转移的诊断亦有重要参考价值。

2. 脑转移的发展过程　根据以上所说:①脑转移发生前先有肺转移;②脑转移出现时,全身其他部位如肝、脾、肾等也往往出现转移,结合该肿瘤由血运转移的特点,看来脑转移的发生是肺内瘤细胞侵入静脉后,循环血液经心脏而从大循环扩散所致。如瘤细胞随血液向上经颈内动脉或脊椎动脉进入脑血管则可形成脑转移,向下经腹主动脉扩散至肝、脾、肠等处,即在各该处形成转移。

瘤细胞进入脑血管后,其发展过程,大致可分为三个阶段:

(1)瘤细胞进入脑血管后先在血管内形成瘤栓,一方面直接阻塞血管,另一方面引起附近血管的痉挛,因而该区的血运受到阻断,使这些血管供血的脑组织因缺血而丧失功能,临床上就出现一些症状如突发性头痛,猝然跌倒、部分肢体失灵等(依不同部位的脑组织受影响而出现不同症状)。以后由于脑血管痉挛的解除以及脑内瘤栓的向前推进,部分血运恢复,症状即逐渐好转,这就是前面所说的一过性症状的由来。这阶段可称"前驱期"(prodromal stage)或"瘤栓期"(stage of tumor embolism)。

(2)瘤细胞在脑血管中继续发展,可穿破血管而进入脑组织,形成转移瘤。这时由于占位性病变的压迫以及所引起的脑组织水肿,可使颅压不断升高,乃再次发生一些与前驱期症状相应的症状和体征,如头痛、呕吐、失语、失明、抽搐、偏瘫以至昏迷。这时症状不再是一过性而是不断进展。这阶段可称"进展期"(progressive stage)或"脑瘤期"(stage of tumor formation)。

(3)脑瘤期继续进展,颅压不断升高,终于引起脑疝,其中最常见的为小脑扁桃体疝,直接压迫延髓呼吸中枢,患者可突然发生呼吸停止而死亡。此阶段可称为"终末期"(terminal stage)或"脑疝期"(stage of brain herniation)。

以上是脑转移的一般过程,但如:①瘤栓所在血管供应的脑组织并不是重要的功能部分,则前驱期症状可以不很明显;②瘤组织穿破血管引起颅内大出血,可立即致患者死亡,也不易明显看到脑瘤期,这就是为什么并不是所有病例都有这三个明显阶段的缘故。

3. 脑转移瘤的诊断　晚期脑转移的诊断一般并不困难,临床有各种典型症状和体征,实验室检查也易获得阳性结果。但早期脑转移诊断则比较困难。因此,如何发现早期脑转移,做到早期诊断和早期治疗是当前一个极为重要的课题。根据我们体会,要做到早期发现,前驱症状极为重要。如患者出现比较肯定的一过性症状而未找到其他原因时,就应高度怀疑为脑转移,及时进行详细的检查和密切的观察。如又发现有相应的一过性体征,更应加强对脑转移的怀疑。如此时血内 hCG 含量又突然上升,则更有助于脑转移的诊断,继续观察患者,发现又有其他脏器如肝、脾、肾、肠、皮肤、肌肉等处转移,说明患者曾有大循环扩散,则脑转移的诊断基本上可以肯定。

但是,在脑转移的诊断中,有三种情况需要注意加以鉴别。

(1)蛛网膜下腔出血:化疗反应血小板减少可引起蛛网膜下腔出血。患者可出现和脑转移极为相似的症状,如头痛,抽搐以致昏迷等症状,检查亦可发现某些病理反射,腰穿时可见血性脑脊液,颅压和蛋白含量均升高,极易和脑转移相混淆。鉴别要点是:这种情况常发生在停止化疗7~10 天左右,血小板有明显减少。同时其他部位亦可见有出血现象,如鼻出血及皮下出血等。但如血小板下降引起了脑转移出血,则鉴别仍有困难,有时需经尸检才能明确诊断。

(2)血清低钙性搐搦:由于化疗反应严重呕吐,引起代谢性碱中毒,可使血中钙离子迅速减少,临床上可出现四肢搐搦,也易和脑转移的抽搐相混淆。鉴别要点是:这种搐搦是强直性的,并可见角弓反张,搐搦时及搐搦后患者神志一般仍保持清醒,静脉注射葡萄糖酸钙后,症状立即好转。而脑转移所致的抽搐一般多为来回抽动,随后患者均有一定程度的昏迷,较易于鉴别。

(3)隐球菌所致的脑膜炎:真菌性败血症发生时,如隐球菌侵入脑脊液,可引起隐球菌性脑膜炎,患者可出现头痛,呕吐等脑症状,亦常易误诊为脑转移。鉴别要点为:隐球菌脑膜炎系发生在真菌性败血症的同时,临床上患者常有发热等症状,检查可见颈强直等脑膜刺激症状,脑脊液糖化验阴性,培养有时可查到隐球菌。

4. 脑转移的处理　全身和局部兼顾,应急和抗癌标本并治"或"全身-局部-应急"所谓"三联"方案,使脑转移的死亡率由过去的 100% 下降至现今的 40% ~50%。现将治疗方法说明如下:

(1)全身治疗:主要针对脑转移以外的其他脏器的转移,因此,所用药物及用法应根据各转移瘤而定。但由于 5-Fu 合并 Act. D 对各脏器转移疗效均较好,故当前最常用的全身治疗药物为 5-Fu 合并 Act. D。其用量和用法见相应章节,但为加强脱水作用,所用葡萄糖注射液宜用 10% 代 5%。国外全身化疗方案多采用 EMA/CO。

(2)局部用药:鞘内给药主要用 MTX,每次 10 ~15mg,溶于 4 ~6ml 的注射用水(双蒸水)中(不用生理盐水),每毫升中含 2.5mg,每隔 1 ~3 天注射一次,3 ~4 次为一疗程,总量为 45 ~50mg。为防颅压过高所致穿刺时发生脑疝,操作时宜注意:①腰穿前先给甘露醇等脱水剂,以降颅压,至利尿开始,再行穿刺,必要时需于 4 小时后再给一次,然后作腰穿;②穿刺宜用细针,并要求一次成功,以免针眼过大或过多,以后发生脑脊液外渗,诱致脑疝;③穿刺时避免放取过多的脑脊液作常规化验,一般可把测颅压时测管内脑脊液留下,进行 hCG 和蛋白含量测定即可,细胞计数可从脑脊液外观上(清亮度)估计,糖测定除非怀疑脑膜炎外可以免作。

为巩固疗效,一般需持续 3 ~ 4 疗程,疗程间隔为 3 ~ 4 周。

(3)应急(对症)治疗:虽称应急(对症)治疗,实际上也是治疗工作中一些极为重要措施。主要有以下几项:

1)继续降颅压:为降颅压,防止发生脑疝,一般可用甘露醇、山梨醇等,用后可于半小时内开始利尿脱水,但其缺点是作用维持较短,且当作用消失时,颅压不仅回升,且可出现反跳现象。因此,必须连续使用,一般需每 4 ~ 6 小时给药一次(每次需于半小时内滴完,否则起不到降压作用),连续 2 ~ 3 天,至症状缓解,然后逐步停药。如肾脏功能良好,也可用呋塞米脱水,但不宜反复用,以防损伤肾脏功能。也可采用地塞米松(氟美松)静脉注射或滴入。第一次 10mg,以后每 6 小时 4mg,病情稳定后改口服,有良好的脱水降颅压的作用。

此外,在颅压急速高涨时,为抢救起见,可行颅骨开窗术。

2)应用镇静止痛剂:多次抽搐可因脑组织缺氧而加重脑水肿,剧烈头痛时患者常用撞头、捶头等方法转移感觉,也可引起颅内出血。应用甘露醇等脱水降颅压,症状虽亦可减轻,但比较缓慢,为此,必须应用镇静止痛剂以控制这些症状。为控制抽搐,可肌注安定西泮 10 ~ 15mg,3 ~ 4 小时后酌给维持量。为防止剧烈头痛,可给哌替啶等强效止痛剂,为减少用药,可一次静脉注射哌替啶 100mg,2 ~ 3 小时后可再静脉滴注 100mg(溶于 10% 葡萄糖 1000ml 中,每分钟约 10 滴),止痛作用可维持 10 ~ 12 小时,对呼吸无影响。一次哌替啶 100mg 亦常可控制抽搐,如是这样,就可不再应用上述镇静药物。

3)控制液体摄入量:脑转移患者由于用药多,且大半需经静脉滴入,输液往往偏多,和脱水治疗易于发生矛盾。为避免影响脱水疗效,每日输入液体量应限制在 2500 ~ 3000ml 以内(包括甘露醇等各种药物含有液体量),且所用液体均要高渗的。同时也要禁止给含钠的液体。

为避免限制输液量而影响其他药物的应用,应每天作出治疗计划,计算好总输入量,并规定各阶段的用药和输入液体量,以便随时核对。

4)给予有效止血药:为防止颅内出血,可静脉滴注氨甲环酸或血凝酶。如患者能口服,也可给云南白药、氨甲环酸等。

5)防止并发症:昏迷、抽搐、偏瘫等可发生跌伤、咬伤、吸入性肺炎和压疮等。需要做好护理工作,采取预防性措施。同时要注意发生电解质紊乱或酸碱平衡失调,须及时纠正。

在以上处理中,如脑转移部位明确且持续颅压不降,也可以考虑开颅切除转移瘤,再合并化学药物治疗,效果亦好。在北京协和医院病例中,曾有 5 例进行了手术切除脑转移瘤,3 例效果良好。

至于放射线全脑照射,我们应用很少,未见比化疗有明显的优点,但对于脑转移耐药患者,有报道,合用放疗有一定的作用。

5. 脑转移的预后 应用上述治疗方法后,约有半数以上的脑转移患者可以获得治愈。其余治疗效果不好的原因,主要有二:①病情较晚:一般地说,在瘤栓期就开始治疗,疗效都较好;至脑瘤期效果差些,但如不太晚,治疗效果亦尚可;但至晚期则就较差。至脑疝期则已几乎无希望。②患者耐药:由于初治时用药量偏小,开始时有效,但不久即耐药,此时发生脑转移,采用上述方法治疗,脑转移虽可获得控制,但患者可因其他转移发展而死亡。因此,影响脑转移患者预后的一是病情的早晚,二是患者是否已经耐药,亦即在脑转移获得控制后,其他转移(特别是肺转移)是否也可获得控制。

经化学药物治愈的脑转移均很少有后遗症。

6. 脑转移的预防 由于脑转移均继发于肺转移,早期控制肺转移是预防发生脑转移的一项重要措施。

病例:杨某,27 岁,G3P1。主诉足月产后阴道不规则流血 3 个月,头痛 3 天,于 1996 年 7 月 29 日入院。患者于 1996 年 5 月 1 日,因宫内孕 39^{+4} 周胎死宫内引产。分娩经过顺利,胎儿胎盘自然娩出,检查胎儿脐带绕颈及双手,未见其他异常;胎盘面积稍大,未见其他异常;胎儿胎盘均未送病理检查。患者孕期顺利,无高血压及水肿,无腹痛及阴道出血,分娩前自觉胎动减少一周,1996 年 4 月 29 日 B 超检查胎死宫内。分娩时出血不多,产后抗生素治疗 1 周,恶露量逐渐减少。产后 1 个月阴道出血量增多,但量少于月经量,时多时少,无组织样物掉出。在当地妇产医院检查未见异常。1996 年 7 月 17 日,出现下腹痛,服用益母草膏及甲硝唑等好转。1996 年 7 月 20 日,查血 hCG>2000mIU/ml;1996 年 7 月 25 日,查血 hCG 14 000mIU/ml,行诊断性刮宫,病理不详。入北京协和医院前 6 天胸片提示双肺结节块状影,前 3 天出现头痛、恶心,无呕吐及晕厥史。一天前走路不稳,急诊就诊北京协和医院,急查肺 CT、脑 CT 均有转移。诊断为产后绒癌Ⅳ期收入院。

体格检查:T36.6℃ HR 92 次/分 R 20 次/分 BP 105/70mmHg,12 对脑神经检查除右下腹肌力稍减弱外,余无异常。妇科检查:外阴:(-)。阴道:畅,血染,阴道壁无紫蓝色结节。宫颈:口闭。宫体:后位,丰满,稍软,活动好,无压痛。双侧附件无异常。

辅助检查:胸部 CT 示双下肺结节状影,考虑转移瘤;头颅 CT 示右侧额叶类圆形致密影,考虑转移瘤,见图 6-20-7。血 β-hCG 1 664 430mIU/ml。入院后,即刻行甘露醇脱水降颅压、腰穿鞘内注射 MTX 和全身联合化疗(VCR+5-Fu+Act. D+AT1258)等治疗,虽已积极治疗,但病情不仅未见好转,反而逐渐加重,患者反复昏迷,每次均需快速滴注甘露醇。患者转移灶位于枕部,很容易压迫呼吸中枢,若病情继续发展,很快会发生脑疝。为降低颅压、防止脑疝和挽救生命,在脑外科、ICU、麻醉科的合作下于化疗第 2 天急诊进行了开颅肿瘤切除术及去骨瓣减压术。术中见:脑水肿明显,向外膨出,脑沟变浅,脑回平坦,右额叶下方肿瘤呈淡黄色、质韧、血运丰富,边界不清,大小约 3cm×3cm×3cm,肿瘤切除满意。手术后积极给予以 5-Fu 为主的联合化疗 7 个疗程及 EMA/CO 方案 8 个疗程,全身化疗同时辅以鞘内注射 MTX 化疗。化疗第三疗程后,血 β-hCG 降至正常。化疗第 10 疗程时,因左肺上叶转移瘤吸收不满意又进行了左肺上叶切除术。患者于 1997 年 6 月治愈出院,并一直定期随访。于 2000 年 5 月足月妊娠后分娩一正常女婴。随诊至今健在。

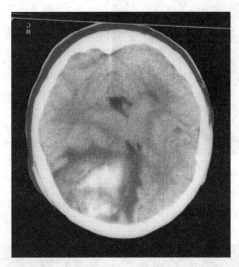

图 6-20-7 右侧额叶巨大转移瘤伴颅压增高

(二) 脊髓转移瘤

脊髓转移瘤亦是继发于肺转移通过大循环扩散所形成,但发生率远比脑转移为低,多为个案报道。

1. 临床表现及诊断 脊髓转移瘤的发生途径和脑及其他全身性转移相同,系肺转移灶的进一步扩散。癌细胞侵入肺静脉、流经左心房、左心室、主动脉、锁骨下动脉,而后由椎动脉到达椎管内。在个别情况下,瘤栓可能不经过肺而直接扩散到椎管内组织。根据椎管内血管解剖特点,椎静脉丛分布于椎管内外,它除注入椎静脉、肋间静脉及腰静脉外,该丛下部与盆底静脉广泛交通。因此,来自盆底的感染、肿瘤等,偶可不经过肺循环而直接经椎静脉丛侵入颅内或其他远处器官。因此,当子宫内的癌细胞侵入宫旁静脉时,可能通过椎静脉系统而转移到脊髓甚至脑部。

脊髓转移的全部临床表现主要来自局部的压迫,压迫部位高低的不同,而出现不同的症状。病变在胸段者,由于锥体束的损害导致不同程度的截瘫;圆锥或马尾的损害则为尿潴留、排便困难。这些压迫症状的出现,是由于脊髓内的传导束和局部脊髓节段的前、后根和前、后角受损害的结果。为了及早做出诊断,凡是恶性滋养细胞肿瘤患者,特别是已有肺转移,一旦出现排尿、排便困难或下肢麻木,就应想到脊髓转移的可能。

2. 处理 自从有效的化疗药物问世以来,滋养细胞肿瘤就成了可治愈的高度恶性肿瘤。低危患者的存活率近100%,高危患者也达 90% 以上。多年来,FAV(氟尿嘧啶或氟脲苷,放线菌素 D,长春新碱)或 FAEV 已经成为了高危患者的标准治疗方案,当其治疗失败或发生严重的毒副反应时,常改用 EMA-CO 治疗。脊髓转移极其少见,没有

规范的治疗方案。鉴于其和脑转移均属于中枢神经系统转移,故其治疗借鉴了治疗脑转移的成功经验,采用全身化疗为主、辅以局部用药的综合治疗方案。因患者有脊髓转移时,往往合并有肺及其他脏器转移,全身化学药物的应用是治疗的主要手段。为提高病变局部药物的浓度,同时加用鞘内注射的方法。一般说来,经过积极而足量的化疗,肿瘤本身的治疗并非十分困难。但脊髓内转移的治疗,除着眼于消灭肿瘤本身外,还需促使脊髓功能的恢复。考虑脊髓功能的丧失,主要由于局部压迫所致,因而能否在疾病早期尚未造成明显压迫之前,紧急行椎板切开减压,或许对将来脊髓功能的恢复有所帮助,但目前尚无早期诊断的特异手段,故手术时机的选择极为困难。我们曾经通过全身化疗和局部鞘内注射,成功治疗了 1 例双下肢乏力和排尿障碍的椎管内转移的侵蚀性葡萄胎患者,神经症状完全改善,现摘要介绍如下:

患者,女性,23 岁,因"葡萄胎清宫术后 3 个月,双下肢乏力 1 个月,排便困难 15 天",于 2006 年 12 月 15 日由外院转入我院。患者平素月经规律,15 岁 7/30 天,量中,痛经(-)。3 个月前,因停经 3 个月余,阴道出血大于月经量,于当地医院行 B 超检查,提示葡萄胎;血绒毛膜促性腺激素 β 亚单位(β-hCG)水平为 1 148 040mIu/ml,遂行第 1 次清宫术,病理提示葡萄胎。清宫后 1 周,复查血 β-hCG 为 69 515mIu/ml,给予第 2 次清宫,未送病理,此后未继续随诊。1 个月前,患者出现左侧小腿后部疼痛,逐渐延及左侧大腿后部、右侧小腿后部、右侧大腿后部及臀部;22 天前,出现左脚麻木,按上述次序逐渐延及臀部;15 天前,出现排便困难,感腹胀,但不能自行大小便,再次返诊当地医院,行插入尿管导尿,急行胸腰骶椎 MRI 检查,提示 L4 ~ S2 椎管内占位,混杂信号,边界不清,考虑滋养细胞肿瘤伴椎管内转移(图 6-20-8),转入我院。既往体健,家族中无类似病史。入院后查体:生命体征平稳。神经科查体:左侧大腿肌力 V,小腿肌力 V$^-$级,足背背屈、跖屈不受限;右侧大腿肌力 V$^-$级,小腿肌力 IV级,足背不能主动背屈或跖屈;膝反射未引出;Barbinski 征(-);双下肢 L$_5$ 分布区域以下痛觉减退,尤以 S$_1$、S$_2$ 分布区为重。肺 CT 示双肺见多发小结节影;盆腹腔超声未发现异常;颅脑 CT 无异常。血 β-hCG 66 059mIu/ml。腰椎穿刺示脑脊液中的 β-hCG 为 2115mIu/ml,压力为 140mmH$_2$O。入院诊断为侵蚀性葡萄胎IV期,椎管内转移。入院后,完善化疗前检查后,给予 FAEV 方案的全身化疗,同时行腰椎穿刺鞘内注射甲氨蝶呤(每疗程总量 50mg)。FAEV 化疗 3 程后,血 β-hCG 水平下降至正常水平(2mIu/ml),肺部转移灶全部吸收,椎管内病灶明显吸收,从化疗前的 L$_4$ ~ S$_2$ 水平缩小到 L$_5$ ~ S$_1$ 水平(图 6-20-8),后因严重的血液毒性改用 EMA-CO 方案,同时每周鞘内注射甲氨蝶呤 12.5mg。共应用 EMA-CO 化疗 4 程后停止治疗。停止治疗时,血 β-hCG 水平已经正常 9 周;肺内转移灶完全消失;但椎管内病灶仍然存在,不过已较化疗前明显缩小;下肢较前有力,在物体支撑下可独立行走,右足仍不能背屈,感觉障碍,小便在夹闭尿管情况下尿意明显,大便偶有感觉。停药 31 天时,已能拐杖行走,大小便均已有感觉,但还不能完全自便,仍保留尿管,继续功能锻炼。

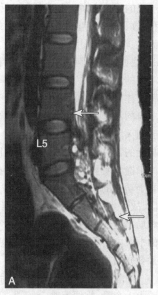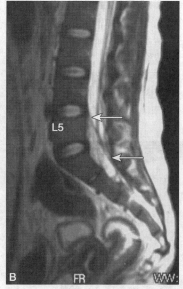

图6-20-8 椎管内转移
A. 化疗前,混杂回声包块($L_4 \sim S_2$);B. 7个疗程化疗后,
包块明显缩小,位于$L_5 \sim S_2$之间

停药3个月,已拔除尿管,小便可以自行解出。停药5个月,行走能力已明显好转,大小便自如。停药10个月,已去拐自行行走,小便正常。现停药35个月,血β-hCG一直正常,行走自如,大小便功能正常。

七、肝转移瘤

肺转移继续扩散,通过大循环,也可以转移至肝脏而形成肝转移瘤,也可以从肠道转移瘤扩散,经门脉系统而转移至肝,但较少见,据报道,发生率为1%~4%。

(一) 临床表现及诊断

肝转移瘤在早期常无明显症状和体征,肝功能检查也都正常,不少病例是在手术切除子宫时探查上腹部才发现,有的甚至仅在尸检中发现。肝转移至晚期患者才开始出现食欲不振,肝区不适或隐痛,肝脏肿大和压痛,但肝功能仍很少异常,黄疸亦不常见。有时患者出现所谓"癌性发热"。

肝转移继续发展可因破裂出血,但多数是在肝包膜下,患者感到肝区剧痛,肝脏亦迅速增大,一般情况亦迅速恶化,不久死亡。亦有直接破裂至腹腔而成内出血,则患者迅即死亡,但不多见。

晚期肝转移的诊断并不困难,而一旦进入晚期,患者多处于衰竭状况,治疗效果极差。故肝转移的早期诊断是改善预后的重要因素。80年代之后,随着超声及CT技术的发展与应用,使肝转移的早期诊断逐渐成为可能,见图6-20-9。故对有肺转移特别是晚期肺转移病例,应常规进行腹腔脏器的超声及CT检查,以便尽早发现其他脏器转移灶,而及时采取相应的治疗措施。

(二) 处理

自从有效的化疗药物问世以来,全身化疗成为肝转移的标准治疗方案,且疗效也有了明显的提高。北京协和医

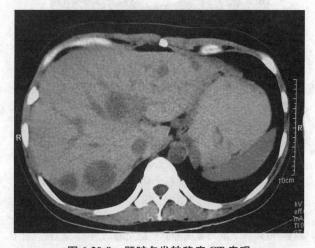

图6-20-9 肝脏多发转移瘤CT表现

院1949~1998年共收治60例绒癌肝转移的患者,其中1949~1964年收治的14例患者主要采用单药6-MP或氮芥治疗,结果全部死亡;而1965~1985年收治的30例则采用全身和局部多药联合化疗,结果7例存活,治愈率由0%上升至23.3%。1986~1998年16例治疗效果表明,患者存活率已提高到37.5%。肝转移常继发于肺转移,而且还常合并脑、脾、肾或胃肠道等其他器官转移,故化疗应强调多药联合及多途径方案。一旦同时合并脑转移预后极差,Jones的研究结果表明,肝转移合并脑转移者预后最差,他们观察的10例肝脑转移灶者无1例存活;而7例无脑转移者中3例治愈(占43%)。Crawford研究表明,脑转移同时存在者的5年存活率只有10%,无脑转移者的5年存活率可达34%。北京协和医院1986~1998年收治的6例同时合并脑转移者中,仅2例存活。从北京协和医院近10年16例患者的治疗效果分析:除3例因病情危重于短期内死亡

外,另13例中9例以5-Fu为主的联合化疗患者仅2例治愈;4例接受EMA/CO化疗的患者2例完全缓解,2例带瘤存活,生化指标正常。但由于病例数过少,尚需积累更多的资料,以更好地评估EMA/CO方案与5-Fu为主的联合化疗方案对治疗滋养细胞肿瘤肝转移的价值。

随着介入性放射技术的发展和应用,超选择性肝动脉插管局部灌注或肝动脉栓塞术对肝转移瘤的治疗也有一定的效果。北京协和医院1986～1998年间8例患者在全身化疗的同时进行选择性肝动脉插管化疗,其中3例因肝转移瘤破裂出血成功地进行了肝动脉栓塞止血。肝动脉插管化疗可提高肝转移瘤局部血药浓度,从而增强其抗癌作用。Lurain亦认为肝动脉插管介入化疗及肝动脉栓塞术对绒癌肝转移瘤的治疗及缓解肝转移瘤破裂出血均有明显的治疗效果。但肝动脉插管给药后,由于肝内药物浓度很高,肝脏一时不能适应,常可出现肝功能不正常现象,血清转氨酶等可迅速上升,但停药后,肝功能即可迅速恢复(有时在继续用药时即已开始恢复正常),不影响继续用药。另外,由于大部分药物在肝脏内已经分解,经肝脏至全身的药量很少,全身反应一般均不大。但由于动脉插管技术要求高,主要用于经全身用药疗效不好的病例。

随着手术技术的进步,对于病灶局限的耐药性肝转移患者,有人建议可考虑进行手术切除。在这方面,我们用全身化疗辅助肝转移灶切除术治疗了1例耐药性肝转移患者,现摘要如下:

患者,21岁,2007年4月因孕20周在当地医院行中引术,术后月经不规律,阴道淋漓流血,偶有腹痛,未经治疗。2007年11月无诱因咯血、胸痛、胸闷,在当地医院检查胸部CT示右肺上叶约4cm占位性病变,因诊断不明,于2008年1月22日在当地医院行右肺上叶切除术,术后病理报:绒癌肺转移。术后1周给予化疗,以5-Fu+卡铂、EMA-CO、拓扑替康+IFO+BLM、奥沙利铂+阿霉素+Act. D方案为主共化疗18个疗程。因hCG反复升高做腹部CT见肝内转移灶约5cm,于2009年3月16日在当地医院行肝动脉栓塞术,并联合全身化疗,hCG曾一度下降至正常,后又升高,遂于2009年10月13日来我院诊治。入院检查,血β-hCG为7815.2mIu/m;腹部CT示肝左叶片状高密度影,胸部CT示右上肺多发不规则索条影。完善各项检查后,给予FAEV方案的全身化疗,FAEV化疗5程后,血β-hCG水平下降至正常水平(2mIu/ml),肝内转移灶仍有约4cm(图6-20-10),请肝脏外科医师会诊后,考虑可行肝脏病灶切除术。遂于2010年3月19日,行左肝肿物切除术,术中见左肝Ⅲ段可及直径4cm暗褐色病灶。术后病理为出血坏死结节,可见小团异型细胞残留,免疫组化HPL(+)、PLAP(+)。术后继续巩固化疗3个疗程。现已停药,目前在随诊中。

总之,滋养细胞肿瘤肝转移患者的预后较差。如能做到早期诊断与及时的多药多途径联合化疗,是改善其治疗效果的重要环节。

八、脾转移瘤

脾转移瘤是肺转移继续扩散,瘤细胞由腹主动脉、经脾

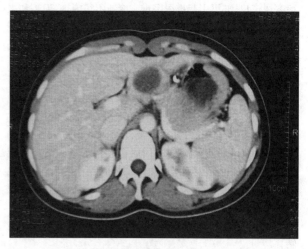

图6-20-10　化疗后肝转移CT表现

动脉进入脾脏。脾转移亦和脑和肝转移一样常先有肺转移,同时亦常伴有其他脏器的转移。

(一)临床表现及诊断

临床上脾转移症状极少,体征亦不多,有的是因破裂出血探查腹腔或其他手术探查腹腔才发现。超声及CT检查已成为诊断脾转移的主要手段,见图6-20-11。由于肝脾转移常同时存在,故凡出现肝转移,亦应想到脾转移可能。

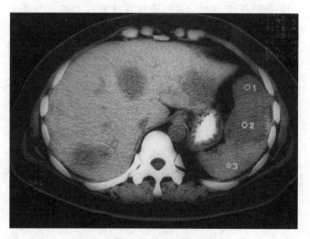

图6-20-11　肝、脾转移CT表现

(二)处理

脾转移的处理则根据当时情况而定。如发生破裂出血,宜立即手术切除脾脏,亦可试行脾动脉栓塞止血,术后合并化疗。如行其他手术发现有脾转移,条件许可时也宜行切除手术,以免突然出血而形成治疗上的被动。在其他情况下,可先试行化疗。化疗药物仍以5-Fu为主的多药联合化疗或EMA-CO化疗为主。但亦需注意其他合并存在的转移瘤。

九、膀胱转移瘤

膀胱转移瘤像其他脏器转移瘤一样,常继发于肺转移瘤的血运扩散,但也可来自子宫或盆腔肿物,直接浸润过来。

(一)临床表现及诊断

膀胱转移瘤的主要临床表现为血尿,凝血块在膀胱中

堵塞尿道口,亦可引起排尿困难。诊断不很困难,但需和来自肾转移的血尿以及由某些化学药物如:羟基喜树碱、环磷酰胺等所致的血尿相区别。膀胱镜检查有助于这方面的诊断。

（二）处理

膀胱转移瘤的治疗,一般均采用多药联合化疗。为加强疗效,也可同时进行膀胱局部灌注治疗,具体做法为:先在膀胱内插入导尿管,排空尿液,将 500～1000mg 5-Fu 加入盐水 100ml 中注入膀胱,夹闭尿管 4 小时,嘱患者采取某种卧式,使病变部位得以浸泡于药液中,半小时后,采取自由位,每次间隔 2～3 天,平均 4 次为 1 个疗程。安置导尿管时,要注意无菌操作,以免引起感染。

由于膀胱也常合并其他转移,治疗时也宜兼顾其他转移。

（三）北京协和医院泌尿系转移的病例分析

1987 年 1 月～2005 年 12 月,我院共收治侵蚀性葡萄胎患者 845 例,发生肾转移 1 例,发生率为 0.12%;发生膀胱转移者共 3 例,发生率为 0.36%。收治绒癌患者 735 例,发生肾转移共 8 例,发生率为 1.1%;发生膀胱转移者共 7 例,发生率为 0.95%;其中同时发生膀胱和肾转移的有 2 例,发生率为 0.27%。

19 例中有 9 例肉眼血尿,其中 1 例伴腰痛,1 例排尿困难,余无特异症状。19 例中有 17 例次合并肺转移,8 例次合并脑转移,2 例次合并阴道转移,4 例次合并盆腔器官转移。

治疗方法为:①全身化疗:4 例患者入院时因病情危重,仅化疗 1 个疗程或未及化疗即出现呼吸循环衰竭或肝性脑病而死亡,其余 15 例患者均接受了多药联合方案,化疗 2～22 个疗程,平均为 8.9 个疗程;化疗方案主要有氟尿嘧啶(5-Fu)为主多药联合化疗(5-Fu+Act. D+VCR 或 EMA-CO 方案)。②膀胱局部灌注治疗:5 例患者在全身化疗的同时接受 5-Fu 膀胱灌注 1～5 个疗程,平均 3.4 个疗程;平均 4 次为 1 个疗程。每次间隔 2～3 天。③蛛网膜下腔穿刺鞘内注射甲氨蝶呤(MTX):15 例接受 2 个疗程以上化疗的患者中,5 例合并脑转移的患者在全身化疗的同时均进行了蛛网膜下腔穿刺鞘内注射 MTX,每次 10～15mg,3～4 次为一疗程;5 例患者共接受 MTX 鞘内注射 17 个疗程,平均每例患者 3.4 个疗程。④介入治疗:19 例中有 7 例共行 9 次选择性动脉插管化疗或栓塞。其中 5 例因为子宫病灶行子宫动脉插管化疗 6 次,其中 1 例因可疑肾转移行肾动脉插管检查。1 例因为肝转移病灶行肝动脉插管化疗。1 例因血尿伴阴道转移病灶出血双侧膀胱上动脉、子宫动脉及髂内动脉栓塞。⑤手术治疗:19 例中有 12 例共行 15 次不同手术治疗。4 例在我院行全子宫双附件切除+双卵巢动静脉高位结扎,其中 1 例同时行膀胱转移瘤切除+膀胱修补。3 例在我院行转移病灶切除分别是右上肺叶切除术、盆腔病灶切除术、部分空肠切除+肠端端吻合术。其余 5 例均在外院行手术治疗,2 例行剖腹探查,2 例行开颅肿物切除,1 例行全子宫+右输卵管+部分右卵巢+部分小肠+阑尾切除。

19 例患者中,4 例入院时因全身多器官转移濒临终末期,未及化疗或仅进行 1 个疗程化疗即出现肝性脑病或呼吸循环衰竭而死亡。另 15 例患者中,有 11 例患者在接受 2～22 个疗程化疗后获得完全缓解,2 例患者血生化指标正常后肺内带瘤存活,另 2 例患者在分别接受 7 个和 14 个疗程化疗后病情进展放弃治疗出院。15 例患者经 2～22 个疗程化疗后的完全缓解率为 73.3%(11/15)。11 例完全缓解的患者出院后定期随访,最短的 4 个月,最长的已 6 年,均无复发迹象。2 例带肺部残余瘤生存的患者,1 例随访 8 年,另 1 例随访 6 个月,血 β-hCG 均正常。

十、肾转移

肾转移亦是全身性转移的一种,左右两侧发生机会似无明显差别。

（一）临床表现及诊断

早期肾转移的症状和体征较少,因此早期诊断比较困难,多数是手术中探查发现,有的还是在尸检中才发现。至晚期则多数可出现血尿,因而引起注意,经进一步检查而明确诊断。随着影像技术的发展,B 型超声及 CT 扫描已成为肾转移诊断的主要手段,见图 6-20-12。

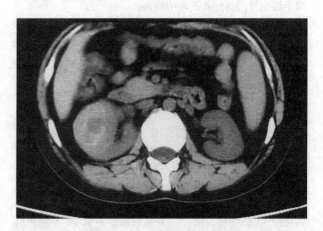

图 6-20-12　右肾转移 CT 表现

（二）处理

肾转移的治疗,在早年一经明确诊断和确定患侧,一般均采取手术切除患肾的办法。自有效的化疗药物问世以来,化疗对泌尿系统转移有较好疗效,对一般出血不严重者现均采用单纯化学药物治疗,多数均能治愈。但如发生严重出血者则亦需切除,术后合并化疗,尤其是对于耐药和复发的患者,如果发生肾脏上孤立的转移灶,可考虑手术切除。为同时治疗其他转移,应采用多药联合化疗。

十一、胃肠道转移瘤

胃肠道转移瘤多数来自肺转移继发的血行扩散,但也可直接来自子宫或盆腔转移瘤的直接浸润。胃肠道转移瘤可以单发,但多发更多,似无特殊的好发倾向。

（一）临床表现及诊断

胃肠道转移瘤在早期很少有症状,所以早期诊断比较困难。多数病例至晚期出现呕血或便血时才引起注意,有的只在尸检中才发现。胃肠道造影不一定能明确诊断,有时需手术探查才能证实。诊断时,应注意和化疗药物所致的血小板减少所造成的胃肠道出血相鉴别,在这种情况下,除胃肠出血外,尚有其他各处出血。

(二) 处理

在一般情况下,可口服化疗药物如 5-Fu,合并静脉用药,以兼顾其他转移。如有明显出血威胁患者生命时,应考虑手术切除。胃肠道转移虽常不只一处,但处数也不多,很少超过 2 ~ 3 处,因而手术切除的可能性较大。术后再合并化疗,疗效尚好。

十二、其他转移瘤

由肺转移继续扩散,瘤细胞经大循环可传播到全身各处,几乎无一器官可以避免。除上述转移外,比较常见的其他转移为皮肤、肢端、牙龈、肌肉、髂骨、乳腺等。除髂骨和肌肉转移外,一般诊断比较容易,肉眼可见紫蓝色结节。肌肉转移则可在患者感觉疼痛处扪到肌肉硬节,但最后诊断需行活检。髂骨转移则会感觉到一侧骨盆疼痛,常通过骨扫描检查辅助诊断。皮肤和肌肉等转移的出现常合并有脑和肝、脾等转移,说明患者曾有过大循环扩散。

治疗多采用多药联合的全身化疗,很少需要手术切除,一般均能完全消失,很少留后遗症。但由于这些转移是继发于肺转移,并伴有其他转移,治疗时亦需兼顾这些转移。

(冯凤芝　向阳)

参 考 文 献

1. Berry E,Hagopian GS,Lurain JR. Vaginal metastases in gestational trophoblastic neoplasia. J Reprod Med,2008,53(7):487-492

2. Cagayan MS. Vaginal metastases complicating gestational trophoblastic neoplasia. J Reprod Med,2010,55(5-6):229-235

3. Cao Y,Xiang Y,Feng F,et al. Surgical resection in the management of pulmonary metastatic disease of gestational trophoblastic neoplasia. Int J Gynecol Cancer,2009,19(4):798-801

4. El-helw L,Hancock BW. Treatment of metastatic gestational trophoblastic neoplasia. Lancet Oncol,2007,8:715-724

5. Feng F,Xiang Y,Cao Y. Metastasis of gestational trophoblastic neoplasia to the spinal canal:a case report. J Reprod Med,2009,54(9):576-578

6. Ghaemmaghami F,Behroozi S,Mousavi A,et al. Assessment of the response to chemotherapy in gestational trophoblastic neoplasia with vaginal metastases. Arch Gynecol Obstet,2008,278(4):315-318

7. Jonathan SB. Berek & Novak. 妇科学,郎景和,译. 第 2 版. 北京:人民卫生出版社,2008:1015-1016

8. Kenny L,Seckl MJ. Treatments for gestational trophoblastic disease. Expert Rev. Obstet Gynecol,2010,5(2):215-225

9. Khunamornpong S,Suprasert P,Chiangmai WN,et al. Metastatic tumors to the ovaries:a study of 170 cases in northern Thailand. Int J Gynecol Cancer,2006,16 Suppl 1:132-138

10. Soper JT,Spillman M,Sampson JH,et al. High-risk gestational trophoblastic neoplasia with brain metastases:Individualized multi-disciplinary therapy in the management of four patients. Gynecol Oncol,2007,104:691-694

11. 马妍,向阳,万希润,等.妊娠滋养细胞肿瘤泌尿系转移患者的治疗及预后.中国实用妇科与产科杂志,2007,23(6):430-432

12. 王芳,钱建华.误诊为异位妊娠的妊娠滋养细胞肿瘤 13 例临床

分析. 中国医学创新,2009,6(6):16-17

第十二节　良性中间型滋养细胞及其相关疾病

一、滋养叶的分化

随着近年胚胎学、病理学及免疫组织化学的进展,逐渐证实在人胎盘中与绒毛相关的滋养细胞称为绒毛滋养细胞,而在其他部位的滋养细胞称为绒毛外滋养细胞。绒毛滋养细胞主要由细胞滋养细胞和合体滋养细胞组成,并有少量中间滋养细胞(intermediate type trophoblastic cell,或 intermediate trophoblast,简称 IT)。而绒毛外的滋养细胞几乎全部由 IT 组成,它浸润在蜕膜、子宫肌壁间和胎盘部位的螺旋动脉。根据 IT 所在部位的不同又将其分为绒毛 IT、种植部位 IT 以及绒毛膜型 IT。来自 IT 的肿瘤与病变是近年才被认识的。

细胞滋养叶细胞是滋养叶的干细胞,最终分化为合体滋养叶细胞,产生胎盘的大部分激素,调节 O_2 及 CO_2 的扩散,供应母体及胎儿之间的营养物质。在绒毛及绒毛外滋养叶发育过程中,细胞滋养叶细胞沿两个不同途径分化(见图 6-20-3):

1. 由细胞滋养叶细胞直接融合为合体细胞滋养叶细胞,位于绒毛表面,并丧失增殖活力。

2. 固定绒毛系绒毛接触胎盘床处的滋养细胞柱,进入该处的细胞滋养叶细胞则分化为绒毛性 IT,其增殖活力由滋养细胞柱基底端至远端逐渐下降。妊娠 12 周时,当羊膜伴随包蜕膜与绒毛膜融合时,上述绒毛性 IT 分化为绒毛膜型 IT;位于胎盘床处绒毛性 IT,当具备广泛侵蚀蜕膜及肌层(基板)的螺旋动脉壁时,则已被分化为种植部位 IT,由于前者能分泌基质金属蛋白酶(matrix metallo-proteinase,MMP)等水解蛋白酶而获得侵蚀能力,能侵入胎盘底蜕膜及蜕膜肌层交界处及其螺旋小动脉管壁内,并创立母体-胎儿循环。而正常妊娠时,绒毛外滋养叶金属蛋白酶组织抑制因子(tissue inhibitors metalloproteinases,TIMPs)可抑制 MMP 的活性,使其侵蚀能力受到抑制,而 IT 的相关疾病缺乏上述能力。当妊娠进入 20 周时,因胎囊随妊娠月份的增加而膨胀导致宫腔闭塞,使胎囊浅表的叶状绒毛膜与壁蜕膜融合,促使其内的绒毛膜型 IT 逐渐消失并丧失活力。

二、中间型滋养叶细胞来源

以往将 IT 视为由单核细胞滋养叶细胞衍化为多核合体滋养叶细胞的中间阶段,故具备细胞滋养叶细胞及合体滋养叶细胞两者兼备的形态及功能。Shin 研究 IT 细胞的组织来源后提出新概念,由细胞滋养叶另一途径即进入滋养细胞柱内的滋养叶细胞衍化为绒毛性 IT,依据解剖部位不同又分别转化为绒毛膜型 IT 及种植部位 IT,故上述三型 IT 的形态、免疫表型略不同,其所衍化的肿瘤或瘤样病变也不相同。

IT 细胞体积较大,多边形,少数梭形,胞浆嗜伊红或嗜双色或有空泡而透明。核常为单个,偶多核,核不规则,常

有 1 个或几个核裂,核裂浅或深,可使核呈分叶状,核仁较大,Wan 等认为此种多裂核形态是 IT 的特征。中间滋养细胞(intermediate trophoblast,IT)胞体较细胞滋养细胞(cytotrophoblast,CT)小,核较合体滋养细胞(syncytiotrophoblast,ST)少,可兹区别,形态学区别见表 6-20-19。

表 6-20-19　中间型滋养叶细胞形态

	IT		
	绒毛性	种植部位	绒毛膜型
部位	滋养细胞柱	胎盘基板	叶状绒毛膜
核	多角形	多形、大、深染、偶见多核	圆至多角形,规则
胞质	细胞边界清晰,胞质丰富,透明	胞质丰富,嗜酸	胞质丰富,嗜酸-透明
生长方式	黏合性	浸润性	黏合性

三、中间型滋养叶细胞免疫组化

(一)绒毛性 IT

位于滋养细胞柱内,细胞呈单核多角形伴透明胞质,细胞之间高度集聚,有黏合性,大于细胞滋养叶细胞,但小于种植部位滋养叶细胞,可分化为细胞滋养叶细胞及合体滋养叶细胞,出现于绒毛表面。滋养细胞柱内绒毛性 IT 对黑色素瘤黏附分子(MelCAM)、人胎盘泌乳激素(HPL)及胎盘纤维连接蛋白(OF-FN)偶呈阳性表达,且随滋养细胞柱由近至远端,阳性表达率亦逐渐增加。

(二)绒毛膜型 IT

位于叶状或光滑绒毛膜内。细胞均匀一致,除伴随种植部位 IT 时呈多核外均为单核,胞质嗜酸或透明(富含糖原),多数小于种植部位 IT,但大于细胞滋养叶细胞,在胎膜绒毛板内排列成聚集层。上述绒毛膜型 IT 常见于胎盘部位结节及上皮样滋养叶肿瘤内。大多数绒毛膜型 IT 对 Mel CAM、HPL 及 OF-FN 偶呈阳性表达。

(三)种植部位 IT

以单核细胞为主,偶见多核,胞质丰富,嗜酸或嗜双色,核深染、核缘常不规则,位于子宫内膜者呈多角形,酷似蜕膜化间质细胞;位于肌层者常呈梭形,酷似平滑肌细胞。浸润蜕膜并围绕腺体和(或)侵入肌束间,最具特征性的是侵入或取代螺旋小动脉平滑肌壁,乃至突入血管腔内,但基本保持血管结构完整,细胞周围常伴以嗜酸性纤维素样物质。大多数种植部位 IT 对 Mel CAM、HPL 及 OF-FN 呈强阳性表达,胎盘碱性磷酸酶(PLAP)偶呈阳性表达。上述三种中间型滋养细胞免疫组化区别见表 6-20-20。

表 6-20-20　三种中间型滋养细胞免疫组化区别

免疫组化	IT		
	绒毛性	种植部位	绒毛膜型
HPL	−/+++	+++	+
Mel CAM	−/+++	+++	+
OF-FN	−/+++	+++	+
PLAP	−	−	++
Ki-67(%)	>90	0	50
衍化病变	绒毛膜癌	EPS、PSTT	ETT、PSN

注:阳性细胞<25%为(+),>26%为(++),>75%为(+++),上述阳性细胞百分比为自滋养细胞柱的近端向远端逐渐上升,Ki-67 则由近端向远端逐渐下降

四、有关 IT 与细胞滋养细胞和合体滋养细胞的免疫组化

IT 主要含 HPL,大多数细胞阳性,妊娠早期至末期反应强到弱;hCG 早期阳性,胎盘碱性磷酸酶(PLAP)和催乳素(prolactin)很少或阴性。角蛋白(Ker)全部妊娠过程阳性,EMA 早期阳性。有的 IT 对 HPL 阳性、hCG 阴性;有的相反,证明有两种亚群,在 IT 的免疫组化染色中,Ker、EMA、HPL 一组抗体最为有用,Ker 和 EMA 比 HPL 更敏感(表 6-20-21)。

表 6-20-21　三种滋养层细胞免疫组化反应

	HPL	hCG	Ker	EMA	Prolactin	PLAP	SP	PAPP-A
IT	+	±	+	±	−	±	不一致	
CT	−	−	+	−	−	−		±
ST	+	+	+	±	−	+	+	−

注:Ker-角蛋白;EMA-上皮膜抗原;Prolactin-催乳素;PLAP-胎盘碱性磷酸酶;SP-妊娠特异性糖蛋白;PAPP-A-妊娠相关血浆蛋白

CT 一般不产生 HPL 或 hCG,Ker 阳性,EMA 阳性,PLAP 和催乳素阴性。

ST 可产生 HPL 或 hCG,HPL 从妊娠早期至末期反应弱到强,hCG 见于妊娠早、中期,末期渐减弱至阴性。绒癌时 ST 含较多 hCG,ST 对 Ker 呈阳性,EMA 不一致阳性,PLAP 灶性阳性,催乳素阴性。

其余妊娠特异蛋白:妊娠特异性 β 糖蛋白(pregnancy specific beta 1-glycoprotein,SP1)在 ST 中出现比 hCG 略晚。

妊娠相关血浆蛋白 A(pregnancy associated plasma protein,PAPP-A)在 ST 中整个妊娠过程均呈阴性,但在妊娠早期的 CT 中阳性,子宫内膜浅表上皮、种植部位蜕膜细胞和羊膜上皮细胞也阳性。

滋养层细胞产生 hCG 或 HPL,可能反应其处于不同成熟阶段。妊娠早期,胎盘绒毛主要含 hCG,以后逐渐减少。ST 含 HPL 则可持续到妊娠中、晚期。因此,滋养层细胞肿瘤产生 hCG,提示滋养层处在较幼稚阶段;产生 HPL,提示

滋养层细胞发育比较成熟。

IT 含所有胎盘蛋白,主要含人胎盘泌乳素(human placental lactogen, HPL)。IT 是一种异源性细胞群,在绒毛外不同部位有不同抗原表达,大多数细胞 HPL 阳性,人绒毛膜促性腺激素(hCG)灶性阳性(阳性细胞和 HPL 者不在同一部位),细胞角蛋白(CK)和上皮膜抗原(EMA)均阳性。故在刮宫物中可与蜕膜细胞鉴别。蜕膜细胞胞浆淡伊红色,核小而圆,CK、EMA、HPL 均阴性。IT 在子宫刮出物中出现,即使没有胎盘绒毛存在也可作为宫内妊娠可靠指标。足以排除异位妊娠。由于输卵管妊娠流产至宫腔也可有绒毛,但不会出现 IT,故 IT 的检出甚至比绒毛更有价值,对其特征的识别就显得甚为重要。

上述疾病的各项免疫组化特异性均不理想,故近年来不断涌现出新抗体,企图加强其敏感性。Shin 提出 Mel CAM(CD146)系一种非特异性黑色素瘤细胞的黏附分子,属免疫球蛋白基因超家族成员,证实其不仅对黑色素瘤具备特异性,亦能表达 IT,尤其是种植部位 IT 所衍化的胎盘部位滋养叶肿瘤(PSTT)和胎盘部位过度反应(EPS)呈弥漫性强阳性表达;而绒毛膜型 IT 所衍化的 ETT 及 PSN 则呈局灶性阳性表达;细胞滋养叶细胞及合体滋养叶细胞衍化的绒毛膜癌则不表达。Shin 又提出,inhibin-α 是一种 32kDa 大分子糖蛋白肽类激素,对卵巢性索间质肿瘤有特异性表达。现证实除细胞滋养叶细胞外,其他两型所衍化的疾病,PSTT、ETT 和 PSN 阳性表达率均为 100%,仅 EPS 阳性表达率为 40%。Bamberger 提出,新抗体 CEA CAMI(CD66a、BGP、C-CAM)系癌胚抗原家族的一种黏附分子,对绒毛外滋养叶细胞及其相关的妊娠期滋养叶疾病敏感,由种植部位 IT 衍化的 PSTT 阳性表达率达 80% 以上,而绒毛性滋养叶细胞衍化的绒毛膜癌阳性表达率仅为 10% ~ 20%。

以上 3 种新抗体均有助于对绒毛膜癌的鉴别,而上述 4 种中间型滋养叶细胞病之间的鉴别,ETT 时 PLAP、EGFR 呈强阳性表达,而 HPL、Mel CAM 呈弱阳性表达,恰与 PSTT 相反,故尚需配合检测 Ki-67 标记指数,其中 ETT 高达 18%±5%,而 PSTT 为 14%±6.9%,PSN<10%,EPS 为 0%。

五、中间型滋养叶细胞疾病的鉴别诊断

种植部位 IT 分别衍化为 PSTT 和 EPS,两者鉴别诊断尤为重要,前者为肿瘤,后者为胎盘床的超常反应。二者发病年龄均集中于生育期,病变部位不同,前者可发生于子宫、输卵管,而后者均限于胎盘床处,只是超出正常范围。二者均有妊娠史(流产、足月产、葡萄胎),PSTT 多数为妊娠后 1 ~ 3 年,而 EPS 为妊娠后立即发生;术前测定血清 hCG 值,PSTT 可高达 2240IU/L,而 EPS 则正常。二者临床症状相同,均为子宫不规则出血,伴随病变 PSTT 为绒毛膜癌及 ETT,而 EPS 偶见伴发植入胎盘。病理检查 PSTT 呈息肉状或结节状突入宫腔或侵入肌层,而 EPS 仅见胎盘床处组织粗糙、水肿、充血。镜检则二者均具备种植部位 IT 特征,唯前者呈浸润性生长,而后者局限于胎盘床单位,浸润深度不超过肌壁厚度的 1/3,常见蜕膜,偶见绒毛,免疫组

化中仅 Ki-67 具有价值,因 PSTT 表达率为 14%±6.9%,而 EPS 为 0%;CEA CAMI 则 PSTT 阳性表达率为 80% ~ 90%。预后二者截然不同,PSTT 多数为良性肿瘤,少数为恶性,而 EPS 属生理反应能自愈。

由绒毛膜型 IT 衍化为 ETT 是肿瘤,而 PSN 为瘤样病变。二者发病年龄均为生育期,唯发病部位略不同,除均可发生于子宫及宫颈外,PSN 范围更广,可涉及输卵管,均有妊娠史,病程 ETT 可略长于 PSN,血清 hCG 值 ETT 可明显高于 PSN,ETT 伴随病变为 PSTT 及绒毛膜癌,而 PSN 偶可伴发 ETT。病理巨检 ETT 肿瘤体积为 0.5 ~ 5cm 不等,呈结节或弥漫性,而 PSN 体积均在 1cm 以内,光镜两者均属绒毛膜型 IT,唯 ETT 常呈地图状排列伴纤维素沉着及凝固性坏死。瘤细胞常取代宫颈鳞状上皮,颇似鳞癌,而 PSN 则瘤细胞随意排列常伴透明变性。Ki-67 阳性表达率,ETT 为 18%±5%,PSN 则小于 10%。

六、中间型滋养细胞的超微结构

电镜下 IT 之间有桥粒,膜表面有微绒毛,多为单核,胞质内散在各种细胞器,线粒体较多,有一定数量的游离核糖体和中等量的粗面内质网,少量脂滴和空泡,IT 的超微结构介于 CT 和 ST 之间。

(一)正常胎盘绒毛"过渡型"滋养细胞

核似早期胎盘细胞滋养细胞核,常为数个聚集,圆、椭圆,核膜平滑,核膜薄,均匀的细粒染色质,1 ~ 2 个核仁,有的可见 1 ~ 4 个原纤维中心(fibrillar centers)。胞质丰富,电子密度高,深暗,似早期胚胎的合体滋养细胞质。细胞器丰富,大量小线粒体,基质电子密度高。扩张的内质网囊池,泡状滑面内质网。少量高尔基器,脂滴,糖原。少见微丝(见表 6-20-22)。

密集的微绒毛,易见桥粒。概括其主要特征,可谓细胞核似细胞滋养细胞核,细胞质似合体滋养细胞质,由此构成的多核巨细胞,我们称作过渡型合体滋养细胞。此型细胞质可见细胞融合的其他形态。从发展的观点看,过渡型滋养细胞与合体滋养细胞没有根本的区别,只是从幼稚到成熟的发展阶段。

(二)胎盘床"过渡型"滋养细胞

底蜕膜、小静脉内衬、螺旋动脉壁及子宫肌纤维间,浸润着绒毛外过渡型滋养细胞。胞质外基板围绕。胞体比细胞滋养细胞大,质膜有芽突或微绒毛,多在腔面,细胞器逐渐由少到多,呈发育的不同阶段。线粒体量较细胞滋养细胞多,体小,内质网狭窄,或多少不等的囊池。个别的扩张较大。大量光面内质网小囊泡。发达的高尔基器,丰富的游离核糖体。单核或多核,核椭圆或锯齿状,常染色质丰富,有较大的线团状核仁,有的见核内细粒状染色质脱失,残留细丝状结构,这与光镜广泛的核内空泡相吻合。

(三)未化疗的滋养细胞肿瘤(疾病)的"过渡型"滋养细胞

葡萄胎、恶性葡萄胎、绒毛膜癌的过渡型滋养细胞与以上正常的过渡型极相似:①葡萄胎"过渡型"滋养细胞:在似正常细胞滋养层细胞基础上表现出不同程度的增大,形状不规则,细胞器增多。线粒体小,致密度高。附有微绒毛

表 6-20-22　IT 衍化的肿瘤、瘤样病变及生理反应的临床病理特征

	胎盘部位滋养叶肿瘤	上皮样滋养叶肿瘤	胎盘部位结节（瘤样病变）	胎盘部位过度反应（生理反应）
细胞类型	种植部位 IT	绒毛膜型 IT	绒毛膜型 IT	种植部位 IT
年龄分布	19～52 岁（生育期）	15～48 岁（平均 36 岁）	生育期	生育期
肿瘤部位	子宫、输卵管	子宫、宫颈	宫颈、子宫下段、子宫浅肌层和内膜、输卵管浆膜	超过胎盘床范围达浅肌层 1/3 处
妊娠史	流产、足月产、葡萄胎	流产、足月产、葡萄胎、绒毛膜癌	流产、剖宫产	流产、足月产、葡萄胎
距前次妊娠时间	1 周～18 岁（多数 1～3 年）	1～18 岁（平均 6 年）	0.5～9 年（平均 3.2 年）	流产、足月产后
术前血清 hCG 值	14～2240IU/L	<2500IU/L	正常或略高	正常
临床症状	子宫不规则出血	子宫不规则出血	子宫不规则出血或宫颈 CIN 病变	流产或足月产后出血
伴发病变	绒毛膜癌，上皮样滋养叶肿瘤	胎盘部位滋养叶肿瘤，绒毛膜癌	上皮样滋养叶肿瘤	偶见植入胎盘
病理巨检	瘤灶呈多发性息肉突入宫腔或结节状，位于肌间或浆膜下	褐色，直径 0.5～5cm 不等，呈分散结节或弥漫生长型	子宫浅肌层、宫内膜等处 0.1～1.4cm（平均 1cm），浅黄色或棕色结节或斑块	无明显结节，仅子宫胎盘床部蜕膜，肌层交界处粗糙，水肿，血管丰富
病理镜检	类似于种植部位 IT，单个、条索、巢状侵犯宫内膜和肌层，穿透小动脉管壁取代血管内皮，常伴纤维素样物质沉着，缺乏绒毛	类似于毛膜型 IT，核分裂 0～9 个/10HPF（平均 2 个/10HPF），呈条索、巢状排列，巢内有纤维蛋白沉着及凝固性坏死，呈地图状分布，瘤细胞可取代宫颈内膜细胞，缺乏绒毛	类似于绒毛膜型 IT，呈单个、条索簇状或随意排列并向四周放射，其中央常透明变性或无细胞，核发裂 3～10 个/10HPF，偶见钙化，坏死，缺乏绒毛	类似于种植部位 IT，上述细胞分布超过胎盘床部位，可达子宫肌层 1/3 处，亦可取代小动脉壁内皮细胞或突入血管腔内，偶见绒毛但常见蜕膜
免疫组化				
PLAP	(+)	5%(+)	(+)	(+)
hCG	43%IT(+)	2%IT(4+)	IT(±)	IT(±)
HPL	大多数 IT(+)	64%IT(+)	78%IT(+)	IT(−)
inhibinα	100%(+)	100%(+)	100%(−)	40%(+)
Ki-67(%)	14±6.9	18±5	<10	0
Mel CAM	弥漫性(++)	局灶(++)	少数(+)	弥漫性(+)
CEA CAMI	80%～90%(++)	不详	50%～60%(++)	不详
CK(AE1/AE3)	(+)	(++)	(++)	(+)
CK18	(+)	(++)	(+)	(+)
EGFR	(−)	(++)	(−)	(−)
DNA 倍体	双倍体	双倍体	双倍体	双倍体
预后	大多良性，少数恶变转移至脑、肝	良性，极少数转移至肺、阴道	良性	自愈

的质膜凹陷,小囊,甚至网囊勾通,微绒毛细长、参差不齐、缺乏规则性,桥粒或桥粒样结构增多。胞质游离核糖体增多,内质网扩张,高尔基器发达,偶见环板层(annular-lamellae)。大的电子致密颗粒,其大小和数量是细胞滋养细胞所没有的。单或多核,圆或椭圆有切迹,甚至变形,常染色质丰富,少许核膜边集的异染色质,较大的核仁,偶见核内假包涵体。②恶性葡萄胎"过渡型"滋养细胞:和良性相比,核仁变化加重,核膜曲折、凹陷、常染色质细粒粗大、核膜下异染色质增多,线粒体长椭圆或弯曲,可见微丝束,内质网囊池扩张,含低电子密度物质,大的圆形电子致密颗粒。③绒毛膜癌"过渡型"滋养细胞:在上述形态的基础上,细胞外形及细胞器异型性更突出,具备一般恶性肿瘤细胞的超微结构特征,为介于活跃增生的异型瘤样细胞滋养细胞与瘤样合体滋养细胞之间的多种过渡形态,甚至几乎难以严格地与瘤样合体滋养细胞区别。细胞器异型,核内包涵体,染色质间颗粒。胞质见电子致密颗粒,充塞微绒毛的囊腔。微丝增多,核大,单核或多核,核形不规则或畸形。核膜下异染色质呈块状,分布不均。常染色质丰富。邻近子宫肌壁的细胞周围,有组织溶解空隙。

以上提示"过渡型"滋养细胞来源于细胞滋养细胞,经生长、分化演变成合体滋养细胞。包括两个过程:①细胞滋养细胞自身的生长、分化,表现在体积增大,细胞器的容量逐渐增多,细胞器由简到繁地转化。胞质膜由单一的微绒毛支突,演变成长短不一的微绒毛丛。核增大,核膜下出现一定量的异染色质。②增生的细胞滋养细胞融合,彼此间或与合体滋养细胞间融合,表现在核似细胞滋养细胞核,胞质似合体滋养细胞质。细胞质内可含有界膜、桥粒等融合迹象,此点与文献报道相似。在良、恶性葡萄胎增生与绒癌组织中,仍保持着从细胞滋养细胞演变成合体滋养细胞的过渡形态。有人将滋养细胞分型,实为从细胞滋养细胞过渡到合体滋养过程,演变过程中的多变形态。

胎盘床的"过渡型"滋养细胞,向蜕膜和肌间血管浸润。细胞外面有基膜包绕,当其代替了血管内皮细胞,铺覆成血管内衬。文献称血管内皮滋养细胞时,腔内微绒毛茂盛,基膜侧不见微绒毛;在滋养细胞肿瘤中,相互靠近的滋养细胞,亦缺少微绒毛;当胞质形成网囊状结构时,腔面又充塞大量的微绒毛;被覆绒毛的与绒毛外的滋养细胞,虽然其形态相同,但比较两者,绒毛外滋养细胞普遍的大于被覆绒毛的滋养细胞。上述表明滋养细胞在分化、生长的过程中,其本身的形态受所处环境,周围营养条件等制约。绒毛外滋养细胞,游离于绒毛间隙的液体中,浸润细胞的微绒毛,游离于腔隙中,均有益于细胞直接吸收营养细胞生长旺盛,分化完善,核形多变,可能和浸润、侵袭生长,与受周围组织压挤有关。

正常增生的滋养细胞,相互融合,胞质见大吞饮泡、吞噬体、瘤时更见胞质广泛融合成含微绒毛的各形网囊;胎盘床滋养细胞迁徙,绒癌边界区滋养细胞质插入,分隔等侵蚀现象,均表明"过渡型"滋养细胞具有活跃的运动功能。在此运动过程中,表现出复杂而多变的形态,胞质微丝可能是其动力因素。

七、良性中间型滋养细胞相关疾病

(一)胎盘部位过度反应

胎盘部位过度反应(exaggerated placental site,EPS),又称超常胎盘部位反应,过去称为合体细胞子宫内膜炎或融合细胞子宫内膜炎。现已不用此类名称,用病变非炎症,浸润细胞也不以合体细胞为主。本病主要系指胎盘附着部位组织的过度反应性良性病变。1991年WHO将其列入滋养细胞疾病,但目前国内外对该病的诊断尚无统一标准,名称也不统一,特别是与胎盘部位反应和胎盘部位滋养细胞肿瘤的鉴别也存在一定困难,所以也有不断深入研究的必要。

本病主要是种植部位的中间型滋养细胞数量增多,并可浸润到子宫内膜和肌层中,常发生在正常妊娠或流产时,葡萄胎后也常可发生。在妊娠初三个月的自然或选择性流产中约1.6%可发生EPS。

临床表现为产后或流产后或葡萄胎后反复阴道流血,常考虑为流产不全或胎盘粘连,多次妊娠刮宫造成蜕膜形成不良,大量中间型滋养细胞向肌层浸润增加,由于滋养细胞浸润子宫面层及血管,造成肌纤维分离,淋巴细胞浸润增加,以致引起产后子宫收缩不良,产后或流产后出血增加。

浙江大学附属妇产科医院陈晓端等对EPS的临床特点和病理学进行专门研究,采用以病理检查为主,结合临床、免疫组化的综合指标进行诊断,EPS的组织学特征为由内膜向肌层构成的以中间型滋养细胞为主,或混有少数合体滋养细胞,或不明确的异型巨核细胞的良性浸润,不破坏原有组织结构,伴有淋巴细胞的灶性浸润,同时保持部分原有胎盘部位的结构特点。患者经过1~5年随访,情况良好。

本病与胎盘部位滋养细胞肿瘤(PSTT)的诊刮标本组织学相似之处较多,应结合临床综合分析,可参考以下几点:

1. 本病即EPS保持原有胎盘床特点,组织图像表现多样化;而PSTT缺乏该特点,组织图像相对单一。

2. EPS中,中间型滋养细胞多呈条索状分布,很少形成团块;PSTT则多呈团块状分布,细胞密集。

3. EPS中组织一般无核分裂,细胞无或轻度异型;PSTT常见核分裂,细胞多有异型。

4. EPS在肌层中浸润范围小,PSTT浸润范围大,多已在肌层形成结节团块,B超、CT等检查可提供参考。

5. EPS反应发生距前妊娠的时间短;PSTT发生距前次妊娠的时间较长。

6. 当诊断困难时,随访观察更为重要,若hCG下降、月经恢复,B超显示子宫正常,可考虑EPS;反之,则可考虑PSTT,可再行子宫内膜诊刮。在诊断EPS时有时需提出不能排除PSTT可能,以请临床医师警惕。

EPS与PSTT的鉴别诊断见表6-20-23:

表 6-20-23　EPS 和 PSTT 鉴别表

类别	EPS	PSTT
浸润肌层	浅	浅至穿破浆膜
肌层结节团块	无	有
胎盘床特点	存在	不明显
滋养细胞	较多,以中间型为主	密集,为单一中间型
核分裂	无	有或无
血管浸润	有	有
hCG	阳性或阴性	阳性或阴性
胎盘泌乳素	阳性	阳性
预后	好	好或差

Rosenshein 将 PSTT、合体细胞子宫内膜炎、侵蚀性葡萄胎和绒癌的鉴别归纳如表 6-20-24。

表 6-20-24　各种滋养细胞疾病的鉴别

	PSTT	合体细胞子宫内膜炎	侵蚀性葡萄胎	绒癌
出血	-	-	+	+
坏死	+/-	+/-	+	+
滋养细胞浸润	+	+	+	+
绒毛	-	-	+	-
血管浸润	+	-	+	+
合体细胞/郎汉细胞	+/-	+/-	+/+	+/+

免疫组化:黑色素瘤黏附分子(Mel CAM)和人胎盘泌乳素(HPL)弥漫阳性,hCG 和胎盘碱性磷酸酶(PLAP)阳性,Ki-67 标记指数为零,但合并有葡萄胎时,Ki-67 指数可在 5% 左右。肌动蛋白标记平滑肌组织均为强阳性,Vim 多为阴性。

本病预后良好,是一种生理过程,不伴葡萄胎一般不会增加妊娠滋养细胞肿瘤的发生率。

早在 20 世纪 70 年代初,浙江大学附属妇产科医院石一复即对合体细胞子宫内膜炎(即现今的 EPS)与恶性滋养细胞肿瘤之间的关系进行研讨,79 例中 64 例为葡萄胎后,足月产后 4 例,流产后 1 例,其中葡萄胎后患者有 14 例(21.88%),发现恶变,足月产后 25% 发生恶变。主要是子宫或阴道、肺、脑等处出现原发或转移灶,hCG 持续阳性。恶变者中 10 例经子宫切除病理检查为合体细胞子宫内膜炎,而在阴道、肺等有转移。自 1895 年 Marchand 等提出合体细胞子宫内膜炎名称后,均认为不是恶性的,特别是 Novak 认为是正常妊娠、流产或葡萄胎后滋养细胞的残余,并不认为它是新生物。此也为大家所公认。然而,一些临床工作者和病理学者通过实践观察对此提出异议,部分病例的滋养细胞并非是随着妊娠的结束而很快消失,而是较

长期的异常存在,并有增殖性变化,出现临床病征,甚至出现远处转移,也有学者将此状态称为滋养细胞的持续存在,也有学者认为正常侵入子宫壁或转变为葡萄胎后其滋养细胞可能持续存在,分别可向自然消退或肿瘤性增殖(良性或恶性)方向发展,也有认为合体细胞子宫内膜炎与侵蚀性葡萄胎是良性葡萄胎和绒癌之间的一种中间类型。Acosta-Sison 在菲律宾曾遇 5 例本病,不加任何处理后均死于绒癌,认为合体细胞子宫内膜炎应引起我们重视。以往将本病误诊为绒癌者也不少,除使绒癌发病率增高外,还可引起误诊、误治。总之,葡萄胎后的本病应引起临床重视。

(二)胎盘部位结节/斑块

胎盘部位结节/斑块(placental site module or plaque,PSN、PSNP、EPN)又称胎盘小结,以绒毛膜型 IT 局灶增生为特征,病变可能与胎儿的绒毛膜关系密切,有认为是一次异常的、失败的、没有充分发育的妊娠。一般在子宫内膜刮宫或宫颈刮片中偶然发现,子宫外也可发生,其中输卵管是最常见部位。

患者常为生育年龄妇女,27~45 岁多见,偶尔也可以是绝经后妇女。病变发生与最近一次的妊娠间隔 3 周~8 年不等,平均 3 年。主要症状为不规则阴道流血,这些病变通常发现于因异常阴道流血而刮宫的标本中,大体观 25% 病例可以刮宫标本或子宫切除标本中见到小的、局灶片、边缘清楚的结节或斑块,结节一般呈黄棕色或棕红色或出血小结节。镜下可见单个或多个境界清楚的圆形、卵圆形或斑块样病变。结节也可出现在终止妊娠后的坏死或玻璃样变的绒毛组织中,病变结节也可发生灶状坏死、囊病变以及钙化。结节内的细胞为绒毛型中间型滋养细胞,免疫组化显示 CK 阳性,HPL 灶性阳性,hCG 罕见阳性。这种结节可在子宫中存留数年。

本病有时可与 ETT 和 PSTT 混淆,但其体积小,境界清楚,有广泛透明变性,以及核分裂活动不明显等区别,临床上本病常被发现于未考虑为妊娠患者的刮宫标本中,而 PSTT 典型者诊断于临床考虑为过期流产的刮宫标本。对这些患者应进行 hCG 随访监测,如 hCG 值保持稍高则是重复刮宫的指征。

本病也应与 ETT 和 PSNP 累及下段子宫或宫颈时的宫颈鳞癌鉴别,也该与玻璃样变的蜕膜组织鉴别,Kurman 认为上皮样滋养细胞肿瘤(ETT)是胎盘部位结节/斑块(PSNP)的肿瘤性病变。本病是非肿瘤性病变,手术切除可痊愈,不出现复发和转移。

(石一复)

八、恶性中间型滋养细胞肿瘤

滋养细胞肿瘤包括妊娠绒癌、胎盘部位滋养细胞瘤和上皮样滋养细胞瘤。其分类反映了早期胎盘发育的不同阶段的状态,如,绒癌(choriocarcinoma)是由不同比例的肿瘤性细胞滋养细胞包括细胞滋养细胞、中间滋养细胞和合体滋养细胞混合构成,类似于前绒毛滋养细胞伴有不同程度的绒毛滋养细胞分化;胎盘部位滋养细胞肿瘤(PSTT)主要是由胎盘床的中间滋养细胞构成,而上皮样滋养细胞肿瘤(ETT)则是以平滑绒毛膜的绒毛膜中间滋养细胞为主要成

分。按照这种模式,绒癌是最为原始的滋养细胞肿瘤,而PSTT和ETT是相对分化的中间型滋养细胞肿瘤。这些不同类型的肿瘤也可以同时并存,病理诊断时区分滋养细胞肿瘤的各亚型对临床的治疗和估价预后有重要意义。

(一)胎盘部位滋养细胞肿瘤

胎盘部位滋养细胞肿瘤(placental site trophoblastic tumor,PSTT)是妊娠滋养细胞肿瘤(gestational trophoblastic neoplasm,GTN)中最为少见的类型。肿瘤由形态单一的中间型滋养细胞组成,可以继发于各种类型妊娠,包括:足月产、流产、异位妊娠和葡萄胎等,也可以和上述各种妊娠同时合并存在。Kurman等于1976年首次用"胎盘部位假瘤"描述了这种疾病,当时认为该病为一种良性疾病。1981年,Scully和Young提出该病有恶性潜能,并将其易名为PSTT。

1. 发病机制 PSTT发生的原因不清,PSTT的基因型多为二倍体,但也有报道发现存在三倍体。基因分析显示:PSTT大多数起源于女性胚胎,89%的PSTT性染色体核型为XX,可能来源于双源基因产物的正常妊娠或完全性父源性葡萄胎,拥有至少一个来自父系的功能性X染色体,说明PSTT的形成需父源性X染色体的存在,并通过独特的基因调控。在对父源性X染色体雄激素受体位点甲基化状态的研究时发现,有活性的父源性X染色体雄激素受体位点表现为低甲基化,而相应的母源性位点则表现为高甲基化。由此推测父源性X染色体在PSTT发生中可能通过以下2种途径参与其发生:①父源性X染色体上存在显性致癌基因;②肿瘤基因发生了病理性扩增。因女性胎儿都拥有父源性X染色体,而PSTT却异常罕见,因此父源性X染色体的显性致瘤基因需经过突变或更多基因的协同作用。

与正常的IT相比,PSTT的IT Ki-67染色指数明显增强,各种细胞周期调节蛋白及其激酶也有表达,说明肿瘤细胞的增殖能力明显增强。正常IT向PSTT的转化需特殊的分子调节机制,P53与环孢菌素A在肿瘤细胞中的一致表达可能在肿瘤发生中起一定作用。Nagai等对12例PSTT患者的研究发现,6例PSTT FIGO(International Federation of Gynecology and Obstetrics)分期为Ⅱ期及以上的患者均有p53基因表达,而6例Ⅱ期患者中仅有1例表达p53基因,因此,认为p53基因可用于判断肿瘤是否有子宫外浸润、转移或复发,也可作为决定是否化疗的参考因素之一。并提出:即使Ⅰ期患者,只要p53基因阳性,就应推荐使用化疗。

2. 发生率 据不同统计数据显示,PSTT的发生率占全部妊娠滋养细胞疾病(gestational trophoblastic disease,GTD)的2.3‰~20‰不等,占GTN的比例不到2%,根据北京协和医院的资料,1985~2000年共收治GTD1311例,其中绒癌553例,而PSTT仅4例,占总体GTD的3.1‰,与绒癌的比例为1:138。而2000~2005年,共收治GTN635例,其中绒癌348例,PSTT11例,占GTN的17.3‰,与同期绒癌病例数之比为1:31.6。从我院收治PSTT构成比的变化情况可以看出,近几年随着临床医师和病理医师对PSTT认识的增长以及各种诊断手段的应用,对PSTT的诊断水

平有所提高,从而增加了PSTT的确诊率。

3. 组织起源 PSTT起源于绒毛外中间滋养细胞。在胚胎早期绒毛形成前,滋养层分化为绒毛前滋养层。随着绒毛的形成,原来均匀分布的绒毛前滋养层分化为覆盖在绒毛表面的绒毛滋养层和位于绒毛外的绒毛外滋养层。绒毛外滋养层中的细胞滋养细胞(CT)分化为中间型滋养细胞(IT)。正常妊娠时,IT浸润胎盘种植部位的子宫蜕膜、子宫浅肌层(内1/3层)、子宫螺旋动脉,建立母体-胎儿循环,并固定胎盘。当此类IT发生恶性转化并大量增生、且向子宫深肌层侵犯,甚至发生子宫外转移时,则形成PSTT。

4. 临床表现

(1)发病年龄及前次妊娠的性质:PSTT最常发生于生育年龄,30~40岁最为常见,亦有绝经后的病例报道。患者多为经产妇,据文献报道,前次妊娠大多数为足月妊娠(70.6%),其次为葡萄胎(10.9%)、自然流产(10.9%)、人工流产(5%)、死产(0.8%)、异位妊娠(0.8%)及未知原因(0.8%)。根据北京协和医院的资料,PSTT的前次妊娠分别为葡萄胎(占45.5%)、足月产(占36.4%)和流产(占18.1%)。

(2)症状及体征:PSTT生长缓慢,长时间局限于子宫内,较少发生转移。症状出现距前次妊娠的时间长短不一,北京协和医院报道一例在剖宫产术中发现PSTT,也有前次妊娠后16年发病的报道。

1)停经和不规则阴道流血:是最常见的症状。患者可表现为一段时间停经后出现不规则阴道流血。停经时间从一个月到一年不等,停经原因可能是肿瘤细胞分泌HPL,导致高催乳素血症。阴道流血可持续几天到一年,多为少量持续出血,有的患者可表现为大量出血或经间期出血。根据北京协和医院的资料,停经和阴道流血分别见于63.6%和72.7%的患者。多数患者伴有血清低水平的hCG,通常都低于1000mIU/ml,易误诊为早孕、异位妊娠、过期流产或不全流产。

2)子宫增大:PSTT可以伴有子宫轻度增大,当肿瘤弥漫性浸润于子宫壁时,子宫均匀性增大,而局限性肿块常导致子宫不规则性增大。

(3)并发症及继发症

1)子宫穿孔:当肿瘤穿透子宫肌层、浆膜可导致自发性穿孔。由于子宫肌层的浸润,诊断性刮宫常导致继发性子宫穿孔。因PSTT的血供丰富,子宫穿孔常伴有严重的腹腔内出血,危及患者生命,常需急症手术治疗。

2)肾病综合征:约10%的PSTT患者会并发肾病综合征,表现为大量蛋白尿、低蛋白血症、高脂血症及全身水肿等典型症状。有的患者可伴有血尿及高血压。Robert H等研究肾脏的病理发现,肾小球囊内有明显的嗜酸性物质沉积,使多数肾小球囊呈闭塞性病变,肾小球通透性增加。进一步研究证实这些物质多为纤维蛋白和免疫球蛋白IgM,作者认为DIC和(或)免疫复合物的形成在肾疾病中起重要作用。因为观察到子宫切除后肾病综合征自行消失,故推测肾病综合征的发病机制可能是由于肿瘤释放某些促凝物质激活了凝血系统导致DIC形成,使体内纤维蛋白裂解产物增多,形成免疫复合物沉积于肾小球,引起肾小球滤过

膜的破坏所致。

3）体内激素水平变化引起的症状：较少见，如高催乳素血症导致的溢乳、高红细胞血症、蜘蛛痣、男性化等，可作为肿瘤的伴发症状出现，并在肿瘤切除后消失。高红细胞血症可以表现为血红蛋白及血细胞比容的升高，Cheryl A 等认为这与 HPL 水平升高有关，HPL 可能通过促红细胞生成素起作用，为促红细胞生成素的作用提供有利的外周激素环境。Steve NB 认为男性化与患者体内游离睾酮水平升高有关，由于受 hCG 刺激的卵巢可产生过量的雄激素，肿瘤组织也可产生雄激素，而合体滋养细胞的缺乏可导致体内雌激素水平的相对不足，雌雄激素失衡、游离雄激素过多可以导致男性化的发生。

4）转移：约有 15% ~20% 的 PSTT 患者可发生转移，多经血或淋巴道转移，并可有相应转移灶的症状。最常见的转移部位为肺、肝脏和阴道，也可转移到脑、肾脏、脾、卵巢、膀胱、胰腺、胃、肠等，还有头部皮肤的转移引起脱发的报道。终末期的患者常有脑转移导致的中枢神经系统症状，发生脑转移的患者无一例存活，常死于脑出血。

5. 诊断及鉴别诊断

（1）诊断：由于 PSTT 的临床表现各异，并且缺乏特异性，因此，该病的诊断通常较为困难，需要结合血清学、病理学、免疫组化染色及影像学等多项检查综合判断。

1）血清学：PSTT 主要由中间型滋养细胞组成，仅能分泌少量 hCG，因此血清 hCG 的水平一般较其他类型 GTN 低，约有 23% 的患者血 hCG 处于正常范围、31% 的中度升高。北京协和医院的资料显示，大多数 PSTT 患者在治疗前的 hCG 水平低于 1000U/L，因此血清 hCG 的水平不能准确反应肿瘤负荷及良恶性，但对其进行动态监测可判断各种治疗的疗效及随访过程中肿瘤的复发和进展情况。血清 HPL 的水平一般也不高，说明 HPL 也不是 PSTT 的理想标志物。

2）病理学检查：以刮宫的标本来诊断 PSTT 的正确率为 35%，根据北京协和医院的资料，所有接受了全子宫切除术的患者中仅有 45.5% 的患者在切除子宫前曾行诊断性刮宫术，其中阳性（即：病理提示为 PSTT）占 40%，阴性（即：病理未提示为 PSTT）占 60%，说明诊刮阳性有助于 PSTT 的诊断，而诊刮阴性也不能除外 PSTT。因此，正确诊断 PSTT 应以切除的子宫标本为宜。Wjanni 认为在宫腔镜引导下行病变部位活检，尤其取包括部分子宫肌层的组织，可以提高诊断的准确性。

在正常胎盘中，根据滋养层细胞的部位和细胞学特性可将其分为绒毛滋养层和绒毛外滋养层，根据显微结构、免疫组化以及超微结构特性又可将滋养细胞分为 3 类：具有分裂增殖作用的细胞滋养细胞（cytotrophoblast，CT）、形成胎盘激素的合成滋养细胞（syncytiotrophoblast，ST）以及中间滋养细胞（intermediate trophoblast，IT）。IT 是绒毛外滋养层的主要组成部分，在正常情况下 IT 细胞可在蜕膜、子宫浅肌层浸润生长，并浸润螺旋动脉，主要起固定胎盘及促进母体营养向胎儿输送的作用，但在病理情况下可发生转化而大量增生，即有可能发展成 PSTT。

大体标本：主要有三种类型：①结节、息肉型：为突向宫腔内的息肉样团块，此类型可以通过刮宫获得诊断。小的病灶可通过刮宫祛除，刮宫术后再行子宫切除术的子宫标本上无肉眼可见的病变；大的肿物可充满宫腔，多浸润子宫肌层或宫颈，可表现为宫颈管内的肿物。②肿块型：为宫壁内界限清楚的肿物。主要局限于子宫肌层，诊刮多无诊断意义，肿瘤可以有边界或边界不清，通常有区域性出血和坏死。③弥漫浸润型：较为少见，肿瘤与子宫壁无明显界限，可浸润子宫深肌层，甚至达子宫浆膜层、浸润宫旁组织，或扩散到卵巢。肿瘤切面多为棕褐色、黄色或白色，组织软脆，可有局灶性出血及坏死，但无绒癌样广泛出血。据 Bahtash 等研究表明：PSTT 的原发肿瘤多位于子宫肌层内，呈结节型或是息肉型，直径从 0.7~9cm 不等，其中有 50% 的肿瘤侵犯子宫肌层外 1/3，约有 10% 延伸至浆膜层。

镜下检查：过度的中间型滋养细胞活性是 PSTT 最重要的诊断标准。PSTT 的病理特征为：主要为形态单一的中间型滋养细胞组成，呈束状、团状或针状浸润渗透至子宫肌束之间。无绒毛结构，见不到典型的细胞滋养细胞（CT）和合体滋养细胞（ST），可见少量的双核或多核细胞。肿瘤细胞形态及浸润方式与正常胎盘部位绒毛外滋养细胞相似。与 CT 相比，这些细胞体积大，形态多样，可为圆形、纺锤体、多面体形；胞浆较 CT 丰富，透明或含有颗粒，嗜碱性或异嗜性，嗜酸性的程度明显弱于 ST。细胞核不规则，其大小、形状、染色各有不同，有的小而圆、染色浅，有的大而浓染、卷曲样或有空泡。核膜不规则，核仁明显，有时呈固缩核。核分裂象在同一肿瘤的不同区域、原发瘤和转移瘤之间各不相同，病理性核分裂象不常见。如果 PSTT 的有丝分裂数每 10 个高倍视野中多于 5 个，则提示预后不佳。此外，肿瘤细胞常侵犯血管内皮，细胞外可见大量的嗜酸性的纤维组织物沉积，这两个显著的病理特点可用来与黑色素瘤、肉瘤、绒毛膜癌及胎盘部位反应等疾病鉴别。

最能反映 PSTT 特点的为瘤细胞的肌层浸润及血管浸润：这些单核的瘤细胞常融合成片状、巢状、条索状或单个细胞穿插浸润于子宫平滑肌间，可扩散到离原发瘤很远的部位，平滑肌束被分离或切断，但无平滑肌的坏死；血管浸润明显，成簇的瘤细胞浸润血管壁，或出现于血管腔内皮下，或形成腔内瘤栓，部分或整个血管壁均可被瘤细胞代替，但血管的轮廓仍保持完整，故无明显的出血。在血管周围的病变区域内常有明显的纤维蛋白沉积。与肿瘤相邻的子宫内膜可出现蜕膜反应和（或）Arias-Stell（A-S）反应。

超微结构：电镜下 PSTT 的 IT 与绒癌的 IT 有某些共同特点，如胞浆成分较复杂，有扩张的粗面内质网、游离的核糖体及高尔基复合体，可见细胞间连接等。与绒毛 IT 细胞游离面纤细的微绒毛不同，PSTT 的 IT 微绒毛粗钝而不规则，二者显著的区别在于 PSTT 的 IT 核周有丰富的中间丝，显著的核周中间丝及丰富的粗面内质网是 PSTT 中 IT 的特征。

3）免疫学检查

Ⅰ. hCG、HPL：免疫组化染色显示 hCG 阳性的细胞不足 10%，而 50~100% 的细胞 HPL 染色呈阳性，虽然 HPL 并非 PSTT 的理想标志物，但大部分 PSTT 肿瘤细胞的 HPL 免疫组化染色呈阳性，这可能是由于肿瘤细胞分泌的 HPL

仅在原位表达,而在血液中游离的 HPL 水平并不高,说明组织病理学检查配合 HPL 免疫组化染色是有效的确诊手段。细胞形态与强 HPL 和弱 hCG 免疫组化染色有力地支持 PSTT 是中间滋养细胞肿瘤。

Ⅱ. 尿 β 核心片段(UGF):β 核心片段是缺刻游离 β 亚单位的最终代谢产物,在血浆中很快被清除,尿中较易测到,又称尿绒毛膜促性腺激素(UGF)。UGF 是 PSTT 等分泌低水平 hCG 疾病的较好标志物。Kirsi R 等报道 UGF 能灵敏地反应肿瘤存在,与肿瘤的消长一致(阈值>1.9fmol/ml),是在 PSTT 诊断、治疗、随访监测中可代替 hCG 的指标。

Ⅲ. 妊娠相关性主要碱性蛋白(pregnancy-associated major basic protein,pMBP):免疫组化染色显示 pMBP 是 IT 的特异标志物,CT 和 ST 不着色。HPL 和 pMBP 染色在中间型滋养细胞疾病中有阳性关联但亦有不同:pMBP 在 IT 细胞内外都着色,但主要为细胞外类纤维蛋白区的着色,细胞内着色很不均匀;而 HPL 主要为细胞浆较强的均匀染色。HPL 和 pMBP 联合是诊断中间滋养细胞疾病的极好方法,但不能区分 EPS(超常胎盘部位反应)和 PSTT。在嗜酸性粒细胞缺乏的情况下,pMBP 存在于所有孕妇的血清中,正常妊娠的低限在 500ng%,80% 的 PSTT 血 pMBP < 500ng%。pMBP 在良性的 PSTT 中染色强,而在有恶性潜能的 PSTT 中染色弱,因此血清低水平的 pMBP 能够用于预测恶性 PSTT。因为只有 15% ~ 20% 的 PSTT 有恶性表现,这就为预测 PSTT 的预后、确定合理的治疗方案提供了良好的筛查手段。

Ⅳ. 其他:Shih 和 Kurman 等的研究提示,抑制素-α(inhibin-α)在所有的 PSTT 中均有表达,而在细胞滋养细胞中为阴性;黑色素细胞黏附分子(melanoma cell adhesion molecule,Mel CAM),即 MUC18 或称为 CD146,是 IT 既特异又敏感的标志物。另外,Ronit Machtinger 等的研究发现,抑制素-α、HPL、总蛋白、细胞角蛋白[cytokeratin 8/18(CAM5.2)]等在 PSTT 中均有表达,并且 15% ~ 20% 的子宫部位肿瘤细胞 Ki-67 指数表达显著增高,认为 Ki-67 指数超过 5% 是诊断 PSTT 的有力证据。

4)影像学检查:超声显像、彩色多普勒及磁共振是诊断 PSTT 很有价值的影像学辅助诊断措施。

Ⅰ. 彩超:虽然超声检查常常会将子宫的病灶误诊为其他疾病,如:子宫黏膜下肌瘤或不全流产等,但是,超声诊断仍然是最常用的初步诊断 PSTT 的影像学方法,同时在一定程度上可以预测疾病的侵袭和复发。主要表现为肌层内多个囊性的结构或类似子宫肌瘤的回声,在囊性区域内有血流信号。特别是阴道彩超能显示肿瘤浸润子宫肌层的程度。多普勒显示 PSTT 为血管化的肿瘤,整个肿瘤有显著的低阻血流指数,或子宫血供显著增加,可类似足月妊娠时的血供情况。有作者认为,根据临床表现、低水平的血 hCG、结合彩超及多普勒提供的肿瘤区有大的囊性病变,尤其当直径>3cm,且有显著的低阻血流时,PSTT 的可能性极大。此外,PSTT 在超声下可分为两种:一种是富于血管型,表现为含有多个囊性或血管区域的肿块,应尽量避免行刮宫术;另一种是相对乏血管型,表现为不含囊的实性肿块或

未见明显异常,对于此型中肿瘤局限者可行保守性手术,保留其生育功能。

Ⅱ. 磁共振(magnetic resonance imaging,MRI):PSTT 的 MRI 表现无特异性,最常表现为宫腔内或肌层内强度不均的肿物,其中绝大部分都显示有囊性区域和显著扩张的血管,少数为境界清楚实性肿物。MRI 能显示超声未能发现的病变,在评估子宫外肿瘤的播散、肿瘤的血供及分期上具有举足轻重的作用。在 MRI 的 T1WI 上,PSTT 病灶表现为和健康子宫肌层等强度的团块,在 T2WI 上则表现为轻微的高强度信号,没有相关的囊性区域或明显的血管。由于上述这些核磁发现均缺乏特异性,而在核磁图像上的精确定位使得子宫病灶剔除术成为可能,患者可以免受子宫切除术而保留生育功能。可见,MRI 在 PSTT 患者中应用的意义不是确定诊断,而在于为保守性治疗提供依据。

SumiY 将 PSTT 影像学表现分为多血管型和少血管型,前者在 MRI 上显示为含多条血流信号,后者则表现为无明显血管的实性肿块,这种分类有助于指导治疗,因为在多血管型,刮宫容易导致大出血,应避免刮宫。

Ⅲ. X 线、CT 和 PET:胸部 X 线的检查是发现肺部转移的最基本方法。CT 不仅对观察原发肿瘤的大小、位置以及浸润情况有作用,而且也是判断肿瘤是否转移、复发以及疗效评价的主要手段。PET 是最新医学领域的新技术,利用[18]F-脱氧葡萄糖作为载体,以细胞的葡萄糖新陈代谢率为基础,在判断原发肿瘤和肿瘤转移上有巨大的潜力,其敏感度高于 CT 及 MRI,有报道利用 PET 技术鉴别 PSTT 的肺转移及陈旧性肺结核病灶,因此,对治疗起到了指导作用。Chang TC 等的研究发现 PET 在 PSTT 中具有重要价值,包括:发现化疗耐药病灶、排除 CT 的假阳性病灶、发现常规成像方法未能发现的新病灶、证实化疗后达到完全缓解(CR)。但是另一方面,PET 也有假阴性结果。总之,PET 对超出盆腔范围的转移性 PSTT 患者的肿瘤病灶定位、监测治疗反应、化疗后活性肿瘤的定位中具有潜在价值。

Ⅳ. 血管造影术:无法区分 PSTT 和其他类型 GTN,但在疾病及其并发症的处理上有一定意义。

(2)鉴别诊断:PSTT 是起源于中间型滋养细胞的罕见肿瘤,通常在血清中有较低的 hCG 免疫活性,因此需要与早期绒癌等其他类型 GTN、静止期 GTD 或可以分泌少量 hCG 的非滋养细胞肿瘤鉴别。

1)PSTT 与正常胎盘部位反应鉴别:正常胎盘部位反应保持胎盘床的特点,以合体滋养细胞为主,子宫肌层无或浅浸润,周围有炎症反应,妊娠结束后,这种浸润和炎症反应很快消失。这些都与 PSTT 不同。

2)PSTT 与其他滋养细胞疾病的鉴别:PSTT 病灶以坏死性病变为主,而其他 GTN 则以出血性病变为主,这是由于 PSTT 的血管受累程度不如其他 GTN 明显。Harvey RA 等的研究指出:PSTT 患者的血清游离 hCGβ 占总 hCG 的百分比(hCGβ%)中位数为 45.5%,绒癌患者的 hCGβ% 则显著升高。通过对曲线的分析证实,用 hCGβ% 可以区分 PSTT 和其他 GTD,但并不是决定性的检测手段。

Ⅰ. 绒癌:二者的鉴别很重要,决定初始治疗方案是化疗还是手术。虽然都无绒毛结构,但有显著区别:绒癌由

ST、CT 两种细胞组成,hCG 水平显著升高,肌层、血管壁的浸润和破坏明显,造成广泛的坏死和出血。而 PSTT 由单一 IT 组成,hCG 水平轻~中度升高,肌层和血管壁的浸润不造成明显的破坏,肌层无坏死、血管壁的轮廓保存。电镜下:绒癌肿瘤细胞微绒毛丰富,核周无中间丝,与 PSTT 的 IT 有显著不同。hCG、HPL 的免疫组化染色大多情况下二者相反。因此鉴别并不困难,但要警惕二者可同时存在。

Ⅱ. EPS(超常胎盘部位反应):也是由胎盘种植部位的 IT 构成的疾病,多有近期妊娠史,被认为是 PSTT 的前期病变。二者的鉴别主要在病变程度,EPS 浸润肌层浅,在肌层内无结节团块的形成,原胎盘床的特点存在并常可见绒毛结构,IT 无核分裂象。而 PSTT 的 IT 核分裂象多少不一,多在肌层内形成肿块并向深肌层浸润甚至穿透子宫浆膜层,破坏原胎盘床的结构。有时二者单从刮宫的标本难以做出正确的鉴别,但因 EPS 病变范围小而局限,通常刮宫可祛除病灶,如刮宫后 hCG 的水平未降,即使滴度低,也应警惕 PSTT。在不能明确诊断时,应密切随访。

Ⅲ. ETT(上皮样滋养细胞肿瘤):是平滑绒膜样中间型滋养细胞疾病,与 PSTT 相比 ETT 的显著特点是:广泛坏死伴有营养不良性钙化,且肿瘤周围围绕嗜酸性纤维样物质,使肿瘤外观呈“地图样”。血管浸润不明显。与 PSTT 的 HPL、Mel CAM 较为均匀的强染色不同,在 ETT 中其染色呈片状、局灶性。

Ⅳ. 胎盘部位结节:也是平滑绒膜样中间型滋养细胞疾病,为 ETT 的前期病变。其典型特点为:病变界限清楚,中央部有大面积的、无细胞性的玻璃样变性,呈强嗜酸性染色。核分裂象不明显。HPL 局灶染色,hCG 一般不染色,这些特点可与 PSTT 相鉴别。

3) PSTT 与非滋养细胞肿瘤(nGTN)的鉴别:非滋养细胞恶性肿瘤(如:生殖细胞肿瘤等)也可以分泌低水平的 hCG,需要和 PSTT 鉴别。

上皮样的平滑肌肉瘤或宫颈或子宫内膜的透明细胞癌:组织学检查可以类似 PSTT,但综合 PSTT 的临床特点、hCG 水平、免疫组化染色、相邻子宫内膜的蜕膜反应和(或)A-S 反应、特别是浸润肌层及血管的特点不难与上述疾病鉴别。

由于 PSTT 和 nGTN 均可以产生持续性低水平的 hCG,有研究分别测定并计算 PSTT、nGTN、其他类型 GTN 和静止期 GTD 患者血清游离 hCGβ 占总 hCG 的百分比(hCGβ%),结果发现:PSTT 和 nGTN 患者的 hCGβ 较高,均值分别为 $60\% \pm 19\%$ 和 $91\% \pm 11\%$,其他类型 GTN 和静止期 GTD 患者的 hCGβ% 均值则较低,分别为 $9.3\% \pm 9.2\%$ 和 $5.4\% \pm 7.8\%$。如果以>35% 为切点,可以将 PSTT、nGTN 与其他类型 GTN、静止期 GTD 鉴别,在这种情况下,PSTT 的检出率可以达到 100%,而没有假阳性,准确率为 100%;如果以>80% 为切点,则可以鉴别 PSTT 和 nGTN,检出率为 77%,假阳性率为 23%,准确率为 92%。由此,Cole 等提出可将 hCGβ% 作为鉴别 PSTT 的有效手段,推荐的切点分别为>35% 和>80%。Cole 等在另一项研究中测定了 128 例患者的游离 hCGβ 占总 hCG 的百分比(hCGβ%),其中 45 例为活性侵袭性滋养细胞疾病,83 例为持续低水平 hCG 的可疑

患者。结果在这 128 例中,高比例(>30%)的有 18 例,通过随诊,子宫切除手术或活检病理诊断结果为:13 例为 PSTT,5 例为 nGTN。这说明用 hCGβ% >30% 识别 PSTT 和 nGTN 这些恶性疾病对于持续性低水平 hCG 的妇女以及有 GTD 病史的妇女是有意义的。可见,hCGβ% 在 PSTT 的鉴别诊断中是有意义的,但具体数值的决定还需要更大样本的研究。

6. 治疗

(1) 手术治疗:由于 PSTT 主要由中间型滋养细胞组成,因此对化疗不如其他类型 GTN 敏感。长期以来,手术一直是治疗 PSTT 的主要手段,多数患者病灶局限于子宫,可以通过手术治疗(子宫切除术、甚至诊断性刮宫)就能达到完全缓解(CR)。然而,对于复发、转移或不宜手术治疗的患者,化疗也有重要作用,选择性地采用放疗。在这种较为罕见的疾病的处理中,应当强调多种疗法综合应用的价值。

1) 保留生育功能的手术

Ⅰ. 刮宫:因大多数 PSTT 为 IT 在子宫肌纤维间浸润性生长,不能通过刮宫治愈,且刮宫常导致大出血及子宫穿孔,目前认为这一方法并不可取。但仍有部分学者认为,PSTT 是生物学行为变异很大的肿瘤,部分良性的 PSTT 可以通过刮宫治愈。在患者有强烈的生育要求、且病变局限于子宫(尤其是突向宫腔的息肉型)时,如各项预后指标提示无高危因素,患者能密切随访,可行刮宫术而保留患者的子宫,术后应严密随访血 hCG,直至降到正常范围以下。如 hCG 不能迅速下降,则需采取其他治疗措施,如:切除子宫。由于各项预后指标的意义并非十分肯定,且 PSTT 的行为难以预测,因此,对于仅通过刮宫来治疗 PSTT 还应持十分慎重的态度。

Ⅱ. 子宫病灶挖除术:Machtinger 等认为肿瘤剔除术加化疗可作为强烈要求保留生育功能患者的选择,但这必须建立在肿瘤分期及保证严格随访的基础上,也即 FIGO Ⅰ期患者,且能定期复查 hCG 及 MRI 判定肿瘤进展。但 Pfeffer 等认为除了可被发现的瘤体外,子宫中可能还存在着其他多发的小病灶,这些病灶很可能不能被超声、CT、MRI 甚至 PET 等影像学检查所发现,这就意味着保留生育功能的手术存在较大的风险。

2) 肿瘤细胞减灭术:原则是切除一切病灶,包括原发灶和转移灶,是提高患者生存率的关键,也是使化疗能达到完全性缓解的关键因素。因为 PSTT 较长时间局限于子宫内,大部分手术方式采取子宫切除术。但肿瘤发生转移并不是手术的禁忌证,相反,对于化疗无效且存在不良预后因素的年轻患者来说,手术仍是合理的选择,包括对转移病灶的切除,如肺转移病灶切除等。

PSTT 患者的卵巢很少受累,若被累及,肉眼即可见明显病变。手术中肉眼观察正常的卵巢组织,仅有 3% 病理检查发现肿瘤浸润。因此,如果术中发现卵巢外观正常且患者要求保留卵巢功能时,可予保留双侧或单侧卵巢。PSTT 可通过淋巴转移,有人建议手术时应切除盆腔及腹主动脉旁淋巴结,以祛除病灶,并可更好地了解 PSTT 的生物学行为。另外,对于化疗后持续性的 PET 阳性病灶进行手

术治疗有一定的意义。

（2）化疗：Pisal 和 Newlands 认为局限于子宫的病灶可以行子宫切除术，肿瘤是否切除干净是术后是否需要辅以联合化疗的决定因素。大多数 PSTT 无转移，并且预后良好，但有大约 15%~30% 的病例发生转移，常可导致致命的后果，这些病例也需要多药联合化疗。

组织学结果证实，化疗对 hCG 阳性的肿瘤细胞有效，而对 HPL 阳性的细胞作用较小，所以 PSTT 对化疗远不如绒毛膜癌和侵蚀性葡萄胎敏感。PSTT 对于单药化疗和适用于轻~中度危险性 GTD 的某些联合化疗无反应，或最多仅部分缓解。但随着 EMA/CO（VP-16、甲氨蝶呤、放线菌素 D/环磷酰胺、长春新碱）和 EMA/EP（VP-16、甲氨蝶呤、放线菌素 D/VP-16、顺铂）方案的应用，PSTT 的化疗效果出现了一些转机。现多将化疗作为手术后的辅助治疗，在术后有残余瘤、术后复发、或已有远处转移者中起着十分重要的作用，尤其对于肺转移的患者，化疗可获得完全缓解，现肿瘤细胞减灭术+联合化疗已成为治疗转移性 PSTT 的标准治疗方案。

1999 年 W. Janni 总结了用 EMA/CO 方案治疗的 9 例 PSTT，总体反应率为 75%，完全缓解反应率为 38%。但与 EMA/EP 方案相比，EMA/CO 对 PSTT 的治疗效果并不理想。E. S Newlands 分析用 EMA/EP 方案化疗的 8 例转移性 PSTT，结果在 PSTT 发病潜伏期>2 年者，化疗完全缓解率仅为 20%；而潜伏期<2 年者，缓解率为 100%；总完全缓解率为 50%。Thomas. C 报道 EMA/CO 化疗后复发的 PSTT 用 EMA/EP 治疗的患者可获长期完全缓解。因此应强调顺铂对 PSTT 的重要作用，多数学者认为 EMA/EP 对 EMA/CO 耐药或化疗后复发及转移性的 PSTT 有明确作用，应做为 PSTT 首选的化疗方案，因为该方案在其他高危 GTN 的治疗中取得了较好的疗效，并认为 EMA/EP 方案是治疗转移性及复发性 PSTT 的最佳方案。EMA/EP 存在较大毒性反应，骨髓抑制可达Ⅲ~Ⅳ级，68% 的病例出现白细胞下降，40% 的病例血小板减少，21% 的病例血红蛋白下降，常使化疗难以坚持进行，粒细胞集落刺激因子（G-CSF）及自体骨髓干细胞移植在支持化疗中能起到一定的作用。同时，还应强调手术切除病灶在支持化疗取得完全缓解中所起关键性作用。由于 EMA/EP 对潜伏期>2 年者效果差，且副作用明显，因此还有待于开发更为有效的化疗方案。二线方案可选择其他以顺铂为中心的化疗如：BEP（顺铂、VP-16、博来霉素）或 VIP（VP-16、异环磷酰胺、顺铂）、CEC（顺铂、VP-16、环磷酰胺）等，但其效果尚未确定。Wang 等人以 TP/TE（紫杉醇、顺铂与紫杉醇、依托泊苷交替使用）用于 EMA/EP 无效的肿瘤转移患者，有 1 例（共 4 例）得到了长期生存，且明显减少了毒副反应。北京协和医院采用以氟类为主的联合化疗方案及 EMA/CO 和 EMA/EP 方案治疗 PSTT，取得了较好的疗效，其中 1 例获得部分缓解（PR），肺内带瘤生存，其他 10 例患者均获得了 CR，总体反应率达 100%，完全缓解反应率达到 90.9%。3 例复发的患者采用 EMA/CO 或 EMA/EP 方案治疗，再次获得 CR，仅 1 名患者在多次复发后死于多脏器功能衰竭。这说明化疗对 PSTT 仍然是有效的，手术切除局部病灶后继以强有力的化

疗为转移性 PSTT 患者的治疗带来了新的希望。

（3）放疗：一般认为 PSTT 对放疗不敏感，W. Janni 回顾性分析了 6 例行放疗的 PSTT 患者取得不同程度的疗效，有 2 例行盆腔外照射的患者获得缓解，因此认为放疗在控制耐药残余病灶及控制局部症状中能起一定作用，但一般推荐用于孤立病灶或局部复发的病例。

（4）转移瘤的治疗：曾有作者报道，转移可以迟至原始诊断后 10 年再发生，由于肿瘤仅分泌少量 hCG，因而当首次发现血清 β-hCG 升高时体内就可能已存在较大的肿瘤负荷，而转移病灶多数对化疗耐药，放疗也只能用于局部控制和缓解症状，在积极化疗后手术切除局部转移病灶也许可以带来一些希望。与其他类型滋养细胞肿瘤一样，PSTT 患者在治疗前后均应密切监测病情，定期随访。

7. 预后 PSTT 通常呈良性临床经过，绝大多数预后良好，有的病变单纯经刮宫可治愈；有的病变即使穿透子宫，也可通过单纯的子宫切除治愈。约有 15%~20% 患者呈恶性行为，可发生远处转移导致患者死亡。以前认为只要发生了转移，无论其治疗和干预情况如何，预后均较差。有文献报道 FIGOⅢ~Ⅳ期 PSTT 患者的生存率约为 30%，而北京协和医院的资料显示：对Ⅲ~Ⅳ期患者经过 10~31 个月的随访，生存率达到 85.7%。

因此寻求有价值的预后指标对治疗方案的选择很重要。与 PSTT 的预后相关的形态学指标尚未建立。与病情进展相关的因素包括：年龄>35 岁，与前次妊娠间隔>2 年，生长超出子宫，深肌层浸润，侵袭性生长，广泛的凝固性坏死，透明细胞的存在，高有丝分裂象，Ki-67 标记指数（细胞周期）>50%。

（1）肿瘤发生距前次妊娠的时间、前次妊娠的性质、患者的年龄、血 hCG 的水平、肌层浸润程度：研究表明，转移性 PSTT 从前次妊娠终止到有临床表现时的平均潜伏期为 24 个月，而非转移性 PSTT 的平均潜伏期为 12 个月。现一致认为 PSTT 发病潜伏期>2 年为疾病预后不良最有意义的指标，而患者的年龄大于 35 岁、前次妊娠为足月妊娠、血 hCG 大于 1000mIU/ml、肌层浸润超过 1/3，也和预后不良相关。

（2）FIGO 分期：Yao-lung chang 依据 GTD 的 FIGO 分期对 PSTT 分期以研究其预后，结果表明：Ⅰ、Ⅱ期（病变局限于生殖道）的患者对治疗的反应好，生存率明显高于Ⅲ、Ⅳ期的患者。肝、脑转移是预后最差的因素。

（3）组织学方面的预后因素：Scully 等认为组织学上恶性 PSTT 的诊断标准为：细胞浓密、大面积坏死、大量具有透明细胞浆的细胞、胞浆中的颗粒稀疏、核分裂象>5/HPF。核分裂象>5/HPF 时，恶性的可能性增加 14 倍。但因有低核分裂象死亡病例的报道，且原发瘤与转移瘤的分裂象不一致，核分裂象对于预后的意义存在许多争论。多数学者认为：刮宫标本的核分裂象不能代表整个肿瘤的增生能力；在子宫标本中，由于肌细胞的存在使视野中的核分裂象降低，因此，通过核分裂象来衡量肿瘤的生物学行为虽然有用但不是绝对的。此外，出现透明细胞、血管间隙受累和肿瘤坏死严重也是不良预后因素。

（4）DNA 倍性及 SPF：非整倍体 DNA、高 S 期比例与

多数肿瘤的复发及转移有关。Patricia. K 对 PSTT 进行流式细胞学分析认为,细胞 S 期比例升高及非整倍体 DNA 可能是恶性 PSTT 的指标。但也有研究表明,绝大部分 PSTT(包括一些死亡病例)都为二倍体 DNA,DNA 倍性和 SPF 都与患者的预后无关。

(5) PAs(纤维蛋白酶原激活剂)和 PAI(纤维蛋白酶原激活抑制剂):PSTT 的浸润和转移需经过组织及其基底膜的溶解,滋养细胞可以分泌尿激酶类型的 PAs,能降解细胞外基质,促进 IT 的浸润。这种酶与 PAI 结合后使水解过程灭活,因此测定血清中的 PAs 和 PAI 的水平可以衡量 PSTT 的浸润能力,从而估计预后。

总之,PSTT 是一个不常见的疾病,因此对其生物学行为的理解和认识有限,对其治疗方法的选择以及预后的估计也存在许多尚未解决的问题。随着科学的发展,人们对生活质量的要求越来越高,今后对于 PSTT 患者采取保留生育功能的疗法,以及治疗高危的转移性 PSTT 病例的新方法,仍有待进一步探索,多中心合作对更多高危的转移性 PSTT 病例进行前瞻性临床研究值得推荐。

(二)上皮样滋养细胞肿瘤

上皮样滋养细胞肿瘤(epithelioid trophoblastic tumor, ETT)是一种罕见类型的滋养细胞肿瘤,以往曾被命名为"不典型绒毛膜癌(atypical choriocarcinoma)"和"多发性中间滋养叶结节(multiple nodules of intermediate trophoblasts)",1998 年由 Shih 和 Kurman 首先报道并予以命名。

1. 发病机制 ETT 是来源于中间型滋养细胞的肿瘤,发病机制尚不清楚。滋养细胞可分为细胞滋养细胞、合体滋养细胞和中间型滋养细胞三类。细胞滋养细胞作为干细胞,经双途径分别分化成合体滋养细胞和中间型滋养细胞,后者根据解剖部位的不同,又分为绒毛型、种植型和绒毛膜型 3 种亚型,各种亚型具有不同的形态和免疫组织化学特征,各自都可产生独特的滋养细胞疾病和肿瘤。ETT 来源于绒毛膜型的中间型滋养细胞,绒毛膜型中间型滋养细胞位于绒毛膜板中,细胞间相互黏连,排列成层状。细胞呈多边形,形态一致,体积小于种植型中间型滋养细胞,但大于细胞滋养细胞。

Oldt 等对 ETT 的分子遗传起源进行了研究,结果发现,在 ETT 的肿瘤组织中含有 Y 染色质基因位点和新的等位基因(可能是父源性的),而在肿瘤周围的正常子宫组织中则没有这些成分。尽管父源性等位基因的身份尚不清楚,但可以推测 ETT 来源于妊娠,而不是来源于患者本身。尽管 K-ras 原癌基因的突变最常与许多人类肿瘤的发生有关,但是与绒毛膜癌和葡萄胎一样,ETT 仅在 13 密码子含有野生型 K-ras,这提示 K-ras 信号途径的畸变在滋养细胞肿瘤的发生中并不起重要作用。在对 ETT 免疫组化研究中,滋养细胞相关的标志物在 ETT 中的表达证实了 ETT 的滋养细胞起源。既往,认为 ETT 是绒毛膜癌或葡萄胎对化疗不完全反应的结果,因为在化疗作用后细胞的形态会发生改变。但是,1999 年 14 例从未接受过化疗的 ETT 患者的报道,颠覆了这个理论,使人们意识到,ETT 是一种独立类型的滋养细胞肿瘤,而不是治疗作用于其他类型的结果。

2. 临床表现 ETT 主要见于生育年龄妇女,由于该病少见,临床特点多来自个案报道的总结。最近 Palmer 等的一篇综述,总结了 1989 ~ 2007 年间以英文发表的 19 篇文献中的 50 例 ETT,目前它是最大样本量的病例复习。该文献总结到:患者年龄 15 ~ 66 岁不等,平均年龄为 38 岁,≥30 岁者占 84%,>40 岁者占 41%,>50 岁者占 5%,其中有 1 例 53 岁的围绝经期妇女和 1 例 66 岁的绝经后妇女;43% 继发于足月分娩,39% 继发于葡萄胎妊娠,18% 继发于自然流产;末次妊娠至 ETT 诊断时的时间间隔长短不一,自 2 个月 ~ 25 年不等,平均 6.3 年。最近,Phippen 等还报道了 1 例继发于异位妊娠的宫颈 ETT 患者。

阴道异常出血是最常见的临床症状,据文献报道,可出现于约 2/3 的患者。部分患者伴有下腹部疼痛,少数患者可无阴道异常出血,而以下腹胀痛或停经及阴道分泌物异常为主诉就诊,并有少数病例以转移症状为首发症状,罕见无症状者。体检发现除子宫有肿瘤外,有的患者伴有阴道转移,有的患者出现肺转移,但有些发生转移的患者可有子宫原发病灶的消失。Ohira 等报道 1 例 ETT 转移至阴道,在阴道口有一息肉样肿瘤。Hamazaki 等报道 3 例 ETT,均有肺转移,这些子宫外的 ETT 可能为子宫原发肿瘤的转移灶,而子宫原发病灶则消失了。其他报道的转移部位有宫旁、卵巢、肠道、胆囊、眼脉络膜等,另有一例报道为极广泛转移,包括肝、胰腺、肾、肺,最后病变进展,累及脊柱。尽管与绒毛膜癌患者相比,血清 β-hCG 水平一般较低(<2500mIU/ml),但是在诊断时,几乎也都有血清 β-hCG 水平的升高。北京协和医院 2002 年 1 月 ~ 2010 年 7 月收治 8 例 ETT 患者。患者年龄 24 ~ 44 岁,平均 33 岁。末次妊娠性质 6 例为足月产(6/8,75%),2 例为人工流产。距前次妊娠时间 0 ~ 264 个月,平均 76.5 个月,75% >24 个月,其中 1 例为第二胎孕末期发病。诊断时血 β-hCG 平均 1797mIU/ml(范围为 1.7 ~ 5663mIU/ml),其中 1 例术前未测,术后<0.5mIU/ml,复发后血 β-hCG 仍正常。临床表现为不规则阴道出血 5 例,停经 4 例。5 例发生转移(5/8,62.5%),其中 3 例为多脏器转移,转移到肺部有 5 例次(5/8,62.5%),转移到肝有 2 例次(2/8,25%),而转移到脑、膀胱、小肠、肾、脾、卵巢和阴道各 1 例次。FIGO Ⅰ期有 5 例,其中 2 例完全缓解(complete remission,CR)后出现复发,转移到肺而转为 FIGO Ⅲ期;发病即为Ⅳ期 3 例。不过,近期有血 β-hCG 在诊断时为阴性的个案报道,并且诊断时 β-hCG 水平达到 2 万 mIU/ml 的高水平也见报道,该例患者在治疗中 β-hCG 最高达到 12 万 mIU/ml。

与其他类型的滋养细胞疾病不同,据报道,大约 50% 的 ETT 位于子宫颈或子宫下段。北京协和医院收治的 8 例病例中,病灶主要发生部位(有的患者病灶位于多处)位于宫体,其中宫体前壁 4 例,宫底 2 例,宫体后壁 1 例,左侧宫角 1 例,子宫下段及宫颈 3 例。子宫正常大小 2 例(因其中 1 例病灶位于子宫下段宫颈处),子宫如孕 6 周 1 例,子宫如孕 ≥8 周 5 例(其中 3 例死亡,2 例复发)。Kuo 等则报道了首例阔韧带 ETT,而正是此例出现了上述的高血 β-hCG 水平,并且在病理检查中也发现了较高的 Ki67 标记指数(47.2%)。之后,H. T. NOH 等报道了一例病灶位于子宫颈旁、子宫旁组织以及附件周围软组织的 ETT,这些子宫外的发病部位使得 ETT 的诊断更有难度。

3. 病理特点

(1) 大体标本：病灶呈分散或孤立的膨胀性结节，位于子宫肌层内层、子宫下段或子宫颈管，甚至可转移至阴道。大者直径可达 5cm，并可突向子宫腔。北京协和医院收治的 8 例病例中，肿瘤最大直径 1.5～9cm，平均 5cm。肿瘤切面为实性、囊性或囊实性相兼，典型地呈浅或深棕色，颜色的深浅与出血量和坏死量的多少有关。

(2) 镜下检查：肿瘤境界清楚，但周围组织中可有灶性瘤细胞浸润。肿瘤细胞由高度异型性的单核细胞组成，形态较一致，细胞境界清楚，细胞质嗜酸性或透明，核较圆，染色质细，核仁不明显，核分裂象 0～9 个/10HPF 等，平均 2 个/10HPF。部分瘤细胞较大，可有双核甚至多核，瘤细胞排列成巢状、索条状和团块状，伴有中央嗜伊红坏死，巢内有多核巨细胞，但较少。典型的病灶为滋养细胞岛被广泛坏死区及玻璃样基质围绕，呈"地图样"外观。典型者小血管位于细胞巢中央。瘤组织中可有灶性钙化，血管壁可有纤维蛋白样物质沉积。位于子宫颈的 ETT，有时向表面生长，取代内子宫颈表面上皮。

(3) 免疫组化：免疫组化测定细胞角蛋白（AE1/AE3 和 CK18）、上皮膜抗原（epithelial membrane antigen，EMA）、上皮钙黏附蛋白（E-cadherin）及表皮生长因子（epidermal growth factor receptor，EGFR）等呈阳性表达，证实其为上皮来源。滋养细胞标志物人胎盘催乳素（human placental lactogen，HPL）、人绒毛膜促性腺激素（human chorionic gonadotropin，hCG）和黑色素瘤黏附分子（Mel CAM）以及胎盘碱性磷酸酶（placental alkaline phosphatase，PLAP）局部阳性；HLA-G 呈强阳性表达，且研究表明 HLA-G 仅在中间型滋养细胞中有表达，可作为中间型滋养细胞的标志物；抑制素 α 则为弥漫性阳性。另外，近期研究表明，p63 在 ETT 中为弥漫性阳性，而在 PSTT 中为阴性，因此认为，它是鉴别 ETT 与 PSTT 的特异性标志物。但是，需要注意，p63 不能帮助区分 ETT 与宫颈的其他病变，包括鳞癌及宫颈病变。ETT 中 Ki-67 的标记指数平均为 18%±5%，范围 10%～25%。但是，也有 Ki-67 标记指数水平偏高的个案报道，并且在这些报道中指出，Ki-67 可能与预后相关。近期的研究还表明，cyclin E 可用于鉴别 ETT 与胎盘部位结节，因其在 ETT 中为弥漫性强阳性，而大部分胎盘部位结节中为阴性（13/24），而在阳性的胎盘部位结节病例中，cyclin E 为局部、较弱表达，总体来说，其敏感性为 94.7%，特异性为 91.7%。在这项研究中，还提出了 P16 也可以用于 ETT 与宫颈鳞癌的鉴别诊断。总之，发现了越来越多的标志物可以用于该病的诊断。另外，子宫外 ETT 的形态学和免疫组化改变，与子宫 ETT 相似。

(4) 电镜下检查：大多数瘤细胞呈多角形具有单个卵圆形核，富含常染色质，核仁明显，胞质中等量，内含游离核糖体，扩张内质网，糖原丰富，成束中间微丝围绕核周是其特征，瘤细胞紧密排列，由多发性桥粒连接，瘤巢外周细胞呈局灶性基膜切迹，罕见瘤细胞游离面具有稀疏短绒毛。

4. 诊断 由于 ETT 起源于绒毛膜型中间型滋养细胞，大多数病例的血 hCG 水平不高或表现出轻度升高，故依赖

于 hCG 诊断 ETT，常易导致误诊。况且，滋养细胞的标志物在非滋养细胞肿瘤中也常有所表达，单靠这些标志物的反应不足以除外其他肿瘤。因此，需根据临床病史、形态特征、病理学检查确诊。

另外，最近 Kamoi 等报道了 1 例 ETT 患者，术前刷子宫内膜进行涂片检查，发现有不典型的单核巨细胞，超声诊断为子宫肌瘤（2.5cm×3.0cm）而行经阴子宫切除术，术后经病理检查和免疫组化诊为 ETT，尽管刷子宫内膜进行细胞学检查不能确诊 ETT，但它却能为 ETT 的诊断提供重要的线索。

5. 鉴别诊断 由于 ETT 是像癌的罕见滋养细胞肿瘤，较绒毛膜癌浸润性轻，治疗与预后明显不同，因此需与绒毛膜癌鉴别；与胎盘部位滋养细胞肿瘤（PSTT）的生物学行为极相似，需与 PSTT 鉴别；又因 ETT 在细胞学和结构上有明显的上皮样表现，还需与上皮性恶性肿瘤鉴别。ETT 的鉴别诊断包括：PSTT，胎盘部位结节，绒毛膜癌，上皮性平滑肌肿瘤和子宫颈的角化型鳞状细胞癌等。

(1) ETT 与 PSTT：PSTT 来源于种植型中间型滋养细胞，肿瘤细胞呈条索状或片状，侵入肌束和平滑肌纤维之间，呈浸润性生长，且在瘤细胞间出现均一的纤维素样物质，常出现瘤细胞侵犯血管，血管壁的平滑肌由肿瘤细胞和纤维组织代替，免疫组化染色为 HPL 和 Mel CAM 弥漫性阳性，而缺乏 p63 表达。而 ETT 属绒毛膜型中间型滋养细胞，排列成索状或巢状，具有广泛性地图样坏死，常伴钙盐沉着，嗜伊红透明变性样物质围绕瘤细胞巢或位于巢内，类似角蛋白，瘤细胞很少侵犯血管，HPL 和 Mel CAM 一般为局灶性阳性，p63 阳性可作为与 PSTT 鉴别的依据。

(2) ETT 与胎盘部位结节：二者均来源于绒毛膜型中间型滋养细胞，有学者认为，胎盘部位结节（placental site nodule，PSN）可能是 ETT 的良性组成部分，PSN 有向 ETT 转变的潜能。Tsai 等报道了一例诊刮组织的病理表现为 PSN、不典型 PSN 以及 ETT 的患者，这与之前报道的 PSN、ETT 在病灶中并存的病例相一致，都支持上述观点。另外，Mao 等的研究表明，cyclin E 在二者中的表达有明显差异，可用于鉴别 ETT 及 PSN，并且通过证实，cyclin E 在 PSN、不典型 PSN 以及 ETT 中的表达逐渐增加，支持了 PSN 有转变为 ETT 潜能的观点。由于起源相同，二者的大部分免疫组化表达也类似，因此，有时这两种疾病很难鉴别。其鉴别要点见表 6-20-25。

(3) ETT 与绒毛膜癌：与绒毛膜癌相比，ETT 的细胞形成离散的巢状和条索状，ETT 没有明显的出血，而绒毛膜癌则有明显的出血。绒毛膜癌由细胞滋养细胞和合体滋养细胞两型细胞组成，ETT 为中间型滋养细胞组成。β-hCG 的免疫组化染色可能有助于鉴别诊断，绒毛膜癌的 β-hCG 阳性细胞的数量明显多于 ETT，且患者血 β-hCG 水平也显著高于 ETT。β-hCG 的免疫组化染色强调，绒毛膜癌的二态滋养细胞群体，β-hCG 阴性的细胞滋养细胞和中间型滋养细胞与 β-hCG 阳性的合体滋养细胞交替。相反，在 ETT 中，β-hCG 阳性细胞以一个单核细胞或一小簇细胞随机分布。但是，应该注意，也有绒毛膜癌和 ETT 共存的情况，如曾有 ETT 在肺转移病灶中与绒毛膜癌并存以及产后绒毛

表 6-20-25 ETT 与 PSN 的鉴别要点

类别	ETT	PSN
大体观	结节团块	一般是显微镜下所见
细胞性	多细胞的	细胞极少
边界	一般界限清楚,边缘有浸润的肿瘤细胞团	界限清楚
细胞大小和形状	形态多样和不典型	小圆形、均匀一致
生长方式	大的巢状、条索状和实性肿块	单个细胞、小巢和条索状
出血	经常有但局限	没有
坏死	广泛	没有
钙化	一般都有	没有
纤维蛋白样基质	局灶性	一般广泛
核分裂象	不等,1~10/HPF	没有或极其罕见
Ki-67 标记指数	10%~25%	<10%

女有近期怀孕史,以及较低的血β-hCG 水平,那么 ETT 是较容易识别的。但是,大多数情况下,其临床表现并不典型,二者鉴别十分困难,而且已经有多例初期误诊为宫颈鳞癌的报道。这是因为,病灶位于宫颈的 ETT,可出现肿瘤细胞取代子宫颈管上皮细胞的表现,并呈 2 或 3 层平行排列,肿瘤细胞比宫颈鳞状细胞大,具有丰富的嗜酸性胞浆及深染的多形核,颇似间变的鳞状上皮,因此造成一种假象,即肿瘤来源于宫颈鳞状上皮。另外,在免疫组化方面,二者的 CK 及 p63 又都为强阳性。

研究报道,在鉴别方面,抑制素-α 和 CK18 的免疫染色很有帮助。几乎所有 ETT 的绝大多数肿瘤细胞都为抑制素-α 和 CK18 阳性,而这两种标志物在子宫颈角化型鳞状细胞癌中则为阴性。另外,子宫颈鳞状细胞癌几乎总是有很高的 Ki-67 标记指数(>50%)。因免疫组化标志物 HLA-G 在滋养细胞中特异表达,因此,也可以用于与鳞癌的鉴别诊断。此外,辅助检查方面,HPV 的感染状态也对鉴别诊断有一定意义。最近有学者提出,在鉴别困难的 ETT 病例中,也可以利用测定 DNA 基因型以区别于母源性疾病,特别是宫颈癌。

(5) ETT 与上皮样平滑肌肿瘤:上皮样平滑肌肿瘤一般除上皮样区域外,还有典型的平滑肌细胞组成的区域。另外,上皮样平滑肌肿瘤中,肌肉标志物常常阳性,包括波形蛋白(desmin)和平滑肌肌动蛋白,而抑制素-α 和 CK18 则不表达。

依据 ETT 独特的形态和免疫组化特征,一般能够将 ETT 与其他疾病区别开,见表 6-20-26。

膜癌的子宫病灶中并存 ETT 与绒毛膜癌的情况。

(4) ETT 与子宫颈角化型鳞状细胞癌:病灶在子宫颈或子宫下段时,ETT 需要与宫颈鳞癌鉴别。如果生育期妇

表 6-20-26 ETT 免疫组化的鉴别诊断

组化指标	胎盘部位结节	ETT	PSTT	绒毛膜癌	鳞状细胞癌
p63	+	+	−	+/−	+
CK18	+	+	+	+	−
Inhibin-α	+/−	+	−	+/−	−
HPL	+/−	+/−	+	+/−	−
Mel CAM	+/−	+/−	+	+	−
β-hCG	3%~10%	+/−	+/−	+	−
Ki-67 指数	+	10%~25%	7%~21%	>50%	>50%
HLA-G	+	+	+	+	−

6. 治疗 手术是主要治疗手段。患者经诊断性刮宫确诊后,应立即进行子宫切除术,年轻患者酌情保留双侧附件,但如患者有强烈生育要求,病变局限于子宫,尤其是突向宫腔的息肉型患者,如各项预后指标提示无高危因素,经反复刮宫血清 hCG 水平降至正常范围以下且患者能密切随访时,可行刮宫或局部病灶剔除术而保留子宫。否则,如 hCG 不能迅速下降,则宜切除子宫。术后宜辅以化疗(放线菌素 D、依托泊苷和甲氨蝶呤等)。

可以利用的有限的资料表明,ETT 对治疗妊娠滋养细胞疾病的常规化疗并不敏感,子宫切除和肺切除能够成功地治疗局部的病灶。在 ETT 与绒毛膜癌并存的一例病例

中,也证实了化疗的不敏感性,说明手术应是治疗选择。

Shih 与 Kurman 报道的 14 例中,10 例行全子宫切除术,2 例仅行内膜刮术,2 例子宫外 ETT 行小肠切除及肺切除。2 例子宫 ETT,发展、转移至肺和骨,其中 1 例带瘤存活 48 个月,1 例 2 个月后失访;2 例子宫外 ETT 中的 1 例在诊断后 36 个月广泛转移死亡,余健存 1~120 个月。其中有 1 例在子宫切除术后 30 个月又发现盆腔肿瘤复发,遂行化疗,但在 43 个月时又发生肺及椎骨转移。另 1 例子宫 ETT 患者,刮宫后未立即进行子宫切除术,而首先使用甲氨蝶呤化疗,但因血清 hCG 水平仍持续升高,才施行子宫切除术,随访 3 个月时仍健在。最近,Rinne K 等报道了 1 例

因足月产后 7 个月突发大量阴道出血而行诊断性刮宫确诊为 ETT 伴有局灶性绒毛膜癌的患者，肺 CT 检查发现双侧肺有多个<1cm 的结节。先给予 EMA-CO 化疗，5 个疗程后肺内转移灶消失，但因子宫内持续有病灶存在，且 hCG 水平未降至正常，而随后进行了子宫切除术，病理示 ETT 和局灶性绒毛膜癌，肿瘤侵犯了 18mm 厚子宫肌层的 8mm，术后 hCG 水平降至正常，又行 EMA-CO 化疗 3 个疗程后随诊。停用 EMA-CO 化疗 16 周后，hCG 水平又复升高，肺、盆腔和腹腔并未发现转移灶，为克服耐药情况的发生，遂又进行了超大剂量化疗（环磷酰胺、依托泊苷和卡铂）和外周干细胞支持治疗，结果 hCG 水平恢复正常，且已随诊 23 个月未见异常。北京协和医院收治的 8 例患者均采用综合治疗，其中化疗 8 例，所用方案为 FAEV 或 EMA-EP；5 例行诊刮术（5/8，62.5%），术后血 β-hCG 均未降至正常；开腹子宫病灶切除术 2 例次，其中 1 例在外院手术，术后血 β-hCG 未降，发现有残留病灶，随后行全子宫切除术；子宫切除±双附件切除术共 7 例（7/8，87.5%），其中 1 例初治在外院诊断为子宫肌瘤行子宫次全切除术（有残留病灶），盆腔复发后行残留宫颈切除术，1 例外院发现盆腔病灶时已有转移而行全子宫切除+双附件切除术+淋巴结清扫术；另外还有部分肺叶切除术 3 例，部分小肠切除术 1 例。随诊时间为 18～102 个月，平均 41.6 个月。所有患者经初治后有 5 例 CR（5/8，62.5%），其中 2 例无复发，另外 3 例分别在 CR 后 3 个月、5 个月和 37 个月复发，复发后经治疗再次 CR；3 例复发病例由于复发后随诊时间短，最终结局需进一步随诊。初治后有 3 例病情持续进展，对各种治疗反应差，均死亡，存活时间短，分别为 6 个月、36 个月和 5 个月。不良结局共 6 例，占 75%，其中 3 例复发，3 例死亡，复发率和死亡率均为 37.5%。

尽管 ETT 患者的血清 hCG 水平变化不一，且通常较低，但还是应用血清 hCG 水平监测治疗效果，对于血清 hCG 水平阴性或很低的患者，进行尿 β-hCG 核心碎片的测定可能有一定价值。

前面曾提到的 Tsai 等报道的 PSN、不典型 PSN 以及 ETT 并存的病例，患者在化疗后，hCG 水平降至正常，但 CT 仍提示子宫混杂性包块，给予全子宫切除和盆腔淋巴结切除的手术治疗，病理结果提示淋巴结转移。该例是文献中首次进行盆腔淋巴结切除的报道，提示我们应该在是否将盆腔淋巴结切除纳入一些 ETT 患者的手术范围方面做进一步的研究。

7. 预后　因为 ETT 是近年来才新命名的一种滋养细胞肿瘤，还没有可以利用的长期的随诊资料。ETT 的行为特征尚不十分清楚，它一般呈良性行为表现，视为潜在低度恶性，转移率有 25%，死亡率有 10%。因为有侵袭性生长行为的肿瘤少，且大多数病例的随诊时间短，所以还没有发现能够预测其预后的因素。张建民等也报道了 2 例 ETT，1 例术前诊断为子宫小肌瘤行全子宫切除，病理确诊为 ETT，术后随诊 27 个月，患者情况好；1 例为子宫颈菜花样赘生物（4cm×4cm×3cm），手术切除后病理证实为 ETT，术后随诊 8 个月情况好。在 Fadare1 报道的 5 例患者中，唯一死亡的一例是病灶细胞的有丝分裂指数为 48/10HPF，并且

Ki67 标记指数高达 86%，因此，作者提出，ETT 的预后可能与有丝分裂指数相关。另外，北京协和医院的资料表明，不良预后与肿瘤的组织病理学特点有关。6 例不良结局者均存在子宫多发病灶，侵及子宫全层，累及浆膜层，伴大片坏死。此型如伴有低分化，细胞异型，核分裂指数高或血管侵袭，则预后差，易迅速发生全身多脏器转移，对各种治疗无反应，病情持续进展，死亡率高，存活时间短。5 例不良结局者子宫明显增大≥如孕 8 周，提示若子宫明显增大同时存在子宫多发病灶，需警惕不良预后。

总之，ETT 是一种具有独特病理学特征的滋养细胞肿瘤，正确的诊断对采取恰当的治疗策略至关重要。手术切除病灶占有重要地位，至于辅以化疗是否有效，有待进一步的研究证实。

（赵峻　冯凤芝　向阳）

参 考 文 献

1. 冯振中，陈嘉薇，蔡兆根，等. 中间型滋养细胞肿瘤的临床病理特征. 临床与实验病理学杂志. 2009，25，357-360

2. 李宝珠，朱力，段微. 中间型滋养细胞肿瘤的临床病理分析. 中华病理学杂志，2006，35：722-726

3. 赵峻，向阳. 胎盘部位滋养细胞肿瘤及其诊治. 实用肿瘤杂志，2008，23：5-7

4. 赵峻，向阳，万希润，等. 胎盘部位滋养细胞肿瘤的临床病理特征及预后分析. 中华医学杂志，2006，86：1922-1924

5. Allison KH，Love JE，Garcia RL. Epithelioid trophoblastic tumor：review of a rare neoplasm of the chorionic-type intermediate trophoblast. Arch Pathol Lab Med，2006，130：1875-1877

6. Baergen RN，Rutgers JL，Young RH，et al. Placental site trophoblastic tumor：A study of 55 cases and review of the literature emphasizing factors of prognostic significance. Gynecol Oncol，2006，100（3）：511-520

7. Cole LA，Khanlian SA，Müller CY. Blood test for placental site trophoblastic tumor and nontrophoblastic malignancy for evaluating patients with low positive human chorionic gonadotropin results. J Reprod Med，2008，53：457-464

8. Cole LA，Khanlian SA，Müller CY，et al. Gestational trophoblastic diseases：3. Human chorionic gonadotropin-free beta-subunit，a reliable marker of placental site trophoblastic tumors. Gynecol Oncol，2006，102：160-164

9. Fadare O，Parkash V，Carcangiu ML，et al. Epithelioid trophoblastic tumor：clinicopathologic features with an emphasis on uterine cervical involvement. Mod Pathol，2006，19：75-82

10. Harvey RA，Pursglove HD，Schmid P，et al. Human chorionic gonadotropin free beta-subunit measurement as a marker of placental site trophoblastic tumors. J Reprod Med，2008，53（8）：643-648

11. Horn LC，Einenkel J，Vogel M. Histopathology of gestational trophoblastic disease. Pathologe，2009，30：313-323

12. Lo C，Low I，Tan AL，et al. Epithelioid trophoblastic tumor：a case report. Int J Gynecol Can，2006，16：1473-1476

13. Macdonald MC，Palmer JE，Hancock BW，et al. Diagnostic challenges in extrauterine epithelioid trophoblastic tumours：a report of two cases. Gynecol Oncol，2008，108：452-454

14. Mao TL，Seidman JD，Kurman RJ，et al. Cyclin E and p16 immunoreactivity in epithelioid trophoblastic tumor-an aid in differential di-

agnosis. Am J Surg Pathol,2006,30:1105-1110

15. Nagai Y,Kamoi S,Matsuoka T,et al. Impact of p53 immunostaining in predicting advanced or recurrent placental site trophoblastic tumors:A study of 12 cases. Gynecol Oncol,2007,106:446-452

16. Nieves L,Hoffman J,Allen G,et al. Placental-site trophoblastic tumor with PET scan-detected surgically treated lung metastasis. Int J Clin Oncol,2008,13:263-265

17. Noh HT,Lee KH,Lee MA,et al. Epithelioid trophoblastic tumor of paracervix and parametrium. Int J Gynecol Cancer,2008,18:843-846

18. Palmer JE,Macdonald M,Wells M,et al. Epithelioid trophoblastic tumor:a review of the literature. J Reprod Med,2008,53:465-475

19. Pfeffer PE,Sebire N,Lindsay L,et al. Fertility-sparing partial hysterectomy for placental-site trophoblastic tumour. The lancet oncology,2007,8:744-746

20. Phippen NT,Lowery WJ,Leath CA 3rd,et al. Epithelioid trophoblastic tumor masquerading as invasive squamous cell carcinoma of the cervix after an ectopic pregnancy. Gynecol Oncol,2010,117:387-388

21. Piura B,Rabinovich A,Meirovitz M,et al. Placental site trophoblastic tumor:report of four cases and review of literature. Int J Gynecol Cancer,2007,17:258-262

22. Piura B,Shaco-Levy R. Placental site trophoblastic tumor. Harefuah,2007,146:62-67

23. Shet T,Parage M,Maheshwari A,et al. Epithelioid trophoblastic tumor of uterus presenting as an ovarian mass:a diagnostic and therapeutic dilemma. Indian J Pathol Microbiol,2008,51:242-244

24. Theodossiadis P,Rouvas A,Nakopoulou L,et al. Epithelioid trophoblastic tumor. Ophthalmology,2007,114:1421

25. Tsai HW,Lin CP,Chou CY,et al. Placental site nodule transformed into a malignant epithelioid trophoblastic tumour with pelvic lymph node and lung metastasis. Histopathology,2008,53:601-604

26. Urabe S,Fujiwara H,Miyoshi H,et al. Epithelioid trophoblastic tumor of the lung. J Obstet Gynaecol Res,2007,33:397-401

27. Vencken PM,Ewing PC,Zweemer RP. Epithelioid trophoblastic tumor:a case report and review of the literature. J Clin Pathol,2006,59:1307-1308

28. Wang J,Short D,Sebire J,et al. Salvage chemotherapy of relapsed or high-risk gestational trophoblastic neoplasia(GTN)with paclitaxel/cisplatin alternating with paclitaxel/etoposide(TP/TE). Annals of Oncology,2008,19:1578-1583

29. Xu ML,Yang B,Carcangiu ML,et al. Epithelioid trophoblastic tumor:comparative genomic hybrization and diagnostic DNA genotyping. Mod Pathol,2009,22:232-238

30. Zhao J,Xiang Y,Wan XR,et al. Clinical and pathologic characteristics and prognosis of placental site trophoblastic tumor. J Reprod Med,2006,51:939-944

第十三节 妊娠滋养细胞肿瘤保留生育功能治疗

妊娠滋养细胞肿瘤(gestational trophoblastic neoplasms,GTN)包括侵蚀性葡萄胎、绒毛膜癌和胎盘部位滋养细胞肿瘤,并以前两者多见。在化学药物用于临床治疗前,患者的死亡率极高,尤以绒毛膜癌为甚,凡有转移者几乎全部在短

期内死亡,死亡率高达90%左右,是严重威胁妇女生命的妇科恶性肿瘤之一。随着有效化疗药物的应用,患者的治疗效果有了明显改善,治愈率达到90%以上。随着生物医学模式向社会心理医学模式的转变,临床医师和患者逐渐意识到肿瘤治疗的远期影响,如:生育能力的丧失有可能对肿瘤患者产生一些负面的冲击,从而严重影响患者的生活质量,甚至影响对后续治疗的配合。GTN多发生于生育年龄妇女,患者通常有生育要求,在治疗的同时还要保留患者的生育功能成为了临床医师关注的重要问题。在为GTN患者制定治疗方案时,应选择对生育力影响最小的方案。

一、保留生育功能的治疗方案

GTN的治疗有其特殊性,化疗是首选。对于诊断为GTN的患者,均可首选保留生育功能的治疗方案进行治疗。由于化学治疗的远期副作用有第二肿瘤发生率增加,以及绝经年龄提前的风险稍有增加等,因此,对这些患者长期严密随诊是很有必要的。另外,在开始化疗前必须告知患者:化疗的毒副作用、化疗有导致卵巢功能障碍或卵巢早衰的潜在风险,如果治疗过程中有化疗耐药的迹象,仍然有切除子宫的可能。

1. 全身静脉化疗 GTN的治疗以化疗为主,常用于初治、低危患者的一线化疗方案有氟尿嘧啶(fluorouracil)、甲氨蝶呤(methotrexate,MTX)或放线菌素 D(dactinomycin,Act. D)单药化疗等,存活率可达100%。随机对照研究显示:脉冲式的 Act. D 方案优于 MTX 周疗,并且不增加毒性反应。而联合 MTX 和 Act. D 方案则明显增加了毒性反应,但并不提高治愈率。在 GOG 的一项随机三期临床试验中,脉冲式 Act. D 的优越性得到证实:240 例低危 GTN 患者随机分为 MTX 周疗组(30mg/m², 每周一次)和 Act. D 两周疗组(1.25mg/m², 每 2 周一次),结果两组的毒性反应相似,而 Act. D 组完全缓解率明显更高。

初治的高危患者可以选用长春新碱+氟尿嘧啶+Act. D,或者 EMA/CO(依托泊苷+甲氨蝶呤+Act. D/长春新碱+环磷酰胺),存活率约为86%;对于耐药或复发的患者,则可选择多药联合方案,如:长春新碱+氟尿嘧啶+Act. D+依托泊苷(etoposide,VP-16)或 EMA/EP(依托泊苷+甲氨蝶呤+Act. D/依托泊苷+顺铂),耐药患者的 5 年生存率为43%~60%。

上述化疗方案的具体用法及注意事项如下:

(1)氟尿嘧啶单药方案:氟尿嘧啶 28~30mg/(kg·d)加入5%葡萄糖注射液 500ml 中,静脉滴注(8~10 小时均速滴注)。8~10 天为一个疗程,间隔 12~14 天。

(2)甲氨蝶呤单药方案:甲氨蝶呤 1~2mg/(kg·d)加入 0.9% 氯化钠液 4ml 中,肌内注射(第1,3,5,7 天使用);四氢叶酸为甲氨蝶呤用量的 10%,加入 0.9% 氯化钠液 4ml 中,肌内注射(第2,4,6,8 天使用)。8 天为一个疗程,间隔14 天。化疗期间口服小苏打碱化尿液,使尿 pH>6.5,尿量应>2500ml/d。

(3)Act. D 单药方案:Act. D 500μg 加入5%葡萄糖注射液 200ml 中,静脉滴注(1 小时滴完),5 天为一个疗程,间隔9 天。

（4）长春新碱+氟尿嘧啶+Act. D 方案：长春新碱 2mg 加入 0.9% 氯化钠液 30ml 中，第一天化疗前 3 小时静脉推注（仅用一天）；氟尿嘧啶 25 ~ 26mg/（kg·d）加入 5% 葡萄糖注射液 500ml 中，静脉滴注（8 小时均速滴注）；Act. D 5 ~ 6μg/（kg·d）加入 5% 葡萄糖注射液 200ml 中，静脉滴注（1 小时滴完）。6 ~ 8 天为一个疗程，间隔 17 ~ 21 天。

（5）长春新碱+氟尿嘧啶+Act. D+依托泊苷方案：长春新碱 2mg 加入 0.9% 氯化钠液 30ml 中，第一天化疗前 3 小时静脉推注（仅用一天）；依托泊苷 100mg/（m²·d）加入 0.9% 氯化钠液 500ml 中，静脉滴注（1 小时滴完）；Act. D 200μg/（m²·d）加入 5% 葡萄糖注射液 200ml 中，静脉滴注（1 小时滴完）；氟尿嘧啶 800 ~ 900mg/（m²·d）加入 5% 葡萄糖注射液 500ml 中，静脉滴注（8 小时均速滴注）。5 天为一个疗程，间隔 17 ~ 21 天。

（6）EMA/CO（依托泊苷+甲氨蝶呤+Act. D/长春新碱+环磷酰胺）方案：第 1 天：Act. D 500μg 加入 5% 葡萄糖注射液 200ml 中，静脉滴注（1 小时滴完）；依托泊苷 100mg/m² 加入 0.9% 氯化钠液 500ml 中，静脉滴注（1 小时滴完）；甲氨蝶呤 100mg/m² 加入 0.9% 氯化钠液 30ml 中，静脉推注；甲氨蝶呤 200mg/m² 加入 0.9% 氯化钠液 1000ml 中，静脉滴注（12 小时匀速滴完）。每日补液总量 2500 ~ 3000ml，尿量应>2500ml/d，不足者应补液，化疗当日碳酸氢钠碱化尿液，使尿 pH>6.5，否则补 NaHCO₃。

第 2 天：Act. D 500μg 加入 5% 葡萄糖注射液 200ml 中，静脉滴注（1 小时滴完）；依托泊苷 100mg/m² 加入 0.9% 氯化钠液 500ml 中，静脉滴注（1 小时滴完）；四氢叶酸 15mg 加入 0.9% 氯化钠液 4ml 中，肌内注射，每 12 小时一次（从静脉推注甲氨蝶呤开始 24 小时后开始，共 4 次）。

第 8 天：长春新碱（Vincristine，VCR）2mg 加入 0.9% 氯化钠液 30ml 中，化疗前 3 小时静脉推注；环磷酰胺 600mg/m² 加入 0.9% 氯化钠液 500ml 中，静脉滴注（2 小时滴完）。当天补液 1500 ~ 2000ml。

第 15 天重复下一疗程第 1 天。

（7）EMA/EP（依托泊苷+甲氨蝶呤+Act. D/依托泊苷+顺铂）方案：第 1 天、第 2 天同 EMA/CO 方案。

第 8 天：依托泊苷 150mg/m² 加入 0.9% 氯化钠液 500ml 中，静脉滴注（1 小时滴完）；顺铂 75mg/m² 加入 3% 氯化钠 300ml 中，静脉滴注（1 小时滴完）。用顺铂后补液：5% 葡萄糖 1000 ~ 1500ml，胶体液（如羟乙基淀粉氯化钠注射液）500ml，15% 氯化钾 20ml，呋塞米 20mg。保持尿量>2500ml/d。

第 15 天重复下一疗程第 1 天。

2. 动脉栓塞/动脉插管化疗　由于 GTN 具有亲血管性，可能合并或继发子宫动静脉畸形（如：子宫动静脉瘘）而发生突发的、致命性的大出血，我们不推荐行清宫术控制出血，因为清宫术可能反而会加重出血，尤其对于出血严重并且超声检查见血流丰富的患者。传统的治疗方法主要是急诊行全子宫切除术或子宫动脉结扎，都可以有效地控制大出血，挽救患者的生命。

然而，上述方法并非处理大出血最理想的方法，因为有手术和麻醉双重风险。另外，因为肿瘤的亲血管性和肿瘤组织的质地较脆，使得止血有时较为困难，子宫动脉结扎并不总能成功，大约有 10% 以上的患者无法通过子宫动脉结扎控制盆腔大出血；全子宫切除术后患者则永久性丧失了其生育功能。近 30 年来，放射介入技术的发展带动了选择性血管造影和经导管栓塞技术的进步。通过介入治疗对盆腔主要肿瘤供血血管进行选择性栓塞在临床上已逐渐得到普及，它相对于其他治疗方法而言侵袭性较小，既避免了手术，又避免了生育力的丧失，患者可以在有意识的镇静状态下接受治疗，而无须特殊麻醉。因此，对于经验丰富的医师，盆腔动脉（包括子宫动脉和髂内动脉）栓塞是既能有效地控制 GTD 出血、又能保留生育功能的抢救生命的操作，可以作为手术治疗的替代疗法，非常适用于治疗生命体征平稳并要求保留生育功能的大出血患者。

自 20 世纪 80 年代以来，北京协和医院不仅将血管造影栓塞技术应用于 GTN 大出血的治疗，同时还开展了动脉插管化疗，其突出的优点在于降低了化疗药物的总剂量，而肿瘤局部的药物浓度较高，既提高了疗效，又降低了化疗毒副反应的程度和发生率，甚至肝转移的患者都可以通过肝动脉插管化疗获得完全缓解。因此，只要影像学检查提示有子宫内血供丰富的病灶存在、或提示有肝转移，均为动脉插管化疗的适应证。常用于 GTN 动脉插管化疗的药物有甲氨蝶呤和氟尿嘧啶/氟脱氧尿苷（floxuridine，FUDR），动脉插管灌注化疗可以分为三种形式：①一次性动脉灌注化疗法：主要适用于肺转移瘤的支气管动脉灌注化疗，术后仅需局部加压包扎 24 小时即可；②皮下植入贮液盒：对技术要求较高，但对患者的日常生活影响较小；③持续动脉灌注化疗：适用于盆腔及肝转移患者，可以有效提高时间依从性药物的疗效，术后需要保留动脉插管数天，因此下肢需要持续制动，需教会患者轴向翻身以防插管移位、药物外渗而造成不良后果。术后护理极为重要，应注意观察臀部皮肤情况、对比双侧足背动脉的搏动及双下肢皮温及肤色是否一致，如有异常及时处理。

3. 保守性手术治疗

（1）子宫病灶切除+子宫重建修补术：经过多疗程的化疗后，患者的血清 β-hCG 水平持续在正常值的上限以上，并且排除了假阳性的可能，影像学检查提示子宫仍有局限性病灶存在，子宫外病灶少或无，患者因骨髓抑制而无法耐受多疗程化疗，并要求保留生育功能者，可行子宫内病灶剔除+子宫重建修补术，以减少化疗药物的使用剂量、缩短化疗的疗程，提高治愈率。

保留生育功能的手术应在高度选择的病例中施行，对于年老、无生育要求的患者不提倡进行保留生育功能的手术。术前一定要有经阴道超声检查、磁共振（MRI）或 PET 等影像学检查，以明确病灶的部位和范围。PET 对于发现无远处转移的子宫肌层内的持续性病灶很有意义。

术中应仔细探查盆腹腔脏器，再次确定病灶的部位、范围、数目，以明确手术范围，确定为局限性病灶，方可施行保守性手术，切不可一味强调保留生育功能而忽视了对疾病治疗的彻底性。此外，切口要充分，操作要轻柔，锐性解剖。切除病灶时应包括肿瘤及其周边组织 0.5 ~ 1cm，其后在子宫肌层多点注入 5-Fu 或 MTX，缝合时勿留死腔。手术以一期缝合(对合缝合或"8"字缝合)为宜,以避免二次手术导致剩余的子宫过小,再次妊娠时易于发生流产或早产,不足以完成生育功能。术后应严格避孕1年以上,妊娠期要按照高危妊娠处理,分娩后应对胎盘做病理检查,hCG水平应监测至产后6个月。

应当强调的是:化疗应与手术同时进行,术前、术中、术后均需结合化疗,一般手术选择在化疗疗程的中间日进行,使体内保持一定浓度的化疗药,以防术中、术后瘤细胞播散和转移,而且术中即使有瘤细胞扩散也可得到控制。术前1~2天常规行全身静脉化疗,术后第1天应继续化疗,完成疗程。治疗到完全恢复后,仍需巩固1~2个疗程。缺点是化疗药物阻碍纤维组织的生长,导致伤口延期愈合,拆线过早有可能发生伤口裂开,故需将拆线时间延迟到术后11天或该疗程化疗结束后,术后还需要进行影像学检查并监测血清β-hCG。

子宫局部病灶切除加子宫重建术后获得成功的足月妊娠已有报道,甚至在剖宫产术中见到子宫病灶挖除术的原瘢痕仍然完整。术后继发妊娠并非没有风险,术后可能有宫腔内或子宫外的粘连,而导致不育或妊娠后反复流产,此时则可能需二次手术治疗,如:宫腔镜联合腹腔镜检查及治疗。即使成功妊娠,在妊娠晚期及分娩时仍有子宫破裂的风险,因此在妊娠期应当加强监测,多需选择性剖宫产术终止妊娠。

(2) 子宫破口修补术:由于GTN具有很强的侵袭性,快速生长和肌层的侵袭可以继发子宫穿孔,发生腹腔内出血、休克,此时则需急诊手术。这些患者往往在术前尚未接受过化疗,肿瘤常常较大,如果强调将肿瘤切净,则残余的子宫容积过小,今后无法完成生育要求。因此,对于子宫肿瘤较大而破裂口相对较小者,在行急诊手术时,切除部分肿瘤组织送冷冻病理检查,如病理类型为对化疗较为敏感的侵蚀性葡萄胎或绒毛膜癌,可以不必强调一次切除全部肿瘤,尤其是从未接受过化疗的初治患者,单针或"8"字缝合,以达到止血目的,术后再辅以强有力的化疗,亦有治疗成功的报道。但如果病理类型为对化疗不甚敏感的胎盘部位滋养细胞肿瘤,则不建议行此术式。由于该术式仅以止血为主要目的,有化疗后仍需二次手术切除子宫的可能,因此,术前应充分告知患者相关风险。该术式仅作为在治疗GTN子宫破裂、强烈要求保留生育功能的患者中一个备选方案。

(3) 腔镜技术在GTN治疗中的应用:随着腔镜技术的发展,部分患者可以通过腔镜治疗。在腹腔镜下缝合技术熟练的前提下,可以在腹腔镜下行子宫病灶挖除+修补术;对于影像学提示突向宫腔内病灶也可以通过宫腔镜予以切除,减少了开腹手术的损伤。

4. 放疗 放疗在GTN的治疗中作用有限但很重要,常用于治疗脑转移和肝转移,以减少局部出血,也常被用于高危转移性患者的多科协作治疗中,多药联合化疗和放疗可以控制出血和缩小肿瘤,在选择性患者可以保留生育功能,并能提高患者的整体预后。

全脑照射通常采用2000~4000cGy照射剂量,同时进行联合化疗,再选择性患者缩野追加照射。在治疗过程中发生脑转移或治疗获得完全缓解后脑部复发的患者预后较治疗前就有脑转移的患者差。初治的脑转移病例接受联合化疗和放疗者存活率可达50%~75%。一项描述性研究表明,大剂量的全身联合化疗+早期的神经外科手术的疗效与同步放化疗类似。

肝转移患者在接受全肝照射的同时化疗,仅13%的患者存活。为了减少放疗导致的肝炎,推荐的全肝照射剂量为2000cGy,分两周进行。

由于肾脏对放疗的耐受性较差,双侧肾脏转移很难通过放疗得到控制,单侧肾脏转移可以接受放疗,但联合放化疗对肾脏转移的疗效也不确切。

5. 其他治疗 GTN常常合并子宫出血,尤其是清宫术后的患者,通常的解决方法是行子宫切除术或子宫动脉结扎/栓塞。Kolomeyevskaya等报道在清宫术后通过宫腔内插入双腔导尿管(Folley's尿管)压迫止血,从而保留患者的生育功能。可见,宫腔内双腔导尿管的放置可以控制子宫出血,并保留年轻患者的生育功能,它的使用还可以避免各种侵袭性操作,例如:子宫切除术和动脉栓塞等。

另外,对于侵蚀到子宫肌层的病灶,全身化疗效果不佳时,可以选择经阴道超声引导下局部注射MTX(50mg),此后常常可以观察到β-hCG水平的下降和肿块的缩小。

二、治愈后再次妊娠的结局及相关辅助生育技术的应用

1. 治疗后的妊娠结局 化疗后妊娠者的流产率、胎儿畸形率及产科并发症并无增加,长期随访治愈后的GTN患者所生婴儿染色体畸变率与正常人群亦无明显差异,甚至已有远处转移的患者,治愈后都能正常生育。患者在接受了栓塞治疗和(或)动脉插管化疗后子宫及卵巢功能一般也不受影响,治愈后均可自然恢复正常月经,并已有成功足月妊娠的报道。

一项大样本的荟萃分析结果显示,因GTN行化疗后的2657例次妊娠中,2038例(76.7%)活产,71例(5.3%)早产,34例(1.3%)死产,378例(14.2%)自然流产。尽管死产的发生率似乎增加了,但先天畸形仅见于37例婴儿(占1.8%),与普通人群一致。因GTN接受化疗后希望妊娠的患者中仅有7%未能成功受孕。MTX单药化疗与多药联合化疗对妊娠率和妊娠结局均无影响。也就是说,化疗后获得完全缓解的患者可以获得完全正常的生育力。偶尔有患者在随诊不足12个月就意外妊娠,此时因血清hCG水平升高,需行超声检查以鉴别再次妊娠或疾病复发。在停化疗6个月内妊娠者发生异常的风险较高,包括:自然流产、死产和重复性葡萄胎。根据北京协和医院的资料,绒毛膜癌或侵蚀性葡萄胎患者经多疗程化疗后,停化疗一年内妊娠的22例中足月分娩9例,废胎6例,分别为停化疗后(9.78±2.2)个月和停化疗后(6.5±3.75)个月妊娠。因此,建议停化疗一年以内用屏障法避孕,一年后如无复发迹象,则可以解除避孕。

保守性手术后的避孕时间由术中情况决定,基本同子宫肌瘤剔除术:如果子宫切口未进宫腔,应避孕至少3个月;如果切口进入宫腔,则应避孕半年以上。虽然已经有较

多子宫病灶挖除+子宫重建术后成功妊娠和分娩的病例，但子宫穿孔、子宫破裂仍有报道。由于孕期有子宫瘢痕破裂的风险而属于高危妊娠，孕期应通过超声对子宫瘢痕处的厚度严密监测。

有葡萄胎病史的患者再次妊娠时发生葡萄胎的几率较人群高，由1/1000升高到1%，甚至更换配偶后发生率亦不降低。因此，这些患者再次妊娠时建议在早孕期行超声检查以确认是否为正常妊娠；在妊娠终止后6周应行 hCG 测定，以除外发生滋养细胞疾病的可能。对于反复多次患葡萄胎的妇女，高度怀疑为家族性复发性葡萄胎的患者，在其计划再次妊娠前，应当建议其行遗传学检查以预测再次妊娠发生葡萄胎的风险，并于妊娠后进行产前诊断，早期发现异常妊娠。

2. 辅助生育技术的应用　大多数患者在解除避孕后可以自然受孕，因此应当在随诊中鼓励患者尽量自然受孕。但是化疗有可能对部分患者的卵巢功能造成一定影响，患者在化疗期间及停化疗后可能出现闭经、经量减少、继发不孕等，则需积极采用辅助生育技术（主要是促排卵治疗）进行治疗。有学者对辅助生育技术中常用的促排卵药物应用于 GTN 患者的安全性进行了荟萃分析，结果发现，GTN 患者治愈后用促排卵药物助孕者发生葡萄胎及持续性滋养细胞疾病的风险与自然受孕者基本一致。虽然辅助生育技术后有继发妊娠滋养细胞疾病的风险，但可能与辅助生育技术本身无关，而是患者及其配偶自身原因导致易于发生妊娠滋养细胞疾病。

另外，在化疗前采集、冻存部分卵巢组织，可以使由于化疗引起的卵巢早衰的患者保留生育功能，不需要卵巢刺激就可保留大量卵子。但是该方法容易保留具有潜在恶性的细胞，所以必需经病理证实确实为阴性后方可冻存。

总之，生育力的丧失对 GTN 幸存者情绪和身体的影响是复杂而深远的，保留生育功能治疗提高了患者的生活质量，但其他相关问题（例如：化疗后发生第二肿瘤、各种治疗后的卵巢早衰等）还需要更多的关注和研究。

（向　阳）

参考文献

1. 向阳.宋鸿钊滋养细胞肿瘤学.第3版.北京:人民卫生出版社，2011:163-168

2. Estrella JL,Soriano-Estrella AL. Conservative management of uterine rupture in gestational trophoblastic neoplasia:a report of 2 cases. Int J Gynecol Cancer,2009,19(9):1666-1670

3. Feng F,Xiang Y,Wan X,et al. Salvage combination chemotherapy with floxuridine,dactinomycin,etoposide,and vincristine(FAEV)for patients with relapsed/chemoresistant gestational trophoblastic neoplasia. Ann of Oncol,2011,22(7):1588-1594

4. Hanna RK,Soper JT. The role of surgery and radiation therapy in the management of gestational trophoblastic disease. Oncologist,2010,15(6):593-600

5. Kolomeyevskaya NV,Tanyi JL,Coleman NM,et al. Balloon tamponade of hemorrhage after uterine curettage for gestational trophoblastic disease. Obstet Gynecol,2009,113(2 Pt 2):557-560

6. Lurain JR. Gestational trophoblastic disease Ⅱ:classification and management of gestational trophoblastic neoplasia. Am J Obstet Gynecol,2011,204(1):11-18

7. Noal S,Joly F,Leblanc E. Management of gestational trophoblastic disease. Gynecol Obstet Fertil,2010,38(3):193-198

8. Osborne RJ,Filiaci V,Schink JC,et al. Phase Ⅲ trial of weekly methotrexate or pulsed dactinomycin for low-risk gestational trophoblastic neoplasia:a gynecologic oncology group study. J Clin Oncol,2011,29(7):825-831

9. Rodriguez N,Goldstein DP,Berkowitz RS. Treating gestational trophoblastic disease. Expert Opin Pharmacother,2010,11(18):3027-3039

10. Soper JT,Spillman M,Sampson JH,et al. High-risk gestational trophoblastic neoplasia with brain metastases:Individualized multidisciplinary therapy in the management of four patients. Gynecol Oncol,2007,104:691-694

11. Tse KY,Chan KK,Tam KF,et al. 20-year experience of managing profuse bleeding in gestational trophoblastic disease. J Reprod Med,2007,52(5):397-401

第十四节　辅助生育技术后的滋养细胞疾病/肿瘤

随着辅助生育技术（assisted reproductive technologies,ART）技术的发展，确为不孕不育夫妇带来了福音，但世界各地也均有辅助生育技术后发生妊娠滋养细胞疾病和妇科肿瘤的报道。ART 术后会不会增加妊娠滋养细胞疾病和妇科肿瘤的发病率，目前报道不一。大多数学者报道 ART 并不增加妊娠滋养细胞疾病和妇科肿瘤的风险性，2004 年英国 Sheffield 医院统计 1991～2001 年该中心不孕治疗与妊娠滋养细胞疾病的关系指出两者无关。2007 年 Huana 等也认为不是 IVF 技术所致，而是与其母体和性伴辅助怀孕后处在葡萄胎的危险之中。由于病例极为少见，至今为止尚无前瞻性的研究。

查阅国内外 1982～2009 年主要文献，发现共计约有数十篇相关 ART 后妊娠滋养细胞疾病文献，均为个案报告。20 世纪 90 年代起（尤其 90 年代后期）逐增多，近 10 年则相对较多，此与世界已有数百万试管婴儿相比，这仍是极小的比例，但此现象毕竟存在，作为研究妊娠滋养细胞疾病来说，"这是一个可研究的分支"，自然妊娠中滋养细胞可发生变异后形成各种不同的妊娠滋养细胞疾病（肿瘤），而通过促排卵、人工的精卵结合、通过损伤卵泡膜和（或）培养、人工种植、人工造制内分泌环境等每一步骤，对卵泡发育、精卵结合后滋养细胞增生变化，均与妊娠滋养细胞疾病（肿瘤）的发生和发展到底有无关系等均应引起胚胎学、遗传学、生殖医学技术和妊娠滋养细胞疾病（肿瘤）工作者的重视。

现有报道 ART 的妊娠滋养细胞疾病有完全性葡萄胎、部分性葡萄胎、移植冷冻胚胎后部分性葡萄胎，对双胎妊娠中完全性/部分性葡萄胎与正常妊娠合并，三胎妊娠（完全性葡萄胎和2个胎儿），赠卵妊娠后胎盘部位滋养细胞肿瘤（PSTT），IVF-ET 后 PSTT，侵蚀性葡萄胎，绒毛膜癌及输卵管绒癌，促排卵后诱导输卵管绒癌，IVF-ET 卵巢妊娠并有早期葡萄胎合并滋养细胞增生,礼物婴儿(gamete intra-fallopian transfer,GIFT)技术后葡萄胎合并多胎妊娠,IVF-ET后GTT复发等。

上述各种妊娠滋养细胞疾病(肿瘤)报道主要集中在试管内受精-胚胎移植(invitro fertilization-embryo transfer,IVF-ET)和胞浆内单精子受精(intracytoplasmic sperm injection,ICSI)后,个别为使用促排卵药之后。

一、IVF 与妊娠滋养细胞疾病/肿瘤(GTD/GTT)

(一)有关 IVF 后部分性葡萄胎与完全性葡萄胎

IVF 后单纯发生部分性和完全性葡萄胎的报道,其均为单纯进行 IVF 后发生,也有移植冷冻胚胎后发生部分性葡萄胎的报道。南非 Wiswedel 报道行 IVF 后第一周期即妊娠,但未按常规进行随访,直至胚胎移植后4个月超声具有典型葡萄胎图像,后刮宫终止妊娠,同时获组织学证实。也有不少 IVF-ET 后发生双胎妊娠(完全性葡萄胎与可存活胎儿)报道,这类病例胎儿易致宫内死亡,个别可获成活婴儿,但母体并发症也较多、较重,也有得知葡萄胎合并胎儿的双胎妊娠后而终止妊娠者。2009 年墨西哥报道1例33 岁因输卵管因素继发不孕者行 IVF-ET 后成功妊娠,早期超声发现为双胎,一囊为完全性葡萄胎,一囊为胎儿且胎盘前置,一直仔细随访、监护和使用宫缩抑制剂,最后于孕37 周后行剖宫产和子宫切除,母婴安好。我国台湾报道46XY 女性性腺发育不良者,因接受赠卵后行 IVF 后发生三胞胎妊娠,合并葡萄胎和先兆子痫,孕中期超声发现隐匿性葡萄胎和2个胎儿,两胎儿核型正常,整个孕期血清 β-hCG 随访,孕 33 周时出现先兆子痫、高血压和影响肾功能,剖宫产获存活双胎,为防恶变,双侧卵巢预防性切除。胎盘病检为水肿绒毛,中心池形成,非极化,滋养细胞增生伴异型和坏死,符合完全性葡萄胎。卵巢显示纹理状纤维组织,类似卵巢基质和门细胞,分娩期后 hCG 正常,该例证实延长孕期,并严密检测可获2个成活胎儿。

Hsu 等报道1例 IVF 单个卵母细胞种植后发现不同遗传型的完全性葡萄胎,胎盘和成活三重遗传体,使用短链重复 DNA 标记分析,发现葡萄胎组织是杂合的雄性遗传,胎盘与胎儿含有母体成分,但为不同的双亲遗传。可能机制为卵母细胞被双倍体精子受精,导致双雄性三倍体,未成熟的胞质变动,导致早期胞浆分裂及精子染色体复制发展为杂合的完全性葡萄胎。一种可能是另一个被复制精子的染色体,在有性生殖中两极纺锤体被置换到卵母细胞,形成两个分裂体,各自形成胎儿和胎盘;另一种可能为卵母细胞被两个单倍体精子受精,之后被三极纺锤体构成。本例直接证实完全性葡萄胎直接从卵母细胞中含有母体遗传直接诱导而来。

Bates 报道3例不孕者(2例原发不孕,1例继发不孕),年龄为25 岁、33 岁和48 岁,均采用氯米芬促排卵后行 IVF 后发生葡萄胎,后均转为持续性滋养细胞肿瘤而进一步治疗,对照组也发生因不孕接受 IVF 治疗后均发生部分性葡萄胎。国内杭州等地也均有 IVF-ET 后发生葡萄胎的报道。

Pal 等报道1例因输卵管梗阻者行2次 IVF 为复发性

妊娠滋养细胞疾病,发现其为三倍体胚胎发展为部分性葡萄胎,也提出采用 ICSI 技术,以最大限度减少三倍体的发生或采用赠卵方式均可作为减少部分性葡萄胎发生的可能。

(二)有关 IVF 后复发性妊娠滋养细胞肿瘤

Tanos 等报道不孕者行促排卵治疗无效,改用赠卵后作 IVF-ET 发生妊娠滋养细胞疾病,且日后复发为妊娠滋养细胞肿瘤,原先采用 MTX 治疗而获缓解,后试图再次作第二次 IVF,但诊断为复发性妊娠滋养细胞疾病,再使用 MTX 无效,后改用二线化疗,采用 VP-16、MTX、ACT-. D,CTX 和 VCR 治疗,4个疗程后 β-hCG 降至正常,后随访26 个月无复发。作者认为在胚胎围种植期和采用赠卵在作 IVF-ET 者具有妊娠滋养细胞疾病复发之风险。韩国也有 IVF-ET 后发展为非转移滋养细胞肿瘤的报道。

(三)有关 IVF 后胎盘部位滋养细胞肿瘤

胎盘部位滋养细胞肿瘤(PSTT)是妊娠新生物中罕见的一种形式,世界文献记载中少于200 例(实际 PSTT 数远不止200 例,我国即有大量病例,只是未以外文形式报道而已)。2003 年曾报道在 IVF 后1例 PSTT。本例患者32 岁,21 岁特发性卵巢早衰,使用激素补充治疗(HRT),无其他病史,无家族中 GTD 史,2003 年行 IVF 治疗,卵母细胞由其妹捐赠,精子采用其丈夫,第一周期即成功妊娠,2004 年6月出生一健康女婴,半年后出现左髂部疼痛,自尿测妊娠试验阳性,后作 β-hCG 190～260IU/L,子宫上发现2cm 包块行诊刮术,病理标本诊断复合 PSTT,后转入英国 Charing Cross 医院。2005 年1月 β-hCG 111IU/L,子宫超声具有3cm 低回声,腹部及肺部 CT 均阴性,盆腔 MRI 无子宫扩散证据,后行子宫及双附件切除,病理证实为 PSTT。术后 β-hCG 正常,子宫切除标本显示肿瘤细胞已邻近浆膜面。术后采用辅助化疗,紫杉醇/依托泊苷与紫杉醇/奥沙利铂每2周一次,紫杉醇 90mg/m²,顺铂 60mg/m²,每14 天交换使用紫杉醇 90mg/m²,依托泊苷 90mg/m²,顺铂 60mg/m²,化疗共8周,随访6个月 β-hCG 正常,影像学复查均阴性,此例考虑进一步代理人妊娠(代孕),为其妹卵母细胞与其丈夫精子,同样联合导致 PSTT,当然还需调查和评估。

IVF 后形成滋养细胞疾病已有记载,患者前次妊娠后>12 个月,较低的 hCG 值和(或)B 超子宫有低血流,可从病理活检证实为 PSTT,如治疗在妊娠2年内和治疗有关,预后好。所有生殖年龄妇女,有不规则阴道流血,hCG 升高或有恶性播散,应考虑为妊娠滋养细胞疾病。

也有报道行 IVF-ET 后11 个月先诊断有阴道息肉,之后出现闭经,经阴道息肉和刮宫标本诊断为 PSTT,之后子宫切除证实,此例初转移发生于阴道。

(四)有关 IVF 后绒癌

1995 年文献中首先报道 IVF-ET 后发生绒癌,以色列 Hebrew 大学医学院也报道1例行2次 IVF-ET 后发生妊娠滋养细胞肿瘤(绒癌),采用 MTX 和 EMA-CO 方案治愈。我国上海也有发生绒癌病例。1989 年 Flam 等报道1例拟作 IVF-ET 者,在使用氯米芬和绝经后绒毛膜促性腺激素后发生输卵管绒癌,后采用保守治疗,推测与使用超促排卵、刺激和诱导肿瘤的发生有关。

关于 ART 中使用促排卵药是否为持续滋养细胞治疗的高危因素时提到促排卵药与肿瘤发生有关,另与若多次妊娠发生妊娠滋养细胞疾病的风险增高也有关。

(五) 有关 IVF 后卵巢葡萄胎

捷克报道 1 例 IVF-ET 后卵巢种植(妊娠),胚胎移植后 35 天,腹腔镜发现卵巢上有孕囊,像一个血性囊肿,直径 2cm,具有胚胎和卵黄囊,有典型的绒毛水泡样增殖的葡萄胎,提示早期葡萄胎伴滋养细胞增生。

二、ICSI 与 GTD/GTT

ICSI 作为第二代试管婴儿,主要针对男方少精症、弱精症等解决男性不孕的主要治疗方法,在 ART 中使用较广泛,但因 ICSI 治疗后发生的 GTD/GTT 的报道近年已不少见,其中发生葡萄胎和胎儿共存的报道不少。2000 年之后逐增多。Petignat 等报告因丈夫少精症行 ICSI 获葡萄胎和正常胚胎为双胎妊娠,从一个受精的卵母细胞中获得 2 个分裂期胚胎(4 个 1~2 级的卵裂球)含有双原核和单原核。孕 15 周发生严重先兆子痫而终止妊娠,组织病例学检查和 DNA 倍体分析考虑为双胎(完全性葡萄胎和正常妊娠),其结论是单原核是葡萄胎起源,此例主要是移植了单原核胚胎致葡萄胎。Dalmia 等报道 1 例 ICSI 后三倍体妊娠,羊水穿刺检查核型为 69XXY 后终止妊娠,该例提示二个雄性三倍体被双倍体精子受精。2002 年 Wood 和 2004 年 Ulug 各自报道 ICSI 移植单个冷冻胚胎后发生部分性葡萄胎,因丈夫少精症仅单个精子进入卵浆后发生部分性葡萄胎。

Hamanous 等报道 ICSI 后双胎妊娠(完全性葡萄胎和早产可存活的正常婴儿),该例因丈夫少精症与 3 个卵子行 ICSI,证实二个胚胎为双原核移植至子宫,孕 7 周时确诊为葡萄胎与胎儿共存,孕 33 周因早产终止妊娠,为双绒毛膜妊娠,含有一个正常胎儿和胎盘在一个绒毛膜,另一个绒毛膜为完全性葡萄胎。细胞分子分析说明 ICSI 能避免由于多个精子受精引起的部分性葡萄胎,但不能避免危险性甚低的完全性葡萄胎(性伴双倍体)。

2008 年日本 Yamade 等报道睾丸取精后 ICSI,获双绒毛膜双羊膜双胎(完全性葡萄胎和胎儿共存)。标准的 IVF 易引起多精子受精,增加三倍体部分性葡萄胎和完全性葡萄胎,易引起双精子受精,而 ICSI 能避免多个精子受精。日本也有报道 1 例葡萄胎组织用显微附染体(染色纤丝与染色体连接之小圆体)分析显示双亲单倍体染色体组复制之后与一个不活动的卵母细胞单精子受精或一个不活动的卵母细胞与一个具有双倍体精子受精。患者切望继续妊娠,葡萄胎成分急速增长,15 周后因先兆子痫终止妊娠,因持续性滋养细胞疾病手术和化疗。

三、配子输卵管移植(gamete intrafallopian transfer,GIFT)与 GTD

1998 年 Shozu 等报道 1 例 GIFT 后的三胞胎妊娠之一为完全性葡萄胎,每个胚胎均行基因检查,发现葡萄胎为雄性起源和可能是单精子起源,妊娠是双合子和三合子。DNA 多形核白细胞分析是葡萄胎合并可存活胎儿。

综上所述,ART 后发生 GTD 和 GTT 确有发生,考虑其原因均与精子、卵子有异常,超促排卵刺激,其排出的卵子有异常,男方不孕因素等精子本身质量,移植胚胎数量及其质量,以及技术操作,受精过程非天然,均人工和(或)有一定损伤等因素是否有关。就 ART 本身而言,第二代试管婴儿(ICSI)婴儿随访也有智力和有关出生缺陷发生率相对为高,尤其带 Y 染色体精子者仍有较高的遗传病等,也说明此技术与婴儿质量有一定关系,是否与发生妊娠滋养细胞疾病等也会有一定关系? 是个错综复杂的问题,值得有关学科人员进一步研究和探讨。

ART 后 GTD/GTT 发生的可能因素:

1. 年龄因素
- 年龄增长,卵巢储备功能下降,卵子质量下降。
- 能量异常。
- 胞浆老化。
- 细胞器异常增加(线粒体,皮质颗粒减少)。
- 胞核老化,纺垂体异常,非整倍体增加。

2. 男性因素
- 少、弱、畸精症,精子 DNA 损伤。
- 睾丸附睾取精,染色体异常,通过干扰分子表达、信号传达、表观遗传修饰等而影响受精、配子的生成、胚胎发育。

3. 药物因素
- 促排卵药——氯米芬、HMG——促卵泡过多,影响卵子质量。
- 黄体支持药的影响。
- 高性激素状态。
- 先前使用抗癌药对染色体的影响。

4. 技术操作因素
- 培养基、pH、渗透压、电磁波、温度。
- 体外培养对滋养细胞影响较大。
- ICSI;透明带打孔;物理、化学损伤;外源性物质带入。
- 冷冻和复苏降低胚胎活性;人 P53,EGF 降低。

综上所述
- ART 后 GTD 和 GTT 确有发生。
- 考虑其原因均与精子、卵子有异常,超促排卵刺激,其排出的卵子有异常;男方不孕因素等精子本身质量;移植胚胎数量及其质量,以及技术操作;受精过程非自然,均人工和(或)有一定损伤等因素是否有关。

ART 获成功者必须强调定期 β-hCG 监测和定期 B 超监测,对及早发现和避免异常和发现妊娠滋养细胞疾病有所裨益。事先对精子和对排出物等进行病理检查、遗传学、分子生物学检查等均有助研究或查明原因。

(石一复)

参 考 文 献

1. 石一复. 辅助生育技术后的滋养细胞疾病//向阳. 宋鸿钊滋养细胞肿瘤学. 第 3 版. 北京:人民卫生出版社,2011:288-291
2. 石一复,周怀君. 辅助生育技术后的葡萄胎和滋养细胞肿瘤//石一复. 葡萄胎绒毛膜癌及其相关疾病. 北京:人民军医出版社,2006:107

3. Hamanous H, UmezuN, Okuda M, et al. Complete hydatidiform mole and normal live birth following intracytoplasmic sperm injection. J Hum Genet, 2006, 51(5): 477-479

4. Hsu CC, Lee IW, Su MT, et al. Triple genetic identities for the complete hydatidiform, placenta and co-existing fetus after transfer of a single in vitro fertilized oocyte: case report and possible mechanisms. Hum Reprod, 2008, 23(12): 2686-2691

5. Ko PC, Peng HH, Soong YK, et al. Triplet pregnancy complicated with one hydatidiform mole and preeclampsia in a 46xy female with gonadal dysgenesis. Taiwan J Obstet Gynecol, 2007, 46(3): 276-280

6. Yamada T, Matsuda T, Kado M, et al. Complete hydatidiform mole with coexisting dichorionic diamniotic twins following testicular sperm extraction and intracytoplasmic sperm injection. J Obstet Gyna-ecol Res, 2008, 34(1): 121-124

第十五节　妊娠滋养细胞疾病/肿瘤有待统一和商榷的问题

一、疾病谱

目前有关妊娠滋养细胞疾病/肿瘤的疾病谱有临床疾病谱和病理组织学疾病谱两大类,而临床医师仅少数对病理组织学疾病谱的内容有全面了解,而实际临床医疗实践中对病理组织学疾病谱的知晓十分有用,可了解其是否属肿瘤?属良性的葡萄胎及其与恶变的关系?临床疾病谱常用,也为大多临床医师容易掌握。所以临床医师对妊娠滋养细胞疾病的疾病谱包括葡萄胎(完全性和部分性)、侵蚀性葡萄胎、绒毛膜癌和胎盘部位滋养细胞肿瘤(PSTT)较为熟悉。临床疾病谱包括妊娠滋养细胞疾病(GTD)和妊娠滋养细胞肿瘤(GTT),包括所有组织学诊断的 GTD,而 GTT 通常指侵蚀性葡萄胎和绒癌,以及少数诊断的 PSTT 和 ETT。此 GTT 中也包括转移和非转移的 GTT,转移 GTT 指子宫外有临床或放射学等影像学证据的侵蚀葡萄胎和绒癌。组织病理学疾病谱,包括葡萄胎(完全性和部分性)、侵蚀性葡萄胎、绒癌、胎盘部位滋养细胞肿瘤和上皮样滋养细胞肿瘤。

中间型滋养细胞疾病中也有良性和恶性之分,胎盘床过度反应及滋养细胞斑块或结节的临床意义?胎盘部位滋养细胞肿瘤与其他滋养细胞肿瘤的关系?如何使临床和病理医师相互均能熟悉,此还需作进一步工作。

所以妊娠滋养细胞疾病目前应包含葡萄胎、侵蚀性葡萄胎、绒毛膜癌和中间型滋养细胞疾病(也有良性和恶性之分,见中间型滋养细胞疾病章节)。

二、诊断完全性和部分性葡萄胎问题

自 20 世纪 70 年代以来,国内均受宋鸿钊的影响,葡萄胎大多均刮宫二次,但有关完全性和部分性葡萄胎的诊断可受多种因素的影响:

1. 诊断葡萄胎的时间　早期病变时,胎盘绒毛未完全变成小泡状物时,尚有部分正常绒毛;而病变发展至晚期,当胎盘的绒毛均变成水泡状物时,此时 B 型超声或其他影像学上可有不同表现,此时临床和病理诊断均无影响。

2. 刮宫时间　当胎盘绒毛部分变成小泡状胎块时,与完全变为水泡状物时,刮宫结果会有差异。

3. 第二次刮宫标本是否送检和正确的病理检查　第二次刮宫标本许多医师均不送检,因第一次也大多仅送检典型的水泡状物。若第二次送检标本在镜下可见绒毛,则应诊断为部分性葡萄胎,而第二次刮宫标本不送检,常以第一次送检的典型水泡状物,则临床常诊断为完全性葡萄胎,并以此作为统计分析,可影响完全性和部分性葡萄胎的发生率、诊断恶变率等一系列问题。

4. 第一次刮宫标本送检材料取自子宫的部位　葡萄胎在子宫内不同部分,因血供、增殖和不同变异程度的差异,也会影响完全性和部分性葡萄胎的诊断。一般子宫腔中央有较多出血和不同大小的水泡状物,而接近子宫型或胎盘部位可见仍有绒毛组织。所以,若葡萄胎刮宫送检标本有取自子宫腔中央和近子宫壁处两份标本,且分瓶标记送病检,若子宫腔中央处取材的送检标本、病理报告为葡萄胎,而近宫壁处取材组织,病检仍具有绒毛组织,则应诊断为部分性葡萄胎;若只送一份典型的水泡状物,则常诊断完全葡萄胎。

5. 病理医师诊断水平　临床上医学院校或省级大医院常接收基层或下级单位转诊的葡萄胎患者,请其将首诊单位的切片带来会诊时也常发现基层单位原诊断的葡萄胎,后纠正为部分性葡萄胎;或反之,纠正为完全性葡萄胎。

6. 流产标本未常规作病理检查　流产标本若常规作病检,其中也有实际为部分性葡萄胎。因肉眼所见常难以正确识别;也有未常规将流产标本剖开行细肉眼观察,实际偶也可肉眼见流产标本中有水泡状物,更无进一步送检,故对部分性葡萄胎会有遗漏。

7. 遗传学、分子生物学有关检测　目前仅用于研究,一般医疗单位无设备或未开展,所以对完全性或部分性葡萄胎发生率、诊断等也均受影响。

8. 葡萄胎滋养细胞增殖程度　有关两种葡萄胎滋养细胞的增殖程度,除本身的生物学行为外,与血供、标本取材部位、病理医师对滋养细胞增殖程度的标准和主观性均密切有关,其是否与恶变直接有关也值得考虑。

9. 葡萄胎刮宫次数　有关 HM 的刮宫次数尚有争议,目前国外认为对葡萄胎采取一次刮宫为宜,因为多次行刮宫无疑会增加患者创伤、感染、出血的机会,且 HM 患者的子宫属病理性柔软,行刮宫术时易致损伤或穿孔。多次刮宫易破坏基膜,促使滋养细胞扩散、转移和恶变。此外,即使不恶变,多次刮宫对今后妊娠结局均易产生不良影响,易致不孕不育或流产,胎盘粘连,前置胎盘等。近年北京协和医院也提出以子宫大小来考虑刮宫次数,如子宫增大<12周妊娠,而 hCG 值不甚高,常可一次完成清宫;若子宫≥12周妊娠,一般应行二次刮宫。而国内均按照北京协和医院行二次刮宫,首次将宫内组织绝大部分清除,待5~7天后子宫收缩较好,再行二次彻底刮宫。个别已完全和彻底清宫者,如宫内有可疑残留组织,可在超声监测下处理。

10. 葡萄胎患者外周血染色体观察与属性探讨　葡萄胎究属肿瘤范畴或非肿瘤性疾病,至今仍有争议。日本绒

毛性疾病委员会及部分欧美学者认为,葡萄胎为非肿瘤性疾病。石一复等于1985年收治的良性葡萄胎者,作外周血染色体淋巴细胞培养,观察染色体数目、畸变及姐妹染色单体互换率(SCE)分析,并与正常成年妇女作比较,以探讨葡萄胎属性问题。

(1) 部分性葡萄胎及完全性葡萄胎染色体核型均为46,XX。

(2) 染色体数目变化 有关染色体数目及畸变有亚二倍体、超二倍体核其他多倍体等。部分性或完全性葡萄胎较正常成年妇女相比二倍体数为低,但非整倍体数比正常成年妇女为高。

(3) 染色体结构变化 部分性或完全性葡萄胎畸变数均较正常成年妇女为高,其中尤以染色体裂隙、染色单体裂隙及单体断裂为主。

(4) 姐妹染色体单体互换率(SCE) 16例葡萄胎中15例作SCE分析16次,其中1例部分性葡萄胎合并胎儿孕25周者未作,1例预防性化疗者,分别在化疗结束次日及45天后两次作SCE变化观察。

未行化疗的完全性和部分性葡萄胎SCE平均数为6.51,预防性化疗者SCE平均数为11.73,对照组20例正常成年妇女SCE为4.37。

部分性葡萄胎不论是否孕期及有无合并胎儿,SCE均比正常成年妇女为高。完全性葡萄胎未化疗者SCE与正常成年妇女者无差异,但化疗后则明显高于正常成年妇女。

两种葡萄胎不论化疗与否,其SCE均较正常成年妇女为高,而且与畸变数相比也符合,即部分性及完全性葡萄胎的畸变数与SCE变化基本一致。

已知滋养细胞肿瘤患者外周血淋巴细胞染色体的变化是越恶性畸变率越高,可出现断裂、碎片等较多变化。有关良性葡萄胎的染色体结构变化按国内报道,与正常女性相比无差异,而我们的结果提示部分性或完全性葡萄胎的染色体畸变数均较正常成年妇女为高,尤以染色体裂隙、染色单体裂隙及染色单体断裂为主。染色体断裂常发生于合成早期、染色单体断裂发生在合成期或合成后期,而裂隙是断裂处于未完全分离或断裂后未发生移位,且断裂之间的距离小于染色体臂的宽度,实际也只是程度上的、时间上的不同,以及可能是检测者分类时的主观差异问题。日本一户喜兵卫提出部分性葡萄胎中非整倍体细胞发生率比正常绒毛组织为高,染色单体裂隙增多,结果也与之相似。从染色体变化角度考虑,部分性或完全性葡萄胎应归属于滋养细胞肿瘤范畴。

肿瘤染色体改变的特征与正常者相比,有多倍体、非整倍体或假二倍体或有标记染色体出现。正常成年女性、部分性和完全性葡萄胎者虽均以二倍体为主,均有亚二倍体、超二倍体和其他多倍体、裂隙、断裂、碎片等变化,但葡萄胎的这些变化较正常为大,符合肿瘤染色体的改变。Sato等也发现部分性葡萄胎以二倍体为主者滋养细胞增生程度较三倍体为主者高,二倍体绒毛与三倍体绒毛呈梭形或囊状型。此与滋养细胞增生为主的完全性葡萄胎相似,只是病变范围核增生程度上的差异,从而提示部分性葡萄胎与完全性葡萄胎是同一属性。

SCE的形成与DNA损伤的复制后修复有密切关系,它可反映DNA损伤和机体重组修复的情况,而一般肿瘤者染色体脆性大,易折断,若断裂后发生重组,则易导致染色体结构异常。当肿瘤患者细胞中多数细胞出现一种或一类结构重排变化时,这就意味着有一特殊干细胞株,引起肿瘤的增生。所以采用SCE分析方法可检查有无染色体易脆性和易发展成肿瘤的可能性。

葡萄胎的SCE均较正常成年妇女为高,说明葡萄胎患者体内存有某种因素或肿瘤代谢产物影响造成DNA损伤和修复,而且染色体数目、畸变数与SCE的变化基本一致,所以均从染色体角度提示部分性或完全性葡萄胎的肿瘤属性。

三、hCG 测定

妊娠滋养细胞疾病/肿瘤一直将hCG测定作为诊断、治疗效果、随访、预后的唯一的特异性肿瘤指标。但各国、各地测定hCG的方法学仍未统一、检测试剂盒质量、各单位hCG测定的质控、随访测定时间的差异和不统一、hCG分子的进一步认识和hCG的种类等问题,也均影响hCG对本类疾病的诊断和治疗。一般医院应使用质量高的统一hCG药盒和检测方法,定量测定hCG时需测得最高和最低值,测定时间宜规范化,包括葡萄胎刮宫前的最高值,刮宫后定期测定,子宫或病灶去除及化疗前后,全面动态观察hCG波动情况,以估计病情、疗效和预后。目前更有低水平hCG妊娠滋养细胞疾病/肿瘤、静止型妊娠滋养细胞肿瘤等病况的逐步认识,也进一步认识到hCG阴性也并非妊娠滋养细胞疾病/肿瘤的专利,一些其他的妇科癌肿及其他疾病也可产生hCG,所以要求临床医师对hCG的认识也应不断提高,否则会产生过度诊断或漏诊,造成误诊、误治。总之,重视hCG测定方法、时机有助于诊治GTD和提高疗效。

FIGO提出"停经后hCG>80 000IU/L,即可诊断葡萄胎",此也不适合国内大多数医院情况,对此临床医师应予重视,防止将正常妊娠误诊为葡萄胎。

四、诊断性刮宫可否用于侵蚀性葡萄胎和绒癌的诊断问题

诊断性刮宫不宜用于侵蚀性葡萄胎和绒癌的诊断,因子宫病灶常在肌层,刮宫难以取得组织;若子宫病灶部分与宫腔相通,诊断性刮宫易致大出血;即使刮出物中具有绒毛或水泡状组织也不能确诊为侵蚀性葡萄胎;同样刮出物为滋养细胞也不能确诊为绒癌,因均不能在病理学上证实是子宫肌层内病灶,也可能是残留的少数滋养细胞或绒毛或水泡状组织。

2003年出版的WHO肿瘤分类中也明确提出诊刮标本一般情况下难以明确诊断绒癌和侵蚀性葡萄胎。

五、葡萄胎预防性化疗

预防性化疗首先是1962年由Hreshchyshyn提出用于妇科肿瘤患者,1966年Lewis首次报道对HM患者采用预防性化疗,认为滋养细胞具有侵蚀血管和随血流远处转移的特性,手术操作难免引起扩散,早期应用化疗较为敏感,

随后 Goldstein 等多位专家相继肯定有减少 HM 恶变的作用。

预防性化疗不宜常规使用,须结合临床及高危因素考虑。HM 恶变率为 10% ~20% 的患者恶变而无必要使全部 HM 患者都去接受化疗和冒化疗副作用及并发症的风险,有适应证者可考虑使用。

预防性化疗应在有化疗条件和经验的医疗单位进行。预防性化疗有特定的时间概念,即在确诊 HM、刮宫前或刮宫当天或次日进行,超过上述时间的化疗不应称为预防性化疗。若超过上述时间,患者有高危倾向,而临床及客观检查尚不足以诊断为恶性 GTT,但有高度可疑或易发展为恶性 GTT 者所采用的化疗,称为选择性化疗(elective chemotherapy),因时间概念上早已失去"预防性"的意义。预防性化疗常采用单一药物,如 Act. D、MTX 或 5-Fu,一般为1 ~2 个疗程。

但目前国内较多医师对预防性化疗的含义、时机、疗程数、单一或联合用药等不十分清楚,也易引起误解。

六、葡萄胎的高危因素

葡萄胎高危因素与恶变成妊娠滋养细胞肿瘤或转移等密切有关。因此,受到临床医师的重视。有关葡萄胎的高危因素如后:①显著的滋养细胞增生;②清宫前 hCG ≥100kU/L;③子宫大于孕龄;④明显增大的卵巢黄素囊肿;⑤合并妊娠高血压疾病;⑥甲状腺功能亢进;⑦呼吸系统病变或功能不全;⑧患者年龄≥40 岁;⑨属非整倍体、杂合子者。上述高危因素主要说明滋养细胞增生明显,分泌 hCG 量大,侵蚀性大,有转移可能和易恶变,对有高危因素者结合临床可考虑予以预防性化疗或预防性子宫切除。在临床处理时如何正确把握葡萄胎的高危因素? 上述众多的高危因素中哪些是肯定的因素? 哪些是可能因素? 其主次也应统一认识,以正确和全面的处理葡萄胎,对预防恶变和转移也十分有益。

七、卵巢黄素囊肿的处理

TGD 患者易产生卵巢黄素囊肿,一般在治疗后会消失,不需特殊处理,但有部分卵巢黄素囊肿可出现蒂扭转、腹痛、破裂等并发症,而卵巢黄素囊肿持续不消退者的血清 hCG 值也会升高且不易下降。因此,巨大卵巢黄素囊肿持续不退或出现并发症者也应予以处理。常在 B 超下穿刺抽液,使囊肿缩小,囊液的 hCG 值常可较血清高 2 ~11 倍,抽吸囊液后血清的 hCG 值迅速下降;对发生卵巢黄素囊肿蒂扭转而历时不久者,也可在腹腔镜(peritoneoscope)下穿刺抽吸囊液,并将蒂扭转而未坏死的卵巢黄素囊肿复位,以保留卵巢。

卵巢黄素囊肿并非真卵巢肿瘤,切忌行双侧卵巢切除(bilateral oophorectomy)。即使剖腹术中见有卵巢黄素囊肿,也可行穿刺吸液术而保留卵巢。目检识别卵巢黄素囊肿也有助于正确处理。卵巢黄素囊肿常是双侧性、多房性、囊壁甚薄,囊液呈淡黄色透明。

临床医师对妊娠滋养细胞疾病中卵巢黄素囊肿诊断、处理应统一认识,有利于对妊娠滋养细胞疾病的全面正确诊治。

八、葡萄胎后的避孕问题

有关葡萄胎后的避孕问题也有不同说法,以往认为应避孕 2 年,最好使用避孕套,不宜使用宫内节育器,因可混淆子宫出血原因;含有雌激素的避孕药可能促使滋养细胞生长,以不用为佳。后又认为葡萄胎随访期间必须严格避孕一年,首选避孕套避孕,也可选择口服避孕药。现已证明,如果血尿 hCG 正常,口服避孕药不会促使恶变,宫内节育器不在葡萄胎刮宫后立即放置,而是月经恢复后随访时再放置,也不会造成子宫穿孔或子宫出血等。2003 年 FIGO 第 2 版妇科恶性肿瘤分期及临床实践指南一书中指出:葡萄胎后需采取有效的避孕方法,最好口服避孕药,若是 hCG 呈对数下降,则随访 6 个月后即可妊娠;若葡萄胎后 hCG 缓慢下降,则需等待更长时间才可妊娠。且下次妊娠应早期作超声检查,检测 hCG 以确保其在正常范围内,妊娠终止后亦应随访 hCG 直至正常水平。

有关避孕的时间及方法有不同的变化和认识,有关服用避孕药问题似乎有截然相反的看法;避孕时间也与以往认识有较大出入,是否均被临床医师接受,也需大样本前瞻性观察。目前国内尚无相关资料,而中国人口众多,妊娠滋养细胞疾病的绝对数仍是大的,而现今均是根据国外资料在变迁,实际应有我国自己的意见。

九、葡萄胎后恶变的诊断问题

国内外均采用 2000 年 FIGO 诊断标准,即符合下列任何一条标准即可诊断:①连续 3 周或 3 周以上测定血 hCG 共 4 次,其水平于平台(±10%);②连续 2 周或 2 周以上测定 hCG 至少 3 次。其水平平均上升(10%);③hCG 水平持续异常达 6 个月或更长;④组织病理学确诊。此诊断标准除第 4 条外,其余的 3 条标准对我国并不能普遍适用。因为临床工作中有可能葡萄胎残留,或有再次妊娠可能(约 80% 流产后一个月即恢复排卵)。此外,国内 hCG 测定、标准和报告结果不统一,有些医院之间差异较大,若完全参照 2000 年 FIGO 诊断标准,易引起过度诊断和治疗。

十、妊娠滋养细胞肿瘤的高危因素评分系统

妊娠滋养细胞肿瘤高危评分系统也经不断改进。1982 年 WHO 的妊娠滋养细胞疾病专家组经过修改采纳 Bagshawe危险和预防评分系统,1985 年颁布后,各国均采用且在国际会议、论文书籍中均作为评定患者预后的主要标准。但 WHO 对患者预后评分中 hCG 值、转移病灶数和病程等 3 项标准不确切,如 hCG 10^3 ~10^4 U/L 则列入 1 分,而 10^4 ~10^5 U/L 列入 2 分;转移灶 1 ~4 列入 1 分,而 4 ~8 则列入 2 分;hCG 值恰为 10^4 U/L,或转移灶恰为 4,应列入何处? 病程是指在妊娠结束前至化疗开始时,均无统一标准,其总分为每例患者预后因素的个人评分相加所得。总评分<4 为低危,5 ~7 为中危,≥8 为高危的区分,也影响

了化疗方案的选用和治疗效果的评定,并因此造成治疗过宽或过严,甚至出现耐药、难治或副作用严重等问题。现已取消中危。评分标准已明确,对临床医师易予应用,但仍有按老的评分表处理会造成临床诊断和治疗的紊乱。

1976 年 Bagshawe 评分法与 1983 年 WHO 评分系统中发病至治疗(月),前次妊娠至开始治疗间隔月数的含义也不一。

现行的评分系统为 FIGO 2000 年采纳的修订本,并于 2002 年公开发表,评分项目中需要注意:①年龄未说明实足年龄和虚年龄,因生日月份大者有时可相差 2 岁,所以应说明系实足年龄。②肺转移不计分,而实际肺转移灶若为 1~2cm,化疗也常需 2~3 个疗程甚至更多疗程才能使其消散;肺部有转移灶者也可通过大循环而播散至各处之能,不予评分则与临床实践实有不符之处。而若肺灶大于 3cm 者则方可予以计分,总之在肺部转移灶问题难以自圆其说。③同时子宫内病灶虽属Ⅰ期,但病灶较大者也非 1~2 个疗程化疗可予清除。前次妊娠性质偶尔可因患者既有流产又有葡萄胎史而发生争议,也可因流产史不明确而称为足月妊娠,此均影响评分值。FIGO 2002 年发表的评分表中有关 hCG 值的划分则均较 1983 年 WHO 评分和 2000 年 FIGO 评分中 hCG 划分明确。

评分系统中对肿瘤大小的测量,以平面计算还是应以立体计算?也未明确,有关发现病灶的检测手段(X 线、B 超、CT、MRI 等)应有统一要求是否可考虑最低的要求和必备的检测手段,有条件单位要求又应怎样?在统计分析中又应如何说明?

十一、分 期 问 题

常有漏诊而影响期别划分,一些脏器未作相应检查,均会引起漏诊,如宫旁、横膈转移,一般影像学均未能检出,若采用腹腔镜则可发现。此外,脏器转移病灶数目,有时也未能确切计数。

十二、肺部病灶和化疗后
残余阴影问题

肺转移灶 X 线胸部摄片/CT 诊断各医院之间、专科医院和综合性医院之间也存在较大差异。即使国内三级甲、乙级医院的诊断也有漏诊或误诊,这对期别的归纳、评分和治疗带来问题。肺 CT 对病灶有较高分辨率,X 线摄片也是常用的诊断手段,但化疗前未作检查,对其确切了解曾有肺结核或肺部感染者,有可能肺部小结节或片状阴影等,可对诊断带来紊乱,也会影响评分和治疗。

临床常有化疗后 hCG 均已多次正常,但肺部见有小病灶持续变化不大,则化疗应继续或暂停?常是临床医师疑而不决的问题。20 世纪 70 年代浙江医科大学曾经对肺部残余阴影进行汇总:148 例肺转移中经多疗程化疗,临床症状完全消除,hCG 均正常,但肺片残留片状或索状阴影者占 20.9%,均须观察,3 个月、4~6 个月、7~9 个月、10~12 个月消除者分别为 38.5%、11.5%、7.7%、3.8%、38.5%,个别可持续 4~5 年,但预后良好,其可能

为化疗后纤维化反应,此时可暂停化疗,继续观察。近年北京协和医院也提出:如经数疗程化疗,hCG 下降满意,而 CT 提示肺部阴影无任何变化,则应除外肺转移,重新修正分期。

肺部 X 线或 CT 检查应在入院时即予进行,仔细辨认肺部有无病灶,此后应根据治疗(化疗等)及 hCG 检查,定期、动态、对比观察,确认病灶变化。若治疗前未作肺部 X 线/CT 检查,则日后易有个别患者在治疗上引起困惑,临床医师应予重视。

十三、单一化疗和联合化疗问题

2003 年 FIGO 妇科恶性肿瘤分期及临床实践指南中,对低危妊娠滋养细胞肿瘤的治疗,即无转移的妊娠滋养细胞肿瘤、低危仅有肺转移,病程<4 个月,hCG<40 000mIU/ml,WHO≤6 分,FIGO Ⅰ、Ⅱ、Ⅲ期都建议采用单一药物化疗,但采用:①MTX 0.4mg/kg im qd×5d 疗程间隔 2 周,其首次失败率为 10%;②MTX 四氢叶酸(CF)解救方案,其首次失败率为 20%~25%;③MTX 50mg/m² im 1 次/周,首次失败率为 30%;④Act. D 12μg/kg iv qd×5d,疗程间隔为 2 周,其首次失败率为 8%;⑤Act. D 1.25mg/m²,每 2 周给药一次,首次失败率为 20%;⑥MTX 250mg 在 12 小时内输注完毕,其首次失败率为 30%。采用单一化疗,首次失败高达 8%~30%,众所周知,妊娠滋养细胞肿瘤化疗的关键是第一、二个疗程,否则易引起抗药耐药,即使更换化疗方案,也给治疗增添困难和麻烦。同样Ⅰ、Ⅱ、Ⅲ期的低危者均使用单一化疗的问题,也值得商榷和进一步探讨,Ⅰ期者使用单一化疗分歧不大,但Ⅱ期、Ⅲ期者也均使用单一化疗,且单一化疗首次失败率也高,Ⅲ期者肺部有病灶,易引起大循环转移,此问题还有商酌余地。

高危妊娠滋养细胞肿瘤治疗,即 WHO 评分≥7 分的 FIGO Ⅰ、Ⅱ、Ⅲ期及Ⅳ期者,首选 EMA-CO 方案,但 EMA-CO 方案的有效率为 60%~80%,且 EMA-CO 方案反应也较大,连续使用 EMA-CO 方案 6 个疗程以上有发生白血病可能,所以高危妊娠滋养细胞肿瘤的化疗方案,也仍有进一步探讨的必要。

十四、抗癌药物对卵巢功能的影响

GTD 多见于年轻或育龄妇女,而化疗药物应用后易对卵巢功能产生抑制现象,早年浙江医科大学妇产科医院已对 GTD 患者化疗前、后的月经变化、基础体温、β_2hCG%、FSH、LH 和卵巢活检形态学进行了研究,化疗后对卵巢功能的影响主要为月经量减少、黄体功能不足、E_2 降低、hCG 增高;形态学表明卵巢各级卵泡数量减少,但雌激素受体(ER)无改变。随化疗的结束,上述指标多数可在Ⅰa 期内自行恢复正常。还有因化疗药物的应用而致无排卵性月经、闭经,甚至卵巢早衰等报道。为此,应重视 GTD 患者在化疗期间和化疗前、后卵巢的内分泌功能;对行子宫切除术后又采用化疗者更应重视,因行子宫切除术者子宫动脉离断后卵巢血供明显减少,又因化疗对卵巢功能的抑制,更易造成对近、远期卵巢功能的不良影响,或产生围绝经期症状或提早绝经等发生。

十五、手术治疗妊娠滋养细胞肿瘤的作用

自从寻找到有效的化疗药物后,化疗成为妊娠滋养细胞肿瘤的首选和主要治疗方法。但也有将化疗视为唯一的或盲目只使用化疗,这种观点似有片面。实际应是化疗为主,手术治疗与放疗等配合或辅助。手术在妊娠滋养细胞肿瘤的急诊处理,顽固病灶、大病灶切除,减少机体中肿瘤的负荷,减少化疗副作用,减少化疗疗程,减少住院时间,减轻经济负担,探明转移部位,获得标本供病理诊断等均有作用。手术或腹腔镜下诊断和治疗均有其优越性,在整个妊娠滋养细胞诊治过程中,仍占有重要地位,应对手术时机正确把握,该手术时即手术,切勿迟疑,有关手术范围应视患者年龄、生育情况、病情程度而定,分别作病灶切除、修复、根治性手术、不同部位局部病灶切除等相应手术。手术前后必须相应配合化疗。总之,应重视手术在治疗中的地位,不可偏废,防止片面只行化疗或错失手术时机的处理方案。

十六、辅助生育后妊娠滋养细胞疾病/肿瘤

辅助生育技后发生葡萄胎、绒癌、胎盘部位滋养细胞肿瘤已均见报道,应引起有关学科的重视(详细见辅助生育后妊娠滋养细胞疾病/肿瘤章节)。

(石一复)

参 考 文 献

1. 李娟清,石一复.宫腔镜和腹腔镜在妊娠滋养细胞疾病诊治中的应用.中国实用妇科与产科杂志,2011,27(9):661-663
2. 石一复.辅助生育技术后的妊娠滋养细胞疾病//向阳.宋鸿钊滋养细胞肿瘤学.第3版.北京:人民卫生出版社,2011:288-291
3. 石一复.葡萄胎,绒毛膜癌及相关疾病.北京:人民军医出版社,2006:107
4. 赵峻,向阳.妊娠滋养细胞肿瘤临床分期与评分系统应用及其争议.中国实用妇科与产科杂志.2011,27(9):640-647

第二十一章

青少年及小儿妇科肿瘤

第一节　发病情况及特点

　　青少年及小儿的女性生殖器肿瘤较少见，月经初潮前生殖器肿瘤较成人为少，相对多发生于卵巢，较少发生于外阴、阴道、子宫颈及子宫体。妇科恶性肿瘤仅占其恶性肿瘤总数的2%~3%。

　　新生女性婴儿外生殖器的先天性囊肿（congenital cyst）约占0.6%，常为单发，如处女膜囊肿（hymenal cyst）。外生殖器良性肿瘤临床上可见尿道旁腺囊肿（paraurethral cyst）、前庭大腺囊肿（Bartholin cyst）、血管瘤（hemangioma）、尖锐湿疣（condyloma acuminata），此外尚有纤维瘤、纤维腺瘤、先天性淋巴管瘤等的个别报道。外阴恶性肿瘤在青少年及小儿罕见，但葡萄状肉瘤（sarcoma botryoides）多发生于婴幼儿的外阴及阴道。曾有宫内己烯雌酚接触史或少女曾用己烯雌酚治疗者患阴道腺病（vaginal adenosis）及阴道透明细胞癌（clear cell adenocarcinoma of vagina）的危险性增加，阴道腺病的发病率可高达90%。青少年及小儿阴道癌（carcinoma of vagina）多为腺癌，其发病率<0.1%。

　　子宫颈肿瘤在青少年及小儿很少见，一般良性多于恶性。良性者有宫颈息肉（cervical polyp）及宫颈潴留性囊肿（retention cyst of cervix）；恶性者为子宫颈癌，来自加特纳管（Gartner duct）或中肾旁管（paramesonephric duct），宫颈鳞

状上皮癌反而少见。青少年及小儿的子宫体肿瘤极为罕见，少数女孩10岁后由于雌激素对子宫内膜的作用，可能发生子宫内膜息肉（endometrial polyp），近年来小儿子宫平滑肌瘤（uterine leiomyoma）亦可见报道，但小儿的子宫内膜腺癌迄今世界文献中仅有个别报道。

　　20岁以下的青少年及小儿卵巢肿瘤虽不常见，但却为该年龄段生殖器肿瘤中最常见者，其发病率一般为5%~10%，约1/5发生于月经初潮前。卵巢肿瘤中约1/3为非赘生性囊肿（non-neoplastic cyst），2/3为赘生性肿瘤（neoplastic tumor）。前者以卵泡囊肿（follicle cyst）及黄体囊肿（corpus lutein cyst）多见，后者以生殖细胞肿瘤（germ cell tumor）最多见。

　　青少年及小儿的卵巢生殖细胞肿瘤约占其卵巢肿瘤的60%，而成人患此类肿瘤仅约20%。在良性生殖细胞肿瘤中，以囊性畸胎瘤（cystic teratoma）又称皮样囊肿（dermoid cyst）最为常见；恶性生殖细胞肿瘤中，以未成熟畸胎瘤（immature teratoma）、无性细胞瘤（dysgerminoma）、内胚窦瘤（endodermal sinus tumor）及胚胎癌（embryonal carcinoma）较多见。恶性生殖细胞肿瘤发生于1岁以内者，与母体激素有关；近月经初潮显著增加者，系因此时内分泌活动之故。青少年及小儿卵巢上皮性肿瘤（epithelial tumor of ovary）较成人少见，多于初潮后发生，主要为浆液性及黏液性两种类型，前者较后者约多两倍，而成人这两种类型肿瘤

的发生率相等。其他如内膜样癌（endometriod carcinoma）、透明细胞癌（clear cell carcinoma）、勃伦纳瘤（Brenner tumor）等在小儿罕见。卵巢性索间质肿瘤（sex cord stromal tumor）在月经初潮前少见，其中以颗粒细胞瘤（granulosa cell tumor）及卵泡膜细胞瘤相对较多见。颗粒-卵泡膜细胞瘤（granulosa-theca cell tumor）常引起性早熟。性腺母细胞瘤（gonadoblastoma）临床上虽罕见，但常发生于 20 岁以前。此外，卵巢的软组织恶性肿瘤（soft tissue malignant tumor）、未分类的恶性肿瘤（unclassified malignant tumor）及转移性肿瘤（metastatic tumor）在青少年及小儿均罕见。

文献中对青少年及小儿的输卵管肿瘤仅有个别报道，主要为来自中肾旁管及中肾管的囊肿。

（马 丁）

参 考 文 献

Naiditch JA, Milad MP, Rowell EE. Uterine leiomyoma causing menometrorrhagia with a concomitant mature teratoma in a 15-year-old child: a case report and review of the literature. J Pediatr Surg, 2011, 46 (10): E33-E36

第二节 妇科检查的特殊性

小儿妇科恶性肿瘤一般早期无明显症状，幼女及青春期少女在解剖、生理及心理方面，与成年女性有很大的不同，二者常见的妇科疾患亦有差异。熟练掌握相关的病理及生理学知识，在就诊时采用适当的妇科检查手段，对正确判断病情、建立良好的医患信任关系以及顺利进行下一步的治疗都有着重要的意义。

一、检查的适应证及检查前的准备

妇科医师通过向患儿及其监护人详细地询问病史，判断可能的疾患所在，初步决定是否只做外阴检查，还是需要同时行内生殖器官的检查。通常在下列情况下，生殖器官的检查是必要的。

1. 8 岁以前出现阴道出血、乳房发育。
2. 16 岁尚未行经。
3. 闭经、周期性下腹疼痛，或严重痛经。
4. 月经不规则、过少或过多。
5. 白带多，有臭味，白带颜色异常。
6. 外生殖器外观异常，性别难辨。
7. 外阴瘙痒、炎症、溃烂、创伤。
8. 下腹摸到包块。
9. 急慢性腹痛。
10. 可疑受到性侵犯。

对于青春期患者，在对其进行专科检查之前，应该进行身体一般状况的全面评估，包括身高、体重、乳房、皮肤等的检查，了解其营养状态及发育情况，同时也可帮助患者缓解紧张情绪，从而顺利过渡到妇科检查部分。对某些青春期患者，还可以进行盆腔检查。

在进行小儿及青少年的妇科检查前，应尽可能征得患者的同意，切忌使用强迫手段，否则会对其造成不良的心理影响，增加后续检查及治疗的困难。医师要通过和蔼的态度和通俗易懂的语言对被检查者及监护人详细说明检查的必要性，主要的检查步骤，以及检查结果可能对疾病的诊断和治疗起到何种作用等。幼女接受妇科检查时，通常由母亲或其他监护人陪同。对年龄大一些的女童或青春期少女可以让她们选择是让家长陪伴还是让家长回避。

二、妇科检查的体位

检查体位可根据不同年龄、不同理解能力和症状而定，任何体位必须以能良好地暴露会阴前庭及外 1/3 阴道为前提。常用的体位有：

1. 蛙腿位 较常用。适于有一定理解力的幼女，母亲可以在检查床的一旁帮助小儿双腿屈曲分开，因患儿可以直观地看到检查者以及相应的检查情况，容易沟通和配合。

2. 改良的截石位 母亲坐在靠背椅上，将小儿坐放在母亲的大腿上，背向着母亲，母亲用双手将小儿的两腿向外屈曲分开。年龄较小的幼女，母亲可和衣躺在取膀胱截石位的检查床上，将小儿坐放在母亲的大腿上，背向着母亲，母亲用双手将小儿的两腿向外屈曲分开。

3. 胸膝卧位 对于年龄大于 2 岁的患儿采用胸膝卧位可以很好地暴露阴道，甚至可以看到宫颈。对那些以阴道异常分泌物或阴道异物为主诉的患者尤为适合，有时也可借助检耳镜或检鼻镜的照明及低倍放大作用来进行更直观的检查。但这种体位被检查者看不到医师的操作，容易产生恐惧心理，检查前，医师耐心而形象的解释会利于患儿的接受。

4. 膀胱截石位 7 岁以上的儿童及青春期少女，在母亲或护士的协助下，可以自行采取仰卧膀胱截石位。

三、检 查 方 法

（一）视诊与触诊

外生殖器的视诊与触诊内容包括外阴的形态，有无先天发育异常，大小阴唇两侧是否对称，有无粘连。阴蒂大小以阴蒂基底横径及阴蒂的长度进行估计。检查前庭时，检查者双手大拇指及示指分别向外下方或外上方拉开大小阴唇，阴道口可以得到较理想的暴露。需要注意的是，幼女及青春期少女外阴皮肤敏感而薄弱，检查者必须动作轻柔，否则会造成疼痛和医源性损伤。

对新生儿进行外生殖器官的检查时，要考虑到母亲体内雌激素的影响。新生儿的大小阴唇较丰满，质软，处女膜肿胀，有时呈紫红色，阴道口有灰白色黏液，一般生后3～4周左右消失，此后进入幼儿期，大小阴唇肿胀消失，皮肤变光滑，与身体其他部分皮肤相同，处女膜变薄，边变锐，阴道分泌物极少，阴道黏膜呈淡红色。进入青春期，阴毛开始生长，阴阜渐渐隆起，大小阴唇开始丰满，大阴唇皮肤出现皱褶，阴蒂开始增大，处女膜和阴道黏膜受到雌激素影响，色泽加深。

（二）直肠指诊及腹部直肠双合诊

将一手示指伸入直肠，另一手在腹部配合检查盆腔。如扪及直肠前方阴道部位有肿物，应判断肿物下缘与阴道口的距离，肿物的质地及活动度。必要时需在全麻下进行彻底检查。

四、阴道器械检查

阴道的器械检查并非幼女和青春期少女的常规项目，除非病史和一般常规的外阴检查无法提供充分的诊断依据，通过阴道的器械检查可以提供有力的诊断或鉴别诊断依据，才考虑进行阴道的器械检查。因此，小儿及无性生活史少女使用探针或阴道窥器检查前要掌握好适应证，并向患儿或监护人说明检查的必要性，征得同意方可进行。必要时在麻醉下进行。检查的器械通常包括阴道探针、各种小型窥器、鼻镜等。

（一）阴道探针检查

外阴视诊未发现处女膜孔，或青春期少女无月经来潮伴周期性下腹痛怀疑处女膜闭锁、怀疑阴道横膈或斜膈要进行此项检查。检查处女膜是否有孔可用直径为 2~3mm 的细金属探针，也可用小儿饲管涂以润滑剂后探测检查。必要时在外阴及前庭喷 1% 丁卡因，或用浸湿 1% 丁卡因的纱布覆盖阴道口数分钟后进行检查，可以减少痛感，也可以肌注地西泮 5mg，待小儿入睡后进行检查。

（二）阴道窥器检查

如发现阴道出血，异常阴道分泌物，怀疑阴道异物、阴道新生物、宫颈病变等，可以进行阴道窥器检查。

由于处女膜的限制，不同年龄的女孩可选用不同直径规格的阴道窥器。如可疑病变较靠近阴道口，可先用鼻镜检查，但鼻镜较短，撑开时易引起疼痛，也容易损伤处女膜，只适用于观察阴道下段近阴道口的部分，无法观察到宫颈，使用上有一定的局限性。Huffman 阴道窥器是专为青春期少女设计的长叶阴道窥器，适合于处女膜有一定弹性的青春期少女使用。它的叶片宽度为 1.5cm，长度为 7cm，撑开后可以观察到子宫颈。此外，不同型号直径的小儿阴道窥器也可用于不同年龄的女童的阴道检查。可疑受性侵犯的幼女，要取阴道分泌物查有无活动精子及进行病原体检测。

（三）阴道内窥镜检查

近年来，随着微创技术的提高和普及，内窥镜在幼儿及青春期妇科学领域应用越来越广泛。阴道镜和宫腔镜具有快速、安全和低侵袭性等特点，对幼女及青春期少女外阴阴道疾病、性器官先天发育异常的诊断与治疗具有重要的意义。

1. 幼女阴道内窥镜检查的适应证
1）阴道异物。
2）久治不愈的外阴阴道炎症。
3）阴道出血。

2. 检查方法 选用宫腔镜，内径 0.4cm，外径 0.64cm。幼女取仰卧位，麻醉后取膀胱截石位，如有必要，可于消毒外阴前先用一消毒棉签或巴氏吸管取阴道液做常规涂片检查或细菌学培养。以 5% 的葡萄糖作膨胀介质，小心将镜体放入阴道内 3~5mm，检查者用左手示指与大拇指分别置于两侧大阴唇外侧，向正中捏紧，中指顶压住会阴体，以减少液体外溢，待阴道充分膨胀后进行观察。观察顺序由外向内依次推进。

阴道异物是阴道窥镜检查时查出率最高的疾患。借助

水流的冲力，异物可随水流移至阴道口，易于取出，对于位置较深的较软的异物，可通过操作孔用抓钳取出，或用抓钳抓持住后连同镜体一起退出。较硬、表面光滑的异物，可以在宫腔镜直视下，以左手小指伸入肛门内将其推出阴道口。

五、小儿妇科检查有关的麻醉方法

小儿进行妇科检查时往往不合作，需要进行基础麻醉或全身麻醉，其操作应由专业麻醉医师进行。

（一）小儿呼吸系统解剖生理特点及其麻醉危险性

小儿呼吸系统解剖生理特点主要是呼吸道狭窄，麻醉后易出现呼吸道部分或完全阻塞，导致缺氧、二氧化碳蓄积。其中，舌头相对较大，会厌软骨相对较长，麻醉后出现肌肉松弛，导致舌根后坠，会厌下垂。舌根后坠常可阻塞呼吸道，严重者造成窒息。另外，鼻腔、声门、环状软骨及气管比较狭窄，易被分泌物及黏膜水肿阻塞，导致呼吸困难。小儿妇科检查持续时间较短，出现麻醉意外多数由呼吸系统管理不当所致。

（二）麻醉前评估及麻醉前用药

1. 麻醉前评估 麻醉医师术前访视患儿时应和家长详细询问病史、用药及药物过敏史等。注意患儿身高、体重、发育情况、营养状态，重点检查牙齿有无松动，上下颌是否有畸形，扁桃体是否肿大以及心肺功能等。结合各种化验结果对麻醉耐受能力做出较为准确的评估。凡有发热 38℃ 以上，上呼吸道感染并有分泌物，严重心肺疾病，严重水电解质平衡紊乱，应待患儿情况好转后再行麻醉。

2. 麻醉前用药 1 岁以内的小儿通常只用阿托品，不用镇静剂，以免引起呼吸抑制。1 岁以上小儿除使用阿托品外常需并用镇静剂。阿托品用量 0.02mg/kg，地西泮用量 0.2~0.4mg/kg。为了减轻小儿麻醉前注射药物的痛苦，可以采用口服给药。常用药物有氯胺酮（10mg/kg），咪达唑仑（0.5mg/kg），阿托品（0.05mg/kg），加糖水服用。单用氯胺酮口服，镇静作用好，但可出现眼球震颤和四肢不自主运动等并发症。如将氯胺酮与咪达唑仑合用，口服后 15~20 分钟起效，作用持续 20~30 分钟，效果满意，用药后可能出现呼吸抑制，应严密观察。阿托品口感不好，有时患儿难以接受。对于三岁以下患儿，术前禁食奶及固体食物 6 小时，禁食清水或糖水 2 小时；对于三岁以上患儿，禁食时间分别为 8 小时及 2 小时。

（三）常用麻醉方法

1. 基础麻醉 最常用的基础麻醉方法是肌内注射氯胺酮，剂量为 5mg/kg，2~8 分钟入睡，维持 20~30 分钟。该法具有良好的镇静镇痛作用，是一种安全有效的麻醉方法。对呼吸的抑制作用较轻，可兴奋心血管系统，使血压升高、心率加快。注药后须严密观察呼吸循环功能，以免发生意外。由于氯胺酮可引起唾液及呼吸道分泌物增加，术前必须使用阿托品，或将阿托品与氯胺酮混合同时给予。术后患儿可能发生恶心、呕吐。苏醒比较迟，一般术后需观察 1~2 小时。

2. 静脉麻醉 对已经建立静脉通路的患儿可采用单一药物或复合药物静脉麻醉。该法较基础麻醉起效快，持续时间短，苏醒也较快。新型麻醉剂丙泊酚具备起效快、苏

醒快而完全的特点。以 0.5～1mg/kg 静脉缓慢注射诱导，以 50～150μg/(kg·min) 持续静脉给药维持，停药后数分钟即可完全清醒。该药对心血管和呼吸系统的抑制作用与剂量密切相关。丙泊酚为脂肪乳剂型，应慎用于婴幼儿。静脉注射氯胺酮对呼吸抑制轻，并有心血管系统兴奋作用，可单独使用，也可与丙泊酚合用，单独使用时首次静脉注射 1～2mg/kg，注射速度不宜过快，约 1 分钟注完，1 次注射剂量可维持 5～15 分钟。追加量为首剂的 1/4～1/2。丙泊酚与氯胺酮合用时应注意相应减少两者剂量。

3. 吸入麻醉　吸入麻醉有多种，其中氟烷和七氟烷适用于小儿吸入诱导与维持，其他麻醉对小儿呼吸道有一定刺激，吸入诱导时可引起明显的咳嗽与屏息，不适于小儿。虽然氟烷很适合小儿麻醉的诱导与维持，但受成人"氟烷性肝炎"的影响，中国市场已很难买到氟烷蒸发器和氟烷药物。七氟醚对小儿呼吸道无明显刺激，且具有芳香味，小儿易于接受，可用于婴儿和幼儿。麻醉诱导时需吸入较高浓度，常用 3%～4%。随麻醉加深，可产呼吸抑制，常需辅助呼吸或控制呼吸；心血系统抑制相对较轻。麻醉加深至患儿对妇科检查刺激手足不动即可。由于妇科检查需时不长，可以面罩紧扣患儿口鼻吸入七氟醚，这种方法具有诱导快、维持平衡、苏醒迅速的优点。停止吸入七氟醚后数分钟患儿即可清醒。

（四）麻醉期间呼吸管理

小儿妇科检查需时不长，注射与吸入麻药也相对容易。但此项操作仍然存在非常严重的安全隐患。主要是麻醉后呼吸道阻塞导致缺氧及二氧化碳蓄积。相对成人，小儿代谢率高，对缺氧耐受力差。易因缺氧导致心跳骤停或脑功能受损。因此，适当的呼吸管理是该项工作中最重要的部分。

1. 麻醉中呼吸功能的监测　呼吸运动的观察：直接观察呼吸运动的类型（胸式或腹式呼吸）、呼吸节律、频率和幅度。自主呼吸的患儿是否有"三凹征"。辅助或控制呼吸的患儿是否存在挤压气囊时呼吸道阻力增加。

呼吸道监听：通过胸部听诊可观察心率、心律、正常或病理性呼吸音，即使有其他先进的监测仪器，在左胸部固定一个听诊器同时监听小儿心音呼吸音也仍然是不可缺少的监测手段。

黏膜皮肤颜色的观察：观察口唇黏膜、面颊皮肤等部位着色。应注意该法反应迟钝，影响因素较多，应结合其他指标对呼吸功能进行综合判断。

脉搏氧饱和度的监测：应采用小儿或婴儿专用手指和耳垂探头，可直观地显示脉率及氧饱和度的数值，具有简单、方便、敏感、无创的特点，应作为必需的监测项目。要注意探头位置不当可导致数值不准。

其他监测：心电图应作为必须监测项目。较大儿童监测血压，婴儿或幼儿可免血压监测。

2. 保持呼吸道通畅的基本措施

（1）体位：采用仰卧位，肩下垫一薄枕，使头后仰。

（2）托下颌法：以上述体位，单手或双手托住患儿下颌角，向前向上托起。对辅助或控制呼吸的患儿，以拇指及示指紧扣面罩，其他三指扣住下颌角往上托。门齿发育且舌大，托下颌较困难时，以拇指扣住面罩向前推，有利于扩大口内空间，保持呼吸道通畅。

3. 呼吸道阻塞的预防与处理

（1）舌后坠：由于下颌骨和舌肌松弛，仰卧位在重力作用下，舌体坠向咽部而形成上呼吸道阻塞，表现为强弱不等的鼾声。当呼吸道完全阻塞时，鼾声反而消失，只见呼吸动作而不见呼吸效果，SPO_2 进行性下降，用面罩行人工呼吸时，手感呼吸阻力很大，处理以托下颌法为宜。

（2）分泌物过多：引起呼吸道分泌较多的原因是术前未用颠茄类药物或用量不足、注射时间不当、麻醉较浅、缺氧及二氧化碳蓄积等。分泌物过多重点在于预防。处理以吸除分泌物并追加颠茄类药物为宜，吸引分泌物时应注意避免操作引起小儿娇嫩的口腔黏膜出血。

（3）误吸及窒息：麻醉药对中枢的刺激、分泌物对咽喉部的刺激以及缺氧等可引起患儿的呕吐，处理不当可能发生误吸及窒息。误吸及窒息处理的重点在于预防，术前应按规定禁食水。发现患儿有呕吐动作应及时采取头低脚高头侧位，并及时吸除口内呕吐物及分泌物，应用激素及其他支持疗法。

（张淑兰　戴姝艳）

第三节　外阴肿瘤

青少年及小儿的外阴良性肿瘤包括加特纳囊肿、尿道旁腺囊肿、前庭大腺囊肿、血管瘤、尖锐湿疣等，恶性肿瘤主要为外阴腺癌以及外阴葡萄状肉瘤，均罕见。

一、囊　肿

（一）加特纳囊肿（Gartner cyst）

临床上即处女膜及阴蒂周围的囊肿，故亦称为处女膜囊肿（hymenal cyst），来源于中肾管终末部分的残余。常见于新生儿，发生在阴蒂、小阴唇或尿道口周围，其壁薄，为半透明的小囊肿，出现于阴道口。

【诊断】　新生儿外阴肿胀时应仔细检查，寻找处女膜开口，用一钝探针缓慢地进入阴道，此时需与阴道积水形成的处女膜膨出相鉴别。阴道积水是由于处女膜无孔所致。因婴儿的子宫颈腺体在胚胎时期受母体雌激素刺激，出生后分泌物增加，积于阴道内，处女膜明显膨出，犹如囊肿。诊断时还需直肠指检，轻轻地分开小阴唇，如找不到阴道开口而处女膜膨出，则为阴道积水。处女膜囊肿的囊壁被覆单层立方或柱状上皮，偶尔为复层鳞状上皮，有时在囊壁的不同部位可见不同类型的上皮。

【治疗】　处女膜囊肿多于出生后几周内自行消退，不需处理。如囊肿长大或引起疼痛需治疗时，应先用小针头穿刺吸出液体，确诊后方可手术。阴道积水者切开处女膜，即可达到治疗目的。

（二）潴留性囊肿（retention cyst）

1. 尿道旁腺囊肿（paraurethral cyst）　由于尿道旁腺导管阻塞、分泌物潴留而形成，与处女膜囊肿极相似。尿道旁腺囊肿更靠近尿道开口，皆为小型囊肿，而处女膜囊肿往往较大，有时影响排尿。小型囊肿不必急于处理。如囊肿较大、引起排尿不适或不畅时,则手术治疗。

2. 前庭大腺囊肿(bartholin cyst)　一种特殊类型的潴留性囊肿,主要在青春期后发生,幼儿亦可偶见。青春期后多为感染引起前庭大腺输出管粘连阻塞,而形成囊肿。其病因及治疗均与成人的前庭大腺囊肿相同。

二、良 性 肿 瘤

(一) 色素痣(pigmentary nevus)

婴幼儿如出现外阴色素病变,应提高警惕,因有些外阴黑色素瘤是由外阴色素痣恶化而来的。虽外阴黑色素瘤不多见,仅占外阴恶性肿瘤的3%,但极度恶性经血道广泛转移,常为致死的恶性肿瘤之一。

【诊断】　外阴色素痣出现于外阴皮肤或阴道黏膜浅层,为扁平、稍隆起、乳头形、圆柱状、棕色或石墨色的色素痣,大小不等。必须经组织学检查确诊,以排除黑色素瘤。

【治疗】　单纯性棕色色素痣每半年随访1次,石墨色色素痣每2个月随访1次,均持续2年以上,严密观察其生长情况。如有扩大或隆起,应行局部较广泛的切除,即除切除病灶外,还必须包括周围皮肤及皮下组织达0.5~1cm。

(二) 血管瘤(hemangioma)

为常见的体表肿瘤之一,也可见于婴幼儿外阴部。

【临床表现】　患儿内裤上常有血斑。外阴较正常肿大,外阴皮肤可见界限清晰、暗红色或蓝紫色区域,压迫时退色,放松后恢复原状。一般无症状,大的海绵状血管瘤会引起压迫症状及坠胀感。

【诊断】　外阴血管瘤有毛细血管瘤及海绵状血管瘤两种。前者为暗红色斑块或鲜红色隆起;后者呈紫蓝色,表面粗糙,质软如海绵。外阴毛细血管瘤需与外阴损伤及硬化性苔藓(lichen sclerosis)相鉴别,经组织活检才能确诊。一般多位于大阴唇,小阴唇较少,阴蒂部罕见。

【治疗】　新生儿毛细血管瘤常随年龄增长而消失,一般不需要任何治疗,但在少数病例,可能有形态上、功能上甚至威胁生命的并发症。曾有报道外阴血管瘤患儿自发大出血危及生命,尤其是海绵状血管瘤由较大的血管构成,如损伤患处容易引起严重大出血。因此,待年龄稍大时,可行动脉栓塞治疗或结扎其供应血管或根治性切除,同时整形修补。一般不主张照射或激光。

(三) 尖锐湿疣(condyloma acuminata)

一种外阴病毒性疾病,系感染人乳头瘤病毒(HPV)所致。外生殖器卫生不良、出汗、穿紧身内裤、外阴过分潮湿或阴道宫颈分泌物过多,造成温暖、潮湿的外阴环境易于HPV的生长。HPV有多种亚型,与生殖道尖锐湿疣有关的主要有HPV 6、11、16、18型。

【临床表现】　潜伏期3周~8个月,平均3个月。临床症状常不明显,部分患儿主诉外阴瘙痒、潮湿,有赘疣感。由于内裤摩擦及尿液浸渍,有时剧痛。

【诊断】　外阴可见薹状广泛生长或有明显界限的息肉样上皮增生,呈红色,群集于大小阴唇、阴道口、会阴、肛门、尿道周围以及大腿内上侧,并常累及阴道下部。典型病例肉眼可作出诊断,体征不典型者需进行辅助检查。主要的辅助检查有细胞学检查、病理组织学检查、聚合酶链反应

(PCR)、核酸DNA探针杂交等。需与扁平湿疣相鉴别。组织学检查镜下可见尖锐湿疣呈树枝样生长,被覆厚层鳞状上皮,其浅层有角化,上皮层下的结缔组织间有明显界限,结缔组织中常有炎性浸润,尤以浅层为著。在血管较丰富的结缔组织中,常出现鳞状上皮化生。

【治疗】　尚无根治HPV的方法。治疗原则为去除外生疣体,改善症状,并针对诱因进行治疗。注意外生殖器卫生,防止外阴皮肤过度潮湿,治疗白带增多。病灶较小者,局部可涂0.25%氟尿嘧啶冷霜;病灶较大者,需物理或手术治疗,包括激光、冷冻、电刀等,但要超过病变范围才能取得满意疗效,因病变表浅,一般较易进行。术时如有少量出血,压迫止血即可。此外,还可辅助应用干扰素抗病毒及调节免疫治疗。

【预防】　随着青少年性行为年龄的不断提前,近年来欧洲及北美等国家已经在儿童及青少年中推行接种HPV疫苗以预防HPV感染,但是其效果和安全性有待进一步评估。

除上述外阴良性肿瘤外,儿童及青春期尚有纤维瘤、纤维腺瘤、先天性淋巴管瘤等的报道,治疗主要以病灶切除为主,部分患者术后可复发,也有部分学者主张激光疗法、电凝疗法、放射治疗或硬化治疗。

三、恶 性 肿 瘤

外阴恶性肿瘤在青少年及小儿虽属罕见,但因其组织学特征与成人不同,治疗上困难较大。

(一) 腺癌(adenocarcinoma)

发生于青少年及小儿者极为罕见。小儿的外阴癌并非鳞状上皮型,而为腺癌,来源于中肾管及中肾旁管的胚胎组织。

【诊断】　外阴部如有原因不明而经治疗无效的疼痛,应考虑有恶性肿瘤的可能。腺癌往往发生在尿道旁腺或前庭大腺。外阴部如有经久不愈的溃疡或增生性结节,应做活体组织检查以确诊。

【治疗】　与成人相同,手术是首选的疗法。由于外阴癌的生长特点是局部侵犯较广泛,而且为多病灶,淋巴转移倾向性大,因此,外阴癌的常规性手术应包括外阴癌根治术及双侧区域性淋巴结清扫术。术后辅以放疗,可提高疗效。

(二) 肉瘤(sarcoma)

外阴肉瘤极为罕见,仅占外阴恶性肿瘤的1.1%。婴幼儿发生的外阴肉瘤主要是葡萄状肉瘤,极度恶性。葡萄状肉瘤有各种不同程度的分化及成熟度,分为胚胎性横纹肌肉瘤(embryonal rhabdomyosarcoma)、多型性横纹肌肉瘤(pleomorphic rhabdomyosarcoma)及小泡性横纹肌肉瘤(alveolar rhabdomyosarcoma)。后两型主要发生于青少年,前者多发生在2岁以前,部分出生前发生,5岁后罕见。外阴肉瘤容易出血、坏死。

【临床表现】　一般因出血、疼痛而就诊,排出髓样物质,晚期往往大、小便功能障碍。

【诊断】　外阴部有葡萄状肿瘤,晚期病例可扩散至直肠、膀胱、阴道,甚至盆腔充满大量瘤块。腹股沟淋巴结可触及,有时如鸽蛋大小。文献报道晚期病例超过5%,预后

极差,5 年生存率低于 13%。

【治疗】 手术应尽可能彻底,术前必须详细检查,判断肿瘤的扩散程度,包括膀胱镜检、肠系检查、静脉肾盂造影、淋巴造影等。手术范围根据病变扩散程度而定,行外阴根治术或盆腔清扫术。此瘤大部分对放射线不敏感,故一般术后不辅以放疗,可用长春新碱、阿霉素、达卡巴嗪化疗。

除上述葡萄状肉瘤外,在儿童期尚有外阴纤维肉瘤、肌肉瘤、圆形细胞肉瘤、梭形细胞肉瘤、多形细胞肉瘤以及淋巴肉瘤的个别报道。

(马 丁)

第四节 阴道肿瘤

一、囊 肿

阴道囊肿主要为加特纳囊肿,少数病例由于局部损伤后形成上皮包涵囊肿。

【临床表现】 青少年及小儿的阴道囊肿在下列情况时才出现症状:①囊肿较大,引起异物感或囊肿压迫邻近器官;②囊肿破裂,自阴道流出清亮或血性黏液。

【诊断】 阴道排出极少量液体或黏液分泌物。个别病例肛查时,触及阴道部有紧张弹性抵抗感。阴道窥镜检查常有珍珠串样连续排列或单个囊肿,豌豆至扁豆大小,甚至超过胡桃大,自然破裂时,有液体或黏液流出。

【治疗】 穿刺囊内液体,离心后行细胞学检查,小囊肿行摘除术,大囊肿行造口术。

二、良性肿瘤

(一) 纤维瘤、平滑肌瘤、血管瘤

在小儿均罕见,其中血管瘤可引起出血,有时大出血危及生命。

由于小儿阴道狭小,还在发育中,一般不行外科手术。如手术切除,必须注意避免瘢痕形成,以后根据需要再作阴道成形术。如发生危及生命的大出血,则整个病灶可作冷冻治疗。

(二) 阴道腺病

阴道壁表面或黏膜下结缔组织内出现副中肾管系统的腺体组织或腺囊肿,又称为阴道腺瘤病。近年来对阴道腺病有进一步的认识,多数学者认为是一种良性疾病。Poskkanzer 曾对宫内时母亲接触过己烯雌酚的青少年进行阴道涂片检查,发现阴道、宫颈腺病的发生率为 35% ~ 90%,其中妊娠 8 周前母亲接触过己烯雌酚者,阴道、宫颈腺病的发生率为 70%;妊娠 18 周后接触己烯雌酚者,其后代幼女阴道、宫颈腺病的发生率为 0%。说明此病的发生与母亲在妊娠期接触己烯雌酚的时间有关,妊娠期接触越早,发生率越高。另外,Kufman 等人对母亲曾有宫内接触己烯雌酚史的 28 位女性(即第三代)进行详细的盆腔检查,包括阴道镜检查、阴道、宫颈碘染色及巴氏涂片等,发现这些女性的下生殖道没有类似于己烯雌酚暴露后的改变,说明第三代不会后续己烯雌酚暴露后效应。

但是近年来国内外有报道多例自发性或获得性阴道腺病,发病率约在 1% ~ 10%,由于患者无母体接受己烯雌酚病史,其发病机制与有己烯雌酚暴露史患者不同:①可能与先天异常引有关,有报道阴道腺病合并处女膜闭锁、阴道下段发育不良等多种下生殖道发育异常;②性激素可能在阴道腺病的发生、发展中具有促进和刺激作用;③可能与正常的阴道上皮被化疗药物、激光、产伤等破坏后导致阴道表面的复层鳞状上皮为柱状上皮替代,并形成腺体有关。有研究报道局部应用化疗药物 5-Fu 或激光治疗后继发阴道腺病,应用磺胺类药物引起 Stevens-Johnson 综合征后发生阴道腺病。

【病理变化】 典型的阴道腺病发生于阴道壁表面,由迷走的腺上皮构成,通常由宫颈直接延伸而来。腺上皮位于固有层或被覆于阴道表面,常伴有慢性炎症和不同程度的鳞状上皮化生,可被误认为阴道上皮内瘤变(VAIN)甚或误诊为鳞癌。Hart 对 268 例在胚胎时期其母亲接触过雌激素的少女进行阴道涂片检查,发现柱状上细胞与鳞状上皮化生同时存在者占 37%。多数涂片中,可见腺上皮在不同程度上转化为未成熟的鳞状上皮。

【临床表现】 主要表现为出现一种特殊黏稠的黏液性白带,有时混有血液。阴道有灼热感,但也可无任何症状。

【诊断】 阴道内有天鹅绒样的红色区域,触之易出血。阴道涂片检查柱状上皮细胞与鳞状上皮化生同时存在。通过活体组织可确诊。

【治疗】 无自觉症状的隐性阴道腺病不需特殊治疗。有症状阴道腺病的治疗目标是破坏表面的柱状上皮,促进鳞状上皮化生。可用电凝疗法,治疗前需要作组织学检查排除恶变。硝酸银烧灼无效。个别病例可先行手术切除,以后再作阴道成形术。

三、恶性肿瘤

(一) 腺癌 (adenocarcinoma)

阴道恶性肿瘤与外阴癌一样也为腺癌,来源于尿生殖窦,包括加特纳管及中肾旁管。近年来文献报道,21 岁以下妇儿阴道腺癌的发生率为 0.14‰ ~ 1.4‰。

【临床表现及诊断】 见阴道腺病。

【治疗】 经阴道镜、膀胱镜、淋巴造影等检查,了解癌肿扩散情况,再行阴道切除术。手术范围根据术中快速切片决定,个别病例需行盆腔淋巴清扫术。有人认为晚期病例术后再辅以放疗,但疗效不确切。术后 5 年可考虑阴道成形术。

(二) 肉瘤

原发性阴道恶性肿瘤不常见,约占妇科恶性肿瘤的 1%,阴道肉瘤占阴道恶性肿瘤的 2%。文献报道胚胎性横纹肌肉瘤(葡萄状肉瘤)在阴道肉瘤中最常见,多发生于婴幼儿。胚胎性横纹肌肉瘤是中胚层混合瘤中的一个亚型,其来源各家意见不一。多数认为来源于中肾管中胚层组织,具有胚胎未成熟性,故名胚胎性横纹肌瘤。

【发病年龄】 阴道肉瘤多发生于 5 岁以下的婴幼儿,约占 90%,而 1 ~ 2 岁之间达高峰。几乎 2/3 在 2 岁以内发病,初生女婴也有报道。

【病变部位】　胚胎性横纹肌瘤多发生于阴道前壁,有时不能确定病变的准确部位。肿瘤初期呈小乳头状突起,直径2~3mm,或在阴道皱襞内呈小结节状增生,继续发展成有蒂或无蒂的葡萄状肿物,有时直径大至3cm。肿瘤开始从上皮下生长,起于一个中心或多个中心,继续增长扩大,使阴道黏膜膨胀,形成空腔。葡萄状组织突起后穿透阴道黏膜突向阴道,从而使阴道逐渐扩大,以至肿瘤充满整个阴道而突出于阴道口外。少数病例肿块突出后覆盖于外生殖器外。

【病理变化】

1. 肉眼观　胚胎性横纹肌肉瘤似息肉样、水肿状、半透明肿块,形成串珠,如葡萄样结构。肉瘤的类型颇多,而葡萄状肉瘤多发生于阴道,从黏膜下开始呈葡萄样生长(图6-21-1)。

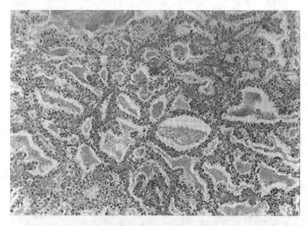

图6-21-1　阴道透明细胞癌示鞋钉细胞呈腺泡状排列,腔内可见伊红色分泌物 HE×100

2. 镜下观　阴道内葡萄状肉瘤与阴道外葡萄状肉瘤的肉眼观与镜下观均甚相似,大体标本均多发性息肉样结构。Hilgers报道27例阴道内、外葡萄状肉瘤,均显示胚胎性横纹细胞的特征。典型病例具有未成熟肿瘤细胞的特点:①有完整上皮覆盖;②上皮下有新生层;③未分化的圆形、梭形、多形细胞;④中央有混合性间质瘤(主要见于中胚层混合瘤)。未成熟的圆形、梭形或多形细胞由上皮下的细胞构成,胞浆内有嗜酸性颗粒,边缘不整齐,胞核浓染,核异质、核大小不一,但巨核、畸形核不多见。

【临床表现】　主要症状是阴道突出肿物及阴道出血。有时在婴儿洗澡或换尿布时偶尔发现,有时患儿咳嗽、哭闹时由于腹压增加而将肿物逐出于阴道外。在肿物出现时,一般无疼痛。如阴道前壁病灶继续向盆腔器官浸润,则累及尿道、膀胱,而出现尿频、尿潴留等症状。肿瘤发展到晚期时,也与其他恶性肿瘤一样,出现食欲不振、体重减轻、恶心、呕吐、脱水、低热等现象,最后常因恶病质、呼吸衰竭或尿毒症而死亡。如肿块向上扩展至盆腔,则在盆腔内可触及包块,有时腹部增大伴腹水。如肿瘤转移至淋巴结,常在两侧腹股沟触及增大的淋巴结,或出现肺部转移症状。

【分期】　根据美国横纹肌肉瘤研究组(IRS)分期法:

Ⅰ期:肿瘤局限,完全切除,区域淋巴结未累及。

Ⅱ期:肿瘤局限,肉眼观完全切除,有或无镜下残留。

Ⅲ期:未完全切除或仅行活检,原发灶或区域淋巴结有镜下残留。

Ⅳ期:诊断时已有远处转移。

【诊断及鉴别诊断】　根据临床表现及病理特征一般不难诊断,但在临床实践中不易早期确诊。当发现患儿阴道内有肿块时,往往肿块已相当大,甚至已有破坏性浸润或转移。有时病理组织学检查颇似良性,常易误解为良性肿瘤。学者们认为,在嗜酸性胞浆中存在着纵横冲交叉的条纹状肌纤维,是确诊横纹肌肉瘤的主要依据,但在实践中很难发现这种条纹状结构,主要因为肿瘤细胞少而结构稀疏。电子显微镜检查有助于证实条纹肌结构的出现,组织切片中未成熟细胞的存在对诊断更为重要。临床上需与阴道息肉样腺癌、良性中肾管乳头状腺瘤、中肾管腺癌以及阴道血肿等相鉴别。

【转移】　阴道胚胎性横纹肌肉瘤以局部转移为主,同时也可经血行转移至肺,个别转移至脊椎及颅顶骨。肿瘤的发生起始于阴道前壁,逐渐向邻近器官或周围组织浸润,尤其以尿道、膀胱后壁、膀胱阴道隔等处较多见。膀胱阴道隔组织疏松,对肿瘤穿透无抵抗力。文献报道15例尸检结果,半数患者肿瘤仅限于盆腔生长,Mayo医院报道7例广泛转移死亡的患者,尸检证实均有急性或慢性肾盂积水,其中远处转移至腹股沟淋巴结3例,肺转移3例,骨转移3例。肿瘤由阴道壁向后方转移者不多见,因直肠阴道隔较坚实,对晚期肿瘤的浸润有保护性屏蔽作用,即使直肠转移者也不是由阴道壁直接侵犯所致,而是先侵及直肠阴道侧窝,再达直肠。直肠转移偶见。

【治疗】　近30年来,阴道胚胎性横纹肌肉瘤的治疗有了很大改革,从而使疗效大大提高。在20世纪70年代初,多数学者认为高度恶性葡萄状肉瘤最好的治疗方法是迅速、及时地根治性切除。术前必须经组织学确诊,术后3~4周辅助放疗或化疗。

1. 手术治疗　应强调初次手术的准确性及彻底性,尽可能避免或减少复发。手术范围根据病情决定如下:

(1) 子宫阴道联合切除:适用于病变局限于阴道、宫颈者。

(2) 子宫阴道联合切除及膀胱切除:适用于病变已侵及膀胱后壁或膀胱。

(3) 子宫、阴道、膀胱切除及盆腔淋巴清扫:适用于病变已侵及一侧或两侧腹股沟淋巴结者。

(4) 全盆腔内脏切除:适用于病变已转移至整个盆腔者。在盆腔内脏切除术的同时,行双侧输尿管乙状结肠吻合术(ureterosigmoidostomy)或回肠造口术(ileostomy)。

除全盆腔内脏切除外,一般根治性手术均保留一侧或两侧卵巢,复发病例再次手术时则不宜保留卵巢。

这种广泛性手术虽取得了一定疗效,但手术并发症及手术死亡率均高。此后,美国横纹肌肉瘤研究协作组(Intergroup Rhabdomyosarcoma Study Group,IRSG)对该病作了一系列研究:对于化疗有完全反应者,不行局部的手术和放疗。因此,阴道横纹肌肉瘤的阴道/子宫手术切除率亦由IRS Ⅰ的100%明显下降到IRS Ⅳ的13%,但疾病缓解生存率却明显提高。

Ⅰ期研究(1972~1978年):自1975年后不再立即行子宫及阴道切除术,而是先作化疗或化疗加放疗后再行子宫及阴道切除。

Ⅱ期研究(1978~1984年):发现阿霉素化疗的疗效显著。

Ⅲ期研究(1984~1988年):认为阿霉素和顺铂联合化疗不但可使患者的生存率提高,且可减少手术并保留生育功能,其生存率可达83.3%(20/24)。因此,建议对儿童的阴道横纹肌肉瘤可先行化疗,再根据情况行保守性手术,必要时再考虑放疗。

Ⅳ期研究(1991~1997年):得出的结论是,化疗方案VAC(长春新碱、放线菌素-D、环磷酰胺)、VAE(长春新碱、放线菌素-D、异环磷酰胺)、VAE(长春新碱、异环磷酰胺、依托泊苷)对局部或区域性横纹肌肉瘤有同等效果,尤其对胚胎性肉瘤更为有效。

2. 化疗治疗 以VAC化疗方案为例:对于复发性或难治性儿童横纹肌肉瘤,还可用环磷酰胺250mg/(m² · d)和拓扑替康0.75mg/(m² · d)各静脉滴注30分钟,5天为一疗程。

3. 放射治疗 放疗的指征:子宫阴道联合切除术后,加强根治性治疗;首次切除的标本边缘组织可见肿瘤细胞;病变已至晚期,不能耐受手术或复发病例无法根治性切除者。以上病例均可行姑息性放射治疗,放疗剂量依年龄、病变部位及范围而定。

【复发】 子宫阴道联合切除术后,复发病灶常出现于阴道及尿道、膀胱、盆腔结缔组织等处,也有在阴蒂复发者。盆腔内脏切除术后,在盆腔结缔组织、腹股沟淋巴结、卵巢及肺等处均可能复发。复发肿瘤的手术方法尚无一致意见。多以首次手术遗留的组织多少及复发部位而定。为防止或减少复发,必须注意下列各项:

1. 早期诊断。

2. 一旦确诊,根据浸润范围强调首次手术的彻底性。

3. 切除标本的边缘组织如发现肿瘤细胞,必须辅以放疗。

【预后】 阴道葡萄状肉瘤过去的预后极差,自Scheckman等推荐盆腔根治性手术后预后明显改善,有些患者根治术后辅以放疗或化疗可长期存活,五年生存率约在10%~30%之间。Davos报道五年生存率为23%。Hilgers报道通过盆腔内脏切除、局部淋巴结清扫、部分或全部阴道切除后,五年生存率可达50%。目前随着新的化疗药物的出现,生存率已升至83.3%~90.7%。胚胎性横纹肌肉瘤的恶性度很高,如不及早诊治,一般3~6个月即死亡,早期诊断是改善预后的重要因素。

(三) 透明细胞癌

近20年来,青少年患透明细胞癌日益增多,14~24岁之间是青少年透明细胞癌的高危时期。

【病因】 青少年阴道或宫颈透明细胞癌的发生,与其母在妊娠期有无接受过雌激素治疗有关,尤其在孕18周前。20世纪40年代,己烯雌酚被广泛用于预防妊娠期不良反应,1971年美国FDA报道了其有导致女性后

代阴道透明细胞癌的副作用。事隔50年,它的这种副作用仍引起广泛重视。Robboy认为患者母亲在妊娠期前3个月内接受雌激素治疗,虽仅持续1~2个月,但其后代就有发生癌的可能,因致癌因子的潜伏期可长达10~20年,至青春期受卵巢分泌的内源性激素刺激诱发所致。Paskanz研究110例用过雌激素的青少年进行阴道活体组织检查,证实35%发生阴道腺病,而未用雌激素组仅1%。

【发病部位】 多见于阴道上部,其次发生于宫颈。按FIGO分类,阴道与宫颈之比为10∶7。肿瘤通常局限于阴道上1/3,前壁较后壁多见,偶尔也出现于侧壁或阴道下1/3。

【病理变化】 肿瘤呈囊性结构或管状排列,有的则为实性或乳头状。镜下多见鞋钉样细胞,为典型的中肾管上皮细胞。球状核突于囊内或管腔内,其胞浆内含有丰富的糖原(图6-21-2)。透明细胞型腺癌与分泌型腺癌不同,在电镜下透明细胞癌的细胞中,线粒体不增大,无核仁,是糖原合成增加的表现。

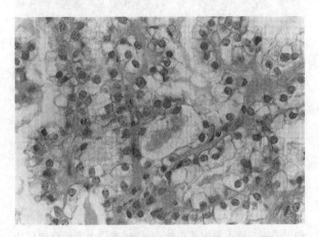

图6-21-2 阴道透明细胞癌示鞋钉细胞大而圆,胞质透明,核染色深,居中或偏向一侧,核膜清晰,呈腺泡状排列 HE×400

【临床表现】 阴道排液、血性白带、阴道不规则出血为其主要症状。有些患者无明显症状,妇科检查时才发现。青少年阴道异常出血易误诊为月经失调。因此,在透明细胞癌的高危年龄如有阴道异常排液或出血,应提高警惕。病变直径小至3mm时,临床上摸不到。有些病变直径可大至10cm,呈结节状或息肉样,触之有颗粒样感,质硬而突起。有的肿瘤扁平,稍突出于阴道壁,有的穿透较深。

【诊断及鉴别诊断】 在胚胎时期母亲用过雌激素后,出生的青少年无论有无症状,均为阴道或宫颈透明细胞癌的高危对象,应每6个月进行阴道细胞学涂片检查及妇科检查。必要时在碘试验下多点活体组织检查;或在阴道窥镜直视下,于可疑处取活体组织病检,才能最后确诊。

1. 阴道涂片或宫颈刮片 Anderson等认为Papanicolaou阴道涂片诊断透明细胞癌的准确性达73%。假阴性

可能因为标本收集不当或涂片、染色等技术问题；肿瘤位于上皮下层；大量炎性细胞干扰及多形白细胞覆盖；浸润病灶微小，脱落细胞少。癌细胞通常成丛或成堆，也有单个细胞。肿瘤细胞虽大小不一，但较正常宫颈内膜细胞大、胞浆多，偶尔出现核小、胞浆少、拥挤或成堆的细胞团。细胞核圆形、卵圆形或不规则，形态大小不一，边缘有时较厚。有时涂片中出现裸核或多核，核大少见。阴道涂片不仅在筛查诊断方面有一定价值，并且有助于监测治疗及随访复查。治疗后如涂片持续阳性，则表示肿瘤未消退；如细胞已呈退行性变，但多次涂片有发现典型的瘤细胞，表示肿瘤复发，需进一步治疗。

2. 体检　青少年异常阴道出血时，如未经妇科检查，不能轻易确诊为功能性疾病。必须详细询问病史及在胚胎时期母亲用药史，警惕有阴道器质性病变的可能。阴道检查时，注意阴道上部及宫颈有无结节性、囊性或实性突起。必要时在肉眼可疑处或在阴道镜下多点活体组织检查，以提高阳性率。

在鉴别诊断方面需与阴道腺病、子宫内膜样腺癌及阴道腺癌相鉴别。

【转移】　常由局部扩散至周围淋巴结。Aaserson 等认为，在宫内母亲接触雌激素的阴道透明细胞癌患者，其淋巴转移较同期未接触雌激素的阴道鳞状上皮癌患者更多见。Herbst 等报道淋巴结转移与肿瘤的大小及浸润深度有关。最小的病变为 2.0×1.5cm 时已发生淋巴结转移，或病变侵及组织深度<3mm，盆腔淋巴结活体组织检查即为阳性，说明早期患者即有淋巴结转移的可能。

【治疗】　确诊后，治疗方法根据肿瘤大小、范围、深度及淋巴结有无转移而定。一般认为阴道或宫颈透明细胞癌的治疗与中胚层混合瘤或横纹肌肉瘤相似，以根治性手术为主，术后辅以放疗或化疗。

1. 手术治疗　根治手术包括子宫、阴道切除及盆腔淋巴结清扫，早期病例手术治疗的疗效较好。手术治疗可避免大剂量放疗破坏卵巢功能造成的人工绝经，同时可重建阴道，保持性功能。但如手术不彻底，则易发生转移。Herbs 认为如肿瘤较大，手术切除时只能紧靠肿瘤边缘，术后易复发，并指出即使 I 期患者，也有 16% 发生盆腔转移。

2. 放射治疗

（1）小的局限性肿瘤，建议行腔内或经阴道放疗，以便保留患者的卵巢和阴道功能；

（2）多数播散性病变则需外照射，有时需要内外照射结合；

（3）复发病例常发生肺转移，如为播散性转移，则无法手术，可行肺部大面积照射，有一定疗效。

3. 化学治疗　复发或晚期病例无法手术、也不能耐受放疗者，采用 ActFuCy 方案化疗，有一定疗效。具体用法见表6-21-1。

【预后】　Kottmeier 报道宫颈透明细胞癌的五年生存率为 55%，阴道透明细胞癌的五年生存率为 30% ~ 50%。Senekjian 报道透明细胞癌的五年生存率：I 期阴道及宫颈透明细胞癌为 90%，II 期阴道及 II a 期阴道透明细胞癌为

表6-21-1　ActFuCy 方案用法用量

药名	剂量及用法
放线菌素 D	0.01mg/（kg·d）×5d，静滴（最大量每次 0.5mg/d）
氟尿嘧啶	8mg/（kg·d）×5d，静滴 ┐第四周重复
环磷酰胺	7mg/（kg·d）×5d，静注 ┘

82%，II b 期宫颈透明细胞癌为 60%，III 期宫颈透明细胞癌为 37%，总的 5 年生存率为 80%。影响预后的因素如下：

1. 肿瘤大小、范围及深度　直径>3cm 或浸润深度>3cm 者，易于转移及复发。

2. 淋巴结及远处转移　远处转移者预后差，Herbst 等报道肺转移的 5 年生存率仅 11%。

3. 复发　文献报道 346 例患者的复发部位：盆腔 60%，阴道 44%，宫颈 8%，膀胱 8%，直肠 3%，肺 36% 及锁骨下淋巴结 20%。复发病例的预后差，但如复发限于阴道局部，则疗效好。Herbst 等报道局部复发治疗后，5 年生存率可达 40%。

4. 治疗的彻底性　早期病例如仅切除局部病灶，复发率仍高。因此，无论病期，均需行根治术。

青少年阴道恶性肿瘤中，除透明细胞癌外，文献报道在婴幼儿还可见到阴道胚胎性癌。通发生于 2 岁以下女孩。似息肉样生长，有时与葡萄状肉瘤很相似。

（四）内胚窦瘤

阴道内胚窦瘤又称为卵黄囊瘤，是小儿恶性生殖细胞肿瘤中最少见的一种，好发于 2 岁以下的婴幼儿。主要的临床表现是阴道不规则出血或阴道突出肿物。阴道内胚窦瘤的诊断主要依靠病理检查，易于透明细胞腺癌、中肾管样癌、午非管癌、未分化肉瘤和葡萄状肉瘤等相混淆。其组织学上的区别主要为：①典型的 Schiler-Duval 小体，即恶性内胚层细胞围绕血管呈放射状排列；②网状结构；③透明球；④抗淀粉酶 PAS 阳性；⑤此瘤能分泌 AFP。而 Schiler-Duval 小体和血 AFP 明显上升，对明确诊断有决定性的意义。此瘤恶性程度高，预后较差，但对 PEB、PVB 化疗方案敏感，化疗应作为阴道内胚窦瘤的主要治疗手段。2011 年北京协和医院妇产科通过对 6 例阴道内胚窦瘤患者的临床资料进行回顾性分析发现：平均 2.5 个周期 BEP 方案化疗后，患者血 AFP 基本下降至正常水平；平均 6 个周期 BEP 方案化疗后，患者完全缓解；在平均随访 75.5 个月的时间内没有患者复发。

（张媛　王泽华）

第五节　子宫颈肿瘤

子宫颈肿瘤在青少年及小儿少见，一般良性多于恶性。

一、良性肿瘤

（一）宫颈息肉

女孩从新生儿至 16 岁时，宫颈黏膜外翻并非罕见。一般出生后 6 ~9 个月内，宫颈外翻自然消退，但少数病例仍

持续存在,在外翻基础上发展成宫颈息肉。

【临床表现】 有黏液性或血性黏液性白带。由于阴道分泌物增多,可在阴唇、阴道部位发生重复感染。

【诊断】 在阴道口可见黏液性或血性黏液性白带,部分为浆液性。重复感染时白带有臭味。阴唇发红,皮肤浸渍。宫颈口有一息肉样物,大小不等,易接触性出血。重复感染时,伴有阴道炎征象。在鉴别诊断方面需要与宫颈良性乳头状瘤、葡萄状肉瘤等鉴别。

【治疗】 通过阴道镜摘除息肉并行组织学检查,排除葡萄状肉瘤及其他恶性肿瘤,以免延误治疗。

（二）宫颈潴留性囊肿

在宫颈外翻的基础上也可以形成宫颈潴留性囊肿,伴有宫颈分泌物过多。

【临床表现】 由于宫颈上皮外翻,有黏液性分泌物自阴道排出。

【诊断】 宫颈典型外翻时,在外翻的某些部位可见移行带及宫颈腺体囊肿(那氏囊肿,Naboth cyst)。必须做活体组织学检查,以排除恶变。

【治疗】 一般不需要治疗,仅在潴留性囊肿较大时进行穿刺放液。

二、恶性肿瘤

青少年与小儿的子宫颈恶性肿瘤少见。在透明细胞癌中,发生于阴道者占2/3,而发生于宫颈者仅占1/3。近年子宫颈癌的发病出现年轻化趋势,青少年与小儿也可发生子宫颈癌,但均为腺癌。由Gartner管或副中肾管而来,相反子宫颈鳞状上皮癌较罕见。子宫颈非典型增生转变成原位癌,在20岁以前也有所见。本节主要讨论子宫颈癌。

【病因】 子宫颈癌的病因迄今尚无定论,多数作者以为子宫颈癌的发病与早婚、性生活过早过频、包皮垢、早育、多产、宫颈糜烂、宫颈裂伤、宫颈外翻、性激素失调及病毒感染有关。青少年女性发生子宫颈癌的可能因素如下:

1. 雌激素作用 在胚胎时期如母亲接触过雌激素,其后代的宫颈腺病发生率高。有作者认为宫颈腺病发展为腺癌极少,但宫颈腺病与鳞状上皮化生同时存在,如受某种促癌因子激惹,则鳞状上皮细胞结构异常,约 0~5% 可转变成原位癌。

2. 宫颈外翻 正常子宫颈在解剖学上分为阴道部及宫颈管两部分。前者由鳞状上皮覆盖,无腺体;后者由柱状上皮覆盖,有腺体。组织学上分为阴道部、移行带及宫颈管三部分。移行带介于阴道部与宫颈管之间,由宫颈内膜间质及腺体组成,上覆鳞状上皮细胞。新生儿在体内受母体雌激素的影响,颈管柱状上皮过度增生,并向宫颈外口生长。出生后母体激素影响消失,阴道酸度改变,阴道部鳞状上皮沿柱状上皮伸展覆盖,称鳞状上皮化生。这种生理性移行带如受致癌因子激化,最后可导致癌变。

3. 性行为 初次性交过早,早婚早育,多个性伴侣与宫颈癌密切相关。流行病学研究表明,性生活开始早者宫颈癌的发病率高。初次性交年龄在18岁之前,其宫颈癌的患病率比20岁以后者高13.3~25倍。因为青春期宫颈上皮发育尚未成熟,抵抗疾病的能力差,且青春期少女的免疫系统相对未经致敏,易受致癌因素的刺激而致病。随着年龄和性经历的发展,女性生殖道系统才被致敏并发育成熟,从而具有正常的抗病能力。早婚、婚前性行为、性生活频繁,助长了包皮垢的致癌作用。过早分娩使宫颈裂伤、外翻及糜烂的机会增多,因而癌的发病率增高。此外,宫颈癌患病的危险性直接与性伴侣数成正比。>10 个性伴侣者较<1 个性伴侣者的相对危险性高 3 倍以上,性伴侣者>6 个且初次性交在 15 岁以前者,患宫颈癌的危险性上升 10 倍以上。

4. 母亲因素 生育年龄的妇女,如果在日常生活中长期受到某些物理或化学因素刺激。生殖细胞发生畸变,她们的后代出生后常易患癌症。如果妇女在怀孕期间服用避孕药或使用雌激素,其所生的女孩日后发生宫颈腺癌的可能性增大,此外,母亲的年龄、产次、多胎妊娠、先兆子痫的发生也可能与后代宫颈癌的发生有关。

5. 病毒及其他病原体感染 人类乳头瘤病毒(HPV)、疱疹病毒(HSV)Ⅱ型、人类巨细胞病毒(CMV)以及 STD 感染等,均可导致宫颈癌的发病率升高。曾经感染过衣原体的妇女容易患子宫颈癌。女性 AIDS 相关癌症中,浸润性宫颈癌的标准化发病率增高,达9.1,AIDS 病后的相对危险为 6.5。人类乳头状瘤病毒时宫颈癌的主要危险因素,目前已被鉴定的 HPV 已达 100 余型,其中以 HPV16 型与宫颈癌的发病关系最为密切,其余相关类型有 10 余种。病毒感染为性传播疾病,如果夫妻双方或一方性性生活不洁或性伴侣太多,就有可能令女方感染这种病毒或病原体,母亲存在上述感染因素又不注意女儿的性卫生,也可以造成母女之间的交叉感染,日后可能发生宫颈癌。以上病原体感染可以降低性器官的免疫功能,从而使子宫颈细胞无法抵抗外来不良因素的侵袭,而易患癌症。

6. 其他 青少年女性免疫功能低下、吸烟以及配偶性行为和其他行为方面的特点(配偶性伴侣数、患有 HPV 感染、生殖器尖锐湿疣及丘疹、阴茎癌、前列腺癌或其以前的配偶曾患宫颈癌者)都可能与宫颈癌的发生有关,吸烟者比不吸烟者患宫颈癌的机会高 2 倍。

【临床分期】 青少年与小儿子宫颈癌的临床分期,对于治疗和预后同样有重要意义。目前一般应用 FIGO 的临床分期标准,与成人相同。

【临床表现】

1. 主要为阴道不规则流血,并有典型的洗肉水样白带。青春期或青春期前出现不规则出血,常被误认为月经失调。对未婚少女常缺乏警惕性,一般不习惯做阴道检查而漏诊。Dally 报道 2 例(10 岁及 15 岁)患者,均有不规则阴道出血,而被误诊为月经失调,直至从阴道排出碎块组织,经病理检查才证实为癌。

2. 压迫症状 癌侵及宫旁组织时开始仅有胀感,以后钝痛,累及腹膜则剧痛。如波及宫旁组织可压迫或侵犯神经干,由间断性腰痛发展为持续性疼痛,并向下肢放射。压迫或侵犯输尿管引起肾盂积水时,则出现腰部钝痛。压迫或侵犯膀胱时,常表现为尿频、血尿及尿痛,严重者出现尿闭或尿瘘,甚至引起尿毒症,疼痛常为宫颈癌晚期表现。

3. 转移症状 根据转移的部位不同,其症状各异,除淋巴系统外肺部转移较多见,表现为胸痛。咳嗽、咯血等。

胸部X检查可见转移癌阴影。有骨转移者可出现相应部位的持续性疼痛,X线摄片可见骨质破坏。

【病理】 绝大多数宫颈癌的发生和发展是一个缓慢的过程:正常上皮—单纯性增生—不典型增生—原位癌—浸润癌。少数不经过原位癌阶段而直接发生浸润癌。大体标本和镜下结构与成人类似。

局部大体观 早期常呈糜烂状或颗粒状突起,可见浅表溃疡,质较硬,触之易出血。肿瘤进一步发展,按其生长的方向和外形可分为四型:

(1) 糜烂型:大体呈糜烂或浅溃疡状,肉眼可能看不到肿瘤,与一般宫颈糜烂无法区别。也可呈颗粒样粗糙不平,质地较硬,触之易出血,多见于早期浸润癌。

(2) 结节型:肿瘤向表面生长,呈明显突起,高低不平,质脆易出血。可以向宫颈表面形成团块状结节。常常伴有深浅不等的溃疡形成,质地较硬或坚硬,触诊时出血明显。

(3) 菜花型:呈菜花状、蕈状或乳头状增生,一般分类中称为外生型。瘤体较大,血管丰富,质地较脆,出血明显,常伴有感染和存在坏死灶。

(4) 溃疡型:属内生型肿瘤。病变侵入宫颈管内呈侵蚀状生长,形成溃疡甚至空洞,如火山喷口状,容易发生继发感染和大量出血。有时整个宫颈及阴道穹窿部组织溃疡而完全消失,边缘不规则,组织坏死,质地变硬,分泌物恶臭。

上述四种分类与预后无关。

青少年子宫颈癌以宫颈腺癌多见。腺癌的预后比鳞癌差,淋巴转移率比鳞癌高,对放疗不甚敏感。可以分为高、中、低分化三级。子宫颈腺癌中以子宫颈管内膜腺癌最为常见。病变开始发生在子宫颈管内,来自宫颈管腺上皮,组织形态多样,常见为腺型,其次为黏液型。镜下多数可见到腺体结构。高度分化的腺癌有时与腺瘤样增生很难区别,易被漏诊;而分化不良的腺癌有时极似分化很差的鳞癌,必须注意鉴别。

此外,有时可见部分腺体或腺上皮呈鳞状化生,如腺癌中含有鳞状上皮化生而无间变,称为腺棘皮癌。如鳞状上皮有重度间变,则称为腺鳞癌或混合癌。有人根据腺癌的组织发生和预后分为五型:分化型、未分化型、腺鳞癌、腺棘皮癌及恶性腺瘤。

子宫颈原位癌很少见,可单独存在,亦可与浸润性腺癌与鳞癌并存。病变的组织学特点是子宫颈管黏膜及腺体的腺上皮被具有恶性形态的腺上皮细胞所取代,但病变仍局限于上皮层内,未穿透基底膜。但胞核间变明显,极性消失,具有恶性特征。

另外,在进行病理组织检查时,有时还可见到少数特殊组织起源的、基本上呈腺癌样结构的透明细胞癌、中肾癌及恶性卵黄囊瘤(内胚窦瘤)三种特殊组织类型的癌。它们虽然起源于完全不同的组织成分,但在组织形态上有时却十分相似而难以区别,在诊断上有时互相混淆。

【诊断】 青少年子宫颈癌的诊断,取决于详细的病史及警惕有子宫颈癌的可能。

1. 临床表现 青春期或青春期前出现不规则出血,常被误认为月经失调。如伴有白带异常,要警惕子宫颈癌的可能。

2. 一般检查 淋巴系统是子宫颈癌转移的主要途径,左侧锁骨上淋巴结是远处转移的常见部位,应注意检查。

3. 妇科检查 注意阴唇、尿道口及阴道口有无肿物。检查阴道浸润范围、穹窿深浅、分泌物性质及颜色、宫颈有无新生物生长及其他病变、子宫位置、大小、硬度及活动度。注意两侧附件及宫旁组织有无肿块、增厚、结节及压痛等。三合诊了解盆腔后半部及盆侧壁情况,如阴道旁、宫颈旁及宫体旁组织有无浸润及与盆壁的关系等。

4. 宫颈刮片细胞学检查 对早期发现宫颈癌有重要意义。用细胞刷在宫颈口鳞柱交界区取材,细胞学诊断结果表示方法过去采用巴氏5级分类法,现FIGO建议推广应用Bethesda(TBS)分类法。

5. 碘试验 当宫颈细胞涂片异常或临床为可疑癌而无阴道镜时,借助碘试验可发现异常部位。目前,常用的碘溶液是Lugol溶液或2%碘液。细胞不着色者为碘试验阳性,在此区取材活检可提高诊断率。

6. 阴道镜检查 阴道镜及阴道显微镜检查,对子宫颈癌的早期发现、确定病变部位、提高活检阳性率有重要作用。阴道镜可将病变放大6~40倍,在强光源下用双目镜直接观察子宫颈癌及癌前病变。阴道镜检查时主要观察血管形态、毛细血管间距、上皮表面、病变界限等,在异常部位进行定位活检即可明显提高诊断的准确性。

7. 宫颈和宫颈管活组织检查 这是确诊宫颈癌及癌前病变最可靠和不可缺少的方法,一般选择宫颈外口鳞柱上皮交界出的3、6、9、12点处取4点活检,或在碘试验、阴道镜检查下观察到的可疑部位取活组织进行病理检查。所取组织要包括上皮组织和间质组织。若宫颈刮片为3级或3级以上涂片、宫颈活检阴性时,应用小刮匙搔刮宫颈管,刮出物送病理检查。

8. 宫颈锥切术 当宫颈刮片多次检查为阳性,而宫颈活检为阴性或活检为原位癌,但临床不能排除浸润癌时,可行宫颈锥切术,以明确诊断。

9. 其他检查 根据患者的具体情况确定宫颈癌患者的临床分期时,有时还须进行如下辅助检查,即胸部X线检查、超声检查、静脉肾盂造影、肾图、膀胱镜、直肠镜及CT、MRI等,有助于诊断。

【鉴别诊断】 需与以下疾病鉴别:

1. 宫颈息肉 为有蒂、扁圆形的赘生物,表面光滑,色红润,质软。息肉常来自宫颈口内,突出于宫颈口外,应切除行病理检查。

2. 宫颈结核 宫颈外观可正常,也可呈肥大、糜烂、溃疡、乳头状或息肉样表观。宫颈结核好发于青年,多有月经异常,不孕及结核病史,活检可鉴别。

3. 宫颈乳头状瘤 一般为局限性,呈乳头状生长,无浸润表现,常需活检确诊。

4. 宫颈透明细胞癌 生长形式似结节状或息肉样,质硬而突起。有些肿瘤扁平,稍突出于宫颈。有的穿透较深,没有的位于表面。

【治疗】 青少年患子宫颈癌者,腺癌远比鳞状上皮癌多,由于腺癌对放疗的敏感性差,故手术治疗为宫颈腺癌患者的首选疗法。手术包括子宫颈癌广泛切除术及盆腔淋巴结清扫术,适于ⅠA～ⅡA期患者。如已至晚期,应采用放射治疗。对年轻患者,既要彻底清除病灶,又要注意保留不必要切除的血管、神经等组织。宫颈腺癌有5%的卵巢转移率,而宫颈鳞癌一般不发生卵巢转移,可以行卵巢移位或移植手术。年轻子宫颈癌患者如合并妊娠,应按临床分期及妊娠月份采取有效的治疗措施。Ⅰ期及ⅡA期合并早期妊娠者,可行根治术;妊娠已达4个月以上者,可先剖宫取胎,同时再行根治术;各期子宫颈癌合并晚期妊娠或已临产者,均应先行剖宫产,以后再做根治手术或放射治疗;晚期子宫颈癌合并妊娠者,应尽早终止妊娠,并行放射治疗。

【预后】　青少年子宫颈癌的预后差,多与发现晚、腺癌比例高、对放射治疗不敏感有关。

【随访】　宫颈癌患者治疗后出院时,尤其是年轻患者,一定要向其说明随诊的重要性,并核对通信地址。

随访时间一般在出院后第1年内,前3个月每月行1次随诊,以后每隔2个月复查一次。出院后第2年每3个月复查1次,出院后第3～5年每半年复查1次,第6年开始每年复查1次,随访内容除临床检查外,应定期进行血常规检查、胸部X线、B型超声、阴道残端细胞学涂片检查等。

HPV预防性疫苗2006年经美国FDA批准上市,目前在中国内地关于HPV疫苗的使用仍在审批之中;HPV疫苗目前只在中国香港和台湾地区上市。由于HPV预防性疫苗需要应用于暴露于HPV病毒之前,因此对于预防青少年子宫颈癌具有重要意义,美国妇产科学会(ACOG)鼓励9～26岁女性全部注射疫苗。但是由于HPV疫苗上市时间不长、使用地区局限,关于疫苗的使用远期疗效及不良反应等尚缺乏大样本资料。

(张媛　王泽华)

第六节　子宫体肿瘤

青少年及小儿的子宫体肿瘤极为罕见,分为良性肿瘤及恶性肿瘤。

一、良性肿瘤

子宫内膜息肉少见,纤维瘤及平滑肌瘤在儿童尚未见报道。少数10岁以上的女孩可发生子宫内膜息肉,是由于雌激素长期对子宫内膜的刺激所致。

【临床表现】　经期延长,经量增多,多有不规则阴道出血,并常伴痛经,有时白带增多,呈白色或红白色。

【诊断】　一般妇科检查不能发现病变,临床上常与子宫内膜腺囊型过度增生相混淆,故需经诊断性刮宫确诊。

【治疗】　痛经者用解痉剂对症治疗。一般不用内分泌治疗,以免干扰月经周期。如月经过多、过密甚至引起贫血者,可于月经周期第16～25天口服炔诺酮,每天2次,每次2～5mg。如无效,则用雌激素及6-氨基己酸止血。如仍未止血,应考虑用小儿刮匙或吸引刮匙刮宫,刮出物必须进行病理检查。如有息肉存在,诊断性刮宫也可起到治疗作用。

二、恶性肿瘤

青少年及小儿的子宫体恶性肿瘤包括中胚层混合瘤(mesodermal mixed tumor)及中肾源性腺癌(mesonephrogenic adenocarcinoma)。中胚层混合瘤是一种副中肾管的恶性肿瘤,其母组织为内膜间质。除小细胞肉瘤组织外,还有黏液、软骨、骨及肌肉成分,与畸胎瘤无关,因子宫中胚层混合瘤仅由一个胚层形成。儿童的子宫内膜腺癌在国外文献中仅有个别报道,它来自个体发育不良的区域,即来自中肾管(Gartner管),并非来自内膜本身。

【病因】　青春期子宫内膜癌患者的发病原因不清,目前国内外学者多认为高危因素主要有无排卵、不孕不育和多囊卵巢综合征。由于不排卵或少排卵,导致黄体酮缺乏,使子宫内膜受雌激素持续性刺激,缺少周期性改变,而长期处于增生状态,易引起病变。而多囊卵巢综合征患者除能导致不排卵和不孕外,其体内的高水平雄激素可转化为雌酮,更易导致子宫内膜增生,进而发生不典型增生甚至子宫内膜癌。

【临床表现】　血性分泌物为早期症状,继之出现排便困难、恶心、呕吐及体重下降。部分病例由于肺转移而发生呼吸困难,病情已至晚期。

【诊断】　与成人相同。青少年子宫内膜癌与子宫内膜增殖症、不典型增生较难区分,诊断时应特别慎重。对于青少年及小儿长期出现不规则阴道出血,被诊断为月经失调、无排卵型功能失调性子宫出血者,尤其合并肥胖,伴有糖尿病、高血压以及肿瘤家族史的患者,应行阴道细胞学和宫腔细胞学涂片检查,结合阴道B超了解子宫大小、宫腔内有无赘生物、内膜厚度、肌层有无浸润、附件肿物大小及性质等;行血CA125检测;必要时行分段诊刮或宫腔镜检查,确诊或排除子宫内膜癌,并作为子宫内膜癌的临床分期依据。

凡有原发性不孕、继发性不孕并且卵巢异常增大等病史者,如出现月经异常应放宽诊刮指征,否则会影响早期诊断。对不排卵的年轻患者要调整月经、促进排卵,早期干预。对于月经紊乱的患者进行激素治疗时要系统、正规,雌孕激素合理应用,使子宫内膜定期剥脱,防止子宫内膜增生过长,发生癌变。对1次诊刮否定子宫内膜癌的患者如症状无改善,则需第2次甚至第3次诊刮。宫腔镜检查可直接观察子宫内膜变化,能对可疑病灶取材提高准确率。

未婚女性宫腔镜检查的可行性:未婚女性没有性生活,常规妇科检查和诊刮术往往会造成处女膜损伤,因此,常规的妇科检查和治疗被限制使用。据报道,无创宫腔镜检查技术有不损伤处女膜、不放窥器、不探宫腔及低压膨宫等优点,因此对未婚异常出血患者可常规进行宫腔镜检查及定位活检,其对指导临床治疗有重要作用。

【治疗】　子宫内膜癌多发生于宫底部和两侧宫角处,常转移至输卵管及卵巢,经淋巴至腹主动脉旁淋巴结。因此,子宫内膜癌的常规术式为子宫切除术和双侧附件切除术,并在手术时常规冲洗腹腔,腹腔液送检。子宫肉瘤偶见报道,起病隐匿,症状与体征不典型,治疗多主张行子宫全切术,保留附件,术后给予VAC(长春新碱、阿霉素、环磷酰胺)化疗为主的综合治疗。总体来说子宫肉瘤对化疗不敏感,预后较差。

对年轻子宫内膜癌患者是否切除双侧卵巢,现存在不同意见,文献报道,符合以下条件者可考虑保留卵巢:①年轻(年龄小于40岁)。②患者迫切要求生育。③组织学类型为子宫内膜腺癌;手术病理分期Ⅰa期G1。④腹腔细胞学检查阴性。⑤术前检查或术中探查未发现可疑腹膜后淋巴结。⑥雌、孕激素受体均阳性。⑦有较好的随访条件。术后给予大剂量孕激素治疗并密切随访,同时除外复发。对于复发病例,在检测ER、PR情况下,可再行放疗、化疗或孕激素治疗。术前放疗能缩小肿瘤体积,降低肿瘤活性,可控制宫旁、盆腔、淋巴管浸润的亚临床病灶,并减少手术所致种植的可能。

以保留子宫为目的的非手术治疗,即内分泌治疗正在探讨之中,其中孕激素治疗是目前应用最广的药物。可考虑先给予大剂量孕激素治疗,3个月诊刮1次,了解病情的变化。如果病情有逆转,可治疗6~12个月,停药后继续监测;如果病变进展或持续存在,则应考虑行全子宫切除术。

在诊断和处理年轻子宫内膜癌时一定要慎重,采用什么方法治疗要反复权衡以后再做决定,要多考虑些患者的生活质量和生育功能的问题,保留功能的治疗应放在优先考虑的地位。

三、子宫内膜不典型增生

对于青少年及小儿的子宫内膜不典型增生,在治疗中应重视患者年龄和内膜不典型增生的程度(轻、中、重度),采用保守性治疗保留子宫。可采用激素治疗,密切随访;轻度不典型增生可选用黄体酮(10~30mg/d)、甲羟孕酮(8mg/d),于经前7~8天周期性用药;中度以上不典型增生则应用大剂量孕激素持续治疗(甲地孕酮160mg/d),2~3个月,定期诊刮,检查内膜对治疗的反应,决定是否继续激素治疗或改用手术治疗。宫腔镜可起到诊断和治疗双重作用。

(高国兰)

第七节　输卵管肿瘤

输卵管肿瘤在青少年及小儿仅见个别病例报道。在子宫功能正常时,由于阴道发育不良或闭锁、处女膜闭锁或宫颈闭锁引起的输卵管积血有临床意义。在附件区域可能形成来自副中肾管及中肾管的囊肿,如卵巢冠囊状附件(hydatid of morgagni)及浆膜下米勒囊肿(subserous müller cyst)来自副中肾管;卵巢冠囊肿(cyst of parovarium)可来自副中肾管或中肾管;科贝尔特囊肿(Kobelt cyst)、卵巢旁体囊肿(cyst of paroophoron)、卵巢冠纵管囊肿(加特纳囊肿,Gartners cyst)及卵巢网囊肿(cyst of rete ovarii)均来自中肾管(图6-21-3)。

【临床表现】　输卵管癌的术前确诊很难,目前该疾病以腹痛、阵发性阴道排液和盆腔包块三联症为其特点,常将后两项称为二联症。无论具有三联症、二联症或盆腔肿块的患者均应考虑到输卵管癌的可能。阴道排液为输卵管癌

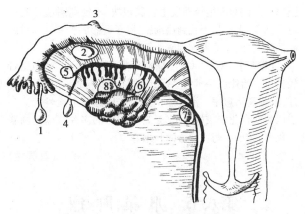

图6-21-3　附件区域形成的囊肿
1. 卵巢冠囊状附件;2. 卵巢冠囊肿;3. 浆膜下米勒囊肿;4. 科贝尔特囊肿;5. 卵巢冠囊肿;6. 卵巢旁体囊肿;7. 卵巢冠纵管囊肿(加特纳囊肿);8. 卵巢网囊肿

患者最具特征性的症状,排液多为黄水样、浆液性、黏液性及血性液,其原因可能是输卵管部分组织坏死产生积液,聚集于宫腔内,自宫颈管排入阴道。当肿瘤坏死浸润破坏血管时,表现为排血性液或阴道流血。

【常见误诊原因】　①原发性输卵管癌的发病率低,其中有典型的三联症患者较少,其症状与卵巢肿瘤蒂扭转、输卵管卵巢囊肿的临床表现相似,临床医师对输卵管癌的认识不够充分,首先考虑的是这些常见病、多发病,而忽略了输卵管癌的可能性。②输卵管癌发生以单侧居多,好发于壶腹部,输卵管增粗形如腊肠,伞端有时闭锁,外观似输卵管积水,故易被误诊为输卵管积水。③因输卵管与卵巢解剖上位置相邻,输卵管位于盆腔内不易被扪及,检查不够准确,症状不明显,因此临床上极易误诊为卵巢肿瘤。④无论是阴道彩色多普勒超声还是CT,由于都是通过影像学的间接征象进行判断,故当早期肿瘤局限于输卵管,病变部位清楚与周围分界清晰时,诊断的正确率高。而当肿瘤进入晚期,病变累及浆膜,侵犯卵巢、子宫及盆腔其他脏器时,病变部位与周围种植灶融合,伴盆腔内腹膜、大网膜转移时,与卵巢癌或其他的转移癌鉴别困难,诊断的敏感性将明显降低。

【诊断】　阴道彩色多普勒超声及CT有助于提高输卵管癌的诊断率。前者由于探头直接与盆腔脏器接触,能显示盆腔内细微结构,并且能显示包块内血供及测定血流动力学,有助于原发性输卵管癌的术前诊断。超声检查需关注RI值,若RI值<0.5要考虑恶性肿瘤可能。输卵管癌CT主要表现为附件区实质性或囊实性肿块,典型征象是肿块呈梭形、蛇形或腊肠形。如果不伴输卵管积水,一般表现为附件较小的实质性肿块;当伴输卵管积水时,则表现为较大的混合囊实性肿块,输卵管积水为本病最重要的间接征象。

血清CA125可随着疾病期别的进展而升高,但无特异性,不能作为输卵管癌的鉴别诊断指标。脱落细胞学检查和诊断性刮宫在输卵管癌的诊断中价值有限。有文献报道称行诊断性刮宫后刮出物查见腺癌细胞,而误诊为子宫内

膜癌。因此对围绝经期发生盆腔包块、不规则阴道流血而行诊刮者,无论是否找到癌细胞,除了要想到子宫和卵巢的恶性肿瘤外,还要考虑到输卵管癌的可能。

【治疗】 对于原发性输卵管癌,因发现晚,早期患者较少见。治疗以手术为主,无论切除彻底与否,均应补充化疗,以提高治愈率。治疗原则及方法同卵巢上皮性癌。一般认为联合化疗较好,特别是含有顺铂的多种抗癌药物联合化疗,比单一药物化疗的效果好。

(高国兰)

第八节 卵巢肿瘤

一、概　　述

青少年及小儿的卵巢肿瘤较成人少见,20岁以下卵巢肿瘤的发生率仅5%~10%,但于此年龄期间生殖器肿瘤中却以卵巢肿瘤最常见。青少年的卵巢肿瘤可发生于任何年龄,约5%发生于月经初潮前。恶性生殖细胞肿瘤多发生于1岁以内,以后少见,直至月经初潮前发生又增加。1岁以内发病与其母亲体内激素有关;月经初潮前发病增加系此时内分泌活动之故。青少年及小儿卵巢肿瘤中,恶性肿瘤的发生率较高,为15%~32%或半数,且年龄越小恶性率越高,<10岁者其恶性率可高达81.5%。

(一)发病情况
青少年及小儿卵巢肿瘤的发病情况见表6-21-2。

(二)青少年及小儿卵巢肿瘤的特点
【临床表现】

1. 小儿卵巢肿瘤的发生率虽较低,但发生后肿瘤生长快,恶性程度比成人高。早期常无症状且小儿表述不清而易被忽视,多数患者因巨大腹部肿块就诊,如治疗不及时或不彻底,则预后不良。

2. 胚胎时期卵巢位于腹腔,至青春期才降至盆腔。小儿骨盆狭小,不能容纳大的肿块,故幼女患卵巢肿瘤,常以腹部包块为主要症状。

3. 腹痛为常见的症状,多为脐周或下腹部持续性疼痛,系因肿瘤刺激腹膜、腹腔内出血,压迫周围组织或粘连所致。有时恶性肿瘤自行穿破也可引起腹痛。

4. 小儿骨盆较小,肿瘤迅速上升至腹腔。卵巢固有韧带较长,肿瘤活动性大;同时小儿好动,囊性包块易发生扭转,引起急性腹痛,肿瘤增大、压痛、腹膜刺激征、恶心呕吐等消化道症状,有时难以与阑尾炎、肠扭转、肠套叠等鉴别。小儿卵巢肿瘤蒂扭转的急腹症发生率比成人显著高。

5. 有内分泌功能的卵巢肿瘤,如性索间质肿瘤中的颗粒细胞瘤、卵泡膜细胞瘤、环管状性索间质瘤、原发性绒癌等,因具有分泌雌激素的功能,均能引起性早熟症状。包括初潮年龄提前、乳房过早发育、阴毛生长、阴唇肥厚、色泽加深等。部分无性细胞瘤及混合性生殖细胞肿瘤患者也可能出现性早熟的症状。偶见报道青春期卵巢睾丸母细胞瘤的患者由于分泌雄激素出现男性化表现,如多毛、阴蒂肥大等。

6. 可出现气短、发绀及腹水等临床表现。

表6-21-2　常见卵巢肿瘤的种类及恶性程度

肿瘤类型	恶性程度		
	良性	可疑	恶性
功能性肿瘤	卵泡囊肿▲		
	黄体囊肿▲		
生殖细胞肿瘤	囊性畸胎瘤▲		未成熟畸胎瘤△
			无性细胞瘤△
			内胚窦瘤△
			胚胎性癌△
			绒癌
上皮性肿瘤			
浆液性囊肿	浆液性单纯囊肿	浆液性增生性囊肿	浆液性囊腺癌
	浆液性乳头状囊肿		
粘液性囊肿	粘液性单纯囊肿	粘液性增生性囊肿	粘液性囊腺癌
	粘液性乳头状囊肿		
内膜样囊肿	内膜异位症		内膜样癌
性索间质肿瘤			
产生雌激素		颗粒细胞瘤◇	
		卵泡膜细胞瘤◇	
产生雌、雄激素		性腺母细胞瘤	
		两性母细胞瘤	
产生雄激素		睾丸母细胞瘤	

注:▲,最多见;△,多见;◇,较多见

【病理类型】 幼、少女及成人的卵巢肿瘤有显著区别。成人的卵巢肿瘤70%~80%为上皮性肿瘤,而20岁以下患者的上皮性肿瘤仅占17%,其交界性肿瘤也少见。有人报道上皮性肿瘤的发生率,<9岁者为5%,10~13岁者为16%,14~17岁者为38%。青少年及小儿最常见的卵巢肿瘤是生殖细胞肿瘤,占75%以上,包括畸胎瘤、无性细胞瘤、内胚窦瘤、胚胎癌、原发性绒癌等,恶性程度高,死亡率高。国内文献报道,10岁以前的卵巢肿瘤,基本是生殖细胞肿瘤。

(三)青少年及小儿卵巢肿瘤的诊断

1. 详细询问病史 对有腹痛、包块、腹胀、腹部增大等主要症状者,均应详细询问病史。此外,应注意小儿有否用过雌激素类药物,胎儿期母亲有无服用大量雌激素,对鉴别具有内分泌功能的肿瘤十分重要。如为非肿瘤所致的内分泌征象,停药后内分泌症状即自行消退;如为肿瘤所引起,则切除肿瘤后症状才能逐渐消失。

2. 妇科检查 双合诊或肛腹诊可触及卵巢大小和形态,良性肿瘤通常表面光滑,有一定活动性,囊性感;而恶性肿瘤表面不平,结节感,活动差,与肿瘤组织及器官关系密切。年龄越小,指肛诊的检查范围越大。

3. 腹部平片 皮样囊肿患者可见肿块轮廓,其内可有钙化点及牙齿。

4. 超声检查　提示腹部肿块的性质,对肿块的轮廓、形态结构、内部血流及其与周围器官的关系有很好的描述作用。如良性肿瘤以囊性成分居多,边缘清楚,囊壁光滑完整;恶性肿瘤以实质性或偏实性回声为多,囊壁不清或厚薄不均,常合并腹水。

5. 细针穿刺细胞学检查　细针穿刺吸液行细胞学检查,可早期发现卵巢恶性肿瘤,其诊断正确率高达85% ~ 90%。但穿刺囊性肿块时囊液外溢,可导致腹腔内粘连,给以后的手术带来困难;同时,穿刺后有引起囊肿破裂及癌细胞扩散的危险。此外,幼、少女的腹内肿块常将脏器压迫移位,腹腔压力较大,穿刺时易误伤脏器,必须特别慎重。

6. 腹腔镜　可鉴别性质不同的腹部及盆腔肿块,卵巢肿瘤需与 Wilms 肿瘤、巨脾、肠系膜囊肿、极度膨胀的膀胱以及新生儿期阴道积水相鉴别。腹腔镜对卵巢恶性肿瘤患者有早期诊断、重新分期、判断预后及指导治疗等意义。

7. 实验室检查　甲胎蛋白(AFP)及绒毛膜促性腺激素(hCG)是敏感可靠的肿瘤标记,青少年及小儿卵巢肿瘤患者均应常规测定。

(1) 血 AFP 测定:AFP 由胚胎的卵黄囊产生,内胚层组织也可合成少量的 AFP,因此内胚窦瘤、胚胎性癌及未成熟畸胎瘤患者 AFP 水平均可升高。

(2) 血、尿 hCG 测定:卵巢原发性绒癌患者检测血、尿 hCG 均升高。

(3) 血 CA125、CA199、CEA 等卵巢恶性肿瘤标记物检查,可以发现相关的肿瘤。

(4) 血清乳酸脱氢酶(LDH):近年来发现 LDH 对无性细胞瘤的辅助诊断及随访有一定价值。

(5) 血清抑制素:文献报道颗粒细胞瘤患者血清抑制素水平增高。

(6) E_2:对诊断性索间质肿瘤有帮助。

8. CT、MRI　对进一步明确肿块的性质、与周围组织的关系、有无转移及盆腔内淋巴结情况有很好的提示作用,尤其是对畸胎瘤多可做出明确诊断。

由此,对青少年以及幼、少女尤其是对发现腹部包块者,建议进行妇科检查。超声、CT、MRI 等影像学检查结合 CA125、AFP、hCG 等卵巢恶性肿瘤标记物检查,能提高早期诊断率。

(四) 青少年及小儿卵巢肿瘤的治疗

治疗方案的制定不但要考虑治疗的彻底性,同时也要尽量保留青少年及小儿的内分泌及生育功能。卵巢只要保留直径 1.5cm 以上的组织,术后绝大部分患者月经正常,妊娠率可达71.4%。因此,良性卵巢肿瘤必须保留健侧卵巢或两侧部分卵巢组织。恶性肿瘤则根据患者的一般状况、临床分期及组织类型,手术时尽量保留生育功能,术后辅以化疗。

1. 手术治疗　儿童及青少年卵巢肿瘤一旦明确,即应手术(滋养细胞肿瘤除外)。由于年龄及发育的特殊性,治疗会影响患者日后的身心健康,手术时必须考虑到治疗的彻底性及生育功能保留的问题。Song 等报道保留生育功能的手术对预后无显著不利影响。术中需作冷冻切片检查来确定手术范围。对于"看似正常"的对侧卵巢不应行常规剖视或活检,美国妇产科医学会在 1998 年就曾提出此建议。应根据术中仔细触摸来评估对侧卵巢,对可疑部位进行活检。对于冷冻切片不能肯定恶性的病例,应尽量采取姑息态度,不可贸然进行根治性手术以免日后造成对患者不可挽回的损伤。

(1) 如肿瘤为良性无论单双侧,应尽量行剥除术,保留其全部的正常卵巢组织;疑有蒂扭转者应及早手术治疗,扭转发生时间短和程度轻,卵巢未完全缺血坏死及继发感染者,可将卵巢复位后行卵巢肿瘤剥除术;对于肿瘤蒂扭转卵巢已坏死者,应行患侧附件切除术。完整的剥除肿瘤,术前术中均严禁细针穿刺抽囊内液。

(2) 对于交界性或临床期别早的恶性肿瘤患者,治疗也应尽可能保留其部分正常卵巢组织和生育功能,以保证患者日后的身心健康和生活质量。

(3) 上皮细胞来源的青春期卵巢恶性肿瘤手术方案应兼顾考虑延长生命及保留生育功能。目前,对卵巢上皮性癌患者实施保守性手术的指征尚无统一意见,国内推荐的指征为:①患者年轻,渴望生育;②Ⅰa 期;③细胞分化好(G1);④对侧卵巢外观正常或活检阴性;⑤腹水细胞学阴性;⑥高危区域探查或活检均阴性;⑦有随诊条件;⑧完成生育后根据情况再行子宫和对侧卵巢切除术。根据肿瘤的具体分期决定手术方案,原则上只有Ⅰa 期高分化病例在全面分期的基础上可行一侧附件切除,术后密切随访观察,待完成生育功能后补充行根治性手术。其余期别均行根治性手术,不保留生育功能。

(4) 卵巢恶性生殖细胞瘤对化疗十分敏感,足量和规范化疗使该病的预后大为改观,存活率由过去的10% ~ 20%提高到目前的80% ~ 90%,其治疗原则亦发生变化,无论该病的临床期别早晚,只要对侧卵巢和子宫未累及,应尽量保留患者的生育功能,术后辅以化疗。性索间质肿瘤如颗粒细胞瘤、无性细胞瘤等对放射线极度敏感,也可以切除患侧附件,保留对侧卵巢和子宫,以保留生育功能,术后加以化疗。复发患者再次手术和化疗,必要时可行放疗。晚期不能根治者则尽量切除肿块,以提高术后化疗或放疗的敏感性。

2. 化学治疗　小儿对化疗的耐受性比成人强,必须坚持正规化疗。化疗不但可以治疗局部肿瘤,还有防止远处转移,保留生育器官等作用,故目前多数学者主张对恶性卵巢肿瘤术后均应辅以化疗,即使恶性度较低者。

但应注意的是化疗对于青春期女性卵巢功能有损害。化疗药物可影响卵泡的生长发育和成熟过程,导致卵泡的破坏和卵巢的纤维化,使卵巢总卵泡数的储存下降,从而损伤卵巢的内分泌功能,影响患者的生育能力。近年来研究发现促性腺激素释放激素激动剂(GnRH-a)对化疗患者的卵巢功能有保护作用,其机制包括阻断化疗期间卵泡发育、减少子宫和卵巢的血流灌注、直接作用于卵母细胞、颗粒细胞以及可能作用于生殖干细胞的更新。目前已在临床治疗中逐步被应用于青春期化疗患者卵巢功能保护。

按组织学类型选择化疗方案。

（1）生殖细胞肿瘤：化疗敏感，过去采用 VAC 方案（表6-21-3），其播散型可用 BVP 方案（见表6-21-2），较

VAC 方案有效，但毒性较高。目前术后一线标准化疗方案首选 BEP，其完全缓解率可达96%或97%。

表6-21-3　VAC BVP BEP 联合化疗方案

方案	药　物	剂　量	用　法	疗　程
VAC	长春新碱（VCR）	$1.0 \sim 1.5mg/m^2$	静脉推注，第1天	6d 为1个疗程，3~4w 重复一次
	更生霉素（KSM）	$5 \sim 7\mu g/kg$	静脉滴注，第2~6天	
	环磷酰胺（CTX）	$5 \sim 7mg/kg \cdot d$	静脉滴注，第2~6天	
BVP	博来霉素*（BLM）	$18 \sim 20mg/m^2$	深部肌内注射，第2天	5d 为1个疗程，3周重复一次
	长春新碱（VCR）	$1.0 \sim 1.5mg/m^2$	静脉推注，第1~2天	
	顺铂（DDP）	$20mg/(m^2 \cdot d)$	静脉滴注，第1~5天	
BEP	博来霉素*（BLM）	$18 \sim 20mg/m^2$	深部肌内注射，第2天	5d 为1个疗程，3w 重复1次
	鬼臼乙叉甙（VP-16）	$100mg/(m^2 \cdot d)$	静脉滴注，第1~5天	
	顺铂（DDP）	$20mg/(m^2 \cdot d)$	静脉滴注，第1~5天	

注：*博来霉素可用平阳霉素或争光霉素代替

（2）性索间质肿瘤：采用 BEP 方案。

（3）上皮性恶性肿瘤：采用以铂类为主的联合化疗，CP（环磷酰胺、卡铂或顺铂）或 TP（紫杉醇类、卡铂或顺铂）方案。

3. 放射治疗　小儿的不成熟组织对放射性损伤较为敏感，对放疗的耐受性比成人差，故在必要时使用放疗，同时放疗时应注意保护重要脏器。现通常仅用于化疗复发的患者。

二、卵巢非赘生性囊肿

非赘生性囊肿是青少年卵巢增大最常见的原因。在青少年与小儿的卵巢病变中，非赘生性囊肿的发病率平均为35.9%。非赘生性囊肿常周期性发作，由于囊肿膨胀、出血或破裂，可引起腹痛。此外，还可出现月经紊乱、周期延迟或经期延长。

（一）卵泡囊肿

由于卵泡不成熟或成熟不排卵，致使卵泡内液体潴留而形成卵泡囊肿。一般为单房性，囊壁薄、透明，被一层颗粒细胞所覆盖，囊液清亮或微黄，含有一定量的雌激素。在正常情况下，婴幼儿的卵巢均有囊状卵泡。卵泡囊肿的发生，在新生儿期与青春期前达高峰。新生儿期卵泡囊肿的发生原因不明，有的认为与母体妊娠期高血压疾病、糖尿病有关；有的认为是受母体或胎盘激素的影响；也有的认为可能是对母体促性腺激素过度反应或反应异常所致。

【临床表现】　月经初潮前的卵泡囊肿可能并发性早熟，如乳房肥大、阴道周期性出血、小阴唇着色、阴毛生长及子宫增大。月经初潮后的卵泡囊肿直径约2.5~10cm 大小，通常不超过5cm，可引起停经或经期延长。个别病例由于囊肿破裂、扭转、出血及感染伴有腹膜刺激症状，甚至出现休克。

【诊断】　妇科检查时，在附件处可触及界限清楚、活动的包块，一般直径不超过5cm。需要与肾脏、胃肠道或胚胎性囊肿相鉴别。

【治疗】　新生儿的卵泡囊肿直径<1cm、无症状者，在母体妊娠激素撤退后可自然消失，多数卵泡囊肿不需治疗。由于液体被吸收或囊壁破裂，往往能自行消退。超声随访很重要，如囊肿持续增大，需行腹腔镜甚至剖腹探查术。如囊肿扭转伴有坏死，需行患侧卵巢或附件切除术，否则可行单纯囊肿剥除术。如为双侧性，则行囊肿剥出术，以维持月经生理及生育功能。

（二）黄体囊肿

较卵泡囊肿少见，往往为黄体持续存在所引起。主要是因为卵巢本身供给黄体的血管及淋巴系统发生紊乱，或黄体出血过多而形成黄体血肿。血液被吸收后变为清亮液体，形成囊肿。囊肿直径为5cm 左右，囊腔内有黄色积液。

【病理】　黄体囊肿多为单侧性，壁薄、半透明，表面光滑呈琥珀色。腔内有黄色液体，囊内有一层黄色膜样物质。囊壁由黄素化的卵泡膜细胞及颗粒细胞构成，并有不同程度的玻璃样变性，腔内最内层往往有一薄层机化的纤维组织。

【临床表现】　黄体囊肿一般无激素活性，但偶尔也可引起不规则阴道出血。如囊肿破裂液体流入盆、腹腔，则引起急腹症。囊肿破裂时可伴有内出血，此时症状与异位妊娠相似。

【诊断】　注意与异位妊娠相鉴别。异位妊娠时有停经史及早孕反应，妊娠试验有时阳性；黄体破裂无停经史，多在月经中期发病。

【治疗】　囊肿扭转或破裂引起急腹症者，需急诊手术，如无坏死应尽量行囊肿剥除术，无并发症者一般不需处理。

三、卵巢赘生性肿瘤

（一）良性肿瘤

1. 浆液性囊腺瘤（serous cystadenoma）　青少年与小儿的卵巢上皮性肿瘤约占卵巢肿瘤的1/4，幼女发病罕见。上皮性肿瘤多为单侧性，双侧性在小儿仅为0%~10%。

多为良性,恶性倾向较成人低。在此年龄期间以浆液性及黏液性肿瘤为主,其他类型较少。

（1）病理变化:浆液性及黏液性囊腺瘤的组织发生系来自体腔上皮,两者之比为2∶1。浆液性囊腺瘤一般不如黏液性囊腺瘤大,平均直径约10cm,表面光滑,腔内乳头状物很少向囊外生长。囊腔为单房或多房,囊液清亮或淡黄色,如有陈旧性或新鲜出血才为血性。多房性囊腺瘤的上皮类似输卵管黏膜,单房性囊腺瘤多为单层柱状或立方上皮,结节状突出物的间质常很疏松,并有水肿。电子显微镜观察显示这些细胞为类固醇分泌细胞。纤维结缔组织构成肿瘤囊壁的间质及房隔。

（2）临床表现:腹部隆起或包块,有反复发作的下腹疼痛及膀胱、直肠压迫感。疾病初期一般肿瘤活动,约20%并发蒂扭转,引起腹膜刺激症状,下腹及中腹胀痛、恶心及呕吐,严重者可出现休克。蒂扭转后,久之可引起囊壁坏死及破裂,如不及时处理易继发感染,并发腹膜炎,最后与周围组织器官粘连,出现大、小便障碍。当卵巢间质黄素化时,因可产生雌激素而诱发阴道出血。

（3）诊断:较小的囊肿不易察觉,多在疑为阑尾炎行外科手术时才发现;较大的囊肿于双合诊或肛腹诊时,常触及圆形、活动、紧张有弹性感的肿瘤,大者位于道格拉斯陷窝（Douglas culde sac）。超声检查见明显的液性暗区,如为多房性囊肿,则液性暗区内有分隔光带。囊肿内有乳头状物突起时,则液性暗区内有光点或光团。

（4）鉴别诊断:在小儿必须与尾骨畸胎瘤及盆腔肾相鉴别。

（5）治疗:术前或术时禁忌穿刺,以免乳头状组织或增生活跃的细胞以及黏性液体溢出,引起腹水、粘连,甚至种植腹腔形成腹膜瘤。囊肿或附件切除时应扩大切口,以利肿瘤完整取出。术中应快速冷冻切片检查,以排除恶变。

2. 黏液性囊腺瘤（mucinous cystadenoma）

（1）病理变化:常为单侧,较浆液性囊腺瘤大,一般直径15～30cm。表面光滑,呈白色或蓝白色。肿瘤常呈圆凸形,多叶状,大小不等的多房。内容物为稠厚或稀薄黏液,草黄色,如有出血则呈褐色。囊腔内如有乳头状或实性区域,必须考虑癌变可能。不论单房或多房、腔内是否有乳头,均有两种不同形态的上皮,即单层无纤毛细胞覆盖的高柱状上皮,与宫颈管的柱状上皮相似,核位于细胞基底部;另一种为肠型上皮,但单纯的肠型上皮极少见,约半数为混合型。

（2）临床表现:黏液性囊腺瘤一般均有腹胀、腹痛、腹部包块及胃肠道症状。因表面光滑与周围组织常无粘连,易并发扭转而引起急腹症。黏液性囊腺瘤常可自然破裂发生腹膜种植,形成黏液性腹膜瘤（pseudomyxoma peritonaei）,此时囊肿虽为良性,但由于肿瘤生长消耗蛋白质,患者一般状况极度衰弱。

（3）诊断:瘤体体积较浆液性囊腺瘤大。双合诊常有囊性或紧张弹性感。多房区常呈结节状。

（4）治疗:禁忌穿刺,应手术切除患侧肿瘤或附件。

3. 内膜样瘤（endometrioid tumor）　此瘤是来自副中肾管上皮并向子宫内膜样上皮方向化生的肿瘤,也可来自已存在的子宫内膜异位症病灶。内膜样瘤的发生,与生殖器畸形如阴道闭锁、处女膜闭锁有一定关系。由于这种生殖器畸形使经血流通不畅,发生倒流,可能形成子宫内膜异位症。

（1）临床表现:部分患者表现为进行性周期性腹痛。卵巢内膜样瘤即使很小也有穿破倾向,经血逸出流入盆腔,引起种植或粘连。当肿瘤穿破时,可出现与异位妊娠破裂及急性阑尾炎相似的急腹症症状。

（2）诊断:生殖器发育异常或严重子宫后倾伴周期性腹痛者,则有患子宫内膜样肿瘤的可能。妇科检查在附件处可触及粘连性、质韧包块,其大小随月经周期而改变,经期增大,压痛加剧。腹腔镜检查可观察盆腔内病变,还可分离轻度粘连,并可通过腹腔镜作活检,以明确诊断。其他诊断方法同前。在鉴别诊断方面,需与卵巢恶性肿瘤及生殖器结核相鉴别。

（3）治疗

1）保守性手术:为主要的治疗手段。可以采用开腹或腹腔镜手术,包括切除患侧卵巢或剥出内膜囊肿、分离输卵管周围粘连等。

2）药物治疗:可以采用性激素疗法,因子宫内膜样瘤对卵巢激素有反应,长期服用性激素能抑制排卵或引起闭经,使肿瘤组织发生退行性变。常用孕激素如炔诺酮,于月经周期第6～25天口服,5mg/d,连服3～6个周期;或假孕疗法,可以收到一定效果。

4. 囊性或成熟性畸胎瘤（mature teratoma）　又名皮样囊肿（dermoid cyst）,此瘤为青少年最常见的生殖细胞肿瘤,常由二个或三个胚层的多种成熟组织组成,以外胚层为主。囊性畸胎瘤占儿童卵巢肿瘤的38.6%,占儿童生殖细胞肿瘤的57.4%。年龄自3个月～19岁,平均15岁。在儿童多为单侧,直径2～23cm不等,平均10cm左右。

（1）病理:囊肿为圆形,表面光滑或呈结节状,灰白色,触之有囊性或韧性感。切面多为单房,囊内含有毛发及皮脂物质。囊性畸胎瘤可能与囊腺瘤尤其是黏液性囊腺瘤同时存在,成为混合性肿瘤。大部分囊壁由皮肤组织及其附件组成,上皮厚薄不等,一般无角化。在增厚的囊壁及坚实的结节处有多种组织成分,最多见者为皮肤及其附件,其次为脂肪组织、软骨、骨及神经组织,甲状腺组织在青少年与小儿罕见。一般外胚层及中胚层组织不同程度地存在,内胚层组织少见。

（2）临床表现:约1/3～1/2的患者症状不明显,在术中或X线摄片时才发现。除腹痛外常有腹胀。如发生蒂扭转,则引起急腹症。少数囊肿破裂可导致化学性腹膜炎及腹膜粘连。

（3）诊断

1）妇科检查:囊肿圆整、光滑、有张力,常位于子宫前方,活动度大。

2）腹部平片检查:有三种特征:显示牙齿、骨组织或钙化点;放射透明阴影充满囊腔;围绕囊壁一圈放射密度增加。

3）超声检查:囊性畸胎瘤的内容物介于液性与实质之间。B超图像呈液性暗区,边界明显,如有牙齿则出现光团。

（4）治疗：小儿的囊性畸胎瘤均为良性，其恶变率随年龄增长而增加。有人报道小儿的成熟畸胎瘤不发生恶变。治疗时行卵巢囊肿剜出术（图6-21-4），并尽可能保留卵巢组织。仅于扭转或破裂时切除患侧卵巢或附件。

（二）恶性肿瘤

1. 生殖细胞肿瘤（ovarian germ cell tumor）　多发生于青少年及小儿，约占卵巢恶性肿瘤的60%，月经初潮前常见。肿瘤常为单侧，表面光滑，无粘连，较少腹膜种植，但往往转移至腹主动脉旁淋巴结，近1/3为恶性或有恶性倾向。Smith等报道多数卵巢生殖细胞肿瘤在发现时已很大，而症状短暂，这些症状通常与肿瘤增大及发生并发症有关，如蒂扭转、出血、破裂以及由于粘连引起的疼痛、不适，并压迫周围组织。肿瘤标记物检测对诊断和病情监测有重要意义。

在治疗方面，由于卵巢生殖细胞肿瘤对于化疗十分敏感，对于年轻、有生育需求的患者，无论肿瘤分期的早晚，只要存在正常卵巢组织，均可行保留生育功能的治疗，术后补充化疗；即使无正常卵巢组织，也可保留子宫，术后予激素补充治疗及体外受精。是否实施全面分期手术对患者的预后无明显影响。但对恶性程度高，期别晚的患者进行保留生育功能手术时要严格选择对象且需密切随访。目前，保留生育功能的手术后补充化疗已成为卵巢恶性生殖细胞肿

瘤的标准治疗模式。

（1）未成熟畸胎瘤（immature teratoma）：为恶性实性肿瘤，来源于原始生殖细胞，由内、中、外三个胚层组成。多见于青少年及小儿，发生于20岁以内者占所有生殖细胞肿瘤的12%～15%。发病年龄为10～19岁，平均年龄14岁，较胚胎性癌的发生年龄稍晚。

1）病理变化：多为单侧，圆形或卵圆形，呈分叶或结节状。由于肿瘤组织有穿破包膜的倾向，包膜常不完整，表面粗糙，与周围组织粘连。一般直径为10～30cm，呈棕色或蓝灰色。切面由于组织的不同，而有不同的颜色及质地。肿瘤相对为实性，有部分囊性区域，囊内含有黏稠液体，但很少有毛发、脂肪或骨质等结构。在较软的、分化不良的区域，可能出现坏死及出血。镜下多为胚胎性组织及未成熟的三种胚层组织，其中以未成熟的神经组织多见。腹膜种植物的组织学分级一般较原发肿瘤低。

2）临床表现：多数患者开始腹部增大，伴钝性腹痛。随着肿瘤迅速增长，出现相应的压迫症状。由于畸胎瘤组织软硬不均，加之肿瘤较重，韧带被拉长，较易发生蒂扭转。未成熟畸胎瘤可向周围浸润、播散，早期转移到腹主动脉旁淋巴结，晚期经血道广泛播散。约20%～30%的患者剖腹探查时包膜已穿破及（或）发生腹膜种植，有时出现血性腹水。

3）诊断：肿瘤体积较大，某一区域的形态结构不能反

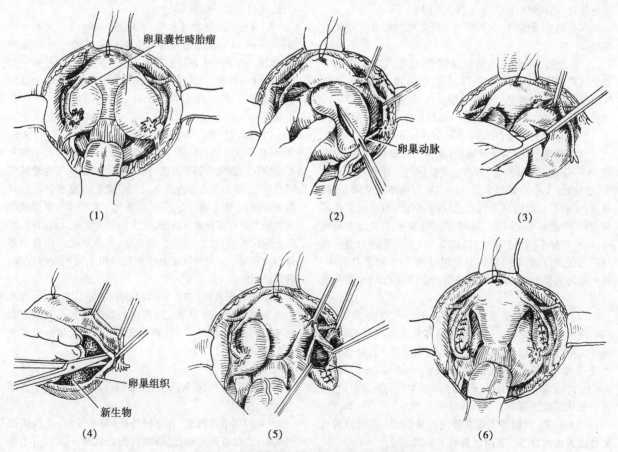

图6-21-4　手术剜出双侧卵巢良性囊性畸胎瘤

（1）双侧卵巢囊性畸胎瘤；（2）离开卵巢动脉作纵形切口；（3）钝形分离囊肿的包囊；
（4）继续分离；（5）取出肿瘤，缝合卵巢皮质；（6）两侧卵巢皮质缝合完毕

映肿瘤的全貌,故需在多处进行活检。诊断标准主要根据组织学检查有无未成熟组织。在鉴别诊断方面需与成熟畸胎瘤相鉴别(表6-21-4)。

表6-21-4　成熟畸胎瘤与未成熟畸胎瘤的鉴别

类别	成熟畸胎瘤	未成熟畸胎瘤
包膜与周围组织	光滑、多无粘连,常见皮肤组织	不光滑,多有粘连,很少见到皮肤组织
镜下组织分化程度	均为分化成熟的组织	为分化不良或未分化组织
肿瘤性质	良性	恶性
预后	良好	不良

4) 治疗:无论临床分期的早晚,应尽量作保留生育功能的手术。尤其是早期患儿,应切除患侧附件、大网膜及腹膜后淋巴结,保留子宫及对侧卵巢及生育功能。如对侧卵巢快速切片为恶性,则行全子宫及双侧附件切除术。残余肿瘤越小,化疗效果越好。术后多用 BEP、VAC、VBP 化疗方案,可取得良好效果。

5) 预后:过去此瘤的预后较差,其5年生存率不超过20%,近年行保留生育功能的手术后采用 BEP 方案化疗,几乎可以达到治愈。96%的患者在化疗结束后能恢复正常月经和生育能力。

影响生存率的主要因素有:①FIGO 分期;②AFP 水平,AFP≥10 000μg/L 的患者生存率明显下降;③化疗方案:BEP 是金标准方案。

(2) 无性细胞瘤(dysgerminoma):多数学者认为,肿瘤来自胚胎发育时期的原始生殖细胞,故命名为无性细胞瘤。此瘤无内分泌功能,多发生于青春期前及小儿,为此时期常见的生殖细胞肿瘤之一,伴性腺发育异常及性染色体或性染色质不正常者较常见。高发年龄段在20岁以下,约7%发生于10岁以下。多为单侧,仅5%～10%为双侧,因右侧性腺分化及发育较左侧迟缓,因此右侧多于左侧。

1) 病理变化:无性细胞瘤的大小不一,小者直径仅数厘米,大者可达50cm,平均直径10～15cm。包膜完整,晚期病例可以穿破包膜。瘤体呈圆形或卵圆形,表面光滑或呈结节状。肿瘤约60%活动,40%有粘连。切面多为实性均匀的脑样组织。当肿瘤较大时色泽多样,呈淡红色、红色、棕黄色的出血、坏死。如肿瘤内混合绒毛膜癌或胚胎性癌成分,则出血较明显。瘤细胞排列成群,呈片状或条索状,并被纤维结缔组织分隔。瘤细胞大,呈圆形、卵圆形或多角形,边界清楚。胞浆丰富、浅染或透明,核圆形、大而深染,核膜薄,核分裂象多见。瘤组织中常见出血、坏死。

2) 临床表现:开始腹部增大,继之发现包块,随着肿块的增大渐感腹痛、腹胀,部分病例因肿瘤扭转、包膜破裂或肿瘤坏死而有急腹症表现。无性细胞瘤常并发性畸形,约10%的患者月经异常,10%～15%有性的改变,约半数为两性畸形,性染色体及性染色质均可能异常。生殖细胞肿瘤常合并 XY 性腺发育不全,表现为女性表型、发育不全

的副中肾管、性腺发育不全或性腺缺乏,无月经初潮、染色体核型为46,XY。

3) 诊断:根据症状及体征。妇科检查肿块为实质性、结节状,约半数能推动。合并性腺发育不良或两性畸形者,应检查性染色体及性染色质,如有异常则无性细胞瘤的可能性大;合并胚胎性癌时,血清中 AFP 值升高;合并绒毛膜癌时,hCG 水平升高。

4) 治疗:年轻妇女患无性细胞瘤,无论期别均应尽量保留子宫及对侧正常卵巢,切除患侧附件。Ⅰa 期肿瘤直径<10cm、腹腔冲洗液及对侧卵巢快速切片阴性者,可切除患侧肿瘤或附件。术后化疗有很好的疗效。无性细胞瘤对放疗较敏感,对转移病灶可全腹加盆腔及(或)腹主动脉旁淋巴结照射。如腹主动脉旁淋巴结已有转移,则3～6周后再照射纵隔及左侧锁骨上淋巴结。但因卵巢组织对放疗非常敏感,较小剂量的放疗足以破坏卵巢功能。因此,目前术后化疗已逐步取代放疗作为无性细胞瘤的首要辅助治疗。

5) 预后:单纯型无性细胞瘤预后良好,5年生存率可达80%～90%,平均为70%～75%。混合型无性细胞瘤如合并未成熟畸胎瘤、内胚窦瘤、胚胎性癌、绒毛膜癌,则预后不良,5年生存率仅25%～30%。此瘤术后约半数复发,复发易见于下列情况:年龄在20岁以下者;肿瘤破裂或为双侧者;肿瘤直径>15cm 者;血管丰富及合并未成熟畸胎瘤者。

(3) 内胚窦瘤(endodermal sinus tumor):又称卵黄囊瘤(yolk sac tumor)。1959年 Teilum 对本瘤的组织发生、形态特点及生殖细胞肿瘤分类进行了深入研究,基本确立其为一种独立的特殊类型肿瘤。后来 Teilum 发现,此瘤的组织结构与大鼠胎盘的内胚窦相似,故称内胚窦瘤。人的胎盘并无此种组织,其形态与人的卵黄囊相似,故又称卵黄囊瘤。它是一种由胚外结构发生的、高度恶性的生殖细胞肿瘤,多发生于幼、少女,预后极差。

1) 病理变化:肿瘤一般较大,直径3～30cm,多超过10cm,呈圆形或卵圆形,表面光滑或结节状,常因瘤体较大、质软而脆,包膜易破裂或出血。通常腹腔内有血性液体,约半数患者术时即有转移。切面以实性为主,如豆腐脑样或蜂窝状,灰色或灰黄色,有大小不等的囊腔或海绵状区,囊内含胶样液体,常有广泛出血及坏死。内胚窦瘤的镜下结构较复杂,其特征为细胞排列呈疏松空网状;内胚窦结构(特殊的血管周围套状结构,多泡 Schiller-Duval 小体);嗜酸性透明小球及基膜样物;腺泡状及腺管状结构,多泡性卵黄囊样结构;未分化的肿瘤细胞(胚细胞)排列成片状或形成细胞巢。

2) 临床表现:患者首先有腹胀、腹痛。由于肿瘤生长迅速,常发生出血、坏死,可有发热现象;同时也常很早就穿出包膜外,浸润种植于腹腔内,引起急腹痛,并产生血性腹水。少数患者有胸腔积液,其发生机制可能与 Meigs 综合征中的胸腔积液相同。此瘤无内分泌功能,如临床上出现内分泌症状,可能是肿瘤混有其他成分。

3) 诊断:根据内胚窦瘤的发病年龄轻、肿瘤体积大、多产生腹水、病程发展快、转移发生早的特点,一般不难诊断,但需与结核性腹膜炎相鉴别。测定血清中 AFP 值,对

内胚窦瘤的诊断有很大帮助。AFP 主要由胎儿肝脏及卵黄囊产生,胎儿胃肠道也能分泌少量 AFP。新生儿血清 AFP 浓度极高(1 000 000μg/L),以后急剧下降,但仍高于成人,至青少年期逐渐降至成人水平。正常成人血清中 AFP 值<20μg/L,而内胚窦瘤患者血清中 AFP 水平升高。

4)治疗:卵巢内胚窦瘤虽为高度恶性肿瘤,多很早发生转移,但近年来均主张采用保留生育功能的手术。尤其是临床早期、局限于单侧卵巢者,可仅切除患侧卵巢,保留子宫及对侧附件。因内胚窦瘤绝大部分为单侧性,如复发,往往并非在对侧卵巢,而是在盆腔或腹腔的其他部位。内胚窦瘤的死亡率很高,对放射治疗不敏感。术后均辅以化疗,以延长缓解时间、改善预后。目前多采用 BEP 化疗方案,疗效好。也可用 VBP 或 VAC 方案。在治疗期间应监测 AFP,其含量与肿瘤大小及治疗效果有密切关系。因其变化往往先于临床表现,故有助于观察病情及指导治疗。一般原发肿瘤切除后血清 AFP 值在数天至 7~8 周内降至正常,如 AFP 水平升高,则提示有复发或转移的可能。

5)预后:此瘤发展快、病程短、死亡率极高,一般多在术后半年内复发。肿瘤局限于卵巢或直径<10cm 者预后较好。混合型中,内胚窦瘤成分较少者预后略好。

(4)胚胎癌(embryonal carcinoma):此癌为卵巢癌中最恶性者,多数学者认为其来自原始生殖细胞。癌细胞极为幼稚,具有潜在多向分化能力,可分化成各种肿瘤。胚胎癌特别好发于青少年及小儿,约半数发生于儿童。

1)病理:肿瘤多为单侧性,左、右两侧卵巢的发生率几乎相等,双侧性<5%。表面光滑,呈结节状,约 1/3 的病例穿破包膜与周围组织粘连。切面为实性,灰红或灰白色,质软而脆,有囊性间隙,其间含有黏性物质,常见出血及坏死。镜下为髓样未分化肿瘤,细胞有大的空泡,常见细胞分裂象。

2)临床表现:主要症状为腹内肿块、腹胀及腹痛。其次为内分泌紊乱症状,小儿常表现为性早熟;青春期患者常表现为闭经或不规则阴道出血。当卵巢支持间质黄素化时,可导致男性化。合并滋养细胞成分时,妊娠试验可出现阳性。由于肿瘤的恶性度极高,生长迅速,常出现血性腹水,发生转移早。

3)诊断:除根据临床表现外,胚胎癌患者的血清中有相当高水平的 AFP,检测腹水及血清中的 AFP 值有助于诊断。含有滋养细胞成分时,hCG 升高。

4)治疗:胚胎癌虽高度恶性,但仍主张行保留生育功能的手术。此癌对放射线不敏感,术后照射仅用于肿瘤大部分为无性细胞瘤者。化疗能延长生命,胚胎癌对烷化剂单一化疗不敏感,约半数对联合化疗有效。联合化疗多采用 BEP 或 VAC 方案,必须持续 1~2 年。

5)预后:胚胎癌是一种生长迅速的肿瘤,很早即向局部器官及腹膜广泛浸润,或经淋巴扩散至腹膜后及腹主动脉旁淋巴结,晚期经血道转移至远处器官。在婴儿常迅速死亡,多数患者治疗后半年内死亡。

(5)绒毛膜癌(choriocarcinoma):简称绒癌,卵巢绒癌是罕见而高度恶性的肿瘤,多发生于青春期前,约半数发生于儿童。卵巢绒癌可分为妊娠性及非妊娠性两类,前者来自卵巢妊娠,后者系由生殖细胞演变而来。

1)病理变化:非妊娠性绒癌与妊娠性绒癌的病理形态基本相同,但非妊娠性绒癌多与其他类型恶性生殖细胞肿瘤合并存在,如未成熟畸胎瘤、胚胎性癌、内胚窦瘤、无性细胞瘤等。常为单侧,肿瘤直径可达 15cm 左右,包膜薄,其下往往有出血。切面可见组织疏松、质脆,呈紫红色,有广泛出血及坏死。此肿瘤系由细胞滋养层及合体滋养层两种细胞组成,但镜下无绒毛结构。非妊娠性绒癌的转移途径与妊娠性绒癌不同,以腹腔内扩散及淋巴道转移为主,但也可经血循环转移至肺、肝、脑、肾、胃肠及盆腔等处。

2)临床表现:非妊娠性绒癌与妊娠性绒癌的临床表现不同。非妊娠性绒癌多见于青少年及小儿,由于产生 hCG 使儿童的卵巢发育,而出现性早熟,如月经初潮提前、腋毛、阴毛生长、乳房增大、乳晕着色及阴道少量出血等。

3)诊断:首先根据临床表现。卵巢绒癌患者的 hCG 浓度增高,妊娠试验有助于诊断。肺部拍片如发现转移灶,也有助于诊断。非妊娠性绒癌需与妊娠性绒癌相鉴别,病理切片难以区分,主要依靠病史及临床表现。非妊娠性绒癌患者多为未婚少女,发病前无妊娠史。

4)治疗及预后:此癌对化疗药物敏感,一般确诊后应尽快切除肿瘤。术后辅以化疗。但非妊娠性绒癌的化疗效果不如妊娠性绒癌好,预后极差,多于术后 1 年内死亡。

2. 上皮性肿瘤(epithelial ovarian tumor) 青少年及小儿较成人少见,多于月经初潮后发生,上皮性肿瘤的发生与月经周期的激素水平有关。主要为浆液性及黏液性两种细胞类型,其他类型较少。浆液性较黏液性约多两倍,而成人这两种细胞类型肿瘤的发生率基本相等。囊腺瘤的囊腔内常有乳头状物,但在儿童其乳头状物很少向外生长,恶性倾向较成人低。如发生囊腺癌,恶性度也高。其他如内膜样癌、透明细胞癌、勃伦纳瘤等在儿童罕见。

(1)浆液性囊腺癌(serous cystadenocarcinoma):多由乳头状浆液性囊腺瘤恶变而来。

1)病理:肿瘤常为双侧性。右侧略多于左侧。此癌的体积小于黏液性囊腺癌,直径为 5~30cm,一般中等大小。表面光滑或有乳头,有时包膜破裂发生粘连。切面常为多房性、半实质性,多有出血、坏死。囊内有混浊液体,部分病例乳头状新生物充塞囊腔,质脆。根据癌细胞的分化程度,可分为高分化、中分化及低分化 3 级。

2)临床表现:浆液性囊腺癌生长较慢。较大的肿块压迫膀胱时,可出现尿频、尿急;压迫直肠时,可有大便坠胀感等。由于癌肿容易直接蔓延或种植在腹膜及盆腔脏器的浆膜层,常引起血性腹水及冰冻骨盆。晚期肿瘤易经淋巴道转移,侵及髂区淋巴结及腹主动脉旁淋巴结。

3)诊断:除根据临床表现及超声检查外,可行腹腔穿刺液细胞学检查,如找到腺癌细胞则有助于诊断。

4)治疗:如肿瘤为单侧、包膜完整、细胞分化良好、对侧卵巢剖检未发现恶变的年轻患者,可考虑切除患侧附件,保留生育能力,术后辅以化疗。严密随访。晚期病例尽量切除癌灶,行肿瘤细胞减灭术,术后辅以化疗。目前多采用以铂类为主的联合化疗方案,CP 方案最常用,有条件者可以采用紫杉醇和铂类联合化。

5）预后：因恶性程度较高，预后较差，5年生存率<20%。预后与肿瘤的临床分期及细胞分级有关，临床Ⅰ、Ⅱ期及细胞分化良好者预后较好。

（2）黏液性囊腺癌（mucinous cystadenocarcinoma）：黏液性囊腺癌的发病率较浆液性囊腺癌为低。

1）病理：肿瘤为多房、实质性或部分囊性，表面光滑，灰白色，外生性乳头很少。肿瘤侵犯包膜时，则与邻近组织如大网膜、肠管粘连。切面有许多界限不清的囊性腔隙，并伴有出血、坏死，使囊腔内黏液混浊或呈血性。镜下见密集的腺样结构，间质较少。上皮细胞有明显的异型性，核分化不良，间质有明显浸润。根据细胞分化程度，同样分为高分化、中分化及低分化3级。

2）临床表现：黏液性囊腺癌的临床表现与浆液性囊腺癌相似，也易直接蔓延至盆腔、腹膜及各脏器的浆膜层，但很少形成冰冻骨盆。转移瘤多为实性癌组织，伴有出血、坏死。少数病例有腹主动脉、髂血管及肠系膜淋巴结转移。

3）诊断及治疗：同浆液性囊腺癌。

4）预后：黏液性囊腺癌的预后较浆液性囊腺癌好，较少复发。预后与临床分期及细胞分级有关。临床早期及细胞分化良好者，预后较好；反之，预后较差。

3. 性索间质肿瘤（ovarian sex cord stromal tumor）　主要为颗粒细胞瘤及卵泡膜细胞瘤。一般认为颗粒细胞瘤起源于性索间质，卵泡膜细胞瘤起源于性腺间质。此类肿瘤多具有内分泌功能，恶性度低，青少年较少见。手术治疗同生殖细胞肿瘤，行保留生育功能的手术，术后辅以化疗或放疗。

（1）颗粒细胞瘤（granulosa cell tumor）：多数学者认为此瘤来自原始性索间质，5%～10%发生于青春期前。主要产生雌激素，临床表现为女性化。

1）病理：肿瘤多为单侧性，大小差别很大，从仅能在显微镜下发现到充满腹腔；常呈圆形或卵圆形、表面光滑或呈结节状；切面实质性，灰白色，常有出血、坏死区，质脆而软，多有囊性变，囊内含淡黄色清亮或血性液体。此瘤的组织学形态很多，且在同一肿瘤内混合存在。主要有：①小卵泡型：细胞分化较好。本型的结构特征是颗粒细胞环绕成小圆形囊腔，呈花冠样放射状排列，腔内有伊红色物质，PAS染色阳性，称为Call Exner小体。②梁状或圆柱形：瘤细胞被间质分隔成小梁或圆柱状的巢。③弥漫型：瘤细胞弥漫分布，有一定的异型性。按细胞的分化程度，又可分为高度、中度及低度分化型。

2）临床表现：青春期前表现为假性性早熟，如月经初潮提前、乳房增大、阴毛及腋毛生长以及性情改变等。出现性早熟时肿瘤多可从腹部触及，患者有腹胀、腹痛，如肿瘤扭转或破裂，则引起剧烈腹痛。囊性颗粒细胞瘤破裂时，往往引起腹腔内血。颗粒细胞有时可转化成典型的黄体细胞，称为黄素化颗粒细胞，能产生黄体酮效应，使子宫内膜出现分泌期变化，甚至发生蜕膜反应。

3）诊断：除根据临床表现外，血、尿雌激素水平升高，而垂体促性腺激素水平下降。此外，尿17-酮皮质类固醇含量增高，为肿瘤产生少量雄激素所致。

4）治疗：治疗需行保留生育功能的手术。肿瘤切除

后，性早熟特征逐渐消失。肿瘤恶性度高或有转移者或病变侵及双侧卵巢，则行全子宫、双侧附件及大网膜切除术，术后辅以化疗或放疗。化疗一般选用BEP方案。颗粒细胞瘤对放射线敏感，对残存病灶加用放射治疗可提高疗效。远期复发为其特点，多在治疗后5～10年复发，因此需长期随访。多为局部盆腔转移，半数转移至腹膜，其次为肠管及区域淋巴结，远处转移少见。

5）预后：此瘤为低度恶性，虽有远期复发，只要早期发现、及时治疗、长期随访，预后仍好。肿瘤细胞的分化程度、临床分期及肿瘤大小与预后有关。5年生存率为68%～84%，复发率为25%～30%。Norris等认为，除外其他原因致死者，其生存率可达90%。

（2）卵泡膜细胞瘤（theca cell tumor）：此瘤来源于卵巢的卵泡膜细胞，常与颗粒细胞瘤混合存在。一般卵泡膜细胞瘤产生的雌激素较颗粒细胞瘤为多，其恶变率约为3%～10%，在青少年及小儿罕见。

1）病理：常为单侧，实质性，圆形或卵圆形，质地较坚硬，表面光滑，结节状或分叶状，肿瘤大小不等，通常中等大小。切面呈漩涡状，灰白色，有大小不等的黄色含类脂质区。肿瘤呈浅黄色，伴有灶性出血、坏死及囊性变。瘤细胞呈短梭形，胞浆透亮呈空泡状，核卵圆。瘤细胞呈漩涡状或成束排列，细胞之间的纤维组织将其分开，纤维组织有时透明变性。卵泡膜细胞瘤与颗粒细胞瘤一样，也可有不同程度的黄素化。

2）临床表现：临床症状与颗粒细胞瘤很相似。假性性早熟罕见。肿瘤可引起腹胀及腹痛。此瘤多中等大小，实质性，易发生扭转，引起剧烈腹痛。有时卵泡膜细胞瘤可出现Demons Meig综合征。当卵泡膜细胞黄素化时常表现男性化征象，可能比颗粒细胞瘤并发男性化还多，约2%发生男性化。肿瘤切除后，男性化征象即可消失。

3）诊断：一般肿瘤很小时即可引起临床症状。从腹部往往不能触及肿块，血、尿中雌激素水平明显升高，当间质黄素化时，血、尿中的孕激素也增加，故激素测定有助于早期诊断。因卵泡膜细胞瘤比颗粒细胞瘤分泌更多的雌激素，并发子宫内膜癌的机会比颗粒细胞瘤高。因此，必要时可行诊断性刮宫以排除内膜病变。

4）治疗：行保留生育功能的手术。术后辅以化疗。卵泡膜细胞瘤对放射治疗的效果不确定，但对未能彻底手术者，也有人主张术后辅以放射治疗。

5）预后：多为良性，预后较好。恶性者预后不良。

（3）环管状性索间质瘤（sex cord tumor with annular tubules）：简称SCTAT。1970年Scully首次报道卵巢环管状性索间质瘤，认为此瘤来源于性索间质，肿瘤组织具有特征性的环管状结构。临床上常合并黏膜色素沉着、胃黏膜综合征（peut jeghers syndrome，PJS），即异常的皮肤、口唇黏膜及多发性消化道息肉综合征。在患PJS的病例中，5%有不同类型的卵巢肿瘤，其中以SCTAT最多见；反之，约1/3的SCTAT患者伴有PJS。过去认为此瘤与颗粒细胞瘤相似，仅分泌雌激素。近年来通过子宫内膜病检发现，子宫内膜腺体萎缩，间质呈蜕膜样变，与大量孕激素影响的改变相似，患者的雌、孕激素水平均明显增高。此瘤多发生

于青少年。

1）病理变化:此瘤多为单侧。小者仅在光镜下发现,大者直径可达 28cm。肿瘤多为实性,包膜完整,质地柔软或坚实,或有明显钙化。切面呈淡黄或灰白色,少数为囊性,单房或多房,内有淡黄色液体。镜下特征为单一或复式环状小管的上皮巢,巢内或周围 PAS 阳性的玻璃样物质极丰富。超微结构见瘤细胞内有 Charcot Bottcher 微粒,少数瘤细胞内有脂质沉积。有报道该瘤切除后几年或十几年复发,故倾向于将其归为低度恶性肿瘤,属恶性者其环状小管结构较多,核分裂多达 71～98 个/10 高倍镜视野,而良性者为 2～4 个/10 高倍镜视野。

2）临床表现:主要为内分泌功能紊乱症状,如月经初潮后不规则、经期延长、经血量多、继发性闭经、不孕、性早熟、假青春期等。肿瘤较大时有下腹不适等压迫症状。部分患者合并 PJS,而国内 PJS 的发生率极低。

3）诊断:临床上易误诊为颗粒细胞瘤或卵泡膜细胞瘤。SCTAT 患者的雌、孕激素增高十分明显,尤其孕激素增高对鉴别诊断有重要意义,故对有内分泌功能的妇科肿瘤均应测定雌、孕激素值。如发现 PJS,则有助于诊断。此外,SCTAT 的病理特征可与颗粒细胞瘤、睾丸母细胞瘤、性腺母细胞瘤等鉴别。

4）治疗:此瘤发生于年轻患者时,初次手术应保留生育功能,仅切除患侧附件,剖检对侧卵巢。术时应切除大网膜,并清除腹膜后淋巴结,很少累及子宫和对侧卵巢,极少腹腔内种植。SCTAT 对放射线较敏感,晚期或复发病例可辅以放疗。

5）预后:此瘤的恶性程度虽较低,但仍可潜伏几年甚或几十年才发生复发或转移,必须长期随访。

4. 性腺母细胞瘤(gonadoblastoma) 此瘤罕见,产生甾体激素,常为性腺发育不全的结果。多数发生于 20 岁以前,少数发生于 10 岁以前。

（1）病理:常为单侧,右侧多于左侧,双侧性为 38%。单纯型肿瘤一般体积较小,直径多为数厘米;混合型肿瘤体积较大,混有无性细胞瘤、绒癌、内胚窦瘤、胚胎癌等生殖细胞来源的肿瘤成分。肿瘤表面光滑,呈圆形或卵圆形,有浅表分叶,质地略软或坚韧。切面呈灰色或棕黄色,常有小囊腔,还有出血区及散在的钙化斑点,量多时有砂粒感。单纯型性腺母细胞瘤镜下可见细胞巢,细胞巢之间为纤维结缔组织,纤维间质水肿时组织疏松。肿瘤多有钙化灶,常位于细胞巢内。在钙化灶区的肿瘤细胞发生坏死退变。

（2）临床表现:主要表现为性腺发育不良,与染色体变异有关。多为表现型女性伴男性化症状,染色体核型为 46,XY、45,XO/46,XY 嵌合体;也有表现型女性不伴男性化症状者,染色体核型为 45,XO、46,XY 或 45,XO/46,XY 嵌合体。总之,患者性腺发育不良,性腺常为纤维条索的卵巢或隐睾。Park 认为,性腺母细胞瘤的患者中几乎都有一个 Y 染色体,无一例为正常女性核型(46,XX)。此瘤产生甾体激素,瘤内支持细胞、颗粒样细胞产生雌激素,表现为性早熟;而睾丸间质样细胞-黄素化卵泡膜样细胞产生雄激素,表现为男性化症状。

（3）诊断:肿瘤可有钙化,X 线腹部平片有助于诊断。

血中睾酮及 17-酮类固醇水平升高。如有 Y 染色体或性腺染色质阴性,则可能患性腺母细胞瘤。重要的是根据肿瘤的组织学形态才能确诊。

（4）治疗:此瘤的恶性度较低,很少发生转移,一般仅切除患侧附件,保留生育能力。但 Scully 等认为,即使单侧性腺母细胞瘤,也需切除对侧卵巢,因对侧性腺常为纤维条索或不成熟的卵巢或睾丸,无卵巢功能,日后还可发展为肿瘤。肿瘤如为混合型,则根据其所含成分进行处理。

（5）预后:此瘤临床上属良性,半数合并无性细胞瘤,预后良好。如合并未成熟畸胎瘤、绒癌、内胚窦瘤、胚胎性癌等,则预后不佳。

5. 软组织肿瘤(soft tissue tumor)也称纤维肉瘤(fibrosarcoma) 此瘤可为原发性,也可由卵巢纤维瘤或囊腺纤维瘤恶变而来。在青少年与小儿少见,一旦发生则较成人患者发展快。

（1）病理:肿瘤呈分叶状,表面光滑,质地坚韧,切面有出血、坏死区。细胞分化好的纤维肉瘤与纤维瘤相似,由梭形细胞构成,成纤维细胞增生,细胞大小不一,并伴有显著的细胞核、细胞多形性及不典型有丝分裂象。细胞分化差的纤维肉瘤则有明显的异型性,细胞大小及形态不一,核肥大、深染,核分裂象多见,瘤细胞多而胶原纤维甚少。

（2）临床表现:早期一般无明显症状或仅有盆腔包块,晚期常伴有腹水。由于肿瘤可经血循环播散,肺部早期发生转移。

（3）诊断:需与恶性卵泡膜细胞瘤鉴别。恶性卵泡膜细胞瘤脂肪染色阳性,而纤维肉瘤脂肪染色阴性。

（4）治疗:一般行全子宫及双侧附件切除术,术后辅以化疗或放疗。

（5）预后:纤维肉瘤的细胞分化程度与其临床表现有关,即分化好者,生长慢,转移及复发较少见;分化差者,生长快,多发生转移,切除后易复发,预后差。

6. 未分类的恶性肿瘤(unclassified tumor) 在青少年及小儿罕见,约占卵巢原发性恶性肿瘤的 4.2%。一般认为系中肾旁体腔上皮的衍生物,但细胞成分及组织形态与一般所见不同。

7. 转移性肿瘤(secondary or metastatic tumor) 此瘤很少发生于青少年及小儿。

（高国兰）

参 考 文 献

1. Emberger M, Lanschuetzer CM, Laimer M, et al. Vaginal adenosis induced by Stevens-Johnson syndrome. J Eur Acad Dermatol Venereol, 2006,20:896-898

2. Georgiev D, Karago'zov I, Velev M, et al. Three cases of vaginal adenosis after topical 5-fluorouracil therapy for vaginal HPV-associated lesions. Akush G inekol(Sof-iia),2006,45:59-61

3. Ghaemmaghami F, Karimi Zarchi M, Mousavi A. Surgical management of primary vulvar lymphangioma circumscriptum and postradiation:case series and review of literature. J Minim Invasive Gynecol, 2008,15(2):205-208

4. Lu B, Kumar A, Castellsagué X, et al. Efficacy and safety of prophy-

lactic vaccines against cervical HPV infection and diseases among women:a systematic review & meta-analysis. BMC Infect Dis,2011, 11:13

5. Ramet J,van Esso D,Meszner Z. European Academy of Paediatrics Scientific Working Group on Vaccination. Position paper-HPV and the primary prevention of cancer;improving vaccine uptake by paediatricians. Eur J Pediatr,2011,170(3):309-321

6. Song T,Choi CH,Lee YY,et al. Pediatric borderline ovarian tumors: a retrospective analysis. J Pediatr Surg,2010,45(10):1955-1960

7. Tao T,Yang J,Cao D,et al. Conservative treatment and long-term follow up of endodermal sinus tumor of the vagina. Gynecol Oncol, 2012,125(2):358-361

8. Zhang J,Chen Y,Wang K,et al. Prepubertal vulval fibroma with a coincidental ectopic breast fibroadenoma:report of an unusual case with literature review. J Obstet Gynaecol Res,2011,37(11):1720-1725

9. 梁栋,王刚.青春期少女卵巢生殖细胞肿瘤68例分析.中华妇幼临床医学杂志,2007,3(5):260

10. 任常,朱兰.阴道腺病.现代妇产科进展,2009,18(1):57-59

11. 郄明蓉,侯敏敏,曹泽毅,等.卵巢恶性肿瘤年轻患者保留生育功能手术的效果评价.中华妇产科杂志,2006,41(4):233-236

12. 张润驹,徐开红,卢佳.原发性输卵管癌的手术前诊断(附37例分析).现代肿瘤医学,2006,14(8):996-997

第二十二章

女性生殖道其他肿瘤

第一节　女性生殖道黑色素瘤

一、恶性黑色素瘤

恶性黑色素瘤(malignant melanoma)是一种来源于上皮基底层黑色素细胞的高度恶性肿瘤。其发病率约占全部恶性肿瘤的1%~3%。本病发病有逐年升高之势,高发于老年患者。从全身解剖分布上看,头颈部占25%,下肢30%,躯干25%,上肢20%,生殖道1%~5%。虽然发病率在全球有增高趋势,但其解剖部位分布并无改变。

【发病因素】　导致本病的确切病因并不清楚,许多研究一致认为强烈的阳光照射特别是紫外线照射、皮肤灼伤与本病的发病有明显关系。其发病与居住地的纬度有关。在近赤道地区的人发病高于南北极者。童年期有过日光灼伤者发病率高。女性生殖道并没有暴露在强烈的紫外线下,故日光并非生殖道黑色素瘤的主要致病因素。种族因素及遗传因素也与发病有关,白色人种较其他有色人种的发病率高。一部分患者有恶性黑色素瘤的家族史。内分泌紊乱、免疫缺陷及免疫功能减退者属高危人群。变化痣(changing mole)、复合痣(compound nevi)、结构不良痣(dysplastic nevi)及先天或后天获得数量很多的痣,都是容易发生恶变造成恶性黑色素瘤的高危因素。只有了解这些高危因素才能加强对高危人群的监测,及时去除癌前病变,早诊早治。

【癌前病变】　恶性黑色素瘤的癌前病变(precursor lesions)包括先天性黑色素细胞痣(特别是巨大痣)、获得性多数量的黑痣、结构不良痣及原位黑色素瘤(melanoma in situ)。

1. 先天性及获得性黑色素细胞痣　据估计有50%的黑色素瘤来自先天或后天获得的黑色素细胞痣。先天性黑痣在出生时或生后数月内即存在。巨大痣的恶变率增高,对巨大痣应加强监护,若有变化或增高应及时活检。预防性全层切除可减少恶变,但不能完全杜绝恶变的发生,因为黑色素细胞有时可伸向肌肉及筋膜,在预防性切除时不可能过深过大。后天获得性痣往往较小,但数量有时很多。若超过100个恶变危险性增加10倍,对数量很多的痣应特别注意观察痣的变化。

2. 结构不良痣　结构不良痣(dysplasti nevi)又称异型增生痣(atypical mole),在临床上表现为巨大痣(>6mm),多种颜色,如棕褐色、棕色,粉红色或混合色,边缘不规则,数量很多并有逐渐增加之势。普通获得痣发生恶变的比例为7000:1,而结构不良痣发生恶变的比例则增加到1000:1。如在活检时发现结构不良痣应予以切除,包括2~5mm的安全边缘。

3. 原位黑色素瘤　黑色素瘤有其原位期,尽管在形态学上属恶性黑色素瘤,但生物特性上仍属良性阶段。其组织学特点为上皮内黑色素细胞数量增加,细胞增大,异型,结构杂乱,如Paget病样生长,但仍局限于上皮内,尚未突破基底膜。

【组织学类型与临床表现】　原发性恶性黑色素瘤可发生于身体任何部位,根据其组织学与临床表现可分为以下数型:

1. 浅表扩散型(superficial spreading melanoma)　病变起初为斑疹,以后渐变为结节状,常呈弧形,褐色、黑色、粉红色或灰白色。多发生于头颈、躯干或小腿。生长较缓慢，发生转移也较晚。该型约占本病的 70%。

2. 结节型（nodular melanoma）　该型约占本病的 15%～30%，仅次于浅表扩散型。病变初起为蓝黑色隆起结节，有红晕围绕，增长迅速，易破溃与出血，较早发生转移。好发于足底、外阴、下肢、头皮、颈部及甲板等处。

3. 恶性雀斑型（lentigo malignant melanoma）　该型约占本病的 4%～10%，多发于老年人，平均年龄为 70 岁。好发于身体暴露处，尤其是头颈部及手背。病变初期为雀斑样，呈扁平状，褐色或黑色斑，颜色不等，深浅不一，生长较缓慢，转移较迟。

4. 肢端雀斑型（acral lentiginous melanoma）　该型在白色人种中较少见，仅占本病的 2%～8%。而在非洲、亚洲及拉丁美洲则较多见，占本病的 35%～90%。该型恶性色素瘤主要发生在手掌、足底或甲板，呈棕黑色不规则生长。一般直径 3cm 或更大。患者起病多在 60 岁以上。对于肢端色素加深并向近心端或甲襞扩散者，应高度怀疑该型恶性黑色素瘤，应施活检。

5. 少见的未能分型的恶性黑色素瘤　一些少见的亚型包括成纤维或嗜神经黑色素瘤（desmoplastic or neurotropic melanoma）、黏膜黑色素瘤（mucosal melanoma）、恶性蓝痣（malignant blue nevus）及软组织黑色素瘤（melanoma of soft parts）。所有这些罕见的类型总共不到本病的 2%。

在前四型中，除结节型外都先表现为浅表扩散，沿表皮呈水平或放射性生长。缓慢地生长持续多月或多年，然后才强烈地侵袭并垂直浸润。而结节型则在开始就表现为垂直浸润，病程发展甚快，预后差。女性生殖道恶性黑色素瘤主要是前 3 型。

恶性黑色素瘤在组织学上主要有 3 种类型细胞，即上皮样细胞、痣细胞及梭形细胞。有 10% 为无黑色素的。通过免疫组化 S-100 蛋白及黑色素瘤抗体 HMB45 染色，有助于恶性黑色素瘤的诊断。

【分期】　女性生殖道恶性黑色素瘤主要发生在外阴。采用的分期方法较多也较乱，国际妇产科联盟（FIGO）对外阴恶性黑色素瘤建议采用外阴癌的分期法。美国癌症联合会（AJCC）则将本病分为 3 个临床期别：Ⅰ期为局部病变；Ⅱ期为区域淋巴结转移；Ⅲ期为有远处转移。若按 AJCC 的分期则多数患者被归属于Ⅰ期之内，这不能反映临床与预后情况。由于本病的病程及预后与侵犯皮肤的厚度（深度）密切相关，近年更多人采用 Clark 分级、Breslow 分级及 Chung 分级法。Clark 分级法根据显微镜下侵犯皮肤的各个层次分为 5 级（表 6-22-1）。Breslow 分级法根据显微镜下测量的肿瘤厚度分为 3 级（表 6-22-2）。Chung 改良分级法根据 Clark 分层结合侵犯深度分为 5 级（表 6-22-3）。国际抗癌联盟（UICC）于 1988 年参照 Clark 及 Breslow 的分级法修订皮肤恶性黑色素瘤的分期法，将其分为 4 个期别（表 6-22-4）。该分期法是一种手术分期法，必须有足够的手术标本才能作出准确的分期。恶性黑色素瘤的浸润深度是影响预后的最重要因素。浸润深度的确定是："自邻近的表皮乳头上皮和间质交界处开始测量向下浸润的深度"。目前似乎采用 Breslow 分级较多，因为简明，适用。

表 6-22-1　恶性黑色素瘤的 Clark 分级法

Ⅰ级	上皮内
Ⅱ级	穿透基底膜侵入真皮乳头
Ⅲ级	充满真皮乳头
Ⅳ级	侵犯网织真皮的胶原组织
Ⅴ级	扩展到皮下脂肪及组织

表 6-22-2　恶性黑色素瘤的 Breslow 分级法

Ⅰ级	自皮肤表面测量≤0.75mm
Ⅱ级	0.76～1.4mm
Ⅲ级	≥1.5mm

表 6-22-3　Chung 的改良恶性黑色素瘤分级法

Ⅰ级	上皮内
Ⅱ级	侵入真皮或固有层<1mm
Ⅲ级	侵入上皮下 1～2mm
Ⅳ级	侵入纤维或纤维血管组织>2mm
Ⅴ级	延伸至皮下脂肪组织

表 6-22-4　UICC 的皮肤恶性黑色素瘤分期法

Ⅰa级	侵犯颗粒层下≤0.75mm（Clark Ⅱ级）
Ⅰb级	0.75～1.4mm（Clark Ⅲ级）
Ⅱa级	1.5～4mm（Clark Ⅳ级）
Ⅱb级	>4mm（Clark Ⅴ级）
Ⅲ级	有卫星转移或区域淋巴结转移
Ⅳ级	远处淋巴结或其他部位转移

【转移途径】　恶性黑色素瘤很容易发生转移，其转移途径主要有 3 条：

1. 浅表淋巴管扩散　除了肿瘤逐步增大与蔓延以外，最常见的扩散方式是向肿瘤四周放射状生长及出现卫星结节。这主要是通过皮肤浅表淋巴管扩散的结果。

2. 区域淋巴结转移　淋巴结转移的发生率与肿瘤的厚度有关。肿瘤增厚变大，淋巴结转移率升高。女性生殖道恶性黑色素瘤累及的区域淋巴是腹股沟淋巴及盆腔淋巴。

3. 血行转移　发生全身远处转移约占 10%～15%。肺、肝、脑、肾转移时有发生。

二、外阴黑色素瘤

成年女性外阴部面积占体表面积的 1%～2%，而女性外阴部恶性黑色素瘤却占女性恶性黑色素瘤的 3%～5%，说明此部位易发恶性黑色素瘤。这可能是由于阴部痣多为结合痣（junctional nevi），容易恶变。外阴恶性黑色素瘤约占外阴部恶性肿瘤的 5%～10%，发病仅次于外阴癌。它占女性生殖道恶性肿瘤的 0.05%～0.5%。据报道发病年龄最小为 9 岁，最高 94 岁。60～70 岁为高发年龄，平均 54～60 岁。绝大多数系白种人，而在黑色人种及亚洲人发病者较少。雀斑型是外阴黑色素瘤最常见的组织类型，其次是浅表扩散型及结节型。无色素黑色素瘤占外阴黑色素瘤的 25%。外阴恶性黑色素瘤 5 年平均生存率约为 36%，明显低于其他皮肤黑色素瘤及外阴癌。

【临床表现】 外阴恶性黑色素瘤的主要临床表现是外阴部肿块，可伴外阴瘙痒、出血或疼痛。其发生以外阴中部无毛区域及黏膜部位为多，有时蔓延到尿道或阴道。肿块平坦或隆起，也可形成结节或息肉状。若伴出血，常预示预后较差。表面溃疡多属晚期，肿块呈棕色或蓝黑色。无黑色素的黑色素瘤约占 10%，表现为普通皮肤色的结节如外阴癌，若伴感染则在周围有红肿现象。腹股沟淋巴结是最早受累及的区域，在诊断时已有腹股沟淋巴结转移的占 17%~36%。

【诊断】 早期诊断将明显改善预后，特别是浅表扩散型及恶性雀斑型。本病的早期征象可归纳为 4 点。即 ABCD 征象：A（asymmetry），不对称病变；B（border irregularity），边缘不规则；C（color variegation），颜色多样；D（diameter enlarging），直径扩大。注意这 4 点往往可以得到较早的诊断。对任何外阴色素性疾病都应引起高度警惕，特别是呈结节型的或色素加深者都应迅速取得组织学诊断。一般应将整个色素区域包括周边正常皮肤 2~3mm 一并切除活检。对于较大的病灶，也可在住院手术准备下行楔形活检或点式活检（skin punch），活检时应注意组织深度以利于分期。完整的病理报告应包括描述病变厚度、侵犯皮肤的层次、病理类型、边缘状况、直径大小及有无溃疡等。过去认为活检可能会导致黑色素瘤扩散，近年有大宗病例有对照研究比较黑色素瘤的切开活检（incisional biopsy）及切除活检（excisional biopsy），两组患者的复发率及死亡率皆无明显差异，切开活检并不影响患者的预后。有些患者迅速发生转移，这并非活检所致，而是由于疾病本身易转移的生物学特性所致。术前活检是非常重要的，清楚了解病变情况才能制定正确的手术范围，取得好的治疗效果。组织病理检查是诊断恶性黑色素瘤的金标准。除了活检以外，细针穿刺细胞学检查也是辅助诊断方法之一。病理标本的免疫组化检查 S-100 蛋白及抗黑色素瘤抗体 HMB45，有助于本病的诊断。近年有采用皮血管镜检查（dermatoscopy）又称上皮冷光显微镜检查（epiluminescence microscopy），可以较早发现恶性黑色素瘤，并减少不必要的活检。它的可视深度为 10~100μm 对恶性黑色素瘤深度<0.76mm 的诊断敏感性达到 83%，较单纯临床检查的 43% 提高不少。当然这种检查的准确性与检查者的水平与经验密切相关。

外阴恶性黑色素瘤应与外阴癌、外阴黑痣、血管瘤、Paget 病、乳头状瘤及尿道肉阜等疾病鉴别。通过局部切除或活检，组织学检查不难鉴别。

【治疗】

1. 手术治疗 手术治疗是外阴恶性黑色素瘤的主要治疗手段。在 20 世纪 70 年代以前，传统的治疗术式是外阴广泛切除及双侧腹股沟淋巴结清扫。而近年的观察发现，较广的边缘区域皮肤切除与较窄的边缘切除，两者的生存期及复发率并无差异。故提出手术范围不能千篇一律，应根据肿瘤的厚度区别对待。对于较薄及较浅的病灶，似宜适当缩小手术范围。当前对于手术范围较一致的意见是根据肿瘤浸润深度决定安全切缘的范围：浸润深度≤1mm

的安全切缘为 1cm；1~4mm 的为 2cm，而且深度切缘至少应在 1cm 以上。对浸润较深的黑色素瘤应连同皮下脂肪一并切除并达皮下筋膜。虽然扩大安全边缘可减少肿瘤的复发，但并不能提高长期生存率。过于广泛的边缘皮肤切除对外阴恶性黑色素瘤有时是很难做到的。现有倾向施行局部广泛切除术（radical local excision）或较广泛的外阴切除术，取代全外阴广泛切除术。广泛外阴切除并不比外阴局部广泛切除的生存率高。

对外阴恶性黑色素瘤，局部病灶切除的原则可归纳为以下几点：

（1）即使较薄的病灶，在切除时也应有适当的安全边缘。

（2）由于黏膜部分也是经常受累及复发的部分，因此病灶的黏膜部分也应有足够的安全切缘。

（3）若累及阴道应行部分阴道切除，累及阴道范围广的行全阴道并子宫切除。

（4）若病变累及尿道或直肠，则应行盆腔脏器廓清术。

（5）对浅表病灶或中等厚度的病灶，单侧者推荐采用局部广泛切除或单侧外阴广泛切除。

（6）病灶较深并在中线部位如阴蒂、尿道周围，应行全外阴广泛切除。

关于区域淋巴结清扫问题，从一些回顾性资料分析，当肿瘤厚度<1mm 时单纯局部切除的生存率很高，该组患者并不能显示区域淋巴结清扫的优越性。而厚度超过 4mm 时区域淋巴结及远处淋巴结转移率很高，区域淋巴结切除并不能改善长期生存率，因此区域淋巴结清扫的意义不大。而病灶在 1~4mm 中等厚度者，行区域淋巴结清扫似乎是合理的。因该组的区域淋巴结转移远高于远处转移。

按照病灶的厚度决定区域淋巴结清扫的原则，已被广泛接受。腹股沟淋巴结清扫主要是针对中等厚度病灶（1~4mm）。淋巴结清扫的处理原则大致可归纳为 3 点：①薄型病灶或隐蔽型者（<0.76mm 或 Chung Ⅱ 级），未见有腹股沟淋巴结转移的报告，施局部广泛切除并 1mm~2cm 安全边缘，不需腹股沟淋巴清扫；②病灶中等厚度（0.76~4mm，Clark 或 Chung Ⅲ 级），应施腹股沟淋巴清扫；③病灶厚度超过 4mm，常伴远处转移，施腹股沟淋巴清扫也难改善长期生存率，淋巴结清扫的价值不大。

有主张根据外阴恶性黑色素瘤的情况将患者分为低危及高危两组，在处理上区别对待。低危组为病灶<3mm，无溃疡及出血。其治疗为局部广泛切除伴 2~3cm 的安全边缘。高危组为病灶厚度>3mm 或肿瘤有溃疡及出血，也可行局部广泛切除伴 3cm 的安全切缘，不必行腹股沟淋巴清扫。若临床怀疑有腹股沟淋巴结转移（淋巴结增大），则应行外阴广泛切除及腹股沟淋巴清扫。

前哨淋巴结活检可作为估计淋巴结状况，提供淋巴结切除的指征及判断预后的一种技术，但这种技术并不能改善恶性黑色素瘤患者的总生存率，不适于常规应用。

2. 化疗 对于晚期及有转移的患者，化疗是一种主要的辅助治疗手段。许多药物曾被用于本病的化疗，如放线菌素 D(Act D)、阿霉素(ADM)、博来霉素(BLM)、达卡巴嗪(DTIC)、卡莫司汀(BCNU)、长春新碱(VCR)、长春碱(VLB)、羟基脲(HU)、洛莫司汀(CCNU)、铂类药物(platinum)、他莫昔芬(TAM)、替莫唑胺(temozolomide)及紫杉醇(paclitaxel)等。尽管化疗的药物与方案很多,但化疗对晚期病例总的有效率还不到20%。在众多化疗药物中,迄今仍以 DTIC 为单一疗效最好的药物,这也是被美国 FDA 批准作为转移性黑色素瘤的治疗性药物,其疗效超过20%,有效持续时间并不长(<6个月)。迄今为止,DTIC 的主要副作用是骨髓抑制、恶心、呕吐。在联合方案中似以 AD 方案(ADM 60~75mg/m²,静注,第1天;DTIC 250mg/m²,静注,第1~5天,每3~4周重复)疗效较好,其完全缓解率加部分缓解率达33%。另外还有许多联合方案,如 BOLD 方案(BLM、VCR、CCNU、DTIC)、CVD 方案(DDP、VBT、DTIC)及 CBDT 方案(DDP、BCNU、DTIC、TAM),其有效率为9%~55%。总之,化疗对本病是不够敏感的,迄今尚未见哪一联合方案能较其他方案明显改善晚期患者中位生存期的报告。曾有报道在化疗中加用 TAM 可提高疗效,但综合1960~2009年有关 TAM 治疗恶性黑色素瘤的文献进行 meta 分析,显示化疗加 TAM 与不加 TAM 比较,虽然加 TAM 使总反应率及部分反应率提高,但1年死亡率并无明显改善。

3. 免疫治疗 本病的预后个体间差异甚大,曾有自发消退的报道。免疫抑制或免疫缺陷者发病率增高,这使人们考虑到免疫机制对本病的作用。早在1970年 Morton 等报道在病灶内注射卡介苗(BCG)使部分患者病灶消退,后来报道也证明其有效,但也有报道认为疗效不佳。近年的随机性对照研究并未能显示卡介苗可改善高危患者的生存率,故现用卡介苗者逐渐减少。

20世纪90年代开始应用大剂量干扰素 IFNα-2b 作为高危恶性黑色素瘤的治疗,使生存期明显延长。它已被美国 FDA 批准作为治疗Ⅱb 及Ⅲ期恶性黑色素瘤的药物,其剂量为2000U/m²,静注,4周后改为1000U/m²,皮下注射,每周3次,共48周。大剂量 IFNα-2b 治疗恶性黑色素瘤可使无复发生存期延长,但对改善总生存期的效果并不明显。大剂量 IFN 的费用昂贵,毒性也高,是一般人难以承受的。采用白介素2(IL-2)、索拉非尼(sorafenib)及贝伐单抗(bevacizumab)等靶向药物治疗黑色素瘤有一定疗效,可以提高有效率,但对总生存率的提高尚不理想。CTLA-4 是一种被激活的调节性 T 细胞表达的表面分子,对免疫答应起负调节作用,对曾经治疗过的黑色素瘤患者总有效率达15%,联合其他化疗,疗效更高。

4. 放疗 恶性黑色素瘤对放疗并不敏感,仅有个别报道放疗有效。一般仅用于晚期、复发的孤立病灶的姑息治疗,特别是中枢神经系统及骨骼系统受累的治疗。通常放射治疗仅用于以下情况:①不能被切除的黑色素瘤,或坚决不愿手术者;②术前新辅助放疗,使肿瘤缩小,便于手术实施;③有淋巴结转移者,术后盆腔及腹股沟部放疗。

三、阴道黑色素瘤

女性生殖道黑色素瘤以外阴黑色素瘤多见,其次为阴道黑色素瘤。约占女性生殖道恶性黑色素瘤的2%~5%,占全部恶性黑色素瘤的0.7%。迄今世界各地报道约200余例。约有3%的成年妇女阴道中存在黑色素细胞,而这种细胞往往是本病的癌前病变。

【临床表现】 阴道恶性黑色素瘤多数发生在绝经期以后。据报道最小的发病年龄22岁,最大的年龄84岁,平均55岁。阴道病变呈结节状、扁平斑块状或蕈样息肉状,蓝黑色或棕黑色。好发于阴道下1/3处,以前壁为多。主要症状为阴道出血或分泌物增多,少数患者自觉阴道内肿块。合并感染时,有阴道脓性或脓血性分泌物。晚期患者常有阴部疼痛、下肢水肿及腹股沟淋巴结肿大。若转移至其他器官,可出现相应的症状。

【诊断】 典型的阴道病变并不难诊断,但由于其治疗往往需施较广泛的手术,因此在治疗前必须有组织病理证实。诊断时应与阴道痣相区别。阴道痣甚少见,其发生在黏膜浅层,似雀斑,有时范围较大。痣细胞较成熟,形成细胞巢,集聚于黏膜层内,一般不侵及黏膜下组织。而阴道恶性黑色素瘤细胞呈多形性,为圆形、卵圆形、多角形或梭形。排列成巢、索或假腺泡样。核异形并有分裂象。病变多侵犯黏膜固有层及黏膜下组织,可根据侵犯深度,参照外阴恶性黑色素瘤作出临床分期。Breslow 分期系统较适用于阴道黑色素瘤分期。

【处理】 处理原则与外阴恶性黑色素瘤相似。

手术仍为主要的治疗手段。手术范围应根据病变侵犯的深度而定。可行部分阴道切除或全阴道切除,必须保证所切除的肿瘤有足够的安全切缘。由于阴道的解剖部位特点,要保证足够的安全切缘常需施行盆腔脏器廓清术。

现多主张根据病变厚度作为治疗的指南。对多数患者的首选治疗是,局部广泛切除包括1~2cm 的安全切缘。而更广泛的手术如全阴道切除及全盆腔脏器廓清术等应慎用,因手术创伤大、并发症多,而且不能改善总生存率。Baleh 等认为病变厚度超过4mm 者远处转移率甚高,行腹股沟淋巴清扫并不能提高生存率,对该组患者似不必施行淋巴结清扫。而病变厚度在0.76~3.99mm 者施行区域淋巴结清扫,可以提高生存率。

阴道病灶同样对放射治疗不敏感,不应以放疗作为首选治疗。但对于中、晚期或局部转移或复发患者,也偶见有放疗取得暂时缓解者。对那些不适合手术者,可行外照射后再行腔内后装治疗。曾有报道对阴道恶性黑色素瘤复发者采用外照射(46Gy),并在超声引导下钯-130(palladium)后装植入(100Gy),使肿瘤局部完全缓解。

对中、晚期患者可给予化疗及免疫治疗,其原则及方案可参照外阴恶性黑色素瘤的治疗。

四、尿道黑色素瘤

尿道黑色素瘤更少见,占全部恶性黑色素瘤不到1%,约为尿道恶性肿瘤的4%。在英文文献中已报道的尿道黑色素瘤仅约160例。发病年龄30~80岁,平均64岁。女性发生较男性多。

尿道黑色素瘤多起自尿道口,呈蓝黑色或棕红色,0.5~5cm 不等,一般在3cm 以下。多数自尿道外口向外突出,带蒂，与尿道肉阜很相似。易向外阴及阴道扩散。常有尿频、尿痛或血尿等症状。有时可有阴道不规则出血及分泌物增多等症状，这往往提示病期较晚。

由于病例较少，很难得出统一的治疗模式。其治疗原则应参照外阴黑色素瘤，根据浸润深度来决定手术范围。由于解剖的关系，扩大的手术往往需行肠道及膀胱部分切除，并应包括周围的器官，如阴道、子宫及外阴。尿道病变行腹股沟淋巴结清扫的价值尚难肯定。若已出现腹股沟淋巴结转移，应缩小手术切除的范围，因扩大的手术创伤大，并不能提高生存率。放疗仅适合于晚期或复发者，只能起到姑息性效果。从文献报道上看，尿道病变的治疗有采用外阴广泛切除后放疗、尿道次全切除加腹股沟淋巴结清扫、姑息性膀胱切除、膀胱及尿道切除加腹股沟淋巴结清扫、前半盆内脏廓清术加放疗等，有的可获 5 年以上的生存期。对尿道病变，应根据病变情况不同而采用因人而异的治疗方法。

五、其他部位黑色素瘤

除了外阴及阴道恶性黑色素瘤外，女性生殖道其他部位病变也偶见报道。

（一）宫颈恶性黑色素瘤

迄今约有 60 例宫颈恶性黑色素瘤的报道。曾有报道在正常宫颈中有 3.5% 含有黑色素细胞。有人认为宫颈间质内黑痣可能是宫颈恶性黑色素瘤的癌前病变。中数发病年龄为 38 岁。

宫颈恶性黑色素瘤的主要症状是阴道出血（85%）或分泌物增多及疼痛。宫颈病变部位呈红褐色或蓝黑色，呈外生型生长或有溃疡，常累及阴道穹隆。有时以转移灶的症状为首发症状。宫颈涂片可找到黑色素细胞。

手术治疗是主要的治疗手段之一。应行子宫广泛性切除，包括有 2cm 以上的阴道安全切缘及盆腔淋巴结清扫术。累及阴道者应行部分阴道切除术。对于期别较晚或不适宜手术者可行放疗、腔内放疗及体外照射。曾有报道放疗可取得良好效果。对中、晚期患者，也可加用化疗或免疫治疗。

（二）子宫内膜恶性黑色素瘤

在子宫内膜中并无黑色素细胞，但曾有人发现子宫内膜息肉中有黑色素细胞。迄今世界仅有数例原发性子宫内膜恶性黑色素瘤的报道。年龄皆为 50 岁以上，主要症状为阴道出血。子宫切除是主要的治疗手段。但预后甚差，皆在 1 年内死亡。子宫转移性病变较原发性多见，皆来自皮肤原发灶。

（三）卵巢恶性黑色素瘤

原发性卵巢恶性黑色素瘤甚少见，迄今报道尚不足 50 例。许多病例合并卵巢囊性畸胎瘤。转移性卵巢黑色素瘤相对较多见，多来自皮肤原发灶。

原发性卵巢恶性黑色素瘤的发生年龄为 19～86 岁。症状主要是卵巢增大所致的盆腔或腹部不适。诊断往往是手术以后经组织病理检查而得出。其治疗原则与卵巢癌相似。但预后较差，多数患者在短期内死亡。已报告的病例中生存最长者 2 年半，卵巢囊性畸胎瘤合并本病浅表浸润

者预后较好。

六、预　　后

女性生殖道恶性黑色素瘤的预后较身体其他部位黑色素瘤预后差，较泌尿生殖道癌的预后也差。

外阴恶性黑色素瘤较外阴癌容易发生转移，发生转移的时间也较早，所以预后较差。各期总的 5 年存活率为 30%～50%。而阴道恶性黑色素瘤的预后更差，其 5 年存活率仅为 8%～17%。这可能是由于诊断时晚期病例较多及解剖部位特殊，手术很难彻底之故。

许多因素可影响女性生殖道恶性黑色素瘤的预后，如临床分期、肿瘤浸润深度及大小、淋巴结转移、肿瘤溃疡出血及患者年龄等；在临床 I 期患者中，最影响患者预后的是病灶厚度（深度）、溃疡及无色素黑色素瘤。肿瘤浸润深度及淋巴结转移是独立的预后因素。如按 Chung 或 Clark 分级法，II、III 级（<2mm）、IV 级（>2mm）及 V 级（侵及皮下脂肪）的 5 年生存率分别为 100%、40% 及 20%。淋巴结阴性总的 5 年生存率为 38%，而阳性者仅为 13%。肿瘤的浸润深度在 0.9mm 以下者一般无转移及复发，而>4mm 者的复发率明显增加。此外肿瘤的溃疡也与预后明显相关，有溃疡者往往属晚期。肿瘤的大小是影响阴道恶性黑色素瘤最重要的预后因素。年龄大者预后也较差。在阴道恶性黑色素瘤中则肿瘤的大小是影响预后的最重要因素。

七、女性生殖道恶性黑色素瘤合并妊娠

女性生殖道恶性黑色素瘤的发病率并不高，而合并妊娠者则更少见。据报道发生率约为 0.1～2.8/1000 次妊娠。多数系在妊娠时被诊断，也有在产后被诊断，有的报道甚至包括产后 12 个月的病例。由于病例少，各种治疗方式不一，很难得出统一的治疗模式。

（一）妊娠对恶性黑色素瘤的影响

早在 1951 年就有报道认为，妊娠可使恶性黑色素瘤的病程加剧，预后更差。Schmagel 分析 1000 例，10 例为妊娠期发生，其中半数在 3 年内死亡。也有报道系黑色素瘤在妊娠期发生恶变所致。但这些报道都缺乏对照研究。近年经随机对照分析，妊娠期与非妊娠期该病无论在生存率及无瘤生存期上都无统计学差异。妊娠可能使该病的诊断推迟，因为妊娠时黑色素痣往往色素加深，开始人们并不考虑恶变。妊娠期恶性黑色素瘤往往诊断较迟，病变较大，因此预后较差。

有比较未曾妊娠的恶性黑色素瘤与以前曾经生育过的患者的预后，见有过 5 次或更多妊娠者的生存率明显提高，8 年生存率为 90%。而未产妇或生产 2 次以下者的生存率为 73%，说明多次妊娠者预后较好。但由于资料有限，尚难以下结论。本病治疗以后再妊娠与未再妊娠的 5 年生存率未见有差异。总的看来，妊娠对本病的病程及预后并无显著影响。但一般建议在诊断为恶性黑色素瘤后最好在数年后再妊娠，因为本病很容易在数年之内复发，不管妊娠与否。

（二）恶性黑色素瘤对孕妇及胎儿的影响

虽然恶性肿瘤转移至胎盘及胎儿很少见，但本病却常

见转移至胎盘及胎儿。曾有报道在胎儿及胎盘的转移瘤中,恶性黑色素瘤占31%。个别转移到胎儿的病例待胎儿出生后2年自然消退。转移至胎儿的部位有肝、肺、乳突等部位,也有全身广泛转移。妊娠合并本病,待分娩后一定要认真检查胎儿及胎盘。对胎盘进行认真的病理检查。

(三) 妊娠合并生殖道恶性黑色素瘤的处理

处理原则与非妊娠期相同。鉴于妊娠对本病的预后并无严重影响,因此,应根据病期、孕期、母亲存活的可能性及对胎儿的要求程度综合考虑。由于恶性黑色素瘤总的预后较差,所以在早、中期妊娠时往往采取治疗性流产。对晚期妊娠者则根据其距胎儿成熟的期限及患者与家属是否迫切期望得到活婴,而采取等待分娩后再治疗或立刻中止妊娠。若病灶影响经阴道分娩,则应采用剖宫产。

(高永良)

第二节　女性生殖道恶性上皮-非上皮混合性肿瘤

女性生殖道恶性上皮-非上皮混合性肿瘤(malignant mixed epithelial nonepithelial tumor of the female genital tract)是一类由上皮和间质成分构成的恶性混合性肿瘤。包括癌肉瘤(carcinosarcoma)和腺肉瘤(adenosarcoma),癌肉瘤又称为恶性米勒管混合肿瘤(malignant mixed Müllerian tumor)、恶性中胚叶混合肿瘤(malignant mixed mesodermal),是由恶性上皮和恶性间质成分共同构成的肿瘤;腺肉瘤是由良性(偶尔非典型)腺上皮成分和恶性(通常为低度恶性)间质成分构成的肿瘤。

目前恶性上皮-非上皮混合性肿瘤的组织发生尚不明确,组织病理变异复杂,尚无统一的命名和分类。1989年国际妇产科病理协会根据其所含组织来源的不同分为同源性和异源性肿瘤。将其分类如下(表6-22-5)。

表6-22-5　女性生殖道恶性上皮-非上皮混合性肿瘤

名　称	组 织 成 分
恶性混合性中胚叶肿瘤(癌肉瘤)	癌组织与肉瘤组织并存
同源性	癌组织与生殖道本身固有组织来源的肉瘤并存
异源性	癌组织与生殖道以外来源的横纹肌、软骨、骨或脂肪等肉瘤组织并存
腺肉瘤	腺上皮为良性或非典型性,伴间质肉瘤变
同源性	肉瘤部分的组织为生殖道所固有
异源性	肉瘤成分含有生殖道以外来源的组织
癌纤维瘤	上皮组织癌变,间质为良性

一、癌　肉　瘤

癌肉瘤可以发生于女性生殖系统的任何部位,多见于子宫体,偶可见于卵巢,输卵管、宫颈和阴道罕见。癌肉瘤恶性程度高,病情进展快,总体预后差。

关于癌肉瘤的组织发生机制尚不明确,20世纪50~70年代,一些研究者认为癌肉瘤是由上皮和间叶同时独立发生的肿瘤碰撞而成。20世纪80年代后期,研究者支持单克隆起源说日益增多,认为至少大多数癌肉瘤是同一细胞起源。自20世纪90年代中期起,癌上皮-间叶转变(epithelial to mesenchymal transition,EMT)说兴起,有研究者开始用EMT解释癌肉瘤的组织发生机制。1995年以后EMT的特征获得认可。

子宫癌肉瘤(uterine carcinosarcoma,UCS)由癌和肉瘤两种成分组成,来源于米勒管衍生物中分化最差的子宫内膜间质组织。占所有子宫体恶性肿瘤的2%~5%,约占子宫肉瘤的40%。好发于绝经后妇女,平均发病年龄50~62岁,易复发转移,早期子宫癌肉瘤患者5年生存率不超过33%~36%,预后差。

【病理】

1. 大体特征　肿瘤多位于子宫体底部或前壁,多自子宫内膜生长,呈单个或多个乳头状或息肉状肿物突入宫腔,一般直径数厘米大小,大的呈分叶状,可充满宫腔,甚至脱出子宫颈口外,肿瘤质软,表面光滑或糜烂、溃疡。肉眼可见肿瘤侵犯肌层,切面呈生鱼肉状,灰黄或灰白,可有出血、坏死和充满液体的小囊腔。含有异源性骨或软骨成分时有砂粒感。

2. 镜下特征　肿瘤显示上皮和间质成分都为恶性,上皮成分90%~95%是腺癌,其中子宫内膜腺癌58%,其次为腺鳞癌26%、浆液性或黏液性腺癌10%、透明细胞癌2%和鳞癌5%,有时可见角化珠。单一成分或几种成分混合存在。肉瘤成分可为同源性或异源性,同源性成分多为未分化肉瘤、平滑肌肉瘤、纤维肉瘤或子宫内膜间质肉瘤。异源性成分多为横纹肌肉瘤、软骨或骨肉瘤、脂肪肉瘤等,有时几种肉瘤组织可同时存在。

【分期和转移途径】

1. 手术病理分期　FIGO 2009年为子宫肉瘤专门制定了分期系统,其中子宫癌肉瘤的新分期参照FIGO2009年子宫内膜癌手术病理分期(表6-22-6)。

2. 转移方式　子宫癌肉瘤的转移方式主要为淋巴结转移和直接蔓延,早期患者淋巴结转移率高达28%~30%。晚期可出现血行转移,如肺、肝脏、骨骼等。

【临床表现】

1. 不规则阴道出血或排液　最为常见,约占60%~80%。肿瘤在早期生长局限于子宫肌壁间,患者多无症状;当肿瘤生长突向宫腔或超出宫颈时多出现不规则阴道出血或排液。

2. 腹痛　肿瘤生长快或伴有出血、感染、坏死,患者可出现下腹坠痛或不适感。肿瘤浸润子宫肌层并穿破浆膜层可引起腹痛。

3. 腹部包块　部分患者肿瘤迅速增大,且在下腹部可

表 6-22-6 FIGO 子宫内膜癌分期（2009）

FIGO 分期

Ⅰ 肿瘤局限于子宫体
　Ⅰ$_a$ 肿瘤浸润深度 < 1/2 肌层
　Ⅰ$_b$ 肿瘤浸润深度 ≥1/2 肌层
Ⅱ 肿瘤侵犯宫颈间质，但无宫体外蔓延
Ⅲ 肿瘤局部和（或）区域扩散
　Ⅲ$_a$ 肿瘤累及浆膜层和（或）附件
　Ⅲ$_b$ 阴道和（或）宫旁受累
　Ⅲ$_c$ 盆腔淋巴结和（或）腹主动脉旁淋巴结转移
　　Ⅲ$_{c1}$ 盆腔淋巴结阳性
　　Ⅲ$_{c2}$ 腹主动脉旁淋巴结和（或）盆腔淋巴结阳性
Ⅳ 肿瘤侵及膀胱和（或）直肠黏膜和（或）远处转移
　Ⅳ$_a$ 肿瘤侵及膀胱和（或）直肠黏膜
　Ⅳ$_b$ 远处转移，包括腹腔和（或）腹股沟淋巴结转移

触到肿块。

4. 压迫症状　肿瘤增大压迫或侵犯膀胱或直肠时，可出现尿急、尿频、尿潴留或大便困难等症状。若压迫盆腔则影响下肢静脉和淋巴回流，可出现下肢水肿等症状。

5. 其他症状　肿瘤发展到晚期可出现消瘦、乏力、贫血、低热等全身恶病质症状；若转移至肺，则出现咳嗽、咯血；若转移至脑，则可出现头痛、下肢瘫痪、意识障碍等症状。

6. 体征　妇科检查时多有不同程度的子宫增大，形状不规则或呈结节状，肿瘤可脱出宫颈口，呈大块柔软的息肉样肿物，伴有血水或血流出。肿瘤表面多呈紫红色，质软、糟脆，触之易出血，如继发感染可有坏死和脓性分泌物，易与黏膜下肌瘤相混淆。晚期子宫癌肉瘤可累及盆壁，子宫固定不活动。肿瘤远处转移至肠管、肝脏或腹腔等，可伴有腹水。

7. 影像学检查　B 超检查时子宫癌肉瘤表现为呈息肉状突向宫腔，局部有坏死，有时呈黏膜下肌瘤样，肿瘤充满宫腔或突出于宫颈口外。肿瘤周边血流方向无规律，呈彩色"镶嵌样"血流。多数肿瘤内部、周边常呈非常丰富的血流信号。CT 图像缺乏特异性，其诊断价值有限，但在临床上多用于对病灶远处转移的诊断。MRI 图像具有较高的组织分辨能力，其 T1W1、T2W2 相可显示病灶与内膜、肌层的关系和浸润程度。PET-CT 诊断子宫恶性病变的敏感性较高，但对恶性病变之间的鉴别能力有限且因其不显示病灶与周边结构的形态学异常，故空间分辨能力不及 CT 和 MRI。

8. 肿瘤标志物检测　目前尚无明确具有敏感性和特异性强的肿瘤标志物用于子宫癌肉瘤的辅助诊断。Hoskin 等曾对 112 例子宫癌肉瘤患者进行回顾性研究分析，发现子宫癌肉瘤患者 CA125 随着手术病理分期的升高，患者术前 CA125 的平均值升高，Ⅰ 期 53.4kU/L，Ⅱ 期 122.5kU/L，Ⅲ 期 147.1kU/L，Ⅳ 期 428.4kU/L。需要进一步相关研究。

【诊断】　结合病史、症状、体征以及影像学检查等可

以进行初步诊断。尤其绝经期妇女出现不规则的阴道出血或排液，子宫迅速增大，应不排除该病。治疗前应进行分段诊刮术，其诊断阳性率可达 80% ~ 90%。但是对于早期局灶病变分段诊刮容易漏诊，或由于取材不够而漏诊或误诊，因此可结合宫腔镜检查，提高分段诊刮的准确率。B 超、CT 和 MRI 诊断该病有一定的参考价值，可以了解病灶浸润子宫肌层情况和子宫外转移情况。组织病理学诊断必须具有恶性上皮和恶性间质成分的证据。术中冷冻切片病理学检查可对该病做出初步诊断，确诊需要石蜡切片病理检查。必要时需要免疫组化进一步明确诊断。

【治疗】　子宫癌肉瘤的治疗与其他子宫肉瘤的治疗相同，首选手术治疗，术后辅以化学治疗和（或）放射治疗。

1. 手术治疗　手术原则和方式应参照子宫内膜癌和卵巢上皮性癌的手术治疗。术中首先收集腹水或腹腔冲洗液作肿瘤细胞学检查，并全面探查盆腔、腹腔子宫外脏器或腹膜有无肿瘤种植或淋巴结转移病灶等，初步了解肿瘤的病灶范围。由于早期子宫癌肉瘤淋巴结转移率高，即使分期早，仍应行淋巴结切除术。而且 Temkin 等的研究发现转移淋巴结的数量与子宫癌肉瘤的生存时间密切相关。故术中拟诊为 Ⅰ 期或 Ⅱ 期子宫癌肉瘤者，也应行全子宫/筋膜外或广泛性子宫切除术+双附件+大网膜切除+盆腔淋巴结+腹主动脉旁淋巴结切除术。晚期患者应行肿瘤细胞减灭术。通常建议切除双侧附件。

2. 化学治疗　子宫癌肉瘤手术后残留癌灶及复发、转移性癌肉瘤均应行辅助化疗，此外，早期子宫癌肉瘤的生存率相对较低，因此对于早期患者术后也应预防复发给予化疗。但是由于子宫癌肉瘤病例数少，多年来人们曾试用不同化疗药物以期提高生存率。阿霉素是最初用于治疗子宫癌肉瘤的有效药物。之后，采用环磷酰胺（CTX）、长春新碱（VCR）、阿霉素（ADM）和达卡巴嗪（DTIC）即 CYVADIC 多种药物联合化疗方案，但缓解率仅 24%，仍不能明显提高患者的生存率。其后顺铂（DDP）和异环磷酰胺（IFO）的应用取得了较好的效果。Gregory 等通过研究证实对于 Ⅰ、Ⅱ 期子宫癌肉瘤的患者在初次手术后使用 DDP 和 IFO，总的 5 年生存率可达 62%。欧洲癌症研究与治疗组织（EORTC）妇科肿瘤组的一项研究表明，使用 IFO、DDP 和 EADM 对术后生殖道癌肉瘤患者化疗，总缓解率可达 56%。John 等发现只有 18.2%（8/44）的子宫癌肉瘤患者对紫杉醇（taxol）单药敏感。对于复发性子宫癌肉瘤患者的化疗，Masafumi 等用紫杉醇和卡铂（CBP）联合化疗方案治疗 6 例患者，结果 5 例对化疗有反应，1 例无反应病情进展，6 例患者总生存期为 25 个月。与之相似的一项研究结果显示，关于晚期和复发性子宫癌肉瘤的 Ⅱ 期临床试验结果报告，与以前的 IFO/DDP 或 IFO/taxol 方案比较，显示 CBP/taxol 方案反应率高达 62%，且耐受性更好。

3. 放射治疗　关于放疗对子宫癌肉瘤的治疗作用尚未确定。Clayton 等认为，应用辅助放疗的早期子宫癌肉瘤患者 5 年生存率为 41.5%，而未放疗者为 33.2%（P < 0.001）。Kristina 等也发现放疗能显著降低子宫癌肉瘤的局部复发率从 55% 到 3% 不等。Smith 等对各期的 2461 例癌肉瘤患者进行分析，其中 890 例接受了辅助放疗，结果发

现辅助放疗可提高各分期的癌肉瘤患者总体生存率,还可以改善Ⅳ期癌肉瘤患者的疾病特异性生存率。但是多数研究结果提示:放疗可能会控制原发病灶,但似乎并不影响疾病进展和总的存活率。

4. 放化疗联合辅助治疗　通过放疗与化疗联合辅助治疗晚期或复发子宫癌肉瘤,有望提高生存期。Homesley和Wolfson等分别对Ⅲ期子宫癌肉瘤患者的联合放化疗进行了对照研究,比较了子宫癌肉瘤患者辅助使用全腹放疗与3个周期的化疗(DDP/IFO),结果化疗组的阴道复发率升高而腹腔复发率降低,这些结果提示阴道局部放疗联合大于3个周期的化疗可能会增加疗效,但需要进一步研究予以验证。Makker等比较了接受辅助化疗(伴或不伴放疗)与仅接受盆腔放疗的子宫癌肉瘤患者的治疗结果,由于大部分患者都能耐受 taxol/CBP 化疗方案,该试验中60.5%的患者接受了大于6个周期的 taxol/CBP 化疗,显示化疗组比放疗组有更高的无进展生存率和总生存率。但是由于样本量小,这种差异并未显示统计学意义。

【随访及预后】　子宫癌肉瘤转移早,手术切除后常有复发。一般复发在术后两年之内,以局部复发和肺转移最为多见。无论何处复发,再次化疗仍能延长生存期,甚至再次手术切除复发灶也可达到延长生存期的目的,故手术后随诊非常重要。一般每月随访一次,化疗结束后每3个月复查盆腔,必要时行肝功能、腹部B超、CT、MRI检测和(或)肺部摄片等。术后2~5年期间每半年随访1次。

已有研究结果表明,早期子宫癌肉瘤患者5年存活率不超过33%~36%,Ⅰ和Ⅱ期子宫癌肉瘤患者即使进行了正规治疗,5年内的复发率高达53%。在多数研究中显示FIGO分期是子宫癌肉瘤最重要的预后因素,其次肌层浸润深度、子宫外扩散、腹腔细胞学阳性和淋巴结受侵等。在子宫癌肉瘤中淋巴结转移率大约28%~38%,手术切除淋巴结包括微转移灶,可以降低复发风险,改善预后,提高生存期。在美国的一项回顾性研究中,47例Ⅰ~Ⅱ期的子宫癌肉瘤患者接受了盆腔和腹主动脉旁可疑淋巴结的取样,结果发现在早期癌肉瘤患者中所取淋巴结数量是影响复发风险及生存率唯一的重要因素,所以淋巴结切除对于癌肉瘤患者至关重要。此外,肿瘤的肌层浸润深度是判断癌肉瘤预后的一个重要指标,约有80%的病例肌层浸润深度超过1/3,而40%的病例有深肌层浸润。

二、卵巢癌肉瘤

卵巢癌肉瘤(ovarian carcinosarcoma, OCS)又称卵巢恶性中胚叶混合瘤(ovarian malignant mixed mesodermal)或卵巢米勒管混合瘤(ovarian müllerian tumors),约占卵巢恶性肿瘤的1%~2%。是一类侵袭性强、进展快的高度恶性肿瘤,好发于绝经后妇女,平均发病年龄65岁。由于临床极为罕见,尚无大样本的流行病学调查资料,故发病原因及发病高危因素尚不明了。关于卵巢癌肉瘤的组织学来源一直处于争论之中,1988年WHO将卵巢癌肉瘤划分为卵巢内膜样腺癌的一个亚型,属卵巢表面上皮-间质恶性肿瘤。已有研究证实,在不同的培养条件下,癌肉瘤可向上皮、间叶细胞或两种成分共存的方向转化。Ferrandina等报道了1

例浆液性卵巢癌患者经化疗后复发为癌肉瘤。但这只是个例样本的报道,目前尚不足以证明卵巢癌肉瘤的发生与某一原因有关。

【病理】

1. 大体特征　肿瘤多为实性或囊性,表面不规则,灰白色,多有出血区。切面有时呈实性黄白色区,可见广泛的出血及坏死。大多有盆、腹腔广泛浸润,并伴有血性腹水。

2. 镜下特征　与子宫癌肉瘤相似,卵巢癌肉瘤也由恶性上皮成分(腺癌)及肉瘤成分组成,上皮成分主要为分化较差的内膜样腺癌和浆液性腺癌,少数可有黏液性腺癌或透明细胞癌成分。同源性肉瘤成分类似于子宫内膜间质肉瘤、纤维肉瘤或平滑肌肉瘤。异源性肉瘤可含有异源成分,如未成熟软骨组织等。同一肉瘤中可含有单一或多种肉瘤成分,文献研究分析显示异源性癌肉瘤较同源性多见。Sonoda等研究报道,卵巢癌肉瘤的发生与遗传性卵巢癌综合征相似,存在 BRCA2 等位基因的缺失和 TP53 基因的突变。

【分期及转移途径】　卵巢癌肉瘤的生物学行为与分化差的卵巢上皮性癌相似,其手术病理分期和转移途径同卵巢上皮性癌。在此不再赘述。

【临床表现】　临床症状同卵巢上皮癌一样缺乏特异性,多以消化道症状起病,表现为食欲不振、腹胀、腹部包块、腹水和贫血等,部分患者可有阴道出血或排液。妇科检查可及盆腔包块,一般在10cm以上,可伴有腹水、贫血等症状。80%患者就诊时已属晚期(Ⅲ、Ⅳ期)。

【诊断】　卵巢癌肉瘤的术前诊断困难,术前MRI、CA125等检查有助于诊断,但参考价值有限。最终由术后组织病理学诊断确认。

【治疗】　卵巢癌肉瘤是一种恶性程度极高的肿瘤,临床进展迅速,预后极差。由于临床少见,故尚未形成规范化治疗方案。目前对卵巢癌肉瘤的治疗沿用卵巢上皮性癌的治疗方式——手术为主的综合治疗。手术原则同卵巢上皮性癌。

1. 手术治疗　手术范围和卵巢上皮性癌一样。早期行全面的分期手术:子宫+双附件+大网膜+阑尾+盆腔淋巴结和腹主动脉旁淋巴结切除术。晚期行肿瘤细胞减灭术,尽最大可能切除肿瘤病灶。

2. 化疗和放疗　卵巢癌肉瘤对化疗的敏感性不同于卵巢上皮性癌,最佳的治疗方案仍在探索之中。1994年英国圣玛丽医院调查了1980~1990年间共收治的20例晚期卵巢癌肉瘤患者,将患者分为三组,分别采用单纯手术、单纯化疗以及手术加化疗,结果发现45%的患者在术后1年内死亡,平均生存期14个月,手术联合化疗的综合治疗方案优于单纯手术或单纯化疗。2003年该中心再次调查了1991~2001年间共收治的40例卵巢癌肉瘤患者的临床资料,结果显示32例患者就诊时已属Ⅲ/Ⅳ期。该40例患者均进行了手术治疗,其仅12例患者接受了满意的肿瘤细胞减灭术,27例(67%)患者术后残余病灶>2cm,40例中32例接受了辅助化疗,其中26例采用以铂类为基础的化疗(单用 CBP 或联合 IFO/ADM 等),化疗总有效率为42%,而其他化疗方案的有效率仅为33%。其中有9例患者计划用 CBP/IFO 联合化疗,但仅 1 个疗程后就有 6 例患者因不能耐受毒性反应而停药或改用单纯 CBP 治疗,这反映出卵巢癌肉瘤患者有更差的身体状况及化疗耐受性。该组患者平均生存期为 8.7 个月,1 年生存率 40%,5 年生存率仅 7.5%。经分析满意的肿瘤细胞减灭术和联用以铂类为基础的化疗可明显改善患者的预后。尽管以往有报道同源性癌肉瘤较异源性预后更差,但此调查中 2 组患者的平均生存期和 1 年生存率并无区别。该组患者中尚有 5 例患者接受了放疗,但无明显疗效,说明放疗对卵巢癌肉瘤的疗效并不确定。另一组资料来自美国耶鲁大学 1993~2004 年间 22 例卵巢癌肉瘤患者临床资料,其中 18 例接受了满意的肿瘤细胞减灭术(残留病灶<1cm),平均生存期 46 个月,4 例接受了不满意的肿瘤细胞减灭术(残留病灶>1cm),平均生存期只有 27 个月。6 例满意的肿瘤细胞减灭术加术后辅助化疗:DDP(40mg/m^2×1d)/IFO[1200mg/(m^2·d)×4d],28 天为一周期,平均无瘤生存期 13 个月,平均生存期 51 个月,4 例患者满意的肿瘤细胞减灭术后辅助化疗:CBP(AUC=5)/taxol(175mg/m^2),21 天为一疗程,平均无瘤生存期是 6 个月,平均生存期 38 个月。DDP/IFO 组与 CBP/taxol 组在生存期方面无显著性差异(P=0.48)。作者认为卵巢癌肉瘤的治疗应由满意的肿瘤细胞减灭术加化疗完成,最有效的化疗方案为 DDP/IFO 或 CBP/taxol。

【预后】 Brown 等研究结果发现术后有残余病灶的卵巢癌肉瘤患者对铂类为基础的化疗总有效反应率仅为 25%,有 58% 患者疾病进展;卵巢癌肉瘤患者平均复发期限 6.4 个月,平均生存期 8.2 个月,Ⅲ期患者术后残留病灶<2cm 和≥2cm 患者进行了生存期比较,结果前者明显高于后者(平均生存期 4.8 个月和 3.1 个月,2 年生存率分别为 39% 和 0),表明满意的肿瘤细胞减灭术可以明显提高患者的生存率。Rutledge 等研究了 31 例卵巢癌肉瘤患者临床资料,结果表明患者手术病理分期和术后有无残余灶是重要的预后因素,该组患者平均生存期为 21 个月;IFO/DDP 联合用药组无瘤生存期和总体生存率优于 CBP/taxol 联合用药组。Mano 等回顾性分析以往报道,认为卵巢癌肉瘤对铂类为基础的化疗是敏感的,DDP/IFO 及 CBP/taxol 联合化疗是通常选用的方案。但是由于卵巢癌肉瘤患者有更差的身体状况,因此对于身体条件较差患者,单一用药也是有益的。Zorzou 等对 9 例卵巢癌肉瘤患者进行免疫组化分析发现,P53 过表达是患者预后良好的一个指标。

三、生殖道其他部位的癌肉瘤

女性生殖道其他部位的癌肉瘤极为罕见,其组织学发生类似子宫癌肉瘤,由癌和肉瘤成分组成,肉瘤成分可以同源或异源性。宫颈癌肉瘤活检时常被误诊为鳞癌或腺癌,临床上可表现为阴道出血、排液。妇科检查可见宫颈口紫红色息肉样物,有触血,宫颈管增粗、质硬。有时肉瘤充满整个宫颈管,突向阴道。治疗多采用以手术为主,辅以放疗和化疗的原则。

原发性输卵管癌肉瘤临床表现同原发性输卵管癌,可有腹痛、不规则阴道出血和腹部包块。术前诊断困难,常被误诊为卵巢癌、输卵管炎或输卵管积水。肿瘤转移方式以直接蔓延和淋巴转移为主,也可以血行转移。分期和治疗可参考卵巢癌肉瘤。

四、腺 肉 瘤

腺肉瘤又称米勒管腺肉瘤(Müllerian adenosarcoma),是 1974 年由 Clement 和 Scully 首次报道并命名,它是由良性或非典型腺上皮成分和肉瘤性间质两种成分共同构成的肿瘤,恶性程度低于癌肉瘤。美国 M,D. Anderson 癌症中心总结了 41 例米勒管腺肉瘤,多数起源于子宫(71%),其余部位包括卵巢(15%),盆腔(12%)和宫颈(2%)。

子宫腺肉瘤仅占子宫肉瘤的 8%,主要发生于子宫内膜,偶尔来自子宫颈内膜和子宫肌层内,来自子宫肌层者可能起源于子宫腺肌病。其发病可能与外源性或内源性雌激素刺激有关。大多数子宫腺肉瘤中雌激素受体(ER)和孕激素受体(PR)表达阳性。其组织学特征和生物学行为介于良性的腺纤维和高度恶性的癌肉瘤之间,腺肉瘤多见于绝经后妇女,临床呈低度恶性,不易远处转移,但是局部复发率高。

子宫以外的腺肉瘤很少见,但侵袭性强,复发率、血行转移及病死率均高于子宫腺肉瘤。其组织学起源还不清楚,可能起源于子宫内膜异位症的恶性转化或具有多向潜能的盆腔间皮细胞、腹膜表面上皮或邻近间质。其中卵巢是子宫外腺肉瘤最高发的部位。卵巢腺肉瘤的组织学发生可能源于卵巢表面上皮或间质,也有研究表明可能起源于卵巢内异症。宫颈腺肉瘤和阴道腺肉瘤极为罕见,宫颈腺肉瘤呈恶性低度潜能,阴道腺肉瘤多起源于阴道的内异症。

【病理】

1. 大体特征 子宫腺肉瘤的大体标本与子宫癌肉瘤相似,典型病理表现为单个无蒂或有蒂的息肉样或乳头样肿块,肿块突向宫腔或宫颈管内,大者可充满宫腔或宫颈管,少数肿瘤表现为多个小的黏膜样息肉或分散的息肉样肿块。肿瘤表面呈棕黄、粉红或灰白色,质软或似橡皮,有些呈胶冻状。切面偶可见直径小于 1cm、大小不等的多个囊腔,囊内为水或黏液,也可见局灶性出血坏死。卵巢腺肉瘤一般为单侧,平均直径 10cm 左右,多为实性为主,同时可含有许多小的囊腔,实性区域呈粉色、黄褐色、白色或黄白色,部分病例可见卵巢表面或囊腔内局灶性出血、坏死或息肉样生长区域。腺肉瘤也可发生于盆腔腹膜,在盆腔内形成含有多个囊腔的实性肿块,与周围组织粘连,甚至邻近器官。宫颈腺肉瘤可见宫颈息肉样或乳头样赘生物,有时可见经宫颈突向阴道。阴道腺肉瘤表现为阴道肿块以内异症为基础,反复发生且生长快。

2. 镜下特征 子宫腺肉瘤可为良性或非典型性的腺体成分伴肉瘤样间质,腺体周围肉瘤间质细胞呈"套袖样"或息肉样突入腺腔的结构是其特征表现。腺上皮多为良性或非典型的增生型子宫内膜上皮,也可表现为宫颈管黏液型上皮、浆液型上皮、分泌型内膜上皮或鳞状上皮。肉瘤成分可为同源性内膜间质、纤维结缔组织或平滑肌组织,20%~25% 含有异源性成分,如横纹肌、胚胎软骨和脂肪组织等。Clement 和 Scully 认为以下情况有助于诊断:①间质细胞核分裂象≥2 个/10 个 HPF。②间质细胞明显增生。

③间质细胞核具有轻度以上的异型性。Takeshima 等描述子宫腺肉瘤的细胞学特征:肉瘤间质细胞呈小的半圆形或椭圆形,可分散或成小团块排列,细胞质粗糙,边缘不清楚,细胞核椭圆形或圆形,可见明显的核分裂;腺细胞呈小团状或成群排列,有时可见轻度不典型增生。

卵巢和盆腔腺肉瘤的组织结构与子宫腺肉瘤相似,可能起源于卵巢表面上皮和间质,也有研究表明可能起源于卵巢的内膜异位症。Eichhom 等发现卵巢腺肉瘤中最主要的上皮成分是子宫内膜样上皮,其他上皮类型有纤毛状、黏液样、透明细胞及鳞状上皮成分,间质呈内膜样、细胞纤维瘤样或未分化肉瘤样表现,肉瘤间质细胞核分裂象 1~25 个/10HPF。约30%卵巢腺肉瘤合并肉瘤样增生过长,15%的肿瘤中含性索间质样成分。盆腔腺肉瘤则可能来自盆腔内膜异位灶或盆腔间皮及其下的间质。宫颈腺肉瘤组织学特征显示不规则形状的腺体,间质细胞的非典型性及核分裂象≥2 个/10HPF,有时可见异源性成分如软骨和肌肉等。免疫组化检查:钙调结合蛋白(caldesmon)、结蛋白(desmin)和 CD_{10} 均表达阴性。阴道腺肉瘤组织学特征为阴道间质细胞核的非典型性及间质"腺间套袖"样结构。

【临床表现】 子宫腺肉瘤多发生在绝经后妇女,平均年龄 55~60 岁,发病平均年龄低于子宫癌肉瘤。也可发生于年轻妇女,甚至儿童,文献报道最年轻患者 14 岁。临床症状以阴道不规则出血或绝经后阴道出血为主,少数患者可出现下腹疼痛。妇科检查多见宫颈外口有息肉样或肿块突出,同时可伴子宫增大。子宫外的腺肉瘤发病年龄比子宫腺肉瘤患者平均年轻 10 岁。Eichomd 等总结了 40 例卵巢腺肉瘤,患者发病年龄在 30~84 岁之间,平均 54 岁。卵巢腺肉瘤常见症状腹部不适、腹胀和阴道异常出血。妇科检查可及盆腔包块,手术中可见包块占据盆腔并与周围器官广泛粘连,97.5%的肿瘤为单侧,最大直径 5.5~50.0cm 不等(平均 14.0cm),血 CA125 水平升高,B 超检查表现为实性包块,低阻血流信号丰富。宫颈腺肉瘤多见于在初潮后少女,多表现为异常阴道出血,妇科检查可见带蒂息肉或巨大包块占据整个宫颈。阴道腺肉瘤发病多见于 42~56 岁,表现为盆腔疼痛及异常阴道出血,阴道内包块生长快伴 CA125 水平升高。常表现为难治性复发性内异症。

【诊断与鉴别诊断】 宫颈外口赘生物活组织检查或诊断性刮宫可用于诊断,但是因间质细胞少,伴有纤维化、透明样变或黏液样变时,显微镜检查可误诊为良性病变。文献报道,子宫腺肉瘤的初次组织病理诊断符合率仅 33%,良性病变易误诊为良性内膜、宫颈息肉、腺纤维瘤和内膜间质增生过长。恶性病变易与恶性内膜间质肉瘤、癌肉瘤及葡萄状肉瘤等相混淆。宫颈腺肉瘤易与良性的宫颈息肉、宫颈腺肌病相混淆。临床上如多次组织病理学检查诊断为宫颈息肉或子宫内膜息肉以及阴道反复发生的内异症患者经多次切除后仍复发者,应考虑子宫腺肉瘤的可能。由阴道内异症发展而来的腺肉瘤通过浅表的阴道活检不易诊断,组织学上易被误诊为腺纤维瘤或内异症。

【手术病理分期】 FIGO 2009 年为子宫腺肉瘤专门制定了分期系统,同子宫内膜间质肉瘤分期(表6-22-7)。

表 6-22-7 子宫腺肉瘤分期 FIGO 2009

FIGO 分期

Ⅰ肿瘤局限于子宫体
　Ⅰ$_a$肿瘤局限于子宫内膜/子宫颈内膜,无肌层浸润
　Ⅰ$_b$肌层浸润深度≤1/2
　Ⅰ$_c$肌层浸润深度 > 1/2
Ⅱ肿瘤扩展到盆腔
　Ⅱ$_a$附件受累
　Ⅱ$_b$肿瘤扩展到子宫以外的盆腔组织
Ⅲ肿瘤浸润腹腔组织(并非仅仅突向腹腔)
　Ⅲ$_a$一处受累
　Ⅲ$_b$多于一处受累
　Ⅲ$_c$盆腔淋巴结和(或)腹主动脉旁淋巴结转移
Ⅳ
　Ⅳ$_a$肿瘤侵及膀胱和(或)直肠
　Ⅳ$_b$远处转移

【治疗】 子宫腺肉瘤的治疗应以手术为首选。确定分期的手术包括经腹全子宫+双附件切除术+盆腔淋巴结和(或)腹主动脉旁淋巴结切除术+大网膜切除术。对于年轻或希望保留生育功能的患者可采取局部切除手术,但是保守治疗复发率高,术后应严密随诊,因此,目前仍有争议。文献报道子宫腺肉瘤卵巢转移率只有 2%,因此对于早期病灶局限于子宫的年轻患者保留卵巢是可行的。辅助治疗的作用目前仍有争议。一般认为对于有复发的高危因素的患者应进行辅助治疗。化疗可选择 ADM、IFO 和 DDP 等。合并横纹肌肉瘤成分的病例中,辅助化疗更为重要。放疗有助于盆腔内病灶的局部控制,但不能改善长期生存率。对于肿瘤中 ER、PR 表达阳性的患者孕激素治疗可能获益,有文献报道醋酸甲羟孕酮治疗可使肿瘤体积缩小,且毒性反应小于化疗。

卵巢腺肉瘤及盆腔腺肉瘤的治疗以手术为主,一旦明确诊断,应行全面的分期手术或肿瘤细胞减灭术。术后根据高危因素选择辅助放化疗。

宫颈腺肉瘤因病例数极有限,很难确定最合理的治疗方案。多数学者推荐经腹全子宫切除术+双附件切除术,对年轻、肿瘤根蒂较浅的宫颈腺肉瘤患者,根据患者需要可行局部切除从而保留生育功能。肌层浸润和肉瘤样增生过长是影响预后的重要因素,对于肌层浸润超过 1/2、有两个或多个不良预后因素(包括间质细胞有丝分裂象多、细胞非典型性、子宫外播散、合并异源性成分或肉瘤样增生过长等)的患者,因其复发率高,术后的盆腔放疗和(或)积极的化疗是有益的。阴道腺肉瘤的治疗通常建议手术切除包块,明确诊断后辅以放疗或化疗,但是治疗价值并未确定。放疗有助于肿瘤局部控制,对于发生远处转移的患者应积极化疗。

【随访与预后】 子宫腺肉瘤恶性潜能低,远处转移率仅为 5%,但是局部复发率高达 25%~40%,阴道和盆腔复发约 60%。文献报道子宫腺肉瘤Ⅰ期 5 年生存率 79%,Ⅲ

期48%。Clement 和 Scully 报道 100 例子宫腺肉瘤,1/3 的患者在接受最初治疗后的 5 年内复发,其中48%的患者死于肿瘤复发。复发的高危因素有深肌层浸润、淋巴脉管间隙受累、肉瘤样增生过长、子宫外播散及合并异源性成分等,其中肉瘤样增生过长是影响预后的最重要因素。子宫腺肉瘤合并肉瘤样增生过长者(肉瘤成分占25%以上)通常含有明显的高级别肉瘤成分,ER、PR 常失表达,Ki-67 抗原高表达,细胞增殖活跃强,肿瘤更具有侵袭性,通常与手术后复发、转移、预后不好有关。

卵巢腺肉瘤复发率高,多数发生在术后5年内。年龄<53 岁、肿瘤破裂、高级别间质成分、合并肉瘤样增生过长与卵巢腺肉瘤发生卵巢外播散、复发有关。复发或转移性腺肉瘤可能是单一肉瘤成分,也可能是腺肉瘤合并肉瘤样增生过长。卵巢腺肉瘤预后不及子宫腺肉瘤,5 年生存率仅64%。宫颈腺肉瘤和阴道腺肉瘤,呈低度恶性潜能。

总之,腺肉瘤属于低度恶性肿瘤,预后相对较好。手术是主要治疗手段,由于复发率高,治疗后长期随访是必要的。

(吴玉梅)

第三节 女性生殖器官邻近组织和器官的肿瘤

女性生殖器官邻近组织和生殖器官是唇齿相依的关系,稳固和支撑生殖器官的韧带和结缔组织,以及其所包含的血管、神经和淋巴组织即生殖器官的邻近组织中多存在胚胎和胎儿时期发育过程中退化的中肾管和副中肾管的残迹,这些残迹和其他器官和组织一样可以发生原发性肿瘤以及受到邻近器官肿瘤的浸润发生转移性肿瘤。

原发性肿瘤发病率较低,术前诊断困难,术前往往被误诊为生殖器官的肿瘤,多需要通过手术探查或术中冷冻切片,甚至术后石蜡病理切片才能最后明确诊断。转移性肿瘤多来自生殖器官本身,肿瘤细胞通过直接浸润、淋巴结转移和血循环转移而来;也可由自邻近器官包括结肠癌、阑尾癌、直肠癌、肛门癌、膀胱癌、输尿管癌、尿道癌和腹膜后肿瘤的浸润和转移而受累,转移性肿瘤较原发性肿瘤多见。下面主要介绍子宫韧带的肿瘤,简单介绍生殖器官邻近器官的肿瘤。

一、子宫韧带的肿瘤

(一)子宫圆韧带肿瘤

1. 良性肿瘤 圆韧带肿瘤发生率低,最常见的是平滑肌瘤,其次是内膜异位症和皮样囊肿,脂肪瘤、血管瘤、结节性筋膜炎等也有散在报道。患者的症状取决于受累的韧带段和疾病本身的大小、性质。

(1)子宫肌瘤(leiomyoma):因圆韧带组织内表达雌激素和孕激素受体,故子宫肌瘤最常见,多发生在绝经前的育龄期妇女或接受激素补充治疗的绝经后妇女。由 Wells 于1865 年首次报道,19 世纪中期到 1962 年共报道 100 例患者,近年来也只有散在的报道。肌瘤大小差别较大,直径1~15cm 均有报道,患者多单侧圆韧带发病。可发生在圆韧带的盆腹腔、腹股沟和大阴唇段。若肌瘤发生在盆腹腔段,患者很少有症状,也可出现腹部长大等症状,妇科检查可扪及患侧界限清楚,无痛、活动、质中的包块;若肌瘤位于腹腔外段,可以扪及腹股沟或大阴唇处无痛的似腹股沟疝或肿大的淋巴结样包块,患者多意外自己发现而就诊,临床上易和浆膜下子宫肌瘤、卵巢肿瘤、腹股沟疝、腹膜后肿瘤等相混淆。

病理切片显示的组织结构同子宫肌瘤,也可出现变性或恶变。治疗应根据临床症状、肿瘤大小、生长速度以及有无变性等考虑,当无法和卵巢肿瘤鉴别时也是手术探查的指征之一,手术切除后未见有复发肿瘤的报道。若肿瘤小,无症状者,可定期随访。

(2)子宫内膜异位囊肿(endometriotic cyst):发病率低,常合并盆腔内子宫内膜异位症。患者可表现为典型的周期性腹痛,包块周期性长大和缩小。因肿瘤内反复出血,CT 可见多个独立的囊肿内含高密度的碎片,需要与其他疾病如圆韧带肌瘤、疝气、浆膜下肌瘤、卵巢肿瘤相鉴别。

病理切片显示的肿瘤的组织结构、生物学行为均同子宫内膜异位症,也可以发生恶变,治疗原则同子宫内膜异位症。

(3)囊肿:以皮样囊肿最多见,浆液性囊腺瘤、多房性浆液性囊肿等都有散在报道。临床处理应该根据患者的症状、体征、疾病的进展、肿瘤标记物等决定,选择适当的时机进行手术探查。

(4)其他:如良性间叶瘤,含 2 种或 2 种以上的成熟间叶组织,很少有被膜,若手术不彻底切除,容易局部复发。脂肪瘤、血管瘤、神经膜瘤等均属于良性圆韧带肿瘤,术前诊断困难,多系术后确诊。

2. 恶性肿瘤 发生在子宫圆韧带的恶性肿瘤极其罕见,平滑肌肉瘤、恶性血管周围上皮细胞肿瘤、腺癌、纤维肉瘤等偶见报道。

(1)平滑肌肉瘤:1883 年由 Breen 首次报道,近 50 年仅有 1 例报道,极易与浆膜下肌瘤、卵巢肿瘤相混淆。如术前做 CT 检查,CT 表现为盆腔内密度不均匀的包块,局部有增强的斑点样钙化灶,子宫圆韧带明显增厚,无脂肪密度影,极易误诊为子宫肌瘤。术前可在 CT 引导下活检,明确诊断并评估肿瘤与周围组织间的关系和手术是否能够达到完全的肿瘤细胞减灭术。若手术困难可考虑先新辅助放疗后手术,手术采取广泛的肿瘤切除,包括圆韧带和包裹肿瘤的腹壁,缺失的腹壁组织可以用补片进行修复重建,术后予以放疗,预防肿瘤的复发。

(2)恶性血管周围上皮细胞肿瘤(perivascular epithelioid cell tumor,PEComa):是一种盆腹腔罕见的软组织肉瘤,患者可表现为无痛性下腹部包块,缓慢生长,可达腹股沟环。显微镜下见,肿瘤细胞呈多边形,细胞质透明或嗜酸性,在大量的血管内排列成小巢状、小梁状或片状,细胞核大小不一。典型的免疫组化染色结果为 HMB-45(human melanoma black-45)阳性,角蛋白、平滑肌肌动蛋白、结蛋白、上皮膜抗原、S-100 和 CD117 均为阴性表达。治疗以手术切除为主,术后有文献报道随访即可,因病例数少,术后是否需要按肉瘤方案化放疗尚无定论,有待积累更多的病例。

（3）腺癌（adenocarcinoma）：可以由子宫内膜异位症恶变形成，也可以由圆韧带附近的中肾管或副中肾管残迹恶变而来，或者周围器官的恶性腺癌浸润和转移而来。治疗原则是手术及放化疗为主的个体化综合治疗。但其疗效和预后如何，因病例数极其有限，尚不得而知。

（二）子宫阔韧带肿瘤

大部分阔韧带内的肿瘤是良性肿瘤，原发性肿瘤可来源于阔韧带本身的肌肉、纤维、血管、淋巴管和神经等组织，也可来源于胚胎和胎儿发育过程中退化的残迹，如中肾管和副中肾管。继发性肿瘤多系邻近器官或组织的恶性肿瘤通过直接浸润、淋巴结转移或血循环转移而来或良性肿瘤恶变而来。

1. 良性肿瘤

（1）阔韧带囊肿：指位于阔韧带前后页之间的囊性肿瘤，多系胚胎和胎儿发育过程中中肾管和副中肾管的残迹，患者多无明显临床症状，常在体检时意外发现，常常误诊为卵巢囊肿。

1）卵巢冠囊肿（parovarian cysts）：是位于输卵管系膜与卵巢门之间或靠近输卵管、卵巢的阔韧带囊肿。主要由中肾管囊性扩张、副中肾管结构未退化消失的残迹或腹膜间皮细胞所形成。

卵巢冠囊肿多为单侧囊肿，也可双侧发生，育龄期妇女高发。囊肿体积大小不一，小囊肿多无症状，常常是体检或盆腔手术时意外发现。当囊肿超过5cm时，可能出现腹胀或腹痛等不适，甚至出现破裂、扭转的急腹症症状或周围器官受压迫的症状。常见的阔韧带囊肿为5cm大小的薄壁囊肿，内含透明清亮的液体，直径大的囊肿内壁多光滑，常常来源于腹膜间皮细胞；直径小的囊肿常常在内壁可见乳头状凸起，多来源于中肾管残迹；副中肾管来源的囊肿大小常常介于二者之间。对囊壁内有乳头样结构的囊肿，建议手术台上送冷冻检查，以明确肿瘤性质，及时选择最佳的治疗策略。对体检意外发现的小囊肿，可在超声了解其内壁有无乳头状凸起、周围有无异常血供、肿瘤标记物水平以及患者有无症状等情况下，并在和患者充分沟通交流后，可定期随访，若囊肿短期内长大或出现其他异常情况，应该及时行手术探查，避免延误诊断和治疗。

2）卵巢冠纵管囊肿（cyst of the longitudinal epoophoron duct）：属于Gartner囊肿，即中肾管残迹闭锁不全，导致管内液体潴留形成的囊肿。若为单一囊肿，处理简单，根据囊肿大小、患者有无症状、囊肿内有无异常血供或凸起、肿瘤标记物以及生长速度等进行随访或手术探查。若卵巢冠纵管囊肿形成串珠状，波及范围大，在中肾管退化的沿途均存在，小囊肿，无症状，无须处理；若囊肿大，沿阔韧带向下至子宫颈、阴道穹窿、阴道，甚至压迫致阴道狭窄，则手术彻底清除困难，常需要反复穿刺、注射硬化剂等办法对症处理，缓解症状。

3）卵巢冠横管囊肿（cyst of the transverse epoophoron duct）：即Kobelt囊肿，起源于中肾管末端的横小管。系带蒂、单一的薄壁小囊肿，治疗原则同卵巢冠囊肿。

4）瓦尔塔德细胞残迹（Walthard cell rests）：由Walth-ard在1903年首次描述的位于阔韧带表面或输卵管浆膜下的直径在3mm以下的双侧小囊肿，偶为实性，似慢性炎性渗出，临床易误诊为盆腔结核，这些小囊肿系腹膜上皮细胞增生形成。无明显临床意义，其显微镜下的细胞形态与Brenner瘤非常相似，但其是否与Brenner瘤有关，尚不得而知，需做进一步的研究。

5）皮样囊肿（demoid cystoma）：极为罕见。可能来源于卵巢或异位的卵巢组织，生物学行为与发生于卵巢的皮样囊肿相似，至今未见恶性皮样囊肿的报道。术前诊断常常误诊为卵巢皮样囊肿，手术探查切除时应将囊壁完全剥除或切净，如完整剥离困难，需用电刀或激光刀烧灼破坏囊壁，预防肿瘤复发，术中要特别注意输尿管的走行，避免损伤输尿管。

6）其他：文献曾报道1例女牧民患子宫阔韧带内巨大棘球蚴病的患者，超声提示盆腔内囊性占位，直径25cm×20cm×25cm，术后病理确诊。故对少数民族地区的妇女，还应该考虑到有没有特殊的寄生虫感染性疾病。

（2）阔韧带实性肿瘤

1）平滑肌瘤：是阔韧带内最常见的良性肿瘤，术前诊断准确率低。金力等报道了23例阔韧带肿瘤，术前仅1例确诊，确诊率为4.35%，39%误诊为子宫肌瘤，近57%误诊为卵巢肿瘤。超声检查时若探查到同侧卵巢，则有助于阔韧带子宫肌瘤和卵巢肿瘤的鉴别。CT或MRI检查，可发现盆腔内、子宫外有边界清楚的实性或以实性为主的包块，实性成分CT平扫密度与子宫相近或相等，MRI平扫T2WI呈低信号，增强扫描强化程度与子宫肌层相当，是阔韧带平滑肌瘤较具特征的征象。当肿瘤变性，囊变区域较大，甚至病灶以囊变为主时鉴别诊断较为困难。

此外，还有一种外观特殊的双叶样平滑肌瘤（cotyle-donoid leiomyoma）又叫斯腾伯格瘤（Sternberg tumor），肿瘤外观呈深红或棕红色，表面呈结节样或乳头状凹凸不平，酷似恶性肿瘤，但属于良性平滑肌瘤中的一种，手术台上应送冷冻检查，需要靠病理证实，避免过度手术。

血管平滑肌瘤（angioleiomyoma）是来源于间叶组织的良性肿瘤，由平滑肌细胞和增厚的血管壁组成，好发于皮肤和下肢，原发于阔韧带的非常罕见，可表现为盆腔痛，查体可见附件区包块，超声显示血流非常丰富。其他还有脂肪平滑肌瘤（lipoleiomyoma）以及静脉内平滑肌瘤病（intra-venous leiomyomatosis）。

小的肌瘤患者多无症状，无需处理。当肌瘤长大，可出现周围组织器官的压迫症状，个别患者甚至出现尿潴留、尿频、双下肢水肿、便秘或输尿管、肾积水、肾区叩痛等症状或体征。妇科检查常常可以发现，子宫颈暴露困难，单侧宫旁实性、界限清楚的包块，质地中等，若出现变性，质地变软，术中应送冷冻检查，排除肉瘤。术中要特别注意辨析清楚输尿管的走行，避免损伤。此外，肌瘤剥除后，创面大，要充分止血，缝合关闭创面，尽量不留死腔，术后放置引流管，预防血肿的产生。

2）腺肌瘤（adenomyosis）：较少见。郑秀等报道其发病率占阔韧带肿瘤的2.7%，患者合并或不合并盆腔其他器官或部位的子宫内膜异位症。Chung曾经报道1例40

岁乳腺癌患者术后服用他莫昔芬发生本病的患者,认为本病发生和服用激素有关。

Sciarra 等报道一种具有特殊生物学行为的罕见腺肌瘤,即子宫内膜基质异位病(stromatosis),该病具有极大的局部浸润侵袭能力,可穿透阔韧带,浸润肠道或输尿管,引起肠梗阻或输尿管梗阻性肾脏功能损害。显微镜下间质增生明显,但核分裂少见,系良性病变,但具有恶性行为。手术应尽可能切除病变,术后辅助性药物的应用同子宫内膜异位症,并定期随访,预防复发或恶变。

3)浆液性乳头状囊腺瘤(serous papillary cystadenoma):起源于输卵管系膜内持续存在的副中肾管或中肾管囊肿,其镜下结构同卵巢浆液性乳头状囊腺瘤。郭东辉等报道了 18 年间其院共有 289 例阔韧带囊肿,33 例为阔韧带浆液性乳头状囊腺瘤,其中有 5 例(15.1%)系交界性阔韧带浆液性乳头状囊腺瘤。大体可见,肿瘤囊腔内可见多个粗细不等的乳头状突起,覆盖单层输卵管内膜样上皮或扁平上皮,间质中偶可见砂粒体。临床表现与同类卵巢肿瘤相同,治疗以手术为主。

4)纤维瘤:质地坚硬,与周围组织界限清楚,偶有梅格斯综合征(Meigs' syndrome)的表现。肿瘤切面呈灰白色漩涡状结构。镜下可见胶原纤维细胞呈梭形,细胞浆嗜伊红,核细长两端尖。治疗同平滑肌瘤。

孤立性纤维瘤(solitary fibrous tumor)是一种罕见全身散在发病的间叶来源的肿瘤,绝大多数肿瘤的生物学行为系良性肿瘤,但也有一些呈进展性表现。1931 年首例报道发生在胸膜,以后陆续有肾上腺、甲状腺、前列腺、胰腺、肝脏、肾脏等发病。肿瘤早期没有症状,多为体检时意外发现,当肿瘤长大后,其症状与生长部位以及周围所压迫的器官组织有关,有报道可以促进胰岛素样生长因子的分泌,诱发低血糖。Pavol 首次报道发生在阔韧带的 14cm 大小的孤立性纤维瘤,显微镜下细胞呈密集的纺锤状,胶原基质透明样变性和血管扩张,部分细胞呈鹿角状,有丝分裂的细胞少,免疫组化染色 Vimentin 和 CD99 强阳性,CD34 弱阳性,其余均为阴性。术后随访 6 年,无复发迹象。

5)颗粒细胞瘤(granulosa cell tumor):属于少见的卵巢肿瘤,年发生率为 0.9/100 000,发生在阔韧带的颗粒细胞瘤系个案报道,生物学行为及治疗同卵巢同类肿瘤。

6)嗜铬细胞瘤(Pheochromocytoma):85%发生在肾上腺髓质,15%发生于肾上腺以外组织。起源于阔韧带内的肾上腺残迹实属罕见。手术若不彻底,数年后有复发报道。

7)肾上腺皮质细胞肿瘤(tumor of the adrenal cortex)或门细胞瘤(hilar cell tumor):这是一组具有内分泌功能的肿瘤,雄激素分泌增加,患者多有一定程度的男性化趋势。肾上腺皮质细胞肿瘤多起源于胚胎发育时期异位在卵巢冠或阔韧带内的肾上腺组织,门细胞瘤多起源于阔韧带内多余的卵巢门组织。肿瘤呈橘黄色,较小,系良性,患者常常因为不孕或月经异常、多毛等原因就诊,就诊时意外发现,治疗应行手术切除,术后患者男性化症状多可自然消退。

8)其他:如血管瘤、脂肪瘤、神经节瘤、淋巴管瘤等,生物学行为同身体其他部位的同类肿瘤。肿瘤小时,患者多无症状,若出现症状,应手术切除,注意要尽可能切除包膜,预防复发。

2. 恶性肿瘤

(1)阔韧带肉瘤(leiomyosarcoma):罕见,多由平滑肌瘤恶变形成,其他如脂肪肉瘤、纤维肉瘤、血管内皮/外皮肉瘤、网织细胞肉瘤等偶见报道。绝大部分患者系老年妇女,偶见于育龄期妇女。既往的报道认为,尽管患者经过根治性手术治疗,但预后仍然差。但 Massimo 等在 2006 年报道 1 例阔韧带平滑肌肉瘤的患者,在术后 4 年超声检查时怀疑有胰腺和肝脏转移,后在超声监测下细针穿刺证实为胰腺转移、肝转移,此患者经过再次手术、化疗、放疗后至报道时已经存活 56 个月。故本病的自然病程及预后如何还有待积累更多的病例。

(2)神经母细胞瘤(neuroblastoma):是一种神经外胚层的肿瘤,好发于 10 岁以下儿童的肾上腺、胸腹部、颈部或盆腔,罕见于成人,且预后不良。M. D. Anderson 的 Michael 等报道了 1 例 40 岁的原发性阔韧带神经母细胞瘤的患者,术前患者以急性肾功能衰竭、腹痛伴固定在盆侧壁的包块入外院,在麻醉下行腹腔镜下活检,见大网膜呈饼状,膀胱表面腹膜增厚、挛缩达盆腔侧壁,子宫受累,子宫和乙状结肠间有一囊性 5.7cm×4.0cm 的包块,术后病理检查结果为小细胞神经内分泌癌。数日后患者因恶心、下肢水肿、精神委靡不振才到 M. D. Anderson 医院,此时 CT 发现包块已明显长大为 7.5cm×7.0cm,宫腔内有一 4.4cm×4.0cm 大小的包块。入院查肿瘤标记物正常后行对症处理,患者肾功能正常后行了 3 个疗程的 BEP 新辅助化疗,疗效显著,包块已经缩小到 5.8cm×5.7cm,宫腔内包块消失,于是行经腹全子宫及双附件、大网膜、阑尾切除术,术后病理证实为本病,免疫组化染色 CD99(-),CD56(+),neurofilament(+),synaptophysin(+),P53(+),MOC-31(+)。BEP 方案继续化疗 1 个疗程后,肿瘤进展,调整多个化疗方案后无果,术后 20 个月死亡。

(3)其他:原发性腺癌可能起源于副中肾管残迹或囊肿或异位的子宫内膜,其显微镜下的形态与子宫内膜腺癌相似。原发性中肾样癌,可能起源于阔韧带内的中肾管或副中肾管残迹,显微镜下结构同卵巢透明细胞癌非常相似。恶性血管周围上皮细胞肿瘤、未分化癌等也偶见报道。治疗原则应按卵巢癌进行处理。

(4)转移性阔韧带肿瘤:多来自原发于内生殖器官的恶性肿瘤以及邻近器官的恶性肿瘤的直接浸润、蔓延或淋巴结转移,如子宫颈癌、子宫体癌、卵巢癌、输卵管癌、绒毛膜癌、结直肠癌、输尿管癌、乙状结肠癌、膀胱癌、腹膜后恶性肿瘤等。其中宫颈癌阔韧带内淋巴结转移和绒毛膜癌的阔韧带内的血循环转移最常见,后者常常引起急腹症,需要行急诊手术治疗和化疗。治疗遵循转移癌的治疗原则:按原发肿瘤进行规范化的治疗。

(三)子宫骶韧带肿瘤

2005 年南华大学周秀华等对子宫骶韧带进行了非常详细的解剖,将子宫骶韧带分为颈部、中间部和骶骨部,这三部分分别距离输尿管的长度平均标准差为(0.8±0.5)cm、(2.4±0.8)cm、(4.0±0.7)cm,掌握好其精确的解剖学知识,有助于我们更好的处理发生在骶韧带上的肿瘤。子宫骶韧带是子宫内膜异位症和生殖器官恶性肿瘤以及其周围邻近器官肿瘤最容易直接浸润和转移的部位,原发于子宫骶韧带上的肿瘤仅见散在报道。

1. 子宫内膜异位症 子宫骶韧带是盆腔子宫内膜异位症最好发的部位,即使是 I 期内膜异位症的患者也符合此规律,其次好发部位才是子宫后壁浆膜、子宫直肠陷凹和阔韧带后叶。病变在骶韧带的局部形成单个或多个紫蓝色、无包膜的质硬结节。病理组织学检查结果同子宫内膜异位症,可见子宫内膜腺体及间质,腺腔内伴陈旧性出血以及周围纤维组织及平滑肌组织有不同程度的增生,形成腺肌瘤。临床可出现典型的子宫内膜异位症表现,主要是痛经、性交痛、肛门坠胀、不孕等。妇科检查宫骶骨韧带明显缩短、增厚,可扪及质硬、触痛明显结节。

临床上需要与慢性炎症、转移性肿瘤以及原发性骶韧带恶性肿瘤相鉴别。必要时在充分准备好肠道的情况下行腹腔镜或开腹探查,术中应仔细解剖,辨识输尿管,小心分离包裹或粘连的肠道和膀胱,尽可能避免周围邻近器官的损伤,必要时术中送冷冻检查,明确疾病性质,若确诊为内膜异位症,其治疗原则同子宫内膜异位症,这里不再赘述。

2. 平滑肌瘤 起源于宫骶韧带的平滑肌瘤偶见报道。肌瘤多体积小而质地硬,因其发生部位多被误诊为子宫内膜异位症或子宫浆膜下肌瘤,患者多无明显症状,体检或手术中偶然发现。若肌瘤生长较大,可较早出现直肠压迫和刺激症状,治疗需行手术切除。

3. 室管膜瘤(ependymoma) 全球散在报道的盆腔室管膜瘤发生部位包括卵巢、卵巢系膜、大网膜、阔韧带和骶韧带等,发生在骶韧带的极度罕见。Duggan 报道 1 例 48 岁以盆腔包块就诊的病例,显微镜下可见真性或假性花环状细胞,电镜下细胞内可见纤毛、中间丝和双侧花环样结构,胞质内可见神经分泌颗粒,免疫组化染色胶质纤维酸性蛋白(glial fibrillary acidic protein, GFAP)为(+),cytokeratin(+),vimentin(+)。临床上需要与乳头状浆液性癌鉴别,因为两者都有乳头状结构含或不含砂粒体,但本病属于良性疾病,和乳头状浆液性癌的治疗策略和预后完全不同。

4. 其他 更为罕见,Heller 曾报道过 1 例 56 岁的含垂体组织的骶韧带良性囊性畸胎瘤(pituitary-containing benign cystic teratoma)患者,手术切除即可。

5. 恶性肿瘤 原发于骶韧带内的恶性肿瘤非常罕见。Levine 等报道了 1 例 62 岁乳腺癌患者,术后服用他莫昔芬,因下腹坠胀不适就诊,盆腔检查发现子宫后有一直径 15cm 包块,术中探查发现该肿瘤生长在子宫颈后和左侧骶韧带内,肿瘤切面呈烂鱼肉样、黄褐色内含黏液,局部明显坏死,显微镜下查见典型的脂肪肉瘤细胞,大量的多形性细胞和核分裂,免疫组化染色 vimentin(+)、ER(+)、S-100(+),病理诊断多形性脂肪肉瘤(pleomorphic liposarcoma),患者术后 9 个月复发。因本病发病稀少,对其生物学行为了解甚微,需积累更多的病例。

生殖器官及其邻近器官的恶性肿瘤易直接浸润蔓延或转移到骶韧带形成继发性肿瘤。临床上最常见的为卵巢癌的种植,子宫内膜癌、宫颈癌、直肠癌、输尿管癌的浸润与转移也较常见。Vilos 还报道了 1 例 37 岁回肠末端原发性类癌(midgut carcinoid tumor)种植在子宫骶韧带上的罕见病例。治疗原则按照原发性肿瘤进行处理。

二、生殖器官邻近器官的恶性肿瘤

为了更好地诊治妇科恶性肿瘤,本节简单介绍女性生殖器官邻近器官的恶性肿瘤,主要包括:结肠癌、阑尾癌、直肠癌、肛门癌、膀胱癌、输尿管癌、尿道癌和腹膜后恶性肿瘤。

(一) 结肠癌

发病率高居胃肠道恶性肿瘤的第三位,40 岁以后高发,男女性发病的比例为 2~3:1,欧美人群的发病率高于亚太地区。2011 年美国 NCCN 指南(National Comprehensive Cancer Network)报道,2010 年全美新发病例数为 102 900 例,但近年来我国的发病率有明显上升。大量的研究显示:膳食纤维、叶酸和维生素 C 摄入过少,缺乏体育运动、高脂肪饮食、便秘、口服避孕药以及恶性肿瘤家族史等是结肠癌发病的危险因素。

结肠癌发生的部位不同,患者临床症状有所差异。右半结肠的肿瘤多呈溃疡型或菜花样生长,肿瘤局部多破溃、出血伴感染。患者可出现右下腹持续性或间歇性不适、腹胀、腹痛、恶心、呕吐、排便习惯改变等症状,中晚期可出现腹腔包块、腹水、黄疸、恶病质等表现,但因肠腔直径大,患者很少出现肠梗阻的症状。左半结肠的肠腔相对较小,肿瘤多呈浸润性生长,常常导致肠腔狭窄,临床表现为部分或完全性肠梗阻、排便不适、里急后重,部分患者有肉眼可见的黏液血便或黏液脓血便。

常见的病理类型为腺癌,其次为黏液腺癌及未分化癌。大便隐血试验、直肠指检、结肠镜检查(colonoscopy)活检是诊断的金标准。计算机断层扫描(computed tomography, CT)、正电子发射计算机断层-X 线计算机体层成像(positron emission computed tomography,PET/CT)、癌胚抗原(carcinoma embryonic antigen, CEA)有助于制定治疗策略和随访。

结肠癌可通过局部直接浸润与种植浸润周围组织与器官,也可通过淋巴结、血循环转移到女性生殖器官、腹膜、肝脏、肺、脑、骨等器官。治疗以手术为主辅以化、放疗以及分子靶向药物的联合治疗。

该肿瘤复发率较高,病理类型、TNM 分期、淋巴结转移、细胞分化程度、肿瘤直径大小及发生部位等均是影响结肠癌患者预后的重要因素,术后应进行严格的随访。

(二) 阑尾癌

1882 年 Berger 首次报道,发病率低,原发性阑尾恶性肿瘤仅占整个阑尾切除标本的 0.3%~1.4%,术前诊断困难,常常误诊为卵巢癌。常见的病理类型为类癌、腺癌和囊性肿瘤。

阑尾类癌(carcinoid of appendix)最常见,1895 年由 Glazebrook 首次报道,发病率占人体全身类癌的 50%,占所有阑尾恶性肿瘤的 50%~70%。本病大多数为良性,少数系低度恶性肿瘤,约 0.35% 的患者可出现类癌综合征的表现。70% 以上发生在阑尾的尾部,20% 以上在体部,不到

10%的在基底部。肿瘤直径小,绝大部分肿瘤<1cm,极少数患者肿瘤>2cm,质硬,呈黄褐色,界限清楚,无包膜,表面可伴红、肿、渗出,呈"钟锤"样结构。显微镜下肿瘤细胞多呈团块状或巢状生长,岛状及腺管状排列,局限于黏膜,无浆膜转移。少数癌细胞分布弥散,呈浸润性生长,可直接浸润邻近器官,如生殖器官、盲肠、输尿管等,晚期可出现腹腔和腹膜后转移,也可出现淋巴结转移和远处转移,血循环转移非常罕见,最好发部位是肝脏,其次为肺、脑、骨等器官转移。本病治疗成功的关键是能在术前或术中及时发现诊断本病,仔细探明病变的范围,选择正确的治疗方式。对于术后意外病理诊断为阑尾类癌的患者,应根据患者年龄和全身状况对患者进行评估,决定进一步治疗的策略。术后如需辅助化疗,方案同结肠癌。本病预后总的来说较好,与肿瘤性质、直径大小、是否伴有局部浸润和转移等因素密切相关。

阑尾腺癌(primary appendiceal adenocarcinoma, PAA)好发于阑尾的基底部,占整个阑尾癌的4%~6%,其中阑尾黏液腺癌占阑尾腺癌的60%(女性高发),其次是肠型腺癌(男性高发)和印戒细胞癌。高发年龄>40岁,发病隐匿,症状不典型,患者就诊的常见原因是腹胀、腹水、盆腔包块、急慢性阑尾炎甚至阑尾穿孔、脓肿等,本类型恶性程度高。特别是印戒细胞癌,有独特的生物学行为,常常伴腹腔浸润和种植,同卵巢癌的生物学行为非常相似。治疗原则上应行右半结肠切除及转移灶切除术,术后辅以化疗,用药途径建议静脉联合腹腔灌注。但也有学者认为已经有腹腔种植的阑尾腺癌,没有必要再行右半结肠切除术。本病预后和TNM分期、组织学类型、淋巴结转移以及是否同时行右半结肠切除术密切相关。

转移性阑尾肿瘤通常来自胃肠道、卵巢等器官。免疫组化检测有助于区分肿瘤的来源。研究表明:细胞角化蛋白7(cytokeratin 7, CK7)能在多种上皮内表达,而CK20(cytokeratin 20, CK20)仅在尿道和胃肠道上皮表达。Yajima等检测了33例阑尾癌,CK20和黏液素核心蛋白2(mucin core protein 2, MUC2)和6(MUC6)均为阳性表达。Feng等的研究发现卵巢癌只表达MUC1。治疗以原发肿瘤为主。

(三) 直肠癌

发病率高居消化道恶性肿瘤的第2位,2011年美国NCCN指南上的数据显示,2010年全美新发患者39 670例,其中女性患者为17 050例,男性为22 620例,预计死亡患者为51 370例。近30年来,直肠癌在我国的发病率以平均每年4.2%的速度上升。高发年龄为30~60岁,男性多于女性。发病高危因素同结肠癌,有5%~10%的患者有明显的肿瘤家族史,统称为遗传性非家族息肉病性结直肠癌(hereditary nonpolyposis colorectal cancer, HNPCC),又称Lynch综合征。

便血和排便习惯的改变是其最常见的症状,很多患者误认为是痔疮而未引起重视,大部分患者就诊时已属中晚期。晚期肿瘤甚至浸润骶丛神经,出现难以忍受的剧痛。若病变累及膀胱和生殖道可出现血尿、尿频及排尿不畅或阴道流血、盆腹腔包块等相应症状体征。肿瘤常呈浸润型、溃疡型和菜花型三种生长类型。根据肿瘤发生的部位和生物学行为的不同可分成上段直肠癌和中下段直肠癌。上段直肠癌患者术后局部复发罕见,多系远处转移,如肝、肺转移;患者可从术后辅助化疗中获益。中下段直肠癌患者术后大部分系局部复发,患者可从术前新辅助放化疗中获益。直肠指检、超声内镜检查可作为直肠癌患者的首选检查方法,CT、MRI以及PET/CT检查可根据需要选用,CEA可作为预后和随访的指标之一。

淋巴结转移是直肠癌主要的扩散途径,此外,直接浸润蔓延也是其常见的扩散方式,虽然肿瘤沿肠管纵轴浸润的程度不及横向浸润快,但当肿瘤浸润肠壁全层后即可向邻近组织及器官蔓延,肝脏仍是血循环转移最常见的靶器官。治疗原则以全直肠系膜切除原则实施手术,术后应辅以化学治疗、放射治疗,术前判断暂时无法切除的病变可选择新辅助放化疗后再评估后决定能否手术。2011年NCCN指南建议术后同步放化疗+全身化疗是Ⅱ、Ⅲ期直肠癌术后标准的治疗方案;术前同步放、化疗与术后同步放、化疗相比,生存率相似,局部控制率提高,是Ⅱ、Ⅲ期直肠癌围术期辅助治疗的1类证据。

直肠癌术后5年生存率徘徊在50%左右,局部复发和肝、肺远处转移是治疗失败的主要原因。随访应严格按结肠癌的随访要求进行。

(四) 肛门癌

2011年美国NCCN的数据显示,2010年美国新发肛门癌患者5260例,其中女性3260例,男性2000例,预计死亡人数720例。肛门癌的发病率占整个消化道恶性肿瘤的1.9%,占大肠癌的2%~4%。本病虽然发病率低,但美国1994~2000年间男、女性患者分别比1973~1979年间增加了1.9倍和1.5倍。中国成都市2007~2009年泉驿区居民恶性肿瘤死亡、江苏省第三次死因回顾调查恶性肿瘤死亡分析均发现结肠直肠肛门癌死亡率高居第五位。肛门癌主要病理类型是鳞状细胞癌(80%),其次是腺癌(3%~9%),但Lintzeris等对60例希腊肛门癌的患者的研究发现,鳞癌占40%,腺癌占40%,他们考虑病理类型是否和种族有关,有待进一步研究。本病的中位发病年龄为60~65岁。发病原因不清,大量的研究认为本病和人乳头瘤病毒感染密切相关、肛交和性传播疾病史、子宫颈癌、阴道癌史或实体器官移植后免疫缺陷或免疫缺陷病毒感染、血液系统恶性肿瘤、某些自体免疫缺陷性疾病和吸烟等是肛门癌患病的高危因素,其中高危型人乳头瘤病毒的持续感染是诱发本病的主要原因。2010年12月22日美国食品与药品管理局批准默克公司的Gardasil疫苗用于预防肛门癌,为肛门癌的预防提供了全新的武器。

根据肿瘤部位与齿状线的关系将肛门癌分成肛管癌和肛门周围癌。患者多表现为肛门部位的不适和瘙痒,便血及排便疼痛。肛门边缘的肿块,生长缓慢,可形成火山口样的溃疡,当肿瘤侵犯肛管或括约肌时可出现疼痛、大便失禁,部分患者可扪及腹股沟淋巴结肿大。有关辅助检查参考直肠癌部分。

根据肿瘤期别,选择手术、同步放、化疗个体化的多学科综合治疗。放射治疗的患者要注意使用阴道扩张器,防止阴道狭窄。

综上所述,肛门癌发病率低,对高危人群的筛查和预防,是降低本病发病率的关键。

（五）膀胱癌

膀胱癌是泌尿系统中最常见的恶性肿瘤,发病率占泌尿道上皮肿瘤的90%以上。2011年美国NCCN指南资料显示2010年美国新发膀胱肿瘤70 530例,其中女性18 170例,约为男性的1/3。死亡14 680例,其中女性为4270例。发病率随年龄增长而增加。<40岁的患者少见,高发年龄为65岁,美国39岁以下女性膀胱癌发病率为0.01%;40～59岁为0.12%;60～69岁为0.25%;70岁以上为0.96%。本病好发于膀胱侧壁及后壁,其次为膀胱三角区和顶部,可多中心发生,也可与肾盂、输尿管和尿道肿瘤同时发病。病因尚未完全清楚,已知的高危因素有长期接触芳香族类化合物或产品、吸烟、长期慢性刺激、某些食物添加剂和药物等能增加膀胱癌发病的风险。

膀胱肿瘤可来自上皮组织和非上皮组织,主要的病理类型有上皮性膀胱癌,其中90%以上为移行上皮性肿瘤,5%为鳞状上皮癌,预后差,1%～2%为腺癌,其中腺癌包括极罕见的有来自胃、直肠、乳腺、子宫内膜、卵巢等的转移性膀胱腺癌。其次是非上皮性膀胱肿瘤,约占膀胱癌的1%～5%,来自间叶组织。

临床症状和肿瘤的部位、类型、大小、期别以及有无并发症或转移有关。5%的患者诊断时已属晚期,>70%的患者治疗后复发且30%复发肿瘤的恶性度增加。血尿是本病最常见的首发症状,其他包括膀胱刺激症状、排尿困难,甚至出现尿潴留或尿失禁,若癌肿侵及输尿管口可引起肾盂及输尿管口扩张积水,若伴感染可出现不同程度的腰酸、腰痛、发热等不适。若双侧输尿管口受累,可出现急性肾功能衰竭。此外,3%左右的患者行双合诊或三合诊检查时可扪及盆腔内表面凹凸不平、质硬且不活动的包块,需要与生殖器官及其邻近组织的肿瘤相鉴别。膀胱镜下活检可确诊,可根据需要选择尿液查癌细胞、B超、膀胱造影、CT检查、膀胱癌抗原、癌胚抗原、ABO(H)血型抗原制定治疗和随访策略。

淋巴结转移是膀胱癌最常见的转移途径,可转移到髂内、髂外、闭孔淋巴结及髂总淋巴结。肿瘤可直接蔓延到膀胱邻近器官,与盆腔粘连固定,或蔓延至膀胱顶部的黏膜或后尿道。晚期血循环转移最常见转移部位为肝脏,其次为肺及骨骼。皮肤、涎腺、肾上腺、肾、胰腺、心脏、肌肉、胃肠道、卵巢等器官转移均有报道。

治疗原则是手术、膀胱灌注免疫治疗、新辅助化疗、同步放化疗、激光治疗等多学科综合治疗。

膀胱癌的预后与分期、肿瘤的形态及生长方式、肿瘤的发生部位、组织学类型、手术方式密切相关,移行细胞癌的预后明显优于腺癌和鳞癌。保留膀胱的手术患者需要密切随访。

（六）输尿管肿瘤

原发性输尿管癌罕见,约占泌尿系统肿瘤的3%,上尿路肿瘤的25%。北京大学泌尿外科研究所统计了1951～2000年50年间输尿管肿瘤患者267例,发病率从1951～1960年的1.5%(6/409)上升至1991～2000年4.2%(167/3981)。输尿管癌中移行细胞癌占95%以上,偶见鳞癌、腺癌,好发于45岁以上患者,平均好发年龄为55～60岁,男性多于女性,比例约为2∶1。本病有泌尿系统多器官伴发的特点,但75%的肿瘤发生在输尿管下1/3段。

最常见的首发症状为肉眼可见、间歇性、无痛血尿,当血凝块堵塞输尿管时,患者可出现腰背部难言忍受的绞痛或钝痛,但10%～15%的患者早期无症状。多数患者查体无明显阳性体征,5%～15%的患者可有肾脏长大,部分患者可有肾区叩痛、输尿管点的压痛、腹部包块等,晚期患者可表现为恶病质以及其他受累器官的相应症状。本病病因不清,但吸烟、工业溶剂、染料污染以及滥用止痛药等可能与本病的发生有关。

原发性输尿管癌早期确诊困难,应仔细结合病史、临床表现及辅助检查等多方面进行综合分析。首选无创的B超或彩色多普勒超声检查,能及时发现肾积水或输尿管扩张、输尿管腔内或膀胱内占位病变,诊断临床符合率可达48%～57%。此外,可根据需要选择尿脱落细胞学检查、核基质蛋白-22、CT、MRI检查和内腔镜检查,其中,输尿管镜可直接观察病变并取活检,诊断准确率高达90%以上。但也有学者认为输尿管镜检查可能引起肾盂、输尿管内高压、输尿管黏膜不同程度的损伤,促进肿瘤的浸润和转移,故建议输尿管镜活检术确诊的输尿管癌患者,应及早行输尿管癌根治术。

淋巴结转移是输尿管癌最常见的转移途径,输尿管下段癌更易发生。血循环转移的发生率仅次于淋巴转移,癌细胞侵犯静脉,形成瘤栓,浸润下腔静脉到达右心房,引起广泛的血循环转移,其中最常转移的器官是肾脏和膀胱。此外,肿瘤可突破固有层直接侵犯局部血管、区域淋巴结及邻近脏器。

治疗以手术为主,方式应根据肿瘤的分期、分级、患者的全身状况、对侧肾脏的功能、肿瘤生长的部位及生长方式等确定。化疗的利弊需进行综合评估患者全身情况后进行个体化选用。输尿管癌对放射治疗的疗效尚不确定。

肿瘤细胞分化程度、浸润深度以及肿瘤部位是决定输尿管癌预后的主要因素。总的来说本病预后较好,3年、5年生存率分别为54%和46%,输尿管移行细胞癌预后差,输尿管下段癌预后最差。但原发性输尿管癌具有同步异时性、易复发的特点,所以随访非常重要。

（七）尿道肿瘤

原发性尿道癌罕见,占所有泌尿生殖系统恶性肿瘤的比例不到0.01%,占女性恶性肿瘤的0.02%。50%的尿道癌继发于膀胱、输尿管或肾盂移行上皮癌。女性发生率比男性高4～5倍,中老年好发。本病起源于尿道及周围组织、米勒管组织、腺性尿道炎及肠上皮化生组织等,可发生在尿道任何部位,临床上根据肿瘤发生部位分为远段和近段尿道癌。远段尿道癌指肿瘤发生于尿道口至尿道的前1/3段,病理类型多为鳞癌,占75%～80%,易早期发现,多转移到腹股沟淋巴结,预后较好。近段尿道癌多为移行细胞癌和腺癌,早期诊断困难,多数患者诊断时即已为晚期,多侵犯盆腔,预后差。

尿道癌病因不清,可能与卫生习惯不良、尿道慢性炎症、尿道肉阜、息肉、尿道白斑、尿道狭窄和性交刺激、人类乳头瘤病毒(human papilloma virus,HPV)的感染等有关。

尿道癌常见的临床症状有血尿(>50%)、排尿困难(>40%)、尿路梗阻(40%)、尿道口包块(30%)等。鳞癌多表现为尿道外口体积较小的包块,表面光滑或溃疡、糜烂伴出血、感染和异味,质地硬,固定不活动;腺癌多表现为突向阴道的僵硬固定、体积较大、表面凹凸不平的包块,常累及大部分尿道;移行细胞癌患者的尿道为结节状,质僵硬,与周围组织无界限。晚期患者,肿瘤可浸润阴道壁,使尿道与阴道壁完全固定,与外阴癌从外观上鉴别困难,可扪及双侧腹股沟淋巴结肿大,甚至形成尿道阴道瘘或膀胱阴道瘘以及消瘦、贫血等症状。

仔细询问病史,筛查高危人群及认真的体格检查有助于正确的诊断。可首先通过阴道检查了解尿道肿瘤的位置、大小、质地、是否活动、有无浸润等。根据包块的位置选择相应的方法进行活检,如果肿瘤浅表可见,可直接取活检;如果位置深,包块暴露困难,需通过尿道镜进行活检明确诊断。同时,可根据需要选用尿道冲洗液做细胞学检查、尿道造影、B超、膀胱镜、CT或PET/CT等检查来评估肿瘤与邻近器官的关系和全身状况,以决定进一步的治疗策略。

远段尿道癌可通过腹股沟浅淋巴结转移到深淋巴结,再沿髂动脉淋巴结向上转移。近段尿道癌淋巴结转移,可沿阴蒂背静脉淋巴管、耻骨上淋巴管及尿道旁淋巴管三条通路扩散至髂外淋巴结及闭孔淋巴结。此外,尿道癌可直接侵犯膀胱颈、前庭、阴唇及阴道,甚至形成尿道-阴道瘘。晚期可见血循环转移,较常见的转移部位是肺,也可转移到骨、肝、脑等处。

治疗以手术为主,辅以化疗和放疗。也可根据患者病情选择术前新辅助或术后的辅助放疗,以及晚期、无手术指征患者的姑息治疗。化学药物对尿道癌的疗效有限,尚无定论,但阿霉素、顺铂、甲氨蝶呤等化疗药物可能有一定疗效。

本病的预后与肿瘤发生部位和期别有关,早期患者预后较好,远段尿道癌预后明显优于近端。

(八) 腹膜后肿瘤

原发性腹膜后肿瘤(primary retroperitoneal tumor,PRT)是指起源于腹膜后间隙的肿瘤,不包括肝、十二指肠、胰腺、脾、肾、肾上腺、输尿管、骨骼等脏器结构的肿瘤,以及源于他处的转移瘤。腹膜后组织构成繁杂,病理类型多样,主要有来源于间叶组织、神经内分泌组织、泌尿系统及胚胎残留组织的肿瘤以及来源不明的肿瘤。恶性肿瘤以脂肪肉瘤、纤维组织肉瘤和平滑肌肉瘤多见。腹膜后肿瘤的发病率低,占全身肿瘤的0.07%~0.2%,约占软组织肿瘤的15%。美国每年新发病例数约1000例,可发生于任何年龄(4~85岁),其中有15%的PRT发生于10岁以下的幼童,高发年龄为40~60岁,男女性患病的比例为1:1~1.3:1。

因腹膜后组织疏松,潜在间隙大,位置深且隐蔽,肿瘤早期(除嗜铬细胞瘤外)患者多无特异的症状,故早期诊断率低,发现多为晚期。肿瘤常常累及腹膜后血管、神经及脏器,手术难度大,切除率较低。多数患者因发现腹部肿块或

腹痛就诊,伴或不伴有消化系统、神经系统、泌尿系统等压迫症状如排便、排尿困难、腰痛、下肢麻木无力等受累器官的相应症状,晚期患者可出现体重减轻、食欲下降、乏力甚至恶病质等全身症状。B超检查是术前诊断、术后随访的首选方法,MRI是目前诊断腹膜后肿瘤的最佳方法,其余可根据需要选择血管造影检查(digital subtraction angiography,DSA)或术前定位细针穿刺活检术,该法在术前诊断腹膜后肿瘤的准确率高达74%,但可能导致肿瘤细胞的播散,大多数学者不建议术前行定位细针穿刺或腹腔镜下瘤活检术。但对于晚期无法切除的肿瘤患者,明确肿瘤性质,为放、化疗提供依据是十分必要的。

原则上首选手术治疗,辅以化疗和放疗。肿瘤广泛切除及根治性手术联合脏器切除是最有效的方法,即无瘤原则是治疗腹膜后肿瘤成败的关键。若肿瘤侵犯到周围脏器或血管,术中应尽可能切除相应的脏器和血管,并行血管重建术。Marinello等报道行PRT切除手术中有54%的患者同时行了脏器切除术,切除最多的脏器是肾脏和结肠。故术前应完善各项检查和处理好各种合并症,准备好充足的血源,充分评估肿瘤与周围脏器及大血管的关系,制定详实的手术方案,配备足够的技术力量,最大限度的切除肿瘤,减少并发症。

化疗药物治疗PRT的敏感性取决于肿瘤的来源,来源于胚胎组织、淋巴组织和部分间叶组织的肿瘤化疗相对敏感,而来源于神经组织和部分间叶组织的腹膜后肿瘤则对化疗不敏感。化疗药物可通过静脉全身给药、动脉局部灌注给药、腹腔给药等途径输注。由于缺乏敏感和特异性的化疗药物,故目前国际上没有标准的化疗一线方案,常选用对软组织肿瘤相对敏感的药物如长春新碱、阿霉素、环磷酰胺等,恶性淋巴瘤多采用经典的CHOP方案(环磷酰胺750mg/m²,静脉注射,d1;阿霉素50mg/m²,静脉注射,d1;长春新碱1.4mg/m²(每次不超过2mg),静脉注射,d1;泼尼松100mg/m²,口服,d1~5,21天重复一次。

目前,术后外照射因耐受性和毒副反应的原因临床应用受限。近年来,腹膜后肿瘤的术中放疗(intraoperative radiation therapy,IORT)也越来越被重视,放疗剂量为外照射常规分割相同剂量的2~3倍。Gieshen等报道了37例腹膜后肉瘤采用术前外照射、手术切除肿瘤和术中放疗的患者,与13例未加用术中放疗者相比,结果发现IORT能很好地预防局部复发和延长无瘤生存时间,但并没有提高5年生存率。

满意的肿瘤细胞减灭术是治疗本病的主要方法,但术后易复发,据报道复发率达可达33%~88%,平均复发时间为术后1~3年,复发与肿瘤未切净、分化差、病理类型特殊恶性度高(脂肪肉瘤和平滑肌肉瘤)有关。复发后可再次行肿瘤全切术者,术后1年、2年的生存率分别为71.2%和65.3%,而未能切净者均在术后1年内死亡。术后2年内每3个月进行B超、CT或MRI检查,以后3年每6个月检查一次,及便及时发现肿瘤复发,及时治疗。

(尹如铁)

第四节 女性生殖道
多部位原发癌

随着医学科学的进步,多器官癌变的理论已被人们所接受,多部位原发癌(multiple primary carcinoma,MPC)的发现和报告不断增多,而且越来越引起关注。

早在1932年Warren和Gafe就发现了这一现象,并提出了诊断标准:①每一肿瘤必须具有明确的恶性特征;②每个肿瘤之间必须彼此分离;③必须排除来自其他肿瘤转移或复发的可能性。1975年Deligdisch建议,女性生殖道MPC先后在一年内发生者,称"同期性";长于一年后发生者,称"异期性"。近年来,"同时发生(synchronous)"的MPC也不乏报道。

【发病情况】 由于MPC并不太多见,大宗的病例分析统计较少,各家报告的发病情况也不尽相同。Deligdish等于1235例癌症中发现67例MPC,占5.4%。刘复生等报告172例(357个)MPC,占中国医学科学院肿瘤研究所39 583例恶性肿瘤中的0.4%。Eisner报告了26例同时发生的妇女生殖道MPC,占同时收治妇科恶性肿瘤患者的0.7%。

MPC的组合方式多种多样。流行病学资料显示,卵巢及其他女性生殖器官癌并发乳腺癌是较常见的组合,在女性生殖道MPC中,则以卵巢癌合并子宫内膜癌最为常见。

关于子宫内膜和卵巢同时癌变的发生率,各家报告不一,这主要是因为对这种癌变有不同的解释和使用不同的诊断标准。Kottmeier报告,8.4%的子宫内膜癌和18.6%的卵巢癌患者存在卵巢和子宫内膜同时癌变的现象。Mumnell和Taylar报告,14.7%的卵巢恶性肿瘤伴有子宫内膜癌变。卵巢子宫内膜样癌是最常见的合并子宫内膜癌变的卵巢恶性肿瘤。Doekerty报告卵巢子宫内膜样癌伴发子宫内膜癌的发生率高达67%,而Schueller等报告的发生率仅为5.3%。综合其他文献报告,有34%~40%的子宫内膜癌患者在尸检中发现卵巢癌变,反之,约1/3的卵巢子宫内膜样癌伴有子宫内膜癌。这些病例并不都是子宫和卵巢原发双癌,其中也包括Ⅱ期卵巢癌和Ⅲ期子宫内膜癌。沈铿等报告子宫内膜和卵巢同时癌变占原发卵巢癌的16%(116/723),占原发子宫内膜癌的38.6%(116/300)。在116例子宫和卵巢同时癌变的病例中,采用Young和Scully的诊断标准,有29例诊断为子宫内膜和卵巢原发双癌,占25%。子宫内膜和卵巢原发双癌占原发卵巢癌的4%,占原发子宫内膜癌的9.7%。杜心谷等分析了858例女性米勒管系统肿瘤,同时发生的MPC 67例,占7.8%。其中双发癌61例,占91%;三发癌5例,占7.5%;四发癌1例,占1.5%。双发癌中以子宫内膜癌合并卵巢癌最多见。占全部MPC的37.3%,占双发癌的41%。本节将着重论述子宫内膜和卵巢原发性双癌。

【子宫及卵巢原发性双癌的认识过程】 早在1949年,Munnell和Taylor就注意到子宫内膜和卵巢同时癌变的问题,他们报告了190例卵巢上皮性肿瘤,其中28例(14.7%)伴有子宫内膜癌。1953年Kottmeier总结了30年

的经验,报告8.4%(106/890)的子宫内膜癌患者同时伴有卵巢癌,18.6%的卵巢伴有子宫内膜癌变,最常合并子宫内膜癌变的卵巢癌是卵巢子宫内膜样癌。临床其他文献报道,大约34%~40%的子宫内膜癌患者在尸检中发现卵巢癌变,反之,约1/3的卵巢子宫内膜样癌伴子宫内膜癌。在早期文献中,大多数研究的注意力集中在卵巢和子宫的腺棘皮癌(adenoacan thomras)。1954年,Dockerty报告了40例卵巢腺棘皮癌,其中27例(67.0%)伴有子宫内膜腺棘皮癌。由于当时尚未建立双癌的诊断,因此Dockerty等人将这27例患者的卵巢癌变统称为继发病变(secondary)。当时他们用继发病变这个词的原意是指卵巢肿瘤可能是同时发生的原发瘤,也可能是转移瘤,但他们的意思却被人们误解为继发病变就是转移的同义词。

1961年,Campbell等人首次较为明确地提出子宫内膜和卵巢原发性双癌的诊断。他们的理由是:①卵巢的病变位于卵巢中心,子宫内膜的癌变也很表浅,不能用原发和转移来解释这两个癌变;②两个癌变具有明显不同的分化程度;③卵巢肿瘤都相邻着子宫内膜异位症,而在子宫内膜异位症中可以见到不典型增生等恶性转变。1966年,Scully提出子宫内膜和卵巢的癌变都是子宫内膜样癌,而且病灶很小,不伴或仅有微小浸润,这两个肿瘤应该被认为是独立存在的。1982年,Eifel发现如果子宫内膜和卵巢的癌变都是子宫内膜样癌、预后好,则这两个肿瘤很可能是各自独立的。如果伴有浆液性或透明细胞癌的成分、预后差,那么这两个肿瘤很可能一个是原发,一个是转移。体积较大、期别较晚的肿瘤,很可能就是原发肿瘤。

1985年,Ulbright和Roth提出了5项标准,以区别子宫内膜和卵巢原发性双癌和子宫内膜癌伴卵巢转移:①小卵巢(<5cm);②双侧卵巢受累,卵巢呈多结节状;③子宫深肌层浸润;④血管浸润;⑤输卵管受累。如在病理标本中发现以上标准中的2项,则应该诊断为原发性子宫内膜癌伴卵巢转移。如上述指标在病理标本中均未发现,则应该诊断为子宫内膜和卵巢原发性双癌。

Young和Scully认为,如果子宫内膜癌浸润至深肌层及淋巴管和血管,如果肿瘤累及输卵管黏膜、侵犯卵巢表面和其淋巴管及血管,那么卵巢的癌变很可能是继发性的。反之,如不存在淋巴管和血管转移,子宫内膜癌很小,局限在子宫内膜或仅有浅肌层浸润,在其周围又可见子宫内膜不典型增生的表现,卵巢肿瘤又局限在卵巢的中心,常伴有子宫内膜异位症,那么这两个肿瘤很可能是原发肿瘤。Young和Scully的观点和诊断标准现已被广泛接受,采用这个标准进行诊断时,约有1/3的子宫内膜和卵巢同时癌变的病例被诊为子宫内膜和卵巢原发性双癌。尽管大多数子宫内膜和卵巢原发性双癌是子宫内膜样癌,但是非子宫内膜样癌例如黏液性癌、透明细胞癌,也可偶尔出现。有时,两个肿瘤的组织学类型也可不同。根据不同的组织学类型,Eifel、Zaino将子宫内膜和卵巢原发性双癌为三组:A组,子宫内膜癌合并卵巢子宫内膜样癌;B组,子宫内膜和卵巢同是非子宫内膜样癌(例如,乳头状黏液性癌、透明细胞癌);C组,子宫内膜和卵巢是两个组织学类型不同的癌,例如子宫内膜为内膜癌,而卵巢为透明细胞癌。这样分组

的意义在于其预后不同,A组预后好,而B组和C组预后差。

【发生机制】　为什么子宫内膜和卵巢会同时发生癌变,对于这个问题至今未有满意的解释。Scully、Eifel和Matlock等人提出下列一些学说,试图解释这种双癌变的可能性。

1. 延伸的米勒管系统(extender Müllerian system)　在胚胎发生过程中,卵巢的生发上皮与米勒管密切相关。在成人中,米勒管的衍生物和卵巢表面均可作为一种形态单位,对其周围的环境起反应。例如在妊娠期间,宫颈、输卵管和卵巢的间质都会出现与子宫内膜相似的蜕膜反应。同样,这些结构的上皮也会出现化生生变化(metaplasia changes)。鉴于这些特点,Gricouroff和Lauchlan等人提出了"延伸的米勒系统"的概念,来描述卵巢的表面、输卵管、子宫内膜和宫颈。这个系统中的诸结构都有一个重要的相似之处,即他们均能形成组织类型相似的上皮性肿瘤,也可形成具有妇科特点的生殖道混合性间质瘤。通常宫体癌大都是分化好的腺癌,但浆液性乳头状癌、黏液性癌和透明细胞癌也可起源于子宫内膜。延长的米勒系统的另一个重要特征是,多个解剖部位可同时发生相同的或独立的肿瘤性或瘤样增殖现象。最常见的例子是双侧卵巢肿瘤,一侧是良性,另一侧是恶性。最典型的现象是卵巢浆液性癌伴有输卵管腺瘤样不典型增生或"原位癌"。此外,人们还发现,当子宫内膜发展为腺癌时,卵巢可同时伴有子宫内膜癌或(和)子宫内膜异位症,卵巢的上皮性恶性肿瘤也常伴有子宫内膜不典型增生。根据上述理论和临床病理的发现,不少学者认为子宫内膜和卵巢原发性双癌拥有一个共同的胚胎起源——"延伸的米勒系统"。

2. 子宫内膜异位症恶变学说　早在1952年Sampson就指出子宫内膜异位症可发生恶变,并报告了7例起源于子宫内膜异位症的卵巢癌。诊断标准是:①子宫内膜异位症和卵巢癌共同存在于同一个卵巢,而且具有相同的组织学关系,像宫体癌和良性子宫内膜肿瘤的关系一样。②卵巢癌起源于卵巢的子宫内膜组织,而不是来源于其他部位的浸润。1961年Campbell报告了5例子宫内膜和卵巢原发性腺棘皮瘤,这5例患者全伴有子宫内膜异位症,作者认为卵巢腺棘皮瘤均起源于卵巢子宫内膜异位症,因为5例的病理改变完全符合Sampson的诊断标准。1966年Scully较系统地报告了子宫内膜异位症的恶变情况,他认为恶变率很难估计,但恶变的情况是肯定存在的。除了子宫内膜样癌可起源于子宫内膜异位症,透明细胞癌、鳞癌、癌肉瘤和间质肉瘤也可起源于子宫内膜异位症。他还认为起源于子宫内膜异位症的卵巢癌常伴有宫体癌,有时宫体癌很小,临床上常被忽视。正常的子宫内膜在雌激素过度刺激下可发生癌变,这是众所周知的。子宫内膜异位症恶变是否也与雌激素过度刺激有关?已有研究表明,异位的子宫内膜可以在卵巢激素的作用下发生周期性变化,但不如正常的子宫内膜明显,多数停留在早期或中期增殖期而不再继续发展,卵巢异位内膜与子宫内膜分泌期改变同步者为55%。Tamaya、Janne等的研究结果还证实异位子宫内膜存在雌、孕激素受体,说明子宫内膜异位病灶有激素依赖性。

临床上子宫内膜异位症症状和体征的周期性及激素治疗本症在许多病例所获良好效果均支持此点,既然异位的子宫内膜和正常的子宫内膜都具有激素依赖性,从理论上说,过度的雌激素刺激是有可能对子宫内膜异位症的恶变起一定作用的,但至今未见有人证实这种观点。尽管恶变的原因不清,但恶变现象是肯定存在的,已有文献证实子宫腺肌瘤和盆腔子宫内膜异位症都会发生恶变。Scully分析了950例卵巢子宫内膜异位症的标本,发现其恶变率小于1%,然而Kurman和Craic报告11%的卵巢子宫内膜样癌合并子宫内膜异位症。Cummins等人揭示25%的卵巢子宫内膜样癌起源于子宫内膜异位症。子宫内膜和卵巢原发性双癌伴发子宫内膜异位症的情况各家报告亦不统一,Ulbright和Rotl报告其发生率仅为5%,Deligoliach认为55.5%的子宫内膜和卵巢原发性双癌伴有子宫内膜异位症。而Campbell报告的5例全部伴有子宫内膜异位症。近年来子宫内膜异位症的发病率不断提高,已经成为妇科范畴的多发病,子宫内膜异位症与子宫内膜和卵巢原发性双癌的关系值得进一步研究。

3. 癌基因突变学说　癌基因突变有关,临床上多个部位的原发癌不乏报癌基因突变有关,临床上多个部位的原发癌不乏报道"泄殖腔基因性"(cloacogenic)的多部位癌变可能拥有一个共同的易感区域,而这个区域对相同的癌基因又有多点反应,胚胎发生相关的组织对相同的癌基因表现出很高的接受性。各个组织对癌基因的反应不一定是同步的,在某些区域可能会推迟,这可能是某些部位已发生明显癌变而某些部位仅表现为原位癌的原因。Matlock和Deligolisch认为子宫内膜和卵巢在胚胎发生中密切相关,而且具有相同的癌基因"易感区域",当这一癌基因发生突变时,便会发生子宫内膜和卵巢原发性双癌。近年来发现,肿瘤抑制基因 $p53$ 与妇科肿瘤密切相关。已有不少研究表明,宫颈癌、宫体癌和卵巢均伴有明显的 $p53$ 表达异常。

【临床表现】

1. 症状与体征　有关子宫内膜和卵巢原发性双癌临床表现的研究并不多,Eifel曾于1982年报告29例子宫和卵巢原发性双癌,他的结果显示80%的患者临床上有不规则阴道出血,40%的患者可检查出盆腔包块。A组患者年龄较轻,50%的患者有不育史。子宫肌层浸润和盆腔内扩散的情况也较少见,分别为6%和12%。而B组患者年龄较大,90%为绝经后妇女,子宫肌层浸润和盆腔内扩散的情况也较常见,分别占63%和45%。Zaino的研究则显示:A、B两组患者的年龄相差不大。A组平均年龄60岁,B组63岁。子宫肌层浸润和盆腔内扩散在A组分别为30%和38%,B组分别均为50%。以上两篇研究主要着重于子宫和卵巢原发双癌的病理形态研究和预后评估,对临床表现的研究很不全面。沈铿等则从临床角度较为系统地分析了子宫和卵巢双癌的临床表现,结果表明:异常出血是子宫和卵巢原发双癌的主要症状,占75.1%。在绝经后妇女中,绝经后出血占81.8%,其次的症状为腹痛或腹胀占58.6%,原发不育占31%。除B组患者年龄较大、绝经后出血较常见外,两组患者的临床症状无显著差异($P>0.05$)。腹部包块是子宫和卵巢原发双癌最主要的体征,占 89.3%，子宫增大占 44.48%，腹水征较少见，仅占 34.5%。

2. 辅助检查　超声对盆腔包块有较高的诊断率，为 94%，对腹水的诊断率为 77%。而对子宫增大的诊断率较低，仅为 39%。诊断性刮宫对子宫和卵巢原发性双癌的诊断很有帮助，术前患者行诊刮术，均获得子宫内膜癌的组织学证据。因此，凡是盆腔包块患者伴有不规则阴道流血，均应行诊刮术，除外子宫内膜癌。宫颈刮片对双癌和术前诊断的意义不大，阳性率仅为 17.4%。

【术中注意事项】　众所周知，70% 的卵巢癌在手术时已属晚期，大都伴有盆腔内扩散和大网膜转移，腹水也较常见。有研究显示子宫和卵巢原发双癌的手术发现与一般的卵巢癌有很大不同：①绝大部分（86.2%）肿瘤局限在卵巢或仅伴有盆腔内浸润，腹腔扩散和大网膜转移者仅占 13.8%；②子宫增大者占 44.8%；③44.8% 的患者伴有腹水。若术前未能考虑子宫和卵巢原发性双癌的诊断，在术中发现以上这些情况时就应该考虑子宫和卵巢原发双癌的可能性。术中应留取腹水或腹腔冲洗液进行细胞学检查，术后切开子宫仔细观察子宫内膜是否有癌变，同时也应该提醒病理科医师注意子宫和卵巢原发双癌的可能性。

【诊断】　长期以来，子宫内膜和卵巢原发性双癌的诊断未能明确。异常阴道出血和腹部包块是主要的临床表现，因此大部分患者被诊断为卵巢癌或内膜癌，很少有人想到子宫内膜和卵巢原发性双癌的诊断。在病理上，也常常与Ⅱ期卵巢癌和Ⅲ期内膜癌相混淆。1961 年 Campbell 首次较为明确地提出子宫内膜和卵巢原发性双癌的诊断。1985 年 Ulbright 和 Roth 又提出了 5 项标准，以区别子宫内膜和卵巢原发性双癌与子宫内膜癌伴卵巢转移。在 Ulbright 和 Roth 的诊断基础上，1987 年 Young 和 Scully 提出了一个较为完整的子宫内膜和卵巢原发性双癌的诊断标准，以区别子宫内膜癌伴卵巢转移、卵巢癌伴子宫内膜转移和子宫内膜同时转移癌（表 6-22-8）。Young 和 Scully 认为，如果子宫内膜癌浸润至深肌层及淋巴管和血管，如果肿瘤累及输卵管黏膜、侵犯卵巢表面及其淋巴管和血管，那么卵巢的癌变很可能是继发性的。反之，如不存在淋巴管和血管转移，子宫内膜癌很小，局限在子宫内膜或仅有浅肌层浸润，卵巢肿瘤又仅局限在卵巢，常伴有子宫内膜异位症，那么这两个肿瘤很可能是原发肿瘤。本研究采用这个标准进行诊断时，25% 的子宫内膜和卵巢同时有癌的病例被诊为子宫内膜和卵巢原发性双癌。尽管有时在初次阅片时很难判断两个肿瘤哪个是继发、哪个是原发的，但若注意寻找有关的诊断标准，常常还是能明确诊断的。建立子宫和卵巢原发性双癌的概念和掌握其诊断标准，是诊断子宫内膜和卵巢原发性双癌的关键。因此，若盆腔包块患者伴有不规则阴道流血，或术前、术中发现卵巢和子宫均已受癌累及，临床医师应该提醒病理医师注意子宫内膜和卵巢原发性双癌的可能性，如果子宫内膜癌和卵巢癌的组织病理学表现完全符合 Young 和 Scully 提出的诊断标准，则子宫内膜和卵巢原发性双癌的诊断便成立。

表 6-22-8　子宫内膜和卵巢原发性双癌的诊断标准

1. 两个癌灶没有直接联系
2. 通常没有子宫肌层浸润或仅有浅表肌层浸润
3. 没有淋巴或血管内浸润
4. 常伴有子宫内膜不典型增生
5. 两个肿瘤常局限于原发灶，或仅伴微小转移
6. 肿瘤主要存在于卵巢和子宫内膜
7. 卵巢内有时伴有子宫内膜异位症
8. 两个肿瘤的组织学类型可以相同，也可以是不同的

【治疗】　有关子宫内膜和卵巢原发性双癌的治疗，目前还没有一个较为标准的模式。治疗方法的选择应根据肿瘤的期别、级别及具体情况，区别对待。香港大学玛丽医院的治疗原则是：①原发性双癌均局限在子宫内膜和卵巢且又是高分化肿瘤者，全子宫加双附件加大网膜切除已足够，不必再给其他辅助治疗；②子宫内膜癌侵及深肌层或宫颈，或Ⅱ～Ⅲ级子宫内膜癌术后应给予放射治疗（包括外放射和穹隆上镭疗）；③虽然肿瘤局限在卵巢但分化不好（Ⅱ～Ⅲ级）或已破溃的卵巢癌术后给予左旋苯丙氨酸氮芥（美法仑）单一药物化疗；④肿瘤盆、腹腔浸润者或腹腔细胞学阳性者，术后给予以顺铂和环磷酰胺为主的联合化疗。

北京协和医院的治疗方案：①手术方式为全子宫双附件加大网膜切除和盆腔淋巴结清扫术，因为腹膜后淋巴结是卵巢癌的主要转移途径之一，即使在Ⅰ期卵巢癌，盆腔淋巴结的转移率也达 10.3%。②子宫内膜癌侵及宫颈和子宫深肌层，术后给予外放射治疗，或大剂量孕激素治疗或 PAC 方案化疗。③虽然肿瘤局限在卵巢，但为肿瘤分化不好（Ⅱ～Ⅲ级）或已破溃的卵巢癌，术后给予塞替哌单一药物化疗。④肿瘤盆、腹腔浸润或腹腔液细胞学阳性，术后给予 Chexup 方案联合化疗或以顺铂为主的腹腔联合化疗。

比较两医院在选择方案上的主要区别：①在手术方式上，北京协和医院加上了盆腔淋巴结清扫术，并发现双癌也有 20% 的盆腔淋巴结转移。②香港玛丽医院较多地使用放疗（包括外放射和穹隆上镭疗）。合理的治疗方案应为两医院治疗方案的综合：

（1）手术方式：全子宫加附件切除，大网膜切除和盆腔淋巴结切除。

（2）术后放疗的指征：肿瘤侵犯子宫肌层大于 50%；盆腔淋巴结阳性；2～3 级子宫内膜癌；子宫内膜癌浸润宫颈；放疗应包括外放射和穹隆放镭。

（3）单一烷化剂治疗：主要用于肿瘤局限在卵巢但为 2 级以上的卵巢癌或卵巢肿瘤已破溃。

（4）顺铂联合药物化疗：主要用于卵巢癌盆、腹腔浸润或腹腔冲洗液细胞学阳性者。

【预后】

1. 预后状况　已有很多研究证实，双癌的预后较好。Eifel 报道子宫内膜和卵巢原发性双癌的 5 年存活率为 69.3%，A 组为 100%，B 组为 45%。Zaino 报道双癌总的 5 年存活率为 66%，其中 A 组 69%，B 组 38%。沈铿的资料显示，总生存率为 72.4%，其中 A 组为 80%，B 组为 55.5%，根据卵巢癌生存曲线，I 期卵巢癌的 3 年存活率为 68%～80%。

Ⅱ期卵巢癌为50%～60%，Ⅲ期子宫内膜癌的生存率低于Ⅱ期卵巢癌。研究显示的子宫内膜和卵巢原发性双癌的生存率与Eifel和Zaino的研究结果相似，均与Ⅰ期卵巢癌相同。原发性双癌的治疗效果较好，这与早期发现、早期治疗有关。由于子宫内膜病变，绝大部分患者伴有不规则阴道流血，76%的患者是以不规则阴道流血为主诉就医的，则有可能早期发现。在患者中55.6%的双癌局限于子宫内膜和卵巢癌，尽管癌症已累及子宫和卵巢两个器官，但病变仍在早期，没有血管和淋巴管浸润，所以治疗效果较好。

2. 影响预后的有关因素

（1）肿瘤浸润程度：众所周知，肿瘤分期是影响卵巢癌和子宫内膜癌预后的重要因素。然而，肿瘤分期用于子宫内膜和卵巢原发性双癌似乎不太合适，因为这两个癌是相对独立的，尽管大部分肿瘤局限在子宫内膜和卵巢，但有时卵巢肿瘤也可伴有盆腔内浸润，甚至腹腔和大网膜转移。这种情况在B组较为常见。若诊为Ⅱ期或Ⅲ期卵巢癌，那就意味着子宫内膜癌可能是继发病变，但实际上在病理表现和组织学类型上，子宫内膜癌和卵巢癌都是原发肿瘤。因此，直接用肿瘤浸润程度作指标来判断其对双癌预后的影响。研究结果显示，局限在子宫内膜和卵巢的双癌预后很好，生存率高达100%，但若伴有盆腔内浸润，则生存率降至66.6%，若伴有腹腔和大网膜转移，则生存率为零。肿瘤的浸润程度是影响双癌预后的重要因素。

（2）肿瘤分级：肿瘤的分化程度是影响双癌预后的因素之一。Zaino的研究表明，双癌均为高分化肿瘤，其生存率为85.7%；而其中有一个肿瘤为中分化时，生存率为64.3%；有一个肿瘤为低分化时，生存率为33.3%。也有结果显示，高分化的双癌生存率为100%；中分化双癌的生存率为78.9%；而低分化双癌4例，无1例存活。肿瘤的组织学分级是具有统计学意义的预后因素。

（3）组织学类型：Eifel和Zaino的研究表明，患者典型的子宫内膜腺癌和卵巢子宫内膜样癌（A组）预后较好，生存率可达70%～100%；但若肿瘤是两个不同的组织学类型（B组），则预后较差，生存率为38%～45%。

（4）子宫肌层浸润：子宫肌层浸润也是影响子宫内膜癌预后的重要因素，这是众所周知的。Zaino等人的研究也表明，子宫肌层浸润也是影响双癌预后的重要因素，他的结果为：双癌伴有子宫深肌层浸润者，其生存率为22.2%；而仅伴有浅肌层浸润或无肌层浸润者，其生存率为91.6%，无肌层浸润或仅有浅表肌层浸润者24例，其中20例存活，占83.3%。而子宫深肌层浸润者5例，仅1例存活，占20%。因此，子宫深肌层浸润对双癌生存率的影响有显著意义（P<0.05）。

（5）腹腔冲洗液细胞学检查：腹腔冲洗液细胞学检查对卵巢癌和内膜癌预后的影响已有不少研究。一般认为，腹腔细胞学阳性是卵巢癌预后不良的指标之一，但对子宫内膜癌腹腔冲洗液细胞学检查的意义还存在很多争议。Creasoman和Turner等人认为，子宫内膜癌患者伴有腹腔冲洗液细胞学阳性将会增加复发率，降低生存率。Lurain和Kennedy等人则认为，在早期子宫内膜癌，腹腔冲洗液细胞学阳性并不增加复发率，也不影响生存。有关子宫内膜和

卵巢原发性双癌的腹腔冲洗液细胞学检查的意义，从未见过文献报告。沈铿的结果则显示，腹腔冲洗液细胞学检查阴性的双癌患者，生存率为93.3%；而腹腔冲洗液细胞学检查阳性者，生存率降至40%，腹腔冲洗液细胞学检查阳性是双癌预后不良的指标之一，具有统计学意义（P<0.05），故认为应针对腹腔冲洗液细胞学阳性进行治疗。

（6）放疗与生存：放射治疗可改善子宫内膜的预后，已有不少研究。目前，放射治疗已被视为治疗子宫内膜癌较为有效的手段之一。有研究分析了放射治疗对子宫内膜和卵巢原发性双癌预后的影响，结果为：在12例术后接受放疗的患者，存活率为91.7%；而17例术后未行放射治疗的患者，生存率仅为58.8%。结果提示，放射治疗对改善双癌的预后还是有帮助的。

总之，子宫内膜和卵巢原发性双癌是相对独立存在的妇科肿瘤，其临床和病理特征既有别于有转移的卵巢癌，也不同于有转移的子宫内膜癌，而且具有相当好的预后，将子宫内膜和卵巢原发性双癌与Ⅲ期子宫内膜癌、Ⅱ期卵巢癌分开来是十分必要的。诊断可参照Young和Scully提出的诊断标准进行。治疗应根据患者的具体病情，具体对待。子宫内膜和卵巢原发性双癌的病因和发病机制目前仍不清楚，与性激素之间的关系及影响其预后的因素，均值得更进一步研究。

（沈　铿）

参 考 文 献

1. Arend R，Bagaria M，Lewin SN，et al. Long-term outcome and nature history of uterine adensarcomas. Gynecol Oncol，2010，119：305

2. Atsuo T，Yasuhiro S，Tetsuya H，et al. A Phase Ⅰ/Ⅱ Trial of Chemoradiotherapy Concurrent with S-1 plus Mitomycin C in Patients with Clinical Stage Ⅱ/Ⅲ Squamous Cell Carcinoma of Anal Canal（JCOG0903；SMART-AC）. Jpn J Clin Oncol，2011，41（5）：713-717

3. Baiochhi G，Duprat JP，Neves RI，et al. Sao Paulo Med J，2010，128（1）：38-41

4. Beguerie JR，Xingzhoiu J，Valdez RP. Tamoxifen vs. non-tamoxifen treatment for advanced melanoma：a meta-analysis. Inter J Dermatol，2010，49（10）：1194-1202

5. Divito SJ，Ferris LK. Advances and short comings in the early diagnosis of melanoma. Melanoma Res，2010，20（6）：450-458

6. Emberger M，Lanschuetzer CM，Laimer M，et al. Vaginal adenosis induced by Stevens-Johnson syndrome. J Eur Acad Dermatol Venereol，2006，20：896-898

7. Georgiev D，Karago'zov I，Velev M，et al. Three cases of vaginal adenosis after topical 5-fluorouracil therapy for vaginal HPV-associated lesions. AkushG inekol（Sof-iia），2006，45：59-61

8. Ghaemmaghami F，Karimi Zarchi M，Mousavi A. Surgical management of primary vulvar lymphangioma circumscriptum and postradiation：case series and review of literature. J Minim Invasive Gynecol，2008，15（2）：205-208

9. Hemalatha AL，Rao SM，Kumar DB，et al. Papillary serous carcinoma of the broad ligament：a rare case report. Indian J Pathol Microbiol，2007，50（3）：555-557

10. Hugo H，Achkland ML，Blick T，et al. Epithelial-mesenchymal and mesenchymal-epithelial transitions in carcinoma progression. J Cell

Physiol,2007,213:347-383

11. Jeffrey M,Glen B,Christopher W,et al. Update on Treatment Advances in combined-modality therapy for anal and rectal carcinomas. Curr Oncol Rep,2011,13:177-185

12. Jilaveanu LB,Aziz SA,Kluger HM. Chemotherapy and biologic therapies for melanoma:do they work? Clin Dermatol,2009,27(6):614-625

13. John CK,Christopher JN,Rosemary HT,et al. Leiomyoma and Leiomyosarcoma Arising from the Round ligament of the Uterus. Am College Surg,2008,1:452

14. Ko JM,Fisher DE. A new era:melanoma genectic and therapeutics. J Pathol,2011,223(2):242-251

15. Lacour RA,Euscher E,Atkinson EN,et al. A phase II trial of paclitxel and carboplatin in women with advanced or recurrent uterine carcinosarcoma. Int J Gynecol Camncer,2011,21:517

16. Lu B,Kumar A,Castellsagué X,et al. Efficacy and safety of prophylactic vaccines against cervical HPV infection and diseases among women:a systematic review & meta-analysis. BMC Infect Dis,2011,11:13

17. MakkerV,Abu-Rustum NR,Alektiar KM,et al. A retrospective assessment of outcomes of completely resected stage I -IV uterine carcinomasarcoma. Gynecol Oncol,2008,111:249-254

18. Malkowiez SB,Van Poppel H,Mickiseh G,et al. Muscle-invasive urothelial carcinoma of the bladder. Urology,2007,69(1Suppl):3-16

19. Massimo F,Stefano C,Manuela S,et al. Pancreatic metastasis from leiomyosarcoma of the broad ligament of the uterus. Lancet Oncol,2006,7:94-95

20. Nemani D,Mitra N,Guo M,Assessing the effects of lymphadenectomy and radiation therap in patients with uterine carcinosarcoma of the uterus:the significance of lymph node count. Gynecol Oncol,2008,111:82-88

21. Papachatzopoulos S,Theodoridis TD,Zafrakas M,et al. Broad ligament leiomyosarcoma in a premenopausal nulliparous woman:case report and review of the literature. Eur J Gynaecol Oncol,2009,30(4):452-454

22. Pattamapaspong N,Khunamornpong S,Phongnarisorn C,et al. Maligant perivascular epithelioid cell tumour of the round ligament mimics leiomyoma on computed tomography. Singapore Med J,2009,50(7):e239-e241

23. Pavol Z,Karol K,Norbert S,et al. A solitary fibrous tumor in the broad ligament of the uterus. Pathol Res Pract,2007,203(7):555-560

24. Pflugfelder A,Weide B,Eigentier TK,et al. Incisional and melanoma prognosis:Facts and controversies. Clin Dermatol,2010,28(3):316-318

25. Phongnarisorn C,Khunamornpong S,Pattamapaspong N,et al. Laparoscopic radical excision of primary round ligament perivascular epithelioid cell tumor mimicking leiomyoma. J Minim Invasive Gynecol,2009,16(5):626-629

26. Piura B. Management of primary melanoma of the female urogenital tract. Lancet Oncol,2008,9(10):973-981

27. Ramet J,van Esso D,Meszner Z. European Academy of Paediatrics Scientific Working Group on Vaccination. Position paper-HPV and the primary prevention of cancer:improving vaccine uptake by paediatricians. Eur J Pediatr,2011,170(3):309-321

28. Rout CP,Pisters PW. Retroperitoneal sarcomas:Combined-modality treatment approaches. J Surg Oncol,2006,94:81-87

29. Sargent D,Sobrero A,Grothery A,et al. Evidence for cure by adjuvant therapy in colon cancer:observations based on individual patient data from 20 898 patients on 18 randomized trials. J Clin Oncol,2009,27:872-877

30. Silasi DA,llluzziJL,Kelly MG,et al. Carcinosarcoma of the ovary. Int J Gynecol Cancer,2008,18:22

31. Smeenk RM,Van Velthuysen ML,Verwaal VJ,et al. Appendiceal neoplasms and pseudomyxoma peritonei:a population based study. Eur J Surg Oncol,2008,34:196-201

32. Smith DC,Macdonald OK,Gaffney DK. The impact of adjuvant radiation therapy on survival in wonfen with uterine carcinosarcoma. Radiother Oncol,2008,88:227-232

33. Song T,Choi CH,Lee YY,et al. Pediatric borderline ovarian tumors:a retrospective analysis. J Pediatr Surg,2010,45(10):1955-1960

34. Sugiyama VE,Chan JK,Kapp DS. Management of melanomas of the female genital tract. Curr Opin in Oncol,2008,20(5):565-569

35. Tao T,Yang J,Cao D,et al. Conservative treatment and long-term follow up of endodermal sinus tumor of the vagina. Gynecol Oncol,2012,125(2):358-361

36. Temkin SM,Hellmann M,Lee YC,et al. Early-stage carcinosarcoma of the uterus:the significance of lymph node count. Int J Gynecol Cancer,2007,17:215-219

37. Thumar JR,Kluger HM. Ipilimumab:A promising immunotherapy for melanoma. Oncology,2010,24(14):1280-1288

38. Ugural S. Chemotherapy in metasiatic melanoma—stillk useful or out of date? Onkologie,2011,34(4):159-160

39. Wolfson A,Brady M,Rocereto T,et al. A gynecologic oncology group randomized trial of whole abdominal irradiation(WAI)vs cisplatin-ifosfamide and mesna(CIM)as post-surgical therapy in stage I -IV carcinosarcoma of the uterus. Gynecol Oncol,2007,107:177-185

40. Wright JL,Hotaling J,Porter MP. Predictors of upper tract urothelial cell carcinoma after primary bladder cancer:a population based analysis. J Urol,2009,181(3):1035-1039

41. Zhang J,Chen Y,Wang K,et al. Prepubertal vulval fibroma with a coincidental ectopic breast fibroadenoma:report of an unusual case with literature review. J Obstet Gynaecol Res,2011,37(11):1720-1725

42. 梁栋,王刚.青春期少女卵巢生殖细胞肿瘤68例分析.中华妇幼临床医学杂志,2007,3(5):260

43. 任常,朱兰.阴道腺病.现代妇产科进展,2009,18(1):57-59

44. 郏明蓉,侯敏敏,曹泽毅,等.卵巢恶性肿瘤年轻患者保留生育功能手术的效果评价.中华妇产科杂志,2006,41(4):233-236

45. 张润驹,徐开红,卢佳.原发性输卵管癌的手术前诊断(附37例分析).现代肿瘤医学,2006,14(8):996-997

第七篇

妇科内分泌

第一章

女性青春期发育生理及相关疾病

第一节　女性青春期发育生理

一、青春期的定义、起止时间及影响因素

（一）定义及起止时间

青春期（adolescence，puberty）是从儿童期至成年期的过渡时期，即从第二性征出现、生殖功能逐渐达到成熟的时期。伴随其过程，下丘脑、性器官和性激素分泌等一系列的生理特征日趋成熟。

日本妇产科学会认为，青春期开始于 8～9 岁，终结年龄是 17～18 岁左右。但另有学者报道部分 18～19 岁的少女月经周期仍不规律，或即使有正常周期，也可无排卵或黄体功能不足，故认为应将青春期的终结年龄定为 20 岁，甚至更晚些。美国妇女青春期开始的平均年龄为 10 岁，终止于 20 岁左右。我国资料表明女孩青春期开始的年龄一般为 10～12 岁，至 17～23 岁时，第二性征及生殖功能完全发育成熟，体格生长停止。综上所述，青春期的起止时间大约为从 9～12 岁到 18～20 岁。

女性的青春发育期一般需要超过 4.5 年，分为 3 个时期：①青春早期（TannerⅡ～Ⅲ期）：从第二性征初现至月经初潮时止，年龄为 9～12 岁，以体格生长突增为主；②青春中期（TannerⅢ～Ⅳ期）：以性器官及第二性征发育为主，月经初潮来临，年龄为 13～16 岁；③青春晚期（TannerⅤ期）：自出现周期性月经至生殖功能完全成熟、身高增长停止，年龄约为 17～20 岁。也有报道将青春期分为早、晚两个时期，青春期早期为性征开始发育至月经初潮出现，青春期晚期则自月经初潮开始至生殖功能完全或近成熟，身体发育停止。

青春期各种性征开始发育的年龄虽不同，但多按一定的顺序进行（表7-1-1）。反映了下丘脑肽类激素、垂体蛋白激素、肾上腺及性腺甾体激素分泌及活性有序的改变。

表 7-1-1　青春期发育的顺序、平均年龄及相关激素

发育体征	平均开始年龄（岁）	相关激素
乳房发育	9～10	雌激素
生长突增开始	9～10	生长激素与 IGF-Ⅰ
阴毛出现	10～11	肾上腺雄激素
生长突增高峰	11～12	生长激素与 IGF-Ⅰ
内、外生殖器发育	11～12	雌激素
月经初潮	12～13	雌激素
腋毛出现	月经初潮前后	肾上腺雄激素

根据国内外统计资料，正常青春期各种性征开始出现的年龄有很大的个体差异，如乳房开始发育可早自 8 岁，晚至 13 岁；阴毛出现的年龄为 8～14 岁；月经初潮可自 9～17 岁不等；身高突增可开始于 9～14.5 岁。此外，不同个体间发育顺序也可能有差异，例如：一般乳房发育是青春发育的首先体征，但约 20% 的女孩阴毛可出现在乳房发育前；单侧乳房可比对侧乳房提早发育数月；通常月经初潮出现在乳房发育后 2～3 年，但少数女孩月经初潮可发生在乳房开始发育后数月内。这些均属正常发育的变异。

由于每个女孩青春发育开始的年龄、发育速度及成熟年龄的不同，青春期发育可分三种类型：早发育、一般及晚发育。早发育型青春期开始年龄及身高突增高峰出现早，但突增过程较短，第二性征出现及月经初潮年龄均较早，她们具有身材较矮、肩窄、骨盆宽的矮胖体型。晚发育型女孩的各项发育指标均较晚，具有身材较高、肩宽、骨盆窄的细长体型。一般型则介于早发育型与晚发育型之间。

（二）影响青春发育的因素

影响青春期发动年龄的最主要因素是遗传，其他的影

响因素包括营养、健康状况、地域、光线的暴露和精神心理情况。西欧的资料表明,从1850~1960年期间,每隔10年月经初潮的年龄提早4个月。

1. 遗传　青春期开始的年龄及发育速度有明显的个体差异,主要受遗传因素的影响。母女间、同一种族内月经初潮年龄有一定的相关性。某些遗传性疾病,如Kallmann综合征,*KAL*基因的突变引起的下丘脑分泌GnRH低下可能导致性腺发育不良,继而影响青春期的发育。性腺的发育依赖"卵巢发育决定基因",这些基因主要在X染色体,部分也存在于常染色体上。卵巢发育可能与这些"决定基因"的剂量有关。基因丢失越多,性腺发育障碍的程度就越重。目前虽然找到一些与卵巢发育相关的候选基因,但是尚未证实其"决定基因",也可能涉及表观遗传学的更为复杂的机制。

2. 营养　营养状况对青春期发育影响较大。慢性营养不良可造成青春发育延迟,甚至完全终止,到成人期可发生身材低矮或体重不足等情况。通常女孩比男孩更易受营养不足的影响。国内外许多调查证明,肥胖女孩的初潮年龄有所提前。中度肥胖者青春期略提前,但严重肥胖则常致青春期延迟。因此贫困地区及国家的女孩青春期发动的时间比发达地区及国家晚。如日本1940年出现儿童生长及青春发育停滞,以后逐渐恶化,至1948年达最低水平,1956年生长发育速度才恢复至战前水平。第二次世界大战时及战后一段时间,欧洲儿童处于半饥饿状态,也出现了青春发育延迟,战后随着营养状况逐步改善,青春发育逐渐恢复正常。

我国近年来随着经济的发展,营养状况日益改善,少年儿童生长水平不断提高,青春发育提前。北京、天津、上海等12个城市的调查资料表明,自1950~1985年间,7~18岁的女孩平均每10年身高增长2.29cm,体重增加1.07kg,月经初潮年龄提前0.67岁。

3. 内分泌和代谢　青春期发育的关键因素,H-P-O轴的健全,决定了是否可能由卵巢产生生理性的性激素水平,以促进和维持女性性征发育。性轴任何一个环节上的缺陷,都可能导致卵巢性激素分泌减少或衰竭,以及青春期性腺的发育异常。其他内分泌激素,如生长激素、甲状腺激素、肾上腺、胰岛等的分泌,都可影响青春期的触发,参与青春期发育。

4. 其他　另外城市中心地区和低洼地区的女孩比乡村和高地的女孩初潮年龄早些。盲人女孩可能因光线的原因初潮年龄也较早。

二、青春期体格、形态、功能的变化

（一）第二性征的发育及分期

青春期开始后,女孩首先出现特有的体征称为第二性征。首先乳房开始发育,逐渐丰满而隆起,出现阴毛及腋毛,骨盆增宽,音调变高,皮下脂肪尤其是胸、肩、臀部沉积增多,显现女性特有的体态。第二性征开始出现至完全成熟历时约1.5~6年,平均4.5年。这些体征是受性激素作用而发生的,成为以外观推测性成熟的重要依据。其中乳房发育及阴毛、腋毛生长最直观而明显。

1. 乳房发育　大约9~10岁时乳房开始发育,称为乳房发育初现(thelarche),常是青春期开始的首发体征。日本少女乳房发育初现的时间范围为:8岁时不足20%,9岁时70%以上,10岁时85%。美国的统计资料显示,乳房发育初现可早在7岁或晚至13岁。乳房发育主要是卵巢雌激素作用的结果,其大小及形态与遗传和营养因素有关。通常按照Marshall和Tanner描述将乳房发育分为5期(图7-1-1),但这只是按白人女性的特征所评分,在亚洲或其他人种可能有不同的发育规律。

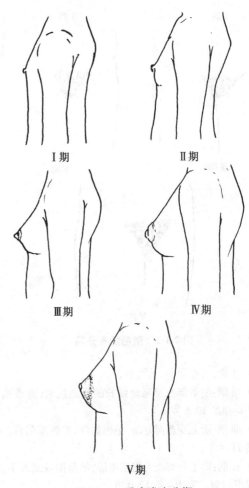

Ⅰ期　　Ⅱ期

Ⅲ期　　Ⅳ期

Ⅴ期

图7-1-1　乳房发育分期

- Ⅰ期:幼女型,仅乳头突出。
- Ⅱ期:乳芽期,乳晕增大着色,乳晕和乳头隆起,乳核直径不超过乳晕。平均年龄9.8岁。
- Ⅲ期:乳房和乳晕进一步增大,乳房大小超过乳晕,二者界线不清。平均年龄11.2岁。
- Ⅳ期:乳晕突出于乳房之上,与乳房之间有凹陷,形成第二个隆起。平均年龄12.1岁。
- Ⅴ期:成熟期,乳头突起,乳晕回缩,乳晕和乳房又连续成一个半球形的大隆起。平均年龄14.6岁。

2. 阴毛及腋毛生长　在青春早期乳房开始发育后数月至1年出现阴毛生长,腋毛的出现常在青春期中期初潮前后。阴毛及腋毛的生长受肾上腺皮质和卵巢分泌的雄激素的刺激。阴毛的发育至月经初潮后数年才完成,但个体差异很大,东方民族阴毛的浓密程度少于西方人种。按Marshall和Tanner的描述分为5期(图7-1-2)。

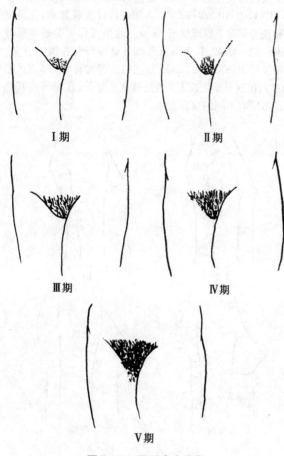

Ⅰ期　Ⅱ期　Ⅲ期　Ⅳ期　Ⅴ期

图7-1-2　阴毛发育分期

● Ⅰ期:青春期前,无阴毛。

● Ⅱ期:阴唇部长出稀疏细长的浅黑色毛,直或稍弯曲。平均年龄10.5岁。

● Ⅲ期:阴毛变粗而卷曲,毛色加深,扩展至阴阜。平均年龄11.4岁。

● Ⅳ期:阴毛分布成为倒三角形,但范围较成人小,未达大腿内侧。平均年龄12.0岁。

● Ⅴ期:阴毛达成人女性的量和分布面积,成为明显的以耻骨上为底的倒三角形,向下扩展到大腿根内侧皮肤。平均年龄13.7岁。

（二）生长高峰及骨骼成熟

1. 生长突增　青春期早期,身材迅速增长,出现人生第二个快速生长期,称青春期生长突增,持续时间约2~2.5年。这种生长突增对每一少女的成人期身材至关重要,此期身高平均每年增长5~7cm,其中增长速度最快(每年增长9~10cm)的时期称为生长突增高峰,女孩身高总增长约25cm。生长突增的指标包括突增期的早晚及幅度,其个体差异相当大,一般女孩的突增年龄较男孩约早2年,但突增幅度则低于男孩。突增期出现的早晚是确定青春期发育类型的重要依据。初潮的来临与身高的增长有密切关

系。身高的增长从初潮前2~3年开始加速,初潮前1年是生长突增高峰期,但从初潮前夕生长速度即开始下降,随着卵巢的发育和雌激素的分泌,初潮后身高增长明显减慢,至18~20岁骨骺完全闭合,身高增长停止。由于骨骼、内脏、肌肉的发育,体重也渐增,整个青春期体重几乎增加1倍。

青春期身体各部发育时间及发育速度是不同的。一般肢体生长比躯干早,上肢突增稍晚于下肢,身体各部突增顺序为自远端至近端,这一现象称为青春期生长的向心律。故在青春期的一定阶段可出现长臂、长腿不协调的体态,但随着躯干的生长,各部比例逐渐趋于正常。

我国对1979~2005年来自16个省(直辖市)7~18岁汉族中、小学生的身高、体重、体质指数(BMI)增幅和不同阶段增速进行调查和分析。发现26年来女孩平均身高增幅为4.7cm,体重增幅5.2kg。以1985~1995年期间最快,身高达每10年增加3.0cm,身高生长突增峰值在女孩12岁,达每10年3.3cm。

2. 骨年龄及骨盆发育

(1) 骨年龄:青春期骨骼发育是躯体发育的重要组成部分,人体许多形态指标(如身高、坐高、肩宽、骨盆宽等)的大小均反映骨骼的发育状况。骨骼的生长方式分为长骨干骺端成骨和膜性成骨两种,前者引起长骨的生长,后者导致扁骨的生长。骨骼的生长以骨化的程度表示,从胎儿期、青春发育期到成人期全身骨骺逐渐全部闭合。青春发育期间,在儿童期骨发育的基础上,已出现的骨化中心继续发育,并出现新的骨化中心;各骨化中心相继钙化或与骨干的干骺端愈合。女孩的长骨骨干及骨骺约15~16岁愈合,椎体与骨骺则在20岁以后才能完全愈合。判断骨化程度的依据有三个:①骨化中心出现的数目及其大小;②各骨化中心和骨骺的形态改变;③骨干和骨骺的愈合程度。从出生至青春发育终止,骨骺骨化中心的成熟过程有一定的顺序,其成熟的程度用骨龄来表示。

骨龄是一个独立的生长指标,不依赖"时间年龄"和生长速度的变化,比"时间年龄"能更好地反映机体生长发育的成熟程度。骨龄一般根据左腕骨X线片骨化中心出现的时间和大小来计算,因手腕部聚集了全身多种骨类型,且X光检查简便,比较容易辨认。目前常用的判断骨龄的方法有两类:

1) 标准图谱法:每个年龄组选取一张同地区、同性别健康儿童中位数水平的手腕骨X线相,按年龄从小到大顺序排列,即为"骨龄标准图谱"。评价时将被测试者的X线片与同部位的"标准图谱"对照,与其最相近之标准片的年龄即为被测片的骨龄。国际上使用最久的图谱是Greulich-Pyle骨龄图谱。近年国内也建立了我国儿童的骨龄图谱。

2) 计分法:将各骨的成熟程度,用相片和线条图分成几个等级,每一等级给予相应分数,根据不同年龄骨发育所得分数,计算各年龄组的标准总分,各骨成熟时得分之和为1000分。评分时可根据未知X线片各骨的成熟程度确定分数,所得总分与标准分对照即可求得未知片的骨龄。美国Tanner于1959年首先建立了计分骨龄标准。我国李果珍于1979年建立了"百分计数法骨龄标准"。此外国内还建立了以图谱和计分相结合的图谱计分法。

骨龄可应用于下列几方面:①青春期发育的评估:当出现青春期发育延迟时,骨化中心出现的时间及骨骺愈合的年龄均延迟。性早熟时,骨龄提前,生长早期停止,成年时身材反而矮小。当骨龄相当于13岁而青春期仍未开始时,应考虑可能与促性腺激素(Gn)缺乏有关。在治疗矮小症时,如骨龄生长快于身高增长年龄,则可预测骨骺将提早闭合,治疗效果有限。②预测月经初潮:一般骨龄13岁时出现月经初潮,Greulich-Pyle则指出,在第一掌骨远端的种子骨出现之前,不会发生月经初潮。③预测成年身高:如"身高年龄"小于骨龄时,则可预测其成年的最终身高将矮于正常人。

(2) 骨盆发育:10岁以前男女之间骨盆的发育几乎无差别。青春期早期女孩骨盆的突长率较男孩高,而且持续时间长,故骨盆的大小及形状与男孩相比,出现了明显的差别。成人骨盆的形成除受躯体压力及性别的影响外,骨盆各部分生长率不同。坐骨、耻骨和骶骨在青春期以前生长缓慢,青春期生长加快。相反,髂骨自儿童期至青春期呈均匀增长。由于骨盆各部生长速度的差别,使青春期少女骨盆横径比前后径增长快,骨盆趋于变宽。另外,因耻骨的延长,骨盆前部扩大使骨盆入口变为女性型,即略呈圆形,适应于生育期分娩的需要。

(三) 内外生殖器官的发育

1. 卵巢　出生时卵巢直径约1cm,重量约1g。儿童期其体积处于静止状态,仅有少许增长。青春期开始后,卵巢快速增大,并变为纺锤状。月经初潮时,卵巢重量达到性成熟卵巢的30%。性成熟期卵巢约4cm×3cm×1cm,重量约5~6g。卵巢皮质的厚度随着始基卵泡的减少而变薄,表面的生发上皮细胞逐渐变为扁平形,白膜增厚。青春前,卵巢表面光滑,开始排卵后,表面逐渐凹凸不平。

生殖细胞最初起始于胚胎尿生殖嵴附近部位增厚的体腔上皮,原始生殖细胞逐渐迁移至特定的位置形成性腺。卵巢是产生卵子及女性激素的性腺,卵巢内生殖细胞在卵泡胎儿期称为卵原细胞,在孕20周时达到数量高峰,继而部分卵原细胞进入减数分裂的程序,成为卵母细胞。在女婴出生时每侧卵巢约有50万~100万个始基卵泡,其卵母细胞"静止和休眠"在减数分裂的前期。出生后,这些始基卵泡无时不在成批地生长,并退化为闭锁卵泡。青春期开始时,由下丘脑GnRH的脉冲逐渐出现,刺激垂体促性腺激素分泌,卵泡开始发育,卵巢的雌激素分泌有所增加,促使生殖器官和第二性征发育。随着青春期中期的发育,有的卵泡可生长达到优势卵泡最终成熟,分泌雌激素的量明显增加,刺激子宫内膜增殖引起月经初潮。至青春期晚期,雌激素的正反馈机制建立,内源性LH峰值可激发减数分裂的完成,出现排卵。此时卵巢功能已达成熟。

虽然在过去的60年里,人们相信卵母细胞在出生后即已停止增殖和有丝分裂,但是随着生殖生物学和干细胞的研究进展,这一理论受到挑战。一些研究提示在卵巢、骨髓和外周血中存在具有向卵母细胞分化潜能的生殖干细胞。

2. 生殖道的发育　胎儿期女性生殖器官发生、分化。出生时已形成雏形。儿童期发育很慢。青春期由于卵巢分泌雌激素的作用,生殖器官迅速发育。

(1) 子宫:出生5年内子宫为直径不足1cm的扁平结节。6岁起开始发育。青春期在雌激素的作用下宫体长度增加,9岁时约4cm,15岁时约5.5cm,成人期子宫长约7cm、宽4cm、厚2~3cm,宫腔容量约5ml。子宫的重量在10岁前仅约2.4g,青春期早期重约6.5g,青春晚期达23g。青春期前宫颈长度占全子宫长度的2/3,10岁时约占1/2,成人期约占1/3。青春期宫颈管的狭长常常因经血引流不畅而导致痛经症状。随着子宫逐渐发育和性成熟,痛经症状大多会缓解。

月经初潮前子宫内膜处于静止期,厚度持续<1mm。几乎看不到宫颈腺分泌。青春期中期,子宫内膜发生增殖、脱落的周期性变化,出现月经。青春期晚期,排卵功能建立,子宫内膜出现增殖期及分泌期的周期变化。此时宫颈黏液分泌量明显增多,并出现规律的月经周期。

(2) 输卵管:儿童期的输卵管随身高的逐渐增长而延长,结构无明显变化。月经初潮后输卵管黏膜出现皱襞和纤毛,黏膜也出现周期性的组织学变化,但不如子宫内膜明显。

(3) 阴道:儿童期为狭窄的管道,黏膜菲薄无皱襞,分泌物少、酸度低。10岁后阴道开始增长变宽,渐形成穹隆。青春期早期阴道后壁的长度为5cm,逐渐生长到6.7cm。以后黏膜渐增厚且形成皱襞,局部湿润呈淡红色,表面由复层鳞状上皮细胞所覆盖,出现周期性变化;阴道呈酸性,伸展性增加。儿童期阴道脱落细胞涂片几乎全为底层细胞。10岁时逐渐出现较多的中层和少数表层细胞。月经初潮前3~12个月,基本为中层和表层细胞,混有角化细胞。

(4) 外阴:出生后7年内大小阴唇扁而薄。至8~9岁起外阴逐渐发育,变柔软,阴阜因脂肪沉积而隆起,大阴唇增大掩盖住小阴唇和前庭。青春期早期开始出现少量阴毛,大小阴唇有色素沉着。皮脂腺分泌增多。青春期中期月经初潮后阴蒂发育明显。

(四) 月经初潮

第一次月经来潮称月经初潮(menarche),是青春期发育的一个重要标志。1985年中国学生体质与健康研究报告我国汉族女孩的月经初潮平均年龄为(13.46±1.36)岁,其中城镇组为(13.17±1.38)岁,农村组为(13.83±1.27)岁。27个少数民族的初潮平均年龄为(13.97±1.46)岁,晚于汉族女孩,其中以黎族最早为13.10岁,拉祜族最晚为15.9岁。美国女孩初潮平均年龄12.5岁,日本为12~13岁。近百年来随着社会经济的发展,月经初潮年龄有提前趋向,欧美的资料表明平均初潮年龄每10年约提前4个月。北京城区1962年初潮平均年龄为14.16岁,1985年为12.62岁,23年间提前了1.54岁,平均每10年提前了6个月,表明生活环境及营养状况的改善对青春发育起重要作用。

月经初潮多发生在乳房开始发育后(2.3±1.0)年。骨龄与青春期开始及月经初潮的相关性比"时间年龄"更密切。乳房开始发育常在骨龄11岁时,月经初潮开始常在骨龄13岁。

个体之间月经初潮年龄的差异较大,受遗传、营养、体重、体脂状态及运动等因素的影响。

(五) 身体组成的变化

1. 身体组成的变化　人体由瘦组织与脂肪两部分组

成。脂肪是指能用乙醚提取的纯脂肪组织,是人体中易变部分。瘦组织或称"去脂体重"为除脂肪以外身体其他成分的重量,是人体中相对恒定的部分,包括肌肉、骨骼、器官等,肌肉为其中的主要部分。

青春期前男、女瘦组织及脂肪的重量基本相等。至青春期瘦组织随年龄的增长性别差异显著,男孩瘦组织增长迅速、幅度大、持续时间长,20 岁时达最高值,可持续至 30 岁。女孩的瘦组织则增长相对较慢、持续时间短,18 岁以后即停止增长。因此,11 岁时女孩的瘦组织是同龄男孩的 97%,15 岁时降至同龄男孩的 81%,而 20 岁时仅为同龄男性的 60%。瘦组织与身高有关,一般身材高大者较矮小者的瘦组织占较高比例,因而在体力和竞技方面具有更大的优越性。

青春期男、女脂肪增长的趋势与瘦组织相反。当进入身高突增高峰时,女孩脂肪增长量下降,但仍为正值,表明脂肪绝对量仍缓慢增加。男孩脂肪增长量不断下降,出现负值,某些部位的脂肪绝对量也减少。突增高峰后,男、女脂肪含量均逐渐增加,但女孩高于男孩。女孩在雌激素的作用下,腰部、大腿、臀部、乳房及下腹等处脂肪不断堆积,而形成丰满的女性体态。至性成熟期,女性的脂肪重量约为男性的 2 倍。

2."临界体重"和"临界体脂含量" 即月经初潮发生及维持正常月经周期所需的,按身高计算的最低体重和最低体脂含量。1970 年 Frisch 和 Revelle 报告身高 1.65m 的少女,月经初潮时的临界体重为 48kg,尽管近百年来月经初潮年龄有提前趋势,但临界体重始终保持未变。出现月经初潮所需的临界体脂含量为体重的 17%。维持正常排卵月经周期所需的最低体脂含量为体重的 22%~24%。当体重低于理想体重的 10%~15%,或机体贮存的脂肪消耗 1/3 以上时,可发生初潮推迟或闭经。因此,体重较轻、体脂含量较低的芭蕾舞演员、体操和游泳运动员等的月经初潮较晚,有时可延迟至 18 岁。相反,中度肥胖(体重超过该年龄组标准体重的 30%)者的月经初潮较早。但严重肥胖则常致月经初潮推迟。适当的体重及体脂含量对维持正常月经周期是需要的。

(六)排卵功能的建立

月经初潮后一段时间大多是不排卵周期,月经常不规律。初潮后 1 年内排卵者仅占 18%,2 年内建立有排卵月经周期的女孩大约只有 50%,即使有排卵,常伴黄体功能不足。故初潮后 2 年内的无排卵或不规则月经仍属正常。随着年龄增长,规律的排卵性月经周期逐渐增多。初潮 5 年后,排卵周期增加至 80%~90% 以上,具备了生育能力。

青春期晚期排卵功能逐渐建立是下丘脑-垂体-卵巢轴(H-P-O 轴)正反馈机制逐渐发育成熟,功能稳定且同步化的结果。月经周期卵泡期,卵泡发育所分泌的雌激素与 GnRH 脉冲刺激共同作用,促使垂体合成的 Gn 多于释放入血的 Gn,垂体 Gn 的储备增加。当雌二醇水平上升超过 730pmol/L(200pg/ml),且持续 2~3 天时,加上 GnRH 的自身引发效应(self-priming effect),使垂体的敏感性达到高峰,导致储存的 LH 及 FSH 骤然大量释放,形成血 LH/FSH 高峰,而诱发排卵。卵泡晚期孕酮水平的轻微增高也对雌激素的正反馈调节、LH/FSH 的比例起一定协同作用,对触发排卵有重要意义。

三、青春期体内激素的改变

青春期早期当人体各种外在变化出现前约 1 年,在中枢神经系统的协调下,体内各种内分泌腺分泌的激素已发生巨大的变化,并具有"信使"作用,调节着人体各器官组织的生长发育和生理功能。

(一)肾上腺雄激素及肾上腺功能初现

性腺功能初现(gonadarche)和肾上腺功能初现(adrenarche)是青春发动期的两个重要现象。虽然二者可以同时发生,但生物学基础不同。性腺功能初现在女童身上主要表现为乳房发育,肾上腺皮质功能初现是由肾上腺分泌的肾上腺雄激素发动的。它的身体特征包括:初现成人体味、身体生长加快、腋毛生长、阴毛生长(阴毛初现,pubarche)。在生化上,肾上腺皮质功能初现出现得更早,大约在 6 岁,肾上腺就开始分泌雄激素,但此时的雄激素水平很低,对男孩的影响弱到显不出作用,但对女孩作用明显。目前,对肾上腺皮质功能初现的激活机制认识还不清楚,这一系统和下丘脑分泌的 LH、FSH 是分开的。青春发育前 2 年左右时,肾上腺皮质雄激素,主要是脱氢表雄酮(DHEA)及硫酸脱氢表雄酮(DHEA-S)的产生逐渐增加,7~8 岁时生成加速,一直持续到 13~15 岁的年龄。随后雄烯二酮水平也明显上升。这种现象称为肾上腺功能初现,其调控机制尚不甚清楚。许多研究表明肾上腺功能初现并不受 ACTH、Gn 或 PRL 的直接控制。垂体是否存在一种肾上腺雄激素刺激激素(adrenal androgen stimulating hormone,AASH)促进肾上腺功能初现,尚无证据支持。

女性的肾上腺皮质功能初现迟于性腺功能初现 6~12 个月,多数女孩先出现乳房发育(卵巢分泌的雌激素引起),后出现肾上腺雄激素分泌特征(阴毛发育)。肾上腺雄激素对青春期少女的阴毛、腋毛生长,青春期生长突增及骨成熟起重要作用。如果肾上腺功能早现(premature adrenarche),可到女孩在 8 岁前出现阴毛及腋毛。研究表明肾上腺功能初现的发生与否或时间早晚,并不影响性腺功能初现即性腺青春发育的年龄。

(二)下丘脑-垂体-卵巢轴(H-P-O 轴)

1.促性腺激素释放激素(GnRH) 通常女童真正意义上的青春期发动是指中枢性发动,其机制与下丘脑成熟和 GnRH 的脉冲释放有关,可能涉及三种机制:①青春期发动时,原先中枢神经系统对下丘脑存在对 GnRH 释放的抑制信号解除;②青春期发动时存在促进 GnRH 脉冲分泌的信号;③有单向及双向效应的信号存在,该信号特点是青春期发动前抑制下丘脑,在特定时间转为兴奋下丘脑青春期发动。目前的研究对这个抑制信号还不很清楚。

随着下丘脑分泌 GnRH 神经元的激活,产生内源性 GnRH 的幅度和频率逐步增加,首先仅在睡眠时出现夜间 GnRH 脉冲分泌幅度增加,但频率无改变,继而日间 GnRH 脉冲释放也逐渐增加。形成了成人型的脉冲分泌相。由于 GnRH 的分泌量很少,半衰期仅 4~8 分钟,外周血循环中浓度很低,不易测出,仅能在垂体门脉血流中测出。受到

GnRH 的调控,垂体细胞膜 GnRH 受体增加,促性腺激素,尤其是 LH 脉冲性释放的频率和数量增加,对性腺的刺激增强,诱导性征的发育,卵巢中原来停滞在减数分裂前期的卵母细胞激活。

2. 促性腺激素(Gn)　在胎儿和新生儿期,促性腺激素的分泌水平同早青春期相似,但继后下降至极低的阈值浓度,整个儿童期血 LH 及 FSH 水平均较低,随年龄增长仅少量增加,FSH/LH 比值>1,无昼夜差别。青春发育启动后,随着下丘脑 GnRH 脉冲分泌的激活,24 小时血 LH、FSH 平均水平、LH 脉冲峰值进行性升高,首先在夜间睡眠期升高,LH 脉冲频率也增多。随后日间 LH 及 FSH 的脉冲分泌频率及幅度增高。至晚青春期,24 小时均呈现有规律的脉冲释放,血 LH 和 FSH 浓度逐渐达到成人水平。根据放免测定结果,整个青春期日间 LH 水平增加 4.5 倍以上,FSH 增加 2.5 倍以上。青春期早期出现特征性 LH 及 FSH 脉冲释放的醒睡差异可作为预示青春期来临的指标。但也见于真性性早熟症患儿。近期的研究表明,青春期测定 LH 的生物活性水平对预示青春期开始比睡眠期血 LH 免疫活性升高更敏感。

Gn 的脉冲分泌依赖于 GnRH 的脉冲释放。正常女孩青春发育的不同阶段,FSH 及 LH 对 GnRH 刺激的反应性不同。青春发育早期 FSH 反应比 LH 反应强,为 FSH 优势反应型。青春发育后期 LH 的反应逐渐增强,而 FSH 的反应相应减弱,为 LH 优势反应型。故根据 GnRH 兴奋试验结果可以大致估计下丘脑-垂体-卵巢轴发育的程度。一般认为 GnRH 刺激后,LH 峰值与基础值之比>3 ~ 3.5 倍时,其 H-P-O 轴功能已达成年期水平。

另外,GnRH 脉冲的反复刺激,升调了垂体 Gn 细胞膜 GnRH 受体,使 Gn 反应性逐渐增强,合成和分泌更多的 FSH 和 LH,称为 GnRH 的自身引发作用(self-priming effect)。FSH 刺激卵巢中卵泡合成和分泌更多的甾体激素。E_2 有调节抑制 FSH 的作用,增强 LH 对 GnRH 的分泌反应。

3. 雌二醇(E_2)　整个儿童期血 E_2 水平很低,常<36.7pmol/L(10pg/ml)。青春期早期随着 GnRH-LH 脉冲分泌的激活,卵巢内卵泡逐渐发育,卵泡颗粒细胞分泌 E_2 水平逐渐增高达成人水平。E_2 首先的水平升高是在夜间,继后逐渐在白天和夜间都升高。雌酮(E_1)的产生分别来自卵巢和外周组织雌二醇和雄烯二酮的转换,在青春早期有所升高,从中期开始则持平。因此,E_1/E_2 在整个青春期持续降低,提示在青春期成熟的过程中,雌二醇的作用日益重要。正是 E_2 的生理作用,引发了第二性征及生殖器官的生长发育及青春期的一系列事件。白天任何时间测定 E_2 水平均可作为青春发育的可靠指标。

4. 孕酮　血中孕酮只有在青春期晚期排卵功能建立后,出现黄体期的周期性升高。

5. 雄激素　进入青春期后卵巢内发育的卵泡产生一定量的雄烯二酮(A)及睾酮(T)。血 A 及 T 浓度较成人略高。因为此时雄激素促使蛋白合成和生长发育,青春期有一个生理性雄激素水平轻度升高的生理过程,常常刺激皮肤毛囊结节性炎(青春痘),轻度的多毛现象的发生。

（三）其他

1. 生长激素(GH)与胰岛素样生长因子(IGF)　由垂体前叶分泌,是调节代谢的重要激素。在所有的组织中,通过刺激胰岛素样生长因子 1(IGF-1)在肝脏中代谢。但是推测在青春期缺少 IGF 对 GH 分泌的负反馈,因为两者的水平都很高。儿童期 GH 只在睡眠时分泌,分泌量约 $90\mu g/d$。青春期早期 GH 的分泌量开始增加,且与生长突增的时间相关。而且昼夜均分泌,仍以夜间为主,在整个青春期,GH 分泌都非常活跃,分泌量逐渐增加,分泌率为 $700\mu g/d$,较儿童期增高 7 ~ 8 倍。GH 通过刺激 IGF-1 的生成,促使青春期生长突增出现,故充足的睡眠对儿童生长和青春发育有重要意义。

青春期女孩的 GH 基础水平要高于男孩,在初潮时达到峰值,随后降低,而男孩的基础水平则缺少这种波动。但是在青春晚期,无论雌激素几近成人水平,GH 的分泌仍然持续下降。

GH 的分泌呈脉冲式,青春期脉冲频率约 8 次/24h。青春期中晚期 GH 脉冲振幅明显增加,频率无改变。

众多资料表明:在青春发育期性激素的大量分泌可促进 GH 的分泌。青春期的生长高峰 2/3 是性激素的作用,1/3 为 GH 的作用。儿童期血 IGF-1 水平逐渐升高,青春期增幅较大。血 IGF-1 水平的升高与脱氢表雄酮(DHEAS)的升高相平行,以后随着年龄而下降。如果 GH 分泌过多或不足,除影响生长外,皆引起青春发育延迟。

2. 甲状腺激素　具有很强的产热作用,直接调节细胞的代谢、分化,并参与各种物质的代谢,尤其对骨骼和中枢神经的分化、生长发育及生殖生理等过程有直接的影响。青春期适量的甲状腺激素可刺激促性腺激素(Gn)的分泌,性激素的合成,并影响卵巢等生殖器官的反应性。甲状腺激素在出生后第一年内逐渐达到成人的正常水平。有学者发现 7 ~ 15 岁少女,特别在青春期早期乳房和阴毛发育阶段,血中促甲状腺激素(TSH)随年龄增长而有下降趋势,提示甲状腺功能生理性的活跃可能与青春期的启动和促生长发育有关。

胎儿和婴幼儿期缺乏甲状腺激素则生长发育停滞、智力低下、侏儒症,称为"克汀病",但过量时亦可抑制生长,青春发育受阻。

3. 催乳素(PRL)　与 GH 可能起源于同一个原始基因,有类 GH 的作用,能刺激成骨细胞合成,并加强 1,25-二羟维生素 D 的生成而促进骨骼生长。在青春发育期 PRL 可促进乳腺的生长发育,并参与卵泡成熟、排卵、黄体形成及退化过程。在垂体的分泌受下丘脑多巴胺的调控。青春期的高催乳素血症,可抑制 Gn 的分泌和雌激素的生成,导致青春期延迟及原发闭经。

儿童期血 PRL 维持在低水平。随着卵巢发育 E_2 水平的增加,血 PRL 水平逐步上升,至月经初潮前可增加 50%,青春期晚期 PRL 水平达高峰,并具有一定的周期性变化,在排卵期及黄体中期 PRL 水平高于卵泡期。PRL 的分泌与睡眠有密切关系,入睡后逐渐升高,至 5 ~ 7 小时达高水平,上午 10 时左右为全日的低水平。

4. 胰岛素(INS)　研究显示男、女儿童青春期空腹血胰岛素水平逐渐上升,且与身高增长速度相关。糖耐量试验中血胰岛素反应也较青春前升高约 3 倍,但血糖反应不增高。有胰岛素依赖性糖尿病的青春期少年,胰岛素用量须较青春前增加 30%。上述现象提示青春发育期机体组织对胰岛素敏感性下降,出现一度的生理性胰岛素抵抗。同时血 SHBG、IGFBP-1 水平也下降,IGF-1 水平升高。其发生机制可能与青春发育期 GH 分泌增加有关。因为 GH 抑制外周组织对胰岛素的敏感性及刺激胰岛素分泌。至成年期空腹胰岛素水平即下降至青春前水平。

5. 糖皮质激素　为维持生命所必需,但产生过多,如 Cushing 综合征,可抑制青春期的生长发育。其机制为:①抑制 GH 的分泌;②抵抗或阻断 GH 的效应;③直接作用于骨细胞促进骨吸收;④促进蛋白质分解,导致负氮平衡。⑤抑制垂体对促性腺激素释放激素(GnRH)的反应性,减少 Gn 的分泌,并抑制 Gn 对性腺的兴奋作用,使性腺功能减退,导致青春发育受阻。

6. 褪黑素(melatonin)　由位于丘脑后上部的松果体分泌,在许多哺乳动物可能通过抑制下丘脑 GnRH 的释放,对抗 Gn 的生成。人类松果体一般在青春期前夕开始退化,表明褪黑素可能与青春期的启动有关。临床上松果体主细胞瘤可导致青春期延迟,而发生其他占位性病变时由于主细胞被压迫,可并发性早熟。

四、青春期发育机制与动因

青春期发育机制与动因是一个尚未完全阐明的复杂问题。从青春发育过程的规律性和程序性上反映了中枢神经系统、下丘脑肽类激素、垂体蛋白激素、肾上腺和性腺激素及外周内分泌代谢信号等的共同参与和调控。其中下丘脑神经内分泌调控腺垂体机制的成熟在青春发育中起主要作用。

(一) 下丘脑弓状神经元对 GnRH 的调节和启动

1. Kisspeptins/GPR54　近年来由宾夕法尼亚州立大学 Hershey 医学中心 Lee 等人研究发现的一个新的 cDNA,命名为 Kiss-1。后续研究将其定位于 1 号染色体长臂 1q32 ~ q41 区,其基因结构包含 4 个外显子,797 个核苷酸,C 末端 RF-amide(Arg-Phe-NH₂),是与 G 蛋白偶联受体 GPR54 结合和激活的保守位点。在胎盘和大脑中 KISS-1 表达最高。GPR54 是一个新发现的孤儿 G 蛋白偶联受体(oGPCRs),有几个不同长度的剪切片段。人 GPR54 基因定位于染色体 19p13.3。GPR54 在大鼠和人类的中枢神经系统和周围组织都有高表达。其 mRNA 在大鼠大脑中几个区域表达,以下丘脑表达最高。

Kiss-1 基因及 GPR54 蛋白(kisspeptins/GPR54)信号证实对青春期 GnRH 神经元的复苏起关键作用,是青春期发育启动的分子阀门(gatekeeper)。Kiss-1 和 GPR54 在下丘脑弓形核、下丘脑后叶以及垂体、胎盘和胰腺中均有高表达。青春发育期前后恒河猴 GPR54 和 Kiss-1 在下丘脑的表达有显著差异,青春期后 Kiss-1 基因表达显著增加,提示 Kiss-1 基因在青春期启动的激活可能是人类青春期发育启动的关键环节。随着性发育逐步成熟,下丘脑 Kiss-1 和 GPP54 mRNA 表达增强、kisspeptin 释放增加到一定程度即可激活 GPR54,进而启动青春期 GnRH 的脉冲性释放。

2. 内源性阿片肽(endogenous opioid peptides, EOPS)　内源性阿片肽参与机体多种功能活动。下丘脑有阿片肽能神经元。体外研究提示阿片肽物质。实验研究表明 EOPS 可抑制下丘脑 GnRH 释放,其作用依赖于甾体激素,将阿片受体拮抗剂——纳洛酮给去势大鼠或绝经后妇女应用,血 LH 水平并不上升,但给予晚卵泡期和黄体中期的育龄妇女,则 LH 脉冲频率及幅度均升高,推测在低雌激素和低孕激素环境下 EOPS 对 GnRH 脉冲发生器无抑制作用,而在高雌激素和高孕激素环境下,EOPS 对 GnRH 和 LH 释放有抑制作用。

3. 单胺类递质　下丘脑促垂体区还有多巴胺(DA)、去甲肾上腺素(NE)、5-羟色胺(5-HT)能神经末梢分布,它们为单胺类递质,可能调控下丘脑神经内分泌活动,并在青春期发动上起一定作用。如已有证据表明雌激素和雄激素对中枢的反馈抑制作用有一部分是通过激活外栅区的 DA 末梢而实现的。体外实验表明 DA 有刺激和抑制 GnRH 释放的双重作用。

去甲肾上腺素(NE):灵长类和大鼠的研究证明 NE 系统通过 α-受体促进垂体 Gn 的分泌。

(二) 胎儿生长受限与青春发动时相提前

人类宫内生长的特点是存在一个敏感的窗口期,在此期间,各个系统器官和组织发育的可塑性较强。胎儿生长受限可能引起永久的内分泌轴的重新调整并影响青春期发育。小于胎龄儿(small for gestational age, SGA)在宫内表现为生长受限。其原因很多,如母亲异常内分泌和代谢背景(如高雄激素血症和高胰岛素血症)、营养不良、贫血、宫内感染、某些药物、胎儿基因缺陷等均可导致胎儿生长受限。在此发育的关键时期的损伤将导致宫内编程(programming)。宫内生理系统编程发生在基因、细胞、组织、器官、系统的水平上,导致未来永久性的结构与功能异常,并影响青春期发育,也称“胎源性成人疾病”。

(三) 早期生长模式与青春期发动时相

胎儿生长受限的婴儿出生后通常生长较快,当阻碍儿童生长的因素被克服后表现出的加速生长并恢复到正常轨迹的现象称之为赶上生长(catch-up growth)。追踪研究显示,青春发动时相的提前与婴儿期体重增长过快有紧密联系。对于小于胎龄儿,快速生长期通常是 0 ~ 2 岁。儿童期体重快速增加与 5 ~ 8 岁时的肥胖关联,而肥胖又与胰岛素抵抗、肾上腺皮质功能初现以及性结合球蛋白水平(sex hormone binding globulin, SHBG)降低相关联。IGF-1 以及肾上腺雄激素(adrenal androgen)水平升高,低水平的 SHBG 增加了芳香酶(aromatase)活性和游离的性类固醇水平,促进 GnRH 脉冲释放器活性。同时,肥胖儿童的瘦素(leptin)水平较高,而瘦素是 LH 脉冲释放的促进剂。因此,低出生体重、体重赶上生长早和快、月经初潮提前和成人身材较矮世代循环。多数 SGA 出生儿童在婴儿期有明显的赶上生长现象,并且至 2 岁时,仍有不到 10% 的身高低于 2 个标准差。身材矮小的 SGA 出生儿童,在青春期前和青春期间其身高的增加都受到影响。SGA 出生儿童经过长期生长激素(growth hormone, GH)治疗后,可使其达到正常身高和体重,而且会伴随 GH 诱导的高胰岛素血症,但可在 GH 停药后逆转。

（四）脂肪重积聚与青春发动时相提前

20 世纪 70 年代 Frisch 就提出"临界体重"假说，认为青春发育的启动需要达到一定的体重标准，一些研究也显示儿童期肥胖和青春期发育密切相关。

儿童出生后 9~12 个月以内人体质量指数（BMI）迅速增加，然后逐渐降低，在 3~8 岁期间出现最低值；继而在青春期 BMI 发生第二次增加，这种 BMI 二次增长的现象称为脂肪重积聚（adiposity rebound，AR）。在脂肪重积聚期，体重的增长速度高于身高的增长速度，且体重的增加部分主要是脂肪而不是瘦组织（lean tissue）。

很多研究观察到 AR 出现的时间与肥胖以及青春期发育之间的关系，并发现 AR 较早（5 岁之前）与成人期慢性代谢性疾病的发生有一定的影响，随着 BMI 和体脂含量的增加，这种关系更趋明显。近年来，我国 AR 发生的平均年龄提前。国内外一些 AR 和青春期发育相关的研究提示，AR 发生时的年龄与初潮的年龄之间存在相关性，并提出较早发生初潮的女孩在成人期更容易发生肥胖，AR 较早发生使超重危险增加近 1 倍，儿童期体重过度增加可能会使易感个体发生较早的性成熟。但是，关于较早的 AR 或肥胖与性成熟相互影响的机制尚不明确。

瘦素为肥胖基因编码的蛋白质激素，由脂肪细胞分泌，参与体脂的调节。有研究显示青春发育早期血瘦素水平上升，瘦素水平在 12.2ng/ml 以前，月经初潮年龄与血瘦素水平负相关。瘦素水平每升高 1ng/ml，月经初潮年龄提前 1 个月，高于 12.2ng/ml 以后则无此相关性。血瘦素水平 12.2ng/ml 相当于 BMI 22.3、体脂比 29.7%。

五、青春期心理的变化

青春期是女孩的心理上发生重大变化，并决定一生的心理、智能、道德观、世界观的关键时期。同时地区、气候、经济、社会、文化、遗传等因素又影响青春期生理和心理的发育过程。青春发育过程是渐进的，包括一系列时间上精确和有序的事件和指标。青春发育的异常可表现为青春期提前或延迟。另一方面，青春发育过程有相当大的个体差异性，有些个体生理成熟常早于心理成熟。随着医学模式由生物-医学模式发展为生物-社会-心理医学模式，妇产科医生在了解青春期女孩内分泌、体格变化的同时，也应了解青春期的心理变化，以便因势利导和谆谆善诱，使青春期女孩心理得到健康的发展。青春期心理变化的特点如下：

（一）独立意向及求知欲强

青春期是心理发育的重要时期，又是智力发展的突飞猛进期。由于身体特别是中枢神经系统的快速发育，记忆、思考和推理能力不断增强。青春期少女精力充沛，爱追求新奇，观察和理解能力不断提高。对周围事物有强烈的兴趣，富于想象力，并愿意积极参与，渴望创造和献身；她们逐步由家庭转向学校走入社会，从而获得新的知识和技术，学习了社会规范，提高了自我意识和独立意向。她们反感人们将她们看做小女孩，要求从父母和教师那里得到尊重，重视主张自我，也可能因各种束缚无法满足个人的欲望而感到不快，企图疏远父母和成人。实际上她们在经济和物质上仍需依赖于父母，并未达到心理和社会成熟，既缺乏适应能力，又无自我控制能力，出现自我独立意向与实际生活中依附关系的矛盾。

（二）交友需要和群体效应

青春期少女的活动场所逐渐从以家庭为主转为以学校为主，培养了群体性，从儿童期与父母比较稳定的依赖关系中逐渐转化，生活空间与人际关系扩大，自我认识和社会认识有所发展。随着第二性征的出现，她们从行为上开始与"依附性"脱离，寻求自己的心理伙伴，交往密切并形成独立的生活圈。但她们并不完全懂得如何择友，如何建立朋友关系，但却很重视友情。在性成熟前她们多以交同性朋友为主，并常常将朋友理想化，且模仿性强，诸方面皆很容易接受朋友的影响。因此，应根据她们热爱群体和交结朋友的特点，通过有益的活动，将她们引入健康和温暖的集体中。

（三）情绪多变

青春期也是女孩在感情、性发育方面向性成熟期转化的过渡阶段。此时脑神经结构的发育逐步接近成人，在对外界事物的反应能力提高，但又因生活经验、认知能力不足和思想片面，一旦遇到挫折常情绪多变，表现出情绪的不稳定性。研究报道有一种突然的心境变化（abrupt mood changes）常发生在男、女孩第二性征发育期，表现为不同程度阶段性抑郁、欢快和暴力行为。一旦性发育成熟，以上的情绪突变随即消失。以外，在青春发育阶段，她们追求自我判断的意愿，但由于社会心理发育并不成熟，使她们处于情绪不稳定期，常有冲动性，不善于以理智控制情绪，直至心理发展充分成熟后情绪才趋于稳定。

我国由于独生子女的家庭较多，女孩在接受较好的智力教育的同时，也发展以自我为核心的意向，常表现为任性、情绪多变、喜怒无常，有时缺乏信心，有时又过分自信。在月经初潮期常出现周期性的情绪变化。一些比较腼腆和内向的女孩，其内心情绪体验常更为剧烈；因此，这类女孩较之外向者更易遭受情感伤害，而出现忧郁、孤独、自卑、烦恼、敏感、多疑等不正常心理。对这一类型女孩，学校、家庭和社会团体应密切配合，发挥各自的功能，进行良好的人格陶冶，度过这一情绪不稳定期。

（四）性心理的成熟

少女在第二性征出现前，身高、体重等开始增加。随着乳房发育初现、阴毛出现以及月经初潮，由于性知识的缺失，可能引起心理上的困惑、不安、害羞。开始与父母疏远，愿意结交同性女友，对异性有疏远和反感，属于"性心理萌发期"。此时女孩已开始对两性差异和两性关系发生兴趣，但与性爱无关，只是好奇心和求知欲的表现。

青春期中期，随着性功能发育和知识的增长，女孩和男孩间的关系开始由抵触转向好感，称为"好感阶段"（相当于初中末期和高中初期）。女孩性成熟较男孩早，好感阶段出现也早，但比较隐蔽。她们常以欣赏的目光和心情，或友好的态度对待男生，并逐渐愿意和男生一起学习、交谈和娱乐。此时应对青春期少女进行相关教育和正确引导。如对她（他）们间正常的交往和友谊进行错误的批评指责，则会引起性心理障碍。

性心理进一步发展进入"向往异性阶段"（相当于高中

后期和大学初期)。此时生理发育已趋于成熟,与父母更加疏远,通过与同伴的交往,他们从心理上已逐步建立起关于"男人的气派"、"女性的气质"等观念,对异性产生关心和兴趣,表现出对异性的鉴赏或倾慕,和对未来爱情的憧憬。她们并没有稳定的依恋和追求的对象,只是在倾慕异性的心理支配下,重装饰、爱打扮,以表现自己和博得好评。如出现早恋或不良行为,则容易发生精神心理障碍,贻误前程。

现今社会在急剧发展和变迁中,有众多的引起青春期精神心理障碍的因素,如身体和心理的发育和变化,来自家庭、学校和社会的压力,以至于引起神经性厌食症、月经病等罹患率增加。因此,了解青春期女孩性心理发育和成熟过程,及其与青春期生殖内分泌病发生的关系,在诊治疾病过程中重视心理咨询和疏导是至关重要的。

六、青春期的卫生保健与教育

鉴于以上种种,青春期确属于一个体格、素质发育的关键时期,随着社会结构的急剧变迁,社会竞争的日益激烈,年轻人的生活空间和人际关系不断扩大,自我认识、社会认识,以及性心理和生理的逐渐接近成熟,心理矛盾冲突较多,因此情绪极不稳定。为使青少年能顺利度过青春发育的特殊时期,成为身心健康的一代,必须重视青春期卫生保健与教育,与学校、家庭及社会教育结合起来,从多方面进行指导。由于青春期少女身心发育的个体差异较大,应根据她们的年龄和发育状况的不同,及存在的问题,进行针对性的教育和指导。对青春期的卫生保健及教育应从以下方面入手:

1. 加强学校教育　引导青少年参与各种有益的社会活动。使她们能够接触社会,在集体中获得温暖和兴趣,树立为社会、群体服务的思想,培养良好的道德观和正确的价值判断标准。

2. 加强家庭卫生保健教育　父母应首先作为家庭卫生保健的教育者,诸如合理营养,良好生活习惯的建立,健康行为的指导等。故父母必须具备这些知识。母亲应对女孩进行有关女孩的成长和生理变化顺序、月经初潮、经期卫生知识教育和具体指导,成为青春期少女卫生保健的第一指导者和知心朋友。

3. 充实和丰富知识领域,培养活动和适应能力　通过课内和课外学习,获得生物和生理等有关知识,在生活中培养能力,学习女性的社会角色。

4. 性生理知识教育　将其列为品德教育的一部分,随着性生理发育的提早和性知识信息增多的社会现实,应培养年轻人树立健康的性道德观念。

(刘嘉茵　曹缵孙　陈晓燕)

第二节　与青春期发育相关的疾病

一、女性性早熟

(一) 概述

女性性早熟(precocious puberty)是指女孩在8岁前,呈现第二性征(10岁前初潮)的疾病。此界定年龄是以正常性成熟年龄平均值±2.5个标准差作为正常范围来确定的。世界上多数国家和地区关于正常青春发育的调查显示,女孩开始乳房发育的平均年龄是11岁(标准差1.2岁),月经初潮的平均年龄是13岁(标准差1.14岁)。近年来更多人认为实际上这一乳房开始发育的年龄界限较正常人群的平均年龄提前2.5~3.0个标准差,而月经初潮年龄界限较正常人群的平均年龄提前4.0个标准差。另外,应了解还有2%的正常女孩在8岁前可有乳房发育。

有人提出性早熟可能有家族因素,是常染色体的隐性或显性遗传。但临床上并非所有性早熟儿童都有明确的家族史,很多是散发的。还有研究提出性早熟在领养的儿童中更常见,其原因尚不明确。是否心理因素或环境改变有一定影响仍需进一步证实。此外,性早熟并不一定导致绝经提前。亦有报告女孩性早熟可能增加成年后乳腺癌发病的危险。因性早熟患儿生长提前,骨骺的闭合也提前,其最终成年身高可能较矮。

Tanner报道中枢性性早熟(central precocious puberty,CPP)在一般人群中发生率约为0.6%,1998年上海地区调查,4~7岁女孩中乳房发育发生率为1.7%,广州地区1999~2000年调查为3.4%。CPP多见于女孩,女:男约为23:1,广州市10年的统计约为24:1。

无论男孩还是女孩第二性征的出现缘于体内性激素水平超过青春前期而作用于性激素敏感的靶器官。若提前发育的性征与本身性别一致为同性性早熟;反之,若发育的性征与其本身性别相对立,如女性男性化,称异性性早熟。本节重点讨论女性同性性早熟。

(二) 女性同性性早熟的病因分类

按病理和控制机制不同,性早熟可分为两大类:

1. 促性腺激素释放激素(GnRH)依赖性性早熟(gonadotropin-dependent precocious puberty)　GnRH依赖性性早熟又称为真性性早熟(true precocious puberty)、CPP或完全性性早熟(complete isosexual precocity)。GnRH依赖性性早熟约占女性性早熟的80%。见表7-1-2。

促性腺激素释放激素(GnRH)依赖性性早熟缘于下丘脑GnRH提前(在正常青春发动年龄之前)释放使下丘脑-垂体-性腺轴(HPGA)整体激活。患儿的HPGA内分泌改变和性器官、性征发育程序与正常青春发育相同,其成熟过程呈进行性直至最终发育为具生育能力的个体。其发动与正常青春发动一样缘于下丘脑分泌GnRH的神经元(GnRH发生器)脉冲释放GnRH,因此将之称为GnRH依赖性性早熟,是HPGA的真正发动故旧称其为真性性早熟。

(1) CPP的病因有多种,未能发现原发性病变者称为特发性CPP(idiol-central precocious puberty,ICPP)。女孩CPP约有80%~90%是特发性。

(2) 器质性中枢病变常见于小年龄患儿(6岁以下),其发育进程多较迅猛。位于下丘脑部位的某些肿瘤,如下丘脑错构瘤、神经胶质瘤、颅咽管瘤等,可能因破坏了抑制GnRH分泌的神经通道,使GnRH分泌增加;或肿瘤细胞本身有释放GnRH的功能。性早熟可能是这些肿瘤患儿的首发症状,以后可能会出现头痛,癫痫或视野改变。其中下丘

表 7-1-2　女性性早熟的病因

分类	病因
1. GnRH 依赖性	

- 特发性
- 中枢神经系统异常：

先天性［蛛网膜囊肿、脑积水、下丘脑异（错）构瘤、中隔-视神经发育不良、鞍上囊肿等］

继发性（脑炎、脑脓肿后、外伤或颅内手术后、全身化疗后、头颅区放射治疗后等）

肿瘤［分泌 GnRH/LH 肿瘤、星形细胞瘤、胶质瘤和（伴）神经纤维瘤等］

- 继发于长期性甾体激素接触
- 可逆性病变
- 原发性甲状腺功能减退

2. 非 GnRH 依赖性

- 同性性早熟：

McCune-Albright 综合征

自律性卵巢肿瘤

卵巢肿瘤（颗粒细胞-卵泡膜上皮细胞瘤、绒毛膜上皮瘤/癌、环状小管性索瘤伴 Peutz-Jeqher 综合征等）

女性化肾上腺皮质病变

外源性雌激素摄入（避孕药、有性激素作用的中药制剂、外用药/自体用药或间接异体接触等）

- 异性性早熟（男性副性征）：

先天性肾上腺皮质增生症

肾上腺或卵巢肿瘤

外源性雄激素摄入

特发性多毛

多囊卵巢综合征

- 不完全（部分性）性早熟：

单纯性乳房早发育

单纯性阴毛早发育

单纯性早初潮

脑错构瘤是相对多见又比较特殊的一种。这是一种先天性、非赘生性肿瘤样损害，位于第三脑室底部灰结节或乳头体，常发现于年龄小于 2～4 岁的患儿，在中枢性性早熟中约占 2%～28%。此外，脑炎、结核性脑膜炎、头部损伤或先天畸形如脑发育不全、小头畸形、脑积水、神经纤维瘤病Ⅰ型等也可破坏下丘脑与垂体间通道，或下丘脑失去更高中枢的控制而活性增加，从而诱发性早熟。

（3）继发的中枢性性早熟：由于长期暴露于性激素的环境中，引起生长加速、骨龄提前、下丘脑中枢已发育成熟；此时如果因治疗使性激素水平降低，已发育成熟的下丘脑抑制被解除，GnRH 分泌脉冲发生器激活，可引起继发的中枢性性早熟。如先天性肾上腺皮质增生症者 4～8 岁后才治疗；大于 11～13 岁的 McCune-Albright 综合征患者。

（4）原发性甲状腺功能减退亦可使部分患儿发生性早熟。其原因可能与甲状腺激素与促性腺激素之间有交叉

性反馈作用，当血中甲状腺激素过少时，垂体促甲状腺激素和促性腺激素分泌增加；或是由于甲状腺功能减退使神经系统功能发生障碍，下丘脑控制促性腺激素分泌的功能受损，抑制被解除，故促性腺激素分泌增加而导致性早熟。

2. 非 GnRH 依赖性性早熟（gonadotropin-independent precocious puberty）　又称为假性性早熟（pseudo-precocious puberty, PPP），或不完全性性早熟（incomplete isosexual precocity），或外周性性早熟（peripheral precocious puberty, PPP）。外周性性早熟则按副性征性质分为同性性早熟（女性副性征）和异性性早熟（男性副性征）。与完全性中枢性性早熟相对的则是不完全性中枢性性早熟，旧称为单纯性乳房早发育。

临床上较多见的是 McCune-Albright 综合征和外源性雌激素摄入，而分泌雌激素的肿瘤（卵巢或肾上腺）是女孩外周性性早熟相对少见的原因。

（1）McCune-Albright 综合征：是一种少见的散发性先天性疾病，是造成女性假性性早熟的原因之一。临床表现为典型的三联症：①躯干有边缘不规则、界限清楚的皮肤咖啡色斑。常在出生时就可发现。②多发性骨纤维异样增殖（polyostotic fibrous dysplasia）；多累及颅面骨、股骨近端和骨盆，不对称分布。表现为局部疼痛和骨骼囊性变。易发生病理性骨折，或因隆起造成局部压迫神经的症状，造成失明、失聪，内分泌功能障碍。③一个或多个内分泌腺体增生或腺瘤引起的自主性功能亢进，最常见的是卵巢自主性的功能性滤泡囊肿，导致假性性早熟症。血雌激素水平增高而促性腺激素水平低下，无排卵，GnRH 刺激试验 LH 反应低下。其次可有甲状腺受累引起甲状腺功能亢进或甲状腺肿大，皮质醇增多症、巨人症、肢端肥大症或高泌乳素血症等。采用分子遗传学技术在本症患者受累的腺体和非腺体组织中皆可发现激动型鸟嘌呤核苷酸结合蛋白 α 亚单位（Gsα）基因的错义突变（missense mutation），造成 Gsα 活性过高，腺苷酸环化酶（aenylate cyclase, AC）功能亢进，cAMP 异常增高，成为本症的病因。实验室检查：LH、FSH 极度低下，GnRH 激发后不升高。血 E_2 多在青春中期水平，严重者更高，其波动致阴道反复出血。骨龄因 E_2 增高而提前并伴生长加速。B 超示子宫增大，内膜增厚。卵巢容积无明显增大，但见卵泡增大，或见复发性孤立性囊肿，可自行消退，一般呈单侧性。

（2）青春前女孩的卵巢有时可见到直径<5mm 的卵巢滤泡囊肿，自发地时有时无。较大的滤泡囊肿可通过盆腔 B 超发现。有一些女孩的这些滤泡囊肿长大并分泌一定量的雌激素，导致女性性征发育。但这种变化多不是持续性的，故引起的性早熟表现也是一过性的。当有大滤泡囊肿重复形成，还可反复出现阴道出血。大的滤泡囊肿有时难与卵巢的其他肿物鉴别，发生扭转时会有腹痛。多数情况下 B 超对观察和估价滤泡囊肿的大小和性质是很有帮助的，但个别情况也有可能需要开腹探查或腹腔镜诊断。有报道提出这种滤泡囊肿所致的性早熟与女孩脆性 X 综合征有关。

（3）卵巢自主分泌雌激素的肿瘤如颗粒-泡膜细胞瘤可使血中雌激素浓度明显增加，致使乳房发育甚至阴道出

血。青少年颗粒细胞瘤的特点与成人不同，预后亦较好，仅不到5%为双侧或恶性。原发性绒毛膜上皮癌可分泌大量绒毛膜促性腺激素（hCG），该激素有类似LH的效应，能刺激卵泡发育并分泌雌激素。偶见生殖细胞和性索间质细胞肿瘤致发生性早熟。

（4）接触外源性雌激素亦可导致假性性早熟，如儿童误服含雌激素或促性腺激素的药品、营养品，或接触含雌激素的化妆品等。已妊娠妇女继续哺乳，母乳中过多的雌激素有可能导致小儿发生性早熟。

（三）女性同性性早熟的病程

女性同性性早熟不论是否依赖于促性腺激素，病程可为持久进展性或短暂一过性的，进展可迅速或缓慢。如依赖于促性腺激素的性早熟症的临床表现可为青春发育的正常变异、缓慢进展或一过性、快速进展型。快速进展型的青春发育过程较正常青春发育快得多，自然LH脉冲幅度、GnRH刺激后LH反应也高于青春发育同期的正常对照。区别上述不同情况对临床处理意义重大，可避免不必要的治疗及混淆疗效与疾病的自然发展进程。

性早熟表现为第二性征在正常青春发育前年龄出现，但其程序与正常青春期相似，而整个成熟过程所跨越的年限却有很大个体差异。

与正常青春发动一样，性腺轴发动先是GnRH脉冲释放所致的LH夜间脉冲释放，此种脉冲分泌对卵巢发育是必需的，尤其是卵泡的发育。继卵泡发育后，性甾体分泌。临床一般首先表现乳房发育，一半以上患儿先一侧发育，并开始时会有轻触痛，会被误为有钝性损伤或炎症。CPP重要特征是发育呈进行性。乳房开始发育后半年左右，大多数患儿开始生长加速，身高突增峰速（PHV）一般发生在乳房Tunner Ⅱ～Ⅲ期时，少数在Ⅲ～Ⅳ期间或更迟，约有10%～15%发生在初潮当年。阴毛则多在乳房Tunner Ⅲ期后期出现，同时阴道黏膜色变深，小阴唇发育着色。在乳房Ⅳ期时多见有明显阴道分泌物。腋毛多在乳房Ⅳ～Ⅴ期时才出现。初潮一般在骨龄12岁后呈现，初潮状态可以仅有少量血斑沾染内裤，但亦可量似成年月经。其后1～2年内往往并不一定有准确规则的周期，因为常常可以是非排卵性的周期，但排卵周期的比例随初潮后年龄增大而增。以上过程呈进行性直至达到完全性成熟，而具备生育能力是CPP的重要特征，亦是与非GnRH依赖性早熟的重要鉴别处。

青春期生长具其独特方式，它与成年身高有重要关系。身高生长速度突增是青春期重要特征，但在青春中后期继生长加速后生长开始减速，尤其初潮呈现后则发生明显减速，至骨龄≥14岁后生长速度不超过每年2cm，至骨骺完全闭合。加速-减速-停止生长是青春期特有的生长模式。从发育开始至达到最终成年身高，女孩在整个青春期约获得25～30cm。性早熟的生长方式与正常青春期是相似的，但由于开始发育年龄提前，其发育开始时的基础身高低于正常发育者，同时因性激素作用使骨龄成熟加速而超越年龄，致骨骺提前融合而提早停止生长使最终成年身高不能达到遗传应有身高。但是，并非所有CPP患儿都会是成年矮身材，青春期生长对成年身高的影响和决定因素包括：

①开始发育时的基础身高；②身高突增速度及持续时间；③发育成熟度进展的速度；④骨龄增长速度。前两者提示了内在的生长潜能，后两点反映了成熟势头的缓、骤。最终成年身高减损与否决定于生长和成熟间的平衡（身高增长速度/骨龄增长速度）。性成熟势头迅猛者矮身材可能大。反之，性成熟缓慢进展的性早熟，而生长势头又较好者可有正常成年身高。此外，遗传的生长潜能也对最终身高有重要影响。

CPP因生长加速，性征和初潮早现等问题与同龄人的差异可带来心理问题，但是其心理并不会早熟，因而几乎不会有自发的性行为早现。

（四）女性同性性早熟的诊断

性早熟的定义明确，诊断主要是病因诊断。

1. 病史　需注意副性征出现时间，是否进行性以及各副性征出现的先后顺序是否符合女性青春发育一般规律（如乳房先发育，继之阴晕发育着色伴阴道黏膜色转暗红，小阴唇着色，有分泌物以及阴毛、腋毛呈现，最后才呈初潮）。可能接触过的外源性性甾体制剂（包括外用药、中药）；头颅外伤及中枢感染史和其他中枢神经系统症状；以往生长情况和智力（原发性甲状腺功能减退可发生中枢性早熟），副性征出现后有无生长加速（有加速是CPP重要特征，应尽量取得具体数据），以及家族中青春发育年龄（母女的初潮年龄有相关性）。

2. 体检　乳房发育按Tanner分期并应注意乳晕色素和乳晕发育状况，如色素过度增深则提示短期内血循环中有过较高的雌激素水平（包括外源性以及卵巢自律性分泌），这些患儿往往伴外阴呈雌激素过多表现，包括处女膜和小阴唇增厚（水肿感），分泌物多，但与乳房发育期不相称（往往仅Tanner Ⅱ～Ⅲ期）。有了B超检查后，已可以免除肛指检查有无盆腔肿块。

身高、身体比例和体重测量可判断有无生长加速或原生长迟缓，但除用年龄参照值判断身高外，按骨龄判断身高的标准差评分（SDS）对判断性早熟儿生长状况更重要。注意甲状腺大小以及有无甲状腺功能减退的体征。

3. 辅助检查

（1）性腺轴激素检查：①垂体促性腺激素的测定：腺垂体在下丘脑促性腺激素释放激素（GnRH）控制下分泌促性腺激素，包括促卵泡激素（FSH）及黄体生成素（LH）。基础的FSH、LH升高至青春期值时对中枢性型早熟诊断有佐证意义。但二者的测定水平与性别、年龄、分泌相、青春发育期及实验技术有关。青春早期LH/FSH比值较小，中期LH分泌增多，LH/FSH增大，但是，青春早期时基础的FSH、LH、E_2与青春前期值范围有重叠；因此，需进一步作GnRH激发试验。②生殖激素的基础值测定：主要是血清性激素雌二醇（E_2）、睾酮（T）的测定。男孩需加测hCG以排除有无分泌hCG肿瘤。E_2是由卵巢产生，少部分由肾上腺合成。E_2是雌激素中活性最强的一种。T是最主要的雄激素，男性主要由睾丸分泌、女孩则主要由肾上腺分泌。测定E_2、T不但可了解性腺功能，而且对探查下丘脑-垂体-性腺轴功能有一定意义。E_2或T升高至青春期值时对性早熟诊断有佐证意义。但孤立的E_2升高则无诊断意义。

③促性腺激素释放(LHRH)刺激试验:促性腺激素释放激素(LHRH)为下丘脑分泌的激素,主要刺激垂体的 LH 分泌,同时也刺激 FSH 的分泌。通过本试验可了解垂体促性腺激素细胞的储备功能,对性早熟的诊断和鉴别诊断至关重要。

传统试验方法:可不禁食,早晨取静脉血测 FSH、LH 为基础值,然后静脉推注 LHRH 2.5μg/kg,最大剂量≤100μg。静脉注射后 30 分钟、60 分钟、90 分钟和 120 分钟静脉采血测定 FSH、LH。

LHRH 激发峰值显著升高,是 CPP 的重要特征,但对 CPP 的界定值因所用的方法有异:以多克隆抗体的放射免疫测定时,对于女性,LH 峰值>12~15IU/L,提示真性性早熟。而免疫化学发光法测定时,LH≥5.0IU/L 时,已可提示真性性早熟。FSH 的激发值往往不稳定,且常无规律性,青春前期也可以被激发而升高,因此,LHRH 激发后仅 FSH 升高对真性性早熟的诊断意义不大。除 LH 和 FSH 激发峰值的绝对值外,LH/FSH>0.6~1,化学发光法 LH/FSH>0.3 可考虑为 CPP。反之,如仅 FSH 升高为主,FSH/LH>1 则可提示为不完全性 CPP(单纯性乳房早发育)。LHRH 激发试验虽对 CPP 诊断是重要的依据,但是,LHRH 激发试验对 CPP 诊断有时阴性结果也不能完全排除。需结合雌二醇水平判断。对可疑者可在 3~6 个月后重复激发试验。

简化试验:只需在试验的 0 分钟、30 分钟、60 分钟 3 个点采血,所得测值亦完全能做诊断依据。更简化的只在 0 分钟、60 分钟采血亦足以反映 LH 激发峰值。另外临床使用 GnRH 类似物亦同样用于激发试验,剂量和激发值判断标准与天然 LHRH 类同。

(2)子宫、卵巢超声检查:子宫和卵巢形态能很好反映下丘脑-垂体-性腺(HPGA)轴功能状态。CPP 的发育过程与正常青春发育相似。以超声检查子宫、卵巢影像有助于诊断。

青春发育前卵巢容积<1ml,性早熟时卵巢容积增大。卵巢容积>1ml 可提示进入青春期。卵泡是分泌 E_2 的基础,血 LH 和 E_2 与最大卵泡直径正相关,因此,除卵巢容积外,尚需观察最大卵泡直径,B 超显示任一侧卵巢有 4 个以上直径≥4mm 的卵泡可提示下丘脑-垂体-性腺轴已进入青春发动。子宫是 E_2 靶器官,子宫发育呈显著的雌激素依赖性。发育前子宫呈管状,无内膜线影可见。如宫体长度>3.5~4.0cm,从管状变为琵琶状时,并有不同程度增厚的内膜线影,可认为子宫已发育。

子宫和卵巢同时呈发育表现,对 CPP 诊断有重要意义。但仅子宫大,尤其内膜明显增厚者而卵巢无发育表现则需考虑为外周性性早熟。单凭子宫和卵巢 B 超所见对 CPP 没有独立诊断意义,需结合其他指标综合判断。卵泡大小还可作为鉴别孤立性卵巢囊肿所致假性性早熟和中枢性性早熟的参考:前者的卵泡可>9mm,而后者在初潮未呈现时多数<9mm。

超声在 CPP 的治疗过程中是有用的监测指标,GnRH 类似物治疗后子宫和卵巢容积减少,卵泡容积缩小及数量减少。

(3)阴道脱落细胞涂片检查:做阴道涂片观察脱落阴道上皮细胞基层、中层、表层的比例未成熟指数(MI),能反映 2~3 天前体内雌激素的水平。表层角化的细胞愈多,则雌激素水平愈高;反之,雌激素水平低落时,底层细胞增多。青春前期以底层为主,几乎无表层细胞;青春发动时,先以中层增多,继之可见表层细胞,并随雌激素水平升高而增多。表层细胞在 10% 以上提示雌激素水平已高于青春前期。在发育较早期,血雌二醇水平尚未显著升高时,MI 已能较好地反映卵巢分泌的雌激素水平的波动。同样,在治疗性早熟过程中,雌二醇被抑制,MI 对疗效检测也较雌二醇敏感。

(4)其他相关检查

1)骨龄:骨龄是判断生理成熟状态的可靠而执行简便的指标。骨龄对 CPP 诊断无特异性,但按骨龄提前程度及增长速度可判断成熟程度的骤、缓。骨龄超过生活年龄 1 岁以上可视为提前,超过 2 岁则视为明显提前。骨龄对性早熟预后估计以及疗效判断是重要依据。对性早熟者,个体的骨龄系统追踪很重要,尤其是在 CPP 的治疗中评定疗效时骨龄能很好地反映 HPGA 轴受抑制状况,结合生长速率计算年增长值与骨龄增长值比率或身高年龄增长值与骨龄增长值之比率,两比率如大于 1 提示治疗有效。

2)头颅电子计算机横断扫描(CT)和磁共振成像(MRI):头颅 CT 和 MRI 检查对发现中枢器质性病变是重要诊断工具。检查时应着重在鞍区(下丘脑、垂体、松果体)切层扫描,普通的头颅平扫会漏诊该区病变。MRI 检查(伴加强)的敏感度高于 CT,尤其对鞍区的异构瘤。

对已确诊 CPP 的年龄在 6 岁以下女孩应做鞍区的 CT 或 MRI 检查,以明确有无颅内器质性病变,尤其是肿瘤。对 6~8 岁之间的女孩如发育进程过于迅猛时也应接受鞍区的 CT 或 MRI 检查。

除了发现肿瘤外,CT 和 MRI 显示的垂体大小对 CPP 有诊断帮助。正常垂体男性不超过 8mm,女性不超过 9mm。CPP 患儿垂体高度比正常儿童显著增大 1.2mm,提示 HPGA 轴过早活动,并可作为 CPP 的影像学诊断依据之一。

3)细胞染色体核型分析和肾上腺影像学检查:根据患儿病情怀疑由染色体因素所致性发育异常或肾上腺病变所致时需要做相关检查。

4)其他内分泌检查:甲状腺激素和促甲状腺激素的测定可帮助诊断与原发性甲状腺功能减退有关的性早熟。测定雄激素水平及肾上腺功能可帮助诊断肾上腺功能提早出现或有分泌雄激素的卵巢肿瘤和肾上腺肿瘤。

性早熟的诊断应依靠病史、体检和以上各诊断手段的综合判断,对诊断模糊时,随访是有用的手段。因 CPP 是进行性的,体征进展时重复有关辅助检查可获得最后确诊。

(五)治疗

性早熟治疗因不同病因而异,主要有病因治疗、药物治疗和心理治疗。诊断治疗流程见图 7-1-3 女性性早熟诊治流程。

1. CPP 的治疗　对有中枢器质性病变所致 CPP 针对病因治疗,如颅内占位性病变的治疗,包括肿瘤的手术摘除或化疗,脑积水的引流减压,原发性甲状腺功能减退以甲状

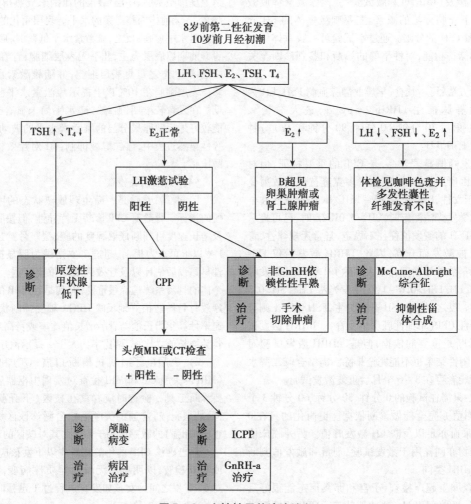

图 7-1-3　女性性早熟诊治流程

腺素替代治疗等。中枢的异构瘤因属先天发育异常,故无明显颅压增高和占位性神经损害时不需手术治疗,原则上按 ICPP 治疗。蛛网膜囊肿与异构瘤治疗原则相同,但对明显的鞍上蛛网膜囊肿有报道做手术引流,在囊肿底部建立一通路使囊液引流入脊液循环后早熟表现缓解。以上情况当确诊时发育期尚早者则经病因治疗后早熟表现可消退。但是,当确诊时已在青春中、后期则病因去除后青春发育过程仍将会继续发展,因为下丘-垂体-性腺轴的生物钟一旦启动,将持续进展而不能逆转,尤其已进入 Tanner Ⅳ 期时几乎都不能逆转,病因治疗后仍需按 ICPP 进行治疗。

对 ICPP 治疗的目标是最大限度地缩小患儿与同龄人间的差距,依次包括:

(1) 改善最终成年身高(final adult height,FAH)。

(2) 控制和减缓第二性征的成熟程度和速度。

(3) 预防初潮早现。

(4) 恢复其实际生活年龄应有的心理行为。

ICPP 的治疗主要有以下药物:

(1) 促性腺激素释放激素激动剂(gonadotropin release hormone agonists,GnRHa):自 80 年代初 GnRH 激动剂(GnRHa)被推荐用于治疗 CPP 以来,目前普遍认为 GnRHa 是治疗 ICPP 较有效的药物。

建议的 GnRHa 应用指征包括:①骨龄(bone age,BA)>生活年龄(chronological age,CA)至少 2 岁;②预测成年身高<150cm;③骨龄/身高年龄>1。尤其是随访中骨龄进展迅速,而年龄小于 7 岁,有以上情况时应抓紧治疗。由于开始治疗时骨龄愈大,其身高年龄(height age,HA)对 BA 追赶所能"净获"的身高相应越少(即其剩余的生长余地少),因此,对骨龄≥13 岁者一般不主张再应用 GnRHa,因可能改善的 FAH 甚少。目前应用的长效 GnRHa 激动剂建议剂量为每次 50 ~ 80μg/kg,但也有低至 30μg/kg 和高达 120μg/kg 者,每次总量最大为 3.75mg。首剂可偏大,尤对已有初潮者。首剂后 2 周加强一次,以后每 4 周 1 次(不超过 5 周)。维持剂量可因人而异,并可在治疗中按生长状况调整。开始时因 GnRHa 是受体激动型类似物而具 GnRH 作用能使性激素一过性升高,但继之受抑而下降,因而部分患儿可在首剂后 1 ~ 2 周时发生短暂而少量的"撤退性"阴道出血。

治疗中需监测线性生长和性成熟两个方面的指标。性成熟指标包括临床可见发育的乳房多在 4 周左右有明显退缩,已在Ⅳ期者腺结可退缩至不能触及,但脂肪不消退使乳房外观仍隆起。阴毛则不会消退,因它尚受控于肾上腺轴系统。实验指标则可在治疗后 3 ~ 6 个月复查 GnRH 激发试验,如 LH 激发峰值降至青春前期值示抑制满意。血 E_2 水平为常用监测指标,但如治前无显著升高者宜用阴道涂片的成熟指数(MI)作为监测,它能较稳定地反映 2~4 周内的雌激素水平,一般在 GnRHa 注射后 2~3 周进行为宜。骨龄是反映雌激素受抑状况的最简单而实用的指标,一般 4~6 个月复查 1 次,同时至少 2~3 个月测量一次身高以综合评价生长成熟平衡状况改善及预测身高的改善。

身高增长速度一般在治疗开始后的头半年变化不显,但 6 个月后则会下降至青春前期速度,较理想的应在 4~5cm/年(BA≤12 岁者)。虽 BA 能有效受抑,但如生长速度明显低下(<4cm/年时也不能达到促进生长/成熟呈正平衡,使身高年龄有效追赶。对于这些患儿可先适当减少 GnRHa 的剂量(在监控雌激素或 MI 不升高前提下),有些患儿可因此改善生长。但如减量后无帮助,尤其是某些患儿在治疗前生长潜能就差者则推荐与基因重组人生长激素(recombinant human growth hormone,rhGH)联合应用。建议的 rhGH 量为每周 1.0IU/kg,联合应用 2~3 年的疗程获得的 FAH 改善较单用独 GnRHa 者多 6.3cm;无明显副作用,亦不使骨龄加速。

GnRHa 疗程至少 2 年才对 FAH 具有明显改善,停药建议在骨龄 12~12.5 岁,生长追赶的潜能已明显降低时。停药后可有一生长加速,在 5~7cm/年,但如停药时骨龄已≥13 岁则此加速不显。换言之,骨龄已超过 12.5 岁者延长疗程对 FAH 改善帮助不大,停药后一般在一年左右性腺轴恢复青春期功能,初潮呈现(0.4~2.6 年),月经基本规则。

GnRHa 应用一般很安全,但少数患儿有因雌激素低落而发生抑郁状态,对缓释溶剂偶有发生严重的过敏反应。

(2)甲羟孕酮(provera):甲羟孕酮能对垂体起负反馈作用,使促性腺激素、性激素水平下降,性征消失,终止月经来潮,但对延缓骨骼成熟、控制骨骼生长加速无效,故不能防止身材矮小,长期使用在部分患儿出现体重增加及垂体 ACTH 分泌受抑制。剂量为每日 20~60mg 分次服,或 150~200mg 每两周肌内注射一次。甲地孕酮(megestrol)效价较高,疗效较好。剂量是每日 6~8mg,分次服。这两种药对垂体的负反馈是高度可逆的,停药 2~3 个月左右其抑制作用即渐消失。

(3)胰岛素增敏剂:Ibáñez L 等人报道的一项随机对照研究将 38 例低出生体重出现性早熟的 8 岁女孩随机分组,治疗组给予二甲双胍治疗 4 年,初潮年龄(12.5±0.2)岁;对照组观察,其初潮年龄(11.4±0.1)岁。治疗组女孩较对照组有显著高的身高、低的体重和低的血脂、胰岛素和雄激素水平。由此结论:应及早给予二甲双胍治疗和推迟低出生体重女孩的初潮,阻止其内分泌和代谢改变向多囊卵巢综合征(PCOS)发展。

2. McCune-Albright 综合征的性早熟治疗　以抑制性甾体合成为原则,可采用药物有酮康唑、达那唑、环丙孕酮和睾酮,国内以前两个制剂为主,最近也有采用雌激素受体拮抗剂他莫昔芬的。严重反复出血者需卵巢切除。酮康唑用 4~8mg/(kg·d),分 2 次,并应监测肝功能,当症状消退后停药。达那唑以 3~7mg/(kg·d),睡前顿服,并与螺内酯 1mg/(kg·d)合用,以对抗达那唑的雄激素副作用。芳

香化酶抑制剂是近来较多用于 McCune-Albright 综合征的性早熟治疗。但是对儿童尚无确切的推荐剂量和经验。事实上,所有的以上治疗并不能根本改变本征因雌激素自律性反复升高的预后。

伴甲亢时治疗与 Grave 病相同,但它无自身免疫改变,TG、TM(-)。疗程与 Grave 病不同,症状缓解时停药,再起时再用。

对肾上腺皮质增生一般以手术治疗为主,尤其呈腺瘤改变时。骨病累及鼻窦者需手术刮除增生的纤维骨,但会复发。

3. 心理治疗　性早熟患儿的智力和心理发育并不提前,对过早出现的性成熟现象没有心理和能力上的适应,因而会困惑、害羞或自卑,有的还会发展为心理障碍。家长也常常为此而焦虑不安,精神负担很重。因此对性早熟患儿进行诊断治疗的同时,不可忽视对患儿和家长的心理疏导和医学知识的教育,解除其思想顾虑。特别是家长应很好地和医生配合,不要因自己的紧张情绪造成对孩子的心理压力。帮助孩子了解这些表现只是正常生理过程的提前,不影响其将来的健康与正常生活。同时还应加强对患儿的帮助和管理,如月经期的处理,治疗期间按时服药等,使这些孩子与其他儿童一样有一个轻松、快活与健康的童年。

(六)远期预后

性早熟的预后取决于病因。特发性性早熟患者除了成年时身高矮外,一般预后良好,大多数有正常的月经周期和生育能力,也不会出现早绝经。

Feuilan 随访了 50 例应用 GnRHa 治疗的患儿(18 例异构瘤、32 例 ICPP)停用 GnRHa 后 5 年的性腺轴状态。停药后第 1 年 LH、E_2 达正常青春期值,LH/FSH 比值>1 且低于正常人。停药后 4~5 年有规则月经周期,但卵巢较正常人大(并无多囊卵巢),其意义不明。1 例异构瘤及 2 例 ICPP 正常妊娠和活产分娩。治疗后体质指数(body mass index,BMI)均有增高倾向,部分患儿发生明显肥胖,甚个别有明显胰岛素抵抗。Franceschi 随访 46 例现年(18.1±3)岁曾因 ICPP 用 GnRHa 治疗的女性,按照 Rotterdam 标准有 32% 患 PCOS,按 Androgen Exess Society(AES)标准有 30% 患 P-COS,因而认为 ICPP 患者是 PCOS 的高风险人群。

(杨冬梓　梁立阳)

二、青春发育延迟及性幼稚

(一)定义

当青春发育比正常人群性征初现的平均年龄晚 2.5 个标准差时,称青春延迟(delayed puberty),通常指女孩在 13 岁以后乳房仍未发育,或 15 岁时仍无月经初潮,或乳房发育后 5 年仍无月经初潮。青春延迟可为特发性或因各种病理因素所致,应认真做出鉴别。对已达此年龄而仍无性征发育的儿童应区分哪些是青春延迟,哪些为永久的性幼稚。严格讲,青春延迟指青春期延迟到来,故多为特发性的;而性幼稚(sexual infantilism)更多指青春不发育,常伴有其他先天异常。如果到了 17 岁还无性发育的征象,则应警惕可能存在疾病,不是青春期生理性延迟。

（二）病因及分类

青春发育延迟及性幼稚可因影响 GnRH 脉冲分泌的各种疾病所致，也可能为垂体或性腺的功能低下所致。根据其病因可分为体质性青春发育延迟、低促性腺激素性的性腺功能低下（下丘脑-垂体异常）及高促性腺激素性的性腺功能低下（性腺异常），见表 7-1-3。

表 7-1-3　青春期延迟的分类

- 体质性（特发性）青春期延迟
- 低促性腺激素型性腺发育不全
  - 中枢神经系统疾病
    - 肿瘤
    - 先天性畸形
  - 单纯促性腺激素缺乏
    - Kallmann 综合征
    - 特发性垂体性侏儒
  - 混合性垂体激素缺乏
    - Prader-Willi 综合征
    - Laurence-Moon-Biedl 综合征
    - 功能性促性腺激素缺乏
      - 全身慢性疾病和营养不良
      - 甲状腺功能减退
      - 库欣综合征
      - 糖尿病
      - 高催乳素血症
      - 神经性厌食
      - 心因性闭经
      - 运动性闭经
- 高促性腺激素型性腺发育不全或不发育
- 性腺发育不全
  - Turner 综合征
  - 嵌合型性染色体异常
  - 真性性腺发育不全
- 原发性卵巢衰竭
  - 特发性卵巢功能衰竭
  - 卵巢化疗或放射性损伤
- 甾体类激素合成酶的缺陷
  - P450c17 异常
  - P450scc 异常
  - 17-酮类固醇还原酶异常

1. **体质性青春发育延迟**（constitutional delay in growth and maturation，CDGM）　又称为特发性青春发育延迟（idiopathic delay in growth and maturation）：指正常健康的女孩 13 岁后仍未进入青春发育期，经各种检查未发现病理性原因，性征延迟发育是由于下丘脑 GnRH 脉冲式分泌功能延迟发动，使下丘脑-垂体-性腺轴功能较晚激活，表现为 13 岁仍无第二性征发育，身高可能较同龄儿童矮 2 个标准差，骨龄小于实际年龄，身高及生长速度与骨龄相符。血 FSH、LH 和 E_2 浓度及 LH 对 GnRH 的反应均为青春期前水平。体质性青春延迟的儿童虽在儿童期和青春期较同龄人矮，一

旦骨龄达到青春发育相应的年龄（12～13 岁），同样会出现性成熟的特征，并经历正常的发育过程达到性成熟和正常的成人身高。体质性青春发育延迟的患者在青春发育前，其身高生长是缓慢的。有些刺激试验的研究结果表明这些患者生长激素（GH）的基础值较低，刺激后的反应亦不足，表明这些患者有 GH 的缺乏，生长激素释放激素（GHRH）及 IGF-1 亦缺乏。此种情况又称为联合性垂体激素缺乏（combined pituitary hormone deficiencies，CPHD）。但这种缺乏是暂时的，一旦青春发育开始，其生长速度及 GH 分泌会变为正常。家庭遗传因素对最终身高的影响很重要。患儿的父母或姊妹青春发育可能亦迟。体质性青春发育延迟的发病率各家报道不同，Reindollar RH 等分析了 326 位青春发育延迟患者的分类及发病率情况，生理性延迟占 10%，另一研究中心 Sedlmeyer IL 等对 74 例青春发育延迟女童的研究发现，30% 为体质性青春发育延迟。而国内文献报道体质性青春发育延迟的比例偏低，由 2.8%～17.1% 不等。一项对 45 名体质性青春期延迟女孩的回顾性研究结果提示，体质性青春期延迟女孩比正常儿童到达青春期的年龄推迟 2.5 年，从青春期启动到发育加速的时间短于正常儿童。

2. **低促性腺激素性性腺功能低下**（hypogonadotropic hypogonadism）　指女孩的性征不发育是由于缺乏 GnRH 脉冲分泌使 FSH 和 LH 分泌不足所致。GnRH 缺乏的原因可以是先天的或出生后的发育缺陷，也可以是肿瘤、炎症过程或损伤。GnRH 分泌的缺乏可为相对或绝对的量不足；也可以是分泌形式的异常，如 GnRH 分泌的幅度与频率异常，后者对女性尤其重要。

（1）中枢神经系统疾病：主要是中枢神经系统的肿瘤、感染、损伤或先天性缺陷。位于鞍区的肿瘤可能干扰 GnRH 的合成与分泌，常伴有几种垂体激素的缺乏和异常。较常见的与青春延迟有关的肿瘤是颅咽管瘤，一般在 20 岁前出现症状，患病高峰在 6～14 岁。临床表现有头痛、视野缺损（多为双颞侧缺损）、身材较矮、肢体无力、性征不发育、糖尿病以及甲状腺功能减退等。实验室检查发现一种或多种垂体激素水平（如促性腺激素、促甲状腺激素和促肾上腺皮质激素等）低下，有时伴泌乳素升高，骨龄延迟。约 70% 有蝶鞍扩大或钙化。CT 或 MRI 能对肿瘤做出更详细的诊断。小的肿瘤可经显微外科手术切除，肿瘤体积过大应行开颅手术。术后配合放疗。与青春延迟有关的其他中枢神经系统肿瘤还有松果体瘤、异位松果体瘤、生殖细胞瘤及泌乳素瘤等。多数可较早做出诊断。有些会出现烦渴、多尿、视力障碍和生长障碍。生长激素及多种垂体激素水平低下，泌乳素有时可升高。这些肿瘤多数对放疗较敏感，很少需要手术。儿童中的嫌色细胞瘤及泌乳素瘤不多见，偶尔在十几岁时发生可导致青春延迟、原发闭经。还有些患者未发现垂体瘤但泌乳素升高，称特发性高泌乳素血症，患者有泌乳，也可能与青春延迟有关，溴隐亭治疗效果很好。

其他中枢神经系统疾患如中枢神经系统感染、损伤、先天畸形或头部放疗后均可有促性腺激素分泌障碍而发生青春延迟。

（2）孤立性促性腺激素缺乏：此类患者仅促性腺激素缺乏，不伴有生长激素或其他垂体激素的异常。男性比女性更多见。因激素水平低下，骨骺闭合慢，使长骨得以生长。患者表现为四肢长，指距大，上身与下身的比例减小。Kallmann 综合征是一种较常见的孤立性促性腺激素缺乏，男性发病约 1/7500，女性约 1/50 000，达青春期年龄仍无性征发育。血 FSH、LH 和 E_2 均低下。常伴有嗅觉障碍和其他畸形。该病是一种非均一性的遗传病，有编码细胞外黏附分子的 *KAL1* 基因突变。对啮齿类动物的研究表明 Kallmann 综合征的病因是由于缺乏 GnRH 神经元从嗅板到下丘脑的移行。可为常染色体显性遗传、常染色体隐性遗传或 X 性连锁遗传。由于遗传方式不同，可表现为多种类型。这类患者头部 MRI 显示缺乏嗅沟和嗅球。

（3）特发性垂体功能低下矮小症：通常是由于下丘脑释放因子的缺乏所引起，表现为青春延迟，仅有孤立性生长激素缺乏的患者当骨龄达到青春发育年龄时，会自动出现青春发育的特征。国内有研究显示，生长激素缺乏或分泌障碍是儿童矮小症最常见的原因。而对伴有促性腺激素缺乏者在接受 GH 治疗时，虽骨龄已超过青春发育年龄，仍不会有自动的青春发育。臀位出生及围生期的损伤可能与这种孤立性垂体功能低下有关。

（4）功能性促性腺激素减低：严重的全身和慢性消耗性疾病及营养不良等均可能发生青春发育延迟，甲状腺功能减退和库欣综合征亦常与青春延迟有关。国内有研究显示，甲状腺功能减退也是矮小症最常见的原因之一。神经性厌食是一种因精神心理和内分泌异常导致的功能性促性腺激素低下。常见于执意减肥或精神紧张型少女。近一个多世纪以来，该病的发生有增加趋势。患者进食习惯反常，或厌食或食欲过盛。表现有严重的低体重、低体温、低血压、畏寒、运动过度、情绪紧张等。这些女孩一般性格内向，行为有强迫性。她们对体型的胖瘦失去正常的自我感觉和判断力，同时还表现有性征不发育、原发闭经或继发闭经。神经性厌食若发生于青春期前会导致青春发育延迟。该病的病理生理变化包括神经内分泌代谢异常，精神心理异常及营养不良。下丘脑 GnRH 脉冲分泌频率和幅度的障碍使促性腺激素的分泌减少，造成促性腺激素低下。神经性厌食患者体内雌激素水平很低，而血循环中的睾酮水平却维持在正常女性范围。雌二醇和睾酮的代谢均发生异常。在雌二醇的代谢中由于发生了由 16α-羟基化酶到 2-羟基化酶的转移，使雌三醇的生成减少而 2-羟基雌酮不适当地增加，因后者能与雌激素受体结合而无雌激素的生物活性，从而导致雌激素的进一步缺乏。这种代谢变化也和体重、身体成分及营养状况有关。雄激素代谢异常主要是 5α-还原酶活性的减低，妨碍了睾酮向双氢睾酮的转化。神经性厌食患者下丘脑-垂体-肾上腺轴的调节亦发生变化。过多分泌的可的松使下丘脑-CRF-ACTH-肾上腺的活性增强，但肾上腺雄激素的分泌则受到抑制。可的松外周代谢的减少可能因 T_3 缺乏所致。给予 T_3 可使上述变化转回正常。下丘脑-垂体-甲状腺轴的变化是 T_3 和 T_4 水平低下，T_3 的降低尤其明显，形成低 T_3 综合征。神经性厌食患者生长激素可能升高，部分可能是由于 IGF-1 负反馈减低的结果。患者

血 IGF-1 水平减低，该水平与体重之间存在明显负相关。研究表明 IGF-1 减少与 GH 增加是饥饿所致。

有些高强度训练的运动员或芭蕾舞演员等因运动量大，体脂过少，其青春发育、月经初潮均较同龄女孩晚。青春期前高泌乳素血症会导致青春延迟，但较为少见（详见闭经章节）。近年来的研究还提出青少年吸毒亦可导致青春发育延迟。

3. 高促性腺激素性性腺功能低下（hypergonadotropic hypogonadism） 性征不发育是由于原发性卵巢发育不全或功能障碍所致。由于卵巢功能低下，不能合成和分泌足够的性激素，E_2 水平低下，干扰了对垂体和下丘脑的负反馈调节，使 FSH 和 LH 水平升高，故称为"高促性腺激素性的性腺功能低下"。此种情况以先天发育异常为多见，常表现为性幼稚。例如 Turner 综合征，是一种 X 染色体数目或结构异常的先天性疾病。其典型的核型为 45,X 或其他变异形式，发生率约为 1/（2000～2500）活产女婴。患儿卵巢不发育，呈条索状。因性激素缺乏而性征不发育，呈性幼稚状态。除此以外，还常有一组躯体异常特征，如身矮、蹼颈、面痣多、桶状胸、肘外翻等以及内脏多发畸形。高促性腺激素性性腺功能低下还见于 46,XX 和 46,XY 单纯性性腺发育不全，患者女性外表，内外生殖器均为女性，但性征不发育且原发闭经，性腺均为条索状。46,XX 单纯性性腺发育不全是常染色体的隐性遗传。46,XY 单纯性性腺发育不全是 X-性连锁遗传，亦有少数是常染色体隐性遗传。由于有 Y 染色体存在，其发育不全的性腺发生肿瘤的危险大大增加。青春发育前的卵巢早衰、幼年时切除卵巢或因卵巢部位的放疗或化疗损害了卵巢功能，均可影响青春发育。

（三）诊断

青春发育延迟与性幼稚的诊断步骤与检查内容与性早熟类似。病史、体检、影像学检查及骨龄评估对青春发育延迟与性幼稚的诊断同样重要。此外，垂体促性腺激素、泌乳素、雌二醇的测定是鉴别病因在性腺、垂体还是下丘脑是不可缺少的。

高促性腺激素性性腺功能低下可通过测定血 FSH、LH 的水平较容易地进行诊断。女孩年龄已过 13 岁而无性征发育或性征开始出现后 5 年仍无月经来潮，应进行 FSH、LH 及 E_2 测定。若 FSH 及 LH 水平升高，则表明病因在性腺。染色体核型的检查对高促性腺激素性性腺功能低下的女孩也是十分必要的。

低促性腺激素性性腺功能低下与体质性青春延迟的鉴别诊断有时比较困难。详细的病史、生长发育史、出生史、头部创伤史等有助于判断青春延迟是否与先天异常、围生期事件及营养不良等有关。体格检查首先应测量身高体重并计算其与同龄人平均值的标准差，检查性征发育情况并确定其发育的期别。体格检查还要注意排除心、肺、肾及胃肠疾患。实验室检查包括 LH 和 FSH 测定及 LH 对 GnRH 的反应。放射学检查包括骨龄、头部影像学 CT 或 MRI 检查等。盆腔超声检查对低促性腺激素性性腺功能低下的患者并非必需的检查项目，但有助于了解子宫和卵巢发育的情况。当上述检查仍不能确诊时，一定时间的随诊观察也

是很必要的,以确定是否有第二性征自发出现或发展。一般 18 岁后仍未出现性成熟的第一个特征,且促性腺激素与

性激素的水平亦无增加,而血 DHEAS 水平已达相应年龄,常常提示孤立性促性腺激素缺乏(表 7-1-4)。

表 7-1-4　青春发育延迟与性幼稚的鉴别诊断

病种	身材	血促性腺激素水平	LH 对 GnRH 反应	血性激素水平	血 DHAS 水平	核型	嗅觉及其他
体质性青春延迟	比实际年龄矮与骨龄相符	青春前水平,以后会正常	青春前形式,以后会出现反应	低,以后会正常	比实际年龄低,与骨龄相符	正常	正常
孤立性促性腺激素缺乏	正常,无青春生长高峰	低	无反应或青春前形式	低	与实际年龄相符	正常	正常
Kallmann 综合征	正常,无青春生长高峰	低	无反应或青春前形式	低	与实际年龄相符	正常	缺乏或低下
特发性多种垂体激素缺乏	矮小,自幼生长慢	低	无反应或青春前形式	低	通常低	正常	正常
下丘脑垂体肿瘤	发病后生长速度减慢	低	无反应或青春前形式	低	正常或比实际年龄低	正常	正常
先天性性腺发育不全(Turner 综合征)	自幼矮小	高	高反应型	低	正常,与年龄相当	XO 或变异形式	正常
46,XX 或 46,XY 单纯性性腺发育不全	正常	高	高反应型	低	正常,与年龄相当	XX 或 XY	正常

(四) 治疗

体质性青春延迟原则上不需特殊处理,因其只是发动延迟,经一段时间后,特别是当骨龄达到相应的年龄后,自然会开始正常的青春发育过程。对性幼稚,应按下述原则治疗。

1. 原发病因的去除和纠正　若存在中枢神经系统肿瘤或疾患可根据情况决定手术或非手术治疗。许多功能性促性腺激素低下是可以纠正和调整的,如改善营养状况,对神经性厌食者应鼓励其进食,增加体重;对甲状腺功能减退则应纠正甲状腺功能减退;治疗库欣综合征及高泌乳素血症等内分泌异常;严禁青少年吸毒等。

2. 性腺功能低下的治疗

(1) 低促性腺激素性性腺功能低下的治疗有以下几种:

1) LHRH:适用于垂体对下丘脑激素 LHRH 反应良好的患者,静脉小剂量脉冲式注射 LHRH,能刺激垂体分泌 LH 和 FSH,进而刺激卵巢分泌性激素,促使性征发育并诱导排卵,因价格昂贵,一般只用于已婚欲生育者。

2) HMG:为人绝经后促性腺激素,从绝经后妇女尿中提取,每支 HMG 含 FSH 和 LH 各 75 单位,用于垂体功能障碍的低促性腺激素性性腺功能低下,此种治疗亦只适用于有生育要求的患者。

3) 溴隐亭:高泌乳素血症所致的青春发育延迟可用溴隐亭治疗,是一种多巴胺的促效剂,可有效地抑制泌乳素水平,改善性腺功能。

4) 雌激素:对无生育要求的患者可采用雌激素补充治疗,应用雌激素可促使第二性征发育,与孕激素配合应用

能有类似月经的周期性子宫出血,但雌激素也能促进骨成熟加速,因此应用的时机应恰到好处。一般主张骨龄 13 岁起应用,小剂量雌激素即可以促进生长发育,对内源性雌激素水平极低的患儿,开始时可单纯应用雌激素治疗,以使生殖道有所发育。结合雌激素每日 0.3mg 或雌二醇 0.5mg,6 个月到 1 年后改为雌、孕激素序贯治疗;结合雌激素每日 0.625mg 或雌二醇 1.0mg,于每次月经前 14 天开始,每日加用 5mg 醋酸甲羟孕酮或剂量相当的其他孕激素制剂。

(2) 高促性腺激素性性腺功能低下因为是卵巢功能障碍,故只能用雌激素补充治疗,方法如前述。有 Y 染色体存在的性腺发育不全,因这种性腺发生肿瘤的概率很高,而且恶变的机会大,故应尽早切除性腺(睾丸),术后用雌激素补充治疗。

3. 生长激素(GH)治疗　对于身材矮小的性腺功能低下者,或已明确有 GH 缺乏的患者,一经诊断应尽早应用 GH 治疗,在应用 GH 治疗期间不要同时应用雌激素,因为雌激素会加速骨骺愈合,影响最终身高,停用 GH 后可开始性激素补充治疗。

(杨冬梓　张清学)

参 考 文 献

1. 曹泽毅. 中华妇产科学. 第 2 版. 北京:人民卫生出版社,2004:2384-2389

2. 杨冬梓,石一复. 小儿与青春期妇科学. 第 2 版. 北京:人民卫生出版社,2008

3. S Jean Emans,Marc R. Laufer,Donald P. Goldstein:Pediatric& Adolescent Gynecology. 5th Ed. 郎景和,向阳,译. 北京:人民卫生出版社,2007:98-113

4. Leon Speroff, Marc A. Fritz. 临床妇科内分泌学与不孕. 第7版. 李继俊, 译. 山东: 山东科学技术出版社, 2005: 293

5. 中华医学会儿科学分会内分泌遗传代谢学组(杜敏联, 王慕荻). 中枢性性早熟诊治指南. 中华儿科杂志, 2007, 45: 426-427

6. 马华梅, 杜敏联, 李燕虹. GnRHa 治疗真性性早熟过程中生长速度的相关因素分析. 中华内分泌代谢杂志, 2007, 23(5): 388-391

7. 马华梅, 杜敏联. 促性腺激素释放激素类似物与生长激素联用治疗真性性早熟的疗效评价. 中华内分泌代谢杂志, 2006, 22: 252-255

8. Chiavaroli V, Liberati M, D'Antonio F, et al. GNRH analog therapy in girls with early puberty is associated with the achievement of predicted final height but also with increased risk of polycystic ovary syndrome. Eur J Endocrinol, 2010, 163(1): 55-62

9. Ibáñez L, Lopez-Bermejo A, Diaz M, et al. Early metformin therapy to delay menarche and augment height in girls with precocious pubarche. Fertil Steril, 2011, 95(2): 727-730

10. Franceschi R, Gaudino R, Marcolongo A. Prevalence of polycystic ovary syndrome in young women who had idiopathic central precocious puberty. Fertil Steril, 2010, 93(4): 1185-1191

11. Bansal D, Venkateshwaran S, Khandelwal N, et al. Quantitative computed tomography is unreliable for measurement of bone mineral density in inadequately chelated adolescent patients with β-thalassemia major: a case-control study. Pediatr Blood Cancer, 2011, 56(3): 409-412

12. Dauber A, Hirschhorn JN, Picker J, et al. Delayed puberty due to a novel mutation in CHD7 causing CHARGE syndrome. Pediatrics, 2010, 126(6): 1594-1598

13. Bergman JE, Bocca G, Hoefsloot LH, et al. Anosmia predicts hypogonadotropic hypogonadism in CHARGE syndrome. J Pediatr, 2011, 158(3): 474-479

14. Hsu YY, Dorn LD, Sereika SM. Comparison of puberty and psychosocial adjustment between Taiwanese adolescent females with and without diabetes. J Clin Nurs, 2010, 19(19-20): 2704-2712

15. Bhakhri BK, Prasad MS, Choudhary IP, et al. Delayed puberty: experience of a tertiary care centre in India. Ann Trop Paediatr, 2010, 30(3): 205-212

16. He C, Kraft P, Chasman DI, et al. A large-scale candidate gene association study of age at menarche and age at natural menopause. Hum Genet, 2010, 128(5): 515-527

17. Naicker N, Norris SA, Mathee A, et al. Lead exposure is associated with a delay in the onset of puberty in South African adolescent females: findings from the Birth to Twenty cohort. Sci Total Environ, 2010, 408(21): 4949-4954

第二章

异常子宫出血与功能失调性子宫出血

第一节　正常子宫出血(月经)

一、月经的临床表现

正常有排卵的育龄妇女在一个卵巢周期的末期,如果所排出的卵子未受精,则黄体退化,血内雌、孕激素水平随之而下降,出现子宫内膜脱落出血,临床上表现为月经。对月经的正规描述至少应包括以下4个要素:①周期的长度;②周期的规律性;③经期出血的天数;④经期出血量。关于此4要素的正常范围各处报道略有出入。有报道 WHO 基于对 6375 份欧洲健康育龄妇女全年月经日记数据库的分析,育龄妇女正常月经周期长度的第 5～95 百分位为 24～38 天一次,并与年龄相关,初潮后 5 年内及绝经前 5 年内变异较大。12 个周期长度之间的差异在 2～20 天以内为月经规律(可能由于存在无症状的多囊卵巢综合征者);经期长度的第 5～95 百分位为 4.5～8 天。以碱性正铁血红蛋白法客观地测定每次月经的失血量平均为 5～80m。中华医学会妇产科分会(2009)功血诊治指南中正常周期长度为 24～35 天,经期长度为 2～7 天,经期失血量为 20～60ml。经血内含有坏死脱落的子宫内膜组织碎片及组织液,内膜碎片可生成大量的纤维蛋白溶解酶使经血液化而不凝,有防止子宫腔粘连的作用,月经出血停止后宫腔内不留瘢痕。但出血量多时仍可有大小不等的血块。

围月经期可出现一些症状,如下腹轻微疼痛、坠胀;乳房胀痛;尿频、腹泻、情绪波动等。

二、正常子宫内膜出血及修复的机制

每个月经周期中,受卵巢性激素的影响,子宫内膜发生一系列规律的形态变化。月经周期各期子宫内膜腺上皮、间质细胞及肌层皆有两种雌激素受体(ER)表达,增殖期高于分泌期,分泌期 ER 局限于基底层腺体及血管平滑肌细胞。ERα 的表达高于 ERβ。两种孕激素受体(PR)在人子宫内也有共表达,其高峰出现在晚增殖期。内膜腺细胞在早泌期前以 PR-A 占主导,中泌期后以 PR-B 更为重要。内膜间质则为 PR-A 主导。

正常子宫内膜出血的过程包括内膜上部 2/3(即功能层)的崩解、脱落、修复、重建。雌、孕激素水平的降低怎样引起了子宫出血,其机制尚未完全阐明。已知涉及内膜局部一系列复杂的细胞、分子、血管的变化。

(一)血管痉挛学说

1. Markee 的经典研究　是对经前及经期子宫内膜微血管改变与出血机制认识的基础。他将兔的子宫内膜移植于雌性猕猴眼前房内,直接观察了月经出血前子宫内膜及其微血管的顺序变化。发现经前 2～5 天血内雌、孕激素水平下降后,腺体分泌耗竭及间质水肿消退,子宫内膜厚度减低,血管受压引起血流淤滞、血管扩张,内膜缺血缺氧。在出血前 4～24 小时,内膜螺旋动脉和小动脉有节段性的痉挛性收缩,导致功能层血流灌注更加不足,缺血缺氧及局灶

性坏死,血管壁也受损;当血管扩张及血流再灌注时,引起血细胞外渗,先形成小血肿;在基底层与功能层之间形成裂隙,随后上述改变广泛化,内膜遂崩解而脱落;小动脉断裂引起出血。但基底层保留,以备再生。

2. 前列腺素及溶酶体学说　较长时间以来,子宫内膜局部生成的前列腺素(PGs),主要为$PGF_{2\alpha}$,是公认引起螺旋动脉节律性收缩的物质。在雌、孕激素的顺序作用下,子宫内膜能生成许多水解酶,储存于溶酶体内;当溶酶体周围脂蛋白包膜完整时,上述酶无活性。血雌二醇(E_2)、孕酮水平下降时,溶酶体膜失去稳定性,释放大量蛋白水解酶、胶原酶及磷脂酶A_2;前二者促使内膜崩解;后者能增加PGs的前身物-花生四烯酸的释放,进而合成大量$PGF_{2\alpha}$。孕酮水平下降还能抑制子宫内膜15羟前列腺素脱氢酶的活性,从而延长了$PGF_{2\alpha}$的生物半寿期。$PGF_{2\alpha}$引起了子宫内膜螺旋动脉和小动脉痉挛性收缩。有报道经期内膜及经血PGs浓度显著高于分泌期内膜;分泌期内膜PGs浓度则显著高于增殖期内膜。若对黄体期的妇女滴注$PGF_{2\alpha}$后,月经可提前来潮。这些证据都支持$PGF_{2\alpha}$参与月经出血。

3. 子宫内膜内皮素(endothelin,ET)　1988年Yanagisawa等首先从血管内皮细胞中分离确认一种含21个氨基酸残基的强缩血管物质,包括ET1、ET2、ET3三种异构肽,以ET1的生物活性最强。ET还对平滑肌及成纤维细胞有促分裂的旁分泌作用。后来发现人子宫内膜腺上皮及基质细胞也能表达及生成ET、ET受体,平滑肌细胞有ET受体。ET的生成及降解受激素的调节,孕酮的撤退和转化生长因子($TGF-\beta_1$)促进ET的合成,抑制ET的降解;月经周期中ET1表达以经前期最高。研究还显示一种使ET失活的中性内肽酶(neutral endopeptidase,NEP)由子宫内膜基质细胞生成,孕酮和孕激素刺激其生成及活性,早~中黄体期最高,晚黄体期最低。因此Marsh提出ET是月经前使内膜血管收缩的物质,在月经后期可能促使内膜基底层小动脉收缩,有助于止血;对内膜的修复及再生有重要的作用。

4. 子宫内膜崩解、脱落　主要是由于血管收缩引起缺氧的继发改变。曾观察到子宫内膜间质存在一种浓缩聚合的酸性黏蛋白多糖(acid mucopolysaccharides,AMPS),对子宫内膜及其血管壁起重要的支架作用。雌激素促进AMPS的生成和聚合,孕激素则抑制并促使其降解,使内膜基质减少,血管壁的通透性增加,有利于营养与代谢产物的交换及孕卵的着床、发育。当雌、孕激素水平降低时,溶酶体内水解酶释放,AMPS进一步解聚,子宫内膜更易于破坏脱落。

（二）组织破坏学说

20世纪90年代有作者观察到晚黄体期,支持内膜与血管的基底膜已有广泛的退化改变,扫描电镜显示血管腔上皮已有小的病灶,提出细胞外基质的降解造成血管与宫腔上皮的破坏可能是月经出血的首发事件。

1. 基质金属蛋白酶(matrix metalloproteinase,MMP)是一族降解间质与基底膜细胞外基质成分的酶,包括胶原酶(MMP-1)、明胶酶(MMP-2、MMP-9)、间质溶解素(stromelysin,MMP-3、MMP-10、MMP-11)和膜型MMP。研究表明它们在月经周期中子宫内膜间质、血管、腺上皮、白细胞有特异的表达图像。生长因子、细胞因子、甾体激素等调节其表达。子宫内膜上皮间质中还有特异的MMP抑制物(tissue inhibitors of matrix metalloproteinase,TIMP)-TIMP-1、TIMP-2、TIMP-3可使其灭活。孕酮通过许多细胞因子抑制MMP的表达;经前孕酮水平降低,内膜MMP-1、MMP-10、MMP9 mRNA的表达增强,功能激活,即可使内膜降解或脱落,并不与血管收缩相关。此时TIMP表达也增强,限制MMP的功能不至于过高。

2. 白细胞移行-炎症反应　1986年Finn首先提出将月经视为一个炎症过程。现已肯定邻近月经前子宫内膜间质内多种白细胞,包括中性多形核白细胞、巨噬细胞、嗜酸粒细胞、颗粒淋巴细胞、肥大细胞等急剧增多,它们生成许多细胞因子及蛋白水解酶(包括某些MMP、类胰蛋白酶等),影响血管壁的通透性与血管内皮细胞的完整性;引起内膜的崩解。上述白细胞的移行受到甾体激素的调控。孕酮水平的降低可能通过局部趋化因子(chemokines)如白细胞介素8等介导,促进白细胞的移行。

月经出血24小时起子宫内膜与血管的修复与再生即开始,第5~6天完成。首先是血管内血栓形成,即血小板黏附及聚集功能、凝血功能及基底层螺旋动脉收缩功能正常。如果血小板数目、凝血因子浓度减少或其功能异常,则出血量增多,持续时间延长。其次,雌、孕激素顺序共同作用时,子宫内膜各部分有同步的变化,结构结实,避免了由于内膜本身脆弱而引起的随机突破出血;雌、孕激素水平同时下降后,子宫内膜功能层在2~3天内脱落干净,然后在雌激素、ET及生长因子[表皮生长因子(EGF)、血管内皮生长因子(VEGF)、碱性成纤维细胞生长因子(bFGF)、TGFβ等]的影响下,内膜及血管上皮再生,修复创面而止血。若子宫内膜过度增厚,且脱落慢或不完全,则出血量多,时间延长。

Li和Ahmed报道早卵泡期子宫内膜基质和腺上皮有血管紧张素Ⅱ(ANGⅡ)样免疫强染色,晚分泌期ANGⅡ样的免疫染色以血管周围的基质细胞最强。内膜有Ⅱ型ANG受体,经前子宫内膜肾素的浓度也升高,ANGⅡ能促进细胞增殖、血管新生及收缩;因此,子宫内膜肾素血管紧张素系统可能对正常内膜的再生有调节作用。

三、雌孕激素水平与子宫内膜出血的关系

雌、孕激素联合撤退引起的月经出血,不是性激素引起内膜出血的唯一类型。还可表现为雌激素撤退出血、雌激素突破出血、孕激素撤退出血和孕激素突破出血。掌握这些知识有助于分析、了解和处理临床上常见的形形色色的医源性异常子宫出血的情况。

（一）雌激素撤退性出血

体内雌激素水平突然大幅度下降,如双侧卵巢切除、放疗或化疗,或雌激素治疗中断或减量一半以上,即会发生子宫出血,被称为"雌激素撤退性出血"。但如所给的雌激素剂量过低,疗程过短,或雌激素减幅过小,也可无子宫出血。绝经后妇女血雌激素浓度在低水平上也有波动,但并无月经来潮。这是因为子宫内膜增殖必须达到一定厚度后失去激素支持时才会出现出血。有的学者设想存在"雌激素的

内膜出血阈值"，超过这一阈值后，如果减弱雌激素刺激到上述阈值以下，即会出现子宫出血；反之，如雌激素刺激强度低于上述阈值，并在此阈值水平以下波动，则并不出现出血。

（二）雌激素突破性出血

相当浓度的雌激素长期作用，无孕激素的对抗影响，可造成子宫内膜过度增殖及不同程度的增生。无对抗雌激素刺激通过直接作用于血管，减低血管张力；刺激间质 VEGF 表达，减少 $PGF_{2\alpha}$、$Ang\ II$ 的生成，促进一氧化氮（NO）、PGE_2、PGI_2 生成等途径引起血管扩张、血流增加，或由于内膜间质、血管、腺体发育不同步，溶酶体发育过度而不稳定，释放水解酶，而引起出血增多或持续不断、不可预计，称为"雌激素突破性出血"。雌激素水平与出血类型之间有一个半定量的关系。若雌激素水平低，则表现为点滴出血而时间长，但总出血量不多。高水平雌激素持续一段时间会表现为长时间闭经后急性大量失血。

（三）孕激素撤退性出血

孕激素撤退出血只会发生在有内源或外源雌激素作用，内膜已呈增殖相的基础上。临床上见于手术切除黄体、孕激素治疗中断时。若雌激素作用持续而孕激素撤退，仍会发生孕激素撤退出血。只有在雌激素剂量增大 10 ~ 20 倍时，常规量孕激素撤退才不会出现出血。

（四）孕激素突破性出血

体内孕激素与雌激素浓度比值过高，不能维持分泌期内膜的完整性而引起出血，持续时间不定，与小剂量雌激素突破性出血类似。其具体机制尚不清楚。Fraser 等综合了应用单一孕激素类避孕药，如 Norplant、长效醋甲孕酮后出现突破性出血机制的研究结果，认为孕激素突破性出血的临床特点为不规则持续少量出血；有持续孕激素作用的同时，必须也有持续低水平雌激素的影响；子宫内膜呈受抑制的分泌或萎缩相，有局灶性片状脱落；宫腔镜检查可见到宫腔内浅表血管扩张、血管壁薄、微血管密度及脆性增加，出现瘀斑；血流动力紊乱、白细胞浸润增多等。这些改变对自然发生的有排卵型功能失调性子宫出血有参考价值。还有研究提示局部 MMP 表达增加、血管内皮细胞功能异常、VEGF 等血管新生因子或移行白细胞功能改变，导致内膜崩解及修复异常，皆可能与此类出血有关。

第二节　异常子宫出血和 FIGO 育龄妇女 AUB 病因新分类系统

异常子宫出血（abnormal uterine bleeding，AUB）是妇科门诊常见的症状，可引起患者贫血、继发感染、不生育、精神负担、子宫内膜增生或腺癌，甚至需切除子宫。AUB 的患病率在欧洲人群中为 11% ~ 13%，36 ~ 40 岁妇女中为 24%。中国大陆尚无调查资料。WHO 报道月经过多的患病率为 19%。

一、国际上 AUB 相关医学术语应用的紊乱

多年来国际上 AUB 相关的医学术语众多，其定义存在着相当的混淆和不一致。许多带希腊或拉丁字根的英语名词如 menorrhagia 指经期出血量过多及持续时间过长；metrorrhagia 或 menostaxis 指出血量不多但淋漓不止；menometrorrhagia 指间隔时间时长时短、不可预计等；但各国应用这些名词时含义不同，描述性术语（指症状）和诊断性术语（指诊断）混用。例如功能失调性子宫出血（dysfunctional uterine bleeding，DUB，简称功血）原是 1930 年 Graves 首先命名，特指无可辨认的盆腔或全身器质性疾病所引起的 AUB。但在北美国家 DUB 被默认为"无排卵性功血"，而欧洲及其他地区则包括"无排卵功血和有排卵功血"两大类；又如在北美国家将 menorrhagia 特指为"有排卵性月经过多（包括功能性与器质性病变），而欧洲及其他地区则将月经过多视为一种症状，指连续数个规则周期经期失血量（MBL）>80ml；包括各种病因。由于医学术语系统的混乱及缺乏对各种潜在病因统一标准的分类方法，对临床诊疗、交流、教学和多中心研究的组织和结果解读造成困难，阻碍了研究结果的比较。

为了更精确地诊断，便于多个国家之间统一的临床试验，便于解读潜在疾病机制的研究结果，国际妇产科联盟（FIGO）建立了月经异常工作组（FIGO Menstrual Disorders Group，FMDG），由来自 6 大洲的 17 个国家的临床医生和非临床的研究者组成。通过复习文献、调查、研讨会议等，建议废用如 menorrhagia、metrorrhagia 和 DUB 等术语。目前已形成一个对非妊娠育龄妇女 AUB 病因的 PALM-COEIN 分类系统，并在 2011 年 7 月《Fertility & Sterility》杂志上发表。

二、异常子宫出血的定义和模式

AUB 是对一种症状或体征的描述，指非妊娠或妊娠妇女源自子宫腔的出血，因此来自宫颈、阴道、外阴、泌尿道、直肠、肛门的出血必须予以排除。本章主要讨论非妊娠育龄妇女的 AUB，青春发育前和绝经后妇女的 AUB 也不包括在内。

FMDG 按照正常月经 4 个要素，将 AUB 的出血模式列出如下：

1. 周期规律性　不规律。
2. 月经周期频度　频发（<21 天）；稀发（>35 天，但<6 个月）；闭经>6 个月。
3. 经期　延长（>7 天）；缩短（<3 天）。
4. 经量　过多（>80ml）；过少（<20ml）。临床上常根据患者主观感觉或绘图失血评估表判断。

经间出血（intermenstrual bleeding，IMB）定义为：有清晰的月经周期并且规律，在月经之间出现的出血，可以是随机出现的出血，也可以是每个周期固定时间出现的出血。按出血的时间可分为卵泡期出血（postmenstrual spotting）、围排卵期出血（periovulation spotting）、黄体期出血（premenstrual spotting）。选用"经间出血"术语的用意是以此代替已废用的"metrorrhagia"。不规则出血的含义是指完全无规律可循的出血。

三、慢性 AUB 和急性 AUB

FMDG 提出慢性 AUB 和急性 AUB 的概念。前者的定

义是：近 6 个月中至少有 3 次源自子宫腔出血的量、规律性和时机异常。FMDG 将慢性 AUB 患者定为需要进行规范诊疗的对象。言外之意是：由于月经周期可受到许多偶发因素的影响导致偶然 1~2 次的异常，可短期观察期待自然恢复，不一定需要启动复杂的诊疗步骤。急性 AUB 定义为一次大量出血的发作，按照临床医生的观点，其严重性已需紧急干预以防止进一步失血。急性 AUB 可以见于有或无慢性 AUB 病史的患者。

四、FIGO 非妊娠育龄妇女 AUB 新分类系统 PALM-COEIN 系统

FIGO 非妊娠育龄妇女 AUB 病因新分类系统将引起 AUB 的病因分为 9 个基本类型，按照英语首字母缩写为 PALM-COEIN。即息肉（polyp）、子宫肌腺症（adenomyosis）、平滑肌瘤（leiomyoma）、恶性肿瘤和增生（malignancy and hyperplasia）、凝血病（coagulopathy）、排卵障碍（ovulatory disorders）、子宫内膜（endometrium）、医源性（Iatrogenic）和未分类（not classified）。简言之，PALM 部分存在结构改变、可采用影像学技术和（或）采用组织病理方法观察检查；而 COIEN 部分无结构性改变，不能采用影像学或者组织病理方法确认。这些分类是为便于开发现有和后续的亚分类系统。

该系统认识到任一患者可有一个或一系列引起 AUB 或与 AUB 有关的病因；另一方面，已发现的疾病如子宫肌腺症、子宫肌瘤和颈管内膜息肉或子宫内膜息肉常常不引起症状，不是目前 AUB 的原因。

1. 宫腔息肉（AUB-P）　息肉分为超声和（或）宫腔镜（可有或无病理）下确认的息肉，有或无组织病理学的证据。需排除子宫内膜的息肉样改变，因为那是正常子宫内膜的变异。将来可根据息肉的体积、位置、数量、形态和组织学，进一步做亚分类。

2. 子宫肌腺症（AUB-A）　子宫肌腺症引起 AUB 的机制仍不清楚。尽管子宫肌腺症的传统诊断标准是依据子宫切除标本中子宫内膜组织在内膜-肌层界面以下深度的组织病理进行评估，但其标准变异很大，临床应用价值有限。目前子宫肌腺症的诊断是依据子宫的影像学检查，主要是超声和磁共振（MRI）标准。考虑到世界范围内可采用 MRI 的妇女有限，建议至少需采用超声诊断子宫肌腺症。

3. 子宫平滑肌瘤（AUB-L）　大部分子宫平滑肌瘤是无症状的，常见有子宫肌瘤不是 AUB 的原因，同时考虑到子宫肌瘤的发病率很高，因此 FDMG 对子宫肌瘤又作进一步分类：初级分类、二级分类和三级分类。初级分类只反映是否存在一个或多个子宫肌瘤，由超声检查确定，不考虑位置、数量和大小。二级分类时须将影响子宫腔的黏膜下肌瘤（SM）与其他肌瘤（O）区分开，因为前者最可能引起 AUB。三级分类主要由 Wamsteker 等创立，又被欧洲人类生殖与胚胎协会（ESHRE）采纳并改进。将肌瘤先分为黏膜下、其他和混合性三大类后又进一步细分，如黏膜下肌瘤又分为带蒂的完全位于宫腔内（0 型）、<50% 位于肌壁间（1 型）、>50% 位于肌壁间（2 型）；其他型肌瘤又分为完全位于肌壁间但紧靠子宫内膜（3 型）、完全在肌壁间（4 型）、

浆膜下>50% 位于肌壁间（5 型）、浆膜下<50% 位于肌壁间（6 型）、带蒂的浆膜下（7 型）、其他特殊类型（如宫颈肌瘤、阔韧带或寄生肌瘤）。

该 PALM-COEIN 分类系统未包括肌瘤的大小、数量和与宫体宫颈的垂直位置关系。

4. 恶性肿瘤和增生（AUB-M）　尽管育龄女性中相对少见，不典型增生和恶性肿瘤仍然是引起 AUB 的重要原因。对任一育龄女性都必须考虑到该诊断，尤其是那些具有高危因素如肥胖或长期无排卵者。当一个 AUB 的妇女发现存在不典型增生或者恶性变时，应首先被分类为 AUB-M，然后再按照世界卫生组织或 FIGO 相关系统进一步分类。

5. 凝血异常的全身性疾病（AUB-C）　指可引起 AUB 的多种止血、凝血功能异常的全身性疾病。高水平的证据表明，月经过多者中约 13% 有生化检查可发现的凝血异常，最常见的是 von Willebrand 病。其中大约 90% 可以通过详细的病史问诊而确定。尤其对于初潮起即有月经量多；既往有手术或拔牙后出血多，或反复牙龈出血、鼻出血、皮肤瘀斑；或家族中有出血疾病者；应请血液科会诊，筛查 von Willebrand 因子。但这些疾病引起 AUB 的比例不清楚。

6. 排卵障碍（AUB-O）　排卵障碍会引起 AUB，出血时间及量不定，有时会引起大出血。持续无排卵主要由于下丘脑垂体卵巢轴功能异常引起。雌激素持续作用于子宫内膜，缺乏周期性孕酮对抗，引起雌激素突破性出血或撤退性出血。常见于青春期、绝经过渡期妇女。有些患者可因多囊卵巢综合征、甲状腺功能低下、高催乳素血症、精神压力、肥胖、厌食、减肥或过度运动，或甾体激素、酚噻嗪类和三环类抗抑郁药等药物引起。黄体功能不足可引起经间出血。

7. 子宫内膜原因（AUB-E）　当 AUB 表现仍有周期规律可循，表明有正常排卵，又缺乏其他明确病因时，最可能是子宫内膜局部控制经期失血量的分子机制异常引起。若出血过多，可能存在局部"止血异常"的原发疾病，包括缺乏引起血管收缩的因子（如 ET1 和 $PGF_{2\alpha}$），和（或）纤溶酶原激活物过多引起纤溶亢进，和促血管扩张物质产生过多（如 PGE_2 和 PGI_2）。

其他类型的子宫内膜局部疾病可能表现为经间出血，如子宫内膜炎和感染、局部炎性反应异常，或子宫内膜局部血管形成异常。在目前还无诊断这些疾病的特异方法，因此诊断 AUB-E 需在有排卵的基础上排除其他明确异常后确定。

8. 医源性（AUB-I）　很多医疗干预会引起 AUB 或与 AUB 有关。使用外源性甾体激素时发生的不按预期时间的出血被称为"突破性出血"，这是 AUB-I 中最常见的情况。使用释放左炔诺孕酮的宫内节育器（LNG-IUS）妇女在治疗初 6 个月内常发生突破性出血，也在此范畴之列。当考虑 AUB 是继发于华法林或肝素等抗凝药，或者使用干扰多巴胺代谢的会引起排卵障碍的药物，分别分类为 AUB-C 或 AUB-O。

9. 未分类（AUB-N）　在某个特定患者中，因未充分诊断或检查，或极端罕见，可能存在一些引起或不引起 AUB

的情况。包括动静脉畸形、子宫肌层肥厚、其他一些只能由生化或分子生物学的方法确诊的疾病。目前被划分到AUB-N，将来可能被新分类代替，或归入已有的分类中。

一个患者中可能存在一个或多个引起 AUB 的因素。PALM-COEIN 系统对所有患者也以缩写的形式列出所有因素，如 $P_0A_0L_{1(SM)}M_0-C_0O_0E_0I_0N_0$。有的患者可能存在分类中某个病理情况，如浆膜下肌瘤，但是与 AUB 并无因果关系，因此在应用该分类系统时需对患者进行全面的分析。

五、原有 AUB 病因分类与PALM-COEIN 的比较

我国大陆妇科内分泌学界对 AUB 术语的认识与欧洲国家相同，但也存在着类似的混淆，例如 AUB、功血及月经过多这 3 个术语的定义原本是不同的，有时却常常不加区别而混用。

既往对 AUB 病因的分类是按照器质性疾病、功能失调、医源性病因三大类进行分析。器质性疾病是指生殖系统及全身器质性疾病，包括 PALM-COEIN 系统中的 PALMC 及部分 EN。医源性病因相当于 PALM-COEIN 中的 AUB-I。功能失调是非全身及生殖系统的各种器质性疾病所引起的异常子宫出血，强调的是排除器质性因素。功能失调基本的病理生理改变为中枢神经系统下丘脑-垂体-卵巢轴神经内分泌调控异常，或卵巢、子宫内膜或肌层局部调控功能的异常。同时按照有无排卵，将功血进一步分为无排卵功血（AUB-O）和有排卵功血（AUB-E）两大类。按照患者的年龄进一步分为青春期功血、育龄期功血和绝经过渡期功血。

考虑到 PALM-COEIN 系统刚发表不久，尚需一段时间才能在临床上广泛应用，AUB 相关的器质性疾病已在本书其他章节中介绍，因此本章中我们重点介绍功血，并按照无排卵功血和有排卵功血的体例进行描述，在诊断和鉴别诊断部分会适当引入 PALM-COEIN 系统。

第三节　无排卵型功能失调性子宫出血

我国大陆医院临床所见到的功血患者中，70% ~ 80% 为无排卵型，多见于青春期、绝经过渡期；20% ~ 30% 为有排卵型，以育龄期多见。但是英国 Sheppard 教授报道英国育龄妇女中 90% 的功血为有排卵型。出现这一差别的原因可能是西方国家中社区医生面对的多为育龄期妇女，而我国大陆医院所面对的是因病情较重而就诊的患者，轻至中度月经过多的患者未必来医院就诊。

一、无排卵的病因

（一）青春期

青春期功血患者血 E_2 水平在育龄妇女的正常范围内，但缺乏正常周期中期 E_2 正反馈所诱导血 LH 峰，提示主要原因是下丘脑-垂体对雌激素的正反馈反应异常。

已知青春期中枢神经系统-下丘脑-垂体-卵巢轴正常功能的建立需经过一段时间。月经初潮 1 年内，80% 的月经是无排卵月经。初潮后 2 ~ 4 年内无排卵月经占 30% ~

55%，初潮 5 年时可能仍有不到 20% 的月经周期尚无排卵，有 1/3 的周期为黄体不足。这是由于卵巢轴正反馈调节机制的建立需要更复杂精细的调控。如果此时受到过度劳累、应激等刺激，或肥胖等遗传因素的影响，就可能引起无排卵功血或其他月经病，如多囊卵巢综合征。

（二）绝经过渡期

此时妇女卵泡储备低，对促性腺激素的敏感性也降低，或下丘脑-垂体对性激素正反馈调节的反应性降低，因而可先出现黄体功能不足，稀发或不规则排卵，最终排卵停止。此时卵泡仍有一定程度的发育，但缓慢、不充分，或退化不规则，不足以引起正反馈，造成孕激素水平不足或缺如而引起本病。

（三）育龄期

可因内、外环境内某种刺激，如劳累、应激、流产、手术或疾病等引起短暂的无排卵。亦可因肥胖、多囊卵巢综合征、高泌乳素血症等长期存在的因素引起持续无排卵。按照 WHO 的分型：Ⅰ型为下丘脑-垂体性无排卵（血 PRL 可高或正常）；Ⅱ型为多囊卵巢综合征（PCOS）；Ⅲ型为卵巢性无排卵。3 型无排卵皆可引起功血，但以 PCOS 最多见。

二、病理生理改变

虽然少数无排卵妇女可有规律的月经，临床上称为"无排卵月经"，但多数无排卵妇女有月经紊乱。卵巢内卵泡有不定时、不同程度的发育，无优势卵泡及黄体形成。发育中的卵泡持续分泌不等量的雌激素，但不足以诱导血 LH 峰；孕酮水平低下，使子宫内膜持续增殖甚至增生。由于卵泡发育与退化无规律，血内雌激素水平也呈不规则的波动；子宫内膜因雌激素不足或波动，不规律地脱落，即退化脱落的部位、深度、范围及时机皆可不规律，发生雌激素撤退或突破性出血。

Fraser 等对子宫内膜增生的患者行宫腔镜检查，常见到子宫内膜有迂曲、血管壁变薄易破的浅表血管。螺旋动脉发育差，静脉血管增加，并有静脉窦形成，也可增加出血的倾向。其他研究还显示内膜血流有不同程度的增加。局部 $PGF_{2\alpha}$ 生成减少或 PGE_2 合成增多，NO 及纤维蛋白溶解活性可能增高，这些局部因素的改变可能对本症出血有一定作用。

三、临床表现

1. 主要症状　月经完全不规则，出血的类型决定于血清雌激素的水平及其下降的速度、雌激素对子宫内膜持续作用的时间及内膜的厚度。量可少至点滴淋沥，或可多至有大血块造成严重贫血；持续时间可由 1 ~ 2 天至数月不等；间隔时间可由数天至数月，因而可误认为闭经。病程缠绵。同时可有贫血表现、多毛、肥胖、泌乳、不育等。一般不伴有痛经。盆腔检查除子宫稍丰满及软外，余皆正常。

2. 辅助检查　基础体温（BBT）曲线呈单相型。血清 E_2 浓度相当于中、晚卵泡期水平，失去正常周期性变化。孕酮浓度<3ng/ml。单次 LH 及 FSH 水平正常或 LH/FSH 比值过高，周期性高峰消失。子宫内膜活检病理检查可呈增殖、单纯增生、复合增生（腺体结构不规则，但无腺上皮

异型性改变)、子宫内膜息肉或非典型增生(腺上皮有异型性改变),无分泌期表现。非典型增生属癌前病变。偶可并发子宫内膜腺癌。

四、诊断与鉴别诊断

首先除外非生殖道(泌尿道、直肠肛门)及生殖道其他部位(宫颈、阴道)的出血、全身或生殖系统器质性疾病引起的出血及医源性子宫出血。下文中括号内所示为PALM-COEIN系统的分类。

全身系统性疾病有:①血液病(AUB-C):青春期患者中血液病约占3%,最常见的是血小板减少性紫癜,von Willebrand病。其他如再生障碍性贫血、白血病等;②内分泌病(AUB-O):如甲状腺功能减退、肾上腺皮质功能异常及糖尿病等引起的持续无排卵;③肝病(AUB-C):影响了雌激素代谢或凝血因子的合成等;④肾功能衰竭透析用肝素后(AUB-I);⑤红斑狼疮:由于损伤血管功能或血液抗凝抗体作用而引起(AUB-C)。

生殖系统疾病有:①妊娠并发症:各种流产、异位妊娠、葡萄胎;②肿瘤:子宫肿瘤如:肌瘤(肌间、黏膜下)(AUB-L)、宫颈癌、宫体内膜癌或肉瘤(AUB-M)、绒毛膜上皮癌、卵巢肿瘤,尤其是分泌雌激素的性索间质瘤;输卵管癌;③炎症:一般或特异性(结核、性病)子宫内膜炎(AUB-E);④子宫肌腺症(AUB-A)、子宫内膜异位症;⑤其他:子宫内膜息肉(AUB-P)、生殖道创伤、异物、子宫动静脉瘘(AUB-N)、子宫内膜血管瘤。

医源性出血(AUB-I)有:放置避孕环后(尤其是释放铜环)、使用激素类避孕药后(包括口服、肌内注射制剂、埋植剂)、宫颈电烙后、服抗凝药(水杨酸类、非甾体抗炎类)后(AUB-C)、抗纤溶药过量(AUB-C)、性激素服用不当等。

鉴别诊断需依靠详细的月经及出血史、既往妇科疾病、服药情况、家族出血性疾病史。一线检查有:全身体检及盆腔检查、全血常规检查、血hCG、宫颈刮片。酌情选择凝血功能、LH、FSH、PRL、E_2、T、P测定、甲状腺功能检查。经腹或阴道超声检查有助于观察宫腔、内膜情况,发现卵巢小囊肿,也应列为一线检查。

宫腔镜检查可列为二线检查。尤其对药物治疗无效,或超声检查提示宫腔异常的患者。与子宫输卵管造影比较有优势。宫腔镜检查及直视下选点活检,敏感性高于一般诊断性刮宫。宫腔镜检查的可靠性与术者的经验有关,熟练者可能有20%的假阳性,而无假阴性。

子宫MRI检查只在未婚患者、超声检查提示子宫肌腺症或多发性子宫肌瘤,为决定治疗对策时选用。

有时本症还可与某些器质性疾病同时存在,如子宫肌瘤、卵巢分泌雌激素肿瘤等。诊断时也应想到。

五、处　理

无排卵功血患者应对内分泌治疗有效。具体方案应根据患者年龄、病程、血红蛋白水平、既往治疗效果、有无生育或避孕要求、文化水平、当地医疗及随诊条件等因素全面考虑。总的原则是:出血阶段应迅速有效止血及纠正贫血;血止后应尽可能明确病因,并行针对性治疗,选择合适方案控制月经周期或诱导排卵,预防复发及远期并发症。

(一)止血

1. 性激素治疗

(1) 孕激素内膜脱落法(药物刮宫法):针对无排卵患者子宫内膜缺乏孕激素的影响,给患者以足量孕激素使增殖或增生的内膜转变为分泌期;停药后约2~3天后内膜规则脱落,出现为期7~10天的撤退出血,在内源性雌激素的影响下,内膜修复而止血。常用肌内注射黄体酮20~40mg/d,连续3~5天;或口服地屈孕酮10~20mg/d,连续10天;或微粒化孕酮(琪宁)200~300mg/d,连续3~10天;或醋羟羟孕酮(MPA)6~10mg/d,连续10天。可根据不同患者出血的病程、子宫内膜的厚度决定孕激素的剂量及疗程。本法效果确实可靠;但近期内必有进一步失血,若累积于宫腔的内膜较厚,则撤退出血量会很多,可导致血红蛋白进一步下降。故只能用于血红蛋白>80g/L的患者。在撤退出血量多时,应卧床休息,给一般止血剂,必要时输血,此时不用性激素。若撤退出血持续10天以上不止,应怀疑器质性疾病的存在。

(2) 雌激素内膜修复法:只适用于青春期无性生活患者且血红蛋白<80g/L时。原理是以大剂量雌激素使增殖或增生的子宫内膜在原有厚度基础上,修复创面而止血。不同患者止血的有效雌激素剂量与其内源性雌激素水平的高低正相关。原则上,应以最小的有效剂量达到止血目的。一般采用肌内注射苯甲酸雌二醇或口服戊酸雌二醇,可从3~4mg/d开始,分2~3次应用。若出血量无减少趋势,逐渐加至8~12mg/d。也可从6~8mg/d开始,止血收效较快。最大不超过12mg/d。若贫血重者需同时积极纠正贫血,输血及加用一般止血药。血止2~3天后可逐步将雌激素减量,速度以不再引起出血为准。直至1mg/d时即不必再减,维持至用药20天左右,血红蛋白已高于90g/L时,再改用黄体酮及丙酸睾酮使内膜脱落,结束这一止血周期。故内膜修复法的用意是为争取时间纠正重度贫血。对血红蛋白极度低下的患者,单纯增加雌激素剂量仍可无效,应注意有无凝血因子及血小板的过度稀释,检查血小板及凝血功能,必要时补充新鲜冻干血浆或血小板。大剂量雌激素用于止血为权宜之计,不宜频繁使用。对此类患者应重在预防再一次发生严重的出血。

(3) 高效合成孕激素内膜萎缩法:适用于:①育龄期或绝经过渡期患者:血红蛋白<80g/L,近期刮宫已除外恶性情况者。②血液病患者:病情需要月经停止来潮者。方法为:左炔诺孕酮每日1.5~2.25mg/d,炔诺酮(妇康)5~10mg/d,醋甲地孕酮(妇宁)8mg/d。醋羟羟孕酮(甲羟孕酮)10mg/d等,连续22天。目的是使增殖或增生的内膜蜕膜化,继而分泌耗竭而萎缩。血止后亦可逐渐减量维持。同时积极纠正贫血。停药后内膜亦脱落而出血。19-去甲基睾酮衍生的孕激素制剂有不同强度的雄激素活性;因此剂量不宜过大,尤其是在治疗多囊卵巢综合征引起的功血患者时。血液病患者则应视血液病的病情需要,决定是否停药或持续用药。

(4) 三代短效口服避孕药:常用的有复方去氧孕烯(妈富隆)、复方环丙孕酮(达英35)等。其机制也是萎缩内膜,但含有炔雌醇。剂量为 2～3 片/天,血止后也可逐渐减量,连续 21 天。同时纠正贫血。有研究显示复方去氧孕烯剂量>3 片/天与 3 片/天比较,止血效果无显著差异。由于所用剂量大于避孕用药,用药时间不宜过长,否则可能引起子宫增大。对有避孕药禁忌证的患者应避免使用。

(5) 丙酸睾酮:可对抗雌激素的作用,减轻盆腔充血,从而减少出血量,但不能止血。可与黄体酮同时肌内注射,25mg/d(青春期患者)或 50mg/d(绝经过渡期患者),但总量应低于每月 200mg。

2. 诊断性刮宫　止血显效迅速,还可进行内膜病理检查除外恶性情况。诊刮时了解宫腔大小、有无不平感也有助于鉴别诊断。对于病程较长的已婚育龄期或绝经过渡期患者,应常规使用。但对未婚患者,及近期刮宫已除外恶变的患者,则不必反复刮宫。

3. 止血药物　常用的有:①抗纤溶药物:氨甲环酸(tranexamic acid,妥塞敏)1.0g,口服每天 2～3 次。也可用注射针剂 1g/10ml,以 5% 葡萄糖液 500ml 稀释后静脉点滴,每天 1～2 次。②甲萘氢醌(维生素 K_4)4mg,每日 3 次口服;或亚硫酸氢钠甲萘醌(维生素 K_3)4mg 肌内注射,每天 1～2 次,有促进凝血作用。③维生素 C 及卡巴克络(安络血)能增强毛细血管抗力。前者可口服或静脉滴注,300mg～3g/d;后者 5～10mg 口服,每天 3 次,或 10～20mg 肌内注射,每天 2～3 次。④酚磺乙胺(止血敏、止血定)能增强血小板功能及毛细血管抗力,剂量为 0.25～0.5g 肌内注射,每天 1～2 次,或与 5% 葡萄糖液配成 1% 溶液静脉滴注,5～10g/d。⑤注射用血凝酶(立芷血)是经过分离提纯的凝血酶,每支 1 单位(IU),可肌内注射或静脉注射,2IU/次,第 1 天 2 次,第 2 天 1 次,第 3～4 天 1IU/次。注射 20 分钟后出血时间会缩短 1/3～1/2,疗效可维持 3～4 天。

4. 其他　包括补充铁剂、叶酸。加强营养,注意休息,减少剧烈运动。长期出血患者应适当预防感染。

(二) 诱导排卵或控制月经周期

出血停止后应继续随诊。测量基础体温。择时检查血清生殖激素浓度,以明确有无排卵。根据患者不同的要求,制订诱导排卵或控制周期的用药方案,以免再次发生不规则子宫出血。

对要求生育的患者,应根据无排卵的病因选用促排卵药物。最常用的是氯米芬。首次剂量为 50mg/d,从周期第 5 天起,连服 5 天,同时测定 BBT,以观察疗效,若无效可酌情增加至 100～150mg/d。若因高泌乳素血症所致无排卵,则应选用溴隐亭。剂量为 5～7.5mg/d。需定期复查血清 PRL 浓度,以调整剂量。

对要求避孕的患者可服各种短效避孕药控制出血。对青春期无性生活的患者,或氯米芬无效的患者,可周期性用孕激素,使内膜按期规则脱落,从而控制周期。对体内雌激素水平低落者则应用雌、孕激素周期序贯替代治疗,控制周期。对绝经过渡期患者可每隔 1～2 个月用孕酮配伍丙酸睾酮或 MPA,使内膜脱落 1 次。若用药后 2 周内无撤退出血,则估计体内雌激素水平已低落,绝经将为时不远,只需观察随诊。

若有子宫内膜非典型增生时,应根据病变程度(轻、中、重),患者年龄,有无生育要求,决定治疗方案。病变轻、年轻有生育要求者可用:己酸孕酮每周 500mg,左炔诺孕酮 1.5～3mg/d,醋甲地孕酮 4～8mg/d 等。一般 3 个月后复查子宫内膜,根据对药物的反应决定停药、继续用药或改手术治疗。若病变消失,则应改用促排卵药争取妊娠。据报道妊娠率为 25%～30%,但产后还可能复发。病变重、年龄>40 岁、无生育要求者,可手术切除子宫。文献报道癌变率为 10%～23%。癌变时间平均 4 年(1～11 年)。对血液病所致子宫出血则应详细检查,明确其类型,根据不同预后选用长期内膜萎缩治疗或手术切除子宫或子宫内膜。

总之,尽可能用最小的有效剂量达到治疗目的,以减轻副作用。方案力求简便。最好指导患者掌握病情变化规律及用药对策,并在适当时间嘱患者来医院随诊进行督查。用药 3～6 个月后可短期停药,观察机体有无自然调整之可能。若症状复发则及早再用药,亦有把握控制。

六、预　　后

青春期功血患者最终能否建立正常的月经周期,与病程长短有关。发病 4 年内建立正常周期者占 63.2%,病程长于 4 年者较难自然痊愈,可能合并多囊卵巢综合征。育龄期患者用促排卵药后妊娠生育可能性很大,但产后仅部分患者能有规则排卵或稀发排卵,多数仍为无排卵,月经可时而不规则或持续不规则。个别患者可发生内膜非典型增生或腺癌。即使月经恢复正常的患者亦易受某些刺激的影响而复发。绝经过渡期功血患者病程可长可短,皆以绝经而告终。在除外恶变后可观察等待。

北京协和医院 52 例青春期无排卵功血患者 1～40 年随诊结果:已婚 46 例中,妊娠 22 例(47.8%)34 次;切除子宫 18 例(34.6%),指征为本病者 11 例(21.1%)。其余有子宫肌瘤 3 例,子宫内膜非典型增生 3 例,合并再生障碍性贫血 1 例。

第四节　有排卵型功能
失调性子宫出血

一、分　　类

有排卵型功血与无排卵型功血在病理生理改变、处理方面有很大的不同,因此鉴别此两种情况在临床上是很必要的。有排卵型功血患者的月经虽有紊乱,但常常仍有规律可循,因此详细询问出血的起止时间及出血量,对照 BBT 曲线,择时做血孕酮测定即可基本确诊。

无器质性疾病的有排卵妇女出现异常子宫出血的原因可能是排卵功能的轻微异常所致。文献上描述由子宫内膜成熟或脱落不规则,或雌孕激素比例不当引起。临床上以出血时间与 BBT 曲线对照,将本症分为月经量多与经间出血两类。后者又进一步分为围排卵期出血、经前出血及月经期长三种情况。文献对月经量多的研究相对较多,而对经间出血则鲜有报道。

二、月经量多

月经量多的定义是连续数个月经周期中经期出血量过多，但月经间隔时间及出血时间皆规则，无经间出血、性交后出血或经血的突然增加。经碱性正铁血红蛋白法测定，每周期失血量多于80ml才视为月经量多。不同个体对出血量的主观判断标准有很大差异。有报道主诉月经量多的患者中，仅40%经客观测量失血量多于80ml。

（一）发病机制

有作者比较有排卵月经量多与月经量正常的妇女，月经周期中血清LH、FSH、E_2 及唾液P浓度的动态变化，内膜组织相，结果未见差异。子宫内膜雌、孕激素受体含量评分（单抗免疫组化法）结果差异亦无显著性。不同个体之间上述受体含量变异却较大。月经量多者血浆及经血内凝血因子、子宫血管密度皆正常。近年研究有阳性发现的发病因素有以下几个方面：

1. 子宫内膜不同PG之间比例失衡　已知不同PG对血管舒缩及血小板功能有相反的作用。前列环素（PGI_2）能扩张血管，抑制血小板聚集；血栓素 A_2（TXA_2）却使血管收缩，促进血小板聚集。PGE_2 及 $PGF_{2\alpha}$ 皆能促进血小板活性，但前者使血管扩张，后者使血管收缩。有研究显示：月经量多患者子宫内膜生成 $PGE_2/PGF_{2\alpha}$ 量的比值增高，PGI_2 及 TXA_2 的各自代谢产物-6酮 $PG1\alpha/TXB_2$ 比值也升高。此两对PG产生量的失衡，导致血管扩张、血小板聚集功能受抑制的倾向，而引起月经量的增多。

2. 内膜纤溶系统功能亢进　子宫肌层及内膜含有大量的组织型纤溶酶原激活物（tissue plasminogen activator, tPA）。Gleeson研究显示正常妇女子宫内膜tPA活性从晚泌期起开始升高，到下个月经周期第2天达峰值。月经量多者内膜tPA活性在中泌期即升高，晚泌期及下个月经周期第2天，经期内膜及经血tPA及Ⅰ型纤溶酶原激活抑制物（plasminogen activator inhibitor type Ⅰ，PAI-Ⅰ）活性显著高于正常。周期第2天经期内膜tPA活性与月经失血量有强的正相关关系。可能由于内膜tPA活性过高，使纤溶系统功能亢进，引起止血的血栓不稳定或再通，细胞外基质胶原及黏附蛋白降解加剧，内膜剥脱广泛持续，导致月经量多。

3. 其他　卵泡期子宫内膜VEGF、NO表达增加使血流增加，子宫内膜ET释放、bFGF受体减少，白细胞浸润增多，内膜出血相关因子（endometrial bleeding associated factor, ebaf）基因表达过强等。

（二）诊断与鉴别诊断

关键是除外器质性疾病及与无排卵型功血相鉴别。如有不规则出血、经间出血、性交后出血，或经血的突然增加，或盆腔痛、经前腹痛，则提示可能有器质性疾病。如有肥胖、应用非对抗雌激素或他莫昔芬、或多囊卵巢综合征，则应注意除外子宫内膜癌。Fraser报道对316例月经量多的患者行宫腔镜、腹腔镜检查，结果49%的患者有器质性疾病。以子宫肌瘤、子宫内膜异位症、子宫内膜息肉、子宫腺肌病最为常见。经前5~9天测定血孕酮浓度有助于确定为有排卵型的功血。全血象及凝血功能检查十分重要。罕见的情况下应请血液科检查血小板的黏附功能与聚集功能，以发现血小板无力症。罕见的还有子宫动静脉瘘，需经子宫动脉造影诊断。Wilansky对67例甲状腺功能正常的月经量多患者行TRH刺激试验。31例TSH基值为（2.4±0.24）MU/L者TRH刺激后TSH峰值为（11.5±1.0）MU/L，随诊其中的16例月经量多持续存在。另15例（22%）TSH基值为（5.9±0.76）MU/L者经TRH刺激后TSH峰值高达（47.5±5.9）MU/L，其中8例服甲状腺片后，TSH值下降，T_4 值上升，随诊1~3年月经正常。结论是亚临床的原发性甲状腺功能减退可能是月经量多的病因之一。

目前临床上尚不能行有关子宫内膜PG及tPA活性的检查。

（三）处理

1. 药物治疗　为首选治疗。

（1）对无避孕要求或不愿意用激素治疗的患者，可选用抗纤溶药：如氨甲环酸1g，每天2~4次，或抗PG合成药：氟芬那酸0.2g，每天3次；于月经第1天起服用，连续5天。英国报道用药3个月的随机双盲对照研究结果显示氨甲环酸可减少月经量54%。不良反应可有恶心、头晕、头痛等。国内临床研究经期失血量减少35%~44%该药自上市19年来未有引起栓塞发生增加的报道。

（2）对要求避孕的患者，可选用内膜萎缩治疗：①左炔诺孕酮宫内释放系统（LNG-IUS，商品名曼月乐），每24小时宫腔释放LNG 20μg，有效期5年。药物直接作用于内膜使其萎缩变薄，月经减少，20%~30%出现闭经；对全身的副作用少，血 E_2 水平不低，12%~30%可有小的卵泡囊肿。停用1个月后作用消失。但最初6个月内可能发生突破出血。②19-去甲基睾酮衍生物：有报道周期第5~26天口服左炔诺孕酮，可减少30%失血量。

（3）其他：丹那唑为17α-乙炔睾酮的衍生物，它能抑制GnRH分泌，抑制Gn周期高峰及卵巢性激素的生成，200mg/d，可减少失血量60%，但应注意皮疹、肝损、雄性化副作用。GnRH激动剂抑制卵巢功能效果肯定，因有低雌激素所致副作用，只能短期应用。棉酚萎缩内膜的作用较强，还可直接作用于卵巢。每天20mg，服2个月后改为每周2次，每次20mg，需加服缓释钾每天3片，以防止低血钾的副作用。适用于绝经过渡期不再要求生育的患者。

2. 手术治疗　对药物治疗无效、持久不愈、年长、无生育要求的患者，可行经宫颈子宫内膜切除（TCRE）术，即经宫腔镜在B超声检查的监视下，采用激光、微波或电凝的方法，破坏子宫内膜功能层及部分基底层，使其失去对卵巢性激素的反应能力，从而减少月经失血量。此手术时间短，创伤小，恢复快，可适用于不宜或不愿切除子宫、且无生育要求者，还可同时剜除小的黏膜下肌瘤。术前先用GnRH激动剂萎缩内膜。有报道TCRE术随诊1~6.5年的结果，23%~60%术后闭经，有月经的患者中86%月经减少，总满意率80%~90%。另有报道总并发症发生率1.25%~4.58%，子宫穿孔0.65%~2.47%，罕见的有术后肺水肿、子宫内膜炎等。需二次手术者约占7%，约2%~21%术后需再行子宫切除。个别报道术后5年有发生子宫内膜癌者。因此，术前应仔细检查除外恶性情况，术后应随诊观察远期效果。此外,子宫动脉栓塞术可用于子宫动静脉瘘所引起的月经量多。

三、经 间 出 血

(一)分类与诊断

理论上分为三型:

1. 围排卵期出血 指经期不长于 7 天,但血停数天又有出血者。一般量都很少,持续 1~3 天,可时有时无。

2. 经前出血(即黄体期出血) 在 BBT 下降前即有少量出血,持续天数不等;BBT 下降后出血量增多如月经,并按时停止。

3. 月经期长(即卵泡期出血) 指 BBT 下降或行经 7 天以上仍不停止者。

诊断方面主要是除外器质性疾病及医源性出血。放置避孕环后常出现月经期长,原因是异物刺激使内膜有炎性反应,或生成 PG 过多,纤溶亢进,用抗炎及抗 PG 合成药治疗即会奏效。

(二)病因及处理

有排卵型经间出血的病因尚未阐明,可能由于卵泡发育、排卵或黄体功能不同程度的不健全,或内膜局部止血功能缺陷引起。推测的可能性及相应的治疗措施如下:

1. 围排卵期出血 可能因排卵前血内雌激素水平下降过多,或内膜对雌激素波动过度敏感,或一批发育中的卵泡夭折引起血雌激素波动所致。一般仅予对症止血治疗。

2. 经前出血 可能由于黄体功能不足或过早退化,不能维持内膜完整性所致。处理可在出血前补充孕激素或 hCG,也可在早卵泡期用氯米芬改善卵泡发育及随后的黄体功能。

3. 月经期长 可能因新一周期的卵泡发育过缓,分泌雌激素不足,内膜修复不良;或黄体萎缩不全,血雌、孕激素不能迅速下降,引起子宫内膜脱落不全。相应的治疗措施应为:在月经周期第 5~7 天起给小剂量雌激素帮助内膜修复,或氯米芬促卵泡正常发育,在前一周期的黄体期用孕激素促使内膜规则脱落。

为探讨有排卵型经间子宫出血患者中,有排卵型功血所占的比例、功能失调的类型以及合理治疗的对策,张以文等分析了北京协和医院 40 例主诉为持续月经期长、月经频或经间出血、BBT 双相的病例,已除外血液病、医源性出血、盆腔器质性疾病。92.5% 为育龄妇女,51.5% 有不育症。结果显示:①器质性疾病 12 例(30%),包括轻度盆腔炎 4 例,宫腔息肉 6 例、盆腔动静脉瘘 1 例,血小板无力症 1 例;②功能性病因 28 例(70%),包括稀发排卵 14 例和黄体功能不足 14 例。

稀发排卵组中有排卵周期长达 39~59 天,卵泡期30~40 天,其间出现了子宫出血。5 例在出血期(周期 11~19 天)测血 E_2 水平为(157.7±90.5)pmol/L,提示卵泡发育过缓或已夭折,使内膜修复不良或再次脱落。4 例 BBT 提示黄体不足。8 例给氯米芬治疗后有效;其中 7 例伴不育者中 4 例妊娠。另 2 例伴黄体功能不足者补充黄体酮,1 例有效。

黄体功能不足组 14 例,有排卵周期皆短于 35 天,高温期皆短于 11 天;10 例于黄体中期孕酮水平或经前内膜病理证实诊断。5 例给氯米芬治疗皆有效,6 例补充孕酮者 4 例有效,其中 1 例妊娠;另 2 例服避孕药有效。

(张以文 陈蓉)

参 考 文 献

1. 中华医学会妇产科分会内分泌学组,绝经学组.功能失调性子宫出血临床诊断治疗指南.中华妇产科杂志,2009,44(3):234-236

2. Fraser IS, Critchley HOD, Munro MG, et al. A process designed to lead to international agreement on terminologies and definitions used to describe abnormalities of menstrual bleeding. Fertil & Steril, 2007,87:466-476

3. Kulp JL, Mwangi CN, Loveless M. Screening for coagulation disorders in adolescents with abnormal uterine bleeding. J Pediatr Adoles Gynecol,2008,21:27-30

4. Marret H, Fauconnier A, Chabbert-Buffet N, et al. Clinical practice guidelines on menorrhagia:management of abnormal uterine bleeding before menopause. Euro J Obstet Gynecol Reprod Biol, 2010, 152 (2):133-137

5. Munro MG, Critchley HOD, Fraser IS, for the FIGO Menstrual Disorders Working Group. The FIGO classification of causes of abnormal utering bleeding in the reproductive years. Fertil &steril, 2011, 95 (7):2204-2208

第三章

闭　经

　　女性除青春前期、妊娠期、哺乳期及绝经后期为生理性闭经期外，在青春期启动一段时间后都应有周期性月经来潮。若年满 14 周岁尚未出现第二性征发育，或已年满 16 周岁第二性征已发育但月经还未来潮，称原发闭经；若月经曾自潮，之后出现停经达 6 个月或按自身原有月经周期停经 3 个周期以上者，称继发性闭经。

　　闭经（amenorrhea）是妇科疾病中最常见的症状之一，而非疾病的诊断。闭经对健康的影响是多方面的，包括：①雌激素水平低落的闭经可引起骨质疏松和生殖道萎缩；②有一定雌激素水平的闭经，由于无孕酮对抗可引起子宫内膜增生过长病变，甚至子宫内膜癌；③青春期女孩无月经者的精神心理障碍问题增加；④婚后因无排卵致不育；⑤引起闭经的疾病本身对健康的影响等。

　　闭经的病因相当复杂，本章除介绍生理性闭经，将重点介绍病理性闭经的病因与分类、病因诊断及治疗；闭经的治疗应掌握一般原则，随着生殖内分泌领域，生殖免疫学及分子生物学研究的进展，许多疾病的病理机制得到新的认识，为闭经的病因治疗指出新的方法和途径。

　　以下按闭经的病因与分类，病因诊断及治疗分述。

第一节　病因与分类

一、病　因

　　正常月经的建立和维持必须具备以下条件：①卵巢周

期性排卵；②子宫完整，子宫内膜对卵巢分泌的雌、孕激素具有正常的反应性；③下生殖道通畅，使月经血能自阴道流出。卵巢周期性排卵功能的建立和维持又依赖于中枢下丘脑-垂体对卵巢功能的神经内分泌调节以及卵巢分泌的性激素对下丘脑-垂体的反馈调节。因此，若下丘脑-垂体-卵巢及子宫或子宫内膜-下生殖道经血引流的任何解剖部位发生功能的或器质性病变均会引起闭经；以上各解剖部位引起闭经的病因见表 7-3-1。

（一）下丘脑性闭经

　　下丘脑性闭经指中枢神经系统及下丘脑各种功能和器质性疾病引起的闭经。此类闭经的特点是下丘脑合成和分泌 GnRH 缺陷或下降导致垂体促性腺激素（Gn），即 FSH、特别是黄体生成素（LH）的分泌功能低下；使血 FSH 和 LH 均下降。临床上按病因可分为功能性、基因缺陷或器质性、药源性三大类。

　　1. 功能性下丘脑性闭经　此类闭经是因各种应激因素抑制下丘脑 GnRH 分泌引起的闭经，治疗及时尚可逆。

　　（1）应激性闭经：精神打击、环境改变等应激可引起内源性阿片类物质、多巴胺和促肾上腺皮质激素释放激素升高等应激反应，抑制了下丘脑 GnRH 的分泌。

　　（2）运动性闭经：运动员在持续剧烈运动后可出现闭经，与患者的心理背景、应激反应程度及体脂下降有关。若体重减轻 10% ～ 15%，或体脂丢失 30% 时将出现闭经。

　　（3）神经性厌食：因过度节食，导致体重急剧下降，最终导致下丘脑多种神经激素分泌的降低，引起垂体前叶多

表 7-3-1　闭经的病因

	原发性闭经	继发性闭经
下丘脑性闭经	功能性	功能性
	应激性闭经	应激性闭经
	运动性闭经	运动性闭经
	神经性厌食	神经性厌食
	营养相关性闭经	营养相关性闭经
	基因缺陷或器质性	器质性
	单一促性腺激素释放激素(GnRH)缺乏症	下丘脑浸润性疾病
	下丘脑浸润性疾病	下丘脑肿瘤
	下丘脑肿瘤	头部创伤
	头部创伤	
	药物性	药物性
垂体性闭经	垂体肿瘤	垂体肿瘤
	空蝶鞍综合征	空蝶鞍综合征
	先天性垂体病变	希恩综合征
	垂体单一性促性腺激素缺乏症	
	垂体生长激素缺乏症	
卵巢性闭经	先天性性腺发育不全	卵巢早衰
	染色体异常	特发性
	45,XO 及其嵌合型	免疫性
	染色体正常	损伤性(炎症、化学疗法、放射、手术)
	46,XX 单纯性性腺发育不全	
	46,XY 单纯性性腺发育不全	
	酶缺陷	
	17α-羟化酶	
	芳香化酶	
	卵巢抵抗综合征	卵巢抵抗综合征
子宫性闭经	子宫性	
	MRKH 综合征	
	雄激素不敏感综合征	
下生殖道发育异常导致的闭经	宫颈闭锁	宫腔宫颈粘连
	阴道闭锁	感染性:多见于结核性感染
	阴道横隔	创伤性:多次人工流产及反复刮宫史
	处女膜闭锁	

种促激素包括 LH、FSH、促肾上腺皮质激素(ACTH)等分泌下降。临床表现为厌食、极度消瘦、Gn 水平低下、皮肤干燥,以及低体温、低血压、各种血细胞计数和血浆蛋白低下,重症可危及生命。

(4)营养相关性闭经:慢性消耗性疾病、肠道疾病、营养不良等导致体重过度降低及消瘦,均可引起闭经。

2. 基因缺陷或器质性闭经

(1)基因缺陷性闭经:因基因缺陷引起的先天性 GnRH 分泌缺陷,主要有伴嗅觉障碍的 Kallmann 综合征与不伴嗅觉障碍的特发性低 Gn 性闭经。Kallmann 综合征是由于 Xp22.3 的 *KAL-1* 基因缺陷所致,特发性低 Gn 性闭经是由于 GnRH-受体1 基因突变所致。

(2)器质性闭经:包括下丘脑肿瘤,最常见的为颅咽

管瘤;尚有炎症、创伤、化疗等原因所致。

3. 药物性闭经　长期使用一些抑制中枢或下丘脑的药物,如抗精神病药物、抗抑郁药物、口服避孕药、甲氧氯普胺、鸦片等药物亦可抑制 GnRH 的分泌而致闭经;但一般停药后可恢复月经。

(二)垂体性闭经

垂体性闭经指垂体病变使垂体促性腺激素分泌降低引起的闭经。

1. 先天性垂体 Gn 缺乏症　有单一性促性腺激素分泌功能低下的疾病和垂体生长激素缺乏症;前者可能是 LH 或 FSH 分子,α、β 亚单位或其受体异常所致,后者是由于脑垂体前叶生长激素分泌不足所致。

2. 垂体肿瘤　位于蝶鞍内的腺垂体各种腺细胞均可

发生肿瘤。最常见的是分泌 PRL 的腺瘤,闭经程度与 PRL 对下丘脑 GnRH 分泌的抑制程度有关。

3. 空蝶鞍综合征　由于蝶鞍隔先天性发育不全,或肿瘤及手术破坏蝶鞍隔,使充满脑脊液的蛛网膜下腔向垂体窝(蝶鞍)延伸,压迫腺垂体,使下丘脑 GnRH 和多巴胺经垂体门脉循环向垂体的转运受阻,从而导致闭经,可伴 PRL 升高和溢乳。

4. 希恩综合征　由于产后出血和休克导致腺垂体急性梗死和坏死,引起腺垂体功能低下的症状,如低血压、畏寒、嗜睡、食欲缺乏、贫血、消瘦、产后无乳、脱发及低 Gn 性闭经。

(三) 卵巢性闭经

卵巢性闭经是由于卵巢本身原因引起的闭经;这类闭经促性腺激素升高,属高促性腺素性闭经,有先天性性腺发育不全、酶缺陷、卵巢抵抗综合征及后天各种原因引起卵巢功能衰退。

1. 先天性性腺发育不全　患者性腺呈条索状,有染色体异常和染色体正常两种类型。

(1) 染色体异常型:包括染色体核型为 45,XO 及其嵌合体,如 45,XO/46,XX 或 45,XO/47,XXX,也有 45,XO/46,XY 的嵌合型。45,XO 女性除性征幼稚,常伴面部多痣、身材矮小、蹼颈、盾胸、后发际低、腭高耳低、肘外翻等临床特征,称为 Turner 综合征。

(2) 染色体正常型:染色体为 46,XX 或 46,XY,称为 46,XX 或 46,XY 单纯性性腺发育不全,可能与基因缺陷有关,患者女性表现型,性征幼稚。

2. 酶缺陷型　包括 17α-羟化酶或芳香化酶缺乏。患者卵巢内有许多始基卵泡及窦前期卵泡及极少数小窦腔卵泡,但由于上述酶缺陷,雌激素合成障碍,导致低雌激素血症及 FSH 反馈性升高;临床多表现为原发性闭经,性征幼稚。

3. 卵巢抵抗综合征　患者卵巢对促性腺激素不敏感,又称卵巢不敏感综合征。促性腺激素受体突变可能是发病原因之一。卵巢内多数为始基卵泡及初级卵泡,无卵泡发育和排卵;内源性促性腺激素,特别是 FSH 升高;可有女性第二性征发育。

4. 卵巢早衰　卵巢早衰(POF)指女性 40 岁前由于卵巢功能衰退引发的闭经,伴有雌激素缺乏症状;激素特征为高促性腺激素水平,特别是 FSH 升高,FSH>40U/L,伴雌激素水平下降;与遗传因素、病毒感染、自身免疫性疾病、医源性损伤或特发性原因有关。

(四) 子宫性及下生殖道发育异常导致的闭经

有先天性和获得性子宫性闭经两种原因。先天性病因包括米勒管发育异常的 MRKH 综合征和雄激素不敏感综合征;获得性病因包括感染、创伤导致宫腔粘连引起的闭经。

1. MRKH 综合征　该类患者卵巢发育、女性生殖激素及第二性征完全正常;但由于胎儿期双侧副中肾管形成子宫段未融合而导致的先天性无子宫,或双侧副中肾管融合后不久即停止发育,子宫极小,无子宫内膜,常伴有泌尿道畸形。

2. 雄激素不敏感综合征　患者染色体为 46,XY,性腺是睾丸,循环中睾酮水平为正常男性水平,但由于雄激素受

体缺陷,使男性内外生殖器分化异常,分为完全性和不完全性两种。完全性雄激素不敏感综合征临床表现外生殖器女性型发育幼稚、无性毛发育;不完全性雄激素不敏感综合征可存在腋毛、阴毛,外生殖器性别不清。

3. 宫腔粘连　一般发生在反复人工流产或刮宫、宫腔感染或放射治疗后;子宫内膜结核可使宫腔粘连变形、缩小,最后代以瘢痕组织引起闭经;宫腔粘连可因子宫内膜不应性及子宫内膜破坏双重原因引起闭经。

4. 下生殖道发育异常导致的闭经　包括宫颈闭锁、阴道横隔、阴道闭锁及处女膜闭锁等。宫颈闭锁可因先天发育异常和后天宫颈损伤后粘连所致,常引起宫腔和输卵管积血。阴道横隔是由于两侧副中肾管会合后的尾端与尿生殖窦相接处未贯通或部分贯通所致,可分为完全性横隔及不全性横隔。阴道闭锁常位于阴道下段,其上的 2/3 段为正常阴道,系由于泌尿生殖窦未形成阴道下段所致;经血积聚在阴道上段。处女膜闭锁系尿生殖窦上皮未能贯穿前庭部所致,由于处女膜闭锁而致经血无法排出。

(五) 其他

1. 雄激素增高的疾病　有多囊卵巢综合征、先天性肾上腺皮质增生症、分泌雄激素的肿瘤及卵泡膜细胞增殖症等。

(1) 多囊卵巢综合征:多囊卵巢综合征的基本特征是排卵障碍及雄激素过多症;常伴有卵巢多囊改变,普遍存在胰岛素抵抗,病因尚未完全明确,目前认为是一种遗传与环境因素相互作用的疾病。临床常表现为月经稀发、闭经及雄激素过多症,育龄期妇女常伴不孕。

(2) 分泌雄激素的卵巢肿瘤:主要有卵巢性索间质肿瘤,包括卵巢支持-间质细胞瘤、卵巢卵泡膜细胞瘤等;临床表现为明显的高雄激素体征,呈进行性加重。

(3) 卵泡膜细胞增殖症:卵泡膜细胞增殖症是卵巢间质细胞-卵泡膜细胞增殖产生雄激素,可出现男性化体征。

(4) 先天性肾上腺皮质增生症(CAH):CAH 属常染色体隐性遗传病,常见的有 21-羟化酶和 11β-羟化酶缺陷。由于上述酶缺乏,皮质醇的合成减少,使 ACTH 反应性增加,刺激肾上腺皮质增生和肾上腺合成雄激素增加;故严重的先天性 CAH 患者可导致女性出生时外生殖器男性化畸形,轻者青春期发病可表现为与 PCOS 患者相似的高雄激素体征及闭经。

2. 甲状腺疾病　常见的甲状腺疾病为桥本病及 Graves 病;常因自身免疫抗体引起甲状腺功能减退或亢进,并抑制 GnRH 的分泌引起闭经;也有发现抗体的交叉免疫破坏卵巢组织引起闭经。

二、分　　类

(一) 按病变解剖部位分类

将引起闭经的病因分为四个区域。

1. 第一区　生殖道引流障碍或子宫靶器官病变引起的闭经,称生殖道引流障碍性或子宫性闭经。

2. 第二区　卵巢病变引起的闭经,称卵巢性闭经。

3. 第三区　垂体病变引起的闭经,称垂体性闭经。

4. 第四区　中枢神经-下丘脑分泌 GnRH 缺陷或功能

失调引起的闭经,称中枢神经-下丘脑性闭经。

（二）按照促性腺素水平分类

有高促性腺素闭经和低促性腺素闭经,由于两者性腺功能均处低落状态,故亦称高促性腺素性腺功能低落和低促性腺素性腺功能低落。

1. 高促性腺素性腺功能低落(hypergonadotropic hypogonadism) 指促性腺素 FSH>30IU/L 的性腺功能低落者,提示病变环节在卵巢。

2. 低促性腺素性腺功能低落(hypogonadotropic hypogonadism) 主要指促性腺素 FSH 和 LH 均低于 5IU/L 的性腺功能低落者,提示病变环节在中枢(下丘脑或垂体)。

（三）按闭经严重程度分类

将闭经分为Ⅰ度闭经及Ⅱ度闭经:

1. Ⅰ度闭经 卵巢具有分泌雌激素功能,体内有一定雌激素水平,给孕激素有药物撤退性月经。

2. Ⅱ度闭经 卵巢分泌雌激素功能缺陷或停止,体内雌激素水平低落,给孕激素不出现药物撤退性月经。

（林金芳）

第二节 生理性闭经

闭经是临床上一种常见的症状,首先要除外生理性闭经的可能性;对病理性闭经才能进行病因鉴别和处理。以下介绍 4 个生理性闭经期的内分泌基础,有助于临床上对病理性闭经的鉴别诊断。

（一）青春前期

下丘脑-垂体-卵巢(HPO)轴功能的启动始于胎儿期,并持续到新生儿期。儿童期由于中枢某些抑制物质的影响,HPO 轴功能处于静寂状态,内外生殖器官呈幼稚型。青春前期中枢抑制因素被解除,下丘脑 GnRH 脉冲式分泌启动,促进了垂体 FSH、LH 的合成与分泌,从而刺激卵巢内卵泡的发育及分泌雌激素;在雌激素的作用下女童的第二性征及内外生殖器官开始发育,并逐渐发育成熟。

月经的初次来潮称月经初潮,是当卵巢内卵泡发育产生的雌激素足以刺激子宫内膜增殖到一定程度,并在卵泡闭锁时出现雌激素的波动或撤退时,增殖的子宫内膜剥脱时出现。月经初潮前的青春前期-青春期发育阶段未有月经来潮属于生理现象。

（二）妊娠期

一旦卵泡着床,胚胎滋养细胞分泌绒毛促性腺激素支持卵巢黄体,使其继续发育为妊娠黄体,并持续分泌大量雌、孕激素,支持子宫内膜从分泌期内膜转化成蜕膜组织,以支持早期胚胎的发育,所以不再有子宫内膜脱落与月经。妊娠 3 个月后胎盘形成,分泌大量雌、孕激素和蛋白激素,抑制下丘脑 GnRH 和垂体 Gn 分泌,卵巢功能处抑制状态。一旦妊娠结束,当重新建立下丘脑-垂体-卵巢之间的正常关系时,月经即再现。妊娠期的月经闭止属生理现象。

（三）哺乳期

分娩以后,若母乳喂养,定时哺乳时婴儿吸吮乳头的刺激可导致垂体泌乳素大量并规律地分泌,使血中 PRL 水平呈规律的间断性升高,从而抑制了下丘脑 GnRH 和垂体 Gn

的分泌,并且血中泌乳素的升高还可降低卵巢对促性腺激素的敏感性,使分娩后卵巢功能仍处抑制状态,故在分娩以后若定时规律地哺乳一般仍维持闭经,属生理性。但若哺乳不规律或哺乳次数减少时,血中 PRL 不足以抑制卵巢功能时,仍可能出现不规则月经。通常不哺乳的妇女在产后 1~2 个月由于血中 PRL 下降,对下丘脑 GnRH 的抑制解除,月经即逐渐恢复正常;若超过 6 个月未见月经来潮应检查原因。

（四）绝经过渡期及绝经后

有研究显示女性 37 岁后,卵巢内始基卵泡数随增龄卵泡闭锁的速率加快,这是一个不可逆、渐进、累积的过程。卵巢内卵泡减少将导致早卵泡期血 INH-B 降低,继而 FSH 水平升高,故卵巢功能衰退的早期,由于 FSH 水平升高对卵巢内剩余卵泡的刺激,常出现黄体不健或不规则的卵泡发育和闭锁交替,可导致月经频发或月经不规则;随着卵巢内卵泡数的进一步减少到耗竭,FSH 水平进一步升高,起初卵泡对 FSH 的敏感性降低而停止发育,继而由于卵巢内卵泡的耗竭,卵巢分泌雌激素的功能完全停止,子宫内膜因失去雌激素的刺激而月经闭止,此因卵巢功能衰退引起的月经闭止称为绝经。

（林金芳）

第三节 病理性闭经

一、子宫性闭经及隐经

在卵巢分泌的雌、孕激素作用下,子宫内膜产生增殖、分泌的变化。当性激素撤退后,子宫内膜功能层剥脱出血,经宫颈口和阴道排出体外,即月经。若子宫缺如,子宫内膜缺如、严重破坏或创伤后再生障碍,导致子宫内膜不能对卵巢激素做出反应发生内膜脱落出血,称为子宫性闭经,是真性闭经的一种。一般分为原发性和继发性子宫性闭经。假性闭经亦称隐经(cryptomenorrhea),是由于子宫内膜功能虽然完好,但经血排出通道受阻,经血潴留于子宫腔、阴道内,甚至反流入输卵管或腹腔造成的闭经。常见病因为女性下生殖道的先天发育畸形和后天创伤造成的畸形。

（一）子宫性闭经

分为原发性和继发性子宫性闭经两种。

1. 原发性子宫性闭经 由于子宫的发育异常和初潮前的子宫内膜病理性破坏导致的闭经,称为原发性子宫性闭经。

（1）米勒管发育不全:①先天性无子宫:子宫是米勒管中段及下段发育形成的。若米勒管未发育或在其发育早期停止,可形成先天性无子宫(congenital absence of uterus)。常合并无阴道。国外文献报道该病发病率为 1/4000~1/5000。该病患者卵巢发育正常,第二性征表现正常,临床表现为原发性闭经,肛腹诊扪不到子宫,B 超、CT 及 MRI 亦不能探及子宫的存在。②始基子宫:两侧米勒管早期发育正常,因受胚胎外环境的影响,进入中期会合后不久即停止发育,留下一个由纤维和肌肉组织形成的细窄条索状结构,多无管腔,称为始基子宫(primordial uterus),又称痕迹子宫。常合并先天性无阴道。患者表现为原发性闭经,肛诊及B超等影像学检查可发现一小子宫,仅2~3cm长,腹腔镜检或剖腹手术时可见一扁平实心,约0.5~1cm厚的子宫痕迹。③米勒管发育不全综合征:早期的米勒管发育正常,进入中期后停止发育或发育不同步而形成米勒管发育不全综合征(Müllerian agenesis syndrome)。Mayer于1829年首次报道,后来Rokitansky等对本征进行了深入研究,故又称为Mayer-Rokitansky-Kuster-Hauser(MRKH)综合征。本征发病率很低,约1/4000~1/10 000,约占妇科住院患者的0.05‰。该征患者卵巢发育及功能均正常,因此第二性征发育正常。通常在青春期才被发现,表现为原发性闭经,生殖道的缺陷包括先天性无阴道,子宫可正常,也可为各种发育畸形,包括双角子宫、单角子宫、始基子宫、残角子宫、双子宫等,罕为先天性无子宫。若为双子宫、双角或单角子宫、残角子宫,则不引起闭经。常合并其他中胚层的器官发育缺陷,约34%的患者合并泌尿道畸形,12%有骨骼畸形,7%有腹股沟疝,4%存在先天性心脏病。本症表现与完全型睾丸女性化综合征临床表现有相似之处,如阴道呈盲端、无子宫、乳房呈女性化发育等,但二者的染色体核型不一致,米勒管发育不全综合征为46,XX,而睾丸女性综合征为46,XY,通过染色体分析可鉴别。

(2)雄激素不敏感综合征:雄激素不敏感综合征是一类主要与雄激素受体基因突变密切相关的X-连锁隐性遗传病,是男性假两性畸形中常见的类型。患者的染色体核型为46,XY,其发病的关键在于与男性化有关的雄激素靶器官受体缺陷,导致靶组织对雄激素不敏感,从而使雄激素的正常生物学效应全部或部分丧失。发病率为出生男孩的(16~50)/10万。受体的缺陷程度不同使临床表现差异很大,包括完全性雄激素不敏感综合征和部分性雄激素不敏感综合征。①完全性雄激素不敏感症,由于雄激素受体基因异常,导致胚胎组织对雄激素不敏感,Wolff管及泌尿生殖窦分化为男性生殖管道受阻,但由于胚胎时期睾丸发育正常,stertoli细胞分泌米勒管抑制因子(MIF)促米勒管退化,故患者表现为男性内生殖器和女性外生殖器,出生时多表现为正常女婴,常伴有单侧或双侧腹股沟疝,仔细检查疝囊可发现睾丸,多无子宫和输卵管。患者青春期有第二性征发育,乳房发育同正常人,但体毛稀少甚至缺如,均表现出闭经。②部分性雄激素不敏感综合征,表现型可从类似于女性外生殖器到正常男性表型仅伴不育症或男性乳房发育。不敏感程度严重者可表现出女性外生殖器和青春期闭经。

(3)初潮前子宫内膜破坏:子宫内膜的后天性破坏可以发生于初潮前,由此导致的闭经亦属于原发性子宫性闭经,常见的原因是结核。幼年感染结核杆菌后,通过血液和淋巴系统扩散至盆腔造成盆腔结核。多发于输卵管,随后侵及子宫内膜造成破坏。青春期前常无症状不易发觉,至青春期因无月经就诊时发现结核造成的内膜破坏常已经到达晚期。

2. 继发性子宫性闭经 继发性子宫性闭经多由于初潮后宫腔的创伤性操作导致的宫腔粘连或感染,恶性肿瘤放疗造成的子宫内膜破坏,某些妇产科疾病为治疗需要切除子宫等因素导致。其中最为常见的是创伤性宫腔粘连。

(1)病因及发病机制

1)创伤:任何造成子宫内膜损伤,使肌层裸露的创伤均可能造成宫腔粘连,如人工流产,药物流产后清宫,中期引产或足月产后清宫;非妊娠子宫诊断性刮宫,子宫肌瘤剔除术,黏膜下肌瘤摘除术,宫腔镜下子宫内膜切除术等。在我国以人工流产术为最常见的原因。Schenker等分析多个国家报道的IUA共1856例,得出宫腔粘连66.7%发生于人工或自然流产后刮宫者,21.5%发生于足月产后。可能因人工流产或自然流产绝对数量大,且在一个人身上可重复多次。刮宫时操作过于粗暴,吸宫时间过长,负压过高,搔刮过度;负压吸宫时金属吸管进出宫颈管时带有负压,吸管口吸住宫颈管壁,损伤颈管黏膜,可引起颈管粘连。刮宫次数越多,发生IUA的可能性越大,粘连程度也越严重。此外,重度宫颈糜烂患者接受物理治疗时损伤过重,宫颈妊娠行刮出后纱布压迫等皆可引起颈管完全粘连闭锁、假性闭经和子宫内膜异位症表现。Taskin等对95例宫腔镜电切术后患者行再次宫腔镜检查发现,IUA发生率以多个黏膜下子宫肌瘤电切术后最高45.5%,单个子宫黏膜下肌瘤次之31.3%,子宫内膜息肉与中隔最低2.3%。

2)感染:感染可能是IUA的重要原因之一。宫腔内损伤性手术后继发感染,严重的产褥期感染,包括子宫内膜炎、急性盆腔炎,子宫内膜结核等均可引起IUA。其中结核杆菌是常见的病因之一,且由此导致的宫腔粘连,可引起宫腔内膜的完全破坏和瘢痕形成。

各种宫腔内手术导致创伤的同时,既可导致病原体的直接感染,也可引起创伤组织无菌性炎症反应。但Polishuk等的基础实验研究和临床观察发现:有严重感染的病例,子宫内膜病理检查未发现IUA,而有炎症史的患者并未发现粘连部位有明显炎症改变。可能取材时间不一致。目前认为,有确切病理改变的急性或亚急性宫腔内感染,此时多数患者尚未形成IUA;而临床检查发现IUA时,感染已经得到控制,IUA是宫腔内感染的一种最终病理结局改变。近年来支原体和衣原体感染已成为子宫局部感染的主要病原体之一,其临床表现多为隐匿性。

3)子宫内膜修复障碍:Polishuk等用纤维细胞增生活跃学说来解释IUA的形成。子宫内膜创伤后的修复机制有二:一是内膜及相应小血管再生修复;另一是纤维组织增生,瘢痕组织形成覆盖创面。若子宫受创伤后内膜中成纤维细胞溶解酶活性降低,出现暂时性胶原纤维过度增生,而子宫内膜增生被抑制,结果瘢痕形成,粘连发生。进一步研究提示,成纤维细胞溶解酶活性降低可能与子宫创伤后纤溶酶原活化因子产生减少或活性降低,纤溶酶原活化抑制因子产量增加或活性升高有关。

IUA的发生也存在个体差异,部分患者一次宫腔手术即可发生粘连,而另一些妇女刮宫多次却不发生宫腔内粘连,这可能与体质因素有关。

(2)病理特征:粘连可发生在宫颈内口或宫腔内,也可二者兼有之。宫颈内口粘连偶有少量宫腔内积血。宫腔粘连以损害内膜多少分级,按March在HSG或宫腔镜下观察,粘连少于宫腔面积1/4为轻度,1/4~1/3为中度,>1/3

为重度;宫颈内口有充盈缺损或宫腔镜下见内口处有纤维组织者为宫颈内口粘连。近年来宫腔镜检查日趋普遍,在宫腔镜下可见到结缔组织在充盈的膨宫液体中漂浮如絮状,或结缔组织使宫腔硬化如苍白之瘢痕呈岛状分布于正常内膜之间,严重者粘连组织形成粗细不等的束带。据国外文献报道,取出病理活检之内膜,呈分泌期改变为80%,增殖期改变为12%,内膜增生过长及萎缩分别为3%和5%。子宫内膜中常见有纤维组织、平滑肌、蜕变和机化的绒毛组织及纤维钙化现象等。

(3) 临床表现:临床表现与粘连部位和程度有一定关系,但二者间不完全一致。月经量少、经期缩短、闭经、不孕、流产及产科并发症是主要临床症状。在宫腔手术后月经量减少或闭经,尤其是在产后一周子宫内膜再生时刮宫或人工流产手术后易于损伤内膜,或葡萄胎患者连续多次清宫术后。部分患者有周期性腹痛,双合诊可扪得子宫稍大或正常大,有轻压痛及双附件区压痛。宫颈内口粘连的患者多表现为人工流产术后立即发生闭经,部分患者因宫腔积血和经血逆流入腹腔可表现为腹痛、宫颈举痛、宫体增大压痛,阴道后穹隆穿刺抽出暗红色不凝血液。宫腔探针检查可发现宫颈内口阻塞或狭窄,探针沿子宫屈曲方向及子宫腔轴向前进时,粘连轻者可在受阻后有突破感之后进入宫腔,同时可能有少量暗红色很稠的血液流出。如为宫腔粘连,探针进入宫腔后感到活动受限或宫腔深度较正常小。宫颈内口严重粘连者则探针不能进入内口,需在持续骶神经阻滞麻醉下进行探宫颈口。这种严重的宫颈内口粘连也可发生在非妊娠子宫患者做子宫颈激光或电烙时,手术伤及宫颈管内膜及内口。

不孕或自然流产常常是继发于月经过少或闭经之后。多数学者认为,患者之病变局限于宫腔内。卵巢功能正常,少数也可有卵泡成熟障碍或无排卵。雷刚、韩字研等报告34例人工流产后IUA患者的无排卵周期为20.6%,而正常对照者为2.8%,并有血清PRL略升高。

产科并发症主要是重复性自然流产、早产、前置胎盘、胎盘粘连或植入等,这多发生于IUA得到治疗之后,月经恢复并再次妊娠时可能有此结局。

该病诊断根据典型病史及探子宫腔检查,也可行HSG检查,结果显示宫腔变形、不规则影像,单个或多个充盈缺损,子宫腔边缘不整齐如毛刷状,这是由于粘连造成的宫腔表面不平所致。宫颈内口粘连时宫颈管长且如锯齿状,双侧输卵管多是通畅无损的。造影时推注压力过大或宫腔损害严重时,可使造影剂溢到宫腔外呈网状,或溢入淋巴或静脉回流。宫颈内口或(和)宫腔严重粘连时可使造影失败。宫腔镜检简单方便、准确可靠,既能了解粘连部位和程度,有时还可初步判断粘连的组织学特征。内膜性粘连带外观与周围内膜相似,粘连组织质脆、较软、易分离。断裂的粘连带在膨宫介质中色白、反光性强,多无出血。肌性粘连带见其表面有薄层内膜覆盖或腺体开口,分离时需稍加力,断端粗糙色红。结缔组织粘连带表面呈灰白色,富有光泽,表面无内膜覆盖,断端粗糙、色苍白、无出血。与HSG一样,严重的宫颈内口或宫腔粘连,宫腔镜检也易失败。若粘连累及全部宫腔,行雌孕激素人工周期治疗后无撤退性出血。

(二) 隐经

假性闭经亦称隐经(cryptomenorrhea),是由于子宫内膜功能虽然完好,但经血排出通道受阻,如处女膜、阴道、宫颈等闭锁,经血潴留于子宫腔、阴道内,甚至反流入输卵管或腹腔造成的闭经。常见病因为女性下生殖道的先天发育畸形和后天创伤造成的畸形。

1. 无孔处女膜　处女膜位于阴道与外阴前庭的界面上,为阴道腔化后残留的薄膜状结构。在女胎出生后处女膜仍未穿破,称为先天性无孔处女膜(congenital imperforate hymen)又称先天性处女膜闭锁。若已穿孔的处女膜因炎症等原因形成粘连,将孔封闭,也可形成后天性无孔处女膜,后者常伴有阴唇粘连。

无孔处女膜在人群中的发生率约0.015‰。临床上主要妨碍阴道分泌物的排出。幼年期阴道分泌液少,可无症状,偶可因性早熟或外阴炎症行检查时发现。青春期阴道及宫颈分泌物量渐增多,可导致阴道内黏液积聚,偶可出现下腹坠胀感。检查时见处女膜向外膨隆。肛腹诊可触及直肠前有囊性圆桶状肿块。月经初潮后,因经血不能外流而积聚;多次行经后逐渐形成阴道血肿,以后可发展为宫腔积血,输卵管积血,甚至逆流入盆腔,形成盆腔积血。在此发展过程中,临床症状逐渐出现。最初可感周期性下腹坠胀、疼痛,进行性加重,血肿压迫尿道及直肠,可引起排尿和(或)排便困难、耻骨上痉挛性疼痛、肛门坠胀、尿频、尿急、尿痛,甚至点滴状排尿。当宫腔大量积血时,可导致输尿管移位、扭曲、积水,甚至肾盂积水。经血逆流入盆腔时,可刺激腹膜产生剧烈腹痛。腹部检查时可扪及一触痛明显的包块,有深压痛,少数患者可有轻度肌紧张,反跳痛。妇科检查时发现,处女膜变薄膨出,无开口,表面呈紫蓝色。肛腹诊可触及阴道血肿,子宫增大、触痛,双附件为腊肠样条状包块、触痛。病程长者附件可有不规则增厚,腹部触诊可触及数目不等的触痛包块,易被误诊为卵巢囊肿。B型超声或CT检查可探及阴道桶状囊实性肿块,宫腔及输卵管内积液。

2. 阴道闭锁　有先天性和获得性之分:

(1) 先天性阴道闭锁(atresia of vagina)发生原因之一为:泌尿生殖窦未能形成阴道下段,而米勒管发育正常。发生率约1/50 000~1/60 000。可分为两种类型:Ⅰ型者闭锁位于阴道下段距外阴约3cm左右,上段阴道、宫颈、子宫正常,常合并外生殖器发育不良,故临床表现为原发性闭经、周期性下腹疼痛等。妇科检查见外阴发育不良,处女膜无孔,但表面色泽正常,无向外膨隆征,仔细检查时似可触及囊性感。肛诊时可发现在距外阴3cm左右的上方有一突向直肠的阴道囊性包块,腹痛时包块张力大。经腹或经直肠B超探查可在距肛门3~4cm上方探及一囊性桶状包块,在B超引导下经外阴向肿块穿刺,可抽出陈旧暗红色血液或巧克力样糊状物。Ⅱ型者阴道完全闭锁,可伴有宫颈部分或完全闭锁,宫体发育可正常或畸形。临床表现也为原发性闭经、周期性下腹疼痛等。妇科检查在盆腔一侧或较高处有直径4~8cm的包块,为畸形的子宫或附件肿物。

(2) 获得性阴道闭锁发生的原因为:严重的阴道感

染、外伤、腐蚀性药物灼伤、放射以及手术损伤,可导致阴道粘连闭锁。按照损伤的范围,可表现为全阴道或部分阴道腔的粘连封闭,可为完全性或不全性。完全性阴道粘连闭锁,可出现闭经。合并子宫内膜的完全性损伤,仅表现为闭经,无子宫内膜损伤或子宫内膜损伤不完全,则表现周期性腹痛。本症还应与未经治疗的幼年期小阴唇粘连所致闭经相鉴别。

3. 阴道横隔 阴道横隔(transverse vaginal septum)是两侧副中肾管回合后的尾端与尿生殖窦相接处未贯通或部分贯通所致。横隔不留孔隙的称完全性横隔,较为罕见,否则称不完全横隔,较多见。其形成的原因尚不清楚,可因胚胎发育期阴道板的腔化障碍或不全,或已腔化的阴道壁局部过度增生,突入阴道腔中形成。隔可位于阴道任何部位,阴道上1/3、中段、下1/3是横隔常出现的部位,上段横隔较坚实而厚,下段横隔较薄。多数横隔中央或侧方有一小孔,中段横隔以完全性者多见。不完全横隔者,因经血可经小孔流出,故无闭经。完全性横隔者因经血排出障碍,出现原发性闭经、周期性下腹疼痛等表现。完全性阴道中、上段横隔者妇科检查时可发现有一定长度、宽度的阴道下段,顶端封闭、触及一有波动感的隔膜,其上方阴道扩张,似有囊性感。阴道下段横隔有时不易与阴道闭锁区别,仔细地妇科检查结合膈后腔穿刺是有效的鉴别方法。

4. 宫颈闭锁 宫颈闭锁(atresia of cervix)可因先天发育异常和后天宫颈损伤后粘连所致。先天性宫颈闭锁的患者若子宫无内膜,仅表现为原发性闭经,若子宫有内膜,则引起宫腔积血,甚至经血反流至输卵管。此外,宫颈烧灼、冷冻、药物腐蚀、放射治疗等可引起宫颈粘连闭锁。人工流产、分段诊断性刮宫等均可导致宫颈管内膜的损伤,使之粘连闭锁(详见"创伤性宫腔粘连")。

(许良智)

二、卵巢性闭经

(一)先天性卵巢发育不全(congenital ovarian dysgenesis)

1. Turner综合征 特纳综合征(Turner's syndrome),又称先天性卵巢不育。该综合征1938年由Turner首先描述。1959年,Ford等发现本征患者的染色体核型为45,XO,缺失一条X染色体原因可能是生殖细胞减数分裂时,性染色体不分离所致。从Xg血型的研究证实,缺失的X染色体75%系父源性,25%系母源性。

本征发生率为新生儿的10.7/10万或女婴的22.2/10万。据报道占流产胚胎的3%~10%不等。仅0.2%的45,XO胎儿达足月,其余在孕10~15周死亡。特纳综合征是一种最为常见的性发育异常。其性染色体异常主要有以下几种核型:

(1) X单体型(45,XO):无染色质。具有典型的本综合征表型,最多见。

(2) X染色体缺失:46,X del(Xp),46,X del(Xq)。

(3) 等臂染色体:46,X(Xqi),其表型与XO相似,但约有1/5伴发甲状腺炎和糖尿病。

(4) 嵌合体:核型为XO/XX,XO/XXX或XO/XY。表型有很大差异,可从完全正常到典型的XO表型。

卵巢不发育是本征患者的主要病变,患者就诊的主要诉求为原发性闭经、第二性征不发育、子宫发育不良等。本征患者原发性闭经发生率约97%,原发性不孕占99%。

Turner综合征患者,主要的问题集中在生长不足、性腺缺陷、心血管疾病、学习障碍四方面。其临床特征表现为:身材矮小,很少有超过150cm者,四肢远端可打及淋巴水肿,颈短而粗称为蹼颈(webbed neck)、后发际低、盾形胸、乳头小且位于锁骨中线外,两乳相距远,面容呆板,双眼间距宽,斜视,耳轮大而低,鼻塌陷,上唇圆曲,下唇直短,形成鱼样嘴、高腭弓、颏小,缩颌。该征患者常出现四肢畸形,表现为肘外翻,第4、5掌(跖)骨短,小指短而弯曲,指甲发育不良,过度凸起,胫骨内侧出现外生骨疣。约35%的患者可伴发心血管异常,以主动脉缩窄多见,约占全部心血管异常的1/4~1/2,偶可出现肺动脉瓣狭窄或原发性高血压。约一半患者合并肾脏畸形,包括马蹄肾,一侧肾缺如,双输尿管位于一侧等。皮肤总嵴纹增加,贯通掌、多痣、多瘢痕也是本征的常见表现。主动脉狭窄是威胁患者生命的最大危险。

Turner综合征的临床表现与其染色体核型和确诊时的年龄有关。不同核型患者临床表现有较大差异,嵌合细胞株所占的比例不同,临床表现亦不同,有的甚至只表现为继发闭经。相对于那些有正常细胞株的嵌合型(45,X/46,XX或45,X/46,XY)来说,45,XO核型的个体临床症状更加严重。而有Y染色体嵌合的TS患者发生性腺母细胞瘤及其他生殖细胞肿瘤的风险更高。

X染色体的结构异常包括X等长臂[Xi(Xq)],X等短臂[Xi(Xp)],X染色体长臂或短臂的丢失(XXq,XXp),环状X染色体[Xr(X)],以及各种类型的嵌合体。见表7-3-2。

表7-3-2 X染色体结构异常

46XXq⁻	45XO/46XXq
46XXp⁻	45XO/46XXp
46Xi(Xq)	45XO/46Xi(Xq)
46Xi(Xp)	45XO/46XX/47XXX
46Xr(X)	45XO/46Xi(Xq)/47XXX
45XO/46Xr(X)	45XO/46Xr(X)/47Xr(X)r(X)
45XO/46Xi(Xp)/47XXX	45XO/46Xi(Xp)
45XO/47XXX	45XO/46Xr(X)/47XXX
45XO/46Xr(X)/46XX	45XO/46XX

X染色体结构异常也可导致先天性卵巢发育不全、原发性闭经、性幼稚及外貌异常,骨骼、心血管的畸形等,但出现频率较XO核型者低。XO核型者原发闭经发生率约97%,而XO核型嵌合体患者仅88%表现为原发性闭经,环状X染色体及其嵌合体约63%的患者出现原发性闭经,外貌异常出现频率也低于XO核型者(表7-3-3)。

表7-3-3 Turner 综合征 45XO 和 X 结构异常的
临床特征比较(%)

临床特征	45XO	45XO/46XX	46XXP⁻	46Xi(Xq)
身材矮小	100	100	100	50
蹼颈	42	14	0	14
后发际低	62	36	25	14
盾形胸	50	50	25	36
黑痣	77	64	50	70
肘外翻	54	50	50	70
第4指(趾)短	35	29	0	7

Turner 综合征的确诊,在依据临床表现特点初诊后,应行染色体核型检查,如为 45,XO,还应进一步明确是否存在嵌合体。

Turner 综合征治疗的目标是促进身高,刺激乳房与生殖器发育,防止骨质疏松。对促进身高的治疗方法,注射生长激素(GH)已被接受,推荐剂量为 0.045 ~ 0.050mg/(kg·d)或 0.15U/(kg·d),每天睡前皮下注射。据报道,治疗 2 ~ 7.5 年后,大部分患儿身高超过 150cm。开始治疗年龄越小的患儿效果越明显。待骨骺愈合后或已无望增高者(一般在 12 ~ 14 岁)开始用雌激素促进乳房和生殖器发育。对有子宫的患者应用雌孕激素周期序贯疗法,可有月经来潮,剂量应个体化。有生育要求的无排卵患者可通过供卵体外受精,胚胎移植而怀孕。45,X/46,XX 嵌合型,正常细胞占多数,垂体促性腺激素水平无明显升高者可望生育。

2. 多 X 综合征 该征患者一个细胞至少含 3 个 X 染色体。其中,1959 年,Jacobs 首先描述 47,XXX 综合征,两年后,Carr 发现 48,XXXX 综合征,而 49,XXXXX 由 Kesaree 和 Wooley 首次描述。女性具有 2 个以上的 X 染色体,被定义为超雌(superfemale)。其发生原因系生殖细胞在减数分裂中染色体不分离所致。其影响因素不详,许与母亲高龄有一定关系。

多 X 综合征的发生率约 1‰左右,以 47,XXX 最为常见。其临床表现与 Turner 综合征相似,但卵巢发育不全引起的原发性闭经及不孕发生率明显低于 Turner 综合征,且其临床表现与 X 染色体数目及嵌合情况有关。据不完全统计,47,XXX 综合征患者中约 20% ~ 30% 出现先天性卵巢发育不全,约 15% ~ 25% 为原发性闭经,大部分患者有正常的生育能力。48,XXXX 绝大多数出现自发性月经,但月经失调常见,约 3% ~ 5% 患者可有原发或继发性闭经。49,XXXXX 者原发性或继发性闭经发生率不足 3%。

多 X 综合征患者身高一般正常,但智力障碍严重,X 染色体越多者,智力障碍越严重,部分患者可出现精神症状发作。

3. 单纯性性腺发育不全 患者性腺呈条索状,性幼稚但没有 Turner 综合征的躯体特点,染色体核型为 46,XX 或 46,XY。条索状性腺发生机制仍无定论,性染色体决定性腺发育的基因失活或突变,则导致性腺发育不全。有报道

发现多个家族姐妹中有 2 个以上的 46,XX 单纯性性腺发育不全患者,父母中有近亲史,认为 46,XX 单纯性性腺发育不全可能是一种常染色体隐性遗传病。46,XY 女性患者发育不良的性腺恶变率较高,为 25% ~ 30%。最常见的是性腺母细胞瘤和(或)无性细胞瘤。

患者临床表现为原发性闭经,第二性征不发育或发育不良,内外生殖器一定程度的发育不良,无身材矮小、蹼颈、肘外翻等其他畸形。孕激素撤退试验阴性,生殖激素测定显示卵巢激素水平低下,垂体激素的 FSH 和 LH 升高。腹腔镜探查时见由纤维结缔组织组成的条索状性腺。绝大多数性腺活检均无生殖细胞和各级卵泡存在。

本病根据染色体核型采取不同的治疗方法。46,XX 单纯性性腺发育不全者青春期后应给予周期性雌-孕激素补充疗法,可有月经样出血,并促进女性第二性征发育,预防骨质疏松。46,XY 单纯性性腺发育不全者条索状性腺有发生恶变的可能,应予以切除,青春期后可使用周期性雌-孕激素补充疗法,存在性腺母细胞瘤者仅需性腺切除即可,如存在无性细胞瘤或其他恶性肿瘤时需要更彻底的手术及辅助治疗。本症患者已有通过助孕技术(供卵和体外胚胎移植)成功妊娠的报道。

(二)卵巢抵抗综合征

卵巢抵抗综合征(resistant ovary syndrome)又称卵巢不敏感综合征或 Savage 综合征,由 Moraes-Ruehsen 等首次命名。患者卵巢内有众多始基卵泡,但对高水平的促性腺激素缺乏反应,仅极少数能发育到窦状卵泡期,几乎不能达到成熟期,多数卵泡在窦状卵泡前期呈局灶或弥漫性透明变性。本综合征较少见,约占高促性腺激素型闭经的11% ~ 20%。

该综合征的发病原因迄今还不完全清楚,可能系卵巢缺乏促性腺激素受体或促性腺激素受体变异,或因卵巢局部调节因子异常,卵巢对内源性和外源性促性腺激素缺乏有效反应,或体内产生一种对抗自身卵巢颗粒细胞促性腺激素受体位点的抗体,可能与免疫功能异常有关。患者多表现为原发性闭经,也可见继发性闭经。原发性闭经者大多第二性征及生殖器发育不良,腋毛、阴毛稀少或缺如,外阴及乳房发育差,继发性闭经者第二性征生长发育正常,可有低雌激素症状如潮红、潮热和阴道干燥等。该综合征患者染色体核型为 46,XX。B 超检查卵巢大小基本正常,有小卵泡,皮髓质回声均匀,比例基本正常。腹腔镜探查见卵巢形态饱满,表面光滑,包膜较厚,卵巢活检见始基卵泡多,但窦状卵泡少。内分泌激素测定显示卵巢激素水平低下,促性腺激素水平明显增高,使用外源性促性腺激素很难使卵泡发育。本病治疗以激素补充治疗为主,已有使用激素补充治疗后成功妊娠的报道。

(三)单侧条索状卵巢综合征

1972 年由 Slotnick 和 Goldfarb 首次报告 5 例单侧条索状卵巢综合征(unilatered streaked ovarian syndrome)。患者体态为正常女性,子宫和输卵管形态大致正常,左侧卵巢不发育呈纤维条索状,右卵巢亦呈一定程度的发育不良。

本征的发生机制目前尚不完全清楚,有学者认为与 X 染色体长臂区带敏感区的再分配或缺失或失活有一定关

系,使该患者卵巢在出生后或生理活动启动后出现变性。也有学者提出本征可能与后天性因素作用下卵巢变性不一致有关,当患者出现闭经时,左侧卵巢已完全变性萎缩,而右侧卵巢正处于变性之中。Mittwoch 在研究女性性腺发育时发现,右侧卵巢中总蛋白和 DNA 含量较多,所以左侧卵巢变性先于或重于右侧卵巢。

本征患者染色体核型为 46,XX,G、C 带分析无异常,第二性征均为正常女性体态。月经初潮后经量较少,逐渐趋于月经稀发乃至继发性闭经。部分患者在闭经前可出现无排卵的月经,基础体温单相,原发性不孕,围绝经期综合征等表现。妇科检查其外生殖器及阴道正常,子宫大小如常人。如行腹腔镜检查,可见左侧卵巢呈纤维条索,右侧卵巢发育不良,无排卵或卵巢黄体。女性激素测定表现为卵巢激素水平低下,促性腺激素增高。闭经后子宫内膜萎缩,无腺体或间质。

(任慕兰)

(四) 卵巢酶缺乏

1. 17α 羟化酶/17,20-碳裂解酶缺陷症 17α 羟化酶/17,20 碳裂解酶缺陷症(17α hydroxylase/17,20 lyase deficiency)是先天性肾上腺增生症的少见类型。为 CYP17 基因变异造成的常染色体隐性遗传疾病。临床主要表现为低肾素性高血压、低血钾,女性性幼稚、原发性闭经及男性假两性畸形等。

17α 羟化酶/17,20-碳裂解酶是细胞色素 P450 酶的一种,主要分布在睾丸、卵巢,肾上腺束状带和网状带,是肾上腺类固醇激素合成的关键酶之一,具有羟化酶和裂解酶两种活性。羟化酶的作用是将孕烯醇酮/孕酮转化为皮质醇的前体物质 17 羟孕烯醇酮/孕酮。裂解酶的作用是将 17 和 20 位碳链裂解产生雌激素和肾上腺雄激素的前体物质。17α 羟化酶/17,20-碳裂解酶的编码基因是 CYP17,位于染色体 10q24,含 8 个外显子。编码 508 个氨基酸,分子量约 57kD 的蛋白质。CYP17 基因的变异导致 17α 羟化酶/17,20 碳裂解酶缺陷症。1988 年,Kagimoto 等报告了首例 CYP17 基因突变引起的 17α 羟化酶/17,20-碳裂解酶缺陷症。他们发现,在 CYP17 基因的 8 号外显子有一个 4 个碱基的重复序列,引起 17α 羟化酶/17,20-碳裂解酶的 C 端的氨基酸序列变化,导致羟化酶和裂解酶活性丧失。目前,已有约 50 种突变的报告,多为替代突变、小的缺失突变和小片段的重复序列。

17α 羟化酶/17,20-碳裂解酶缺陷导致雌激素和雄激素合成障碍,皮质醇合成显著减少,促肾上腺皮质激素(ACTH)反应性分泌增加,酶的底物及其前体物质积聚,盐皮质激素产生通路中去氧皮质酮(deoxycorticosterone,DOC)大量增加。因此,17α 羟化酶/17,20-碳裂解酶缺陷患者的主要内分泌特征是血清雌二醇、睾酮、皮质醇降低,FSH、LH、皮质酮、去氧皮质酮增高。雌激素和雄激素合成障碍的临床表现为女性第二性征缺失、原发性闭经。多数患者无腋毛和阴毛,体毛稀少,面部皮肤皱纹增多并呈衰老表现,乳房不发育,幼儿型子宫,卵巢小,但外阴无畸形,骨龄延迟。皮质醇合成减少,ACTH 分泌增加主要表现为疲乏,显著肌肉无力,精神委靡,语音低,皮肤色素沉着,肢体

麻木、刺痛等。DOC 对盐代谢的影响则表现为水钠潴留,血容量增加,出现高血压、低血钾等表现,进而肾素活性显著受抑,醛固酮合成下降,出现低醛固酮血症。

绝大多数 17α 羟化酶/17,20-碳裂解酶缺陷患者的酶活性完全丧失,存在典型的临床表现。但是,有少数的患者 17α 羟化酶/17,20-碳裂解酶仍有部分活性,临床表现不典型或轻微。此类患者称为不完全型 17α 羟化酶/17,20-碳裂解酶缺陷症(combined partial 17α hydroxylase/17,20 lyase deficiency)。患者多以不孕症就诊,ACTH 和肾素活性测定有助于临床诊断和鉴别诊断。

1972 年,Zachmann 等首先报告一例 CYP17 基因突变造成 17α 羟化酶活性正常,而 17,20-碳裂解酶功能缺陷的病例,称为孤立型 17,20-碳裂解酶缺陷症(isolated 17,20 lyase deficiency)。单独的 17,20-碳链裂解酶缺陷造成雌、雄激素合成的障碍,患者原发性闭经,第二性征差或缺失、不孕,血雌二醇、睾酮水平极低,孕酮处于高水平,FSH 和 LH 升高。由于肾上腺皮质激素前体物质的蓄积过多,刺激肾上腺皮质激素产生增多,出现轻度的肾上腺皮质功能亢进症状。

2. 芳香化酶缺陷症 芳香化酶缺陷症(aromatase deficiency)是一种少见的常染色体隐性遗传疾病,由于 CYP19 基因变异,导致内源性雌激素合成障碍造成。在女性,芳香化酶缺乏可以导致原发性闭经。

芳香化酶是微粒体酶复合物,由细胞色素 P450 芳香化酶(cytochrome P450 aromatase,cP450)和 NADPH-细胞色素 P450 还原酶(NADPH-cytochrome P450 reductase)组成。主要分布在卵巢、睾丸、胎盘、下丘脑、骨骼、脂肪等器官和组织。cP450 芳香化酶是雌激素合成的关键酶,将雄烯二酮、睾酮、16α-硫酸脱氢表雄酮(DHEAS)转化为雌激素。cP450 芳香化酶的编码基因是 CYP19,位于染色体 15q21,由 10 个外显子和 9 个内含子组成。CYP19 基因的插入、缺失和突变可能导致芳香化酶结构异常,形成芳香化酶缺陷症。Harada 等发现,胎盘的 CYP19 基因 6 号外显子有 87 个碱基的异常插入,形成了 cP450 芳香化酶有 29 个氨基酸的增加,造成酶的失活。Ito 等报告了 1 例 18 岁原发性闭经女性 CYP19 基因 10 号外显子在 1303bp 位点发生 C→T 突变,造成 cP450 芳香化酶 435 位的精氨酸变为半胱氨酸(R435C);同时,在 1310 位点发生 G→A 的突变,导致氨基酸序列的 C436Y 变化。进一步的体外实验研究发现 R435C 和 C437Y 导致芳香化酶的活性分别下降 98.9% 和 100%。

1991 年,Shozu 等报告了首例芳香化酶缺乏患者。芳香化酶缺乏的临床表现根据不同的发育阶段而不同。胎儿缺乏芳香化酶,造成胎盘雌激素转化障碍,DHEAS 转化成睾酮,导致胎儿和母亲的男性化。新生女婴可以出现假两性畸形。在女性的儿童期和青春期,芳香化酶缺乏多表现为原发性闭经、多囊卵巢、骨成熟延迟、乳房不发育、男性化等。芳香化酶缺乏的内分泌特征是雌二醇水平低下、睾酮水平升高、FSH 明显升高。临床上可以采用雌激素补充治疗芳香化酶缺陷症。

（五）卵泡膜增殖综合征

卵泡膜增殖症是一种少见的卵巢间质的增殖,其主要的病理特征是结节或弥漫性的卵巢间质增生(ovarian stromal hyperplasia),间质内含有散在或巢状的黄素化的卵泡膜细胞,后者称为间质泡膜增殖(ovarian hyperthecosis)。严重的卵泡膜增殖症可伴有广泛而密集的成纤维细胞生长,导致卵巢增大及纤维化。卵泡膜增殖症的病因和发病机制尚不清楚。有研究认为,卵泡膜增殖症的卵泡膜组织对促性腺激素的敏感性增加与卵巢泡膜或间质增生相关。卵巢的间质增生和泡膜增生均造成卵巢产生雄激素增多,出现高雄激素血症。临床表现为月经稀发或闭经,多毛,阴蒂肥大。卵泡膜增殖症可并发糖尿病、高血压、甲状腺功能减退、黑棘皮病等。有一些临床报告提示,卵泡膜增殖症还可能和子宫内膜癌的发生相关。卵泡膜增殖症的内分泌特征是血雌二醇、孕酮处于低水平,多数患者睾酮升高,但LH、FSH 正常。近年来,超声和磁共振开始应用于诊断卵泡膜增殖症。

（姚元庆）

（六）卵巢功能不全

规律的月经及排卵是女性性激素产生及生殖健康所必需的。女性生育力随年龄增长而降低,20 岁初期生育力达到高峰,37～38 岁后开始急速下降,最终绝经来临标志着生殖寿命的终止。近年来,由于女性生育年龄的推迟、恶性肿瘤治疗手段的改善及带瘤生存期的延长,卵巢功能降低甚至衰竭的发生率显著增加,成为不孕症的常见病因之一。

原发性卵巢功能不全(primary ovarian insufficiency, POI)最早由 Albright 等提出;2008 年美国生殖医学会以FSH 水平、生育能力和月经情况为参数,将 POI 分为正常、隐匿性、生化异常和临床异常四个连续的发展阶段(表7-3-4)。

表 7-3-4　原发性卵巢功能不全分期

临床分期	FSH 水平	生育力	月经
正常	正常	正常	规律
隐匿性	正常	降低	规律
生化异常	升高	降低	规律
临床异常	升高(>40IU/L)	降低	紊乱或闭经

临床观察发现不孕通常是 POI 最早期的表现,后期伴随着稀发排卵、月经不规律,最终发展为闭经即卵巢早衰(premature ovarian failure,POF)。卵巢衰竭和闭经发生之前可能有数月或数年的隐匿性卵巢功能异常期,临床称之为卵巢早老化(premature ovarian aging,POA)、卵巢储备降低(diminished ovarian reserve,DOR)或卵巢反应低下(poor responder,PR)。此期患者仅表现为性激素水平异常或生育力降低,但尚未达到 POF 的诊断标准。卵巢功能不全是卵巢功能降低的连续过程,普通人群发生率约为 10%。POA 是否及如何进展至 POF 仍待大量纵向观察研究及循证医学的证实,同时如果能准确识别早期症状和体征,及时诊断和治疗,进行合理的生育规划,仍有很大希望成功

妊娠。

【病因学】　始基卵泡池减少,卵泡闭锁或破坏增加是卵巢功能不全的致病机制,具体的病因目前尚不明确。详见卵巢早衰章节。

1. 年龄　随年龄增加,女性卵子数量减少、质量下降,生殖潜能急剧降低。

2. 遗传因素　染色体核型异常,相关致病基因突变,单核苷酸多态及拷贝数变异。

3. 免疫因素　自身免疫性卵巢炎或伴发其他自身免疫性疾病。

4. 既往病史　严重的子宫内膜异位症、盆腔炎症性疾病、各种系统性疾病等。

5. 医源性因素　盆腔尤其是卵巢手术,恶性疾病,如淋巴瘤、白血病等的放化疗。

6. 环境因素　吸烟、环境毒物、工业化学物、药物等。

7. 特发性　多数患者病因不明,属于"特发性"。

【临床表现】　随疾病进展有不同的临床表型,具体临床表现详见"卵巢早衰"章节。

1. 月经情况　月经正常、频发或稀发,月经期缩短,早绝经风险增加。

2. 不孕　不明原因性不孕、卵巢储备低下或反应不良。卵巢对促性腺激素刺激的反应性低下或无反应。

3. 生化指标　早卵泡期 FSH 升高(10～40mIU/ml),抑制素 B、抗米勒管激素(AMH)降低,雌激素 E_2 水平降低。

4. 超声检查　卵巢体积缩小,窦卵泡数减少(<5 个)。

5. 绝经期综合征　可伴有潮红、烘热、出汗、情绪改变、感觉异常、失眠、记忆力减退、老年性阴道炎、生殖器官萎缩等。

6. 伴发自身免疫性疾病的临床表现　如桥本甲状腺炎、重症肌无力、系统性红斑狼疮等相应症状与体征。

（陈子江）

（七）卵巢早衰

卵巢早衰(premature ovarian failure,POF)是指 40 岁之前闭经,伴有 FSH 水平升高(>40IU/L)、雌激素水平降低等内分泌异常及生殖器官萎缩等围绝经期表现,是目前临床广泛接受和应用的专业术语。近年来,随着环境污染的加剧、生活方式的改变、生育年龄的推迟及带瘤生存期的延长,其发生率呈明显上升趋势。高加索人群 40 岁之前女性发生率约 1%;30 岁之前约 1‰;目前尚缺乏大样本中国人POF 发生率的报道。

虽然 POF 是 POI 的终末阶段,其主要表现为闭经,但临床发现约 50% 的 POF 患者会出现间歇性排卵现象,5%～10% 的患者甚至在确诊多年后仍可自然受孕。临床医生应重视早期症状和表现,根据病因诊断为有生育要求的患者提供最佳诊疗方案,如适当的排卵监测和生育指导,而避免千篇一律地将所有 FSH>40IU/L 的患者判为生育"死刑"。另外,在诊治其他系统疾病时,要充分考虑如何保护患者的卵巢生殖功能,毕竟在目前女性的生育能力是不可再生的。

【病因学】　POF 是一种临床高度异质、病因混杂性疾

病,其约超过半数患者临床上找不到明确的病因。研究资料显示染色体核型异常、基因突变、免疫性因素、代谢异常或药物作用、手术及放化疗损伤、病毒感染等都可能导致POF。这些因素可影响卵泡发育各阶段,导致始基卵泡池过小、卵泡募集异常,或影响卵泡闭锁、破坏加速,致卵泡过早耗竭,最终引起卵巢功能衰竭;但大多数患者病因不清,属特发性。

1. 染色体异常 染色体异常是POF最主要的病因之一(10%~15%),最常见的是X染色体异常。两条结构完整的X染色体对卵巢功能的维持至关重要。45,X及其嵌合体[45,X/46,XX和(或)47,XXX]、X染色体末端缺失及X-常染色体易位是较常见的核型异常。X染色体短臂异常(主要涉及Xp11.2~p22.1)中,50%的患者表现为原发性闭经和性腺发育不全。既往对X染色体长臂结构异常的研究发现,Xq存在卵巢功能和生殖寿命所必需的关键区域Xq13.3~q26/q27,此区域又可划分为POF1(Xq26~q28)和POF2(Xq13~q21)。对于卵巢发育及其功能极具重要性的基因聚集于X染色体的关键区域,区域内逃避X染色体失活的基因单倍剂量不足,重排对邻近基因的"位置效应",或非特异性扰乱减数分裂同源染色体配对从而导致卵泡闭锁加速,是X染色体畸变导致POF发生的主要致病机制。

近年来有学者发现多数X-常染色体易位的X染色体断裂点并不分裂任何基因或所在区域几乎不含编码基因,推测易位断裂点对易位至X染色体上的常染色体基因可能通过发挥表观修饰效应导致POF的发生。

2. 相关基因突变 POF遗传物质异常不仅发生在染色体水平还可源于单基因异常。既往研究发现若干基因突变通过不同的作用机制和致病途径影响卵巢功能,但是每种突变仅能解释少数POF的病因。全基因组关联分析(genome-wide association studies,GWAS)技术已用于POF微效基因的筛查。

(1) X染色体相关基因

1) X染色体短臂相关基因:包括泛素蛋白酶9X基因(biquitin specific peptidase 9,X-linked,USP9X)、X连锁锌指基因(zinc finger protein,X-linked,ZFX)、骨形态生成蛋白15(bone morphogenetic protein 15,BMP15)等。BMP15是已证实的少数POF致病基因之一,继意大利Di Pasquale于2004年首次报道以来,欧洲、美国、北非、印度及中国等多个国家和地区相继发现POF患者携带多种BMP15杂合错义突变,发生率约为1.5%~15%。

2) X染色体长臂相关基因:包括位于POF2关键区域的人类同源黑腹果蝇透明基因(Diaphonous 2,DIAPH2)、达克斯猎犬同源物2(Dachshund homolog 2,DACH2)和POF1B(premature ovarian failure 1B),及POF1区的脆性X智力低下基因1(fragile X mental retardation 1,FMR1)和脆性X智力低下基因2(fragile X mental retardation 2,FMR2)。FMR1位于Xq27.3,该基因前突变(5'非翻译区CGG重复次数为55~200)患者中13%~26%发生POF;散发型POF患者中FMR1前突变发生率为1%~7.5%,而家族性POF患者前突变的发生率高达13%。CGG重复次数与POF风险是非线性的,79~99次重复POF风险较高,55~78次及超过100次重复POF风险降低。新近有研究指出中间带(35~58次)携带者POF风险亦增加,但尚未达成共识,而且英国人群研究也未能重复既往结果,因此,FMR1基因在不同人种POF患者中前突变的重复次数存在差异,其在大样本中国汉族POF人群的意义尚无报道。

(2) 位于常染色体的候选基因:X染色体基因变异无法解释绝大多数患者的发病原因,近年来常染色体相关基因的研究取得了很大进展,目前已发现数十种基因与POF有关。

卵泡发生相关基因:包括卵母细胞特异性的同源核转录因子(NOBOX)、FIGLA、POU5F1、WNT4、生长分化因子9(growth differentiation factor 9,GDF9)、趋化因子(chemokine C-X-C motif ligand 12 gene,CXCL12)、FOXO3A、细胞周期蛋白依赖性激酶抑制剂1B基因(cyclin-dependent kinase inhibitor 1B,CDKN1B)及NR5A1等。高加索及法国POF人群NOBOX基因的突变筛查发现致病变异,而对日本和中国汉族POF患者的研究没有发现阳性突变,推测NOBOX不是亚洲POF人群的常见病因。FIGLa(factor in the germline alpha)是目前所知的最早调控卵细胞发育成熟的转录因子,小鼠和人类FIGLa基因与转录因子3结合后靶定于透明带基因(zona pellucida,ZP)的启动子,调控ZP基因和其他卵细胞因子的表达。基因敲除雌性小鼠不孕,无始基卵泡及透明带形成。笔者在汉族POF患者中发现2种缺失突变(G6fsX66和140delN),突变通过半剂量效应或显性负效应破坏了FIGLa与ZP启动子区域的结合,由此推断FIGLa是部分中国汉族POF患者的致病基因。

与生殖内分泌功能相关的基因:包括抑制素α(inhibin α,INHA)、雌激素受体基因(estrogen receptor-a,ER-a)、甲状腺球蛋白基因(thyroglobulin,TG)、孕激素受体膜蛋白1(progesterone receptor membrane component 1,PGRMC1)等。多个不同种族POF人群INHA基因突变的筛查或启动子多态的关联研究结果存在争议。最近Meta分析指出INHA突变与部分种族人群POF的发生存在显著关联,强调抑制素在卵巢功能及生育力的重要作用;功能实验证实INHA G769A突变导致抑制素B活性降低是POF发生的易感因素。

(3) GWAS和CNV相关候选基因研究:近年来全基因组关联分析(genome-wide association studies,GWAS)技术日臻成熟,国际上先后进行了不同人种POF相关全基因组分析及拷贝数变异(copy number variations,CNV)研究。2008年Oldenburg等利用Affymetrix GeneChip Mapping 50K对两个荷兰POF家系进行全基因组连锁分析,发现易感位点5q14.4~q15及相关基因DHFR、NR2F1、MEF2C、CCNH、SSBP2和CSPG2。HyunJun Kang等对24例韩国POF患者进行109 365个SNP位点进行扫描,发现相关位点7p14和候选基因PTHB1。Knauff等利用Illumina Infinium Ⅱ Hapmap370 SNP芯片扫描了99例荷兰POF患者基因组DNA,发现候选基因ADAMTS19。Azzedine等2009年报道通过比较基因组杂交芯片对99例法国POF患者进行CNVs分析,于1p21.1、5p14.3、5q13.2、6p25.3、14q32.33、16p11.2、

17q12,以及 Xq28 位点发现 CNVs 变异,并确定候选基因 *DNAH5*、*NAIP*、*DUSP22*、*AKT1* 及 *NUPR1*。2011 年 McGuire 等利用包含 318 000tagSNP 和 52 000 CNV 标记的芯片筛查了 89 例 POF 患者,发现了 17 种微重复和 7 种微缺失,其中微缺失区域集中在 8q24.13,10p15 ~ p14,10q23.31,10q26.3,15q25.2,和 18q21.32,并确定候选基因 *SYCE1*、*CPEB1*。

GWAS 及 CNVs 是探索遗传病因的有效手段,代表了该领域研究的最新发展趋势和方向,基因芯片高通量和大规模的分子研究技术可以发现新的 POF 候选基因位点,开展染色体微缺失、重复、拷贝数变异分析,发现与 POF 有关的 CNV。但不同人种的 GWAS 结果没有易感位点的交叉和候选基因的重叠,分析可能的原因:一方面 POF 发病率较其他复杂疾病低,因此很难收集千份以上的标本进行 GWAS 研究,不足 100 例的标本数导致结果的假阳性增高;另一方面不能排除不同人种的遗传异质性导致易感位点的差异。

3. 影响卵巢功能的多效性 Mendelian 遗传疾病 对以 POF 为临床特征之一的其他遗传性综合征,如睑裂狭小-上睑下垂-倒转型内眦赘皮综合征、半乳糖-1-磷酸尿苷转移酶缺乏、碳水化合物缺乏糖蛋白综合征、脑白质发育不良、Perrault 综合征等的深入研究,发现了候选基因 *FOXL2*、*GALT*、*PMM2*、*EIF2B*、连接蛋白基因等,上述疾病与 POF 的相关性值得进一步研究。

4. 线粒体 DNA(mitochondrial DNA,mtDNA) 成熟卵子是人体内 mtDNA 含量最丰富的细胞,mtDNA 多聚酶 γ 基因突变是进行性外眼肌麻痹(progressive external ophthal-moplegia,PEO)的致病原因。已发现 PEO 家系伴发 POF,并携带相同的错义突变;该基因复合杂合突变(*N468D/A1105T*)也被证实与 POF 发病存在相关性。

5. 先天性酶缺乏 在性激素合成过程中,17α-羟化酶/17,20-碳裂解酶等缺乏,雌激素合成障碍,引起高 Gn 血症,可出现原发性闭经或 POF。半乳糖 1-磷酸尿苷转移酶缺乏使血半乳糖升高,实验显示,半乳糖过多能影响生殖细胞向生殖嵴迁移,减少卵子数目,即使在出生后限制半乳糖摄入,也易发生 POF。

6. 医源性因素 近年来随着医疗手段的改善,乳腺癌、白血病、淋巴瘤及其他恶性疾病的生存率和治愈率显著提升,但放化疗导致的卵巢早衰发生率亦增加。

放疗对卵巢的影响取决于放疗的范围,盆腔放疗发生 POF 的几率相对较高。同时患者年龄及放疗剂量也是重要风险因素。青春期前卵巢对放疗相对不敏感,当卵巢受到的直接照射剂量在 0.6Gy 以下时,卵巢功能几无影响;0.6 ~ 1.5Gy,对 40 岁以上妇女的卵巢功能有一定影响;1.5 ~ 8.0Gy,约 50% ~ 70% 的 15 ~ 40 岁妇女可出现卵巢功能衰竭;放射剂量超过 8Gy(800rad)时,所有年龄的妇女卵巢功能出现衰竭。放射线照射后,卵巢出现卵泡丢失,间质纤维化和玻璃样变,血管硬化和门细胞潴留,照射 2 周左右,血 Gn 水平开始上升。年轻妇女因卵泡数量相对较多,卵巢血运丰富,抗放射线损伤能力强于年长妇女,同等剂量的放射线照射,POF 发生率相对较低。

化疗药物对卵巢的损害与患者年龄、化疗药物种类、剂量、用药长短相关。以烷化剂明显,如环磷酰胺、白消安、左旋苯丙氨酸、氮芥等属于高风险性腺毒性药物。此类药物不需细胞增殖即可发挥细胞毒性效应,所以可以破坏静止卵母细胞,甚至是始基卵泡的前颗粒细胞。化疗药物可通过影响卵泡成熟,促进始基卵泡耗竭而损害卵巢。而作用于分裂细胞的抗代谢药物的性腺毒性相对较小。目前认为加用 GnRH-a 可降低化疗药物对卵巢的性腺毒性作用,但仍需循证医学的证实。

盆腔手术,如单/双侧卵巢切除术、卵巢楔切术、打孔术、囊肿剥除术、输卵管结扎等,均可能破坏卵巢血供或皮质,引起炎症反应,对卵巢功能造成不可逆性损伤。临床观察发现术后 1 ~ 5 年是卵巢功能减退的高发期,有研究报道腹腔镜下双侧卵巢子宫内膜异位囊肿剥除术后 POF 发生风险显著增加,绝经年龄提前。

7. 免疫性损害 约 30% 的 POF 与卵巢自身免疫性损害有关,因此认为 POF 是一种自身免疫性疾病或全身自身免疫性疾病累及卵巢后的表现。支持 POF 是卵巢受免疫性损害所致的依据是:①卵巢活检发现卵泡周围存在淋巴细胞、浆细胞浸润;②循环血中发现抗卵巢细胞抗体;③患者出现大量的免疫细胞异常;④循环血中发现与自身免疫性疾病相关的抗原或抗体;⑤免疫抑制剂治疗对部分 POF 患者显效;⑥2% ~ 40% 的 POF 常伴或继发下列自身免疫性疾病(表 7-3-5)。其中 POF 与自身免疫性 Addison 病紧密相关,二者具备共同抗原(17α 羟化酶和 P450 侧链裂解酶)。约 4% ~ 8% 的 POF 患者循环血中肾上腺自身抗体阳性,显著高于相对于正常人群(<0.5%)。自身免疫性 Addison 病中 POF 发生率高达 20.2%,且仅发生于伴发自身免疫性多腺体综合征(APS)者。

表 7-3-5 与 POF 有关的自身免疫疾病

桥本甲状腺炎	系统性红斑狼疮
Addison 病	重症肌无力
慢性活动性肝炎	类风湿关节炎
克罗恩病	特发性血小板减少性紫癜
肾小球肾炎	原发性胆汁性肝硬化
Ⅰ型糖尿病	吸收障碍综合征

正常妇女血中可发现抗卵巢及其组分抗体,但滴度较低。POF 患者外周血中可检测出高滴度抗卵巢抗体、抗颗粒细胞膜抗体、抗卵浆抗体、抗透明带抗体。但是抗卵巢抗体特异性较低,且其致病作用尚不明确,目前无一项能够证实自身免疫性卵巢衰竭的临床诊断。

类固醇生成细胞抗体(StCA)和类固醇生成酶抗体(21 羟化酶、侧链裂解酶、17α-羟化酶)是最常见的卵巢自身免疫性抗体。伴发 Addison 病的 POF 患者,上述抗体的阳性率为 90%。StCA 及抗类固醇生成酶抗体可作为 Addison 病患者发生 POF 的预测指标。病理学检查发现自身免疫性卵巢炎患者中单核细胞选择性浸润窦前卵泡及窦状卵泡的膜细胞,始基卵泡不受破坏,颗粒细胞正常生长直至黄素化。免疫反应选择性地破坏卵泡膜细胞,雌二醇因合成底物减少而分泌降低,FSH 反馈性升高刺激颗粒细胞生长,抑制素分泌增多。高抑制素水平可以在疾病的早期阶段使自身免疫性 POF 区别于其他病因导致的 POF。

既往研究证实 T 细胞亚群的改变及 T 细胞介导的细胞免疫损伤也参与自身免疫性卵巢炎的发生。Chernyshov 等报道 POF 患者中产生抗体的 B 淋巴细胞增多,抑制性/细胞毒性效应性淋巴细胞减少,提示患者的体液免疫细胞增殖旺盛,细胞免疫细胞增殖能力低下。胸腺切除后患自身免疫性卵巢炎的小鼠及 POF 女性 NK 细胞数目减少,NK 细胞活性受损。

8. 其他因素 吸烟或被动吸烟:大量流行病学数据显示吸烟女性绝经年龄较非吸烟人群提前 1~2 年。烟草中的二甲基苯丙蒽能够与颗粒细胞和卵母细胞的多环芳烃受体结合,激活促凋亡因子;另外尼古丁具有抑制芳香化酶的活性,影响雌激素的合成。烟草中的多环烃对生殖细胞有毒性作用,可导致卵泡耗竭。

此外,病毒感染也可导致 POF 发生。3%~7% 流行性腮腺炎感染者发生 POF,既往也有免疫抑制患者患巨细胞病毒性卵巢炎的报道。长时间服用抗类风湿药物如雷公藤,也可能引起 POF;环境中毒物如镉、砷、汞等,有机溶剂、杀虫剂、塑化剂、工业化学制剂等,乙型脑炎、腮腺炎病毒等均可损伤卵巢组织。

【临床表现】 POF 的临床典型表现为:继发性闭经,高 FSH,低雌激素血症。

1. 月经失调 40 岁之前,出现月经稀发、经期缩短、经量减少、渐至闭经;或月经规律者突然闭经;或停服避孕药、妊娠后无月经来潮。约 4%~18% 的继发性闭经由 POF 引起,部分患者可先出现月经周期完全紊乱继而闭经。

2. 不孕或不育 POF 因发病时间早晚不同,表现为原发性或继发性不孕或不育。

3. 雌激素缺乏表现 潮热、出汗等血管舒缩症状,失眠、记忆力减退等神经精神症状,老年性阴道炎、生殖器官萎缩、性功能障碍等泌尿生殖道症状,以及骨质疏松、心血管疾病等远期并发症。原发闭经者很少有此表现。

4. 伴发自身免疫性疾病的临床表现 如桥本甲状腺炎、肾上腺功能减退、重症肌无力、系统性红斑狼疮等相应症状与体征。

5. 激素变化 血 FSH 水平持续在 40IU/L 以上,E_2 常低于 50~70pmol/L,抗米勒管激素(AMH)降低。若伴发甲状腺、肾上腺的自身免疫性疾病引起其功能低下,则皮质醇、T_3、T_4 水平低下,ACTH 和 TSH 则升高。

6. B 型超声检查 经阴道或经直肠 B 型超声检查可见子宫小,卵巢测值小于生育期妇女,无卵泡存在或虽有卵泡存在,但数目很少。直径很少在 10mm 以上者,连续监测未见卵泡发育。部分患者可见间歇性卵泡发育及排卵。

7. 基础体温单相,宫颈黏液评分低,阴道脱落细胞学检查提示雌激素水平低落。

8. 精神心理 自卑、害羞、抑郁、焦虑、悲伤、绝望、社会感知降低等。

(陈子江)

三、垂体性闭经

垂体性闭经为中枢性闭经,主要致病环节在垂体前叶。

垂体前叶器质性病变能影响 Gn 的分泌,继而导致卵巢功能低落而引起闭经。对各种病因引起的垂体功能障碍所致的闭经,均应通过激素的检测或计算机断层扫描(CT)或磁共振(MRI)等方法做进一步检查,以发现垂体病变的部位及程度,以达到最佳的治疗。

(一)希恩综合征

希恩综合征(Sheehan syndrome)1939 年由 Sheehan 首先描述。该病是由于分娩期或产后大出血,特别是伴有较长时间低血容量性休克,影响垂体前叶血供,在腺体内部或漏斗部形成血栓,引起梗死、缺血性坏死,纤维性萎缩,而造成垂体功能不全,继发垂体前叶多种激素分泌减退或缺乏而引起的一系列症状。据报道发生率至少占产后出血性休克患者的 25%。

【发病机制及病理生理】 产时或产后大出血引起垂体前叶功能减退的机制尚不清楚,一般认为与以下几个方面有关:

1. 妊娠期垂体的特点 妊娠期垂体呈生理性增生肥大,较非孕期大 2~3 倍,主要由于 PRL 分泌细胞增生肥大所致。需氧量相应增多,尤其在分娩时需氧量约增加 3 倍,因此对缺氧更加敏感。此时若有全身循环衰竭,垂体前叶血流量锐减,易于引起梗死。

2. 垂体前叶血运特点 80% 来源于垂体上动脉和门脉丛,10%~20% 来源于颈内动脉分支,当休克时动脉和门脉循环血量皆骤减,反射性引起血管痉挛,更加重缺血缺氧。缺血缺氧首先从垂体柄水平开始向垂体前叶延伸,缺血时间越长,垂体坏死和功能损害越严重。垂体后叶血供不依赖门脉系统,故不一定累及后叶,但也有极少病例可发生抗利尿激素分泌异常及尿崩症状。

3. 垂体储备功能 垂体前叶功能有较强的代偿能力,但垂体组织破坏超过 50%~79%,难以满意地代偿。一般当垂体坏死面积达 50% 时临床才出现症状;坏死面积为 75% 以上,则症状明显;坏死面积超过 90%,则症状严重。

4. 多系统变化 由于垂体前叶可分泌调节甲状腺、肾上腺、性腺等多种激素,因此,当垂体缺血坏死及萎缩,致垂体功能低下,可使垂体分泌的各种激素减少,可为单一激素或两种或多种激素分泌功能的缺陷。各种垂体激素分泌障碍出现的时间和频率顺序为促性腺激素(FSH、LH)→GH→TSH→ACTH,受其调节的靶腺如卵巢、甲状腺、肾上腺皮质等也随之呈萎缩性变化,功能低下,其他脏器组织也可随之发生不同程度的萎缩,从而使本征表现为多系统、多脏器的变化。

【临床表现】 临床表现与垂体坏死的面积、程度及代偿再生能力有关,并根据垂体前叶损伤、破坏的部位、范围和功能衰竭程度,以及与减退的促激素相应的靶腺萎缩程度而定。临床表现以激素缺乏为主,常以下列次序出现。

1. 性腺功能减退 最早出现的是由于 PRL、Gn 缺乏所致的产后无乳与闭经,产后出血导致无乳为本征的发生信号,继而性腺功能减退,阴毛、腋毛脱落,性欲减退甚至消失,不育,第二性征衰退,生殖器及乳房萎缩。

2. 甲状腺功能减退 表现为甲状腺功能减退症状,患者出现怕冷、乏力、少汗、记忆力衰退,皮肤干且粗糙,严重者甚至出现黏液性水肿、面色苍白、眉毛脱落、表情淡漠、反应迟钝、食欲缺乏、精神抑郁、心率缓慢、低基础代谢等症状。

3. 肾上腺皮质功能减退 患者虚弱、疲倦、全身软弱无力、恶心、厌食、消瘦、抵抗力低、易感染、贫血貌、低血压、低体温、皮肤色素变淡、乳晕变淡、会阴部色素脱落,患者应急反应能力低下。

4. 其他 说话声音低、嗜睡、生长激素(GH)缺乏、低血糖等。

5. 希恩综合征危象 是指本症患者在各种应激因素如感染、过度劳累、饥饿、创伤、手术、胃肠功能紊乱(吐泻)、精神刺激或应用过多镇静剂、突然停药等促发后,病情急剧恶化,以致发生休克、高热昏迷的征象,其中以感染为主要诱发因素的占70%。临床类型分低血糖型、循环衰竭型、水中毒型等,其中以血糖过低最为主要。除低体温性危象与甲状腺激素严重不足有关外,其他各型均与肾上腺皮质功能不足有关,如不及时抢救,可引起死亡。

【实验室检查】

1. 采用放射免疫法、酶联免疫法或化学发光法测定血清促卵泡素(FSH)、黄体生成素(LH)、促甲状腺激素(TSH)、促肾上腺皮质激素(ACTH)、催乳素(PRL)、生长激素(GH)、雌二醇(E_2)、孕酮(P)、游离甲状腺激素(T_3、T_4)及皮质醇浓度,均低于正常值。

2. 空腹血糖测定血糖偏低,糖耐量试验呈低平。

3. 心电图检查,示窦性心动过缓,低电压,T波低平、双向或倒置。

4. 血常规的红细胞、血红蛋白值降低,呈不同程度贫血。

5. 必要时做蝶鞍计算机断层扫描(CT)以除外垂体肿瘤。

对于亚临床不典型的病例,实验室检查有时也可在正常范围,因此可疑有希恩综合征者,需进一步做垂体前叶储备功能试验,常用的有GnRH兴奋实验和促甲状腺激素释放激素(TRH)兴奋试验,表现为无反应型或低反应型。

【诊断和处理】 对有典型病史、症状与体征的希恩综合征,诊断多无困难,绝大多数患者有产后大出血、休克、产后无乳史及相关垂体激素缺乏症状,但无头痛,无视野缺损。根据病史、症状、体征以及内分泌激素测定都是低水平,对该征不难做出诊断。

【预防】 希恩综合征是一种可以预防的疾病,做好围生期保健工作,预防产后大出血及防治休克是预防本病的正确措施。一旦发生失血性及感染性休克应及时处理,力争减少出血的程度,缩短失血的时间,及时补充血容量,使缺血坏死的影响通过代偿得以弥补。

(二)单一性促性腺激素缺乏症

本症指垂体其他功能均正常,仅促性腺激素分泌功能低下的疾病,或LH缺乏或FSH缺乏导致性腺功能低下。

【病因】 该病病因未明,可能是LH或FSH分子、α、β亚单位或受体异常所致。近年的研究表明,该病可能是涉及FSH和LH分泌的下丘脑-垂体通路的基因突变导致的,如GnRHR、GnRH1、KISS1R/GPR54、TAC3、TACR3等。

【临床表现】 该病表现为性幼稚,主要症状为原发闭经,性腺、性器官和性征不发育,身长正常或高于正常,指距大于身高,骨骺愈合延迟。

【诊断】 该病血FSH、LH和雌激素水平低下;B超检查卵巢内有始基和初级卵泡;性染色体46,XX。

早期诊断该病时,一定要与正常人青春期延迟相鉴别,当两者确难诊断时,可采用绒毛膜促性腺激素进行试验性治疗,青春期延迟者可见明显的性发育,停药后性发育可继续进行;而单一性促性腺激素缺乏者,一旦停药,则性发育停止。

(三)生长激素缺乏症

儿童生长激素缺乏症(GHD)又叫垂体侏儒症。系生长发育前,腺垂体功能减退,GH分泌缺乏或不足或对GH不敏感所致的生育障碍。发病始于婴儿期或儿童期,可能由于单独GH分泌不足,也可能是多种激素分泌不足所致。成年人生长激素缺乏症常常难以发现,除了儿童期单纯GHD持续到成年期外,成人GHD垂体或垂体周围病变也可引起生长激素缺乏。

【病因及发病机制】 病因可分为特发性和继发性两类,可由垂体本身疾病所致(垂体性),也可由下丘脑功能障碍导致生长激素缺乏(下丘脑性)。可为单一性GH缺乏,也可伴有腺垂体其他激素缺乏。

【临床表现】 儿童生长激素缺乏症患者出生时发育正常,出生后发育迟缓,体型及面貌似小儿童,身材矮小,身高约125~130cm,但体态相对匀称,智力正常。青春期后,内外生殖器和第二性征皆不发育,腋毛、阴毛稀少或无,伴有闭经和不孕。激素测定提示生长激素水平低落,促性腺激素、促肾上腺皮质激素、促甲状腺激素也可呈不同程度的低水平。

成年人GHD表现为身体组分改变、肌肉量减少、中心性脂肪增加;精神心理方面表现为精力下降、情绪不稳定、孤独感等,女性表现为闭经和不孕。对于成年人GHD,近年来也主张用生长激素补充治疗,GH替代可以逆转该病的变化,提高生活质量。GH治疗以小剂量开始渐进增加,通过监测血IGF-1水平了解GH的疗效,当GH增加到血IGF-1水平达到相应年龄、性别的正常范围,可维持该剂量。

【诊断】 GH缺乏性侏儒症的诊断主要根据身材矮小,童年体型和外貌,生长速度缓慢以及无性的发育等临床特征,血清GH基值明显降低或测不出,兴奋试验GH<5μg/L,正常人超过10μg/L。

(四)垂体肿瘤

垂体肿瘤约占颅内肿瘤的10%,尸解检出率为9%~22%。垂体瘤按其分泌功能分为催乳素瘤、生长激素分泌细胞瘤、促肾上腺皮质激素分泌细胞瘤和促甲状腺激素分泌细胞瘤,催乳素瘤是最常见的垂体肿瘤,占垂体瘤的75%左右,占闭经患者15%。不同类型的肿瘤所分泌的激素不同可出现不同症状,但多有闭经的表现。

垂体腺瘤多发于成年人,儿童少见。成年人的垂体腺瘤多为有分泌功能的腺瘤,内分泌紊乱常常是患者求治的原因,而不是神经压迫症状。如果儿童患垂体腺瘤,一般瘤体较大而且有浸润倾向。

垂体肿瘤的发病原因至今不清,由于垂体激素的合成和分泌受下丘脑激素释放和抑制激素调控,因此早期认为,下丘脑激素分泌失调是垂体肿瘤的发病原因。近年来研究发现,垂体本身基因改变、转录因子、生长因子及信号蛋白异常等与垂体瘤的发生有关。30%~40%的垂体生长激素腺瘤患者有 gsp 基因,这种原癌基因可以导致 cAMP 产生增多,促进垂体瘤生长,在促肾上腺皮质激素腺瘤及非功能性垂体腺瘤中也存在 gsp 基因。另外,很多垂体腺瘤患者存在抑癌基因 MEN1 的 11q13 等位丢失。可见,垂体瘤的发生是垂体细胞本身缺陷、gsp 基因、MEN1 基因 11q13 等位丢失、下丘脑激素、局部生长因子等因素共同作用的结果。

1. 催乳素瘤　催乳素瘤(PRL 瘤)是垂体前叶有功能的腺瘤,属良性,生长速度缓慢,该瘤是引起闭经最常见的器质性病因之一。成年人发病率为 1/10 000,男女发病比例为 1:10,在 20~50 岁女性发病率最高。占闭经妇女的15%左右。催乳素瘤按大小分为大腺瘤和微腺瘤,直径>1cm 为大腺瘤,≤1cm 为微腺瘤。90%以上的 PRL 腺瘤为小的鞍内肿瘤,大腺瘤较少见。极少数 PRL 瘤具有侵略性或局部侵袭,引起重要结构的受压。恶性 PRL 腺瘤非常罕见,治疗困难,可在中枢神经系统内外播散转移。

(1) 发病机制:至今尚未完全清楚,通常认为其发病涉及 PRL 调节因素的异常或垂体 PRL 分泌细胞本身的缺陷。分子生物学研究表明,部分患者有多巴胺 D2 受体基因表达的缺陷和垂体 PRL 分泌细胞的原发缺陷,这是复杂的多步骤改变的结果。可能为 PRL 细胞内部的突变及生长因子的参与,引起了细胞复制机制的异常,也可能是在下丘脑多巴胺抑制作用减弱的情况下,增殖加速的 PRL 分泌细胞易于发生突变。其结果均使异常 PRL 克隆化增殖。关于催乳素瘤产生高 PRL 血症的原因可能是:①催乳素瘤细胞自主分泌 PRL 而不受催乳素抑制因子(PIF)的抑制;②肿瘤增大压迫垂体柄,阻断门脉供血,使下丘脑产生的 PIF 进入垂体减少,以致垂体分泌 PRL 增多。

高 PRL 血症可以直接引起溢乳;PRL 增多可引起多巴胺及阿片类神经递质增多,它们通过干扰促性腺激素释放激素的脉冲分泌,从而影响生殖轴,导致闭经、不孕、雌激素水平降低;PRL 还可以刺激肾上腺雄激素的合成,导致妇女出现多毛和痤疮;高浓度的 PRL 抑制降钙素,增加骨动员,减少骨钙沉积,导致骨质疏松。PRL 可间接刺激胰岛素 β 细胞、增加肝脏及周围组织对胰岛素作用的抵抗。

(2) 病理:催乳素瘤肉眼可见主要局限于垂体前叶腹侧,当肿瘤生长时,垂体前叶腹侧区增大,使蝶鞍骨质受压迫。大腺瘤可侵入鞍上、第三脑室底部、额叶和额叶底部。光镜下催乳素瘤细胞形态无特殊,可呈嫌色性,少数为嗜酸性,故常认为是嫌色细胞瘤。电镜下根据胞浆内分泌颗粒及细胞其变化分为两种类型:①颗粒储存型(致密颗粒型):瘤细胞较大,胞浆内较多或充满粗大的分泌颗粒。粗面内质网及高尔基复合体较少。在细胞膜之间可见分泌颗粒的"错位胞吐"(exocytosis)现象,是催乳素瘤的特征。②分泌活跃型(稀疏颗粒型):胞浆内分泌颗粒稀疏散在,

少数颗粒可在胞膜外,胞浆中可见大量高尔基复合体处于不同发展阶段、尚未成熟的初分泌颗粒,有些胞浆内存有大量粗面内质网,线粒体较少。

(3) 临床表现:典型的临床表现为闭经溢乳。

1) 闭经:垂体催乳素瘤患者最早的症状是闭经,闭经时间的长短与血清 PRL 升高程度相关。大多数认为 PRL 增高、促性腺激素释放激素脉冲式分泌及雌激素、孕酮合成受阻是闭经的重要机制。

2) 溢乳:溢乳是本病的重要症状,溢乳量多少不等,多时易被患者觉察,少时需挤压乳房才能发现,也可呈乳水状。有些是产后停止哺乳后溢乳不止,亦有发生于人工流产后或未婚未孕妇女,多为双侧性,也可呈单侧性,溢乳的出现与否及其量多少与血清 PRL 值不呈正相关关系。

3) 不育:高 PRL 能减弱或抑制促性腺激素释放激素的脉冲式分泌,并抑制雌激素对下丘脑的正反馈作用,因而阻碍了排卵前 LH 峰的产生,引起无排卵性不孕,同时使卵巢合成甾体激素能力下降,卵泡发育终止,雌激素不足,生殖器萎缩。

4) 压迫症状:肿瘤继续扩张,压迫周围脑组织,约70%~80%出现头痛,向上压迫视交叉,约40%~60%有视力或视野障碍,如双颞侧偏盲、视野缺损、视力减退,长时间压迫致视神经萎缩可造成永久性失明;压迫垂体后叶,可发生尿崩征;压迫下丘脑,可引起肥胖、嗜睡、多梦、体温调节障碍等,肿瘤发生急性出血坏死——垂体卒中时,可有剧烈头痛、恶心、呕吐、突然失明,甚至昏迷。

5) 低雌激素症状:部分患者由于雌激素水平低落,可出现面部阵发性潮红,性情急躁,性欲减退,阴道干燥,性交困难、骨质疏松等。

6) 高雄激素症状:40%患者出现多毛、肥胖、痤疮等。

(4) 诊断:该病的诊断通常要结合临床症状、实验室分析和垂体影像学检查。PRL、CT、MRI 三者诊断符合率为91%。

1) 病史:多数患者常以闭经、溢乳或不育为主诉就诊,对非哺乳期妇女询问是否有自发性溢乳,并要了解有无服用引起 PRL 升高的药物,有无视力的改变及头痛。怀疑药物性高 PRL 者停药或用替代药物 3 天后再检测 PRL 以明确诊断。

2) 体检:特别要挤压乳房观察有无溢乳,妇科检查应注意生殖器有无萎缩。

3) 内分泌检查:患者应进行系统的内分泌检查。PRL 测定应用放免法、酶免法或化学发光法测定,PRL 值目前以25ng/ml 为未孕妇女血 PRL 正常高限。当超过 60~100ng/ml,患者出现闭经,如无服药史,必须除外垂体瘤的存在。一般来说,PRL 水平的高低与垂体瘤的大小呈正相关。PRL 值介于正常值上限和100ng/ml 之间者,可能原因包括服用精神活性药、雌激素,或是特发性,也可能是 PRL 微腺瘤引起;PRL 水平高于150ng/ml(高于正常值 5 倍)的大多数患者患有 PRL 腺瘤。大腺瘤通常其 PRL 水平高于250ng/ml,有些病例大于1000ng/ml,然而这些值不是绝对的,PRL 腺瘤表现为 PRL 水平的波动性升高,也可出现肿瘤大小和激素水平的不相关现象。检测 PRL 应注意:①催

乳素测定各个实验室标准不一,故诊断标准以本实验室标准为准。②影响 PRL 的因素很多,应激、运动、紧张心理、检查,甚至静脉抽血也使部分患者血清 PRL 升高,因此要注意避免应激,并要动态观察。③催乳素呈阵发性脉冲式分泌,夜间睡眠时升高,每 10 ~ 60 秒有一次脉冲式分泌,清晨 2 ~ 6 点分泌最高,每天上午 9 ~ 10 时为最低,因此采血必须避开波动高峰,最好在上午 9 ~ 10 时采血。垂体瘤的 $FSH、LH、E_2$ 值低于正常;测定 $TSH、T_3、T_4$ 可排除原发性甲状腺功能减退。另外,部分 PRL 瘤可分泌 TRH 或 ACTH,可通过测定相关激素确诊。

4) 影像学检查:对诊断垂体瘤有决定性的意义,通过了解蝶鞍的大小、形态、骨质的改变,间接确定肿瘤的存在及大小。蝶鞍 X 线检查:过去常用蝶鞍正侧位摄片对垂体瘤诊断有一定价值,现已由计算机 X 线断层扫描(CT)和磁共振(MRI)代替,但仍可用来筛选病例,以便进一步检查,在无 CT 设备时仍是诊断垂体巨腺瘤的主要手段。异常 X 线表现有:蝶鞍扩大、骨质吸收和鞍底下陷呈双边。CT 能清楚地显示局部解剖结构,具有高分辨率,能辨认直径 3mm 以上的肿瘤,可早期发现垂体微腺瘤(直径<10mm),对微腺瘤的诊断准确率为 80% ~ 90%,对诊断垂体巨腺瘤(直径>10mm)的准确性可超过 95%,还可确定肿瘤是否已向蝶鞍上扩展及其范围,并用于指导治疗和随访。在诊断小腺瘤和明确大腺瘤扩展范围时,增强 CT 扫描略差于 MRI,但在无 MRI 或 MRI 有禁忌证的时候使用增强 CT 扫描。MRI 诊断垂体瘤比 CT 更优,MRI 直接多平面呈像可发现直径 1 ~ 2mm 的肿瘤,不需静脉注射对比,不接受 X 射线,尤为适合妊娠期垂体瘤的检查,为垂体瘤的最佳检查方法。

5) 视野检查:视野检查可协助了解病变的部位及严重程度。肿瘤邻近视交叉的大腺瘤患者应行视力视野检查(如 computerized Goldman perimetry),但微腺瘤患者视力检查不是必须的。

6) 功能试验:对部分可疑患者,根据病情,可选择进行(详见本篇第四章)。

2. 促肾上腺皮质激素腺瘤(ACTH 腺瘤)　1932 年由 Harvey Cushing 首次描述,因此又称库欣综合征(Cushing's syndrome)。肾上腺皮质增生型皮质醇增多症中约有半数患者为 ACTH 腺瘤。直径<10mm 属微腺瘤,由嗜碱粒细胞组成,直径>10mm,属大腺瘤,大多为“嫌色性”。光镜下瘤细胞为多角形或圆形,体积较大,细胞核圆形,居中,胞浆丰富,含有许多嗜碱性粗颗粒。电镜观察,见粗面内质网和核糖体皆丰富,高尔基复合体明显,内含致密型颗粒,圆形或不规则形。该腺瘤分泌 ACTH 致使皮质醇分泌大量增加。

(1) 临床表现:患者面如满月,红润多脂,颈背部脂肪堆积,隆起似“水牛背”,向心性肥胖。由于体内大量蛋白质转变成糖,造成肌肉软弱,下腹壁、大腿上部内外侧有粗大的紫纹,同时伴糖尿、高血糖等症状,此外有皮肤粗糙、高血压和骨质疏松等症状。女性患者出现月经减少、不规则或闭经,轻度多毛、痤疮等,个别出现男性化倾向。

(2) 诊断:结合临床症状、内分泌检查和影像学检查综合诊断。

1) 窦静脉取样(bilateral inferior petrosal sinus sampling,BIPSS):库欣综合征目前诊断的金标准是 BIPSS,然后测定 ACTH 浓度,其与静脉血 ACTH 浓度的比值诊断库欣病的敏感性和特异性非常高,属创伤性检查,但操作安全,并发症少,是诊断疑难库欣综合征的重要方法。

2) 血液内分泌检查:ACTH 基础分泌高于正常,正常昼夜节律消失,皮质醇增高,CRF 兴奋实验(100μg CRF 溶于 1ml 生理盐水中静脉注射)ACTH 反应差。尿 17 羟皮质类固醇(17-羟)在 20mg/24h 以上,尿游离皮质醇在 110μg/24h 以上,诊断意义较大;地塞米松抑制试验,17-羟抑制到 50% 以下。地塞米松抑制实验是鉴别库欣病和肾上腺皮质腺瘤的重要方法。

3) CT 扫描或 MRI:能准确显示垂体肿瘤的位置及范围。因为瘤体小,普通蝶鞍 X 片常阴性。双侧肾上腺增大。

3. 促甲状腺激素腺瘤(TSH 瘤)　极罕见,属嗜碱粒细胞或嫌色细胞瘤。TSH 瘤分泌过多的促甲状腺激素,使甲状腺激素分泌过高,引起垂体性甲状腺功能亢进。患者表现为乏力、怕热多汗、食欲亢进、体重减轻、低热、餐后糖尿、心悸、心动过速等。女性患者可表现为月经失调、月经量多、闭经。内分泌检查其特点为 TSH 增高,TRH 实验 TSH 无增高反应。CT 或 MRI 确定腺瘤有否及大小,一旦确诊,应进行手术摘除。

4. 生长激素肿瘤(GH 瘤)　为垂体前叶嗜酸细胞瘤,瘤细胞分泌过多的生长激素而引发一系列的异常表现,GH 长期过度分泌导致骨骼、软骨、软组织等增生,脏器功能和代谢功能紊乱,慢性发展等病理变化。该病的发病机制不清,研究表明与相关基因的表达异常有关。

(1) 临床表现:因发病年龄不同可表现为巨人症(gigantism)或肢端肥大症(acromagaly),前者发病在未成年前,过度生长,身长可达 2m 左右,但身体各部可保持正常比例,然而大多数四肢较长,骨骺闭合延迟,伴有性腺发育不全和原发性闭经,患者常因身长过高而烦恼,产生自卑心理。后者发生在成年后,典型征象由下颌骨肥大,鼻窦明显增大,面貌粗陋;手足厚大,四肢末端指(趾)骨增大呈蕈状;牙齿变稀,舌大而厚;肌肉肥大。常有继发闭经,同时伴性功能减退,糖耐量减低甚至糖尿病和各种压迫症状。约25% 的患者伴有高 PRL 血症。

(2) 诊断:诊断依据:①典型临床表现;②X 线、CT 或 MRI 扫描蝶鞍扩大,鞍内有占位性病变,结合四肢骨骼 X 线摄片;③生长激素水平明显增高,基础值超过 10ng/ml,且不能被葡萄糖抑制。

(五) 垂体破坏

【病因和临床表现】　垂体破坏的原因包括:手术或放疗破坏、自身免疫性损伤或炎症、垂体卒中或梗死。

手术和(或)放射治疗往往损伤正常的垂体组织而造成不可逆性的垂体破坏。因垂体瘤没有包膜,与正常组织界限不清楚,切除肿瘤时容易误伤正常组织或损伤血管或垂体柄,使下丘脑产生的 PIF 不能进入垂体而出现溢乳;视神经损伤,则出现视物模糊,视力下降;垂体后叶损伤而出现暂时性尿崩症;垂体前叶受损可表现为卵巢、甲状腺、肾上腺功能低下。

自身免疫性损伤引起淋巴性垂体炎是一种罕见的疾病,多发生于妊娠妇女,是淋巴细胞广泛浸润垂体前叶导致垂体功能破坏。垂体肿瘤发生急性出血水肿引起卒中,糖尿病性血管病变引起垂体血管梗死等情况也可导致垂体组织破坏及垂体功能低下而出现闭经,同时出现神经压迫症状,轻度高 PRL 血症及其他垂体激素功能低下。确诊需要依靠 MRI 甚至病理检查。

垂体卒中或梗死引起的垂体破坏,一般病情发展很快,常危及生命。

(六) 空蝶鞍综合征

空蝶鞍综合征(empty sella syndrome)于 1951 年首先被 Bosch 所描述,是一种蝶鞍不完整或蝶鞍发育不全。这种患者的垂体腺体扁平,垂体窝空虚,部分或全部充满脑积液。因多无明显临床症状,常在尸体解剖时发现。

【发病机制】 本病的发生机制迄今不清,但认为蝶鞍不全或完全缺失是本病形成的先决条件。研究发现:①妊娠妇女的垂体有生理性增大,多胎妊娠时更明显,肥大的垂体使垂体窝和鞍隔孔增大,妊娠结束后,垂体恢复正常,但垂体鞍隔孔不能恢复,导致蛛网膜下腔脑积液流入垂体窝;②一些原发性甲状腺功能减退妇女常显示蝶鞍扩大;③由于先天性或后天性原因(垂体腺瘤手术和放射治疗)导致鞍隔不完整,使蛛网膜下腔疝入蝶鞍窝内,疝囊内聚集的脑脊液压迫,使垂体变成扁平,位于鞍后底部,酷似空泡状,而鞍底和前后床突因压迫而脱钙和破坏,如果垂体柄被压迫,阻碍下丘脑催乳素抑制因子 PIF 进入垂体而发生高催乳素血症。

【临床表现】 多见于中年妇女,临床可无症状。有些患者有头痛(占 70%)、视野改变、脑脊液鼻漏和颅内高压,并发由下丘脑垂体功能失调引起的内分泌紊乱如闭经、溢乳和不育。大多数空蝶鞍综合征患者没有特异的可供鉴别诊断的激素异常,通常有单一或多种垂体激素缺乏,如 ACTH 缺乏、GH 不足、高 PRL 等。

【诊断】 多数病例在怀疑垂体肿瘤做进一步检查时被诊断。

1. 蝶鞍 X 线检查 蝶鞍对称性扩大,底部下陷呈特有的气球形,出现此现象者约 84% 有空蝶鞍可能,过去需做气脑造影见鞍内有气体充盈以确诊。现今多采用 CT 或 MRI 诊断,可以更精确地显示扩大的垂体窝、萎缩的垂体和充满垂体窝的低密度脑积液。

2. 内分泌检查 促性腺激素减少,部分妇女 PRL 轻度升高。

(张 炜)

四、下丘脑性闭经

下丘脑位于大脑基底部,为"激素控制中心"控制了包括生殖及卵巢功能在内的多种生物学功能及活性。下丘脑性闭经(hypothalamic amenorrhea,HA)是指下丘脑病变或功能失调引起垂体促性腺激素(gonadotropin,Gn)分泌降低或失调所引起的闭经。

下丘脑性闭经病因非常复杂,有先天性基因缺陷或炎症或创伤、肿瘤等器质性病变,以及内科疾病干扰下丘脑功能或下丘脑本身功能失调引起的功能性下丘脑性闭经。常引起青春期发育停止及青春期骨量蓄积降低及骨质疏松症等,到育龄期常引起不育,严重影响女性健康。

以下按病因机制、诊断及治疗分述:

(一) 病因及机制

1. 器质性病变 如肿瘤,颅咽管肿瘤是最常见的下丘脑肿瘤,发生于蝶鞍上垂体柄漏斗部前方的颅颊囊皱折。该肿瘤沿垂体柄生长可压迫垂体柄,影响下丘脑 GnRH 和多巴胺向垂体的转运,从而导致低促性腺素闭经伴垂体催乳素分泌的增加。催乳素的增加又加重了对生殖轴功能的抑制。颅咽管肿瘤患者临床表现为 Ⅱ 度闭经可伴溢乳;原发闭经者性征缺如。该肿瘤属良性,生长缓慢;肿瘤引起颅内压迫症状时则应手术。

2. 先天性基因缺陷 如 Kallmann 综合征,1944 年由 Kallmann 首先报道一种下丘脑 GnRH 先天性分泌缺陷同时伴嗅觉丧失或嗅觉减退的综合征,临床表现为低促性腺性腺功能低落,原发闭经,性征发育缺如,称无嗅觉综合征(anosmia syndrome),也称 Kallmann 综合征。这是一种胚胎发生时由于神经元移行所需的 KAL 蛋白表达缺陷所致疾病;由于嗅神经元的轴突移行终止于筛板与前脑之间,未达嗅球,从而使伴随嗅神经元轴突移行的 GnRH 神经元也终止于此,不能到达下丘脑而发生 GnRH 分泌缺陷。

3. 功能性闭经 下丘脑本身功能失调引起的闭经称功能性下丘脑闭经(functional hypothalamic amenorrhea,FHA)。在功能性下丘脑闭经中下丘脑促性腺激素释放激素(GnRH)脉冲分泌损害在该病的发病中起关键作用,FHA 患者的 GnRH-LH 的异常谱很广,包括 LH 脉冲频率低,LH 完全缺如,LH 分泌表现正常及 LH 脉冲高频率。根据 GnRH 脉冲分泌损害的程度不同,生殖轴抑制的程度也不同。FHA 的病理生理精确的机制尚未阐明,许多神经递质和神经受体对 GnRH 脉冲分泌的频率的生理调节起重要的作用。临床常见的 FHA 有三种类型:应激性闭经、体重下降性闭经及运动相关的闭经。FHA 在初潮后青春期及整个育龄期的发生概率并无明显差异。①精神应激性(psychological stress):环境改变,过度紧张或精神打击等应激引起,应激反应最重要的是促肾上腺皮质素释放因子(corticotropin-releasing hormone,CRH)和皮质素分泌的增加。猴的实验证据指出,CRH 可能通过增加内源性阿片肽分泌,从而抑制垂体促性腺素分泌而导致闭经;也有证据表明某些下丘脑闭经患者还存在多巴胺分泌增加对 GnRH 脉冲分泌的抑制。②体重下降、神经性厌食(weight loss,anorexi nervosa):神经性厌食起病于由于强烈惧怕肥胖有意节制饮食;体重骤然下降将导致促性腺素低下状态,原因尚不很清楚。当体重下降超过正常体重之 10%～15% 以上时,即出现闭经,继而出现进食障碍和进行性消瘦及多种激素改变;促性腺素逆转至青春期前水平;血皮质素水平升高,尽管 ACTH 水平正常,但 ACTH 对外源性 CRH 反应迟钝;循环中 T₃ 水平降低。患者不能耐受冷和热,体毛增多,低血压,心动过缓,皮肤发黄(维生素 A 代谢改变使血浆胡萝卜素水平升高)。此病症多发生于 25 岁以下年轻女性,是一种威胁生命的疾患,死亡率高达 9%。③运动性闭经:一直到 20 世纪人们才意识到竞争性的体育运动以及强运动和其他形式的训练,如芭蕾和现代舞蹈,可引起闭经,称运动性闭经。运动性闭经主要是由于体脂的下降及应激本身引起的下丘脑 GnRH 分泌受抑制。最近的研究还提示强运动的同时不适当的限制能量摄入(低能量摄入)比体脂减少更易引起闭经。现认为,体脂下降及营养低下引起瘦素下降是生殖轴功能抑制的机制之一。

(二) 下丘脑性闭经的临床表现及激素特征

1. 下丘脑性闭经的临床表现　下丘脑性闭经的临床表现与促性腺激素(Gn)受抑制的程度有关。当 Gn 受抑制程度轻微时,对患者的生殖轴的影响较轻,多表现为黄体功能不足;若 Gn 中度抑制时,可表现为不排卵,引起月经失调;若重度抑制时,可表现为继发闭经,严重者孕激素用药后无撤药月经(Ⅱ度闭经),而且已发育的第二性征退缩及生殖器官萎缩。某些低雌激素血症患者由于 SHBG 合成及释放降低而引起具有生物学活性的血浆游离雄激素升高,可伴有多毛症及痤疮。合并厌食症或过度节食的下丘脑性闭经患者常合并甲状腺功能减退,故与正常女性相比,这些患者常常皮温降低,畏寒。

2. 下丘脑性闭经的激素特征

(1) 血促性腺激素水平:血 LH 可在正常或低下水平;典型的下丘脑性闭经患者的血清 LH 水平下降,而 FSH 水平正常或偏低。根据血清 LH 水平将下丘脑性闭经的患者分为以下 2 种:①低促性腺激素血症,LH 水平≤3mIU/ml,②促性腺激素水平正常,LH 水平>3mIU/ml。

(2) 血低雌激素水平:卵巢功能抑制较轻者卵巢内卵泡仍有一定程度的发育和雌激素的分泌;卵巢功能抑制较重者则卵巢内卵泡的发育完全处抑制状态,卵巢产生雌激素的功能完全停止,血雌激素水平低下称低雌激素血症。

(3) 其他:严重者的下丘脑性闭经除血 Gn 低下,可伴有多种激素异常。

低雌激素血症可导致总胆固醇、VLDL、LDL 及甘油三酯水平的升高,并抑制肝脏 SHBG 的合成及释放,血 SHBG 降低。应激诱导的某些外周激素信号如糖皮质激素或泌乳素的分泌;常发现皮质醇水平升高,超过 25mg,皮质醇除对 HPO 轴有抑制作用,也可通过脂解及肝糖原的分解等作用加重对 HPO 轴的抑制。合并厌食症或过度节食的下丘脑性闭经患者常合并甲状腺功能减退,故血浆游离 T_3、T_4 水平下降,而 TSH 水平上升。

(林金芳)

五、其他内分泌疾病引起的闭经

人体是一个有机的整体,各种内分泌器官之间互相密切联系,其功能虽为特有但又相互影响,某一种内分泌激素的效应,可能影响其他内分泌腺的功能,同时也受到其他内分泌腺的调节。闭经是性腺轴功能紊乱的主要表现之一,但也与其他内分泌功能紊乱密切相关,目前已经明确甲状腺、肾上腺及胰腺功能紊乱时,可引起闭经。

(一) 甲状腺疾病

甲状腺是体内最大的内分泌腺,直接接受下丘脑-垂体的促甲状腺素释放激素(TRH)-促甲状腺素(TSH)的调节,甲状腺素参与调节组织的新陈代谢、生长发育以及生殖

内分泌;而甲状腺功能异常也可影响生殖轴的功能。

1. 甲状腺功能亢进症　其病因复杂,但以 Graves 病和 Plummer 病最常见,人群中两者的合计发生率约 0.4% ~ 3%,发生机制与自身免疫、细胞免疫、遗传因素以及神经精神等因素有关。女性与男性的发病之比为 4∶1,女性多于青春期和更年期发病。轻度甲亢在起病之初垂体 FSH 与 LH 水平尚在正常范围内,月经周期多无改变;中、重度甲亢患者,对 TRH、TSH、GnRH 等的分泌功能反馈性抑制,导致无排卵月经或闭经。甲亢患者发生闭经的比率各家报道差别很大,有人统计 251 例甲亢患者的月经情况后发现,月经正常占 35.8%,月经不规则为 22.3%,经量减少为 22.2%,闭经为 15.5%,月经量增多为 4.6%。胡自正报道12.5% ~88% 的甲亢患者可有稀发月经及闭经,还有作者报道严重甲亢的患者 34.8% 发生月经失调,2.5% 出现闭经。其发生机制尚不清楚,可能与以下因素有关:①甲亢时血总 E_2 水平较正常增高 2 ~ 3 倍,可能是由于肝脏合成性激素结合球蛋白(SHBG)增加及 E_2 外周转换增加所致;②血总 T 水平升高,但游离 T 不变,游离 E_2 及 E_1 增多,形成异常反馈信号,引起血 LH 水平升高及无排卵月经;③甲亢时 E_2 的 2 位羟化代谢增强,生成无活性的儿茶酚雌激素较多,也可能与闭经发生有关。

2. 甲状腺功能减退　是由于体内甲状腺激素不足或缺乏所致。幼年发病者称为呆小病,可由于母亲孕期缺碘或服用抗甲状腺药物引起,也可由常染色体隐性遗传致甲状腺素合成相关酶缺陷或性染色体结构或数目异常所致。患者表情呆滞、反应迟钝、头发稀疏、鼻梁塌陷、眼距增宽、眼裂缩小、舌大唇厚、伸舌、面部臃肿、身材矮小、腹大前凸,血清 T_3、T_4 及游离 T_3、T_4 水平低下,TSH 明显升高。几乎所有呆小病患者都出现原发性闭经。成年妇女可因慢性淋巴细胞性甲状腺炎、手术切除甲状腺过多、服药过量等而引起甲状腺功能减退,临床主要表现为黏液性水肿及闭经。成年后患甲状腺功能减退的患者常有月经多,无排卵型功能失调性子宫出血。甲状腺功能减退时,血 TRH、TSH 水平升高,TRH 可促进垂体 PRL 分泌过多,从而抑制卵巢功能而引起闭经与泌乳;此外甲状腺功能减退时血 SHBG 水平降低,使睾酮代谢加速以维持游离睾酮水平不变,但雄烯二酮代谢变慢,血雌酮水平升高。E_2 16 位羟化途径增强,生成 E_3 增多。这些对垂体形成异常的反馈信号,引起无排卵型功血或闭经。TRH 与 TSH 过高对促性腺激素影响的研究报道尚不一致,Yen 认为可促使 FSH 分泌增加,表现为同性假性性早熟;胡自正报道血 LH、FSH 水平相对较低。甲状腺功能减退时稀发月经与闭经的发生率随病情轻重不同而有很大差异,由 26.3% ~81.8% 不等。还有人报道甲状腺功能减退患者闭经发生率约 12.5% ~88.8%,月经稀发发生率 18% ~40%,15.8% ~100% 的患者出现无排卵。

(二) 肾上腺皮质疾病

肾上腺皮质与卵巢有许多相似之处:①在胚胎发育过程中,二者均由泌尿生殖嵴上皮发育而来;②二者均能合成甾体激素,有共同的初始前身物——胆固醇或乙酸盐,肾上腺皮质网状带也产生甾体性激素;③控制肾上腺与卵巢功能的下丘脑激素释放激素间产生交叉作用,肾上腺皮质与

卵巢功能密切相关,肾上腺疾病可以影响卵巢功能,导致月经紊乱和闭经。

1. 肾上腺皮质功能亢进 1912 年,Harvev Cushing 描述了一个 23 岁女性出现肥胖、多毛和闭经,20 年后证实该患者有垂体嗜碱性细胞腺瘤;之后将各种原因,包括 ACTH 过多或肾上腺肿瘤所致的肾上腺皮质功能亢进,表现为向心性肥胖、高血压、高血糖、皮质醇增多、多毛、痤疮、月经失调、不育等一系列症状称为 Cushing 综合征,其临床特点见表 7-3-6。

表 7-3-6 Cushing 综合征临床症状与体征发生率

症状与体征	报道发生率(%)
向心性肥胖	79～97
面色红润多脂	50～94
糖耐量试验低减	39～90
乏力、近端肌病	29～90
高血压	74～87
心理改变:抑郁、焦虑	31～86
多毛	64～81
皮下瘀斑、瘀点	23～84
月经稀发或闭经	55～80
阳痿、性欲减退	55～80
痤疮	26～80
腹部紫纹	51～71
踝关节水肿	28～60
背痛、骨质疏松	40～50
烦渴、多尿	25～44
肾结石	15～19
色素沉着过多	4～16
头痛	0～47
腹痛	0～21
突眼	0～33
真菌感染	0～30

Cushing 综合征患者月经失调的机制尚未完全阐明,可能包括中枢和外周因素。外周机制指血睾酮水平升高和 SHBG 降低,脂肪组织增多,使肾上腺来源的雄激素在外周转化为雌酮增多,雌酮过多又干扰下丘脑-垂体-卵巢轴功能。中枢机制指 Cushing 综合征患者闭经可能与 CRF 及 5-羟色胺过度分泌抑制 GnRH 脉冲分泌有关。

2. 肾上腺皮质功能低下 1855 年英国医生 Thomass Addison 发现一种奇怪的病,临床表现为:虚弱、极度疲乏、心动微弱、恶心、呕吐、腹泻、皮肤呈青铜色。通过尸体解剖发现患者双侧肾上腺有破坏性病变,肾上腺皮质功能低下,为原发性肾上腺皮质功能低下,命名为 Addison 病。Addison 病可由肾上腺结核所致,或因肾上腺梅毒、肿瘤、出血等引起,约占全部病例的 20%,也可由于长期精神过度紧张,使下丘脑-垂体-肾上腺系统过度兴奋,最后趋于衰竭,肾上腺萎缩。近年来发现自身免疫性疾病是导致 Addison 病的主要原因,约占 75%,可同时合并卵巢、甲状腺、甲状旁腺

等自身免疫性疾病,构成多腺体自身免疫综合征(multiple endocrine deficiency syndrome)即 Schmitt 综合征。肾上腺皮质功能低下时,下丘脑-垂体失去对肾上腺皮质激素的负反馈调节,CRF 和 ACTH 升高,二者均可干扰性腺轴功能。肾上腺皮质功能低下,患者恶心、呕吐、腹泻、体重减轻、低血钠、失水、低血压、低血糖、无力、晕厥、皮肤色素沉着,营养不良。由于多是自身免疫性疾病引起的多器官功能低下在肾上腺的表现,约 22% 免疫异常性肾上腺功能低下者可检测出抗卵巢抗体。20% 患者出现卵巢功能衰竭,常出现卵巢功能低下,表现为阴毛腋毛稀疏、脱落、性欲减退,患病初期或轻症患者月经变化不大,晚期或重症患者出现排卵障碍、月经多、闭经、不孕(表 7-3-7)。

表 7-3-7 肾上腺皮质功能低下的临床和实验室特征

临床和实验室特征	发生率(%)
疲乏、虚弱	100
厌食	100
恶心	86
呕吐	75
腹痛	31
便秘	33
肌或关节痛	6～13
体位性晕厥	12
体重减轻	100
过多色素沉着	94
低血压(收缩压<110mmHg)	88～94
白斑	10～20
电解质紊乱	92
低钠血症	88
高钾血症	64
氮质血症	55
贫血	40
嗜酸粒细胞增多症	17

3. 先天性肾上腺皮质增生症 皮质激素合成主要有六种酶,即 20,22-碳裂解酶,3β-羟类固醇脱氢酶,17α 羟化酶,21 羟化酶,11β-羟化酶和 18 羟化酶。任何一种酶缺乏,将导致皮质激素缺乏,下丘脑-垂体失去负反馈作用调节,CRF 和 ACTH 产生增加,可刺激肾上腺皮质增生。除类固醇急性调节蛋白(steroid acute regulatory protein,STAR)基因缺失、突变和异常、外源性 DNA 插入等引起先天性肾上腺皮质功能低下、18 羟化酶缺乏引起失盐症状外,其余四种酶的缺乏均出现性发育异常或出现原发性闭经(表 7-3-8)。

导致先天性肾上腺皮质增生的酶缺陷中,21 羟化酶缺陷约占患者总数的 95%,人群发生率约 0.07‰～0.5‰,阿拉斯加的因纽特人约为 1.43‰～3.35‰。该酶是肾上腺皮质醛固酮和皮质醇合成的关键酶,它使孕酮转变为 11 脱氧皮质酮,17α 羟孕酮转化为 11 脱氧皮质醇。编码该酶的

表 7-3-8　肾上腺皮质激素合成酶缺乏的病理生理与临床特征

缺陷酶	体内缺少	体内过剩	临床表现	遗传学
3β 羟类固醇脱氢酶	皮质醇、醛固酮	脱氢表雄酮	失盐、多毛、月经紊乱	常染色体隐性遗传 基因位 1p13，点突变为主
17α 羟化酶	雄激素、雌激素、皮质醇、醛固酮	皮质酮 11 去氧皮质酮	性征不发育高血压低血钾	常染色体隐性遗传 基因位 10q24-25，点突变为主
21 羟化酶	皮质醇	脱氢表雄酮 孕酮	性征异常 异性性早熟	常染色体隐性 基因位 6p21.3 点突变缺失常见
11β 羟化酶	皮质醇	脱氢表雄酮	痤疮、外生殖器畸形、高血压、月经紊乱	常染色体隐性 基因位 8q21-22，点突变为主
18 羟化酶	醛固酮	皮质酮	失盐	常染色体隐性遗传
STAR	所有类固醇		失盐、闭经 二性征缺乏 男性假两性畸形	常染色体隐性 基因位 8 染色体 终止密码子前、框架移位突变，外来 DNA 插入

基因位于人类第 6 号染色体短臂，靠近 MHC，由 A、B 两部分组成，A 约长 3.2kb，B 为 3.7kb。现已发现该酶缺陷主要是点突变所致（E1：Pro30Leu，E4：Ile172Asn，E7：Val281Leu，E8：Arg339His，Arg356Trp，E10：Pro453Ser）和第 2 内含子的点突变（A/C656G）导致酶活性降低而表现为失盐或（和）性征异常，部分位点突变（E6：Ile236Asn，Val237Glu，Met239Lys，Val281Leu，E7：Glu292Ser，E8：Gly318stop）和第 3 外显子 8 对碱基的缺失，导致酶活性完全丧失则主要以失盐表现为主。

21 羟化酶、11β 羟化酶缺陷使醛固酮和皮质醇合成受阻，其前体堆积，向雄激素转化，过多的雄激素使女胚外生殖器男性化，若为酶完全缺陷，尚可出现失盐症状。3β 类固醇脱氢酶缺陷使孕酮和 17α 羟孕酮合成障碍，皮质醇、醛固酮及 Δ4 途径的雄激素合成受阻，但 Δ5 途径的 17α-羟孕烯醇酮仍可向脱氢表雄酮转化，故其最终临床表现与 21 羟化酶和 11β 羟化酶缺陷相近，但患儿几乎恒定地出现失盐症状。17α 羟化酶缺陷使性激素及皮质醇合成受阻，男婴可出现女性外生殖器畸形，对女性性分化影响不大，但进入青春期后，因雌激素水平低下，女性表现为原发性闭经、子宫发育不良及第二性征发育差及 FSH 升高。

21 羟化酶、11β 羟化酶、3β 羟类固醇脱氢酶三者同时完全缺陷，患儿在出生后 2 周内即出现严重的水盐代谢紊乱症状，呕吐、腹泻、喂奶困难、哭声小、发绀、脱水、委靡、心律失常或心脏骤停而死亡，少有活过 25 岁者。三酶的不完全缺陷，则出现女性假两性畸形，其外阴的表现可呈五种类型：①单纯阴蒂稍肥大；②阴蒂较肥大、阴道呈漏斗状、口小、但开口和尿道口分开；③阴蒂显著肥大，前庭小，阴道与尿道共同开口；④阴蒂肥大，似阴茎、大阴唇部分融合如尿道下裂样表现；⑤完全男性化外阴、阴道与尿道共同开口，呈肥大的阴蒂头。三酶不完全缺陷极轻症患者，性征可不受影响，仅因体内性激素紊乱，而出现原发闭经或一定程度的子宫发育不良，也可出现继发性闭经或月经稀发，青春期发病者临床上常难与 PCOS 区别。STAR 位于人第 8 号染色体，编码 34kD 的线粒体磷酸化蛋白，促进胆固醇从线粒体膜外向膜内的转运，调节类固醇物质的应答急性反应。若该基因出现终止密码子前突变、框架移位突变、外来 DNA 序列插入以及无功能的错义突变，则出现肾上腺皮质和卵巢甾体激素全面缺乏。患儿多于婴幼儿期夭折，若活到青春期后，女性则出现青春期延迟、原发闭经和 Addison 病的系列表现，男性则出现女性外生殖器、盲端阴道，无子宫，睾丸小且位于腹股沟或腹腔内。

（三）糖尿病

糖尿病是一种胰岛功能低下致胰岛素缺乏或外周组织对胰岛素敏感性下降而引起的一种常见代谢性疾病，发病原因至今不甚清楚，可能与遗传、自身免疫、病毒感染、β 细胞毒素（亚硝基复合物、Vacor 等引起胰岛 β 细胞死亡加速，胰岛素分泌减少）；或因血清胰岛素结合蛋白产生增加，游离胰岛素水平低下；或因靶腺细胞胰岛素受体减少，受体基因变异，受体与配体结合能力低下。近年来更注意到 GFBP-IGF-R 系统产生异常及功能失调在糖尿病发生发展中的作用。人们早已注意到胰岛功能失调可影响性腺轴功能，出现月经紊乱、闭经、不育等，这种影响可能是直接或间接作用，或两者兼而有之。

1. 胰岛素依赖型糖尿病（insulin-dependent diabetes mellitus，IDDM）　即 1 型糖尿病，其人群发病率因民族、地区而异，自 0.12‰（日本）至 3.7‰（澳大利亚）不等，我国为 0.2‰ ~ 0.5‰。IDDM 患者血胰岛素低，血糖高，从以下几方面引起性腺功能低下：①影响激素合成必需前体——乙酰辅酶 A 和胆固醇代谢紊乱，干扰卵巢甾体激素合成；②共同的自身免疫性疾病机制使卵巢与胰岛同时受到破坏；③作为基本病变的微血管粥样硬化、栓塞，影响卵巢血供导致卵巢破坏或其相应受体形成及功能低下。IDDM 在 10 岁前发病者，初潮较正常女童延迟 1 ~ 3 年，原发性闭经率较非糖尿病患者高 4 ~ 6 倍，继发性闭经率较对照组高 2 ~ 3 倍。在胰岛素未被用于治疗糖尿病之前，女性糖尿病患者闭经率为 50%。

2. 非胰岛素依赖型糖尿病（non-insulin-dependent diabetes mellitus，NIDDM）　又称 2 型糖尿病，发生率为 1%

（日本）至 40% 以上（美国亚利桑那 Pima 印第安人）。NIDDM在我国也较 IDDM 常见。NIDDM胰岛 β 细胞损害并不明显,但 α 细胞显著增加。同时,无论患者是否肥胖、血糖升高,由于干扰卵巢甾体合成的前体物质代谢而影响卵巢功能,导致闭经。

（四）多腺体自身免疫综合征

有 Ⅰ 型、Ⅱ 型之分。Ⅰ 型免疫性内分泌病变综合征仅兄弟间发病,与遗传无明显关系,而 Ⅱ 型则多代发病,与 HLA-DR3/HLA1-DR4 有关。患者体内出现器官特异性自身抗体,T 细胞成分及功能异常。免疫性内分泌病变综合征患者,由于垂体及性腺直接受到免疫性损害,出现功能衰竭,同时由于肾上腺皮质、甲状腺及胰岛功能低下,干扰性腺功能,因此,常见月经失调乃至闭经。

1926 年,Schmidt 通过尸体解剖发现临床上同时发生甲状腺和肾上腺功能低下的患者存在甲状腺和肾上腺破坏性淋巴细胞浸润现象,后来更发现多个器官同时受累的病例,将之称之为 Schmidt 综合征,为自身免疫性多腺体综合征 Ⅱ 型。1981 年 Neufeld 等将之称为免疫性内分泌病变综合征(immuno endcrinopathy syndrome),亦称多腺体自身免疫综合征(polyglandular autoimmune syndrome)。该综合征包括:肾上腺皮质功能低下、原发性或老年性甲状旁腺功能低下症、甲状腺功能亢进、甲状腺功能减退、IDDM、恶性贫血等,性腺功能衰竭常伴随出现(表 7-3-9)。

（五）生长激素分泌失调

垂体分泌的生长激素(growth hormone,GH)可促进肝脏产生 IGF-1,IGF-1 进而作用于不同靶组织引起组织细胞生长:作用于卵巢 GH 受体和 IGF 受体,影响卵泡生长发育,当 GH 和 IGF 分泌异常时,卵巢功能也受到影响。

1. GH 分泌过多 垂体分泌 GH 的腺瘤会引起 GH 分泌过多,在儿童期由于骨骺未愈合而引起巨人症,而在骨骺愈合的成人则引起肢端肥大症,成人骨骼的增大主要表现在头骨及手足。女性闭经和多毛是常见的临床表现,患者会发生糖耐量降低和高胰岛素血症,常表现为渐进性的面部和肢端改变。疾病晚期患者面部厚重、粗糙,嘴唇和鼻子巨大、增厚,眶上缘和下颌突出,牙间隙增宽,颌骨咬合错位,皮肤和皮下组织增厚,呈海绵样;喉和窦增大,嗓音回声特殊,呈洞穴样质感;舌头增大,语音浑厚;头发粗糙。这些症状和体征是由于 GH 过度刺激造成的。患者大多就诊于内分泌科,也有人因闭经或多毛到妇科就诊。诊断上除了上述临床表现外,还可通过测量血清 IGF-1 及动态检测 GH 进行辅助诊断。血清 IGF-1 反映 GH 对肝脏的刺激。所有肢端肥大症患者 IGF-1 基本上都升高。健康人口服葡萄糖 50 ~ 100g 2 小时后血 GH 降低,标准放免测定法应 <2μg/L,而肢端肥大症患者多高于此值。

2. GH 缺乏及 Laron 综合征 GH 抵抗或垂体分泌 GH 减少可引起生长激素缺乏的表现,垂体 GH 分泌减少可能引起月经初潮延迟、排卵减少以及不孕。Laron 综合征是由于基因突变使 GH 受体失活,引起严重生长激素抵抗所致。血循环中的 GH 水平高而 IGF-1 水平低,常伴有促性腺激素水平低下和性腺不发育。

（六）慢性肾功能衰竭

慢性肾功能衰竭(chronic renal failure,CRF)在多个环节影响性腺功能,先导致月经紊乱,月经过多,继而发生闭经。

表 7-3-9 免疫性内分泌病变综合征的临床特点

临床疾病		发生率（%）
Ⅰ 型		
内分泌疾病	甲状旁腺功能低下	89
	慢性皮肤黏膜真菌病	75
	肾上腺皮质功能低下	60
	性腺衰竭	45
	甲状腺功能低下	12
	IDDM	1
	垂体功能低下	<1
非内分泌疾病	吸收不良综合征	25
	脱发	20
	恶性贫血	16
	慢性活动性肝炎	9
	白癜风	4
Ⅱ 型		
内分泌疾病	肾上腺功能低下	100
	自身免疫性甲状腺疾病	70
	IDDM	50
	性腺衰竭	5 ~ 50
非内分泌疾病	白癜风	4
	脱发、恶性贫血、重症肌无力等	<1

袁静曾报道慢性肾衰的女性 74% 发生闭经。一般当肾小球滤过率(glomerular filtration rate,GFR)低于 10 ~ 15ml/min 时,发生月经稀发;当 GFR 低于 4ml/min 时,出现闭经。CRF 发生闭经的机制,目前尚不清楚,可能的机制有:

1. 肾功能衰竭使 PRL、LH 的廓清率下降,血清 LH、PRL 水平升高,并抑制了性腺性激素合成,因此,卵泡的发育、排卵、黄体形成受阻,发生闭经。

2. 垂体对下丘脑 GnRH 刺激反应钝化。在尿毒症妇女中 GnRH 兴奋试验发现,FSH 和 LH 释放的速率和强度明显降低。

3. 本病常由慢性肾炎引起,后者一部分因自身免疫异常发病,这种自身免疫也可发生在卵巢,损害卵巢功能。

4. 尿毒症患者血中的高尿素氮、高肌酐可直接干扰下丘脑-垂体-卵巢轴,引起功能紊乱,导致闭经。

（张清学 杨冬梓）

第四节 病 因 诊 断

引起闭经的病因错综复杂,本节按照原发闭经和继发闭经分述病因诊断步骤及鉴别诊断路径。

一、原发性闭经的病因诊断

（一）诊断步骤

1. 第一步:评估临床病史

（1）青春期征象可包括乳房发育、生长突增,腋毛和阴毛生长、月经初潮等。缺乏青春期发育征象提示卵巢或垂体功能衰竭或某种染色体异常。

（2）青春期延迟或缺乏的家族史提示可能是一种遗传性疾病。

（3）身材矮小提示 Turner 综合征或下丘脑-垂体疾病。

（4）健康状况差可能是下丘脑-垂体疾病的一种表现。下丘脑-垂体疾病的其他症状包括头痛、视野缺损、疲劳、多尿或烦渴。

（5）高雄激素体征提示多囊卵巢综合征、分泌雄激素的卵巢、肾上腺肿瘤或含有 Y 染色体成分。

（6）应激、体重下降、节制饮食、减肥和过度运动或疾病，提示可能是下丘脑性闭经。

（7）海洛因和美沙酮可以改变下丘脑促性腺激素释放。

（8）泌乳提示催乳素分泌过多；一些药物，包括甲氧氯普胺和地西泮，可使血清中催乳素浓度升高导致泌乳。

2. 第二步：体格检查

（1）青春期发育和生长曲线图的评估：前者包括目前的身高、体重和臂长（正常成人的臂长与身高相差<5cm）。

（2）乳房发育参照 Tanner 分期法。

（3）生殖道检查包括阴蒂大小、阴毛发育、处女膜的完整性、阴道的长度（探针探入）以及是否存在宫颈和子宫（肛诊）。可借助盆腔超声检查了解子宫和卵巢发育情况。

（4）检查皮肤有无多毛、痤疮及皮纹、色素沉着和白癜风。

（5）Turner 综合征的典型表现是肘外翻、发际偏低、蹼颈、盾状胸和乳头间距偏宽。

3. 第三步：辅助检查　如果体格检查时不能明确有明显的阴道或子宫，则需行盆腔超声检查证实有无卵巢、子宫和阴道。在有周期性腹痛的患者中，超声能有效地检出宫颈和阴道通路梗阻的部位。

（1）子宫缺如：

1）如果子宫缺如，检查应包括核型和血清睾酮。这些检查能区分米勒管发育异常（核型 46,XX，正常血清睾酮浓度）和雄激素不敏感综合征（核型 46,XY，正常男性血清睾酮水平）。

2）5α 还原酶缺乏症也有 46,XY 核型和正常男性血清睾酮水平，但与雄激素不敏感综合征有女性表型相反，5α 还原酶缺乏症患者在青春期一开始就表现为明显的男性化征象：性毛男性分布、肌肉增粗和声音低沉。

（2）有子宫：有正常的阴道和子宫者，应测定血激素，测定 FSH、PRL 和 TSH。

1）血清 FSH 浓度升高提示卵巢功能衰竭。需行染色体核型检查明确有无 X 染色体的完全或部分缺失（Tunner 综合征）或 Y 染色质存在。含 Y 染色质是性腺肿瘤的高危因素，必须切除性腺。

2）血清 LH 浓度低下或正常者提示功能性下丘脑性闭经、先天性 GnRH 缺乏，或其他下丘脑-垂体病变。低促性腺激素性性腺功能低下，需行头颅 MRI 来明确有无下丘脑或垂体疾病。

3）测定血清 PRL 和 TSH，特别是有泌乳症状时。

4）如果有多毛征象，应测定血清睾酮水平和硫酸脱氢表雄酮（DHEA-S）来评估有无分泌雄激素的肿瘤。

5）如合并高血压，应查血明确 17α 羟化酶（CYP17）缺乏症。该病特点是血清孕酮升高（>3ng/ml）和脱氧皮质酮升高，而血清 17α 羟孕酮降低（<0.2ng/ml）。

（二）诊断路径

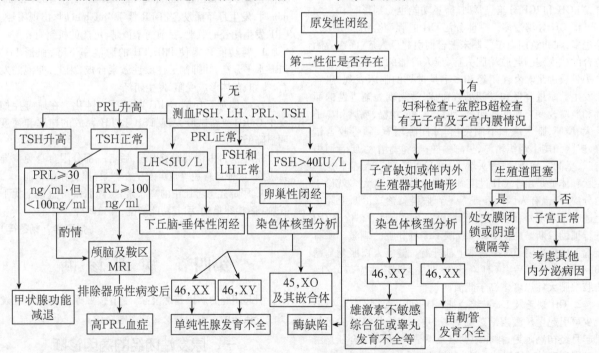

二、继发性闭经的病因诊断

（一）诊断步骤

1. 第一步：排除妊娠　首先应行妊娠试验，测定血清 β-hCG 是最敏感的试验。

2. 第二步：评估病史

（1）应询问有无新近的应激、体重、饮食或运动习惯的改变或疾病，这些原因可导致下丘脑性闭经。

（2）询问有无使用某些引起闭经的药物、有无导致下丘脑闭经的全身性疾病、开始使用或停用口服避孕药、有无服用雄激素样作用的制剂(丹那唑)或大剂量的孕激素制剂和抗精神病药物。

(3) 头痛、视野缺损、疲劳、多尿及烦渴均提示下丘脑-垂体病变。

(4) 激素缺乏的症状包括潮热、阴道干燥、睡眠差和性欲减退。

(5) 泌乳提示高催乳血症。多毛、痤疮和不规则的月经史提示高雄激素血症。

(6) 有导致子宫内膜层损伤的病史,如产科出血、宫腔操作史、刮宫术、子宫内膜炎及其特殊性炎症(子宫内膜结核),均可引起子宫内膜损伤、形成瘢痕,称为 Asherman 综合征。

3. 第三步:体格检查　测量身高、体重,注意有无其他疾病的症状和恶液质的临床依据。检查皮肤、乳房和生殖器评估雌激素水平及有无溢乳。检查皮肤了解多毛、痤疮、皮纹、黑棘皮病、白癜风、增厚或菲薄以及是否有瘀斑。

4. 第四步:辅助检查

测定血清 β-hCG 排除妊娠,实验室检查还包括测定血清 PRL、促甲状腺激素(thyrotropin)和 FSH 以排除高泌乳素血症、甲状腺疾病和卵巢功能衰竭(血清 FSH 升高)。如患者有多毛、痤疮或月经不规则,应测定血清硫酸脱氢表雄酮(DHEA-S)和睾酮。

(1) 催乳素血症:催乳素的分泌可因紧张或进食暂时性升高,因此,在行头颅影像学检查以前血清的 PRL 至少测定两次,尤其对于 PRL 轻度升高患者(<50ng/ml)。由于甲状腺功能减退可引起高泌乳素血症,因此,应测定 TSH、FT₄ 筛查甲状腺疾病。

(2) 证实有血清 PRL 明显升高的妇女,应行头颅 MRI 检查,除非确实已找到能明确解释的原因(如抗精神病药物的应用)。影像学检查应排除下丘脑或垂体肿瘤。

(3) 血清 FSH 升高:血清 FSH 明显升高提示卵巢功能衰竭。应每月随机测定一次,共三次以确诊。25 岁以下的高促性腺激素闭经应行染色体核型检查。

(4) 血清雄激素升高:血清雄激素升高提示多囊卵巢综合征或分泌雄激素的卵巢或肾上腺肿瘤。明确有无肿瘤的进一步检查包括测定 24 小时尿皮质醇、17-酮类固醇及静脉注射促肾上腺皮质激素后测 17-羟孕酮,或地塞米松抑制实验。17-酮类固醇、DHEA-S 或 17-羟孕酮升高提示过多雄激素属肾上腺来源。

(5) 性腺激素正常或低落而其他所有试验正常:①在闭经妇女中,这是最常见的实验室结果中的一种。过度运动或减肥使体重下降大于 10% 以上可引起下丘脑性闭经,患者血清 FSH 正常或低落。低促性腺激素性性腺功能低落中,有视野缺损或头痛症状者,有指征行头颅 MRI 检查。如果闭经刚发病者有能容易被解释的原因(如体重减轻、过度运动),而且没有其他疾病的症状,则没有必要行进一步检查。②血清转铁蛋白饱和度升高提示血色素沉着病,血清血管紧张素转换酶活性增高提示肉样瘤病,空腹血糖升高或 HbA₁c 升高提示糖尿病。

(6) 血清 PRL、FSH 正常,闭经前有子宫器械操作史:①诊断 Asherman 综合征:测 BBT 双相,而无周期性月经者,可诊断为该综合征。或行孕激素撤退试验:甲羟孕酮 10mg/d,共 10 天,若有撤药流血,可排除经血流出通道的疾病;若无撤药流血,应给予雌孕激素制剂。②雌孕激素联合口服:戊酸雌二醇或 17β 雌二醇激素 2mg/d,共 35 天,甲羟孕酮 10mg/d,共 10 天(第 26～35 天),若没有撤药流血强烈提示有子宫内膜瘢痕存在,应行子宫输卵管造影检查或行宫腔镜检查来证实 Asherman 综合征。

(二) 诊断路径

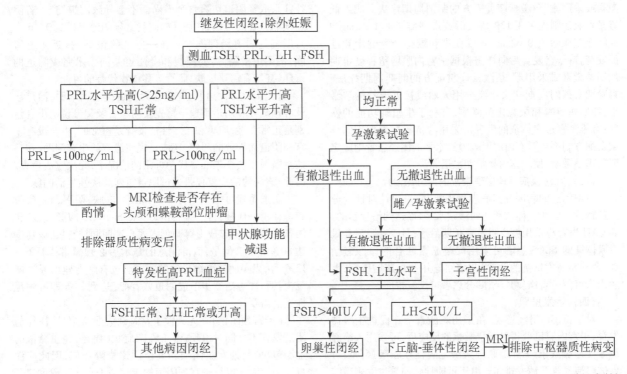

(林金芳)

第五节 处 理

一、总体治疗原则

闭经是多种疾病都可伴有的症状,闭经的治疗不仅应针对病因,还应针对闭经对女性生殖健康的以下几方面:①精神心理问题;②性发育幼稚及雌激素水平低落的健康问题;③对有内源性雌激素的闭经患者的子宫内膜保护;④排卵功能障碍;⑤不育问题。治疗原则上应按以下五个方面:①病因治疗;②雌激素补充或(和)孕激素治疗;③针对疾病病理生理的内分泌治疗;④药物诱发排卵治疗;⑤辅助生殖治疗。

(一)病因治疗

部分患者去除病因后可恢复月经,如神经精神应激起因的患者应进行精神心理疏导;低体重或因节制饮食消瘦致闭经者应调整饮食、加强营养;运动性闭经者应适当减少运动量及训练强度。对于下丘脑(颅咽管肿瘤)、垂体肿瘤(不包括分泌泌乳素的肿瘤)及卵巢肿瘤应手术去除肿瘤;含Y染色体的高促性腺性闭经,其性腺具恶性潜能,应尽快行性腺切除术;因生殖道畸形经血引流障碍而引起的闭经,应手术矫正使经血流出畅通。

(二)雌激素补充或(及)孕激素治疗

对青春期性幼稚及成人低雌激素血症应采用雌激素治疗,用药原则:对青春期性幼稚患者,在身高尚未达到预期身高时,起始剂量应从小剂量开始,如17β雌二醇或戊酸雌二醇0.5mg/d或结合型雌激素0.3mg/d;在身高达到预期身高后,可增加剂量,如17β雌二醇或戊酸雌二醇1～2mg/d或结合型雌激素0.625～1.25mg/d促进性征进一步发育,待子宫发育后,可根据子宫内膜增殖程度定期加用孕激素或采用雌、孕激素序贯配方的制剂周期疗法。成人低雌激素血症则先采用17β雌二醇或戊酸雌二醇1～2mg/d或结合型雌激素0.625mg/d以促进和维持全身健康和性征发育,待子宫发育后同样需根据子宫内膜增殖程度定期加用孕激素或采用雌、孕激素序贯配方的制剂周期疗法。青春期女孩的周期疗法建议选用天然或接近天然的孕激素,如地屈孕酮和微粒化黄体酮,有利于生殖轴功能的恢复;有雄激素过多体征的患者可采用含抗雄激素作用的孕激素配方制剂。对有内源性雌激素水平的闭经患者则应定期采用孕激素,使子宫内膜定期撤退。

(三)针对疾病病理生理紊乱的内分泌治疗

根据闭经的病因及其病理生理机制,采用针对性内分泌药物治疗以纠正体内紊乱的激素水平,而达到治疗目的。如CAH患者应采用糖皮质激素长期治疗;对于有明显高雄激素体征的PCOS患者可采用雌孕激素联合的口服避孕药,合并胰岛素抵抗的PCOS患者可选用胰岛素增敏剂;上述治疗可使患者恢复月经,部分患者可恢复排卵。

(四)诱发排卵

对于低Gn闭经患者,在采用雌激素治疗促进生殖器发育,子宫内膜已获得对雌孕激素的反应后,可采用人绝经后尿促性腺激素(HMG)联合人绒毛膜促性腺激素(hCG)促进卵泡发育及诱发排卵。由于可能导致卵巢过度刺激综合征(OHSS),严重者可危及生命,故使用促性腺素诱发排卵必须由有经验的医生在有B超和激素水平监测的条件下用药。对于FSH和PRL正常的闭经患者,由于患者体内有一定内源性雌激素,可首选氯米芬作为促排卵药物。对于FSH升高的闭经患者,由于其卵巢功能衰竭,不建议采用促排卵药物治疗。

(五)辅助生育的治疗

对于有生育要求,诱发排卵后未成功妊娠,或合并输卵管问题的闭经患者或男方因素不孕者可采用辅助生殖技术治疗。

(林金芳)

二、隐经及子宫性闭经的治疗

隐形闭经和原发性子宫闭经的治疗依赖于病因,对于米勒系统发育不良者,患者和家庭的心理支持非常重要。手术或非手术成型阴道在有性生活需求时是必要的。

(一)隐形闭经的治疗

隐形闭经是指下丘脑-垂体-卵巢轴功能正常,而子宫颈、阴道、处女膜等米勒系统发育异常导致经血外流受阻,临床表现为原发闭经伴周期性腹痛、第二性征发育正常,查体发现阴道或盆腔包块。因而,手术治疗是隐形闭经的主要治疗方法。

【处女膜闭锁】 处女膜闭锁是隐形闭经的一种类型,偶尔在产前诊断的超声检查或出生后的阴道积水中发现,在女性第二性征发育后出现周期性腹痛而无月经来潮,通过妇科检查可以发现由于积血导致阴道包块或包块向会阴外凸呈现紫色。治疗方案是立即行处女膜十字形切开引流出积血。

【阴道横隔】 尽管阴道横隔引起的隐形闭经并不多见,但是应通过超声或MRI与处女膜闭锁相鉴别。治疗根据阴道横隔的位置和厚度决定,如果阴道横隔位置低且薄,往往采取经阴道切除整个横隔而不会导致阴道缩窄,若阴道横隔位置高且厚,在切开横隔后必须阴道上模具3～6个月以避免阴道局部缩窄。在一些位置极高(接近阴道穹隆)的阴道横隔,需要经腹和经阴道共同手术完成阴道的重建,甚至有需要皮肤、肠管等移植物代替的可能。

【先天性无阴道】 先天性无阴道的病因不明,治疗涉及心理疏导和阴道重建。首先要向患者及父母说明患者性别是正常女性,卵巢和第二性征发育是正常的,由于没有子宫和阴道而导致的闭经,还应该说明患者的生育问题,在目前我国国家法令未准许代孕母亲的情况下,无法完成生育。因此,该病的治疗仅仅是通过阴道重建解决性生活问题。

阴道重建可以采用Vecchietti术、皮肤、阴唇、肠管、腹膜等移植物代替,目前腹腔镜下Vecchietti术、腹膜代、乙状结肠/回肠代阴道成形等微创术式也证明同样有效,成功率达80%以上。但是,值得注意的是术后必须佩带模具6～12个月,以免阴道挛缩导致的狭窄。也有学者建议通过佩戴模具和性生活逐步形成阴道穴,深度达到8cm即可满足性生活需要。

【子宫颈闭锁】 先天性子宫颈缺失非常罕见,往往与阴道发育不良同时出现,由于临床症状(痛经、经血潴留的盆腔包块)与处女膜闭锁和高位阴道横隔类似,因此应注意鉴别诊断。以往子宫颈闭锁的治疗是子宫切除或重建子宫颈管,但是后者的失败率较高,目前借助手术技术的发展,可以采用子宫阴道重建术,从而保留妇女的生育能力。

(二) 子宫性闭经的治疗

子宫性闭经原因复杂,包括先天性无子宫、始基子宫,以及宫腔粘连。前两种情况由于米勒系统发育异常,无法纠正。因此,临床上无处理措施,这些患者的生育问题只能通过代孕母亲来完成。

子宫腔粘连(IUA)大多与宫腔操作后内膜损伤引起宫腔粘连有关,常见于人工流产、刮宫等手术操作后。因此,疾病的预防极为重要,对于一些高危发生因素如稽留流产后、死胎引产后,以及产后2～4周内的清宫手术,建议在超声引导下清宫,术后放置 IUD 支撑宫腔,并辅以雌激素修复内膜。

IUA 的治疗策略包括宫腔镜下粘连分离、IUD 放置和雌激素修复内膜。自宫腔镜临床应用后,IUA 的治疗基本放弃以往的“盲式”粘连分离,而采用宫腔镜直视下分离粘连,切除瘢痕组织,保护邻近正常内膜组织,最好采用剪开而不是切除粘连带,切除会损伤基底层内膜,更不要采用刮宫方式来去除瘢痕。有时无法看到宫腔标志,甚至不能进入宫腔,此时子宫穿孔的危险较大,应结合腹腔镜或超声监测以降低子宫穿孔危险,对于以往有过穿孔史者建议在腹腔镜监测下进行,通过观察子宫光亮程度来判断穿孔的危险。也有学者采用电切或激光,但是存在电损伤基底层内膜的可能。除宫腔镜下分离粘连外,也有超声下采用连续注射盐水增加压力来破坏轻微膜性粘连的报道。

无论采用哪种方法分离粘连,由于术后创面愈合观察中可能再次形成瘢痕,因此,分离粘连后放置支架预防再次粘连的发生。这些支架最常用的是 IUD,最好选用 T 型节育环或三角形的 COOK 球囊子宫支架。术后另一个重要的步骤是补充雌激素(例如戊酸雌二醇 4～6mg)30～60 天促进内膜修复,最后 5 天加服醋酸甲羟孕酮(MPA)10mg。对于分离粘连效果的评价可通过 HSG 或诊断宫腔镜证实,继而在月经周期的中期超声评价内膜厚度,效果差者需要再次手术分离粘连。

(黄　薇)

三、卵巢性闭经的治疗

由于各种原因引起卵巢发育不良或卵巢功能衰竭,导致患者生殖器官和第二性征发育障碍或萎缩,不仅出现闭经,而且对于有生育需求的妇女而言,维系生殖器官正常状况尤其是子宫的正常,对进一步采取助孕技术完成生育尤为重要。因此,激素补充治疗(HRT)是卵巢性闭经患者首选治疗,根据不同原因采取不同的治疗策略,对促进和维持生殖器官功能、改善生育能力、预防低雌激素导致的心血管系统和骨骼系统疾病有益。

(一) 性腺发育不良的治疗

对于性腺发育不良的妇女,无论是否合并染色体异常,一旦确诊后,激素补充治疗是非常必要的。女性的生殖器官发育和第二性征发育均依赖体内内源性的雌激素作用,而这些永久性缺乏雌激素的妇女,则不能提供足够的雌激素保证生殖器官和第二性征的发育,导致妇女生理和心理障碍,并丧失生育功能。

【染色体异常】　对于原发性闭经患者,尤其是第二性征和米勒系统发育不良者,在确定染色体异常后应积极处理。Turner 综合征系 XX 性染色体异常,可以直接进行 HRT 治疗,促进子宫以及第二性征的发育。对于染色体为 XY 异常的患者,应首先切除性腺,然后进行 HRT 治疗。

【染色体正常】　对于染色体正常的原发闭经者,多系单纯性性腺发育不良或激素合成过程中酶缺乏所致。前者采用 HRT 治疗,后者应采取相应的治疗,如泼尼松。

由于体内缺乏内源性雌激素,不仅生殖器官发育不良,表现为闭经和生殖器官呈幼稚型,且这些患者的生长发育也受到影响。因此,激素补充治疗的另一个主要目的是促进妇女的生长发育和促进骨闭合。此时的雌激素剂量应该采用低剂量(例如戊酸雌二醇 1mg、结合雌激素 0.3mg),继而雌孕激素联合或应用复方口服避孕药(COC),一旦出现撤退性出血,则应继续雌孕激素联合治疗。甚至有学者建议,在骨龄达到 13 岁前不加用雌激素,而仅仅采用生长激素促进身高发育。

对于原发性闭经患者,在达到月经来潮和第二性征发育的目的后,生育问题是非常棘手的。由于卵巢缺乏始基卵泡,促排卵治疗效果极差,往往需要助孕技术赠卵来达到生育目的,前提是子宫发育达到正常状况。因此,在助孕前通过 HRT 治疗达到子宫发育是非常重要和必要的。

(二) 卵巢早衰的治疗

卵巢早衰(premature of ovarian failure, POF)是指在妇女 40 岁前出现卵巢功能的衰竭,表现为月经停止、潮热盗汗、睡眠障碍、泌尿生殖道萎缩导致的性生活困难/反复泌尿道感染、情绪波动等围绝经症状,以及长期低雌激素导致的骨质疏松和心血管疾病提早出现。此外,由于绝经过早,部分妇女尚未生育,因此,在调节月经的同时,也希望完成生育的目的。因而,根据患者的生育需求,卵巢早衰妇女的治疗又分为有生育需求的治疗和无生育需求的治疗。

【无生育需求者】　妇女卵巢功能衰竭后卵巢来源的雌激素尤其是雌二醇(E_2)分泌显著下降,而促卵泡激素(FSH)由于卵巢来源的抑制素的分泌减少而出现升高,因此,妇女除闭经症状外,常常出现潮热盗汗、情绪波动、易激惹和睡眠障碍,以及性生活障碍等临床症状。根据对绝经后妇女的激素治疗(HRT)的随机对照研究结果表明,对绝经后妇女补充雌激素能够缓解以上症状,而且早期应用 HRT 能够预防绝经后骨质疏松以及心血管疾病的发生,甚至预防妇女的阿尔茨海默病的发生。因此,对于绝经年龄更早的妇女而言,激素补充治疗尤为重要。

POF 患者需要长期的 HRT 以缓解绝经症状(包括血管舒缩症状、性功能障碍、情绪、疲乏和皮肤改变),还要预防长期雌激素缺乏引起的健康结局如骨质疏松。雌激素治疗往往需要持续到 50 岁左右,尚无数据评价年轻的 POF 患者长期 HRT 的乳腺癌发生或心血管事件风险。有大量的 HRT 药物可以采纳应用,包括口服、经皮下和经阴道途径应用。HRT 方案应个体化,雌激素的剂量在年轻妇女应该达到缓解绝经症状和阴道干燥的目的,较年龄大的妇女剂量稍大些,血清 E_2 监测对治疗效果评定是有帮助的,但是大多数情况下医生仅靠临床症状就足以判断。一旦雌激素选择确定,根据妇女有没有完整子宫来考虑是否使用孕激素,序贯或连续经口服、经皮或宫内应用。连续方案无撤退性出血,但在年轻妇女易出现突破型出血,而年龄偏大者由于内膜萎缩出血情况较少,而每月序贯方案有规律的出血对年轻妇女的心理感受是有益的,因而,对较年轻的 POF 患者序贯方案更为适合。HRT 中孕激素的选择因药而异,从较强的炔诺酮到较弱的地屈孕酮均可备选,推荐使用天然孕激素如地屈孕酮、黄体酮等,孕激素宫内节育系统(曼月乐)的优势在于避免口服孕激素。尽管充分应用雌激素,仍然有部分患者存在性欲低下问题,在这些患者适当地补充激素治疗是有益的。

关于雌激素选择,结合雌激素和 17β 雌二醇对潮热功效相同,短期副作用类似,经皮雌激素由于避免肝首过作用、非侵入性、起效快速和作用迅速终结,可增加患者的依从性,尤其是最近的文献经皮雌激素可不减少血栓发生。有学者在一些年轻妇女应用复方口服避孕药(COC)同样有效,因为尽管雌激素不同于其他 HRT 的雌激素,但 COC 同样能提供雌孕激素的联合应用,并且可以停药一周或连续应用,具有更大的可变性。但是对于有心血管疾病高危因素的妇女(例如血栓性疾病病史、肥胖、吸烟者),要慎用 COC 作为 HRT。

【有生育需求者】　对于卵巢早衰尚有生育需求的妇女而言,治疗是非常困难的。尽管有报道称大约有 5% ~ 10% 的 POF 患者恢复生育,但是大多数患者只能借助赠卵来完成生育。迄今为止,其他治疗如激素补充治疗、促排卵治疗(氯米芬、促性腺激素和 GnRH-a)、免疫抑制剂等均没有明显改善妇女的生育力。唯一可依赖的是赠卵,这在许多国家包括中国是合法的,活产率与其他指征的助孕技术类似,不到 30%,但是,应该告知患者:这个婴儿在遗传学上与母亲没有任何关系。近年来,随着冷冻技术和干细胞研究的进展,卵巢或卵子的冷冻保存后体外生长和成熟成为可能。但是,往往 POF 患者残存的卵泡质量较低,继而影响效果,要在出现卵巢衰竭前保存卵巢或卵子。目前不成熟卵子的体外成熟已成为可能,但是人类卵巢组织的体外发育和成熟尚待研究。证据提示风险/效益比值不足以提示冷冻保存卵巢组织可以市场化或提供给任何妇女,但是,对即将发生 POF 的妇女,没有任何代替方法来延缓。

【其他治疗】　POF 患者的低雌激素生活期至少较其他妇女长 10 年,骨质疏松和心血管疾病的危险性明显增高。因而,POF 患者应进行 HRT 治疗直到正常绝经年龄。若妇女未采纳雌激素补充,其骨密度需要更密切的监测,应服用双磷酸盐或其他药物来预防骨质疏松。雌激素缺乏妇女应进行一系列手段来预防骨质疏松,包括增加运动量,摄取含钙和维生素 D 丰富的食物,避免危险因素如吸烟、酗酒。对于 POF 患者是否采用雄激素治疗存在争议,但是最近的文献支持在 HRT 外补充睾酮以改善性功能和幸福度。

(黄　薇)

四、垂体-下丘脑性闭经的治疗

(一)病因治疗

1. 精神因素　继发性下丘脑闭经多数为环境、精神因素导致。因此,如患者有精神刺激、减肥节食、环境改变、压力过大等因素,病情较轻者,针对具体情况进行心理疏导,耐心安慰,补充营养与维生素及钙质。对神经性厌食症,除心理治疗、补充营养外,必须使之建立治疗信心,严重者甚至采用肠道外高营养物质补充,逐步增加体重,纠正贫血,必要时须住院治疗。

2. 其他系统疾病　甲状腺功能减退造成的 PRL 升高,要补充甲状腺激素来进行治疗,如优甲乐等。肾功能不全者,主要治疗原发病。

3. 垂体、下丘脑肿瘤　应酌情施行针对性药物、手术或放疗。

(二)内分泌治疗

1. 靶腺激素补充治疗　垂体功能低下可造成性腺、甲状腺与肾上腺等多种腺体功能低下时,应采用各靶腺激素补充治疗,并应定期检查靶腺激素浓度,指导调整剂量。

(1) 雌、孕激素补充治疗:对于原发性低促性腺激素性性腺功能低下性闭经,表现为性幼稚者,先单纯服用小剂量雌激素,如结合雌激素(Premarin,倍美力)0.3mg/d,或戊酸雌二醇(补佳乐)0.5mg/d,半年甚至更久,促进第二性征的发育和生殖器官的生长。之后模拟自然月经周期序贯用雌孕激素周期治疗,选用结合雌激素 0.625 ~ 1.25mg,或戊酸雌二醇 1mg,每晚一次,连服 21 ~ 28 天,后 10 ~ 14 天加用安宫黄酮 6 ~ 10mg,或黄体酮胶囊 100mg 每天 2 次,或地屈孕酮(达芙通)10mg,每天 2 次,停药后来月经撤退性出血,并于撤退出血第 5 天开始重复下一周期。但闭经时间较长的患者,子宫内膜萎缩,停药后可能无撤退性出血,可适当增加雌激素剂量或在停药后第 15 天继续服用直至月经恢复。对严重的患者,需长期替代治疗,以预防因雌激素过低引起的生殖道过早萎缩、骨质疏松症。激素补充期间要有医生的指导及定期监测。部分继发性闭经患者停药后可能出现卵巢功能的恢复。

(2) 糖皮质激素:泼尼松 5 ~ 10mg/d 或醋酸可的松 25mg/d,清晨服 2/3,下午服 1/3,以符合肾上腺皮质激素分泌的昼夜规律。

(3) 甲状腺素:甲状腺片剂量从 15 ~ 30mg/d 开始,逐渐增至 60 ~ 120mg/d,一般应在服泼尼松 1 ~ 2 周后,再服甲状腺,至少应同时服用。

2. 促排卵治疗　下丘脑及垂体性闭经患者如无其他合并不孕因素,对有生育要求者,在生殖器官恢复正常大小,全身情况改善后,可行促排卵辅助受孕。一般在促排卵前,行人工周期替代治疗 3 ~ 6 个周期,以提高卵巢的敏感性,使子宫及内膜有所准备。排卵后应酌情使用 hCG 或孕酮维持黄体功能,已妊娠者,孕酮应持续用至孕 3 个月以防止流产。希恩综合征患者妊娠后,残留的垂体组织因妊娠生理变化而增生肥大、血运丰富、功能改善,临床症状减轻。但要警惕再次发生产后大出血。促排卵的具体方法有:

(1) 氯米芬:仅对体内上有一定水平雌激素的轻型下丘脑性闭经及垂体性闭经有效。其作用机制是竞争结合下丘脑垂体的雌激素受体(ER),使之长时间保留在靶细胞核内,从而减少了负反馈抑制,释放更多的 LH、FSH,以刺激卵泡发育。如下丘脑与卵巢间正反馈调节机制正常,则可促发排卵。

(2) 绝经期促性腺激素(HMG):HMG 是绝经后妇女尿中提取出的一种促性腺激素。每支含 FSH、LH 各 75IU,可作为替代垂体激素治疗低促性腺激素低雌激素的闭经患者。在用雌、孕激素撤退性流血后,从月经的第 3 ~ 5 天开始每日肌内注射 150IU,若雌激素水平不十分低,相当于 I 度闭经者,可从每天 75IU 开始,用药期间必须利用超声及血 E_2 测定,观察卵泡的发育情况,随时调整剂量。当卵泡达到成熟时,应用 hCG 5000 ~ 10 000IU 促使排卵,令其自然受孕。若见过多卵泡发育,卵巢体积也增加,达直径 4cm 以上时,未见优势卵泡则宜停用 HMG,以避免过度刺激综合征的发生,有待于下次月经后再调整剂量。

(3)纯促卵泡激素:每支 75IU,其中含 LH<0.7IU,以及 95% 尿杂质蛋白、高纯化的 FSH(metrodin HP)。制剂每安瓿中含 FSH 75IU,LH<0.001IU,尿杂质蛋白减少至 <5%。重组纯化 FSH(gonal-F)是通过基因工程生产的制品,替代垂体的 FSH 不足,达到促使卵泡发育的目的,适用于内源性 LH 不低的闭经患者。

(4)促性腺激素释放激素(GnRH):是下丘脑弓状核与视前区释放的一种多肽激素,现已有人工合成促性腺激素释放激素制剂(戈那瑞林),每安瓿含 25μg,可应用于下丘脑功能不足、垂体功能正常的闭经患者。应模拟生理的 GnRH 脉冲频率给药,使垂体正常分泌促性腺激素,一般在撤退性流血后 1 ~ 3 天,每日经静脉或皮下给戈那瑞林 5 ~ 20μg/次,每隔 90 ~ 120 分钟一次,如有定量的自动微泵装置,则可节省人力。但应观察注射部位有无感染、栓塞形成。同时做宫颈黏液检查、E$_2$ 测定、B 超监测卵泡发育,随时调整剂量。当 B 超下显示成熟卵泡时,可令患者有性生活。GnRH 脉冲治疗可诱发卵泡破裂及排卵,也可维持黄体功能。但由于脉冲用药需携带注射泵及针头,引起患者不便,故在 B 超显示排卵 2 天后停用 GnRH 脉冲,改 hCG 每次 1000IU,每周 2 次,共 3 ~ 4 次,维持黄体功能。Brian 曾报道 19 例用 GnRH 皮下注射 50 个周期,静脉注射 23 个周期,脉冲频率 60 ~ 90 分钟一次,剂量为 1 ~ 40μg,结果 16 个周期有排卵,妊娠 3 例。一般报道静脉给药的效果比皮下给药好,但是静脉给药必须住院观察,皮下给药可让患者带泵回家,定时来随访。

戈那瑞林脉冲治疗时不易发生卵巢过度刺激综合征,也不常出现多个卵泡同时成熟及多胎妊娠。但对重度下丘脑性闭经患者,因其疗程很长,而且维持注射途径通畅及整日携带注射泵引起诸多不便,偶有皮肤反应或感染发生,故下丘脑性闭经者也可选用 HMG 或 FSH 治疗。GnRH 脉冲治疗前最好行 GnRH 兴奋试验,以估计患者的治疗反应。

五、高催乳素血症性闭经的治疗

高催乳素血症性闭经的治疗主要是降低 PRL 水平,使患者恢复正常月经和生育能力。对于由垂体瘤导致的高 PRL 血症,还要缩小瘤体,消除压迫症状。治疗对不同病因进行针对治疗。

对于药物因素导致的高 PRL 性闭经原则上停药或换药后 PRL 可恢复正常,但停药或换药要谨慎咨询相关专业医生方可进行。如果不能停药,为预防高 PRL 导致的低雌激素并发症,可用小剂量雌孕激素周期补充治疗。

(一)药物治疗

药物治疗是高催乳素血症闭经的首选治疗方法,主要是多巴胺激动剂,包括溴隐亭(BRC)、卡麦角林(CAB)、喹高利特、培高利特,还有非麦角碱类多巴胺 D$_2$ 受体激动剂诺果宁等。

1. 溴隐亭 是当前高催乳素血症的首选药物,它是一种半合成麦角碱的衍生物,为多巴胺激动剂。其药理作用:①直接作用于垂体,抑制催乳素细胞的增殖、PRL 的合成与分泌,使 PRL 瘤缩小;②激动中枢神经系统的多巴胺受体,降低多巴胺在体内的转化;③促进 PRL 的代谢。溴隐亭单次口服后 3 ~ 4 小时血药浓度达高峰,半衰期为 20 ~ 30 小时,服药后 2 小时血清中的 PRL 开始下降,3.3 小时降低一半,8 小时达低水平,持续 24 小时。为了减少胃肠道不良反应如恶心等,初服量为 1.25mg(半片),每日 1 ~ 2 次,与食物同时服下,如果连服 3 天无不适,可逐步加量,常用剂量每日 5 ~ 7.5mg。也可阴道用药 2.5mg 或 5mg 放入阴道深处,每天一次。由于生殖道上皮来自副中肾管,对药物有良好的吸收作用,且阴道的酸性条件有利于吸收,所以阴道给药后 99% 进入全身血液循环,避免了直接通过肝脏代谢,能更好地发挥药物作用,也明显减轻胃肠反应。阴道内用小剂量(2.5 ~ 7.5mg/d)溴隐亭对精子功能无明显干扰作用。

(1)疗效与病理变化:溴隐亭用药后 4 ~ 8 周,70% ~ 80% 的患者恢复月经,溢乳停止,妊娠率 37.5% ~ 81%(微腺瘤高于大腺瘤),妊娠大多发生在用药 6 个月内。肿瘤缩小率为 40% ~ 80%,催乳素瘤的缩小主要由于溴隐亭能特异地抑制催乳素瘤细胞 DNA 的生成,使细胞质及核缩小,并非由于药物致细胞数下降。光镜检查:细胞核明显固缩,胞浆空泡变性,部分瘤细胞坏死,瘤组织中血窦减少。电镜下:瘤细胞核仁消失,染色质边集,粗面内质网水肿、脱粒、线粒体嵴呈同圆心状,说明溴隐亭可破坏瘤细胞结构,使之发生不可逆改变。

(2)副作用:溴隐亭的主要副作用为恶心、呕吐、头痛、眩晕、乏力、便秘及直立性低血压。副作用大多发生在治疗初期,服药时由小剂量起逐渐增加剂量,餐中、餐后服药或加服牛奶,可减轻其反应。另外,阴道用药也可有效减轻副作用。

(3)随访:早期用药期间定期检测 PRL 浓度有利于及时调整剂量,使患者用药量及时达到有效控制 PRL 的目的,之后半年检测一次,一年后每 1 年作一次 CT 或 MRI,但在妊娠期应严密随诊。由于垂体催乳素瘤的 PRL 分泌方式是自主的,孕期升高的 E$_2$ 对其刺激是有限的,而高浓度的孕酮对 PRL 分泌亦可抑制,故经溴隐亭治疗后带瘤妊娠尚属安全。95% 妊娠妇女在停药后较顺利度过妊娠期,少数未控制的大腺瘤者因停药可能出现瘤体迅速扩大。此时恢复用药仍可有效抑制肿瘤生长而安全足月妊娠,对婴儿无明显不良影响。但 2010 年中国高催乳素血症诊疗指南和国际内分泌学会 2011 年的临床指南一致建议,要使胚胎的药物暴露降低到最小水平。所以,微腺瘤患者一旦确定妊娠建议停用溴隐亭,巨腺瘤患者可以继续使用溴隐亭。PRL 瘤对分娩无不良影响。产后可以喂乳,但断乳后仍然有高 PRL 症,还须进行治疗。

2. 长效溴隐亭针(Parlodel LAR) 每 28 天肌内注射一次,每次 50 ~ 100mg,最大 200mg。效果好而副作用小,可有效地抑制 PRL 水平和减少肿瘤体积,最快在注射第 3 天,PRL 分泌被抑制,治疗 1 ~ 4 个月 PRL 下降至正常。可用于治疗对溴隐亭耐药或不能耐受的催乳素瘤患者。它能降低大腺瘤的催乳素水平,恢复正常垂体功能。

3. 卡麦角林 目前的研究表明,卡麦角林在降低 PRL 水平、缩小肿瘤体积方面的疗效较溴隐亭好,另外每周两次的应用方法较为方便,胃肠道副作用小。因此,对于垂体瘤导致的高 PRL,如果使用溴隐亭出现不敏感、不能耐受等情况,可改用卡麦角林治疗,对溴隐亭不敏感的患者改用卡角麦林后仍有 50% 患者有效。

4. 诺果宁(norprolac)　活性部分为盐酸八氢苄喹啉(quinoline,CV205-502),是一种非麦角碱类多巴胺 D_2 受体激动剂,为新一代特异、高效抗 PRL 药物。用法:治疗最初的剂量为 $25\mu g/d$,第二天、第三天为 $50\mu g/d$,从第七天开始剂量为 $75\mu g/d$,维持量一般为 $75\sim150\mu g/d$,于晚餐中服或睡前与一些食物同服。该药使用安全,副作用轻。大剂量时可出现头痛、头晕、恶心、呕吐等。

5. 生长抑素类似物(somatostatin analogues)　广泛用于治疗垂体 GH 瘤,但很少用于治疗垂体催乳素瘤。目前有一些研究实验性地用这类药物治疗垂体催乳素瘤。在最初的体外培养的分泌 GH 和 PRL 的垂体腺瘤细胞和分泌 PRL 的垂体腺瘤细胞中,生长抑素类似物显示了较好的对催乳素瘤细胞的抑制潜能,希望将来可以用于治疗对多巴胺激动剂耐药的患者。

需要了解的是,垂体催乳素瘤性闭经用药物治疗虽然 $80\%\sim90\%$ 患者可以迅速降低 PRL 水平,恢复正常月经和生殖功能,但药物治疗对肿瘤的消除十分困难,因此治疗需要较长的时间。一般来说,药物治疗的撤药时间最好为两年以上,当血清 PRL 水平 $<25\mu g/ml$、没有 MRI 下可见的肿瘤或治疗后肿瘤体积比治疗前缩小 50% 以上时,考虑谨慎减量,缓慢撤药,如果减量过程中出现 PRL 水平再度升高,则不能撤药。

(二)手术治疗

溴隐亭问世前,手术为传统疗法。由于垂体腺瘤没有包膜,肿瘤组织与正常组织间界线不十分清楚,故手术不易切净瘤体,且复发率可高达 50%,术中还可能损伤垂体正常组织及其他功能,故手术不是垂体催乳素瘤的首选治疗方法。目前认为手术适用于对多巴胺激动剂耐药或不能耐受的患者,手术的其他适应证还包括大腺瘤卒中引起神经系统体征;囊性 PRL 大腺瘤引起神经系统症状(DA 治疗通常无缩小)。

垂体催乳素瘤经蝶鞍手术后,有一半以上患者可能会发生垂体功能低下或瘤体残留,术后对垂体功能的评估十分重要。

(三)放射治疗

由于放疗不良反应发生率高,包括垂体功能低下、视神经损伤、神经系统功能紊乱、增加肿瘤卒中风险和继发性脑肿瘤,治疗 PRL 腺瘤很少需要外放疗。因此,放疗不作为 PRL 腺瘤的首选治疗,而用来治疗对 DA 无效的病例,手术未能治愈的病例和罕见的恶性 PRL 腺瘤。常用的方法是钴-60(^{60}Co)、质子射线、α 粒子及钇-90 和金-198(^{198}Au)放射性核素垂体植入四种。一般采用 ^{60}Co 常规照射,每周 4~5 次,每次放射量约为 18Gy,共 4~5 周。

(四)综合治疗

对有明显神经系统症状的 PRL 大腺瘤,特别是明显向鞍上、鞍旁扩展和蝶窦受侵者,应选择综合治疗。方法有先使肿瘤缩小后手术,或术后加溴隐亭治疗,也可应用手术加放射治疗,联合治疗能有效地减少垂体瘤的复发机会。

(张　炜)

六、高雄激素血症性闭经的治疗

持续的高雄激素血症,一方面可导致多毛、痤疮、脱发、男性化改变等,另一方面,高雄激素的状态抑止卵泡的发育,与月经稀发或闭经有关。针对患者不同年龄段以及不同的诊治诉求,应制定不同的诊疗策略。对于无生育要求的妇女或者青春期少女,其治疗目的应当以恢复月经周期,调整内分泌状态,改善多毛、痤疮症状、缓解心理压力、预防远期并发症为目的;而对于以生育为目的来诊者,则应在改善内分泌环境的基础上,施以进一步的促排卵治疗,以达到受孕的目的。主要治疗方法如下:

1. 复方口服避孕药　炔雌醇环丙孕酮片应为首选,其主要作用成分为醋酸环丙孕酮(每片含 2mg)。醋酸环丙孕酮与其他合成孕激素相比表现出更佳的抗雄作用,主要通过抑制 LH 分泌减少卵巢的雄激素合成,在肝脏水平提高雄激素代谢清除率及在皮肤水平降低外周 5α-还原酶活性,以及通过与睾酮和双氢睾酮竞争性结合其核内受体而发挥其抗雄作用;另外炔雌醇增加性激素结合球蛋白进一步降低游离睾酮。

用法与常规避孕用法相仿,在 3~6 个周期治疗后,大部分患者高雄状态可以得到改善,治疗不同部位种类的痤疮也有较为良好的效果。由于人类毛发生长周期所限,使用炔雌醇环丙孕酮治疗多毛需至少 6 个周期才能显效,研究表明,炔雌醇环丙孕酮片可降低患者的 Femiman-Gallwey 评分。

另外应该明确该药的禁忌证,其与其他口服避孕药相仿,包括肝脏功能低下、肝脏肿瘤;血栓形成或血栓形成史;甾体激素敏感的恶性肿瘤;累及血管的糖尿病;心功能不全、高血压等。常见的副作用包括乳房胀痛、头疼、恶心呕吐等。另外,针对青春期患者应用此药对于其 H-P-O 轴的影响,应充分告知。

2. 螺内酯　本药主要用于避孕药治疗无效的患者,以及避孕药禁忌或者不耐受的患者。螺内酯主要是通过阻断雄激素受体起作用的,另外还可以抑制卵巢及肾上腺的雄酮合成过程中的重要的酶来发挥降雄作用,服用若干周期后降低血清睾酮和雄烯二酮,而 DHEAS 水平影响不大。其用量自起始的 25mg/d 逐渐增加,3 周后增至 100mg/d,最大用量可达 200mg/d。

由于本药的保钾作用,为防止严重并发症,老年、肾功能受损、补钾的妇女慎用。本药副作用较小,除初期可有一过性利尿作用外,偶有不规则子宫出血、疲劳或头疼。对于无生育要求的 PCOS 患者,螺内酯治疗过程中随着雄酮的下降,可出现规律排卵,对于无生育意向的患者因此应注意避孕,临床应用中可以考虑螺内酯与口服避孕药的联合运用。有报道提示,此两种药物联合应用降雄效果更佳。

3. 氟他胺　氟他胺与螺内酯作用机制相仿,建议剂量为 250mg/d。因其具有肝毒性,故应监测肝脏功能的波动,加之其可能导致皮肤干燥以及胃肠反应,通常情况下并非高雄治疗的上佳选择。

4. 非那雄胺　非那雄胺通过抑制 5α-还原酶,阻断睾酮向二氢睾酮转化起作用。常用剂量为 5mg/d,其优点为无明显副作用,但因二氢睾酮参与胎儿分化,以及本药的致畸作用,故用药期间应严格避孕。

5. 地塞米松 可抑制 ACTH,适用于治疗肾上腺来源的雄激素升高如肾上腺皮质增生症(CAH),常用剂量为0.75mg,每晚一次。

6. 促排卵治疗 详见本篇第五章第七节。

(杨冬梓)

七、医源性卵巢损伤的预防和处理

医源性卵巢功能损伤导致卵巢储备下降乃至闭经可能与卵巢手术、输卵管手术治疗、肿瘤放化疗等有关。

(一) 卵巢手术引起的卵巢储备下降

对于卵巢肿瘤,手术为首选治疗方法。近年来腹腔镜或开腹进行的卵巢囊肿剔除术是否对卵巢储备产生影响备受关注。有报道指出在卵巢良性囊肿剔除术中的囊壁附着有正常的卵巢皮质,提示在囊肿剔除术中很难避免会导致正常卵巢组织的丢失。

报道较多的囊肿剔除术会降低卵巢储备的是卵巢内膜异位症囊肿即巧克力囊肿。卵巢的巧克力囊肿引起卵巢储备下降可能与以下因素有关:内膜异位囊肿生长以及盆腔病变对卵巢组织的破坏;囊肿剔除手术导致部分卵巢组织丢失;手术引起局部的炎症反应、电凝止血引起卵巢热损伤以及局部血管网破坏导致卵巢有效血供减少。

Buscacca M 报道 126 例内膜异位症行双侧卵巢囊肿剔除手术后患者,3 例在术后即出现卵巢功能衰竭,发生率是2.4%(95% CI = 0.5% ~ 6.8%),而一般人群中卵巢早衰的发生率为 1.1%。但这三例患者均为 ASRM 分期Ⅳ期。在国内,王艳彩报道了 2 例因腹腔镜下双侧卵巢子宫内膜异位症囊肿剔除术后出现卵巢功能早衰。刘开红观察 105 例接受腹腔镜卵巢囊肿剔除术患者中有 3 例在术后 10 ~ 16个月出现卵巢早衰,发生率为 2.9%。

评价卵巢储备受损除了卵巢早衰的发生率外,卵巢对超促排卵的反应性更能体现卵巢储备情况。Somigliana E报道接受双侧巧克力囊肿剔除术的 68 例患者,在体外受精和胚胎移植(in vitro fertilization and embryo transfer,IVF-ET)/胞浆内单精子注射(intracytoplasmic sperm injection,ICSI)治疗过程中获卵数、获得胚胎数明显少于对照组,临床妊娠率、着床率、活产率均明显降低。有 Meta 分析评估卵巢内膜异位囊肿剔除术后卵巢储备和 IVF/ICSI 促排卵中卵巢反应,发现有手术史者基础窦卵泡数明显减少,更容易出现卵巢反应不良,但妊娠率未出现明显的降低。Benaglia 等观察卵巢巧克力囊肿手术后进行 IVF/ICSI 治疗,在超排卵过程中,曾经进行囊肿剔除手术的患侧卵巢在hCG 日无平均直径>11mm 的卵泡发育,发生率为13%(12/93)。而且这些患者中有 6 人在接受第二周期的治疗时,患侧卵巢仍然无卵泡发育。

其他卵巢囊肿剔除术后是否出现真正的卵巢储备下降仍有争议。Chang 等以抗米勒管激素(AMH)作为卵巢储备的指标,评价 20 例接受卵巢良性囊肿剔除术后的卵巢储备。他们的结果显示 AMH 在卵巢手术后出现短暂的明显下降,但在手术后 3 个月可以恢复到术前的 65%。而Ercan 的研究则出现相反的结果,同样以 AMH 作为评价指标,他认为 AMH 水平在术后并未出现明显的下降。Akira I的研究也提示手术前后血清 AMH 的水平并无明显的区别。但这种损害是否导致提前绝经尚无定论。

既然卵巢囊肿剔除术可能对卵巢储备产生影响,如何减少手术对卵巢功能的影响逐渐受到关注,许多学者从不同的手术方式与技巧的比较中谋求更好地保护卵巢功能的方法。Mario Coric 等报道45 例18 ~ 35 岁单侧卵巢内膜异位囊肿剔除术者,比较缝合止血和电凝止血对卵巢储备的影响,结果显示囊肿剔除术后 3 个周期卵泡期窦卵泡数较术前明显减少,而电凝止血组比缝合止血组对卵巢组织的损伤更大,推荐使用缝合止血法以保护卵巢功能。有回顾性研究比较双极电凝法与缝合法的卵巢储备功能,在术后3、6、12 个月检测卵巢储备,发现双极电凝对卵巢功能的损伤较缝合止血明显。另一研究比较双极电凝、超声刀、手术缝合三种手术技术处理良性卵巢囊肿,双极电凝以及超声刀术后引起的卵巢功能损伤均较缝合明显。

因此手术中要尽量保留和保护正常的卵巢组织,在手术剔除内异症囊肿壁时尽量保留正常的卵巢组织,在缝合重建卵巢时不要因为缝合方便而剪除囊壁外的看似多余的组织。有研究报道,卵巢门处囊肿壁的剥离会造成含有较多卵泡的卵巢组织的丢失,因此卵巢门部位囊肿壁的剥离要谨慎仔细。另外囊肿剔除后创面的处理要避免损伤卵巢的血供和正常卵巢组织。对于卵巢内异症囊肿较大的患者,或双侧卵巢囊肿需要手术的患者,可以考虑在手术前使用 3 ~ 6 个月的 GnRHa 预处理,可以显著减低手术难度,减少手术对卵巢功能的影响。

(二) 输卵管手术导致卵巢储备下降

常见的不同的输卵管手术方式如输卵管结扎术、输卵管造口术、输卵管切除术,对卵巢储备的影响不同。

卵巢血液供应,主要由子宫动脉自子宫角部发出卵巢支及卵巢动脉分支互相吻合,共同营养卵巢;输卵管血液供应起源卵巢动脉及子宫动脉,子宫动脉子宫角部发出的输卵管支及卵巢动脉,在输卵管系膜内分出若干支,共同营养输卵管。两者血液供应在解剖上相邻近,在此区域内进行手术操作,可能影响卵巢血供,导致卵巢储备功能下降,甚至导致卵巢功能早衰。

输卵管切除术是否会影响卵巢的血供,进而影响卵巢功能,仍存在争议。有研究结果显示,输卵管切除术后减少了卵巢的血流和窦卵泡计数(AFC),在一定程度上可降低卵巢的储备功能。而 Strandell 等认为,输卵管切除术对患者卵巢反应性无损害,双侧输卵管切除术后获卵数,卵裂率及胚胎的形态学评分均不受影响。Gelbaya 等发现,输卵管切除术对卵巢的储备功能有负面影响,但不影响最终的妊娠率。

输卵管结扎术及造口术对卵巢的血运影响较小。Gokhan 比较了双极电凝法进行输卵管结扎和机械结扎法对卵巢储备的影响,结果提示双极电凝法术后 10 个月卵巢容积及窦卵泡数较术前减少,但基础 FSH、LH、E_2 水平并未改变。接受机械结扎法的患者卵巢储备的各项指标差异均无统计学意义。Surrey 等比较了腹腔镜下输卵管切除术及输卵管近端阻断术的卵巢反应性和体外受精(IVF)结局,发现两种方法的结果差异无统计学意义。国内学者黄洁等也得出类似结论。

(三) 药物引起卵巢储备下降

对性腺破坏最明显的药物是化疗药物,其对卵巢的损害是不可逆的。暴露于化疗药物的卵巢,其组织病理可显示出从卵泡数目的减少到缺失,最后到卵巢组织的纤维化。化疗药物的种类、累计剂量以及接受化疗时患者的年龄为公认的影响因素。

在各种化疗药物中,以烷化剂(包括环磷酰胺、白消安、氮芥等)最为明显,其次为顺铂、多柔比星。烷化剂为非细胞周期特异药物,可同时作用于原始卵泡的卵母细胞和前颗粒细胞,可能损耗原始卵泡和(或)干扰卵泡的成熟。如果仅成熟卵泡被破坏则引起暂时性闭经,所有原始卵泡均被破坏将导致 POF 或永久性闭经。其他的化疗药物如多柔比星、氟尿嘧啶、甲氨蝶呤、长春新碱、依托泊苷等不会产生永久性卵巢功能衰竭,但紫杉醇可能增加卵巢功能损害。目前,化疗药物损伤卵泡的机制尚未明确,可能是诱导了卵泡的不正常凋亡而导致卵泡的耗竭。

Bines 等的回顾性分析还提出,化疗药物的累积剂量是影响永久性卵巢功能衰竭的关键因素。Goldhirsch 等报道,乳腺癌患者用 1 个疗程的氟尿嘧啶+甲氨蝶呤+环磷酰胺,POF 的发生率为 10% ～33%,6 个疗程后上升为 33% ～81%(环磷酰胺累积剂量为 8400mg/m^2),12 个疗程后高达 61% ～95%(环磷酰胺累积剂量为 16 800mg/m^2)。

一项长期随访的研究表明,240 例年龄<15 岁的霍奇金病患儿采用氮芥+长春新碱+丙卡巴肼(又名:甲基苄肼)+泼尼松方案治疗后,其中 83% 男童发生无精症,而女童只有 13% 发生卵巢功能衰竭,提示与男童不同,青春期前女童的性腺对细胞毒性药物较不敏感。但进入青春期后,随着年龄的增大,卵巢对细胞毒性药物的敏感性增加。Bines 等的综述显示,年龄<40 岁的乳腺癌化疗妇女在 6 ～16 个月内发生闭经,而≥40 岁的化疗妇女仅在 2 ～4 个月内发生闭经。另一项研究表明,单用环磷酰胺,引起闭经的平均剂量在 40 岁妇女是 5200mg,30 岁妇女是 9300mg,20 岁妇女是 20 400mg。可见,化疗患者年龄是影响 POF 发生的一个重要因素,其原因可能为随着年龄增长,卵泡数目趋于减少,从而受化疗影响后更易耗竭。

(四) 放疗引起的卵巢储备下降

恶性肿瘤治疗方法中,放疗是其中之一。放射线能与细胞的任何分子相互作用,但最重要的是作用于细胞核,并可能发生在 DNA 的嘌呤和嘧啶碱基,从而导致单链断裂或双链断裂。抑制 DNA 合成的结果之一,将会影响 DNA 的复制,从而阻止细胞分裂。DNA 损伤后如果不能修复,则细胞受永久性阻滞或转向程序性死亡途径即凋亡。放疗损害卵巢的组织学表现为:卵巢体积缩小,皮质萎缩,卵泡丧失,间质纤维化和玻璃样变。皮质中不但所有的原始卵泡均消失和不存在成熟的卵泡,而且正常的皮质基质细胞也大量丢失。

放射线会损害各年龄段卵巢功能,损害程度和持续时间取决于放射剂量、范围和患者年龄。研究表明,全身放疗及剂量>6Gy 的卵巢局部照射均可导致永久性的卵巢损伤。能产生永久性卵巢损害的精确剂量尚不清楚。研究发现,当卵巢受到的直接照射剂量在 0.6Gy 以下时,卵巢功能几乎无影响,0.6～1.5Gy 时,对 40 岁以上的女性卵巢功能有一定影响,1.5～8.0Gy 时,约 50%～70% 的 15～40 岁女性可出现卵巢功能衰竭,超过 8.0Gy 时,几乎所有年龄段女性的卵巢将发生不可逆的损害。Wallace 等也报道了卵巢损害与放射线剂量的依赖关系。放射线照射 2 周后,即可出

现血促性腺激素水平上升,卵巢甾体激素下降等卵巢功能衰竭表现。

(杨冬梓　何钻玉)

八、甲状腺疾病的治疗

(一) 闭经

甲状腺功能障碍常可引起闭经,因此,积极治疗原发疾病是关键。

1. 甲状腺功能亢进症　甲状腺功能亢进症是指甲状腺功能过强以致甲状腺激素合成和分泌增多,引起代谢亢进和神经、循环、消化等系统兴奋性增高。Graves 病是引起甲亢最常见的原因,其次为毒性结节性甲状腺肿和甲状腺腺瘤。

Graves 病的治疗包括药物治疗、放射性碘治疗和手术治疗。抗甲状腺药物治疗应用广,具有安全、方便的优点,但仅能获得 40% ～60% 的治愈率,并且用药时间长,停药后复发率高。常用药物有:丙硫氧嘧啶(propylthiouracil,PTU)起始剂量 150～450mg/d,维持期剂量 100～150mg/d;甲巯咪唑(methimazole,MMI)起始剂量 10～20mg/d,维持期剂量 5～10mg/d;卡比马唑(carbinmazole,CMZ)起始剂量 15～30mg/d,维持期剂量 5～15mg/d。其中,CMZ 在体内转化成 MMI 发挥作用。抗甲状腺药物的主要作用机制是抑制甲状腺过氧化物酶,从而阻碍甲状腺内碘化物的碘化及酪氨酸的偶联,减少甲状腺素(thyroxine,T$_4$)和三碘甲状腺原氨酸(triiodothyronine,T$_3$)的合成。同时 PTU 还可抑制外周组织中 T$_4$ 向 T$_3$ 的转化。用药期间应监测血 T$_3$、T$_4$ 和 TSH,观察临床反应。初治期患者症状缓解或血 T$_3$、T$_4$ 恢复正常即可减量,症状完全消除后再减至最小维持量,持续用药 1 年以上。应注意可能发生粒细胞减少、肝功受损、药疹等副作用。其他药物,如 β-受体阻滞剂可用于缓解甲亢患者震颤、心悸等交感神经兴奋症状。常用普萘洛尔,30～60mg/d,逐渐加量,直至症状得以控制,最大可达 200mg/d。而碘和含碘制剂,仅用于术前准备和甲亢危象的治疗。常用复方碘液,于术前 10～14 天开始口服,每日 3 次,每次 3～5 滴,约 0.15～0.25ml。

放射性碘治疗和手术治疗均为有创性治疗措施,治愈率高,但易引起甲状腺功能减退等并发症。中重度甲亢停药后复发、结节性甲状腺肿、胸骨后甲状腺肿、甲状腺巨大出现压迫症状时,可行手术治疗。常用手术方式为甲状腺次全切除。对抗甲状腺药过敏、复发、不宜手术、某些高功能结节的甲亢患者可行放射性[131]I 治疗。

毒性结节性甲状腺肿和甲状腺腺瘤主要通过放射性[131]I 和手术治疗。

2. 甲状腺功能减退症　主要用合成左甲状腺素替代治疗,起始剂量为 25～50μg/d,每 2～4 周增加 25μg,直至机体恢复正常代谢水平,即 TSH 降至 0.5～1.5U/ml。一般维持期用量为 125～250μg/d。剂量因年龄、病程长短、严重程度等而定。治疗期间,应监测患者症状及血 TSH、T$_3$、T$_4$ 浓度,避免过度治疗。甲状腺片为 T$_3$ 和 T$_4$ 的混合物,一度被广泛使用。由于其中 T$_3$ 吸收迅速,血液中 T$_3$ 升高易导致老年人和潜在心脏疾病患者发生心动过速或其他心律失常的可能性增加,现已不推荐使用。但是单用左甲状腺素部分患者症状不能完全被控制,引起人们对 T$_3$、T$_4$ 联合

使用的进一步探索,目前对两者联用效果是否优于单用甲状腺素,尚存有争议。

美国内分泌医师协会推荐对 TSH 大于 10U/ml 的亚临床性甲状腺功能减退患者进行小剂量左甲状腺素治疗,每 6~8 周缓慢加量直至 TSH 达到 0.3~3.0U/ml。TSH 低于 10U/ml 的患者,若合并以下情况之一也需开始替代治疗:妊娠、儿童期、自身抗甲状腺抗体升高、超声示甲状腺低回声、女性长期不孕、弥漫性或结节性甲状腺肿、出现甲状腺功能减退临床表现。

治疗期间,部分患者月经可以恢复,如不能恢复,可在无禁忌证的情况下,根据患者的情况及需要,采用性激素调整周期,如单纯孕激素定期撤血及周期序贯疗法等。

(二)妊娠期治疗

甲状腺功能障碍者,妊娠前 TSH 的理想值为 1~2.5U/ml。妊娠期甲亢绝大多数由 Graves 病引起,应注意与生理性一过性甲状腺毒症和由妊娠剧吐引起的甲状腺功能异常相鉴别。由 Graves 病和甲状腺结节引起的甲亢,需要使用抗甲状腺药物治疗,对于已经用药的患者应调整药物剂量,使血清中 FT_4 等于或略高于未妊娠女性正常参考值的上限。常用的抗甲状腺药物有 PTU 和 MMI。PTU 的初始剂量为 200~400mg/d,MMI 的初始剂量为 20~30mg/d。使用以上两种药物时,均有少量可以通过胎盘影响胎儿的甲状腺功能;两者均可能造成瘙痒、发热、粒细胞缺乏症、肝细胞损害等。PTU 被证实在极少数情况下可发生急性肝炎、暴发性肝衰竭,但对胎儿无致畸作用,有研究示 MMI 与胎儿后鼻孔闭锁和表皮发育不全有关。因此,孕早期应首选 PTU,孕中、晚期则应换成 MMI 以避免肝脏损伤。普萘洛尔可缓解交感神经兴奋症状,有报道称其可使胎儿生长受限,因此孕期应加强胎儿监测。孕晚期使用还可能发生新生儿轻度低血糖、呼吸困难、心动过缓,但常于 24 小时内缓解。对抗甲状腺药物难以控制或副作用大的甲亢患者可于孕中期选择甲状腺次全切。12 周后,胎儿甲状腺已具有摄碘功能,故妊娠期女性及妊娠之前半年以内不应使用[131]I 治疗。

妊娠期合并甲状腺功能减退可造成胎儿神经系统发育异常,增加胎儿死亡率。妊娠后每 4~6 周加量一次,确保 TSH 于妊娠早、中、晚期分别低于 2.5U/ml、3U/ml、3U/ml,通常左甲状腺素需加量 30%~50%。若妊娠中首次发现甲状腺功能减退,应尽快使甲状腺功能检测指标恢复正常。孕中晚期发现的甲状腺功能减退患者,即使尽早进行替代治疗,胎儿已受到的智力和认知功能的损害基本上也不可逆转。鉴于甲状腺素可改善亚临床甲状腺功能减退患者产科结局,故妊娠期亚临床性甲状腺功能减退患者均应给予甲状腺素治疗。与免疫因素有关的甲状腺疾病,如 Graves 病或自身免疫性甲状腺炎,常伴有自身抗体的升高,而这些抗体可以自由通过胎盘作用于胎儿的甲状腺。促甲状腺激素受体抗体(TSH receptor antibody,TRAb)在 Graves 病中常升高,与胎儿甲状腺激素受体结合后产生刺激或抑制作用,导致胎儿甲状腺功能异常。对于患有 Graves 病、既往患有 Graves 病已通过手术或[131]I 治疗、生育过患有 Graves 病新生儿的女性,有必要于孕前或孕中期结束时测定 TRAb。此外,抗甲状腺药物也可能影响胎儿甲状腺功能。因此,对 TRAb 升高或使用抗甲状腺药物治疗的孕妇

在妊娠 20 周后应每月使用超声检测胎儿是否存在甲功异常征象,包括生长受限、甲状腺肿、心衰、水肿等。胎儿甲状腺功能减退可通过停药或减少用量,甚至羊膜腔内注射 T_4 得以纠正。胎儿甲亢则主要通过调整药物剂量来治疗。

(三)各种药物的优缺点及副作用

常用抗甲状腺药物 PTU 和 MMI,两者均可抑制甲状腺内过氧化物酶活性,减少 T_3、T_4 合成。此外 PTU 还可抑制外周组织中 T_4 向 T_3 的转化。主要不良反应有发热、皮疹、关节疼痛、粒细胞减少和肝损害等。其中药物性肝损害并不少见,具有潜在的致命性,任何年龄段均可发生。与 MMI 相比,PTU 更易引起中毒性肝炎等严重副作用。另外,由于 PTU 半衰期短,一天服用 3 次,而 MMI 一次服用即可,使得 MMI 成为治疗甲状腺功能亢进症的首选药物(除外妊娠前 12 周、对 MMI 不耐受等情况)。β-受体阻滞剂可控制震颤、心悸、多汗等交感神经兴奋症状,哮喘、慢性阻塞性肺疾病、心脏传导阻滞、严重心衰者禁用。[131]I 通过破坏甲状腺组织以减少甲状腺激素的合成和分泌,具有疗程短、治愈率高、复发率低的优点,但是甲状腺功能减退的发生率显著增高,还可能诱发或加重 Graves 眼病。左甲状腺素半衰期较长,每日服用一次,患者依从性好。治疗期间,应严密监测防止过度治疗。

(许良智)

九、肾上腺皮质疾病的治疗

肾上腺皮质疾病的治疗应首先治疗原发疾病,待原发疾病治疗后,一部分患者可恢复月经或怀孕。如果经治疗原发病后仍不能恢复月经及妊娠,在无禁忌证的情况下可使用性激素调整月经,有生育需求者在没有禁忌证的情况下亦可促排卵或采用辅助生育技术。

(一)Cushing 综合征

Cushing 综合征的病因包括垂体 ACTH 腺瘤、肾上腺皮质腺瘤、肾上腺皮质癌、异位 ACTH 分泌瘤等。该病一部分患者表现为月经紊乱甚至闭经,进而影响生育。此外由于该病严重影响健康,所以必须早诊断早治疗。

1. 针对原发病的治疗 针对 Cushing 综合征的不同病因找到原发病灶,手术切除原发病灶为其一线治疗方式。药物治疗可作为第二选择,主要针对无法手术或手术无效的患者,并不能替代手术治疗。

(1)垂体 ACTH 腺瘤:经蝶鞍显微手术是垂体腺瘤的主要治疗方法,对于首次手术失败或复发的病例,可再次手术、放疗,或行双侧肾上腺切除治疗;药物治疗主要是类固醇合成抑制剂——美替拉酮和酮康唑。美替拉酮最大剂量为 6000mg/d,每天 2~3 次,酮康唑治疗初始剂量为 200mg/次,每天 2 次,每天最大剂量为 1200mg。

(2)肾上腺皮质腺瘤:首选手术切除肾上腺或肿瘤,目前腹腔镜下可行肾上腺良性肿瘤的切除手术。术后需较长期使用氢化可的松,每日约 20~30mg 或可的松,每日 25.0~37.5mg 作替代治疗。在肾上腺功能逐渐恢复时,可的松的剂量也随之递减,大多数患者于 6~12 个月或更久可逐渐停用替代治疗。

(3)肾上腺皮质癌:切除肾上腺(包括癌组织)是目前最有效,唯一可以治愈肾上腺皮质癌的根治性手术方法。

此外,米托坦为肾上腺皮质癌的一线用药,开始 2 ~ 6g/d,分 3 ~ 4 次口服,必要时可增至 8 ~ 10g,直至临床缓解或达到最大耐受量,以后再减至无明显不良反应的维持量。对于未根治、复发或转移者尽可能再次手术或以放疗为辅助治疗,总剂量为 50 ~ 60Gy,每天 1.8 ~ 2Gy。

(4) 异位 ACTH 分泌瘤:尽可能找到原发肿瘤,进行手术、化疗或放疗。若找不到原发肿瘤,可行双侧肾上腺全切加激素补充治疗或应用皮质激素合成抑制药。手术治疗前后应妥善处理,于麻醉前静脉注射氢化可的松 100mg,以后每 6 小时 1 次 100mg,次日起剂量渐减,5 ~ 7 天可视病情改为口服生理维持剂量。

2. 针对闭经的治疗 原发疾病治疗后,部分患者可恢复月经,如仍不能恢复月经,在无禁忌证的情况下可根据患者的具体情况使用性激素调节月经。例如,戊酸雌二醇或 17β 雌二醇 1mg/d 连用 21 日,最后 10 日同时给予醋酸甲羟孕酮 6 ~ 10mg/d 或微粒化黄体酮 100mg 每天 2 次口服;体内有一定内源性雌激素的患者可于月经后半期(或撤药性出血的 16 ~ 25 天)口服醋酸甲羟孕酮 6 ~ 10mg/d 或微粒化黄体酮 100mg,每天 2 次,连用 10 日。

3. 针对生育的治疗 因 Cushing 综合征导致的高雄激素血症及高皮质醇血症影响促性腺激素分泌,从而引起女性患者月经稀发或闭经,其病因多为肾上腺腺瘤或垂体增生性腺瘤。妊娠期间的 Cushing 综合征常导致早产、流产、妊娠期糖尿病、心衰、肺水肿、先兆子痫等。因此,Cushing 综合征的患者应引起高度重视,采用多学科联合治疗包括内分泌外科、产科、麻醉科专家根据患者的基本条件制定合理的治疗方案;其主要治疗方式为手术切除病灶,药物治疗多为第二选择,不推荐单独使用。常用的药物为皮质醇合成抑制剂酮康唑和美替拉酮。酮康唑剂量为 600 ~ 1000mg/d,但应注意其致畸作用;美替拉酮因可能引发先兆子痫而限制了其应用。

(二)肾上腺皮质功能不足

1. 针对病理的治疗 肾上腺皮质功能不足的病因包括自身免疫、结核、真菌感染或肾上腺切除术后,可针对病因进行治疗,如抗结核或免疫治疗等。

肾上腺皮质功能不足一旦确诊后应立即开始糖皮质激素补充治疗,根据体重和临床症状遵循个体化原则。常用氢化可的松口服,开始剂量为 15 ~ 20mg/d,或醋酸泼尼松口服,开始剂量为 20 ~ 30mg/d,服药方式模仿激素生理规律,每日上午服全日剂量的 2/3,下午服全日剂量的 1/3。如遇发热、感染、外伤等重症情况,需酌情加量。原发性肾上腺皮质功能低下患者常出现盐皮质激素不足引起的低血压、失盐表现,应同时应用盐皮质激素补充治疗。常用氟氢可的松口服 0.05 ~ 0.20mg/d,上午服用,并且每天保证足够的钠盐供给。替代治疗一般不应少于 9 个月,且禁止擅自停药。

2. 针对闭经的治疗 当补充生理剂量的皮质激素,肾上腺皮质功能改善后,部分患者可恢复正常月经。如伴随卵巢功能低下者同样可在无禁忌证的情况下使用性激素调整月经。

3. 针对生育的治疗 对于已明确诊断的肾上腺皮质功能低下,经过上述治疗后可以怀孕并且顺利生产,但对于妊娠期漏诊的患者容易诱发肾上腺危象而导致母婴死亡。

妊娠期间糖皮质激素的替代治疗与非妊娠期相同,剂量分配同样遵循昼夜周期节律。并注意同样补充盐皮质激素如氟氢可的松 0.05 ~ 0.20mg/d,及每天的钠盐供给。在妊娠早期,分娩期及产后早期注意诱发肾上腺危象。分娩期可适当增加激素用量,如改为氢化可的松 200 ~ 300mg 肌内注射或静脉注射,分娩后继续用 1 ~ 3 天,7 天内逐渐减量至维持量。

(三)先天性肾上腺皮质增生症

1. 针对原发病的治疗 治疗目标是抑制雄激素合成及 ACTH 分泌,使患儿能正常生长、发育和获得生育功能。有外生殖器畸形,如女性假两性畸形者,应进行手术矫正。患儿要定期检查血激素与身高指标,调整剂量以防止身材矮小。

2. 针对闭经的治疗 女性患者在儿童期或青春期早期进行适当的治疗可有规律的月经周期,从青春期开始,维持女性正常月经周期是重要的治疗目标。采用肾上腺糖皮质激素,如氢化可的松,青春前期每天 10 ~ 15mg/m², 青春期女性每天 13.8 ~ 20.6mg/m²。部分患者经前述处理后可恢复月经排卵,甚至成功孕育。

3. 针对生育的治疗 经过前述适当的治疗后,部分患者可成功孕育。对于高危孕妇应进行产前诊断和新生儿筛查,及早治疗,明确诊断的患者可在孕早期应用地塞米松防止女胎男性化,剂量为 20 ~ 25μg/kg,最大剂量不超过 1.5mg/d。在妊娠晚期和分娩期,可适当增加糖皮质激素的用量,分娩期可用氢化可的松 100 ~ 200mg/d,肌内注射或静脉注射。此外,由于矫正手术的进行,大部分患者需要剖宫产手术。

(许良智)

参 考 文 献

1. Aboura A, Dupas C, Tachdjian G, et al. Array comparative genomic hybridization profiling analysis reveals deoxyribonucleic acid copy number variations associated with premature ovarian failure. J Clin Endocrinol Metab,2009,94:4540-4546

2. Andereggen L, Schroth G, Gralla J, et al. Selective inferior petrosal sinus sampling without venous outflow diversion in the detection of a pituitary adenoma in Cushing's syndrome. Neuroradiology,2012,54(5):495-503

3. Bonfig W, Pozza SB, Schmidt H, et al. Hydrocortisone dosing during puberty in patients with classical congenital adrenal hyperplasia:an evidence-based recommendation. Journal of Clinical Endocrinology & Metabolism,2009,94(10):3882-3888

4. Bouilly J, Bachelot A, Broutin I, et al. Novel NOBOX loss-of-function mutations account for 6.2% of cases in a large primary ovarian insufficiency cohort. Hum Mutat,2011,32(10):1108-1113

5. Brown DL, Henrichsen TL, Clayton AC, et al. Ovarian stromal hyperthecosis:sonographic features and histologic associations. J Ultrasound Med,2009,28(5):587-593

6. Bry-Gauillard H, Trabado S, Bouligand J, et al. Congenital hypogonadotropic hypogonadism in females:clinical spectrum, evaluation and genetics. Ann Endocrinol(Paris),2010,71(3):158-162

7. Busacca M, Riparini J, Somigliana E, et al. Postsurgical ovarian failure after laparoscopic excision of bilateral endometriomas. Am J Obstet Gynecol,2006,195:421-425

8. Chand AL, Harrison CA, Shelling AN. Inhibin and premature ovarian

failure. Hum Reprod Update,2010,16:39-50

9. Chang HJ,Sang HH,Jung RL,et al. Impact of laparoscopic cystectomy on ovarian reserve:serial changes of serum anti-Mullerian hormone levels. Fertil Steril,2010,94:343-349

10. Chen B,Suo P,Wang B,et al. Mutation analysis of the WNT4 gene in Han Chinese women with premature ovarian failure. Reprod Biol Endocrinol,2011,9:75

11. Coccia ME,Rizzello F,Mariani G,et al. Ovarian surgery for bilateral endometriomas influences age at menopause. Hum Reprod,2011,26(11):3000-3007

12. Davis M,Ventura JL,Wieners M,et al. The psychosocial transition associated with spontaneous 46,XX primary ovarian insufficiency: illness uncertainty,stigma,goal flexibility,and purpose in life as factors in emotional health. Fertil Steril,2010,93:2321-2329

13. De Vos M,Devroey P,Fauser BC. Primary ovarian insufficiency. Lancet,2010,376:911-921

14. Gamberini MR,De Sanctis V,Gilli G. Hypogonadism,diabetes mellitus,hypothyroidism,hypoparathyroidism:incidence and prevalence related to iron overload and chelation therapy in patients with thalassaemia major followed from 1980 to 2007 in the Ferrara Centre. Pediatr Endocrinol Rev. 2008,6 Suppl 1:158-169

15. Garcia-Velasco JA,Somigliana E. Management of endometriomas in women requiring IVF:to touch or not to touch. Hum Reprod,2009, 24:496-501

16. Gleicher N,Weghofer A,Okay K,et al. Is the immunological noise of abnormal autoimmunity an independent risk factor for premature ovarian aging? Menopause,2009,16:760-764

17. Goynumer G,Kayabasoglu F,Aydogdu S,et al. The effect of tubal sterilization through electrocoagulation on the ovarian reserve. Contraception,2009,80(1):90-94

18. Jan Idkowiak,Stephen O'Riordan,Nicole Reisch,et al:Pubertal Presentation in Seven Patients with Congenital Adrenal Hyperplasia due to P450 Oxidoreductase Deficiency. J Clin Endocrinol Metab, 2011,96(3):453-462

19. Kakuno Y,Amino N,Kanoh M,et al. Menstrual disturbances in various thyroid diseases. Endocr J,2010,57(12):1017-1022

20. Keepanasseril A,Saha SC,Bagga R,et al. Uterovaginal anastomosis for the management of congenital atresia of the uterine cervix. Gynecol Surg,2011,8:161-164

21. Li CZ,Liu B,Wen Zq,et al. The impact of electrocoagulation on ovarian reserve after laparoscopic excision of ovarian cysts:a prospective clinical study of 191 patients. Fertil Steril,2009,92(4): 1428-1435

22. Lourenco D,Brauner R,Lin L,et al. Mutations in NR5A1 associated with ovarian insufficiency. N Engl J Med,2009,360:1200-1210

23. Lovas K,E. S. Husebye. Replacement therapy for Addison's disease:recent developments. Expert Opinion on Investigational Drugs, 2008,17(4)::497-509

24. Marcos A,Nobuyuki A,Linda AB,et al. Clinical practice guideline: Management of thyroid dysfunction during pregnancy and postpartum:an endocrine society clinical practice guideline. The Journal of Clinical Endocrinology & Metabolism,2007,92(8):S1-S47

25. Mario C,Dubravko B,Dinka P,et al. Electrocoagulation versus suture after laparoscopic stripping of ovarian endometriomas assessed by antral follicle count:preliminary results of randomized clinical trial. Arch Gynecol Obstet,2011,283:373-378

26. McGuire MM,Bowden W,Engel NJ,et al. Genomic analysis using high-resolution single-nucleotide polymorphism arrays reveals novel microdeletions associated with premature ovarian failure. Fertil Steril,2011,95:1595-1600

27. Melmed S,Casanueva FF,Hoffman AR,et al. Diagnosis and treatment of hyperprolactinemia:an Endocrine Society clinical practice guideline. J Clin Endocrinol Metab,2011,96(2):273-288

28. Nachtigall L. B. ,Valassi E,Lo J,et al. Gender effects on cardiac valvular function in hyperprolactinaemic patients receiving cabergoline:a retrospective study. Clin Endocrinol(Oxf),2010,72(1):53-58

29. Nelson LM. Clinical practice. Primary ovarian insufficiency. N Engl J Med,2009,360:606-614

30. Nelson LM. Primary ovarian insufficiency. New Engl J Med,2009, 360:606-614

31. Ojeda D,Lakhal B,Fonseca DJ,et al. Sequence analysis of the CDKN1B gene in patients with premature ovarian failure reveals a novel mutation potentially related to the phenotype. Fertil Steril, 2011,95(8):2658-2660

32. Panay N,Kalu E. Management of premature ovarian failure. Best Practice & Research. Clin Obstet Gynaecol,2009,23:129-140

33. Panayotidis C,Weyers S,Bosteels J,et al. Intrauterine adhesions (IUA):has there been any progress in understanding and treatment over the last 20 years? Gynecol Surg,2009,6:197-211

34. Persani L,Rossetti R,Cacciatore C. Primary Ovarian Insufficiency: X chromosome defects and autoimmunity. J Autoimmun,2009,33: 35-41

35. Persani L,Rossetti R,Cacciatore C. Genes involved in human premature ovarian failure. J Mol Endocrinol,2010,45:257-279

36. Qin Y,Choi Y,Zhao H,et al. NOBOX homeobox mutation causes premature ovarian failure. Am J Hum Genet,2007,81:576-581

37. Qin Y,Shi Y,Zhao Y,et al. Mutation analysis of NOBOX homeodomain in Chinese women with premature ovarian failure. Fertil Steril,2009,91:1507-1509

38. Reato G,Morlin L,Chen S,et al. Premature Ovarian Failure in Patients with Autoimmune Addison's Disease:Clinical,Genetic,and Immunological Evaluation. Clin Endocrinol Metab,2011,8:E1255-1261

39. Rebecca SB,Henry BB,David SC,et al. Hyperthyroidism and other causes of thyrotoxicosis:management guidelines of the American Thyroid Association and American Association of Clinical Endocrinologists. Thyroid,2011,21(6):1-54

40. Rizzolio F,Pramparo T,Sala C,et al. Epigenetic analysis of the critical region I for premature ovarian failure:demonstration of a highly heterochromatic domain on the long arm of the mammalian X chromosome. J Med Genet,2009,46:585-592

41. Rosenkrantz AB,Popiolek D,Bennett GL,et al. Magnetic resonance imaging appearance of ovarian stromal hyperplasia and ovarian hyperthecosis. Comput Assist Tomogr,2009,33(6):912-916

42. Rottembourg D,Linglart A,Adamsbaum C,et al. Gonadotrophic status in adolescents with pituitary stalk interruption syndrome. Clin Endocrinol(Oxf),2008,69(1):105-111

43. Sahakitrungruang T,Tee MK,Speiser PW,et al. Novel P450c17 mutation H373D causing combined 17alpha-hydroxylase/17, 20-lyase deficiency. J Clin Endocrinol Metab,2009,94(8):3089-3092

44. Shayri MK,Christopher RM,Monte SW,et al. The challenges and complexities of thyroid hormone replacement. Labmedicine,2010, 41(6):338-348

45. Simpson JL. Genetic and phenotypic heterogeneity in ovarian failure: overview of selected candidate genes. Ann N Y Acad Sci, 2008, 1135:146-154

46. Takasaki A, Taumura H, Miwa I, et al. Endometrial growth and uterine blood flow: a pilot study for improving endometrial thickness in the patients with a thin endometrium. Fertil Steril, 2010, 93:1851-1858

47. Tian Q, Zhang Y, Lu Z. Partial 17alpha-hydroxylase/17, 20-lyase deficiency-clinical report of five Chinese 46, XX cases. Gynecol Endocrinol, 2008, 24(7):362-367

48. Toniolo D, Rizzolio F. X chromosome and ovarian failure. Semin Reprod Med, 2007, 25:264-271

49. Villar HC, Saconato H, Valente O, et al. Review: Available evidence does not support a benefit for thyroid hormone replacement in adults with subclinical hypothyroidism. Evid Based Med, 2008, 13(1):22

50. Wang B, Ni F, Li L, et al. Analysis of cyclin-dependent kinase inhibitor 1B mutation in Han Chinese women with premature ovarian failure. Reprod Biomed Online, 2010, 21:212-214

51. Wang B, Suo P, Chen B, et al. Haplotype analysis of chemokine CXCL12 polymorphisms and susceptibility to premature ovarian failure in Chinese women. Hum Reprod, 2011, 26(4):950-954

52. Wang J, Wang B, Song J, et al. New candidate gene POU5F1 associated with premature ovarian failure in Chinese patients. Reprod Biomed Online, 2011, 22:312-316

53. Yang J, Cui B, Sun S, et al. Phenotype-genotype correlation in eight Chinese 17alpha-hydroxylase/17, 20 lyase-deficiency patients with five novel mutations of CYP17A1 gene. J Clin Endocrinol Metab, 2006, 91(9):3619-3625

54. Zhao H, Chen ZJ, Qin Y, et al. Transcription factor FIGLA is mutated in patients with premature ovarian failure. Am J Hum Genet, 2008, 82:1342-1348

55. 黄洁, 王婷, 刘嘉茵, 等. 双侧输卵管近端阻断术前后卵巢反应和妊娠结局的比较. 现代妇产科进展, 2009, 18(6):455-456

56. 赖宝玲, 丁淼, 莫亚勤, 等. 化疗对恶性肿瘤患者卵巢功能的影响. 中华生物医学工程杂志, 2009, 14(5):381-384

57. 刘开江, 崔丽青, 刘青, 等. 腹腔镜卵巢囊肿剥除术中不同止血方式对卵巢女性激素水平的影响. 中国微创外科杂志, 2011, 11(1):38-41

58. 汝颖, 陈名道. 共识声明:ACTH 依赖性库欣综合征的治疗. 中华内分泌代谢杂志, 2008, 24(5):557-559

59. 王艳艳, 冷金花, 郎景和, 等. 腹腔镜下双侧卵巢子宫内膜异位囊肿剥除术后卵巢功能早衰 2 例报告及文献复习. 中华妇产科杂志, 2007, 42(11):774-775

60. 吴韶清, 廖灿, 易翠兴, 等. 广州地区 176 例闭经患者的细胞遗传学分析. 中国优生与遗传杂志, 2010, 18(7):49-51

61. 向丁红, 译. 威廉姆斯内分泌学. 北京:人民军医出版社, 2011:303-552, 1289-1342, 1685-1700

62. 杨冬梓, 石一复. 小儿与青春期妇科学. 第 2 版. 北京:人民卫生出版社, 2008:180

63. 余莎, 谢梅青, 谢增霞. 先天性肾上腺皮质增生症致女性假两性畸形 7 例分析. 中山大学学报(医学科学版), 2008, 29(3S):122-124

第四章

催乳素生理及高催乳素血症

第一节 催乳素生理

催乳素(prolactin,PRL)于 80 年前发现,由于它可以刺激乳腺分泌乳汁,因此最早定义为催乳素。它是由垂体前叶的催乳素细胞(lactotroph)所分泌的一种蛋白类激素。主要作用是促进乳汁分泌和生殖调节,PRL 分泌水平异常可导致生殖内分泌失调,对生殖过程有很大影响。近年来,随着研究的深入,发现 PRL 不仅作用于生殖系统,它对性行为、免疫、代谢、应激反应等都有调节作用,其在不同种属动物的作用达 300 种之多。因此,它是一种多功能的生殖激素。

一、PRL 及其受体的化学
结构、合成与分泌

(一) 化学结构

1. PRL 1928 年 Stricker 和 Grueter 首次发现该物质。1970 年从猴及人的垂体成功地分离出 PRL 并确定了分子结构,1971 年建立了血清 PRL 放射免疫测定技术,可在人血中测出。PRL 是由 198 个氨基酸组成的高分子肽链,分子量为 22kD,其氨基端为亮氨酸,羧基端为半胱氨酸。分子内有 6 个半胱氨酸构成 3 个二硫键(图 7-4-1)。氨基酸序列中有 16% 与生长激素一致,13% 与胎盘 PRL 相同,是 PRL-GH 家族(somatomammotropic family)成员。人与羊的 PRL 氨基酸序列有 92% 的相似性。

1981 年体外成功地克隆了人 PRL 基因,它位于第 6 条染色体上,与人类白细胞抗原(HLA)基因的位置相同。垂体 PRL 与蜕膜 PRL 来自同一个基因。PRL 基因与生长激素(GH)基因存在 42% 的同源性。1980 年 Chien 和 Thompson 发现 PRL 基因包括有 5 个外显子及 4 个内含子的碱基链,其序列相似于 GH 基因,但碱基对更长,近 10kb(GH 为 2kb)。PRL 基因的 5′ 端侧翼区有组织特异性的

POU-同源结构域转录因子 Pit-1 转录活化区域,Pit-1 增强 PRL 基因转录的作用受促甲状腺激素释放激素(TRH)、表皮生长因子(EGF)、糖皮质激素和雌激素的调控。

2. PRL 受体 PRL 通过与 PRL 受体结合发挥生物学作用。1989 年人 PRLR 克隆成功,该受体属于造血受体超家族(hematopoietic receptor superfamily)。该家族包括白细胞介素(IL)-2、-3、-4、-6、-7、红细胞生成素、粒细胞克隆刺激因子(G-CSF)受体等。在脑、子宫、胚盘、卵巢等组织中均可检测到 PRLR。PRL、胎盘泌乳素(placenta prolactin,PL)、GH 共享 PRL 受体(PRLR),GH 可与 PRL 受体结合,但 PRL 不与 GH 受体结合。PRL 与受体的亲和力很高,当 PRL 浓度达到 7ng/ml 时受体达到半饱和。PRLR 的信号传导途径可能与酪氨酸激酶 JAK2 磷酸化、Ras 蛋白激活刺激丝氨酸/苏氨酸激酶有关,两分子 PRLR 与一分子 PRL 结合,启动 JAK2/STAT5 信号转导途径,最终激活反式作用因子 STAT5,使其作用于乳蛋白基因启动子区的靶序列,启动或增强乳蛋白基因启动子为作用元件的靶基因的表达。

(二) 合成细胞的定位

人的 PRL 可由不同的部位产生,包括垂体、子宫内膜间质细胞、绒毛和蜕膜细胞等,但垂体是血清 PRL 的主要合成部位。

1. 垂体 PRL 血清 PRL 主要来源于垂体,是由垂体前叶的 PRL 细胞(lactotroph)合成与分泌的普通染色为嗜酸或嫌色细胞。应用电子显微镜及免疫细胞化学的技术分析后证实这些细胞所含的嗜酸分泌颗粒直径较大,有 PRL 活性,有的 PRL 细胞还兼有分泌 GH 的功能。PRL 细胞占垂体细胞总数的 1/5 ~ 1/4,分布在腺垂体的后侧翼,但垂体 PRL 的含量只为 GH 的 1%;可能由于 PRL 的更新快而储存少。妊娠期 PRL 细胞数目增多、体积增大,呈泡状集聚致使垂体体积可增大一倍多。

PRL 合成分泌的过程与一般蛋白激素相同。正常垂体及垂体腺瘤细胞有垂体特异的转录因子(pituitary-specific

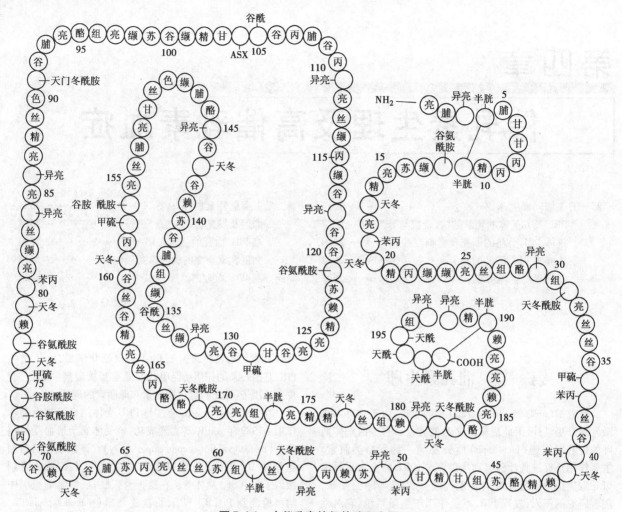

图 7-4-1 人催乳素的氨基酸顺序图

transcriptional factor，Pit-1mRNA）和雌激素受体 ERmRNA 的共表达。Pit-1 激活及调节 GH、PRL、TSH 启动子的转录。但 Pit-1 与蜕膜、淋巴细胞 PRL 的生成无关。此外，*PRL* 基因转录还受许多不同的物质如多巴胺（DA）、TRH、E_2 等的调控。

2. 羊水 PRL　在整个孕期，母血中垂体来源的 PRL 逐渐增高，而羊水中亦有大量的 PRL，其浓度为母血或胎儿的 10～100 倍。其化学结构、生物学活性及免疫化学特性都与垂体来源的 PRL 相同，其来源目前多认为是由蜕膜细胞分泌，I^{125} 标记研究证实母血 PRL 仅有少量能够进入羊水。

羊水 PRL 的调节与垂体 PRL 不同，多巴胺激动剂或拮抗剂不会影响羊水 PRL 浓度，其浓度受孕激素、孕激素加雌激素（单纯雌激素不影响）、胰岛素、胰岛素生长因子 1 和松弛肽调节。

3. 子宫内膜 PRL　已证实月经周期中、晚分泌期的子宫内膜产生 PRL，产生的量与内膜的蜕膜反应程度有关。黄体功能不足者子宫内膜分泌 PRL 的量明显少于正常。

4. 其他部位　在人体的其他部位也发现有 PRL 的表达，如乳腺组织、前列腺组织、皮肤、脑组织、淋巴细胞及脂肪组织等。

5. 异位产生的 PRL　支气管癌、卵巢癌、畸胎瘤、多囊卵巢等患者血清的 PRL 水平可升高，当手术切除病灶后，PRL 水平可恢复正常。因此，这种 PRL 的分泌增加可能与异位肿瘤有关。

（三）PRL 分子的异型性

垂体与血循环中的 PRL 有 4 种异构体。用凝胶层析（Sephadex G 100 或 ultroge ACA）分离并结合放射免疫测定分析，发现人类血循环中的 PRL 分子有四种不同的分子量。

1. 非糖基化单体 PRL（小 PRL）　分子量为 23kD 生物学及免疫活性最高。

2. 糖基化的单体 PRL（G-PRL）　分子量 25kD 共有两种，即 G1-PRL 及 G2-PRL。生物学及免疫活性明显低于非糖基化的 PRL。为血中主要的存在形式。

3. 大分子 PRL　分子量为 50kD，为糖基化单体 PRL 的二聚体或三聚体。可转换为小 PRL。

4. 特大分子 PRL　分子量为单体 PRL 的四倍以上 100～170kD，可能是单体 PRL 的聚合物或单体 PRL 与免疫球蛋白的聚合物。与 PRL 受体的亲和力低。

正常妇女及高催乳素血症患者血中上述各种 PRL 分子所占的比例分别为：单体 PRL 为 80%～90%，大分子 PRL 为 8%～20%，特大分子 PRL 为 1%～5% 以下。用放射性受体分析法证实分子量大的 PRL 不仅免疫学活性低,生物学活性也随之减低。可能因其空间构型发生改变不容易通过毛细血管与靶器官受体结合所致。因此,血 PRL 的生物学活性以单体为最高,特大分子 PRL 为最低。有一种高催乳素血症是由特大分子 PRL 水平增高引起,血中 PRL 以特大 PRL 为主,需要特殊的检测方法才能区别。

（四）生理情况下催乳素的分泌

PRL 的分泌呈脉冲波动,不但具有昼夜变化,还有年龄变化及生理周期变化规律,妊娠期变化更为显著,并受应激因素影响而波动。

1. 昼夜规律　血 PRL 水平具有昼夜醒睡差异。晚上入睡后 60~90 分钟血 PRL 水平开始上升,直至睡眠结束。在此期间出现 3~8 个分泌脉冲,黎明 5~7 时达最高峰。醒后 1 小时内急剧下降,10:00~14:00 为全天谷值。此外,1996 年 Walstein 报告 PRL 还有与睡眠无关的昼夜分泌节律。当睡眠时间改变时,PRL 的分泌节律会随之改变,不像促肾上腺素释放激素-ACTH-皮质醇系统那样节律固定不变。近年来研究睡眠各期的 PRL 分泌的变化发现,在开始非快眼动期睡眠时 PRL 急剧上升至高水平,在快眼动期睡眠时浓度相对较低。醒后 PRL 浓度很快降低,白天瞌睡时垂体 PRL 也能大量分泌。Mirachi 和 Schalte 等的动物实验证明 PRL 的分泌有季节变化,夏天较高冬天较低,可能与光周期有关。PRL 水平的醒睡变化、昼夜节律可能与松果体有关(图7-4-2)。

2. 应激性　精神或躯体应激状态下如麻醉、手术、低血糖、性生活、体育运动时可出现 PRL 的分泌增加,这种因紧张而起的 PRL 升高可能是通过 5-羟色胺的调节而发生的。乳房及胸部的刺激如吸吮乳头、胸部手术等可通过神经反射解除下丘脑的抑制使 PRL 分泌增加。吸吮刺激后 PRL 的分泌显著增加可能是通过下丘脑多巴胺浓度的下降而产生的。由于 PRL 受应激因素影响与 GH 和 ACTH 水平同时增高。因此,人们认为 PRL 可能是垂体分泌的激素之一。

应激会使体内的 PRL 增高 2~3 倍,持续时间少于 1 小时。而长期的危重病或慢性疾病会引起 PRL 降低。心理性应激可引起 PRL 轻微升高,长期的精神病理状态(除外假妊娠)不会引起 PRL 的升高。剧烈运动会引起 PRL 短暂、急性上升,但长期的剧烈运动引起的月经失调与 PRL 血症无关。

生理性应激如疾病、运动、低血糖等可引起 PRL 短暂剧烈升高,乳房的刺激及吮吸可通过脊髓不同的信号通路传导引起 PRL 升高,胸壁及宫颈手术也可引起 PRL 升高,乳房切除术后及慢性的脊髓损伤均可引起 PRL 的升高。

性生活促进 PRL 分泌,性高潮后 PRL 持续升高,而性唤起后 PRL 并不升高。性交与手淫相比,前者导致的 PRL 升高是后者的 4 倍以上(图7-4-3)。

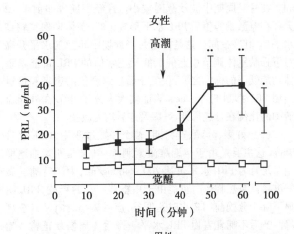

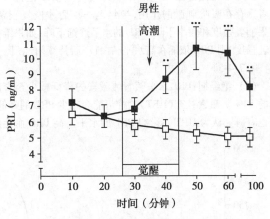

图 7-4-3　催乳素与性活动的关系

进餐及食物成分对 PRL 的分泌也有影响。高蛋白质的午餐可引起 PRL 和皮质醇分泌明显增加,而高碳水化合物及早、晚餐后未发现此改变。高脂肪饮食后可见 PRL 水平升高。这可能是血中高蛋白水平影响中枢神经系统内神经递质如儿茶酚胺、血清素的合成,进一步对下丘脑垂体控制 PRL 与 ACTH 分泌的因素产生作用所致。是否诱导了外周胃肠激素如缩胆囊素(cholecystokinin)的释放而影响下丘脑-垂体系统尚待研究。

3. 妇女不同阶段血 PRL 的分泌

（1）胎儿期:胎龄 12~18 周可检出垂体 PRL 细胞,22 周后其数目迅速增长。脐血血清 PRL 含量:胎龄 10~20 周时为 36~96ng/ml,足月时平均为(168±14)ng/ml,高于

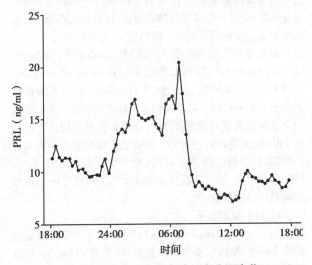

图 7-4-2　人体内催乳素的昼夜分泌变化

母血。胎儿的 PRL 也受胎儿下丘脑的调节,母体用溴隐亭治疗可通过胎盘,胎儿垂体亦受到抑制,同时受循环雌激素影响。

(2) 新生儿期:受胎盘内分泌的影响,刚出生的新生儿血 PRL 水平相对较高,可达 500ng/ml,1 个月后开始下降,6 周时达青春水平,3 个月后处于儿童期低水平,且无性别差异。

(3) 儿童期:PRL 维持低水平。

(4) 青春期:从青春发育期开始随着雌激素水平的上升 PRL 逐渐上升,女性高于男性。

(5) 生育期:正常月经周期妇女外周血 PRL 的浓度的波动与雌激素水平的变化是一致的。正常值为 5 ~ 25ng/ml。在月经周期中波动范围较小。月经中期排卵前 1 ~ 2 天即在雌激素峰值后 PRL 水平形成小峰,黄体期保持较高水平,尤其在夜间。这是由于月经周期中雌激素水平升高对下丘脑垂体调节引起的。低于正常值的 PRL 可能是垂体功能低下的标志之一,仅见于希恩综合征的患者和过量使用 PRL 抑制剂者。Ians 等证实大大分子 PRL 在外周血液中的比例在月经周期、妊娠及产后均无改变。

(6) 妊娠、分娩、产褥期:整个妊娠过程中,PRL 逐月升高,这主要是由于孕期雌激素刺激,引起催乳素细胞增生。足月时 PRL 水平可达 200 ~ 400ng/ml,为产后哺乳做好准备。自然临产时可能由于中枢催产素的释放,PRL 明显下降于分娩前约 2 小时达低谷,产后 2 小时内又升至高峰。产后不哺乳者血 PRL 水平于产后 3 周恢复正常。哺乳者因存在吸吮刺激的作用,半年至一年后才恢复正常。如果哺乳强度和频率下降,PRL 的水平逐渐下降,如果维持哺乳强度,则 PRL 依然在高水平,并且产后持续闭经(图 7-4-4、图 7-4-5)。

(7) 绝经期:PRL 水平随着雌激素的降低减少至育龄期的 50%。激素补充(HRT)治疗可能会减少 PRL 的降低,但也有研究认为 HRT 不影响 PRL 的水平。高 PRL 血症的

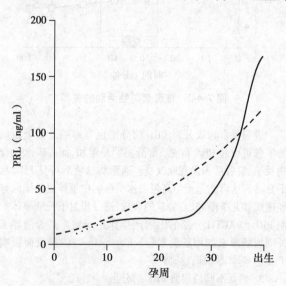

图 7-4-4 妊娠期母体与胎儿血清催乳素水平变化 虚线代表母体内血清浓度;实线代表胎儿体内浓度

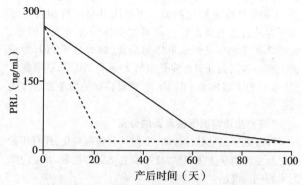

图 7-4-5 产后母体内血催乳度水平变化 实线代表产后哺乳女性,虚线代表产后未哺乳女性

患者,HRT 不影响 PRL 的分泌。

(五) 代谢

PRL 的半衰期为 30 ~ 60 分钟。肝、肾则是其主要的降解部位,90% PRL 在肝脏降解。下丘脑等靶组织也具有分解 PRL 的酶,将 PRL 降解为小分子肽类。1993 年发现 16kD 的 PRL 代谢产物作用于血管内皮细胞 PRL 受体,具有抑制人血管新生的作用,而 PRL 无此作用。肾为主要排泄 PRL 的器官,慢性肾功能衰竭的患者血中 PRL 水平增高可出现无排卵和泌乳。肝脏排泄 PRL 相对较少。

二、垂体 PRL 分泌的调控及影响因素

垂体 PRL 的分泌受中枢神经系统、垂体自分泌和旁分泌及外周激素的综合调控(图 7-4-6)。

(一) 中枢神经系统的调控

下丘脑神经细胞轴突延伸到正中隆起处——垂体门脉丛微血管袢,通过分泌特定的神经递质或激素控制垂体前叶激素的分泌。中枢神经系统中神经递质、神经肽激素常共存于同一神经元,二者可以相互影响起着营养神经及对神经元和效应细胞不同的生物学效应。近年来分子杂交技术的发展特别是重组 DNA 技术的运用——原位杂交组织化学技术,从分子水平对神经递质、神经肽及其受体的基因定位表达量进行了更深一层的研究,进展迅速。

腺垂体 PRL 的分泌受下丘脑 PRL 抑制因子(prolactin-inhibing factor,PIF)和 PRL 释放因子(prolactin-releasing factor,PRF)的双重控制,前者促进 PRL 分泌,而后者则抑制其分泌。正常情况下以抑制因子的影响占优势。多巴胺通过下丘脑或直接对腺垂体 PRL 分泌有抑制作用。下丘脑的 TRH 能促进 PRL 的分泌。吸吮乳头的刺激引起传入神经冲动,经脊髓上传至下丘脑,使 PRF 神经元发生兴奋,PRF 释放增多,促使腺垂体分泌 PRL 增加,这是一个典型的神经内分泌反射。

1. PRL 抑制因子

(1) 多巴胺(dopamine DA):DA 对 PRL 的抑制在生理情况下起主导作用,垂体柄血浆中 DA 浓度约 6ng/ml 足以降低 PRL 水平。弓状核结节漏斗 DA 神经元能合成并分泌

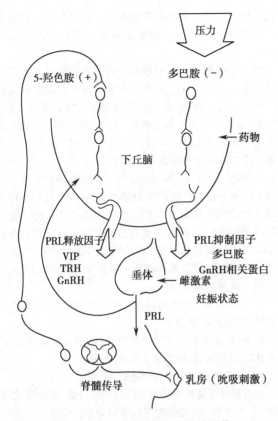

图 7-4-6 人体内 PRL 分泌的调节

DA,其轴突达正中隆起,能将 DA 经垂体门脉系统传送到垂体。DA 作用于垂体前叶 PRL 细胞的多巴胺 D_2 受体,通过激活有抑制作用的鸟苷酸调节蛋白(Gi 蛋白)抑制 cAMP-磷脂酶 C 系统,从而抑制 PRL 的分泌,但不抑制其合成。DA 是主要的 PIF。当注射能通过血-脑屏障的多巴胺前体-L-多巴后半小时,血 PRL 明显下降。动物实验中用多巴胺拮抗剂阻断多巴胺的作用,则可消除其对 PRL 分泌的抑制作用,血 PRL 水平上升。用多种药物阻断内源性 DA 受体可导致 PRL 升高。PRL 释放是通过 cAMP-磷脂酶 C 系统激活,细胞膜二磷酸磷脂酰肌醇(PIP2)水解为肌醇三磷酸(IP3)和二酰基甘油(DAG),IP3 动员钙离子储存于内质网,DAG 激活蛋白激酶 C 而实现。

实验发现,较高浓度的多巴胺(10^{-6}、10^{-7} M)抑制 PRL 的释放而低浓度(10^{-8} M)则引起 PRL 的合成。这种双相作用的机制尚不清楚,可能与 DA-1、DA-5 受体的作用有关。多巴胺是在神经元内由前体酪氨酸在一系列酶的作用下生成的。合成后储存于神经末梢的小囊泡内,有兴奋信号时分泌入突触间隙或门脉血流发挥作用。多巴胺的降解是经单胺氧化酶(MAO)作用而分解为酸性代谢物如高香草酸(HVA)等。

总之下丘脑结节-漏斗的多巴胺系统对 PRL 的分泌产生一种张力性抑制作用,在生理状态下保持 PRL 分泌处于低水平。

(2) γ-氨基丁酸(gamma-aminobutyric acid,GABA): GABA 是由谷氨酸经谷氨酸脱羧酶催化而生成。其神经末梢分布于正中隆起的内外层,分泌 GABA 入垂体门脉血流。

垂体 PRL 细胞存在特异的 GABA 受体。GABA 是一个抑制性的神经递质,它能抑制垂体 PRL 对某些释放因子的反应,抑制 PRL 分泌的作用小于多巴胺,停用 GABA 不引起 PRL 释放的反跳。可能抑制某些刺激引起的 PRL 阵发分泌。

(3) GnRH 相关蛋白(GnRH-associated protein,GAP): GAP 在 GnRH 前体的羧基端区域,对 PRL 的分泌有抑制作用。

2. PRL 刺激因子 主要引起即刻 PRL 释放增加。

(1) 促甲状腺素释放激素(TRH):结构为谷-组-脯-NH_2,是下丘脑分泌的一种多肽激素。TRH 受体存在于垂体 PRL 细胞上,已证实垂体门脉生理浓度的 TRH 有促进 PRL 分泌的作用。TRH 有即时刺激 PRL 基因转录的作用。注射合成的 TRH 可引起血 PRL 水平的高峰。TRH 的这种作用受到甲状腺素、E_2 的影响,原发性甲状腺功能减退的患者可伴有血 PRL 的升高,TRH 试验时 PRL 反应亢进,甲亢时则相反。血中 T_3 和 T_4 水平对 PRL 分泌的影响是通过解除对 TRH 的反馈抑制而实现的。有人认为 TRH 可能是生理性的 PRF,尽管不发挥首要的作用。

(2) 血管活性肠肽(vasoactive intestinal peptide,VIP): VIP 实际上是由垂体前叶组织合成的,因此 VIP 对垂体 PRL 的调节是一种局部自分泌作用。VIP 神经元的核周质存在于室旁核,其轴突终止于正中隆起外侧。体内实验和体外实验均表明,VIP 刺激垂体细胞 PRL 的合成和释放。VIP 在垂体水平干扰 DA 的抑制作用。给人滴注 VIP,PRL 水平迅速升高。VIP 刺激 PRL 释放主要是通过刺激腺苷环化酶产生细胞内 cAMP。

(3) 血管紧张素 II:血管紧张素 II 升高 PRL 的作用迅速短暂,强度大于 TRH。不仅外周肾素-血管紧张素系统(RAS)影响 PRL 的分泌,垂体 PRL 细胞也有 RAS,可能有自分泌调节作用。

(4) 5-羟色胺:给人注射 5-羟色胺可以导致 PRL 水平迅速升高;人类食入 L-色氨酸-5-羟色胺前体后,出现血 PRL 水平升高,投予 5-羟色胺拮抗剂则抑制血 PRL 水平;提示其作用与多巴胺相反,能刺激垂体分泌 PRL。芬弗拉明是一种 5-羟色胺释放剂,可使 PRL 升高 4 倍以上。氟西汀(fluoxetine)是一种 5-羟色胺再摄取抑制剂,也使 PRL 中度升高。5-羟色胺是通过下丘脑转运或垂体自分泌途径起作用尚不清楚。5-羟色胺可能部分介导了 PRL 的夜间高峰。

(5) 组织胺:电生理研究发现哺乳类中枢神经系统中有组织胺受体存在。正中隆起和下丘脑部位均有高浓度的组织胺。脑室内注射组织胺使 H_1 受体兴奋,可促进 PRL 释放;这一作用可被 H_1 拮抗剂-美比拉明(MEP)对抗。但 H_2 受体的兴奋有相反的作用,临床上长期应用西咪替丁(H_2 受体阻断剂)治疗胃溃疡时可出现男性乳房发育及女性溢乳。静脉注射时亦可使血 PRL 显著升高。组织胺释放 PRL 的作用可能部分通过血清素途径调控。

(6) 去甲肾上腺素(NA):实验证实,从脑室内注射去甲肾上腺素、可乐定、α 和 β-受体阻断剂所得的结果不一。但应激时去甲肾上腺素促进 PRL 释放,动情前期血 PRL 的高峰也与去甲肾上腺素有关。

（7）鸦片样肽：多数研究认为，鸦片样肽对垂体没有直接作用，可能是通过抑制 DA 的转换和设防而刺激 PRL 的释放。吗啡及其类似物可以持续、快速地增加 PRL 的释放。

（8）GnRH：下丘脑促黄体激素释放激素（GnRH）能促进 PRL 分泌。PRL 细胞与促性腺激素分泌细胞解剖上有密切的联系。垂体旁分泌调节是由 GnRH 诱导 LH，促进 PRL 同时分泌而实现。体外研究证实，GnRH 可以促进大鼠垂体细胞释放 PRL。多数健康育龄妇女 PRL 的分泌受 GnRH 影响，而且这种影响有周期依赖性。绝经妇女对 GnRH 也有反应，这种反应在加入雌激素后增强。

（9）生长激素释放激素（growth hormone-releasing hormone，GHRH）：很多研究发现 GHRH 可引起 PRL 的释放。分泌 GHRH 的肿瘤引起的肢端肥大症患者会伴随 PRL 的升高，肿瘤切除后随着 GH 的降低 PRL 随之降低。在长期给予 GHRH 治疗 GH 分泌障碍的儿童中，PRL 长期维持高水平。

（10）其他神经活性肽和神经递质：动物实验表明，还有很多神经活性肽和神经递质影响 PRL 的分泌，如神经紧张肽、P 物质、神经节肽、乙酰胆碱、褪黑激素、松弛素等，其具体的生理作用尚不明确。

（二）催乳素自身的短路反馈及垂体自/旁分泌

血清 PRL 及垂体局部的 PRL 可通过作用于下丘脑正中隆起 PRL 受体促进多巴胺释放，而抑制其自身的分泌，形成短路负反馈，从而在生理情况下维持血中 PRL 水平的相对恒定。

Liver 和 Parodisi 的研究资料证实大鼠及垂体瘤患者下丘脑-垂体静脉的 PRL 浓度高于同一时间的外周血 PRL 达 50～200 倍。免疫组织化学证实下丘脑各区都存在 PRL 样蛋白，提示脑内可能合成 PRL 并通过作用于自身受体的超短反馈，调节 PRL 的分泌。

垂体 PRL 细胞还能生成血管活性肠肽及血管紧张素 Ⅱ，有促进 PRL 分泌的自分泌调节作用。

（三）外周激素的调节

1. 雌激素（E_2） 促进垂体 PRL 生物合成与释放，PRL 分泌幅度增高，但频率不变。Hoffman 证明，E_2 能与 PRL 细胞的相应受体结合诱导 PRL 基因 mRNA 表达量增加。大鼠研究显示 E_2 能对抗多巴胺对 PRL 分泌的抑制作用，使 PRL 分泌细胞与多巴胺结合能力下降，并抑制 D_2 受体的激活，阻断 DA 抑制信息的传递。在人类上述作用尚未证明。E_2 还能增加 PRL 细胞 TRH 受体，加强 TRH 促 PRL 分泌的作用。

将 E_2 植入下丘脑的正中隆起或垂体前叶均可使 PRL 的合成和分泌增加。动物实验证实 PRL 的合成是 E_2 依赖性的。未成熟（1～21 天）雄性或雌性鼠 PRL 水平都是相对低的，4～8 天的小鼠测不到 PRL，但给予注射 E_2 一小时后，PRL 显著升高。中山大学附属第一医院 1992 年用垂体细胞体外培养证实：当 E_2 浓度为 10^{-10} M 时 PRL 的分泌减少；E_2 浓度高于 10^{-9} M 刺激 PRL 分泌；但 E_2 浓度达 10^{-5} M 时对 PRL 分泌几乎无作用，这可能与 E_2 的细胞毒性作用有关。

外源性 E_2 能诱发女性的高催乳素血症，E_2 不是通过对抗 GABA 对 PRL 释放的抑制作用。因雌激素具有肾上腺能耗竭剂的作用，它可抑制下丘脑的 PIF 分泌，从而使 PRL 分泌增高。

根据上述理论，使用口服避孕药可能会引起 PRL 腺瘤的体积增加，然而，长期的流行病学调查未发现此种关联性。有些研究发现，给予 PRL 微腺瘤的女性患者 2～4 年雌激素，未发现肿瘤体积的增加。然而，有个别案例报道使用雌激素后肿瘤体积增大，因此，对于高 PRL 血症使用雌激素治疗患者应定期检查 PRL 水平。

2. 孕酮 已有 E_2 准备的条件下，动物实验中，将少量的孕酮植入下丘脑可使 PRL 分泌增加，临床上使用甲羟孕酮治疗 PCOS 患者时，其 PRL 水平可增高。孕酮可促使 PRL 的即刻释放。另外，短效口服避孕药也可导致部分女性 PRL 升高。目前已证实 PRL 细胞无孕酮受体存在，推测孕酮可能经促使下丘脑 GnRH 和垂体 Gn 的分泌，再经旁分泌调节促进 PRL 的分泌。

3. 甲状腺素 可能通过作用于垂体 TSH 及 TRH 而发挥作用，抑制 PRL 的分泌。

4. 糖皮质激素 通过干扰特异性 DNA 结合蛋白，阻抑 PRL 基因的转录，而抑制 PRL 的分泌。

（四）药物对催乳素分泌的影响

中枢神经系统酚噻嗪类镇静剂如氯丙嗪、奋乃静、舒必利等，止吐剂如甲氧氯普胺可竞争结合多巴胺受体，阻断多巴胺的作用，从而促使 PRL 分泌及释放。临床上常见患精神分裂症者因长期使用此类药物而致月经紊乱、不排卵及溢乳。

抗高血压药物如利血平、α-甲基多巴因耗竭多巴胺类，导致 PRL 分泌过多而有溢乳。

鸦片类药物可抑制多巴胺的转换而促进 PRL 的释放。

雌激素类可作用于垂体 PRL 分泌细胞，促进 PRL 分泌而引起高催乳素血症。

抗胃酸药组织胺 H2 受体拮抗剂——甲氰米胍可促使 PRL 分泌。

三、体液中 PRL 浓度的测定

（一）测定方法

1. PRL 的常规测定 20 世纪 70 年代建立了灵敏度高（10^{-9}～10^{-12} g 水平）、特异性强的放射免疫法（RIA）。近年来化学发光法（chemiluminometric assays，ICAM）因其孵育时间短、灵敏度高获得广泛应用。但部分高催乳素血症患者为大 PRL 瘤、侵袭性垂体瘤时，PRL 特别高，测定时抗体饱和，得不到真实的 PRL 值。这种情况下可以将样本稀释后测定。另外，PRL 存在脉冲式分泌，对外周血 PRL 测定有人建议间隙多次抽血计算均值。但最近的由内分泌学会发表的高 PRL 血症的诊断与治疗指南中认为，只要单次血 PRL>25ng/ml 即可诊断为高 PRL 血症。

2. 特大分子 PRL 测定：有一种高 PRL 血症叫巨分子催乳素血症，研究报道占高催乳素血症的 10%～26%，主要由特大分子 PRL 增高引起。目前巨催乳素血症的实验室诊断方法主要有以下 4 种：基于 PRL 分子大小检测的凝胶层析法及超滤法、PRLIgG 复合物检测的免疫沉淀法、基于不同位点的免疫学检测法、低溶解度 PRL 合物检测的聚乙二醇沉淀法。聚乙二醇沉淀法为目前应用最广泛的特大催乳素检测方法,是一种简便有效的巨催乳素血症的筛检手段。

(二) 妇女各年龄组及月经周期不同阶段血催乳素浓度正常值

育龄期妇女的 PRL 正常值<25ng/ml(以不同实验室标准值而定),持续高于正常值为高催乳素血症。妊娠期:妊娠前 3 个月,<80ng/ml;妊娠中 3 个月,<160ng/ml;妊娠末 3 个月,<400ng/ml。

(三) 羊水催乳素水平

主要由蜕膜细胞产生,妊娠中期时最高达 10 000ng/ml,但胎儿及母亲血 PRL 水平皆较低。分娩前为 1000ng/ml。羊水 PRL 水平不受下丘脑的调控。主要为 G-PRL-免疫球蛋白形式。

四、催乳素的生理功能

已显示 PRL 的受体分布广泛,除乳腺外,还见于下丘脑、垂体、胃肠道、前列腺、骨骼、蜕膜、羊膜、肺、卵巢、睾丸、肾、肾上腺及肝等处,提示可能有广泛的自分泌/旁分泌调节功能。垂体 PRL 与其靶组织之间并无经典的内分泌反馈调节通路。PRL 的生理功能有很大的种属差异,如在鱼类 PRL 调节水电解质平衡,在啮齿类及羊维持黄体功能,在其他种属刺激乳汁生成。目前对人类 PRL 的生理功能尚未完全阐明,已知的包括对乳房的作用、对 HPO 轴的作用、免疫调节作用,还参与应激反应等。现仅就已明确的方面进行介绍。

(一) PRL 对乳房的作用

高 PRL 可抑制 LH 分泌的频率与幅度,绝经后高 PRL 血症女性 Gn 水平降低,治疗高 PRL 后升高,恢复绝经后症状。

(二) 对卵巢的作用

人类的卵子及黄体细胞均存在 PRL 受体,卵泡液中存在 PRL。卵泡发育及黄体功能的维持需要一定量 PRL 的作用。由于 PRL 对大鼠黄体功能有营养作用,因此有"黄体营养素"之称。研究发现,人血浆 PRL 水平>100ng/ml 将导致卵泡液内 PRL 水平上升,FSH 和雌二醇水平下降,颗粒细胞数量减少。过高或过低的 PRL 皆可抑制卵泡成熟及黄体功能。

小卵泡的卵泡液中 PRL 浓度最高,为血浓度的 5~6 倍,随着卵泡发育至成熟,卵泡液 PRL 浓度降低接近血清浓度。PRL 浓度为 100ng/ml 时人颗粒细胞培养系统孕酮的分泌几乎被完全抑制;而 PRL 浓度为 10~20ng/ml 时,则颗粒黄体细胞孕酮的产生不被抑制。适量 PRL 通过调节黄体细胞 LH 受体量,激活特异的蛋白激酶,在雌激素的协同作用下,促进孕酮的分泌。

过高浓度的 PRL 也能抑制 FSH 诱导的离体人颗粒细胞芳香化酶的活性和雌激素合成,实验也证实当培养液中加入高浓度 PRL 时,卵泡发育受阻,卵巢类固醇激素的合成减少,卵泡内纤溶酶原活性下降,使卵泡壁不能形成破口而不排卵;卵子受精、卵裂能力明显低下。提示高水平的 PRL 直接抑制卵泡发育成熟及其排卵,并能影响卵子的质量。

卵泡液 PRL 浓度过低,例如服用溴隐亭过量也会引起孕酮分泌减少及黄体功能不足。

早期研究显示,部分 PCOS 患者存在 PRL 水平升高。PCOS 合并高 PRL 血症的患者用溴隐亭治疗可以同时降低雄激素水平和 LH 水平,从而恢复排卵。在许多黄体期缩短的妇女中发现有高 PRL 血症,黄体期缩短可能是高 PRL 干扰 H-P-O 轴的最初表现,黄体期缩短时孕激素水平不足,说明有黄体功能不足存在。

显然,PRL 是女性必需的生殖激素,像其他调节因子一样,在卵子发育的微环境中起着重要的调节作用。

(三) PRL 对免疫系统的作用

人类胸腺细胞可以合成 23~24kD PRL,外周淋巴细胞生成 27kD PRL。它们也生成 11kD PRL,24kD、11kD PRL 在体外有生物活性,体内作用不明。PRL 可刺激小鼠胸腺细胞的发育。T 细胞可刺激人淋巴细胞 PRL 的合成,给予免疫刺激后垂体 PRL 释放增加。PRL 可能以自分泌/旁分泌方式参与免疫的调节。

一些研究发现高 PRL 血症患者体内自身抗体生成几率增加,在风湿疾病患者高 PRL 血症发生几率增加。也有研究认为免疫抑制治疗可降低 PRL 水平、改善自身免疫状态。相反,给予溴隐亭降低 PRL 可改善自身免疫的临床症状。

虽然 PRL 可调整自身免疫状态,垂体源性与淋巴细胞源性 PRL 之间的相互作用暂不清楚。

(四) PRL 对肾上腺皮质的作用

PRL 对肾上腺皮质激素合成的生理作用尚不清楚,但大多数研究发现,50% 的高 PRL 血症患者血浆脱氢表雄酮(DHEA)和硫酸脱氢表雄酮(DHEAS)的水平轻度升高。当用溴隐亭纠正高 PRL 血症后,异常的雄激素水平可降至正常。

(五) PRL 对骨骼的作用

PRL 可以影响骨代谢,敲除 PRL 受体的小鼠骨密度降低、骨形成率下降、甲状旁腺素水平下降,同时,雌激素和孕激素水平也下降。由于,PRL 导致的 H-P-O 轴功能抑制也可导致雌孕激素水平下降,骨密度降低。因此,PRL 增高对骨代谢的影响可能是通过两种不同途径。

高 PRL 血症患者中可发现骨密度降低,是否为 PRL 对骨细胞的直接作用或高 PRL 引起的低 E_2 状态间接引起备受争议。纠正高 PRL 血症后,骨密度可增加。高 PRL 血症但无闭经及低 E_2 的女性患者,骨密度显示正常,说明骨密度降低为低 E_2 引起。在男性,高 PRL 可引起低雄激素导致骨密度降低,增高雄激素浓度后可恢复。

(六) 其他

实验研究提示 PRL 与皮质醇协同作用调节脂肪的储存与动员;PRL 还可能作用于胰腺 β 细胞与胰岛素抵抗有关。

人类胎儿的中胚层组织,包括肾周围、肺、十二指肠间充质、心肌、骨骼肌细胞、软骨细胞、骨骼,都有 PRL 受体分布,其强度随胎龄的变化而改变,提示 PRL 在胎儿宫内发育期,可能参与组织的分化及器官发育的调控。PRL 可能参与水盐平衡、肺成熟功能的调节。羊水 PRL 则可能与渗透压的调节、羊水量、免疫调节有关。

（张　炜）

第二节　高催乳素血症

一、病因及发病机制

（一）高催乳素（PRL）血症的定义

各种原因所致外周血 PRL 水平异常增高，一般认为血 PRL 浓度高于 25ng/ml 或 530mIU/L 时应视为高催乳素血症（hyperprolactinemia）。

过高的 PRL 直接作用于乳腺细胞 PRL 的受体，可刺激乳汁生成及分泌。同时过多的 PRL 经反馈作用于下丘脑相应受体，增加 DA 等的分泌，抑制垂体 Gn 的分泌而引起不排卵及闭经。因此，也常称为"闭经泌乳综合征"。

15%～25% 的继发性闭经及部分原发性闭经的患者中有高催乳素血症。多数情形下都能找到明显的病因，如垂体腺瘤、中枢神经系统疾患及药物等所致。

（二）引起高 PRL 血症的病因

1. 下丘脑疾患

（1）下丘脑或邻近部位的肿瘤如颅咽管瘤、神经胶质瘤等，压迫第三脑室，切断了 PRL 抑制因子（主要是多巴胺）对 PRL 分泌的抑制作用，而促使 PRL 大量分泌。

（2）下丘脑炎症或破坏性病变如脑膜炎、结核、组织细胞增多症或头部放疗等，影响 PRL 抑制因子的分泌或运送，也引起 PRL 分泌的增高。

（3）头部外伤引起的垂体柄切断，同样由于中断了 PRL 抑制因子的传递而产生高催乳素血症。

（4）下丘脑功能失调，如假孕，PRL 分泌增高，可出现泌乳。

2. 垂体疾患

（1）垂体肿瘤：临床上垂体腺瘤发生率占颅内肿瘤的 10% 左右。尸检时垂体腺瘤检出率为 8.4%～26.7%，大多数为良性，生长缓慢。仅少数为恶性。

高催乳素血症中约 20%～30% 证实有垂体瘤，是最常见的原因。随着影像学诊断技术如 CT、MRI 的进展，已能早期发现垂体微小腺瘤。约 75% 患垂体肿瘤的女性存在高催乳素血症。

1）分类：过去按普通染色后光镜下瘤细胞的形态分为：①嫌色细胞瘤，最常见占 80%，嫌色细胞内无分泌颗粒即认为是无激素分泌功能的肿瘤；②嗜酸性细胞腺瘤，能分泌 GH 引起肢端肥大症或巨人症；③嗜碱性细胞腺瘤，能分泌 ACTH，引起 Cushing 综合征；④混合性腺瘤，多数也表现为肢端肥大症或巨人症。

近年来，采用电子显微镜检查及免疫细胞化学染色方法观察，按瘤细胞有无分泌激素的功能分为有内分泌功能细胞瘤及无内分泌功能细胞瘤。有内分泌功能细胞瘤又分为 PRL 瘤、GH 瘤、ACTH 瘤、TSH 瘤等；其中以 PRL 瘤最为常见，约占垂体腺瘤的 40%～70%；其次是 GH 瘤或 GH 与 PRL 混合瘤。过去光镜下确认的大多数嫌色细胞瘤用

电子显微镜及免疫细胞化学方法证实是有分泌功能的，主要是 PRL 瘤，只是其分泌颗粒已释放，尚未再合成，无内分泌功能细胞瘤约占垂体腺瘤的 20%。各型细胞腺瘤在垂体的分布与正常细胞排列位置大致相同。

垂体瘤按其体积大小可分为微腺瘤（microadenoma）与大腺瘤（macroadenoma）两种；前者直径<10mm，肿瘤仅位于蝶鞍内，蝶鞍大小正常。临床上主要由于肿瘤细胞过度分泌引起功能亢进的表现。若无功能肿瘤则常无症状，仅可在尸检时发现。后者肿瘤直径>10mm，以无功能的嫌色细胞瘤多见。

2）病理形态：嫌色细胞瘤小者生长在鞍内，常呈圆球形，表面有光滑完整的包膜，大多数呈不规则的结节状。大者往往向鞍外发展，可能压迫和侵蚀视神经交叉、下丘脑、第三脑室和附近的脑组织，第三脑室受压可引起侧脑室扩大、积水。肿瘤偶尔可侵蚀蝶窦并破坏骨质而长入鼻咽部。肿瘤可出血、变形而形成囊肿。若肿瘤恶变则发展迅速，可浸润和破坏蝶鞍周围的诸结构。

显微镜下观察，嫌色细胞瘤的瘤细胞呈棱形或多角形，片状、条索状排列，细胞核小呈椭圆形或圆形，胞浆淡染，可含有细颗粒或呈透亮状，间质为丰富的薄壁血窦，常可见到出血、囊性变和钙化等。嗜酸性细胞腺瘤的瘤细胞呈圆形、多角形，体积比嫌色细胞大，核圆形，可见核仁，胞浆丰富，内含许多粗的颗粒，细胞呈丛状排列，间质中血管成分少。嗜碱性细胞腺瘤的细胞为多角形，体积大，核圆居中，胞浆丰富，含许多嗜碱性的粗颗粒，间质血管丰富，此型腺瘤常发生空泡变或玻璃样变。

PRL 瘤发生率因年龄和性别不同有很大差异。女性在 11～50 岁为 PRL 瘤发病高峰期。21～30 岁时男女比为 1:14.5，50 岁以后男性更为常见。

由于 PRL 瘤细胞自主地分泌 PRL，或肿瘤增大压迫垂体门脉血运，阻断多巴胺的运送，而引起高催乳素血症。25% 的 GH 瘤也有高催乳素血症。

3）发病机制：目前提出的垂体肿瘤发生的机制为多系学说。大量研究表明，垂体肿瘤的发生可能与下丘脑调节功能失常及肿瘤细胞自身缺陷有关。

下丘脑分泌的各种促垂体激素能促使相应的垂体细胞增殖，成为垂体瘤的促发因素。动物实验已证明，移植入 GnRH 基因后的大鼠，可促进 Gn 分泌细胞增生并发展为肿瘤。垂体激素释放的抑制因素，如多巴胺的缺乏或其作用异常，对垂体肿瘤的发生可能也起作用。

雌激素可使实验大鼠形成 PRL 瘤，其原因是雌激素对抗了下丘脑 DA 的抑制作用。另一方面，从 X 染色体失活分析发现，大多数垂体 PRL 瘤来源于单个 PRL 细胞的异常克隆，可能受到外部促发因素的影响而自身突变成肿瘤。说明瘤细胞自身有缺陷。因此提出了 PRL 发生的分阶段理论；即肿瘤发生的起始阶段是 PRL 细胞的突变，后来由于内、外因素的影响，促进了肿瘤的形成。

至今仅在极少数的垂体瘤中发现了始发基因的突变。对垂体腺瘤癌基因的研究证据是 gsp 癌基因的发现。此基因来自于 GS 基因的突变，导致 GS 蛋白的 GTP 酶活性受抑制。有 40% 的 GH 腺瘤中发现 gsp 癌基因。同时也有人证

明垂体肿瘤的发生与 ras 基因顺序突变有关。

对于 PRL 腺瘤的研究揭示有 DNA 序列的改变、hst 表达异常。其过度表达伴有多巴胺 D2 受体的变异及对溴隐亭治疗的抗药性。因此 hst 的异常表达可能使 PRL 分泌细胞对下丘脑多巴胺不敏感,在 PRL 腺瘤的发生中起重要作用。进一步研究基因突变的发生率与临床肿瘤的表现如:生长、速度、浸润性以及对治疗反应等关系,有助于探讨肿瘤的发生学、治疗效果及预测肿瘤的发展与转归。

(2) 空蝶鞍综合征:1951 年 Busch 提出"空蝶鞍"的概念。空蝶鞍是指蛛网膜下腔及脑脊液疝入到鞍内,致蝶鞍扩大,腺垂体受压而产生的一系列临床表现。Bargland 等大量的尸体解剖资料统计空泡蝶鞍症发生率为 5.5% ~23.5%。

按其病因分为原发和继发两类。原发性是由于鞍隔先天性解剖缺陷所致。继发性是由于鞍内肿瘤经放疗或手术或自发梗死后、或妊娠时垂体增大,产后复旧缩小,使鞍内留下较大空间,加上某些颅内压升高的因素,而引起蛛网膜下腔及脑脊液疝入鞍内。鞍区炎性粘连使脑脊液引入不畅,也可疝入到鞍内。

空蝶鞍可发生于任何年龄,但以多产妇和中年肥胖妇女居多。原发性者可无明显的临床症状及体征,偶可出现头痛和颅内高压症状。有的出现性功能减退、闭经、泌乳、视野缺损等,2/3 的患者内分泌检查是正常的。由于疝囊压迫垂体柄可出现内分泌障碍,如高催乳素血症、不排卵等。影像学检查可见蝶鞍均匀增大,鞍内密度减低。

(3) 原发性甲状腺功能减退:Tyson 发现在原发性甲状腺功能减退时,下丘脑 TRH 大量分泌,垂体 TSH 的分泌也增加。TRH 作用于垂体 PRL 细胞,刺激垂体 PRL 的分泌。TRH 也可通过抑制 DA 的分泌而促使 PRL 水平升高。同时 PRL 细胞 VIP 增加,垂体 LH、FSH 的分泌量降低,出现泌乳,月经紊乱、闭经、不孕等。

(4) 肾功能不全:慢性肾功能不全时,经肾代谢的激素,如 PRL 代谢减慢。同时高氮质血症干扰多巴胺受体的功能,使 PRL 分泌不能得到抑制。20% ~30% 患者出现高催乳素血症。

(5) 异位 PRL 分泌:见于支气管癌及肾癌。这是由于突变的肿瘤细胞具有引起 PRL 基因转录启动,分泌大量 PRL 所致。

(6) 肝硬化:酒精性与非酒精性肝硬化均可引起 PRL 升高,肝性脑病 PRL 升高的几率增加,与下丘脑多巴胺生成下降有关。

(7) 肾上腺功能减退:糖皮质激素可抑制 PRL 的表达及分泌。肾上腺功能减退时糖皮质激素降低会引起 PRL 的升高,给予纠正后 PRL 可恢复至正常。

(8) 胸壁疾病或乳腺慢性刺激:如胸壁创伤、带状疱疹、神经炎、乳腺手术、不合理的哺乳和长期吸吮乳头的刺激等通过神经反射而促进 PRL 的分泌。

(9) 应激:生理性应激如疾病、运动、低血糖等可引起 PRL 短暂剧烈升高。慢性疾病会引起 PRL 降低。心理性应激可引起 PRL 轻微升高,长期的精神病理状态(除外假妊娠)不会引起 PRL 的升高。

(10) 其他:PCOS 患者中 6% ~20% 出现血 PRL 水平增高。这可能是继发于雌激素的刺激,提高了 PRL 分泌细胞的敏感性而过度分泌所致。在此类患者中,LH 水平可以正常或偏高,有月经紊乱、多毛等高雄激素血症的表现。B 超提示双卵巢多囊性变,蝶鞍检查应正常。

(11) 特发性高 PRL 血症:特发性高 PRL 血症(idiopathic hyperprolactinemia,IH)是指血清中 PRL 水平明显增高,但未发现确定的垂体或中枢神经系统疾病,也无任何增加血 PRL 水平的其他原因。可能由于下丘脑-垂体功能紊乱,引起 PRL 分泌细胞弥漫性增生及过度分泌所致。

有不少的持续高 PRL 血症的妇女,伴有正常卵巢功能和生育能力。也有部分为高 PRL 血症经治疗后正常的排卵周期恢复,但血 PRL 水平仍高,增加用药剂量也无效。这可能由于血循环中 PRL 以较低生物学活性的大分子 PRL 及大大分子 PRL 成分占主导所致。

(12) 药物性原因

1) 多巴胺受体阻断剂:中枢神经系统的酚噻嗪类镇静剂,如氯丙嗪、奋乃静、舒必利等。止吐剂如甲氧氯普胺,可直接与多巴胺受体结合,消耗多巴胺受体,阻断多巴胺的作用,促使 PRL 分泌及释放。

2) 儿茶酚胺耗竭剂:利血平、甲基多巴等抗高血压的药物促使去甲肾上腺素的合成及释放,耗竭多巴胺、造成 PRL 的升高。

3) 雌激素及避孕药:口服避孕药的长期服用,可影响下丘脑垂体 PRL 细胞的增殖与分泌,而引起高催乳素血症。

4) 鸦片类药物:可抑制多巴胺的转换,而促进 PRL 的释放。

5) 抗胃酸药:组织胺 H_2 受体拮抗剂——甲氰咪胍,可促进 PRL 分泌。

(三) 高 PRL 血症对下丘脑-垂体-卵巢轴功能的影响

1. PRL 血症的中枢作用　在高催乳素血症时,过高的 PRL 通过短路反馈影响下丘脑多巴胺神经元的分泌率,激活 β-内啡肽神经元活性,从而抑制 GnRH-Gn 的合成与释放。

高 PRL 通过抑制 LH 脉冲的幅度及频率降低 LH 的分泌,在绝经期妇女中,高 PRL 可降低 Gn 的水平,药物降低 PRL 至正常后 Gn 可恢复至绝经期正常水平。高 PRL 通过 GnRH 神经元上 PRL 受体降低改变 GnRH 的脉冲分泌,在大鼠中,高 PRL 可降低垂体 Gn 细胞对 GnRH 的反应,但在人类中,垂体的反应可降低、正常或增高。高 PRL 妇女中,雌激素对垂体的负反馈消失。

2. 高 PRL 血症对卵巢的作用　高 PRL 血症通过两个已确定的途径——靶器官及中枢的作用,对卵巢轴产生不利的影响。

高水平的 PRL 作用于卵巢局部 PRL 受体,减弱或阻断卵巢对 Gn 的反应,抑制卵泡发育与成熟,不能形成排卵前 E_2 高峰及 LH 峰,并抑制 FSH 诱导的 E_2 的生成、LH 诱导的孕酮生成。Carson 及 McNatty 在体外受精(IVF)超排后收集卵泡液的研究发现,适量的 PRL 促进黄体酮的产生。但当 PRL 水平异常增高时,常导致空卵泡的出现。

PRL对黄体功能有一定的维持作用,颗粒细胞生成孕激素需要一定浓度的PRL,但高浓度会抑制孕酮的产生。有研究表明PRL可刺激2β-羟基固醇脱氢酶的表达,后者是孕酮合成的终末酶。药物降低PRL水平可使孕酮降低、黄体期缩短,高PRL也会引起黄体期缩短、黄体功能障碍。高PRL可抑制颗粒细胞孕酮及雌激素的生成,拮抗FSH对芳香化酶的作用,也可直接抑制芳香化酶。

高PRL通过影响下丘脑、垂体、卵巢等各个环节,引起排卵障碍、黄体功能降低、内膜容受性降低等引起不孕。

二、高PRL血症的临床表现

(一)临床症状

高PRL血症的临床症状因病因不同而不同。如为肿瘤所致,其症状可分为两大类:即激素分泌过度症状及肿瘤压迫破坏正常垂体组织引起的激素分泌减低,以及压迫邻近脑区的神经症状。

1. 激素分泌过度的症状

(1)PRL分泌过度

1)月经紊乱及不育:85%以上的患者有月经紊乱,其类型因高PRL血症发生的时间而不同。在青春期前或青春早期的妇女可出现原发性闭经。生育期后以继发性闭经最多见,也可表现为月经量少、稀发或无排卵性月经;月经频多及功血较少见。卵巢功能改变以无排卵最多见,也可出现黄体期缩短、黄体功能不足,从而导致不孕及不育。

2)低雌激素状态:由于卵巢功能受抑制而出现生殖器萎缩、性欲减低、性生活困难。

3)异常泌乳:发生率约70%~98%,是本病的特征之一。通常是浓的乳汁或稀乳水,镜下应见到脂肪小滴。泌乳量多少不等,很多患者自己并未察觉,仅在就诊时查挤压乳房后才发现。值得注意的是,血PRL水平的高低与泌乳量的多少不一定成正比,这与生物活性较低的大分子PRL所占比重及乳腺细胞对PRL的敏感性有关。换言之,有时临床有泌乳,但血PRL水平正常;或血PRL水平升高,但临床可无泌乳。

4)多毛:约40%患者可有多毛。有研究认为由于PRL刺激肾上腺去氢表雄酮及其硫酸盐分泌增多所致。

(2)生长激素(GH)分泌过度,可同时表现为巨人症或肢端肥大症;ACTH分泌过度可引起皮质醇增多症,TSH分泌过度可引起甲亢。

2. 肿瘤压迫症状

(1)激素分泌减低:如GH分泌低引起低血糖;Gn分泌低减引起闭经;压迫垂体后叶引起抗利尿素分泌减低可引起尿崩症。

(2)神经压迫症状:肿瘤扩展压迫周围脑组织,可引起头痛;压迫视交叉引起双颞侧视野缺损或视力障碍;压迫脑神经引起复视或斜视;压迫下丘脑引起肥胖、嗜睡、食欲异常;肿瘤急性出血坏死,可出现剧烈头痛、恶心呕吐、突然失明、甚至昏迷。

(二)实验室检查

1. 血PRL水平测定 确定高催乳素血症的标准为PRL>25ng/ml或>530mIU/L。

取血时避免过度给予穿刺压力,单次血PRL浓度高于正常值上限,可诊断为高泌乳素血症,不需重复取血;取血时间可任意,如果对结果存有疑问,可改天复查。使用促甲状腺激素释放激素或L-多巴刺激实验动态检测血PRL浓度效果并不优于单次血PRL检测。

血PRL>500μg/L时巨腺瘤发生可能性增加;>250μg/L时提示存在微腺瘤;无PRL腺瘤存在下,药物诱导的高PRL浓度可>200μg/L。即使很低浓度的PRL也可能与微腺瘤的存在有关,但是不建议首先检查是否存在泌乳素瘤。微腺瘤也可能发生PRL的大幅度升高。

对于无症状的高PRL血症患者,建议检测大分子PRL存在的可能;如果垂体腺瘤的大小与血PRL水平不一致,应按1:100稀释血样后重新检查,避免因血PRL浓度过高引起的"hook effect"。

催乳素腺瘤的患者,因肿瘤的病理性分泌具有相对自主性,血清中PRL水平相对稳定,而正常人的PRL基础水平低,受各种因素的影响时波动更大。

2. 血LH、FSH水平测定 可正常或偏低。LH脉冲频率及振幅降低,GnRH兴奋试验反应正常或减低,有些患者会升高。

3. 其他内分泌腺功能检查 测定甲状腺功能以了解有无功能减低。肾上腺功能检查以了解有无皮质醇增多症,可疑时也应查血GH水平(详见本篇第三章第四节)。

4. 功能试验 可利用兴奋或抑制试验了解下丘脑-垂体PRL的储备功能,以协助鉴别高PRL分泌是否为自主性分泌。

(1)兴奋试验

1)TRH试验:静脉注射TRH 500μg,正常妇女15分钟后血PRL水平增高至基础值1~2倍。垂体PRL瘤患者TRH刺激后PRL释放反应低于正常。

2)氯丙嗪试验:肌内注射氯丙嗪25~50mg后,正常情况下在60~90分钟内血PRL水平增加一倍,并持续3小时,垂体PRL瘤患者较少出现波动。

(2)抑制试验:左旋多巴试验:服左旋多巴500mg,正常妇女2~3小时内血PRL水平明显下降至<4ng/ml。无改变者提示自主泌存在,垂体肿瘤不能排外。

近年来影像学检查准确性明显提高,上述功能试验已较少采用。

(三)影像学检查

颅脑部的影像学检查,为确定鞍区占位病变位置、大小的主要手段。既往常规行头颅侧位X线摄片,但不够敏感,不能检出微小肿瘤。随着CT及MRI的普遍采用,诊断垂体肿瘤位置及体积的准确性有显著提高。高分辨CT及MRI已经取代普通X片检查和低分辨功能的断层摄影。

对于高PRL患者,首先排除其他引起PRL升高的病因,若未发现明确导致高PRL的病因,建议行影像学检查确定是否存在PRL腺瘤,包括PRL轻度升高患者,以确诊是否存在微腺瘤或大腺瘤。CT检查能更好地探测到蝶鞍床的骨组织侵犯。为增加器官间的对比度,需注射造影剂,有药物过敏史者难以采用。CT对蝶鞍区的成像有一定的正常变异,尤其在诊断微腺瘤时要结合临床表现。

MRI 是利用组织内氢离子密度不同,在强磁场内产生的共振信号不同而成像。2.5～3.0mm 厚的断层操作提供更大的软组织对比度。MRI 对视交叉与垂体瘤的关系以及病变是否侵犯海绵窦等的细微分辨效果更好。MRI 检查不需造影剂、不接触放射线、妊娠期可采用。空泡蝶鞍的发现以 MRI 为最准确。

对垂体肿瘤的处理原则的确定及治疗、随访,很大程度上取决于正确判断垂体腺瘤的大小、位置,因而对病变的准确估计非常必要。

（四）视野检查

垂体腺瘤可能侵犯或(和)压迫视交叉。视野检查对确定垂体瘤的大小、扩展部位是简单、低廉、有价值的检查。对大腺瘤患者可作为常规筛查。

三、高催乳素血症的病因诊断

1. 病史　应认真询问月经紊乱、泌乳发生的时间、泌乳量多少、有无不育及其年限、发病前有无手术、应激、分娩哺乳史及停止哺乳的时间、有无肥胖、头痛、视力改变等症状。有无长期服用升高血 PRL 的药物如氯丙嗪、利血平、避孕药等历史。有无甲状腺、肾、胸壁、乳房等疾病,脑炎、脑外伤史。高 PRL 血症具体病因见表 7-4-1。

表 7-4-1　高 PRL 血症的病因

垂体疾病	单胺氧化酶抑制剂
PRL 腺瘤	利血平
肢端肥大症	甲基多巴
空蝶鞍综合征	甲氧氯普胺
淋巴细胞性垂体炎	三环类抗抑郁药
柯氏征	可卡因
下丘脑疾病	异搏定
颅咽管瘤	**神经源性**
脑膜瘤	胸壁损伤
卵巢恶性胚胎瘤	脊髓损伤
无功能性垂体腺瘤	乳房刺激
其他肿瘤	**其他**
结节病	妊娠
嗜酸性肉芽肿	甲状腺功能减退
中枢神经轴照射	慢性肾衰
垂体柄损伤	肝硬化
药物	假孕
吩噻嗪类	肾上腺功能不足
氟哌啶醇	异位 PRL
利培酮	特发性

2. 查体　应注意生殖器萎缩的程度、泌乳量、有无面貌异常、肥胖、高血压、多毛等。

诊断时应首先排除哺乳、应激、服药、胸壁刺激等因素引起的高 PRL 血症。鉴别诊断的重点是判断有无垂体肿瘤存在。PRL 瘤的诊断主要根据临床表现如月经紊乱、不

孕、泌乳等,结合血 PRL 水平异常持续升高及 CT 或 MRI 检查有占位性病变。应注意原发性甲状腺功能减退、肾功能衰竭、异位 PRL 分泌瘤的可能性。GH 瘤、ACTH 瘤也须根据特异的临床表现及激素测定诊断。空泡蝶鞍征的诊断须依靠 CT 或 MRI 检查。

有时血 PRL 持续增高为 60～100ng/ml,并具有月经紊乱、不孕等,但各种检查皆未找到原因,可归为特发高 PRL 血症。对此类患者应做长期随访,小部分患者有发展为垂体瘤的可能。Malarkey 证实当血 PRL 水平<40ng/ml 经一段时间后,常自动降至正常范围,当 PRL>100ng/ml 可能维持不变或发展为垂体微腺瘤。

高 PRL 血症伴有正常月经及卵巢功能时应考虑为大分子 PRL 引起。

四、高 PRL 血症的治疗

高 PRL 血症的治疗需根据其病因决定,很多情况可引起 PRL 中度升高,但<250ng/ml。需详细询问病史,行体格检查及服用药物情况,排除甲状腺功能降低或妊娠等因素引起的 PRL 升高。如原发性甲状腺功能低减所致者应补充甲状腺素;异位 PRL 瘤应酌情手术;药物引起者应酌情减量或停用;空泡蝶鞍征则不必特殊处理。

如果经过常规的筛查,未找到明确的原因,需行放射性检查下丘脑-垂体是否有占位性病变,这些也包括 PRL 轻度升高的患者。如果是其他疾病或药物引起,需治疗原发性疾病,尽量改用其他不影响 PRL 升高的药物。

垂体 PRL 瘤治疗的目的是:纠正紊乱的内分泌功能,缩小瘤体,解除肿瘤的压迫。

（一）药物治疗

1. 降 PRL 药物的种类及疗效

（1）溴隐亭（bromocriptine）:是一种半合成的麦角胺碱衍生物。非特异多巴胺促效剂,可以兴奋多巴胺 D_2 受体,也作用于多巴胺 D_1 受体。能有效地抑制 PRL 的合成分泌。对特发性高催乳素血症或 PRL 瘤所引起的 PRL 水平升高,约 80% 患者经溴隐亭治疗可达正常水平。90% 以上的闭经患者月经可恢复并出现排卵。80% 患者泌乳消失。妊娠率高达 80%。溴隐亭治疗还能使 PRL 瘤体积缩小。Molitch 及 Johnston 等认为溴隐亭治疗能使 80%～95% PRL 微腺瘤及 50%～60% 大 PRL 瘤患者 PRL 降至正常,但停药后仅 10% 患者血 PRL 长期保持在正常水平(图 7-4-7)。

目前认为溴隐亭治疗与经蝶手术相比,具有并发症少、PRL 下降较满意及垂体功能恢复较好三个方面的优点。因此一致主张对于垂体 PRL 微腺瘤或 PRL 大腺瘤而无视野缺损者应首选溴隐亭治疗。剂量因血 PRL 升高的程度而异,可为 2.5～12.5mg/d,分 3 次服用。一般从小剂量开始,随餐同服,逐渐加至足量。治疗期间应定期复查血 PRL 浓度,以指导剂量的调整。常见的副作用有:暂时性的恶心、呕吐、轻微头痛、外周血管痉挛及直立性低血压,一般于用药几天后自行消失。新型的溴隐亭长效注射剂(Parlodel LAR)克服了因口服造成的胃肠道功能紊乱。因 Parlodel LAR 的载体降解较快(<3 个月),所以可以重复注射。这

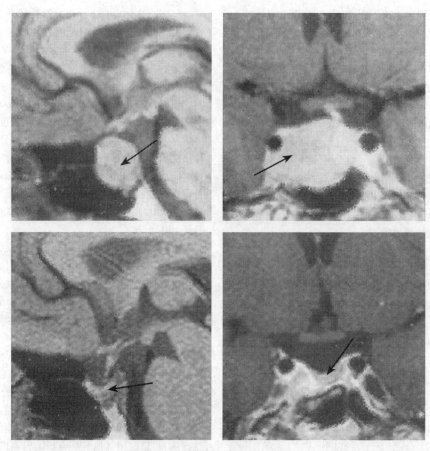

图 7-4-7　患者用溴隐亭治疗之前（上排）与治疗之间（下排）的 MRI 成像

左侧：矢状位；右侧：冠状位

种制剂注射第一天即可使血 PRL 迅速下降，并可使 PRL 的水平维持在低水平达 28 天。作用迅速及持久，适用于有明显胃肠道反应的患者及较大腺瘤的患者。用法：50 ~ 100mg 每 28 天注射一次。起始剂量为 50mg。Mehltreffer 等报道第一次注射后 28 天 CT 扫描结果证实，大多数患者腺瘤体积缩小，并有月经和性功能恢复。Johanna 等认为第一次 50mg 深部肌内注射后，血 PRL 减少到基础水平的 70% 以下。以后每月重复注射一次。如不能降到基础水平 30% 以下，则改用 100mg。副作用相同于口服溴隐亭，但程度较轻。Ciccarelli 报道巨腺瘤患者第一次注射后 PRL 水平即持续在正常范围。有 40% 的患者 Parlodel LAR 剂量须增加到 100mg，治疗 4 个月后 RPL 水平降至或接近正常范围。Hosae 报道 30 例垂体大 PRL 腺瘤患者，用长效溴隐亭注射治疗，接受注射 6 ~ 37 次不等，血 PRL 明显下降（70%）或降至正常（50%），CT 或 MRI 监测垂体第一次注射 75% 的大腺瘤体积缩小为原体积的 66%，随着注射次数增加进一步缩小。副作用随着注射次数的增加逐渐减少。因此长效溴隐亭用于治疗 PRL 大腺瘤是一种安全有效的基本治疗方法。可长期控制肿瘤的生长并使瘤体缩小，副作用较少，用药方便。但国内尚未见上市。

（2）甲磺酸硫丙麦角林（pergolide mesylate）：即甲磺酸培高利特，是一种新的长效麦角类多巴胺能受体激动剂，选择性作用于 D_2 受体，对 D_1 受体无作用。其疗效及副作用似溴隐亭。起始剂量 25 ~ 50μg/d，每两周调整一次剂量，剂量为 150μg/d。用药的副作用、效果及肿瘤的缩小程度与溴隐亭相当。美国 FDA 批准用于治疗 Parkinson 病，但与 2007 年撤出市场，因大剂量应用会引起心脏瓣膜损伤，小剂量治疗 PRL 腺瘤的患者中暂未发现此种副作用。

（3）盐酸八氢苄喹啉（诺果宁 norprolac，quinoline 或 CV205-502）：是一种非麦角类长效多巴胺激动剂。是选择多巴胺 D_2 促效剂，对 D_1 受体作用弱。降 PRL 作用较溴隐亭强 35 倍以上，75μg/片相当于溴隐亭 2.5mg/片。半衰期长达 17 小时，效果维持长久，每日只需给药一次。副作用类似。剂量每日 0.075 ~ 0.30mg 睡前顿服，大多数高催乳素血症的患者在半月到数月内血 PRL 水平可降到正常。因此适用于 PRL 大腺瘤、对溴隐亭耐药或不能耐受的高PRL 血症患者。Vilar 和 Crottaz 等对溴隐亭耐药及不能耐受的患者使用诺果宁后，血 PRL 水平正常率各为 42% 及 61%，出现的副作用较轻，可以耐受。

诺果宁与溴隐亭相比副作用少，可能是前者特异兴奋多巴胺 D_2 受体，而后者同时兴奋 D_2、D_1 受体、肾上腺素能及血清素受体系统。溴隐亭的非特异作用与麦角碱结构相关，因为对不能耐受溴隐亭的患者可以改用诺果宁。诺果宁在美国尚未被批准上市。

（4）卡麦角林（cabergline）：卡麦角林是新型麦角类 DA 激动剂。较溴隐亭作用强，0.6mg 卡麦角林相当于溴隐亭 2.5mg,半衰期长达 62～115 小时,因在垂体组织内清除较慢、与垂体 DA 受体高亲和力及广泛的肝肠循环,每周只需给药 1～2 次。

一些研究认为卡麦角林相对溴隐亭可更有效降低 PRL 及减少肿瘤体积,降低副作用。

在男性高 PRL 血症患者,使用卡麦角林可快速改善精子参数。

与甲磺酸培高利特相似,大剂量的卡麦角林可引起心脏瓣膜的损害,但普通治疗高 PRL 血症的低剂量不会发生,因此,对于超出常规治疗剂量的患者,应定期行心脏超声检查及时发现病变。

2. 药物治疗存在的问题

(1) 溴隐亭耐药:某些患者尽管使用溴隐亭至 15～30mg/d,疗程 2～3 个月,血 PRL 水平依然很高,卵巢功能仍然低下。Pellegrini 对此类患者的垂体肿瘤细胞行体外培养研究,测定其对溴隐亭的反应性及多巴胺 D_2 受体结合位点的密度,证明可能存在腺瘤细胞多巴胺能调节机制不足,D_2 受体减少或有受体后缺陷存在。对此类患者可使用卡麦角林或非麦角类多巴胺促效剂的药物如诺果宁等;使用常规剂量后,血 PRL 仍在高值,应首先增加药物剂量观察,不考虑手术。增加剂量后,患者 PRL 水平仍不下降,或无法耐受药物副作用可考虑手术治疗。

腺瘤生长迅速则应予手术治疗,手术治疗失败或疑为恶性肿瘤患者建议使用放射治疗。

恶性 PRL 肿瘤患者推荐使用替莫唑胺。

(2) 停用溴隐亭的反跳及处理:在用溴隐亭治疗高 PRL 血症时,80% 的患者月经、排卵可望恢复正常,血 PRL 终将正常化。但停用溴隐亭后,血 PRL 又开始升高,少数患者出现反跳现象,对这类患者应排除垂体肿瘤增大可能。大部分患者须重复服用溴隐亭治疗,血 PRL 水平又降至正常。因此,往往须摸索一个维持血 PRL 正常水平的最低有效剂量长期服用,并进行定期随访。

多巴胺促效剂治疗后,大多数患者垂体 PRL 瘤体均能明显缩小,瘤细胞巢萎陷,核固缩,溶解或破裂、坏死、纤维化,CT 检查可呈空泡蝶鞍征。个别患者可能治愈。

(3) 停药时间:对于使用多巴胺激动剂至少两年、体内 PRL 水平正常、MRI 下未见肿瘤声像的患者,可在密切的临床及生化检查随访中逐渐减量直至停药。

(4) 妊娠期间的多巴胺促效剂的使用:多巴胺促效剂治疗高催乳素血症已有近 30 年历史,一般在确定妊娠后即停药,除非患者的 PRL 瘤具有侵袭性或临近视交叉。PRL 大腺瘤患者应先避孕 2～3 个月,待瘤体缩小后再妊娠。若瘤体无明显缩小或无法耐受溴隐亭、卡麦角林的副作用,应在妊娠前告之患者手术治疗的益处。如果妊娠期一旦出现头痛、视力障碍等表现,应检查视野、MRI 确定病变范围。可再用溴隐亭治疗缩小增大的瘤体,虽然脐血 PRL 水平也受抑制,但一般认为对胎儿无不良影响。少数情况下溴隐亭控制不满意或视野缺损严重,为抢救视力,可急症手术减压,不必终止妊娠。溴隐亭治疗对胎儿无害。分娩后也可哺母乳。

PRL 瘤合并妊娠患者在妊娠早期患者血 PRL 水平迅速上升,可能由于雌激素作用 PRL 分泌明显增加。妊娠中晚期 PRL 水平与正常孕妇比较无显著差异。因此主张妊娠早期继续使用多巴胺促效剂控制垂体肿瘤的生长。若视野检查正常,血 PRL 维持在低水平,妊娠中期后酌情减量或停药。值得强调的是,对妊娠妇女撤药期间应严密监控。

有报道妊娠期使用诺果宁至 37 周,有效控制了 PRL 瘤的增大,未增加妊娠并发症的发生率,无潜在的致畸作用。

(二) 手术治疗

属病因治疗。主要针对垂体腺瘤生长迅速药物控制不理想、出现明显压迫症状、视野异常、头痛、呕吐等神经系统症状者考虑立即手术。手术方式多采用经额路及经蝶窦方法(Cushing 法)。

手术治疗可有诸多并发症。Mehta 等报道有视力障碍、下丘脑损伤、脑脊液溢漏高达 14%,且单纯手术的复发率为 50%～60%,半数患者术后再次出现高催乳素血症。且手术可损伤正常垂体组织,术后垂体功能低下发生率也很高。月经或生育障碍得不到纠正,目前对 PRL 腺瘤一般不主张单纯手术治疗,而主张采用药物或药物手术联合治疗。

(三) 放射治疗

放疗仅能使很少一部分患者 PRL 降至正常,且显效慢,常需数月才能使 PRL 降至正常。还能引起一定并发症,其中,垂体功能低下的发生率可达 93%,其他的并发症在放疗的数月至数年内发生,包括肿瘤继发性恶变、脑血管意外、视神经损伤、放射性脑组织坏死、神经功能失调及软组织反应。首次放射治疗后 15～20 年继发性肿瘤恶变发生率最高;放射引起的视神经萎缩发生率为 2%～5%;放射引起的脑病较少见,仅发生在高放射剂量下。

因此对 PRL 腺瘤不主张单纯放疗。放疗适用于药物治疗不能坚持或耐受、不愿手术或因年老体弱及伴其他疾病不宜手术者。

总之,目前对于垂体 PRL 瘤,特别是无并发症者,临床应首选多巴胺促效剂来达到治疗的目的,恢复月经、妊娠等。

(四) 高 PRL 血症的治疗

1. 微腺瘤的治疗　如果 PRL 微腺瘤的患者月经规律、性欲正常,即使有泌乳也可观察,无需治疗,连续监测血 PRL 水平。有闭经或排卵障碍有妊娠需要的患者,可行药物治疗。无怀孕需求的患者,可选择卡麦角林为首选药物,有怀孕需求的患者,考虑到对胎儿的影响应首选溴隐亭。

体积逐渐增大的微腺瘤需行药物治疗降低体积,以防止发展成巨腺瘤。对于不能耐受药物副作用或反应较差的患者,可行手术治疗,手术治疗的治愈率为 65%～85%,复发率为 20%。

2. 巨腺瘤的治疗　巨腺瘤的生长速度较快,需积极治疗。因药物的作用显著及手术效果较差,多巴胺激动剂为首选治疗方式。手术治疗可用于对药物反应较差的患者,即使巨腺瘤需要手术切除,很少可通过手术痊愈,一般术后仍需要使用药物治疗。

多巴胺受体激动剂停止后,泌乳素瘤会在数日至数周内恢复至原来的大小,长期的随访发现小于10%的患者在停止使用药物后会大于原来的体积。溴隐亭停用后高 PRL 血症的复发率为80% ~85% ,卡麦角林停用后复发的几率较低。因此停用药物后仍需密切监测病情变化。当腺瘤体积减至最小时可维持最低剂量,若体积维持最小后无明显变化,可考虑停药。

3. 妊娠期高 PRL 的治疗　高 PRL 血症引起的排卵障碍服用药物后排卵率可达90% 。对于 PRL 血症引起的不孕,有两点临床上比较关心:多巴胺受体激动剂对胎儿早期发育的影响;妊娠对泌乳素腺瘤的影响。

(1)多巴胺受体激动剂对胎儿的影响:使用药物诱发高 PRL 血症患者排卵,发现妊娠后尽早停药。溴隐亭安全性临床数据较多,未发现流产率、胎儿畸形率的增加,可使用;卡麦角林的数据较少,胎儿的畸形率无增加;其他药物不建议用于有妊娠需要的患者。

(2)妊娠对 PRL 瘤的影响:雌激素可刺激 PRL 的合成,孕期的内分泌改变可使泌乳细胞肥大。MRI 检查发现随着妊娠的进展,从第2个月开始垂体体积逐渐增大,至产后一周达到峰值(图7-4-8)。

孕期的激素分泌可刺激 PRL 腺瘤的生长,另一方面,孕期停止使用药物也会引起腺瘤的生长。

孕期肿瘤体积增加的几率取决于肿瘤的大小。一项研究表明,微腺瘤患者孕期仅 12/457 的患者发生腺瘤体积增加的症状(头痛或视野缺损),继续药物治疗后症状消失。

另一项研究随访了 142 例垂体巨腺瘤的妊娠患者(之前未行手术或放射治疗),45 例(31%)患者出现肿瘤增大的症状,手术治疗 12 例,药物治疗 17 例,症状缓解。而对于 140 例孕前行手术或放射治疗的垂体巨腺瘤患者,孕期肿瘤增大的几率仅为 5% 。

(3)高 PRL 血症孕期治疗建议:因溴隐亭临床安全性资料完整,卡麦角林临床数据较少,建议溴隐亭为治疗高 PRL 合并不孕的首选药物。然而暂无证据表明卡麦角林孕期使用不安全。

孕前服用药物治疗的微腺瘤或蝶鞍内的巨腺瘤,孕期停药后需密切随访。垂体腺瘤的有些患者孕期 PRL 水平并不如同正常女性孕期一样升高,PRL 水平的升高也可能与肿瘤的增大无关。因此,不建议孕期定期检查 PRL 水平。因孕期 PRL 微腺瘤增大的机会很少,不建议定期检查视野范围。对于有肿瘤体积增大临床症状的患者,需行视野及 MRI 检查,继续口服药物治疗。如果对药物无反应,可行手术治疗。

巨腺瘤仅使用药物治疗的患者,孕期肿瘤增大的几率为 30% ,对于最佳的治疗方式尚无定论,应行个体化治疗。

其中一项治疗措施为孕前行手术切除腺瘤,可降低孕期肿瘤增大的风险;另一项治疗措施为使用溴隐亭或卡麦角林,确定妊娠后停药;第三种措施为整个孕期使用溴隐亭,但暂无整个孕期给予药物对胎儿安全性的资料。对于孕前单纯口服药物治疗或手术后的巨腺瘤患者,孕期不建

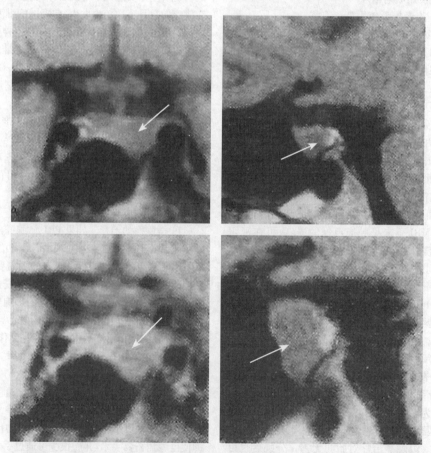

图7-4-8　蝶鞍内 PRL 大腺瘤患者孕前(上排)与孕7个月(下排)的 MRI 成像
左侧:冠状位;右侧:矢状位。箭头所指可见腺瘤体积的明显增加,此时患者主诉为头痛

议定期检查视野、MRI;若患者出现肿瘤生长症状,如视野缺损、头痛等,应及时检查视野及 MRI 以发现肿瘤体积的增加。

如果孕期肿瘤体积增加,可继续使用药物,副作用小于手术,可使肿瘤体积迅速减小,对胎儿无影响。早孕期手术可引起流产率增加 1.5 倍,中孕期增加 5 倍。因此只有对药物反应不佳的患者或视野缺损进展迅速的患者行手术治疗。

暂无证据表明,哺乳可刺激肿瘤的增长,有母乳喂养要求的患者,建议停止使用药物,除非肿瘤增长需要治疗。

（五）定期随访

需要强调的是有小部分高 PRL 血症患者的月经规律,生殖功能正常,部分可能与大大分子 PRL 升高有关,可不需治疗。对特发性高 PRL 血症要定期追踪随访。部分患者数年后可发展为垂体微腺瘤。对带瘤妊娠分娩后及垂体瘤手术放射治疗后,均需严密随访,定期检查血 PRL 水平及 CT 扫描,观察疗效、及早发现肿瘤复发并制定合理的二次治疗方案。

（六）促进卵巢功能的恢复

经降 PRL 治疗血 PRL 水平正常化后,卵巢功能仍未见恢复,则应积极选用促进卵巢功能恢复的治疗。

1. 常规促排卵治疗　用氯米芬(clomiphene,CC)50 ~ 150mg/d,从月经或撤退血后 3 ~ 5 天开始持续 5 ~ 7 天诱发排卵。使下丘脑及垂体卵巢功能恢复。也可使用他莫昔芬(三苯氧胺)20 ~ 40mg/d,用法同氯米芬。

2. 促性腺激素治疗　大腺瘤破坏垂体组织较严重加用 CC 无效时,可用外源 FSH 及 LH 替代治疗,促进卵泡发育成熟,并用 hCG 诱发排卵。

高催乳素血症引起的低雌激素状态及闭经,应在血 PRL 水平正常后得到纠正。不必另外采用雌孕激素补充疗法。对于高 PRL 血症绝经后是否应用雌孕激素补充疗法,纠正及防止生殖器官萎缩,保持骨量,须全面衡量利弊后在严密监测下小心使用。垂体 GH、ACTH 瘤患者则大都转内分泌科治疗。

（梁晓燕）

参 考 文 献

1. Melmed S, Casanueva FF, Hoffman AR, et al. Diagnosis and treatment of hyperprolactinemia: an Endocrine Society clinical practice guideline. J Clin Endocrinol Metab, 2011, 96(2): 273-288

2. Bernichtein S, Touraine P, Goffin V, et al. New concepts in prolactin biology. J Endocrinol, 2010, 206(1): 1-11

3. Grattan DR, Jasoni CL, Liu X., et al. Prolactin regulation of GnRH neurons to suppress LH secretion in mice. Endocrinology, 2007, 148: 4344-4351

4. Casaneuva FF, Molitch ME, Schlechte JA, et al. Guidelines of the Pituitary Society for the diagnosis and management of prolactinomas. Clin Endocrinol, 2006, 65: 265-273

第五章

多囊卵巢综合征

第一节　概　论

多囊卵巢综合征(polycystic ovary syndrome,PCOS)是妇科内分泌临床最常见的疾病。其临床表现多样,经过70余年来卵巢形态及超声相、生殖激素测定、卵巢及肾上腺酶系统、下丘脑神经肽、胰岛素、生长激素(GH)、胰岛素样生长因子(IGF)系统、儿茶酚胺-肾上腺能系统、瘦素、遗传学等的研究,至今发病机制仍未阐明,成为妇科内分泌领域内最复杂的研究热点。

一、历　史

早在1721年就有资料记载了这样一组患者"年轻已婚农村女性,中度肥胖伴不孕,双侧卵巢增大,表面凹凸不平,白色,鸽卵样大小。"1844年,Chereau 也对这种卵巢的硬化性多囊性变(polycystic ovary,PCO)进行了描述。1935年,Stein 和 Leventhal 报道了7例闭经、多毛、肥胖患者,伴双侧卵巢增大及多囊性变,将其命名为"Stein-Leventhal 综合征"(S-L综合征)。为寻找其病因行剖腹探查,将每侧卵巢切除了1/2~3/4,即卵巢楔形切除术(wedge resection,WR),病理检查发现卵巢包膜增厚及多卵泡发育、无黄

体,并未说明病因,术后却有95%月经来潮,85%恢复生育能力。因此 Stein 和 Leventhal 的诊断标准及治疗方法一度被广泛采用。以后临床实践中发现,组织学表现 PCO 的患者可有各种其他类型的月经改变,甚至可为正常排卵性月经;也可无多毛或肥胖;相反,临床表现有上述典型症状者卵巢也可无 PCO 改变。另外,卵巢楔形切除术的疗效差异也很大。

20世纪70年代后放射免疫法广泛用于激素的测定后,发现此类患者血清生殖激素的特征是:LH 异常升高,对 GnRH 反应亢进;FSH 则正常或偏低,致使 LH/FSH 比值≥2~3;雄激素水平,如睾酮(T)、雄烯二酮(A_2)、脱氢表雄酮(DHEA)或脱氢表雄酮硫酸盐(DHEAS)中一项或多项异常升高,雌酮(E_1)也异常升高,雌二醇(E_2)则相当于早、中卵泡期水平,致使 E_1/E_2 比值>1。17α 羟孕酮(17OHP)也升高,性激素结合蛋白(SHBG)则降低,游离 T(FT)升高。但 LH 或雄激素也可不升高。学者们根据卵巢组织学改变的特征一致将本症命名为多囊卵巢综合征(PCOS),并认识到符合 S-L 综合征的病例仅为 PCOS 患者的一小部分。

80年代高分辨经阴道超声检测技术应用于临床,使人们采用简单易行、无创伤的手段观察到卵巢 PCO 的形态变化,与卵巢组织学改变对比相符。这为进一步研究本症患

病率及发病机制开拓了新的途径。但同时也发现正常排卵妇女及一些其他疾病患者也有 PCO 的超声征;反之,某些临床及生化符合 PCOS 的患者却观察不到 PCO 的超声征。因此,更增加了本症的异质性。不仅如此,80 年代后还注意到胰岛素抵抗与高胰岛素血症、GH-IGF 系统与卵巢 IGF/IGFBP 系统、青春期生理改变、肾素-血管紧张素系统(renin angiotensin system,RAS)、脂肪细胞内分泌及代谢、遗传因素等皆可能与本症有关,进一步增加了复杂性。至今为止,有关本症的命名、定义、病因、病理生理、诊断标准、治疗对策等方面尚存在许多争议及未搞清的问题,新的研究结果不断面世,将不断揭示本症的本质。

二、定　义

本症的命名仍存在着争议,S-L 综合征现已基本不用,最多用的是多囊卵巢综合征,是育龄妇女常见的内分泌代谢疾病。临床常表现为月经异常、不孕、高雄激素征、卵巢多囊样表现等,同时可伴有肥胖、胰岛素抵抗、血脂异常等代谢异常,成为 2 型糖尿病、心脑血管病和子宫内膜癌发病的高危因素,严重影响患者的生活质量。PCO 与 PCOS 是两个不同的概念。PCO 只是超声检查对卵巢形态的一种描述,任何引起体内雄激素分泌过多的疾病,如皮质醇增多症、先天性肾上腺皮质增生症、肾上腺或卵巢分泌雄激素的肿瘤、高催乳素血症、卵泡膜细胞增殖症或服用过多雄激素制剂后皆可引起 PCO;任何增加腺体外雌酮的生成者,如其他原因引起的持续无排卵、甲状腺功能异常等也可引起 PCO;这些情况皆不是 PCOS。此外,无临床症状的正常妇女 B 超检查时,20% ~30% 有 PCO 征。

三、患　病　率

PCOS 是一种十分常见的妇科内分泌疾病。虽然迄今尚无人群普查的资料,根据合理保守的估计,育龄妇女中 PCOS 的患病率为 6% ~ 8%。妇科内分泌临床上约占 20% ~60%,闭经妇女中占 25%。无排卵不孕症妇女中约占 1/3。辅助生育技术助孕的患者中约占 50%。我国 PCOS 流行病学资料较少,山东大学附属省立医院一项非随机抽样研究发现中国汉族群体 PCOS 患病率为 6.46%;北京大学第三医院调查数据显示在社区人群中 PCOS 的患病率为 6.11%。

(陈子江)

第二节　临床表现

一、症状与体征

(一) 月经与排卵异常、不孕不育

月经与排卵异常是本征的主要症状。异常月经以稀发月经最常见,继发闭经及功能失调性子宫出血次之,偶见原发闭经、规律的无排卵月经、月经频发(<21 天)及经量异常。常表现为初潮后不规则月经持续存在。PCOS 绝大多数为无排卵,少数可稀发排卵或黄体功能不足。由于排卵障碍引起不孕,在众多无排卵不孕的病因中 PCOS 约占

1/3。不仅如此,即使妊娠也易于流产。

(二) 高雄激素症状

1. 多毛

(1) 毛发生长的生理:约胚胎 6 周时已形成毛囊,个体毛囊的总数在胚胎期已成定局,生后不再增加。除手掌及足底外,身体各部位毛囊密度相同。同一种族男女之间毛囊密度也无差异,但不同人种中毛囊的密度差别很大。白种人比东方人毛囊多,地中海人毛囊更多。出生前的体毛短、细、柔软、色浅,称为胎毛(lanugo),妊娠末期渐脱落。出生后长出的体毛性状似胎毛,称为毳毛(vellus)。青春期后身体某些区域的毳毛增长、变粗而硬、着色深,称为终毛(terminal hair)。毛发生长有自身的周期,即生长期、退化期、静止期。退化期一般短暂,生长期和静止期的长短决定毛发的长度,如头发的生长期长而静止期短,前臂毛则反之。身体各处毛的生长期并不同步,因此其生长与脱落是参差不齐的。

性激素影响毛的生长。雄激素主要是 T、A_2,在毛囊局部经 5α 还原酶催化,转变为生物活性更高的双氢睾酮(DHT),刺激毳毛变为终毛,并加速其生长。雌激素则使体毛生长减慢。低水平的雄激素刺激与腋毛、阴毛、四肢毛的生长有关,高浓度的雄激素刺激与面部、乳周、下腹部等处毛的生长有关,此后两处的毛称为性毛。眉毛、睫毛及头发的生长与雄激素无关。头顶部头发的生长还受雄激素的抑制。不同人种毛的生长也不同,可能由于毛囊中 5α 还原酶活性的差异。

毛囊与皮脂腺组成一个功能单位,具有 5α 还原酶、芳香化酶、雄激素受体,因此有通过改变自身微环境,调节循环性激素生物效应的功能。

(2) PCOS 多毛:多毛是指面部或躯体表面毛多。PCOS 患者中发生率约 68.6%(64.5% ~80.7%),多毛分布于唇上、下颌、乳晕周围、脐下正中线、耻骨上、大腿根部等处,性状粗硬而长、着色深。这是由于:①女性不具有 LH-间质细胞轴反馈调节,只通过加速代谢清除率进行调节。血雄激素水平增高时,皮肤毛囊摄取 T 增多,在毛囊转变为 DHT 也增多,刺激毛的加速生长。DHT 在细胞内由 3α 还原酶催化,转变为 3α 雄烷二醇及其葡萄糖醛酸盐(3α-Adiol-G)而失活,3α-Adiol-G 可作为 DHT 的生物活性指标。②高雄激素抑制肝脏 SHBG 的合成,使 FT 增加更甚,增高了雄激素的生物效应。

多毛的程度判断现一般沿用修正 Ferriman-Gallwey(F-G)多毛评分法。详见表 7-5-1 及图 7-5-1。用这种方法定义多毛的截断值在不同的报道中存在差异,可为 6 分、7 分或 8 分。应注意,PCOS 多毛的发生率会因受研究人群的种族差异而有所不同。东亚妇女多毛的发生率较低。

多毛的程度与血雄激素升高的程度并不平行,这是由于:①不同个体毛囊 5α 还原酶及 3α 酮还原酶活性不同,影响 DHT 对毛囊的刺激强度。毛囊生成的雌激素量不同,对雄激素的对抗作用不同。②毛囊对雄激素的反应性还决定于局部雄激素受体的量与功能。③临床上多毛的程度只反映过去雄激素的作用,并不代表取血时雄激素的水平;况且循环雄激素的浓度还有脉冲波动。

表 7-5-1　Ferriman-Gallwey 的毛发评分标准

部位	级	标准	部位	级	标准
1. 上唇	1	外侧毛少许		2	一些横向延伸
	2	外侧小胡须		3	覆盖 3/4
	3	胡须从外侧向内延伸未达中线		4	完全覆盖
	4	胡须延伸至中线	6. 上腹部	1	少许中线毛
2. 下颌	1	少许散在的毛		2	较多但仍在中线
	2	分散的毛有小积聚		3 和 4	一半和完全覆盖
	3 和 4	完全覆盖,少而重	7. 下腹部	1	少许中线毛
3. 胸	1	乳晕周围的毛		2	一条中线毛
	2	另加中线的毛		3	一条带状中线毛
	3	这些区域融合覆盖 3/4		4	倒 V 形生长
	4	完全覆盖	8. 臂	1	生长稀疏未超过表面 1/4
4. 背上部	1	少许散在的毛		2	较多但仍未完全覆盖
	2	较多但仍分散		3 和 4	完全覆盖,少而重
	3 和 4	完全覆盖,少而重	9. 腿	1、2、3、4	如臂
5. 背下部	1	背部一簇毛			

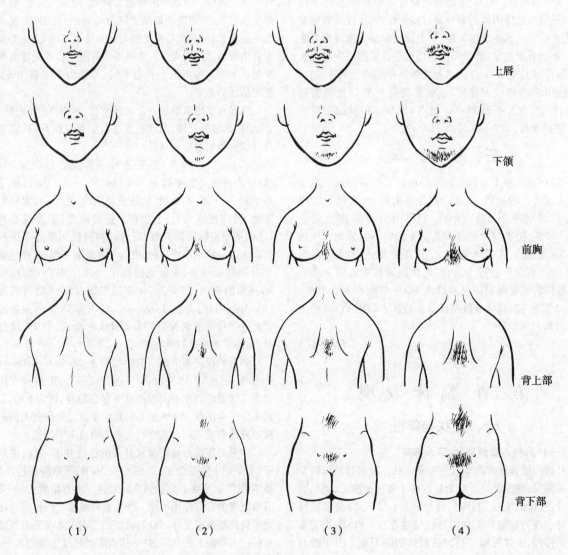

上唇

下颌

前胸

背上部

背下部

（1）　　　　　　（2）　　　　　　（3）　　　　　　（4）

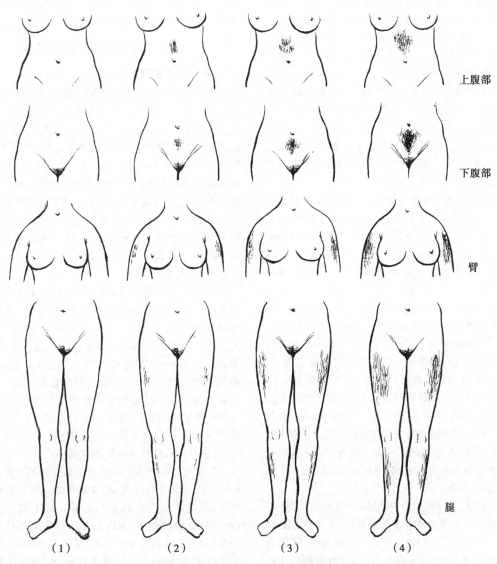

上腹部

下腹部

臂

腿

（1）　　　　　　（2）　　　　　　（3）　　　　　　（4）

图 7-5-1　Ferriman-Gallwey 毛发评分图
注:共 9 个部位,评分 1~4 分

2. 痤疮　痤疮是毛囊皮脂腺的一种慢性炎症,其发生固然与 DHT 刺激皮脂腺分泌过盛有关,其他因素如皮脂中游离脂肪酸过高,亚油酸过低,使毛囊漏斗部角化过强,角质栓不易脱落;痤疮丙酸菌的感染,也与发病有关。

痤疮多见于面部,如前额、双颊等,胸背、肩部也可出现。最初表现为粉刺,以后可演变为丘疹、脓疱、结节、囊肿、瘢痕等。Ross 等提出面部痤疮的评估标准。轻度为丘疹样痤疮,数目≤20 个,无囊性结节样病变。中度为丘疹样痤疮,数目>20 个,且有囊性结节样病变。重度为面部出现大量囊性结节性痤疮。Rosenfield 提出痤疮的临床评分标准,见表 7-5-2。以皮损的性质和数目作为评分标准,面部和躯干部分应分别评分。

3. 其他男性化体征　有肌肉发达、乳房萎缩、声调低沉、出现喉结、阴蒂增大、秃顶等。在 PCOS 患者很少出现,偶有阴蒂略大,或稍见喉结突出。阴蒂增大以测量阴蒂根部横径>1cm 为标准。Tagatz 等提出阴蒂指数的概念,阴蒂头部最大纵径和最大横径的积为阴蒂指数。分析了 249 例

表 7-5-2　痤疮的临床评分标准

评分	类型	临床表现
0	无	无
1	轻微	痤疮≥2mm,面部或躯干<10 个
2	轻	痤疮 10~20 个
3	中	痤疮>20 个或脓疱<20 个
4	重	脓疱≥20 个
5	囊性	炎性病损≥5mm

正常女性,95% 指数<35mm,认为>35mm 为阴蒂增大。

（三）肥胖

1. 肥胖的诊断标准　肥胖是指体内脂肪组织量过多和(或)脂肪组织量与其他软组织量比例过高,是营养过剩造成的能量代谢紊乱。脂肪细胞自"前脂肪细胞"分化而来,可在胎龄 15~23 周时观察到。这一过程受表皮生长因

子(EGF)、胰岛素、皮质醇、过氧化酶体增殖激活受体(PPARγ)的影响。脂肪细胞数目及体积的增加速度在出生后2年内最高,在青春发育期脂肪细胞数目的增加又出现第二个高峰。以后趋于稳定。脂肪组织过多引起的肥胖有两种情况:①脂肪细胞的数目及体积都增多;②脂肪细胞数目正常,仅体积增大。前者发病年龄早,往往在20岁以前;肥胖较严重,且常常是不可逆转。引起肥胖的病因可为下丘脑异常、肾上腺疾病、遗传、激素、药物等。肥胖者血脂含量包括甘油三酯(TG)和胆固醇都高于正常,研究结果显示脂肪合成过多,脂肪分解氧化有障碍,血浆游离脂肪酸和酮体含量正常。

国际上测量肥胖程度的方法有:①体重或体质指数(body mass index,BMI)以体重(kg)/身高^2(m^2)表示之,正常范围为18.5~22.9kg/m^2,≥23kg/m^{2}为超重,≥25kg/m^{2}为肥胖;②标准体重:标准体重(kg)=[身高(cm)-100]×0.9。若实测体重超过标准体重10%以上为超重,超过20%以上为肥胖。

2. 肥胖的类型　脂肪分布的部位不同对代谢的影响不同。以腰围与臀围的比值(waist-hip ratio,WHR)为指标。腰围是指平卧位测量脐孔水平的腹部周径,臀围是平卧时测量臀部的最大周径,即腰到大腿水平之间的最大周径,WHR>0.85为上腹部肥胖或男性肥胖,其T生成率及FT水平增高。国内大样本抽样调查后认为以≥0.8作为女性腹型肥胖的切点更适于中国人群。由于WHR可受身高及体形影响,WHO认为腰围更适合于判定腹型肥胖。中国肥胖问题工作组建议以女性腰围≥80cm作为切点。文献报道男性型肥胖易有高胰岛素血症、糖尿病、高血压、血脂异常、动脉硬化性心脏病。

3. PCOS肥胖　PCOS患者中肥胖的发生率约为50%,多在青春期出现。肥胖者常有胰岛素抵抗,胰岛B细胞代偿性分泌亢进而致高胰岛素血症。口服糖耐量试验(OGTT)服糖后10分钟内,胰岛素反应迟钝;服糖后1小时,胰岛素反应亢进;以至服糖后3~4小时,可出现低血糖。减肥后血胰岛素水平可下降到正常。

(四)卵巢多囊性变

卵巢多囊性变(PCO)在妇科检查时可摸到增大的卵巢,B超检查可显示双侧卵巢增大。腹腔镜或剖腹手术时可见单侧或双侧卵巢饱满,增大约2~3倍,表面呈灰白色、平滑,有少量血管分布,可见多个凸出的囊状卵泡呈珍珠样,俗称牡蛎卵巢。但约28%~40%的卵巢呈正常大小。切面质韧可有砂砾感,可见白膜增厚、下方有数十个微囊状卵泡,直径2~8mm,串珠样,囊内液清亮,并向皮质表面轻微隆起,罕见黄体或白体;髓质区增宽伴有水肿。光镜下见白膜明显胶原化、增厚可达680μm(正常100μm)。其下方皮质内有许多囊性卵泡,黄素化泡膜细胞显著增生。颗粒细胞数目少于正常,很少黄素化。无成熟卵泡及近期排卵证据,初级及次级卵泡增多,间质细胞也增生。

(五)黑棘皮病

指颈后、腋下、外阴、腹股沟等皮肤皱褶处成灰棕色、天鹅绒样、片状、角化过度的病变,有时呈疣状,皮肤色素加深。组织切片可见表皮增厚,有时呈疣状或乳突状。黑棘皮病是严重胰岛素抵抗(IR)的一种常见的皮肤变化,常因胰岛素受体缺陷或胰岛素受体抗体所引起。

二、血液中激素的改变

(一)高雄激素血症

PCOS患者血清各种雄激素,包括T、DHT、A$_2$、DHEA、DHEAS水平皆可升高,17-OHP水平也可升高;游离T(FT)在正常妇女仅占1%,PCOS过高雄激素抑制肝SHBG的合成,使FT总是高的。正常女性血清总睾酮水平≤1.9nmol/L,而PCOS患者多高于正常,但一般不超过5.2nmol/L,如异常增高则需排除有分泌雄激素的肿瘤。DHT增加可引起多毛、皮脂腺分泌活跃、痤疮。高雄激素抑制FSH诱导的芳香化酶活性及优势卵泡的选择,造成持续无排卵、闭经、卵巢多囊性变。但有20%PCOS患者血DHEAS浓度降低,30%患者正常。

(二)高雌酮血症

PCOS卵巢内卵泡分泌的E$_2$量相当于正常早、中卵泡期水平,但血清高雄激素在外周组织(皮肤、肌肉、大脑及脂肪组织等)转变为E$_1$,尤其是肥胖患者转换率更高,因此,血E$_1$水平增高,E$_1$/E$_2$浓度比>1。脂肪组织中芳香化酶活性13%位于脂肪细胞,87%在脂肪组织的基质及血管部分,因此非肥胖PCOS妇女外周转换也增加。E$_1$腺外生成量无周期性变化,形成对下丘脑垂体异常反馈信号。高雄激素使SHBG降低,游离E$_2$也相对增高。导致无排卵及无孕酮对抗,子宫内膜增生,甚至腺癌。

(三)LH、FSH水平比例异常

1970年Yen等首先报道正常妇女卵泡期血LH平均为5.0IU/L。PCOS不育患者卵泡期血LH≥10IU/L者占37%,明显高于正常妇女的21%。FSH相对低下,致使LH/FSH比值增高2~3以上;LH/FSH周期性高峰消失。GnRH脉冲分泌研究发现PCOS患者GnRH-LH的脉冲分泌频率过快,约每小时1次;而正常人中卵泡期仅为17.1次/24小时。也有研究显示LH脉冲分泌振幅也增高。GnRH刺激后LH反应亢进,FSH反应偏低。LH生物活性也增高。

(四)高胰岛素血症

1980年Burghen首先报告PCOS患者空腹血胰岛素水平增高,并与增高的T、A$_2$水平正相关,以后被大量研究证实。现已了解有50%~70%的PCOS患者存在高胰岛素血症。瘦型PCOS患者中高胰岛素血症约占30%,肥胖PCOS患者中则约75%。此外,葡萄糖耐量试验(OGTT或IGTT)后,血胰岛素反应高亢,但血糖反应正常。

高胰岛素血症是由于外周组织对胰岛素作用有抵抗,引起胰岛β细胞代偿性分泌亢进所致。PCOS患者除肥胖引起胰岛素抵抗外,还有其特有的胰岛素抵抗基础,因为瘦的PCOS患者也有高胰岛素血症。当胰岛素抵抗加重胰岛β细胞功能耗竭时,分泌的胰岛素不足以有效抑制血糖达正常水平时,即出现糖耐量低减或糖尿病。

(五)其他

1. 高PRL血症　文献报道约10%~30%PCOS患者有轻度高PRL血症,高PRL血症可刺激肾上腺DHEAS分泌增多。但蝶鞍区影像学检查无异常。垂体 PRL 的分泌接受下丘脑的催乳素释放因子(PRF)和催乳素抑制因子(PIF)的双重调节。适量的 PRL 是黄体发育与妊娠的必要物质。但过高的 PRL 可干扰卵泡期 GnRH/LH 的脉冲释放及排卵期 LH/FSH 峰的形成,使卵泡不能成熟及排卵。PCOS 垂体 PRL 分泌过度的原因可能是:①持续高 E 对垂体 PRL 细胞的刺激。②下丘脑多巴胺系统活性减低;有研究显示 PCOS 患者多巴胺受体拮抗剂舒必利(sulpiride)引起 PRL 及 FSH 的释放反应明显低于正常,证明有下丘脑多巴胺活性不足现象。③垂体 Gn 分泌细胞对 PRL 分泌细胞的旁分泌作用。

2. 高肾素血症 免疫组化研究显示卵巢泡膜细胞有肾素、血管紧张素 Ⅱ(ANG Ⅱ)的表达。卵巢主要分泌肾素原,它结合特异受体后可能对性激素合成有促进作用。血总肾素浓度包括肾素及肾素原浓度之和,其中 90% 为肾素原;月经周期中卵泡期血总肾素水平很低,LH 峰时血总肾素水平上升 80%,以后下降,至晚黄体期仍较卵泡期高 50%。Jaatinen 报道 PCOS 患者血总肾素水平增高,且与 LH 水平、LH/FSH 比值、T、A_2 有正相关关系,与 BMI、血胰岛素水平不相关。后期研究也有相似发现,提示 PCOS 患者肾素血管紧张素系统功能亢进。

三、B 超检查

(一)正常卵巢超声像的变化

女孩出生时卵巢体积<0.7cm³,质地均匀一致。出生 6 个月时即可发现小卵泡,直径<6mm,6 岁前变化不明显。7~9 岁时直径 5mm 的卵泡增多,甚至有直径 10mm 的卵泡,卵巢体积增大至 2.5~3cm³,并与血 E_2、LH、FSH 浓度正相关。青春期后卵巢体积为 1.8~5.7cm³,月经周期早卵泡期可见许多细小卵泡沿卵巢周边分布,周期 7 天后出现优势卵泡,排卵前其直径达 17mm 以上。排卵时,优势卵泡缩小,成熟黄体直径约 24mm,可见散在回声区。

(二)多囊卵巢综合征的超声相

B 超声检查已成为观察卵巢形态及诊断 PCOS 的重要手段。PCOS 典型的声像图表现为双侧卵巢增大,包膜增厚,皮质内大量小卵泡存在,直径一般为 2~8mm,多分布于包膜下方,呈项圈征,卵巢间质回声增强。Lam 等对比了正常育龄女性与 PCOS 患者的卵巢超声像,结果证实与对照相比,患者卵巢内窦卵泡数较多(中位数:15 vs. 5.5),卵巢体积(中位数:12.32ml vs. 5.64ml)及间质体积(中位数:9.74ml vs. 4.07ml)均明显增大。2003 年鹿特丹会议对卵巢多囊样改变做出了定义:至少有一侧卵巢内 2~9mm 卵泡数目超过 12 个或卵巢体积>10ml(卵巢体积=0.5×最大纵径×前后径×横径)。但 Jonard 等的前瞻性研究发现卵巢体积≥7ml 时,诊断 PCO 的特异性和敏感性分别为 91.2% 和 67.5%,而如果以 10ml 作为截断值,特异性和敏感性则分别为 98.2% 和 45%。因此建议 PCO 诊断中卵巢体积界值应为 7ml。Fulghesu 等分别以卵巢体积、卵巢总面积、卵巢间质面积和间质/面积比对 PCO 进行诊断,其中以间质/面积比>0.34 作为标准敏感度可达 100%。

贺丽荣等分别分析了不同大小的卵泡(2~5mm vs. 6~9mm),结果发现 PCOS 组总卵泡数、2~5mm 卵泡数和卵巢体积均显著大于对照组,而 6~9mm 卵泡数与对照间差异并无统计学意义。而且 2~5mm 卵泡数与血清睾酮水平呈正相关,而 6~9mm 卵泡数与患者内分泌参数并无相关性。推测可能由于高雄激素作用而使过多的早期卵泡发育,进入生长卵泡池,但在长至 6~9mm 时发生停滞。

在诊断 PCO 时应注意年龄的影响。Alsamarai S 等发现不论在 PCOS 组还是在对照组,卵巢体积及卵泡数均会随着年龄的增长而减小。因此对于年长 PCOS 患者,特别是 40 岁以上者,PCO 诊断界值应重新定义。

(三)多囊卵巢综合征的三维超声与彩超检查

最新发展的三维(3D)扫描探头在阴道内,可做体积的扫描检测,以正确定量卵巢间质的容积。采用高频阴道内探头及彩色多普勒 B 超还可正确地看到卵巢内的小血管位置和血流速度波形。患者于检测前应休息 15 分钟,排空膀胱,使外界对血流的影响减低至最小。用 6.5MHz 阴道探头,具有彩色多普勒系统的 50Hz 过滤,除去血管壁小的活动引起的低频信号。首先测量卵巢容积,卵泡数及卵泡大小。寻找卵巢间质中最低血流的一支血管做测定。子宫动脉则选择子宫旁上升支的纵向切面测定。

应用的指标为:子宫动脉的搏动指数(PI),为收缩期峰和舒张末期流速差除以平均流速;卵巢血管的阻力指数(RI)为收缩期峰和舒张末期流速差除以收缩期峰流速。每次须连续测定 3 次,间隔 1 分钟,取其平均值。左右两侧数据,基本上无甚差别,可用两侧的平均值。Carmina E 等对 PCOS 患者卵巢间质的血流与血供进行检测发现,与正常妇女卵巢间质相比,血流明显的丰富,PI 及 RI 均下降。卵巢血流与胰岛素、T、游离 T、E_2 呈正相关,与抑制素 B 呈负相关。研究表明卵巢间质低 RI 诊断 PCOS 的灵敏度 95.4%,特异性 98.0%,阳性预测值 97.6%,阴性预测值 96.1%。

四、临 床 分 型

1986 年 Givens 提出在经典高 LH 的 PCOS 患者外,还存在一组肥胖 LH 水平正常的 PCOS 亚组。Katsikis I 等的结果显示超重及肥胖女性 LH 水平低于体重正常者,LH 与 BMI 呈负相关,而与雄激素水平呈正相关。有多项研究均证明了 LH 与代谢及雄激素间的关系。其机制一方面由于肥胖女性脂肪组织内雄激素向雌激素的转化增加,进而负反馈抑制了 LH 的分泌;另一方面则是肥胖会导致内源性 LH 清除增加。而雄激素对 LH 分泌的促进作用则体现在其对孕激素负反馈抑制作用的削弱,增加了 LH 的分泌。此外,Piouka A 等还发现高 LH 血症的 PCOS 患者 AMH 水平也高于正常。

临床上也可见到不属于以上两型的混合型患者。此外,Kahn 发现胰岛素抵抗与黑棘皮病同存,称为"高雄激素耐胰岛素黑棘皮综合征(hyperandrogenism insulin resistance acanthosis nigrican,HAIR-AN 综合征)。最常见于年轻妇女,有极严重胰岛素抵抗与高胰岛素血症、不同程度的高雄激素血症、卵巢多囊样变或卵巢间质细胞增殖,颈后、腋下外阴皮肤有黑棘皮样改变。胰岛素抵抗常常是由于胰岛素受体缺陷引起,如胰岛素受体基因突变导致胰岛素受体数目减少(A 型)或胰岛素受体自身抗体形成(B 型)。

自 NIH 标准及鹿特丹共识提出后,有学者根据患者的表型将 PCOS 分为经典型(满足 NIH 标准)及非经典型(满足鹿特丹标准中非 NIH 表型)。Moran 等提出,经典型 PCOS 患者的肥胖、IR 和心血管疾病及糖尿病风险均高于其他表型患者。

国家卫生和计划生育委员会(原卫生部,以下简称卫生计生委)发布的中国 PCOS 诊断标准中对 PCOS 分型的定义主要包括三类:①有无肥胖及中心型肥胖;②有无糖耐量受损、糖尿病、代谢综合征;③PCOS 分为经典型的 PCOS 患者(月经异常和高雄激素,有或无 PCO),及无高雄激素 PCOS(只有月经异常和 PCO),经典 PCOS 患者代谢障碍表现较重,无高雄激素 PCOS 则较轻。

(陈子江)

第三节　病 理 生 理

PCOS 的病理生理改变十分复杂,涉及面很广,至今仍有未阐明或争议的问题。现介绍如下。

一、生殖轴功能障碍

(一) GnRH/LH 脉冲分泌异常导致 Gn 分泌不协调

PCOS 患者血 LH 水平增高、FSH 水平正常或偏低。GnRH 刺激试验显示 LH 反应高亢说明 LH 高分泌是由于垂体对 GnRH 的刺激的敏感性增加,表现为 LH 脉冲释放的幅度和频率增加。PCOS 患者 GnRH/LH 脉冲发生器加速可能是患者固有的缺陷。持续雌激素影响,可上调垂体 GnRH 受体,从而对下丘脑 GnRH 敏感性增高。缺乏孕酮的作用,可使下丘脑多巴胺、鸦片肽活性减低,GnRH/LH 脉冲频率增高。研究表明肥胖可以削弱垂体对 GnRH 的反应性,但对 LH 的脉冲频率并无影响。

下丘脑 GnRH 脉冲分泌频率对垂体两种 Gn 的分泌有不同的影响,GnRH 脉冲分泌频率异常可引起 LH、FSH 分泌反应的敏感性分离。正常早卵泡期 GnRH 脉冲频率为每 90 分钟 1 次。当 GnRH 脉冲频率为每 2~3 小时 1 次,则 FSH 分泌增高,LH 不变;若频率为每 30~60 分钟 1 次时,LH 分泌增加,FSH 不变。分子水平的研究也证明 GnRH 脉冲频率快时,LH-βmRNA 表达增高,而不影响 FSH-βmRNA 的表达;频率慢时则反之;而 α 亚单位 mRNA 的表达不受 GnRH 脉冲频率的影响。还有证据表明在垂体内部,高频率的 GnRH 脉冲分泌可引起卵泡抑素的表达增加,从而减低激活素的作用,使 FSH 分泌减少。

(二) LH-泡膜细胞系统功能亢进

1. 卵巢源雄激素分泌过多　卵巢静脉插管研究显示:PCOS 患者卵巢静脉血 T 浓度高于外周血 4 倍。与正常妇女外周血浓度相比,卵巢静脉血 T、A₂、DHEA 浓度分别高 10~15、40、2~3 倍。形态学研究显示 PCOS 卵泡颗粒细胞层数减少,而泡膜细胞明显增生。超微结构观察显示颗粒细胞无甾体激素合成活跃的特征,如大量粗面内质网及核糖体、高尔基复合体发育良好,有嵴状线粒体。而泡膜细胞见到大量平滑内质网、脂质小滴及管状线粒体,符合甾体激素合成活跃的特征。PCOS 泡膜细胞体外培养显示用 hCG 或 LH 刺激后 T、A₂、17-OHP 生成量高于正常。GnRHa 刺激和降调后血清雄激素水平相应地升高及下降,也支持过多的雄激素来自卵巢。LH 也刺激卵巢间质细胞增生,分泌过多的雄激素。

2. 卵巢雄激素生成过多　还与细胞色素 P450C 17α 酶功能亢进有关。细胞色素 P450C 17α 酶是卵巢合成雄激素的关键酶,是编码于 10 号染色体长臂 24.3 区的 CYP17 基因表达生成的双功能酶,包括 17α 羟化酶和 17,20-碳链酶,能催化孕酮和孕烯醇酮各转变为 17α 羟孕酮(17OHP)、雄烯二酮(A₂)和 17α 羟孕烯醇酮(17-OHPe)、DHEA。细胞色素 P450C 17α 酶活性常以 GnRHa 刺激后 17-OHP、A₂ 反应程度检测。PCOS 患者用 GnRHa 刺激后初期,不仅 T、A₂ 反应升高,17-OHP 反应也增强。后期致垂体去敏感后,卵巢激素达去势水平,17-OHP 也降低。地塞米松(DEX)抑制肾上腺功能后,再用 GnRHa 刺激,17-OHPe、DHEA 反应也增高。提示 PCOS 中卵巢细胞色素 P450C 17α 酶功能亢进。

3. 卵巢合成分泌过多雄激素　在外周组织转化为过多的雌酮,雌酮又刺激垂体,使其对 GnRH 的敏感性增高,LH 分泌更加增多,形成了恶性循环。卵泡期过高的 LH 还可诱导未成熟卵泡过早黄素化、未破裂卵泡黄素化综合征(luteized unruptured follicle syndrome,LUFS)及卵母细胞过早成熟,影响受精、妊娠或导致早期流产。在 PCOS 患者 IVF-ET 工作中,卵细胞受精率为正常 LH 者的 87.5%,卵裂率及妊娠率低。

(三) FSH-颗粒细胞系统功能受阻

PCOS 另一个重要的病理生理改变是卵泡募集后发育的小窦状卵泡不能继续发育成熟,不能激活 GC 芳香化酶生成 E₂,即优势卵泡选择受阻。PCOS 患者的卵泡颗粒细胞数目少,缺乏芳香化酶活性。但在体外,这些颗粒细胞对 FSH 反应正常,可能与体内血 FSH 浓度相对较正常早卵泡期低约 30%,或 PCOS 患者卵泡内有阻断 FSH 作用的物质有关。

(四) 卵巢胰岛素样生长因子系统异常

1. 胰岛素样生长因子系统(IGFs)　包括 IGF-1 和 IGF-2、IGF-1 型受体(IGFR-1)和 IGF-2 型受体(IGFR-2)、与 IGF 有高亲和力的结合蛋白(IGFBP)、IGFBP 蛋白水解酶。

IGFs 是促有丝分裂、促分化、抗凋亡的低分子单链多肽。IGF-1 和 IGF-2 分别由 70 及 67 个氨基酸组成。其基因各位于染色体 12 及 11。肝脏是产生 IGFs 的主要场所,并受 GH 和营养状态的调控。IGF-1 介导 GH 的作用,并反馈抑制 GH 的分泌,构成 GH-IGF-1 轴。IGF-2 在胚胎、胎儿期和成人的某些器官(如卵巢)表达丰富,发挥组织特异的功能。循环 IGF-1 水平随增龄而增高,青春期达高峰,可能是促使青春发育的代谢信号。以后逐渐下降,到 60 岁时下降约 40%。而血 IGF-2 水平在青春期后处于稳定水平。人类血液中 IGF-2 浓度是 IGF-1 的 2~3 倍。正常妇女月经周期中血清 IGF-1 和 IGF-2 浓度无周期性变化。

IGFR-1 的结构、信号传递系统与胰岛素受体(InsR)相仿。IGFR-2 由一条细胞外长链多肽和短的细胞内区组成,与不依赖于阳离子的甘露糖-6-磷酸受体一样,可能通过 G 蛋白传递信息。Ins 及两种 IGF 对上述 3 种受体亲和力大小的顺序为:胰岛素为 InsR>IGFR-1,与 IGFR-2 不结合。IGF-1 为 IGFR-1>IGFR-2>InsR。IGF-2 为 IGFR-2>IGF-1>InsR。

体液中大部分 IGFs 与多种 IGFBP 结合。IGFBP 主要在肝脏生成,目前已知有 6 种,为 IGFBP-1～IGFBP-6。其结构均为低分子肽类,调控各不相同。IGFBP 与 IGF 的亲和力高于 IGFR,具有延长循环 IGFs 半寿期和稳定血浓度的作用,它们与 IGFs 结合后使其失活,游离 IGFs 减少,从而抑制 IGFs 的生理作用。体液中以 IGFBP-3 含量最高,与 IGFs 结合的亲和力也最高。循环中 80% 以上的 IGFs 与 IGFBP-3 结合,并成饱和状态。血 IGFBP-3 的浓度受 GH、IGF-1 水平的调节。血 IGFBP-1 浓度较低,并受到 INS 的抑制,与 IGFs 结合的亲和力较低,且呈不饱和状态,因此对 IGF 的生物利用度有快速调节作用。正常妇女外周血 IGFBPs 浓度无周期性变化。

IGF 的靶组织局部还能生成 IGFBP 蛋白水解酶,能部分灭活 IGFBP,使游离 IGF 及其生物利用度增加,从而增强 IGF 的功能。

2. 人类正常卵巢的 IGFs 系统　人类正常卵巢的 IGFs 系统与大鼠不同。IGF 蛋白及 mRNA 表达的研究显示:IGF-2 是人类卵巢中主要的 IGF,主要受 Gn 的促进。优势卵泡的颗粒细胞(GC)、颗粒黄体细胞(GLC)中大量表达。小窦状卵泡 GC、泡膜细胞(TC)有轻至中度表达,IGF-1 只在 TC 中表达,GC 中无表达。卵泡液(FF)IGF-1 主要来自循环,而非卵巢局部;不同直径、雌激素与雄激素浓度的 FF 中 IGF-1 浓度无差异。卵巢静脉与外周静脉 IGF-1 浓度无梯度差异。FF 中 IGF-2 浓度为 IGF-1 浓度的 3～6 倍,与卵泡直径、FF 中 E_2 水平呈正相关,与卵泡液雄激素/雌激素比值成反相关。卵巢静脉与外周静脉 IGF-2 浓度存在梯度差异,说明 FF 中的 IGF-2 主要来自卵巢 GC(或 TC)。FF 中 IGFs 浓度始终低于外周血水平。

IGFR-1、IGFR-2 mRNA 及蛋白在各类卵泡的 GC、TC 中皆有表达。而 IGFR-2 mRNA 及蛋白还在黄体细胞中有表达;InsR mRNA 及蛋白在基质细胞中也表达。

卵巢内可测出 5 种 IGFBP mRNA 及蛋白的表达,其生成量因卵泡局部功能状态而不同。IGFBP-1 只在优势卵泡的 GC 及黄体·GLC 中大量存在。IGFBP-2 在小卵泡、闭锁卵泡的 GC 及 TC 中大量表达。优势卵泡只见于 TC。IGFBP-3 在各类卵泡 TC 中有中度表达,优势卵泡 GC 有轻度表达。IGFBP-4、-5 在各类卵泡 GC、TC、基质细胞中皆有表达。正常周期 FF 可检出 IGFBP-1、-2、-3、-4。Gn 刺激及黄素化卵泡的 FF 可测出 IGFBP-1、-2、-3。雄激素优势型卵泡(FF-a,A/E≥9)与雌激素优势型卵泡(FF-e,A/E<4)的 FF 中 IGFBP-3 浓度无差异。但 FF-a 中 IGFBP-2、-4 浓度高于 FF-e。超排卵后 FF-e 的 FF IGFBP-1 浓度高于 FF-a,也大大高于血清中浓度。

IGFBP 水解酶:FF-e 的 FF 中可测出 IGFBP-4 水解酶及其降解 IGFBP-4 的活性,FF-a 的 FF 中不能测到。IGFBP-4 水解酶为依赖金属的丝氨酸水解酶,广泛存在于成纤维细胞、骨、子宫内膜基质等处。可能由 GC、GLC 生成。其调节机制与 IGFBP-4 相反,水解效能与 A/E 比值负相关。

3. IGFs 对正常卵巢的作用　IGF-1、IGF-2 有协同和放大 Gn 的作用。促进 GC、TC、GLC 增殖分化。增加 GC、GLC 基础 E_2 分泌;与 Gn 协同增加 GC、E_2、P 的生成。单独或与 LH 协同,促进 TC 雄烯二酮(A_2)的生成。促进卵母细胞成熟,抑制卵泡的凋亡,抑制 IGFBP-1 的生成。IGFBP 则有相反的作用。

黄体卵泡过渡期血 FSH 水平升高,卵泡群募集并发育为小窦状卵泡。大量证据显示卵巢内 IGF 系统在优势卵泡选择时发生重要的改变:优势卵泡的 GC 生成大量 IGF-2,FF 含有高浓度 IGF-2,IGF-2 还抑制局部 IGFBP-2 的生成,促进 IGFBP-4 水解酶水平增高,使 IGFBP-4 降解增加,导致 FF 中高浓度的游离 IGF-2。增高的 IGF-2 通过 IGFR-2,以自分泌调节的方式,放大 FSH 刺激 GC 的 E_2 合成。而非优势卵泡的 FF 中 IGF-2 浓度较低,IGFBP-4、IGFBP-2 含量较高,未检出 IGFBP-4 水解酶,IGF-2 生物利用度下降,不能放大 FSH 促 GC E_2 生成的作用,导致发育受阻及闭锁。上述卵巢 IGF 系统的变化是参与选择过程的调节,还是选择的结果,或平行的事件,尚不肯定。优势卵泡 GC 及排卵后 GLC IGFBP-1 大量表达,可能调节 IGF-2 对黄体的作用。

4. PCOS 与 IGF 系统　分析 PCOS 优势卵泡选择受阻的原因:PCOS 患者 FF 中 FSH、IGF-1 浓度在正常优势卵泡的范围内。正常水平 FSH 在 PCOS 患者体内不能激活卵巢 GC 芳香化酶生成 E_2,但在体外,对 FSH、IGF-1 反应正常甚至增高。说明芳香化酶表达及功能良好。因此提出:PCOS 卵泡局部存在 FSH、IGF 抑制物,阻断了芳香化酶的激活。

与正常排卵妇女相比,PCOS 妇女血清 IGF-1、IGF-2、IGFBP-3 水平无改变,但 IGFBP-1 低于正常,并与 INS 水平反相关。因此,游离 IGF-1 水平增高,应有放大 LH 刺激 TC 的 A_2 生成的作用。但研究未显示 PCOS、正常排卵妇女游离 IGF-1 与循环 T、A_2 水平的相关性。降低游离 IGF-1 的药物(如氯米芬)未改变 A 水平。因此,血游离 IGF-1 水平增高在 PCOS 发病中的作用尚未证实。

PCOS 卵巢 IGF 蛋白及 mRNA 表达的研究显示 IGF-1 mRNA 只在 TC 有中表达,未测出 IGF-1 蛋白的表达。IGF-2 mRNA 及蛋白在 GC 无表达。IGFR-1 mRNA 及蛋白只在 GC 中有表达。IGFR-2 mRNA 及蛋白表达无异常。IGFBP-1、IGFBP-6 无表达。IGFBP-2mRNA 及蛋白在 GC、TC 表达丰富。IGFBP-3 mRNA 及蛋白只在 TC 轻至中度表达。IGFBP-4、IGFBP-5 在 GC、TC、基质细胞皆有轻至中度表达。PCOS 卵巢 FF IGF 的研究显示 IGF-1、IGF-2 浓度与正常小窦状卵泡相似。IGFBP 相与正常 FF-a、小窦状卵泡、闭锁卵泡相似。IGFBP-1 水平低下或测不出。IGFBP-2、IGFBP-4 水平增高,可能与 INS 抵抗有关,未测出 IGFBP-4 水解酶。游离 IGF-2 减少。变男性的妇女卵巢形态与 PCO 无异。FF 中 A/E 比值高,为 FF-a,是 PCOS 的一个模型。其卵巢

IGF 系统表现与闭锁卵泡、PCOS 卵泡、正常妇女 FF-a 相似。

由于 PCOS 卵泡 FF 中,低 IGF-2、IGFBP-2 高,缺乏 IG-FBP-4 水解酶,游离 IGF-2 低,与正常排卵妇女闭锁卵泡相似,因此不能发育为优势卵泡。IGFBP 为阻断 FSH 作用的物质。PCOS 卵巢 IGF 系统的改变可能与高雄激素血症、高胰岛素血症有关;也可能有其他因素与 IGF 系统相互作用,使 PCOS 维持在受阻状态而不闭锁。

(陈子江)

二、代 谢 障 碍

(一)胰岛素抵抗与高胰岛素血症

1. 胰岛素生理　胰岛素(insulin,INS)是由胰岛 β 细胞分泌的多肽激素,其基因位于 11 号染色体 11q15.5 上。胰岛素分子量为 5734Da,等电点为 pH 5.6。胰岛素由 51 个氨基酸组成 A、B 两条肽链,A 链含 21 个氨基酸,B 链含 30 个氨基酸,两条肽链之间借两个二硫键联结。胰岛 β 细胞先合成一个大分子的前胰岛素原,而后加工成 86 肽的胰岛素原,再经水解成为胰岛素与连接肽(C 肽)。

(1)胰岛素的生理作用:胰岛素是人体最重要的代谢激素,也是唯一的降糖激素。胰岛素的生物学作用主要是调节糖代谢和脂代谢,还通过调控基因表达和蛋白合成等进一步影响相应器官的功能。其作用的主要靶器官是肝脏、肌肉和脂肪组织。主要作用包括:①促进血葡萄糖转运载体(glucose transporters-GLUT4)的活性,使血糖进入外周组织细胞内提供能量。②促进肝或肌糖原的合成,抑制糖原异生。③促进脂肪细胞摄取葡萄糖合成脂肪,抑制脂肪的分解。④与 GH 协同促进蛋白质、核酸的合成,促进细胞的生长及分化。⑤其他功能:刺激肾保留钠及促进卵巢甾体激素生成的作用。

(2)胰岛素的信号传导:INS 的功能是通过其膜受体实现的。编码 INS 受体的基因位于 19p13.3,由 22 个外显子和 11 个内含子组成。INS 受体是一种跨膜糖蛋白,是由 2 个 α 亚基和 2 个 β 亚基通过二硫键组成的四聚体。α 亚基位于胞膜外,含胰岛素结合部位;β 亚基为跨膜结构,有酪氨酸激酶活性。胰岛素通过结合受体 α 亚单位后,诱导 β 亚单位上酪氨酸残基的自身磷酸化,启动细胞内信号传导;首先使胰岛素受体底物(IRS)1-4 磷酸化,并进一步磷酸化细胞内各种酶反应底物,实现信号的跨膜传递及生物学效应的发挥。胰岛素信号传导主要有 3 条途径:①磷脂酰肌醇-3 激酶(PI-3K)途径,介导胰岛素的促代谢作用,是胰岛素调节细胞内糖代谢的关键信号途径。②丝裂原激活蛋白激酶(MAPK)信号转导途径,为胰岛素的促分裂途径,参与细胞生长、增殖和分化。③蛋白激酶 C(PKC)途径,蛋白激酶 C 可激活 G 蛋白受体,从而启动细胞内信号系统,继而激发一系列细胞反应。

2. 胰岛素抵抗(insulin resistance,IR)　IR 是指机体内生理水平的胰岛素促进器官、组织和细胞吸收、利用葡萄糖效能下降的一种代谢状态。机体为了维持血糖的生理水平,代偿性的增加胰岛素的分泌,导致血液中的胰岛素水平升高,造成高胰岛素血症。胰岛素从分泌到发挥生物学效

应的任何环节发生异常,均可导致 IR。

(1)胰岛素抵抗类型:根据胰岛素信号传导的三个关键环节,可以将胰岛素抵抗分为三个主要类型,即受体前异常、受体异常及受体后异常:

1)受体前异常:①INS 基因突变,目前至少有 5 种 INS 基因突变导致 INS 分子一级结构改变。②INS 自身抗体的存在,阻断 INS 的生理作用。③INS 降解加速。

2)受体异常:①INS 受体等位基因突变(A 型),不能形成成熟的 α、β 亚单位,或导致 INS 受体一级结构改变,或数量不足及亲和力下降,或 INS 受体 β 亚单位酪氨酸激酶活性缺陷,使胰岛素失去细胞内效应。现已发现 30 种以上 INS 受体基因点突变或片段缺失与 IR 有关。②INS 受体自身抗体形成(B 型),可导致严重 HAIR-AN 综合征。

3)受体后异常:INS 对葡萄糖的调节依赖于 GLUT4 及许多关键酶如葡萄糖激酶、糖原合成酶、磷酸果糖激酶等完成,其结构功能改变可导致 IR。

(2)胰岛素抵抗与生殖功能异常的关系:动物实验表明,胰岛素受体和信号蛋白广泛分布于中枢神经系统,包括下丘脑和垂体。小鼠大脑胰岛素受体基因失活并不影响神经元的存活和大脑的发育,但这些动物进食增加和胰岛素抵抗,LH 下降,精子生成或卵泡成熟障碍。已发现 IRS 家族不同成员对糖代谢和生殖功能影响程度不同。如 *IRS-1* 基因敲除小鼠表现轻度胰岛素抵抗和明显胎儿生长受限,生殖功能无明显异常。*IRS-2* 基因敲除小鼠表现明显胰岛素抵抗、胰腺 B 细胞功能障碍及显性糖尿病,同时垂体内 Gn 分泌细胞数量下降、LH 和 FSH 水平均值下降、卵巢内卵母细胞数下降、Gn 促排卵后输卵管内获卵数也减少。胰岛素作用与甾体激素的合成也有密切关系,在羊卵泡中,高胰岛素的环境可以促进雌激素的聚集。胰岛素可以通过 PI3K 途径增强毛喉素(forskolin)刺激的 17α 羟化酶的活性,且胰岛素信号传导途径中 Erk 的表达与雄激素的合成相关。Macko 等研究发现,用 MAPK 通路阻断剂 U0126 阻断卵泡膜细胞中 ERK 的活性后,细胞色素 P450C 17(CYP17)活性也显著降低,说明 ERK 的活性主要参与了卵泡膜细胞中雄激素的合成。这些动物实验的资料为评估胰岛素信号分子在人类生殖过程的生理作用和病理机制提供了有益的方向。

3. 外周胰岛素抵抗　目前很多学者认为胰岛素抵抗是 PCOS 发病的主要因素之一,约 70% 的 PCOS 患者存在外周胰岛素抵抗。PCOS 胰岛素抵抗的机制十分复杂,可能涉及胰岛素调节葡萄糖利用、合成、运输、贮存及降解等代谢过程的多个器官。主要包括肝脏、肌肉、脂肪及成纤维细胞等胰岛素作用的经典靶器官。

(1)肝脏 IR:表现为 HGP 合成增加和胰岛素代谢清除下降。HGP 增加可加快机体 IR 状态下对血糖调节的失代偿,导致高血糖的发生及 2 型糖尿病的发生。临床研究发现,在患有非酒精性脂肪肝的 PCOS 患者中存在更为严重的胰岛素抵抗。基础研究证实出生前高雄激素诱导的 PCOS 模型中,肝脏中 IR-B 亚型、IRS-2、Akt、PPARγ、HSL 及 mTOR 的表达显著降低,而 eIF4E 的表达显著增强。

(2)肌肉 IR:PCOS 患者骨骼肌的胰岛素抵抗包括两

种类型,即胰岛素信号固有缺陷和获得性缺陷。PCOS 骨骼肌细胞中存在胰岛素信号传导受体后缺陷,这是肌细胞在葡萄糖转运和胰岛素信号传导方面存在的固有缺陷,包括 IRS-1 Ser312 磷酸化的增强和 IRS-1 相关的 PI3K 活性的降低,以及基础状态下和胰岛素刺激状态下 IRS-2 相关的 PI3K 活性的降低。临床研究发现 PCOS 患者肌肉组织中胰岛素刺激下的 AKT 和 AS160 的磷酸化水平轻度降低,经过胰岛素增敏剂吡格列酮治疗后可以部分的被逆转。此外,胰岛素促分裂增殖途径在 PCOS 骨骼肌中是增强的,表现为 ERK1/2 活性的增强。

(3)脂肪 IR:多数 PCOS 患者伴有脂肪组织过多和向心性肥胖,存在脂肪组织形态异常和功能异常,表现为脂肪细胞体积增大及血清脂联素水平降低。在 PCOS 患者和 PCOS 动物模型的脂肪组织中存在胰岛素信号关键分子表达的异常,约 50% PCOS 患者脂肪细胞上胰岛素受体的基础磷酸化作用增加,而胰岛素介导的受体进一步磷酸化作用减弱,脂肪细胞膜上 GLUT-4 数量减少。此外,有研究证实 PCOS 患者的胰岛素作用存在组织特异性的不同,在脂肪细胞中表现为胰岛素敏感性降低,反应性正常。

(4)成纤维细胞 IR:PCOS 患者的成纤维细胞中存在选择性的胰岛素抵抗,研究发现 PCOS 患者皮肤成纤维细胞中,基础状态下丝氨酸磷酸化作用增强,而胰岛素刺激状态下络氨酸磷酸化作用降低。PCOS 患者成纤维细胞中 Akt 活性正常,而 GSK3 的磷酸化水平降低,导致了糖原合成酶活性的降低及葡萄糖合成的减少。

4. 生殖器官胰岛素抵抗 多项研究发现 PCOS 胰岛素抵抗不仅存在于胰岛素作用的经典靶器官,同时也存在于非经典靶器官-生殖器官,包括卵巢,子宫内膜和肾上腺等。其中以卵巢胰岛素抵抗为 PCOS 发病的关键病理机制。

(1)卵巢胰岛素抵抗(ovarian insulin resistance):PCOS 患者的生殖功能障碍主要表现为卵巢雄激素过多及卵泡发育障碍,其糖代谢异常主要表现为胰岛素抵抗和高胰岛素血症,糖耐量减低的发生率占 10%。因此,PCOS 是糖代谢异常与生殖功能障碍高度关联的疾病。已有关于胰岛素抵抗的研究主要限于胰岛素作用的经典靶组织——骨骼肌、脂肪、肝脏等。显然,以卵巢外的胰岛素抵抗解释卵巢的功能异常可能是不充分的。此外,胰岛素抵抗和高胰岛素血症是 PCOS 和 2 型糖尿病的共同表现,且胰岛素敏感性下降均为 35%~40%,但是卵巢功能障碍仅见于 PCOS 患者,而不常见于 2 型糖尿病患者。这表明 PCOS 卵巢本身可能存在胰岛素抵抗,对卵巢功能影响可能更重要。有关 PCOS 患者卵巢糖代谢改变的研究有:Lin 等开始注意到胰岛素、LH/hCG 促进正常卵巢葡萄糖摄取及乳酸堆积,但不增加 PCOS 卵巢颗粒黄体细胞的乳酸堆积;Wu XK 等的研究发现 PCOS 卵巢组织内胰岛素信号蛋白表达量和分布明显异常;Moran 等发现 1 例 PCOS 卵巢胰岛素受体的酪氨酸自身磷酸化下降,均提示卵巢本身的胰岛素抵抗。

1)胰岛素抵抗和卵巢功能障碍的因果关系:①临床资料。多项研究发现胰岛素活性异常可以存在于卵巢的微环境中,多囊卵巢自身存在的胰岛素抵抗也证实了这种易感性。Chakrabarty 等发现 PCOS 患者及青春期前后暴露于

高胰岛素血症状态下的女性卵巢内的 PI3K/AKT 通路活性均是异常增高的。临床观察发现肥胖 PCOS 患者比不肥胖患者卵巢功能异常更严重,无排卵和月经失调较常见,对氯米芬和 Gn 促排卵反应差。反之,PCOS 无排卵患者通过单纯减肥或药物改善胰岛素效能后,部分患者可自然恢复排卵和生育能力;对氯米芬促排卵的反应性可增强。此外,胰岛素受体异常导致的极端胰岛素抵抗患者常同时有高雄激素血症。因此,PCOS 可能是一种卵巢胰岛素抵抗的生殖表型,卵巢胰岛素抵抗是 PCOS 的核心病理机制。②实验证据。PCOS 患者的高雄激素主要来源于卵巢卵泡膜细胞,高雄激素血症反映卵泡膜细胞功能方面存在内在缺陷。在地塞米松诱导的猪卵巢卵泡膜细胞胰岛素抵抗的模型中发现,其卵泡膜细胞雄激素合成功能亢进,说明卵泡膜胰岛素抵抗可能是 PCOS 高雄激素血症的卵巢代谢表型。

2)卵巢胰岛素抵抗与组织敏感性升高:①胰岛素信号传导不协调:胰岛素在卵巢内信号传导途径包括促代谢途径及促分裂途径。基础研究发现沃漫青霉素诱导的猪卵巢颗粒细胞胰岛素抵抗模型中,GLUT4 表达显著降低,而 MAPK 表达显著增强,说明卵巢中存在胰岛素促代谢途径和促分裂途径的对话,胰岛素抵抗颗粒细胞中促代谢途径受损,而促分裂途径亢进,这两种信号传导的不协调可能导致了胰岛素抵抗卵巢的卵巢功能的亢进。此外,胰岛素和 IGF 通过共享细胞内信号蛋白机制,实现作用的相互交叉。胰岛素主要调节糖代谢,IGF 主要调节细胞的生长分裂,当胰岛素促代谢作用受损时,其促分裂作用即出现放大现象。即机体胰岛素抵抗时,胰岛素/IGF 介导的两种信号途径和作用出现不协调现象。②PCOS 卵巢敏感性升高:研究发现虽然 PCOS 卵巢胰岛素受体和 IGF 受体表达无变化,但卵巢 IGF 的促分裂作用明显放大。卵巢敏感性与卵巢局部 IGF 系统有关。中国仓鼠卵巢细胞的胰岛素受体突变导致胰岛素促代谢作用受损的同时,亦有 IGF 促分裂作用放大的现象。因此,PCOS 卵巢胰岛素促代谢信号受损,同时上调胰岛素/IGF 的促分裂信号,是卵巢敏感性升高的关键机制。PCOS 卵巢敏感性升高表现在自然周期时卵泡募集加倍、多囊卵巢形成;促排卵周期表现为卵泡数量多、易发 OHSS。表明在 PCOS 卵泡内胰岛素/IGF 系统活性升高和卵巢敏感性升高。如用生长抑素类似物、双胍类或噻唑烷二酮类胰岛素增敏剂治疗 PCOS,可减少 OHSS 发生。其机制是卵巢局部胰岛素/IGF 系统的活性下降和组织敏感性降低。③PCOS 卵巢胰岛素作用不协调:PCOS 颗粒细胞中胰岛素调节糖代谢功能受损,但调节卵巢甾体激素合成功能正常。胰岛素介导糖原合成可作为其促代谢作用的生化指标,而胰岛素介导胸苷合成 DNA 可作为其促分裂作用的生化指标。体外研究发现 PCOS 卵巢颗粒细胞与对照组比较,胰岛素促糖原合成下降,而 DNA 合成相似,表明 PCOS 卵巢胰岛素抵抗仅促代谢作用受累,似不影响促分裂作用。④卵巢胰岛素抵抗的分子基础:不同 IRS 分子介导信号传导的不同途径胰岛素的不同作用,PCOS 卵巢 IRS 分子表达的改变可导致胰岛素信号传导及作用不协调和卵巢功能异常。Wu XK 等的研究显示 PCOS 患者卵巢颗粒细胞和对照组比较,胰岛素受体和 IGF-1 受体表达及功能状态均相似,

IRS-1 蛋白和 mRNA 表达增加,IRS-2 表达下降,这种改变是胰岛素抵抗时 IGF 信号作用放大的分子基础。⑤卵巢胰岛素抵抗对全身糖代谢影响:动物实验发现,将糖尿病小鼠的卵巢移植到正常小鼠后,孕期糖耐量减低和糖尿病发生率明显增加,说明卵巢胰岛素抵抗也参与小鼠全身糖代谢异常的形成。鉴于人类 PCOS 和 NIDDM 的外周胰岛素抵抗程度相似,PCOS 卵巢胰岛素抵抗可能对患者全身胰岛素抵抗和糖代谢异常有一定作用。因此,胰岛素经典靶组织和卵巢的胰岛素抵抗可协同作用,诱导 PCOS 的肥胖、糖代谢异常和卵巢功能改变。卵巢糖代谢异常不是全身胰岛素抵抗的一种表现。

3)胰岛素增敏剂对卵巢的双重作用:①噻唑烷二酮类(TZD)是卵巢胰岛素增敏剂:近年来 TZD 治疗胰岛素抵抗是 2 型糖尿病治疗的重大进展。其机制是通过与核受体-过氧化体增殖激活受体(PPARγ)结合,并与视黄醇 X 受体(RXR)形成二聚体,作用于靶基因启动子区的特异核苷酸序列,使 IRS-2、GLUT-4、脂蛋白酯酶、肿瘤坏死因子和瘦素等的表达增加。其胰岛素增敏效能与该药对 PPARγ 亲和力成正比。尽管曲格列酮因其肝脏毒性而被撤出市场,现有临床资料已证明罗格列酮和曲格列酮均能改善胰岛素抵抗、降低高胰岛素血症,而有效治疗 PCOS 患者的生殖功能障碍和糖代谢异常。有研究发现曲格列酮在体外也能改善卵巢糖原合成;抑制 PCOS IGF-1 诱导的 DNA 合成,但不影响胰岛素受体和 IGF-1 受体的表达,说明该作用发生在受体后水平。而且曲格列酮能逆转 IRS-1/-2 的表达至正常水平,恢复不同 IRS 分子介导的信号平衡。TZD 类的卵巢内作用与其对脂肪细胞、平滑肌细胞和胰腺 B 细胞等的作用是一致的。②TZD 是卵巢甾体激素抑制剂:多项体外实验证明了 TZD 对人和动物的卵巢甾体激素合成的直接作用。Arlt 等的体外研究发现曲格列酮抑制 3β 羟甾脱氢酶和 P450C 17α,效能大于罗格列酮。Mu 和 Gasic 等发现曲格列酮能抑制芳香化酶的表达,使卵巢颗粒细胞的雌激素合成下降。因此,TZD 也是卵巢的甾体激素抑制剂。此外,吡格列酮能够治疗 PCOS 患者的代谢异常和生殖功能障碍,可以显著改善 PCOS 患者的胰岛素敏感性,降低高雄激素血症和提高排卵率。

总之,卵巢胰岛素抵抗是 PCOS 的关键病理机制,外周胰岛素抵抗可能起到了一个重要的辅助作用。该学说和既往 PCOS 卵巢外胰岛素抵抗关系认识的本质区别在于:卵巢本身胰岛素抵抗引起卵巢敏感性升高;卵巢外胰岛素抵抗引起高胰岛素血症。

(2)子宫内膜胰岛素抵抗:研究发现 PCOS 患者子宫内膜中胰岛素信号通路是受损的,表现为 GLUT4、pIRS-1 Y612 及 pAS160 T642 表达降低。此外,高胰岛素血症和肥胖可以降调节 PCOS 子宫内膜中 GLUT4 的表达。

(3)肾上腺胰岛素抵抗:肾上腺胰岛素抵抗可能是导致肾上腺功能失调,进而引发临床高雄激素血症的原因之一。多数情况下,肾上腺固有的自分泌和旁分泌调节机制的异常是与胰岛素抵抗相关的。约30% PCOS 患者的女儿存在严重的肾上腺皮质功能早现,导致 P450C 17 活性增强,此外,胰岛素还可以增强 ACTH 刺激的甾体激素的合

成,导致 17,20 裂解酶活性缺陷,并影响 DHEAS 的代谢。

5. 高胰岛素血症与高雄激素血症　研究证实 PCOS 患者血胰岛素浓度与雄激素水平正相关。对于高胰岛素血症与高雄激素血症的关系,究竟孰先孰后,迄今尚未完全了解。雌猴的研究显示高雄激素引起的胰岛素抵抗较 PCOS 患者的胰岛素抵抗程度轻得多,不仅如此,给 PCOS 妇女注射 GnRH 增效剂降调节垂体,卵巢分泌 E$_2$、T 水平下降,但高胰岛素血症、OGTT 后胰岛素反应及胰岛素抵抗却无改变,肥胖型 PCOS 妇女尤其明显。说明高雄激素不是高胰岛素的原因。大量证据提示高胰岛素血症可引起高雄激素血症。

(1)体外研究:人卵巢有胰岛素受体,胰岛素直接刺激 PCOS 卵巢间质细胞生成过多 T。胰岛素与 IGF-I 协同,放大卵泡膜细胞 LH 诱导的雄激素生成。

(2)整体研究:①高胰岛素抑制肝脏 SHBG、IGFBP-1 的合成,增高 FT 及游离 IGF-1 水平。②持续高胰岛素血症可引起高雄激素血症。PCOS 合并糖尿病、胰岛素抵抗的患者用大量胰岛素治疗数月,血 T 升高,超声显示卵巢增大;停用胰岛素治疗后血 T、卵巢体积又复原。在高雄激素血症妇女中,葡萄糖耐量试验后,血清胰岛素反应性增高的同时,雄激素水平也增高。③降胰岛素后雄激素下降:PCOS 患者用二氮嗪(diazoxide)治疗抑制胰岛素分泌 10 天,血胰岛素下降,T 也降低,SHBG 上升。④高胰岛素促进 PCOS 细胞色素 P450C 17α 酶活性:Nestler 等研究发现 PCOS 患者二甲双胍治疗后空腹胰岛素、OGTT 后胰岛素反应皆低于治疗前,17-OHP 基值和 GnRHa 后 17-OHP 反应值、LH 基值和 GnRHa 后 LH 反应值皆降低,提示随着胰岛素的降低,细胞色素 P450C 17α 酶活性也降低。不仅如此,FT 下降了44%,SHBG 上升了 3 倍。安慰剂组无改变。说明高胰岛素促进 PCOS 患者细胞色素 P450C 17α 酶活性。

(吴效科)

(二)生长激素轴功能异常

生长激素(GH)由垂体分泌,并接受下丘脑生长激素释放激素(GHRH)、生长抑素(somatostatin, SS)的调控。GH 刺激肝脏生成生长介质 C,即 IGF-1,并接受 IGF-1 的负反馈调节,形成 GH-IGF-1 轴,此外饮食、营养状况及睡眠等因素也影响 GH 的分泌。左旋多巴兴奋下丘脑 GHRH 神经元,促使 GHRH 释放及 GH 分泌。血内 40% ~ 50% 的 GH 与 GH 结合蛋白(GHBP)结合。GHBP 是 GH 受体的细胞外区水解而成。GH 通过 IGF-1 的介导,在儿童期有促骨骼和肌肉生长,成人期有促脂肪分解、蛋白及糖原合成等调节代谢的作用。

近年来,GH 在女性生殖领域中的作用日益受到关注。垂体 GH 分泌减少可能与月经初潮延迟、排卵异常以及不孕的高发生率有关。青春期前 GH 分泌不足的女性青春发育延迟,给予外源性 GH 治疗,可促进青春期的发育。育龄期 GH 分泌不足者,多数需要助孕治疗,特别是诱导排卵。其卵巢对外源 Gn 反应迟钝,促排卵治疗时加用 GH,可提高卵巢对 Gn 的敏感性,从而减少 Gn 用量及刺激时间。研究发现,在接受辅助生殖技术治疗的妇女中发现,卵泡液中 GH 浓度与正常受精、卵裂速度、优质胚胎数和胚胎种植

率呈正相关关系。另外,2009 年 Meta 分析发现,卵巢低反应患者进行 IVF/ICSI 超促排卵时加用外源性 GH,可以减少 Gn 用量,提高胚胎种植率,从而提高临床妊娠率。

越来越多的证据表明,GH 可影响哺乳类动物卵巢细胞的功能。尽管现有的资料还不能说明 GH 起主导作用,但至少支持 GH 对雌性生殖起重要的调节作用。除垂体分泌 GH 外,卵巢组织也可合成并分泌 GH。卵巢内 GH 合成受局部分泌产生的 GH 促分泌剂的调节,如卵巢组织含有大量的 GHRH 和 GHRHR。卵巢类固醇形成和配子生成受局部分泌的 GH 以及垂体 GH 调节。体外研究发现人卵泡及黄体有 GH 受体基因的表达。GH 通过 GH 受体或 IGF-1 受体介导,有放大 LH 诱导的泡膜细胞雄激素合成及 FSH 诱导的颗粒细胞 E_2 及 IGF-2 合成的作用,提示 GH 及 IGF-1 为 Gn 的促进物质(co-gonadotropin)。1994 年报道垂体有一型 GH 分泌细胞内,有 GH-mRNA、LH-mRNA、FSH-mRNA 的共表达,其间存在着内在联系。还有证据表明在垂体内部,GH 还刺激卵泡抑素的表达,从而减低激活素的作用,使 FSH 分泌减少。人类 GH 通过刺激循环 IGF-1 水平增加,同时也可以直接作用于表达 GH 受体的颗粒细胞,增加颗粒细胞和卵泡膜细胞数目及其分泌的激素水平。Laron 综合征的患者是由于 GH 受体异常导致 GH 受体失活,引起严重的生长激素抵抗所致。在该综合征中,血循环的 GH 水平高,而 IGF-1 水平很低。Laron 型矮小症患者常伴循环促性腺激素水平低下和性腺小,但是临床上观察到一部分患者仍可自然怀孕,说明 GH 和 IGF-1 对卵泡发育并不是绝对必要的。

PCOS 患者体内 GH-IGF-1 轴的异常也得到关注。肥胖和非肥胖的 PCOS 妇女 GH-IGF-1 轴的功能状态有明显不同。非肥胖 PCQS 妇女 24 小时 GH 脉冲分泌平均振幅增加 30%,与 LH 分泌亢进相平行。但 GH 脉冲分泌频率、GHBP、GH 对 GHRH 的反应正常。GH 介导 IGF-1 在颗粒细胞中的作用因局部存在 FSH 的抑制物质而受到阻断。但 GH 刺激生成的 IGF-1 却可通过旁分泌作用于泡膜-间质细胞。与 LH 协同,增加 A_2 的生成。因此,高 GH 及伴随的高 IGF-1,与高 LH 协同,成为非肥胖 PCOS 患者发病的环节之一。相反,肥胖的 PCOS 妇女表现一种低 GH 状态,24 小时 GH 的脉冲振幅、平均 GH 水平及 GH 对 GHRH、L-DA 反应皆降低 50%,GH 脉冲频率并无改变。这种情况在肥胖的正常妇女也存在,提示由于肥胖所致。但肥胖妇女有高胰岛素血症,高胰岛素可上调肝 GHBP,使血 GHBP 水平增高 2 倍,进一步放大了低 GH 的程度;高 INS 还抑制肝 IGFBP-l 合成,使 IGF-1/IGFBP-1 比值升高 10 倍。肥胖 PCOS 的高 INS、低 GH 使脂肪分解受抑制,更加重肥胖。2001 年国内研究报道,在 PCOS 患者促排卵治疗中加用 GH,可改善促排卵效果,使促排卵时间以及 Gn 用量明显减少,而成熟卵泡数增加。

(黄荷凤)

(三)脂肪代谢异常

脂肪是维持人类正常生理功能的重要能量来源,可自食物中摄入、并以 TG 的形式储存于脂肪组织中,饥饿时 TG 分解为游离脂肪酸,并氧化为酮体,以支持重要器官的

功能。下丘脑分泌的许多激素和神经肽,以及胰岛素、瘦素、肾上腺激素等相关激素参与调节脂肪代谢等内分泌、神经网络,任何环节的失调将会导致脂肪代谢的紊乱。

多囊卵巢综合征(PCOS)患者常出现不同程度的代谢紊乱,其中脂类代谢异常明显,临床上肥胖、胰岛素抵抗为多见。PCOS 患者的脂质代谢异常发生率高达 48.3%,最常见的临床表现首先是血浆 HDL 降低,其次是血浆 TG 升高,最后是 LDL 升高。国外学者对 PCOS 进行大规模调查后指出,PCOS 患者广泛存在着血脂异常。该调查纳入 11 035 例门诊 PCOS 患者和年龄匹配的 55 175 例对照者;以 HDL-C>1.04mmol/L 作为正常标准,PCOS 组与对照组的 HDL 降低者分别占 23% 和 8%;以血清 TG 浓度 2.3mmol/L 为界值,PCOS 组与对照组 TG 升高者分别占 16% 和 5%;以 LDL-C>4.2mmol/L 为界,PCOS 患者 LDL-C 升高的发生率分别为 15% 和 6%。也有学者认为,PCOS 患者脂类代谢异常主要表现为 HDL 降低,而不一定伴有血清 TG 或 LDL-C 的改变。然而,欧洲大规模 PCOS 妇女的调查参照 2003 年鹿特丹标准共纳入 557 例患者和 295 例对照者。其中,非肥胖型 PCOS 妇女($n=178$)的 LDL 水平比与其体质量指数(BMI)匹配的对照者($n=149$)高,但两组的 TG 或 HDL 差异无统计学意义;与 BMI 匹配的对照组相比,超重-肥胖型 PCOS 组均存在 LDL-C,TG 升高和 HDL-C 降低。因此,与 BMI 匹配的对照组相比,非肥胖型和超重-肥胖型 PCOS 均存在血脂异常,但其血脂异常的表现形式不同,而在肥胖型 PCOS 组中,更易出现血 TG 和 LDL 升高。将受试者的 BMI 进行匹配,消除体质量对脂质代谢的影响后,与对照组相比,非肥胖型和超重-肥胖型 PCOS 妇女仍有较高的致动脉粥样硬化的脂质水平。

1. 高雄激素血症和 PCOS 脂质代谢异常　脂质代谢异常是 PCOS 发病的中心环节,在患者性腺中均发现类固醇激素活性增强,后者可导致卵泡成熟障碍;而高雄激素血又是形成脂质代谢异常的风险因素,特别是 HDL-C 降低,胆固醇和 TG 水平升高的脂质异常,这可能与雄激素能增加肝脏脂肪酶(hepatic lipase,HL)活性,血 HDL-C 水平下降有关。雄激素可增加儿茶酚胺诱导脂肪细胞分解的作用,导致游离脂肪酸(free fatty acids,FFA)释放入血,使肝脏中 FFA 增多,最终导致高 TG 血症。另外,雄激素可能使脂肪细胞 β-肾上腺素能受体增多和腺苷酸环化酶活性增强,脂肪动员增强,使血中 TG 增高,并能增强肝脂肪酶活性,使肝脏代谢胆固醇的能力提高,从而降低 HDL-C 水平。可见雄激素影响血脂代谢主要表现为 HDL-C 降低和 LDL-C 升高。PCOS 高雄激素血症的形成与 LH、胰岛素、胰岛素样生长因子等有关。瘦素在 PCOS 高雄激素血症的发病机制中起着直接和间接的作用。瘦素通过瘦素受体调节侧链裂解酶和 17α-羟化酶 mRNA 的表达,调控 LH 对雄激素的分泌,抑制颗粒细胞雄烯二酮芳香化,阻止雄激素向雌激素转化,且肥胖者较高的瘦素水平影响 GnRH 的脉冲释放,导致垂体分泌 LH、FSH 失衡,从而导致卵巢激素分泌异常。胰岛素在 PCOS 高雄激素血症的发病机制中起着直接和间接的作用,一方面胰岛素可协同 LH 加强卵泡膜细胞合成雄激素;另一方面胰岛素可以抑制肝脏合成性激素结合蛋白

(sex hormone binding globulin,SHBG)和胰岛素样生长因子结合蛋白-1(IGFBP-1),从而增加游离性激素以及游离IGF-1的比例,引发相应的后续效应,导致PCOS生化及临床高雄激素血症表现。PCOS患者体内增多的胰岛素、IGF-1及高LH血症协同作用可以增强卵泡膜细胞LH受体的表达,致使LH受体介导的信号通路不能适时适度地发挥作用,最终导致PCOS卵泡膜细胞雄激素合成异常。瘦素可能通过影响胰岛素抵抗影响高雄激素血症的形成。Karamouti等通过体外培养黄素化卵巢颗粒细胞的实验研究表明,低剂量瘦素可加强GH及IGF-1的促雌二醇(E_2)生成功能,而高剂量瘦素阻碍GH及IGF-1介导的卵巢类固醇激素的合成作用。另外,国内学者在研究体外培养的人卵巢颗粒细胞时观察到,瘦素单独作用于颗粒细胞时对其分泌E_2的功能无影响,却抑制IGF-1刺激颗粒细胞分泌E_2的作用,以及显著抑制IGF-1促进FSH刺激颗粒细胞分泌E_2的作用,导致雄激素堆积,参与高雄激素血症的形成和发展。

2. 胰岛素抵抗和PCOS脂质代谢异常　胰岛素抵抗是指当机体内生理水平的胰岛素促进器官组织和细胞吸收利用葡萄糖的效能下降时的代谢状态,机体为克服胰岛素抵抗产生代偿性高胰岛素血症。PCOS患者不论肥胖与否,均有不同程度的胰岛素抵抗和高胰岛素血症。胰岛素本身可抑制FFA的产生,但胰岛素抵抗时缺乏该作用,使餐后过多的FFA进入肝脏,LDL-C和TG生成增加,血糖升高,脂蛋白酯酶活性降低,肝脏对LDL-C和TG的清除率降低,从而产生脂代谢异常。另外,胰岛素抵抗与高瘦素血症密切相关,PCOS患者因胰岛素抵抗可出现代偿性高胰岛素血症,后者可刺激瘦素mRNA表达,使循环瘦素水平升高;胰岛素抵抗患者存在血游离瘦素异常、瘦素脉冲分泌异常和瘦素受体多态性变异;高胰岛素血症还能刺激卵巢分泌大量雄激素,PCOS患者体内的高胰岛素血症可过度活化类固醇17α-羟化酶活性,后者导致雄激素分泌增加。PCOS患者胰岛素抵抗的患病率约为64%。高胰岛素血症和胰岛素抵抗是PCOS病理生理改变的重要机制;瘦素参与PCOS患者胰岛素抵抗的形成。瘦素作用于脂肪组织,产生大量游离脂肪酸,进入血内,一方面通过葡萄糖-脂肪酸循环干扰肌肉对胰岛素的敏感性,另一方面通过其在肝脏的氧化途径刺激糖异生,诱导肝糖输出并降低肝脏对胰岛素的灭活能力,从而参与并加重胰岛素抵抗的形成。胰岛素可增加瘦素的mRNA表达,增加瘦素的血浆浓度;而在胰岛β细胞内有瘦素受体的存在,PCOS某种病理机制使瘦素受体敏感性下降,B细胞去极化,促进胰岛素的分泌,导致高胰岛素血症。两者常相互伴存,相互作用,形成恶性循环,参与PCOS的发生发展。肥胖妇女生殖内分泌紊乱发生率明显高于正常人群,PCOS患者在PCOS症状出现前出现体质量快速增加,由此推断肥胖可能由瘦素抵抗引起。Francisco等调查显示,超重及肥胖人群PCOS患病率高达28.3%,且该部分患者高雄激素特征及胰岛素抵抗较严重。同时大量研究表明,肥胖与不肥胖PCOS患者均有不同程度的胰岛素抵抗及高胰岛素血症,但肥胖因素加重胰岛素抵抗的程度。作为连接营养和生殖的桥梁,瘦素

在其中可能起着重要的作用。Ludwig应用葡萄糖钳夹实验对比PCOS患者与正常对照组高低葡萄糖血症对血清瘦素分泌的影响,认为瘦素与胰岛素抵抗呈正相关;有研究认为PCOS患者的高瘦素血症仅仅与肥胖相关,不受机体胰岛素水平的影响;血清瘦素水平仅仅反映机体脂肪水平,与PCOS无直接相关。Daniela等通过使用二甲双胍治疗肥胖型PCOS患者显示,胰岛素抵抗改善的同时未检测到瘦素水平的变化,考虑高瘦素水平与高胰岛素血症无相关性。Blagovest等通过临床病例分析认为,血清瘦素水平与胰岛素抵抗的临床及生化指标呈正相关。关于瘦素与胰岛素抵抗及高胰岛素血症的关系及在PCOS中的作用机制尚不明确,还需做进一步的研究。

3. 排卵功能障碍和PCOS脂质代谢异常　健康妇女在自然月经周期中,卵泡周围瘦素浓度变化同LH变化呈一致性,而PCOS患者瘦素波峰提前出现,LH呈现持续较高水平,无明显排卵前波峰出现,导致不排卵。月经规则妇女在卵泡期,血HDL升高,这可能与血浆雌激素浓度有关;在卵泡末期,血浆LDL水平升高,在黄体期LDL水平再次降低,这可能与雌激素诱导肝LDL受体上调有关。2007年的一项研究观察378例健康成年女性月经周期中不同阶段的血脂改变,发现黄体期与卵泡早期相比,LDL-C、TG/HDL-C、LDL-C/HDL-C分别降低5.0%、5.0%和6.1%,差异有统计学意义($P<0.05$),黄体期HDL-C值比卵泡早期高7.0%。由此可知,排卵期高浓度雌激素及雌孕激素的周期性协调变化可影响脂质代谢,特别是血HDL和LDL代谢。在PCOS患者中,月经紊乱以高雄性无排卵为主,虽然血液中雌激素水平较高,但无法达到排卵期的雌激素水平且缺乏正常排卵周期中雌孕激素的周期性变化,其对机体的保护作用受到影响,同时伴有体内高雄激素代谢作用的影响,最终导致脂质异常。PCOS不孕的主要原因是不排卵。瘦素对排卵过程影响的确切机制尚不清楚,排卵是一个复杂的过程,涉及促性腺激素、类固醇激素和许多常见的炎性反应介质,如细胞因子、前列腺素、白细胞介素及一氧化氮(NO)等。人类卵巢的颗粒细胞、卵胞膜细胞均有瘦素长型受体的表达,高瘦素水平可通过其受体,直接导致卵泡膜细胞及颗粒细胞过度增生,抑制卵细胞的成熟和颗粒细胞的分化。胰岛素抵抗及高胰岛素血症可能参与PCOS卵泡成熟障碍。瘦素可通过影响胰岛素抵抗参与排卵障碍的发生发展。Loffler等研究显示局部瘦素水平过高可影响IGF-1在颗粒细胞分化及卵泡发育成熟中的作用,同时减少雌激素的分泌,并产生一个错误的信号干扰LH的分泌。持续较高水平的LH作用于卵泡膜细胞,一方面促进卵泡膜细胞增生,雄激素分泌增加;另一方面导致颗粒细胞分化终止,未成熟卵泡不能发育到排卵前阶段,导致不排卵。实验研究表明,瘦素可能通过激活JAK2/STAT3信号转导通路,参与PCOS排卵障碍的发生。

(黄荷凤　朱依敏)

三、肾上腺皮质功能异常

(一)肾上腺皮质生理

肾上腺皮质占总腺体的90%,从外向内分为球状带、

束状带、网状带,它们的细胞类型基本相同。肾上腺血供来自肾上腺上、中、下动脉。先在包膜形成毛细血管丛,然后呈向心性分布,经皮质毛细血管丛达髓质毛细血管丛,最后汇成中央静脉,注入下腔静脉及左肾静脉。血流从皮质区流向髓质区,血内甾体激素浓度逐渐升高,抑制特定甾体激素合成的关键酶,从而形成不同的激素合成区带,这就是"梯度假说"(gradient hypothesis)。

肾上腺雄激素主要在网状带合成,主要是脱氢表雄酮(DHEA),雄烯二酮(A_2)和11β雄烯二酮(11βA)。在体内DHEA由胆固醇合成,主要与硫酸盐结合成硫酸酯,以硫酸脱氢表雄酮(DHEAS)的形式进入血液循环中,游离的DHEA和DHEAS间可相互转化。在男性5%~30%的DHEA是由性腺产生,而女性几乎所有的DHEA是由肾上腺皮质分泌。由于DHEAS的半衰期长达8~11小时,故在血循环中浓度最高。肾上腺雄激素不能与雄激素受体结合,必须由外周组织转化成睾酮和双氢睾酮,然后通过靶组织中的雄激素受体发挥其生物效应。大多数DHEAS代谢后的最终产物以17-酮类衍生物随尿排出。由于DHEAS是由DHEA转化而来,而肾上腺只有网状带才具有磺基转移酶活性,所以DHEAS可看做是肾上腺雄激素分泌的标志。其生物合成途径及所需的酶与卵巢激素生物合成途径相同,以细胞色素P450C 17α(CYP17)酶最重要。P450C 17α酶是一微粒体酶,包含17α羟化酶和17,20裂解酶活性,分别在皮质醇和DHEAS合成中必不可少,但这两种酶活性的调控是不同的,17,20裂解酶对生成雄激素作用最直接。

肾上腺功能初现:青春发育前2年,肾上腺重量及皮质厚度增加,肾上腺雄激素合成分泌增多,临床上表现为血DHEA、DHEAS水平升高,到20~30岁时达峰,称为肾上腺功能初现(adrenarche)。

肾上腺功能初现雄激素的调节由多种因子调控:①肾上腺外的调节因子:许多内分泌因子被推测是肾上腺雄激素分泌的刺激因子,其中,外源性的有促肾上腺皮质激素(ACTH)、催乳素、雌激素、表皮生长因子、前列腺素、血管紧张素、生长激素(GH)、促性腺激素、β-催脂素、β-内啡肽和促皮质释放因子等。但是到目前为止,上述所有因子中还没有一个因子被完全证实是生物学意义上的肾上腺雄激素分泌的调节因子。②肾上腺内的调节因子:肾上腺功能初现的调控目前研究较多的是3β羟甾脱氢酶(3βHSD)和P450C 17α酶(CYP17)在调控中的作用。Anderson认为网状带暴露于邻近束状带分泌的高浓度的皮质醇下,网状带内层细胞逐渐发生了形态学和功能上的改变,导致类固醇酶活性也逐渐发生了改变。17,20裂解酶、硫激酶、硫酸酯酶活性增加,而3βHSD,特别是网状带分泌的3βHSD酶活性降低,最终导致DHEA、DHEAS合成增加。目前的研究提示肾上腺功能初现期间,网状带中的3βHSD减少。

(二) PCOS患者肾上腺雄激素生成分泌过多

1. 肾上腺敏感性增强　已发现50%~60%的PCOS患者血清DHEA、DHEAS或11βA水平升高;给地塞米松(DEX)后DHEA、DHEAS下降;ACTH刺激后DHEAS反应增大。Gn RHa治疗3~6个月抑制卵巢雄激素后,仍有部

分患者有高雄激素。肾上腺静脉插管证实某些PCOS患者肾上腺静脉血DHEA水平高于外周血100倍,提示肾上腺源雄激素分泌过多。不仅如此,ACTH刺激试验时,A_2、DHEAS及17羟孕酮反应均过高,有的患者皮质醇反应也升高,说明PCOS患者整个肾上腺反应性增强。如给11-羟化酶抑制剂甲吡酮(metyrapone),使皮质醇(F)水平下降,并不能抑制雄激素水平,可能因垂体前体代偿性增加的ACTH生成、刺激肾上腺分泌雄激素。

2. 肾上腺皮质醇与雄激素分泌不协调　尽管PCOS患者ACTH肾上腺皮质轴是完整的,PCOS患者血ACTH、皮质醇水平及24小时节律、尿游离皮质醇水平均正常。但已确认PCOS患者中有两种类型的肾上腺功能异常:

(1) 肾上腺酶功能紊乱:主要是细胞色素P450C 17α酶,尤其是17,20裂解酶功能亢进。表现为给PCOS患者药理量的ACTH刺激后,血17α-OHP及A_2反应亢进,即使在GnRHa抑制卵巢后,上述反应仍然亢进,提示可能是肾上腺内在的缺陷。

(2) 肾上腺雄激素对正常水平的ACTH过度敏感:表现为肾上腺皮质激素释放激素(CRH)刺激内源性生理量ACTH分泌后,血DHEA、11βA、A_2、17-OHP反应亢进。

3. 肾上腺功能初现亢进　肾上腺功能初现的发生机制与肾上腺细胞色素P450C 17α酶,尤其是17,20裂解酶活性增高有关。PCOS患者中上述两种类型的肾上腺异常与肾上腺功能初现的改变类似。故有学者认为PCOS是一种亢进的青春期状态(hyperpuberty)。肾上腺功能初现亢进的少女是成年后患PCOS的高危因素。Maliqueo M发现,PCOS患者的女儿在围青春期较对照组不仅有较高的基础DHEAS,而且ACTH刺激后DHEAS水平也较高。PCOS患者的女儿在儿童期(12.5%)和围青春期(32.4%)呈现肾上腺功能初现亢进的生化特征。

(三) PCOS患者肾上腺功能异常的原因

PCOS患者肾上腺功能异常的原因至今仍不明。

1. 遗传因素　研究发现细细胞色素P450C 17α酶(CYP17)基因态性变异。*CYP17*基因位于10q24.3染色体上,编码P450C 17α酶,该酶具有17α羟化酶和17,20裂解酶活性,催化孕烯醇酮、孕酮转化成脱氢表雄酮和Δ4雄烯二酮。Prapas N等的研究发现,PCOS女性卵巢卵泡膜细胞中P450C 17α酶的表达增加并且酶的活性增强,*CYP17*基因启动子的反式激活增加。在*CYP17*基因启动区有一段至少有T/C单核苷酸多态性增加了机体PCOS的易感性。该基因翻译后的基因产物可能对PCOS病理生理进程起一定的作用。

2. 肾上腺内局部调节因子　PCOS动物模型的肾上腺组织匀浆中,用其垂体提取物灌流,结果DHEA增加量超过皮质醇,说明垂体中的某种物质可能选择性刺激了肾上腺网状带。Mekenna及Cunningham等认为PCOS患者中,肾上腺对ACTH刺激过度敏感,是因皮质醇水平下降,引起ACTH代偿性分泌,导致肾上腺分泌过多雄激素。此外,肾上腺皮质细胞有IGF-1 mRNA、IGF-2 mRNA及其蛋白的表达,网状带有IGF-1受体,肾上腺皮质细胞局部生成的IGF-1、IGF-2可提高肾上腺皮质对ACTH反应的

敏感性。Vuguin P 和 Silfen ME 认为，IGF 系统的调节异常与肾上腺功能初现提早、患者的高雄激素血症以及 PCOS 的发生发展密切相关。

3. 实验研究观察到肾上腺和卵巢之间有双向的影响

（1）卵巢因素引起肾上腺雄激素分泌过多或对 ACTH 过度敏感：①PCOS 高雄激素状态、高雌酮（E_1）状态，影响肾上腺内微环境，改变酶活性，引起肾上腺雄激素生成分泌过多。根据有：Frezzetti 在 DHEAS 基值升高为特点的 PCOS 患者中，以 GnRH-a 抑制 2 个月后再做 ACH 刺激试验；GnRH-a 抑制前 ACTH 刺激试验 T、A_2、17 羟孕酮、DHEAS 反应高于正常，GnRH-a 抑制后 ACTH 刺激试验 T 及 A_2 高反应消失，如抑制 6 个月后此亦有所下降。如上所述，DHEAS 是代表肾上腺来源的雄激素，此结果说明在卵巢功能受抑制后，肾上腺分泌 DHEAS 的量亦降低。Casson 报道与 E 生理浓度在体外能使正常肾上腺皮质细胞内 P450C 17α 酶的 mRNA 增加。PCOS 患者同时有肾上腺内在的异常，则可引起 17，20 裂解酶功能亢进。②PCOS 妇女卵巢合成过多甾体激素对肾上腺功能的影响可能与其特殊的血管分布有关。肾上腺内小血管在球状带、束状带及网状带形成特殊的毛细血管网，血供量十分丰富，使血流呈持续性、向心性。毛细血管网的内皮细胞通透性极高；其血流调节主要是受节后交感神经支配的中央静脉，毛细血管网及中央静脉的收缩，使肾上腺内皮细胞与向心血流中的内外源物质产生接触，最终影响肾上腺的微环境。

PCOS 患者尿去甲肾上腺素的中枢代谢产物如 MHPG 及其硫酸盐排泄增多，提示交感神经紧张性上升，它使中央静脉收缩，增加了肾上腺皮质细胞与卵巢甾体激素、ACTH 接触的时间，从而引起肾上腺甾体激素合成过多及肾上腺皮质增生。因此，PCOS 患者过多的卵巢甾体激素有利于 DHEA 及 DHEAS 的合成。

（2）肾上腺皮质来源的雄激素过多，也可引起卵巢雄激素生成分泌过多。给卵巢切除的年轻妇女肌内注射 DHEA 后，高密度脂蛋白下降，雄激素及雌激素水平上升；绝经后肥胖妇女口服 DHEA 可形成胰岛素抵抗并改变胆固醇及高、低密度脂蛋白的比例，其雄激素水平为一般 PCOS 的 7 倍。由此可见，肾上腺源性的雄激素对卵巢源性雄激素合成起促进作用。

（3）胰岛素促进肾上腺雄激素的分泌：目前的意见不一致。有人认为胰岛素对肾上腺源的雄激素合成有抑制作用。以 OGTT、正常血糖钳夹试验或静脉葡萄糖耐量试验（IGTT），显示正常男性、女性及 NS 敏感性正常的 PCOS 妇女，内源性 INS 水平上升，而 DHEA 水平下降，两者呈负相关。另一些作者认为胰岛素对肾上腺雄激素合成的作用有性别差异。在男性，胰岛素抑制 DHEAS 的生成，促进其代谢，血胰岛素与血 DHEAS 水平反相关。对女性无上述反相关关系，对 PCOS 女性，高胰岛素是否增加肾上腺雄激素的分泌尚无定论。可能通过促进 T 过度生成，刺激肾上腺 DHEAS 的分泌。

（黄荷凤　朱依敏）

四、多囊卵巢综合征与神经肽的关系

神经肽是一类具有神经内分泌活性的肽类。内源性阿片肽是重要的神经肽，包括了内啡肽（endorphins）、强啡肽（dynorphins）、内吗啡肽（endomorphins）、孤啡肽（orphanin）等。阿片肽受体分为 μ-受体、κ-受体、δ-受体等，主要在中枢神经系统特异分布，参与疼痛调节、神经递质释放和神经内分泌调控。在中枢神经系统，内源性阿片肽通过抑制下丘脑分泌 GnRH 的神经细胞，减少垂体 FSH 和 LH 的分泌。内源性阿片肽还通过中枢和外周两个途径影响 PCOS 患者糖代谢。在外周，胰岛细胞合成和分泌 β-内啡肽。β-内啡肽能够提高胰岛素和血糖水平。此外，阿片肽通过调节胰岛素样生长激素结合受体-1（insulin-like growth factor binding protein-1，IGFBP-1）外周血水平，调控 IGF-1 的生物活性，参与胰岛素抵抗。在中枢，内源性阿片肽通过调节食欲、食物摄入量和脂肪的摄入影响糖代谢。多个临床观察显示，PCOS 患者外周的 β-内啡肽升高。因此，内源性阿片肽及其受体可能参与了 PCOS 的促性腺激素分泌模式改变和糖代谢异常等病理生理过程。研究发现，非特异性阿片受体拮抗剂纳络酮（naltrexone）可以降低高胰岛素 PCOS 患者在口服葡萄糖耐量试验（OGTT）中对胰岛素的反应，并改善肝脏对胰岛素的清除，但是对于胰岛素水平正常的 PCOS 患者则没有这一作用。因此，β-内啡肽可能是 PCOS 的高胰岛素血症和胰岛素抵抗的部分原因。PCOS 患者中枢性阿片肽活性下降，用阿片肽受体阻滞剂纳络酮后，PCOS 患者 LH 水平的上升不如正常人明显。阿片肽活性不足可使患者的 GnRH 的脉冲频率增高，从而可能在 PCOS 患者 LH 分泌异常中起一定的作用。

PCOS 患者其他中枢神经递质调节异常也可能造成促性腺激素分泌模式改变。下丘脑多巴胺系统对 GnRH 的脉冲释放有抑制作用，给 PCOS 患者输注多巴胺，LH 明显下降。而 PCOS 患者 LH 对多巴胺抑制的敏感性较正常人高，造成多巴胺活性相对不足。此外，PCOS 妇女尿多巴胺代谢物高香草酸（HVA）量下降，而中枢去甲肾上腺素（NE）的代谢产物 3-甲氧-4 羟苯二醇（3-methoxy-4 hydroxyphenyl-glycol，MHPG）量增加，推测患者多巴胺羟化酶活性增强，使多巴胺转化为 NE，致多巴胺相对不足。

生长抑素（somatostatin）具有抑制胰岛素和 LH 分泌的作用。研究发现，生长抑素的长效类似物奥曲肽（Octreotide）降低高胰岛素血症 PCOS 患者的胰岛素水平，并降低 LH 的分泌和脉冲幅度。这些发现提示生长抑素在 PCOS 病理机制中的可能作用和潜在的治疗选择。

（姚元庆）

第四节　发病机制

本症是多个病因所引起的共同最终表现（图 7-5-2）。现将有关的原因介绍如下：

一、肾上腺功能初现亢进

PCOS 发病在青春期月经初潮前后。本症的病理生理

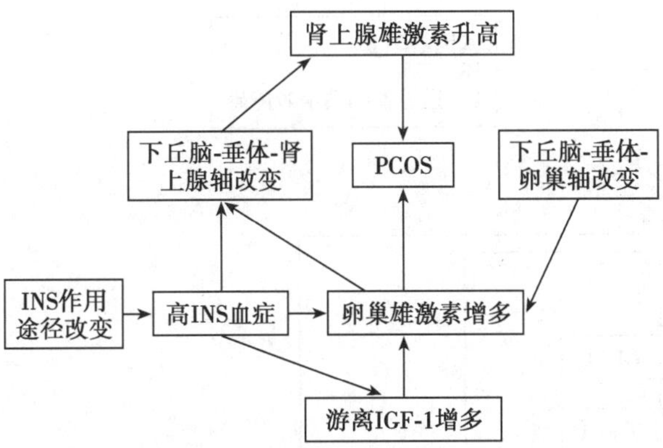

图 7-5-2　PCOS 发病机制假说之间的可能关系

与青春发育的生理变化惊人地相似,因此青春发育与本症的发病机制有一定的联系。

（一）正常青春发育期生理性胰岛素抵抗

儿童在进入青春期后机体对胰岛素的敏感性下降,空腹及葡萄糖刺激后血清胰岛素水平代偿性增加,这一生理变化会从青春期早期一直持续到机体发育到 Tanner V 期,之后其胰岛素敏感性恢复正常。其机制可能与青春期 GH-IGF-1 轴的发育,体脂分布改变、BMI 增加以及性激素的变化有关。目前认为青春发育期 GH 急剧增多是生理性胰岛素抵抗的原因。GH 能抑制外周组织对胰岛素的敏感性,刺激 INS 的分泌。给正常人滴注 GH,可引起循环葡萄糖吸收代谢障碍,并不影响 INS 的合成,空腹 INS 浓度上升。青春期少女生理性胰岛素抵抗可能与青春期身体发育的需要有关。如有某些原因使胰岛素抵抗持续至成年期,就可以发展为 PCOS。

（二）卵巢形态的改变

正常青春期少女超声下常可见到卵巢内有小卵泡,但数目不如 PCOS 多,并无间质回声增强及体积增大。随着日后出现排卵,小卵泡会日渐减少,此种情况不能称为 PCOS。但如日后卵泡数目增多,间质体积增大,可发展为 PCOS。

（三）GnRH/LH 脉冲分泌

青春期 GnRH/LH 脉冲分泌逐渐出现,LH 对 GnRH 反应增强,LH/FSH 比值由<1 转变为>1。患 PCOS 的青少年中这些变化较正常青春期亢进。

（四）肾上腺功能初现

肾上腺功能初现(adrenarche)发生在第二性征出现之前,是由于肾上腺细胞色素 P450C 17α 酶,尤其是 17,20-碳链酶活性增高,使肾上腺产生的雄激素增多而引起。对肾上腺功能初现的机制尚不明白。目前认为是肾上腺内源性和外源性内分泌信号共同作用,刺激肾上腺雄激素的分泌。

肾上腺功能初现亢进引起高雄激素症的儿童,青春期后发生 PCOS 的风险增高。过量的肾上腺源性雄激素可以使性腺外雌酮的转化增加,导致 HPO 轴功能紊乱,LH 及 FSH 释放节律及幅度异常,继而引起卵巢源性雄激素生成增加。高雄激素血症可以导致卵巢被膜纤维化增厚、抑制卵巢的发育,最终表现为卵巢多囊样改变及慢性

无排卵。

（陈子江）

二、下丘脑 GnRH 脉冲发生器异常

PCOS GnRH-LH 脉冲分泌过频是否为 PCOS 发生的原因,是下丘脑内在的异常,还是性激素改变所致,尚不清楚。Soules 等给 GnRH 缺乏的妇女,每半小时注射 GnRH 一次,引起血 LH 水平、LH/FSH 比值升高,卵泡数增加。Yen 则以每小时一次 GnRH 脉冲注射,也引起多卵泡发育,与 PCOS 患者表现相同;而 FSH 水平比正常早卵泡期妇女约低 30%。以孕激素治疗减慢内源性 GnRH 脉冲频率,可纠正 GnRH 异常分泌,促使优势卵泡发育。

研究显示 GnRH 神经元细胞株有 IGFs、胰岛素、雌激素的受体,下丘脑 GnRH 脉冲发生器接受它们的调节。激活 IGF-1 受体促进 GnRH 基因的表达。雄性化的雌性大鼠弓状核星形细胞 IGF-1 免疫反应密度高于正常。去势雌性大鼠给予雌激素后弓状核胶质细胞 IGF-1 免疫反应增加。青春发育期女孩血 IGF-1、胰岛素、雌激素水平都增高,因此,可能引起 GnRH 脉冲发生器异常。Berga 认为 GnRH-LH 脉冲分泌亢进是 PCOS 的关键特点,若无 GnRH-LH 脉冲分泌,PCOS 不会发生或维持。

三、卵巢外 Gn 的促进物质

PCOS 的发生不仅由于下丘脑垂体卵巢轴、卵巢内自分泌/旁分泌调节异常,还由于卵巢外因素的协同作用。前面已介绍非肥胖 PCOS 患者存在 GH/IGF-1 分泌亢进。GH/IGF-1 与 LH 协同,可放大促 TC 雄激素的生成。不仅如此,非肥胖 PCOS 患者存在 β₂-肾上腺受体密度降低,导致儿茶酚胺诱导的脂肪溶解障碍;交感神经活性代偿性增高可引起胰岛素抵抗、高胰岛素及高雄激素。肥胖 PCOS 患者存在高胰岛素血症及低 GH 状态,高胰岛素与 LH 协同作用,增加 TC 雄激素的生成;低 GH 使脂肪溶解受抑制,更加重了肥胖。Poretsky 研究胰岛素、hCG、胰岛素加 hCG 注射对大鼠卵巢形态的作用,发现单用胰岛素后,虽然胰岛素水平升高,卵巢无改变;单用 hCG 则卵巢稍增大,有小囊肿形成;用胰岛素加 hCG 后引起了 PCO 及无排卵。Anttila 发现只有 LH 高的 PCOS 患者 OGTT 后在胰岛素增高的同时,雄激素水平也升高。以上提示高 INS 与高 LH 是两个独立的原发因素,协同作用与 PCOS 的发病有关。PCOS 双重缺陷的发病学说见图 7-5-3。

四、遗传因素的作用

PCOS 是一种复杂的异质性疾病,其发病可能是遗传因素和环境因素相互作用所致。有报道 PCOS 患者中有 X 染色体长臂缺失、染色体数目异常、结构异常及嵌合体等。PCOS 有家族群聚现象,家系分析得出常染色体显性和 X 连锁显性等不同遗传方式的结论。高雄激素血症和(或)高胰岛素血症可能是 PCOS 家族成员患病的遗传表型。实验研究也表明:PCOS 卵巢和肾上腺细胞色素 P450C 17α 酶活性亢进、胰岛素受体后信号转导途径异常及下丘脑 GnRH/LH 脉冲发生器对外周雌孕激素负反馈敏感性下降

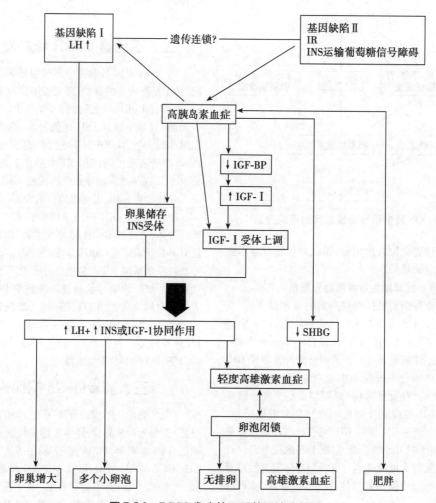

图7-5-3　PCOS发病的双重基因缺陷假说

等均可存在遗传背景。PCOS者空腹 INS 水平、A$_2$ 水平及体质指数（BMI）均明显地受遗传因素影响。结论是 PCOS 并非单一常染色体缺陷的结果。

环境因素与 PCOS 发病也有关，有研究认为宫内激素环境影响成年后个体的内分泌状态，孕期暴露于高雄激素环境的雌性大鼠，成年后会发生不排卵和多囊卵巢。肥胖、多毛的 PCOS 妇女卵巢雄激素分泌过高与出生时过重和母亲肥胖有关。青春期有贪食等饮食障碍的女性常发生 PCOS。临床上患 PCOS 的单卵双胎的姐妹并非都患病，Gahanfar 等在其国家双胎登记处抽出 19 对单卵双胎及 15 对双卵双胎，经过 B 超、临床及生化等指标检出符合 PCOS 的患者，其中 5 对单卵双胎，6 对双卵双胎的双胎婴儿只有 1 例检出 PCOS，也提示有非遗传因素的作用。迄今为止尚未发现特异的 PCOS 基因，但 PCOS 相关基因已见报道，因而 PCOS 更像多个基因作用的结果，同时可能存在环境因素，尤其是宫内因素和营养因素的作用。PCOS 的发病由几个关键基因和环境致病因子共同触发或维持。

（一）PCOS 的遗传方式研究

数十年前就认识到 PCOS 有家族群聚现象，但由于疾病表型多样，诊断标准不一致，因而临床遗传学研究进展不大。近年随着检测和研究方法的改进，对 PCOS 的遗传模

型、外显率和患病率才有了一定了解。

PCOS 的各项临床表现，如月经不规律、多毛、高雄激素血症、多囊卵巢（PCO）等，几乎都不是特有的，在不同人群中各有不同的发生率。不同的研究中心 PCOS 诊断标准可能不同。此外家系对照研究显示即使在同一个 PCOS 家系中，其女性一级患病亲属的表现也有差异。Franks 以超声 PCO 和高雄激素血症或无排卵作为先证者的遗传表型；Urbanek 以月经稀发/闭经和高雄激素血症确定先证者。在男性多以早秃作为遗传表型。不管采用何种标准，多数 PCOS 家系分析研究都认为 PCOS 确有遗传性，遗传方式呈常染色体显性遗传方式。

Lunde 等用问卷方式收集了 132 例 PCOS 患者和 71 例对照妇女的男性一级亲属早秃发生的情况，其中 PCOS 组 19.7% 是早秃，而对照组为 6.5%，差异显著。Reis KS 等发现与年龄、腰围及 BMI 匹配的对照相比，PCOS 患者的一级男性亲属血脂异常及胰岛素抵抗更严重，SHBG 水平更低，临床高雄激素表现也更明显。Sir-Petermann T 等对 99 例 PCOS 患者的女儿及 84 例对照的内分泌及代谢特点进行分析，发现 PCOS 患者的女性子代青春期开始时高雄激素血症的发生率及卵巢体积大于对照组，而且这种内分泌异常可一直持续到青春期后期。在 Sam S 等的研究中，215 例

PCOS 患者的母亲有 31% 存在月经失调,其雄激素水平也显著高于月经周期正常的受试者。PCOS 患者母亲血清总胆固醇及低密度脂蛋白胆固醇也显著高于一般人群。另一项对 PCOS 患者姐妹的研究也发现患者姐妹的血清睾酮及 DHEAS 水平高于对照组,其中有 18.2% 也可诊断为 PCOS。Yildiz BO 等报道在 52 例 PCOS 患者的 102 例一级亲属中母亲及父亲糖尿病的发生率分别为 16% 和 27%。患者的同胞虽然未患糖尿病,但有 5% 的患者姐妹存在 IGT。对糖耐量正常的一级亲属进行分析发现其空腹胰岛素水平及 HOMA-IR 显著高于对照组。

这些结果提示 PCOS 家系中,特征性的内分泌及代谢异常存在家族群聚现象,可能是一种遗传特性。高胰岛素血症和葡萄糖耐量受损是家系成员 PCOS 倾向的潜在代谢特征。

北京大学第三医院毛文伟对 139 例 PCOS 患者的家系进行了遗传方式研究。采用家系先证者截断确认的方法,收集 PCOS 患者一级亲属女性月经不规律和男性早秃的发生情况。通过简单分离分析得出单基因作用结果(表 7-5-3)。

表 7-5-3　139 例 PCOS 患者一级亲属的发病情况(%)

表型	父亲	母亲	兄弟	姐妹	合计
女性月经不规律	——	37.4 (52/139)		33.1 (43/130)	35.3 (95/269)
男性早秃	19.4 (27/139)	——	6.5 (9/138)	——	13.0 (36/277)

综合分离分析,PCOS 群体发病率选定为 6%,共进行了 13 个模型的拟合,其中 5 个拟合成功(表 7-5-4),AIC 值最小为 623.8617,该模型拟合最优,表明数据符合共显性完全外显有散发模型。

表 7-5-4　综合分离分析遗传模型拟合的参数估计

d	t	z	q	−lnL+c	AIC
1*	0.4354	0*	0.071	315.1457	631.2913
0.5*	1*	0*	0.060	318.0860	636.1720
0.5*	1*	0.0135	0.046	311.4309	623.8617
0.5*	0.7860	0*	0.076	313.8292	628.6583
0.5*	1.0000	0.0135	0.046	311.4309	624.8617

d:显性效应;t:外显率;z:散发病例频率;q:致病基因频率;−lnL+c:最大似然函数;AIC:信息判别准则;*:指定值

本研究结果表明 PCOS 呈常染色体共显性完全外显遗传,与以往研究结果相似,都是显性遗传,只是遗传基因为共显性。在遗传上共显性表示染色体同一基因座位上的每个等位基因都能在个体表现相应性状;而当隐性基因与显性基因共存时,隐性性状就被显性性状掩盖,因此隐性基因只有纯合时才能表现明显症状。从进化衍变的角度看,人类染色体同一基因座位上的等位基因可以远不止 2 种。因此如果 PCOS 的致病基因座位存在多个共显性的等位基因,是能够解释其临床表现多样性的,但尚需分子生物学方面的证据。

综合分离分析的优点是能估计致病基因的频率。在本研究中,纯合致病基因 GG 的频率为 0.046,根据 Hardy-Weinberg 基因平衡定律,杂合子频率为 0.337。如前所述,致病基因 G 可以代表多个等位基因,这些等位基因的致病作用大小可能不同,因此从理论上推断有约 5% ～38% 的人可表现相应症状,但程度和范围可以不同。实际中,若算进 PCOS 每个相关症状如多囊卵巢、月经不规律、痤疮、多毛、早秃、高雄激素血症、胰岛素抵抗以及笔者最近报道的高血压等在人群中的发生率,可以达到如此高的患病率。这种频率的理论值和实际值吻合也提示 PCOS 患者体内可能存在一种特殊的遗传机制。

家系中高雄激素血症和高胰岛素血症都可能是源于单基因或主基因作用。尽管如此,女性月经不规律在 PCOS 家系中发生率约 40%,男性早秃约 20%,低于 50% 的显性性状分离比,因而家系中尚有不少患者,尤其男性患者未能被诊断。由于家系患者难以全部被选定,家系致病基因连锁分析不能有效进行。

(二)PCOS 的候选基因研究

1. **雄激素合成和代谢相关基因**　PCOS 是由甾体类激素的生成及调节异常引起,其中与雄激素合成和代谢异常有关的基因改变是目前研究的热点。

(1)胆固醇侧链裂解酶基因(CYP11a):研究发现编码 P450 侧链裂解酶的 CYP11a 基因异常是形成高雄激素血症的重要易感位点。对中国汉族人群的一项研究证实(290 例 PCOS vs. 334 例对照),CYP11a 基因 rs4077582、rs11632698、rs4887139 和 rs1843090 位点多态性与 PCOS 易感性相关,但与雄激素水平并不相关。

(2)17-羟化酶/17,20-裂解酶基因(CYP17a 基因):17-羟化酶和 17,20-裂解酶是卵巢及肾上腺雄激素合成过程中的限速酶,CYP17 基因编码的类固醇合成酶失调节可能是 PCOS 高雄激素血症的原因。在对印度人的一项研究发现(100 例 PCOS 患者,100 例对照),CYP17-34 A>C 多态性与 PCOS 患者的雄激素水平相关。

(3)芳香化酶基因(CYP19):CYP19 基因是编码芳香化酶(P450arom)的基因,后者是催化雄激素向雌激素转化的限速酶,与 PCOS 高雄激素血症有关。Hao 等发现 CYP19 基因四核苷酸(TTTA)n 多态与中国汉族人 PCOS 发病相关。

(4)羟类固醇脱氢酶(HSD)基因:HSD 是孕酮生物合成的关键酶,该酶基因表达水平的下降,将导致体外卵巢黄体颗粒细胞合成孕酮能力下降。有研究证实 17-βHSD5 基因和 3βHSD2 基因的过高表达与 PCOS 发病有关。

(5)雄激素受体(AR)基因:AR 基因位于 Xq12～13,其 1 外显子的氨基端包含一个重复序列,核心为(CAG)n,具有多态性。它编码多聚谷胺酰系统。对 114 例韩国 PCOS 患者的研究,提示雄激素受体基因 CAG 重复序列多态性也许与 PCOS 患者的血清游离睾酮浓度相关,相对较长的 CAG 序列重复伴有较高的雄激素浓度。比利时的一项研究发现,雄激素受体基因的 CAG 重复序列不仅与

PCOS 患者的雄激素水平相关,还与 LH 水平及 LH/FSH 相关。

(6) 性激素结合球蛋白(SHBG)基因:SHBG 的功能主要是调节游离与结合性激素浓度。对 123 例斯洛文尼亚 PCOS患者的研究证实,SHBG 基因的(TAAAA)n 多态可能是血清 SHBG 水平的重要的预测因素。血清 SHBG 减低提示游离雄激素升高,因此它也是高雄激素血症的预测因素。

2. 胰岛素分泌及效应相关基因

(1) 胰岛素基因:胰岛素基因位于 11 号染色体 p15.5 区,其 5′端有可变数串联重复(VNTR)的微卫星。在这个位点上,有三种类型的重复分配:Ⅰ型(平均 40 拷贝)、Ⅱ型(平均 80 拷贝)和Ⅲ型等位基因(平均 157 拷贝)。家系研究发现Ⅱ型等位基因与 PCOS 相关;Ⅲ型等位基因 PCOS 患者血清胰岛素水平较高。

(2) 胰岛素受体(INSR)基因:最近的研究认为胰岛素受体(INSR)基因的缺陷将导致严重胰岛素抵抗,并伴有 PCOS样症状。美国国立不育研究合作项目(National Cooperative Program in Infertility Research)用易感同胞配对分析和传递-不平衡检验(TDT)进行候选基因和 PCOS 的相关和连锁研究,指出 INSR 基因的 1MB 着丝粒区域 D19S884 位点,定位于 19 号染色体的 13.3 区端粒 1cm 处,与 PCOS 有相关性。Hanzu FA 等的研究也发现 INSR 基因多态性与 PCOS患者黑棘皮病及胰岛素抵抗有关。

(3) 脂联素基因:脂联素是由脂肪细胞分泌的多肽,在调节糖脂代谢过程中发挥重要作用。张宁等对 120 例中国汉族 PCOS 患者进行分析,发现 ADIPOQ 基因+45G15G(T/G)和+276(G/T)与 PCOS 发病相关。

3. 其他基因 研究表明 GnRH 受体基因、LH 基因、卵泡抑素(follistatin)基因、多巴胺 D_3 受体基因、肿瘤坏死因子(TNF)基因、生长分化因子基因、瘦素基因与瘦素受体基因与 PCOS 的发病均无相关性。$β_3$-肾上腺素受体基因突变的功能性意义仍不清楚。糖皮质激素受体基因突变在健康妇女和 PCOS 患者中都很少见,故不是 PCOS 的主要遗传学病因。

4. 全基因组关联研究 全基因组关联研究(genome-wide association studies,GWAS)就是对全基因组范围内的常见遗传变异(单核苷酸多态和拷贝数变异)进行基因分型,并通过每个变异的病例对照研究来确定其与疾病间的关联性,以期找到复杂性疾病的致病基因或位点。

山东大学附属省立医院通过 GWAS 对中国汉族 PCOS 的易感基因进行了定位,发现有意义的位点位于 2p16.3,2p21 和 9q33.3 区域。2p16.3 区域内主要包括 GTF2A1L、LHCGR 和 FSHR 三个基因。GTF2A1L 在生殖细胞特异性表达,对睾丸发育意义重大,其表达异常可以导致不孕;LHCGR 主要在晚卵泡颗粒细胞中表达,编码 LH 和 hCG 受体基因,对诱导排卵有重要作用。该基因突变女性可表现为高雄激素血症,但是 GWAS 数据发现 rs13405728 不同基因型的 PCOS 患者间,BMI、雄激素水平和 HOMA-IR 并无差异。但 LHCGR 可影响 FSHR 基因的表达。2p21 区域包括 3 个已知基因:ZFP36L2、LOC100129726 和 THADA。欧洲人 GWAS 发现 THADA 与 2 型糖尿病相关,但中国人群 GWAS

资料显示携带 THADA 突变基因的 PCOS 患者 IR 程度并没有更严重,对于其与 PCOS 的相关性还有待进一步研究。9q33.3 区域筛查出 6 个 SNP 位点,其中 rs1081885 和 rs2479106 都位于 DENND1A 基因内。DENND1A 在正常细胞和肿瘤细胞表达不一,主要参与内质网氨基肽酶的调节。

(陈子江 石玉华)

第五节 近期及远期合并症

一、妊娠合并症

(一) 自然流产率增高

PCOS 是慢性无排卵,需要通过促排卵后生育。妊娠后比非 PCOS 患者自然流产率增高。Rai 等对 2199 例习惯性流产妇女做回顾性调查发现,PCOS 患者约占 40.7%。李予等对常规促排卵未孕的 PCOS 患者进行 IVF-ET 117 个周期,与非 PCOS 不育患者 IVF-ET 对比,两组采用相同超排卵方案,结果 PCOS 组与对照组的妊娠率相似,各为 56.6% 及 54.5%。而 PCOS 组早期妊娠丢失率为 21.4%,显著高于对照组的 11.2%。

许多学者研究其自然流产率增加的原因与治疗措施,现分述如下。

1. 流产率增高与高 LH 动物实验中证明卵泡期高 LH 引起卵泡过早黄素化,卵细胞早熟,排卵时已老化,种植率减低,自然流产率增高。高 LH 血症与 PCOS 妊娠患者流产的关系尚不明确。有文献报道 PCOS 患者高浓度的 LH 可能导致卵细胞第二次减数分裂过早完成,进而影响了卵泡细胞和胚胎质量导致早期流产。然而,有大样本的前瞻性研究表明,PCOS 患者的基础 LH 值与其后妊娠结局无关。还有研究表明即使长方案调节抑制了内源性 LH 分泌,PCOS 不孕患者的早期自然流产率仍比非 PCOS 不孕患者高,推测可能仍有其他因素影响胚胎的继续发育潜能。

2. 流产率增高与高胰岛素 高胰岛素、高雄激素引起 IGF-1 增高,IGF-BP-1 下降,IGF-1 受体表达下降。IGF-1 受体下降使胰岛素刺激的葡萄糖摄取减少,这使囊胚中胰岛素调节的唯一葡萄糖转运物 GLUT8 通道受阻,葡萄糖摄取下降,使基于 BAX 的凋亡增加,表现为胚胎吸收和先天畸形增加,从而引起流产。耿英桥对除外明显原因的习惯性流产患者,测定其体内胰岛素水平,存在胰岛素抵抗的给予二甲双胍治疗,观察其妊娠后的流产率。结果存在胰岛素抵抗的患者,经过胰岛素增敏剂二甲双胍治疗后流产率有明显下降,差异有统计学意义(P<0.01),证明多囊卵巢综合征(PCOS)患者与普通人群中的习惯性流产患者均存在胰岛素抵抗,治疗胰岛素抵抗可能有助于减少自然流产率,提高妊娠成功率。

3. 流产率增高与高雄激素 目前 PCOS 高流产率与高雄激素血症的关系尚不明确。有研究认为雄激素偏高引起流产的机制可能为子宫内膜上存在 LH 受体和雄激素受体,雄激素作为雌激素的拮抗剂,增高的雄激素可与子宫内膜上自身的受体结合,还和雌激素受体结合,影响子宫内膜增生及黄体期子宫内膜的分泌,从而影响胚胎着床而流产。

但也有大样本回顾性研究表明,PCOS 妊娠患者早期流产与孕前高雄激素水平无关,用雄激素水平预测其妊娠结局没有价值。

4. 自然流产与高 PAI-1 活性　纤溶酶原活化抑制因子1(PAI-1)是一个蛋白水解酶,是纤溶酶原活化系统的主要调节者,对血块溶解很重要。颗粒细胞和卵泡液均已发现 PAI-1 表达。纤溶酶使胶原酶原变为胶原酶,使卵泡壁基底膜溶解而排卵。PAI-1 活性与空腹胰岛素成正相关。PCOS 患者中高胰岛素引起 PAI-1 增加与不排卵有关。PCOS 部分患者有 PAI-1 升高,血块溶解时间延长。高 PAI-1 活性还可引起胎盘栓塞、功能不足而流产。Gris 报道 500 例反复流产妇女由于 PAI-1 活性高,引起早期流产及滋养细胞发育受限。肥胖 PCOS 患者体重下降后,PAI-1 下降,恢复排卵和成功的妊娠。二甲双胍可使 PAI-1 活性下降,从而流产率也下降。Glueck 等报道 22 例 PCOS 中,11 例 PAI-1 活性升高,用二甲双胍后明显下降,流产率也减低。其他原因如蛋白 S、蛋白 C、Leiden V 因子在 PCOS 中均未见升高,不影响自然流产率。

(二) 妊娠糖尿病发生率增加

PCOS 患者有肥胖、高胰岛素血症、胰岛素抵抗、高脂血症,均可为妊娠糖尿病(GDM)的高危因素。胰岛素抵抗是一种正常妊娠及青春发育期的生理现象,在一些有遗传倾向的个体中表现更重。GDM 和 PCOS 随着年龄的增长,均与非胰岛素依赖的糖尿病发病有关。王蕴慧等报道 PCOS 发生妊娠期糖耐量异常的比率为 49.31%,显著高于对照组 8.22%。Anttila 等对 31 例妊娠糖尿病患者及 31 例正常妊娠妇女于产后停止喂奶后,B 超检测 PCO 征发生率,妊娠糖尿病组 45%,对照组 6.7%(P<0.001)。前组多毛占 8/31 例,月经不规则 7/31 例,对照组各为 0 和 1 例。GDM 组中有 PCO 者年龄(30.4±3.5)岁,非 PCO 组(34.1±5.2)岁。PCO 组有 9 例月经不正常、7 例多毛、2 例无排卵不孕。孕前两组 BMI 相似,PCO 组孕期体重增加(14±6.1)kg,非 PCO 组(11.2±5.7)kg。PCO 组有 6 例(46%)新生儿有低血糖,其中 5 例需要进入监护室。妊娠糖尿病组中的新生儿发病率增加,孕期更需要应用胰岛素防止巨大儿和新生儿发病率。

Glueck 等前瞻性应用二甲双胍(2.5g/d)在整个妊娠过程中治疗 PCOS 有高胰岛素血症者共 33 例,只 1 例(3%)发生妊娠糖尿病。他又回顾性对照妊期未用二甲双胍的 39 例共 72 次妊娠,妊娠糖尿病 22 例(31%)。该作者认为妊娠期应用二甲双胍,可减少 GDM 10 倍。并无一例畸胎。

(三) 妊娠高血压

PCOS 患者妊娠高血压(PIH)的患病率是否增高,文献报道不一致。王蕴慧等报道 PCOS 发生妊娠期高血压的发生率为 9.91%,显著高于对照组 2.04%。但 Mikola 报道 PCOS 患者 PIH 并未增加,PCOS 为 26%,无 PCOS 者为 25%。但病例数少,缺乏前瞻性大样本报道。也可能轻症 PCOS 者发生 PIH 者少,妊娠过程短暂,年轻患者无明显表现。PIH 患者亦有内皮细胞功能的受损,NO 的减少和血管扩张的受影响。因此,PCOS 患者易于发生 PIH。

目前尚未见采用胰岛素增敏剂预防及治疗 PIH 的报道。是否应在早孕时行二甲双胍治疗胰岛素抵抗患者值得探讨。妊娠期严格进行产前检查,早期发现及治疗 PIH。对有糖尿病的 PCOS 患者,单用二甲双胍 PIH 患病率高 32%,而磺脲类及胰岛素治疗各为 7% 及 10%,故考虑到对母胎影响建议用胰岛素治疗。

二、代谢异常

代谢综合征(metabolic syndrome,MetS)以一系列代谢异常为特征,包括糖尿病和(或)升高的空腹血糖、腹型肥胖、血脂异常和血压升高,使得这样的个体心血管疾病的风险增加。PCOS 除了影响育龄女性的生殖功能外,还常常引起一系列代谢紊乱,如血脂异常和血压升高、高胰岛素血症、胰岛素抵抗、糖耐量异常、糖尿病前期和(或)糖尿病。因此,PCOS 患者已成为代谢综合征(metabolic syndrome,MetS)的高危人群。由于 MetS 具有高度异质性,表现多样化。目前 MetS 的诊断标准并不统一。迄今为止存在多个 MetS 的诊断标准,包括 1998 年 WHO 糖尿病定义咨询组的 MetS 定义,1999 年欧洲胰岛素抵抗研究组的 MetS 定义,2001 年美国国家胆固醇教育计划成人治疗专家组 NCEP-ATP III,2004 年我国中华医学会糖尿病学会根据中国人 MetS 的研究提出的 MetS 诊断标准(CDS 标准),以及 2005 年国际糖尿病联盟(International Diabetes Foundation,IDF)综合世界六大洲糖尿病学、心血管病学、血脂学、公共卫生学、流行病学等多学科专家的意见,颁布了国际学术界第一个 MetS 的定义。

中华医学会妇产科分会内分泌学组关于 PCOS 的诊治共识中建议使用国际糖尿病联盟(IDF)2005 年提出的标准诊断 MetS。

(一) 脂代谢异常

PCOS 患者血脂代谢的异常发生率高于体重匹配的对照组,主要表现为高甘油三酯血症和高密度脂蛋白降低。PCOS 的血脂代谢异常是多因素的,胰岛素抵抗(insulin resistance,IR)可能占主导地位,并通过刺激脂质生成和改变脂蛋白酶和肝酶表达而起作用。

(二) 胰岛素抵抗和糖代谢异常

胰岛素抵抗在 PCOS 患者中发生率 50% ~ 80%,尤其在超重的妇女中发生率达 95%。PCOS 患者胰岛素代谢紊乱主要表现在胰岛素分泌减少,肝脏摄入减少,肝糖原合成减低和胰岛素受体信号受损。造成胰岛素抵抗的原因是多因素遗传和环境因素造成的。部分体型较瘦的 PCOS 患者比匹配体重的对照组更容易存在胰岛素分泌和作用的异常。

研究报道,白种人 PCOS 患者糖耐量异常和 2 型糖尿病发生率分别为 31.3% 和 7.5%,中国南方人群 PCOS 患者 IGT 和 DM 的发生率 20.5% 和 1.9%,均高于同年龄同体重的对照组妇女(IGT 14%,DM 0%)。

IGT 是 DM 预测因子和心血管疾病(CVD)的早期致病因素,通常在青春期 PCOS 患者中已经出现,并很快从糖耐量异常发展为糖尿病。澳洲一项关于糖尿病、肥胖和生活方式的研究表明,每年澳洲有大约 2.9% 年轻女孩从糖耐量异常发展为糖尿病。另外一项研究也提示在长达 6 年的观察中,PCOS 患者病程进展很快,每年有 8.7% 糖耐量异常患者进展为糖尿病。一项系统回顾分析了 35 篇关于

PCOS 的报道,发现 PCOS 患者发生糖耐量受损和糖尿病的风险分别是对照组的 2.5 倍和 4 倍。但目前,关于 PCOS 患者糖耐量异常、糖尿病和心血管疾病自然过程的报道不多,仍需要进一步研究。国际糖尿病联盟(International Diabetes Federation,IDF)提出 PCOS 作为与 2 型糖尿病相关的显著危险因素。

此外,许多研究提示 PCOS 患者的一级亲属发生代谢异常的风险较高,因此建议在这部分人群中也筛查代谢指标。

(三)心血管疾病

除外胰岛素抵抗、代谢综合征、IGT 和 DM,PCOS 患者也存在心血管疾病(cardiovascular disease,CVD)的危险因素(炎症、氧化应激和纤溶受损)。同时,早期临床和亚临床动脉粥样硬化指标也在 PCOS 患者中发现(内皮功能受损、动脉瓣功能受损、冠脉血管钙化等),并且随着体重增加而加重。许多追踪研究报道,65% 以上的心血管疾病的死亡发生在糖耐量受损的个体,而 IGT 和 DM 又常见于 PCOS 患者,因此推测 PCOS 患者存在 CVD 的风险。最近一项关于绝经后妇女的研究表明,在绝经前存在 PCOS 的患者,心血管疾病发生的风险也增高,提示 PCOS 患者存在 CVD 风险的持续性。

由于肥胖的 PCOS 妇女发生糖尿病,卒中或心血管疾病的风险高,2007 年美国心脏协会建议 PCOS 相关的 CVD 风险分类如下:

风险因素(risk)——PCOS 妇女合并以下任何一条:

1. 肥胖(特别是腹型肥胖)。
2. 吸烟。
3. 高血压。
4. 高脂血症(LDL 升高,HDL 下降)。
5. 亚临床型心血管疾病。

高风险因素(high risk)——PCOS 妇女合并以下任何一条:

1. 代谢综合征。
2. 2 型糖尿病。
3. 心血管或肾脏疾病。

2007 年美国心脏协会建议:

1. 每次门诊都测量腰围和 BMI。
2. 进行脂质代谢的全面评估(包括总胆固醇、LDL-C、HDL-C 和甘油三酯),如果脂质代谢正常,建议每两年重新测定或体重改变时测定)。
3. 建议 BMI 大于 $30kg/m^2$ 的患者常规进行 75g 葡萄糖耐量试验,或瘦体型的但年龄大于 40 岁,曾经有妊娠期糖尿病或糖尿病家族史的妇女也进行 OGTT。

(四)精神心理影响

许多研究着重于 PCOS 生理和生物学方面,只有少数报道了 PCOS 患者由于肥胖或多毛,更容易出现压抑(26% ~40%)、焦虑(11.6%)、自信心下降和性心理异常的现象。其他关于 PCOS 精神社会因素研究包括情绪的困扰、自卑感和对积极生活的动力不足,这些精神因素都需要进一步探讨,并应作为 PCOS 评估和治疗的重要部分。

(五)肿瘤

本症长期闭经、无排卵、E_1 与 E_1/E_2 比值升高,无孕激素对抗,使子宫内膜增生、子宫内膜癌的危险性增加。本症与乳癌的关系尚未确定,但个别研究发现绝经前或绝经后乳癌患者血雄激素升高。也有报道高胰岛素、胰岛素抵抗增加乳癌的发生。然而,另一项大规模的病例对照研究,发现有 PCO 者乳癌发病率降低,提示有一定的保护作用。但良性乳腺增生似有增加。D Amelio 等报道正常卵巢者 6.8% 有乳腺增生,PCO 及 PCOS 者分别有 58.9%、91% 有乳腺增生。

(杨冬梓 陈晓莉 李琳 倪仁敏)

第六节 诊断与鉴别诊断

一、诊 断

(一)PCOS 诊断标准

本综合征的诊断需要排除其他原因引起的高雄激素症(如先天性肾上腺皮质增生、分泌雄激素肿瘤、库欣综合征等),这一点早已得到公认。但由于本综合征的高度异质性,其诊断的标准一向存在着分歧。

1990 年美国国立卫生院儿童卫生与人类发展(Child Health & Human Development)会议曾认为 PCOS 诊断的标准是临床和(或)生化的高雄激素症和持续无排卵。1986 年以来 B 超声检查应用于卵巢形态观察的价值已得到肯定,我国临床上多年来实际应用的诊断标准为:临床症状、生化参数、B 超 PCOS 征三项中具备两项。

2003 年美国与欧洲生殖协会的专家们在荷兰鹿特丹举行了研讨会,认为 PCOS 的内涵较 1990 年诊断标准规定更为广泛,因此订立了新的诊断标准为:①稀发排卵或无排卵;②临床和(或)生化的高雄激素症;③多囊卵巢。此三项中具备两项,并排除其他原因引起的高雄激素症。

1. 稀发排卵或无排卵 标准中强调的是排卵异常,而不是月经异常,其原因是认识到规律的无排卵月经可以是 PCOS 的表现。因此临床实践中应重视通过必要的检查或观察,找到患者无排卵或稀发排卵的证据。

2. 高雄激素症 临床高雄激素症的表现常见的为多毛、痤疮。男性化特征及秃发极为罕见。人类各种族之间多毛的程度有很大的差异,我国妇女多毛程度轻于西方妇女。高雄激素症的生化参数:总睾酮(T)是最常用的指标。但需注意的是直接测量总睾酮有较大的变异性,而且体内真正发挥雄激素作用的是未与 SHBG 结合的游离睾酮。有报道 PCOS 患者中总睾酮升高占 50%。游离睾酮升高或雄烯二酮升高各为 50% ~60%。硫酸脱氢表雄酮(DHEAS)升高占 40% ~50%。血雄激素水平结果受到测定方法、近期是否用药的影响。

3. B 超 PCO 征 表现为每侧卵巢可见直径 2 ~9mm 卵泡 ≥12 个,和(或)卵巢体积 ≥10ml。用此标准诊断 PCOS,灵敏度为 82.4%,特异性 100%。鹿特丹的共识认为可不必将间质面积和回声增加、卵泡的分布情况列入 PCO 的诊断标准中。PCO 征可仅在一侧卵巢出现。B 超 PCO 只是一种体征,若不伴有排卵异常或高雄激素症,则不是 PCOS。正常妇女中 23% 有 PCO,但其中可能包括部分月经不正常的妇女。服避孕药的妇女中 14% B 超有 PCO 征。

2006 年美国雄激素协会对已发表文章进行回顾性分析及汇总,提出新的诊断标准,把高雄激素特征作为诊断的必要条件,强调了高雄激素的诊断意义,而卵巢功能障碍及卵巢形态学改变只满足其一并排除其他引起高雄激素的疾病即可诊断。但雄激素过量这一特点在东亚人种中并不明显,其发生率和程度均低于欧美人种。

2011 年 7 月,"中国 PCOS 诊断标准"正式由卫生计生委发布,该标准是由山东大学附属省立医院陈子江教授牵头,中华医学会妇产科分会妇科内分泌学组为主承担了卫生计生委标准制定任务,在专家共识的基础上形成中国 PCOS 诊断标准。中国 PCOS 的诊断标准分为:

1. 疑似 PCOS　月经稀发或闭经或不规则子宫出血是诊断必须条件。另外,再符合下列 2 条中的 1 条,即可诊断为疑似 PCOS:①高雄激素的临床表现或高雄激素血症;②超声表现为 PCO。

2. 确定诊断　具备上述疑似 PCOS 诊断条件后还必须逐一排除其他可能引起高雄激素的疾病和引起排卵异常的疾病才能确定诊断。

该标准将"月经异常"作为 PCOS 的诊断必备条件,伴"高雄激素"和"PCO"任意一种表现可诊断为"疑似 PCOS",确诊应在排除其他已知疾病后做出。较之国际上其他标准,本标准的特点是把月经异常这一临床表现作为诊断必备条件,把月经规律者不再划为 PCOS 患者,为将来 PCOS 临床规范化诊治迈出了重要的一步。本标准是强制性卫生行业标准,但不是一成不变,随着临床应用中不断积累经验可以定期修改或更新,这一标准的应用可以带动我国妇科内分泌疾病的规范化诊断,有里程碑样作用。

(二)血 LH 水平、LH/FSH 比值的意义

血 LH 水平、LH/FSH 比值增高曾经作为 PCOS 诊断的一个必要的生化指标,在 PCOS 患者中约占 60%。Yen 提出应该间隔 30 分钟,取血 2 次测定 LH 水平,取其均值,其意义与 4 小时均值相仿。但近年来认识到肥胖对 LH 脉冲幅度有负面影响,稀发排卵、用 GnRHa 降调后 LH 水平也可不高。鹿特丹会议认为血 LH 水平、LH/FSH 比值增高不再是 PCOS 诊断的必要条件,但对瘦型 PCOS 患者是一个有用的次要诊断参数。

(三)胰岛素抵抗

PCOS 诊断及选择治疗对策时最好确认有无胰岛素抵抗。确定胰岛素抵抗的金标准是高胰岛素正常血糖钳夹试验,但不能应用于日常临床工作中。多种简易的胰岛素抵抗指数与高胰岛素正常血糖钳夹试验有较好的相关性,但要求对正常人群进行大样本的测试,才能确定诊断胰岛素抵抗的临界值。目前空腹胰岛素测定可作为常规检查项目,尤其是 LH 正常、肥胖、WHR>0.85、有黑棘皮病的患者。如仍阴性,应做 75g 口服糖耐量(OGTT)及胰岛素释放试验,以检测胰岛素反应。

对肥胖的 PCOS 患者应筛查有无代谢综合征,非肥胖的 PCOS 患者若有糖尿病的高危因素,也应行代谢综合征的筛查。诊断代谢综合征的标准为以下五个项目中具备三项:腰围>88cm、血压 ≥ 130/85mmHg、血 TG ≥ 150mg/dl、HDL-C<50mg/dl、空腹血糖 110 ~ 126mg/dl 或 OGTT 2 小时血糖 140 ~ 199mg/dl。

二、鉴 别 诊 断

PCOS 应与其他原因引起的持续无排卵,高雄激素及胰岛素抵抗疾病,如下丘脑性闭经、皮质醇增多症、特发性多毛症、雄激素分泌性肿瘤、服用外源性雄激素等相鉴别。

(一)甲状腺功能异常

甲状腺功能异常对雄激素的代谢、外周激素间的转换有影响,并可引起下丘脑-垂体-性腺轴反馈信号不正常而造成持续不排卵。临床上可有月经不规律及闭经,可用灵敏 TSH 筛查。

1. 甲状腺功能亢进　血浆甲状腺激素增高,引起 SHBG 升高。总睾酮、双氢睾酮和 E_2 水平也升高,而其代谢清除率下降。睾酮转化为雄烯二酮,进而转换为雌二醇及雌酮也明显升高。同时 E_2 的 2-羟化酶活性增强,引起非生物活性的代谢产物——儿茶酚、雌激素增高,也因反馈异常引起 FSH 低或正常,而 LH 偏高、PCO 征,与 PCOS 相似。检测灵敏 TSH、FT_3、FT_4,即可鉴别。

2. 甲状腺功能减低　SHBG 水平下降,引起睾酮代谢清除率增高。雄烯二酮转换为睾酮增加。在外周组织中睾酮、雄烯二酮芳香化增加。雌激素代谢为雌三醇增加。雄激素与雌激素代谢改变引起不正常的反馈,导致慢性无排卵及 PCO。血清激素检测甲状腺激素低、TSH 增高时即可诊断。甲状腺素的治疗疗效显著。

(二)高催乳素血症

高催乳素除抑制下丘脑-垂体-卵巢轴,使 FSH、LH 和雌激素减少,导致月经异常及溢乳外,还对卵巢和肾上腺有作用,如抑制卵巢合成孕酮,使黄体提早溶解,肾上腺有 PRL 受体,PRL 可促进肾上腺雄激素分泌,血中 DS 升高,也可有多毛。PCOS 有 10% ~ 30% 血清催乳素轻至中度增高。鉴别点是高催乳素血症有催乳素的升高,FSH、LH、雌激素低水平,有时可检测到垂体腺瘤。PCOS FSH 正常或略低,LH 偏高,雌激素相对较高。

(三)皮质醇增多症(库欣综合征)

皮质醇增多症患者可有垂体 ACTH 瘤或增生伴肾上腺皮质增生、异位 ACTH 瘤(支气管肺癌、胰岛癌)或由肾上腺皮质腺瘤或癌引起。

与 PCOS 鉴别诊断根据以下几点:①皮质醇增多症临床症状及体征独特,如满月脸、乏力、紫纹、高血压及精神异常;PCOS 并无;②皮质醇增多症有血清皮质醇水平增高,并失去昼夜节律,可通过测定上午 8 ~ 10 时、下午 16 ~ 20 时及午夜地塞米松试验进行诊断;③影像学诊断:肾上腺超声、颅脑 CT 扫描或 MRI、核素肾上腺扫描等或可找出占位病变,更可鉴别。

(四)先天性肾上腺皮质增生

是一种常染色体隐性遗传病。皮质醇合成过程中,任何一种所需酶系的完全或不完全性缺乏,都引起皮质醇合成不足。垂体 ACTH 代偿性分泌增多,促使肾上腺皮质增生,致肾上腺皮质合成雄激素及(或)盐皮质激素过多或不足。

先天肾上腺皮质增生的临床类型以 21 羟化酶乏型最常见。引起女性外生殖器畸形，出生时即可发现。迟发性 21 羟化酶缺乏症在青春期后发病者，易与 PCOS 混淆。鉴别方法是血 17α 羟孕酮基础值或 ACTH 刺激后反应值增高。11β 羟化酶缺乏症的轻型：该酶缺乏引起皮质醇和醛固酮合成障碍，ACTH 过度分泌，11-去氧皮质醇、DOC 及肾上腺雄激素升高。成年后发病者表现月经失调、多毛、痤疮及不同程度外生殖器异常。患者有高血压。血雄激素、尤其雄烯二酮增高。用 ACTH 试验后，血浆 DOC 和（或）11-去氧皮质醇升高可以诊断。

（五）间质卵泡膜增生

1943 年 Frankel 首次报道并命名为"卵泡膜增生"，是指镜下病理卵巢间质中出现黄素化泡膜细胞增生，与邻近卵泡无关。1949 年 Gulimer 指出此类患者常伴有男性化症状及体征。1958 年 Morris 因本病与 PCOS 在病理形态上类似，将其并入 PCOS。1987 年 Fox 命名为"间质泡膜增生及间质增生"。近年对其命名及定义已趋统一。即卵巢间质增生而致卵巢增大者称为"间质增生"。间质内有单个或岛状黄素化泡膜细胞膜增生者称为"间质泡膜增生"。若患者伴有不同程度的多种男性化表现，则称为"间质泡膜增殖症（stromal hyperthecosis）"。

PCOS 与此症临床表现、性激素变化相似，且两者均有家族史。其鉴别点如下：①本症雄激素过多程度较 PCOS 严重，雌酮水平也高，伴发子宫内膜腺癌较多；②胰岛素抵抗及高胰岛素血症较重，而血清 LH 水平正常或低于正常；③本症卵巢内卵泡较小，黄素化泡膜细胞散在于间质内呈岛状分布；④氯米芬促排卵常常无效，诊断及鉴别诊断常需依靠术后的病理诊断；⑤本症发病年龄较大，可在 40 岁以后。

（六）卵巢分泌雄激素的肿瘤

卵巢门细胞瘤、支持-间质细胞瘤等，或肾上腺皮质肿瘤可引起男性化和慢性无排卵。与 PCOS 鉴别有以下几点：①肿瘤多为单侧，罕见双侧，PCOS 为双侧卵巢增大；②肿瘤者男性化表现较重，血雄激素水平接近男性，而 PCOS 男性化罕见，血雄激素水平增高较轻；③应用 B 超可看到盆腔占位性病变，也可进一步做磁共振或 CT 扫描诊断；④肿瘤患者应用地塞米松或 GnRHa 抑制试验可有部分抑制，故不能鉴别肿瘤与功能性高雄激素血症。

（七）多毛的鉴别诊断

多毛症（hirsutism）与全身多毛（hyperthrichosis）应当区别。全身多毛不由雄激素所调节。有三个主要不同：①全身多毛在青春期后无明显发展；②全身毛发一致性的分布；③毛发细软，平铺在皮肤上。

特发性多毛症指临床有多毛，程度可轻可重，病史较长，但月经规则并有排卵，生化指标及 B 超声像正常。常有明显的家族倾向，其病因可能是毛囊 5α 还原酶活性过高，检查血 3α 葡萄糖醛酸雄烷二醇（3α-Adiol G）可有增高。GnRHa 不能抑制 3α-Adiol G 水平，但地塞米松却能抑制之，说明 3α-Adiol G 主要来自肾上腺雄激素在皮肤的转换。

（八）下丘脑性闭经

当 PCOS 只表现闭经、无排卵，无多毛、肥胖，血 LH、T 水平正常，B 超有多卵泡卵巢时，不易区别是 PCOS 还是下丘脑性闭经，有作者认为可根据 GnRH 兴奋试验鉴别；若 LH 反应高亢者可认为是 PCOS。

（九）药物性高雄激素症

如服达那唑等雄激素药、苯妥英钠等。

（陈子江）

第七节 治 疗

PCOS 病因尚未阐明，目前尚难根治。由于 PCOS 患者不同的年龄和治疗需求，临床表现的高度异质性，因此临床处理应该根据患者主诉、治疗需求、代谢改变，采取个体化的对症治疗措施，以达到缓解临床症状、满足生育要求、维护健康和提高生活质量的目的。

一、调整月经周期，防止子宫内膜增生和癌变

PCOS 妇女在理论上有增加子宫内膜癌的危险。可能的机制包括：①持续性无排卵导致子宫内膜长期收到无孕激素对抗的雌激素刺激；②LH 水平持续升高，子宫内膜癌患者的内膜 LH/hCG 受体 mRNA 和蛋白水平的表达增加，促使子宫内膜增生过长进而发展成子宫内膜病变；③子宫内膜中的胰岛素受体在胰岛素抵抗/高胰岛素血症患者的表达增高，激活各种信号传导通路，诱导内膜局部芳香化酶的活性，促使子宫内膜的病变。

针对以上的发病机制，对持续性无排卵的 PCOS 患者，主要选用孕激素制剂或含高效孕激素的短效口服避孕药，促使子宫内膜向分泌期转化，防止子宫内膜的异常增生和癌变。

（一）药品的选择

PCOS 多发于年轻的育龄期妇女，所以一般选用雄激素活性较低的合成或天然孕激素制剂，以天然孕酮最为理想。

1. 醋酸甲羟孕酮（安宫黄体酮，MPA）　价廉，内膜转化效应较强，口服后 1～2 小时血药浓度达高峰。长效 MPA 150mg 血药浓度 1ng/ml 可维持到 9 个月后才低于检测水平，使用中常引起不规则出血。在抑制 LH 时，需要 10～20mg/d，才能达到很好的抑制效果，但有一定的雄激素效应，一般对 SHBG 水平没有影响。

2. 微粒化黄体酮　为天然黄体酮经微粒化工艺处理后制剂，便于从消化道或阴道黏膜吸收。一般使内膜转化的最低剂量是 200～300mg/d，周期性用药，诱导内膜周期性转化和剥脱。

3. 地屈孕酮　为天然孕酮经紫外线作用后的结构转化的同功异构制剂，有较强的孕酮功效，诱导内膜转化的剂量是 10～20mg/d。和天然微粒化黄体酮一样，低剂量的应用既可以保护子宫内膜，亦不抑制中枢和性轴的功能，比较适合年轻和育龄期 PCOS 妇女的应用。

4. 左炔诺孕酮宫内节育系统　是一种含左炔诺孕酮

并长效释放的宫内节育器。孕酮释放能够持续 5～7 年时间,对子宫内膜有较强的转化效应和保护作用,近期也用于子宫内膜增生过长和不典型增生的育龄期妇女。适用于无生育要求的 PCOS 患者。

5. 短效口服避孕药　是一种强效的雌激素和高效孕激素的联合复方剂型。雌激素多为炔雌醇 30μg,孕激素的剂量较大,根据各种成分组成不同短效口服避孕药的种类,常用的有:①去氧孕烯炔雌醇片为每片含炔雌醇 30μg 和去氧孕烯(地索高诺酮)150μg,去氧孕烯雄激素活性低,对代谢影响较小。②复方醋氯羟甲烯孕酮每片含炔雌醇 35μg 和醋酸环丙孕酮(CPA)2mg,具有较强的降低雄激素水平的作用。③屈螺酮炔雌醇片含炔雌醇 30μg 和屈螺酮 3mg,具有抗盐皮质激素作用,加快水钠排泄,在调整周期和避孕时,可有效控制体重。

6. 雌孕激素序贯制剂　对雌激素水平偏低和子宫内膜较薄的 PCOS 患者,可采用雌孕激素序贯的药物进行周期调整和内膜保护。通常可以自行选择雌激素和孕激素搭配。目前也有雌孕激素序贯的复方制剂,如戊酸雌二醇 2mg 和环丙孕酮 2mg,17β 雌二醇 2mg 和地屈孕酮 10mg 等,使应用大为方便。

(二) 用法

1. 孕激素周期治疗　对 PCOS 的患者,需要根据不同的年龄阶段选择不同的药物治疗方案。一般可以每 1～2 个月给予转化剂量的孕激素口服或阴道用药,连续用 10～14 天,停药后等待撤药性出血。适用于年轻、暂无生育要求、不伴有子宫内膜增生过长的 PCOS 妇女。可长期周期性用药。

2. 口服避孕药　口服避孕药一般为每周期 21 片为单元设计。一般为周期的第 3～7 天开始服用,每天 1 片,共 21 天。停药后等待撤药性出血。由于短效避孕药降低雄激素的作用明显,特别适合于伴有严重痤疮和高雄激素血症的 PCOS 患者;对于伴有癫痫、精神分裂症和智障的 PCOS 患者,可以同时起到中枢镇静抑制、避孕、保护子宫内膜的作用。

(1) 对于无生育要求的 PCOS 妇女,可以长期应用短效口服避孕药。

(2) 对有生育要求的 PCOS 或青春期女孩,如果为了针对高雄激素血症和痤疮,一般服用短效口服避孕药 3 个周期为一个疗程。

(3) 对于伴有肥胖、代谢综合征、胰岛素抵抗的 PCOS 妇女,应尽量避免较长时间使用短效避孕药,避免糖脂代谢的进一步紊乱和体重的控制困难。

(4) 对有生育要求的妇女,停避孕药后即可怀孕,未发现对胎儿的不良影响。

(5) 对青春期女孩,尤其是青春早中期的持续性无排卵和闭经者,应慎用短效避孕药,避免对中枢的长期抑制,不利于性轴的功能建立和发育。

3. 雌孕激素序贯口服　适用于青春期和雌激素水平偏低的 PCOS 患者。天然雌激素口服每天 2mg,全周期共 21～28 天,后半周期 11～14 天加用转化剂量的孕激素。序贯周期复方的雌孕激素,使用较为方便。按药品所示顺序,先服用每天 1 粒的雌激素制剂,常用为戊酸雌二醇或 17β 雌二醇 2mg/d,共 11～14 天,继而每天 1 粒含雌激素 2mg 加环丙孕酮 2mg 或地屈孕酮 10mg,共 10～14 天。停药一周内撤药性出血。

4. 左炔诺孕酮宫内节育系统　对无生育要求的 PCOS 患者,特别是子宫内膜高风险者,可以放置左炔诺孕酮宫内节育环,达到保护子宫内膜和避孕的作用。

(刘嘉茵)

二、肥胖及胰岛素抵抗的治疗

(一) 减轻体重

本症患者有超重或肥胖、高雄激素和高胰岛素,不仅干扰卵巢功能,也是日后糖尿病、心血管疾病、子宫内膜癌的高危因素。减肥使体重下降到原来体重的 5%,可减轻高胰岛素血症和高雄激素血症,改善月经、排卵,甚至妊娠。具体方法是:

1. 饮食控制　首先做 3 天的三餐饮食品种及量记录,必要时记录食物产地。由营养师根据全国营养学会的各地食物品种测定书,计算进食的热量,糖、脂肪、蛋白质及部分微量元素含量,然后指导调整食物结构使之合理化。

2. 体育锻炼　体育锻炼增加循环中甲状腺素浓度,调节代谢率和能量的利用,消耗热量及脂肪,对减肥有利。Lamon Fava 等报道正常月经的跑步运动员比正常妇女胆固醇低 7.6%,TG 低 25.4%。LDL-C 下降均有利于健康。长期坚持,适当地快步走,持续半小时以上对预防心血管病危险也有利。Loucks 等观察到月经正常的运动员 24 小时血清 LH 脉冲频度减少。运动还增加中枢鸦片肽类和多巴胺分泌,抑制 GnRH 和 LH 脉冲频度。经常锻炼的运动员在承受压力时,平均脉压较低和心率较低。这是锻炼减低心血管疾病发生的重要机制。

(二) 胰岛素增敏剂

由于认识到胰岛素抵抗在 PCOS 病理生理变化中起关键的作用,诞生了用胰岛素增敏剂治疗 PCOS 的新疗法。由于胰岛素敏感性增高,血胰岛素水平降低;PCOS 患者的高雄激素状态随之而减轻,月经及排卵得以恢复。不仅如此,胰岛素增敏剂还能纠正与胰岛素抵抗相关的某些代谢紊乱。药物有二甲双胍、噻唑烷二酮类(罗格列酮)、D-chiro-inositol 等。

1. 二甲双胍(metformin)　为双胍类药物,1957 年起用于治疗非胰岛素依赖性糖尿病。其药理作用为:①抑制肝糖原异生及肝葡萄糖的输出。②提高外周组织对葡萄糖的摄取及利用,纠正胰岛素抵抗,降低血胰岛素水平,而不影响胰岛素的分泌,可使高血糖降低,但不使正常血糖下降。③直接抑制人卵泡膜细胞雄激素的生成。

1994 年 Velazquez 等首先报道二甲双胍 1.5g/d 治疗 PCOS 共 8 周的开放性研究结果,血胰岛素水平降低,游离睾酮降低了 52%。26 例中 3 例自然妊娠。此后陆续有报道,二甲双胍治疗肥胖与非肥胖 PCOS 患者都有效果。其中有安慰剂对照的研究结果显示:二甲双胍组血胰岛素水平降低,糖耐量试验胰岛素反应曲线下面积下降。GnRHa 刺激的 LH、A 生成减少,SHBG 上升,游离睾酮降低。生殖轴的临床、生化指标也好转,表现为月经、排卵恢复,甚至妊娠。多毛、痤疮减轻。血 LH、LH/FSH 比下降,FSH 上升。总睾酮、游离睾酮、雄烯二酮下降,DHEAS、雌二醇无变化。SHBG、IGFBP-1 上升。还有报道二甲双胍预治疗 1 个月后再用氯米芬促排卵,成功率远较安慰剂组高;对耐氯米芬患者先用二甲双胍预治疗 1 个月后,再用 FSH 促排卵,较单用 FSH 者 OHSS 风险减低。IVF-ET 前用二甲双胍可改善结局。孕期继续服用可减少自然流产及妊娠糖尿病的发病,动物实验无致畸作用(属于 B 类药)。另一项疗程为 6 个月的随机双盲安慰剂对照研究,随后又交叉进行了 6 个月的开放性二甲双胍治疗。结果显示二甲双胍组月经排卵改善、血雄激素、LH 水平降低,长期耐受性好,仅 1 例由于胃肠道不适停药。但也有一些报道二甲双胍治疗 PCOS 无益处,可能与剂量低、肥胖极严重有关。

二甲双胍还可能纠正与胰岛素抵抗相关的代谢紊乱,如血脂异常、对体重影响的报道不一致。二甲双胍有一定降血压作用。还能逆转高脂血症兔的血小板高凝集状态,减低血 PAI-1 水平,动物实验和人体组织培养中发现二甲双胍能改善血管系统的舒缩功能,增加血管壁胆固醇的代谢,减少血栓形成。抑制人体血管平滑肌细胞的生长和纤维化,减少内皮细胞的增生。上述各种作用都有益于防止心血管病的发生。

副作用有厌食、腹泻、恶心、上腹不适等,一般轻微,餐前或餐中服用可减轻之。一般不引起低血糖。对血清肌酐高于 15mg/L、心衰、糖尿病酸中毒、肝肾疾患者慎用。但是许多学者认为仍须进行多中心大样本前瞻性随机对照的临床研究,以进一步肯定这一疗法。

2. 噻唑烷二酮类(thiazolidinedione,TZD)胰岛素增敏剂 包括曲格列酮(troglitazone)、罗格列酮(rosiglitazone)、吡格列酮(pioglitazone)。TZD 类胰岛素增敏剂是过氧化体增殖激活受体(PPAR)γ 高度选择性和强力的激动剂,能通过结合 PPARγ,引起调节胰岛素效应有关的多种基因的转录,如增加 IRS-2、GLUT-4、脂蛋白酯酶的表达以及降低肿瘤坏死因子 α(TNF-α)和瘦素的表达,从而提高了胰岛素的敏感性。第一个 TZD 类药物-曲格列酮曾被用于治疗 PCOS的研究,显示使胰岛素、LH 下降,与氯米芬合用提高了排卵率。但因对肝有毒性引起死亡,已于 1999 年退出市场。同年比较安全的罗格列酮被批准在美国上市。罗格列酮也可纠正脂代谢紊乱,保护血管内皮细胞,预防动脉粥样硬化、糖尿病、心血管事件的发生。Rouzi AA 等的研究发现应用罗格列酮 3 个月可以显著降低 PCOS 患者的空腹胰岛素、总 T、游离 T、LH、DHEAS 和 IGF1 水平,增加血清 SHBG 和 IGFBP-1 浓度。联用罗格列酮和 CC 组排卵率显著高于联用二甲双胍和 CC 组,前者妊娠率也较高但无统计学意义,还需大样本研究进一步证实。Lam PM 等的 RCT 研究纳入了 70 例中国 PCOS 患者,结果发现应用罗格列酮 12 个月可以显著改善患者的月经情况,但对痤疮及高雄激素表现并无明显作用。罗格列酮不适用于肝功不良、2 型糖尿病或酸中毒、心功能不良水肿患者。TZD 类属于 C 类药物,动物实验能使胎儿发育延迟,故妊娠哺乳妇女及 18 岁以下患者不推荐服用。不良反应有轻至中度贫血和

水肿,与二甲双胍合用贫血率更高,故不建议合用。

3. D-chiro-inositol 为人工合成的肌醇磷酯酰聚糖,1988 年 Larner 首先描述能激活非经典的胰岛素信号系统。早年治疗糖尿病时发现能提高胰岛素的敏感性。有 RCT 研究表明肥胖 PCOS 患者应用 D-chiro-inositol 治疗 6 ~ 8 周,其游离睾酮及甘油三酯水平显著低于安慰剂组,排卵率显著提高。但其降胰岛素及血压方面的疗效并不显著,还需大样本 RCT 进一步确定。目前该药尚未上市。

虽然胰岛素增敏剂的以上效果令人鼓舞,但在推荐作为临床一线治疗前,仍然需要进行多中心更大样本的前瞻性随机对照研究,以进一步确认其疗效、适应证及安全性。

(三)阿卡波糖(拜糖苹)

阿卡波糖(acarbose)为 α 糖苷酶的抑制剂,可抑制小肠内多糖食物的分解,使单糖吸收相应减缓,减少饭后血糖浓度的升高,血胰岛素水平也因此而降低。同时降低糖化血红蛋白,但不引起低血糖。服法:50mg/d 开始,可逐渐增加至 300mg/d。Penna 等将 30 例有高胰岛素血症的肥胖型 PCOS 患者随机分为实验组(阿卡波糖 150mg/d)和安慰剂组,治疗 6 个月后发现与安慰剂组相比,实验组 BMI、多毛及月经失调均明显改善,血清 SHBG 浓度增加,游离 T 浓度下降。该药副作用为偶有肠胀气、肠鸣亢进及腹痛腹泻等症。对慢性肠功能紊乱者、孕妇、哺乳妇女、严重疝气、肠溃疡、肠梗阻者禁用。

(四)生长抑素类似物-奥曲肽

生长抑素(somatostain,SS)是多肽激素,对人体多种内分泌腺体有抑制作用:抑制生长激素释放和调节胰岛素、胰高血糖素和胃泌素的分泌。因生物半衰期短,仅 2 ~ 3 分钟,使临床应用受到限制。奥曲肽(octreotide)是人工合成的生长抑素类似物(SMS 201-995)。环八肽,在 2、7 位上半胱氨酸间有二硫链,从而防止被降解,减低了清除率。它对多种内分泌激素的抑制作用是天然生长抑素的 1.3 ~ 45 倍,半衰期延长约 1.5 小时。因此,近年来被用于多种疾病的治疗。PCOS 高雄激素血症与胰岛素和(或)IGF-1 对卵巢的刺激有关。奥曲肽能抑制 GH 和胰岛素的分泌,也能抑制肝脏依赖于 GH 的 IGF-1 的生成,从而降低血清 LH 及雄激素水平。但长期应用将使糖耐量恶化是其缺点。目前尚未用于 PCOS 胰岛素抵抗的治疗。

(陈子江)

三、促 进 生 育

经过前述的调整月经周期、肥胖和胰岛素抵抗的一系列治疗后,有部分患者能恢复排卵或成功受孕,有较好的疗效。但很多患者仍不能自发排卵,还需要进行促排卵治疗。

(一)药物促排卵治疗

1. 枸橼酸氯米芬(clomiphene citrate,CC,即 Clomid 或 Serophene 或舒经芬、氯米芬) 1961 年 Greenblatt 首次报道应用氯米芬促排卵成功。是人类第一种人工合成的促排卵药物。

(1)化学结构:CC 是三苯乙烯的衍化物,分子式为 $C_{26}H_{28}C_1NO \cdot C_6H_8O_7$,分子量为 598.09。其化学结构与己烯雌酚、他莫昔芬(三苯氧胺)相似。CC 属于非类固醇类

药物,是由反式(zuclomiphene,zuC)和顺式(enclomiphene,enC)两种异构体的混合物。促排卵主要因顺式异构体发挥作用。

(2)药代动力学:口服氯米芬后吸收很快。不同异构体在体内的生物半衰期不同,顺式异构体在循环中清除迅速,而反式异构体清除缓慢,并在连续治疗周期中可蓄积。循环中有效浓度约为 10^{-7} mol/L 水平,通过肝脏代谢,由粪便、尿、胆汁中排泄,应用放射性标记氯米芬研究,显示半衰期约为 5 天,因此,循环中药物的水平可以持续到早黄体期,口服 6 周后粪便中还可检出。

(3)促排卵机制:CC 具有较强的抗雌激素和较弱的雌激素双重作用,能与内源性强雌激素——雌二醇竞争结合靶器官雌激素受体,解除其对下丘脑垂体的负反馈抑制,促使下丘脑 GnRH 及垂体 FSH、LH 的分泌,进而刺激卵泡发育。因此,在一个高雌激素环境中氯米芬有抗雌激素作用,相反,在低激素环境中氯米芬却有雌激素样作用。

氯米芬的作用部位可为:①下丘脑弓状核区:如有些患者出现潮热,LH 脉冲频率明显增加,间接证实 CC 的作用部位在下丘脑。②垂体:体外培养大鼠腺垂体细胞,加雌二醇或 CC,或两者兼有,均明显增加 GnRH 诱导的 FSH 和 LH 的释放。说明 CC 对垂体有直接的雌激素样作用。③卵巢:大鼠颗粒细胞体外培养,证明应用 CC 或己烯雌酚、雌二醇后,Gn 诱导的芳香化酶活性增强。说明 CC 对卵巢有直接的刺激作用。此外,PCOS 患者应用 CC 前 IGF-1 水平高于正常,用药后 IGF-1 水平进行性下降。

(4)临床应用:虽然目前 PCOS 的促排卵治疗有了很大进展,但 CC 仍是 PCOS 患者的一线治疗方案。PCOS 患者用 CC 的指征是:①无排卵或稀发排卵导致不育,要求妊娠,血泌乳素水平正常,男方正常及女方输卵管正常,最好是体内有一定雌激素水平;②与 Gn 促排卵联合治疗以减少 Gn 剂量;③IVF-ET 时超排卵,现已少用。禁忌证:①妊娠,虽然无直接对人致畸的报道,但也无妊娠时应用安全的证明;②肝脏疾患;③不明原因的异常子宫出血,应除外子宫内膜非典型增生或癌症;④卵巢增大或囊肿。

1)制剂及规格:制剂主要有胶囊和片剂两种,规格为 50mg/粒或片。

2)用法:常规首次剂量为 50mg/d,在月经周期第 3~5 天或孕激素/口服避孕药,撤药出血的第 3~5 天起共用 5 天,排卵多发生在停药 7~10 天,于停药后的 2~3 天开始进行系列 B 超或尿 LH 定性检查,同时测 BBT,检出排卵日应嘱患者及时性交取妊娠。B 超、尿 LH 和 BBT 严密监测有无排卵,也有助于发现早期妊娠,以便及时保胎,避免误用其他药物或流产。若 BBT 无双相或 B 超监测无优势卵泡发育,根据月经周期可用黄体酮、甲羟孕酮或地屈孕酮撤退出血第 5 天起再递加至 100~150mg/d,共 5 天,以观察疗效。国外文献报道,CC 对大部分 PCOS 患者的最有效剂量为 100~150mg/d,其排卵率大于 75%。国外也有加至 250mg/d 或延长疗程者。可按最低有效剂量连服 3 个周期。若用 3 个周期或用至最大剂量 250mg/d 仍无排卵,可认定为耐 CC 者。

一般情况下不主张应用大剂量 CC,因副作用也大。用

高于 150mg/d 的剂量时,仅 26% 的患者偶然有排卵,200~250mg/d 时 11.8% 排卵。

用药前应了解患者的雌激素水平,行孕激素撤药试验以除外妊娠。若雄激素过高,CC 的治疗效果较差,可以先给抗雄激素或口服避孕药治疗 3 个月,再给 CC,疗效较好。

3)疗效:应用 CC 后 70%~80% 的患者排卵,30%~40% 妊娠。造成高排卵率和低妊娠率原因有:①黄体功能不足:CC 可使 5% 患者发生黄体功能不足。但在 CC 治疗已有双相 BBT 而仍未育的患者中却占 50% 或更高。对这些患者可在黄体期测定孕激素,若有黄体期功能不足治疗上可以调整,如增加 CC 剂量,黄体期加用孕酮。②CC 具有抗雌激素作用,对宫颈黏液产生不利影响,表现为性交后试验不正常,约 10%~15% 可出现不良的宫颈黏液。可用宫腔内人工授精(IUI)治疗。③未破裂卵泡黄体综合征(LUFS):有报道氯米芬周期 LUFS 的发生率为 26%~40%,而正常妇女中发生率为 9%。可行系列 B 超检查发现,在肯定卵泡成熟后用 hCG 10 000IU 肌内注射,以激发卵泡破裂。④影响卵子质量:CC 在增加 FSH 分泌的同时也增加了 LH 的分泌,过多的 LH 影响卵子质量。有文献报道,CC 促排卵后获得的卵子受精妊娠后有 50% 核型异常,推测可能与卵子质量欠佳影响了妊娠结局。

4)副作用:当应用一般剂量范围的氯米芬时,副作用很少。副作用的发生和严重性与个体敏感性高低有关,不一定与剂量相关,因此,不易预测。副作用有:卵巢增大(15%)、潮热(11%)、腹部不适(7.4%)、乳房疼痛(2.1%)、恶性呕吐(2.1%)、神经过敏和失眠(1.9%)、视力模糊和闪光暗点(1.6%),其他如头痛、头晕、尿频、抑郁、乏力、荨麻疹、过敏性皮炎、体重增加、可以恢复性脱发均在 1% 以下。停药后很快消失。

卵巢过度刺激综合征非常罕见。因此,在治疗前,做盆腔检查或 B 超以除外卵巢囊肿或残留卵泡,若有,可等待消失或采用加服甲羟孕酮 5~10 天及中药等联合治疗至其消失后再开始治疗。若屡次出现,可用 CC 25mg/d 连续 5 天治疗。出现视觉症状应停用 CC。另外 CC 刺激 Gn 分泌增加,形成多胎妊娠增加。国外估计约为 8%~10%,应用国产品发生较少。B 超检查 CC 治疗周期中 35%~60% 有多个卵泡发育,而相反自然周期中只有 5%~10%。

2. 促性腺激素(Gn) 促性腺激素是 PCOS 不孕患者的二线治疗,对于 CC 耐药的 PCOS 患者可考虑用 Gn。

(1)常用制剂:①尿促性腺激素(HMG)是 Lunenfeld 等于 1962 年首先应用从绝经后妇女尿液中提取的 Gn 制剂(有国产品,每支含尿 LH 和 FSH 各 75IU 或 150IU)促排卵成功。②尿促卵泡素 FSH 是用含抗 hCG 抗体的凝胶柱吸附而得到纯 FSH。每支含 75IU FSH 和 <1IU 的 LH。Peronal 和 Metrodin 必须肌内注射。Metrodin 中含有 95% 尿杂蛋白,而且由于纯化步骤繁多,不同批制剂间质量的恒定性较差。③高纯 FSH(即 Metrodin HP)是用含 FSH 单克隆抗体的层析柱,行免疫层析而获得,FSH 纯度 >90%,含 LH<0.001IU,尿杂蛋白 5%。批间质量一致性增强,并可皮下注射。④重组 DNA 技术产生人 FSH 制剂,与尿 FSH 制剂等效。于 1997 年 3 月 9 日在伦敦诞生了第一个用基因重

组 LH、FSH 和 hCG 用于促排卵而获妊娠分娩的男婴。由于 PCOS 患者血 LH 水平都较高,故应选用 FSH 制剂。

(2) 药学药理:应用于促排卵的上述 4 种 Gn 制剂与垂体前叶分泌的天然激素相同。hCG 制剂是从孕妇尿液中提取,用于激发排卵和黄体支持。FSH 直接作用于卵巢,促进卵泡的发育和雌二醇的合成,用药 8～12 小时血清 E_2 达峰值。卵泡发育可用 B 超监测。不同个体卵巢对 Gn 反应的敏感性差异很大,因此必须制定个体化方案。由于促排卵时自然的 LH 峰罕见,故必须在卵泡接近成熟时加 hCG 模拟 LH 峰激发排卵,同时进行黄体支持。连续肌内注射 4～5 天后血药浓度达稳态,半衰期约 1 天。主要在肝脏降解,约 10%～20% 在尿中排泄。由于用药时垂体与卵巢之间反馈调节机制已不起作用,故必须进行严密的临床监测,人为地调整用量,否则很容易发生卵巢过度刺激综合征。

(3) 适应证:①CC 治疗失败的 PCOS 无排卵不育患者。CC 失败是指应用到最大剂量 250mg/d 仍无排卵的患者,或有排卵 3～6 个周期仍未妊娠者。②雌激素水平低落性的垂体或下丘脑性无排卵不育患者。必须先除外输卵管、子宫和男方不育原因的存在,且在本周期要求妊娠者。

(4) 禁忌证:卵巢早衰,高 PRL 血症未经溴隐亭治疗者,不具备监测条件或患者不合作者。

(5) 治疗方案:

1) 常规方案:治疗前,应做基础盆腔 B 超检查及基础内分泌测定。由有经验的护士讲解应用方法、成功率、可能发生的副作用及费用,征得患者及家属的理解及配合后签字同意。一般于人工撤药出血或自然月经第 3～5 天起用 Gn,1 支/日为初始剂量,共 4～5 天后,开始经阴道 B 超监测卵泡发育情况及内膜厚度,并抽血备检。根据超声所见调整 Gn 剂量及疗程。若卵泡约以 1～2mm/d 的速度增长,则维持原剂量,若未见卵泡增大,则以 1 支/日的速度增加剂量。当最大卵泡直径至 16～20mm 之间,则可将多次血标本行快速 E_2 测定(酶免或放免法),视结果决定给予 hCG 注射。若 E_2 水平达到 500～1000pg/ml 或每个直径大于 14～16mm 卵泡的平均血 E_2 值在 200～350pg/ml,遂停 Gn,下午 16 时注射 hCG 5000～10 000IU。也可只根据 B 超所见决定注射 hCG 时机。建议患者于注射日或次日进行性交,争取妊娠,也可在排卵后 24 小时内进行宫腔内人工授精。如果卵巢直径>5cm,≥14～16mm 的卵泡多于 3 个,或血 E_2 水平>1000pg/ml,则应终止治疗,不用 hCG,以免卵巢过度刺激综合征发生。也可采用暂停药观察(coasting)等待 E_2 适当下降后再考虑 hCG 注射。注射 hCG 约 4 天后,考虑加 hCG 或孕酮维持黄体功能。嘱咐患者如有体重增加、腹痛、恶心等卵巢过度刺激症状,应即来就诊。注射 hCG 后两周如无月经来潮应测定血 β-hCG,以确定是否怀孕。经过 3～6 个周期 Gn 治疗有排卵未怀孕者需要重新评价不孕原因,并转入 IVF-ET 等助孕治疗。

2) 低剂量缓增方案:1969 年 Brown 根据应用 Gn 促排卵的观察,发现不同个体之间使卵泡发育所需 FSH 的剂量,即卵泡发育的 FSH 阈值,差异很大;同一个体 FSH 刺激单卵泡发育和多卵泡发育的剂量之间又十分接近,往往只

有约 30% 的差异。因此为避免 PCOS 患者出现过多卵泡的发育,设计了 FSH 低剂量缓增方案。即月经周期第 3 天开始初剂量为 FSH 75IU/d 起,若卵巢无反应,每隔 5～7 天增加 37.5IU/d,B 超监测直到优势卵泡出现或剂量加至 225IU/d 为止。若卵泡直径逐渐增大,则不必加量。注射 hCG 时机与常规方案相同。该方案的目的是摸索一个最接近 FSH 阈值的剂量,以尽量求得单个优势卵泡发育,减少取消周期,避免过度刺激综合征。

3) 疗效:Barbieri 综述 1980～1987 年文献报道 HMG 促排卵 124 例患者共 245 周期的情况,同期应用 FSH49 例,78 周期。排卵率为 83%,妊娠率 37%,多胎妊娠 17%,自然流产 11%,OHSS 占 29%。非 PCOS 患者常规 HMG 促排卵,排卵率 86%,妊娠率 44%,多胎率 24%,流产率 20%,OHSS 率 6.3%。常规方案治疗非 PCOS 无排卵的取消率为 10%,PCOS 取消率为 20%～25%。肥胖 PCOS 患者需要较多的剂量。

(6) 并发症

1) 卵巢过度刺激综合征(OHSS):为 HMG 应用中最严重和常有的并发症。Schenker 和 Weinstein 将 OHSS 分为轻度、中度和重度三类。见表 7-5-5。

表 7-5-5　卵巢过度刺激综合征分类与治疗

分　类	发生率%	治　疗
轻度 卵巢直径<5cm,腹胀,体重不增加	8～23	密切观察随访
中度 腹部不适,腹水,恶心,和(或)呕吐,体重增加 4kg 以内,卵巢直径 5～10cm	6～7	住院观察,卧床休息,检查轻柔
重度 卵巢直径>10cm,低蛋白血症,血浓缩,电解质紊乱,低血容量尿少,休克,呼吸窘迫	<2	住院,绝对卧床,免盆检;监测生命指标、腹围、胸腹水、血细胞比容、血生化、肝肾功、出凝血指标。扩容输白蛋白。纠正电解质失衡、高凝、氮质血症。穿刺卵泡液或胸腹水

OHSS 累及多系统,最严重者可引起死亡。主要病理生理改变是过量 Gn 使卵巢分泌过多 E_2,加上 hCG 的作用,大量卵泡黄素化,使体内毛细血管通透性增高,血管内液体移入第三间隙所致。卵巢增大含多发性黄素化囊肿,间质高度水肿。发病机制与卵巢内肾素-血管紧张素系统功能亢进有关。OHSS 严重程度与注射 hCG 日血 E_2 水平、排卵前卵泡数正相关。治疗主要是支持治疗。输注白蛋白扩容。重度腹水、胸水引起呼吸窘迫,可在 B 超指引下穿刺放水。重点应为预防。严格掌握剂量、认真监测,必要时应放弃该周期。

2）多胎妊娠：Gn 治疗常有多个卵泡发育，因此，多胎妊娠约占 12% ~30%。发生率决定于卵巢的敏感性、监测是否严格。大多数为双胎，也偶有三胎或更高序者。对于高序多胎妊娠者可给予 B 超指引下选择性减胎术，以改善妊娠结局。

3）自然流产：自然流产率在 20% 左右，范围 8% ~30%，而正常妇女自然流产率约 14%，流产原因也可能与 OHSS 有关。约 50% OHSS 的患者妊娠后自然流产。重度肥胖及年龄大于 35 岁者易流产。胎儿畸形率与正常妊娠相同。

3. 来曲唑（letrozole，LE） LE 最早主要用于绝经期乳腺癌的治疗，自 1997 年有学者研究 LE 在动物促排卵中的应用，自 2000 年 Mitwally 与 Casper 首次在 CC 促排卵失败的病例中应用 LE 促排卵治疗获得成功以来，国内外很多生殖医学中心进行了 LE 的临床研究，也肯定了其促排卵疗效。

（1）LE 化学结构：LE 为人工合成的三苯三唑类衍生物，其化学名为 4,4′-[(1H-1,2,4-三唑-1-基)-亚甲基]-双-苯腈，是一种口服的、具有高效选择性的、高度特异性的非甾体类第三代芳香化酶抑制剂。

（2）LE 的药代动力学：LE 口服后迅速经胃肠道完全吸收，1 小时可达最高血药浓度，并广泛分布全身各组织；该药与血清蛋白结合率较低，仅 60%，有较大的分布容积；血浆半衰期短为 45 小时；几乎所有代谢产物通过肾脏排泄，75% 代谢产物是甲醇代谢物，约 9% 是两种尚未确定的代谢物，约 6% 是其原型药物。LE 的 Ⅰ 和 Ⅱ 期临床研究及人体的药代动力学显示：LE 的口服生物利用度高达 99.9%。

（3）LE 促排卵机制：LE 的促排卵机制尚不清楚，可能与以下几方面有关系：①在中枢：LE 通过抑制芳香化酶活性，可阻碍卵巢内雄激素转化为雌激素，降低体内雌激素的水平。因此，LE 在早卵泡期应用可解除雌激素对下丘脑-垂体-性腺轴的负反馈作用，增加内源性的促性腺激素的分泌，从而达到促进卵泡的发育并激发排卵的目的。②在外周：LE 通过阻碍卵巢内雄激素转化为雌激素，使卵巢内积聚雄激素，卵巢内高浓度的雄激素可使 FSH 基因表达增加，从而使卵泡对 Gn 的敏感性提高。此外，卵泡内聚集的雄激素可刺激卵泡内 IGF-1 及其他细胞因子，协同 FSH 促进卵泡生长。

（4）LE 的常用方案：目前，LE 主要有单独使用和联合 Gn 两种用药方案。具体用药如下：

1）单独使用 LE 促排卵时有连续用药和单剂量用药两种方案。连续用药方案：于月经周期第 3 天开始，口服 LE 2.5~7.5mg/d，连用 5 天，与 CC 的 5 天用药方案相似。单剂量用药方案：在月经周期第 3 天单次口服 LE 20mg 促排卵。

Mitwall 和 Casper 对 CC 促排卵失败的 PCOS 患者进行 LE 促排卵研究，采用 LE 2.5mg/d 连用 5 天方案，排卵率达 75%，平均子宫内膜厚度为 8~14mm，妊娠率达 25%，效果较好。Al-Fadhli 等对不同剂量 LE 进行随机对比研究，分别采用 LE 2.5mg/d 和 5mg/d 两种剂量，两组的子宫内膜厚度无显著差异，但在 5mg/d 组得到的卵泡数及周期妊娠率均高于 2.5mg/d 组，两组均无多胎妊娠。得出结论：采用 LE 5mg/d 连用 5 天促排卵，可获得较多的成熟卵泡和较高的妊娠率，是较佳的剂量选择。Al-Fozan 等对 LE 和 CC 进行疗效分析，分别采用 LE 7.5mg/d 和 CC 100mg/d 连用 5 天方案，LE 组 ≥14mm 的卵泡数为（2.1±1.2）个，≥18mm 的卵泡数为（1.4±0.7）个，均高于 CC 组 ≥14mm 的卵泡数（1.7±0.9）个和 ≥18mm 的卵泡数为（1.1±0.5）个，在子宫内膜厚度及妊娠率方面两组均无显著差异，但流产率方面 CC 组（36.6%）较高，LE 组未发生流产。有研究学者按照 LE 的药代动力学参数计算后，选择 20mg LE 单剂量用药方案，并与 LE 连续用药方案——2.5mg/d LE 连用 5 天进行对照，两组的临床妊娠率相似，单剂量方案在早卵泡期可使芳香化酶抑制剂的浓度更高，作用更强。由于 LE 半衰期短，在排卵期已基本完全代谢，所以对卵母细胞、子宫内膜及胚胎更安全，同时也单次口服使用更方便简单。

2）LE 与 Gn 联合用药：常用方案包括序贯方案和叠加方案。其中序贯方案为月经周期或孕激素/口服避孕药撤药出血第 3~5 天开始先用 LE 2.5~7.5mg/d，连用 5~8 天，周期第 8 天或第 11 天加用 Gn 至 hCG 日；叠加方案为在月经周期或孕激素/口服避孕药撤药出血第 3~5 天即同时用 LE 和 Gn，LE 仅使用 5~8 天，Gn 使用至 hCG 日。LE 与 Gn 合用的优点为可以减少 Gn 用量，增加卵泡数量。

（5）副作用：来曲唑的不良反应多为轻度或中度，以恶心（2%~9%）、骨痛（4%~10%）、头痛（0~7%）、体重增加（2%~8%）和潮热（0~9%）常见，腹泻、便秘、皮疹、瘙痒、胸痛、腹痛、关节痛、疲倦、失眠、头晕、水肿、高血压、心律不齐、血栓形成、呼吸困难、阴道流血等较为少见。这些不良反应可能主要与该药抑制芳香化酶引起的雌激素产生抑制相关。绝经后乳腺癌患者需长期使用芳香化酶抑制剂，副作用较大，而 PCOS 患者促排卵需要短期（5~8 天）使用 LE，相对是比较安全的。

综上所述，LE 应用于 PCOS 伴不孕患者促排卵有很多优点，如口服给药方便，价格低廉，半衰期短，单卵泡排卵，不影响子宫内膜及宫颈黏液，不良反应少。可见 LE 较 CC 有较高的排卵率和妊娠率，且能避免其他促排卵治疗中的很多缺点，如内膜薄、宫颈黏液、OHSS 及多胎妊娠，可以减少促排卵中所需 Gn 的剂量，同时无论是单独使用还是联合应用都不失为促排卵药物中的较好选择，甚至有学者认为 LE 将有望代替 CC 成为 PCOS 促排卵的一线药物。但是，由于 LE 促排卵的应用时间尚短，其促排卵机制、最佳剂量及应用时间，对子宫内膜、卵子质量、胚胎发育等方面均有待更进一步的实验研究；对 LE 促排卵后所生育的后代是否有长期影响，尚需要进行多中心、大样本的研究来充分证明其可行性和安全性。

4. 脉冲式 GnRH 脉冲式皮下或静脉输入 GnRH 是低 Gn、低雄激素性无排卵患者促排卵的一个有效方法。其主要借助于微泵模仿生理性下丘脑的 GnRH 脉冲式释放，促排卵后周期性排卵率达 85% 以上，妊娠率超过 33%，甚至达 80%。为观察患者对药物的反应并适时调整用药剂量，

需按时测定内分泌 E_2、FSH、LH 值,阴道 B 超监测卵泡发育,及时给予药物激发排卵。使用较为安全,易于监测,且多胎妊娠及 OHSS 发生率较少。但在 PCOS 的患者,疗效不如 Gn。

5. 地塞米松(dexamethasone,DEX)　主要作用是抑制肾上腺来源的雄激素分泌。对血清 DS 水平>8.1μmol/L 者,可予地塞米松 0.50mg,每晚 1 次;或 0.25mg 一周 3 次,绝大多数患者均可使 DS 下降到 7.1μmol/L 以下。个别患者需 0.50mg 一周 3 次,1 个月后复查 DS 若趋于正常,即可将剂量减半。因雄激素得到抑制,自发排卵者占 30%。但地塞米松副作用大,一般不宜长期应用。

6. 他莫昔芬(三苯氧胺)　是三苯基乙烯衍生物的反式异构体,结构及药理与氯米芬相似。排卵率与妊娠率均相似。应用方法为周期第 5~9 天口服 10mg/d,若无排卵可加至 20mg/d 共 5 天,并以基础体温观察监测排卵。一般在氯米芬失败时,可与氯米芬交替使用,可使排卵率提高。

7. 中药　中医认为 PCOS 的病机以肾虚痰湿为主,因此,补肾是关键,以补肾健脾、化痰祛瘀利湿为法。很多文献报道,部分中药对 PCOS 患者促排卵效果较好,如调经促孕丸、补肾促排卵汤、六味地黄汤合四物汤以及启宫丸等。另外,针灸也可对 PCOS 患者进行促排卵治疗。费义娟等用针灸法对 PCOS 患者进行促排卵,于月经第 5 天开始在肝俞、肾俞、脾俞、关元、子宫穴、三阴交进行针刺,每天 1 次,每次 30 分钟,连用 15 天,3 个周期为 1 疗程。共治疗 PCOS 患者 30 例,有效率为 86.67%。

8. 合并用药

(1) CC/LE 与 hCG:既往 CC/LE 促排卵发生 LUFS 者,可在下次应用 CC/LE 时,B 超监测卵泡发育,待卵泡发育到直径 1.7~2.0cm 时,加用 hCG 5000~10 000U 肌内注射,当日及次日同房,可使妊娠率增加。目前临床上常规使用 CC/LE 与 hCG 联合促排卵。

(2) CC 与地塞米松:对于血清 DS 水平>8.1μmol/L 者,可予地塞米松 0.25mg 每周 3 次口服,30% 可获排卵,若无效者于孕酮撤药出血第 5 天加服 CC 50mg/d,共 5 天。若服用地塞米松,DS 下降到 7.1μmol/L 以下,则加用 CC 后排卵可能性很大。据文献报道,在 PCOS 合并不孕患者进行促排卵时,应用地塞米松可抑制肾上腺来源的雄激素,促进 CC 促排卵,短时间应用有利于卵泡发育,明显提高排卵率。地塞米松用于促排卵治疗,文献报道排卵率不太一致,大约在 55%~80%,Elnashar 等进行随机对照实验,对 40 名 CC 抵抗的 PCOS 患者在卵泡期应用大剂量的地塞米松和 CC 100mg/d,对照组选用安慰剂和 CC 100mg/d,地塞米松组排卵率高达 75%,妊娠率为 40%。Parsanezhad 等对 DHEA 正常的 CC 抵抗 PCOS 患者短期应用高剂量的地塞米松后研究其安全性和有效性,于月经第 5~9 天给予 CC 200mg/d,并于月经第 5~14 天给予地塞米松 2mg,对照组选择仅用 CC 200mg/d 促排卵,地塞米松组排卵率高达 88%,而 CC 组排卵仅为 20%。因此,建议对 CC 抵抗的 PCOS患者在应用促性腺激素治疗和手术等较昂贵治疗前,宜先考虑采用 CC 联合大剂量的地塞米松治疗。

(3) CC/LE 与 HMG:CC/LE 促排卵失败者,于服 CC 100mg/d 或 LE 2.5~5mg/d 5 天后,注射绝经后促性腺激素(HMG)37.5~75IU,每日一次,根据 B 超观察卵泡直径,决定剂量及疗程。若卵泡直径达 17~20mm,可以给予 hCG 5000~10 000IU,以激发排卵。

(4) CC/LE 与二甲双胍:二甲双胍是双胍类降糖药,可增加外周组织对胰岛素的敏感性,通过降低胰岛素水平,使雄激素、雌激素和 LH 下降,从而改善 PCOS 患者的高雄激素血症和卵巢的排卵功能。其属于胰岛素增敏剂,也是胰岛素增敏剂中唯一一种可单独用于 PCOS 患者促排卵,对 CC 抵抗与肥胖、胰岛素抵抗患者可先用二甲双胍,若无排卵,加用 CC。另有研究报道,LE 与二甲双胍联合治疗 PCOS不孕患者后,内分泌 LH、T 及胰岛素水平下降,排卵率达 90%,妊娠率达 30%。

(5) Gn 与地塞米松:单用 FSH 而未能妊娠者,加地塞米松治疗是一个可行的选择。Evron 等对 HMG 促排卵未能成功的 27 例 PCOS 患者在整个 FSH 治疗过程每晚口服地塞米松 0.5mg,81% 排卵,经治疗 1~4 个周期 74% 妊娠。加地塞米松后 HMG 所需的总量约为未加地塞米松患者的 2/3。可能地塞米松使雄激素被抑制,协助了促排卵。也有报道 Gn 与二甲双胍合用者。

(6) Gn 与促性腺激素释放激素增效剂(GnRHa):PCOS 患者高 LH 血症常与促排卵的效果欠佳有关。应用 GnRHa 抑制 Gn 分泌后,再用 Gn 可改善促排卵的疗效,减少流产率。

(7) CC/LE 与中药:中西医结合治疗 PCOS 不孕症,既减少单纯西药所产生的不良反应,又缩短了纯中药治疗的时间。因此可以发挥中西医各自的优势,标本兼治,取长补短,有较好的应用价值。罗安娜等对无排卵 PCOS 不孕症患者采用进行 CC 联合补肾活血方治疗,观察其疗效。随机将患者分为对照组(口服 CC 及肌内注射 hCG 促排卵)和治疗组(口服 CC 和补肾活血方联合治疗),两组的排卵率无明显差异,排卵期子宫内膜厚度比较,治疗组明显高于对照组,两组妊娠后流产率差异无显著性意义。结论:在治疗排卵障碍性不孕症上 CC 联合补肾活血方疗效好。文献报道,还有其他中西药结合对 PCOS 患者促排卵的效果较好,如 LE 与复方玄驹胶囊联合、滋阴补阳中药序贯联合 LE/HMG、温肾活血汤联合 CC 等。

9. 促排卵治疗与肿瘤　目前有人认为促排卵过程中由于应用较大剂量 Gn、CC 或 LE,导致体内性激素水平的变化,可能与一些肿瘤的发生相关,特别是与雌激素依赖的乳腺、卵巢和子宫的肿瘤密切相关。

(1) 卵巢癌:应用促排卵药物是否引起卵巢癌风险增加,尚未澄清。卵巢癌是妇科恶性肿瘤中最常见的死亡原因。不孕症本身就是发生卵巢癌的独立危险因素,特别是未产妇女有难治性不孕症者,而这些患者多数可能会接受促超排卵药物的治疗,从而显得促排卵药与卵巢癌有明显的关系。Bamford 和 Steele 报道首例用过促排卵药物的白人妇女患卵巢上皮癌,以后陆续有报道并似有上升趋势。流行病学研究显示,未生育是卵巢癌的危险因素。足月妊娠有保护作用,分娩 3 次时保护作用接近顶点。用口服避孕药也有保护作用,并随服用时间延长而增强。1987 年

Ron 首次研究了不育治疗与卵巢癌的关系,未发现用促排卵药与卵巢癌有明显关系。但 1984~1986 年上海报道 226 例卵巢癌的病例对照研究,用激素助孕后发生卵巢癌的优势比为 2.1(95% $CI=0.2~22.7$)。以后又有报道认为用助孕药物者与无不育症妇女相比,卵巢癌发生的相对风险 $RR=2.8$(95% $CI=1.3~6.1$)。Ayhan 等经研究认为在促排卵治疗后,并没有增加患者子宫肿瘤、乳腺癌和浸润性卵巢癌的发生风险,但可能增加交界性卵巢肿瘤风险。在经治疗妊娠和自然妊娠来源的儿童中,肿瘤发生的风险是类似的。

1921 年 Fathalla 提出卵巢癌的发生与排卵有关。每次排卵使卵巢表面有小的创伤,在修复过程中上皮增生形成包涵囊肿。Zajicak 提出这种包涵囊肿可能是肿瘤发生的病理基础。1979 年 Casagrande 等提出卵巢癌的危险与排卵年有关。排卵年为从月经初潮到绝经的时间中减去妊娠及产后闭经或用口服避孕药的时间。排卵年长者卵巢癌的相对危险度增高,反之则减低。按此学说,无排卵阶段应是保护期,促排卵药使一个周期中有多个卵泡排卵,理应考虑为发生卵巢癌的因素。

但卵巢癌是一种相对少见的疾病,卵巢癌用过 Gn 者更为少见,在西方广泛用促排卵药始于 20 世纪 60 年代末及 70 年代初,当时应用促排卵药的人们现在才达卵巢癌高发年龄(50~60 岁)。上述报道所指的数据标准差很大,尚皆不能使人信服。虽然没有证实促排卵治疗可以增加卵巢癌,但对不要求妊娠,或经 6 个月以上的应用仍未妊娠者,应考虑更换。不应盲目促排卵。因此,对长期应用促排卵药物、卵巢持续增大或促排卵后出现卵巢囊肿、有肿瘤发病高危因素及癌症家族史者,应加强监测及随访观察,以便及时发现肿瘤并予以治疗。

(2)乳腺癌:大部分研究认为不孕症患者进行促排卵治疗并不增加乳腺癌的发生风险。AllanJensen 等对自 1963 年 35 年间在丹麦就诊的 5 万多例不孕症患者进行治疗情况的随访,其中乳腺浸润癌有 331 例,结果显示使用 CC、Gn、hCG 及 GnRH 后乳腺癌的发生风险均不增加,且与使用促排卵药物的时间长短及周期数无关;但是孕激素的使用却增加发生乳腺癌的风险;促性腺激素的使用可增加治疗后仍未育的妇女发生乳腺癌的风险。Pappo I 等对 1983~2003 年进行 IVF 助孕的患者进行了回顾性分析,以探讨促排卵药物使用和乳腺癌之间的相关性。结果显示,年龄≥40 岁和周期数≥4 IVF 患者的乳腺癌发生率增高,但差异无统计学意义。此外,Kristiansson 等对瑞典足月分娩的妇女进行随访,采用控制性超排卵及 IVF 助孕的妇女随访 6.8 年,自然妊娠的妇女随访 7.8 年,观察两组妇女的乳腺癌和宫颈癌发生率,结果显示 IVF 组妇女宫颈癌的发生率低于自然妊娠组,但两组妇女的乳腺癌的发病率相似。

(3)子宫肿瘤

1)促排卵与子宫内膜癌:很多文献均报道,促排卵和子宫内膜癌的发生风险之间无相关性。Modan 等对 2496 名不孕患者进行了回顾性的研究,结果显示,使用促排卵药物治疗的不孕症患者较未使用促排卵的患者子宫内膜癌的发生风险增加,但是差异无统计学意义。Venn 等研究发现与普通人群相比,在未经治疗的不孕症患者的子宫内膜癌的风险增加,但与未经治疗的不孕患者相比,治疗组的子宫内膜癌发生风险并没有增加。

2)促排卵与宫颈癌:Althuis 等对 1965~1988 年使用 CC 或 Gn 的不孕患者进行回顾性分析,结果表明,使用 CC 并不增加宫颈癌的发生率,而且 CC 的使用剂量和周期也与宫颈癌的发生风险无相关性,同样使用 Gn 也并不增加子宫颈癌的发病风险。

3)促排卵与滋养细胞疾病:有研究对促排卵后发生葡萄胎的妇女进行系统性综述,纳入研究的共 52 个病例,其中 26 例单纯葡萄胎,26 例复合葡萄胎。结果显示:促排卵治疗后葡萄胎患者与自然受孕葡萄胎患者发展为侵蚀性葡萄胎的危险性无差异,但经促排卵后妇女的多胎发生率高于自然妊娠者,而促排卵产生的多胎妊娠者发生滋养细胞肿瘤的几率确有增加的趋势,自然妊娠妇女和促排卵后单胎妊娠妇女滋养细胞肿瘤的发生率无显著差别。

(二)手术治疗

1. 卵巢楔形切除术 1935 年 Stein 和 Leventhal 首先对 PCOS 患者行双侧卵巢楔形切除术,95% 的闭经患者月经恢复正常。不孕者中约 80% 妊娠。以后一度成为 PCOS 的主要治疗方法。具体操作为:在增大卵巢的卵巢门的对侧,沿纵轴楔形切除至少 50% 的卵巢组织,深达髓质。并刺破肉眼所见的卵泡。然后,以 2-0 细肠线止血缝合。Goldzieher 等复习 187 篇报道,共 1079 例双侧卵巢楔形切除术,排卵率达 80%,妊娠率平均 62.5%(范围 13.5%~89.5%),其中包括了有排卵的 PCO 病例(非 PCOS)。有研究在手术后测定外周血生殖激素浓度的变化,发现 A_2、T、LH 水平显著下降,但效果为时短暂,以后逐渐复原。E_1、E_2 水平升高,FSH 无改变。推测其作用机制为减少了生成雄激素的卵巢组织,垂体 Gn 分泌增加引起排卵。也有报道该手术改善了胰岛素抵抗。

该手术的并发症为术后卵巢输卵管周围粘连,且复发率较高,月经再度紊乱。有报道 1956~1965 年做卵巢楔形切除术者随查未发现卵巢早衰,相反,绝经期比对照组晚,但个别患者发生卵巢萎缩。因此为预防起见,卵巢门处血运应注意保护。

Adashi 用生命表分析术后粘连影响生育的程度,90 例双侧卵巢楔形切除患者中,预计有 73% 妊娠,实际只有 47.8% 妊娠,结论是术后粘连较大程度地影响了妊娠率。虽然有报道用显微外科技术作卵巢楔形切除,术后腹腔镜检查仍有 36.7% 的病例轻型粘连。随着促排卵药物的面世,该手术由于创伤较大、术后粘连率高和卵巢早衰风险增大等原因逐渐少用。

2. 腹腔镜下手术 近年来,随着微创概念的提出和微创器械的不断发展,腹腔镜手术为治疗 PCOS 提供了新的治疗策略。此方法治疗 PCOS 有很多优点:①由于腹腔镜手术的微创性,不仅损伤小,术后粘连相对少,恢复快,价格适中,而且见效快,无需繁琐的监测及随访。②疗效与促排卵药物相仿,无多胎妊娠和 OHSS 的发生。③腹腔镜的放大作用,手术视野更清晰,更容易发现盆腔内隐匿部位微小的病灶,使手术治疗更加准确、全面、安全、彻底。

（1）腹腔镜手术治疗 PCOS 的机制：尚不明确，可能与如下因素有关：①手术破坏了 PCOS 患者异常增厚的白膜，形成局部薄弱环节，使得卵子易于排出。②手术破坏了卵巢间质，降低卵巢内雄激素水平，使抑制促性腺激素物质如抑制素等减少，解除了对卵泡发育的抑制，从而诱发排卵。③卵巢体积缩小，对垂体的过度敏感性减低。④手术降低了卵巢表面张力，不再挤压卵巢组织，改善了血循环，间质水肿消失，恢复了卵巢功能。⑤手术部位的局部炎症，可引起巨噬细胞、淋巴细胞等聚集，使多种具有促排卵作用的细胞因子和物质释放。

（2）PCOS 手术治疗的常见适应证：包括：①CC、LE 和促性腺激素（Gn）促排卵治疗失败者。②CC 抵抗，而又不愿或不能使用 Gn 治疗者，如易发生 OHSS 或经济困难的患者。③为寻找不孕原因行诊断性腹腔镜手术或因其他疾病需要剖腹探查或腹腔镜检查者，既经济又方便。④随诊条件差，不能作促性腺激素治疗监测者。⑤不愿接受辅助生殖技术助孕者。⑥建议选择体质指数（BMI）<34，LH>10mIU/ml，游离睾酮高者作为治疗对象。

（3）禁忌证：同一般腹腔镜检查。

（4）常用手术方法：需用硬膜外麻醉或全麻下进行。主要为卵泡烧灼术和楔形切除术，可采用激光或超声刀进行手术。另外，经阴道注水腹腔镜卵巢打孔术，经证实也是安全有效的，已在我国临床应用（详见腹腔镜手术章）。

（5）结果：Donesky 和 Adashi 统计 1983～1993 年文献共 729 例中，614 例术后排卵（84.2%），406 例妊娠（55.7%），占已排卵者 66.1%，与 Gn 促排卵效果相似。正常盆腔者妊娠约 87.5%，无排卵者妊娠为 80%，有内膜异位症者妊娠 20%，男方少精者妊娠 29%。手术后多毛无改善。术后如未排卵者可以加用药物促排卵，反应有望改善。腹腔镜卵巢打孔术治疗后自发排卵率可达到 30%～90%，妊娠率可达到 13%～88%。

术后引起的内分泌变化与卵巢楔切术相似，术后血清 LH 和雄激素水平下降而 FSH 升高。LH 脉冲幅度也下降，但频度不变。对此手术的长期影响尚未见报道。

（6）并发症：①盆腔粘连，文献报道术后 34 周做二次腹腔镜检查发现 16%～27% 有轻度粘连，但不影响输卵管卵巢的解剖关系，与另一组不做二次腹腔镜检查者妊娠率相同，粘连在术中应当预防，以减少粘连。具体预防措施如下：术时操作轻柔，切口及穿刺点尽量远离输卵管及盆腔壁，减少不必要的损伤和电凝等，还可在创面用几丁糖等防粘连药物。②卵巢早衰，这是较严重的并发症，国内外均有单侧或双侧卵巢早衰的报道，发生双侧卵巢早衰的患者需终生激素补充。③复发率较高，腹腔镜卵巢打孔术 2 年内复发率约 10% 左右。

3. 阴道 B 超下卵泡穿刺　Ferraretti AP 在阴道 B 超指引下，用穿刺针通过阴道穹隆达卵巢，行卵泡穿刺抽吸，方法同 IVF 的取卵术，对直径 1cm 以上的卵泡者全部穿刺抽吸。Mio 做 8 例此手术，7 例排卵（87.5%），观察 38 周期，20 个排卵（52.6%），4 例妊娠（50%）。Badawy 等将该术式与腹腔镜下电凝打孔术进行了比较，随机分配 82 例患者行阴道 B 超下卵泡穿刺，81 例患者行腹腔镜下电凝打孔术，

结果发现：两组患者术后在排卵、妊娠、内分泌 T、LH 降低水平、月经恢复、多毛改善以及痤疮等方面差异均无统计学意义；而手术持续时间方面阴道 B 超下卵泡穿刺显著优于腹腔镜下电凝打孔术，差异有统计学意义。

（三）助孕技术的应用

1. 指征　PCOS 不孕患者当通过调整生活方式、应用 CC、LE、促性腺激素疗法或腹腔镜手术疗法都失败，卵泡不能成熟，或同时存在其他 IVF-ET 的指征，如盆腔粘连、输卵管梗阻、男性精液异常、盆腔子宫内膜异位症及免疫性不孕等原因时，可以考虑对患者进行 IVF/ICSI-ET 治疗。

2. 前期治疗　PCOS 对 CC 抵抗者可能存在胰岛素抵抗、高胰岛素血症。胰岛素抑制 IGFBP-1 的生成，使 IGF-1 作用加强，使大量卵泡发育到小窦状卵泡阶段。高胰岛素作用于泡膜细胞和间质细胞，促使雄激素的大量分泌，抑制卵泡生长及选择。同时雄激素在外周转化生成雌激素增加，导致过高的 LH 水平持续存在。因此，须进行前期治疗，以恢复 LH/FSH 的正常比例、降低雄激素、胰岛素水平，提高 PCOS 患者募集卵泡对 Gn 的敏感性及 IVF 成功率。

（1）减肥、降低体重：对 BMI>24 患者，运动和减低体重 5% 以上。

（2）降低血 LH 水平：使用长效 GnRH-a，不超过 3 个月，或 Diane-35 及其他短效口服避孕药，一般 3～6 个月。用药期间，注意监测血 LH 水平及肝功能，当血中 LH/FSH 比例恢复正常时停用。

（3）降低血 T 水平：可用螺内酯 80mg/d；Diane-35；地塞米松 0.5mg/d。

（4）降低血胰岛素水平，改善胰岛素抵抗：二甲双胍 500～1000mg/d 等，注意监测肝功能。

3. 超排卵（controlled ovarian hyperstimulation，COH）方案的选择　PCOS 卵巢局部高 LH、高雄激素环境，使卵泡生长停滞，但不是闭锁或凋亡，FSH 则相对低下。当 FSH 达到一定水平时才可能促使卵泡生长。各个患者之间卵泡对 FSH 的反应阈值不同，而且促使单卵泡发育的阈值与多卵泡发育的阈值差距狭小。因此，在确定 IVF 治疗中 COH 方案时，必须考虑到各方面因素，确定适合的方案，即能有效的超排卵，取到一定数量高质量的卵子，又避免 OHSS、多胎妊娠的发生。

（1）GnRHa+Gn+hCG 超长方案：周期第 2 天开始给予长效 GnRHa 3.6mg，每 4 周 1 次，连续 2～3 次，剂量也可为 1.8mg。然后开始 FSH（Gonal-f）小剂量注射，根据卵泡的生长速度适时增加用量，直到至 hCG 注射日。本方案主要用于前期治疗过程中降 LH、T 不理想，LH/FSH≥2，双卵巢大量小卵泡的病例。

（2）GnRHa+Gn+hCG 长方案：对前期治疗 LH 下降理想的病例可以运用长方案。具体方案如下：若月经周期<35 天，自月经第 12 天开始每天测尿 LH 试纸，出现阳性第 6 天或月经第 21～23 天（周期 33～34 天者）开始降调；若月经周期≥35 天，可采用口服避孕药+长方案：自月经第 3 天口服避孕药片，1 片/日，剩 5～7 片时开始降调。降调可采用短效或长效 GnRHa：如使用短效制剂每天下午注射 0.05～0.1mg 或隔天注射 0.1mg 至注射 hCG 日；如使用长

效制剂则在确定降调日给予 1/2 或 1/3 长效制剂,达到降调标准后启动 Gn。

(3) GnRH 拮抗剂方案:对前期治疗 LH 下降理想的病例也可以运用 GnRH 拮抗剂方案。GnRH 拮抗剂可对垂体产生迅速的抑制作用,可使内源性 FSH、LH 减少,给药早期使部分卵泡闭锁,获卵数减少,改善由于卵泡早期暴露于高浓度 E_2 和 LH 环境中,导致卵子质量和胚胎种植率下降。

4. PCOS 超排中可能发生的问题及处理

(1) 卵泡不均匀发育:如前所述,PCOS 卵泡对 FSH 低敏感,可能 COH 疗程很长;在这段时间中,由于高 LH 的影响,卵子质量、内膜同步发育会存在一定问题。故 COH 过程中应密切观察血清 E_2、P 的变化。当出现卵泡生长速度不理想,应及时调整 FSH 剂量;当卵泡发育不均匀,个别大卵泡生长加快,小卵泡生长停滞时,对输卵管通畅者可改为人工授精。若输卵管阻塞或精液异常者,又存在血孕酮水平增高,内膜增厚明显者,建议取消本治疗周期。

(2) 敏感性低:PCOS 患者虽然 B 超下可见大量小卵泡,但某些患者卵泡对 FSH 不敏感,刺激数十天仍未见卵泡有明显的增大,血中 E_2 水平也无上升。此时,如果血中孕酮无明显增高,可以考虑改行不成熟卵体外培养成熟(IVM)治疗。

(3) 卵巢过度刺激综合征(OHSS):PCOS 患者 COH 过程中最易发生 OHSS。COH 治疗的一般人群中,OHSS 总体发生率约 20% 左右。而 PCOS 患者 OHSS 发生率上升至 60% 左右;这是因为 PCOS 卵泡对 Gn 的阈值范围小,同时达到阈值的卵泡多。中山大学第一附属医院生殖中心统计的资料也显示,OHSS 组中 PCOS 的患者所占比例明显增加。因此必须严格掌握使用 FSH 的剂量及时间,严密监测血 E_2、卵巢的大小和卵泡数目。若注射 hCG 日双卵巢明显增大,>70mm×60mm×40mm,B 超下见>16mm 直径的卵泡>15 个,同时出现腹腔积液,可考虑 OHSS 发生的高危性。血 E_2>8000pmol/L 时,考虑取消本周期。若注射 hCG 取卵后,获卵数>25 个,hCG 日 E_2>8000pmol/L,在胚胎移植当天腹胀明显,有中等腹水,应放弃胚胎移植(ET),进行胚胎冷冻,以避免发生严重 OHSS 及相关并发症,待随后自然周期或 HRT 周期放置冷冻胚胎,并积极治疗 OHSS。

5. 不成熟卵体外成熟(in vitro maturation,IVM)在 PCOS 中的应用　PCOS 可能存在卵巢对促排卵药物不敏感,对低剂量 Gn 长时间不反应,而致卵泡不发育,卵子不成熟,与内膜不同步。另一种情况是在一定剂量 Gn 刺激下,卵巢过度反应,引起 OHSS,以致威胁患者的生命。为避免这些问题,IVM 则提供了一条可能的途径。

IVM 可采用非刺激周期或仅用小剂量 Gn 启动,短期使用 5~7 天,然后在注射 hCG 后 17~36 小时取卵。采用双腔管冲洗法穿刺而获得不成熟卵子,进行体外培养达成熟阶段后受精的方法,避免因 COH 可能导致的 OHSS。

文献报道,应用非刺激周期的 PCOS 患者平均获卵数为 7.1 个。而 Mikkelsen 等对 30 例 PCOS 不孕患者进行了 45 个周期未经刺激的 IVM 治疗,平均获卵数 11~15 个,体外 24 小时和 48 小时的成熟率分别为 54.2% 和 8.8%,24小时和 48 小时的受精率和卵裂率分别为 69% 和 73%,每移植周期的妊娠率 22.5%。

目前,虽然 IVM 在 PCOS 中应用前景较为广阔,但由于 IVM 技术尚未成熟,其结局如何与 IVM 前的预处理、卵子采集时机、未成熟卵体外成熟培养技术及卵母细胞的发育潜能等多种因素有关。因此,仍然未能像常规的 IVF/ICSI-ET 技术一样在临床上广泛应用。这就需要我们进行大量研究,进一步改善 IVM 的临床和实验室技术,提高未成熟卵体外成熟的成功率,从而提高胚胎着床率及妊娠率,才能更好地为不孕患者服务。

(孙莹璞)

四、高雄激素血症的治疗

PCOS 是一种高度异质性的疾病,可累及多个年龄段的妇女,高雄激素血症是其代表性的内分泌病理生理特征。持续的高雄激素血症,一方面可导致多毛、痤疮、脱发、男性化改变等,另一方面,高雄激素的状态抑制卵泡的发育,与无规则排卵或促排卵结果差有关。针对患者不同年龄段以及不同的诊治诉求,应制定不同的诊疗策略:对于无生育要求的妇女或者青春期少女,其治疗目的应当以恢复月经周期,调整内分泌状态,改善多毛、痤疮症状、缓解心理压力、预防远期并发症为目的;而对于以生育为目的来诊者,则应在改善内分泌环境的基础上,施以进一步的促排卵治疗,以达到受孕的目的。

对于 PCOS 高雄激素血症的治疗,可以分为生活方式的改变、药物治疗、物理治疗改善多毛症状以及痤疮的治疗四个部分。

(一)生活方式的改变

已有多项临床试验证明,饮食、运动、烟酒嗜好等生活方式的改变可以降低体重,改善代谢、月经周期,降低血清睾酮,减轻多毛、痤疮等高雄激素症状,并最终提高受孕机会,降低远期并发症风险。然而目前,对于运动、饮食以及以控制体重为目的的药物治疗甚至手术治疗的具体方案以及其效果,国内外尚无定论。根据国人代谢特点,一般认为,在适当控制能量摄入的前提下,合理搭配,调整饮食结构,适当提高蛋白质摄入而减少脂类和糖类的摄取,适量规律运动,避免久坐不动,戒烟限酒是应当提倡的。但应该指出,有研究表明,过度的节食或运动也会降低妊娠几率。

(二)药物治疗

应首选复方口服避孕药进行治疗,另有其他多种药物可以选用,其作用部位、机制不一,可根据患者病情选择。

1. 复方口服避孕药　炔雌醇环丙孕酮片应为首选,其主要作用成分为醋酸环丙孕酮。醋酸环丙孕酮与其他合成孕激素相比表现出更佳的抗雄激素作用,主要通过抑制 LH 分泌减少卵巢的雄激素合成;另外增加性激素结合球蛋白进一步降低游离睾酮,在肝脏水平提高高雄激素代谢清除率及在皮肤水平降低外周 5α-还原酶活性,以及通过与睾酮和双氢睾酮竞争性结合其核内受体而发挥其抗雄激素作用。

用法与常规避孕法相仿,在 3~6 个周期治疗后,大部分患者高雄状态可以得到改善,治疗不同部位种类的痤疮也有较为良好的效果。由于人类毛发生长周期所限,使用炔雌醇环丙孕酮治疗多毛需至少6个周期才能显效。研究表明，炔雌醇环丙孕酮片可降低患者的Femiman-Gallwey评分。

另外应该明确该药的禁忌证，其与其他口服避孕药相仿，包括肝脏功能低下、肝脏肿瘤；血栓形成或血栓形成史；甾体激素敏感的恶性肿瘤；累及血管的糖尿病；心功能不全、高血压等。常见的副作用包括乳房胀痛、头疼、恶心、呕吐等。另外，针对青春期患者应用此药对于其H-P-O轴的影响，应充分告知。

2. 螺内酯　本药主要用于避孕药治疗无效的患者，以及避孕药禁忌或者不耐受的患者。螺内酯主要是通过阻断雄激素受体起作用的，另外还可以抑制卵巢及肾上腺的雄酮合成过程中的重要酶来发挥降雄激素作用，服用若干周期后降低血清睾酮和雄烯二酮，而DHEAS水平影响不大。其用量自起始的25mg/d逐渐增加，3周后增至100mg/d，最大用量可达200mg/d。

由于本药的保钾作用，为防止严重并发症，老年、肾功能受损、补钾的妇女慎用。本药副作用较小，除初期可有一过性利尿作用外，偶有不规则子宫出血、疲劳或头疼，对于无生育要求的PCOS患者，螺内酯治疗过程中随着雄酮的下降，可出现规律排卵，对于无生育意向的患者应注意避孕，临床应用中可以考虑螺内酯与口服避孕药的联合运用。有报道提示，此两种药物联合应用降雄激素效果更佳。

3. 氟他胺　氟他胺与螺内酯作用机制相仿，建议剂量为250mg/d。因其具有肝毒性，故应监测肝脏功能的波动，加之其可能导致皮肤干燥以及胃肠反应，通常情况下并非高雄激素治疗的上佳选择。

4. 非那雄胺　非那雄胺通过抑制5α-还原酶，阻断睾酮向二氢睾酮转化而起作用。常用剂量为5mg/d，其优点为无明显副作用，但因二氢睾酮参与胎儿分化，以及本药的致畸作用，故用药期间应严格避孕。

5. GnRH激动剂　GnRH激动剂通过抑制促性腺激素的分泌，达到抑制卵巢甾体激素合成的目的。应通过检测血清睾酮水平指导用药。因为此药并非特异性减少雄酮合成，达到卵巢抑制后可出现潮热、阴道干涩等绝经期症状，应用时应注意反向添加雌孕激素，为避免严重的骨质疏松症状，该药物使用不应超过6个月。此疗法可以迅速而显著地降低血清睾酮水平，疗效明确，但用法复杂，效价比较低，患者依从性差，仅在一般疗法无反应的、严重的、难治性高雄激素血症的情况下考虑应用。

6. 地塞米松　PCOS患者过高雄激素水平的来源主要为卵巢，只有常用的药物治疗无效考虑可能为肾上腺来源雄酮时才尝试应用，一般每晚给予0.5mg地塞米松。

（三）物理治疗

严重的多毛在汉族妇女中并不常见，然而一旦有多毛症状，患者将承受巨大的心理负担。由于毛发本身生长周期特点，应用上述药物治疗多毛一般要在6个月之后才能显效。简单的刮除、镊除、蜡除以及脱毛剂在改善外观的同时，并不会使多毛的症状加重。电凝除毛可以永久去除毛囊，应在6个周期的药物治疗后进行。激光除毛通过在毛囊毛干附近产生热效应，破坏毛囊，亦可根除恒毛，近年来逐渐应用。

（四）痤疮的治疗

PCOS痤疮的发生似乎与血清高的雄酮水平无关，而是受到毛囊局部的雄激素生物活性的影响，5α-还原酶、胰岛素、胰岛素样生长因子通过调节局部雄激素活性参与痤疮的发病过程。口服避孕药对于痤疮有着较好的效果，如若效果不理想，可在6个周期的口服避孕药后尝试使用抗雄激素药物，如螺内酯、非那雄胺等。痤疮的发生机制是多方面的，除降低局部高雄激素活性外，还应采用皮肤科常用的抗角化、抗感染等方案，配合饮食生活方式等的改变综合治疗。

（陈子江　李媛）

五、预防远期并发症

（一）临床处理的目标

现今，随着对PCOS发病机制的认识，对内分泌及代谢异常检测的重视，提倡早期干预PCO并针对不同的内分泌特征和疾病时期，以及患者的需要进行个体化治疗。PCOS的治疗应是长期的、针对病理环节的。近期目标为调节月经周期、控制多毛、痤疮和体重，纠正内分泌和代谢异常。远期目标为预防糖尿病、子宫内膜增生过长、肥胖、心脏疾病和不孕等。

（二）第一线处理是生活方式的调整

包括饮食调整和锻炼、降低体重。已有多项研究显示对体重超重和肥胖者降低或控制体重可减少外周脂肪生成，减少胰岛素抵抗，抑制卵巢雄激素的产生，可改变或减轻月经紊乱、多毛、痤疮等症状，远期可减少心血管病的风险。研究发现，体质指数BMI≥23kg/m²的PCOS患者发生代谢异常（血脂升高、血糖和空腹胰岛素升高）的发生率均高于BMI<23kg/m²的PCOS患者，有效的控制体重，可能有效地改善代谢异常的情况。

（三）矫正内分泌和代谢的异常

研究发现，高雄激素的PCOS患者糖尿病和肥胖的发生率高于雄激素正常PCOS患者，PCOS患者高雄激素血症与2型糖尿病和体重增加密切相关。其治疗需包括纠正以高雄激素为主的内分泌紊乱以及以胰岛素抵抗为中心的糖、脂代谢紊乱。既要兼顾临床症状体征的改善，也要监控代谢指标。

（杨冬梓　赵晓苗）

参考文献

1. Azziz R, Carmina E, Dewailly D, et al. The Androgen Excess and PCOS Society criteria for the polycystic ovary syndrome：the complete task force report. Fertil Steril, 2009, 91：456-488

2. 陈子江, 赵君利, 周凤荣, 等. 济南市汉族育龄妇女PCOS患病状况的初步调查. 现代妇产科进展, 2005, 14(6)：442-444

3. Legro RS, Myers ER, Barnhart HX, et al. The Pregnancy in Polycystic Ovary Syndrome study：baseline characteristics of the randomized cohort including racial effects. Fertil Steril, 2006, 86：914-933

4. 陈子江, 刘嘉茵. 多囊卵巢综合征——基础与临床. 北京：人民卫生出版社, 2009

5. The Rotterdam ESHRE/ASRM-sponsored PCOS workshop group. Re-

vised 2003 consensus on diagnostic criteria and long-term health risks related to polycystic ovary syndrome(PCOS). Hum Reprod,2004,19:41-47

6. Deb S,Campbell BK,Clewes JS,et al. Quantitative analysis of antral follicle number and size:a comparison of two-dimensional and automated three-dimensional ultrasound techniques. Ultrasound Obstet Gynecol,2010,35(3):354-360

7. Kelly CJ,Stenton SR,Lashen H. Insulin-like growth factor binding protein-1 in PCOS:a systematic review and meta-analysis,Hum Reprod Update. 2011,17(1):4-16

8. Katsikis I,Karkanaki A,Misichronis G,et al. Phenotypic expression,body mass index and insulin resistance in relation to LH levels in women with polycystic ovary syndrome. Eur J Obstet Gynecol Reprod Biol,2011,156(2):181-185

9. Piouka A,Farmakiotis D,Katsikis I,et al. Anti-Mullerian hormone levels reflect severity of PCOS but are negatively influenced by obesity:relationship with increased luteinizing hormone levels. Am J Physiol Endocrinol Metab,2009,296(2):E238-243

10. Lenarcik A,Bidzińska-Speichert B,Tworowska-Bardzińska U. et al. Hormonal abnormalities in first-degree relatives of women with polycystic ovary syndrome(PCOS). Endokrynol Pol,2011,62(2):129-133

11. Gao GH,Cao YX,Yi L et al. Polymorphism of CYP11A1 gene in Chinese patients with polycystic ovarian syndrome. Zhonghua Fu Chan Ke Za Zhi,2010,45(3):191-196

12. Hao CF,Chen ZJ,Qu Q,et al. Evaluation of the association between the CYP19 Tetranucleotide(TTTA)n polymorphism and polycystic ovarian syndrome(PCOS)in Han Chinese women. Neuro Endocrinol Lett,2010,31(3):370-374

13. Jones MR,Mathur R,Cui J,et al. Independent confirmation of association between metabolic phenotypes of polycystic ovary syndrome and variation in the type 6 17beta-hydroxysteroid dehydrogenase gene. J Clin Endocrinol Metab,2009,94(12):5034-5038

14. Hanzu FA,Radian S,Attaoua R et al. Association of insulin receptor genetic variants with polycystic ovary syndrome in a population of women from Central Europe. Fertil Steril,2010,94(6):2389-2392

15. Zhang N,Shi YH,Hao CF,et al. Association of +45G15G(T/G) and +276(G/T)polymorphisms in the ADIPOQ gene with polycystic ovary syndrome among Han Chinese women. Eur J Endocrinol,2008,158(2):255-260

16. Chen ZJ,Zhao H,He L,et al. Genome-wide association study identifies susceptibility loci for polycystic ovary syndrome on chromosome 2p16.3,2p21 and 9q33.3. Nature genetics,2011,43:55-59

17. Zhao JL,Chen ZJ,Shi YH et al. Investigation of body hair assessment of Chinese women in Shandong region and its preliminary application in polycystic ovary syndrome patients. Zhonghua Fu Chan Ke Za Zhi,2007,42(9):590-594

18. Ciaraldi TP,Aroda V,Mudaliar S,et al. Polycystic ovary syndrome is associated with tissue specific differences in insulin resistance. J Clin Endocrinol Metab,2009,94:157-163

19. Manneràs-Holm L,Leonhardt H,Kullberg J,et al. Adipose tissue has aberrant morphology and function in PCOS:enlarged adipocytes and low serum adiponectin,but not circulating sex steroids,are strongly associated with insulin resistance. J Clin Endocrinol Metab,2011,96:E304-311

20. Nada SE,Thompson RC,Padmanabhan V. Developmental programming:differential effects of prenatal testosterone excess on insulin target tissues. Endocrinology,2010,151:5165-5173

21. Baranova A,Tran TP,Birerdinc A,et al. Systematic review:association of polycystic ovary syndrome with metabolic syndrome and non-alcoholic fatty liver disease. Aliment Pharmacol Ther,2011,33:801-814

22. Qu J,Wang Y,Wu X,et al. Insulin resistance directly contributes to androgenic potential within ovarian theca cells. Fertil Steril,2009,91(5 Suppl):1990-1997

23. Zhao L,Li W,Han F,et al. Berberine reduces insulin resistance induced by dexamethasone in theca cells in vitro. Fertil Steril,2011,95:461-463

24. Yan M,Wang J,Wu X,et al. Induction of insulin resistance by phosphatidylinositol-3-kinase inhibitor in porcine granulosa cells. Fertil Steril,2009,92:2119-2121

25. Rosas C,Gabler F,Vantman D,et al. Levels of Rabs and WAVE family proteins associated with translocation of GLUT4 to the cell surface in endometria from hyperinsulinemic PCOS women. Hum Reprod,2010,25:2870-2877

26. Fruzzetti F,Perini D,Lazzarini V,et al. Adolescent girls with polycystic ovary syndrome showing different phenotypes have different metabolic profile associated with increasing androgen. Fertil Steril,2009,92(2):626-634

27. Pehlivanov B,Mitkov M. Serum leptin levels correlate with clinical and biochemical indices of insulin resistance in women with polycystic ovary syndrome. Eur J Contracept Reprod Health Care,2009,14(2):153-159

28. Rosenfield RL. Identifying children at risk for polycystic ovary syndrome. J Clin Endocrinol Metab,2007,92(3):787-796

29. Badawy A,KhiaryM,Ragab A,et al. Ultrasound guided transvaginal ovarian needle drilling(UTND)for treatment of polycystic ovary syndrome:A randomized controlled trial. Fertil Steril,2009,91(4):1164-1167

30. Lerner-Geva L,Rabinovici J,Lunenfeld B. Ovarian stimulation:is there a long-term risk for ovarian,breast and endometrial cancer? Womens Health,2010,6(6):831-839

31. Smitz JE,Thompson JG,Gilchrist RB. The promise of in vitro maturation in assisted reproduction and fertility preservation. Semin Reprod Med,2011,29(1):24-37

32. Yu LI,Dongzi YANG,Qingxue ZHANG. Impact of overweight and underweight on IVF treatment in Chinese women. Gynecological Endocrinoligy,2010,26(6):412-422

33. International Diabetes Federation(2005)The IDF consensus worldwide definition of the metabolic syndrome. http://www.idf.org/webdata/docs/Metabolic_syndrome_definition.pdf. Accessed 10 July 2008

34. Xiaoli Chen,Dongzi Yang,Lin Li,et al. Abnormal glucose tolerance in Chinese women with polycystic ovary syndrome. Human Reproduction,2006,21(8):2027-2032

35. Unluhizarci K,Ozocak M,Tanriverdi F,et al. Investigation of hypothalamo-pituitary-gonadal axis and glucose intolerance among the first-degree female relatives of women with polycystic ovary syndrome. Fertil Steril,2007,87:1377-1382

36. Moran L,Teede H. Metabolic features of the reproductive pheno-

types of polycystic ovary syndrome. Hum Reprod Update,2009,15: 477-488

37. Shaw LJ, Bairey Merz CN, Azziz R, et al. Postmenopausal women with a history of irregular menses and elevated androgen measurements at high risk for worsening cardiovascular event-free survival: results from the National Institutes of Health-National Heart, Lung, and Blood Institute sponsored Women's Ischemia Syndrome Evaluation. J Clin Endocrinol Metab,2008,93:1276-1284

38. Chen X, Ni R, Mo Y, et al Appropriate BMI levels for PCOS patients in Southern China. Hum Reprod,2010,25(5):1295-1302

39. Zhao X, Zhong J, Mo Y, et al Association of biochemical hyperandrogenism with type 2 diabetes and obesity in Chinese women with polycystic ovary syndrome. Int J Gynaecol Obstet,2010,108(2): 148-151

第六章

痛　经

第一节　概　　述

一、定　　义

痛经(dysmenorrhea)为伴随月经的疼痛,在月经期或行经前后出现下腹疼痛、坠胀,其他症状包括头痛、头晕、乏力、恶心、呕吐、腹泻、腰腿痛等不适,是年轻女性常见症状之一。根据有无器质性原因,分为原发性痛经和继发性痛经。

二、分　　类

（一）原发性痛经

原发性痛经(primary dysmenorrhea,PD)病因不明,多发生于月经初潮的几年内,不伴盆腔器质性疾病,即功能性痛经。

（二）继发性痛经

继发性痛经(secondary dysmenorrhea)有明确病因,因盆腔器质性疾病导致的经期腹痛。

三、发病率及相关因素

（一）发病率

文献报道有关痛经的发生率约在 30% ~ 80%,差别较大的原因是目前尚无公认的痛经诊断标准,并且不同研究所采用的痛经的定义和目标人群的年龄选择范围不同。此外,由于每个人疼痛阈值不同,临床上缺乏客观的测量疼痛程度的方法。我国 1980 年全国抽样调查结果表明:痛经发生率 33.19%,其中原发性痛经 36.06%,余为继发性痛经。轻度 44.6%,中度 38.81%,严重影响工作的重度为 14%。加拿大 2005 年进行的一项对 18 岁以上妇女痛经流行病学的电话调查研究发现,随机选择的 2721 名有月经周期的 1546 名妇女,60% 存在原发性痛经,其中 60% 痛经妇女表明痛经程度为中至重度。51% 表明活动受到限制,并且有 17% 因痛经而缺课或者矿工。在墨西哥,近期一项对 6 所大学 1539 名痛经妇女进行调查问卷发现,约 64% 学生出现痛经,其中轻度 36.1%,中度为 43.8%,重度 20.1%。65% 的学生认为痛经影响了她们的活动,42.1% 因痛经出现过缺课。痛经是学生旷课的首要原因。同时,痛经也导致了了巨大的经济负担。在美国,每年因痛经导致 6 亿工时缺失,经济损失>20 亿美元。

（二）发病相关因素

痛经的发生与多种因素相关。Latthe 等人回顾分析了 2004 年之前发表的有关女性慢性疼痛的文献,发现年龄(<30 岁)、低体质指数、吸烟、月经初潮年龄早(<12 岁)、经期长及经量大、未孕均与痛经发生相关。

研究表明,年龄是发生痛经的一个独立危险因素,随着年龄的增长,原发性痛经发生率下降。印度一项对 2262 名 18 ~ 45 岁妇女进行的研究表明,自 18 岁开始,每 5 年为一个年龄范围,痛经发生率分别为 45.6%(18 ~ 24 岁)、38.9%(25 ~ 29 岁)、30.0%(30 ~ 34 岁)、25.7%(34 ~ 40 岁),而 40 ~ 50 岁年龄范围内痛经发生率下降至 24.7%。因此,研究认为年龄增大对痛经具有保护作用。

分娩是另一个重要因素。研究发现,分娩能够明显降低痛经的程度。有过足月妊娠分娩史的妇女痛经发生率及严重程度明显低于无妊娠史及有妊娠但自然流产或人工流产者。因为,近足月时,子宫支配平滑肌细胞的肾上腺素能神经几乎全部消失,子宫去甲肾上腺素水平也降低;产后,这些神经末梢仅部分再生,子宫去甲肾上腺素水平不能恢复到孕前水平。这种足月妊娠后子宫神经肌肉活性的改变,可以解释足月产后痛经减轻或消失的原因,但流产者无上述改变。

痛经可能与遗传有关。有研究认为,重度原发性痛经与 GST T1 遗传多态性相关。此外,痛经还表现一定的家族特性,痛经者的母亲及姐妹,也常有痛经。特殊的职业及工作环境与痛经也有一定关系。徐周等人通过对国内1990～2009年发表的生产性噪声与女工月经影响的研究结果进行 Meta 分析发现，噪声与女性痛经有关。吸烟也可能加重痛经。此外，社会经济状态（移民、教育程度低、经济负担重）可能导致中至重度痛经发生风险增高。然而，也有研究认为居住环境、文化水平与痛经无关。

第二节　原发性痛经

一、病因及发病机制

（一）子宫收缩异常

原发性痛经的发生与子宫肌肉活动增强所导致的子宫张力增加和过度痉挛性收缩有关。顾美皎教授在《临床妇产科学》中曾报道子宫肌张力变化的模式。在非痛经女性中，卵泡期和黄体期子宫的张力在 10～30mmHg 之间，子宫收缩频率为每10分钟3～4次，且收缩协调；在月经期的第1天，子宫张力升高，达 50～100mmHg，可超过 120～150mmHg，痛经者可高达 200mmHg，且子宫收缩不协调。在黄体期的后期，黄体溶解时，溶酶体不稳定释放出磷脂酶 A_2，激活环氧化酶，增加前列腺素合成，也可能参与子宫张力和不协调收缩的作用。

（二）前列腺素合成与释放过度

1957 年首次在月经血中发现了平滑肌的刺激物，并称其为"月经刺激物"。1961年发现经血中存在几个有活性的脂类物质，现在知道这些物质是前列腺素（prostaglandins, PGs）。PGs 物质广泛存在于人体组织内，是调节生殖过程的关键分子，与排卵、受精卵着床和行经密切相关。在许多生殖系统疾病（如月经过多、痛经、子宫内膜异位症等）中有重要作用。

正常妇女晚黄体期，黄体退化，孕激素水平下降，溶酶体膜不稳定，磷脂酶 A2 释放，引起磷脂的水解，产生花生四烯酸。花生四烯酸通过两条途径生成不同的 PG 物质：①在环氧化酶等的作用下生成前列腺素如 PGD2、PGE_2、$PGF_{2\alpha}$、前列环素（PGI_2）、血栓素（TX）A_2，称之为环氧化酶通路，非甾体抗炎药可使环氧化酶乙酰化后灭活而阻断此通路。②在 5-脂氧化酶作用下，产生白三烯。

不同的类型 PGs 因结构上的差异，表现出不同的生理活性。$PGF_{2\alpha}$ 及 TXA2 可以刺激子宫过度收缩；PGE_2 和 PGI 可松弛子宫。前列腺素生物合成的调节因子包括：刺激因子和抑制因子。常见的刺激因子包括脂肪酸、创伤、雌激素、孕激素、cAMP、LH、肾上腺素；抑制因子包括前列腺素合成抑制剂、皮质类固醇等。

子宫内膜是合成前列腺素的重要部位。许多证据表明，子宫合成和释放 PG 增加，是原发性痛经的重要原因。$PGF_{2\alpha}$ 及血栓素 A_2 可以刺激子宫过度收缩，导致子宫血流减少。大部分原发性痛经妇女的月经血、宫腔冲洗液、经期子宫内膜及外周血中 $PGF_{2\alpha}$ 浓度及 $PGF_{2\alpha}/PGE_2$ 比值显著升高。静脉或宫腔内输入 $PGF_{2\alpha}$ 可以出现模拟原发性痛经的症状，包括有关的全身症状，如恶心、呕吐、腹泻、头痛等。正常子宫内膜，月经前合成 $PGF_{2\alpha}$ 的能力增强；痛经患者子

宫内膜生成的 PG 为非痛经妇女的 7 倍。月经期 PG 释放主要在最初 48 小时内，这与痛经症状发生时间一致。分泌期子宫内膜合成的 PG 高于增殖期，无排卵月经周期不出现痛经。目前作为一线药物使用的前列腺素合成酶抑制剂——非甾体抗炎药（NSAID），治疗痛经的有效率达到 30%～80%，是该机制的最有力证据。

在相邻的肌肉细胞间，通过缝隙连接调节收缩信号的传递。月经期，子宫肌层内这种传递活动较为频繁；痛经妇女则更为频繁。已知 $PGF_{2\alpha}$ 可以诱导缝隙连接，这可能是造成过度子宫收缩的机制。引起 $PGF_{2\alpha}$ 过度生成和释放的根本原因仍不十分清楚。一些研究证实，人类子宫内膜及肌层合成 PG 受月经周期的影响，高雌激素水平尤其重要，有报道痛经妇女晚黄体期雌激素水平显著高于对照组。

原发性痛经妇女经血中 PG 水平增加，不仅刺激子宫肌层过度收缩使子宫缺血，并且在剥脱的子宫内膜层，损伤点继续产生小量的 PG，使盆腔的神经末梢对 PG 敏感化，致使机械的刺激或化学刺激如缓激肽和组胺等引起疼痛的阈值降低。研究还发现给予痛经和非痛经患者子宫内 PGE_2 和 $PGF_{2\alpha}$，子宫肌的反应无不同。由于 PGs 迅速地分解为 15-酮，13,14-双氢 $PGF_{2\alpha}$，虽然痛经妇女血浆 PGF_2 浓度与对照相似，但正常妇女血浆中 15-酮，13,14-双氢 $PGF_{2\alpha}$ 比痛经妇女高，说明痛经者 PG 的代谢减慢。

（三）白三烯

白三烯（leukotrienes）为花生四烯酸的另一代谢产物，是强有力的缩血管活性物质。子宫平滑肌和内膜均有白三烯受体表达。10%～30% 的痛经患者对 NSAID 无反应，这部分患者前列腺素水平未增高，其痛经可能与白三烯有关。有研究认为，白三烯介导与痛经有关的炎性过程。前列腺素与痛经的发生有关，而白三烯 C4 和 D4 与痛经的发生和严重程度均有关。近期一项关于白三烯受体拮抗剂孟鲁司特治疗痛经的随机对照研究发现，孟鲁司特能够有效缓解痛经的程度，并且能够减轻 NSAID 用量。同时由于其对排卵和激素水平无影响，因而可以作为某些痛经妇女的选择之一。

（四）血管加压素及催产素的作用

血管加压素（vasopressin）作为痛经的另一个重要致病因素，已由许多研究证实。原发性痛经妇女中血管加压素水平升高，这种激素也能引起子宫肌层及动脉壁平滑肌收缩加强，子宫血流减少；静脉输入高张盐水，可使血管加压素分泌增加，更增强子宫收缩，加重痛经症状。痛经患者经期 1～2 天宫腔内注入血管加压素，宫腔内压力增高，并且疼痛加重。血管加压素 V1a 受体拮抗剂能够减轻血管加压素诱发的宫腔内压增高，并缓解疼痛。正常情况下，排卵期血浆中血管加压素水平最高，黄体期下降，直至月经期。雌激素能刺激垂体后叶释放血管加压素，此作用可被孕激素抵消。原发性痛经妇女，晚黄体期雌激素水平异常升高，所以在月经期第一天血管加压素水平高于正常人 2～5 倍，造成子宫过度收缩及缺血。

另有研究表明，中度和重度的原发性痛经患者体内缩宫素和加压素的浓度是正常人的数倍，子宫肌层缩宫素受体和加压素 V1a 受体密度明显升高。这种受体密度的增

加导致子宫肌层对缩宫素受体和加压素 V1a 受体的敏感性增加,而缩宫素本身具有增加非孕人子宫平滑肌缩宫素受体表达的作用,形成正反馈环路,使痛经症状进一步加重。

（五）一氧化氮

部分研究证明一氧化氮（NO）可能和痛经有关。NO 是一种具有多种生物功能的气体分子,除具有内皮源性失神经支配后松弛因子（EDRF）作用外,还是一种新型的神经递质。它在机体循环、神经、免疫系统及细胞凋亡过程中都起着十分重要的作用,尤其是在痛觉调制过程中参与外周及中枢水平的痛觉调制。在外周,NO 作用于不同的靶细胞,通过 NO-cGMP 途径表现为致痛和镇痛双重作用,其含量减少时,可促进伤害性信息的传递而致痛;增多时,则起抑制作用而镇痛。这也可能是引起痛经的机制之一。

（六）中枢神经系统反应异常

近年来多位学者研究了中枢神经系统反应和痛经的关系。Tu 等使用氟-脱氧葡萄糖正电子发射计算机断层摄影（FDG-PET）发现大脑代谢异常与原发性痛经有关。痛经与外周和中枢神经的敏感性有关,而异常的脑机制可能进一步增加和维持患者对疼痛的敏感。行为学测试和颅脑核磁影响检查发现,痛经患者中枢系统对刺激的反应与非痛经患者不同。即使在非月经期,其对外界刺激反应性增高,且痛经患者下丘脑-垂体-肾上腺轴受到抑制,平均皮质醇水平降低。内嗅皮质参与中枢系统对外界刺激反应,使得痛经患者反应性增高。

（七）其他因素

1. 精神心理因素 有关精神心理因素与痛经的关系,历年来一直在讨论中,结果不一致。有人认为,痛经妇女常表现自我调节不良,比较压抑、焦虑和内向,严重痛经者比无痛经者在兴趣情绪等方面更具女性化特点;也有人认为精神因素只是影响了对疼痛的反应,而非致病性因素。一项对中国 1160 名纺织女工的研究发现,高精神压力状态妇女发生痛经的风险比低压力者高两倍。精神压力可能直接或者间接地影响子宫内膜前列腺素的合成而导致痛经发生。周幼龙等人对 266 例原发性痛经大学生进行研究及心理治疗发现,女大学生原发性痛经者中 21.82% 伴有明显的抑郁情绪,26.00% 伴有明显的焦虑情绪。给予心理治疗后,心理治疗组疗效优于常规治疗组。

2. 宫颈狭窄 过去认为未产妇宫颈痉挛,导致宫内压力升高,经血逆流入盆腔,刺激盆腔神经末梢而引起疼痛,现在已知经期经血逆流现象较常见,不一定引起痛经。

3. 其他肽类及自主神经系统 内皮素、去甲肾上腺素也可造成子宫肌肉及子宫血管收缩,而导致痛经。自主神经系统（胆碱能、肾上腺素能）肽能神经也能影响子宫及血管。骶前神经切除可以治疗痛经,足月妊娠产后痛经减少,也与子宫的自主神经纤维明显减少有关。

4. 免疫系统 有学者研究了痛经患者的免疫细胞和免疫反应的改变,发现周期 26 天有丝分裂原诱导的淋巴细胞增殖反应显著下降,周期第 3 天血中单核细胞 β-内啡肽水平升高,认为痛经是一种反复发作性疾病,形成了一种身体和心理的压力,从而导致了免疫反应的改变。关于痛经与免疫之间的关系,尚待进一步研究证实和探讨。

二、临床表现、诊断及鉴别诊断

（一）临床表现

原发性痛经常发生在年轻女性,多在月经初潮后 6 ~ 12 个月内或者规律性排卵后出现,持续时间较短,一般持续 1 ~ 3 天,疼痛常呈痉挛性,有时很重,以至于需卧床数小时或数日。对非甾体类抗炎药或者联合避孕药有效,盆腔检查和相关辅助检查未发现病变。

（二）诊断及鉴别诊断

诊断原发性痛经,主要是排除盆腔器质性病变的存在,采集完整的病史,进行详细的体格检查（尤其是妇科检查）,必要时结合辅助检查,如 B 超、腹腔镜、宫腔镜、子宫输卵管碘油造影等,排除子宫内膜异位症、子宫腺肌症、盆腔炎症等,以区别于继发性痛经。然而此两类痛经的鉴别诊断与所采用的检查手段有关,盆腔检查与 B 超检查正常的原发痛经患者,若药物治疗无效而行腹腔镜检查时可能发现有早期子宫内膜异位症。另外,还要与慢性盆腔痛区别,后者的疼痛与月经无关。

关于痛经程度的判定,一般根据疼痛程度及对日常活动的影响、全身症状、止痛药应用情况而综合判定。轻度:有疼痛,但不影响日常活动,工作很少影响,无全身症状,很少用止痛药;中度:疼痛使日常活动受影响,工作亦有一定影响,很少有全身症状,需用止痛药,且有效;重度:疼痛使日常活动及工作明显受影响,全身症状明显,止痛药效果不好。

三、治疗及预防

（一）治疗

1. 一般治疗 首先,对痛经患者进行必要的解释工作,尤其对青春期少女更为重要。讲解有关的基础生理知识,阐明"月经"是正常的生理现象,帮助患者打消顾虑,树立信心。痛经时可以卧床休息或热敷下腹部。注意经期卫生。还可服用一般非特异性止痛药,如水杨酸盐类,有退热止痛之功效。

2. 前列腺素合成酶抑制剂 NSAID 是前列腺素合成酶抑制剂。传统的 NSAIDs（如布洛芬、吲哚美辛、甲氯芬那酸等）即通过抑制环氧化物酶（COX）而减少 PGs 的生物合成,从而缓解 PGs 引起的子宫痉挛性收缩,达到治疗痛经的目的,是治疗原发性痛经的一线药物。由于效果好（有效率 60% ~ 90%）、服用简单（经期用药 2 ~ 3 天）、副作用少,自 20 世纪 70 年代以来已广泛用于治疗原发性痛经。NSAID 不仅可以减轻疼痛,还可以减轻相关的症状,如恶心、呕吐、头痛、腹泻等。

一般于月经来潮、疼痛出现后开始服药,连服 2 ~ 3 天。因为 PG 在经期的最初 48 小时释放最多,连续服药的目的,是为了纠正月经血中 PG 过度合成和释放的生化失调。如果不是在前 48 小时连续给药,而是痛时临时间断给药,难以控制疼痛。经前预防用药与经后开始用药,效果相似。如果开始服药后最初几小时内仍有一定程度的疼痛,说明下个周期服药的首剂量要加倍,但维持量不变。

然而,COX 目前已知至少有 2 种同功异构体,COX-1 和 COX-2。COX-2 参与月经的发生,在月经前期,子宫内膜腺上皮细胞 COX-2 表达增加并催化合成前列腺素,刺激子宫肌层收缩,而引起内膜功能层的螺旋小动脉持续痉挛,内膜血流减少,组织变性坏死,发生月经。若 COX-2 表达过高,则会引起子宫肌层持续收缩,发生痛经。因此非选择性的 NSAIDs 在抑制 COX-2 发挥药效的同时,因非选择性抑制了同工酶 COX-1 而容易引起较严重的胃肠道和中枢神经系统不良反应,如消化不良、恶心、厌食、胃灼热、腹泻、便秘、头痛、头晕、嗜睡等。较严重的不良反应有皮肤反应、支气管痉挛、暂时性肾功能损害等。患有慢性胃炎、胃肠道溃疡及对阿司匹林或类似药品过敏者属禁忌。高选择性 COX-2 抑制剂可抑制炎症部位的 PG 合成,而对正常组织中的 PG 合成影响较小,甚至无影响,因而既具有良好抗炎作用,又可将胃肠道不良反应的发生率降到最低。目前塞来昔布是其中的代表性药物,但其长期应用所产生的心血管和肾毒性限制了其在临床的应用。有研究建议联合应用低剂量阿司匹林和选择性 COX-2 抑制剂以降低心血管毒性,但临床价值有待于进一步评估。

常用的药物及剂量见表 7-6-1。

表 7-6-1　常用的治疗痛经的 NSAID 类药物

药　　物	剂　　量
甲灭酸(mefenamic acid)	首次 500mg,250mg/6h
氟灭酸(flufenamic acid)	100～200mg/6～8h
消炎痛(indomethacin)	25mg～50mg/6～8h
布洛芬(ibuprofen)	200～400mg/6h
奈普生(naproxen)	首次 500mg,250mg/8h
酮基布洛芬(ketoprofen)	50mg/6～8h
炎痛喜康(piroxicam)	20mg/24h
双氯芬酸(diclofenac)	25mg/8h

其中,布洛芬和酮洛芬血药浓度 30～60 分钟达峰值,起效快,更常用于痛经的治疗。吡罗昔康、吲哚美辛胃肠道反应大,可引起腹泻及消化道出血,不作为痛经的一线药使用。禁忌证:胃肠道溃疡,对阿司匹林或相似药品过敏者。

3. 口服避孕药　口服避孕药是治疗痛经的二线治疗药物,对有避孕要求或者对 NSAIDs 无反应的患者,可作为首选治疗。避孕药具有双重作用,一方面可以减少月经量,另一方面可通过抑制排卵,降低血中雌激素的含量,使血中前列腺素、血管加压素及催产素水平降低,从而起到抑制子宫活动的作用。大量研究表明,低剂量口服避孕药能有效缓解痛经的程度,减少痛经的持续时间。口服避孕药的副作用有头痛、乳房疼痛、疲倦、影响情绪等,也可能干扰代谢。然而,这些副作用发生的频率和严重程度随着应用时间的延长反而减轻。与 NSAIDs 相比,口服避孕药更适合长期使用。

4. 钙离子通道阻滞剂　该类药物干扰钙离子透过细胞膜,并阻止钙离子由细胞内库存中释出,抑制钙离子经子宫平滑肌细胞膜外流入细胞内,从而抑制平滑肌收缩、解除

子宫痉挛性收缩、扩张血管、改善子宫供血,故能治疗痛经。早在 1992 年就有人发现,钙离子通道阻滞剂尼卡地平能够有效缓解痛经。

5. 维生素 E　维生素 E 是蛋白激酶 C 的抑制剂,能够降低花生四烯酸磷脂的释放而降低前列腺素的水平,因此可用于治疗痛经。国外研究表明,月经前两天开始口服维生素 E(200 单位,一日 2 次)至经期前 3 天,痛经的程度和持续时间以及经量明显降低。毕学汉等人检索了 247 篇维生素 E 治疗 PD 的文献,发现维生素 E 能减轻 PD 的疼痛程度和持续时间,减少患者经期失血量,并且降低了经期加服镇痛药的比例。

6. 中药　中医认为不通则痛,痛经是由于气血运行不畅,治疗原发性痛经则以通调气血为主。应用当归、芍药、川芎、茯苓、白术、泽泻组成的当归芍药散治疗原发性痛经,效果明显,并且可以使血中的 $PGF_{2\alpha}$ 水平降低。

7. 脊柱推拿术(spinal manipulation)　可使痛经减轻,且血中 $PGF_{2\alpha}$ 的代谢产物浓度下降,是治疗痛经的一个安全有效的非药物手段。推拿手法是患者侧卧,下面的腿伸直,上面的腿屈曲,在胸 10 和腰 5～骶 1 之间,以及骶髂关节处,反复快速的按摩。

8. 经皮电神经刺激　经皮电神经刺激(transcutaneous electrical nerve stimulation,TENS)用于药物治疗无效、副作用不能耐受或不愿接受药物治疗的患者。操作方法:一台 TENS 仪,加上可重复使用的电极。两个阴极分放在脐旁 4cm,此区相当于双侧胸 10～11 皮区,阳极放置耻骨弓上方正中区域(胸 12 皮区水平)。这三个电极刺激胸 10～12 皮区的感觉神经,它们与子宫的感觉神经是相同的神经根,电刺激每秒 100 次,刺激强度 40～50mA,脉冲为 100μs 宽,患者自行调节幅度,以达到一种舒服、麻刺的感觉为宜(或使腹痛缓解满意的程度)。研究证实,TENS 可以迅速缓解疼痛,但不改变子宫活动及宫腔内压力。研究发现,原发性痛经妇女经 TENS 治疗后,痛经的程度明显减轻,并且痛经相关的自主神经紊乱有所改善。研究认为,TENS 能够有效治疗痛经,并且未发现副作用。

9. 手术治疗　用于对药物等方法治疗无效的顽固性痛经患者,包括骶前神经切断术(presacral neurectomy,PN)和子宫骶骨神经切除术(uterosacral nerve ablation)。Latthe 系统回顾了 9 个相关临床试验后发现:随访 12 个月后,腹腔镜下子宫骶骨神经切除术仍然能够减轻痛经,但效果差于骶前神经切除术。而对于继发性痛经,在切除子宫内膜异位病灶后,子宫骶骨神经切除术并不能缓解痛经,骶前神经切断术可能有效。研究认为,神经切除手术治疗痛经仍有待于进一步探讨。有研究比较了改良式骶前神经切断术(MLPSN)和传统骶前神经切断术(LPSN)的远期疗效发现,随访 8 年后,LPSN 的复发率为 81.8%,而 MLPSN 为 43.6%,明显低于 LPSN。由于手术可能存在输尿管损伤等风险,且有一定的复发率,应谨慎使用。

(二)预防

注意经期卫生,避免剧烈运动及过冷刺激;平时加强体育锻炼,增强体质;避免不洁性生活,注意避孕,尽量避免宫腔操作;定期行妇科普查,早期发现疾病,早期治疗。

第三节　继发性痛经

继发性痛经常与盆腔器质性疾病有关,如子宫内膜异位症、子宫腺肌症、盆腔感染、子宫内膜息肉、黏膜下肌瘤、宫腔粘连、宫颈狭窄、子宫畸形、盆腔充血综合征、宫内节育器、处女膜闭锁、阴道横隔等。

首次常发生在初潮后数年,生育年龄阶段多见。症状不同,伴腹胀,下腹坠,牵引痛常较明显。疼痛多在月经来潮前发生,月经前半期达高峰,以后减轻,直至结束。但子宫内膜异位症的痛经也有可能发生在初潮后不久。

盆腔检查及其他辅助检查常有阳性发现,可以找出继发痛经的原因。治疗主要是针对病因进行治疗,各相关章节中将会做详细介绍。

前列腺素与继发痛经:研究表明有些子宫内膜异位症和子宫肌腺瘤等引起的继发性痛经患者体内也产生过多的PGs,也可能是痛经的原因之一。抗前列腺素合成制剂也有缓解痛经的作用。PGs和子宫内膜异位症疼痛机制间的确切关系仍在研究之中。正常子宫内膜、正常子宫肌层、异位子宫内膜、子宫肌瘤、正常卵巢和受影响的卵巢切片体外孵育,测培养液中 6-酮 $PGF_{1\alpha}$(PGI_2 的一种代谢产物)、TXB2(TXA_2 的一种代谢产物)、PGE_2 和 $PGF_{2\alpha}$ 的浓度,结果发现异位子宫内膜组织的 PGs 的产生明显高于其他组,特别是 6-酮 $PGF_{1\alpha}$,其在子宫内膜异位组织产生最多;在严重痛经和非痛经者组织,PGs 的产生有显著的不同,尤其有严重痛经的肌腺瘤组织产生大量的 6-酮 $PGF_{1\alpha}$。另有研究表明:实验动物被诱导发生子宫内膜异位症后,其腹腔液中的 $PGF_{2\alpha}$ 浓度显著上升;子宫内膜异位症患者的腹腔液 PGs 浓度也比对照升高,提示 PGI_2 可引起子宫内膜异位症经期的痛觉过敏。此外,子宫肌腺症引起严重的疼痛可能是子宫内膜组织与子宫肌非常靠近,PGs 的定位吸收和活性增强。由于 PGs 在一些组织中调节炎症反应,异位子宫内膜植入部位周围的炎症反应可能是 PGs 调节的。

应用免疫组织化学、RT-PCR 和 Western blot 技术检测发现:COX 在异位子宫内膜组织高表达,高活性的 COX-2 和异常的 PG 的产生在子宫内膜异位症的病理生理和疾病的进程中发挥作用。其在子宫内膜异位症患者的腹腔液巨噬细胞中高表达,可能与 PGE_2 的增加有关,并在子宫内膜异位症的发展中起重要作用。子宫内膜异位症患者腹腔液中 PG 增加,而卵泡液中的 PG 与对照相比没有不同。

宫内避孕器(IUD)的副作用包括月经过多、继发性痛经。其痛经的原因可能是子宫内膜的损伤或 IUD 邻近部位的白细胞浸润可能使 PGs 的生物合成加强,使用 IUD 的妇女相应地对子宫肌的活动有反应。在使用 IUD 的实验动物,PGs 的释放增加。IUD 与子宫肥大和 PGF 的生成增加有关。在鼠有 IUD 的子宫角,PGF 的成分及浓度和子宫静脉血中 PGF 的水平都增加。在母羊,有 IUD 的子宫内膜 PG 的含量也明显增加。在人类的研究发现佩戴盾形 IUD

的无症状的志愿者,子宫内膜没有 $PGF_{2\alpha}$ 合成的增加;加有药物的 IUD 的使用可能与子宫内膜产生 PG 的量有关。例如,佩戴金属 IUD 可能释放金属离子,从而有利于 $PGF_{2\alpha}$ 的合成,抑制 PGE_2 的合成。但也有研究报告在 IUD 放入的 1~5 个月,14 个妇女的子宫内膜 PGE 而不是 PGF 显著增加。在使用 IUD 的妇女,由于存在 PG 过度释放的机制,PG 抑制剂可以有效地缓解其痛经。

前列腺素理论本身还不能解释原发性痛经和继发性痛经中的一些其他的变化。年龄和分娩次数的增加、社会经济状态、酒精都能减少痛经的发生和(或)严重程度;吸烟、剥露于寒冷的工作环境、紧张都能使原发性痛经增加。其他直接或间接影响发展和严重程度的因素尚需进一步研究。

(乔　杰)

参 考 文 献

1. Ortiz MI. Primary dysmenorrhea among Mexican university students:prevalence,impact and treatment. Eur J Obstet Gynecol Reprod Biol,2010,152:73-77

2. Lindh I,Ellström AA,Milsom I,et al. The effect of combined oral contraceptives and age on dysmenorrhoea:an epidemiological study. Hum Reprod,2012,27:676-682

3. 徐周,方四新,李俊,等. 噪声与女工痛经关系的 Meta 分析. 中华疾病控制杂志,2011,15(7):611-615

4. Fujiwara H,Konno R,Netsu S,et al. Efficacy of montelukast,a leukotriene receptor antagonist,for the treatment of dysmenorrhea:A prospective,double-blind,randomized,placebo-controlled study. Eur J Obstet Gynecol Reprod Biol,2010,148:195-198

5. Tu CH,Niddam DM,Chao HT,et al. Abnormal cerebral metabolism during menstrual pain in primary dysmenorrhea. Neuroimage,2009,47:28-35

6. Vincent K,Warnaby C,Stagg CJ,et al. Dysmenorrhoea is associated with central changes in otherwise healthy women. Pain,2011,152:1966-1975

7. Zahradnik HP,Hanjalic-Beck A,Groth K. et al. Nonsteroidal anti-inflammatory drugs and hormonal contraceptives for pain relief from dysmenorrhea:a review. Contraception,2010,81:185-196

8. Wang SF,Lee JP,Hwa HL. et al. Effect of transcutaneous electrical nerve stimulation on primary dysmenorrhea. Neuromodulation,2009,12:302-309

9. Tugay N,Akbayrak T,Demirturk F,et al. Effectiveness of transcutaneous electrical nerve stimulation and interferential current in primary dysmenorrhea. Pain Med,2007,8:295-300

10. Latthe PM,Proctor ML,Farquhar CM,et al. Surgical interruption of pelvic nerve pathways in dysmenorrhea:a systematic review of effectiveness. Acta Obstet Gynecol Scand,2007,86:4-15

11. Chang CY,Chang WC,Hung YC,et al. Comparison of a new modified laparoscopic presacral neurectomy and conventional laparoscopic presacral neurectomy in the treatment of midline dysmenorrhea. Int J Gynaecol Obstet,2007,99:28-32

第七章

经前期综合征

经前期综合征(premenstrual syndrome,PMS)是指在经前反复发生的涉及躯体和精神(情感、行为)两方面的症候群,并且影响了妇女日常生活和工作。值得强调的是 90% 有周期性月经的妇女经前有生理改变,但只有明显影响了妇女日常生活的安宁才称为 PMS。美国精神病协会对 PMS 的严重类型称为经前焦虑症(premenstrual dysphoric disorder,PMDD)。对 PMS 的记载已有 2000 多年的历史,但至今对其病因的研究和治疗结果尚未达到一致,反映该病症并非单一生理功能失调所致。近 10 年 PMS 的病因研究已深入到激素与应激反应,激素与神经递质的相互作用,并诞生了几种有关病因的医学推测;另外,一些试验性治疗的进展对阐明 PMS 病因和病理生理起到了重要作用。

第一节 概　　述

一、历　　史

对 PMS 的首篇历史性记载是一位有"医药之父"之称的希腊医生 Hippocrates 的著作"妇女经前易发生焦虑不安,这种焦虑不安通过血液从头脑经子宫排出。"公元 2 世纪基督教圣经新约罗马书中描述:"月经是在妇女感到不适时来潮……有些人变得迟钝打哈欠,而有些有恶心和食欲减退。"1931 年《科学》杂志上 Frank 发表了第一篇有关 PMS 的论文,对本症与月经的关系做了更为详尽的描述:"妇女经前 7~10 天有难以控制的紧张、不安、易怒、注意力不集中和全身疼痛;大多数的病例症状持续到月经来潮,但

在月经来潮后 1~2 小时,无论躯体或精神症状均完全缓解"。当时一度认为 PMS 是由于女性激素排泄问题引起,因而提出"放血"和药物促进女性激素排泄的治疗方法未能奏效。Frank 提出采用放射破坏卵巢功能引起闭经的方法治疗严重的 PMS,获得成功。1953 年 Dalton 首先提出 PMS 的命名,1964 年发表了第一本关于 PMS 的专著,并提出 PMS 的病因是由于黄体黄素化不足、孕酮缺少或雌/孕激素比例失调的理论,这种理论统治了近 20 年。近 10 年有关 PMS 病因的基础和临床研究基本否定了 Dalton 的孕酮减少理论,发展了新的医学推测,从而促进了治疗的进展。

二、社　会　影　响

PMS 的躯体和精神症状影响了妇女正常的工作、与他人相处的态度和社会活动能力。欧美国家有关于妇女经前精神错乱、伤害他人及危害社会的犯罪行为的报道;但一些设有对照,并经统计学分析处理的研究资料并未提示社会犯罪行为与月经周期有明确的关系。目前国外法律将 PMS 列为与社会环境应激有关的疾病,但不能作为免去犯罪责任的理由。由于 PMS 患者经前易对应激性袭击过度反应,因此对这类患者应加强经前护理和控制生活中各种应激因素,以防意外。

三、发　生　率

PMS 最多见于 30~40 岁的育龄妇女,发生率因采用不同的诊断标准而异,较难得到确切的数据;估计 3%~10%

的妇女完全没有经前期症状,30% ~90% 的妇女经前期有轻度症状不认为是 PMS。20% ~30% 的妇女经前期有干扰日常生活的中至重度症状;其中 2% ~ 10% 的症状严重影响家庭、社会的日常生活及工作为 PMS。

第二节 病因和病理生理

PMS 的各种症状发生在排卵周期的特定时间即晚黄体期。严重的 PMS 都有明显的精神症状。近来,有关 PMS 病因和病理生理的研究涉及环境、激素、脑神经递质系统之间的相互作用,发展了以下几种有关 PMS 病因的医学推测:

一、卵巢激素学说

大量研究表明动物和人类对环境的应激反应,包括行为、神经化学及生理反应,与性别有关(sexually dimorphic)。性激素参与应激行为反应和神经递质的调节。PMS 症状周期性发生在晚黄体期,是否黄体期存在卵巢轴、肾上腺皮质轴和甲状腺轴特异的、与 PMS 有关的内分泌紊乱? 卵巢激素在发病中起什么作用?

(一)内分泌轴的功能

1. 下丘脑-垂体-卵巢轴 研究表明 PMS 患者不存在下丘脑-垂体-卵巢轴功能异常的证据。长期以来一直怀疑黄体期孕酮分泌不足、雌激素相对过多为 PMS 的病因。近年研究已表明 PMS 患者孕酮基础水平与无 PMS 的对照组无明显差别。孕酮的 5α 和 β 裂解产物——别孕烷醇酮(allo-pregnanolone)和孕烯醇酮对神经递质 γ 氨基丁酸(GABA)的活性有调节作用,但研究也未发现 PMS 患者上述孕酮的代谢产物浓度与无 PMS 者有差别。尽管一些开放性报道孕酮疗法有效,但设有安慰剂对照的临床试验并未证明孕酮疗法的有效性。许多研究亦未发现 PMS 月经周期中其他激素,包括促性腺激素、雌二醇、睾酮或雄烯二酮基础水平的异常。

2. 下丘脑-垂体-肾上腺轴 肾上腺轴功能与应激反应有关。动物实验表明,雌性在各种应激刺激下,皮质醇和促肾上腺皮质激素(ACTH)的分泌反应较雄性高。人类临床研究表明 PMS 患者肾上腺皮质对 ACTH 的释放反应高于非 PMS 患者。目前已证明性激素可调节肾上腺轴的活性。但也有相当的研究未发现 PMS 患者血皮质醇和 ACTH 基础水平与非 PMS 者有明显差别。

3. 下丘脑-垂体-甲状腺轴 有报道 PMS 患者甲状腺功能异常的发生率较高。曾有报道一例自身免疫性甲状腺炎合并 PMS,采用甲状腺片治疗后经前症状缓解,提示甲状腺疾病可能是黄体期 PMS 易于发病的生物学条件。研究还发现某些 PMS 患者存在促甲状腺激素(TSH)对促甲状腺激素释放激素(TRH)的反应异常(迟钝或亢进),但这种异常在卵泡期也存在,因此与 PMS 的关系尚不清楚。

(二)卵巢激素的作用——孕酮撤退学说

是否卵巢激素本身或黄体期存在特异的激素变化与 PMS 的发生有关? 临床研究采用抑制 PMS 患者卵巢功能

的不同方法,如促性腺激素释放激素增效剂(GnRH-a)、达那唑或切除卵巢,均证实这些措施治疗 PMS 的有效性。采用口服避孕药(OC)抑制排卵治疗 PMS 并未取得明显效果,还可加重 PMS 的症状,因此,抑制卵巢功能治疗 PMS 的机制不是由于抑制排卵。另外,采用 GnRH-a 抑制卵巢使 PMS 控制后,加用外源性雌、孕激素反相添加(add back)的临床观察发现:PMS 症状有不同程度的重现。Rubinow 等报道在 PMDD 患者 11 例和对照组 5 例分别在单独接受 GnRH-a 治疗 2 ~3 个月以后,以双盲交叉形式加用生理剂量的雌二醇(0.1mg 皮肤贴片)或孕酮栓剂(200mg 每天 2 次)共 3 个月,结果发现不论是采用雌二醇或孕酮替代,均在某些患者引起 PMDD 典型症状的重现;即使那些未出现 PMDD 症状者与对照组相比,在雌孕激素添补期间也有症状的加重。Mortola 等在 GnRH-a 治疗 PMS 时,采用结合雌激素(0.625mg/d)及醋甲孕酮(10mg/d)序贯治疗,同样观察到 PMDD 症状的重现;只有在雌、孕激素联合替代时未见 GnRH-a 的疗效有明显的降低。因此说明雌、孕激素对促进 PMS 的精神和行为症状均有作用。

许多研究表明 PMS 的病理生理主要是由于孕酮的周期性变化,然后影响中枢神经递质和周围组织。Tuiten A 发现在 PMS 患者采用含孕激素的单相避孕药,停药时发生精神症状;而自然月经周期孕酮的撤退变化发生在晚黄体期,与 PMS 症状发生的时间一致,提示孕激素撤退可能是 PMS 的激发因素。

Schmidt 等在 PMS 患者 LH 峰后第 7 天采用孕酮拮抗剂——米非司酮(Ru486)催经和溶黄体,雌、孕激素迅速下降到卵泡期水平,48 ~72 小时内月经提前来潮,并不能消除 PMS 症状的预期发展。这个试验也支持孕酮撤退激发 PMS 的学说,还表明月经仅是雌孕激素下降后的 PMS 症状的伴随现象。

二、脑神经递质学说

黄体期孕酮撤退的病因学说并不能解释为什么月经周期中,同样的激素变化在不同人群引起不同反应? 另外性激素周期性变化致 PMS 的病因机制又是什么? 近年研究发展了性激素与脑神经递质相互作用的 PMS 病因学说。已发现一些与应激反应及控制情感有关的神经递质或神经调节物,如 5-羟色胺、阿片肽、单胺类、GABA 等在月经周期中对性激素的波动和变化敏感。许多研究已证明雌孕激素通过对神经递质的影响,在易感人群中引起 PMS。

(一)5-羟色胺

1. 脑 5-羟色胺含量降低 中脑缝核 5-羟色胺神经末梢止于下丘脑,参与调节食欲、体温、心境等。中枢 5-羟色胺活性的降低常与抑郁型精神症状(行为障碍、易激惹等)和摄食增加有关。严重 PMS 患者具有抑郁型精神症状伴食欲增加,采用选择性增进 5-羟色胺介导的神经传递类药物(如 D-氟苯丙胺)可抑制 PMS 的精神症状和碳水化合物摄入增加表现,这些结果提示 PMS 存在中枢 5-羟色胺活性改变的可能性。5-羟色胺能神经末梢的 5-羟色胺再摄入、储存、释放及代谢与外周血小板相似，因此可采用外周血小板作为研究神经元 5-羟色胺摄入和含量的模型。研究表明正常非 PMS 患者在黄体中期 5-羟色胺水平开始升高，PMS 患者黄体期全血 5-羟色胺下降，经前一周血小板 5-羟色胺再摄入下降，因此与非 PMS 正常妇女有明显差别。色氨酸（5-羟色胺前体物）的负荷试验（50mg/kg）还表明，非 PMS 的正常妇女月经周期各阶段均表现全血 5-羟色胺增加，相反，在 PMS 患者的黄体晚期和经前全血 5-羟色胺下降。这些研究均支持 PMS 患者的月经前存在 5-羟色胺缺陷。

2. 5-羟色胺介导的应激反应　研究表明中枢 5-羟色胺活性是对付应激的重要神经递质之一，如果神经递质不能满足应激需要量，则机体对环境应激的处理能力降低。脑 5-羟色胺活性降低时，机体对应激刺激的敏感性增加，而易受伤害以致引起精神症状。

3. 卵巢性激素、胰岛素拮抗与 5-羟色胺　经前症状和 5-羟色胺系统缺陷的密切关系提示卵巢性激素可能具有调节 5-羟色胺系统的作用，雌激素引起 5-羟色胺的昼夜节律、受体密度和运载体。孕酮促进 5-羟色胺的更新。研究表明，中枢 5-羟色胺活性与性别有关，女性脑 5-羟色胺系统活性和对应激的承受能力低于男性；敏感的患者中雌、孕激素对 5-羟色胺系统的调节在控制情感和行为起重要作用。Tuiten A 等采用含孕激素的单相口服避孕药的研究提示，在高应激反应的神经过敏型患者中，经前中枢 5-羟色胺合成和活性的降低与孕激素撤退有关，并认为这种现象与孕酮和神经过敏患者循环中较高水平皮质醇共同作用，引起的胰岛素拮抗现象有关。尽管孕酮和孕激素可增加胰岛对葡萄糖负荷的胰岛素释放反应，在低应激反应型的正常人并未发现循环孕激素水平的变化引起胰岛素水平明显的变化；而在高应激反应型，孕激素水平的升高可引起胰岛素水平的升高，孕激素撤退则引起胰岛素明显的下降，Tuiten 认为这与高应激反应型患者循环中皮质醇基础水平升高维持了较高的葡萄糖供给有关。另外，Tuiten 等的研究还发现在高应激型患者孕激素撤退时的胰岛素下降，伴循环中色氨酸与其他大分子神经氨基酸（large neural amino acids, LNAAs）比例下降；这是因为胰岛素具有刺激骨骼肌摄入 LNAAs 的作用，因此当胰岛素下降时，循环中 LNAAs 升高，而色氨酸与 LNAAs 的比例下降。目前研究认为循环中色氨酸与 LNAAs 的比例决定了脑利用色氨酸合成 5-羟色胺的量和活性。综上所述，Tuiten 等的研究不仅提示孕激素撤退在高应激反应型引起的脑 5-羟色胺含量降低在 PMS 发病中的可能作用，而且揭示了 PMS 的病因基础可能与循环中基础皮质醇水平升高或胰岛素拮抗有关。根据上述理论，可推测应激反应时皮质醇升高可加重病情。上述研究也为采用减少环境刺激和调整患者心理状态的方法减轻 PMS 症状的严重性提供了理论依据。

（二）阿片肽和单胺类

研究表明，雌激素和孕激素均具有促进内源性阿片肽活性的作用。有报道认为黄体中期内源性内啡肽升高可引起抑郁症、疲劳、食欲增加等症状，围排卵期或黄体晚期阿片肽的暂时性下降可引起紧张、忧虑、易激动和攻击行为。阿片肽的拮抗剂纳洛酮（naloxone）及纳曲酮（naltrexone）能分别引起类 PMS 症状及降低 PMS 症状。另外高水平的内源性阿片肽能降低中枢神经系统多巴胺和去甲肾上腺素含量，后两种神经递质也与抑郁症状有关。

三、精神社会因素

不少学者提出精神社会因素引起身心功能障碍的病因学说。Keye 研究了 PMS 患者的医学和心理资料，发现 PMS 患者在臆想、抑郁、转换性癔症、神经衰弱及社会精神内向方面的评分均高于无 PMS 的对照组。临床上 PMS 对安慰剂的治愈反应（healing response）高达 30% ~ 50%，甚至高达 80%；这种现象很大程度反映了应激反应性和心理两方面的调节在 PMS 中的作用，也反映了患者的精神心理与社会环境因素之间的相互作用参与了 PMS 的发病。这为 PMS 心理学和安慰剂治疗的需要和合理性提供了理论依据。

四、前列腺素作用

前列腺素可影响钠潴留、精神、行为、体温调节及许多 PMS 的有关症状，前列腺素合成抑制剂能改善 PMS 的躯体症状，对精神症状影响的报道不一致。目前认为这类非类固醇药物能降低引起 PMS 症状的中介物质的组织浓度而起治疗作用，并不能说明 PMS 患者存在前列腺素的代谢异常。

五、维生素 B_6 缺陷

维生素 B_6 是合成多巴胺和 5-羟色胺的辅酶，一些维生素 B_6 缺陷的妇女用避孕药证明了维生素 B_6 对减轻抑郁症状有效。许多研究已经表明维生素 B_6 在加用或不加用色氨酸的情况下对减轻 PMS 的某些症状有效。因此认为 PMS 患者可能存在维生素 B_6 缺陷。

综上所述，PMS 的病理生理存在多种因素复杂的相互影响。卵巢激素看来是 PMS 的必需因素，但不是单独足以引起 PMS 的病因。PMS 的易感因素可能与患者本身的神经过敏体质或存在其他生物学异常，如甲亢、甲状腺功能减退、维生素 B_6 缺陷等有关。在易感患者性激素与脑神经递质相互作用引起的脑 5-羟色胺、阿片肽和单胺类等神经递质活性的改变，是引起 PMS 情感症状和应激行为反应失常的原因。

第三节　临床特点
一、症状与月经的关系

典型的 PMS 症状常在经前 7 ~ 10 天开始，逐渐加重，至月经前最后 2 ~ 3 天最为严重，经潮开始后 4 天内症状消失。另有一种不常见的情况，即月经周期中存在两个不相连接的严重症状期,一是在排卵前后,然后经历一段无症状期,于月经前一周再出现症状,为 PMS 的特殊类型。

二、症状特点与分组

PMS 涉及 150 种症状,可分为精神和躯体两大类,每一类又可有 1 种以上的亚组,严重程度不一(表 7-7-1)。

表 7-7-1　PMS 症状分组

精神症状		躯体症状		
焦虑	抑郁	水潴留	低血糖	疼痛
精神紧张	哭泣	体重增加	头痛	肠痉挛
情绪波动	精神紊乱	肿胀	喜甜食	盆腔痛
易激惹	社交退缩	乳房胀痛	食欲增加	背痛
不安	失眠	腹胀感	疲乏	乳房痛
无耐心				

1. 精神症状

(1) 焦虑(anxiety):为精神紧张,情绪波动,易怒,急躁失去耐心,微细琐事就可引起感情冲动乃至争吵、哭闹,不能自制。

(2) 抑郁(depression):没精打采,抑郁不乐,情绪淡漠,爱孤居独处,不愿与人交往和参加社会活动,失眠,注意力不集中,健忘,判断力减弱,害怕失控,有时精神错乱、偏执妄想,产生自杀念头。

2. 躯体症状　包括水钠潴留、疼痛和低血糖症状。

(1) 水潴留:常见症状是手足与眼睑水肿,有的感乳房胀痛及腹部胀满,少数患者有体重增加。

(2) 疼痛:可有头痛、乳房胀痛、盆腔痛、肠痉挛等全身各处疼痛症状。

1) 经前头痛:为较常见的主诉,多为双侧性,但亦可单侧头痛;疼痛部位不固定,一般位于颞部或枕部。头痛症状于经前数天即出现,伴有恶心甚至呕吐,呈持续性或时发时愈,可能与间歇性颅内水肿有关;易与月经期偏头痛混淆,后者往往为单侧,在发作前几分钟或几小时出现头晕、恶心等前驱症状,发作时多伴有眼花(视野内出现闪光暗点)等视力障碍和恶心、呕吐。可根据头痛部位及伴随症状鉴别。

2) 乳房胀痛:经前感乳房饱满、肿胀及疼痛。以乳房外侧边缘及乳头部位为重;严重者疼痛可放射至腋窝及肩部,可影响睡眠。扪诊时乳头敏感、触痛,有弥漫的坚实增厚感,但无局限性肿块感觉,经后症状完全消失。

3) 盆腔痛:经前发生盆腔坠胀和腰骶部疼痛,持续至月经来潮后缓解,与前列腺素作用及盆腔组织水肿充血有关。但应与盆腔子宫内膜异位症等器质性病变引起的痛经鉴别。

4) 肠痉挛痛:偶有肠痉挛性疼痛,可有恶心、呕吐;临近经期可出现腹泻。

(3) 低血糖症状:疲乏,食欲增加,喜甜食。头痛也可能与低血糖有关。大多数妇女 PMS 有多种症状。严重的 PMS 均有精神症状,其中焦虑症状居多,占 70% ~ 100%。60% 的 PMS 患者有乳房胀痛或体重增加的主诉;45% ~ 50% 的患者有低血糖症状,约 35% 患者有抑郁症状,该组患者因有自杀意识,故对生命有潜在威胁。

(林金芳)

第四节　诊断与鉴别诊断

一、PMS 的诊断

PMS 诊断的主要依据是患者月经来潮前(即月经周期的晚黄体期)周期性出现的躯体和精神(情感和行为)症状,症状于经前期出现,经后消失。同时包括确定经前出现症状的严重程度和月经来潮后是否缓解,以及对患者工作、社交和日常活动受损的程度。20 世纪 90 年代 PMS 诊断标准进一步完善,美国妇产科学会(The American College of Obstetrics and Gynecology, ACOG)推荐统一采用美国精神卫生协会标准(American Psychiatric Association, APA)和加利福尼亚大学圣地亚哥分校标准,见表 7-7-2。美国妇产科学会的诊断标准将 PMS 定义为:严重影响正常生活的一组与月经周期密切相关、可预见的经前症状。国内尚缺乏统一的 PMS 诊断及疗效评价标准。

参照美国妇产科学会(ACOG)推荐使用下述两个机构提供的诊断标准(ACOG Practice Bulletin):

1. 美国精神卫生协会标准　下一月经期的前 6 天与月经周期的 5 ~ 10 天相比较,PMS(标准通过定型的方法制定)症状严重程度增加 30%,这些表现通过月经前期症状日记(PMSD)测定并已连续出现两个周期。

2. 加利福尼亚大学圣地亚哥分校标准　在月经来潮前 5 天,下述情感或身体上的症状至少出现 1 项,且连续出现 3 个周期。

因此,ACOG 的 PMS 诊断包括以下内容:

(1) 症状符合 PMS 临床表现,可预见在后面的连续 2 周内持续出现。

(2) 症状出现的时间严格限制在黄体期(月经周期最后 2 周内)。

(3) 对妇女的某些生活方面有影响;排除其他疾患。

该标准要求系列症状中必须有一项情绪和躯体症状处于中度或重度以上。采用特定量表记录症状的改变和进展,若仅仅依靠患者自诉而诊断 PMS,会存在诊断的误差,已有研究表明,根据患者回顾性诉述症状而后依据此类症状进行的前瞻性调查,结果证实其存在着 10% ~ 40% 的差异。因此,许多学者设计了不同量表作为测量工具,如 DRSP,通过患者自评、随访、调查的方式,并再结合回顾性诊断 PMS 的方式来确诊,避免了单凭回顾性量表诊断不确定的问题,推荐使用表 7-7-3。

表 7-7-2 ACOG 2000 年修订后的 PMS 诊断标准

条目编号	英文原文	预测试修改后项目
1	Patient reports 1 of the following affective and somatic symptoms during 5 the days before menses in each of 1）Depression 2）Angry outbursts 3）Irritability 4）Anxiety 5）Confusion 6）Social withdrawal 7）Breast tenderness 8）Abdominal bloating 9）Headache 10）Swelling of extremities	1. 患者自我报告月经前 5 天具有下列情绪和躯体症状之一，且已经存在 3 个月经周期： 1）情绪低落或抑郁消沉 2）愤怒发火情绪失控 3）易激惹 4）焦虑 5）思维不清晰 6）社会能力下降（并入第 2 条） 7）乳房胀，胀痛或触痛 8）腹胀 9）头痛 10）肢体水肿
2	Patient suffers from identifiable dysfunction in social or economic performance	2. 患者具有可确认的社会或经济行为能力下降
3	Symptoms relieved with in 4 days of menses onset without recurrence until at least cycle day 13	3. 月经期 4 天内症状减轻或消失且月经周期 13 天内未再发作
4	Symptoms occur reproducibly during 2 cycles of prospective recording	4. 预期上述症状在其后 2 个月经周期内再次重复出现
5	Symptoms present in absence of any Pharmacologic therapy, hormone ingestion, or drug or alcohol abuse	5. 在没有服药酗酒及摄入激素等情况下症状呈现

表 7-7-3 经前症状——日记

姓名		日期			末次月经		
	周一	周二	周三	周四	周五	周六	周日
月经（以×表示）							
体重增加	___	___	___	___	___	___	___
臂/腿肿胀	___	___	___	___	___	___	___
乳房肿胀	___	___	___	___	___	___	___
乳房触痛	___	___	___	___	___	___	___
腹部肿胀	___	___	___	___	___	___	___
痛性痉挛	___	___	___	___	___	___	___
背痛	___	___	___	___	___	___	___
身体痛	___	___	___	___	___	___	___
神经紧张	___	___	___	___	___	___	___
情绪波动	___	___	___	___	___	___	___
易怒	___	___	___	___	___	___	___
不安	___	___	___	___	___	___	___
失去耐心	___	___	___	___	___	___	___
焦虑	___	___	___	___	___	___	___
紧张	___	___	___	___	___	___	___
头晕	___	___	___	___	___	___	___

姓名			日期			末次月经		
	周一	周二	周三	周四	周五	周六	周日
抑郁							
健忘							
哭闹							
精神错乱							
失眠							
嗜甜食							
食欲增加							
头痛							
疲劳							
兴奋							
松弛							
友好							
活力							
每天体重							
每天基础体温							

1. 每天记下你注意到的上述症状
   无:空格;轻:记1;中:记2(干扰每天生活);重:记3(不能耐受)
2. 记录每天清晨的体重(排空膀胱)
3. 起床前测基础体温

患者至少连续记录3个周期,表格的纵坐标为症状,横坐标为日期,患者每天对症状的严重性按0~3级评分,医师根据"黄体期评分"和"卵泡期评分"做出诊断。

二、鉴别诊断

需要识别一些引起类似PMS症状的器质性或精神疾病。

1. 与精神疾病鉴别 文献报道PMS患者约30%伴精神病,50%以上伴有抑郁症,这类患者与抑郁相关的症状常在经前加重。如果病史提示患者有精神病史或卵泡期的精神症状评分高,应指导患者到精神病科就诊。需要注意患者精神症状有无周期性并在经前期出现的特点。而精神焦虑及抑郁症患者,在月经周期的3个阶段(卵泡期、排卵期及黄体期)症状是相同的,严重的程度也缺乏规律性改变。

2. 与躯体疾病鉴别 有许多周期性加剧的躯体症状可能与月经有关,通过卵泡期有无症状存在这一特点可以与PMS相鉴别。如原发性、周期性水肿,其特征是周期性肿胀及焦虑情绪发作。在整个月经周期均可出现症状,而在月经前症状加剧。此外月经不调、子宫内膜异位症、痛经、甲状腺功能减退、围绝经期等,除了其症状均有在月经前加重的可能之外,并不存在月经后自然消失的必然规律,并且必定有其特异的症状诊断标准。

第五节 治 疗

PMS的临床表现多样化,各种症状严重程度不一,因此只有全面的综合治疗才能收到较为满意的效果。临床医师需根据患者的相关症状的病理生理和精神社会学特点,设计个体化治疗方案以达到最佳治疗效果。

一、支持疗法

包括感情支持、饮食、行为训练及宣教等。

1. 正确认识PMS和感情支持 PMS的处理首先是给予患者感情支持,包括帮助患者调整心态、正确认识疾病、建立勇气及自信心,这种精神安慰治疗对相当一部分人是有效的。此外,对于患者家庭成员应进行PMS的相关宣教,使其了解该疾病的周期性发作的规律和预期发病的时间,理解和宽容患者经前期的行为过失,并协助调整经前的家务活动,减少环境刺激,使患者的失控过失减少到最低程度。

2. 饮食 近年来的研究发现合理的饮食对缓解经前期综合征的症状有帮助。

(1)高碳水化合物低蛋白饮食:目前认为PMS的低糖样症状,如食欲增加、易怒、神经过敏和疲劳等症状与雌、孕激素的周期性变化对糖代谢的影响有关。据报道经前期有症状时,摄入富含碳水化合物和低蛋白的饮食,或多饮含碳水化合物的饮料,可以改善 PMS 的精神症状,如抑郁、紧张、易怒、疲劳等。该观点与权威的限制碳水化合物与高蛋白饮食的意见相驳。但近年有关体内 5-羟色胺水平与碳水化合物嗜好相关的研究,以及碳水化合物的摄入可增加脑对 5-羟色胺前体物质色氨酸利用的发现,揭示了此种饮食方案的合理性。

(2)限制盐的摄入:虽然尚无依据支持摄入盐过多是 PMS 的病因,但由于增加盐的摄入会使体重明显增加,因此限制盐的摄入以减轻水钠潴留症状是合理的。

(3)限制咖啡的摄入:已有研究证明咖啡因与 PMS 症状的严重性有关。咖啡因具有增加焦虑、紧张、抑郁及易怒等症状的作用,因此 PMS 患者应避免或减少咖啡因的摄入。

(4)维生素和微量元素

1)维生素 E:有报道以维生素 E 治疗纤维囊性乳房病的同时能明显改善 PMS 患者经前期的焦虑和抑郁症状。并指出仅维生素 E 每天 400mg 能减轻 PMS 的精神症状,而低剂量(150～300mg)是无效的。

2)维生素 B_6:维生素 B_6 是合成多巴胺和 5-羟色胺的辅酶,已证实多巴胺和 5-羟色胺是影响行为和精神的神经递质。每天口服 80mg 维生素 B_6 可改善 PMS 精神症状,但躯体症状改善不明显。需注意的是,长期或大剂量服用维生素 B_6 对感觉神经会有毒害作用。

3)镁:有报道口服镁制剂能有效地减轻经前症状,但机制不明,建议慎用。

4)钙:卵巢的激素能影响钙、镁以及维生素 D 的代谢,雌激素调节钙代谢以及钙吸收,还调节甲状旁腺的功能及基因表达。临床试验表明补钙 600mg,每天 2 次能改善经前期综合征患者的情绪及躯体症状。

3. 其他 其他非药物治疗的一般治疗还包括运动、认知行为治疗、放松训练、生物反馈(反射学治疗)、光疗、调整睡眠周期法等。这些疗法有许多益处,但尚缺乏大样本量的对照研究证实。

二、药 物 治 疗

适用于一般治疗无效的患者,用药前应分析引起症状的病理生理,以选择合适的药物。目前治疗严重 PMS 的常用的有效药物有三类,即 5-羟色胺能抗抑郁剂、促性腺激素释放激素增效剂和抗焦虑剂。

1. 抗抑郁药 目前 5-羟色胺能类的抗抑郁药(serotonergic antidepressants)为治疗严重的 PMS 一线药物。其疗效在临床上得到最充分验证。迄今的临床研究提示约60%～70%经明确诊断的 PMS,经 5-羟色胺类抗抑郁剂可有效减轻 PMS 的症状,一般于第一个或第二个治疗周期出现症状的改善,副作用常出现于用药的开始;多为暂时性,随着用药时间的推移或经剂量的调整副作用则消失。抗抑郁剂分两类,即选择性 5-羟色胺再摄入抑制剂(selective serotonergic reuptake inhibitors, SSRIs)与三环类抗抑郁剂(tricyclic antidepressant TCA)。

(1)选择性 5-羟色胺再摄入抑制剂(SSRIs):由于 SSRIs 对 PMS 有明显疗效,且容易耐受,目前认为是治疗 PMS 的一线药物。

1)氟西汀(fluoxetine):商品名百忧解,氟西汀是用于 PMS 或 PMDD 抗抑郁研究最多的一种。近来,大规模的多中心临床试验,包括安慰剂对照研究和开放性非盲研究均报道氟西汀有效。该药对减轻 PMS 的情感症状比减轻躯体症状有效,大多数剂量采用每天 20mg,整个月经周期服用,无明显副作用。但当剂量加大至每天 60mg,则副作用明显加大。

2)帕罗西汀(paroxetine):为选择性 5-羟色胺再摄入抑制剂,采用安慰剂对照或开放性非盲的治疗试验研究均证明,该药除了对 PMS 的抑郁和焦虑症状有效外,对一般症状也有效,剂量为每天 10～30mg,平均剂量为每天 20mg。若超过 20mg 方能控制症状者,应于控制症状后逐渐减少剂量。

3)金曲林(sertraline):即氯苯萘胺,亦为选择性 5-羟色胺再摄入抑制剂。近年来多中心临床试验已证实其治疗 PMS 有效,剂量为每天 50～150mg,整个月经周期服用。

(2)三环类抗抑郁剂(TCA):氯米帕明(clomipramine)是一种三环类抑制 5-羟色胺和去甲肾上腺素再摄入的药物,每天 25～75mg 对控制 PMS 有效,仅在有症状的黄体期服用即可有明显的治疗效果。

选择性 5-羟色胺再摄入抑制剂与三环类抗抑郁剂相比,该类药物无抗胆碱能、低血压或镇静的副作用;无依赖性、无心血管及其他严重毒性作用;有暂时的、轻微的头晕、恶心、头痛和失眠的副作用。但值得注意的是,三环抗抑郁剂与单胺氧化酶制剂和一些其他药物存在相互作用,因此三环抗抑郁剂不应与其他抗抑郁药合用。

2. 性激素

(1)孕酮:孕酮在 PMS 治疗中的使用是基于早期孕酮缺乏导致 PMS 的假说,但经前期综合征的激素水平改变并没有得到充分验证。近年来回顾性研究指出因早期研究的方法存在缺陷对孕酮在 PMS 治疗中的效果提出质疑。且一回顾性随机对照研究证明孕酮和安慰剂的结果没有明显差别。

(2)口服避孕药:口服避孕药(OC)一直作为治疗 PMS/PMDD 的常规用药,20 世纪末开始有关于复合避孕药(乙炔雌二醇+孕酮/炔诺酮)抑制排卵改善 PMS 患者黄体期的精神症状,提高生活质量,从而可用于治疗 PMS 的报道,并经过多个对照研究得到进一步充分的肯定。第三代孕激素屈螺酮的出现让 OCP 治疗 PMS 出现曙光,研究表明含屈螺酮的 OCP 可以显著改善 PMS 症状,包括躯体、精神、行为症状,其效果优于其他 OCP,且缩短 OCP 无激素间隔可能效果更好。但由于个体对于性激素本身反应的不同,故目前尚不应将其作为治疗 PMS 的一线药物。

(3)达那唑:是 17α-乙炔睾酮的衍生物,抗促性腺激素制剂,对下丘脑-垂体促性腺激素有抑制作用。初步临床报道指出达那唑每天 200～400mg,对消极情绪、疼痛及行为改变等效果好于安慰剂;每天 200mg 能有效减轻乳房疼痛。对某些严重的 PMS 患者,可采用达那唑 200mg,每天 2 次,能达到有效治疗作用。但由于达那唑具有雄激素活性和致肝功损害的副作用,而限制了达那唑的临床应用。因此只有在其他治疗失败且症状十分严重时,才考虑应用达那唑治疗。

（4）促性腺激素释放激素增效剂:GnRH-a 在垂体水平通过降调节,抑制垂体促性腺激素分泌,导致低促性腺激素低雌激素状态,可达到卵巢去势的效果。近年大多数临床对照研究已经证实各种类型的 GnRH-a 治疗 PMS 有效,但长期应用结果未知;应根据 GnRH-a 的种类和剂型决定用药方法。GnRH-a 对那些同时存在的重型抑郁型精神障碍者无效。临床观察表明 GnRH-a 明显的治疗作用出现在第二个治疗周期;并未见 GnRH-a 用药初期的垂体兴奋时 PMS 症状加重的报道。然而长期应用 GnRH-a 有低雌激素状态引起的副作用,如阵发潮热、阴道干涩、骨质疏松等。因此建议单独使用 GnRH-a 不应超过 6 个月。性激素反相添加疗法可以减轻 GnRH-a 低雌激素副作用。目前认为,选用能达到抑制排卵消除孕酮周期性变化,对雌激素抑制程度相对小的 GnRH-a 剂量,是治疗 PMS 的理想剂型。

（5）抗焦虑剂:抗焦虑剂适用于有明显焦虑及易怒的 PMS 患者。阿普唑仑(alprazolam),即甲基三唑安定,商品名佳静安定,是一种抗焦虑和抗惊厥剂,属对苯二氮䓬类药物,可给予每次 0.25mg,每天 3～4 次,具有一定的抗抑郁特性,近年大规模的研究中证实阿普唑仑对 PMS 的全部症状较安慰剂明显有效。阿普唑仑是仅有的能只在黄体期用药就能有效控制 PMS 的药物。该药物发挥作用快,剂量需个体化,经前用药,起始剂量为 0.25mg,每天 2～3 次,逐渐递增,每天 4mg 为最大剂量,平均剂量为每天 2.25mg,一直服用至月经来潮的第 2～3 天。用药开始可能有嗜睡的副作用,通常在短期内消失;该药限于黄体期治疗 PMS,一般不产生依赖性。

（6）前列腺素抑制剂:前列腺素抑制剂,如甲灭酸(mefenamic acid)用于黄体期,多能减轻 PMS 有关的躯体症状,对改善情感症状的报道不一致。应用于有明显经前和经期疼痛不适,包括乳房胀痛、头痛、痛经、背痛及全身不适等。于经前 12 天用药,甲灭酸 250mg,每天 3 次,餐中服用,有胃溃疡者禁用。

（7）溴隐亭:大多数研究报道催乳素抑制剂—溴隐亭主要对缓解经前乳房疼痛有效,但有恶心、呕吐、头痛、头晕、疲乏和阵发性心动过速等副作用。溴隐亭 2.5～12.5mg,从小剂量开始,每日 1 次,餐中服用可减轻副作用。

（8）螺内酯(spironolactone):螺内酯是一种醛固酮受体拮抗剂,不仅具有利尿作用,而且对血管紧张素功能有直接抑制作用,从而影响中枢的肾上腺素活性。螺内酯 25mg,每天 2～3 次,口服,可缓解水肿,改变情绪症状。

三、手术或放射治疗

有建议手术切除卵巢或放射破坏卵巢功能治疗严重的 PMS。观察性研究发现,子宫切除术伴双卵巢切除术具有治愈效果。只行子宫切除术也可缓解症状。但卵巢切除的手术疗法应在其他方法均无效时,特别是已采用药物卵巢去势也无效时最后选用的一种治疗手段,对中、青年妇女施术显然不妥。

第六节　预　后

轻、中度的 PMS 患者的症状经恰当的治疗即可得到缓解。严重的 PMS 患者,选择性 5-羟色胺再摄入抑制剂(SSRI)有效且无明显的副作用,目前已成为治疗严重 PMS 的一线药物。其次是应用三环类抗抑郁剂、抗焦虑剂和 GnRH 增效剂。大多数 PMS 患者应用上述药物均可明显地改善症状和提高生活质量。

（王惠兰）

参 考 文 献

1. 曹泽毅. 中华妇产科学. 第 2 版. 北京:人民卫生出版社,2004:2487-2495
2. 张金良,王超,赵茜,等. 育龄女性月经前紧张综合征症状的初步调查. 中国健康教育,2006,22(11):837-840
3. Rapkin AJ, Winer SA. Premenstrual Syndrome and Premenstrual Dysphoric Disorder:Quality of Life and Burden of Illness. Expert Rev Pharmacoecon Outcomes Res,2009,9(2):157-170
4. Gehlert S, Song IH, Chang C-H, et al. The prevalence of premenstrual dysphoric disorder in a randomly selected group of urban and rural women. Psychol Med,2009,39:129-136
5. Payne JL, Klein SR, Zamoiski RB, et al. Premenstrual mood symptoms:study of familiality and personality correlates in mood disorder pedigrees. Arch Womens Ment Health,2009,12:27-34
6. Cunningham J, Yonkers KA, O'Brien S, et al. Update on research and treatment of premenstrual dysphoric disorder. Harv Rev Psychiatry,2009,17:120-137
7. Huo L, Straub RE, Roca C, et al. Risk for premenstrual dysphoric disorder is associated with genetic variation in ESR1,the estrogen receptor alpha gene. Biol Psychiatry,2007,62:925-933
8. Borenstein JE, Dean BB, Leifke E, et al. Differences in symptom scores and health outcomes in premenstrual syndrome. J Womens Health(Larchmt),2007,16:1139-1144
9. Kashanian M, Mazinani R, Jalalmanesh S. Pyridoxine (vitamin B_6) therapy for premenstrual syndrome. Int J Gynaecol Obstet,2007,96:43-44
10. Kurshan N, Epperson CN. Oral contraceptives and mood in women with and without premenstrual dysphoria:a theoretical model. Arch Womens Ment Health,2006,9:1-14

第八章

性分化与发育异常

引　言

性发育异常,亦称为性分化异常,是一类先天性异常,表现为性染色体、性腺或性激素性别不典型,发生率约为新生儿的1/1000。正常的性分化发育是一有序的过程,涉及受精时合子内染色体(遗传)性别的成功确立、由遗传性别确立的性腺性别、由性腺性别分泌性激素并通过受体调控的生殖器官及表型性别,任何一步出现异常,即可形成性发育异常。

决定一个人的性别,传统方法是出生时看外生殖器:有阴茎阴囊即冠之为男性,否则即冠之为女性。绝大多数个体用这种方法决定性别是准确的,但有极少一部分个体属性发育异常就不能单用外生殖器鉴别男性或女性。如因某些原因引起的睾丸发育不全,外生殖器可为女性;又如正常女性有卵巢,但由于肾上腺缺乏某种酶或其他原因而分泌过多雄激素,使胎儿期外生殖器发生男性化表现,可误认为男性。错误地确定性别,对这类患者及其家属,除延误器质性病变诊断外,精神上亦有莫大的痛苦和严重的创伤。正确诊断和处理这组性发育异常的病例对他们能过正常人的生活十分重要。

近年来随着有关性分化和发育的生理、病理生理以及分子生物学的研究深入,对性发育异常的认识有了很大的进展,对性发育异常的某些原因有了进一步的认识。本章将介绍性发育的生理过程,新的分类法和常见的性发育异常病种及其临床表现、诊断和处理。

第一节　正常性分化
发育过程

性的分化发育过程是一个非常复杂的过程。男女性腺与内外生殖器的分化与发育是由多种因素所决定,而且在胚胎分化与发育过程中有它特定的时间性。了解正常的性分化与发育过程将有助于了解性分化与发育异常的临床表现。

一、性　染　色　体

决定性别的最根本因素是性染色体,亦称核性别。经过减数分裂的精子和卵子结合后(图7-8-1),合子的性染色体为2个X,性腺将发育为卵巢;合子的性染色体为一个X,一个Y,性腺将发育为睾丸。受精后约3周,原始生殖细胞从卵黄囊沿后肠移行至泌尿生殖嵴最后形成性腺(图7-8-2)。但在形成性腺分化为睾丸或卵巢之前均将经过一段未分化期。

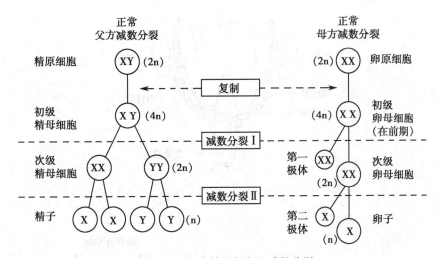

图 7-8-1 正常精子与卵子减数分裂

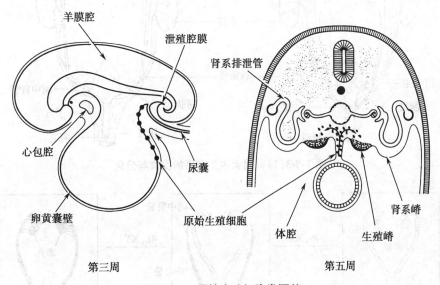

图 7-8-2 原始生殖细胞发源处

在 Y 染色体短臂 1A1A 区有一个结构基因,长度为 669 个碱基,称为 Y 染色体性别决定区(sex determining region Y,SRY)。目前认为它是使原始性腺发育为睾丸的睾丸决定因子(testicular determining factor,TDF)的最佳候选基因。SRY 编码 223 个氨基酸的蛋白质,SRY 蛋白在睾丸形成前的生殖嵴即有表达,在睾丸中的支持细胞和生殖细胞中表达,并通过其受体起作用。SRY 通过调节下游基因的转录而启动男性分化途径或抑制女性分化途径,但其机制尚不清楚。有许多证据提示 SRY 可能就是 TDF:①SRY 的转录是男性睾丸特异的;②与人同源的小鼠 SRY 基因 mRNA 的转录是在 TDF 起作用时期在泌尿生殖嵴表达的;③SRY 发生突变将造成 XY 雌性小鼠;④在一些 46,XY 单纯性性腺发育不全患者中发现有 SRY 基因的突变;⑤将 SRY 转入 46,XX 的雌性小鼠将出现睾丸并发育为雄性。

但近年来一些研究发现,SRY 并不等同于 TDF,SRY 阴性的个体可以出现睾丸,SRY 阳性的个体可表现为发育良好的卵巢,故目前认为 SRY 基因也只是决定性腺的一个重要调节基因,尚有其他调节因素在进一步研究中。近来已发现有数个基因与两性潜能性腺的分化有关联,甚至在 SRY 表达之前。但 SRY 蛋白本身不抑制卵巢的发育。

受精后约 44 天,睾丸已具有早期曲细精管形态。卵巢的分化比睾丸分化晚约 5 周,若缺 Y 染色体或 TDF 的作用,未分化性腺将分化为卵巢。胚胎期卵巢的发育不一定需要 2 个 X。在 45,X 的个体原始生殖细胞移行至生殖嵴与有丝分裂均正常。原始生殖细胞周围需有卵泡膜细胞保护。45,X 个体可能缺乏这种保护,卵泡耗损快,到出生时几乎已没有卵泡。

二、副中肾管抑制因子

约 5 周睾丸曲细精管内的支持细胞(sertoli cells)产生副中肾管抑制因子(mullerian inhibiting substance,MIS),又称为抗米勒管激素(antimüllerian hormone,AMH),为一种糖蛋白,分子量约 145kD,可抑制副中肾管上皮的增殖从而使副中肾管退化。没有 MIS,副中肾管不退化而发育为输卵管、子宫和阴道上段。受精后约 62 天时,MIS 分泌量即足以抑制副中肾管,到 77 天时完成抑制作用。睾丸产生的 MIS 只对同侧副中肾管有效。若患者一侧为睾丸而对侧为条索性腺、卵巢或卵睾,则对侧将有输卵管、子宫和阴道(图 7-8-3)。

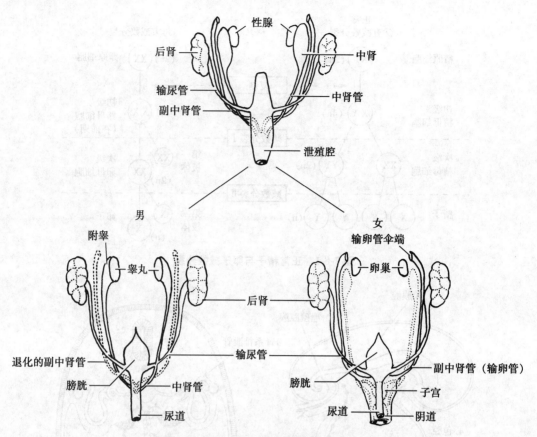

图 7-8-3(1)　男女内生殖器的发育与分化

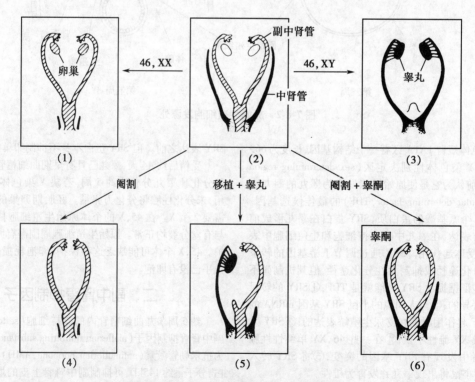

图 7-8-3(2)　Jost 兔胚胎实验内生殖道的分化

(1)雌性性分化,副中肾管系发育;(2)未分化性腺及中肾管、副中肾管等;(3)雄性性分化,中肾管系发育;(4)胚胎早期阉割双侧性腺,缺乏睾酮及副中肾管抑制因子,故仅副中肾管系发育;(5)给雌性睾丸移植于右侧后,仅同侧中肾管系发育,副中肾管系退化;(6)给雌性投予睾酮后,双侧中肾管系发育,但副中肾管系不退化

MIS 的测定可用来评价性发育异常儿童的支持细胞的功能,可协助鉴别异常睾丸分化缺陷与单独的睾酮分泌或作用异常而导致的男性性分化缺陷。

三、睾　　酮

妊娠后约 7 周睾丸内出现间质细胞(leydig cells),约 8 周时开始产生睾酮。中肾管在睾酮的作用下分化为附睾、输精管与精囊。睾酮亦只对同侧中肾管有效。没有睾丸,或睾丸不分泌睾酮,或中肾管对睾酮不敏感,则中肾管将不能分化为附睾、输精管与精囊。

四、双氢睾酮

男性外生殖器与前列腺的分化发育依赖于在局部由睾酮经 5α 还原酶转化的双氢睾酮(dihydrotestosterone,DHT)。DHT 使生殖结节增大形成阴茎龟头,尿道褶增大融合为阴茎体,生殖隆起增大融合为阴囊,泌尿生殖窦分化为前列腺。若循环睾酮不足,或在外生殖器部位缺乏由睾酮转换为双氢睾酮所需的 5α 还原酶,或由于靶器官的受体异常,导致对雄激素不敏感(完全型或不完全型),则患者虽有睾丸,但可以表现为男性外生殖器不发育或发育不全。当雄激素作用不足时,外生殖器将仅有部分男性化表现,如小阴茎、尿道下裂、阴囊部分融合等,个别可有盲端阴道,而导致外生殖器性别模糊。DHT 在 70 天时起作用,使尿道褶融合而关闭为中缝,74 天时尿道沟已完全闭合。在 120 ~ 140 天(18 ~ 20 周)时外生殖器的分化已全部完成(图 7-8-4)。

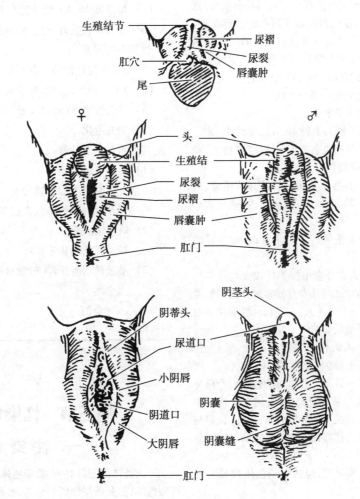

图 7-8-4　男女外生殖器的发育与分化

五、女性内外生殖器

女性内外生殖器的发育不需要卵巢或其他激素。即使没有性腺,生殖器也发育为女性。没有 MIS 的影响,副中肾管将从头向尾形成输卵管、子宫和阴道上段。没有 DHT 的影响,外生殖器将发育为女性,生殖结节稍增大形成阴蒂,尿道褶发育为小阴唇,生殖隆起发育为大阴唇。泌尿生殖窦形成阴道下段,与上段相通。若婴儿性腺为卵巢或条索样性腺,无论性染色体是什么,出生时外生殖器将为女性。若女性胎儿在孕 10 ~ 12 周前受内源性或外源性雄激素增高的影响,外阴将发生不同程度的男性化表现,如男性阴茎、尿道下裂、阴囊部分融合等。孕 12 周后外生殖器已完成分化,若再受增高的雄激素影响,将仅表现为阴蒂增大。

六、青　春　期

到达青春发育期,男性在雄激素作用下,面部及身体体毛增多,阴毛达脐下,呈菱形分布,肛周亦多毛,出现痤疮、喉结、嗓音变低、肌肉发达,阴茎及睾丸发育至成人大小,阴囊皱褶增多并有色素沉着。女性在雌激素作用下乳房发育,皮下脂肪堆积(尤其在臀部和大腿),女性外生殖器发育,月经来潮。性激素影响的体型表现,称为表型(phenotype)。

(田秦杰 葛秦生)

第二节 性发育异常的分类

性发育异常既往习惯于按真假两性畸形分类。真假两性畸形的分类法是由于当时的诊断方法有限,只得以性腺病理为基础进行分类。由于近年来对性发育异常的认识有了很大的进展,目前临床所见性发育异常病因种类繁多,真假两性畸形分类已不足以反映目前临床所见的各种类型。临床医生对假两性畸形,尤其是对男性假两性畸形十分困惑,影响诊断与处理。因此需要制订一个更为科学与实用的分类法,作为临床诊断的基础,并指导基础研究的方向和科研途径。国际上目前尚无统一的分类法。

人类性别可归纳有以下六种:

(1) 染色体性别(核性别):男性46,XY,女性46,XX。

(2) 性腺性别:卵巢与睾丸各有自己的结构特征,卵巢应有卵泡,睾丸应有曲细精管。

(3) 内外生殖器性别:男性有输精管、附睾、精囊、前列腺、阴茎与阴囊;女性有输卵管、子宫、阴道、阴蒂与大小阴唇。

(4) 性激素性别:睾丸主要产生雄激素;卵巢主要产生雌激素。

(5) 社会性别:一个人在社会中按男性或女性抚养与生活称为社会性别。在治疗处理性发育异常患者时需要考虑社会性别,尤其是对于一个成年人,改变社会性别将会对患者的精神和心理造成严重的影响。

(6) 心理性别:一个人的性格、爱好、行为、思想、性欲、认同感等符合一种性别,称为心理性别。

正常个体六种性别是一致的。北京协和医院妇产科葛秦生教授根据多年的临床与基础研究,从上述六种性别中选择了性发育过程中三个最关键的环节:性染色体、性腺与性激素,作为分类的基础,直接将性发育异常疾病按病因分入这三大类。

1) 第一类为性染色体异常,包括性染色体数目与结构异常。

2) 第二类为性染色体正常,但性腺发育异常。

3) 第三类为性染色体正常,性腺性质正常,但性激素异常(表7-8-1)。

这样首次彻底抛开了假两性畸形的混乱概念。至1995年约20年间,北京协和医院妇科内分泌组共收集了临床所见各种性发育异常13种共450例,在1996~2010年间又诊断和治疗了300多例性发育异常患者,包括一些以往未诊断的疾病类型,按此分类均可适当地进行分类,证明在实际应用中按此分类是可行的。此分类法条理清楚,简单明了,易于正确诊断和处理,强调最终的病因诊断。本

分类法虽未包括所有罕见类型,但亦不外乎这三个类型。在实用过程中发现从这一分类能提供科研线索,引导有针对性地进行基础深入研究。目前这一分类法已在国内外逐渐得到承认和应用。

表7-8-1 性发育异常分类

分 类	例数
1. 性染色体异常(包括性染色体数与结构异常)	187
(1) 特纳综合征	166
(2) XO/XY 性腺发育不全	10
(3) 超雌	7
(4) 真两性畸形(嵌合型性染色体)	2
(5) 46,XX/46,XY 性腺发育不全	1
(6) 曲细精管发育不良(Klinefelter)综合征	1
2. 性腺发育异常	150
(1) XX 单纯性性腺发育不全	119
(2) XY 单纯性性腺发育不全	17
(3) 真两性畸形(46,XX 或 46,XY)	11
(4) 睾丸退化	3
3. 性激素与功能异常	113
(1) 雄激素过多	56
先天性肾上腺皮质增生	55
早孕期外源性雄激素过多	1
(2) 雄激素缺乏	14
17α-羟化酶缺乏	14
(3) 雄激素功能异常(雄激素不敏感综合征)	43
完全型	15
不完全型	28
合计	450

(田秦杰 葛秦生)

第三节 性染色体异常

一、性 染 色 体

人类体细胞具有46条染色体,其中44条(22对)为常染色体,另两条与性别分化有关,称为性染色体。已知人类有 X 和 Y 两种性染色体。

(一) Y 染色体

Y 染色体最重要的意义在正常情况下决定男性性别。一般认为在 Y 染色体上只有少数几个基因,如外耳道多毛症、H-Y 抗原、睾丸决定因子等。

目前认为人类 Y 染色体是由两个在遗传学明显不同的部分所组成,即 Y 染色体长臂远侧2/3处是高度重复的DNA 的结构异染色质区,在遗传上是不活跃的,故其增加或减少不引起其效应的改变。另一部分是基因所在区域,如 Y 染色体短臂上有睾丸决定基因,在 Y 染色体长臂一区

一带上有身高基因、精子缺乏第三因子、齿形大小基因等。

在 Y 染色体上有 ZFY(zinc-finger protein Y,Y 染色体上的锌指蛋白)基因,认为是睾丸的候选基因(TDF),但不久又被否定。以后又发现了一个新的候选基因(SRY),但还不是唯一的 TDF 基因,除 SRY 外尚有其他睾丸决定因子,相信将来人们会找到全部的睾丸决定因子。

(二) X 染色体

X 染色体上有许多重要的基因,女性有两条 X 染色体,而男性只有一条,但女性 X 染色体的基因产物并不比男性多一倍。这种男女 X 连锁基因产物相等的现象在遗传学上称为剂量补偿(dosage compensation)。有关这一现象的解释是:虽然女性有两条 X 染色体,但其中一条是失活的。因而男女都只有一条有功能活性的 X 染色体。英国遗传学家 Mary Lyon 在 1961 年首先明确地提出了上述 X 染色体失活假说,现称为 Lyon 假说(详见后述)。

对人类而言,X 染色体上的基因对男女的贡献不相等,这一不相等性产生特异的或特征性的、明显的遗传方式,最明显的就是性连锁遗传病。

"性连锁"基因可以是 X 连锁的或 Y 连锁的,但在实践中只有 X 连锁的才有临床意义。对 X 连锁的基因而言,男性是半合的(hemizygous),而女性是纯合的(homozygous)或杂合的(heterozygous)。

二、Lyon 假说

英国学者 Marry Lyon 于 1961 年提出的莱昂(Lyon)假说的要点是:

1. 正常雌性细胞中的 2 个 X 染色体中的一个在遗传上是失活的,并在间期形成 Barr 小体(X 染色质或 X 小体)。在女性中,1 个 X 染色体的浓缩过程称为 X 失活(X-inactivation),因为这种 X 染色体在代谢上是失活的,所以不能产生 mRNA;而且其 DNA 的复制也较其他染色体为迟。

2. 按照莱昂假说,哺乳类中所有雌体在下述意义上讲都是嵌合体,因为在它们的身体上存在着两种细胞系。在雌体的一些细胞中,是从母亲来的那个 X 染色体浓缩而失活,可是从父亲来的那个 X 染色体依然是有活性的;在另一些细胞中则恰好相反,有活性的 X 染色体来自母亲,而来自父亲的那个 X 染色体浓缩并失活。

对任何一个细胞来说,究竟是哪一个(即来自父亲还是来自母亲)的 X 染色体浓缩,纯属偶然,是随机的。

人们发现,在卵子发生期间,雌体的 2 个 X 染色体看来都是相同的。在雌性胚胎发育的很早期,所有细胞中 2 个染色体也是非常相像,而且都是有活性的。只是到了胚胎发育约第 16 天,由于某种机制的操纵才在即将成为体细胞的那些细胞中形成 X 染色质。至于这一机制是怎样使 2 个 X 染色体中的 1 个突然浓缩失去活性,其本质尚不清楚。

3. 在 1 个细胞中,一旦决定了是哪一个 X 染色体失去活性,那么由这一细胞增殖出的所有细胞都是同一个 X 染色体失去活性。当 X 染色体数目超过 2 个时,仍只有 1 个 X 染色体有活性。而其余的 X 染色体各自在间期形成 1 个 Barr 小体。

应用上述假说,不但可以帮助诊断性染色体异常的疾病,它还有助于理解临床上有关性连锁隐性遗传病的女性杂合子患病问题。然而,这个假说还有一些不能解释的问题。例如既然人类 X 染色体失活是随机的,为什么具有畸变的 X 染色体的个体,其 X 染色体的失活不呈随机的;既然正常女性仅一条 X 染色体有活性,为什么 XX 和 XO 的女性个体以及 XY 和 XXY 的男性个体分别相比较,前者为正常的女性和男性,而后者则为性腺发育不全的患者?

近年的研究显示,X 染色体失活现象的机制仍然是复杂而多样的。例如,在人类中 Xg 血型基因和类固醇硫酸脂酶基因虽是 X 连锁基因,但并不随 X 染色体失活而失活。另有事实证明,XXX 个体的某些基因产物量是 XX 个体的 120%,前者与后者的量既不相等,又不是后者的 150%,说明失活的 X 染色体上的基因虽有活性,但不是完全的有活性。

上述事实表明:①Lyon 假说有局限性;②失活的 X 染色体上的部分基因是非莱昂化的;③非莱昂化的基因不具有完全的活性。X 染色体研究尚在不断探索中。

三、性染色体异常的原因

在某些条件下,细胞中的染色体组(genome)可以发生数量或结构上的改变,这一类变化称为染色体畸变(chromosome aberration)。Morgan 曾用染色体突变(chromosome mutation)一词。也有人认为这两个术语专指染色体结构变化。为了避免混淆,Ford 主张将染色体数量和结构的变化统称为染色体异常(chromosome abnormalities)。本书采用的染色体畸变(或突变)是从广义理解,即指染色体异常。

现已知道多种因素可造成染色体畸变,也可以说大多数致突变的因素都可以引起染色体畸变。目前对于这些原因还只是一般的了解,有待进一步的研究。

(一) 物理因素

随着"原子时代"的到来,在人类的活动中越来越多的运用原子能,在科学研究、医学和工农业发展中原子能已成为不可缺少的手段,核武器的研制与试验以及人类向宇宙空间的探索等,使电离辐射成为影响全人类和整个有机界的重要因素。

人类所处的辐射环境,包括天然辐射和人工辐射。天然辐射包括宇宙辐射、地球辐射及人体内放射物质的辐射,人工辐射包括放射性尘埃、医疗照射和职业照射等。

电离辐射因导致染色体不分离而引人注目。有实验证明,将受照射小鼠处于 MⅡ中期的卵细胞和未受照射的同期卵细胞比较,发现不分离在受照射组中明显增高,这一现象在年龄较大的小鼠中尤为明显。人的淋巴细胞受照射或在受照射的血清内生长,发现实验组的三体型频率较对照组高。并且引起双着丝粒染色体易位、缺失等染色体畸变。也有报道,受电离辐射的母亲,生育先天愚型病孩的风险明显增高。

(二) 化学因素

人们在日常生活中接触到各种各样的化学物质,有的是天然产物,有的是人工合成,它们会通过饮食、呼吸或皮肤接触等途径进入人体。此外,许多化学药物、毒物、抗代谢药物均可引起染色体畸变。其他尚有烷化剂如氮芥、环氧乙烷等也可引起染色体畸变。

(三) 生物因素

当以病毒处理培养中的细胞时,往往会引起多种类型的染色体畸变,包括断裂、粉碎化和互换等。以转化病毒感染可使二倍体细胞转变成非二倍体;与此同时还出现了另一特殊现象:培养中的细胞群体,原来的生命期是有限的,而一旦被转化就能无限期地培养下去。支原体可引起染色体的变化,因而当把培养细胞用于细胞遗传学诊断时应当警惕支原体的感染。

病毒引起染色体损伤的流行学证据表明,在患有传染性单核细胞增多症、流行性腮腺炎、风疹、水痘、慢性活动肝炎,以及其他不能做出特定诊断的患者,通常都涉及病毒的感染。在这些个体的淋巴细胞培养物中,往往可见到不同类型的染色体畸变。为抵抗黄热病而接种活的减弱病毒的个体,在其淋巴细胞培养中,也呈现明显的染色体损伤。

(四) 母龄效应

胎儿在6～7个月龄时所有卵原细胞已全部发展为初级卵母细胞,并从第一次减数分裂前期进入核网期,此时染色体再次松散舒展,宛如间期胞核,一直维持到青春期排卵之前。到青春期时,由于促卵泡激素(FSH)的周期性刺激,卵母细胞每月仅一个完成第一极体。次级卵母细胞自卵巢排出,进入输卵管,在管内进行第二次减数分裂,达到分裂中期。此时如果受精,卵子便将完成第二次减数分裂,成为成熟卵子,与精子结合形成合子,从此开始新个体发育直至分娩。从上述过程可知,女性诞生时便已拥有全部卵子,从青春期起,只能从已有的卵子中每月排出一个,一生共排出几百个卵子。这也提示,妇女年龄越大,排出的卵子年龄也越大。随着母龄的增长,在母体内外许多因素影响下,卵子也可能发生了许多衰老变化,影响成熟分裂中同对染色体间的相互关系和分裂后期的行动,促成了染色体间的不分离。

(五) 遗传因素

染色体异常可表现有家族性倾向,这提示染色体畸变与遗传有关。人类可能有倾向不分离的基因存在,其他生物也有类似的基因。据报道,同一家系中,同时有相同的或不同种类的非整倍体患者存在。此外,染色体异常的父母以不同方式传给下一代,最明显的例子是一些平衡易位的携带者,可引起染色体异常或正常的后代出现,其中又以涉及D、G组染色体比较常见。因为它们是近端着丝粒染色体,在有丝分裂过程中形成随体联合,这可能是造成染色体不分离的原因之一。

(六) 自身免疫性疾病

自身免疫性疾病(autoimmunological diseases)似乎在染色体不分离中起一定作用,如甲状腺原发性自身免疫抗体增高与家族性染色体异常之间有密切相关性。

四、染色体畸变种类和产生的原因

二倍体生物的每一个正常的配子即精子或卵子所包含

的全部染色体,称为一个染色体组,例如,正常人配子的染色体组含有22条+X或22+Y,称单倍体(haploid,n)。受精卵是由一个含有一个染色体组的精子和一个含有一个染色体组的卵子结合而成的,因此,受精卵发育而成为的个体具有两个染色体组,称二倍体(diploid,2n)。染色体畸变的主要类型如下:

(一) 数量畸变

正常二倍体染色体整组或整条染色体数量上的增减称为染色体数量畸变,包括整倍体和非整倍体。

1. 整倍体　整个染色体组比正常二倍体数成倍增减。

(1) 单倍体:只有父方或母方一组染色体的细胞或个体称为单倍体。

(2) 多倍体:如果体细胞的染色体不是由两个染色体组,而是由三个、四个染色体组组成时,称多倍体(polyploid)。

1) 三倍体:三倍体(triploid)的细胞中有三个染色体组($3n=69$)。人类的全身性三倍体是致死性的,所以,能活到出生的极为罕见,存活者都是二倍体和三倍体的嵌合体。但是,在流产胎儿中三倍体是较常见的类型。已报道的三倍体病例的核型有69,XXX、69,XXY、69,XYY及其与二倍体的嵌合体。其主要症状为智力和身体发育障碍,在男性伴有尿道下裂、阴囊分叉等性别模糊的外生殖器。三倍体的形成原因,一般认为可能是由于:①双雄受精(diandry),即同时有两个精子入卵子受精,可形成69,XXX、69,XXY、69,XYY三种类型的受精卵[图7-8-5(1)];②双雌受精(digyny),即第二次减数分裂时,次级卵母细胞由于某种原因未形成第二极体,即可形成核型为69,XXX,或69,XXY的受精卵[图7-8-5(2)]。

2) 四倍体:四倍体(tetraploid)指具有四个染色体组($4n=92$),临床上更罕见。文献上报道有一例伴有多发畸形的四倍体活婴和一例四倍体与二倍体的嵌合体男婴病例。

2. 非整倍体　即在二倍体内,个别染色体或其节段的增减,包括单体型和多体型。

(1) 单体型(monosomy)染色体数目少于二倍体,故称亚二倍体(hypodiploid)。核型为45,X的性腺发育不全(Turner综合征)是人类中单体型的最典型的例证。由于单体型个体的细胞中缺少一条染色体而造成基因严重丢失,所以,在常染色体中,即使是较小的第21、22号染色体单体型也难以存活。45,X核型病例有的虽可存活,但大多数胎儿(约98%)还是在胚胎期流产。幸存者虽具有女性表型,但因缺少一条X染色体,而导致女性性腺不能正常发育,多数不能形成生殖细胞,外生殖器也不发育且缺乏第二性征;此外,患者尚有身材矮小、蹼颈、肘外翻等畸形。

(2) 多体型(polysomy)染色体数多于二倍体,即同源染色体对不是两条,而是三条、四条、五条,故亦称超二倍体(hyperdiploid)。这是人类中最常见的染色体畸变类型,不论是常染色体还是性染色体,均以三体型最为常见。在性染色体中,三体型个体比常染色体三体型表现出有较大的“耐受性”。例如X三体(47,XXX)的女性,大都具有正常的表型,生殖器官和生育能力也可正常,子女一般具有正常

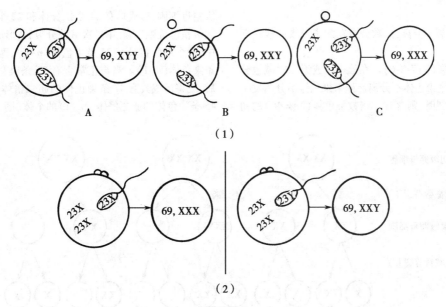

（1）

（2）

图 7-8-5
（1）三倍体的发生机制（双雄受精）；（2）三倍体的发生机制（双雌受精）

核型。但是，增多的额外染色体往往也会表现出遗传效应，所以，有些 X 三体患者有月经失调或闭经，或有精神异常。所生子女中，少数将是具有 47,XXY 核型或 47,XXY/46,XY,47,XXX/46,XX 的嵌合体患者。在性染色体三体型的男性中，额外增加的性染色体引起的影响较大，不论增加一条 X 染色体或一条 Y 染色体，都可能严重影响睾丸的发育，并引起性征、体征或性格的改变。此外，不论女性或男性，随着其性染色体数目的增多，如性染色体四体型、五体型等，对男女表型等影响程度亦将随之递增。

3. 非整倍体的形成机制　非整倍体的产生原因多数

是在细胞分裂时，由于染色体不分离、丢失而引起的。

在细胞分裂进入中、后期时，如果某一对同源染色体或两姐妹染色体单体未平均分别向两极移动，却同时进入一个子细胞核中，结果细胞分裂后所形成的两个子细胞中，一个将因染色体数目增多而形成超二倍体，一个则由于染色体数目减少而形成亚二倍体。这一过程即称染色体不分离（non-disjunction）。染色体不分离可发生于配子形成时的减数分裂过程中，称为减数分裂不分离（meiotic non-disjunction），也可发生于受精卵的卵裂早期或以后的体细胞有丝分裂过程中，则称为有丝分裂不分离（mitotic non-dis-

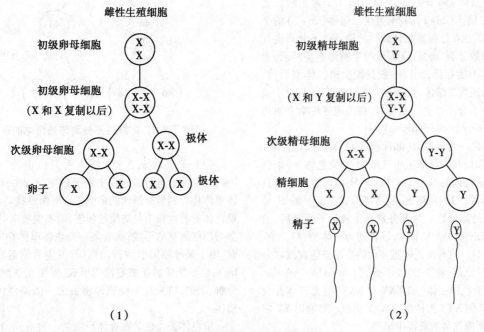

（1）　　　　　　　　　　　　　　　　　　（2）

图 7-8-6　雌雄生殖细胞正常减数分裂

junction）。

（1）减数分裂不分离:减数分裂在配子形成的成熟期进行。

包括两次分裂（图7-8-6）。在第一次或第二次减数分裂过程中均可发生染色体不分离。如果染色体不分离发生于第一次减数分裂时，则含有二倍数染色体（2n=46）的初级精母细胞,形成具有24个二分体和22个二分体的两个次级精母细胞,再经第二次减数分裂后,形成的四个精细胞中,两个细胞将具有24条染色体（n+1）,两个细胞具有22条染色体（n−1）。当与正常含有23条染色体的卵子受精后,就将形成具有47条染色体的超二倍体（2n+1）和具有45条染色体的亚二倍体（2n−1）的个体（图7-8-7）。

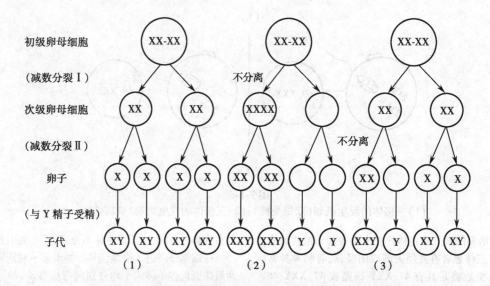

图7-8-7　减数分裂中性染色体不分离与子代染色体数目异常
（1）正常减数分裂;（2）第一次减数分裂中不分离;（3）第二次减数分裂中不分离

第一次减数分裂正常,则可形成两个具有23个二分体的次级精母细胞[图7-8-7]。如果在第二次减数分裂中,其中之一发生了染色体不分离,则其一个二分体所形成的两条染色体不能正常地平均分入两个细胞中,而是同时进入一个细胞,该精细胞就将具有24条染色体;另一个精细胞因未得到该染色体,而只具有22条染色体。当与正常的含有23条染色体的卵子受精后,就将有1/2为正常二倍体,1/4为超二倍体（2n+1）,1/4为亚二倍体（2n−1）的个体（图7-8-7）。现在已知减数分裂时的染色体不分离多发生在第一次减数分裂,而且,所形成的生殖细胞受精后,亚二倍体个体多不能存活,所以一般只能生出三体型后代。这种父母均为正常二倍体,只是在生殖细胞形成时,由于减数分裂染色体不分离产生的三体型,在细胞遗传学上叫初级不分离（primary non-disjunction）。

如果父母之一为三体型（如母亲为47,XX,+21）患者,则在减数分裂时,其卵母细胞中三条21号染色体,一条分至一极,另两条将同时分至另一极（不分离）,前者形成具有正常染色体数（n）的卵细胞,后者将形成多了一条21号染色体（n+1）的卵细胞。两者分别与正常精子受精后,前者可以发育成正常二倍体个体,后者则为三体型:47,XY+21或47,XX+21。这种由三体型亲代的生殖细胞在减数分裂时发生的不分离,称为次级不分离（secondary non-disjunction）。性染色体三体（如XXY和XXX）也无三体儿女的报道,只有2例XYY男性生育XYY男孩。可能因YY精子不易存活,所以这种现象很少出现。

（2）体细胞不分离:受精卵在胚胎发育的最早阶段——卵裂期的细胞分裂中,如果发生某一染色体的姐妹染色体单体不分离,将导致嵌合体的产生（图7-8-8）。

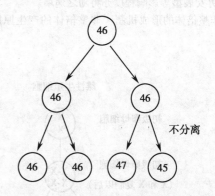

图7-8-8　体细胞不分离与嵌合体的形成

（3）染色体丢失:染色体丢失或遗失（chromosome loss）是细胞有丝分裂时在中期至后期过程中,两姐妹染色体单体将分别借纺锤丝的牵引分别向两极移动。如果某一染色体的着丝粒未与纺锤丝相连,则不能被牵引至某一极,参与新细胞核的形成;或者某一染色体单体在向一极移动时,由于某种原因引致行动迟缓,发生后期迟滞（anaphase lag）,也不能参加新细胞核的形成,滞留在细胞质中,最后分解、消失,结果某一细胞即将丢失一条染色体而成亚二倍体。

染色体丢失也是嵌合体形成的一种方式,特别是临床上所见的只有XO/XY两种细胞系,而无三体型细胞系的嵌合型病例,可以用染色体丢失来解释(图7-8-9)。

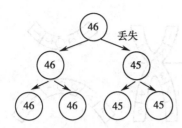

图 7-8-9 染色体的丢失与嵌合体的形成

(二) 染色体结构畸变

染色体在分裂过程中受各种因素的影响,发生断裂,断裂后的节段可能以不同方式互相连接,形成多种不同染色体结构畸变。

染色体结构畸变实质上是遗传物质或遗传信息的增减或为位置改变,可以产生遗传学上的剂量效应和位置效应,一般可不同程度地影响机体的发育和生存。迄今染色体结构畸变已记载的有 700 余种,而染色体综合征已发现 100 余种。现将几种常见的染色体结构畸变的种类分述如下:

1. 缺失 缺失(deletion)指染色体部分丢失,即某条染色体发生断裂,其无着丝粒断片滞留在胞质内,不再参加新胞核的形成。有着丝粒的断片,虽然丢失了部分遗传物质,但依然保持复制能力和生物活性。按照断裂点的数量和位置,可分末端缺失和中间缺失两类。

(1) 末端缺失:在染色体长臂或短臂上接近末端的节段发生一次断裂,使该染色体缺少远侧节段,这一现象称为末端缺失(terminal deletion)(图7-8-10)。

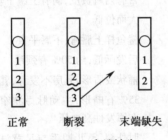

图 7-8-10 末端缺失

(2) 中间缺失(intercalary deletion):某条染色体在着丝粒一侧的短臂或长臂内发生两处断裂,产生三个节段:中间节段脱离后,近侧段和远侧段借断面彼此连接,形成一条有中间缺失的衍生染色体。染色体各臂上的部分缺失即该臂上一部分遗传物质的丢失。临床症状表明,即使仅一小片段的丢失也可能引起胚胎畸形,从而产生相应的综合征。综合征的轻重与缺失节段上遗传物质的性质和多少有关(图7-8-11)。

2. 易位(translocation) 某个染色体断片从原来位置转移到另一条染色体的新位置上,这一现象称为易位。常见的类型如下:

(1) 相互易位(reciprocal translocation),两条染色体发生断裂后形成的两个断片,相互交换,结果形成两条衍生色体成相互易位(图7-8-12)。

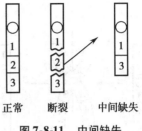

图 7-8-11 中间缺失

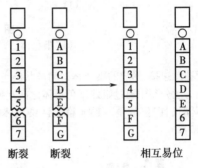

图 7-8-12 相互易位

(2) 罗伯逊易位(Robertsonian translocation):是只发生于近端着丝点的染色体的一种相互易位形式(图7-8-13)。

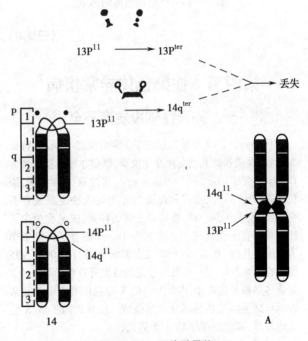

图 7-8-13 罗伯逊易位

(3) 等臂染色体(isochromosome):等臂染色体一般是由于着丝粒分裂异常造成的。在正常的细胞有丝分裂中期至后期时,连接两姐妹染色单体的着丝粒进行纵裂,形成两条各具有长短染色体。如果着丝粒发生横裂,就将形成两条等臂染色体,可有长臂等臂及短等臂(图7-8-14)。

(4) 环状染色体(ring chromosome):一条染色体的长臂和短臂,在两端附近各发生一次断裂,有着丝粒节段的两

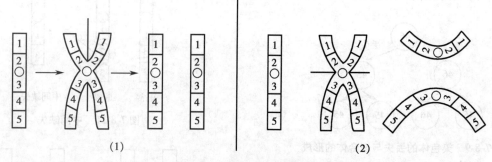

图 7-8-14　等臂染色体的形成

(1)染色体正常分裂;(2)染色体异常分裂(等臂形成)

端借断面彼此连接,形成的染色体即为环状染色体。环状染色体在有丝分裂中通过姐妹染色单体之间互换,可以形成各种不同倍性环,故是一种非稳定性染色体畸变类型(图 7-8-15)。

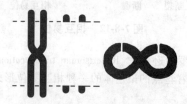

图 7-8-15　环状染色体的形成

(田秦杰)

第四节　性染色体异常疾病

一、先天性卵巢发育不全

Turner 于 1938 年首先描述了 7 例此类患者,临床特征为身矮、蹼颈和幼儿型女性外生殖器,以后亦称此类患者为 Turner 综合征(Turner's syndrome)。其性腺为条索状,染色体缺一个 X。既往曾称此类患者为先天性性腺发育不全,后发现无 Y 染色体,性腺可发育为卵巢,故又称为先天性卵巢发育不全。现仍多称之为 Turner 综合征。发生率为新生婴儿的 10.7/100 000 或女婴的 22.2/100 000,占胚胎死亡的 6.5%,是一种最为常见的性发育异常。单一的 X 染色体多数来自母亲,因此失去的 X 染色体可能由于父亲的精母细胞性染色体不分离所造成。仅 0.2% 的 45,X 胎儿达足月,其余的在孕 10~15 周死亡。

(一)临床表现

临床特点为身矮、生殖器与第二性征不发育、条索状性腺和一组躯体的发育异常。身高一般低于 150cm。女性外阴,发育幼稚,有阴道,子宫小。躯体特征为面部多痣、内眦赘皮、耳大位低、腭弓高、后发际低、颈短而宽、蹼颈、胸廓桶状或盾形、乳头间距大、乳房及乳头均不发育、肘外翻、第 4 或 5 掌骨或跖骨短、掌纹通关手、下肢淋巴水肿、肾发育畸形、主动脉弓狭窄等,这些特征不一定每个患者都有(表 7-8-2)。智力发育程度不一,多数发育正常,偶有智力较差。

无大血管畸形的患者寿命与正常人基本相同,否则平均寿命低于正常人。母亲年龄似与此种发育异常无关。LH 和 FSH 从 10~11 岁起显著升高,且 FSH 的升高大于 LH 的升高。北京协和医院测量骨密度,发现 Turner 患者骨密度显著低于正常同龄妇女,可出现骨量下降或骨质疏松。

表 7-8-2　Turner 综合征特点

部位	特　点
表型	女性,身矮,通常不超过 150cm
智力	一般尚可,但常比同胞低;常表现听力与理解力差
皮肤	多痣
面部	典型面容,上颌骨窄,下颌骨小
眼	常有内眦赘皮,偶有上睑下垂,眼距宽
耳	大而位低
口	鲨鱼样上唇弯,下唇平直
颈	后发际低,约 50% 有颈蹼
胸	桶状或盾形,乳房不发育,乳距宽
心血管	35% 有畸形,主动脉弓狭窄最多见,偶有原发性高血压
肢体	肘外翻,婴儿期手与足背淋巴水肿,指甲营养不良;第 4 或 5 掌骨或跖骨短,第 5 手指短、弯曲,掌纹通关手,下肢淋巴水肿,胫骨内侧外生骨疣
生殖系统	卵巢发育不全,内外生殖系统幼稚型,不育
骨密度	低下
X 线检查	锁骨外端与骶骨翼发育不全,阔脊椎,长骨干,骨骺发育不全,第 4,5 掌或趾骨短

Turner 综合征的染色体除 45,X 外,可有多种嵌合体,如 45,X/46,XX,45,X/47,XXX,或 45,X/46,XX/47,XXX 等。临床表现根据嵌合体中哪一种细胞系占多数。正常性染色体占多数,则异常体征较少;反之,若异常染色体占多数,则典型的异常体征亦较多(图 7-8-16、图 7-8-17)。

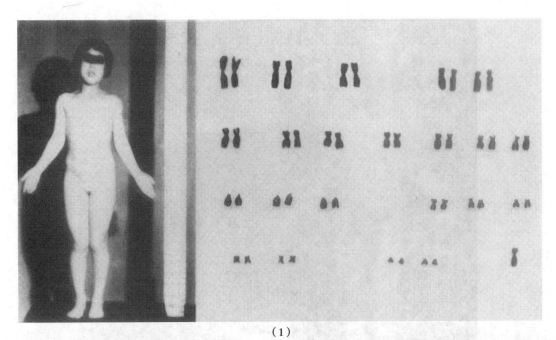

（1）

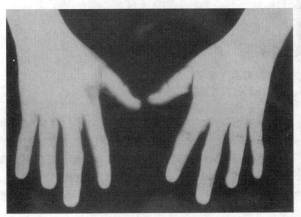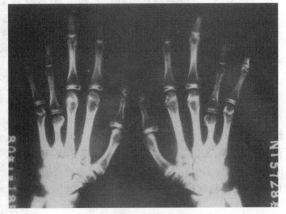

（2）

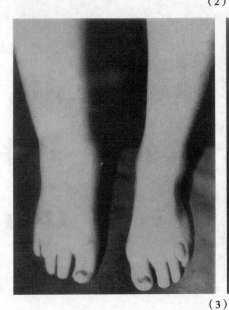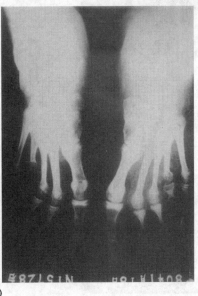

（3）

图 7-8-16　先天性卵巢发育不全

（1）先天性卵巢发育不全患者,45,X,18 岁,身高 1.48m;（2）双手第 4 掌骨;（3）双足第 4 跖骨短,左小腿水肿

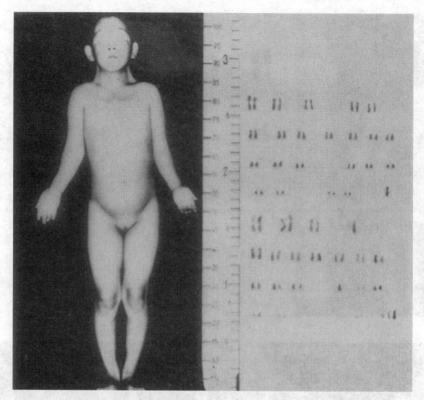

图 7-8-17　先天性卵巢发育不全患者
14 岁,身高 1.05m。45,X/47,XXX,肘外翻,桶胸

Turner 综合征亦可由于性染色体结构异常,如 X 染色体长臂等臂 Xi(Xq),短臂等臂 Xi(Xp)(图 7-8-18),长臂或短臂缺失 XXq⁻,XXp⁻,形成环形 XXr(图 7-8-19)或易位。临床表现与缺失多少有关。缺失少者仍可有残留卵泡而可有月经来潮,但数年后即闭经。

剖腹探查可见女性内生殖器,但较小。性腺为条索状,约 2 ~ 3cm 长,0.5cm 宽,在相当于卵巢的部位。显微镜下观察可见条索内有薄的皮质、髓质和门部。皮质内为典型的卵巢间质,细胞长波浪式。门部有门细胞与卵巢网。在孕 12 周前的 45,X 胚胎有正常数的原始卵泡,至较大胎儿

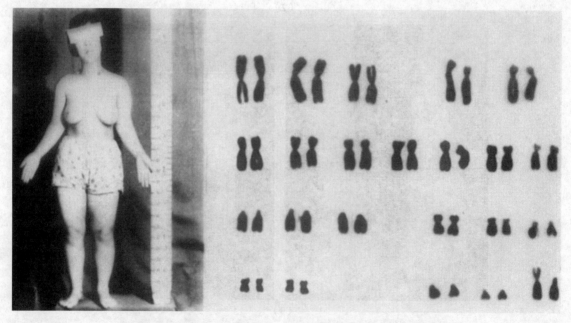

图 7-8-18　X 染色体短臂缺失患者　身矮,四肢及躯体短粗,但双乳房发育,来月经约 5 年后闭经。智力稍差,说话口齿不清

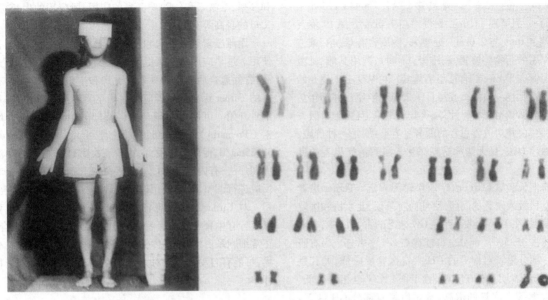

图7-8-19 环状X染色体者 身矮,生殖器幼儿型,有肘外翻及智力稍差

时数量即减少,出生时几乎没有。临床遇到个别患者能怀孕生育,但生育寿命短,易有卵巢早衰,可能与这些患者卵子在胚胎期消耗速度较慢有关。因而能了解哪些Turner综合征患者有卵泡而能生育十分重要。分析怀孕病例的染色体为45,X/46,XX的嵌合。当46,XX细胞系占多数时,卵巢能发育而维持正常功能。文献报道45,X个体中8%和45,X/46,XX个体中21%可有正常的青春期发育和月经。卵巢无卵泡而缺乏功能时垂体促性腺激素FSH与LH升高。少数Turner综合征患者FSH与LH并不升高而在正常范围,通过腹腔镜检查发现此类患者为小卵巢,活体检查显示卵巢内有卵泡。Turner综合征患者若能怀孕,流产死产亦多。45,X受精卵不能发育而流产者亦多,约占流产中的5.5% ~ 7.5%。

Andrews于1971年提出性染色体的缺失或嵌合不仅影响性腺与生殖道的发育,也影响Turner综合征的躯体异常特征。若缺少一个X,除性腺不发育外,尚有Turner综合征的各种躯体异常表现。X短臂缺失,亦有Turner综合征的特征,长臂缺失仅有条索性腺而无躯体异常。Neu等也认为Turner综合征身矮与短臂缺失有关。性染色体为X、XXp⁻或XXqi者均有身矮。性染色体X失去长臂时,如XXq⁻或XXpi仅有闭经与条索状性腺,多无身矮及Turner综合征的其他异常。因此认为卵巢与卵子的分化在性染色体上需要两个位点,一个在长臂上,另一个在短臂上。失去任何一点,将造成性腺发育不全。身高与性腺的发育异常与长臂和短臂均有关系,正常身高长臂短臂都不可缺少,但短臂起决定作用。性腺亦如此,但长臂起主要作用。

另有一种临床表现类似Turner综合征,有身矮、生殖器不发育及各种躯体的异常,但染色体为46,XX,曾称为XX Turner,亦称为Ullrich-Noonan综合征。二者除性染色体外,主要区别是Ullrich-Noonan综合征在青春期可有正常的性发育和受孕,为常染色体显性遗传。

(二)诊断

除临床特征外,首先进行染色体核型检查,染色体为45,X,需有足够数量的细胞以明确是否有嵌合体的存在。若属结构异常,尚需通过分带技术了解缺失或易位部分的染色体。明确诊断后,需要筛查可能伴有的其他并发症,包括心血管异常、甲状腺异常、肝肾异常等,以便进行相关的预防和治疗。

(三)治疗

治疗目的是促进身高,刺激乳房与生殖器发育,防治骨质疏松。

Turner患者最终身高一般与同龄人相差约20cm,并有种族差异,中国人未治疗Turner患者平均最终身高为142cm,介于欧洲147cm与日本139cm之间,我国正常成年女性的平均身高在150cm以上。因身矮影响参加学习和从事多个工种,影响以后的生活,并在社会上受到不应有的歧视,给患者和家属造成严重的担忧。

对促进身高的治疗方法仍有争议。有主张用激素促进身高,单用雄激素促进身高,剂量小时效果不明显,剂量大时虽有效,但副作用大,主要为男性化和糖耐量受损等;单用雌激素容易引起生长板的早期愈合,从而限制骨的生长,抑制生长潜能。雌激素的应用时间非常关键,一般12岁之前不用,最好在15岁后用。但对此仍有争议。有研究显示,骨龄在11岁前接受雌激素的女孩比骨龄在11岁后开始接受低剂量雌激素治疗的女孩矮。但过于延迟的性幼稚治疗常伴有严重的心理效应。大约在13岁时(骨龄>11岁)时单独使用低剂量雌激素治疗可引起一个短暂的生长突增而没有不协调的骨成熟进展或最终身高的减少,并可诱导与同龄人相当的第二性征发育,因而消除了由于过于延迟的性成熟而导致的心理伤害和骨矿化缺陷。

用雄激素促进身高,应在8岁后再用,一般在11岁左右用。在骨骺愈合前,为增加身高,北京协和医院以往曾用苯丙酸诺龙25mg肌内注射,每2周1次,3~6个月,停药半年,骨骺未愈合可重复治疗,共治疗28例。由于例数少,开始治疗的年龄、时间和药物的剂量不同,难于比较。有8

例17岁以上的患者,1例最多增高7.5cm(125.5～143.0cm),2例增高11.0cm,3例增高7.0cm,2例19岁及20岁增高4.0cm与2.0cm。近年来,使用含有雌、孕、雄三种激素作用的药物替博龙(利维爱,Livial),利用其雌、雄激素的作用促进Turner综合征患者增长。可从9～11岁开始用药,起始剂量要小,隔日或每日1.25mg(半片),并随年龄增加而逐渐加量至每日一片,取得较好结果,且由于口服方便,价格便宜,并对改善患者的低骨量有帮助,是一种价廉、有效的治疗方法,是无法承受高昂生长激素治疗患者的良好选择。

目前生长激素(GH)治疗效果较为肯定。Turner患者是否有生长激素缺乏的问题,目前尚有争议,北京协和医院的总结发现,在Turner患者存在GH缺乏的占12.9%,有部分缺乏的占35.5%。部分也可能存在GH不敏感。另有研究发现一部分患者对标准的GH兴奋试验反应低,尤其是9～20岁的患者明显低于正常,血IGF-1水平也相对较低,且无正常女孩青春期的增高,提示患者有部分GH缺乏。但该发现仍无法解释患儿自2～3岁即有生长速度减慢的临床表现。Hochberg报道49例用生长激素治疗观察1.9～7.5年,与对照相比平均增高5.3cm,超过了她们本身的生长速度。目前一般认为,当患者身高在生长曲线上低于正常女孩的-2.0SD,尤其是那些生长速度低于每年5cm的患者,应考虑给予GH治疗。可以在5～6岁生长缺陷严重之前开始治疗,常规剂量(每周0.375mg/kg,分6或7次给)。经及时治疗,最终身高可增长平均10cm(3.9～24.8cm)。通常在生长速度低于每年2cm或骨龄超过15岁后才停止生长激素治疗。缺点是价格昂贵,需要每天注射,易有糖耐量受损,可能出现轻度的指端肥大症,增加的胰岛素值在停止生长激素治疗后可以恢复到正常范围。反应的差异与开始治疗的实际年龄、治疗持续的时间、应用生长激素的剂量和频率、雄激素和(或)雌激素的应用、所应用的生长标准、父母的身高等有关。

用雌激素刺激乳房和生殖器发育效果良好,但需长期使用。过早应用雌激素促使骨骺早期愈合。一般先促进身高,骨骺愈合后再用雌激素使乳房和生殖器发育。对有子宫的Turner综合征患者应采用雌孕激素周期疗法,并从小剂量开始。可用戊酸雌二醇(补佳乐)1mg/d或结合雌激素(Premarin)0.3mg/d,必要时可增加至2mg/d或0.625mg/d,促使乳房发育,很少有突破性出血。雌孕激素周期疗法,有内膜者可能有月经来潮。剂量可根据患者的反应进行调整,长期使用以小剂量雌激素有效为度。

对Turner综合征患者,需要寻找有卵子且可能生育的患者。有生育希望的患者主要包括:45,X/46,XX嵌合型,正常细胞系占多数;垂体促性腺激素水平无明显升高;小卵巢,可能有自动月经。对无卵子的,可通过供卵体外受精而怀孕。

二、曲细精管发育不良

曲细精管发育不良又称克氏综合征(Klinefelter syndrome),是一种性染色体数目异常的性发育异常,典型的核型为47,XXY,亦可有嵌合,性腺为睾丸。发生率为1:600～1:1000男婴。幼年时尿道下裂。患者一般因到青春期睾丸与阴茎不发育,第二性征不发育而就诊,部分患者因乳房发育或肥胖而就诊。患者有正常分化的男性外生殖器,有正常的中肾管,缺乏副中肾管,睾酮水平低下,LH和FSH显著升高,提示Leydig细胞对促性腺激素反应不足或Leydig细胞数量不足。身材偏高,睾丸小而硬,曲细精管退化而呈玻璃样变,无生精现象。寿命明显短于正常男性。男子乳房发育是由于导管周围纤维组织数量的增加而非自然的导管增生所致。此类患者主要在内分泌科或泌尿科

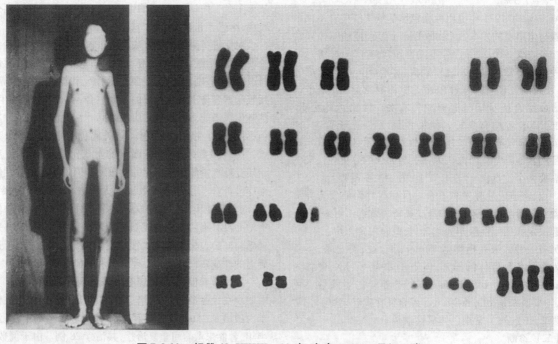

图7-8-20　超雌48,XXXX　13岁,身高1.69m,月经正常

就诊。

三、超　　雌

女性有 2 个以上的 X 染色体时,称为超雌(super-female)。发生原因是由于正常或异常的卵母细胞或精母细胞在第二次减数分裂中发生不分离,其特点是智力低下。

Jacob 等 1959 年首次报道 1 例女性闭经 16 年,发现染色体为 47,XXX,月经 14 岁初潮,有正常月经 5 年后闭经。智力低下,乳房和外生殖器发育差。促性腺激素水平高。剖腹探查见卵巢萎缩,活检仅见一个卵泡。此后又有不少作者报道有些病例有正常月经,但亦有继发闭经或早绝经。曾报道有 11 例 XXX 女性生产 31 次,约半数进行了染色体检查,未发现有 XXX 的后代。XXX 女性多数智力发育差或精神异常。北京协和医院遇 1 例 48,XXXX,有智力低下,发育亦不正常,胸廓不对称,脊柱侧弯,指甲有营养不良现象。生殖器发育幼稚,子宫小。16 岁初潮后月经正常(图 7-8-20)。

亦有报道有 5 个 X。多 X 的特点为智力低下,X 越多,智力低下程度越严重,临床常误诊为先天愚型。

四、XO/XY 性腺发育不全

此类患者染色体为 45,X/46,XY。最初发现此类患者的性腺一侧为发育不全的睾丸,另一侧为条索状性腺,故又称为混合性性腺发育不全(mixed gonadal dysgenesis)。临床特征有 Turner 综合征的表现,部分患者可有阴蒂增大(图 7-8-21)。

接触更多的病例后发现此类患者性腺可有多种多样:双侧发育不全的睾丸或卵巢,一侧发育不全的睾丸或卵睾与一侧发育不全的卵巢或条索状性腺。不少病例仅有一种性腺,因而用混合性性腺发育不全似不恰当。此类患者唯一的共同点是染色体为 45,X/46,XY,因而命名为 XO/XY 性腺发育不全,国际上亦延用这一名称。个别卵巢病理可有原始卵泡,保留卵巢对此类患者亦十分重要。条索状性腺病理检查尚难于区分是发育不全的卵巢或睾丸。对 XO/XY 性腺发育不全的逐步认识启发我们对性腺进行染色体检查,以明确条索状性腺是发育不全的卵巢或睾丸。内外生殖器的发育需依据性腺的发育程度。性腺不发育侧,副中肾管系统发育;有功能的睾丸侧,中肾管将发育。若睾丸发育不全,该侧可有部分中肾管与副中肾管两个系统的内生殖器。外生殖器的发育主要根据所分泌的睾酮水平,睾酮不足时将出现外生殖器模糊。据统计,此类患者 25% 表现为女性外阴,59% 表现为外生殖器模糊,16% 表现为正常男性外生殖器。成年后男性化的程度决定于睾丸内 Leydig 细胞的多少和分泌的睾酮水平。

临床诊断时需注意:①血中没有 45,X/46,XY 嵌合存在,尚不能除外其他组织中存在嵌合体,可能需做多种组织染色体检查;②血中 45,X/46,XY 细胞之比不反映其他组织中这些细胞的比例。

凡有 Y 染色体而性腺发育不全者,性腺发生肿瘤的可能性较大。北京协和医院(1993 年)9 例 XO/XY 中已有 3 例发生肿瘤;文献报道 XO/XY 性腺发育不全者肿瘤的发

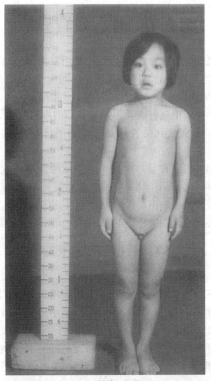

（1）

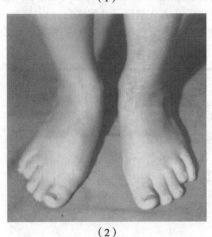

（2）

图 7-8-21　XO/XY 性腺发育不全
（1）身矮,阴蒂增大;（2）第 4 跖骨短

生率为 10% ~20% ,此类患者容易发生性母细胞瘤,有时已成较大的肿瘤,约 1/5 在条索状性腺切片检查时发现,有时为双侧性。有时可合并生殖细胞瘤、内胚窦瘤、胚胎性癌或绒癌等恶性肿瘤。性母细胞瘤本身恶性程度低,转移少。为预防肿瘤,若按女性生活,预防青春期后出现男性化,应在青春期前切除发育不全睾丸。

五、真两性畸形

真两性畸形可有各种嵌合的性染色体,亦可有正常的 46,XX 或 46,XY 性染色体,因此按分类的定义既可归入性染色体异常,亦可归入性腺发育异常。真两性畸形将在性腺异常类中介绍。

（田秦杰　葛秦生）

第五节　性腺发育异常

此类性发育异常,性染色体检查正常,但由于某些因素的影响,性腺在胚胎不同时期发生不同程度的发育不全或退化,造成性发育异常。卵巢发育不全生殖器仍为女性;睾丸发育不全或退化将涉及男性生殖器的发育异常,生殖器可以从完全女性到男性尿道下裂各种不同程度的发育异常。

此类性腺发育异常中以单纯性性腺发育不全为最多见,且又可分为 XX 与 XY 单纯性性腺发育不全,其中又以前者为最多见。这两类性腺发育不全临床表现极为相似,唯一重要区别是性染色体不同,因而处理亦完全不同。

一、XY 单纯性性腺发育不全

(一) 临床表现

在胚胎早期睾丸不发育,未分泌睾酮和 MIS,因此中肾管缺乏睾酮刺激,未能向男性发育,副中肾管未被 MIS 抑制而发育为输卵管、子宫与阴道上段,外生殖器未受雄激素影响而发育为女性外阴。其临床特点为正常的女性内外生殖器官,但发育不良,双侧条索状性腺,染色体为 46,XY,称 XY 单纯性性腺发育不全(XY pure gonadal dysgenesis)。Swyer 于 1955 年首先描述了此类疾病,故亦称为 Swyer 综合征。此类患者出生后均按女性生活,常因青春期乳房不发育或原发闭经而就诊。

患者的生长和智力正常,但部分患者体型类去睾者,上肢长,指距大于身高。原发闭经,青春期无女性第二性征的发育,阴、腋毛无或稀少,乳房不发育。内外生殖器发育幼稚,有输卵管、子宫与阴道。用人工周期可来月经。

成年后的血清促性腺激素水平升高,雌激素水平低下。而睾酮的水平可能高于正常女性,其原因可能是由于升高的 LH 刺激条索状性腺的门细胞产生雄烯二酮所致,因而个别患者可有阴蒂肥大,称为部分性性腺发育不全(partial gonadal dysgenesis)。由于自幼缺乏性激素,此类患者的骨密度显著低于正常。

此类患者的双侧条索状性腺组织学上表现为纤维性结缔组织,有时类似于波状的卵巢间质,但无卵泡。

(二) 鉴别诊断

XY 单纯性性腺发育不全需与完全型雄激素不敏感综合征(完全型睾丸女性化)和 46,XY 17α 羟化酶缺乏鉴别。这三类患者染色体均为 46,XY,外生殖器均为女性,但由于病因不同,临床表现有所差别。XY 单纯性性腺发育不全患者乳房不发育,有阴道、宫颈和子宫,人工周期有撤退出血,性腺为条索样;完全型雄激素不敏感综合征患者的乳房发育,阴道呈盲端,无宫颈和子宫,性腺为发育不良的睾丸;而 17α 羟化酶缺乏患者虽亦无乳房发育,阴道呈盲端,人工周期无反应,但患者常伴有高血压、低血钾(表 7-8-3)。

表 7-8-3　鉴别诊断

	CAIS	46,XY 单纯性性腺发育不全	46,XY 17α 羟化酶缺乏
原发闭经	+	+	+
乳房发育	+	−	−
阴、腋毛	−	−	−
外生殖器	女性	女性	女性
阴道	盲端	有	盲端或有
宫颈	无	有	无或有
子宫	无	有	无或有
人工周期出血	无	有	无或有
性腺	睾丸/(发育不全)	睾丸(条索)	睾丸/(发育不全)
染色体	46,XY	46,XY	46,XY
雄激素	正常或升高	低下	低下
雌激素	正常或升高	低下	低下
高血压	无	无	有
低血钾	无	无	有

目前认为 XY 单纯性性腺发育不全的主要病因是由于 SRY 基因的异常或 SRY 蛋白作用所必需的另一种基因的功能丧失。

(三) 处理

发育不良或位置异常的睾丸易于发生肿瘤。XY 单纯性性腺发育不全患者中,约 30% ~ 60% 发生生殖细胞肿瘤,是性发育异常中最易发生肿瘤的病种。北京协和医院1995 年总结 12 例 XY 单纯性性腺发育不全,行双附件切除术,发现 8 例性腺已有肿瘤。可能的原因包括:①条索状性腺的异常组织和腹腔内的环境相互促进而诱导肿瘤发生;②导致发生 XY 单纯性性腺发育不全的基因突变也可能导致肿瘤的发生,Page 于 1987 年提出在 Y 染色体上存在一受 SRY 控制的基因,在 SRY 丧失功能后将促进生殖细胞肿瘤的发生。因此对所有的 XY 单纯性性腺发育不全患者应切除条索状性腺以避免肿瘤的发生。肿瘤的类型以生殖细胞瘤（无性细胞瘤和精母细胞瘤）、性母细胞瘤及支持细胞瘤为主，其他恶性肿瘤如内胚窦瘤、胚胎癌和绒癌等均少见。如果存在性母细胞瘤，仅需切除性腺即可。但如有无性细胞瘤或其他恶性肿瘤时，可能需要更彻底的手术（图7-8-22）。

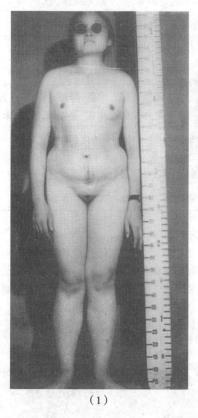

（1）

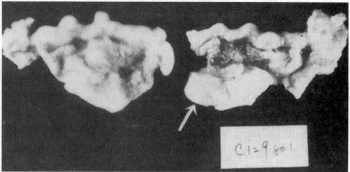

（2）

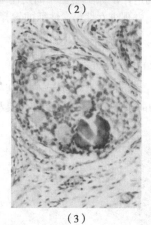

（3）

图7-8-22　XY单纯性性腺发育不全
（1）22岁，身高1.64m 指距1.75cm；（2）双侧性腺标本，右侧肿瘤结节；（3）右侧性腺
病理为性母细胞瘤　HE×7.5

北京协和医院对各种有Y染色体的性腺探查结果见表7-8-4。最常见的肿瘤为生殖细胞瘤，表7-8-5是北京协和医院性发育异常患者各种性腺肿瘤的统计结果。

表7-8-4　肿瘤发生率

病种	手术	肿瘤	发生率（%）
XO/XY 性腺发育不全	10	3	30.0
XY 单纯性性腺发育不全	12	8	66.7
真两性畸形	10	1	10.0
睾丸退化	1	-	
雄激素不敏感综合征	33	5	15.1
17 羟化酶缺乏	11	2	18.1
合计	77	19	24.7

表7-8-5　性腺肿瘤类型

病理种类	数量	百分比（%）
支持细胞瘤	7	36.8
精母细胞瘤	5	26.3
生殖细胞瘤	3	15.8
混合生殖细胞瘤	1	5.3
环管状性索间质瘤	1	5.3
Leydig 细胞瘤	1	5.3
纤维瘤	1	5.3
合计	19	100

到达青春期后，应给予周期性雌-孕激素补充治疗以促进女性第二性征的发育，并预防骨质疏松，并可通过供卵和体外胚胎移植（试管婴儿）使XY单纯性性腺发育不全患者成功妊娠。

二、XX单纯性性腺发育不全

此类患者的临床表现与XY单纯性性腺发育不全基本相同。表现型为女性，身高正常，类去睾体型，原发闭经，神经性耳聋发生率稍高。乳房及第二性征不发育，内外生殖器为发育不良的女性，有输卵管、子宫与阴道。用人工周期可以来月经。性腺条索状，但染色体为46,XX，区别于XY类型。此类患者出生后也均按女性生活，因青春期乳房不发育或原发闭经而就诊。成年时血清雌激素水平低下,促性腺激素水平升高。不同于 XY 单纯性性腺发育不全的是性腺发生肿瘤甚少。

已有报道多个家族姊妹中有 2 个以上的患者,父母中有近亲史,提示可能是一种常染色体隐性遗传病,但仅限于 46,XX 个体。性腺发育不全可来自基因突变,亦可由于染色体异常,因此染色体正常并不除外性腺发育不全。因基因而造成性腺发育不全,其姊妹或母系其他后裔有可能发生此病。

诊断需与其他原因造成的原发闭经相鉴别。对于染色体为 46,XX 的原发闭经患者,通过血清性激素检查,结合典型临床表现即可诊断 XX 单纯性性腺发育不全。与先天性卵巢发育不全(Turner)的区别是此类患者身高正常,且无其他 Turner 的躯体异常特征。

此类患者不需手术。到达青春期后,应给予周期性雌-孕激素补充治疗,可来月经,并促进女性第二性征的发育、预防骨质疏松。

三、真两性畸形

真两性畸形(true hermaphroditism)具有卵巢与睾丸两种性腺组织。性腺可以是单独的卵巢或睾丸,亦可以是卵巢与睾丸在同一侧性腺内,称为卵睾(ovotestis)。真两性畸形中性腺以卵睾为多见。性腺分布多种多样,可以是一侧为卵巢,一侧为睾丸;或双侧均为卵睾;或一侧为卵巢或睾丸,另一侧为卵睾;或一侧为卵巢,另一侧无性腺(表7-8-6)。

表 7-8-6　真两性畸形性腺分布情况

来源	例数	组型					
		1	**2**	**3**	**4**	**5**	**6**
		卵巢 睾丸	卵睾 卵睾	卵巢 卵睾	卵睾 睾丸	卵睾 无性腺	卵睾 未检查
Jones 与	66	23	12	16	5	2	8
Scott Jones 等	29	6	6	8	5	2	2
总计	95	29	18	24	10	4	10

(一)临床表现

生殖器的发育与同侧性腺有关。睾酮与 MIS 对生殖道的作用都是局部单侧的。若性腺为卵巢,副中肾管多数不被抑制。一般均有子宫,发育的程度不一。有发育良好

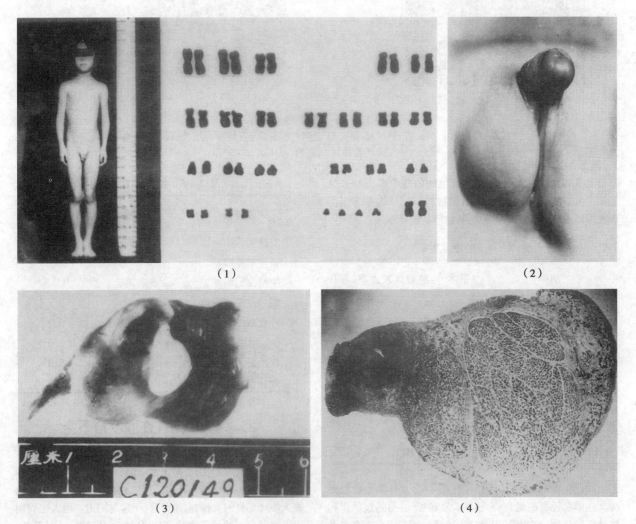

(1)　　　　　　　　　　　　　　　　　(2)

(3)　　　　　　　　　　　　　　　　　(4)

图 7-8-23　真两性畸形

(1)8 岁,46,XX;(2)外生殖器小阴茎,右侧大阴唇内有性腺;(3)右性腺标本;(4)卵睾,右睾丸,左卵巢组织×10

的子宫,成年后能来月经;亦有双角或发育不良的子宫。

外生殖器的形态很不一致,有时不易分辨男女。绝大多数患者有阴蒂增大或小阴茎,说明胚胎期受过睾酮的作用,因此2/3作为男性生活。一般外生殖器为发育不良的男性,有尿道下裂,单侧有阴囊及性腺。胚胎期雄激素不足,出生时阴茎与阴囊发育不明显,则常作为女性生活。当小孩长大,阴茎发育而引起注意来就诊。约半数性腺在腹股沟内,有时在疝修补术时发现有性腺。

约2/3的真两性畸形成年后乳房发育。有一部分能来月经,亦有男性按月尿血。其他部位的畸形较为少见,无智力低下。

真两性畸形染色体多数为46,XX,也可为46,XY(约占12%)或其他各种嵌合,如46,XX/46,XY,45,X/46,XY,46,XX/47,XXY,46,XX/47,XXY/49,XXYYY等。

睾丸的发育需要有Y染色体,但真两性畸形常常没有Y染色体而有睾丸。现多数研究发现,在真两性畸形中,可能是由于:①发生了SRY基因的易位(约占2/3);②常染色体或X染色体发生突变导致缺乏SRY时,发生睾丸分化;③少数可能是由于染色体检查不够详细而漏诊XY嵌合型,真两性畸形发生的根本原因尚在研究之中。

（二）诊断与鉴别诊断

外生殖器有阴茎或阴囊而性染色体为46,XX时,应考虑真两性畸形。诊断必须通过开腹探查或腹腔镜从外观辨认出卵巢与睾丸两种组织,并对性腺进行活检,送病理检查,明确两种性腺组织的存在。不能只靠外生殖器和性染色体进行诊断。对真两性畸形最后必须性腺病理有卵巢和睾丸组织才能达到准确诊断。真两性畸形有时不易与45,X/46,XY性腺发育不全和先天性肾上腺皮质增生相鉴别,它们均有类似的外生殖器发育异常(图7-8-23)。

（三）治疗

真两性畸形发育不全的睾丸发生恶性肿瘤较为少见,46,XX的肿瘤发生率为4%,46,XY的肿瘤发生率为10%。

手术时应保留与社会性别相同的正常性腺。如为社会男性,应切除卵巢,保留正常的睾丸组织。为了做到准确无误,必要时手术时可对性腺做活检,并送冷冻切片检查。若睾丸部分位于腹腔或腹股沟,应将睾丸固定至阴囊内。若睾丸异常,应予切除。若为卵睾,在切除卵巢组织时,应包括少量睾丸组织。同时切除子宫、输卵管,无须切除全部阴道。若社会性别为女性,应切除全部睾丸组织,保留正常的卵巢组织。发育不正常的子宫应考虑修补,不能矫正的或没有阴道相通的子宫应予切除。

外生殖器的治疗对患者具有重要的生理和心理影响,应予充分重视,外生殖器应根据社会性别考虑适时矫形,以便患者能结婚或生育。北京协和医院曾总结13例真两性畸形按女性生活的病例,在切除睾丸保留卵巢后,3例结婚,2例已生育,其余尚未到结婚年龄。

四、睾丸退化

此类患者性染色体为46,XY。男性胚胎从孕8~9周开始外生殖器分化,在18~20周时完成外生殖器的分化。若胚胎期睾丸在退化之前有一段时间的功能,分泌一段时

期的睾酮和副中肾管抑制因子,则外生殖器可有不同程度的男性化和副中肾管不全退化。外生殖器表现为曾受睾酮的影响,未再继续发育。如阴唇融合,阴蒂稍增大,尿道口在阴蒂根部,属胚胎早期的表现。既往按解剖外形分为多种类型,自1977年Edman等将多种临床解剖分类的病理基础归为胚胎期睾丸退化所造成的外生殖器畸形后,将此类患者统称为睾丸退化。至今北京协和医院妇科生殖内分泌组已诊断5例睾丸退化患者。其中1例患者13.5岁,社会性别女性,智力发育正常,月经未来潮,小便不畅,乳房未发育,无阴毛、腋毛。外生殖器模糊,阴蒂增大,腹侧有一小尿道口,会阴部融合,双大阴唇似阴囊,盆腔内无子宫。染色体为46,XY(图7-8-24)。剖腹探查见双侧有发育不全的输卵管,无子宫。双侧性腺为条索状,病理检查见不发育的性腺,无肿瘤。切开会阴未见阴道。术后排尿较前通畅。用雌激素发育第二性征。成年后考虑阴道成形术。此例性腺可能是在胚胎10~12周间发生退化,因而生殖器部分男性化,副中肾管部分残留。

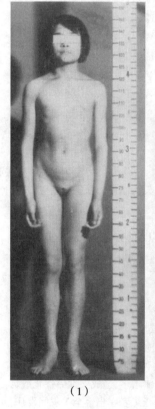 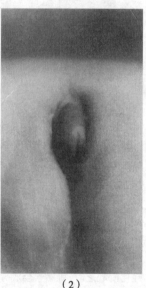

（1）　　　　　　　　　（2）

图7-8-24　睾丸退化综合征

(1)13$\frac{1}{2}$岁,身高1.46m,46,XY;(2)外阴阴蒂

稍大,双大阴唇融合

（孙爱军　葛秦生）

第六节　性激素与功能异常

此组患者性染色体正常,性腺性质与性染色体相符,而主要表现为性激素的合成与(或)功能异常。性激素的产

生需要分泌激素的细胞,性激素的合成过程需要多种的酶,性激素起作用需要相应的受体。合成酶的缺乏、受体的异常或受体后的异常将影响性激素的产生和作用,形成各种性发育异常。

一、雄激素过多

(一) 先天性肾上腺皮质增生

先天性肾上腺皮质增生(congenital adrenal cortical hyperplasia,CAH):雄激素分泌过多最常见的是由于酶的缺乏所造成。肾上腺皮质在合成类固醇激素的过程中缺乏21或11β羟化酶而使皮质醇的合成减少,引起ACTH分泌增加。过度分泌的ACTH刺激肾上腺皮质的束状带增生,产生过量的11-去氧皮质酮和11-去氧皮质醇的前体物质,或者皮质酮和皮质醇的前体物质。这些前体中的一部分则通过17α-羟化酶/17,20裂解酶转而进入雄激素合成途径,进而产生过多的雄激素,在女性患者中造成女性男性化,在男性患者中表现为男性假性性早熟。女性患者染色体为46,XX,性腺为卵巢,内生殖器有输卵管和子宫,但外生殖器可有不同程度的男性化,轻者仅阴蒂稍增大,严重者可有男性发育的外生殖器,但阴囊内无睾丸(图7-8-25)。此征属常染色体隐性遗传病,其杂合子携带者在ACTH兴奋下血浆17α-OHP水平通常有轻度升高。

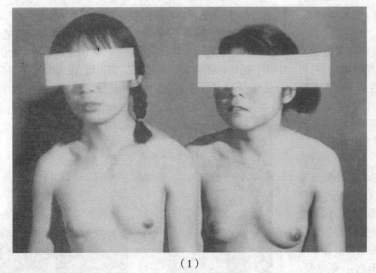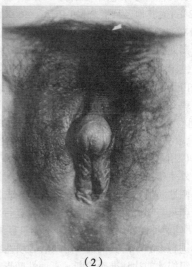

(1)　　　　　　　　　　　　　　(2)

图7-8-25　先天性肾上腺皮质增生
(1)先天性肾上腺皮质增生,姊妹同病,左侧姊,24岁,身高1.42m,均有
喉结及音低;性染色体46,XX;(2)阴蒂增大(Ⅳ型)

三类肾上腺类固醇均以胆固醇为合成原料。主要的糖皮质激素皮质醇从17α羟孕酮合成,主要的盐皮质激素醛固酮从孕酮合成,主要的性激素从17α羟孕酮合成(图7-8-26)。

皮质醇对下丘脑与垂体起负反馈作用,调节CRH和ACTH的分泌。当酶缺乏时减少了皮质醇的合成,解除了对ACTH的抑制。ACTH分泌增加反过来又刺激肾上腺皮质增生,造成该酶缺乏之前的代谢物质的积累。21或11β羟化酶缺乏时,雄激素合成分泌增多,造成女性男性化或男性性早熟。多数21-羟化酶缺乏患者在出生至5岁间发病,但亦有报道在青春期来月经后发病的,称为迟发性肾上腺皮质增生。此类患者于月经初潮后不久或1~8年后开始出现月经稀、多毛及痤疮。约2~3年后阴蒂增大与音低。化验与抑制试验均符合先天性肾上腺皮质增生。先天性与迟发性肾上腺皮质增生的区别,在于后者生殖器畸形不明显,而且较为少见。临床需注意与多囊卵巢综合征鉴别。

1. 21-羟化酶缺乏临床表现　先天性肾上腺皮质增生以21-羟化酶缺乏最为常见,约占95%以上。男女两性发病率相同,约占新生儿的1/10 000。同胞中可有发病者,且均为相同酶的缺乏。其病理特征为:①皮质醇分泌缺乏;②皮质醇21c类固醇前体增多;③肾素和血管紧张素分泌增加;④雄激素分泌增加。

21-羟化酶基因位于第6号染色体短臂上(6p21)。21-羟化酶缺乏可分为轻重两类,轻者亦称为单纯男性化型,重者除男性化外尚有失盐表现。

(1) 单纯男性化型:21-羟化酶缺乏导致的女性男性化在胚胎8~12周开始,因此女性患者出生时外生殖器有不同程度的男性化表现。Prader将不同程度的男性化分为5型(图7-8-27、图7-8-28):

1) 外阴分型:

Ⅰ型:阴蒂稍大,阴道与尿道口正常。

Ⅱ型:阴蒂较大,阴道口为漏斗型,但阴道与尿道口仍分开。

Ⅲ型:阴蒂显著增大,阴道与尿道开口于一个共同的尿生殖窦。

Ⅳ型:阴蒂显著增大似阴茎,阴茎基底部为尿生殖窦,类似尿道下裂,生殖隆起部分融合。

Ⅴ型:阴蒂似男性阴茎,尿道口在阴茎头部,生殖隆起完全融合,此型常误认为有隐睾与尿道下裂的男性。

胎儿在20周前发病时,外生殖器正在分化与形成过程

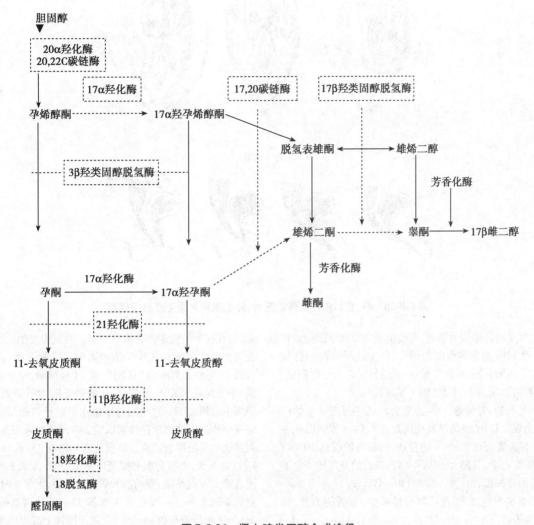

图 7-8-26　肾上腺类固醇合成途径

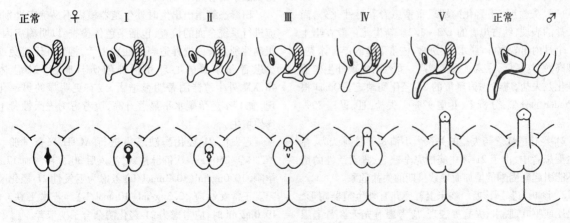

图 7-8-27　**Prader** 对 **21** 或 **11β** 羟化酶缺乏时女性外生殖器男性化的分型

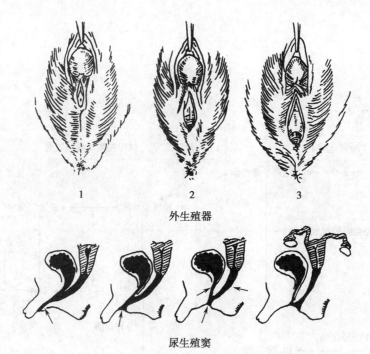

外生殖器

尿生殖窦

图 7-8-28　21 或 11β 羟化酶缺乏时，外生殖器与尿生殖窦正侧面

中，若此时受增高睾酮的影响，可使生殖结节和尿道褶发育为阴茎，生殖隆起不同程度的融合，外生殖器类似男性如 Ⅳ、Ⅴ 型。若胎儿在 20 周后发病，阴道与尿道已分化形成，外生殖器将表现为 Ⅰ、Ⅱ 型（图 7-8-29）。

2）生长快，骨骺愈合早：儿童期，一般在小于 4 岁的一个时期出现生长快，平均身高比同龄儿大 1～4 岁。因此一个 4～5 岁患者可达 8～9 岁的身高，而其骨龄可达 10～11 岁。骨骺愈合早，骨龄大于实际年龄，最后的身高比正常同龄矮，未治疗的患者身高一般在 140～150cm。

3）抵抗力差：由于皮质醇分泌减少，应激能力差，易感冒发烧等。

4）女性患者男性第二性征发育早：如阴毛、腋毛、胡须、毳毛、喉结、音低、痤疮等在儿童期即出现。肌肉发达，体力较同龄者强。乳房不发育。

（2）失盐型：21-羟化酶缺乏重型患者除男性化外，尚有失盐的表现，约占患者的 1/3～1/2。新生儿一般在出生后 2 个月内出现呕吐、脱水、不进食、体重下降或伴有休克。血钾高、钠与氯低，尿素氮浓度增高。女性若出现外生殖器男性化及失盐，应考虑为严重的 21-羟化酶缺乏。Quazi 根据 Prader 的分型，分析 Ⅰ、Ⅱ 型 92% 无失盐，Ⅲ、Ⅳ 型 80% 有失盐。

21-羟化酶缺乏与失盐的关系尚不清楚。目前认为，在失盐型患者中，由于 21-羟化酶的完全缺乏，肾素活性的增加不能引起醛固酮的增加而导致早期的失盐危象。

2. 诊断与鉴别诊断　临床上若婴儿有外生殖器畸形、高血压或呕吐、脱水、失盐等表现，应考虑有先天性肾上腺皮质增生的可能。成年女性原发闭经，或偶有继发闭经而有男性化表现者，亦应考虑先天性肾上腺皮质增生的可能性。应注意了解有无家族史。

21-羟化酶缺乏时，血内 17 羟孕酮和雄烯二酮显著增多，它在尿中的代谢产物为孕三醇。脱氢表雄酮、雄烯二酮及其代谢产物在尿中为 17 酮类固醇。17 羟孕酮与孕三醇均属 17 生酮类固醇（17KGS）。血 17 羟孕酮、尿血 17 羟孕酮、孕三醇或 17KGS 在 21-羟化酶缺乏时均显著升高。近年来主要用血 17α 羟孕酮与睾酮水平进行诊断，若水平高应进一步进行地塞米松抑制试验。抑制试验采用五日法中剂量地塞米松抑制试验。口服地塞米松 0.75mg，每 6 小时 1 次，共 5 天，于服药前和服药时 1 天、3 天、5 天 8AM 抽血测血清 17α 羟孕酮；服药前和服药 5 天后，上午 8 时抽血测血清睾酮水平。一般正常人血清 17α 羟孕酮基础水平<2ng/ml（相当于 6.06nmol/L）。先天性肾上腺皮质增生 21-羟化酶缺乏时血清 17α 羟孕酮基础可高达 10～1000ng/ml（30.3～3030nmol/L）。抑制试验后可抑制至正常范围。分泌雄激素的肿瘤不被抑制。

田秦杰等指出出生时外生殖器模糊不易确定性别时，应进行系统全面的检查，包括染色体检查，以明确病因，按正确性别生长或选择适当的性别生活，将有利于避免或减少患者和家属的心理和精神创伤与痛苦。染色体为 46，XX，外生殖器阴蒂明显增大，或有更明显的男性化表现，血 17α 羟孕酮水平显著升高，应考虑为先天性肾上腺皮质增生。

迟发性 21-羟化酶缺乏需进行 ACTH 兴奋试验。用 ACTH$_{1-24}$250μg 一次静脉注入，注入后 30 分钟测血 17α 羟孕酮>10.0ng/ml（30.3nmol/L）考虑为迟发性 21-羟化酶缺乏。正常女性应<3.3ng/ml（10nmol/L）。若水平在 3.0～10.0ng/ml 时，应考虑为 21-羟化酶杂合子携带者。

3. 内科治疗　先天性肾上腺皮质增生单纯男性化与高血压型补充足量肾上腺皮质激素以抑制 CRH-ACTH 的分泌，从而抑制肾上腺产生过多的雄激素，纠正电解质平衡紊乱并阻止骨骺过早愈合。前两者疗效较满意，后者不易

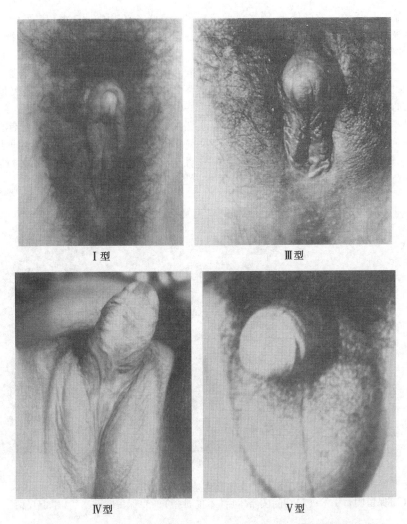

Ⅰ型　　　　　　　　　　　Ⅲ型

Ⅳ型　　　　　　　　　　　Ⅴ型

图7-8-29　Prader 对先天性肾上腺皮质增生女性外生殖器男性化的分型
Ⅰ,Ⅲ,Ⅳ型为21羟化酶缺乏　Ⅴ型为11羟化酶缺乏

到达正常水平。

临床常用醋酸可的松、氢化可的松、泼尼松、泼尼松龙、地塞米松或合并使用上述药物治疗。开始用大剂量5～7天,与抑制试验相仿,以迅速抑制 ACTH 而抑制肾上腺的分泌。然后减至最小的维持剂量保持血17α羟孕酮在正常范围。一般在抑制试验后即开始逐渐减量,最后达到维持量,维持量因人而异。绝大多数4岁以内患者每日用醋酸可的松 12.5～25mg,5～10岁每日 25～37.5mg,10岁以上每日 37.5mg。一日量分2～3次口服,最好40%的剂量在早上服。遇应激时,如感染、外伤、手术等,需增加激素剂量1～3倍。开始时每月测一次血17α羟孕酮协助调整剂量,稳定后可3～6个月复查。女性患者需终身服药,一旦停药,男性化将反复。

疗效与开始治疗的时间有密切关系,若在2岁以内诊断而开始治疗,就能较好地控制阴蒂继续增大与其他男性化的发展,可抑制骨骺过早愈合而造成身材较矮,但一般也不能完全达到正常成人的身高。11岁时开始治疗,骨骺已愈合,身材不易增高。治疗时间长一些,增大的阴蒂可明显缩小。有些男性化体征如音低、喉结治疗后改进不明显。肾上腺的发育,若在2岁前早治疗者,男性为

10.5岁,女性为8.5岁;晚治疗者,男性为3岁,女性为1～4岁。女性早治疗者,月经初潮平均年龄为12岁;晚治疗者,均在治疗后才开始来月经。一般治疗1～3个月内即开始来月经。初潮后乳房开始发育。婚后亦能妊娠,但易在3～4个月时自然流产。在调节泼尼松剂量时发现一例大剂量泼尼松能诱导排卵,而减量时基础体温即为单相,启发我们调节泼尼松剂量,对需要怀孕的妇女可以诱导排卵及妊娠,妊娠期应继续服药。通常用长效糖皮质激素调整月经周期,提高生育能力;但地塞米松可以透过胎盘抑制胎儿肾上腺功能,因此妊娠期间不应使用地塞米松,除非胎儿有罹患 CAH 的危险(即父亲是携带者),有必要抑制其肾上腺功能。谷春霞等报道32例先天性肾上腺皮质增生中,共手术26例,19例已有月经,9例已婚,5例妊娠,分娩3女2男,健康正常。

高血压型用肾上腺皮质激素治疗后多数血压下降,亦有治疗不满意的。

少数患者在服用激素期间,有头晕及易兴奋的反应,坚持服药1个月左右即自然消失。

失盐型患者可经及时正确诊断和抢救而挽救生命,否则多数3个月内死亡。治疗需静脉滴注氢化可的松25～

100mg/d 与生理盐水含盐 2~5g/d。呕吐停止,脱水纠正,可逐渐减量及改为口服至维持量。有时需用醋酸去氧皮质酮(DOCA)以纠正脱水与低钠。此类患者一般在内科或内分泌科治疗。

4. 手术治疗　女性外生殖器畸形需手术整形治疗。整形手术需缩小增大的阴蒂,扩大融合的会阴。既往行单纯阴蒂切除术。因阴蒂为性敏感器官,切除阴蒂对患者的生活质量带来很大影响,应予保留(图 7-8-30)。1973 年,Spence 和 Allen 提出了保留血管神经的阴蒂缩小术,国内有报道对保留血管神经的阴蒂缩小术进行改良,切开阴蒂

背部皮肤之前,用生理盐水在皮下全层注入,形成水垫,易于分离组织,出血少,避免了血管和神经的损伤,达到了安全、有效、美观的目的,避免了传统阴蒂切除手术的弊端,更符合解剖生理。会阴整形术前可行膀胱阴道造影术,了解解剖情况。整形术时应注意尿道括约肌的部位,避免损伤。单纯阴蒂整形可在儿童期进行,过早手术危险性大,手术时需加大皮质激素用量。早手术对患者心理创伤较少。阴道矫形手术应在发育后进行。外生殖器属Ⅳ、Ⅴ型而已按男性生活者,成年后不易改变性别,可行阴茎成形术,切除女性内生殖器官。

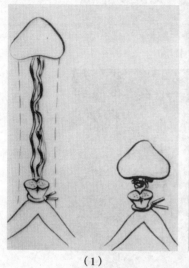
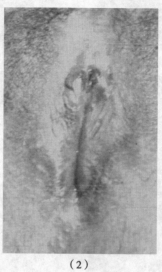
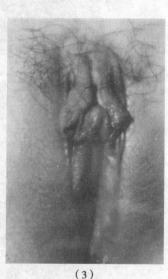

(1)　　　　　　　　　　(2)　　　　　　　　　　(3)

图 7-8-30　女性外生殖器畸形整形手术
(1)保留阴蒂手术;(2)切除阴蒂术后(术前Ⅲ型);(3)保留阴蒂术后(术前Ⅳ型)

5. 产前诊断与治疗　此病为遗传性疾病,有家族史者可于孕 8~10 周做绒毛活检进行 DNA 检测,但较困难。亦可在妊娠 4 个月时取羊水测定胎儿性别和 17 羟孕酮、雄烯二酮与血 17α 羟孕酮。但需注意的是,正常与患儿羊水内孕三醇或血 17 羟孕酮与睾酮水平范围常有重叠,可能胎儿肾上腺尚不能将 17 羟孕酮转变为足够的孕三醇使羊水的水平增高。测 17α 羟孕酮可能更为准确。David 和 Forest 等对有高危的母亲在妊娠早期(妊娠 6~8 周)用地塞米松治疗,从而抑制 ACTH 的分泌和雄激素的过度分泌,并取得了初步的满意效果。方法是:从妊娠 6~8 周起,平均每日 1.25mg 地塞米松,在 16 周左右,停止治疗 10 天,然后行羊膜腔穿刺。继续地塞米松治疗 2~3 周以等待羊水染色体和激素检测结果。如果染色体是 46,XY,则停止治疗;如染色体是 46,XX 且 17 羟孕酮水平升高,则继续治疗直到分娩。

(二)11 β-羟化酶缺乏

11β-羟化酶缺乏较为少见,仅为 21-羟化酶缺乏数量的 5%。11β-羟化酶缺乏时皮质醇与醛固酮的合成均减少,去氧皮质酮、去氧皮质醇与雄激素均增多。与 21-羟化酶缺乏相同的是雄激素增多,造成女性男性化及男性阴茎增大。与 21-羟化酶缺乏不同的是由于去氧皮质酮有足够的盐皮质激素作用而无失盐的表现。由于产生过多的去氧皮质酮

造成血压增高是 11β-羟化酶缺乏的特征。虽然该病的高血压通常只是轻至中度,然而高达 1/3 的患者可发生左心室肥厚和视网膜病变,甚至有报道患者可由于脑血管意外而死亡。11β-羟化酶基因位于第 8 号染色体长臂(8q22)(图 7-8-31)。北京协和医院报道了 9 例患者,男 5 例,女 4 例。所有患者在治疗初期均选用地塞米松,后来 3 例患者改用泼尼松[剂量分别为睡前 2.5mg、睡前 5.0mg 以及 1.6mg(早)、3,3mg(晚)];2 例患者改用氢化可的松[剂量分别为 5mg(早)、10mg(晚)和 10mg(早)、20mg(晚)];其余患者仍坚持服用地塞米松(剂量均为每日早 8 时 0.75mg)。服药后低钾血症均被纠正。服药后有血压记录者 7 例,血压均有不同程度的下降,其中 2 例停用降压药物,5 例降压药物减量。5 例患者在用药后 7~40 天复查时血 ACTH、T、17-OHP,均降至正常范围。女性患者中,2 例出生后按照男性抚养,家属不考虑改变社会性别而未行矫形手术,2 例行阴蒂切除术。男性患者无需手术治疗。

(三)非肾上腺来源的雄激素过多

1. 外源性雄激素过多　此类并不多见,若母亲于孕期因先兆流产或其他原因服用合成孕激素类药物,如炔诺酮、异炔诺酮或睾酮等,可造成女性胎儿外生殖器男性化。北京协和医院报道 1 例患者社会性别男性,自幼发现阴茎短小,阴茎融合,囊内无性腺,探查有子宫和阴道,染色体为

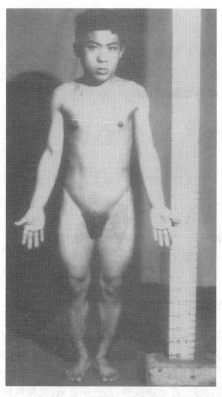

图 7-8-31 11β羟化酶缺乏患者
按男性生活,染色体 46,XX

46,XX。该患者系母亲想生男孩,在孕 40 天 ~ 4 个月期间服用甲基睾酮 10 ~ 15mg/d,共约 1000 ~ 1500mg,造成外生殖器男性化(图 7-8-32)。Wilkins 收集了 101 例非肾上腺类女性男性化,70 例母亲在孕期用一种口服合成孕激素,15 例用睾酮或其他类雄激素。生殖器男性化的程度与孕期用药时间、剂量、持续时间与用药种类有关。生殖隆起的融合与用药的时间有关;在孕 12 周前用药可出现阴囊融合。阴蒂增大与用药持续时间有关,一般阴蒂增大需用药一段时间。Wilkins 报道发生女性男性化的用量乙炔睾酮为 20 ~ 250mg/d,炔诺酮 10 ~ 40mg/d。合并用雌激素并不能对抗雄激素的作用。黄体酮与孕期体内黄体酮相同,不影响外生殖器。乙炔睾酮影响较轻,炔诺酮较强。孕早期应避免用合成孕激素类或雄激素类药物。

2. 母源性雄激素过多 曾有报道母亲孕期雄激素过多而女性胎儿男性化后发现母亲有卵巢分泌雄激素肿瘤,亦尚有雄激素来源不明的病例。

(孙爱军 葛秦生)

二、雄激素缺乏

雄激素合成不足亦可发生于多种酶的缺乏,如 20,22-碳链酶,3β-羟类固醇脱氢酶,17α-羟化酶,17,20-碳链酶与 17β-羟类固醇脱氢酶。前两者的缺乏在出生后均早期夭折,后三者除表现为雄激素缺乏外尚有相应的肾上腺激素分泌不足,其中以 17α-羟化酶不足较为多见。

(一) 17α-羟化酶缺乏

17α-羟化酶存在于肾上腺和性腺。此酶缺乏时 17α-

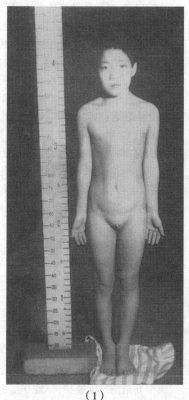

(1) (2)
图 7-8-32 外源性雄激素过多
(1)母早孕期服甲基睾酮,染色体 46,XX;(2)外生殖器阴蒂增大,大阴唇融合

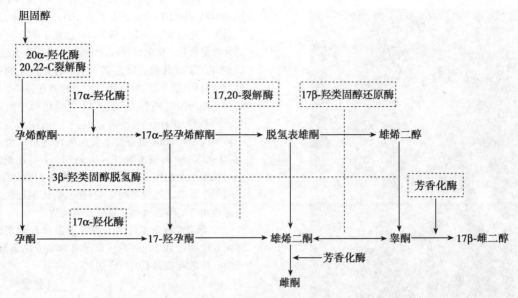

图 7-8-33　性激素的合成途径

羟化作用受阻,肾上腺合成皮质醇、睾酮和雌二醇及其他相应的代谢产物明显减少(图7-8-33)。

皮质醇低时 ACTH 增多,不需 17α-羟化酶参与生物合成的激素,如 11-去氧皮质酮、皮质酮和 18-羟皮质酮均明显升高,它们均有保钠排钾的作用。Biglieri 于 1946 年首先报道 1 例女性,New 于 1970 年首次报道 1 例男性 17α-羟化酶缺乏。此酶基因现定位于 10 号染色体,是一种常染色体隐性遗传。北京协和医院分别报道过 13 例 46,XY 的 17α-羟化酶缺乏以及 8 例 46,XX 的 17α-羟化酶缺乏。

1. 临床表现　患者因缺乏性激素,外生殖器为女性按女性生活。

性腺内缺乏 17α-羟化酶时性激素合成受阻。男性患者睾酮、脱氢表雄酮和雄烯二酮合成受阻。外生殖器为女性幼稚型,性腺为发育不全的睾丸,性腺可位于盆腔、腹股沟或阴唇,因胚胎期 MIS 分泌正常,无子宫与输卵管,阴道呈盲端。女性患者雌激素合成受阻,卵巢发育不全,外生殖器发育幼稚,第二性征不发育。

由于缺乏雌激素的抑制,骨骺愈合晚,身材偏高。偶有乳房发育,原因不明(图7-8-34)。

高血压和低血钾,变异程度较大,抵抗力低,易感冒、发热。

有时 17α-羟化酶并非完全缺乏,临床表现将不典型。持续性高孕酮与反复发作的卵巢囊肿是部分性 17α-羟化酶缺乏 46,XX 患者的 2 个特异性临床表现。

2. 诊断与鉴别诊断　临床遇到有高血压、低血钾及原发闭经、性激素低下、第二性征不发育的患者应考虑 17α-羟化酶缺乏的可能,并需进一步证实。

17α-羟化酶缺乏患者睾酮和雌二醇水平低下,对 hCG 刺激试验无反应。FSH 和 LH 增高。皮质醇水平低下,ACTH 刺激试验反应不良。17α-羟化酶缺乏,其前体物质孕酮和孕烯醇酮及代谢产物孕二醇均增多。醛固酮与肾素降低。骨龄落后,骨密度低。

17α-羟化酶缺乏,性染色体为 46,XY 者应注意与单纯性性腺发育不全与完全型雄激素不敏感综合征鉴别(见表 7-8-3)。应注意与其他原因引起的高血压和低血钾鉴别,如使用利尿药、肾动脉狭窄、恶性高血压、失钾性肾炎、11β 羟化酶缺乏等。仅 17α-羟化酶缺乏者合并有生殖器发育异常,因此不难鉴别。

3. 治疗　对 46,XY 的 17α-羟化酶患者需切除发育不全的睾丸,以防治肿瘤的发生;46,XX 的患者不需手术。内科治疗需用糖皮质激素补充治疗,如地塞米松、泼尼松等,用药后血压下降,血钾上升。用药方法同 21-羟化酶缺乏。到达青春期后需行雌激素补充治疗,以促进女性第二性征的发育,并防治骨质疏松。对于阴道发育较差的患者,必要时婚前行阴道扩张术以提高患者生活质量。部分性 17α-羟化酶缺乏症,对于 46,XY 患者,若外生殖器模糊需行外阴整形术;对于 46,XX 同时合并卵巢囊肿的患者,由于本身引起卵巢囊肿出现的机制未能解除,术后卵巢囊肿反复形成,目前对这类患者进行口服避孕药治疗即可有效控制病情,还有报道发现部分患者在药物治疗后其卵巢囊肿可以缩小。故目前倾向于仅在发生卵巢囊肿破裂或者扭转的急症情况下手术处理卵巢囊肿。

(二) 5α-还原酶缺乏

男性外生殖器的分化与发育依赖于靶器官内的 5α-还原酶将循环的睾酮转化为双氢睾酮。在双氢睾酮的作用下,生殖结节增大形成阴茎龟头,尿道褶增大融合为阴茎体,生殖隆起增大融合为阴囊,泌尿生殖窦分化为前列腺。5α-还原酶存在于微粒体内,依赖 NADPH 作为供氢体。5α-还原酶是两个酶的同工酶(5α-还原酶 I 和 5α-还原酶 II),分别有 2 个不同的基因编码。5α-还原酶缺乏是由于基因组中 II 型酶基因缺损,导致 II 型 5α-还原酶的缺乏,而 I 型酶的结构和活性及基因结构是正常的。缺乏 5α-还原酶 II,在胚胎发育过程中,外生殖器不发育,出生时外生殖器多为女性表现,阴道为盲端,无子宫,中肾管分化良好,前列

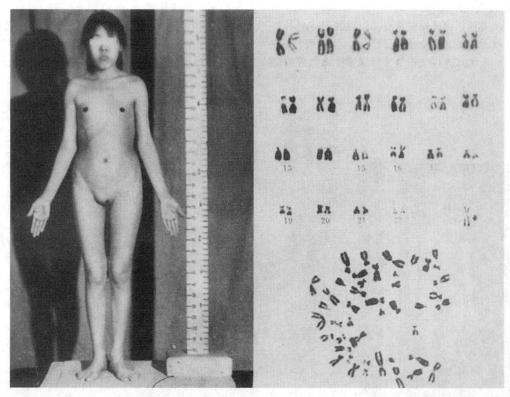

图 7-8-34　17 羟化酶缺乏患者,表现型女性,第二性征不发育,46,XY,右腹股沟有性腺

腺不发育。其染色体为 46,XY 时,性腺为睾丸,睾酮分泌和作用正常。是一种家族性常染色体隐性遗传病。患者分布呈现一定的区域性,较为少见。

Imperato-McGinley 等 1974 年首次在圣多米尼加研究了 17 个家族中 30 名患者。全部表现为女性,按女性生活,染色体为 46,XY,均有双侧腹股沟疝或阴唇内睾丸。30 例中 29 例会阴部有单一小口,口内为尿生殖窦,前方为尿道口,后方通阴道盲端。无子宫、输卵管,中肾管发育良好。

5α-还原酶缺乏多为部分缺乏,青春期发育时睾酮分泌增多,转化为双氢睾酮亦增多,男性化改变明显。肌肉发达,音低,睾丸下降,阴茎发育能勃起,阴囊增大、着色、出现皱褶。相反,前列腺仍不发育,面部无须,颞部发际不退缩,乳房不发育。当睾酮分泌减少,阴茎又萎缩。此征国内虽有报道,但因测定有困难,临床表现亦并不典型。

（孙爱军　葛秦生）

三、雄激素不敏感综合征

雄激素不敏感综合征(androgen insensitivity syndrome,AIS)临床较为常见,占原发闭经的 6% ~ 10%,发病率为出生男孩的 1/(20 000 ~ 64 000)。染色体为 46,XY。AIS 中由于雄激素的正常效应全部或部分丧失而导致多种临床表现,可从完全的女性表型到男性表型仅有男性化不足或不育。雄激素不敏感综合征是一种性连锁隐性遗传疾病。目前认为 AIS 与雄激素受体的异常密切相关。

Tonni 等 1802 年最早描述"有睾丸的女性";1950 年 Wilkins 注意到此类患者每天用 50mg 甲基睾酮治疗无效,进而推测此类患者性分化的失败可能是靶器官对"雄激素不敏感"。"雄激素不敏感"假说的提出,一部分是建立在完全型的患者外生殖器和泌尿生殖窦无任何正常男性表型的基础上,一部分是建立在下列生理基础上:①青春发育期不出现任何男性体征;②注射大剂量睾酮后亦不出现男性第二性征;③注射睾酮后,不能产生显著的氮、磷潴留和减少尿肌酸的排出量;④在耻骨区,尽管阴毛毛囊量正常,但局部用睾酮油膏亦无反应。他称此类患者为"有睾丸的无毛女性"。1953 年 Morris 详尽地描述了该病的临床表现,认为此类患者是由于睾丸产生的雄激素量不足或雄激素缺乏生物活性不能维持男性表型,其女性化表现是由于睾丸能产生一种"雌激素样激素",故称此类患者为"睾丸女性化"。20 世纪 60 年代能测定类固醇激素后,发现此类患者的血浆睾酮和双氢睾酮及尿 17 酮与雌激素水平均在男性正常范围。用 hCG 刺激后,雄激素与雌激素水平上升,说明性激素均来自睾丸且反应正常。

1974 年 Keenan 等发现细胞内存在特异的雄激素受体,并报告在 AIS 患者的外阴皮肤成纤维细胞中缺乏双氢睾酮的结合蛋白,提示此类患者的病因是靶细胞上雄激素受体的活性有缺损。其他一些研究也证实雄激素反应的缺陷与雄激素和受体结合的障碍密切相关。据此推论"雄激素不敏感综合征"的主要病因是雄激素靶器官上的雄激素受体出现障碍而导致对雄激素不反应或反应不足,因此提出了"雄激素不敏感"的名称并逐渐取代了"睾丸女性化"的名称。"雄激素不敏感"的名称更能反映该病的实质,并避免了"睾丸女性化"的名称可能对患者产生的不良心理影响。

1981 年 Migeon 等通过体细胞杂交实验,将雄激素受体基因定位于 X 染色体(Xp11～Xq13)上;1988 年 Chang 和 Lubahn 等最先克隆出编码雄激素受体蛋白的 cDNA,并将雄激素受体基因定位于 X 染色体长臂上,即着丝粒与 q13 之间(Xq11～12 区),并很快报告了雄激素受体基因的全部核苷酸序列。

（一）临床分类

1976 年 Prader 等根据患者有无男性化表现,将 AIS 患者分为无男性化表现的完全型(complete AIS, CAIS)(图 7-8-35)和有男性化表现的不完全型(incomplete AIS, IAIS)(图 7-8-36)两大类。

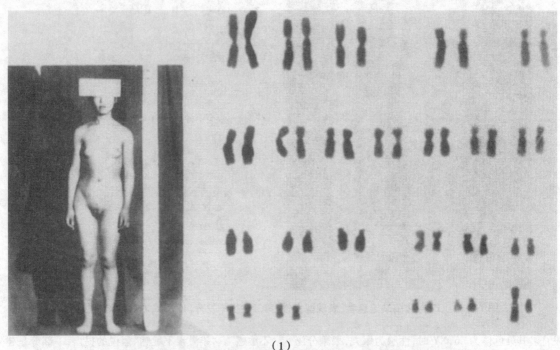

（1）

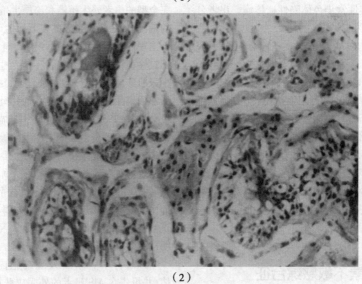

（2）

图 7-8-35　雄激素不敏感综合征,完全型
（1）21 岁,身高 1.65m,46,XY,乳房发育好,无腋、阴毛,双侧大阴唇内有性腺;
（2）病理有数个发育不全的细精管,正中一堆 Leydig 细胞

1. 完全型雄激素不敏感　自幼均按女性生活,在婴幼儿期个别患者可因大阴唇或腹股沟包块而就诊,行疝修补术时发现疝内容物为睾丸。成年后临床表现较为一致,原发闭经,女性体态,青春期乳房发育但乳头发育差,阴腋毛无或稀少,女性外阴,大小阴唇发育较差,阴道呈盲端,无宫颈和子宫,人工周期无月经。性腺可位于大阴唇、腹股沟或腹腔内。患者常因原发闭经或大阴唇、腹股沟包块就诊。在胚胎期,AIS 患者睾丸间质细胞分泌的睾酮由于雄激素受体异常而不能刺激午菲管发育形成男性内生殖器,双氢睾酮对泌尿生殖窦和外生殖器不起作用而导致分化成阴道下段与女性外阴。睾丸支持细胞能分泌正常 MIS,米勒管被抑制而没有输卵管、子宫、宫颈和阴道上段。到达青春期

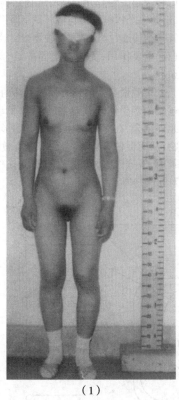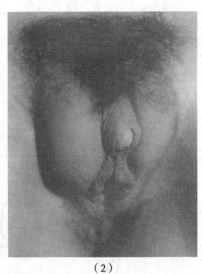

（1） （2）

图 7-8-36 雄激素不敏感综合征,不完全型
（1）28 岁,1.64m,乳房稍发育,46,XY;（2）阴蒂增大,双侧大阴唇内有睾丸

后,由于完全缺乏雄激素的抑制,少量的雌激素即可导致乳房发育与女性体态。研究发现 AIS 患者对雌激素的敏感性是正常男性的 10 倍。

2. 不完全型雄激素不敏感　此类患者的临床表现范围变化极大。与完全型的主要区别在于有不同程度的男性化,包括增大的阴蒂和阴唇的部分融合,青春期有阴腋毛发育。1947 年 Reifenstein 报告一种 X 连锁的家族性疾病,主要表现为会阴阴囊型尿道下裂,乳房不发育和不育,现发现也是因雄激素受体缺陷所引起的。1979 年 Aimen 等报告,在男性表型正常而仅有原发不育和无精或少精症的患者中也发现有雄激素受体的异常。

1980 年 Griffin 和 Wilson 等根据临床表现,提出将 AIS 分为完全型睾丸女性化、不完全型睾丸女性化、Reifenstein 综合征、男性不育综合征和男性化不足综合征五类,但仅前三类有性发育异常。

（二）激素改变

正常男性中,睾丸的间质细胞受垂体 LH 的刺激分泌睾酮;睾酮反过来又对 LH 的分泌起负反馈调节作用,在下丘脑和垂体有丰富的雄激素受体。青春期前 AIS 患者通常有与其年龄相符的 LH 和睾酮水平,新生儿与幼儿的情况类似,但正常男婴在出生第 6 周时出现的 LH 和睾酮高峰在 AIS 患儿中不出现。青春期后睾丸分泌睾酮增加,由于雄激素受体缺陷,导致睾酮对下丘脑垂体系统的负反馈不足,使 AIS 患者的 LH 水平高于正常男性;FSH 的分泌与正常男性水平相同或升高。升高的 LH 又刺激睾丸分泌更多

的睾酮和雌激素。雌激素主要来自睾丸,少量是由雄烯二酮和睾酮在外周组织中经芳香化作用转化而来,由于升高的 LH 增加对间质细胞的刺激,雌激素的产量约为正常男性的 2 倍。因而青春期后 AIS 的睾酮和雌激素处在正常高限或升高。hCG 刺激后,有血睾酮和 DHT 的正常增加。

（三）睾丸的病理特点

此类患者典型的睾丸及其附属组织大体标本有三种成分:①睾丸常有多个棕黄或白色结节;②一个白色螺纹样坚硬的平滑肌体,融合在睾丸的中线上;③其旁有大小不等的附属囊肿。睾丸实质镜下有下列四种改变之一:①弥漫性管状间质;②分叶状管状间质;③混合性管状间质;④以间质为主。多数睾丸的间质细胞呈增生状态,曲细精管明显萎缩与僵硬,并被不成熟支持细胞所充盈,多数无生精现象。Muller 报告<5 岁的 AIS 患者的睾丸病理与未下降的睾丸相同,生殖细胞数量正常;>7 岁,则生殖细胞缺乏或仅见少量。

（四）肿瘤的发生

发育不全或位置异常的睾丸容易发生肿瘤已成为共识。1981 年 Scully 总结 AIS 睾丸发生肿瘤的危险性为 6%~9%。AIS 患者发生的肿瘤可分为生殖细胞和非生殖细胞肿瘤两大类。生殖细胞肿瘤恶性程度较低,如原位癌,偶尔为精原细胞瘤。生殖细胞肿瘤恶变的危险随年龄增加而增加,Manuel 等报道 20 岁时恶变率为 3%~5%,50 岁时可达 30%。非生殖细胞肿瘤包括支持细胞和间质细胞肿瘤,最常见的是腺瘤,其中支持细胞腺瘤最为常见。Taylor

报道 19 例 AIS 中 2 例(10.5%)为恶性肿瘤,其中 1 例为精原细胞瘤,含有畸胎瘤成分,另 1 例为胚胎癌,此 2 例性腺均位于腹腔内。北京协和医院资料显示 29 例 AIS 中,2 例为多发性支持间质细胞瘤,1 例微小支持细胞瘤,1 例为精原细胞瘤,肿瘤的发生率为 13.8%。

(五)分子生物学基础

雄激素(睾酮和双氢睾酮)必须通过雄激素受体才能起作用。雄激素受体是一种雄激素依赖性转录因子,其分子量为 110~114kD,包括 910~919 个氨基酸,是一个单链多肽,由三个主要的功能结构域:N 末端结构域、DNA 结合结构域和类固醇结合结构域组成。N 末端结构域对靶基因

的转录起关键作用;DNA 结合结构域由 2 个锌指结构组成,第一个锌指结构与特异识别激素反应元件有关,第二个锌指结构通过与 DNA 磷酸骨架接触而对稳定 DNA 受体蛋白起重要作用;受体在类固醇结合结构域与配基接触与亲和。

雄激素与受体结合形成激活的雄激素受体复合物,通过雄激素受体的 DNA 结合区与靶基因附近的雄激素反应元件结合,在靠近转录起始点处形成稳定的前起始复合物,从而促使 RNA 聚合酶Ⅱ的有效转录启动,并与其他转录因子一起通过蛋白质间的相互作用而调节转录,见图 7-8-37。

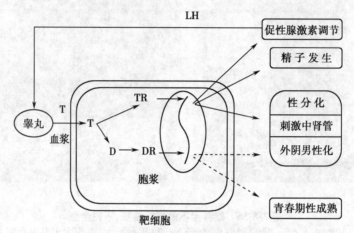

图 7-8-37 雄激素作用机制的示意图
T:睾酮,D:双氢睾酮,R:受体

编码雄激素受体的基因是一单拷贝 X 染色体基因。雄激素受体基因总长 75~90kb,包括 7 个内含子与 8 个外显子;不编码蛋白质的内含子占绝大部分,而编码蛋白质的外显子总长<3kb,编码 919 个氨基酸。在 46XY 个体,由于无等位染色体,其微小突变即可表现出明显的异常。

在雄激素受体基因克隆之前,雄激素受体与雄激素结合力的测定是确诊 AIS 的基本方法,现仍是诊断 AIS 的一项有用的方法。Macphaul 等根据 AIS 中雄激素受体的结合力,将 AIS 分为 4 类:

(1)受体结合阴性:即缺乏与雄激素的特异性结合。

(2)受体结合下降:即结合的质量正常而受体数量减少。

(3)受体结合质量异常,主要表现为:①热不稳定性;②受体水平的上调节(雄激素的存在可刺激雄激素受体的数量增加)缺陷;③配基与受体的解离加速;④对配基结合的特异性下降。

(4)受体结合阳性:即受体结合未发现异常。

在基因水平,已发现的雄激素受体基因突变可至少归纳有 7 种改变:①完全或部分基因的丢失;②三的非整倍数碱基的插入或缺失引起移码突变;③异常拼接;④形成提前终止密码;⑤单个氨基酸替换;⑥mRNA 水平改变;⑦氨基端 CAG 重复序列长度改变。它们可单独存在或共同存在而起作用。目前尚无法从临床表现来估计其基因的改变类型,反之亦然。田秦杰等报道 4 例中国完全型患者的雄激

素受体基因分析结果,其中 3 例发生点突变,形成提前终止密码;1 例在外显子 8 和内含子 7 交界处插入 AT 两个碱基导致剪切异常,提示受体基因突变的多样性。

(六)雄激素不敏感综合征的鉴别诊断

CAIS 需注意与 46,XY 单纯性性腺发育不全和 17α-羟化酶缺乏鉴别,参见表 7-8-3。IAIS 临床表现变化范围极广,目前发现某些 AIS 亦有睾酮低下的问题,所以应当注意与各种雄激素作用不全的疾病鉴别,包括 5α 还原酶缺乏、间质细胞发育不全和各种影响睾酮合成的酶的缺乏。对于一个 46,XY 患者,hCG 刺激后血睾酮和双氢睾酮的正常增加,是诊断 AIS 的必要条件。

hCG 刺激试验有助于 IAIS 的鉴别诊断。hCG 刺激后:①睾酮和双氢睾酮均明显升高提示睾丸合成雄激素的能力正常,常见于 IAIS。②睾酮明显升高而双氢睾酮无改变,睾酮/双氢睾酮之比明显上升时提示 5α-还原酶缺乏。③睾酮水平无改变,但雄烯二酮和雌酮明显上升时为 17β-羟类固醇脱氢酶缺乏。④睾酮及其前体物均无改变时为间质细胞发育不良。外阴皮肤 5α-还原酶活性的测定和雄激素受体结合力的测定以及雄激素受体基因的检测与分析则有助于明确诊断。

(七)产前诊断和遗传分析

AIS 为 X 性连隐性遗传,对一个女性携带者来说,其 46,XY 后代中患 AIS 的可能性为 1/2;其 46,XX 后代中有 1/2 是携带者。重要的是发现该突变的杂合子携带者,以

便遗传咨询。目前利用分子生物学的方法,包括 PCR-SSCP 分析、外显子 1 中 CAG 重复序列的长度多态分析和限制性酶切片段长度多态性分析等,可以对家族性 AIS 进行准确的遗传分析。对有 AIS 家族史者,可进行产前绒毛或滋养细胞组织活检做 DNA 分析。对高龄孕妇、有遗传病史或有高危妊娠因素的孕妇,进行羊水穿刺确定胎儿性别为 46,XY 而 B 超检查发现外生殖器为女性表型时,应高度怀疑 CAIS 的存在,并做进一步的检查,通过此方法最早可在孕 16 周发现 AIS。

(八) 处理

此类患者可结婚,不能生育。对于手术的方式,在 CAIS 中,因其女性化程度高,无男性化表现,只需切除双侧性腺与疝修补术即可按女性生活。IAIS 需根据外生殖器畸形的程度决定性别的选择。按女性生活的 IAIS 需切除双侧性腺,必要时行外阴整形或阴道成形术。按男性生活的 IAIS 则需行隐睾纠正和外生殖器整形。Migeon 等提出如果 IAIS 的诊断是基于分子水平的,因多数患者对常规剂量的雄激素反应不良,建议患者按女性抚养,并行性腺切除和外阴整形,较按男性生活更为适宜。但对有些 IAIS,尤其是那些雄激素受体结合质量异常和对人工合成的雄激素类似药物有反应的(雄激素受体结合选择性异常),在超生理剂量或改变雄激素类型后,雄激素效应将可达到正常男性水平,Grino 等认为这类患者在新生儿和青春期给予治疗仍可按男性生活。

AIS 诊断明确后,如按女性生活,为预防性腺发生恶变,行性腺切除已被广泛接受,但对于手术的时机仍有争议。Manuel 等用计算机分析,AIS 青春期前发生肿瘤的危险性为 3.6%,因而建议 25 岁后切除性腺,以便女性第二性征更好地发育。然而,也有部分作者提出尽早发现 AIS,尽早手术切除性腺。因为在 AIS 中,最早可在 2 个月的新生儿中发现有原位癌,在青春期即有浸润性精原细胞瘤的报告。尽早切除性腺,其优点在于既可以防止或减少患者的心理损伤,又消除了患者不遵医嘱不定期随诊的危险性,从而避免恶性变的可能性。笔者现在建议 AIS 诊断明确后,手术的时机和方式应根据患者的社会性别、AIS 的类型、睾丸的部位和外生殖器畸形的程度决定。

(田秦杰　葛秦生)

参 考 文 献

1. 葛秦生. 实用女性生殖内分泌学. 北京:人民卫生出版社,2008
2. 周慧梅,姚凤霞,田秦杰. 8 例含 Y 染色体性腺发育不全患者的 SRY 基因分析. 实用妇产科杂志,2011,27(4):295-299
3. 白枫,郭海燕,田秦杰,等. 雄激素不敏感综合征手术治疗及探查结果分析. 生殖医学杂志,2010,19(5):381-384
4. 丁颖,田秦杰,卢琳. 孕酮在非经典型 21 羟化酶缺乏症和多囊卵巢综合征鉴别诊断中的作用. 生殖医学杂志,2010,19(4):309-312
5. 周远征,田秦杰,林姬,等. 215 例性发育异常疾病的分类比较研究. 生殖医学杂志,2009,18(4):361-364
6. 田秦杰,林姬,陈蓉,等. 睾丸退化的临床特征与鉴别诊断—附 5 例临床报告. 生殖医学杂志,2008,17(3):178-182
7. 田秦杰,张以文,陆召麟,等. 不完全型 17α 羟化酶/17,20 裂解酶缺乏症六例报道及分析. 中华妇产科杂志,2007,42(10):670-674
8. 金利娜,田秦杰,郎景和,等. 性发育异常患者性腺母细胞瘤 4 例临床分析. 生殖医学杂志,2007,16(6):400-403
9. 许岭翎,陆召麟,戴为信,等. 11β—羟化酶缺陷症 9 例临床特征与治疗分析. 中国实用内科杂志,2007,27(7):519-522
10. 孙爱军,刘春梅,何方方,等. 保留血管神经的阴蒂缩小复位术. 中华妇产科杂志,2007,42(6):421-422
11. 田秦杰,戴志琴,余卫,等. 完全型雄激素不敏感综合征患者的骨密度研究. 中华妇产科杂志,2005,40(12):799-802
12. Tian Qinjie,He Fangfang,Zhou Yuanzheng,et al. Gender verification in athletes with disorders of sex development. Gynecological Endocrinology,2009,25(2):117-121
13. Qinjie Tian,Fengxia Yao,Guihua Sha,et al. Genotyping of a Chinese family with 46,XX and 46,XY 17-hydroxylase deficiency. Gynecol Endocrinol,2009,25(8):485-449
14. Qinjie Tian,Yiwen Zhang,Zhaolin Lu. 46,XX incomplete 17 alpha-hydroxylase/17,20-lyase deficiency. Gynecol Endocrinol,2008,24(7):362-367

第九章

绝经及绝经相关疾病

第一节　对绝经问题认识的进展

一、对绝经问题的认识

绝经是每个妇女生命进程中必然的发生过程。对某些妇女而言，这是一个几乎不被注意的事件，她们的月经平静地终止，没有对生活造成任何影响。而对另一些妇女而言，这却是显著影响生理、心理及情感的阶段。医学界对绝经的态度也几经转变。18世纪 John Friend 的观点是：随着女性衰老，绝经对其健康有益。Novak 医生于1941年在他的《NOVAK 妇科学》第1版中写道"…对于许多妇女而言，绝经的到来是一种恩惠，会明显改善其总体健康和幸福感受…"。20世纪40年代，医学界对绝经生理学和绝经治疗学有了更深的理解，自1942年第一个用于绝经后激素补充的药物——结合雌激素（conjugated equine estrogen，premarin，CEE）上市，之后雌激素补充治疗逐渐为临床医生和绝经后妇女所接受。在20世纪70年代对有子宫的妇女加用孕激素而克服了子宫内膜癌风险之后，绝经后激素补充治疗（hormone replacement therapy，HRT）更是蓬勃发展起来。在20世纪最后几十年中，人们普遍认为绝经是一种雌激素缺乏疾病。1999年美国临床内分泌协会（American Association of Clinical Endocrinology）在关于绝经处理的指南中指出："绝经是一种应该处理的性激素缺乏状态"。HRT 成为针对绝经而被广泛应用的医疗手段，不仅用于绝经症状的治疗，而且，基于观察性研究的结果，还被作为预防绝经后会加速进展的各种疾病，包括冠心病、认知功能下降和骨质疏松。2001年，大约有42%的美国绝经后妇女在应用 HRT。在这种背景下，人们希望通过 RCT 研究明确 HRT 是否真正降低心脏病，是否增加乳腺癌风险，在美国 NIH 的资助下，两项大规模的随机安慰剂对照的试验——妇女健康基础干预研究（Women's Health initiative study，WHI）开始进行，一项为单独雌激素与安慰剂比较（WHI ET），一项为雌激素联合孕激素与安慰剂比较（WHI EPT）。首次研究结果发表于2002年，发现 HRT 弊大于利，在妇女及医护人员的决策中产生了深远的影响，导致 HRT 的使用显著下降。结果发表之后，关于 WHI 的结果是否适用于刚绝经的妇女产生了争议，随着分析和争论的深入、新证据的不断积累，HRT 潜力治疗窗（potential therapeutic window）的理论逐渐形成。2010年美国内分泌协会在其科学声明中指出：50~59岁或绝经10年以内的妇女应用 HRT 利大于弊。2011年国际绝经协会在其最新版的指南中也明确指出：有明确指征情况下，在绝经的前几年便开始 HRT，则潜在益处比潜在风险要多。HRT 的应用近年来又开始逐渐回升，随着证据的不断积累，相信我们对绝经和绝经后激素补充治疗的认识会越来越理性。目前对于绝经的认识主要包括：①绝经是一种雌激素缺乏状态，但绝经后随着年龄增长，机体的衰老包括雌激素缺乏导致和年龄增长导致的两个方面，所以对于绝经后妇女应该从适度锻炼、饮食调节、心理状况调整和激素补充治疗等多个方面综合进行，激素补充只能解决与雌激素缺乏有关的问题，应作为绝经后管理综合措施的一个方面；②激素补充治疗作为一种医疗措施，有其应用的适应证、禁忌证和应用原则及流程，应该遵从这些原则和规范进行；③激素补充治疗应尽早开始，在治疗窗口期启动具有较大益处，但如果早期未用而到年龄偏大才开始使用，将不再具有多种益处，甚至可能有某些风险的增加。

二、绝经的定义

绝经表示卵巢功能衰退，生殖功能终止。卵巢功能衰退是一个渐进的过程，长期以来被称为"更年期"。1976年在法国巴黎举办的首届绝经大会将更年期定义为妇女从有生殖功能到无生殖功能的过渡期，包括绝经前的月经不规则期、绝经和绝经后一段时间，但分期的具体标志不清。1994年世界卫生组织提出了与绝经有关的定义，沿用至今。

1. 自然绝经（natural menopause）　指由于卵巢功能丧失而导致月经永久停止，连续闭经12个月而无其他明显的病理性和生理性原因，则可认为末次月经是自然绝经。绝经只能在停经≥1年时回顾性地确定。

2. 围绝经期（perimenopause）　指妇女绝经前后的一段时期，包括从临床特征、内分泌及生物学方面开始出现卵巢功能衰退的征兆，至末次月经后1年。为避免混淆，建议在研究中停用"更年期"这一名词。

3. 绝经过渡期（menopausal transition）　指绝经前的一段时期，即从生育期走向绝经的过渡时期，包括从临床特征、内分泌及生物学方面开始出现卵巢功能衰退的征兆，至末次月经。这段时期的特点是月经周期的可变性增加。

4. 绝经前（premenopause）　通常模糊地指绝经前的1~2年，或绝经前的整个生殖期。WHO 建议采用后者的提法。

5. 绝经后期（postmenopause）　为末次月经后直至生命终止的整个时期，不论人工绝经还是自然绝经。

6. 人工绝经（induced menopause）　指手术切除双侧卵巢（切除或保留子宫），或因医源性原因（如化学治疗、放射治疗等）丧失卵巢功能。

7. 单纯子宫切除（simple hysterectomy）　至少保留一侧卵巢，用于描述那些手术后卵巢功能可能维持一段时期的妇女。

8. 早绝经（premature menopause）　理想的定义为绝经年龄低于参照人群绝经年龄均值的2个标准差。实际中许多发展中国家尚缺乏正常人群自然绝经年龄分布数据，目前普遍接受以40岁作为界值，将40岁以前的绝经称为早绝经。

从20世纪80年代起人们对生殖衰老的研究兴趣日益增长，大规模的横断面研究和长期的纵向研究不断出现，使得人们对该过程中的月经周期、内分泌和生物化学指标等的改变有了大量的数据。在这些数据的基础上，美国生殖衰老分期研讨会于2001年提出了女性生殖衰老分期系统——STRAW（the stage of reproductive aging workshop）分期（表7-9-1），该分期系统能反映生殖衰老过程的阶段性，临床又能简便操作且实用性较强，被广泛应用。

表 7-9-1　STRAW 分期系统

期别	−5	−4	−3	−2	−1	1	2
名称	生育期			绝经过渡期		绝经期	
	早期	峰期	晚期	早期	晚期*	早期*	晚期
				围绝经期			
持续时间	可变			可变		1 年	4 年	直至死亡
月经周期	从可变到规律	规律		周期长度可变(与正常周期相差>7天)	跃过≥2个周期和闭经期(≥60天)	闭经12个月	无
内分泌	正常 FSH	↑FSH		↑FSH		↑FSH	

* 症状以血管舒缩为特征；↑＝升高

对中国妇女的绝经过渡期的分期，北京协和医院的林守清教授主张，以 STRAW 分期作为基础，但绝经过渡期早期开始的标志以月经长度差别>6 天的情况在随后的 10 个周期之内重复出现为最佳；以停经≥60 天，且 FSH≥40U/L 作为绝经过渡期早期和晚期的界定标志。

三、绝经期干预理念的进展

漫长的人类社会发展史告诉我们，衰老是一种不可抗拒的自然规律，其对机体产生的影响不是任何一种医学干预所能逆转的，"永葆青春"和"长生不老"都是不能实现的美好愿望。激素补充治疗更不是灵丹妙药，其发展历史告诉我们它是一把多刃剑。对绝经期进行干预的目的是：提高生活质量，延缓老年慢性疾病的发生发展。近年来，随着循证医学证据的积累，"绝经期管理"的观念逐渐形成，这是一种绝经期妇女积极参与，医生提供咨询和指导的互动式医患模式，是一种包括生活方式调整和医疗措施的综合性干预。

（一）生活方式调整

1. 参加任何体育活动比久坐要好。规律运动可以降低总的死亡率和由心血管疾病引起的死亡率。

2. 经常参加运动者的身体代谢情况、平衡、肌肉力量、认知以及生活质量更好，并且其心脏不良事件、卒中、骨折以及乳腺癌的发生率可显著降低。

3. 在锻炼中应尽量避免肌肉-关节-骨骼系统损伤。

4. 锻炼的最佳方式为每周至少 3 次，每次至少 30 分钟，强度达中等。另外，每周增加 2 次额外的抗阻力练习会得到更多的益处。

5. 保持正常的体重非常重要。肥胖［体质指数（BMI>25kg/m²）］对身体健康造成显著的影响，在绝经后妇女中，肥胖已成为一个日益严重的问题；体重若减轻 5% ～10%，便可有效改善那些与肥胖相关的胰岛素抵抗引起的多种异常状况。

6. 推荐的健康饮食基本组成包括：每日进食水果和蔬菜不少于250g，全谷物纤维，每周 2 次鱼类食品，低脂饮食。应限制摄入食盐（低于 6g/d），妇女每日饮酒量应不超过20g；中国地域广大，各地差异甚多，可视当地情况适当调整。

7. 提倡戒烟。

8. 增加社交活动和脑力活动。

（二）激素补充治疗

1. 应根据 HRT 的适应证，对有需要的妇女提供 HRT 的相关信息，特别是 HRT 可以带来的益处。在妇女开始 HRT 治疗前，应据其自身状况告知并分析治疗的利弊。

2. 在整个治疗期间，每次定期随访时，应对患者进行 HRT 的受益和危险评估，以决定患者是否继续使用。

3. HRT 方案应个体化。

4. 当为妇女提供咨询时，涉及治疗弊处应提供绝对数字结果而非百分比，以避免妇女出现不必要的恐慌。

四、绝经相关的激素补充治疗的认识变化

激素补充治疗所经历的风风雨雨不可谓不坎坷，其发展及人们对其受益和风险的认识经历了极其崎岖的过程。

（一）从雌激素补充治疗到雌孕激素补充治疗

第一个正式用于雌激素补充治疗的药物是在 1942 年的结合雌激素。从此，雌激素补充治疗（ERT）正式用于临床并被越来越多妇女所接受。正当妇女们享受雌激素为她们带来的愉悦和生活质量改善的同时，却发现应用雌激素的妇女发生子宫内膜癌的风险增加了。此次恐慌影响重大而深远，曾一度使 ERT 的使用率下降了 40%。实际上现在的妇产科医生都知道，在无孕激素拮抗的雌激素长期作用下，子宫内膜可增生，甚至癌变。自 20 世纪 80 年代以后，对存有子宫的妇女在应用雌激素时均配伍使用孕激素的研究结果表明：每个周期使用孕激素达 10～14 天，可将子宫内膜癌的发病风险降低到一般人群的水平。Meta 分析表明，连续联合及序贯疗法中每周期孕激素使用 10 天，则风险低于非 HRT 组。上述研究结果在一定程度上消除了 HRT 可能增加子宫内膜癌发病风险的顾虑。1971 年国际健康基金会在日内瓦召开了首次关于雌激素补充治疗大会，正式强调了对有子宫的妇女补充雌激素的同时也应周期性地加用孕激素。几十年的临床观察的确证实了联合应用雌、孕激素不再增加子宫内膜癌的风险。

（二）激素补充治疗适应证及启用时机的确认

在 20 世纪 80 年代，数十个观察性研究从总体显示，应用雌激素的妇女，与不用雌激素的妇女相比，发生冠心病的危险降低了 35% ~ 50%。在一级和二级预防两类观察性研究中都发现了这种负相关。护士健康研究（Nurses' Health Study）在 70 533 名没有心血管疾病史的绝经后护士中研究显示，与从未用过 HRT 的妇女相比，正在使用 HRT 的妇女冠心病事件的相对危险度为 0.61（95% $CI = 0.52 ~ 0.71$）。在 2489 名之前有心肌梗死或已经确诊为动脉粥样硬化的绝经后护士中的研究发现，与从未使用过 HRT 的妇女相比，正在使用 HRT 的妇女冠心病事件再发生的相对危险度为 0.65（95% $CI = 0.45 ~ 0.95$）。

为验证这一结果的正确性，为得到最佳证据，进行了几项大规模多中心的随机对照临床试验（randomized control trial,RCT）。这些 RCT 研究主要有：心脏和雌、孕激素补充治疗研究及其 II 期（HERS,HERS II）及妇女健康基础干预研究中的雌、孕激素（WHI EPT）和单雌激素治疗（WHI ET）。与其他 RCT 不同的是，它们不是以中间指标，而是以疾病作为研究的终点。但是，这些研究的结果却十分出人意料：绝经后激素补充治疗弊大于利，如 WHI 的结果显示为预防 50 ~ 79 岁绝经后妇女的慢性病而使用雌孕激素联合制剂或单用雌激素治疗，其带来的危险大于收益：与应用安慰剂的妇女相比，应用雌孕激素治疗的妇女在结直肠癌和髋部骨折风险降低的同时，心血管疾病（包括冠心病、脑卒中及静脉血栓栓塞）的发生风险增加，乳腺癌和痴呆风险亦增加；单用雌激素的妇女，在髋部骨折风险降低的同时，脑卒中的风险增加。因为冠心病是引起绝经后妇女患病和死亡的最主要的原因，HRT 对其的影响更是受到了特别的关注。HERS 研究是一个二级预防的 RCT 研究，在 2763 名已确诊患冠心病的妇女中每天给予 0.625mg 口服马结合雌激素联合 2.5mg 醋酸甲羟孕酮或安慰剂，在 4.1 年的治疗中，活性药物组和安慰剂组的冠心病死亡率和非致死性心肌梗死的发生率相似，在该研究的第一年，活性药物组冠心病事件的危险增加 50%，但是研究的第 4 年和第 5 年该风险的降低抵消了之前的升高。WHI EPT 研究中，接受 5.6 年雌孕激素治疗的妇女发生冠心病的危险比安慰剂组高 24%，这种增加在治疗的第 1 年最明显。WHI ET 研究中，接受 6.8 年单用雌激素的妇女，与安慰剂组相比，也没有显示出冠心病危险的降低，相对危险度为 0.91（95% $CI = 0.75 ~ 1.12$），而且相对危险度在用药早期轻微增加，之后随着随访时间的推移而降低。

为什么大多数医师感觉 HRT 在临床应用中十分有效，但在大规模 RCT 研究中却又如此脆弱？由观察性研究所引发进行了 RCT，然而两类研究对心脏保护作用的结果显著不同，这是为什么？带着这种疑问，大量妇科内分泌、流行病专家和病理解剖专家对研究结果进行了深入的分析，提出了方法学及生物学上的解释。

1. 方法学方面的解释 首先，观察性研究可能存在潜在混杂因素，绝经后选择 HRT 的妇女比没有选择 HRT 的妇女往往更健康，更多地坚持其他类型的健康促进行为，这种健康使用者和依从性偏倚可能导致与 HRT 相关的冠心

病实际危险被低估。但是，临床试验和观察性研究所得结果在其他结局方面是一致的。特别是脑卒中，脑卒中在生活方式上的危险因素与冠心病相似，因此有争论反对将观察性研究与 RCT 研究的不一致归因于健康使用者和依从性偏倚。另一个方法学方面的解释是观察性研究往往随访的间隔较长，不能抓住 HRT 开始不久所发生的早期临床事件。而 HERS 和 WHI 研究均显示，HRT 相关的危险增加是在开始 HRT 早期最明显，其他大多数的研究结局，如脑卒中、静脉血栓栓塞和乳腺癌的危险增加延迟出现，或者在用药期间稳定增加。但仍需相关证据证实这一观点。

2. 生物学的解释 ①观察性研究与 RCT 研究人群的临床特点不同，其中一个就是体重不同，在护士健康研究中无冠心病史的妇女的平均 BMI 为 26.1kg/m²，而在 WHI 的联合用雌孕激素和单用雌激素两组的平均 BMI 分别为 28.5kg/m² 和 30.1kg/m²。而绝经后妇女其 BMI 与内源性雌激素水平呈正相关，较瘦的妇女内源性雌激素水平较低，她们更有可能出现血管舒缩症状，更有可能选择 HRT 以缓解这些症状，也更可能从这样的药物得到独特的益处。但 SWAN（Study of Women's Health Across the Nation,SWAN）研究的结果却显示 BMI 高的妇女更容易出现血管舒缩症状。而且 WHI 雌孕激素补充治疗研究的再分析发现，在 50 ~ 59 岁的妇女中，有无血管舒缩症状对 HRT 与心血管风险并无影响。②在观察性研究中，服用激素的是绝经过渡期的妇女，她们大多数都有症状，开始治疗时多在 55 岁或更年轻。相反，在三个 RCT 中，89% 的妇女在 55 岁或年龄更大时开始接受 HRT。这些年龄较大的妇女可能具有更广泛的亚临床动脉粥样硬化。而有研究发现，雌激素的血栓形成效应主要在已有亚临床病变的妇女中出现，而动脉损害较少，绝经早期即开始 HRT 的妇女可能获得心血管方面的益处。对 WHI 的亚组分析显示，单用雌激素与发生冠心病的风险随年龄增长而增加，与安慰剂组比较，应用 HRT 的 50 ~ 59 岁、60 ~ 69 岁、70 ~ 79 岁妇女冠心病的相对危险度分别为 0.56（95% $CI = 0.30 ~ 1.03$）、0.92（0.69 ~ 1.23）、1.04（0.75 ~ 1.44）。尽管在雌孕激素联合的分支中未观察到上述模式，但冠心病风险随绝经年限的增加而稳定增加，绝经 < 10 年，10 ~ 19 年，≥20 年，与安慰剂组比较的相对危险度分别为 0.89、1.22 和 1.71。

随着分析和争论的深入，新证据的不断积累，2010 年美国内分泌协会在其科学声明中指出，WHI 总体的研究结论不适合对 50 ~ 59 岁或绝经 10 年以内的妇女，而在该年龄段妇女中应用 HRT 利大于弊：总死亡率和冠心病发病率降低，结直肠癌和内膜癌风险降低，骨折风险降低，2 型糖尿病风险降低，雌孕激素联合方案可能增加乳腺癌风险，但绝对风险增加较小。在首次使用雌孕激素联合治疗的亚组中，WHI 研究的数据显示在用药 5.2 年后乳腺癌的风险未见增加，HRT 可能使卒中、静脉血栓事件及胆囊疾病的风险增加。2011 年国际绝经协会在其最新版的指南中也明确指出：随着 WHI 研究的更多数据的亚组分析显示，HRT 治疗的起始时间具有重要意义，年龄小于 60 岁的女性不应过度关注 HRT 的安全性问题。对绝大多数女性，有明确指

征情况下,在绝经的前几年便开始HRT,则潜在益处比潜在风险要多,HRT增加乳腺癌的风险是很小的(少于每年0.1%,或者说是发生率小于每年每1000人中有一人),并小于由生活方式因素如肥胖,酗酒和缺乏锻炼所带来的风险。于是,HRT潜力治疗窗(potential therapeutic window)的理论逐渐形成,对于绝经早期妇女,在有适应证而无禁忌证的情况下应用HRT治疗利大于弊。

(三)未来的方向

正确的临床决策基于强有力的临床证据,在HRT的应用方面,以下几方面的循证医学证据是目前研究重点:①绝经早期(过渡期)开始HRT的长期研究:按照GRADE系统标准,来自WHI研究的证据的权重被看做低于RCT研究。原因是:失访率高,不能充分代表所应用的人群(即在绝经时开始治疗的患者),结果受到既往激素应用的影响。因此,很多来自WHI的结论被评为B级证据。为了验证“治疗窗口期”理论,有必要进行从绝经过渡期开始的大样本临床试验的研究。②低剂量的研究:探讨对各系统均有保护作用的包括雌激素和孕激素最佳剂量。减少剂量后是否依然能带来效果并能减少副作用。③孕激素的研究:孕激素的种类可能对乳腺癌的发生率以及心血管系统的保护具有不同效果,目前可能的研究方向是天然或近天然的孕激素、替勃龙,以及宫内孕激素释放系统,某些新型孕激素还可能对心血管系统有额外益处。④不同给药途径的研究:避免肝脏首过效应的途径可能对静脉血栓高危人群更适合,另外还有研究提示,经皮吸收雌激素可能不增加乳腺癌发生率。⑤非激素类药物:开发能解决绝经相关问题的非激素代用品以适应雌孕激素禁忌或不愿使用者的需求。

(郁　琦)

参 考 文 献

1. 林守清.围绝经期处理.北京:人民卫生出版社,2008
2. Santen RJ,Allred DC,Ardoin SP,et al. Postmenopausal hormone therapy:an Endocrine Society scientific statement. J Clin Endocrinol Metab,2010,95:s1-s66
3. Ferrell RJ,Sowers M. Longitudinal,epidemiologic studies of female reproductive aging. Ann N Y Acad Sci,2010,1204:188-197
4. 林守清,陈瑛.绝经过渡期分期研究的进展.全国妇产科临床医学新进展学术研讨会,2010
5. Sturdee DW,Pines A,Archer DF,et al. Updated IMS recommendations on postmenopausal hormone therapy and preventive strategies for midlife health. Climacteric,2011,14:302-320
6. 中华医学会妇产科学分会绝经学组.绝经过渡期和绝经后期激素补充治疗临床应用指南(2009版).中华妇产科杂志,2010,45(8):635-638
7. Tan D,Darmasetiawan S,Haines CJ,et al. Guidelines for hormone replacement therapy of Asian women during the menopausal transition and thereafter. Climacteric,2006,9:146-151
8. Ge Q,Tian Q,Tseng H,et al. Development of low-dose reproductive hormone therapies in China. Gynecol Endocrinol,2006,22(11):636-645

第二节　正常绝经生理

一、绝经的年龄

生理性绝经是卵巢功能自然衰退的结果,意味着卵巢生殖功能终止。绝经年龄反映卵巢的生殖寿命。从公元前至今两千余年来的文献记载,妇女绝经的年龄相对稳定,在45～55岁间,平均50岁左右。然而,人类的平均预期寿命变化巨大,18世纪初为25岁,1900年为50岁,目前在发达国家已达75岁以上。与包括灵长类在内的绝大多数动物不同,妇女卵巢普遍在生命历程的中期阶段开始衰老,生殖力终止明显早于生命的终结,这是人类特有的一个明显生物学特征。

绝大多数已报告的绝经年龄来自回顾性截面研究,前瞻性调研对象数量很少,影响结果的可信性。发达国家的绝经年龄中位数是50～52岁,发展中国家亚非拉地区约为47岁。我国20世纪80年代的4个调研,平均为47.5～49.5岁。1993年北京东城区5134例为48.4岁。1992年报告美国马萨诸塞州2570例妇女的前瞻性研究,以月经不规则的开始作为围绝经期的起点,则进入围绝经期的年龄中位数为47.5岁;绝经过渡期平均历时4年;约有10%的妇女以月经突然终止的方式进入绝经后;绝经年龄的中位数为51.3岁。过早绝经的比例约占1%～3%。

影响绝经年龄的因素有遗传、营养、胖瘦、居住地区的海拔高度、嗜烟等。营养差可能使绝经提前,如非洲新几内亚地区,营养差的地区,绝经年龄平均为43岁左右,而营养不差的地区为47岁左右。嗜烟可能使绝经提前1.5年左右。身材瘦、海拔高、切除子宫等可能使绝经年龄提前。也有报道服避孕药、妊娠多等可能稍推迟绝经。关于绝经年龄与初潮年龄的联系报告不一致。

二、卵巢的衰老

(一)卵泡的减少和卵巢形态老化

卵泡是卵巢的基本结构与功能单位,卵泡不可逆的减少导致绝经发生。始基卵泡约于妊娠13周时出现于卵巢内,当生殖细胞通过有丝分裂增殖时,卵泡数相应增加,约于妊娠20周时卵泡数最多,为600万～700万个,以后不再有新卵泡形成。出生时卵巢约有70万～200万个卵泡。青春期还有约40万个。约38岁以后卵泡加速丢失,至绝经时可能仅残留极少数卵泡。两个途径导致卵泡减少:排卵和闭锁。从青春期至绝经,仅有400个卵泡能发育成熟、排卵,绝大多数卵泡自然闭锁,其机制目前尚不了解,是否归因于细胞凋亡,尚待研究。

Faddy等用常规切片、取样计数直径<0.1mm的卵泡100例,观察到卵泡数呈双相型下降,从出生到37.5岁,随年龄的增长,在半对数坐标图上,卵泡数呈直线下降,37.5岁约剩下25 000个卵泡,此后下降速度加倍。近绝经时,卵泡减少的速度进一步加快,其原因与以下两点有关:卵泡明显减少,产生雌激素量下降;在同时升高的促性腺激素(Gn)作用下,间质分泌雄激素增多,形成雄激素/雌激素比

例相对增高的内环境加快剩余卵泡闭锁。与年龄因素比较，绝经的出现更依赖于卵巢内的卵泡数。有报告，在一组17例45~55岁的妇女中，月经规则者，每个卵巢有卵泡数千个，围绝经期者有数十到数百个，而绝经后者无或数个。当卵巢内对Gn有反应的卵泡消失和残留卵泡对Gn不反应时，卵泡活动停止，绝经即将到来。绝经后卵巢内残留卵泡偶然也有发育，甚至排卵。

当卵泡减少时，卵巢形态有相应的老化改变。卵巢体积逐渐缩小。近绝经时，体积缩小加快，绝经后卵巢约重3~4g，仅为生育期的50%。北京协和医院经阴道超声检查92例围绝经期和292例绝经一年以上妇女的卵巢，并与25~35岁正常月经妇女的中卵泡期比较，围绝经期卵巢面积缩小30%，绝经5年时缩小54%，绝经5~10年缩小64%，以后无进一步缩小。衰老的卵巢皱缩，切面上未见或少见始基卵泡，间质组织为主，内部为多纤维结构，有动脉硬化及老化色素斑沉着。

（二）卵巢功能的衰退

1. **生殖功能**　妇女生育力在30~35岁即开始下降，接近40岁时明显下降。已报告，用活产率表示生育力，在未采用避孕措施的自然人群中，与25岁比较，35岁时生育力下降50%，45岁时下降95%。45岁妇女自然流产率比25岁高4倍。35岁以后的IVF中，将近50%的卵子核型为非整倍体，这与卵子处于第一次减数分裂的前期双线期较长，易受内、外环境伤害有关。在生育力逐步下降的同时，月经周期长度逐渐缩短。25岁时平均30天，35岁平均28天，40岁平均26天，主要是由于卵泡期变短。从规律月经到绝经，通常要经历一段不规则月经期。此期卵泡成熟不规律，有排卵，或无排卵，周期有正常、长、短或完全不能预料。因此，周期长度及其变化也可用于反映卵巢功能。当无卵泡发育时，绝经、生殖功能终止。

2. **内分泌功能**　在卵巢生殖功能衰退的同时，内分泌功能也衰退，表现为卵泡发育中合成分泌的性激素，主要是雌、孕激素的变化。首先是孕激素的下降，40岁左右，卵泡发育的程度不足，可能表现为孕酮（P）的相对不足。卵泡发育不充分的程度增强，可以导致无排卵，发生孕酮绝对不足。随后，随着卵泡数的减少，发育不足，产生和分泌的雌激素，主要是E₂的总量逐渐减少；在绝经过渡期，由于无排卵导致孕酮不足时，卵泡发育生成的E_2可能不缺乏，若卵泡发育的数目多，程度高，或持续，E_2甚至相对过多。绝经后卵巢不发育，基本不产生E_2。在增高的Gn作用下，间质分泌睾酮（T）增多。卵巢分泌的另一类激素-肽类激素，如抑制素（inhibin）逐渐降低，其下降先于E_2（详见本章第三节）。

（三）卵巢衰老的检测

卵巢储备能力能准确地反映卵巢功能，储备能力的下降直至完全丧失也反映了卵巢衰老的过程。FSH和E_2检测是目前临床常用的卵巢功能评估指标，人们也在探索其他更加敏感和准确的检测方法，目前研究较多的有：

1. **窦卵泡计数（antral follicle count，AFC）**　使用经阴道超声可以检测AFC（卵泡直径2~10mm）。AFC对FSH的刺激高度敏感，被认为是卵巢储备功能定量的良好指标。

2. **抑制素B（inhibin-B）**　抑制素A与抑制素B是由颗粒细胞分泌的多肽。抑制素A能抑制垂体分泌FSH，而尚未发现抑制素B有此功能。抑制素B直接来源于FSH敏感的窦卵泡，故也被认为可作为评估卵巢储备功能的指标。

3. **抗米勒管激素（anti-Müllerian hormone，AMH）**　由窦前卵泡和小窦卵泡分泌。试验显示血清AMH水平与其卵巢储备功能显著相关，而且认为能很好地用于卵巢储备能力定量分析。

三、生殖道的萎缩性改变

外阴失去大部分胶原、脂肪和保留水分的能力，腺体萎缩、分泌减少，皮脂分泌也减少，皮肤变薄、干、易裂。阴道缩短、变窄、皱褶减少、壁变薄、弹性减弱、分泌减少。早期呈现充血性改变，壁脆易受伤和出血，有弥漫性或散在瘀斑，晚期颜色苍白、粘连带增多。由于阴道的萎缩，使尿道与耻骨联合的角度从90°变为180°。开口接近阴道口，任何阴道操作或性行为可能增加对尿道的压力而容易发生排尿不适、尿频和感染。阴道上皮脱落细胞检查，显示表、中层细胞比例改变，底层细胞明显增多。阴道菌群改变，乳酸杆菌减少，糖原减少，pH升高，易发生老年性阴道炎。宫颈萎缩、分泌黏液减少。子宫萎缩以子宫体萎缩为主，宫体/宫颈比例下降，内膜变薄。用性激素补充疗法可使绝经后妇女的内膜变年轻，能接受胚胎移植而成功妊娠。北京协和医院的观察显示，与25~35岁正常月经妇女的中卵泡期比较，围绝经期子宫体横截面积增大28%，而子宫内膜变薄17%。绝经后子宫面积缩小21%，子宫内膜变薄48%。绝经3年后内膜无进一步变薄，而子宫随绝经时间延长，继续缓慢缩小。由于腺体和肌层萎缩，部分患有子宫内膜异位症或肌瘤的妇女可能因此免去手术。卵管也萎缩。生殖道的支持结构减弱，盆底松弛，易发生子宫脱垂、膀胱脱垂或直肠脱垂。

（孙爱军）

第三节　绝经过渡期和绝经后的内分泌改变

一、下丘脑促性腺激素释放素

有报告绝经后妇女下丘脑弓状核神经元肥大，与产后垂体功能低落及性腺萎缩者的情况一致；弓状核雌激素受体（ER）基因的表达是绝经前的两倍，认为该处神经元肥大是继发于雌激素负反馈的减弱。尚未见绝经后妇女血GnRH水平的研究，垂体仍存在Gn脉冲式释放，反映下丘脑弓状核有GnRH的脉冲式释放，从垂体Gn振幅增大推测可能由于内啡肽抑制作用减弱，GnRH释放振幅增大，或垂体对GnRH反应增强。

二、垂体促性腺激素

在40岁以上，月经仍规则，但周期明显缩短的妇女，可观察到促卵泡激素（FSH）的升高，尤其在早卵泡期明显，而黄体生成素(LH)与青年妇女水平相似。在绝经过渡期，FSH 和 LH 水平正常、升高或降低，变化大，难以预料。近绝经时 Gn 通常升高。在绝经后继续升高(表 7-9-2)。绝经 5 年左右达峰值，可能在绝经 10 年后轻度下降。FSH 升高较 LH 明显。FSH 值约比正常卵泡期高 15 倍。而 LH 高约 3 ~ 5 倍。Gn 升高的机制已明确，是由于 E_2 及 inhibin 的下降解除了抑制。代谢清除率未改变。Gn 脉冲分泌的频率不变。约每 1 ~ 2 小时一次。但振幅明显增大。

表 7-9-2　围绝经期和绝经后妇女血雌二醇(E_2)、睾酮(T)、硫酸去氢表雄酮(DHEAS)和 FSH 水平

距末次月经(月)	例数	E_2 (pmol/L)	T (nmol/L)	DHEAS (µmol/L)	FSH (mIU/ml)
<3	40	396±70	0.7±0.1	4.2±0.4	27±4
3 ~ 9	12	117±26	0.8±0.1	4.3±0.5	57±9
9 ~ 12	18	95±15	0.7±0.1	4.8±0.6	84±16
12 ~ 24	6	70±15	0.7±0.2	4.9±0.6	97±18
>24	12	51±4	0.7±0.1	4.9±0.8	69±9

三、性甾体激素

(一)雌激素

正常月经妇女体内雌激素主要是 $17\beta E_2$。血 E_2 95% 来自卵巢的优势卵泡和黄体。平均产生率为 60 ~ 600µg/24 小时。血浓度呈周期性变化。在绝经过渡期，与卵泡不规则的发育相应，E_2 水平变化大。绝经后 E_2 平均产生率约 12µg/24 小时(表 7-9-3)。主要来自周围组织雌酮的转化和睾酮的芳香化，无周期性改变，并明显低于正常月经周期任何时相的水平。有前瞻性研究指出，从近绝经起至绝经后 1 年，血 E_2 急剧下降至 110pmol/L，再缓慢下降至绝经后 4 年，达 80pmol/L 以下，此后基本稳定。北京协和医院使用 WHO 配对试剂放射免疫法测 E_2，139 例围绝经期妇女和 359 例绝经 1 年以上妇女的平均 E2 水平分别为(260±240)pmol/L 和(104±54)pmol/L，为正常青年妇女卵泡期水平的 0.87 和 0.35 倍，绝经 1 年时为(117±60)pmol/L，绝经第 5 年平均为 102pmol/L，此后变化不大。绝经后妇女偶然有暂时性 E_2 升高。

表 7-9-3　生育期和绝经后妇女卵巢雌激素和雄激素分泌率

激素	卵巢	
	生育期	绝经后
雌二醇(µg/d)	40 ~ 80	0 ~ 20
雌酮(µg/d)	20 ~ 50	0 ~ 10
睾酮(µg/d)	50 ~ 70	40 ~ 50
雄烯二酮(mg/d)	1 ~ 1.5	0.3 ~ 0.6

E_1 是另一种雌激素。血中 E_1 少量直接来自卵巢和肾上腺，主要为 E_2 的可逆代谢产物。E_1 与 E_2 在 17β E_2 脱氢酶作用下，在肝等处互相转化，5% E_1 转化为 E_2，而 15% E_2 可转化为 E_1。雄烯二酮(A)的芳香化是 E_1 另一主要来源。芳香化部位在脂肪、肌肉、肝脏、脑、骨髓、成纤维细胞和毛囊等处，其中脂肪和肌肉组织承担 30% ~ 40%。E_1 部分还来自硫酸雌酮(estrone sulfate,E_1S)的转化。绝经前 E_1 产生率为 110 ~ 375µg/24 小时。月经周期中血浓度波动范围为 150 ~ 650pmol/L，与 E_2 的变化平行，有昼夜节律，E_2/E_1 比值>1。绝经后，E_1 成为体内主要雌激素。主要来自 A 的转化，转化率约为青年妇女的两倍，与体重呈正相关，肥胖者转化率高。绝经后 E_1S 仍是 E_1 的另一来源。血 E_1 水平下降的程度比 E_2 轻，因而 E_2/E_1 比值<1(表 7-9-4)。产生率约 55µg/24 小时。仍保持昼夜节律。Mckinlay 的前瞻性研究指出，从近绝经起至绝经后 2 ~ 4 年，血 E_1 降至 115 ~ 152pmol/L 左右，此后稍升高至 152 ~ 190pmol/L。鉴于绝经后 E_2 水平很低，约 50% 标本低于常规测量方法灵敏度以下，因而测值不可靠。而 E_1 是绝经后妇女体内主要雌激素，血浓度高，测值较可靠，因此 WHO 专家组建议用 E_1 反映绝经后妇女体内雌激素状态。

E_1S 是 E_2 和 E_1 的可逆代谢产物，是体内循环中的主要雌激素之一，半衰期长、活性低，起储备作用。卵泡期水平为 4000pmol/L，黄体期 7200pmol/L。绝经后降低为 280pmol/L。E_1S 与 E_2 和 E_1 在肝、乳腺、子宫内膜等处，在硫代转移酶和芳香基硫酸酶作用下相互转化。65% E_2 和 54% E_1 转化为 E_1S，而只有 1.5% 的 E_1S 转化为 E_2，但有 21% 转化为 E_1。

(二)孕激素

孕酮在生育期主要由黄体所产生。黄体期孕酮水平反映黄体分泌活性。卵泡期孕酮水平很低。绝经后血孕酮水平进一步降低，约为青年妇女卵泡期的 1/3，可能来自肾上腺。

(三)雄激素

1. 雄烯二酮(A)　为正常月经妇女体内主要雄激素之一，卵巢来源主要是发育中的卵泡，与肾上腺来源各占 50%，总产生率为 3.0mg/24 小时。绝经后卵巢产生 A 的能力明显下降，约为 0.3 ~ 0.6mg/24 小时，肾上腺产生率稍降，约为 1.2mg/24 小时。清除率与绝经前相同。血 A 浓度约为青年妇女的 50%。以肾上腺来源为主，卵巢来源仅占 20%，仍保持昼夜节律。

2. 睾酮(T)　是妇女体内活性很高的雄激素，其活性约比 A 高 5 ~ 10 倍，比去氢表雄(DHEA)高 20 倍。卵巢与肾上腺来源各约占 25%。另外 50% 来自周围组织中 A 的转化。青年妇女总产生率约为 225µg/24h。绝经后卵巢来源 T 减少，但在增高的 LH 作用下，间质分泌 T 增多，因此总卵巢来源与绝经前大致相同(表 7-9-4)。总产生率比青年妇女低 1/3，约为 150µg/24 小时。清除率无改变。由于从 A 转化来源减少，因此血 T 浓度略低于绝经前，但明显高于切除双卵巢后的青年妇女(表 7-9-4)。仍有昼夜节律。约有 50% 的绝经后卵巢有间质增生，分泌 T 增多，可导致部分绝经后妇女多毛。

表7-9-4　绝经前基础水平(卵泡期)和绝经后血雌二醇(E₂)、雌酮(E₁)、雄烯二酮(A)和睾酮(T)水平

激素	时期	血浓度					
		基础水平		切除双卵巢		卵巢静脉	
E_2(pmol/L)	绝经前	620	(110~1500)	50	(20~110)	29	(0.3~150)×10³
	绝经后	44	(20~90)	50	(20~90)	114	(50~200)
E_1(pmol/L)	绝经前	450	(150~730)			3.3	(0.3~14)×10³
	绝经后	110	(70~190)	145	(63~220)	270	(150~450)
A(nmol/L)	绝经前	6.3	(3.9~8.8)	3.2	(1.1~7.7)	245	(3.5~1050)
	绝经后	3.2	(1.4~4.6)	2.5	(0.7~4.2)	12.3	(1.8~45.5)
T(nmol/L)	绝经前	1.1	(0.7~1.8)	0.5	(0.2~1.1)	14.0	(2.5~70.0)
	绝经后	0.8	(0.2~1.4)	0.4	(0.2~0.7)	10.5	(2.1~30.5)

值得注意的是,睾酮主要在体内游离态时发挥生物活性。在绝经过渡期,由于性激素结合球蛋白水平的下降(继发于 E_2 的下降),游离睾酮指数(FAI)明显上升。故在总睾酮相对稳定的同时,可表现出较强的雄激素活性。

肾上腺来源的雄激素在生育年龄开始逐渐减少,与绝经并无相关性。

四、抑制素

抑制素(inhibin,Inh)为异二聚体糖蛋白结构,Inh-A、Inh-B 各由 α 与 βa、α 与 βb 以二硫键连接组成。Inh-A 主要由优势卵泡的颗粒细胞及颗粒黄体细胞分泌,Inh-B 则由中小窦状卵泡的颗粒细胞分泌。FSH 促进 Inh 的分泌,Inh 则反馈抑制垂体 FSH 的分泌,构成一个关系密切的反馈回路。当卵巢开始老化时,血 E_2 尚未降低,而 Inh-A、Inh-B 已降低,使 FSH 升高。Welt CK 及北京协和医院张以文的观察皆显示早卵泡期(D3)血 Inh-B 或黄体中期 Inh-A 浓度的降低是卵巢储备下降的最早指标。在给绝经后妇女补充 E_2 后,FSH 并无明显降低,提示 Inh 和 E_2 反映颗粒细胞不同的功能。Inh 可能有旁分泌作用,参与调节卵泡的发育,Inh 不足或 FSH 升高均可能作为卵巢功能开始衰退的标志。在反映卵巢功能衰退的开始,Inh 可能较 E_2 更敏感。绝经后 Inh 很低,难以测得。

近期的研究显示,随着 FSH 水平的升高,Inh-B 水平下降,而 Inh-A 的水平无明显变化;Inh-B 的下降发生在 E_2 下降之前,而 Inh-A 直到绝经过渡晚期,临近最后一次月经时才下降。基于此,有学者提出 Inh-B 的下降可能是进入绝经过渡期最早的内分泌改变,是其后一系列内分泌改变的关键始动因素。

五、瘦素

临床可见伴随卵巢功能衰退,体重明显增加,在机体成分组成上,脂肪组织含量增加。脂肪细胞分泌的一种蛋白激素——瘦素(leptin)可能参与摄取食物及能量的消耗。近年来对绝经雌激素与瘦素之间的关系展开了研究,结果不完全一致。总的趋势是绝经前略高,雌激素增加瘦素的产量,与绝经时间的关系不明显,在相同绝经时间内,随体重的增加,瘦素水平明显升高(表7-9-5)。这种关系的临床应用前景有待深入探讨。

表7-9-5　瘦素(ng/ml)与绝经时间的关系

体重指数(kg/m²)(BMI)	绝经年		
	5~6	6~7	7~8
<25	10.0±7.0	11.0±8.0	
25~29.9	16.0±8.0	17.0±9.0	17.0±10.0
30~39.9		54.0±9.0	55.0±10.0

六、其他内分泌系统

(一)肾上腺

肾上腺雄激素 DHEA 和硫酸去氢表雄酮(DHEAS)均为妇女体内的雄激素前身物。从30岁以后随年龄增长,血浓度逐渐下降,到50岁左右,分别下降50%和25%,这种下降与绝经无关。肾上腺糖皮质激素与盐皮质激素也不受绝经的影响。

(二)甲状腺

绝经后血总 T_4 与游离 T_4 水平无改变;T_3 随增龄下降25%~40%;但并不存在甲状腺功能减退,因为无 TSH 升高。这种变化也可见于男性,因此与年龄增长更有关。一种称为 Hashimoto 甲状腺炎伴甲状腺功能减退的发病率似有升高。

(三)胰腺 β 细胞

绝经前后10年左右,女性糖尿病发生率高于男性,说明绝经影响胰腺 β 细胞功能。吴洁等用口服葡萄糖耐量试验和静脉葡萄糖耐量试验观察到绝经后妇女空腹和各时相的胰岛素、C 肽水平均明显高于青年妇女,表明绝经后妇女存在高胰岛素血症,胰岛素抵抗。有报道单用雌激素增强胰岛素受体结合力,提高胰岛素敏感性;单用 1~2mg 戊酸雌二醇 6 个月,可改善原已低减的糖耐量。

(孙爱军)

参 考 文 献

1. Broekmans FJ, Soules MR, Fauser BC. Ovarian Aging: Mechanisms and Clinical Consequences. Endocrine Reviews, 2009, 30（5）: 465-493

2. Sowers MR, Eyvazzadeh AD, McConnell D, et al. Anti-mullerian hormone and inhibin B in the definition of ovarian aging and the menopause transition. J Clin Endocrinol Metab, 2008, 93: 3478-3483

第四节　绝经相关问题的临床表现

一、绝经相关问题的临床表现

绝经是每一个女性都会面临的,但真正引起重视甚至需要医学干预,也就是近 70 年左右的事情,主要原因是人类的寿命在不断延长,女性在绝经后生存的时间已经成为其一生当中很长的一个阶段。绝经意味着卵巢功能衰竭,在预示生殖能力终止的同时,其所致的性激素水平的变化可对全身其他系统器官产生影响,产生相应的临床表现。但是很多症状的出现与否及其严重程度,受到人种、文化背景、绝经的不同阶段及个体特征(如体重、体力活动、饮食习惯、吸烟等)等的影响。一项包括中国在内的亚洲 11 个国家(the Pan-Asia Menopause, PAM)的调查发现,在健康的绝经后妇女中,最常见的症状为全身/关节疼痛,其发生率为 76% ~ 96%,其次是记忆力下降(平均发生率为 80.5%)、焦虑易怒(平均发生率 71%)。不同种族的妇女绝经相关症状总的发生率不同,以印度尼西亚妇女发生率最高,然而其中仅有 5% 妇女有潮热症状,但 93% 妇女有关节疼痛症状。在其中 248 名中国妇女的亚组分析显示:最常见的症状是躯体或关节疼痛(发生率为 81.5%),其余依次为:记忆力下降(79.0%)、潮热(72.2%)、性欲下降(67.3%)、失眠(64.9%)、情绪不稳定(61.35%)、易激惹(61.3%)、阴道干涩灼痛(59.3%)等。李颖等对北京市 8 个城区 1280 名的 45 ~ 59 岁的妇女,利用 Kupperman 量表的调查显示,最常见的症状是骨关节肌肉痛(发生率为 59.7%),其次依次为疲乏(57.3%)、失眠(52.7%)、潮热出汗(48.1%)和易激动(48.1%)等。在美国进行的一项包括 16 065 名 40 ~ 55 岁妇女的调查(Study of Women's Health Across the Nation, SWAN),研究对象来自多个种族,结果显示,血管舒缩症状在非裔美国妇女及西班牙妇女中更常见。在 419 名西班牙妇女中的研究发现,在不同地区居住也会影响绝经相关症状的表现。不同的绝经阶段所表现出的症状也有不同,绝经 5 年之内,可能较早出现血管舒缩症状及心理症状,随绝经年数增加,可能相继出现泌尿生殖器官萎缩的症状,皮肤及毛发改变,绝经 5 ~ 10 年以后,发生骨质疏松症,动脉硬化性心血管疾病增多,进而可能出现阿尔茨海默病。

(一) 月经周期改变

随着卵巢功能的衰退,卵泡发育的可变性增加,无排卵周期增加,临床表现为月经周期长度的可变性增加。卵巢衰老过程的 STRAW 分期正是基于月经周期的变化,周期长度较正常周期变化 >7 天是妇女进入绝经过渡期的标志,月经周期延长 2 倍和至少 1 次月经的间隔超过 60 天或更长是绝经过渡期晚期的标志。国内北京协和医院的林守清教授主张,绝经过渡期早期开始的标志以月经长度差别 >6 天的情况在随后的 10 个周期之内重复出现为最佳;以停经 ≥60 天,且 FSH≥40U/L 作为绝经过渡期早期和晚期的界定标志。

在绝经过渡期内月经状况具有个体差异,大致可分为 3 种类型:①月经周期延长,经量减少,最后绝经;②月经周期不规则,经期延长,经量增多,甚至大出血或出血淋漓不尽,继而经量逐渐减少,最终绝经;③月经突然停止。Seltzer 等对 500 名绝经过渡期妇女的调查显示,70% 妇女表现为月经稀发、月经量减少;18% 的妇女表现为月经过多、子宫不规则出血;仅 12% 的妇女表现为突然停经。绝经过渡期卵巢内卵泡闭锁增加,无排卵周期增加,子宫内膜在较长时间内受到单一雌激素的作用,而无孕激素的对抗,发生复杂增生甚至癌变的风险增加。对月经过多、子宫不规则出血的妇女诊断性刮宫的病理结果显示,19% 妇女存在癌前病变或浸润癌。9 例表现为经间期出血的妇女中 4 例为浸润癌,2 例为子宫内膜增生。因此,对于这一阶段的妇女,出现任何异常子宫出血,均应充分调查以排除器质性病变,必要时应行诊断性刮宫,除外子宫内膜病变后,方可进行内分泌治疗。

(二) 血管舒缩症状

血管舒缩症状主要表现为潮热、潮红及出汗。典型表现为自胸部向颈及面部扩散的阵阵上升热浪,同时上述部位皮肤有弥散性或片状发红,伴有出汗,汗后皮肤蒸发热量又有畏寒。夜间潮热伴出汗常被称为夜汗。血管舒缩症状持续时间有很大差异,大部分妇女持续 1 ~ 5 年,平均 4 年,随着停经时间延长,症状可减轻或自然消失,有 10% ~ 15% 的妇女症状持续 10 年以上。潮热发作的频率及严重程度个体差异也很大,有些妇女偶尔发作,时间短促,有些妇女每天数次,持续数秒至数分钟,严重者每天发作数十次,持续 10 ~ 15 分钟,影响情绪、工作和睡眠。

血管舒缩症状的发生率具有地域和种族差异。亚洲国家和地区明显低于欧美国家,美国为 75%,我国大陆为 50.9%,日本为 22.1%。SWAN 研究显示,血管舒缩症状在非裔妇女中的发生率为 45.6%,白种人为 31.2%,华裔妇女为 20.5%,日裔妇女为 17.6%。生活方式和社会环境不同可能是造成差异的原因。SWAN 研究的结果显示,体质指数 ≥27kg/m² ,吸烟、缺乏运动和社会经济条件差会增加潮热的发生率。我国的一项调查显示城市职业妇女比农村种田妇女更容易出现潮热症状。

潮热发生的确切机制并不十分清楚。由于潮热常发生在内源性雌激素水平降低或外源性雌激素撤退时期,因此,普遍认为绝经过渡期及绝经后内源性雌激素水平降低导致大脑神经递质(去甲肾上腺素、多巴胺等)发生改变,体温调节中枢的体温调节带变小,核心体温的小幅上升即可启动机体散热反应,出现潮热症状。与雌激素长期缺乏相比,血管舒缩症状似乎与雌激素的波动变化关系更密切。另外,绝经后妇女血中 5-羟色胺水平升高,已证实它有升高体温的作用,并能兴奋交感神经节前纤维,由颈部交感神经纤维传出冲动,产生上半身及头、颈部皮肤发红。

(三) 神经精神症状

神经症状主要为各种自主神经系统功能不稳定症状:如心悸、恶心、眩晕、失眠、乏力、皮肤感觉异常等,常伴随潮热症状,少数妇女无潮热发作,只表现此类症状的一种或数种。长期以来很多患者没有得到足够重视,往往被简单地诊断为"神经衰弱",给予谷维素、各种维生素和镇静安眠药物治疗。

精神症状是忧郁、焦虑、多疑等,可有两种类型。①兴奋型:表现为情绪烦躁、易激动、失眠、注意力不集中、多言多语、大声号啕等神经质样症状。②抑郁型:烦躁、焦虑、内心不安、甚至惊慌恐惧,记忆力减退、缺乏自信、行动迟缓,严重者对外界冷淡,丧失情绪反应,发展成抑郁症。但在临床中,有些患者常常兼具这两种表现类型,难以区分。

抑郁症是绝经过渡期及绝经后妇女中最常见的精神症状之一,特征是情绪低落、精力缺乏和持续性疲乏,并持续2周以上。患者的许多功能受限、日常生活明显损害,难以承担家庭和工作的责任,并且增加了对其他疾病的易感性,最严重后果是在没有治疗或治疗不当时导致自杀。女性在一生中的几个激素波动阶段(如青春期、产后、围绝经期)易患抑郁症。女性一生中发生严重抑郁障碍的风险为10%~26%,而男性为5%~12%。李颖等对北京市1280例社区妇女的调查显示,绝经过渡期及绝经后妇女抑郁状态的患病率为23.8%。赵更力等在北京市调查45~55岁妇女(其中绝经者均在绝经5年之内),抑郁的发生率为46.1%,其中轻度者占69.9%,中度以上者占30.1%;生活不满意及伴随身体疾病者发生率较高,表明有社会心理因素的影响。

绝大多数人都曾经历过焦虑,但只有当焦虑症状持续6个月以上,影响日常生活时才称为焦虑症。焦虑症的临床表现:经常地或持续地无明确对象和固定内容的恐怖或提心吊胆,可伴有自主神经症状和运动性不安,如心悸、气促、多汗、眩晕、手颤、恶心等。女性患病率为男性的2~3倍。很多围绝经期和绝经早期妇女容易出现焦虑症状。我国台湾省金门调查1273名40~54岁妇女,发现在具有潮热症状的妇女中,焦虑和抑郁的评分显著升高。

目前绝经与抑郁的关系仍不甚明确,有研究认为绝经与抑郁有直接关系,绝经过渡期及绝经后激素水平的变化可能影响调节情绪的中枢的神经递质。有限的临床研究证据提示短期雌激素治疗可以使绝经开始阶段的抑郁受益。Zweifel等进行了一项关于绝经后激素补充治疗对情绪影响的Meta分析,结果发现HRT组与未用药组相比,抑郁评分下降了76%。有研究发现抑郁症状与绝经过渡期及绝经后的血管舒缩症状的发生有关,而与雌激素水平的变化无关。但也有认为绝经与抑郁是发生在同一年龄阶段的两个相互独立的不同事件,Bosworth等采用横断面研究调查了581例45~54岁妇女,经统计学分析发现绝经状态与抑郁无关。绝经过渡期及绝经后妇女人到中年,处于角色转换的时期,具有特定的心理社会紧张因素、应激或负性生活状态和地位,这些因素对神经精神症状的发生也有一

定影响。目前有关绝经和焦虑的研究较少,焦虑与绝经的关系尚不明确。

(四) 心血管系统症状

心血管系统症状主要包括围绝经期高血压、心悸和"假性心绞痛"。约15.2%的围绝经期妇女出现轻度高血压,约29%的妇女出现假性心绞痛。SWAN研究的结果显示,绝经过渡期妇女心悸症状的发生率,在非洲裔美国人为19.2%,非西班牙裔白人17.0%,日裔10.3%,华裔14.1%,西班牙裔28.1%,差异无统计学意义。

围绝经期高血压的特点为收缩压升高且波动较明显,但舒张压不高,伴有潮热发作,亦可能同时出现头昏、头痛、胸闷和心慌等症状。围绝经期妇女往往主诉心悸或心前区不适,多数患者症状发作时心电图、运动试验和24小时动态心电图监测属于正常生理范围,部分妇女可能常有ST段压低现象,但是冠脉造影结果呈阴性,称之为"假性心绞痛"。补充雌激素后发作次数减少,说明与雌激素减少有关,但应注意是否合并冠心病。这些患者的主要征象包括:①经常存在心前区闷压感;②整个胸部不适感;③类似心绞痛样发作,这一症状的出现通常与体力活动无关,服用硝酸甘油等扩张血管药物也不能改善症状;④气急现象,与体力活动以及活动时间无关;⑤深长的叹气样呼吸;⑥各种感觉异常,并且可以出现位置改变;⑦同时伴有其他围绝经期症状:精神及体力衰弱、肌肉疼痛、关节痛、消化障碍以及潮热潮红等典型症状。

尽管绝经期心血管症状发生确切机制还不十分清楚,但是多数学者认为与雌激素水平降低,导致交感神经系统兴奋性升高有关,围绝经期妇女的心悸常常与血管舒缩症状伴随出现。绝经过渡期及绝经后妇女的心血管系统自主神经调控模式向交感神经活动占优势转变。此外,雌激素下降可能通过脑内神经递质影响心血管活动。雌、孕激素缺乏引起下丘脑内源性鸦片肽的活力下降,从而削弱了去甲肾上腺素的紧张性抑制作用,引起中枢去甲肾上腺素的不稳定,引起血管舒缩不稳定导致血压波动和心率改变。雌激素水平下降还可导致血管紧张素-Ⅱ活性增强,引起血管收缩,导致血压升高。

绝经以前女性冠心病的发病率仅及男性的1/10~3/10,随年龄增长,女性冠心病的发病率增高,55~70岁渐达高峰,以致两性患者冠心病发生率的差异趋于减小。北京地区冠心病协作组在北京地区70万自然人群中,对急性冠心病事件的死亡率及有关的危险因素进行了十年(1984~1993)监测,其结果显示:35~74岁男性年平均冠心病死亡率为90.1/10万,女性死亡率为53.9/10万,而女性中64岁以上者逐渐与男性死亡率一致。

雌激素对心血管系统具有保护作用:①调节血脂代谢:与绝经前相比,绝经后妇女血中总胆固醇(TC)、LDL-C升高,高密度脂蛋白胆固醇(HDL-C)降低,其中最为重要的是总胆固醇的升高,这也是绝经前女性冠心病显著低于男性的根本原因之一。②保护血管壁内皮细胞结构与功能的完整性:血管内皮细胞可以通过不同的机制和生化信息,释放血管活性物质、细胞因子和生长因子,调节免疫反应和血管压力,内皮细胞上存在雌激素受体,雌激素不足时,血管

内皮细胞功能减弱。③促进血管扩张:雌激素可以影响血管内皮细胞合成分泌一氧化氮。月经规律的健康妇女中血循环一氧化氮水平随着卵泡发育增加,并且与雌激素水平的波动相关。一氧化氮与其受体结合,影响血管平滑肌钠-钙离子交换,松弛血管平滑肌,扩张血管。其次,通过影响钙离子、钾离子通道的通透性,舒张血管,降低血压。此外,雌激素可以促进前列环素合成,抑制血管紧张素活性,对抗内皮素作用进而抑制血管收缩,实现舒张血管功能。④影响动脉顺应性和退行性改变:绝经后,动脉顺应性迅速降低,并且与雌激素水平相关。

(五)骨关节及肌肉症状

绝经后妇女的骨关节肌肉症状常表现为关节疼痛、僵直、活动受限、活动时弹响、关节渗液及关节畸形等,严重影响其生活质量。好发于手、足、膝和踝关节。关节疼痛症状与病变严重程度或 X 线片表现并不一致。随着疾病进展,疼痛节律消失,可出现夜间休息时疼痛,甚至在睡眠中痛醒。

导致上述症状的最常见的病变是骨关节炎(osteoarthritis,OA),骨关节炎是一种随年龄增长的慢性疾患,又称退行性骨关节病,以关节软骨弥漫性龟裂、纤维化、脱失和软骨下骨增生及骨囊性变为特征。以进行性、局灶性溃疡伴细胞坏死,以及病灶邻近部位软骨细胞增生为主要病理特点。而绝经与骨关节炎之间的联系有待于进一步研究。

绝经后体内雌激素水平下降,骨矿含量丢失,骨组织微结构破坏,导致骨的脆性增加,骨质疏松的患病率增加。骨质疏松症是一种隐匿性疾病,早期可以没有任何临床表现,当骨质疏松症出现临床体征时,主要表现为脆性骨折、疼痛和骨骼变形。脆性骨折是骨质疏松症的特征,指的是自发性骨折或轻微外力造成的骨折。自发性骨折最多发生在脊椎,常常被漏诊,以致表现出急慢性的疼痛,后期可出现身高的变矮和驼背等体征。

在体内,雌激素可能通过以下途径影响骨代谢:①雌激素降低骨对甲状旁腺激素(PTH)的敏感性,使骨吸收减少;②雌激素使甲状腺 C 细胞产生的降钙素增多,降钙素有抑制骨吸收的作用;③雌激素有促进肠钙吸收的作用;④雌激素有降低肾脏排泄钙的作用;⑤因为骨组织上有雌激素受体,雌激素可直接作用于骨骼,雌激素水平降低后破骨细胞活性增强,继发成骨细胞活性增强,骨转化速率加快,而矿化不足,导致骨矿含量下降。

妇女绝经后能否发生骨质疏松症,主要取决于骨峰值的高低和骨丢失的速度。骨量在儿童和青少年期不断增加,于 25～35 岁达到高峰,其峰值主要取决于遗传因素和环境因素。到绝经期,影响骨质的关键是骨丢失速度,而影响骨丢失速度的关键则是雌激素的缺乏。

(六)泌尿生殖道症状

绝经后泌尿生殖系统的各个器官均表现为萎缩,出现阴道干涩、瘙痒、性交痛、排尿困难及性交痛等症状。

外阴皮肤出现皱褶、变薄、干燥、易裂,部分阴毛脱落。大阴唇萎缩变平,小阴唇变薄、皱襞减少。阴道缩短、变窄、皱襞减少、阴道壁黏膜菲薄,分泌物减少,易发生感染。绝经后妇女约有 30% 会发生老年性阴道炎,主要症状为白带增多,外阴瘙痒、阴道灼热感,检查发现阴道黏膜充血,出血点,阴道 pH 增高。盆底肌肉萎缩,胶原结缔组织减少,盆底支持结构减弱,易发生子宫脱垂、阴道前后壁膨出。脱出的器官受到衣服的摩擦易发生溃疡、感染和出血。绝经后妇女,泌尿系统黏膜变薄,泌尿系感染的发生率增加,表现为尿急、尿频、尿痛;膀胱尿道膨出可致尿失禁或排尿困难。

生殖器官与泌尿器官在起源上相同,其上皮细胞均具有丰富的雌激素受体,在雌激素的作用下上皮细胞代谢及增殖更新活跃,维持局部的防御能力。雌激素水平降低后,生殖泌尿道黏膜变薄,弹性减弱,分泌物减少,易受损。上述症状一般在绝经后出现,随绝经年数增加而加重,如不处理,萎缩性改变将持续终生。

(七)性功能

由于医生和患者都不愿意在就诊时讨论性功能的问题,而且很多医师认为性功能异常远不及其他问题重要,因此绝经后女性性功能异常的问题一直未受重视。然而,国内一项小规模的调查显示,在绝经后妇女中,86% 存在性功能的问题,其中 45% 性欲降低,43% 存在性交疼痛,37% 存在性高潮障碍。绝经过渡期及绝经后女性性功能异常最常见的三种表现:性欲降低、性交痛和性高潮缺乏。发生性功能异常的原因是多方面的,包括年龄、身体的一般状况、心理因素、文化背景、受教育程度、经济生活水平以及并发的疾病、使用的药物、接受的手术治疗等。

(八)其他

皮肤及毛囊亦为雌激素的靶器官,绝经后雌激素水平下降,致使皮肤弹性消失、变薄、干燥,出现瘙痒或烧灼感。皮脂分泌减少,阴毛减少,头发脱落、变细。乳房松软、下垂,乳腺上皮萎缩,致密基质逐渐被脂肪组织取代而失去其丰满、挺拔的外貌。体型改变,绝经后妇女体力活动减少,以及激素水平变化的影响,使得中心性分布的脂肪量增加,腰围增加。出现骨质疏松性椎体压缩性骨折后,身材变矮、驼背。

二、绝经相关问题的鉴别诊断

大多数绝经相关症状及体征是非特异性的,在临床工作中应注意与下述器质性疾病的临床表现相鉴别,或明确是否同时合并有器质性疾病。

1. 甲状腺功能亢进症 此症可发生于任何年龄,而年龄大者发病时,症状常不典型,例如甲状腺不肿大、食欲不亢进、心率不快、不呈兴奋状态而表现抑郁、淡漠、多疑、焦虑等。鉴别方法:测定甲状腺功能指标,如 TSH 低于正常、T_4 升高、T_3 在正常高限甚至正常时,即应诊断甲状腺功能亢进症。

2. 冠状动脉粥样硬化性心脏病 当患者以心悸、心律不齐及胸闷症状为主时,首先考虑 CHD。鉴别方法是仔细地体格检查及心电图检查,鉴别困难时,可用雌激素试验治疗或请心内科会诊。

3. 高血压病或嗜铬细胞瘤 当头痛、血压波动幅度大或持续高血压时应考虑。鉴别方法是反复测量血压并进行嗜铬细胞瘤的有关检查,如腹部有无包块,挤压包块时血压是否升高,有无头痛、心慌、出汗等症状,血儿茶酚胺测定。

与绝经有联系的血压变化常常是轻度的。

4. 精神病　以精神症状为主要表现时,须进行鉴别诊断。

5. 其他　以阴道炎症为主要表现时,需排除真菌、滴虫,或细菌阴道感染。进行病原菌检查即可确定。以尿频、尿急及尿痛为主要表现时,需排除泌尿系感染。

(郁　琦)

参考文献

1. Haines CJ,Xing SM,Park KH,et al. Prevalence of menopausal symptoms in different ethnic groups of Asian women and responsiveness to therapy with three doses of conjugated estrogens/medroxyprogesterone acetate:the Pan-Asia Menopause(PAM) study. Maturitas,2005,52:264-276

2. 李颖,郁琦,马良坤,等.北京市城区围绝经期妇女更年期症状分析.生殖医学杂志,2008,17(5):329-334

3. Green R,Polotsky AJ,Wildman RP,et al. Menopausal symptoms within a Hispanic cohort:SWAN, the Study of Women's Health Across the Nation. Climacteric,2010,13:376-384

4. 林守清,陈瑛.绝经过渡期分期研究的进展.全国妇产科临床医学新进展学术研讨会,2010

5. Green R,Santoro N. Menopausal symptoms and ethnicity:the Study of Women's Health Across the Nation. Womens Health(Lond Engl),2009,5:127-133

6. Thurston RC,Bromberger JT,Joffe H,et al. Beyond frequency:who is most bothered by vasomotor symptoms? Menopause, 2008, 15:841-847

7. Li Y,Yu Q,Ma L,et al. Prevalence of depression and anxiety symptoms and their influence factors during menopausal transition and postmenopause in Beijing city. Maturitas,2008,61:238-242

第五节　绝经后骨质疏松症

骨质疏松症(osteoporosis,OP)是以低骨量和骨的微结构破坏为特征,导致骨脆性增加及易发生骨折的一种全身代谢性骨骼疾病。国际骨质疏松基金会的统计数据显示,骨质疏松症危害范围波及全球约1/3的50岁以上女性和1/5的50岁以上男性,其发病率在世界常见慢性病中已跃居第7位,仅在美国,每年有150万人骨折,其中包括28万髋部骨折和50万椎骨骨折。随着我国经济的发展,预期寿命的延长,人口老龄化程度越来越高,据统计,我国13亿人口中,有骨质疏松患者9000万人,骨亚健康状态(指骨健康和骨质疏松之间的状态,即骨量丢失、骨密度下降,尚不能诊断为骨质疏松症的状态)者6000万人,骨质疏松性骨折发病率还在逐年递增。据估计,我国在以后的10~20年内,老年人骨折发生率每10年将增加30%,因骨质疏松症所致的医疗费用的急剧增加,骨质疏松已成为危害我国公民健康的严重公共卫生问题。世界人口统计学数据显示,多数国家妇女的平均寿命已达70岁或80岁,由于多数妇女的绝经年龄在45~55岁之间,因而绝经后妇女人数的增加,与绝经相关的骨质疏松症已是不可忽视的重要保健课题。

一、骨质疏松症的定义及分类

(一)定义

1993年WHO对骨质疏松症定义为是全身性的骨量减少,伴随骨的微结构改变,导致骨脆性增加,因而骨折危险性增加的一种疾病。2001年美国国立卫生研究院共识会议提出,骨质疏松症是以骨强度受损为特征的骨骼疾病,导致骨折危险性增加。骨强度集中反映骨密度与骨量量。骨质疏松症的病理特点是骨矿含量和骨基质成分等比例地减少,骨皮质变薄,骨小梁减少、变细,绝经后骨质疏松症时骨小梁断裂。低骨量是骨质疏松性骨折的最重要的危险因素,当前对于骨量的判断是测定骨矿含量(bone mineral content,BMC)及骨密度(bone mineral density,BMD)。1994年WHO重新制订的诊断标准,在1996年5月于荷兰阿姆斯特丹召开的国际骨质疏松会议上被专家组接受。对白人妇女提出以下的诊断标准:

1. 正常骨量　BMD或BMC较年轻成年人平均值低1个标准差以内。

2. 骨量减少　BMD或BMC较年轻成年人平均值低1~2.5个标准差之间。

3. 骨质疏松症　BMD或BMC较年轻成年人平均低2.5个标准差或以上。

4. 严重的骨质疏松症(确定的骨质疏松症)　符合上述的骨质疏松症诊断标准,同时伴有一处或多处脆性骨折。

(二)分类

1. 常用的分类法

(1) 原发性骨质疏松症(primary osteoporosis):包含以下三种。

1) 绝经后骨质疏松症(postmenopausal osteoporosis),或Ⅰ型骨质疏松症:其发生主要与绝经有关,常发生于绝经后5~10年之内,松质骨的变化显著,故常发生脊椎及腕部骨折。

2) 增龄性或退化性骨质疏松症(senile or involutional osteoporosis),或Ⅱ型骨质疏松症:主要由年龄相关的骨丢失造成,发生于70岁以后,皮质骨及松质骨均有变化,易发生髋部骨折。70岁以上妇女的骨质疏松症则包括了绝经及增龄两种因素的影响。

3) 特发性骨质疏松症(idiopathic osteoporosis):于青少年期发病,原因不明。

(2) 继发性骨质疏松症(secondary osteoporosis):

1) 由各种疾病引起的骨质疏松症:如甲状旁腺功能亢进症、甲状腺功能亢进症、库欣综合征、糖尿病、慢性肝炎、肾病、严重的营养不良症等。

2) 长期应用药物引起的骨质疏松症:如糖皮质激素、甲状腺素、促性腺激素释放激素类似物(GnRH-a)、肝素、抗惊厥药、化疗药物等。

3) 制动。

2. 按病因分类　Kanis认为,骨质疏松症可在生命的任何阶段发生,因此,很难提出正确的分类,根据主要病因分类可能更为实用。例如:

（1）性腺功能低下性骨丢失：女性原因为自然绝经（特别是 40 岁之前的早绝经）、绝经前行双侧卵巢切除术（人工绝经）、初潮过晚、神经性厌食症及其他原因的体重下降与运动引起的闭经、化疗等。男性的原因为类无睾症（eunuchoidism）、睾丸切除术后、曲细精管发育不全（Klinefelter syndrome）、先天性嗅觉丧失-性幼稚综合征（Kallmann syndrome）、青春前去睾综合征（prepubertal castration syndrome）、青春期延迟。男女两性共有的原因为血色素沉着病、慢性营养不良、性腺发育不良、应用 GnRH-a、慢性肝病、性腺照射之后、垂体疾病等。

（2）退化性骨丢失：指与年龄相关的骨丢失，发生于老年人。

（3）营养原因：

1）钙摄入量低：低钙摄入加速绝经后的骨丢失，药物剂量的钙能降低绝经后的骨丢失率，因而认为骨质疏松症是钙缺乏疾病，但髋部骨折的发生率在高钙摄入国家较高，如北欧、荷兰，而低钙摄入国家的髋部骨折发生率反而较低。因而钙并不是骨质疏松症发生的决定因素，但补钙确能降低骨丢失。

2）维生素 D 摄入量低：长期维生素 D 缺乏引起骨软化症，可以合并骨质疏松症。进行性的骨矿化不足使骨的机械应力降低，增加骨折危险。绝经并不伴随维生素 D 代谢障碍，但老年人因食入不足，接触日光较少，自身合成的维生素 D 减少，常常伴有维生素 D 不足。

3）营养不足或摄入蛋白质过多、高磷及高钠饮食（影响肠钙吸收）、大量饮酒、过量咖啡等均可引起骨质疏松症。

（4）内分泌疾病引起的骨质疏松症：如甲状旁腺功能亢进症，甲状腺功能亢进症，糖尿病，库欣综合征等。

（5）药物引起的骨质疏松症：如糖皮质激素、甲状腺素、促性腺激素释放激素类似物（GnRH-a）、肝素、抗惊厥药、化疗药物等。

二、绝经后骨质疏松症的流行病学

骨质疏松症是多因素性疾病，种族、地理环境、饮食习惯，以及生活方式等因素均影响发病；此外，由于尚未发生骨折的骨质疏松症及椎体骨折不易被发现，以及椎体骨折的诊断标准尚不统一等因素，世界各地报道的骨质疏松症及骨质疏松性骨折发生率有很大差异，欧洲各国相差达 10 倍之多，但以下观点基本是一致的：

1. 妇女发生骨质疏松症及其相关的骨折率均显著高于男性　如美国白人妇女一生中患髋部骨折的危险性是17%，而男性是 6%；澳大利亚 60 岁以上妇女发生骨质疏松症的危险性为 58%，男性为 28%；英国 45 岁以上发生的骨折中，85% 为女性，而且不包括脊椎骨折；我国上海 60岁以上患骨质疏松者女性为 61.8%，男性为 14.6%，骨质疏松性骨折的发生率女性为 23.5%，男性为 15.6%。Kanis提出，女性骨质疏松性骨折的危险性是男性的 3 倍，西方妇女在 50 岁时骨质疏松性骨折的终生危险大约为 40%，相当于妇女患心血管病的危险性，高于乳腺癌的 9% 发生率。

女性发病率高的主要原因是骨峰值低于男性（约 25%），同时又有绝经后骨丢失加速的影响。例如妇女在绝经后 5～10 年内，每年骨丢失率为 5%（2%～10%），而男性平均为1%。此外，男性的骨丢失是骨小梁变细，而不是断裂，因此女性的骨脆性较男性高，易于发生骨折。

2. 黑人的骨密度较白人高　据报道美国黑人骨密度高于白种人 3%～9%，黑人的骨密度从性成熟开始实际增加量比白人多（黑人为 34%，白人为 11%），因此黑人骨质疏松症发病率显著低于白种人，亚洲人与白种人相近。

3. 髋部骨折是骨质疏松症的最严重并发症　全球每年发生骨质疏松性骨折的患者约为 250 万人。Kanis 报道，髋部骨折者 12%～14% 在发生骨折后 1 年内死于各种并发症，存活者中 50% 行动不便，因而增加了巨大的人力与财力负担。日本于 1987 年共发生股骨颈骨折 5 万例，1992年上升至 8 万例；北京协和医院调查北京城区 50 岁以上女性髋部骨折的发生率为 88/10 万。亚洲髋部骨折的患者，在未来 50 年内估计将增加 2～3 倍，50% 的髋部骨折患者将发生在亚洲。

三、骨结构与骨代谢

全身骨骼系统由骨及关节构成，各部位骨的形状及大小不同，但均由表面的皮质骨及其内的松质骨构成。皮质骨由多层骨板构成，其中有许多骨单位，或称哈弗系统，每个骨单位有一条哈弗管和骨板，哈弗管内有血管及神经，呈管状结构，与骨纵轴平行。骨单位的表面有一层黏着质，含大量骨盐，故皮质骨坚硬、抗压力和抗张力的强度很大，是四肢骨的主要成分，占人体骨量的 75%～80%。松质骨由许多骨小梁交错排列而成，骨板层次少而薄，没有或有少数不完整的骨单位，无血管分布，主要位于椎体（占 66%～75%）、长骨干骺端和肋骨，其强度比皮质骨小，但可增加骨的抗压缩及抗扭转力，占人体骨量的 20%～25%，总面积为皮质骨的 6～8 倍。

（一）骨的组织结构

骨组织由骨细胞系、骨胶原基质和无机盐构成。

1. 骨细胞系　骨细胞系中含 3 种细胞，即骨细胞（osteocyte）、成骨细胞（osteoblast）及破骨细胞（osteoclast）。

（1）骨细胞由成骨细胞产生，位于骨陷凹内。

（2）骨细胞为骨形成细胞，合成骨胶原及骨蛋白，以构成骨基质的主要成分，尚未矿化的骨基质称类骨质。一旦矿化，即含碱性磷酸酶。陷入骨基质的成骨细胞成为骨细胞，留在骨表面的静止成骨细胞称衬里细胞（lining cell）。

（3）破骨细胞为骨吸收细胞，它在骨表面分泌酸离子和蛋白溶解酶，以其胞浆延伸形成的粗糙缘吸收骨表面，降解骨基质，并溶解吸收钙离子，含酸性磷酸酶。

2. 骨基质　位于骨细胞之间，由成骨细胞分泌的胶原矿化后形成，其中有机质占 1/3，无机质占 2/3。有机质中90% 为胶原纤维及少量无定型有机质，随年龄增大，有机质减少。胶原有几种，成人骨中为 1 型，由成骨细胞产生，每个胶原单位由 α-链及 β-链构成，经过一系列脯氨酸（proline）及赖氨酸（lysine）等转型（post-translational modification）后合成蛋白,骨代谢时释放羟脯氨酸及赖氨酸,能用做疾病活性的指标。交联(cross-links)及其他原胶原(tropocollagen)大分子经糖基化后形成胶原纤维。骨基质内尚有蛋白多糖(proteoglycan)、糖蛋白(glycoprotein)、骨钙素(bone glaprotein,BGP,osteocalcin)及骨连接素(osteonectin),骨钙素可用于判断骨转换率。无机质的主要成分为羟磷灰石结晶及无定形钙、磷,85%是磷酸钙,10%是碳酸钙,少量氯化钙、氟化钙、碳酸镁等。

(二)骨代谢

骨与身体其他组织一样,处于不断新陈代谢的动态变化之中,即旧骨吸收,新骨形成,以维持骨的坚韧及弹性、并通过骨代谢与细胞外液进行钙、磷交换,参与维持血钙水平。骨代谢的过程亦称骨转换,主要在骨表面进行,皮质骨内的代谢在哈弗系统进行,骨吸收后形成圆锥隧道,松质骨代谢在骨小梁表面进行,骨吸收时形成陷窝。由于松质骨表面积大,故松质骨代谢活跃,发生骨质疏松早于皮质骨。

正常情况下,成年骨骼的代谢周期约为3~4个月,包括激活期、吸收期、反转期、骨形成期及矿化期。此过程涉及的一组细胞称为骨再建单位(bone remodelling units,BRU),完成一个BRU,即建立一个骨结构单位(bone structural units,BSU),此过程称骨再建周期。皮质骨内的BSU是二级哈弗系统及锥体,小梁骨的BSU是扁平的,约40~60μm厚、0.5~1mm范围。体内共有3500万个BSUs,约40%在小梁骨内,故骨更新发生在小梁骨中较多,每年约为25%,而皮质骨仅有2%~3%。

1. 激活期　一组破骨细胞被激活,黏附于矿化骨的表面。破骨细胞胞浆形成粗糙缘、局部酸性增加、溶酶体酶及蛋白溶解酶增加,并集中一些骨吸收因子,骨表面的激活频率(activation frequency,AF)约为每10秒钟一次。激活破骨细胞的原因目前尚不清楚。

2. 骨吸收期　骨基质中的无机质溶解,有机质崩解,在骨表面出现挖空的陷窝,每日约吸收20μm深,4~12日内可吸收40~60μm。

3. 反转期　单核细胞进入凹陷部位,将吸收腔整理平滑,7~10天后沉积一层胶合物,富有蛋白多糖、糖蛋白及酸性磷酸酶。

4. 骨形成期　当吸收期及反转期完成后,一组成骨细胞进入陷凹表面,合成和分泌有机基质,形成按层排列的多层胶原束,即类骨质。

5. 矿化期　以无定形磷酸钙沉淀开始,进而形成羟磷灰石结晶,钙:磷:碳之比约为10:6:1,其中也含其他离子,如钠、镁及氟。完成此期时,成骨细胞变长、变平、填充陷窝,结束一个骨代谢周期。

骨吸收与骨形成同时进行,称为偶联,骨吸收过程在数日内完成,而骨形成及完成矿化则需数月。因此,激活频率愈高,即骨代谢愈活跃,骨吸收愈多,骨丢失愈多。

(三)骨代谢的调节因素

骨吸收与骨形成的偶联过程,受体内多种激素及细胞因子等因素的调节。维生素D、降钙素(calcitonin,CT)及甲状旁腺激素(parathyroid hormone,PTH)共同组成人体内钙代谢的主要调节系统,称为钙调节激素(calcium regulating hormone)。

1. 钙调节激素

(1)维生素D:人体的维生素D来源于食物及皮肤的合成,皮肤中的7-脱氢胆固醇经紫外线照射后,转变为维生素D_3,进入血液循环与蛋白结合并进入肝脏,在25羟化酶作用下转变为25(OH)D_3,然后到肾脏由1α羟化酶作用转变为1,25(OH)$_2D_3$,才具有生物活性。肾外合成极少量的活性维生素D。其生理作用复杂,包括促进肠钙吸取、提高血钙浓度,为骨矿化提供原料,促进肾小管重吸收钙,促进成骨细胞形成和骨基质矿化,也刺激破骨细胞的骨吸收作用。

成骨细胞内有1,25(OH)$_2D_3$受体,成骨细胞对维生素D有反应时产生骨钙素,表明维生素D对骨形成有直接作用。对骨矿化的作用是增加骨矿化时的钙、磷利用,当血钙水平下降后,体内维生素D和PTH参与骨吸收,以动员骨钙入血。此外,维生素D还刺激成骨细胞产生一些破骨细胞活化因子而促进骨吸收,此作用是间接的。女性绝经后早期,血1,25(OH)$_2D_3$下降,提示肠钙吸收不良,而此时钙的需要量增加,钙量不足也是促进骨丢失的原因之一。

(2)降钙素:由甲状腺滤泡细胞合成,用放射免疫法(radioimmunoassay,RIA)测定时,其值变异大,血钙、胆囊收缩素(cholecystokinin)、胃分泌素(gastrin)、β-肾上腺素能物质及酒精均影响其水平。药用剂量的降钙素具有抑制骨吸收、从而有降低血钙的作用,也降低肾小管对钙、磷、镁、钾等离子的重吸收而具有利尿作用,且有中枢性止痛作用,可能与内源性阿片肽分泌增加有关。破骨细胞接触降钙素后,其刷状缘内缩,并从骨表面退出,使其活性下降。妇女的降钙素水平较男性低,但尚未证明骨质疏松是由降钙素缺乏引起,给予外源性雌激素可使女性的降钙素水平升高。

(3)甲状旁腺激素:甲状旁腺激素含84个氨基酸,前32~34个氨基酸有生物活性,部分在肝内裂解为有活性的N末端及无活性的C末端。甲状旁腺激素的靶器官是骨及肾,它促进肾小管重吸收钙、抑制肾小管对磷的重吸收,刺激肾1α-羟化酶而产生活性维生素D(calcitriol),后者增加肠钙吸收,并可能从骨释放钙而使血钙升高。

2. 细胞因子(cytokine)　首先提出细胞因子在骨吸收中的作用是因发现单核白细胞能产生激动因子,细胞培养中有丝分裂的上清液有骨吸收活性,激活白细胞可产生白细胞介素-1(interleukin-1,IL-1)等。其后在动物实验、细胞或组织培养中发现以下因子的作用:

(1)肿瘤坏死因子(tumor necrosis factor,TNF):由激活的巨噬细胞产生,是强的骨代谢抑制剂,既抑制成骨细胞、又刺激破骨细胞的活性。

(2)白细胞介素-1,6(interleukin-1,6;IL-1,6):由单核细胞和巨噬细胞产生,使破骨细胞增殖并增加其活性。啮齿动物去卵巢后,用IL-1受体拮抗剂可使骨丢失减慢。

(3)白介素-2,3(interleukin-2,3;IL-2,3):由活化T细胞产生,促破骨细胞成熟,并刺激其活性。

(4)白细胞介素-4(interleukin-4,IL-4):由活化T细胞产生,抑制破骨细胞的黏附功能,促进基质钙化。

(5)白细胞介素-11(interleukin-11):由骨髓基质细胞

产生,诱导破骨细胞分化及成熟。

(6) 转化生长因子-β(transforming growth factor-β, TGF-β):由 B 淋巴细胞分泌,刺激成骨细胞,抑制破骨细胞。

(7) 巨噬细胞集落刺激因子(macrophage colony stimulating factor,M-CSF):促破骨细胞形成或恢复其活性。

(8) 胰岛素样生长因子(insulin-like growth factor, IGF)及骨形成蛋白:促进骨形成。

(9) 白血病抑制因子(leukemia-inhibitory factor,LIF):对骨代谢有双向作用。

(10) 前列腺素(prostaglandins,PGs):是骨代谢的多种功能调节剂,刺激骨吸收,也刺激骨形成,即影响成骨细胞前身的复制和分化,高浓度时抑制胶原合成。其中 PGE 的作用最强,PGF2 也刺激骨吸收,部分原因是它能增加内源性 PG 的产生。

3. 全身激素及局部调节物的相互作用 细胞因子是自分泌或旁分泌的局部作用因子,通常是蛋白或糖蛋白,它们涉及细胞间的正常信号联系、血液生成、免疫反应及骨再塑。骨再塑是一个局部现象,可能受局部因子的控制,而全身激素又影响局部因子,如甲状旁腺激素、1,25(OH)$_2$D$_3$ 及甲状腺素均刺激骨内产生前列腺素,但与前列腺素刺激骨吸收的能力无关。甲状旁腺激素及甲状腺素促 IL-6 产生,雌激素抑制 IL-1 及 IL-6 产生、刺激成骨细胞内 IGF-Ⅰ mRNA 表达。生长激素影响骨组织及肝内产生 IGF,而 IGF-Ⅰ 对生长激素又有反馈抑制作用等。

四、性激素在骨代谢中的作用

性激素对骨生理有重要作用,它们参与骨骼的性分化,维持成年骨骼的骨矿平衡,性激素不足时,骨转换加速,引起快速骨丢失,是绝经后骨质疏松症的重要发病因素。女性的性激素包括雌激素、雄激素及孕激素。经 BMD 测定、骨组织形态计量学、动物实验及细胞培养等方法已证明,各种性激素对骨代谢均有作用,尤以雌激素的作用最为显著。

(一)雌激素对骨代谢的影响

1941 年 Albright 提出绝经与骨质疏松之间的关系后,对雌激素与骨代谢的关系进行了大量研究。

1. 临床研究

(1) 骨量变化:早期采用 X 线照片观察到雌激素下降时,掌骨、桡骨、股骨及肱骨骨干的骨膜吸收,骨髓腔扩大,说明皮质骨厚度降低;后来采用定量计算机断层扫描技术(quantitative computed tomography,QCT)测量脊椎小梁骨 BMD,单光子骨吸收仪(single photon absorptiometry, SPA)测定前臂 BMD,双光子骨吸收仪(dual photon absorptiometry,DPA)及双能 X 线骨密度仪(dual energy X-ray absorptiometry,DXA)测量脊椎骨、近端股骨及全身的 BMD,发现:

1) 血雌二醇(E$_2$)低于 40～80pg/ml 时发生骨丢失。绝经 5 年内,雌激素下降最快,骨丢失最多,约为总丢失量的 50%。用钙动力学测定研究,绝经 5 年内骨钙吸收较绝经前妇女增加 67mg/d,而骨形成只增加 50mg/d,此差别在绝经后 1～2 年内最大,补充雌激素后,骨吸收与骨形成恢复至绝经前的状态。

2) 绝经后身体各部位的骨丢失速度加快,小梁骨多于皮质骨,因小梁骨的转换率高、骨吸收面积大于皮质骨所致,从而脊椎骨及四肢骨末端变化显著。

3) 绝经前妇女双侧卵巢切除术后,雌激素快速降低,骨丢失速度更快,术后 2 年内腰椎小梁骨丢失率高达每年 8%,中段桡骨皮质丢失率为每年 2%。青年妇女因疾病影响卵巢分泌雌激素、或应用促性腺激素释放激素激动剂(GnRH-a)治疗后,体内雌激素水平降低,均可发生类似于绝经后的骨骼变化。

(2) 骨代谢生化指标的变化:骨代谢生化指标是利用骨代谢过程中的某些产物,间接评估骨代谢状况。代谢活跃时,各项指标增加,称高转换型骨代谢;指标降低则为低转换型骨代谢。绝经后骨代谢呈高转换型,故骨吸收指标及骨形成指标均增高。外源性补充雌激素可使之恢复正常。

1) 骨吸收指标:以往常用尿钙/肌酐比值(Ca/Cr)、尿羟脯氨酸/肌酐比值(hOP/Cr);近年来多用特异性较高的指标,如血或尿中吡啶啉(pyridinoline,Pyr)、去氧吡啶啉(DPYr)、N-端和 C-端交联(NTx 和 CTx),血清抗酒石酸酸性磷酸酶等(详见本节七)。

2) 骨形成指标:包括血总碱性磷酸酶(total alkaline phosphatase,tALP)或骨特异性碱性磷酸酶(bALP),骨钙素(BGP),1 型胶原前肽(prepeptid of type 1 collagen),即 C-端前肽(PICP)和 N-端前肽(PINP)等(详见本节七)。

2. 实验研究

(1) 细胞培养

1) 雌激素对成骨样细胞的影响:1988 年报道成骨细胞系培养的骨细胞中有高亲和力的雌激素受体(estrogen receptor,ER),其后很多学者报道,雌激素对体外成骨细胞的增殖及骨基质蛋白与酶的编码基因表达有各种直接作用。胎鼠的成骨样细胞培养中发现,雌激素促使细胞增生,并合成胶原酶消化蛋白(collagenase-digestible protein),也使胰岛素样生长因子结合蛋白(IGF-BP)的产生增加。雌激素对骨吸收的抑制作用可能是通过成骨细胞介导的间接机制,其根据是一些细胞因子结合到成骨细胞上的雌激素受体,而影响破骨细胞的募集及活性。

2) 雌激素对破骨细胞的影响:鸟的破骨细胞及人骨巨细胞肿瘤中的破骨样细胞中含雌激素受体,推测雌激素可直接抑制破骨细胞的吸收活性。

(2) 雌激素对骨组织形态计量的影响:绝经后妇女作为雌激素低下的研究对象,取其髂骨活检显示,雌激素治疗前,骨吸收表面较绝经前妇女高(15% vs.3%),而骨形成表面相似(4.8% vs.4.3%);雌激素治疗 3 个月后,骨吸收表面由 15% 降到 6.4%,骨形成表面也降低,但降幅较小(4.8% vs.4.0%),可见雌激素治疗抑制骨吸收,也抑制骨形成;治疗 1～2 年内,BMD 增加,其后增加不明显。观察四环素标记的骨标本,其骨再塑状况显示,服用雌激素者骨吸收表面减少,类骨质矿化表面减少,骨形成率降低,骨激活频率明显降低,而单服钙剂者,类骨质表面只轻微降低,提示雌激素治疗后 BMD 增加,不是骨形成增加,而是骨吸收腔内充填增多。因此骨吸收越活跃,应用雌激素的效果越好。

3. 雌激素在骨代谢中的作用机制 尚未完全明了,但已经确定是通过多种途径发挥作用。

(1) 雌激素影响骨代谢的局部因子:动物实验及细胞、组织培养中,雌激素抑制 IL-1、6 及 PGE 的产生,促进 TGF-β 及 IGF-1 的产生,因而有利于维持骨量。

(2) 雌激素降低骨对 PTH 的敏感性:当雌激素不足时,PTH 促进骨吸收的作用增强。

(3) 雌激素增加降钙素的合成。

(4) 雌激素增加肾内 1α-羟化酶活性,使体内活性维生素 D 增多,从而增加肠钙吸收;同时雌激素可降低肾排钙量。

(5) 雌激素直接通过骨细胞上的雌激素受体发挥作用。

(6) 雌激素降低时,引起 B 淋巴细胞增殖而导致骨丢失。动物实验发现,大鼠去卵巢后雌激素水平下降,骨髓内前 B 细胞堆积,破骨细胞分化因子增加,骨量减少;补充雌激素或选择性雌激素受体调节剂 SERM,如雷洛昔芬(raloxifene)后,骨髓内前 B 细胞堆积消失,骨丢失停止。

Stern 等随访研究 681 位 45～90 岁老年人 5～10 年,发现血清护骨素(OPG)水平与使用雌激素治疗女性的骨密度有相关性,与不使用雌激素治疗的女性则无相关性;认为雌激素可通过提高血清 OPG 水平来直接抑制破骨细胞活性。

(二) 雄激素对骨代谢的影响

雄激素对骨代谢的作用还不太清楚,但已知雄激素对身体的作用很广泛,靶器官包括性附属器、中枢神经系统、肾、垂体前叶、肝及肌肉。骨内有低水平的芳香化酶活性,睾酮经芳香化酶转变为雌激素对骨骼起作用,也可通过 5α-还原酶将睾酮转变为双氢睾酮,而增加与雄激素受体(androgen receptor,AR)的亲和力。人体内研究发现,雄激素增加骨内钙、磷含量,增加 ALP 活性,也增加骨矿化及前体细胞的增生与分化。血清雄激素水平影响青春期的骨发育,也影响绝经前、围绝经期及绝经后妇女的 BMD。

1. 雄激素对实验动物的影响 雄激素在骨骼生长及维持中有重要作用,在生长鼠中它刺激骨膜形成,而在老年鼠中则预防骨内膜吸收。当雄激素缺乏造成骨转换增加,小梁骨及皮质骨丢失明显。

2. 雄激素对培养的骨细胞的影响 骨细胞中有雄激素受体并对雄激素发生反应。维持骨量的作用是通过维持肌肉量的间接影响,以及对成骨细胞及软骨细胞的直接作用。对成骨细胞的作用是:产生 TGF-β、IGF-1,抑制 IL-1 及 IL-6 的产生,提高 IGF-2 受体水平,增加对成纤维细胞生长因子的敏感性,促使成骨细胞分化;对破骨细胞的作用可能是通过抑制其形成。

(三) 孕激素对骨代谢的影响

孕激素在绝经前妇女是否有维持骨平衡的作用还不清楚。绝经后孕激素水平下降,可能在骨丢失中起一定作用,因孕激素可与糖皮质激素受体结合,阻断糖皮质激素的作用,从而阻止了糖皮质激素造成的骨形成率下降及骨吸收

率升高。人体应用孕激素后,骨吸收指标降低,而骨形成指标的变化尚不明确;使用雌激素后血清钙及尿钙、羟脯氨酸降低,表明骨吸收降低,加孕激素后血清 BGP 及 ALP 升高,表明骨形成增加,但如不用雌激素,单用孕激素可能无效。

动物实验中发现,大鼠去卵巢后发生快速的骨丢失,补充孕激素后,骨吸收率下降,同时伴随骨形成率的升高;然而,单纯补充雌激素时,只见到骨吸收下降,而对骨形成无作用。组织学上,用孕激素后,成骨细胞及破骨细胞数量均上升,骨量增加;雌激素治疗时,破骨细胞数、吸收窝深度及形成陷窝的总数明显减少,未见骨量明显改变。由此可见,孕激素对骨代谢的作用不同于雌激素。

孕激素对培养的骨细胞的影响:正常的人成骨样细胞有孕激素受体(PR)表达,体外应用孕激素处理时,有报道孕激素可直接刺激成骨样细胞的增生及分化。

五、绝经后骨质疏松症的病因学

绝经后骨质疏松症是多因素性疾病,遗传、生活方式、营养等均与发病有关。具有以下高危因素者易患绝经后骨质疏松症:白人及亚洲妇女、骨质疏松症家族史、或具有影响骨量的特殊基因的妇女、钙摄入不足、缺乏体力活动、大量吸烟及饮酒、早绝经或绝经前行双侧卵巢切除术者。是否发生骨质疏松症,取决于其骨峰值及其骨丢失的速度,骨峰值高及(或)骨丢失慢者,不易发生,骨峰值低及(或)骨丢失快者容易发生。

(一) 骨峰值

骨峰值(peak bone mass)指个人一生中的最高骨量,一般在 25～35 岁时达到。影响骨峰值的因素很多,其中遗传因素最为重要,营养、生活习惯等也对其产生一些影响。

1. 遗传因素 决定骨峰值的 70%～80%。例如黑人 BMD 高于白人及亚洲人,其骨质疏松性骨折发生率低;骨质疏松有家族倾向、单卵双胎的 BMD 差异较双卵双胎者小、男性的骨峰值高于女性;在有些国家,维生素 D 受体基因、雌激素受体基因或胶原基因的多态性与 BMD 有关等,均证明骨峰值受遗传因素影响。

2. 营养 青春期内钙摄入量高者,骨峰值较高,对成熟骨 BMC 的影响可达 6%。世界卫生组织推荐,青春期内元素钙摄入量应为每日 1000mg。

3. 生活习惯 运动可增加 BMD,如果坚持每日锻炼,其体力活动量高于平均量 1 个标准差时,其骨量较活动量低于平均量 1 个标准差者高 7%～10%,但运动过度引起性腺功能低下而发生闭经时,骨量反而降低。儿童时期有规律地进行体育锻炼使峰值骨量达到最大,尤其是那些高负荷、发力运动、负重训练更能引起机械应力改变,促使骨组织重建。骨峰值形成前大量吸烟、嗜酒者的骨峰值较低。

4. 原发性性腺功能不足及青春期发育延迟者,骨峰值较低。

(二) 骨丢失率

妇女的骨丢失与增龄及绝经有关。

1. 与年龄相关的骨丢失 脊椎骨丢失一般自 40～50 岁开始,丢失率约为每年 0.8%～1.2%;四肢骨的丢失大

约晚 10 年，即自 50～60 岁开始，丢失率为每年 0.3%～0.6%，均呈线性，其发生机制不清楚，可能与骨形成减少有关。这种骨丢失的后果是骨小梁变细，不发生骨小梁的穿孔性变化。

2. 与绝经相关的骨丢失　不论年龄，妇女一旦绝经，体内的雌激素水平急剧下降，骨丢失呈对数增加，致骨小梁变细、变薄，乃至断裂（穿孔）。双侧卵巢切除术后，卵巢来源的性激素全部消失，骨丢失速度更快，此时脊椎骨丢失是四肢骨的 2 倍，丢失率高达每年 4%～5%，大约持续 5～10 年后，骨丢失速度才减慢。四肢骨的骨丢失慢，丢失的持续时间也较长。

de Matos 等研究显示，参与专项运动的绝经后妇女的腰椎骨密度大于不运动的绝经后对照组，运动减少了绝经后妇女的骨丢失。另外，Pinzon 的研究结果表明，较高的体质指数可使骨组织所承受的机械负荷加大，减少骨吸收而刺激骨形成，从而有利于提高骨强度和骨矿物含量，因此，体质指数较大的人不易发生骨质疏松。最近有一项研究分析了绝经后妇女血细胞计数和骨密度之间的关系，结果表明绝经后妇女血细胞计数和骨密度之间呈正相关，说明了造血系统和骨形成之间的紧密相关性，最后提出绝经后妇女的血细胞计数可能是将来评估骨密度的一个标准。动物实验及临床观察性研究证实，去卵巢动物或绝经后妇女补充雌激素后，骨转换率降低，可以有效地防止骨丢失。由此证明，雌激素不足是绝经后骨质疏松症的主要发病原因。

六、绝经后骨质疏松症的临床表现

骨质疏松症是一种隐匿发生的疾病，在没有发生骨折之前，往往没有任何症状，一旦发现驼背、身材变矮或骨痛时，常常已经发生了骨折。因此，不能用临床症状进行诊断，疼痛的严重程度可用于判断治疗效果。

（一）骨痛

骨质疏松的骨痛，通常是因小梁骨发生微骨折，当体位变动时肌肉及韧带牵拉引起，故可发生起坐痛、前屈后伸痛、行走痛、翻身痛及卧位痛等。通常用四级评分法反映疼痛程度，0 分为无痛；1 分为有时疼痛；2 分为经常疼痛，但能忍受；3 分为疼痛难忍，并影响工作及生活。

（二）驼背或身材变矮

当脊椎发生压缩性骨折时出现。

（三）局部压痛或叩击痛

其特点是不伴随局部红肿及发热。

（四）骨折

常发生脊椎、前臂及髋部骨折，与健康人发生骨折的区别是轻微外伤即发生骨折。

1. 脊椎骨折　提举或推拉重物，弯腰，轻微跌倒，或跌倒时臀部着地时即可发生脊椎压缩性骨折，出现急性及严重的腰、背疼痛，有时伴随身材变矮，或有神经根压迫性疼痛。如果脊椎压缩性骨折逐渐发生，则出现慢性腰背痛。

2. 前臂骨折　跌倒时一手或双手接触地面时易于发生。

3. 髋部骨折　轻微滑倒即可发生，常见于年龄较大的绝经后妇女。因髋部骨折发生后，约 15%～30% 的人在 1 年内死于各种并发症，在存活者中约半数生活不能自理，因而是骨质疏松症的最严重并发症。

七、绝经后骨质疏松症的检查方法

临床表现只能作为诊断的参考。

（一）BMD 测定

目前是诊断骨质疏松的主要依据，因为骨密度在很大程度上可以预测骨折的危险性。WHO 于 1994 年修订骨量测定值的诊断标准为 BMC 或 BMD 较正常成年人平均值低 2.5 个标准差以上，称为 T 分（t-score），其计算方法为（测定的 BMD-正常成年人平均 BMD）÷标准差。但骨折的发生不仅仅取决于 BMD，而是与骨强度有关，骨强度由 BMD 与骨质量组成，因此，诊断方法还有待完善。

1. BMD 的测定方法

（1）X 线照片：是最早应用的定性或半定量的骨量测定法。所谓定性，是用肉眼观察骨组织与其旁的软组织之间的密度差，差别大者骨密度高，差别小者骨密度低，无差异者骨密度最低。此外，骨纹粗而密集者骨密度高，骨纹细而稀疏者骨密度低；骨皮质厚者骨密度高，反之则低。严重的骨质疏松症时，骨纹细少且伴随皮质骨呈线状。1955 年 Lachman 提出，BMD 丢失 30%～50% 才能在 X 线照片上发现，故不能用于早期诊断。后来出现了半定量的方法，即股骨颈小梁指数法（Singh 指数）及跟骨小梁指数法等。股骨颈小梁指数法是根据股骨颈骨小梁的分布多少分为 Ⅰ～Ⅶ 级，Ⅲ 级以下者，肯定为骨质疏松。跟骨小梁指数法是根据骨小梁密度分为 5 度，5 度及 4 度者为正常，3 度可疑，1 度及 2 度为骨质疏松。

目前 X 线照片在骨质疏松症中的应用价值，在于诊断是否合并骨折，是否伴有骨质增生及骨骼变形，并与其他骨病鉴别，如骨肿瘤、骨软化症等，因此，此法尚不能废弃。

（2）SPA：SPA 是 20 世纪 60 年代发展的骨量测定技术，其原理是放射性同位素产生的射线透过人体时，可被骨组织吸收，未被吸收的部分由放射源对侧的探测器接收，射线计数经电脑自动处理，以数字显示骨矿含量（BMC）、骨宽度（BW）及 BMD（BMC/BW）。BMC 以 g/cm 表示，BW 以 cm 表示，BMD 则为 g/cm^2。骨量高时，探测器接收的射线量低，反之则高。

同位素用碘-125（^{125}I）或镅-241（^{241}Am）。^{125}I 的半衰期为 60 天，需定期更换，^{241}Am 的半衰期为 433 年，可长期使用。此法适用于测定肌肉少的四肢骨，不能测定深部骨骼，如脊椎骨及股骨。前臂骨形态规律，骨周围为均一性薄层软组织，而且骨与软组织的比例高，测定中不易受技术因素的影响，故多用于前臂骨的测定。其精确度为 1%～2%，准确度为 4%～6%，一次测定约需 5～10 分钟，放射量小于 1μSv。因价格较低，适用于普查，但前臂中、外 1/3 交界处的皮质骨较多，绝经后变化较小，而测量前臂远端，虽松质骨较多，但因接近关节，骨形态不规则，测定值不甚理想，是其主要缺点。

测定方法：将前臂浸泡于水槽内，或包一水囊（使其吸收的光子相等于软组织,那么,对放射线的吸收差异只由骨组织构成)。选定测量部位,机器即自动在肢体上移动探测器,并自动显示测定值。

(3) DPA:DPA 与 SPA 的区别是应用两个能量不同的放射源,将两种能量的计数经处理后相减,则消除全部软组织的计数,剩下的就是骨组织的计数。故可测量脊椎骨及股骨等深部骨骼,但因其测量的精确度及准确度较差,检查时间长,于 20 世纪 80 年代末已被 DXA 取代。

(4) DXA:原理与 DPA 相同,但放射源不用同位素,而是利用 X 线管。用滤光板将 X 线球管产生的光子束分为两种能量的 X 线,故能消除骨组织周围肌肉厚薄不同的影响,可测量脊椎骨,髋部及全身任何部位骨骼的 BMC 及 BMD,并可测量肌肉及脂肪含量。用笔形 X 线束扫描时需 6 ~ 15 分钟,用扇形 X 线束扫描只需 2 分钟。精确度为 1% ~ 2%,准确度为 4% ~ 8%,放射剂量为 1μSv。目前认为是诊断骨质疏松症及判断疗效的可靠方法。

测定方法:被测者平卧于机器上,测定脊椎骨时,可经前后位或侧位测定。前后位测定的缺点是老年患者易受骨质增生及主动脉硬化的影响而出现假阴性(测定值比实际高)。测定髋部时,一般测定股骨颈、Ward 三角区及大粗隆,故需内旋股骨 45°,使测定部位显露清楚。

(5) SXA:与 SPA 的用途及原理相同,不同之处是放射源用 X 线,而不用同位素。北京协和医院用 SXA 测定前臂与 DXA 测定腰椎、股骨颈、Ward 区、大粗隆相比,两种方法的相关性良好。

(6) QCT:是目前唯一可以在三维空间测量 BMD 而得出真实体积 BMD 的方法,测定值为 g/cm^3,也是目前可以分别测量皮质骨与松质骨 BMD 的唯一方法,用于测量腰椎 BMD。测量时将标准体模置于患者的背部,与患者同步扫描,扫描时间约为 10 ~ 20 分钟,精确度为 2% ~ 5%,准确度为 3% ~ 6%,放射剂量约为 100μSv,因放射剂量较大,不宜多次重复检查。

用于测量四肢的 QCT 为 pQCT,其精确度提高到 0.5% ~ 1%,放射剂量也大大减少。日本妇女中用 pQCT 测量桡骨 BMD 与 DXA 测量脊椎、桡骨及股骨颈 BMD 相比,有中度相关,预测骨折的可靠性次于 DXA。故能否用于诊断尚有争议。

2. BMD 测定的质控指标　精确度指重复测量一个部位的变异,亦称重复误差,或精确度误差。通常以变异系数(CV)表示,CV 越大,精确度越差。CV 计算法为:CV% = (标准差/BMD 均值)×100%。精确度的临床意义在于:判断疗效时,如精确度为 1%,取 95% 可信限时,BMD 变化大于±2.8% 才有意义,否则为仪器本身的误差,不能判断有效或无效。取 90% 可信区间,BMD 变化在±2% 即有临床意义。如果骨丢失率为每年 3%,用精度为 1% 的仪器可以测量出变化,而精度差(即大于 1%)的仪器则测不出来。设计临床疗效观察应入组的例数,例如精度为 1% 时,发现 BMD 增加 0.5%,需要 42 人(按统计学公式)。

准确度:指测量值与真值(如骨灰量)之间的误差,即仪器的误差,由厂家提供。误差大者易出现假阳性,小于真值则出现假阴性。

(二)骨超声检查

利用超声通过骨组织的速度(SOS,单位为 m/s)、振幅衰减(BUA,单位为 dB/MHz)及硬度指数(SI)反映骨结构与骨量,在理论上,超声检查既反映骨量又反映骨结构,且具有无放射线、价格较低、机器易搬动等许多优点。有人将超声检查值与 DXA 检查结果相比,二者有相关性,故可用于观察病情变化及治疗效果,但超声检查结果不是 BMC,故不能与真值相比,无准确性指标,目前尚无公认的诊断标准。Tao 等学者认为将定量超声诊断和 OSTA 综合应用在骨质疏松非脊椎性骨折的筛检上,具有较好的预测准确性,灵敏度为 83%,特异度为 84%。

(三)骨组织活体切片检查

将活体骨组织制成切片,在显微镜下观察结构与形态,测量骨小梁面积、骨小梁周径、类骨质宽度等骨形态计量学指标,可用于疑难病例的鉴别诊断,研究骨代谢状况。与上述的几种方法相比,诊断更为可靠,但是观察结果有一定的主观性,故各实验室间、各观察者之间有一定的差异,此外,骨活检是有创性检查,不宜普遍进行。

(四)骨代谢生化指标测定

前面已经介绍,骨代谢过程中的某些产物可用于间接评价骨代谢状况,可用于测骨质疏松症及骨折的危险性(生化指标显示骨代谢为高转换型者,骨丢失较快,容易发生骨质疏松症及骨折),与其他骨病进行鉴别诊断(绝经后骨质疏松症者,血 ALP 虽可上升,但在正常范围,如 ALP 异常升高,伴随血清钙、磷改变,则为其他骨病),并根据骨代谢状况选择合理的治疗药物(高转换型者应用骨吸收抑制剂,而低转换型者应用骨形成刺激剂)及判断疗效。不是诊断标准。

1. 骨吸收生化指标

(1) 尿 Ca/Cr:骨吸收时骨钙进入血液循环,引起血钙升高,之后尿钙升高,故尿钙可以反映骨吸收状况。饮食中的钙含量、肠钙吸收及肾功能情况等影响血及尿钙水平,故特异性不强。空腹 12 小时后的尿钙可避免食物的影响,主要反应骨吸收状况,为避免前日饮食的影响,空腹 12 小时后的第一次尿弃去,留取空腹的第二次尿测定。

(2) 尿 HOP/Cr:尿 HOP 的 50% 为骨胶原的代谢产物,骨吸收增加时,比值升高。为避免饮食的影响,除需留取空腹的第二次尿之外,应在留尿标本的前三日禁食含胶原多的食物。

(3) Ⅰ型胶原吡啶交联物及末端肽(pyridinium cross-links and telopeptide of type I collagen):是骨、软骨及其他结缔组织中胶原的代谢产物,骨吸收增加时,血或尿中的含量增多。因为骨组织的转化率远高于软骨及结缔组织,故主要反应骨的吸收状况,其水平不受饮食影响,较尿 Ca/Cr 及尿 HOP/Cr 反映骨吸收的特异性强。目前多测定尿 Pyr/Cr、DPYr/Cr;血的 Ⅰ型胶原交联氨基末端肽(NTx)或 C-端多肽(CTx)。NTx 是破骨细胞降解胶原的直接产物,而 CTx 的结构为所有组织中的 Ⅰ 型胶原所共有,故其特异性较 NTx 差。

(4) 血抗酒石酸酸性磷酸酶(tartrate-resistant acid phosphatase,TRAP):TRAP 由破骨细胞合成并直接分泌入血,因而反映破骨细胞的状况,骨吸收增加时,血 TRAP 升高。

2. 骨形成生化指标

（1）血清 tALP 及 bALP：tALP 由肝及成骨细胞产生，小肠来源者占 25%，空腹时比例减少，肾来源者很少，可以不计，故在肝功能正常时，它反映成骨细胞的活性。bALP 只来源于成骨细胞，故特异性强。

（2）血清 BGP：BGP 是骨组织中最丰富的非胶原蛋白，由成骨细胞产生，成熟的 BGP 分子分泌到细胞外，其中大部分进入细胞外骨基质，小部分进入血液循环。绝经后骨质疏松妇女血中的 BGP 可能升高、降低或正常，取决于其骨形成速率。骨形成刺激剂治疗后，BGP 水平升高，而使用骨吸收抑制剂后，BGP 水平降低。肾功能不良者，血 BGP 升高（BGP 由肾滤过及降解）。

（3）血清Ⅰ型胶原前肽：Ⅰ型胶原由成骨细胞合成，其氨基端（N-端，PINP）和羧基端（C-端，PICP）延长肽被特异酶切下后，可以测定，反映胶原的合成状况，然而皮肤、牙齿、心血管等能合成Ⅰ型胶原的组织也可产生。

由于护骨素（OPG）能早期调控骨代谢变化，近年来由一些研究报道，提出检测血清 OPG 可较早反映全身骨代谢水平，其敏感性和特异性较传统的骨密度及骨代谢转换指标高，因此有望成为早期预测绝经后骨质疏松症的新生化标志物。Luvizuto 等研究显示，OPG 基因敲除鼠模型表现为严重的骨质疏松，髋部缺乏骨小梁，破骨细胞数量增加及骨转换效率高。Nabipour 等研究 382 位平均年龄 58 岁的伊朗健康绝经后妇女，测定腰椎 L_{2-4} 骨密度及血清 OPG 水平，发现 OPG 和 OPG-RANKL 比均与腰椎骨密度呈显著正相关。Lee 等最近对 OPG 基因多态性进行 Meta 分析，发现 G1181C 的 GC 基因型与腰椎骨密度明显相关，而 A163G 和 T950C 基因的多态性与骨密度无关。

尽管 BMD 检测是目前诊断骨质疏松的金标准，但它无法预测骨折的发生风险，而骨折才是绝经后骨质疏松症最严重的结局。WHO 推出了一项骨折风险评估工具（fracture risk assessment tool，FRAX），通过临床危险因素（年龄、骨折史、家族骨折史、低体质指数、激素治疗、吸烟和过量饮酒）可评估个体发生骨质疏松性骨折的风险。已相继在英国、日本、中国、比利时、瑞士等国家开展应用研究。最新有一项研究利用 FRAX 对意大利绝经后妇女人群进行骨折危险分层，结果提出对于在意大利临床实践中使用 FRAX 来限定标准是一个良好的起点。在此基础上，骨质疏松症指数（MOI）被提出，其由骨折指数（FI）发展而来，是一个有效的骨折危险性评分指标。骨质疏松症指数的危险因素包括年龄、体重、既往骨折史、家族性髋部骨折或脊柱骨质疏松症史、吸烟、身材矮小等。在芬兰一个 300 例骨折的绝经后妇女和 434 名年龄在 65～72 岁的妇女作为对照组的试验研究中，发现测量骨密度后，MOI 可以为单一的数值来评估骨质疏松症和骨折的危险因素，其干预的阈值与 FRAX 一致。

八、绝经后骨质疏松症的鉴别诊断

（一）多发性骨髓瘤

与骨质疏松相似之处为骨量降低，骨痛及病理性骨折；不同之处是多发性骨髓瘤在 X 线照片上有骨破坏区，病情呈进行性加重。病变多见于头颅和骨盆，骨髓穿刺检查有助于确诊。

（二）骨转移瘤

常见于老年妇女，患者可伴有骨痛、骨量减少及（或）病理性骨折；与骨质疏松症的主要区别是可能发现原发肿瘤，X 线照片上有骨破坏区。

（三）骨软化症

骨软化症时 BMD 降低需与骨质疏松症相鉴别，但骨软化症常发生于生育期妇女，其发病与多产及营养不良有关，常有手足抽搐、血钙及血磷降低、血 tALP 升高等改变，骨 X 线照片可见骨边界有绒毛状变化。而绝经后骨质疏松症发生于绝经后妇女，通常无症状，血钙、磷正常，血 tALP 在正常范围内升高，骨 X 线照片上骨边界清晰。但高龄妇女缺乏户外活动，维生素 D 摄入不足，可能同时患有骨质疏松及骨软化症。

（四）继发性骨质疏松症

由各种疾病或长期应用药物引起的骨质疏松症，疾病如甲状腺功能亢进症、甲状腺功能减退、甲状旁腺功能亢进、糖尿病、库欣综合征、慢性肝病、肾病、严重的营养不良等，药物如肾上腺皮质激素、甲状腺激素、促性腺激素释放激素类似物（GnRH-a）、肝素、化疗药物等。可发生于任何年龄，详细询问病史及体格检查，辅以必要的实验室检查，即可与绝经后骨质疏松症鉴别。

九、绝经后骨质疏松症的防治

绝经后骨丢失的特点是松质骨的变化显著，骨小梁变细，变薄，严重时骨小梁断裂，即穿孔性变化。一旦骨小梁断裂，目前尚无有效方法使之恢复，故必须早期治疗，预防的意义更大。

（一）预防

1. 提高骨峰值　在儿童期内即开始注意以下事项：

（1）摄入足够的钙量。

（2）户外运动：接触紫外线可以增加体内合成的维生素 D，有利于肠钙吸收；运动则促进骨骼发育及骨量增加。

（3）避免不良习惯：如吸烟、嗜酒及偏食等。

2. 减少骨丢失率　如前所述，绝经后骨丢失受年龄增加及绝经的影响。年龄增加的影响较绝经的影响小，绝经后补充雌激素可以阻止雌激素降低引起的快速骨丢失。适时启动应用雌激素同时可治疗绝经期血管舒缩症状、绝经后泌尿生殖器官萎缩、可能预防或推迟阿尔茨海默病的发生等。因此，雌激素是绝经早期妇女预防绝经后骨质疏松症的首选药物。如果绝经后妇女患有某些不适合于应用雌激素的疾病（即有禁忌证者），则可使用其他的骨吸收抑制剂，如双膦酸盐类、降钙素类、SERM（雷洛昔芬）等。钙虽有轻度的抑制骨吸收作用，但不能单独作为骨吸收抑制剂用于绝经后骨质疏松症的防治，而是作为必要的基础治疗。

（二）治疗

已患骨质疏松症者，一方面应防止病情的进一步加重，采用减少骨丢失的措施，同时应增加以下治疗方法：

1. 并用骨形成刺激剂,促使骨量增加　两种或两种以上的药物联合应用,已显示了提高疗效、减少药物副作用等优点。

2. 预防骨折　即减少跌倒及外伤的机会,如少服用镇静剂,穿合适的鞋子,活动于不易滑倒的地方,适当锻炼身体以增加平衡能力等。

3. 每日摄入元素钙1200~1500mg,维生素D 400~800单位。

4. 配带髋部护垫　一旦跌倒,可能减少髋部骨折机会。

(三) 防治绝经后骨质疏松症的药物

1. 骨吸收抑制剂

(1) 雌激素类:绝经早期(一般指绝经5年以内)补充雌激素(ERT),可以预防骨丢失。绝经5~10年以后补充也可防止骨量继续丢失,但如骨量已经降低,预防骨折的作用较差。国外报道,应用5年以上者,脊椎骨折率降低60%~80%,应用10年以上者,髋部骨折发生率降低50%。妇女健康初探(WHI)对16 608名50~79岁绝经后妇女的随机对照研究显示,每日常规使用雌孕激素联合治疗者脊椎和髋骨骨密度显著升高(分别升高4.5%和3.7%),骨折发生率降低(11.1% vs.8.6%,风险比为0.76)。有研究者对绝经早期女性随机给予HRT、维生素D及安慰剂,随访5年发现,HRT组非椎骨骨折风险显著低于安慰剂组($P=0.042$)。目前,多项研究已证实,骨密度与HRT开始时间相关,及早开始HRT更利于维持骨密度和降低骨质疏松风险。2011年IMS"绝经相关问题"全球高峰论坛概要中指出:HRT对预防所有骨质疏松症相关性骨折有效,甚至包括有低骨折风险的患者(A级证据);我国《绝经过渡期和绝经后期激素治疗临床应用指南(2008)》推荐,HRT是预防绝经后骨质疏松症的合理选择,同时指出60岁以后当预防骨折为唯一目的时不推荐开始进行标准剂量的HRT。应用雌激素预防骨质疏松的注意点:

1) 无雌激素应用的禁忌证,如已知或怀疑妊娠、原因不明的阴道出血或子宫内膜增生、已知或怀疑患有乳腺癌、已知或怀疑患有与性激素相关的恶性肿瘤、6个月内患有活动性静脉或动脉血栓栓塞性疾病、严重肝肾功能障碍、血卟啉症、耳硬化症、系统性红斑狼疮、与孕激素相关的脑膜瘤等,故使用前需经医生检查,在医生指导下应用。

2) 有子宫者必须加用合适剂量及合适时间的孕激素,即雌、孕激素补充治疗。

3) 使用最低有效剂量。

4) 激素治疗个体化。

5) 雌激素经皮应用及口服均能预防骨丢失,经皮应用的优点是药物不首先进入肝脏,无肝的首过效应,其药物作用及代谢可能更接近于生理状态,用药量较少。经阴道用药时,因吸收入血的雌激素量不稳定,不宜用于骨质疏松症的防治,而适用于治疗萎缩性阴道炎及萎缩性泌尿系的改变。

6) 配伍应用的孕激素也有抑制骨吸收及促进骨形成的作用,但应用多大剂量、应用多长时间有效的问题尚不清楚,故配伍应用的目的仍然是对抗雌激素的子宫内膜增殖作用,因此应用剂量及时间,应以"足以对抗"为合适。如何判断"足以对抗",以往的根据是子宫内膜全部转变为分泌期,后来有学者提出,以核分裂率为标准,即能抑制核分裂的剂量即可,而不必达到子宫内膜全部变为分泌期的剂量。近几年北京协和医院经动物实验后提出,增殖细胞核抗原(proliferating cell nuclear antigen,PCNA)与核分裂率同样具有良好的可靠性,可用于判断配伍的孕激素是否适当。由此可见,雌、孕激素的合理配伍还需继续探索。目前主张于周期序贯应用时,每28天的周期中,后10~14天并用孕激素,连续联合应用时,每日均使用雌、孕激素,孕激素的每日剂量为周期应用时每日量的一半即可。

7) 定期评估相关指标,权衡利弊使用:应用前及应用中均需对每一个妇女应用HRT可能获得的好处及风险进行比较,只在好处大于风险时,才有应用价值。

(2) 降钙素类:降钙素是32个氨基酸组成的多肽,它的生物学功能及其在骨质疏松症发病中的作用尚不清楚。药用剂量时,它抑制骨吸收,试验证明,降钙素作用于破骨细胞,使其毛刷状边缘发生反折而降低其活性。初用时骨吸收受抑制,骨形成正常,骨量可能少量增加,继续用药后,骨形成也减少,骨量不再增加,骨代谢处于一种新的平衡状态,适用于高转换型骨丢失的预防及治疗。

少量开放性研究显示,它降低脊椎骨折发生率,但对髋部骨折率的影响,还缺乏长期的前瞻性的研究资料。此外,它有中枢性止痛作用,故特别适用于已发生骨折及伴随疼痛的患者。降钙素抑制骨吸收时,血钙下降,可引起继发性的PTH升高,因此,必须同时补充钙剂。另有学者最新研究发现,鼻喷降钙素治疗6个月后可见绝经后骨质疏松患者股骨颈和腰椎骨密度均较治疗前有所增加,但仅在腰椎差异有统计学意义($P<0.05$),而在股骨颈治疗前后骨密度的差异无统计学意义($P>0.05$),血清TRACP-5b、NTX/Cr较治疗前明显降低;治疗12个月时股骨颈和腰椎骨密度均较治疗前明显升高,差异有统计学意义($P<0.05$),血清TRACP-5b、NTX/Cr较治疗前明显降低($P<0.01$),BALP较治疗前有升高($P<0.05$)。对照组在治疗6个月时的腰椎和治疗12个月时的股骨颈和腰椎部位骨密度均较治疗前降低,差异有统计学意义($P<0.05$);BALP较治疗前有降低,差异有统计学意义($P<0.05$)。研究结论为鼻喷降钙素治疗6个月有效,12个月效果显著,可预防绝经后骨丢失,增加其骨量。

制剂、用量及用法:

1) 密盖息(miacalcic,SCT):是合成的鲑鱼降钙素,有注射剂及鼻喷雾剂两种。

注射剂:每支含50单位或100单位,皮下注射,每日1次,连续注射7~10次后,当骨痛有所减轻,可改为隔日1次,或每周2次,乃至每周1次。应用时间长者,对预防骨折有意义,短期应用的目的是缓解疼痛。鼻喷剂:每喷一次,药量为50单位。根据病情需要,每日喷1~2次(即喷一个或两个鼻孔)。一般初用时,每日喷2次,维持量为每日1次。因鼻黏膜的吸收率较低,现倾向于使用大剂量,即每日喷200单位,维持量为100单位。

2) 依降钙素(elcatonin,ECT):是合成的鳗鱼降钙素,每支 10 单位或 20 单位,肌内注射,每周 1 次(20 单位)或 2 次(10 单位)。日本报道,每周注射 20 单位,连续使用 6 个月后,骨量增加。

降钙素的副作用比较少见,少数患者出现短暂的面部潮红、恶心、呕吐,不需处理可自然消失。因降钙素是多肽,长期应用可能产生抗体。Reginster 等报道,鼻喷剂 50 单位每周用药 5 天,共用 2 年,61% 的患者产生抗体,但是不影响腰椎 BMD 的变化。

(3)双膦酸盐类:是 20 世纪 50 年代开发的强力骨吸收抑制剂,用于治疗骨吸收加速的疾病,如变形性骨炎(Paget 病)、恶性肿瘤骨转移及其伴随的高钙血症等。当骨转换加快时,效果最好,因此,也适用于绝经后骨质疏松症的预防及治疗。作用机制是双膦酸盐与体内的焦磷酸盐结构相似,对羟磷灰石有强的亲和力,与之结合后集聚在骨内,抑制磷酸钙结晶形成,并延缓磷灰石结晶凝集而预防骨溶解;同时,双膦酸盐改变破骨细胞形态,使其数量减少、活性降低,从而抑制骨吸收。近年有学者提出双膦酸盐药物治疗骨质疏松是通过防止小 GTP 酶的异戊烯化起到抑制破骨细胞的活性,以及诱导破骨细胞凋亡而发挥作用的。治疗后脊椎骨折率明显下降,非脊椎骨折率轻微降低。

制剂、用量及用法:

1)羟乙膦酸钠(etidronate):因治疗剂量即有抑制骨矿化的作用,故需间断应用。一般每 3 个月中连续口服 14 日,每日 400mg,停药期间只服钙剂及维生素 D,即每 3 个月为一疗程。国外报道,按上述方案治疗 2 年后,脊椎骨折率轻微下降,停药 1 年后脊椎骨折率回升,与安慰剂组相似。服药期间如发生骨折,则需停药,以免骨折愈合延迟。肾功能不良者慎用(因未被骨吸收的药物经肾排出)。

2)氯甲双膦酸盐(clodronate):进口的商品名为"骨膦(Bonefos)",抑制骨矿化的作用较弱,可连续或间断服用,用量范围较大,推荐为每日 400~1600mg,国内产品每日服用 400mg,连续 6 个月后,腰椎 BMD 上升。

3)氨基双膦酸盐(alendronate):其抑制骨吸收的强度是羟乙膦酸钠的 1000 倍,抑制骨矿化的剂量是防治骨丢失剂量的 600 倍,故不干扰骨矿化,可以连续用药。每日口服 10mg,3 个月后,即出现骨代谢生化指标下降及腰椎 BMD 上升,随服药时间延长,髋部及全身的 BMD 均升高。在 34 个国家的 153 个中心进行的随机、双盲、安慰剂对照研究中,1908 例绝经后妇女每日服用阿仑膦酸钠(Fosamax)10mg,1 年后腰椎、股骨颈、大粗隆及全髋 BMD 均较安慰剂组增高,幅度为 2.4% ~4.9%,非脊椎骨折率降低 47%。阿仑膦酸钠与鼻喷降钙素(200 单位/日)及安慰剂组相比,1 年后,阿仑膦酸钠组的 NTx 及 bALP 明显下降,腰椎、股骨颈及大粗隆 BMD 升高,而降钙素组的上述指标与安慰剂组相似。阿仑膦酸钠与雷洛昔芬(60mg/d)相比,前者的骨代谢生化指标及 BMD 变化幅度大于后者,如合并应用阿仑膦酸钠与雷洛昔芬,则各项指标的改变均大于单独应用。改变服药为每周(7 日)服一次,每次 70mg,其效果与每日服用 10mg 者相同,而且,由于减少了服药次数,用药的依从性明显改善。

国内学者采用阿仑膦酸钠治疗绝经后骨质疏松症妇女

2 年,发现腰椎及左侧髋部 BMD 均有不同程度提高,腰椎 BMD 上升 15.7%,股骨颈 BMD 值上升 20.8%,明显优于对照组(P<0.05);且治疗组用药 4 周时疼痛缓解有效率达 80.7%,治疗 3 个月时疼痛缓解有效率达 89.2%,而对照组分别为 24.4% 和 30.5%,两组之间比较具有统计学意义(P 分别为 0.021 和 0.029);治疗组仅发生 1 例骨折事件,对照组发生 7 例骨折事件,两组相比差异有统计学意义(P<0.05);两组治疗均无明显不良反应。

服用双膦酸盐制剂的注意事项:正常情况下,口服吸收率在 2% 以内,故应减少影响吸收的一切因素。阿仑膦酸钠的试验观察表明,食物及饮料中的阳离子影响其吸收,故必须空腹服用,且只能用白水服药,而不能用牛奶、水果汁或矿泉水。服药后至少等待 30 分钟后再进食或服用其他药物,如餐后 2~3 小时服药,其吸收率也降低,故如空腹未服药,餐后不能补服。

双膦酸盐的副作用主要为:①消化道反应:少数出现轻度的恶心,呕吐或腹泻,见于口服帕米膦酸二钠(pamidronate)时,与剂量相关。口服羟乙膦酸钠及氨基双膦酸盐时几乎无反应,或与钙剂相似;②抑制骨矿化:用药剂量大时发生。如用羟乙膦酸钠,必须间断应用。最新有学者提出在绝经后骨质疏松症的妇女应用双膦酸盐时,应注意长期使用可能会引起先前报告未确认的不良事件的发生,包括胃肠道不耐受、下颚骨坏死、非典型股骨骨折、食管癌、房颤和慢性肌肉骨骼痛。

4)唑来膦酸(zoledronic acid):为静脉用第 3 代含氮双膦酸盐制剂,在绝经后骨质疏松和新发生的低创性髋骨骨折患者中,降低骨折风险的作用优于安慰剂。在绝经后骨质疏松症,新发生低创性髋部骨折患者中,应用唑来膦酸可改善骨密度及早期减少骨重建标志物;且耐受性良好,使用方便。值得提醒的是,严重肾功能不全患者不建议使用唑来膦酸治疗,且在使用唑来膦酸治疗前,应纠正维生素 D 的缺乏。

(4)钙剂:只有轻微的骨吸收抑制作用,通常作为各种药物治疗的辅助或基础用药。因为钙是骨骼的主要矿物质,全身钙的 99% 储藏在骨骼内,当血钙降低时,刺激甲状旁腺分泌 PTH;同时,活性维生素 D 合成增多,引起骨转换增加,骨钙吸收入血,以维持血钙稳定,因此,骨是身体的钙库。为减少骨吸收,必须保证摄入足够的钙量。国内观察单纯补钙可轻微地减少骨丢失,国外报道,绝经晚期妇女补充钙可预防骨丢失,并降低脊椎骨折发生率。根据钙平衡试验,西方国家提出,绝经前妇女每日应摄入元素钙 1000mg,绝经后妇女因肠钙吸收率降低,摄入钙量应增加。美国 NIH(National Institutes of Health)于 1994 年推荐,绝经后妇女的适当钙摄入量为 1000(用雌激素者)~1500mg/d(不用雌激素者),65 岁以后应为 1500mg/d。摄入元素钙在 2000mg/d 以内时,对绝大多数人是安全的。补钙的方法,首先是饮食补充,即增加食物中的奶制品(每 100ml 牛奶中的元素钙量约为 100mg)、绿色素菜(花菜、甘蓝、萝卜、大白菜)、豆制品、干果等。食物不能补足的部分以钙剂补充。最新的临床试验结果表明,补钙并不能显著减少绝经后妇女骨折的危险性,然而,那些坚持补钙治疗的妇女,补充钙剂对降低骨折的危险性有益,提出绝经后妇女应继续补钙,以减少骨质疏松症的风险。

1) 各种钙剂含有的元素钙量不同(表7-9-6),应选择含量高的钙制剂。

表 7-9-6　各种钙制剂中的元素钙含量

制剂	元素钙浓度	1000mg 元素钙的制剂量
碳酸钙	40%	2.6 克
磷酸钙	31%	3.2 克
乳酸钙	13%	7.7 克
枸橼酸钙	7%	14.3 克
葡萄糖酸钙	9%	10.0 克

2) 钙制剂的副作用:主要为便秘,少数发生腹胀及食欲下降。一般在服用初期出现,继续服用后可自然减轻,饭后服用对食欲影响较小,增加食物中的纤维素成分可以缓解便秘。

3) 补充钙剂的禁忌证:①高钙血症;②高尿钙性肾结石;③类肉瘤;④服用治疗量的维生素 D 制剂。

(5) 维生素 D:对骨代谢的影响比较复杂,但因维生素 D 的重要作用是促进肠钙吸收,而常与钙剂一同服用。单用维生素 D 后,BMD 的变化很不一致,可能与体内维生素 D 含量不同、维生素 D 需要量随体内钙的状况不同、有些人的骨组织对维生素 D 有抵抗等因素有关。但多数研究表明,老年妇女补充维生素 D 后,BMD 的下降幅度减少,与她们缺乏户外活动、有不同程度的维生素 D 缺乏有关。

维生素 D 制剂及其用量:

1) 维生素 D:安全用量为每日 400 单位,经肝、肾的 α-羟化酶转变为 $1,25(OH)_2D_3$ 后才有生物活性。故肝或肾功能不正常者,效果不好。有项对年龄在 50~80 岁之间的 297 名妇女的为期 1 年的临床研究表明,在提高髋关节和脊椎的骨密度方面,维生素 D_3 6500IU/d 的剂量与标准剂量为 800IU/d 相比并没有优势。

2) 1α-羟基维生素 D_3(α-calcidol,alfacalcidol):作用强度为活性维生素 D 的 1/2,用量常为每日 0.5~1.0μg,适用于肾功能不良者。

3) 钙三醇(calcitriol):为活性维生素 D,在体内直接发挥作用,用量为每日 0.25~0.5μg,适用于肝、肾功能不良者。

维生素 D 的副作用较少,活性维生素 D 可能引起高钙血症,短期内可能损害肾功能,但恢复较快。其唯一的禁忌证是高钙血症。

(6) 选择性雌激素受体调节剂(selective estrogen receptor modulator,SERM):SERM 在某些器官表现雌激素样的作用,而在另外的器官中则无雌激素样作用。因此,它既是雌激素激动剂(agonist),又是雌激素拮抗剂(antagonist),或两者兼有,取决于所用剂量、靶器官及内分泌环境。第一代 SERM 的代表是他莫昔芬,它在骨、心血管系统及子宫内膜的作用与雌激素相似,可以预防绝经后的

骨丢失、减少心血管疾病的危险因素,也增加子宫内膜的增生,并有发生内膜癌的危险。第二代 SERM 的代表为雷洛昔芬(raloxifene),它在骨及心血管系统为雌激素激动剂,即有预防绝经后骨丢失、减少绝经后心血管疾病发生的风险,在子宫内膜及乳腺则为雌激素拮抗剂,不引起子宫内膜增生及乳腺增生,因而,对于需要长期预防骨丢失的妇女,增加了一个选择。近年被应用的巴多昔芬(bazedoxifene)和拉索昔芬(lasofoxifene)为第三代 SERM。

盐酸雷洛昔芬,商品名为 Evista,用量为每日 60mg。在欧洲 11 个中心进行的、安慰剂对照的两年临床研究,提出了以下结果:①腰椎及髋部 BMD 增加 2.4%,全身 BMD 增加 2%;②骨代谢生化指标(crosslaps,BGP,ALP)降低,治疗 3~6 个月时,降至绝经前水平;③血总胆固醇(TC)及低密度脂蛋白胆固醇(LDL-C)水平下降,对高密度脂蛋白胆固醇(HDL-C)及甘油酸酯(TG)则无影响;④每 6 个月用超声检查子宫内膜一次,未发现内膜增厚;⑤耐受性好,副作用为潮热,下肢痉挛及水肿,发生率较低,血栓病的发生率与雌激素补充治疗时相似。

在 25 个国家(包含中国)进行的 3 年、随机、双盲、安慰剂对照研究显示,不论是否曾经发生骨折,脊椎骨折率降低 30%~50%,与氨基双膦酸盐及经皮应用雌激素的效果相似,用雷洛昔芬治疗后骨转换生化指标下降及 BMD 上升比氨基双膦酸盐低;子宫内膜癌及乳癌发生率与安慰剂组相同。我国郑淑蓉等在 200 例绝经后妇女中观察 1 年,腰椎 BMD 平均增加 2.3%,髋部 BMD 平均增加 2.4%,骨代谢生化指标(BGP、CTX、tALP)降低,与安慰剂组的差异显著。

另在 390 例健康的绝经后妇女的研究中,用雷洛昔芬每日 60mg 或 120mg,与 HRT(每日口服普雷马林 0.625mg+MPA2.5mg)比较,6 个月后,两个剂量雷洛昔芬组的 LDL-C 下降 12%,与 HRT 相似(下降 14%);Lp(a)下降 7%~8%,次于 HRT(下降 19%);HDL2-C 增加 15%~17%,次于 HRT(增加 33%);HDL-C、TG 及纤溶酶原激活抑制剂-1(PAI-1)不变,而 HRT 组内 HDL-C 上升 11%,TG 上升 20%,PAI-1 下降 29%;雷洛昔芬组内纤维蛋白原下降 12%~14%,HRT 组无变化。在 5129 例绝经后骨质疏松妇女中,连续服用雷洛昔芬 3 年,与同期的 2576 例安慰剂对照病例比较,浸润性乳癌的危险性下降了 76%。

巴多昔芬为一种新的第三代选择性雌激素受体调节剂,对骨和血脂代谢有利,同时减少了对子宫或乳腺组织的刺激。两个大型Ⅲ期临床试验表明,与安慰剂组相比,巴多昔芬和雷洛昔芬可增加骨密度,降低骨转化标志物的水平,并显著降低绝经后妇女新脊椎骨折发生的风险。尽管使用巴多昔芬或雷洛昔芬,非脊椎骨折的发生率与安慰剂组相比没有明显差异,但一项对高骨折风险妇女组的分析结果显示,相对于安慰剂和雷洛昔芬,巴多昔芬显著减少非脊椎骨折的风险降低 50%(P=0.02),5 年后减少了 37%(P=0.06)。一项研究评估了巴多昔芬治疗绝经后骨质疏松症超过 5 年的疗效和安全性,提出在骨质疏松症的绝经后妇女和高风险的妇女亚群,巴多昔芬能够发挥持续抗椎体骨折的作用,但非椎体骨折的发生率在所有组群中都是相似的。另有报道,在正常或低骨密度的健康绝经后妇女,每天

服用20mg巴多昔芬能明显防止骨流失;而在骨质疏松症的妇女的研究中,服用巴多昔芬3年后,骨质疏松症的妇女发生脊椎骨折的风险减少了42%(P<0.05),5年后,减少了35%(P=0.014)。利用巴多昔芬对乳腺和子宫内膜的刺激较小,将巴多昔芬和雌激素的配伍使用。一项Ⅲ期临床试验表明,巴多昔芬和混合雌激素结合疗法显著增加骨密度,降低骨转换标志物水平,缓解潮热和改善阴道萎缩的症状。巴多昔芬副作用可能为血管扩张(潮热)、腿抽筋、静脉血栓栓塞事件的发生率有所增加。

拉索昔芬(lasofoxifene)也是第三代选择性雌激素受体调节剂,在体外和体内药效和口服生物利用度明显高于其他SERMs。在临床前研究以及第Ⅱ期和Ⅲ期临床试验中,该药物明显改善了骨密度和骨生化标志物。在另一项对绝经后妇女进行为期2年的研究中,发现拉索昔芬和雷洛昔芬能够同样有效地提高全髋关节的骨密度(BMD),而拉索昔芬增加腰椎骨密度(BMD)作用更加显著,不良事件包括潮热、腿抽筋等。

2. 骨形成刺激剂

(1) 氟:美国于20世纪60年代发现,饮水中含氟高的地区内,骨质疏松症发病率低,提出氟可用于防治骨质疏松症。至今,近40年的试验研究及临床应用,已积累了相当多的资料。由于氟的剂型、剂量、实验动物的种类、是否同时补充钙剂等诸多不同,观察的结果互相矛盾,对氟产生了不同的评价,但是对它的研究和应用并未中断。当前多数认为氟是唯一能用于患者的促骨形成药物,尤其对中轴骨的效果显著。如氟的用量适当,同时补充钙剂,可以降低脊椎骨折发生率,也不损害四肢骨。

1) 氟的药效学研究:①骨组织形态:髂骨活检的骨切片中显示,氟增加成骨细胞数量,充填吸收陷窝,小梁骨增厚,骨量增加。氟用量大时,成骨反应快,如补钙不足,则新骨矿化不良,发生骨软化;如用量较小,成骨反应缓慢,同时补钙充足,则新骨矿化好。氟治疗时补充生理剂量的维生素D,可以改善肠钙吸收,对于预防骨矿化延迟有利。②骨代谢生化指标:成骨的生化指标升高,表示氟治疗有效。如血ALP异常升高,应注意补钙不足,可能发生骨软化,此时血PTH升高,可帮助诊断。③BMD:中轴骨经DXA及QCT测定证明,随治疗时间延长,BMD增加显著,但增加的幅度有较大差异,与所用机器及个体反应有关,疗效与骨质疏松程度、病因及患者年龄无关。国外报道,绝经后妇女服用缓释氟化钠25mg,一日2次,同时服钙,连续12个月后停服1~2个月,然后重复,前4年的BMD每年增加4%~5%。一氟磷酸谷酰氨(MFP)加钙(商品名为Tridin,特乐定)嚼服,一日3次,每次一片(每片含氟离子5mg,钙离子150mg),连用4年后,腰椎BMD均上升,只服钙剂者则下降。我国绝经后妇女服用上述剂量的特乐定6个月,腰椎BMD平均上升2.5%,而服钙剂组下降。四肢骨:对氟治疗的反应较小,较慢;部分原因可能是四肢骨含皮质骨量多,其骨转换较小梁骨低。下肢骨的反应较上肢骨明显,其原因尚未肯定,可能下肢受重力影响较上肢大,刺激生长因子产生,从而使氟起成骨作用。比利时用氟化物加替勃龙(ti-bolone)与单用氟化物比较,2年后,前者腰椎BMD增加

32.6%,髋部增加7.9%,单用氟化物者腰椎BMD增加14%,髋部增加7.6%,表明氟化物并用替勃龙时,腰椎BMD明显增加,同时不刺激皮质骨丢失。④骨强度:是判断骨折危险性的重要指标之一。少数骨强度指标显示,氟治疗后骨强度下降,其原因是钙补充不足,新骨矿化不全而致骨结构异常。实际上,氟治疗后的骨折率降低,原因是氟治疗后骨体积增大,BMD增加,足以补偿骨结构改变的影响;此外,补充足量的钙,可以预防骨矿化不良。⑤骨折率:是判断疗效的关键性指标。缓释氟化钠及特乐定治疗后,腰椎骨折率较安慰剂组低1/3。⑥症状:氟治疗后患者骨痛减轻或消失,患者的体力及活动能力增加,有利于骨质疏松症的治疗。

2) 氟的成骨机制:尚未完全阐明。目前认为,微克分子浓度的氟,抑制成骨细胞中磷酸酪氨酸蛋白磷酸酶(PTPP),使磷酸酪氨酸蛋白增多,后者刺激成骨细胞分裂。

3) 氟制剂及用量:①氟化钠是最早使用的氟制剂,因引起较重的胃肠道反应,又不能同时补钙(因降低氟吸收率),致使新骨矿化不良,骨折率未能降低,现已不再使用此种制剂。②缓释氟化钠。③一氟磷酸盐类(葡萄糖酸钙):与缓释氟化钠均为改良的剂型,克服了氟化钠刺激胃、不能与钙剂同时服用的问题。安全用量为每日服用的氟离子在20mg以内。葡萄糖酸钙每片含氟离子5mg,每日用3~4片,即每日摄入氟离子15~20mg,均在安全剂量之内,如与其他药物合并应用,可再减少用量。葡萄糖酸钙还含钙离子150mg,如每日用3片,即可同时补充450mg元素钙,可有效地预防因钙摄入不足带来的麻烦。

各种氟化物均为氟离子的载体,进入体内的氟离子才起到治疗作用。经肠道吸收的氟化物,一部分进入骨骼,一部分经肾排出。氟离子在肾的廓清取决于滤过负荷(滤过率×血清氟浓度)及水廓清,肾功能不良时廓清率降低,可能发生氟积蓄,故不宜使用,必须使用时,则应减量。

4) 氟治疗的副作用:①胃肠反应:氟化钠治疗时的发生率为25%,其他氟制剂则反应极小或无反应,不会因反应而中断治疗;②关节周围疼痛:常见于膝、踝关节处。有时为下肢关节疼痛,称下肢疼痛综合征,发生率约为10%~40%,与剂量有关。氟离子量在每日20mg以下时,很少发生,周期性用药时发生率低,停药或减量时症状消失。疼痛原因可能是:应力性骨折或局部的成骨反应,也可能伴随局部缺钙。

(2) 雄激素及同化类固醇:1940年左右即开始应用雄激素治疗骨质疏松症,因男性化的副作用,难被绝经后妇女接受。近20年内合成的睾酮类似物,其男性化的副作用减轻,同化作用增强,应用有所增多。与其他药物联合应用的资料显示,加用雄激素后,BMD增加较多;目前缺乏单独应用雄激素的资料。

作用机制尚不清楚,动物实验发现,雄激素治疗后的骨骼变化与氟化物治疗者相似,提示为成骨作用。骨细胞上已发现雄激素受体,可能对骨代谢有直接作用。此外,同化类固醇尚能增加肌肉量、增加皮肤厚度,以及提高性欲、增加食欲等作用,肌肉量增多可刺激骨形成,因此,适合于瘦弱的老年妇女。

1）同化类固醇制剂及用量：①司坦唑醇（stanozolol）：每日口服一次，一次 5mg，连续服用。②癸酸诺龙（nandrolone decanoate）：每 3～4 周肌内注射一次，每次 25～50mg。

2）同化类固醇的副作用：①肝毒性：大剂量时可发生，服用司坦唑醇者约 50% 转氨酶升高，停药后恢复。②声音变粗及男性化：用癸酸诺龙时多见，与剂量相关，故一般只用 1 年左右，停药后约 3/4 患者声音改善，但不易完全恢复。③血脂改变：促使动脉硬化的脂质增加，而保护动脉不发生硬化的脂质降低。④钠潴留：轻度，可并用利尿剂。

3）替勃龙：鉴于同化类固醇的上述问题，目前，绝经后妇女如需使用雄激素，又无应用雌激素的禁忌证者，选用具有雌、孕、雄激素作用的合成类固醇制剂替勃龙，效果良好，而且方便，副作用极少。

替勃龙是人工合成的 7-甲基异炔诺酮，也称 Org 14，口服后迅速代谢为 Δ4 异构体及 3α-OH、3β-OH 代谢物。它们在不同的组织中起不同的作用。Δ4 异构体在子宫内膜上产生，与内膜上的孕激素受体结合，产生孕激素的作用，与体内的雄激素受体结合产生雄激素作用。3α-OH 及 3β-OH 代谢物只与雌激素受体结合而显示雌激素的作用，有组织特异性 HRT 之称。每日口服 2.5mg 2 年后，腰椎小梁骨 BMD 与安慰剂组相差 15.5%，趾骨相差 7.2%，而子宫出血的发生率极低，没有任何男性化的副作用，如多毛、痤疮或脱发。

（3）甲状旁腺激素（PTH）：由甲状旁腺分泌，其生理作用是调节体内的钙代谢，即增加肾 1α-羟化酶活性，使体内的活性维生素 D 增加，后者促进肠钙吸收。PTH 也增加肾小管重吸收钙，抑制对磷的重吸收，从而维持血钙在正常水平，当血钙降低时，PTH 促使骨吸收（动员骨钙入血）。

人体的 PTH 由 84 个氨基酸组成，仅仅前 32～34 个氨基酸具有生物活性。部分 PTH 在肝内自然分裂为 N 末端生物活性片段及无活性的 C 端片段。1920 年后已知 PTH 可能对骨有同化作用，但直到 1980 年以后，才在去卵巢鼠中证实，其作用机制未完全阐明，似与骨细胞内产生的骨衍化生长因子（如 TGF-β 及 IGF-Ⅰ）有关。PTH 的作用主要在中轴骨的小梁骨，对皮质骨几乎无影响。绝经前和绝经后妇女通过 24 小时持续静脉内钙注入导致 PTH 分泌的短暂抑制和骨代谢标记物的抑制有明显相关性，说明血清 PTH 的增加是骨代谢增加的直接原因之一。

美国应用 PTH1-34（teriparatide，特立帕肽）证明，它是一种很强的骨形成刺激剂，其效果是增加骨量，改善骨的微结构，增加对骨折的抵抗，以及维持皮质骨质量。我国学者探讨重组人甲状旁腺素（rhPTH）1-34 对绝经后骨质疏松患者血清核心结合因子 a-1（Cbfa-1）和基质金属蛋白酶 13（MMP-13）水平的影响，结果发现 rhPTH 1-34 治疗绝经后骨质疏松妇女 6 个月后，其血清 Cbfa-1 及 MMP-13 水平显著降低，结论为 rhPTH 1-34 能促进骨形成。有学者比较 rhPTH1-34 和依降钙素在治疗绝经后骨质疏松症妇女中的疗效和安全性，结果显示 rhPTH 1-34 组和依降钙素组 L1~4

的 BMD 均增加，股骨颈的 BMD 没有明显变化；治疗 3 个月和 6 个月时，rhPTH1-34 组 L1~4、股骨颈的 BMD 较基线分别增加 2.2%（$P<0.05$）、0.37% 和 5.51%（$P<0.01$）、0.65%；依降钙素组分别增加 0.41%、-0.10% 和 1.55%（$P<0.05$）、0.11%；与依降钙素组相比，rhPTH1-34 对 L1~4 BMD 改善更明显。结论为 rhPTH1-34 与依降钙素相比，在治疗绝经后妇女骨质疏松症中能更好地促进骨形成，提高 BMD，并具有较好的耐受性、且副作用少。

3. 其他

（1）植物雌激素：有关植物雌激素对绝经后妇女骨密度和骨代谢指标影响的临床试验结果总还不一致，大多数的争议在于研究设计、受试者年龄、绝经状态以及植物雌激素的剂量和类型的差异。有一项研究对 2580 名没有使用激素补充治疗的绝经后妇女和 4973 名男性进行了调查，研究他们的骨密度和植物雌激素的摄入量之间的关联，结果发现绝经后妇女总的植物雌激素摄入中位数是 876μg/d，男性是 1212μg/d。给该人群饮食中添加膳食钙，给予钙的最低摄入量的 1/5 后，大豆异黄酮类的摄入与绝经后妇女骨密度呈正相关。虽然西方女性可能会继续在她们的饮食中加入大豆食品和大豆补充剂以增加利用度，但结果是否支持大豆等植物雌激素在防止绝经后骨量丢失中的作用还不完全一致。

依普拉封（ipriflavone）是一种较早且较常被使用的植物雌激素，1960 年后在匈牙利合成，与植物中的提取物成分相似，属黄酮类。1970 年后发现大鼠、鸡、羊口服后，增加钙在骨内贮留，提示可用于防治骨质疏松症。1980 年后，匈牙利、日本、意大利及阿根廷四国用 600～1200mg/d 治疗骨质疏松症，发现有效，副作用小而安全；后来英国、比利时、丹麦、德国、法国及美国也进行观察。其作用机制与雌激素相似，即与雌激素受体结合，亦称植物雌激素，但它不具有雌激素对生殖器官及对促性腺激素的影响。因而它作用在雌激素受体的什么部位尚不清楚，对心血管、呼吸系统、肾、神经、肌肉或胃肠功能无影响。

依普拉封对骨代谢的药效学影响有以下的结果：

1）动物实验：依普拉封可以预防各种原因引起的骨丢失及骨质疏松症，表现在 BMD 升高，骨组织形态计量学上显示骨形成增加，骨矿成分不变，改善骨的生物力学性质等。胎鼠的长骨显示，它也抑制骨吸收。

2）细胞培养：依普拉封促使人的骨祖细胞分化，刺激基质矿化，也抑制破骨细胞分化及募集，抑制 IL-6 的释放。

3）临床应用：人工绝经及应用 GnRH-a 的妇女服用后，骨代谢生化指标显示成骨活跃。绝经后骨质疏松症、增龄性骨质疏松症及 Paget 病患者服用后，骨代谢生化指标或 BMD 均有不同程度的改善。常用方法及剂量：口服 200mg，一日 3 次，长期服用。

（2）中医治疗：有学者发现补肾中药能提高去卵巢大鼠的血 E2、ALP 及 PICP 水平，对绝经后骨质疏松有防治作用，且中药组和雌激素组比较，差别无统计学意义（$P>0.05$）。有学者观察了疏肝健脾益肾针法治疗绝经后骨质疏松的临床疗效，发现观察组总有效率为 81.3%，与对照组比较差异有统计学意义（$P<0.05$）；观察组治疗后各部位

的 BMD 明显提高（$P<0.05$），且治疗后 E_2 水平较治疗前明显提高（$P<0.01$），说明此方法防治绝经后骨质疏松症有效。

（3）运动及物理磁场治疗：运动可增加 BMD，防治骨质疏松症。最新动物实验研究发现，正常对照雌鼠及去势+运动训练雌鼠的腰椎骨密度明显高于单纯去势组的雌鼠；血清生化指标检测显示，正常对照组及去势+运动训练组钙离子、碱性磷酸酶和骨钙素水平均明显低于单纯去势组；腰椎椎体组织病理学检测显示，去势+运动训练组骨小梁质量优于单纯去势组，提出运动对于预防和治疗绝经后骨质疏松有着很好的效果。临床研究显示，参与专项运动的绝经后妇女的腰椎骨密度大于不运动的绝经后对照组，说明运动可治疗绝经后妇女的骨质疏松。但国外有一项最新 Meta 分析表明，运动疗法对青春期早期的男孩显著提高其负重部位的骨骼强度，而在青春期的少女、青少年、绝经前或绝经后的妇女人群中则效果不明显。规律的负重训练可使青春期男孩负重部位骨骼的强度提高 1% ~ 8% ，而运动依从性高的绝经前妇女，骨骼强度仅仅提高 0.5% ~ 2.5% 。有学者观察了脉冲电磁场治疗绝经后骨质疏松的疗效，结果发现治疗组疼痛明显改善（$P<0.01$），BSAP、BGP 较基线水平明显提高（$P<0.05$），但 BMD、尿 NTX/Cr 与基线水平相比没有明显改变。

近年有学者提出阿司匹林可治疗绝经后骨质疏松症。有学者进行了去势大鼠的实验研究，建立骨质疏松大鼠模型，灌胃阿司匹林治疗 3 个月后，发现阿司匹林治疗组椎体的 BMD 明显高于 OVX 组；外围血检测显示，治疗组的碱性磷酸酶明显低于 OVX 组，而骨钙素与 OVX 组无明显差别；组织形态学结果显示，治疗组骨小梁的连接、粗细较 OVX 组好；Micro-CT 分析表明，治疗组腰椎椎体骨小梁厚度、骨小梁数量及骨密度率均显著高于 OVX 组，并且 A3 组与 Sham 组相近；生物力学结果显示，治疗组腰椎压缩载荷及股骨干三点弯曲载荷均明显高于 OVX 组。提出阿司匹林能促进大鼠绝经后骨质疏松骨小梁的改建，改善骨小梁的三维结构，增加骨质的骨密度和力学强度，有可能成为治疗骨质疏松的新型药物之一。

关于地诺单抗注射液（denosumab，狄诺塞麦）在绝经后骨质疏松治疗中的作用，最近已有报道。地诺单抗是一种人源化的单克隆抗体类的生物制剂，通过与人核因子-κB 受体活化因子配体相结合，阻断骨吸收过程中信号转导通路的关键性蛋白质——核因子-κB 受体活化因子，减缓骨吸收过程，从而有效降低骨折发生的风险。2009 年 2 月地诺单抗被美国食品药品管理局（FDA）批准用于治疗绝经后骨质疏松和绝经后妇女骨质疏松骨折的高风险人群，包括那些"用其他治疗方法失败或不能耐受"的患者。在绝经后妇女研究中，发现注射地诺单抗后脊椎、髋部和桡骨远端的骨密度增加，减少了脊椎、非脊椎和髋部骨折的发生。在美国、欧洲及日本，地诺单抗已被批准用于绝经后骨质疏松症妇女。目前应用方法为每 6 个月皮下注射地诺单抗一次，不良反应包括相关的湿疹、蜂窝织炎等，长期安全性的评估正在进行中。

（吴　洁）

第六节　雌激素与心血管疾病

心血管疾病是中老年女性的第一杀手，但是，公众及许多医务人员对绝经与心血管疾病的关系的认识程度较低，甚至将激素补充治疗（HRT）视为心血管病的危险因素。事实上，近 10 年来，随着对某些大型的临床随机对照试验得出的结果进一步分析后发现，当初得出 HRT 是心血管疾病的危险因素的结论的主要原因是这些研究的设计偏差，是因为进入该研究的人群大多为绝经多年的妇女，这部分妇女在入组前如果已经出现动脉粥样硬化，就会掩盖雌激素对心血管系统的有益作用。近 5 年来，对这些研究数据进一步分析后发现，如果在围绝经期开始雌激素治疗并长期坚持，会对心血管有保护作用。HRT 可以改善胰岛素抵抗，降低糖尿病的风险，对心血管疾病的其他危险因素，如血脂成分和代谢综合征有积极的影响。在小于 60 岁、最近绝经并无心血管疾病证据的女性中，使用 HRT 不会引起早期损害并能降低冠心病的发病率和死亡率，这个时期又被称为"潜力治疗窗"。年龄大于 60 岁的女性继续应用 HRT 应在权衡所有风险及获益之后进行。

大量细胞水平和分子水平的证据支持雌激素对心血管有保护作用。对于绝经前的妇女，内源性雌激素可以减弱年龄相关的血管老化，包括内皮细胞受损、动脉内膜平滑肌细胞增生，以及血管壁钙化斑块的产生，而这些都是加速动脉硬化的风险因子。

国外也有大量的流行病学研究和临床研究结果表明绝经后雌激素水平低下是引起动脉粥样硬化及冠心病（CHD）的一个重要危险因素。CHD 发病有明显的性别差异，育龄期妇女发生率明显低于男性，但妇女绝经后这一差异逐渐消失。虽然现在还很难区分血管老化是因为年龄因素还是因为性激素水平下降，但是通过同时比较年龄匹配的男性和绝经后妇女，以及年龄匹配的绝经前和绝经后的妇女，可以发现内源性雌激素对心血管有保护作用。绝经前妇女高血压的发病率明显低于男性，绝经多年后妇女高血压的发病率明显高于同年龄的男性，提示绝经后妇女体内雌激素水平的下降与血压升高相关。

一、绝经与心血管疾病的发生

美国 1976 ~ 1982 年对 121 700 名 35 ~ 55 岁妇女进行为期 16 年前瞻性队列研究结果显示：排除因年龄及吸烟的因素影响后，自然及手术绝经后妇女 CHD 发生危险是绝经前妇女的 2.2 倍。如绝经后立即使用雌激素发病危险下降，为绝经前妇女发病危险的 0.8 倍。男、女性 CHD 在不同年龄发生率的特点，被推测为绝经前妇女体内具有对心血管的某种保护因素，使其免受 CHD 的侵袭，这种保护因素被认为是雌激素。一项调查研究显示女性在 45 岁之前 CVD 的发生率明显低于男性，在绝经期后由于雌激素水平的下降，60 岁女性 CVD 的发生率与同龄男性无明显差异。绝经后女性体内雌激素水平下降，将会对血管内皮功能、血管弹性、肾素-血管紧张素-醛固酮系统、血脂组分、凝血纤溶、代谢等环节产生不良影响。

1. 绝经对血压的影响　绝经后血管弹性下降,中枢去肾上腺素活性不稳定,肾素-血管紧张素-醛固酮系统活性增强,可引起血压不稳定及血压升高。

2. 绝经对血脂的影响　绝经后女性血清总胆固醇(TC)水平及低密度脂蛋白胆固醇脂(LDL-C)水平升高,并与绝经年限呈现正相关,而高密度脂蛋白胆固醇脂(HDL-C)水平下降。这种变化在绝经后的头几年加速。血清甘油三酯(TG)水平也随绝经年限的增高而升高。笔者近期的研究发现:绝经前、绝经过渡期、绝经后女性高甘油三酯血症(TG ≥ 1.7mmol/L)的患病率分别为 18.51%、26.57%、38.40%(P<0.05);血清高密度脂蛋白胆固醇脂降低(HDL-C < 1.3mmol/L)的患病率分别为 19.75%、23.11%、27.15%。

3. 绝经对血管功能的影响　绝经后血管内皮细胞一氧化氮(NO)产生减少,内皮素增多,造成血管舒张功能受限、血管阻力增加。内皮素有很强的缩血管作用,还能增加肾脏对钠的重吸收,以及通过上调还原型辅酶Ⅱ(NADPH)增加超氧化物的产生,加重血管内皮的氧化应激,损伤内皮细胞,导致血压升高。

4. 绝经对凝血纤溶系统的影响　绝经后血浆纤维蛋白原、凝血因子Ⅶ、组织纤溶酶原激活物的抑制物-1(PAI-1)等促凝物质增多,血小板聚集增加,使绝经后妇女血液处于高凝状态。

5. 绝经对代谢的影响　绝经后女性代谢综合征(Mets)和 2 型糖尿病的发生率较绝经前显著上升。1996 年国内调查资料显示 20 ~ 74 岁人群中 Mets 患病率为13.26% ~ 17.14%,随年龄的增加 Mets 的患病率不断升高,青年组为 1.85%,中年组急剧增加至 17.48%,老年组升高至 20.87% ~ 29.27%。Mets 的发生率在中青年人群中男性普遍高于女性,但这种性别差异在 50 岁以上人群消失。2001 年我国香港地区及韩国的研究结果显示,50 岁以后女性的 Mets 患病率出现明显增长趋势,老年女性的 Mets 患病率明显高于男性。在笔者近期有关中国南方女性在围绝经期及绝经后代谢综合征发生状况的研究中发现:40 ~ 70 岁女性总体的 Mets 的患病率为 27.82%,绝经前 Mets 的患病率为 21.62%,绝经后 Mets 患病率为 36.48%,绝经 10 年以上的女性 Mets 的患病率为 47.73%。

6. 绝经对同型半胱氨酸的影响　绝经后妇女血浆同型半胱氨酸(Hcy)血症水平显著高于绝经前,是引起心脑血管病的独立危险因素。

7. 绝经与肥胖　绝经前的妇女体脂分布呈女性特征,绝经后脂肪分布呈男性特点。肥胖是心血管的危险因素。更重要的是脂肪男性分布(中心型)常伴有异常血脂相及胰岛素抵抗,结果易发生 CHD。笔者近期的研究发现绝经后女性腰围较绝经前显著递增。

二、雌激素对心血管的保护作用

20 世纪 90 年代,一项猴子的去势研究显示了绝经早期补充雌激素对心血管疾病的预防作用。切除卵巢使猴子

人工绝经,再用高饱和脂肪酸喂养使其出现典型的动脉粥样硬化,如果在卵巢切除后就开始使用雌激素治疗,能使去势的猴子动脉硬化发生率降低 50% ~ 70%。雌激素对心血管系统的保护作用主要有以下几个方面表现:

1. 扩张血管,减少血管内皮的损伤,改善血管壁弹性　雌激素受体经过蛋白翻译后修饰转移到内皮细胞的血浆面,通过激活胞质内信号通路加速一氧化氮合酶的形成,促进 NO 的释放。NO 有很强的抗血栓、抗白细胞黏附、抗平滑肌细胞增生的作用,对维持血管内皮细胞功能的健康有重要作用。雌二醇除了可以促进 NO 的产生,还能加速环氧合酶-2 的产生,促进前列环素(PGI$_2$)的分泌,PGI$_2$ 具有强力抗血小板凝集作用和血管扩张作用。雌二醇还能抑制 NADPH 的表达,限制过氧化物和过亚硝酸盐的产生,减少其对血管壁的损伤。雌激素还通过降低血 Hcy 水平、抑制血管内皮生长因子(VEGF)表达及阻断细胞膜钙离子通道,抑制血管壁平滑肌的收缩与增殖,从而减低血管阻力,扩张血管。雌激素还通过抑制血小板黏附聚集、胆固醇沉积及泡沫细胞的形成,达到抑制血栓形成的作用,从而改善了脏器血供。

2. 改善血脂组分　血浆 HDL-C 水平与冠心病、缺血性脑卒中、动脉粥样硬化的发生呈负相关。绝经前妇女血浆 HDL-C 高于同年男性,绝经后 HDL-C 水平下降,LDL-C 升高,动脉粥样硬化斑块易于形成。WHI 的研究数据提示服用雌激素的 50 ~ 59 岁的妇女发生心肌梗死的风险较小,同时血浆 HDL-C 水平也较高。天然雌激素补充治疗通过作用于肝脏胆固醇代谢酶,会增加 HDL-C 的生成,促进 LDL-C 降解,从而不利于 CHD 的发生。研究发现口服雌激素能增加 HDL-C 的水平,但是经皮雌激素效果没有这么明显。这可能与肝脏的首过效应产生的雌激素中间代谢产物有关,其中间代谢产物 2-甲氧基雌二醇就能抑制 HMG-CoA 还原酶,降低 LDL-C 的产生,提高 HDL-C 的水平。

3. 对凝血纤溶的影响　血栓的形成在 CHD 的发病机制及临床表现中起重要作用,而凝血因子对血栓形成又起重要作用。有研究显示绝经后妇女血中促凝血因子Ⅶ、纤维蛋白原水平及抑制纤溶作用的纤溶酶原激活抑制物 1(PAI-1)水平皆有升高,提示血液处于高凝状态,增加血栓形成的危险;另一方面,血浆组织型纤溶酶原激活物(tPA)活性也有增高,提示凝血与抗凝系统达到新的平衡。有临床病例对照研究显示口服雌激素的患者相比于未使用激素和经皮使用的妇女,内源性凝血酶产生增加,出现高凝状态的风险增加,并与口服雌激素呈剂量依赖性。

口服或是经皮吸收的雌激素对于循环中的凝血参数的影响是不同的。根据病例对照研究的报道,不同来源的口服或是透皮吸收的雌激素,其引起深静脉血栓的相对危险度分别为 4.2($95\% CI = 1.5 \sim 11.6$) 和 0.9($95\% CI = 0.4 \sim 2.1$),主要由于雌激素口服给药途径可增加肝脏首过效应产生的黏附蛋白。这种现象在经皮吸收雌激素时是不会发生的,但是这还需要大量的 RCT 研究来证实。口服雌激素经过肝脏代谢主要中间产物是雌酮,它可能会影响机体的凝血功能。

4. 稳定或降低血压　有研究发现,雌激素通过降低血

管紧张素-1 受体的表达,抑制肾素-血管紧张素-醛固酮系统的活力,起到稳定血压的作用。雌激素能抑制内皮素的功能,有益于正常血压的维持。

5. 改善体脂分布 有学者认为性激素补充治疗能防止腹部脂肪的增加,从而减少 CHD 危险。动物模型发现,雄性小鼠比健康的年龄匹配的雌鼠更易发生肥胖,在切除卵巢后雌鼠的这一优势则会消失,但在加用雌激素后这一性别优势又会重新出现。在给予高热量饮食的小鼠中,雄性和切除卵巢的小鼠相比于正常小鼠和切除卵巢补充雌激素的小鼠,激素敏感性脂肪酶的 mRNA 表达水平下降,表明雌激素可能通过调节脂肪合成分解基因的表达调节体内脂肪的平衡。雄性小鼠和切除卵巢的雌鼠相比于正常小鼠和切除卵巢但加用雌激素的雌鼠,更容易积累脂肪和产生较大的脂肪细胞。脂肪细胞体积的增大可能会导致缺氧环境,使已出现的炎症环境恶化并放大脂肪细胞的氧化应激反应,引起活性氧的产生,最后导致 DNA 的损伤。用高脂饮食喂养小鼠,切除卵巢未用激素的小鼠有较高的甘油三酯水平和脂肪细胞产生的炎症标志物,如 CD68 和 TNFα等,加用雌激素后上述指标会下降。肥胖相关的炎症反应和胰岛素抵抗显著相关,卵巢切除的小鼠胰岛素抵抗的发生率升高,但是补充了雌激素又可恢复到与正常小鼠相当的水平。表明雌激素除了可以降低肥胖的发生,还可通过抑制脂肪细胞的氧化应激和炎症反应减少胰岛素抵抗的发生。

6. 改善代谢相关指标 对于围绝经期的妇女,体内雌激素水平的下降会导致总胆固醇、甘油三酯和低密度脂蛋白的增加,同时发生胰岛素抵抗和纤溶系统受损的风险也会增加。Korljan 等人提出在围绝经早期低剂量 HRT 可以改善上述代谢失衡,降低心血管事件的风险。一项 Meta 分析报道 HRT 可以降低中心性肥胖(6.8%)、胰岛素抵抗(12.9%)、新发糖尿病的风险($RR = 0.7; 95\%$ $CI = 0.6 \sim$ 0.9)。对于患有糖尿病的妇女,HRT 可以降低空腹血糖和 HOMA 指数。此外,HRT 还能降低低密度脂蛋白、脂蛋白 a、动脉平均血压、内皮细胞选择素和纤维蛋白原的水平。在发生肥胖、2 型糖尿病和冠心病时,由脂肪细胞产生的脂联素和瘦素等脂肪因子水平会下降。动物研究发现,切除卵巢的小鼠相比正常对照组小鼠的体重明显增加,但是加用了大剂量雌二醇的小鼠体重与正常对照组相当,可能原因是加用适量雌激素可使小鼠的瘦素水平和脂联素水平有所升高,从而影响脂肪的代谢。

7. 雌激素对心梗后心肌的保护作用 有报道提出发生心肌梗死后,接受激素补充疗法的妇女心衰和猝死的发生率较未使用激素的妇女低。心肌梗死后心肌纤维化是从心肌肥大到心力衰竭的开始,血管紧张素-2 和内皮素-1 可引起心肌纤维化和肥大。研究证明用血管紧张素刺激切除卵巢的小鼠,在 2 周后左心室明显肥大,在加用雌二醇后,51% 的小鼠心室肥大减缓甚至回复到基线水平。本研究提示雌二醇可强烈抑制血管紧张素灌注所致的心肌肥大及间质纤维化,进而抑制心肌梗死后心室肥大及重建,延缓心力衰竭的发生。雌激素对心血管的保护作用包括抑制动脉粥样硬化的形成和缺血再灌注对组织的损伤,尤其是发生在

心肌及大脑的缺血再灌注。心肌缺血再灌注会导致心肌细胞和血管内皮细胞的损伤,如脱落和坏死,使内皮细胞功能失调,同时降低冠脉血管内皮细胞 NO 的产生。在动物实验中,切除卵巢未补充雌激素的小鼠,缺血再灌注会造成内皮细胞损伤,但用雌激素治疗 2 周后,缺血再灌注对内皮细胞损伤发生明显改善,NO 水平也升高。同时相比于切除卵巢的雌鼠和雄性小鼠,缺血再灌注没有对未切除卵巢的小鼠的内皮细胞形成可检测到的损伤。该研究表明内源性和外源性的雌激素对血管内皮细胞都有很好的保护作用,尤其是发生缺血再灌注的心肌细胞。

三、临床研究的主要进展及 HRT 与心血管疾病的最新观点

1. HRT 与心血管疾病的一级预防和二级预防 20 世纪有两项大型的 HRT 与心血管疾病的一级预防的前瞻性研究,一项为 1976 ~ 2004 年的护士健康研究(The Nurses' Health Study,NHS),另一项为妇女健康启动(The Women's Health Initiative,WHI)。在 NHS 中发现绝经后妇女接受 HRT 与未接受 HRT 相比,冠心病的风险下降约 40%,校正年龄和心血管疾病主要危险因素后,仍发现 HRT 现用者,冠心病的相对危险度(RR)为 0.69(95% $CI = 0.52 \sim$ 0.71),使用短于 2 年者,冠心病的 RR 为 0.4(95% $CI = 0.21 \sim 0.80$),使用超过 10 年为 0.74(95% $CI = 0.59 \sim$ 0.91)。在 WHI 的 E+P 组女性 CVD 的总体 RR 值为 1.23,但只是显著表现在接受 HRT 的最初 2 年内(RR 值为 1.86,95% $CI = 1.15 \sim 2.45$),在随后的几年中,其发病风险无明显的变化。与 WHI 的研究对象相比,观察性研究的研究对象大多为年轻或处于绝经过渡期的女性。例如,在 NHS 研究中,研究对象的平均年龄为 30 ~ 55 岁,其中 80% 的女性的绝经年限为 2 ~ 3 年,而 WHI 的研究对象中,其平均年龄为 63 岁,大多数为绝经后 10 年的女性,因此研究存在明显的偏倚。

WHI 研究结果显示 CEE+P 使冠心病、卒中和静脉栓塞的风险显著增高,但经过进一步分析后发现,WHI 的设计存在严重缺陷,入组患者年龄偏大,未严格控制 HRT 的适应证,较多患者入组时已有基础心血管疾病。因此,目前已将 WHI 的循证医学级别降低,且不能用于评估 HRT 对心血管疾病的一级预防作用。近几年来在对 WHI 研究分层分析后显示,在小于 60 岁、最近绝经并无心血管疾病证据的女性中,使用 HRT 不会引起早期损害并能降低冠心病的发病率和死亡率。在年龄较大的女性中或是绝经超过 10 年的女性中使用 HRT,可能会增高冠脉疾病事件的风险,且主要是在使用的前两年。不建议 60 岁以上女性单纯为预防冠状动脉疾病而使用 HRT。

在 HRT 与心血管疾病的二级预防研究中,有 HERS 研究(The Heart and Estrogen/Progestin Replacement Study)、PHASE(The Papworth HRT Atherosclerosis Study Enquiry)、ERA 试验(The Estrogen Replacement in Atherosclorosis Trial)等,这些研究结果均否定了 HRT 对心血管疾病的二级预防作用。

2. 孕激素和心血管疾病 除子宫切除者以外,雌激素

补充治疗中为保护子宫内膜需加用孕激素,加用孕激素后亦同时部分抵消了雌激素对心血管系统的有利影响。醋酸甲羟孕酮(MPA)的长期使用可能会使总胆固醇和 LDL-C 的水平明显增高,虽然 HDL-C 的水平无明显降低,但是由于脂代谢的改变也可能会增加心血管病的风险。常用的19-去甲睾酮类使 HDL-C 和甘油三酯的水平下降,而天然孕酮和17-羟孕酮醋酸酯类对脂酶活性升高几乎无不利影响,增加了 HDL2 的代谢,使血浆 HDL2 和 HDL-C 水平下降时,对 LDL-C 却无影响。具有雄激素活性的孕激素,增加对胰岛素抵抗及心血管的不利影响。雄激素活性低的孕激素例如醋酸炔诺酮(norethindrone acetate)、地屈孕酮(dydrogesterone)不减弱雌激素加强胰岛素敏感性的益处,对心血管无不利作用。给药方式亦很重要,如口服孕激素18-甲基炔诺酮(norgestrel)对胰岛素抵抗有不利影响,而经皮给炔诺酮(norethindrone)仅有轻微或无不利影响。

一些随机病例对照试验和 Meta 分析都提出雌孕激素联用比单独使用雌激素更易发生静脉血栓,研究发现使用合成孕激素的妇女比使用天然孕酮的妇女凝血功能增强,如 MPA 和孕烷衍生物可能会加重静脉血栓形成的风险,微粉化孕酮可能相对较安全。观察研究提出微粉化孕酮和地屈孕酮可能较合成孕激素静脉血栓形成的风险低。Arias-Loza 等人发现醋酸甲羟孕酮可能会使发生心肌梗死后的心脏更易发展为慢性心衰。用切除卵巢的小鼠建立心肌梗死模型,8 周后单用雌激素的小鼠心室功能无明显变化,但是加用 MPA 后会加重左心室的重建和功能失调。主要是因为 MPA 可促进活性氧和 NADPH 的产生,加重心肌的氧化应激损伤,促进心肌肥大和心室重建。孕激素对心血管的作用一直存在争议,可能取决于孕激素的种类及剂量。另外,使用合成孕激素的妇女比使用天然孕酮的妇女凝血功能增强,静脉血栓的风险同雌激素的使用途径和孕激素的剂型有关。

3. HRT 与心血管疾病的最新观点　在 IMS 关于绝经后激素补充的最新推荐中指出:长时间的随机病例对照试验显示在绝经后妇女激素补充疗法不适于作为心血管疾病的一级和二级预防,激素治疗的指针主要是出现绝经症状。已有冠心病或者有高危因素的妇女在寻求激素治疗的时候应该首先评估个人发生乳腺癌、静脉血栓和冠心病复发的风险。力求短期小剂量使用性激素。有静脉血栓风险的个体推荐使用经皮雌激素。不同类型的孕激素对心血管的作用可能不同,观察研究提出微粉化孕酮和地屈孕酮可能较合成孕激素静脉血栓形成的风险低。天然孕激素或是某些孕激素除了在子宫内膜上预期的作用外,还有其他的优点,比如,有充足的证据说明屈螺酮的降血压作用。另外,就与雌激素长期联合应用时的代谢方面的副作用或相关的乳腺癌风险而言,孕激素可能也不尽相同。用于缓解泌尿生殖道萎缩的低剂量阴道雌激素治疗,可被全身吸收,但雌激素还达不到刺激内膜的水平,所以无需同时给予孕激素。直接经阴道或通过宫内系统给予孕激素,的确可以保护子宫内膜,并且和其他给药途径相比,较少引起全身的孕激素反应。

心血管疾病是绝经后女性发病和致死的主要原因。主要的一级预防措施(除了戒烟和饮食控制外)是减肥、降压、规律的运动、糖尿病和高血脂的防控。HRT 通过其改善血管功能、胆固醇水平、血糖代谢和血压的效果,而具有潜在的改善心血管疾病风险的作用。

从来自于实验室、动物实验、观察性研究和随机对照试验的证据显示,如果在近绝经且有症状的中年妇女中使用 HRT,会形成一个长期的对心血管有保护作用的"时间窗"或"潜力治疗窗"。HRT 可以改善胰岛素抵抗,降低糖尿病的风险,同时对心血管疾病的其他危险因素如血脂成分和代谢综合征有积极的影响。

在小于 60 岁、最近绝经并无心血管疾病证据的女性中,使用 HRT 不会引起早期损害并能降低冠心病的发病率和死亡率。年龄大于 60 岁女性的继续应用 HRT 治疗应在权衡所有风险及获益之后进行。年龄较大的女性中或是绝经超过 10 年的女性中使用 HRT,可能会增高冠脉疾病事件的风险,且主要是在使用的前两年。不建议 60 岁以上女性单纯为预防冠状动脉疾病而使用 HRT。同时,有冠脉疾病的老年妇女也不适宜开始常规的 HRT 治疗。

(谢梅青)

第七节　雌激素与阿尔茨海默病

阿尔茨海默病(Alzheimer disease,AD)是一种起病隐袭、病因未明的原发性、进行性发展的致死性神经退行性疾病,是早老性痴呆和老年性痴呆的统称。临床上以认知和记忆功能不断恶化、失语、失用、失认和执行功能障碍为特征,同时伴有精神行为异常和社会生活功能减退。根据疾病的发展和认知功能缺损的严重程度,可分为轻度、中度和重度。

人类已步入老龄化社会,目前,国内外的大部分研究报道 65 岁以上的老年人中 AD 的患病率为 2%~5%。女性 AD 的患病率高于男性,约为男性的 2~3 倍。AD 的患病率随年龄增长而增加,年龄每增长 5 年,患病率增加 1 倍,85 岁以上的人群中约 50% 患本病。据估计到 2050 年,西方国家 35% 的人口将超过 65 岁,AD 引起的认知障碍的患病率可达 10%。

AD 大脑的重量减轻和体积缩小,病理学主要表现为皮质弥漫性萎缩,沟回增宽,脑室扩大,额顶叶、颞叶皮层神经元细胞大量死亡脱失,并可见老年斑(senile plaque,SP)、神经元纤维缠结(neurofibral tangle,NFT)、淀粉样蛋白(β-amyloid protein,Aβ)沉积、颗粒空泡变性等病变。神经生化学方面表现为皮质和海马的胆碱乙酰基转移酶(ChAT)减少,乙酰胆碱含量显著减少,乙酰胆碱与近记忆密切相关,而记忆障碍是 AD 的主要临床表现;蓝斑神经元受损及去甲肾上腺素生成总量和再摄取量都有减少,与 AD 的情感症状有关;皮质和脑脊液中 5-羟色胺及其代谢产物浓度降低,5-羟色胺的改变可能与 AD 的非认知性精神症状如抑郁、攻击行为等有关。

AD 的病因未明,但目前对 AD 的致病基因研究取得了很大的进展,已发现三个常染色体显性遗传基因的突变可引起家族性 AD。21 号染色体的 APP 基因突变导致 Aβ 产生和 SP 形成。另外两个与家族性 AD 有关的是早老素 1 和早老素 2 基因（PS-1、PS-2）。PS-1 位于 14 号染色体，PS-2 位于 1 号染色体。早老素突变能增加 Aβ 的产生量，并增加神经元对代谢和氧化伤害的敏感性。载脂蛋白 E（APOE）基因是晚发型 AD 的重要危险基因。APOE 基因定位于 19 号染色体的 19q 13.2 位点，编码的 APOE 是一种与脂质转运有关的蛋白质，是低密度脂蛋白颗粒的组成成分之一。APOE 有三种常见亚型，即 E2、E3 和 E4，分别由三种复等位基因 ε2、ε3 和 ε4 编码。大量研究证实，APOEε4 等位基因的频率，在家族性和散发性 AD 中显著升高。家族性 AD 的 APOEε4 等位基因的频率最高，约为 50%，散发性 AD 的频率在 24% ~ 40% 之间。携带 APOEε4 等位基因使 AD 的风险增加而且使发病年龄提前。有学者研究 FSH 受体基因多态性及自然绝经年龄与 AD 发病的关系，指出 FSH 受体 AS/AS 基因型可能是 AD 发病的保护性因素，可能与 FSHR AS/AS 基因型者潜在生育能力下降，减少了妊娠对 AD 发病的不利影响有关。但目前暂无提示 FSHR 的基因型与 AD 患者认知功能状态、男性 AD 发病率有关。此外，研究指出自然绝经年龄与 AD 发病的年龄呈线性正相关。

有研究发现，大脑中表达的芳香化酶可促进雄激素转化为雌激素，绝经后女性大脑海马回芳香化酶的表达是上调的，但 AD 患者表现为下降。进一步研究发现，芳香化酶基因多态性对 AD 的风险有影响。

据报道，女性大约在 60 岁开始出现脑室扩张（脑萎缩的一种表现），晚于男性约 10 年。但之后女性脑室扩张加速，其速度明显高于男性，而且，绝经后脑容积下降与年龄有关，尤其是在与记忆相关的大脑区域表现较为明显，如海马和顶叶。对比长期使用雌激素补充治疗（ET）和未用药的绝经女性的脑部结构后发现，ET 者脑部记忆区容积大过未用药者，这说明雌激素可能对形成记忆的脑区有保护作用，绝经后雌激素缺乏与 AD 的发病相关。有学者通过对绝经后妇女脑部 sMRI 测量，显示雌激素可能通过影响大脑部分区域灰质和白质的分布密度、神经元细胞的区域保留，从而调整因年龄增长而引起的神经系统结构的改变，改善神经系统完整性。

一、雌激素对大脑结构及功能的影响

1. 雌激素对神经细胞的营养和保护作用　发生脑缺血时，脑组织中超氧阴离子等活性氧自由基明显升高，它们会损伤其周围的脂膜、DNA 和蛋白等细胞重要结构，促进神经元的凋亡。研究表明雌激素能抑制发生脑缺血后的海马 CA1 区超氧阴离子水平的升高，通过降低还原型辅酶Ⅱ（NADPH）氧化酶的活性，减少活性自由基的产生。雌激素与核内的受体结合后，可使抗凋亡基因 bcl-2 的表达增加，同时抑制促凋亡基因 BAD 的表达。研究发现雌激素能使因脑缺血快速活化的凋亡信号激酶 c-Jun 的活化减弱，减少促使神经变性的物质产生。在发生脑缺血和低血糖时，由于缺乏葡萄糖的能量供应，神经元会受到损伤，雌激素能降低缺糖神经元的凋亡率，同时发生低血糖的神经元雌激素受体的表达量也会增加。淀粉样蛋白的沉积会导致神经元纤维缠结和死亡，动物模型研究发现注射淀粉样蛋白前用雌激素预处理，可以减少胆碱能神经元的丢失和减轻神经纤维的退化。胎鼠海马、基底前脑、大脑皮层神经元的体外培养研究显示，小剂量结合雌激素能促进神经细胞轴突、树突的生长，突触的形成。雌激素抑制 ApoE 的生成，促使淀粉样前身蛋白（APP）产生可溶性 α 淀粉样蛋白增多，β 淀粉样蛋白的生成减少；雌激素具有抗纤维形成作用，即抑制 Aβ 纤维的形成及延长，并使已经形成的 Aβ 纤维不稳定；E 会加强大脑皮层起源的小胶质细胞对 Aβ 的摄取；雌激素还可通过上调神经节 SH-SY5Y 细胞脑啡肽酶（neprilysin）——重要的 Aβ 降解酶，促进 Aβ 的降解；对成年人损伤的脑细胞也有促进修复的作用。

2. 雌激素的扩血管作用　动物模型发现切除卵巢的小鼠脑动脉紧张性较高，且一氧化氮（NO）的表达水平也下降，补充雌二醇后 NO 介导的血管扩张可恢复到正常水平。雌激素可通过直接调节基因转录和非基因调控的方式增加内皮细胞一氧化氮合酶（eNOS）的活性，雌二醇可以增加脑动脉血管内皮细胞中 eNOS mRNA 和蛋白的水平。此外，在细胞膜的小凹中有雌激素受体，通过活化磷脂酰肌醇 3 激酶信号通路，增强 eNOS 活性使 NO 的产生增加。雌二醇除了可以促进 NO 的产生，还能加速环氧合酶-2 的产生，促进前列腺素 PGI2 的分泌，PGI2 具有强力抗血小板凝集作用和血管扩张作用。

3. 雌激素对多种神经递质的合成有促进作用　人脑海马区和皮层前叶与瞬时和工作记忆密切相关，富含雌激素受体。动物及体外模型的研究提示，雌激素可提升神经递质水平、促进神经元生长及神经突触形成、调节第二信使系统。有研究发现切除卵巢后的雌鼠，将会破坏海马中乙酰胆碱释放的节律和总量，但是补充雌二醇后，乙酰胆碱的释放可恢复正常。雌激素可参与大脑学习、记忆、情感的产生，研究发现切除了卵巢的小鼠比正常对照小鼠活动量明显减少，尤其在夜晚中。其中切除卵巢小鼠的杏仁核中 5-羟色胺和多巴胺水平也明显降低，表明雌激素对这两种递质的释放有调节作用。雌激素可能有抗抑郁焦虑作用，从而提高患者的积极性；如在绝经前后使用 ET，对记忆和 AD 起重要作用的多个神经递质系统会较活跃。

二、雌激素与阿尔茨海默病

1. 绝经与 Alzheimer 病　有报道老年妇女中本症的患病率为老年男性的 2 ~ 3 倍，调整妇女平均寿命长的因素后仍然高于男性。有心肌梗死史者患 AD 较多，且患 AD 者体型较瘦，较易于骨折。Lebrun CE 等报道，雌激素水平处于上 1/5 的妇女比处于下 1/5 的妇女发生认知功能受损的可能性小 40%。与健康对照相比，AD 女性血清及脑组织雌二醇水平均明显下降，Schonknecht P 报道 AD 妇女脑脊液雌二醇水平低于无 AD 妇女。这些现象提示雌激素缺乏可能增加 AD 的发病，而雌激素补充治疗（ERT）可能减少发病的危险性。流行病学调查提示 AD 的发病状况与年龄有关，而且有显著的性别差异，但即使排除了女性较为长寿的影响之后,女性的发病率仍高于男性。因此有学者认为是由于绝经后雌激素水平的改变,加之不同个体的遗传因素限制了雌激素对大脑的保护作用。

2. HRT 对 Alzheimer 病的影响

(1) HRT 与 AD 发病关系的流行病学研究:一个病例对照研究发现使用 HRT 的妇女比未使用的妇女发生 AD 的风险低($HR=0.59$,$95\%\ CI=0.36\sim0.96$)。在更年期初期开始使用 HRT 的妇女对于认知功能的保护有明显获益,研究发现对于使用 HRT 的妇女,其中 50～63 岁年龄段的妇女患 AD 的风险较未使用的妇女低($OR=0.35$,$95\%\ CI=0.19\sim0.66$),但是对于较高龄的妇女没有发现该作用。在绝经前期切除单侧或者双侧卵巢的妇女发生认知障碍或者痴呆的风险较正常妇女高($HR=1.46$,$95\%\ CI=1.13\sim1.90$),并且手术的时间越年轻风险越高。

(2) HRT 治疗 AD 患者的临床研究:已有临床研究证明给患 AD 的妇女使用 HRT,不能改善症状或减慢病情进展,64 岁以后开始 HRT 会增加 AD 的风险。2000 年 Mulnard RA 等报道美国 32 个中心 120 名轻度及中度 AD 患者的随机双盲对照研究(AD Cooperative Study)结果,应用结合雌激素 0.625mg/d、1.25mg/d 治疗 1 年,随诊 15 个月,与用安慰剂的 AD 患者比较,在临床总体印象变化评分、心境、认知功能(记忆、注意力、语言)、运动功能、日常生活能力等方面未显示有延缓疾病进展或改善症状的作用,甚至还有恶化病情的趋势。Honjo H 等人的临床研究显示单用结合马雌激素(CEE)治疗 AD 患者 3 周,认知评分有明显改善,但是从第 4 周开始如果加用醋酸甲羟孕酮或者炔诺酮则会使认知评分下降。

但是,也有 HRT 对 AD 有益的临床研究报告,一项研究报道对于患有轻至重度 AD 的妇女,雌激素治疗可以收到较好的疗效,治疗的第 3 周开始患者的认知功能有所提高,并且只要维持雌激素的治疗这种认知的改善也能保持,似乎 HRT 治疗的时间越长,对认知功能的改善越有效。Wharton 等人的病例对照研究发现,经皮雌二醇能有效改善患有 AD 的绝经后妇女的认知功能,如视觉记忆和语义记忆,同时视觉记忆改善的程度还同血浆雌二醇的水平呈正相关,表明短期使用雌二醇对患有 AD 的女性有积极作用。

(3) HRT 能否改善无 AD 老年妇女的认知功能:一项随机双盲安慰剂对照研究显示,180 位 45～55 岁的健康绝经后妇女口服 EE 0.625mg/d+MPA 2.5mg/d 4 个月,与安慰剂组比较,不能改善认知能力。有作者对激素治疗与妇女的认知功能进行了系统综述分析,指出在<65 岁的妇女(尤其是针对手术绝经的妇女)中单独使用雌激素,可能提高其词语记忆能力。而对于>65 岁的妇女,未发现单独应用雌激素补充治疗对词语记忆能力存在有利或有害的影响。但是,无论对于<65 岁或>65 岁的妇女,联合使用 CEE/MPA 对词语记忆能力均可能存在负面的影响。WHIMS(Women's Health Initiative Memory Study,2003)进行了一项随机、双盲、安慰剂对照的多中心研究,对 4500 名 65～79 岁的妇女分别采用 CEE、CEE+MPA、安慰剂治疗,结果显示无论是单用雌激素或是联合使用 MPA,都不能明显改善研究人群的认知功能,且联合使用 CEE+MPA 存在增加痴呆发病的风险。但由于该研究的纳入人群年龄偏大,绝经相当长一段时间后才添加 HRT,且多中心的诊断、检测标准可能存在差异性,导致该研究的结论存在一定的局限性。上述各研究结果不一致的原因可能是多方面的,如例数少、研究人群不同、测试方法或 ERT 方案不同、追随期短、绝经年限短等。有越来越多的学者认为使用 ET 或 HRT 对绝经后女性认知功能的影响取决于开始用药的时间。如果在手术绝经后即开始或自然绝经后早期开始用药,则有保护作用,如在绝经后多年才开始用药,则没有保护作用,甚至会加重认知功能障碍。

(4) HRT 有无预防 AD 发病的作用:鉴于雌激素对神经细胞、脑血管结构、神经递质的有益作用,故有可能预防或延迟 AD 的发病。一项前瞻性研究发现绝经后早期即开始 ET 可以预防 AD,但在 60 岁后才开始用药则没有预防的作用;最近的一项研究发现 49 岁前行附件切除者将来发生 AD 的风险增加,但如果患者术后即开始 ET 到至少 50 岁,这个风险不复存在。说明 ET 预防 AD 也存在"治疗时间窗"。上述研究均不同程度地存在样本量小、用药时间短、研究设计缺陷等问题。在绝经过渡期或绝经后早期开始 HRT 对长期认知的影响还有待进一步研究。

(谢梅青)

第八节 绝经与情绪障碍

社会的进步及经济的发展给人们带来了工作机遇和生活享受,也带来了紧张和压力,并随之出现健康问题。人类寿命延长,老年保健和疾病治疗的要求日益突出。女性在绝经过渡期,面临生理、心理和社会角色的巨大变化。生理上从育龄期向老年期过渡,卵巢功能由旺盛走向衰退,性激素逐渐缺乏,可能出现绝经症状以及骨质疏松、高脂血症、心血管疾病、阿尔茨海默病等一系列健康问题;心理上面临子女成家,家庭结构变化,或由于生育能力丧失、体形改变而失去自信;在工作岗位上,由于接近退休年龄,将由几十年来熟悉和繁忙的岗位回到赋闲的家庭生活,社会角色发生改变,若缺乏适应新情况、开拓新环境的勇气,可能出现明显的焦虑、抑郁情绪;随着年龄增长,上述老年疾病也日益增多,由此带来的心理压力不容忽视。绝经过渡期巨大的生理、心理和社会角色变化带来的情绪问题,反过来又可能加重家庭和社会负担。绝经引起的情绪问题已日益受到妇产科、精神科等领域的重视。进行合理的治疗,将明显改善此期妇女的生活质量,减轻社会和家庭的负担,为美好的晚年生活奠定坚实的基础。

一、精神障碍分类法

由于绝大多数精神障碍病因不明,其诊断主要依赖患者的自觉症状和医生的观察,体征和辅助检查方面极少有阳性发现,所以对疾病进行分类及对每一类障碍均各有其描述性定义及症状学标准、病程标准、严重程度标准和排除标准,使诊断更趋向一致,尤为重要。真正对精神障碍进行统一分类始于第二次世界大战后。1968 年 WHO 出版了

《国际疾病分类》第8版(ICD-8)。美国精神病学会出版了《精神障碍诊断和统计手册》第3版(DSM-Ⅲ)。1992年后WHO又先后出版了ICD-10和DSM-Ⅳ。

1981年我国正式公布了精神障碍分类法。1989年公布了《中国精神疾病分类与诊断标准》第2版(CCMD-2),广泛应用于国内临床与科研工作中。1995年出版了修订版CCMD-2-R。近年随着国际学术交流增加,国内疾病谱改变,我国进一步与国际疾病分类靠拢,2001年出版第3版《中国精神疾病分类与诊断标准》(CCMD-3)。

目前,大致按病因将精神障碍分成两大类:器质性(包括症状性)和功能性精神障碍。仅有少数精神障碍的病因已经阐明,如器质性精神障碍中的阿尔茨海默病、血管性痴呆以及在综合医院中常见的、由脑损害等躯体疾病所致的其他精神障碍(如肺脑综合征、肝脑综合征等)。在功能性精神障碍中,根据症状严重程度分为精神病(psychoses)和神经症(neuroses)。除此之外,功能性精神障碍还应包括与应激有关的精神障碍和儿童期的精神障碍。

更年期精神病(involutional psychosis)指更年期发病,具有一定临床特征的一组精神病。主要临床特征是:①更年期首次发病;②以情感忧郁、焦虑、紧张为主要症状,可有幻觉、疑病、虚无、自罪、被害、嫉妒等妄想;③多伴有失眠、躯体不适、自主神经功能紊乱症状,伴有内分泌,尤其是性腺功能减退及衰老的表现;④一般无智能障碍。1896年有学者提出了"更年期忧郁症"(involu-tional melancholia)的概念。1913年文献首次记载了更年期偏执状态。1968年ICD-8将更年期忧郁症列于"情感性精神病"章节,更年期偏执状态列于"偏执状态"章节。从1979年ICD-9开始取消了更年期精神病的分类。DSM-Ⅲ也无此疾病分类。

二、抑 郁 症

(一)综合医院患者的流行病学资料

抑郁是一种情绪障碍,据报道,超过60%的抑郁症患者首先就诊于综合医院。目前参与抑郁和焦虑障碍诊治的不仅是精神科和心理科医师,还包括全科、内科、妇产科、神经科等各个专业领域的临床医师。内外科病房中1/4 ~1/3的患者伴有抑郁或其他心理障碍。

有学者调查了美国佛罗里达某医院153名内科住院患者,发现22% ~23%的患者有抑郁症,男女比例基本相同,女性主要表现为躯体不适,而男性则为失望等情绪。还有学者调查了美国New Haven某医院15例内科住院患者,发现24%患者在初住院的1周内出现了抑郁症,随着住院时间延长又上升5%。其中,仅14%患者被诊断,9%患者接受了抗抑郁治疗,而53%被漏诊。总体而言,综合医院住院患者重症抑郁患病率约8%,抑郁性障碍患病率约15% ~16%。综合医院门诊,4.8% ~9.2%的就诊患者有重症抑郁,9% ~20%患者有各种抑郁症。史丽丽等调查发现综合医院门诊4个科室中神经科门诊就诊者的抑郁或焦虑障碍比例最高,其次是妇科、消化内科,心内科最少。

近来国外的研究提示妇产科就诊的患者精神障碍的患病率高达20% ~40%,其中重度抑郁为4% ~22%。目前我国尚缺乏关于妇女的抑郁症和焦虑症发病总体状况(年龄、职业等)的资料。李旭等在一项全国多中心、多学科门诊患者抑郁症/焦虑症患病率调查中发现,妇科门诊患者抑郁症患病率为11.35%;焦虑症的患病率为5.58%;抑郁症或(和)焦虑症的总患病率为14.62%。付艺等发现在北京海淀区综合医院妇科门诊,精神障碍总体患病率为38%,其中6%的患者符合不止一个诊断。最常见的诊断依次为抑郁障碍(8.76%)、躯体形式障碍(8.40%)、心境恶劣(7.64%)和焦虑障碍(7.38%)。

还有调查表明,65%的患者抑郁是躯体疾病的后果,21%的患者抑郁发生在躯体疾病之前,其余则仅有躯体症状,而无器质性病变。躯体疾病是老年患者发生抑郁最常见的诱发因素。肺癌、乳腺癌、前列腺癌、消化道癌、宫颈癌和胰腺癌均可伴发抑郁,比例为1.5% ~50%(平均22% ~24%),以胰腺癌伴发抑郁的比例最高(76%)。神经系统疾病,如卒中、帕金森病易伴发轻度或重度抑郁。心脏病患者中抑郁症也很常见,有时甚至会被长期漏诊或误诊。糖尿病患者抑郁患病率为21.8% ~60.8%。

以上结果提示,躯体疾病可诱发抑郁,抑郁也可诱发躯体疾病,另一些患者则是抑郁表现的躯体症状或躯体疾病以抑郁等精神症状表现出来。抑郁与躯体症状之间存在着互为因果、互相促进、互为表里的关系。

(二)抑郁症与绝经

据国外资料报道,妇女一生当中抑郁症的患病率为14% ~21%。几乎所有的流行病学资料均提示女性比男性更容易患抑郁症,其危险度为男性的2倍。出现这种差异的原因尚不清楚,有相当多的证据显示部分女性在其卵巢激素剧烈变化的几个阶段,如月经前后、服用避孕药前后、孕期、产后以及更年期常常表现出较大的情绪起伏。女性与男性不同的心理社会应激以及顺应性行为模式,也是造成这一现象的原因之一。但55岁后,男女两性抑郁症发病率无显著差异。

Gartrell对253名围绝经期和绝经后的妇女进行了调查,发现40%的妇女在绝经时经历了抑郁,其中仅8%接受了抗抑郁治疗,而46%接受了HRT治疗,提示多数妇女把更年期的情绪问题归结为绝经所致。Borissova调查了322名绝经后妇女,并以295名非绝经的妇女作对照,结果提示绝经后妇女的抑郁和性生活障碍问题突出,20%抑郁,50%焦虑,13%自我评价非常低;这些症状与经济收入、婚姻是否稳定、是否绝经和是否采取HRT密切相关。Bosworth对581名45 ~54岁的妇女进行了调查,28.9%的妇女有抑郁症状,该症状与缺乏运动、收入低、服用口服避孕药、绝经症状(睡眠障碍、情绪波动、记忆力下降等)有关,与月经状况无关。Avis对2565名45 ~55岁的妇女进行了5年的随访,发现绝经期长于27周的妇女,患抑郁症的危险增加。

不少妇女在绝经前数年就已经出现轻微的情绪障碍。多半周期性地出现在月经来潮前数天,而在月经来潮后自然缓解,即"经前综合征"。通过大量调查显示,妇女在经前或经期出现一种或数种情绪症状者占50% ~80%,20 ~30岁妇女可高达90%。Benedek等发现女性在月经来潮前比其他时期表现出更多的烦躁、易怒、恐惧和抑郁,并且对各种刺激更加敏感。这些患者围绝经期抑郁症的发病危险可能增加。

Bennett 等在一个回顾性研究中发现孕早期、中期、晚期抑郁症的发病率分别为 7.4%、12.8%、12.0%。张荣莲等报道产后抑郁症的发病率为 11.38% ～ 13.50%。据欧美等国学者统计,在围绝经期妇女中,50%～60% 有轻度抑郁。在我国,北京和上海的两项调查表明围绝经期情感障碍的发病率分别为 46.04% 和 30.3%。郁琦等对北京的一项调查表明围绝经期及绝经期抑郁症的发病率为 23.9%。

Freeman 针对正常女性 8 年的队列研究发现,绝经过渡期 50% 女性出现抑郁症状,26% 达到诊断标准。围绝经期抑郁症发生率是绝经前期的 4 倍。围绝经期诊断抑郁症是绝经前期的 2.5 倍。女性罹患抑郁症的终生患病率中,围绝经晚期是育龄期的 14 倍,是围绝经早期的 3 倍。

（三）病因及发病机制

围绝经期抑郁症病因的研究,尚存在争议,可能是生物、心理和社会因素相互作用的结果。虽然围绝经期妇女面临潜在生殖内分泌变化,但部分妇女只有当某些心理、社会易感因素存在时,才会出现精神情绪症状。一项以我国台湾女性为对象的研究显示,外向性的女性,其中枢神经递质水平较低,围绝经期抑郁发生的可能性较小,提示性格在围绝经期女性是否发生抑郁中起了重要作用。也有研究认为围绝经期抑郁症与激素水平、抑郁史、严重经前期综合征或经前忧虑症史、睡眠障碍、潮热以及健康问题、不充分的社会支持、婚姻、性问题和其他压力事件(例如,离婚,配偶去世、子女离开家)等密切相关。

目前众多研究表明,妇女抑郁症患病率与其内分泌变化及激素波动有非常密切的关系。临床研究表明,5-羟色胺再摄取抑制剂(selective serotonin reuptake inhibitors,SSRIs)与 5-羟色胺和去甲肾上腺素再摄取抑制剂(serotonin-norepinephrine reuptake inhibitors,SNRIs)类药物在抑郁症治疗中效果明显。这两类药物广泛使用并取得了良好疗效,也是对上述机制的一种佐证。这两类药物都是通过抑制 5-羟色胺或去甲肾上腺素的再摄取,提高了 5-羟色胺或去甲肾上腺素在突触间隙的浓度而发挥作用。

在绝经期,中枢 5-羟色胺及去甲肾上腺素水平的变化有其独特性。雌激素可能是一种神经调节物质,可以通过影响基因表达,改变细胞膜受体、转运蛋白和各种酶,实现对细胞信号转导通路的调节。研究发现,雌激素可以调节 5-羟色胺和去甲肾上腺素系统,通过增加 5-羟色胺和去甲肾上腺素合成,减少降解,提高其在突触间隙的浓度。大脑皮层、下丘脑、海马、小脑扁桃体和前脑边缘系统分布着雌孕激素受体,通过上述途径,围绝经期雌激素水平的下降可以导致 5-羟色胺和去甲肾上腺素含量下降,从而使精神神经系统受到影响。

5-羟色胺又叫血清素(serotonin),是一种杂环胺,由 Ersparmer 和 Vialli 在 1937 年首次分离,与情绪、体温调控、疼痛、记忆、食欲、睡眠、性行为等诸多生理反应有关。哺乳动物除骨骼肌、外周神经和肾上腺外,其他器官组织几乎均含 5-羟色胺。人体内 5-羟色胺主要存在于胃肠道黏膜的嗜铬细胞,约占总量的 80%,其余的主要分布在血小板、松果体及脑部的 5-羟色胺能神经元。循环中的 5-羟色胺难

以透过血-脑屏障,故中枢和外周的 5-羟色胺水平并不相同,但外周 5-羟色胺水平能间接反映中枢 5-羟色胺浓度。血液中的色氨酸进入血-脑屏障,经过色氨酸羟化酶生成 5-羟色氨酸,再经脱羧生成 5-羟色胺(图 7-9-1)。

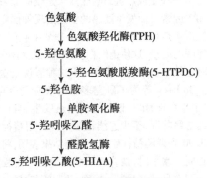

图 7-9-1　5-羟色胺合成和代谢

5-羟色胺代谢和雌激素存在相关性。女性血清 5-HT 水平随着雌激素水平的周期性波动而波动,手术绝经女性 5-羟色胺水平迅速下降为术前的 50%,使用激素补充治疗的女性体内 5-羟色胺水平可恢复正常,而 5-羟色胺主要代谢产物 5-羟吲哚乙酸(5-hydroxyindol acetic acid,5-HIAA) 在治疗后 28 天几乎翻倍,5-羟色胺生成过程中的关键酶——色氨酸羟化酶水平也有所增高,这些都说明雌激素可以影响 5-羟色胺代谢。

去甲肾上腺素和 5-羟色胺同样属于单胺类递质,在情绪障碍的发生中也起着至关重要的作用。去甲肾上腺素和 5-羟色胺之间也存在互相作用,并且雌激素代谢产物会抑制下丘脑去甲肾上腺素的分泌和释放。

在去除社会心理因素导致的发病因素外,产后抑郁症、围绝经期抑郁症、经前期紧张综合征、妊娠剧吐等均可以找到相关生物学的证据来表明体内性激素水平的波动会导致激素敏感女性的抑郁症发生。雌激素和中枢系统关系密切,现已在大脑皮层、下丘脑、海马、小脑扁桃体和前脑边缘系统发现雌激素受体;同时,雌激素可通过中枢神经递质受体的数目和敏感性,从而对神经系统造成影响,引发抑郁、焦虑等精神神经症状。Freeman 对社区的研究也发现,围绝经期促卵泡激素(FSH)水平迅速增加与抑郁症状风险的增加有关。另外,Bromberger 发现,较高睾酮水平可能影响更年期的抑郁症状,而这种联系与绝经状态无关,成为了抑郁症状的独立预测因素。而性激素的治疗对抑郁或焦虑的缓解作用也从反面证明了这个观点。

此外,有研究认为,情绪异常与血管舒缩症状和睡眠障碍存在多米诺效应。超过 1/3 的围绝经期有血管舒缩症状的女性有抑郁症状。Joffe 的研究发现围绝经期有血管舒缩症状的妇女患抑郁症的风险比没有血管舒缩症状的高 4 倍。对于上述现象的原因分析,有一种理论认为潮热症状影响女性的夜间睡眠,而睡眠问题进一步影响情绪。众多研究显示围绝经期女性存在睡眠问题,墨尔本女性中年健康项目(Melbourne Womens Midlife Health Project,MWMHP) 的研究结果显示,围绝经期早期和晚期女性发生睡眠困难的概率分别为 32% 和 38%,绝经后 1 年和 2 年时这一数字

分别为38%和43%;而SWAN以12 603名40~55岁女性为调查对象的研究结果显示,围绝经期早期和晚期女性发生睡眠困难的概率分别为39.6%和45.5%,绝经后为43.2%。严重的潮热可将女性从睡眠中惊醒,研究显示,频率较高的中等程度或严重的潮热症状是夜间醒来次数增多的独立相关因素。而发生潮热的女性出现抑郁症状的概率更高。轻度潮热也许不能将女性从睡梦中唤醒,但足够影响她们睡眠的质量,这使她们在次日难以顺利处理事务,感受压力时也较难进行自我缓解。但这种假说成立与否仍存在争议。Burleson等为了研究多米诺效应是否存在,招募了55名中年女性,每日记录她们潮热发生、当日睡眠问题及次日的情绪状况,至少连续记录36周,用精神症状自评量表SCL-90来评测精神症状。研究结果表明,将最初的抑郁控制在同一水平时,血管舒缩状况可在一定程度上预测睡眠障碍和次日情绪状况。然而,比起潮热,睡眠障碍和次日情绪的相关性更大。但初始抑郁情绪的程度不同也给相关性带来了不同的影响,初始抑郁评分较低的人群对潮热更敏感。

(四)临床表现

抑郁是一种心境状态。抑郁心境常持续2周,并以早上最重为特征,白天逐渐减轻,到晚上最轻。抑郁症是以持续、显著的心境低落、缺乏愉快感和动力为主要特征的疾病。

1. 典型表现 抑郁表现在情绪、行为和躯体三个方面。情绪症状为显著的抑郁心境;丧失兴趣和愉快感;自信心下降或自卑;无价值感或内疚感;感到前途暗淡;出现自伤或自杀的观念或行为。行为症状为进食障碍、注意力难以集中。躯体症状为睡眠障碍;疲乏、精力下降、性欲减退等。

2. 躯体症状 研究发现抑郁症患者较多地表现出躯体症状(表7-9-7),可涉及全身各系统,如胃肠道症状(上腹胀满、恶心、便秘)、心血管症状(心慌、胸闷、期前收缩、心动过缓、心前区不适)、皮肤症状(脱发、皮肤瘙痒)以及运动迟缓等。症状多变,严重程度不一,常导致患者反复就诊,接受多项检查,而阴性的结果又驱使患者再次就诊和进一步检查。如此反复,极大地增加了家庭、社会和医疗负担。

表7-9-7 抑郁症患者伴发躯体症状的出现频率

躯体症状	出现频率	躯体症状	出现频率
睡眠障碍	98%	体重减轻	63%
疲乏	83%	头痛	42%
喉头及胸部紧缩感	75%	颈背部疼痛	42%
胃纳失常	71%	胃肠道症状	36%
便秘	67%	心血管症状	25%

3. 精神症状 抑郁症的患者可能出现幻觉或妄想。

4. 非典型症状 ①食欲增加或体重明显增加;②睡眠增加(至少增加2小时余);③四肢沉重或铅样感觉,有时持续数小时之久;④个性对人际交往中被拒绝特别敏感,以致使社交功能受损。一般来说,非典型症状常见于抑郁发病年龄较早者,并以女性更多见。

5. 心境恶劣(dysthymia) 是指症状较轻但持续长达数年之久。患者心境抑郁,缺乏兴趣、精力下降、社交退缩、注意力和记忆力下降,感到没有能力、自卑、内疚、易激惹、愤怒、绝望和无助等。心境恶劣的人群发病率为3%~5%。64岁以下的任何年龄段,女性心境恶劣发病率均高于男性。

(五)诊断和鉴别诊断

ICD-10和DSM-Ⅳ将抑郁症作为一个单列综合征。

1. 诊断标准 ICD-10的诊断标准为:

(1)抑郁症:基本症状:①几乎整天心境抑郁,几乎天天如此;②对日常活动缺乏兴趣或愉快感;③精力减退,易疲劳。附加症状:①缺乏自信性或自尊;②不合情理的自责;③反复出现自杀或想死的念头;④思维能力减退、注意力不集中;⑤精神运动性改变,激越或迟滞;⑥睡眠障碍;⑦食欲改变;⑧性欲明显减退。而且抑郁发作至少持续2周,不伴躁狂症状,并除外精神活性物质的诱因。抑郁症是一个连续谱,严重程度有所不同,轻度抑郁症的诊断标准是基本症状至少2条,附加症状至少3条;中度抑郁症的诊断标准是基本症状至少2条,附加症状至少4条;重度抑郁症的诊断标准是基本症状3条均符合,附加症状5条甚至更多。

如果器质性因素导致了抑郁的发生,例如感染性疾病、使用药物或甲状腺功能减退,就不能诊断为抑郁症。因此,有抑郁发作的患者需作必要的实验室检查以排除器质性因素。

(2)内源性抑郁症:ICD-10将抑郁症伴有的躯体症状统称为"躯体综合征",而DSM-Ⅳ将其定义为"内源性抑郁症"或"生物学性抑郁"等。其诊断标准是符合抑郁症的标准且有躯体症状,核心表现是明显的身体活动或慢或易激惹,持久地没有愉快感,他人很难使患者高兴起来。

(3)心境恶劣:表现为:①食欲减退或亢进;②失眠或睡眠过多;③精力低下或疲劳;④自我评价低;⑤注意力下降或犹豫不决;⑥绝望感。每天大部分时间均有抑郁情绪,且至少持续2年(青少年至少持续1年)。DSM-Ⅳ还要求:①抑郁症状至少持续2年,在这2年里,如果有正常心境间歇期,则间歇期不长于几星期;②无轻躁狂发作;③两年内抑郁的严重程度或病程,达不到或很少能达到"复发性轻度抑郁症"的诊断标准,方可诊断为心境恶劣。

2. 鉴别诊断

(1)过度悲伤:ICD-10建议对于那些丧失亲人后持续6个月或更长时间仍有较强烈的、异常过度悲伤情绪者,诊断为"适应障碍"的一个亚型。DSM-Ⅳ则建议将丧失亲人后2个月仍持续存在典型抑郁症状者,予以"重症抑郁症"诊断。

(2)焦虑:相当部分抑郁症患者同时表现焦虑症状,有时难与焦虑障碍区分。通常,抑郁症患者和焦虑障碍患者都可以出现各种自主神经功能方面的症状,如心悸、失眠、担忧等。但焦虑障碍患者可能交感神经系统亢进的表现更多,而抑郁症患者可能更多有自我评价过低或消极的观念(表7-9-8)。

表7-9-8 抑郁症与焦虑障碍的比较

项目	抑郁	焦虑
过分担忧或自责	++	++
紧张不安或烦躁	++	++
失眠或易疲劳	++	++
自主神经活动增强	-/+	++
敏感、小心	-/+	++
兴趣减退	++	-/+
消极、自杀企图	++	-/+

有时,临床上确实很难鉴别抑郁或是焦虑。通过详细询问病史,了解患者的原发症状和核心症状,将有帮助。如果确实很难区分时,原则上优先考虑诊断为抑郁症(图7-9-2)。

从图中可以看出,正常与诊断抑郁障碍或焦虑障碍之间,有因为症状严重影响患者活动但达不到疾病诊断标准的区域。抑郁与焦虑症状可以共存,在焦虑和抑郁症状严重达到诊断标准时,可以同时诊断两种疾病。

(3) 精神分裂症、分裂情感性障碍:抑郁患者在无抑郁时不会有精神病性症状。

(4) 双相情感障碍:包括抑郁和躁狂发作。

(5) 痴呆:如果患者年龄大于65岁,临床出现抑郁症状,需与痴呆相鉴别。

(六)对抑郁症的识别

临床工作中,非精神科医生仅能识别出很少比例的心理疾病患者。一项对美国华盛顿州526例内科门诊患者的调查发现,内科医师对抑郁症的漏诊率为57%。WHO多中心合作研究资料显示,15个不同国家或地区内科医师对

抑郁症的平均识别率为55.6%。我国上海的调查发现,内科医师对心理和精神障碍的识别率仅为21%,远远低于国外水平。

1. 未被识别的原因 在综合医院或基层医疗保健门诊中,绝大多数的抑郁症患者主诉是躯体某部位的不适或某一系统的症状,医师很容易就事论事推测患者患了某种躯体疾病,给予相应的检查或治疗。再者,由于日常门诊工作任务繁重,故对每例患者询问和检查时间非常有限,以致很少有时间去主动询问患者的情绪及心理问题。另外,由于抑郁症和躯体疾病常常互为因果、互为表里,临床医生在诊断疾病常常重视躯体不适,尽量按单一疾病解释患者的表现并予以处理,这样就非常容易忽视抑郁症的存在和治疗。非精神科医生在临床工作中也极少应用精神障碍的检查和评价方法来了解患者的情绪问题,加上经验不足以致未能识别出抑郁症。

2. 抑郁症的识别方法 抑郁症的临床诊断关键在于详细询问病史,了解患者的心理活动和生活经历、工作和家庭生活情况,仔细观察患者的情感反应和行为表现,然后进行综合分析。

(1) 临床工作中,可从下列几方面进行症状询问;同时,注意观察患者的言谈举止和面部表情,用心觉察患者内心的情感活动。

1) 你比平时早醒2小时,甚至更长时间吗?

2) 2周来,你的情绪(精神状态)如何?

3) 你感觉自己和以前有什么不一样?

4) 你有过不想活的念头吗?

(2) 抑郁症的客观评定量表

1) Zung抑郁自评量表(SDS)是一个20项问题的测评(表7-9-9)。该量表通过20项问题的询问将抑郁症的主要临床症状给予量化评分,间接反映患者的情绪状态,以初步判断患者是否有抑郁症状。注意抑郁症状应是至少持续两周的情绪低落,而不要将正常人3~5日的情绪波动归结为抑郁症状。评分的等级是1~4分,是指在过去两周内没有

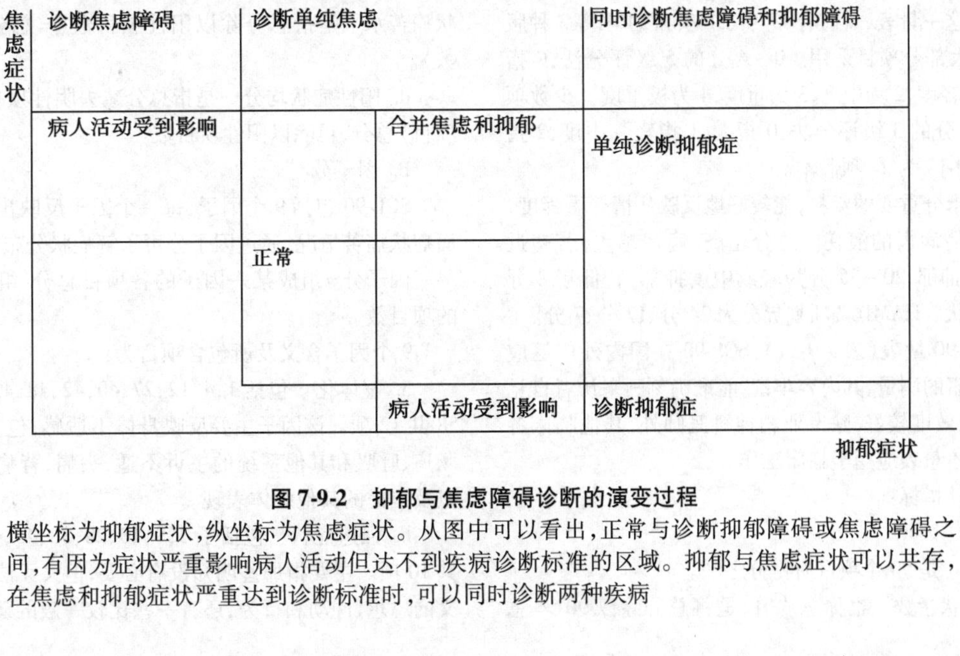

焦虑症状	诊断焦虑障碍	诊断单纯焦虑	同时诊断焦虑障碍和抑郁障碍
	病人活动受到影响	合并焦虑和抑郁	单纯诊断抑郁症
		正常	
		病人活动受到影响 诊断抑郁症	

抑郁症状

图7-9-2 抑郁与焦虑障碍诊断的演变过程

横坐标为抑郁症状,纵坐标为焦虑症状。从图中可以看出,正常与诊断抑郁障碍或焦虑障碍之间,有因为症状严重影响病人活动但达不到疾病诊断标准的区域。抑郁与焦虑症状可以共存,在焦虑和抑郁症状严重达到诊断标准时,可以同时诊断两种疾病

或很少时间(1分)、少部分时间(3~5日,2分)、相当多时间(6~10日,3分)、绝大部分或全部时间(11~14日,4分)出现了问题涉及的症状。考虑到问卷评定的主观性以及患者会不假思索地随意回答,部分问题以反向提问的方式,即直接问兴趣、感受和想法,而不是抑郁的症状。一般来说,总分大于40分以上者应考虑有抑郁症状存在;分数越高,提示抑郁症状越严重。不过,SDS的评分仅作为临床诊断的参考,最终诊断仍依赖于医师的临床检查。

表7-9-9　Zung量表

填表注意事项:下面有20条文字,请仔细阅读每一条,理解后根据您最近一星期的实际情况在适当的方格里画一个钩。

项　　目	没有或很少	少部分	相当多	绝大多数
1. 我觉得闷闷不乐,情绪低沉	1	2	3	4
2. 我觉得一天之中早晨最好	4	3	2	1
3. 我一阵阵哭出来或觉得想哭	1	2	3	4
4. 我晚上睡眠不好	1	2	3	4
5. 我吃的跟平常一样多	4	3	2	1
6. 我与异性接触时和以往一样感到快乐	4	3	2	1
7. 我发觉我的体重在下降	1	2	3	4
8. 我有便秘的苦恼	1	2	3	4
9. 我心跳比平常快	1	2	3	4
10. 我无缘无故的感到疲乏	1	2	3	4
11. 我的头脑跟平常一样清楚	4	3	2	1
12. 我觉得经常做的事情并没有困难	4	3	2	1
13. 我觉得不安而不能平静下来	1	2	3	4
14. 我对将来抱有希望	4	3	2	1
15. 我比平常容易生气激动	1	2	3	4
16. 我觉得做出决定是容易的	4	3	2	1
17. 我觉得自己是个有用的人,有人需要我	4	3	2	1
18. 我的生活过得很有意思	4	3	2	1
19. 我认为我死了别人会生活的好一些	1	2	3	4
20. 常感兴趣的事我仍然照样感兴趣	4	3	2	1

2) 汉密尔顿抑郁量表(Hamilton depression scale,HAMD):1960年Hamilton编制,是经典和被公认的抑郁评定量表。这一量表,目前有17项、21项和24项等3种版本。HAM1大部分项目采用0~4分的5级评分法,0指无症状,1为轻度,2为中度,3为重度,4为极重度。少数项目采用0~2分的3级评分法,0指无,1指轻~中度,2指重度。表7-9-10为24项版本。

总分是十分重要的资料,能较好地反映病情严重程度,并可用于评估病情的演变。总分越高,病情越重,若超过35分为严重抑郁,20~35分为轻或中度抑郁,若低于8分则无抑郁症状。HAMD17项划界分为24分、17分、7分。

3) SCL-90量表(表7-9-11):SCL-90在国内外广泛应用于心理健康的测量,其内容丰富,能准确刻画来访者自觉症状,信度及效度较好,除专业精神科医师外,其他临床各科也逐渐将该量表应用于临床工作。

分析统计指标:

A. 总分

a. 总分　是90个项目所得分之和。

b. 总症状指数　也称总均分,是将总分除以90(=总分÷90)。

c. 阳性项目数　是指评为1~4分的项目数,阳性症状痛苦水平是指总分除以阳性项目数(=总分÷阳性项目数)。

d. 阳性症状均分　是指总分减去阴性项目(评为0的项目)总分,再除以阳性项目数。

B. 因子分

SCL-90包括9个因子,每一个因子反映出患者的某方面症状痛苦情况,通过因子分可了解症状分布特点。

因子分=组成某一因子的各项目总分/组成某一因子的项目数

9个因子含义及所包含项目为:

a. 躯体化　包括1,4,12,27,40,42,48,49,52,53,56,58共12项。该因子主要反映身体不适感,包括心血管、胃肠道、呼吸和其他系统的主诉不适,头痛、背痛、肌肉酸痛,以及焦虑的其他躯体表现。

b. 强迫症状　包括了3,9,10,28,38,45,46,51,55,65共10项。主要指那些明知没有必要,但又无法摆脱的无意义的思想、冲动和行为,还有一些比较一般的认知障碍的行

表 7-9-10　汉密尔顿抑郁量表

圈出最适合病人情况的分数		圈出最适合病人情况的分数	
抑郁情绪	01234	性症状	012
有罪感	0123	疑病	01234
自杀	01234	体重减轻	012
入睡困难	012	自知力	02
睡眠不深	012	日夜变化 A 早	012
早醒	012	日夜变化 B 晚	012
工作和兴趣	01234	人格或现实解体	01234
阻滞	01234	偏执症状	01234
激越	01234	强迫症状	012
精神性焦虑	01234	能力减退感	01234
躯体性焦虑	01234	绝望感	01234
胃肠道症状	012	自卑感	01234
全身症状	012		

表 7-9-11　SCL-90 自评表

	0 没有	1 很轻	2 中等	3 偏重	4 严重

1. 头痛

2. 神经过敏,心中不踏实

3. 头脑中有不必要的想法或字句盘旋

4. 头昏或昏倒

5. 对偶异性的兴趣减退

6. 对旁人责备求全

7. 感到别人能控制您的思想

8. 责怪别人制造麻烦

9. 忘记性大

10. 担心自己的衣饰整齐及仪态的端庄

11. 容易烦恼和激动

12. 胸痛

13. 害怕空旷的场所或街道

14. 感到自己的精力下降,活动减慢

15. 想结束自己的生命

16. 听到旁人听不到的声音

17. 发抖

18. 感到大多数人都不可信任

19. 胃口不好

续表

	0 没有	1 很轻	2 中等	3 偏重	4 严重
20. 容易哭泣					
21. 同异性相处时感害羞不自在					
22. 感到受骗、中了圈套或有人想抓住您					
23. 无缘无故地感到害怕					
24. 自己不能控制地大发脾气					
25. 怕单独出门					
26. 经常责怪自己					
27. 腰痛					
28. 感到难以完成任务					
29. 感到孤独					
30. 感到苦闷					
31. 过分担忧					
32. 对事物不感兴趣					
33. 感到害怕					
34. 您的感情容易受到伤害					
35. 旁人能知道您的私下想法					
36. 感到别人不理解您不同情您					
37. 感到人们对您不友好，不喜欢您					
38. 做事必须做得很慢以保证做得正确					
39. 心跳得很厉害					
40. 恶心或胃部不舒服					
41. 感到比不上他人					
42. 肌肉酸痛					
43. 感到有人在监视您或谈论					
44. 难以入睡					
45. 做事必须反复检查					
46. 难以做出决定					
47. 怕乘电车、公共汽车、地铁或火车					
48. 呼吸有困难					
49. 一阵阵发冷或发热					
50. 因为感到害怕而避开某些东西、场合或活动					
51. 脑子变空了					
52. 身体发麻或刺痛					
53. 喉咙有梗塞感					
54. 感到前途没有希望					

	0 没有	1 很轻	2 中等	3 偏重	4 严重
55. 不能集中注意					
56. 感到身体的某一部分软弱无力					
57. 感到紧张或容易紧张					
58. 感到手或脚发重					
59. 想到死亡的事					
60. 吃得太多					
61. 当别人看着您或谈论您时感到不自在					
62. 有一些不属于您自己的想法					
63. 有想打人或伤害他人的冲动					
64. 醒得太早					
65. 必须反复洗手、点数目或触摸某些东西					
66. 睡得不稳不深					
67. 有想摔东西或破坏东西的冲动					
68. 有一些别人没有的想法或念头					
69. 感到对别人神经过敏					
70. 在商店或电影院等人多的地方感到不自在					
71. 感到任何事情都很困难					
72. 一阵阵恐惧或惊恐					
73. 感到在公共场合吃东西很不舒服					
74. 经常与人争论					
75. 单独一人时神经紧张					
76. 别人对您的成绩没有作出恰当的评价					
77. 即使和别人在一起也感到孤单					
78. 感到坐立不安心神不定					
79. 感到自己没有什么价值					
80. 感到熟悉的东西变得陌生或不像是真的					
81. 大叫或摔东西					
82. 害怕会在公共场合昏倒					
83. 感到别人想占您的便宜					
84. 为一些有关"性"的想法而很苦恼					
85. 您认为应该因为自己的过错而受到惩罚					
86. 感到要赶快把事情做完					
87. 感到自己的身体有严重问题					
88. 从未感到和其他人很亲近					
89. 感到自己有罪					
90. 感到自己的脑子有毛病					

注:0 没有——指您在最近一周内无此症状;1 很轻——指最近一周有 1~2 天有此症状;2 中等——指最近一周有 3~4 天有此症状;3 偏重——指在最近一周有 5~6 天有此症状;4 严重——指最近一周 7 天都出现此症状

为征象也在这一因子中反映。

　　c. 人际关系敏感　包括 6,21,34,36,37,41,61,69,73 共 9 项。主要指某些个人不自在与自卑感,特别是与其他人相比较时更加突出。在人际交往中的自卑感,心神不安,明显不自在,以及人际交流中的自我意识,消极的期待亦是这方面症状的典型原因。

　　d. 抑郁　包括 5,14,15,20,22,26,29,30,31,32,54,71,79 共 13 项。苦闷的情感与心境为代表性症状,还以生活兴趣的减退、动力缺乏、活力丧失等为特征。还反映失望、悲观以及与抑郁相联系的认知和躯体方面的感受,另外,还包括有关死亡的思想和自杀观念。

　　e. 焦虑　包括 2,17,23,33,39,57,72,78,80,86 共 10 项。一般指那些烦躁,坐立不安,神经过敏,紧张以及由此产生的躯体征象,如震颤等。测定游离不定的焦虑及惊恐发作是本因子的主要内容,还包括一项解体感受的项目。

　　f. 敌对　包括 11,24,63,67,74,81 共 6 项。主要从三方面来反映敌对的表现:思想、感情及行为。其项目包括厌烦的感觉,摔物,争论直到不可控制的脾气暴发等各方面。

　　g. 恐怖　包括 13,25,47,50,70,75,82 共 7 项。恐惧的对象包括出门旅行,空旷场地,人群或公共场所和交通工具。此外,还有反映社交恐怖的一些项目。

　　h. 偏执　包括 8,18,43,68,76,83 共 6 项。本因子是围绕偏执性思维的基本特征而制订:主要指投射性思维,敌对,猜疑,关系观念,妄想,被动体验和夸大等。

　　i. 精神病性　包括 7,16,35,62,77,84,85,87,88,90 共 10 项。反映各式各样的急性症状和行为,限定不严的精神病性过程的指征。此外,也可以反映精神病性行为的继发征兆和分裂性生活方式的指征。

　　此外还有 19,44,59,60,64,66,89 共 7 个项目未归入任何因子,反映睡眠及饮食情况,分析时将这 7 项作为附加项目或其他,作为第 10 个因子来处理,以便使各因子分之和等于总分。

　　各因子的因子分的计算方法是:各因子所有项目的分数之和除以因子项目数。例如强迫症状因子各项目的分数之和假设为 30,共有 10 个项目,所以因子分为 3。在 1～5 评分制中,粗略简单的判断方法是看因子分是否超过 3 分,若超过 3 分,即表明该因子的症状已达到中等以上严重程度。表 7-9-12 是正常成人 SCL-90 的因子分常模,如果因子分超过常模即为异常。

表 7-9-12　正常成人 SCL-90 的因子分常模

项目	X+SD
躯体化	1.37+0.48
敌对性	1.46+0.55
强迫	1.62+0.58
恐怖	1.23+0.41
人际关系	1.65+0.61
偏执	1.43+0.57
抑郁	1.5+0.59
精神病性	1.29+0.42

（七）抑郁症和更年期抑郁症的治疗

　　1. 抑郁症的治疗　主要包括生理治疗和（或）心理治疗两个方面。生理治疗包括精神药物治疗和电休克治疗。

　　（1）药物治疗:适应证是:①严重或复发的抑郁;②有躯体症状（内源性抑郁）或精神病症状的抑郁;③有自杀观念;④既往药物治疗有效;⑤有情感障碍家族史;⑥心理治疗无效。值得一提的是,即使没有上述指征,临床医生经过综合分析,判断患者处于抑郁状态,也可以推荐药物治疗。对多数患者而言,抗抑郁药是改善抑郁心境的首选治疗（表 7-9-13）。

表 7-9-13　临床常用抗抑郁药

药物名称	常用剂量（mg/d）
1. 三环或四环类抗抑郁药	
阿米替林（amitriptyline）	100～300
丙米嗪（imipramine,Tofranil）	100～300
氯丙嗪（chlorimipramine,安拿芬尼）	100～200
多塞平（dexepine）	100～300
2. 5-羟色胺再摄取抑制剂（SSRIs）	25～150
氟西汀（fluxetine,百优解）	20～60
帕罗西汀（paroxetine,赛乐特）	20～50
氟伏沙明（fluvoxamine,兰释）	500～300
舍曲林（sertraline,左洛复）	50～200
曲唑酮（trazodone,美舒郁）	50～600
3. 5-HT 和 NE 能类	
万拉发辛（venlafaxine）	75～375
米他扎平（mitrazapine,瑞美隆）	15～45
4. 单胺氧化酶抑制剂（MAOIs）	
苯乙肼（phenelzine）	15～90
吗氯贝胺（moclobemide）	150～600

　　SSRIs 类抗抑郁药应用于临床,开创了安全治疗抑郁症的新时代,与三环类（TCA）相比不良反应少,因不良反应而停药的几率低,对三环类药物治疗无效的抑郁障碍亦有效,急性过量服药对生命几乎没有威胁,而且多数患者无需加药。氟西汀是 SSRIs 中的一种,是中枢神经系统突触前 5-HT 释放后回收的强效抑制剂,与其他 SSRIs 药物相比,半衰期最长,达 4～6 天,食物不影响其吸收,经过肝脏代谢,肾脏排出。

　　由于抑郁症与 5-HT 能和 NE 能系统有关,所以又有新型的抗抑郁药面市,它通过 5-HT 能和 NE 能神经递质的双重作用,以"受体特异性"作用为基础,提高耐受性。米氮平（瑞美隆）是 NE 能和特异性 5-HT 能抗抑郁剂（NaS-SA）的一种。它通过阻断中枢 α_2-肾上腺素自受体和 α_2-肾上腺素异受体而增强 NE 能和 5-HT 能系统的神经传导。米氮平能加速 5-HT 能神经元胞体的放电,促进 5-HT 的释放,兴奋 5-HT$_1$ 受体,阻断 5-HT$_2$ 和 5-HT$_3$ 受体,基于特异性作用于受体的机制,故没有抗胆碱能、抗肾上腺素能及典型的 SSRIs 的副作用,并能改善睡眠和抗焦虑。米氮平应在睡前一次口服,有效剂量在 15～45mg 之间,病情完全缓解后仍然需要维持治疗 4～6 个月。

了解患者是否伴有躯体症状、精神病症状、非典型症状或季节性,有助于选择有效的治疗方法。应该特别提醒患者及其家属,服药 1～2 周后才会产生明显的疗效,最佳疗效要到服药后 4～8 周才能体现出来。由于初始服药 2 周药物尚未显效,患者心境仍然低落,但活动性却有提高,有自杀念头的患者更容易将自杀计划付诸于行动,因此危险性较高,应该加强监护。

抑郁症急性期需药物治疗 6～12 周,待症状缓解后巩固治疗 4～9 个月,然后维持治疗 1 年或更长时间。否则,抑郁症很容易复发。尽管药物治疗能够缓解抑郁症状,但几乎不能够预防复发。对有两次以上明显重症抑郁发作的患者,应鼓励服药数年,以预防复发。值得特别注意的是,通常抗抑郁治疗依从性不好,一些患者在症状好转后常常自行减量甚至停药。

(2) 心理治疗:适应证是:①既往心理治疗有效;②患者愿意接受,而且抑郁症状不严重,也无精神病性症状。经过培训的专业心理医师是进行心理治疗的最佳选择。

2. 更年期妇女抑郁症的治疗　HRT 可以改善由于血管舒缩症状所引起的轻度情绪问题,但有中、重度抑郁症的更年期妇女,单独 HRT 是不够的。如果情绪问题与血管舒缩症状无关,或 HRT 治疗后情绪问题仍然没有改善,或抑郁症状严重,则需要抗抑郁治疗。在 2001 年 Altshuler 在女性抑郁症治疗指南中指出,抗抑郁治疗是严重抑郁症的一线方法,同时采取其他辅助治疗措施。

(1) 性激素治疗:对于围绝经期抑郁症状,特别强调安全、有效的治疗方法。雌激素治疗可改善相关症状。雌激素通过改变神经递质中氨基酸的浓度影响脑的生物化学变化,从而改善精神症状。激素补充治疗(HT)是比较公认的并得到国内外研究者充分肯定的治疗方法之一。大多数临床试验显示雌激素治疗围绝经期抑郁症有积极作用。在 2006 年哈佛大学情绪周期的研究发现围绝经期激素补充治疗较少出现严重的抑郁症。Soares 的研究表明以雌激素为基础的治疗可能是改善围绝经期抑郁症或经前期抑郁症的有效治疗策略。围绝经期抑郁症,低剂量的雌激素可能会加强选择性 5-羟色胺再摄取抑制剂(SSRI)的疗效。

(2) 性激素和抗抑郁药联合应用:赖爱鸾等研究发现,对于围绝经期抑郁症轻、中度患者,抗抑郁药物或性激素治疗均可明显减轻抑郁症状。但对于重度患者,抗抑郁药物起效快,抑郁症状评分下降迅速,效果优于性激素治疗。故建议直接采用抗抑郁药治疗,或抗抑郁药与性激素联合使用,两者协同作用可取得较好的临床效果。

(3) 抗抑郁药的选择:目前常用的抗抑郁药——文拉法辛及其缓释制剂(怡诺思)是 5-羟色胺和去甲肾上腺素再摄取抑制剂(SNRI),作为一种全新的抗抑郁药,具有较低的激素依赖性,独特线性量效关系的抗抑郁、抗焦虑双重作用机制。在 75mg 时主要抑制 5-羟色胺的再摄取,150mg 时去甲肾上腺素和 5-羟色胺的双重机制就显著体现出来了。有报告指出文拉法辛治疗的缓解率(45%)显著高于 SSRI(35%)、安慰剂组(25%)。文拉法辛推荐的起始剂量

为 75mg/d,无效时可以增加到 150mg 或 225mg。因为文拉法辛和主要代谢产物到第 4 天达到稳态浓度,故调整剂量间隔时间不少于 4 天,每次增加 75mg/d。C. Iglesias García 的多中心研究表明,文拉法辛能够有效治疗更年期抑郁症患者的抑郁症状和血管舒缩症状,且不取决于绝经状态。

(4) 植物制剂:由于对激素及抗抑郁药物副作用的担忧,围绝经期妇女更倾向于天然的治疗方法——植物制剂。其中较有代表性的一类植物药就是黑升麻(升麻总皂苷),并且由于其疗效和安全性,近年来被视为激素治疗以外、缓解围绝经期相关症状的良好药物。

美国妇产科学院植物药品的使用指南中指出,黑升麻推荐应用于缓解睡眠障碍、情绪障碍等围绝经期相关症状,并且具有较好的安全性,可以连续使用 6 个月。

黑升麻是长年生植物,生长在北美,属于毛茛科。其叶片粗大,分三瓣,每瓣分三小叶,花朵色白。黑升麻的应用历史悠久,缓解绝经综合征症状的疗效肯定。多数黑升麻的研究是德国从 1940 年开始的。黑升麻根茎被德国 E 委员会(German commission E)批准为治疗经前期综合征和绝经综合征的自主神经症状的非处方药,并证实 40～200mg/d 的剂量可用于治疗绝经期症状,并至少使用 4～12 周起效。近年来对于黑升麻的药理作用以及作用机制的研究正在火热进行,但仍没得到统一的结论。但大量的试验结果已经证实了黑升麻不属于植物雌激素,不具有雌激素样作用,也不刺激雌激素依赖性的肿瘤增殖,所以适用于有激素使用禁忌证的人群。有德国学者指出,黑升麻是通过调节 5-HT 通路发挥其缓解症状的作用。由于 5-HT 与精神症状的密切关系,进一步提示了黑升麻在围绝经期精神症状治疗方面的巨大前景。

(八) 病程与预后

抑郁症的自然病程可以有多种结局。多数患者短期内出现症状,然后自然缓解。也有部分患者症状持续 6 个月以上,无助感和绝望逐步加重,并可能出现自杀念头。还有一部分患者,抑郁持续存在而造成慢性残疾。对于慢性、症状较重的患者,需要长期维持治疗。抑郁症又易于复发,长期的维持治疗尤为重要。如果给予恰当的治疗,绝大多数患者能完全恢复社会功能。

HRT 有效缓解更年期症状同样需要至少 4～6 个月的时间,所以建议有中、重度抑郁的更年期妇女在 HRT 同时加用抗抑郁治疗。

三、焦虑障碍

(一) 流行病学资料

在社区人群中,焦虑障碍是最常见的精神疾患之一。美国流行病学研究结果提示焦虑障碍的年患病率为 12.6%。美国同病率调查研究(National Comorbidity Survey)发现,焦虑障碍的终生患病率为 24.9%,年患病率为 17.2%。我国的文献提示,按 ICD-10 的诊断标准,综合医院内科住院患者焦虑障碍的患病率为 2.16%,内科医师对其识别率仅为 10.5%。

（二）焦虑障碍与绝经

Betti 调查了 88 名绝经期妇女,采用 STAI（State-Trait Anxiety Inventory）,SDS 量表评价其焦虑状态,发现个体差异大,而且正性生活经历与焦虑情绪密切相关,70% 的妇女出现记忆力下降。van der Feltz-Cornelis 发现 2 例潮热不能被 HRT 缓解的妇女,这 2 例妇女不断要求增加 HRT 剂量以缓解潮热,而事实上潮热是惊恐发作的表现。Toriizuka 的综述指出,35% 围绝经期和绝经早期的焦虑障碍妇女因为各种围绝经症状而求诊。

（三）病因

许多躯体疾病可以表现出焦虑症状,甚至以焦虑障碍为首发或主要症状,如心肌梗死、电解质紊乱等。焦虑障碍有遗传倾向,并出现一些生化、内分泌及神经解剖的异常,如肾上腺素和 NE 分泌增加、大脑蓝斑核神经活动异常和边缘叶结构异常;还有学者证实了惊恐障碍患者自主神经系统适应性差、交感神经活动增强的观点。

（四）临床表现与分类

1. **焦虑障碍的临床表现** 很丰富,体现在多个系统,症状多样,体征极少,见表 7-9-14。

2. **焦虑障碍的分类** 见表 7-9-15。

表 7-9-14 焦虑障碍的症状和体征

心血管系统	心悸、胸痛或胸部的紧缩感、心动过速
神经系统	神经质地哆嗦、肌肉紧张、颤抖、脸红、出汗、苍白
呼吸系统	呼吸困难、过度换气、气短
消化系统	食欲减退、口干、恶心、呕吐、腹泻、腹痛
生殖泌尿系统	性功能紊乱、尿频
其他	头昏、头晕、头痛、疲乏、衰弱、感觉异常

表 7-9-15 不同分类体系对焦虑障碍的分类

CCMD-2-R	DSM-IV	ICD-10
40.0 恐怖性神经症（恐怖症）	300.01 不伴场所恐怖的惊恐障碍	F40 恐怖性焦虑障碍
00 场所恐怖症	300.21 伴场所恐怖的惊恐障碍	.0 场所恐怖
01 社交恐怖症	300.22 场所恐怖,无惊恐障碍病史	.00 不伴惊恐障碍
02 物体恐怖症	300.29 特殊恐怖症	.01 伴惊恐障碍
08 其他恐怖症	300.23 社交恐怖症（社交焦虑障碍）	.1 社交恐怖
09 未特定的恐怖症	300.3 强迫症	.2 特定的（孤立的）恐怖:
40.1 焦虑性神经症（焦虑障碍）	309.81 创伤后应激障碍	.8 其他恐怖性焦虑障碍
10 惊恐障碍	308.3 急性应激障碍	.9 恐怖性焦虑障碍,未特定
11 广泛性焦虑	300.02 广泛性焦虑	F41 其他焦虑障碍
40.2 强迫性神经症（强迫症）	293.89 躯体情况（注明）所致焦虑障碍	.0 惊恐障碍［间歇发作性焦虑］
	300.00 焦虑障碍,未注明	.1 广泛性焦虑障碍
		.2 混合性焦虑和抑郁症
		.3 其他混合性焦虑障碍
		.8 其他特定的焦虑障碍
		.9 焦虑障碍,未特定

（五）诊断与鉴别诊断

1. 常见焦虑障碍的诊断标准

（1）惊恐障碍:在某一段特定时期内,突然发生强烈的担忧、害怕和恐惧,并常伴濒死感。发作时常出现呼吸困难、心悸、胸痛、胸闷、梗死感、窒息感、害怕即将发疯或失去控制等症状。

（2）广泛性焦虑:指在持续 3 个月（DSM-IV 为 6 个月）或更长时间的大多数日子里,出现下列症状和体征:运动性紧张增加,如疲乏、颤抖、坐立不安、肌肉紧张;自主神经系统兴奋,如呼吸急促、心率加快、口干、手冷、头昏,但无惊恐发作;警觉增高,如紧张感、易惊跳、注意缺损。

（3）社交焦虑障碍（社交恐怖症）:特征是暴露于某些类型的社交场合或工作情境时,会引发明显的焦虑,常常导致畏避行为。

2. 对焦虑情绪的临床评估

（1）汉密顿焦虑量表（Hamilton anxiety scale,HAMA）:由 Hamilton 于 1959 年编制。该量表是精神科临床常用量表之一,主要用于评定患者焦虑症状的严重程度。HAMA 所有项目采用 0~4 分的 5 级评分法,0 分为无症状,1 分为轻度,2 分中等,3 分严重,4 分极严重。该量表包括 14 个项目,见表 7-9-16。

HAMA 总分能较好地反映病情严重程度。如总分超过 29 分,为严重焦虑;超过 21 分,为明显焦虑;超过 14 分,肯定有焦虑;超过 7 分,可能有焦虑;如总分低于 6 分,则患者无焦虑症状。

（2）焦虑自评量表（self-rating anxiety scales SAS）:该量表由 Zung 于 1971 年编制。它主要用于评定焦虑患者的主观感受,见表 7-9-17。

表 7-9-16 汉密顿焦虑量表

	圈出最适合患者情况的分数		圈出最适合患者情况的分数
1. 焦虑心境	0 1 2 3 4	9. 心血管系统症状	0 1 2 3 4
2. 紧张	0 1 2 3 4	10. 呼吸系症状	0 1 2 3 4
3. 害怕	0 1 2 3 4	11. 胃肠道症状	0 1 2 3 4
4. 失眠	0 1 2 3 4	12. 生殖泌尿系症状	0 1 2 3 4
5. 记忆或注意障碍	0 1 2 3 4	13. 自主神经症状	0 1 2 3 4
6. 抑郁心境	0 1 2 3 4	14. 会谈时行为表现	0 1 2 3 4
7. 肌肉系统症状	0 1 2 3 4		总分:
8. 感觉系统症状	0 1 2 3 4		

表 7-9-17 焦虑自评量表

填表注意事项:下面有20条文字,请仔细阅读每一条,理解后根据您最近一星期的实际情况在适当的方格里画一个√,每一条文字后的四个格,表示:没有或很少时间;少部分时间;相当多时间;绝大部分或全部时间。

	没有或很少时间	小部分时间	相当多时间	绝大部分或全部时间	工作人员评定	
1. 我觉得比平常容易紧张和着急	□	□	□	□	1	□
2. 我无缘无故地感到害怕	□	□	□	□	2	□
3. 我容易心里烦乱或觉得惊恐	□	□	□	□	3	□
4. 我觉得我可能将要发疯	□	□	□	□	4	□
5. 我觉得一切都好,也不会发生不幸	□	□	□	□	5	□
6. 我手脚发抖打颤	□	□	□	□	6	□
7. 我因为头痛、头颈痛和背痛而苦恼	□	□	□	□	7	□
8. 我感觉容易衰弱和疲乏	□	□	□	□	8	□
9. 我觉得心平气和,并且容易安静坐着	□	□	□	□	9	□
10. 我觉得心跳得很快	□	□	□	□	10	□
11. 我因为一阵阵头晕而苦恼	□	□	□	□	11	□
12. 我有晕倒发作或觉得要晕倒似的	□	□	□	□	12	□
13. 我呼气吸气都感到很容易	□	□	□	□	13	□
14. 我手脚麻木和刺痛	□	□	□	□	14	□
15. 我因为胃痛和消化不良而苦恼	□	□	□	□	15	□
16. 我常常要小便	□	□	□	□	16	□
17. 我的手常常是干燥温暖的	□	□	□	□	17	□
18. 我脸红发烧	□	□	□	□	18	□
19. 我容易入睡,并且一夜睡得很好	□	□	□	□	19	□
20. 我做噩梦	□	□	□	□	20	□
				总粗分		□□
				标准分		□□

总粗分为各分值的总和,标准分为总粗分乘以 1.25 后取整。我国总粗分正常上限为 40 分,标准分为 50 分;而国外相应值为 30 分和 38 分。

（六）防治原则

焦虑障碍的治疗分为心理治疗、行为治疗和药物治疗三个方面。药物治疗如表 7-9-18 所示。

表 7-9-18　焦虑障碍的药物治疗

药物种类	首次日剂量	日剂量范围	主要限制
三环类(如氯丙咪嗪、丙咪嗪)	10 ~ 25mg	150 ~ 300mg	不良反应:口干、嗜睡、心血管反应、头晕、头痛
SSRI 类(如帕罗西汀、氟西汀、左洛复)	10 ~ 20mg	20 ~ 80mg	过敏反应,少见
苯二氮䓬类:			
地西泮	5mg bid 或 tid		镇静,戒断反应
阿普唑仑	0.4mg bid 或 tid		
氯硝西泮	2mg bid 或 tid		
丁螺环酮	5mg tid	15 ~ 60mg	起效较慢
β-受体阻滞剂:			
普萘洛尔	10 ~ 20mg tid	30 ~ 60mg	抑郁(仅维持使用)

四、躯体形式障碍

根据 WHO 的报告,全世界 50 亿人口的 1/10 有心理卫生问题,而各国非精神科医师对心理障碍的平均识别率仅 48.9%。由 WHO 组织、有 14 个国家参加、以 15 个城市为中心的全球合作研究项目"综合治疗机构中的心理障碍",其结果提示上海非精神科医师对心理障碍识别率仅为 15.6%。值得重视的是,有心理障碍患者前往综合医院就诊时,99.1% 的主诉是躯体不适,非常容易混淆非精神科医师的视线。这些患者反复陈述躯体不适症状,不断要求给予医学检查,所患的躯体疾病并不能解释患者反复叙述的症状性质和严重程度,客观上查不出任何阳性结果。尽管医师反复说明其症状并无躯体疾病的基础,或并非患有如此严重的疾病,仍不能减轻患者的忧虑和躯体症状。患者即使明白这些症状与其持续不愉快的生活事件、困难或冲突有密切关联,但拒绝承认自己存在心理问题。这就是躯体化表现的心理问题和精神障碍。目前,ICD-10 已将躯体化障碍(somatization disorder)、持续性疼痛障碍(continuous pain disorder)、躯体形式的自主神经功能紊乱(somatoform autonomic dysfunction)命名为躯体形式障碍。

（一）流行病资料

美国的资料表明,普通人群躯体化障碍的终生患病率为 0.13%。综合医院中 9% 的患者符合躯体形式障碍的诊断标准,而慢性疼痛患者中 12% 符合该疾病诊断标准。我国综合医院门诊患者躯体形式障碍的估计率为 18.2%。躯体形式障碍多见于女性,男女比例为 5:20。

（二）绝经与躯体形式障碍

绝经与躯体形式障碍之间似乎无明显、直接的关系,发生于围绝经期和绝经后的躯体形式障碍与该时期妇女的心理因素、社会地位和经济状况变化更为相关。Vanwesenbeek 调查了 4308 名绝经前、围绝经期和绝经后妇女,发现潮热、夜汗和性欲下降与绝经的状况最为相关,而围绝经期的其他症状则与社会心理因素更相关。Bono 调查了 99 名前来就诊的更年期妇女,发现 36 名妇女主诉肌肉疼痛、33 名主诉头痛,而且这些症状都影响了日常生活;肌肉疼痛、头痛与绝经时间、骨密度、体质指数无关,而与没有工作或收入低有关。有作者调查了 600 名年龄在 45 ~ 54 岁的妇女,发现 25% 的妇女出现了心脏症状,而潮热处于症状的第十位;围绝经期、切除子宫和刚刚采用 HRT 的妇女主诉的症状最多;无论是否绝经,有症状者精神健康指数明显低于无症状者。另有作者调查了 1171 名年龄在 45 ~ 52 岁之间的、正在工作的法国妇女,发现绝经者疼痛、睡眠障碍和精力减退明显多于未绝经者,以 Nottingham 健康量表所反映的生活质量评分低于未绝经者。

（三）病因

目前的研究认为,社会交流和情感交流以躯体症状表达出来,造成了躯体化障碍。一些研究认为:大脑皮质功能异常可能是躯体形式障碍的生物学基础。

（四）临床表现

涉及多个系统,而且症状反复出现,伴有焦虑或抑郁情绪。常见的症状有:

1. 胃肠道症状　恶心、呕吐、腹痛、腹泻、便秘。
2. 疼痛　胸痛、背痛、关节痛、排尿痛。
3. 转换性症状　吞咽困难、失音、失明、失聪。
4. 假性神经系统症状　癫痫样发作或抽搐、肌肉麻痹、皮肤感觉异常、头晕。
5. 生殖系统症状　痛经、月经不规则、月经过多。
6. 呼吸循环系统　胸闷、气短、心悸。

躯体形式的自主神经功能紊乱的主要症状突出体现在完全受自主神经支配的器官或系统上,即心血管系统、胃肠道系统等,但任何一种都不能提示这些系统或器官存在躯体疾病。症状通常分为两种类型,第一种类型的特点是以自主神经兴奋为表现,如心悸、出汗、脸红、颤抖等;第二种类型的特点是更具有个体特异性和主观性,而症状本身是非特异性的,如部位不定的疼痛、烧灼感、沉重感、紧束感或肿胀感等,患者坚持认为这些症状提示了相应器官或系统患了严重疾病。

(五)诊断标准(ICD-10)

1. 躯体化障碍的诊断

(1) 主诉:主诉多种多样,至少持续两年或更长时间,而且不能以任何能够检测到的躯体疾病予以解释,或已存在的躯体障碍不能解释症状的严重性、涉及范围、多变性、持续性以及所造成的社交功能减退。

(2) 患者的症状引起了严重的痛苦,并导致患者三次或更多次就诊,并进行各种检查。若这些症状不是持久的或令人痛苦的,则不属于躯体化障碍。

(3) 患者多次拒绝接受医师关于没有相应躯体疾病或者疾病程度没有患者述说那么严重的解释。

(4) 其他症状:必须伴有下述症状中六种或更多症状,而且症状发生至少涉及两个系统(表7-9-19)。

表7-9-19　躯体化障碍的症状

消化系统	腹痛
	恶心
	胀气
	口苦或舌苔厚
	呕吐或反胃
	肠蠕动亢进或减退或大便失禁
心血管系统	气喘但无呼吸困难
	胸痛
泌尿生殖系统	排尿疼痛或尿频
	外阴不适感
	阴道分泌物过多
皮肤或疼痛感	皮疹
	四肢痛、肢端痛、关节痛
	皮肤麻木不适感

2. 躯体形式的自主神经功能紊乱的诊断

(1) 持续存在神经系统兴奋的症状,如心悸、出汗、颤抖、脸红,使患者感到烦恼。

(2) 涉及心血管系统、消化系统、呼吸道系统或器官的主观主诉。

(3) 存在上述系统或器官可能患有严重疾病的先占观念(疑病观念),并由此产生痛苦,尽管医生反复解释也无济于事。

(4) 所述器官的结构和功能并无患有明显疾病证据。

(六)躯体形式障碍的治疗

1. 综合治疗策略　在询问病史时,临床医师应充分考虑到心理社会因素对患者的影响;要避免发生冲突或避免疏远患者。应该做必要的躯体检查,为临床处理提供更多的信息。

2. 医患关系　建立良好的医患关系有助于治疗疾病。

3. 药物治疗　对症处理,并适当采取新一代的抗抑郁药SSRI,应该能收到良好治疗效果。

五、睡眠障碍

睡眠是人的基本生理需要之一,人的一生有1/4~1/3的时间是在睡眠中度过的。睡眠可分为眼快动睡眠(rapid eye movement sleep,REM,也称为快波睡眠)和非眼快动睡眠(non rapid eye movement sleep,NREM,也称为慢波睡眠)两个不同的时相或状态。成人每隔90~120分钟会有两个时相睡眠周期有规律地交替出现,婴儿的周期间隔约为60分钟。成人每夜有4~6个睡眠周期。

人的心理状态对睡眠有着重要影响。情绪对睡眠的影响最大,心情紧张、压抑时睡眠需求减少,而且是产生失眠的主要原因。睡眠的质量也影响着人的社会、心理活动,经常失眠的人白天注意力不集中、记忆力下降、易激惹、情绪不稳定、思维迟钝。

(一)绝经与睡眠

女性的睡眠障碍多于男性,而且睡眠问题随年龄增长而日益突出。在绝经前后,女性的睡眠问题高于一生中其他任何时期。入睡困难、睡眠中断和疲乏是围绝经期妇女的常见主诉。Scoutellas调查了4023名年龄在50~64岁之间的妇女,发现73%的妇女经历或正有潮热症状,45%的妇女有睡眠问题,23%有其他症状。随着年龄增长,入睡困难、睡眠中断和慢波睡眠减少问题更为突出。围绝经期和绝经后女性的睡眠问题与雌激素缺乏部分相关。该时期的睡眠障碍是由于入睡困难、夜汗或睡眠呼吸暂停综合征而造成的。

睡眠呼吸暂停综合征随年龄增长而增加,但女性的患病危险低于男性。男性睡眠呼吸暂停综合征的危险因素是打鼾、肥胖、高血压;女性的危险因素并不突出,因为女性的睡眠呼吸暂停综合征常常被其他临床症状所掩盖,但若女性打鼾、肥胖、高血压、晨起头痛、白天睡眠过多,则应该警惕夜间发生睡眠呼吸暂停。

女性围绝经期的睡眠问题还导致情绪和其他健康问题。Baker的研究发现,围绝经期妇女的睡眠和情绪问题明显多于绝经前妇女,围绝经期妇女表现出入睡困难、易惊醒和睡眠减少;经统计分析,这些睡眠问题与情绪障碍密切相关,而在绝经前妇女无此相关性。Asplund调查了3669名年龄在40~64岁之间的妇女,发现夜尿次数增多与睡眠中断、年龄增长、绝经密切相关;夜尿3次或更多的妇女,白天睡眠时间是夜尿<2次妇女的3倍,就诊次数的2倍,服药次数的2.5倍。Couzi调查了320名年龄在40~65岁之间的乳腺癌妇女,发现65%有潮热、44%有夜汗、48%有阴道干燥、44%有睡眠障碍、44%感到抑郁。有作者以问卷方式调查了135名年龄在37~59岁的健康妇女,发现1/3自我感觉睡眠差,其中4/5有焦虑、肌肉骨骼疼痛、疲乏症状。

雌激素参与了生理功能的调节,如体温调节、昼夜节律调节和对应激的反应。HRT 中的雌激素可明显改善由于血管运动障碍而导致的睡眠障碍,孕激素可能改善上呼吸道梗阻的问题。Polo-Kantola 的研究发现,HRT 并不能减少绝经后妇女夜间周期性的肢体运动的频率和强度。

(二)诊断和鉴别诊断

睡眠障碍可分为失眠、睡眠过度、醒睡时间排列障碍和睡眠有关的功能障碍四类。睡眠障碍的诊断要点是入睡困难、睡眠不安或不深、睡后觉得不解乏、觉醒频繁或觉醒期延长。

睡眠障碍应与抑郁症、焦虑障碍相鉴别,还应考虑是否有酒精或物质滥用的因素、可能引起失眠的疾病(如心衰、肺部疾病、疼痛),可能引起失眠的药物(如类固醇、茶碱、某些抗抑郁药物)。

如果患者睡觉时鼾声很响,应该考虑睡眠呼吸暂停综合征。有些患者抱怨白天困倦而没有意识到夜间的觉醒。医生可从同眠者了解患者的睡眠情况。

(三)治疗

应让患者及其家属了解,在应激或患躯体疾病时出现睡眠障碍是暂时的,正常睡眠量的需求变异很大而且会随年龄增加而减少,改善睡眠习惯是治疗睡眠障碍的最好方法,担心睡眠困难会加重失眠,酒精可能有助于入睡但会导致睡眠不安或早醒,咖啡或茶等兴奋性饮料会引起或加重失眠。

围绝经期妇女睡眠障碍的生活建议是:①晚上放松心情,有助于入睡;②坚持在规律的时间就寝或起床,不要改变作息习惯或在周末睡懒觉;③即使前一晚睡眠很差,也要在规律的时间起床;④白天不要打盹,中午如睡眠不应超过半小时,否则可能影响当晚的睡眠;⑤减少或停止烟、酒、茶、咖啡的摄入;⑥白天锻炼能帮助夜间入睡,而夜间锻炼可导致失眠;⑦如果躺下 20 分钟内不能入睡,建议起床并在困倦时重新尝试睡眠。

药物治疗的建议是:①如潮热、夜汗导致入睡困难或睡眠中断,适当采取 HRT;②治疗导致失眠的躯体疾病;③间断使用催眠药物,如苯二氮草类,若连续使用 2 周以上则依赖的危险性明显增加,慢性失眠者应该尽量避免使用催眠药物。

(白文佩)

第九节　卵巢早衰

卵巢早衰(premature ovarian failure,POF)指女性在 40 岁之前发生卵巢功能衰竭,主要特征为连续 4 个月以上闭经、促卵泡激素(follicle stimulating hormone,FSH)升高和(或)雌激素(estrogen,E_2)水平的降低。1950 年首先由 Atria 描述,1967 年 Morraes-Ruehsen 和 Jones 定义为青春期后至 40 岁之间非生理性的闭经,伴有高促性腺激素和低性腺激素的特征,其病理基础为卵巢组织内卵泡几乎消耗殆尽,可表现为原发性或继发性闭经。广义上说应该包括 Turner 综合征、先天性性腺发育不全等疾病。卵巢早衰国内报道发病率约为 1%～3.8%,国外发病率约为 1% 左右,原发性闭经患者中有 10%～28% 是 POF,继发性闭经患者

中有 4%～18% 为 POF;在不孕症临床患者中,POF 的发病率还会更高些。

Kinch 等学者将卵巢早衰分成两种类型,即无卵泡型和有卵泡型,由此引出另一种临床综合征,即“卵巢抵抗综合征”(resistant ovary syndrome,ROS)。其病因尚不清楚,症状有闭经,但发育正常,促性腺激素升高。尽管组织学上发现卵巢内大量原始卵泡,但对内源性或外源性的促性腺激素的刺激均无反应,雌激素刺激后可能恢复排卵甚至妊娠。因此卵巢早衰的临床征象是多样的、程度不同并可有波动。卵巢早衰的后果一是丧失生殖功能;二是长期低雌激素状态引起的血管舒缩症状、心血管症状、精神神经症状、泌尿生殖道萎缩等症状。Welt 等学者提出 POF 概念存在局限性,无法体现疾病的进展性和多样性,仅代表卵巢功能的终末阶段。根据临床观察,不孕通常是 POF 患者的最早期的表现,后期则伴随着稀发排卵、月经不规律,最终发展为闭经,约 50% 的 POF 患者出现间歇性排卵现象,其中 5%～10% 患者在确诊多年后自然受孕。

一、病因学

近半个世纪来,随着对卵泡发生、发育、成熟及凋亡的分子遗传学研究的深入,人们对卵巢早衰的病因学有了更新的理解。已知卵巢早衰可由多种原因引起,例如遗传性、酶缺陷、医源性、免疫性以及感染因素等,但还有很多奥秘有待进一步研究。临床上只有少数病例能查出确切的病因。

(一)遗传学因素

卵巢早衰的发生有家族倾向,有阳性家族史者约为 10%(5%～37.5%),这些差别主要由于各研究对 POF 的定义不统一,或受试者的选择差异较大。已有研究证实有较多基因参与 POF 的发病,如 BMP15、FMR1、FMR2、LHR、FSHR、INHA、FOXL2、FOXO3、ERα、ERβ 及 CYP19A1 基因等。如果能在 POF 发病前预知其可能发病,可在发病前完成生育。

1. X 染色体异常和基因缺陷　通常认为女性的两条 X 染色体中,有一条处于“失活”状态,但 Turner 综合征患者证明女性卵巢发育需要两条 X 染色体同时存在,所谓“失活”的一条 X 染色体实际上仍然有基因逃避了失活,这些基因很可能是卵巢发育的候选基因。卵巢发育过程中,与 POF 有关的某些基因缺失或中断可能影响 X 染色体的失活过程,或阻碍了减数分裂中染色体的配对等,因而影响卵巢的发育。在所有性腺发育不良的患者中约 50% 的核型为 45,XO,25% 为 X 染色体嵌合型或结构异常;对 45,XO/46,XX/47,XXX 等嵌合型引起卵巢功能衰竭的研究中推测,适当的 X 染色体总数量与卵巢功能之间存在相关关系。根据对卵巢早衰患者 X 染色体长臂缺失或易位的研究,Sarto 等提出 X 染色体长臂 Xq21～Xq25 区域对卵巢功能至关重要;Krauss 等将其中 Xq26～Xq27 定义为 POF1 基因,Powell 等将 Xq13～Xq21 定义为 POF2 基因,这两段基因或染色体末端的缺失,造成不同程度的卵巢衰竭的表现型。Sala 等将 Xq21 区域的与 11 个断裂点有关的 15Mb 的片段进行分析,鉴别出 8 个基因与卵巢功能有关。作者也

报告了 1 例 *POF2* 基因有断裂但卵巢功能正常的妇女,提示不是所有该区域的中断都引起 POF,而只有真正的 *POF* 基因中断才造成卵巢衰竭。关于研究 X 染色体上与卵巢早衰有关的候选基因有:

(1) *FMR1*(familiar mental retardation 1 gene)/*FRAXA*: *FMR1* 基因全长约 38kb,有 17 个外显子,定位于 Xq27.3,是伴发脆性 X 染色体综合征(fragile X syndrome)的卵巢早衰患者的前突变基因。*FMR1* 基因 5′端非翻译区具有三核苷酸 CGG 多态性重复序列,正常重复数目为 5~50,前突变为 50~200,延长为完全突变时为>200,这时 CGG 重复序列及相邻的 CpG 岛均发生了 DNA 甲基化,而甲基化 DNA 结合蛋白直接抑制了启动子,使 *FMR1* 基因不表达。*FMR1* 基因表达的缺失造成 X 脆性综合征的相关临床症状。Uzielli 等的研究显示 13%~25% 的脆性 X 染色体综合征妇女患有 POF,3%~15% 散发性 POF 的患者患有脆性 X 染色体综合征,患者基本为前突变基因携带者。然而也有一些患者没有 *FMR1* 基因的 CGG 重复序列的延长,但 *FMR1* 基因出现了点突变或缺失。根据家系观察发现重复序列的中度延长(前突变阶段)出现在配体卵子发生过程中,突变造成失活的染色体不能在卵细胞减数分裂前复活,从而显著减少卵细胞的数目。Murray 等学者筛查了 147 位 POF 患者,发现 4 例家族性和 2 例散发性病例具有 *FMR1* 基因的前突变,证明此突变与 POF 有显著相关性,影响了卵巢的发育与功能。在 POF 家族中进行 FRAXA 的筛查对于预测家族成员发生 POF 的危险性具有特别的意义。有研究报道与 POF 关系最密切的基因区域,分别是位于 X 染色体短臂的 Xq21.3~Xq27 区域和 Xq13.3~Xq21.1 区域。另有研究报道,X 染色体脱氧核糖核酸拷贝时数目改变也会导致 POF。

南京医科大学第一附属医院在 POF 发病机制的研究中,用荧光原位杂交(FISH)方法检测了卵巢早衰患者 X 染色体嵌合型,结果显示卵巢早衰患者的 45,X/46,XX 染色体嵌合型比率为 7.6%,显著高于对照者的 2.2%。

(2) *XIST*(X-inactivation-specific transcript):Brown 等的研究认为 *XIST* 是一个特异表达在失活 X 染色体上的基因,并被定位于 Xq13 上,认为这是一个与 X 染色体失活有关的区域。在正常人群中 X 染色体的失活是随机的,但是在有 POF 家族史的妇女中,则表现为失活方式的极端不平衡。Plenge 等报告了两个独立的 POF 家族中,有 9 位女性患者存在 *XIST* 最小启动子的突变,她们都表现出携带这种基因突变的 X 染色体优先失活现象,证明 *XIST* 表达异常与 X 染色体失活之间有相关性。人类 *XIST* 的突变可能导致对卵巢发育极其重要的单基因剂量不足,或造成减数分裂的失败,启动细胞程序性死亡,最终导致卵细胞的衰竭。南京医科大学第一附属医院通过文献检索进行了一项 X 染色体失活偏倚与 POF 发病相关性的 Meta 分析,结果显示两者并无明显相关性。

(3) *DIA*(diaphanous):*DIA* 基因是果蝇黑色素透明基因的人类同源体,定位于 Xq22 上。果蝇 Dia 突变型等位基因影响精子和卵子的发生而导致不育,在雌性中还可出现卵细胞分化的改变。人类 *DIA* 基因表达的蛋白是 FH1/FH2(forming homology)蛋白家族的第一个成员,这个家族与发育早期所必需的细胞极化、细胞分裂和肌动蛋白骨架调节的形态发生过程有关。Bione 等证明在一个 POF 家族里发现一例 X 染色体与 12 号染色体的平衡易位 t(X;12)(q21;p1.3),造成了 *DIA* 基因上存在断裂点,从而推测在人类 *DIA* 的突变可能影响卵细胞增殖的机制。

(4) 锌指蛋白(zinc finger protein,*ZFX*):*ZFX* 是 *ZFY* 的同源基因,定位于 Xp22.1~Xp21.3,在许多组织中都有表达,是身材矮小、卵巢功能早衰的候选基因。Schneider Gadicke 等的研究显示人类的 *ZFX* 逃脱了 X 染色体的失活;Luoh SW 对敲除了 *ZFX* 基因的雌性及雄性小鼠的研究显示,妊娠中期雌性小鼠胚胎卵巢中的原始生殖细胞数下降 50%,到出生时卵泡数目只有正常的 10%,表现出类似于人类 POF 的症状。Avey 和 Conway 的一项研究对 52 个有家族史或散发的 POF 女性进行了有关突变的筛查,发现有 3 例发生了 *ZFX* 的突变但未影响其翻译。因此,*ZFX* 基因的改变在某些妇女中可能导致 POF,但其确切的作用仍未知。

(5) *FMR2*(samiliar mental retardation 2 gene)/*FRAXE*: *FMR2* 基因在脑、胎盘及肺中高度表达,可与 DNA 结合并调节基因转录活性,与智力低下、肿瘤发生有关。Murray 等对 209 例 POF 患者进行了筛查发现 3 例有不多于 11 个重复序列的 *FRAXE* 等位基因增多,是由于与 *FRAXE* 有关的 *FMR2* 基因的缺失造成的。POF 人群中 *FMR2* 基因的缺失为 1.5%,明显高于正常人群中的 0.04%,因此认为 *FMR2* 的缺失影响了其自身或其相邻基因的表达,可能是 POF 发病的重要原因之一。

(6) 血管紧张素(angiotensin)Ⅱ型受体(AT2 receptor):血管紧张素Ⅱ是一种强血管收缩因子。已证实 AT2 受体在许多细胞系中可以诱导细胞凋亡。Tanaka 等报道 AT2 受体在人颗粒细胞及鼠的闭锁卵泡上大量表达,对 AT2 受体的刺激导致卵泡闭锁过程的启动。Katsuya 等克隆了 AT2 受体基因,在两个 POF 家族中发现了突变,推测是卵泡闭锁过早发生的原因之一,因而与 POF 的发生有关。

(7) *FSHPRH1*(FSH primary response rat homologue 1): Aittomaki 等学者于 1995 年、1996 年发现 FSH 受体基因的突变导致可遗传的低促性腺激素型的卵巢早衰,对携有此种突变的女性,行组织学研究显示有原始卵泡发育不全。然而,南京医科大学第一附属医院刘嘉茵等研究者,对散发或有家族史的 POF 女性患者的筛选研究未能确认 POF 患者 FSH 受体的缺失或突变,说明 FSH 受体的缺陷是 POF 的一个很罕见的病因,有可能 FSH 受体基因下游的某些基因参与了卵巢的发育。另外,人们发现小鼠一种富含亮氨基酸的原始反应基因 1(*LRPR1*),无论在体内或体外,当对睾丸行 FSH 刺激时其都会表现出翻译活性,而且 *LRPR1* mRNA 在卵巢中的表达先于 *FSHR* mRNA,提示可能 *LRPR1* 在卵巢的发育中不依赖 FSH 刺激。Roberts 等发现了一种人类的 *FSHPRH1* 基因,定位于 Xq22 上,它编码 756 个氨基酸,与小鼠的 *LRPR1* 基因在氨基酸的水平上有 72% 的一致性,与以往认为的卵巢发育的关键性区域相邻,因此被认为是与人类性腺功能失调相关的候选基因之一。

（8）*DFFRX*（drosophila fat facets related X-linked gene）：Jones 等 1996 年报道了一个人类成人睾丸表达的序列标签（EST）与果蝇的肥胖基因（*FAT*）同源，并且其相关序列分别位于 X 和 Y 染色体上。人类这条与 X 连锁的同源基因被称为 *DFFRX*，与 Y 连锁的同源基因被称为 *DFFRY*，后者的突变导致编码序列的移位与精子缺乏症有关。*DFFRX* 定位于 Xq11.4，逃脱了 X 染色体失活，同时表达于成人和胚胎组织，研究发现 *DFFRX* 恰好位于 Xq 的近端，正位于 Turner 综合征有关的主要区域。然而 James 等 1998 年的研究发现有 2 个病例一条 X 染色体的短臂缺失导致上面 *DFFRX* 丢失，但仍有正常卵巢功能，因此该基因对卵巢功能的影响尚待进一步证实。

（9）*SOX3*（SRY-related HMG-box）：Foster& Graves 1994 年确定 X 染色体上有男性性别决定基因 *SRY* 的同源序列 *SOX3*，而鼠和人的 *SOX3* 基因有 97.2% 的同源性，似乎提示它们分别负责不同性腺的发育，*SRY* 影响睾丸的发育，而 *SOX3* 影响卵巢的发育。Stevanovic 等 1993 年用体细胞杂交的方法发现 *SOX3* 基因定位于 Xq26～Xq27 上；Rousseau 等 1991 年的研究显示一个 *SOX3* 基因缺失的男性患者表现为原发性睾丸功能衰竭，但是此基因在 POF 中的具体作用仍有待确认。近几年与 POF 相关的基因方面的研究较多。有学者发现生长分化因子-9（growth differentiation factor 9，GDF-9）可调控激活信号转导通路的关键部分，增强细胞对激活素 A 的反应性，从而可增强激活素 A 诱导的抑制素 B 在人类颗粒细胞的产生。结论为 *GDF-9* 基因突变可造成始基卵泡募集障碍和卵泡闭锁速度加快，与 POF 发病有关。

2. 常染色体的异常和基因缺陷　常染色体的缺陷在 POF 中比较罕见。Uehar 等报道了 18 和 13 三体的 POF 病例；Amati 等报道了 2 个家系 3 号染色体（3q22～q23）区域的缺失与 I 型睑裂狭小（BPES）伴发卵巢早衰的关系。睑裂狭小综合征是一种常染色体显性遗传性疾病，对睑裂狭小综合征进行基因定位和致病基因突变分析，发现 *FOXL2* 基因是首位致病基因。*FOXL2* 基因不同的突变将引起两种不同的临床表现类型，其中 I 型患者表现为眼睑畸形伴女性患者卵巢功能早衰和不育。Aittomaki 等在一些芬兰家系的数例原发性闭经妇女中，鉴别出 2 号染色体（2p21）上 FSH 受体的第 7 个外显子上的基因点突变与卵巢的衰竭有关。Lactonico 等发现在男性性早熟的家系中的同样定位在 2p 上的 LH 受体基因发生突变，其中有 1 个女性家族成员表现为卵巢衰竭。

常染色体某些基因的突变也会造成 POF。基因组学研究表明，它们主要位于 5、14 和 18 染色体。突变主要包括与生殖有关的重要的酶变异而导致缺乏，如半乳糖血症及 17α 羟化酶缺乏均为此种变异。在 70%～80% 的半乳糖血症妇女中，由于半乳糖过多，影响生殖细胞向生殖嵴迁移，减少卵子数目，导致 POF。17α 羟化酶缺乏，雌激素合成障碍，可致原发闭经，部分虽有月经但卵泡闭锁加快，发生 POF。常染色体突变还包括生殖相关激素及其受体的变异，从而导致功能异常。有研究者发现，部分 POF 患者卵巢卵泡并未完全耗竭，但对内源性高促性腺激素缺乏反应，正是由于促卵泡激素（follicle-stimulating hormone，FSH）、促黄体生成激素（luteinizing hormone，LH）作用障碍所致。最新有研究报道，抑制素 α 基因的 G769A 突变可能与 POF 有关，可能源于它对脑垂体分泌 FSH 和配子发生的双重作用。Wang 等学者研究发现趋化因子 *CXCL12* 基因多态性与中国女性卵巢早衰易感性密切相关，提出 *CXCL12* 基因可能是参与卵巢早衰的一个新的候选基因。有研究利用单倍型和突变分析了中国特发性卵巢早衰女性的 *TGFBR3* 基因，结果显示 *TGFBR3* 基因的突变可能是特发性卵巢早衰形成的遗传学病因。最近有研究报道卵巢早衰患者的 *CD-KN1B* 基因序列中有潜在相关基因的新突变。此外，Wang 等学者的研究发现 *POU5F1* 基因可能是与卵巢早衰发生有关的新的候选基因。

性腺发育不良和卵巢早衰是研究卵巢决定基因理想的临床模型，目前调节生殖细胞迁移、卵原细胞增殖、启动减数分裂的机制尚不清楚。卵巢发育需要若干基因通过多种途径发挥作用并相互协调，不同基因的突变可能通过累积效应或级联反应导致卵巢功能的完全丧失，这些基因分布于 X 染色体和常染色体。一般认为卵巢早衰可能因为卵巢中初始卵细胞储备量的减少（如正常核型的先天性卵巢发育不良），或卵子凋亡和闭锁速度加快（如 Turner 综合征）。根据对卵巢早衰发生决定基因和染色体异常的大量研究，推测卵巢发生发育的决定基因的缺失和突变，是卵巢衰竭的主要原因。当达到一定数量的整条染色体丢失时，发生 Turner 综合征，当较多的卵巢发生基因丢失但染色体大体正常时，出现 46,XX 性腺发育不良；当少量或关键基因丢失时，患者出现不同程度的卵巢衰竭症状。目前，我们对这些基因的认识还远远不够，许多通过动物模型发现的候选基因在人体中的作用还未得到证实，有待于进一步研究。

（二）免疫学因素

约 5%～30% 的卵巢早衰患者合并其他自身免疫性疾病，以桥本甲状腺炎最常见，其次为 Addison 病、类风湿关节炎、系统性红斑狼疮、重症肌无力等疾病。POF 常被认为是全身多腺体综合征的一部分，自身免疫性疾病可能发生在 POF 症状出现之前。卵巢的自身免疫现象可能是无卵泡型、有卵泡型卵巢早衰的原因之一。最早发现 POF 与自身免疫性疾病有关是来自其与 Addison 病的关系。Addison 病是一种罕见的肾上腺功能低下的自身免疫性疾病，常常伴发多腺体自身免疫病（APGS）。APGS I 型多见于儿童，表现为黏膜的白色念珠菌病、甲状旁腺功能低下，以及 Addison 病；APGS II 临床表现为肾上腺功能衰竭伴甲状腺功能减退的特征，主要累及中年患者并且女性居多，有 25% 的女性患者表现为闭经，约 10% 为典型的卵巢早衰。

涉及这类自身免疫性疾病的抗体有两个，一种对肾上腺胞浆特异性抗体 Cy-Ad-Abs，另一种是针对卵巢、睾丸和胎盘细胞质内类固醇细胞的胞浆抗原起反应的 St-C-Abs。St-C-Abs 是一种可与卵巢门细胞结合的 IgG，可能因此阻断门细胞发育分化成颗粒细胞、卵泡膜细胞、黄体细胞等，几乎所有原发性闭经伴 Addison 病的患者和 60% 的继发性闭经伴 Addison 病患者的 St-C-Abs 均呈阳性。在 Addison 病伴有 St-C-Abs 阳性中,约 40% 的妇女会发生卵巢衰竭,两种抗体常常可伴行存在,60%~80% 的 APGS I 型患者和 25%~40% 的 APGS II 型患者的 St-C-Abs 阳性,提示可能在 APGS I 型患者中 St-C-Abs 的存在是发生肾上腺和性腺衰竭的危险信号。另有研究提出肾上腺的细胞色素 P450 酶系列的 21 羟化酶可能为 Cy-Ad-Abs 和 St-C-Abs 的靶抗原,并推测抗体还可能作用于其他的 P450 酶系列,例如同时在肾上腺和卵巢中存在的类固醇侧链裂解酶 P450scc、17α 羟化酶等。在卵巢早衰患者的 St-C-Abs 作用的靶抗原可能就是卵巢的 P450 酶系列,但是目前还缺乏肯定的证据。

对卵巢早衰的组织病理学研究证实所有的 St-C-Abs 阳性者都有淋巴细胞性卵巢炎,而有淋巴细胞性卵巢炎的患者中 78% 存在 St-C-Abs 阳性;显微镜观察 50% 的卵巢炎呈现或大或小的囊肿形成,可能系升高的促性腺激素的刺激所致。卵泡周围内、外卵膜细胞层见大量淋巴细胞和浆细胞浸润,随卵泡的直径增大而显著。原始卵泡和卵巢皮质一般都没有淋巴细胞浸润,上述囊肿发生黄素化,壁上有白细胞浸润并破坏基底膜。免疫组化研究证实,淋巴细胞性卵巢炎的炎性浸润细胞主要由 T 淋巴细胞、少量 B 淋巴细胞,以及大量的浆细胞组成,也可见到巨噬细胞和 NK 细胞,浆细胞分泌 IgG、IgA 或 IgM,使卵巢局部产生抗体,产生免疫反应。由此可以说明伴有 Addison 病及卵巢早衰是一种内分泌性自身免疫性疾病,而不伴有 Addison 病的卵巢早衰患者中则很少见到淋巴细胞性卵巢炎(<3%)。

尽管如此,有研究发现不伴 Addison 病的卵巢早衰患者中甲状腺抗体阳性率最高,其次是抗核抗体以及抗风湿因子抗体,但这些抗体的阳性率实际上也只是比正常人群稍高一点。虽然前面大量证据认为卵巢早衰是一种自身免疫性疾病,但这类患者的 St-C-Abs 多为阴性。关于抗卵巢抗体的研究,其特异性未定,因在正常对照者中也会出现抗卵巢抗体阳性的女性。

对受体抗体的假说很早就被提了出来,Graves 病和糖尿病都已经被证实因抗受体的抗体而致病。对卵巢早衰患者推测抗体通过阻断或竞争细胞膜上的受体而产生抑制卵泡生长的作用。一些研究报道了卵巢早衰患者抗 FSH 和 LH 受体抗体的存在,但尚未有结论。也可能存在此类抗体但没能被检出,其作用机制和阳性率尚有待于更进一步地证实。抗透明带抗体 ZP 也被认为可能引起卵巢衰竭,与正常卵巢功能者比较有显著差异。ZP 抗体不仅阻断卵子表面与精子的结合,而且也影响卵泡的发育。动物模型表明,ZP 抗体可以引起卵泡耗竭和闭经。

还有较多研究提示 POF 表现出不同程度的 T 淋巴细胞的活性增高,与绝经后妇女的卵巢中活性 T 淋巴细胞增多相似,因此推测活性淋巴细胞可能是卵巢衰竭的结果而非原因。有报道患者外周血中 B 淋巴细胞数量也是升高的,但目前还无法证实与自身免疫抗体之间的关系。Hoek 等 1995 年报道 POF 患者的外周血 CD56[+]/CD16[+]/CD3-NK 细胞的活性是降低的,因为 NK 细胞与自身免疫有关,故推测 NK 细胞活性的降低可能影响到 T 或 B 淋巴细胞,从而产生自身免疫抗体。此外,POF 患者单核细胞功能的异常

还可能提示更为复杂的细胞介导的免疫异常。虽然我们还不清楚这些细胞介导的免疫异常是如何导致 POF 的临床缺陷的,但可以推测这些异常所导致的免疫调节紊乱可能会引起 POF 等内分泌自身免疫疾病的发生。

(三)酶缺陷

17α 羟化酶及 17,20-碳裂解酶等是性激素合成中非常重要的甾体激素合成关键酶,其缺乏会引起性激素合成障碍,性激素水平低下,或产生高促性腺激素血症者。临床上多表现为原发性闭经,少数患者虽有正常月经,但第二性征发育不良,高血压,低血钾,血孕酮升高。其他还有少数病例报告先天性芳香化酶基因的突变引起临床上原发性闭经和高促性腺激素血症,卵巢呈多囊性改变。

半乳糖血症是一种常染色体隐性遗传病,是由半乳糖磷酸尿苷转移酶(GALT)的缺陷所引起,患者因半乳糖及其代谢产物的堆积,出现肝细胞、眼、肾和神经系统的损害,约 81% 的患者可出现卵巢早衰。动物模型证实,在孕期胎鼠卵巢内卵原细胞发生减数分裂前给予大量半乳糖饮食,卵巢的卵泡数会显著地下降;但也有一例半乳糖血症的新生儿尸检报告卵巢内卵细胞数正常,提示卵细胞加速闭锁的病变可能发生在出生后至青春期前。增多的半乳糖可直接损害卵母细胞,其代谢产物可对卵巢实质产生损害。对半乳糖血症伴卵巢早衰的患者行卵巢活检,见到原始卵泡但无卵泡生长发育,或卵巢皮质内充满纤维结缔组织,卵泡很少。有报告发现半乳糖血症患者血清中的 FSH 异构体上有一种天然等电点,这种 FSH 与其受体有较高的亲和性,但不能激活细胞内的腺苷酸环化酶。至今,对半乳糖血症患者发生卵巢早衰的病理生理机制还不清楚。黏多糖病患者也容易发生 POF,机制尚不完全清楚,可能与代谢产物对卵巢细胞的毒性作用有关。

(四)化疗、放疗及环境因素

化学治疗制剂对卵巢功能的影响取决于它破坏细胞的速度和能力,最早损害的是生长卵泡的颗粒细胞和卵泡膜细胞。一些化疗剂,特别是烷基类可以通过损害 DNA 来杀伤细胞,甚至是不处于增殖状态的原始卵泡。化学治疗中,患者年龄、药物的类型和剂量,都是可能预测卵巢功能破坏的因素。童年时接受化放疗,POF 发生的风险约为 30%,21 岁后接受放、化疗,POF 发生风险在 50% 以上。因有大量停止发育的原始卵泡,故停止使用化疗药物后 65%~70% 的患者可以恢复卵巢的正常功能,并恢复月经。在环磷酰胺治疗中,小于 40 岁的患者要两倍于年长患者的剂量,才发生卵巢早衰。因为发现青春期前患者的卵巢似乎对烷化剂不敏感,因此有人提出在化疗前先用避孕药抑制卵泡的发育,或用促性腺激素释放激素抑制化疗导致的卵泡破坏,阻止 POF 的发生。但在动物模型中,使用抑制卵泡的方法并不能保护卵巢功能不受损害。

放射治疗引起的卵巢早衰是根据患者的年龄和放射剂量所决定的。研究发现,当卵巢受到的直接照射剂量在低于 0.6Gy 时,卵巢功能几乎不受影响;0.6~1.5Gy 时,对>40 岁妇女的卵巢功能有一定影响;1.5~8.0Gy 时,约 50%~70% 的 15~40 岁妇女出现卵巢功能衰竭;>8.0Gy 时,几乎所有年龄段妇女的卵巢将发生不可逆的损害。放

射线损害卵巢的主要变化是卵泡丧失,间质纤维化和玻璃样变,血管硬化和门细胞潴留等。年轻患者由于卵泡数量较多,卵巢血运丰富,抗放射线损害能力较强,同等剂量的放射线照射,POF 发生率相对较低,即使闭经后,经过治疗后的月经恢复率也较年长者为高。同化疗一样,放疗引起的卵巢损害存在明显的个体差异。近年来,由于环境内分泌干扰物(EEDs)对人类生殖功能的影响,以及对生殖细胞的破坏已引起关注。虽然在人类还没有找到 EEDs 直接或间接引起卵巢早衰的证据,但大量的动物实验研究已经有所证实。此外,环境中的一些有毒物质,如镉、砷、汞等也可以引起卵巢功能衰竭。在化疗和放疗后妊娠的妇女,并不增加胎儿致畸的危险,但有研究结果显示放疗后流产率增加,可能与子宫内膜的破坏有关。

手术直接切除双侧卵巢后并不属于 POF 定义范围,手术(如卵巢肿瘤切除术或卵巢子宫内膜异位症囊肿剔除术)后或其他医源性原因可影响卵巢的血运或引起炎症而引起卵巢功能损害和永久性的卵巢衰竭。有研究提示,一侧卵巢切除后,卵巢分泌的激素下降,使垂体分泌的 FSH 升高;另一侧卵巢发生 POF 的机会增加,且术后 1~5 年是卵巢功能减退的高发期。

吸烟一直以来就被认为与 POF 有关,可能系烟草烟雾中含有多环碳氢化合物,对生殖细胞有毒性而导致 POF。母亲的一般情况与 POF 发病有一定关系,最新有研究报道,58 例家族性 POF 与 42 例散发性 POF 的比较结果显示,前者母亲的绝经年龄明显低于后者[(41.0±7.5)岁和(49.7±2.6)岁,$P<0.0001$];且前者性激素结合球蛋白浓度明显高于散发性 POF[(73.6±37.1)nmol/L 和(55.2±26.9)nmol/L,$P=0.002$];而两组的骨密度、FSH 及脂质水平类似,自身免疫性疾病的发生率也类似。实际上临床大多数 POF 患者都不能找到明确的病因,称为特发性 POF。Panay 等报道了来自西部伦敦更年期和月经前不快症状中心的卵巢早衰病因学构成,其中特发性卵巢早衰的发生率占 42%。

二、诊断与鉴别诊断

(一)诊断

POF 表现为 40 岁前闭经,伴有 FSH>40U/L,和(或)E_2<73.2pmol/L,第二性征及生殖器官发育正常,超声下可见卵巢较小或未探及,无卵泡;或行腹腔镜检查发现 POF 者卵巢多萎缩、质硬、条索状,病理检查卵巢皮质无卵泡或偶见少数始基卵泡,被淋巴细胞和浆细胞包绕,卵泡膜细胞层有淋巴细胞浸润。但目前仍缺乏标准的诊断标准,一般可根据以下几点诊断本病:

1. 临床表现 40 岁以前的月经停止,包括原发性闭经和继发性闭经,可能发生在青春期刚建立规则月经周期后,并可出现潮热、出汗、阴道干燥、性交痛等低雌激素的症状(如 90% 手术绝经妇女,80% 乳腺癌患者);许多患者因为不孕而就诊。部分患者出现较早骨量丢失(POF 患者平均腰椎和髋骨的骨密度下降 2%~3%)和性功能障碍(62% POF 有性功能障碍)。应采集完整的病史,包括月经史、既往放疗、手术或化疗、肾上腺、甲状腺等自身免疫病史,以及

病毒性感染史。注意相关疾病的症状和体征,如体重减轻、皮肤色素沉着、食欲减退、乏力等肾上腺功能减退的表现。详细的家族史的记录。

2. 体格检查 一般体格、身材、体重、第二性征正常,但 Turner 综合征患者表现为第二性征不发育、身材矮小、肘外翻、蹼颈、发际偏低等。妇科检查可发现外阴阴道呈低雌激素表现,黏膜菲薄,弹性差,皱襞减少,有的患者阴毛稀少。双合诊检查可扪及子宫较小,附件扪诊常无异常。

3. 辅助检查

(1)功能试验:孕激素试验常阴性。雌孕激素试验可用结合雌激素 0.625~1.25mg/d,共 28 日,在用药的第 15~17 日时加服醋甲孕酮 8~10mg,与雌激素同时停药,观察撤药性出血。如果仍然无出血,则提示为子宫性闭经;如果有撤药性出血,应考虑为卵巢性闭经的诊断。

(2)血 FSH、LH、E_2、T、PRL、DHEA-S 等检查:血 FSH 和 LH 高于 40U/L,雌激素水平较低;T、DHEA-S 和 PRL 均正常。

(3)B 型超声监测:显示子宫正常或偏小,子宫内膜菲薄;两侧卵巢很可能显示不清或卵巢较小为实体,不见储备的窦卵泡影像。ROS 患者的卵巢可能正常大小,但卵泡显示不清楚。

(4)染色体检查:由于 POF 患者中约 20% 左右有染色体核型改变,其中主要是 X 染色体的异常。因此应常规做染色体筛查,对复杂的染色体数目和结构的异常,可以采用原位荧光杂交(FISH)技术来甄别。

(5)免疫学检查:POF 中约 20% 患者伴发自身免疫性疾病,因此在诊断时要同时进行有关疾病的筛查,如甲状腺功能和免疫学测定。

(6)卵巢活检:对于鉴别 POF 和 ROS 卵巢活检是有一定意义的,活检可以发现患者的卵巢呈萎缩状或条索状,皮质内无原始卵泡,髓质完全为纤维结缔组织所取代。如果组织学切片显示有多个原始卵泡存在,提示符合 ROS 的诊断。为减少手术的副作用,卵巢活检一般在腹腔镜下进行,但由于 ROS 较少见,且卵泡位于皮质深部,取材不易,局部标本检查结果不能代表全部结果,故目前诊断价值已不大。

目前尚无充分的证据证明卵巢抗体与 POF 发病的关联性,因此关于抗卵巢抗体、抗核抗体等免疫抗体的诊断意义尚有争论。

(二)鉴别诊断

1. 多囊卵巢综合征(PCOS) 主要鉴别点在于 PCOS 的血 FSH 值正常或偏低、睾酮和 DHEA-S 轻度增高、伴有不同程度的胰岛素抵抗,B 超检查显示卵巢增大,多于 12 枚以上的小卵泡呈"项链"样排列于卵巢皮质,且黄体酮试验有撤药性出血。

2. 性发育异常 如 21 羟化酶缺乏症,可以出现外生殖器的异常和男性化表现,皮质醇减低,17-羟孕酮升高。睾丸不敏感综合征表现为女性外观但内生殖器缺如,经染色体检查、SRY 基因检查,以及内分泌检查可以鉴别这类疾病。

3. 卵巢抵抗综合征 患者的临床表现与 POF 极其相

似,但病理学检查表现为卵巢大小正常,有多量原始卵泡可见;临床上应用雌孕激素序贯治疗后,有人可以恢复排卵并自然妊娠。

4. 垂体促性腺激素腺瘤　当出现显著升高的 FSH 而正常或低值的 LH,伴垂体肿块,则应怀疑垂体促性腺激素腺瘤的存在,但临床上极罕见。

三、治　疗

由于卵巢早衰的发病机制尚不十分明了,到目前为止还没有确切有效的方法能恢复卵巢的功能。总的治疗原则为:对于青春期 POF 女性,主要治疗目的是促进性征发育,使月经来潮,保护生殖功能,改善性心理状况;对于生育期 POF 患者,维持女性正常的性生活,改善低雌激素引发的症状,预防骨质疏松,有生育要求者可行赠卵的体外受精-胚胎移植。

1. 一般处理　包括遗传咨询、心理疏导,钙剂和维生素 D 的补充及中医治疗。

约有 10% 的 POF 有家族史,因此应该获得详细的家族史,为进行遗传咨询提供重要的信息;POF 患者多数较年轻,如出现闭经且伴有第二性征发育不良,在心理上产生很大压力,应及时给予心理上的疏导。口服钙尔奇 D 600mg/d 或维生素 D 400~500U/d,防治由于雌激素水平低下导致的骨质疏松症及骨折。中医认为 POF 是以肾虚为主,肝郁、脾虚、气血失调也是发病的重要病因,临床病症时,常为多种病因错杂,相互转化。中药有多系统、多环节的整体调节作用,通过对内分泌因素的调节,特别是能提高卵巢对性腺激素的反应性,进而恢复和改善其卵巢功能。

2. 激素补充治疗　此为 POF 患者经典的治疗方法,可纠正患者的低雌激素状态,促进第二性征发育,防止内外生殖器萎缩,保持规则的月经及防治骨质疏松症。对要求生育的患者,在缺乏组织学诊断证据时,应尽量采用天然的性激素治疗,以准备因卵巢抵抗综合征而自然妊娠的可能性。治疗方法分为雌孕激素序贯疗法和雌孕激素连续联合疗法,前者在使用雌激素的基础上,于周期后半期加用孕激素 10~14 日;后者雌、孕激素合并应用。POF 激素治疗的剂量尽可能与生理剂量接近,且使用至少应持续至平均绝经年龄。

有学者提出 POF 的雄激素治疗方法,认为 POF 患者卵巢功能衰竭,不仅雌二醇和孕酮分泌减少,睾酮的分泌也减少,长期造成雄激素缺乏易导致骨质疏松,且有人认为更年期性欲下降以及容易疲劳也与雄激素缺乏有关。但到目前为止对睾酮在 POF 中的应用尚有争议。

3. 赠卵助孕　自 20 世纪 80 年代中期澳大利亚 Trounson 等首先报道了 1 例赠卵 IVF 妊娠成功的病例后,赠卵成为 POF 患者有效的助孕措施。1987 年 Serhal 和 Craft 报道简化的激素补充方案和 Van Steirteghem 报道冻融胚胎移植成功,为解决激素补充治疗逐渐增量的经典方案中调整胚胎发育与子宫内膜成熟同步提供了一个简便、有效的方法,此后赠卵成为 POF 和其他缺乏正常卵子妇女获得妊娠的首选方案。采用供者的卵子和患者丈夫的精子进行体外受精,发育成正常胚胎,同时,对接受供卵的 POF 患者进行激素补充治疗,模拟与胚胎发育同步的子宫内膜,将发育好的胚胎植入到受者的子宫腔内,用甾体激素维持早期胎儿的发育和成长,直至胎儿的胎盘能够分泌足够的激素为止。随着技术的不断提高及完善,现在赠卵体外受精-胚胎移植每周期成功率可达 38%~75%。南京医科大学第一附属医院的资料分析了 89 个供卵 IVF-ET 周期中,移植周期率 91.0%(81/89),生化妊娠率 40.7%(33/81),临床妊娠率 37.0%(30/81)。

赠卵 IVF 技术的不断成熟,使 POF 患者有了生育的希望,甚至使绝经期的患者也可以获得妊娠。但是该技术因为涉及第三方对生育的参与,所以需要合法化的卵子赠送程序和规范,严格筛查供者,限制供卵次数,控制受者的年龄,防止该技术带来的一些潜在的伦理矛盾和冲突。

4. 卵巢功能的保存和保护　近年来卵巢组织和卵子的冷冻技术得到进一步的研究,并已有少数成功妊娠的报道,但目前卵子冷冻成功有效率和稳定性不如胚胎冷冻。人卵巢组织冷冻的研究从 20 世纪 90 年代开始,有研究将卵巢带蒂冷冻,有 POF 危险的患者在发生 POF 之前通过开腹或腹腔镜技术在卵巢不同位置取 5~6 块直径为 5mm、厚 2~3mm 的标本用于冻存。虽然卵巢组织冻存在未来的确实利用度尚未知,但 Salle 等发现经过 DMSO 冷冻方案的人卵巢组织结构没有明显损害,卵泡的数量和分布与新鲜标本几乎没有差异。

有潜在 POF 家族史,卵巢手术或放化疗前的患者,可以通过腹腔镜或 B 超介导的方式,在绝经前或治疗前取到卵巢组织或卵子,采用程序冷冻降温仪器,将不同发育阶段的卵子冷冻保存,等到准备妊娠的时间,将冻存的卵巢或卵子复苏,进行卵巢移植或采用体外受精的方法怀孕,等待卵子冻存技术获得稳定和规范的结果以后,建立人类卵子库的设想将得到实现。南京医科大学第一附属医院探讨了卵母细胞冷冻技术的临床应用,将 258 例接受体外受精-胚胎移植(IVF-ET)和单精子卵浆内注射(ICSI)治疗,分为部分卵母细胞冷冻组(冻卵组)84 个周期和胚胎冷冻组(冻胚组)174 个周期,比较两组新鲜周期受精率和临床妊娠率,结果显示冻卵组和冻胚组新鲜周期的受精率和临床妊娠率差异无统计学意义($P>0.05$);19 个卵母细胞冷冻复苏的移植周期与 56 个冷冻胚胎复苏的移植周期的胚胎种植率和临床妊娠率差异亦无统计学意义($P>0.05$);卵母细胞冷冻复苏的移植周期妊娠率为 47.4%(9/19)。提出对于接受 IVF/ICSI 治疗的不孕妇女,由卵巢刺激产生的较多卵母细胞,无论是否选择冷冻部分卵母细胞,对其新鲜周期的受精率和妊娠率没有影响;冻卵移植周期与冻胚移植周期的妊娠率差异也无统计学意义;但是卵母细胞冷冻在生育力保存和分享捐赠方面较冻胚具有显著的优势。

对于卵巢功能的保护目前可用药物干预治疗和卵巢组织异位移植,用于干预治疗的药物主要有促性腺激素释放激素激动剂(GnRH-a)和凋亡抑制剂。前者理论上作用于下丘脑-垂体轴从而抑制卵巢功能,降低卵巢组织对放化疗损伤的敏感性。2005 年美国生殖医学伦理会声称:目前临床尚缺乏确切的证据来证明 GnRH-a 有利于保存生育力,后来研究也发现这类药物难以保护卵巢组织中占绝大多数的始基卵泡免于闭锁。凋亡抑制剂在卵巢功能保护方面的研究还处于早期试验阶段,其在阻止卵巢早衰发生过程中的作用还需要大量的临床试验来证明。另外,近年就年轻的中晚期宫颈癌患者放疗前行卵巢移位以保护其卵巢功能受到重视。Bloemers 等学者对 1 例 29 岁宫颈癌患者放化疗前行腹腔镜下卵巢移位术,随访 3 年,该患者月经周期正常,且获得了无病生存。然而,该技术的可行性在中国并未受到广泛关注。

5. 肾上腺皮质激素的应用　基于自身免疫性卵巢早衰的病因及 POF 伴随的自身免疫性疾病,有学者认为采用肾上腺皮质激素治疗 POF 可取得一定疗效。一般可用泼尼松 10~30mg/d,部分患者治疗后 FSH 水平降低,雌激素水平升高,但在缺乏"卵巢炎"诊断依据的情况下,肾上腺皮质激素应用时的副作用应引起重视。

总之,POF 是妇科内分泌领域的常见病,病因复杂、治疗难度大,其给患者尤其是未生育的患者带来巨大痛苦,严重影响患者的生活质量。随着对 POF 发病机制、易感因素的深入研究和临床治疗的循证资料积累,人们有针对性地预测其遗传度和可治愈性,早期诊断 POF、根据患者具体情况选择合适的方案是治疗的关键。在诊治其他系统疾病时,要充分考虑如何保护女性患者的生殖功能,毕竟在目前,女性的生育能力是不可再生的。尽可能更有效地预防医源性的 POF,并对特异的基因异常患者尤其对其年轻的子代提供遗传咨询服务和尽早的生育指导建议。

(刘嘉茵　吴洁)

第十节　绝经相关问题的处理

绝经是每位女性生命进程中必经的生理过程。多数国家调查表明,女性自然绝经的平均年龄为 50 岁左右。随着人类期望寿命的延长,女性超过 1/3 的生命将在绝经后期度过。在此阶段,女性不仅遭受着绝经综合征的困扰,而且骨质疏松、心脑血管疾病、阿尔茨海默病等老年性疾病将严重影响着绝经后妇女的生活质量。

绝经所带来的问题既有雌激素缺乏,特别是长期雌激素缺乏所带来的退行性变,也有与年龄增长及其他器官功能衰退所带来的健康改变;既有身体本身的退化所带来的功能改变,也有因老年生活习惯改变造成的潜在健康危害。同时,由于人的年龄增长,各种疾病发生率增加,且表现不典型,影响用药和处理。因此,对于上述这些问题的预防和处理要采用与年龄相关的,高度个体化的方式。绝经相关问题的处理是一个集激素补充治疗、健康生活方式、心理调节、饮食控制、祖国传统医学和非雌激素类药物、各种矿物质和维生素补充,以及在各种退行性变发生后的治疗的综合工程。

一、激素补充治疗

绝经就是卵巢功能衰退,也就是雌激素缺乏。目前已有大量证据表明,由雌激素缺乏所带来的各种器官功能退化最主要发生在绝经后早期。因此在绝经早期,即所谓的

治疗窗口期开始启动激素补充治疗(hormone replacement therapy,HTR)是解决绝经相关问题的最佳方案。但是 HRT 并不是什么问题都能解决,不是什么人都能应用,也不是什么时候都能开始的。人体的器官功能衰退,并不都是由雌激素缺乏所造成,与年龄增长所带来的衰老,补充雌激素就无法解决;有些问题,即使的确是由雌激素缺乏所引起,但如果早期没有开始启动激素补充治疗,骨骼、心血管和神经系统等部位的退行病变已经发生,就无法再通过补充雌激素加以解决,HRT 在窗口期开始应用才有最大益处;HRT 是一种医疗措施,因而有其相应的适应证、禁忌证和慎用情况,老年期尤其各种疾病缠身,更应注意仔细甄别。而且在中国内地人群中,普遍存在对激素制剂的恐惧和误解。HRT 的曾经使用率为 2.1%,现使用率仅为 0.9%,远远低于西方国家,既有广大妇女对 HRT 的不了解,也有很多医务工作者对 HRT 的不重视。因此 HRT 应作为绝经后妇女健康整体策略的一部分,对于绝经相关问题的处理需要综合干预。HRT 的应用详见第十一节。

二、健康的生活方式

健康的生活方式在任何时候均十分重要。参加任何体育活动都比久坐要好,应鼓励绝经过渡期和绝经后妇女进行规律运动,以降低总的死亡率和由心血管疾病引起的死亡率。经常参加运动者的身体情况、代谢平衡情况、肌肉力量、认知度以及生命质量更好,并且其心脑血管不良事件、卒中、骨折以及乳腺癌的发生率可显著下降。

(一)锻炼

在锻炼中应尽量避免肌肉-关节-骨骼系统损伤,锻炼的最佳方式为每周 3 次,每次至少 30 分钟,强度达中等。另外每周增加 2 次额外的抗阻力练习,益处更大;保持正常的体重也非常重要。肥胖(体质指数 BMI≥25kg/m²)对身体健康造成显著的影响,在绝经后妇女中,肥胖已成为一个日益严重的问题:体质量若减轻 5%~10%,就能有效改善那些与肥胖相关的多种异常状况。

(二)健康饮食

合理营养和平衡膳食是延缓衰老、预防慢性非传染性疾病以及减少并发症的主要措施。富含钙和维生素、低盐及适量蛋白质的膳食有助于防治骨质疏松。推荐的健康饮食基本组成包括:每日进食水果和蔬菜不少于 250g,全谷物纤维,每周 2 次鱼类食品,低脂饮食。应限制食盐摄入量(<6g/d),妇女每日饮酒量不应超过 20g。中国地域广大,各地饮食习惯差异也很大,可视当地情况调整。

(三)戒烟和限酒

妇女吸烟可伴发过早绝经,易发生压力性尿失禁。吸烟是老年妇女认知功能减退及骨质疏松症的重要危险因素。少量饮酒可有利于预防冠心病的发生;中等量饮用红酒对认知功能具有保护作用。但多量饮酒可损害肝、脑等其他脏器,增加高血压发病率及增大体质指数,影响认知功能,增加骨折危险。因此应该戒烟及限酒。

(四)其他

积极改进生活方式,增加社交活动和脑力活动。精神愉快是健康的核心,可增强机体抵抗力。应重新认识老龄

概念,树立自信、自立、自强的新观念,保持年轻时的心态。要维护好和谐的家庭关系;培养广泛兴趣,陶冶情操;提高对社会环境和自然环境的适应能力,保持乐观豁达的情绪。

三、中医疗法

中国的中医药体系是古代医药科学的最高表现,在中医整体理论指导下的辨证论治是中医对疾病个体化诊治的优势和特色,中西医结合医学更是中国的医学特色与财富。《素问·上古天真论》中提到"女子七岁,肾气盛,齿更发长;二七天癸至,任脉通,太冲脉盛,月事以时下,故有子……七七任脉虚,太冲脉衰少,天癸竭,地道不通,故形坏而无子也",因此在中医学中有肾主生殖的理论。围绝经期综合征中医称之为绝经前后诸证。中医学认为,围绝经期综合征是绝经前妇女肾气渐衰,经血日趋不足,使阴阳失衡,气血亏虚而出现的一系列脏腑功能紊乱症候,主要以肾虚为主,并可累及心、肝、脾三脏。中医辨证标准:主症,烘热汗出,心烦不宁;次症,失眠健忘,心悸怔忡,头晕耳鸣,腰膝酸痛,多梦易惊,舌尖红,苔薄,脉细数。

虽然大多数中医学家认为围绝经及绝经期综合征的病机以肾虚为本,但本病的病机较为复杂,临床表现涉及多个脏腑,证型繁多,目前尚无公认的统一分型论治标准。李力等检索了1986～2006年辨证治疗更年期综合征的中医文献资料,发现出现频次多的前六个证候依次为:肝肾阴虚证、肾阴虚证、肾阳虚证、心肾不交证、肝肾郁结证、脾肾阳虚证。

中医对围绝经及绝经期综合征的治疗在辨证基础上采用调理、温养、滋补、清解等方法,可在古方、成方等基础上随证加减。如肾阴虚型可用六味地黄丸、知柏地黄汤、左归饮等加减;肾阳虚型方用金匮肾气丸、二仙汤加减等。中医药在单味中药药效学方面也进行了比较系统的研究。

对于大多数西医妇科医生来说应用更多的是中成药如坤泰胶囊、佳蓉片、坤灵丸、六味地黄丸、补肾宁、坤宁安、更年春、益妇宁等。陈蓉教授通过随机、双盲平行对照研究发现,坤泰胶囊显著改善围绝经及绝经症候群,而不升高血清雌二醇水平,不增加子宫内膜厚度,安全性好。另有研究表明坤泰胶囊不仅可以明显改善绝经早期妇女的绝经期症状,而且在提高绝经期妇女的认知记忆功能中亦有一定效果。我国著名妇产科专家俞瑾教授根据中医脏腑学说,结合现代生殖内分泌及生殖生物学研究进展,着眼于肾主生殖理论与神经-生殖内分泌-免疫调节网络科学规律的有机整合,按女子七岁肾气盛、七七肾气衰的生殖生理演变过程,以补肾为主探索出不同疾病的不同治则,并对补肾在下丘脑的作用进行了较为系统的研究。丰富并拓展了肾主生殖理论的科学内涵。其研究的"更年青"治疗围绝经期综合征疗效为92.21%,而且其中部分服尼尔雌醇无效者改服"更年青"有效,经验证此治疗并不提高血雌激素水平,而是通过提高体内雌激素受体水平而发生雌激素效应,并由此改善中枢神经递质水平、内分泌功能、免疫功能及骨质代谢,最终改善临床症状,并可用于围绝经期骨质疏松症的防治。

除了中药之外还有中医学家应用针刺治疗绝经综合征

也能较好地调节紊乱的内分泌及自主神经系统功能,提高患者激素内环境的稳定能力。另有采用中药敷穴法治疗围绝经及绝经期综合征也取得了很好的效果。运用推、揉、压、拨、擦等按摩手法也具有平衡阴阳、滋阴补肾、健脾和胃、调理气血之功效。

总之,中医疗法治疗围绝经及绝经期综合征,重点在于整体调节,以补肾为主,兼调他脏,标本兼治,以达"阴平阳秘,精神乃治"之目的。从目前的研究资料来看,中医疗法的治疗作用可能不及西药迅速有效,但因其没有激素的副作用,且对缓解临床症状、防治骨质疏松等方面确有一定疗效,并具有调整神经、内分泌、免疫系统的综合作用,因此容易被广大患者所接受。但是由于中医辨证存在一定的主观性,使其疗效缺乏客观、科学的评价,影响了中医疗法优势的进一步推广。尤其是针灸、推拿、穴敷等方法的疗效尚无充分的证据,因此今后应按照循证医学的要求设计出科学的研究方案,得出更科学的研究结果,使中医治疗绝经综合征能更好地应用于临床。

四、中枢神经递质调节剂

潮热是围绝经期的特征性临床表现,现研究认为其发生不完全由于体内雌激素水平低下,而可能与体内激素水平变化有关,即雌激素水平的波动触发了潮热。有学者推测了围绝经期潮热的发生是由于雌激素波动引起神经递质发生改变,导致体温调节中枢失去平衡所致。而5-羟色胺(serotonin,5-HT)是重要的中枢神经递质,参与性腺轴功能调节,中枢5-HT能系统在解剖结构和功能上与下丘脑的体温调节中枢、GnRH神经元、交感神经中枢有密切的联系。围绝经期妇女由于卵巢功能衰竭,雌激素水平显著下降,导致5-HT、内啡肽含量下降,同时5-HTR上调,去甲肾上腺素增高,最终导致体温调节中枢功能紊乱,表现为潮热等症状。因此中枢神经递质调节剂在缓解潮热等围绝经期综合征中亦发挥着重要作用。

曾经有选择性5-HT再摄取抑制剂(selective serotonin re-uptake inhibitors,SSRIs)可以缓解围绝经期潮热症状的报道,而且认为,在有激素治疗禁忌证的情况下,SSRIs类药物是治疗围绝经期潮热症状的一线药物。SSRIs属第二代抗抑郁药,常用有氟西汀、帕罗西汀、文拉法辛等。20世纪90年代,在使用SSRIs治疗抑郁症的同时观察到绝经妇女潮热发生减少,这使得人们开始关注SSRIs在潮热治疗中的作用。

维拉必利是多巴胺拮抗药,在欧洲已用于治疗潮热。其作用机制可能是通过增加内啡肽水平来抑制去甲肾上腺素的释放,也可能是由于其抗多巴胺特性直接抑制肾上腺能对下丘脑体温调节神经元的作用。

可乐定是中枢肾上腺能 A_2 受体激动剂,主要用于治疗高血压。已有若干试验用于评估不同剂量可乐定对减轻潮热的作用,但结果表明其仅能轻度缓解潮热症状且不良反应较多,故较少用于治疗潮热。关于其治疗潮热的机制可能是通过改变下丘脑体温调节中枢神经递质的分泌。

另有报道抗惊厥药加巴喷丁对减轻潮热有作用,但其确切作用机制不明,其结构上同 γ-氨基丁酸,故推测其神经系统神经递质作用可能是减轻潮热的原因。

对于上述中枢神经递质调节剂治疗潮热的作用,有作者曾对1996年1月~2003年7月的文献进行回顾分析,结果发现口服和经皮使用可乐定对缓解潮热有中等效果,文拉法辛、帕罗西丁和加巴喷丁与可乐定相比有更好的效果,明显降低潮热发生的频率及程度,可用于有潮热症状但同时有禁忌证的围绝经及绝经期妇女,而且还能缓解此时的疼痛及感觉异常。

围绝经及绝经期妇女还常常伴随着情绪不稳和睡眠障碍,此阶段抑郁、焦虑状态的发生率也明显增加。其可能的解释是围绝经期卵巢功能衰退,当雌激素水平下降到一定程度时,可致中枢神经系统神经递质,如肾上腺素、多巴胺、5-HT、阿片肽等的活性发生改变,进而导致促性腺激素释放激素异常,自主神经系统功能紊乱伴精神心理障碍。国内有学者观察低剂量雌激素和抗抑郁药舍曲林治疗围绝经期综合征的疗效,发现低剂量雌激素可以明显改善围绝经期血管运动症状和阴道不适,但对情绪、心理障碍症状缓解率明显低于抗抑郁药物治疗组。而抗抑郁药治疗对围绝经期血管运动症状和精神障碍均有明显疗效。

综上所述,中枢神经递质调节剂在缓解围绝经及绝经期妇女潮热症状及改善焦虑抑郁状态等有一定的疗效,但是因为其只针对绝经相关的血管舒缩症状和情绪改变,而对于预防老年退行变并无效果,具有一定的局限性。

五、植 物 药

近年来现代植物药在与安慰剂或性激素比较的研究中显示出其具有缓解围绝经及绝经期症状的疗效和安全性。因其既不同于传统的中药(需在中医理论指导下辨证施治),也不属于植物雌激素,所以在此单独列出。

黑升麻(升麻总皂苷)是长年生植物,生长在北美,属于毛茛科。黑升麻曾被美洲印第安土著居民用于治疗月经失调,绝经综合征及其他妇科疾病,主要活性成分包括三萜皂苷类、升麻苷、桂皮酸衍生物等。黑升麻根茎被德国E委员会批准为治疗经前期综合征和绝经综合征的自主症状的非处方药,在美国可以作为食品添加剂应用。

从20世纪50年代末开始就有大量关于黑升麻治疗妇科疾病的临床试验,其中主要的是对于其在绝经相关问题中的作用。国外已有大量文献报道黑升麻的根茎异丙醇提取物与安慰剂、口服雌激素、经皮雌激素比较,在缓解绝经相关症状中确实有效,且耐受性好而副作用少,对乳腺和子宫内膜是安全的,而且有学者观察到黑升麻异丙醇提取物可以改变骨代谢指标从而对骨质疏松有一定的保护作用。国内学者通过与替勃龙的比较研究了黑升麻根茎提取物对中国妇女围绝经和绝经期症状治疗的有效性和耐受性,结果黑升麻与替勃龙比较,有效性一致,安全性更好,认为其治疗中国妇女围绝经及绝经综合征是安全和有效的。亦有报道国内的同类产品升麻提取物希明婷对改善绝经期相关症状有较好疗效。

作用机制目前并不十分清楚。基于黑升麻在子宫、乳腺等组织中表现出无雌激素样作用,对体内雌激素水平及阴道细胞增殖程度无影响,而在骨组织上表现出雌激素样

作用,提出其可能通过选择性雌激素受体调节剂机制起作用。在研究围绝经期最典型症状潮热发生的机制中发现,中枢神经递质在潮热发生中发挥着重要作用。有学者指出黑升麻可能是5-羟色胺受体的竞争性配体,黑升麻可能是通过干扰了5-羟色胺及其受体途径来缓解围绝经及绝经期症状的。还有学者提出其可能通过阿片系统、多巴胺系统起作用。总之,目前其作用机制尚无一致意见,需要进一步探讨。

六、植物雌激素

植物雌激素是指来源于植物中的一类结构和功能类似于雌激素的与葡萄糖苷成分结合的非甾体类杂环多酚化合物,口服之后,结肠细菌使糖苷分离出来,经过肠肝循环产生有活性的化合物。植物雌激素主要有异黄酮类、香豆素类、木质素类和真菌雌激素类四大类。不同的植物含有不同种类的植物雌激素,而相同植物的不同部位以及不同形态含有不同的植物雌激素。其中异黄酮主要见于豆科植物,香豆素类主要存在于三叶草、苜蓿芽、黄豆芽中,木质素主要存在于亚麻籽和谷物中。目前研究与绝经相关的植物雌激素大多是大豆异黄酮。

植物雌激素与最强的人体雌激素——雌二醇的作用强度相比,雌激素活性很弱,一般在雌二醇(E_2)活性的1/1000~1/100 000之间。植物雌激素可与雌激素受体结合,产生雌激素样和抗雌激素样双重作用。在雌激素不足时,发挥类似雌激素样作用,而当体内雌激素较多时,起到抑制雌激素活性的作用。

流行病学观察发现东方妇女的乳腺癌、子宫内膜癌、冠心病、骨质疏松的发病率显著低于西方国家的妇女,在绝经期相关症状中,东方妇女的潮热、出汗症状明显低于西方妇女,通过多因素分析发现其原因可能与东方人食用大豆制品较多有关。因此关于来源于豆类的植物雌激素大豆异黄酮的研究一直是近年来研究的热点。

国内有学者复习了1998~2007年间国外37项和国内1项关于大豆异黄酮对绝经相关问题的循证医学实验研究。结果发现在17项研究中,对缓解围绝经期潮热症状,大豆异黄酮组8项优于对照组,9项与对照组相似;在9项关于大豆异黄酮对骨密度的影响中,8项显示其预防骨丢失作用显著优于对照组,与对照组相似1项;12项随机对照实验中的5项显示其改善血脂构成优于对照组,7项作用与对照组相似。综合结果认为大豆异黄酮对围绝经和绝经后妇女有一定的作用。国内外亦有很多关于其他植物雌激素对围绝经期及绝经期症状、血脂、骨密度、认知功能及其他系统的影响的研究,大部分研究认为其对人体是有益的。但亦有相反的报道,如国外曾有学者研究报道绝经后应用大豆异黄酮对骨的丢失没有预防作用;2006年美国心脏协会指出含有异黄酮的大豆蛋白对降低胆固醇只有很少或没有益处,食用大豆或异黄酮补充剂不能降低患心脏病的风险,但用富含大豆蛋白的食物代替高动物脂肪的食物可能对健康有益。

另一方面关于植物雌激素对子宫内膜和乳腺的影响也备受关注,大部分研究认为其能够降低子宫内膜癌和乳腺

癌的发生,即对子宫和乳腺具有保护作用。但亦有相反的报道,如有的研究表明异黄酮能使乳腺组织增生,促进乳腺癌的发生。而有作者报道在某些条件下金雀异黄酮对于他莫昔芬敏感和非敏感乳腺癌细胞都有促有丝分裂作用,因此认为可能对肿瘤细胞有不利作用。Unfer 等报道了一项为期 5 年的随机、对照临床实验,共 476 名绝经后有完整子宫的健康妇女参加,大豆治疗组(160mg/d 异黄酮)在治疗开始、治疗后 30 个月及 5 年通过活检获得子宫内膜的组织学变化。结果均未发现恶性肿瘤,但发生子宫内膜增生者显著增高,提示在应用植物雌激素时需慎重。

由于植物雌激素的种类、成分、剂量差别很大,植物雌激素对治疗绝经综合征及对骨质疏松的保护作用,以及对子宫内膜与乳腺组织的抗雌激素作用的研究结果是混杂的,意见是分歧的。因此对于植物雌激素对各个系统的作用有待于更大规模的有统一标准的前瞻性随机对照研究来明确。现有证据尚不足以证实其可以作为围绝经及绝经期妇女 HRT 的替代品。目前我国人群中多将植物雌激素作为保健品使用,并常被广大妇女作为 HRT 的一种安全自然的替代方法,甚至被推荐给那些接受传统 HRT 有禁忌证的妇女,这是值得注意和应该谨慎的。尤其对于患有雌激素敏感的疾病(如乳腺癌、子宫内膜癌等)的患者,在使用植物雌激素治疗绝经症状时,需考虑到可能会产生的副作用。

七、绝经后骨质疏松的非激素治疗

骨质疏松症是一种退化性疾病,随着年龄增长,患病风险增加,其严重后果是发生脆性骨折,从而导致病残率和死亡率的增加。但值得强调的是骨质疏松性骨折是可防、可治的,即使发生过骨折,只要采取合理的治疗仍可有效降低再次骨折的风险。保持健康的生活方式,采取防止跌倒、加强自身和环境的保护措施是基础措施。对绝经后女性来说,除了 HRT 外还有其他药物可以选择。

(一) 钙和维生素 D

1. 钙剂 钙是整个生命期骨重建过程中骨质形成期所必需的元素,是骨质疏松患者的重要营养素。全身钙的 99% 储藏在骨骼内,当血钙降低时,刺激甲状旁腺分泌甲状旁腺激素,同时活性维生素 D 合成增多,引起骨转换增加,骨钙吸收入血,以维持血钙浓度稳定,因此为了减少骨吸收,必须保证摄入足够的钙剂。我国营养学会制定成人每日钙摄入推荐量 800mg(元素钙),绝经后妇女和老年人每日钙摄入推荐量为 1000mg。我国老年人平均每日从饮食中获得钙约 400mg,故平均每日应补充的元素钙量为 500～600mg。补钙的方法首先推荐含钙丰富的饮食,如奶制品、豆制品、干果、绿色蔬菜等。同时可以补充钙剂,目前市场上的钙剂种类繁多,有碳酸钙、枸橼酸钙、醋酸钙、乳酸钙、磷酸钙、葡萄糖酸钙、氧化钙、氢氧化钙、氨基酸钙等,其中碳酸钙的元素钙浓度最高达 40%,葡萄糖酸钙的元素钙浓度仅为 9%。在选择时要注意选择元素钙含量高的钙剂。维生素 D 促进钙的吸收,所以选择含有维生素 D 的复合钙剂更为合适。在应用钙剂时还要注意其安全性,高钙血症时应该避免使用钙剂,应注意避免超大剂量补充钙剂潜在

增加肾结石和心血管疾病的风险。钙摄入可以减缓骨的丢失,改善骨矿化。但用于治疗骨质疏松时,应与其他药物联合应用,因为目前尚无证据表明单纯补钙可以替代其他抗骨质疏松药物治疗。

2. 维生素 D 促进肠钙的吸收,是钙平衡的重要调节因子;能调节软骨生长,抑制甲状旁腺激素分泌,由此抑制在骨质疏松症中已增强的骨质吸收;骨骼肌也是维生素 D 代谢的靶器官,可以保持肌力,对保持身体稳定性、降低骨折风险有益。因此理想的维生素 D 水平是骨骼健康和骨质疏松症防治的基本要求,成年人推荐剂量为 200IU(5μg)/d,老年人因缺乏日照以及摄入和吸收障碍常有维生素 D 缺乏,故推荐剂量为 400～800IU/d,用于治疗骨质疏松症时,剂量可为 800～1200IU/d。维生素 D 在体内需经过肝、肾的 α-羟化酶转变为 1,25(OH)$_2$D$_3$ 后才有生物活性,故肝或肾功能不正常者,效果不好。而骨化三醇 [1,25(OH)$_2$D$_3$] 为活性维生素 D,在体内直接发挥作用,生物利用度高达 70%,肝、肾功能不良者可以应用,推荐剂量 0.25～0.5μg/d。1α-骨化醇属于 1,25(OH)$_2$D$_3$ 的前体药物,进入人体内必须经过肝脏的再羟化形成 1,25(OH)$_2$D$_3$ 发挥作用,用量为 0.5～1.0μg/d,适用于肾功能不良者,而肝功能不良者效果不好。建议有条件的医院酌情检测患者血清 25OHD 浓度,以了解患者维生素 D 的营养状态,适当补充维生素 D。国际骨质疏松基金会建议老年人血清 25OHD 水平 ≥30ng/ml(75nmol/L),以降低跌倒和骨折风险。临床应用维生素 D 制剂时应注意个体差异和安全性,定期监测血钙和尿钙,酌情调整剂量,高钙血症者禁用。

(二) 双膦酸盐类

双膦酸盐(biophosphonates)是 20 世纪 50 年代开发的骨吸收抑制剂。双膦酸盐是焦磷酸盐的稳定类似物,其特征为含有 P-C-P 基团。双膦酸盐与骨骼羟磷灰石有高亲和力的结合,特异性结合到骨转换活跃的骨表面上抑制破骨细胞的功能,从而抑制骨吸收。各种双膦酸盐按其结构不同,抑制骨吸收能力差异很大。如羟乙膦酸钠分子结构中侧链是直链烃,药物活性和结合力相对较弱,而阿仑膦酸钠的侧链引入了氨基,其药物活性和结合力比羟乙膦酸钠增加了超过 100 倍,利塞膦酸钠的侧链加上含氮的杂环,药物活性和结合力更强。临床研究已证实双膦酸盐药物可增加骨质疏松患者腰椎和髋部骨密度,降低发生椎体及非椎体骨折的风险。因不同药物抑制骨吸收的效力差别很大,临床上不同双膦酸盐药物使用的剂量和用法亦有差异。临床上常用的药物:

1. 阿仑膦酸钠 口服片剂,70mg 每周 1 次或 10mg 每日 1 次口服,还有阿仑膦酸钠 70mg+维生素 D$_3$2800IU 复合片剂(在中国上市)及阿仑膦酸钠 70mg+维生素 D$_3$5600IU 复合片剂(未在中国上市)每周一次。为避免该类药物口服时对上消化道的刺激反应,需空腹服药,用 200～300ml 白开水送服,服药后 30 分钟内不要平卧,应保持直立体位(站立或坐位)。另外,在此期间应避免进食牛奶、果汁等饮料及任何食品和药品以免影响药物的吸收。

2. 依替膦酸钠 口服片剂,每次 200mg,每日 2 次。需间歇、周期服药,服药 2 周后需停药 11 周,然后重新开始第

二周期,停药期间可补充钙剂及维生素 D。

3. 利塞膦酸钠　口服片剂 5mg,每日 1 次或片剂 35mg 每周 1 次,服法同阿伦膦酸钠。

4. 依班膦酸钠　静脉注射剂,每 3 个月 1 次间断静脉输注 2mg,溶入生理盐水 250ml,静脉滴注 2 小时以上。

5. 唑来膦酸注射液　静脉注射剂,唑来膦酸 5mg,静脉滴注至少 15 分钟以上,每年只用一次。

双膦酸盐的总体安全性良好,但口服后少数患者可出现轻度胃肠道反应,包括轻度上腹疼痛、反酸等食管炎和胃溃疡症状。故须严格按说明书服药,有活动性胃及十二指肠溃疡、反流性食管炎者慎用。静脉注射双膦酸盐可引起一过性发热、骨痛和肌痛等类流感样不良反应,多在用药 3 天后明显缓解,症状明显者可用非甾体类抗炎药或普通解热止痛药对症治疗。因药物进入血中的约 60% 以原形从肾脏排泄,对于肾功能异常者应慎用。肾脏肌酐清除率<35ml/min 患者不能用静脉注射双膦酸盐类药物。与双膦酸盐相关的下颌骨坏死罕见,对患有严重口腔疾病或需要接受牙科手术的患者不建议使用该类药物。如正在服用者可停药半年以后或骨生化标志物达到正常水平才施行手术,而且术后至少停用双膦酸盐 3 个月。

(三)降钙素

降钙素(calcitonin)是一种钙调节剂,破骨细胞膜富含降钙素受体,降钙素与其结合后直接特异性抑制破骨细胞活性,同时降钙素作用于破骨细胞前体使其不能分化为成熟的破骨细胞,使破骨细胞数量减少。因而抑制骨吸收,防止骨丢失,致使骨量增加和骨骼微结构改善,从而治疗骨质疏松症并可减轻由于骨转换快、骨微结构破坏及骨丢失后应力载负降低所引起的疼痛症状。而且目前认为降钙素可能还通过其他多重镇痛机制来缓解和治疗由骨质疏松引起的疼痛:如提高痛阈、增加脑内 β 内啡肽水平、调节中枢神经系统递质 5-HT 和儿茶酚胺系统、调节中枢和外周神经细胞内钙离子浓度、抑制前列腺素的合成等,从而产生镇静、抗炎及缓解疼痛作用。因降钙素类药物对于骨质疏松性骨折或骨骼变形所致的慢性疼痛以及骨肿瘤等疾病引起的骨痛均有效,因此更推荐应用于临床上伴有疼痛的骨质疏松患者。

目前合成的降钙素有鲑鱼、鳗鱼、猪及人降钙素 4 种,所有的降钙素结构相似,具有单链排列不同的 32 个氨基酸,氨基酸排列顺序取决于物种。目前应用于临床的降钙素类制剂有 2 种:鲑鱼降钙素和鳗鱼降钙素。

鲑鱼降钙素生物活性最高,是人降钙素的 40 ~ 50 倍,具有更好的临床疗效和更快的起效时间。鲑鱼降钙素的剂型有注射剂和鼻喷剂两种。注射剂一般应用剂量为 50IU/d 皮下或肌内注射,根据病情每周 2 ~ 7 次。鼻喷剂应用剂量为 200IU/d,每日可喷 1 ~ 2 次。短期应用的目的是缓解疼痛,疼痛减轻后可减少应用次数或剂量,应用时间长者可预防骨折。鳗鱼降钙素只有注射制剂,每周 20IU 肌内注射。降钙素应用疗程视病情及患者其他条件而定。

应用降钙素的安全性总体良好,少数患者出现乏力、面部潮红、恶心等,常表现为一过性,可自行缓解,晚间用药可能会减少此现象发生。鼻喷剂常见的鼻腔不良反应如鼻腔不适、充血、鼻黏膜水肿等多为轻度。偶可见过敏反应,可按照说明书要求确定是否做过敏试验。应用降钙素治疗骨质疏松的同时应联合钙剂和维生素 D 的补充治疗,以协同其抗骨吸收疗效,同时预防发生低钙血症。

(四)甲状旁腺激素

甲状旁腺激素(parathyroid hormone,PTH)是由甲状旁腺分泌的调节钙代谢的激素,通过增加肾脏 1α-羟化酶活性和增加肾小管对钙的重吸收维持血钙于正常水平,当血钙降低时其可动员骨钙入血。PTH 是当前促进骨形成的代表性药物。小剂量 rhPTH 有促进骨形成作用。一般剂量 20μg/d 皮下注射。用药期间应监测血钙水平,防止发生高钙血症,治疗时间不宜超过 2 年。

(五)锶盐

锶(strontium)是人体必需的微量元素之一,化学结构与钙、镁相似,参与人体许多生理功能和生化效应。人工合成的锶盐雷奈酸锶(strontium ranelate)是新一代抗骨质疏松药物,具有促进骨形成和抑制骨吸收的双重作用。2g/d 睡前口服,最好在进食 2 小时后服用,避免与钙和食物同服以免影响药物吸收,肌酐清除率<30ml/min 患者不推荐使用。

(六)维生素 K_2

维生素 K_2 可以将骨钙中的谷氨酸残基羧化成 γ-羧化谷氨酸残基,促进骨的矿化,还可抑制骨吸收,从而调节骨代谢,起到预防骨折发生的作用。成人口服 15mg 每日 3 次,餐后服用,禁用于服用华法林患者。

(七)中药

中医认为肾主骨藏精,精充则髓足,髓足则骨强。目前已有多种辨证配伍的中成药应用于骨质疏松的治疗中,对改善临床症状、提高骨密度有较好的疗效,但对于预防骨折及其长期应用的有效性和安全性需要进一步研究。

(八)植物雌激素

植物雌激素的来源、成分、剂量差异较大,其对骨骼作用研究结果意见不同,目前尚无有力的临床证据表明植物雌激素对提高骨密度、降低骨折风险等有明确疗效。

总之,绝经和衰老是影响老年女性健康的重要原因,我们无法阻止绝经与衰老,但却可以通过积极的综合干预措施预防和治疗绝经相关疾病。在提倡健康生活方式的基础上,大力推荐窗口期 HRT,对于不适合或不愿意接受 HRT 者可以针对具体情况采取其他非激素方案,个体化施治,使老年女性能健康地度过晚年生活。当然也希望广大医务工作者能关注绝经领域的进展,在临床工作中注意收集资料,并积极开发副作用相对少,疗效与激素相当的药物。

(姚元庆)

第十一节　绝经与性激素补充疗法

绝经相关的激素补充治疗(hormone replacement therapy,HRT)已经历了几十年的历程,其发展及人们对其受益和风险的认识经历了极其崎岖的过程。近年来,随着 HRT 处方量的逐渐回升,相关的研究层出不穷,新的证据不断产生,各国际绝经组织也在不断更新应用指南。目前对绝经相关的激素补充治疗基本上已达成了以下共识:①激素补充治疗只是绝经期管理的一个组成部分,雌激素只能解决由于雌激素缺乏所带来的问题,人体的衰老更大程度上是由于年龄增长造成。②激素补充治疗是一项医疗措施,应在使用前评估适应证、禁忌证和慎用情况,并在使用过程中定期随访。③对于有子宫的女性,在补充雌激素的同时,应补充孕激素。④HRT 方案应个体化,如最低有效剂量,适宜的给药途径和慎孕激素种类。⑤在绝经早期使用可以最大程度上获得益处,并避免副作用。2009 年,在中华医学会的领导下,国内绝经领域的各位专家在参考了国际绝经协会、北美绝经协会和亚太绝经协会的最新HRT 指南后,结合我国的具体情况,在我国的 2006 年指南的基础上制定了我国的激素补充治疗指南,就 HRT 的实施给出了具体的指导。

一、HRT 的适应证、禁忌证和慎用情况

（一）适应证

HRT 是针对绝经相关健康问题而采取的一种医疗措施,可有效缓解绝经相关症状,从而改善生活质量。在卵巢功能开始衰退并出现相关症状时即可开始应用 HRT,适应证如下:

1. HRT 是缓解绝经症状(如血管舒缩症状、泌尿生殖道萎缩症状及与其相关的睡眠障碍等)的首选和最重要的治疗方法:

（1）尤其是血管舒缩障碍:潮热、盗汗,睡眠障碍。

（2）改善下列主诉:疲倦;情绪障碍如易激动、烦躁;焦虑、紧张或心境低落等。

2. 泌尿生殖道萎缩相关的问题:阴道干涩、疼痛、排尿困难、反复发作的阴道炎、反复泌尿系感染、夜尿、尿频和尿急。

3. HRT 是预防绝经后骨质疏松的有效方法之一,包括有骨质疏松症的危险因素(如低骨量)及绝经后骨质疏松症。

（二）禁忌证

1. 已知或怀疑妊娠。

2. 原因不明的阴道出血。

3. 已知或怀疑患有乳腺癌。

4. 已知或怀疑患有性激素依赖性恶性肿瘤。

5. 患有活动性静脉或动脉血栓栓塞性疾病(最近 6 个月内)。

6. 严重肝肾功能障碍。

7. 血卟啉症、耳硬化症。

8. 脑膜瘤(禁用孕激素)。

（三）慎用情况

慎用情况并非禁忌证,是可以应用激素补充治疗的。但是在应用之前和应用过程中,应该咨询相应科室的医生,共同确定应用 HRT 的时机和方式,同时采取比常规随诊更为严密的措施,监测病情的进展。

1. 子宫肌瘤。

2. 子宫内膜异位症。

3. 子宫内膜增生史。

4. 尚未控制的糖尿病及严重高血压。

5. 有血栓形成倾向。

6. 胆囊疾病、癫痫、偏头痛、哮喘、高泌乳素血症。

7. 系统性红斑狼疮。

8. 乳腺良性疾病。

9. 乳腺癌家族史。

二、HRT 应用前对患者的初评

对患者初评的目的是判断有无适应证、禁忌证和慎用情况。

1. 详细询问病史　包括:症状、一般病史、妇科病史、家族史(尤其是乳腺癌及子宫内膜癌等恶性肿瘤史)、性生活史及绝经相关疾病的高危因素。

2. 体格检查　身高、体重、腰围、血压、乳腺及妇科检查。根据身高、体重计算体质指数(BMI)。

3. 实验室检查　血常规、空腹血糖和血脂、肝功能、肾功能,宫颈细胞学检查。

4. 辅助检查　盆腔 B 超了解子宫内膜厚度及子宫、卵巢有无病变;乳房 B 超或钼靶照相,了解乳腺情况;酌情进行骨密度测定。

5. 根据患者的具体情况,告知其应用 HRT 的利弊,应提供绝对数字结果而非百分比,以避免妇女出现不必要的恐慌。

三、HRT 应用时的随诊

对应用 HRT 的妇女进行随访管理的目的是评估 HRT 的疗效和可能出现的不良反应,并再次评估适应证、禁忌证和慎用情况。由于激素补充治疗的使用,年度评估时,当初使用激素补充治疗的适应证可能已经消失,应向患者指出,这种症状的消失正是用药的结果,若因此停用激素补充治疗,将使得各种症状再次出现,预防远期慢性疾病的效果也因此失去。所以以年度的随诊检查的目的,更重要的是评估是否有新的禁忌证和慎用情况的出现,是否需要据此停药或改变用药方案。

1. 开始 HRT 后,可于 1～3 个月复诊,以后随诊间隔可为 3～6 个月,1 年后的随诊间隔可为 6～12 个月。若出现异常的阴道流血或其他不良反应,应随时复诊。

2. 每次复诊须仔细询问病史及其他相关问题。

3. 推荐每年 1 次体格检查:如血压、体重、身高、乳腺及妇科检查等。

4. 推荐每年 1 次辅助检查:如盆腔 B 超、血糖、血脂及肝肾功能检查,乳房 B 超或钼靶照相;每 3～5 年一次骨密度测定。根据患者情况,可酌情调整检查频率。

四、HRT 的用药原则和常用方案

（一）用药原则

1. 应用 HRT 时,应个体化用药,且应在综合考虑治疗目的和危险性的前提下,使用能达到治疗目标的最低有效剂量。

2. 没有必要限制 HRT 的期限。应用 HRT 应至少每年进行一次个体化危险/受益评估，应根据评估情况决定疗程的长短，并决定是否长期应用。在受益大于危险时，即可继续给予 HRT。

3. 对于有子宫的妇女，给予雌激素的同时应给予孕激素，以保护子宫内膜；孕激素应持续或周期性添加，每月给予孕激素不短于 10～14 天；对于已经切除子宫的妇女，则不必加用孕激素；建议使用天然孕酮或最接近天然孕酮的孕激素。

4. 对已患有冠状动脉疾病或有亚临床动脉粥样硬化的老年女性，在开始激素治疗的第一年中，冠状动脉事件增多（被称为"早期危害"），因此激素治疗不应用于心血管疾病的二级预防。60 岁以上的妇女是否开始或继续 HRT 则需根据总体的危险-获益分析决定。时间窗概念是近十年来激素补充治疗领域最重大的理论突破，含义即为应用 HRT 可以获得长期心血管和神经保护获益的治疗时间，即自绝经早期起对有绝经相关症状的中年女性进行 HRT。

5. 静脉血栓栓塞史的妇女，或有潜在或已证实有静脉血栓栓塞和卒中危险因素的妇女，在应用 HRT 前应进行个体化咨询，对需要应用 HRT 者尽量选择经皮途径的雌激素。

6. 在仅为改善泌尿生殖道萎缩症状时，推荐阴道局部用药。

（二）常用方案

1. 单用孕激素　周期使用，用于绝经过渡期出现的月经异常问题。

2. 单用雌激素　适用于已切除子宫的妇女。

3. 联合应用雌、孕激素　适用于有完整子宫的妇女。在序贯法及周期联合法方案中常有周期性出血，也称为预期计划性出血。该方案适用于年龄较轻，绝经后期的早期或愿意有月经样定期出血的妇女。连续联合的方案可避免周期性出血，适用于年龄较长或不愿意有月经样出血的绝经后期妇女。但是在实施早期，可能有难以预料的非计划性出血，通常发生在用药的 6 个月以内。

（1）序贯或周期联合：模拟生理周期，在用雌激素的基础上，每月加孕激素 10～14 天。又分周期性和连续性，前者每周期停用雌孕激素 2～7 天；后者连续应用雌激素。

（2）连续联合：每日均联合应用雌、孕激素，亦分为周期性（每周期停用药 5～7 天）和连续性（每日都用，不停顿）。

五、HRT 常用的药物及特点

（一）雌激素

雌激素的选用是激素补充疗法的中心。国内目前用于 HRT 的常用雌激素药物有：

1. 口服途径　①天然雌激素：结合雌激素（倍美力，每片 0.3mg 和 0.625mg），戊酸雌二醇片（补佳乐，每片 1mg）；②合成雌激素：尼尔雌醇片（国产，维尼安，每片 1mg、2mg 和 5mg）。

2. 经皮吸收途径　①雌二醇皮贴（松奇贴，每日释放 17-β 雌二醇 50μg，每周更换一次，推荐使用 1/2 贴）；②雌二醇凝胶（每日经皮涂抹 1.25g，含 17-β 雌二醇 0.75mg）。

3. 经阴道给药途径　①结合雌激素软膏（进口：倍美力软膏；国产：葆丽软膏；每克含结合雌激素 0.625mg）；②普罗雌烯阴道胶囊（更宝芬胶囊，每粒含普罗雌烯 10mg）；③普罗雌烯乳膏（更宝芬乳膏，每克含普罗雌烯 10mg）；④氯喹那多-普罗雌烯阴道片（可宝净片，每粒含普罗雌烯 10mg 和氯喹那多 200mg）；⑤雌三醇乳膏（欧维婷，每克含雌三醇 1mg）。

（二）孕激素

有初步研究表明，天然孕酮、地屈孕酮和屈螺酮对乳腺癌风险的影响可能低于合成孕酮，但这一结果需更大规模随机双盲对照临床研究进一步证实。

1. 天然孕酮　①黄体酮胶丸（进口：安琪坦；国产：琪宁，100mg/粒）；②黄体酮胶囊（益马欣，50mg/粒）。

2. 合成孕激素　①孕酮及 17α 羟孕酮衍生物：无明显雄激素活性，包括最接近天然孕酮的地屈孕酮（每片 10mg）；较接近天然孕酮的醋甲羟孕酮（国产，安宫黄体酮，每片 2mg）；甲地孕酮（国产，每片 1mg）；②19 去甲睾酮衍生物：具有轻度雄激素活性，影响血脂代谢，因此目前不再用于 HRT 中；③屈螺酮：为螺内酯类似物，具有抗盐皮质激素和抗雄激素作用。

（三）复方雌孕激素制剂

1. 连续联合制剂　每片含 17-β 雌二醇 1.0mg 和屈螺酮 2.0mg，每盒 28 片，商品名为安今益；每片含结合雌激素 0.3mg 和醋酸甲羟孕酮 1.5mg，每盒 28 片，商品名为倍美罗。

2. 雌、孕激素周期序贯制剂　11 片戊酸雌二醇（2mg/片）和 10 片戊酸雌二醇（2mg/片）加醋酸环丙孕酮（1mg/片），商品名为克龄蒙；14 片 17β-雌二醇（1mg/片）和 14 片 17β-雌二醇（1mg/片）加地屈孕酮（10mg/片），商品名为芬吗通。

3. 7-甲基异炔诺酮　该药在体内的作用具有雌、孕和雄激素三种活性。因其在子宫内膜处具有孕激素活性，因此有子宫的绝经后期妇女，应用此药时不必再加用其他孕激素。目前的初步研究证据表明，替勃龙不增加乳腺癌的发生危险，但会增加乳腺癌患者手术后乳腺癌复发风险。每片含 7-甲基异炔诺酮 2.5mg。推荐剂量每天半片 1.25mg。

六、合并常见疾病的患者 HRT 的应用原则及策略

激素补充治疗（HRT）的临床实践关键在于适应证和禁忌证的分析抉择。除了明确的适应证和绝对禁忌证之外，存在一些可以酌情使用 HRT，但需要慎重谨慎的情况或疾病，称为慎用情况。与明确的适应证和禁忌证相比，慎用情况的循证证据相对不足，可用与不可用之间的分界较模糊，在临床中的具体操作规范较具争议；而且随着对其认识的加深和新的治疗手段、药物的发展，可能转化为适应证、非禁忌证或绝对禁忌证。

（一）子宫肌瘤

1. 子宫肌瘤患者激素补充疗法的适应证和禁忌证与普通绝经后妇女类似。

2. 肌瘤体积越小，HRT 过程中体积增加的风险也越小；最大直径<3～5cm 的患者 HRT 安全性较高。

3. 替勃龙和口服雌激素用于子宫肌瘤患者可能更具优势；经皮雌激素可能倾向于促进肌瘤生长。

（二）子宫内膜异位症

1. 对于全子宫切除和双附件切除术后手术绝经、无较大残留病灶的妇女，在能够保证随访的情况下，HRT 是可行的；对于保留子宫和（或）卵巢的妇女，根据病灶大小评价治疗的风险。

2. 无论患者有无子宫，激素补充时均建议至少在开始的 1～2 年内采用连续联合疗法或替勃龙；雌激素建议采用最低有效剂量进行治疗；孕激素的用法应采用连续联合疗法，不建议采用周期疗法。

3. 双附件切除术后可立即开始 HRT，是否延迟治疗开始时间对症状的复发没有显著影响；用药期间要规律随访。

（三）子宫内膜增生

1. 诊断子宫内膜增生、未经治疗的患者，要求在进行 HRT 前先针对内膜增生进行恰当的治疗直到完全逆转。

2. 雌孕激素联合方案对于保留子宫的患者具有更好的安全性；因子宫内膜增生行全子宫切除术后的患者是否需联合使用孕激素尚无明确证据。

3. 应密切随访，谨慎评价治疗指征，必要时诊刮获取内膜病理。

（四）尚未控制的糖尿病

1. 糖尿病不是 HRT 的禁忌证；绝经后 HRT 有助于血糖控制，尤其是单雌激素疗法。

2. 应与内分泌科密切合作；密切监测血糖控制情况。

3. 经皮制剂对既有的代谢紊乱的干扰更轻，对甘油三酯升高或呈升高倾向的妇女更应采用非口服途径。

（五）严重高血压

1. 长期、严重高血压患者应警惕既有的心血管病变。

2. 如有可能尽量选用无水钠潴留作用或水钠潴留作用较小的孕激素，比如屈螺酮。

3. 高血压患者开始 HRT 后每 6 个月复测血压；血压不稳定或难以控制者 3 个月复测、评估一次；必要时增加降压药剂量或更换种类。

（六）血栓形成倾向

1. 多种遗传性或获得性的易栓症会增加血栓形成的风险，包括因子 V *Leiden* 基因突变、凝血素 *G20210A* 基因突变、蛋白 C 缺乏、蛋白 S 缺乏、抗凝血酶缺乏以及抗磷脂抗体的存在等。除了易栓症之外，其他的血栓形成倾向还包括围手术期、肿瘤、长期卧床、血栓形成史或家族史等。

2. 所有绝经后妇女开始 HRT 前，都要对血栓形成相关的危险因素和血管血栓栓塞史及家族史进行详细的了解和评价；具有阳性病史者建议专科就诊咨询，必要时行易栓症相关筛查；是否应该在 HRT 前对所有妇女进行易栓症风险筛查仍存在争议。

3. 经皮雌激素的血栓形成风险较口服雌激素小，用于该人群可能更加安全。

4. 采取其他措施防止血栓形成，比如使用弹力袜、避免久坐、抗凝药物的使用等。

（七）胆囊疾病

1. 雌激素补充治疗增加胆囊疾病发病率和手术风险，必须为患者充分解释 HRT 的利弊。

2. 经皮雌激素可能具有较高的安全性。

（八）癫痫

1. 雌激素是一种非常强大促抽搐物质，而孕酮则是抗抽搐物质，绝经、HRT 可能影响癫痫的发作。

2. 使用最低有效剂量的 HRT，密切观察疾病情况，必要时调整抗癫痫药物的用量。

（九）偏头痛

1. 偏头痛易发生于雌激素波动期，可考虑通过控制雌激素波动达到减少头痛的目的。

2. 经皮贴剂或霜剂可获得更稳定的血清雌激素水平。

3. 普通的偏头痛患者，脑卒中危险性大约增加 2 倍，规律随访，警惕脑卒中风险。

（十）哮喘

1. 血清雌二醇水平的变化可能影响女性患者哮喘发作的严重程度；围绝经期可能是哮喘发作的相对危险期，可能发生新发病例和发作情况的加重。

2. 在无吸烟、无超重、既往有过敏性疾病史的围绝经期妇女中，使用 HRT 可能增加过敏反应和哮喘的发病率。

3. 为了获得尽量稳定的血清激素水平，使用经皮的、连续联合的 EPT 可能具有更高的安全性。

（十一）高泌乳素血症

1. 未发现治疗剂量的雌激素与泌乳素瘤发病率的增加具有相关性。

2. HRT 可能使 PRL 水平升高，该作用在非肥胖者中更加显著，但是各项研究所得出的结论仍有差别和争议。

3. 高泌乳素血症与多种代谢性疾病相关，治疗前应慎重评价心血管健康情况及相关危险因素。

4. 建议在明确适应证、无禁忌证的情况下采用最低有效剂量进行 HRT；密切随访，定期复查 PRL，必要时复查垂体影像学检查。

（十二）系统性红斑狼疮

1. SLE 是一种好发于育龄期女性的全身性自身免疫性疾病，雌激素在其疾病发生、进展和活动过程中可能起重要作用。

2. HRT 的使用可能与狼疮疾病活动性轻度增强相关，目前已有的证据提示 HRT 不宜用于狼疮疾病活动、高滴度抗心磷脂抗体、狼疮抗凝物浓度或有血栓栓塞病史的 SLE 患者。在 SLE 患者开始 HRT 之前，必须由专科对其疾病活动性进行评价，严格掌握适应证，充分取得患者的知情同意。心血管疾病在 SLE 患者中的高发和早发，对于 SLE 患者必须详尽、谨慎评价其既有心血管病变，并密切监测心血管高危因素。

3. 研究发现，结合雌激素和甲羟孕酮的激素补充治疗并不增加疾病活动性。经皮雌激素可能在引发血栓栓塞疾病方面具有更低的风险，但是其在 SLE 患者中的安全性尚需进一步证明。少量证据提示替勃龙可能也具有较好的有效性和安全性;而其他 HRT 药物的有效性和安全性仍需进一步研究探讨。

(十三)乳腺良性疾病

1. 绝经后妇女常见的乳腺良性疾病包括乳腺纤维囊性病变、脂肪坏死和乳管乳头状瘤,其癌变的风险不同,脂肪坏死和非增生性良性病变的癌变风险并无增加;增生性病变癌变风险增加一倍。

2. 外源性性激素对乳腺有影响。雌孕激素对乳腺细胞起促进生长增殖的生理作用,而替勃龙则起促进细胞凋亡的作用。对于癌变几率无显著增加的组织类型的乳腺良性病变,在全面评价 HRT 的适应证和禁忌证、向患者充分告知病情和治疗选择的情况下,可选用安全性更高的替勃龙或经皮途径的 EPT。

3. 对于癌变几率显著增加的组织类型的乳腺良性病变,建议专科就诊,必要时手术切除治疗。

(十四)乳腺癌家族史

1. 大多数乳腺癌是散发的,其乳腺上皮细胞癌变所需的基因突变是该患者的体细胞突变,这一类肿瘤的发生率随着年龄增长而增加,并无家族聚集性。仅有一小部分乳腺癌(5%～10%)可以归因于高风险的易感基因的遗传。在发生多例乳腺(和卵巢)癌的家庭中,75% 是 BRCA1 和 BRCA2 基因突变。

2. 为了确定具有乳腺癌家族史的女性发生乳腺癌的风险高低,必须对其家族史进行详细准确的评价;怀疑高风险易感基因遗传者建议专科就诊咨询,必要时行突变基因鉴定。

七、妇科恶性肿瘤患者治疗后 HRT 的应用

随着手术、放化疗水平的不断提高,肿瘤患者的存活率逐渐提高,肿瘤治疗的目的已不仅仅局限于延长患者生存期,提高患者生活质量已成为医学关注的问题。目前,对妇科恶性肿瘤患者术后的激素补充治疗尚缺乏多中心、随机的、大样本、前瞻性的循证医学研究证据。总体原则应该持慎重态度,与患者充分沟通,知情选择。

(一)子宫内膜癌

虽然已有多项研究对子宫内膜癌患者术后 HRT 的安全性进行研究,但是多数研究是在 FIGO Ⅰ～Ⅱ期患者中进行的,暂时无证据证实激素补充治疗会增加内膜癌患者的肿瘤复发率和死亡率;而且多数研究都是非 RCT 设计,样本量小(<100)。唯一的一项大规模的 RCT 研究,纳入的患者也是 Ⅰ～Ⅱ期的患者,研究因为 WHI 结果的发表而中断,不能得出最终的支持或反对的结论,但到终止时复发率也比较低。多项研究中仅有一项治疗组 75 例中包含了 4 例 Ⅲ期患者,总体分析不增加复发及死亡率。尽管回顾性的研究已经指出 HRT 后无明显副作用,目前尚无结论性的数据能够支持是否应对内膜癌治疗后的患者进行 HRT。因此,对于围绝经期症状严重、非激素治疗无效的内膜癌治疗后患者,经过充分知情同意后,可考虑 HRT。

(二)子宫肉瘤

平滑肌肉瘤是非激素依赖性肿瘤,其手术治疗方案可准予保留卵巢。根据少量的病例报告,HRT 对治疗后的平滑肌肉瘤患者不造成不良作用。

低级别内膜间质肉瘤是一种激素敏感性恶性肿瘤,发生于内源性或外源性高雌激素情况下。常规治疗包括全子宫切除和双附件切除,术后辅助孕激素和(或)GnRH 拮抗剂治疗。小的病例系列提示低级别的内膜间质肉瘤患者治疗后接受 HRT 可对其疾病进程产生不良影响。因此低级别的内膜间质肉瘤是 HRT 的禁忌证。

(三)卵巢癌

没有证据证明经治的上皮性卵巢癌患者存在 HRT 的禁忌证。但是到目前为止的研究不能排除 HRT 可能刺激 ER 阳性患者转移灶生长的可能。内膜样上皮性卵巢癌是雌激素敏感性肿瘤,从理论上来说 HRT 能刺激残留病灶生长,但是各项研究都未能证明 HRT 与内膜样上皮性卵巢癌的发生或疾病发展存在任何联系。不过该结论不适用于 Ⅲ 期内膜样上皮性卵巢癌患者。

卵巢生殖细胞肿瘤通常累及年龄在 10～30 岁之间的女孩或年轻女性。大多数病例采取保留生育功能的分期手术,结合后续的化疗进行治疗。化疗可能导致暂时性或永久性的卵巢衰竭。没有证据表明该年轻妇女群体不能采用 HRT。

颗粒细胞瘤本身具有分泌雌激素的能力,常引起高雌激素症相关的症状。尽管目前没有关于治疗后颗粒细胞瘤患者 HRT 的安全性研究,学者普遍认为由于肿瘤本身具有内分泌活性,但其生长是否为激素依赖性疾病尚不清楚。

(四)宫颈癌

一般认为宫颈鳞状细胞癌并不是雌激素依赖性疾病,关于宫颈腺鳞癌的结论则尚不明确。虽然外源性激素可能增加腺鳞癌的发生率,但是没有数据显示在经过治疗后的宫颈鳞癌或腺鳞癌患者使用 HRT 会对患者产生不良影响。

(五)阴道癌

阴道癌只占妇科恶性肿瘤的 0.3%;鳞状细胞癌(SCC)是最主要的组织学亚型,其次是腺癌;SCC 是非雌激素依赖性病变。没有研究提示不能在治疗后的阴道癌患者中全身性或局部使用雌激素。

20 岁以前发生的阴道癌基本都是腺鳞癌。在暴露于己烯雌酚(DES)的患者中,可见透明细胞型阴道癌。这类患者 HRT 的安全性尚无相关证据。因此应慎用。

(六)外阴癌

鳞状细胞癌(SCC)是外阴癌最主要的组织学亚型,是非雌激素依赖性病变。由巴氏腺或 Paget 病发生的腺鳞癌则非常罕见。没有证据提示 HRT 对外阴癌治疗起不良作用。

(郁　琦)

第十二节　性激素补充治疗与肿瘤发生的关系

临床实践表明,HRT 可为患者带来确切收益,但与此

同时也可能存在一定的风险性。目前,HRT 在我国并未得到广泛应用,根本原因在于患者担忧 HRT 的致癌风险,而既往研究也提示 HRT 与肿瘤发生之间的确存在一定的相关性。

1896 年 Beaston 等发现乳腺癌患者切除卵巢后肿瘤缩小,此后,Huggings 发现前列腺癌患者切除睾丸后肿瘤萎缩,由此发现激素水平与肿瘤之间可能存在相关性。病理生理学研究也证实某些人体性激素能刺激组织的上皮细胞生长、分化进而增加肿瘤发生的危险性。对于激素依赖性的组织器官,性激素是其生长和维持细胞活性的必要物质,一些组织器官如果没有激素的刺激,就不会发生肿瘤。

性激素不仅作用于子宫内膜,同时也作用于子宫肌层、间质、附件及生殖器官外组织。一般认为,发生于这些部位的一部分肿瘤在其形成过程中,全部或部分保留性激素的影响,这一类肿瘤成为激素依赖性肿瘤。激素依赖性肿瘤包括子宫肌瘤、子宫内膜癌、乳腺癌、子宫内膜间质肉瘤、阴道腺病及透明细胞癌等,而卵巢癌则被部分学者认为是与激素相关的肿瘤,其他的妇科肿瘤,如宫颈癌、输卵管癌、阴道癌及外阴癌等与性激素的关系尚不明确。除妇科肿瘤以外,结肠癌、肝癌、食管癌、甲状腺癌及肺癌等肿瘤的发生亦被认为可能与性激素有关。

(一) 子宫肌瘤

子宫肌瘤被认为是一种激素依赖性的良性肿瘤,其发生和长期过度的雌激素刺激有关,多发生于性成熟期,常与子宫内膜增生同时存在。据统计,子宫内膜癌患者中 1/3 合并肌瘤,绝经后或无卵巢者,外用雌激素可诱发该肿瘤,动物模型可用雌二醇诱导肌瘤。临床上对有子宫肌瘤患者进行 HRT 后,有患者出现了异常阴道出血、肌瘤增大、贫血加重等症状。既往研究认为子宫肌瘤的发病原因是由于长期大量雌激素刺激而无孕酮对抗的结果,而近年来的研究表明孕激素不仅不抑制肌瘤的生长,反而也是促进肌瘤生长的重要因素。例如,有文献报道:对子宫肌瘤患者采用孕激素拮抗剂米非司酮进行治疗可抑制肌瘤的生长,使结节变小。绝经后进行 HRT 所补充激素的量很小,因此大多数学者认为对绝经者可使用 HRT。但鉴于子宫肌瘤的发生与性激素有密切关系,应用时应注意以下几点:①定期进行超声波检查,特别是在最初 6 个月内;②注意异常阴道出血情况,对有出血的患者:要充分说明情况,争取配合,定期检查;③注意 HRT 使用药物的种类和剂量,因为肌瘤的增大与雌、孕激素均有关,建议甲羟孕酮少量,周期性使用,当有肌瘤增大或异常出血时,可停止使用 HRT 或换用对子宫作用较小的药物,如雌三酮(E_3)制剂。目前认为,对绝经并子宫肌瘤患者应用利维爱和雌、孕激素经皮给药是可行的。

(二) 子宫内膜癌

据报道,1960～1975 年期间,50～54 岁妇女子宫内膜癌增加了 91%,有学者将其归咎于 HRT 应用。一系列的流行病学研究证实单一雌激素补充治疗(ERT)是子宫内膜癌发病的风险因素。Grady 等采用 Meta 分析,综合分析了从 1970 年～1994 年期间发表的 30 个设有对照组和进行风险计算的 HRT 与子宫内膜癌关系的研究。该分析发现,长期采用 ERT 的绝经后妇女的子宫内膜癌发病风险显著高于

未用 ERT 的绝经后妇女,风险的增加与雌激素使用的持续时间相关。健康绝经妇女服用外源性雌激素可增加子宫内膜癌的发病率,与未用者比较,使其相关风险 RR 升至 3.0,而长期(6 年以上)服用则使 RR 升至 12.3(95% CI = 2.6～59.8),但 ERT 所致子宫内膜癌多数分化度高,5 年存活率很高,表浅型可治愈。有学者报道:子宫内膜癌发生的危险性与雌激素的种类和剂量存在相关关系,使用雌二醇针剂的危险性最大,若结合雌激素剂量大于每天 1.25mg,则子宫内膜癌的发生率增加。

自 20 世纪 70 年代 HRT 应用之初,美国 USAF 医疗中心提出绝经妇女应用 ERT 同时周期性加用孕激素使子宫内膜剥脱,以预防子宫内膜癌的观点。Grady 等采用 Meta 方法综合分析了 7 个 EPRT 与子宫内膜癌发生关系的流行病学研究,发现 EPRT 似乎不增加子宫内膜癌发生的风险。Pike 等人的研究发现,ERT 的妇女相对于未用 ERT 者发生子宫内膜癌的风险明显增加,若每月应用孕激素 10 天及 10 天以上或连续地联合应用雌孕激素,则患子宫内膜癌的危险性几乎没有增加,作者认为,孕激素对子宫内膜的保护作用与其应用时间长短有关。此外,还有两个多中心、大样本、随机、安慰剂对照、双盲的随机临床试验(randomized clinical trial,RCT)也证实,EPRT 不增加子宫内膜癌发生的风险。其中,WHI RCT 由美国国立卫生研究院资助,美国 40 个临床中心参加,8506 名采用雌孕激素 HRT 的绝经后妇女有 27 例发生子宫内膜癌,而在 8102 名安慰剂组的妇女中,31 例发生子宫内膜癌。另一个 RCT 是 HERS(Heart and Estrogen/Progestin Replacement Study),由美国 20 个临床中心参加,该研究也发现 EPRT 组的子宫内膜癌的发生率并不增加,与安慰剂组相比,甚至降低了 75%,但尚未达到统计学意义。经过 30 年的实验,Beresford 报告:服用 EPRT 的健康绝经妇女的子宫内膜癌的 RR 为 1.3,而服用 5 年以上的 RR 为 2.5,上述调查有力支持了 USAF 的观点,同时也说明孕激素的加入并不能完全将雌激素的致癌风险降至与非 HRT 人群一样。因此,目前比较一致的观点是,ERT 增加子宫内膜癌发生的风险,EPRT 不增加由雌激素所导致的子宫内膜癌发生的风险。

为何长期单独使用雌激素会增加子宫内膜癌的风险?这是因为单用雌激素时,子宫内膜处于无保护状态,长期反复的内膜增殖可导致子宫内膜癌的发生,加用孕激素后,由于孕激素能促进雌二醇代谢,抑制子宫内膜腺体内的雌二醇受体,阻断细胞有丝分裂,对抗内膜增殖。故加用足量的孕激素后,可显著减少子宫内膜癌的发生。

Whitehead 等人认为:每月应用孕激素至少 12 天,即可完全避免子宫内膜增生,也有人提出 10 天便已足够避免。因对药物的反应性存在个体差异,故在运用 HRT 的过程中,应做定期监测及密切随访。

有关已患子宫内膜癌的妇女能否应用 HRT 治疗,目前有学者认为,若子宫内膜癌只限于子宫体部(1 级),细胞分化为 1 级者,手术后可用 ERT,或术后连续应用孕激素,数月后改用 ERT。超过 1 期 1 级的子宫内膜癌术后 5 年内是 ERT 的绝对禁忌证,治疗 5 年后如无复发,可考虑 HRT。

（三）卵巢癌

绝经后高水平的促性腺激素对卵巢上皮细胞的持续刺激被认为是促使其恶变的原因之一。因此，从理论上看，有理由认为 HRT 应用可降低患卵巢癌的风险。Gnagy 等的研究发现，应用 HRT 的妇女比未用 HRT 的妇女发生上皮性卵巢癌的风险性低，并且 HRT 应用的时间越长、停药时间越短，则发生卵巢癌的风险性越小。尽管如此，近年来仍有大量研究显示，HRT 可能是卵巢癌发生的风险因素。Lacey 等对 44 241 个绝经后妇女进行长达 20 年的随访，共有 329 名妇女发生卵巢癌，他们分析发现：ERT 与卵巢癌的发生相关，并且雌激素的使用时间也是卵巢癌发生的相关因素。Rodriguez 等对美国 211 581 名绝经后妇女进行了 14 年的随访，在对其中的 944 个卵巢癌死亡病例后发现，10 年以上的 ERT 应用使卵巢癌死亡风险升高 2 倍。而 Garg 等通过分析有关文献发现：如果绝经后妇女长期应用 HRT，则其发生上皮性卵巢癌的危险性仅轻度增加。根据妇女健康研究（WHI）结果，EPRT 组（8506 人）共发生卵巢癌 20 例，安慰剂组（8102 人）则为 12 例，他们由此认为，EPRT 也可以增加卵巢癌的危险性。

Purdie 等的研究则发现，ERT 明显增加内膜样和透明细胞上皮性卵巢癌的发生率，而对于浆液性、黏液性、混合性以及未分化等类型上皮性卵巢癌的发生则无明显影响，而且生殖道完整的患者发生上皮性卵巢癌的危险性比曾经进行过子宫切除或输卵管结扎的患者更为显著。产生这种现象的原因可能是内膜样和透明细胞上皮性卵巢癌具有与子宫内膜癌相似的组织分化。

HRT 对卵巢癌的影响并未像乳腺癌和子宫内膜癌那样达成共识，目前仍然存在较多争议，需要更加科学而深入的大样本分析来加以探讨。

（四）宫颈癌

宫颈癌的发生与性激素无明显相关性，对健康妇女而言，HRT 并不增加宫颈癌的发生率。Smith 报告，HRT 应用并不增加人乳头状病毒的感染率，换言之，其并不间接促进宫颈癌的发生。流行病学研究显示，HRT 不增加绝经后妇女的子宫颈癌的发生风险。Parazzini 等通过比较 645 例住院子宫颈癌患者与 749 例对照妇女后发现 HRT 不增加子宫颈癌发生的风险。在瑞典进行的一项 23 244 名妇女参加的流行病学调查研究中，采用 ERT 的绝经后妇女的子宫颈癌的发生风险较对照人群低。在英国进行的另一项流行病学研究中，4554 名采用 HRT（其中 43% 采用 EPRT）的绝经后妇女的发生率也低于对照人群。PWHI 的数据显示，EPRT 组的巴氏涂片轻度异常率高于安慰剂组，EPRT 组共发生子宫颈癌 8 例，安慰剂组 5 例，但由于发生率太低，并不能由此得出结论，还有待进一步的研究。有研究报道，宫颈癌患者使用 HRT 后，其复发率和 5 年生存率并无明显变化。此外，宫颈腺癌基于其生物学行为类似子宫内膜癌，故 HRT 应用后前者的发生率可能与后者相近，但因发生率较低，无大样本的临床研究，故也无法得出结论。

（五）乳腺癌

目前世界范围内乳腺癌发病率呈上升趋势，我国妇女乳腺癌发病率虽然低于欧美国家，但其仍然是我国妇女主要的死亡原因之一。

乳腺癌是性激素依赖性肿瘤，雌激素与乳腺癌的关系有内源性和外源性两种因素。其中内源性雌激素对乳腺癌的影响：①性别不同发病率差异较大，如女性乳腺癌比男性约高 100 倍；②研究认为：月经初潮早，自然绝经晚，不育或初产晚者发病率高；③女性的年龄亦是重要因素，45 岁时的乳腺癌发病率为 25 岁的 20 倍，而在 50 岁后乳腺癌发病率上升的速度逐渐减慢。这与绝经后体内雌激素水平下降有关，40 岁以前手术绝经比自然绝经者的乳腺癌发病率低 50%，这与前者乳腺暴露于内源性雌激素作用的时间较短有关。绝经后肥胖妇女的血雌酮水平相对较高，乳腺癌的发病率也较高，而有乳腺癌家族史者则更为敏感。

外源性雌激素对乳腺癌的发病率的影响一直存在争论，至今观点仍然无法统一。乳腺是雌孕激素的靶器官，性激素暴露是乳腺癌的一个具有强相关性的危险因子。大量研究表明 HRT 应用时间长短与乳腺癌发生有密切关系，绝经后长期应用 ERT 者，可诱发乳腺腺管出现囊性改变或结构不良，增加乳癌细胞有丝分裂率，约有 50% 患者出现子宫内膜增生过长，1.6% ~ 2.5% 可发展为腺癌。

有关加用孕激素对乳腺癌发生率的影响，历来争议较大。瑞典学者认为乳腺细胞增生与血清孕酮水平有关。法国学者进行体内外实验、流行病学研究及生物化学特性分析孕激素及对乳腺癌的发病关系，未得出明确的结论。Pike 指出孕激素的副作用在于协同雌激素增加乳腺细胞的分裂率，多数人认为孕激素对乳腺无保护作用。

与 ERT 相比，EPRT 相关的乳腺癌风险更高。其次，雌激素的种类及摄入途径亦可能是乳腺癌发生的相关因素，己烯雌酚较结合雌激素有更强的致癌风险，静脉补充雌激素的致癌风险是口服途径的 4 倍。多数研究认为：雌激素的剂量与乳腺癌的发病无明显相关关系，以美国妇女使用较多的结合雌激素（Premarin）为例，增加其剂量并不增加乳腺癌的发病率。有学者认为，正是由于 HRT 者能定期检查，因此，能及时发现早期、局限的癌灶，而未行 HRT 者发现时多为疾病晚期。此外，亦有研究发现：使用 HRT 的绝经后妇女若发生乳腺癌，其预后较好。Susan 等提出，在纠正了年龄和其他相关危险因素后，应用 HRT 5 年或以下者 HRT 与浸润性导管癌或小叶癌无明显相关性，HRT 的使用时限与导管原位癌、浸润性导管癌或小叶癌无相关性。因此，应用 HRT 与病理类型良好的乳腺癌发病关系密切。有关弱雌、孕、雄激素特性的人工合成甾体激素替勃龙的实验研究证实：替勃龙可下调抑制细胞凋亡基因 *Bcl-2* 的表达，有利于保护乳腺，其对乳腺组织的作用具有特异性，对乳腺密度无明显影响，而他莫昔芬（tamoxifen）因为既可以防止乳腺癌复发，又可解除绝经期症状，故可作为乳腺癌患者 HRT 的首选药物。

有调查表明，HRT 者患乳腺癌的风险以每年 2.3% 的速率递增，尽管如此，5 年内患乳癌的风险仍然相对较小。尽管对 HRT 是否增加乳癌发生率尚有争议，但目前倾向于用 HRT 5 年以下者并不增加患乳癌机会。正确评估乳腺癌风险十分重要，对其估计过高或过低可导致惧怕和滥用 HRT 的情况发生，在临床工作中应尽量避免之。当必须用

HRT 治疗时,应尽量短期使用,而且,应该给予能减轻症状所需的最低剂量,并在此过程中加强监测。

（六）其他肿瘤

由于输卵管癌、阴道癌、外阴癌发病率较低,与HRT相关性的研究也较少。已发表的研究均显示,无论是ERT,还是EPRT均与外阴癌的发生无明显相关关系;相反,临床上常应用雌激素治疗慢性外阴营养不良和外阴白斑。有学者认为即使外阴癌患者其也可安全使用HRT。低度恶性的子宫内膜间质肉瘤是激素敏感性肿瘤,常发生于雌激素过度刺激的妇女人群中,故其为ERT的禁忌证。

大肠癌的发病因素除遗传及高脂饮食外,还包括性激素的受体功能状态。有研究认为:HRT可减少直肠癌的发病率,与未使用者相比,正在使用HRT者相对危险度为0.65。肝脏是性激素的主要代谢器官,有研究表明,内源性雌激素或小剂量天然雌激素可抑制肝脏肿瘤的发生,而人工合成的雌激素可促进肿瘤的发生发展。免疫组化研究表明,女性食管癌患者的雌激素受体(ER)、孕激素受体(PR)阳性率显著高于男性;相应地,临床观察显示女性食管癌患者的预后较好,提示雌激素可能与食管癌的发生发展存在密切关系。甲状腺癌被部分学者认为是一种性激素依赖性肿瘤,在正常的甲状腺组织中,ER、PR表达均为阴性,而在甲状腺癌中,ER、PR的与癌组织的分化程度有关。最新研究表明,EPRT暴露是增加肺癌的发病风险。

鉴于雌激素在HRT中的利弊两重性,人们期望随着对肿瘤发生机制的深入研究,能揭示雌激素介导的肿瘤发生途径,寻找新的、有较高靶向性的药物替代常规雌激素,从而将HRT致癌风险降至最低的替代方案,从根本上解决HRT的潜在致癌作用。尽管HRT的应用中存在诸多争议,但临床医师应采取积极态度,反复权衡利弊,结合患者个体特征特点,做到合理应用。

（王世宣）

第十三节　选择性雌激素受体调节剂在防治绝经相关疾病中的作用

一、概　述

（一）定义

选择性雌激素受体调节剂(selective estrogen receptor modulator,SERM)是一类必须通过和雌激素结合而发挥作用,但对不同组织具有不同特殊作用的化合物。

（二）组织特异性的作用机制

当雌激素受体被配体如 17-β 雌二醇激活后,形成受体-配体复合物,并和热休克蛋白脱离后形成二聚体,二聚体和不同基因启动区的雌激素应答单位(estrogen response element,ERE)结合,形成配体-受体-DNA复合物,刺激基因转录。SERM和雌激素与雌激素受体结合在相同的部位,但二者和受体的结合力、结合机制及导致受体构型变化的差异是基因转录不同的原因。

雌激素和SERM对靶器官不同作用的原因还和雌激素受体多种亚型、不同受体亚型的激活和对抗作用,以及受体亚型选择性的表达有关。更为复杂的是雌激素受体α和β的mRNA水平在不同组织中分布不同。例如,在子宫、睾丸、肾上腺和垂体上可检出雌激素α受体的mRNA,卵巢、睾丸、前列腺、脾脏和胸腺中可检出雌激素β受体的mRNA,成骨细胞、乳腺上皮细胞有雌激素α和β受体的mRNA表达。其他因素如在基因转录中的协同激动子(co-activator)和协同抑制子(co-suppressor)对SERM的独特作用也有关。

二、他莫昔芬

他莫昔芬(tamoxifen,TAM)是第一代SERM,为非甾体类化合物,于1966年合成。1978年TAM以其抗雌激素样作用广泛用于绝经前后、淋巴结(+)或(-)的乳腺癌患者,提高了患者的生存率和治愈率。后来发现TAM是雌激素的部分激动剂,雌激素强度仅为雌二醇的1/2。

（一）药理作用与代谢

TAM是一种合成的三苯乙烯化合物,在人类,TAM的主要作用为抗雌激素样作用,也有弱雌激素样作用。TAM的主要代谢产物为N-去甲基三苯氧胺(N-DMT),具有雌激素和抗雌激素样双重作用,血中浓度为TAM的2倍。另一重要代谢产物为4-羟基三苯氧胺(4-OTH),是TAM的主要有抗雌激素样作用的代谢产物,血中浓度为TAM的1/50,与雌激素受体的亲和力与雌二醇相同。代谢产物E,由TAM去掉侧链后形成,具有弱雌激素样作用,与雌激素受体亲和力低,但其同分异构体却有较强的雌激素样作用。TAM和其大多数代谢产物具有抗雌激素样作用;而其代谢产物E和同分异构体却具有不同程度的雌激素样作用,这是TAM诱发子宫内膜癌的根据所在。

（二）对骨骼和血脂的作用

许多动物实验证实,TAM可阻止去势大鼠骨密度的降低。Powles等研究绝经前妇女使用TAM,发现骨密度在用药后有显著性下降,说明在体内雌激素水平高的状态下,有抗雌激素样作用。Resch等对绝经后妇女的研究,显示TAM可防止腰椎骨丢失,提示体内雌激素水平低的状态下,具有雌激素样作用。

TAM对血清脂类具有和雌激素类似的作用,可降低总胆固醇和低密度脂蛋白胆固醇水平,对高密度脂蛋白胆固醇无明显作用。

（三）对子宫内膜的影响

1985年Killacke等首先提出TAM和子宫内膜癌可能有相关性,之后有关乳腺癌患者长期口服TAM诱发子宫内膜癌的报道很多,其危险在连续应用TAM 2年后明显增加。Fornander等报道1846名绝经后妇女,在首次接受乳腺癌手术后,其中931名接受每日40mg的TAM治疗,其余915例接受安慰剂治疗,3年后,TAM组有13例(1.4%)发生子宫内膜癌,安慰剂组有2例(0.2%)子宫内膜癌,差异有显著性,*RR*为6.4(95% *CI*=1.4~28)。同时,TAM可影响早已存在的无症状子宫内膜癌,从而提高了无症状子宫内膜癌的检出率。因此在绝经后乳腺癌患者长期服用TAM前、服药中及服药后均要定期监测子宫内膜,以早期发现子宫内膜癌。有 TAM 使用后与子宫肉瘤发生相关的报道,发生率服 TAM 为 0.17/1000 妇女年,不服药组为 (0.01~0.02)/1000 妇女年。

(四) 对乳腺的作用

一项有 37 000 名妇女参与的 55 个研究的荟萃分析结果显示,与安慰剂相比,使用 TAM 1 年、2 年和 5 年乳腺癌复发的风险分别降低了 18%、25% 和 42%。TAM 可阻断雌激素诱导的肿瘤细胞生长,还可通过影响肿瘤局部生长因子的产生或抑制肿瘤的血液供应而有抗肿瘤作用。近几十年的研究显示,TAM 对乳腺癌的预防和治疗有很好的疗效,临床治疗乳腺癌的有效率一般在 30% 左右,雌激素受体阳性的患者疗效为 49% 左右,阴性患者疗效为 7% 左右。绝经前后患者均可使用,而绝经后和 60 岁以上的人较绝经前和年轻患者的效果为好。对皮肤、淋巴结和软组织转移疗效好,对骨和内脏转移效果差,适用于治疗晚期乳腺癌和卵巢癌。

(五) 副作用

TAM 除引起子宫内膜增生,息肉和子宫内膜癌外,常见的副作用为潮热、静脉血栓栓塞(VTE)风险增加 40%、静脉栓塞。与安慰剂组相比增加 2.2 倍肺栓塞的风险,TAM 很少用于激素补充治疗且不是绝经后骨质疏松症的适应证。

三、托瑞米芬

托瑞米芬(toremifene)适用于治疗绝经后妇女雌激素受体阳性,或受体不详的转移性乳腺癌。与 TAM 对乳腺癌有相同的疗效,对 BMD 的作用与 TAM 相当,但对血脂的影响(改善 TG 和 HDL-C)要优于 TAM 和雷洛昔芬。安全性研究显示子宫内膜癌、卒中、肺栓塞的风险低于 TAM。

四、雷洛昔芬

(一) 结构

雷洛昔芬(raloxifene,RLX)是非类固醇类、苯噻酚(benzothiophene)化合物。2-芳香苯噻酚核(6-羟基,4'羟基)和雌激素受体结合,起 17-β 雌二醇的作用。

(二) 对骨骼的作用

(1) 对骨密度的影响:Delmas 等的多中心、随机、双盲研究结果显示 RLX 用药时间 24 个月后,骨合成指标(血清骨钙素,骨碱性磷酸酶)及骨吸收指标(抗酒石酸碱性磷酸酶,尿 I 胶原交联羧基末端肽/肌酐)下降,腰椎、总髋部、股骨颈和全身骨量明显增加,而安慰剂组各位点骨密度下降。Johnston 等在 1145 名欧洲和北美绝经后妇女的 3 年平行、随机、双盲研究中显示,用药 RLX 3 年,骨代谢指标(血清骨钙素、骨碱性磷酸酶和尿 I 胶原交联羧基末端肽/肌酐)降至绝经前妇女水平,腰椎、髋部和全身骨密度上升。郑淑蓉等完成 RLX 对绝经后中国妇女骨密度、骨代谢和血脂的影响的研究,治疗 12 个月,RLX 组增加腰椎骨密度 2.3%,增加髋部骨密度 2.5%,血清骨钙素和尿 I 胶原交联羧基末端肽分别降低 27.65% 和 24.02%。

(2) 对骨折的影响:MORE(The Multiple outcomes of Raloxifene Evaluation Investigators)为随机、双盲、多中心对

照研究骨质疏松妇女骨折风险的研究,7705 名绝经后妇女,随机每日接受安慰剂、RLX60mg 或 120mg 治疗,所有妇女每日均接受钙离子 500mg 及维生素 D 400IU。36 个月后,共有 503(7.4%) 名妇女至少有一处新腰椎骨折发生,其中 10.1% 的患者在安慰剂组,6.6% 的妇女为 RLX 60mg 组,5.4% 的患者在 RLX 120mg 组。60mg 组相对危险性 RR 为 0.7(95% CI = 0.5~0.8),120mg 的 RR 为 0.6(95% CI = 0.4~0.7)。而非腰椎骨折的发生情况在安慰剂组和 RLX 组间无显著性差异,RR 为 0.9(95% CI = 0.8~1.1)。但 RLX 组股骨颈骨密度增加了 2.1%(60mg 组)及 2.4%(120mg 组),腰椎骨密度增加 2.6%(60mg 组)和 2.7%(120mg 组),与安慰剂组相比,差异均有显著性。结果显示,RLX 治疗 3 年,可保护骨密度,降低骨转换率,降低绝经后骨质疏松妇女的腰椎骨折率。

(三) RLX 对乳腺的影响

MORE 的研究也探讨了 RLX 对乳腺癌的预防作用,平均用药时间 40 个月,5129 名使用 RLX 的妇女中,共有 22 例乳腺癌患者,2576 名安慰剂组妇女有 32 名乳腺癌患者,用 RLX 发生乳腺癌的 RR 为 0.24(95% CI = 0.13~0.44)。RLX 降低了雌激素受体阳性的浸润性乳腺癌,RR 为 0.10(95% CI = 0.04~0.24),但不降低雌激素受体阴性的乳腺癌风险,RR 为 0.88(95% CI = 0.26~3.0)。

Cummings 等研究了 RLX 治疗 4 年过程中雌激素水平和乳腺癌的关系,结果提示安慰剂组血中雌二醇水平大于 10pmol/L(2.7pg/ml)的妇女,发生乳腺癌的风险为不能检测出雌二醇水平妇女组的 6.8 倍。RLX 组血中雌二醇水平大于 10pmol/L 的妇女,发生乳腺癌的风险比相同雌激素水平的安慰剂组降低 76%(95% CI = 53%~88%),而在不能检测出雌二醇水平的用药组与安慰剂组间,RLX 不降低乳腺癌的风险。作者认为雌激素水平大于 10pmol/L 的妇女,使用 RLX 4 年,可减少 47% 的乳腺癌患者。

(四) RLX 对血脂及心血管事件的影响

RLX 对血脂有正性作用,临床研究结果显示,RLX 和雌激素治疗作用相似,可降低 TC 和 LDL 水平,但 RLX 对 TG,HDL 水平影响不大。Walsh 等研究显示,RLX 降低脂蛋白(a)7%~8%,纤维蛋白原 12%~14%,而对纤溶酶原激活抑制因子-1 无影响,对 LDL 的降低作用和雌激素相同,但对脂蛋白(a)的作用小于雌激素,对纤维蛋白原的作用大于雌激素。Delmas 等报道 RLX 治疗 3 个月后,TC 可降低并在治疗 2 年中保持低水平。郑淑蓉等研究显示 RLX 组总胆固醇和低密度脂蛋白胆固醇分别降低 6.44% 和 4.58%。

Anderson 等比较研究了 RLX 和雌激素补充治疗对 390 名健康绝经后妇女血中动脉粥样硬化形成指标非高密度胆固醇脂蛋白(非高密度胆固醇)(TC 与 HDL 之差)和载脂蛋白 B/载脂蛋白 A1(apolipoprotein-B/apolipoprotein-A1,apo-B/apo-A1)的水平,结果提示 RLX 和结合雌激素 0.625mg 与甲羟孕酮 2.5mg 联合治疗均能降低血中动脉粥样硬化形成指标。

Barrett-Connor 等在 MORE 实验中,研究了心血管事件和用药的关系。RLX 组在用药 6 个月后,降低 TC 5%

（60mg 组）及 6%（120mg），LDL 降低了 8%（60mg 组）及 9%（120mg 组），与安慰剂组相比差异有极显著性，用药组在治疗 4 年中保持 TC 及 LDL 低水平。血 TG 水平在用药组增加了 1%（60mg 组）及 1.5%（120mg 组），对 HDL 无明显影响。用药组和安慰剂组间心血管事件总发生率无差异。而在 1035 名入组时有冠心病风险的妇女，使用 RLX 组可显著降低心血管事件的发生率，*RR* 为 0.60（95% CI = 0.38 ~ 0.95）。结果提示 RLX 治疗 4 年，对人群整体心血管事件无明显影响，但显著降低了治疗前有心血管事件风险的妇女再次发生心血管事件的风险。

（五）对生殖器官的影响

1. 对子宫内膜的作用　Delmas 等两年的研究显示，每日 150mg 的 RLX 对子宫内膜厚度无影响。MORE 3 年研究中显示，RLX 组发生内膜癌 6 例（0.25%），安慰剂组 4 例（0.2%），*RR* 为 0.8（95% CI = 0.2 ~ 2.7）。研究中 1781 名妇女在用药前和用药中接受了子宫内膜超声检测，安慰剂组内膜厚度减少了 0.27mm，RLX 组增加了 0.01mm。Goldstein 等比较研究 RLX，结合雌激素和安慰剂 12 个月对子宫内膜，子宫大小的影响，415 名绝经后妇女随机接受每日 60mg 或 120mgRLX，0.625mg 结合雌激素或安慰剂，雌激素组内膜厚度和子宫大小明显高于其他组，子宫内膜增生（hyperplasia）在雌激素、安慰剂和 RLX 组各为 26.1%、0% 和 2.1%，子宫内膜为增殖性（proliferative endometrium）改变的比率为 39.8%、2.1% 和 1.7%。

Cohen 等研究年龄小于 60 岁的绝经后妇女，使用 3 年 RLX 对子宫内膜的影响，969 名子宫完整的妇女随机分为安慰剂，以及 RLX 30mg、60mg 或 150mg 组，每 6 个月经阴道 B 超测量子宫内膜厚度，子宫内膜厚度在安慰剂与用药组间无明显差异，102 名（10.5%）妇女接受内膜活检，其中 15 名（1.5%）因为阴道出血，78 名（8.0%）因为内膜厚度超过 5mm，9 名（0.9%）由于其他原因。用药组和安慰剂组在内膜活检，病理诊断无明显差异（萎缩性子宫内膜和绝经后子宫内膜为主）。共有 3 例子宫内膜癌患者，2 例在用药组 30mg，分别发现于用药后 6 个月及 9 个月，1 例为 150mg 组，发现于用药后 19 个月，作者认为发生子宫内膜癌和使用 RLX 无关。

2. 对子宫肌瘤的影响　Palomba 等研究 70 例自然绝经有子宫肌瘤的妇女随机接受每日 60mg 的 RLX 或安慰剂，每 3 个月检测子宫和子宫肌瘤的大小，安慰剂组妇女的子宫及子宫肌瘤体积与用药前相比无明显变化，而 RLX 组子宫及子宫肌瘤大小在用药后 6、9 及 12 个周期（每周期 28 天）减小的例数为 13（41.9%）、24（77.4%）和 26（83.9%）。结果提示 RLX 可能减少子宫肌瘤的体积。

3. 对盆腔脏器手术的影响　Goldstein 等总结分析了两个骨质疏松预防实验和 MORE 实验，比较子宫完整的妇女盆腔脏器脱垂和尿失禁手术的情况，与安慰剂组相比，RLX 组盆腔修复手术的风险 *OR* 为 0.51（95% CI = 0.31 ~ 0.81），提示 RLX 降低了盆腔手术的风险，但机制不明。

（六）副作用

RLX 的主要副作用为潮热和下肢痉挛痛。Davies 等分析了 8 个用药时间 6 ~ 30 个月的随机、平行、安慰剂对照的研究，显示潮热发生率用药组为 24.6%，安慰剂组 18.3%，下肢痉挛痛分别为 5.5% 及 1.9%。雌、孕激素补充治疗与 RLX 对照研究中，潮热发生率两组分别为 5.1% 及 28.7%，下肢痉挛痛为 2.9% 及 3.8%。单纯雌激素与 RLX 的比较研究中，潮热发生率分别为 8.2% 及 28.8%，下肢抽筋痛为 2.7% 及 7.9%。故 RLX 不适用于以潮热症状为主的绝经后妇女。和 RLX 相关的严重副作用为静脉栓塞，和安慰剂相比，风险增加了 3 倍，和使用雌激素增加静脉栓塞的风险相似，大约为每 10 000 妇女年发作 2 ~ 3 例。所以，在手术前 72 小时或制动状态下，应停止使用 RLX，以降低静脉栓塞的风险。

临床研究显示，RLX 可增加骨密度，降低骨折风险，明显降低乳腺癌的发生，对子宫内膜无明显刺激作用；同时降低血总胆固醇和低密度脂蛋白胆固醇水平，特别适用有乳腺癌风险的绝经后妇女。

五、巴多昔芬

2009 年巴多昔芬（bazedoxifene，BZA）被欧洲批准用于骨折风险增加的绝经后妇女，在 3 期临床试验中，7492 名健康绝经后骨质疏松妇女被随机分组每天使用 BZA 20/40mg，雷洛西芬 60mg 或安慰剂，与安慰剂组相比，三组新发脊椎骨折的风险分别降低 42%、37% 和 42%。巴多昔芬 20mg/d 组降低 50% 非脊椎骨折风险，雷洛西芬降低非脊椎骨折的风险与安慰剂相同。本研究中乳腺癌、内膜癌、内膜增生、心肌梗死和卒中的风险没有增加，但 VET 的风险增加。有 20% 的妇女主诉有腹痛、关节痛、背痛、流感样症状及头痛。潮热与下肢痉挛的发生率与雷洛西芬相同，程度为轻至中度。

在另一持续 2 年的 3 期临床试验中，1434 名 BMD 正常或低骨量的绝经后妇女使用巴多昔芬 10mg/d、20mg/d 和 40mg/d，脊椎和髋部 BMD 明显增加，骨转换指标显著下降。巴多昔芬 20mg/d 与安慰剂相比不增加子宫内膜厚度，而在 30 ~ 40mg/d 剂量导致子宫内膜厚度轻度增加，但不刺激子宫内膜增生。

六、组织选择性的雌激素复合物

更年期常伴有血管舒缩症状、外阴阴道萎缩和骨质疏松症，经典的激素治疗是雌激素加孕激素；然而，对孕激素潜在的副作用已逐渐引起关注。近来认为，雌激素激动剂-拮抗剂或选择性雌激素受体调节剂可与雌激素配伍，取代孕激素而成为一种新的绝经后治疗方法，这一制剂称为组织选择性雌激素复合剂（tissue selective estrogen complex，TSEC）。TSEC 包含结合雌激素及巴多昔芬，其已用于临床。其可维持或增加有骨质疏松高危因素妇女的骨含量，是有临床前景的新的绝经后治疗方法。SERMs 与雌激素配伍使用被描述为 TSEC，除 SERM 对绝经后妇女的好处外，雌激素可减少潮热，治疗阴道萎缩和症状，防止骨丢失，但不刺激乳腺和子宫内膜。TSEC 表现出的组织特异性是由于配体与受体结合物的特殊构象变化，不同的 SERM 导致不同的基因表达，导致临床的不同作用。巴多昔芬与结合雌激素(bazedoxifene with conjugated estrogens, BZA/CE)是第一个进入3期临床研究的TSEC,选择性的雌激素、绝经和治疗反应(the Selective estrogens, Menopause, And Response to Therapy)简称SMART试验,是在绝经后子宫完整的妇女中进行的多中心的随机、双盲、安慰剂对照Ⅲ期研究试验。SMART-1试验评估了3397名绝经后妇女每日使用10mg、20mg或40mg BZA联合0.45mg或0.625mg CE 2年,20mg和40mg的BZA组和两种剂量的CE联合,子宫内膜增生的发生率<1%,与安慰剂组相同。而各组的BZA/CE均增加了腰椎和全髋部的BMD。同时,BZA 20mg和CE 0.45mg或0.625mg能显著降低潮热发生的频率和严重性,改善阴道萎缩症状(阴道表皮和中层细胞数增加)。在安全性方面,2年的研究没有增加心脏病事件和VTE。而肌肉痉挛的发生率(7.2% ~ 10.9%)明显高于安慰剂组(5.2%)。累积闭经率和出血率在BZA 20mg或40mg与CE 0.45mg或0.625mg组均与安慰剂组无显著性差异。SMART-1试验证实BZA 20mg与CE 0.45mg或0.625mg联合是治疗绝经症状,保护骨骼,没有内膜刺激副作用的最佳剂量。SMART-2试验评估BZA/CE对潮热症状的治疗效果,使用12周的BZA/CE,与安慰剂组相比,潮热的频率和严重性显著减少。SMART-3试验评估外阴阴道萎缩症状,BZA 20mg/CE 0.625mg组明显改善阴道成熟指数和pH,阴道不适症状改善。

(杨　欣)

参 考 文 献

1. Baumgärtner AK, Häusler A, Seifert-Klauss V, et al. Breast cancer after hormone replacement therapy-does prognosis differ in perimenopausal and postmenopausal women? Breast, 2011, 20(5):448-454

2. Stevenson JC, Hodis HN, Pickar JH, et al. HRT and breast cancer risk: a realistic perspective. Climacteric, 2011, 14(6):633-636

3. Susanna J, Heli K, Lyytinen TD, et al. Endometrial cancer associated with various forms of postmenopausal hormone therapy: A case control study. International Journal of Cancer, 2011, 128(7):1644-1651

4. Beral V, Million Women Study Collaborators, Bull D, et al. Reeves G. Ovarian cancer and hormone replacement therapy in the Million Women Study. Lancet, 2007, 369(9574):1703-1710

5. Beral V, Reeves G, Bull D, et al. Million Women Study Collaborators. Breast cancer risk in relation to the interval between menopause and starting hormone therapy. J Natl Cancer Inst, 2011, 103(4):296-305

6. Chlebowski RT, Schwartz AG, Wakelee H, et al. Estrogen plus progestin and lung cancer in postmenopausal women(Women's Health Initiative trial):a post-hoc analysis of a randomized controlled trial. Lancet, 2009, 374(9697):1243-1251

7. Heli K, Lyytinen, Tadeusz D, et al. A case-control study on hormone therapy as a risk factor for breast cancer in Finland: Intrauterine system carries a risk as well. International Journal of Cancer, 2010, 126(2):483-489

8. Hinds L, Price J. Menopause, hormone replacement and gynaecological cancers. Menopause Int, 2010, 16(2):89-93

9. King J, Wynne CH, Assersohn L, et al. Hormone replacement therapy and women with premature menopause—a cancer survivorship issue. Eur J cancer, 2011, 47(11):1623-1632

10. Narod SA. Hormone replacement therapy and the risk of breast cancer. Nat Rev Clin Oncol, 2011, 8(11):669-676

11. Pines A. Postmenopausal hormone therapy and lung cancer. Climacteric, 2011, 14(2):212-214

12. bouraA, Dupas C, Tachdjian G, et al. Array comparative genomic hybridization profiling analysis reveals deoxyribonucleic acid copy number variations associated with premature ovarian failure. J Clin Endocrinol Metab, 2009, 94:4540-4546

13. Álvaro Fernando Polisseni, Dimas Augusto Carvalho de Araújo, Fernanda Polisseni, et al. Depression and anxiety in menopausal women: associated factors. Rev Bras Ginecol Obstet, 2009, 31(1):28-34

14. Archer DF, Lewis V, Carr BR, et al. Bazedoxifene/conjugated estrogens(BZA/CE):incidence of uterine bleeding in post menopausal women. Fertil Steril, 2009, 92:1039-1044

15. Arias-Loza PA, Hu K, Frantz S, et al. Medroxyprogesterone acetate aggravates oxidative stress and left ventricular dysfunction in rats with chronic myocardial infarction. Toxicol Pathol, 2011, 39(5):867-878

16. Bloemers MC, Portelance L, Legler C, et al. Preservation of ovarian function by ovarian transposition prior to concurrent chemotherapy and pelvic radiation for cervical cancer. A case report and review of the literature. Eur J Gynaecol Oncol, 2010, 31:194-197

17. Body JJ, Moreau M, Bergmann P, et al. Absolute risk fracture prediction by risk factors validation and survey of osteoporosis in a Brussels cohort followed during 10 years(FRISBEE study). Rev Med Brux, 2008, 29:289-293

18. Brann D, Raz L, Wang R, et al. Oestrogen signalling and neuroprotection in cerebral ischaemia. Neuroendocrinol, 2012, 24(1):34-47

19. Bromberger JT, di Scalea TL. Longitudinal associations between depression and functioning in midlife women. Maturitas, 2009, 64:145-159

20. Canonico M, Plu-Bureau G, Scarabin PY, et al. Progestogens and venous thromboembolism among postmenopausal women using hormone therapy. Maturitas, 2011, 70(4):354-360

21. Chand AL, Harrison CA, Shelling AN. Inhibin and premature ovarian failure. Hum Reprod Update, 2010, 16:39-50

22. Chang YC, Chan YH, Jackson, et al. The glycosaminoglycan-binding domain of decoy receptor 3 is essential for induction of monocyte adhesion. J Immunol, 2006, 176(1):173-180

23. Chitre M, Shechter D, Grauer A. Denosumab for treatment of postmenopausal osteoporosis. Am J Health Syst Pharm, 2011, 68:1409-1418

24. Corbo RM, Gambina G, Broggio E, et al. Influence of variation in the follicle-stimulating hormone receptor gene(FSHR) and age at menopause on the development of Alzheimer's disease in women. Dement Geriatr Cogn Disord, 2011, 32(1):63-69

25. Cordts EB, Christofolini DM, Dos Santos AA, et al. Genetic aspects of premature ovarian failure: a literature review. Arch Gynecol Obstet, 2011, 283:635-643

26. Craig MC, Murphy DG. Estrogen therapy and Alzheimer's dementia. Ann N Y Acad Sci, 2010, 1205:245-253

27. de Almeida DM, Benetti-Pinto CL, Makuch MY. Sexual function of women with premature ovarian failure. Menopause, 2011, 18:262-

266

28. de Matos O, Lopes da Silva DJ, Martinez de Oliveira J, et al. Effect of specific exercise training on bone mineral density in women with postmenopausal osteopenia or osteoporosis. Gynecol Endocrinol, 2009, 25:616-620

29. De Vos M, Devroey P, Fauser BC. Primary ovarian insufficiency. Lancet, 2010, 376:911-921

30. Ellen W. Freeman. Associations of depression with the transition to menopause. The Journal of The North American Menopause Society, 2009, 17(4):823-827

31. Favre J, Gao J, Henry JP, et al. Endothelial estrogen receptor α plays an essential role in the coronary and myocardial protective effects of estradiol in ischemia/reperfusion. Arterioscler Thromb Vasc Biol, 2010, 30(12):2562-2567

32. Ferrell RJ, Sowers M. Longitudinal, epidemiologic studies of female reproductive aging. Ann N Y Acad Sci, 2010, 1204:188-197

33. Ge Q, Tian Q, Tseng H, et al. Development of low-dose reproductive hormone therapies in China. Gynecol Endocrinol, 2006, 22(11): 636-645

34. Green DM, Sklar CA, Boice JD Jr, et al. Ovarian failure and reproductive outcomes after childhood cancer treatment: results from the Childhood Cancer Survivor Study. J Clin Oncol, 2009, 27: 2374-2381

35. Grimnes G, Joakimsen R, Figenschau Y, et al. The effect of high-dose vitamin D on bone mineral density and bone turnover markers in postmenopausal women with low bone mass-a randomized controlled 1-year trial. Osteoporos Int, 2012, 23(1):201-211

36. Helen T. Butlera, Donald R. Wardenb, Eva Hogervorstc, et al. Association of the aromatase gene with Alzheimer's disease in women. Neuroscience Letters, 2010, 468:202-206

37. Hernandez-Fonseca K, Massieu L, Garcia D L C S, et al. Neuroprotective Role of Estradiol against Neuronal Death Induced by Glucose Deprivation in Cultured Rat Hippocampal Neurons. Neuroendocrinology, 2012, 96(1):41-50

38. Howe TE, Shea B, Dawson LJ, et al. Exercise for preventing and treating osteoporosis in postmenopausal women. Cochrane Database Syst Rev, 2011:CD000333

39. Izumo N, Ishibashi Y, Ohba M, et al. Decreased voluntary activity and amygdala levels of serotonin and dopamine in ovariectomized rats. Behav Brain Res, 2012, 227(1):1-6

40. Janse F, Knauff EA, Niermeijer MF, et al. Similar phenotype characteristics comparing familial and sporadic premature ovarian failure. Menopause, 2010, 17:758-765

41. Joyce TB, Laura LS, Howard MK, et al. Longitudinal change in reproductive hormones and depressive symptoms across the menopausal transition. Arch Gen Psychiatry, 2010, 67(6):598-607

42. Kagan R, Williams RS, Pan K, et al. A randomized, placebo and active-controlled trial of bazedoxifene/conjugated estrogens (BZA/CE) for treatment of moderate to severe vulvar/vaginal atrophy in postmenopausal women. Menopause, 2010, 17:281-289

43. Kawate H, Takayanagi R. Efficacy and safety of bazedoxifene for postmenopausal osteoporosis. Clin Interv Aging, 2011, 6:151-160

44. Kingsberg SA. The impact of premature ovarian insufficiency on sexual function. Menopause, 2011, 18:246-247

45. Korljan B, Bagatin J, Kokić S, et al. The impact of hormone replacement therapy on metabolic syndrome components in perimenopausal women. Med Hypotheses, 2010, 74(1):162-163

46. Kuhnle GGC, Ward HA, Vogiatzoglou A, et al. Association between dietary phyto-oestrogens and bone density in men and postmenopausal women. Br J Nutr, 2011, 106(7):1063-1069

47. Kumagai Y, Hasunuma T, Padhi D. A randomized, double-blind, placebo-controlled, single-dose study to evaluate the safety, tolerability, pharmacokinetics and pharmacodynamics of denosumab administered subcutaneously to postmenopausal Japanese women. Bone, 2011; 49(5):1101-1107

48. Leuzzi C, Modena MG. Hypertension in postmenopausal women: pathophysiology and treatment. High Blood Press Cardiovasc Prev, 2011, 18(1):13-18

49. Lewiecki EM. Safety of long-term bisphosphonate therapy for the management of osteoporosis. Drugs, 2011, 71:791-814

50. Liang K, Yang L, Yin C, et al. Estrogen stimulates degradation of beta-amyloid peptide by up-regulating neprilysin. Biol Chem, 2010, 285(2):935-942

51. Lindsay R, Gallagher JC, Kagan R, et al. Efficacy of tissue selective estrogen complex (TSEC) of bazedoxifene/conjugated estrogens (BZA/CE) for osteoporosis prevention in at-risk post menopausal women. Fertil Steril, 2009, 92:1045-1052

52. Lobo RA, Pinkerton JV, GassMLS, et al. Evaluation of bazedoxifene/conjugated estrogens for the treatment of menopausal symptoms and effects on metabolic bone parameters and overall safety profile. Fertil Steril, 2009, 92:1025-1038

53. Maclaran K, Panay N. Premature ovarian failure. J Fam Plann Reprod Health Care, 2011, 37:35-42

54. Masi CM, Hawkley LC, Cacioppo JT. Serum 2-methoxyestradiol, an estrogen metabolite, is positively associated with serum HDL-C in a population-based sample. Lipids, 2012, 47(1):35-38

55. Mitsushima D. Sex steroids and acetylcholine release in the hippocampus. Vitamins & Hormones, 2010, 82:263-277

56. Morinaga A, Ono K, Takasaki J, et al. Effects of sex hormones on Alzheimer's disease-associated β-amyloid oligmer formation in vitro. Experimental neurology, 2011, 228:298-302

57. Nelson LM. Primary ovarian insufficiency. N Engl J Med, 2009, 360:606-614

58. North American Menopause Society. Estrogen and progestogen use in postmenopausal women: 2010 position statement of The North American Menopause Society. Menopause, 2010, 17(2):242-255

59. Noyes N, Boldt J, Nagy ZP. Oocyte cryopreservation: is it time to remove its experimental label? J Assist Reprod Genet, 2010, 27:69-74

60. Noyes N, Labella PA, Grifo J, et al. Oocyte cryopreservation: a feasible fertility preservation option for reproductive age cancer survivors. J Assist Reprod Genet, 2010, 27:495-499

61. Ojeda D, Lakhal B, Fonseca DJ, et al. Sequence analysis of the CDKN1B gene in patients with premature ovarian failure reveals a novel mutation potentially related to the phenotype. Fertil Steril, 2011, 95:2658-2660

62. Pae CU, Mandelli L, Kim TS, et al. Effectiveness of antidepressant treatments in pre-menopausal versus post-menopausal women: a pilot study on differential effects of sex hormones on antidepressant effects. Biomed Pharmacother, 2008, 28:58-63

63. Palacios S. Bazedoxifene acetate for the management of postmenopausal osteoporosis. Drugs Today(Barc),2011,47:187-195

64. Panay N,Kalu E. Management of premature ovarian failure. Best Pract Res Clin Obstet Gynaecol,2009,23:129-140

65. Peterson GM,Naunton M,Tichelaar LK,et al. Lasofoxifene:selective estrogen receptor modulator for the prevention and treatment of postmenopausal osteoporosis. Ann Pharmacother,2011,45:499-509

66. Pickar JH,Yeh I-T,BachmannG,et al. Endometrial effects of a tissue selective estrogen complex(TSEC)containing bazedoxifene/conjugated estrogens as a menopausal therapy. Fertil Steril,2009,92:1018-1024

67. Pinkerton JV,Utian WH,Constantine GD,etal. Relief of vasomotor symptoms with the tissue selective estrogen complex(TSEC)containing bazedoxifene/conjugated estrogens:a randomized,controlled trial. Menopause,2009,16:1116-1124

68. Pu D,Wu J,Liu J. Skewed X chromosome inactivation may be not associated with premature ovarian failure. Gynecological Endocrinology,2010,26:423-428

69. Qin CR,Chen SL,Yao JL,et al. Haplotype and mutation analysis of the TGFBR3 gene in Chinese women with idiopathic premature ovarian failure. Gynecol Endocrinol,2012,28(1):63-67

70. Recker RR,Mitlak BH,Ni X,et al. Long-term raloxifene for postmenopausal osteoporosis. Curr Med Res Opin,2011,27:1755-1761

71. Resnich SM,Maki PM,Rapp SR,et al. Effects of combination estrogen plus progestin hormone treatment on cognition and affect. JCEM,2006,91(5):1802-1810

72. Santen RJ,Allred DC,Ardoin SP,et al. Postmenopausal hormone therapy:an Endocrine Society scientific statement. J Clin Endocrinol Metab,2010,95:s1-s66

73. Scarabin PY,Hemker HC,Clément C,et al. Increased thrombin generation among postmenopausal women using hormone therapy:importance of the route of estrogen administration and progestogens. Menopause,2011,18(8):873-879

74. Schenck-Gustafsson K,et al. EMAS position statement:Managing the menopause in the context of coronary heart disease. Maturitas,2011,68(1):94-97

75. Shuster LT,Rhodes DJ,Gostout BS,et al. Premature menopause or early menopause:long-term health consequences. Maturitas,2010,65:161-166

76. Silverman DH,Geist CL,Kenna HA,et al. Differences in regional brain metabolism associated with specific formulations of hormone therapy in postmenopausal women at risk for AD. Psychoneuroendocrinology,2011,36:502-513

77. Silverman SL,Chines AA,Kendler DL,et al. Sustained efficacy and safety of bazedoxifene in preventing fractures in postmenopausal women with osteoporosis:results of a 5-year,randomized,placebo-controlled study. Osteoporos Int,2012,23(1):351-363

78. Silverman SL,Christiansen C,Genant HK,et al. Efficacy of bazedoxifene in reducing new vertebral fracture risk in postmenopausal women with osteo porosis:results from a 3-year,randomized,placebo and active-controlled clinical trial. J Bone Miner Res,2008,23:1923-1934

79. Singh P,Oehler MK. Hormone replacement after gynaecological cancer. Maturitas,2010,65(3):190-197

80. Spangler M,Phillips BB,Ross MB,et al. Calcium supplementation in postmenopausal women to reduce the risk of osteoporotic fractures. Am J Health Syst Pharm,2011,68:309-318

81. Stubbins RE,Holcomb VB,Hong J,et al. Estrogen modulates abdominal adiposity and protects female mice from obesity and impaired glucose tolerance. Eur J Nutr,2012;51(7):861-870

82. Stubbins RE,Najjar K,Holcomb VB,et al. Oestrogen alters adipocyte biology and protects female mice from adipocyte inflammation and insulin resistance. Diabetes Obes Metab,2012,14(1):58-66

83. Sturdee DW,Pines A,Archer DF,et al. Updated IMS recommendations on postmenopausal hormone therapy and preventive strategies for midlife health. Climacteric,2011,14:302-320

84. Szego EM,Csorba A,Janaky T,et al. Effects of estrogen on beta-amyloid-induced cholinergic cell death in the nucleus basalis magnocellularis. Neuroendocrinology,2011,93(2):90-105

85. Tan D,Darmasetiawan S,Haines CJ,et al. Guidelines for hormone replacement therapy of Asian women during the menopausal transition and thereafter. Climacteric,2006,9:146-151

86. Wang J,Wang B,Song J,et al. New candidate gene POU5F1 associated with premature ovarian failure in Chinese patients. Reprod Biomed Online,2011,22:312-316

87. Wenpei Bai,Hans-Heinrich Henneicke-von Zepelin,Shuyu Wang,et al. Efficacy and tolerability of a medicinal product containing an isopropanolic black cohosh extract in Chinese women with menopausal symptoms:A randomized,double-blind,parallel-controlled study versus tibolone. Maturitas,2007,58(1):31-41

88. Wharton W,Baker LD,Gleason CE,et al. Short-term hormone therapy with transdermal estradiol improves cognition for postmenopausal women with Alzheimer's disease:results of a randomized controlled trial. J Alzheimers Dis,2011,26(3):495-505

89. Yadav BK,Gupta RK,Gyawali P,et al. Effects of long-term use of depo-medroxyprogesterone acetate on lipid metabolism in Nepalese women. Korean J Lab Med,2011,31(2):95-97

90. Ying Li,Qi Yu,Liangkun Ma,et al. Prevalence of depression and anxiety symptoms and their influence factors during menopausal transition and postmenopause in Beijing city. Maturitas,2008,61(3):238-242

91. Zhang QG,Raz L,Wang R,et al. Estrogen attenuates ischemic oxidative damage via an estrogen receptor alpha-mediated inhibition of NADPH oxidase activation. Neurosci,2009,29(44):13823-13836

92. Zhang QG,Wang R,Khan M,et al. Role of Dickkopf-1,an antagonist of the Wnt/beta-catenin signaling pathway,in estrogen-induced neuroprotection and attenuation of tau phosphorylation. Neurosci,2008,28(34):8430-8441

93. 常晓芬,温广华. 阿仑膦酸钠对绝经后妇女骨质疏松症治疗及骨折的预防作用. 山西医科大学学报,2011,42:494-496

94. 陈冬梅,彭瑾,李春花,等. 绝经与中国南方地区女性代谢综合征的关系. 中国骨质疏松杂志,2011,17(11):945-950

95. 陈蓉,陈继英,林守清,等. 坤泰胶囊治疗更年期综合征的作用—随机、双盲平行对照临床研究. 中国妇幼保健,2005,20:1751-1754

96. 邓广江,李伶,杨刚毅,等. 重组人甲状旁腺激素1-34对骨质疏松患者血清Cbfa-1和MMP-13水平的影响. 中华内分泌代谢杂志,2010,26:309-310

97. 杜革术. 针刺对绝经后骨质疏松患者骨密度及血清雌二醇的影响. 上海针灸杂志,2011,30:104-106

98. 龚莉莉,张绍芬,纪律.绝经早期激素与中药治疗对认知记忆和生存质量的影响.生殖与避孕,2008,28(1):26-30

99. 林守清,陈瑛.绝经过渡期分期研究的进展.全国妇产科临床医学新进展学术研讨会,2010

100. 林守清.围绝经期处理.北京:人民卫生出版社,2008

101. 王兰银,付晓华.微量激素替代与抗抑郁药物治疗妇女更年期症状及情感障碍的临床比较.中国妇幼保健,2008,12(23):1650-1651

102. 王亚平,林守清.大豆异黄酮对绝经相关问题的临床循证研究.中国妇幼健康研究,2007,18(6):514-518

103. 张秀珍,宋利格,王博,等.重组人甲状旁腺激素1-34与依降钙素治疗绝经后骨质疏松症妇女多中心、随机对照研究.中华内科杂志,2010,49:662-666

104. 张秀珍,王博,宣淼,等.脉冲电磁场治疗绝经后骨质疏松的疗效观察.中华物理医学与康复杂志,2009,31:353-355

105. 中华医学会妇产科学分会绝经学组.绝经过渡期和绝经后期激素补充治疗临床应用指南(2009版).中华妇产科杂志,2010,45(8):635-638

106. 中华医学会骨质疏松和骨矿盐疾病分会.原发性骨质疏松症诊治指南(2011年).中华骨质疏松和骨矿盐疾病杂志,2011,4(1):2-17

第八篇

不孕症与人类辅助生殖技术

第 一 章

不 孕 症

不孕症虽然不是致命性的疾病,但是一种特殊的生殖健康缺陷,不同于其他疾病,由于其生理、心理因素并存,可造成个人身心痛苦、夫妻感情破裂、家庭不和等社会问题。近年来,随着生活节奏加快、环境污染、饮食结构改变以及人们生育观念变化,不孕症的发病率有所上升。

第一节 概 述

一、定 义

我国对不孕症的定义是:婚后两年,同居,有正常性生活,未采取任何避孕措施而不能生育。对女性单方面而言,不孕是指不能妊娠,不育是指虽有怀孕但无足月分娩。对男性来讲称为不育症。上海纺织系统 1989 年的资料表明,婚后 1 年的初孕率为 87.7%,2 年的初孕率为 94.6%,3 年的初孕率仅上升 1.9%,故既往我国将不孕症定为婚后 2 年不怀孕,但婚后 1 年不孕超过 5% 患者为真正不孕,即应当引起关注。世界卫生组织在 1995 年编写的《不孕夫妇标准检查与诊断手册》中规定不孕的诊断年限定为 1 年。

二、发病率和患病率

发病率是指结婚满 1 年时的妇女患不孕症所占的比率。

患病率是指在育龄人群中(22~40 岁)不孕症患者的比率。北京宣武医院于 1986 年调查 343 109 对已婚育龄夫妇,患病率为 1.6%。上海纺织系统 1989 年的调查显示患病率为 1.7%,发病率为 5.2%。1989 年大连地区调查显示患病率为 1.01%。不孕的发病率及患病率在各国有很大差别,与社会发展、民族习俗、文化卫生等因素有关。2007 年的文献报道显示全球不孕症发病率升高,最高的是北欧为 16.7%,最低的是澳洲为 3.5%,我国上海地区为 9.3%。

三、不孕症患者的心理分析

一项对来自全国各地不孕症患者的来信研究显示,所有患者都盼子心切,46.3% 患者心理压抑,13.0% 夫妇关系受到影响,甚至 7.6% 患者想自杀。

四、不孕症治疗中应该注意的事项

除了药物及助孕技术治疗外,应注意下列几个方面。

1. 有关生殖的科学认知。仍有一部分患者有迷信思想,各处烧香拜佛,或信购偏方药品。因此必须进行宣教,使广大群众了解不孕症治疗的相关知识。

2. 医务工作者对生殖医学的认识。医务工作者必须严格掌握辅助生殖技术应用指征,并认识其中所涉及的伦理学和法律学的问题。

3. 治疗中应重视心理治疗。咨询应从伦理学、社会学角度出发了解患者的经济情况,家庭及社会地位,了解患者的思想顾虑,减轻他们的压力。

第二节 正常受孕过程

女性生殖器官包括内、外生殖器官,内生殖器包括阴道、子宫颈、子宫体、输卵管和卵巢。卵巢有产生卵子及性甾体激素的双重功能。育龄妇女卵巢每个月排一个卵,也有一个月排两个及以上的卵。正常女性月经周期为(28±7)天,排卵的日期约在下次月经来潮前的第14天。如果在近排卵日期有过性交活动,精液排入阴道,活动的精子进入宫腔,顺宫腔进入输卵管。在通过女性生殖道的过程中精子获得穿入卵母细胞的能力,谓之获能。在输卵管的壶腹部精子和卵子相结合成为受精卵。借输卵管的蠕动及纤毛的活动,受精卵逐步向输卵管峡部移动,同时逐步分裂成多个分裂球,最初限制在透明带内,体积不变,形成桑葚体(morula),约3天后进入宫腔,在宫腔内流动2~3天,此期间桑葚体逐渐增大,内部出现腔,称为胚泡(blastocyst),围绕胚泡的透明带断裂,其中的早、早期胚胎孵出(图8-1-1)。另一方面,子宫内膜增厚,有很多腺体和血管基质形成蜕膜,早、早期胚胎植入蜕膜生长和发育,成为胎儿和胎盘,一直到足月分娩。

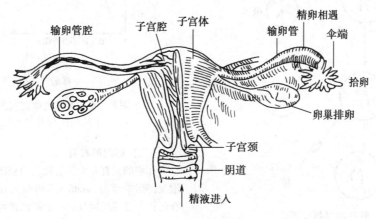

图 8-1-1 正常受孕过程

一、卵泡发育和排卵

(一)卵子的生成

原始生殖腺(primitive gonad)或性腺始基(sex gonad anlage)包括表面上皮、中胚叶形成的间质和原始生殖细胞,原始生殖细胞来源于卵黄囊上皮,于胚胎25天开始沿着后肠的背侧系膜向生殖脊迁移,约在6周时到达,在女性原始生殖细胞进入性腺即成为卵原细胞(oogonia),随之带入一些中胚叶细胞,以后成为颗粒细胞。卵原细胞有46条染色体,在胎儿期进行有丝分裂,在胎儿3~5个月时有丝分裂停止,而开始进行第一次减数分裂。初级卵母细胞(primary oocyte)在第一次减数分裂的过程中长期停滞在前期双线期(prophase dictyotene)阶段。这个时期可以长达50年。初级卵母细胞,周围一层扁平的颗粒细胞及其基底膜构成的始基卵泡(primordial follicle)。以后逐渐形成初级卵泡(primary follicle)、次级卵泡(secondary follicle)即窦前卵泡(preantral follicle),出生前后卵泡都处于此阶段。此阶段的发育不受生殖激素的调节。到了青春期,卵泡的发育受到促性腺激素和性甾体激素的调控和各种生长因子的影响,在排卵前初级卵母细胞完成第一次减数分裂,分为次级卵母细胞(secondary oocyte)及第一极体(polar body),各含23条染色体。第二次减数分裂发生在精子进入之前,形成含23条染色体的卵子及第二极体,受精卵含雄核及雌核,各含23条染色体,融合后胚胎中的分裂球各含46条染色体,为46,XX或为46,XY(图8-1-2、图8-1-3)。

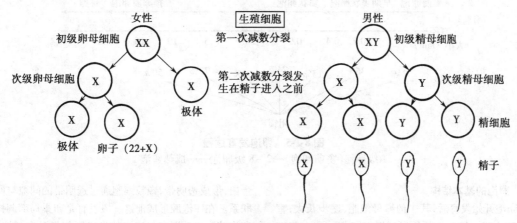

图 8-1-2 生殖细胞正常减数分裂

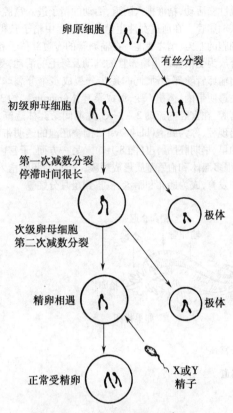

图 8-1-3　卵子的成熟与受精

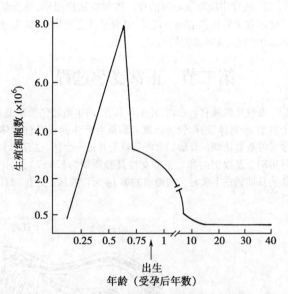

图 8-1-4　女性生命过程生殖细胞总数
（从出生前开始至绝经期）

在女性胚胎 6 个月阶段,卵巢内生殖细胞数最多约 600 万 ~700 万,在新生儿阶段卵巢内约有 100 万 ~200 万个初级卵母细胞,但其中 99% 在不同的生命阶段开始发育后即发生凋亡,卵泡在不同生长阶段即发生退行性变,卵泡闭锁,在整个生育年龄时期只有几百个卵泡可以发育成熟并排卵(图 8-1-4)。

（二）卵泡的发育

卵泡的发育和生长过程从始基卵泡到窦前卵泡、窦状卵泡及排卵前卵泡(graffian follicle),在各级各期卵泡都同时有闭锁。自然周期只有一个卵泡排卵,从早期窦状卵泡(直径 0.1mm)到排卵前卵泡(直径 20mm)的发育时间需 85 天或 3 个卵巢周期。最初被募集来的小卵泡可有数百个,募集是指卵泡进入"生长曲线",即卵泡从静止状态开始一系列生长发育的过程,但在任何时期都可发生闭锁而离开生长曲线,这数百个卵泡经过 65 天的生长过程大都退化,在最后的 2 周,卵泡已达到 2mm 直径大小时,约有 15 ~ 20 个可供选择,出现一个优势卵泡后排卵(图 8-1-5、图 8-1-6)。

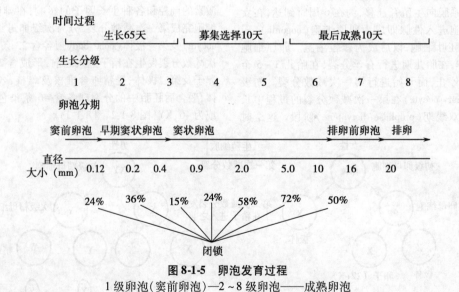

图 8-1-5　卵泡发育过程
1 级卵泡(窦前卵泡)—2 ~ 8 级卵泡——成熟卵泡

（三）卵泡的基本结构

始基卵泡开始发育后,其中的卵母细胞,逐步长大,直径从 15→20→80→100μm,周围颗粒细胞形成数层,分泌糖蛋白,形成透明带,颗粒细胞通过透明带的间隙与卵母细胞联系。在卵泡腔形成前这一段发育是卵巢局部调控的。在卵泡腔形成后即窦状卵泡的发育则依靠激素环境(图 8-1-

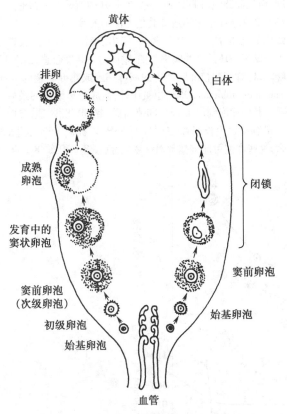

图 8-1-6 卵泡发育过程的卵巢切面图
切面左侧示始基卵泡的成长直到排卵,以后黄体形成。
切面右侧示大多数始基卵泡的命运即最后闭锁

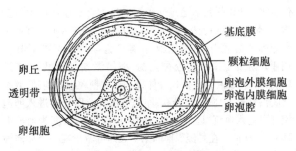

图 8-1-8 成熟卵泡的基本结构

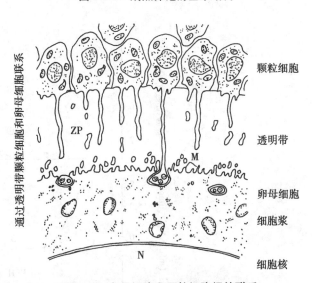

图 8-1-9 卵母细胞和颗粒细胞间的联系
ZP 透明带 M 微绒毛 N 卵母细胞核

7)。FSH 作用于颗粒细胞使之分泌黏多糖形成卵泡液。最后可有 2 种不同的结果:一是很多卵泡发生闭锁,颗粒细胞退化,卵母细胞凋亡,成为瘢痕组织;二是继续发育形成成熟卵泡(图 8-1-7、图 8-1-8)。

排卵前卵泡中的卵母细胞,透明带的一侧为卵母细胞的微绒毛,另一侧为颗粒细胞的突出所贯穿,这些突出进入卵母细胞的细胞浆供给营养,排卵前此联系停止,但减数分裂继续前进(图 8-1-9)。

卵母细胞中有核,周围有透明带,卵丘细胞在卵母细胞周围呈放射状排列,称放射冠,并和周围颗粒细胞联结,颗粒细胞中无血管,基底膜外周围的卵巢间质形成内泡膜细胞(theca interna cell),其间有血管和淋巴管与外周血直接联系。

(四)两细胞、两促性腺激素学说

卵泡内膜细胞和颗粒细胞对两种促性腺激素 FSH 和 LH 的协同反应促成 E_2 的合成,有助于卵泡的生长、优势卵泡的形成及最后排卵。在卵泡内膜细胞上有 LH 受体,在

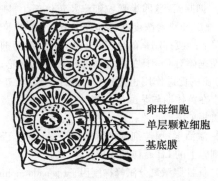

图 8-1-7 始基卵泡的基本结构
(颗粒细胞呈立方形—初级卵泡)

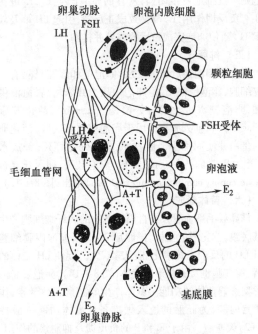

图 8-1-10 促性腺激素对卵泡的影响

低水平的 LH 刺激下通过性激素的生物合成途径产生雄激素(雄烯二酮,A)及睾酮(T),这些甾体激素进入血流或通过卵泡的基底膜进入颗粒细胞,颗粒细胞有 FSH 受体,FSH 作用于颗粒细胞,活化芳香化酶,将雄激素转化为雌二醇(E_2),颗粒细胞上也有 E_2 受体,E_2 升高,颗粒细胞增殖,芳香化酶活性也增高,E_2 再升高,卵泡腔增大。E_2 分泌进入卵泡液并可进入血流,近成熟卵泡的卵泡液中 E_2 浓度为血液循环的 1000 倍。在月经周期的第 7 天即可看出某一个卵泡被选中,不只是凭其形态、颗粒细胞的增殖或卵泡液中的 E_2 浓

度,而是此卵泡对 FSH 最敏感,为 FSH 阈值最低的卵泡。优势的意义还在于它能压抑其他卵泡的发育。E_2 升高后首先致成负反馈,使血 FSH 下降,E_2 峰出现后,E_2 峰的正反馈使下丘脑 GnRH 的脉冲频率增加,垂体对之高度敏感,出现 LH 峰。LH 峰使颗粒细胞产生的卵母细胞成熟抑制素(ovarian maturation inhibitor,OMI)也被压抑,促成卵母细胞的最后成熟。其他卵泡则由于 FSH 阈值高而陆续退化、闭锁,要使这些卵泡继续生长必须使用外源 FSH,以提高 FSH 水平,那么,这些卵泡可能被拯救而继续发育(图 8-1-10、图 8-1-11)。

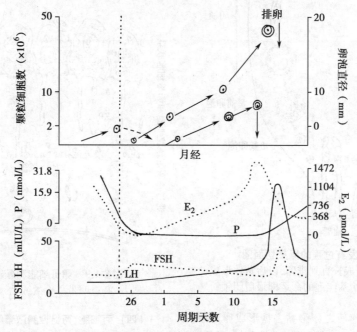

图 8-1-11　卵泡发育及卵泡期促性腺激素,雌、孕激素血浆水平

在卵泡发育早期,FSH 和少量 LH 刺激卵泡生长,一些卵泡则一批批地发生闭锁,发育的卵泡产生 E_2,E_2 最初对 FSH 有负反馈作用,E_2 峰又致成正反馈,引起 LH 峰及较低的 FSH 峰,使卵泡完成最后的成熟并排卵。

(五)排卵

增大的卵泡接近卵巢皮层,卵泡壁和腹腔只隔有一层上皮细胞,卵泡壁突出,但卵泡内压力并未增高,血液供应增加,卵泡壁水肿、变薄,纤溶酶(plasmin)、活化胶原酶(collagenase)、前列腺素作用于卵泡壁的基底膜,消化卵泡壁的蛋白并使周围平滑肌收缩,上皮细胞坏死,释放水解酶、蛋白酶,排卵孔(stigma)形成,卵泡破裂,卵冠丘复合物(oocyte corona cumulus complex,OCCC)排出(图 8-1-12)。

(六)黄体形成

排卵后毛细血管及来自周围基质的成纤维细胞增生进入基底膜,首先形成血体,排卵后 2~3 天卵泡内膜细胞恢复对 LH 的反应而黄素化,催乳素(PRL)促使 LH 受体的恢复,颗粒细胞也黄素化形成黄体(图 8-1-13),卵泡发育的不同类型影响黄体的功能。黄体产生雌激素和孕激素,作用于子宫内膜,为胚胎的植入做准备。黄体功能一般持续(14±2)天左右。由于 E_2 和 P 的负反馈及抑制素的作用,促性腺激素下降,黄体于排卵后 1 周开始逐渐退化,经过 5 个

周期变为白体。如果有胚胎植入,产生绒毛膜促性腺激素,可维持黄体。妊娠 6 周时,由于血管及结缔组织的增生和黄素化颗粒细胞及泡膜细胞的增大,黄体的体积增加了一倍,以后逐步发生退行性变,由胎盘取代其功能。

(七)调控卵巢功能的其他因子

卵巢的颗粒细胞、泡膜细胞及基质细胞可产生多种蛋白质,还有其他细胞因子及生长因子和卵巢的功能有关,简述如下:

1. 蛋白质

(1)抑制素:是卵巢颗粒细胞及黄体产生,随着卵泡的发育,血中抑制素浓度在排卵期上升,而血中 FSH 浓度缓缓下降。推测抑制素的分泌受 FSH 的调控,而抑制素是通过阻断垂体对 GnRH 的反应而抑制 FSH 的分泌,抑制素对 LH 分泌的促进作用也是通过 GnRH 的诱导,正常妇女中抑制素在黄体期与孕酮呈正相关,在卵泡期或黄体期与 FSH 呈负相关。

(2)激活素:颗粒细胞来源的激活素,促进 FSH 引起的颗粒细胞上的 LH 受体的形成。

(3)促性腺激素分泌峰抑制因子(gonadotrophin surge-inhibiting factor,GnSIF):是非甾体物质,可压抑 LH 及 FSH 分泌高峰,该高峰的引起依靠促性腺激素释放激素

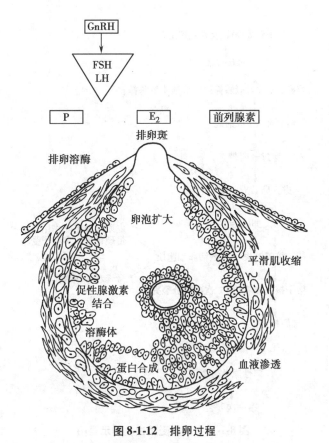

图 8-1-12 排卵过程

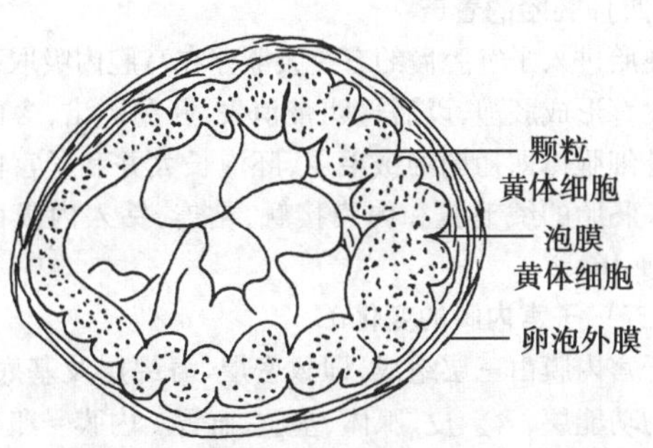

图中标注：
GnRH
FSH LH
P E₂ 前列腺素
排卵斑
排卵溶酶
卵泡扩大
平滑肌收缩
促性腺激素结合
溶酶体
蛋白合成
血液渗透

图中标注（黄体）：
颗粒黄体细胞
泡膜黄体细胞
卵泡外膜

图 8-1-13 黄体的基本结构

（GnRH）及 E₂。GnSIF 来源于卵巢，作用很短暂，有别于抑制素，抑制素只压抑垂体释放 FSH。

2. 细胞因子

（1）对下丘脑-垂体-卵巢轴的影响：白介素 1（IL-1）可抑制大鼠下丘脑分泌黄体激素释放激素 LHRH，从而影响 LH 的分泌。此外 IL-1，IL-6 与 TNFα 影响下丘脑体温调节中枢。排卵后基础体温升高与孕激素引起的下丘脑内这些细胞因子的浓度升高有关。

（2）对垂体细胞的研究：TNFα 可使大鼠垂体细胞分泌 LH、PRL 和 ACTH。腺垂体细胞可分泌 IL-1、IL-6，而 IL-1 又可以反作用于垂体细胞产生 LH、FSH 及 PRL。

（3）对卵巢功能的影响：TNFα 抑制颗粒细胞芳香化酶的活性，使卵泡期孕激素增加，并直接影响 P 及 E₂ 的合成。IL-1 使颗粒细胞增殖，抑制颗粒细胞分泌 P 和 LH 受体表达，从而压抑卵泡过早黄素化。排卵前期卵泡液中 IL-1 及 TNFα 浓度最高，增加前列腺素与纤溶酶激活物，诱发排卵。

（4）巨噬细胞还产生多种细胞因子，刺激黄素化的颗粒细胞产生 P，及时中止排卵后黄体内的纤维溶解，促进黄体生成。在黄体萎缩退化阶段，巨噬细胞又产生大量 TNFα，抑制 P 的分泌，诱发黄体退化。

3. 其他肽类生长因子

（1）胰岛素样生长因子Ⅰ和Ⅱ（IGF-Ⅰ and IGF-Ⅱ）：IGF 对卵巢甾体激素的形成具有重要作用，并能使未成熟的人卵母细胞自发成熟。在 PCOS 患者中，卵泡液中含有高浓度的 IGF-Ⅰ，与 LH 协同作用，提高雄激素水平。

（2）表皮生长因子（EGF）：在人及大鼠垂体存在 EGF-R，推测 EGF 可通过受体作用于腺垂体，促进 LH、PRL 的合成和分泌。EGF 对垂体细胞 FSH 的合成分泌有间接促进效应已得到证实。研究发现给新生雌鼠注射 EGF 后发现卵巢和卵泡的发育均明显低于对照组。EGF 对孕酮类甾体激素的合成分泌具有间接增强作用，但却抑制 FSH 诱导的 E₂ 分泌。

二、卵 的 受 精

射精时精液储存在阴道后穹隆，阴道液为酸性，但精浆内混有前列腺、尿道球腺和精囊的分泌液，呈碱性。大量的宫颈黏液（pH 7～8）也可以中和阴道酸度，保护精子存活。子宫颈管黏膜皱褶形成隐窝，其分泌细胞产生黏液，促使精子进入子宫，纤毛细胞运动使黏液向下流动，黏液进入阴道，黏液性质随月经周期的改变而发生变化。精子穿入子宫颈黏液后借其尾部运动及子宫肌肉收缩，在短时间内到达输卵管壶腹部，另一部分进入子宫颈隐窝，形成"精子库"，使精子一批一批进入输卵管。

输卵管的肌层和子宫肌层相接，伞端肌层最薄，峡部的外层纵肌、中层环肌和内层纵肌明显，而环肌最发达。输卵管液流向腹腔方面也推动精子前进。

（一）精子和卵子的运行

性交后，精子进入输卵管壶腹部——受精的部位，数目明显减少。射精后阴道内有 6000 万～8 亿个精子，但到达输卵管的精子只能以百数计。精子的尾部活动使之穿过宫颈黏液，性交后 30 分钟，输卵管中就发现有精子。只有形态完整的精子才有能力进入子宫腔，精子的运行还有赖于女性生殖道的肌肉活动。妇女在正常排卵期宫颈黏液稀薄，在性交后 3 天或 3 天以上仍可在宫颈黏液中找到活动的精子，宫颈黏液含有高度黏蛋白分子，在黄体期黏液变黏稠，精子不易穿入。

卵子进入输卵管首先依靠输卵管伞端的拾取作用，卵巢周围区域平滑肌有节奏的收缩改变了卵巢的方位，使之接近于输卵管开口处，卵巢表面和伞部接触，卵冠丘复合物进入输卵管后，通过壶腹部，达壶腹和峡部的连接处，由于峡部肌肉收缩而在此停留。卵在输卵管的移动是由平滑肌的活动和纤毛运动的协同作用调节的。进入输卵管的精子已获能，因此在排卵后短短的时间内，精子即迅速穿入卵子。

（二）精子的基本结构和顶体反应

精原细胞的有丝分裂产生一种新的生殖细胞即初级精母细胞。这些细胞先进入间期的休止状态。在间期的末期即减数分裂前期的开始，DNA 量加倍。第一次减数分裂前期的时间很长。第一次减数分裂产生次级精母细胞，染色体含量减半，从双倍体（46）到单倍体（23），遗传物质重新分配，X 和 Y 染色体被分离，次级精母细胞间期核比初级精母细胞的核要小得多。次级精母细胞经过第二次成熟分裂产生了精子细胞。二分体在着丝点分裂成两个单分体，一个单分体经过了一次典型的纵向复制以后成为精子细胞。

人的成熟精子有头部和尾部，头部由核和顶体所组成，尾部有颈、中段和尾段。圆形的头前面是扁平的，侧面是梨形的，核由染色质组成，其中含有一些小泡。核的前部覆盖着顶体帽，内有顶体基质及顶体内、外膜，见图 8-1-14（1）。头部的精子膜和精子的其他部分的膜相连续，纤维鞘组成尾部的主段。通过女性生殖道的过程中去除了精子表面附着的大分子物质是精子获能的关键，精子内包含多种水解酶。精子和卵子相遇时，顶体外膜发生破裂，基质内各种酶组分散出，这种现象即称之为顶体反应。其中的变化是精子膜先和下面紧连的顶体外膜出现多处融合，形成很多膜性囊泡和通道，然后顶体基质内酶成分沿通道释放出去，见图 8-1-14（2）。

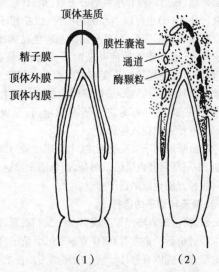

图 8-1-14　哺乳动物精子头及模式图
（1）精子顶体的结构　（2）精子顶体反应

（三）精子和卵子的结合

当精子穿过透明带进入卵黄周间隙（perivitelline space）时，位于卵细胞膜下的皮质颗粒释放内含物，这些含酶颗粒改变了透明带，使之不能再被其他精子穿入，有效地防止了多精子受精。卵细胞质的激活可以促使卵细胞第二次减数分裂迅速完成，卵的染色质随之散开，染色质周围亦出现新的核膜，形成了雌性原核。精子进入卵细胞后，核膜开始破裂，染色质散开，周围出现核膜，形成雄性原核。两个原核向卵细胞的中央移动，彼此靠近，两者核膜破裂，来自双方的单倍染色体合并，导致第一次细胞分裂及胚胎发育的开始（图 8-1-15）。

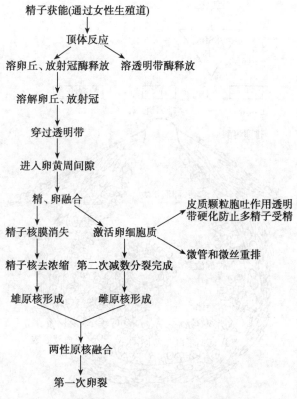

图 8-1-15　人卵受精过程的示意图

（四）胚胎的着床

胚胎进入子宫腔后约有 3 天漂浮在宫腔内吸取营养并继续发育形成胚泡，以后透明带消失，胚胎孵出，含内细胞体及外细胞体即初期的绒毛层，胚泡长大并和子宫内膜相接近。胚胎的绒毛膜和内膜接触、粘连，钻入内膜而着床（图 8-1-16）。

（五）子宫内膜的变化

子宫内膜由三层组成，即致密层、海绵层及基底层，前两者为功能层，含上皮、腺体、基质、血管。内膜受卵巢内分泌的影响，在排卵前的卵泡期，内膜在雌激素的作用下发生增殖期的变化。排卵后的黄体期，在雌激素和孕激素的协同作用下，形成分泌期变化。月经期是月经周期的 1～4 天，此时坏死的内膜从海绵层底部脱落伴出血。修复期为月经周期第 4～6 天，内膜从基底层修复，约 1～2mm 厚，增殖期为月经周期第 7～14 天，腺体变长而弯曲，血管亦增长，内膜约 2～3mm 厚，分泌期为月经周期 15～23 天，腺体更长而弯曲，分泌由核下转到核上，继之分泌到腺腔内，螺旋动脉直达内膜表面。基质细胞形成蜕膜样细胞，在螺旋小动脉周围尤为显著，此时内膜可达 4～5mm 厚。在月经周期 24～28 天的月经前期，卵巢黄体逐渐萎缩，雌激素和孕激素撤退，内膜腺体塌陷，基质水肿消失，内膜变薄，螺旋小动脉被压缩，使血流变慢，内膜表面缺血坏死，血管痉挛放松时，血流从断裂血管流出，血液及坏死内膜排出形成月经。如果胚胎着床于分泌期，约月经周期第 20 天左右，黄体继续发育，继续产生雌激素和孕激素，内膜继续发育，月经也不会来潮（图 8-1-17）。

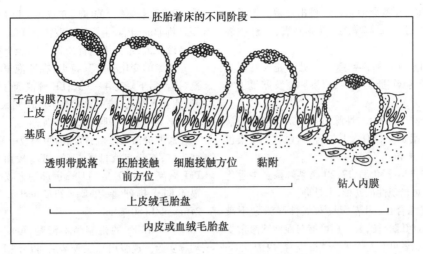

图 8-1-16　胚胎着床的不同阶段

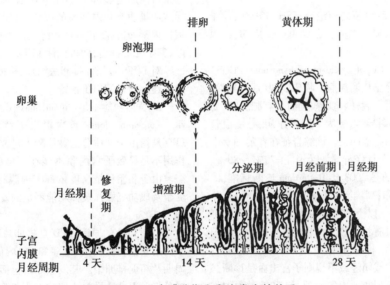

图 8-1-17　内膜分期和卵泡发育的关系

第三节　不孕症的原因

Collins 对 14 141 对不孕夫妇的病因进行总结,其中排卵障碍占 27%,精液异常占 25%,输卵管因素占 22%,子宫内膜异位症占 5%,其他因素占 4%,不明原因不孕占 17%。

一、排卵功能障碍

排卵功能障碍指女方不能产生和(或)排出正常的卵子,是女性不孕症的主要原因之一,导致无排卵的原因繁多,可归纳为以下 3 类:①下丘脑-垂体功能失调:其特点是促性腺激素 LH/FSH 分泌比例异常,如多囊卵巢综合征,LH 分泌频率及幅度异常增加,造成血 LH/FSH 比例倒置等,这类患者雌激素水平相当于卵泡早、中期水平;②下丘脑-垂体功能低下导致的性腺功能低落,其特点是血 LH、FSH 及雌激素水平低下,称低促性腺素性性腺功能低落;③卵巢功能衰竭:其特点是血 FSH 水平升高、雌激素水平低下,病因为先天性性腺发育不全或卵巢发育不良及卵巢

早衰等。此外,还有一些特殊类型,如高泌乳素血症,包括垂体微腺瘤引起的泌乳素水平异常。促排卵治疗可应用于女方排卵障碍或用于正常排卵妇女在进行助孕技术超排卵刺激周期。持续性不排卵约占 15% ~ 25%;稀发排卵约占 8% ~ 10%;不恰当排卵如小卵泡排卵等约占 15% ~ 20%,黄素化卵泡不破裂综合征(luteinized unruptured follicle syndrom,LUFS)约占 3.5% ~ 29%。

1. 下丘脑性排卵障碍　包括中枢神经系统及下丘脑多种病因引起的促性腺激素释放激素(GnRH)脉冲分泌异常所引起的排卵障碍,可源自先天性和后天获得性。

(1)先天性:下丘脑 GnRH 神经元的功能障碍或不恰当偏移,如特发性下丘脑性腺功能减退症(idiopathic hypothalamic hypogonadism,IHH)或卡尔曼综合征(Kallman syndrome)等,均为遗传性疾病。

(2)后天获得性:①器质性病变:下丘脑浸润性病变、肿瘤、头部创伤等。②功能性因素:包括紧张应激刺激、营养缺乏、剧烈运动、药物如抗精神病药、避孕药的使用等。

2. 垂体性排卵障碍　主要致病环节在腺垂体,促性腺

激素的分泌受到影响,导致卵泡生长和排出障碍。常见病变包括垂体梗死如 Sheehan 综合征、垂体肿瘤、空蝶鞍综合征。

3. 卵巢局部因素导致的排卵障碍　见于先天性卵巢发育不良、卵巢功能衰竭、卵巢炎症、卵巢肿瘤及卵巢子宫内膜异位囊肿等。

(1) 先天性卵巢发育不良:性腺呈条索状,性征幼稚,可见于染色体异常型如 45,XO 及其嵌合体,也可见于染色体正常型如 46,XX 或 46,XY。

(2) 酶的缺陷:17α-羟化酶、17,20-碳裂解酶及芳香化酶等酶的缺陷患者可出现性征幼稚,无排卵。

(3) 卵巢抵抗综合征:患者卵巢对促性腺激素不敏感,又称为卵巢不敏感综合征,其发病可能与促性腺激素受体基因突变有关。患者可有女性第二性征发育,内源性 Gn 升高,卵巢内多为始基卵泡和初级卵泡,但无卵泡发育和排卵。

(4) 卵巢功能早衰:40 岁之前绝经,FSH>40U/L,伴雌激素水平下降。可能与遗传、感染、自身免疫性疾病、医源性损伤等原因有关。

4. 多囊卵巢综合征(polycystic ovary syndrome,PCOS) 是育龄妇女常见的内分泌代谢疾病。临床表现:月经异常、不孕、高雄激素征、卵巢多囊样表现等,同时伴有肥胖、胰岛素抵抗、血脂异常等代谢异常,成为 2 型糖尿病、心脑血管病和子宫内膜癌发病的高危因素。该综合征在育龄妇女中发病率为 5%~10%,在月经异常妇女中占 70%~80%。目前大多数学者采用的是 2003 年 Rotterdam 诊断标准,即稀发排卵和(或)无排卵;高雄激素的临床表现和(或)生化指标;卵巢的多囊改变。以上三项中有两项指标符合即可诊断 PCOS,同时排除具有相似临床症状的其他异常。我国 2011 年实施的卫生行业标准中有关 PCOS 的诊断如下:①疑似 PCOS:月经稀发或闭经或不规则子宫出血是诊断必须条件。另外再符合下列 2 项中的一项:a. 高雄激素的临床表现或高雄激素血症;b. 超声表现为 PCO。②确诊 PCOS:具备上述疑似 PCOS 诊断条件后还必须逐一排除其他可能引起高雄激素的疾病和引起排卵异常的疾病才能确定诊断。排除疾病:迟发性先天性肾上腺皮质增生、库欣综合征、分泌雄激素的肿瘤、低促性腺激素低性腺激素性闭经、甲状腺功能异常、高泌乳素血症。

5. 高泌乳素血症　催乳素(prolactin,PRL)来源于腺垂体的嗜酸细胞,血 PRL 浓度正常上限为 500mIU/L,将高催乳血症定为 PRL>880~1000mIU/L(30ng/ml)。早孕时 PRL 为正常未孕妇女的 2 倍。高催乳素血症可以引起妇女卵巢功能紊乱、月经异常、溢乳和不孕,可表现为单纯溢乳、闭经-溢乳或单纯闭经。

6. 黄素化未破裂卵泡综合征　有学者观察到在黄体期 3~5 天时,有的患者基础体温上升、孕酮升高、子宫内膜有分泌期改变,而腹腔镜检查却未发现卵巢表面排卵斑,腹腔液的 E_2,P 低,而将此情况命名为"卵泡未破裂黄素化综合征"。

LUFS 并无特殊的临床表现,月经周期正常,基础体温双相,子宫颈黏液的改变亦为正常,子宫内膜亦有分泌期改变,但发育较迟缓,黄体期亦较短。LUFS 卵泡发育不同于正常排卵的卵泡,生长速度较快,LH 峰后卵泡急剧增长,并可持续长大,最大可达直径 8cm,直至下次月经来潮。

激素的变化亦有其特点:在卵泡早期、黄体期 FSH 均高,排卵后下降需 4~5 天;LH 峰值低且较正常排卵者出现晚;E_2 显著增高,排卵前峰值与 LH 同天出现;P 较低,PRL 亦有增高的趋势;雄烯二酮升高。

腹腔液激素浓度:排卵前腹腔液中 E_2 与血中相仿,P 较血中低;如卵泡液排入腹腔,PFE_2 较血中高 5~10 倍,而 PFP 则高 10~20 倍。LUFS 因卵泡未破裂,故 PFE_2、PFP 明显不同于排卵者,PFE_2 < 2775pmol/L(750pg/ml),PFP < 256nmol/L(80ng/ml)。

关于 LUFS 的机制尚不清楚,可能与前列腺素有关。动物实验发现服用吲哚美辛后可出现 LUFS。此外还与子宫内膜异位症、高泌乳素血症及精神因素等有关,推测这些因素可能通过多环节引起下丘脑-垂体-卵巢轴功能紊乱,导致卵巢功能和内环境的改变。LUFS 的发生还可能与机械性因素如盆腔粘连有关,纤维粘连包裹卵巢,卵泡表面增厚,卵子无法排出,即机械性 LUFS。

对 LUFS 可用促排卵法治疗,机械性 LUFS 须经手术去除粘连,或行 IVF-ET 治疗。

7. 黄体功能不足(luteal phase deficiency,LPD)　1949 年,Georgeanna Jones 首次提出了黄体功能不足的概念。LPD 是指由于黄体分泌黄体酮不足或黄体酮对子宫内膜的作用不足导致子宫内膜不能在正确的时间达到正确的状态。由于胚胎种植高度依赖于内膜状态,LPD 会影响妇女受孕及成功妊娠。黄体功能不足的发生率在不孕人群中为 5%~10%。

(1) LPD 的原因:LPD 是排卵障碍的一种表现。常见于高龄女性、高泌乳素血症和 PCOS 的患者、出现 LUFS 的周期及超促排卵中。其发生原因包括:①卵泡生长障碍:垂体分泌 FSH、LH 异常或卵泡对促性腺激素不敏感,卵泡生长障碍,颗粒细胞分泌雌激素水平低,不能诱导正常 LH 峰的出现,最终导致形成的黄体功能异常。此外,卵泡期促性腺激素分泌的微小变化也会影响后期的黄体功能。如卵泡早期 LH 脉冲频率的增加,早卵泡期血清 LH 和 FSH 水平的增加等。②颗粒细胞黄素化不充分,孕酮产生不足或黄体过早衰竭。③子宫内膜对正常水平黄体酮反应欠佳。④在助孕技术超促排卵周期中,黄体功能不足十分常见,这是由于 a. 卵泡抽吸术损失了大量的颗粒细胞。b. GnRH 激动剂和 GnRH 拮抗剂的使用使 LH 水平明显降低。c. 超生理量的甾体激素通过负反馈机制直接抑制垂体 LH 的分泌。

(2) LPD 的诊断:LPD 的诊断标准一直存有争议,到目前为止没有找到一个准确的可以应用于临床的诊断方法。传统的诊断方法包括以下几种:①基础体温曲线显示高温相过短,对于诊断 LPD 不敏感,多个连续的 BBT 显示黄体期短于 12 天才具有临床价值。②黄体中期血清孕酮水平<10ng/ml。由于孕酮的分泌模式也呈脉冲式,变异范围大,因此即使是随机的多次的孕酮水平测定也不能作为 LPD 的诊断标准。③子宫内膜活检,病理学家将子宫内膜

根据特定月经周期天数的典型表现进行分期。如果子宫内膜形态与取样时的实际月经周期天数一致,则认为结果正常,子宫内膜为同相;如果偏差≥2天,则子宫内膜为异相。至少需要连续2个月经周期的内膜活检均显示分期延迟,才可考虑LPD的诊断。

8. 全身性因素 其他系统疾病,如甲状腺功能亢进或低下、肾上腺皮质腺功能亢进或低下、糖尿病、肥胖或严重营养不良等可影响卵巢的正常排卵功能。

二、输卵管问题

输卵管上皮是由被覆纤毛的柱状上皮细胞和无纤毛的分泌细胞组成。随着输卵管的蠕动,纤毛的摆动,将分泌细胞的分泌物和卵子向宫腔方向运送。在生理的月经周期中,输卵管细胞的纤毛化和去纤毛化在不断发生,雌激素诱导纤毛化而孕激素诱导去纤毛化。当输卵管在炎症过程中遭到破坏时,纤毛细胞的纤毛数量和质量会发生永久性降低。

引起管性不孕的主要原因有:盆腔感染及盆腔手术史、阑尾炎、反复的宫腔操作史、结核及子宫内膜异位症等。输卵管损伤包括输卵管梗阻或输卵管纤维化,可能通过以下途径导致不能正常地运输配子和受精卵而引起不孕:盆腔解剖扭曲输卵管阻塞或纤毛损伤;输卵管蠕动异常;输卵管卵巢的解剖关系变化,影响拾卵;卵巢周围粘连,影响排卵。

1. 盆腔炎性疾病后遗症 大多数导致输卵管损伤的原因是源于下生殖道的感染迁延至上生殖道,导致盆腔感染性疾病(PID)的发生。PID由表现为子宫内膜炎,子宫旁组织炎、输卵管炎和输卵管-卵巢脓肿。引起感染的微生物主要包括淋病奈瑟菌、沙眼衣原体和阴道的需氧厌氧菌群。

(1)淋病奈瑟菌:将输卵管上皮与新鲜分离的淋病奈瑟菌及其内毒素进行体外共培养,结果引起输卵管纤毛活性的丧失。淋病奈瑟菌侵袭输卵管黏膜层的非纤毛细胞,同时引起纤毛细胞脱落。

(2)沙眼衣原体(Chlamydia trachomatis,CT):在女性生殖道内最易侵及的部位是宫颈的柱状上皮细胞,引起局部炎症,当炎症向上蔓延即可引起子宫内膜炎、输卵管炎、附件炎和盆腔炎。衣原体对输卵管黏膜有直接的细胞毒作用,引起微绒毛脱失,细胞间连接断裂,上皮细胞遭破坏。但是相当一部分衣原体感染者没有临床症状,属于"隐匿性感染",因此能否预测并及时发现感染对输卵管造成的损害成为临床诊治的难题。治疗应开始于有症状的PID和输卵管损伤之前才有效。

感染衣原体后患者的结局存在很大差异,有些患者很快痊愈而不引起输卵管的损害,而另一些患者感染呈持续状态,成为管性不孕的高危人群。目前认为,输卵管永久性的瘢痕形成与免疫反应有关,而且持续的或重复的感染会使这种结构的变化加剧。这主要取决于微生物的毒性、阴道环境因素和宿主的免疫因素。不同血清型衣原体感染所引发的临床表现不同。

(3)支原体:支原体是女性下生殖道正常菌群的组成部分之一,属于条件致病菌。在健康女性下生殖道中,总体支原体的检出率达到40%~60%。支原体致病与否与身体抵抗力下降和(或)某些亚型的感染有关。有研究显示,人型支原体可引起输卵管感染,但在不孕症妇女下生殖道检出率很低(2.1%和2.4%)。因此认为人型支原体有可能只是上生殖道病原体的协同菌。

生殖支原体(Mycoplasma genitalium,Mg)感染是引起脓性宫颈炎症的独立致病因子,与子宫内膜炎密切相关,并能上行感染输卵管。Simms等首次就Mg与PID之间的关系进行病例对照研究,发现存在一定关联。

(4)细菌性阴道病(Bacterial vaginosis,BV)是以厌氧菌和兼生菌过度生长为特征,与内膜炎、盆腔炎性疾病,特别是性传播疾病的发生相关。而且BV与不孕症的发生有显著相关性。

对于生殖道菌群赖以生长的环境-阴道微生态体系的评估,已成为一门独立的学科。北大医院徐阳研究发现不孕女性BV、VVC的患病率和阴道菌群异常的发生率不高于正常体检妇女,原发不孕与继发不孕之间、单纯管性因素不孕与单纯男性因素不孕之间阴道微生态的状况也无显著性差异。

2. 输卵管结核 杨燕生等对1120例输卵管性不孕患者,进行腹腔镜检查,发现盆腔结核712例,占63.6%。根据不同报道结核致成输卵管性不孕的为25.4%~31.1%。腹腔镜下表现为输卵管僵直、结节状,部分可见干酪样团块或腹膜有粟粒样结节。可分为几种不同类型:

(1)急性期:可表现为输卵管充血,浆膜表面粗糙有白色细小的纤维素渗出物及大量粟粒样结节,粘连疏松并伴有浆液性腹水。

(2)粘连包块型:即慢性期,管壁增厚、肿胀,伞部外翻,其间或周围有干酪状坏死样物。输卵管及其周围组织,即卵巢、肠管、大网膜、盆腔腹膜形成粘连包块。有时虽然卵管伞端暴露在腹腔内,但和卵巢隔绝,致碘油造影仍诊为通畅,但由于粘连形成盆腔分隔,伴有盆腔局限性腹水。

(3)粘连钙化型:较为常见。盆腔呈多层次网状、条索状粘连,盆腔封闭或半封闭;粘连带上见钙化点,输卵管僵硬,被周围粘连所固定,卵巢表面卵泡不可见。

(4)结节硬化型:轴卵管硬化,峡部可见串珠状改变,角部可见结节状改变。

以粘连包块型及粘连钙化型较多见。病理检查有的具典型的结核肉芽肿,有的未见典型结核结节,但管壁可见到陈旧玻璃样变及灶性干酪样坏死,管腔可见干酪样物质。

文献报道盆腔结核中输卵管结核占100%,子宫内膜结核占74%。如临床表现月经量变少或痛经,则需进一步检查,如阴道B超或宫腔镜检查。

3. 非特异性盆腔感染 引起输卵管病变占36.4%。患者过去曾有过宫腔、腹腔手术史者占66.4%,如化脓性阑尾炎手术、多次人工流产史等。北医三院分析了559例因输卵管不通行IVF-ET的患者,其中218例继发不孕中47.5%曾有过宫腔内妊娠,其中有过人工流产者占34.9%,中期引产史者1.8%。这些患者的输卵管病变较盆腔结核者为轻。有的输卵管外观正常,只是管腔内部梗阻,或输卵管卵巢性包块、输卵管伞端和周围组织粘连、输卵管积水等。

4. 输卵管结扎或绝育后 术后引起输卵管积水属常见,但浆膜下组织受损可能更严重,成为输卵管复通术后影响功能的因素。积水引起管腔黏膜变薄,皱襞间距增大,上皮细胞变短,纤毛减少、缺失;这些都可能是炎症的后果,非感染因子致成。绝育术后输卵管近端组织和细胞的病变与绝育时间长短有关,因此绝育术后时间越长,复通成功率越低。输卵管结核为输卵管复通手术的禁忌证,即使输卵管复通后,其功能亦不能恢复。术后效果好的条件有:①输卵管壁薄;②输卵管内膜肉眼观察正常;③粘连少;④无固定的粘近。在考虑手术时应重视患者的年龄。

6. 异位妊娠术后 二次异位妊娠切除双侧输卵管的患者要求 IVF-ET 患者并不少见,一般曾有一侧输卵管妊娠史者,对侧输卵管也常不通。另外切除输卵管时应将全长切除,剩下一段还可致日后的输卵管妊娠。近年来提倡保守疗法,不切除输卵管并保持其通畅,效果尚有待继续观察。

三、子宫问题

先天性子宫缺如或发育异常、子宫内膜结核及宫腔粘连可致不孕。子宫黏膜下肌瘤、内膜息肉和某些子宫畸形有可能影响正常的生殖过程。

1. 子宫内膜息肉 月经正常的不孕妇女中,内膜息肉发生率为 15.6%。临床观察发现,生育能力的恢复与摘除的息肉大小无关,即使摘除直径<10mm 的小息肉,也可提高人工授精的妊娠率。息肉的存在可能对生殖带来以下不利影响:不规则的内膜局部出血;产生炎性内膜反应;宫内异物;阻挡精子运输;影响胚胎着床;增加内膜面积,导致妊娠相关蛋白分泌过多,抑制精子与透明带结合。

2. 子宫肌瘤 与生殖的关系并不确定,比较一致的观点认为,单单由于肌瘤导致的不孕仅占 2% ~3%。引起宫腔变形的肌瘤和黏膜下肌瘤对生殖有负面影响,肌瘤的药物治疗不提高生育力。应注意肌瘤剔除术后的盆腔粘连对生殖有潜在影响。由于安全性没有得到证实,不推荐不孕患者采用消融术和子宫动脉栓塞术治疗子宫肌瘤。

3. 宫腔粘连(Asherman 综合征) 最常发生于妊娠内膜创伤。非妊娠内膜创伤见于诊刮、宫颈活检或息肉摘除术、取放环、放疗后、子宫动脉栓塞术后、子宫动脉结扎/切断术后、子宫内膜切除术后等,感染和某些先天异常也可以引起宫腔粘连。严重宫腔粘连的患者妊娠预后极差。

4. 先天性的子宫异常 包括子宫纵隔、双角子宫、单角子宫和双子宫。除了较大的子宫纵隔外,很难证实这些异常对妊娠的影响。因此尽管某些异常可能与妊娠并发症有关,子宫畸形不被视为不孕的原因进行评价。

5. 宫颈因素 子宫颈作为精子通过的门户在生殖过程中占据重要的一席之地。宫颈腺体分泌碱性黏液,阻碍下生殖道微生物上行感染。在排卵期,雌激素作用后的宫颈黏液还有几个作用:①形成管道系统,有利于精子通过并直接进入宫腔;②形成精子的储存池,将精子不断地向宫腔内释放,以保持精子的受精潜能;③将非精子物质和死精子过滤掉。宫颈的炎症或损伤有可能改变宫颈黏液的性状和(或)宫颈的解剖结构而不利于精子通过。

四、子宫内膜异位症

育龄妇女中子宫内膜异位症(endometriosis,EMT)的发病率约为 10%,EMT 患者中约有 50% 伴发不孕,而 35% 以上的不孕症是由 EMT 造成的。EMT 患者中不孕为非 EMT 人群的 20 倍。EMT 影响生殖的多个环节:①影响卵泡的质量、成熟及排卵:EMT 的患者合并排卵功能障碍约占 17% ~27%。EMT 患者多合并泌乳激素升高,抑制甾体激素合成和分泌,降低 LH 受体的数量,使卵泡对 LH 不敏感,因此 LUFS 和黄体功能不足的发生率高。同时 EMT 患者卵泡发育潜能降低、颗粒细胞功能异常、卵泡微环境及内分泌发生改变,直接或间接对卵母细胞质量造成损害。②影响输卵管的通畅性及功能:EMT 的患者常常出现盆腔粘连、输卵管粘连和扭曲,对拾卵及配子/合子的运输不利。③影响受精过程。④改变腹腔液功能:活化巨噬细胞及肿瘤坏死因子等浓度升高,对配子造成不良影响。EMT 患者的腹腔微环境不同于生育力正常的女性,有证据显示,EMT 患者腹腔内活化巨噬细胞的水平升高。轻-中度 EMT 患者的腹腔液对输卵管纤毛的拍打频率有明显的抑制作用。⑤着床率降低:Ⅲ ~Ⅳ期的患者子宫内膜整合素 av 的表达降低。⑥自身免疫因素的改变:EMT 患者常伴有局部及全身细胞免疫、体液免疫和分子免疫功能异常,改变腹腔内环境,干扰生殖过程。

五、男性问题

育龄夫妇未采用任何避孕措施同居生活 1 年以上,由于男方因素造成女方不孕者,称为男性不育症。通常分为睾丸前、睾丸和睾丸后三个环节,但是仍有高达 60% ~75% 的患者找不到原因。

1. 睾丸前因素 该类患者生育功能的损害系继发于体内激素的失衡。包括下丘脑疾病、垂体疾病、内源性或外源性激素异常。

2. 睾丸性因素 涉及睾丸的先天性异常、生殖腺毒素、全身性疾病、感染、睾丸创伤和手术及免疫性因素。

3. 睾丸后因素 包括输精管道梗阻、精子功能或运动障碍、免疫性因素、感染、性交或射精功能障碍。

4. 特发性病因 是指男性不育症找不到明确病因者,其影响生殖的环节可能涉及睾丸前、睾丸本身、睾丸后的一个或多个环节。目前倾向与遗传或环境因素等相关。

(徐 阳)

六、免疫问题

体液免疫和局部细胞免疫影响配子的形成、滋养细胞的生长、胚胎植入和发育。妊娠是半同种移植过程,成功妊娠是免疫耐受的结果,一旦免疫功能异常,将导致受孕失败。由免疫引起的不孕症占不孕症的 10% ~15%。许多免疫性疾病直接导致了受孕能力的降低,如抗磷脂抗体综合征、系统性红斑狼疮、1 型糖尿病等。

(一)男性免疫性不孕

主要涉及抗精子抗体(antisperm antibody,AsAb)的产生。精子有其特异性抗原,可引起自身或同种的免疫反应。

在正常情况下,精子被血睾屏障所分离,防止循环系统的免疫细胞与精子抗原接触,但一旦这一屏障受到破坏,如输精管的损伤,或睾丸、附睾的炎症等,即会引起精子的自身免疫产生 AsAb。AsAb 可导致精子的凝集和制动导致不孕。AsAb 的检测需采用 WHO 推荐的方法即新鲜精液行混合抗球蛋白反应(mixed antiglobulin reaction,MAR)试验或直接免疫球方法(immuno bead test,IBT)。阳性者可行子宫腔内人工授精(intrauterine insemination,IUI),洗涤上游法可将精液中抗体的有害作用减少到最低,但不可能去除结合在精子上的所有 AsAb。对 IUI 失败者采用体外受精和胚胎移植技术(in vitro fertilization and embryo transfer,IVF-ET)。小剂量口服泼尼松 5mg 每日 3 次,共 3~12 个月,用于 AsAb 阳性的少精症患者,但有不良反应。严重少弱精者需行卵胞浆内单精子注射(intracytoplasmic sperm injection,ICSI)。生殖道局部产生的 AsAb 能导致精子的凝集和制动,对生育力的影响较大。

(二)女性免疫性不孕

女性体内产生的自身抗体和局部免疫功能的异常可导致女性免疫性不孕。

1. 女方血清内及宫颈黏液中抗精子抗体 精子和精浆有许多抗原物质,阴道和子宫等可以吸收这些抗原并分泌抗体,性交后反复进入阴道的精子抗原却未产生抗体。原因可能是精浆内含有免疫抑制物,如果此抑制物受到破坏,或女性生殖道黏膜破损或出血时性交,则精子抗原通过上皮屏障进入上皮下的淋巴细胞产生抗精子抗体,从而导致不孕。AsAb 可阻止精子穿过宫颈黏液。随 AsAb 抗体滴度升高,精子穿透性下降。输卵管含免疫物质最多,并在此发生局部免疫作用,阻止精子的进入。在原因不明不孕症妇女中,约有 30% 在血清中检测到抗精子抗体。

可行性交后试验:近排卵期性交后卧床约 0.5~1 小时后来院查子宫颈黏液,检查子宫颈黏液中的精子是否存活。正常值为 10~15 活精子/HP,精子存活率受到子宫颈黏液性质、其中有无抗精子抗体及精液本身的影响。还可进行体外精子-宫颈黏液接触试验。

对 AsAb 阳性者在积极预防生殖道感染的同时可试用下列治疗方法:

(1)采用避孕套 6~12 个月:避免因性交而使精子抗原暴露于女性生殖道。这样可以使 AsAb 滴度下降。

(2)免疫抑制剂:局部用氢化可的松制剂置阴道内,用于子宫颈黏液中存在 AsAb 患者。小剂量口服泼尼松 5mg 每日 3 次,共 3 个月治疗血清 AsAb 阳性的患者。

(3)应用子宫腔内人工授精(intrauterine insemination,IUI)以避开子宫颈黏液,但由于整个生殖道可发生免疫作用,效果不理想。

(4)应用体外受精胚胎移植技术(in vitro fertilization and embryo transfer,IVF-ET):由于 AsAb 阻碍精子在女性生殖道的运行,配子输卵管内移植(GIFT)及 IUI 用于治疗 AsAb 的免疫性不育效果不好,IVF-ET 治疗 AsAb 阳性的女性不育者,无论受精率还是妊娠率和对照组无差异。即使精子表面结合 AsAb 阳性,IVF-ET 结果和对照组亦无差异。

2. 女方血清内抗磷脂抗体(antiphospholipid antibody)

抗磷脂抗体是一组自身免疫性抗体,此类抗体多发生于组织炎症,损害及粘连后,带负电荷的磷脂是细胞膜的组成部分,可与之结合而产生一系列不良反应,主要是引起小血管内血栓形成倾向而引起蜕膜或胎盘血流不足,其机制是前列环索(PGI_2)受到抑制。

3. 抗子宫内膜抗体 子宫内膜抗体是以子宫内膜为靶抗原产生的自身抗体。子宫内膜抗体可在 60% 的子宫内膜异位症的患者血清中检出,而且患者常合并抗甲状腺、抗内皮、抗卵巢抗体。子宫内膜抗体和子宫内膜中抗原产生抗体反应,引起内膜损伤,干扰孕卵着床和胚胎发育。因此检测不孕症妇女血清中的抗子宫内膜抗体是诊断子宫内膜异位症和不孕症的方法。对抗子宫内膜抗体阳性者可采用皮质激素治疗,抑制抗体的形成和异常免疫反应。对抗子宫内膜抗体阳性的子宫内膜异位症患者行相应的治疗,积极助孕。

4. 系统性自身免疫性疾病与不孕症

(1)系统性红斑狼疮(systemic lupus erythematosus,SLE):不孕症患者中有 1% 诊断为系统性红斑狼疮,较整个人群的发病率明显升高。在 40 岁以下的系统性红斑狼疮患者中 53% 合并月经不规律。狼疮性肾炎可导致闭经和卵巢功能低下,也可影响男性的阴茎勃起和精子的形成。SLE 选择合适的时机怀孕很重要,建议 SLE 患者在疾病控制期或缓解期受孕,妊娠后由免疫医师和产科医师定期共同监测。孕前和孕后用羟氯喹、泼尼松和阿司匹林治疗。

(2)自身免疫性甲状腺疾病(autoimmune thyroid disease,AITD):正常卵的形成依赖正常的甲状腺激素水平,自身免疫甲状腺疾病导致甲状腺功能减退,患者常合并月经不规律和不孕。AITD 表现为血清中甲状腺球蛋白抗体、甲状腺微粒体抗体和甲状腺过氧化物酶抗体升高。甲状腺抗体升高的妇女孕早期甲状腺储备功能低下。大部分甲状腺球蛋白抗体阳性的患者存在轻微的 TSH 升高,因此在怀孕前和早孕期应用甲状腺激素补充疗法,另外还可应用免疫球蛋白治疗。

(3)1 型糖尿病(type 1 diabetes mellitus,T1DM):是胰岛细胞的免疫性病变,由于内分泌的异常而导致月经紊乱及生殖年限缩短如初潮延迟和早绝经。高的胰岛素血症和胰岛素抵抗与 PCOS 的发病相关。T1DM 患者的生育力较整个人群降低 20%。

5. 外周血和子宫内膜局部的免疫问题 正常月经周期及早孕期子宫内膜中,典型的 $CD3^+$、$CD4^+$、$CD8^+$ 淋巴细胞分布较少,而以不典型淋巴细胞 $CD56^+$ 较多(又称 NK 样细胞,自然杀伤细胞),并随月经周期和妊娠期而变化,而血中的 NK 细胞多数为 CD56dim。动物实验表明,此细胞可能被着床前滋养层产生的 α 干扰素活化,杀伤子宫上皮细胞和基质细胞,协助滋养层细胞植入子宫内膜。同时 NK 样细胞产生的细胞因子 TNFα、TGFβ2 可以抑制滋养层细胞的 DNA 合成,限制其无限增殖,因此起到了对滋养层细胞的免疫监视作用,维持滋养层细胞与子宫内膜之间的动态平衡,保证了胎儿的正常形成。当免疫失调时 $CD56^+$ 细胞的功能减弱从而引起不孕和流产。有研究显示反复着床失败患者外周血 CD56dim 浓度和比率较怀孕妇女升高,应用免疫疗法可增加妊娠成功率。对外周血 NK 细胞升高的反复着床失败者应用泼尼松和免疫球蛋白治疗。黄体期内膜搔刮通过改变内膜局部的细胞和生长因子改善 IVF 着床率。

6. 卵巢早衰(POF)　POF 患者常伴有其他自身免疫性疾病;患者血液循环中存在抗卵巢抗体、抗透明带抗体等;患者卵巢组织中有淋巴细胞和浆细胞浸润。有报道对 POF 患者雌激素治疗的同时联合应用糖皮质激素可提高排卵率和妊娠率。

七、原因不明

经过检查证实女方有排卵,输卵管通畅;男方精液正常方可考虑不明原因不孕,可能同时存在其他免疫问题或卵巢功能不正常未能查及。有时有些心理上存在某种障碍也可能造成不育。

(王海燕)

第四节　不孕症检查

一、病史及妇科检查

(一) 病史

主诉有闭经、稀发月经或少经、不规则阴道出血或单纯不育。婚育史应包括过去妊娠史、不育时间、性交频率、人工流产、中期引产、异位妊娠史。既往史应注意询问以往的手术史、结核及其他疾病史,特别是盆腹腔疾病和手术史,以及精神打击,生活方式改变,服用药物史等。

(二) 体格检查和盆腔检查

体格检查特别要注意体型和体质指数(body mass index,BMI)即体重(kg)/身高^2(m^2),甲状腺、乳腺情况及患者的毛发分布,压挤乳房看有无乳汁分泌。盆腔检查包括子宫大小、位置,子宫颈有无糜烂,阴道感染,附件肿物、增厚及压痛。

(三) 临床试验观察

包括基础体温、子宫颈黏液、阴道细胞学涂片及月经第 1 天(12 ~ 24 小时内)取内膜活体检查等,简易可行,但这些检查结果只能代表靶器官对雌、孕激素的生物学反应,还不能完全代表有无排卵。

1. 基础体温　正常月经周期大都为 28 天左右,月经周期长短的差别是由卵泡期的长短决定的。排卵一般在周期第 14 天,黄体期应持续(14±2)天。每日起床前在安静状态下测试体温,温度表置舌下 5 ~ 10 分钟,记录体温,将每日体温连线,如呈双相即排卵后受孕激素影响体温上升 0.3 ~ 0.6℃,月经来潮日,体温再下降。

2. 子宫内膜活体检查　月经来潮日 12 ~ 24 小时内取子宫内膜做组织学检查,应看出晚期分泌期变化,表明是雌、孕激素的影响,曾有过排卵。子宫内膜 Noyes 分期可见典型的组织学特点和月经周期日数的关系(图 8-1-18)。

Noyes 等对子宫内膜形态学变化和月经周期日数关系进行了仔细的观察,后人皆应用于衡量子宫内膜变化是否和月经周期日期相符合,此标准称之为 Noyes 子宫内膜日期。如在增殖期腺上皮及基质的核变化,分泌早期的腺上皮核下空泡,分泌晚期的腺腔内分泌物,基质水肿,假蜕膜反应等。

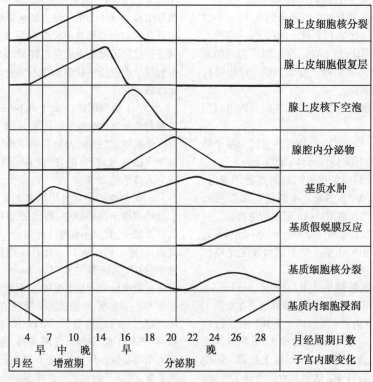

图 8-1-18　子宫内膜形态变化特点和月经周期日数关系(子宫内膜 Noyes' 分期)

3. 子宫颈黏液改变 子宫颈黏液主要由子宫颈腺体产生,少量来自子宫内膜和输卵管,含子宫腔与子宫颈上皮细胞碎屑和白细胞等。宫颈黏液每天的分泌量约20~60ml,黏液呈碱性,pH在7~8.5,排卵期黏液清亮,有利于精子的穿透。

(1) 标本的采取:用窥阴器暴露宫颈,将宫颈外口擦净,用干燥的长弯或直钳伸入宫颈内约0.5cm处取样,将取出的黏液顺一方向平铺在载玻片上,在室温下自然干燥。

(2) 宫颈黏液结晶的分类:最典型的羊齿状结晶,主干粗,分支密而长。不典型的,分支少而短或树枝形象比较模糊,或黏液中只见到椭圆体。

(3) 排卵前期的变化随雌激素的增加,宫颈外口逐渐开大可达0.3cm直径,呈瞳孔样,黏液量增多,质稀薄,拉丝性增加,可达阴道口,约10cm长。镜下呈典型羊齿状结晶。排卵后受孕激素影响,宫颈口逐渐关闭,黏液量减少,羊齿状结晶逐步为椭圆体代替。上述变化受到子宫颈炎、子宫颈糜烂和一些药物应用(如氯米芬)的影响。

(4) 性交后试验:近排卵期性交后卧床约0.5~1小时后来院,查后穹隆和子宫颈黏液,首先检查后穹隆黏液中是否存在活动精子,确定性交是否成功,同时取子宫颈黏液,看是否有存活精子。正常值为10~15活精子/HP,精子存活率受子宫颈黏液性质、有无抗精子抗体及精液本身的影响。

4. 阴道涂片 一般采取阴道上方侧壁的刮片,用95%乙醇固定,巴氏染色。观察阴道各层,包括底层、中层、表层的比例。表层有角化前及角化细胞。在轻度雌激素的影响下,角化细胞占20%以下;中度雌激素影响,角化细胞占20%~60%;高度雌激素影响,角化细胞占60%以上,已超过正常排卵期水平。一般按成熟指数(MI)报告即:底层细胞%/中层细胞%/表层细胞%,如左侧数字增大即"左移现象",表明雌激素水平下降,如右侧数字增大即"右侧现象",则表明雌激素水平增高。为了解体内雌激素变化可连续做阴道涂片观察。

5. 月经来潮12~24小时内取子宫内膜行组织学检查,可了解有无分泌期变化及异常增生、结核等器质性病变,如为分泌晚期改变,表明受雌、孕激素影响曾有过排卵。

6. 黄体酮试验 对闭经患者给予黄体酮20mg,每日肌注1次,共3~5天,如子宫内膜已受到雌激素刺激的准备,撤退性出血多发生在2天后至2周内。试验阳性表明体内尚有一定量的雌激素产生,属I度闭经,如为阴性,须再做人工周期试验。

7. 人工周期试验 先用雌激素,如每日口服乙底酚0.5~1mg或结合雌激素0.625~1.25mg,连续21天,最后7天加用黄体酮,停药2天至2周内看有无撤退性出血,如有出血表明子宫内膜无问题,对雌、孕激素有反应,而是卵巢不能产生足量雌、孕激素,属II度闭经。如无撤退性出血,提示内膜的问题,主要是发生在子宫内膜结核或多次刮宫后,内膜形成瘢痕或宫腔粘连(Asherman综合征)。

8. 垂体兴奋试验,可采用国产GnRH-a 9肽-阿拉瑞林(alarelin)25μg,静脉注射15分钟后LH升高2.5倍,60分钟后升高3.1倍。如不正常可能表示垂体功能受到损害。

二、血液激素测定、染色体分析及免疫学

包括垂体卵泡刺激素(FSH)、黄体生成激素(LH)、雌二醇(E_2)、孕酮(P)、睾酮(T)、催乳素(PRL),前四种激素水平的周期性变化明显,LH及FSH峰在排卵前24小时出现,LH峰前24小时有E_2峰。排卵后P值才有所增长,报告测定值时一定要标明月经周期的天数。要了解卵巢的基本状态或其储备能力,应当在月经周期第3天采血。对于原发性闭经或生殖器发育异常的患者,应做染色体核型检查。

女方抗精子抗体及抗心磷脂抗体检查,可应用酶联免疫吸附试验测定(ELISA)测血液中抗体,阳性对妊娠可能有不利影响,可能与免疫性不孕或复发性流产相关。

三、连续B超监测卵泡发育及排卵

阴道B超探头接近盆腔器官,不需充盈膀胱,可较准确地观察卵泡发育,子宫内膜厚度及特点。一般于月经周期第8天开始,优势卵泡直径接近18~22mm时排卵,卵泡消失,盆腔内出现液体。优势卵泡不破裂而突然增大,可能是LUFS。如逐步缩小即卵泡闭锁。

四、精液化验

(一) 精液分析

手淫取出精液放入消毒杯中,为了避免温度的变化应在医院取精液,标本在运输的过程中也会影响精子的活动度,如标本有污染对精液的颜色及气味会有影响。将精液杯子放置正常室温下,30分钟应当液化。化验前,标本应混合好,计算前应注意有无凝集现象或显微镜下有无其他细胞。

1. 精子密度 用血球计数器,数10方格以百万/ml计算。

2. 精子活动度 数20方格内的活动精子,如小于1000万/ml,应数100方格,包括活动精子及精子总数,活动度=活动精子数(20~100格内)×100/精子总数(20~100格内同上)。

3. 精子形态 精液1滴加PBS+1%甲醛(formaldehyde)。用1%Eosin染色,用10%Nigrosin复染,观察200个精子,分为精子头异常、精子尾异常、中段异常。

表8-1-1为《WHO人类精液及精子-宫颈黏液相互作用实验室检验手册》第5版的精液特性参考值。

表 8-1-1　精液特性参考值

参　　数	参考值下限
精液体积(ml)	1.5(1.4~1.7)
精子总数(10^6/一次射精)	39(33~46)
精子密度(10^6/ml)	15(12~16)
总活力(PR+NP,%)	40(38~42)
前向运动(PR,%)	32(31~34)
存活率(活精子,%)	58(55~63)
精子形态学(正常形态,%)	4(3.0~4.0)
其他共识临界点	
pH	≥7.2
过氧化物酶阳性白细胞(10^6/ml)	<1.0
MAR 试验(与颗粒结合的活动精子,%)	<50
免疫珠试验(与免疫珠结合的活动精子,%)	<50
精浆锌(μmol/一次射精)	≥2.4
精浆果糖(μmol/一次射精)	≥13
精浆中性葡萄糖苷酶(mU/一次射精)	≥20

根据以上参数界定下列诊断,见表8-1-2。

（二）抗精子抗体测定

1. 混合抗球蛋白反应（mixed antiglobulin reaction, MAR）试验　将精液与包被免疫球蛋白的乳胶颗粒混合,然后加抗血清,镜下观察精子附着颗粒百分率,进行表面抗原定位及定量。

试验+　为<50%精子包被

试验++　为=50%精子包被

试验+++　为几乎所有精子被结合包被

2. 直接免疫球方法（immuno bead test, IBT）　10μl 免疫球悬液和10μl 精液混合,盖片后室温孵育 10 分钟,显微镜下,如≥20%活动精子和 2 个球相连为阳性,需检查 100 个活动精子。

正常精液化结果:计数>2000 万/ml,活动度（Ⅲ+Ⅱ级）>40%（2 小时内）,正常形态>30%,抗精子抗体试验（-）。每一标本内至少含 1000 万活动精子,显微镜高倍镜下可见 7~8 个活动精子,且无凝集。精浆量≥2.0ml,pH 7.2~7.8,白细胞<1×10⁶/ml,高倍镜下<3~4 个。

表 8-1-2　各种精液状态的诊断名称

无精液症（aspermia）	无精液（没有精液射出或逆行射精）
弱精子症（asthenozoospermia）	前向运动(PR)精子百分率低于参考值下限
畸形精子症（asthenoteratozoospermia）	正常形态精子百分率低于参考值下限
无精子症（azoospermia）	精液中无精子(本手册检测方法未检出)
隐匿精子症（cryptozoospermia）	新鲜精液制备的玻片中没有精子,但在离心沉淀团中可观察到精子
血精症（hemospermia）	精液中有红细胞
白细胞精液症（脓性精液症）[leukospermia（pyospermia）]	精液中的白细胞数超出临界值
死精子症（necrozoospermia）	精液中活动精子百分率低,不活动精子百分率高
正常精子（normozoospermia）	精子总数（或浓度,取决于报告结果）*,前向运动(PR)精子百分率和正常形态精子百分率均等于或高于参考值下限
少弱精子症（oligoasthenozoospermia）	精子总数（或浓度,取决于报告结果）*和前向运动(PR)精子百分率低于参考值下限
少弱畸精子症（oligoasthenoteratozoospermia）	精子总数（或浓度,取决于报告结果）*、前向运动(PR)精子百分率和正常形态精子百分率均低于参考值下限
少畸精子症（oligoteratozoospermia）	精子总数（或浓度,取决于报告结果）*和正常形态精子百分率低于参考值下限
少精子症（oligozoospermia）	精子总数（或浓度,取决于报告结果）*低于参考值下限
畸形精子症（teratozoospermia）	正常形态精子百分率低于参考值下限

* 应该总是优先考虑精子总数,因为精子总数优于精子浓度

五、输卵管通畅试验

1. 子宫输卵管通气术　应用造影器,将头部置入子宫颈管内,后面的橡皮塞撑住子宫颈口,使气体或液体不流出。导管的后端一侧连压力管,一侧连注射器管或二氧化碳通气装置。通气的压力为 10.7~16kPa（80~120mmHg）,不得超过21.3~24.0kPa（160~180mmHg）,通气速度 30ml/min,时间为 5 分钟,如输卵管通畅,压力会逐渐下降,用听诊器在双

侧下腹部,可听到气过水声或水泡声、嘶嘶声,结合患者主诉肩部酸痛,X 线透视可见膈下游离气体,则可诊断为至少一侧输卵管通畅。

2. 子宫输卵管通液术　注入含庆大霉素 8 万单位,地塞米松 5mg,2% 普鲁卡因 2ml 及注射用水 20~30ml。液体注入宫腔无明显阻力,很少液体漏出或回流,表明输卵管通畅。近年来由于宫腔镜的大量使用,也可用于检测输卵管是否通畅,通过宫腔镜插导管入输卵管开口处将 10ml 生理

盐水含2%利多卡因,25mg泼尼松及8万单位庆大霉素注入每侧输卵管,以5%葡萄糖作为膨宫介质。液体中加抗生素及地塞米松的意义在于预防感染,也有治疗的作用。

3. 子宫输卵管造影 造影时间选在月经干净后2~7天,造影后24小时避免剧烈活动,在X线荧屏监测下进行,可用40%碘化油10ml,或用水溶性造影剂(如泛影葡胺),造影剂注入量为5~10ml,在观察下看造影剂进入情况,是否进入盆腔,显影不良时可稍增加压力或纠正导管的位置方向,碘油造影在24小时后再拍片,看盆腔内造影剂的扩散,分布情况。泛影葡胺在注射后10~20分钟即需进行第二次摄片,看片时需注意输卵管的形态、弯曲度及通畅性,观看有无伞端粘连、水珠形成、子宫腔有无占位性病变,24小时后是否有造影剂弥散。如局部造影剂堆积,表明盆腔内有粘连(图8-1-19、图8-1-20)。全身严重病患、子宫出血、刮宫术后是应用造影术的禁忌。造影前先做碘油滴眼过敏试验,对碘液敏感的患者,可采取过氧化氢溶液(H_2O_2)通液。

4. 腹腔镜诊断 在腹腔镜直视下观察盆腔,并经宫颈口注入稀释的亚甲蓝液20ml,行输卵管通液,通畅者注入亚甲蓝液无阻力,即见亚甲蓝液自伞端流出,通而不畅者推液时有轻度阻力,输卵管先膨大、屈曲,再见亚甲蓝液从伞

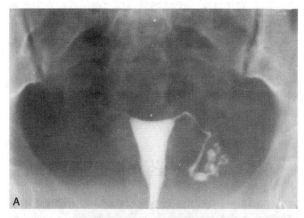

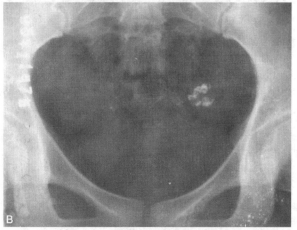

图 8-1-20 子宫输卵管碘油造影(2)
A. 右侧输卵管至峡部不通,左侧输卵管伞端粘连形成串珠状,有水珠;B. 24小时,碘油仍堆积在左侧

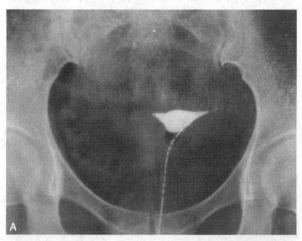

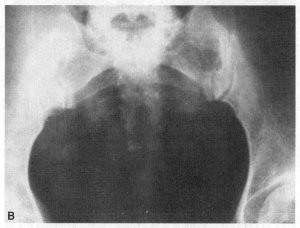

图 8-1-19 子宫输卵管碘油造影(1)
A. 双侧输卵管从峡部不通;B. 24小时,盆腔内无碘油弥散

端流出。不通者推液阻力大,未见亚甲蓝液自伞端流出,而从宫颈口漏出。盆腔内病变表明输卵管不通及通而不畅的原因为盆腔结核、子宫内膜异位症及各种原因引起的盆腔炎症。盆腔结核者输卵管肿胀,与周围组织广泛粘连,或将卵巢和输卵管包裹,盆腔呈全封闭或半封闭状态。其他结核特点如前述,有的还伴随输卵管瘘。子宫内膜异位症表现为盆腔腹膜内膜植入灶,卵巢巧克力囊肿,子宫后壁和直肠密切粘连。一般盆腔炎造成的输卵管不通或通而不畅者,输卵管外观正常,有的表现为输卵管卵巢炎性包块,输卵管伞部卷曲或与周围组织粘连,有输卵管积水者则输卵管增粗,管壁薄,管腔中有液体滞留,有的是单纯输卵管伞端粘连。

5. 各种检查的评价 通气不适合作为输卵管通畅性的确诊手段,现在已基本废弃不用,因为二氧化碳(CO_2)来源困难,而使用空气时有发生空气栓塞的可能性,准确率也只有50%,但有时也可起到轻度粘连疏通的作用,可以作为初筛。子宫输卵管碘油造影可显示子宫及输卵管内部结构、形态、结节串珠状、卷曲增粗、僵直、积水等。X线片还可供他人参考分析,如碘油最后虽有弥散,但弥散局限表明盆腔内有粘连,或伞端增大表明伞部有阻力粘连,水油珠表明输卵管内有积液。世界卫生组织认为腹腔镜可以观察盆

腔内情况,有优越性。通液、通气及碘油造影都有假阴性和假阳性,但碘油造影和腹腔镜检查准确率都在 90% 以上。腹腔镜检查可以发现微小的盆腔疾患如子宫内膜异位症,进行病灶切除及粘连分离。输卵管通畅试验应当根据病情及初步治疗效果从简易的检查到较复杂的检查。通气试验不通的假阴性为 63.0%,假阳性为 26.7%,通液假阴性为 6.3%,假阳性为 27.7%。

（乔杰　李蓉）

第五节　药物促排卵

促排卵治疗只应用于女方排卵障碍所致不孕症或用于正常排卵妇女在进行助孕技术超排卵刺激周期。在应用促排卵治疗前必须明确输卵管情况并除外男方因素。促排卵药物有多种,作用在下丘脑-垂体-卵巢轴的不同水平,并通过不同机制产生效应。必须严格观察患者的反应以调整剂量或改变方案。如应用不当不但效果不好,有时还会产生不良反应,如严重的卵巢过度刺激综合征、多胎妊娠导致的流产、早产、孕产期并发症。应用促排卵药必须有明确的适应证,首先要明确不排卵的原因,如本章第三节所述,并进行必要的检查如第四节所述。

对先天性无卵巢,绝经后或卵巢功能过早衰竭的妇女,促排卵药物无效,只能应用雌激素及孕激素人工周期治疗,以解决围绝经期综合征,并预防骨质疏松症。若要生育只能采取赠卵体外受精、胚胎移植。促排卵前应了解男性的情况及输卵管是否通畅,促排卵药物一般用于下丘脑-垂体功能低下或不协调的情况下,药物选择应从简单到复杂。

一、枸橼酸氯米芬

枸橼酸氯米芬(clomiphene citrate,CC)为口服药,用法较简单,价格也便宜。CC 结构上与己烯雌酚相似,有弱的雌激素活性,作用于下丘脑-垂体水平,和雌激素竞争结合受体,阻断内生雌激素的负反馈作用,使 FSH,LH 水平上升,刺激多个卵泡发育。排卵不是 CC 的直接作用,而是继发于卵泡发育所分泌的雌二醇对垂体 LH 分泌的正反馈。对于有内源性雌激素水平的无排卵者(如 PCOS 患者)、黄体功能不足者,CC 仍是临床上的一线促排卵药物,但是对于雌激素水平低落、高泌乳素及高促性腺激素患者则基本无效。CC 制剂片剂规格 50mg/片。用法:于月经 5 ~ 9 天或 3 ~ 7 天给 CC 每日 50 ~ 150mg 共 5 天,可连用 3 ~ 6 个月看有无排卵或妊娠。用 CC 后观察如优势卵泡增大到直径 18mm 时加用绒毛膜促性腺激素(hCG)5000 ~ 10 000IU 诱发排卵。于 hCG 注射后 34 ~ 36 小时排卵,可指导同房或采用其他简单的助孕技术。应用 CC 后,总的排卵率约为 70% ~ 80%,妊娠率约 30% ~ 40%,双胎率约 5%。其常见的不良反应主要有潮热(10%)、腹部不适(5.5%)、卵巢过度刺激(囊肿形成)。在有卵巢囊肿、肝脏疾病时忌用 CC,妊娠时也忌用,否则有造成婴儿出生缺陷的个别报道。

采用 CC 诱发排卵连续 3 个周期失败,称"CC 抵抗"。约 20% ~ 25% 的 PCOS 患者耐 CC,其常见原因有循环中 LH 和(或)雄激素过高、胰岛素抵抗、过度肥胖及 CC 的外周抗雌激素效应。CC 的抗雌激素作用,使子宫颈黏液变为黏稠,精子不易穿入,也会降低子宫内膜甾体激素受体而影响子宫内膜发育,不利胚胎着床。对于高 LH 血症患者,可应用口服避孕药降低 LH 水平,再用 CC 常能获得成功排卵。对于过度肥胖患者,应首先指导控制饮食及运动,降低体重。此外,肾上腺来源雄激素过高患者,寝前可加用地塞米松 0.375 ~ 0.75mg 或泼尼松 2.5 ~ 5mg,常可获得排卵;而对于合并胰岛素抵抗耐 CC 无排卵患者,常需合并或单独应用胰岛素增敏剂以促排卵。对于由于 CC 在子宫内膜及宫颈黏液水平抗雌激素效应所导致妊娠失败的患者,可采用芳香化酶抑制剂如来曲唑促排卵治疗。

二、芳香化酶抑制剂

来曲唑(letrozole,LE)是第 3 代非甾体类芳香化酶抑制剂(aromatase inhibitors,AIs),通常用于乳腺癌等雌激素依赖性肿瘤的治疗。1999 年首次将 LE 用于不孕妇女的促排卵治疗。LE 主要通过中枢和外周 2 种作用机制来达到促排卵目的。一方面,芳香化酶抑制剂抑制芳香化酶的活性,减少雌激素的生物合成,使血清雌激素水平下降,通过负反馈作用,使垂体分泌 FSH 增多,FSH 作用于卵巢促使卵泡发育;另一方面,卵巢内雄激素水平增高可以促进卵泡 FSH 受体的表达,使卵泡对 FSH 的敏感性增强。另外,卵巢内雄激素水平增高还可以促进胰岛素样生长因子的分泌,与 FSH 产生协同作用,促进卵泡生长发育。用法为月经第 3 ~ 7 天或第 5 ~ 9 天,口服 LE 2.5 ~ 5.0mg/d。

三、溴隐亭

溴隐亭是(bromocryptine)麦角生物碱衍生物,药理作用包括:①抑制垂体催乳激素细胞分泌 PRL;②激动中枢神经系统的新纹状体中的多巴胺受体,降低多巴胺在体内的转化;③抑制生长激素的释放。溴隐亭可使血催乳素下降,恢复促性激素的分泌和卵巢功能从而促使排卵,对于高泌乳素引起的不排卵有良好的疗效。对垂体催乳素瘤治疗有效,不仅可降低血内 PRL 水平,还可使肿瘤缩小。口服溴隐亭使用剂量为 2.5 ~ 12.5mg/d,一般从小剂量开始,逐渐增加,监测泌乳素下降情况,调整到最佳维持剂量。溴隐亭常见的不良反应为胃肠道不适、恶心或轻度呕吐、便秘,头晕等。应用溴隐亭月经恢复率平均可达 95%,恢复排卵率平均 73%。

四、促性腺激素

1. 人绝经后促性腺激素(human menopausal gonadotropin,HMG)　每支含 75 单位 FSH 和 75 单位 LH,是从绝经后妇女尿中提取的,含尿其他杂质,肌内注射有时引起局部刺激现象,有批间差异,如混有妊娠期尿中的 hCG,可严重影响药物的质量。低促性腺激素性性腺功能低落患者必须采用 HMG 作为促进卵泡生长发育制剂(因其同时含有 FSH 和 LH)。CC 抵抗的无排卵患者,可单独应用 HMG 或(和)CC 同用,在促进自然性交怀孕或在简单的助孕技术时多个卵泡发育导致多胎的可能性很大,只能用少量的 HMG。如在月经周期的第 3 ~ 7 天每日给 CC 100mg,在第 7

天及第 9 天给 HMG 2 支,或是从月经周期第 3 天,每日给予 1 支 HMG,当卵泡直径达 18mm 及子宫内膜厚度达到或超过 0.8cm 时,肌内注射 hCG 5000～10 000IU,36～38 小时后行较简单的助孕技术,如果此周期有 6 个卵泡直径超过 18mm 直径,应当采取 IVF-ET 以免发生多胎,或放弃此周期。对于低促性腺激素性患者,约有 25% 左右的妊娠率,连续应用 6 个周期后,其累计妊娠率可达 90% 左右。但在 CC 抵抗的无排卵患者,其妊娠率则明显降低,约为 5%～15%,累计妊娠率约为 30%～60% 左右。

2. 卵泡刺激素(follicle-stimulating hormone, FSH) FSH 在卵泡发生过程中有利于卵泡的募集,能刺激卵泡的生长和成熟,同时 FSH 还能促进颗粒细胞芳香化酶的活性,提高雌激素的水平。促卵泡激素的产品有尿高纯度的 FSH 的制剂和重组 FSH。每支剂量 75IU,由于费用较高主要适用于助孕技术,也可用于氯米芬无效的多囊卵巢综合征。应用于 IVF 超促排卵起始剂量常为 150～300IU,根据卵泡生长情况调整。

3. 人绒毛膜促性腺激素(human chorionic gonadotropin, hCG) 化学结构和生物活性与 LH 类似,从早孕妇女尿中提取,也有重组 hCG 产品为针剂,肌内注射。在优势卵泡达成熟标准时应用,剂量一般采用 5000～15 000U,1 次或分 2 次(每天 1 次)注射。临床主要应用于诱发排卵和维持黄体功能。卵母细胞的最后成熟特别是核的成熟和排卵的过程需要 LH 峰的激发。使用 hCG 正是模拟 LH 峰。正确掌握注射 hCG 的时机是获得高质量的卵子的关键。hCG 使用的时机主要参考卵泡直径的大小和外周血雌激素的水平以及卵泡的数目。

五、促性腺激素释放激素

促性腺激素释放激素(gonadotropin releasing hormone, GnRH)制剂与天然 GnRH 有相同的氨基酸组成,用药应模仿月经周期中下丘脑 GnRH 脉冲式分泌,促使垂体分泌 FSH 和 LH,从而使卵泡生长发育,直到成熟排卵。该方案应用指征中最合适的是低促性腺激素性月经失调。具体应用可静脉或皮下注射,但以静脉脉冲式注入效果较好,应用剂量为 5～20μg,每 90～120 分钟 1 次,故应用时需随身携带脉冲泵。

各种促排卵药物均有其适应证,应认真分析患者无排卵病因,合理选择药物。虽然现用的促排卵方法仍在临床工作中广泛使用,但也有很多新方法和新药物逐步在应用于促排卵治疗中。促排卵一定要严格掌握指征,即使对于同一种疾病,在不同的阶段和不同的周期时间应根据具体情况选择排卵方法,对治疗方法和药物剂量均应个体化,避免并发症的发生。

(黄铄 乔杰)

第六节 输卵管因素不孕的手术治疗

输卵管因素不孕占女性因素不孕症的 25%～35%。造成输卵管因素不孕的主要原因是盆腔感染、子宫内膜异位症和既往的外科手术等造成的输卵管阻塞。其中感染因素占输卵管病变原因的 50%。输卵管的病变和阻塞可以是近端阻塞和远端阻塞,或是病变累及全段输卵管。手术治疗主要目的是恢复输卵管的通畅,使精子和卵子能够在输卵管相遇并受精。

一、输卵管因素不孕的手术方式

(一)输卵管插管术

输卵管近端阻塞约占输卵管病变的 10%～25%。通常是由于粘液栓、非结晶性管型、输卵管间质部痉挛、膜性粘连、慢性输卵管炎、息肉,或是子宫内膜异位症病灶造成的梗阻。输卵管近端阻塞的病理组织学检查多表现为输卵管炎性结节(salpingitis isthmica nodosa)。这一病变大多局限在输卵管近端。输卵管的子宫内膜异位症病灶主要发生在间质部,约占输卵管近端阻塞的 7%～14%。

输卵管近端阻塞可以采用输卵管插管术进一步明确诊断和治疗。输卵管插管术通常通过宫腹腔镜联合检查或是放射线引导下,应用同轴导管系统完成。如果输卵管近端梗阻是由严重的局部组织纤维化、子宫内膜异位症病灶或输卵管炎性结节造成,导丝插入会出现明显阻力,亚甲蓝或造影剂通过受阻。如果受阻部位在输卵管间质,应放弃手术,术后选择 IVF 治疗。如果受阻部位在输卵管峡部,可以考虑腹腔镜下切除阻塞部位,行输卵管吻合术。

输卵管插管术的主要并发症是输卵管穿孔。如果出现输卵管穿孔,出现局部出血,可在腹腔镜下进行止血处理。输卵管插管术穿孔的发生率为 3%～11%。输卵管穿孔在宫腹腔镜联合手术中较少发生。

输卵管插管术在输卵管近端阻塞的手术治疗中的疗效是较好的。Honore 等的荟萃分析显示,85% 的双侧输卵管近端阻塞的患者经输卵管插管术后,输卵管获得了疏通,约 50% 获得了妊娠。

(二)粘连分解术

盆腔和输卵管卵巢周围的粘连有可能影响卵巢排卵、输卵管捡卵和卵子或胚胎的运输等功能。因此,分解盆腔和输卵管卵巢的粘连,恢复盆腔和卵巢输卵管周围以及卵巢和输卵管之间的正常解剖结构是输卵管不孕症手术的重要组成部分。

以往,粘连分解术通过开腹完成。目前,手术主要通过腹腔镜完成。粘连的分离可以采用剪刀、分离钳等腔镜器械,或是单极、双极电凝器械,也有采用激光器械完成。粘连的分离通常从子宫直肠间隙开始,然后分离输卵管、卵巢周围的粘连以及两者之间的粘连。操作时,注意粘连分离的平面、层次和位置,从简单、表浅的粘连开始分离。避免损伤血管、肠管等。特别是在分离卵巢下方、骶韧带附近时注意输尿管的走向,谨慎使用电器械,避免输尿管损伤出现。

输卵管伞端在捡获卵子中具有重要作用。输卵管伞端粘连和包裹的松解对于临床妊娠的成功是关键。有学者将输卵管伞端的粘连分解称为输卵管伞端成形术(fimbrioplasty)。分离输卵管伞端的粘连时,首先将覆盖在伞端表面的纤维组织粘连分离或切除,找到输卵管伞端开口,用精细的分离钳闭合轻柔穿过开口,到达输卵管管腔后轻轻张开,慢慢外撤。反复重复这一操作,伞端粘连就能顺利分离。

单纯粘连松解术的临床效果与粘连的程度相关。轻或中度粘连,手术后的临床妊娠率可以达到60%,活产率达到28%。而严重致密粘连患者的妊娠率则只有20%。

(三) 输卵管吻合术

输卵管吻合术是输卵管两断端的吻合手术。主要应用于输卵管中段阻塞部分切除后的断端吻合,或是输卵管绝育术后的再通。手术可以采用开腹显微外科手术,或是腹腔镜手术完成。两者的手术步骤是相同的。首先,确认输卵管的阻塞部位。可以通过输卵管结扎的结扎线、金属夹等辨认阻塞部位。也可通过经宫颈通液或输卵管伞端插管通液判断阻塞部位。然后,将阻塞部位切除。切除时特别注意保护好输卵管系膜及位于输卵管管腔下方的血管。可以在切除部位下方注入生理盐水稀释的垂体后叶素溶液将输卵管管腔和浆膜分离,有助于输卵管阻塞部位的切除和对输卵管系膜血管的保护。阻塞部位切除后,通过通液确认输卵管近、远端的通畅。输卵管的吻合多采用6-0或8-0带针合成缝合线,常规缝合4针,分黏膜-肌层和浆膜两层缝合。输卵管峡部和峡部的吻合由于近、远端的管腔大小差别不大,吻合较容易。如果进行峡部和壶腹部吻合,两者的管腔直径差别可能较大,必要时可斜切峡部管壁,形成一个椭圆形的管腔;或在峡部管壁上做一个2~3mm的小切口,扩大峡部的管腔。涉及壶腹部的吻合,需要缝合5~6针。输卵管吻合术后是否安放支架,仍然存在争议。Duffy等的荟萃分析显示,采用含抗菌素输卵管通液增加了临床妊娠率、活产率,减少了感染风险。

输卵管近端阻塞可以采用输卵管-宫角吻合术治疗。但是这一手术成功率不高。这可能是由于手术本身的难度和输卵管病变严重程度所造成。输卵管-宫角吻合术通常通过开腹显微手术完成。也有腹腔镜输卵管-宫角吻合术的报告,但是病例数不多。

输卵管绝育术相距复通术的时间对输卵管吻合术的结局有影响。输卵管绝育时间超过10年以上,输卵管黏膜的受损程度增加,影响临床妊娠率,多不考虑行输卵管复通术。

近年来,一些新的技术应用于输卵管吻合术。有学者在腹腔镜下应用专用的精细器械、缝合针进行腹腔镜下显微输卵管吻合术,获得了良好的临床妊娠率。还有学者采用微型钛夹和纤维蛋白胶吻合输卵管。还有学者采用da Vinci机器人完成输卵管吻合术。

(四) 输卵管造口术

输卵管远端病变主要是输卵管伞端闭锁和由此造成的输卵管积水。输卵管远端病变的主要原因包括盆腔炎性疾病(pelvic inflammatory disease)、既往异位妊娠手术、既往盆腔手术、子宫内膜异位症、结核性腹膜炎等。输卵管积水由正常或病理状态的输卵管黏膜分泌液积聚而成,造成输卵管膨大,管腔受损。约有10%~30%的输卵管病变发展为输卵管积水。输卵管积水分为三种类型,第一种是单纯性输卵管积水(hydrosalpinx simplex)。其特点是输卵管管壁薄,透明,输卵管为单一管腔,管腔黏膜皱襞扁平、游离,无内膜粘连。第二种是囊性输卵管积水(hydrosalpinx follicularis)。其特点是输卵管管壁薄,输卵管黏膜存在局灶或广泛粘连。第三种是厚壁输卵管积水(thick-walled hydrosalpinx)。其特点是壶腹部输卵管壁厚度超过2mm,无黏膜皱襞或是皱襞纤维化。

输卵管造口术是治疗输卵管伞端闭锁和输卵管积水的手术方法。手术可以通过开腹显微手术或腹腔镜手术完成。首先,分离输卵管与卵巢或盆腔之间的粘连,将输卵管暴露。通过经宫颈或宫腔镜下通液,清楚显示阻塞部位。选择原伞端开口部位,或是选择输卵管闭锁凹陷相对无血管区,做一个直径1~2cm十字放射状切口,从浆膜面至黏膜面全层切开。局部出血可用单极或双极电凝止血,尽量避免损伤输卵管黏膜。将切开的管壁外翻,可用6-0或8-0带针合成线将外翻的管壁间断缝合于壶腹部的浆膜表面。也可以采用激光或是低功率双极电凝从及输卵管远端浆膜面向壶腹部方向照射或电凝,然后外翻。这一方法最早于1978年由Bruhat描述。最后,用生理盐水充分冲洗盆腔。

输卵管造口术的临床效果主要取决于输卵管病变状况。输卵管积水薄壁病变患者的输卵管造口术的临床妊娠率可以达到58%~77%,异位妊娠率达2%~8%。输卵管积水厚壁病变患者的输卵管造口术的预后差,临床妊娠率0~22%,异位妊娠率为0~17%。因此,手术时必须充分评估输卵管的病变状况,结合患者年龄、不孕年限、卵巢储备功能等因素,决定是行输卵管造口术,还是行输卵管切除或近端结扎,术后IVF。

二、输卵管因素不孕手术的影响因素

采用手术方式治疗输卵管因素不孕,必须考虑多方面的因素,包括年龄、卵巢功能、以往生育史、输卵管病变的部位和程度、手术医师的技巧及经验、是否存在其他不孕因素、患者的意愿等。必须综合考虑上述因素后决定是否手术、手术的方式、手术的途径等。

首先,年龄和卵巢的储备能力是必须考虑的首要因素。女性的生育力和卵巢的储备能力随年龄的增长而下降。Gomel等的研究显示,年龄小于35岁的输卵管吻合术的临床妊娠率大于70%,而年龄大于35岁的临床妊娠率降至55%。Boeckxstaens等的回顾性研究也显示,年龄大于37岁患者的术后临床妊娠率显著下降。此外,对于35岁输卵管因素不孕症患者选择手术治疗必须考虑到手术后获得自然妊娠所需要的时间,如果时间较长,超过1~2年,患者的卵巢功能也随之下降,这将显著影响患者的预后。因此,对于年龄大于35岁的患者选择输卵管手术时要综合考虑年龄、卵巢储备功能等因素。可以在术前通过B超窦卵泡数目、基础FSH水平等检测技术评估患者的卵巢储备功能。

其次,输卵管病变和粘连的程度和范围是影响输卵管不孕症手术治疗预后的重要因素。我们必须了解,输卵管不单是精卵相遇的通道,还具有捡卵、运输配子和胚胎、维持受精和胚胎生长所需微环境的重要和复杂的生理功能。如果输卵管的组织学结构,特别是黏膜和肌层组织损伤严重,无法完成上述的生理功能,即使手术使输卵管通畅,仍然不能有好的临床结局。因此,对输卵管状况做全面和细致的评估是获得良好临床结局的重要环节。临床研究和经验显示,如果输卵管及卵巢的粘连范围大,粘连致密,输卵管管壁僵硬和明显增粗,输卵管黏膜损伤严重,皱襞消失或纤维化,手术后输卵管长度小于4cm,手术治疗输卵管因素不孕的临床结局差,通常应该考虑采用IVF。特别是当经阴道B超显示输卵管积水时,这反映输卵管病变的严重程度。在这样的情况下,多不考虑输卵管造口术。如果输卵管病变情况轻微,则可以考虑输卵管手术。

第三,输卵管手术方式的选择主要由输卵管病变的部位决定。正确手术方式的选择,与手术的效果密切相关。输卵管的近端阻塞可以首先尝试输卵管插管术,如果顺利疏通,患者可以术后期待自然受孕。如果无法疏通,阻塞部位位于输卵管间质部,停止手术,术后IVF治疗。如果输卵管插管发现阻塞部位位于峡部,可以考虑切除阻塞部位,行输卵管吻合术。输卵管远端阻塞和积水或是输卵管绝育术后的复通,评估病变的程度后,则可以考虑输卵管造口术。如果发现输卵管积水,同时合并输卵管近端阻塞,则不考虑输卵管手术。

第四,开腹显微外科手术和腹腔镜手术是目前输卵管手术的两个主要途径。相较开腹手术,腹腔镜手术的创伤较小,术后恢复更快。因此,英国皇家妇产科学会和美国生殖医学会均推荐腹腔镜输卵管手术。

第五,输卵管手术的临床效果很大程度上还取决于手术医师的技巧和经验。在选择输卵管因素不孕的手术治疗时,必须综合考虑医师的实际经验,并结合所在医疗机构开展IVF的情况和成功率。

第六,其他不孕因素在输卵管不孕症治疗的临床决策中也应予充分考虑。输卵管不孕的男女双方患者,要做规范和全面的不孕症相关检查,了解有无排卵障碍、子宫内膜异位症和男方因素不孕。如果药物治疗排卵障碍失败,存在中重度的子宫内膜异位症,或是合并男方因素不孕,均要慎重考虑输卵管手术,应该积极考虑采用IVF治疗。

三、输卵管手术与IVF

(一) 输卵管手术和IVF在输卵管因素不孕处理中的作用和选择

输卵管因素不孕是临床常见的不孕症的主要原因。在辅助生殖技术开展之前的年代,输卵管手术是治疗输卵管因素不孕的主要方法。近三十年来,辅助生殖技术有了迅猛的发展和广泛的应用,IVF应用于输卵管因素不孕的治疗取得了良好的临床效果,逐渐成为了一种主要的治疗手段。同时,我们也看到各项手术新技术、新理念的应用,特别是腹腔镜技术的发展,使输卵管因素不孕的手术治疗也取得了进展。因此,在临床上对于输卵管因素不孕患者,是选择手术治疗,还是选择辅助生殖技术治疗?选择什么手术方法和途径?是临床医生必须做出的临床决策,其目的是获得最佳的临床效果。

目前,仍然没有比较IVF和手术治疗输卵管因素不孕的前瞻性、随机对照临床研究。因此,在临床决策上缺乏循

证医学的依据。输卵管因素不孕手术的优势在于通过一次手术,患者有较多次自然妊娠的可能。避免了促性腺激素引起的卵巢过度刺激的风险和显著降低了多胎妊娠对母婴健康的风险。但是,输卵管手术的缺点在于可能存在的麻醉意外、手术并发症和较高的异位妊娠的风险。IVF的主要优势在于避免了手术风险,有相对稳定和较高的临床妊娠率。IVF的缺点是卵巢过度刺激和多胎妊娠的风险。因此,输卵管因素不孕治疗的临床决策需多方面因素的考虑。患者的年龄、卵巢储备功能、输卵管病变的范围和程度、是否合并其他不孕因素、医师掌握的技术和经验、患者本人的意愿等来最终确定输卵管不孕的治疗方法。

美国生殖医学会执行委员会2012年对输卵管因素不孕的手术治疗提出了以下结论性意见:①对于年轻的、无其他明显不孕因素的输卵管近端阻塞的患者,建议行输卵管插管术;②对于年轻的、无其他明显不孕因素的轻度输卵管积水患者,建议行输卵管伞整形术或输卵管造口术;③输卵管绝育术后的复通,建议行输卵管显微吻合术。

(二) IVF前输卵管积水的手术处理

重度输卵管积水的手术治疗效果差,多采用IVF治疗。但是,以往的研究显示,输卵管积水患者的IVF临床妊娠率、胚胎种植率下降,异位妊娠率和流产率则增加。Zeyneloglu等荟萃分析了12个临床研究报告,1144个输卵管积水患者的IVF周期,与5569个非输卵管积水IVF周期比较后发现,输卵管积水的IVF临床妊娠率和胚胎种植率降低了50%,而流产率增加了两倍。

2012年,美国生殖医学会执行委员会发表的委员会建议,在IVF前积水输卵管切除或是近端阻断可改善输卵管积水患者IVF的临床结局。

目前,主要的方法有积水输卵管的切除、输卵管近端结扎或封堵以及B超引导下的输卵管积水抽吸。多个前瞻性、随机对照的临床研究显示,切除积水的输卵管,增加了IVF临床妊娠率和活产率。但是,有研究发现输卵管切除有可能影响卵巢的血供,造成卵巢的储备功能的下降,具体表现为被切除输卵管一侧的卵巢血流的下降和窦卵泡数的减少。在切除输卵管时,要紧贴输卵管切除,尽可能地保护输卵管系膜的血管,减少对卵巢血供的影响。

对于IVF前输卵管积水的处理,输卵管近端的结扎也获得了与输卵管切除相同的效果。结扎可以采用腹腔镜下双极电凝或是机械夹闭完成。也有采用经宫腔镜将螺旋状封堵器置入输卵管开口,封堵输卵管积液的方法。虽然,目前的报告显示输卵管近端阻断可以改善输卵管积水患者的IVF临床结局;但是,近端阻断后积水有可能加重,即使通过打孔放出积水,术后仍有复发可能。

(乔杰 姚元庆 李蓉)

参 考 文 献

1. Arredondo F, Noble L. Endocrinology of recurrent pregnancy lost. Semin Reprod Med, 2006, 24:33-39

2. Crossman SH. The challenge of pelvic inflammatory disease. Am Fam Physician, 2006, 73:859-864

3. Helle Friis Svenstrup, Jens Fedder, Sven Erik Kristoffersen, et al. My-

coplasma genitalium,Chlamydia trachomatis,and tubal factor infertility—a prospective study. Fertil Steril,2008,90:513-520

4. Mania-Pramanik J,Kerkar SC,Salvi VS. Bacterial vaginosis:a cause of infertility? Int J STD AIDS,2009,20(11):778-781

5. 徐阳,张蕾,陈菲,等.300 例不孕症女性阴道微生态状况分析.中国性科学,2011,20(4):4-6

6. Ding GL,Chen XJ,Luo Q,et al. Attenuated oocyte fertilization and embryo development associated with altered growth factor/signal transduction induced by endometriotic peritoneal fluid. Fertil Steril, 2010,93(5):2538-2544

7. 彭幼玲,林芸,骆新兰,等.子宫内膜异位症不孕患者子宫内膜整合素 av、β3 表达的初步探讨.实用妇产科杂志,2006,22(10):622-624

8. Boivin J,Bunting L,Collins JA,et al. International estimates of infertility prevalence and treatment-seeking:potential need and demand for infertility medical care. Human Reproduction,2007,22(6):1506-1512

9. Abu Hashim H,Wafa A,El Rakhawy M. Combined metformin and clomiphene citrate versus highly purified FSH for ovulation induction in clomiphene-resistant PCOS women:a randomised controlled trial. Gynecol Endocrinol. ,2011,27(3):190-196

10. Papanikolaou EG,Polyzos NP,Humaidan P,et al. Aromatase inhibitors in stimulated IVF cycles. Reprod Biol Endocrinol,2011,9:85

11. Wang AT,Mullan RJ,Lane MA,et al. Treatment of hyperprolactinemia:a systematic review and meta-analysis. Syst Rev,2012,24,1(1):33

12. Fatemi HM,Blockeel C,Devroey P. Ovarian stimulation:today and tomorrow. Curr Pharm Biotechnol,2012,13(3):392-397

13. Bedaiwy MA,Barakat EM,Falcone T. Robotic tubal anastomosis: technical aspects. JSLS, 2011,15:10

14. Boeckxstaens A,Devroey P,Collins J,et al. Getting pregnant after tubal sterilization:surgical reversal or IVF? Hum Reprod,2007,22:2660

15. Darwish AM,El Saman AM. Is there a role for hysteroscopic tubal occlusion of functionless hydrosalpinges prior to IVF/ICSI in modern practice? Acta Obstet Gynecol Scand,2007,86:1484

16. Dharia Patel SP,Steinkampf MP,Whitten SJ,et al. Robotic tubal anastomosis:surgical technique and cost effectiveness. Fertil Steril, 2008,90:1175

17. Duffy JM,Johnson N,Ahmad G,Watson A. Postoperative procedures for improving fertility following pelvic reproductive surgery. Cochrane Database Syst Rev. 2009,CD001897

18. Gomel V,McComb PF. Microsurgery for tubal infertility. J Reprod Med. 2006,51:177

19. Hammadieh N,Coomarasamy A,Ola B,et al. Ultrasound-guided hydrosalpinx aspiration during oocyte collection improves pregnancy outcome in IVF:a randomized controlled trial. Hum Reprod,2008,23:1113

20. Mijatovic V,Veersema S,Emanuel MH,et al. Essure hysteroscopic tubal occlusion device for the treatment of hydrosalpinx prior to in vitro fertilization-embryo transfer in patients with a contraindication for laparoscopy. Fertil Steril,2010,93:1338

21. Practice Committee of the American Society for Reproductive Medicine. Committee opinion:role of tubal surgery in the era of assisted reproductive technology. Fertil Steril,2012,97:539

22. Zarei A,Al-Ghafri W,Tulandi T. Tubal surgery. Clin Obstet Gynecol,2009,52:344

第二章

辅助生殖临床技术

第一节　诱发排卵和控制性卵巢刺激以及黄体支持

卵巢功能的调控是辅助生殖技术的重要环节,它为辅助生殖技术的后续步骤奠定重要的基础。其主要的内容是采用一定的方法调节卵巢的排卵功能。依据目的的差异,存在多种方案。诱发排卵(ovulation induction,OI)多指对排卵存在障碍的患者诱发卵巢的排卵功能,一般以诱导单卵泡或少数卵泡的发育为目的。超排卵(superovulation)又称控制性卵巢刺激(controlled ovarian stimulation,COS)或控制性超排卵(controlled ovarian hyperstimulation,COH),指以药物的手段在可控制的范围内诱发多卵泡的发育和成熟,其应用的对象本身多有正常的排卵功能。近年,随着辅助生殖技术的进步,彻底扭转了既往追求卵母细胞数目的倾向,又提出了"微刺激"或"温和刺激"的概念。实际上这仍然是 COS 的范畴,但强调了适度 COS 的概念及其采用的 COS 技术上的差异。

最早期的体外受精-胚胎移植技术在自然周期进行,每一周期可供应用的卵子通常只有一个,因而成功率很低。

在过去的 30 年里辅助生殖技术的成功率逐步提高,其原因之一是 COS 诱导多卵泡发育的应用以及促性腺激素释放激素激动剂应用于垂体降调节而获得了对卵泡生长和发育更为主动的调控的结果。因此,COS 对于提高体外受精-胚胎移植技术的成功率和现代辅助生殖技术的建立及发展发挥了重要的作用,成为辅助生殖技术中的常规技术之一。

如何保障妊娠过程具备正常的黄体功能至关重要。接受 COS 过程中促性腺激素释放激素(gonadotropin releasing hormone,GnRH)激动剂或拮抗剂抑制黄体生成素(luteinizing hormone,LH)峰的提早出现;取卵手术时卵泡液的抽吸使卵巢颗粒细胞丢失等,均可能引起黄体功能不足,给妊娠的建立及维持带来负面的影响,因此需要在特定的阶段给予必要的药物以改善黄体功能,即黄体支持。

一、常用的药物

(一)促性腺激素

使用促性腺激素(gonadotropin,Gn)的目的是加强卵泡的募集,促进多卵泡发育成熟,以获得更多的卵子,提高辅助生殖技术的成功率。

1. 人绝经期促性腺激素(human menopausal gonadotro-

pin,HMG)　卵泡刺激素(follicle stimulating hormone,FSH)和 LH 由垂体产生,绝经期女性的尿液中含大量的 FSH 和LH,HMG 便是由绝经期妇女尿液中提取的,通常每支 HMG含 FSH 和 LH 各 75U,FSH 与 LH 协同作用,可刺激卵泡内细胞的增殖和分化,刺激卵泡的生长发育。HMG 曾是最为广泛应用于促排卵的 Gn。

2. FSH　可激活颗粒细胞内芳香化酶的活性,促使雄激素转化为雌激素,增加雌激素的水平和促进子宫内膜增殖。临床使用的有尿源性 FSH、高纯度 FSH 以及重组人FSH(recombinant human FSH,rhFSH)。rhFSH 纯度高、批间差异小,也在临床上广泛应用。

3. LH　主要刺激卵泡膜细胞产生雄激素,后者是芳香化酶的底物。故 LH 协同 FSH 在激素生成中发挥作用,并促进卵泡和卵母细胞的最后成熟、触发排卵、促进黄体的形成和维持黄体的功能。基因重组技术生产的 LH 已投入临床使用,适用于补充 LH 不足。文献报道对高龄或反应不良女性的 COS 添加 LH 可改善卵巢的反应性,但也有报道显示添加 LH 与否对临床结局并无明显影响,故是否应在 COS 时常规添加 LH 及何时添加仍有待进一步的研究分析。

4. 人绒毛膜促性腺激素　人绒毛膜促性腺激素(human chorionic gonadotropin,hCG)结构与 LH 相似,生物学功能也与 LH 接近,生物半衰期更长,它可模仿 LH 峰刺激排卵,形成黄体后亦能促进黄体功能。有尿液提取的和基因重组的 hCG,主要用于刺激排卵和黄体支持。肌注hCG 10 000U 相当于自然排卵周期 LH 峰值的 20 倍,并可持续数日,有助于黄体发育。

（二）促性腺激素释放激素类似物

GnRH 由下丘脑以一系列小脉冲的形式每 60～120 分钟释放一次,通过门脉系统进入垂体后与垂体的促性腺激素细胞表面的 GnRH 受体结合,促进细胞分泌 LH 和 FSH。通过将 GnRH 不同位置的氨基酸进行置换或去除,可得到一些化学结构与 GnRH 相似的化合物,称促性腺激素释放激素类似物(gonadotropin releasing hormone analog),依据它们对垂体促性腺激素释放激素受体的作用性质而分为GnRH 激动剂(gonadotropin releasing hormone agonist,GnRH-a)及 GnRH 拮抗剂(gonadotropin releasing hormone antagonist,GnRH-ant)。

1. GnRH-a　GnRH-a 与天然 GnRH 的区别于第 6 和 10位氨基酸,这种改变可使其在体内不易被肽链内切酶裂解,故 GnRH-a 稳定性增强、半衰期延长,与 GnRH 受体的亲和力增强、且效价较 GnRH 增强;分长效和短效两种剂型。

GnRH-a 的短期效应类似于 GnRH,可促进垂体 Gn 的合成与分泌,引起用药初期一个短促的激发作用(flare up effect);由于 GnRH-a 对 GnRH 受体有更高的亲和力,且该受体复合物能对抗蛋白酶的降解作用,从而与 GnRH 受体的结合更为持久,当持续应用 GnRH-a 或使用长效制剂时,大部分受体被占据并内移至细胞内,使垂体细胞表面的GnRH 受体下调,进而对 GnRH 的刺激不再敏感,达到垂体降调节作用,内源性的 LH、FSH 显著下降。这种药物去垂体状态可随 GnRH-a 的作用消失而恢复。基于 GnRH-a 的这种作用特点,超排卵周期中普遍使用 GnRH-a 预防自发

的 LH 峰。Maheshwari 等人就使用 GnRH-a 的各种促排卵方案进行了系统综述,发现 GnRH-a 应用于长方案时其妊娠率较其他方案的高。

2. GnRH-ant　GnRH-ant 可竞争性结合 GnRH 受体从而阻断 GnRH 对垂体的作用,应用于 COS 可有效阻止早发LH 峰的出现。GnRH-ant 的作用特点是:①与垂体 GnRH受体竞争性结合;②即时产生抑制效应,降低 Gn 和性激素水平,对垂体无激发作用;③它的抑制效果呈剂量依赖型;④保留垂体对 GnRH 的反应性。目前较多应用于辅助生殖临床的有 Centrorelix 和 Ganirelix 两种商品。有学者行 Meta分析示:与 GnRH-a 相比,GnRH-ant 的继续妊娠率略低,但卵巢过度刺激综合征(ovarian hyper-stimulation syndrome,OHSS)的发生率显著下降,故建议对 OHSS 高风险者可考虑采用拮抗剂方案。

（三）类雌激素药物

枸橼酸克罗米芬(clomiphene citrate,CC)兼有弱雌激素和抗雌激素的作用,是诱导排卵的一线药物。CC 可拮抗雌激素对 Gn 分泌的负反馈作用,从而促进垂体 Gn 分泌的增多,达到促排卵的目的。常于月经周期的第 3～5 天开始用药,每天口服 50～100mg,连用 5 天。

（四）芳香化酶抑制剂

过去,芳香化酶抑制剂来曲唑(letrozole,LE)的主要适应证为乳腺癌,后来研究者们发现来曲唑具有和 CC 相类似的促排卵作用,可能的机制是来曲唑通过抑制雄激素向雌激素转化,降低了雌激素的水平从而弱化了雌激素的负反馈作用,使 Gn 分泌增加,促进卵泡的生长发育;另一可能机制为,卵巢局部的雄激素上调,使卵泡 FSH 受体的敏感性增加。近年来开始应用来曲唑行促排卵,其适应证与CC 相同。常于月经周期的第 3～5 天开始用药,每天口服5mg。临床经验和研究提示,对于 PCOS 的患者,来曲唑与CC 诱发排卵的效果大致相当。

（五）生长激素(growth hormone,GH)

近年来认为卵泡生长不仅受垂体促性腺激素及卵巢类固醇影响,促生长肽类(growth-promoting peptides)如胰岛素、生长激素及类胰岛素生长因子(insulin-like growth factor,IGF)对调节正常卵泡发育均有很重要的作用。研究报道对于 COS 反应不良行 GnRH-a 与 Gn 方案的 IVF 患者,添加 GH 可以改善临床妊娠率或活产率。但 GH 在 COH 中的应用价值仍有待进一步的证实。GH 用于诱发排卵时的有效剂量及使用时间也仍在探讨之中,文献报道采用 4～24U/日,隔天肌注一次,共 6 次,亦有采用每日 1 次,共 12次,其疗效均无显著差异。

二、常用的促排卵方案

随着生殖医学的研究进步以及临床经验的逐渐积累,在临床实践中逐渐形成了不同的促排卵方案(图 8-2-1)。

（一）GnRH-a/Gn/hCG 方案（激动剂方案）

1. 长方案　通常于前一个月经周期的黄体中期开始使用 GnRH-a。

长效制剂一支是 3.75mg。以往 GnRH-a 使用剂量大,容易出现抑制程度过深的情况,经过近 10 余年 GnRH-a 的

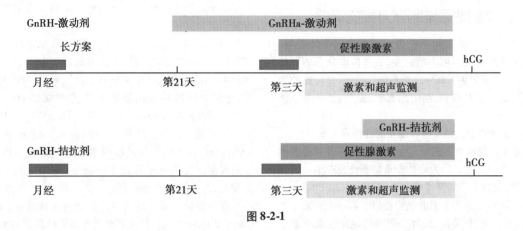

图 8-2-1

减量研究,目前多数中心采用半量甚至更小剂量的 GnRH-a 进行降调节。例如 Dal Prato 等人发现,使用半量(1.87mg)的曲普瑞林与全量(3.75mg)相比,两组均无早发 LH 峰,半量组的 Gn 用量较少,获卵数及胚胎数较多,种植率、妊娠率及流产率无明显差异。进一步研究半量 GnRH-a 和 1/3量(1.25mg)的方案也均未出现早发 LH 峰,其种植率、妊娠率、活产率等均无明显差异,这就提示,1.25mg 的 GnRH-a 已可以满足大部分患者的垂体降调节需求。

短效制剂多使用 0.05~0.10mg/d,至 hCG 注射前停止。一般认为,短效制剂在临床应用起来更为灵活,可根据患者的具体情况调整用药。长效长方案及短效长方案在我国均得到了普遍应用,系统综述提示长效长方案与短效长方案在临床妊娠率方面没有显著性差异,但长效组的 Gn 用量及 Gn 使用天数较短效组略增加。基于目前的研究现状,长效长方案与短效长方案在临床妊娠结局方面并无显著差异。长效长方案对于患者而言更易接受,患者依从性好。

在达到降调节标准后,通常于月经第 3~5 天启动 Gn/hCG 方案,之后定期行 B 超及激素监测。

2. 短方案 通常于月经第 2 天开始使用 GnRH-a,第 3 天 Gn 启动。一般认为短方案适用于高龄或估计卵巢反应不良的患者。对卵巢反应不良患者分别进行长方案及短方案 COS 的结果显示,两组结局无明显差异,而长方案组的获卵数、胚胎数及妊娠率都较短方案组高。因此,短方案对卵巢反应不良的优势仍有待确认。

3. 改良超长方案 即予首剂长效 GnRH-a 后,于月经周期的黄体中期再予同等剂量的 GnRH-a 1 次,末次 GnRH-a 后的 13~20 天复查达到降调节标准时 Gn 启动。

4. 超短方案 与短方案一样于月经第 2 天起开始使用短效 GnRH-a,用数天后停止;一般于第 3 天启动 Gn/hCG。

Maheshwari 对比较 GnRH-a 方案的随机对照试验进行了 Meta 分析,包括上述的长方案、短方案、超短方案等,结果发现长方案的临床妊娠率较短方案及超短方案的高。因此,在多种 GnRH-a 方案中推荐长方案作为第一选择,当出现卵巢反应不良等情况时,则再行 COS 时可依据个体的情况考虑改变方案,实施个体化的治疗。

(二) Gn/GnRH-ant/hCG 方案(拮抗剂方案)

拮抗剂方案分固定方案及灵活方案。

1. 固定方案 即固定日期给药,月经第 2~3 天时 Gn 启动,从 Gn 启动后 6 天开始每天予 GnRH-ant 0.25mg 至 hCG 日;或 Gn 启动后 6 天先予 GnRH-ant 3.0mg 1 次,4 天后若未达到 hCG 注射时机则继续予 GnRH-ant 0.25mg 至 hCG 日。

2. 灵活方案 即根据卵泡的生长发育情况给药,通常当最大卵泡的直径达 14mm 时开始使用 GnRH-ant。

与 GnRH-a 的标准长方案相比较,GnRH-ant 固定方案预防早发 LH 峰的作用无明显差异,但临床妊娠率降低,而 OHSS 的发生率则显著下降。

由于 GnRH-ant 通过竞争 GnRH 受体直接、快速地抑制内源性 Gn 的合成与分泌,故可在卵泡期的任何时刻添加,使用相对简便,缩短了治疗周期,且有较低的 OHSS 高风险。

(三) 微刺激方案

即应用小剂量的外源性 Gn,或口服促排卵药添加或不添加 Gn 的促排卵方案,使用 GnRH-ant 来预防早发 LH 峰。其目的是在获得令人满意的临床结局的同时尽可能降低 COS 治疗的风险。近年来陆续有研究对不同人群应用微刺激方案与标准长方案进行比较。在卵巢储备正常的人群中,研究发现尽管微刺激获卵数少,但两种方案移植的优质胚胎无明显差异,妊娠率也无显著性差异,而微刺激的 Gn 用量则明显减少。对于卵巢反应不良的人群,已有研究证实他们不能通过增加 Gn 的剂量而获得更好的临床结局,尽管增加 Gn 剂量可以降低周期取消的风险,但临床妊娠率、活产率会受到不良影响且自然流产率升高。对常规长方案中反应低下的患者进行微刺激方案促排卵的研究结果提示,卵巢反应与前一周期相近,但囊胚形成率及继续妊娠率较长方案明显升高。可见,微刺激方案是卵巢储备下降患者的一个较佳选择;该方案安全性高、费用低的特点备受肯定。

(四) CC 或来曲唑方案

多用于多囊卵巢综合征等排卵障碍患者的诱发排卵治疗,于月经第 3~5 天开始用药。[参见本节一、常用的药物(三)、(四)]。

三、控制性卵巢刺激方案的调整

临床上,不同患者之间存在着一定程度的个体差异。随着现代生殖医学技术的不断进步,通过借助众多的评估手段,我们不难获得患者综合全面的临床特征,并可据此为其选择合适的方案及药物,制定出有效、安全、经济的个体化方案。

(一) 患者的个人特点指导最初的促排卵方案

IVF 最初促排卵方案的制定主要取决于患者对外源性促性腺激素的反应性。因为评估卵巢储备尚没有单一的预测性标记物,所以需要综合考虑多个因素。

病史和体格检查为方案的制定提供了第一个要素。患者的年龄、生育史、相关病史、月经周期的规律性都有助于评估其对促性腺激素治疗的反应。例如,经产妇一般预后良好。在月经稀发和闭经的情况下,应该对病因分类,如下丘脑性、卵巢性等,进行系统的诊断。体格检查应注意体质指数(body mass index,BMI)、多毛症的迹象以及是否伴有甲状腺疾病。

卵泡早期经阴道超声检查能够了解卵巢体积和窦状卵泡数(antral follicle count,AFC),为卵巢储备功能的评估提供客观证据,是十分必要的。

生殖激素水平剂的测定对促排卵方案的制定也是必不可少的。月经周期第 3 天测定的卵泡刺激素(FSH)<12mU/ml 和雌二醇(E_2)<70pg/ml 的标准值有助于预测促性腺激素疗法的反应性。虽然雌二醇不是仅有的评估卵巢储备功能的标准,但高水平雌二醇可能抑制 FSH 值,同时也是优势卵泡募集的早期信号。近年来发现抗米勒管激素(anti-Müllerian hormone,AMH)可以方便、有效地预测卵巢储备功能。AMH 由窦前卵泡和窦状卵泡产生和残余卵泡池的大小有关。AMH 水平不受 FSH 和 E_2 水平的影响,在月经周期中变化很小。目前对于预测卵巢反应和妊娠结局的 AMH 临界值还没有达成一致认识,因此 AMH 阈值应该由各内分泌实验室自行制定。

综合病史、体格检查、窦卵泡数以及激素含量来预测卵巢反应的高低,应作为制定 IVF 最初方案的基础。卵巢储备功能的评估有助于预测治疗的预后以及治疗方案的选择。

(二) 卵巢反应良好或高反应者控制性卵巢刺激方案的制定

如果预计卵巢反应良好,促排卵的重点就在于慎重决定 Gn 的起始剂量以降低发生 OHSS 的风险。当制定了 Gn 的起始剂量,可在促排卵数天后依据 E_2 水平等具体情况调整 Gn 剂量,不会影响发育卵泡的数量或妊娠结局。相反,如果在促排卵开始就使用较高剂量的 Gn,其所带来过度刺激的后果难以逆转。

提前使用 3 周的口服避孕药片(oral contraceptive pills,OCPs),同时第 3 周叠加使用 GnRH-a 的双重抑制有助于减少同一周期窦卵泡的募集。此外,有必要对潜在的卵巢高反应者进行密切监测以逐步增加和调整 Gn 剂量。如果发生高反应,可使用"Coasting"方案,即暂停使用 Gn,遏制较小卵泡发育,同时允许更大、更成熟的卵泡生长。有资料提示 Coasting 超过五天与卵母细胞产量减少和妊娠率下降有关。

对于正在使用 GnRH-a/Gn 促排卵方案的具有发生 OHSS 风险的高反应患者,应该考虑减少 hCG 的用量。个体 hCG 剂量的确定必须基于当日的 E_2 水平,有国外学者推荐,它们之间的对应剂量如下:hCG 5000U 对应 E_2 水平 1500 ~ 2000pg/ml;4000U 对应 E_2 水平 2000 ~ 2500pg/ml,3300U 对应 E_2 水平 2500 ~ 3000pg/ml。当 E_2 水平超过 3000pg/ml,应考虑多种风险因素来决定是否使用 hCG 并取消周期。当 E_2 水平超过 3500pg/ml,hCG 的使用必须高度重视,患者的安全至关重要。

有些预计会发生高反应的患者适于低剂量 75 ~ 150U Gn/ GnRH-ant 方案,及双重抑制方案。拮抗剂方案减少了促排卵的持续时间和累积的注射次数,同时也减小了患者身体和心理的治疗负担,并且已经证明用此方案患者中途退出率有所降低,而没有明显降低妊娠率。

拮抗剂方案越来越多被应用于高反应的患者,有效地降低了 OHSS 的风险。更重要的是,Gn 促排卵过程中使用 GnRH-ant 抑制早发的内源性 LH 峰,可以选择 hCG 或 GnRH-a 来诱发排卵。已经证实,GnRH-ant 方案中以 GnRH-a 取代 hCG 可以预防 OHSS。然而,单一使用 GnRH-a 诱发排卵也有缺点。GnRH-a 引发的 LH 峰时程较短,可能影响黄体的功能。若激发的 LH 峰过弱,可能导致取消周期或取到的卵母细胞大部分都是未成熟的。此外,在自然周期,单独使用 GnRH-a 诱发排卵似乎与临床妊娠率、持续妊娠率的降低以及流产率的增加有关,推测这些不良后果与类固醇分泌受限、黄体支持不足有关。

获卵数、妊娠率及出生率与 GnRH-a 触发有关,使用 1000 ~ 2500U 的 hCG 可以作为快速触发 LH 活性的补充。GnRH-a 与 1500U hCG 的双重诱发排卵对促进卵母细胞最终成熟、提供足够的黄体支持以及降低 OHSS 的风险似乎是有效的。

(三) 卵巢低反应者控制性卵巢刺激方案的制定

制定卵巢反应不良患者 COS 方案的主要目标为提高激素的总体环境、优化卵泡同步化生长以及阻止早期卵泡的选择。卵巢反应不良的患者经常在黄体后期表现出 FSH 水平较早升高,导致了卵泡募集的减少以及卵泡生长非同步化。黄体期应用 E_2 可以抑制 FSH 的分泌,以减少单个卵泡的早期选择,促进卵泡的同步化生长。这种做法似乎促进了基础 FSH 水平升高患者的卵泡发育同步化。当发现 E_2 抑制 FSH 水平不满意或卵泡异质性仍然存在时,在黄体期后期使用 GnRH 拮抗剂可能更为有效。

有作者提出 OCP-微刺激方案可用于卵巢反应不良患者。使用口服避孕药 14 ~ 21 天。从 OCP 最后一片的第三天开始,每天使用两次微量醋酸亮丙瑞林(microdose Lupron,MDL)(40μg)。在 MDL 的第三天使用高剂量的促性腺激素(300 ~ 450U)开始促排卵。目前认为 MDL 的优点在于它可以刺激内源性 FSH 释放而不增加雄激素产生,以及可以进行周期前期黄体补救。

标准的"co-flare"方案是在月经周期的第 2 ~ 4 天使用 1mg 的醋酸亮丙瑞林。这一方案利用最初激活垂体 GnRH

受体的效应,使内源性促性腺激素上升,增强了促性腺激素的刺激作用。通常在刺激周期第3天开始使用高剂量Gn(300~450U)。一般情况下,BMI低于25的患者,促性腺激素的剂量不应超过450U。对于肥胖、没有多囊卵巢疾病征象的妇女,较为保守的做法是增加总促性腺激素的剂量,以降低取消周期的风险。

四、控制性卵巢刺激的异常反应

通常在不同的周期同一患者对同一刺激方案的反应趋于一致,但也存在一定程度的差异,在同一患者中的这种差异更多地表现在随着年龄的增长,卵巢对促排卵的反应性逐渐降低。而不同患者之间,即使在同样的促排卵方案下,其对药物的反应程度也可以有很大的差异。卵巢这种对外源性Gn反应性差异的真正机制还不是很明确,可能与卵巢的储备、卵巢组织和细胞促性腺激素受体的含量以及卵巢局部旁或自分泌活动程度的差异有关。

促排卵的异常反应主要表现为反应过度如卵巢过度刺激征和反应不良。

(一) 卵巢过度反应与卵巢过度刺激综合征

促排卵的目标是使卵巢获得一种超出生理水平的反应,但这种反应是在可控制范围之内的,虽然对"过度"的"度"很难下一个确切的定义,但当这种反应超出了可调控的范围,并且影响到患者的全身健康时,就可认为这种反应是过度的。虽然事实上反应良好的患者可获得更多的卵子和可供移植的胚胎而有较高的成功率,但过度的反应却可能导致全身状况的不良改变以及过高的雌激素水平和黄体期过高的雌/孕激素比例,进而影响了胚胎植入的过程。

对卵巢过度反应的危害认识不足、以追求卵泡的数目为目的、轻易使用强刺激方案或在卵巢出现较强反应时仍不放弃治疗而继续进行卵巢刺激,是导致卵巢过度刺激的重要原因。此外,PCOS患者有发生卵巢过度刺激的倾向。

卵巢对超促排卵的反应过度到一定程度后可表现为一系列典型的症状和体征,即卵巢过度刺激综合征。有关内容请参见本篇第七章第一节辅助生殖技术并发症。

(二) 卵巢反应不良

与卵巢的反应过度相反,反应不良或低反应(poor response,low response)表现为卵巢在超排卵下不能获得理想的卵泡发育效果,目前仍未有统一的诊断标准,一般参考以下指标:①激素水平:患者在常规方案超排卵治疗下,血清E_2峰值水平<1835pmol/L(500pg/ml);②卵泡数目:患者在常规方案超排卵治疗下,发育至成熟阶段的卵泡数目或直径>14mm的卵泡数目或回收的卵子的数目<3个;③外源性Gn的剂量:在单个超排卵周期中使用的Gn剂量大(如25~45安瓿)。有的文献报道以单一指标作为划分患者的标准,其中激素水平是一项重要指标,在某些情况下还有鉴别诊断的作用。例如个别严重的多囊卵巢综合征患者,超排卵治疗时成熟的卵泡数目可能很少,使用Gn时间长而且总量大,这种情况可能属于对COH的慢反应,其E_2水平不一定低,卵巢内也有较多小卵泡,此时不可随意增加刺激强度,否则容易导致OHSS的发生。

反应不良的患者由于发育的卵泡数量少,因而回收的卵子数目、可供移植的胚胎数目也少,可能影响成功率,个别患者还可能存在卵子的质量问题。

1. 卵巢反应不良的原因　事实上,卵泡的生长发育包括卵泡的募集、选择和主导化等过程的确切机制尚未阐明,因而对超排卵反应不足的机制仍认识不足,以下一些因素可能与反应不良有关:①卵巢衰竭:绝经之前的一段时间卵巢内的卵细胞数目丧失速度加快,这种趋势发展到一定程度后,虽然仍然有规则的月经,事实上卵巢的卵子发生功能已经开始衰退,卵巢储备减少。发生在与年龄相符者称为卵巢衰竭,发生在年龄<40岁的女性,则称为早期卵巢早衰(premature incipient ovarian failure)。绝经前期无论发生在哪个年龄,其共同的特点是卵泡早期的FSH水平升高,卵巢对超排卵的反应性降低。在一些情况下,卵巢的储备功能并不一定与个体的年龄相符,因而又提出了卵巢生物年龄(biological ovarian age)的概念;卵巢度过了最适宜的生物年龄,卵巢的储备相应降低,可能是反应不足的原因;然而卵巢生物年龄的确切含义仍是有待阐明的问题。②部分患者体内存在Gn抗体,令使用的Gn失效。③细胞上的Gn受体缺陷,已证实有基因突变引起的Gn受体结构和功能异常的个体。④原因不明的不良反应者。有部分患者其基础的FSH水平正常,但超排卵时反应低下。

2. 处理方法

(1) 增加外源性的Gn的剂量:反应不良的患者部分可通过增加Gn的剂量得到克服,应视患者的具体情况增加剂量,实际操作上宜采取逐步加量的方法,切忌盲目采用超强的刺激方案或突然大幅加量的方法,以防止判断失误而造成过度刺激;

(2) 提前使用外源性Gn:可于月经第三天甚至第二天卵泡募集的阶段使用Gn;

(3) 使用超短GnRH-a方案(月经第二天开始给予短效GnRH-a),利用GnRH-a使用早期的刺激作用(flare up)提高体内的Gn水平从而增加卵泡的募集;

(4) 合用生长激素(GH)或生长激素释放激素(GH-RH):使用GH或GHRH可提高外周血中的IGF-I的水平,研究显示后者可协同Gn增加LH的受体水平和刺激卵巢芳香化酶的活性,从而加强外源性Gn的作用,据文献报道可改善卵巢对超排卵的反应性;

(5) 降低促性腺激素释放激素类似物(GnRH-a)的剂量:对基础FSH水平正常而反应低下的患者使用50%常规方案的GnRH-a剂量,可改善患者的反应性;也可以使用无降调节的超排卵方案;

(6) 使用外源性的雌激素或GnRH-a阻断内源性的LH/FSH的分泌,然后再使用超排卵治疗。

事实上,对于绝经前期、卵巢储备明显降低的反应不良患者,即使改变治疗方案,也较难获得确切的疗效。

五、促排卵的监测

(一) 监测的目的和意义

超排卵的监测是在超排卵周期中,以卵巢内卵泡的形态或功能改变为基础,采用一定的技术方法,跟踪了解卵泡的数目及其生长发育的动态,从而对卵泡的发育情况、成熟程度和功能状态作出判断并为超排卵并发症的预防提供必要的参考信息。在超排卵治疗时，卵巢对超排的反应性、卵泡的生长情况以及各自的成熟程度等均是重要的信息，对指导进一步治疗具有重要作用。系统有效监测技术的建立以及有关方面经验的积累，对提高辅助生殖技术的疗效是不容忽视的。理论和长期的临床实践均说明，在超排卵周期中，正确掌握用以诱发卵泡及其内卵母细胞最终成熟的hCG时机，是一个重要的问题。然而，由于个体差异等原因，在监测手段相对有限的情况下，适时的使用hCG仍较难掌握。因此，我们认为监测的过程应注意解决以下一些问题。

（二）促排卵监测的内容

1. 了解患者解剖和功能状态的基础情况　对患者实施任何治疗措施之前必须进行检查，包括一些与监测有关的内容如激素的基础水平、盆腔结构的特点等。广义地理解，它还包括对不孕患者某些病理状况的诊断，例如多囊卵巢综合征患者，其激素水平和卵巢声像有病理性的改变，提示应选择相应合适的治疗方案（见本节"二、常用的促排卵方案"）；又如个别患者可有一侧或双侧的卵巢囊肿，如治疗前未能发现，必将影响卵泡发育的局部环境，也影响之后的观察监测。可在治疗周期前一周期的黄体中期进行一次盆腔超声扫描，如发现直径1.5cm以上的卵巢内液性暗区，可在促性腺激素释放激素类似物给药的1周予行穿刺引流。

2. 周期前评估　月经周期的第2~3天进行基础血激素测定和盆腔超声检查。正常基线参数包括FSH小于12mU/ml，放射免疫法（RIA）测定的E_2低于80pg/ml，孕酮小于1ng/ml。利用盆腔超声来评估子宫内膜厚度、窦卵泡数（AFC）以及卵巢囊肿的存在。综合这些数据，选择最适宜的方案和Gn的启动剂量以优化IVF结局。

FSH或E_2升高患者的处理方法包括取消周期、开始为期两周的OCP延迟治疗等。后续可以考虑在黄体期补充雌激素或使用GnRH拮抗剂等。

卵巢囊肿的处理依赖于体积的稳定性、病理组织学诊断以及雌激素的含量。当出现体积小、结构单一的卵巢囊肿以及E_2水平小于80pg/ml时，没有必要取消周期；但随着E_2的上升若出现功能性卵巢囊肿，则可能对IVF结局产生不利影响。卵巢囊肿处理的方法包括取消周期、使用3~5天GnRH拮抗剂或者使用OCP治疗2~4周直到囊肿消失，还有穿刺治疗。

近来有文献证实，GnRH-a长方案中，月经第三天的子宫内膜基线增厚（大于5mm）与植入率、临床妊娠率以及出生率的降低有关。与月经周期第3天开始刺激相比，推迟3~4天，允许子宫内膜完全剥脱，可显著提高临床妊娠率和出生率。

3. 卵巢对外源性Gn的反应性　由于年龄、种族、遗传、营养等个体差异，不同的不孕患者对外源性Gn的反应性不同，反应程度介于从使用外源性Gn后无明显增强的反应（仍然为单个优势卵泡发育）至数十个卵泡一起发育以致发生严重的卵巢过度刺激综合征。在卵泡早期即见多量小卵泡出现，伴随卵泡早中期生长速度的相对缓慢，常提示过多卵泡发育或过度刺激的可能，如果同时有血清雌激素浓度迅速增高或其绝对值处于与卵泡大小不相一致的一个明显高值，则更加提示卵巢对外源性Gn反应过度的可能。相反，使用促性腺激素多天后卵巢声像仍毫无改变，或伴有血的雌激素浓度上升不明显，均提示对所使用剂量卵巢反应欠佳的可能，但应注意，个别患者特别是在使用长效GnRH-a对垂体进行降调节的患者，其卵泡生长速度可能较慢，可增加Gn的剂量或放宽两次观测的间隔，结合血清E_2水平进行分析则更有帮助。

4. 卵泡的生长发育情况　卵泡的生长发育情况一方面是卵巢对外源性Gn反应性的指标，另一方面是指导治疗的重要信息，例如Gn剂量的调整、下次监测的时间以及hCG注射时机的选择等等。一般来说，卵泡生长速度稍快者不作剂量调整，但过慢者可考虑适当加量，稍快者加大观测密度，适当提前开始LH的检测和hCG的使用时间。除此以外，卵泡的生长发育情况还在一定程度上反映了克服了选择阶段而继续发育的卵泡簇的质量。有的作者认为，卵泡的生长发育过程有不同的表现形式，它与IVF-ET的成功率有关。加入卵泡簇的生长发育间存在一种同步化倾向时，表现为不同的卵泡间发育速度、大小相对一致，则所回收的卵子整体质量较好，受精率较高。可以推测，当同步化较好时，卵泡大小趋于一致，注射hCG时，多数卵泡处于成熟状态，而同步化差时，优势卵泡成熟，下一级别的则仍未达成熟阶段，其质量必受影响，如通过取卵后的孵育时间进行调整，势必使操作复杂化，间接影响质量。如侧重于等候下一级别的卵泡成熟，则易诱发内源性的LH峰，也构成对质量的影响，但是，如在使用有效的垂体降调节抑制内源性LH峰产生的基础上遇到该情况，为求获得较多的成熟卵子，可适当推迟注射hCG的时间以期望更多的卵泡发育成熟。

5. hCG时机的正确选择　可以认为，监测最重要的目的之一就是寻找一个恰当的使用hCG的时间。自引入GnRH-a对垂体进行降调节后，对此点的重视程度有减轻的倾向。但是，由于GnRH-a对垂体的抑制并不是完全充分的，临床实践中也有患者在严格执行用药剂量、时间和方法的情况下，仍然发生内源性的LH峰。因此，应综合各种监测所得的信息，寻找最为恰当的hCG时机。

hCG的注射时机应当个体化，因为它依赖于很多因素，包括卵泡直径、E_2水平、前一个周期的反应以及特定COH方案下的胚胎质量。对于初始IVF周期反应良好的患者，当主体的卵泡簇的平均径线大于15mm、有2~3个主导卵泡的平均直径达到18mm以上时，可以使用hCG。

但个体自然排卵时的卵泡径线是有较大差异的。如果IVF周期失败，应仔细分析卵巢的反应、卵母细胞的数量和质量以及胚胎的质量。当患者表现出卵母细胞/胚胎质量差，特别是表现出高比例的多精受精时，其卵母细胞有过度成熟的可能。在这种情况下，在随后的周期里患者可能会受益于较小直径的主导卵泡触发排卵。这种做法在改善卵母细胞/胚胎质量和成功率方面有效。应告知患者诊疗计划，解释早期注射hCG获得的成熟卵母细胞可能较少。另一方面，如果患者获取的大多是未成熟的卵母细胞，在随后的周期里应考虑推迟 hCG 注射。使用 hCG 的另一个重要参数是主导卵泡直径达到≥16mm 后,连续两天 E_2 水平处于平台期或升高一倍。

(三) hCG 注射后的监测

hCG 注射日测定血清的 E_2 和 hCG 水平、卵泡直径和子宫内膜厚度。同时,对于单独使用 GnRH-a 或 hCG/GnRH-a 双重触发排卵的患者,血清 LH 也要测定。血清 hCG 和 LH 水平作为质量保证措施,以确保 hCG 和 GnRH-a 的合理应用。若观察到 hCG 或 LH 的水平不恰当,应重复予剂量并在第二天测定血清的 E_2 和 hCG 水平。如果 E_2 水平下降大于 30%,则 IVF 预后较差。

hCG 注射日 E_2 水平大于 3000pg/ml 或 hCG 注射日后 E_2 水平大于 4000pg/ml 的,需要密切监测 OHSS 的症状和体征,在取卵后第 3 天和第 5 天应进行适当评估。完整的评估包括体格检查、测腰围、体重,盆腔超声检查卵巢大小及是否存在腹水。此外,也需对血细胞比容、肝酶及肾功能进行评估。如果患者有早期 OHSS 的表现或提示 OHSS 高风险,应冻存可移植胚胎,避免病情的加重。

(四) 超排卵监测的手段

1. 激素测定在监测中的作用 大量的资料描述了在月经周期中激素水平变化的规律,在此不予赘述。在选择激素作为监测的手段时,应该注意对检查质量有较高的要求,因为它直接影响临床判断的准确性。另外,在阅读激素检验报告时应充分考虑个体之间对外源性 Gn 反应性的差异和检测系统本身的变异。

(1) 雌二醇的监测作用:循环血中 E_2 水平的变化,是卵巢中卵泡功能变化的指标,因此被广泛用于卵泡发育的监测。在 COS 周期中,一方面由于多卵泡的发育及其同步化程度的不同,另一方面由于对外源性 Gn 反应性个体间的差异较大,血 E_2 水平与卵泡发育和排卵时间的关系变得复杂化。因此,单纯依赖雌激素特别是单次检测的绝对水平判断卵泡的发育和成熟状态是不够全面的。为了弥补其不足,有学者粗略估算出在 LH 峰出现时每个直径大于 17mm 的大卵泡其最高的 E_2 水平为 400~500pg/ml(1500~1800pmol/L),可供实践中参考。

(2) LH 的监测作用:测定 LH 在排卵预测中有重要意义。在正常生理状态下,LH 峰的出现与排卵之间的关系已由大量的资料所证实。这种关系在超排卵周期中同样存在,因此,LH 的测定在超排卵周期中也是预测排卵的有效手段。尿的 LH 测定由于其无创伤和方便的特点被越来越多地使用。测定一般分段进行,如每天 2~4 次,测定前积累 4 小时的小便后收集样本进行测定,测定值反映该段时间间隔内 LH 的平均水平,它避免了血中 LH 测定可能受垂体的脉冲性分泌的影响。资料证实,尿中 LH 与同期血中 LH 水平间有很好的相关性,相关系数 0.64~0.94,$P<0.05$。一般认为,LH 由血循环进入尿液中,时间上有一定的滞后。但由于其快速、方便的特点,成为一个值得推广应用的方法。在 COS 周期中,可有隐匿性 LH 峰(attenuated LH surge)的发生,一方面它不足以诱导排卵的发生,另一方面使卵细胞的成熟分裂恢复,因此,LH 测定的另一个作用就是发现这种隐匿的 LH 峰,一旦发现隐匿的 LH 峰或放

弃本治疗周期,或立即注射 hCG,并提前在注射 hCG 后的 24 小时进行卵子的回收。考虑 LH 峰可能影响子宫内膜种植窗的开关必要时冻融胚胎在以后的周期移植,特别是黄体酮水平提前上升的情况下。实践证明,患者仍可获得妊娠和分娩。

(3) 黄体酮和 FSH 的作用:黄体酮在 LH 高峰日即开始上升,表明在排卵发生前颗粒细胞的黄素化已经开始。FSH 上升和高峰时间与 LH 大致相同,但变化幅度明显小于 LH。从排卵预测的意义来看,黄体酮和 FSH 的测定远不如 LH。但近来较多资料提示,黄体酮的过早上升,将严重影响子宫内膜对胚胎的接受性,因此,COH 中黄体酮的监测也被认为是 COH 的重要方面。

2. 超声显像技术在监测中的作用 超声实时显像可直接对卵泡生长发育过程中的形态学变化进行追踪观察。它的特点是方便、省时、无创,可重复,并可即时获得有关信息,因此,在超排卵监测中,超声实时显像对于了解卵巢对超排卵治疗的反应性、指导治疗方案的调整和个体化发挥着重要的作用。

此外,实践也表明,主要以超声显像作为监测手段并据此指导取卵时间可获得令人接受的结局。

3. 其他监测手段 除了上述方法以外,宫颈黏液的观察、基础体温的测定等可辅助监测过程。值得一提的是宫颈黏液评分法,它在自然周期的排卵监测中可得到较为可靠的结果,可作为粗略了解体内雌激素水平的指标,在 OI 中有时也有协助监测的作用。

六、黄 体 支 持

由于在 COS 中多使用降调节方案,停药后垂体分泌 Gn 的功能未能迅速从降调节中恢复,故需要进行黄体期的支持。特别是使用长效 GnRH-a 进行垂体降调节的超排卵周期,取卵时间通常还在垂体降调节药物的有效作用时间内,内源性的 LH 还处于低水平,更要及时进行黄体支持。另一个需要黄体支持的原因是有的作者认为在 COS 周期中,多卵泡的发育导致高雌激素水平,而吸取卵泡液的时候可能使颗粒黄体细胞减少,一方面导致黄体功能不足,另一方面高雌激素导致雌/孕激素的比例失调,可能对胚胎种植产生不利影响。IVF 周期中常采用孕激素、人绒毛膜促性腺激素、雌激素或各种激素的联合使用来进行黄体支持。而目前普遍认为,孕激素是黄体支持的首选药物。

(一) 黄体支持中的黄体酮

黄体酮是公认的黄体期中最重要的激素,用于黄体支持能显著提高胚胎着床率、临床妊娠率及活产率,目前黄体酮的给药途径有口服、肌注和阴道用药。

1. 口服 由于肝脏首过效应,口服给药后有效成分大部分经肝脏代谢分解,生物利用度仅 10% 左右,血药浓度不稳定。据研究报道,与肌注或阴道给药相比,在无排卵或卵巢早衰患者应用口服黄体酮不能引起子宫内膜向分泌期转化,故单纯口服给药作为黄体支持的疗效尚不确切。口服黄体酮可出现头晕、嗜睡、抗癫痫等中枢神经系统症状,还可能改变泌乳素和 GnRH 的分泌,甚至导致肝功能损害

等严重不良反应。故不推荐应用于常规黄体支持。

2. 肌注　肌注油剂黄体酮生物利用度高,疗效确切,一般剂量为20～100mg/d。但由于注射部位易出现局部肿胀、硬结,疼痛明显,也可能出现过敏反应、无菌性脓肿、坐骨神经损伤等不良反应,患者的依从性较低。

3. 阴道用药　黄体支持的靶器官是子宫,阴道使用黄体酮经阴道上皮细胞吸收并扩散至宫颈、宫体,并完成从子宫内膜向肌层的扩散,在子宫局部发挥作用,吸收入血的比例低。

阴道黄体酮有缓释凝胶、胶囊和片剂,其使用方便、不良反应少,在许多国家已经成为黄体支持的首选治疗方式。阴道黄体酮给药,还可利用其局部作用,镇静子宫,增加宫颈黏液栓,以及通过平衡细胞因子来改善局部微环境,对早期妊娠有利。

有很多学者对三种给药方式进行了比较研究,但结果并不完全一致。多数研究认为,肌注黄体酮可获得较阴道和口服黄体酮更好的黄体支持效果。

（二）黄体支持中的 hCG

hCG 可以刺激黄体颗粒细胞按比例分泌雌、孕激素,同时由于 IVF 中黄体功能缺陷可能与黄体期的 LH 分泌不足有关,而 hCG 又具有与 LH 类似的化学结构和功能,因此 hCG 可增强黄体功能。在一项前瞻性随机调查研究中发现,采用 hCG、阴道用黄体酮及 hCG 与阴道用黄体酮联合进行黄体支持的继续妊娠率并无显著差异。

使用 hCG 进行黄体支持的缺点在于它会增加患者 OHSS 的风险,此风险是使用孕激素的两倍。有一些研究认为黄体期加用 hCG 不影响妊娠率.但可以维持妊娠早期黄体功能,减少早期妊娠丢失。对于雌二醇峰值低于2500pg/ml、取卵较少的患者,可以考虑每3天给药1次作为黄体支持,单独使用或与孕酮合用。由于 hCG 治疗可干扰妊娠检测结果,需要至少停药5～7天后检测才可基本排除 hCG 的干扰,故在分析结果时应综合考虑。

（三）黄体支持中的雌激素

近年来雌激素在黄体期的作用也受到重视。研究发现雌激素可诱导一些特殊蛋白和生长因子的合成,如雌、孕激素受体。黄体中期雌激素分泌达到月经周期的第二个高峰,有增加黄体细胞上 LH 受体的作用,有利于 LH 促进孕酮合成,使孕酮维持较高水平。研究证实,ICSI 周期中,妊娠妇女比未妊娠妇女有更高的雌二醇峰和黄体中期雌二醇水平。然而,一项包含10项试验的 Meta 分析却显示:IVF 周期中使用孕激素行黄体支持时是否添加 E_2 对妊娠率并无影响。因此,关于黄体支持是否需要补充雌二醇以及添加的时机和人群尚存在较大争议,有待进一步研究和分析。

（四）黄体支持中的 GnRH-a

GnRH-a 应用初期的激发效应,可促进垂体 LH 释放,诱导排卵并维持黄体功能。有研究报道,对使用400mg 黄体酮和 4mg E_2 进行黄体支持的患者添加 0.1mg GnRH-a后,其妊娠率、种植率和活产率均显著高于不添加者。但由于长期使用 GnRH-a 会产生降调节,对垂体功能产生抑制,因此如何选择适当的给药频率和剂量是维持 GnRH-a 发挥

激发效应而不产生垂体抑制的关键点。

（五）黄体支持的使用时间

1. 开始时间　在 COS 周期中,高雌激素水平对胚胎着床不利。在胚胎移植前开始黄体支持能减少子宫收缩,平衡雌孕激素比例,帮助子宫内膜向分泌期转变,改善内膜环境,有助于提高种植率。但过早的黄体支持同样不利于种植和妊娠。研究显示,在取卵前给予补充黄体酮较取卵日开始补充的着床率及临床妊娠率均明显下降。因此,黄体支持开始的时间应为取卵日至移植前之间。

2. 持续时间　胎盘功能自妊娠8周左右开始逐渐取代妊娠黄体,在10～12周完全替代妊娠黄体功能。因此黄体支持方案应持续至妊娠的10～12周。使用肌注黄体酮因长时间注射带来的痛苦和不便,临床上一般在妊娠4～6周开始逐渐减量,至10～12周停药。

（张学红）

参 考 文 献

1. Alviggi C, Humaidan P, Ezcurra D. Hormonal, functional and genetic biomarkers in controlled ovarian stimulation: tools for matching patients and protocols. Reprod Biol Endocrinol, 2012, 10:9

2. Barrenetxea G, Agirregoikoa JA, Jiménez MR, et al. Ovarian response and pregnancy outcome in poor-responder women: a randomized controlled trial on the effect of luteinizing hormone supplementation on in vitro fertilization cycles. Fertil Steril, 2008, 89(3):546-553

3. Fauser BC, Nargund G, Andersen AN, et al. Mild ovarian stimulation for IVF:10 years later. Hum Reprod, 2010, 25(11):2678-2684

4. Gelbaya TA, Kyrgiou M, Nardo LG. The use of estradiol for luteal phase support in in vitro fertilization/intracytoplasmic sperm injection cycles: a systematic review and meta-analysis. Fertil Steril, 2008, 90:2116-2125

5. He D, Jiang F. Meta-analysis of letrozole versus clomiphene citrate in polycystic ovary syndrome. Reprod Biomed Online, 2011, 23(1): 91-96

6. Maheshwari A, Gibreel A, Siristatidis CS, et al. Gonadotrophin-releasing hormone agonist protocols for pituitary suppression in assisted reproduction. Cochrane Database Syst Rev, 2011, (8):CD006919

7. Pal L, Jindal S, Witt BR, et al. Less is more: increased gonadotropin use for ovarian stimulation adversely influences clinical pregnancy and live birth after in vitro fertilization. Fertil Steril, 2008, 89(6): 1694-1701

8. Van der Linden M, Buckingham K, Farquhar C, et al. Luteal phase support for assisted reproduction cycles. Cochrane Database Syst Rev, 2011, (10):CD009154

第二节　人工授精技术

人工授精(artificial insemination, AI)是指用人工方式(非性交方式)将精液注入女性生殖道内,便于精子与卵子自然结合,从而达到妊娠目的的一种辅助生殖技术。

人工授精成功的历史可追溯到1790年英国伦敦的 John Hunter 医师应用注射器将一名尿道下裂男性的精液注入其妻子的阴道内,使其获得妊娠,此乃首例夫精人工授精成功的报道。1844年美国费城的 William Pancoast 利用

捐赠者的精液进行人工授精获得成功,开创了供精人工授精的先河。1953 年 Bunge 报道首例应用冷冻精液进行人工授精获得妊娠,为精液的冷冻保存和精子库的建立奠定了基础。我国人工授精技术的开展较欧美等国家晚,始于20 世纪 40 年代。1969 年北医三院报道人工授精成功分娩,随后 1983 年湖南医科大学报道应用冷冻精液进行人工授精并获得妊娠和分娩成功,同年报道国内首例供精人工授精成功。

近年来,由于诱发排卵药物、方案和卵泡发育监测技术的改进,精液处理方法更新和技术的提高,加之该技术操作简单,费用较低,疗效确切,因此,目前我国越来越多的医院获得省级卫生行政部门准入开展人工授精技术。

一、人工授精的种类

(一) 按精液来源分类

1. 夫精人工授精(artificial insemination with husband's semen,AIH) 系指使用丈夫精液进行的人工授精。

2. 供精人工授精(artificial insemination with donor's semen,AID) 系指使用供精者的精液进行的人工授精。

实施供精人工授精治疗时,供精的来源只能从获得国家卫生和计划生育委员会(原卫生部,以下简称卫生计生委)或省卫生厅批准证书的人类精子库获取。实施供精人工授精的医疗机构也必须获得卫生计生委或省卫生厅批准开展 AID 的资质。为避免或降低其后代互相通婚的概率,要求同一供精者的精液最多只能使 5 名妇女受孕。

3. 混精人工授精(artificial insemination with mixed semen,AIM) 对于少精症,可将丈夫精液与供精者精液混合在一起使用。由于有丈夫精液,可使患者夫妇心理上有所安慰,但是,这样可能导致他人精液使卵子受精,如此将与供精人工授精无分别,不符合卫生计生委人类辅助生殖技术规范关于供精人工授精的指征。因此,我国各医院生殖医学中心均不开展混合精液人工授精。

(二) 按精液贮存时间长短分类

1. 鲜精人工授精(artificial insemination with fresh semen) 指精液射出后尽快进行处理,并进行人工授精。其优点为简便,缺点是有传染性疾病发生的可能性,夫精人工授精多采用鲜精人工授精。

2. 冻精人工授精(artificial insemination with frozen semen) 是指精液射出后加入冷冻保护剂进行超低温冷冻保存(一般保存在−170℃液氮罐中),当需要时可将冷冻保存的精液复温后进行人工授精。其优点是安全,可避免发生传染性疾病,缺点是操作复杂,供精人工授精多采用冻精人工授精,以便有足够的时间观察或确认排除供精者可能存在的传染性疾病。

(三) 按精液注入部位分类

1. 宫腔内人工授精(intrauterine insemination,IUI) 将洗涤处理后的精子悬液通过导管注入子宫腔内。此法是目前最为常用且妊娠率较高的人工授精方法,对男性不育因素、女性宫颈因素、免疫因素及不明原因的不孕症治疗有较好疗效。

2. 宫颈内人工授精(intracervical insemination,ICI) 将洗涤处理后的精子悬液注入宫颈管内。此法适用于宫腔内人工授精困难者、性交困难或性交不能射精但手淫或使用按摩器能排精者。

3. 阴道内人工授精(intravaginal insemination,IVI) 直接将液化的精液或洗涤处理后的精子悬液注入阴道后穹窿内。主要适用于女方生育力正常,男方精液参数正常但伴有阳痿、早泄及特殊体形不能性交者。

4. 其他 除 IUI、ICI、IVI 外,尚有一些医生尝试下列三种较为少用的人工授精方式,也获得了一定的临床疗效,且有妊娠、分娩成功的报道。

直接卵泡内授精(direct intra-follicular insemination,DIFI)指在阴道超声引导下穿刺卵泡后,再将处理后的精子悬液直接注入卵泡内。该方法操作简单,适用于卵泡不破裂的排卵障碍性不孕症。

直接腹腔内授精(direct intra peritoneal insemination,DIPI)指用穿刺针穿过后穹窿,将处理后的精子悬液注入子宫直肠窝内。适用于女性宫颈狭窄、男性因素不育、不明原因性不孕,可作为替代配子输卵管移植的一种方法。

经阴道输卵管内授精(transvaginal intra-tubal insemination,TITI)指经阴道插管通过子宫腔到达输卵管,注入处理后的精子悬液。此法适用于一侧或双侧输卵管通畅或常规人工授精失败、无条件行 IVF-ET 等情况,缺点是容易造成输卵管黏膜损伤和感染,异位妊娠发生率也较高,故其应用价值尚存争议。

二、人工授精的适应证与禁忌证

(一) 人工授精的适应证

1. 夫精人工授精适应证

(1) 男性因素:少精、弱精、液化异常、性功能障碍、生殖器官畸形等不育。参照 WHO《人类精液检查与处理实验室手册》第 5 版,出现以下少弱精子症情况建议行人工授精:①轻度或中度少精子症:精子总数$<38×10^6$个或精子浓度$<15×10^6$/ml。②弱精子症:前向运动精子比例$<32\%$。③非严重畸形精子症:正常形态精子比例 2% ~ 4%。④结婚 3 年以上未育。

(2) 宫颈因素:因宫颈黏液异常造成精子无法通过宫颈导致的不孕。

(3) 生殖道畸形及心理因素导致的性交不能等不育。

(4) 免疫性不育。

(5) 排卵障碍(如多囊卵巢综合征)。

(6) 子宫内膜异位症经单纯药物处理不能受孕者。

(7) 特发性/原因不明的不育。

2. 供精人工授精适应证

(1) 男方有不宜生育的严重遗传性疾病。

(2) 不可逆的无精子症。

(3) 严重母儿血型不合。

(4) 严重的少精症、弱精症和畸精症。

(5) 逆行射精。

(6) 射精障碍。

(7) 阻塞性无精子症。

（8）性功能障碍。

上述（4）～（8）适应证，需告知患者若选择 IVF-ET，可不行供精人工授精。

（二）人工授精的禁忌证

1. 夫精人工授精禁忌证

（1）一方患有严重的遗传、躯体疾病或精神心理疾病。

（2）女方生殖器官严重发育不全或畸形。

（3）一方患有生殖泌尿系统急性感染或性传播疾病。

（4）一方接触致畸量的射线、毒物、药品并处于作用期。

（5）一方具有酗酒、吸毒等严重不良嗜好。

2. 供精人工授精禁忌证

（1）女方患有严重的遗传、躯体疾病或精神心理疾病。

（2）女方生殖器官严重发育不全或畸形。

（3）女方患有生殖泌尿系统急性感染或性传播疾病。

（4）女方接触致畸量的射线、毒物、药品并处于作用期。

（5）女方具有酗酒、吸毒等严重不良嗜好。

三、人工授精前的准备

人工授精前男女双方需进行相关的体格检查和实验室检查，以确定适应证，排除禁忌证，同时需备齐相关证件。

（一）人工授精应具备的基本条件

1. 输卵管条件 经子宫输卵管造影、腹腔镜检查或开腹手术中输卵管通液诊断至少一侧输卵管通畅。

2. 卵巢条件 月经规律，自然周期 B 超监测有排卵，或排卵障碍者在促排卵药物治疗后 B 超监测发现有优势卵泡生长。

3. 子宫条件 子宫发育正常，子宫轻度异常或中重度异常经手术矫正后不影响人工授精的操作、胚胎的着床及胎儿的生长发育。

（二）人工授精应具备的证件条件

在实施人工授精前，夫妇双方需提供合法有效的身份证、结婚证和计划生育服务证（女方户口所在地计生部门核发的计划生育服务证）。

（三）人工授精治疗前的基本检查

1. 女方检查 包括一般的体格检查、妇科检查和实验室检查（血型、血常规、尿常规、肝肾功能、肝炎病毒、艾滋病、梅毒血清、风疹病毒、性激素测定等项目）。必要时还可行性交后试验、抗精子抗体、抗心磷脂抗体、子宫内膜活检和甲状腺功能等测定。

2. 男方检查 包括一般的体格检查、男科检查和实验室检查（男方精液常规及精子形态学分析、精浆生化检查、肝炎病毒、艾滋病、梅毒血清等项目）。

（四）人工授精治疗前的知情告知

告知患者人工授精整个过程、可以选择的其他方法以及可能出现的并发症和随访要求等，并签署人工授精知情同意书。

四、自然周期和促排卵周期人工授精

（一）自然周期或促排卵周期的人工授精方案及时机

1. 自然周期 适用于月经周期规律、内分泌检查正常的患者。由于卵泡发育的大小存在个体差异性，通常根据既往月经周期的长短，选择月经周期第 8～10 天或卵泡直径达 14mm 时开始监测卵泡发育，具体方法有基础体温测定、血或尿黄体生成素（luteinizing hormone，LH）测定、B 超等。当优势卵泡直径达 16～20mm，同时出现尿 LH 峰或血 LH 达 20～25U/L 时，预示即将发生排卵，24～36 小时行人工授精。

2. 促排卵周期 适用于月经不规律、低促性腺激素性卵巢功能低下、排卵障碍如多囊卵巢综合征、卵泡发育异常、原因不明不孕以及自然周期人工授精失败的患者。

（1）CC/hCG 周期：多使用于需要诱发排卵的患者。月经周期第 3～5 天起，每日口服 50～100mg CC，连续 5 天，停药第 3 天 B 超监测卵泡发育情况。当优势卵泡直径达 18～22mm 时，并结合血 LH 和雌二醇水平，注射 hCG 5000～10 000 U 诱发排卵，24～36 小时行人工授精。对 CC 抵抗的患者，可改用其他促排卵药物。

（2）LE/hCG 周期：月经周期第 3～5 天起，每日口服 LE 2.5～5mg，连续 5 天，或月经周期第 3 天单次口服 20mg（此法较少应用）。卵泡发育监测、hCG 注射及人工授精时机同 CC 诱发排卵方案。LE 促排卵系超说明书适应证使用，使用前应做好知情告知并签署同意书。

（3）Gn/hCG：适用于 CC 或 LE 无效者不孕患者。对于月经周期规则患者，月经第 3～5 天开始，每日注射 Gn 75～150U 至卵泡成熟；对于多囊卵巢综合征患者，为避免多卵泡发育及发生卵巢过度刺激综合征（ovarian hyperstimulation syndrome，OHSS），可减低 Gn 剂量为每日 37.5～75U。当有 3 个以上的卵泡直径大于 16mm 时，为避免多胎妊娠发生，应取消周期或改行体外受精与胚胎移植术。卵泡监测同 CC 诱发排卵方案。当优势卵泡直径达 16～20mm 时，并结合血 LH 和雌二醇值，注射 hCG 5000～10 000U 诱发排卵，24～36 小时行人工授精。

（二）精液收集和处理

详见本篇第三章第二节。

（三）宫腔内人工授精操作步骤

患者排空膀胱后取截石位，生理盐水棉球和干棉球擦洗外阴及阴道后，用 1ml 注射器连接人工授精导管，吸取经洗涤处理后的精子悬液 0.3～1ml，经宫颈将导管插入宫腔内，缓慢将精子悬液推注入宫腔内，然后将人工授精管缓慢退出。术后抬高臀部卧床休息 30 分钟。人工授精术后第一天，B 超检查有无排卵，若仍然未排卵，可考虑行第二次人工授精。

（四）黄体支持和妊娠随访

人工授精后可用 hCG 或黄体酮进行黄体支持。若妊娠则继续黄体支持，并在人工授精 5 周后行 B 超检查确定有无孕囊、孕囊个数、孕囊位置及心管搏动，排除异位妊娠，同时建议患者到产科高危门诊定期进行围产保健。

五、人工授精的效果

文献报道多数生殖医学中心人工授精妊娠率为10% ~20%，北医三院人工授精每周期的妊娠率约为10%，连续治疗 3 个周期以上的患者累积妊娠率达37% ~43%。人工授精的临床结局受到诸多因素的影响，包括患者年龄、不孕原因、不孕年限、精子活力、是否促排卵以及授精部位等因素。

（一）不孕原因

不同不孕原因行人工授精者，其妊娠率也存在差异。其中宫颈因素、男性因素、不明原因性不孕者，妊娠率较高。子宫内膜异位症患者，妊娠率较低。有文献报道宫颈因素人工授精妊娠率为 26.3%，无排卵性不孕为 19.2%，男性因素为 15.8%，子宫内膜异位症为 11.9%。

（二）临床方案（自然周期/促排卵周期）

促排卵治疗是否增加人工授精妊娠率，文献报告不一。有学者认为成熟卵泡的数量也是影响人工授精成功的一个因素。Hughes 的 Meta 分析显示 IUI 周期联合 Gn 妊娠率显著提高，但也有研究结果显示促排卵周期人工授精妊娠率与自然周期无显著差异。

（三）人工授精部位

人工授精部位不同，其妊娠率也有差异；即使相同授精部位，文献报道也不尽相同。Carroll N 等作者的一项 RCT 研究比较了女方正常的供精人工授精患者 IUI 和 ICI 临床结局，189 个 AI 周期（IUI 为 94 个周期，ICI 为 95 个周期）结果显示对于此类患者，实施 IUI 较 ICI 妊娠率高。Lucchini C 选取 38 例不孕患者共 47 个 AI 周期（IUI 为 26 个，DIFI 为 21 个），比较 IUI 和 DIFI 的效果。结果显示生化妊娠率 IUI 周期为 11%，DIFI 周期为 38%；临床妊娠率 IUI 周期为 11%，DIFI 周期为 29%，故认为 DIFI 优于 IUI，但 Nuojua-Huttunen S 研究却得出了相反的结果。

六、人工授精的并发症

人工授精的操作可能出现少量阴道出血、疼痛、感染及休克等情况。尤其值得注意的是，在促排卵周期的人工授精还可能引发 OHSS、多胎妊娠等并发症。

（一）卵巢过度刺激综合征

在促排卵人工授精中，可能发生 OHSS，严重时可危及患者生命（参见本篇第七章第一节）。因此，在使用 FSH、HMG 诱发排卵时，需依据患者年龄、体重、病史及卵巢功能调整剂量，当出现多卵泡发育时，应取消人工授精周期，避免 OHSS 发生。

（二）多胎妊娠

多胎妊娠（参见本篇第七章）主要发生在促排卵人工授精中，文献报道其发生率可高达 20%。由于多胎妊娠在妊娠期容易并发流产、妊娠高血压疾病、羊水过多、胎儿宫内发育迟缓、早产等，可增加围产儿的发病率和死亡率。因此，当促排卵人工授精中出现 3 个以上 >16mm 优势卵泡时，建议取消人工授精周期或改体外受精与胚胎移植术。

（三）出血

少数患者人工授精后可发生少量阴道出血，其原因可能为操作不细致、子宫颈内口紧、子宫严重前倾前屈或后倾后屈、宫腔插管困难以及使用宫颈钳等。因此，术前应做好妇检以了解子宫位置，操作者动作应轻柔，尽可能在超声引导下插管，避免损伤宫颈管和子宫内膜造成出血。

（四）盆腔感染

人工授精的操作有增加子宫、输卵管及盆腔感染的机会。文献报道人工授精引起的盆腔炎发生率在 0.5% 以下。其原因与术前未全面排查女性生殖道感染或女性处于潜在的生殖道感染状态、精液中存在少量细菌、精液处理过程和人工授精实施过程中未注意无菌操作等有关。因此，应严格无菌操作，尤其排除女性生殖道潜在感染，以及在精液处理的培养液中加入少量青霉素以减少精液中的细菌。

（五）疼痛

人工授精过程中可有轻度腹痛等不适，但极少因疼痛而放弃治疗。其原因多为人工授精时注入精子悬液过快、过量（>1ml），诱发子宫张力过大或收缩，引起下腹痉挛性疼痛。此外，精液处理不善，使精子悬液残留一定量的前列腺素，可导致子宫平滑肌收缩，从而引起下腹部疼痛。为防止疼痛发生，实验室人员严格按照操作规程处理精液，以减少精子悬液中前列腺素的残留；临床医生操作时应动作轻柔，缓慢注入精子悬液，注入的精子悬液量应少于 1ml。对于情绪较为紧张的患者，可适当给予镇静剂。

（全　松）

参 考 文 献

1. 中华医学会.临床诊疗指南辅助生殖技术与精子库分册.北京：人民卫生出版社,2009
2. 李冬兰,杨丽娟,胥杜娟,等.自然周期与促排卵周期供精人工授精妊娠结局的比较.生殖与避孕.2011,31：776
3. 全松,陈雷宁.宫腔内人工授精与促排卵.北京：人民卫生出版社,2011
4. Abdelkader AM, Yeh J. The potential use of intrauterine insemination as a basic option for infertility: a review for technology-limited medical settings. Obstet Gynecol Int,2009,2009：584837
5. Ahinko-Hakamaa K, Huhtala H, Tinkanen H. Success in intrauterine insemination: the role of etiology. Acta Obstet Gynecol Scand,2007,86：855
6. Barros Delgadillo JC, Fiszman Amora R, Santibañez Morales A, et al. Preliminary results of effectiveness of two schemes of controlled ovarian hyperstimulation protocols with recombinant foliculle stimulating hormone in intrauterine insemination cycles. Ginecol Obstet Mex,2012,80：61
7. Huang H, Hansen KR, Factor-Litvak P, et al. Predictors of pregnancy and live birth after insemination in couples with unexplained or male-factor infertility. Fertil Steril,2012,97：959
8. Humaidan P, Quartarolo J, Papanikolaou EG. Preventing ovarian hyperstimulation syndrome: guidance for the clinician. Fertil Steril,2010,94：389
9. Jasović V, Jasović-Siveska E. Success rate of intrauterine insemination in patients with unknown infertility. Vojnosanit Pregl,2012,69：301
10. Kathiresan AS, Ibrahim E, Aballa TC, et al. Preancy outcomes by intravaginal and intrauterine insemination in 82 couples with male factor infertility due to spinal cord injuries. Fertil Steril,2011,

96:328

11. Male Infertility Best Practice Policy Committee of the American Urological Association; Practice Committee of the American Society for Reproductive Medicine. Report on optimal evaluation of the infertile male. Fertil Steril,2006,86:S202

12. Zadehmodares S,Niyakan M,Sharafy SA,et al. Comparison of treatment outcomes of infertile women by clomiphene citrate and letrozole with gonadotropins underwent intrauterine insemination. Acta Med Iran,2012,50:18

第三节　体外受精与胚胎移植技术

体外受精与胚胎移植(in vitro fertilization and embryo transfer,IVF-ET)技术是将患者夫妇的卵子与精子取出于体外,在体外培养的条件下受精,并发育成胚胎,最后选择具有发育潜能的胚胎移植入患者的子宫腔内,让其种植并在宫内发育,从而实现妊娠的目标的技术体系。俗称试管婴儿技术。

体外受精与胚胎移植技术的建立和发展过程,充分体现了人类对医学技术不断追求完善的精神。最早于1959年,美籍华人张民觉在一系列开拓性实验、研究的基础上,成功地通过体外受精技术获得幼兔,奠定了体外受精技术及其概念的基础。后来,在英国进行胚胎研究的Edwards和进行不孕症临床治疗技术研究的Steptoe两位教授通力合作,实施了人类的体外受精与胚胎移植技术。直至1978年,经过艰苦的努力,世界第一例的试管婴儿——Louis Brown成功诞生,从而划时代地开始了人类不孕不育治疗技术的新篇章。历经30多年的变迁,辅助生殖技术获得了长足的进步,生殖医学的内容也获得了空前的丰富和发展。它为人类认识自身复杂和精妙的生殖过程提供了前所未有的机遇,大大加深了人类对自身生殖过程的了解。此后,以体外受精与胚胎移植技术为基础,美国的Handyside于1989年成功发展了另一项标志性技术——胚胎的植入前遗传学诊断技术(preimplantation genetic diagnosis,PGD),1992比利时的Palermo发展了第三项标志性的技术——卵母细胞质内单精子显微注射(intracytoplasmic sperm injection,ICSI)。这些技术构成了辅助生殖技术体系的主要支柱,并不断地得到发展和完善,全面改观了人类对自身繁衍过程的主动调控。

1985年4月,我国台湾首例体外受精与胚胎移植技术的婴儿出生。1988年3月10日,在北京医科大学附属第三医院张丽珠教授团队的不懈努力下,我国内地的首例试管婴儿成功诞生。1996年,中山大学附属第一医院庄广伦教授团队率先报道了我国内地的首例ICSI技术并成功分娩。随后,他们于1999年获得我国内地首例的PGD技术的成功并分娩健康婴儿。

一、适应证和禁忌证

(一)适应证

1. 女方各种因素导致的配子运输障碍　女方各种因素导致的配子运输障碍主要包括各种原因导致的输卵管功能或结构的异常,如双侧输卵管阻塞、输卵管缺如、严重盆腔粘连等。

输卵管性不孕是不孕症常见原因之一。输卵管的机械性因素阻碍运送精子、排卵期拾取卵子以及精子与卵子在输卵管受精并把受精卵运送到子宫腔等。输卵管的体液因素,如输卵管积液所产生的细胞因子,直接或间接影响精子、卵子的质量或内膜的容受性,影响受精环境与胚胎发育和植入,导致不孕。严重的输卵管病变外科治疗效果不尽如人意,IVF-ET则为这些患者提供了新的治疗机会并取得前所未有的效果。

2. 排卵障碍　排卵障碍的患者经规范的常规治疗,如反复诱发排卵或控制性卵巢刺激,或者结合宫腔内人工授精技术反复治疗后仍未获得妊娠的患者,可以考虑采用体外受精与胚胎移植技术,特别对于那些女方年龄较大、卵巢功能已经或在较短时间内可能出现明显衰退的患者。

3. 子宫内膜异位症　子宫内膜异位症导致的不孕,特别是中至重度的子宫内膜异位症性不孕,当常规的手术和/或药物治疗,或反复采用其他更简单的助孕治疗失败后,可采用IVF-ET。

4. 男方严重少、弱、畸精子症　男方严重少、弱、畸形精子症或复合因素的男性不育,经反复宫腔内人工授精技术治疗仍未获妊娠,或男方因素严重程度不具备实施宫腔内人工授精条件的患者,可实施IVF-ET。

5. 不明原因性不孕　该类患者经其他辅助生殖技术如宫腔内人工授精,或结合使用控制性卵巢刺激后仍未能获得妊娠者,可采用IVF-ET技术。

此外IVF在作为治疗手段的同时,对个别少见的特殊患者而言也可能对不孕原因的明确有所帮助,这些特例包括在IVF的过程中发现患者可能存在配子内在的缺陷或受精障碍,表现为反复的不受精或低受精率、持续的形态学方面低质量的卵子或者胚胎。

6. 免疫性不孕　免疫性不孕的患者经过针对性的处理,特别是反复经宫腔内人工授精治疗后仍未获妊娠者,也可采用体外受精与胚胎移植技术。

(二)禁忌证

1. 男女任何一方患有严重的精神疾患、泌尿生殖系统急性感染、性传播疾病;

2. 患有《母婴保健法》规定的不宜生育的、目前无法进行胚胎植入前遗传学诊断的遗传性疾病;

3. 任何一方有吸毒等严重不良嗜好;

4. 任何一方接触致畸量的射线、毒物、药品并处于作用期;

5. 女方不可矫治的子宫性不孕症;

6. 女方严重躯体疾病不能承受妊娠。

二、体外受精和胚胎移植技术实施前的准备

(一)不孕症相关检查

采用辅助生殖技术的目的是让不孕不育患者能够安全地孕育并分娩健康的子代。为保证技术的安全实施,拟采用IVF-ET技术的不孕不育夫妇在进入程序之前,必须完成系统的不孕症相关检查,争取明确患者不孕的原因,对一般

性的问题进行了恰当的处理(参见"不孕症"有关章节)。

(二)适应证的确认和禁忌证的排除

通过不孕原因的检查,必须确认患者具有采用该技术的适应证。目前获得一定程度共识的观点是,当患者存在高龄、明显的卵巢功能减退或进展性病变如严重的子宫内膜异位症的患者,可以适当地放宽采用该技术的适应证。此外,采用技术前,必须通过必要的检查,排除不能耐受控制性卵巢刺激、取卵手术及其并发症以及妊娠和分娩的各器官系统的疾病等禁忌证。

(三)术前检查

术前检查的主要目标是了解患者的基础状态以及排除禁忌证。采用 IVF-ET 技术的女方须完善下述术前检查:①常规体格检查和妇科检查;②不孕症病因学相关检查:腹腔镜、宫腔镜、输卵管造影、B 超、遗传学检查(染色体核型等)、免疫及自身免疫相关检查等;③生殖内分泌检查:血清基础 FSH、LH、E_2、睾酮(T)、PRL 水平等;④重要系统功能的检查:血常规、血型、尿常规、肝功能、肾功能、心电图、胸片等;⑤感染性疾病或性传播疾病的检查:白带常规、生殖道支原体、衣原体检查、TORCH 相关感染、病毒性肝炎、梅毒、艾滋病等检查。男方须完成下列术前检查:①常规体格检查和男性外生殖器检查;②精液常规检查;③感染性疾病或性传播疾病的检查:乙肝两对半、肝炎系列、梅毒、艾滋病;④根据患者具体情况选择检查精子形态学分析、顶体反应、抗精子抗体(AsAb)、混合抗球蛋白反应(MAR 法)等。

如发现异常应在术前予以相应的处理,确保术前各项重要的指标符合要求。此外,根据患者本身的具体病史、病理或生理情况,进行其他必要的术前检查项目,以实现对个体情况的详尽了解并为制定个体化的治疗方案奠定基础。

(四)患者的预处理

对于存在特殊的病理生理情况的患者,在技术实施前必要时进行预处理。这是个体化治疗的重要组成部分。例如,对于子宫内膜异位症或腺肌症患者,可以在预处理阶段使用长效 GnRH 激动剂的超长方案,待子宫体积缩小后再开始 IVF-ET 治疗;PCOS 患者必要时也应该进行预处理后实施 IVF-ET 技术,依据不同情况采用调整生活方式、加强体育锻炼、控制饮食、使用避孕药、调整雄激素水平等措施,为 IVF-ET 的实施创造更为有利的身体条件;输卵管积液的患者根据病情及是否为复发性难治性输卵管积液采取输卵管伞端造口引流或输卵管结扎术,以减少对妊娠结局的负面影响。

(五)评估卵巢功能,制定个体化治疗方案

患者的卵巢功能与辅助生殖技术的治疗效果密切相关,实施技术前应进行必要的评估。卵巢功能下降,对控制性卵巢刺激反应不良。在 IVF 的 COH 中发育卵泡数≤3 个或取卵数≤3 个,促排卵中注射 hCG 日雌二醇水平不足 500ng/L,则妊娠率明显降低。正确评估卵巢储备功能是制订个体化治疗方案的关键。

(六)术前咨询和知情同意

由于技术的复杂性,必须为患者夫妇双方提供充分的信息,让患者对包括技术的过程、技术可能存在或可能带来的问题如并发症等事项有充分了解,尊重患者的知情选择权利,签署各项知情同意书。这将有利于取得患者对整个

复杂的技术过程的高度配合以及技术并发症的防治。

三、体外受精与胚胎移植临床技术程序

(一)垂体的降调节

早期的超排卵实践发现,许多超排卵患者会出现早发的内源性 LH 峰。这种 LH 峰可导致 IVF 周期取消率达 20% ~25%,而且早发 LH 峰还对 IVF 周期结局有着明显的不良影响。因此,在控制性卵巢刺激周期中防止早发 LH 峰的出现成为治疗中的重要组成部分。随着促性腺激素释放激素类似物的应用,一系列的垂体功能干预的方案被应用到控制性的卵巢刺激当中(参见"控制性卵巢刺激"有关内容)。垂体降调节方案的选择是患者治疗个体化的一个重要方面,对方案个体化的调整多是基于传统的经典降调节方案,根据患者本身的病理、生理特点,通过对这些方案的调整而达到治疗的个体化,根据目前所能获得的各种临床研究的循证医学资料,长方案对于普通不孕人群是相对较好的有效方案,在此基础上进行降调节的剂量、药物类型、辅助用药等多方面进行个体化的调整,可获得更好的临床结局。

(二)月经前盆腔的超声复查

长方案的降调节在 COH 周期上一周期的黄体中期给予适当剂量的 GnRH-a 降调节。此时由于 GnRH-a 的骤发作用激发血中 FSH、LH 水平骤然升高,刺激卵巢的黄体,个别甚至形成黄素化囊肿,因此在降调节后、控制性超排卵启动前常规进行盆腔超声的复查,一般是在降调节后 5 ~7 天,这个时间 GnRH-a 的激发作用已经消退,而月经尚未来潮,如果发现卵巢囊肿体积超过 2cm×2cm 大小则给予穿刺,将囊肿液吸净,防止超排卵时干扰对卵泡发育情况的判断。也有一些在降调节前已经存在的囊肿,如单纯性卵巢囊肿、卵巢子宫内膜异位症囊肿等,在排除了恶性卵巢肿瘤后也可以选择在这个时间进行囊肿的穿刺引流。所有穿刺液均需收集送病理或细胞学检查以排除恶性肿瘤。

(三)控制性卵巢刺激

在早期的辅助生殖技术实践中,由于胚胎培养技术效率的限制,为了提高妊娠率而增加胚胎移植的数目,因而对获得的卵母细胞数目依赖性较大。随着技术的进步,目前的卵母细胞体外受精以及胚胎体外培养体系日臻完善,尽管依然不能完全摆脱对卵母细胞数目的要求,但业已形成了普遍的共识:适量的卵母细胞数目可以获得更好的治疗效果。其一,适度的控制性卵巢刺激导致患者生理改变程度更低,更有利于改善临床治疗结局;其二,追求适度的乃至温和的控制性卵巢刺激可以让更多的患者规避了控制性卵巢刺激的最严重并发症即卵巢过度刺激综合征及其带来的严重影响,显著提高了技术体系的安全性。鉴于此,更有学者提出在体外受精与胚胎移植技术中常规使用微刺激甚至自然周期方案的观点。然而,目前在体外受精与胚胎移植技术中结合使用适度的控制性卵巢刺激(参见本篇第二章)依然是主流的技术。

(四)卵母细胞的收集

良好的控制性卵巢刺激完成后,可以存在多个同步发

育成熟的卵泡,从而为卵母细胞的回收提供更好的基础,收集到成熟的卵母细胞又是其体外受精与胚胎培养的前提条件。除了极个别特例外,目前从卵巢中收集卵母细胞的常规手段是通过超声显像引导下经阴道卵巢穿刺取卵术,收集引流的卵泡液,从中回收颗粒细胞-卵母细胞复合体获得卵母细胞。

1. 设备　主要的设备包括配套的实时超声显像仪及其阴道探头、穿刺适配器和穿刺取卵针,37℃保温、专供辅助生殖技术使用的一次性无毒试管,控制良好的持续负压吸引器,试管干浴装置等。

2. 患者准备　术前向患者详述手术过程,以消除恐惧心理;再次了解患者全身体格状况及既往特殊的病史如出血史等,排除各种禁忌证。于注射 hCG 当日,用无菌生理盐水彻底冲洗外阴及阴道一次,注意用力过度可能诱发卵泡破裂。也有采用消毒用碘液冲洗后用无菌生理盐水再彻底冲洗外阴及阴道以免消毒液残留,后者有可能在穿刺取卵时进入卵泡液回收系统再进入胚胎培养系统从而影响后续程序的效果。虽然仍存在一定的争议,但大量的经验说明,对于近期没有泌尿生殖道、盆腔感染病史的一般患者,使用无菌生理盐水彻底冲洗的方法是安全的,这样可以避免消毒液对培养系统的污染。患者接受手术前需排空膀胱。

依据患者的具体情况可采用镇痛和镇静下手术或采用短时麻醉下进行手术。可于术前 30 分钟肌注盐酸哌替啶(杜冷丁)100mg 或 50mg。若患者恐惧疼痛、卵巢在子宫后方或距离阴道壁较远、取卵有一定困难者,可采用短时的静脉麻醉下手术,但需按静脉麻醉常规操作并管理患者。

患者进入手术室后取膀胱截石位,与患者核实夫妇双方姓名等身份识别资料以及所采用的辅助生殖技术等情况后,再与培养室的操作人员核实相关信息。再次清洁外阴阴道后按手术要求铺无菌敷料,再清洁阴道。无论采用何种方式的麻醉,都建议采用动态心电监护下完成取卵手术。

3. 穿刺卵巢引流卵泡液

(1) 无菌薄膜探头套及袖套包被超声探头及其电缆,安置并检查穿刺导架、穿刺针连接试管,检查整个卵泡液引流系统与负压的连接是否正常,用穿刺针吸取少量缓冲液以冲洗和检查整个负压系统及其负压值是否恰当。

(2) 探头置入阴道,检查盆腔情况及双卵巢情况,注意双卵巢是否存在已排卵迹象,盆腔是否有异常的暗区或积聚在盆腔的腹水。

(3) 调用超声显示屏上的穿刺引导线并使其稳定在阴道壁与卵巢距离最近的可进针位置上,避开阴道壁上的血管、膀胱、肠管、子宫肌层、宫颈及宫旁血管,必要时可调用超声显像仪的多普勒血流功能帮助选择进针路径,轻柔进针穿过阴道壁达卵巢表面,卵泡尽量显示出最大平面,施加负压,以持针的手指根据卵泡的位置控制好进针的深度,快而准确地进针刺向卵泡,当穿刺针进入卵泡后,在引流卵泡液的过程中可多角度旋转穿刺针以较彻底地抽吸每个卵泡的卵泡液,直至目标卵泡完全塌陷、卵泡液全部被引流。

(4) 位于同一穿刺线上的卵泡可自浅至深于一次进针内完成,对无法在同一穿刺点完成的不同穿刺线上的卵泡,退针至卵巢表面(不退出阴道壁),改变穿刺方向再行穿刺并引流卵泡液。穿刺针进出阴道壁时必须停止负压抽吸,出针后以洗涤用的缓冲液冲洗针管。

(5) 一侧卵巢穿刺引流卵泡结束后再行穿刺引流另侧卵巢的卵泡液。

(6) 穿刺引流卵泡结束后,超声显像扫查盆腔区,排除尚有卵泡未被穿刺引流的情况,注意双侧卵巢是否有逐渐增大的血肿形成,检查盆腔中是否存在内出血情况,阴道穿刺点是否有活动性出血。穿刺点的活动性出血可以宫颈钳短暂钳夹协助止血,此时仅钳夹阴道黏膜表面会造成血液流向盆腔而阴道出血静止的假象,因此,应注意钳夹阴道壁全层。必要时也可置棉纱填塞压迫出血点,数小时后取出。

(7) 术毕,拭净阴道血污,以利于确认没有穿刺点的出血。

(8) 术毕平卧休息 3～6 小时,注意患者腹痛的症状和对生命体征的监护。

(五) 注意事项

1. 遇卵巢的位置造成穿刺困难,必须穿刺过子宫肌层时,尽量避免穿刺经过子宫内膜,以免对胚胎移植造成不良影响。

注意抽吸过程中找到的颗粒细胞-卵母细胞复合体的数目与引流的卵泡数目是否接近,若差异较大时要及时寻找原因,检查抽吸过程是否顺利、负压系统的情况等。

2. 如在穿刺引流过程中吸出异常液体,需送病理检查,必要时更换穿刺针和试管再行其他卵泡的穿刺引流。

3. 负压系统的压力应稳定,可控制在 100～120mmHg 的压力,太高的压力可能会造成卵母细胞的创伤。

4. 手术过程中注意避免、术后注意观察并发症的发生。

5. 根据麻醉方式及穿刺取卵过程决定患者留诊观察时间,经医生检查无异常方可离院。一般不需要收住院,遇特殊异常或有疑问时例外。

6. 嘱患者术后禁止性生活。

(六) 穿刺取卵术的效果

一般情况下,以穿刺 10mm 直径以上卵泡数计,获卵率可达 80% 以上。获卵率与下列因素可能有关:①术者取卵术熟练程度;②有效的负压抽吸,注意进入阴道壁后在穿刺卵巢前加至有效负压和抽吸时适当回旋和来回移动穿刺针;③穿刺取卵针的大小;④卵泡的成熟程度及其同步化的程度,过熟的卵泡容易自然破裂而卵子逸失,卵泡过小时不成熟卵不易脱落,获卵率较低。个别因 hCG 的注射失误可影响最后的卵子成熟,卵子不易脱落,获卵率极低,甚至无法获取卵子。遇此情况应该同时查血 hCG 水平,必要时停止取卵,重新注射 hCG,等候再次取卵。卵巢活动明显或进针阻力甚大,针尖不能迅速准确地进入卵泡中央,获卵率明显降低。排卵已发生的病例即使有剩余多个卵泡,其获卵率也降低。

(七) 术中注意避免并发症的发生

文献报道有感染、出血和创伤等并发症,参见本篇有关辅助生殖技术的并发症有关章节。术前有生殖道等的感染性疾病视为手术禁忌证。术中应注意隐匿部位如阴道穹隆部的彻底清洗。术者应熟悉盆腔解剖及患者的解剖特点，熟悉盆腔常见疾病的解剖及超声显像图像特征。穿刺时不宜反复进出针；辨清卵巢的边缘，卵巢外的结构特别是管道样结构勿穿刺，注意勿将盆腔血管的横断面误认为卵泡结构；进针路径尽量不经膀胱，如卵巢位置特殊须经膀胱壁时争取1、2次内完成，嘱术后多解小便，注意有否血尿；部分特殊位置的卵巢须经宫体进行穿刺，可选择直径较小的如18G穿刺针，也宜1、2次内完成，应如前述尽量避免穿刺经过子宫内膜。

四、体外受精和胚胎培养

精子洗涤、精子悬液的准备、卵母细胞的的收集及其处理、体外受精、观察受精结果、胚胎的发育及其观察等见本篇第三章相关内容。

五、胚胎的子宫腔内移植

根据各实验室的胚胎培养常规决定取卵后的胚胎移植时间。早期实践中胚胎向宫腔内的移植多在取卵后的48小时进行，此时胚胎多发育至2~4细胞阶段。近年来由于胚胎体外培养技术逐渐成熟，优质胚胎可以在体外发育至8细胞阶段甚至囊胚阶段，现多在体外受精后3天移植卵裂期胚胎或第5天移植囊胚，胚胎移植操作步骤依次如下：

1. 向夫妇双方详细解释胚胎移植的全过程，避免紧张情绪。嘱患者术前2小时适当饮水，膀胱适度充盈，以利于经腹部超声显像协助移植过程。

2. 核对患者夫妇资料及胚胎资料，确认无误后，患者取膀胱截石位，覆以无菌孔巾，按手术要求无菌操作，窥器充分暴露宫颈，干棉球拭净阴道、宫颈分泌物，再以生理盐水拭净宫颈口的分泌物，尽量清除宫颈分泌物，助手在旁持腹部超声探头协助显示宫颈及子宫体影像，清晰显示内膜线以利于判断ET管的位置。术者根据宫颈内口及宫腔的走向及其弯曲程度调整外套管的弯曲度；向宫腔送入胚胎移植导管的外套管，通过宫颈内口，注意动作轻柔以免刺激宫颈、子宫等。当外管置入困难时，可考虑使用金属内芯协助置入。

对于移植非常困难的患者，需再次检查子宫的位置或使用金属探针。移植过程的创伤导致出血及诱发宫缩可明显地影响胚胎移植的效果，若因操作次过多，明显地造成损伤特别是子宫内膜损伤出血时，应考虑放弃本次胚胎移植，冷冻胚胎，在以后的自然周期进行移植。

3. 移植导管内芯接到一个质量高、性能好的1ml注射器上；通过培养室与胚胎移植室之间的小窗送入培养室装载胚胎；选择适合移植的胚胎装管（参见实验室部分）。

4. 将装载了胚胎的导管立即送到胚胎移植室，从外套管置入内芯导管至距离宫底1.0~1.5cm处，术者或助手适当力度推送注射器活塞将胚胎与移植液（约20μl）注入宫腔内。应注意固定注射器的活塞以免回吸导致移植失败。

5. 取出外套管和内芯，将导管送回培养室，显微镜下仔细观察是否有胚胎存留。

6. 胚胎移植后的处理和监护：胚胎移植后患者卧床休息1~3小时，无确切的证据说明绝对的卧床休息可以提高胚胎的植入率，但应嘱咐病者避免重体力、大幅度活动。

六、黄体期支持

辅助生殖技术的黄体期与自然周期有很大不同。Edwards最早提出超促排卵会引起黄体功能不足，导致周期失败。可能的原因包括：①卵巢刺激引起多个卵泡生长，黄体早期的雌激素的异常升高，以及大剂量外源性hCG诱发排卵，通过负反馈抑制垂体LH分泌，导致黄体发育不良，溶黄体提早发生。②取卵时的机械损伤，特别是双腔针抽吸卵泡，造成部分颗粒细胞丢失，可能引起黄体期生成孕激素减少。此外，GnRH激动剂（GnRHa）对垂体的降调节作用会导致LH分泌不足，黄体期孕激素水平低下。特别是长效激动剂，研究显示即使在卵泡早期停用GnRHa，黄体期LH的分泌可部分恢复，但孕酮的生成并未增加。拮抗剂虽然不影响黄体颗粒细胞分泌类固醇激素，但可减少血管内皮生长因子的产生，而后者对维持黄体功能有重要作用，可增强卵泡的微血管网，促成正常黄体的形成。因此，辅助生殖技术中必须注意黄体期支持。

七、体外受精与胚胎移植
后妊娠的监护

于卵裂期胚胎移植术后的第14天或囊胚移植术后第12天留晨尿查hCG以判断是否妊娠，或于胚胎移植后的14、16天测定血清hCG水平及其上升情况以判断妊娠的发生。如阴性则停用黄体支持药物等候月经来潮，如阳性可于2~3周后进行超声检查，如见妊娠囊则可以确定临床妊娠。hCG检测曾经上升但此后复查hCG下降、无临床妊娠证据则为生化妊娠，注意血hCG缓慢上升者有宫外孕可能。要注意出现少量的阴道流血应继续追踪观察。

应注意各种并发症的可能，包括卵巢过度刺激综合征、感染、出血、多胎妊娠和异位妊娠等，特别要注意宫内外同时妊娠发生的情况，一旦疑诊应及时按有关原则处理（参见本篇第五、六章以及第七章第一节有关内容）。

体外受精与胚胎移植后妊娠的自然流产率为10%~15%，有时甚至更高。因此妊娠后应适当休息，避免过多活动，可以适当补充多种维生素类。

所有体外受精与胚胎移植术后妊娠建议均视为高危妊娠，孕产期应加强检查，及时做出相应处理。临产时如合并有其他指征可适当放宽剖宫产指征。

八、影响体外受精和胚胎移
植临床妊娠率的因素

体外受精与胚胎移植技术建立以来，随着技术的进步，尽管临床妊娠率已取得大幅度的提高，然而，体外受精与胚胎移植技术的整体效率仍不尽人意，卵母细胞的利用率只有10%左右，有近半数的治疗周期未能成功。受精卵移植入子宫腔以后，胚胎的植入率为20%~35%，临床妊娠率为30%~60%。因而胚胎移植后的植入应是该技术的一个关键环节。目前，如何提高胚胎的植入率仍备受关注。

比较存在共识的是妊娠率与移植胚胎的数目、质量呈正相关。而对于植入过程的另一方即子宫内膜在植入发生中的具体地位我们知之甚微。此外，妊娠的结局会因多胎妊娠明显地受到影响。因此，影响临床妊娠率的因素仍然持续备受关注。

（一）胚胎移植在宫腔的位置与妊娠结局的关系

影响胚胎移植成功率的因素有很多，包括患者的胚胎质量、子宫内膜容受性以及操作者的移植技术等。

在胚胎移植技术中，移植液的体积、移植管的类型、胚胎移植的部位、移植时推注胚胎的力度、移植管停留的时间、宫颈黏液、使用宫颈钳、移植管血染、术后卧床休息、子宫收缩等均有可能对妊娠结局产生影响。

尽管有一些研究进行了胚胎移植部位与妊娠率之间的关系，但学者们关于胚胎移植的最佳位置仍未得到一致的结论。可能的原因有：①不同中心的测定方法或标准不一致；在研究方法部分应尽可能详尽说明；②胚胎通过移植管进入宫腔后游走并选择血供丰富、有利于胚胎着床的部位黏附、种植，即移植部位和胚胎最终的种植部位以及成功与否并没有明确关联。然而，最终的结论及原因仍需要通过开展大样本量的随机对照试验来进一步明确。

基于目前的研究结果，在我们得到更为明确的循证医学证据之前，胚胎移植的部位应选择距离宫底部大于1cm处或移植管管尖应到达宫腔中部，并在B超引导下进行移植，注意避免移植管触及宫底诱发宫缩。

（二）反复种植失败

在体外受精-胚胎移植的临床实践中，有相当一部分患者经历了多次的优质胚胎移植仍不能如愿获得妊娠，这种情况被称作反复种植失败（recurrent implantation failure，RIF）。RIF的定义目前仍然没有公认的标准，有观点认为经过3次，每次有1~2个高质量胚胎的移植周期而不能获得妊娠就可以诊断为反复种植失败。

成功的胚胎植入取决于两个重要的条件：具有继续发育潜能的胚胎和与所移植的胚胎发育阶段相适应的正常子宫内膜。因此，存在持续影响配子或胚胎的发育或者影响子宫内膜微环境的因素将导致反复种植失败。

1. 影响配子或者胚胎发育的因素　卵母细胞的数量和质量下降是后续胚胎发育和种植失败的重要因素。卵巢储备下降是卵子质量和数量下降的重要原因，常见于高龄妇女，其卵子非整倍体率增加。因此，对于反复种植失败的患者检查夫妇双方的染色体核型是有必要的。目前，改善高龄妇女卵子的质量没有可靠的方法，进行植入前胚胎遗传学筛查筛选正常的胚胎进行移植曾作为手段之一，但是高龄妇女本身卵子、胚胎为数不多，因而其作用尚存在争议。

一些动物实验以及人工授精和试管婴儿的临床研究均提示精子DNA碎片与妊娠的成功率相关。精子的形态异常也被认为是评价精子质量的重要指标，即使精子常规检查的参数正常，对于反复种植失败的患者进行精子形态学分析和DNA完整性的分析也是必要的。高分辨精子形态学选择的卵母细胞质内单精子显微注射技术（intracytoplasmic morphologically selected sperm injection，IMSI）被认为是提高反复种植失败患者妊娠率的方法之一。配子输卵管内移植、连续胚胎移植、胚胎共同培养和辅助孵化等技术目前在反复种植失败的临床运用仍有争议。2008年美国生殖医学实践协会委员会的讨论结论认为，没有证据支持在所有的IVF周期常规或者普遍采用辅助孵化是有效的。最新的实时胚胎连续动态监测系统可能会给实验室选择高质量的胚胎提供更多的准确信息。

2. 影响子宫内膜接受性的因素　除了子宫内膜与胚胎的同步之外，先天的子宫异常以及后天获得性的子宫异常都明显影响胚胎的植入。双角子宫、单角子宫以及纵隔退化缺陷可能影响妊娠。后天获得性子宫异常包括多种子宫内膜的病变如子宫内膜炎、子宫内膜息肉、子宫黏膜下肌瘤、宫腔粘连、子宫内膜瘢痕、子宫腺肌瘤和子宫内膜增殖症等。内膜过薄也被认为是影响胚胎种植的因素之一。子宫内膜血流异常亦被认为是反复种植失败的原因。输卵管积液反流至宫腔可能冲走或阻隔未植入的胚胎，或者导致内膜局部环境异常而影响胚胎种植。文献报道输卵管积液手术治疗后可以提高患者的妊娠率。

3. 同时影响胚胎和子宫的因素　有些因素可能在影响卵子质量或者胚胎发育的同时也会引起子宫内膜局部免疫环境的变化，从而导致种植失败。甲状腺功能减退或者甲状腺功能亢进患者的妊娠率低下，但经过治疗病情控制后胚胎移植的妊娠成功率明显升高。BMI大于30的肥胖女性体外受精-胚胎移植的妊娠率明显低于体重正常女性。有研究提示成功的胚胎种植还涉及社会经济压力，可能通过神经-内分泌-免疫轴对整个机体发生影响。

血栓性疾病、全身和子宫局部免疫细胞如Th细胞和NK细胞异常、抗磷脂抗体、抗核抗体等均被提示与胚胎种植率有关，但争议仍存。2011年美国生殖学会临床实践委员会认为静脉注射免疫球蛋白和白细胞免疫治疗都未获得证明有效。

反复种植失败看来依然是辅助生殖技术面临的重大问题。

（三）自身免疫与女性生殖及IVF-ET结局的关系

自身免疫是指机体免疫系统针对自身抗原和（或）自身致敏性淋巴细胞所产生的免疫反应。健康人群中存在的适量自身抗体和自身致敏性淋巴细胞，具有清除降解自身抗原和受损、衰老细胞等作用，从而维持机体的自身稳定，此为生理性自身免疫。如果自身抗体或自身致敏性淋巴细胞攻击自身组织、细胞导致病理改变和功能障碍时则为病理性自身免疫，甚至形成自身免疫病（如系统性红斑狼疮，皮肌炎，干燥综合征等）。1989年Gleicher等首次对自身免疫性生殖障碍综合征（reproductive autoimmune failure syndrome，RAFS）的概念进行了描述，即为一组临床特征包括子宫内膜异位症、不孕或流产，同时血清中存在一种或以上的自身抗体的综合征。

1. 抗磷脂抗体与女性生殖及体外受精胚胎移植结局的关系　抗磷脂抗体（antiphospholipid antibody，APA）是针对血管内皮细胞膜和血小板上的磷脂的自身抗体，以IgG类最具临床意义。

1999 年美国生殖医学协会提出抗磷脂抗体不是影响 IVF 结局的指标,所以抗磷脂抗体阳性患者助孕前无需相应治疗。而 2000 年美国生殖免疫学会指出,对于不同的研究者和研究对象,由于没有统一的标准化的抗磷脂抗体检测方法,导致不同研究结果的较大差异,甚至谬误的结论,因此尚不能断定抗磷脂抗体在 IVF-ET 治疗中无临床意义及相应的治疗不合理等,而双方的争论一直在持续。由于结果不一致,仍存争议。因此,直至目前抗磷脂抗体与 IVF-ET 治疗结局的关系仍亟待进一步探讨。

对于抗磷脂抗体阳性的不孕妇女,在 IVF 治疗前和(或)治疗过程中可以采取适当的辅助治疗方案,如肝素+阿司匹林、泼尼松+阿司匹林和静脉使用免疫球蛋白等。但也有研究结果显示多种不同方案的预处理不能改善抗磷脂抗体阳性患者的 IVF 结局。

抗心磷脂抗体可能与 IVF 不良结局有关,因此对于既往反复 IVF 种植失败、IVF 妊娠后流产或不明原因不孕的患者可检测抗磷脂抗体,如抗心磷脂抗体。如抗体水平增高可予适当的辅助性治疗措施。进一步研究进展的实现有待于抗磷脂抗体检测方法标准化、质量控制及抗磷脂抗体阳性定义的统一和规范化等工作完善之后。

2. 抗核抗体与女性生殖及体外受精与胚胎移植结局的关系　抗核抗体(antinuclear antibody,ANA)泛指一类抗各种细胞核成分的抗体,是针对细胞核内的 DNA、RNA、蛋白质或这些物质的分子复合物的自身抗体,因此 ANA 在广义上是一组各有不同临床意义的自身抗体,无种属和器官特异性,见于多种疾病,缺乏特异性。

文献报道抗核抗体阳性率在正常健康人群中为 3.8% ~ 12.8%,而在某些特殊人群中却异常增高,如在接受体外受精-胚胎移植或卵母细胞质内单精子显微注射治疗的不孕妇女中为 20% ~ 28.7%,在 IVF-ET 失败患者为 35.1%,在子宫内膜内异症患者为 27%。抗核抗体与多个不良生育事件有关,如反复自然流产、不孕及 IVF 种植失败。

3. 抗甲状腺抗体(antithyroglobulin antibody,ATA)与体外受精-胚胎移植结局的关系　近年的研究提示,在一部分甲状腺功能正常的妇女血清中也能检测到 ATA。甲状腺功能正常的妇女出现 ATA 增高可能与多个不良生育事件相关,如增高的流产率、不孕等,其 IVF 结局相对较差,但是目前 ATA 与 IVF 结局关系的相关机制的研究较少,而基础性研究更是空白。ATA 与助孕结局之间的关系尚无定论。

至今关于甲状腺自身免疫异常的处理的研究为之甚少,且大部分因设计不够合理及样本量较小而无法得出有意义的结论。

(四) 早发黄体酮升高对 IVF-ET 的影响

自促性腺激素释放激素激动剂(GnRH-a)广泛应用以来,早发 LH 峰得到有效控制,同时 GnRH-a 可以有效消除 LH 的免疫及生物活性,然而 hCG 日早发黄体酮升高却没有因此避免。由于早期有报道认为早发黄体酮升高与妊娠率降低和流产率增加有关,开始引起了人们对于早发黄体酮升高这一现象的普遍关注。

研究和临床观察提示早发黄体酮升高对于妊娠率的影响主要在于内膜种植窗的提前开闭,对于胚胎发育并无明显影响。也有人提出内膜是否提前与 P 升高的持续时间有关,持续时间甚至比 P 值本身对内膜的影响更重要。

因此,应考虑在不影响卵子成熟的情况下适当提前 hCG 注射的时间。另外可以采用温和的刺激方案,避免卵泡期高雌激素水平,这与黄体酮升高是直接相关的。鉴于 P 值升高最主要的影响在于内膜提前,可以考虑在 P 值升高的周期推荐将胚胎冷冻,在以后周期移植。或者行囊胚移植而不是第三天胚胎移植,因为这时内膜与胚胎的不同步可能得到缓解。

总之,早发黄体酮升高会对 IVF 周期结局带来不利的影响,引起早发黄体酮升高的因素是多方面的,既有卵巢来源也有肾上腺来源。要预防此现象的发生就需要采取个体化的促排方案,并密切检测卵泡发育过程中的内分泌特征,根据患者反应适时注射 hCG 诱发卵母细胞的最后成熟。

(五) 子宫内膜异位对体外受精与胚胎移植结局的影响

子宫内膜异位症(内异症)妇女不育的发生率可高达 40%。IVF-ET 技术是治疗内异症性不育的有效措施。

1. 内异症的严重程度对 IVF-ET 结局的影响　目前评估内异症的严重程度是根据 1985 年美国生殖学会制定的修正子宫内膜异位症分期法进行分期。

研究提示严重的内异症主要导致 IVF-ET 中卵巢对超排卵的反应性降低,并影响卵子的数量和质量,而一旦卵母细胞被取出,脱离了异位内膜的影响,在体外环境下受精、卵裂,特别是在移植胚胎时选择优质胚胎进行移植,一系列的措施使内异症对其影响得到避免,从而获得与对照组近似的妊娠结局。

2. 内异症卵巢手术对卵巢超排卵的影响　内异症患者卵巢手术可能降低 IVF 中卵巢对超促排卵反应,可能与内异症的病灶组织与卵巢组织粘连,且接受过卵子宫内膜异位囊肿剥除手术操作可能对卵巢组织产生损伤,从而降低卵巢功能,最终影响卵巢对超促排卵的反应。

3. 取卵时卵巢内异症囊肿对 IVF-ET 结局的影响　卵巢子宫内膜异位囊肿的存在是否影响 IVF 的结局,尚存在争议。

取卵日卵巢子宫内膜异位囊肿对 IVF-ET 造成的不良影响,可能由于卵泡发育全过程均处于异常的卵巢微环境,也可能因穿刺取卵时异位囊液"污染"体外培养系统后对受精和胚胎发育造成一定影响所致。此外,内异症病灶导致多种细胞因子异常也在此过程发挥重要作用。还可能与卵巢组织本身受到异位灶的破坏、周围组织粘连影响了卵巢组织的血运以及子宫内膜异位症患者内分泌、自分泌、旁分泌不同导致卵泡内环境的改变有关。

4. 超排卵的方案对内异症患者 IVF-ET 结局的影响　促性腺激素释放激素激动剂预治疗 3 ~ 6 个月后直接进入 IVF 超排卵周期,称为超长方案超促排卵。有文献支持超长方案是适合内异症患者的 IVF 用药方案。

(六) 输卵管积水对 IVF-ET 妊娠的影响

1. 输卵管积水对 IVF-ET 的影响

（1）输卵管积水对子宫内膜容受性的影响：输卵管积水的潴留液体流至宫腔，导致①宫腔积水机械性干扰胚胎与子宫内膜的接触，在超排卵时输卵管积水可能增大，流入宫腔液体量随之增多，导致宫腔线分离；②输卵管积水含有微生物、碎屑和毒性物质可直接进入宫腔，输卵管积水的存在使组织释放出细胞因子、前列腺素、白细胞趋化因子和其他炎性复合物，直接或通过血液、淋巴管转运而作用子宫内膜，这些物质参与调节输卵管和子宫运动，影响胚胎着床；另外输卵管积水患者种植窗期间子宫内膜 β-整合素水平下降，亦可影响子宫内膜容受性；③输卵管积水常由感染引起，且多为上行感染，造成子宫内膜损伤，留下永久性的对胚胎种植容受性的影响。

（2）输卵管积水对胚胎的毒性作用：来自输卵管积水的毒性物质在胚胎移植时流入子宫腔，对移入宫腔的胚胎产生毒素作用，影响其发育，减低其着床能力，降低胚胎种植率及妊娠率，增加流产率。

另外，在超排卵中 B 超监测可发现少数输卵管积水呈进行性增大，会被误认为发育卵泡，此现象一方面会引起用药误导，提早给予 hCG，导致取卵时成熟卵细胞比率下降。另一方面 B 超监测下经阴道取卵过程中误穿输卵管积水，积水直接污染卵细胞，影响卵细胞受精及受精卵发育。

2. 输卵管积水切除术及造口术对 IVF-ET 的影响　输卵管积水患者未处理行 IVF-ET 其种植率、临床妊娠率较低，流产率较高，在 IVF-ET 前切除积水的输卵管或行输卵管造口术，可提高 IVF-ET 的种植率及临床妊娠率，降低流产率，行输卵管积水造口术对卵巢功能影响较小，术后加强抗感染有可能恢复其功能，但个别患者复发，同时应注意异位妊娠的发生，切除积水的输卵管可减少异位妊娠的发生，但可能因此影响同侧卵巢储备功能，应慎重考虑。

（周灿权　高军）

参 考 文 献

1. 陈小琴,李予,王文军,等.体外受精-胚胎移植治疗子宫内膜异位症性不孕的临床分析.中山大学学报(医学科学版),2007,28(3S):254-256

2. 邓华丽,叶虹,裴莉,等.不同 GnRH-a 降调节方案用于子宫内膜异位症合并不育者的体外受精-胚胎移植研究.重庆医学,2012,41(4):333-335,338

3. 李红,邢福祺,全松.胚胎移植距子宫腔基底距离与妊娠率之间的关系.南方医科大学学报,2007,27(3):380-381

4. 刘风华,张岭梅,龙晓林,等.卵巢子宫内膜异位囊肿对体外受精-胚胎移植的影响.中国实用妇科与产科杂志,2008,24(1):47-49

5. 莫凤媚,丘映,梁新红.两种方案在重度子宫内膜异位症患者行 IVF-ET 的效果比较.医学信息,2011,24(8):4992-4993

6. 宋华东,陈士岭,孙玲,等.子宫内膜异位症对体外受精-胚胎移植妊娠结局的影响.实用妇产科杂志.2007,23(9):550-552

7. 王丽,黄萍,刘伟信,等.不同降调节方案对子宫内膜异位症患者 IVF-ET 妊娠结局的影响.生殖与避孕,2009,29(9):613-616

8. 杨学舟,章汉旺.子宫内膜异位症不孕患者行辅助生殖技术的结果分析.中国优生与遗传杂志,2012,20(1):102-104

9. Abou-Setta AM. What is the best site for embryo deposition? A systematic review and meta-analysis using direct and adjusted indirect comparisons. Reprod Biomed Online,2007,14(5):611-619

10. Allaire C. Endometriosis and infertility:a review. J Reprod Med,2006,51(3):164-168

11. Angelini A,Brusco GF,Barnocchi N,et al. Impact of Physician Performing Embryo Transfer on Pregnancy Rates in an Assisted Reproductive Program. Journal of Assisted Reproduction and Genetics,2006,23:7-8

12. Chan YY,Jayaprakasan K,Zamora J,et al. The prevalence of congenital uterine anomalies in unselected and high-risk populations:a systematic review. Hum Reprod Update,2011,17(6):761-771

13. Check JH,Liss JR,Krotec JW,et al. The effect of endometriosis on pregnancy outcome following in vitro fertilization-embryo transfer (IVF-ET) in women with decreased egg reserve. Clin Exp Obstet Gynecol,2010,37(2):108-109

14. Coccia ME,Rizzello F,Cammilli F,et al. Endometriosis and infertility Surgery and ART:An integrated approach for successful management. Eur J Obstet Gynecol Reprod Biol,2008,138(1):54-59

15. Demirol A,Guven S,Baykal C. Effect of endometrioma cystectomy on IVF out come:a prospective randomized study. Reprod Biomed,2006,12(6):639-643

16. Kupka MS,Gnoth C,Buehler K,et al. Impact of femaleand male obesity on IVF/ICSI:results of 700,000 ART cycles in Germany. GynecolEndocrinol,2011,27:144-149

17. Kahyaoglu S,Ertas E,Kahyaoglu I,et al. Does laparoscopic cystectomy and cauterization of endometriomas greater than 3 cm diminish ovarian response to controlled ovarian hyperstimulation during IVF-ET? A case-control study. J Obstet Gynaecol Res,2008,34(6):1010-1013

18. Luke B,Brown MB,Wantman E,et al. Cumulativebirth rates with linkedassisted reproductive technology cycles. N Engl J Med,2012,366(26):2483-2491

19. Matalliotakis IM,Cakmak H,Mahutte N. Women with advanced-stage endometriosis and previous surgery respond less well to gonadotropin stimulation,but have similar IVF implantation and delivery rates compared with women with tubal factor infertility. Fertil Steril,2007,88(6):1568-1572

20. M. SANMARCO,N. BARDIN,L. CAMOIN,et al. Antigenic Profile,Prevalence,and Clinical Significance of Antiphospholipid Antibodies in Women Referred for in Vitro Fertilization. Ann. N. Y. Acad. Sci,2007,1108:457-465

21. Revelli A,Casano S,Piane LD,et al. A retrospective study on IVF outcome in euthyroid patients with anti-thyroid antibodies:effects of levothyroxine,acetyl-salicylic acid and prednisolone adjuvant treatments. Reprod Biol and Endocrinol,2009,7:137

22. Simon A,Laufer N. Repeatedimplantationfailure:clinicalapproach. FertilSteril,2012,97(5):1039-1043

23. Sallam H,Garcia-Velasco J,Dias S,et al. Long - term pituitary down-regulation before in vitro fertilization(IVF)for women with endometriosis. Cochrane Database Syst Rev,2006,25(1):CD004635

24. Yi-ping Zhong,Ying Ying,Hai-tao Wu,et al. Impact of anticardiolipin antibody on the outcome of in vitro fertilization and embryo transfer. AJRI,2011,65:504-509

25. Ying Ying, Yi-ping Zhong, Can-quan Zhou, et al. A retrospective study on IVF outcome in patients with anticardiolipin antibody: effects of Methylprednisolone plus low-dose aspirin adjuvant treatment. J Reprod Immunol,2012,94(2):196-201

26. Ying Ying, Yi-ping Zhong, Can-quan Zhou, et al. Antinuclear antibodies predicts a poor IVF-ET outcome: impaired egg and embryo development and reduced pregnancy rate. Immunol Invest,2012,41(5):458-468

27. Yi-ping Zhong, Ying Ying, Hai-tao Wu, et al. Relationship between Antithyroid Antibody and Pregnancy Outcome following in Vitro Fertilization and Embryo Transfer. Int J Med Sci,2012,9(2):121-125

28. Yazbeck C, Madelenat P, Sifer C, et al. Ovarian endometriomas: Effect of laparoscopic cystectomy on ovarian response in IVF-ET cycles. Gynecol Obstet Fertil,2006,34(9):808-812

第四节　卵母细胞质内单精子显微注射

卵母细胞质内单精子显微注射(intracytoplasmic sperm injection,ICSI)技术是指借助显微操作的方法将单个精子注入到成熟卵母细胞胞浆内,从而使精子和卵母细胞在体外结合受精,形成受精卵并移植回体内以达到妊娠目的。

1992 年比利时布鲁塞尔自由大学的 Palermo 等在显微镜下将单个精子直接注射到卵细胞胞浆内,获得了世界上人类首例 ICSI 婴儿的诞生,这是人类辅助生殖技术历史上新的里程碑。1996 年,我国首例 ICSI 试管婴儿在中山大学附属第一医院生殖医学中心诞生。ICSI 技术在全世界广泛应用,已成为治疗男性不育的重要手段。ICSI 技术的优点包括:①受精率高,从而获得更多可供移植胚胎,提高了妊娠率;②直接将单个精子注入卵胞浆内,显著降低了多精受精率;③精子的来源、数量、活动度及形态对受精无影响,增加男性不育患者的生育几率。然而,ICSI 技术避开了人类生殖自然选择的过程,因此可能会增加后代出生缺陷的患病率。已有研究表明,Y 染色体长臂基因或基因簇微缺失(AZF)与无精或严重少弱精有关。此外,严重少弱精患者染色体异常包括嵌合体比例较正常人群高。因此,ICSI 技术应用要严格掌握适应证,并重视术前的遗传学咨询及检查。

一、适　应　证

(一) 严重少、弱、畸精子症

ICSI 仅需数条精子可以实现受精、妊娠。ICSI 是男性因素不育患者的最有效的治疗方法,但目前尚无统一而明确的需行 ICSI 治疗标准,普遍认为以下精子异常需行 ICSI:①严重少精症:一次射精的精子浓度 $\leq 5 \times 10^6$/ml;②精子密度 $\geq 5 \times 10^6$/ml, $\leq 20 \times 10^6$/ml,但活动率<40%;③精子密度 $\geq 5 \times 10^6$/ml,形态正常精子<4%,或精子活动率<5%;④手术获得的附睾或睾丸少弱精子症。

(二) 免疫性不孕

免疫性不孕主要指因抗精子抗体(AsAb)阳性所致的不孕。AsAb 能阻碍精子顶体释放透明质酸酶,通过干扰精子顶体反应或封闭顶体膜上的抗原位点、抑制精子对透明带的附着与穿透而造成受精失败。ICSI 法是将精子直接注射到卵胞浆内以克服因顶体反应受限而导致的精卵结合问题,改善其受精率。

(三) IVF 受精失败或低受精史

研究发现有完全体外受精失败史的患者,下周期 IVF 的受精率不会超过 25%。故有体外受精失败史或低受精(受精率<50%)者,则下周期应行 ICSI。虽然常规受精失败患者在新的治疗周期中建议采用 ICSI 受精,但是 ICSI 不能完全避免受精失败。故在确定新的方案时应详细分析前次失败原因。

(四) 不明原因不育

15%~20%不明原因不孕患者存在受精的问题。可能由于目前尚有无法检测出的免疫因素或精子及卵子受精能力的缺陷。目前对于这类患者首选治疗方案是宫腔内人工授精(intrauterine insemination,IUI),如果多次 IUI 未孕,在行 IVF 方案治疗时,若卵子数量允许,可采用常规受精和 ICSI 受精各半的方式,这样可以最大限度地获得可移植的胚胎。

(五) 圆头(顶体缺乏)精子或完全不活动精子

对于圆头(顶体缺乏)精子或完全不活动精子,唯一的方法是 ICSI 治疗。可应用低渗试验从不活动精子中选择活精子或直接使用其睾丸精子进行 ICSI,有助于提高受精率。由于目前对于圆头精子进入卵细胞后的受精过程缺乏了解,圆头精子行 ICSI 的安全性尚无保证,故应慎重。

(六) 植入前遗传学诊断

对于需行植入前遗传学诊断(preimplantation genetic diagnosis,PGD)的胚胎,为避免透明带上黏附精子对 PCR 或 FISH 检测结果判定的影响,通常采用 ICSI 受精后再行 PGD。

(七) 体外成熟技术

采用卵母细胞体外成熟(in vitro maturation,IVM)技术方案,获得的未成熟卵母细胞需要经过 24~48 小时的体外培养使其发育成熟。长时间的体外培养可能导致卵母细胞透明带变硬,妨碍精子穿透,为保障受精,建议 ICSI 辅助受精。

(八) 卵母细胞冷冻保存

冻融过程易使卵母细胞的透明带韧性发生改变,受精潜能受到影响,行常规体外受精,受精率极低。ICSI 技术应用于冻融卵子的受精过程可以提高其受精率,但是采用 ICSI 作为冻融复苏卵子的辅助受精方式并不能提高卵裂率及优质胚胎率。

(九) 精液冻存

在 IVF 治疗中预计男方在取卵当日可能发生取精困难或其他因素导致无法获得精液者,可提前收集精液冻存备用。有生育要求的恶性肿瘤患者,在接受放疗和化疗前,亦可先将精液冷冻保存。由于精子经冷冻后活力会减弱并可能受精能力下降,在这种情况下也可采用 ICSI 治疗以保证受精率。

（十）补救 ICSI

在 IVF 治疗周期中完全受精失败占 3% ~5%。对于 IVF 治疗中未受精的卵子是否行补救 ICSI 目前尚无一致意见。对于取卵日的不成熟卵母细胞，因在培养液中过夜培养后可以促进其成熟，对其进行 ICSI 补救受精，可以获得临床妊娠。但是对于取卵当天已经成熟的卵母细胞，过夜培养可能导致卵母细胞老化；长时间暴露于培养液内的毒性物质，增加卵母细胞内遗传物质及染色体异常的几率，影响胚胎发育潜能，降低妊娠率及增加流产率。另有报道认为，在 IVF 治疗过程中，有时 2PN 和卵裂出现的延迟，而且有时 2PN 出现并不总是能够观察到，这些卵子里面实际上已经有精子的进入。如行补救 ICSI 可能会导致多精受精的可能，也可能会对已经受精的卵子造成损伤。

（十一）Half-ICSI

多年原发不孕的患者，可能出现全部 IVF 受精失败，为了避免此种情况发生，如果卵子数量允许，可将卵子一半行 ICSI，另一半行 IVF 受精。移植原则优先移植常规 IVF 受精胚胎，ICSI 受精获得的胚胎冷冻保存。

二、禁　忌　证

1. 有如下情况之一者，不得实施 ICSI 技术

（1）夫妻任何一方为性传播疾病患者、传染病患者或生殖泌尿系统急性感染者；

（2）夫妻任何一方具有吸毒等严重不良嗜好；

（3）夫妻任何一方接触致畸量的射线、毒物、药品并处于作用期；

（4）夫妻任何一方患有《母婴保健法》规定的不宜生育的、目前无法进行 PGD 筛查的遗传学疾病。

2. 女方生殖器官不具备妊娠能力或患有严重躯体和精神疾病不能承受妊娠。

3. 夫妻任何一方对 ICSI 具有明显的心理障碍。

三、卵母细胞质内单精子显微注射的基本步骤

（一）临床准备

1. 对夫妻双方充分告知 ICSI 的基本过程、并发症、潜在的风险和费用，并双方签署知情同意书。

2. 女方常规在月经周期第 2 ~4 天进行基础内分泌测定：促卵泡生成素，黄体生成素，雌二醇、催乳素等，结合年龄、基础窦卵泡数目、月经情况及既往促排卵情况等，制定合适的促排卵方案；完成血尿常规、肝肾功能、肝炎病毒及 HIV 等常规术前检查；排除患者的身体疾患尤其是卵巢病变。

3. 男方常规进行染色体核型分析及精子形态学检测。

（二）促排卵方案

ICSI 的促排卵方案与常规 IVF 的促排卵方案相一致（参见本章第一节）。

（三）ICSI 的实验室操作

ICSI 的实验室操作参见本篇第三章第五节。

（乔　杰）

第五节　卵母细胞的体外成熟技术

一、概　　念

作为女性生殖细胞的卵母细胞，具有减数分裂功能。卵母细胞成熟要经历两次减数分裂，其过程是指卵母细胞重新启动第一次减数分裂到停滞在第二次减数分裂中期，第二次减数分裂的完成发生在受精的瞬间。与此同时，胞质成熟也为卵母细胞受精和受精后的胚胎发育做好了必要准备。正常情况下，卵母细胞的减数分裂过程是在体内完成的，经过女性月经卵泡期的生长过程，在月经中期黄体生成素峰的作用下，卵母细胞完成了由生殖泡期（germinal vesicle，GV）到第二次减数分裂中期（metaphase Ⅱ，MⅡ）的成熟过程。卵母细胞体外成熟（in vitro maturation，IVM）是指从卵巢上的小卵泡中获取未成熟卵母细胞，在体外经过适宜的条件进行成熟培养，使卵母细胞成熟并具备受精能力。通常所说的 IVM 技术就是指卵母细胞体外成熟后再行体外受精-胚胎移植的技术。

Pincus 与 Enzmann 于 1935 年最早提出兔子的卵母细胞从囊状卵泡取出后，可以在体外自发成熟。Edwards 于 1965 年报告人类卵巢组织的卵泡中获得的卵母细胞在含有血清的培养基中能够成熟。1991 年，Cha 报道了人类第一例通过卵母细胞体外成熟技术获得的胚胎移植后妊娠并分娩的病例。随后，IVM 技术迅速发展，超声引导下经阴道穿刺小窦卵泡技术的应用为 IVM 在临床的广泛应用奠定了基础，Trounson 于 1994 年利用经阴道穿刺小窦卵泡技术从 PCOS 妇女的非刺激周期获得未成熟卵母细胞，行 IVM 后成功妊娠。陈子江等报告中国内地第一例 IVM 婴儿于 2001 年出生。除了自然周期小窦卵泡穿刺，为了适应不同的临床需要，IVM 临床方案也日趋多样化，1999 年，Chian 等首次报道取卵前 hCG 刺激用于 IVM，Mikkelsen 及 Suikkari 分别于 1999 年和 2000 年报道了 FSH 刺激用于 IVM，随后，IVM 技术逐渐成为辅助生殖技术治疗不孕症的供选方案之一，尤其为 PCOS 患者带来了极大的便利。

常规促排卵技术存在一定的问题，如促性腺激素反复刺激，升高卵巢过度刺激综合征（ovarian hyperstimulation syndrome，OHSS）的发生率，尤其是 PCOS 患者。同时，对卵巢的反复刺激可能会增加卵巢癌、子宫内膜癌和乳腺癌的发病率。IVM 技术为辅助生殖技术治疗不孕症提供了新的选择，其临床意义主要在于：免除辅助生殖技术超促排卵造成过度刺激的危险，这对于 PCOS 患者尤其重要；减少长或短的刺激周期间促性腺激素对其靶器官或组织（如卵巢、子宫内膜和乳房）产生的副作用；节省医疗费用和就医时间；帮助解决卵巢组织冷冻保存后卵母细胞的成熟问题，以及未成熟卵母细胞冷冻保存后的应用问题，用于为卵巢去势患者保存生育力和建立"卵母细胞库"，为有关卵母细胞成熟机制的研究建立体外模式。

尽管在 IVM 技术应用于临床之初，成功率并不理想，只有极少数的活产报告，但在过去的二十年中，IVM 的妊娠

率已达到21% ~54%,据不完全统计,至2008年为止,全世界范围内有超过1300个IVM新生儿的诞生。尽管IVM技术已经成为临床辅助生殖技术的一部分,但IVM技术中卵母细胞核质成熟同步化、胚胎发育速度与子宫内膜的同步化以及其优质胚胎率及临床妊娠率仍然不能达到常规体外受精-胚胎移植技术的水平等问题,一直是困扰IVM技术的难题,关于IVM的基础研究及临床技术的探索,目前仍然是生殖生物学及生殖医学研究的热点。

二、适 应 证

IVM最初设计主要用于PCOS不孕症患者以获得更安全和简单的IVF治疗,以避免OHSS的发生,随后,IVM的适应证才逐渐扩展到其他因素不孕症,列举如下:

(一) PCOS 不孕症

在PCOS不孕症的传统治疗中,常用促卵泡激素或其他促性腺激素如HMG促排卵。由于PCOS患者特殊的病理生理特点,Gn的剂量并不容易把握,小剂量可能不反应,大剂量会发生"爆发式"的卵泡生长,从而容易产生卵巢过度反应和OHSS。OHSS会对患者健康造成很大的危害,不仅影响妊娠结局,重度的OHSS患者可能出现腹水、胸水,甚至危及生命。利用IVM技术治疗PCO或PCOS不孕症,无需Gn或仅低剂量Gn刺激,可有效地避免OHSS的发生。

(二) 对促性腺激素反应过激的患者

在已经开始的IVF治疗周期,对于表现出有对外界激素刺激反应过度或者可能存在OHSS高风险的患者,IVM结合IVF可以作为一个安全的替补方案。目前一个被证实有效可行的方案是,当优势卵泡直径达到12~14mm,给患者注射人绒毛膜促性腺激素,随后36小时取卵,将不成熟的卵母细胞在体外行成熟培养,提高卵母细胞利用率,再根据卵母细胞的成熟状况适时受精,获得优质胚胎再行胚胎移植术。

(三) 对激素反应欠佳的患者

对激素反应不良在IVF治疗过程时有发生,普遍的原因是年龄因素导致的卵巢储备功能降低,也有少数年轻患者。这些患者往往反复刺激周期,即使加大促性腺激素剂量也不能获得足够数量和质量的卵母细胞,IVM技术的应用为该类患者提供了治疗的新选择。有研究显示,自然周期IVF同时行IVM,可以获得更多可用的卵母细胞,增加可移植胚胎数量,从而增加妊娠的机会。

(四) 便于卵母细胞捐赠

卵母细胞捐赠不同于精子捐赠,自然周期单个卵泡穿刺的效率较低,促排卵治疗会有OHSS的风险,另外,多次注射和频繁超声监测带来的不便,以及卵巢刺激性药物带来的副作用及远期风险,致使健康女性的卵母细胞捐献难以实现。IVM技术的应用可以消除捐卵者的顾虑,在自然状态下捐赠未成熟卵母细胞,有助于实现健康女性的卵母细胞捐赠。

(五) 保存生育力

IVM可以为患有恶性肿瘤的年轻女性提供卵母细胞冷冻保存的机会,未成熟卵母细胞穿刺可以在月经周期的任何阶段进行,获得的未成熟卵母细胞行IVM后冷冻,也可以先行未成熟卵母细胞冷冻保存,等将来使用时再进行IVM和体外受精。用未成熟卵母细胞穿刺的方法保存生育力,可以防止促排卵过程拖延时间影响患者本身疾病的治疗,更适用于激素敏感性肿瘤患者。此外,卵巢组织的冷冻和IVM技术的结合也代表了一种新型的生育力保存策略。

三、卵母细胞体外成熟技术的临床方案

卵母细胞体外成熟技术在临床治疗方面的应用主要针对于PCOS患者,也可以应对IVF治疗周期中可能出现OHSS的情况。对于卵巢功能低下或者对激素刺激欠敏感的患者也有一定的应用价值。

(一) 未刺激周期或自然周期

对于PCOS患者,IVM技术的实施主要是在未刺激周期或自然周期,对于有自然月经周期的患者和无排卵无规律月经的患者都适应。取卵直接在卵泡期进行,通常在超声监测卵泡直径达到5~12mm,无优势卵泡出现时,直接给予hCG 5000~10 000U,36小时后取卵,取卵后加口服的雌二醇(estradiol,E_2)和孕酮使子宫内膜同步化。子宫内膜同步化准备的方法通常为取卵日口服戊酸雌二醇4mg/d,2天后改为6mg/d。如果取卵日子宫内膜厚度≤4mm,则E_2口服剂量适当增加2mg/d,一直用至复查是否妊娠日。卵母细胞受精日开始给予黄体酮60mg/d肌内注射,2天后改为80mg/d。根据胚胎情况行第二天/第三天胚胎移植或囊胚移植,孕酮一直用至复查是否妊娠日。

(二) 小剂量刺激周期

在取未成熟卵前的短期Gn刺激方案,有利于未成熟卵的获取和卵母细胞的体外成熟。在月经或撤退性出血第3天,使用Gn75U/d或者150U/d,不增量用5~10天,B超监测卵泡发育情况,当卵泡直径为5~12mm,无优势卵泡出现时,给予hCG 5000~10 000U,36小时后取卵。内膜准备及黄体支持同上。

理论上讲,在早卵泡期应用FSH能够增强未成熟卵母细胞体外成熟和发育的能力,但是对临床妊娠率的提高作用不大。取卵前36小时注射hCG不仅提高了卵母细胞成熟率,而且加快了成熟的进程,对提高IVM的成功率是有帮助的。相对于正常卵巢的患者来说,PCOS和PCO患者应用hCG后行IVM能够有效提高临床妊娠率。

(三) 未成熟卵母细胞的获取

在B超引导下经阴道穿刺取卵技术已经成为目前普遍使用的取卵技术,未成熟卵母细胞的穿刺与IVF取卵基本相同,但是抽吸负压要降低至7.5 kPa,而且取卵针要用特制的未成熟取卵针,其特点是针尖更加锐利,其针尖长度缩短,以便穿刺小窦卵泡使用。小窦卵泡穿刺前后最好用IVM专用取卵液或者带有肝素的体外培养液冲洗针管和取卵管,以免取卵过程中带血的卵泡液凝固影响显微镜下捡卵,取出的卵泡液要尽快送进体外培养实验室。

通常未成熟卵泡穿刺获得的卵丘-卵母细胞复合物(cumulus-oocyte complexes, COCs)因其体积较小颗粒细胞紧凑在解剖显微镜下较难辨认,除非是很有经验的实验员。

目前在临床上通常用细胞过滤网（cell strainer）来辅助捡卵，将穿刺获得的卵泡液经过细胞过滤网过滤（70μm），收集到的细胞及组织用37℃预热的取卵液冲洗到同一个捡卵培养皿中，在解剖显微镜下集中寻找未成熟COCs，然后将获得的未成熟COCs在体外成熟培养液中进行培养。

关于IVM患者卵泡直径大小与卵泡穿刺时机的掌握，目前认为应当在主导卵泡直径达到10～12mm时即注射hCG，36小时后取卵行IVM。如果主导卵泡直径>12mm，甚至14mm，将对其周围的卵泡产生不良的抑制作用，从而降低IVM的成功率。

（四）卵母细胞体外成熟技术的实验室过程

参阅：本篇第三章第四节"卵母细胞的培养和体外成熟"。

四、卵母细胞体外成熟技术的临床效果及评价

IVM技术历经多年的发展，在其临床处理方案及实验室技术方面都有了很大的改进，这些改进有效地提高了胚胎质量和临床妊娠率。PCOS作为不孕症的高发人群，其在不孕症患者中所占的比例可达25%～30%，IVM技术成为治疗PCOS不孕症安全有效的选择。

（一）临床妊娠及分娩

目前的资料显示，通过IVM技术治疗的PCOS不孕症患者的临床妊娠率和着床率可以达到35%～40%和10%～15%，但仍低于传统IVF。尽管IVM的临床妊娠率尚低，但较低的治疗费同时避免了OHSS的发生使得IVM成为目前PCOS患者安全妊娠的最好选择。IVM的成功率与窦卵泡的数目、卵巢基质血流速度峰值、获得的未成熟卵母细胞数目、取卵时有无优势卵泡、移植时内膜厚度有关。如何避免各种影响因素的干扰，将IVM技术调整到最理想状态仍然是IVM研究今后努力的方向。

（二）产科相关结果及出生婴儿健康

IVM的流产率也较高，文献报道显示为25%～57%，可能与胚胎质量欠佳或者子宫内膜准备不足有关。PCOS患者经过IVM的卵母细胞其胞质成熟度不够，从而影响其超微结构及进一步的发育潜能，可能是其部分原因。同时，PCOS患者的异常内分泌状况也会对妊娠结果产生一定的影响。

辅助生殖技术获得的新生儿的出生体质量普遍低于自然妊娠组，但IVM技术获得的新生儿与常规IVF/ICSI技术获得的新生儿相比，出生体质量没有差异，通过IVM技术获得的双胞胎与多胞胎率及单胞胎剖宫产率也没有增加。

关于IVM出生婴儿的健康调查尚无大样本数据，目前的研究结果显示IVM婴儿先天畸形率与常规IVF/ICSI婴儿比较没有显著性差异，IVM婴儿身体生长的物理指标跟自然怀孕的相似。目前现有的报告和数据显示，在通过IVM技术产生的婴儿中，并没有出现先天畸形率升高及身体和精神发育滞后的现象。

（三）IVM的安全性

在人类运用IVM技术出生的婴儿中并无畸形率升高的报道，但由于IVM技术涉及更多的体外操作，且体外成熟的卵母细胞其质量仍然不及体内成熟者，现有的IVM技术仍然不能完全保证正常发育婴儿的出生。

临床技术的进步依赖于基础研究的突破，从根本上掌握卵母细胞成熟的相关机制，认识卵母细胞质成熟的关键因子，将有助于临床IVM技术的改进和提高。随着分子生物学研究的进一步深入，如何在分子水平描述IVM，了解卵母细胞成熟过程中的基因转录及蛋白表达等已成为进一步研究的方向。IVM的细胞遗传学及受精后的胚胎发育分子生物学方面的研究等也是亟待解决的问题。相信，随着IVM基础与临床研究的进一步深入，IVM技术会有很大的提高，必将会更加高效地服务于临床治疗。

（陈子江　徐艳文　李梅）

参 考 文 献

1. 曹义娟,李媛,陈子江,等.体外成熟对卵母细胞纺锤体及染色体形态的影响.中华妇产科杂志,2006,41(4):267-268
2. 陈子江,刘嘉茵.多囊卵巢综合征-基础与临床.北京:人民卫生出版社,2009,398-424
3. 黄国宁,孙海翔.体外受精-胚胎移植实验室技术.北京:人民卫生出版社,2012,391-401
4. 李春艳,李媛,陈子江,等.多囊卵巢综合征患者未成熟卵母细胞体外成熟培养后生长分化因子-9的表达.生殖与避孕,2006,26(1):10-15
5. 刘姗,李媛,陈子江.卵母细胞成熟过程中线粒体的变化.细胞生物学杂志,2007,29(1):31-34
6. 徐玉萍,向卉芬,邹薇薇,等.未成熟卵母细胞体外成熟技术在多囊卵巢综合征不孕症治疗中的应用.中华妇产科杂志,2012,(1):14-18
7. 杨永杰,张燕君,李媛.卵丘细胞对卵母细胞发育潜能的影响.解剖学报,2007,38(6):700-706
8. 赵涵,李媛,高选,陈子江.人类卵母细胞减数分裂进程及形态学研究.解剖学报,2006,37(4):479-483
9. Guzman L, Ortega-Hrepich C, Albuz FK, et al. Developmental capacity of in vitro-matured human oocytes retrieved from polycystic ovary syndrome ovaries containing no follicles larger than 6 mm. Fertil Steril,2012 Feb 23.[Epub ahead of print]
10. Ge HS, Huang XF, Zhang W, et al. Exposure to human chorionic gonadotropin during in vitro maturation does not improve the maturation rate and developmental potential of immature oocytes from patients with polycystic ovary syndrome. Fertil Steril,2008,89(1):98-103
11. Holzer H, Scharf E, Chian RC, et al. In vitro maturation of oocytes collected from unstimulated ovaries for oocyte donation. Fertil Steril,2007,88(1):62-67
12. Jee BC, Han SH, Moon JH, et al. Influence of well difined protein source on in vitro maturation of human oocyte:human folliclar fluid versus human serum albumin. Fertil Steril,2008,89(2):348-352
13. Marcus W. Jurema and Daniela Nagueira, In vitro maturation of human oocytes for assisted reproduction. Modern Trend,2006,86(5):1277-1291
14. Shu-Chi M,Jiann-Loung H,Yu-Hung L,et. al. Growth and development of children conceived by in-vitro maturation of human oocytes. Early Hum Dev,2006,82(10):677-682
15. Smitz J,Picton HM,Platteau P,et al Principal findings from a multi-

center trial investigating the safety of follicular-fluid meiosis-activating sterol for in vitro maturation of human cumulus-enclosed oocytes. Fertil Steril,2007,87:949-964

16. Suikkari AM,Soderstrom-Anttila V. In-vitro maturation of eggs:is it really useful? Best Pract Research Clin Obstet Gyn,2007,21(1): 145-155

17. Soderstrom-Anttila V,Salokorp T,Pihlaja M,et al. Obstetric and perinatal outcome and preliminary results of development of children born after in vitro maturation of oocytes. Hum Reprod,

2006,21(6):1508-1513

18. Vanhoutte L,Sutter PD,Nogueira D,et al. Nuclear and cytoplasmic maturation of in vitro matured human oocytes after temporary nuclear arrest by phosphodiesterase 3-inhibitor. Hum Reprod, 2007,22(5):1239-1246

19. Yuan Li,Feng HL,Cao YJ,et al. Confocal microscopic analysis of the spindle and chromosome configurations of human oocytes matured in vitro. Fertil Steril,2006,85(4):827-832

第三章

辅助生殖实验室技术

第一节　辅助生殖技术实验室的建立

辅助生殖技术的迅速发展，已使得体外受精与胚胎移植（in vitro fertilization and embryo transfer，IVF-ET）成为治疗不孕症的有效手段，迄今已有近400万名试管婴儿出生。IVF-ET 的重要环节是从体内取出配子，经体外受精、培养等操作获得胚胎，再将发育良好的胚胎移植回母体内。IVF 实验室是为体外操作配子/胚胎提供一个相对的安全环境，对 IVF-ET 助孕至关重要。建立一个新实验室应考虑诸多因素的影响，这些因素可能因地域的不同存在差异，如气候以及所在地的空气质量等。

一、选　　址

实验室的位置选择要充分考虑所在地空气质量对未来

IVF-ET 妊娠结局的影响。从城市环境考虑,选址应避开产生大量污染的工厂或大型工地,必要时在建立前咨询城市规划部门,选址附近有无大型建筑或是改建工程计划,其次避免建立在餐厅、加油站以及繁忙的交通要道处,大量的人流以及机动车辆会带来严重的空气质量污染;从院内环境考虑,选址应远离手术室、消毒室、放射科、病理科、洗涤室、传染科、中心实验室或检验科、细胞遗传室、分子生物实验室等。这些科室常用的消毒剂、洗涤剂、制片固定、染料等可能影响实验室室内空气质量,增加 IVF 实验室空气净化的难度。IVF 实验室通常设置在相对独立、较高的楼层。

二、面积与布局

实验室面积的决定主要考虑两个因素,一是 IVF 周期数,周期数的估计可考虑生殖中心所在地的人口、育龄人口数以及不育症门诊量,2% ~ 8% 的不育患者适合做辅助生殖助孕;其次是考虑实验室未来的发展,如实验室改建、扩展等,以便适应周期数的增加。胚胎培养室有足够的发展空间,对新增仪器所摆放的位置,以及所在位置的电路、网络配置等要有充分的考虑。除培养室外,胚胎冷冻室、液氮储存室、精液制备室等应留有足够的空间。IVF-ET 实验室的布局,主要考虑不同功能室之间的设计要方便人员之间的交流以及行走路线最短的原则来分布。目前常被采用的是以取卵室、胚胎移植室和胚胎培养室三者之间构成"T"字形为基础构型。以胚胎培养室为中心,其他各功能室分布靠近培养室。

三、各功能室设计与要求

IVF 实验室主要包括取卵室、精液制备室、胚胎移植室、胚胎培养室、胚胎冷冻室等,其他辅助功能室如取精室、准备室、风淋室、资料室、储备室、气瓶室,此外对显微操作室应独立专门设计,包括地面、墙面都应采取避震的材料。配子/胚胎操作区域要求为百级,IVF 实验室可为空气尘埃粒子千级或万级,其余部分可为十万级。取卵室和移植室共用一个供风系统,用于操作和培养胚胎的实验室应有独立的送风系统,容易忽略的是储备室的供风系统,作为储藏实验室的常用耗材,如各种规格的培养皿、离心管、移液管、移植管等都会释放大量的挥发性有机化合物(volatile organic compounds,VOCs),此外存放试剂的冰箱也会产生 VOC,因此,不应与培养室共用一个送风系统,应有自己单独的送风系统,且具备良好的通风和温度控制功能。

取卵室/胚胎移植室:用于手术取卵和胚胎移植,如使用麻醉还需考虑呼吸机等急救设备的放置。

胚胎培养室:作为胚胎的体外操作和培养的一个大环境,其设计和装饰要求都有别于其他功能室。要求独立的送风系统,并与其他功能室保持空气正压力,培养室装饰避免使用高挥发性材料,如地板胶应与空气层流的级别相吻合。培养箱通常放置在超净工作台两侧,取卵周期数多的中心,培养箱可置在胚胎培养室中央区域,便于保证操作区域和培养箱之间的距离最短且技术人员操作方便。

显微操作室:有条件的实验室可以设置专用的显微操作室。应紧邻胚胎培养室。地面、墙面使用减震材质,工作台面增加防震装置。

精液制备室:墙面、地面、工作台面材料同上。工作台面的设计应考虑较多离心机造成的震动影响。

胚胎冷冻及冻胚储存室:冷冻室地面应采用特殊材质,避免液氮溅落损坏地面,可采用金属防滑地板。储存室加装氧气监测报警探头,防止液氮意外泄漏造成不可挽回的损失。

气瓶室:用于存放充满气体(CO_2 或 N_2)的钢瓶,气体经一密闭的不锈钢管引入实验室内,接口设置在培养箱放置较集中的位置。备用气瓶的气体阀门可自动转换,并装有报警措施,以便及时更换气体。

储备室:用于存放胚胎培养室常用的耗材。新的物资,包括消毒的材料,会长时间释放多种有害化合物,因此储备室应是独立送风或排风系统,可以减少培养室内的空气污染。

四、空气质量要求

空气质量的污染常以空气中尘埃颗粒数以及气体成分来判定,其对卵子和胚胎的影响是复杂的,VOCs 通过空气可以进入培养液,然后进入细胞,直接影响细胞的生理功能,抑制细胞分裂,导致染色体异常等,如苯并[α]芘经过相应转换可以结合 DNA,破坏 DNA 结构。有研究报道,IVF 治疗过程中,空气中 PM10、PM2.5 以及 NO2 浓度的增加影响 IVF 助孕结局。Cottin 等研究 VOCs 对 IVF 结局的影响,在未能检测到 VOCs 的阶段里其新鲜周期的妊娠率显著高于能检测到 VOCs 组,而两组间 FET 周期妊娠率无显著性差异,这可能是由于 FET 中胚胎暴露于空气的时间较新鲜周期短的缘故。利用气相指纹色谱分析发现,检出 VOCs 的阶段空气中含二甲苯、丙苯。

目前缺少研究来定量阐述空气质量对人类胚胎影响的一个限值,如胚胎培养期间,尘埃粒子、TVOCs 控制在多少不会影响 IVF 的妊娠结局,但从胚胎在体内环境发育的角度考虑,尽可能地提高室内的空气质量,对胚胎的发育是有利的。但实际,由于受室外空气的污染,以及室内人员的进入、各种实验耗材、仪器设备的应用等,要很好地控制实验室内的空气质量是一项艰难的工作。

新建立的实验室可将空调、层流开启,调节温度至 30℃ 以上,充分交换至下班关机,开启所有培养室的房门通风,必要时开启大功率换气扇,加强通风。第二日早上重复前述过程。这一过程可能需要 4 周以上,具体时间主要依据装修材料的性质。该方法可有效降低新建实验室 VOCs 的浓度。正式使用前做 VOCs 监测并做鼠胚培养试验。

五、仪器配置与安装

仪器是实验室开展工作的保障。主要仪器设备有:显微镜、培养箱、超净工作台、显微操作仪、冷冻仪、液氮罐、冰箱、热板。在选购仪器时,主要依据工作量以及重要仪器的备用等而决定。如显微操作仪、程序冷冻仪应有备用仪器,以便突发故障时不会影响到正常工作的开展。

（一）显微镜

在购买显微镜时主要考虑其主要用途。在胚胎操作过程中,不同的操作会对显微镜有不同的要求。IVF 实验室需配置的显微镜主要有以下几类:用于常规精胎分析、精液体外处理和观察精子的相差显微镜,用于选卵、受精、观察胚胎的解剖显微镜,用于显微操作及胚胎评估的倒置显微镜及用于胚胎植入前遗传学诊断的荧光显微镜。

（二）CO_2 培养箱

培养箱主要为配子/胚胎提供相对稳定的体外生长环境,如通过控制 CO_2 的浓度来维持适宜的酸碱度,配子体外发育主要是在培养箱内完成,因此,培养箱的精确性对 IVF 实验室非常重要。

常用的 CO_2 按其加热结构可分为气套式加热和水套式培养箱,两种类型培养箱各有优缺点:水套式培养箱是通过一个独立的热水隔间包围内部的箱体来维持温度的恒定,热量通过辐射传递到箱体内部从而保持了温度的恒定。其优点是当遇到意外断电的时候,水套式系统能继续维持箱体内温度较小的波动;而气套式加热系统是通过箱体内的加热器直接对箱内气体进行加热的,在箱门频繁开关引起的温度经常性改变的情况下能够迅速恢复箱体内温度的稳定。因此,气套式与水套式相比,具有加热快,温度的恢复比水套式培养箱迅速的特点,特别有利于短期培养以及需要箱门频繁开关的培养。此外,二氧化碳培养箱还具备外门及辅助加热系统,这个系统能加热内门,能够更好地维持箱体内温湿度的稳定。

培养箱内相对湿度的控制是非常重要的,若是开放式培养,湿度的不稳定会显著改变培养基的渗透压。设计合理的培养箱在加湿设置上,应该通过高温雾化的方式保持培养箱内湿度,且供水设备设置外挂,这样不仅湿度恢复得快,而且每次换水时不需要开启培养箱,从而避免温度和气体发生变化。目前采用干燥环境培养的培养箱,利用矿物油覆盖的微滴培养体系也可以获得较理想的培养结果。

培养箱按控制 O_2 浓度的不同分两气（高氧）和三气（低氧）培养箱。三气培养箱增加了控制 O_2 浓度的氧气探头,价格高于两气培养箱。多数研究认为低氧（5% O_2 浓度）更有利于胚胎的体外发育,尤其是囊胚培养,可以提高囊胚的质量。

（三）其他设备

显微操作仪、超净工作台、热板（台）、电子天平、渗透压测试仪、纯水仪;离心机、水浴、pH 计;以及存放试剂的冰箱;用于冷冻胚胎的冷冻仪以及存放冻胚的液氮罐。所有仪器都应有各自的档案,详细记录使用、维护、校准、维修情况。

六、人员配置要求

人员是实验室的核心,因为所有的技术环节以及所有仪器的运行管理都要经实验室人员来完成,所以,实验室技术人员的素质很大程度上决定着一个实验室的成功与否。配备合理数量的技术人员,是稳定工作质量的保证。一项关键技术至少配备两名熟练掌握该技术的工作人员有利于工作顺利进行,但由于每个中心周期数、技术流程和技术人员水平等条件不尽相同,所以难以制定统一的标准,但可依据技术人员的工作时间、技术岗位为原则去配备。若人员配置少,导致操作人员过于繁忙,或处于疲惫的状态下工作,就会存在安全隐患。一个新实验室的建立要有不少于3 位实验室技术人员,2003 年卫生计生委颁发的《人类辅助生殖技术规范》对辅助生殖实验室技术人员的要求:

1. 胚胎培养实验室技术人员必须具备医学或生物学专业学士以上学位或大专毕业并具备中级技术职称;

2. 实验室负责人须由医学或生物学专业高级技术职称人员担任,具备细胞生物学、胚胎学、遗传学等相关学科的理论及细胞培养技能,掌握人类辅助生殖技术的实验室技能,具有实验室管理能力;

3. 至少一人具有按世界卫生组织精液分析标准程序处理精液的技能;

4. 至少一人在卫生计生委指定的机构接受过精子、胚胎冷冻及复苏技术培训,并系统掌握精子、胚胎冷冻及复苏技能;

5. 开展卵胞质内单精子显微注射技术的机构,至少有一人在卫生计生委指定机构受过本技术的培训,并具备熟练的显微操作及体外受精与胚胎移植实验室技能;

6. 开展植入前胚胎遗传学诊断的机构,必须有专门人员受过极体或胚胎卵裂球活检技术培训,熟练掌握该项技术的操作技能,掌握医学遗传学理论知识和单细胞遗传学诊断技术,所在机构必须具备遗传咨询和产前诊断技术条件。

人员应该经过培训和考核合格后进入 IVF 实验室,开始阶段可以做一些辅助工作,如负责收集各项数据,完成各种耗材质控实验、检测 CO_2 培养箱等仪器、温度、CO_2、O_2、N_2 浓度、空气质量检测、操作过程复核等。实验室人员配备和制定工作流程时,一定要确保实验室有足够的人手来实现双人复核,确保医疗安全。

（黄国宁）

参 考 文 献

1. Ritz B, Wilhelm M, Hoggatt KJ, et al. Ambient air pollution and preterm birth in the environment and pregnancy outcomes study at the University of California, Los Angeles. Am J Epidemiol, 2007, 166: 1045-1052

2. Richard S Legro, Mark V Sauer, Gilbert L Mottla, et al. Effect of air quality on assisted human Reproduction. Hum Reprod, 2010, 25 (5):1317-1324

3. P M Perin, M Maluf, PHN Saldiva, et al. Impact of short-term preconceptional exposure to particulate air pollution on treatment outcome in couples undergoing in vitro fertilization and embryo transfer(IVF/ ET). J Assist Reprod Genet,2010,27(7):371-382

4. V Cottin, D Fabian, F Allemann, et al. Impact of volatile organic compounds (VOCs) in the in-vitro fertilization (IVF)-laboratory. 2011,Hum Reprod,26(S1):i184

5. Kea B, Gebhardt J, Watt J, et al. Effect of reduced oxygen concentrations on the outcome of in vitro fertilization. Fertil Steril,2007,87: 213-216

6. Nanassy L, Peterson CA, Wilcox AL, et al. Comparison of 5% and ambient oxygen during days 3-5 of in vitro culture of human embryos. Fertil Steril,2010,93:579-585

7. Waldenstrom U, Engstrom AB, Hellberg D, et al . Low-oxygen compared with high-oxygen atmosphere in blastocyst culture, a prospective randomized study. Fertil Steril,2009,91:2461-2465

8. Meintjes M, Chantilis SJ, Douglas JD, et al. A controlled randomized trial evaluating the effect of lowered incubator oxygen tension on live births in a predominantly blastocyst transfer program. Human Reproduction,2009,(24)2:300-307

第二节　精液的采集和处理

一、精子概述

(一) 精子的发生和成熟

精子发生是非常精细和复杂的生理过程,在胚胎生殖脊内,原始生殖细胞产生精原细胞。精原细胞在胎儿出生后以及整个幼儿期,保持相对静止。男性青春期时,精原细胞开始增殖分化,睾丸开始持续产生精子。精原细胞在曲细精管中经过有丝分裂增殖和分化为精母细胞。精母细胞经过减数分裂,其染色体数目减半,分化为精子细胞。精子细胞再经过变态过程形成精子。精子在睾丸中产生之后,进而在附睾中发育成熟,获得运动能力和受精能力。

(二) 精子的形态和结构

人类精子是由头部、颈部和尾部组成,尾部又分为中段、主段和末段,精子总长度大约55μm。精子的示意图如图 8-3-1 所示,头部包含顶体囊泡、高度浓缩的染色质和极少量的细胞质;尾部中段包含线粒体,为精子运动提供能量物质;尾部主段和末段包含精子的运动装置。成熟精子不进行转录和翻译活动,仅包含很少量的细胞质并具有高度浓缩的染色体,但是具有很强的运动能力。

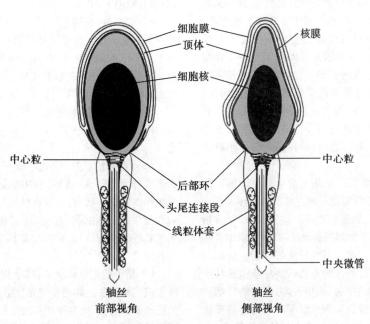

图 8-3-1　人类精子结构示意图

1. 头部　人类精子头部长约5μm,一般为扁平状,正面为椭圆形。精子头部的最前端被顶体覆盖,顶体覆盖了头部的40%~70%。顶体是一种特化的溶酶体,是由一层单位膜组成,其中含有用于穿入卵母细胞所需的各种酶类。如透明质酸酶、酸性磷酸酶、芳基硫酸酯酶、唾液酸酶、顶体素、β-N-乙酰氨基葡萄糖胺糖苷酶、ATP 酶和放射冠穿透酶等,总称为顶体酶。顶体的内侧是高度浓缩的细胞核。人类精子细胞核含有 23 条染色体,由鱼精蛋白包裹。

核和顶体的外面被一层细胞质填充。顶体的后侧细胞质局部浓缩增厚,在精子头部后缘特化成一薄层环状的致密带,紧贴于细胞膜下,这一环状带称为顶体后环。在顶体后环的尾缘,细胞膜与核膜紧密相连,构成环绕精子核的黏合线,称核后环。核后环尾侧为精子头部的最下端。在核的后端,核内陷形成一浅窝,称为植入窝。头与尾部在此处连接。

2. 颈部　颈部为圆柱形,长度只有 0.5μm 左右。颈部前端的致密关节状小头,嵌入到植入窝内。小头外侧由环状排列的 9 条节柱所支撑。小头尖端的节柱内侧,为近端中心体,在受精卵第一卵裂中起作用。远端中心体位于颈部末端,起始精子尾部轴丝的装配。

3. 尾部　精子尾部又称鞭毛,长约50μm,是精子的运动装置。尾部中段为"9+2"微管形式的轴丝,即外围由 9 组二联微管等距离地排成一圈,中央有 2 根单个微管。每个相邻的二联管之间有微管连接蛋白将其相连,另外还有两条短臂样结构横跨于两个相邻的二联管之间,构成短臂的成分为动力蛋白(dynein)。两条中央微管外面包有中央鞘。每个二联管都通过放射辐条与中央鞘相连。轴丝外面有 9 条外周致密纤维。外周致密纤维外面包有线粒体鞘,鞘中的线粒体成螺旋状排列,为尾部的摆动提供能量。尾部的主段结构除没有线粒体鞘外,其他结构与中段相同。

尾部的末端结构更加简单,只有轴丝和质膜,轴丝随末端的延伸逐渐终止。

二、精液的采集和处理

（一）精液的采集

1. 精液采集前的准备　精液采集前应禁欲至少 2 天,最长不超过 7 天。有研究表明排精后的前四天,精液浓度以每天 25% 的速度递增,精子的活力和形态不受影响。精液用于辅助生殖技术治疗时,采集时尤其应注意避免非精液来源的微生物的污染。精液采集前要用肥皂清洗阴茎和双手,使用一次性洁净毛巾擦干手和阴茎。也可以用碘伏消毒和生理盐水冲洗,干棉签擦净的方法对手和阴茎进行消毒。

2. 精液采集的场所　为了避免精液受环境温度变化的影响,缩短精液采集到实验室分析的时间间隔,精液的采集最好在离实验室近的房间内单独进行。采集精液的房间应设在洁净区内,需要定期进行紫外线照射消毒,减少因外界环境引发的精液污染的可能性。对于特殊情况的患者,可以准许患者在家或者附近的宾馆中进行精液采集。但要告知患者以下几点:①用手淫方法采集精液,射入一个由实验室提供的干净的广口容器内。②不能用性交中断法采集精液,因为这容易丢失部分精液或受阴道分泌物的污染。③不能用避孕套收集精液,因为乳胶避孕套会影响精子的存活。④精液运输到实验室的过程中注意保温,尤其是冬天,温度应该维持在 25 ~ 37℃ 之间,并且采集后一小时内要将精液送到实验室。

3. 精液采集的注意事项　采集之前应该给予患者清晰的口头或书面指导。指导应该强调完整的精液样本对分析结果的准确至关重要。如果标本不完整,尤其是富含精子的初始部分丢失时,要在检测报告上注明,并要求患者在禁欲 2 ~ 7 天后重新采集标本。盛有精液的容器上应标有夫妇双方的姓名,随精液容器交给患者的还应该包括精液检验报告单:包括受检者的姓名、出生日期、采集的日期和时间,处理的时间以及精液的表观性状等。采集之前要让患者确认精液容器和精液检验报告单上的信息准确无误。实验室人员收到精液样本时要与患者再次进行核对。

（二）精液分析

世界卫生组织先后于 1980 年、1987 年、1992 年、1999 年和 2010 年制定了五个版本的《人类精液检查与处理实验室手册》,尤其是《世界卫生组织人类精液及精子-宫颈粘液相互作用实验室检验手册》(第四版,以下简称 WHO-4)和《世界卫生组织人类精液检查与处理实验室手册》(第五版,以下简称 WHO-5)对于精液分析实验室技术具有重要指导意义,本章节的很多实验室技术引自上述两版手册。

1. 精液的常规分析　将采集到的精液用于辅助生殖技术治疗前,通常要进行精液的常规分析,主要指标包括精液的外观、体积、液化时间、黏稠度和 pH,精子的浓度、活力、存活率、精子的聚集和凝集。

(1) 肉眼观察

1) 液化:精液在射出后呈典型的半固体凝固态,室温下几分钟内开始液化,逐渐变为均质的液态混合物。正常

精液标本应该在 60 分钟内完成液化,而且液化时间常常不超过 15 分钟。液化后的精液标本可能会含有胶冻状的颗粒物质,这不会对精液分析结果造成影响。然而如果精液中有黏液丝则会影响精液分析的结果。在液化过程中不能剧烈摇晃容器,应该持续轻柔旋转容器,这样可以降低精液密度测定误差。如果精液很难液化,可以向精液样本中加入等体积的生理培养液(如 Dulbecco 磷酸盐缓冲液),用巴氏吸管反复吹打,促进液化。

2) 外观:正常精液的外观应为均质、灰白色。

3) 体积:男性一次射出精液的正常体积应为 2 ~ 6ml,WHO-4 的精液体积正常参考值为 ≥2ml,WHO-5 的精液体积的参考值下限为 1.5ml。精液体积测量的最好方法是称取装有精液的容器的总重量,然后减去容器的重量。按照精液的密度为 1mg/ml,计算出精液的体积。也可以把精液样本转移到锥形底的量筒中,读取刻度上的数字;但是这种方法读取的精液体积会偏低,因为部分精液会被损失,损失的精液体积约为 0.3 ~ 0.9ml。

4) 黏稠度:在液化后,精液的黏稠度可以用巴氏吸管抽吸的方法测量。当精液从吸管中滴出后,产生的细流长度小于 2cm 时属于正常,超过 2cm 时属于异常。也可以将玻璃棒插入精液中,提起玻璃棒,观察拉丝长度,同样视长度大于 2cm 时为异常。

5) pH:应在精液液化后测定精液的 pH,而且应在射精后不超过 1 小时内进行。正常精液的 pH 在 7.2 ~ 7.6 之间。

(2) 显微镜观察:检查精液需要使用相差显微镜,放大倍数分为 100 倍(低倍)和 400 倍(高倍)。先在低倍下观察标本的总体状态,可以观察到精液中的黏液丝、精子聚集和凝集以及体细胞(例如:上皮细胞、红细胞、白细胞和未成熟的生殖细胞)。然后在高倍下可以观察精子的活动力和密度。

1) 精子的聚集和凝集:精子聚集是指精子与精子、体细胞或组织碎片之间的非特异性结合。精子凝集是指活动的精子以头对头、尾对尾或头对尾的方式结合在一起,限制了精子的运动。凝集现象可根据程度不同分为偶然、轻度、中度和重度。

偶然:每个聚集体小于 10 条精子,很多自由运动的精子。

轻度:每个聚集体 10 ~ 50 条精子,有自由运动的精子。

中度:每个聚集体大于 50 条精子,仍有些自由运动的精子。

重度:所有精子结合在一起,没有可以自由运动的精子。

2) 精子的活动力:可以用人工计数方法或计算机自动计数的方法(CASA)来检测。检测时,先把一滴精液滴在干净的载玻片上,盖上盖玻片,然后在高倍镜下观察 10 个不同的区域,同时计数活动精子的百分率。

WHO-4 中,世界卫生组织将精子活动力分为 4 级:

A 级:快速向前运动并有活力的精子(37℃时速度 ≥ 25μm/s,或 20℃时速度 ≥20μm/s,25μm 大约相当于 5 个头的长度或半个尾的长度)

B 级：缓慢向前运动并有活力的精子

C 级：无向前运动但有活力的精子（<5μm/s）

D 级：完全没有活力的精子

然而对技术员来说，很难准确地判断精子前向运动的速度。所以 WHO-5 将精子的活动力进行了更简单的分类：

前向运动：精子以直线或圆圈方式向前运动，不考虑精子运动的速度。

非前向运动：精子无明显向前运动，例如原地画圈或只有尾部摆动。

不运动：精子完全不运动。

3）精子的存活率：当不动的精子超过 50% 时应检测精子的存活率，常用的检测方法包括伊红-苯胺黑实验、伊红 Y 实验和低渗膨胀实验，具体操作可参考 WHO-4 或 WHO-5。

4）精子的浓度：可以用人工计数方法或计算机自动计数的方法（CASA）来检测。人工计数方法中，目前许多辅助生殖技术实验室使用 Makler 计数法，具体方法如下。

将精液混匀，用巴斯德吸管滴一滴精液入 Makeler 计数器，注意避免产生气泡。盖上计数器。用 20 倍物镜来观察。如果精子浓度过高，不易计数，可以将精液浓度稀释，然后将精液滴入 Makeler 计数器。如有精子凝集现象，应重新混合精液，再计数。计数器的计数格为 1mm×1mm，有 100 个小格。计数其中 10 个小格所得精子数为 A，则精子浓度为 $A×10^6$ 精子/ml。如果精子浓度低于 $2×10^6$ 精子/ml，应数 100 个小格，最终浓度为（A/10）$×10^6$ 精子/ml。计数器在使用后可用清水冲洗，用显微镜纸擦干或放置晾干。

2. 精子的形态学分析　精子的形态学分析过程包括制作精子涂片、风干、固定、染色和观察分析。常用的染色方法包括巴氏染色、Shorr 染色和 Diff-Quick 法染色，具体操作可参考 WHO-4 或 WHO-5。染色后，精子头部顶体区染成淡蓝色，顶体后区染成深蓝色，中段染成淡红色，尾部也染成蓝色或淡红色。

正常精子的头部应该表面光滑，呈椭圆形，顶体覆盖 40%~70% 的头部。顶体区不能有大的空泡，顶体后区不能有任何空泡。中段纤细，主轴与头部平行。胞质滴不超过头部大小的 1/3 或没有胞质滴。主段比中段更细，长度大约为 45μm，不应有折角。

在进行体外受精时应注意精子的下列缺陷：①头部缺陷，大头、小头、锥形头、梨形头、圆头、无定型头、有空泡的头、顶体过小头、双头以及上述缺陷的任何组合；②颈部和中段的缺陷，颈部弯曲的头、中段非对称接在头部、粗或不规则的中段、异常细的中段（缺失线粒体鞘）和上述缺陷的任何组合；③尾部异常：短尾、多尾、尾部有折角；④胞浆小滴缺陷：胞浆小滴大于正常精子头部 1/3，小滴经常位于精子中段。

3. 精液的生化分析　主要包括精浆 α 葡萄糖苷酶、酸性磷酸酶、γ-谷氨酰转肽酶、果糖、锌、弹性蛋白酶及精子顶体酶等指标的测定。目前可以使用手工检测、半自动或全自动生化分析仪检测上述指标。上述具体检测方法可参考 WHO-5。

（1）精浆 α 葡萄糖苷酶：正常生育男性精浆总 α 葡萄糖苷酶活性参考值为 35.1~87.7U/ml，中性 α 葡萄糖苷酶

为每次射精精液≥20mU。精浆中性 α 葡萄糖苷酶活性低说明附睾分泌功能低下或者存在输精管道的梗阻。

（2）精浆酸性磷酸酶：正常生育男性精浆酸性磷酸酶活性参考值为 48.8~208.6U/ml。精浆酸性磷酸酶活性高低可以反映前列腺的分泌功能。前列腺炎时，精浆酸性磷酸酶活性降低；前列腺癌时，精浆酸性磷酸酶活性升高。

（3）精浆 γ-谷氨酰转肽酶（γ-GT）：正常生育男性精浆 γ-GT 活性为 69.3~206.5U/ml，可以反映前列腺的分泌功能。

（4）精浆果糖：正常生育男性精浆果糖参考值为 0.87~3.95g/L，每次射精的精浆果糖参考值应≥13μmol。精浆果糖含量降低是精囊腺功能紊乱或射精管梗阻的表现。

（5）精液弹性蛋白酶：正常生育男性精液弹性蛋白酶浓度：<250ng/ml。250~1000ng/ml 为可疑生殖道感染。精液弹性蛋白酶由活化的粒细胞分泌，是敏感和定量的生殖道炎症指标，与白细胞精子症显著相关。

（6）精子顶体酶活性：正常生育男性精子顶体酶活性 >36IU/10^6 精子。顶体酶活性降低是导致男性不育的重要原因之一。

（7）精浆锌：精浆锌的正常参考值为 0.8~2.5mmol/L。精浆锌浓度低于正常参考值下限，提示前列腺分泌功能低下，可能与感染或男性不育有关；精浆锌浓度高于正常参考值上限，可能与死精子症或梗阻性无精子症有关。

4. 精子功能的特殊检查

（1）活性氧类物质的检测：活性氧类物质是氧的代谢产物，包括超氧阴离子、过氧化氢、氢氧根、过氧化氢根和过氧化亚氮。当活性氧类物质过量存在时，可以通过诱发细胞脂类、蛋白质和核酸氧化损伤而造成细胞病理性损伤。在人类射出的精液中，活性氧类物质主要由精子和白细胞产生的，但是白细胞产生活性氧类物质的能力至少是精子的 100 倍。过量的活性氧会对精子的核 DNA 和线粒体 DNA 造成损伤，进而影响精子的受精能力。精浆中有抗氧化物清除剂和酶性抗氧化系统，因此在辅助生殖技术操作中，去除精浆有可能使精子更易受到氧化损害。利用 luminol 或 lucigenin 探针的化学试剂发光法可以检测活性氧的产生。

（2）人卵透明带结合实验：精子与卵子透明带结合可以启动或稳定精子顶体反应，释放可溶性的顶体内容物，促使精子穿过透明带基质。实验过程包括：将一个完整的透明带，显微切割成两半；分别与相同浓度的待检测精子和对照精子孵育；检测精子用一种标记物染色，对照精子用另一种标记物染色；然后计算结合在同一个透明带上的精子数。当体外受精失败或受精率较低时，评价结合的精子数具有重要临床意义。很少或没有精子结合在透明带上，提示精子可能缺乏卵结合蛋白或有其他异常。

（3）顶体反应：生理性的顶体反应发生在精子与透明带结合过程。由于人卵透明带不易得到，所以建立一种可以诱发精子生理性顶体反应的方法十分困难。利用钙离子载体诱发的顶体反应实验可以检测某些精子顶体反应异常。使用显微镜和流式细胞仪，并利用荧光标记植物凝集素和单克隆抗体来检测顶体。不同的探针可以检测外顶体

膜、顶体内容物和内顶体膜的存在。具体检测方法可参考WHO-5。

5. 精子DNA碎片率的分析 传统的精液分析包括精子密度、活力和形态学的评估,但是这些指标的结果判断和分析主观性较强,尤其是对于精子形态学的评估各参数波动范围大,不能形成统一的标准,进而不能很难用于评价对精子质量和准确有效地预测妊娠结局做出准确有效的预测。精子DNA碎片被认为是一项新的评价精液精子质量和生育力预测妊娠结局生育力的指标。检测方法主要包括:精子染色质结构分析(SCSA)、彗星实验(单细胞凝胶电泳)和末段转移酶介导的dUTP末段标记法。其中,SCSA是检测精子DNA碎片常用的方法,被认为是检测精子DNA碎片的金标准。SCSA的原理是:当精子受到损伤时,其DNA在酸的作用下会变性成单链。吖啶橙可与双链DNA结合呈单体形式发出绿色荧光,与单链DNA结合呈聚合物形式发出红色或黄色荧光,可以通过流式细胞仪进行分析。

(三)精液的分离与优选

对于人工授精(IUI)和体外受精,将精子从精液中分离和优选出来,最终获得包含形态正常的活动精子、并且无细胞碎片和死精子是非常重要的。下面主要介绍了辅助生殖技术实验室常用的精子分离与优选的两种方法。

1. 上游法 上游法是目前世界上最为广泛使用的一项精液处理技术。此方法主要用于分离质量相对较好的精液,基本原理是依赖于精子的运动能力分离优质的精子,因此精子的活力尤为重要。根据上游前有无离心操作可分为直接上游法和洗涤上游法。

(1)洗涤上游法:洗涤上游法在当今世界上许多辅助生殖实验室中广泛使用。此方法的基本原理是活力高的精子经过离心后会从沉淀中游到上清液中。收集这些富含精子的上清液,我们可以得到活力较高的精子。

精液处理前的准备工作:将精液处理液(HTF/G-IVF)分装至5ml试管内,每份精液样本使用2支小管,分别分装1.5ml和2.5ml培养液,放入培养箱预热平衡过夜。

所需耗材:巴氏吸管,5ml试管,载玻片,盖玻片,橡胶皮头,无菌镊子。

洗涤上游法分离精子过程:

1)精液与培养液等体积混合(HTF/G-IVF)。

2)第一次离心,离心力为500g,10分钟。

3)吸出精浆部分,加入新鲜上述培养液再次充分混匀。

4)离心力为350g,7分钟。

5)吸出上清液体,根据沉淀的情况,缓慢向试管中加入一定体积的培养液,放在5%或6%、37℃培养箱中上游至少20分钟。

6)吸出富含精子的上清液。

将上清液充分混匀,滴一滴精液于载玻片上,在20倍物镜下计算精液的浓度和精子活力。

(2)直接上游法:为了避免离心产生过多活性氧类物质,WHO推荐从精液中直接上游分离活动精子,但是这种方法对于精子的密度和操作的精细度要求较高,适应范围有限。具体方法如下:首先向一个无菌的15ml锥底离心试管中加入1ml精液,然后在精液上方轻轻加入增补的Earle培养液(1.2ml)。将试管倾斜45°,37℃孵育1小时。然后将管轻轻竖直,取出最上层的1ml液体。然后将这部分含有活动精子的液体用8倍量增补的Earle液稀释,500g离心5分钟,最后重悬于0.5ml Earle培养液中。

2. 密度梯度离心法 经典的梯度离心包括连续梯度和非连续梯度离心。连续梯度离心是指梯度液在试管底部浓度最高,而最上层浓度最低。非连续梯度离心的离心液之间的界面明显,通常为90%和45%。将精液放置于梯度液的最上层,离心10分钟(500g)。试管底部的沉淀物即含有活力最高的精子。

梯度离心液有多种。很多实验室使用Percoll颗粒试剂,然而Percoll法现在已不再用于分离人类精子的临床工作,而仅限于研究目的。目前很多替代产品如Pure Sperm、Isolate、SpermGrad、Enhance S Plus被很多辅助生殖技术实验室所采用。

精液处理前的准备工作:分别配制浓度为90%和45%的密度梯度离心液(以SpermGrad,VITROLIFE为例,采用精液处理液稀释)。

所需的耗材:巴氏吸管,5ml试管,载玻片、盖玻片,无菌橡胶吸头及镊子。

密度梯度离心法分离精子过程:

(1)精液处理前吸取1.5ml浓度为90%的密度梯度离心液加于5ml试管底部,再将同体积浓度为45%的密度梯度离心液轻轻沿试管壁加入,试管中可见明显的界面分层。

(2)巴氏吸取液化的精液1~1.5ml置于配制好的梯度液上,500g离心10分钟。

(3)用巴氏吸管吸弃离心管上部的精浆和密度梯度液,将底部的精子沉淀转移至新的含有2ml精液处理液的试管中,350g离心7分钟。

(4)用巴氏吸管吸弃离心管上部的精浆和密度梯度液,将底部的精子沉淀转移至新的含有2ml精液处理液的试管中,350g离心7分钟。重复此步骤是为了彻底清洗精子,使其不含梯度离心液。

(5)用巴氏吸管吸上清弃去,加精液处理液0.5~1ml,轻轻吹散精子沉淀,制成精子混悬液备用。

现已证实,与精液上游法比较,密度梯度离心法能回收更多形态正常的精子,并明显增加精子的活力和体外生存能力。尤其对于少弱精患者和畸精症患者的精液以及冷冻复苏后的精液,更能获得较高的回收率。但是当精子密度很低时,此方法不适用。研究显示,对于正常的精液,两种方法分离的精子在体外受精率没有显著的差异,但对于有缺陷的精子,密度梯度离心法可以显著提高体外受精率。密度梯度离心法不仅对精子损伤小,且能有效去除白细胞及精浆中的杂质,减少对正常精子的氧化应激。

3. 特殊来源的精子的处理

(1)轻度少弱精:精子浓度$(10\sim15)\times10^6$/ml,活力a+b级<30%。处理方法与正常精液处理基本一致,但注意在

精液收集步骤可采用多管同时收集,并在上游时依据精液情况减少上游培养液的使用。

(2)重度少弱精:精子浓度$<10\times10^6$/ml。上游之前的步骤与轻度少弱精的精液处理一致,上游时仅加少量的培养液。对于极重度少弱精如精子浓度$<5\times10^6$/ml,则将精液沉淀和少量上游液混匀至于室温下保存待使用。

(3)逆向射精的精子处理:对于逆向射精的患者,射精后从尿液中回收到一定数量精子并恢复和保持其活力是成功妊娠的关键。由于精子的最佳环境是中性偏碱,而正常人尿液呈弱酸性,因此收集精液前应碱化尿液。侵入法为导尿并用葡萄糖液冲洗膀胱后,注入培养液10ml;手淫射精后,立即插入导尿管将精液、培养液和尿液的混合液收集于无菌容器内。非侵入法为排空膀胱后手淫,再排尿于含培养液的容器中,然后用上游法和梯度离心法处理。

采用上游法处理逆向射精的精液:注意精液取出后应立即处理,1∶1加入含10% HSA的Earle's缓冲液中和精液。基本处理方法与少弱精的精液处理方法一致。

采用密度梯度离心法处理逆向射精的精液:患者于射精前尽量排空膀胱,射精后立即排尿收集含有精子的尿液,直接置于配置好的密度梯度离心管内离心,收集富含精子的悬液经培养液洗涤、重悬后即可用于授精。该方法不需碱化尿液,缩短了精子与尿液的接触时间,精子很快进入梯度液内,从而滤过净化尿液内杂质,减少了其对精子的损伤,较好地保存了精子的活力,且收集的活精子数更多。

(4)附睾穿刺取精(PESA)样本的处理:取一滴附睾穿刺液滴于载玻片,压片后镜检,观察精子数量、活力、形态,若有活动精子,则将附睾穿刺液收集于含2ml精液处理液的小圆皿,标记夫妇双方姓名,置于培养箱中进行短暂培养。

行卵细胞胞浆内显微注射前,从培养箱中取出圆皿,用巴氏吸管将小圆皿中的所有液体混匀后吸至干净的5ml试管中,500g离心10分钟,吸弃上清,另用一个巴氏吸管吸取少量干净培养液,滴加10滴于试管内备用。

(5)睾丸穿刺取精(TESA)样本处理:将穿刺取出的睾丸组织置于含2ml精液处理液的小圆皿中,标记夫妇双方姓名,取两支一次性1ml注射器,在体视镜下将睾丸组织撕碎。于倒置显微镜下镜检,先在10×20倍镜下观察有无精子,是否容易找,有无活动精子以及精子形态是否正常。并记录以上情况。置于培养箱中进行培养,行卵细胞胞浆内显微注射前,从培养箱中取出圆皿,用巴氏吸管将小圆皿中的所有液体混匀后吸至干净的5ml试管中,不要吸取任何的组织块,500g离心10分钟,吸弃上清,另用一个巴氏吸管吸取少量干净培养液,滴加约若干滴于试管内备用。

(刘平 朱锦亮)

参考文献

1. 陈子江,刘新民,李媛,等.人类生殖与辅助生殖.北京:科学出版社,2005
2. 李媛.人类辅助生殖实验室技术.北京:科学出版社,2008
3. 杨增明,孙青原,夏国良.生殖生物学.北京:科学出版社,2005
4. Brewis IA, Moore HD, Fraser LR, et al. Molecular mechanisms during sperm capacitation. Hun Fertil, 2005, 8:253-261
5. Clark GF, Dell A. Molecular models for murine sperm-egg binding. J Biol Chem, 2006, 281:13853-13856
6. Turner RM. Moving to the beat: a review of mammalian sperm motility regulation. Reprod Fertil, 2006, 18:25-38

第三节 卵母细胞的收集

卵母细胞为胚胎提供了50%的核遗传物质和全部的线粒体遗传物质,其细胞储备是着床前胚胎重要的物质基础,使胚胎发育、表观遗传修饰等一系列活动得以完成。在受精和着床前胚胎发育中,卵母细胞及其质量具有重要的作用。然而卵母细胞数量少,取得困难,在人类辅助生殖技术中十分珍贵。如何获得高质量的卵母细胞和如何在操作的过程中保持卵母细胞的良好功能,有效保护卵母细胞是开展人类辅助生殖技术的重要环节。

一、卵母细胞的发育与成熟

卵母细胞成熟经历了漫长的过程,少则十余年,多则50余年。从细胞生物学看,可将卵母细胞成熟分为核成熟和胞浆成熟两个部分。

(一)细胞核成熟

胎龄5个月时,卵母细胞进入MⅠ前期,完成了染色体浓缩(细线期)、同源染色体配对或联会(偶线期)、形成四分体(粗线期)、非姐妹染色体的交换和端化(双线期)。此后卵母细胞的分裂就停止在此阶段,并具有完整的核膜(即生殖泡,germinal vesicle,GV)。青春期建立了月经周期后,月经周期中的LH峰是减数分裂重新启动的信号。卵母细胞的细胞核为何在双线期停留如此长时间的原因尚不清楚,颗粒细胞与卵母细胞通过透明带接触抑制减数分裂的过程可能是重要的原因。在月经周期的卵泡期晚期,高雌激素诱发的LH峰使颗粒细胞与卵母细胞间的细胞连接分离,从而使卵母细胞减数分裂恢复。其分子机制较为复杂,涉及到细胞周期蛋白B、细胞周期蛋白依赖性激酶1(cyclin-dependent kinase 1,CDK1)、激活核激酶WEE2、磷酸酶CDC25B、促后期复合物(anaphase-promoting complex,APC-CDH1)、卵母细胞磷酸酯酶3A等分子调节网络。减数分裂重新恢复的一个重要可见标志是核膜消失,形成纺锤体,即减数分裂的MⅠ期。此后同源染色体分离,不对称分裂排除第一极体,标志着MⅠ结束。MⅠ结束后卵母细胞进入MⅡ中期。在ART中,临床取得的"成熟"卵母细胞是指处于MⅡ中期的卵母细胞,它的进一步成熟须在精子穿入的激活下完成。

卵母细胞核的成熟有两个可见的变化:核膜消失和极体排出(图8-3-1),而其他成熟过程则无法用无创伤性观察判断。因此,ART过程中基于光镜观察判断卵母细胞核可以了解卵母细胞的发育期别,但判断核发育是否正常并不可靠。

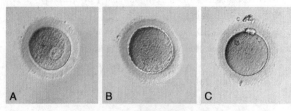

图 8-3-1　卵母细胞核成熟
A. 处于生殖泡期的卵母细胞。B. M Ⅰ 期卵母细胞,生殖泡消失。C. M Ⅱ 期卵母细胞,可见第一极体

(二) 细胞质成熟

卵母细胞的细胞质经过成熟发育,为受精和胚胎发育储备 mRNA、蛋白质、生命基质和营养物,具有维持细胞核的同步成熟发育、支撑受精、早期胚胎的发育、着床乃至胎儿发育的能力。我们卵胞质成熟内在的分子机制的了解尚很不全面。

受精后,卵母细胞具有活跃的蛋白质代谢以完成生殖所必须的功能活动,但它不能依照自身的 DNA 转录 mRNA。胚胎在母体-合子转移期(maternal-to-zygotic transition,指胚胎由母体遗传控制过渡到自身遗传控制的转换期,人类大约在胚胎 8 细胞期)前,所有细胞的活动都依赖于卵母细胞的储备。这些储备在卵泡的生长期间进行,生殖泡消失时终止。

线粒体是细胞生命的能量工厂,线粒体复制也是卵母细胞成熟过程中必须完成的储备。卵母细胞的线粒体数量很多,在 M Ⅱ 卵母细胞中高达数十万个,形态短小,线粒体嵴贫瘠,处于功能幼稚状态。卵母细胞线粒体不但传递给子代全部的线粒体 DNA,而且参与受精等功能调节。胚胎植入前线粒体不复制,当卵母细胞线粒体过少时,卵母细胞受精、胚胎发育潜能和着床受到影响。

(三) 卵泡环境对卵母细胞成熟的影响

卵泡是卵母细胞生长发育和成熟的场所,通过颗粒细胞与母体发生联系。颗粒细胞不但直接营养卵母细胞,而且通过缝隙连接,传递化学分子信息调节卵母细胞成熟,分泌激素和细胞因子促进卵母细胞的生长与发育。因此,直接作用于颗粒细胞的因素,都直接或间接地对卵母细胞成熟产生影响。外源性的 Gn 促排卵可造成卵母细胞的代谢异常、ATP 含量下降、转录异常、退化、不同步的细胞核/细胞质成熟、微管混乱、卵源性多倍体、胚胎发育能力低下。但须注意到,如果没有促排卵,其中的大部分卵母细胞将闭锁。也就是说,在 IVF-ET 中,不可避免地要涉及内在潜能异常的卵母细胞,而我们一般将它们判断为"正常"。

二、卵母细胞的收集(卵冠丘复合物)和培养

(一) 卵母细胞收集体系

1. 卵泡液采集体系　Steptoe PC 报道的首例 IVF-ET 婴儿中,卵母细胞是通过腹腔镜手术回收的。随着超声技术的发展,1981 年 Lenz 采用超声介导经腹部穿刺收集卵子并获得妊娠;1985 年开始超声介导经阴道穿刺取卵。现在

几乎所有卵母细胞都通过经阴道穿刺、负压吸引收集。图 8-3-2 示卵母细胞收集系统。通常采用 16G、35cm 长的穿刺取卵针,外端与试管连接,再连接到负压吸引器。当带有负压的穿刺取卵针刺入卵泡腔,卵母细胞连同周围的颗粒细胞(合称卵冠丘复合物)被吸入试管。为避免血液凝固堵塞穿刺取卵针,取卵针和试管需要用含 40U/ml 肝素钠缓冲液(DBPS 或 HEPES-HTF)湿润。

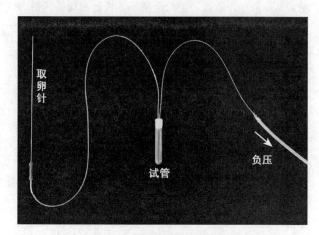

图 8-3-2　卵母细胞回收系统
取卵针通过管道与试管相连,再与负压吸引器相连,卵母细胞收集到试管内

卵母细胞收集体系的负压应当适中,通常以 0.015MP 为宜。当小于 0.010MP 时,卵母细胞收集率下降。但当负压过大时,容易导致卵母细胞损伤。收集的卵泡液置于 37℃试管保温架(图 8-3-3)保温,尽快寻找卵冠丘复合物并回收。试管保温架应放于临床手术取卵者与实验室卵子回收操作者之间,最好置于取卵手术室与胚胎培养室之间的传递窗内,以利于操作方便,减少卵母细胞的损伤。

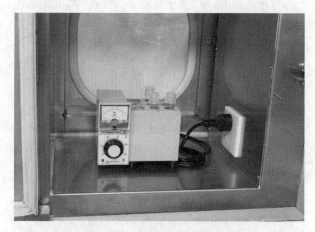

图 8-3-3　试管保温架及其放置

2. 卵冠丘复合物实验室回收体系　卵冠丘复合物回收在百级净化下进行,光线强度可调,室温、湿度符合人类胚胎实验室的要求(图 8-3-4)。使用设备包括:①体视显微镜1×~60×,下设光源,载物台能调节温度,在操作中能保持卵冠丘复合物温度稳定。②桌面培养箱箱内具有维持温度、CO_2 浓度和湿度

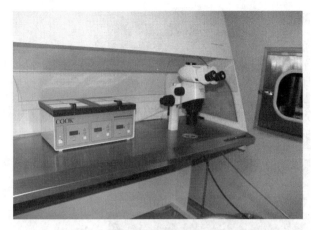

图 8-3-4　卵母细胞回收与胚胎操作平台
图示卵母细胞回收实验室布置。百级超净台为工作区域,桌面可以保持37℃恒温,利于操作过程中卵母细胞的保温;桌面培养箱在操作者可以手及的地方,以便方便操作,保持卵母细胞环境的稳定。整个操作单元邻近取卵手术室与胚胎培养室之间的传递窗

的功能,用于暂存卵冠丘复合物和相关液体。

（二）常用液体

1. 卵泡腔冲洗液　出于安全考虑,加上接触时间短,应用于母体冲洗卵泡腔的液体多用不含血清或来源于血清物质的缓冲液,如 DBPS 或 HEPES 缓冲的人类输卵管液(HEPES-HTF),其内含有40U/ml 肝素钠抗凝。

2. 卵冠丘复合物清洗液和卵母细胞培养液　在体外,简单的盐平衡液能较好地满足受精、卵裂的要求。体外用于卵母细胞、受精和囊胚前发育阶段的培养液是简单的盐平衡液,常常以人类输卵管液(HTF)为基础。实际应用中,为保持操作过程中液体的 pH 稳定,当卵子洗涤和较长时间操作时,使用 HEPES 缓冲的 HTF(HEPES-HTF)。

液体的质量对于配子和胚胎至关重要,所使用的液体中,各种盐成分和水的来源应当严格控制,必须使用无毒素、低盐分子、无有机物分子的水配制试剂。目前有多种以 HTF 为基础的商业 IVF-ET 的培养液,比自己配制方便,容易保障质量。

用于卵母细胞洗涤和培养的 HTF 和 HEPES-HTF 须配成含 1mg/ml 人白蛋白或 10% 母体血清(v/v)的工作液,其内可添加抗生素、酚红等成分。HEPES-HTF 工作液在使用前 24 小时以内配制,使用前保温至 37℃;HTF 工作液用于卵母细胞培养,在卵子收集前 24 小时以内配制,使用前 37℃、5% CO_2、95% 湿度下平衡 6 小时以上(注意:有些商业试剂对 HTF 进行了改良,要求在 6% CO_2 中培养)。

（三）卵冠丘复合物的收集

1. 收集卵泡液前,将培养皿(通常采用100mm×15mm)和试管(通常为 15mm×150mm)预热到 37℃。

2. 将试管内经负压吸引吸出的卵泡液倒入培养皿内,使卵泡液在培养皿底部形成薄的液体层。

3. 将培养皿在体视显微镜下放大至 10×～20×下找到卵冠丘复合物,确认卵母细胞后,用吸管转移到装有 1～2ml HEPES-HTF 工作液的 35mm×10mm 培养皿清洗 2 次,清除血迹和去除过多的颗粒细胞。

4. 将洗净血迹和去除多余颗粒细胞的卵冠丘复合物在 HTF 工作液洗涤后,再转移到 1ml HTF 工作液的 35mm×10mm 培养皿内,置于 37℃、5% CO_2、95% 湿度培养待用。

5. 根据实验计划,对卵母细胞实施受精或 ICSI 前去颗粒细胞处理,或按 IVM 程序转入体外成熟培养。

（四）受精前培养

在卵母细胞的减数分裂中,第一极体排除预示着细胞核成熟,这时卵母细胞进入 MⅡ期,具有的受精能力,但是还需要进一步的培养。其间的详细机制还不明了,但纺锤体的继续发育可能是重要因素。纺锤体大约在第二极体排出后 3～4 小时浓缩,形成典型形态,这与卵母细胞受精、胚胎发育能力密切相关。体外实验发现,在第一极体排出后 3～9 小时内纺锤体形态发育成熟,这时 ICSI 受精率高,胚胎质量好。而临床常规治疗的 ICSI 周期中观察到,按照注射 hCG 促卵泡破裂时间计算,38 小时后受精,偏振光显微镜下纺锤体可见率、纺锤体形态形成率、卵母细胞受精率高,胚胎质量都优于 38 小时内实施 ICSI 者。黄国宁等观察常规 IVF-ET 中,也有类似发现。考虑到卵子回收时间通常在注射 hCG 后 34～36 小时,我们认为,回收的"成熟"卵母细胞在受精前 37℃、5%～6% CO_2、95% 湿度的培养箱内培养 3～5 小时是必要的。

卵母细胞受精前培养环境特别是 pH 的思考:卵母细胞细胞内的 pH 为 7.4 左右,明显高于植入前胚胎的细胞内 pH(7.1～7.2)。在常规实施 6% CO_2 的培养胚胎的实验室,受精前卵母细胞采用 5% CO_2 成熟培养是否有利,目前尚没有进一步的研究。几乎在所有实验室,受精前卵母细胞成熟培养都采用了与胚胎培养相同的理化环境(CO_2 浓度、温度和湿度)。

三、卵冠丘复合物及卵母细胞形态评估

找到卵冠丘复合物时,依照体积、密度和放射冠、颗粒细胞情况对卵母细胞的成熟情况进行评估分级。多数实验室采用Ⅳ级分类方法(图 8-3-5):

Ⅰ级:卵母细胞色较深,放射细胞没有展开,1～3 层呈致密,颗粒细胞排列紧密。一般认为这是卵母细胞尚不成熟。

Ⅱ级:卵母细胞颜色变浅,放射冠一定程度展开,颗粒细胞开始变稀疏。

Ⅲ级:卵母细胞色浅,放射冠完全展开,颗粒细胞团较大,稀疏,色淡。此时卵母细胞多成熟。

Ⅳ级:卵母细胞色深,放射冠分散,细胞团小或有缺失。卵母细胞为"过熟"状态。

除此之外,还可见闭锁和黄素化的卵冠丘复合物。卵泡黄素化后卵母细胞淡而灰白,难以找到,周围颗粒细胞呈凝胶状;卵泡闭锁后颗粒细胞碎裂,外观花边状,卵母细胞发黑,难以辨认。

颗粒细胞是卵子发育微环境的构成者,卵冠丘复合物评分与卵子功能具有相关性,与胚胎质量和发育潜能相关。但也有作者报道,卵冠丘复合物评分与卵细胞核成熟不一致,不能反映卵子是否处于 GV 期、MⅠ期,还是 MⅡ期。这可能与卵冠丘复合物判断过程中,为避免卵母细胞损伤不宜长时间摊开观察和较多外周颗粒细胞影响观察有关。

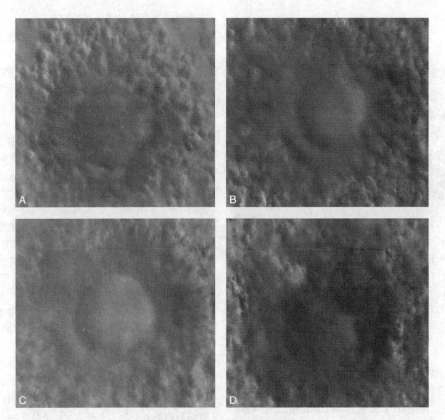

图 8-3-5　卵-冠丘复合物评估
A. 卵母细胞色较深,放射冠细胞没有展开,2~3 层呈致密,颗粒细胞排列紧密,卵冠丘复合物评级 Ⅰ 级。B. 放射冠一定程度展开,颗粒细胞开始变稀疏,卵冠丘复合物评级 Ⅱ 级。C. 卵母细胞色浅,放射冠展开,颗粒细胞稀疏较大。卵冠丘复合物评级 Ⅲ 级。D. 卵母细胞色变深,放射冠分散,部分开始脱落(本照片由重庆妇产科医院黄国宁教授提供)

四、卵母细胞回收中不利因素注意事项

卵母细胞和胚胎在体外离开了母体稳定的内环境直接与外环境接触,因此对许多理化因素敏感,易受到环境因素的损伤。处置不当,会对卵母细胞的功能和胚胎的发育能力产生不利的影响。主要包括温度、pH、渗透压、氧分压、光线、化学毒和微生物污染。

(一)温度

低温和高温对于卵母细胞都具有较大的危害,导致受精障碍和胚胎发育潜能下降。在卵母细胞回收的过程中,使卵母细胞保持相对安全的温度,并迅速转移到理想的培养温度十分关键。一般认为,卵母细胞温度下降到 34℃ 以下持续 2~3 分钟或温度超过 38℃ 时,可能造成伤害。为了避免卵母细胞离开母体后温度的剧烈波动,室温应保持在 24~26℃,与卵泡液接触的试管、培养皿、液体在使用前须预热到 37℃,显微镜的载物台保持 37℃ 恒温。卵泡液吸出后 37℃ 保温,尽快寻找、识别和洗涤卵冠丘复合物,动作要快捷,缩短卵母细胞在体外时间。

(二)pH

生命活动的本质是细胞内化学分子间的相互作用,pH 是重要的影响因素。维持细胞内最优环境的细胞外 pH,是实验设计中最为理想的培养液 pH。卵母细胞的细胞内 pH 一般为 7.4,而着床前胚胎由于在母体内处于游动状态,不与母体组织直接接触,而从输卵管液中进行物质交换,细胞内 pH 较低,在 7.1~7.2 之间。在 IVF 工作中,液体通常在 5%~6% 的 CO_2 平衡后,pH 在 7.1~7.4 之间。一般认为,用于卵母细胞和胚胎的液体 pH 在平衡后不高于 7.4 为宜。pH 过高的环境与卵母细胞透明带的硬化具有一定关联。卵母细胞回收中,应尽量使卵母细胞在具有 5%~6% CO_2 环境下操作或暂存。操作中无法保持 pH 的情况下,可以使用 HEPES-HTF 工作液以维持 pH。操作要快,尽量缩短卵母细胞在培养箱外的暂存时间。

(三)渗透压

渗透压也影响卵子和胚胎的发育。由于卵子回收阶段所使用的液体体积较大,时间短,渗透压的影响相对较小。控制好培养箱的湿度,保持实验室的相对湿度在 45% 以上,配液快捷,使用矿物油覆盖液面等措施都有利于维持培养环境渗透压的稳定。

(四)氧分压

尽管认为大气中 20% 的氧分压对卵母细胞和胚胎的发育不利,但由于技术的原因和时间短,实际影响小等因素,卵子回收操作环境不考虑建立低氧环境。

（五）光线

光线对卵母细胞具有损伤作用。在卵母细胞回收中,要采用避光措施,在不影响操作的情形下,应当调暗室内光线。

（六）化学毒性

化学毒性是体外卵母细胞和胚胎所遇到的另一个较大的损伤因素,主要来自培养所用的液体、与胚胎和配子接触的用品和空气。

液体质量对于卵母细胞和胚胎具有重要作用,其内的内毒素、重金属和不纯的化学物质对卵母细胞及胚胎可产生极其严重的影响。在卵母细胞回收的过程中,建议使用经过严格质量控制、内毒素实验和胚胎毒实验检验合格的商业试剂。

建议直接与配子、胚胎和试剂接触的用品使用一次性、经过内毒素检验和胚胎毒实验控制合格的用品。

空气质量是一个难以控制但对胚胎影响较大的因素,尘埃和气味对卵母细胞的受精功能和胚胎的发育具有较大的影响。避免气味,特别是挥发性的有机化合物如苯和其他芳香类化合物十分重要。卵母细胞操作和培养环境应设在百级净化区域内以避免尘埃。

（七）微生物污染

任何情况下都要避免微生物污染。卵母细胞回收应当在百级净化区内操作,应规范无菌操作。培养液内添加抗生素也是可行的方法。

（黄元华）

参 考 文 献

1. Sirard MA,Richard F,et al. Contribution of the oocyte to embryo quality. Theriogenology,2006,65:126-136

2. Picton HM,Muruvi W,et al. Interaction of oocyte and somatic cells//Tan SL,Chian RC,Bucket WM. Vitro Maturation of Human Oocytes:Basic science to clinical application. Abington:Informa Healthcare,2007:37-48

3. Lee ST,Han HJ,et al. Influence of ovarian hyperstimulation and ovulation induction on the cytoskeletal dynamics and developmental competence of oocytes. Mol Reprod Dev,2006,73:1022-1033

4. Andersen AN,Devroey P,et al. Clinical outcome following stimulation with highly purified hMG or recombinant FSH in patients undergoing IVF:a randomized assessor-blind controlled trial. Hum Reprod,2006,21:3217-3227

5. Kilani S,Cooke S,et al. Does meiotic spindle normality predict improved blastocyst development,implantation and live birth rates? Fertil Steril,2011,96(2):389-393

6. Yu Y,Yan J,et al. Optimal timing of oocyte maturation and its relationship with the spindle assembly and developmental competence of in vitro matured human oocytes. Fertil Steril,2011,96(1):73-78

7. 黄国宁,孙海翔. 体外受精-胚胎移植实验室技术. 北京. 人民卫生出版社,2012:161-187

8. Takenaka M,Horiuchi T,et al. Effects of light on development of mammalian zygotes. Proc Natl Acad Sci USA,2007,104(36):14289-14293

第四节　卵母细胞的培养和体外成熟

人类卵母细胞体外成熟(in vitro maturation,IVM)指在卵泡未成熟时提前将卵母细胞取出在体外成熟,因此完全避免了卵巢过度刺激的风险。随着生殖医学各项实验室技术的进步,在过去的十余年中,IVM 的实验室技术也有了很大的进步。

一、卵母细胞体外成熟的动态变化

卵母细胞成熟由相互关联和依赖的两部分组成:胞质成熟和核成熟。提前取卵时,卵母细胞一旦脱离卵泡环境就可能发生自发的核成熟。然而,核成熟时卵胞质未必成熟,不完全成熟的胞质对核成熟也有一定的影响。

（一）胞质成熟

胞质成熟主要包括细胞器的重新分布,细胞骨架的动态变化,以及微小分子和大分子的改变等。胞质的修饰为核成熟、正常受精与胚胎发育做准备。重新分布的细胞器包括线粒体、内质网和皮质颗粒等。线粒体重新分布是卵子成熟和具有发育潜能的重要指标之一。内质网对受精过程中卵子的激活起重要作用。皮质颗粒重新分布为受精做准备。胞质中暂时性出现微管,以及微丝从胞质迁移到卵母细胞皮质区域和染色体周围。微管参与细胞器的重新分布,以及减数分裂纺锤体中染色体的分离。胞质的网状微管对胞质成熟和卵母细胞发育潜能至关重要。

卵母细胞核成熟从开始到胚胎基因组激活之间没有基因转录,因此,核成熟、受精和早期胚胎发育所需的蛋白质在卵子发育过程中合成,并以无活性的稳定状态储备。

（二）核成熟

核成熟指染色质由减数分裂 Ⅰ 前期进入减数分裂 Ⅱ 中期,并排出第一极体。核成熟过程中,卵子的染色质结构从弥散状态逐步变成凝集状态,只有充分发育的生殖泡,其卵母细胞才能发生生殖泡裂解(germinal vesicle breakdown,GVBD),完成减数分裂。

事实上,卵子发育过程中,调控卵子质量的网络非常复杂。早期的研究发现 GVBD 是由于 MPF(maturation promoting factor,MPF)的激活导致的。不成熟卵中的 pre-MPF 没有活性。GVBD 前,孕酮作用于卵子受体,引起腺苷酸环化酶迅速被抑制,胞浆内 cAMP 水平下降抑制蛋白激酶 A 活性(protein kinase A,PKA),激活 Mos/MAPK 通路,以及 CDK1 调节子的合成,MPF 活性开始出现。在第一次减数分裂后期 MPF 降低,第二次减数分裂开始时再次升高,并在 CSF(cytostatic factor,CSF)作用下维持在高水平直至受精。

二、卵母细胞体外成熟的实验室过程

卵母细胞体外成熟技术的实验室过程就是未成熟卵母细胞在体外环境下发育至成熟卵母细胞并获得受精和胚胎发育的过程。相对于体内成熟的卵母细胞,IVM 后获得的卵母细胞的发育潜能相对较低,目前卵母细胞 IVM 培养液选择的依据主要来源于其他哺乳动物的研究。

（一）卵母细胞体外成熟的培养体系

1. 卵母细胞体外成熟的培养条件　卵母细胞 IVM 所需环境条件与一般的胚胎培养基本相同，但 IVM 培养液通常要求临时配制。基础培养基通常选择 TCM-199，其他如 α-MEM、G2、合成的人类输卵管液或 Ham's F-10、SOF 培养液，也能够维持卵母细胞基本的生长代谢需要，但较少应用。目前人卵母细胞 IVM 还处于研究阶段，对于培养条件和培养液的组分还没有统一认识，其他添加物的选择也在不断地改进和试验中。

2. 卵母细胞体外成熟培养液的主要成分　卵母细胞和颗粒细胞通过缝隙连接实现双向调节。卵子分泌的 GDF9 和 BMP15 调节颗粒细胞的增生、糖酵解和胆固醇的生物合成。颗粒细胞的功能包括分泌甾体激素，为卵母细胞提供营养，满足卵子代谢的需求等。因此，IVM 培养液基本成分包括促性腺激素、生长激素、甾体激素、血清、以及各种来源的蛋白等。

能量代谢物质对卵母细胞体外成熟十分重要，葡萄糖、丙酮酸和乳酸盐是体细胞和卵母细胞能量代谢的主要底物。蛋白质是 IVM 培养基的必要成分，常用的有胎儿脐带血或胎牛血清，有些实验室也用人血白蛋白或血清代用品作为蛋白来源，也有添加患者自身血清者。FSH、LH 都是 IVM 培养液中必不可少的成分。另外，已经证实，各种生长因子对于卵泡的发育和卵母细胞的成熟也发挥一定的作用，如胰岛素样生长因子-1（insulin-like growth factor 1，IGF-1）、胰岛素、上皮生长因子（epidermal growth factor，EGF）、激活素 A、抑制素等，但各种生长因子对于人类卵母细胞 IVM 的作用尚未有系统研究。颗粒细胞的存在对于卵母细胞的体外成熟是必须的。对于在 IVM 培养液中是否添加卵泡液目前尚无一致看法。

3. 卵母细胞体外成熟培养液的常用配方　在临床 IVM 过程中，基础培养基和必须的添加物是被广泛接受和认可的，对于是否添加其他各种因子各个实验室都有自己的观点。目前较普遍的培养液配方是：基础培养基为 TCM199，添加 10% ~ 20% 小牛血清、0.075U/ml FSH、0.15U/ml hCG、10ng/ml EGF、0.29mM 丙酮酸钠等，并保持颗粒细胞的完整。用该配方进行卵母细胞 IVM，培养 28 ~ 32 小时后约 70% 的卵母细胞可以体外成熟。

（二）卵母细胞体外成熟和受精

1. 拾卵　穿刺吸取的液体被收集在含有肝素的培养液中，然后使用细胞过滤网过滤，最后在解剖显微镜下寻找颗粒细胞-卵母细胞复合体（cumulus-oocyte complexes，COCs），通常卵母细胞被未成熟的颗粒细胞紧密包裹，缺乏松散的结构，因此，需要在解剖镜下仔细辨认。所有操作均需在 37℃ 热台上进行。PCOS 患者平均可获得 14 个卵，周期规则患者平均可获得 4 ~ 9 个卵。对获取的卵子还需进一步鉴别卵母细胞的成熟度。根据卵母细胞成熟度，确定体外培养的时间和受精时间。

2. 卵母细胞体外成熟的培养及受精　卵母细胞体外成熟培养的时间大多在取卵后 24 ~ 48 小时。作为常规体外受精-胚胎移植周期的应急方案，未成熟卵母细胞的体外培养时间要适当缩短，以免延误受精时机。对 IVM 成熟的卵母细胞通常行 ICSI 受精。

3. 影响胚胎质量的因素　IVM 培养系统差别不大，但结果差异却很大，原因有很多，包括患者年龄、取卵时间、是否用促性腺激素、取卵时最大卵泡的直径等都会影响卵母细胞的发育潜能。由于 IVM 得到的卵母细胞的细胞核和细胞质不能同步成熟，所得到的已经释放了第一极体的卵母细胞在细胞质方面还没有做好受精及胚胎发育的充分准备，所以胚胎的发育潜能受到影响。如何提高 IVM 卵母细胞胞质成熟度、改善受精后胚胎质量，如何优化 IVM 培养体系，将是 IVM 技术面临的最大挑战。

（陈子江　徐艳文　李梅）

参 考 文 献

1. Suikkari AM. In-vitro maturation：its role in fertility treatment. Curr Opin Obstet Gynecol，2008，20（3）：242-248

2. Ferreira EM，Vireque AA，Adona RR，et al. Cytoplasmic maturation of bovine oocytes：structural and biochemical modifications and acquisition of development competence. Theriogenology，2009，71：836-848

3. Sun QY，Schatten H. Regulation of dynamic events by microfilaments during oocyte maturation and fertilization. Reproduction，2006，131：193-205

4. Zhang M，Su YQ，Sugiura K，et al. Granulosa cell ligand NPPC and its receptor NPR2 maintain meiotic arrest in mouse oocytes. Science，2010，330：366-369

5. Li J，Xu Y，Zhou G，Guo J，and Xin N. Natural cycle IVF/IVM may be more desirable for poor responder patients after failure of stimulated cycles. J Assist Reprod Genet，2011，Sep，28（9）：791-795

6. Elizur SE，Son WY，Yap R，et al. Comparison of low-dose human menopausal gonadotropin and micronized 17beta-estradiol supplementation in in vitro maturation cycles with thin endometrial lining. Fertil Steril，2009，92（3）：907-912

7. Shalom-Paz E，Almog B，Wiser A，et al. Priming in vitro maturation cycles with gonadotropins：salvage treatment for nonresponding patients. Fertil Steril，2011，96（2）：340-343

8. Lim JH，Yang SH，Xu Y，et al. Selection of patients for natural cycle in vitro fertilization combined with in vitro maturation of immature oocytes. Fertil Steril，2009，91（4）：1050-1055

9. Fadini R，Dal Canto MB，Mignini Renzini M，et al. Effect of different gonadotrophin priming on IVM of oocytes from women with normal ovaries：a prospective randomized study. Reprod Biomed Online，2009，19（3）：343-351

10. Zheng X，Wang L，Zhen X，et al. Effect of hCG priming on embryonic development of immature oocytes collected from unstimulated women with polycystic ovarian syndrome. Reprod Biol Endocrinol，2012，10（1）：40

11. Son WY，Chung JT，Dahan M，et al. Comparison of fertilization and embryonic development in sibling in vivo matured oocytes retrieved from different sizes follicles from in vitro maturation cycles. J Assist Reprod Genet，2011，28（6）：539-544

12. Assou S，Haouzi D，De Vos J，et al. Human cumulus cells as biomarkers for embryo and pregnancy outcomes. Mol Hum Reprod，2010，16（8）：531-538

13. De Vos M, Ortega-Hrepich C, Albuz FK, et al. Clinical outcome of non-hCG-primed oocyte in vitro maturation treatment in patients with polycystic ovaries and polycystic ovary syndrome. Fertil Steril, 2011,96(4):860-864

14. Buckett WM, Chian RC, Holzer H, et al. Obstetric outcomes and congenital abnormalities after in vitro maturation, in vitro fertilization, and intracytoplasmic sperm injection. Obstet Gynecol, 2007, 110(4):885-891

第五节　常规体外受精

一、受精生理

体外受精是体外受精-胚胎移植技术中的一个关键而复杂的环节,是精子与卵母细胞相互作用后发生的严格有序的生物学过程。受精究竟是从哪个时间点算起人们仍没有确切的概念。对于受精过程中卵母细胞内发生的生理变化我们仅有一些粗浅的认识。

完全的受精过程可以分为四个部分:精子选择、精子穿透卵母细胞外层结构、精卵质膜融合以及两个配子的基因组融合为合子基因组。

一个精子能与卵母细胞结合,这其中有很多步选择的机制存在:首先是阴道内的酸性环境,会破坏相当一部分精子的运动能力,随后进入宫颈管内的精子面临的是宫颈黏液对其运动速度的阻滞。

能够穿过宫颈、宫腔,到达输卵管内卵子周围的精子,还需要穿过两层结构才能到达卵母细胞质膜表面:卵丘颗粒细胞层和透明带。精子穿过数以万计颗粒细胞组成的卵丘,受到孕酮介导的识别作用。达到透明带表面后,精子将与构成透明带的 ZP3 糖蛋白识别。此时精子已经获能,可以发生顶体反应,穿透透明带。这一复杂的过程对于精子来讲,同样也具有相当的选择作用。

精子穿透透明带后,精子与卵母细胞的质膜发生融合,融合之后,卵母细胞将发生急剧的变化,卵母细胞会产生一个非常明显的以钙离子为信号的激活过程,胞质内游离钙离子浓度将发生周期性的明显变化,称之为钙振荡。钙振荡导致皮质反应,从而使透明带的结构发生变化,其他精子无法穿透。同时钙振荡激活了细胞周期,使处于第二次减数分裂中期的卵母细胞进一步进行减数分裂,排出第二极体。

排出第二极体的卵母细胞内的 DNA 可以形成雌原核。精子头部内的首先变化是去除鱼精蛋白,代之以组蛋白,然后才可能形成雄原核。两个原核形成后,在精子形成的中心体与卵母细胞骨架内的微管共同作用下,以旋转的方式相互靠近,同时在原核内形成核小体。两个原核完全形成并就位后,原核膜溶解,雌雄原核内的遗传物质融合。随后不久将发生第一次有丝分裂。

与自然受孕的受精过程不同,IVF-ET 过程中的体外受精操作中,精子选择大大简化,使得活力与存活时间较差的精子也有机会受精,但是另一方面,由于加入卵母细胞周围的精子数量明显增加,也会导致多精受精等不良结局的出现。

二、体外受精体系

(一)受精容器与体积

国内外各生殖医学中心在常规受精操作上方法各异,采用的受精容器与受精体积有关,常用的受精体积包括 $10 \sim 100\mu l$ 微滴或 $0.6 \sim 1ml$ 两种,对于受精体积和容器一直没有统一的规范与要求。但是受精用容器应该满足一些基本条件:一次性使用、通过精子与胚胎毒性检测、易于书写和辨认标识、易于操作。

(二)培养液与培养箱

受精培养需要一个稳定的外环境,包括 pH、温度、湿度以及低光照度,因此,稳定并能快速恢复温度和二氧化碳浓度的培养箱是受精的必需设备。

(三)精子密度

常规体外受精中精子加入的数量一直没有统一的规范,各生殖中心采用的通常范围在 2000 ~ 20 000 条/卵。近年来部分文献报道高浓度的精子代谢物对胚胎发育存在不利影响,因此,在保证一定受精率的前提下,应采用最低的精子数量。当精子数目超过一定数值时,整体受精率不会无限制提高,而多精受精率则明显增加。中华医学会生殖医学分会实验室学组在 2011 年对体外受精患者,进行了不同精子受精密度对受精与胚胎发育临床结局的研究,在 $50\mu l$ 的受精液滴里,精子数量分别控制在 5000 条、7500 条和 10 000 条,三组的受精率与胚胎质量、妊娠率无差异。

三、体外受精

(一)受精的时间点

不适当的受精时间会导致受精率下降。通常从注射人绒毛膜促性腺激素时开始计算或从取卵时开始计算,需要兼顾临床方案与受精体系。通常采用注射人绒毛膜促性腺激素后 38 ~ 40 小时,或者取卵后 2 ~ 4 小时受精。

(二)加入精子

加入精子时必须确切核对精子悬液和卵母细胞容器上的标识,确保属于同一对夫妇。常规体外受精中精子加入的方式有两种:一种是将处理后的精子调整至合适的加精密度后,以适当体积加入含有卵母细胞的培养液;另一种是将卵子加入到已调好密度的精子培养液中。除了需要控制加入的精子的数量外,还需要综合考虑精子的活率和形态。

(三)受精的结束时间

多年以来,为了工作时间上的方便,受精后一般要过夜培养,精卵在培养液中,置入 37℃ 、6% CO_2 培养箱中过夜。体外受精的结束时间在取卵日后次日的早晨,卵子与精子共培养的时间达到 16 ~ 20 小时,随后用毛细管吹打法使卵子周围的颗粒细胞脱落,检查原核,确定是否受精。长时间的共培养后,精子氧化应激产物的释放,对胚胎的发育能力与透明带硬度均存在一定影响。

将精卵共孵育时间缩短为 1 ~ 6 小时后去除精子的受精方式,称之为短时受精。短时受精的结束时间在受精的当天。通常在 37℃ 、6% CO_2 培养箱中短时受精的时间为 2 ~ 6 小时。目前国内生殖中心通常采用的短时受精时间是

3～4小时。

过夜受精作为一种传统的体外受精方式,由于操作简便一直为大多数生殖中心采用。近年来短时受精技术的优势越发受到关注,短时受精缩短了精子暴露给卵母细胞的时间,减少了不利胚胎发育的因素,受精率及卵裂率与隔夜受精比较没有明显差异,但胚胎质量明显提升,从而保证了临床妊娠率与胚胎种植率的提高。尤其是短时受精结合早期补救性卵母细胞质内单精子显微注射技术的广泛应用,保障了常规体外受精患者的受精结局,大大减少了因受精失败导致取消移植的可能性,过夜受精的方法已经逐渐为大量生殖中心放弃。

四、受精评判

(一) 观察原核

判断受精的确切标准是观察到原核出现,通过原核的数目观察可区分正常与异常受精。适当的观察时间是加精后16～18小时。双原核的出现提示正常受精。但在适当时间未观察到原核,并不一定提示受精失败。

(二) 观察第二极体

在原核形成前,普通的实验室倒置显微镜下所能观察到的受精卵的最早表现是第二极体的排出。第二极体的释放可以作为早期受精判断的标准。精卵共孵育时间与第二极体的释放比例相关,随着受精后时间的推移,双极体卵子出现的比例逐渐升高,6小时后达到80%以上。早期判断受精情况结合补救性单精子卵细胞浆内注射的应用,能够明显改善受精失败患者的临床结局。南京鼓楼医院在国内率先开展早期受精判断与早期受精失败补救性ICSI,在此方面积累了大量的实践经验,并在国内进行多年的推广,明显提高了国内许多生殖中心常规受精的水平。

(三) 受精失败

受精失败依据未受精卵子在全部卵子中占有的比例分为完全受精失败和部分受精失败。常规体外受精中获取的卵母细胞与精子共孵育后,全部卵母细胞在受精后的16～20小时,未观察到原核释放,称之为完全受精失败。如受精卵占卵母细胞的比例小于25%,称之为部分受精失败。

卵子受精失败原因有精子因素和卵子因素,包括精子穿透失败和卵母细胞激活失败。

(四) 受精失败的补救

发生受精失败,可能造成没有胚胎移植,患者被迫放弃周期。补救性措施的应用,大大缓解了临床医生的压力。IVF受精失败后的补救方法是即刻行ICSI术。受精后次日的补救性ICSI能够获得部分受精与卵裂胚胎,但补救后受精率低,妊娠率低。提示获卵24小时后卵母细胞质量下降,胚胎潜在发育能力已下降。而早期补救性ICSI将时间提至加精后6小时,通过对第二极体释放的观察早期判断受精与否,对单极体的卵子行早期补救,补救后受精与临床结果均有明显提升,因此早期对受精的评判非常重要。

(孙正怡)

第六节　显微注射受精

卵胞质内单精子注射(intracytoplasmic sperm injection,

ICSI)是一种特殊的显微操作技术,将单个精子直接注射入成熟卵细胞胞浆。ICSI不需要经历精子与透明带结合及卵膜的融合与穿透的过程,大大减少了对参与受精的精子数量的要求。但自然竞争选择机制的消失,使存在遗传、表观遗传、结构、功能等异常的精子有可能被选中参与卵子受精、妊娠并出生后代。ICSI的显微操作增加了化学试剂的暴露、机械损伤、外源性PVP等导入。ICSI技术是体外受精-胚胎移植技术的革命性突破,考虑其应用的安全性,我国在临床使用上有着严格的规定:①严重的少、弱、畸精子症;②梗阻性无精子症;③生精功能障碍;④男性免疫性不育;⑤体外受精-胚胎移植受精失败;⑥精子无顶体或顶体功能异常。

一、显微注射受精的发展历史

显微受精的初步设想是试图绕过透明带减少受精障碍。透明带部分切割(partial zona dissection,PZD)1988年由Cohen和Gordon等分别提出,机械或化学方法破坏透明带,方便精子穿透透明带,但是正常受精率小于25%。1989年Ng等首次报道了透明带下精子注射(subzonal insertion,SUZI)方法,将3～20个活动精子通过透明带直接注射到卵母细胞的卵周隙,获得了成功妊娠。但SUZI的临床结果总体不尽如人意,伴随多精受精率升高,整体受精率仍偏低,最终妊娠率只有10%。同时SUZI不能用于治疗精子顶体反应障碍原因的不孕。在SUZI技术基础上进一步发展,Lanzendorf等1988年、Ng等1991年分别在人类卵子上尝试应用了ICSI技术。1992年Palermo等报道了首例临床妊娠,种植率达到了20%。这种技术比PZD和SUZI的受精率高并且稳定,并产生更多的胚胎,着床率较高。

ICSI能使几乎各种类型的精子用于受精并促成卵母细胞受精。外科手术获取精子与ICSI技术相结合,对于梗阻与非梗阻性无精子症患者可以从附睾或者睾丸获得用于受精的精子。即使该类精子完全不具备活动能力,但是通过染色也可以发现精子存活,并且可以通过非毒性的低渗检测选择用于ICSI的精子。即使是顶体缺失的患者通过ICSI也可以受精。1995年,Tesarik报道了首例使用精子细胞行ICSI(ROSI)获得妊娠。1998年Sofikitis报道了使用次级精母细胞进行ICSI获得了受精并且成功妊娠。与成熟精子的利用相比,使用不成熟精子的受精率与妊娠率均降低。不成熟的精子还可以通过体外成熟培养的方法。2001年,Cremades将圆形的精子细胞进行体外成熟培养后,获得了成熟的延伸型精子用于受精。

二、ICSI操作体系

ICSI操作依靠完善的胚胎实验室的技术与设备平台。显微操作通过倒置显微镜、显微操作仪等设备完成。倒置显微镜应放置在安静防震区域,有加热装置和高精密显微操作器,空气或液压操作。显微操作台面应单独设置,不靠墙壁,也不接触其他设备,显微镜下垫上胶垫缓冲或置于缓冲台上。操作系统有两种基本类型:电动和机械操纵系统。根据调节的速度和操作臂活动幅度,粗调或者微调操作臂的三维空间方向。显微操作的负压控制系统可以准确地控制注射或抽吸。微量调节注射器有两个基本类型：一种是经矿物油提供压力，另一种经空气传导压力。在 200 或 400 倍的放大倍数下进行显微操作。相差、微分干涉对比或霍夫曼系统调制对比度可以提高显微注射时的图像清晰度。偏振光学系统，被用于显微注射时避开纺锤体的位置，以减少损害。

进行显微操作时，最重要的是保护卵子的质量，尽可能减少外界应激对细胞的损伤。各种措施和操作流程应该保护配子温度和 pH 免受变化和波动，这些变化和波动可能会破坏纺锤体，引起染色体异常分布。至少提前 1 小时预温显微操作装置至 37℃，小滴的距离尽量靠近以便视野下能够看见，同时准备足够数量的显微操作皿。配子操作工作区接近显微操作工作区以减少配子移动距离。卵子注射前从培养皿移动到显微注射皿，显微操作后迅速返回，以减少在空气中暴露的时间。

三、授精与受精过程

通过手淫采集精液前，患者禁欲 3 天以上，精液在 37℃ 液化 20 分钟以上进行分析。对于脊髓损伤或者其他不射精患者，可以使用电射精法。精液的密度和活力在 Makler 计数板上分析。活动精子在 $0.1 \times 10^9/L$ 以下采用直接洗涤法，$0.1 \times 10^9/L$ 以上常规采用密度梯度法（含单层梯度）处理。精子悬液放入 37℃，5% ~ 6% 的 CO_2 培养箱中进行孵育。附睾液中见有活动精子且形态正常者按照精子直接洗涤法处理。从睾丸组织中获取精子的方法有挤压法和研磨法。

ICSI 时必须对精子行机械制动。精子制动是一种膜通透性改变的过程，可释放精子细胞质激活卵母细胞。标准的制动方式是将精子与注射针相互垂直，轻轻地压住精子尾部，并使注射针划过精子尾部。ICSI 卵子的准备主要是将获得的卵子在解剖镜下去颗粒细胞以甄别成熟度。采用透明质酸酶消化卵母细胞的卵丘细胞，卵与酶接触不超过 60 秒，配合剥卵针反复轻轻吹吸使颗粒细胞松散，卵周颗粒细胞脱落，卵母细胞裸露出来。每个卵子需要在显微镜下检查成熟状态与完整性，将具有第一极体释放的卵子视为成熟卵母细胞，等待注射。ICSI 操作时降针至制动液液滴中，吸精子（先尾后头），使精子稳定位于针尖部。移针至放置卵子的液滴，聚焦卵子。将卵母细胞固定于持卵针上，第一极体位于 6 ~ 7 点或 11 ~ 12 点位置，聚焦卵膜。调节注射针，将精子推到注射针的斜面位置，穿透过卵膜内层，从 3 点向 9 点前进，卵膜内陷，此时，轻吸卵膜至其破裂，卵胞浆内细胞器与精子回流至注射针，然后轻轻地将精子和回吸的胞质注入卵子内。当注射针拔出时，注射部位呈漏斗形。ICSI 的关键操作包括精子形态的正确选择、精子制动充分、注射层面清楚、破膜明确，推注液体少。

ICSI 后 16 ~ 18 小时观察受精。经 ICSI 后完全受精失败的发生率很低，ICSI 的受精率应达到 50% ~ 80%。受精失败在大多数情况下，可能是由于卵母细胞激活失败或精子染色体不能发生完整的去凝集作用。另外注射精子全部为不活动精子或圆头精子，卵子质量差等也影响 ICSI 受精率。辅助激活卵子的方法有化学激活法（注射钙离子载体 A23187），机械激活法（注射时反复抽吸胞浆）和电激活法。

四、临床价值及可能存在的问题

迄今为止，ICSI 是克服受精失败最成功的技术。ICSI 也用于进行种植前胚胎遗传学诊断的患者，以避免透明带上的精子污染。

随着 ICSI 后出生后代的增多，ICSI 技术的安全性日益受到关注。ICSI 后代的安全性影响因素包括精子源性因素和非精子源性因素。精子源性因素主要指引起男性不育的男方遗传异常、结构和功能异常精子，经 ICSI 辅助受孕，影响出生后代健康的因素；非精子源性因素是指 ICSI 过程中机械性刺激与外源性化学试剂暴露引发卵母细胞、胚胎和新生儿异常改变。2012 年新英格兰杂志报道了对南澳大利亚 308974 孩子（其中 6163 例来自辅助受孕）临床妊娠与分娩结局的普查结果，发现 IVF 出生缺陷的风险在对父母因素进行调整后不再显著增加，但 ICSI 出生缺陷的风险经多元校正后仍显著增加。Belva 等研究了 ICSI 后青春期孩子的发育，与自然受孕相比较，月经初潮年龄相近 [（13.1±1.2）vs.（13.1±1.4）]，生殖器及阴毛发育情况接近，但 14 岁时乳房发育情况 ICSI 后女孩慢于自然受孕人群。

（孙海翔）

参 考 文 献

1. Belva F, De Schrijver F, Tournaye H, et al. Neonatal outcome of 724 children born after ICSI using non-ejaculated sperm. Hum Reprod, 2011, 26: 1752

2. Belva F, Roelants M, Painter R, et al. Pubertal development in ICSI children. Hum Reprod, 2012, 27: 1156

3. Davies M, Moore V, Willson K, et al. Reproductive Technologies and the Risk of Birth Defects. N Engl J Med, 2012, 366, 19: 1803

4. Leunens L, Celestin-Westreich S, Bonduelle M, et al. Follow-up of cognitive and motor development of 10-year-old singleton children born after ICSI compared with spontaneously conceived children. Hum Reprod, 2008, 23: 105

5. Ludwig A, Katalinic A, Thyen U, et al. Neuromotor development and mental health at 5.5 years of age of singletons born at term after intracytoplasmatic sperm injection ICSI: results of a prospective controlled single-blinded study in Germany. Fertil Steril, 2009, 91: 125

6. Ludwig AK, Katalinic A, Thyen U, et al. Physical health at 5.5 years of age of term-born singletons after intracytoplasmic sperm injection: results of a prospective, controlled, single-blinded study. Fertil Steril, 2009, 91: 115

7. Palermo GD, Neri QV, Takeuchi T, et al. ICSI: where we have been and where we are going. Semin Reprod Med, 2009, 27: 191

8. Swain JE, Pool TB. ART failure: oocyte contributions to unsuccessful fertilization. Hum Reprod Update, 2008, 14: 431

第七节　胚胎的培养与胚胎利用

如何提高胚胎培养效能，全面评判胚胎质量，选择最有发育潜能的胚胎进行移植，是胚胎工作中面临的重要课题。

一、植入前胚胎的发育

植入前胚胎的发育遵循严格的时间序列，并伴随发生一系列关键的事件，卵子从激活到受精、到单个卵裂球的形成以及胚胎基因组的激活严格按照本身固有的生理时钟发育。第一个细胞周期开始于原核消失直到细胞分裂完成。光学显微镜下可观察到常规 IVF 受精后 17 小时原核消失，然而，多数卵子在受精后 24～30 小时进入有丝分裂期，20～33 小时后完成分裂，但大多数卵子在受精后 27～30 小时完成分裂。合子卵裂的时间受受精方式以及体外培养条件的影响，然而，卵子自身因素对第一次卵裂的时间也至关重要，Shoukir 等首次报道了移植早卵裂胚胎可以获得较高的妊娠率。早期卵裂已被认为是预测胚胎发育潜能有效指标，尤其是单核、对称且无碎片的卵裂，观察原核消失的适宜时间是受精后 22～25 小时，而观察早卵裂的最佳时间是 25～27 小时。大约早受精后 48 小时胚胎完成第二次卵裂，达到 4-细胞期，理想的 4-细胞期胚胎卵裂球大小均一，无碎片，且每个卵裂球只有一个核。体外观察 4-细胞期的建议时间是受精后（44±1）小时。达到 8-细胞约在受精后 72 小时，母源性基因调控早期的胚胎卵裂，约在第三天，4-细胞到 8-细胞期，胚胎源性基因被激活并主导进一步的卵裂。Dobson 等的研究表明人类胚胎基因组激活不依赖于胚胎发育的细胞数，而是与胚胎发育时间有关，即使第三天胚胎发育因阻滞而小于 8-cell，胚胎基因组也可正常激活。胚胎基因组激活后，随之而来的即是胚胎融合形成桑葚胚。卵裂早期胚胎各个细胞具有相似的物质储存并伴随低水平的生物合成。融合期胚胎的特征是增高的生物合成率和高效的葡萄糖代谢能力。此外，融合期胚胎还具有主动调控离子浓度的能力，因此可以控制自身微环境。8-细胞期胚胎卵裂球开始极性化，细胞间黏附、间隙连接增加，细胞间紧密连接，至发生卵裂球间融合，胚胎融合会发生在受精后的第四天，继续体外培养至第五天，胚胎持续的细胞分裂发育至囊胚，包括一个充满液体的囊胚腔和内细胞团，由滋养层细胞包围。在囊胚植入子宫壁之前，内细胞团进一步分化成早期外胚层和原始内胚层细胞。人类胚胎的植入发生在胚胎发育的第七天左右。

二、培养体系

在体外培养人胚胎的目的是使胚胎保持持续性活力并使其在一定的时间内达到最佳发育阶段。一个优化的培养体系可以支持有存活潜力的胚胎在体外或在移植后能够形成囊胚并有能力发育成胎儿。只有从整体的角度去不断改善培养系统，才可以获得最佳培养效果。

（一）培养基

培养液的组分种类、组分含量和含量比、pH、渗透压等对胚胎的培养有直接的影响。根据培养液的组分，胚胎培养液可分为简单和复合两种培养液。

1. 简单培养基　这类培养液的特点是成分简单、明确，培养液中往往加有丙酮酸、乳酸以及葡萄糖等胚胎发育所必需的能量物质，而不含氨基酸等复合成分。简单培养基是 20 世纪 60 年代在鼠胚培养基础上发展而来的。这些简单培养液需要添加血清或血清蛋白后使用，多用于合子到卵裂胚的培养。

2. 复合培养基　这些培养液除含必需的无机离子、糖类以及蛋白质外，还含有氨基酸、维生素、核苷酸、辅酶等成分。与 HTF 等简单培养液相比，复合培养液组分更复杂，需要添加血清蛋白等大分子物质后使用，多用于卵裂胚到囊胚的培养。

3. 单一培养基　被认为可以支持从合子到囊胚的发育过程，单一培养基配方来源于鼠胚动物实验。该培养液也被用于人囊胚培养，并报道其对临床妊娠率的支持与序贯培养液相似。该培养液用于从合子直接到囊胚的胚胎培养。

4. 序贯培养液　在体内环境下，合子及分裂早期阶段的胚胎位于输卵管中，利用葡萄糖能力较低的卵母细胞或合子可以利用周围卵丘细胞代谢葡萄糖产生的丙酮酸和乳酸作为其能量来源。随着胚胎基因的激活和持续发育，胚胎对能量的需求迅速增加，此时已可以直接利用葡萄糖维持其日益旺盛的代谢活动。根据胚胎在体内不同阶段对能量物质的需求不同设计了序贯培养基，用于序贯培养胚胎从合子发育至卵裂期及囊胚期。最典型的序贯培养基为 G1 和 G2 培养液，前者用于合子至卵裂期的培养，后者则用于囊胚的培养。

（二）培养环境

1. pH　2000 年，Philips 等的研究观察到，人 2～8 细胞卵裂期胚胎胞质内的平均 pH 为（7.12 ± 0.008）（$n=199$），不同阶段差异甚小。因为胚胎细胞内的代谢产物会降低细胞内 pH，从而影响胚胎的正常新陈代谢，所以目前多数研究者倾向于培养基 pH 比胚胎细胞 pH 略高。因此，多数培养基的 CO_2 水平可以设置在 6%～7%，使培养基维持在 7.3 左右。

2. 气体　对含有碳酸氢盐缓冲系统的培养基而言，因培养环境中的二氧化碳浓度会直接影响培养液的 pH 也进而影响胚胎细胞的 pH，因此，控制培养箱的 CO_2 浓度十分重要。目前，多数实验室的培养箱的设置 CO_2 浓度在 5%～7%。低氧培养对提高第三天优质胚胎的形成率、卵裂率、囊胚形成率、妊娠率和活产率的提高有明显的作用。

3. 渗透压　人类培养基中含有的多种氨基酸能有效地参与胚胎的渗透压调节，以缓解和避免渗透压变化对胚胎正常发育所致的不良影响，使胚胎在较大的渗透压范围中正常发育。目前使用的人胚胎培养液的常用渗透压为 270～290mOsm/kg。

（三）培养箱

培养箱为配子/胚胎提供相对稳定的体外生长环境，如恒定的酸碱度（pH 7.2～7.4）、稳定的温度（37℃）、较高的相对湿度（95%）、稳定的 CO_2 水平（5%、6%，按培养基要求自行设定），使胚胎完成体外发育，配子离体后几乎所有的时间都在培养箱内完成其体外发育，因此，培养箱的精确性对 IVF 实验室非常重要。

常用的 CO_2 按其加热结构可分为气套式加热和水套式培养箱，培养箱内相对湿度的控制非常重要，一般培养箱是靠底部放置水盘，通过水蒸发维持饱和湿度。根据控制的

O_2浓度不同,培养箱可分两气和三气培养箱。三气培养箱增加了控制 O_2 浓度的氧气探头。

三、培养方案

胚胎培养是为了尽可能地使胚胎所在的微环境与人类体内的环境相接近,以减少体外环境对胚胎发育的影响。根据胚胎之间自分泌和旁分泌作用机制以及体内胚胎所处的微环境,人们设计了一系列培养方案,如:根据胚胎之间自分泌和旁分泌作用机制而设计的单胚胎培养和结合培养;根据体内胚胎所处的微环境所设计的体细胞共培养。

(一)单胚胎培养与结合培养

1. 单胚胎培养　在一定条件下,单个胚胎在体外培养系统中也能生存和增殖生长,有很强的独立性。采用单胚胎培养比较便于观察,有连续性。更有利于胚胎评估以及随后的胚胎移植。因此,单胚胎培养方案越来越得到广泛的应用。但是,在进行单个胚胎培养时由于需要微滴培养,该培养方式由于培养液的量相对较少,其 pH 和渗透压等容易受到培养箱以及实验室环境的影响,故必须在上面覆盖液体石蜡油,以保证培养条件不受外界环境而发生较大波动,影响胚胎发育。

2. 结合培养　结合胚胎培养是指在培养基内将多个胚胎一起培养,培养液的量相对较多,一般为不大于 1ml。该方案由于是数个胚胎一起培养,故可以充分利用胚胎之间的旁分泌信号作用,同时由于大量的培养液使得胚胎分泌的一些有毒代谢物质会被稀释变得无害。单个胚胎虽然能生长繁殖,但不如结合胚胎生存力强,胚胎量多时比少时易于培养。鼠胚试验已经证实当 10 个左右的胚胎一起培养,可以获得更好的卵裂率及囊胚形成率。

(二)体细胞共培养

1. 输卵管上皮细胞共培养技术　人输卵管上皮细胞是最早应用于临床的共培养细胞。使用输卵管上皮细胞特别是输卵管壶腹部上皮与早期胚胎进行共培养,可以模拟体内的自然环境,有利于早期胚胎的生长发育,使更多的胚胎发育至囊胚阶段。

2. 子宫内膜细胞共培养技术　胚胎在输卵管发育很短时间后进入子宫。子宫是胚胎发育的最终场所。因此,亦有许多胚胎共培养体系以子宫内膜细胞为辅助细胞。

3. 卵丘细胞共培养技术　卵母细胞调节颗粒细胞的新陈代谢,而其所需的营养物质依赖卵丘细胞提供,两者还通过缝隙连接进行信号传导,进而调节卵母细胞的生长和成熟。应用自体卵丘细胞与 IVF 得到的早期胚胎共培养。可改善胚胎质量,提高妊娠率。

四、卵裂期胚胎培养与评价

体外受精与胚胎培养现通常采用序贯培养方法,不同发育阶段使用不同的培养液。如,受精选用受精培养液、D1 ~ D3 分裂期胚胎培养选用卵裂培养液。胚胎移植可选用囊胚培养液或胚胎移植液。受精后的第 2 天早上,即加精后 16 ~ 20 小时观察原核。去除颗粒细胞后能够清晰地观察胞浆中的原核和极体。正常受精的卵子有两个原核,将其放入新的卵裂培养液微滴中继续培养,每个胚胎洗涤 2 ~ 3 次。

形态学参数中,卵裂球分裂的速度是胚胎质量好坏的决定因素。通常受精后 43 ~ 45 小时评估胚胎,应有 4 个大小相等的卵裂球,碎片小于 10%。受精后 67 ~ 69 小时评估,胚胎应有 8 个大小相等的卵裂球,碎片小于 10%。获卵后 72 小时,胚胎卵裂球数目在 6 细胞以下,基本失去被选择用于胚胎移植的机会。生长过快的胚胎也不是移植胚胎选择的首选。细胞分裂速度是胚胎活力的重要指标之一。过快或者过慢的胚胎卵裂速度对于胚胎种植都是不利的。发育速度正常的胚胎在获卵后第 3 天达到 7 ~ 9 细胞,并且在过去 24 小时内分裂过。发育停滞胚胎是指在 24 小时内没有分裂的胚胎。发育迟缓胚胎是指在过去的 24 小时内有过分裂的胚胎,在第 3 天时有 6 个或者更少的细胞。发育过快的胚胎在第 3 天时卵裂球数目超过 9 细胞。研究证实染色体异常的发生率在停滞胚胎、生长迟缓或过快胚胎中的发生几率较正常胚胎显著升高。

分裂速度正常的胚胎常出现阶段特异性细胞分裂,卵裂球大小均等。卵裂球大小不均等的胚胎往往发育迟缓,荧光原位杂交检测显示非整倍体等遗传缺陷比例偏高。不均衡的细胞分裂在人的体外胚胎培养中并不少见,不均衡的分裂导致细胞大小不均。Puissant 等 1987 年定义的不均衡胚胎是指卵裂球大小相差 1/3。

胚胎碎片是胚胎体外培养过程中的常见现象。所谓碎片就是细胞外膜包裹的胞质结构。Johansson 等将碎片与卵裂球在直径上做了区分,将碎片定义为在第二天胚胎中直径小于 $45\mu m$,第三天胚胎中直径小于 $40\mu m$ 的细胞质结构。碎片评级的百分比是根据碎片大小与胚胎的比较。对于四细胞的胚胎,25% 的碎片与一个卵裂球的体积相等。Rijnders 等依据碎片的数量将胚胎评为 4 级。1 级胚胎无碎片,2 级胚胎碎片少于 20%,碎片在 20% ~ 50% 的定为 3级,碎片超过 50% 为 4 级胚胎。碎片可以集聚或散在分布。目前没有对碎片位置进行评估,因为碎片是动态发生的。显微操作可将胚胎碎片吸出,但侵入性操作的临床效果有待考证。Van Royen 等发现胚胎期 10% 碎片对着床率的影响可以忽略不计。碎片不能作为用来判断胚胎质量的唯一形态标准。

多核现象是指在一个卵裂球中不止一个细胞核出现。多核的存在被认为是不正常的现象。Staessen 等提出多种可能导致多核卵裂球出现的机制,包括有丝分裂无胞质、部分碎裂、有缺陷的染色体在有丝分裂后期的迁移。卵裂球多核胚胎出现异常染色体几率较大,被证实会导致种植能力较低,影响妊娠与分娩结局。

分裂期胚胎的形态学特征评估已有分级标准。最常用的分级标准是依据卵裂球均等性与碎片数量将胚胎分为 4级。1 级胚胎的卵裂球等大,形态规则,胞质均匀清晰,碎片无或少于 10%。2 级胚胎的卵裂球不等,形态欠规则,碎片大于 10%。1 ~ 2 级胚胎为发育质量较好的胚胎,选择用于移植。3 级胚胎的卵裂球大小出现不均等,形态也不规则,碎片少于 50%。4 级胚胎的卵裂球大小严重不均,碎片大于 50%。

Desai 等的胚胎评估方法将细胞数纳入分裂期胚胎的

评分系统。依据卵裂球数目,1 个计为 1 分;有碎片(碎片小,局限在卵周隙)时减 2 分;其他指标有:细胞均匀度,卵裂球扩张度,胞浆有无空泡,细胞有无斑点,有无致密化等征象。Racowsky 等将细胞数、碎片、卵裂球均一度三个指标整合在一个胚胎的评分中。如胚胎评为"801",胚胎形态为 8 细胞、无碎片、部分不均。

五、囊胚培养与评价

囊胚培养的临床优势很多,有利于进一步筛选发育潜能良好的胚胎,更符合胚胎移植时期的生理环境,减少移植胚胎数量控制多胎比例。

从 D3 ~ D5/D6 囊胚期胚胎培养选用囊胚培养液。受精后的第 3 天早上,将胚胎转移至新的囊胚培养液微滴中继续培养,每个胚胎洗涤 2 ~ 3 次。胚胎培养第 5 天上午观察囊胚形成情况并评分。如果第 5 天观察未见囊胚形成,胚胎将转移至新配置的囊胚培养液滴中继续培养,第 6 天上午再次评估。

最为常用的囊胚分级标准是 1999 年 Gardner 和 Schoolcraft 提出的人类囊胚分级系统,从囊胚的扩张程度、内细胞团和滋养外胚层细胞的发育状况对囊胚进行质量评价。

根据囊胚腔的大小和是否孵化将囊胚分为六个时期:

(1) Ⅰ期囊胚为早期有腔囊胚,囊胚腔体积小于胚胎总体积的一半。

(2) Ⅱ期囊胚的囊胚腔体积扩大,超过胚胎总体积的一半。

(3) Ⅲ期囊胚的囊胚腔完全占据了胚胎的总体积,形成了扩张期囊胚。

(4) Ⅳ期囊胚的囊胚腔进一步扩大,胚胎总体积变大,透明带变薄。

(5) Ⅴ期囊胚正在孵出的,囊胚的一部分从透明带中逸出。

(6) Ⅵ期囊胚完全孵出,囊胚全部从透明带中逸出。

内细胞团分为三级:

(1) A 级内细胞团细胞数目多且排列紧密。

(2) B 级内细胞团细胞数目少,排列松散。

(3) C 级内细胞团最差,细胞数目很少。

滋养层细胞同样分为三级:

(1) A 级滋养层细胞最好,数量较多且结构致密。

(2) B 级滋养层细胞由不多的细胞组成,结构较松散。

(3) C 级滋养层细胞稀疏,质量最差。

Rehman 等在 Gardner 的评分系统基础上做了量化改进。囊腔的扩张程度和孵化状态由数字 1 ~ 6 编码,内细胞团和滋养层细胞分级的字母等级也转化成数字形式:A = 3,B = 2,C = 1。将囊胚评定等级的三个数值相乘得出囊胚的质量得分。囊胚的形态学特征反映了胚胎发育能力,对临床妊娠结局有预示价值。

六、胚胎发育潜能的判断 与胚胎利用

胚胎质量是影响临床结局的核心因素,尤其在倡导单

胚胎移植的今天,选择具有发育潜能的胚胎用于移植显得更为重要。形态学评估作为无损伤技术,是辅助生殖技术中最为常用的评价胚胎质量的方法,也是目前唯一较为公认的标准。

胚胎发育是连续而动态的,单次观察不足以完成质量评估。胚胎的质量等级从原核期就已开始。选择最优胚胎应正视胚胎发育的连续性。胚胎发育是动态而复杂的过程,寻找每个发育阶段胚胎的专有特征,建立连续胚胎评分系统,总体评估胚胎发育,将有利于胚胎质量的全面考察。新兴出现的针对胚胎发育的连续观察设备,为胚胎连续观测和评估提供了设备支持,但其价格昂贵,观察标本数量有限,限制了临床应用的拓展。

连续动态的评估系统,整合了多重参数。具有发育潜能的优质胚胎应具有以下特质:原核期观察原核及核仁对称性,核仁数目为偶数。加精或 ICSI 后 25 ~ 26 小时出现早期卵裂,合子的核膜破裂。42 ~ 44 小时卵裂球数目大于或等于 4 个。66 ~ 68 小时卵裂球数目大于或等于 8 个,碎片少于 20%,卵裂球没有多核。106 ~ 108 小时囊胚形成,囊腔扩张,内细胞团细胞数多且致密,滋养层细胞数目众多。

胚胎的形态并不能够准确反映胚胎的发育潜能。胚胎代谢、细胞基因组的组成与人类胚胎体外发育的健康息息相关。Jones 等使用非侵入性技术研究了 189 枚人类桑葚胚与囊胚期胚胎的糖代谢,以确定其用于胚胎发育能力预测的可行性。从桑葚胚到正在孵出或已孵出囊胚的发育阶段,发现葡萄糖的摄取有线性增加趋势,而糖酵解活动没有差异。可通过葡萄糖的消耗量推测胚胎代谢状态,评判胚胎质量。氨基酸是胚胎培养液的重要添加成分。氨基酸在培养液中的消耗状态,也可作为胚胎发育潜能的一项评价指标。活性氧是正常有氧代谢的产物,过高水平的活性氧对 DNA、蛋白和脂质都会造成氧化损伤,故胚胎培养基中的总抗氧化能力与胚胎发育能力相关。抗氧化能力强的,分裂期胚胎细胞数适宜且胚胎碎片少,至囊胚期的胚胎发育情况也较好。

发展客观、精确、快速且不太昂贵的检测方法帮助胚胎发育能力评估,将是非侵入性胚胎质量评估技术的重大突破。最近,涉及基因组学、转录组学、蛋白质组学和代谢分析方法的全局评估策略已在辅助生殖领域应用。目前仍缺少这些新型检测方法单独或(和)形态评估联合使用与传统的形态学评估方法的随机前瞻性研究的结论,但最新的研究结果已相当令人鼓舞。

(孙海翔　孙正怡)

参 考 文 献

1. Alpha Scientists in Reproductive Medicine and ESHRE Special Interest Group of Embryology. The Istanbul consensus workshop on embryo assessment: proceedings of an expert meeting. Human Reproduction,2011,26(6):1270-1283

2. Azadbakht M,Vaoljerdi MR,Mowla SJ. Development of mouse embryos co-cultured with polarized or non-polarized uterine epithelial cells using sequential culture media. Anim Reprod Sci,2007,100(1-

2）：141-157

3. Balaban B，Yakin K，Urman B. Randomized comparison of two different blastocyst grading systems. Fertil Steril，2006，85（3）：559

4. Ciray H. N.，Karagenc L，Ulug U，et al. Early cleavage morphology affects the quality and implantation potential of day 3 embryos. Fertil Steril，2006，85（2）：358-365

5. Ebner T，Moser M，Sommergruber M，et al. Incomplete denudation of oocytes prior to ICSI enhances embryo quality and blastocyst development . Hum Reprod，2006，21（11）：2972-2977

6. Gilchrist RB，Lane M，Thompson JG. Oocyte-secreted factors：regulators of cumulus cell function and oocyte quality. Hum Reprod Update，2008，14（2）：159-177

7. Magli MC，Gianaroli L，Ferraretti AP，et al. Embryo morphology and development are dependent on the chromosomal complement. Fertil Steril，2007，87：534

8. Mains LM，Christenson L，Yang B，et al. Identification of apolipoprotein A1 in the human embryonic secretome. Fertil Steril，2011，96（2）：422. e2

9. Munné S，Chen S，Colls P，et al. Maternal age，morphology，development and chromosome abnormalities in over 6000 cleavage-stage embryos. Reprod Biomed Online，2007，14：628

10. Nagy ZP. Symposium：Innovative techniques in human embryo viability assessment. Reproductive BioMedicine Online，2008，17：451

11. P. Fancsovits，F. Z. Takács，G. Z. Tóthné et al. Examination of Early Cleavage and its Importance in IVF Treatment. J Reproduktionsmed Endokrinol，2006，3（6）：367-372

12. Parikh FR，Nadkani SG，Naik NJ，et al. Cumulus coculture and cumulus-aided embryo transfer increases pregnancy rates in patients undergoing in vitro fertilization. Fertil Steril，2006，86（4）：839-847

13. Racowsky C，Ohno-Machado L，et al. Is there an advantage in scoring early embryos on more than one day? Human Reproduction，2009，24：2104

14. Rehman KS，Bukulmez O，Langley M，et al. Late stages of embryo progression are a much better predictor of clinical pregnancy than early cleavage in intracytoplasmic sperm injection and in vitro fertilization cycles with blastocyst-stage transfer. Fertil Steril，2007，87（5）：1041

15. Scott L，Finn A，et al. Morphologic parameters of early cleavage-stage embryos that correlate with fetal development and delivery：prospective and applied data for increased pregnancy rates. Human Reproduction，2007，22：230

16. Spandorfer SD，Soslow R，Clark R，et al. Histologic charcateristics of the endometrium predicts success when utilining sutologous endometrial coculture in patients with IVF failure. Assist Reprod Genet，2006，23（4）：185-189

17. Wong C，Loewke K，et al. Non-invasive imaging of human embryos before embryonic genome activation predicts development to the blastocyst stage. nature biotechnology，2010，28：1115

18. 黄国宁，孙海翔. 体外受精-胚胎移植实验室技术. 北京：人民卫生出版社，2012

第八节　胚胎移植

一、移植胚胎的选择

移植胚胎选择主要依据胚胎的发育速度和形态学观察

指标。分裂期胚胎发育速度的判断依据受精后的卵裂球数：获卵后第二天胚胎以 4 细胞为最佳，第三天以 8 细胞且前一天为 4 细胞最佳。形态学观察多是根据卵裂球均一度、碎片的数量及类型、有无多核卵裂球等形态学特征来判断胚胎优劣。细胞分裂速度正常且质量好的胚胎往往显示阶段特异性细胞分裂，卵裂球大小相等，无胞质碎片。卵裂球多核、胞质塌陷往往是胚胎预后差的标志，胞浆中出现的特征性表现如细胞颗粒粗或粗颗粒区域集聚、滑面内质网集聚、空泡等影响胚胎发育潜能。囊胚期胚胎的质量依据囊腔扩张的程度和内细胞团与滋养层细胞的形态评估。连续评估系统将种植前各个阶段配子与胚胎的发育速度和形态学特征指标整合，有助于全面连续的评估胚胎的发育。优质胚胎具有以下特征：①加精或 ICSI 后 16～18 小时观察原核与核仁的对称性，核仁数目为偶数；②加精或 ICSI 后 25～26 小时观察到胚胎卵裂至 2 细胞期或合子核膜破裂；③加精或 ICSI 后 42～44 小时，66～68 小时卵裂期胚胎的卵裂球均一，碎片少于 20%，没有多核的卵裂球；④加精或 ICSI 后 106～108 小时囊胚期胚胎的囊腔扩张充满，内细胞团致密、细胞数多，滋养层细胞数目多。

二、移植胚胎的数量

移植胚胎的数量影响临床妊娠结局。移植胚胎数量 1～3 枚时，随着移植数的增加妊娠率增加，移植 3 枚以上的胚胎，妊娠率不再明显提高。但移植 2 枚以上胚胎时，多胎妊娠特别是高序多胎妊娠的比例明显增高。移植胚胎数是影响多胎妊娠率的最主要因素。多胎妊娠的产科风险大，双胎妊娠的风险高于单胎 20 倍，三胎或三胎以上的风险高 400 倍。虽然减胎术的开展作为一种补救性的措施，减少多胎妊娠的发生，但该项技术存在伦理学问题，增大了剩余胎儿的存活风险，减少多胎妊娠率的最主要措施就是限制移植胚胎的数量。单胚胎移植技术的推行无疑将显著减少多胎妊娠的发生比例。

选择性单胚胎移植技术中胚胎选择是关键。现有胚胎评价策略主要依据胚胎的形态和分裂速度。但形态学评估指标的准确度仍不够，影响了胚胎质量评估的可重复性。单胚胎移植技术的实现依赖于囊胚培养技术的发展。囊胚期的胚胎移植使胚胎的发育速度与子宫内膜的发育同步，更符合子宫的着床环境。延长体外培养时长可进一步观察胚胎发育能力，筛选出具有发育潜能的胚胎。但如果囊胚形成不良，可导致移植取消率增加，可供冷冻保存的胚胎数量减少。因此，囊胚培养与囊胚移植技术主要用于卵巢储备功能较好，对促性腺激素反应良好的病例。

三、胚胎移植技术

胚胎移植是将体外培养胚胎送回母体子宫腔内的过程。分裂期胚胎移植一般在取卵后 48～72 小时进行，囊胚期胚胎移植一般在取卵后 5～6 天。胚胎移植管的品牌和型号众多，在长度、管径、硬度和延展性方面各有不同。与硬移植管相比，软管的操作轻柔，但会遇到更难通过宫颈的情况。超声引导下胚胎移植时可选用带有超声引导头的胚胎移植管。

预移植可以帮助医生选择最佳的移植管,描述进入子宫腔的路径。移植过程中患者采用膝胸卧位或仰卧位的体位,对临床妊娠率没有显著影响,不增加异位妊娠率。

选择发育良好的胚胎集中于同一培养皿中备移植。通常采用三段式液体,前后两段为空液柱,中间一段液柱中含有胚胎。总液体量不超过 20μl。移植时通过空气泡将胚胎和培养液隔开。超声引导可用于判断子宫的轴向,清楚地看到移植管顶端的确切位置。充盈膀胱有利于暴露子宫。根据已知宫腔的深度将外套管按宫颈、宫腔走向及弯曲度进行调整,然后将缓慢将外套管放入子宫内。移植过程中子宫内膜受创伤而出血可明显影响胚胎移植的效果,应注意避免子宫颈管及宫腔内膜的损伤。大多数研究倾向于胚胎定位在宫腔中部而远离宫底有更好的着床结局。事实上,移植管顶端在宫腔里的相对位置比离宫底的确切距离更重要。胚胎定位的位点也会影响异位妊娠的发生率。

移植后移植管里发现胚胎残留而再次移植不会对妊娠结局产生不利影响,也可以将胚胎移植安排在两种不同的时机进行。由于宫颈闭合,或是由肌瘤及既往手术造成解剖学畸形等引起的困难移植,可以考虑经腹部子宫肌层的胚胎移植、经阴道子宫肌层的胚胎移植术。在 104 位患者中应用经阴道子宫肌层的胚胎移植,有报道获得了 36.5% 的临床妊娠率。有极端困难移植史且宫颈狭窄的患者可在宫腔镜下行外科校正。胚胎移植难以进行时,冷冻胚胎和等待下周期移植也是一个合理的选择。

为了努力提高着床率,在移植中应用不同的药物进行黄体支持并减少子宫的收缩。除最常用的黄体酮类药物外,硝酸甘油(GTN)、吡罗昔康和阿托西班也被用来减少子宫的收缩。移植前舌下给药 GTN,可以使移植技术更顺利,宫颈操作时间更短,妊娠率更高。移植前两小时口服 10mg 吡罗昔康可以显著地提高妊娠率和着床率。

临床医师的技巧培训对移植结局有影响。轻柔和无创的胚胎移植技术可使妊娠机会最大化。培训后已经移植过 50 个周期的医师,在移植中可以取得和拥有更多经验年资高的医师相似的临床着床率。经过培训的护士与临床医生移植后的妊娠率和着床率方面没有显著差异。

(孙海翔)

参 考 文 献

1. Abdelmassih V, Neme R, et al. Location of the embryo-transfer catheter guide before the internal uterine os improves the outcome of in vitro fertilization. Fertility and Sterility, 2007, 88:499

2. Abou-Setta A, Al-Inany H, et al. Soft versus firm embryo transfer catheters for assisted reproduction: a systematic review and meta-analysis. Human Reproduction, 2005, 20:3114

3. De Sutter P, Van der Elst J, et al. Single embryo transfer and multiple pregnancy rate reduction in IVF/ICSI: a 5-year appraisal. Reprod Biomed Online, 2003, 6:464

4. Dickey RP, Taylor SN, et al. Spontaneous reduction of multiple pregnancy: incidence and effect on outcome. Am J Obstet Gynecol, 2002, 186:77

5. Ebner T, Moser M, et al. Selection based on morphological assessment of oocytes and embryos at different stages of preimplantation development: a review. Human Reproduction Update, 2003, 9:252

6. Esfandiari N, Ryan E, et al. Successful pregnancy following transfer of embryos from oocytes with abnormal zona pellucida and cytoplasm morphology. Reproductive BioMedicine Online, 2005, 11:620

7. ESHRE Campus Course Report. Prevention of twin pregnancies after IVF/ICSI by single embryo transfer. Hum Reprod, 2001, 16:790

8. Eytan O, Elad D, et al. A glance into the uterus during in vitro simulation of embryo transfer. Human Reproduction, 2004, 19:562

9. Fanchin R, Righini C, et al. Uterine contractions at the time of embryo transfer alter pregnancy rates after in-vitro fertilization. Hum Reprod, 1998, 13:1968

10. Gardner DK, Lane M, et al. Blastocyst score affects implantation and pregnancy outcome: towards a single blastocyst transfer. Fertil Steril, 2000, 73:1155

11. Gardner DK, Schoolcraft WB. Human embryo viability: what determines developmental potential and can it be assessed? J Ass Reprod Genet, 1998, 15:455

12. Gardner DK, Surrey E, et al. Single blastocyst transfer: a prospective randomized trial. Fertil Steril, 2004, 81:551

13. Gardner DK, Vella P, et al. Culture and transfer of blastocysts increases implantation rates and reduces the need for multiple embryo transfers. Fertil Steril, 1998, 69:84

14. Gardner DK, Lane M. Towards a single embryo transfer. Reproductive BioMedicine Online, 2003, 6:470

15. Gardner DK, Lane M, et al. Physiology and culture of the human blastocyst. Journal of Reproductive Immunology, 2002, 55:85

16. Ghazzawi I, Al-Hasani S, et al. Transfer technique and catheter choice influence the incidence of transcervical embryo expulsion and the outcome of IVF. Human Reproduction, 1999, 14:677

17. Jackson RA, Gibson KA, et al. Perinatal outcomes in singletons following in vitro fertilization: a meta-analysis. Obstet Gynecol, 2004, 103:551

18. Kojima K, Nomiyama M, et al. Transvaginal ultrasound-guided embryo transfer improves pregnancy and implantation rates after IVF. Human Reproduction, 2001, 16:2578

19. Pinborg A. IVF/ICSI twin pregnancies: risks and prevention. Human Reproduction Update, 2005, 11:575

20. Sala G, Nicoli A, et al. The effect of selecting oocytes for insemination and transferring all resultant embryos without selection on outcomes of assisted reproduction. Fertility and Sterility, 2009, 91:96

21. Shamonki M, Schattman G, et al. Ultrasound-guided trial transfer may be beneficial in preparation for an IVF cycle. Human Reproduction, 2005, 20:2844

22. Tiffany L. Rhodes, H. Lee Higdon Ⅲ, et al. Comparison of pregnancy rates for two embryo-transfer catheters. Fertility and Sterility, 2007, 87:411

第九节　冷冻与复苏

一、低温生物学的基本原理与低温损伤

进行配子或胚胎冷冻保存的目的是希望经过冷冻和复苏后,配子或胚胎仍能保持原有的生物学活性。储存温度

过低本身并不会导致胚胎细胞发生损伤,但是在冷冻和复苏过程中大幅度温度变化或波动,可能会严重威胁到胚胎的存活以及生物活性,甚至导致胚胎死亡,这些损伤统称为冷冻损伤。

冷冻损伤目前从形成机制上可以分为:

(一)冰晶

冰晶是最突出的冷冻损伤。冰晶开始形成的温度在 $-15 \sim -60℃$ 的阶段内。无论在冷冻或复苏过程中,当细胞经过这一阶段时都非常危险。细胞内含水量降低,可以减少冰晶的形成。降温过程中温度下降到溶液的冰点以下时,细胞外溶液首先形成部分冰晶,细胞外溶液由于结冰而使剩下的水中溶质的浓度升高。如果适当的控制降温速度,使细胞内的水就有充足的时间透过细胞膜渗透到细胞外液中,将使细胞内进一步脱水,渗透压提高而冰点下降。

(二)冷休克

温度降低对哺乳动物的细胞存在一定的直接效应,叫做冷休克损伤。冷休克是温度下降对细胞结构和功能造成的损伤。冷休克的发生与细胞膜蛋白质和细胞骨架在低温下发生的改变可能有关。这种损伤有细胞和种属特异性,在人类精子和胚胎的冷冻过程中,这种损伤并不突出。

(三)溶质效应

细胞外水溶液渗透压的提高,会对细胞造成一定的损伤,即所谓的"溶质效应"。冷冻过程中胚胎内的细胞暴露于渗透压越来越高的环境中,溶液的其他一些物理化学参数如气体溶解度、黏滞度和 pH 等也会发生改变,偏离细胞通常的生理环境,这些情况的改变将加重细胞的受损程度。

(四)破碎损害

由于水形成冰晶后体积增加,因此在水溶液中,随着温度下降到冰点以下,伴随着冰晶的出现,会使冰水混合物的总体积增加,而大多数冷冻容器在温度降低的过程中容积会有微弱的减小,因而在容器内的细胞可能受到增加的压力的作用,导致结构受到机械性的损害,主要在 $-130℃$ 时发生。采用较软质地的容器可能会减少破碎损害。由于玻璃化冷冻的过程中溶液没有冰晶形成,因而体积变化很小,破碎损害不明显。

(五)重结晶

指的是冷冻的细胞在复温的过程中形成冰晶的情况。在冰点下的一定温度范围内,水的结晶状态和液体状态之间存在动态平衡,当细胞的温度上升至一定的温度段时,如果复温速度过缓,细胞内原来存在的细小冰晶可以重新将周围的液态水吸附至其表面,导致冰晶体积增大,造成细胞死亡。复温时迅速升温可使发生重结晶的小晶体数目减到最少。目前几乎所有冷冻复苏方案中,复温均采用快速复温的方法。

(六)渗透性休克

细胞在冷冻前经过了高浓度溶液的脱水阶段,导致细胞内渗透压高达 $2000 \sim 3000 mOsm/L$ 如果将胚胎直接置于等渗培养液中,必然导致细胞外的水分快速进入细胞,而细胞内冷冻保护剂渗透速度远比不上水进入的速度,将造成细胞体积急剧增大甚至破裂,这种损伤称为渗透性休克。

(七)冷冻损伤的评估

胚胎的冷冻损伤可以从三个方面来评价:

形态学:复苏后,评价胚胎的形态学特征最直接快速。

胚胎发育能力:复苏后观察胚胎的发育能力,比形态学判断更可靠,但需要一定的时间。

着床的能力。

二、程序冷冻与玻璃化冷冻技术

(一)程序冷冻

Mazur 首次提出程序冷冻法。程序冷冻法程序中的脱水阶段,胚胎被放入含有一定浓度渗透性冷冻保护剂的冷冻液中。此时细胞外的渗透压较高,细胞内的水透过细胞膜流向细胞外,随着水渗出细胞外,细胞体积因脱水而出现明显的皱缩。但随着时间的推移,细胞外的渗透性冷冻保护剂也逐渐进入细胞内,使细胞体积停止收缩,转而逐渐膨胀,直至恢复接近原来的大小。随后将胚胎转移至含有非渗透性冷冻保护剂的冷冻液中进一步增加细胞外的渗透压,使细胞持续脱水,体积进一步减少。以利于在随后的冷冻过程中,尽量减少冰晶的形成。

平衡后的胚胎开始程序降温,当温度降到冷冻液的冰点以下时,进行植冰,植冰是程序冷冻的关键步骤,指的是当冷冻溶液的温度下降至其冰点以下的某个温度时(通常为 $-7 \sim -5℃$),采用人工的方法诱发冷冻液内(细胞外)冰晶形成的操作,以终止溶液在降温中发生的过冷状态。通常使用的植冰方法是人工植冰,将棉签、止血钳等物品在液氮中彻底冷却,然后迅速地在冷冻容器壁接触上数秒钟。植冰后继续降温的过程,是依赖冰晶的逐渐形成而继续脱水的过程。直至细胞脱水到能实现玻璃化状态而被保存在液氮中。

植冰后,细胞外冰晶逐渐增多,使得溶液中所有组分的浓度增加;细胞内的水分只能由内向外渗,并继续在细胞外形成冰晶。在经过缓慢的降温后,细胞充分脱水,细胞内液呈极其黏稠的状态。这种状态能保持其溶液的离子和分子分布,即玻璃化状态,进入液氮后可以维持该状态不变,避免细胞内发生冰晶损伤。

复苏,程序冷冻组织的复苏操作实际是要达到两个目的:

复温,通常采用较快的升温速度,迅速升温的目的就是快速通过 $-120 \sim -35℃$ 的重结晶危险阶段。

复水,复温后的胚胎细胞,其细胞内仍含有高浓度的渗透性保护剂,需要尽快去除,用水分替代保护剂渗入细胞内,可称之为"复水"或"水化"。在复苏液中加入非渗透性保护剂,使细胞内外的溶液渗透压接近,渗透性保护剂可以逐步从胞内渗出,水分逐渐渗入细胞内,胚胎恢复正常的生理状态,复水过程中的非渗透性冷冻保护剂通常均采用蔗糖,而浓度和操作时间,各中心方案略有差异。

(二)玻璃化冷冻法

从前面对程序冷冻法的原理中,可以看到,程序冷冻法的实质是使冷冻标本的细胞外液形成冰晶,细胞内液充分脱水浓缩后达到玻璃化的状态。而我们所说的玻璃化冷冻法采用了更高浓度的冷冻保护剂处理细胞,快速降温使细胞内外液体均达到玻璃化状态。因此可以这样说,对于细胞来讲,两种冷冻方法的本质相同。近十余年来开展玻璃化冷冻技术的中心逐渐增多,并且在不断的实践和改进中发现,玻璃化冷冻的结局不仅不低于程序冷冻法,甚至优于程序冷冻法。

液态的物质在一定的降温速率下,由液相直接转变成为一种玻璃状的固体状态的过程称为玻璃化冷冻。对于保存胚胎的溶液来说,这种玻璃状态由于内部没有冰晶形成,能保持其溶液状态的分子和离子分布,避免了冰晶对细胞的物理化学损伤,可望获得更好的冷冻效果。但溶液要实现玻璃化状态,需要更高的液体黏滞系数、更快的降温速率、更小的液体总体积。

玻璃化冷冻法所需的冷冻保护剂浓度明显高于程序冷冻法,因而保护剂对胚胎的毒性可能会增加,另外,脱水后细胞内过高的溶质浓度也会对胚胎细胞造成渗透性损伤。为减少冷冻保护剂对胚胎的不利影响,使用的保护剂必须严格筛选,另外,在满足冷冻效果的前提下,尽量缩短平衡时间和降低平衡时的温度也可减少其毒性作用。通常必须将细胞在高浓度冷冻保护剂中停留的时间限制在几十秒左右。如果操作温度高,则时间更需严格掌握。

玻璃化冷冻通常使用两步平衡法,先将胚胎放入含较低浓度冷冻保护剂的平衡溶液中平衡,使渗透性冷冻保护剂能够充分渗入细胞内,并使胚胎细胞逐步脱水,在此过程中,也能看到细胞体积从缩小到重新扩大的变化。然后将胚胎置入含较高浓度冷冻保护剂的玻璃化溶液中,经较短时间平衡后,将胚胎装入冷冻容器,投入液氮。复苏过程与程序冷冻复苏方法类似,采用较快的升温速度。然后将胚胎放入含一定浓度非渗透性保护剂(蔗糖)的复苏液中,使渗透性保护剂逐步从胞内渗出,水分逐渐渗入细胞内,胚胎恢复正常的生理状态。

三、精子的冷冻与复苏

精子的冷冻技术也遵循其它细胞冷冻的基本规律,但精子冷冻与复苏使用的冷冻保护剂、方法也有其特殊性,详见本篇第四章第一节相关内容。

四、胚胎冷冻复苏

胚胎冷冻保存对 IVF-ET 治疗有非常重要的意义,能够避免浪费胚胎,增加 IVF 治疗的成功率;减少胚胎移植数量,降低多胎妊娠的发生率,实现单胚胎移植;可以预防严重 OHSS 的发生;便于进行供卵治疗;便于处理其他原因导致的取消移植;便于植入前遗传学诊断(PGD)以及保存生育功能。

(一)分裂期胚胎冷冻

分裂期胚胎的冷冻可在 2 ~ 8 细胞期的任何一个阶段进行,冷冻之前应该先进行胚胎的形态学评分,选择适合冷冻的胚胎。胚胎评分方法通常根据碎片的含量分为 1 ~ 4 级,碎片超过 25% 的胚胎由于发育潜能差,冷冻的价值较低。但也要考虑到细胞数。通常而言,第 2 天发育超过 2 细胞,第 3 天发育超过 6 细胞的发育速度更为合适。

目前对分裂期胚胎普遍使用的冷冻方法是程序冷冻法。由于分裂期胚胎的程序冷冻方法成熟,所以玻璃化冷冻技术应用于卵裂期胚胎的进程相对较慢,朱桂金教授在玻璃化冷冻分裂期胚胎方面做了很多研究和推广工作,近年来国内很多中心的经验也证实,玻璃化冷冻复苏的分裂期胚胎复苏率超过 90%,且几乎全部为完整存活的胚胎(无死亡的细胞)。

(二)囊胚冷冻

进行囊胚培养主要目的是胚胎选择,为了提高种植率,减少移植胚胎数量,很多生殖中心在试图进行囊胚培养,这样就面临着囊胚冷冻的问题。首例人类冷冻囊胚移植后的妊娠是在 1985 年,采用传统的程序冷冻技术,囊胚冷冻的存活率低,不足 60%,妊娠率低。虽然国外多名学者对囊胚程序冷冻技术进行了改进,但囊胚复苏后的存活率在不同的中心依然差异悬殊(50% ~ 90%)。

囊胚的玻璃化冷冻优于程序冷冻,已经得到多数中心的承认。北京协和医院生殖中心自 2004 年使用玻璃化法冷冻囊胚,复苏囊胚的存活率超过 95%,取消移植率低于 1%。

复苏方案和分裂期胚胎一样,采用快速复苏的方法。

选择何时的何种质量标准的囊胚,一直以来没有定论。从北京协和医院 2005 年以来统计的结果来看,发育速度明显较慢的囊胚不耐受冷冻。所以目前采用的囊胚冷冻选择的方法是:第 5 天或第 6 天上午和下午各观察 1 次,共 4 次,选择发育达到 4 期的囊胚,内细胞团 A 或 B 级,滋养细胞层质量不限。采用这种选择方法后,囊胚玻璃化冷冻的复苏存活率在 95% 左右。

对囊胚进行冷冻保存之前,将囊胚的滋养细胞层穿刺后,使囊胚腔内液体流出,能显著改善囊胚冷冻后复苏的存活率,这个操作称为囊胚的人工皱缩。

五、卵母细胞的冷冻复苏

由于卵母细胞冷冻技术适应证有限、冷冻技术不够成熟,直到 2004 年,全世界报道的卵母细胞冷冻后出生的婴儿还不足百名。近年来,由于采用玻璃化冷冻技术保存卵母细胞,使得复苏存活率有了很大的提高,之后该技术应用渐多,出生婴儿数大幅增加。

卵母细胞中含有大量的水分,细胞膜的渗透性也低于分裂期胚胎。渗透性冷冻保护剂进入细胞膜和水分渗出细胞膜的速度均明显较慢,更容易形成细胞内结晶。另外卵母细胞的一些特殊结构也易于受到冷冻的影响,进而影响卵母细胞的生理功能。

卵母细胞与分裂期胚胎内细胞的一个重要差别是皮质颗粒。在冷冻复苏过程中,皮质颗粒功能较易受损,因此在冻融的人类和动物卵母细胞进行自然受精,易出现多精受精。研究发现高浓度的冷冻保护剂、过长的暴露时间以及温度的剧烈变化还会增加细胞骨架的损伤。

六、卵巢组织冷冻与复苏

冷冻卵巢组织比冷冻胚胎或卵母细胞更加复杂,冷冻损伤也仍是其面临的主要难题,目前尚无统一标准的最佳冷冻卵巢组织的方法,详见本篇第七章第五节"人类卵巢组织的冷冻保存方法"

（孙正怡　何方方）

第十节　人工辅助孵化

辅助孵化（assisted hatching，AH）最早在 20 世纪 80 年代后期被提出。1990 年 Cohen 等首先报道在胚胎移植前进行部分透明带切割（partial zona dissection，PZD）以提高胚胎植入率。随后，AH 作为一种提高妊娠率的新技术被使用于 IVF 中。但是，虽然经过十几年的临床实验，人们对 AH 的适应证和使用方法仍未完全达成共识。

一、透明带的功能

透明带由一层包裹在卵母细胞外的糖蛋白组成。人卵透明带由 3 种基因形成的 4 种糖蛋白组成（ZP1、ZP2、ZP3 和 ZP4）。透明带蛋白有两个来源和两个合成期：一是来源于卵母细胞；二是来源于卵丘和颗粒细胞。第一个合成时期是卵母细胞在生长的最初阶段合成并分泌 ZP3 蛋白，构成透明带内表面。内表面呈颗粒状或微管状致密结构，穿透较困难。第二个合成时期是卵母细胞生长后期，由卵丘和颗粒细胞开始大量合成和分泌 ZP3 蛋白，构成透明带外表面。外表面呈海绵状结构，较疏松，易被穿透。

透明带在卵子生成和早期胚胎生长发育中起重要的作用。

1. 透明带是生理保护屏障，使卵子和胚胎在着床过程中不受抗原影响；

2. 透明带表面有精子受体，在精卵结合过程中发挥重要作用；

3. 一旦精子与卵膜融合后，透明带结构改变阻止多精受精；

4. 透明带维持胚胎三维立体结构。

二、胚胎孵出的机制

在胚胎发育过程中，透明带逐渐变薄。最后，有发育潜能的胚胎发育到囊胚后从透明带逸出，并与子宫内膜直接接触完成种植过程。胚胎从透明带孵出的具体机制并不清楚，目前认为可能包括：①囊胚收缩和扩张的机械性张力；②囊胚滋养外胚层细胞分泌的溶酶使透明带从内向外溶解；③子宫内膜分泌的溶酶使透明带从外向内溶解。

三、辅　助　孵　化

（一）AH 提高胚胎植入率的可能机制

1. IVF 和胚胎培养以及胚胎冷冻可能导致透明带变硬，造成胚胎孵出过程障碍，降低种植的几率，但目前很难用客观指标去衡量透明带变硬的程度。测量用 pronase 酶消化透明带所需的时间可提供间接的参考指标。

2. 在使用外源性促性腺激素进行卵巢刺激时，内膜种植窗提前 1～2 天，而胚胎发育却较体内慢，AH 则可加快胚胎的孵出过程。

3. 人工打孔形成一条通道，加快胚胎和内膜之间代谢物、生长因子和信息的传递。

（二）AH 的适应证

1. 透明带异常　透明带厚度 >15μm，或者透明带畸形，包括双透明带，透明带色深，形态不规则等，均提示可能存在孵出困难。

2. 反复 IVF 失败　反复 IVF 失败的患者在排除其他不孕因素后，考虑孵出困难导致不孕。

3. 高龄或卵巢储备下降　卵子质量与年龄相关。随着年龄的增加，卵巢储备的下降，卵子质量也下降，导致胚胎自身分泌的溶酶可能降低，影响孵出。

4. 冻融胚胎　透明带经过冻融后发生改变，可能影响孵出。

（三）AH 的方法

目前对 AH 的时机和方法并无定论。一般而言，AH 最好在胚胎卵裂球发生致密化前后或者在囊胚期进行，以避免移植后子宫收缩导致胚胎细胞的丢失。AH 时透明带打孔的孔径过小会影响胚胎的孵出，使得胚胎卡在透明带上，造成胚胎的分割，形成单卵双胎，或者孵出失败影响 AH 的效果。胚胎进行 AH 后至少培育 30 分钟后再进行胚胎移植。

AH 的方法主要有机械法、化学法和激光法。

1. 机械法　机械法又称为部分透明带切割法。机械法需要使用显微操作仪，以及切割针和固定针。由于体外操作时间较长，需要在盖油的 HEPES 缓冲液微滴中进行。固定针固定胚胎后，用切割针从 1 点位置进针，穿入透明带，然后从 11 点位置出针，注意避免穿入卵裂球中损伤卵裂球。从固定针释放胚胎后，将胚胎置于固定针下方，通过固定针和切割针的摩擦，使透明带被切割出一条裂缝。还有人尝试在切割第一条裂缝后，转换胚胎位置，在原切割裂缝的垂直方向再进行切割，从而形成活瓣样裂缝，增加切割缝。

2. 化学法　化学法多使用泰诺酸溶液。将泰诺酸溶液的 pH 调到 2.5 后准备使用。化学法也需要使用显微操作仪，以及喷酸针和固定针。首先，喷酸针吸取少量泰诺酸溶液。然后，固定针固定胚胎，喷酸针在 3 点位置喷出酸液，同时小范围轻柔晃动喷酸针，以增加打孔的直径。透明带出现溶解后，立即回吸酸液。最后对胚胎进行清洗。与机械法相比，化学法的优越性是孔径大，但酸液不易控制，对卵裂球有一定的影响。

3. 激光法　激光法具有准确、快速等优点。目前常用非接触性的红外双极激光，波长 1.48μm。激光的原理是激光与透明带接触时产生热效应，溶解透明带。通过调整激光的暴露时间和能量，可以控制孔径的大小。激光法无需采用显微注射系统，可不用 HEPES 缓冲液，直接在培养液滴中进行，因此非常便利。但激光的热效应也有负面影响，激光束可产生接近 2000℃ 的高温，因此使用激光时必须准确对焦，尽量避免损失邻近的胚胎细胞。建议使用 1～4 次激光脉冲，使透明带上打孔的直径约等于透明带宽度。

4. 其他方法　除了以上三种方法外，还有其他 AH 方法的文献报道。如使用 pronase 酶对囊胚进行透明带消化，使用激光对透明带削薄，以及对透明带内注射液体增加透明带内压力辅助孵出等。其中透明带削薄是对透明带的外

1/4 层进行激光脉冲,但激光不穿透透明带全层。

（四）AH 的临床试验研究现状

AH 能否提高妊娠率一直颇有争议。目前有多个关于 AH 的临床试验研究,主要针对 AH 的适应证和方法的有效性。但临床试验结果缺乏一致性,其原因很多。各个生殖中心的临床方案、患者来源和 AH 的操作方法等均可能造成差异,往往使单个生殖中心或者小样本的临床试验结果在多中心大样本的研究中不能被重复。

2011 年 Martins 等对共包括 5507 例患者的 28 个随机对照试验进行系统回顾和荟萃分析。在总人群中,AH 的妊娠率风险比仅为 1.11,但 AH 增加反复失败患者和冻融胚胎移植周期的妊娠率,风险比分别为 1.73 和 1.36。另外,AH 增加反复失败患者和冻融胚胎移植周期的多胎妊娠率,风险比分别为 2.53 和 3.40。在非选择性或非预后不良患者的新鲜周期中 AH 不会额外提高妊娠率,而且轻微降低高龄妇女的妊娠率。目前 AH 对流产率和活产率的影响方面的研究尚不充分,AH 与畸形率的关联也需进一步研究。

鉴于 AH 不增加首次 IVF 治疗的妊娠率,因此目前不推荐在 IVF 中常规使用 AH 技术。AH 在反复失败的病例中的应用比较肯定,而在高龄、冻融胚胎移植和透明带畸形等的应用还需进一步的临床观察。在 AH 的周期中,还应注意多胎妊娠率增加的可能性,相应减少移植胚胎数。

(徐艳文)

参考文献

1. Fang C, Li T, Miao BY, et al. Mechanically expanding the zona pellucida of human frozen thawed embryos: a new method of assisted hatching. Fertil Steril, 2010, 94(4): 1302-1307

2. Frydman N, Madoux S, Hesters L, et al. A randomized double-blind controlled study on the efficacy of laser zona pellucida thinning on live birth rates in cases of advanced female age. Hum Reprod, 2006, 21(8): 2131-2135

3. Feng HL, Hershlag A, Scholl GM, et al. A retroprospective study comparing three different assisted hatching techniques. Fertil Steril, 2009, 91(4 Suppl): 1323-1325

4. Hiraoka K, Fuchiwaki M, Hiraoka K, et al. Effect of the size of zona pellucida opening by laser assisted hatching on clinical outcome of frozen cleaved embryos that were cultured to blastocyst after thawing in women with multiple implantation failures of embryo transfer: a retrospective study. J Assist Reprod Genet, 2008, 25(4): 129-135

5. Hammadeh ME, Fischer-Hammadeh C, Ali KR. Assisted hatching in assisted reproduction: a state of the art. J Assist Reprod Genet, 2011, 28: 119-128

6. Hagemann AR, Lanzendorf SE, Jungheim ES, et al. A prospective, randomized, double-blinded study of assisted hatching in women younger than 38 years undergoing in vitro fertilization. Fertil Steril, 2010, 93(2): 586-591

7. Gupta SK, Bansal P, Ganguly A, et al. Human zona pellucida glycoproteins: functional relevance during fertilization. J Reprod Immunol, 2009, 83(1-2): 50-55

8. Lanzendorf SE, Ratts VS, Moley KH, et al. A randomized, prospective study comparing laser-assisted hatching and assisted hatching using acidified medium. Fertil Steril, 2007, 87(6): 1450-1457

9. Martins WP, Rocha IA, Ferriani RA, et al. Assisted hatching of human embryos: a systematic review and meta-analysis of randomized controlled trials. Hum Reprod Update, 2011, 17(4): 438-453

10. Makrakis E, Angeli I, Agapitou K, et al. Laser versus mechanical assisted hatching: a prospective study of clinical outcomes. Fertil Steril, 2006, 86(6): 1596-1600

11. Sagoskin A, Levy MJ, Tucker MJ, et al. Laser assisted hatching in good prognosis patients undergoing in vitro fertilization-embryo transfer: a randomized controlled trial. Fertil Steril, 2007, 87: 283-287

12. Sagoskin AW, Levy MJ, Tucker MJ, et al. Laser assisted hatching in good prognosis patients undergoing in vitro fertilization-embryo transfer: a randomized controlled trial. Fertil Steril, 2007, 87(2): 283-287

第十一节　体外受精-胚胎移植实验室的质量管理

质量管理包括质量控制和质量保证,质量控制是对程序的各个方面进行监控的过程,借此可确定各程序是在事先限定的可接受的范围内运行,以确保其稳定性和可重复性。当一个特殊患者出现反常结果时,如果没有这种稳定性,我们就不可能知道该反常结果是与患者特异性相关还是与治疗程序失败相关。质量保证是一个总的过程,通过这一过程,程序不断经历改善和矫正,以达到保持或完善。质量保证的目标是改善结局。质量控制是质量保证体系必不可少的一部分。人员、程序、设备、材料的质量控制评估为质量保证/改善过程提供参考数据。

一、实验室仪器的质量管理

实验室仪器的摆放要方便配子/胚胎的操作及清洁,每台仪器设备须建立一个详细的档案记录,包括仪器的名称、编号、厂家、使用日期、使用说明以及维修保养记录,如一台仪器使用年限过长或反复故障,应考虑该仪器的稳定性以及继续使用的价值。明确所使用仪器的使用寿命,仪器报废年限应该在仪器安装前就已经设定好,并且要知道仪器的优点及了解仪器的各项参数。

（一）显微镜

显微镜光学部件的清洁与维护对于高质量的成像非常重要。显微镜上或显微镜内的尘埃、指印、油渍等会降低相差及分辨率。DIC 对镜头表面的污染及划痕尤为敏感。除每日对显微镜表面进行清洁之外,要定期联系工程师对显微镜进行调试和内部清洁。在清洗镜头时,避免镜头接触任何东西,不要用面巾纸擦拭镜头,因为它含硅化填充物可能会损坏物镜。可用无油的专用毛刷去灰尘或低速洁净的空气吹掉灰尘。如有油渍,可以用高质量镜纸平行方向从镜头表面拉过,不要擦。对于顽固污渍可以用含有少量去污剂的蒸馏水去除水溶性污染物,然后加用脂溶性试剂,如乙醚。

（二）培养箱

培养箱是 IVF 实验室尤其重要的设备,应该由专人负责管理。培养箱的显示界面也是操作界面,不应轻易让人进入操作界面,只有管理者才可以进入,确保设置不被轻易误改。日常的维护不但可以延长培养箱的使用寿命,也可以维持较好的精确度。使用时,按照要求将气瓶压力调到要求的值,或在培养箱进气口处接一压力调节表,压力不够会影响培养箱内气体的恢复时间,压力过大,会损伤 CO_2 传感器,这种损伤在开始可能表现得并不明显,不易被察觉,但长期的错误操作,会致使 CO_2 传感器气压调节失灵,减少使用寿命。培养箱的消毒与清洁建议使用 IVF 专用的培养箱清洁剂,对于日常运行中的培养箱不建议使用酒精擦拭箱体,也不建议使用自动消毒功能,尤其是紫外线消毒。至少每 3 个月对培养箱清洁 1 次,每 10~14 天换水 1 次。如需关闭培养箱电源,一定要先移出水槽或将湿度设置最低,运行至箱体内的湿度下降至与环境湿度相同时才切断电源,以减少箱体内形成水珠影响 CO_2 或是 O_2 探头,延长探头的使用寿命和精确性。按试剂要求设置培养箱 CO_2 浓度,并定期测量每台培养箱的 CO_2 值,最好每天测量。若测试值与设置值相差 0.5% 以上,需检查气管连接以及气体压力是否正常,待培养箱恢复稳定后,再次测量,如再次测量值仍存在 0.5% 以上的偏差,需加以校正。

(三)超净工作台

超净工作台主要组成部分有:滤器(高效过滤器、初效过滤器)、风机、电气控制及排气通道等。风机将空气吸入预过滤器,经由静压箱进入高效过滤器过滤,将过滤后的空气以垂直或水平气流的状态送出,使操作区域达到百级洁净度。

定期更换(或清洁)初效过滤器,若长期不换,积尘将影响进风量导致进风量不足而降低洁净效果,如更换或清洗初效滤器仍不能达到理想的截面风速时,可选择强风速档,以获得理想风速,如仍不能达到理想风速,说明高效滤器已失效,滤膜孔已被堵塞,则要更换高效滤器。高效滤器都有一定的使用时限,其实际使用寿命与室内空气的质量有关。更换高效空气过滤器时,应选择指定规格或原厂家配置的。安装时按箭头风向装置,保证过滤器的周边密封,并填写维护记录。

(四)热台/板

热板/台通过温度感应器和微处理芯片控制电加热丝来控制温度。热板使用年限过久可能存在温度感应器灵敏度降低,或电加热丝加热效率降低,进而影响热板加热的精确性。为延长热板的寿命,非工作时及时切断热板电源非常重要。如果热板表面出现裂痕,会严重导致热板加热异常,不同位点的表面温度差异增大,应停止使用。

(五)液氮罐

如果条件允许,可对存放标本的液氮罐安装监控报警系统,因为一旦液氮罐出了问题,损失将是无法弥补的。液氮罐的使用与维护:

1. 充液氮前要用少量液氮预冷,以防降温太快损坏内胆,减少使用年限。

2. 避免将液氮洒在真空排气口上,以免造成真空度下降;盖塞是用绝热材料制造的,既能防止液氮蒸发,也能起到固定提筒的作用,所以开关时要尽量减少磨损,以延长使

用寿命。

3. 严禁用硬物清除颈管内的冻霜,以免损伤颈管;若发现外表挂霜,应停止使用。

4. 避免拖拉液氮罐,避免相互撞击或与其他物件碰撞,以免损伤。

5. 液氮罐闲置不用时,要用清水冲洗干净,将水排净,用鼓风机吹干,常温下放置待用。

6. 液氮罐内的液氮挥发完后,所剩遗漏物质很快融化,变成液态物质而附在内胆上,会对铝合金的内胆造成腐蚀,若形成空洞,液氮罐就会报废,因此液氮罐内液氮耗尽后对罐子进行刷洗是十分必要的。

(六)冰箱

用于胚胎培养的试剂都保存在冰箱内,因此冰箱温度的准确非常重要。短期存放培养试剂的冰箱温度可设置在 5℃±3℃。在日常工作中,注意冰箱的消毒、清洁以及除霜。冰箱内放置一标准温度计,每天观察并记录冰箱的温度值,当出现波动较大时,应予校正。

仪器每次检修或维修都要详细记录,如是同一原因反复故障,应考虑更换配件甚至是仪器。对于关键的仪器定期比较分析,如液氮罐,每次添加液氮时记录并分析每个液氮罐的添加量,如果同样时间,某一液氮罐消耗液氮量较大,要对此液氮罐给予检查或是更换。再如培养箱,每季度或是每半年做一次分析,在排除患者和临床因素后,如果同一类型培养箱,同样条件下培养胚胎的结局存在差异,要考虑淘汰培养结局较差的培养箱。每台仪器都有一定的使用年限,使用年限过长的仪器即使经常做维修、校准也难以保证其稳定性。

二、实验室人员的质量管理

IVF 实验室技术人员对规章制度的执行力度,决定了实验室管理的效果。每名技术人员都要参与到质控中,也是被质控的对象,应该充分认识到虽然 IVF 实验技术不能提高配子/胚胎固有的发育潜能,但由于技术人员的操作技能不够标准或操作失误可以影响配子及胚胎的结局。IVF 实验室接收不同专业背景的技术人员,如医学、检验学、生物技术等,如此技术人员之间知识可以互补,互相促进。每个人员在特定时间段应有明确的岗位责任,对新人员要有严格的培训计划,在经培训后方可操作被确认合格的技术环节,这样才能保证整个实验室操作的高标准和准确度。对每个实验室人员制定切实可行的方案来衡量其工作表现和技术能力,并记录在册,定期对不同的人员之间差异做比较分析,如不同人员间平均拾卵子数以及平均每个卵子用时、ICSI(intracytoplasmic sperm injection)受精率、解冻胚胎复苏率等,如果其中一人表现低于要求,应及时分析找出原因并给予指导纠正,以期达到技术人员操作水平的统一。

(一)人员的职责分工

1. 实验室负责人职责　IVF 实验室负责人应制定详细的员工训练计划、人员行为管理规范、严格的临床/实验室操作规范及操作手册(SOP)、每日交接班、术前讨论、月质量控制总结与讨论、年质量控制总结与讨论、突发事件分析与讨论、建立个人技术档案、奖惩制度。熟悉每一名技术人

员的特长与专长,合理安排技术人员的岗位。对每一名技术人员建立完善的技术档案,记录工作量、发表文章、进修培训、开会记录、授课带教记录、差错记录及当事人情况说明记录、奖惩记录。对每位技术人员进行质控,监督技术人员对规定、规范的执行力度。逐步建立完善的 IVF 实验室质量保障体系。

2. 主要技术人员工作职责 熟练掌握各项实验室日程操作程序及质控方法,及时向临床相关人员反馈信息。主要技术人员负责完成 IVF 关键技术操作、是质控的主要参与者和对象。负责及时检查各种记录的准确性和完整性,培训和指导辅助技术人员、研究生及进修生。负责实验室质控的具体实施,每月定期向实验室负责人总结和汇报上月实施的 ART 实验室数据资料,并分析。

3. 辅助技术人员职责 在主要技术人员的指导下开展各项实验室操作,认真记录各项质控结果。完成实验室各种仪器设备的日常维护和管理工作,记录各种仪器设备工作状况。完成 ART 实验室每日必须记录的数据,包括实验室内外温湿度、培养箱 CO_2 和温度检测、精子、卵子、胚胎体外培养、冷冻解冻、质控、耗材和试剂订货到货、仪器设备维修保养、液氮使用记录等。每月参加实验室质量控制分析和讨论。

(二) 人员梯队建设及培训

人员的梯队建设包括实验室负责人的选择、团队人员的构成,以及团队人员数量的确定和招聘。实验室负责人要求有良好的专业教育背景、丰富的 IVF 实验室工作经验和管理经验。IVF 实验室负责人不仅要技术精湛,更要有科学的管理能力、敏锐的观察能力以及了解国内外最新发展动态的能力。IVF 实验室负责人应承担以下职责:组建一支优秀团队、制定一套具体的工作程序和标准流程、考核团队中所有人员的各项工作质量、调动和激励工作人员的积极性、主动性,实现 IVF 实验室团队的价值和目标。

一个 IVF 实验室团队通常由管理人员、主要技术人员和辅助技术人员三部分人员构成。在组建团队时,应认真考虑主要技术人员和辅助技术人员在团队中的比例搭配及专业搭配。目前尚无明确的标准,需视具体工作程序和工作量而定。专业搭配以尽可能做到多种学科兼顾,团队中不同专业的技术人员可以发挥各学科之长,取长补短,开阔团队视野。

对新招聘人员的培训应从动物实验开始,利用实验鼠进行选卵、受精、胚胎培养、胚胎观察等技术培训,同时进行实验室基本技能培训。培训的全过程应有完整的文字记录。通过动物实验考核后可进入临床操作技能培训。IVF实验室技术人员的培训是一个耗时较长的过程。要求带教者及受培训者有足够的耐心和毅力,实验室管理者及生殖中心管理者不能以任何理由,把未完成培训的技术人员安排到实际工作岗位独立工作。

三、实验室培养环境的质量管理

在体内,配子和胚胎处于一个无光、恒温、恒湿、低氧的环境,母体内分泌及子宫/输卵管内分泌环境极其复杂,配子/胚胎在受到母体自身保护的环境下生长发育。但在体外,配子/胚胎自身不具备任何屏障和保护功能,可能暴露于含有害气体的空气中、面临温度、渗透压、pH 等变化的应激,削弱胚胎的发育潜能。实验室环境的管理目的为配子和胚胎的生长发育提供了相对稳定的条件,以确保实验室操作的稳定性及最大限度地维持胚胎发育潜能,以期获得最好的胚胎质量和最高的妊娠率。

1. 温度 建议的室温一般在 23℃±2℃。胚胎从培养箱移到操作台的这一短暂过程中,培养皿的温度会有所下降,按理说室内温度越高(但低于 37℃),对卵子的影响就越少。而在高于 25℃ 以上时,人员会觉得不太舒服,且仪器的使用一般都要求在室温下运行,较高的室温会影响仪器的精确运行。为减少体外操作时温度的丢失,用于操作的显微镜常配置热板,或是热台。在设置热台、热板的设置值时要考虑温度的丢失,培养皿的底部和热板表面并不直接接触,中间有段空气层,而空气是热的不良导体,因此热板温度设置应略高于要求值;Langley 等比较了 2 个热板的设置温度和达到覆盖油的 $50\mu l$ 液滴的温度,发现液滴温度与设置温度存在 $4\sim6℃$ 的差异。因此,最终设置值的确定应以到达培养皿内液体、液滴的温度值为主要参考。

2. 湿度 湿度对配子/胚胎发育的影响,主要是通过影响培养液的渗透压。在室内湿度较低或是开放式培养的体系,因培养基的挥发而改变培养基的渗透压的现象是常见的。为了防止水分的挥发,目前的培养系统大多数都选用矿物油或液体石蜡覆盖培养液的方法,这样即使在低湿度的环境下,培养液内的水分也不会蒸发,从而保证培养液渗透压的恒定,同时油的覆盖也可以减缓温度的丢失和 pH 的急剧波动。目前,有采取矿物油覆盖的干燥培养模式培养箱,也可以获得较好的培养结果。实验室内的相对湿度是比较难以控制的,建议的相对湿度控制在 40% ~60% 之间。湿度过高的情况下,实验室的很多设备会生锈,电器的正常工作会受到影响,工作人员会感到不舒服,假如温度也控制在较高水平,细菌、真菌容易生长,反而不利于实验室环境的控制。相反,在过低湿度的环境下,容易产生静电,过低的室内湿度可能不利于培养基的制备,尤其是制备较小的微滴时。为防止由液体挥发而导致培养基渗透压的改变,要求在微滴制备完成后迅速覆盖矿物油。

3. 空气质量的控制 体外胚胎缺少必要的自身防御功能和免疫系统来应对外界侵害。尽管实验室都使用了高效过滤系统,但这些滤膜并不能有效地阻止气态的有机和无机物分子。培养箱内 90% ~95% 的气体来自于室内空气,所以培养箱外的污染物极有可能进入培养箱,胚胎培养所用的压缩气体也是 VOCs 的来源,医用 CO_2 含有苯、甲醇、氟利昂等有机物。要想完全控制实验室内的空气质量十分困难,但我们必须尽力改善室内空气质量。

IVF 实验室空气质量受以下几方面因素的影响:①室外环境,如所在城市以及所选位置,若选址不好,将给实验室内空气质量控制带来更大的困难。②室内装饰、仪器设备、耗材等,装饰避免使用挥发性较大的材料,主要包括油漆、黏合剂、胶、密封剂和一些其他的有机材料。黏合胶、密封剂、堵缝的材料建议使用硅质材料。耗材也是室内空气的重要污染源,如各类培养皿、离心管、移液管等,建议暂用不到的耗材不带入实验室。③压缩的气体也是VOCs的来源，气瓶与培养箱间连接去除VOCs的滤器，将有利于胚胎的体外发育。新启用的培养箱VOCs含量是旧培养箱的100倍以上，因此新培养箱在使用前需进行热处理。④人是重要的污染源，对室内尘埃进行测定，其中90%的成分是人体皮肤脱落的细胞，因此在保证工作安全开展的情况下，应严格控制进入实验室人员的数量。

四、胚胎培养体系的质量管理

（一）培养基及耗材的管理

培养基、培养皿及其他耗材的到货、检测及使用要有及时详细的记录。到货后立即检查培养皿及其他耗材的包装是否完整，培养基的冷藏条件是否合格，是否在有效期内，如不合格不予使用。培养基置于4℃冰箱保存。每种培养基都需附有公司的检验证书，pH和渗透压是否在合适的范围内。每一批号的培养基、培养皿及其他与配子/胚胎直接接触的耗材使用前都需做精子存活实验，合格后方可使用。胚胎对外界的变化非常敏感，试剂在运输或储藏时，温度超出2~8℃的波动范围会影响IVF妊娠结局。

（二）培养基及耗材的质控

1. 人精子生存试验（HSSA） 精子存活试验建立于20世纪80年代，目的是检测培养基及配子/胚胎接触性耗材，并且现在仍然被广泛应用于临床工作中。结果很好确定，就是观察规定时间内活动/活的精子数量是否能达到预设的标准，此项实验的优点是材料便于取得，每个男科实验室都可以收集精子；缺点就是目前还没有精子存活实验的统一标准。暴露时间也没有标准，不同实验室之间也有一定的差异；是否盖油；是否置于培养箱中都没有统一标准。

具体操作方法如下：选取一份正常的精液标本，采用上游法分离活动精子，调节活精子密度为$5×10^6$条/ml，向一支加有被检测培养液的试管中加入0.5ml精子悬液作为实验组，另一支试管中仅加入0.5ml精子悬液作为对照组。然后将两组标本置于5%CO_2培养箱中孵育，每隔24小时混匀精子并做精液分析，在实验第3天计算精子存活指数（精子存活指数=实验组精子存活率/对照组精子存活率），若精子存活指数>0.7说明实验有意义，若存活指数>0.85说明实验合格，否则表明该培养系统可能存在潜在的胚胎毒性。

2. 小鼠胚胎生物检测（MEA） 常用的操作方法是：取3~4周龄雌性小鼠，腹腔注射孕母马血清（PMSG）10U，48小时后腹腔注射绒毛膜促性腺激素（hCG）10U，hCG注射后当晚，按雌雄比例1:1将小鼠合笼，第2天观察雌鼠有无阴栓，有阴栓形成标志着交配成功。颈椎脱白法处死见栓雌鼠，取出鼠胚进行体外培养，经过72小时，如果有75%~80%以上的2-细胞胚胎能够发育到囊胚期或孵化囊胚阶

段，表明测试的样品合格；采用1-细胞的受精胚可以增加测试的敏感性。试验要做阴、阳性对照，具有相同发育潜能的鼠胚对内毒素的作用有很大变异，每次做鼠胚分析时都要做一个经过确认的阳性对照。另外小鼠的品系、年龄以及所获得胚胎的时间、细胞数等也会影响分析结果，因此应该严格控制。

3. 其他检测 人精子存活实验材料易得，操作简便，但其敏感性不高，相比而言，鼠胚对培养系统的敏感性可以作为检测培养基或是耗材的一个指标，但不足以作为唯一的质量控制标准，因此，最好同时检测pH、内毒素、渗透压等其他指标综合判断。

实验室的最终目的是最大限度地保护配子/胚胎固有的发育潜能不受侵害，而现有的培养环境和体内环境相差甚远，因此一个严格的质量控制体系尤为重要。有效的质量控制方案需要始终把检测值控制在可控范围内以维持IVF实验室高质量标准。通过执行有组织的复杂的质量控制体系，才有可能保证高质量的实验工作并最终为患者提供高标准的服务。

（黄国宁）

参 考 文 献

1. 祝优珍,王志国,赵由才.实验室污染与防治.北京:化学工业出版社,2006

2. Fujiwara M,Takahashi K,Izuno M,et al. Effect of micro-envrionment maintenance on embryo culture after in-vitro fertilization:comparison of top-load mimi incubator and concentional front-load incubator. J Assist Reprod Genet,2007,24:5-9

3. G. Emerson, C. Hughes, E. Moca. Temperature variation during shipping of culture media - a hidden risk in ART? Hum Reprod, 2011,26(S1):i115

4. Higdon HL,Blackhurst DW,Boone WR. Incubator management in an assisted reproductive technology laboratory. Fertil Steril, 2008, 89: 703-710

5. J Conaghan,T steel. Real-time pH profiling of IVF culture medium u-sing an incubator device with continuous monitoring. The Journal of Clinical Embryology,2008,11(2):25-26

6. JE Swain, L Cabrera, X Xu,et al. Microdrop preparation factors influ-ence culture-media osmolality,which can impair mouse embryo pre-implantation development. Reprod Biomed Online, 2012, 24(2): 142-147

7. J.S. Merton,Z. L. Vermeulen,T. Otter,et al. Carbon-activated gas filtration during in vitro culture increased pregnancy rate following transfer of in vitro-produced bovine embryos. Theriogenology,2007, 67:1233-1238

8. Sherbahn. R,. Assessment of effect of follicular temperature at egg retrieval on blastocyst development, implantation and birth rates. 2010,Fertil Steril,94(4):S68

第四章

配 子 捐 赠

第一节　人类精子库技术

　　建立人类精子库是以治疗不育症、预防遗传病、生殖保险和生殖医学研究等为目的。卫生计生委《人类精子库管理办法》和《人类精子库基本标准和技术规范》是我国精子库管理与技术操作的规范性文件;中华医学会主编的《临床诊疗指南——辅助生殖技术与精子库分册》和《世界卫生组织人类精液检查与处理实验室手册》也是重要的精子库工作指导文献。我国人类精子库正是在这些规范性文件的指导下得以不断的发展。

　　人类精子库是专门利用超低温冷冻技术,采集、检测、保存和提供精子的机构。人类精子库的实际工作有 2 种形式,首先是为治疗不育症和预防遗传病的供精者精液冷冻保存,其次是用于生殖保险或优生的自精冷冻保存。

一、供精者精液冷冻保存

　　卫生计生委制定的《人类精子库技术规范》对供精者的基本条件和健康标准提出了明确的要求。

　　(一)供精者基本条件

　　1. 供精者必须原籍为中国公民;并愿意提供真实、有效的个人身份信息,主要包括:姓名、年龄、身份证号和生物学特性的标志(如指纹)等。并保证只在一处精子库供精。

　　2. 供精者赠精是一种自愿的人道主义行为。

　　3. 供精者必须达到供精者健康检查标准。

　　4. 供精者对所供精液的用途、权利和义务完全知情并

签订供精知情同意书。

　　(二)供精者健康检查标准

　　1. 供精者的初筛

　　供精者的年龄要求在 22 ~ 45 周岁。能真实地提供本人及其家族成员的一般病史和遗传病史,如实回答医师提出的其他相关问题,按要求提供精液标本以供检查。

　　(1)病史

　　1)既往病史:供精者不能有全身性疾病和严重器质性疾患,如心脏病、糖尿病、肺结核、肝脏病、泌尿生殖系统疾病、血液系统疾病、高血压、精神病和麻风病等。

　　2)个人生活史:供精者应无长期接触放射线和有毒有害物质等情况,没有吸毒、酗酒、嗜烟等不良嗜好和同性恋史、冶游史。

　　3)性传播疾病史:询问供精者性传播疾病史和过去 6 个月性伴侣情况,是否有多个性伴侣,排除性传播疾病(包括艾滋病)的高危人群。供精者应没有性传播疾病史,如淋病、梅毒、尖锐湿疣、传染性软疣、生殖器疱疹、艾滋病、乙型及丙型肝炎,并排除性伴侣的性传播疾病、阴道滴虫病等疾患。

　　4)家系调查:家系调查应由具有医学遗传学临床经验技术人员(遗传咨询员)执行,根据卫生计生委《人类精子库技术规范》的要求,进行翔实的家系调查。供精者不应有以下遗传病史和遗传病家族史:

　　①染色体病:排除各种类型的染色体病;

　　②单基因遗传病:排除白化病、血红蛋白异常、血友病、遗传性高胆固醇血症、神经纤维瘤病、结节性硬化症、β-地中海贫血、囊性纤维变性、家族性黑蒙性痴呆、葡萄糖-6-磷

酸脱氢酶缺乏症、先天性聋哑、Prader-willi 综合征、遗传性视神经萎缩等疾病;

③多基因遗传病:排除唇裂、腭裂、畸形足、先天性髋关节脱位、先天性心脏病、尿道下裂、脊柱裂、哮喘、癫痫症、幼年糖尿病、精神病、类风湿关节炎、严重的高血压病、严重的屈光不正等疾病。

（2）体格检查

1）一般体格检查:供精者必须身体健康,无畸形体征,心、肺、肝、脾等检查均无异常,同时应注意四肢有无多次静脉注射的痕迹;

2）生殖系统检查:供精者生殖系统发育良好,无畸形,无生殖系统溃疡、尿道分泌物和生殖系统疣等疾患。

（3）实验室检查

1）染色体检查:供精者染色体常规核型分析必须正常,排除染色体异常的供精者;不同地区、不同民族的供精者应考虑对一些区域或民族高发的遗传病进行携带者(或杂合子)筛查,如在中国南方,应考虑检测地中海贫血等。

2）性传播疾病的检查:供精者乙肝及丙肝等检查正常;供精者梅毒、淋病、艾滋病等检查阴性;供精者衣原体、支原体、巨细胞病毒、风疹病毒、单纯疱疹病毒和弓形体等检查阴性;精液应进行常规细菌培养,以排除致病菌感染。

3）精液常规分析及供精的质量要求:对供精者精液要做常规检查。取精前要禁欲 3~7 天。精液液化时间少于 60 分钟,精液量大于 2ml,密度大于 $60 \times 10^6/ml$,存活率大于 60%,其中前向运动精子大于 60%,精子正常形态率大于 30%。

4）ABO 血型及 Rh 血型检查。

5）冷冻复苏率检查:应对供精者精液进行精子冷冻实验。前向运动精子冷冻复苏率不低于 60%。

（三）供精者的随访和管理

精子库应加强对供精者在供精过程中的随访和管理,内容包括:

1. 供精者出现下述情况,应立即取消供精资格:生殖器疣;生殖器疱疹;生殖器溃疡;尿道异常分泌物;供精者有新的性伴侣。

2. 至少每隔半年对供精者进行一次全面检查(包括现病史,体格检查,实验室检查)。

3. 精子库应追踪受精者使用冷冻精液后是否出现性传播疾病的临床信息。

4. 供精者 HIV 复查:精液冻存 6 个月后,须再次对供精者进行 HIV 检测,检测阴性方可使用该冷冻精液。

二、自精冷冻保存

（一）自精保存者基本条件及适应证

具有生育要求的男性,必须具有完全民事能力,无精神病,无传染病,无性传播疾病,无遗传病,自愿接受精子库提出的各项检查,并自愿提供以往的医学检查结果,愿意缴纳相关的费用,有合理的医学需要,具有以下情况之一,可行自存精液的冷冻保存:

1. 接受辅助生殖技术时,有合理的医疗要求,如取精困难者和少、弱精症者。

2. 出于"生殖保险"目的:需保存精子以备将来生育

者;男性在其接受致畸剂量的射线、药品、有毒物质、绝育手术之前,以及从事高风险职业之前。

3. 夫妻长期两地分居,需保存精子准备将来生育。

4. 申请者须了解有关精子冷冻、保存和复苏过程中可能存在的影响,并签订知情同意书。

（二）禁忌证

如出现以下情况,不应进行自存精液的冷冻保存:

1. 有遗传病家族史或患遗传性疾病。

2. 精神病患者。

3. 性传播疾病及其他传染病患者

4. 性传播疾病病原携带者。

5. 长期接触放射线和(或)有害物质者。

（三）健康检查标准

自精保存者的病史,家系调查,体格检查和实验室检查按照供精者健康检查标准执行。

（四）自精保存者的冷冻精液使用的管理

1. 精子库与保存者签署自精保存的协议书(合同)

基本内容是:主要任务;履行合同的期限、地点和方式;精子库工作人员尊重保存者的隐私权,严格保密;费用及支付方式;精子库设备及档案受不可抗力的事件损害而造成保存者利益受损时,精子库将不予赔偿;违约与争议的解决办法等。

2. 使用保存者的冷冻精液注意事项

（1）自存精液者的精液在保存前必须进行检查,排除性传播疾病(包括艾滋病)、遗传病,并且已经向精子库提交精液保存意向书,签署知情同意书,缴交相关款项。

（2）欲使用保存者精液的合法妻子如果是艾滋病及梅毒等国家严格控制的性传播疾病和传染病的患者或携带者,将不能接受辅助生殖技术服务。

（3）欲使用保存者精液的合法妻子如果患有医学上认为不宜生育的遗传病,将不能接受辅助生殖技术服务。

（4）利用保存精液进行辅助生殖技术服务时,自存精液者夫妇双方应到医院办理辅助生殖技术服务手续,缴纳相关款项。自存精液者夫妇双方一起到精子库提交相关法律公正证明,证明自存精液者存活,且同意为其目前合法妻子提供自身精液并接受辅助生殖技术服务。

（5）精子库只向经过国家卫生计生委或省级以上卫生行政管理部门批准开展相应辅助生殖技术服务的单位提供自身精液保存者精液,不向其他单位或个人提供自身精液保存者精液,不直接向自身精液保存者本人提供精液。

（6）接受辅助生殖技术的妇女必须符合卫生计生委辅助生殖技术服务的相关法规。

（7）所有相关技术服务必须符合国家计划生育法规。

三、精液冻融技术

（一）冷冻保存原理

精液冷冻保存的基本原理是:精液经冷冻处理后,在超低温环境(-196℃)下,使细胞内分子运动(代谢)的速度减慢、停止,处于休眠状态,使其在静止状态下保存起来,一旦升温又能复苏而保持受精能力。

有关冷冻保存的原理请参见"第三章第九节"部分的内容。

（二）精子冷冻保护剂

精子冷冻保护剂是指在精子冷冻时可以保护精子细胞免受或减轻冷冻损伤的物质。冷冻保护剂必须是对被冷冻的精子无毒性；其次必须具有高水溶性。冷冻保护剂可分为渗透性和非渗透性两类。

实践证明，使用单一冷冻保护剂（如单用甘油）效果不是最理想的，目前一般多使用渗透性和非渗透性冷冻保护剂两种以上冷冻保护剂组成冷冻保护液。人类精子常用的冷冻保护剂主要有甘油、甘油-蛋黄-枸橼酸钠（GYEC）等。后一种保护剂含有卵黄。卵黄内含有卵磷脂，它能稳定精子的细胞膜、阻止精子顶体膜破裂。

目前使用的精液冷冻保护剂有许多不同的配方，其中一些冷冻保护剂已经是商品化产品。常用的是甘油-卵黄-柠檬酸盐（GEYC）冷冻保护剂。

1. WHO 推荐的精液冷冻保护剂（GEYC 冷冻保护剂）配置的标准程序是：

（1）称量 1.5g 葡萄糖（glucose）和 1.3g 柠檬酸三钠二水（sodium citrate tribasic dihydrate），加消毒的纯净水至 65ml。

（2）加入 15ml 甘油（glycerol）完全混匀。

（3）加入 1.3g 甘氨酸（glycine），完全溶解后用 0.45μm 微孔滤器过滤。

（4）加入 20ml 新鲜卵黄（fresh egg yolk）（最好由特定的无病原蛋中获得）：清洗鸡蛋，去壳，刺破卵膜，用注射器吸取卵黄（每只鸡蛋可获得约 10ml 卵黄）。

（5）所制成的悬浮液置 56℃水浴中 40 分钟，经常搅拌。

（6）检测溶液的 pH。如果 pH 在 6.8～7.2 范围之外，丢弃溶液重新制备，以防加入了不正确的试剂成分或剂量。

（7）细菌培养可在这一环节进行，以检测溶液是否无菌。

（8）精子毒性试验也可在此环节进行。

（9）在超净台中将溶液以 2ml 分装，−70℃保存。

（10）在 3 个月内使用。

2. 国内大多使用的是甘油-蛋黄-枸橼酸钠复合配方。

（1）甘油（AR 级）14ml

（2）5% 葡萄糖溶液 26ml

（3）2.9% 枸橼酸钠溶液 39ml

（4）蛋黄 20ml

（5）青霉素 1000U

（6）链霉素 1000U

配制后的保护液，置 56℃水浴中（轻摇）40 分钟。用无菌的容器分装（2ml/管），放−70℃保存备用。

因为冷冻保护剂中添加了青霉素和链霉素之类的抗生素，使用时应注意个别受者发生过敏反应。

接触冷冻保护剂的时间和温度：冷冻保护剂在温度较高的情况下随着温度上升，毒性也随之增加，因此，在精子冷冻前，一定要注意温度不要过高，室温应该保持在 20～30℃。

同时，要注意平衡的时间不宜太长。pH 在 6.8～7.2。

（三）冷冻的程序与方法

1. 保护剂的复温与精液的混合

（1）WHO 推荐的程序

1）解冻冷冻保护剂，复温到室温并混匀。复温至 37℃为好。

2）加入冷冻保护剂与精液混合时，需要缓慢小心。因为高浓度的甘油对精子有害。

3）2 份体积精液中加入 1 份体积保护剂，逐滴加入同时轻柔混匀，室温下操作过程大约在 10 分钟以上。

4）加入冷冻保护剂后，混合液在 30～35℃孵育 5 分钟。

（2）国内大多使用的程序

1）解冻冷冻保护剂，水浴复温至 37℃，并混匀。

2）根据供精者精液的密度，精液与冷冻保护剂的体积比可选择 1:1 或 3:1。使用 3:1 的冷冻效果比较好，冷冻复苏后可以获得较多的前向运动精子。

3）保护剂应逐滴加入到摇动的精液中，以减小高渗保护剂对精子的冲击。

4）保护剂与精液混合后，应有适当的时间平衡（如 10 分钟），使精子细胞内冷冻保护剂（如甘油）有时间进入精子内起作用。

2. 加入保护剂的精液分装 精液可以采用冷冻管或麦管分装。冷冻前应在冷冻管上标注供精者编号、血型和日期等信息。WHO 推荐的方法如下：

（1）麦管装入精液

1）0.5ml 塑料麦管由于其热传导性能好和易于储存而比较常用。

2）将加入保护剂的精液吸入 0.5ml 塑料麦管或装入冷冻小瓶。可在麦管上端连接真空抽吸装置的歧管或者转换器来装填麦管。

3）麦管上端两棉栓之间充填了聚乙烯醇干粉，当其与精液接触时即发生聚合而自动密封。

4）在容器边缘轻轻磕打麦管，使其下端留出 1cm 空气段。

5）将麦管下端插入无菌聚乙烯醇干粉，然后浸入水中 1cm。

6）由于感染原有可能透入这种粉沫聚合封栓，热封麦管可能更好些。

（2）塑料冷冻小瓶装入精液：

可以储存较大的体积。标本也可以用塑料小管或安瓿储存。装填体积不应超过其容量的 90%。将容器外部揩干并以 70%（v/v）乙醇或其他消毒剂消毒。

3. 精液冷冻方法

（1）WHO 推荐的方法

1）使用程控冷冻仪冷却：程控冷冻仪能够控制液氮蒸气注入冷冻室的速率。

①把麦管或冷冻小瓶放入程控冷冻仪中，按照厂商的操作指南启动程序。

②常用的冷却麦管的降温程序是：从 20℃到−6℃，每分钟降温 1.5℃；然后每分钟降温 6℃直到−100℃。整个过

程大约需要 40 分钟。仪器冷冻室温度在-100℃,30 分钟,将麦管转移到液氮中。

③也可以使用其他更复杂的程序,这主要取决于每个实验室自己的经验。

2)精液的人工降温和冷冻:与程控冷冻相比,人工方法较不易控制,但仍能取得适宜的效果。人工程序有多种方案可供选择。

①把麦管置于冰箱冷冻室(-20℃)中 30 分钟,然后放入干冰(-79℃)上 30 分钟,最后投入液氮(-196℃)中。

②麦管可以从-20℃冷冻室移到-70℃冷冻室,或放入一个提篮或小筒内,置于小液氮罐颈部液氮蒸气与空气的混合气中,温度-80~-100℃,放置 15 分钟,然后投入液氮中。也可以在大液氮罐的液面上方 10~20cm 处放置支架,在上面放置 1 小时以上,利用液氮上方的温度梯度而逐渐降温。

(2)国内推荐的冷冻方法

1)直接冷冻法:精液与冷冻保护剂 3:1 混合后,装入 2ml 无毒塑料冻存管中,放入 4℃冰箱 15 分钟后,立即置入液氮中贮存。

2)三阶段冷冻法:精液与冷冻保护剂 3:1 混合后,经三个温度阶段降温冷冻

① 由室温降至 0℃,每分钟降 1℃。

② 由 0℃降至-30℃,每分钟降 5~7℃。

③ 由-30℃降至-80℃,2 分钟内完成。

3)慢速冷冻法

①慢冷冻阶段:室温到 2℃(每分钟 0.5℃)。

②快冷冻阶段:2℃到-80℃(每分钟 10℃)。

③达-80℃后,快速浸入液氮中贮存。

4. 冷冻精液的复苏

根据精液冷冻的原理,在精液解冻复苏过程中同样要考虑复温的过程精子细胞受冰晶损害和保护问题。各个精子库实验室有不同的复苏方式方法,必须根据精液冻融的理论,找出适合本实验室的最佳复苏方法。

(1)WHO 推荐冷冻精液的解冻程序

1)应用之前,从液氮罐或液氮蒸气罐中取出所需数量的麦管,放在棉纸或支架上复温到室温(大约需要 6 分钟),冷冻小瓶的复温时间更长(10~20 分钟)。

2)在 10 分钟之内,用无菌剪剪去麦管末端,连接授精装置(治疗用),或排出管内液体检测解冻后的精子活力。

3)如果是快速冷冻程序,用快速复温的效果可能更好。

4)用小量连续稀释方式去除冷冻保护剂,以避免高渗透压状态,可能改善妊娠结果。

(2)国内推荐冷冻精液的解冻程序

国内报道关于精子冷冻复苏有许多方法,一般在 37℃水浴 10 分钟的复苏方法使用较多,效果较好。

四、人类精子库的管理

(一)业务管理

人类精子库必须对精液的采供进行严格管理,并建立供精者、用精机构反馈的受精者妊娠结局及子代信息的计算机管理档案库,控制使用同一供精者的精液获得成功妊娠的数量,防止血亲通婚。具体包括:

1. 建立供精者筛选和精液采集、冻存、供精、运输的流程。

2. 按流程顺序做好记录。

3. 做好档案管理:精子库档案管理应设专用计算机,所有资料应备份,文字资料应放置整齐有序,注意防火、防盗及保密。人类精子库资料应永久保存(不少于 70 年)。

4. 严格控制每一位供精者第一次供出去精液的数量最多只能提供 5 名不孕妇女使用。

5. 精子库必须将供精者的主要信息如:姓名、年龄、身份证号和生物学特性的标志等上报精子库中央信息库,予以备案,信息库工作人员必须对各精子库提供的信息保密。

6. 各精子库必须将拟定的供精候选人身份情况上报精子库中央信息库,信息库必须及时反馈信息,以确保供精者只在一处供精。

7. 做好随访工作:每月定期收集用精机构精液标本使用情况并记录受精者的有关反馈信息,包括受者妊娠、子代的发育状况、有无出生缺陷及受者使用冷冻精液后是否出现性传播疾病的临床信息等。

8. 人类精子库工作人员应尊重供精和受精当事人的隐私权并严格保密。

(二)质量管理

1. 人类精子库必须按《供精者健康检查标准》进行严格筛查,保证所提供精子的质量;严格做好实验室各种技术的质量控制。

2. 人类精子库必须具备完善、健全的规章制度,包括业务和档案管理规范、技术操作手册及人类精子采供计划书(包括采集和供应范围等)等;并在伦理委员会的监督下保证制度和技术操作规范的落实。

3. 必须定期或不定期对人类精子库进行自查,检查人类精子库规章制度执行和技术操作规范的情况、精液质量、服务质量及档案资料管理情况等,随时发现问题及时纠正,并随时接受审批部门的检查或抽查。

五、人类精子库的伦理原则

为了促进人类精子库安全、有效、合理地采集、保存和提供精子,保障供精者和受者个人、家庭、后代的健康和权益,维护社会公益,人类精子库必须遵循以下伦理原则。

(一)有利于供受者的原则

(二)知情同意的原则

(三)保护后代的原则

(四)社会公益原则

(五)保密原则

(六)严防商业化的原则

(七)伦理监督的原则

(文任乾)

第二节 卵母细胞捐赠
辅助生殖

1984 年 Lutjen 等报道了第一例卵母细胞捐赠结合体

外受精技术在类固醇激素补充周期（hormone replacement treatment，HRT）卵巢早衰（premature ovarian failure，POF）妇女临床应用，成功获得正常新生儿。1992 年北京大学第三医院和 1994 年广州中山大学附属第一医院分别报道了自然周期与 HRT 卵子捐赠结合 IVF-ET 成功分娩正常新生儿。

1987 年 HRT 方案简化和冻融胚胎移植成功的技术为解决胚胎发育与子宫内膜同步发育提供了一个简便、有效的方法。此后卵母细胞捐赠结合体外受精技术以其较高胚胎种植率、临床妊娠率、活产率，并能够提供研究血清类固醇激素、胚胎发育和子宫内膜相互关系的人类在体模型两大优势在世界范围内得到广泛应用，成为 POF 妇女获得妊娠的首选方案。但随着卵子赠送技术应用的增多，不同国家和地区对受卵者年龄、指征以及新生儿权益等问题产生了一些与伦理、宗教信仰和法律等方面相关的争论。

一、卵母细胞捐赠的指征

（一）无卵巢功能

1. 卵巢早衰　大约 50% 受卵者为卵巢早衰。
2. 卵巢抵抗综合征（ovarian resistant syndrome，ORS）。

（二）有卵巢功能

1. 女方染色体疾病　主要指致死性的染色体异常。基于胚胎种植前诊断技术的进步与应用，目前该类患者已明显减少。
2. 反复 IVF 失败　由于卵子质量导致的多次受精失败和胚胎种植失败。
3. 绝经期或绝经后妇女。

二、受卵者的评估

多数国家对受卵者年龄规定了上限。英国规定 50 岁为受卵者年龄上限。中山大学附属第一医院生殖中心也将 50 岁视为可接受的最大年龄。此外要求受卵者健康状况良好，在进入治疗前应对心、肺、肝、肾功能是否能够耐受妊娠作一系统完整的评估。

三、卵子来源

捐赠卵子的供不应求是长期以来医疗机构面对的困难。我国现行的辅助生殖技术管理两个办法（2002 年）明确指出赠卵来源只限于人类辅助生殖治疗周期中剩余卵子，禁止卵子买卖。国际上捐赠卵子的来源主要包括：①匿名者（volunteers）；②供卵者的亲属或朋友；③经历辅助生殖技术治疗夫妇捐赠的剩余卵子（spare）；④经历绝育手术妇女提供的卵子。

四、供卵者和受卵者与治疗有关方面的咨询

在进入卵子赠送治疗项目之前对于所有的供卵者和受卵者都必须提供仔细、完整和连续的咨询，其内容包括以下几点：

（1）供卵者存在超排卵治疗和取卵手术的并发症，包括出血、腹胀、腹痛、月经改变、卵巢过度刺激综合征及相关肿瘤发生的可能性。

（2）体外受精（常规体外受精及卵胞浆单精子注射）和胚胎移植的相关问题。

（3）对于受卵者存在目前技术不能预测的出生缺陷及遗传疾病等问题。

（4）受卵者的卵巢功能、子宫内膜接受性的评估等。

五、供卵者的筛选

供卵者基本条件应包括：年龄 ≤35 岁；生育过正常子代；常规染色体检查正常，排除精神疾病及传染病（艾滋病、梅毒、肝炎等）；生理特征应尽可能与受者相似（包括血型、肤色、毛发和眼睛颜色），三代以内家系人员正常。

六、胚胎移植周期的选择

（1）胚胎移植周期包括新鲜和冻融胚胎移植。

（2）无卵巢功能者、月经周期不规则和子宫内膜发育不良患者建议采用 HRT 移植胚胎。排卵正常妇女建议选择自然周期移植胚胎。

七、类固醇激素补充治疗

（一）激素补充治疗（hormone replacement therapy，HRT）

目的是诱发垂体-卵巢轴的内分泌周期性改变，促进子宫内膜发育并产生周期性变化，具备接受胚胎着床的能力。

（二）激素补充治疗方案

根据雌激素给药剂量的变化，激素补充治疗方案分为两种类型：逐渐增量方案和恒定剂量方案（图 8-4-1、图 8-4-2）。逐渐增量方案中血清类固醇激素变化与生理周期相似，给药剂量随用药时间变化。患者感到复杂，依从性欠佳；其次在每个周期可供胚胎移植的时间相对固定，约 3～5 天；恒定剂量方案使用单一剂量雌激素，患者依从性较好；可以通过改变雌激素用药时间，使得胚胎移植时间相对灵活。

（三）激素补充药物

雌激素给药途径包括口服、皮肤外用和阴道栓剂给药。

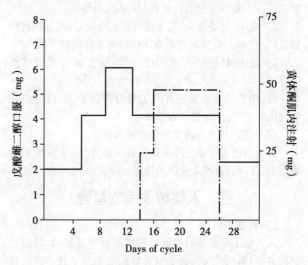

图 8-4-1　逐渐增量方案

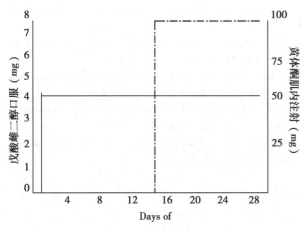

图 8-4-2　恒定剂量方案

戊酸雌二醇(estradiol valeratet, EV)超生理剂量(6~9mg/d);生理剂量(4~6mg/d);低剂量(2~4mg/d)。黄体酮有肌肉注射、阴道栓剂和微粒口服给药等方式。通常采用黄体酮肌内注射(40~60mg/d)或阴道栓剂(400~600mg/d)。早期报道采用的药物剂量较大,近10年来趋向于有效低剂量和短疗程激素补充治疗,以减少高剂量药物可能给胎儿和新生儿带来的副作用。

八、供卵者和受卵者的同步方法

新鲜胚胎移植周期采用调整供卵者与受卵者周期同步,冻融胚胎移植周期采用胚胎与子宫内膜发育同步方法。常用的方法有:①受卵者于胚胎移植前一周期使用口服避孕药或肌注黄体酮推迟月经,导致预期的撤退性出血与供者同步。②使用 GnRH-a 降调节方案,从受卵者月经第5天开始对供卵者注射 HMG/FSH 诱导排卵或 HRT 准备子宫内膜。

九、胚胎与内膜发育同步性对胚胎移植结果的影响

影响卵子捐赠胚胎移植结果最为显著的因素是胚胎与子宫内膜发育同步与否。子宫内膜对胚胎接受性存在一个短时的移植窗,中山大学附属第一医院的资料显示:在 EV 替代第 17~18 天和注射 P 第 2~3 天移植 2 天胚龄的胚胎妊娠率最高(图 8-4-3、图 8-4-4)。在新鲜胚胎移植周期中受卵者 LH 峰值日与供卵者 hCG 注射日的时间差绝对值

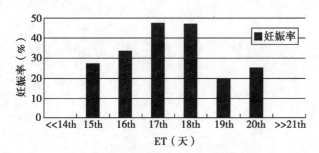

图 8-4-3　HRT 周期 ET 时间与妊娠率
(中山大学附属第一医院 1993~1998 年 102
周期卵子赠送总结)

(即:子宫内膜与胚胎发育同步性)与胚胎种植率存在显著负相关,$r=0.889\,99$,$P<0.001$(图 8-4-5)。当胚胎发育较子宫内膜提前 1~3 天时仍有胚胎种植成功,提示胚胎存在诱导子宫内膜同步发育的作用。

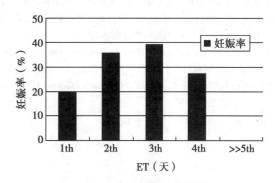

图 8-4-4　HRT 周期注射黄体酮
时间与妊娠率关系

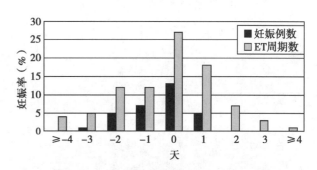

图 8-4-5　受者 LH 峰值和供者 HCG 注射
时间之差与临床妊娠率的关系
即:子宫内膜分泌成熟与胚胎发育同步与否和
胚胎种植的关系

图 8-4-5 中负值代表胚胎发育早于子宫内膜,即供卵者 hCG 注射日先于受卵者 LH 峰值日。

十、妊娠早期的激素补充治疗

年轻妇女自然周期妊娠后可不用黄体支持。年龄较大或存在黄体功能缺陷妇女应给予 hCG 或 P 维持早期妊娠。HRT 周期妊娠后必须使用类固醇激素维持早期妊娠。我们报道 POF 患者接受卵子捐赠妊娠后胎盘滋养叶细胞产生的 E_2、P 分别始于人妊娠 6~7 周,雌三醇从孕 9~10 周开始稳定在孕中期正常妊娠范围内。由此我们建议采用低剂量、短疗程天然类固醇激素替代或补充治疗:EV 2~4mg/d,P 40~80mg/d,剂量和疗程方案可以个体化;孕 7~9 周超声发现胎心搏动后可以开始药物减量,至孕 10~12 周停药。

十一、并　发　症

经卵子赠送获得妊娠的妇女产科并发症发生率相对较高,其主要原因是高龄和多胎。中、重度妊娠高血压综合征和先兆子痫发病率教高,机理尚不清楚。应引起产科医生的高度重视,一旦妊娠后尽早给予足够的围生期监护与治疗,并强烈建议双胎或多胎妊娠在孕早期进行减胎处理。

(李洁　庄广伦)

参 考 文 献

1. 李洁,庄广伦,彭杨水,等.卵子赠送妊娠后激素替代治疗剂量与时间的初步探讨.生殖医学,1999,8:15-18
2. 张丽珠.临床生殖内分泌与不育症.北京:科学出版社,2001:531
3. 庄广伦,李洁,周灿权,等.供卵治疗卵巢早衰妊娠成功(附一例报告).中山医科大学学报,1995,16:66-70
4. Faalsetti L,Scalchi S,Villani MT,et al. Premature ovarian failure. J Gynecol Endocrinol,1999,13:189-195
5. kuleshove L,Gianaroil L,Magli C,et al. Birth following vitrification of a small number of human oocytes:case report. Human Reprod, 1999,4:3077-3079
6. Serhal PF, Craft IL. Ovum donatioma simplified approach. fertili Steril,1987,48:265-269
7. Smajdor A. The ethics of egg donation in the over fifties Menopause Int. 2008 Dec:14(4):173-177
8. Crozier GK, Martin D. How to address the ethics of reproductive travel to developing countries:a comparison of national self-sufficiency and regulated market approaches. Dev World Bioeth. 2012 Apr;12(1):45-54

第五章

胚胎植入前遗传学诊断技术

植入前遗传学诊断(preimplantation genetic diagnosis,PGD)是辅助生殖技术与分子遗传学诊断技术的有机结合体。该项技术通过在配子或胚胎阶段对遗传病进行分子遗传学的诊断,选择没有疾病表型的胚胎移植入子宫,从而避免遗传病胎儿的妊娠。可以说 PGD 是产前诊断的最早期形式,从妊娠的源头上实现优生,有效地避免了选择性流产以及伴随的伦理道德观念的冲突,并缩短了由于选择性流产需要恢复的妊娠间隔时间。

1990 年 Handyside 等报道了世界首例植入前性别诊断婴儿的出生。随后,PGD 一直在辅助生殖技术和临床优生学中占有重要的一席之地。2012 年 ESHRE 报道在 2008 年 1～12 月中,共有 53 个生殖中心进行 5641 个 PGD 取卵周期,诞生 1169 个新生儿。国内 PGD 发展相对较晚。2000 年 4 月中山大学附属第一医院报道国内首例对性连锁性疾病行植入前性别诊断的正常女婴的诞生。随后,国内 PGD 技术在研发和临床应用上都有了较大的进步。

第一节　植入前遗传学诊断的适应证

进行 PGD 的适应证主要有以下三大类:单基因病、染色体病和非整倍体筛查。

一、单基因性疾病

目前文献报道进行 PGD 的单基因性疾病多达 80 余种,但 80% 的 PGD 集中在 10 种疾病,包括常染色体隐性遗传病如 β-地中海贫血、纤维囊性变、脊肌萎缩症、镰刀细胞病,常染色体显性遗传性疾病如亨廷顿病、强直性肌营养不良症和腓骨肌萎缩症,以及性连锁性疾病如脆性 X 染色体

综合征、进行性肌营养不良和血友病等。近年来,PGD 应用范围已从遗传性疾病扩展到某些非疾病性的植入前诊断。如在有 β-地贫或 Fanconi 贫血等需长期输血疾病的患儿家庭进行胚胎植入前诊断的同时进行 HLA 配型,选择与现存患儿 HLA 相配的胚胎移植,使出生婴儿不但健康,而且脐血和骨髓可以治疗现存患儿。

二、染色体病

染色体病包括染色体数目和结构异常,如染色体相互易位和罗氏易位等。理论上,染色体相互易位携带者配子正常/平衡几率为 1/18,罗氏易位为 1/6。对胚胎进行易位染色体的诊断,挑选正常/平衡胚胎移植可以显著降低流产率。

三、非整倍体筛查

PGD 的发展中最有争议的是对胚胎进行非整倍体的筛查(preimplantation genetic screening,PGS)。理论上,对高龄妇女、反复 IVF 种植失败以及反复自然流产的胚胎进行非整倍体筛选,选择正常胚胎移植可以提高妊娠率,降低流产率。1998 年以来曾有小样本的研究报道了 PGS 的有效性和可行性。但自从 2007 年,多个前瞻性随机对照研究的结果对其有效性提出了质疑。近年来,高通量的微阵列芯片等技术可实现单细胞水平的全套染色体分析,克服原有技术的不足,但是否可提高 PGS 的有效性尚需要进一步的临床研究。

第二节　PGD 的步骤

PGD 的步骤包括应用促性腺激素对女方进行控制性

超排卵,当最大卵泡直径达 18mm 表示卵泡成熟时,注射 hCG10 000 IU,36 小时后在阴道 B 超引导下经阴道穿刺取卵,然后用常规 IVF 或卵母细胞质内单精子显微注射(intracytoplasmic sperm injection,ICSI)受精,体外培养胚胎,再根据需要,在配子/胚胎发育的不同阶段进行活检,并对活检细胞进行遗传学检测,最后将经诊断为无疾病表型的胚胎移植入子宫。

第三节　细 胞 活 检

一、活检的时机

根据配子/胚胎发育的不同阶段将活检分为:卵子/合子(极体活检),6～10 细胞卵裂期胚胎(卵裂球活检)和囊胚期胚胎(囊胚活检)。

1. 极体活检　对于来自母亲的遗传缺陷,可通过分析第 1 极体以及第 2 极体的遗传物质来推测卵子的遗传信息,从而选择正常卵母细胞发育的胚胎进行移植。第 1 和第 2 极体活检的最大优势是不减少胚胎自身的细胞数,其局限性在于只能检测母源性基因物质。

2. 卵裂球活检　人类卵裂期胚胎活检的最佳时间是 8 细胞期(受精后第 3 天上午),胚胎细胞之间的连接还未致密化,容易操作。卵裂球活检的优势在于可以同时诊断父母双方染色体异常或单基因疾病。但在 6～10 细胞期取出卵裂球可能会因为减少了分化所需的细胞数而损伤胚胎,去除过多的卵裂球可能导致 ICM 变小甚至胚胎死亡。此外,卵裂期活检的另一缺点是该阶段可获得的遗传物质非常有限,活检 2 个细胞已经会影响胚胎的发育潜能。

3. 囊胚活检　囊胚活检是将胚胎培养到囊胚(受精后第 5 天),从滋养外胚层取多个以上细胞进行检查。囊胚活检的优点在于可取材其滋养外胚层细胞,提供更多的材料用于诊断,从而有利于提高诊断的有效性和准确性;同时活检只取将来发育为胎盘及其附属物的部分细胞,而不涉及将来发育为胎儿的内细胞团部分,避免了活检过程对胎儿发育的不利影响。随着活检后胚胎玻璃化冷冻技术的日益成熟,囊胚活检有可能成为新趋势。

二、活 检 方 法

胚胎活检过程包括透明带打孔和吸取细胞物质两个过程。

1. 透明带打孔　透明带打孔包括 3 种方法:化学法(用酸)、机械法(部分透明带切割或透明带切割)和激光法。具体方法可参见本篇第三章第十节辅助孵出部分的内容。

2. 细胞物质的吸取　通过透明带破口获取遗传物质的方法有两种:吸出法和挤压法。

吸出法较常用,将胚胎活检针沿透明带破口进入卵子或胚胎内,通过活检针内负压吸取。极体活检时透明带打孔后用内径 20μm 细针吸取极体。而卵裂期活检则将胚胎置于无钙镁活检液后,再用 30～40μm 细针通过透明带的孔吸取卵裂球。吸取时可完全将目的细胞吸入活检针后再

退出透明带,对于那些卵裂球间已经无黏着的完全去融合胚胎,也可以部分吸取目的细胞后就退出。吸取卵裂球时要有足够的耐心,在活检针进入胚胎后应缓慢加压,待 1/4 体积的卵裂球进入活检针后才能开始试图将卵裂球从透明带破口拉出。也可在透明带打孔后用平口针吸的方法以减少胚胎的损伤。

囊胚活检时,用 20～30μm 细针吸住孵出的滋养外胚层,然后一边向外拉薄滋养外胚层,一边用激光切断拉薄的细胞。囊胚活检还可采用"切割"的方法,用活检针切断目的细胞与其余细胞间的联系。

挤压法是通过显微针挤压透明带,使卵裂球或极体从破口中挤出。但目前挤压法临床应用比较少。

3. 活检与冷冻　将经过 PGD 诊断的移植后剩余的正常胚胎进行冷冻保存供下周期移植,是提高单次取卵周期累积妊娠率、减轻病人负担的有效方法。目前常用的策略是通过延长培养时程,将活检后胚胎培养至囊胚行冷冻。冷冻方法有程序化慢速冷冻和玻璃化冷冻两种。玻璃化冷冻方法复苏率明显高于慢速冷冻法。玻璃化冷冻法的高复苏率也使其成为 PGD 周期中诊断为无疾病表型的珍贵胚胎冻存的首选方法。

无论有何种方法,选择何种活检时机,在整个活检的过程中胚胎和相应卵裂球的一致性需得到 2 个操作者的核对。在单细胞 PCR 时,应尽可能地去除透明带上的颗粒细胞以避免其对 PCR 的污染而造成误诊。在卵裂球丢失、卵裂球无核或诊断失败时,可重新活检。但需考虑胚胎的细胞数以及重新活检的时机,尽量使用首次活检的切口。同时,还应通过胚胎活检过程中损伤的细胞比例和胚胎活检的时间,以及活检后胚胎发育情况对活检行质量控制,从而提高活检的安全性和效率。

第四节　单细胞诊断技术

PGD 的难点在于可供检测的遗传物质极少,可供检测的时间有限,必须在子宫内膜种植窗关闭前完成,因此检测方法的敏感性和可靠性非常重要。胚胎自身的染色体嵌合型对诊断准确性也有一定的影响。目前 PGD 的诊断技术主要包括单细胞 PCR、荧光原位杂交技术以及全基因组扩增基础上衍生的新技术。

一、单细胞 PCR

与普通 PCR 相比,单细胞 PCR 需要更高的敏感性。一般在 PGD 中应用巢式 PCR 或者荧光 PCR。由于仅有一套 DNA 模板,单细胞 PCR 必然存在一些自身特有的问题,主要包括扩增效率低、污染和等位基因脱扣(allele drop-out,ADO)三方面。首先,单细胞 PCR 的扩增效率比常规 PCR 的扩增效率低 5%～10%,其原因可能与单细胞的转移过程、核的降解以及细胞的裂解方法等有关,所以植入前诊断不能建立在阴性结果上。为了确保单细胞 PCR 结果的准确性和敏感性,一般需在单细胞如口腔黏膜细胞或淋巴细胞上进行正常、携带者和患者的基因测试。其次,在扩增过程中,外源性 DNA 包括精子、颗粒细胞和既往巢式 PCR 的

扩增产物等,容易污染造成误诊。单细胞 PCR 面临的另一大问题是 ADO。ADO 特指一对等位基因中的一个扩增失败。ADO 的发生率为 5% ~ 15%,其原因还不清楚,可能与细胞裂解不全、DNA 降解、胚胎卵裂球非整倍体以及单亲二体性染色体等有关。在 PGD 中已有数例由于 ADO 造成误诊的报道。

近年来发展起来的荧光 PCR 也可有效地解决单细胞 PCR 中面临的问题。荧光 PCR 用荧光染料标记引物,敏感性比普通 PCR 高出一千倍以上,可鉴别 1 ~ 2bp 的差异。荧光 PCR 中单次扩增的产物已可供检测,因此无须进行巢式 PCR,可避免二次扩增中污染的可能性。荧光 PCR 的另一优点是可应用多重 PCR 在分析胚胎遗传物质的同时,增加等位基因的标记物,如扩增与目的基因相连的短串联重复序列 STR(linked short tandem repeat)进行 DNA 指纹分析,或对目的基因内的单核苷酸多态性 SNPs(single nucleotide polymorphisms)进行分析,以鉴别是否来自父母双方的等位基因的产物,从而降低扩增污染 DNA 导致误诊的可能。

另外,荧光 PCR 还可有效地鉴别 ADO 和优势等位基因扩增。优势等位基因扩增指一对等位基因中的一个扩增效率高于另一个。当两者的差异大于 10 倍,通过常规的 PCR 检测方法不能检测出非优势等位基因的情况下,容易判断为 ADO。而荧光 PCR 的高敏感性可以鉴别优势等位基因扩增和真正的 ADO。

尽管荧光 PCR 技术极大地提高了检测的敏感性,单次扩增已经可以通过毛细管电泳得出结果,但 ADO 的问题依然存在。目前一般推荐在单细胞 PCR 中同时扩增与致病基因紧密连锁的 STR 标志,通过分析 STR 位点可鉴别是否发生致病基因的 ADO,另外也可帮助判断是否发生污染。

二、荧光原位杂交

荧光原位杂交(fluorescence in-situ hybridization,FISH)是目前常用于染色体病 PGD 的诊断方法。随着 FISH 技术的发展和不断地实践摸索,FISH 的敏感性逐步提高而所需的检测时间也逐渐缩短。目前可用于 FISH 的探针包括染色体计数探针、位点特异性探针和染色体涂抹探针三种,其中染色体计数探针和位点特异性探针可用于分裂间期的细胞核,而染色体涂抹探针则适用于分裂中期的染色体或极体。

在进行染色体结构异常如易位的诊断时,PGD 可将自然流产率降低 4 倍。一般染色体平衡易位 PGD 所选用的探针分为断裂点两侧的端粒探针和跨越断裂点探针两种。前者多有商业化供应,但不能鉴别平衡和正常两种情况。后者需特殊制备,往往难以普遍开展。女方染色体平衡易位还可应用染色体涂抹探针对极体进行诊断。

一般 FISH 仅检测易位的染色体,但事实上染色体易位患者的配子形成过程中,非易位的染色体之间可能存在相互作用,造成非整倍体的发生,因此尽管用 PGD 技术诊断了易位染色体是正常或平衡,但患者仍存在流产的风险。

近年来,全世界超过一半的 PGD 周期主要应用 FISH 对高龄妇女进行胚胎非整倍体的筛选,即 PGS 的周期数远

高于单基因性疾病和染色体病。目前 FISH 技术最多只能用三轮 FISH 检测 13 条染色体,而且随着核变性次数的增多,探针的杂交效率也降低,因此在对胚胎进行非整倍体筛查的 PGD 中无法同时诊断全套 23 条染色体,不能做到真正意义的核型分析。有报道应用 FISH 技术至少有约 20% 的非整倍体漏诊。

2007 年 Mastenbroek 等在新英格兰杂志上发表在 35 ~ 41 岁妇女进行 PGS 的随机对照研究,结果显示 PGS 继续妊娠率为 25%,显著低于对照组的 37%,活产率为 24%,也显著低于对照组的 35%。随后多个随机对照研究的结果支持了 Mastenbroek 等的研究结论。因此,目前临床研究数据不支持使用 FISH 方法对卵裂期胚胎进行 PGS。

随着单细胞水平诊断技术的进步,目前临床上已经有在单细胞水平实现全套染色体分析的高通量新技术,如比较基因组杂交芯片技术和单核苷酸多态性微阵列技术等,其优越性在于克服 FISH 仅能检测有限染色体的缺点,但其有效性还有待于进一步的临床研究。

三、全基因组扩增技术

全基因组扩增(whole genome amplification,WGA)为克服 PGD 中单个 DNA 模版的瓶颈问题提供可能。WGA 即是以最小的扩增偏倚、非选择性扩增整个基因组序列,从而增加微量 DNA 分析的遗传信息量,为实现微量 DNA 多基因位点分析和重复检测提供可能。

近年来多重替代扩增(multiple displacement amplification,MDA)作为一种不依赖于 PCR 的新的全基因组扩增方法越来越引人注目。该法利用 φ29DNA 聚合酶和随机六聚体引物对人基因组按多分支机制进行指数扩增,可在常温下扩增,避免了高温下 DNA 降解对扩增产物质量的影响及 GC 含量不同引发的优势扩增。由于 φ29DNA 聚合酶具有非常强的向前延伸的活性及保真性,一次反应累计错配率仅为 3/106,远小于 PCR 反应 20 个循环 1/900 的错配率。无论其起始标本量如何,每 100μl 体系 DNA 量均为 80μgDNA,产物的平均长度为 12kb,最长可以达到 100kb。MDA 的高覆盖率、高保真度和高产物量为新的 PGD 技术的研发奠定基础。

1. 植入前遗传学单体型分析技术　在致病基因突变类型复杂的疾病中,针对每一种突变类型优化其单细胞 PCR 的条件费时费事。如何使用多重 PCR 建立适用谱广的 PGD 方法是人们一直探索的方向。而 MDA 在 PGD 中的成功应用催生了另一种适用谱广的方法,即单体型分析技术(PGH)。PGH 选择与致病基因在染色体的位置上紧密连锁的 STR 标记,通过鉴别胚胎是否遗传有致病基因的染色体来进行诊断。如 X 染色体长臂端粒区域 Xq28 集中了多种疾病的致病基因,包括血友病 A、色素失调症和 X-连锁的脑积水等,通过检测该区域的 6 个 STR 位点,即可鉴别胚胎是否含有导致数种致病基因的 X 染色体。

PGH 在诊断中选择的 STR 位点必须是杂合子才能鉴别其亲源性,而且在配子的减数分裂过程中,基因和 STR 位点之间可能有基因重组,因此必须同时分析疾病基因两侧的多个 STR 相关疾病标记来避免误诊的可能。一般建

议至少选择5个人群中平均杂合子率85%以上的STR位点进行诊断。

2007年英国Renwick等报道成功应用MDA进行全基因组扩增后,扩增产物可用于检测分布于1,7,13,18,21,X和Y染色体的57个位点,在90%检测的位点中有72%的等位基因有结果,作者选择12个STR位点以及4个性别特异位点对DMD进行PGH。尽管等位基因脱扣(ADO)率有27%,但由于在检测中MDA后扩增产物的量多,可用于多个位点同时进行扩增,因此单个等位基因发生ADO不影响胚胎单体型的分析,对整体诊断结果没有影响。从另一个角度来说,进行多个STR位点的胚胎单倍型分析明显降低了单细胞PCR中单个等位基因发生ADO导致误诊的风险。

2. 芯片技术在PGD中的应用　比较基因组杂交技术(comparative genome hybridization,CGH)的原理是将检测DNA和参照DNA用不同荧光色标记,然后逆向竞争杂交,通过双色荧光强度对比分析,可检测全基因组DNA的缺失和增加,从而对全套染色体进行遗传学分析。由于CGH技术所需的时间长,卵裂期活检的胚胎需进行冷冻,而且分辨率低,因此一直没有正式的临床应用。近年来,随着CGH芯片技术的发展,诊断的时间缩短至48小时内,在国际上陆续有应用CGH芯片技术进行PGD的临床报道。

单核苷酸多态性(single nucleotide polymophisms,SNP)芯片的原理与CGH芯片不同。SNP芯片诊断中通过与父母SNP位点的对比,可以判断胚胎染色体的单体型,而荧光强度也可用于判断染色体的数目。与FISH相比,SNP芯片技术是PGD的革新技术。SNP芯片不仅能同时快速获得全部染色体核型分析,诊断染色体数目是否异常,还能检测染色体结构重排及不平衡染色体畸变。SNP芯片优越性在于可同时做每个胚胎的DNA指纹分析,帮助判断妊娠的胎儿从哪一个移植胚胎发育而来,从而可进行植入胚胎的相关研究,同时SNP芯片中还孕育着丰富的遗传信息,可用于鉴别胚胎的遗传性状。SNP芯片具有广阔的前景,但目前价格昂贵,难以在短时间之内广泛开展。

第五节　胚胎嵌合型对诊断准确率的影响

PGD的进一步临床应用,同时也促进了人们对人类早期胚胎的认识。20世纪90年代FISH在PGD的应用中已证实了人类早期胚胎嵌合型的存在,即胚胎的不同卵裂球中的染色体组成有不一致的现象,其发生率为20%~50%,即使形态好的胚胎也可能有染色体嵌合现象。但FISH所能同时检测的染色体数目局限在3~13条染色体。目前应用CGH芯片技术的研究中已提示人类胚胎的嵌合型普遍存在,且可发生在任何一条染色体上。而近年来进行DNA指纹分析的PGD研究中也进一步证实胚胎染色体重组现象。如在利用多个STR位点进行HLA配型的研究中,Verlinsky等检测出4.3%的卵裂球在6号染色体HLA区域进行重组,6.4%的卵裂球6号染色体非整倍体,包括三体和单体。

胚胎嵌合型的发现使人们意识到单个卵裂球并不能完全代表整个胚胎。但目前在胚胎性别诊断中还未发现在XY的男性胚胎中有XX卵裂球的嵌合,因此胚胎嵌合型不会对胚胎性别诊断造成影响。在常染色体隐性疾病中,如果夫妇双方突变位点相同,检测的染色体增加一、两个拷贝或缺失一个拷贝不会造成致病基因型的漏诊,因此胚胎嵌合型也不会导致误诊。但在常染色体显性疾病中,缺失一个拷贝即可导致致病基因型的误诊。另外,进行三体或单体的检测时,胚胎嵌合型也会对诊断的准确性造成影响。因此,在常染色体显性疾病的PGD中,必须增加与致病基因紧密连锁的遗传标志物来鉴别是否发生ADO,从而降低误诊的风险。

第六节　PGD的安全性问题

卵裂球胚胎活检的安全性一直备受关注。正如产前诊断中的绒毛活检或羊水穿刺一样,胚胎活检为植入前遗传学诊断(PGD)提供可检测的遗传物质。然而,PGD在胚胎活检安全性的研究尚欠缺的时候已经被广泛使用了。临床资料中移植胚胎的选择还受到是否携带致病基因的限制,导致很多情况下形态学评估提示优质的胚胎不能被移植,这也模糊了胚胎活检对胚胎发育潜能影响的临床观察。

一、胚胎活检的近期影响

胚胎活检的近期影响应包括活检对着床前胚胎发育至囊胚阶段的影响。胚胎活检带来的主要问题有总遗传物质的减少,以及卵裂球的极性可能被破坏。

早期的研究中人类8细胞期胚胎活检减少了囊胚的细胞数,但不改变内细胞团和滋养外胚层细胞的比例。在小鼠胚胎活检的实验中,尽管胚胎基因组的表达谱没有明显变化,但8细胞期活检后胚胎有发育延迟的趋势。2012年Kirkegaard等对人类活检后卵裂期胚胎进行实时观察,也证实胚胎活检延迟胚胎发育到桑葚胚的时间,同时透明带打孔也导致囊胚孵出的提前。由于囊胚未经充分扩张和收缩已经孵出,因此透明带变薄不明显。但在人类活检胚胎细胞数对胚胎发育潜能影响的前瞻性研究中,单个卵裂球活检对胚胎的继续发育影响并不明显,囊胚形成率和ICSI对照组无显著差异,活产率也没有差异(37.4% vs.35%),而两个卵裂球活检明显降低囊胚的形成率和妊娠率,活产率仅为22.4%。囊胚活检对其发育潜能的影响还需进一步临床观察。

二、胚胎活检的远期影响

胚胎活检的远期影响即活检对妊娠后子代的影响。

目前临床资料中活检单个卵裂球没有明显影响临床妊娠率,也不增加畸形率的发生。2010年比利时布鲁塞尔Ziekenhuis大学生殖中心报道了对1992~2005年诞生的581名经卵裂球活检的子代队列研究,孕周、出生体重与2889名经ICSI的子代没有显著差异。严重畸形的比例在PGD和ICSI分别为2.13%和3.38%,也没有显著差异。因此,该研究认为胚胎活检不会增加单胎的风险,但围生期多胎妊娠的死亡率较高值得进一步关注。

PGD 子代流行病学调查研究的年龄一般是在出生后 2～5 年,因此,PGD 是否对成年子代有影响还缺乏资料。2009 年南京医科大学和中科院合作研究了在小鼠胚胎进行活检后妊娠的子代在成年后的发育情况,结果表明体外活检操作可能引起 PGD 后代成年小鼠神经退行性改变的高风险性。尽管该研究从蛋白组学的角度认为 PGD 对成年子代有影响,但能否说明人类 PGD 子代的神经系统高风险还需进一步研究。

在过去的 20 年中,PGD 的进展并非一帆风顺,它的难度超过了人们最初的设想。近年来,单细胞诊断技术的飞跃促进了 PGD 的发展,如 CGH 和 SNP 等芯片新技术已开始应用于 PGD;应用计算机辅助突变分析进行碱基对的微测序,可在不清楚特殊突变点和基因型的情况下进行,从而扩大了 PGD 的应用范围;进行 DNA 指纹分析也可在不直接检测突变位点的情况下,通过鉴定胚胎是否含有致病基因的染色体来间接判断胚胎是否有致病基因型;对胚胎某些功能基因表达产物的检测也将突破 PGD 中模板量低的自身限制。此外,活检胚胎玻璃化冷冻技术的日益成熟可无限延长可用于诊断的时间。相信随着技术的飞速发展和对人类胚胎认识的逐步加深,PGD 将有更宽更广的应用范围。同时,也必须加强对 PGD 子代生长发育的观察,选择最佳的胚胎活检时机,以提高子代的安全性。

(庄广伦　徐艳文　孙莹璞)

参 考 文 献

1. 钟昌高,李麓芸,陆长富,等. 杜氏肌营养不良症(DMD)的植入前遗传学诊断. 中国现代医学杂志,2009(17):2588-2592
2. 李刚,孙莹璞,金海霞,等. 应用单核苷酸多态性微阵列技术进行胚胎植入前遗传学诊断的价值. 郑州大学学报(医学版),2012(3):406-407
3. 罗玉琴,金帆,黄荷凤. 常染色体显性遗传性多囊肾病基因诊断及 PGD. 国外医学(计划生育/生殖健康分册),2007(6):335-337
4. 徐艳文,任秀莲,刘颖,等. 染色体易位携带者中两种植入前遗传学诊断方法的效率比较. 2008,43(8):576-580
5. Checa MA,Alonso-Coello P,Sola I,et al. IVF/ICSI with or without preimplantation genetic screening for aneuploidy in couples without genetic disorder:a systematic review and meta-anaylsis. J Assist Reprod Genet,2009,26:273-283
6. De Vos A,Staessen C,De Rycke M,et al. Impact of cleavage-stage embryo biopsy in view of PGD on human blastocyst implantation:a prospective cohort of single embryo transfers. Hum Reprod,2009,24(12):2988-2966
7. Duncan FE,Stein P,Williams CJ,and Schultz R. The effect of blastomere biopsy on preimplantation mouse embryo development and global gene expression. Fertil & steril,2009,91(Suppl 4):1462-1465
8. El-Toukhy T,Kamal A,Wharf E,et al. Reduction of the multiple pregnancy rate in a preimplantation genetic diagnosis programme after introduction of single blastocyst transfer and cryopreservation of blastocysts biopsied on day 3. Hum Reprod,2009,24(10):2642-2648
9. Galán A,Montaner D,Eugenia Póo M,et al. Functional genomics of 5- to 8-cell stage human embryos by blastomere single-cell cDNA analysis. Plos one,2010,5(10):e13615
10. Goossens V,Traeger-Synodinos J,Coonen E,et al. ESHRE PGD Consortium data collection XI:cycles from January to December 2008 with pregnancy follow-up to October 2009. Hum Reprod,2012,27(7):1887-1911
11. Geradts JPM,GMWR DW. Preimplantation genetic diagnosis. Clin Genet,2009,76:315-325
12. Hammoud I,Molina-Gomes D,Albert M,et al. Are zona pellucida laser drilling and polar body biopsy safe for in vitro matured oocytes? J Assist Reprod Genet,2010,27(7):423-427
13. Hellani A,Abu-Amero K,Azouri J,et al. Successful pregnancies after application of array-comparative genomic hybridization in PGS-aneuploidy screening. Reprod Biomed Online,2008,17(6):841-817
14. Harper J,and Wells D. Future developments in PGD. In:Harper J,Delhanty J,Handyside AH,eds. Preimplantation genetic diagnosis. England:John Wiley & Son,LTD,2000. 241-262
15. Jansen RP,Bowman MC,de Boer KA,et al. What next for preimplantation genetic screening(PGS)? Experience with blastocyst biopsy and testing for aneuploidy. Hum Reprod,2008,23(7):1476-1478
16. Kokkali G,Traeger-Synodinos J,Vrettou C,et al. Blastocyst biopsy versus cleavage stage biopsy and blastocyst transfer for preimplantation genetic diagnosis of beta-thalassaemia:a pilot study. Hum Reprod,2007,22(5):1443-1449
17. Kirkegaard K,Hindkjaer JJ,Ingerslev HJ. Human embryonic development after blastomere removal:a time-lapse analysis. Hum Reprod,2012,27(1):97-105
18. Keskintepe L,Sher G,Machnicka A,et al. Vitrification of human embryos subjected to blastomere biopsy for pre-implantation genetic screening produces higher survival and pregnancy rates than slow freezing. J Assist Reprod Genet,2009,26(11-12):629-635
19. Levin I,Almog B,Shwartz T,et al. Effects of laser polar-body biopsy on embryo quality. Fertil Steril,2012,97(5):1085-1088
20. Liebaers I,Desmyttere S,Verpoest W,et al. Report on a consecutive series of 581 children born after blastomere biopsy for preimplantation genetic diagnosis. Hum Reprod,2010,25(1):275-282
21. Magli M C,Gianaroli L,Grieco N,et al. Cryopreservation of biopsied embryos at the blastocyst stage. Hum Reprod,2006,21(10):2656-2660
22. Mastenbroek S,Twisk M,van Echten-Arends J,et al. In vitro fertilization with preimplantation genetic screening. N Engl J Med. 2007,5;357(1):9-17
23. Montag M,Schimming T,van der Ven H. Spindle imaging in human oocytes:the impact of the meiotic cell cyle. RBM online,2006,12(4):442-446
24. Martins W,Rocha IA,Ferriani RA,and Nastri CO. Assisted hatching of human embryos:a systematic review and meta-analysis of randomized controlled trials. Hum Reprod Update,2011,17(4):438-453
25. Northrop L,Treff N,Levy B,et al. SNP microarray-based 24 chromosome aneuploidy screening demonstrates that cleavage-stage

FISH poorly predicts aneuploidy in embryos that develop to morphologically normal blastocysts. Mol Hum Reprod, 2010, 16 (8): 590-600

26. Parfitt E, Zernicka-Goetz M. Epigenetic modification affecting expression of cell polarity and cell fate genes to regulate lineage specification in the early mouse embryo. Mol Bio Cel, 2010, 21: 2649-2660

27. Renwick PJ, Lewis CM, Abbs S, et al. Determination of the genetic status of cleavage-stage human embryos by microsatellite marker analysis following multiple displacement amplification. Prenat Diagn, 2007, 27 (3): 206-215

28. Ren Z, Zhou CQ, Xu YW, et al. Preimplantation genetic diagnosis for Duchenne muscular dystrophy by multiple displacement amplification. Fertil Steril, 2009, 91 (2): 359-364

29. Schoolcraft WB, Treff NR, Stevens JM. Live birth outcome with trophectoderm biopsy, blastocyst vitrification, and single-nucleotide polymorphism microarray-based comprehensive chromosome screening in infertile patients. Fertil Steril, 2011, 96 (3): 638-640

30. Sagoskin A, Levy MJ, Tucker MJ, et al. Laser assisted hatching in good prognosis patients undergoing in vitro fertilization-embryo transfer: a randomized controlled trial. Fertil Steril, 2007, 87: 283-287

31. Treff N, Levy B, Su J, et al. SNP microarray-based 24 chromosome aneuploidy screening is significantly more consistent than FISH. Mole Hum Reprod, 2010, 16 (8): 583-589

32. Van Landuyt L, Stoop D, Verheyen G, et al. Outcome of closed blastocyst vitrification in relation to blastocyst quality: evaluation of 759 warming cycles in a single-embryo transfer policy. Hum Reprod, 2011, 26 (3): 527-534

33. Wells D, Alfarawati S, Fragouli E. Use of comprehensive chromosomal screening for embryo assessment: microarrays and CGH. Mol Hum Reprod, 2008, 14 (12): 703-710

34. Xu YW, Zeng Y, Liu Y, et al. Preimplantation genetic diagnosis for α-thalassemia in China. J Assisted Reprod & Genetics, 2009, 26: 399-403

35. Yu Y, Wu J, Fan Y, et al. Evaluation of blastomere biopsy using a mouse model indicates the potential high risk of neurodegenerative disorders in the offspring. Mol Cell Proteomics, 2009, 8 (7): 1490-1500

36. Zhang X, Trokoudes KM, Pavlides C. Vitrification of biopsied embryos at cleavage, morula and blastocyst stage. RBM online, 2009, 19 (4): 526-531

第六章

辅助生殖技术与多胎妊娠

辅助生殖技术(assisted reproductive technology,ART)三十余年的高速发展,已经能够使自然妊娠困难的大多数夫妇成功妊娠,但是妊娠后的新困难也随即产生,如何良好地维持 ART 妊娠患者的围产期结局一直是重中之重。多胎妊娠就是传统的高危妊娠范畴,母儿并发症、围生期死亡率明显高于单胎妊娠。同属于多胎妊娠的双胎妊娠具有独特的膜性和卵性生理特征,其围生期并发症和死亡率更是远远高于单胎妊娠。然而,由于在自然妊娠中双胎妊娠比较常见,因此实施和接受辅助生殖技术治疗的医患双方都有重视高序多胎妊娠(high order multiple pregnancy)却低估双胎妊娠风险的倾向。体外受精-胚胎移植和卵母细胞质内单精子显微注射受精需移植多个胚胎,甚至对于像高于42 岁的困难女性,有时移植 3 个或更多的胚胎也不能不说是一种人性化的医疗,可是由于与人类每一个月经周期仅排一个卵子并受精、发育、着床的生殖生理相去甚远,因此多胎妊娠的增加在所难免。生殖医学工作者已经认识到了这一点,中国的许多中心已经主动开始将每次移植胚胎数尽可能地控制在 2 个以内,以期减少高序多胎妊娠的发生;在欧洲,特别是北欧,甚至已经将大多数周期的移植胚胎数控制在 1 个以内,以期减少双胎妊娠的发生。由此可见,与开展辅助生殖技术的早期阶段相比,情况已经明显不同,当今的辅助生殖技术中多胎妊娠问题的重点和瓶颈已经不仅仅在高序多胎妊娠,更在于双胎妊娠。

第一节　辅助生殖技术与多胎妊娠的发生

一、多胎妊娠的膜性与卵性

双胎妊娠的膜性和卵性决定了不尽相同的围生期结局,也是高序多胎妊娠的不同组合类型的基础。但是,双胎妊娠的膜性与卵性却是个极易混淆的问题,1987 年,英国有一个以妇产科和小儿科医生为对象的著名调查,结果发现,能够正确理解双胎妊娠的膜性和卵性关系的调查对象竟不足 20%。所谓双胎的膜性是指双胎的绒毛膜腔和羊膜腔的组成形式,所谓双胎的卵性是指双胎形成于单卵受精还是双卵受精的胚胎。双卵分别受精的是双卵双胎,形成双绒毛膜腔双羊膜腔,胎儿性别可以相同也可以不同;单卵受精后分裂成两个胚胎的是单卵双胎,根据胚胎分裂的时期不同可以形成双绒毛膜腔双羊膜腔(与双卵双胎相同)、或单绒毛膜腔双羊膜腔、或单绒毛膜腔单羊膜腔的三种形式,胎儿的性别是相同的。100% 的单绒毛膜性双胎(单卵性双胎)的胎盘间存在血管吻合,只在数量上有差异,这是双胎输血综合征等双胎胎儿特殊并发症及高围生期死亡率的主要病理生理基础。

二、辅助生殖技术中多胎妊娠的问题

(一) 双卵与单卵双胎妊娠同时增加

多胎妊娠中双卵双胎的发生与人种、遗传、年龄、产次等有关,也与促排卵药物和辅助生殖技术的使用有关,因此 ART 首先明显增加了双卵双胎妊娠的比率。而单卵双胎的比例一般在 0.42% 左右,既往认为不受上述这些因素影响。Derom 对 1978 ~ 1985 年间 127 837 次分娩中的 972 例双胎和 31 例三胎进行调查,发现促排卵后妊娠的单卵双胎的发生率是 1.2%,而自然周期妊娠的单卵双胎比率依然是 0.45%。Blickstein I 等利用 Brith Human Fertilization and Embryology Authority 数据,对 1991 ~ 1998 年间 68 所机构实施的 15 644 个辅助生殖技术治疗周期进行了研究,发现其中仅移植一个胚胎的有 7832 周期,分娩 1104 周期,双胎分娩 20 例,三胎分娩 3 例,获得单卵双胎和单卵三胎的妊娠率是 2.08%(23/1104),远远高于以往的数据。导致 ART 中单卵双胎比率增加的原因尚不明确,Alikani M 等认为,促排卵以后使透明带局部坚硬,胚胎在做 8 字形扭曲孵出

透明带时，内细胞团等被变得坚硬的透明带切割而分裂，形成单卵双胎。Sheiner E 等报道囊胚移植的单卵双胎发生率是 22.2%，非囊胚移植是 1.47%，其他多家报道与其结果也相似，所以一般认为囊胚培养和移植会增加单卵双胎的发生率。目前认为单纯的人工辅助孵化、常规体外受精、精子卵胞浆内注射受精等发生单卵双胎的比率与 Derom 报道的促排卵治疗所增加的单卵双胎儿率基本相同。辅助生殖技术中单卵双胎妊娠的增加，意味着单绒毛膜性单卵双胎妊娠的增加，围生期的风险性也令人担忧地增加了。

（二）高序多胎妊娠中的单卵多胎妊娠

当今 ART 推崇仅仅移植一个胚胎，或者最多只移植二个胚胎，如果出现胚胎≥3 个的高序多胎妊娠，可能是以往未知晓的单卵三胎妊娠、单卵双胎与单卵单胎组合的三胎妊娠、单卵双胎与单卵双胎组合的四胎妊娠等多样化的类型。随着 ART 医生提高了对多胎妊娠的认识，在妊娠早期逐渐常规开展多胎妊娠的膜性超声诊断，正如上述 Blickstein 等报道的那样，现在对于 ART 产生的高序多胎妊娠类型已经越来越清晰。含有单卵双胎或单卵三胎的高序多胎妊娠给减胎手术等妊娠早期治疗带来困难，其围生期预后也更加复杂。

（三）罕见的单绒毛膜性双卵双胎

2003 年美国发现 1 例单绒毛膜双卵双胎（monochorionic dizygotic twins，MCDZ-T），见表 8-6-1 第 1 例。之后美国和日本又有数例报道。这些病例的共同特点是均为 ART 治疗后妊娠，均在妊娠早中期经超声或（和）分娩时病理组织学确诊为单绒毛膜，每对新生儿性别都不同，每对新生儿中均有 1 个新生儿的血细胞染色体核型呈 46,XX/46,XY 的嵌合体，但皮肤纤维细胞染色体核型却呈非嵌合体，多数利用了 PCR-STR 技术进行基因 STR 多型性解析，证明两胎儿来自不同的受精卵。由于都是不同性别的双胎儿，所以是否可认为还应该有相同性别的病例，或者是否可认为相同性别的病例可能并不发病，目前尚不清楚。双胎性的单绒毛膜双胎的发生机制不明，由于至今所发现的病例都是辅助生殖技术后妊娠的，因此推测可能是胚胎培养、人工辅助孵化、囊胚移植等使胚胎容易黏附或融合，胚胎移植等原因使两个胚胎不自然地过分靠近，所以在着床前胚胎外层组织融合，形成单绒毛膜的双卵双胎。自然状况下，只有单卵双胎可以形成单绒毛膜双胎，由于有胎盘间血管吻合，存在双胎输血综合征的高风险。幸运的是，由于单卵双胎的两个胎儿之间存在性别、血型、遗传特性方面的同一性，所以并没有涉及更复杂、更久远的问题。MCDZ-T 由于也是单绒毛膜双胎，有胎盘间血管吻合，也可发生双胎输血综合征。特别是，造血干细胞在胚胎形成的早期，即可由供血儿向受血儿方面移行，则在受血儿的骨髓中会移植入供血儿的造血干细胞，假如两个胎儿性别不同，就会出现血细胞嵌合体（confined blood-cell chimera），呈 46,XX/46,XY。如果基因型混乱发生于 ABO 血型基因上，就会影响 ABO 血型的判断。人类的此种现象在出生后能否长期化、终身化，还不明了。

表 8-6-1　单绒毛膜双卵双胎的 chi XX/XY 新生儿的报道

ART	血细胞核型	膜性诊断	双卵依据	胎儿/新生儿	报道人
IVF-ET	chi XX/XY	单绒毛膜 B 超/病理	皮肤细胞 STR 分析	三胎→双胎 男/女	Souter
ICSI +AH +LPS	chi XX/XY	单绒毛膜 B 超/病理	皮肤细胞 STR 分析	女孩阴蒂肥大 男/女	Willams
IVF-ET	chi XX/XY	单绒毛膜 B 超/病理	皮肤细胞 STR 分析	胎盘血管吻合+ 男/女	Nisio
TESE +ICSI	chi XX/XY	单绒毛膜 B 超/病理	皮肤细胞 STR 分析	三胎→双胎 淤血貌/贫血貌 男/女	Yamaguchi hi
IVF-ET	chi XX/XY	单绒毛膜 B 超	ABO 血型的 嵌合体	男/女	Miura
IVF-ET	chi XX/XY	单绒毛膜 B 超	?	男/女	Miura
促排卵 +IUI	chi XX/XY	单绒毛膜 B 超/病理	?	男/女	Turuda

注：ICSI：胞浆内单精子注射受精。AH：人工辅助孵化。LSP：妊娠早期黄体支持。Chi XX/XY：46,XX/46,XY 嵌合体

（四）其他问题

双胎之一完全性葡萄胎（a twin pregnancy consisting of a complete mole and coexisting fetus，CMCF）发生十分罕见，为 1/22 000 ~ 1/1 000 000。但随着促排卵药物和辅助生殖技术的广泛应用，增加了多胎妊娠的发生率，也增加了 CMCF 的机会。CMCF 实际为双卵双胎妊娠，其中之一为完全性葡萄胎，另一为正常胎儿，细胞遗传学分析提示葡萄胎和正常胎儿均为二倍体。CMCF 发展为持续性滋养细胞疾病（persistent trophoblastic disease，PTD）的几率是 15% ~ 20%。Sebire 等对 77 例患者研究发现，在妊娠早期终止妊娠患者中 PTD 几率是 16%，在中、晚期终止妊娠患者中是 17%。其中的正常胎儿如果核型正常，存活率较高，在孕 28 周以后可以达到 69%。Sebire 等的上述研究发现，77 例 CMCF 中 24 例患者选择终止妊娠，在 53 例继续妊娠患者中，2 例（4%）因在妊娠 16 ~ 18 周发生严重妊娠高血压综合征而终止妊娠，23 例（44%）于妊娠 15 ~ 23 周自然流产，28 例（53%）胎儿存活到妊娠 24 周以后，其中 7 例（25%）于妊娠 25 周自然分娩，8 例（28%）在妊娠 32 周前分娩，平均妊娠周数是 35 周（25 ~ 41 周）。双胎之一完全性葡萄胎导致 hCG 超高水平，可呈现与卵巢过度刺激相同又不同的临床表现，加之正常胎儿及胎囊挤压完全性葡萄胎组织，超声影像学检查往往将之误认为宫腔内积血，因此应注意鉴别，以免延误治疗。

子宫内妊娠合并异位妊娠在自然妊娠时的发生率仅为 1/5000 ~ 1/15 000，在 ART 时最高可增加到 1.2%。虽然子宫内妊娠合并异位妊娠并不是传统意义上的多胎妊娠，但是在临床处理中也需要考虑其他健存胎儿的保护和预后，与多胎妊娠相同，故而也被视为辅助生殖技术中多胎妊娠的一个问题。

第二节　辅助生殖技术中多胎妊娠的防治

一、减少多胎妊娠发生率

（一）选择性单胚胎移植策略减少多胎妊娠发生率

针对多胎妊娠的高风险人群（既往 ART 妊娠率较高、胚胎良好、年轻患者）预防性地实施单胚胎移植，可以减少 ART 中多胎妊娠的发生率。在 ART 中常用的有单胚胎移植（single embryo transfer，SET）、选择性单胚胎移植（elective single embryo transfer，eSET）、双胚胎移植（double embryo transfer，DET）、选择性双胚胎移植（elective double embryo transfer，eDET）、三胚胎移植（triple embryo transfer，TET）。DET 只能降低高序多胎妊娠的发生率，SET 可杜绝高序多胎妊娠、双卵双胎妊娠、单绒毛膜性双卵双胎、双胎之一完全性葡萄胎、子宫内妊娠合并异位妊娠，但是目前没有降低单卵双胎妊娠发生率的方法。

（二）eSET 策略的趋势

根据以往公论的研究结果，许多欧洲国家都以国家法规或学会基准的形式实施 SET。2003 年，比利时制定了防止 ART 多胎妊娠的法律，大致为：①对 42 岁以下的女性全额补偿为其提供 6 个 IVF 周期的治疗；②36 岁以下首次 IVF 时，不论什么情况均实施 SET；第 2 次 IVF 时，原则上是 SET，如果未得到良好胚，允许 DET；第 3 次 IVF 及以后允许 DET；③36 ~ 39 岁首次和 2 次 IVF 时无限制条件，允许 DET；第 3 次 IVF 及以后允许最多移植 3 个胚胎；④40 岁以上不限制移植胚胎数。在制定该法律的 2002 年，比利时 SET 占 14%，法律实施后的 2003 年，SET 占 42%；整体 ART 妊娠率从 36% ~ 35%，着床率从 25.9% ~ 23%，实施该法律前后妊娠率没有下降；双胎妊娠占全体妊娠的比率由 19%，下降至 3%。2007 年日本也紧跟国际步伐，重新修订以往规定，日本生殖医学会公布的《为防止多胎妊娠的移植胚胎数量基准》：①严守移植胚胎数在 3 个以内的准则；②35 岁以下首次 ART，原则上应 SET，若有良好囊胚则必须 SET；③35 ~ 40 岁以下，原则上 DET，若有良好囊胚则必须 DET。为了推广 SET 方案，针对日本 ART 为自费医疗的现状，日本中央政府的厚生劳动省联合各地方政府，在 2004 年 4 月以"特定的不孕症诊治费用援助事业"之名，对一部分 ART 费用启动了公费医疗，2007 年 4 月援助对象进一步扩大。2008 年日本登录统计 190 613 个 ART 周期，约 62% 的 EST，多胎妊娠率下降到 7%，当年全日本三胎以上的高序多胎妊娠不到 50 例。

中国还停留在 2001 年卫生计生委制定的规范："对 35 岁以下、首次 ART 的患者双胚胎移植；其他为三胚胎移植"的阶段，远远落后于当今国际 ART 潮流。分析阻碍推广 SET 的主要原因有：高妊娠率仍然是评价 ART 成绩的比较单一的指标；ART 是自费医疗，且较昂贵；中国晚婚晚育，高龄不孕女性较多；患者和 ART 医生对多胎妊娠、特别是双胎妊娠的围生期风险认识和重视不足。

当然，尽管 SET 策略在欧洲已经提倡多年，日本和美国也在积极效仿，但为保证妊娠率，目前的技术状况只能将 SET 使用于多胎妊娠高风险（妊娠率较高）者，胚胎质量的提高和评估手段改善是日后普遍应用该技术的前提，还没有到大力推荐由 DET 全面向 SET 过渡的阶段。同时，也有报道，通过单胚胎移植策略限制移植胚胎的总体数目，从整体数据上看，可明显减少三胎以上的高序多胎妊娠，但双胎妊娠的减少却不到 12%。这是因为 SET 新鲜移植周期不妊娠后，再次进行解冻移植周期时，并不一定还是 SET，而且还有大量的患者不适宜 SET，也就是说，SET 策略只能最大限度地减少高序多胎妊娠和双卵双胎妊娠的发生率。

（三）eSET 策略的技术要求

获得高质量、有种植能力的胚胎进行移植是 ART 成功的关键，更是 eSET 成功妊娠的关键。不论是单卵裂期胚胎移植还是单囊胚移植，关键是能够在超促排卵周期中获得足够的良好卵子和胚胎，如果条件许可，能够提高囊胚培养技术，增加单囊胚移植，则可以最大限度地满足新鲜胚胎 eSET 策略的技术要求。发表于 2010 年的 Yueping Alex Wang 等对澳大利亚 34 035 个 SET 或

DET 周期的数据统计,可以客观地提供选择性单卵裂期胚胎移植和单囊胚移植的良好效果(表 8-6-2)。

表 8-6-2　澳大利亚 2004 ~ 2007 年各年龄组卵裂期胚胎和囊胚移植的结局

胚胎移植周期	卵裂期胚胎			囊胚		
	周期数	临床妊娠率(%)	活产率(%)	周期数	临床妊娠率(%)	活产率(%)
<35 岁						
SSET	6101	40. 2	33. 6	3051	54. 2	46. 2
USSET	2076	25. 0	20. 6	1110	37. 5	31. 2
SDET	3161	49. 1	42. 4	186	55. 9	44. 1
USDET	1471	35. 1	30. 3	274	37. 2	33. 2
35 ~ 39 岁						
SSET	2681	32. 2	24. 4	1597	45. 5	37. 1
USSET	1692	18. 8	13. 2	862	27. 0	21. 2
SDET	2392	38. 1	29. 8	225	48. 9	41. 3
USDET	1659	27. 7	21. 1	470	32. 6	25. 3
≥40 岁						
SSET	452	16. 2	9. 7	203	30. 5	22. 7
USSET	1179	7. 1	3. 8	337	18. 7	8. 6
SDET	1027	21. 7	14. 0	134	42. 5	26. 1
USDET	1224	14. 4	7. 8	471	18. 7	13. 0

注:SSET,一个新鲜胚胎移植和至少一个胚胎冷冻;USSET,一个新鲜胚胎移植和没有胚胎冷冻;SDET,两个新鲜胚胎移植和至少一个胚胎冷冻;USDET,两个新鲜胚胎移植和没有胚胎冷冻

新鲜胚胎 eSET 策略需要有效的胚胎冷冻与解冻胚胎移植的技术支持,利用冻融胚胎移植可以提高累积妊娠率和分娩率,以弥补单个新鲜胚胎移植带来的妊娠率和活产率的下降。2010 年,Yueping Alex Wang 等通过对 330 个 eSET 周期(对没有妊娠者追加 177 个解冻胚胎移植周期)和 331 个 DET 周期(没有追加解冻胚胎移植周期)的妊娠结局进行比较,发现前者的累积妊娠率、累积分娩率与后者的妊娠率、分娩率无统计学差别(47.9% vs. 52.6%,$P=$ 0.24;38.8% vs. 42.9%,$P=0.3$),然而前者的累积多胎分娩率却显著低于后者(0.8% vs. 33.1%,$P<0.001$)。为了更显著降低多胎妊娠率和多胎分娩率,冻融胚胎也可以 eSET。Thurin 等的随机研究结果表明:对 36 岁以下的妇女移植一个新鲜胚胎,如果未能获得活产儿,冻融周期再移植一个冷冻胚胎,其累积妊娠率和分娩率并不低于新鲜胚胎 DET 的妊娠率,却可大幅度降低多胎分娩率。Hyden 等对 775 个冻融周期实施 SET,包括 140 个(18.1%)eSET 周期,可见 eSET 和 DET 的分娩率没有统计学差异(28.6% vs. 25.7%,$P>0.05$),eSET 多胎分娩率却显著低于 DET 组(0 vs. 21.9%,$P<0.001$)。如果打算在解冻周期实施 SET 计划,则应考虑在新鲜胚胎移植后把每个剩余的良好胚胎分别单独冷冻。第一个解冻周期可做卵裂期移植,从第二个解冻周期开始培养至桑甚胚或囊胚移植为好。如果已经将几个胚胎冷冻在一起,且都被复苏,eSET 后则考虑剩余胚胎或被舍弃或被重新冷冻。已经有一些关于重复冷冻胚胎移植后获得分娩的报道,但是到目前为止,其安全性和有效

性还不确定。

二、多胎妊娠的膜性诊断

现在,利用阴道 B 超,在妊娠 4 周末 ~ 5 周末,可见到和计数胎囊,也就是绒毛膜腔,但羊膜腔尚无法确认;在妊娠 6 周以后,可见到和计数胎芽、胎心搏动,并判断与胎囊的关系,但羊膜腔往往还是无法明确;在妊娠 8 周以后,可以清楚地观察到和计数羊膜腔、卵黄囊。所以,在妊娠 6 ~ 12 周利用阴式 B 超,可以做出明确的早期膜性诊断,诊断出单绒毛膜性双胎妊娠、双绒毛膜性双胎妊娠以及高序多胎妊娠的各种组合类型。

(一)　单绒毛膜双胎的早期诊断

目前在 ART 中尚无相应的策略可减少或杜绝单卵双胎妊娠(甚至单卵三胎)的发生,是一个亟待突破的课题。目前只能强调在 ART 治疗后的妊娠早期,作为胎儿诊断的第一步,生殖医学医师必须完成多胎妊娠类型的膜性诊断,筛查出单绒毛膜双胎妊娠。如果在妊娠早期观察到两个胎囊和各自所属的各一个卵黄囊与各一个胎儿,可以诊断为双绒毛膜双羊膜,如图 8-6-1 所示;如果观察到一个胎囊中有两个羊膜腔、两个卵黄囊、两个胎儿,可以诊断为单绒毛膜双羊膜,如图 8-6-2 所示;如果观察到一个胎囊及一个羊膜腔中有两个胎儿,可以诊断为单绒毛膜单羊膜。此诊断标准也适用于鉴别高序多胎妊娠的各种组合类型。

(二)　单绒毛膜双卵双胎的诊断

此类病例非常罕见,但是可能应该通过以下步骤做出

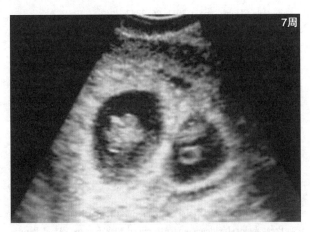

图 8-6-1　两个胎囊　双绒毛膜双羊膜性

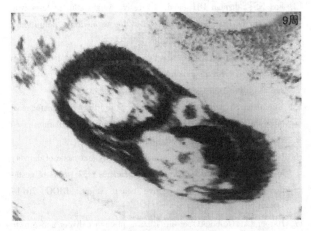

图 8-6-2　一个胎囊中两个羊膜腔——单绒毛膜双羊膜双胎

最终诊断。①膜性诊断:包括妊娠早期的超声检查和分娩后胎盘胎膜的病理组织学检查,以确认为单绒毛膜型双胎;②卵性诊断:如果性别相同,利用口腔黏膜细胞或皮肤细胞的 DNA 进行基因 STR 多型性解析,以确认双卵双胎儿;③确认新生儿血细胞的染色体是 chi XX/XY;④确认新生儿皮肤细胞的染色体正常,非 chi XX/XY,且性染色体与生殖器性别一致。

三、多胎妊娠的选择性减胎术

(一)时机与适应证

多胎妊娠选择性减胎术(selective multiple pregnancy reduction)分为两种。一是没有进行产前诊断时实施的减胎手术,即选择最易穿刺的胎儿,以减少对保留胎儿的影响。经阴道减胎时选择靠近宫颈的胎儿,应尽量减灭胎囊最小者,不单独减灭单绒毛膜双胎的一个胎儿。二是在产前诊断后减灭异常胎儿、保留正常胎儿,对有高危因素(孕妇年龄>35 岁,有遗传病家族史或分娩遗传病胎儿的风险)和仅保留一个胎儿的孕妇尤其有意义,技术的关键在于可靠的产前诊断和准确地标记异常胎儿。由于多胎妊娠中的一个胎儿可以自然消失,一般认为将多胎妊娠减为双胎妊娠比较合适;对于单角子宫、三胎妊娠中含有单绒毛膜双胎、前次单胎妊娠在妊娠 30 周以前早产等患者,应该减胎

为单胎妊娠。减胎越早,操作越容易,残留的坏死组织越少,因而越安全,因此妊娠 6 ~ 10 周是普遍选择的减胎时机,主要以经阴道超声探头穿刺胎囊,或吸出胎芽或心脏穿刺或心内注射 10% ~ 15% 氯化钾溶液。但是,由于在妊娠中期才可以做更细致的超声扫描,进行遗传学检查,从而可以选择性减灭形态异常、染色体数目或结构异常的胎儿,因此对于高危患者在妊娠 13 ~ 14 周或者更晚的时期进行减胎手术也许是更好的选择,此时均采用经腹途径的超声穿刺或胎儿镜,方法包括胎儿心脏或胸腔穿刺注药、脐带穿刺注药、胎儿心脏热凝和脐带结扎等。

多胎妊娠选择性减胎术适应证:①三胎及三胎以上的早期多胎妊娠,妊娠时间在 24 周以前;②双胎妊娠,但合并子宫畸形(如单角子宫、双子宫、纵隔子宫等)及子宫发育不良等估计不能承受双胎妊娠者;③双胎妊娠,但孕妇患有内科合并症,为了减少其负担或防止严重并发症的发生;④早期产前诊断确定一个胚胎异常者;⑤患者及其家属坚决要求保留单胎妊娠者,以及其他应尊重患者与家属意见但不违反《母婴保护法》等法律法规的情况。禁忌证:①无绝对禁忌证;②已有阴道流血的先兆流产者,应慎行减胎术;③患有泌尿生殖系统急性感染或性传播疾病应控制后进行。

(二)操作要旨

1. 经阴道超声引导穿刺减胎术　本法适用于妊娠 6 ~ 10 周的患者。术前应充分知情同意,勿与《母婴保护法》等相关法律和法规冲突,可预防性使用对胎儿安全的抗生素,手术日一般不需禁食水,无须麻醉。患者排空膀胱,行膀胱截石位,以 10% 碘仿轻柔消毒外阴、阴道,注意阴道穹隆部,但要避免刺激子宫颈,再用无菌生理盐水彻底冲洗、擦干。先以无菌的阴道超声探头伸入阴道内,确认多胎的数目、膜性、位置、大小以及胎心搏动,按前述原则决定减灭的目标胚胎。调整超声探头,在妊娠 6 ~ 7 周时,使目标胚胎位于超声引导线上,在妊娠 8 ~ 10 周时,使目标胎儿的胎心位于超声引导线上。以长 35cm 的 16 ~ 22G 穿刺针沿引导线进针,穿过阴道穹隆、子宫壁,避开非目标胎儿和胎囊,直达胎儿,或进一步将针尖刺入心脏或心脏附近。在妊娠 6 ~ 7 周时,负压吸引,将胚胎吸除,尽量不吸出羊水。在妊娠 8 ~ 10 周时,仅穿刺胚胎心脏,反复穿刺,直至心搏停止,不抽吸胚胎组织及羊水;或者,经穿刺针向胎儿心脏或心脏附近注入 10% 氯化钾溶液 1 ~ 2ml,使胎心搏动停止。确认被减灭胚胎被吸除或胎心消失后,取消负压,迅速退出穿刺针。观察 5 ~ 10 分钟,确认无胎心复跳后手术结束。同法处理其他需要减灭的目标胎儿。

2. 经腹超声引导穿刺减胎术　本法适用于妊娠 11 ~ 12 周及妊娠中期的患者。患者仰卧位,常规碘仿消毒腹部皮肤,干纱布擦干。以无菌腹部超声探头检查胎儿,按前述原则选择决定减灭的目标胎儿。以长 22cm 的 20 ~ 22G 带有针芯的穿刺针沿引导线进针,穿过腹壁、子宫肌层,避开非目标胎儿和胎囊,直达胎儿胸腔,尽可能穿刺心脏,退出针芯,缓慢注入 10% 或 15% 氯化钾溶液 1 ~ 2ml,或追加几毫升,见心脏收缩停止、确认胎心已消失后,撤出穿刺针。观察 20 ~ 30 分钟,确认无胎心复跳后手术结束。同法处理

其他需要减灭的目标胎儿。

3. 经腹脐带穿刺减胎术　本法适于妊娠中晚期的患者。以超声引导将20G穿刺针刺入胎盘根部的脐静脉，回抽有胎儿血后，先注入2ml Dizaemuls使胎儿镇静，以减少胎儿躁动，再缓慢注入15% KCl 1～2ml，至胎儿心脏收缩停止，确认无心跳后，退出穿刺针。注入液体时，脐静脉内可见湍流（朝向胎儿方向）。观察20分钟后，确认无胎心复跳后手术结束。

4. 其他减胎术　有报道采用超声引导下胎儿心脏单极电热凝、胎儿胸腹部血管单极电凝、脐带结扎或双极电凝、胎儿镜激光脐带闭锁等方法进行选择性减胎术。主要针对：单羊膜囊双胎甚至联体双胎、含单羊膜性双胎的高序多胎的妊娠中晚期患者。

术后均应住院观察，适当卧床休息，防止流产；妊娠16周复查B超，注意观察子宫颈发育情况及有无内口松弛，必要时进行宫颈内口环扎术，预防晚期流产及早产。

（三）预后

Fasouliotis等分析了1993～1996年发表的有关减胎的文献，共1453例，总的妊娠丢失率为12.3%，其中33.3%发生在减胎后4周内，66.7%发生在减胎4周后，但在妊娠24周内；胎儿存活率为87.7%，其中妊娠28周前分娩者占5%，妊娠29～32周分娩者占9.6%；减为双胎者平均妊娠35.8周，减为单胎者平均妊娠36.9周；四胎妊娠减胎术后生存率是88.7%，五胎及五胎以上者为75.2%，显著高于那些未接受减胎手术的多胎妊娠者。Lipitz报道：三胎妊娠总的丢失率为20.7%，而减为双胎之后丢失率为8.7%；三胎减为二胎之后的存活率是93.6%，与原来就是双胎的存活率无明显差异。整体而言，三胎减为双胎是一个非常有效和比较安全的手术方式，四胎或五胎已经不常见，但是一旦遭遇应该由有经验的医师实施操作。

（邵小光）

参 考 文 献

1. 邵小光,等.在辅助生殖技术中应对双胎妊娠的策略.国际生殖健康/计划生育杂志,2009,28:217
2. 邵小光,等.双胎妊娠的膜性和卵性诊断以及胎儿的特殊异常.现代妇产科进展,2006,15:881
3. 王磊,等.IVF后双胎之一完全性葡萄胎与其IVF后双胎妊娠的比较.中国优生与遗传杂志,2009,5:140-141
4. 日本生殖医学会(编).多胎妊娠防止のための移植胚数ガイドライン.生殖医療ガイドライン.金原出版,2007,326
5. Anthony S,Jacobusse GW,et al. Do differences in maternal age, parity and multiple births explain variations in fetal and neonatal mortality rates in Europe? -Results from the EURO-PERISTAT project. Paediatr Perinat Epidemiol,2009,23:292
6. Arabin B,Kyvernitakis I,et al. Trends in cesarean delivery for twin births in the United States:1995-2008. Obstet Gynecol, 2012, 119:657
7. Chambers GM,Illingworth PJ,et al. Assisted reproductive technology: public funding and the voluntary shift to single embryo transfer in Australia. Med J Aust,2011,195:594
8. Derom C,Gielen M,et al. Time trends in the natural dizygotic twin-ning rate. Hum Reprod,2011,26:2247
9. Dias T,Bhide A,et al. Early pregnancy growth and pregnancy outcome in twin pregnancies. Ceylon Medical Journal,2010,55:80
10. Dickey RP. The relative contribution of assisted reproductive technologies and ovulation induction to multiple births in the United States 5 years after the Society for Assisted Reproductive Technology/American Society for Reproductive Medicine recommendation tolimit the number of embryos transferred. Fertil Steril,2007,88: 1554-1561
11. Farah N,Hogan J,et al. Prospective risk of fetal death in uncomplicated monochorionic twins. Acta Obstet Gynecol Scand, 2012, 91:382
12. Fox NS,Rebarber A,et al. Intrauterine Growth Restriction in Twin Pregnancies:Incidence and Associated Risk Factors. Am J Perinatol,2011,28:267
13. Fox NS,Saltzman DH,et al. Excessive weight gain in term twin pregnancies:examining the 2009 Institute of Medicine definitions. Obstet Gynecol,2011,118:1000
14. Gezer A,Rashidova M,et al. Perinatal mortality and morbidity in twin pregnancies:the relation between chorionicity and gestational age at birth. Arch Gynecol Obstet,2012,285:353
15. Glinianaia SV,Obeysekera MA,et al. Stillbirth and neonatal mortality in monochorionic and dichorionic twins:a population-based study. Hum Reprod,2011,26:2549
16. Hack KE,Derks JB,et al. Perinatal mortality and mode of delivery in monochorionic diamniotic twin pregnancies ⩾32 weeks of gestation:a multicentre retrospective cohort study. BJOG, 2011, 118:1090
17. Harper LM,Odibo AO,et al. Risk of preterm delivery and growth restriction in twins discordant for structural anomalies. Am J Obstet Gynecol,2012,206:70-71
18. Hassan T,O'Coigligh S,et al. Prenatal diagnosis of chorionicity in twins. Ir Med J,2011,104:243
19. Hasson J,Shapira A,et al. Reduction of twin pregnancy to single-ton:does it improve pregnancy outcome? The Journal of Maternal-Fetal and Neonatal Medicine,2011,24:1362
20. Human Fertilisation and Embryology Authority. The best possible start to life-a consultation document on multiple births after IVF. London:HFEA,2007
21. Human Fertilisation and Embryology Authority. A long term analysis of the HFEA Register data (1991-2006). London: HFEA,2007
22. Human Fertility and Embryology Authority. Fertility facts and figures 2007. London:HFEA,2009
23. Inde Y,Satomi M,et al. Maternal risk factors for small-for-gestational age newborns in Japanese dichorionic twins. J Obstet Gynaecol Res,2011,37:24
24. International Committee for Monitoring Assisted Reproductive Technology,de Mouzon J,Lancaster P,Nygren KG,et al. World collaborative report on Assisted Reproductive Technology,2002. Hum Reprod,2009,24:2310-2320
25. Jain T,Missmer SA,Hornstein MD. Trends in embryo-transfer practice and in outcome of the use of assisted reproductive technology in the United States. N Engl J Med,350:1639,2004
26. Janvier A,Spelke B,et al. The Epidemic of Multiple Gestations and

Neonatal Intensive Care Unit Use：The Cost of Irresponsibility. J Pediatr,2011,159:409

27. Joshi SR,Saboo B,et al. Prevalence of Diagnosed and Undiagnosed Diabetes and Hypertension in India—Results from the Screening India's Twin Epidemic（SITE）Study. Diabetes Technol Ther,2012,14:8

28. Kalogiannidis I,Petousis S,et al. Amniocentesis-related adverse outcomes in diamniotic twins:is there a difference compared to singleton pregnancies? Eur J Obstet Gynecol Reprod Biol,2011,155:23

29. Karlstrom PO,Bergh C. Reducing the number of embryos transferred in Sweden-impact on delivery and multiple birth rates. Hum Reprod,2007,22:2202-2207

30. Kent EM,Breathnach FM,et al. Placental cord insertion and birthweight discordance in twin pregnancies:results of the national prospective ESPRiT Study. Am J Obstet Gynecol,2011,205:376

31. Kochanek KD,Kirmeyer SE,et al. Annual Summary of Vital Statistics:2009. Pediatrics,2012,129:338

32. Kullima AA,Audu BM,et al. Outcome of twin deliveries at the University of Maiduguri Teaching Hospital :A 5-year review. Niger J Clin Pract,2011,14:345

33. Luke B,Brown MB. Contemporary risks of maternal morbidity and adversea outcomes with increasing maternal age and plurality. Fertil Steril,2007,88:283-293

34. Martin JA,HamiltonBE,SuttonPD,et al. Births:Final Data for 2006 Nationalvital statistics reports,vol. 57. Hyattsville,MD:National Center for Health Statistics,2008

35. Miller J,Chauhan SP,et al. Discordant twins:diagnosis,evaluation and management. Am J Obstet Gynecol,2012,206:10

36. Neilson JP. Maternal mortality. Obstet Gynaecol Reprod Med,2009,19:33-36

37. Nyboe Andersen A,Goossens V,Bhattacharya S,et al. Assisted reproductive technology and intrauterine inseminations in Europe,2005:results generated from European registers by ESHRE:ESHRE. The European IVF Monitoring Programme（EIM）,for the European Society of Human Reproduction and Embryology（ESHRE）. Hum Reprod,2009,24:1267-1287

38. Oldenburg A,Rode L,et al. Influence of chorionicity on perinatal outcome in a large cohort of Danish twin pregnancies. Ultrasound Obstet Gynecol,2012,39:69

39. Office for National Statistics. Births 1938-2004. Maternities with multiple births. London:ONS,2006

40. Office for National Statistics. Birth Statistics 2008. London:Office for National Statistics;2010,FM1 37:30-33

41. Onyiriuka AN. Incidence of delivery of low birthweight infants in twin gestations. Niger J Clin Pract,2010,13:365

42. Shenkin SD,Deary IJ,et al. Commentary:Birthweight and childhood cognition:the use of twin studies. Int J Epidemiol,2011,40:1019

43. Sullivan AE,Hopkins PN,et al. Delivery of monochorionic twins in the absence of complications:analysis of neonatal outcomes and costs. Am J Obstet Gynecol,2012,206:257

44. Tandberg A,Bjørge T,et al. Increasing twinning rates in Norway,1967-2004:the influence of maternal age and assisted reproductive technology（ART）. Acta Obstet Gynecol Scand,2007,86:833

45. Tandberg A,Melve K,et al. Maternal birth characteristics and perinatal mortality in twin offspring. An intergenerational population-based study in Norway,1967-2008. BJOG,2011,118:698

46. T Hassan,S O'Coigligh,et al. Prenatal Diagnosis of Chorionicity in Twins. Ir Med J,2011,104:243

47. The Practice Committee of the Society for Assisted Reproductive Technology and the Practice Committee of the American Society of Reproductive Medicine. Guideline on number of embryos transferred. Fertil Steril,2006,86:51

48. Vayssière C,Benoist G,et al. Twin pregnancies:guidelines for clinical practice from the French College of Gynaecologists and Obstetricians（CNGOF）. Eur J Obstet Gynecol Reprod Biol,2011,156:12

49. Veleva Z,Karinen P,Toms C,et al. Elective single embryo transfer with cryopreservation improves the outcome and diminishes the costs of IVF/ICSI. Hum Reprod,2009,24:1632

50. Yueping Alex Wang,Gab Kovacs,Elizabeth Anne Sullivan. Transfer of a selected single blastocyst optimizes the chance of a healthy term baby:a retrospective population based study in Australia 2004-2007. Hum Reprod,2010,25:1996

第七章

辅助生殖技术的并发症及其安全性

第一节　辅助生殖技术并发症

一、促排卵引起的并发症

(一) 卵巢过度刺激综合征

卵巢过度刺激综合征 (ovarian hyperstimulation syndrome, OHSS) 是辅助生殖技术应用过程中最常见也最严重的并发症,轻者仅表现为卵巢囊性增大,重者有腹水、胸水形成,血液浓缩,电解质紊乱,肝、肾功能受损,血栓形成,组织栓塞,甚至死亡。

OHSS 是一种明确的医源性疾病,继发于促排卵药物的应用后,发生率 0.6%～14%,最常见于辅助生殖技术中控制性超排卵 (controlled ovarian hyperstimulation, COH) 的应用。OHSS 起病快,发病时病情可以很严重,但却是一种自限性疾病。如果未发生妊娠,通常 10～14 天可自行缓解。如果辅助生殖周期发生妊娠,则 OHSS 发生率明显增加,大约增加 4 倍以上,且病程延长至 20～40 天,症状明显加重。

1. 发病机制　OHSS 的发病机制至今尚未阐明,但必然在 COH 过程中注射 hCG 后发生,同时其病情加重和缓解也与体内的 hCG 水平密切相关,因此 hCG 可能通过某些物质引发 OHSS 的发病,但是具体的机制尚未阐明。

(1) 血管内皮生长因子 (vascular endothelial growth factor, VEGF): VEGF 是一种糖蛋白,可刺激血管内皮细胞增殖,新生血管形成,使血管通透性增加。该生长因子已经被证实为引发 OHSS 的最可能的中介物质之一。在 COH 过程中,促性腺激素 (Gn) 和绒毛膜促性腺激素 (hCG) 的相

继作用,使体内血管内皮细胞和中性粒细胞活化,释放包括 VEGF 在内的多种血管活性介质,血管通透性增加,血管内液体渗漏至第三间隙,导致水电解质紊乱、血容量不足、脏器灌注不足、器官功能障碍、浆膜腔积液,从而出现 OHSS 典型的病理生理改变。

(2) 卵巢肾素-血管紧张素系统: COH 妇女卵泡液中含有完整的肾素-血管紧张素系统,即不仅含有肾素原和活性肾素,还含有血管紧张素转移酶,血管紧张素 I,血管紧张素 II 以及血管紧张素原等物质;而且血浆总肾素水平与 OHSS 严重程度有关。黄体生成素 (LH) 和 hCG 已被证实可启动肾素基因表达,使全身微动脉收缩,促进血管新生、血管通透性升高。

(3) 其他 OHSS 中介物: 高浓度的雌激素与 OHSS 的发生密切相关已成为公认的事实,但具体的分子机制未明。另外,与毛细血管通透性增加有关的一组物质包括内皮素-1、炎性细胞因子等,均已证实在 OHSS 患者的血浆、卵泡液及腹腔液中含量增高,提示这类物质可能参与 OHSS 的发生过程。

2. 临床表现　针对 OHSS 的分类,目前临床上应用较多的是 Golan 5 级分类法 (表 8-7-1) 后来 Navot 等在实验室检查基础上将严重 OHSS 进一步分为重度和极重度 (表 8-7-2)。按照 Golan 的分类,实行 COH 的妇女绝大部分有不同程度的 OHSS 的发生,对中度及以下的 OHSS 患者而言,仅需注意是否进展成重度,而真正需要关注的是重度 OHSS 患者。

按发生时间不同,OHSS 的临床类型分为两种,一种为早发型,于注射 hCG 后 3～7 天发生,病程 7～10 天,其发生与外源性 hCG 使用有关;另一种为晚发型,于注射 hCG 后 12～17 天发生,病程 15～45 天,其发生与内源性 hCG 升高

有关,多合并妊娠。早发型往往为自限性,对症处理后多可缓解。晚发型与妊娠相关,病程进展迅速,病情较重,病程长,因合并妊娠,处理难度较大。也有部分患者早发型自限,妊娠后又发生晚发型 OHSS。

表 8-7-1　Golan 分类法

级别	OHSS		
	轻度	中度	重度
1	腹胀不适		
2	1 级症状加恶心 呕吐及或腹泻 卵巢增大,直径 5~12cm		
3		轻度症状加超声发现腹水	
4			中度症状加临床腹水征及(或)胸水或呼吸困难
5			所有上述症状加血容量减少,血液浓缩,血黏度增加,凝血异常,肾灌注减少,肾功能减退

表 8-7-2　Navot 重度与极重度分类

重度	极重度
不同程度卵巢增大	不同程度卵巢增大
大量腹水和(或)胸水	张力性腹水和(或)胸水
血细胞比容>45% 或较基础值增加30%以上	血细胞比容>55%
白细胞计数>15×10⁹/L	白细胞计数>25×10⁹/L
少尿	少尿
肌酐 1.0~1.5mg/dl	肌酐≥1.6mg/dl
肝功能异常	肾功能异常
	血管栓塞症
全身水肿	成人呼吸窘迫综合征

3. 预防和治疗　鉴于 OHSS 的发生与超生理剂量的促排卵药物的应用,以及最后促使卵母细胞发育成熟和排卵必须应用的 hCG 有关,因此对 OHSS 的预防应该开始于 COH 前。多年来人们一直寻求某些与 OHSS 发病的有关因素,以期对 OHSS 发病进行预测。总结近年来多个研究报告的结果,目前认为发生 OHSS 的高危因素主要包括以下几个方面:①年轻、体质指数低的患者;②多囊卵巢疾病(polycystic ovary disease, PCOD)患者;③高胰岛素血症患者;④使用高剂量卵泡刺激素(FSH)患者;⑤应用促性腺素释放激素激动剂(GnRHa)降调节患者;⑥应用 hCG 黄体支持患者。根据以上这些发病高危因素,在辅助生殖 COH 周期中,对于存在上述情况的妇女,需引起高度关注,早期进行预防和相应的治疗。

(1)OHSS 预防:施行 COH 前需要充分评估患者情况,明确是否属于 OHSS 高危人群,是预防 OHSS 的第一步,上述的高危因素中,最重要的是年轻、PCOS 患者,以及既往有 OHSS 发病史者。目前相对成熟的预防 OHSS 发生的方法有:

1)减量或避免使用 hCG:由于 hCG 的使用与 OHSS 的发病有着明确的因果关系,临床学者一直在探索如何既阻断 hCG 这一触发点,又不影响卵子成熟及获卵的方法。研究已经证实超促排卵周期使用 hCG 3000~10 000U 各个剂量进行促卵成熟,其获卵率、卵子成熟率、妊娠率无差异,但促发卵母细胞最后成熟的最低有效剂量目前仍未最后确定。相对较小剂量 hCG 既可触发卵子成熟,又可避免患者暴露于过大剂量 hCG 而发生 OHSS 的危险。某些情况下如考虑即使注射小剂量 hCG 仍有发生 OHSS 的高度危险性,甚至可以不注射 hCG 而直接取卵,行卵母细胞体外成熟(in vitro maturation, IVM)。如高危迹象出现在卵泡直径 14mm 前,应考虑取消周期。因此,减少 hCG 使用量成为降低 OHSS 发生率的可能方法之一。

2)改变 COH 方案:应用促性腺激素释放激素激动剂(GnRHa)降调节也是促发 OHSS 的高危因素之一,对于高风险患者,不使用 GnRHa 进行垂体降调节,采用促性腺激素释放激素拮抗剂抑制内源性 LH 峰,卵泡成熟后,利用 GnRHa 的起爆(flare up)效应替代 hCG 促卵成熟,能够极为有效地阻止 OHSS 的发生。

3)减少 Gn 的使用量:Gn 的使用是超促排卵不可避免的环节,使用剂量选择体现了医师对于该患者卵巢反应性预测的准确性。剂量过低,未达到卵泡生长所需的 FSH 阈值,不能获取满意的卵泡数量和质量;剂量过高,过多卵泡生长,引起体内 E_2 水平过高,易诱发 OHSS。因此,对于具备 OHSS 高危因素的患者,应尽量减少 Gn 用量,避免体内 E_2 水平过高,是预防 OHSS 发生的措施之一。但如何选择 Gn 的最低有效剂量,有待对患者的个体化评价。

4)口服避孕药(OC)预处理:多囊卵巢综合征患者由于体内较高的 LH 水平及对 FSH 刺激的高度敏感性,往往容易发生 OHSS,通过口服避孕药 2~3 周期的预处理后,可以降低患者体内雄激素及 LH 水平,可能有利于防止超促排卵中过多卵泡生长和过高 E_2 水平导致的 OHSS 发生。

5)全胚冷冻:如果控制性超排卵过程中出现了优势卵泡及生长卵泡数目过多、获卵数≥19 个(不同中心对获卵个数达到多少须施行全胚冷冻的规定略有出入)、hCG 日 E_2 水平≥5000pg/ml 等情况,发生早发型 OHSS 风险很高。由于外源性 hCG 的作用持续 7～10 天,多数患者病情轻,在此期间进行对症处理易于缓解,可以控制病情进一步恶化。但一旦进行胚胎移植并妊娠,内源性 hCG 使得晚发型 OHSS 发生,且随着妊娠进展,病情加重并复杂化。因此,当患者存在 OHSS 高发风险时,进行全胚冷冻,待病情缓解再行解冻胚胎移植,是预防 OHSS 的一条有效途径。

6)暂停注射 Gn 方法(Coasting 法):当控制性超排卵出现过多卵泡发育及过高 E_2 水平时,有学者采用暂停注射 Gn 的方法,期待部分卵泡停止生长及闭锁,降低体内 E_2 水平,期望达到降低 OHSS 发生的目的。具体方法:当 20%～30% 的主导卵泡直径>15～18mm、总卵泡数>20～30 个、血清 E_2 值>2500～6000pg/ml 时停止使用 Gn,当 E_2 值降至安全范围、FSH 值降至 5U/L 时即开始注射 hCG,可以部分阻止 OHSS 发生,或降低其严重程度。但也有研究认为,采用 Coasting 方案会导致获卵数下降、卵子的质量和胚胎的着床率下降,因此目前仍有争议。

7)其他:也有学者认为 OHSS 高危患者在取卵前静滴白蛋白以预防 OHSS。白蛋白滴注可以提高胶体渗透压,避免液体进入第三体腔,但这一预防方法没有得到公认,不同学者对其疗效有不同评价。

(2)OHSS 治疗:OHSS 发病机制未明,治疗上仅限于对症支持治疗,防治严重并发症发生。轻度 OHSS 在大多数 COH 周期出现,不需要特殊治疗,中度 OHSS 患者应指导自我监护,早期发现重度 OHSS 迹象,包括体重检测、尿量估计、卧床休息以及摄入足够液体等。重度 OHSS 患者需住院治疗。

1)严密监护:重度 OHSS 患者住院期间严密监测生命体征,并记录 24 小时出入量;每日测量体重和腹围;每日测定白细胞计数、血红蛋白浓度、血细胞比容、电解质;定期测定凝血酶原时间及部分凝血酶原时间、肝肾功能等;呼吸困难或有肺功能损伤者应测氧分压、行胸片检查(已妊娠者需慎重,并做好防护)或行胸部 B 超。

2)液体处理、血栓症预防及腹水处理是重度 OHSS 治疗的三大要点。

液体处理:重度 OHSS 患者入院时由于处于低血容量状态,可以给予生理盐水静脉滴注(不推荐乳酸林格液,因患者往往处于低钠高钾状态),液体输注完毕后如至少有 50ml 尿量,提示肾脏反应良好,可继续给予胶体液如低分子右旋糖酐补充;如生理盐水输注后肾脏反应不良,则停用晶体液,给予低容量高渗溶液滴注,最常用且效果最佳的是用白蛋白静脉滴注,充分扩容后给予呋塞米利尿。利尿剂的应用必须在充分扩容后进行,否则血液进一步浓缩,血栓形成的危险性增加。

除了白蛋白,其他扩容剂还包括血浆、低分子右旋糖酐和羟乙基淀粉等。低分子右旋糖酐和羟乙基淀粉均是较好的血浆代用品,扩容效果较好,可降低白蛋白使用量,既能降低费用,又能降低使用白蛋白和血浆可能导致血源性感染的风险。一般胶体扩容剂的用量为 500～1500ml/d,静脉滴注。

血栓症预防:重度 OHSS 处于血液高凝状态,一旦发生血栓形成、脏器栓塞,后果将是致命的。因此临床医师应熟知急性血栓症的症状和体征,并有恰当的诊断和治疗计划。入院后需监测凝血相关指标,除凝血酶原时间、部分凝血酶原时间等常用指标外,尚可监测血 D-二聚体水平。D-二聚体是交联纤维蛋白经纤溶酶水解后一种特异性的降解产物,凡伴有血液高凝状态及微血栓形成的许多疾病都可能导致 D-二聚体的增高,可作为弥散性血管内凝血(DIC)及 DIC 前期状态的诊断依据之一,因此 D-二聚体可作为预测血栓形成的重要指标之一。一旦监测过程中发现上述指标超标明显,建议使用低分子肝素钙皮下注射对抗血液高凝状态。肝素使用过程中需要严密监测凝血相关指标,避免出血倾向。低分子肝素钙具有以下优点:抗凝作用可以预测,勿需严密监测;半衰期较长,每天仅需给药 1～2 次;低分子肝素钙诱导的血小板减少性紫癜少见;抗凝血因子作用强,而抗凝血酶作用弱。基于低分子肝素钙的以上优点,在 OHSS 中广泛用于对抗血液高凝状态。

腹水处理:腹腔穿刺放腹水会引起大量蛋白的丢失,因此腹水不是特别严重的可暂不行腹腔穿刺放腹水。多数腹水可以自行吸收,以下情况需要进行腹腔穿刺放液:严重不适或疼痛;肺功能受损(呼吸困难,低氧分压、胸水等);肾功能受损(持续少尿、血肌酐浓度增加,或肌酐廓清率下降);血液浓缩已经纠正,但仍然少尿,考虑大量腹水使肾静脉回流受阻所致等。

其他处理方法:近年来,中药治疗 OHSS 也成为中西医结合研究热点,中药具通利小便、恢复肾脏功能作用,药效持续和缓,如有妊娠还可同时安胎。另外,心理干预对于 OHSS 的治疗具有良好的辅助作用,医务人员的热情、真诚、可以缓解患者对疾病的焦虑,树立战胜疾病的信心。

由于 OHSS 发病机制尚未阐明,故对本病的治疗缺乏有效的方法;严重 OHSS 危及生命,因此 OHSS 的预防显得非常重要,如用药前对 OHSS 高风险患者进行评估,恰当使用 COH 方案等。加强对 OHSS 病因和发病机制的研究,探索它们与 OHSS 发病的关系,为其有效的临床防治提供更加科学的理论基础,能更好预测、预防和治疗 OHSS,避免严重并发症发生。

(二)血栓形成

血栓症在前文 OHSS 部分已有阐述。血栓形成多由超排卵引起,同时也是 OHSS 非常严重的临床表现之一。根据文献报道,控制性超排卵深静脉血栓发生率为 0.04%。以颈部静脉、颅内动静脉多发,也可发生于上下肢深静脉。

1. 发病原因和机制　控制性超排卵引起的高雌激素水平,导致血液出现高凝状态,是诱发血栓形成的关键原因和机制。OHSS 导致的血液浓缩和凝血机制的失衡也是引起血栓形成的重要原因和机制;患者局部的解剖异常、合并系统性红斑狼疮、抗磷脂抗体综合征等也是易发生血栓症的高危因素。

2. 临床表现　国内控制性超排卵后发生血栓的报道较国外明显少，近年来有增高趋势。对于控制性促排卵后并发重度 OHSS 的患者尤其需要提高警惕。对于患者主诉头痛、颈肩痛、四肢疼痛均不能轻易放过，需严密观察，及时进行相关检查并及时处理。对于高度怀疑下肢深静脉血栓者，进行下肢静脉的多普勒超声检查可以帮助早期诊断。

3. 预防　对高危患者的严密观察是预防的关键步骤，另外高危患者使用阿司匹林也是一种预防措施；近年来，临床上观察到 ART 周期中对高危患者在取卵后早期应用低分子肝素钙是有效预防血栓症的措施。

4. 治疗　血栓形成的治疗方法包括：抗凝、溶栓、终止妊娠等。

治疗深静脉血栓的主要目的是预防肺栓塞，特别是病程早期，血栓松软与血管壁粘连不紧，极易脱落，应采取积极的治疗措施。

抗凝的目的是防止血栓增大，并可启动内源性溶栓过程。肝素 5000 ~ 10 000U 一次静脉注射，以后以 1000 ~ 1500U/h 持续静脉滴注，其滴速以激活的部分凝血活酶时间（APTT）2 倍于对照值为调整指标。随后肝素间断静注或低分子肝素钙皮下注射均可。用药时间一般不超过 10 天。华法林在用肝素后 1 周内开始或与肝素同时开始使用，与肝素重叠用药 4 ~ 5 天。调整华法林剂量的指标为 INR（国际标准化凝血酶原时间比值）2.0 ~ 3.0。

血栓形成早期应用尿激酶等进行溶栓治疗，可促使尚未机化的血栓溶解，有利于保护静脉瓣，减少后遗的静脉功能不全。

终止妊娠：妊娠发生静脉血栓的危险度比正常状态高出 2 ~ 4 倍，如果 OHSS 妇女处于妊娠状态，则发生静脉血栓的危险度会更加剧。且妊娠状态下限制了多种药物的使用。因此对于出现严重的血管栓塞症状，经过积极治疗，病情无明显改善的，可考虑终止妊娠。

（三）卵巢扭转

辅助生殖过程中，控制性超排卵可引发卵巢增大、质地不均匀。在剧烈活动、突然排空膀胱、肠蠕动活跃、妊娠后子宫增大等情况，均可能导致卵巢向同一方向扭转，不能复位，从而发生卵巢扭转，其发生率约为 0.1%。

1. 临床表现和诊断　患者有超排卵史；体位突然改变；突发下腹疼痛，局限于患侧，可放射至腰腿部，可伴恶心呕吐；超声示卵巢增大，卵巢血管多普勒无血流信号；下腹部压痛和不同程度的肌紧张、反跳痛。卵巢扭转是一种排除性诊断，需要与其他外科急腹症，宫外孕破裂等疾病相鉴别，排除上述疾病并结合患者病史，才能做出卵巢扭转的诊断。

2. 治疗　治疗原则为早期诊断、早期治疗。轻度患者可改变体位，待卵巢自然复位。重度患者首选手术治疗，先保守复位，观察卵巢血运的恢复情况，当卵巢出现坏死时才行切除术。另外腹腔镜或阴道超声下卵巢囊肿抽吸，减小卵巢体积，减轻重量，待自然复位，也是一种选择方案。

二、穿刺取卵引发的并发症

（一）盆腔内出血

穿刺取卵引发的盆腔出血发生率约为 0.07%。

1. 发生原因　凝血功能障碍导致卵巢穿刺针眼出血；卵泡腔内出血；误穿盆腔大血管；穿刺针划伤卵巢表面或盆腔脏器表面。

2. 临床表现　腹痛、腹胀、无力、恶心呕吐；下腹压痛及反跳痛，移动性浊音阳性；血压下降、脉搏增快；超声可见盆腔积液，或可见不规则混合型回声。

3. 治疗　少量出血可给予止血药、补充血容量、卧床休息，观察生命体征；大量不可控制的内出血则应立即开腹手术止血。合并血液系统疾病患者应寻求专科协助治疗。

（二）盆腔感染

穿刺取卵后盆腔感染发生率为 0.4% ~ 1.3%。

1. 发生原因　穿刺时将阴道的病原菌带入盆腔和卵巢；曾患盆腔炎性疾病未治愈；损伤肠管引发的病原菌感染。

2. 临床表现　盆腔感染临床表现多样，主要表现为炎症所致的腹痛、发热、白细胞升高、血沉和 C 反应蛋白升高、子宫直肠窝或附件区包块（输卵管脓肿，盆腔包裹性积液等）。

预防措施：IVF 前进行充分的阴道准备，包括常规妇科检查、阴道微生物检查，必要的阴道清洁治疗等；取卵时避免多次经阴道穿刺。

3. 治疗　静脉应用抗生素；脓肿引流；取消移植，胚胎冻存。

（三）脏器损伤

包括阴道撕裂伤、膀胱出血、肠管损伤、输尿管损伤、盆腔神经损伤、腰椎损伤等，可根据各脏器功能障碍情况进行诊断和治疗。

（四）尿潴留

辅助生殖技术手术后，少数患者膀胱内积有大量尿液而不能排出，即尿潴留。

发生原因可能有：取卵术后疼痛，不敢排尿；移植术后对胚胎是否会排出的焦虑、窘迫不能排尿；膀胱损伤致膀胱内积血，阻塞尿道不能排尿；输尿管损伤等。

处理：IVF 术前加强患者教育，术中术后加强心理护理，进行心理疏导，采用物理疗法，热敷小腹、会阴部、流水声诱导、膀胱前壁、底部轻柔按摩数十次。以上措施均不能缓解，有强烈尿意、腹胀难忍、叩诊膀胱充盈平脐者，可采用导尿术。发现血尿及时判断出血来源，及时进行导尿膀胱冲洗等处理。

三、微生物污染和交叉感染

在辅助生育实验室中，配子和胚胎的培养需要严格无菌的条件。但由于阴道和射出精液均非无菌环境，绝大部分配子和胚胎的培养液都添加了抗生素以降低微生物污染的危险性。即使这样，配子和胚胎在培养过程中被污染的情况仍不能完全避免，有报道发现：11 000 多个 IVF 周期中，95 个周期发生了培养皿污染（0.86%），而 ICSI 周期均未发生污染。造成污染的微生物主要为对抗生素耐药的大肠杆菌(E. coli)和念珠菌。为降低污染发生的风险,实验室的每一个步骤都必须在严格的无菌操作规范下进行。此外,对污染风险较高的周期,采取 ICSI 可能会降低污染发生的概率。

在辅助生育治疗过程中,不育夫妇携带病毒可能造成的交叉感染一直是值得担心的问题。曾有供精人工授精导致 HIV、HBV、HCV 感染的报道。也有动物胚胎导致牛病毒性腹泻病毒感染的报道。因此,辅助生育治疗中建立了一系列规定,在开始治疗前对不育夫妇进行病原体的筛查,对病原体的阳性的标本进行单独处理、培养,严格按照无菌操作规范对胚胎和配子进行处理等。胚胎和配子的冷冻储存也被认为是病原体交叉感染的一个可能来源。大部分微生物能够耐受液氮的低温(-196℃),而胚胎和配子的冷冻过程中添加的冷冻保护剂对微生物也起到了保护作用。而冷冻过程中的一些因素,如胚胎未经充分漂洗、透明带破损、使用开放性载体等可能会增加交叉感染的风险。值得宽慰的是:最近一项研究对 HIV、HBV、HCV 阳性患者的标本进行培养和玻璃化冷冻(开放性载体)后,取培养液和液氮标本检测病原体,均为阴性。

四、辅助生殖妊娠后并发症

(一)多胎妊娠
参见辅助生殖技术与多胎妊娠一章。

(二)异位妊娠
自然妊娠发生的异位妊娠率为 1.9%,而 IVF 妊娠周期异位妊娠发生率为 2.1% ~ 9.4%。

1. 发生异位妊娠的危险因素

(1)输卵管积水:逆流冲刷,干扰胚胎正常种植过程;积水导致输卵管腔增大,胚胎易进入;积水内有毒物质损伤内膜容受性,胚胎游走于输卵管种植;积水合并感染,损伤内膜容受性,胚胎游走于输卵管种植。

(2)输卵管手术史,使进入输卵管的胚胎无法回到宫腔。

(3)胚胎质量不佳,不能及时种植于子宫内膜,而游走到输卵管。

(4)子宫内膜厚度、形态异常,不适合胚胎种植,胚胎游走到输卵管种植。

(5)促排卵药物使用:超生理水平的雌孕激素及二者的不协调性,导致输卵管蠕动强度、频率、方向改变;同时,超生理水平的雌孕激素及二者的不协调性,降低子宫内膜容受性。

(6)移植多个胚胎,增加了胚胎种植于输卵管的概率。

2. 诊断　胚胎移植史、移植后 2 周血 hCG 值低,且无对数增长。移植后 3 ~ 4 周经阴道超声检查,宫内未见孕囊,附件区见混合型回声区,或附件区见妊娠囊或见原始心管搏动。值得注意的是,由于辅助生殖技术常多胚胎移植,应警惕宫内外同时发生妊娠,超声检查发现宫内妊娠囊后,认真地扫查附件区是非常必要的。

3. 预防

(1)提升胚胎移植的技术,如选择在超声引导下进行胚胎移植;避免刺激子宫引起宫缩;控制胚胎释放位置于宫腔中部;避免放置移植液过多、注液压力过高等。

(2)IVF 术前积极处理输卵管积水,严重积水术前行输卵管近端结扎术、输卵管切除术,反复发作积水者,行抗感染治疗。

(3)囊胚移植更符合胚胎发育及输送的生理时间,更易于种植于子宫内膜。

(4)胚胎移植术后卧床时间长短与异位妊娠发生率无相关性;移植第 2 天或第 3 天胚胎与异位妊娠发生率无相关性。

4. 治疗　腹腔镜下输卵管切除术、药物保守治疗、开腹输卵管切除术等。

(三)流产
辅助生殖技术的流产发生率高达 5% ~ 20%。所以,IVF 前应仔细查找流产相关原因,尽量避免流产发生。

1. 原因　首要因素为年龄。随着年龄增加,卵母细胞数量减少,质量下降,染色体异常发生率增加;年龄增加,子宫内膜对性激素反应有不同程度下降,内膜容受性下降。男方年龄≥40 岁也是一个重要危险因素,这可能与精子质量下降有关。

既往流产史可作为预测流产的重要指标。有资料显示:有 1 次流产史者,其 IVF 流产率为 20%;2 次流产史,IVF 流产率为 26%;3 次流产史,IVF 流产率为 34%。

其他因素:支原体、衣原体、单纯疱疹病毒、巨细胞病毒感染、多囊卵巢综合征、肥胖、胰岛素抵抗、胚胎质量差、子宫内膜异位症、抗磷脂抗体阳性、凝血功能异常等也是导致流产的相关因素。

2. 预防　查找并处理既往流产原因;改善内分泌环境:胰岛素增敏剂、控制性超排卵周期避免过高 E_2 水平;减少不必要的宫腔操作;黄体酮联合雌激素黄体支持;改善胚胎培养环境、提高胚胎质量等。

(四)产科并发症
辅助生殖技术是否引起母体的妊娠并发症,包括前置胎盘、先兆子痫和胎盘早剥等的发生率增加,目前尚无定论。但近年来,已有多项研究指出,不管是 IVF 单胎,还是 IVF 双胎,与自然妊娠的单胎或者双胎比较,产前出血、前置胎盘、妊娠期高血压、胎盘早剥的发生率均明显增加。这可能与辅助生殖过程中的一些操作有关。如胚胎移植过程中存在较多的阴道和宫颈操作;精卵细胞和胚胎均经历体外培养阶段,妊娠和绒毛膜发育起始于体外培养,这种胎盘早期的发育环境改变和本身异常发育会导致这些胎盘相关性并发症的发生率增高。最近,也有观点提出 ART 妊娠发生产前和产后出血的几率增加,其发生与超促排卵、子宫内膜异位症、激素应用等因素相关,因此推测胚胎种植前后子宫内环境的改变是引起后期妊娠并发症的关键因素。虽然也存在一些相反的观点和认识,但是加强对 ART 孕妇的孕期监测和管理十分必要。

(五)卵巢肿瘤
近年来,已有流行病学调查及临床资料分析结果显示,卵巢肿瘤的发生可能与促排卵药物的使用有关。1982 年

Bamford 首次报道了与促排卵有关的浸润性卵巢上皮癌,此后一些流行病学调查也发现使用诱导排卵药物的不孕妇女与非不孕妇女相比,发生浸润性卵巢癌和交界性卵巢肿瘤的机会均增加,也有报道促排卵药物的使用仅明显增加卵巢交界性肿瘤的发生率,不明显增加浸润性卵巢癌的发生。但是,是不孕症本身还是不孕治疗导致卵巢肿瘤的发生目前尚无定论。也有很多学者提出,不孕可能是卵巢肿瘤发生的独立危险因素,而促排卵药物的使用与卵巢肿瘤的发生无明显相关性。一些流行病学研究表明促排卵药物的使用与侵袭性卵巢癌的发生无明显相关性。因此,迄今为止,我们还不能得出一个明确的结论,不孕症本身主要涉及排卵障碍性疾病所导致的不孕,还是不孕治疗过程中的促排卵药物的应用可能促进卵巢肿瘤的发生?或者两者无明显的相关性?

94% 卵巢癌起源于卵巢的表面上皮,卵巢癌患者通常具有以下特点:平均妊娠次数较少,不孕妇女发病率较高,未产妇卵巢恶性肿瘤发病率约为已生育妇女的 1.3～2.5 倍,不孕症患者为已生育或未分娩妇女的 1.8～6.5 倍。妊娠可能保护妇女免患卵巢癌,每次妊娠使卵巢癌发生的危险减少 10%。产后母乳喂养妇女可获得最大的保护作用。产次增加与卵巢癌发生呈负相关。口服避孕药对卵巢癌的发生具有保护作用。上述特点揭示了不孕症或者促排卵治疗与卵巢癌存在某些潜在的联系。目前已提出 4 种不同假说,从不同切入点对其可能性进行阐述。

1. 持续排卵假说　持续排卵假说是最为广泛被接受的假说。该学说认为反复排卵导致的卵巢表面上皮不断受到损伤,而排卵破口需要通过细胞分裂、增殖进行修复。在修复过程中,卵巢上皮细胞可能发生突变或使已发生突变的细胞增多,这样卵巢发生恶性转化的机会增加。

2. 高促性腺激素持续刺激假说　除了持续排卵假说外,也有认为卵泡持续暴露于内源性和外源性促性腺激素的环境可直接导致肿瘤产生。无排卵或者不孕患者长期使用促排卵药物,持续刺激卵巢引起多卵泡生长和雌激素水平的升高是卵巢癌生长的危险因素之一。

3. 激素假说　卵巢肿瘤组织存在雌激素受体,雌激素能够刺激含有雌激素受体的细胞增生;应用雌激素补充治疗已证实能够增加卵巢癌的发生率。雄激素能使卵巢癌的发生率增加,在灵长类动物和人的卵巢网状上皮细胞中都检测到了雄激素受体表达。以雄激素水平升高为显著特征的 PCOS 患者升高的雄激素可能导致卵巢上皮癌的危险性增加。

4. 炎症反应假说　还有一种假说认为排卵过程类似于炎症反应的过程,具有炎症反应白细胞渗透、炎性介质产生和广泛组织学改变的特点,因此也叫炎症假说。

根据现有证据,目前还不能确定使用促排卵药物和卵巢癌之间存在必然的关联。随着医学科学的进展,潜在恶性肿瘤的发现率不断提高,不孕症、促排卵药物应用和卵巢肿瘤之间的潜在联系备受关注。因此,有必要进行长期和大样本的随访,以及应用先进的分子生物学方法,评估促排卵药物长期作用和卵巢癌之间的内在联系及机制。对原发性不孕妇女卵巢肿瘤的危险性应该给予特别关注。

第二节　辅助生殖技术子代安全性

一、辅助生殖技术子代先天性畸型和染色体异常

大多数 ART 调查报道,IVF 不增加子代先天性畸型和染色体异常的风险,IVF 妊娠先天性畸型率为 1.5%～6.6%,染色体异常率为 0.6%～3.5%,与普通人群的发生率相似。而 ICSI 轻微增加新发的性染色体异常和体染色体结构异常,轻微增加遗传性的体染色体结构异常(主要遗传于父亲),这可能与父方的遗传背景有关。

PGD 技术应用可有效避免带有遗传病患儿出生,为优生优育提供新的方法。但 PGD 过程对胚胎进行显微操作是否会引起胚胎所处微环境波动?另外,活检是一种创伤性的操作,虽不会影响其发育潜能,但易使胚胎发育延缓,从而对 PGD 出生子代产生影响?目前关于 PGD 妊娠后的随访资料十分有限,需进一步搜集随访资料进行统计分析。

二、辅助生殖技术与子代表观遗传疾病

辅助生殖技术安全性的研究已经扩展到其对破坏基因表观遗传规律所引发的罕见疾病的研究上来。Beckwith-Wiedemann 综合征(BWS)和 Angelman 综合征(AS)是两种最常见的表观遗传异常综合征,在自然妊娠子代中罕见。迄今为止,多项研究报告指出 ART 出生由基因印迹缺陷导致的 BWS 和 AS 患病率明显升高。2003 年的一项调查发现,ART 子代中 BWS 发生占 BWS 总发现例数的 4.6%(3/65),明显高于同时期 ART 的占总出生人口的比率(0.76%)。这项发现引起了广泛的关注。同年有学者对 149 例 BWS 患者进行调查,发现 60 例来自于 ART(占 40%)。此后的多项研究均支持这一结论。对这些病例进行进一步研究发现,部分患者存在 LIT1 和 H19 基因印记异常,也有发现母源性等位基因 KvDMR1 区域的甲基化丢失。AS 为一种罕见疾病,其自然发生率为 1/15 000,其中 70% 由染色体 15q 缺失引起,不到 5% 的病例发生印记异常。而通过 ICSI 技术获得的子代中已经报道了多例 AS,且通过进一步研究证实其与染色体 15q11-q13 上 SNRPN 基因印记异常有关,而非 DNA 基因序列改变或突变引起。因此,ART 出生后代中的罕见表观遗传病的发生率增高提示 ART 子代可能存在表观遗传方面的改变。

三、辅助生殖技术与子代胚胎源性疾病

胚胎源性疾病(embryo-fetal origin of diseases,EFOD)是因配子发生和胚胎发育异常引发的子代出生后不良健康状态,既可表现为发育迟缓和出生缺陷,也可表现为儿童和成人期糖尿病、心血管病等慢性疾病,甚至可能影响生育及出现隔代不良遗传风险。

胚胎源性疾病的概念是在"胎儿源性疾病"概念的基

础上提出的。胎儿和父母因素在成人期疾病发生发展中的重要性已得到了公认,不断有新发现证实冠心病、高血压和糖尿病等重大疾病具有胎儿起源性。具有胎儿起源性的疾病统称为"胎儿源性疾病"。1996 年英国学者 Barker 提出的"胎儿源性成人疾病"学说。Barker 等通过大量的流行病学调查分析后发现,冠心病死亡率、糖耐量异常和糖尿病的发生率均随着新生儿出生体重降低而增高,随后,欧洲、北美和亚洲等地区的 80 余项超过 50 万不同性别、不同种族人口的调查证实了低出生体重与成年后冠心病、高血压等心血管疾病及糖耐量异常、肥胖和 2 型糖尿病的发生显著相关,研究还指出宫内营养不良引起的低出生体重是导致心血管疾病和糖尿病的独立高风险因素。然而,与胎儿发育相比,配子的发生和成熟历时数十年,受潜在危害的作用时间更长;受精及胚胎期(受精 6 周内)处于表观遗传重编程和细胞快速分化及器官形成期,是环境干扰致病的最敏感阶段,配子/胚胎阶段对不利因素作出的适应性反应更易诱发机体器官功能和结构的永久损害,而出现程序性的、与生长发育相关的成人糖尿病和心血管病等重大疾病。基于上述认识,2010 年 Motrenko 提出了"胚胎源性疾病"的概念,他认为配子和胚胎发育异常有可能会引发出生后不良健康状态。在此概念提出的基础上,近年来,对于胚胎源性疾病发生机制的研究逐渐成为热点。

ART 是以体外受精-胚胎移植为核心获得新生命的技术,ART 有诱发子代胚胎源性疾病的高危因素,包括:

1. ART 的大部分操作均为非自然或侵入性的干预,干扰自然受精过程,涉及药物超促排卵、体外受精、胚胎体外培养和胚胎冻融等。

2. ART 作用于配子发生/成熟、胚胎早期发育等敏感时期,特别是排卵前的卵子成熟阶段、受精、围着床期、胚胎发育早期(受精 6 周内)及胎儿生殖细胞发生(生殖嵴发育)阶段。这些时期胚胎经历广泛重编程阶段,任何不良干扰都可能引起表观遗传修饰改变,从而导致基因印记异常和非印记基因表达异常,引发健康问题,有诱发胚胎源性和胎儿源性疾病的高风险。

3. ART 子代低出生体重、早产、小于胎龄儿较自然出生子代显著增加:国内外流行病学调查证实:ART 子代低出生体重儿是自然出生子代的 1.5～3 倍,早产率、小于胎龄儿明显增加;已经证实 ART 对胎盘有负面影响,可能造成胎盘发育不良和功能障碍而影响胚胎氧和营养供给,从而对胚胎生长发育产生不利影响,其直接结局将表现为低出生体重。而低出生体重是公认的致高血压、糖尿病等胚胎源性疾病的独立高风险因素。

4. ART 违背人类生殖优胜劣汰规律,使得带有严重不良遗传背景及生殖内环境的"绝对不孕"患者,如父源性严重少弱畸精症和母源性严重排卵障碍疾病,如多囊卵巢综合征(PCOS)、子宫内膜异位症等患者得以生育,而这些疾病造成的不良生殖环境可能影响配子发生、胚胎发育,而加大出生子代患成人期疾病的易感性。

5. 所有 ART 技术均缺乏充分的临床应用前安全性评估研究,其出生子代的生长发育、代谢和生育力堪忧:如 ART 子代的出生体重偏低、极低体重儿及小于胎龄儿的风险显著增高、表观遗传疾病发病增加。

6. ART 子代表观遗传修饰异常的风险显著增加,超促排卵作用于卵母细胞印记基因完成重编程的时期,着床前胚胎的体外培养恰施于基因广泛去甲基化的敏感阶段,这些 ART 干预极可能通过表观遗传修饰改变影响受精/胚胎形成及后续发育潜能,从而影响子代健康,发生相关疾病,甚至可能通过影响子代性腺而引起疾病的隔代遗传。

7. 小鼠实验已经证实体外受精-胚胎移植可以诱发子代高血压和糖代谢紊乱,为 ART 诱发子代成年期疾病提供了直接的事实依据。

综上所述,ART 子代具有发生胚胎源性疾病的高风险。随着 ART 人口逐渐在出生人口中占据越来越大的比例,致力于评估 ART 子代发生胚胎源性疾病的风险,并探索可能的机制以保障 ART 技术的远期安全性已刻不容缓。

(黄荷凤　罗琼　叶英辉)

参 考 文 献

1. Ajonuma LC. Is vascular endothelial growth factor(VEGF)the main mediator in ovarian hyperstimulation syndrome(OHSS)? Med Hypotheses,2008,70:1174-1178

2. Bielanski A,Vajta G. Risk of contamination of germplasm during cryopreservation and cryobanking in IVF units. Hum Reprod,2009,24:2457-2467

3. Cobo A,Bellver J,de los Santos MJ,et al. Viral screening of spent culture media and liquid nitrogen samples of oocytes and embryos from hepatitis B, hepatitis C, and human immunodeficiency virus chronically infected women undergoing in vitro fertilization cycles. Fertil Steril,2012,97:74-78

4. Davies MJ,Moore VM,Willson KJ,et al. Reproductive technologies and the risk of birth defects. N Engl J Med,2012,366:1803-1813

5. Fortin A,Morice P,Thoury A,et al. Impact of infertility drugs after treatment of borderline ovarian tumors:results of a retrospective multicenter study. Fertil Steril,2007,87:591-596

6. Kastrop PM, de Graaf-Miltenburg LA, Gutknecht DR, et al. Microbial contamination of embryo cultures in an ART laboratory:sources and management. Hum Reprod,2007,22:2243-2248

7. Motrenkoe T. Embryo-fetal origin of diseases-new approach on epigenetic reprogramming. Archives of Perinatal Medicine, 2010, 16:11-15

8. Schieve LA, Devine O, Boyle CA, et al. Estimation of the contribution of non-assisted reproductive technology ovulation stimulation fertility treatments to US singleton and multiple births. Am J Epidemiol,2009,170:1396-1407

9. Warner MJ,Ozanne SE. Mechanisms involved in the developmental programming of adulthood disease. Biochem J,2010,427:333-347

第八章

女性生殖能力的保护与保存

　　自然状态下,人类广义的生殖过程包括:配子生成、配子输送、受精、胚胎运输、种植、宫内发育成熟等复杂过程。由于女性生殖生理和解剖的特殊性,是妊娠的主体,其生殖能力一直受到研究者的关注。随着辅助生殖技术研究深入,卵巢生殖功能成为女性生殖能力研究的重点。因此,目前狭义的女性生殖能力主要是指卵巢相关生殖功能。

第一节　女性生殖能力的影响因素

　　除年龄与遗传因素外,女性的生殖功能也受其他一些因素的影响。生殖系统疾病或全身性疾病、肿瘤治疗、环境污染、生活方式以及医源性等等因素都可能对女性生殖能力造成影响。

一、理　化　因　素

　　1. 放射损伤　盆腔放射治疗对各年龄段的患者卵巢均造成 DNA 辐射损伤,损伤程度因患者年龄、照射部位、辐射量而异。40 岁以下患者对辐射损伤的耐受性较强,20Gy 辐射可导致卵巢功能衰竭,而年龄更大者,6Gy 就可导致卵巢功能衰竭。

　　2. 化疗损伤　恶性肿瘤、自身免疫性或血液系统疾病的患者接受化疗时,会损伤卵巢功能,其程度取决于患者年龄、化疗药物毒性和用药量。高龄患者较年轻患者更易出现永久性卵巢功能衰竭和绝经。

　　3. 环境污染物损害　近年全球,特别我国环境污染情况加剧,食物安全不断敲响警钟。迄今已有上百种化学物质被证实具有生殖毒性。环境雌激素以激素受体激动剂或拮抗剂的作用方式,模拟或阻断靶细胞对相应激素的反应,引起卵母细胞染色体畸变、影响受精卵的发育和着床、干扰胚胎发育关键性基因的表达,导致胚胎发育及分化异常,使子宫内膜异位症、多囊卵巢综合征等发病率增加。

二、卵巢手术和疾病

　　年轻未育的患者接受妇科手术后可能出现卵巢功能衰竭。例如,严重的卵巢子宫内膜异位囊肿剥除术后,损伤卵巢组织可能造成卵巢功能受损,甚至导致卵巢功能衰竭。此外,许多研究已经证实腹腔镜下卵巢巧克力囊肿剥除术中电凝止血法易致卵巢储备功能降低。妇科手术切除子宫时切除了子宫动静脉的卵巢支,或常规的子宫动脉栓塞术会非目标性地堵塞卵巢血管,卵巢血供减少,引起卵泡退化,激素产生减少或失调。另外,部分卵巢疾病,如子宫内膜异位症囊肿、卵巢肿瘤等会直接破坏正常卵巢组织,导致卵巢功能的直接损害。多囊卵巢综合征等内分泌疾病也降低了人群的生殖能力。

三、自身免疫因素

　　学者们发现卵巢早衰患者常合并其他内分泌腺体或系统的自身免疫性疾病。机体免疫系统的自我识别功能异常时,T 细胞或 NK 细胞及细胞因子介导自体免疫性疾病损伤,促进卵泡凋亡,削减卵巢储备。分子免疫学研究结果表明,部分卵巢早衰患者患有淋巴细胞性卵巢炎,但缺乏足够的证据及准确的诊断指标来确定卵巢疾病的自身免疫因素。

四、感　染

流行性腮腺炎性卵巢炎导致的 POF 发生率为 2% ~ 8%。近年来严重盆腔炎症、衣原体、结核性感染导致生育障碍的发生率有所增加。

五、代 谢 异 常

半乳糖血症及黏多糖症等疾病，由于毒性物质堆积，造成卵母细胞损伤可引起女性卵巢功能减退。

六、社会政治因素

因文化、经济、政治和宗教等社会因素影响生育计划的女性越来越多。在荷兰，一胎生育年龄平均为 29.1 岁，较 30 年前的 24.6 岁相比延展近 5 年的时间；34 岁后生育的人数增加 3 倍。中国内地实施计划生育国策，推迟了国人的生育年龄，明显减少了人口出生数量。这也是群体生殖力改变的一种形式。

第二节　女性生殖能力的保护研究

如何保护人类的生育力是一个值得探讨的问题。有些因素，如年龄和遗传等，目前难以改变逆转。因此，生育能力的保护主要是改善外界因素对女性卵巢功能损伤。

1. 积极应对日益恶化的环境及食品问题，政府层面致力于共同努力减少环境、食物污染等手段被认为有利于保护女性的生殖能力。另外，个人健康的生活方式、生殖健康的宣教与饮食习惯也相当重要。

2. 药物保护　临床中更多情况是疾病状态，特别是肿瘤等疾病本身及相关治疗导致生殖力的下降。临床研究显示化疗前接受药物预处理可缓解化疗药物对卵巢功能的毒副作用。一般主张在化疗前使用促性腺激素释放激素激动剂（GnRHa）来保护卵巢功能。

3. 减少医源损伤　选择恰当的妇科手术治疗方式，以最大限度地保护卵巢功能。例如，腹腔镜中减少电灼电切损伤，行妇科手术时，不仅要注意保留卵巢组织，也还要注意尽可能保留卵巢血供。

第三节　女性生殖能力的保存研究

女性的生殖能力保存是建立在各种生殖细胞和组织的超低温冷冻保存的基础上的，目前主要方式有慢速程序化及玻璃化冷冻两种。1948 年，Audey Smith 等成功的使用甘油作冷冻保护剂使精子冷冻成功，已经较简便地为男性生殖提供了保险。但是由于女性生理和解剖的原因，使其生殖力的保存变得复杂。目前女性生殖力保存研究主要集中在冷冻胚胎、卵子、卵巢组织的冷冻方面。

一、胚 胎 冷 冻

自 1983 年 Trounson 等应用冻融人类胚胎移植并成功获得婴儿出生以来，胚胎冷冻已作为辅助生殖技术的常规手段。近 30 年来，胚胎冷冻技术不断发展完善，也是现时唯一被北美生殖医学委员会认可的临床可开展的生殖能力保存方法。但是，对于恶性肿瘤患者来说，在进行肿瘤治疗前，常没有足够的时间进行 IVF 治疗。

二、对女性卵子进行冷冻

胚胎冷冻技术目前相当成熟，然而受到伦理、法律及宗教的制约。对未有固定伴侣患者来说，卵子冷冻是更合适的选择。近年来由于玻璃化技术进展，卵子冷冻的效率逐渐提高，目前冷冻成熟 MII 卵子妊娠率已接近新鲜卵子。

（一）成熟卵子冷冻

1986 年，Chen 等利用冷冻后的 MII 期卵子受精获得成功妊娠并分娩一健康后代。但其后进展缓慢，每冷冻卵子获得成功妊娠的几率低于 5%。其中主要的技术困境是慢速冷冻对成熟卵子的纺锤体、染色体和细胞骨架的损伤。近年采用玻璃化冷冻卵子，复苏率明显提高。目前不同文章报道的卵子冷冻复苏率不同，主要由于使用的冷冻剂、冷冻方案、使用载体和操作娴熟度等差异导致。

但是，大多数肿瘤患者在进行大剂量放化疗前并无足够时间进行超排卵获得足够卵子进行冷冻；某些疾病更是超排卵禁忌的。所以使此技术的实用性得到限制。

（二）不成熟卵子冷冻

由于人类成熟卵子（MII 期）的获取需进行较长时间的超排卵过程，并可能出现减数分裂的错误等，人们尝试进行 GV 期不成熟卵子超低温冷冻研究。GV 期卵子染色体由生殖泡核膜包裹，冷冻对其染色体影响相对较小。然而，目前的卵子体外成熟技术尚不完善，因此要获得成功妊娠很不容易。Tucker 等于 1998 年报道用不成熟卵冷冻获得妊娠并分娩一健康婴儿。

三、卵巢组织冷冻

由于获得成熟卵子的数目有限，卵巢组织冷冻保存逐步成为研究的重要方向，特别是对于年轻的女性肿瘤患者及有高度卵巢早衰倾向人群。女性卵巢内原始卵泡数目随着女性年龄增长逐渐减少，如图 8-8-1 所示，应及早进行卵巢组织冷冻，保存生育能力。卵巢组织冷冻已经有 200 多年的历史了，但到了 20 世纪才有长足的发展。

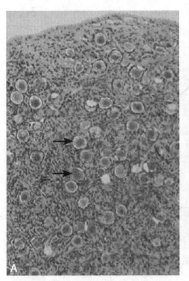
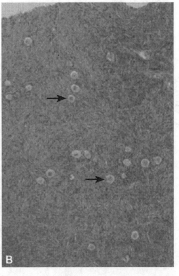

图 8-8-1　原始卵泡数目随着年龄增长而减少。本图显示行卵巢组织冷冻的病人的卵巢组织,年龄分别为 8 岁(A)、22 岁(B)。箭头所示为原始卵泡

第四节　冻融后卵巢组织的临床应用

随着卵巢组织冷冻保存技术的进展,人们逐步在肿瘤患者中开展了卵巢组织移植的临床服务。在比利时、以色列、瑞典、美国、澳大利亚、韩国、德国、丹麦、意大利、中国等国家许多学者报道了本领域的研究和应用。

目前,冻融后卵巢组织临床应用主要是进行自体原位和异位移植,并且已经取得令人瞩目的成果。卵巢组织冷冻保存、自体移植等基本步骤如图 8-8-2 所示。Rosendahl

等报道卵巢组织自体移植后患者体内高的 FSH 呈持续下降趋势(图 8-8-3)。不仅如此,2004 年 10 月,比利时学者 Donnez 等报道了首例使用冻融后卵巢组织原位移植回 Hodgkin 淋巴瘤患者体内,通过自然受孕获得分娩。2005 年 7 月 Meirow 将卵巢组织原位移植回一名化疗后出现卵巢早衰的非 Hodgkin 淋巴瘤女性体内,结合体外受精-胚胎移植技术使其成功妊娠分娩。通过异位移植,2006 年 8 月 Rosendahl 等报道了一例经卵母细胞质内单精子显微注射技术后生化妊娠。截至 2012 年 7 月前,解冻后人类卵巢组织自体移植至少有 16 名健康婴儿诞生的报道。

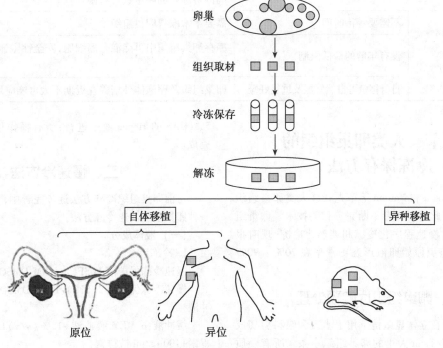

卵巢

组织取材

冷冻保存

解冻

自体移植　　　　　　　　　　异种移植

原位　　　　　　异位

图 8-8-2　卵巢组织取材、冷冻保存及自体移植等

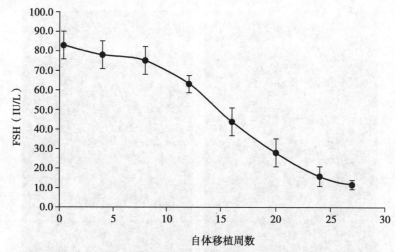

图 8-8-3　12 名妇女行冻融卵巢组织自体移植后 FSH 的浓度($\bar{x}+s$)

虽然卵巢组织冷冻取得令人瞩目的成果,但是进行上述自体移植也遇到一些问题。例如,肿瘤微病灶再种植和移植组织缺血再灌注等问题目前仍然没有很好解决。为解决相关问题,许多学者进行了解冻后人类卵巢组织的异种移植和体外培养的研究,并积累了许多重要的科研资料。但其中遇到的困难是不少的,仍然需要深入的研究和总结,以提高人类卵巢组织冷冻技术在广大患者中应用的安全性

和有效性。此外整个卵巢带蒂冻存的探索性研究也在进行中,并在动物和人类中都取得了一定的成功,但现存技术距离临床应用还有相当大的距离。

上述女性生殖力保存的手段按照患者具体情况适当运用,Huser 等在实践中认为可以联合使用多种保存方式,尽最大努力保存肿瘤患者生殖力。现阶段女性生育能力保存技术的优缺点比较见表 8-8-1。

表 8-8-1 女性生育能力保存技术的优缺点

保存技术	主要的优点	主要的缺点/局限性
胚胎冷冻	技术成熟、效果明确	需要精子,限于已婚女性;需要时间进行超排卵、体外受精获得胚胎
卵子冷冻	不需要精子	需要时间进行超排卵;不适用于青春期前的儿童;在有限时间内可冻存的卵子数目有限
卵巢组织冷冻	不需要等待时间	需要手术取得卵巢组织
	没有年龄的最低限制	冻存卵巢组织中可能混杂癌细胞,安全性限制了冻融组织临床应用
	自身移植可自然妊娠及重复妊娠	卵巢组织及卵泡体外培养在近期不太可能应用于临床

第五节　人类卵巢组织的冷冻保存方法

1996 年 Hovatta 和 Newton 等率先开展人类卵巢组织冷冻保存研究。此后研究者不断完善相关技术。卵巢组织冷冻主要分为慢速程序化冷冻和玻璃化冷冻,现时报道的冻融卵巢组织原始卵泡形态正常率在 70% ～ 90% 之间。

一、卵巢组织片的预处理

卵巢组织片在立体显微镜下用手术刀和眼科剪切成大约 5mm×1mm×1mm 大小的卵巢组织小条。所有髓质用手术刀片刮除。冷冻前卵巢组织处理是在室温下添加

5% HAS 的 Hepes 液中进行,所有操作尽量在 1 小时内完成。

二、慢速冷冻法

目前卵巢组织冷冻方法逐步完善中,下面列举常用的一种卵巢组织慢速冷冻方法:

(一) 液体成分

1. 冷冻液

慢速冷冻保护液 1(SF1):1.5M DMSO+缓冲液

慢速冷冻保护液 2(SF2):1.5M DMSO +0.1M 蔗糖+缓冲液

缓冲液:α-MEM 缓冲液+12%(v/v)HAS+100U/ml 青霉素+100μg/ml 链霉素

2. 解冻液

慢速解冻液1(ST1):0.25M 蔗糖+缓冲液

慢速解冻液2(ST2):0.125M 蔗糖+缓冲液

缓冲液:α-MEM 缓冲液+12%(v/v)HAS+100U/ml 青霉素+100μg/ml 链霉素

(二)步骤

1. 冷冻步骤

(1) 室温下(22～25℃)将组织条转移到 SF1 中浸泡5分钟。

(2) 把组织条移到装有1ml SF2 的1.8ml 冷冻管中于4℃平衡30分钟。

(3) 最后转到程序化冷冻仪进行程序化慢速冷冻。程序冷冻仪运行:①自4℃始,-2℃/min 降到-8℃;②预先在液氮中预冷的镊子进行手工植冰;再在-8℃维持10分钟;③以-0.3℃/min 速度降温到-40℃;④以-30℃/min 速度降温到-150℃;⑤迅速投入液氮中保存。

2. 解冻步骤

(1) 冷冻管在室温下晃动1分钟。

(2) 在37℃水浴2分钟。

(3) 把组织条依次放入 ST1、ST2 液中浸泡5分钟重吸水。

(4) 最后,将组织条在基础液中漂洗若干次,置培养箱中待后续处理。

三、玻璃化法

由于卵巢组织比胚胎、卵子等体积明显增大,冻融时需要的温度变化控制要求更严格。部分适用于胚胎或卵子的玻璃化冷冻载体不一定适用于卵巢组织。目前人类卵巢组织玻璃化方法目前尚未有定论,研究方法众多,各家报道均可得良好的冻融效果,并各有优缺点。下面举例一种简易的无载体玻璃化冷冻方法供参考:

(一)液体成分

1. 冷冻液

玻璃化冷冻保护液1(VF1):2.0 M DMSO+0.1M 蔗糖+缓冲液

玻璃化冷冻保护液1(VF1):2.0 M DMSO+2.0 M PROH +0.2M 蔗糖+缓冲液

缓冲液:α-MEM 缓冲液+12%(v/v)HAS+100U/ml 青霉素+100μg/ml 链霉素

2. 解冻液

玻璃化冷冻解冻液1(VW1):0.5M 蔗糖+缓冲液

玻璃化冷冻解冻液2(VW2):0.25M 蔗糖+缓冲液

玻璃化冷冻解冻液3(VW3):0.125M 蔗糖+缓冲液

缓冲液:α-MEM 缓冲液+12%(v/v)HAS+100U/ml 青霉素+100μg/ml 链霉素

(二)步骤

1. 冷冻步骤

(1) VF1 溶液中浸泡5分钟。

(2) VF2 溶液中浸泡5分钟。

(3) 立即吸取组织条到消毒好的巴氏管管口。

(4) 轻轻晃动让含组织的液滴直接滴入经灭菌处理的盛有液氮的浅容器中(最好为深颜色)。

(5) 使用经过预冷的镊子在液氮中将含组织小滴收集装到无菌冷冻管中,置液氮罐保存。

2. 解冻步骤

(1) 用镊子将冻存的组织滴由冷冻管里取出立即浸泡于38℃的无菌 PBS 液中水浴。

(2) 缓慢晃动,直到表面的冰层近乎完全溶解。

(3) 再将组织迅速移到 VW1 溶液中置于室温下5分钟。

(4) 接着室温下依次在 VW2、VW3 溶液中各5分钟。

(5) 最后,将组织条在基础液中漂洗若干次,置培养箱中待后续处理。

第六节　女性生殖能力保存的生物学安全性

随着辅助生殖相关冷冻技术不断发展,从纯粹不孕不育的治疗到实现保存生殖能力、恢复生殖能力的目的,胚胎冷冻、卵母细胞冷冻和卵巢组织冷冻技术不断完善。但是人卵母细胞冷冻技术和卵巢组织冷冻技术仍然处于初步临床应用阶段,所有冷冻技术的生物安全性还有待于系统、深入的探讨。

目前已知,冷冻保护剂毒性、体外操作的过多干预均会对卵母细胞、胚胎和卵巢组织产生化学毒副作用和物理损伤,影响微管、微丝等细胞骨架功能。例如 Boiso 等用共聚焦显微镜观察到程序化冷冻对各期卵子的纺锤体形成都有损害。卵巢组织移植有恶性细胞微病灶再种植等风险。冷冻过程可在分子生物学水平影响细胞的结构和功能,导致遗传物质和表观遗传修饰的改变也引起广泛关注。此外,深低温保存的长期效应,包括硬件设施、储存时间、运营管理等因素也可能影响生殖能力保存效果,目前尚无研究定论。

综上所述,生殖能力的保护和保存都有着重要的现实意义。目前女性生殖能力保护的有效手段仍然有待提高;而对其生殖细胞及组织进行冷冻保存、利用已取得一定的成功,将是一项很有前景的技术。

(李涛　李宇彬)

参 考 文 献

1. Andersen CY, Kristensen SG, Greve T, et al. Cryopreservation of ovarian tissue for fertility preservation in young female oncological patients. Future Oncol,2012,8(5):595-608

2. Cordts EB, Christofolini DM, Dos Santos AA,et al. Genetic aspects of premature ovarian failure: a literature review. Arch Gynecol Obstet,2011,283:635-643

3. Dixit H,Rao L,Padmalatha V,Raseswari T,et al. Genes governing premature ovarian failure. Reprod Biomed Online,2010,20(6):724-740

4. Del Mastro L,Giraudi S,Levaggi A,et al. Medical approaches to preservation of fertility in female cancer patients. Expert Opin Pharmacother,2011,12(3):387-396

5. Gao J,Zhang RL,Zhou CQ,et al. RNA interference targeting of sphingomyelin phosphodiesterase 1 protects human granulosa cells

from apoptosis. J Obstet Gynaecol Res,2009,35(3):421-428

6. Huser M,Zakova J,Smardova L,et al. Combination of fertility preservation strategies in young women with recently diagnosed cancer. Eur J Gynaecol Oncol,2012,33(1):42-50

7. Harper J,Magli MC,Lundin K,et al. When and how should new technology be introduced into the IVF laboratory. Hum Reprod, 2012,27(2):303-313

8. Jrgensen KT,Rostgaard K,Bache L,et al. Autoimmune diseases in women with Turner's syndrome. Arthritis Rheum,2010,62:658-666

9. Li YB,Zhou CQ,Yang GF,et al. Modified vitrification method for cryopreservation of human ovarian tissues,Chinese Medical Journal, 2007,120(2):110-114

10. Müller A,Keller K,Wacker J,et al. Retransplantation of cryopreserved ovarian tissue:the first live birth in Germany. Dtsch Arztebl Int,2012,109(1-2):8-13

11. Rosendahl M,Loft A,Byskov AG,et al. Biochemical pregnancy after fertilization of an oocyte aspirated from a heterotopic autotransplant of cryopreserved ovarian tissue:case report. Hum Reprod,2006,21 (8):2006-2009

12. Rosendahl M,Schmidt KT,Ernst E,et al. Cryopreservation of ovarian tissue for a decade in Denmark:a view of the technique. Reprod Biomed Online,2011,22(2):162-171

第九章

辅助生殖技术的管理与伦理

第一节　辅助生殖技术
管理状况

一、国际 ART 管理概况

随着生殖医学迅速发展,辅助生殖技术的普及,世界各国逐渐认识到加强 ART 管理,应对生殖伦理挑战的重要性,并通过立法或规范等手段对开展专项的机构、人员、技术以及治疗者从多方面作出严格规定,管理与伦理建设日趋得到重视和加强。1985 年国际妇产科学联合会人类生殖和妇女保健伦理专门委员会(简称FIGO 伦理委员会)成立,主要任务及目标是"记录和研究源于妇女卫生保健工作的基本伦理问题,使之引起关注",涵盖遗传学、胚前期研究、受孕和生殖内分泌学伦理等问题,呼吁世界各国和地区维护增进妇女健康与权益。同年,欧洲人类生殖及胚胎学会(European society of human reproduction and embryology, ESHRE)成立,1990 年英国设立人类受精与胚胎管理机构(human fertilisation and embryology authority, HFEA),美国早在 1944 年于芝加哥成立美国生殖医学协会(American society for reproductive medicine, ASRM)并随着 ART 的发展逐步形成其下属机构辅助生殖技术协会(Society for assisted reproductive technology, SART)。这些机构致力于促进生殖生物学和胚胎学研究成果共享与传播,颁布相关指南、制定法律法规、建立数据系统,对辅助生殖技术进行管理。目前约有 30 余个国家制定了 ART 相关法律和法规(表 8-9-1)。

表 8-9-1　部分国家和地区的相关法律与规范

国家	年度	法律/法规
英国	1985	《代孕安排法》
	1990	《人类受精与胚胎学法案》(2008 年修订)
	2001	《人体胚胎学法案》
澳大利亚	2002	《行为的修正案(女同性性恋和同性恋法律改革)法案》
	2004	《辅助生殖技术在临床实践和科研应用中的伦理准则》
	2007	《西澳大利亚人类辅助生殖技术修改条例》
意大利	2002	《辅助生殖技术在意大利:解释缺乏综合性的调控》
	2004	《辅助生殖技术意大利新法案》

国家	年度	法律/法规
美国	1973	《统一亲子法》
	1988	《人工生殖子女法律地位统一法》
	2002	《配子和胚胎捐赠指南》
	2003	《精子和胚胎冻存的法律思考》
	2004	《精子捐赠的指导原则》
	2005	《患者指南:第三方生殖(精子、卵子和胚胎捐赠与代孕)》
	2007	《性别选择》
	2006	《配子和胚胎捐赠的指导原则》
中国香港特别行政区	2000	《人类生殖科技条例》
中国台湾省	1986	《人工生殖技术伦理指导纲领》
	1994	《人工协助生殖技术管理办法》
	2007	《人工生殖法》

二、我国辅助生殖技术规范化管理

自1988年中国内地首例"试管婴儿"诞生,中国辅助生殖技术经历了起步、快速发展到规范化管理三个阶段。初始十年在摸索中进行,1995年全国仅10所医疗机构开展IVF技术;1998~2000年,相关机构达180所,各类"人工授精"场所450个,其中"人精子库"45家。技术状况参差不齐,受经济利益驱动,不规范现象屡见不鲜。

1999年"第120次中国香山科学会议",由管理、生殖、伦理、法律等多方专家参与,就"21世纪生命伦理学难题"之一——辅助生殖技术进行讨论,针对我国辅助生殖技术当时的堪忧状况,提出建立相关法规的倡议。2001年2月20日卫生计生委第14和15号部长令颁布《人类辅助生殖技术管理办法》和《人类精子库管理办法》(简称《两个办法》)。2001年5月14日,卫生计生委颁布《人类辅助生殖技术规范》、《人类精子库基本标准》、《人类精子库技术规范》和《实施人类辅助生殖技术伦理原则》(简称《技术规范、基本标准和伦理原则》),自此我国"试管婴儿"技术进入规范化管理和准入评审的进程。

2003年6月27日,卫生计生委公布修订《技术规范、基本标准和伦理原则》,以卫科教发[2003]177号颁发《人类辅助生殖技术与人类精子库评审、审核和审批管理程序》(以下简称《审批管理程序》),依据公平、公正、公开原则,形成我国该专业的规范化管理制度,引导辅助生殖技术步入有序发展的轨道。

2006年2月7日,卫生计生委以卫科教发[2006]44号颁发了《卫生部人类辅助生殖技术与人类精子库校验实施细则》(以下简称《校验实施细则》),组织开展全国生殖中心培训基地评审工作,《校验实施细则》对评审与校验申报的相关内容明确阐述,对机构场地、设备、技术等细节做出详细规定。

(一)人员要求

助孕中心需设置总负责人、临床负责人及实验室负责人,临床负责人和实验室负责人不能由同一人担任;专职技术人员不得少于12人;其中临床医师不得少于6人(包括男科执业医师1人);实验室专业技术人员不得少于3人,护理人员不得少于3人。

临床医师:须获得医学学士学位并具备中级以上技术职称,或生殖医学硕士学位的妇产科/泌尿男科专业的执业医师。要求掌握女性生殖内分泌学专业知识,特别是促排卵药物使用和月经周期的激素调控;掌握妇科超声技术,具有卵泡监测及B超介导下阴道穿刺取卵的技能;具备开腹手术的能力;具备处理各种并发症的能力。负责人由从事生殖专业具备高级技术职称的妇产科执业医师担任;

实验室人员:须获得医学或生物学专业学士以上学位,或大专毕业具备中级技术职称;专职人员须经"人类辅助生殖技术培训基地"进行专业培训。实验室负责人须由医学或生物学专业高级技术职称人员担任,具备细胞生物学、胚胎学、遗传学等相关学科的理论及细胞培养技能,掌握胚胎实验室技能,具有实验室管理能力。

(二)实施助孕夫妇所需证件

在实施助孕前要求不孕夫妇提供身份证、结婚证、符合国家人口和计划生育法规条例的生育证明原件,留存复印件;涉外婚姻及外籍人员应出示护照与婚姻证明。

第二节　生殖医学中心建设与管理

生殖医学中心建设与管理难度在于其特殊性:①技术实施周期持续时间长;②涉及环节诸多;③组成部门多,含临床、胚胎实验室、专科护理及特殊检验,以及管理和科研部门等;④管理机制直接影响人力资源、设备、资金的运行;

⑤法律、伦理及社会问题复杂；⑥尚需高度协同工作，方能保证助孕过程顺利实施。

质量管理系统(quanlity management system,QMS)在生殖医学中含技术管理和服务管理两个层面。技术管理的核心是提高助孕成功率，要求临床与胚胎室及护理人员具备高度责任心，规范娴熟的操作技能，并精诚协作；服务层面则追求患者满意度，包括中心合理的布局设置、舒畅的就诊流程、及时的宣教疏导以及服务与反馈等。

一、辅助生殖技术的质量管理

（一）质量管理关键内容

1. 助孕规章制度的制定。
2. 操作技术规范的建立。
3. 诊疗与质控流程管理。
4. 患者投诉管理。
5. 文件、记录与数据的控制管理。
6. 内部汇报系统。
7. 遵守伦理原则与法规。
8. 职业健康和安全系统。

（二）质量控制五项要点

1. 制度化　制度是质量控制的基础保障，《技术规范、基本标准和伦理原则》要求建立：工作人员分工责任制度；财产管理制度；药品、器材管理制度；接触配子、胚胎的实验材料质控制度；互盲和保密制度；病案管理制度；随访制度；自查制度；消毒隔离制度；差错事故管理制度；生殖医学伦理委员会工作制度。

2. 内部自查　定期自查是质量控制的重要环节，包括：管理质控报告，如门诊/手术量、年/月数据比较、岗位人员工作量与质量、制度执行状况、患者满意度与投诉、改进措施与落实；临床质控报告，如数据统计分析，疑难/危重病例讨论及处理；实验室质控报告，主要为质控记录与数据统计分析；护理报告包括各项操作登记和统计、病案管理及随访等。所有相关人员参与自查总结和讨论，制定改进措施以解决问题。

3. 外部校验　由卫生管理行政部门组织评审专家对助孕机构进行的质量管理认证，根据国家 ART 相关法规和技术规范要求每两年进行。

4. 密切协作　在 ART 多环节实施过程中，明确各位成员的目标与责任，客观评估中心及个人的优劣势，各环节人员积极参与并紧密合作，营造团队真诚开放的氛围；各部门及时沟通，定期举行会议。

5. 持续教育　提高从业人员理论与技能是保证质量控制成效的基础，定期参加外部交流培训，组织员工内部学习和考核，对不符合预定要求者，重复培训，以保证知识稳定提高与及时更新。

（三）技术管理重点环节

1. 临床质量控制　主要环节从最初患者的基础状况评估、明确诊断、对其不良因素预处理，到制定个体化促排卵方案与实施，提供高质量的卵子；提高取卵与移植技巧；准备适宜的胚胎种植环境；最大限度地控制并发症。药品、器械、耗材管理与使用亦不可忽视。

2. 实验室质量控制
(1) 建立稳定的培养系统；
(2) 使有效卵子受精最大限度得到可用胚胎；
(3) 保持胚胎种植潜能；
(4) 提高并稳定冻融胚胎存活率。

1997 年国际标准化组织(International Organization for Standardization,ISO)首次将质量管理体系的资格认证引入 ART 实验室，至 2010 年欧洲多数国家的 ART 诊所均通过 ISO 9001 的认证。目前 ART 实验室采用的认证标准有 ISO 9001:2008 用于实验室质量管理系统的认证，ISO 17025:2005、ISO 15189:2007 用于实验室技术能力的资格认证。

3. 病案管理　诊疗过程须及时填写助孕夫妇病历，按照《医疗机构病历管理规定》严格管理。要求对实施过程的各种临床和实验室操作、知情同意、疑难病历讨论、病情变化和治疗过程等进行详细记录，必要时设专页记录；应注意填写男方病历；同时建立纸质和电子档案。设立生殖专科档案库，制定病案管理制度，由专人管理，编号登记，病历资料保管至少 70 年，凡涉及精/卵赠受的病案须永久保存。

4. 随访　ART 随访的主要内容：妊娠随访；并发症随访；孕产期随访；子代随访。定期整理装订，统计报告子代出生缺陷及男女婴比例。《技术规范、基本标准和伦理原则》中明确规定，随访率不得低于 95%，使用赠卵、供精的随访率须达到 100%。

二、服 务 管 理

服务质量管理目标是以服务患者为宗旨，设身处地地与患者进行沟通、互动，体现耐心、细心、责任心和爱心。不孕不育患者承受了来自于配偶、家庭与社会舆论的压力，加之 ART 治疗过程的复杂性和结果的不可预测性，使其经历更多的负性情绪，以焦虑和抑郁较为多见，且研究证实心理压力为影响助孕结局的重要因素之一，这对 ART 实施过程中的服务质量提出了更高的要求。服务质量管理的关键环节包括以下几点：

（一）重视医患沟通

良好的医患沟通能充分、有效地表达对医疗活动的理解和要求。世界医学之父希波克拉底说过，医生有三宝，分别是语言、药物、手术刀。心理压力造成患者出现满腹牢骚、疑心、沉默寡言等负性情绪，我们需根据不同患者制定不同的沟通策略；由于 ART 过程历时较长且环节繁琐，需要在每一治疗环节对患者进行充分的知情同意；在治疗过程中主动发现问题，提前进行沟通；沟通过程中语言技巧非常重要，在尊重患者的基础上并充分体现职业化，采用心平气和的态度和清晰准确的表达，细心的观察、耐心的倾听、热情的鼓励和认真的解释都可以使沟通获得良好的效果。

（二）开展患者宣教

内容包括：受孕的生理过程；造成不孕症的因素；助孕技术的种类、适应证、步骤，所需时间；在中心就诊流程和注意事项；近期并发症及远期风险，每项技术成功率；治疗周期大概费用等。

（三）就医流程的管理

流畅顺利的就医过程是提高服务质量的重要措施。挂号、诊疗、缴费、取药一站式诊疗可使就医过程更便捷迅速；设置电子呼叫系统，建立公平的就诊次序；有序安排患者，让等待更有确定性；护士岗位责任细化，每个环节专人负责；优化就诊环境，使就医过程更加舒适。

（四）内外部反馈持续改进服务质量

建立对医务人员的服务质量内部反馈和外部反馈制度，定期进行对患者的问卷调查，进行沟通，确定患者的需求和期望，发现问题，提出改进措施并落实，提高患者满意度。

第三节 辅助生殖伦理原则

生命伦理学是运用伦理学的理论与方法，在跨学科和跨文化环境中，对生命科学和医疗保健领域中涉及行为、行动、决策、法律及规范等范畴的问题，进行系统伦理学研究的学科。

一、生命伦理学基本原则

（一）尊重

尊重（respect）人格尊严和权利。人是世界上唯一有理性、有情感、有建立和维系社会关系能力、有目的性、有价值、有信念的实体。患者均具有独立、不可侵犯的地位和身份，权利包括：①医疗保健权，②知情同意权，③自主权，④隐私权，⑤医疗监督权，⑥费用告知权，⑦损失补偿赔偿权，⑧医疗资料获取权。

（二）有利/不伤害

有利/不伤害（the principle of beneficence），要求医学界对患者实施有利并利大于弊的医学行为，即利益最大化，风险伤害最小化。

（三）公正

公正（the principle of justice）指平等与程序公正，主要指对卫生资源分配的公正，医学界需按照社会确立的公正原则实施卫生资源的分配。

生命伦理学三项基本原则是最高并具有决定性的；在跨学科和跨文化环境中，对生命科学和医疗领域中涉及的诸项问题具有普遍性；目的是为了他人或人类的福利。

二、生命伦理学研究范畴

（一）理论层面

1. 后果论（consequentiality theory） 认为判断人行动的伦理标准是该行动的后果。简而言之就是看该行动带来快乐或幸福，还是带来痛苦或不幸。

2. 道义论（deontological theory） 指义务、责任，任何行为都应符合道德规范，考虑整个社会或受施者的利益和幸福，并评价对错、善恶是否符合公认的伦理原则。强调行为本身的正当性，强调给患者做有益的事，重视其要求，对卫生资源有获得公平分配的机会。

（二）临床层面

在临床医疗工作中，医务人员面临的伦理问题主要是

攸关生死方面：辅助生殖、避孕流产、产前诊断、遗传咨询等。

（三）研究层面

1. 尊重与保护受试者。

2. 尊重其家庭和社区。

3. 适当保护实验动物。

（四）政策层面

表现在医改政策与高新技术应用及管理方面，须掌握：①伦理学原则；②相关领域专家见解；③受益者与公众反响；④国家现存法律与基本策略。

（五）文化层面

任何个人、社会、制度都有文化烙印，文化可影响哲学、信仰及伦理学观点。

三、ART 伦理原则

我国卫办科教发［2003］176 号文件颁布了重新修订的《技术规范、基本标准和伦理原则》。指出实施 ART 的七项伦理原则为：①有利于患者原则；②知情同意原则；③保护子代原则；④社会公益原则；⑤保密原则；⑥严防商业化原则；⑦伦理监督原则。

四、我国辅助生殖技术人员行为准则

前述［2003］176 号文件尚制定了我国辅助生殖技术人员行为准则：

1. 必须严格遵守国家人口和计划生育法律法规；

2. 必须严格遵守知情同意、知情选择的自愿原则；

3. 必须尊重患者隐私权；

4. 禁止无医学指征的性别选择；

5. 禁止实施代孕技术；

6. 禁止实施胚胎赠送；

7. 禁止实施以治疗不育为目的的人卵胞浆移植及核移植技术；

8. 禁止人类与异种配子的杂交；禁止人类体内移植异种配子、合子和胚胎；禁止异种体内移植人类配子、合子和胚胎；

9. 禁止以生殖为目的对人类配子、合子和胚胎进行基因操作；

10. 禁止实施近亲间的精子和卵子结合；

11. 在同一治疗周期中，配子和合子必须来自同一男性和同一女性；

12. 禁止在患者不知情和不自愿的情况下，将配子、合子和胚胎转送他人或进行科学研究；

13. 禁止给不符合国家人口和计划生育法规和条例规定的夫妇和单身妇女实施人类辅助生殖技术；

14. 禁止开展人类嵌合体胚胎试验研究；

15. 禁止克隆人。

五、辅助生殖技术的知情同意

1964 年 6 月，世界医学会通过赫尔辛基宣言制订"在为病人施行检查、治疗或人体实验前，应给予充分的说明，

在其完全了解之后,并经自愿同意后才可执行"条款。我国执业医师法明文作出"未经患者或者其家属同意,对患者进行实验性临床医疗"属违法行为的规定,使知情同意原则具有法律效能。

卫办科教发[2005]38号文件印发了"实施人类辅助技术病历及知情同意参考文本"。由于ART涉及人胚胎及子代诸项伦理法律社会问题,尚会产生相应的权利和义务,故强调夫妇接受助孕前须经知情同意。

知情告知主要内容:①实施ART适应证和方案;②助孕步骤和流程;③可能发生的并发症、不良结局及远期风险;④患者关心的妊娠率和费用;⑤配子和胚胎去向的选择;⑥助孕夫妇的权利和义务。首先给予患者充分信息,经过深思熟虑,尽量使医患双方获得理解一致,在没有任何胁迫、诱导情况下,自愿作出接受或不接受的决定,再行知情同意签署。这一过程须重视患者本人知情同意权的保护,注意时机、地点与环境,防止片面性的医疗保护,严格履行法律法规规定的程序及要求。

第四节 辅助生殖技术伦理问题

一、ESHRE提出ART领域十个伦理课题

1. 着床前胚胎的地位
2. 人胚胎冷冻保存
3. 配子与胚胎捐赠
4. 人胚胎干细胞研究
5. PGD:性别选择及其他伦理问题
6. ART与多胎妊娠
7. 配子/生殖腺冷冻用于自身生育
8. HIV(+)患者的ART
9. PGD用于HLA分型
10. 代孕母亲

二、伦理问题各论

以下分述临床常见的伦理问题:

(一)单身女性及特殊人群助孕要求

单身女性范畴:未婚、离婚及丧偶女子。她们常会提出卵子冷冻、使用供精、替身丈夫助孕等要求,对此各国看法不一。法国《生物伦理法律草案》明确规定人工授精仅限于不能生育的夫妇,同性恋者和单身妇女禁止使用。2002年英国报道给予同性恋女性供精人工授精治疗。鉴于单身未婚女性独立抚养子女,将给母子双方带来社会和伦理问题,卫生计生委《伦理原则》明确指出,医务人员必须严格贯彻国家人口和计划生育法律法规,不得对不符合规定的夫妇和单身妇女实施人类辅助生殖技术。根据配子使用及体外受精程序,法定夫妇须提供身份及婚姻文件后签署双方知情同意,方可实施。由此推论,单身女性以生殖资源保

存为目的虽将配子冻存,但不可配子捐赠或使用,只能在婚后按相关规定用于本人。

(二)卵子赠受

我国卵子赠受面临的主要问题是:捐卵源缺乏、受卵需求者高龄、合理补偿。

关于捐卵者获卵数目的限定范围也是难以回避的伦理问题。首先应考虑捐卵者获得妊娠的利益,仅选择获卵过多者捐卵以PCOS患者居多,具有遗传风险。因此,获卵数目的底线尚需多中心大样本数据提供依据。

关于受卵者年龄上限,我国未行规定。从生理角度讲,我国妇女平均闭经年龄49.5岁,高龄妊娠风险明显增加,由经济社会角度看,退休年龄晚至65岁,子代以18岁成年估算,限定47~50岁为妥。

给予捐卵者一定"经济补偿"与商业化的界限尚模糊,若陷于商业化目的则是对捐卵弱势群体的一种盘剥。

卵子冻存技术的出现与发展,可望成为卵子捐赠来源的新途径。

(三)PGD/PGS对子代的筛选

PGD/PGS的实施与检测技术的扩展,使子代性别选择、HLA配型、"设计婴儿"已成现实,尚成为一种拯救子代手段和家庭的需要。PGD用于HLA配型的伦理争议在于助孕并非用于不孕夫妇及对剩余胚胎的处置。胚胎选择的动机值得机构和医生严密注意,任何出于个人利益、违背社会伦理原则的不纯动机均不被允许,各国禁止任何非医学指征的性别选择。

(四)多胎妊娠与选择性减胎术

1. ET数和母婴安全 多胎妊娠导致母婴并发症明显升高已毫无疑问,尤其导致低孕周低体重及子代出生缺陷增加,实际抱婴率远低于单胎妊娠。随着IVF方案及技术优化,我国多胎妊娠率高达30%~40%,带来一系列医学、经济和社会问题引起相关领域的关注。2009年,HFEA提出三年之内将多胎妊娠降至10%,一级预防措施包括双胚胎移植、选择性单胚移植(eSET)、囊胚移植被倡导,北欧国家率先推行,有效降低双胎发生,并使累积妊娠率提高,有望成为辅助生殖的趋势。

2. 选择性减胎术 我国允许实施人工流产,为控制人口数量,提高出生质量,选择性多胎减胎术是杜绝三胎以上出生,降低双胎继续妊娠的有效方法。《伦理原则》中对于三胎及以上妊娠必须实施减胎术有明确规定,并在实施助孕前须签署《多胎妊娠减胎术知情同意书》。

(五)代孕

我国禁止代孕。国家卫生行政部门第14号部长令《人类辅助生殖技术管理办法》第三条规定:"医疗机构和医务人员不得实施任何形式的代孕技术。"《技术规范》行为准则第五条明确指出"禁止实施代孕技术"。《校验实施细则》规定"如果实施代孕技术的情形将导致该机构校验不合格"。现行婚姻法也实行"谁分娩,谁为母亲"的原则,以生母及其丈夫为父母,实际上否定了任何代孕协议的合法性。一旦发生委托方拒绝领养或代孕方拒绝交出孩子的情

况,均不受法律保护。主要考量点:①伦理方面:将子宫工具化、商品化;代孕母亲健康及安全无保障,损及人格尊严;婴儿作为交易客体也有悖伦理;②法规约制:由于代孕母亲及出生子代身份的定位缺乏法律依据,出于对母婴合法权益的保护,禁止实施。

(六) 涉及使用人胚胎的研究

人类胚胎不同于其他临床研究材料,是有生命的物质,因此伦理限制应非常严格。人胚胎用于研究需在伦理监督下,按照《技术规范、基本标准和伦理原则》和 2003 年科技部与卫生计生委联合颁布的《人胚胎干细胞研究伦理指导原则》进行,鼓励基础研究,严格控制临床实施,在使用人胚胎前必须做好知情同意,包括研究方向和意义、资助来源、预期前景和价值及权责归属,告知拒绝或加入不会影响后续治疗,并承诺不捐赠他人、不产生新个体、资料保密隐私等。目前我国将干细胞治疗归于临床治疗性技术进行管理,推行注册制,但目前尚无法律条款规定,未建立专项监管机构。

展望:全世界已有 500 余万"试管婴儿"出生,技术普及与行业扩大显示出 ART 医疗市场的需求以及研究领域的广阔前景。我国 ART 经历了初期、迅速增长、规范发展的阶段后,其方向是:提倡单胎、足月、健康活婴;简便、有效、安全、经济;借鉴国际先进的管理理念与经验,遵循我国法律法规,完善技术规范;加强职业化培训,提升专业素质;面对不断出现的伦理挑战,致力于造福不孕不育及遗传病夫妇和家庭。

(于修成　冯云　孙贻娟)

参 考 文 献

1. 倪慧芳,刘次全,邱仁宗,等. 21 世纪生命伦理学难题.北京:高等教育出版社,2000:70

2. 翟晓梅,邱仁宗.生命伦理学导论.北京:清华大学出版社,2005:52-63

3. 余亚平,李建强,施索华.伦理学.上海:上海交通大学出版社,2002:7:2

4. 朱晨静.关于辅助生殖技术发展及应用的伦理思考.中国医学伦理学,2009,22(1):123-124

5. 冯云,陈子江.先进的生殖医学伦理法规制定现状与展望.现代妇产科进展,2000,9(2):81-82

6. 中国国家人类基因组南方研究中心伦理委员会.人类胚胎干细胞研究的伦理准则(建议稿).医学与哲学,2003,24(2):19-21

7. Amber R,Emily S. Preimplantation Genetic Testing:Indications and Controversies. Clin Lab Med,2010,30:519-531

8. Jain PharmaBiotech, et al. Ethical and regulatory aspects of embryonic stem cell research. Expert Opin Biol Ther,2005,5(2):153-162

9. Kortman M,de Wert GM,Fauser BC,et al. Pregnancy at a later age with the help of oocyte donation. Nederlands Ttjdschrift voor Genees-kumie. 2006,150:2591-2595

第九篇

计划生育

第一章

概　论

21世纪的到来使计划生育处于世界人口与发展的新形势中。面对这种形势的特点以及展望，计划生育科学技术发展和服务需求有着不同寻常的使命。认清世界人口形势和我国计划生育的政策和策略是发展中国节育技术、更好地提供计划生育服务的前提。当前世界与中国人口形势的特点有利于计划生育的开展，但也提出了新的挑战，这也为我们编写"计划生育"这一篇提出了更高的要求。

一、世界人口总形势是人口增长居高不下

联合国人口基金在"1996年世界人口状况"的报告中提到"1996年，世界人口达到58亿。虽然人口增长率已下降，并会继续下降，但总人口数每年仍增加8600多万人"。"世界人口从10亿增至20亿经历了123年，但此后每增加10亿人却分别只用了33年、14年和13年，预计再增加10亿只需要11年，20世纪末，世界人口已超过60亿"。21世纪，人口的增长速度将更惊人。联合国对未来20年的预测是，到2015年，低变量为71亿，高变量为78.3亿。这7亿多人的差别几乎相当于非洲现有总人数。面对如此严峻的世界人口形势，中国的人口以及一系列与人口紧密相关的土地、粮食、住房、教育、文化、环保等方面，也同样面临严峻的形势。势必对计划生育、节育技术提出更高的要求。

当前面临的挑战是贫困、歧视、冲突、不稳定、移民、城市化、全球化、环境恶化，生育年龄的青年人数比例增加，贫困、孤独和体弱多病者人数增加。由于人口迅速增长，到21世纪中叶，将由目前的70亿增加到91.5亿。为应对人口的增长、艾滋病危机，资源匮乏与需求的矛盾，联合国人口基金千年宣言中明确提出将赤贫消减一半，确保男孩与女孩均享有初等教育，降低孕产妇死亡率，制止艾滋病的蔓延，这是联合国人口基金千年发展的目标。在人口和发展会议上，179个国家要求两性平等、提高妇女的地位，以及2015年全面普及初等教育和包括计划生育在内的生殖健康服务。联合国189个成员国郑重承诺到2015年实现以下目标：

1. 消除赤贫和饥饿——使每日生活费不足1美元和饥饿的人口比例减少一半。

2. 实现普遍的初等教育——确保男孩和女孩都能完成初等教育的全部课程。

3. 促进性别平等和妇女权利——消除初等和中等教育中性别比例失衡。

4. 把五岁以下儿童的死亡率降低2/3。

5. 提高产妇健康水平——使产妇死亡率降低3/4。

6. 制止艾滋病、疟疾和其他疾病的蔓延，并开始使之减少。

7. 确保环境的可持续性——把可持续发展纳入国家政策和方案，并把无法取得安全饮用水的人口数量减少一半，同时改善贫民窟居住者的生活。

8. 开展全球发展合作伙伴关系——关注消除贫困、勤廉政府、开放贸易、最不发达国家、内陆国家和小岛国家的特别需求、债务、青年就业和获取基本药物和技术。

（摘自：联合国人口基金会2001年工作报告）

二、新时期计划生育的特点

1994年开罗国际人口与发展大会（简称人发大会）关于生殖健康新概念提出之后，计划生育虽然仍居于首位，但它的含义有着不同的内容：其中最主要的，计划生育不是孤立地控制生育，降低人口数量，而是密切与妇幼保健、妇女健康相结合。人发大会行动纲领的目标是：要求每对夫妇和个人实现其生育目标，对生育数量、间隔和时机自由地、知情地和负责地做出选择。所有政府和非政府的计划生育组织，应在2005年之前排除一切计划生育的障碍，重新安排、扩大宣传和服务。世界各国和国际组织在开罗人发大

会行动纲领的指导下,提出了各自在 21 世纪计划生育的展望。如非政府组织的国际计生联(IPPF),在 1997 年世界妇产科大会的报告中,强调了计划生育在性与生殖健康中的重要优势;呼吁政府承诺与资助计划生育。人发大会行动纲领预计,到 2015 年发展中国家的计划生育工作,包括药具、信息、教育、培训、政策和项目评估、服务质量的保证等,需要 13.8 亿美元,约占整个生殖健康所需的 64%。但目前的形势是不少发达国家减少了对发展中国家计划生育项目的援助。经费不足将给发展中国家的计划生育带来很大困难。

三、我国人口与计划生育策略的变化

2001 年 12 月第九届全国人民代表大会常务委员会二十五次会议通过了《中华人民共和国人口与计划生育法》,并于 2002 年 9 月 1 日起施行。这是第一部以人口与计划生育为主要内容的基本法律。标志着国家以宪法的形式确立了计划生育基本国策的法律地位。这一法律,从根本上保障人民有生育的权利与义务,在技术服务上提供了计划生育和生殖健康的保障。对每一位公民在享有权利与义务方面都有具体、明确的条文。《中华人民共和国人口与计划生育法》条文的规定,使今后在开展计划生育和生殖健康服务有法可循,更有利于树立新的生育概念。

近 30 年来我国计划生育工作取得了非常显著的成效。中国人口总和生育率从 20 世纪 70 年代的 5.6 下降至目前的更替水平说明了这一问题。目前世界避孕率平均为 50%,我国已达到 85% 左右,超过了世界平均水平,在发展中国家占首位。我国计划生育的成功是举世瞩目的。经过几十年的上下波折,随着经济的发展,我国计划生育也面临着新的问题,在策略上必须有所改变。

很显然,随着经济的发展,人们的生育观、对家庭幸福、生活水平、文化教育的要求有所改变,直接或间接影响到人口的出生率和增长率。

在经济发展快、人均收入高的地区,如上海、北京、天津、辽宁、浙江、江苏、山东等地区,相应人口自然增长率低;经济落后的贵州、甘肃、青海地区人口增长率较高。显而易见,经济发展对人口增长有着密切关系。经济发展为计划生育创造了优越的条件,包括设备条件、技术力量和服务质量。

四、生 殖 健 康

"生殖健康"的提出,并不影响我国计划生育基本国策。在中国,计划生育涉及政府、社区、人民团体、家庭和个人等方方面面的社会因素,而不是单纯的卫生技术工作。因此,它不是从属于生殖健康,而是与生殖健康其他组成部分,例如妇幼保健工作密切相关。计划生育可以扩展有关生殖健康方面的服务。妇女生殖健康是提高妇女身心全面健康的重要组成部分。涉及妇女从青春期、育龄期到更年期整个生命过程中的健康问题。为此,我国的计划生育在策略上有所转变,计划生育与发展农村经济,与帮助群众勤劳致富,与建设文明幸福家庭相结合的"三结合"方针是一

项成功的策略,全国各地已积累了大量成功的经验。

计划生育与扶贫相结合。贫困带来的文化教育落后,卫生条件差,母婴死亡率、发病率高是高生育率的主要因素之一。消除贫困,解决温饱,方能落实计划生育。

当前,在国际上性病与 HIV/AIDS 蔓延,国内亦有逐步上升的趋势。在计划生育服务系统中,增加对生殖道感染、性病和 HIV/AIDS 的宣传教育,对上述疾病的防治是非常有利的途径。各级计划生育/妇女保健机构,根据已有条件扩大在这方面的生殖健康服务,是当今新形势的需要。

五、自由地、负责任地知情选择

计划生育绝不是简单的一句话、一个号召所能达到的目标,需要有一系列的工作相配合,是一项艰巨的任务。宣传教育、技术力量、服务设施等工作中,关键的是提高服务质量。先进的节育技术如果不能被群众掌握,就起不到应有的作用。必须将各种节育方法耐心细致地对使用者讲解清楚,以便自由选择。我国的计划生育工作过去在这方面尚有不足,今后必须加强咨询工作,详细耐心解说不同方法的效果和不良反应,避免带有强制性的说教,真正做到知情选择,方能使好的技术生效。

六、特 定 人 群

对特定人群的计划生育是近年来关注的问题,其中最需要关心的是青少年的性教育和合适的避孕措施。如何预防青少年妊娠以降低对青少年身心健康的危害被世界国际组织列为生殖健康重点项目之一。由于青少年对性和避孕方法无知,所发生的非意愿妊娠在人工流产中占很大比例。但在一些性教育和提供避孕服务积极主动的国家,如荷兰、芬兰,青少年妊娠和流产率很低。青少年人工流产率在美国很高,美国青少年流产占 40% 以上。在荷兰,公开向青少年宣传性知识,为青少年设立专门的计划生育咨询、服务和人工流产门诊,这样并不增加流产率,相反,荷兰是世界上人工流产率最低的国家。香港家庭计划协会对青少年的工作非常重视,专门设立青年保健中心,提供性教育和必要的计划生育服务。

在中国,虽然目前青少年妊娠尚未成为严重问题,但若不重视性知识与计划生育的教育,甚至不能对部分需要避孕的青少年提供服务,不久的将来也会成为严重的问题。据上海、成都、山东的人工流产调查报告,人工流产中 1/3 是由于无防护措施,未婚青年占很大比例。这一新形势提示我们,必须针对青少年的特点,开展性教育和提供避孕方法的服务。

目前,国际上很重视 35 岁以上妇女的避孕方法。第 14、15 届世界妇产科大会都设有专题讨论。主要是因为妇女地位提高后,妇女健康水平改善,40 岁以上的妇女仍有生育能力。但在这一年龄群的妇女中,不少有吸烟及心血管疾病等器质性病变,癌症的发病率也随着年龄的增加而有所增加。虽然高龄妇女生育力降低,但一旦妊娠或分娩,所带来的并发症危险性随之而增加。对这一年龄群的妇女应采用怎样的安全方法意见不一,有的主张绝育,因一般这些妇女多子女,绝育既安全又有效,可消除一切身心顾虑;

也有的主张用宫内节育器或其他长效措施过渡到更年期。对于口服甾体避孕药的顾虑，只要排除心血管疾病和重度吸烟，年龄不是绝对因素。

此外，边远贫穷地区和城市流动人口也属于特殊人群，他们的计划生育问题应给予足够的重视。

特定人群中更值得关注的是性病或HIV/AIDS的患者，尤其是女患者，她们患病将危及胎婴儿。在有些国家合法存在的妓女，如何自我保护不感染和传播疾病，避孕是重要的措施。目前，主要是采用男用和女用避孕套。但鉴于这些方法预防妊娠的效果很差，建议采用双重方法，即同时用口服避孕药和使用避孕套。在荷兰称之为"双重荷兰"（double dutch）。应该强调的是，当前性病趋势处于上升的形势下，使用避孕套或双重避孕方法很有必要。寻找一种已知能杀微生物、又能杀精的阴道用药仍是当前不少国际组织的研究重点之一。

七、男　性　参　与

人发大会提倡男性参与计划生育，担负更多的责任。这一决议引起了许多国际组织的重视。不少研究基金会如梅隆基金会、WHO把研究男性生理和避孕方法列为重点之一，并有很大投资。这一举动也引起了一些争议，认为当前计划生育承担最大的任务是妇女，害怕削弱对女性方法的重视。提倡男性参与更主要的是支持、分担妇女选择落实合适的节育方法。男性参与的关键是转变男性对计划生育的观点，增加对男性节育方法的科学知识。一般男性错误地认为输精管结扎会引起"阳痿"不愿意接受，也不支持妇女结扎或避孕。为此，对计划生育技术的宣传必须夫妇双方参加，根据不同条件，双方协商选择最优的避孕方法。在绝育技术方面，男方应多承担责任，因为输精管结扎，不论在技术操作、安全性、可复性等方面都比输卵管结扎更好。目前，正在研究男性激素避孕——长效睾酮针剂，可逆性输精管栓堵，干扰附睾功能的药物研究，以期发展一种安全有效的男性避孕药。男性在生育观念上的改变最为重要，制止对妇女的歧视、暴力，才能有利于男性主动参与计划生育和生殖健康的实施。

八、人口城市化

世界各国"城市化"的问题对人口与发展具有重大影响。2009年全球城市人口为34亿，其中24.5亿在不发达地区。城市人口增加比世界总人口增长要快，而且几乎城市人口的全部增长都发生在当今的发展中国家。生活在农村的人们将利用城市提供的生财机遇，更多地去适应城市的需求，迎合城市的优越条件，这一过程的特点之一是流动人口的不断增加，给城市计划生育带来了困难。如何在流动人口中采取计划生育措施，是城市工作中的重大问题之一。1950年，逾千万人口的大城市只有一个纽约，到2011年，已增加到24个城市，日本东京人口总数居第一，已达3530万。我国的上海居第10位，北京第18位，天津第21位。城市化是发展中国家的必然趋势，认识这一点对制定城市人口和计划生育的规划和落实策略有很大帮助。

九、人口与环境

人口快速增长，自然资源消耗的影响，以及妇女在可持续发展中的作用，是当前人口与计划生育中的主题。联合国人口基金在"脚印和里程碑，人工和环境变化"的报告中着重指出：提高妇女地位和确保获得生殖健康对可持续发展是必不可少的。环境的良好状况不可避免地同人口联系到一起，腾出时间使各国能就耕地、淡水、海洋、森林、渔业资源和其他自然资源的使用做出正确的决定。难的是既要提高贫困人口的生活水准又不能破坏环境。人口增长的减缓来源于人们能做出倾向于小家庭的个人选择。

十、避孕药具的安全性和治疗作用

在以往对避孕药具的宣传中，只提"效果"和"不良反应"，或从安全性方面，强调它不致癌的一面，却很少从正面宣传某种避孕药具的积极一面。例如，口服避孕药可以治疗痛经，预防卵巢癌、子宫内膜癌；释放激素的宫内节育器（intrauterine device，IUD）可以治疗月经过多；抗孕激素米非司酮可以治疗子宫肌瘤；孕三烯酮（R2323）可治疗子宫内膜异位症；避孕套可以预防性传播疾病等。对于避孕药具的有利因素应让使用者了解，便于使用者作为方法选择的参考。在介绍某种节育方法时，应将利弊讲清楚。

十一、安全流产与紧急避孕

人工流产不是避孕方法，但在计划生育的规划中却是不可缺少的。没有人工流产作为补救措施，就无法推广某些避孕方法。任何一种方法都有失败的可能，有些方法本身的有效性很高，但也有因为使用不当而造成失败的。即使是最高效的口服避孕药，理论上是99.9%有效，但在实际生活中，有因为漏服，开始服药时间延迟，或与可能降低避孕药效果的其他药物同时服用等因素，其失败率可高达8%。面对实际，必须对失败而不愿意生育的妇女采取补救措施。安全的人工流产是很切合实际的办法。逃避现实的观点无助于妇女的健康。近年来的报告，安全流产已成为计划生育规划和现实生活中不可缺少的组成部分。

据世界卫生组织2010年报道，每年约有35.8万孕产妇死亡，其中13%死于不安全流产。人发大会行动纲领呼吁各国政府重视安全流产，不论流产是合法或不合法，但安全是关键，每年可挽救近5万妇女的生命。在发展中国家，由于卫生条件不足，虽然流产合法，但很不安全。以药物流产代替手术流产是减少并发症的一个途径。不少国际组织的执行规划中都将安全流产列于首要任务之一。

同时，为了预防非自愿妊娠以减少可避免的流产，1995年WHO、IPPF、国际家庭健康（FHI）、美国人口理事会、南南合作，在洛氏基金的赞助下，召开了24名专家会议，讨论了预防流产的紧急避孕宣传、服务和研究计划，并在权威杂志《柳叶刀》发表了声明。此项举动获得了许多国家的重视，并纷纷开展预防流产的紧急避孕方法。

紧急避孕与安全流产，是当前预防和处理非意愿妊娠的重要措施。紧急避孕在荷兰、英国、匈牙利等国家自20世纪60～70年代开展，采用大剂量雌激素，复方或单方左炔诺孕酮，中国研究的低剂量米非司酮，效果良好，至少可以预防85%的非意愿妊娠。目前，在许多国家由于宣传不够，也苦于没有足够可用的紧急避孕药，尚不能全面列入计划生育服务项目。我国近年研制成功的低剂量米非司酮和左炔诺孕酮紧急避孕的新产品，可望满足群众的需要。

为了改进计划生育优质服务，世界卫生组织生殖健康项目于1994年和1995年召开了两次科学专家会议，包括妇女健康支持者、世界各地计划生育科学专家以及积极支持计划生育研究和项目发展的主要国际组织/代理机构的代表。会议主要目的：一是围绕避孕方法使用的医学指征对近十年相关的临床和流行病学研究的文献进行系统评价；二是在此基础上对各种避孕方法适用的医学标准提出建议，在确保安全的前提下，扩大适应证，简化操作程序，以满足不同人群的避孕需求。作为上述工作的结果，WHO在其后的10余年中，陆续编辑出版了四大循证计划生育技术指南，并定期更新修订，为提高计划生育信息和服务的质量提供了保障。我国于2004年和2005年由中华医学会主持制定了作为国家计划生育指南的《临床技术操作规范》和《临床诊疗指南》。经过数年的应用，在近期将进行的修订工作中，将着力借鉴WHO的国际技术指南，以提高指南的科学性和实用性。

本篇为《中华妇产科学》的重要组成部分之一，由于它不同于其他学科，必须结合国际国内的人口形势、节育技术的发展和实际应用。希望其能成为医务人员和计划生育技术服务提供者提高计划生育服务质量的重要参考资料，成为医学生掌握专业知识的必读课本。

（肖碧莲　吴尚纯）

第二章

宫内节育器

1909 年波兰医生 Richard Richter 首次设计出用做人类避孕的宫内节育器,即以双股蚕肠线绕成环形。1923 年 K. Pust 发展为蚕肠线环与有柄托结合的宫颈子宫装置(图 9-2-1)。虽曾有临床报道,后因盆腔感染被很多医生反对而未能推广。1920 年后德国医生 Ernst Gräfenberg 首次推广应用宫内节育器并做改进。他将蚕肠线和银丝制成的星形 IUD 改进为合金环即格氏环(图 9-2-1),并在德国普及。1925 年日本 Ota 设计车轮状塑料环,1934 年 Ota 环采用金和涂金的银环,其效果高于格氏环(图 9-2-1)。1957 年 Oppenheimer 在以色列报道 329 位妇女、Ishihama 于日本报道 18 594 例在 149 所医院的临床试用效果,失败率各为 2.5% 和 1.7%,而无明显并发症,从此引起人们的关注。1962 年人口理事会(Population Council)支持召开第一次宫内节育器国际会议,以色列、日本、智利、英国、埃及、中国和美国等 12 个国家代表参加,交流使用 IUD 的可贵经验引起全世界的兴趣。各国研制出多种材料和形态的 IUD 多达数十种。其中美国 Jack Lippes 应用塑料制成 Lippes 曲(图 9-2-1),放置时不需扩张宫口,可拉直后用狭小的放置管置入宫腔,依靠其可塑性在宫腔内恢复原形,并首次加上尾丝便于观察 IUD 和取出,还可避免 X 线的照射。其他如 Margulies 圈(盘香圈)(图 9-2-1)、太田环等。Lippes 曲曾广泛应用于除中国外的世界各国。

1962 年会议后,人口理事会建立了合作统计规划(CSP),对各种 IUD 进行了广泛评估。1964 年举行第二次 IUD 国际会议。在 Christopher Tietze 的指导下,CSP 研究分析各种 IUD,包括 Lippes 曲、Margulies 圈、Birnberg 弓、不锈钢环、双圈 T 和其他多种 IUD,对 27 000 名放置 IUD 的妇女和 39 000 名以上使用 IUD 的妇女/年进行国际性评估。研究者采用生命表分析法较正确地分析了不同 IUD 与不同放置时间的妊娠、脱落和取出的发生率,这三者是影响

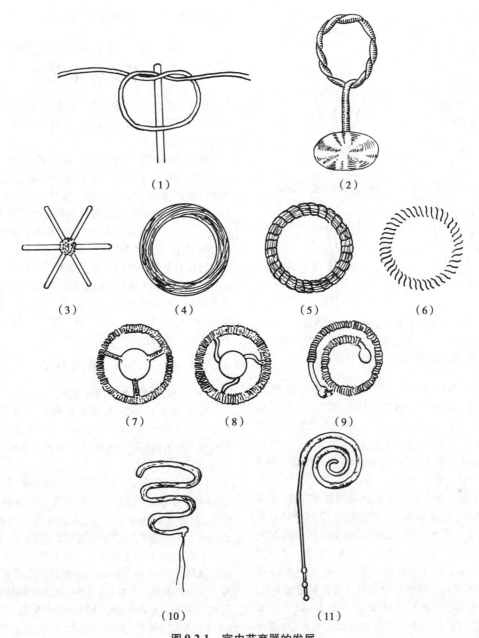

图 9-2-1　宫内节育器的发展
(1)Richard Richter IUD;(2)K. Pust 宫颈子宫装置;(3)~(6)格氏环的演变;
(7)~(9)Ota 环;(10)Lippes 曲;(11)Margulies 圈

IUD 效果的主要因素。Tietze 评估证明 IUD 是安全有效的,而各种 IUD(惰性 IUD)间并无很明显差异,不存在突出的好或差。

20 世纪 60 年代,对 IUD 的作用机制研究甚多,动物实验表现为多环节的作用,但以局部作用为主。

1968 年美国 Tatum 根据子宫动力学的变化,子宫收缩时宫腔从▽形,变为近似 T 形(图 9-2-2),认为 IUD 如能适应宫腔的变化,可减少脱落。从而设计出 T 形节育器(即 Tatum T)及盾形 IUD(Dalkon shield)等。同时,智利 Zipper 在动物实验中发现某些金属盐能释放离子提高避孕作用,如铜、锌等。二者合作在 T 形节育器上加铜丝,生产出的 T 形带铜节育器(智利 Tcu200),证明能明显提高临床效果。同期,在动物研究基础上,Scommegna 等于 1970 年首次研

究成释放孕酮 IUD,以减少月经失血量。

1974 年于开罗召开第 3 次 IUD 国际会议,以塑料 IUD 为载体加入金属、激素和抗出血药物等,称为第二代的活性 IUD。会上建议把原称为惰性(inert)和活性(bioactive) IUD,命名为非载药 IUD(unmedicated IUD)和载药 IUD (medicated IUD)。对 IUD 作用机制的研究认为各种 IUD 均因引起局部的反应发挥避孕作用。

1994 年于纽约召开第 4 次 IUD 国际会议,回顾了 IUD 的历史,对各国常用和新研究的 IUD 的性能,以及大样本多中心比较性研究的结果进行了评估。按其妊娠率把当前活性 IUD 分为 3 大类:第一类带铜表面积在 200mm² 以下,放置后 1 年的妊娠率在 2% ~3%,如铜 7、TCu200;第二类带铜表面积在 200 ~300mm²,妊娠率在 1% ~2%,如

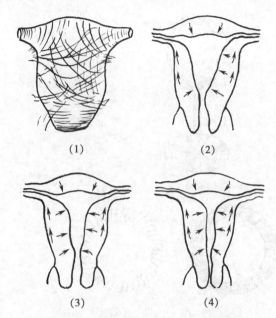

(1)   (2)

(3)   (4)

图 9-2-2 子宫收缩时子宫腔形态的变化
(1)子宫肌层分布示意图;(2)~(4)子宫肌层向内
向上收缩,使宫腔形态由"▽"逐步变为"T"形

TCu220C、NovaT、MLCu250 等;第三类带铜表面积在 300mm² 以上,妊娠率≤1%,如 TCu380A、MLCu375 和带孕激素的 IUD,如 LNG-IUD(20μg/d)。建议今后推广第三类。会议对 IUD 避孕机制进行综述,除认为 IUD 引起局部异物反应,影响受精卵着床,更可能影响受精过程或影响受精卵的发育。

我国在 20 世纪 30 年代已有格氏环的临床应用,但未普及。1957 年开始引入日本太田式塑料环、金属单环和橡胶叉,经上海、北京等地试用,筛选出金单环,于 1960 年向全国推广并自行生产。同时对 IUD 的避孕机制、使用期限、临床效果和不良反应等进行了系统研究。20 世纪 70 年代初制定手术常规。1975 年后我国开始研制带铜 IUD,如浙江、上海先后研制出浙江 TCu200、上海 VCu200、上海 TCu200 等。20 世纪 80 年代初开始研究带吲哚美辛(消炎痛)IUD 及带吲哚美辛和铜 IUD。先后并曾研究磁性、记忆合金等材料制成的 IUD。20 世纪 80 ~ 90 年代引进 Tcu220C、Tcu380A、Multiload375 和无支架的 GyneFix-IUD 等。同时国内重点研究 IUD 出血不良反应的机制、远期安全性等。在防治 IUD 出血的研究方面,主要在带铜 IUD 上加入吲哚美辛制成新型 IUD,说明能明显减少置器后的出血,并提高临床效果。21 世纪初已有多种带吲哚美辛和铜 IUD 及记忆合金 IUD 的新产品。

评价 IUD 效果的指标:国际上一般用生命表统计临床效果,常以各种事件发生率(events)表示,便于比较。包括意外妊娠率、脱落率、因症取出率、非因症取出率及继续存放率。以年(月)累计净率(net rate)来观察 1 种 IUD 的事件率,用年累计粗率(gross rate)来比较 2 种或 2 种以上 IUD 或 1 种 IUD 在两个不同阶段或不同地区的事件率。意外妊娠率(accidental pregnancy)包括带器妊娠和不自觉脱落后的意外妊娠。国内常把带器妊娠和意外妊娠(不自觉

脱落后妊娠)分开来反映 IUD 的效果。

第一节 宫内节育器种类及其临床应用

IUD 种类很多,主要分为惰性和活性两大类;如按形态可分为封闭型(如环形、宫腔形、元宫形等)和开放型(如 T 形、γ 形等)。

惰性 IUD 用惰性材料制成,如不锈钢、金、银、塑料、尼龙、橡胶、硅橡胶等材料,其物理化学性能稳定,与人体组织相容性较好,不释放活性物质。国外以 Lippes 曲和双圈 T 为主;我国自 1960 年起以推广不锈钢金属单环(金单环)为主。由于惰性 IUD 妊娠率较高,目前已基本淘汰,我国于 1993 年已停止生产惰性 IUD。

活性 IUD 是在惰性 IUD 上加有活性物质,如金属(铜、锌)、药物(如吲哚美辛)或甾体激素(如左炔诺孕酮)等。通过释放这些活性物质,以提高避孕效果,或减少出血不良反应等。目前,使用的活性 IUD 主要为带铜、带铜和药、带甾体激素。以带铜 IUD 使用最多。

一、带铜 IUD

(一)我国曾用的带铜节育器

我国最早于 1973 年试用智利外宾赠送的 TCu200。1975 年试用浙江研制的 TCu200,均在含钡聚乙烯 T 形支架的纵臂上绕有纯铜丝(99.99%),表面积 200mm²。20 世纪 80 年代已停产。

1976 年上海研制成功 VCu200 和上海 TCu200。VCu200 以不锈铜丝做成 V 形,于两横臂及斜边上各绕有铜丝,表面积 200mm²。上海 TCu200 纵臂绕铜丝,表面积 200mm²。均曾推广应用,因使用期较短,至 2000 年后停产。同期,上海曾在金属单环的螺旋腔内置入铜丝制成带铜金属环,铜表面积 200mm²,带器妊娠率明显低于金属单环。后为药铜环 165 取代。1984 年北京研制成金塑铜环,为聚乙烯环形支架,外绕不锈钢丝,中央有一立柱,绕有铜丝,表面积 250mm²。曾推广应用,于 20 世纪 90 年代停产。1985 年左右芬兰研制的 NovaT 曾在北京、上海试用,聚乙烯含钡支架,近似 T 形,纵臂绕有铜丝,表面积 200mm²,未引入我国。

(二)目前常用的带铜 IUD 和可供选用的种类

1. 宫铜 IUD　1982 年重庆研制。外形与宫腔形 IUD 相似。在不锈钢丝螺旋腔内平均置入铜丝簧管 6 段,表面积 200mm²,1990 年增加至 300mm²。分大、中、小三号,横径×纵径各为 28mm×30mm、26mm×28mm、24mm×26mm,无尾丝(图 9-2-3)。特点:高效、极少感染,可长期放置达 15 年以上,但出血反应较多。现常用。

2. TCu220C　美国制造,1982 年引入我国生产。聚乙烯含钡 T 形支架,横臂上各有一固定的铜套,纵臂上固定有 5 个铜套。铜表面积 220mm²,国内现有大、小两号,横径×纵径各为 32mm×36mm 和 28mm×32mm,蓝色双股尾丝(图 9-2-3)。特点:效果好、放取及随访方便,可存放 10 年以上,但出血反应较多。现常用。

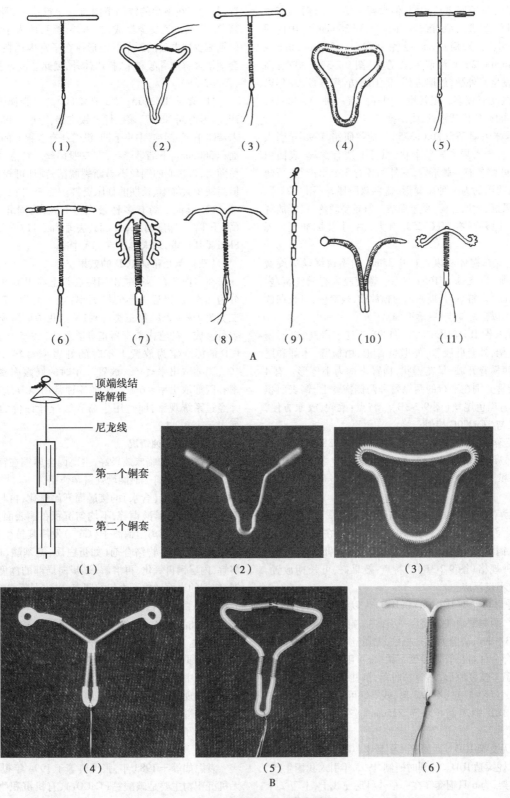

图 9-2-3　带铜 IUD 的种类

A.（1）智利 TCu 200；（2）VCu 200；（3）上海 TCu 200；（4）宫铜 IUD；（5）TCu 220C；（6）TCu 380A；（7）ML Cu 375；（8）Nova T；（9）无支架固定式 IUD；（10）Soonawala-IUD；（11）Fincoid Cu350

B.（1）吉娜 IUD 上部示意图；（2）爱母功能型 IUD；（3）元宫铜 IUD；（4）花式 IUD；（5）Vcu220（宫乐™）；（6）新体™380Ag

3. TCu380A 美国研制,1990 年左右引入我国生产。聚乙烯支架与 TCu220C 相同,但纵臂末端呈小球形,横臂上 2 个铜套,纵臂上绕有铜丝,铜表面积 380mm²。国内现有大、中、小三号,横径×纵径各为 32mm×36mm、30mm×34mm、28mm×32mm,浅蓝色双尾丝(图 9-2-3)。特点:高效、很少发生宫外孕,放取方便,易于随访,可存放 10 年以上,但出血反应较多。现常用。国外另有一种 TCu380Ag,为有银心的铜丝代替铜丝,尚未推广。

4. 母体乐铜 375(MLCu375) 荷兰研制,1995 年引入我国生产。聚乙烯支架呈伞状,纵臂上绕有铜丝,表面积 375mm²,两侧各有一弧形臂,其外侧各有 5 个小齿,具可塑性。引入我国的为一种短臂形,蓝色双股尾丝(图 9-2-3)。特点:效果好,放取方便,易于随访。但较易脱落,仅能放置 5~8 年。国外尚有 MLCu250,有大、中、小及标准型。现常用。

5. 高支撑铜环 以直径 0.35mm 的不锈钢丝螺旋簧制成的金属环,支撑力 165g 左右。螺旋腔内有铜丝簧,表面积 200mm²。特点:长期来已习惯放取,较简便,可长期放置达 15 年以上。缺点:脱落率偏高。

6. 花式铜 IUD(HCu280) 1991 年辽宁研制,以不锈钢丝为支架,外套硅胶管,外形呈 Y 形,由横臂、体部和尾部组成,两横臂开放,呈花瓣状,横臂末端为小环形。有 4 段铜螺旋管分别在平行的两纵臂和两侧横臂上,铜表面积 280mm²,有黑色尾丝(图 9-2-3B)。特点:柔软、放取方便,临床效果与 TCu220C 相似。

7. 芙蓉铜 IUD200C(FRCu200C) 1988 年湖南研制,外形似母体乐 IUD,纵臂直径为 2.2mm,嵌入 4 个铜套,表面积 200mm²,有尾丝。临床情况与母体乐 IUD 相似。

8. 元宫铜 IUD 1994 年山东研制,以金属环经热处理定型,上半部呈宫腔型,下半部仍为半月形。在钢丝的螺旋腔内置入铜丝簧 6~8 段,铜表面积 200~300mm²。分大、中、小三种规格(图 9-2-3B)。特点:效果好,可长期放置。但有出血不良反应。

9. 爱母功能型 IUD(MYCuIUD) 以镍钛记忆合金丝制成弓形,两侧臂顶端各咬合一小铜柱,铜表面积 110mm²。按臂距 33~39mm,分大、中、小号,无尾丝(图 9-2-3B)。特点:记忆合金材料在较低温度下柔软,可随意变形,置入体内后,体温下恢复原形,不容易脱落,铜柱分布在两侧宫角有利于抗生育。特点:不易变形,效果好可长期放置。第二代 MYCu IUD 铜表面积增至 225mm²。有待更多的临床资料。

10. 无支架 IUD 即固定式铜套串(GyneFix-Cu IUD),商品名吉妮柔适 IUD。比利时研制,1993 年引入我国生产。IUD 无支架,为 6 只铜套穿在一根外科尼龙线上,上下 2 个固定在线上,中间 4 个可活动,铜表面积 330mm²,尼龙线顶端距第一铜套上缘 1cm 处有一线结,下端即形成尾丝。用一特制带叉式的放置针经宫腔将线结带入并固定于宫底肌层内。有效期 10 年。特点:无支架结构可屈曲及固定性的特点可适应不同宫腔,效果较好,出血疼痛反应较少。但放置要求较高,须经特殊培训,需积累远期安全性的资料。

另有一种吉娜 IUD,研究用于产后或剖宫产时即时放置,其特点在顶端的线结下附有一个锥形体(降解锥),由聚 DL-丙交酯乙交酯制成,在体外质硬,放入子宫肌层内,以期减少置器后的脱落。锥形体在子宫内约在 2~3 个月会缓慢降解成乳酸和水,排出体外,因此能适应子宫的复旧(图 9-2-3B)。

11. 新体 TM380Ag(NovaTM380Ag) 为德国先灵公司产品,形态同 NovaT,聚乙烯含钡支架,近似 T 形,但两横臂末端略下弯、圆钝,中央下凹,纵臂绕有含银心的铜丝,铜表面积 380mm²,下端呈裙状,有双股尾丝。特点:放取容易,易随访,带银心的铜丝不易断裂脱落,预计可较长期有效,但尚缺少大样本、长期的临床资料。

12. 其他 尚有多种带铜 IUD,如我国北京 Vcu-220(宫乐 TM)、印度的 Soonawala、法国 Fincoid Cu 350、荷兰的 Flexi T-IUD 等,均未推广或引入中国。

(三)常用带铜 IUD 的效果

在宫内节育器第 4 次国际会议上将 IUD 根据妊娠率分为三类,放置后 1 年的妊娠率:第一类为 2%~3%,第二类为 1%~2%,第三类为 ≤1%。我国原国家计划生育委员会成立的宫内节育器指导委员会(1995 年)讨论优选 IUD 的标准定为放置 1 年时的妊娠率 ≤2%,脱落率 ≤4%,因症取出率 ≤4%,放置 2 年时的妊娠率 ≤3%,脱落率和因症取出率 ≤6%。现将各种常用 IUD,选择大样本并经过系统观察,而且用生命表法统计评价的临床效果列表于表 9-2-1。

(四)铜溶蚀情况

带铜 IUD 的临床效果好,主要因金属铜在宫腔内经氧化、溶蚀产生铜离子而能增强避孕作用。

铜在宫腔液(含水)的接触面开始氧化,再与体液作用而形成氯化铜、碳酸铜等,不均匀沉积在铜表面呈深褐色。这些氧化物能游离出铜离子(Cu^{2+})发挥其抗生育作用,同时能被宫腔内生物络合剂(如蛋白质、氨基酸、柠檬酸等)溶解,内层铜再氧化、再溶解,逐步向局部的深度和广度发展,使铜的表面形成不均匀的凹点,以致剥落或断裂。溶蚀的铜 50% 由子宫内膜吸收后随经血排出,50% 经宫颈黏液排出,因此测定宫颈黏液中 Cu^{2+} 含量可估测出带铜 IUD 铜溶蚀的量,根据文献报道各种带铜 IUD 铜释放率为 20~300μg/d,见表 9-2-2。曹变梅等发现铜丝与铜套浸泡在模拟宫腔液中铜释放速率不同。如 TCu380A 开始浸泡阶段铜丝暴释现象严重,第一天最高,前 15 天急剧下降,以后下降速率缓慢;而铜套的腐蚀过程出现许多腐蚀坑,腐蚀坑的出现增大了铜表面积,如 TCu220C 下降速率是先上升再下降。

袁慰如等于 1983 年,张承典等于 1994 年报道,IUD 上无机沉积物主要是碳酸钙($CaCO_3$),有机沉积物主要是蛋白质,沉积物的数量随放置时间延长而增加;但个体差异很大。$CaCO_3$ 沉积物坚硬多孔,使铜的腐蚀速度减慢,但并不完全阻止铜的继续溶解。张建伟等于 1994 年报道,MLCu250 IUD 放置后 73 个月取出,根据沉积物覆盖程度分为 0~3 级,并测铜溶蚀量,结果支持沉积物愈多,铜溶蚀量愈少的结果,见表 9-2-3。

表 9-2-1 常用带铜 IUD 的临床效果(生命表法,净累计率)

种 类	作 者	放置例数	观察时间(年)	带器妊娠率(%)	脱落率(%)	因症取出率(%)	非因症取出率(%)	继续存放率(%)
宫铜 300IUD	陈和平等	207	1	0.93	2.38	2.84	—	93.92
			2	0.93	2.87	3.33	—	92.98
	吴尚纯等	1599	3	1.5	5.61	4.3	1.94	85.18
TCu380A	WHO	1396	1	1.6	5.1	12.0	0	87.6
			5	4.1	6.8	26.2	1.2	72.1
			10	4.8	9.6	37.7	6.6	56.7
	吴尚纯等	4562	3	1.90	4.36	7.46		84.29
MlCu375	Terry McCarthy 等	2422	1	0~2.1	1.2~2.4	0.4~11.7	—	80.7~92.6
			2	2.6	3.6	17.7		27.5
	吴尚纯等	13 278	3	2.13	8.21	6.14		82.01
TCu220C	WHO	1396	1	2.7	2.6	11.7	0.5	87.8
			5	10.8	4.60	32.5	3.12	65.0
			10	13.15	5.48	40.1	8.25	53.3
	庄留琪等	800	1	0.9	1.1	1.9	0.6	95.2
			5	3.6	2.4	6.8	1.9	84.0
			8	4.5	4.2	9.3	5.3	76.3
	吴尚纯等	27 908	3	2.03	4.31	6.35		86.29
元宫铜 IUD	吴尚纯等	1577	3	1.12	7.46	4.91		85.25
无支架 IUD(吉妮柔适)	Wildemersch	543	1	0.5	2.4	6.9	—	87.5
			2	1.4	3.1	10.5		76.7
			4	1.7	3.8	14.5		66.5
	吴尚纯等	25.5	3	1.93	3.94	9.92	—	84.08
	潘伟	1110	1	0.72	1.62	2.97	—	92.16
花式 IUD	邹孟红等	1040	1	0.95	1.45	1.73		94.72
	倪凤贤等	983	1	0.31	0.21	1.45		94.61
芙蓉 IUD	廖善祥等	1085	1	0.46	1.47	1.57		96.13
	左诗慧等	497	1	1.28	2.71	3.88		91.77
	唐力衡等	600	1	0.51	3.08	3.20		90.51
高支撑铜环	吴尚纯等	15 818	3	2.20	10.55	6.30		78.04
爱母功能性 IUD	鞍山市妇儿医院	207	1	0	0.48	0.48	0	99.03
	倪凤贤等	1050	1	0.10	0.10	1.15	—	97.80
	张淑斌等	300	2	1.00	2.00	3.00		95.50
	吴尚纯等	1236	3	2.02	2.34	8.62		87.08

表 9-2-2 各种 IUD 铜释放率

IUD 类型	放置时间(月)	总例数	铜的平均释放率(μg/d)
Tcu200s	21~40	48	43.8
Tcu220C	6~127	51	23
TCu-7	<48	70	14
Tcu220C	1~96	84	82.6±6.4
Nova T	1~81	57	42.7±2.6

表 9-2-3　铜丝表面沉积物分级和铜溶蚀量

编号	沉积物分级	残留铜量（mg）	铜溶蚀总量（mg）△	铜日溶蚀量（μg/d）
1	0	128.9	99.7	46.2
2	0	147.4	81.2	37.6
3	1	126.5	102.1	47.3
4	1	136.5	92.1	42.6
5	1	148.4	80.2	37.1
6	1	155.7	72.9	33.8
7	1	184.0	44.6	20.6
8	1	197.7	30.9	14.3
9	1	206.0	22.6	10.5
10	2	139.1	89.5	41.4
11	2	163.2	65.4	30.3
12	2	148.3	80.3	37.2
13	2	179.8	49.3	22.8
14	2	196.3	32.3	15.0
15	2	203.6	25.0	11.6
16	2	209.5	19.1	8.8
17	2	212.9	15.7	7.3
18	2	151.6	77.0	35.6
19	2	212.9	62.1	28.8
20	3	205.1	23.5	10.9
平均值（x）	1.4±0.8	170.3±29.5	58.3±29.5	27.0±13.6
$\bar{x}\pm s$	0～3	126.5～212.9	15.7～102.1	7.3～47.3

二、含药的 IUD（孕激素 IUD）

1974 年首次研制成功含孕激素的 IUD，为孕酮 T-IUD。继之，WHO 曾研制左炔诺孕酮 IUD（LNG-IUD），日释放 LNG 2μg，效果差。美国人口理事会研制 LNG-IUD，为日释放 20μg 和 30μg 两种。目前推广日释放 20μg 的 LNG-IUD。

我国曾于"六五"到"九五"期间研制带孕激素 IUD：有 LNG-铜-Nova T 形 IUD 和 LNG 钥匙形 IUD 等（图 9-2-4）。前者由武汉同济医科大学等研制，聚乙烯支架呈 Nova T 形，纵臂上有硅橡胶囊，内置 LNG 10mg，每日恒释 10.8μg，2 横臂上绕有铜丝，表面积 220mm²，有双股尾丝。后者由上海第二医科大学仁济医院研制，横臂由医用 EVA 铸塑而成，纵臂由医用硅橡胶制成，内含 LNG 21mg，每日恒释 10μg，对排卵影响不明显。均未形成产品。

（一）左炔诺孕酮 IUD（LNG-IUD-20，商品名曼月乐）的构型

为德国引入的产品。聚乙烯支架呈 Nova T 形，纵臂上有硅橡胶囊，囊内含 LNG 52mg。置入宫腔后 LNG 通过硅橡胶囊壁微孔每日恒释 20μg，在局部发挥作用。有效期 8 年以上。

（二）临床效果

LNG-IUD 对局部内膜有抑制作用，临床效果很好，明显减少月经血量，对月经过多、贫血、子宫内膜异位症等尚有防治作用。但常导致先期的不规则点滴出血和后期的闭经，因症取出率较高，见表 9-2-4。

三、含药铜 IUD

（一）种类和构型

1. 药铜环 165（活性环 165）　1985 年上海率先研制。由直径为 0.35mm 不锈钢丝绕成螺旋簧，两端相接呈环形，外形和金属单环相似，螺旋腔内交替置入铜丝簧和吲哚美辛硅橡胶条各 2 根，每只吲哚美辛含量 10mg，铜表面积 200mm²（见图 9-2-4）。特点：放取方便，效果好，出血反应较少，可长期放置。但脱落较高。

2. 活性 γ 形 IUD　1985 年起上海率先研制。结构分三层，内层为不锈钢丝呈 γ 形支架，直径 0.3mm，支架上绕有铜丝，表面积原为 200mm²，现改进为 380mm²（直径 0.20mm），称药铜 γ380，外套有不锈钢丝螺旋簧（直径 0.20mm），两横臂顶端及纵横交界处均咬合有硅橡胶珠，每只含吲哚美辛 25mg（见图 9-2-4）。特点：高效、出血反应少，不锈钢材料可长期放置 10 年以上。放置时需扩张宫口，人工流产后即放置效果好。

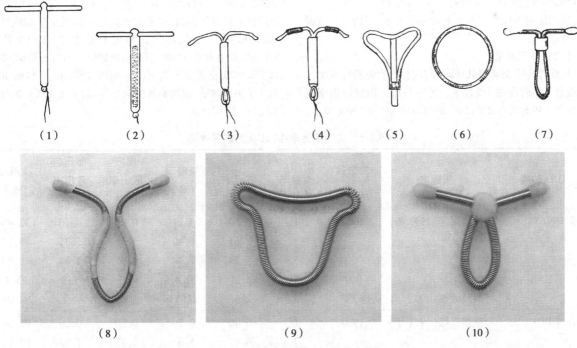

图9-2-4　含药IUD和药铜-IUD

(1)孕酮T-IUD；(2)孕酮T剖面；(3)LNG-IUD-20；(4)LNG-Cu-Nova T型IUD；(5)钥匙型LNG-IUD；(6)药铜环165；(7)活性γ-IUD；(8)记忆合金型γ-IUD；(9)药铜宫型IUD；(10)元宫型Cu365 IUD(元宫药铜IUD)

表9-2-4　带孕激素IUD的临床效果

IUD种类	报道者	例数	观察年限	带器妊娠率(%)	脱落率(%)	因症取出率(%)	续用率(%)
孕酮T	Newton等	1302	1	0.9			80
LNG-IUD20	Sivin等	1125	1	0.2	2.0	10.9	73.5
			5	1.1	11.8	35.1	33.0
			7	1.1	11.8	45.0	23.1
LNG-Cu-Nova T形IUD	李敬之等	100	1.5	0	0	23.1	76.23
LNG-钥匙形IUD	朱丽华等	101	0.5	0	1.97	4.98	93.07

记忆合金形γ-IUD(即第二代活性γ形IUD)于20世纪90年代研制成功,除保持活性γ形IUD特点外,不需扩宫口,放置方便(见图9-2-4)。

3. 药铜宫形IUD　1992年后研制。外形与宫铜IUD相同(见图9-2-4),在螺旋腔内除有8段铜丝簧外,在三个角内置入吲哚美辛硅橡胶条,含吲哚美辛20mg。能减少置器后月经过多和点滴出血。

4. 元宫药铜220　铜表面积220mm², 大、中、小三种规格,横宽分别为26mm、24mm和22mm。含吲哚美辛20mg,能减少放置后近期的子宫出血不良反应,低于宫药铜200,与宫药铜300相似。

5. 元宫形Cu365 IUD　2004年推广,外形类似活性γ形IUD(见图9-2-4),但无中心支架,以不锈钢丝螺旋簧盘成,螺旋腔内置有三段铜丝簧,铜表面积365mm²,中心处及

两侧横臂顶端均以硅橡胶咬合固定,硅橡胶混合吲哚美辛30mg。特点:高效,出血反应少。但有待长期的大样本的资料。

6. 吉妮致美　吉妮致美基本结构和吉妮柔适IUD相似,但在能活动的4个铜管内放有1根含吲哚美辛的硅橡胶棒,柔软,可随铜管自由弯曲,长20mm,直径1.2mm,含吲哚美辛20mg,能减少置器后的出血。尚在审批中。

7. 其他　吲哚美辛-VCu200:外形和结构与VCu200相似,但硅橡胶外套混有25%吲哚美辛,每只总量25mg。鲁T药铜-IUD:以0.3mm直径不锈钢丝卷形成T形骨架,腔内含铜丝卷4个(铜表面积200mm²)及吲哚美辛硅橡胶,每只含吲哚美辛20mg,IUD重量平均0.755g。药铜MY-CuIUD(第三代爱母IUD):在侧臂硅橡胶管内装含吲哚美辛25mg,均能有效降低置器后初期经量增多及疼痛的发生

率,增加继续使用率。有待更多的临床资料。

临床证明各种带铜 IUD 上加吲哚美辛,均能防止置器后月经过多。

（二）临床效果

目前含吲哚美辛的 IUD 均带有铜,因此带器妊娠率甚低,放置 1 年时均在 1% 以下。另一特点为因症取出率较低,放置 1 年时均在 2% 以下,继续存放率均在 90% 以上。

观察时间最长为药铜环 165 和活性 γ-IUD 均在 8 年以上。以活性 γ-IUD 为例,放置 8 年时的妊娠率、脱落率和对照组 TCu220C 相似,而因症取出率明显低于 TCu220C（各为 6.7/100 妇女和 9.3/100 妇女）;增加铜面积后的药铜 γ380 和 TCu380A 比较,2 年时带器妊娠率、脱落率、因症取出率均低于 TCu380A,续用率各为 96.67/100 妇女和 89.26/100 妇女,见表 9-2-5。

表 9-2-5 含吲哚美辛-铜 IUD 的临床效果

IUD 种类	报道者	放置数（例）	观察年	带器妊娠率（%）	脱落率（%）	因症取出率（%）	非因症取出率%	续用率（%）
药铜环 165	庄留琪等（1997 年）	1000	1	0.50	4.81	0.90	0.10	92.49
			3	1.81	6.82	3.32	1.51	85.13
			5	3.24	7.74	4.95	2.64	79.79
		800	8	4.30	9.4	6.3	5.3	73.1
	吴尚纯等（2005 年）	4356	3	2.66	11.74	5.65	—	84.94
活性 γ-IUD	庄留琪等（1997 年）	1000	1	0.40	0.70	0.50	0.20	98.09
			3	0.91	1.62	2.13	1.32	93.72
			5	2.66	2.34	3.78	2.04	88.65
		801	8	5.0	3.1	6.7	4.8	79.5
	吴尚纯等（2005 年）	4080	3	1.26	6.72	4.79	—	85.76
药铜 γ380 IUD	杨秀兰等	300	1	0.33	0.66	1.33	0	97.67
			2	0.33	1.00	1.66	0.33	96.67
记忆合金形 γ-IUD	刘晓瑗等（2009 年）	993	1	0.68	3.45	2.39	0.12	93.40
元宫形 Cu365 IUD	唐红艳等（2007 年）	717	1	0.14	1.68	0.42		
元宫形 Cu220 IUD	刘燕等（1999 年）	1008	2	0.59	0.59	0.49		97.8
	张伟等（2005 年）	30	2	0.38	1.32	0.87		96.6
	赖春华等（2006 年）	351	2	0.57	0.87	0.57		95.9
	唐红艳等（2007 年）	505	1	0.20	2.58	1.39		
吲哚美辛-VCu220	金毓翠等（1994 年）	1000	1	1.00	6.60	1.30	0	90.36
			2	2.20	8.81	2.81	0	83.20
药铜宫形 IUD	陈和平等（1997 年）	1000	1	0.91	1.92	0.71		96.40
	吴尚纯等（2005 年）	1642	3	2.84	5.26	4.67	—	85.92
鲁 T 药铜 IUD	苏应宽等（1996 年）	600	1	5 例	1 例	1 例	—	98.81
			2	8 例	4 例	2 例		97.69

（三）吲哚美辛释放规律

临床放置惰性 IUD 或带铜 IUD 后可引起月经量增多或过多,多数病例于放置后 3 个月内月经量增多明显,尤以第 1 个月为甚,3~6 个月后有所减少,12~24 个月渐趋恢复。目前采用的吲哚美辛硅橡胶为一种均匀型的缓释系统,其释放规律先快而量大,后慢而量小,呈瀑布形释放,这种释放规律比较符合临床要求。

吲哚美辛硅橡胶含药量分别为 50%、25% 和 18% 等,以 50% 和 25% 为主。通过 IUD 体外浸泡,每日或每月测定溶液中吲哚美辛含量绘制出体外累积释放量曲线。另外,定期取出放置在妇女体内的 IUD,测定 IUD 中吲哚美辛含量,计算出体内释放量。以活性 γ-IUD 为例,含 25% 吲哚美辛硅橡胶,每只吲哚美辛总量为 25mg,体内外释放规律图 9-2-5。

重庆市计划生育科研所曾对药铜宫形节育器观察体外释放药物的速率,其规律和前者相似。

通过宫颈黏液中吲哚美辛含量测定也可观察吲哚美辛释放规律,以鲁 T 药铜 IUD 为例,第 1 个月最多,3 个月时明显下降,2 年时仍然含少量,见表 9-2-6。

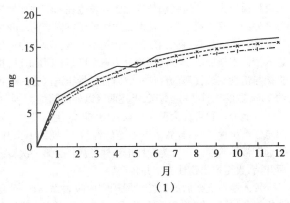
（1）

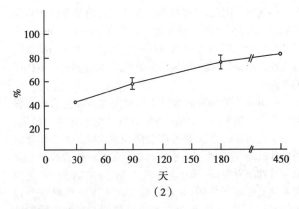
（2）

图 9-2-5　活性 γ-IUD 中吲哚美辛累积释放率
（1）吲哚美辛体外累积释放量（三条曲线代表三次测定）；（2）吲哚美辛体内累积释放量

表 9-2-6　鲁 T 药铜 IUD 放置后宫颈黏液中吲哚美辛含量测定

时间（测定例数）	1 个月（20）	3 个月（10）	6 个月（10）	12 个月（11）	18 个月（10）	24 个月（10）
平均值/黏液（μg/ml）	7.44	2.20	1.52	1.57	0.90	0.83
标准差	6.09	0.06	0.74	0.51	0.19	0.16
范围	3.23~27.73	1.56~2.98	0.98~3.01	0.89~2.87	0.89~2.87	0.57~1.12

（康建中　庄留琪）

第二节　宫内节育器的作用机制

宫内节育器作用机制的研究很多，但尚未完全阐明。观察到妇女放置宫内节育器后有以下几个共性：①放置 IUD 后可以很快产生避孕作用，放置释放铜离子节育器后甚至可作为性交后避孕用；②取出 IUD 后，避孕作用很快消失；③放置 IUD 后，仍然有规律的月经周期，月经量的多少与放置 IUD 的材料不同有关系。

妇女放置 IUD 后显示有规律的周期，而且偶然可以发生带器妊娠，包括异位妊娠，这都说明放置 IUD 并未抑制排卵，也不影响机体甾体激素的周期分泌规律。

我国于 20 世纪 80~90 年代曾进行的大量研究，仍有价值作为基础证据。21 世纪初的研究多涉及细胞的分子水平。现将国内外有关 IUD 作用机制的研究分述如下：

一、宫腔细胞学研究

1. 宫腔洗液的细胞计数　选择带金属宫内节育器妇女 52 例，未放置宫内节育器妇女（对照组）33 例，取宫腔冲洗液，计算细胞数。对照组妇女宫腔冲洗液，其细胞总数有 11 例在 500 个/mm³ 以上，占 3.3%（11/33），其中有 1 例在 3000 个/mm³ 以上。在 52 例带器妇女的宫腔冲洗液中，有 32 例在 500 个/mm³ 以上，占 61.5%（32/52），其中有 9 例在 3000 个/mm³ 以上。所以，带器妇女宫腔冲洗液中的细胞总数比对照组冲洗液中的细胞总数显著为高（P<0.005）。

2. 宫腔取出的节育器洗液的细胞计数　将上述宫腔冲洗后取出的 52 个节育器及未经冲洗取出的 6 个节育器，共 58 个分别放入生理盐水的小瓶内，取振荡后的洗液，同上法计算细胞总数。结果：细胞总数在 500 个/mm³ 以上者 36 例，占 62.1%（36/58），其中细胞总数为 3000 个/mm³ 者 12 例，经统计学处理，节育器洗液的细胞总数与上述的宫腔冲洗液的细胞总数，差异无统计学意义（0.05<P<0.1）。

3. 节育器涂片的观察　正常带器妇女 74 例，按常规取器，随即将取出的节育器在清洁玻璃片上涂片，95% 酒精固定，巴氏染色，在光镜下观察各类细胞的形态并作分类。

（1）中性粒细胞：细胞核多分为 3~4 叶，是涂片中最多见的，在有精子的涂片中，白细胞明显增多，但未见到吞噬现象。

（2）分散在红细胞间的内膜细胞：这些细胞有的散在，在的成堆，包括成熟至退化的内膜细胞和幼稚阶段的细胞。

（3）淋巴细胞：为数不多。

（4）巨噬细胞：除个别涂片外，一般并不多见，常在黏液中，未见有吞噬现象。

（5）其他细胞：在涂片中还可见到极少宫颈上皮细胞，3~5 个成群排列，似单层柱状上皮，有些具纤毛，也偶见单个阴道鳞状上皮细胞，可能是在取器时从宫颈口或阴道中带出的。

Sagiroglo 于 1970 年曾做节育器涂片，见到大量的巨噬细胞和巨噬细胞吞噬精子的现象，因此认为宫内节育器导致宫腔内巨噬细胞增多，并假定巨噬细胞在宫腔内形成一层薄膜，干扰着床。而 1978 年 Bercovic 等却未见带器妇女宫腔中有大量巨噬细胞，国内研究观察到的细胞种类与其相同，但各种细胞多少的比例却大不相同，也未见到有大量的巨噬细胞，在有精子的涂片中也未见到有巨噬细胞吞噬精子的现象。因此,巨噬细胞增多作为宫内节育器的作用机制,尚缺乏更多的实验根据。1977 年 Sahni 和 Moyer 等用体外实验证明,中性多核细胞的提取物对大鼠的桑葚胚有毒性作用,因而提出细胞毒素的学说,可能具有一定探讨的价值。

4. IUD 涂片细胞的组织化学研究　为确定宫内节育器涂片中所见的细胞,诸定寿等进行了组织化学的研究。由于子宫内膜的糖原、碱性磷酸酶和酸性磷酸酶有明显的周期性改变,这种改变为子宫内膜所独有。作者按该妇女取器日期的周期,分别为增殖期 30 例,分泌期 30 例,绝经期 8 例及妊娠期 7 例(带器妊娠要求人工流产时取器)。每例制片 2 张,分别做 PAS、酸性磷酸酶和碱性磷酸酶染色。在查 PAS 时取小鼠肝细胞的糖原颗粒显色作为节育器涂片细胞糖原含量的对照。在查酸性磷酸酶时取小鼠前列腺组织做冷冻切片作为对照。在查碱性磷酸酶时,取小鼠肾组织以肾小管上皮细胞碱性磷酸酶的颜色作为阳性标准对照。另外,在取器时,取两块子宫内膜做冷冻切片和石蜡切片,HE 染色观察子宫内膜组织学形态,并以内膜的组织染色变化确定节育器涂片标本的内膜周期。还取少量内膜做成压片,HE 染色,并以同时的节育器涂片的内膜细胞作比较。

从形态学上看,多形核细胞形态变化与内膜周期变化一致,增殖中、晚期涂片和分泌期涂片,在同一妇女内膜压片上所见的细胞和节育器涂片上的细胞比较,也是一致的。

PAS 反应在涂片中无论是成群的或是分散的内膜细胞,PAS 均为阳性反应,增殖期反应较弱,分泌期和妊娠期为强阳性,细胞内充满糖原颗粒。子宫内膜中只有内膜上皮细胞和蜕膜细胞有此特征。巨噬细胞不含丰富的糖原颗粒。

酸性磷酸酶和碱性磷酸酶反应在节育器涂片成群和分散内膜细胞中的周期变化和内膜周期变化一致。

二、宫内节育器引起的子宫内膜病理变化

宫内节育器(IUD)的避孕机制比较一致认为主要作用于子宫局部,子宫内膜及宫腔液的改变。IUD 引起的不良反应亦主要发生在子宫内膜上,所以了解置入 IUD 后子宫内膜的病理变化十分重要。

目前常用的 IUD 由两部分组成:

1. 惰性支架　一般为惰性材料,如不锈钢、塑料、橡胶等。20 世纪 90 年代前曾用做惰性 IUD。

2. 附加物　一般为活性材料,如铜或类固醇性激素,以及近年来加用的吲哚美辛类药物。

现分述如下:

(一) 惰性支架所引起的子宫内膜病理变化

现代 IUD 都以惰性支架为载体,了解它引起的病理变化,是研究各种 IUD 引起的病理变化的基础。

惰性支架引起子宫内膜病理变化的严重程度和范围与支架的大小、面积、形状、弹性,以及子宫腔的大小、形状、子宫收缩的强度和频率等有关。

惰性支架引起的子宫内膜病理变化表现为被压迫现象

与炎症反应为主。这些病理变化主要发生在与惰性支架接触之处的子宫内膜浅层。接触处边缘的子宫内膜病理变化明显减轻。远离接触区内膜的变化更不明显。现人为地将置入惰性支架后的子宫内膜划分为三个区域:①压迫区,指直接与惰性支架接触的部位;②移行区,指压迫区旁两边各约 2mm 宽的地带;③远离区,上述两区以外的部位。

其病变过程可分为两个阶段:①近期急性阶段。主要为急性渗出性炎症;自置入开始至转经后,为期约 1 个月。②远期慢性阶段。主要为慢性增殖性炎症。自第一次转经后开始,直至取出惰性支架并转经后。

置入惰性支架后的急性阶段子宫内膜表面,有一薄层淡粉红色、透明的血性黏液样物质;慢性阶段子宫内膜表面常有一层较稠厚的蛋白。它们中均杂有少量白细胞、红细胞及细胞碎屑,呈薄膜状覆盖子宫内膜表面并流入腺腔。它使纤毛及微绒毛相互黏着。由于这层膜状物的阻隔,覆盖上皮表面的亚显微结构比较模糊(图 9-2-6)。这种覆盖子宫内膜表面的薄膜状渗出物对精子与孕卵有无毒性及机械性阻挡作用,应予进一步研究。各区的镜下变化分述如下:

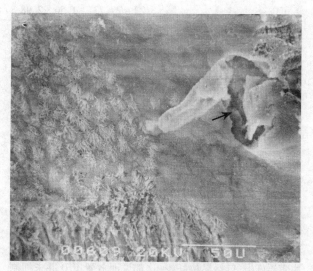

图 9-2-6　置入惰性支架后的慢性阶段远离区子宫内膜
半透明蛋白样膜覆盖于子宫内膜表面上。隐约见其下覆盖上皮细胞之纤毛。人为破裂处↓。扫描电镜×2000

1. 压迫区　惰性支架引起的子宫内膜被压迫现象与炎症反应,都主要发生于此区。

(1) 被压迫现象:惰性支架的机械性压迫,致子宫内膜组织被压缩,突然下陷,形成与支架的大小、形状、纹理一致的压迹(图 9-2-7)。压迹的深浅与惰性支架的弹性和子宫腔的形状、大小、子宫收缩强度、子宫内膜的厚度及压迫时间的长短有关。

急性阶段的压迫区子宫内膜常有出血斑点,压迫严重处有时可见灰黄色不透明之坏死小区。子宫内膜的覆盖上皮有不同程度的压扁、变性、坏死和脱落,形成糜烂或表浅的溃疡。

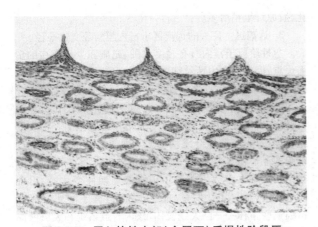

图 9-2-7 置入惰性支架(金属环)后慢性阶段压迫区子宫内膜

子宫内膜表面下陷,三个突起与支架的螺旋状凹陷纹理对应。表浅间质被压而较致密。间质中有炎症,但极轻微,仅有少量散在的淋巴细胞浸润。腺腔被压扁,腺轴斜向及横行。光镜×100

置入惰性支架的第 2 个月经周期,即慢性阶段。压迫区子宫内膜表面的糜烂大都已修复。留下少数镜下糜烂小灶。

新生的覆盖上皮被压。轻的仅是上皮细胞的局部表面微绒毛或纤毛倒伏,重者细胞被压扁至消失。消失处可有基底膜增厚代偿。当基底膜亦消失时,可有薄层纤维蛋白膜遮盖,以代偿上皮的防御功能。覆盖上皮可发生鳞状化生。

(2)炎症反应:置入惰性支架后,急性阶段压迫区子宫内膜很快发生炎症反应。以中性多形核白细胞游出为主的轻度急性渗出性炎症。置入 3~4 天后,间质中开始出现浆细胞,以后浆细胞逐渐增多,至 35 天时达高峰,以后又逐渐减少,它一般存在 50 天左右。

惰性支架引起的子宫内膜炎症基本上是一种无菌性炎症。主要由它的支架对子宫内膜的机械压迫所致,另一方面是子宫收缩时子宫内膜对支架压迫的反作用,双方相互摩擦作用的结果。这些引起压迫区子宫内膜浅层组织损伤(近期更因置入手术操作引起损伤)所产生的组织崩解产物刺激子宫内膜,产生了炎症。因此惰性支架留在子宫内多久,炎症也就存在多久。因为机械因素作用在接触部位,所以惰性支架引起的炎症主要限于子宫内膜的压迫区。

然而在置入惰性支架同时,几乎不可避免地从宫颈管带入寄生于该处的微生物。一般为半厌氧、低毒性的细菌,亦参与引发炎症。所以急性阶段的子宫内膜急性炎症是机械性损伤和微生物共同作用引起的。

带入的细菌在 24 小时内,大都已被机体消灭,至 30 天时,90% 置入惰性支架妇女的宫腔中已培养不出细菌,所以微生物在炎症发生的过程中,只是起短暂的附加作用。但如操作时,带入了较多或毒性较强的微生物,则会使子宫内膜的炎症变得严重。

微生物被消灭,机体对惰性支架的适应能力的提高,以及转经后有病变内膜的脱落,换以新生子宫内膜,因此一般在置入惰性支架的第 2 个月经周期,即慢性阶段病变开始

时的子宫内膜,炎症转变为慢性增殖性炎,并减退到非常轻微的程度。炎症细胞代之以淋巴细胞及大单核细胞为主,中性多形核白细胞极少,浆细胞偶见。此外,肥大细胞与间质颗粒细胞数目增加,并有脱颗粒现象。

炎性浸润量一般以中度压迫者为最多。压迫轻微者浸润量少。压迫过于严重,压迹深达内膜基底层或肌层时,炎性浸润反而轻,甚至没有炎细胞出现。糜烂小灶的间质中炎性细胞多而密集,并有一定量的中性多形核白细胞浸润。小灶表面常有异物巨细胞出现(图 9-2-8),吞噬钙盐、细胞碎屑及精子残骸。压迫区的无菌性炎症,一直维持至支架取出并转经后,一般即完全消失。但是在漫长的留置期间,微生物有机会再度上升至宫腔,会暂时加剧炎症反应。

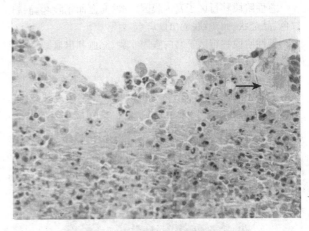

图 9-2-8 置入惰性支架后慢性阶段的压迫区子宫内膜

糜烂小灶,该处炎性细胞密集,表面多核巨细胞出现。光镜×400

(3)循环障碍:组织的机械性损伤和感染,引起了急性阶段压迫区的子宫内膜水肿、充血和轻度出血。

轻度压迫的慢性阶段压迫区子宫内膜水肿消退、充血减轻并很少有出血。严重压迫的慢性阶段压迫区子宫内膜微循环的立体结构被压塌陷,血管腔被压扁,并逐渐萎缩,血管数目减少,血管内可有透明血栓形成,使受压组织发生缺血,苍白。极少出血。

(4)间质变化:急性阶段子宫内膜炎症处的间质细胞有变性和坏死。在置入支架的第 2 个周期,间质细胞就很少有变性坏死。

在慢性阶段子宫内膜近基底膜处的间质细胞,因轻度压迫形成的机械性刺激,超前出现蜕膜前转化,甚者可达到早期蜕膜细胞的程度。其性质似动物的蜕膜瘤,易被误认为是过度的孕激素影响所致。长期较重的压迫,可使间质萎缩,细胞稀疏,间质细胞较小或梭形化,胶原增多。压迫甚者,压迹深入肌层,该处间质萎缩而消失。

(5)子宫内膜腺体变化:急性阶段子宫内膜上皮细胞有变性。严重者有坏死。慢性阶段子宫内膜压迫轻微时,腺体无明显变化。较重时,影响了受压部位组织新陈代谢的正常通道,子宫内膜腺体的生长发育与转化受到抑制,腺上皮细胞发生变性,生长、发育及转化滞后,表现出腺体发育较差与分泌减弱。生长、发育及转化滞后可导致该区

脱卸不齐。压迫严重时,腺体发生萎缩,数目减少,甚至完全消失。腺轴的方向因压迫而发生紊乱,甚至与子宫内膜表面平行。腺腔被压扁。腔内有分泌物潴留。

2. 移行区 此区子宫内膜中的炎症与压迫区相比要轻得多,但循环障碍却较严重,后者是此区突出的病理变化。

由于附近压迫区的炎症及支架下压时产生的牵张力,使该区子宫内膜中的微循环血管被牵拉,内皮细胞间隙增宽,血管扩张、充血,渗透性显著增加,少数内皮细胞有变性或坏死,加以管壁其他成分的变性,血管发生破裂口。红细胞自扩大的内皮细胞间隙渗出或破裂口流出,形成间质中弥散性出血。所以此区循环障碍最严重。

急性阶段移行区子宫内膜因水肿、充血而稍隆起,淡粉红色、晶莹状。有散在的出血斑点。

慢性阶段移行区子宫内膜因水肿、充血和出血减轻,但仍较明显(图 9-2-9)。

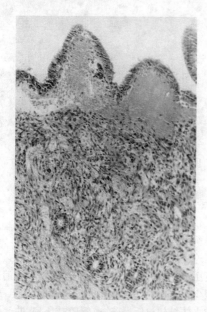

图 9-2-9 置入惰性支架后的慢性
阶段移行区子宫内膜
覆盖上皮增生呈复层,间质严重水肿,
蛋白性渗出液在上皮下积储成湖,微血
管扩张充血。光镜×100

间质中的红细胞,可自覆盖上皮细胞间隙与破裂口进入宫腔,造成常年的"赤带"或点滴出血。上述血管内壁损伤处极少有血栓形成,但血管腔内常有少量纤维蛋白析出或散在的血小板出现。

急性阶段子宫内膜移行区覆盖上皮,大部分细胞发生变性,部分坏死。慢性阶段子宫内膜该区覆盖上皮与压迫区相连部分,也因牵张力作用,上皮呈斜坡向下,逐渐变扁。与远离区相连部分,增生呈复层、丛状或连同间质增生呈乳头状。个别细胞核增大深染,但无明显畸形,染色质分布均匀,核浆比例未失调,未见癌前期病变。炎症波及此区,但明显地较压迫区轻。腺上皮细胞间隙增宽,轻度变性。腺体的生长发育与转化受到轻度抑制。间质细胞轻度梭形

化,胶原纤维稍增多。

3. 远离区 广大的远离区子宫内膜病理变化很轻。

急性阶段子宫内膜有轻度水肿、充血和少量散在的出血斑点,偶见散在中性粒细胞浸润。腺上皮细胞的变性坏死数较正常稍多。这些病理变化很快消失或减弱。

慢性阶段子宫内膜此区水肿和充血消退、出血斑点消失,仅有少量散在的淋巴细胞与大单核细胞浸润。间质细胞轻度梭形化,胶原纤维稍增多。即使在电镜下,腺上皮细胞的亚显微结构仅有轻度损伤,出现少量扩张的囊泡状结构。绝大多数仍能显示正常的周期性变化,并出现表示子宫内膜生长、发育、成熟正常,适宜于孕卵着床的精细三联指标——巨大线粒体、核内管道系统和大块糖原斑(图 9-2-10、图 9-2-11)。腺腔内分泌物较稠厚,易见脱屑的腺上皮细胞。少数病例腺上皮有黏液细胞化生(图 9-2-12)。

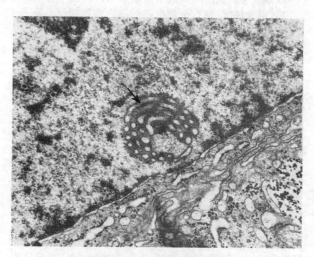

图 9-2-10 置入惰性支架后慢性
阶段的远离区子宫内膜
分泌早期腺上皮细胞内,仍有典型的核内管道
系统出现。透射电镜×4000

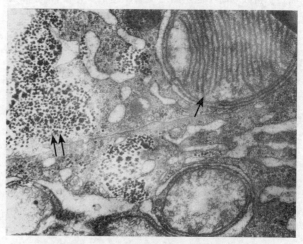

图 9-2-11 置入惰性支架后慢性阶段的
远离区子宫内膜
分泌早期腺上皮细胞内,仍有巨大线粒体及糖
原大块出现。透射电镜×4000

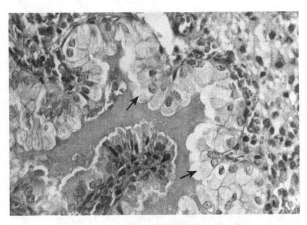

**图 9-2-12　置入惰性支架后慢性阶段的
移行区子宫内膜**
箭头指示腺上皮细胞黏液变性，顶端膨大、
半透明。光镜×400

上述广大的远离区子宫内膜病理变化很轻，其功能性结构也近似正常，这可能与惰性 IUD 的避孕失败率较高有关。

4. 长期留置　根据留置不锈钢惰性支架（1 铬、18 镍、9 钛）20 年以上的 374 例子宫内膜的研究，其子宫内膜的病变未见加重。其中未绝经的 254 例妇女的移行区和远离区子宫内膜，未见萎缩或纤维化。光学与亚显微结构，基本上符合正常生理年龄子宫内膜，甚至腺上皮细胞中仍有排卵期三联结构的出现。374 例宫腔内刮出物中均未见癌变。在惰性支架长期直接刺激的压迫区及附近的移行区子宫内膜无明显不典型增生。亚显微结构的研究结果也未显示有癌变的倾向；被认为与子宫内膜癌的发生有密切关系的子宫内膜增生过长的发生率没有随着支架留置时间的延长而增加，相反有减少，所以长期留置惰性支架并不会刺激子宫内膜增生过长。进一步的分析表明这些长期留置支架妇女的子宫内膜增生过长的发生率是随着更年期到来而增加，随着绝经后时间的延长而减少。说明这些妇女的子宫内膜增生过长是由于更年期性激素的平衡失调所致。国内大量有关文献亦无惰性支架有致癌的报道。

374 例中，见放线菌感染引起严重慢性子宫内膜炎 3 例，占 0.2%。此 3 例中，1 例为更年期妇女，另 2 例为绝经后妇女。如能对更年期妇女的阴道分泌物予以注意及绝经后妇女能及时取出宫内的惰性支架，这些放线菌性子宫内膜炎是可以防止的。其余的 99.8% 的宫内刮出物中均未见炎症有明显加剧。

置留在宫腔内 20 年的不锈钢（1 铬、18 镍、9 钛）惰性支架的材料，分析结果，未见明显的被腐蚀现象。

综合上述情况，在宫腔内留置不锈钢（1 铬、18 镍、9 钛）惰性支架 20 年是安全的，甚至可以更长久些。这种不锈钢材料是适合做新型 IUD 支架的。

（二）载铜宫内节育器引起的子宫内膜病理变化

载铜宫内节育器（CuIUD）一般仅部分区域载铜，余下为不载铜的惰性部分。因此它引起子宫内膜的病理变化可分为：无铜的惰性部分引起的机械性损伤和载铜部分引起的化学性损伤。本节仅介绍 CuIUD 载铜部分引起的慢性阶段子宫内膜病理变化。

CuIUD 上金属铜的表面，经氧化成亚铜与亚铜化合物，进而游离成铜离子。铜离子进入细胞后，主要进入细胞核和腺粒体这两个要害部位，并与锌离子竞争而抑制十分重要的含锌类酶的活性，实际上铜离子干扰了整个细胞的正常代谢。

由于 CuIUD 除了其惰性支架对组织引起的机械性损伤外，加上铜离子引起的化学性损伤，因此它引起的子宫内膜病理变化比较严重。

CuIUD 所释放的铜离子大部分随同宫腔分泌物一起不断地排出子宫外，使宫腔内的铜离子不断向周围扩散，造成浓度的梯度。因此子宫内膜与含铜管接触的区域铜离子浓度最高，病变最严重。离含铜管渐远，铜离子浓度逐渐降低，移行区与远离区的子宫内膜病变也逐渐减轻。

1. 压迫区　压迫区子宫内膜均有压迹出现，一般较浅，深浅均匀。子宫内膜压迹表面粗糙的占标本数的 37%，易碎的占 21%，水肿占 38%，充血占 50%，有不规则的片状或点状出血的占 25%，因水肿或贫血引起苍白的占 12%，因纤维化而质地坚硬的占 24%。有时可见铜管上脱落的小块沉积物或铜屑，形状不规则，有较锐利的边和角。

压迹处的覆盖上皮细胞大小不一，表面不同程度地被压扁。表面的微绒毛稀少或消失，剩下的较粗短而不规则。纤毛细胞较少，纤毛倒伏、黏结。覆盖上皮细胞大多有变性或坏死。个别细胞核肿大，核仁明显，染色质丰富，但染色质分布均匀，无明显畸形，无核分裂增多。少数标本覆盖上皮有较明显的鳞状化生。

有 37% 妇女的子宫内膜在铜管压迫区有多发性糜烂。糜烂范围较小，一般不超过铜管接触区的范围，有的仅几个细胞大小。糜烂较浅，深度一般不超过 0.5mm，浅者仍保有基底膜。基底膜消失的糜烂区粗糙，有蛋白样凝结物，杂有红细胞、白细胞。

铜管压迫区的子宫内膜中炎症远较惰性支架的压迫区严重。炎症仍以淋巴细胞浸润为主，但常伴有中性多形核白细胞。少数标本的糜烂区，有大量中性多形核白细胞浸润。较多标本中可见少量嗜酸粒细胞或浆细胞浸润。

铜管压迫区的子宫内膜浅层腺体较小、较直，有的腺体部分腺上皮细胞缺失，形成缺口或仅存单排、条状腺上皮。无增生过长或不典型增生。

铜管压迫区的子宫内膜浅层腺体子宫内膜有较多的腺上皮细胞发生不同程度的变性、坏死或消失。细胞间间隙增宽。变性的腺上皮细胞核膜肿胀、异染色质增加，常染色质减少。坏死的腺上皮细胞，整个细胞核的核膜可完全消失而留下染色质。或染色质逐渐减少，最后整个细胞核消失。有的细胞之质膜或核膜靠近腺腔的一端破裂（图 9-2-13）。

变性的细胞，其细胞器与游离核糖体有不同程度的变性和减少，严重者整个细胞或细胞内较大区域的胞质中细胞器完全消失，成为无结构的透明区。有的细胞体积较小，其细胞器密集并变性。粗面内质网发生明显的脱颗粒，空泡形成。腺上皮细胞内初级溶酶体与次级溶酶体显著增

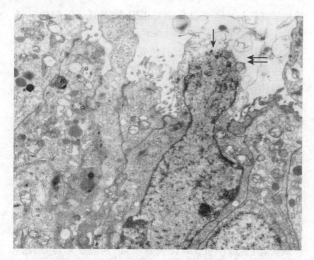

图 9-2-13 置入 CuIUD 10 年后压迫区子宫内膜
腺上皮细胞核靠腺腔一端破裂,核质外流。该端胞质透明,细胞器消失,仅剩少数涨大之囊泡。微绒毛密度高,粗细不匀,长短不一。透射电镜×4000

多,远较放置惰性支架的子宫内膜中多见,许多溶酶体酶如β-葡萄糖醛酸酶、N-乙酰葡萄糖醛酸酶等的活性显著增强,提示组织与细胞结构的破坏加剧。

线粒体广泛地发生严重变性、肿胀、空泡变性、嵴减少、断裂,18%的线粒体发生破裂,线粒体内腔中出现溶酶体(图9-2-14)。分泌早、中期之间无巨大线粒体形成。线粒体广泛而严重的破坏,能量供应必然匮乏,影响细胞的许多生理活动。

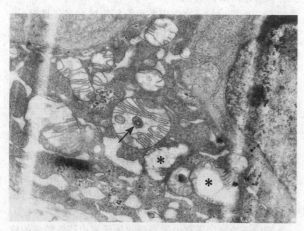

图 9-2-14 置入 CuIUD 后慢性期的压迫区子宫内膜
线粒体严重肿胀、甚至破裂,空泡变性、嵴减少、断裂,内腔中出现溶酶体。透射电镜×4000

当子宫内膜中铜离子增高时,因离子的竞争作用,锌含量降低,使许多含锌酶如碳酸酐酶、碱性磷酸酶等酶的活性受到抑制,这些酶是子宫内膜赖以进行最基本的代谢。它们的活性受到抑制时,子宫内膜腺上皮细胞代谢受到严重的影响。

由于淀粉酶活性受到抑制,相对糖原合成酶和磷酸化酶的活性抑制较轻,致糖原单体或聚合体在细胞内增多,并由于排出功能的减弱而积储,在增生期腺上皮细胞胞质中

出现较多的糖原颗粒,或出现糖原斑,而分泌早期的腺上皮细胞胞质中糖原颗粒和糖原斑反而较少,且糖原斑在细胞内的分布位置也有异常。

另一方面腺上皮细胞出现生长、发育和成熟障碍,有丝核分裂减少。有较多的细胞处于比较幼稚的状态,核体积较大、较圆,表面平整,核膜结构清晰,厚薄均匀,核内充满细而分布均匀的常染色质,核仁明显。胞质疏松,细胞器较多,有不同程度的变性(图 9-2-15)。在分泌期,腺体不出现分泌,反应减弱或滞后。在分泌早中期,没有形成表示子宫内膜的生长、发育和成熟正常,适宜于孕卵着床的精细三联指标。

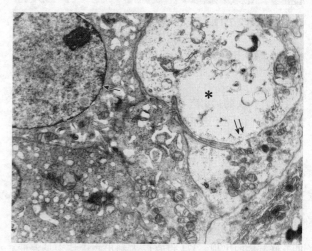

图 9-2-15 置入 CuIUD 10 年后压迫区子宫内膜
腺上皮细胞成熟障碍。核大、较圆,充满常染色质,核仁明显。核膜清晰、均匀,细胞器丰富。细胞变性严重,胞质透明,细胞器大多消失,有涨大之囊泡和次级溶酶体残留,细胞质膜破裂。透射电镜×4000

压迫区浅层子宫内膜间质的生长也受到抑制,表现为间质稀疏,间质细胞小,核分裂减少;少数间质细胞亦超前在增殖期出现蜕膜前转化,但其程度较惰性支架引起的轻。胶原明显增多,易形成惰性支架不引起的典型纤维化。间质中颗粒细胞增多。

毛细血管部分内皮细胞有变性或坏死,间隙增宽或血管破裂。螺旋动脉分支有变性坏死或破裂。可有红细胞浸润于其周围。

纤溶活性增强,较惰性支架引起的更强。并以此区最强,它提示子宫内膜的止血功能减弱。

2. 移行区 移行区子宫内膜炎症与组织的变质性病变程度远比压迫区轻。铜管旁移行区子宫内膜的循环障碍,水肿、充血和出血较惰性支架引起的明显。一般认为CuIUD引起的长期赤带或点滴出血主要起源于此。覆盖上皮增生显著,呈复层或隆起似山峦重叠,或呈多发小乳头状。部分增生的覆盖上皮细胞核亦有增大,如前述。间质细胞的梭形化较明显,无致密结缔组织化。

3. 远离区 此区的病理变化很轻。有少量淋巴细胞散在浸润,较惰性支架稍多,并伴有少量中性多形核白细

胞。间质细胞梭形化亦稍较惰性支架引起的明显。

载铜宫内节育器释放铜离子，所以 CuIUD 引起的子宫内膜病理变化较惰性支架严重。但是它仍主要局限于铜管接触处的浅层。

铜离子对子宫内膜成熟转化的抑制作用和直接对精子的影响，所以 CuIUD 的避孕效果甚佳，但亦引起较多较重的组织反应。

4. 长期留置 CuIUD 的子宫内膜变化

（1）致癌作用：至今未见长期（10 年以上）留置 CuIUD 引起子宫内膜癌变的具体例证，亦未见明确的癌前期病变，相反一定浓度的铜离子似有抑制组织生长的作用。

长期置入 CuIUD，铜管压迫区子宫内膜的有些病变，程度加重，并稍有扩大，如压迫区萎缩的发生率由留置 CuIUD 5~10 年的 25% 增加至 10~12 年的 71%，范围由（0.81 ± 0.18）mm^2 扩大到（1.50 ± 0.38）mm^2；压迫区纤维化的发生率，自留置 5~10 年的 19%，增加至放置 >10 年的 37% 以上，范围由（1.80 ± 0.42）mm^2 扩大至（2.40 ± 0.44）mm^2；压迫区出血坏死的例数由留置 5~7 年的 4/20 例增加至 9 年的 14/30 例，范围自 5~10 年的（1.50 ± 0.50）mm^2 扩大到 10~12 年的（2.55 ± 1.55）mm^2。但它们都仍局限于铜臂压迫区，没有扩大至移行区或远离区子宫内膜。

（2）可复性：妇女长期（10 年）留置 CuIUD，在取出 CuIUD 3 个月后，其子宫内膜均已基本恢复正常。炎症基本消退，组织坏死消失，异型覆盖上皮细胞消失，水肿、充血消退，出血停止，腺体转化滞后与间质细胞转化超前的现象消失。因此可以认为留置 Cu-IUD 10 年引起的子宫内膜病变是可以恢复的。

但是在取出 CuIUD 3 个月后，大部分妇女的子宫内膜间质中还有稍偏多的淋巴细胞、个别浆细胞或中性粒细胞浸润。有小捆的成熟胶原纤维存在，个别刮宫标本中见致密纤维结缔组织。腺上皮细胞内溶酶体稍多，近表面处的内质网有扩张，其中见有密度很大的细颗粒，较多的线粒体仍有变性。有些妇女内膜出现转化超前的现象。这些现象表明留置 CuIUD 10 年，将其取出 3 个月时，这些妇女的子宫内膜已基本恢复，但未彻底恢复。

上述研究结果表明宫腔内留置 CuIUD 10 年，子宫内膜没有出现癌变，局部的病理变化虽较惰性支架引起的严重，而且有些病变的发生率，随着留置年限的延长而有上升，病变范围稍有扩大，但它还是局限于压迫区，局限于子宫内膜的浅层。从病理变化来看，CuIUD 在妇女宫腔内留置 10 年是可以的。如需进一步延长留置时间，有待进一步观察。若准备受孕，理想的时间，最好是在 CuIUD 取出后 3 个月以上，等候其完全恢复。对于取器后宫颈黏液铜离子浓度的变化，估计有无铜离子的滞留或铜碎片的残存有待进一步研究。

（三）释放左炔诺孕酮宫内节育器引起的子宫内膜病理变化

目前较广泛地研制和使用的含孕激素的宫内节育器，主要装载的是左炔诺孕酮。它能强烈抑制子宫内膜的生长，达到避孕目的。此种宫内节育器简称为 LNG-IUD。

LNG-IUD 引起的子宫内膜变化，除有惰性支架引起的病变外，还具有孕激素避孕药的特点，即子宫内膜的生长受到抑制及超前转化。

目前研制的 LNG-IUD 每日的释放量甚微，但宫腔内浓度相对甚高。它主要是直接对局部的作用，引起子宫内膜变化。但有少量的左炔诺孕酮，从子宫内膜渗入血液循环，影响妇女的下丘脑-垂体-卵巢轴上的功能，进而改变子宫内膜对 LNG-IUD 的反应。

LNG-IUD 引起子宫内膜的变化过程可分三个阶段阐述：

1. 第一阶段　是子宫内膜开始变化的阶段。即置入 LNG-IUD 的周期。

在早卵泡期置入 LNG-IUD 后，其惰性支架即开始引发子宫内膜的病理变化。在接触左炔诺孕酮 18 小时，子宫内膜即出现抑制现象。表现为腺体生长缓慢，基本上一直停滞在置入时的增殖早、中期状态，间质细胞增生也缓慢，比较稀疏；另一方面出现超前转化现象，表现为增生早、中期的腺体就出现了分泌现象，部分间质细胞向蜕膜前细胞转化，形成一种生长发育与转化不协调的早熟现象。血管的生长发育亦缓慢。

2. 第二阶段　从转经后的第一个周期开始，一直至开始恢复正常前的这一阶段。子宫内膜显示左炔诺孕酮所致的典型病理变化。

置入 LNG-IUD 后，子宫内膜在内源性性激素的周期性变化的影响下，大多数妇女的子宫内膜按期行经脱落。新周期的子宫内膜在新生时或新生前即已受到了局部持续高浓度外源性孕激素左炔诺孕酮的作用，出现了子宫内膜的强烈抑制与超前转化相矛盾的现象，形成了 LNG-IUD 引起的典型病变。子宫内膜明显变薄，有的仅厚 1mm，有丝核分裂显著减少。腺体数目少、小，并有明显的大小不一。小的腺体横断面直径仅 15μm，腺上皮细胞呈立方形，甚至扁平，腺体转化方面在经后很早就出现顶浆分泌、核下空泡，但都很微弱。间质细胞转化方面较多的细胞胞浆增多、细胞增大，形成典型的蜕膜前反应。

LNG-IUD 支架的机械作用，加上左炔诺孕酮对子宫内膜的抑制，改变了许多重要的生理功能。如雌、孕激素受体量显著减少，总乳酸脱氢酶及 AKP 等酶的活性降低，宫腔中高浓度的外源性孕激素等，都不利于孕卵的着床与发育，从而起到避孕作用。

左炔诺孕酮加强了溶酶体膜的稳定性，减少了 p-葡萄糖醛酸酶、N-乙酰葡萄糖醛酸酶及 ACP 等自溶酶体中溢出，从而使子宫内膜组织损伤的反应较轻。

间质中有分布不均匀的明显水肿，使组织被不规则地分隔。子宫内膜包括间质中的微血管的生长与发育明显受到抑制，表现为血管数显著减少，小而壁薄。未见粗壮、成熟的螺旋动脉。纤溶酶活性降低而含有一定量的纤溶抑制物质，因此经量明显减少。灶周围的组织大多基本健康。随着时间的推移，部分妇女的子宫内膜的结构维持在上述状态。部分妇女的个体因素，尤其是 LNG-IUD 释放量较大，例如每日释放量为 50μg 的 LNG-IUD，4 个月后，49% 的妇女发生萎缩、闭经。

闭经的子宫内膜出现严重萎缩，极薄，甚者仅厚 1mm，类似绝经多年妇女的子宫内膜。腺体极少、极小。腺上皮薄,胞浆透明,分泌现象极微弱。大多数间质细胞萎缩变小或梭形,只有少数间质细胞仍稍大,似刚开始转化的蜕膜前细胞。微血管的生长与发育进一步受到抑制而减少,小而壁薄。宫腔中浓度较高的左炔诺孕酮不断向子宫内膜深部渗透,以及较长时间的闭经,子宫体亦可萎缩变小。

置入释放孕激素的 IUD 后不少妇女的经期延长、淋漓不尽或不规则出血。从其子宫内膜的变化来看,内膜络绎不绝地发生大小不等的坏死出血病灶,较多的意见认为血管发育不良可能是它的原因。但是凡使用外源性孕激素避孕的子宫内膜血管的生长发育都受到了抑制,血管的发育不良,尤其是当子宫内膜生长的抑制发展至萎缩闭经时,其中血管发育不良的程度也更严重,却反而不出血了。所以它不应是出血的原因,有可能是出血后不易收缩止血的因素。以下的几个因素应予以考虑:①外源性孕激素对子宫内膜的持续作用和内源性性激素周期性波动对子宫内膜的影响;②外源性孕激素进入血液循环的量的稳定性;③子宫内膜的反应性与下丘脑-垂体-卵巢轴的稳定性的个体因素;④不同区域子宫内膜组织反应的差异性。进一步深入阐明其出血异常的确切机制将是目前研究 LNG-IUD 不良反应的焦点。

3. 第三阶段 子宫内膜逐渐恢复正常的阶段。随着时间的推移,LNG-IUD 内药物的存量逐渐减少至一定水平而停止释放,或缓释装置释放发生障碍或取出 LNG-IUD 后。大多数妇女的子宫内膜能逐渐恢复正常,少数处于萎缩状态而不易恢复。抑制的解除,一般腺体早于间质,血管的恢复最慢。

（四）释放吲哚美辛的宫内节育器引起的子宫内膜病理变化

刘昌官、李恕香等实验病理的初步研究,发现吲哚美辛-IUD 引起的动物子宫内膜病变较 Cu-IUD 引起的动物子宫内膜病变为轻。表现为:子宫内膜的组织损伤,包括线粒体的变性较轻;炎性反应较轻;微血管的异常扩张较轻;微血管内皮细胞中内皮素生成的减少较轻;琥珀酸脱氢酶、非特异性脂酶及钙离子激活 ATP 酶的降低较少;未发现凝血酶原及纤维蛋白原的量有所改变。

三、放置宫内节育器后子宫内膜中几种酶活性的变化（组化法）

卵巢类固醇激素对子宫内膜中酶和辅酶的代谢过程具有极为复杂的调节作用。内膜酶和辅酶作为生物催化剂在内膜蛋白、酯类和碳水化合物代谢过程中起重要的作用,后者的代谢又对植入及植入后内膜的生长发育关系密切。

1. 酸性磷酸酶（acid plosphatase,ACP） 是一组水解酶,用金属沉淀与偶氮偶联法能显示,它位于溶酶体内,参与细胞分泌产物的降解和细胞组织的退变过程。也有人认为与月经出血有关。

在带器妇女的子宫内膜中,酸性磷酸酶仍有周期变化,分泌期比增殖期高,分泌晚期出现峰值。带器与不带器比,带器内膜酶活性增高较多,月经期内膜的酸性磷酸酶,带器比不带器者略高。

2. 碱性磷酸酶（alkaline phosphatase,AKP 或 ALP） 也是一组磷酸酶水解酶,不同的组织其含量并不一致,在生育年龄妇女的子宫内膜中,碱性磷酸酶有明显的周期变化,其活性与雌激素关系密切。在内膜增殖与生长中对蛋白质的合成和糖原分解极为重要。

带器妇女子宫内膜腺上皮增殖期碱性磷酸酶活性较正常不带器妇女子宫内膜中的稍低,高峰在早分泌期出现,但没有正常妇女明显。分泌期和分泌中期,多数带器妇女子宫内膜上皮碱性磷酸酶保持一定程度的活性,月经期则多为阴性。带器妇女内膜腺上皮碱性磷酸酶的这些变化,可以设想为子宫内膜腺上皮的生长与成熟延迟,致使内膜与卵巢周期不同步。但在带器妇女内膜血管中碱性磷酸酶未见有明显变化,内膜的间质细胞中的碱性磷酸酶活性同正常不带器妇女中的相似。

3. 非特异性脂酶（non-specific esterase,NSE） 此酶在正常子宫内膜中广为分布,腺上皮、表面上皮、部分内膜间质细胞、血管内皮及其肌层都含非特异性脂酶。非特异性脂酶在子宫内膜中的变化和酸性磷酸酶相似,这种酶可能与子宫内膜破坏及月经出血有关。放器与不放器妇女子宫内膜中非特异性脂酶的周期性变化未现明显改变。

4. 琥珀酸脱氢酶（succino dehydrogenase,SDH） 是线粒体酶,在线粒体内排列成链,在所有氧呼吸的细胞内都存在,与线粒体膜牢固结合。此酶是脱氢酶中最重要的酶,不需辅酶,在组化反应中常用来反映三羧酸循环的情况而成为标志酶。

此酶可作为了解上皮细胞分泌过程中能量供应的指标。线粒体丰富的细胞,酶反应强。放置节育器妇女子宫内膜中的琥珀酸脱氢酶的活性降低。

四、宫内节育器引起子宫内膜和宫腔液的生化变化

妇女放置节育器后,应用生化方法可研究子宫内膜和宫腔液的酶、蛋白质、纤溶酶原激活因子和抑制因子的变化。

放置 IUD 后,除了前述的 ACP、AKP、NSE 等子宫内膜酶活性变化外,研究较多的是溶酶体,因为这一类酶对子宫的生理状况有重要作用,关系到月经开始、胚泡着床和产后子宫的复原。

1. 带器前后宫腔液 β-葡萄糖苷酶活性的变化 因 β-葡萄糖苷酶与妇女月经期内膜脱落有关。有作者用荧光分光光度法测定了带器前后妇女子宫冲洗液内 β-葡萄糖苷酶活性的变化。对带有惰性节育器的妇女其带器前后子宫冲洗液及子宫内膜中 β-葡萄糖苷酶活性的变化不明显。

2. 带器前后子宫内膜纤溶酶原激活因子和抑制因子的变化 44 例带惰性 IUD 前和带器 3 个月后子宫冲洗液以及 16 例带器前与带器后 1 个月的子宫内膜,用免疫电泳方法分析了纤溶酶原激活因子尿激酶和纤溶酶原抑制因子 α_2-巨球蛋白含量的变化,其结果如下。

（1）子宫内膜尿激酶含量的变化:带器前尿激酶量为（29.06±4.59）U/mg 组织,带器后为（45.32±8.20）U/mg 组织,后者较前者增加 1.6 倍。

（2）宫腔冲洗液 α_2-巨球蛋白含量：带器前 α_2-巨球蛋白为（14.80±2.81）μg/mg，置器后为（5.30±1.63）μg/mg，两者有显著差别（$P<0.01$）。带器后显著减少至带器前的2/3 左右。

以上实验说明，妇女带器后（1 个月或 3 个月）对纤溶酶原系统有影响，即纤溶酶原激活因子尿激酶样物质增加，其抑制因子 α_2-巨球蛋白显著减少。由此说明 IUD 引起不规则出血或月经量过多可能与此系统有关。

3. 带器前后宫腔洗液蛋白质的变化　应用 SDS 聚丙烯酰胺凝胶电泳和超薄层等电聚焦电泳，观察以子宫冲洗液蛋白与血清蛋白图谱和带器前后子宫冲洗液与子宫内膜蛋白电泳图谱比较。

结果：带器 3 个月的子宫冲洗液和带器 1 个月的子宫内膜的蛋白量均减少。带器后节育器与子宫内膜接触部位可因炎症而蛋白质渗出增加，但是在内膜其他部位的蛋白质合成受到抑制，可能影响子宫内膜的成熟从而影响子宫内环境，因子宫内环境的变化而避免妊娠或导致带器后月经过多或不规则出血。

五、放置后局部前列腺素的研究

从 20 世纪 70 年代开始，很多作者认为带器妇女子宫内膜中前列腺素可能是 IUD 的作用机制，因为子宫内膜能合成前列腺素，内膜若受创伤则前列腺素的合成和释放就能增多，巨噬细胞也可以释放前列腺素。在动物中前列腺素有溶黄体作用，能使子宫收缩，可能与避孕作用有关；也能使痛经加剧；有抗血小板凝集作用；与放器后妇女有不规则出血的不良反应也可能有关系。但研究局部前列腺素的合成量有一定技术上的难度，如子宫内膜采样方法困难，前列腺素在内膜周期中的合成速度不恒定，前列腺素种类繁多等原因。前列腺素在带器妇女子宫内膜及月经血中的含量是否增加尚有争论。

我国于 1983～1985 年，曾对硅橡胶优生环 18 例，VCu 200 17 例，金单环 25 例，于带器前后对前列腺素的含量进行研究，用自身对照的方法，采用月经血和宫颈黏液的标本，同时取月经第 2 天的肘静脉血做对照实验。标本采自置器前，置器后 1、2、3、6 个月。测定内容为 PGE_1、PGF_2、PGI_2（6-keto-$PGF_{1\alpha}$）和 TXB_2（血栓素）。

结果：肘静脉血中的各种 PG 含量不论在放器前或放器后都明显低于经血及宫颈黏液的 PG 含量，而且没有放器前后的差别。月经血中的 PGE_1 与 PGF_2 及 PGI_2 与 TXB_2 的比值，在置器前后有变化。当月经血量增多时，其比值上升，月经血量下降时，其比值也下降。三种 IUD 中以带铜节育器的标本中，其比值的改变更为明显。

宫颈黏液中的 PG 含量，在分泌期四种 PG 都有增高，而与 IUD 种类的关系还不明显。

六、宫内节育器引起子宫内膜中雌、孕激素受体含量的变化

子宫是女性激素的靶器官，雌、孕激素的生理功能是通过靶组织的受体起作用的。Tamaya T 等发现带铜 IUD 妇女子宫内膜上皮和间质能摄入铜离子，干扰内膜激素受体。

牛恩美等对 104 例置器妇女，按增殖早、中、晚和分泌早、中、晚六期，对子宫内膜中胞浆雌激素受体（ER）和孕激素受体（PR）含量进行测定，并与 131 例未放置 IUD 妇女的月经周期子宫内膜进行比较。受体测定方法是以不同浓度的 $[^{-3}H]E_2$ 和 $[^{-3}H]R5020$ 与经高速离心的子宫内膜细胞浆液进行孵育，采用葡聚糖活性炭法分离游离激素，并用 Scatchard 作图法计算受体含量及解离常数（K_d）。受体含量以 fmol/mg 蛋白表示。结果可见：

1. 带器组子宫内膜中 ER 含量的平均值（$\bar{x}\pm s$），增殖期和分泌期分别为（183±17）fmol/mg 蛋白和（156±23）fmol/mg 蛋白，明显高于对照组的（122±12）fmol/mg 蛋白和（75±9）fmol/mg 蛋白。PR 平均值除分泌早、中期外，其余各期都略低于对照组。

2. 置器后 ER、PR 含量随月经周期而变化的规律性未见改变。

3. IUD 随着放置年限的增加，增殖期 ER、PR 含量呈下降趋势，而分泌期 ER 和 PR 含量都呈上升趋势。这种有规律变化，很可能与子宫内膜对节育器的适应性有关。

4. 铜离子可能有抑制内膜受体的倾向。

5. 因症与非因症取器的内膜 ER 和 PR 含量比较，差异无显著性意义。

IUD 放置在子宫腔内，对卵巢周期中甾体激素的分泌基本没有影响。内膜中 ER 含量的显著升高，可能是由于 IUD 的局部刺激而引起。ER 升高可能是由于 ER 的合成和 E_2 的结合能力增加，或是受体分解速度降低。IUD 有可能延缓胞浆受体转移至细胞核的速度，使大量 ER 仍停留在胞浆中。由此而造成子宫内环境的变化，包括子宫内膜对雌、孕激素摄入的微量变化等，从而阻碍了受精卵的着床而抗生育。

七、宫内节育器与机体免疫反应

免疫是生物能识别和排斥异己物质的功能。宫腔内放置 IUD 是异物入侵，它能刺激子宫收缩（也是一种子宫的排异作用），同时引起炎性反应、局部充血、水肿、血管通透性增强、炎性白细胞渗出等。Holub 等早在 1971 年首先报道在置器后 2 个月内 IgG 水平已明显上升，而 IgM 则缓慢上升，至 1 年后开始明显。在带铜 IUD 的妇女中，置器 4 周后 IgM 即已明显升高。Gump 等人除外有支原体及病毒感染的情况下，也测出同样的结果。这种免疫蛋白含量增高，可使胚泡失去免疫耐受性而致崩溃。

以上的各种研究基本肯定妇女宫腔内放置 IUD 后，局部发生一系列的变化，这些变化甚至还通过宫腔，与输卵管的管腔相接通，而使输卵管内膜也发生细胞学的变化，产生酶、蛋白质及某些组织化学的变化。这些变化对精子、卵子、受精卵都会起作用。

八、宫内节育器影响配子运行和活力的研究

（一）影响精子运行和活力的研究

Ortiz 和 Groxatto、Sivin、Croxatto、Oriz 和 Raldez 等人曾试图研究证明 IUD 的作用是在宫腔局部，而且作用于生殖

道的某个环节上,从而做了以下的工作。

带 IUD 的妇女生殖道中,精子的运行和其功能是否受 IUD 的影响而减弱？Gonsson 等人认为 IUD 能影响宫颈黏液的量及其组成成分,带铜 IUD 能使宫颈黏液中的铜含量增加,因而影响了精子活动力。Oriz 等选择了要求绝育或准备做输卵管手术的妇女,在术前数分钟、数小时,甚至数天前做人工授精或不避孕性交,在术时将切下来的输卵管用精细的方法冲洗输卵管而收集精子。人工授精后 20 ~ 30 分钟,在不带器的对照组中,输卵管内可以收集到精子,但在带 IUD 的对照组中,妇女的输卵管中未见到精子。EL-Habash 等人也曾观察到同样的结果。Croxatto 等人曾在不带器妇女的增殖晚期性交 12 小时后,于子宫内膜腔、输卵管及腹腔中找到几百至上千个精子,而在带 IUD 的妇女中,所得到的精子数大大减少,特别是在带铜 IUD 妇女中,并曾见到 1 例带铜 IUD 妇女,其冲洗收集到的精子中,很多有精子头与尾分离的现象。Koch 和 Aref 等人在妇女带母体乐铜 IUD 中,输卵管的受精处未见有精子,而不带器妇女或带惰性 IUD 妇女中经常可以见到此处有精子。但也有作者(Malkani、Sijan、Morgenstent 等)都曾发现有精子在带器妇女输卵管的受精处,但所收集到的精子数比估计能得到的要低得多。

这些实验方法麻烦,而且每人所能做的例数很少,所以实验结果只能作为参考,即在带器妇女中,精子的运行或活力受到一定的影响。

(二) 对卵子和受精卵影响的研究

受精卵是否进入带器妇女的宫腔。在正常情况下,输卵管在 3 天内从卵巢输送卵子至子宫腔。卵子能在宫腔中存留 3 天或 4 天。这种卵子可以用冲洗的方法从子宫腔中收集到。有人应用此方法在排卵后 2 ~ 5 天,从 36 例对照组妇女得到 8 个卵子,但从带器妇女 65 例中仅得到 1 个不发育的卵子(22 例惰性 IUD,43 例带铜 IUD)。这 1 个卵子是从一位带惰性 Zipper IUD 妇女子宫中冲洗出来的,这能说明不论在带器或不带器妇女中,受精卵能以同样的速度从输卵管进入宫腔。

Alvarey 等也曾在妇女排卵期进行开腹手术时从 111 条输卵管中取到 64 个卵子,从子宫中取到 4 个卵子,而在带铜 IUD 妇女中,从输卵管中卵子的输送速度来看是明显低于对照组的。而带惰性或释放孕酮 IUD 的输卵管中,运输卵子的速度并没有加速。可以除外带铜 IUD 使输卵管运输速度加快的说法。因为在其子宫内不能收集到卵子或收集到的卵子也是破坏的,证明带铜 IUD 的避孕机制是在子宫水平以上。

有研究在妇女性交后从其输卵管中收集到的 34 个卵子,其中 20 个卵子取自不带器妇女,14 个取自带器妇女。应用光镜和电子显微镜检查,结果对照组 18 个卵子中,有 14 个为已受精(77%),带器组 14 个卵子中仅有 2 个已受精(14%),而这 2 个卵子已出现不正常发育。这个观察说明从带器妇女输卵管中收集到的卵子,不论从收集的百分数或从显微镜下的形态,都与不带器妇女输卵管中收集到的卵子不同。这种卵子的不同是在输卵管中卵子正常运行过程中发生的。因此 IUD 干扰生殖的步骤是在受精卵到

达子宫腔之前已经发生,而且受精卵到达带器妇女子宫腔的数目也显著减少。说明 IUD 作用首先可能在干扰受精过程。

IUD 能在输卵管中起抗生育的作用有一种可能就是子宫腔与输卵管有物理性沟通。带铜 IUD 者铜离子及其他物质和由异物引起组织反应而产生的细胞,都能混合进入输卵管腔。

九、其他研究

1. **hCG 测定** 由于测早孕试剂的敏感度加强,能测出在 LH 高峰刺激排卵后 8 ~ 10 天时的微量 hCG。以尿液中的排泄与血中浓度相同时,定为有囊胚形成,则可认为存在"早孕丢失"、"生化妊娠"或"亚临床妊娠"。

Ortiz 与 Croxatto 在 19 个实验中,5 个实验发现在带器妇女中有 15% ~ 44% 的周期阳性,另外 14 个实验中,有 0 ~ 27% 的周期阳性。而在不带器妇女中有 8% ~ 57% 的阳性。因此在囊胚期左右丢失的胚泡在带器妇女中比不带器想怀孕的妇女要低得多。

应用单克隆抗体或多克隆抗体能测出很低浓度的 hCG。Wilcox 等人用这种方法测带器及不带器妇女尿液中的 hCG 量,在 39 例带有各种形态 IUD 的妇女 107 个周期的尿液中,仅有 1 次测出阳性(0.9%),而对照组(不带器妇女)89 个周期中,有 4 次阳性(4.5%)。根据这有限的数字,提示 IUD 能在受精卵分泌 hCG 至母体前已起了抗生育的作用。

2. **早孕因子(EPF)测定** Morton 等人用玫瑰花环抑制试验测定显示在受精数小时内出现的早孕因子(EPF),可以计算受精及囊胚丢失,比 hCG 的时间更早。Rolfe 测了正常妇女在排卵期性交后 26 个周期,早期胚胎丢失,为 54/100 周期。Smart 等人应用这个试验测了带器妇女和对照组。对照组(节育及绝育者)未测出有早孕因子(EPF)的活性;而在带器妇女组,23 个周期中有 6 次在排卵期后测出一过性 EPF 出现。基于玫瑰花环抑制试验,是胚胎或妊娠的专一试验,但对于早孕因子,正在不断研究和发展,因此少数病例的结果尚不足以下结论。

3. 1987 年 Ortiz 等的研究表明,宫腔中各类细胞降解产物的细胞毒作用能影响到输卵管腔中的精子活动力、胚泡的运输速度以及毒胚泡作用,使胚泡在着床前即已受到损伤。

带铜 IUD 除了相同的作用机制外,尚有对内膜局部碳酸酐酶的作用。该酶是一种含锌的酶,是胚泡在子宫内膜表面附着时必不可少的物质。由于有铜离子存在,该酶发生明显变化。铜离子可使子宫内膜的锌减少,黏蛋白分解,还可能使胚泡表面黏多糖改变,影响子宫内膜黏液对滋养细胞的保护作用。铜离子还具有杀精子作用,实验已证明铜离子在周围血液中的浓度并不升高,主要是释放在子宫液及月经中。

含孕酮节育器的主要作用是引起子宫内膜的变化,使子宫内膜腺体萎缩,间质发生蜕膜反应。子宫液中的孕酮,可以影响胚泡的代谢。这些内膜的变化,都不利于胚泡着床的营养环境。

4. Seleem S 等报道子宫内膜特殊蛋白,胎盘蛋白 14

(PP14)带 IUD 者降低,反映内膜功能存在缺陷。Archer DF 等研究放置孕激素释放系统的妇女子宫腔液中白介素-6 和肿瘤坏死因子浓度均较对照组高,表明 IUD 使内膜分泌细胞变质,而有抗生育作用。Oyuc S 等研究用组化免疫方法观察 Alpha V、Alpha 3、β1 整合素结果表明长期应用铜 IUD 抑制整合素表达,抑制细胞外间质结合整合素的表达,可能抑制着床。Tetrault AM 等研究子宫内膜中 HOXA10 表达,HOXA10 表达主要是表示内膜的可容受性,带铜 IUD 的妇女子宫内膜中 HOXA10 表达明显减少。可能涉及配子对内膜的可容受性受到抑制而避孕。

以上是综述了 1980 年以来,国内、外学者的有关工作和看法。总的一致看法是 IUD 的作用是局部组织对异物的组织反应,1980 年 Moyer 列出了惰性节育器的作用方式,至今仍能作为基础(图 9-2-16)。

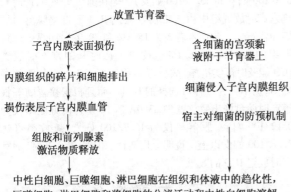

图 9-2-16 惰性节育器的作用方式

Standford JB、Mikolajczyk RT 复习了各种有关 IUD 作用机制的文献,根据受精率和临床受孕率为基础,说明所有 IUD 均有明显的受精前和受精后的作用,但带铜 IUD 对受精前的作用更明显。

（康红 杨秉炎 周素文 庄留琪）

第三节 宫内节育器的放置

一、适应证和禁忌证

（一）适用对象（适应证）

1. 已婚育龄妇女要求以 IUD 避孕而无禁忌证者。
2. 要求紧急避孕或继续以 IUD 避孕而且无禁用条件者。

（二）禁用对象（禁忌证）

1. 妊娠或妊娠可疑者。

2. 生殖器官炎症,如急、慢性盆腔炎,阴道炎,急性宫颈炎和重度宫颈糜烂。因可增加盆腔炎的危险。原因不明的阴道出血,包括 3 个月内有频发月经、月经过多或不规则阴道出血者。

3. 生殖器肿瘤,如子宫肌瘤、卵巢瘤、子宫内膜癌、卵巢癌、恶性滋养叶细胞肿瘤等影响 IUD 的正确位置,或混淆出血的原因,不利于这些疾病的治疗。

4. 子宫颈内口过松、重度撕裂、重度狭窄以及重度子宫脱垂者。

5. 生殖器官畸形,如子宫纵隔、双子宫、双角子宫等。

6. 宫腔<5.5cm 或>9cm 者(人工流产时、产时放置例外)。

7. 人工流产后放置者,有子宫收缩不良,出血多,人工流产前有反复阴道出血者,可能有妊娠组织物残留或有感染可能者,包括感染性流产后。

8. 产时或剖宫产时胎盘娩出后放置者,如有潜在感染或出血可能者,如产时感染、胎膜早破、产前出血、羊水过多或双胎史等。

9. 产后 42 天后放置者如恶露未净和(或)会阴伤口未愈者。

10. 有各种较严重的全身急、慢性疾患,如心功能Ⅲ级以上、严重贫血、血液疾患及各种疾病的急性期等。

11. 各种性病未治愈者。

12. 盆腔结核。

（三）慎用对象（相对禁忌证）

1. 以下放置时间需慎用(相当于 WHO 医学标准的 2～3 级)

（1）产后 48 小时内放置易于脱落,需慎用。带孕激素 IUD 可能通过乳汁影响婴儿,需在产后 6 周后应用。

（2）产后 48 小时至产后 4 周放置,增加放置时子宫穿孔,或感染的可能性,不宜放置。

（3）中期妊娠引产后放置,可能增加脱落的危险,宜慎用。LNG-IUD 对这方面的影响尚缺少研究数据。

2. 年龄小于 20 岁未产妇可能增加脱落的危险性,需慎用。

3. 有高血压史而无法经常测量血压或血压超过 180/110mmHg(24.0/14.7kPa)者,或血管疾病患者可用带铜 IUD。但用 LNG-IUD 时可能影响血脂代谢,降低 HDL 水平,需慎用。

4. 有糖尿病,不论有、无血管病变,是否依赖胰岛素,或合并肾、视网膜、神经系统疾病,或糖尿病史>20 年,均可使用带铜 IUD,注意术时术后预防感染。但对甾体激素 IUD 需慎用,因 LNG 可能轻度影响糖和脂肪代谢。

5. 有缺血性心脏病或病史、卒中、高血脂者,需慎用 LNG-IUD,因可能存在缺少雌激素效应及影响 HDL 水平。

6. 心瓣膜疾病有并发症者(肺动脉高压、心房纤维颤动、亚急性细菌性心内膜炎病史或在抗凝治疗中)需慎用。放置时宜给予预防性抗生素,预防心内膜炎。

7. 严重头痛或偏头痛,有或无病灶性神经系统症状者,均需慎用 LNG-IUD,因 LNG-IUD 可能增加头痛。

8. 有月经过多或经期长者,带铜 IUD 可能增加出血造成的贫血,需慎用。LNG-IUD 可减少出血,但可增加不规则出血,尤以放置最初 3 ~ 6 个月。对有经期延长者,需咨询后用 LNG-IUD。

9. 子宫内膜异位症者慎用带铜 IUD,可用 LNG-IUD 改善痛经。

10. 有乳房良性疾病患者可放置带铜 IUD 或 LNG-IUD;诊断不明者需慎用 LNG-IUD,如患乳腺癌者不宜用 LNG-IUD。

11. 子宫颈上皮化生者慎用 LNG-IUD。

12. 以往盆腔炎史而目前无性传播性疾病(STD)危险因素,但盆腔炎后至今未妊娠者,需慎用 IUD。如存在 STD 危险,而希望生育者不宜用 IUD。

13. 存在增加 STD 危险的情况,如有多个性伴侣者。

14. HIV 阳性、HIV 高危对象或 AIDS 患者,不宜用 IUD(3 级)。因带铜 IUD 可增加月经失血量,增加 STD 的危险,或由于抑制免疫反应有增加 STD 或盆腔炎(PID)的危险。

15. 肝胆系统疾患 如服避孕药有胆汁淤积症史及肝硬化者需慎用 LNG-IUD(2 级),有活动性病毒性肝炎或肝脏肿瘤(良性或恶性)均不宜用 LNG-IUD(3 级)。

16. 地中海贫血、镰状细胞贫血、缺铁性贫血等需慎用带铜 IUD(2 级),因可能增加月经出血量,加重贫血。

17. 有良性滋养叶细胞疾病,不宜放置(3 级),因常需多次刮宫易造成穿孔;恶性滋养叶细胞疾病者禁用,因出血情况常易混淆。

18. 严重痛经,慎用带铜 IUD,因可能加重痛经。可用 LNG-IUD。

二、宫内节育器放置时期

1. 月经第 3 天起至月经净后 7 天内均可放置,以月经净后 3 ~ 7 天为最佳。

2. 有月经延期或哺乳期闭经者应在排除妊娠后放置。

3. 人工流产吸宫术和钳刮术后、中期妊娠引产流产 24 小时内清宫术后可即时放置(可疑妊娠组织物残留、子宫收缩不良、出血过多或有感染可能者暂不放)。

4. 自然流产正常转经后、药物流产两次正常月经后放置。

5. 剖宫产术半年后根据情况可考虑放置。

6. 产后 42 天恶露已净,会阴伤口已愈合,子宫恢复正常者。

7. 剖宫产或阴道正常分娩胎盘娩出后及时放置。

8. 用于紧急避孕,在无保护性性交后 5 天内放置。

上述放置时期中 6 ~ 8 条是对 1984 年《节育手术常规》的修改。长期来对产时、剖宫产时放置 IUD 存在顾虑。根据庄留琪等研究结果说明产时、剖宫产时放置金属环组和不放环对照组的产科出血和感染并发症无明显差异。恶露平均天数,放环组比对照组长 3 天左右;对哺乳时间、乳量及转经时间等均无明显影响。随访 5 年中均未发现子宫穿孔、严重感染或大出血等病例,说明产时、剖宫产时放置 IUD 是安全的。放置 5 年的临床效果:产时放置者的脱落率较高,1 年和 5 年时各为 23.5/100 妇女和 30.8/100 妇女;剖宫产时放置组的带器妊娠率较高(1 年和 5 年时各为 8.3/100 妇女和 26.9/100 妇女)。但在随访 5 年中,产时和剖宫产时放置组中由于带器妊娠或 IUD 不自觉脱落后妊娠而需行人工流产术者各为 15.3% 和 29.9%,明显低于对照组的 48.7% 和 46.1%。反映了产时和剖宫产时放置 IUD 能及时落实措施,减少近半数的人工流产。如能加强随访,仍不失为一种可选择的时机。而且根据徐晋勋等报道产时胎盘娩出后放置 TCu380A 后 12 个月时妊娠率仅为 0.12/100 妇女,脱落率仅为 15.7/100 妇女,续放率可达 81.8/100 妇女以上。说明改用活性 IUD 能提高产时、剖宫产时放置 IUD 的效果。

三、术 前 准 备

1. 放置宫内节育器虽为小手术,但对术前的准备,如手术器械、敷料、手术者的准备仍需同样严格。

2. 详细询问病史 对一些手术高危对象更应予注意。高危对象包括:哺乳期、子宫过度倾屈、未诊断的子宫畸形、子宫手术史、长期口服避孕药、多次或近期人工流产史,以及存在内外科并发症者等。

3. IUD 的消毒 目前常用的宫内节育器均为单个包装,已经消毒,拆封后即可使用。如有包装袋破损或已过有效期,不能使用(均需送生产单位重新消毒)。

4. IUD 大小的选择 经后放置 IUD 型号的选择,除单一型号的 IUD 外,经后放置 IUD 型号选择见表 9-2-7。人工流产后,产时、产后放置者首选中号。

表 9-2-7 经后放置 IUD 型号选择(参考值)

IUD 种类	宫腔深度(cm)				
	5.5 ~	6.5 ~	7.0 ~	7.5 ~	8.0 ~
环形 IUD	20	20 或 21	21	21 或 22	22
宫铜 IUD	20	22	22 或 24	24	24
Vcu200	24	24 或 26*	26	28	28
Tcu220c	28	28 或 32*	32	32	32
Tcu380A	28	28 或 32*	32	32	32
活性 γ-IUD	24	24 或 26	26	28	28
爱母 IUD	34(S)	34(S)	36(M)	36(M)	38(L)
元宫铜 IUD	小号	小或中号	中号	大号	大号

* 母体乐 IUD、芙蓉 IUD、花式 IUD、吉妮 IUD 等均为单一型号

四、宫内节育器放置术

（一）放置 IUD 的步骤（按顺序进行）

1. 阴道检查，复查子宫大小、位置、倾屈度、活动度等。

2. 以手术窥阴器扩开阴道，拭净积液，宫颈用 2.5% 碘酒消毒，后用 75% 酒精或其他消毒液消毒。

3. 子宫颈钳钳夹宫颈前唇（或后唇）向外缓缓牵引，尽量拉直子宫轴。

4. 宫颈管用消毒棉签蘸消毒液消毒 2 次并清除宫颈管内黏液。

5. 子宫探针沿子宫方向探测宫腔深度，必要时探宫颈管长度。

6. 取出选用的 IUD（撕开包装袋，取出 IUD 及放置器）。

7. 将准备放置 IUD 告知受术者并示以实物。

8. 凡用套管式放置器者，将套管上定位块移至宫腔深度的位置（所探宫腔深度＝套管口到定位器上缘的长度，但 LNG-IUD 例外，为到定位器的下缘）。

9. 根据宫颈口的松紧和 IUD 种类，决定是否扩张宫颈口。金属环形 IUD、宫腔形 IUD、γ 形 IUD、元宫铜 IUD 等均宜扩至 5.5～6.5 号。

10. 牵拉宫颈，拉直子宫轴，置入 IUD。

（1）宫腔形 IUD：宫腔形 IUD 的放置器现有多种，如叉型套管式放置器，内藏式放置器、带线放置叉、钳式放置器等。各有优缺点。列举两种：

1）嵌入叉型套管式放置器：将宫形 IUD 横臂中点嵌入套管顶端的缺口上，即可放置，把 IUD 送达宫腔底部，稍待片刻，上推实心杆，使 IUD 横臂从套管的缺口上脱出，IUD 即置于宫腔内，后退实心杆及套管，于近宫口处上推 IUD 下缘后退出（图 9-2-17）。

2）内藏式放置器：水平位持放置器，将有缺口的一侧向下，先将 IUD 完全拉入套管内，然后上推内杆使 IUD 顶端露出套管呈圆钝状，即可放置，送达宫底部，固定内杆，后退套管，宫形器即置于宫腔内。

（2）T 形 IUD：包括 TCu380A、TCu220c、TCu200 等。放置方法有以下两种。

1）常规放置法：将 IUD 两横臂下褶，插入套管内（不超过 3 分钟），顶端呈圆钝状，轻轻送达宫腔底部，固定内芯，后退套管，IUD 即置入宫腔，等待 1～2 分钟，使横臂能充分展开后取出放置器（图 9-2-18）。

2）横臂上举法：赵彩棠于 1988 年报道将 T 形 IUD 横臂上褶后插入放置管内，顶端露出 0.5cm 左右，放达宫腔底部后，同时慢慢上推内芯和后退套管，T 形 IUD 的横臂能较好的置于宫腔最宽处，其临床效果和不良反应均优于常规放置法。此法放置时，注意在上褶横臂时需缓慢，防止纵横臂交界处裂伤而断裂（图 9-2-18）。

（3）母体乐 IUD：按 IUD 平面与宫腔平面相一致的方向将放置管轻巧的送达宫腔底部，等待 1～2 分钟后撤出放置管，然后探针探测 IUD 下缘是否在宫颈管内，以确认 IUD 是否全部置入宫腔内。

芙蓉 IUD 的放置方法与母体乐 IUD 相似。

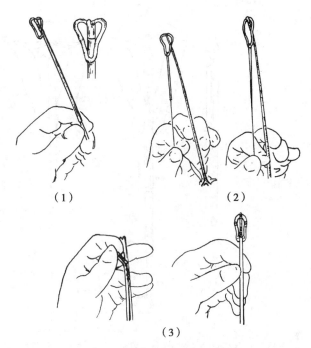

图 9-2-17 宫形 IUD 的放置
（1）套管式放置叉放置；（2）带线放置叉放置；
（3）有缺口放置钳放置

（4）活性 γ-IUD：γ-IUD 纵臂插入顶端有弧形缺口的放置管，缺口前后唇应处在硅橡胶中心块的前后固定 γ-IUD，两横臂在套管外，移动限位器上缘至宫腔深度，扩宫口后，将 IUD 及放置器沿宫腔方向快速通过宫颈内口后，轻轻送达宫腔底部，等待片刻后退少许，再推送一次，固定内芯，后退套管，IUD 即置入宫腔，套管于近宫内口处再推送 IUD 下缘一次，撤出放置器（见图 9-2-18）。

记忆合金型 γ-IUD：取出 IUD，在较低温的情况下轻柔折叠下端上举两侧臂插入放置管内，露出两侧头少许，注意避免两侧臂交绕。调整限位器的上缘至宫腔深度。沿宫腔方向将放置器送达宫底，固定内芯，后退套管，感 IUD 脱出而置入宫腔，将放置器向上顶送一次，随即退出放置器。

（5）花式 IUD：把 IUD 两侧臂内收入放置管内，露出顶缘，调整限位器的上缘至宫腔深度。将放置器水平位入宫腔达底部，固定内芯，后退放置管，IUD 即置于宫腔内，先撤放置管，后撤内芯。

（6）爱母功能型 IUD：取出 IUD，在较低温下折叠下端上举两侧臂插入放置管内，露出两侧头少许，调整限位器的上缘至宫腔深度。沿宫腔方向将放置器送达宫底，固定内芯，后退套管，感 IUD 脱出而置入宫腔，将放置器向上顶送一次，随即退出放置器。

（7）元宫型 Cu365-IUD：将 IUD 的横臂收入放置管内，顶端的球头处在管口，调整限位器上缘至宫腔深度，将放置管轻柔通过宫颈管送达宫底，固定推杆，后撤放置管，使 IUD 横臂脱出放置管，再将放置管向前推进至宫底，固定推杆，后撤放置管，IUD 全部脱出于宫腔。撤出放置器。

（8）环形 IUD：将放置叉避开环结头处，叉住环，轻轻

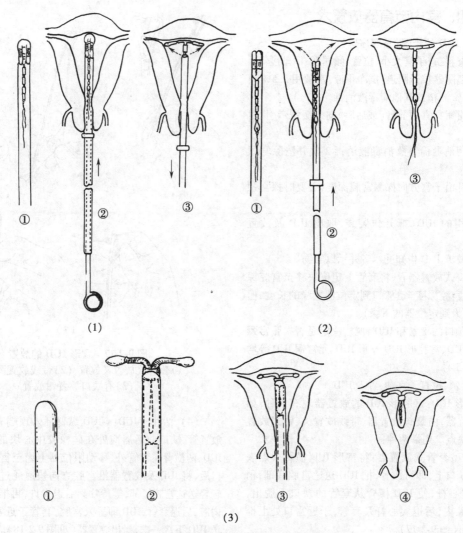

图 9-2-18 T 型 IUD 和活性 γ-IUD 的放置法

（1）TCu IUD 常规放置法示意图：①二横臂下褶插入套管　②放置入宫腔　③固定套芯，后退套管，横臂向外展开；（2）TCu IUD 上举法放置示意图：①二横臂上举，纵臂插入套管，包括部分横臂　②置入宫腔达底部，后退 0.5cm 左右，上推套芯，二横臂外展　③IUD 置入宫腔；（3）活性 γ-IUD 放置法示意图：①有缺口的放置管　②γ-IUD 纵臂插入套管，套管顶部前后唇处在 IUD 中心缺的前后　③扩宫口后放置管入宫腔　④γ-IUD 置于宫腔正常位置

送到宫底，稍待片刻，后退放置叉，于近内口处再推环之下缘，使环置于宫腔底部（图 9-2-19）。

（9）LNG-IUD 的放置：打开包装，取出带 IUD 的放置

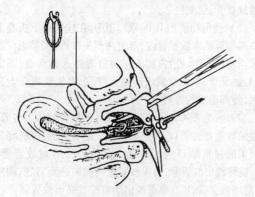

图 9-2-19 环形 IUD 放置法

器，将尾丝下拉，使 IUD 的横臂内收拉入套管内，以推杆纠正 IUD 位置，使顶端处在套管口，并使横臂保持在水平位，移动限位器下缘至宫腔深度，然后将放置器置入宫腔，受阻于定位器上缘，使宫腔上方有空隙，固定推杆，后退套管到推杆有槽处，IUD 的横臂即脱出套管外。同时持套管和推杆缓缓推进宫腔达定位器上缘，再固定推杆，完全后退套管达推杆环处，IUD 即置入宫腔。然后先退出推杆，再退出套管（图 9-2-20）。

（10）固定式铜串-IUD 的放置：IUD 已安装在针形放置器上，食、中、拇三指稳稳把持套管下端和推杆避免移动，从放置系统中取出。检查 IUD 顶端的线结是否挂在推杆尖端的针钩上，尾丝紧扣在推杆的柄上。一手拉紧宫颈钳，一手持放置系统沿宫腔方向置入宫腔达宫底后紧紧抵住，同时轻轻推进推杆，使 IUD 的放置针头带着 IUD 的线结插入到子宫底部肌层内约 1cm。将下端尾丝从压扣处松解出

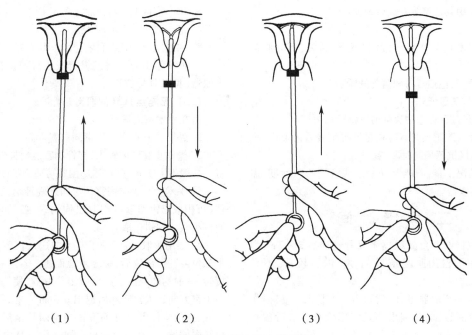

（1）　　　　（2）　　　　（3）　　　　（4）

图 9-2-20　LNG-IUD 的放置

来,然后先退出推杆,再退出套管。轻拉尾丝感有阻力,说明放置正确。

11. 放置带尾丝 IUD,于距宫口 1.5~2cm 处剪去多余尾丝,并记录留下的长度,以核对 IUD 是否放置到位(阴道内尾丝长度=尾丝总长度+IUD 长度-宫腔深度)。

12. 撤除宫颈钳,拭净血液,取出窥阴器,手术完毕。

13. 填写手术记录。

（二）术时注意事项

1. 放置 IUD 虽是小手术,但必须重视规范操作。

2. 术前必须查清子宫大小、位置和倾屈度,以防子宫穿孔。

3. IUD 和进宫腔器械不能接触阴道壁,以防感染。

4. 凡所放置的 IUD 说明中需扩张宫口者,必须予以扩张,不能勉强粗暴放置,以免损伤宫颈,影响 IUD 的效果。

5. IUD 必须放达宫腔底部,放置器不急于撤出并需等待 1~2 分钟,使 IUD 保证在宫腔底部位置,以免影响效果。

（三）术后注意事项

1. 宣教　告知受术者术后可能有少量阴道出血及下腹不适,为正常现象。如出血多、腹痛甚或伴发热等应及时就诊。

2. 每人发给宫内节育器卡一张,嘱随访及就诊时携带。卡上有姓名、IUD 种类、建议放置年限、手术单位及注意事项等。

3. 术后 1 周内避免重体力劳动,2 周内避免性交和盆浴,保持外阴清洁。

4. 应嘱定期随访,直到 IUD 停用,并预约第一次随访日期。

五、宫内节育器放置后随访

（一）随访时间

常规随访时间为放置后 3、6、12 个月及以后每年一次,

直到停用。有特殊情况随时就诊。

因放置 IUD 后可能出现脱落、出血和妊娠等,常是停用的原因。出现这些问题的规律性已经临床证明:脱落和出血以放置后 3 个月内最为多见,尤以第 1 个月为甚,次为 3~6 个月;而带器妊娠则最多见于放置后 6~12 个月,其次为 3~6 个月和 12~24 个月。随着放置时间延长,各种事件的发生均减少,但仍可能发生,因此需长期随访到停用。

（二）随访内容

1. 询问主诉　包括月经情况。

2. 检查 IUD 的情况　①常规妇科检查,能及时发现 IUD 尾丝及生殖道异常情况;②无尾丝的 IUD,B 型超声能明确 IUD 是否在宫腔内及其位置。根据多份资料报道,IUD 上缘距离宫底外缘 1.8~2cm 者,85% 可诊断为 IUD 下移(即部分脱落);③X 线透视:无 B 型超声仪器时可采用,但只能透视 IUD 是否存在于体内,无法判断其位置,且一年内不宜多次透视;④对可疑 IUD 异位者,可行 X 线摄片、子宫碘油造影或子宫碘油及气腹双重造影,见本章第六节"宫内节育器的不良反应及并发症(六)宫内节育器异位"。

（庄留琪）

第四节　宫内节育器的取出

一、适应证和禁忌证

（一）适应证

1. 因不良反应治疗无效及并发症需取器者。

2. 围绝经期停经半年后。

3. 不需要再避孕(如离异、丧偶等)。

4. 计划再生育。

5. 要求改用其他避孕方法或绝育。

6. 到期取器。

7. 随访中发现 IUD 有异常（如变形、断裂、部分脱落等）。

8. 带器妊娠，包括宫内和宫外妊娠。

（二）相对禁忌证

1. 阴道、宫颈存在急性炎症时需治疗后再取。

2. 子宫及盆腔感染时宜应用足量抗生素后再取，严重感染时可在积极抗感染同时取器。

3. 全身情况不良，不能胜任手术或疾病的急性期，需病情稳定后再取器。

二、取出时间

1. 到期取器或非急症取器者以月经净后 3～7 天为宜。此时处在子宫内膜增殖早、中期，内膜较薄，不易出血。

2. 因出血多须取器者，随时可取。在除外子宫损伤后可同时作诊断性刮宫，刮出物送病理检查。术后预防感染。

3. 因月经失调而取器者，可在经前取器，同时行诊断性刮宫，组织物送病理检查，有利于月经失调的诊断。

4. 带器妊娠时取器者，早孕时可于人工流产吸引术时取。中、晚期妊娠者于胎儿、胎盘娩出时应仔细检查 IUD 是否随羊水、胎盘、胎膜同时排出，未排出者可作宫腔探查取出，或待产后 3 个月或转经后做 B 型超声或 X 线确诊 IUD 位置后再取。

5. 带器异位妊娠，应在异位妊娠治疗后出院前取出 IUD。并发内出血、休克等情况不良者，可在下次转经后取出。

6. 更换 IUD 者，可在取出 IUD 后立即放置一个新的 IUD（因症取出除外），或于取出后待正常转经后再放置。

三、术前准备

1. 了解病史，术前咨询，重点了解取 IUD 原因及月经情况和末次月经日期。注意前述的高危对象及绝经与否。受术者知情并签署同意书。

2. 确诊 IUD 存在于子宫内和 IUD 种类。

3. 妇科检查，了解生殖道包括盆腔情况。必要时做阴道分泌物常规检查。

4. 测血压、脉搏、体温。

5. 术前排空膀胱。

6. 绝经时间较长或估计取器存在困难者，需在有条件医疗单位施行。必要时在取器前行宫颈准备，改善宫颈条件后再取 IUD。

四、宫内节育器取出术

（一）带尾丝 IUD 的取出

一般可在门诊进行。

1. 外阴、阴道、宫颈以消毒液消毒后，暴露尾丝。

2. 近宫口处钳夹尾丝后轻柔缓慢牵拉。如遇阻力，可使韧劲，不可强行牵拉，一般能顺利取出。

3. 拭净宫口血性分泌物。

4. 记录取出的 IUD 情况。

5. 如遇尾丝断裂，可按无尾丝 IUD 取出法取器。

6. 遇 T 形 IUD 横臂或纵臂嵌入宫颈管者需在手术室内取器（见 IUD 异位）。

（二）无尾丝 IUD 的取出

需在手术室内进行。

1. 外阴、阴道、宫颈消毒同放置术。

2. 操作步骤同放置术，探针测宫腔时同时探测 IUD 位置。一般不需扩张宫口，如遇困难可适当扩张宫颈。

3. 手术者一手钳夹宫颈后向外轻轻牵拉，另手持取出器（可用取出钳钳取或用取出钩钩取、必要时可用长弯头钳或小头卵圆钳钳取）。

4. 如用钳取，将钳顺子宫方向送入宫腔，钳住 IUD 最下部位或任何部位后，缓缓牵拉而出。若遇阻力可略加旋转，一般均能取出。如用取出钩取器，使钩头偏向一侧，顺子宫方向送入宫底部后退出 0.5cm 左右，钩头略转向前方或后方，钩住 IUD 任何部位向下牵拉至近内口处，钩头再转向侧方，一般均能钩出。如钩住 IUD 牵拉有阻力时，可向一个方向旋转钩头，并向外牵拉，使粘连或轻度嵌顿的 IUD 松动后取出。

5. 检查 IUD 情况是否完整。

6. 取出 IUD 后如无出血，撤除宫颈钳，拭净宫口血液，取出窥阴器，手术完毕。

7. 填写取器记录。

8. 取出术注意事项。

（1）探测 IUD 位置时需轻巧，并能一次探到异物感，避免多次反复。探测可损伤内膜出血，影响异物感。

（2）用取出钩取器，使用时应十分小心，只能在宫腔内钩取，避免向宫壁钩取，以免钩伤宫壁造成出血；如钩到后牵拉有阻力，不能强行牵拉，需退出取出钩，进一步查清原因，或在 B 超监护下取器。

（3）取出 IUD 后，除计划再生育外的育龄妇女，均需劝告落实其他避孕节育方法。

（三）宫腔镜下取出 IUD

1. 适应证和禁忌证　宫腔镜下取出 IUD 的禁忌证，同 IUD 取出术。适用于：

（1）常规取出 IUD 失败，B 超或 X 线检查证实子宫腔内存在 IUD。

（2）B 超监护下取出 IUD 失败。

（3）术前诊断有 IUD 嵌顿、断裂、残留等。

2. 手术时期　考虑前次手术可能造成的子宫肌层损伤需要修复的时间，一般要求在前次手术 3 个月后方可进行宫腔镜手术，推荐检查时间为月经净后 1 周内，即子宫内膜增生期的早、中期，必要时可选择其他时间。

3. 术前准备

（1）了解病史：同其他手术要求，重点了解上次取器时间、手术过程、失败原因、判断对象手术时机是否适宜、是否存在高危因素。

（2）术前检查：同其他手术要求，重点了解本次手术前 B 超检查 IUD 在子宫腔的位置。有嵌顿、断裂、移位者需 X 盆腔摄片。考虑手术困难,应在 B 超监护下手术。如术前检查确认 IUD 移位超出浆膜面者需宫、腹腔镜联合取 IUD 手术。

(3) 签署知情同意书:告知宫腔镜取器手术的风险和并发症等。医生、受术对象、家属签全名和时间。

(4) 术前宣教:嘱对象排空膀胱后进入手术室,换鞋,更衣。介绍大致的手术过程,缓解对象的紧张情绪。

4. 手术步骤

(1) 手术前常规检查宫腔镜等和膨宫系统设备完好。见宫腔镜章节。

(2) 膨宫液体系统连接后排空空气,如需多个液体瓶(建议用软包装液体)连接时应串联对接,严防空气混入。

(3) 膨宫压力宜在 13 ~ 24kPa(约 98 ~ 180mmHg),以最小有效压力为原则。禁止用腹腔镜充气机代替。

(4) 用 18 号输液针建立外周静脉通道,以备急救。

(5) 按宫腔镜操作常规进行手术,并严密观察受术者反应。

(6) 扩张宫口至大于宫腔镜外鞘直径半号。

(7) 将宫腔镜与电视摄像、光源、膨宫系统连接。排出膨宫液内气泡,边膨宫边将宫腔镜缓慢置入宫腔。详细检视宫腔,顺序为宫底、四壁、宫角、输卵管口、宫颈内口及宫颈管。

(8) 断裂、残留、嵌顿的节育器常位于宫底、宫角及内口周围,可在直视下用微型钳或钩钳(钩)住 IUD 与镜头一并取出。如表面有组织覆盖,先剪除,再取器。应仔细检查有无残留。

(9) 关闭进水阀,打开出水开关,缓慢退出宫腔镜。

(10) 撤除宫颈钳,拭净血液,取出窥阴器,手术完毕。

(11) 填写手术记录。

5. 手术注意事项　宫腔镜下能取出困难的 IUD,但宫腔镜手术会增加空气栓塞的风险,术时必须十分谨慎。

(1) 宫腔操作时应轻柔、缓慢,避免宫腔镜反复进出宫腔,严防空气混入,如果膨宫效果不佳,应注意排除是否进入假道、子宫壁是否损伤等。

(2) 手术应有专职护士管理膨宫装置,及时更换膨宫液,规范操作排空空气,不能兼做巡回护士。

(3) 手术中如果对象有咳呛、呃逆等情况应立即停止手术,将受术者头转向左侧,检查有无呕吐、左侧卧位、面罩吸氧。

(4) 密切观察呼吸、脉搏、血压、血氧饱和度的变化,一旦出现异常情况采取相应急救措施。

(5) 有 IUD 残留、断裂、嵌顿、变形的,取出术后必须行盆腔 X 线检查,确诊有无金属物残留。

6. 术后宣教

(1) 可能有少量阴道出血及下腹不适感为正常现象。如出血多、腹痛、发热、白带异常应及时就诊。

(2) 一周内避免重体力劳动。两周内禁止性交和盆浴,保持外阴清洁。

(康建中　庄留琪)

第五节　影响宫内节育器效果的因素

一、年龄和孕产次

大量临床资料说明年龄轻、孕产次少的妇女易于脱落和带器妊娠,特别是环形 IUD 更明显,而 T、γ 型等关系不明显。

二、IUD 的材料

惰性材料制成的 IUD 如未带活性物质,其临床效果差。带铜 IUD 妊娠率低于惰性 IUD。带止血药如抗纤溶药物、前列腺素抑制剂等其出血不良反应小,使因症取出率降低。带孕激素 IUD 可使子宫内膜萎缩,使出血减少,但如抑制排卵或使内膜萎缩过甚则可导致点滴出血或闭经,也常增加停用率。

三、IUD 支撑力

环形 IUD 的支撑力指用压力测量仪使环形 IUD 直径压缩 1/2 所需的压力。庄留琪等曾报道金属单环支撑力与脱落有关。金属单环的支撑力从 84 ~ 100g 增加到 160 ~ 168g 后,放置 12 个月时的脱落率自 10.3/100 妇女下降到 4.6/100 妇女,妊娠率(包括带器和意外妊娠)自 7.5/100 妇女下降到 4.3/100 妇女。

四、宫腔与 IUD 的适应性

国内外曾对宫腔形态进行很多研究。王家光等曾报道中国妇女 1704 名宫腔形态的测量,基本分为 5 种类型:①近似等边三角形约占 41.26%;②近似等腰三角形约占 45.42%;③侧壁向内等腰三角形占 10.62%;④宽大或过矮三角形,约占 2.11%;⑤细长过窄或特殊不规则形占 0.59%。

IUD 是否适应宫腔形态和大小,与避孕效果和不良反应有关:过大 IUD 可压迫子宫壁,引起损伤及出血,使子宫发生反射性强烈收缩,迫使 IUD 下降脱落或因内膜损伤而长期出血,甚或继发感染可导致停用。IUD 过小,易于下移到宫腔下部敏感区(副交感神经末梢分布区),反射引起频繁子宫收缩而使 IUD 脱落。

T 形、V 形、宫腔形、γ 形 IUD 能适应宫腔形态,因而脱落率明显低于环形 IUD。

金恩琪等报道宫腔镜检查放置 IUD 有不规则出血妇女 80 例,发现 IUD 与宫腔不相容或不匹配者占 37.5%,而无出血组仅 10%。两组有明显差异。

五、哺 乳 问 题

哺乳是否增加 IUD 脱落的可能,尚无统一意见。全国宫内节育器临床研究组于 1987 年报道哺乳期放置金属单环和未哺乳者比较,提示哺乳时不增加脱落率,断奶后可能增加脱落的危险。徐晋勋等于 1997 年报道产时放置 TCu380A 后,母乳喂养者 6 个月内的脱落率仅占 11.87%,

而人工喂养者却占 22.37%,也支持哺乳时不增加脱落率。

六、子宫颈内口情况

IUD 的脱落和子宫颈内口的关系各临床报道不一。大多认为子宫颈内口松弛,常使环形 IUD 易于脱落。可能因内口松弛,子宫腔侧壁陡直,环形 IUD 受子宫收缩变形后很易造成完全脱落。

七、技术服务质量

1. 相同的 IUD 由于不同手术者放置效果不一,有时差距甚大,手术者的责任心和放置技术直接影响效果和不良反应。经规范培训的专职医务工作者常能取得较好的临床效果。

2. 放置术前后的咨询指导甚为重要,能解除受术者对不良反应的顾虑,增加可接受性。

(庄留琪)

第六节 宫内节育器的不良反应及并发症

IUD 具有安全、长效、可逆、简便、经济和不影响性生活等优点,但尚存在一定的不良反应和并发症。不良反应中常见的为月经异常、疼痛、腰酸、白带增多等。并发症较常见的有术时出血、子宫穿孔、心脑综合反应和术后感染、IUD 异位、断裂变形等。

对 IUD 不良反应及其防治进行了大量的研究。特别新型带药带铜 IUD 的研制成功,出血不良反应明显减少,大大提高了 IUD 的续用率。

一、不良反应

(一)月经异常

根据世界卫生组织的资料,未用任何避孕措施妇女的月经出血量,正常范围为 31～39ml,而中国妇女为 47～59ml,日本为 50～56ml(表 9-2-8)。

表 9-2-8 正常经血量

国家	测定妇女数	平均经血量±标准差
瑞典	476	38.5±1.9
英国	280	34.6±24.2
埃及	145	37.0±2.0
墨西哥	140	35.1△
巴西	127	32.9△
朝鲜	114	30.7±2.2
中国		
北京	421	54.2±2.8
上海	250	47.01±1.87
日本	120	52.3±24.7

△标准差不详

目前常将经血量>80ml 作为月经过多;经期>7 天作为经期延长;月经期外的出血,量少者为点滴出血,量偏多者

为不规则出血。

【出血的机制】 IUD 引起月经异常的机制已有很多研究,目前尚未完全阐明。可能与下列因素有关。

1. 子宫内膜形态学变化

(1)子宫内膜表浅溃疡:机械性摩擦或压迫性坏死使子宫内膜表面上皮发生溃疡。在此伤口处,对表层内膜的毛细血管和其他小血管的侵蚀可引起出血。少数用广视野光学显微镜曾看到血管进入宫腔的通道,但多数研究者并未见到。Shaw 和 Moyer 于 1980 年认为直接的机械性糜烂并非 IUD 出血的主要机制,而出血必定由更微妙的方式发生。

(2)非溃疡区血管渗透性增加:子宫内膜不伴有溃疡或炎细胞浸润的区域内,血管增多并充血,血管扩张,血管渗透性增加,可导致血浆成分外溢和红细胞侵入间质,故有间质水肿和出血。

(3)超微结构变化:多位学者对带器者内膜、子宫切除标本和对照子宫进行对比性超微结构水平的研究。Pan JF 等 1994 年观察到置入 IUD 后出血者内膜海绵层的螺旋小动脉扩张明显,血管壁变性严重。另外在带器者各不同月经周期内均可见到血管缺陷。血管内皮的损伤比对其他内膜结构损伤更能说明出血原因,而间质细胞和腺体常是相当健康的。内皮细胞缺陷,有中度到重度退变、坏死和内皮细胞间和(或)内皮细胞内缝隙形成。Wang 和 Zhu 于 1990 年报道这种缺陷能使血管暴露出深层的胶原纤维。红细胞从血管腔通过这种缺陷而外溢(图 9-2-21D)。但受损的血管中没有止血产物。血管损伤似乎是局限于子宫内膜上 1/3 内的毛细血管和小静脉中。伴有缝隙形成的血管损伤发生率明显与间质出血有关。

Shaw 于 1982 年,Sheppard 和 Bonnar 于 1983 年报道以上所见表明,在硬而不易变形的 IUD 周围,由于子宫肌肉收缩的机械压力传到组织中,继而发生内皮的退变、坏死和分解,以及缝隙形成。血管内皮的损伤程度可以从内膜中的内皮细胞和间质中呈游动状态的间质细胞与腺体复杂的内在联系得出结果。因此,一种情况是当机械性压力作用于组织上,呈游离浮动的物质则移位而不损伤细胞;另一种情况是有关的血管内皮更容易受到机械性压力和扭曲作用而损伤。Hohman 等于 1978 年发现损伤血管中止血栓相对减少,显示出持久的损害(几分钟到几小时)。这说明带器内膜中,正常组织的止血作用有所改变。

2. 内膜止血反应异常 带器妇女中,内膜止血作用不正常。特别是纤维蛋白溶解机制异常。Shaw 和 Moyer 于 1980 年报道正常子宫有高浓度的纤维蛋白溶酶原激活剂,这种活性大部分位于子宫肌层血管壁内和黄体期的子宫内膜。带器妇女纤维蛋白溶解活性主要位于表层内膜中。纤溶酶原激活剂可将血中纤溶酶原变为纤溶酶,后者可使纤维蛋白和一些循环中的促凝因子前体溶解,从而减少血小板/纤维蛋白止血栓形成。Hourihen 和 Sheppard 于 1990 年发现在恒河猴和妇女带器的内膜和子宫液中纤溶酶原激活剂活性明显高于对照者;而且 Liedholm 于 1983 年,Shaw 于 1983 年报道其在节育器周围高于远离区内膜。Bonnar 和 Sheppard 于 1985 年认为带器出血大多由于纤溶酶原激

活剂水平增高和纤维蛋白溶解活性增强所致。

　　3. 内膜的前列腺素　子宫能产生前列腺素(PG)。由于 IUD 的存在,具有分泌作用的子宫内膜增加前列腺素 PGE2 的产生。Toppozadz 于 1985 年发现妇女放置大号不含药物 IUD 的最初几个月经周期内前列腺素释放增加。于此期间有多量或不规则出血。大号 IUD 并发经血量增多,部分是由于子宫受机械性扩张所致,这与在亚灵长目中见到的 IUD 引起前列腺素产生增多有关。WHO1987 年资料认为宫内节育器引起子宫内膜无菌性炎症或异物反应,

从理论上可能与前列腺素产生增多有关。Smith 等于 1981年,Kelly 等于 1984 年发现患月经过多或痛经妇女可能在子宫内膜或肌层内前列环素增加。前列环素是强效的血管扩张剂和血小板聚集抑制剂,产生过多则可损害止血作用。杨邦元等于 1995 年,黄祝龄等于 1997 年在带器不规则出血的妇女中,使用前列腺素抑制剂,或转为放置含吲哚美辛(前列腺素抑制剂)的节育器,对减少出血有良好效应。Gu等于 1997 年的研究表明含吲哚美辛宫内节育器的抗炎作用可显著减少带器出血,并有形态学基础(图 9-2-21)。

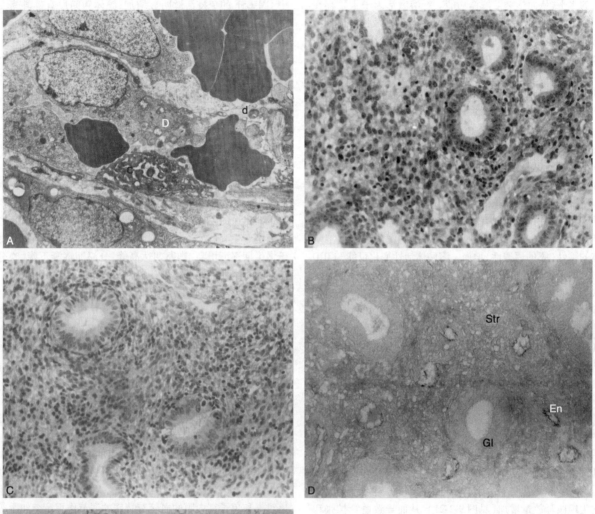

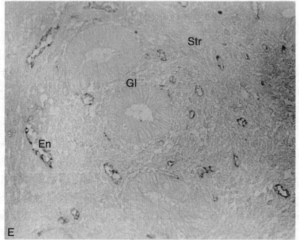

图 9-2-21　消炎痛 Cu IUD 的作用
A. 植入 TCu-IUD 后,可见子宫内膜血管内皮细胞退变(D),内皮细胞收缩(C),红细胞从血管裂隙(d)溢出,×3000;B. 植入含有消炎痛 TCu-IUD 前的增殖期子宫内膜(cd 12)　HE×200;C. 植入含有消炎痛 TCu-IUD 3 个月后的增殖期子宫内膜(cd 12)与植入前(E)比较无明显形态学变化　HE×200;D. 正常增殖期子宫内膜血管内皮细胞 FVⅢ因子活性为阳性(cd 12):腺体(Gl)、间质(Str)为阴性、血管内皮细胞(En)为阳性　PAP 染色×200;E. 植入含有消炎痛 TCu-IUD 3 个月后的子宫内皮细胞 FVⅢ因子活性仍为阳性(cd 12):与植入前相比无明显变化。腺体(Gl)、间质(Str)为阴性、血管内皮细胞(En)阳性　PAP 染色×200

4. 溶酶体及相关酶活性改变 溶酶体是一种多形态的细胞器,广泛分布于各种细胞中,含有 70 余种分解酶,主要为水解酶类。刘云国等于 1989 年报道子宫内膜溶酶体受卵巢激素的影响,并在月经期子宫内膜剥脱与出血过程中具有重要作用。磷脂酶是一种溶酶体酶,为前列腺素(PGs)生物合成的启动所必需。PGs 能增加溶酶体膜的通透性。PGs 的释放引起子宫肌层和子宫内膜血管收缩,使组织缺血、缺氧,从而使溶酶体膜稳定性下降,导致溶酶体释放;PGs 可能通过对溶酶体作用,改变子宫内膜雌、孕激素的水平,从而影响溶酶体功能。纤溶激活因子主要存在于细胞中,大部分在溶酶体上,故溶酶体的释放使纤溶活性增加。某些溶酶体蛋白酶具有激肽释放酶的活性,激肽使血管扩张,也可引起疼痛和出血增加。此外,溶酶体酸性水解酶能分解毛细血管的酸性黏多糖,有一些酶能引起胶原纤维和蛋白分解,使内膜细胞和小动脉内皮细胞破坏或通透性增加而造成出血。实验证明,放置 IUD 的子宫内膜溶酶体活性升高,铜 IUD 对子宫内膜溶酶体影响比惰性 IUD 明显,可使子宫内膜溶酶体总活性明显升高,胞浆中的游离酶活性升高更明显。使用含孕酮 IUD 时,酶活性稳定在正常水平,这可以解释铜 IUD 引起出血多于惰性 IUD,含孕酮 IUD 引起出血发生率较低。最近有人采用放射免疫方法,进一步研究铜离子对主要的溶酶体蛋白酶,即组织蛋白酶 D 合成的影响,发现在一定的浓度范围内铜离子可使溶酶体的脆性(膜的通透性)增加。溶酶体活性变化可能与 IUD 引起的子宫异常出血有密切关系,Wang IY 等 2000 年对置入 IUD 以及功能性出血者的子宫内膜溶酶体进行检测发现,酸性磷酸酶(acid phosphatase)和 N-乙酰氨基酚-β-D-氨基葡萄糖酶(N-acetyl-beta-D-glucosaminidase)活性明显升高,α-L-岩藻糖酶(alpha-L-fucosidas)中度升高,而 αD-甘露糖苷酶(alphaD-mannosidase)下降,说明这四种酶均与出血有关。

5. 内膜的肥大细胞、巨噬细胞和诸多细胞因子、生长因子的变化 几项研究已揭示,在与节育器接触的内膜中,肥大细胞数量增加。Yin 等与 WHO(1987 年)的资料说明,当置入节育器后子宫内膜对宫内节育器的炎症-凝血-纤维蛋白溶解的反应即产生刺激肥大细胞分泌的因素,如前列腺素和活化的补体成分(C3a 及 C5a),随之肥大细胞发生组胺释放量增加(见图 9-2-21),从而导致血管扩张和渗透性增加。这些细胞还释放另一种血管物质 5-羟色胺。Sheppard 和 Bonnar 于 1980 年,Foley 于 1978 年报道肥大细胞也产生肝素,已发现在人类子宫内膜液中存在类似肝素样物质。放置宫内节育器的妇女可能存在大量的肝素,进而损害血管的止血作用。

带器妇女宫腔中可找到大量的巨噬细胞,但内膜组织中却不增多。这些细胞常附着于节育器上,能分泌前列腺素 E_2、$PGF_{2\alpha}$、纤溶酶原激活剂和纤维蛋白溶解酶。Foley 等于 1978 年报道在惰性节育器中比铜-T 节育器中巨噬细胞较多;且在月经过多和月经间期出血患者中更明显。

Dechaud H 等于 1998 年对巨噬细胞、T 淋巴细胞和白细胞介素-1、白细胞介素-6 的研究表明,置入 IUD 后仅巨噬细胞增加。

用免疫组织化学或焰红-酒石黄(phloxine-tartrazine)染色评价在置入 LNG-IUD(或 Norplant)后子宫内膜类淋巴细胞的水平,发现应用 Norplant 者 CD3(+)细胞,CD68(+)和 CD43(+)细胞与内膜萎缩一致,呈显著下降趋势。出血者与无出血者对比 CD68(+)细胞明显上升,CD3(+)和 CD43(+)细胞不变。

粒细胞-巨噬细胞集落刺激因子(GM-CSF):Critchley Ho 等于 1998 年研究形态学变化对子宫内膜功能影响的机制,发现置入 LNG-IUD 后在蜕膜样变的子宫内膜间质细胞中 GM-CSF 的免疫活性明显增加;腺体和间质有催乳素受体表达;CD56+大颗粒淋巴细胞和 CD68+巨噬细胞浸润,但研究的最终结果并未说明其与出血类型的关系。

类胰岛素生长因子结合蛋白-1(ILGF-BP-1):Subonen S 等于 1996 年,Suvanto-Luukkonen E 等于 1995 年的研究表明用 LNG-IUD 作激素补充治疗时蜕膜样变的间质细胞中可见 IGFBP-1 的免疫活性,因此,认为经子宫应用 LNG 引起的蜕膜反应和上皮萎缩与蜕膜样变间质细胞中 IGFBP-1 的表达有关,故 IGFBP-1 免疫染色可以用做评估孕酮对子宫内膜作用强度的指标。

6. 子宫内膜血管内皮细胞的凝血第 8 因子活性 凝血第 8 因子(Ⅷ)是出凝血调节系统的一个重要组成部分,与带器出血的发生密切相关。Ⅷ因子由子宫内膜的血管内皮细胞产生、分泌,受雌激素调控,有周期性变化。其活性于增生期逐渐增高,排卵期达高峰,分泌期逐渐下降,晚分泌期和月经期无显示。

朱蓬弟等于 1991 年和 1995 年比较三种宫内节育器:不锈钢环(SSR)、T-铜 220(TCu220)、左炔诺孕酮-2(LNG-IUD-2)和左炔诺孕酮-20(LNG-IUD-20)放置前后的子宫内膜,发现血管内皮细胞Ⅷ因子活性:①放置 IUD 后普遍都降低;②其中 T-Cu220 最低,SSR 次之,LNG-IUD 无或有变化,故不同类型 IUD 所致出凝血调节系统的影响各不相同;③带器者周期各个时相的Ⅷ因子活性都低,也包括正常增殖晚期的高峰期,故不能除外Ⅷ因子的变化为 IUD 带器出血因素之一(图 9-2-22)。

7. IUD 对子宫内膜血管内皮素的影响 1988 年日本学者 Yanagisawa 研究和命名的目前最强的一个血管收缩肽称为内皮素(ET),由血管内皮生成。Orlando 于 1991 年报道对人和兔子宫内膜的血管有特殊的调节作用。李恕香等于 1994 年报道内皮素对兔和幼小鼠子宫内膜的血管效应,提示在生理条件下,ET 处于低水平,能维持器官功能的调节和血管的扩张。特殊条件下,ET 大量合成释放,导致组织缺血,坏死和出血以及止血等作用。ET 作用明显强于 $PGF_{2\alpha}$ 和血管紧张素Ⅱ。ET 促进花生四烯酸的合成,进一步促进 $PGF_{2\alpha}$ 的合成和释放。反之,$PGF_{2\alpha}$ 和血管紧张素Ⅱ可能有利于 ET 前体原的 mRNA 的合成。在机械刺激下可能激活 ET 前体原基因转录,促进 ET 直接作用于内膜动脉血管,ET 分子与内膜血管平滑肌细胞膜受体发生专一性结合,造成内膜血管特别小动脉收缩。毛细血管内皮细胞几乎不产生 ET,因此动脉收缩时,毛细血管扩张,导致静脉发生不同程度扩张或淤血,重则引起出血。对兔和大鼠内膜用免疫组化定位法测定吲哚美辛对 ET 和 $PGF_{2\alpha}$ 的作用,吲

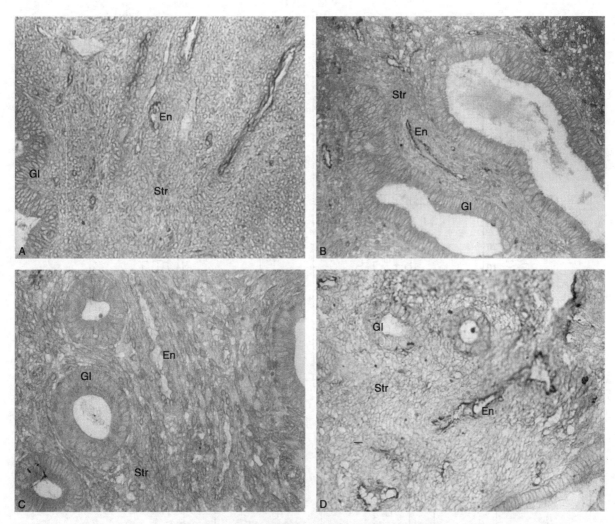

图 9-2-22　IUD 对血管内皮Ⅷ因子活性变化的影响

A. 正常子宫内膜血管内皮细胞Ⅷ因子活性减弱(cd 12):腺体(Gl)、间质(Str)为阴性,血管内皮细胞(En)为阳性 PAP 染色×200;B. 植入 SSR-IUD 2 年后子宫内膜血管内皮细胞Ⅷ因子活性减弱(cd 12):腺体(Gl)、间质(Str)为阴性,血管内皮细胞(En)为弱阳性　PAP 染色×200;C. 植入 TCu-IUD 2 年后子宫内膜血管内皮细胞Ⅷ因子活性减弱或为阴性(cd 12):腺体(Gl)、间质(Str)为阴性,血管内皮细胞(En)减弱至阴性　PAP 染色×200;D. 植入 LNG-IUD 1 年后子宫内膜血管内皮细胞Ⅷ因子活性仍为阳性(cd 12):腺体(Gl)、间质(Str)为阴性,血管内皮细胞(En)为阳性　PAP 染色×200

哚美辛能阻滞 $PGF_{2\alpha}$ 所引起的血管收缩,能增强子宫内膜血管内皮素反应,使子宫内膜血管减少扩张,将来可探索 ET 的拮抗剂来防止子宫异常出血。

8. 子宫内膜细胞核 DNA 含量变化　朱蓬弟等于 1989 年,罗宏志等于 1997 年和 1999 年的研究表明放置不锈钢、T-铜 220、LNG-2、LNG-20 等不同类型宫内节育器后,明显地改变了 IUD 邻近内膜 DNA 含量(增加、显著增加、不变、显著减少等),说明干扰了 DNA 合成和增殖活性,干扰了内膜代谢功能。这些有关影响内膜 DNA 合成因素对避孕或(和)出血可能起到作用(图 9-2-23)。

9. 血小板的作用　止血栓的形成是正常止血的必要步骤,而血小板在此过程中起关键性作用。有作者观察到月经期子宫内膜出现的止血栓比皮肤伤口处少,带器者则更少。这种差异可能与子宫产生前列腺环素有关,从而抑制止血和可能增强了从肥大细胞释放肝素的抗凝血作用。

肝素是通过作为血小板聚集抑制剂而发挥作用的。

上述各过程与宫内节育器引起不正常出血的复杂的相关关系,归纳如图 9-2-24 所示。

10. 已有证据表明钙盐沉积于节育器上,使其表面粗糙,经对内膜摩擦,可使长期安全使用(几年)节育器者发生后期出血。

11. 与 IUD 无关的出血　如妇科疾病包括子宫肌瘤、内膜息肉、更年期子宫功能性出血等。

12. 释放孕激素节育器的作用

(1) 出血问题:1987 年 WHO 的资料说明释放孕酮类药物节育器大都使经血量减少到放置前的 40% ~ 50% ,并且此作用至少维持到应用后 12 个月。Luukkainen 于 1986 年报道通过每天释放左炔诺孕酮 20μg 或 30μg,可明显地减少经血量,但却可导致经间出血,月经稀发量少或闭经。其抑制月经出血的作用可能是由于恒定且高剂量孕激素作

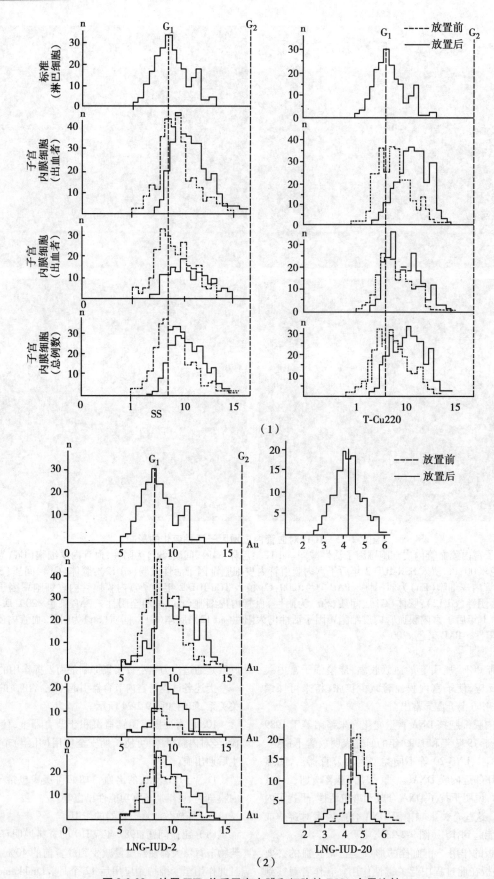

图 9-2-23　放置 IUD 前后子宫内膜和细胞核 DNA 含量比较
（1）放置不同类型宫内节育器前后子宫内膜 DNA 含量比较的直方图；（2）放置
不同类型宫内节育器前后子宫内膜细胞核 DNA 含量比较的直方图

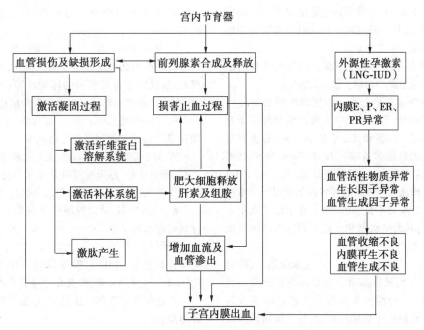

图 9-2-24　IUD 引起异常出血的相关关系示意图

用于内膜,导致腺体和表面上皮进行性退化,间质蜕膜样变和最终的子宫内膜萎缩以及功能的退化。孕激素释放可导致子宫内膜萎缩,但尚不能完善地解释月经减少。另有解释为孕激素具有稳定细胞膜的作用,以保护血管内皮免受节育器损伤。Shaw 和 Moyer 于 1980 年解释为内膜的蜕膜样变有抑制纤维蛋白溶解的效应,从而降低节育器诱发纤溶的程度,故不像惰性和含铜节育器那样使纤溶活性增高而致出血。

(2)避孕作用:朱蓬弟于 1999 年对 34 例放置 LNG-IUD20 12～15 个月的对象,以免疫组化方法检测子宫内膜雌激素受体(ER)、孕激素受体(PR)。结果显示 ER、PR 活性都降低。表明持续性高浓度 LNG 局部释放,抑制 ER 的表达,从而使内膜对血液循环中雌激素(E_2)不敏感,而发挥其抗增殖作用。故 LNG-IUD 使用者其内膜的增殖活性完全受到抑制,是其避孕作用所在。

由于 ER、PR 低下,引起靶器官——子宫内膜对内源或外源性雌激素和(或)孕激素不敏感,结果导致内膜萎缩。Nilson 等于 1982 年和 1984 年报道,如 ER 完全被阻断或抑制则发生闭经;如未完全被破坏或抑制,则有少量周期性出血;如 ER、PR 不足或失调,则发生不规则出血和(或)经期延长。Hovland AR 等于 1998 年报道,PR 有 A 和 B 两个亚单位。B 亚单位与 P 结合时的转录活性大于 A 亚单位。同年 Critchley Ho 等的研究表明 LNG-IUD 可显著抑制 PR 的 B 亚单位,A 亚单位则否,故 B 亚单位的变异与出血有关。

(3)有关置入 LNG-IUD 前几个月出血问题:Jones RL 等于 2000 年报道,LNG-IUD 置入前几个月,子宫内膜:间质广泛蜕膜样变;白细胞浸润增加,包括大颗粒淋巴细胞、巨噬细胞等;类固醇受体(ER 、PR)明显下降。以上这些变化导致多种局部因子或活性介质强烈表达,或衰减,或改变其正常表达。其中催乳素受体、类胰岛素生长因子结合蛋白-1(ILGF-BP-1)强烈表达,Chemokine interleukin-8 增多,Cyclo-oxygenase-2 强烈表达,前列腺素脱氢酶活性受抑制,前列腺素局部高浓度等。总之,以上数据表明 LNG-IUD 置入前几个月,甾体激素受体明显下降,导致多种局部介质活性的异常表达,因此引起突破性出血。

(4)抗雌激素对内膜的增殖作用:Suvanto-Luukkonen E 等于 1999 年对绝经后妇女用 LNG-IUD 作替代疗法长达 5 年和朱蓬弟等于 2002 年对长达 4 年形态学的研究表明,在大多数病例中 LNG-IUD 可以用于补充孕激素对抗雌激素作用。

Gardner FJ 等 2000 年的研究发现用 Tamoxifen 治疗乳腺癌时可引起子宫出血,并与内膜增殖、癌变有关。但置入 LNG-IUD 可调整子宫对该药的不良反应,从而证明 LNG-IUD 有抗雌激素、抗癌作用。

Tamaoka Y 等于 2000 年用含 danazol 的 IUD 治疗子宫肌腺病,发现原患有内膜增生,尤其是患有非典型增生患者的病灶均消失,亦说明该类 IUD 也具有与 LNG 相似的抗雌激素作用。

(5)LNG-IUD 作为激素补充疗法的用法:Suhonen SP 等和 Raudaskoske TH 等于 1995 年比较了分别采用宫腔内(IUD)、皮下(皮埋)或口服三种 LNG 给药法,配伍雌激素作为更年期激素补充疗法(HRT)。结果表明,虽血清 LNG 浓度都相似,但 LNG-IUD 者因其宫腔局部的高浓度,表现更好地调控出血,并更有效地抑制内膜,故临床效果优于皮下或口服给药。置入 LNG-IUD 虽然前 3 个月出血比口服药常见,但以后情况同口服药组,并均可改善更年期症状。总之,作者们认为置入 LNG-IUD 对选择性接受雌激素补充治疗的妇女是补充孕激素的一种有效和切实可行的方法。另外,采用含有 danazol 的 IUD 也同样具有补充孕激素的作用。

13. 血管因素的影响　近年来,随着分子生物学深入研究,王桂敏等于 1996 年提出甾体激素及其受体、内膜产生的各种血管活性物质、生长因子和血管生成因子之间形成了复杂的调节网络，共同调控内膜及其血管的周期性增殖、分化和剥脱的概念，见图9-2-21。

Pan JF等1994年在光、电镜下观察到植入IUD后出血者子宫内膜海绵层螺旋小动脉扩张，收缩不良。

内膜的周期性变化实际上是一种生理性创伤修复过程，内膜及其血管的生长发育显然在正常月经和异常子宫出血中发挥重要作用。内膜和其血管发育不良，功能异常是造成不正常出血的病理学基础。Marsh、Telfer等1995年，Guidic等于1994年提出，内膜局部激素（如LNG-IUD）和激素受体所致各种血管活性物质和各种生长因子异常也许是造成内膜和血管发育不良、功能异常和导致子宫不正常出血的原因，探讨其发生机制和开拓新的防治途径可能有着理论和实用意义。

（朱蓬弟 谷焰）

【临床表现】 月经异常是IUD主要的不良反应。其发生率约5%~10%。月经异常表现为月经量增多或过多、流血时间延长、点滴或不规则出血，而月经周期较少改变。放置IUD和带铜IUD后可增加经血量，WHO的资料表明放置TCu后6~12个月内，一般经血量比放置前增加40%~50%。高纪等于1981年报道中国妇女放置TCu220c后平均增加61.3%。经血量的增加直到4~5年才接近正常。放置释放孕激素药物的IUD，使经血量减少40%~50%，导致月经过少、点滴出血或闭经发生率增加。放置带吲哚美辛IUD，能使经血量明显减少且与所含药物量成正比，减少经期延长和不规则出血的发生率，仅少数可能有周期改变。

很多研究已证明放置IUD后经血量增加，可导致血浆铁储备的降低，重者表现为血红蛋白下降。Guilebaud等早在1979年即已测定47名带惰性IUD妇女血浆铁蛋白水平，放置前铁蛋白<16μg/L者为19%，而放置1年后，铁蛋白<16μg/L为45%。而临床出现贫血，常在铁储备下降以后。因此对于置器后出血增多的妇女，应予注意铁和蛋白的补充。

【处理】 月经过多的治疗，于流血期或经前期选用以下药物。

1. 抗纤溶药物

（1）氨甲环酸（止血环酸，AMCA）：每次1g，4次/日，口服；或注射液每次0.2g，2次/日，肌内注射。

（2）氨甲苯酸（止血芳酸，PAMBA）：每次0.25~0.5g，2~3次/日，口服；或注射液每次0.1~0.2g，2~3次/日，静脉注射。

（3）氨基己酸（EACA）：每次3g，4次/日，口服；注射液每次4~6g，1次/日，静滴。

2. 酚磺己胺（止血敏）：每次1g，3次/日，连服10天或注射液每次0.5mg，2~3次/日，肌内注射或静脉注射。

3. 前列腺素合成酶抑制剂

（1）吲哚美辛：每次25~50mg，3~4次/日，口服。

（2）氟灭酸：每次200mg，4次/日，口服。

（3）甲灭酸：每次250~500mg，4次/日，口服。

（4）甲氧萘丙酸：每次200mg，2~3次/日，口服。

4. 其他止血药物 如云南白药、宫血宁等均有一定疗效。

5. 抗生素的应用 由于放置术为上行性操作，同时可能存在轻度损伤及放置后的组织反应，或因长期出血使宫口开放，破坏了正常宫颈的保护屏障，易于诱发感染。因此，在止血的同时酌情与抗生素联合应用。

6. 类固醇激素的应用 复方雌、孕激素避孕药，如在使用IUD的早期服用能使经血减少。

7. 对长期放置后出现异常出血者，应考虑IUD的位置下移、部分嵌顿、感染或因IUD质量变化等因素，若经保守治疗无效则应取出，同时进行诊断性刮宫，并送病理检查。

8. 如出血多，难以控制或出现明显贫血，给予相应治疗同时应取出IUD。

【预防】

正确选择IUD：①根据宫腔大小及形态，选择合适IUD；②月经量偏多者，可选择吲哚美辛或孕激素IUD。

严格掌握适应证及禁忌证，根据节育手术操作常规选择对象。

正确掌握放置技巧，稳、准、轻巧地把IUD放至正确位置。

（二）疼痛

【临床表现】 与IUD有关的疼痛包括下腹与腰骶部疼痛、性交痛。其发生率在10%左右，因疼痛的取出率仅次于子宫异常出血。IUD引起的疼痛可能是生理性的或病理性的。病理性IUD疼痛可由于损伤，继发感染等原因引起（有关章节讨论）。IUD引起生理性疼痛指并非IUD并发症引起的下腹痛和腰骶部坠痛及性交痛，一般取器后疼痛即消失。根据疼痛出现时间不同，又可分为早期疼痛，延迟性疼痛和晚期疼痛。

1. 早期疼痛 发生在置器过程中和置器后10天以内，多为生理性的。由于IUD进入宫腔使宫颈内口的疼痛感受器受到机械刺激、宫体受到机械和化学性（内膜释放PGS）作用，而产生宫缩致痉挛样疼痛和宫底部的弥散性疼痛。也可因受术者精神紧张，对痛阈低的人能感疼痛加剧。IUD引起的早期疼痛与置器时间可能有一定关系。临床发现月经期或月经干净立即置器和月经周期第9~11天置器可减轻与IUD有关的早期疼痛。

2. 延迟性疼痛 指疼痛持续10天以上者。一般置器时的局部刺激和子宫排异反应可持续10天左右，以后则因逐渐适应，疼痛也随之消失。如IUD与子宫大小、形态不相适合，可对子宫产生明显的机械性刺激，而造成子宫内膜损伤，使PGS的合成和释放持续增加，致子宫收缩延续可引起钝痛。现已证明子宫内膜释放PGE_2、$PGF_{2\alpha}$对痛经起作用。如果正确放置合适的IUD，则IUD疼痛不应大于10天。延迟性疼痛，一般提示IUD与宫腔不匹配。疼痛时间持续愈长，可能说明IUD与宫腔的一致性愈差。

3. 晚期疼痛 指放置IUD后或早期和延迟性疼痛缓解后4周以上出现的疼痛。多数为病理性，应进一步查明原因。应重点排除感染或异位妊娠；尚需考虑IUD变形、嵌顿、下移、粘连等。

4. 性交痛 常因带尾丝IUD的尾丝过硬、过短或过长或因 IUD 下移,末端露于宫口,性交时可刺激男方龟头引起疼痛。

【处理】

1. 保守治疗　可给予小剂量抗前列腺素药,如甲芬那酸、吲哚美辛等治疗。

2. 取出 IUD　如放置 IUD 后持续疼痛,用药物治疗无效,可取出 IUD,视具体情况或更换 IUD 种类,或换用较小的 IUD。

3. 可改换含孕酮的 IUD,其疼痛发生率低,也可放置固定式铜串节育器(Gyne Fix-IUD),因无支架,减少机械性压迫,疼痛也较轻。

4. 性交痛者,须检查尾丝位置和长度,短而硬的尾丝或无法改变尾丝方向者,宜取出 IUD 或剪去外露的尾丝。

【预防】

1. 放置前对 IUD 使用者进行咨询和指导,讲解放置的过程,以减轻放置早期的疼痛。

2. 手术操作轻柔,防止损伤。

3. 选择大小、形态合适的 IUD,减少对宫壁的刺激。

4. 预防性用药,放置时可用 2% 利多卡因做宫颈局部注射,有 97% 的患者疼痛缓解。

（三）白带增多

IUD 在宫腔内对子宫内膜刺激,引起无菌性炎症可使子宫液分泌增加。有尾丝者尾丝刺激宫颈管上皮也可能引起宫颈分泌细胞分泌增加。一般经数月,组织适应后能逐渐减少。多数不需治疗。

二、并　发　症

（一）术时出血

【病因】

1. 组织损伤　多见于 24 小时内出血。例如宫颈管损伤、子宫穿孔、宫体损伤等。

2. 感染　多见于放置后数天再出血。多数因局部内膜受压迫坏死,感染所致。以哺乳期为多见,也见于人工流产同时放置 IUD 者,常伴有组织物残留所致。

【诊断标准】　放、取 IUD 术时、术后 24 小时内出血量超过 100ml 者,或术后少量流血于 7～14 天出血量增加超过 100ml 者,出血多者可导致休克,临床较少见。

【处理原则】

1. 手术当时出血者　首先用止血药及宫缩药物。出血多者,需补足血容量。疑有损伤时,不可作诊断性刮宫,必要时施行腹腔镜检查协助诊断。病情严重者,必要时行剖腹探查。损伤严重,出血不止者,需手术修补或子宫切除术。

2. 放置数天后出血者　首先给予止血、抗感染等治疗。无效者应及时取出 IUD,或同时行诊断性刮宫,并用宫缩剂止血。刮出物送病理检查。

3. 人工流产同时放置 IUD 后出血者　常有组织残留,应取出 IUD,并进行诊断性刮宫,清除宫腔残留组织物,术后加强抗生素应用。

（二）术时子宫穿孔

发生率低,约 1:(350～2500)。但为手术并发症中较

多见的一种,任何进宫腔操作的器械均能发生。有时后果很严重。国内外均报道有放、取 IUD 时子宫穿孔合并肠损伤、感染,甚至死亡的病例。

【子宫穿孔分类】

1. 根据子宫损伤的程度　分为:①完全性子宫穿孔:指子宫肌层及浆膜层全部损伤;②不完全性子宫穿孔:指损伤全部或部分子宫肌层,但浆膜层完整。

2. 根据子宫损伤与邻近脏器的关系　分为:①单纯性子宫穿孔:指仅损伤子宫本身;②复杂性子宫穿孔:指损伤子宫同时累及邻近脏器,如肠管、大网膜损伤。

【病因】

1. 子宫本身存在高危因素:如哺乳期、绝经后子宫,子宫过度倾屈,伴有子宫肌瘤,子宫手术史,未诊断的子宫畸形,多次人工流产史或近期人工流产史等。

2. 手术者技术不熟练,术前未查清子宫位置和大小。

3. 术者责任心不强,不按规范操作或操作粗暴。

【临床表现】

1. 疼痛　多数在手术过程中受术者突然感到剧痛、撕裂样疼痛,但也有少数疼痛不剧,偶见无痛感者;有的在术时疼痛不明显,但在术后因出血或感染而出现持续性隐痛、钝痛或胀痛。腹部检查可有肌卫、压痛、反跳痛。

2. 出血　出血量根据子宫穿孔的部位、有无损伤大血管而不同,可表现为内出血或外出血。如损伤大血管,可出现休克,如未及时处理,甚至造成死亡。内出血者,一般出血量超过 500ml 时,腹部可出现移动性浊音。

3. 多数穿孔时手术者会有器械落空感,用探针探查宫腔深度时,常超过子宫应有深度或超过原探查的深度。用取器钩损伤时,有时钩子难以取出。

4. 取器钩穿孔合并其他脏器损伤时,可钩出肠管、大网膜组织等,受术者可伴剧痛和腹膜刺激症状。诊断应无困难。

【诊断】　详见人工流产章。

【处理原则】

1. 发现或疑有子宫穿孔,须立即停止手术操作。

2. 保守治疗　若手术中发生单纯性子宫穿孔,如探针或小号宫颈扩张器等穿孔小,未放入 IUD、无出血症状及腹膜刺激症状,患者一般情况良好,可在抗生素预防感染和宫缩剂应用的情况下,严密观察血压、脉搏、体温、腹部情况及阴道流血多少,住院观察 5～7 天。

3. 腹腔镜治疗　在放、取 IUD 时并发单纯子宫穿孔,穿孔面积比较小,而 IUD 已放到子宫外(进盆腹腔),可在腹腔镜下明确诊断并取出 IUD,同时可在腹腔镜下电凝止血。

4. 剖腹探查　如无腹腔镜条件或穿孔较大,特别是取出钩穿孔,症状严重者,或因穿孔进行保守治疗过程中发现腹痛加重,体温升高,腹膜刺激症状加重,或出现休克等,应及时剖腹探查。

5. 子宫穿孔如合并脏器损伤,应立即剖腹手术,视损伤程度进行子宫修补或切除子宫,修补肠管或切除部分肠管等手术。

（三）心脑综合反应

发生率极低。偶见于放、取 IUD 时或放置术后数小时

内,出现心动过缓、心律失常、血压下降、面色苍白、头晕、胸闷,甚至呕吐、大汗淋漓,严重者可发生昏厥、抽搐等心脑综合症状。其原因可能受术者过度紧张、宫口过紧、手术者操作粗暴或IUD的压迫等因素刺激迷走神经反射引起。

其处理如同人工流产心脑综合反应(详见有关章节)。症状明显者,立即静脉缓注阿托品0.5mg。如放入IUD后症状持续,需取出IUD。术前术时阿托品0.5mg肌内注射可能预防。

(四)术后感染

【病因】

1. 原有生殖道炎症,未经治愈而放入节育器。

2. 消毒、灭菌不严格。

3. 手术时合并子宫穿孔、肠管损伤等。

4. 人工流产同时放环,因人工流产不全而引起感染。

5. 术后过早有性生活或阴部不卫生。

【临床表现】

1. 术后出现腰酸、下腹疼痛、出血,阴道分泌物混浊有臭味,体温升高等征象。

2. 严重感染时,子宫增大、附件增厚压痛,盆腔炎时可伴炎性包块。败血症时,可出现全身中毒症状。

3. 血白细胞增高,分类中性粒细胞比例增高。

【诊断标准】 术前无生殖器官炎症,于放器后一周内发生子宫内膜炎、子宫肌炎、附件炎、盆腔炎、腹膜炎或败血症者。

【处理原则】

1. 放置IUD后一旦有感染,可选用抗生素治疗。感染控制后取出IUD为宜。

2. 严重感染时,行宫颈分泌物培养及药物敏感试验,选用敏感抗生素。控制感染同时应取出IUD,继续用抗生素及全身支持治疗。

3. 发生盆腔脓肿时,先用药物治疗,如无效者应手术切开引流。

4. 慢性炎症时,必须取出IUD,并可用理疗或中药治疗。

(五)铜过敏

目前常用的活性IUD均带有铜丝或铜套。在宫腔、宫颈、输卵管液中有较高铜离子浓度。近年来常有个案报道,放置带铜IUD后出现与其他过敏原致敏相似的临床症状。多数出现皮疹、全身瘙痒,个别出现心慌、腹痛等。如临床上怀疑铜过敏者应及时取出IUD,并抗过敏治疗,今后不能用带铜IUD。

(六)宫内节育器异位

凡宫内节育器部分或完全嵌入肌层,或异位于腹腔、阔韧带者,称为宫内节育器异位。

【分类】

1. 部分异位 IUD部分嵌顿入子宫肌层。

2. 完全异位 IUD全部嵌顿入肌层。

3. 子宫外异位 IUD已在子宫外,处在盆、腹腔中(图9-2-25)。

【病因】

1. 术时子宫穿孔,把IUD放到子宫外。

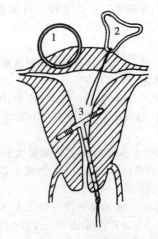

图9-2-25 IUD异位示意图
1. 环型IUD部分异位(嵌顿) 2. V型IUD子宫外异位 3. T型IUD部分异位(下移、嵌顿)

2. 节育器过大,压迫子宫使之收缩加强,逐渐嵌入肌层,甚至部分可移出子宫外。

3. T形IUD下移、变形,宽大的横臂嵌入狭窄的子宫下段,或纵臂下端穿透宫颈管。

4. 环形IUD接头处脱结或质量不佳而断裂,断端锐利部分容易嵌入肌层。

5. 固定式IUD,放置不当,也容易造成IUD异位。

6. 子宫畸形,宫颈过紧和绝经后子宫萎缩可致IUD变形,容易损伤或嵌入宫壁。

哺乳期、子宫有瘢痕史者,容易术时穿孔造成IUD异位。

【临床表现】 一般无症状,多数在随访或取器或带器妊娠时才发现。部分患者有腰骶部酸痛、下腹胀坠不适或有不规则阴道流血。如果异位于腹腔,可伤及肠管、膀胱等组织并造成粘连,可引起相应的症状和体征。

【诊断】

1. 病史询问 重点详细询问放器时间,IUD类型和大小,放置顺利程度,放置时有无腹痛,置器后有无取器困难等病史。

2. 妇科检查

(1)窥视:如有尾丝的IUD,发现宫颈口未见尾丝需考虑IUD异位。

(2)妇科双合诊:检查盆腔有无包块,子宫直肠陷凹、前后穹隆处有无压痛及异物感,子宫大小、形态、有无压痛等。有时可见T形IUD纵臂或横臂穿透宫颈管。

3. 辅助检查

(1)B型超声检查:能较好地定位IUD的情况。

(2)放射线检查:X线直接透视或摄片,远离中心的节育器可诊断为子宫外异位。X线透视下双合诊检查,如移动子宫而节育器影未随之移动可说明IUD异位子宫外。X线透视下用子宫探针置入子宫腔,如不能和IUD重叠,能说明IUD异位。子宫、输卵管用5%~10%碘化油造影或盆腔气腹双重造影,后者可正确定位IUD所在部位(图9-2-26)。

(3)宫腔镜检查:能直接观察、检查宫腔内IUD情况。

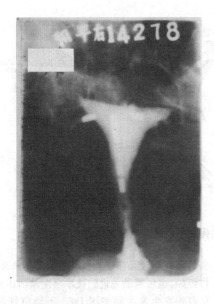

(示意图)

（1）

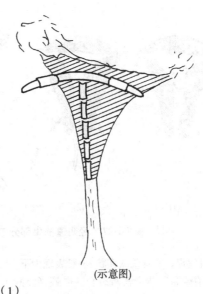

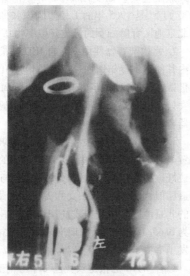

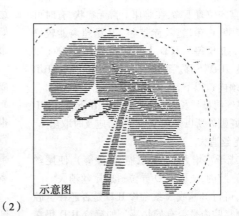

示意图

（2）

图 9-2-26　X 线造影诊断 IUD 异位
（1）子宫 10% 碘化油造影，示 TCu220C 嵌入肌层；（2）子宫碘油及气腹双重造影

（4）腹腔镜检查：能直接观察部分或完全异位于子宫外的 IUD。

【处理】　凡 IUD 异位，无论有否症状，均应及早取出。根据异位的部位不同，可以采取以下取器方法。

1. 经阴道取出　嵌入肌层较浅，用刮匙轻轻刮去内膜，然后从阴道内取出。嵌入肌层稍深的金属环，可钩住 IUD 下缘轻拉至宫口，拉直环丝剪断后抽出（图 9-2-27）。对于取出困难者，切勿盲目用力牵拉，可在 X 线透视或 B 超监护下进行。目前，较多的是在宫腔镜直视下取器，大部嵌入肌层的 IUD 不能松动者，不宜经阴道取器。

2. 如遇 T 形 IUD 横臂或纵臂嵌入宫颈管造成取出困难时，酌情扩张宫口，用血管钳夹住 IUD 纵臂向宫腔方向推入 1cm 左右，使嵌入部分脱离嵌顿处，然后边旋转后即可取出。

3. 经阴道后穹隆切开取出　节育器异位于子宫直肠凹时，可切开后穹隆取出。

4. 腹腔镜下取出　IUD 异位于腹腔内，并估计无粘连或轻度粘连，可在腹腔镜直视下取出。此方法既简单，又安全，术后恢复快，并发症少。

5. 剖腹探查　经 IUD 定位后，大部分或全部嵌入肌层，按上述方法取出困难者，应剖腹取器。如穿孔部位有严重感染，或年龄较大伴有其他妇科疾患（如子宫肌瘤等），可考虑子宫切除术。如 IUD 已穿入肠管内或膀胱内，剖腹探查后取出 IUD，并作损伤脏器修补。

（七）节育器断裂、变形、脱结

1. IUD 变形　IUD 变形发生率较低，多数在随访时通过 X 线透视发现。例如 O 形变成 8 形、△形或其他不规则形态。V 形 IUD 可以发生横臂折叠，中心扣断裂散架等。节育器变形的发生与节育器质量和放置操作技术有关。当 IUD 不适于宫腔形态时，也常发生 IUD 变形，一旦发现以上情况，宜及时取出。

2. 节育器断裂及脱结　节育器断裂或接头处脱结者

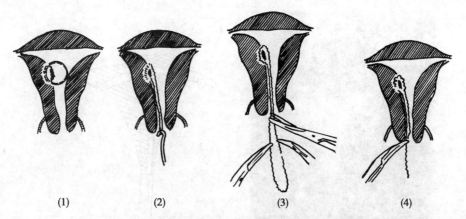

(1)　　　　　(2)　　　　　(3)　　　　　(4)

图 9-2-27　经阴道抽出部分嵌顿至子宫肌层残部的环丝

常无症状,常在随访时发现。如有临床症状,一般表现为下腹坠痛,腰酸,阴道内有赤带。节育器断裂合并嵌顿,处理同 IUD 异位,常可在宫腔镜下取出,或同时 B 超监护、宫腔镜下取。在放置环形 IUD 时,环叉要避免叉在结头处,以防 IUD 脱结。对 IUD 断裂、脱结取出术者,术后应盆腔 X 线检查,以防有残留可能。

（八）节育器下移

节育器在子宫内位置下移,在临床上常无症状,有时可出现小腹胀痛、腰酸、白带增多、赤带等。B 型超声能较好地诊断 IUD 下移,如 B 超示 IUD 上缘距宫底外缘 2cm 以上,一般可诊断为 IUD 下移。而临床诊断的标准,以 IUD 下端下移到子宫颈内口以下,进入颈管者才能诊断。如有尾丝的 IUD,当尾丝明显增长时,应考虑到 IUD 下移。IUD 下移易发生带器妊娠。所以发现 IUD 下移,应及时取出。

（九）IUD 尾丝消失

当 IUD 脱落或子宫增大（合并肌瘤、妊娠等）,使尾丝相对过短而缩至宫腔内,或因 IUD 异位造成尾丝消失。一旦发现尾丝消失,可行 B 超或 X 线确诊 IUD 是否还在宫腔内,或用探针探测宫腔内是否有异物感。如确诊 IUD 仍在宫腔内正常位置,可以继续存放。如 IUD 位置不正,则需及时取出,换置新的 IUD。

（庄留琪）

第七节　放置宫内节育器的远期安全性

一、带器异位妊娠

自 IUD 问世之日起,人们就十分关注其安全性问题。特别是出现了异位妊娠增加的趋势,更引起不少学者研究其和 IUD 的关系。

（一）发生率

1. 异位妊娠发生率　据国内外文献报道,异位妊娠的发生率在不断升高,约占所有已知妊娠总数的 1%。造成发生率上升的主要原因是盆腔炎发病率的上升以及异位妊娠诊断手段的进步。Westrom 于 1975 年报道妇女患盆腔炎后异位妊娠的危险性比未患过盆腔炎者大 7~10 倍。过去许多症状轻又往往能自动吸收而不易被发现的一部分异位妊娠,也可借助先进的技术早期诊断出来,由此增加了异位妊娠发生率。如美国 1982 年异位妊娠发生率为 1.2/1000 妇女,是 1965 年的 1 倍。国内张倬敏等于 1993 年报道北京地区育龄妇女的异位妊娠率为 0.52/1000 妇女。

2. 宫内节育器使用率　自 IUD 被推广应用,在部分国家内其使用率逐年增加。我国是使用 IUD 最多的国家,已达亿万,约占各种避孕方法的 49%,上海市则达 70% 左右。妇女处在 IUD 高使用率的时代,不难理解异位妊娠病例中带器者可高达 30%~90%。

3. 带器异位妊娠发生率　据庄留琪等于 1993 年报道放置 IUD 后进行定期随访达 5 年以上的各种 IUD,其带器异位妊娠率为 0.34~1.02/1000 妇女,与 WHO 和 Franks 等报道相似,低于未避孕妇女的 2.6/1000 妇女。张倬敏等进行的北京地区异位妊娠发病率调查中,带器异位妊娠率为 0.65/1000 妇女,同期未采用避孕措施的妇女异位妊娠发生率为 1.80/1000 妇女。

综合 WHO 的报道及我国多中心前瞻性研究报道的不同种类 IUD 异位妊娠发生率见表 9-2-9。尽管不同种类 IUD 异位妊娠发生率有所不同,但总体来说,释放低剂量孕激素的 IUD 的异位妊娠发生率最高,这可能与孕激素影响输卵管蠕动有关。Tcu380A 与 MLCu375 IUD,由于铜表面积较大,异位妊娠发生率最低。这个结果提示了宫腔内、输卵管内铜离子浓度增高,它不仅有效阻止了宫内妊娠,同时对异位妊娠也起了很大的预防作用。

表 9-2-9　不同种类 IUD 异位妊娠发生率比较

种类	妇女·年数	发生率/1000 妇女·年
惰性 IUD		
金单环	19 619.6	0.75
含铜 IUD		
TCu200	4836	1.4
TCu220c	11 931	0.8
TCu380A	1929	0.0
VCu200	8373	0.36
MLCu250	8201	0.2
MLCu375	637	0.0
含孕酮 IUD	10 128	5.2

不同时期放置 IUD 的异位妊娠发生率也有所不同。据国内报道,5 种不同时期放置 IUD 多中心研究提示:剖宫产时胎盘娩出后立即放置 IUD 者异位妊娠发生率偏高,约为 2.69/1000 妇女·年,其原因可能是受盆腔手术因素的影响,尚待进一步研究。

(二) IUD 对异位妊娠的危险性

长期来认为 IUD 作用机制在于通过放置 IUD 产生异物反应,改变宫腔内环境,而不利于受精卵着床。但多年的研究认为 IUD 抗生育作用,不仅仅局限于宫腔并可能通过改变子宫及输卵管液损害配子存活,降低精卵结合(受精)的机会。1994 年 Wollen 报道 IUD 激活输卵管的免疫系统,而且可能干扰输卵管的免疫功能并影响其在受精过程中的作用。换言之,IUD 也干扰了着床前的生殖过程。带铜 IUD 释放铜离子本身除了具有杀精子作用外,还加强了以上各环节的抗生育作用。所以含铜 IUD 的避孕效果比惰性 IUD 佳,并且异位妊娠发生率也低。Wollen 于 1994 年又报道了使用含铜 IUD 妇女的子宫与输卵管分泌物中铜的浓度均增加,并有形态学变化。铜还使白细胞显示趋向性作用,在使用 IUD 妇女的输卵管中常可见炎症反应,而使用含铜 IUD 更多见。总之,这种多环节的抗生育机制从理论上支持了 IUD 不仅阻止了宫内妊娠,对异位妊娠也有一定的预防作用。

更多的是流行病学的调查,研究 IUD 对异位妊娠危险性的影响。Vessey 在 1974 年报道了 IUD 增加异位妊娠的危险性。然而在 1979 年 Vessey 修正了自己的观点,认为 IUD 并不增加异位妊娠的危险性。1981 年 Ory 应用大样本的病例对照研究结果报道了 IUD 使用 2 年以内相对危险度 (RR) = 0.49;使用 2~4 年,RR = 1.0;使用超过 4 年者,RR > 1.0。1978~1987 年上海曾先后 3 次组织进行回顾性调查,病例组与非妊娠组比较,现用 IUD 者风险机会比值 (OR) 在 3 次调查中分别为 1.1、1.5、0.74。曾用 IUD 者 OR 分别为 1.5、1.31 和 1.46,经卡方和 95% 可信区间检验均无统计学意义。其结果与 WHO 的多中心研究相一致。即放置 IUD 后异位妊娠的 OR 无明显增高,提示 IUD 并不增加异位妊娠的危险性。到 20 世纪 90 年代,IUD 与异位妊娠的关系研究,采用流行病学定群研究法。例如,1990 年北京西城区监测已婚育龄妇女 10 840 例,带器异位妊娠发生率为 0.91/1000 妇女,而未避孕者为 2.22/1000 妇女,此结果进一步支持了 IUD 不增加异位妊娠发生率的观点。使用 IUD 对异位妊娠的发生有保护作用,但不能完全防止。所以值得注意的是在带器妊娠中,有 3%~9% 是异位妊娠,异位妊娠与宫内妊娠的比例有所增加,因此对带器妊娠的病例应警惕异位妊娠。

二、IUD 与盆腔炎(PID)关系

(一) 带器和感染的关系

放置 IUD 是一种宫腔手术,手术可能引发感染。国际上对与 IUD 有关的感染有时间上的限制和明确的诊断标准;认为 IUD 放置后的感染一般在 20 天内发生,诊断依据为必须具有下列 4 项中的 3 项,前 2 项为必备条件,再有后 2 项中的 1 项。

1. 阴道检查前,口腔体温≥38℃。
2. 下腹部压痛及肌紧张。
3. 阴道检查时宫颈举痛。
4. 单侧或双侧附件压痛或伴有肿块。

IUD 的放置是否会增加 PID 的发生率尚有争议。Tietze 等于 1970 年报道放置 IUD 妇女中 2%~3% 在一年内有盆腔炎症状。国内报道发生率均为 0.5%~4%。

在正常情况下,放置 IUD 时有可能把细菌带入宫腔,Mishell 等于 1985 年经宫腔细菌培养证实,置入 IUD 12 小时后就可以从子宫腔中分离出微生物;以后几周,微生物减少;1 个月后宫腔已无菌。1992 年在 WHO 的支持下,一项多中心的 IUD 与 PID 关系的前瞻性研究结果显示:IUD 本身所增加 PID 发生在放器后 4 个月内,特别是 20 天内危险最高,以后随即减少,再以后迅速降低到不用 IUD 妇女的水平。长期放置 IUD 不增加 PID 的发生率;放置 IUD 的妇女在多个性伴侣和性传播疾病等特定条件下,盆腔炎感染危险性有增加趋向。感染是 IUD 的近期并发症。

(二) 引起盆腔炎的微生物类别

近年来研究甚多,特别是随着检测技术的发展,对 IUD 与支原体、衣原体、放线菌及病毒感染研究均有报道。

1. 细菌感染　放置 IUD 合并感染最常见的微生物为细菌,大部分为革兰阴性厌氧菌、微需氧菌及奈瑟球菌等。杨秉炎早在 20 世纪 80 年代报道长期放置金属环妇女绝经后取器中有放线菌感染,放线菌系革兰阳性非芽胞杆菌。Peitti 曾做 8 万例宫颈阴道巴氏涂片,阳性 107 例,全部系置器 7 年以上。Duguid 曾分析了使用塑料 IUD 和含铜 IUD 的两组患者,发现前者的感染发病率高达 31.2%,后者仅 1.2%,两组差异极显著。因铜盐有微弱的抑菌和抗真菌作用,故用含铜 IUD 宫腔感染发生率低,即使感染也较轻。

2. 支原体感染　周曾娣等于 1995 年报道置器妇女支原体感染的血清学研究,对 284 例置器妇女与未置器妇女 86 例,分别进行人型支原体和解脲支原体阳性率测定,结果提示,置器妇女支原体抗体阳性率 32.39%,抗体滴定度明显高于未置器的健康人群(11.62%)。对 66 例置 TCu200 妇女支原体抗体阳性进行动态观察;放置 IUD 前,支原体抗体阳性总检出率为 7.5%,放置 3 个月总检出率 41.0%,放置 3~12 个月,总检出率 9.1%。放置后 3 个月抗体阳性率及抗体最高滴度明显高于放置前及放置后 3~12 个月。以上结果表明,IUD 的使用对性传播疾病无保护作用。存在于女性生殖道下段的支原体有潜在的致病能力。当放置 IUD 时,含有支原体的宫颈黏液附着于 IUD 上将支原体带入宫腔,支原体进入子宫内膜后,可产生一过性子宫内膜炎,但感染很快即被机体防御机制迅速控制。多数支原体在 24 小时内被消灭,但暂时性的子宫内膜炎能持续数月之久。在置入 IUD 后最初 3 个月内,发生盆腔炎、子宫内膜炎的危险性最高,以后急剧下降到不用 IUD 妇女的水平。同时当手术操作造成局部损伤及因放置 IUD 引起不规则出血,更有利于支原体生长。

3. 沙眼衣原体　放置 IUD 是否增加沙眼衣原体感染的发病率,一直有争议。Washington 等于 1994 年报道,置器妇女与未采取任何避孕措施的妇女对比,未示衣原体感

染增高的危险性。上海医科大学于1994年报道,IUD组与无IUD组衣原体感染率没有明显差别。说明IUD是安全的,不增加衣原体感染机会。而闫华等于1996年报道对415例置器妇女作沙眼衣原体检测结果提示,IUD组感染率为18.8%,明显高于未置器者7.6%。解释原因可能与性活跃妇女中20%~40%接触沙眼衣原体,置器时对颈管柱状上皮的刺激、损伤及置器后的不规则出血,干扰了正常的免疫反应有关。IUD类型与衣原体感染的关系报道不一致,带尾丝的IUD感染率高,建议应将尾丝塞入颈管内以减少感染机会。沙眼衣原体感染与IUD的类型和置器年限无关。盆腔沙眼衣原体感染常常无明显症状或极轻症状,且诊断困难。

4. 病毒感染　徐宏里等于1994年采用病毒分离培养方法对置器后出血病例113例、无不良反应者109例、未置器者24例及未置器而有异常子宫出血11例的子宫内膜进行病毒分离。检测的结果显示,放置IUD后出血与病毒感染,特别是巨细胞病毒(HCMV)和单纯疱疹病毒-Ⅱ(HSV-Ⅱ)感染关系密切。然而,是病毒导致置器后出血,抑或是放置IUD后出血导致病毒感染,尚待进一步研究。

5. HIV感染　据报道,HIV感染者放置IUD,不增加PID发生的危险性。而长期使用IUD的HIV感染者,其感染相关的并发症高于无HIV感染者。HIV感染者放置IUD后,是否增加男女HIV传播率,有待进一步研究。

至于IUD尾丝与盆腔炎的关系一直存在争议。新华医院于1996年对放置IUD 5年以上的对象,无尾丝71例,有尾丝40例分别进行宫颈外口、内口、宫腔内需氧和厌氧菌培养,结果表明,阴道宫颈口培养有多种细菌生长系正常现象,而临床症状与IUD有无尾丝关系不大。对于年龄偏大,阴道抵抗力稍差的妇女容易有细菌生长。长期放置IUD有尾丝组细菌上行至宫腔的机会比无尾丝组增多。一般因机体有防御功能,故不致产生严重的盆腔感染的临床症状。据WHO组织多中心比较研究,1265例妇女随机采用有尾丝及无尾丝TCu200 IUD,随访12个月,证明两组PID的发生率无区别,因此认为尾丝在PID发生中不起重要作用。Struthers等于1985年的流行病学调查材料分析指出,IUD本身并不增加PID发生率,多性伴和性传播疾病是致病重要原因。无性传播疾病危险因素者,PID危险性几乎不增加。Pap-Akesom M对445名年龄20~47岁妇女放置MLCu250 IUD分为两组。一组IUD连同尾丝一起塞入宫腔(尾丝向上组),另一组按传统方法尾丝留在阴道中。放置2年后随访,在尾丝向上组,妇科感染病史、感染体征及病理性湿涂片均明显低于尾丝留在阴道中,其OR和95% CI,P值均<0.01。分别为:0.44,0.24~0.79;0.39,0.21~0.69;0.38,0.23~0.61。以上结果表明:使用IUD的妇女,如尾丝自宫腔伸于阴道中,则感染并发症较为常见;如将尾丝连同IUD一起塞入宫腔,则可减少感染的发生。所以尾丝是否会增加PID,有待进一步研究。

三、继发不孕

放置IUD后并发感染,可能造成输卵管炎症,可导致输卵管性不育。WHO在1975年关于输卵管性不育和IUD使用的研究中提出:仅有一个性伴侣,使用IUD的妇女其输卵管性不育的危险性不增加;可是有多重性关系的妇女,不论是否用IUD,其输卵管不育的危险性都增加。

四、生育力恢复

IUD是一种可逆性的避孕方法。各种IUD取出后一年内有51.2%妇女再次妊娠,2年妊娠率89.4%±1.6%及3年妊娠率93.3%±1.4%与未置器妇女妊娠率相似。Randic L于1985年报道,30岁以上的妇女停用IUD后6~12个月的受孕率低些。

就感染而言,IUD与屏障避孕法比较,不能阻止STD感染,与口服避孕药比较,不能保护妇女免患PID,尤在年轻、多重性关系的高危人群。

综上所述,影响IUD继续使用的主要原因是带器妊娠、脱落和因出血/疼痛而取出。在惰性IUD上加铜,表面积增加到300mm²以上,妊娠率已降到较理想水平(接近绝育水平);IUD适应子宫腔形态,抑制子宫收缩,已使脱落率明显下降。但对IUD的出血问题尚未完全克服,有待进一步研究。今后研究方向,建议:

1. 出血机制研究　目前已广泛应用带吲哚美辛或孕激素的宫内节育器,月经量减少十分明显,吲哚美辛IUD虽使出血时间缩短,但仍有一部分滴血和不规则出血,今后仍需进一步研究IUD的出血机制和防治方法。

2. 进一步研究IUD的避孕原理。

3. 含铜宫内节育器的长期安全性研究。

4. 已研制出的新型宫内节育器的长期观察。

5. 探索更好的技术培训形式和方法。

(康建中　庄留琪)

参考文献

1. 谢元媚,廖百花.宫内放置吉妮与爱母节育器的临床观察.现代医院,2010,10:1
2. 潘伟.1110例吉尼柔适IUD的临床效果观察.中国计划生育学杂志,2010,178(7):439-440
3. 张淑斌.放置功能性IUD300例.菏泽医学专科学报,2007,19(1):23-23
4. Oyucs, Vatansaver HS, Karger O, et al. Changes in distribution patterns of integrins in endometrium in Cu-IUD Users. Acta Histochemica,2005,107(2):95-103
5. Tetrault AM,Richman SM,Feix,et al. Decreased endometrial HOXA 10 expression associated with use of Copper IUD, Fertility & Sterility,2009,92(6):1820-1824

第三章

甾体激素避孕药

第一节　甾体激素避孕药引言

　　20世纪50年代末口服避孕药的问世被誉为节育技术的一次革命,它改变了已往只能靠手术绝育或放置宫内节育器,或性生活时采用避孕工具、杀精药,或使用更原始的传统方法,如禁欲、体外排精、安全期避孕等的情况。口服避孕药的突破,改变了整个节育技术和计划生育的形势。合成孕激素的研制首创者是美国科学家 Pincus、张明觉、Djerassi 等。第一个合成的孕激素是异炔诺酮,首次临床研究却是在波多黎各。继之,陆续合成了各种类型的孕激素避孕药,但在结构上总的不外乎两大类:睾酮类衍生物:如炔诺酮、异炔诺酮;孕酮类衍生物如甲孕酮、甲地孕酮、氯地孕酮。20世纪60年代以来,欧美不少药厂大力投资避孕药的生产,品种多达数百种,盛行于美、英、北欧、澳洲及一些国际组织援助的发展中国家。20世纪80年代起,口服避孕药的发展大致有4种趋向:①降低剂量以减少不良反应:重点针对心血管、肿瘤、代谢的影响;②改变剂型:针剂或缓释系统,以期达到微量和长效的目的;③合成新的孕激素化合物:高活性的第二、三代孕激素,如去氧孕烯(desogestrel)、孕二烯酮(gestodene)、炔诺肟酯(norgestimate);④孕激素受体调节剂的研制。

　　中国的口服避孕药研究开始于20世纪60年代初,在短短的4年时间内研究成功中国第一批口服避孕药,命名为一号避孕药(复方炔诺酮)和二号避孕药(复方甲地孕酮)。并在1967年通过鉴定,在全国临床使用。中国口服避孕药的

成功有不少老一辈专家的贡献,中国科学院黄明龙教授首创合成的甲地孕酮,至今仍在国内使用,并从口服发展为针剂、阴道环等。药理、毒理研究由上海第一医学院药理专家张昌绍,临床妇产科王淑贞、俞霭峰、郭泉清等教授亲自率领一大批研究人员、临床医生、护士、技术员投入研究。

　　由于当时国外研制的避孕药剂量过大,不良反应大,持反对意见者认为服药后头晕、恶心(类早孕反应),工作会出差错(有反映会计打错算盘、骑自行车撞了电线杆等),也有因为肝功能损害(占服药者的10%左右)等,认为口服避孕药难以推广。但是在时任原卫生部部长钱信忠的支持和直接关怀下,上海一批医务人员坚持了降低剂量的研究。从减半到减到1/4剂量,不良反应明显减少,一过性的肝功能异常率也降低到1%,终于在1967年以1/4的剂量通过了国家科委全国性的鉴定,正式在全国各地临床使用。中国口服避孕药的研究开始虽比西方晚了7~8年,但在当时的低剂量却早于国外产品7~8年。

　　20世纪70年代开始,人们已经注意到长期使用口服避孕药的安全性问题。特别重视吸烟、心血管疾病、肿瘤与避孕药的关系。由于安全性的问题成为甾体避孕药发展史中一个热点问题,一时也成为发展中的障碍。因为对口服避孕药引起的一些严重反应的误传极多,使不少服药者产生顾虑,尤其是对肿瘤和心血管、脂代谢方面的影响顾虑重重。因为安全性的问题也促进了口服避孕药向微量释放系统的发展;如阴道环、皮下埋植剂、释药宫内节育器(IUD)、贴皮剂等。这种缓释系统多数是单纯孕激素的制剂,可以减少由于雌激素产生的不良反应。

但缓释系统又带来了新的问题:最主要的是子宫不规则出血。皮下埋植剂、阴道环所引起的不规则出血,部分原因可能是因为不含雌激素,干扰了子宫内膜发育所致。解决甾体避孕药所致的不规则出血一直是研究的重点。WHO 曾组织两次国际会议专题讨论出血问题,英国、瑞典、澳大利亚等研究中心以该项研究为重点,以期能为临床提供防治出血的办法。

改用缓释系统目的是摆脱避孕药中的雌激素成分。但因为不规则出血,不得不再加上雌激素作为双缓释系统,双缓释系统是一种新的技术,有利于平衡不同成分的合成激素,期望研制一种既能抗生育又不损伤自然性周期的药物系统,如美国人口理事会的释放炔诺酮和炔雌醇的阴道环,美国国立卫生研究所(NIH)所支持的双释放炔诺酮和炔雌醇的贴剂,现均已有产品用于临床。近年来,由于生殖健康的新概念的提出,节育技术的服务有了新的内容,包含了对妇女健康全过程的服务。为此,甾体避孕药的发展也延伸至治疗妇女子宫功能性出血,围绝经期妇女的替代疗法中孕激素的补充。例如,释放左炔诺孕酮的 IUD(LNG-IUD)治疗子宫功能性出血。口服避孕药的使用必须考虑到特殊人群生殖健康的特点。近年来,世界卫生组织遵循循证医学原则,不断对使用的适应情况,慎用或禁用的条件进行了修订和补充,以使避孕药能为更广大妇女的生殖健康服务。

新的发展途径自然应是合成新的化合物。Djerassi 指出,理想的避孕药应是一种每个月服一次,或者每次月经不来时服用的药。20 世纪 80 年代法国 Russel 药厂在 Baulieu 抗受体的学说引导下,合成了多种与孕激素受体结合或对抗孕酮的化合物。其中重要的抗孕激素药物 RU486(米非司酮,mifepristone)的问世,可称为在合成甾体激素历史上一项重要创举。RU486 的问世改变了人工流产的前景。人们一直在千方百计寻找可以"堕胎"的药物,避免人工流产手术带来的精神和身体的创伤。药物流产,在卫生设施差的情况下要安全得多。对于 RU486 作为常规避孕药的基础和临床研究正在进行,以期使它从"流产药"的框框下解脱出来,列入避孕药的行列。不仅如此,为了预防妊娠以减少流产,采用甾体避孕药作为紧急避孕方法也是近年来重大的发展。除目前已知的紧急避孕、催经止孕用途以外,正在研究低剂量"内膜避孕药",每周一次或每月一次的避孕药。另外,由较天然的雌激素(戊酸雌二醇)取代炔雌醇的口服避孕药也已问世。甾体避孕药的发展仍有很广阔的前景。

(肖碧莲 黄丽丽)

第二节 甾体激素避孕药的化学结构

甾体类激素的共有基本骨架为一甾环,亦称环戊烷多

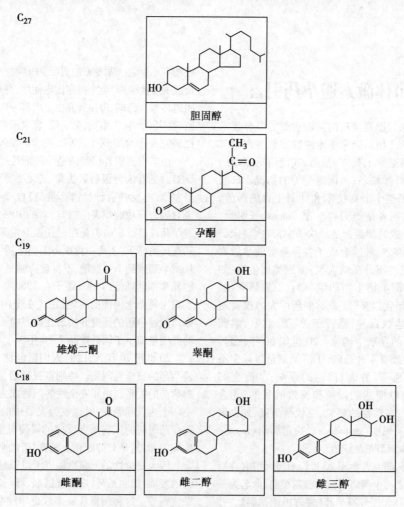

图 9-3-1 胆固醇与内源性性甾体激素的结构

氢菲(cyclopentanoperhydrophenanthrene),为一个由 17 个碳原子组成的环形结构,由 3 个六碳环及 1 个五碳环相互连接构成。甾体激素来源于胆固醇裂解。胆固醇为产生所有性甾体激素的母体物质,它有 27 个碳原子。在 C10 与 C13 位各携带一个甲基,C17 位的侧链由 8 个碳原子构成。A 环的 C3 位为羟基,B 环的 C5-6 位间为双键。

孕酮为 21 碳化合物,与胆固醇的差别仅在于 C17 位上的侧链结构与长度。胆固醇经 20-22 裂解酶作用即形成孕酮。其 C17 侧链上仅由 2 个碳原子组成,C20 为一酮基,A 环 C3 位为酮基,而 B 环上的双键移至 A 环。

雄激素属 19 碳化合物,在 C17 位为酮基或羟基。睾酮与雄烯二酮的 A 环 C3 位为酮基,C4-5 位为双键。

雌激素的结构为 18 碳甾体。与雄激素的不同处在于 C10 位去甲基即成 18 碳化合物,并且所有天然雌激素 A 环芳香化伴 C3 位的羟基。雌酮(E1)与雌二醇(E2)在 C17 位为酮基或羟基。雌三醇(E3)则在 C16 位加一羟基(图 9-3-1)。

在月经周期的不同时相,生物合成途径有所不同。在卵泡期,孕酮主要是雄激素合成过程中的中间产物。在女性生殖器官中,雄烯二酮与睾酮均为产生雌激素的前体。雌二醇系从雄烯二酮经睾酮而产生。雄烯二酮还可产生雌酮。雌酮与雌二醇之间可以相互转换。从雄激素至雌激素的转换主要依靠酶的作用,而其中最主要的为芳香化酶,使 A 环芳香化(图 9-3-2)。

在黄体期,性激素的生物合成绝大部分停留于孕酮阶段。仅一小部分孕酮在月经周期的后半期转变为雌激素。此期血液中孕酮浓度相应增高。

长期以来化学家们一直进行合成甾体激素的研究。在甾环不同位置上含碳基团的变化即可产生不同的化合物,某些可增强口服活性,某些可改变其激素属性,从而产生了多种合成的性甾体激素。后者比内源性性激素有较强或时间较长的作用,因此可以极小剂量发挥效应。激素避孕药是有效而可逆的避孕方法之一。它或由雌、孕激素配伍构成复方避孕药,或由单方孕激素组成。绝大多数复方避孕药为口服给药,少数亦有注射。单方孕激素制剂现有多种,

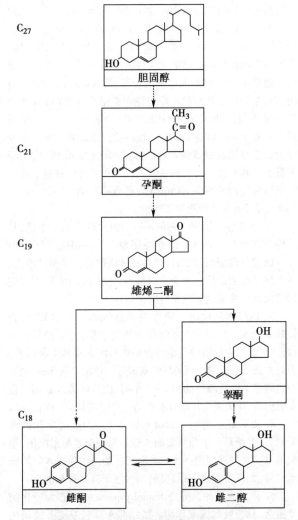

图 9-3-2 内源性性甾体激素的生物合成

包括口服、长效注射、缓释系统如释药宫内节育器、皮下埋植、阴道环或透皮贴片等。目前在避孕药中所应用的合成性激素可以分为下列几种:

(一)合成雌激素(图 9-3-3)

1. 乙炔雌二醇 简称炔雌醇(enthinylestradiol,EE)。

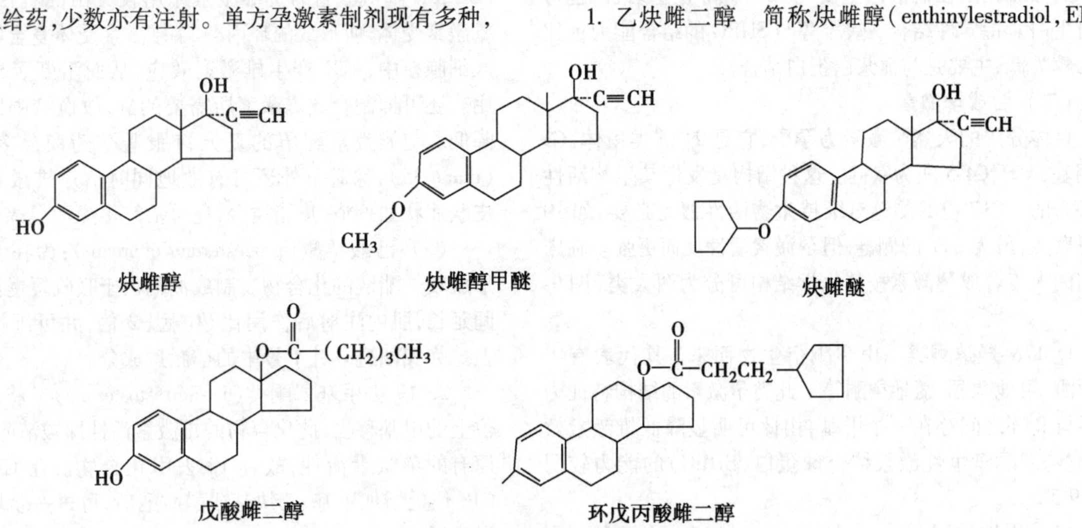

炔雌醇　　　　炔雌醇甲醚　　　　炔雌醚

戊酸雌二醇　　　　环戊丙酸雌二醇

图 9-3-3 合成雌激素类化合物的化学结构

是目前复方口服避孕药中最常用的雌激素成分。它在 C17 位上引入乙炔基,在体内有较长的半衰期,因而可以有口服活性。放射性氚标记的炔雌醇口服后很快吸收,60～100 分钟达高峰浓度。药物能很快进入血循环而分布于全身组织。血浆中 99% 的炔雌醇呈结合型,为其硫酸盐与血清白蛋白的结合物。炔雌醇本身与性激素结合球蛋白(SHBG) 很少结合,但可明显增高 SHBG 的结合容量。口服避孕药后 5 天血中炔雌醇达到相对平稳浓度。炔雌醇的雌激素效应为口服雌激素中最强者,比己烯雌酚约强 10 倍,故用药剂量小。其不良反应与剂量成正比。在复方口服避孕药中的剂量从最初的 50～100μg/d 现已普遍降为 30～35μg/d,近年已有 20μg/d 的避孕药问世。

2. 炔雌醇 3-甲醚(mestranol) 为炔雌醇的衍生物,其结构是在炔雌醇的 C3 位有一甲醚基(-O-CH₃)替代 OH 基。该成分现使用较少,口服后在体内部分发生醚键断裂,释出炔雌醇起作用。由于去甲基不完全(约 50%),故需应用较大剂量才能达到炔雌醇同样效应。

3. 炔雌醇环戊醚 简称炔雌醚(quinestrol,CEE),为长效雌激素。口服后主要储存在脂肪组织,再缓慢释放入血,并代谢为它的活性代谢产物炔雌醇而发挥其生物活性。为复方长效口服避孕药的雌激素成分。单次口服 3mg,血浆中炔雌醇平均达峰时间为 2～3 小时,血药峰值 1ng/ml。直至服药后 50 天血中炔雌醇水平仍可维持在 150～200pg/ml。

4. 戊酸雌二醇(estradiol valerate) 为经过酯化的雌激素,注射给药因吸收缓慢而长效。与注射孕激素配伍,组成每月一次的注射避孕针。口服后在肠道内易被水解形成雌二醇,无长效作用,现口服制剂多用于激素补充治疗。

5. 环戊丙酸雌二醇(estradiol cypionate) 亦为酯化的雌激素,具长效雌激素作用。微结晶水混悬液皮下或肌内注射吸收缓慢,作用时间比戊酸雌二醇延长,故亦用于与注射孕激素配伍构成每月一次的注射避孕针。如与醋酸甲羟孕酮配伍的复方醋酸甲羟孕酮避孕针(Lunelle,cyclofem)。

所有合成的雌激素均与内源性雌激素有相似的作用,可以影响下丘脑-垂体轴,并且亦对生殖器官有直接作用。

天然雌激素在血液内主要与 SHBG 特异性结合,也可和白蛋白非特异性结合。炔雌醇与 SHBG 的结合能力远比雌二醇为低,主要是与血浆白蛋白结合。

(二)合成孕激素

黄体分泌的天然孕激素为孕酮,它是 21 碳类甾体,C3 为酮基,A 环 C4-5 间为双键。这种结构是发挥其生物活性所必需的。C17 位的侧链对维持生物活性似无必要,如 19 去甲睾类,虽无 C17 的侧链,但孕激素活性反而更强。临床应用的人工合成孕激素按其化学结构可分为两大类(图 9-3-4):

1. 17α-羟孕酮类 由孕酮衍生物而来。其代表有甲羟孕酮、甲地孕酮、氯地孕酮等。此类孕激素的结构特征为 A 环与 B 环之间存在一个甲基,由此可明显降低雄激素效应,它与睾酮竞争性激素结合球蛋白(SHBG)的能力较弱(图 9-3-5)。

(1)甲地孕酮(megestrol acetate):与 17-羟孕酮的区别在于 C17 位为醋酸酯化,C6 位引入甲基,同时 B 环内引入

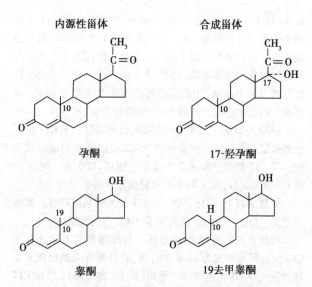

图 9-3-4 合成孕激素与其内源性亲代化合物

一个双键。为合成的高效孕激素。孕激素活性比天然孕酮强 25 倍。不具有雌激素活性与雄激素样作用,但有明显的抗雌激素作用。口服制剂亦称妇宁片,它是我国口服避孕药 2 号中的孕激素成分。在国外的复方制剂中应用较少。

(2)氯地孕酮(chlormadinone acetate):结构与甲地孕酮相似,仅在 C6 位引入氯原子替代甲基。具有抗雌激素作用而无雄性化作用。

(3)甲羟孕酮(medroxyprogesterone acetate;provera):与甲地孕酮差别在于 B 环无双键,为一高效孕激素,孕激素活性比天然孕酮强 20 倍,无雌激素及雄激素样活性。口服制剂亦称安宫黄体酮,其微结晶混悬液(DMPA,商品名狄波普维拉)肌内注射,由于吸收缓慢而用做长效避孕针剂,常用 150mg/次,肌内注射,可避孕 3 个月。

(4)环丙孕酮(cyproterone acetate):与氯地孕酮不同处在于 A 环有一个三环。亦为一强效孕激素,其孕激素活性比氯地孕酮强 3 倍,显著高于左炔诺孕酮(LNG)等 19 去甲基睾酮类。亦具抗雌激素活性,能抑制下丘脑与垂体,使 FSH、LH 降低。它的抗雄激素作用较突出,能与睾酮竞争雄激素受体,所形成的环丙孕酮-雄激素受体复合物也能进入细胞核中,但不产生雄激素效应,从而阻断了雄激素作用。还可抑制合成雄激素所需要的酶,故血液中睾酮水平降低。与雌激素配伍的复方口服避孕药商品名达英-35(diane-35),除避孕外还可有效地同时治疗雄激素过多的皮肤症状如痤疮、皮脂溢等,还可治疗多囊卵巢综合征等。

(5)己酸孕酮(progesterone caproate):为在 C17 位上形成较长酯链的化合物。制成油剂由于吸收缓慢而作用时间延长,肌内注射后作用比孕酮强 2 倍,并可维持 8 天以上。为我国避孕针 1 号中的孕激素成分。

2. 19-去甲基睾酮类(19-nortestosterone) 将睾酮 C10 位上的甲基移去,此化合物的雄激素活性即被清除,而保留原有的孕激素活性,故称 19-去甲化合物。在 C3、C17 或 C18 位上增加甲基、乙炔基或醋酸酯后,可进一步增强其孕激素活性。

炔诺酮(norethisterone;norethindrone)最早于 1952 年改

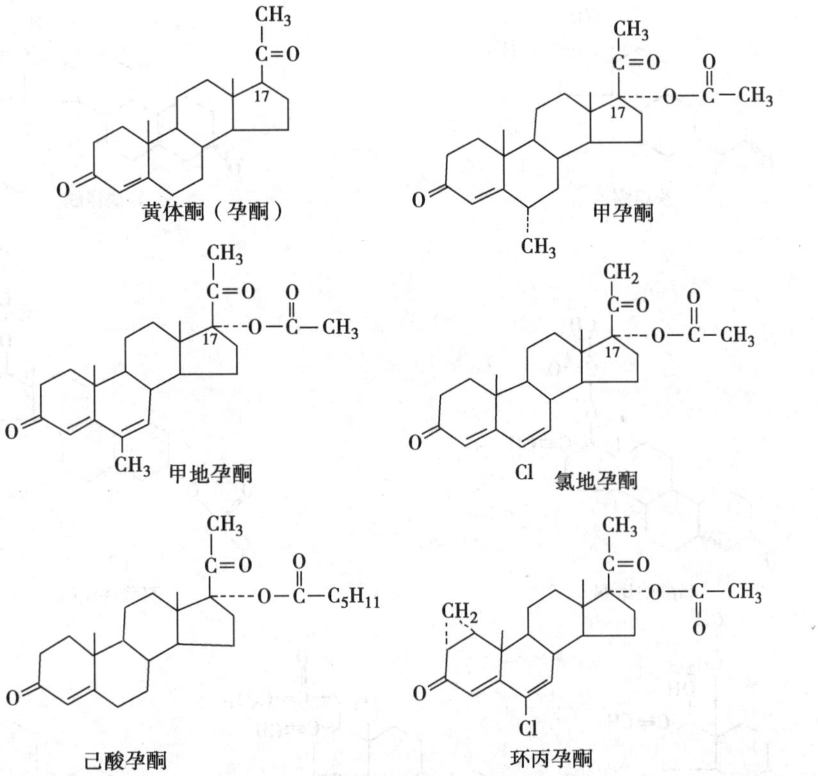

图 9-3-5 17-羟孕酮类合成孕激素

良睾酮结构制成并获专利,为此类化合物最主要的代表,它是一系列其他合成孕激素的亲代物质。炔诺酮为 19-去甲睾酮类。在 C17 位引入乙炔基,可延缓肝脏的灭活作用。C17 的羟基被醋酸酯化即为醋酸炔诺酮(norethisterone acetate);如 C17 羟基被庚酸酯化,即为炔诺酮庚酸酯(norethisterone enanthate);炔诺酮结构移去 A 环上的酮基,即为去氧炔诺酮(lynestrenol)。在炔诺酮的 C 环与 D 环之间(即 C13 位)引入乙(烷)基(-CH₂-CH₃)替代甲基,其孕激素活性增强,即成为所谓第二或第三代孕激素,包括炔诺孕酮(18-甲基炔诺酮,norgestrel)、孕二烯酮(gestodene)、炔诺肟酯(norgestimate)、去氧孕烯(地索高诺酮,desogestrel)等,唯孕二烯酮的五碳酸中有一双键。去氧孕烯 A 环中失去酮基,但 C 环中加入一个亚甲基(methine group)。炔诺肟酯在 A 环 C3 位以肟基(=N-OH)代替酮基(图 9-3-6)。

某些化合物必须转换为生物活性形式才能发挥作用。孕激素类当今使用最多的左炔诺孕酮(LNG)与孕二烯酮本身即具生物活性,而去氧孕烯与炔诺肟酯必须转变为生物活性形式,即 3-酮去氧孕烯与炔诺酮才有生物活性,故可视作为前体药物(prodrugs)。

合成孕激素与天然孕酮有两个重要的共同特性:即抑制下丘脑-垂体系统以及直接作用于生殖器官。根据其来源,它们还部分表现有不同程度的雌激素、雄激素或抗雄激素效应。

选择目前常用的几种介绍如下:

(1) 炔诺酮(norethisterone, NET):是最早应用的 19-去甲睾酮类孕激素,为一高效口服孕激素,口服后吸收良好,肝内代谢慢,具有潜在雄性化作用,约相当于睾酮的 1/16,并有抗雌激素作用,商品名亦称妇康片。国内外广泛应用于复方口服避孕药中作为孕激素成分配伍。近年亦有用于皮下埋植剂。

(2) 异炔诺酮(norethynodrel):是炔诺酮的△5 异构物。孕激素活性低于炔诺酮,对子宫内膜的转化作用也较弱。具有弱的雌激素活性,但不显示有抗雌激素作用、雄激素活性和蛋白同化作用。在体内很快转化为炔诺酮。

(3) 双醋炔诺醇(ethynodiol diacetate):为炔诺酮还原后的 3,17-双醋酸酯。其孕激素活性强于炔诺酮而较 LNG 弱。本品同时具有弱的雌激素活性与抗雌激素作用,亦有微弱的雄激素活性及蛋白同化作用。在体内完全转化为炔诺酮。

(4) 庚酸炔诺酮(NET-EN):系炔诺酮的 17α-庚酸酯,为高效长效孕激素,几乎无雌激素活性,有明显的抗雌激素作用,雄激素与蛋白同化作用轻微。油溶液制备长效注射避孕针。

(5) 炔诺孕酮(norgestrel)与左炔诺孕酮(levonorgestrel, LNG):原译名为 18-甲基炔诺酮与左旋 18-甲基炔诺酮。为 1964 年第一个化学合成的制剂,它是在 C18 位以乙基置换。以后由于化学的进步,发现炔诺孕酮为一消旋体,具有对映异构体结构,其右旋构体无生物活性,仅其左旋构体即 LNG 具生物活性,因此在配方中可以仅用其左旋构体,效应不变而剂量可以减半。其孕激素效应强,且几乎不具有雌激素活性。此后一阶段逐渐成为应用最广泛的孕激素,亦称为第二代孕激素。不仅用于复方避孕药中,而且还作为单一孕激素制剂用于缓释系统,如皮下埋植剂 Norplant、释药 IUD、释药阴道环等。LNG 的作用比炔诺酮强 10 倍,

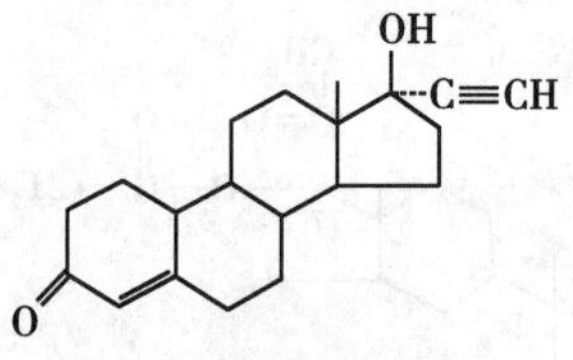

炔诺酮

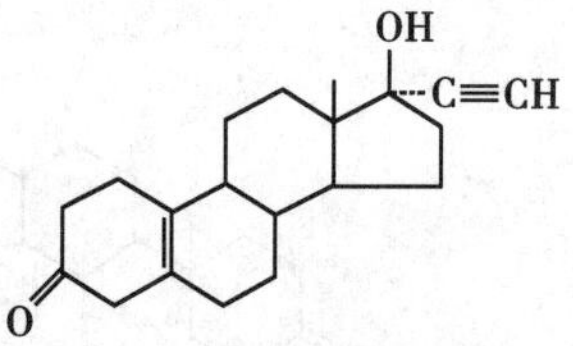

异炔诺酮

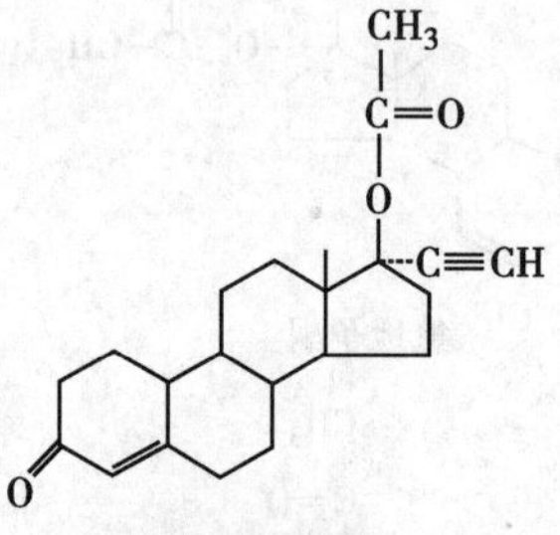

醋酸炔诺酮

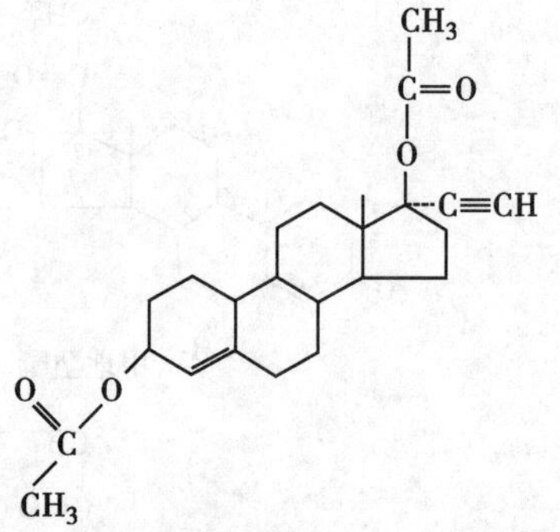

双醋炔诺醇

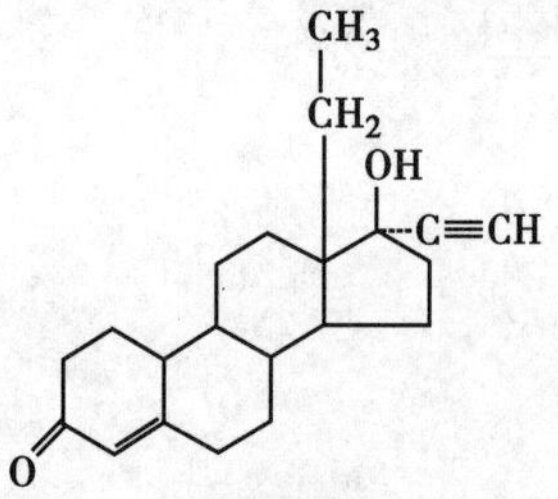

炔诺孕酮

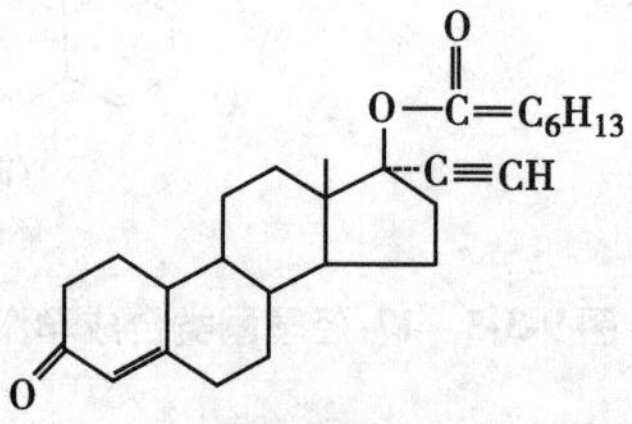

庚酸炔诺酮

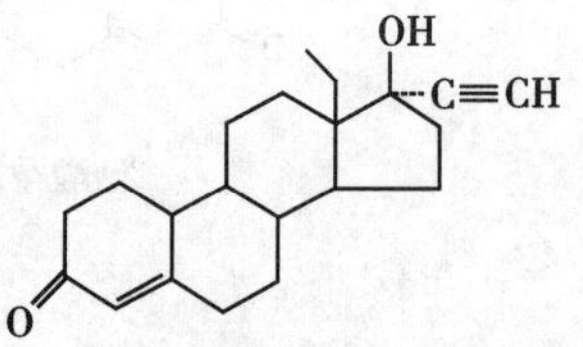

左旋炔诺孕酮

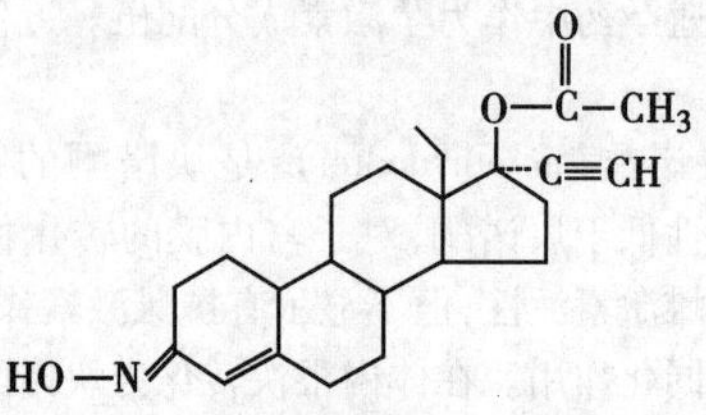

炔诺肟酯

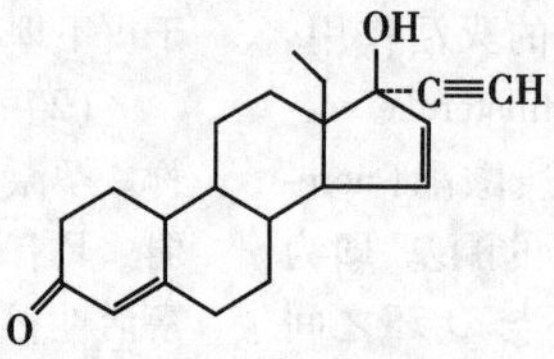

孕烯二酮

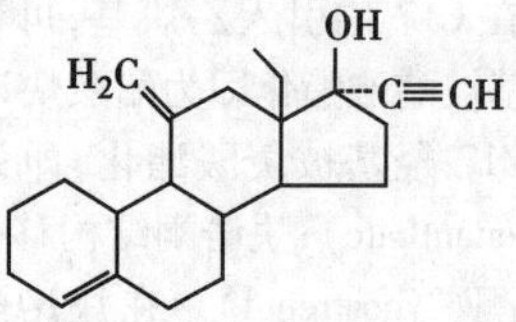

去氧孕烯

图 9-3-6　19 去甲基睾酮类合成孕激素

与孕激素受体有较强的亲和力。它可与睾酮竞争 SHBG 的结合部位，因而使血液中游离睾酮增加，增加了睾酮的生物活性，从而出现某些由于雄激素产生的不良反应，如痤疮、多毛及使血脂 HDL-C 降低。此外，还发现具有抗雌激素作用。我国现有复方 18-甲短效口服避孕药、复方 18-甲长效口服避孕药均以炔诺孕酮作为孕激素配方。目前已将左炔诺孕酮(LNG)置换配方中原有炔诺孕酮，短效口服药中炔诺孕酮剂量可从 300μg 减为 LNG 150μg，长效药中可将炔诺孕酮 12mg 减为 LNG 6mg，避孕效果不变，而不良反应有所降低。

(6) 第三代孕激素：包括去氧孕烯(desogestrel，DG)、孕二烯酮(gestodene，GSD)与炔诺肟酯(norgestimate，NMG)。

1985 年 Bergink 与 Kloosterboer 研究发现炔诺酮分子结构上三个重要位点的置换，可影响其孕激素作用强度及雄激素特性。共同点为 C18 位引入甲基，其他如 C11 位次甲基或 C15 位双键，由此先后开发了新一代的孕激素。其结构改变使之除与孕激素受体有亲和力之外，还与雄激素受体有一定的亲和力，而两者亲和力之比更接近天然孕酮。这三种孕激素的体外研究表明他们有很强的孕激素受体亲和力，而雄激素受体亲和力微弱，其孕激素选择性(即最大孕激素活性与最小雄激素效应，以雄激素受体结合亲和力与孕激素受体结合亲和力之比表示)从高到低为 NMG>天然孕酮>3-酮 DG>GSD>LNG。目前研究表明，含此类孕激素的避孕药，与炔诺酮相比，有更强的避孕效能，并且也无明显的雄激素作用。与炔雌醇配伍的制剂，对糖代谢影响极小，对脂代谢作用表现为中性或有升高 HDL-C 的作用。

1) 孕二烯酮：为 LNG 的 C15 位上引入双键，孕酮活性明显增加，无雌激素活性，但有抗雌激素活性，雄激素作用弱。与孕激素受体亲和力比 LNG 大 3 倍，是迄今孕激素活性最强的一种甾体。口服后吸收完全，复方制剂为目前含最小孕激素剂量的口服避孕药。

2) 去氧孕烯：C3 位无氧原子，C11 位引入亚甲基。进入体内经肝脏迅速转化为具生物活性的 3-酮-去氧孕烯(现称依托孕烯,etonogestrel)。与孕激素受体有明显的亲和力,而和雄激素受体的亲和力很低,只有轻微的雄激素与蛋白同化作用。与雌激素受体无亲和力,所以没有雌激素活性,但有较强的抗雌激素作用。能增高血 HDL-C 水平,不影响 LDL-C 水平。使 SHBG 上升,睾酮下降。

3)炔诺肟酯:为 LNG 的 C17 醋酸酯,C3 位引入肟基的化合物。孕激素活性比 LNG 稍弱,但无雄激素与雌激素活性。口服后可迅速代谢为 LNG,不降低 SHBG 水平。

最近又合成了第三类孕激素,为 17α-螺甾内酯类,其代表为屈螺酮(drospirenone,DRSP),结构类似天然孕酮。

除具有高孕激素活性及抗促性腺激素活性、抗雄激素效应外,还有轻度盐皮质激素(抗醛固酮)作用,无雌激素作用,无糖皮质激素或抗糖皮质激素作用。由于它的抗醛固酮活性,降低了已知的对肾素-血管紧张素-醛固酮系统(RAAS)的雌激素依赖性影响。3mg DRSP 和 30μg 炔雌醇组成的避孕药商品名为"优思明"(Yasmin,德国先灵生产),可改善雄激素症状如痤疮、皮脂溢,并且还可以降低醛固酮依赖性的液体潴留,因而服药后体重没有改变或轻度下降。

口服避孕药主要组分的生物学活性见表9-3-1。

表 9-3-1　口服避孕药主要组分的生物学活性

化合物	孕激素活性	雌激素活性	雄激素活性	内膜作用 [*]
孕激素				
19 去甲睾酮类				
雌烷				
炔诺酮	1.0	1.0	1.0	1.0
醋炔诺酮	1.16	1.52	1.60	0.45
双醋炔诺醇	1.40	3.44	0.63	0.45
去氧炔诺酮	0.86	10.4	3.0	–
5-10 雌烷				
异炔诺酮	0.2	8.32	0	–
甾烷				
左炔诺孕酮	5.26	0	9.4	5.1
炔诺孕酮	2.63	0	4.7	2.6
炔诺肟酯	–	0	0.9	–
去氧孕烯	4.0	0	2.7	4.0
孕烷				
氯地孕酮	1.05	0	0	–
甲地孕酮	0.39	0	0	–
甲孕酮	0.29	0	0	–
雌激素				
炔雌醇	0	100.0	0	0
炔雌醇-3 甲醚	0	67.0	0	0

[*] 由抑制 50% 妇女月经出血达 20 天所需剂量算得(摘自:临床药理学)

(翁梨驹　黄丽丽)

第三节　甾体激素避孕药的作用机制

生育年龄妇女的性周期变化,正常是在中枢神经支配下,由下丘脑的促性腺激素释放激素(GnRH)促使垂体分泌促性腺激素 FSH 与 LH。FSH 与 LH 作用于卵巢,促使卵泡发育、生长、成熟、排卵并形成黄体。卵泡与黄体可分泌雌激素与孕激素,既作用于靶器官,又在周期的不同阶段反馈调节下丘脑。

甾体避孕药的作用是多环节的,根据药物种类、剂量、制剂、给药途径、用药方法的不同,其作用环节亦有所不同。主要有两个方面:一个是中枢性抑制作用,通过干扰下丘脑-垂体系统抑制排卵;另一个是通过对于生殖器官(特别是卵巢、子宫或内膜、宫颈)的直接作用防止妊娠或着床。

(一)干扰下丘脑卵巢轴的正常功能——抑制排卵

1. 下丘脑与垂体　正常排卵受到下丘脑-垂体-卵巢轴的调控。甾体避孕药对下丘脑多种激素有抑制作用,主要是 GnRH 的释放,因复方避孕药中雌、孕激素的负反馈而受抑制。服用复方避孕药在周期的开始即有相对较高水平并恒定的雌、孕激素,因而使释放受到抑制。药物对于垂体可能是抑制垂体对 GnRH 刺激的反应,也可能是影响垂体促性腺激素分泌细胞的功能,其综合结果是抑制 FSH 与 LH 的合成与释放。

Spellacy 等比较垂体对 GnRH 刺激的反应,发现高剂量与低剂量复方避孕药之间有显著差异。较高剂量如炔雌醇 ≥50μg/d 时,垂体分泌 FSH 与 LH 功能均明显降低,而低剂量时则分泌未受明显影响。复方制剂中的雌激素可能对抑制起主要作用,其抑制程度与雌激素剂量相关,而与服药者年龄、服药时间长短及药物配伍无直接关系。而孕激素则是加强雌激素的抑制作用。短期服用复方避孕药,LH 基线值明显降低;长期服药,LH 基值低,对 GnRH 刺激无反应或分泌略上升。服药周期中 FSH 与 LH 基线水平持续受抑制,无明显的周期性高峰分泌。LH 均值水平比早卵泡期水平低 40% ~50%,FSH 亦无周期波峰出现。

单方孕激素制剂亦可抑制雌二醇(E2)与 LH 峰并抑制排卵,但垂体对 GnRH 反应、分泌 FSH 与 LH 功能无损害,仅轻度抑制。对 FSH 基值分泌无影响,GnRH 试验有反应。可能由于孕激素阻断内源性雌二醇对 LH 的正反馈而呈抑制作用。

我国长效口服避孕药协作组对服用复方 18-甲等几种长效制剂 66 例妇女的观察,发现服药周期 LH、FSH、E2 及孕酮均受抑制,无一例有排卵现象。其中 50 例上述激素均低于正常月经周期的早卵泡期水平,呈完全抑制状态;16 例呈不完全抑制,即在下次给药前 E2 水平波动,LH 出现多个小峰,但较稳定。抑制程度与药物配伍及服药周期长短无明显相关。

2. 卵巢　由于垂体促性腺激素的合成、分泌受到抑制,卵巢中卵泡的发育受到影响,E2 与孕酮分泌降低,阻断了 E2 刺激 FSH 与 LH 峰的正反馈作用,卵泡就不能发育、生长、成熟与排卵;即或有少数卵泡早期发育但旋即闭锁。服药者 E2 分泌明显受抑制,孕酮水平亦低。长期服复方避孕药的妇女,大多数卵巢萎缩,表面光滑,因不排卵而呈静止状态。其中可有始基卵泡存在,但其数目与服药时间长短无关而与年龄相关,可有不同程度发育的初级卵泡。卵巢间质结缔组织增多并呈纤维化。

卵巢功能可因药物的配伍、剂量及服药前妇女本身情况不同而产生不同反应。大多数停药后可恢复正常功能,如妇女服药前原有卵巢功能不足,即使短期服药,亦可产生严重抑制引起继发性闭经。产后、流产后或哺乳期卵巢功能尚未自然恢复,或年龄近绝经期卵巢功能趋向衰退,或体内性激素不平衡等情况,则复方避孕药对下丘脑-垂体-卵巢轴功能的影响可能更显著。少数服药妇女出现多毛或其他男性化体征,可能与外源性激素直接作用于卵巢激素的生物合成,干扰了所需要的酶系统,产生过多的雄烯二酮所致。

单一孕激素可以抑制垂体 FSH 与 LH 的周期高峰分泌,在一定的促性腺激素持续分泌影响下,卵巢内可有多个卵泡发育甚或成熟,但不破裂排卵。服低剂量单一孕激素或皮下埋植的妇女由于不一定抑制排卵,则有时可见卵巢有黄体形成。

服用探亲片、事后片或低剂量单一孕激素制剂时,作用机制有时不在抑制排卵,部分妇女仍可能有排卵发生,但血中孕酮水平和尿雌二醇排出量较正常为低,提示黄体发育可能受抑制或外源性甾体抑制孕酮的生物合成。

(二) 对生殖器官的直接作用

1. 宫颈黏液　宫颈具有独特的解剖学与组织学结构与分泌功能,是精子从阴道到输卵管受精部位的必经之路。宫颈管内膜细胞包括分泌细胞与纤毛细胞,前者分泌黏液,后者的纤毛运动则使黏液流向阴道。正常育龄妇女每日分泌黏液 20~60mg,近排卵期分泌量增加 10 倍,每天可达 700mg。宫颈黏液是多相的分泌物,主要由蛋白质与水分组成。水分约占 92%~95%。排卵期黏液量最多,水分含量可高达 98%。蛋白质主要为蛋白多糖(proteoglycan),其他还有白蛋白、球蛋白及多种酶、无机盐等。蛋白多糖旧称黏蛋白,主要由糖蛋白大分子胶粒聚合组成;另一种是黄体期的宫颈黏液以可溶性蛋白(白蛋白、球蛋白)占优势,存在于胶体间隙中。精子穿透宫颈黏液,主要取决于黏性糖蛋白。糖蛋白分子形成单肽链,聚集形成纵行疏松排列的微纤维系统,与宫颈轴平行,纤维间隙犹如隧道,精子由此通过。

宫颈黏液受到卵巢激素的调节。在周期中期雌激素作用下,黏液稀薄如蛋清液、碱性,所含氯化钠浓度增加,蛋白质与细胞少,拉丝度可达 10~15cm,易于精子上行,黏液干燥后呈羊齿植物状结晶。排卵后在孕激素作用下,则抑制宫颈细胞的分泌,黏液中水分减少,蛋白及细胞增多,黏液变为量少、黏稠,拉丝度短,干燥后无羊齿状结晶。排卵后宫颈黏液的微纤维超微结构改变,排列紊乱呈致密网状,阻滞精子不能进入宫腔。复方口服避孕药中的孕激素,可明显对抗雌激素对宫颈黏液的作用。在服药周期中,宫颈黏液量少,高度黏稠,为精子穿透的生物屏障。使用单纯孕激素的避孕药,同样可以改变宫颈黏液的性状,减少黏液,如见于 Norplant 皮下埋植或单纯孕激素微丸时,此时对宫颈黏液的作用可能为主要的避孕机制。服用以雌激素为主的复方长效口服避孕药,则宫颈黏液量多,呈典型雌激素影响,提示在长效口服避孕药中,对宫颈黏液的作用并不参与避孕机制。

2. 子宫内膜　胚胎着床的关键在于胚胎发育与子宫内膜生理变化过程,两者必须精确同步。受精卵着床时,孕激素使内膜间质高度水肿,间质细胞转变为前蜕膜细胞,腺体高度分泌,螺旋动脉增生肥大,表层毛细血管增生扩张,为滋养细胞的黏着与穿透创造必要条件,任何干扰或破坏内膜的这些变化,均不利于受精卵的着床与发育。

甾体避孕药影响子宫内膜的变化为其避孕作用的主要环节之一。复方避孕药中合成的雌、孕激素和内源性雌、孕激素对子宫内膜的作用相似,但根据各种配方中雌、孕激素品种、比例及个体敏感性不同,所表现对内膜的影响也有差别。一般说,复方制剂从月经周期第 5 天开始服用,此时卵巢中卵泡刚开始发育,分泌少量雌激素,子宫内膜开始增殖。服避孕药后药物中的孕激素对抗雌激素作用,抑制子宫内膜增殖,使子宫内膜腺体停留在发育不完全阶段,腺体较小而直、萎缩变窄,分布稀疏。但在孕激素作用下腺体过早进入分泌状态,腺上皮早期出现核下糖原空泡,根据孕激素种类及剂量空泡大小不一。继续服药过程使内膜腺体退变萎缩,分泌衰竭,呈无功能状态。服药期间质在药物作用下可以有散在性水肿,并出现蜕膜样变和颗粒细胞。内膜血管发育差,一般无螺旋动脉,只有小而直的毛细血管。

复方长效避孕药的作用特点与短效避孕药有所不同,服药后3~7天,子宫内膜受配方中高效孕激素作用,表现为不同程度的分泌期变化,近似正常分泌期内膜。撤退性出血以后则全部表现为受雌激素影响的增殖期内膜。

单方孕激素制剂使内膜腺体变少而直,腺上皮内可见核上与核下空泡,间质水肿与局灶性蜕膜变较明显。用药时间长则内膜抑制明显,内膜变薄,间质致密,腺体稀疏,处于静止状态或不规则剥脱,临床表现为闭经或不规则出血。

作为探亲避孕药的孕激素剂量较大。因为可能用于周期的任何时间,药物主要是影响内膜发育而防止妊娠。在排卵前用药,内膜可呈散在蜕膜样变,或呈萎缩状;如在排卵后用药,内膜可呈非典型分泌状态,间或伴有蜕膜样变。

近年来针对单纯孕激素避孕药引起的月经紊乱,结合化学与分子生物学的进展,甾体激素对子宫内膜的影响已不仅局限于内膜形态学的研究,研究重点更着重于间质、血管的分子学改变。例如对内膜细胞的雌、孕激素受体的调节,在内膜的孕激素反应细胞内,不同的孕激素对于组织生长因子 TGF-β_1 与 TGF-β_2 mRNA 表达、蛋白质活化作用可有不同;不同孕激素与其甾体受体的相互作用可有不同;孕激素可能改变子宫内膜血管的新生、脆性,影响内膜表面上皮完整性;影响间质中细胞外基质(ECM)如纤维连接蛋白、间质细胞产物基质金属蛋白酶(MMP)与其组织抑制剂(TIMP)的平衡;不同类型细胞的孕激素受体功能,以及间质中浸润细胞释放细胞因子的变化等。

3. 输卵管　输卵管具有极复杂而精细的生理功能,尤其对配子运输、受精与胚胎发育。通过其上皮的纤毛与分泌细胞的周期性变化及输卵管肌肉的收缩活动,将精子与卵子分别从相反方向输送至壶腹部,使之在适合的环境中结合成受精卵。受精卵在输卵管内运行的同时,发育并分裂,直到受精后第4天受精卵发育为桑葚胚时移入宫腔。精子进入输卵管前已在宫颈处受阻,继之在子宫-输卵管连接处,因此进入输卵管内的精子数显著减少,输卵管皱襞又使精子最终到达卵子处进一步减少至仅数十个精子。故输卵管具有调节精子进入的功能。输卵管正常的生理功能如上皮纤毛活动,肌肉节段运动和输卵管液的分泌等均受性甾体激素的影响。一般说雌激素可加强输卵管肌肉收缩,刺激纤毛细胞生长,输卵管液增加;孕激素则抑制肌肉节律性收缩的振幅,使纤毛细胞退化,输卵管液减少。

服用复方避孕药的妇女,在持续的雌、孕激素作用下,可以改变输卵管正常的分泌活动与肌肉活动,改变受精卵在输卵管内的正常运行速度,影响同步性变化,从而干扰受精卵的着床,达到避孕目的。

(翁梨驹)

第四节　甾体激素避孕药的种类

一、口服避孕药

(一) 短效口服避孕药

1958 年 Pincus 首次用雌、孕激素联合作为复方口服避孕药,1960 年始有产品问世,至今复方口服避孕药已是发达国家应用最广泛的避孕方法之一,约占避孕措施的25%~40%。全球估计有2亿妇女曾服用避孕药,近1亿妇女正在应用。我国据2000年抽样调查,服避孕药人数约占节育措施的2.2%。

目前最普遍应用的口服避孕药为含有雌、孕激素的复方制剂,雌激素成分以炔雌醇为主,孕激素成分则有不同,因而构成不同的配方与名称。

外源性激素的摄入,对机体有一定影响,一般认为雌激素主要是增加凝血因子,易促使血栓栓塞形成;孕激素主要是改变脂代谢,与心血管疾病发病可能有关。近30多年来的研究,不断减少甾体剂量与改进配方,使之对机体的影响减至最小。目前炔雌醇的剂量一般在 30~35μg/d,近年还有 20μg/d 的。孕激素则趋于含第三代孕激素的制剂。此外,为了减少甾体激素对机体的负荷,将复方避孕药每个周期中雌、孕激素配比剂量模拟月经周期中雌、孕激素的生理变化,分成两个(双相)或三个(三相)不同剂量。三相片是雌激素量在周期中期略高,孕激素量则逐步增加,这样的配方每月摄入甾体激素总量比单相片少40%左右,而避孕效果不变,不良反应减轻,对机体代谢影响减小。国内现已有左炔诺孕酮的三相片。

【剂型】　甾体避孕药根据成分配方及用法,可分为下列几类:

1. 单相片　整个周期中雌、孕激素固定剂量,连用21~22天,停药7天,再开始下一周期药物。国产的有避孕药1号、2号、复方18-甲等,进口的有妈富隆、敏定偶、达英-35、优思明、美新乐等。

2. 双相片　大多数为前11片中孕激素剂量小,在后10片中增加。雌激素剂量则在整个周期中不变。每个周期停药7天。

3. 三相片　可以有不同的组合。目前较多的是前6片含低剂量雌激素与孕激素,继之5片雌、孕激素剂量均增加。最后10片孕激素量再次增加而雌激素又减至开始水平,如左炔诺孕酮(LNG)三相片。亦有的为每7天一个剂量,如炔诺酮三相片(ortho-novum7/7/7)。

4. 序贯用药　前半周期仅用雌激素,从第6或第7天起加用孕激素。此法现已不用。

5. 微丸(minipill)　主要指单纯孕激素的片剂。连续每天服用极小剂量的孕激素,不停药。现常用的孕激素为19-去甲睾酮类衍生物如炔诺酮、去氧炔诺酮、炔诺孕酮或左旋炔诺孕酮,剂量每片含孕激素约 0.03~0.05mg。

国内常用及国外较新口服避孕药种类与配方见表9-3-2与图9-3-7。

表 9-3-2　我国常用及国外较新口服避孕药种类

名　称		雌激素（μg）	孕激素（μg）
单相片			
避孕药 1 号		炔雌醇（35）	炔诺酮（600）
避孕药 2 号		炔雌醇（35）	甲地孕酮（1000）
避孕药 0 号		炔雌醇（35）	炔诺酮（300）
国产			甲地孕酮（500）
复方 18 甲		炔雌醇（30）	炔诺孕酮（300）
复方左旋 18 甲		炔雌醇（30）	左炔诺孕酮（150）
达英 35		炔雌醇（35）	环丙孕酮（2000）
妈富隆（marvelon）		炔雌醇（30）	去氧孕烯（150）
敏定偶（Minulet，Femodene）		炔雌醇（30）	孕二烯酮（75）
Cilest		炔雌醇（35）	炔诺肟酯（250）
Mercilon		炔雌醇（20）	去氧孕烯（150）
Harmonet		炔雌醇（20）	孕二烯酮（75）
Yasmin（优思明）		炔雌醇（30）	屈螺酮（3000） drospirenone
三相片或双相片			
左旋 18 甲三相片	第 1～6 片	炔雌醇（30）	左炔诺孕酮（50）
	第 7～11 片	（40）	（75）
	第 12～21 片	（30）	（125）
Ovidol	第 1～7 片	炔雌醇（40）	去氧孕烯　（25）
	第 8～21 片	（30）	（125）
Tri-cilest	第 1～7 片	炔雌醇（35）	炔诺肟酯　（180）
	第 8～14 片	（35）	（210）
	第 15～21 片	（35）	（250）
Gestodene 三相	第 1～6 片	炔雌醇（30）	孕二烯酮　（50）
（Triminulet）	第 7～11 片	（40）	（70）
	第 12～21 片	（30）	（100）

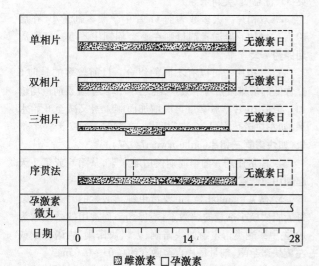

图 9-3-7　口服避孕药类型

从上述这些种类的配方中，炔雌醇含量已减至 30～35μg/d，近年又研制了含 20μg 的制剂。据报道对代谢、血凝的影响有所减轻，可见减少雌激素含量是总的趋势。我国应用较多的是复方 18 甲与避孕药 1、2 号，三相片自国产制剂问世以来，使用者亦有所增加。近年来进口避孕药如妈富隆、优思明等使用者也渐渐增多。

【用法】

1. 从月经第 1～5 天起每天 1 片，连服 21～22 片停药 7 天，从第 8 天起重新服下一周期药物。一般停药后 1～2 天有撤退性出血。

国内的口服避孕药制剂一般每天一片，每个周期服 22 片。宜定时服用，如每晚临睡前。国外的制剂则均以 21 片为一周期包装。为了避免服药遗忘，还有制作了含 7 片空白安慰剂的包装，使服药妇女坚持连续用药。包装可以是纸板铝箔，亦有圆形塑料小盒，每片旁边标有星期几，以提醒服药者，妇女可以按所示箭头方向顺序取药，这种包装对于三相制剂格外重要。三相片首次服用需从月经第 1 天开始,而且在第一次服用的前半周期还应加用屏障法避孕,以保证避孕效果。

2. 如有漏服或迟服应尽早补服,并应警惕有妊娠可能。如连续漏服2片,在想起后应立即补服2片,第3片可按正常时间服用。但必须告诉妇女加用其他避孕方法。如漏服药后发生突破出血,通常表示不会受孕,如漏服3片以上,即应停用本周期药物,待出血或停药7天后开始下一周期药片,并在此期间用其他避孕方法。

3. 国外最新有报道延长服药时间,即将原来规定单相片服21片停7天的服法,延长为服用49天或更长(84～365天),停药期限缩短为6天或更短。结果是减少出血日期和不良反应以提高生活质量。Seasonale的研究,为左炔诺孕酮150μg加炔雌醇30μg的单相制剂,连服84片,停7天。Ⅲ期临床试验预防妊娠的有效率和传统的21片制剂相同,撤退性出血次数减少;突破性出血开始时较多,随使用时间而频率减少。子宫内膜病理无异常可见,不良反应与传统的方案相同。现已获美国食品药物管理局(FDA)的批准,商品名为Seasonale、Quasense、Lybrel和Anya。

【效果】　由于复方避孕药的主要机制是抑制排卵,所以避孕高效。若正确使用,有效率应达99%以上。若以失败妊娠的Pearl指数计算,一般为0.03～0.5。由于需要每天服药,因此常会发生使用失败(user failure),即服药者遗漏服药或不规则服药影响效果,而非药物本身的失败。复方制剂超过规定时间12小时则避孕效果可能受影响。服药后几小时内呕吐,也可能影响药物吸收而降低效果。另一种影响避孕效果的因素是同时服用其他药物,如巴比妥类、利福平及一些抗癫痫药,可因为诱导肝酶而加速避孕药代谢,或应用抗生素改变了肠道菌群而减少药物吸收,从而降低避孕效果。

【适用、慎用与禁用情况】　复方口服避孕药适用于自愿选择这个方法避免妊娠的妇女。由于药物对机体可能的影响,因此在下列一些情况需要慎用或禁用。世界卫生组织《避孕方法选用的医学标准》一书中,避免了过去习用的"禁忌证"或"警告"等名称,将影响使用每种避孕方法适应证的情况归纳为下列四种之一:①使用这种避孕方法没有任何限制;②使用该方法其优点一般超过其理论上或事实上的危险;③使用该方法理论或事实上的危险一般超过其优点;④使用该方法可以发生不能接受的危险情况。所列的各种情况具体而细致,为便于叙述及节省篇幅,在本节中将情况②与⑤合并列为慎用情况,需要认真随访。

1. 禁用情况
(1) 血栓性静脉炎或血栓栓塞性疾病、深部静脉炎或静脉血栓塞史。
(2) 脑血管或心血管疾病。
(3) 高血压,血压>160/100mmHg(21.3/13.3kPa)。
(4) 已知或可疑乳腺癌。
(5) 已知或可疑雌激素依赖性肿瘤。
(6) 良、恶性肝脏肿瘤。
(7) 糖尿病伴肾或视网膜病变及其他心血管病。
(8) 肝硬化肝功能损伤、病毒性肝炎活动期。
(9) 妊娠。

(10) 产后6周以内母乳喂养。
(11) 原因不明的阴道异常出血。
(12) 吸烟每日≥20支,特别对年龄≥35岁妇女。

2. 慎用情况
(1) 高血压<160/100mmHg,需定期监测血压。
(2) 糖尿病无并发血管性疾病,虽然服用避孕药可使糖耐量有轻度减退,在严密监视下可以使用。
(3) 高脂血症,因为是血管性疾病的危险因素,在监测下使用或选用对血脂影响较小的配方。
(4) 良性乳腺疾病与复方避孕药无关,可以应用;乳腺肿块在育龄妇女多数为良性,可以选用避孕药,但应尽早进行检查。
(5) 胆道疾病,最近报告可能与复方避孕药有微弱联系,故宜在监测下用药。
(6) 胆汁淤积史,妊娠期胆汁淤积史预示可能服避孕药后发生胆汁淤积危险增加,宜慎用。
(7) 宫颈上皮内瘤变(CIN),避孕药促使CIN进展为浸润性病变的可能很小,但服药妇女应定期检测。
(8) 年龄≥40岁,由于心血管疾病危险随年龄而增加,服用复方避孕药也可能增加危险。
(9) 吸烟本身即增加心血管疾病危险,年龄<35岁吸烟,用避孕药宜加强监测。
(10) 严重偏头痛,但无局灶性神经症状。
(11) 服用利福平、巴比妥类抗癫痫药,因为这些肝酶诱导药可降低避孕药效果,宜鼓励选用其他避孕方法。

对于流产后、妊娠期有妊娠高血压疾病史、妊娠糖尿病病史、月经过多、盆腔炎、性传播疾病、宫外孕史、肥胖、甲状腺疾病、子宫肌瘤、滋养细胞疾病、缺铁性贫血、良性卵巢肿瘤、子宫内膜异位症等在专家讨论中均列为可以使用复方避孕药而没有任何限制的情况。

【不良反应】　不良反应的发生与配方中雌、孕激素种类、剂量有一定关系,妇女对各种激素的反应亦不一致,往往更换制剂可能减轻不良反应。

1. 恶心、呕吐、头晕、乳胀、白带多等类早孕反应,多由雌激素引起。常在服药第1～2周期发生,以后即可自行改善。症状严重者,可考虑更换制剂。

2. 乏力、嗜睡、体重增加等,可能与孕激素有关。

3. 色素增加,有的可见蝴蝶斑,特别是暴露阳光处的皮肤,这与雌激素引起的色素沉着有关。建议服药妇女避免日光浴,必要时可更换单一孕激素制剂。

4. 个别妇女服药后可能出现体重增加、食欲亢进或痤疮等,多因雄激素作用,可以更换17-羟孕酮类制剂如避孕药2号、达英-35等或给予第三代孕激素的口服避孕药(OC)。

5. 阴道出血　在服药期间可能发生点滴出血或者如月经量的突破性出血。如发生在前半周期,常提示雌激素剂量太小;如发生于后半周期,则常表明孕激素剂量不够,不足以维持子宫内膜。处理可在前半周期出血时每日加用小剂量炔雌醇5～10μg/d直至该周期结束;或在后半周期出血时每日加用一片避孕药(即每日2片)。若出血发生于近月经期,则可停药,于出血第5天再开始服用下一周期药物,或更换避孕药制剂。

6. 月经过少或闭经 月经过少常见于单相片复方避孕药,系因子宫内膜受抑制,对于月经过多、贫血的妇女,月经过少是避孕药希望达到的效应。个别妇女可能在停药后不发生撤退性出血,即闭经。如果尿妊娠试验阴性,停药7天后仍可继续服用下周期的药物。若连续闭经2个周期,应停药观察,通常系由于雌激素不足,内膜萎缩所致。大多数情况停药后内膜可以自然恢复生长而月经复潮。极罕见的情况如停药超过6个月依然闭经,称为"避孕药后闭经",其原因可能是下丘脑-垂体系统阻断,可试用人工周期调节,使功能恢复。若妇女原有下丘脑-垂体-卵巢轴的功能不全,则往往难以恢复。

避孕药对机体的全身性影响,列于避孕药安全性一节内叙述。

【注意事项】

1. 服药妇女应定期随访体检,包括测血压及乳房、妇科检查、宫颈细胞学检查,以及早发现异常情况。

2. 吸烟妇女服药,严重心血管疾病的危险可明显增加,故应劝告妇女不要吸烟。

3. 服药期间若出现下肢肿胀疼痛、头痛等情况,应想到血栓栓塞性疾病或其他血管疾病。已有报告复方口服避孕药可能与脑血管意外(卒中)、心肌梗死、高血压、血栓栓塞有关,故有最早的症状出现时,医师与服药妇女均应引起警惕。对于择期手术的妇女,手术前至少停药4周。

4. 若有视力障碍、复视、视乳头水肿、视网膜血管病变等情况,应立即停药并做适当检查以除外视网膜栓塞。

5. 服药妇女若出现右上腹疼痛,应考虑与避孕药有关的肝腺瘤,破裂时可发生休克,罕见还可能发生肝细胞癌,据报告这两类肿瘤虽然罕见,但与复方避孕药明确有关,应立即停药。

6. 服药期间失败妊娠,宫内暴露性激素对发育中的胎儿可能有影响,女性胎儿可能发生生殖器官肿瘤,男性胎儿可能有泌尿生殖道的发育异常。虽然国外资料妊娠早期误服避孕药,出生的婴儿畸形并无明显增加,但鉴于我国情况,应让妇女充分知情选择。停药后立即妊娠的妇女,出生婴儿畸形发生率并不增加。

7. 有心理抑郁妇女服药应严密随访,若症状加重应停药观察。

8. 避孕药可引起液体潴留,可能会使某些疾病如抽搐、偏头痛、哮喘或心、肾功能不全加剧。

9. 有妊娠期黄疸史的妇女服避孕药可能出现黄疸复发,若有黄疸出现应该停用。

10. 口服甾体避孕药需经肝脏代谢,肝功能损伤患者用药应特别谨慎。

11. 口服避孕药可能干扰正常色氨酸代谢而造成相对维生素 B_6 缺乏。

12. 口服避孕药可能抑制血清叶酸水平,所以停药后于短期内妊娠妇女应注意补充叶酸。

13. 产后母乳喂养的母亲,服用避孕药可能减少乳量,并且在乳汁中检出少量避孕药中的激素。因此在婴儿断奶前,母亲不宜采用复方避孕药。对于不哺乳的母亲,则在产后检查时即可开始应用。

(二) 长效口服避孕药

短效口服避孕药需要每天服用一次,容易发生遗忘或漏服,为方便使用特别是为广大农村妇女,研制长效口服避孕药每月或每周一次适合需要。我国在20世纪70年代初期研制成功每月一次的复方长效口服避孕药,使用至今已有二十余年,由于避孕效果好、服用方便、利于管理,深受广大基层女性的欢迎。

【种类】 长效口服避孕药的机制是基于长效雌激素的抗生育作用;配伍孕激素目的是对抗雌激素对子宫内膜的增生作用,使之转化为分泌期,并发生周期性撤退出血。长效雌激素主要为乙炔雌二醇环戊醚,简称炔雌醚(quinestrol,CEE)。口服后很快吸收入血,并且可储存在脂肪组织中,逐渐缓慢释放以维持血液中的高浓度而起长效作用。从脂肪中释出的炔雌醚主要代谢为炔雌醇形式发挥雌激素作用,与它配伍的孕激素则可有不同,从而构成不同类的长效口服避孕药。在应用的早期曾有氯地孕酮、16-次甲基氯地孕酮、炔诺孕酮(18-甲基炔诺酮)等与CEE配伍。

根据1974年全国长效口服避孕药总结会议报道,26省(区、市)4万余名妇女服用347 178周期,避孕效果达98.3/100妇女·年,几种制剂效果近似。以后通过临床应用,由于服药早期出现类早孕反应较明显及白带增多等不良反应,影响其可接受性,并顾虑其安全性问题。因而从配伍、剂量及服药方法等方面探讨改进,并将其安全性研究列入国家六五攻关课题。在七五期间,又进行了"左旋18-甲基炔诺酮(levonorgestrel,LNG,现名左炔诺孕酮)药代动力学及新剂型"的攻关课题。其中做了复方左旋18-甲基炔诺酮长效口服避孕药的临床观察,首次以生命表法报告其妊娠率与续用率。目前,全国所应用的长效口服避孕药主要为与炔诺孕酮配伍的复方制剂。随着化学的进展,具有生物活性的左旋炔诺孕酮(LNG)被发现,而右旋构体无生物活性,不能与孕酮受体结合,促进了进一步的减量研究。选用LNG配伍,孕激素用量可减少一半,减轻机体负荷。故在复方左旋18长效口服避孕药中选用LNG 6mg与炔雌醚3mg配伍,其避孕效果不变而不良反应减轻。1998年国家药典委员会已决定将所有避孕药组分中的炔诺孕酮(消旋18-甲基炔诺酮,NG)改为左炔诺孕酮。

现有制剂有:

(1) 复方左旋18甲长效口服避孕药:左旋炔诺孕酮6mg,炔雌醚3mg。

(2) 复方炔雌醚长效口服避孕药:炔诺孕酮6mg,氯地孕酮6mg,炔雌醚3mg。

此外,还将每片中雌激素从3mg减少至2mg,孕激素量不变。通过14例48周期的尿雌、孕激素测定,观察对卵巢功能的影响。服药前均有排卵,服药后则激素均处于卵泡期水平以下;若将炔雌醚减为1.8mg,炔诺孕酮减为10mg,在观察的9例56周期中,有3例在4个不同服药周期中雌、孕激素上升,表明有卵泡发育及排卵,其余各例在下次服药前均显示卵泡发育。说明炔雌醚2mg与18-甲基炔诺酮12mg配伍为最低有效剂量。据1979年全国资料报告,10 783名妇女服用130 020周期,有效率为95.67/100妇女·年,效果略低于3mg的全量片,但不良反应明显减少。临床上也有先用全量片半年再转为半量片的经验。

【作用机制】 长效口服避孕药的作用机制主要是通过外源性甾体激素直接作用于下丘脑-垂体-卵巢性腺轴,抑制卵泡发育及排卵。这种抑制作用通过服药者的激素测定可以见到(图9-3-8)。在服药周期中FSH与LH高峰消失,雌

二醇与孕酮处于卵泡早期水平。然而在该月中随着服药后相隔时间的延长,部分服药妇女可见不规则的LH峰及雌二醇的低水平波动,虽有LH峰,但孕酮在整个服药周期中处于低水平或稍微上升,显示无黄体形成。这种不完全的抑制,提示长效口服避孕药目前的配伍剂量在体内作用持续时间是有限的,停药后其所产生的抑制作用是可恢复的。

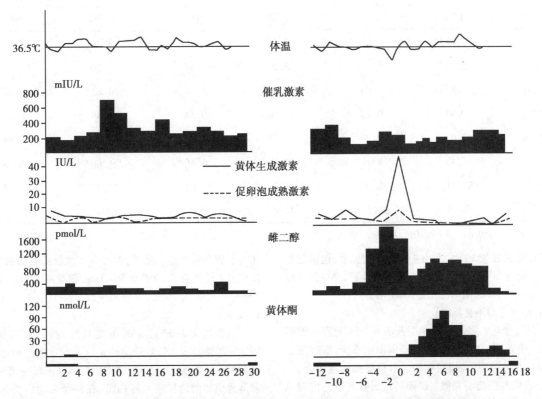

图9-3-8　长效避孕药服药周期对垂体卵巢功能的抑制(左),与停药周期垂体功能的恢复(右)

长效口服避孕药制剂是以外源性甾体激素抑制下丘脑-垂体-卵巢轴,使内源性性激素合成与分泌减少。长效雌激素抑制卵泡发育与排卵,孕激素则是对抗雌激素对内膜的增生作用,并可引起撤退性出血。给药后炔雌醚很快吸收储存在脂肪组织中并缓慢释放,故靶组织首先显示出对高效孕激素的作用:基础体温于给药后第二天上升,可持续5~10天,直至撤退性出血前下降;宫颈黏液于给药后羊齿结晶消失,以椭圆小体为主;阴道脱落细胞于给药后第二天以中层细胞为主,背景中白细胞及黏液较多;子宫内膜在给药后则出现分泌期改变,给药后第二天腺上皮细胞体积增大,腺细胞胞质中有大量糖原积聚,细胞基底部出现核下空泡,6~7天后糖原转至细胞顶部,粗面内质网扩张,出现顶浆分离的中晚期分泌期表现。当外源性孕激素水平降低,发生撤退性出血以后,则反映出外源性雌激素的影响:基础体温降低;宫颈黏液出现典型羊齿阴道脱落细胞以致密核、嗜酸粒细胞为主,伊红指数增加;子宫内膜表现为增殖期,至下一次服药前内膜呈增殖中期或晚期反应。待服用下一片药物后,又先出现孕激素效应。

复方长效口服避孕药对内膜的作用与短效避孕药有所不同。短效药从月经开始阶段应用,子宫内膜从一开始即

受到外源性雌、孕激素的同时作用,使内膜生长停滞或延迟,或使生长中的内膜转化分泌,呈早熟、早衰。停止服药后即发生撤退性出血。长效避孕药则有所不同,配方中的孕激素无长效作用,用药后内膜首先表现为孕激素作用,待孕激素撤退引起出血后,则受到长效雌激素影响,内膜表现以雌激素效应为主的增殖期改变。故临床上常于服药后7~10天有一次撤退性出血,而此后仍有一段外源性雌激素的避孕作用。这是必须向服药妇女说明的。

【给药方法】 复方长效口服避孕药的用药方法与短效药不同,必须先向妇女说明。一般有两种服法:

(1) 首次服药在月经周期第5天,第二次在第25天(即相距20天),以后每30天1片,亦即按第2次服药日期每月1片。

(2) 首次在月经周期第5天服1片,隔5天再加服1片,以后每月按第1次服药日期服1片。

【效果】 1974年报道,避孕效果达98.3/100 妇女·年。1979年的全国资料10 783名妇女服用减量药(CEE 2mg,NG 12mg)130 020周期,有效率为95.67/100 妇女·年。

翁梨驹等1992年报道了复方左旋18甲长效口服避孕

药的临床观察,370 例服用复方左旋 18 甲长效药(LNG 6mg 与 CEE 5mg 配伍)6560 周期,12 及 24 个月的累积妊娠率分别为 2.16 与 3.33/100 妇女·年;362 例服用复方 18 甲长效药(LNG 12mg 与 CEE 3mg 配伍)5716 周期,其妊娠率分别为 3.90 与 3.90/100 妇女·年。按 Pearl 妊娠指数两组分别为 1.83 与 2.93。因药物不良反应及月经改变的停用率两组有显著性差别。2 年末的续用率分别为 77.79 与 64.28,复方左旋 18 甲长效药明显优于消旋 18 甲(表 9-3-3)。

表 9-3-3 两组药物服用 6、12 及 24 月时净累积终止率(每百妇女)

	6 月		12 月		24 月	
	LNG	NG	LNG	NG	LNG	NG
妊娠	1.08 *	3.30	2.16	3.90	3.33	3.90
副反应	1.35 ***	8.57	3.27 ***	11.78	5.20 ***	13.08
月经变化	1.89	3.05	2.43 *	5.31	4.46 **	9.51
医疗原因	0.54	0.27	1.08	0.54	1.89	1.25
其他原因	1.62	2.93	3.56	4.93	6.72	8.39
总终止	6.48	18.12	12.50 ***	26.46	21.60 ***	36.13
继续使用	93.51	82.05	86.93 ***	73.62	77.79 ***	64.28
总使用月	2179	2012	4178	3704	6004	5139

与 NG 相比 * P<0.05 ** P<0.01 *** P<0.001

LNG 组共妊娠 10 例,其中 4 例为使用失败,包括延迟服药 3 例及药物潮解 1 例,均按方法失败计算。NG 组妊娠 14 例,其中 1 例同时服用巴比妥,属使用失败。

【月经变化与不良反应】

1. 月经变化 多数妇女在服药后 6 ~ 14 天发生撤退性出血。由于第 1 次服药是在月经周期第 5 天,所以服第 1 片后妇女会感到月经周期缩短。但只要按规定服药,一般周期规律,与服药前相似。经期持续天数与服药前对照周期相比,也无明显变化。但月经量则在服药后大多数妇女有所减少,并与服药周期高度相关,随服药周期的增加,经量逐渐减少。据报告服药后 1 年末月经量减少约为 32% ~ 35%,经量增加约为 1% ~ 2%。闭经约 0.5% ~ 0.75%。用药后痛经常有明显改善。

经量减少一般不需处理,短期闭经仍可按期服药,但如果连续 2 个周期无撤退出血,则需行妇科检查以除外失败妊娠。如能排除妊娠,可在再次服药时同时加用孕激素类药物,如甲孕酮 25mg、炔诺酮 10mg 或 18-甲基炔诺酮 3mg,或注射黄体酮 10mg/d,连续 3 天。连续闭经 3 个周期以上则需停药,等待月经自然来潮;也可选用短效避孕药作周期治疗,待月经恢复正常后重新开始服药。停药期间注意采用其他避孕措施。

2. 不良反应 长效药的不良反应与短效药相似,也以恶心、呕吐、头晕等类早孕反应为主,症状最早可在服药后 6 ~ 12 小时出现,但多数于服药后 20 小时左右。绝大多数反应较轻微,约持续半天。较重者可持续 2 天才消失。此类反应以服药的最初 3 个周期最为明显,第 1 周期可达 34% ~ 44%,第 3 周期降至 18% ~ 30%,以后则逐渐减轻,第 6 周期时,仅 8% ~ 9%。可能与机体逐渐适应有关。为了避免或减轻反应,可调整服药时间。如正常工作者可在午饭后服药,夜班工作者则在下班后餐后服药,以利用睡眠

来抑制胃肠道反应。此外,也可在首次服药时加用抗不良反应片(每片含奋乃静 0.5 ~ 2mg,溴化钾 50mg,咖啡因 30mg,维生素 B6 30mg,颠茄 8mg),每次 1 片,1 天 3 次,共 1 ~ 2 天。

白带增多是较常见的不良反应,约占服药周期的 10% ~ 20%。因为长效避孕药是以雌激素为主的避孕药,在雌激素的影响下,宫颈管的内膜腺体分泌旺盛,产生较多稀薄透明如蛋清样或水样白带,在月经来潮后更为明显。这种现象与常见的宫颈炎或阴道炎引起的白带增多性质不同,经妇科检查可以鉴别。白带增多不随服药周期递增而继续增多,可给中药治疗如浣带汤(白术、苍术、淮山、陈皮、车前子、荆芥炭、白芍、党参、柴胡、甘草)或八珍汤加减。

其他不良反应如乳胀、皮肤痒、面部色素沉着、毛发脱落等,也偶有出现。症状轻者不需处理,较重者则应停药及对症治疗。

服药期间对血压影响不大,约有 4% 左右可有血压轻度升高,少数服药者原有的高血压于服药过程中降至正常。

【适用、慎用与禁用情况】 与短效口服避孕药相同,特别适合于不能放置宫内节育器、服短效药、容易遗忘又不愿意打针避孕的妇女。鉴于长效口服避孕药一次摄入激素量较大,故宜严格选择服药对象,并加强随访。

【注意事项】

1. 基本与短效口服避孕药相同。但服药方法不同,必须向服药妇女解释清楚。长效药是在服药后一周左右有月经样出血,但是服药必须按照规定日期,不能一见出血又从第 5 天开始服药。否则不但周期不能控制,而且激素摄入量太大,对机体可能有不利影响。

2. 由于长效雌激素的作用,较多妇女停药后会有一个闭经阶段,平均 3 个月左右,待外源性雌激素从体内消除,月经可以自然恢复。服药时间长短与月经恢复无明显

关系。

3. 观察服药 5 年以上妇女,停药 3 个月恢复排卵占 69%,最早为 29 天。停药后如未采用避孕措施,80% 可在半年内妊娠,1 年内达 92%。由此可见大部分服药妇女生育功能可在短期内恢复。

(三)探亲避孕药

探亲避孕药(vacation pill)是我国在 20 世纪 70 年代为适合当时国情而研究开发,适用于夫妇分居两地工作,每年 2~3 周的探亲假。利用较大剂量的孕激素对子宫内膜和(或)下丘脑-垂体-卵巢轴的抑制作用,避免妊娠发生。探亲药的优点是使用时间不受月经周期的限制,服药可以在月经周期的任何一天开始,并且效果比较可靠。

【种类】　20 世纪 70 年代报告的种类达 9 种之多,见表 9-3-4。

表 9-3-4　探亲片种类

名　称	成　分	剂量(mg)	效果(%)	研制地点
单方孕激素:				
炔诺酮探亲片	炔诺酮	5	99.5	天津
探亲片 1 号	甲地孕酮	2	99.6	上海
醋炔醚(quingestanol)	醋炔醚	80	98.8	北京
炔诺孕酮(norgestrel)	炔诺孕酮	3	99.9	北京
孕三烯酮(gestrionone)	孕三烯酮	2.5	99.5	湖南,上海
醋酸炔诺酮-3-肟	醋酸炔诺酮-3-肟	1	99.3	浙江
复方孕激素:				
甲醚抗孕片	甲地孕酮	0.55	98.2	上海
	醋炔醚	0.88		
氯醋炔醚	氯地孕酮	0.25	99.5	湖北
	醋炔醚	0.85		
非孕激素:				
C53 号探亲避孕片	双炔失碳酯	7.5	99.5	上海

经过近 20 年的临床应用与筛选,被列入国家药典及 1992 年原国家计划生育委员会等四部委联合发布的我国避孕节育药具和技术名录中,目前在市场上可得到的仅有下列 4 种:①炔诺酮探亲片,每片含炔诺酮 5mg;②甲地孕酮探亲片,每片含甲地孕酮 2mg;③速效探亲片,每片含炔诺孕酮 3mg;④C53 号探亲避孕片,每片含双炔失碳酯 (anordrin)7.5mg。

【机制】　关于探亲药的作用机制研究,在 20 世纪 70 年代曾有多篇报道,认为环节可能是多方面的,而且不同的药物可能有不同的机制,取决于药物种类、用药时间长短及服药是在月经周期的哪一阶段。主要包括下列几个方面:

1. 对卵巢的作用

(1)抑制排卵:在月经周期早期开始用药,可能抑制排卵。而在周期中期前后开始用药,通常不能抑制排卵。其排卵抑制作用可能与避孕药对下丘脑-垂体功能的抑制有关。有研究 15 名妇女于周期第 11 天给双炔失碳酯,血浆 LH 水平明显低于用药前。应用孕三烯酮也同样可见到 LH 水平的抑制。

(2)对黄体的作用:动物实验在仓鼠妊娠第 1~5 天或第 5~11 天,分别给予 21mg/kg 或 35mg/kg 的孕三烯酮,在妊娠第 15 天处死动物,卵巢的组织学检查发现黄体退化,细胞缩小,核浓缩。说明对仓鼠有明显的抗生育效应。如果再注射孕酮 14mg/kg,则妊娠可以维持并产下活崽。

这个作用提示孕三烯酮可使黄体退化,剥夺动物内源性供应的孕酮而发挥避孕作用。

2. 对子宫的作用

(1)宫颈黏液:所有的孕激素类探亲片最可能的作用是改变宫颈黏液,包括黏液量减少、黏稠度增加、拉丝度降低、羊齿结晶消失等。这些变化使宫颈黏液形成屏障,阻碍精子通过。

(2)子宫内膜形态学影响:所有的 9 种探亲片对子宫内膜均有肯定效应。孕激素类探亲片能引起内膜发育与分泌紊乱。如在周期的增生期服药,内膜增殖受到抑制,分泌功能提早而差;排卵后给药,使内膜处于非典型分泌状态。作用强的孕激素如炔诺孕酮,甚至可能使内膜分泌功能减退或消失。此外,内膜螺旋动脉可能发生变化,包括小动脉壁增厚、管腔狭窄、增生及透明样变。双炔失碳酯常使腺体间质分离或黄体提早萎缩。组化研究表明探亲片可引起内膜退行性变,包括 PAS 反应减弱或阴性,酸性磷酸酶增高,碱性磷酸酶降低;内膜糖原减少。服甲醚抗孕片妇女,在周期第 21 天内膜电镜检查,发现腺体中糖原减少,以及腺腔中分泌物质减少。与对照标本相比,微管系统发育较差。

离体培养的人子宫内膜实验,培养基中加入双炔失碳酯,造成间质与蜕膜细胞中的空泡化现象。同样,培养基中加入孕三烯酮,引起人与大鼠蜕膜细胞的明显损伤甚或坏死。

对子宫内膜功能的作用:在大鼠的围着床期(妊娠第

2~7天），³H 胸腺嘧啶大量掺入大鼠内膜的间质细胞。当妊娠第 1 天注射孕三烯酮后，标记核苷酸的掺入仅限于内膜上皮细胞。因此推测孕三烯酮能抑制内膜间质细胞的 DNA 合成，阻断间质细胞转化为蜕膜细胞而防止着床。另一³⁵S 硫酸钠的大鼠实验，证明孕三烯酮可促进硫酸黏多糖的合成。这些作用很可能是孕三烯酮竞争靶细胞上孕激素受体而对抗孕激素作用。

3. 对输卵管的作用

（1）卵子运输：动物实验表明，甲地孕酮、孕三烯酮、炔诺酮-3-肟、甲醚抗孕片可加速卵子在输卵管中的运输，氯醋炔醚对卵运输无影响。而醋炔醚较高剂量时可延迟小鼠卵的运输并引起卵子退行性变。孕三烯酮也导致输卵管中卵子的异常发育与溶解。

卵子运输的加速或延迟，可造成配子发育与内膜发育的不同步，这可能是探亲片在动物中的主要避孕作用。配子的退化与溶解进一步加强了抗生育作用。此作用在人类中尚待证实。

（2）对输卵管形态学的影响：3 名妇女服用孕三烯酮 3mg/d 共 3 天后结扎输卵管，另 3 名妇女不服药作为对照。在周期第 15 天取输卵管标本电镜检查，服药者输卵管的分泌细胞中分泌颗粒显著减少，纤毛细胞区中可见异常纤毛束，并有一定程度的退化。这些形态学改变可能反映输卵管有某些功能变化，但其确切意义尚不明确。

亦曾有研究观察探亲片是否会干扰精子获能，动物实验说明可能某些孕激素有抑制精子获能作用，但仅为部分性，在其避孕机制中不起主要作用。

双炔失碳酯无孕激素活性，其雌激素活性为炔雌醇的 2.8%。作用机制可能是减慢精、卵运行，或在子宫内膜水平。

【用法】　现有 4 种探亲片中，前 3 种探亲片不论月经周期时间，于探亲前一天或者当日中午起服用一片，此后每晚服一片，至少连服 10~14 天。如果需要，可以接着改服短效口服避孕药 21 片，如此则月经可能延期。据报告有效率均可达 99% 左右。

C53 号则在每次房事后即服一片，第一次于次日加服一片，以后每次房事后服一片（每天最多一片）。上海地区曾观察 4270 周期，避孕有效率 99.25%。胡建青报告用 C53 号作为避孕套破裂的补救措施，翌晨一片，以后连续每晚一片共 3 天，再隔晚一片共 4 次，总量 8 片。84 例中失败 5 例，有效率 94%。

【不良反应】　主要为孕激素过量的症状，可以有突破出血、周期紊乱（缩短或延长）及经期延长，尤其是探亲片接服短效避孕药时经期延长多见。由于不是长期使用，故对机体影响较小。常见有恶心、呕吐、眩晕、乏力等。其中以双炔失碳酯较明显，但一般症状不严重，无需治疗，并且这些不良反应也大都能为服药者所接受。

（四）低剂量孕激素避孕药

低剂量单纯孕激素避孕药（progestogen only pill，POP）亦称微丸。药物仅含孕激素，无雌激素成分，且孕激素剂量比复方口服避孕药中的含量低得多，因而一些因外源性性激素引起的不良反应亦明显为少。但是单纯孕激素避孕片

的应用并不普遍，我国尚无此制剂，主要原因之一是与其他单纯孕激素避孕药相同，月经紊乱的发生率较高，包括经间出血、周期缩短、闭经等，不易使妇女接受。通常认为 POP 是哺乳妇女很好的避孕方法选择，也适用于愿用口服避孕药而又对雌激素有禁忌的妇女。

【种类】　自 20 世纪 60 年代中期开始应用 POP 作为一种避孕方法以来，国外已有多种制剂上市，见表 9-3-5。

表 9-3-5　现有低剂量单纯孕激素制剂

商品名	孕激素成分	每片剂量（μg）
Micronor	炔诺酮	350
Femulen	双醋炔诺醇	500
Microvol	LNG	30
Ovrette	LNG	75

【作用机制】　作用可能为多方面的：①改变宫颈黏液性质，阻止精子穿透。口服约 3 小时精子穿透力最低，并可维持 16~19 小时；②改变子宫内膜，影响囊胚存活或阻止植入；③改变输卵管运动，影响卵子运输、受精，可能还影响精子获能和精子游走；④15%~40% 的治疗周期排卵受到抑制。

【用法】　从月经周期第一天开始，不间断地连续每天定时服用一片，月经期亦不停药。产后哺乳可在月经来潮即开始服药。

【效果】　单纯孕激素避孕片的妊娠率估计为 1.4~4.3/100 妇女·年，但各研究报告不同。WHO 的多中心研究，使用 LNG 30mg 的妊娠率为 4.9~16.0/100 妇女·年。这些差别可能反映了服药妇女选择与咨询不同，更重要的为顺应性不同，影响了 POP 使用的有效性。在有良好咨询的中心，POP 妊娠率接近复方口服避孕药，Pearl 妊娠指数 0.52/100 妇女·年。Broome 报告非哺乳妇女应用 3 种低剂量微丸，358 人，18 125 使用月，3 例妊娠，Pearl 指数为 0.2/100 妇女·年。三种药物在避孕效果与不良反应方面没有差别。Dunson 报告 Ovrette 用于哺乳期妇女，在 14 个国家共观察了 4088 名妇女 29 399 使用月，11 个月时粗累积妊娠率 1.2/100 妇女，Pearl 指数 1.4，粗累积终止率为 33.0/100 妇女。失败妊娠的 34 例中有 15 例连续漏服 2 片以上，属使用失败。Vessey 等发现效果还与体重有关，>155 磅者失败率增高为 1.3/100 妇女·年，<112 磅者为 0.5/100 妇女·年。妊娠率随年龄增长而减少，其他因素如腹泻和（或）呕吐、同时服用其他药物，也可能影响效果。

【不良反应】　POP 的有效性部分决定其不良反应与可接受性。由于孕激素剂量小，又缺少雌激素，所以月经紊乱是最常见的不良反应。20%~30% 单纯孕激素避孕片使用者有月经间期出血和（或）点滴出血，也有发生闭经。Broome 报道 358 例中 77 例发生不良反应，占服药妇女的 21.5%，最多的主诉为乳房触疼不适。40 例因月经紊乱而停用 POP，占停用者的 47.5%。但长期用药有正常月经参数的妇女仍占用药人数的 40%。Dunson 在哺乳期妇女中的观察，2.3% 有严重头痛、严重腹痛、视力障碍、胸痛等主

诉,以严重头痛最常见,占 1.1%。其中 51.3% 因症状严重而停药。乳房不适的症状不多。在观察的 4000 余例中,30.6% 有月经间期出血,29% 有闭经。共有 29.8% 妇女在研究期间停药,其中为非医疗原因停药,主要是忘记服药、外出旅行等;49% 系因月经异常;2.9% 因头痛、恶心等不良反应停药。

Chi 回顾综合了 POP 的安全性研究。由于 POP 中孕激素含量很小,一般不会引起脂代谢改变;对凝血因子影响很小;POP 与心血管疾病间关系的流行病学研究资料很少,根据低剂量孕激素的推测,估计不会比复方口服避孕药有更多的影响。哺乳期应用 POP 问题,哺乳本身对乳腺癌是一种保护因子,无证据表明 POP 与乳腺癌、宫颈癌有关。POP 对糖代谢的影响比复方口服避孕药小,有报告共观察 50 名胰岛素依赖性年轻糖尿病妇女,每日服炔诺酮 350μg,共观察 1050 妇女月,接受性良好,认为对隐性或轻症糖尿病可以使用。POP 对肝功能无影响。Chi 重点分析了几个比较引起顾虑的问题:①异位妊娠:作者认为与含孕酮宫内节育器一样,可能抑制输卵管运动,延迟卵子运输。一旦妊娠,发生宫外孕的几率比复方口服避孕药或其他避孕方法大。根据不同学者报告,未避孕妇女发生宫外孕率为 2.6/1000 妇女·年或 3.24 ~ 4.5/1000 妇女·年。挪威的研究 POP 使用者中宫外孕率为 1.3/1000 妇女·年。理论上有宫外孕史不是使用 POP 的绝对禁忌证,但为了保护存留输卵管,最好避免使用 POP。②功能性卵巢囊肿:在使用长效单一孕激素避孕如 Norplant 妇女中,10% 可见卵巢囊肿,停药后会自然消失。据报告服 POP 妇女功能性卵巢囊肿患病率也较高,停药后也能消失。③生育力恢复:由于对下丘脑垂体-卵巢轴的抑制作用小于复方避孕药,停药后生育能力很快恢复。但在服药期间妊娠者,POP 对宫内胎儿影响的研究非常有限。已知大剂量孕激素可以致畸或女胎男性化,但没有证据表明小剂量孕激素会有作用。哺乳妇女通过乳汁传递给婴儿的孕激素剂量,约为母亲使用剂量的 1/1000 ~ 2/1000。1984 年 190 组织多中心研究观察哺乳妇女使用复方避孕药、POP 或长效避孕针 DMPA,与对照组比较,婴儿生长发育未见显著差异。

【适用与禁用情况】　根据 WHO《避孕方法选用的医学标准》一书中所列,除妊娠为 POP 的绝对禁忌证以外,绝大多数妇女包括不同年龄、是否吸烟,均可以适用 POP,尤其作为产后哺乳期避孕更属首选。

【注意事项】

(1)必须有良好的咨询服务,向妇女说清作用及可能的月经改变,并劝说要坚持使用,月经紊乱现象能够改善。

(2)不要漏服,并且坚持每天同一时间定时服药,以免影响避孕效果及发生月经异常。

(翁梨驹　黄丽丽)

二、注射避孕针

注射避孕针(injectable contraceptive)是长效激素避孕的方法之一。1963 年 Siegel 首次单独使用 17α-己酸孕酮 500mg 或加用戊酸雌二醇 10mg,每月一次注射避孕,受试 25 名妇女使用 2 年无一例妊娠。几乎与此同时,我国科学家研制了剂量减半的同样配方(己酸孕酮 25mg 加戊酸雌二醇 5mg)即避孕针 1 号,约有 5550 名妇女使用 54 200 妇女月,证实安全有效,不良反应少。此后避孕针剂的研究一直在进行中,相继采用不同药物、不同配伍的多种制剂。用于注射的甾体类激素为其酯类,从物理学上采用微晶体而有长效作用。有用单方孕激素,亦有复方雌、孕激素制剂。

注射避孕针的避孕效果好,给药简便,每月 1 次,给药时间与性生活无关,适用于那些容易忘记或不易正确掌握服用口服避孕药服法的妇女,特别是对口服避孕药不适应者。单纯孕激素注射避孕作用时间长,可以 2 ~ 3 个月注射 1 次,而且避孕高效。但是月经不规则往往是停药的主要原因。而加入雌激素的复方避孕针则能良好地控制月经周期,近年来又有较大发展。

【种类及用法】　国内外常用的长效避孕针,见表 9-3-6。

表 9-3-6　国内外常用的长效避孕针

名　称	成　分	剂量(mg)	用　法
单纯孕激素			
醋酸甲孕酮避孕针	醋酸甲孕酮	150	首次周期第 5 天肌注 1 支,以后每 3 个月肌注 1 支
庚炔诺酮避孕针	庚炔诺酮	200	首次周期第 5 天肌注 1 支,以后每 2 个月肌注 1 支
复方雌、孕激素			
复方己酸孕酮避孕针	17-α 己酸孕酮	250	首次周期第 5 天肌注 2 支,以后每次周期 10 ~ 12 天肌注 1 支
(避孕针 1 号)	戊酸雌二醇	5	
复方醋酸羟孕酮避孕针	醋酸甲羟孕酮	25	首次周期第 1 ~ 5 天肌注 1 支,以后每隔 30 天左右再肌注 1 支
(Lunelle)	环戊丙酸雌二醇	5	
复方庚炔诺酮避孕针	庚炔诺酮	50	首次周期第 1 ~ 5 天肌注 1 支,以后每次周期第 10 日肌注 1 支
(mesigyna)	戊酸雌二醇	5	
改良复方醋酸甲地孕	醋酸甲地孕酮	25	首次周期第 5 天和 10 ~ 12 天各肌注 1 支,以后在周期的 10 ~ 12 天肌注 1 支
酮避孕针	17-β 雌二醇	3.5	
(美尔伊,mego-E)			

1. 单纯孕激素类

（1）醋酸甲羟孕酮避孕针（depot medroxyprogesterone acetate，DMPA，狄波普维拉）：属 17-α 羟孕酮的类似物，为微晶体混悬注射液，每安瓿 150mg，每 3 个月注射一次。由于 DMPA 在体液中溶解度极低，药物从注射部位缓慢释放与吸收，因而产生长效避孕作用。

（2）庚炔诺酮避孕针（norethisterone enanthate，NET-EN）：属 19 去甲睾酮类衍生物，为德国先灵公司与我国科学家同时分别研制成功。为油溶液，每支 200mg，每隔 2 个月肌内注射一次。

2. 复方雌、孕激素类　为了克服单纯孕激素引起的月经不规则，加入雌激素后可以明显调整月经周期，提高了可接受性。但是长期使用雌激素可能的危害，引起不少学者的顾虑。目前应用于临床的有下列几种：

（1）复方己酸孕酮避孕针（避孕针 1 号）：含己酸孕酮 250mg 与戊酸雌二醇 5mg。为我国 20 世纪 60 年代研制产品，使用较广泛。其用法可有两种：一是在月经第 5 天注射 2 支；二是在月经第 5 天及第 12 天各注射 1 支。以后在每月撤退出血开始的第 10~12 天或每 28 天注射 1 次。

（2）复方甲地孕酮避孕针：亦称美尔伊，为甲地孕酮 25mg 与 17-β 雌二醇 3.5mg 的微晶水混悬液，为我国 1977 年研制。1947 名妇女总使用 20 974 周期。第一次在月经第 5 天给 2 支，或于第 5 天及第 12 天各给 1 支，以后每个周期第 10~12 天注射 1 支，避孕有效率 99.4/100 妇女·年，一年累积续用率为 60%。

（3）复方庚炔诺酮避孕针：含庚炔诺酮 50mg 与戊酸雌二醇 5mg，在我国进行该配方研究的同时，WHO 亦研制了该产品，命名为 HRP102（mesigyna）。

（4）复方甲羟孕酮避孕针：含醋酸甲羟孕酮 25mg 与环戊丙酸雌二醇 5mg。每月 1 次注射。由普强公司最初开发，以后进一步发展定名为 HRP112（cyclofem）。过去的商品药名繁多，现在全球性的商品名为 Lunella，美国为 Lunelle，在中国注册名为月纳。

【避孕机制】　主要表现为抑制排卵，无论是单纯孕激素或雌、孕激素针剂，均能有效地抑制排卵。这种作用是通过影响下丘脑-垂体-卵巢轴，抑制促性腺激素的分泌，使 FSH 与 LH 峰值或排卵水平抑制，从而有效地抑制排卵。在使用注射避孕针后，垂体仍然可以有反应，故认为注射避孕针只是通过对下丘脑或下丘脑以上水平的作用来影响促性腺激素的释放，而并不影响它们的合成与贮存。使用 DMPA 妇女的卵巢组织形态学和组织化学分析表明，有各阶段发育的卵泡，但缺乏黄体。生殖上皮、白膜、卵巢门细胞、卵母细胞、从原始到成熟卵泡各阶段卵泡的组织学表现，在年龄和产次配对后，与未接受 DMPA 的对照妇女的卵巢组织相比无差异。

此外，注射避孕针后宫颈黏液减少而黏稠，拉丝度变短，不利于精子的穿透；子宫内膜腺体发育和分泌不足，糖原含量明显减少，并见局限性蜕膜反应和呈退行性变，严重干扰孕卵和内膜的同步关系，不利于孕卵的着床和发育。这也是注射避孕针起避孕作用的一个重要方面。

【避孕效果】　注射避孕针在临床应用最多的是 DMPA，其次是庚炔诺酮。DMPA 已在 90 多个国家批准使用，据估计已有 1 亿 5 千万人使用过，现有 1200 万人以上正在采用 150mg 3 个月 1 次的避孕针；庚炔诺酮已在 40 多个国家批准使用，每 2 个月 1 针 200mg。我国应用注射避孕针估计已有数百万人，主要是复方己酸孕酮，也有复方庚炔诺酮、复方甲地孕酮避孕针，近几年来醋酸甲羟孕酮也开始在我国使用。

注射避孕针的避孕有效性很高，在不同配方，不同剂量，不同人群中的报告略有差异。

1. DMPA　其避孕效果在 99.7%~100.0%，见表 9-3-7。在我国对 DMPA 的临床应用中，雷贞武在四川对 421 例妇女使用每 3 个月注射 1 针的 DMPA 150mg 观察 1 年，共 5857 妇女月，无 1 例妊娠发生。原国家计划生育委员会组织的引入性研究，对 1994 例对象每 3 个月接受一次狄波普维拉避孕针注射，观察 1 年，共使用 20 294.3 妇女月，仅发生 1 例意外妊娠，1 年使用有效率为 99.94%。国外对 DMPA 的五个多中心研究见表 9-3-7。

2. 其他避孕针发表有关的文献不如 DMPA 的多，现将有关各种注射避孕针效果研究的报告结果汇于表 9-3-8。

表 9-3-7　有关 DMPA 的五个多中心避孕效果的研究

主持者	研 究 设 计	药物剂量	受试者人数	使用妇女月	研究期限	妊娠数（失败率）
Upjohn	多中心开放研究（健康妇女）	DMPA150mg 每 3 月 1 针	3950	82 384	13 个月（中值）	15（0.22% 妇女年）
Upjohn	多中心开放研究（健康妇女）	DMPA150mg 每 3 月 1 针	295	3844	13 个月（中值）	0（0.0）
WHO	多中心随机开放剂量比较研究（健康妇女）	DMPA150mg DMPA100mg 两组均每 3 月 1 针	607 609	5429 5507	59% 的受试者完成 1 年（两组）	0（0.00） 2（0.44% 妇女年*）
WHO	多中心随机开放健康与哺乳妇女比较研究	DMPA150mg 每 3 月 1 针	1587	20 550	不详	3（0.1% 妇女年**）
WHO	多中心随机开放健康与哺乳妇女比较研究	DMPA150mg 每 84 天（±5 天）注射 1 次	846	4782	不详	4（0.7% 妇女年**）

* Pearl 帕尔指数　** 生命表法，参用帕尔指数单位

表 9-3-8　各种注射避孕针避孕效果的研究（主要的多中心研究）

研究者	研究设计	避孕针名称	成 分	剂量（mg）	受试者人数	使用妇女月	研究期限（月）	妊娠率（%）
Sang GW	多中心Ⅲ期临床随机比较不同药物的研究	复方甲孕酮避孕针（每月1针）	醋酸甲孕酮 环戊丙酸雌二醇	25 5	1955	19 765	12	0.1
		复方庚炔诺酮避孕针（每月1针）	庚炔诺酮 戊酸雌二醇	50 5	1960	20 688	12	0.3
		复方己酸孕酮避孕针（首月1针）#	己酸孕酮 戊酸雌二醇	250 5	770	4407	12	6.0
		复方己酸孕酮避孕针（首月2针）*	己酸孕酮 戊酸雌二醇	250 5	992	10 460	12	0.8
von-Kesseru	多中心Ⅲ期临床试验研究	复方庚炔诺酮避孕针（每月1针）	庚炔诺酮 戊酸雌二醇	50 5	931	15 787	36	0.08
印度医学研究委员会	多中心Ⅲ期临床随机比较不同药物的研究	庚炔诺酮避孕针（每2月1针）	庚炔诺酮	200	426	7817（两组共计）	12	1.1
		复方庚炔诺酮避孕针（每月1针）			423		12	0.2
国家"六五"攻关协作组	多中心Ⅲ期临床不同药物对照研究	复方庚炔诺酮避孕针（每月1针）	庚炔诺酮 戊酸雌二醇	50 5	2368	32 151	12	0.18
		复方己酸孕酮避孕针	己酸孕酮 戊酸雌二醇	250 5	770	9616	12	0.30
严隽鸿	多中心临床开放前瞻性研究	"美尔伊"避孕针（每月1针）	甲地孕酮 17-β雌二醇	25 3.5	1947	20 974	24	0.57
WHO	多中心Ⅲ期临床比较试验	复方甲孕酮避孕针（每月1次）			2328	10 969	12	0
		复方庚炔诺酮避孕针（每月1次）				10 608	12	0.18

#月经周期1~5天内第1针，以后每30天左右1针；*月经周期1~5天内第1针，10天后第2针，以后每次开始出血后第10~12天注射

【生育力恢复情况】 对生育力恢复情况的研究，以DMPA的资料较多。DMPA并不会持续地影响生育力。由于各种原因停止使用DMPA后，可追踪其受孕情况，也可以利用排卵期的一些生理特征变化来确定最后一次注射DMPA到第一次排卵的时间，以判断生育力恢复情况。一些研究对停用DMPA到怀孕的妇女采用追踪随访的方式，了解最后一次注射DMPA至怀孕的时间。结果表明年龄和用药时间长短对生育力恢复的时间没有显著影响。

由美国普强公司组织研究的结果表明：3905位接受DMPA避孕的妇女中，校正停用DMPA后12个月内预期的生育力恢复率为83%。这一结果与以前报告的口服避孕药（87%）和宫内节育器（87%）的生育力恢复率相似。

雷贞武421例的资料曾用DMPA 150mg每3个月注射1次避孕的妇女中，观察了月经的恢复，发现在停用药物后不同时间全部恢复了月经，但个体差异较大。最短3个月内，在21个月全部恢复。由于绝大多数妇女在停用DMPA之后，仍选择其他方法避孕，仅有44例在停药后因为计划妊娠或避孕失败而怀孕，其中4例闭经者尚未恢复月经即怀孕，这反映出注射避孕的可逆性。

复方甲羟孕酮注射避孕针的生育力恢复，曾有前瞻性研究，均证实生育率快速恢复，与用口服避孕药、其他方法、未用药妇女1年的生育率相类似。90例停用后计划妊娠者，85例（94%）怀孕，平均受孕时间7.2个月。近年Bahamondes研究70例停药后计划妊娠者，1年内受孕率是83%，50%以上是在停药后6月内怀孕。生育率的恢复与停用时妇女的年龄、体重、接受注射的次数无关。Rahimy报道，对11例连续注射用药第3个周期后，以血清孕酮≥4.7ng/ml作为排卵恢复的指标，在末次注射后63~112天恢复排卵，表明对下丘脑-垂体-卵巢轴的影响是可逆的。

复方甲地孕酮避孕针在停药3、6及12个月累积妊娠率为53.7%、63.0%及76.0%。

国家"六五"攻关协作组也随访过879例使用庚炔诺酮和复方庚炔诺酮几种不同注射避孕针者。342例在停针后未采取其他避孕措施，其中296例妊娠。停针后2年内妊娠率，复方庚炔诺酮80mg配伍戊酸雌二醇5mg组、60mg及50mg（配伍戊酸雌二醇5mg）组及单纯庚炔诺酮200mg组分别为66%、68%和75%，其中80%以上的妇女可在停针后4年内妊娠。

这些研究表明,对选用注射避孕的妇女,特别是单纯孕激素避孕针,应告诉她们在停用避孕针后,排卵恢复有延迟的可能。虽然生育力恢复有可能延迟,但并不是持续抑制。因此,对希望选择长效避孕措施的妇女,这是一种恰当的选择。

【主要不良反应和停用的原因】 注射避孕针的不良反应可因药物种类、剂量、用药时间以及个体的反应等有所不同,主要有以下几个方面。

1. 月经紊乱 包括不规则出血、月经量多、点滴出血和闭经。这是单纯孕激素制剂的最主要的不良反应。

有关使用 DMPA 后月经紊乱的最详细的资料是普强公司主持的研究。3905 例妇女每使用 3 个月注射 1 次的 DMPA 避孕,其月经变化见表 9-3-9。

表 9-3-9 使用 DMPA 后的月经变化情况

月数	病例总数	月经出血的病例数(%)			
		0 天	1~7 天	8~10 天	11~30
3	3541	1037(29.3)	990(28.0)	362(10.2)	1152(32.5)
6	2986	1165(39.0)	852(28.5)	279(9.3)	690(23.1)
12	2246	1127(54.6)	582(25.9)	159(7.1)	278(12.4)
24	1332	902(67.7)	280(21.0)	68(5.1)	82(6.2)
36	825	609(73.8)	144(17.5)	30(3.6)	42(5.1)
48	477	360(75.5)	84(17.6)	17(3.6)	16(3.4)
60	266	211(79.3)	41(15.4)	5(1.9)	9(3.4)
72	171	135(78.9)	21(12.3)	7(4.1)	8(4.7)

通常在注射最初一两针后月经不规则出血和点滴出血比例较多,随注射次数增多闭经发生率增高,1 年后 50% 以上使用者闭经,2 年后 70% 闭经。因出血和闭经的停用率分别为 8.4% 和 2.2%。WHO 的研究证实了随 DMPA 使用时间延长,出血时间缩短,而闭经增加。1 年时因闭经的停用率为 10.5%~12.5%;因月经紊乱的停用率则为 9.3%~22.1%。我国四川对 421 例的月经情况进行分析,并对哺乳与非哺乳组做了比较。以月经停止 3 个月为闭经,其结果见表 9-3-10。可以看出,不规则出血在

用药的半年之内比例较大,但以后闭经逐渐增多,哺乳组比非哺乳组发生不规则出血的比例较低,但到 1 年时此差异则不显著。李梅等对注射 DMPA 妇女月经改变的相关因素做了回归分析,发现注射次数越多,体质指数越大,哺乳时间越长,发生闭经的可能性越大,而经量多的妇女越容易发生不规则出血;初潮早、经期长、周期短、经量多、注射次数少、不哺乳是容易不规则出血相关因素。而初潮晚、经期短、周期长、经量少、注射次数多是闭经的相关因素,这对临床咨询有参考意义。

表 9-3-10 哺乳与非哺乳组注射 DMPA 后的月经变化

	非 哺 乳				哺 乳			
	总例数	正常月经(%)	闭经(%)	月经紊乱(%)	总例数	正常月经(%)	闭经(%)	月经紊乱(%)
注射前	190	188(99.0)	2(1.0)	0(0)	229	37(16.2)#	192(83.8)#	0(0)
3 月	161	47(29.2)	67(29.2)	67(41.6)	202	32(15.8)≠	133(65.9)#	37(18.3)#
6 月	148	36(24.3)	62(41.9)	50(33.8)	176	23(13.1)≠	135(76.7)#	18(10.2)#
9 月	141	14(9.9)	108(76.6)	19(13.5)	168	13(7.7)	153(91.1)≠	2(1.2)#
12 月	140	8(5.7)	126(90.0)	6(4.3)	166	6(3.6)	159(95.8)※	1(0.6)

哺乳组与非哺乳组比较:※P<0.05 ≠P<0.01 #P<0.001

每 2 个月注射 1 次庚炔诺酮 200mg,用针 1 年后仅 11% 的妇女月经规则,57% 妇女月经不规则,32% 妇女发生闭经,因此月经紊乱仍是庚炔诺酮避孕针的主要不良反应。庚炔诺酮 200mg 每 2 个月注射 1 次,所发生月经紊乱的比例比 DMPA 150mg 每 3 个月注射 1 次为低。印度医学研究委员会报告,1 年时因月经紊乱和闭经的停用率分别为 14.8% 和 6.9%。而雌、孕激素 1 个月 1 次的复方避孕针因为雌激素的作用,能很好地控制周期,使月经不规则、出血时间延长、点滴出血和闭经的发生率比单纯孕激素避孕针显著降低。Von-Kesseru 对使用复方庚炔诺酮避孕针的 931

例妇女随访 36 个月,不规则出血和点滴出血发生率分别为 1.8% 和 2.2%,闭经为 2.8%。Sang 对使用复方庚炔诺酮避孕针、复方甲羟孕酮避孕针和复方己酸孕酮避孕针三组妇女的随访,第 1 个月时诉述相关出血分别为 10.3%、13.9% 和 10.1%,闭经均低于 0.5%;第 12 个月时,相关出血分别降到 0.9%、1.8% 和 1.7%,闭经则分别为 0.1%、0.6% 和 0.1%。1 年时三个组因出血问题的累积停用率分别为 4.9%、8.4% 和 12.6%,因闭经的停用率分别为 0.6%、3.7% 和 0.7%。国内复方甲地孕酮避孕针因点滴出血、月经不规则及闭经的累积终止率分别为每百妇女·

年 3.7、17.2 及 9.8。在国家"六五"攻关的复方庚炔诺酮与复方己酸孕酮的Ⅲ期临床试验中，因月经紊乱 1 年累积停用率分别为 6.9% 和 19.8%。月经类型的分析表明，复方庚炔诺酮组对月经的影响比复方己酸孕酮组小，约 90% 月经周期在正常范围，且原来月经不规则、经量多的妇女用针后均有所改善。据报道，注射复方庚炔诺酮避孕针在使用期中 3 月末有 2/3 恢复正常月经，6 月末达到 80%。

2. 体重变化　用孕激素注射避孕针的妇女可能产生体重增加，增加的体重是由于体内脂肪增加而不是液体潴留。在用 DMPA 期间，约有 70% 的妇女体重增加，20%～25% 体重减轻，约有 10% 体重无变化。据 WHO 主持的三个 DMPA 多中心研究，在使用 1 年后体重增加的范围是 1.48～2kg，因为体重增加的停用率为 2% 或更低。我国 421 例的资料在 4 个研究点进行。用药 1 年时其中两个研究点的体重平均增加(1.0±2.31)kg，另两个点体重平均减少(1.0±3.1)kg，因体重增加而停用仅 1 例。Sang 在对复方庚炔诺酮避孕针，复方甲羟孕酮避孕针和我国Ⅰ号避孕针的比较性研究中，1 年时平均体重增加很少，分别为 0.73kg、0.86kg 和 0.17kg，差异没有显著性。Moore 比较了注射 DMPA，皮下埋植剂和口服避孕药，每组 50 例，1 年后的体重分别增加 0.045kg(DMPA)，减少 0.81kg(皮下埋植剂)和 0.8kg(口服避孕药)，三组间无统计学差异。据近年报道，有些研究并未表明长期使用 DMPA 会增加体重，也有报道用药后体重增加的。有人认为体重增加与应用 DMPA 后易饥饿、食欲好有关，也与个体的差异有关。

3. 神经系统症状　使用注射避孕针可能出现头痛、情绪改变、神经过敏、头晕、失眠、疲乏和性欲减退等不良反应，但这些情况与使用口服避孕药或宫内节育器所报告的类型和频率相似。与神经系统症状有关的停用原因，最多见的是头痛，为 2.3%；其他的停用率如下：头晕 1.2%，疲乏和性欲减退 0.9%，焦虑和抑郁 0.7%。据 Clvic 报道，应用 DMPA 妇女与对照组比较，似乎与抑郁症有关，但发现持续性用 DMPA 的患者抑郁症的出现率低于对照组妇女，且持续用药 1 年时症状有轻微改善。

4. 其他可能出现的不良反应　如胃肠道恶心、呕吐、胃纳不佳、腹泻、腹胀；皮肤的痤疮、皮疹、瘙痒发生率均极低，约在 1% 或更低。

【可接受性与特点】

1. 可接受性　避孕的可接受性通常以续用率来了解。许多避孕针的研究报告不尽一致，有些甚至差异相当大。这与注射避孕针的种类、剂量，所发生的不良反应程度，受试者的社会文化背景，接受咨询和医疗的条件等多种因素有关。

在由普强公司和 WHO 组织的几个研究中，均使用 DMPA 150mg 每 3 个月注射 1 针，其 12 个月的续用率最低为 49%，最高为 71%。WHO 组织的复方甲羟孕酮避孕针和复方庚炔诺酮避孕针每月 1 针避孕的Ⅱ期临床研究，其 1 年的续用率分别为 64.5% 和 63.2%。在 Sang 对中国妇女复方甲羟孕酮避孕针和复方庚炔诺酮避孕针每月注射 1 次的避孕研究中，1 年的续用率分别达到 74% 和 81%。

一般来讲，影响受试者可接受性的最大问题是注射避孕针引起的月经紊乱。因此，加有雌激素成分的复方避孕针能很好地控制月经周期，出血不良反应较少，对增强可接受性和提高续用率具有重要作用。据报道，在美国首次复方甲羟孕酮注射避孕针的Ⅲ期临床试验表明，仅 2.5% 因子宫出血而停用。Shulman 通过对 1103 例使用复方甲羟孕酮避孕针的妇女用世界公认的问卷做调查，并与新的口服避孕药(ortho-novum7/7/7)做比较，两组都有 90% 以上的使用者愿意将此避孕方法推荐给朋友，表明具有很好的可接受性。

重视对受试者咨询和医疗服务，有利于提高注射避孕针的可接受性，增高续用率。雷贞武的资料，将受试者分为一般咨询组与强化咨询组，两组 1 年的续用率分别为 57.6% 和 88.7%，两组间差异具有统计学意义(P < 0.0001)。墨西哥的研究者对详细咨询组(175 例)和一般咨询组(175 例)作比较，1 年的总停用率分别为 17.0% 和 43.4%，因月经改变的停用率分别为 8.6% 和 32.0%，差异具有统计学意义。也有研究者强调，在受试者有诉述时应作好咨询和医疗服务，通过鼓励和劝导可以提高可接受性。在良好的咨询前提下，据邵庆翔等和孙丹利的报道，1 年的续用率分别达到 77.4% 和 72.87%。

为了提高注射避孕针的可接受性，对咨询可概括为六步骤：①比较各种避孕方法特点，供受试者做出避孕方法的选择；②合理选择适合于注射避孕针的妇女；③介绍选择的注射避孕针特点和使用方法；④提出该注射避孕针可能出现的不良反应；⑤对应用注射避孕针出现的月经改变、体重增加等不良反应进行咨询和处理；⑥约定重复注射的时间。

2. 优点和缺点

(1) 优点

1) 简便：每注射 1 针可以避孕 2～3 个月，给药时间长，不需像口服避孕药那样每天服用，特别对不易掌握服药时间或易忘记服药者，尤为适合。避孕针的长效，可为接受者节省时间和费用。

2) 有效率高：避孕针的避孕效果一般都达到 99% 左右或更高，与口服避孕药一样有效，而且避孕效果优于 IUD 和口服避孕药，与皮下埋植剂和女性绝育术相似。

3) 与性交无关：有些夫妇不喜欢与性交活动有关的避孕方法，注射避孕针则得到他们的偏爱。

4) 满足一部分人群需求：在不易得到计划生育服务的地区，注射避孕针为其提供了可靠的服务，尤其是对于认为打针比服药更有效的传统信念的妇女，注射避孕可以满足其要求。

5) 保密性：一部分人认为选择避孕方法是个人隐私，接受注射避孕针易于保密，而且停止使用可由自己做出决定。

6) 非避孕的益处：由于注射避孕针减少了月经失血量或闭经，常使血红蛋白水平升高，对功能性子宫出血的患者也适合使用；对子宫内膜癌有预防作用，据流行病学调查表明，停止使用后保护作用持续 8 年；因宫颈黏液变得黏稠，不利于细菌上行，可降低盆腔炎的危险。

7) 适合哺乳妇女：过去已有不少研究，认为单纯孕激素的避孕针不会影响乳汁分泌，有研究证实 DMPA 不影响哺乳妇女基础的血清泌乳素,不会影响孩子的营养状况,对其今后的身体的生长发育也不会有不良影响。据 Zhao 的报道,母亲在哺乳期用 DMPA 的婴儿,在 4~5 岁时测定其智力和行为适应力,均与未用药的对照组无差异,表明也无不良影响。作为产后哺乳期避孕是一个好的方法。

(2) 缺点

1) 月经紊乱:这是单纯孕激素避孕针最大的缺点,但配伍雌激素的每月注射复方避孕针则不太明显。因此,在接受人群中对月经改变的心理承受能力与继续接受注射避孕有很大关系,医务人员需要做更多和更好的咨询工作和医疗服务。

2) 生育力恢复延迟:注射避孕针停用后生育力的恢复有一个过程,比口服避孕药和 IUD 使用者停用后生育恢复的平均时间更迟,且对每个使用者来讲,事前难以预料停用后的恢复时间。因此,对于停药后急于妊娠者不适合。

3) 不良反应:一旦药物注入体内,就不能撤出以终止其可能发生的不良反应。

4) 个人不适用性:对于不愿意注射方式避孕,或对月经周期的规律性特别重视的妇女不适用。

【适应证和禁忌证】

1. 适应证 需要采用高效的避孕方法控制生育,又愿意选择以注射方式避孕者;对采用口服避孕药、宫内节育器等避孕方法不适应者;有非严重高血压、血管栓塞性疾病史,不适合用有雌激素成分的避孕药者,可选用单纯孕激素避孕针;禁忌妊娠的慢性病者,注射避孕针对已有疾病无不良影响,并与治疗用药无相互作用,如结核病、慢性肾脏病或智力迟钝等;有贫血或子宫内膜异位症又需避孕者,对贫血有改善,对子宫内膜异位症有治疗作用;哺乳期需采用避孕措施者。

2. 禁忌证

(1) 绝对禁忌证:以往有严重动脉性疾病或目前有很高的风险;以往用口服避孕药出现过严重不良反应,且不清楚是否由于雌激素所致;不明原因的生殖道出血;糖尿病或糖耐量试验不正常;可疑或确诊妊娠;最近有滋养叶细胞疾病;停药后 1~2 个月内打算妊娠;不愿意或不可能每 1~3 个月按时接受注射者。

(2) 相对禁忌证:动脉性疾病的风险度较高者(<35 岁以上吸烟,高血压需用药物控制);甾体激素依赖性癌症患者,听取肿瘤医师建议;活动性肝脏疾病患者,此方法可用于非严重异常肝功能但能作认真监测者;月经不规则或闭经者;严重肥胖者;严重抑郁者;近绝经期妇女,因引起不规则出血而导致不必要的诊断性刮宫。

【注意事项】

1. 严格按照适应证和禁忌证选择使用对象。

2. 根据不同药物和剂量的避孕针,严格按照注射第 1 针的时间和以后注射的间隔时间,否则易造成失败而妊娠。第 1 针在月经周期的前 5 天之内,否则当月不一定能抑制排卵,需加用其他避孕方法。有的避孕针首次需要加量,如我国的注射避孕针 I 号,否则失败率增高。

3. 注意随访,每次注射时应询问受试者的情况,并做血压、体重的检查,必要时做妇科检查。讨论有关的不良反应和问题,消除受试者的疑虑,并对不良反应做出必要的处理。对复方雌、孕激素长效避孕针使用者出现经期延长 7 天以上者,可口服短效避孕药,每天 1~2 片,连服至该周期注射避孕针时止。不规则出血可酌情加用雌激素或雌、孕激素,无效则停药。月经过多药物治疗无效时可考虑诊断性刮宫。据 WHO 的统计,注射 DMPA 者中需用雌激素治疗的病例仅 0.5/100 妇女·年,而且随医生经验的增加,雌激素使用减少。据 20 个国家的 35 位研究人员对使用 DMPA 和庚炔诺酮注射避孕针发生月经紊乱的治疗经验介绍如下。

(1) 闭经的处理:强调治疗前咨询,充分解释,随访时消除顾虑。如有其他症状或患者顾虑较大者应做阴道检查及妊娠试验。闭经持久忧虑较大者,可用 1~2 个短疗程雌激素治疗,如可用复方口服避孕药一个周期(21 天);乙炔雌二醇 20~50μg/d,10~21 天;戊酸雌二醇 1mg/d,共 10~14 天;环戊丙酸雌二醇 5mg 肌内注射。不主张周期性使用雌激素以引起规律性撤退性出血。

(2) 长期频繁而出血不多的处理:咨询解释为主要的治疗方案,有些病例需辅助治疗,常用有口服避孕药每天 1 片,14~21 天,或每天 2~3 片,出血停止后改为每天 1 片再给 14 天;乙炔雌二醇 50μg/d,7~21 天;环戊丙酸雌二醇 5mg 肌内注射。这些方法仅使用 1 个疗程。

(3) 严重出血的处理:总的治疗方法与长期频繁出血相似,仅雌激素剂量要大一些,疗程要长一些。亦可应用大剂量口服孕激素(每日口服安宫黄体酮 5~20mg,或每 2 小时给予炔诺酮 5mg)或提前重复注射 DMPA。

(4) 月经稀少:不需处理。

4. 预约下次注药时间,避免因延迟注药而造成避孕失败。

(雷贞武)

三、缓 释 系 统

药物控制释放制剂或称缓释系统(delivery system),即一次给药,药物缓慢释放而维持恒定的血药水平。缓释系统应用于心血管疾病及眼科疾病已有多年历史,一次使用可有效 24 小时、几天以至更久,以代替传统的反复一日数次用法,免去不少麻烦。药物经缓释系统直接由局部毛细血管进入血液循环,避免了口服制剂的肠胃吸收过程,可降低药物摄入的剂量,提高药物的生物有效率,从而大大降低药物可能产生的不良反应。

甾体避孕药的应用已有近 40 年的历史。长期的临床实践证明,这类避孕药的效果好、不良反应小、安全,为公认的主要避孕措施之一。但无论口服或注射均不够理想。每日一次口服,麻烦又易漏服;长效口服或避孕针,一次性大剂量的甾体激素进入体内以维持其长效作用,但对机体可能产生不良反应。最近 40 年来,由于缓释系统与高分子材料的迅速发展,为新型长效避孕方法的研制及现有避孕方法的改进提供了一个新的领域。缓释系统能够使体内甾体药物维持在相对恒定的最低有效水平,既可维持长效,又避免了用药初期过高血药峰值引起的不良反应。同时,亦可避免通过肝脏代谢的首过效应,改善用药者的顺从性

（compliance）。这对需要十几年乃至二十几年避孕的育龄妇女是一个很大的福音。

自20世纪60年代中期，世界性和地区性的研究机构一直坚持不懈地研究开发缓释系统的抗生育制剂。到目前已有数种长至5年，短至几个月的长效制剂，如皮下埋植剂、释放孕激素的宫内节育器、阴道环及透皮的控释制剂等应用于临床。

所有的避孕缓释系统均需要一定的载体。目前所用的载体可分两类：一类为非生物降解，当前所用的大部分为硅橡胶类，当药物释放至一定程度不能再起避孕作用时，载体必须取出。另一类可生物降解，载体所用原料多为聚己内酯类，待避孕药物释放殆尽，其载体在体内环境中逐渐降解，最后的代谢物排出体外。缓释系统可分皮下埋植剂、阴道避孕环、释药宫内节育器、注射微囊及透皮贴剂等。

（一）皮下埋植剂

目前上市的皮下埋植剂为非生物降解的左炔诺孕酮皮下埋植剂，但也在研制其他孕激素以适应妇女的各种需要，如为哺乳妇女使用含孕激素ST1453的埋植剂（为短期需要的单根埋植剂），以及为男性所需的男用埋植剂。

左炔诺孕酮皮下埋植剂是第一个研制成功并应用于临床的皮下埋植剂，由人口理事会国际避孕药研究委员会（ICCR）研制，芬兰生产。它的商品名为Norplant，根据Norgestrel和Implant而定名。人口理事会为开发Norplant，约在20多年中耗资2000万美元。他们不仅开发了一个长效、可逆的避孕药剂，同时还倡导了传播新技术的一整套方法，如研究、培训、咨询、手术操作等有关介绍，为以后的避孕方法的开拓推广提供了好的榜样。

早在1966年，人口理事会生物医学中心Segal和Croxatto开始了从硅橡胶囊中释放甾体激素的实验室研究。结果可以看到从胶囊中持续释放一定量的激素能维持一个较长时期，在动物试验中激素的效果可维持一年，由此构想将激素置于硅橡胶囊中置于皮下可以有效多年，这样一次置入可以替代上千次的服药。1968年Croxatto在智利圣地亚哥开始进行第一次释放孕激素的硅胶囊的实验。初步结果促使人口理事会ICCR开始了大量的工作，筛选甾体激素和释放系统，进行了临床前研究及临床研究，以获得有关有效性、安全性及可接受性等试验。

1974年研制出一个6个胶囊的药物释放系统，筛选出包括左炔诺孕酮在内的三个孕激素。经过6个国家一效性及长效性的试验，以及美国实验室的大量动物实验，认为左炔诺孕酮最为合适，与此同时进行了药理研究。1982年开始在智利、多米尼加共和国、芬兰、瑞典及美国的临床试验，1983年芬兰第一个应用Norplant。1987年国家卫生和计划生育委员会（原卫生部，以下简称卫生计生委）药政司批准Norplant在中国应用。目前全世界已有60个国家Norplant正式上市，接受Norplant皮下埋植避孕妇女已超过700多万。

【Norplant的组成】 Norplant左炔诺孕酮皮下埋植剂称为Norplant。每组6个柔软的胶囊，内装合成孕激素左炔诺孕酮（LNG）。胶囊是以硅橡胶（silastic为三甲基硅氧烷和甲基乙烯硅氧烷的共聚体）为原料，做成细管，内装LNG干燥结晶，管的两端以医用A级硅胶（二甲基硅氧烷

多聚体）封闭。每个胶囊长3.4cm，直径2.4mm，内含LNG 36mg，6个胶囊共含216mg。6根埋植剂装入封闭包装，以过氧乙烷消毒。消毒有效期在美国、英国定为3年。埋植剂在局麻下经特制的套管针送入上臂内侧呈扇形排列。埋植剂一经放入皮下，即开始释放LNG，24小时后血液中LNG浓度即达避孕有效水平。一组埋植剂有效避孕5年，5年末需要取出埋植剂。如希望继续使用，可在取出同时再埋一组新的埋植剂。

左炔诺孕酮已在复方口服避孕药、单方孕激素避孕药中使用30余年，为大家所熟悉，LNG做成皮下埋植剂实为老药新用。埋植剂中的LNG通过硅胶囊的管壁渗透出来，以恒定速度进入人体血液循环，再达到靶器官或靶组织发挥其避孕作用。

硅橡胶管为医用级的硅橡胶。自20世纪50年代以来已作为各种修复物如心脏瓣膜、引流管等广泛安全地应用于人体。医用硅橡胶黏合剂为硅橡胶弹性体，也已经广泛用于埋植物如心脏起搏器上。

【药物的释放速度和血药浓度】 LNG释放量的测定方法是将埋植前的LNG总量减去使用一定时间后取出时的剩余量计算。Diaz分析42组Norplant在使用1.3~6.3年中减少的LNG量，得出平均释放量为30μg/24h（图9-3-9）。人口理事会1990年综合几个研究，开始埋植时的LNG释放量为85μg/d，使用9个月后降至50μg/d，至18个月时为35μg/d，以后一直维持在30μg/d的稳定水平，接近零级释放。直至使用5年末。此时LNG埋植剂的释放速率大致与单纯孕激素微丸避孕药相近，约相当于短效复方口服避孕药中所含孕激素剂量的1/3。在6年时共释放LNG约90mg，为总载药量的42%。LNG的释放速度取决于胶囊壁的总面积和厚度，也和囊内LNG含量和囊壁的接触面有关。当药物减至一定量时，药与囊壁的接触面减少，影响药物的释放率。

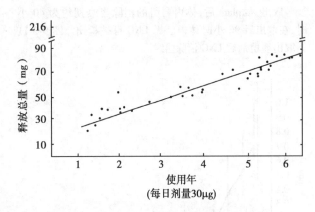

图9-3-9 Norplant埋植剂的LNG释放率

北京有研究对68例使用Norplant不同时期取出的埋植剂给予分析，也看到Norplant埋植剂在埋植后LNG释放量很快达到高峰，以后逐渐下降，一年后LNG释放速度相对稳定于49.3μg/d。

植入Norplant 24小时后，血中LNG浓度可迅速升至1.0~2.0ng/ml，其后2周内LNG血药浓度可有一明显降

落,形成所谓植入初期的爆破效应。植入第1个月形成的高浓度 LNG 与初始高释放速率及血中高水平 SHBG 有关。这两者随后都逐步下降,至3个月时平均血中 LNG 浓度为0.4ng/ml。至12~60个月期间,按体重60kg 计算,LNG 血浓度分别为(0.33±0.12)ng/ml 与(0.26±0.1)ng/ml。北京中心对10例 Norplant 使用者作5年追踪观察其血药水平,全部使用者在9天内达到峰值,以后渐下降,使用1年时血药水平为0.92ng/ml,以后维持在稍有波动的稳定水平0.74ng/ml,见图9-3-10。中国妇女的平均血药浓度明显高于人口理事会的资料。

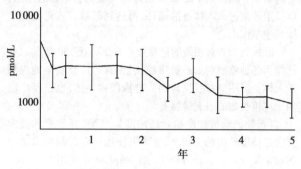

图9-3-10 埋植 Norplant 5年期间血清 LNG 水平

埋植剂使用者的血药浓度在个体之间有很大差异,甚至可以相差几倍。影响血药浓度的因素很多:①个体 LNG 代谢速度不同;②个体的性激素结合球蛋白(SHBG)的水平不同,LNG 和其他孕激素不同,它对 SHBG 有很强的结合力,因此血液循环中 SHBG 水平和 LNG 水平有关;③个体的体重和脂肪/肌肉比不同;④局部原因也可影响 LNG 的释放量,如包裹在埋植剂周围的纤维鞘的厚度及胶囊周围的微血管及脂肪的量,这些均可影响血药浓度。LNG 埋植剂没有"首过效应",因此有100%的生物利用度。

取出 Norplant 后,体内剩留的消除半衰期约为40小时,在取出后96小时体内已无 LNG 可被检出。图9-3-11为取出埋植剂后 LNG 清除曲线。

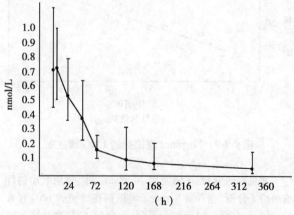

图9-3-11 取出埋植剂后 LNG 清除曲线

【作用机制】 Norplant 含单纯孕激素-左炔诺孕酮,其避孕机制是多环节的。

1. 对宫颈黏液的影响 孕激素影响在正常月经周期中出现的宫颈黏液,改变其化学及物理性质,使宫颈黏液显著减少,变得黏稠。使用 Norplant 的妇女,宫颈黏液拉丝度平均仅(4.1±2.3)cm,宫颈黏液涂片大部分无羊齿结晶,或为不典型结晶。性交后试验约87%无精子或无活动精子。即使使用者有规律月经也是如此。Croxatto 的实验结果约2/3的 Norplant 使用者从宫颈吸不到黏液,即使吸到黏液质量亦极差。体外精子穿透试验,在 Norplant 使用者的宫颈黏液中,精子的运行比对照组极大减退。

宫颈黏液的改变与使用期长短、周期中的日期及内分泌类型无关。雌二醇达到正常月经周期的卵泡期水平,即使高于1000pg/ml 者也仅1/2取到黏液。孕激素低如卵泡期水平者亦仅1/3能取到黏液。因此,Norplant 防止妊娠的主要机制之一是改变宫颈黏液的性质,干扰精子穿透,阻止精子进入宫颈管。

2. 对排卵的影响 恒定释放的低剂量 LNG 作用于下丘脑和垂体前叶。虽然促性腺激素水平有所降低,但抑制不完全,卵巢中卵泡仍在活动,产生周期性的雌二醇。其平均水平,无论是否出现排卵,均和正常规律周期的对照组妇女相同。但血液循环中的 LNG 常抑制雌二醇对 LH 释放的正反馈,LH 水平低,阻止或压低了 LH 峰,排卵抑制。即使埋植剂使用者有规律的出血周期也是如此。LNG 和其他19-去甲睾酮甾体类相似,抑制黄体分泌孕酮,但不抑制分泌雌激素,因此 Norplant 使用者的孕酮水平低。即使在有排卵周期,也低于不使用激素避孕药的妇女,而且维持时间短,说明黄体功能不足或有不破裂的黄素化卵泡。

为了解 Norplant 使用者的排卵情况,Brache 曾对 Norplant 使用者每周2次测血中孕酮水平,以孕酮水平高于3ng/ml 作为排卵标志。结果在使用埋植剂第2年后约有1/3周期显示排卵,出现黄体活动增加。他又对有规律出血周期及有黄体期孕酮升高者每日以 B 超追踪观察卵巢,仅1/3的周期看到和正常排卵型相同的卵巢形态学改变。因为仅半数 Norplant 使用者有规律出血周期,而仅有20%是真正排卵,但仍伴有相当比例的孕酮产生不足,不能使孕卵在子宫内膜上着床成功。抑制卵巢排卵是 Norplant 埋植剂防止妊娠的又一主要机制。

3. 对子宫内膜的影响 LNG 和其他合成孕激素一样能阻挡子宫内膜细胞上的孕酮受体,使子宫内膜细胞变少,腺体变小,作用不良,没有足够的分泌,即阻止了子宫内膜的发育生长。因此 LNG 进一步干扰孕卵着床的成功。

【临床效果】 WHO 专家委员会在1984年对 Norplant 皮下埋植剂的评价为"具有高效、长效、可逆的特点,适宜于计划生育,可供需要长期避孕的妇女使用"。Norplant 的高效为其最突出的特点,也是为广大妇女欢迎的主要原因。

1. 妊娠率 Norplant 的高效表现为极低的妊娠率。根据 Sivin 在人口理事会 ICCR 的研究报告,在参加引进前的13个研究共使用 Norplant 2133 妇女·年,其第1、2年的 Pearl 指数为0.2/100 妇女·年,自第3年至第5年分别为0.9/100 妇女·年、0.5/100 妇女·年、1.1/100 妇女·年。此资料也包括中国的部分数据,其妊娠率相对较低。

我国的 Norplant 可接受性研究观察10 718例 Norplant

使用者,五年的累积妊娠率为 1.53/100 使用者,平均年妊娠率为 0.3/100 使用者。年妊娠率从第 1、2 年的 0.1/100 使用者至第 5 年 0.6/100 使用者(表 9-3-11)。年妊娠率随时间的延长而呈直线趋势增高,有极显著差异。

表 9-3-11　Norplant 年妊娠率/100 使用者

年	妇女年	妊娠数	粗率/100 接受者
1	10 451	10	0.09
2	9592	9	0.10
3	8820	18	0.20
4	8249	43	0.52
5	7842	49	0.63
合计	44 954	129	1.53

Norplant 埋植剂的 5 年妊娠率相当于 IUD 或口服避孕药 1 年的妊娠率,目前没有另一种避孕方法在 5 年随访中有如此低的妊娠率。第 1、2 年的低失败率可和女性和男性绝育术相比。

2. 影响妊娠率的因素

(1) 使用者体重:Sivin 1988 年报告,接受者的体重和妊娠之间有一定相关。体重≥70kg 者,在使用 Norplant 2 年后,累积妊娠率明显上升,5 年累积妊娠率高达 7/100 使用者;而体重<50kg 者,5 年累积妊娠率近 0.2/100 使用者。

我国 10 718 例使用者中 129 例妊娠的分析也观察到此现象[图 9-3-12(a)]。5 年累积妊娠率在体重<50kg 组中为 0.77/100 使用者,而体重≥70kg 组达到 4.58。5 年累积妊娠率随接受者体重增加而增加,呈直线趋势,有明显统计学意义(P<0.001),见表 9-3-12 及图 9-3-12(a)、图 9-3-12(b)。

表 9-3-12　累积粗妊娠率/100 使用者(按体重分组)

体重分组 (kg)	使 用 年				
	1	2	3	4	5
<50	0.2	0.2	0.3	0.5	0.77
50～59	0.1	0.2	0.4	0.9	1.46
60～69	0.0	0.1	0.4	1.3	2.08
≥70	0.3	0.3	1.0	1.7	4.58
全部	0.1	0.2	0.4	0.9	1.53

由于我国可接受性研究对象人数多,故从体重分组观察到在第 3、4、5 年时的年妊娠率有统计学差异,年妊娠率随体重及使用时间的增加而增加(P<0.05)。从表 9-3-13 可以看到,某一使用年度的一个 10kg 范围妇女的年妊娠率和下一年度较轻一个体重组的年妊娠率在统计学上一致。如 50～59kg 组第 3 年的年妊娠率和<50kg 组的第 4 年的年妊娠率相仿,60～69kg 组的第 3 年的年妊娠率和 50～59kg 组第 4 年或<50kg 组第 5 年的年妊娠率在统计学上相一致,而且各组之间均如此。

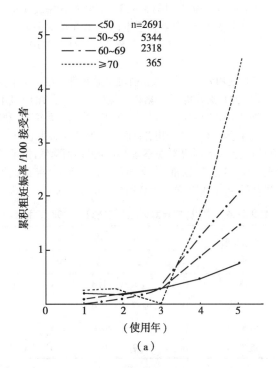

(a)

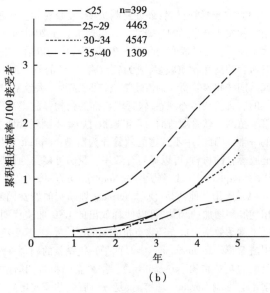

年

(b)

图 9-3-12
(a) Norplant 5 年累积粗妊娠率(按接受时体重分组)
(b) Norplant 5 年累积粗妊娠率(按接受时年龄分组)

表 9-3-13　按体重每年的年妊娠率/100 妇女年

体重分组 (kg)	使 用 年				
	1	2	3	4	5
<50	0.2	0.1	0.1	0.2	0.3
50～59	0.1	0.1	0.2	0.5	0.6
60～69	0.0	0.1	0.4	0.9	0.8
≥70	0.3	0.0	0.7	0.7	3.0
年间 P 值	无意义	无意义	<0.05	<0.05	<0.05

体重≥70kg组,虽其第3、4、5年的年妊娠率或5年累积妊娠率明显高于其他各体重组,但仍较避孕效果好的活性宫内节育器如Tcu 220的5年累积妊娠率7.0/100使用者为低。

(2)使用者的年龄:对我国可接受性研究在5年中发生的129例妊娠分析,5年累积妊娠率在各年龄组明显不同[表9-3-14、图9-3-12(b)]。年龄<25岁组的5年累积妊娠率最高,为3.0/100使用者;而35~40岁组最低仅0.7/100使用者。5年累积妊娠率随年龄组升高而降低,但不呈直线趋势。当然这也和各年龄组的生育力有关。年龄低的生育力高,年龄在35岁以上者生育力相对较低。

表9-3-14 累积(按年龄分组)粗妊娠率/100使用者

年龄分组 (年)	使 用 年				
	1	2	3	4	5
25	0.5	0.8	1.4	2.3	3.0
25~29	0.1	0.2	0.4	0.9	1.7
30~34	0.1	0.1	0.4	0.9	1.5
35~40	0.1	0.2	0.3	0.6	0.7

(3)硅胶囊管材料:最近材料表明,硅胶囊管壁中所含惰性物质成分也影响妊娠率。人口理事会在20世纪80年代中期后改变硅胶管的配方。在80年代中期以前,硅胶囊管所含的惰性物质较多,成为较致密、较硬的管。而80年代后期硅胶囊管所含的惰性物质较少,成为不太致密、较柔软的软管。在体外观察,软管植剂的药物释放率高于硬管埋植剂。软管埋植剂的5年累积妊娠率不到硬管埋植剂的一半。因此,用不致密的软管作为制造Norplant埋植剂硅胶囊管的材料,可以提高有效率。我国可接受性研究及以后Norplant上市监测所用的Norplant均为硬管产品。

(4)服用其他药品:使用Norplant埋植剂的妇女同时服用使肝酶增加的药物,可以使释放出的LNG加快代谢,降低了避孕效果。这类药物有抗癫痫的巴比妥类、苯妥英、氨甲酰氮䓬(carbamazepine,卡马西平),抗结核的利福平和抗真菌的灰黄霉素(griseofulvin)。据最新的报告,其他抗生素不会影响Norplant埋植剂、复方口服避孕药或单纯孕激素口服避孕药的效果。

3.妊娠结局

(1)异位妊娠发生率:Norplant埋植剂的异位妊娠发生率很低,可能由于此方法避孕高效。但也观察到发生异位妊娠的风险随使用时间而增加,也随体重增加而增加。Sivin 1988年报告,在Norplant使用者中,平均异位妊娠发生率为1.3/1000妇女·年。由于异位妊娠的发生在各国人群间有较大差异,就难以评价Norplant发生异位妊娠的情况。我国在可接受性研究中,5年累积44 954妇女·年中共发生异位妊娠4例,发生率为0.09/1000妇女·年。1990年我国北京地区在15~45岁育龄妇女中异位妊娠发生率为0.54/1000妇女·年,低于美国1981年15~45岁育龄妇女的异位妊娠发生率1.5/1000妇女·年,可能与我国盆腔感染发生率较低有关。使用Norplant妇女的异位妊娠发生率远低于人群的发生率。

但是,使用Norplant避孕的妇女,一旦妊娠应警惕异位妊娠的发生。如阴道淋漓出血伴有剧烈腹痛者,首先应考虑异位妊娠的可能。尤其是Norplant使用一段时间月经已趋规律后,又出现闭经及不规则阴道出血者更应注意。

(2)自然流产率:Norplant使用失败而妊娠继续者,其自然流产率不高于人群的流产率,也未发现胎儿的致畸。已知仅一例分娩一名生殖器官发育不良的男性婴儿,但与Norplant无关。因LNG的雄性激素影响应使雄性特征加强。

【Norplant的继续使用率】 一种避孕方法的继续使用率可以衡量这一方法的可接受性。

1.续用率 国外早期报告Norplant的5年继续使用率为25~78/100使用者(表9-3-15)。我国10 718例的5年累积续用率为72/100使用者,年续用率在90%以上。造成Norplant终止使用的主要原因为不良反应,特别是月经问题。Norplant的5年累积续用率和国内Tcu220和V铜IUD的5年累积续用率相似或略高。

表9-3-15 各国Norplant的5年继续使用率/100使用者

国 家	人 数	累积继续使用率
智利	419	55
多米尼加	1009	25
斯堪的纳维亚	377	33
印尼	437	78
埃及	250	58
中国	10 718	72

2.影响续用率的因素 国内外与各中心之间,研究的早期和以后的研究,其继续使用率有较大差异。这和研究者及使用者对Norplant避孕法的方法简便性、有效性和对不良反应的正确认识有很大关系。使用者的正确认识来自研究者对她反复有效咨询及自身感受。埋植前及随访时的咨询工作做好,接受者能了解埋植避孕法,对埋植剂可能引起的不良反应特别月经问题有正确认识,自觉接受这方法,就能对所发生的月经紊乱或其他不良反应有思想准备。当一个新的方法为更多妇女更长时期使用后,医务人员也积累了经验,能针对性地和生动地向使用者提供咨询,达到更好的效果。使用者也积累了自己的亲身经验,特别是和其他避孕法对比的经验,就会更深地认识到埋植避孕法的优越性,提高继续使用率。

【Norplant有效使用年限】 一组Norplant埋植剂使用年限批准为5年。人口理事会ICCR的初步观察,年妊娠率从第5年的1.3/100使用者,至第6年增至2.9/100使用者。为安全计,5年末时要更换一组新的埋植剂或改用其他方法。从药代动力学研究结果,在5年末时仅释放总量的1/3,硅胶囊中尚剩2/3。另外据智利的观察,在第6、7年时血浆中LNG水平和第4、5年时相仿。但由于临床观察例数少,有关能否使用5年以上的报道很少。

我国的可接受性研究的对象一万余例,年继续使用率在90%以上,至5年末时尚有7554名妇女愿意继续使用,而且第5年的年妊娠率仅0.63/100使用者,所以有可能继续观察使用6年及7年的效果,从结果看,第6、7年的年妊娠率均在0.4/100使用者,第7年的累积妊娠率为2.32/100使用者。如以年龄和体重分别观察,最高妊娠率在年龄<25岁者为4.7/100使用者,体重≥70kg者为6.6/100使用者。将年龄体重合并观察,第6、第7两年中最高年妊娠率在年龄<30岁、体重≥65kg组,为1.3/100使用者。7年的累积妊娠率可以和最有效、长效的IUD相比。所以,Norplant皮下埋植剂可以作为第二种可使用5年以上的长效、可逆的避孕方法。对妇女本人,一组避孕剂使用7年,可增加使用率40%;对于人群,如续用率在90%以上,使用7年可增加使用率30%,增加了社会效益和经济效益。

【Norplant的可逆性】 Norplant埋植避孕法的优点之一是高度可逆。LNG的半衰期为(42±1.6)小时,和体重呈正相关,但和使用时间和体内脂肪量无关。当Norplant取出后,绝大部分LNG在96小时后从血浆中清除,在以后几天仅能测到微量的LNG。

Sivin 1988年报告,因计划妊娠而取出Norplant后,其妊娠率按生命表统计,第1个月为20%,第3个月为50%,1年为86%,2年为93%。使用Norplant的妇女,不论年龄和孕次,在取出埋植剂后都能很快恢复至原有生育力水平。

【Norplant的不良反应及医学问题】 Norplant埋植剂为单纯孕激素——左炔诺孕酮,可能出现的不良反应与其他单纯孕激素制剂相同,如月经紊乱、闭经、恶心、头晕、头痛、食欲改变、体重改变、嗜睡、抑郁、痤疮、色素沉着等。但因Norplant采用缓释系统,保持恒定而低的血药浓度,又不含雌激素,因此除月经问题外,上述其他不良反应的发生率很低,症状轻,绝大部分在使用早期消失。

1. 月经问题 月经紊乱是Norplant的主要不良反应,也是终止的主要原因。

(1)月经紊乱的表现:主要表现为出血类型的异常,如月经频发、流血时间长、经间点滴出血,少数为月经稀发或闭经。按每次出血5~7天为正常,则在第1个90天参考周期中出现较多不正常出血型(表9-3-16)。

表9-3-16 月经出血型的改变（第1个90天参考周期）

出血型变化	使用者%
频出血(5次以上)	21
延长出血(每次>8天)	35
出血日增多(>21天以上)	27
出血和滴血日增多(>31天以上)	36

注:有的妇女可能有一种以上情况

月经出血类型的改变,特别是延长出血或不规则出血,随使用时间而减少。至使用5年时,月经问题有明显减少。Shoupe报告,234例Norplant使用者在第1年66%为不规则出血,27%为规则出血,7%为闭经。至第5年时,仅38%仍有不规则出血,而62%的出血规则,没有闭经者。Sivin报告116名妇女的月经卡分析,平均出血天数和平均出血滴血总天数,从第1年的54.3天和92.3天降至第5年的41.1天和70.2天。出血天数和出血1滴血总天数随使用时间而减少,第1年减少最明显。

孟凡观察了306名中国妇女使用Norplant 5年的月经出血型,发现5年中出血日有轻度增加而出血/滴血总天数明显下降(表9-3-17)。中国妇女在使用Norplant埋植剂后,出血日明显多于国外报道,但其总出血日也随使用时间逐年减少,出血总天数的减少主要是滴血天数的减少。滴血天数从第1参考周期的21.5天至第4参考周期13.4天至第5年末第20参考周期为9.2天。而且每次出血/滴血的平均天数从第1参考周期的15.4天降至第4参考周期的10.4天,至第20参考周期为8.6天(表9-3-18)。

表9-3-17 每年出血和滴血天数(306名妇女)

使用年	出血天数		出血/滴血总天数	
	均值	中位数	均值	中位数
1	58.2	49	125.7	114
2	66.5	62	115.6	102
3	69.6	64	114.8	101
4	67.8	63	107.7	97
5	66.3	61	104.1	93

表9-3-18 每90天参考周期的出血型(均值)(306名中国妇女)

	观察参考周期					
	1	4	8	12	16	20
出血/滴血总天数	36.6	30.3	29.2	28.7	26.5	25.8
出血天数	15.1	16.9	18.2	17.7	16.8	16.5
滴血天数	21.5	13.4	11.0	11.0	9.6	9.2
出血/滴血次数	3.1	2.7	2.9	3.1	3.0	3.1
每次出血/滴血平均天数	15.4	10.4	9.6	8.9	8.9	8.6
每次不出血平均天数	19.5	19.4	19.8	18.4	19.9	19.1

根据国内外报道,月经紊乱的趋势是出血/滴血总天数随使用时间而减少,特别在第 1 年末和使用头 3 个月相比有明显统计学差异。但具体到每个使用者,大部分妇女失去原有的规律周期,不能预测自己的月经出血情况。有的妇女在第 1 年时出血天数不多,但在以后几年中增加,出现更不规则的出血型。月经稀发 2~3 个月一次或闭经者仅占月经问题的 10% 左右。

随着埋植剂使用时间延长,不少使用者出现了规律的月经周期。但规律月经的妇女比月经不规则者增加了妊娠的危险。如出现规律月经后又出现闭经者,应首先考虑是否妊娠。而月经不规则、稀发或闭经者妊娠的可能性小。因此闭经者不必经常反复测尿 hCG 以排除妊娠。

(2) 月经紊乱机制的研究:在 1978 年 Moore 曾报告月经紊乱和血浆中 LNG 水平无关。子宫内膜对 LNG 反应有较大个体差异,但与使用者的体重和体表面积无关,而出血与血浆激素水平密切相关。每当雌二醇水平下降时,子宫内膜剥落、出血。大部分 Norplant 使用者出现雌二醇峰及不规则下降,子宫内膜出血也不规则。

近 10 年,在 WHO/HRP 和人口理事会资助下,用各种方法包括宫腔镜直接观察内膜表面血管、取内膜活检以免疫组化等方法对单纯孕激素避孕药,包括 Norplant 的出血机制做了大量探索。正常月经的出血源于内膜的螺旋小动脉,而单纯孕激素引起的突破出血可能源于微血管,而且局限于表面小块,内膜血管变大而壁薄易碎,轻微的损伤就可引起出血。内膜微血管系统的密度增加,血管生成活力增加,血管的基底膜改变,内膜的白细胞增加,干扰了各种规律的分子活动过程。

最近研究集中于内皮细胞作用于出血和血管发生的规律。这些内皮细胞可合成和代谢很多作用于血管的物质,包括前列环素、一氧化氮和内皮素-1(ET-1)以保持血管系统的开放和调节血流。有些作用于血管系统因子的生物活性半衰期极短,是主要的局部循环调整者。前列环素和一氧化氮是强有力的血管扩张剂,使血小板不凝集和聚集。而 ET-1 相反,是有力的血管收缩剂,协调子宫动、静脉的张力。雌激素降低子宫血管阻力,增加血流;而 LNG 改变内膜的微血管结构,看来这些结构是由于内皮素或局部产生的其他因子所致。最近另有资料认为孕激素引起的子宫内膜出血是由炎性的过程所引起,其特点为子宫基质中为淋巴髓细胞及巨大细胞所浸润。这些细胞能释放具有一定炎性作用的 TNF-α、干扰素-γ,又如自由基,它引起细胞直接破坏。但引起内膜出血的真正原因尚未解决。

(3) 月经紊乱对血红蛋白的影响:Norplant 使用者虽有月经紊乱,但总出血量不多,平均约每月 25ml,少于正常月经周期者的失血量。国内外不少研究报告在继续使用 Norplant 时,血红蛋白均有所增加,仅有极个别情况当内膜的基底部血管暴露时,可能出血增多而致贫血。1996 年结束的 Norplant 上市后监测中国部分的报告显示,使用 Norplant 妇女因出血而一度引起贫血的发生率仅为 1.06%,因月经问题终止者终止时的血红蛋白均值和接受时相比无变化。使用满 5 年者终止时的血红蛋白均值比接受时有明显升高(P<0.001),见表 9-3-19。因此,Norplant

虽有出血问题,但对健康没有影响,对贫血者还有一定的保护作用。而使用 IUD 因出血造成贫血的发生率为 2.34%,因月经问题终止者在终止时的血红蛋白均值比接受时显著为低,使用满 5 年时的血红蛋白值亦显著低于接受时。

表 9-3-19　Norplant 使用者因月经问题终止和使用满 5 年者放置前和终止时的血红蛋白(g/L)变化(配对 t 检验)

	例数	放置前	终止时	P
因月经问题终止	475	114.4±1.40	113.6±1.45	>0.05
使用满 5 年	2305	116.5±1.46	118.3±1.20	<0.001

(4) 使用者对月经紊乱的态度:月经紊乱是 Norplant 使用者主要主诉。它虽不造成对健康的危害,却令人烦恼,也是导致终止使用的主要原因,约占总终止者的 70% 以上。5 年中因月经问题的累积终止率为 20.2/100 使用者,年终止率为 6.7~7.2/100 使用者。以第 1、2 年为多,第 3 年后逐渐下降。

从北京中心对 306 例分析的资料,对因月经问题而终止和继续使用 5 年者月经卡分析比较,终止组的出血/滴血总天数明显高于继续使用组(P<0.01~P<0.001),其中流血天数增加是造成部分妇女不能耐受或丈夫的反对而要求终止的主要原因。在继续使用组中也存在各种异常出血类型,主要是不规则出血,表明使用者对 Norplant 造成的不规则出血有较高耐受性,能为妇女所接受。

使用埋植剂妇女对 2~3 个月一次的月经是满意的,没有因月经稀发而终止。对于闭经,一般在除外妊娠又没有明显症状时均能耐受,但闭经半年以上则有较大顾虑,甚至恐惧对健康有害,自觉症状也多。部分闭经者经过咨询后解除顾虑,在停经一年或更长时间又恢复了月经。有极少数不能耐受而坚决要求取出。在我国可接受性研究中因闭经的 5 年累积终止率仅 1.6/100 使用者。

(5) 月经紊乱的处理:妇女接受皮下埋植剂后可能有 60%~70% 出现月经紊乱或闭经,但有逐步好转的自然规律,不必过多干预。对滴血天数较长者可给予维生素 C、维生素 K 或安络血等治疗,可起一定作用。由于单纯孕激素引起月经紊乱的机制尚不完全清楚,治疗也就困难。Diaz 报告,用 EE 50μg/d 连续 20 天、LNG 30μg 2 次/d 连续 20 天、非甾体抗炎药布洛芬 800mg 3 次/d 连续 5 天和安慰剂对照观察研究。在出血的第 8 天开始治疗,一年后计算四组一年中总的出血/滴血天数。3 个治疗组的出血天数均比安慰剂组少,以 EE 的效果最好。但对 Norplant 使用者以 EE 治疗出血,应权衡其利弊:①可能违反了采用无雌激素的初衷;②雌激素的消化道反应重,在 45 人中有 5 例因不能耐受而停止治疗;③雌激素可以增加血浆中性激素结合球蛋白(SHBG)的水平,而 LNG 和 SHBG 有较强的结合力,Norplant 埋植剂释放的 LNG 量本已较低,如使血浆中起作用的 LNG 与 SHBG 结合,将使 LNG 降至有效避孕水平之下,且额外增加的 EE 将减弱 LNG 改变宫颈黏液的作用,易致避孕失败。

对有月经紊乱者在随访中不要急于取出埋植剂,应除外可能引起不规则或延长阴道出血地原因后再给予仔细咨询,说明月经问题在使用中好转的趋势,对健康无害,并给予治疗以解除顾虑。

对于流血期过长者,或对不规则出血不能耐受而又不愿终止使用者,可给予如下处理:用含有 EE 30～35μg 的复方短效口服避孕药 22 天,或布洛芬 800mg,3 次/日,用 5 天。复方短效口服避孕药可修复子宫内膜以控制或停止出血;布洛芬阻止前列腺素的合成,减弱子宫收缩及子宫血流。

长时期大于月经量的严重出血较少见,可用复方口服避孕药控制,可先给每日 2 片,至少 3～7 天,以后每日一片,共 22 天。如仍不能控制出血,则应寻找有无其他引起出血的原因如不全流产、内膜息肉等,并取出埋植剂。

对于因出血问题而不愿再继续观察,经咨询无效而要求取出埋植剂者,应尊重本人意见,给予取出。不能勉强中止,以免对皮下埋植避孕法引起反感,或自行找未培训人员取出埋植剂造成不良后果。

自皮下埋植避孕法开展以来,我国各地从祖国医学中寻找治疗皮下埋植剂引起的月经紊乱,特别针对长期流血的方法。目前有些研究有初步进展,临床观察已见治疗效果,但至今未见成熟的、为新药审评会通过和卫生计生委批准的制剂。但这是方向,应鼓励继续研究,除观察治疗月经紊乱的效果外,还须观察是否影响皮下埋植剂的避孕效果。

对闭经者首先应排除妊娠的可能。埋植剂使用者在第 1 年约有 7% 闭经,以后逐年减少。停经 6 周以上,尤其有一段规律月经后闭经,首先应考虑是否妊娠。对闭经者给予咨询,说明闭经原因,不用处理。建议继续闭经可再次随访。不能给予激素治疗如黄体酮试图引起撤退出血。

埋植剂取出后,血浆中 LNG 水平很快下降消失。无论何种月经紊乱,停用后出血或滴血会在几天内停止,闭经亦可在 1～2 个月后恢复月经。

2. 常见不良反应及其处理 对 Norplant 引起的乳房痛、痤疮、体重的改变、类早孕反应等,按一般口服避孕药的不良反应同样处理。这些不良反应在 Norplant 使用中都较轻,持续时间短,观察或对症治疗后能很快消失。下列一些问题须予以注意。

(1) 功能性卵巢囊肿:在 Norplant 使用者中常伴有卵泡增大,一般可至 5～7cm 直径大小,部分妇女会有不适感,但大部分在随访做盆腔检查时发现。增大卵泡可自行萎缩和消失,不必处理。发现后每次随访时注意其变化。极少情况发生卵泡囊肿蒂扭转或破裂而需外科处理。

(2) 抑郁:抑郁可能和 LNG 有关。认为接受埋植剂后症状较重,则应取出,改用其他非激素类避孕方法。

(3) 毛发增生或脱落:如原有毛发较重者,则使Norplant 埋植剂后由于 LNG 的雄激素影响,可能使情况加重。如毛发增生或脱落情况不重,常可在使用中改善,如使用者要求终止使用时应予以取出。

(4) 头痛:如为轻度头痛可对症处理。如头痛持续较长时间,加重或反复发作严重头痛,应取出埋植剂,进一步做神经科检查除外其他疾病。

3. 特发性颅内压增高 1993 年人口理事会向全世界各开展 Norplant 皮下埋植剂避孕的国家通报了美国 Deitch 医师报告,在 1991～1992 年美国 50 万 Norplant 使用者中共发生 14 例特发性颅内压(IIH)增高,类似脑肿瘤的慢性颅内压增高,要求予以注意。

特发性颅内压增高为一不明原因的脑脊液压力增高,症状为持续头痛、一过性双眼或单眼视力障碍、脉跳样耳鸣、闪光幻觉及动眼球时引起疼痛。视神经乳头水肿为主要体征,常为双侧,有时亦可单侧。如果使用 Norplant 者有上述主诉及症状时,应立即取出埋植剂并请神经科医师进一步诊断和治疗。特发性颅内压增高较少见,发生率为 0.9/10 万,在育龄妇女中发生较高,为 3.5/10 万,特别在肥胖妇女发生率更高,为 13/10 万～19/10 万。此病和妊娠有关,也有报告发生在口服避孕药及其他药物使用者。在停止使用估计可能引起此病的药物后,症状随之消失。但药物引起此病的原因不明。在 Norplant 使用者中,特发性颅内压增高的发生率低于育龄妇女的发生率。在 14 例中,9 例取出埋植剂,其中 6 例症状好转,2 例未见好转。在未取出的 5 例中,1 例症状改善,4 例症状持续,其中有 3 例在埋植前已诊断为特发性颅内压增高症。此病和 Norplant 埋植剂的关系不清。

4. 其他医学问题 有关 Norplant 的安全问题,人口理事会、ICCR 及其他国家和我国做了不少研究和分析。进行的研究面广,资料丰富,但有些结果尚有不同,如对脂代谢的影响。Norplant 是否存在对健康有未预计到的影响,还须在长期使用中观察。由 WHO/HRP 主持,人口理事会和国际家庭健康合作的多中心"Norplant 加上市后监测"课题的研究目的,是通过五年观察在 Norplant 使用者中是否有可能发生,而在临床试验中未被发现的重大健康问题。此研究已经结束,经过 5 年的随访,对长期使用 Norplant 埋植剂和 IUD 避孕、输卵管绝育术的观察,Norplant 组和对照组的重要疾病的发生率没有不同,均很低。但 Norplant 组的胆囊疾患发生率比对照组稍高,RR 为 1.52;血压升高者稍多,RR 为 1.81;但急性盆腔炎降低,RR 为 0.34。中国部分共观察 6000 例,研究组和对照组各半,为我国自己的资料,对象遍布全国,有城市、农村、海岛,有一定参考价值。现将所有 Norplant 使用者和对照组在 5 年观察中所发生与健康有关的重大事件的发生率总结如下:

城市中 Norplant 使用者和 IUD 对照组比较,胆石症、胆囊炎、乳腺纤维腺瘤及功能性卵巢囊肿的发生率,Norplant 组显著高于 IUD 组。但在农村或海岛 Norplant 组和绝育术组所发生的重大健康问题的发生率,两者无差异。

五年观察中,Norplant 组乳癌发生率为 26.7/10 万,对照组为 8.1/10 万。中国上海 1982～1984 年乳癌发生率为 21.3/10 万,北京肿瘤办公室 1985～1987 年普查乳癌高发区。Norplant 使用者中 2 例发生于上海,发生年龄 32 岁和 35 岁,使用 Norplant 3 年及 4 年。另 2 例分别发生于北京、湖南。本组对象的乳癌发生率和所报道的相似,乳癌发生率 Norplant 使用者和 IUD 使用者相比 RR 为 3.32(95% 可信区间为 0.371 ~ 29.756)。二者发生率没有差异。

Norplant 使用者的糖尿病发生率为 26.7/10 万,远低于中国目前人群中糖尿病发生率 2500/10 万,20 ~ 39 岁年龄组为 803/10 万。Norplant 组和 IUD 组发生糖尿病的 RR 为 3.32(95% 可信区间为 0.371 ~ 29.756),和 IUD 组相比无差异。

Norplant 使用者中有 2 例慢性缺血性心脏病,但均有过去病史,心电图显示心肌缺氧缺血,无明显主诉,可能和 Norplant 关系不大。

Norplant 组发生胆囊炎、胆石症的风险高于 IUD, RR 为 2.19(95% 可信区间为 1.368 ~ 4.609)。卵巢功能性囊肿的发生风险亦高于 IUD, RR 为 2.51(95% 可信区间为 1.368 ~ 4.609)。卵巢功能性囊肿在 Norplant 使用者中大部分能自行消退,但在每年随访时必须鉴别囊肿性质,以免延误。

因此,在 5 年观察中未发现严重的重大健康问题。结论认为 Norplant 使用 5 年是安全的。

【Norplant 对代谢、脏器功能和内分泌的影响】　有关 Norplant 对机体的影响已有不少研究,至今尚未发现在代谢、脏器功能、内分泌及血凝机制等方面有害的影响。

1. 糖代谢　已知复方口服避孕药对糖代谢有一定影响。为此近 20 年来国内外对 Norplant 使用者在糖代谢方面做了大量研究。人口理事会的资料显示,在使用 12 ~ 51 个月时平均血糖水平升高,但在正常范围。Singh 在 1992 年对不吸烟、不饮酒、不哺乳的 100 名新加坡妇女在埋植前及埋植后每年一次共 5 年的观察,其糖耐量试验无明显改变。我国的苏明对北京地区 22 名健康受试者的糖耐量试验前瞻性观察共 5 年,埋植前所有受试者的糖耐量试验均正常,埋植后各年的空腹血糖无变化,但第 2 ~ 4 年糖耐量的影响逐年增大,至第 5 年时有所恢复。大量研究结果认为使用 Norplant 埋植剂后,血糖水平可以有轻度增加,但这种影响是可逆的,可能为一过性的,不会增加糖尿病的发生危险。但对有糖尿病家族史、隐性糖尿病或糖耐量异常妇女的影响还须密切观察。

2. 脂代谢　脂代谢和心血管疾病关系密切。Norplant 对脂代谢影响的研究较多,但各研究得出不同的结果。较为一致的是使用者总胆固醇、甘油三酯和低密度脂蛋白均下降。高密度脂蛋白则有的下降、有的上升,但总胆固醇和高密度脂蛋白的比值却未见升高。我国北京和山西的观察显示,总胆固醇、甘油三酯和高密度脂蛋白均有下降,也未发现 ApoA/ApoB 比值有明显改变。人口理事会认为这是由于各研究单位所采用的研究方法、质控技术和人群的饮食习惯不同所致。这些研究的临床意义尚不清楚,需进一步研究。

3. 肝、肾、肾上腺、甲状腺功能　肝功能中仅见胆红素总量、白蛋白有轻度增加,总蛋白、碱性磷酸酶和乳酸脱氢酶轻度减少,这些改变无临床意义;门冬氨酸氨基转移酶(AST)和丙氨酸氨基转移酶(ALT)无变化。肾功能仅见血中尿素氮增加,钙、无机磷及尿酸有轻度减少,无临床意义;钾、钠无改变。肾上腺功能仅见外周皮质醇水平曾出现轻度降低,但也在正常范围;对 ACTH 的反应正常。甲状腺功能仅见甲状腺素及三碘甲状腺氨酸水平有轻微降低,但不伴随游离甲状腺素的改变。与 IUD 对照组相比,TSH、T_3、T_4 的血浆水平两组无差异。

未见对免疫功能和遗传外周血 SCE 有临床意义的改变。

4. 血凝机制　Norplant 埋植剂对血凝机制的影响也有不少研究,但结果也不同。如凝血因子Ⅶ,两个研究结果显著增加,而另三个研究为显著减少。凝血因子Ⅹ亦同样。抗凝血酶Ⅲ没有显著变化。纤维蛋白原的研究结果也不同,不变或增加不多,但有统计学意义。我国济南中心对 92 名使用 Norplant 妇女按用药时间分组,观察凝血系统和抗凝及纤溶系统的变化。结果不论使用时间长短,和对照组相比凝血因子Ⅶ、因子Ⅷ相关抗原的下降有显著意义,但仍在正常范围;其他各项均未见统计学意义的变化。血小板计数及聚集功能、凝血、抗凝和纤溶系统均正常,说明 Norplant 长期使用无高凝倾向,也不产生出血倾向。

5. 骨密度人口理事会对 27 名 Norplant 使用者测定骨的矿物质密度。使用 12 个月后其腰椎的骨密度从 1.258g/cm^2 升至 1.317g/cm^2($P < 0.002$),股骨颈的骨密度从 1.075g/cm^2 升至 1.135g/cm^2($P < 0.05$)。这些变化和长期使用 DMPA 者骨密度降低恰好相反。

【Norplant 的适用和慎用情况】　根据 WHO 避孕方法选用的医学标准,Norplant 埋植剂的适用及慎用情况如下:

1. 适用情况

(1)凡身体健康的育龄妇女,特别适用于:①需要长期避孕的妇女;②不适宜和不能放置宫内节育器者,如生殖道畸形,或对铜过敏者;③多次放置宫内节育器失败者;④生育子女数已够,不要再生育,又不愿选择绝育术者;⑤服用含雌激素避孕药有较重不良反应或不能使用雌激素者;⑥不能按时服用避孕药者;⑦产后 6 周以上的哺乳妇女。

(2)过去认为不宜使用单纯孕激素避孕药或 Norplant 埋植剂的所谓“禁忌证”,是按照原有高剂量的复方口服避孕药而定,有些为罕见的严重并发症。现复方口服避孕药的雌激素含量较低,单纯孕激素避孕药中无雌激素成分,Norplant 埋植的低释放量都和过去旧处方复方口服避孕药有很大不同。大量临床及流行病学的调查显示,Norplant 并不增加心血管或血管栓塞问题的危险,因此认为下列情况可以使用埋植剂而不必受限制。

1)曾有先兆子痫史,没有血管病变存在。

2)哺乳妇女:孕激素不影响哺乳而能增加乳汁的质和量。当然 Norplant 不作为哺乳妇女的首选方法,但在乳汁中极微量的 LNG,未见对哺乳婴儿直至青少年期的发育和健康有任何影响。产后 6 周后哺乳妇女可放置 Norplant,目前尚无产后 6 周内使用埋植剂的资料。

3)吸烟:无论年龄和吸烟量,只要没有其他危险因素,不受限制。但应劝妇女戒烟。对不吸烟者,没有最高年龄限制。

4)手术:单纯孕激素不增加血凝的危险性,手术后不论是否长期卧床休息均不受限制。

5)心瓣膜疾病:不论是否有症状,同样,孕激素不增加血凝的危险,因此甚至有肺动脉高压、心律不齐或亚急性心内膜炎者可以使用。

6）深部静脉栓塞或肺栓塞：无论过去病史或现病史均不受限制，因单纯孕激素不增加栓塞的危险。

7）浅部静脉栓塞，静脉曲张，浅部血栓性静脉炎。

8）盆腔炎。

9）镰状细胞性贫血。

10）缺血性贫血。

2. 慎用情况

（1）有以下情况的妇女，使用 Norplant 可能发生或理论上发生一些健康风险。但 Norplant 带给妇女的安全性远超过这些风险的危害，因此只要密切随访，及时给予处理。如遇病情发展，应取出埋植剂。

1）糖尿病：Norplant 对糖代谢有轻度影响，对糖尿病患者即使为胰岛素依赖型，没有血管病变也不增加血栓的危险性。但对胰岛素依赖者应增加药物或胰岛素量以控制糖尿病。

2）高血压：血压 ≤160/100mmHg（21.3/13.3kPa）的轻度和中度高血压，只要随时注意血压的变化，以证实血压在控制中。

3）头痛或偏头痛：主要随访头痛是否加重。如头痛较重，发作更频，时间更长或出现局部神经症状如视力模糊，应考虑及时取出埋植剂。

4）抑郁：抑郁可能与孕激素有关。有抑郁史的妇女，在埋植后应密切随访，如抑郁加重或反复发作，应取出埋植剂。

5）乳腺肿块：大部分乳腺肿块为良性，但必须进一步及早诊断。

6）宫颈原位癌：Norplant 能加剧宫颈原位癌的证据不足。

7）宫颈癌等待手术：可在手术前取出，不作为取出的紧急指征。

8）胆汁淤积症：过去使用复方口服避孕药时曾发生胆汁淤积症史者，如使用 Norplant 可能有再次发生胆汁淤积的风险。

9）肝硬化：轻度肝硬化肝功能代偿者。

10）心脏病：现有或过去曾有缺血性心脏病的初用者，因 LNG 降低 HDL 影响较小。但如在使用中发生缺血性心脏病，应取出埋植剂换用别的非激素类避孕药。

以下情况最好不用 Norplant 埋植剂，但若无别的合适方法可用，而一旦妊娠又将产生严重危害，则应十分谨慎地使用。

1）重度高血压：血压>160/100mmHg（21.3/13.3kPa）。从理论上讲 LNG 对有血管病变的妇女如视网膜病变、神经病变者，可能降低高密度脂蛋白。但此类患者一旦妊娠将遭更大风险，如必须用 Norplant 时，应密切注意血压及其他变化，要有效地控制血压。

2）急性肝炎、慢性肝炎、肝功能不良者：LNG 是通过肝脏代谢，已损害的肝脏可以使 LNG 代谢降低，最好不用。但不会使肝脏疾病恶化。相反有活动肝炎患者如果一旦妊娠，其后果更差。但对病毒性肝炎已完全恢复，或为携带者目前又无症状，肝功能指标正常者，不受此限制。

3）肝脏良性或恶性肿物：目前虽无资料证明孕激素对良性肝肿物的预后有影响，但从理论上孕激素可以增加肝脏恶性肿瘤肝细胞瘤（hepatoma）的风险。

4）肝硬化，不能代偿者。

5）脑卒中及有脑血管意外病史者。

6）正在服用治疗癫痫或结核等病药物者：长期服用抗癫痫药物如苯妥英钠、苯巴比妥或抗结核病的利福平以及抗真菌药灰黄霉素，增加肝酶的活跃，加快孕激素的代谢，使 LNG 的血药水平降低。使用 Norplant 者的 LNG 血药水平本已较低，服用此类药品将使 LNG 血药水平更低而降低避孕有效率。因此长期服用这类药品的妇女应待病情好转停服此类药品后再埋植。如果必须要用埋植剂时，必须详细咨询，说明所服用药品对 Norplant 有效性的影响并密切随访。如已用 Norplant 埋植剂妇女，在使用中发生结核需用利福平，则可在使用利福平期间加用其他避孕工具直至停药 2 周后。

3. 禁用情况　以下几种情况不能用 Norplant 埋植避孕法：

（1）已经妊娠或可疑妊娠：应在妊娠结束或排除妊娠后再埋植 Norplant。如在使用中发现妊娠，表示埋植剂释放的已达不到避孕效果，无论妊娠是否继续均应立即取出埋植剂。虽然目前没有 Norplant 可能引起胎儿致畸、死胎或流产的资料，但不能在妊娠期使用 Norplant。

（2）未确诊的阴道出血：阴道不规则出血原因较多，常为严重的疾病如生殖道癌症、盆腔疾患等。放置 Norplant 后引起的月经紊乱容易掩盖这些严重问题而延误诊断。

（3）乳腺癌：乳腺癌是对激素敏感的恶性肿瘤，虽然目前没有根据证明低剂量孕激素能引起乳腺癌，但现患有乳腺癌不宜再用。

【接受对象的程序】

1. 术前咨询　无论妇女在来诊时是否知道皮下埋植避孕法，门诊医生均应做详细介绍，包括避孕效果、手术方法、不良反应、哪些情况要慎用等，说明方法的优缺点，以及术后随访的重要性。和她们一起讨论以前采用何种措施，失败原因等，使她们了解并自愿采用皮下埋植避孕或帮助她们选择一种合适的避孕方法。

2. 询问健康史和术前体检　经过咨询，妇女确定使用皮下埋植剂避孕后，要详细询问健康史、月经史和家族史，然后做全面的体格检查包括盆腔、乳腺。认真分析该妇女属于适用或慎用情况，再给以针对性的咨询。

3. 放置手术

（1）手术日期：为避免埋植前已受孕，埋植时间为：①月经周期的头 7 天内，最好在月经期；②人工流产时，确认子宫内容物已完全清除；③完全哺乳产后 6 个月内闭经者；④不完全哺乳产后闭经者，或完全哺乳产后 6 个月以上闭经者在排除早孕后；⑤服避孕药者可在服最后一片药时至 7 天内；⑥注射避孕针者，在下次注射前的任何一天；⑦放置宫内节育器者可先放置埋植剂，在 7 天后取出 IUD。

如果在基层，妇女再次来诊不容易，则应充分咨询以了解受孕的可能性，并嘱受术者如术后一个月闭经，应复诊以除外埋前妊娠。

（2）手术器械：手术床，托板，消毒手套，消毒手术包，创可贴，绷带。消毒手术包内除常规消毒巾外应有 5ml 注射器一副；7 号针头 1 个；5 号口腔科麻醉针头 1 个；消毒用钳 1 把；镊子 1 把；尖刀片 1 个；10 号特制套管针 1 个，纱布数块。

皮下埋植所用器械大部为常用医疗器械，仅套管针为特制专用于皮下埋植手术的穿刺针。套管针分套管和针芯两部分。套管上有三个刻度，第一刻度距针尖 1.0cm，第二刻度距第一刻度 3.4cm，第三刻度距第一刻度 4.4m。这三个刻度协助术者将一组埋植剂的每根胶囊放于皮下正确位置。Ⅰ型用第二刻度，Ⅱ型用第三刻度。

所需药品：麻醉剂 0.5% 利多卡因或 1% 普鲁卡因（使用普鲁卡因术前应作过敏试验），消毒剂，以及埋植剂Ⅰ型或Ⅱ型。

（3）受术者体位：受术妇女仰卧于手术台，躺卧舒服，放松思想，受术者左上臂（惯用左手者以右臂）外展平放于边台，和身体纵轴成直角，手心向上。如为坐位，必须将手臂平放于手术台，不能斜搁。

（4）具体步骤：打开消毒包，术者戴消毒手套，擦净套上滑石粉，核对用品。助手打开埋植剂包，使埋植剂跌落于消毒台上，核对根数。消毒手术野，消毒范围从腋窝至肘弯内外两侧，铺消毒巾。用 7 号针头抽取 4ml 局麻药，此量足够埋植 6 根埋植剂用。

用 5 号口腔科针头做局部麻醉。麻醉自肘弯上 6～8cm 或 4 横指处开始，向上做 4.5cm 长的扇形麻醉面。局麻药注入应紧贴皮下，使皮下组织和皮肤间有一疏松空隙，便于埋植剂送入。

以刀片尖在麻醉扇面的顶点作一小切口长约 2mm，切至皮肤全层，不要过深。取套管针，以针尖斜面向上，将套管针尖以小的倾斜度进入切口直至第一刻度。然后将套管针在皮下浅层指向皮肤表面，轻轻挑起皮肤，从扇形左侧开始平顺地把针推进至所需刻度。套管针必须在浅层，手指能清楚触及。如套管针在合适深度，进针是不困难的。当第二或第三刻度在切口处时，套管针恰在放置埋植剂的位置，拔出针芯。用镊子或戴手套的手指取第一根埋植剂放入套管内。切忌用带有滑石粉手套的手指取埋植剂。

将针芯放入套管中，把埋植剂轻轻向针尖推进直至有阻力，不能强行推进。以右手将针芯固定不动，左手将套管向后滑退，直至针把处。此时应能在切口处清楚显露针尖处第一刻度。把针芯连续撞击两下，使埋植剂完全脱离套管针而置于皮下。此步骤把针芯固定不动十分重要，不能用针芯将埋植剂推向组织深部。用手指触摸确认埋植剂已置于皮下，以免在准备移动套管针为埋植第二根进针时把第一根埋植剂损伤或上推（图 9-3-13）。

在埋植第二根时，先将套管针转向左，再回至离第一根夹角为 15°处，继续呈扇形排列（图 9-3-14）。将已埋的第一根埋植剂用左手示指按住，以右手再次将套管针沿左手指尖向前推进到预定刻度至切口，这样保持两根埋植剂间有一定距离，也不损伤第一根埋植剂。用埋植第一根的方法将第二根埋植剂置于皮下，依次将 6 根埋植剂放置完毕。

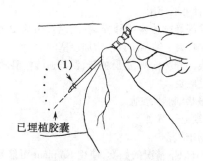

图 9-3-13　将胶囊埋于皮下

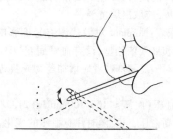

图 9-3-14　将套管针尖位置从第一根转向第二根

此时埋植剂排列为扇面向前的 75°扇形。如为Ⅱ型埋植剂，则二根埋植剂呈 V 字形。操作时必须明确埋植剂近切口端离切口至少 0.5cm。此距离可避免埋植剂脱出，6 根或 2 根埋植剂的近切口端是靠拢的。当最后一根埋植完毕，以纱布压迫切口止血。用酒精棉球擦净切口周围，将切口边缘挤合，用创可贴封闭，不需缝合。观察有否继续出血，如仍有渗血可稍加压迫即可止血。以无菌干纱布盖于切口处，以绷带压迫包扎。

（5）埋植后注意事项

局部处理：术后如有加压包扎止血，则应在术后一小时后适当松开重包。术后应保持局部干燥一周。3 天拆除绷带，5 天取下创可贴。术后几日内局部可能有轻微肿胀、青紫、疼痛等，不需特殊处理，1～2 周后自愈。术后休息 2～3 天，一般不影响日常活动。

有关随访咨询：嘱受术者按指定日期来门诊随访，如有以下情况应及时就诊：如怀疑或确定妊娠，切口感染或埋植剂脱出，下腹部突然剧烈疼痛，较多量阴道出血，较严重的不良反应如头痛、黄疸、血压升高或出现视力障碍等。

4. 埋植剂取出术

（1）取出的指征：一组埋植剂使用期已满；方法失败致妊娠；已不需避孕；因不良反应或并发症需要取出；改换其他避孕措施；要求计划妊娠。

（2）暂缓取出的情况：全身有急性疾病，除因埋植剂问题需紧急取出埋植剂外，应在病情稳定后行取出术。局部有非胶囊刺激所引起的感染，应在治愈后手术。

（3）手术器械：将放置手术包中的镊子和套管针换成两把蚊式钳，余均同放置手术所需。局麻药品同放置术。

（4）受术者体位：同放置术。

（5）具体步骤：消毒皮肤等如同放置术。选择取出切口，一般在埋植剂近端的中间，可为原埋植术切口，亦可在附近。注射局麻剂要有利于快速取出。在预定切口处进针,在埋植剂下注局麻剂使埋植剂端抬起,切勿注于埋植剂的上面。在局麻处选点,作一约 4mm 长的横切口,切勿过大。先取最近切口的埋植剂,此根埋植剂往往易于取出。以手指将埋植剂推向切口,直至在切口处显露,以蚊式钳夹住埋植剂端(图 9-3-15)。

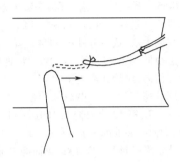

图 9-3-15　以蚊式钳夹住胶囊

如埋植剂不能推至切口,可能埋植剂端周围有瘢痕组织,则以蚊式钳弯头向上进入切口,在碰到埋植剂时,以蚊式钳弯头将附近纤维组织给予钝性剥离后夹住埋植剂端部。在埋植剂上可能有纤维组织包裹,可用纱布推开,或以刀片轻轻剥开(图 9-3-16)。用另一把蚊式钳夹住暴露的埋植剂端,放开前一把蚊式钳,埋植剂就可容易抽出(图 9-3-17)。再选下一个易取出的埋植剂。按同样方法取出。必要时可稍加局部麻醉,但必须注于埋植剂的下方。逐根按同法取出全部埋植剂,完毕后清点埋植剂是否全部取出。

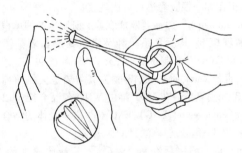

图 9-3-16　将瘢痕组织钝性剥离

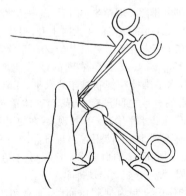

**图 9-3-17　用第二把蚊式钳夹住已
游离的胶囊前端**

有时发生所有埋植剂不能一次取出时,切不能强行取出,可以停止手术,待 3～4 周切口愈合后再第二次取剩下的一或两根。剩下的埋植剂常在第二次手术时顺利取出。取出不全时,必须加用别的避孕措施,以免妊娠。术后处理同放置术。

(6)"U"法取埋植剂:Praptohardjo 和 Wibowo 提出了"U"法取埋植剂。用输精管固定钳代替一把蚊式钳夹取埋植剂。在第 3、4 根埋植剂之间的下端作纵形切口长 3～4mm。将输精管固定钳从切口进入皮下。将左手示指贴近要取的一根埋植剂,将埋植剂送入张开的固定钳内,夹住埋植剂向切口牵拉,再将固定钳向肩部 180° 转动,使埋植剂暴露于切口。清除埋植剂周围纤维组织,暴露埋植剂的端部,以蚊式钳夹住并取出。

(7)如埋植剂埋植过深,手指不能触及,可以有两种方法定位:X 线 50～55kV 及 4～5mA 曝光 0.03 秒摄片,可见埋植剂的阴影,如其深度不能决定,可以再次检查。B 超以横切探查,可见埋植剂的亮点,亦可帮助定位。

(8)有时一根埋植剂远离切口,可以在其附近再作切口。

(9)取出术后咨询:局部处理同埋植术。埋植剂取出后 24 小时就失去避孕作用,因此必须以别的方法避孕以免妊娠。如为计划妊娠而取出埋植剂,取出术后不必再采用避孕措施,可以马上准备受孕。

5. 第二次埋植妇女希望继续用埋植剂避孕,可以在取出的同时埋植一组新的埋植剂。方法:①可以从取出术的切口向下埋植一组新的埋植剂,但必须注意新埋植剂的扇面端不能太接近肘弯,以免影响肘部活动。因此选择取出术切口时要充分考虑到这点。②如取出顺利,损伤极小,可以在原位埋植。③如取出时损伤较大,新的一组埋植剂可埋于另一侧上臂内侧。

【Norplant 的前途】　由于 Norplant 为一单纯孕激素制剂,单纯孕激素避孕药的最大缺点是引起月经紊乱,且无好的有效治疗方法。Norplant 是 6 根非生物降解的小棒,埋植手术的时间较长,且取出时常会发生一定困难,因此当新的 2 根或单根埋植剂产生后,Norplant 会逐渐退出。英国在 1999 年就因 Norplant 引起的不受欢迎的月经紊乱及埋植剂不易取出等原因而被停用,由新的单根埋植剂所代替。

【皮下埋植剂的研制进展】　人口理事会研制成功Norplant 后,其有效性和可接受性鼓舞了其他埋植剂的发展。几个第二代皮下埋植剂有的已上市、有的正在研究中。非生物降解的有 Norplant Ⅱ 及我国生产的左炔诺孕酮埋植剂 Ⅰ 型和 Ⅱ 型及 Jadelle 均已上市。其他有 Implanon(荷兰),Uniplant(巴西)、Nesterone(人口理事会)及生物降解埋植剂 Capronor(三角研究所)。

1. Jadelle　为改进的 Norplant Ⅱ,为第二代含 LNG 皮下埋植剂。其为两根长 43mm、直径 2.5mm,以 50% LNG 与 50% 聚二甲基硅氧烷的均匀混合作内芯,外覆盖一层聚乙二醇醋酸乙烯酯(EVA)薄膜,以控制 LNG 释放率。Jadelle 每根含 LNG 75mg,2 根共含 150mg。植入后 LNG 的释放率和血药浓度与 Norplant 相似,植入后 1 个月,Jadelle 释放 LNG 的速率为 $100\mu g/d$,12 个月时释放 LNG 的速率为 40μg/d,24 个月时 30,μg/d,以后一直稳定于 30μg/d。

植入本品后血中 LNG 浓度迅速上升,在 2 天内达到 (772±414)pg/ml,随后因释放速度减慢,LNG 可抑制 SHBG 水平而造成血中 LNG 水平逐步下降,在 1 个月时降至 (435±17)pg/ml,6 个月时为 (357±155)pg/ml,在 3 年时为 (280±123)pg/ml,以第 4、5 年仍稳定于此水平。LNG 的血药水平和使用者体重负相关,体重 70kg 的妇女的 LNG 血药水平仅为体重小于 50kg 者的一半。

当 Jadelle 取出后,在 96 小时内降至 100pg/ml,在 5 天至 2 周后血内不能再测出 LNG,它的半衰期约 13～18 小时。

Jadelle 的作用机制同 Norplant。

在 1393 例 Jadelle 使用者中,在 5 年内有 8 例妊娠,其中 1 例为宫外孕,其累积妊娠率在第 3 年时为 0.3/100 使用者,第 5 年时为 1.1/100 使用者。宫外孕发生率为 0.5/100 妇女·年,和 Norplant 相似。

Jadelle 的主要不良反应亦为月经紊乱,如 Norplant,为不规则出血、延长出血、点滴出血,月经量过多或闭经,但随时间延长而月经紊乱减轻。其他不良反应和 Norplant 相似。

约 84% 的使用者在取出后一年内妊娠。

Jadelle 已由 FDA 批准使用 5 年。

2. 国产左炔诺孕酮皮下埋植剂Ⅰ型和Ⅱ型　为我国自己生产的皮下埋植剂,作为"七五"期间国家科技攻关课题,相继研制成功,称为"左炔诺孕酮硅胶棒Ⅰ型和Ⅱ型"。Ⅰ型由丹东生产,为 6 根硅橡胶胶囊,每根长度、直径及含药量同 Norplant,一组使用 5 年。体外释放试验表明有明显爆破效应,前 20 天释放量大且不稳定,2 个月后释放量趋于平稳,为 40μg/d 左右。左炔诺孕酮Ⅰ型埋植剂植入人体 24 小时后,血中 LNG 浓度即达抗生育水平。左炔诺孕酮硅胶棒Ⅱ型由上海生产,为二根型硅胶棒,同 Jadelle 的前身 NorplantⅡ,一组埋植剂使用 4 年。体内平均释放量每支为 23.0μg/d,植入后爆破效应较小。妇女植入一组左炔诺孕酮Ⅱ型埋植剂后,第 1 周平均血中浓度为 0.59pg/ml,植入第 4 周降为 0.30pg/ml,此后即保持相对稳定。两种国产左炔诺孕酮硅胶棒均在 1994 年底经卫生计生委(原卫生部)医药局批准,现已正式生产。

国产左炔诺孕酮皮下埋植剂Ⅰ型及Ⅱ型和 Norplant 进行了多中心临床随机对比研究已完成 5 年随访。其结果国产Ⅰ型、Ⅱ型和 Norplant 三种埋植剂的 5 年粗累积妊娠率分别为 0.4/100 使用者、0.7/100 使用者、0.0/100 使用者,三组之间差异无统计学意义,三组均无宫外孕发生。三种皮埋剂的粗累积使用率为 73.9/100 使用者、6.48/100 使用者和 75.5/100 使用者,三组之间差异亦无统计学意义。终止使用的主要原因亦为月经问题。因月经问题的终止率,国产Ⅰ型、Ⅱ型和 Norplant 分别为 16.4/100 使用者、12.5/100 使用者、14.6/100 使用者,也无统计学差异。但国产Ⅱ型的点滴出血率明显低于其他两组。此研究结果说明国产左炔诺孕酮皮下埋植剂Ⅰ型、Ⅱ型和 Norplant 同样高效并有高继续使用率。

3. Nesterone 埋植剂　为人口理事会在研究 Norplant 和 NorplantⅡ后继续研制的单根新一代单纯孕激素皮下埋植剂,每根长 40mm,直径 2.6mm,内含孕激素为 Nesterone 76～82mg,内芯为 50% 硅橡胶高聚物与 Nesterone,外覆一层纤维素(cellulose)控释膜,其外再覆盖一层硅橡胶管,两端以弹性硅酮体黏合剂封堵。

NesteroneⅢ 即 16-亚甲基-17-乙酰氧基-19-去甲黄体酮,简称 ST1435。为一强孕激素,无雌激素或雄激素活性,亦不显示糖皮质激素样活性,不和 SHGB 结合。口服时大部分在肝内代谢失活,致门静脉内 ST1435 浓度很高,而全身循环中浓度很低,说明经口服无生物活性,即使少量通过乳汁进入婴儿体内,对婴儿亦无生物学活性。Nesterone 植入体内后的释放速率为 45～50μg/d。植入第 1 个月血中浓度为 150pmol/L,第 12 个月降为 100pmol/L,第 24 个月为 86pmol/L。血中 Nesterone 水平超过 100pmol/L 时,可在下丘脑与垂体水平抑制 LH、FSH 峰,进而抑制排卵,但卵泡功能可以维持正常。植入第 2 年期间血药浓度逐渐下降,排卵发生率亦相应增高。Nesterone 同时也可改变宫颈黏液的黏稠度,以阻止精子穿透,也为其避孕作用机制之一。Nesterone 埋植剂的有效避孕时间为 2 年。Nesterone 是哺乳妇女较为理想的埋植避孕剂。

Nesterone 在智利、多米尼加和芬兰进行的Ⅱ期临床研究共接受 121 人,观察使用超过 2500 妇女月,没有发生妊娠。出血模式和 Norplant 相似,发生不规则出血者占 20%～30%,有的出现闭经,但仅 4 人因出血问题而终止。使用 2 年中,ST1435 对脂蛋白没有影响,用药前后总胆固醇、高密度脂蛋白、总胆固醇/高密度脂蛋白比值和甘油三酯均无显著变化。最近又研制了释放为 150μg/d 的二根胶囊,正在和一根胶囊进行对比观察。

4. Implanon　为荷兰欧加农药厂研制生产的单根非生物降解埋植剂,其所含系单纯孕激素-3-酮去氧孕烯结晶 68mg,和 EVA 相混制成内芯,外以 EVA 膜包裹,每根长 40mm,直径 2mm,质柔软。3-酮去氧孕烯是去氧孕烯的代谢物,3-酮去氧孕烯在 1992 年由 WHO 药品介绍上取名依托孕烯(etonogestrel,ENG),ENG 对孕激素受体的结合力比 LNG 高出 3～5 倍,但雄激素的作用很少。

Implanon 埋植后在首 5～6 周,其释放速率约 60～70μg/d,在一年末降至 35～45μg/d,在第 2 年末时为 30～40μg/d。在 3 年末时为 25～30μg/d。当释放率为 30μg/d 时,可达到抑制排卵。埋植 8 小时后,血中药物浓度就可达到阻止排卵。血药浓度在首 4 天时上升,很快达到峰值约 813pg/ml,在 1 年末逐渐下降至 196pg/ml,3 年末血药浓度缓慢降至 156pg/ml,其血药浓度的波动比 Norplant 小。ENG 的血药水平维持在抑制排卵的水平。ENG 的血药水平和使用者的种族之间没有差异,而和体重有关,体重<50kg 者 ENG 血药水平增高。B 超观察,在使用 Implanon 30 个月后,仅有不到 5% 的使用者出现排卵。当 Implanon 埋植剂取出后一周,ENG 的血药水平已不可测,在取出 Implanon 3～4 周,大部分妇女出现排卵。

ENG 的作用机制为抑制排卵,增加宫颈黏液的黏稠度,使子宫内膜变薄,仅≤4mm,增殖欠佳。

对 2362 名妇女使用 Implanon,3 年共观察 5629 妇女·

年,未发现一例妊娠。

Implanon 埋植后的月经紊乱表现和单纯孕激素避孕药类似。月经频发(约26.6%)和延长出血(约12%)为终止使用的主要原因。月经紊乱的主要表现为月经稀发(约26%)和闭经(约20.8%),其发生率比 Norplant 为高。85% 的月经不正常者在使用1年后改进。在取出埋植剂后3个月,月经紊乱恢复正常。

Implanon 的其他不良反应,如乳房疼痛、痤疮、阴道炎等常见轻度到中度,和 Norplant 使用者相似或稍低。Implanon 对脂代谢没有影响;对糖代谢虽稍有影响,但没有临床意义;对凝血机制和骨密度均无影响。

取出 Implanon 后,不采取别的避孕方法者,13.8% 在90天内怀孕。

由于 Implanon 有较高的避孕效果,可避孕3年,高可逆,系单根埋植剂,易于放(0.5分钟)、取(2.5分钟),认为是值得推广的一种避孕方法。

5. Uniplant　由南南合作组织研制,内含孕激素醋酸诺美孕酮(nomeegestrel acetate)的单根埋植剂,有效期1年,已进行Ⅱ期临床试验,评价 Uniplant 的有效性和方法的可接受性。使用 Uniplant 1年的80名妇女中仅1例妊娠,一年中出血模式类似正常月经。抑制排卵可能不是主要的作用机制。在使用 Uniplant 第1个月,100% 未见排卵,其中70% 的使用者可见卵泡发育,但无排卵,其内分泌表现也和卵泡期相似,而有30% 未见卵泡活动,其内分泌表现同黄体期相似。临床表现为卵泡期初始期或持续无卵泡活动。因此 Uniplant 致不排卵有两个机制:一是在缺乏卵泡发育者抑制丘脑;二是在有卵泡发育者则抑制垂体 LH 峰。

以上均为非生物降解的皮下埋植剂。虽然 Norplant 等使用的硅橡胶是非生物降解的高分子材料,也已证实其在人体内有很好的生物相容性,但很难确定其作为异物终身留在体内会有何种后果,因此必须在放置期满后将埋植剂取出。取出埋植剂比放置术更困难,难以保证能将所有使用者的埋植剂取出。因此寻求兼有生物降解,又具有一定的药物通透性的聚合物以代替硅橡胶作为释放药物的载体,以制作可生物降解的埋植避孕剂的研究。

6. Capronor　系可生物降解埋植剂,美国三角研究所正在研制中。所含孕激素为左炔诺孕酮,用可生物降解的高分子材料中聚己内酯(PCL)为埋植剂中的载体。当释放尽后,其载体 PCL 也逐渐生物降解,因此埋植剂不必取出。如受试者不愿继续使用时,埋植剂的取出也不困难。

皮下埋植 Capronor 后,LNG 经由 PCL 胶囊壁扩散释放,经毛细血管进入血液循环。在整个药物释放的过程中,载体的降解不影响药物的扩散,该机制符合零级释放动力学,即释放率恒定,不随时间而变化。Capronor 释放 LNG 的速率较 Norplant 快10倍。因此1根 Capronor 即可达到6根的有效避孕释放量。Pitt 报道 Capronor 体外释放率平均为每厘米长胶囊 $20\mu g/d$。

PCL 水解的最终产物为6-羟基乙酸,然后经巨噬细胞、巨大细胞作用下在细胞内进一步降解为 CO_2 及 H_2O,并排出体外,完成降解过程。

用于临床的 Capronor 有两种规格 2.5cm 和 4.0cm 长

的埋植剂,直径 2.4mm,分别含 LNG 12.0mg、21.6mg,预期有效1年。胶囊保持结构完整 18~24 个月,完全降解吸收约需数年。根据48名美国妇女使用 2.5cm 或 4.0 长度埋植剂的观察结果,以血浆 LNG 水平作依据,4.0cm 是最低有效剂量。在 4.0cm 埋植剂的使用者中,1年内 26.3% 的周期有排卵,2例妊娠。在印度试用 4.0cm 长的埋植剂41人,在431妇女月中有1例妊娠。使用 Capronor 的妇女各代谢指标在正常范围,低密度脂蛋白轻度降低。但由于保存问题,改用不同降解量的载体制成 Capronor-Ⅱ,Capronor-Ⅲ,在继续研究中。

7. Capro-F　为我国医学科学院生物工程研究所和中国协和医科大学研制的可生物降解的抗生育埋植剂。设计用可生物降解性聚己内酯(PCL)为主要材料,制成每根长 3.0cm,直径 2.4cm,内含左炔诺孕酮 15mg,一次植入2根,可避孕2年。2年后 PCL 在体内环境中逐渐降解为羟基乙酸,最终代谢为二氧化碳和水,排出体外。Capro-F 的特点是微孔胶囊壁的结构,增加了药物的通透性,从而提高单位面积的药物释放量,其药物释放率为 Norplant 的3倍。释放速度不随时间而减慢。经过五年的实验室研究,目前已进行临床前药理和毒性评价及初步临床研究,结果19例使用者观察1年,无1例因医疗原因停用,无1例意外妊娠发生,避孕效率、续用率均为 100%。主要不良反应亦为月经紊乱,表现为点滴出血为主的不规则出血和出血延长,少数为月经稀发和闭经。但月经失血量呈减少趋势,Hb 水平无变化。放置 Capro-F 后其他不良反应少见,无急性、慢性毒性反应,可望成为我国自己研制的新一代可生物降解高效、长效、安全的避孕埋植剂。

8. 男用埋植剂系统　根据妇女对避孕用埋植剂的高度接受性,人们认为应能研制可供男子使用的埋植剂。为此人口理事会开始设想男性避孕用2根的埋植系统,一根为释放肽激动剂 LHRH,另一根释放合成的雄激素 MENT。LHRH 激动剂抑制 LH 和 FSH 的分泌从而抑制睾丸酮的产生和生精功能。合成雄激素 MENT 维持正常的性功能。预计这2根埋植剂的有效期为1年。目前 LHRH 和 MENT 均已经过大量动物试验,在1992年和1993年先后提出申请,并得到美国 FDA 批准作为研究的药物,开始着手Ⅰ期和Ⅱ期临床试验。

(顾素娟　李坚)

(二) 阴道避孕环

阴道避孕环(contraceptive vaginal ring,CVR)也属缓释避孕系统。其原理与皮下埋植相同,将避孕甾体激素装在载体上,制成环状放入阴道,利用阴道黏膜上皮可直接吸收药物进入血液循环产生避孕效果。阴道环可由妇女自行放置取出,使用方便为其特色。

【环的构型】　Mishell 首次报告应用含醋酸甲孕酮的阴道环连续28天,取出后即恢复排卵,月经也恢复正常,此后研制了不同结构、成分、含药量与释药量的阴道避孕环。最初阴道环有4种构型,见图9-3-18。

1. 均质型药物　与二甲聚硅氧烷(硅橡胶)均匀混合制成环状。但它不能恒定地释放甾体激素,初始时释药量大,所谓爆破效应,以后迅速下降,临床上可发生突破出血

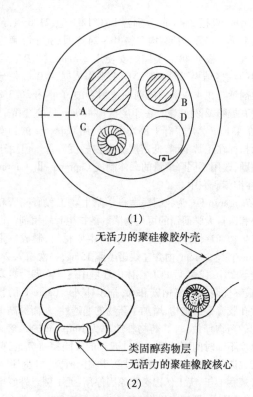

**图 9-3-18 各类型的阴道避孕
环(1)及壳型环结构(2)**
(1)A 均质型;B 核心型;C 壳型;D 胶原带型
(2)壳型阴道避孕环

(BTB)或点滴出血,现已不用。

2. 芯型(core) 核心为直径 3.5mm 含有避孕甾体激素与聚硅烷混合物,外套以能调节释药速率的无活性硅橡胶,其厚度可以决定药物的释放速率。弥散性核芯药物多为单纯孕激素,曾试用过孕酮、炔诺酮、左炔诺孕酮、甲地孕酮等。可稳定释放低剂量甾体激素,并呈零级速率。

3. 壳型(shell) 环的横断面可见中心为惰性硅胶,甾体药物与硅橡胶混匀层套在其外,最外层亦为无活性的聚硅烷套(图 9-3-18)。这样,从甾体到达被吸收部位的距离几乎完全一致,药物可以缓慢地以恒定速度释放而经阴道黏膜吸收,达到零级释放速率。

4. 胶原带型 甾体避孕药溶于溶剂后制成带状,嵌入硅胶阴道环外圈的沟槽内。由于含药胶原带容易断裂、易位或脱落,血内药物水平不稳定,现已被弃用。

目前使用的以壳型与核心型为主。二甲聚硅氧烷对人体无毒,释放甾体激素的速率与环的表面积成正比,与外壁厚度成反比,其中所含甾体的总量决定了阴道环的使用期限。

阴道环的大小最初设计为 60～80mm,管径 7～10mm,以后发现可能对阴道黏膜有刺激,发生黏膜糜烂,现一般应用直径<60mm 的环,管断面直径<9.5mm。用一种规格即可。

【阴道环种类】 已进入临床研究的有下列数种:

1. 释放单纯孕激素的阴道避孕环 已进行较大规模临床试验或应用的有 WHO 含左炔诺孕酮(LNG)的阴道环,美国人口理事会释放孕酮的阴道环,以及国产含甲地孕酮的甲硅环。

我国于 1975 年研制的甲硅环,管内的药芯是甲地孕酮 200mg 与硅胶混合物,外套以由乙烯基硅橡胶制成的环形管,外径 40mm,管断面直径 4mm,管壁厚度 0.8mm。每天释放甲地孕酮 100μg,连续使用 1 年。据上海市报道 503 例 3835 妇女月的临床使用效果,12 个月妊娠率为 6.0/100 妇女·年,总累积停用率 62.1%,主要停用原因为环多次脱落、突破出血与月经异常。此后改进工艺将甲地孕酮含量增加至 250mg,释放量 133μg/d,在 1984～1985 年临床使用 449 例 2500 周期,避孕有效率明显提高,累积妊娠率 2.4%,脱落率 2.9%,月经异常 2.01%。目前此环的药物缓释系统尚未正式通过国家审批,但甲硅环在国内应用已比较普遍。

WHO 所设计 Varlevo-20 阴道环外径约 55.6mm,粗 9.5mm,核心直径 3.5mm,含 LNG 6mg,每天释放 20μg,至少可维持 90 天。血浆 LNG 水平在放置的 90 天中,从 528pmol/L 下降至 422pmol/L,降低 20%。置环开始时 LNG 血浆水平稍高,随后即较稳定,表明属零级释放。根据对 20 例 69 个治疗周期的激素测定,29% 无排卵,19% 黄体功能不足,52% 为正常排卵周期。

Sivin 等报告人口理事会制造释放天然孕激素孕酮阴道环,平均释放量 10mg/d,主要适于哺乳期妇女应用,可延长哺乳期闭经的时间,并且对婴儿不会造成任何不良影响,也可连续使用 3 个月。环直径 58mm,断面直径 8.41mm,含 2.55% 的孕酮。放置第一周血浆孕酮浓度约 25nmol/L,在第 3 个月期间维持 10nmol/L 水平。最近的研究表明使用每天释放孕酮 20mg/d 阴道避孕环的哺乳期妇女,由于血中孕酮水平较高,不规则出血的发生率较释放 5mg/d 的阴道环为低。

2. 释放雌、孕激素的复合阴道避孕环(CCVR) 人口理事会较早研究的含 LNG 与雌二醇(E₂)的 CCVR 有两种,环外径 50mm 与 58mm,环断面直径 7～9.5mm,环内载药量 LNG 97～140mg,E₂ 46～66mg。20 世纪 80 年代由于 LNG 对血脂的影响改用了雄激素作用较小的醋酸炔诺酮(NA)及雌激素效应比 E₂ 强的炔雌醇(EE)配伍的阴道避孕环,应用后血 HDL-C 升高而不影响 LDL 水平。Ballagh 报告的 CCVR,两种甾体分别位于两段环芯中,每一个芯粗 2mm,根据所含 EE 的量而长度不同。释放 EE 10μg/d 的芯长 4.5mm;释放 EE 65μg/d 的芯长 29mm。NA 的环芯长 30mm。经过比较,认为每日释放 EE 20～30μg 及 NA650μg 的配方较好。

最近,依托孕烯(etonogestrel,即 3-酮去氧孕烯)与 EE 配伍的 CCRV,美国 FDA 已于 2001 年批准上市,商品名为 Nuva Ring,每日释放炔雌醇 15μg 及依托孕烯 150μg。此环放置 3 周,取出 1 周。避孕效果和复方口服避孕药相似。药代动力学研究显示放置后 1 周达到最大血清浓度,以后逐渐下降。依托孕烯和 EE 的最大血清浓度为对照组口服妈富隆的 40% 和 30%。绝对生物利用度在 Nuva Ring 也比口服妈富隆为高,依托孕烯为 102.9%:79.2%,炔雌醇为 55.6%:53.8%。按照每日剂量考虑,Nuva Ring 全身接受的炔雌醇和依托孕烯仅为妈富隆的 50% 左右。在使用的 3 周内可以完全抑制排卵,并且周期控制良好,不规则出血的发生率≤5%,而口服妈富隆者发生率为 5.4% ~38.8%。

【避孕机制】 根据含药种类、剂量,作用重点亦有所不同:①对下丘脑-垂体-卵巢轴的抑制:主要见于含雌、孕激素的复方阴道避孕环,血清激素测定、卵泡发育的监测,均表明卵巢排卵受到抑制。②影响精子运行存活:孕激素可以改变宫颈黏液性状与成分,使之不利于精子通过。WHO 释放 LNG 的阴道避孕环,仅有 40% 排卵抑制,表明对宫颈与内膜的作用可能为主要避孕机制。放置甲硅环妇女排卵期宫颈黏液中的蛋白含量显著增加。③阻碍孕卵着床:持续的孕激素刺激使子宫内膜发生不利于孕卵着床的改变。检测放置甲硅环妇女的子宫内膜,可见内膜的雌、孕激素受体含量减少,内膜对雌、孕激素的反应性改变,干扰内膜 DNA、RNA 及蛋白的合成,内膜表现为生长发育不良。④合成孕激素可能对于黄体有直接或间接的抑制作用。

【用法】 单纯孕激素阴道环多为连续使用,在月经周期第 5 天放入。根据载药量不同,使用期限不一,WHO 的阴道环可连续使用 90 天,国产甲硅环使用 1 年。含有雌、孕激素的复方阴道避孕环,一般为周期性放置,自月经第 5 天放入,放置 3 周,取出一周。取出期间可发生撤退性出血。使用期限因环而异。

一般阴道环在性交时不必取出,如感不适可以取出,在性交后不超过 3 小时再重新放入,不会影响其效果。自然脱落时,妇女可以清洗后重新置入阴道。

【效果】 含 LNG 的阴道环一年累积妊娠率为 3.6%,但常因月经紊乱而影响继续使用率,因月经变化而终止者 17.2%。阴道症状 6.0%,反复脱落 7.1%。人口理事会对每日释放 LNG 250μg 与 E₂ 150μg 的 CCVR 与每日释放 LNG 290μg 与 E₂ 180μg 的 CCVR,观察 1 年妊娠率与口服避孕药相似,约 0.7 ~1.8/100 妇女·年,低于单纯孕激素避孕药的 4.9 ~16/100 妇女·年,但发生突破出血及(或)点滴出血者约 20% ~25%,因阴道分泌物及刺痒的停用率分别为 6.7% 与 9.0%,一年停用率为 23/100 妇女·年。

Ballagh 使用醋酸炔诺酮(NA)65μg/d 与不同剂量 EE 配伍的复方阴道避孕环,共 364 个周期,无 1 例妊娠。Davie 观察每天释放 EE 15μg/ENG 120μg 的阴道环,证明可有效地抑制排卵。

脱落是另一影响使用的原因,WHO 的单一 LNG 阴道环中,12 个月一次脱落率达 29%,7.1% 的妇女因脱落而中断使用。与产次可能有一定关系。

Sivin 等在 9 个中心对哺乳妇女使用释放孕酮的阴道环进行观察,避孕效果一年时妊娠 1.5/100 妇女·年,与对照的 TCu380IUD 无差异,认为适用于哺乳期。

【适用与禁用情况】 阴道避孕环的适用条件除与口服避孕药相同以外,对于阴道宫颈炎症、阴道前后壁膨出、子宫脱垂、尿失禁、反复泌尿系感染、重度便秘等妇女,不适于选用阴道避孕环。

【不良反应】

1. 月经紊乱 WHO 的 LNG 20μg/d 阴道环有 17.2% 因月经紊乱停用,包括经间出血、延长出血及大量出血,

70% 发生在使用头半年内。Ballagh 观察每天释放 EE/NA 三种配方剂量的阴道环(20μg/1000μg、25μg/650μg 和 30μg/650μg),放置 3 周后取出一周,多数有周期规律的撤退性出血,仅 2% ~3.8% 无出血,显著低于口服 EE/NA 30μg/1500μg 组的 4.6%,而且点滴出血亦少于口服组,表明复方 CVR 周期控制良好。个别发生突破性出血与妇女在性交时取出 CVR 而未能在 3 小时内及时放入有关。

2. 阴道分泌物增加 放置 CVR 部分妇女诉述阴道分泌物增加。Davies 等对阴道细菌学的严格对照研究,包括分泌物培养、阴道细菌数、厌氧菌与需氧菌、沙眼衣原体、阴道加德纳杆菌、真菌、滴虫等数量与菌群的比较,结果表明使用阴道环前后无显著变化,阴道避孕环没有增加炎性细胞或病原菌,故不会导致感染。

3. 对代谢影响 使用 LNG 的 CVR 经观察对糖代谢无影响;对脂代谢的影响则可见 HDL-C 降低,LDL/HDL 比值升高,表现相对以孕激素为主。这种变化停用阴道环后血脂变化可以恢复。而对于释放 NA 与 EE 的 CVR,观察结果表明 HDL、LDL 及总胆固醇均无显著变化,认为此种配方对脂代谢与复方避孕药一致,不会增加心血管疾病风险。

4. 胃肠道反应 药物系经阴道黏膜吸收直接进入循环,避免了胃肠道吸收而产生的一些症状,因而不良反应较少。最常见的为恶心,发生率约为 20%,主要出现在放置后 48 小时内,以后随使用时间延长而症状改善。

【优缺点】

1. 优点 ①CVR 具有缓释系统特点,整个用药期间血药浓度低而恒定,对机体全身影响少;②阴道黏膜吸收药物完全可靠,药物可避免先经肝脏代谢的首过效应,因而减少用药量,增强药效;③生殖道局部释放药物到达附近靶器官,因此释药量低即可达到避孕效果,而且不良反应减轻;④单纯孕激素的 CVR 不抑制泌乳,药物进入乳汁极微量,对哺乳婴儿不造成任何损害;⑤妇女可以自行掌握,使用无不适感,方便有效。

2. 缺点 ①月经不规则出血与孕激素水平波动有关。据报道甲硅环第 1 周期不规则出血发生率为 23%,第 12 周期为 5%,往往为停用的主要原因。②脱环:有时妇女不注意可造成避孕失败,尤以蹲式排便或用腹压的重体力劳动者。

(三) 避孕贴片

避孕贴片(contraceptive patch)也为缓释系统,它是将避孕甾体激素放在特殊的储药池内,制成贴片贴在皮肤上,通过皮肤吸收入血而达到避孕目的。2001 年美国已批准上市的产品商品名为 Ortho-Evra,每周一片,连续贴 3 周,停用 1 周。贴片可贴在腹部、臀部、上臂外侧及乳房以外的胸部。

【贴片的构造】 避孕贴片为薄的基质型贴片,由 3 层结构组成。背层为肉色可屈曲薄膜,由低密度带色的聚乙烯(外)和聚酯(内)构成,主要起支持作用和保护中间的黏性层不受环境的影响。中间层的活性成分为避孕激素炔雌醇和 17-去酰炔诺酯(norelgestromin,NGMN),非活性成分为聚乙丁烯等。第三层为释放衬里层,保护储存时的黏性层,在使用前才撕去,它是透明的聚乙烯对苯二酸(PET)

薄膜。

【激素含量】　Ortho-Evra 每片表面积为 $20cm^2$，含炔雌醇 0.75mg 和 17-去酰炔诺肟酯 6mg。每 24 小时释放炔雌醇 $20\mu g$ 和 17-去酰炔诺肟酯 $150\mu g$。每周更换一个贴片。

【避孕机制】　与复方口服避孕药相同，主要是对下丘脑-垂体-卵巢轴的抑制，抑制卵巢排卵；改变宫颈黏液性质，使之不利于精子的穿行；还有对子宫内膜的作用，不利于受精卵的植入。17-去酰炔诺肟酯是口服炔诺肟酯后主要的活性代谢产物，它和炔诺肟酯具有很强的孕激素活性，而最小的雄激素活性。它和炔雌醇一起经皮给药，不会对抗雌激素诱导的性激素球蛋白(SHGB)增高，因此，游离睾酮降低，临床上雄激素效应没有或极小。

两种激素均经皮吸收迅速。贴皮后两种激素很快在血清内出现，约 48 小时达到平台，以后在整个贴片期维持稳态。在一周的贴片期内炔雌醇血清浓度约 $40 \sim 50pg/ml$，半衰期为 17 小时，17-去酰炔诺肟酯血清浓度约 $0.6 \sim 0.8ng/ml$，半衰期为 28 小时。多次给药后血清浓度和曲线下面积随时间有轻微增加。在血清中两种激素大部分和血清白蛋白结合，从肾和肠道排出。

【用法】　从月经第一天开始，来潮 24 小时内必须贴上；或者等到星期日贴，但在周期的第一周内必须加用其他避孕方法。每周 1 片，连用 3 周，停 1 周。贴片的部位可以在臀部、腹部、上臂外侧、或乳房以外的胸部。粘贴部位的皮肤必须清洁、干燥、没有破损。为了避免损伤其黏性，贴皮区不应该涂擦乳液、冷霜、粉剂等。贴片可以每次更换部位，也可以在原来的部位。曾报告气候炎热、潮湿不影响避孕贴片的黏着性，桑拿浴、跑步机、冷水浴等运动，均不影响黏着。

产后如果不哺乳，4 周以后可以贴片；流产后可以立即开始。

【效果】　在北美、欧洲和南非的三个大的研究中，共有 3330 名妇女完成 22 155 周期的 Ortho-Evra 的使用，妊娠率约为 1/100 妇女·年。与体重有关，体重≤90kg 者仅占试验人群的 3%，妊娠 5/15 例，而 >90kg 者，妊娠 10/15 例，说明避孕贴片对于体重过高者可能效果较差。

【适用和禁用情况】　同口服避孕药。但皮肤对粘膏过敏者不能用避孕贴片。

【不良反应】　根据 3330 名使用者报告不良反应发生率约为 9% ~22%。最常见的不良反应按照发生频率依次为乳房症状、头痛、粘贴处反应、恶心、痛经等。由于非肠道给药，所以恶心、呕吐发生率不像口服避孕药那样常见。

因为不良反应停药约占 1% ~2.4%，包括恶心呕吐、粘贴处皮肤反应、乳房症状、头痛等。

【注意事项】

1. 和其他应用甾体避孕药一样，同时应用某些抗生素、抗真菌药、抗抽搐药，可因为药物的相互作用，增加甾体避孕药的代谢而影响其避孕效果。但与口服甾体避孕药不同，避孕贴片中的甾体不经过肝脏的首过效应，因此与肝酶诱导药物的相互作用机制可能不同。

2. 贴片脱落或部分脱落是影响避孕效果的原因之一。如果发现，特别是黏性不够时，应及时更换新的贴片，以免可能影响避孕效果。

（翁梨驹）

（四）微球或微囊注射避孕针

可注射微球与微囊由一种生物可降解的异分子聚合物和一种或多种激素所组成。许多微球或微囊类似埋植剂，以不同速度释放激素以获得每日的恒定量。依赖这种方式，单次注射微球（悬浮在无菌液中）像其他注射液一样，能避孕 1 个月、3 个月或 6 个月。微球和微囊给药容易，而一经给药则不能取出。已研究的微球与微囊是利用载体（消旋交脂类复合乙二醇化合物），这个载体中的聚合物已在生物可降解的外科缝合术中安全地使用多年。孕激素和其他激素可分散在聚合微粒中（微球）或容纳在微粒的核心中（微囊），两个系统激素的释放首先经载体沥滤或扩散，然后通过载体的腐蚀。

微球或微囊的大小、所含激素的量以及微球的数量，大大地限定了激素的每日释放量。较小微粒释放激素较快，因此作用期较短。在同样大小的微粒中，含多种激素和小载体的微球释放激素较快。一种 3 个月剂量的可注射炔诺酮微球通常含有由 50% 激素和直径为 $0.06 \sim 0.1\mu m$ 组成的微粒。通过 γ 放射消毒微球或微囊，稍微增加激素的释放。

为了注射，将微球装进注射器内，然后抽入无菌的悬浮液。例如 3 个月配方的炔诺酮微球约有 25ml 的液体，用 21 号针注入臀部。在注射前应摇动注射器，以防止较大和较重的微球凝积在注射器底部。较早的配方由 80% 的聚合物与 20% 的激素所组成，比较浓稠，不能将所有的微球注入。聚合物和激素各半的微球已消除此问题，减少了被注射材料的用量，并减轻了因注射的不适。

对微球或微囊注射避孕针，尽管已引起人们的关注，但研究的进展仍较缓慢，目前尚处于临床试用或动物试验研究之中，有关发表的资料也不多，现将重点的研究作一介绍。

1. 炔诺酮微球　据报道，已有数百例妇女试验了含炔诺酮(NET)的可注射微球，结果较有希望。在短期临床试验中，不同配方的 3 个月注射剂可阻止妊娠，除月经不规则外，几乎无不良反应。

NET 微球是用与复方口服避孕药相当的剂量防止妊娠。含总量为 75mg 的 3 个月注射剂，平均每天释放 0.48mg NET。含 100mg NET 的 3 个月注射剂，平均每天释放 0.66mg。在初期试验中，10 例接受 75mg 或 100mg 3 个月注射剂的妇女，在治疗期间均无排卵。第二期试验，观察 300 多个妇女月后，接受 65mg 注射剂的 60 例妇女中有 1 例妊娠，接受 100mg NET 注射剂的 65 例妇女无妊娠。Grubb 对 65mg 和 100mg NET 90 天注射 1 次微球的安全性和避孕有效性做了比较性评价。采用随机单盲法分成两组：94 例用 12 个月，37 例用 6 个月。在 6 个月试验中，100mg 剂量组未测出排卵的指标，亦无妊娠报告；而在 65mg 组，19 例中 3 例有排卵征象（孕酮 >3ng/ml）并有 1 例妊娠，按生命表计算每 100 妇女·年为 26(95% 可信区间 0 ~7.5)。第 1 次注射后阴道出血的平均次数和点滴出血天数开始增加，但在 6 个月后两组却降低到基线以下。两组在临床的安全性、不良反应、阴道出血类型和实验室测定结果相似。从初步的有效性评估,65mg 是 NET 90 天 1 次的最低有效剂量。

Singh 曾对注射微球 90 天注射 1 次的避孕效果作了为期 6 个月的评价:9 例妇女接受 65mg 的 2 次注射、8 例接受 100mg 的 1 次注射,每次注射的间期为 90 天。在注射后当天血清 ENT 平均水平是 5~9ng/ml,以后维持在 1~3ng/ml。65mg 和 100mg 剂量分别有 56% 和 40% 的周期为正常出血类型,36% 和 48% 为闭经,仍有 28% 和 27% 为出血延长,56% 和 0 的周期有点滴出血增加。未发生妊娠和出现严重的不良反应。在第 2 次注射后 100 天血清 NET 平均水平恢复到基础水平,在 100~115 天恢复排卵。一般来讲,除了不规则月经出血以外,其他的不良反应很少见。仅有极少数有轻微头痛或恶心。注射部位无感染,观察血压、血红蛋白、血清脂蛋白、甘油三酯或葡萄糖代谢均无改变。Singh 在 NET-90 的Ⅲ期临床研究中,评价了其 12 个月的安全性、有效性和可接受性。51 例自愿者接受 60mg,49 例接受 100mg,每 3 个月肌内注射 1 次。在间隔 3 个月时,平均 NET 含量分别是(0.32±0.16)ng/ml 和(0.49±0.25)ng/ml。无局部或全身的不良反应,体重、血压、血红蛋白、血细胞比容、血脂等实验室指标以及巴氏涂片两组均在正常范围。有 1 例妊娠在 100mg 组。65mg 组 52.9% 月经周期正常,34.5% 闭经,12.65% 出血延长;100mg 组则分别是 40.6%、52.3% 和 7.1%。两组分别有 40.3% 和 36.6% 的周期增加点滴出血。研究表明该方法可提供安全、有效和可接受的避孕方法。

研究其他配方的 NET 微球,曾有试验含 15mg 或 30mg NET 1 个月注射的微球。NET 和乙炔雌二醇 1 个月和 3 个月的注射剂已完成动物研究,在动物中,这些配方引起不规则出血极少和极轻微的子宫内膜改变。这提示复方注射剂可能比单纯 NET 引起不规则出血较少。含大约 30mg NET 和 1~3mg 的乙炔雌二醇 3 个月注射剂的初试已通过。

2. 复方甲地孕酮微囊　是由我国研制的缓释注射避孕针。该微囊的囊材是阿拉伯胶和明胶。避孕主药为甲地孕酮和戊酸雌二醇,每月注射 1 次。根据对 824 例育龄妇女,用药 5298 周期,按四种不同配伍剂量的临床观察,从避孕效果、不良反应及对月经干扰等指标作比较,以含甲地孕酮 15mg 与戊酸雌二醇 5mg 组的妊娠率最低,为 1.28%,不良反应小,突破性出血率及对月经的干扰也少于其他三组,为最佳配方。

对该配方做进一步研究,在 433 例育龄妇女、5351 周期的临床应用中,妊娠率为 0.88%,而无微囊的对照组妊娠率为 6.63%。用药 1~2 年者未见对血压的影响及乳腺癌、宫颈癌患者。31 例用药者血糖、52 例血脂检查与对照组正常妇女值相同。其不良反应主要表现在用药初几个周期有轻微恶心、呕吐。对月经的影响主要是月经量少,突破性出血率为 2% 左右。该方法避孕有效性高,具有安全性,尚需进一步做多中心临床试验来证实其可接受性。

3. 含各种其他激素的微囊　含其他激素的微囊正在研究中。用新的孕激素即炔诺肟酯的动物研究提示,比其他孕激素引起的点滴出血更少。6 个狒狒注射含 50mg 炔诺肟酯微囊,抑制排卵达 90~120 天。这些动物的子宫内膜活检表明,激素的作用与月经周期排卵后自然发生的子宫内膜一样,任何动物均未发生点滴出血。因此,炔诺肟酯可能对妇女引起的不规则出血比其他孕激素少,它是比 NET 更有效的孕激素,且无男性性征如胡须、痤疮的不良反应,因此很受妇女欢迎。在美国做了 50mg 炔诺肟酯 3 个月注射微球的初试。

在智利和美国进行了含天然孕酮微囊的预试。特别打算把孕酮微囊作为对哺乳妇女的避孕药,以消除合成孕激素对乳汁的产生、成分或对喂养婴儿可能的不良反应。这个试验有 10 例妇女接受含 275mg 孕酮 3 个月注射剂。由于孕酮比合成孕激素的效力小,故其剂量比其他配方的微球和微囊高。初步结果表明,这种微囊每天释放的孕酮量比预计的更小,正计划增加孕酮的微囊,以使每日的释放率提高大约 20%。另一运载孕酮的方法是纯孕酮微粒化制品的注射剂,即把结晶变成微细粉末。注射 1 次有效期为 1 个月。

从已有的研究表明,采用微球或微囊的方式给予避孕药物,具有以下优点:①以注射方式给药;②药物在体内的释放速度可以微球或微囊的大小和载药的比重来调节;③微球或微囊的生物降解对局部无不良的作用;④药物消毒不影响效果;⑤可以最低的有效剂量维持较长的避孕作用;⑥停药后可恢复其生育力;⑦由于微球或微囊的避孕甾体激素是已经在临床使用的药物,且释放量比一般注射或口服剂更低,因此,更具有安全性。

对于微球或微囊的进一步发展,需要在生物降解系统的研究中,采取多学科的协作,才可能创造出更好的成绩。

Cong 对长效注射炔诺酮微球做了改进,微球材料聚乳酸(PLA)与聚丙撑酸(PGA)的比例为 85∶15,直径范围为 150~212μm,载 NET 的药量比重为 43%~45%。通过 6 只狒狒的测试,3 只注射用改进的含 75mg NET 的微球,另 3 只用含等量药物的原型微球。改进微球的血 NET 水平曲线有明显的第 2 个峰值,而且释放 NET 的时间比原型微球长 40~50 天。国内在这方面已有一些实验的研究报道,如对生物降解的聚乳酸含醋炔诺肟酯微球和可生物降解的由亮氨酸-谷氨苄酯共聚物制备的炔诺孕酮微球都进行了体外释放的研究。丛洪泉对以乙交酯丙交酯共聚物为囊材,以左旋炔诺孕酮为主药,用新工艺合成的几种新型微球,做了扫描电镜观察、体外释放度及动物(兔)体内释药动力学实验。王正容用可生物降解的成球材料制备缓释并有优良抗生育效果的左炔诺孕酮-聚 3-羟基丁酸酯微球。用 DTA 确证含药微球的形成,对微球的外观、粒径、载药量、体外释药、稳定性及小鼠体内抗生育等进行了研究。结果表明,微球的制备工艺满意,与原药相比,微球对小鼠有明显的缓释、延长抗生育时间和降低毒性的作用。金爱华对可生物降解聚合物丙交酯乙交酯共聚物(PLGA 9∶1)进行了急性全身毒性、眼结膜刺激、肌肉刺激、热源、溶血、过敏等试验和含 LNG 的 PLGA 微球注射剂对小鼠和大鼠的抗生育作用试验。结果表明:PLGA 无毒、对眼结膜和肌肉无刺激性、无热源作用、无溶血作用、无致敏作用,具有良好的生物相容性。对小鼠及大鼠均有长效抗生育作用。

这些研究尽管并不成熟,距离临床运用还有距离,但对促进微球或微囊避孕针的发展有积极的作用,值得进一步关注。

(雷贞武)

四、孕激素受体调节剂

孕酮在哺乳动物生殖功能中起非常重要的作用,如影响周期中期垂体促性腺激素 LH 的分泌,调节排卵;孕卵在输卵管中的运输;子宫内膜的成熟以适合孕卵的植入与发育;妊娠期使子宫安静以维持胎儿正常发育等。由于孕酮的关键作用,任何可以阻断孕酮在生殖器官或其他组织靶细胞上起作用的方法均具有抗生育功能。

一般而言,用药物方法阻断孕酮的功能可以通过 3 种途径:①给予特殊抗体中和循环中孕酮;②抑制孕酮的生物合成,或是使用甾体激素酶抑制剂直接抑制孕酮的生物合成,或是间接地防止促性腺激素对这些细胞的刺激;③通过使用孕酮受体阻滞剂或抗孕激素,在靶器官水平干扰孕酮的作用。其中,应用特异的单克隆抗体中和孕酮,在啮齿类动物实验中证实可抑制着床,减少着床数,或引起妊娠物的

完全吸收,但在人类这种方法控制生育是不可行的。3β-羟甾脱氢酶(3β-HSD)的抑制剂可抑制孕酮生物合成,往往这些化合物的抑制作用不可逆,故也不宜用于生育调节。而最有希望的是在细胞水平阻断孕酮作用,即在靶组织中对孕酮受体有高度亲和力的化合物。它们与天然孕激素受体亚型结合,在不同的靶组织起到类似或拮抗孕激素的效应,或类似和拮抗的混合效应,亦即孕激素受体调节剂(SPRMs)。

【抗孕激素的结构】 孕激素受体调节剂的研究在 20 世纪 70 年代末期有了突破性进展,法国的化学家发明了合成 11β 位替代基团甾体的方法,以后发现这些 11β 替代基团甾体化合物具有糖皮质激素拮抗剂的功能。米非司酮于 1980 年合成,其产品代号为 RU-38486,以后简称 RU486。体外试验发现它不仅与糖皮质激素受体(GR)而且与孕激素受体(PR)有很高的亲和力,但与雄激素受体(AR)亲和力很低。此后在不同的动物模型上均表现了同时有抗糖皮质激素与抗孕激素的活性,继之将该化合物作为抗孕激素用于生育调节的研究。

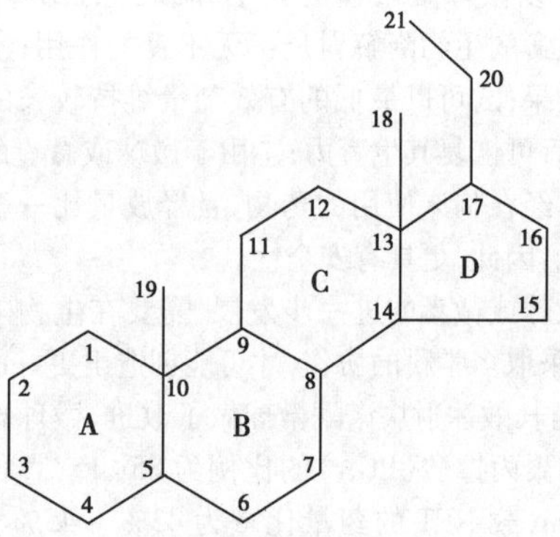

甾体结构的碳原子序号

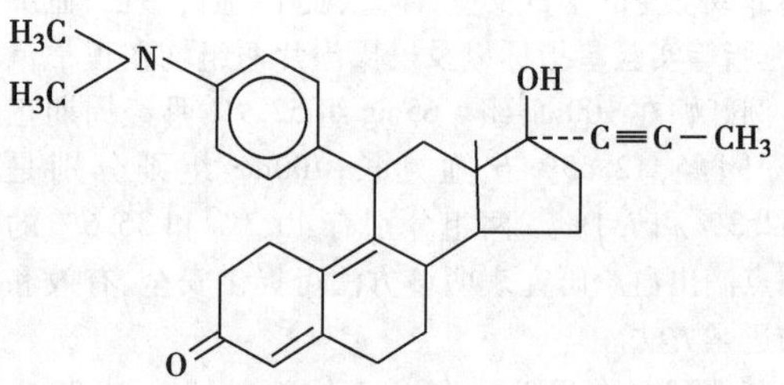

RU486
(mifepristone)

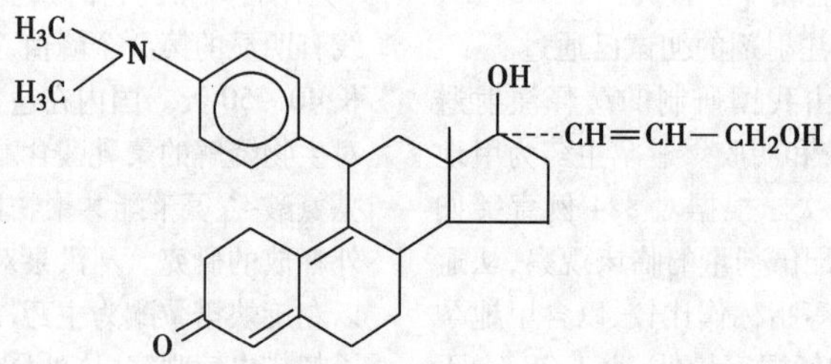

ZK 98734
(lilopristone)

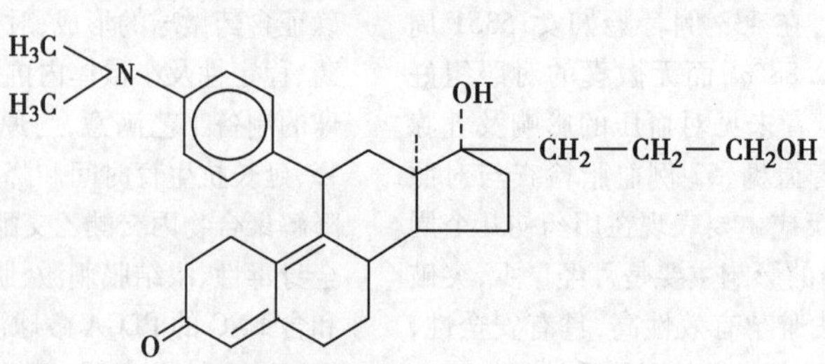

ZK 98299
(onapristone)

图 9-3-19 三种已知抗孕激素的化学结构

在此发现之后，几百种具抗孕激素活性的化合物陆续合成。绝大多数具有抗孕激素性能的分子在 C11 位上有一个较大的替代基团，在米非司酮(mifepristone)、来乐司酮(lilopristone)与欧纳司酮(onapristone)上均有一个二甲基苯胺基团(图 9-3-19)。除上述化合物外，曾用于人体研究的还有 Ulipristal acetate、WAY-255348 和 Telapristone acetate 等。动物数据表明这些抗孕激素的抗糖皮质激素效应与抗孕激素效应在体外和体内可以差别显著，即使其化合物的结构非常相似。例如来乐司酮与米非司酮的结构差别仅在 17α 的侧链，但其抗糖皮质激素效应低得多。因为迄今还没有单纯的抗孕激素，因此尚不清楚现有的抗孕激素中附有的抗糖皮质激素效应，对抗孕激素活性是否有正性或负性的调节作用。来乐司酮在动物实验中发现有利的抗孕激素与抗糖皮质激素效应比值，但在人体终止早孕的作用并不强于米非司酮。

【孕激素受体调节剂用于避孕的机制】　孕激素受体调节剂米非司酮配伍前列腺素终止早孕已广泛用于临床，用于避孕近年也引起很大关注。孕酮在孕卵植入以前已知的作用有：①在卵泡晚期加速及促进雌激素对 LH 峰的正反馈；②在黄体期协同雌二醇维持对促性腺激素分泌的负反馈；③使子宫内膜从增殖转变为分泌状态以接受受精卵的植入；④维持子宫内膜的完整性。因而理论上拮抗孕酮的上述作用即可避免妊娠。

孕激素受体调节剂可以通过下列环节而起避孕作用：①抑制排卵从而防止受精；②干扰子宫内膜的分泌期转变，使之不能接受植入；③引起内膜脱落而将植入的胚胎驱出。图 9-3-20 示意抗孕激素在生育调节中的可能用途，所有这些潜在的避孕效应分述如下：

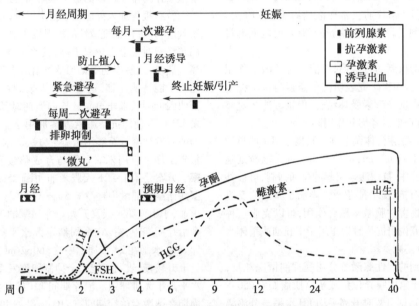

图 9-3-20　抗孕激素在生育调节中的可能用途
横线带双箭头表示在月经周期中及妊娠期间的治疗"窗"。横线下方垂直黑条代表抗孕激素治疗；横线上方的小黑条代表补充前列腺素。抑制排卵时抗孕激素与孕激素序贯使用；按'微丸'治疗时，连续应用抗孕激素

1. 抑制排卵　研究表明，连续给予米非司酮≥2mg/d 能抑制排卵。卵泡期应用米非司酮破坏了优势卵泡的发育，表明卵泡期血液循环中低水平孕酮或卵泡内高水平孕酮的存在或者这两者同时存在，对优势卵泡的生长十分重要。抗孕激素防止排卵可通过两个方面：

首先，干扰优势卵泡的生长，即所谓"抗促卵泡"效应或"卵泡静止"效应。当在卵泡中、晚期给予较大剂量米非司酮(25～100mg/d)，可见卵泡期延长，并且 LH 峰后延。同时伴有低于正常周期相应时间的雌二醇水平。超声检查明显地证明优势卵泡停止生长，故而考虑有抗促卵泡作用。

其次，抑制 LH 峰。应用米非司酮以后，即使仅给很小剂量，LH 峰的延迟十分明显，在卵泡期优势卵泡直径已达 14～16mm 时，给米非司酮 1mg/d 共 10 天后，可见 LH 峰的后延；如给米非司酮 5mg 3 天，超声证实损伤卵泡发育，并伴有血清雌二醇与抑制素水平降低。

抗孕激素的卵泡静止效应特别灵敏，单剂量 5mg 米非司酮即可暂时性地阻断卵泡生长，在服药后 12 小时作用即很明显。欧纳司酮也表现有抗促卵泡效应，在非人类的灵长类中见到米非司酮、来乐司酮及欧纳司酮均有此作用。但这种作用在卵泡早期不明显。因此，在卵泡期的头 3 天用米非司酮，当时无优势卵泡存在，对卵泡生长没有影响，对该周期以后的情况也没有改变。当优势卵泡发育至 12mm 直径时，抗孕激素的作用最明显。这一事实说明卵泡生长至 12mm 以后伴有功能性变化，如优势卵泡上的颗粒细胞出现孕酮受体，卵泡趋向成熟。

连续应用米非司酮每天 5mg 或 10mg 整个周期，可阻止优势卵泡成熟及其产生触发 LH 峰所需的适当血 E_2 水平。给予较低剂量 1mg/d 或 2mg/d，某些妇女有充分的卵泡发育生长及正常的 E_2 水平，但很多妇女治疗期间无正常排卵，但根据血清孕酮升高和超声无排卵证据，推测发生

了未破裂黄素化卵泡。因而推论较高剂量米非司酮抑制排卵主要是由于缺乏 E_2 水平的正反馈;而低剂量时即使 E_2 水平正常仍无排卵,或是由于不适当的 LH 峰,或是由于卵泡反应性不正常。亦有认为系抗孕激素对抗了 LH 峰前所需的正常水平孕酮。

卵泡中、晚期用米非司酮使卵泡生长停滞。停止使用以后,卵巢中或是同一卵泡又恢复生长,或是募集新的卵泡。在任一种情况下其所产生的 E_2 峰又可诱发 LH 峰,继之排卵及黄体期。其后果是由于卵泡期延长而周期延长,一直要等到黄体溶解才发生出血。因之对该周期而言,排卵是延迟而不是抑制。卵泡期给中剂量(10mg/d)或高剂量(100mg/d)米非司酮时,LH 峰的延迟与所给米非司酮剂量无关,也不受用药期限的影响。从摄入末片药物到 LH 峰的时间间隔较恒定地为(12.3±3)天,约相当于正常卵泡期。当给予低剂量(1mg/d、2mg/d 或 5mg/d)时,末片药物至 LH 峰的间隔时间比治疗前正常卵泡期约短 6~10 天。这可能因为中或高剂量常需要募集新的卵泡,而较低剂量时卵泡可恢复生长。

抗促卵泡作用的机制尚待阐明,可能是抗孕激素作用在下丘脑-垂体水平。动物研究表明抗孕激素与位于控制生殖过程的脑组织中的孕激素受体结合;但也可能是对卵巢的直接作用,也有可能二者均起作用。

体外试验表明孕激素受体调节剂可直接作用于卵巢细胞。加入米非司酮 4~40ng/ml,可抑制培养的人颗粒细胞产生孕酮。猴的实验中,抗孕激素引起的排卵抑制,可被外源性促性腺激素所对抗,提示抗孕激素影响了卵泡的反应性。内源性和外源性促性腺激素联合作用,可以克服这种影响。也有其他研究说明抗孕激素作用于下丘脑或垂体水平,使促性腺激素分泌减少。

与短期用药见到的促性腺激素分泌受抑制情况相反,长期米非司酮治疗子宫内膜异位症或子宫肌瘤妇女(50~100mg/d,共 3 个月),则可暂时升高平均 LH 水平与分泌幅度。因此可见抗孕激素在不同情况下表现不同的作用。

根据米非司酮阻止卵泡发育与抑制 LH 峰的能力,有几种方案试图将抗孕激素发展为避孕药:

(1) 间断给药:在猴实验时用以抑制排卵,可见明显的量-效反应。每周一次 25mg 米非司酮口服,阻断周期中期 LH 与 FSH 峰,孕酮水平持续很低。当使用半量时,则孕酮抑制不完全。妇女每周一次 10mg 或 50mg,共 5 周,不能一直抑制 LH 峰与排卵,且无量-效反应。3 名妇女服用米非司酮 50mg/d 连续 3 天,每隔 10 天重复一次,总共 80 天。3 名妇女中两人排卵抑制,但一人在治疗中有 LH 峰及相当于排卵的孕酮水平。结论认为人类与猴不同,间断给药对 LH 峰及排卵无一致性的抑制。

(2) 连续给药:Croxatto 连续 1 个月应用米非司酮 1mg/d、5mg/d、10mg/d,从超声及孕酮水平证明 5mg/d 与 10mg/d 组无排卵,但 1mg/d 则不能抑制排卵。

在间断与连续用药无排卵的妇女中,孕酮水平低,但 E_2 水平处于卵泡早、中期。提示要注意无对抗的雌激素(unopposed estrogen)对子宫内膜可能的潜在不良影响。

文献中关于抗孕激素对子宫内膜表现为雌激素或是抗雌激素作用仍有争议,人类的资料极少。绝经妇女应用雌、孕激素治疗时,加用米非司酮起典型的孕酮拮抗剂作用;如只接受雌激素而未用孕激素,则米非司酮起孕激素激动剂作用,包括内膜的分泌期转化、增加 E_2 脱氢酶。有报告 15 名内膜异位症或子宫肌瘤妇女,接受米非司酮治疗(50mg/d 共 6 个月),血清 E_2 水平早卵泡期内膜形态为发育不同步。支持在孕酮相对缺乏时,米非司酮能起弱孕激素激动剂作用。内膜形态学提示无对抗雌激素效应,且不表现抗雌激素作用。然而另一方面,也没有子宫内膜增生过长的肯定证据,可能内源性雌激素水平很低。曾有个别报告,绝经前妇女接受长期高剂量米非司酮(200mg/d)治疗不能手术的脑膜瘤,因无对抗雌激素而发生子宫内膜增生过长。长期低剂量米非司酮(1mg/d,共 5 个月)没有内膜增殖报告。鉴于抗孕激素对内膜的矛盾及未解决的问题,使用抗孕激素作为排卵抑制的避孕策略尚待进一步研究。

曾有报告加入外源性孕激素以预防内膜的无对抗雌激素效应,并可保证规律性的撤退性出血。然而,很多妇女在用孕激素时常会有孕酮增高,其水平与正常的黄体功能相当。偶尔,这些周期中见到孕酮增加小于正常对照,且系列超声不能证明排卵,这意味着未破裂黄素化卵泡。Batista 证明因低剂量米非司酮延长卵泡期时,肌内注射孕酮可触发 LH 峰。使用抗孕激素方案加用孕激素,可能使抑制排卵的有效性降低至能用做避孕方法的水平以下。Kekkonen 报告了序贯应用米非司酮与合成孕激素作为避孕药的观察。方案是第 1~21 天服米非司酮 25mg/d;第 22~31 天服炔诺酮或醋酸甲羟孕酮 5mg/d。停药 6 天左右有撤退性出血,于出血第一天又开始米非司酮的下一个周期。在 24 个治疗周期中,有 20 个周期孕酮水平<3ng/ml,提示无排卵。E_2 水平在 24 个周期中均>60pg/ml,但低于正常水平,且上升较慢,表明不能完全抑制卵泡发育。有排卵组的 E_2 水平高于无排卵组。治疗期间 LH 的分泌逐渐增加,17 个周期在孕激素治疗期间有>100% 基线 LH 的峰。FSH 无大的变化。作者认为卵泡期服用米非司酮可以干扰卵泡的发育、阻止排卵。在黄体期服用孕激素,可以达到控制出血的目的。

2. 影响内膜发育 很多报告提到月经周期中子宫内膜比激素变化更容易受到抗孕激素的干扰。Batista 治疗 11 例正常月经周期妇女,用随机双盲法给米非司酮 1mg/d,1 个月。可以见到内膜成熟迟缓而性激素的产生无任何变化。但即使这样的低剂量,9 名妇女中期 LH 峰延迟,卵泡期延长 1~11 天。Croxatto 证明给 5 名正常妇女米非司酮 1mg/d,共 1 个月,所有的子宫内膜组织学均受干扰。5 人中仅 1 人排卵抑制,其余 4 人激素测定提示排卵。Ishwad 证明给猴每周一次欧纳司酮低剂量(5~10mg),损伤内膜发育而不改变周期长度;20mg 则明显延长周期长度。其他研究亦证实妇女 LH 峰后给单剂量米非司酮 10mg 5 天及 8 天,破坏内膜成熟,引起腺体与间质成分之间明显的不同步。间质水肿减轻,腺体发育延迟,而周期的出血类型与激素变化保持不变。

这些结果提示避孕的另一种途径。内膜与间质的同步对胚胎的成功植入十分重要。抗孕激素可以通过延迟内膜发育使之不能接受囊胚植入而起避孕作用。Navot 对卵巢衰竭妇女用序贯雌、孕激素治疗，给药方式模拟自然的 28 天周期以保证内膜环境适于胚胎植入。将 2～12 细胞期胚胎，在激素与组织学定义的周期第 16～24 天时置入宫腔，以测定短暂的"内膜接受窗"。结果仅在第 17～19 天的胚胎转移引起妊娠。这说明内膜的接受性有一个重要的时间窗称为"植入窗"。动物研究也支持短暂的"植入窗"定义。由 hCG 诱发排卵的假孕兔子，给欧纳司酮后延迟内膜发育。于第 12 天给 hCG 后将第 4 天的供体胚胎转移到这些受体兔中，结果有正常的植入与胚胎发育，表明抗孕激素治疗延迟内膜发育。将第 4 天的供体胚胎如在第 6 天置入未经治疗的受体兔中，则植入不能成功。抗孕激素引起的内膜发育延迟将妨碍正常受精卵的植入。

在猴与人体中均已有类似的研究。Ghosh 对猕猴在排卵后 2 天给米非司酮单剂量 2mg/kg 或 10mg/kg 连续 2～3 个周期。18 个周期中无妊娠，而对照周期中 5 个有 4 个妊娠。有月经周期的猴中，低剂量欧纳司酮 2.5mg 或 5mg 每 3 天皮下注射，对月经及孕酮与 E_2 水平影响很小。4 个动物用 2.5mg 共 17 个连续周期，另一个接受 5mg 剂量共 21 个周期，均无妊娠。在所有治疗动物中，内膜生长迟缓并不符合时相。Swahn 在妇女 LH 峰后第 2 天给单次剂量米非司酮 200mg，见到内膜发育迟缓，给药后 12 小时明显，36 与 84 小时变得更为显著。这种给药方案不改变周期长度或血清 FSH 与 LH 水平。21 名妇女使用 12 个月共 169 个周期，仅 1 例临床妊娠。此种方法如要普遍推广，必须有简单易行并可靠的 LH 峰检测方法。

替代单次给药，也有连续低剂量方案。在两个中心进行了探讨，每日 1mg，连续 5 个月。治疗期间卵巢功能表现为两种反应：半数周期有排卵，伴或不伴卵泡期延长，但有正常黄体期孕酮水平。内膜在 LH 峰后第 7～9 天形态学表现发育迟缓或不规律，这再次提示内膜比卵巢对米非司酮更敏感。其余的妇女为单相周期，E_2 水平正常或低，无黄体期。这些妇女在治疗期间一直闭经，虽然连续暴露于无对抗雌激素情况下，并且 5 个月内无内膜剥脱，未见内膜增生过长。

这些结果表明为达到选择性内膜效应，米非司酮 1mg/d 对大多数妇女依然太高。需要进一步研究实用的方法，米非司酮的剂量低至足以改变内膜成熟，但不影响周期的激素变化与周期类型，并不会造成无对抗雌激素对内膜的影响。

3. 影响内膜完整性 黄体期末 E_2 及孕酮水平降低，发生内膜出血。孕酮的主要作用之一是维持内膜的完整性，抗孕激素则可通过引起内膜剥脱而起避孕作用。正常妇女 LH 峰后 6～8 天给单剂量米非司酮 50～800mg，在 72 小时内诱导月经。1/3 妇女这是唯一的出血期，伴有 E_2 与孕酮的下降，提示黄体溶解。然而，2/3 妇女不引起黄体完全溶解，几天后还有一次出血。这些妇女的每日血样检查表明初始 E_2 降低，继之 3 天内 LH、E_2 与孕酮水平反跳上升。第二次子宫出血发生的同时，有 E_2 与孕酮水平的降低，说明这时发生自然的黄体溶解。因此，黄体中期给予米非司酮可发生过早出血、不同的出血类型及不一致的黄体溶解。此外，黄体溶解似与所给米非司酮剂量无关。所以

黄体中期应用抗孕激素似不是实用的避孕方法。

黄体晚期给予米非司酮，只有一次出血，常发生在给药后 24～48 小时内。这种治疗常缩短黄体期，延长下一个未治疗周期的卵泡期。Croxatto 报告 10 名妇女在预期月经前给米非司酮 100mg/d 共 4 天，连续 3 个周期，前后各为一个安慰剂周期。结果出血类型与激素参数均无改变。此期间每日测量尿雌酮与孕二醇，所有妇女在治疗及治疗后周期均有正常排卵与恰当的黄体功能。因此当正常妇女在天然孕酮撤退月经出血发生之前，给米非司酮对月经周期的各项事件均无主要影响。由此有人想到在预期月经期或月经过期时给米非司酮，是否能防止妊娠而成为一种避孕方法。前者是每月一次规律地用药，后者则仅用于月经过期时。

每月一次给药是在黄体期末给米非司酮单剂量 400 或 600mg，也有 100mg/d 连用 4 天。所有这些研究中均测 β-hCG 以准确了解妊娠人数，妊娠率为 12.5%～60%。对大多数妇女米非司酮可成功地终止妊娠，继续妊娠约 19%～8.3%。其结果如用继续妊娠数与证实妊娠数的关系表达，总的真正失败率为 17%～19%。该数字与单用米非司酮不加用前列腺素时的失败率相似。

从妇女使用角度调查，当作为每月一次的月经调节剂，很多妇女不满意此法，主要是因为偶尔治疗周期延长，改变月经规律，并且无排卵周期时米非司酮不引起出血。Couzinet 曾试图对 12 名妇女观察 18 个连续周期，但仅 4 名妇女完成研究，说明这种方法顺应性差，对此方法不满意。在不同民族不同社会背景妇女避孕方法的可接受性调查中，大多数妇女愿意选择排卵抑制而不愿意选择防止植入或植入后胚胎排出法。对月经过期使用时，米非司酮加前列腺素对于确实妊娠者，其成功率 97.3%。需要进一步研究类似的抗孕激素合并前列腺素联合方法是否可以作为每月一次的避孕药。

4. 紧急避孕药（事后药） 所有孕激素受体调节剂的上述各种效应如抑制排卵、延迟内膜发育及内膜脱落均可作为性交后避孕药使用。目前，米非司酮作为紧急避孕药已在多个国家批准使用。Ulipristal acetate 也已在美国、法国作为紧急避孕的处方药注册上市（Ella One）。详细请见紧急避孕章节。

（翁梨驹）

第五节 甾体避孕药的药代动力学

避孕药物与任何其他作用可逆的药物一样，其作用部位（受体）的药物浓度将决定药理作用的强度及作用持续时间，即药物的药效或毒性作用是达到作用部位药量的函数。药代动力学（pharmacokinetics）就是一门用时间函数来定量描述药物在体内的吸收、分布、代谢和排泄过程的学科。图 9-3-21 示意说明药代动力学与药效学（pharmacodynamics）之间的相互关系，以及可能影响它们的各种生理及病理因素。

药代动力学对于研究与发展新型甾体避孕药物的重要性是显而易见的：

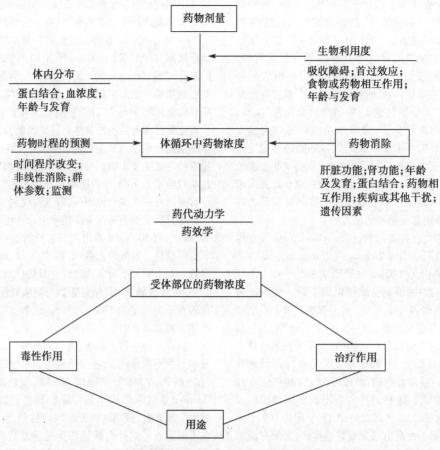

图 9-3-21 药代动力学与药效学的相互关系及影响因素

1. 为了将得自非人类毒理试验的发现推论到人类,必须了解所试药物的药代动力学及代谢的种属特异性。

2. 只有充分考虑了药物的药效学与药代动力学特性才能选择合理的毒理学动物模型。

3. 生殖毒理学研究中,实验设计应与所试药物的药代动力学特征相适应。

4. 必须设计合适的临床药代动力学研究以阐明所试验避孕药的最高血药峰值(C_{max})、血药达峰时间(T_{max})、末端相消除半衰期或血浆清除率、药-时曲线下面积(AUC),以指导临床用药。

5. 应在不同人群中观察不同剂量避孕药物的药代动力学过程以发现可能的种族差异。

6. 多次给药的药代动力学研究将阐明是否可能发生药物体内蓄积,为长期用药的安全性提供依据。

近代技术上的一些关键性突破使得药代动力学在甾体避孕药物的研究与发展中起着日益举足轻重的作用。灵敏而可靠的放射免疫、高效液相色谱、气质联谱、液质联谱及稳定同位素标记等分析技术的发展使得人体内血浆、尿液及唾液中避孕药物水平测定及临床药代动力学的研究有了迅速发展。它对于摸索给药方法、选择最佳剂量和给药频度以求提高避孕效果,减少不良反应的发生都起了极为重要的作用。有关药物制剂、给药途径、首过效应、肝肠循环、血浆蛋白结合、排泄消除等重要药代动力学参数的观察,以及有关种族差异、药物相互作用等研究,对于阐明避孕药物

的抗生育作用和不良反应发生的机制做出了十分重要的贡献。药代动力学也有助于我们开展诸如长效孕激素、每月一次避孕针、透皮控释或埋植剂等多种替代口服避孕药的新型制剂和缓释系统的临床前和临床研究。

一、避孕药的药代动力学与药效学及毒理学的关系

为了解释甾体避孕药的药效学和毒理学作用,必须假设药物能通过靶细胞进入细胞并与细胞内不同受体结合而发挥作用。因此,甾体药物与受体结合时间的长短和结合量对于甾体作用强度和作用维持时间有决定性的意义。事实上,这两个参数都取决于到达靶细胞的甾体药物的量和完成转运所需的时间,因而直接与甾体药物的药代动力学有关。

(一) 药代动力学与药效学

目前我们还不了解甾体避孕药在不同种属动物中的血浆阈值水平和靶器官值水平,但已经日渐了解各种甾体药物在不同种属动物的药代动力学特征及其对药效学的影响。甾体药物的药理学作用取决于它与受体的亲和力、它的内在活性和受体部位药物浓度与时间之积。

虽然难以通过血浆来准确检测受体部位的药物浓度变化,但血药浓度仍是衡量药代动力学的一个良好指标。血药浓度-时间曲线的形状和面积都能反映药物药效学上的差异。改变给药途径、分次给药和缩短给药时间将会影响

曲线下面积(AUC)和曲线的形状而影响药物的药效。

给两组小猎狗分别每日静脉注射或者皮下注射100μg左炔诺孕酮(LNG),静脉注射组血浆 LNG 水平较皮下组高20~30倍,且皮下组所能摄入全身循环的药量仅为总剂量的60%,但皮下给药组子宫内膜转化作用与有效阈值剂量十分一致,相反静脉注射组只可见一些轻度影响。这说明稳定的血药浓度比起伏大的血药浓度对内膜的作用更有效。

不同种属动物的内源性甾体激素的分泌和靶器官对它们的敏感性均有明显不同,因此外源性甾体避孕药的药效学必然会有种属差异。药代动力学研究可以满意地解释产生这些差异的原因。表9-3-20列出了炔诺酮(NET)、LNG、醋酸环丙氯地孕酮(CPA)和孕二烯酮(gestodene)抑制大鼠(ED50)和人(ED100)排卵所需剂量,以及它们在肌内注射或口服给药后的 AUC。根据 AUC 值可以推论抑制大鼠排卵所需的绝对剂量比人类高2个数量级。

表 9-3-20 不同种属动物排卵抑制作用比较

化合物	大鼠(200g)			人类(50kg)	
	mg/kg	mg/kg	AUC*	mg/kg	AUC*
炔诺酮	1~20 口服		6.8	0.01 口服	0.6
	<1.5 皮下	1.5 皮下			
左炔诺孕酮	50 口服			0.001 口服	0.4
	0.05~1.5 皮下	0.1 皮下	0.5		
孕二烯酮	15 口服			0.0005 口服	0.6
	0.05 皮下	0.05 皮下	0.2		
醋酸环丙	15 口服				
氯地孕酮	5 皮下	5 皮下	280	<0.2 口服	3

* ng×ml^{-1}×d

(二)药代动力学与毒理学

动力学和毒理学之间的密切关系源于毒理学研究的总目标,即预测药物治疗时对人的可能危险性。由于人类与动物在生殖和生殖内分泌方面的差异,造成人工合成甾体药物的药代动力学和内分泌的作用也有明显种差异。由此产生一个问题:关于甾体药物安全性的动物实验究竟有多大的预测价值?通过对大量的比较内分泌学和比较的药代动力学研究结果的分析,认为这些研究对预测某些通过流行病学研究已阐明的不良反应几乎没有指导意义。

对于乳腺的腺管和腺泡生长的刺激作用是一个典型的例子。表9-3-21说明了在不同种属动物中刺激乳腺生长的激素组合及调控机制是很不相同的。大鼠与小鼠体内存在雌激素与催乳素之间的正反馈作用,但小猎狗体内只存在有孕酮与生长激素之间的正反馈。因此上述三种实验动物的乳腺发育及对人工合成甾体药物的反应类型与猴及人类有着本质的差异。药代动力学结果亦表明,同一甾体避孕药在上述不同种属动物模型与人类之间有迥然不同的生物利用度与代谢转化率。因此,根据大鼠和小猎狗为期5~7年的长期慢性毒性实验来判断诸如甲羟孕酮等合成甾体激素是否有潜在的诱发乳腺癌作用是十分不合适的。

根据上述甾体避孕药的药代动力学与毒理学的关系等资料,有必要提出:①重新评价现有的按"老"方法进行的动物长期毒性试验结果,确认其对于预测临床危险度有无价值;②根据动物和人的药代动力学数据安排今后的毒理学试验;③依据活性成分的生物利用度及血药浓度来解释甾体避孕药毒性试验的结果。

表 9-3-21 不同种属动物中主要与刺激乳腺有关的激素

种 属	激素组合
小鼠、大鼠	雌激素+孕酮+催乳素
狗	孕酮+生长激素
猴、人类	雌激素+孕酮+绒毛膜促性腺激素+胎盘泌乳素

从比较药代动力学的几个最基本参数-生物利用度、代谢清除率(MCR)及 $t_{1/2}\beta$ 来看,尚不能说哪一种实验动物可以作为真正代表人类的模型。因此在设计甾体避孕药的药效学或毒理学研究时,必须充分考虑药代动力学可能存在的种属差异。尤其在用动物实验结果估算药物对人体的危险度时必须极其慎重。同时,应摒弃无谓的、按体重给予若干倍于人有效剂量的避孕药进行的长期动物毒性试验。如有可能,应尽早开始早期的人类临床研究。

二、甾体激素避孕药的临床药代动力学

甾体激素的分子结构和物理化学性质决定它们的药代动力学特征,但采用不同类型的制剂或不同给药途径也会明显地改变甾体避孕药的动力学过程。本节将分别介绍口服给药的合成雌激素、孕激素及抗孕激素,非胃肠道给药的长效避孕药和几种近年来发展的缓释制剂的临床药代动力学研究概况。

（一）口服避孕药的药代动力学

1. 炔雌醇（乙炔雌二醇，ethinylestradiol，EE） 本品为雌二醇的 17α-乙炔基衍生物，口服时雌激素活性较雌二醇高 10～39 倍。口服炔雌醇对于垂体促性腺激素分泌的作用呈双相特征，在一定剂量范围内表现出与剂量相关的抑制作用，但继续增大剂量反而会刺激垂体 LH 的分泌。临床药代动力学研究表明，口服 EE 能被迅速吸收，可在 60～90 分钟达到血药峰值浓度，吸收半衰期为 0.28～0.37 小时。口服 30μg、50μg 和 100μg EE 后，平均生物利用度（F）分别为 45%、42% 和 36% 左右，且有明显个体差异。口服后 EE 在通过肠壁和肝脏时可被迅速代谢，其首过效应可达 58% 左右，有 8.3% 在空肠黏膜被代谢为炔雌醇硫酸盐。炔雌醇本身与性激素结合球蛋白（SHBG）没有结合，却可明显增高肝脏中 SHBG 的合成速率，因而显著增高其血浆水平及结合容量。不论单独或配伍醋炔诺酮，口服 EE 30～100μg 时，约有剂量的 60% 不进入全身血液循环，即所谓中央室。

Brenner 等研究了绝经前与绝经后妇女的血浆 EE 峰值浓度。当给予相同剂量时，绝经前妇女的血药峰值高于绝经后妇女。表 9-3-22 综合了 Stanczyk、Goldzieher 及 WHO 多中心研究的结果。可见口服后 EE 很快被接受，吸收半衰期 $t_{1/2}k\alpha$ 约为 20 分钟。分布也较快，$t_{1/2}\alpha$ 为 1～2 小时，$t_{1/2}\beta$ 为 6～15 小时，表观分布容积为 198～235L，仅 17.8%～44.3% 的口服剂量进入中央室。

静脉注射给药时 EE 的药代动力学符合三室模型，而口服给药则符合二室模型。单剂给药后 10～14 天，有时会出现血药浓度再次升高，可能是经过肝肠循环 EE 被重新吸收所致。口服与阴道给予 50μg 炔雌醇的生物利用度与静脉注射相比，分别为 0.62 与 0.74，即阴道给药可增高炔雌醇的生物利用度，其原因可能是减少了首过效应。但是，阴道给药后吸收速率较慢，平均达峰时间为 3 小时。

大多数研究中 EE 的末端相半衰期为 6～20 小时，有些早期研究的报道为 48 小时，原因是由于所观察数据点较少。Humpel 观察 3 例妇女 EE 的末端相半衰期为（26±14）小时，1 例为 41 小时。

表 9-3-22　口服给予 EE 的药代动力学参数

EE 剂量（μg）	120	100	80	50	50	35
Ka（h^{-1}）	2.3		2.4	2.0	1.837	1.972
α（h^{-1}）	0.58	0.565	0.662	0.42	0.568	0.476
β（h^{-1}）	0.064	0.086	0.109	0.05	0.055	0.069
K21（h^{-1}）	0.100	0.250	0.245	0.11	0.101	0.170
K12（h^{-1}）	0.259	0.207	0.231	0.17	0.212	0.102
K（h^{-1}）	0.195	0.194	0.294		0.300	0.193
$t_{1/2}$ka（h）	0.30		0.28	0.29	0.37	0.35
$t_{1/2}$α（h）	1.19	1.22	1.03	1.8	1.22	1.46
$t_{1/2}$β（h）	10.8	8.07	6.35	15.3	12.6	10.0
f	0.328	0.443	0.371	0.30	0.178	0.358
研究地区	Palo Alto	Tuction	Sri Lanka	4 地区	Sri Lanka	Palo Alto
例数	20	10×2*	10	82	8	30×2*

* 双交叉研究

Ka 为吸收速率常数，α 分布相速率常数，β 为消除相速率常数（二室模型），K 为一室模型时的消除速率常数，$t_{1/2}$ 为半衰期，$t_{1/2}$ka 为吸收相半衰期，$t_{1/2}$α 为分布相半衰期，$t_{1/2}$β 为消除相半衰期

EE 的药代动力学显示有明显的个体差异和种族差异。Fotherby 等报道了全世界 4 个中心的 EE 药代动力学研究资料，其半衰期变化范围可从 8.9 小时（伦敦）直到 30 小时（澳大利亚）。这些作者发现口服 50μg EE 后各中心间的 AUC 相差可达 10 倍，指出可能是药物经历首过效应引起差异所致。各中心内的差异与中心间差异一样显著。同时服用 LNG 或 NET 似乎不影响 EE 的药代动力学。大剂量口服（3mg）EE 后，药物末端相半衰期不变，因此 EE 在人体内的代谢似乎与剂量无关。

Goldzieher 等研究了全世界 1 个不同中心的 98 例妇女，发现口服 EE 4 小时后血药浓度也有明显地区差异，最高的是泰国，为（150±67）pg/ml；最低在尼日利亚，为（26±13）pg/ml。遗传因素可能是引起差异的主要原因，不太可能用服药时间、月经周期、年龄、体重、血压、吸烟和喝酒等因素来解释这种差异（图 9-3-22）。Goldzieher 指出了一个重要的观点：血浆 EE 浓度平均峰值与平均 AUC 紧密相关（$r=0.95$），而与地区和剂量无关。由于 AUC 是生物利用度的重要参数，因此最重要的 EE 血浆水平是峰值和靠近峰前后的血浆 EE 浓度。

多次口服后，血中炔雌醇浓度逐渐上升，3～4 天后达到稳态血药浓度。炔雌醇的血浆清除率为 1345L/24h。血浆中炔雌醇主要以其硫酸酯形式存在，游离炔雌醇与其硫酸酯之比约为 1:6～1:22。

炔雌醇分泌到乳汁的量较少，按婴儿每天摄取乳汁 600ml 估算，如母亲每日口服 50μg，婴儿每日摄入量为 10ng 左右。

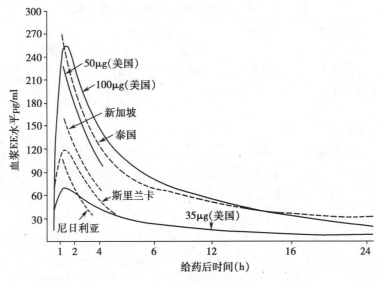

图9-3-22 不同国家妇女单次口服不同剂量 EE 后不同时间的平均血浆 EE 浓度

已经证明人体内将炔雌醇代谢为 α-羟基代谢物的细胞色素 P450 与氧化代谢安替比林与金雀花碱(sparteine)的酶系不同。通过人类肝脏微粒体代谢形成儿茶酚结构(catechol)是炔雌醇的主要生物转化过程。除 α-羟基代谢物外，还可以形成少量 16-羟基与 6 羟基炔雌。炔雌醇与多种孕激素类避孕药合并使用，可有抑制排卵的协同作用，增强避孕功效，并可减少突破性出血等不良反应。

有关 EE 的另一个衍生物炔雌醇 3-甲醚(MEE)的药代动力学了解不多，口服 MEE 后可在体内迅速转变为它的活性产物 EE。口服 MEE 后约 4 小时即可出现 EE 血药峰值。Helton 和 Goldzieher 报道口服相应剂量 MEE 后的 EE 峰值较口服 EE 所得峰形较为低宽。Bird 和 Clark 用标记 MEE 和 EE 通过分级恒速灌注技术测定了 MCR，结果 MEE 的 MCR 为 1741L/24h，大于 EE 的 MCR 1345L/24h。EE 和 MEE 在循环中主要以炔雌醇-硫酸酯(EE-S)形式存在，尿中主要以葡糖苷酸结合物形式存在。MEE 转变为 EE-S 的平均转化率约为 3.369，EE 平均转化率为 6.476。Mills 等用单次注射求得 MEE 的平均 MCR 为 1247L/24h。

2. 炔诺酮(NET) 炔诺酮系 17α-乙炔-19-去甲基睾丸酮，由于 17 位乙炔基的引入及 19 位甲基的缺如，大大提高了孕酮样活性，而雄激素活性则明显降低，仅具轻微雌激素活性。其抑制垂体分泌促性腺激素的作用呈明显剂量关系。炔诺酮具有明显抗雌激素活性及轻度的雄激素样活性和蛋白同化作用。口服及注射炔诺酮均可抑制排卵的发生。口服给药时，抑制大鼠和妇女排卵过程所需剂量分别为 20mg/kg 和 0.01mg/kg。炔诺酮亦可影响子宫内膜的发育与分泌，内膜转化试验表明炔诺酮的孕激素活性较弱；内膜上皮细胞呈高柱状说明炔诺酮并非典型的孕激素化合物。

口服 NET 后吸收良好，吸收半衰期平均为 21 小时。Fotherby 和 Warren 比较了口服剂量为 1.05mg NET 的片剂和胶囊剂的生物利用度，两者血药浓度曲线无明显差别，峰浓度约为 51ng/ml。表明以不同方法的非肠道途径给予 NET 的血药浓度类似。

Back 等给 6 例妇女口服和静脉注射单次剂量为 1mg 的 NET 以测定 NET 的真正生物利用度，结果都在 47% ~ 73%，平均为 64%。其生物利用度可有 3 ~ 5 倍的个体差异。炔诺酮的临床药代动力学显示有明显的个体及种族间差异。它与血清 SHBG 有高度结合，故任何可影响 SHBG 水平的因素均可影响血药水平。口服给药后，NET 在人体内显示有首过效应，但不如在其他动物中那么明显。在大鼠和恒河猴中，NET 经过首过效应之后至少有 90% 被消除。

在 NET 的生物等效性研究中，给 24 例妇女交叉服用含有 1mg NET 与 120pg EE 的片剂或稀酒精溶液。口服这两种制剂后，药物均很快被吸收，服药后 1.17 小时均达到最高血药浓度。两种剂型的平均 C_{max} 及用 NONLIN 程序按二室开放模型算得的 $t_{1/2}\beta$ 均无明显差异。通常认为稀酒精作溶媒时药物的生物利用度最高，因而可作为生物利用度和生物等效性研究的标准剂型。然而上述结果提示稀酒精溶液不适于作为甾体避孕药的标准溶剂。

口服 NET 后吸收迅速，随之为一较短时间的分布相和一个延长的消除相，T_{max} 的变化范围为 0.5 ~ 4 小时、表 9-3-23 列出了关于 NET 的临床药代动力学参数。

Fotherby 等综合分析了全世界 14 个研究中心的 NET 药代动力学研究结果，发现服用 NET 1mg 后 24 小时，血药浓度变化范围在 275pg/ml(斯德哥尔摩)与 935pg/ml(墨西哥)之间，而且各研究中心间的差异几乎与各个中心内的差异一样大。口服给药后血中炔诺酮水平变化呈现为二室开放模型，分布相半衰期 $t_{1/2}\alpha$ 为 0.63 ~ 1.03 小时；$t_{1/2}\alpha$ 为 5 ~ 14 小时、单次口服后血浆 NET 的 $t_{1/2}\alpha$ 并不因有否配伍使用 EE 而改变。

Prasad 等研究了印度社会经济地位高和低两个组妇女服用 NET 后的药代动力学。发现两组妇女服药后 1 ~ 2 小时血药浓度均达到峰值，但末端相半衰期 $t_{1/2}\alpha$ 显著不同。社会经济条件好的妇女(7.9 ~ 23.6 小时)比社会经济条件

表 9-3-23　不同研究中 NET 的药代动力学参数

文　献	血药峰值 (ng/ml) [剂量]	达峰时间 (min)	血浆半衰期 α相 (min)	血浆半衰期 β相 (h)	代谢清除率 (L/d)	血浆清除率 [ml/(h·kg)]	表观分布容积 (L/kg)
Warren and Fotherby et al.	5~10[1mg]			4.2~10.8			
Nygren et al.	100[25mg]			8.5			
Pasqualini et al.	17~50[0.5mg]	60		7.0			
Back et al.		60~180	24.6~15	4.8~12.8		355~400	3.6~4.3
Stanczyk et al.		30~240					
Odlind et al.		120		8~11			
Singh et al.			7.5	31.4	495		
Okerholm et al.				4.6~6.9			
Mills et al.					550		

差的妇女(1.5~11.3 小时)显示有较长的消除半期期。其原因可能是营养相对较差的妇女体内 NET 与 SHBG 等蛋白的结合减弱，因而增高了 NET 的清除率。Back 等报道 NET 的血浆清除率为 576L/d，这与 Mills 在单次静脉注射 ^{3}H-NET 后所测得的 MCR 值 551L/d 十分接近。

[3]H-NET 示踪实验结果表明，妇女口服 NET 24 小时后，子宫含有所给剂量的 0.55%，血液中含 10.1%，而脂肪中含 21.6%。哺乳妇女服用 NET 后，药物在乳汁中的浓度约为血液中浓度的 12%，如果婴儿每天摄取 600ml 乳汁，即意味着有 125ng NET 进入婴儿体内。晚近的研究证明 15 名哺乳妇女口服 3mg 炔诺酮与 50μg 炔雌醇后 2~2.5 小时，母血、母乳及婴儿血中的炔诺酮水平分别为 78nmol/L、7.9nmol/L 及 0.65nmol/L，因而认为不会对于婴儿造成任何不良影响。

3. 左炔诺孕酮(左旋 18-甲基炔诺酮,LNG)　本品为全合成的强效孕激素，其右旋异构体无生物学活性，故早先采用的消旋炔诺孕酮的作用强度仅为 LNG 的一半左右。C13 位次甲基的引入不仅明显增强其抑制垂体分泌促性腺激素的能力，同时使其几乎不具有雌激素活性。在子宫内膜转化试验中表现有极强的孕激素活性；内膜上皮细胞为低柱状，故为典型的孕激素化合物。孕激素活性几乎为炔诺酮的 100 倍，而抗雌激素活性亦比后者强 10 倍左右。LNG 有一定的雄激素活性和蛋白同化作用。口服或皮下注射 LNG 均可抑制排卵。口服给药时，抑制大鼠或妇女排卵所需剂量分别为 50mg/kg 和 0.001mg/kg。

LNG 特点为口服吸收迅速而完全，吸收半衰期为 0.29 小时，服药后 0.5~2 小时内可达血药峰值。口服给予含不同剂量 LNG 后，血药峰值浓度与剂量密切相关。妇女口服或静脉给予 LNG 后，产生的血药浓度相近，所以与 NET 不同，LNG 几乎没有首过效应存在(表 9-3-24)。与静脉给药途径相比较，阴道给予含 250μg LNG 及 50μg EE 的避孕片后，LNG 的生物利用度为 88%。阴道给药后 LNG 的吸收较慢，达峰时间为 5.6 小时，血药峰值 5.05μg/L。每天口服 50~75μg LNG 的妇女的血药浓度非常接近于使用每

天释放 LNG 50~60μg 的硅橡胶埋植剂妇女的血药浓度，亦进一步证明口服 LNG 在人体吸收良好，且几乎完全可被生物利用。

表 9-3-24　LNG 口服给药后的生物利用度

LNG 剂量	全身生物利用度(F*)
30μg	0.87±0.05(n=3)
150μg(+30μg EE)	0.89±0.06(n=5)
250μg(+50μg EE)	0.99±0.09(n=3)

F* = AUCo/AUC iv

Humpel 等和 Back 等各自测定了口服 30μg、150μg 和 120μg LNG 后的全身生物利用度 F。F 比率(AUCo/AUCiv)范围为 0.87~0.99，表示几乎所有的口服剂量 LNG 都成为生物可利用。值得注意的是近期做过人工流产的妇女服用 LNG 后吸收延迟，血药峰值在服药后 3~4 小时出现。

血浆中 LNG 浓度呈双指数曲线形式下降，$t_{1/2}\alpha$ 为 50~60 分钟，$t_{1/2}\beta$ 为 8.8~11.0 小时。口服 LNG 的血浆清除率为 152~176L/d，明显比 NET 慢。此与 13 位次甲基引入所产生的立体空间障碍，因而不易在体内被代谢有关。服用 150pg LNG 加 30μg EE 后 24 小时内一直维持较高的血药水平[(0.36±0.007)ng/ml]，提示如果每天服用这样的剂量，应考虑血中 LNG 积蓄的可能性。

桑国卫等曾观察了 10 名健康育龄中国妇女单剂口服大剂量 LNG(6mg)后的药代动力学。平均血药浓度达峰时间为 3.2 小时，血药峰值有明显个体差异，平均为 37.9ng/ml。服药后 24 小时血药浓度范围为 9.22~23.97ng/ml。分布相半衰期为 2.7 小时，消除相半衰期平均为 45.7 小时，LNG 血浓度降至 100pg/ml 所需时间为 13.3 天。此结果与临床所见口服长效复方炔诺孕酮避孕片后一般 14 天左右即发生撤退性出血的现象完全相符。对另外 8 例中国妇女多次口服同上剂量复方炔诺孕酮避孕片后观察 LNG

的药代动力学。每 23 天服药 1 次,连续 3 次。结果表明,全部妇女在 3 个服药周期均于服药后 1 天内达血药峰值。除 2 例外,服药后 16 天血中 LNG 已不可检出,此 2 例对象于服药后 23 天也无可检出的 LNG 存在,表明连续口服 3 次剂量为 6mg 的 LNG 并无明显的体内积蓄。多次给药后消除半衰期及清除速率与单次给药组无统计学差异。值得注意的是第 2、3 次服药后的血药峰值分别为 61.2ng/ml 及 67.2ng/ml,明显高于首次服药后的 LNG 血药峰值 11.0ng/ml。上述对象血浆 SHBG 水平的测定结果表明,由于复方炔诺孕酮长效避孕片中含有大剂量长效雌激素炔雌醚(3mg),可引起肝脏合成 SHBG 速率明显增加,SHBG 与 LNG 的高度专一结合明显增高血浆 LNG 水平。第 2 次给药后,血浆 SHBG 水平不再进一步升高,故第 2、3 次给药后的血浆 LNG 峰值及 AUC 均无明显差异,不至于有 LNG 血药水平继续升高之后果。第 3 次给药后 16 天,血浆 LNG 浓度同样已降至低于可检出水平。

Nair 等研究了印度妇女的 LNG 药代动力学,他们发现 LNG 的半衰期变异较大,且与反映皮下脂肪多少的皮肤皱褶的厚度呈正相关,营养不良可能使某些病例的 LNG 半衰期延长到 122 小时。Warren 和 Fotherby 给 3 例男性口服消旋炔诺孕酮与 LNG,发现 LNG 的 $t_{1/2}\beta$ 较长,为 10.4 小时。两者的 $t_{1/2}\alpha$ 分别为 2.7 小时和 5.5 小时,显示了立体异构化合物的动力学过程有所不同。

哺乳妇女服用 LNG 后,血液中与乳汁中药物浓度之比为 100∶15~100∶25。母亲每天服用 LNG 150µg 时,婴儿 LNG 血浓度低于 120pg/ml,未见药物在婴儿体内有积蓄。口服含 250µg LNG 与 50µg EE 复方避孕片及 30µg 单纯 LNG 的纯孕激素类避孕片后,前者的母血、母乳及婴儿血中 LNG 浓度分别为 24.38nmol/L、2.04nmol/L 及 0.251nmol/L;服单纯 LNG 30µg 后的母血、母乳及婴儿血中浓度分别为 2.92nmol/L、0.16nmol/L 及 0.06nmol/L。似乎口服不含雌激素的 LNG 后,通过母乳进入婴儿的 LNG 比例较高,这可能与 SHBG 的变化有关。但进入婴儿体内 LNG 的绝对量极少,不会对婴儿造成不良影响。

表 9-3-25 列出了口服 EE、NET 和 LNG 的各种药代动力学参数。这三种化合物的吸收和分布均很快,LNG 消除比 NET 慢。直接比较 NET 和 EE 的药代动力学,可见 NET 的 $t_{1/2}\alpha$ 和 $t_{1/2}\beta$ 都比 EE 小,表观分布容积也小于 EE。NET 和 LNG 之间表观分布容积及清除率的差异通常认为是由于 LNG 与 SHBG 的亲和力较 NET 高的结果。

表 9-3-25　EE、NET 及 LNG 药代动力学参数比较

参　　数	EE	NET	LNG
吸收 t1/2ka(h)	0.26~0.37	0.21	0.29
分布 t1/2α(h)	1.03~1.46	0.63~1.03	0.9~1.0
消除 t1/2β(h)	6.35~12.6	7.0~8.35	8.8~11
Tmax(h)	1.5	1.2	2~2.2
生物利用度 F	0.36~0.45	0.52~0.64	0.87~0.99
SHBG 结合率(%)		63	80
分布容积(L/kg)	3.8	3.6~4.3	1.6~1.9
清除率(L/d)		511* ~576	152~176

* 代谢消除率(MCR):由恒速灌输技术测得,551L/24h

4. 孕二烯酮(△15-D-甲炔诺酮,Gestodene,GD)　本品为第 3 代合成孕激素,系左炔诺孕酮在△15 位上引入双键之衍生物,其孕激素活性明显增加,无雌激素活性,但具有抗雌激素活性,雄激素作用很弱。孕二烯酮对于卵泡发育、垂体促性腺激素的分泌和子宫内膜的生长均有明显抑制作用,能使宫颈黏液变稠,阻止精子穿透。本品与孕酮受体的亲和力比 LNG 大 3 倍,是迄今孕激素活性最强的一种甾体避孕药。它与雄激素受体、糖皮质激素与盐皮质激素受体亦有一定亲和力,此外也与 SHBG 高度结合。孕二烯酮与 SHBG 的亲和力要高于其他孕激素,血中孕二烯酮约有 76% 与 SHBG 相结合,而依托孕烯、NET 和 LNG 与 SHBG 的结合型分别为 32%、35% 和 47%。与 SHBG 高亲和力的结果是清除率降低,导致血药浓度增高。孕二烯酮与雌激素受体无亲和力,其与各种激素受体的结合类型与孕酮十分相似。妇女口服孕二烯酮后的生物利用度几乎为 100%,比 LNG 吸收更完全。

Humpel 对孕二烯酮与 LNG 的临床药代动力学作了系统比较,发现口服剂量为 2µg/kg 孕二烯酮与 0.6µg/kg LNG 时,绝对生物利用度分别为所给剂量的 100% 和 87%。若折算成给药剂量为 1mg/kg,则口服后孕二烯酮与 LNG 的 AUC 分别为 26 180 和 10 400,说明前者的口服吸收更为完全。口服后 0.5~1 小时可达血药峰值,从口服后 5~48 小时的末端相算得消除半衰期为 14 小时。每日剂量 75µg 孕二烯酮与 30µg 炔雌醇连续观察 12 个月经周期的药代动力学研究表明,第一周期首天的血浆峰值水平为 2.1~6.2µg/L,显示有明显的个体差异。同一周期的第 21 天,血浆孕二烯酮的峰值水平升至 7.5~22.0µg/L,其后 6 个月的给药期间,相应时间血药水平可稍有升高,到第 12 个月则显示有轻度的降低。本品在人体的代谢清除率为 1.15l/(kg·24h),显示有明显的肝肠循环,从尿及胆汁中排泄的比例为 1.5∶1。孕二烯酮在体内转化为还原或羟基化代谢产物,但不被转化为左炔诺孕酮,亦不以原型排泄。

孕二烯酮的血浆清除率为 48ml/(h·kg),分布体积为 0.66L/kg。与 LNG 相比,孕二烯酮对于垂体促性腺激素、卵泡发育与宫颈黏液具有更强的抑制作用。同样口服 75μg/d 连续 10 天,孕二烯酮可以抑制月经中期 LH 峰值的 65%,FSH 峰值的 55%,LNG 则相应抑制 LH 的 22% 及 FSH 的 40%。对于阻断 LHRH 所致促性腺激素的释放及随后的排卵过程,孕二烯酮亦较 LNG 强 3 倍左右。其阈值剂量为 40μg/d,是现有各种孕激素中的最强者。含孕二烯酮 0.075mg 和炔雌醇 0.03mg 的复合短效避孕药已在国内外上市,为目前剂量最小的单相避孕药,临床避孕效果满意,月经周期控制好,突破性出血发生率低于 LNG,并无雄激素作用,对脂代谢影响小,其他不良反应也小,是一种比较理想的口服避孕药。含孕二烯酮和炔雌醇剂量为 0.05mg/0.03mg 共 6 天;0.07mg/0.04mg 共 5 天及 0.1mg/0.03mg 共 10 天的三相片 triminulet 也已进入临床研究。

5. 去氧孕烯与 3-酮-去氧孕烯(desogestrel 与 3-ke-todesogestrel,后者也称依托孕烯) 去氧孕烯化学结构特点为 3 位上无氧原子,11 位上亚甲基的引入使其激素特性具有较大的特异性。去氧孕烯为一前体药物,具有显著的首过效应,在体内经肝脏迅速转化成具有生物活性的 3-酮-去氧孕烯,单剂口服 2.5mg 去氧孕烯,服药后 1.5 小时血中 3-酮-去氧孕烯浓度可达 12.7ng/ml,而去氧孕烯浓度不高于 0.7ng/ml。它对孕激素受体有明显的亲和力,能抑制促性腺激素的分泌,有可靠的抑制排卵作用,具有高度选择性,它对雄激素受体的亲和力很低,只有轻微的雄激素与蛋白同化作用。它与雌激素受体无亲和力,无雌激素活性,相反有较强的抗雌激素作用。口服去氧孕烯及 3-酮去氧孕烯后血药浓度达峰时间分别为 1.3 小时和 1.75 小时、口服 150μg 去氧孕烯和 30μg 炔雌醇及 150μg 3-酮-去氧孕烯和 30μg 炔雌醇时,去氧孕烯最高血药浓度分别为 6.36ng/ml 和 7.70ng/ml;AUC 分别为 45.5ng·h·ml^{-1} 和 49.1ng·h·ml^{-1},均无明显差异。口服 150μg 去氧孕烯与静脉注射 150pgμg 3-酮去氧孕烯的比较药代动力学研究表明,3-酮去氧孕烯的生物利用度为 76.1%,其范围为 40% ~ 113%。显示低生物利用度的对象可能系由于去氧孕烯吸收不完全,也可能是由于其不能完全代谢转化为 3-酮去氧孕烯。已有证据表明遗传差异可能为引起 3-酮去氧孕烯血药浓度有明显差异的原因。静脉注射与口服去氧孕烯的平均消除半衰期分别为 12.6 小时与 11.9 小时,均短于 LNG。本品能增高 HDL 水平,不影响 LDL 水平。可使服药妇女血中 SHBG 水平上升,睾酮水平下降,多数妇女服药后原有痤疮减轻或消失。最合适剂量配伍为 0.15mg 去氧孕烯与 0.031mg 炔雌醇,商品名妈富隆(Marvelon),避孕效果可达 100%。本品为新一代低剂量、高效、不良反应低的短效甾体类避孕药的代表性品种。用药期间月经周期规则,对体重与血压无明显影响。亦不影响糖耐量及胰岛素耐受性。

6. 炔诺肟酯(norgestimate) 本品为第三代孕激素,系 LNG 的 17 位醋酸酯、3 位引入肟基之衍生物。本品的孕激素活性比 LNG 稍弱,但对于孕酮受体有特异性亲和力。无雄激素和雌激素活性。妇女口服 180μg 或 250μg 即有明显的抑制排卵和抗雌激素作用,并可使宫颈黏液变稠以阻止精子通过。口服后,炔诺肟酯可在妇女体内迅速代谢为炔诺孕酮肟、醋炔诺孕酮、炔诺孕酮、3-酮炔诺肟酯及 16-β-羟基-炔诺孕酮等 5 个代谢产物。单剂口服 360μg 炔诺肟酯及 70μg 炔雌醇,血中炔诺肟酯峰值浓度为 100pg/ml,远高于其去乙酰化代谢产物左炔诺孕酮-3-肟的峰值水平 4pg/ml。该活性代谢产物的高浓度可持续到用药后 36 小时,但是,炔诺肟酯并非完全是一个前体药物,其本身亦能与孕激素受体相结合,并显示药理作用。炔诺肟酯与炔诺孕酮两者对于妇女体内脂蛋白代谢以及与 SHBG 的亲和力有很大差异。给予 250μg 炔诺肟酯加 35μg EE 或 150μg 炔诺孕酮加 30μg EE 24 个月,前一组用药妇女血清 HDL 水平升高 7% ~9%,而后一组却降低 5% ~8%。值得注意的是炔诺肟酯对雌性狒狒的子宫内膜显示有选择性的抑制作用,因而在临床上有很好的月经周期控制。此外,它与其他孕激素不同,并无降低 SHBG 作用,亦未显示对于人类 SHBG 有显著的亲和力,故不良反应较少。含炔诺肟酯 250μg 与炔雌醇 35μg 的复方口服避孕片已经上市,商品名 Cilest。对于体重、血糖水平及脂蛋白水平均无明显影响。此外,也有作为三相片应用,剂量为周期 1 ~6 天炔诺肟酯 180μg、7 ~ 11 天 215μg、12 ~ 22 天 280μg,炔雌醇 35μg 保持不变。

7. 环丙孕酮(cyproteroneacetate) 本品为氯地孕酮 1,2 位环甲基衍生物,是一种强效抗雄激素。口服或皮下注射本品均可明显对抗丙酸睾丸酮对于雄激素依赖器官的刺激作用,且呈明显剂量相关性。同时,环丙孕酮亦为一强效孕激素,其孕激素活性较氯地孕酮强 3 倍,显著高于 LNG 等 19 去甲睾酮化合物。本品亦具明显抗雌激素活性及 ACTH 抑制作用,但无雌激素及雄激素活性。口服本品后吸收完全,服用后几乎无首过效应。本品在大鼠及人体的消除半衰期分别为 26 小时与 48 小时,人体代谢清除率为 1.8ml/(min·kg)。含环丙孕酮 2mg 和炔雌醇 35μg 的复方避孕片商品名达英-35(Dian-35),不但避孕效果好,且服药妇女 HDL-C 水平高于服用其他 19 去甲睾酮类避孕药者,说明其内源性雄激素活性亦小。因其具有强效抗雄激素作用,故在作为避孕药使用同时可以治疗痤疮、皮脂溢及多毛等雄性激素症候群。22 例妇女应用达英-35 治疗表现为雄激素化的月经稀发及多囊性卵巢综合征 1 年后,超声显示卵巢体积、基质密度、卵泡数和大小明显减少或缩小;血清 FSH、LH、睾酮、雄烯二酮、硫酸去氢表雄酮浓度下降,而血清 SHBG 明显上升。平均多毛评分从治疗前的 14.3 降至 5.7,治愈及缓解率为 54.5%。

8. 异炔诺酮(norethynocirel) 有关异炔诺酮的药代动力学资料甚少。本品为最早获准临床应用的合成孕激素,是炔诺酮的 △5 异构物。其孕激素活性低于炔诺酮,内膜转化作用也较弱,内膜上皮呈高柱状,且在细胞核周围呈现空泡化,表明异炔诺酮具有类似雌酮样作用而不是典型的孕激素。异炔诺酮对于垂体分泌促性腺激素的影响也具双相特性,在一定剂量范围内呈现与剂量相关的抑制作用。它具有弱的雌激素活性,但是不显示有抗雌激素作用、雄激素活性和蛋白同化作用。异炔诺酮在人体内很快转化为炔诺酮,口服后 30 分钟即已测不出原形药物异炔诺酮。

Laumas 报道静脉注射^{3}H-异炔诺酮后初始的分布相半衰期为 76 分钟，末端相消除半衰期为 45 小时、令人感兴趣的是异炔诺酮在子宫内膜的浓度高于在子宫肌层内的水平。

Pincus 观察了口服标记异炔诺酮 4 天后乳汁中放射性物质的量，发现仅为所给剂量的 0.044% ~ 0.13%。若哺乳妇女每日口服 5mg 异炔诺酮，可有 0.2 ~ 5μg 进入婴儿体内。但 Laumas 等报道在用药后 4 ~ 6 天，每天可有 0.45% ~ 1.5% 剂量的异炔诺酮泌入乳汁。

9. 甲地孕酮（去氢甲孕酮，megestrolacetate）　甲地孕酮为合成高效黄体酮，是孕酮的乙酰氧基衍生物。母核 B 环中 C6 ~ C7 之间双键的引入明显提高了口服给药的吸收程度。本品孕激素活性较黄体酮强 25 倍，所致内膜转化的剂量反应曲线极陡，上皮细胞呈低柱状。甲地孕酮对于垂体促性腺激素的释放有一定抑制作用，但比 LNG 及炔诺酮为弱。甲地孕酮并不具有雌激素活性与雄激素样作用，但有明显的抗雌激素作用。甲地孕酮的主要代谢途径是在 C6α、C21、C22 以及 6 甲基等位置发生羟基化，但均保持

△4-3-酮基结构。口服甲地孕酮后生物半衰期明显比炔诺酮及 LNG 为短，大部分代谢产物以葡萄醛酸酯形式排出。

10. 屈螺酮（drospirenone，DRSP）　屈螺酮为 17α-螺内酯的衍生物，是目前药理学特性最接近天然孕酮的孕激素之一，除具有强效孕激素活性外，还具抗盐皮质激素和抗雄激素活性。临床应用的是复方口服制剂，含屈螺酮 3mg，炔雌醇 0.03mg，作为低剂量口服避孕药。屈螺酮口服吸收迅速，达峰时间约为 1 ~ 2 小时。生物利用度为 76%，95% ~ 97% 与血清白蛋白结合。一项研究表明屈螺酮复方制剂（ANGELIQ，每片含有 0.5mg 屈螺酮和 1mg 雌二醇）口服后 1 小时在血液中达到峰值浓度，绝对生物利用度为 76% ~ 85%。屈螺酮达到稳态浓度为给药后 10 天。在使用 365 天 ANGELIQ 后，给药 2 小时的均浓度在 5.9 ~ 6.7ng/ml。

图 9-3-23 为口服给药后，屈螺酮和雌二醇的稳态血药浓度曲线。

连续服用 28 天含有屈螺酮（1mg）和雌二醇（1mg）片剂的稳态药代动力学参数见表 9-3-26。

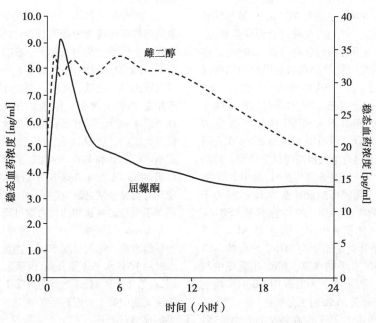

图 9-3-23　口服给药后，屈螺酮和雌二醇的稳态血药浓度曲线

表 9-3-26　连续服用 28 天含有屈螺酮（1mg）和雌二醇（1mg）片剂的稳态药代动力学参数（$\bar{x}\pm s$）

药物	受试数	C_{max}(ng/ml)	t_{max}(h)	AUC(0 ~ 24h)(ng·h/ml)	$t_{1/2}$(h)
屈螺酮	14	18.3±5.55	1.0(1.0 ~ 2.0)	208±83	42.3±21.3
雌二醇	14	43.8±10.0	2.5(0.5 ~ 12.0)	665±178	NA
Estrone	14	245±50.6	4.0(3.0 ~ 6.0)	3814±1159	23±6.2

11. 埃拉（Ella，ulipristal acetate）　Ella 是一种黄体酮受体阻断剂/拮抗剂，其主要作用是抑制或延迟女性排卵，批准作为紧急事后避孕，为口服片剂，每片含单一活性成分 ulipristal acetate 30mg。可在未采取措施的房事后 5 天内服用，但不适合作为常规避孕药使用。在空腹条件下单次单剂量给药，ulipristal acetate 及其活性代谢物单去甲基-ulip-ristal acetate 的药代动力学参数如表 9-3-27 所示。

Ulipristal acetate 及其活性代谢物（单去甲基-ulipristal acetate）的最高血浆浓度分别在 0.9 小时和 1 小时达到 176ng/ml 和 69ng/ml。Ella 与血浆蛋白结合率高（>94%），包括高密度脂蛋白，α1-酸性糖蛋白和白蛋白。ulipristal acetate 被代谢为单-去甲基和双-去甲代谢物，单去甲代谢

物有药理学活性,体外数据表明主要由于CYP3A4的介导。单次单剂量给予Ella 30mg后,血浆中ulipristal acetate的末端半衰期是(32.4±6.3)小时。Ella与高脂早餐共同服用比空腹状态给药时,ulipristal acetate和单去甲基-ulipristal acetate的平均C_{max}降低40%~45%,T_{max}延迟(从中位数0.75小时延迟至3小时),平均AUC0-∞则高20%~25%。这些差别预期不会损害埃拉的有效性或安全性,所以,埃拉可与或不与食物一起服用。

表9-3-27 在空腹条件下单次单剂量给药,ulipristal acetate 及其活性代谢物单去甲基-ulipristal acetate 的药代动力学参数

参数	单位	ulipristal acetate	单去甲基-ulipristal acetate
C_{max}	ng·ml^{-1}	176(89)	69(26)
AUC_{0-t}	ng·hr·ml^{-1}	548(259)	240(59)
$AUC_{0-\infty}$	ng·hr·ml^{-1}	556(260)	246(59)
t_{max}^*	h	0.9(0.5~2.0)	1.00(0.8~2.0)
$t_{1/2}$	h	32(6.3)	27(6.9)

(二) 蛋白结合及其他影响甾体药代动力学的因素

1. 蛋白结合 所有甾体避孕药都能与血浆蛋白结合,结合率可达85%以上。唯有非蛋白结合的游离部分才具有生物活性。19去甲基睾酮类孕激素NET、LNG等与性激素结合球蛋白(SHBG)有专一结合,此种结合为高亲和力、低容量型。但是它们与白蛋白的结合则为低亲和性、高容量型。17α-羟基孕酮、醋酸甲羟孕酮和醋酸甲地孕酮则仅与白蛋白有大量疏松结合,而与SHBG没有专一结合。EE可以明显增高SHBG的结合容量。EE本身虽然在血浆中也有90%以上呈结合型,但其不与SHBG结合,而是它的硫酸酯与血清白蛋白相结合。因而当NET与EE多次合用时,血中NET的消除半衰期与单次服药时没有差别。然而在下一个周期开始服用第一剂复方避孕片时,血中NET的浓度可以是第一个周期服用同样剂量时的2倍。这是由于EE诱导SHBG合成,提高了SHBG的结合容量(SHBO-BC),引起NET表观分布容积减少,因而使循环NET水平上升。总血浆NET水平升高是由于与SHBG结合的NET增加,而不是游离的NET水平的增高。LNG在循环中与SHBG的结合大于NET。因而受到同时服用EE的影响更大,尤其当其EE剂量大于每天35μg时更是如此。

SHBG结合容量的个体差异很大,在怀孕妇女中最高,其次是服用含EE和炔雌醇-3-甲醚避孕药的妇女。瘦的妇女比胖的妇女高,在多毛妇女及男性中则最低。因此在研究与SHBG结合的甾体避孕药的药代动力学时,必须预先评价其SHBG结合能力,否则将难以对所得动力学数据做出合理的分析。同时应当指出,甾体激素与血浆蛋白结合情况明显不同于人的动物,显然不适于用非甾体避孕药的药理和毒理研究的模型。

2. 影响口服EE、NET和LNG药代动力学的其他因素 许多环境和受试对象的个体因素可以影响甾体避孕药的血药浓度和动力学特征,然而至今有关这个领域尚欠缺系统的研究资料。本文述及EE及其他甾体避孕药的血药浓度均显示有明显的个体差异,但是Stadel等指出即使调整与校正了用药时间、服药的月经周期天数、种族差异、年龄、性别、体重、血压、饮酒与吸烟与否等因素后,也只能解释上述个体差异的28%。吸烟显然能促进某些药物的代谢、增加甾体避孕药物的毒性,但并不明显影响EE的血药浓度。饮食可能影响药物代谢,营养状况也可能与甾体药物的清除率有关。

一般在研究甾体口服避孕药的药代动力学时,选择对象的条件都明确规定必须不能是产后2~3个月,或者曾长期服用甾体避孕药的妇女。一般都是早晨空腹服用甾体避孕药,开始取样观察,随后观察1~4周,通常的药代动力学研究服用单一剂量。然而,在实际使用时,妇女一般每天都服用避孕药,有时在早上,有的在晚上服药。生产妇女一般在产后4~6周开始服药,流产妇女则常在手术后30天以后开始服药,这些都可能对药物的动力学带来不同程度的影响。Kiriwat和Fotherby比较了同一组妇女在早晨或夜晚口服50μg EE加1.0mg NET后血清中EE及NET水平,未发现有明显差别,提示在一天中的不同时间服用甾体避孕药并不明显影响药物的动力学过程。

Brenner等研究了多次给药对口服甾体避孕药药代动力学的影响。每天口服500μg消旋炔诺酮和50μg EE 3小时后LNG水平逐渐升高,到第7天后逐渐趋于平坦。然而,在第2个周期,开始服药后第1天的血药水平明显高于第1周期中第1天服药后的血药浓度,随后几天中血药水平却仅稍有上升。

(三) 孕酮受体拮抗剂的临床药代动力学

米非司酮系在C17α位上有丙炔基取代的炔诺酮衍生物,17α位取代基可增高与孕酮受体之亲和力。11β位的二甲氨基苯基取代则可使它与孕酮受体的结合物不显示生物活性,并可阻碍孕酮与孕酮受体的特异结合而显示抗孕激素作用。

米非司酮与孕酮受体的相对结合力是孕酮的5倍,与糖皮质激素受体的相对结合力为地塞米松的3倍,与雄激素受体的相对结合力仅是睾酮的25%,与雌激素及盐皮质激素受体则无结合力。所以,本品为一强效抗孕激素,较高剂量时亦显示有强的抗糖皮质激素作用。抗雌激素活性极弱,几乎无孕激素、雄激素与雌激素样作用。

众所周知,孕酮对于靶组织的作用是通过孕酮受体的介导而完成的。由cDNA分析所知孕酮受体的氨基酸一级结构具有DNA结合区、激素结合区及转录活化区,大多数种属的孕酮受体具有一个大的亲水性"袋"，可以容纳米非司酮分子中的 11β 取代基。人类孕酮受体的激素结合区上 722 位的甘氨酸(Gly722)是与米非司酮结合及作用的关键部位。当米非司酮与孕酮受体结合时，亦能与孕酮一样引起受体构象的改变，以及热休克蛋白解离与受体二聚化，并且也能与 DNA 上的孕酮反应因子紧密结合。但是，米非司酮引起孕酮受体的过度磷酸化，故产生的受体构象变化与孕酮不同。因此，虽然占领了受体却不能使孕激素依赖性基因活化及转录，所以不发挥孕酮活性。同时存在的孕酮即从靶细胞消除，或在位代谢。米非司酮的代谢产物同样也能与孕酮受体结合，与孕酮(100)相比，N-单去甲米非司酮、羟基化米非司酮及 N-双去甲米非司酮与孕酮受体的相对结合力分别为 50、36 及 21。米非司酮亦能与糖皮质激素受体结合，因而有抗糖皮质激素样作用，并且呈剂量依赖性地抑制皮质醇对 ACTH 的负反馈，从而使 ACTH 与皮质醇的分泌增加。抗早孕剂量米非司酮的短期用药未见明显糖皮质激素缺乏的实验室结果或临床表现。

在所有种系动物中，口服米非司酮吸收极为迅速。由于明显的首过效应，本品在人的生物利用度为 40%。人血清中所含 α1-酸性糖蛋白与米非司酮有高度亲和力，因此米非司酮在大鼠、猴和人的代谢廓清率具有极大差异，分别为 72L/(kg·d)、36L/(kg·d) 和 0.55L/(kg·d)。妇女单次口服 50~800mg 米非司酮，血清中母体药物水平比 1 小时内达峰值。米非司酮及其代谢产物的药代动力学呈非线性特征。根据所服剂量不同，其药代动力学呈两种不同模式。口服 50mg 低剂量米非司酮，其消除过程呈一级动力学，半衰期为 20~25 小时。服用 100~800mg 较大剂量米非司酮后，先有一个 6~10 小时的初始再分布相，随之有一个维持 24 小时以上的相对稳定的血药水平的平台。给予较大剂量时，在 48 小时内未见血药浓度有明显的剂量依赖性差异。其时血清米非司酮保持在 2.5μmol/L 左右。米非司酮剂量达 100mg 以上时，血中 α1-酸性糖蛋白的结合部位即达饱和。给药 10 天后仍可在血中检出未代谢的米非司酮。其主要排泄途径是粪便，尿中排泄量少于 10%。

如果每日两次口服 12.5mg、25mg、50mg 及 100mg 米非司酮，连续 4 天，在剂量≥50mg 时所见血药浓度相似，均为 1.4~1.7mg/L。其原因亦是 α1-酸性糖蛋白的饱和。随着米非司酮临床应用范围的扩大，近年来对长期使用极低剂量米非司酮的药代动力学进行了大量研究。每天给予 1mg、5mg、8mg 或 10mg 米非司酮，连续给药 1 个月，稳态血药浓度分别为 35ng/ml、175ng/ml、310ng/ml 和 350ng/ml，稳态血浓度与剂量之间有良好的正比关系。有报道认为，米非司酮达到抑制排卵的血清浓度为 232.7nmol/L。口服单剂 20mg 米非司酮的生物利用度为 69%。亦有报道在经历首过效应以后，米非司酮的绝对生物利用度约为 40%。

口服低于 50mg 剂量米非司酮后，米非司酮的药代动力学呈开放二室模型。单次口服 2mg、8mg、25mg 米非司酮后，米非司酮血浓度平均在 1.2~1.4 小时达到峰值，消除半衰期 $t_{1/2}$ 范围 23.8~45.5 小时，同一对象口服 2mg 和 25mg 之后 $t_{1/2}$ 没有差别，但有较大个体间变异。口服 2mg、8mg、25mg 米非司酮后，AUC_{0-24h} 平均依次分别为 1.134μg/(L·h)、4.846μg/(L·h) 和 17.015μg/(L·h)，C_{max} 分别为 155ng/ml、518ng/ml 和 2884ng/ml，均与口服剂量成正比。口服 25mg 或 500mg 米非司酮的消除半衰期约为 19 小时。因此，与口服 100mg 或以上剂量时不同，口服低剂量米非司酮后，米非司酮的药代动力学呈线性。

妊娠妇女口服相同剂量米非司酮后，血药峰值及 AUC 较未妊娠妇女略低，血浆清除率较高，但两组之间并无统计学上显著性差异。给要求终止中期妊娠妇女单次口服 100mg 米非司酮后，24 小时内可达米非司酮血药峰值，平均为 1500ng/ml 左右，胎儿的血药浓度随时间呈指数增加，在 18 小时达到最高浓度 400ng/ml。母体与胎儿的米非司酮血浓度之比约为 4:1，单去甲代谢物约为 17:1。

1. ³H-米非司酮的临床药代动力学　静脉注射 280ng(25μCi)³H-米非司酮及口服有效剂量 100mg(50μCi)³H-米非司酮后，血浆药代动力学曲线显示为二室开放模型。静脉注射后 $t_{1/2}\alpha$ 为 1 小时，$t_{1/2}\beta$ 为 12 小时，表观分布容积很小，仅 8L，稳态表观分布容积为 26L。口服给药后，$t_{1/2}\alpha$ 为 1 小时，$t_{1/2}\beta$ 为 24 小时，表观分布容积为 45L，稳态表观分布容积为 100L。口服后比可达血药峰值，此时每升血浆中药物总量为所服剂量的 2%。静脉或口服给药后，均在 6 天内可将全部药物经尿及粪便排出。经尿排出的放射性约为剂量的 9%。口服米非司酮后吸收良好，达峰时间为 1 小时；但从 AUC 算得之绝对生物利用度为 30%~50%。主要代谢物为 N-单去甲基化衍生物，口服后 1~2 小时或静脉注射后 9 小时可见 N-单去甲基化衍生物的峰值。令人注意的是口服给药后代谢产物的 AUC 较静脉注射给药大。

2. 口服及静脉恒速灌注 200mg 米非司酮的临床药代动力学　10 例健康育龄妇女按 5 个 2×2 拉丁方设计分别接受口服及静脉恒速灌注 20mg 各一次。尽管静脉灌注化与口服给药的血药峰值及达峰时间有所不同，分别为 1.49mg/L 及 0.957mg/L 和 1.0 小时与 0.625 小时，但两种方法的平均血药浓度十分相近。两种给药条件下的平均潴留时间(MRT)一致。血浆药时曲线可拟合为多元指数函数，在静脉灌注结束后，曲线方程显示为一双指数分布相再随之以一个消除相。

口服米非司酮后吸收极为迅速，吸收半衰期为 0.171 小时，滞后时间 0.0136 小时，达峰时间为 0.625 小时。由于吸收迅速，分布相与静脉灌注一样呈双指数曲线。口服后 $t_{1/2}\beta$ 为 14.8 小时，略短于静脉灌注后的 16.7 小时。根据静脉灌注与口服后的 AUC 值，算得口服后全身生物利用度为 0.69±0.13。

米非司酮与 α-酸性糖蛋白的亲和力很高，因此由血浆蛋白结合与组织结合相平衡所决定的分布体积(V)与血清 α-酸性糖蛋白的水平密切相关。随着 α-酸性糖蛋白水平下降，分布容积增加，因而 C_{max} 及 AUC 与其呈明显正相关。

米非司酮的清除率仅为 (2.01±0.23)L/h，与肝血流相比甚低，清除率亦与 α-酸性糖蛋白呈负相关，故其消除半衰期并不取决于后者的水平。

我们观测到，18 名中国妇女单次口服 25mg 米非司酮后，米非司酮的药时曲线符合开放二室模型，但其单去甲基代谢物似可拟合为开放一室模型。口服后米非司酮吸收迅速,血药浓度于2小时内达到峰值,平均0.9小时。峰值浓度在632.6～2149.5ng/ml,平均峰值浓度为1.12mg/L,分布容积为94.8L,总廓清率为2.7L/h,米非司酮在体内的平均潴留时间为29.5小时。在口服后0.33小时即可检测到N-单去甲米非司酮,其平均达峰时间1.67小时,表明米非司酮在体内迅速代谢。服药后2小时,N-单去甲代谢物的血浓度超过母体米非司酮血药浓度,此后一直维持在较高水平。代谢物的MRT值为31.8小时,与母体相似,但其AUC则比母体高一倍多。

3. 口服200mg米非司酮后的药代动力学 8名中国妇女单次口服米非司酮200mg后,血药浓度-时间过程可用两室开放模型描述。血药浓度于0.81小时达到峰值,吸收半衰期为0.31小时。平均峰值浓度为2.34mg/L,有明显个体差异,最高与最低之间差2.5倍。达到峰值后6～12小时为初始分布相,其后呈现一血药浓度坪值至24小时,平均血药水平为0.59mg/L。米非司酮的消除比较缓慢,消除半衰期$t_{1/2}\beta$平均为34.6小时,服药后72小时体内仍有相当水平的米非司酮存在,平均血药浓度为(0.20±0.13)ml/L。药时曲线下面积(AUC)平均为46.1mg/(L·h),可有3～4倍的个体差异。米非司酮的C_{max}与AUC与对象的α-酸性糖蛋白水平呈正相关。

作为米非司酮最主要的、亦最具生物活性的N-单去甲基代谢物,在口服米非司酮后0.5～2小时迅速上升,其血药浓度平均在服药后1～2小时即可超过,而且以后始终保持高于母体化合物水平,缓慢下降。N-单去甲基代谢物与母体化合物米非司酮血浓度之比在服药后2～72小时为1.46～2.46。N-单去甲基代谢物的AUC约为米非司酮的AUC的2倍。由N-单去甲代谢物进一步去甲基化形成的N-双去甲代谢物和在丙炔基上醇化而形成的丙炔醇代谢物的血药浓度较低,它们的血药峰值一般波动在0.2～0.5mg/L,平均分别为0.5mg/L和0.38mg/L,之后维持在一个相对稳定的低水平直至72小时(图9-3-24)。

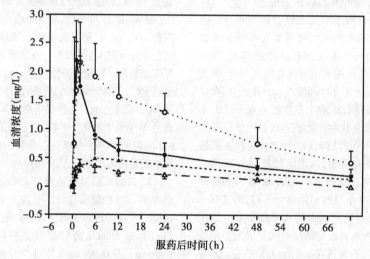

图 9-3-24 单次口服200mg米非司酮后,米非司酮(●)及N-单去甲基(○)、
N-双去甲基(▲)和丙炔醇(△)代谢物的药时曲线($n=8$)

4. 口服600mg米非司酮后的临床药代动力学 10例健康育龄妇女在月经周期末口服3片(600mg)米非司酮。平均达峰时间为(1.35±0.31)小时,在分布相后分别随之以一个缓慢消除相和一个快速消除相。在服药后12～72小时,米非司酮平均血浓度仅降低一半左右,直至口服后120小时算得的末端消除相半衰期为(17.5±1.0)小时。同样,α-酸性糖蛋白的血清水平在米非司酮的药代动力学中起着极为重要的作用,米非司酮的血药峰值和AUC均与α-酸性糖蛋白水平呈正相关。当该蛋白水平下降或它的结合容量饱和时,米非司酮的分布容积及清除率增高。口服600mg米非司酮后临床药代动力学特征提示有较高程度的血管外扩散,而且高血药浓度可以维持3天之久。

值得注意的是,米非司酮的血药峰值水平并不与口服剂量成正比。但平均潴留时间却与剂量呈正相关。表9-3-28系统比较了单次口服不同剂量米非司酮后的药物动力参数。

表 9-3-28 口服不同剂量米非司酮后米非司酮的药物动力学参数

剂量(mg)	峰值浓度(ng/ml)	达峰时间(h)	AUC(ng/L/h)	t1/2β(h)	总廓清率(CL)
25	0.82±0.35	1.74±0.65	9.1±3.5	18.9±11.7	3.1±1.1
100	1.66±0.60	1.74±1.14	25.6±6.8	26.0±7.3	4.3±1.2
200	1.69±0.40	1.61±0.74	39.9±17.2	37.6±18.5	6.4±3.5
400	2.09±0.52	1.31±0.53	67.9±22.2	39.6±13.9	6.8±2.9
600	2.30±0.59	1.59±0.96	95.6±38.3	50.2±31.0	6.9±1.8

（四）注射及其他非口服甾体避孕药的药代动力学

1. 甾体长效注射避孕针

（1）醋酸甲羟孕酮（MPA）：口服给药后，甲羟孕可被迅速代谢，其代谢清除率为1668L/d，血中甲羟孕酮本身的半衰期为4~5小时。妇女肌内注射醋酸甲羟孕酮水混悬液后，血中药物浓度及降低速率取决于它的吸收、代谢、蛋白结合及排泄过程。肌内注射后血浆甲羟孕酮水平的维持取决于该药自注射局部的吸收。其吸收与消除速率均显著慢于口服给药。肌内注射醋酸甲羟孕酮150mg后2~3天内血药浓度可达峰值，峰值浓度在2~12ng/ml。血药浓度下降速度有明显个体差异。肌内注射150mg醋酸甲羟孕酮后7~9个月仍可检出血中甲羟孕酮的存在。降低肌内注射剂量后血药峰值可有相应下降，肌内注射25mg醋酸甲羟孕酮后平均血药峰值水平约为2ng/ml。醋酸甲羟孕酮微晶水混悬剂（DMPA）每3个月肌内注射150mg避孕效果良好。由于DMPA在体液中溶解度极低，药物从注射局部缓慢释放与吸收，产生长效避孕作用。相反，如果口服MPA，血中药物水平可迅速升高，然后逐渐下降，与口服NET及LNG的药代动力学相似。

肌内注射醋酸甲羟孕酮后，尿及胆汁中未能检出原形药物，提示本品在体内完全代谢。至少有11个代谢产物，最主要的代谢物是17-乙酰-6α甲基-6β,17α,21-三羟基黄体酮，以葡萄糖醛酸苷形式自尿中排泄。肌内注射醋酸甲羟孕酮后，脂肪组织中的浓度虽高于非注射部位的肌肉组织，但与炔雌醚不同，脂肪组织并不是醋酸甲羟孕酮的储库。醋酸甲羟孕酮可以通过胎盘屏障。

（2）庚酸炔诺酮（NET-EN）：庚酸炔诺酮是炔诺酮在17位具有庚酸侧链的甾体酯类，它的油溶液具有长效抗生育作用。肌内注射后储存于注射局部，缓慢吸收与水解而发挥长效作用。血浆中同时存在庚炔诺酮及其活性代谢产物炔诺酮，后者水平高于前者。肌内注射200mg NET-EN（蓖麻油/苯甲酸苄酯溶媒）后7天左右血浆炔诺酮可达峰值水平，平均约为10~11ng/ml，随后迅速下降，肌内注射后56天血药水平约为500ng/L，消除半衰期为11.6天；庚炔诺酮的消除半衰期为8.1天。肌内注射200mg庚炔诺酮后，所给剂量的70%可被吸收并转化为炔诺酮。值得注意的是庚炔诺酮的临床药代动力学存在有明显种族差异。中国妇女和英国妇女血浆庚炔诺酮消除半衰期平均分别为11.4天和8.1天，活性代谢产物NET的消除半衰期则分别

为14.8天和11.6天，血药浓度降至低于可检出水平所需时间分别为100.1天和74.0天。中国妇女肌内注射庚炔诺酮200mg的临床药代动力学亦显示有显著的个体差异，所获血浆炔诺酮C_{max}范围为2.2~9.0ng/ml，显示可有4倍的差异。10例中国妇女肌内注射庚炔诺酮200mg后的血浆炔诺酮浓度-时间过程清楚地表明存在有快代谢与慢代谢两个组。

临床药理学研究表明，超过100pg/ml的血浆炔诺酮水平即可阻断月经中期LH峰值的出现，进而抑制排卵，但仍可见基础水平的FSH及LH分泌。在肌内注射庚炔诺酮后，并不影响垂体对于GnRH的刺激作用反应。肌内注射200mg庚炔诺酮后卵泡仍可有一定程度发育，并分泌一定水平的雌二醇，但无随后的排卵后孕酮峰值。此外，类似于炔诺酮，对子宫内膜的抑制作用及使宫颈黏液变得黏稠也参与了它的避孕作用。

（3）每月一次避孕针：目前国外试用最多、评价最好的两种每月一次避孕针是复方甲羟孕酮（醋酸甲孕酮25mg配伍环戊丙酸雌二醇5mg的微晶混悬剂）和复方庚炔诺酮（NET-EN 50mg配伍戊酸雌二醇5mg的油溶液）。

1）复方庚炔诺酮避孕针（原称Mesigyna）：妇女肌内注射复方庚炔诺酮后，基础体温的双相变化消失，24小时尿孕二醇排泄量低于0.5mg，排卵抑制率为100%。子宫内膜出现明显的药物反应，提早出现分泌衰竭与间质水肿。

肌内注射复方庚炔诺酮后，活性代谢产物炔诺酮的动力学与肌内注射单纯炔诺酮200mg不同，达峰时间为4.8天，峰值浓度为15.9nmol/L，血中消除半衰期为18.2天；肌内注射后30天，血中NET浓度为2.75nmol/L，血浓度降至低于0.335nmol/L所需时间为92天。配伍使用戊酸雌二醇并不影响血浆炔诺酮的药代动力学特征。17例中国妇女使用复方庚炔诺酮避孕针1、6、12个月后的药代动力学研究表明，多次用药后并不产生体内炔诺酮水平明显蓄积（表9-3-29、图9-3-25）。妇女肌内注射复方庚炔诺酮后，2天内血浆雌二醇水平可达峰值，平均2450pmol/L，高于正常月经周期中的雌二醇高峰。高水平雌二醇可维持7~8天，14天后可降至基线水平。此时血浆炔诺酮水平约为2~3ng/ml，可见整个后半个用药周期均处在孕激素作用控制之下，此为保证长期安全性的重要关键。

表9-3-29　使用复方庚炔诺酮后不同周期NET的药物动力学参数

参　　数	用针周期		
	1	6	12
达峰时间（d）	5.5±1.1	5.1±1.3	5.0±1.4
峰值浓度（ng/ml）	8.62±2.53	6.74±1.91	5.90±1.24
$AUC_{d\,0-28}$（ng·ml^{-1}·d）	97.8±24.5	84.6±21.3	77.6±15.1
MRT（d）	9.13±0.67	9.70±1.00	9.67±1.07
Cd28（ng/ml）	0.64±0.36	0.90±0.39	0.67±0.29

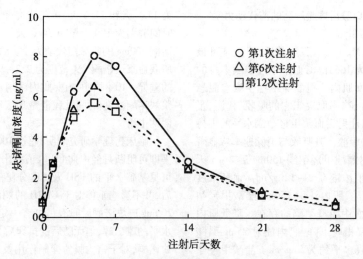

图 9-3-25 中国妇女使用复方庚炔诺酮避孕针 1 年中不同时间炔诺酮
的药物动力学曲线(n=7)

2) 复方甲羟孕酮(lunelle™, cyclofem):复方甲羟孕酮注射液为含 MPA 25mg 与环戊丙酸雌二醇 5mg 的微晶水混悬液,系世界卫生组织推荐的两种每月一次避孕针之一,本品已于 2000 年上市。本品中所含甾体微晶的大小及分布是决定作用维持时间的关键,较小的微晶颗粒较易溶解,吸收亦较快。血中 MPA 较早出现,但是从体内消除也快。

妇女肌内注射复方甲羟孕酮后血浆 MPA 的临床药代动力学显示有极显著的个体差异与种族差异。泰国与墨西哥妇女肌内注射后血药达峰时间分别为 2.3 天和 7.8 天,血浆 MPA 峰值水平分别为 9.2nmol/L 和 3.9nmol/L,消除半衰期为 12.1 天和 15.4 天(RIA 法测定)。在第二次肌内注射前,平均血药浓度一般仍有 1.2 ~ 2.3nmol/L,故可以保证避孕有效性,但多次用药后闭经发生率颇高。肌内注射后 4 天左右出现外源性雌二醇高峰,平均为 890pmol/L;注射后 49 天可出现内源性雌二醇,但并无随后的排卵性孕酮峰值。直至肌内注射后 71 ~ 90 天才出现血浆孕酮峰。肌内注射后 20 ~ 24 天,子宫内膜活检说明该复方针剂对内膜有很强的抑制作用。

作者等观察了 9 例中国妇女连续使用复方甲羟孕酮 1 年中不同时间的药物动力学(RIA 法测定)。肌内注射第 1、6 和 12 针后 MPA 的药物动力学参数列于表 9-3-30。结果表明,多次给药后,血药浓度达峰时间和 MRT 没有明显变化;在使用头 6 个月,血药峰值浓度、AUC 和肌内注射后 28 天血药浓度均显示明显上升,但到用针 1 年时未见有进一步升高(图 9-3-26)。

表 9-3-30 肌注 1、6 和 12 针复方甲羟孕酮后 MPA 的药物动力学(RIA 法测定)

药物动力学参数	用针周期(月)		
	1	6	12
达峰时间 T_{max}(d)	3.4±0.9	4.3±2.2	3.7±2.2
峰值浓度 C_{max}(nmol/L)	3.75±1.27	5.54±1.79	5.55±1.80
$AUC_{0~28d}$(nmol/($L^{-1} \cdot d$))	55.84±28.15	95.45±26.56	98.81±21.84
平均潴留时间 MRT(d)	11.98±1.08	12.77±0.47	12.43±0.64
肌注后 28 天血药浓度(nmol/L)	1.524±1.106	2.429±0.698	2.485±1.143

美国妇女每月一次肌内注射第 3 针后,用 GC-MS 测得的血浆 MPA 峰值平均为(1.25 ± 0.33)ng/ml,T_{max} 为(3.5±2.9)天,$AUC_{0~28}$、$AUC_{0~84}$ 和 $AUQ_{0~\infty}$ 分别为(21.51 ± 3.98)ng · d/ml、(32.13 ± 6.26)ng · d/ml 和(33.65 ± 7.59)ng · d/ml;t1/2 为(14.7±7.8)天。

2. 皮下埋植剂 为了能够产生一个相对恒定、接近零级释放的血药浓度,以既能保持高度有效的避孕作用又能减少不良反应的发生,长效缓释避孕系统有其突出的优点。晚近,由于恒速释药系统(controlled release system)与高分子材料的迅速发展,为新型长效避孕方法的研制及现有避孕方法的改进提供了一个崭新的领域。

长效缓释避孕系统,如皮下埋植避孕剂、含药阴道环、含药宫内节育器(IUD)及透皮制剂,可使体内甾体药物浓度维持在相对恒定的最低有效水平,既可维持长效,又避免了用药初期过高血药峰值引起的不良反应。同时,亦可避免通过肝脏代谢的首过效应,并且改善用药者的顺从性(compliance)。表 9-3-31 列出了各种皮下埋植剂的组分及剂量。

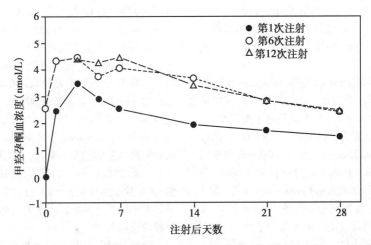

图 9-3-26　中国妇女连续使用复方甲羟孕酮避孕针 1 年中不同时间的甲羟
孕酮药物动力学曲线（n=9）

表 9-3-31　各种皮下埋植剂的组分、剂量及作用维持时间

埋植释放系统	组　分	埋植枚数	孕激素剂量	作用时间	发展阶段
Norplant	硅橡胶/LNG	6	36mg×6	5 年	市售
Norplant Ⅱ	硅橡胶/LNG	2	70mg×2	至 5 年	Ⅲ期临床
Implanon	EVA/3-酮去氧孕烯	1	60mg	3 年	2000 年上市
ST-1435	硅橡胶/ST-1435	1	78mg	2 年	Ⅱ期已结束
Uniplant	硅橡胶/Nomeges-trel ac-etate	1	38mg	1 年	Ⅱ期已结束
左炔诺孕酮硅胶棒Ⅰ型	硅橡胶/LNG	2	75mg×2	5 年	市售
左炔诺孕酮硅胶棒Ⅱ型	硅橡胶/LNG	6	36mg×6	5 年	市售

（1）Norplant®:非生物降解型皮下埋植剂 Norplant 于 1990 年投放市场。植入后 LNG 即通过硅橡胶管壁扩散入血液。一经植入 LNG 的释放速率为 85μg/d,故植入后几小时血中 LNG 浓度即可达到足够抗生育的水平。随后 9 个月内,释药速率逐步降为 50μg/d,植入 18 个月内约为 35μg/d,其后 5 年内释放 LNG 的速率接近零级释放,一直维持在 30μg/d 的稳定水平。植入 Norplant 24 小时后,血中 LNG 浓度可迅速升至 3 ~ 4.5nmol/L,其后 2 周内 LNG 血药浓度可有明显降落,形成所谓植入初期的爆破效应。植入第 1 个月形成的高浓度 LNG 与初始高释放速率及血中高水平 SHBG 有关,这两者随后都逐步下降,至 3 个月时平均血中 LNG 浓度为 0.4ng/ml。至 12 ~ 60 个月期间,按体重 60kg 计算,LNG 血浓度分别为(0.33±0.12)ng/ml 与(0.26±0.10)ng/ml。此时,LNG 埋植剂的释放速率大致与纯孕激素微丸避孕药的每日剂量相近,约相当于短效复合口服避孕药中所含孕激素剂量的 1/3。本品植入 6 年后的总释药量约为 90mg,为总载药量的 42%。取出 Norplant 后,体内剩留 LNG 的消除半衰期约为 40 小时,在取出后 5 ~ 14 天内体内已无 LNG 可被检出。Norplant 使用者血中 LNG 浓度有显著的个体间和种族间差异。引起个体差异的因素主要是廓清率、体重及 SHBG。美国人口理事会通过多年的临床研究,认为 Norplant 的有效使用期可达到 7 年,并且向 FGA 提出了使用期延长至 7 年的申请。但是由于发现 1999 年 10 月 20 日以后有些批号 Norplant 释放的 LNG 低于预期值,生产 Norplant 的 Wyeth-Ayerst 公司在 2000 年停止了生产,并已停止在美国销售,直到有新的通知为止。

（2）NorplantⅡ:NorplantⅡ为第二代含 LNG 皮下埋植剂,其为两根长 44mm、直径 2.4mm 含有 50% LNG 与 50% 聚二甲基硅氧烷的均匀混合内芯,外覆盖一层聚乙二醇醋酸乙烯酯(EVA)薄膜,以控制 LNG 释放速率。每根埋植物中含 70mg LNG。植入后 LNG 的释放速率与释放量均与 Norplant® 相似,植入后 3 个月、12 个月、24 个月及 36 个月时的 LNG 释放速率分别为 72μg/d、50μg/d、38μg/d 及 35μg/d。以后直至植入第 6 年末,LNG 释放速率未见明显下降。植入本品后血中 LNG 浓度迅速上升,24 小时内可达 2ng/ml,随后因 LNG 可抑制 SHBG 水平而造成血中 LNG 水平迅速下降。临床比较试验证明,植入本品与 Norplant® 后,血中 LNG 浓度十分相似,可以预期两者具有相似的避孕有效率与不良反应。取出 NorplantⅡ后,96 小时内血中 LNG 水平降至低于 100pg/ml,5 ~ 14 天后已低于检出灵敏度(50pg/ml)。但原研制单位未进行注册并已停止研究。

（3）Jadelle:原型是 NorplantⅡ。1990 年,美国人口理事会重新组方研制含 LNG 的二根型皮下埋植剂批准上市。Jadelle 埋植剂的每根长度为 4cm,药物装载总量 150mg,为

Norplant 的 69%，Jadelle 的释药速率与 Norplant 相仿，批准使用期限 3 年。在大量临床研究的基础上，芬兰和斯堪的纳维亚国家，以及法国等西欧国家于 2000 年和 2001 年批准使用期限延长至 5 年。

（4）左旋炔诺孕酮硅胶棒（二根型，Sino-implant）：为国产二根型左炔诺孕酮皮下埋植长效避孕剂，由两根长 44mm、外径 2.4mm、壁厚 0.18mm 的合成型硅橡胶棒组成，制备药芯所用载体与释药管为不同黏度之 LS-4100 合成型硅橡胶。每根药芯含 LNG 75mg。每套 Sino-implant 的平均体外释放量为 90μg/d，每支体内平均释放量为 23.0μg/d，植入后爆破效应较小。妇女植入两根 Sino-implant 后，第 1 周平均血中 LNG 浓度为 0.59ng/ml，植入第 4 周降为 0.30ng/ml，此后即保持相对稳定。植入第 6 个月与 12 个月时，血中 LNG 水平分别为（0.32±0.14）ng/ml 与（0.28±0.16）ng/ml。血中 LNG 浓度显示有明显个体差异。

（5）左旋炔诺孕酮硅胶棒（六根型，Cla 长效避孕植剂）：为国产 6 根型左炔诺孕酮皮下埋植剂。本品为长 34mm，外径 2.4mm 的聚甲基乙烯基硅氧烷（热硫化型 Gl 硅橡胶）空心套管，内含左炔诺孕酮 36mg，两端封合成型 SYZ-2 硅橡胶，6 支为一组。体外释放试验表明有明显爆破效应，前 20 天 LNG 释放量大且不稳定。两个月后释放量趋于平稳，每 24 小时释放 LNG 40μg/6 支左右。Cla 埋植剂植入人体后 24 小时，血中 LNG 浓度即达抗生育有效水平。一次植入可有效避孕 5 年。其避孕作用机制与 Norplant 相同。

（6）ST-1435 皮下埋植避孕剂（Nesterone，TM）：本品为单根型硅橡胶埋植避孕剂，长 40mm，内径 2.6mm，内含 Nesterone 76~82mg。内芯为 50% 硅橡胶高聚物与 Nesterone，外覆一层纤维素（celldose）控释膜，其外再覆盖一层硅橡胶管，两端以弹性硅酮体黏合剂封堵。

Nesterone 即 16-亚甲基-17-乙酰氧基-19-去甲黄体酮，为一强效孕激素。口服无效，可能系在通过肝脏时迅速代谢失活。即使少量通过乳汁进入婴儿体内也无生物学活性。单根型 Nesterone 埋植剂的体外释放速率为 100μg/L，植入体内后的释放速率为 45~50μg/d。植入第 1 个月血中浓度为 150pmol/L，第 12 个月降为 100pmol/L，第 24 个月为 86pmol/L。血中 Nesterone 水平超过 100pmol/L 时，可在下丘脑与垂体水平抑制 LH、FSH 峰，进而抑制排卵。但卵泡功能可以维持正常。植入第 2 年期间，血药浓度逐渐下降，排卵发生率也相应增高。本品同时可使宫颈黏液变稠，阻止精子穿透，亦为其避孕作用机制之一。血中浓度较高时，Nesterone 对于卵巢也有直接作用。本品的有效避孕时间为 2 年。

（7）Implanon® 单根皮下埋植剂：由含 68mg 的依托孕烯（3-酮-地索高诺酮）内核和聚乙二醇醋酸乙烯酯（EVA）膜外层组成的长 40mm、直径 2mm 的单根皮下埋植剂。释放速率在植入后 5~6 周为 60~70μg/d，到第 3 年末时约为 25~30μg/d；平均释放速率为 40μg/d，足以保证有效避孕。在 Implanon 植入后 8 小时，血清中依托孕烯即可抑制排卵水平，约在植入后 1~13 天达到 472~1270pg/ml 的峰值水平，平均血药浓度 813pg/ml；4~6 个月后达到稳态浓

度 200pg/ml；血清依托孕烯水平在第 1 年末为 150~261pg/ml；第 3 年末时为 111~202pg/ml，有效血浓度可维持 3 年以上。血药浓度的变异比 Norplant 小；依托孕烯水平在不同人种中相似。依托孕烯与血清蛋白的结合率 95%~99%，在肝脏中经羟基化和降解代谢，平均消除半衰期约为 25 小时。取出埋植剂后，血中依托孕烯在 1 周内降至 20pg/ml 以下。大部分妇女在取出埋植剂后 3~4 周内观察到排卵。Implanon 通过抑制中期孕激素峰抑制排卵。虽然起初抑制卵泡发育和雌二醇产生，卵巢活性在使用 6 个月后缓慢增加，卵泡刺激素（PSH）和雌二醇水平几乎正常；大多数使用者在 3 年以上时间内源性孕酮水平维持在排卵水平以下。卵巢超声研究表明，使用 30 个月后，发生排卵的使用者<5%。

（8）MENT™：是人口理事会 7α-甲基-19-去甲睾酮的商标。每一根 PVA 共聚物埋植剂长 45mm，直径 2.7mm，含（112±4）mg 7α-甲基-19-去甲睾酮醋酸酯。体外研究表明其药物释放速率为 300μg/d。使用其醋酸酯是因为它比 7α-甲基-19-去甲睾酮更容易从埋植剂释放。它在体内迅速水解成 7α-甲基-19-去甲睾酮。植入 1、2 和 4 根埋植剂后 MENT 的释放速率约为 0.3mg/d、0.8mg/d 和 1.3mg/d；血清 MENT 稳态浓度分别为 0.6nmol/L、1.4nmol/L 和 2.3nmol/L。

3. 阴道避孕环（contraceptive vaginal rings，CVR）　含药阴道避孕环是近 20 年发展的一种长效缓释避孕系统。由于它可以由用药对象自行置入和取出，所释放的甾体药物可以通过阴道壁直接吸收而避免首过效应，具有许多独特的优点。

阴道避孕环系由聚二甲基硅氧烷制成，所含甾体药物的释放与环的外壁厚度成反比。释放速率亦是甾体在硅橡胶中的溶解度以及所含活性药物需要扩散至环表面的距离的函数。早期以硅橡胶与避孕针甾体的均质混合物制成阴道环，但是由于药物释放具有明显的爆破效应及随后的迅速下降，现已不再采用这种设计，而广泛采用"芯型"（core）设计。阴道环由直径 3.5mm 的以甾体药物与硅橡胶混合物构成内芯，外围一层厚度为 5mm 的无活性硅橡胶作为弥散层，它的厚度可决定药物释放速率。最成功的设计是壳型（shell）阴道避孕环，由一个硅橡胶惰性核心、0.15mm 厚的含药层及 0.25mm 厚的硅橡胶外层组成。因含药层厚度极薄，故没有明显爆破效应，释放速率近似零级速率。

按照所含甾体药物的性质，可分为含单纯孕激素阴道环与雌/孕激素复合阴道环两大类。已在临床较为常用的有单纯 LNG 阴道环、单纯孕酮阴道环、LNG/E₂ 阴道环、NET/E₂ 阴道环、ST1435/EE₂ 阴道环、依托孕烯化/EE₂ 阴道环及醋炔诺酮/EE₂ 阴道环等。

（1）单纯左炔诺孕酮阴道环：本品为连续留置型含 LNG 阴道环。LNG 释放速率为 20μg/d，每月总计释放量仅为 600μg。置入阴道后穹隆 3 个月内可保持 LNG 自环的恒速释放。因此，即使月经来潮时仍不必取出。血中 LNG 水平可维持在 0.51nmol/L 左右。本品的避孕机制并不完全依赖于抑制排卵，可能有 36% 的对象在用环过程中有升高

的血浆孕酮与雌二醇峰,提示有排卵发生。其避孕机制可能与宫颈黏液改变有关。

（2）单纯孕酮阴道避孕环:单纯孕酮阴道避孕环为仅含天然孕激素孕酮的阴道环,适用于哺乳期妇女避孕用。本品的孕酮释放速率为 5.2mg/d,置入阴道后 30 天,血中孕酮水平为 5ng/ml;至置入 60~90 天时,血中孕酮水平降为 2~4ng/ml。哺乳期妇女应用本品则有明显优点,可延长哺乳期闭经时间,促进乳汁分泌,更主要的是本品应用天然孕激素孕酮,对婴儿不会造成任何不良影响。闭经及周期不规则不会引起哺乳期妇女停止用药,因为这是哺乳期间本身月经周期的特征。

晚近比较了释放速率为 5mg/d 与 20mg/d 的两种孕酮阴道环,两者均在哺乳期妇女具有良好的避孕作用,亦均不影响乳汁分泌。值得注意的是,应用 20mg/d 释放速率的阴道环的哺乳期妇女,由于对子宫内膜增生的抑制作用较强,因此不规则出血发生率明显低于应用 5mg/d 释放速率阴道环的哺乳期妇女。前者血中孕酮水平明显高于后者,尿中孕二醇葡萄糖醛酸苷也明显高。

（3）复方醋炔诺酮/炔雌醇阴道避孕环:本品为放置 3 周取出 1 周壳型复方阴道环,能恒速释放醋炔诺酮及炔雌醇用做避孕。醋炔诺酮及炔雌醇均含在表面惰性硅橡胶 4210 释放层之下。其释放速率分别为醋炔诺酮 0.65mg/d 及炔雌醇 20~3μg/d。可以调节含药层的长度来调节两者的释放速率。置入本阴道环后,妇女血中醋炔诺酮水平为 25~60pg/ml。醋炔诺酮可在体内迅速水解成炔诺酮,血清炔诺酮平均水平为 4ng/ml。重要的一点是,该复方阴道避孕环能够显著地提高血中 HDL-C 水平（15%）,而不影响 LDL-C 水平。因此克服了原先研究最多的复方左炔诺孕酮/雌二醇阴道环对于脂代谢的不良影响。现已进入大规模临床Ⅲ期研究。

（4）NuvaRing:于 2001 年获 FDA 批准,这是一种软性的非硅橡胶透明聚乙二醇乙烯酯环,外径约 2 英寸。由使用者自行放置,21 天后取出,1 周后再放置新环。在 21 天使用期内,该环每天持续释放依托孕烯 0.12mg 和乙炔雌二醇 0.015mg。为期 1 年的多中心临床研究证明,Pearl 指数 0.65,周期控制良好,40% 以上使用者没有不良事件。

4. 生物降解系统　应用含有避孕药物的可生物降解聚合物制成的释放系统是近年发展起来的新技术。不同的生物降解系统,它们的用药方式、释放机制及药效作用持续期间可以不同,目的都是希望通过控制药物释放来增强药效并尽量减少或减轻不良反应的发生。

（1）膜扩散型系统（Capronor）:Capronor 是含 LNG16mg 的聚己内酯多聚物埋植剂。聚己内酯为生物降解型高分子聚合物,但在所含甾体活性药物释放殆尽之后,仍需要数年时间才会完全降解。Capronor 释放 LNG 的持续时间为 2 年,在植入初期可有一"暴发"型高血药浓度,采用预先洗涤植入剂的办法可消除此现象。植入后 3 天内血中 LNG 水平可达 650pg/ml,1 年时血药浓度维持在 200pg/ml。使用对象 80% 周期的排卵被抑制。

（2）聚乳酸与聚乳酸-乙醇酸微球注射剂:聚乳酸（PLA）和聚乙醇酸（PGA）的单聚物及它们的共聚物 PLGA 均为良好的生物降解高分子材料。它们均为玻璃化物质,因而甾体药物一般不易透过。但在制成具有相对很大面积及很薄控释膜的微粒制剂后可以获得较理想的释放速率。目前比较成熟的是含炔诺酮的生物降解微球（NET-90）。这种微球的 PLGA 分子量范围 75~80,微球含 47% 重量的 NET,炔诺酮微粒均匀分布在可生物降解的消旋聚乳酸微球中。微球中聚乳酸与聚乙醇酸的比例为 85:15,颗粒大小在 25~90μm,微球悬浮于 3ml 含 2% 羧甲基纤维素、1% 吐温 20 和 97% 生理盐水水溶液中,每注射 1 次可避孕 3 个月。

41 位和 49 位妇女分别接受 60mg 和 100mg NET-90。肌内注射后的初始"暴发"可使血药浓度达到 5.6~7ng/ml,随即迅速下降。第 1 次注射后,3 个月的平均血药浓度分别为（0.32±0.16）ng/ml 和（0.49±0.825）ng/ml;第 2 次注射后 3 个月,平均血药浓度分别为（0.33±0.21）ng/ml 和（0.38±0.25）ng/ml。Ⅲ期临床研究表明,NET-90 的避孕有效率为 99%。

5. 透皮避孕系统　Ortho EvraTM/ EvraTM 是 2001 年经 FDA 批准上市的透皮避孕系统。这是一种面积为 20cm² 的 3 层结构的贴片。外层为保护层,中间为胶黏层,以及一个在使用前揭去的防释放内衬。该系统释放两种活性组分,孕激素组分为 17-去酰基炔诺肟酯（norelgestromin）,雌激素组分为 EE。使用时,该贴片的释药速率为 17-去酰基炔诺肟酯 150μg/d 和 EE 20μg/d。每个贴片使用 1 周,在每周的同一天更换新的贴片,连续使用 3 周后,停用 1 周。

在 29 例对象中进行的 10cm²、15cm² 和 20cm² 贴片的随机三周期交叉研究证明,经剂量标准化的 AUC 比率在 80%~125% 的可接受范围内,显示有剂量比例关系（表 9-3-32）。单次应用不同大小贴片后的药代动力学参数见表 9-3-33。

表 9-3-32　经剂量标准化 AUC_{0-240h} 比率的 90% 可信区间

贴片规格	17-去酰基炔诺肟酯	EE
10cm²/20cm²	103.51~119.99	93.25~107.42
15cm²/20cm²	92.11~106.77	91.00~104.82
10cm²/15cm²	104.38~121.00	95.48~109.99

三、甾体孕激素和抗孕激素药代动力学的个体和群体差异

通常在例数有限的对象中进行的甾体药物代谢研究中所观察到的药代动力学参数常常落在一个较窄的范围内,如果受试者的生理特征为"均质性"（homogeneous）就更是如此。因而据此来预测或者解释其临床意义必然有着很大的局限性。桑国卫对于多种合成甾体类孕激素及抗孕激素的药代动力学研究结果提示存在显著的个体内、个体间和群体差异,对于群体药代动力学在大规模人群的避孕药物临床研究中的意义应引起重视。

表 9-3-33 单次应用不同大小贴片后 17-去酰基炔诺肟酯和乙炔雌二醇的药代动力学参数(mean±SD)

	10-cm² 贴片	15-cm² 贴片	20-cm² 贴片
17-去酰基炔诺肟酯			
C^{ss}(ng/ml)	0.46±0.16	0.62±0.21	0.83±0.21
$AUC_{0\sim168h}$(ng·h/ml)	68.8±24.1	92.5±33.2	123±32.3
$AUC_{0\sim240h}$(ng·h/ml)	81.2±27.7	110±37.9	146±37.9
乙炔雌二醇			
C^{ss}(pg/ml)	28.1±10.7	40.2±13.9	56.7±22.6
$AUC_{0\sim168h}$(pg·h/ml)	4.253±1.668	6.022±2.181	8.543±3.488
$AUC_{0\sim240h}$(pg·h/ml)	4.663±1.786	6.657±2.372	9.395±3.828

(一) 孕激素和抗孕激素的药代动力学及其可能的群体差异

近年来桑国卫对于合成甾体孕激素庚炔诺酮、左炔诺孕酮、醋酸甲羟孕酮、Norplant、复方甲羟孕酮注射避孕针及抗孕激素米非司酮的研究结果提示,其临床药代动力学存在有明显的个体及群体间差异(population variability)。

1. 长效孕激素庚炔诺酮 肌内注射 200mg 长效孕激素庚炔诺酮后,母体化合物庚炔诺酮及其活性代谢产物炔诺酮两者的平均消除半衰期分别为 11.6 天及 8.1 天,分布范围分别为 7.5~22.5 天和 2.4~16.0 天,显示有显著的个体间差异。血中炔诺酮水平均高于庚炔诺酮,两者血药峰值、生物利用度亦显示有显著的个体间差异。庚炔诺酮的体内廓清率远高于炔诺酮,提示它几乎完全通过代谢转化为后者再自体内清除(图 9-3-27)。

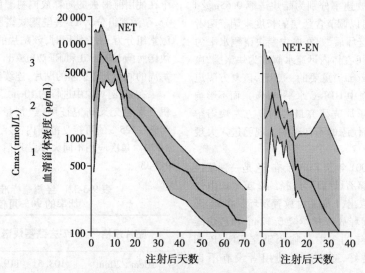

图 9-3-27 肌注 200mg 庚炔诺酮后血中炔诺酮(NET)及庚炔诺酮(NET-EN)浓度。阴影区为 95% 可信区间

作者对于中国妇女与英国妇女肌内注射 200mg 庚炔诺酮的药代动力学过程做了比较,中英妇女间炔诺酮的吸收动力学并无明显差异,但中国妇女对炔诺酮的消除速率显著低于英国妇女,具有较高的 AUC 值,血浆中存有抗生育水平炔诺酮的时间亦明显较英国妇女为长(表 9-3-34)。此与肌内注射同样 200mg 庚炔诺酮后中国妇女发生闭经的比例显著高于欧洲白种妇女可能有关。

前文述及的 25 例中国妇女单次肌内注射 200mg 庚炔诺酮后的炔诺酮及庚炔诺酮药代动力学研究结果表明,血中炔诺酮的峰值浓度范围为 6.5~25.9ng/ml,变异系数达 36.8%。血浆庚炔诺酮峰值范围为 2.2~9.0ng/ml,变异系数达 36.2%。炔诺酮与庚炔诺酮的血浆峰值均可有高达 4 倍的个体间差异。肌内注射 200mg 庚炔诺酮后,血中炔诺酮的达峰时间为 2~10 天,变异系数为 37%。炔诺酮的体内廓清过程亦显示有大的个体间差异,其中 4 例妇女的消除过程明显较快,肌内注射后 56 天血中炔诺酮水平已低于 0.2ng/ml,另外 6 例则显示有较慢的消除过程,肌内注射 84 天后血中炔诺酮水平仍维持在 0.36~1.0ng/ml。此两个亚组妇女之间显示有明显的浓度-时间动力学特征差异,由于两组受试对象的身高、体重、体质指数均无差异,遗传差异可能是引起炔诺酮代谢廓清差异的原因之一。这种消除代谢的差异可能与用药者的月经类型、不规则出血及闭经发生率十分有关(图 9-3-28)。

表 9-3-34　肌注不同剂量庚炔诺酮及戊酸雌二醇后炔诺酮的药代动力学
（均值及 95％可信限；* *P<0.05*，** *P<0.01*）

剂量配伍	C_max（nmol/1）		T_{C<0.335nmol/1}	
	杭州	伦敦	杭州	伦敦
庚炔诺酮 50mg	15.9	4.7**	92.2	68.1*
戊酸雌二醇 5mg	（11.8~21.5）	（2.1~7.1）	（79.2~106.9）	（52.4~88.7）
庚炔诺酮 25mg	7.9	4.1**	60.6	67.8
戊酸雌二醇 2.5mg	（5.6~11.2）	（2.0~8.5）	（47.6~93.1）	（55.5~82.7）
庚炔诺酮 50mg	12.6	6.5*	91.7	72.4*
	（9.7~16.3）	（4.1~9.7）	（70.6~119.0）	（59.2~86.1）
庚炔诺酮 25mg	8.0	2.9*	60.8	57.7
	（4.8~13.3）	（1.8~4.5）	（43.9~84.2）	（41.6~71.9）

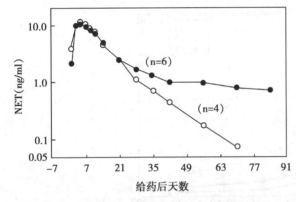

图 9-3-28　肌注 200mg 庚炔诺酮后炔诺酮在
两个亚组受试者中的消除药代动力学

2. 复方庚炔诺酮/戊酸雌二醇　作者在中国杭州与英国伦敦同时开展了单独肌内注射小剂量庚炔诺酮及配伍使用戊酸雌二醇的多中心研究。不同剂量庚炔诺酮单独或者配伍不同剂量戊酸雌二醇后，在中国妇女与英国白种妇女之间炔诺酮的药代动力学均显示有明显的种族间差异。4组中国妇女血中炔诺酮峰值水平均显著高于英国妇女；在单独肌内注射 50mg 庚炔诺酮与 50mg 庚炔诺酮合并 5mg 戊酸雌二醇组，中国妇女体内可检出具有抗生育作用水平炔诺酮的时间亦长于英国妇女。

3. 皮下埋植剂 Norplant　中国妇女植入 Norplant 2 年左右血中左炔诺孕酮浓度明显高于文献报道体重 60kg 之美国妇女植入 Norplant 12 个月（1.04nmol/L）及 24 个月（0.98nmol/L）时的血药水平。208 名印尼妇女植入 Norplant 后血药峰值为 7nmol/L，1 个月内迅速下降，至 10 个月时为 1.1nmol/L，植入 2 年左右时血药水平波动于 1.5nmol/L，此与桑国卫观察到的中国妇女的结果十分相似。

作者等另在 68 例 Norplant 使用妇女中，依据取出的植入物中左炔诺孕酮残留量的回收试验估算了植入后的每日释放量。植入之首 3 个月为 304μg/d，6~12 个月时为 95μg/d，30 个月时为 51μg/d。与文献报道相比，中国妇女的体内释放速率亦明显高于美国妇女（表 9-3-35）。临床应用表明，植入 Norplant 后，中国妇女表现有明显高于西方妇

女的阴道不规则出血发生率以及较低的失败妊娠率，这可能反映了群体药代动力学和药效动力学差异间的相关性。

表 9-3-35　皮下埋植 Norplant 后
左炔诺孕酮的体内释放率

中国妇女		美国妇女	
植入后（月）	μg/天	植入后（月）	μg/天
0~3	304	3	75
6~10	95	9	53
16~20	56	18	36
26~30	51	30	29
>30	40	>30	29

4. 强效孕激素醋酸甲羟孕酮（DMPA）　在作者参加的一项 WHO 多中心研究中，单独肌内注射 25mg、50mg、100mg 及 150mg 醋酸甲羟孕酮后所获剂量-血药浓度相关性呈现有明显的群体差异。图 9-3-29 表明了泰国（20 例）与墨西哥（15 例）妇女肌内注射不同剂量醋酸甲羟孕酮后的 C_max 及 AUC，在泰国妇女中两者存在有明确的剂量关系，在墨西哥妇女中则不存在。同时肌内注射相同剂量醋酸甲羟孕酮后泰国妇女血药峰值水平明显高于墨西哥用药妇

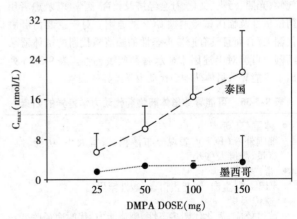

图 9-3-29　泰国及墨西哥妇女肌注醋酸
甲孕酮的剂量-血药峰值相关关系

女。此现象并不能单用体重的差异来做出解释。

5. 抗孕激素米非司酮及其代谢产物 中国妇女单次口服200mg米非司酮后,米非司酮的体内代谢及代谢物的药代动力学显示有明显的个体差异,N-单去甲代谢物水平达到或超过母体药物血浓度所需时间,最短者为0.5~1小时,最长者4小时。两者峰值的比率最小为0.72,最大为1.62,反映了代谢过程的明显个体差异。个别受试对象显示有相对最低的生物利用度,血中米非司酮及N-单去甲代谢物水平远低于其他对象(图9-3-30)。文献报道芬兰妇女单次口服200mg米非司酮后1小时左右可达峰值,平均峰值水平为(2.1±0.5)mg/L,AUC$_{0-\infty}$为(57.6±18.0)mg·h·L^{-1}。可见芬兰妇女与中国妇女单次口服200mg米非司酮后的吸收药代动力学并未显示有显著差异。但是其消除半衰期为(29.1±8.3)小时,明显短于中国妇女。尤其引人注意的是在中国妇女体内,N-双去甲及丙炔醇代谢物的血药水平总是远低于米非司酮,然而芬兰妇女血中N-双去甲及羟基化的丙炔醇代谢物浓度却等于甚至超过母体化合物米非司酮。芬兰妇女双去甲与单去甲代谢物的浓度比在服药后1小时为0.15±0.06,48小时为0.50±0.06,中国妇女的相应值为0.09±0.06和0.27±0.18;羟基化和单去甲代谢途径(丙炔醇/单去甲)的比率,芬兰妇女为0.33±0.07,中国妇女为0.18±0.05。表明中国与芬兰妇女之间单次口服米非司酮后的消除动力学有显著群体差异。通过17 523例多中心临床引入性试验,我们选定单次口服200mg或分次口服150mg米非司酮后合并应用米索前列醇600μg或卡孕栓1mg作为推广应用于终止早孕的合并用药剂量;Rousell Uclaf药厂推荐的终止早孕剂量则为单次口服米非司酮600mg后合并前列腺素。

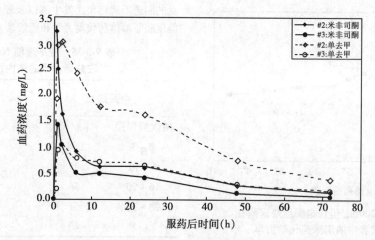

图 9-3-30 中国妇女中米非司酮及 N-单去甲代谢物药代动力学的个体间差异

(二) 可能导致甾体孕激素和抗孕激素药代动力学差异的影响因素

现已阐明,多种内在性和外源性的种族因素可能与导致药物的药代动力学与药效动力学显示有人群(population)或地区(regional)差异。内源性因素主要包括遗传差异、药物代谢的遗传多态性、生理和病理状态、年龄、肝、肾、心血管功能及身高、体重等,外源性因素则为环境、气候、光照、污染、文化、社会经济及教育、医学实践、患者用药依从性及临床试验遵循GCP的原则。对于主要由肝脏代谢失活,而且具有遗传多态性的酶清除代谢的甾体避孕药则很可能对上述因素显示有种族敏感性。表9-3-36列出了可能导致甾体药物药代动力学差异的因素。

表 9-3-36 可能导致甾体药物药代动力学差异的因素

- 体重/身高
   细胞外液(ECF)、表观分布体积、器官大小、功能、血流量、肥胖及瘦小
- 蛋白水平
   SHBG、白蛋白、铜蓝蛋白、α-酸性糖蛋白
- 遗传因素
   首过效应、氧化代谢多态性、廓清能力、代谢途径改变
- 药物相互作用
- 疾病

近年来,日益增多的文献提出临床应用甾体避孕药及抗孕激素终止早孕时所报告的不良反应具有地域性倾向,例如使用同一种注射避孕药时,在危地马拉报告有高达66.7%妇女发生不规则出血,在肯尼亚的发生率却仅为19.5%,尼泊尔报告出血发生率为29.7%。在使用肌内注射200mg醋酸甲羟孕酮长效避孕针的妇女中,非洲北部的妇女有72%发生闭经,而欧洲妇女发生率仅为25%。作者等在应用肌内注射复方甲羟孕酮避孕针的大规模多中心临床试验中,观察14 758个妇女月,有12.7%与5.2%用药对象分别因为不规则出血与闭经而停止用药,均远高于WHO在欧洲进行的多中心试验报告的相应原因停针率6.3%与2.1%。除了文化、宗教等因素外,由于各种原因引起的药代动力学的群体间差异被认为是造成上述不良反应地域性不同的重要原因之一。

本文所述口服或肌内注射不同甾体孕激素及抗孕激素在中国妇女体内的药代动力学研究结果表明存在有明显的动力学特征的差异性。由于各种因素引起显著的个体内、个体间差异以及可能存在的群体差异,通常在临床I期试验中进行药代动力学观察的健康妇女未必能代表将来真正会应用此类药物的人群。尤其考虑到受试者的数目通常为8~10人,而且其个体特征为"均质性"的情况下,得出的动力学参数值通常只显示为很有限的变异范围。过去,药代

动力学的研究均着眼于个体对象,设计的实验是为了得到各种甾体避孕药物在个体对象中代谢变化的详细数据。但是,合成甾体类孕激素及抗孕激素米非司酮均系应用于数以万计乃至百万计妇女的避孕或终止早孕药物。因而对指导临床用药而言,更具意义的是群体药代动力学参数。为了表示与描述来自个例受试者参数的离散程度与分布情况,确定各项动力学参数的平均值与标准差,以能估计单个用药对象的药代动力学,并探索各种生理或病理因素对于药代动力学的影响,以求在临床实践中获得最高避孕有效率的同时能有尽可能小的不良反应和正常的月经类型,实有必要研究药代的群体参数。

(桑国卫　李光平)

第六节　甾体激素避孕药的安全性

复方口服避孕药(COC)自 20 世纪 60 年代初问世,迄今已经四十年,估计约有近亿妇女现正在使用,主要是在发达国家,而曾服用 COC 者已逾数亿。这样普遍使用而且又几乎是需要每天服用的药,对人体健康的影响尤其是安全性是关注的普遍焦点,对其研究的广泛与深入可能没有其他药物可相与比拟。数十年来,COC 的配方也不断改进,从 1960 年第一个在美国上市的 COC,每片含有炔雌醇 3-甲醚 150μg 与异炔诺酮 10mg,而至近几年来的配方中炔雌醇已降至 30~35μg,甚至最近有 20μg 的产品;孕激素成分也降至 1mg 以下,孕激素种类亦从最初的炔诺酮,至以左旋炔诺酮(左旋 18-甲基炔诺酮,levonorgestre)为代表的所谓第二代孕激素。近 20 年的第三代孕激素包括去氧孕烯(desogestrel)、孕二烯酮(gestodene)及炔诺肟酯(norgestimate),其孕激素活性不断增强,雄激素活性减至最小。所以对于 COC 的安全性研究也不断提供了新的资料与信息。随着雌、孕激素含量的降低及孕激素种类的创新,与剂量有关的不良反应发生率也有明显下降。因此,载体激素避孕药对健康的利弊进行了反复评估,既要认识它可能引起的不良作用,也要正确评估其对健康的有利影响。COC 的安全性研究大致可以包括下列几个方面:代谢效应、血凝、心血管疾病、肿瘤及对子代的影响等。

一、代谢影响

(一)糖代谢

1. 各种制剂对糖代谢的影响　Waine 首次报告了复方口服避孕药 Enovid(含炔雌醇 3-甲醚 150μg 与异炔雌酮 10mg)使糖耐量减低,以后国内外研究发现复方避孕药对糖耐量均有不同程度的影响。多数认为雌激素不是 COC 中影响糖代谢的主要成分,主要是和孕激素成分与剂量有关。Spellacy 曾报道了几种合成孕激素可使血糖升高及血浆胰岛素水平上升。宋思等给正常妇女服用较大剂量炔诺酮 3~5mg/d,连续 14 天,血中糖化血红蛋白(HbA₁ₑ)无变化;口服糖耐量试验中,血糖略高于服药前水平,血糖时相曲线下面积(AUC)比用药前平均值增加 10.3%~13.6%;同时胰岛素分泌也显著增加,胰岛素 AUC 比用药前平均增

加 30%,但两者均在正常范围内。苏明前瞻性的观察 22 例 Norplant 埋植妇女 5 年的糖耐量变化(LNG 释放量平均 30~35μg/d),埋植后各年空腹血糖正常,但第 2~4 年对糖耐量的影响逐渐增大,第 5 年时有所恢复。总之,合成孕激素在低剂量时对糖耐量无影响,若剂量较大则可有减退表现。

不同配方的 COC 中,甲地孕酮与雌激素配伍,一般对糖代谢无影响;异炔诺酮或炔诺酮则取决于其中雌激素剂量及孕激素剂量和使用时间,部分妇女的糖耐量减退和胰岛素分泌增加,在停用后能恢复正常。多数作者认为在雌激素配伍的几种孕激素中,含 LNG 的复方制剂对糖代谢影响最明显,一般短期应用即出现一定比例的糖耐量异常,随使用时间延长,异常率有上升趋势。认为炔诺酮引起外周的胰岛素抵抗,长期高胰岛素症可引起动脉粥样硬化与胰岛素 B 细胞衰竭。

第三代孕激素如去氧孕烯(DG)、孕二烯酮(gestodene,GSD)与 LNG 的区别在于甾环的 C-11 位有一亚甲基的取代物,其雄激素活性远较 LND 为低,而孕激素效应并不改变。服用含 DG 的复方口服避孕药 2 个月后,血中胰岛素 AUC 明显升高,但 6 个月观察期内对糖耐量无影响,也不影响血中 HbA₁ₑ 含量。含 GSD 的复方制剂,在 12 个月的观察期内,对糖代谢无不良影响,仅可见轻微的高胰岛素血症,HbA₁ₑ 亦无变化。

亦有观察三相片对糖代谢影响的报告。LNG 与 EE 配伍的低剂量三相片(Triquilar)连续服药 6 个月,其糖耐量变化与同样配伍的单相片相似,糖耐量曲线与相应的胰岛素水平虽略有增加,但仍在正常范围以内。Ellis 对以炔诺酮与 EE 配伍的低剂量三相片 ortho-novum7/7/7,服用一年未见糖耐量、血浆胰岛素及 HbA₁ₑ 的变化。证明低剂量的复方制剂能进一步减低对糖代谢的影响,而炔诺酮似比 LNG 为优势。

对长效复方口服避孕药的糖代谢研究表明,服药 1~2 年后,大多数妇女空腹血糖正常,仅部分服药者有轻度糖耐量减退,胰岛素分泌一般较活跃,但也有少数分泌减少。对连续服用复方 18-甲基长效避孕药 5 年以上的观察,发现长期用药可使糖耐量轻度降低,但并不随服药的时间延长而进一步减低,12.6% 有糖耐量减低,但均未达糖尿病诊断标准。停药后多数可恢复正常,但胰岛素水平均低于对照组,提示胰小岛有疲劳,故建议服药 60 周期以上者,应严密观察随访。

总之,COC 对糖代谢有一定影响,主要与配方中雌激素成分、孕激素种类与剂量有关。对有糖尿病家族史或有糖尿病倾向妇女,应慎用 COC,特别是含 LNG 的配方。

Fahmy 观察每 3 个月注射一次醋酸甲羟孕酮(DMPA)150mg 与每 2 个月注射一次庚炔诺酮(NET-EN)200mg 共 1 年。除皮质醇无变化外,两组均引起血糖、丙酮酸、胰岛素、生长激素及胰高血糖素的显著变化。其作用机制尚不清楚,可能由于这些药物的糖皮质激素作用,也可能为其间接皮质醇样效应,通过增加生长激素与胰高血糖素而促进糖尿。但停止用药后糖耐量迅速恢复,说明变化可逆。杨培娟比较了 1 个月一次的复方庚炔诺酮与复方甲羟孕酮注射

针剂9个月,前者注射期间胰岛素反应略有增加,停药2周后恢复;复方甲羟孕酮对糖代谢无明显影响。这些研究表明注射避孕针对糖代谢有轻度影响,在除外糖尿病后,对健康妇女是安全的。

2. 甾体激素避孕药影响糖代谢的机制 有关甾体避孕药影响糖代谢的机制尚未完全清楚,一般认为系由雌激素与孕激素协同作用的结果,可能途径有:

(1)肾上腺糖皮质激素:由于雌激素可引起皮质醇结合球蛋白(CBG)增高,使总皮质醇及具有生物活性的游离皮质醇上升。雌激素还降低皮质醇在肝脏内的降解,减低其清除率。孕激素能通过运皮素置换与CBG结合的皮质醇,而使游离皮质醇水平增加,导致糖生成作用增强,糖耐量减退。

(2)色氨酸代谢:雌激素能诱导肝脏限速酶—色氨酸氧化酶的合成,从而加强色氨酸代谢。色氨酸分解需要维生素 B_6 的辅酶形式磷酸吡多醛参与,因此使维生素 B_6 需要量增加。服用COC可造成维生素 B_6 缺乏,黄尿酸盐(xanthurenate)与苯二酚氢醌盐(quinolate)积累,引起糖耐量减退。加用维生素 B_6 有可能逆转甾体激素避孕药所引起的糖代谢异常。

(3)生长激素:甾体避孕药可能通过对垂体的作用而增加血浆生长激素水平,引起糖耐量减退。亦有认为生长激素分泌的增加是继发于胰岛素水平的增高。

(4)胰岛素受体:有报告服复方避孕药后,单核细胞与红细胞的胰岛素受体数减少。靶细胞中胰岛素受体数目与亲和力下降,这可能是甾体避孕药引起糖耐量减退的重要原因之一。最近发现胰岛内有性激素受体存在,服药后血浆胰岛素水平增高是胰岛中B细胞对血糖反应的结果。

(二)脂代谢

由于动脉粥样硬化、心肌梗死、卒中等心血管疾病与脂类代谢障碍有密切关系,因此甾体激素避孕药对脂代谢影响日益引起重视。大量流行病学调查提示COC增加心血管疾病发病危险,而血液中HDL-C水平与心肌梗死、卒中等动脉栓塞性疾病密切相关。有研究认为心血管疾病的死亡率与HDL-C含量有关,HDL-C水平低者,其死亡率为HDL-C高者的3倍。

已证明雌激素可以使LDL降低,它刺激肝脏形成LDL受体,因此使富含胆固醇的LDL降解。同时在雌激素影响下,HDL增高,HDL可使细胞内胆固醇降解,并且清除VLDL的降解产物与LDL组分,去除血管壁上已沉着的胆固醇。虽然雌激素也可使富含甘油三酯的VLDL有轻度增高,但这个作用已被HDL增加所平衡。

近年来的研究发现COC中的孕激素量及其效应对血脂的影响更为重要。增加孕激素剂量,则HDL-C水平就相应降低;而雌激素剂量则与HDL-C水平呈正相关。自20世纪70年代开始,配方中的雌激素剂量已降低至50μg/d以内,目前所有低剂量复方口服避孕药制剂中所含雌激素——炔雌醇都减为30~35μg,则其配伍中所含孕激素成分与剂量的变化就较突出。美国西北脂质临床研究中心的研究表明:服用以孕激素为主的避孕药妇女,HDL-C水平最低;而使用以雌激素为主的妇女,HDL-C最高。同时,19-

去甲睾酮类的合成孕激素降低HDL-C的作用,比17-α羟孕酮类衍生物更强。

Burkman曾观察与EE 35μg或30μg配伍的炔诺酮、双醋炔诺醇或LNG几种常用口服避孕药妇女的血脂变化,分析认为甘油三酯的增加是由于LDL-C成分增加的结果;胆固醇增加反映了肝脏合成增加或肝脏脂解VLDL的作用减弱。这种使LDL-C增加与HDL-C降低的不良变化,是孕激素成分的作用。比较研究还表明对脂蛋白的影响大于双醋炔诺醇与炔诺酮。20世纪80年代初用于临床的所谓第三代孕激素——去氧孕烯(DG)、孕二烯酮(GSD)与炔诺肟酯(NGM)均有很强的孕激素受体亲和力,而雄激素活性很低。这一类新的复方制剂与含LNG的复方制剂相比,有增高的倾向。Harvengt比较了服用DG与EE配伍的复方制剂,可见甘油三酯升高,血浆ApoA1、A2与HDL-C平行显著升高,反映了该配方中的雌激素效应。而与之相比的含LNG的三相片,未见雌激素优势,HDL-C有轻微但无统计学意义的降低,但影响的主要为 HDL_2-C组分与ApoA1。这两种药物对脂代谢改变的差异可归咎于LNG。LNG刺激肝脏甘油三酯脂酶活性的作用比DG为强,增强了 HDL_2-C的廓清率。结论认为DG的配方具有更强的雌激素效应。以后其他研究亦有类似结果。从临床观察第三代孕激素对脂代谢具有利影响。

李瑛等对256名连续使用国产口服避孕药1号5~24年的健康妇女与288名同期应用IUD避孕妇女的脂代谢水平和高脂血症患病率进行分析。结果长期服用避孕药1号者血清甘油三酯(TG)、总胆固醇(TC)、HDL-C及其亚组分 HDL_2-C和 HDL_3-C极显著升高,但LDL-C的升高未达显著性水平。两组间高胆固醇血症患病率未见显著性差异,而高甘油三酯血症则在服药组中明显增加。35岁以上妇女长期服药者发病危险并无上升趋势。宋思等对三个低剂量OC:妈富隆(DG 150μg+EE 30μg)、Mercilon(DG 150μg+EE 20μg)及Microgynon(LNG 150μg+EE 30μg)进行随机交叉试验。三种OC均不引起胆固醇、LDL-C及ApoB的显著改变。含DG者甘油三酯升高;妈富隆使HDL-C升高,Mercilon无变化,含LNG者降低。三种OC均使SHBG升高,含DG者远高于含LNG者,对睾酮的影响则相反。总的反映了LNG在代谢方面比DG有更强的抗雌激素作用。Kuhl认为COC中孕激素对高血压、缺血性心脏病及卒中的发生有关。具有雄激素活性的孕激素,对脂代谢有不利影响,对动脉硬化起重要作用。但是,虽然HDL-C降低,LDL-C升高,并不发生动脉硬化,这是因为雌激素对肝脏的LDL受体的诱导作用很强。临床所见证明,在动脉栓塞发生中涉及孕激素的血管收缩效应,从而引起明显的血管痉挛。雌激素通过下列变化而起明显的扩张血管作用并稳定血管张力:①内皮细胞及平滑肌细胞对血管活性物质的反应性改变;②调节神经末梢释放神经递质;③直接阻断钙通道。而这些作用均需要完整的内膜。孕激素则通过对血管壁的直接作用,增加动脉对血管收缩物质的敏感性,并降低血流。醛固酮增加动脉平滑肌细胞的β肾上腺能受体的数目,因而起扩张血管作用,也不能除外对醛固酮受体有高度亲和力及有抗盐皮质激素性能的孕激素可能起强的血管收缩作用。

复方长效口服避孕药以雌激素为主,其中的孕激素主要为炔诺孕酮,可升高 TG 与 TC。雌激素可升高 HDL-C。长效口服避孕药协作组报道 49 例服用长效药 5～13 年妇女的血脂测定,TG、TC 及 HDL-C 均明显高于对照组,其中 TG 的增加超过 HDL-C 的增加,因此,长期服药妇女应加强监测。

总之,复方避孕药中雌激素可以使 HDL-C 升高,也可使甘油三酯升高,而抗雌激素作用强的孕激素,既可对抗甘油三酯的升高,但也伴有 HDL-C 降低的问题。因此,应根据不同的孕激素效应,很好地平衡复方口服避孕药中的雌/孕激素比例,使之能最大限度地发挥有利的脂代谢影响而降低雌激素在血脂方面的不利因素。

多个研究均表明单纯孕激素 DMPA 对血脂无影响。在泰国与印度 845 例哺乳妇女注射 DMPA 一年,未见脂质有显著改变。Kesseru 观察 40 例每月注射一次复方庚炔诺酮妇女,血总胆固醇及 LDL-C 在用药后 1 年显著低于用药前水平及对照组。国产复方甲地孕酮注射针对血脂影响也类似,用药 1 年内有暂时性改变,而用药 2 年以上基本稳定。杨培娟比较研究复方庚炔诺酮与复方甲羟孕酮两种针剂对脂代谢的影响,用药期间 HDL-C 均显著下降,但停药后能恢复到基础水平。

二、血凝与纤溶系统

自 Jordan 1961 年报道第一例服用口服避孕药妇女发生肺栓塞以来,口服避孕药与血栓栓塞性疾病的密切关系陆续有所报道。其中特别提出避孕药中所含雌激素剂量与某些血栓栓塞病危险增加有关。对患深部静脉血栓(DVT)与肺栓塞(PE)的育龄妇女调查发现,原发患者在排除了妊娠、产褥、使用抗凝剂、既往血栓栓塞病史等因素后,33% 在发病前一个月内服过避孕药;而继发于创伤或肺感染的患者服药率仅 9%。服药的相对危险为 8.1。即使使用低剂量避孕药者,仍有相对较高的静脉血栓栓塞(VTE)发生。所以除考虑雌激素外,也不能除外孕激素的促凝作用。在研究雌、孕激素对血凝与纤溶系统的影响时,发现服避孕药妇女体内处于高凝状态或称"促血栓形成",或"血栓形成倾向"(thrombophilia)。

血液凝固涉及许多凝血因子,由各种酶原、特殊蛋白质与脂质组成。而在血液凝固过程中又受到抗凝血因子与血块溶解因子的调节。凝血酶的形成受到生理凝血抑制系统的调节,最主要的为抗凝血酶Ⅲ(ATⅢ),还有蛋白 C、蛋白 S、α_1-抗胰蛋白酶、α2-巨球蛋白等。它们可以抑制凝血酶和一些其他凝血因子的活性。纤维蛋白形成又受到纤维蛋白溶解过程的对抗。有组织或血液纤溶酶原激活因子(tPA 或 sPA)参与,使纤溶酶原转变成有纤溶活性的纤溶酶,并开始使已形成的纤维蛋白血块溶解。纤溶酶也可分裂纤维蛋白原及其他凝血因子,因而也起抗凝血作用。随着血液凝固过程,纤维蛋白溶解也受到很多抑制剂的调节。

血凝与纤溶在体内维持精细的平衡。正常情况下仅在血管病变部位这种平衡倾向于血凝。然而,通过各种前驱因素(如体重过重、缺少运动、遗传因素等)、疾病或药物,可以打乱这种平衡。其后果是血凝倾向增加或降低。

因为凝血过程十分复杂,涉及凝血、抗凝与纤溶几个方面,而血凝系统检测在可靠性、可重复性与特异性方面存在技术困难。此外,在解释服药妇女的数据时,难以对选用的几项参数做出全面准确评价,单项参数异常不一定意味着体内的平衡失调,故需十分谨慎。

激素避孕药对血凝的影响,可观察到的变化可分为三个方面:

(一) 血小板的变化

血小板与血管壁的相互作用,明显通过前列腺素(PG)代谢途径中的产物来调节。血管内膜中存在将花生四烯酸转变为前列环素(PGI_2)的合成酶。已知 PGI_2 为最强的抗血小板聚集剂,也是强的血管扩张剂。它能防止并逆转血小板聚集,松弛血管。与之相对抗的是血小板膜存在由花生四烯酸合成血栓烷 A_2(TXA_2)的酶,TXA_2 是很强的血小板聚集剂和血管收缩剂。它作用在血小板致密体,释放 5-羟色胺、ADP 等,促进血小板聚集。PGI_2 和 TXA_2 相互作用,控制了血小板的黏附、聚集,对血栓形成十分重要。

服用 COC 的妇女,TXA_2 增加及血小板聚集增加。动物实验证明,加入孕激素可以防止由于雌激素所引起的 PGI_2 水平降低。TXA_2 与 PGI_2 水平的变化,在雌、孕激素和血栓关系中起重要调节作用。汪钟对服用复方 18 甲长效避孕药妇女的观察,发现服药半年与一年,血小板聚集程度比服药前自身对照有非常显著的增加。停药后 1.5～2 年则可恢复服药前水平,说明这种变化是可逆的。其他报告也证明服药后血小板聚集有所增加。但是引起血小板聚集还有其他因素。所以服用避孕药妇女发现的血小板聚集增高,可能并不仅仅是雌激素和(或)孕激素的作用。

(二) 凝血因子的变化

几乎所有的研究都指出服避孕药妇女血浆纤维蛋白原浓度增加,这一增加具有激素的剂量依赖性关系。血浆凝血酶原也有轻度增加,凝血因子Ⅶ、Ⅷ、Ⅸ、Ⅹ均有显著增加,特别是因子Ⅶ与Ⅹ的活性。由于凝血因子的测定受到很多因素包括方法学的影响。因此,孤立地衡量各因子水平是不全面的,这些因子的升高,可能增加血栓形成的危险。

纤维蛋白肽 A(fibrinopeptide A,FPA)是纤维蛋白原的裂解产物。该裂解可通过极少量凝血酶催化,而且 FPA 半衰期仅 3.5 分钟,故 FPA 水平是凝血酶形成的可靠指标。FPA 增高提示凝血酶形成增加,说明有早期促凝改变。服用含 LNG 的三相片与 30μg 炔雌醇+75μgGSD 的单相片一个周期,即可见血 FPA 有轻度有意义的增加。以后虽有下降趋势但仍高于基线。服药期间凝血,增加很少,但没有血小板激活现象。事实上凝血酶在很低的浓度如 0.001IU/ml,即可将纤维蛋白原分解为 FPA,但只有在较高浓度如 0.01IU/ml,才能触发血小板活化。

(三) 抗凝系统的变化

人体抗凝血系统中抗凝血酶(ATⅢ)的活性约占 70%,α_1-抗胰蛋白酶(α_1-AT)占 10%,α_2-巨球蛋白占 20%。很明显 ATⅢ在血凝与抗凝平衡中起重要作用。ATⅢ对多种凝血活性因子具有抑制作用,尤其是对因子 Ⅹa 和凝血酶,故有抗凝、抑制血栓形成的作用。如 ATⅢ 缺乏,易形成血栓。

使用 COC 的妇女,ATⅢ 浓度与活性明显降低。雌激素主要是通过降低 ATⅢ 活性,使凝血酶消耗减少而导致服药妇女的"促血栓形成倾向"(prothrombotic tendency)。据上海、香港的报告,服用复方避孕药后 ATⅢ 浓度与活性或有所降低,或无改变,但是未见因服避孕药发生血栓栓塞疾病。我国台湾的报告也未发现服用避孕药增加卒中的死亡率。

纤溶系统的激活使纤溶酶原转变为纤溶酶。雌激素可以激活纤溶系统,服甾体避孕药妇女纤溶酶原活性增强,而纤溶抑制剂浓度降低,这样以抗衡促凝因子的增加。由此可见,雌、孕激素在增加凝血因子的同时,也可能增强纤溶系统活性。有研究指出静脉壁纤维蛋白溶解活性在服 COC 5 年以上妇女与每天吸烟>10 支的妇女中比未服药妇女均有显著降低。

Quehenberger 与 Winkle 分别报告了使用含第三代孕激素的复方避孕药对血凝止血系统的影响。用药后可见凝血因子Ⅶ活化因子(cFⅦa)及抑制血凝的血浆蛋白 S 活性与血栓调节素(cTM)降低;并发现活化作用的标志物凝血酶原片段 F1+2 及纤维蛋白分裂产物 D-dimer 及蛋白 C 活性均增加,提示血凝活性与纤溶活性均有所增加。结论认为这些配方均使激活因子增加,抑制因子水平降低,因而使血凝-纤溶平衡移向促进纤维蛋白产生与纤维蛋白降解。Winkler 的研究还证实同时刺激促凝因子。体内反映凝血活性的反应产物包括凝血酶抗凝血酶Ⅲ复合体(TAT)、凝血酶原片段 F1+2 增加;抑制抗凝的参数,仅蛋白 S 浓度及活性降低。而反映体内纤溶活性增加的产物有纤溶酶-抗纤溶酶 2 复合物(PAP)与纤维蛋白原降解产物。测定 tPA 与 PAI-1,表明纤溶活性增加,纤溶抑制作用的阈值也增加。结论认为复方制剂对止血系统有平衡作用。

全国服用长效避孕药 5 年以上妇女 2600 例的临床检查,未发现血栓栓塞病。服药 102 例与对照组间 7 项血凝参数测定,结果均在正常范围之内,两组间无统计学的显著性差异。

目前认为亦不能轻视孕激素的影响。Fahmy 对 30 例埃及妇女的研究,使用 DMPA15 个月后唯一的显著性改变为 ATⅢ 降低 11%,并未表明有血栓形成前状态。Meng 评价了 42 例中国妇女连续注射复方庚炔诺酮 1 年的血液学参数。与对照组相比,因子Ⅹ和 ATⅢ 活性随每月药物注射发生进行性和明显的降低,用药 12 个月以后,分别降低约 14% 与 20%,但其临床意义尚难确定。皮下埋植 Norplant,由于释放的 LNG 剂量小,使用 6 个月后,除因子Ⅶ略有升高,ATⅢ 略有下降外,其余均无变化。故缓释低剂量孕激素对机体全身影响很小。Kuhl 认为孕激素对血凝参数的影响取决于孕激素类型、剂量、是否有雌激素存在、用药途径及使用期限。单纯孕激素对凝血与纤溶的影响很小。

总之,从凝血与纤溶系统改变,或从流行病学调查,显示甾体激素避孕药中的雌、孕激素类型、剂量、用药途径不同,对机体凝血有不同的影响。而机体在凝血与抗凝系统之间,总是产生一种平衡。炔雌醇超过 50μg 的配方,能增加某些凝血因子含量与活性,并使 ATⅢ 活性降低,使机体处于高凝状态。目前应用低剂量的雌、孕激素配方,对于血凝的影响可减少至最小,从而降低栓塞危险。停用避孕药后,血凝参数的改变即可恢复至正常。

三、心血管系统的影响

对心血管系统的影响是使用甾体避孕药的主要顾虑。30 多年前当口服避孕药上市后不久,即有关于其使用与心血管疾病关系的报告,包括卒中、心肌梗死与静脉血栓栓塞的病例。20 世纪 70 年代中期由于流行病学调查的报道,引起了人们的恐惧而曾影响了避孕药的广泛应用。随之而来的是意外妊娠与人工流产率的明显增加。近 20 余年鉴于甾体避孕药对心血管的不良作用报告,其含量、配方及使用范围都发生了变化,复方片剂中的雌激素已减为每片 30~35μg,孕激素剂量亦相应下降。并且随着孕激素对脂代谢影响的进一步了解,不断开发合成新的孕激素。从第一代孕激素(以炔诺酮为代表)到第二代(左旋炔诺孕酮),直至第三代孕激素(去氧孕烯、孕二烯酮、炔诺肟酯),其孕激素活性增强而雄激素活性降低。20 世纪 80 年代后期进行了几个较大的流行病学调查,探讨现用的低剂量 COC 对心血管疾病的可能影响,主要是静脉和动脉病变,包括静脉血栓栓塞、心肌梗死、卒中和高血压。其结果从 1995 年陆续发表。具代表性的有 WHO 国际性研究、跨国研究(transnational study)、英国全科医生研究数据库(GPRD)及荷兰对服 COC 妇女发生血栓栓塞 Leiden 因子基因突变研究(简称 LETS)等 4 个。多数结论认为 COC 与心血管疾病危险增加有关,而且含第三代孕激素的 COC 血栓栓塞的发病危险比含第二代孕激素者反而高。这些结论引起了第二次避孕药恐慌,仅数月间由于 COC 使用的下降,使人工流产率增加 11%。专家们审慎地重新分析了数据,并补充了大量新的研究材料和证据,使人们对第三代 COC 有一个正确的认识,更趋客观和全面。

(一)静脉血栓栓塞(VTE)

最早在 1961 年首次报告一名 40 岁妇女服用 Enovid (每片含炔雌醇 3 甲醚 150μg 与异炔诺酮 10mg)发生肺栓塞。此后进行了一系列病例-对照研究探讨静脉血栓栓塞与复方口服避孕药的关系。这些研究包括了不同的静脉血栓栓塞情况——致死性或非致死性;特发性或继发于手术、创伤或感染;肺栓塞或深部静脉栓塞或两者兼有。其相对危险度为 2~11。亦有少数队列研究,其观察结果与病例-对照研究结果一致。到 1970 年左右,普遍同意本症的危险与雌激素剂量有关,认为应停止使用含高剂量雌激素的复方避孕药。并且逐渐认识到仅含炔雌醇 30μg 的制剂亦同样可以有效地抑制排卵,最近更将炔雌醇减到 20μg/d,并且随着近年复方避孕药制剂剂量与成分的改变,倾向选用于年轻无心血管疾病危险因素的妇女,对于静脉血栓栓塞发生的危险应有所降低。

在 WHO 的多中心研究中(1995 年),分析发现使用口服避孕药发生静脉血栓栓塞的相对危险增高;雌激素剂量降低的配方使静脉血栓栓塞危险倾向降低。该研究并发现 COC 中的孕激素成分影响静脉血栓栓塞的危险性。含去氧孕烯(DG)或孕二烯酮(GSD)的制剂,发生血栓栓塞的危险比含左炔诺孕酮(LNG)的制剂高2~3倍,与该类孕激素在脂代谢参数方面有益的作用相矛盾。该结果又由另两项研究证实。

在这些结果发表之后,有学者对于上述结论表示异议,认为含第三代孕激素的配方发生静脉血栓栓塞危险增高的研究中,不能除外偏倚或混淆因素。例如对已知有静脉血栓栓塞可能或其他心血管疾病高危因素的妇女,医师更倾向于优先给予含第三代孕激素的制剂;由于持续的选择过程,易感者已被剔除,而留下的为"健康使用者效应",这些均可能影响危险性的估计。德国Heinemann认为这些结果完全可能因为开处方时的倾向及对静脉血栓栓塞鉴别诊断的偏倚造成。作者调查了102位医师与1209名患者及服药妇女,结果表明医师对肥胖、吸烟、酗酒、站立工作、深部静脉栓塞家族史等有高危因素妇女,更多地给予含第三代孕激素避孕药的处方。以后又有许多学者专门研究了第二代和第三代COC引起VTE危险的差异,发现在除外一切混淆因素后,两者之间危险没有差异。结论认为所有低剂量COC,不论其孕激素类型是什么,均VTE的危险增加。但妊娠、长期卧床制动及近期外科手术引起VTE的危险比使用避孕药大得多,而且纵观全球,育龄妇女患VTE危险很低,因使用复方避孕药造成的额外危险极小。在开始给避孕药之前,应仔细询问病史,对有VTE家族史、吸烟等高危因素的妇女,避免应用COC。

(二) 心肌梗死

在1980年以前的研究是基于高剂量复方口服避孕药制剂,表明总的心肌梗死(MI)危险性增加3~5倍。而且与吸烟及年龄有关。在吸烟又使用口服避孕药妇女中,35岁以前的心血管疾病死亡危险为1/万,35~44岁的妇女死亡危险增加到1/2000,但在不吸烟妇女中危险为1/6000;超过45岁服用避孕药吸烟或不吸烟妇女,该相应数字分别为1/550及1/2000。因此,对于超过35岁的吸烟妇女,应禁用COC。但对于不吸烟的年轻妇女,则不必列为禁忌。

在WHO(1995年)的研究中,COC发生心肌梗死的相对危险明显增加。危险度与吸烟、高血压史及是否经常检测血压明显相关。其中吸烟对于心肌梗死为一独立危险因素,如果吸烟同时服用避孕药,则产生显著的协同作用。如果妇女·年轻、不吸烟、无高血压史及其他危险因素,又能经常测量血压,则服用避孕药不增加急性心肌梗死的危险性。波士顿药物监测规划协作组对心肌梗死的研究表明,与含LNG的复方避孕药相比,含有DG与GSD的复方避孕药发生急性心肌梗死校正后的相对危险为0.7(95% CI:0.1~5.6)。在所观察的60万妇女中,仅有14例急性心肌梗死的病例报告。跨国研究(transnational study)评估低剂量GSD复方避孕药发生心血管疾病的病例-对照研究中,在欧洲6个中心,与使用第二代孕激素的复方避孕药相比较,第三代孕激素避孕药使用者其发生急性心肌梗死的校正危险为0.36,与现在不用避孕药妇女比较的相对危险为1.1;而使用第二代孕激素避孕药与现在不用药者比较的相对危险为3.1。从这些资料表明,在服用含第三代孕激素的复方制剂中,发生急性MI的危险性较低。

(三) 卒中

脑血管意外(卒中)有两类,即出血性卒中与缺血性卒中。在年轻妇女中前者更为常见。应用较老的高剂量复方避孕药,发生出血性卒中的危险加倍,而栓塞性的缺血性卒中危险增加数倍,总的死亡率大约为1/10 000妇女·年,而非致死性卒中的危险为2~4/1000妇女·年。英国牛津计划生育协会的研究观察,在使用含有雌激素小于50μg的复方口服避孕药妇女中,未见卒中发生。而英国另一个队列研究,则见到孕激素剂量与脑血管病变及心血管病变相关,尤以前者为著。

WHO(1996年)的多中心研究中表明,在发展中国家现使用COC妇女发生出血性卒中的危险有轻微增加,相对危险为1.76,但欧洲资料则不明显:然而年龄为重要因素,<35岁妇女服用避孕药,对发生出血性卒中的危险没有影响。>35岁妇女服用避孕药,危险性大于2.0。主要是那些未发现高血压或高血压未经治疗的妇女服用避孕药,其卒中危险性明显增加。吸烟者高于不吸烟者,若妇女同时还有高血压史,则危险更明显。既往曾用避孕药者,雌、孕激素含量及孕激素类型均不影响出血性卒中的危险。该研究对缺血性卒中的分析,认为现正服用复方避孕药妇女发生缺血性卒中危险性,比不服避孕药妇女增加近3倍(RR=2.99),但在没有高血压与不吸烟的年轻妇女中,危险性较低。吸烟并正服避孕药的妇女,对卒中发生危险是协同作用,联合的危险大于两者单独作用的乘积。高血压史或使用避孕药后发现的高血压,发生缺血性卒中的危险是无高血压史妇女的3~4倍。服用高剂量雌激素避孕药发生卒中的危险(OR=5.30)是低剂量避孕药的3倍;现服避孕药时间长,则危险值亦相应增加。综合所有卒中与COC药的关系,不服避孕药妇女卒中的发生率为4.8/10万妇女·年;服炔雌醇<50μg的避孕药者,其发生率为6.7/10万妇女·年;炔雌醇≥50μg者为12.9/10万妇女·年,归因危险分别为1.9与8.1。所以结论认为卒中与现服避孕药有关的危险,可以通过使用低剂量雌激素的制剂来降低,特别是不吸烟、无高血压史以及服药期间血压不增高的年轻妇女。

我国沈和报告了北京地区参加上述WHO多中心研究的资料。在研究期间共收集脑血管疾病148例,其中出血性卒中79例(53%),缺血性卒中69例(47%),患者平均年龄39.9岁。结果分析提示,现服避孕药妇女发生脑血管意外的危险性为2.2,连续使用达24个月以上者与脑血管意外有较明显联系。脑血管病家族史、既往高血压史、现患高血压及现服避孕药均增加脑血管疾病危险。如控制35岁以上有高危因素妇女服用避孕药,将可减少归因于避孕药的卒中发生。

Petitti根据美国资料认为,低剂量雌激素不增加卒中的危险性。但肯定了避孕药与吸烟之间的相互作用。该研究为美国首次关于低剂量避孕药与卒中危险关系的研究,再次保证了健康育龄妇女使用现有的低雌激素剂量制剂在发生卒中危险的总体安全性。

专家们相信口服避孕药对大多数妇女是安全的,但是患高血压的妇女应尽量避免服用。年龄<35岁妇女可以感

到放心,服用 COC 并不增加较常见的出血性卒中的危险,即使发现的缺血性卒中危险性有很小的增加,但亦多限于有高危因素的妇女,对不吸烟且无高血压的妇女中,基本可以不必顾虑。

(四) 高血压

数项研究证明 COC 可使大多数妇女血压升高。服用 COC 5 年,妇女约 4%~5% 将发生轻度高血压;而相比之下,不服避孕药妇女中,高血压患病率约为 2%,且既往妊娠期高血压疾病史并不是危险因素。年龄、肥胖及家族高血压史均为高血压的独立危险因素。由于服用 COC 而引起的血压升高有统计学意义,但是无临床重要性。

2002 年 6 月在加拿大蒙特利尔召开的第 11 届世界人类生殖会议上,Spitzer 作了关于第三代 COC 的安全性和应用指征的报告。结论认为:关于 VTE,不论何种 COC 均增加其危险,但第三代 COC 比较安全。服用前应详细询问病史及体检,除外 VTE 的高危因素,因其发生率极低,对大多数服药的育龄妇女 COC 是安全的。关于卒中,第二代和第三代 COC 之间没有差别,其绝对发生率非常低。至于心肌梗死,加拿大和英国联合分析了最近的 7 个流行病学调查,将所有数据汇总,涉及近 6500 名妇女,研究使用第二代与第三代 COC 使用者心肌梗死(MI)的危险性。结果显示第三代 COC 与不使用 COC 者相比,危险性没有增加;与第二代 COC 相比,OR 为 0.44,说明第三代 COC 对 MI 有保护作用。这是自 COC 引入以来近 40 年中首次始终如一地表明它具有保护作用,即对主要的动脉不良事件,服 COC 者比不使用者危险性更少。第二代 COC 有其一定适用人群,但对于年龄较大有 MI 家族史或不良心血管危险因素的妇女及坚持吸烟的妇女,以给第三代 COC 为宜。至于高血压患者,使用 COC 应慎重,不论第二或第三代,均应先降血压。

四、与肿瘤发生的关系

复方口服避孕药(COC)与肿瘤发生之间的可疑联系引起了公众极大的顾虑与争议,个例报告及一些调查的初步结果一发表,往往产生巨大压力,呼吁停止使用 COC,而极少全面权衡其可能的利弊。在 COC 与肿瘤间关系的研究工作,面临多种因素的干扰,造成困难。这些因素包括:①缺乏合适的动物模型;②肿瘤发病的较长潜伏期,从暴露致癌原至发生肿瘤约需 15 年;③年轻女性人群中发生恶性肿瘤的几率很低;④癌症发病为多病因学,如遗传、文化、地理、环境等因素都可能是致癌原。

在 COC 每种配方用于人体以前,都在几种动物种属中进行了广泛的临床前药理试验。这些动物研究往往是提出在一个种属或者其中一个种系的动物中有潜在致癌可能。但实际上不能从一个种系推论到其他种系,而且也不能将动物接触可疑致癌原的阳性或阴性结果推论到人。一个较突出的例子如长效醋酸甲羟孕酮针剂 DMPA,在小猎犬上发现可致乳腺癌,因而一直未能得到美国食品药物管理局(FDA)批准用于避孕。但直到在全球几十个国家应用了数十万例,并证明可用于子宫内膜癌的治疗,才于 1992 年获得 FDA 批准。

COC 与良性肿瘤的关系更加难说,因为某些良性病变可以是浸润性癌的前驱因素或早期病变,例如宫颈的非典型增生、子宫内膜增生过长及良性非典型增生的乳腺病。

另外,在研究方法中最常用的几种,包括病例报告、疾病患病率与倾向、病例-对照研究与队列研究。每种方法都有其特点,可以相互补充。但是必须指出的是流行病学调查只能发现两种现象之间可能存在某些关联,而不是因果关系,不能以原因来解释结果。由于设计方法、对象、定义标准及样本大小的不同常常得出矛盾的结果,需要读者仔细分析考虑。

(一) 乳腺疾病

1. 乳腺良性疾病 大多数文献报告甾体避孕药能显著降低乳腺良性疾病的发病率,包括纤维腺瘤、慢性囊性乳腺病。但是针对这一保护作用,存在一系列问题:①使用期限不同是否有不同反应?②组织细胞类型不同是否有不同反应?③复方避孕药中甾体类型、剂量不同是否有不同反应?

多数研究者认为使用 COC 两年可见良性乳腺病发病危险开始降低,并可持续四年。停服 COC 后该保护效应是否会继续存在则意见不一。Livosli 的研究表明,COC 降低纤维囊性乳腺病危险仅限于轻度或无上皮间变者,而对于有重度上皮间变者长期使用与从未使用 COC 者相比,危险无差异。他认为对于有癌前病变危险的乳腺上皮间变,使用 COC 无保护作用。但也没有证据表明使用 COC 使上皮间变程度加重。

2. 乳腺癌 乳腺癌为妇女最常见的恶性肿瘤。已经知道乳腺癌的几个主要危险因子,如年龄、遗传、产次、初产年龄、哺乳等。其中最主要的是雌激素对乳腺组织的内分泌影响。乳腺上皮内有雌、孕激素受体,当体内雌激素水平增高时,可能增加乳腺癌发生的危险。已有患前列腺癌男子长期使用外源性雌激素治疗而发生乳腺癌的报告。遗传因素对乳腺癌发病亦很重要,特别是有乳腺癌家族史。未产妇或初产年龄>34 岁者也增加乳腺癌的危险。

临床前或能检出前的乳腺癌常潜伏多年。Gullino 通过血管新生预测乳腺癌从增生过长到癌变的自然过程,估计乳癌细胞的倍增期约为 100 天。根据这个模型推算,乳腺癌的临床期是乳癌自然史中最短的时间。当然,问题是现实中肿瘤细胞并不以恒定的指数率生长,并且肿瘤中很大部分是由间质而非上皮组成。但是,这个学说亦有支持者。这样漫长的潜伏期促使人们特别关注外源性甾体激素对这些处于潜伏期病变的促进作用。

COC 与乳腺癌的关系,在以前的研究中多数认为使用 COC 四年以内与乳腺癌发生危险既无阳性相关,亦无阴性相关。Clavel 回顾了 22 个研究 COC 使用与乳腺癌关系的大的流行病学调查资料,还分析了三个前瞻性队列研究:皇家全科医师学会(RCGP)研究、牛津计划生育协会(OFPA)避孕药研究及 Walnut Creek 避孕药研究。其中只有在 RCGP 组的年轻妇女亚组中发现危险性有显著增高,其余均不增加危险。在 18 个病例-对照组的回顾性研究中,服 COC 与不服 COC 相比,经校正的总的相对危险度只有一组大于 1。这些结果提示,对于某些亚组妇女服 COC,可能增高乳腺癌的危险。

1986 年"肿瘤与甾体激素研究"是美国最大的研究评估甾体便用与女性肿瘤危险的组织。在 1980 年 12 月至 1982 年 12 月共有乳腺癌 4711 例。对照组为 4676 例。结论为与从未使用 COC 者相比,用 COC 者乳腺癌的相对危险为 1.0。长期使用(15 年以上)危险不增加,使用不同类型 COC 其乳腺癌危险亦无差异。第一次足月分娩前应用 COC、绝经状态或乳腺癌家族史、良性乳腺病手术史等均不增加危险。COC 中雌激素成分或孕激素种类不同,亦不增加危险。

WHO 的乳腺癌激素因素协作组(1996 年)收集了 54 个流行病学调查报告,共涉及 25 个国家 53 297 名乳腺癌妇女及 100 239 名未患乳腺癌妇女(对照)的资料进行汇总分析。该研究代表了约 90% 的有关 COC 与乳腺癌的流行病学调查研究资料。该组资料中 41% 的乳腺癌患者与 40% 未患乳癌妇女都曾用 COC。分析结果得到两个结论:首先,现在使用 COC 的妇女发生乳腺癌的危险有轻微增加($RR=1.24,95\% \ CI=1.15 \sim 1.33$),并在停药后 10 年内危险逐渐降低,即停药后 1～4 年 RR 为 1.16(95\% $CI=1.08 \sim 1.23$);停药后 5～9 年 RR 为 1.07(95\% $CI=1.02 \sim 1.13$)。其次,停服 COC 10 年后,乳腺癌的危险与从未服 COC 的妇女相同($RR=1.01,95\% \ CI=0.95 \sim 1.05$)。该项分析的另一发现是,服用 COC 妇女诊断乳腺癌,与从未使用者相比,痛症倾向局限于乳房。停止使用 10 年以后,乳腺癌危险已不增加。其他如 COC 使用期限、首次使用年龄、COC 的剂量及类型对乳腺癌发生危险影响极小。发展中国家与发达国家妇女之间、不同各种族妇女之间服用 COC 与乳腺癌发生危险均无明显差异。

最近 Marchbanks 发表在新英格兰医学杂志的报告,调查了 35～64 岁妇女,共有乳腺癌 4575 例和对照组 4682 例。结果现用 COC 者的相对危险性为 1.0(95\% $CI=0.8 \sim 1.3$),曾用者的 RR 为 0.9(95\% $CI=0.8 \sim 1.0$)。RR 并不因使用期限的延长或雌激素剂量的增高而增加。有家族乳腺癌史或较年轻开始服用 COC 者,乳腺癌危险并不增加。

从 1960 年开始使用激素避孕药以来,迄今估计已有 2 亿妇女服过或正在服药。长期以来,在这些有关 COC 与乳腺癌关系的研究中均无一致结果,争议始终存在,研究也在继续。

(二) 宫颈癌

宫颈癌占女性生殖器恶性肿瘤总数的半数以上,其死亡率为女性恶性肿瘤死亡的第 1～2 位,虽然由于普查工作的开展,发病率明显降低,但预防工作仍十分重要。

虽然关于 COC 与宫颈癌的关系已有很多研究,但由于混淆因素很多以及研究方法的不一致,至今仍无明确定论。造成这些分歧的原因大致可包括下列数方面:①组织学上对非典型增生与原位癌的诊断往往不能取得共识;②对于宫颈癌发病的最重要危险因素如初次性交年龄、性交频率、性伴侣数等不论在病例-对照或队列研究中均难以确切了解;③使用 COC 妇女比不服药妇女常更多地进行妇科检查,这样在不使用避孕药的人群中某些疾病不能及时发现报告而被低估;④定量性相对危险度的结果不一致;⑤某些报告使用"患病率",这些可能包括进入研究时已经患病的

患者;⑥存在性传播致癌原的混淆影响。如人乳头瘤病毒(HPV)及疱疹病毒 Ⅱ 型的致癌作用是宫颈癌的最重要危险因素,而在流行病学研究的设计分析中实际上往往不可能包括:

1. 宫颈癌前病变　宫颈鳞状上皮癌来源于宫颈鳞柱状上皮交界处。其发展过程是从正常→上皮单纯增生→非典型增生→原位癌→浸润癌。宫颈非典型增生包括原位癌统称为宫颈上皮内瘤变(CIN),属癌前病变。已证明宫颈存在性激素受体,COC 可以诱导宫颈增生,所以认为 COC 在宫颈癌发病中起一定的生物学作用。最初的随访研究发现服 COC 妇女宫颈非典型增生的发病率随使用时间延长而增加。Brisson 在加拿大的 338 例宫颈非典型增生、548 例原位癌及 612 例对照的病例-对照研究中,在调整了性生活、吸烟、HPV 感染等混淆因素后,发现长期使用 COC(≥6 年)患宫颈原位癌的相对危险为 1.9,而宫颈非典型增生的发生率无明显增加。新西兰健康研究组(1994 年)对使用 COC、IUD 或长效孕激素三种避孕方法之一的妇女随访 5 年,调整了性生活、初次生育年龄、吸烟等混淆因素,发现使用 COC 未增加宫颈非典型增生的发病率。

2. 宫颈浸润癌　COC 和宫颈癌之间的关系已经研究了数十年。因为疾病的根本原因尚不清楚,所以直至最近两者之间的关系还难以解释。现已证实所有宫颈癌必须存在有致癌性人乳头状瘤病毒。

过去的研究指出,COC 使用者有增加宫颈癌的危险性。Vessey 在牛津计划生育协会随访 10 年的队列研究中,有 6838 名服 COC 的经产妇女,对照组为 3145 名使用 IUD 的妇女。共发现 13 例宫颈浸润癌,全部在服 COC 组($P<0.05$)。COC 组中的非典型增生与原位癌总的发生率亦高于 IUD 组,但差别未达到统计学显著性。所有形式宫颈肿瘤的累积数据表明与使用 COC 期限显著相关,COC 使用者发生宫颈肿瘤的危险从使用 2 年时的 0.8/1000 妇女·年,至使用>8 年时的 2.2/1000 妇女·年,而在 1110 组在同一期间一直保持恒定,约为 1/1000 妇女·年。虽然这个研究由于缺少首次性交年龄、性伴侣数等数据而受到批评,但是这是一个大样本失访率极低的前瞻性研究,很有说服力。此后又有数个大的病例-对照研究,都证明了使用 COC 期限延长,增加宫颈癌的危险。Brinton 在中美洲 5 个地区亦进行了较大的病例-对照研究,调整各种混淆因素后,与未使用 COC 者相比,总的宫颈癌发生的相对危险,在使用 COC<5 年者为 1.2,使用 5～9 年为 1.4,使用 ≥10 年为 1.2。此数据不能排除 COC 对宫颈癌发生的影响,并且与 COC 使用年限可能有关。WHO(1993 年)在 9 个国家 11 个中心进行了大型病例-对照研究,共接纳 2361 例宫颈癌患者,其中 1060 例(44.9%)曾用过 COC,在对照中 40.6% 曾使用 COC。调整了年龄、地区、孕次及巴氏涂片次数后,结果表明曾用 COC 的妇女,宫颈浸润癌增加了 31%,现在长期使用者中危险性最高;年轻使用 COC 妇女中相对危险较高。但是同年丹麦进行的研究,使用 COC 者患宫颈浸润癌的相对危险为 1.6,虽比不用避孕药妇女有所增高,但无统计学显著性。

2002 年国际计生联的简报,在法国里昂按照国际癌症

研究机构的标准,对巴西、哥伦比亚、摩洛哥、巴拉圭、秘鲁、菲律宾和泰国的10份有对照的病例研究材料(8份为浸润性鳞癌,2份为原位癌)、对宫颈刮片中HPV阳性的妇女进行再分析,共有1676例患者,255例对照。结果HPV阳性的妇女中,应用COC少于5年者鳞癌或原位癌的危险没有任何相关性,OR为0.7。应用COC 5~9年者宫颈癌的危险增加,应用10年或以上者危险最高,OR为4.0。开始服用COC时的年龄与宫颈癌的危险没有显著关系。服用5年或更长时间妇女宫颈癌的危险到停用后15年消失。认为使用COC妇女中发生宫颈癌的数目很小,并且可以通过适当的普查使宫颈癌得到预防。

3. 宫颈腺癌 来源于宫颈管内柱状上皮的宫颈腺癌,其发生率远比鳞状上皮癌为低,但是预后差。从80年代中期,美国发现35岁以下妇女宫颈腺癌的发生率明显增加,并有继续上升趋势而引起关注,认为与使用COC有关。1984年有调查使用COC超过10年的所有宫颈癌28例中,23例(80%)为宫颈腺癌。Ursin对195例宫颈腺癌的调查,在调整了混淆因素后发现,使用COC者宫颈腺癌是未用COC者的2倍,最高危险发生于使用COC 12年的妇女。对含不同雌、孕激素配方的复方口服避孕药比较,发现雌、孕激素剂量增加与宫颈腺癌发生无关。

Thomas报告了使用长效孕激素(DMPA)与宫颈浸润性腺癌和腺鳞癌的危险,共239例腺癌,88例腺鳞癌,对照组2534例。结果发现曾用DMPA妇女发生宫颈腺癌的相对危险为0.75(95% $CI=0.51~1.11$),低于曾使用外源性雌激素或复方避孕药而未用DMPA者。结论认为DMPA作为避孕药使用4年以上不增加宫颈腺癌或腺鳞癌危险,甚至连续应用>12年亦不增加危险。作者认为COC与宫颈癌发生主要是与雌激素有关。

从较多研究认为COC可增加宫颈癌发生危险,其可能机制有两个方面:其一是激素的直接作用,宫颈上皮内有雌、孕激素受体。复方避孕药中的甾体激素可能影响子宫颈组织的正常生理过程。COC可刺激宫颈增生,并且颈管内膜比鳞状上皮含雌、孕激素受体量为多,因此对宫颈腺癌的影响比鳞癌为大。亦有可能COC使浸润前病变加速进展,或者对其他危险因素如疱疹病毒或HPV感染起启动剂作用。其二可能是通过间接影响。因为使用COC妇女倾向于有多个性伴侣、性传播疾病危险。HPV与宫颈癌的关系已被证实,研究发现有HPV感染者比无HPV感染者发生CIN的相对危险高,COC可使宫颈管外翻,从而使颈管内膜暴露至癌原而导致癌变。另有学者发现使用COC而有宫颈非典型增生的妇女,血清红细胞中叶酸水平降低,补充大量叶酸,可改善宫颈细胞涂片。

总之,目前认识倾向于认为使用COC可轻微增加宫颈癌发生危险,随使用时间延长而危险增加。但是不能排除研究方法与众多混淆因素的影响,必须强调在使用COC者中定期作宫颈细胞学涂片检查。

(三)子宫肌瘤

1. 子宫肌瘤 子宫肌瘤一般认为是雌激素依赖性肿瘤,月经初潮前罕见发生,绝经后可自然消退,妊娠期或外源性雌激素可以促使肌瘤生长。曾担心口服避孕药中的雌激素可能刺激肌瘤生长,20世纪70年代曾有治疗使肌瘤迅速增长的报告。但是文献中有关口服避孕药与子宫肌瘤发生危险的资料不多,大多认为两者无关。Ross的分析认为延长COC使用时间能明显降低肌瘤的危险。Parazzini的病例-对照研究,观察使用避孕药与子宫肌瘤危险的关系。分析1986~1990年间390例子宫肌瘤患者及1136例医院对照。有使用COC史的人数两组分别为20%与18%。与从未使用COC者相比,曾用COC者发生子宫肌瘤的相对危险为1.1(95% $CI=0.8~1.5$);使用期限与子宫肌瘤发生无直接关系,作者的结论认为使用COC与肌瘤危险之间无关。近年来孕激素在子宫肌瘤发病中的作用引起重视,研究证实孕激素可促进肌瘤细胞增殖,增强有丝分裂,参与细胞分化,并调节表皮生长因子的产生。临床试验证明GnRHa造成低雌激素状态所引起的肌瘤缩小作用可以被孕激素所抑制或逆转。总之,无论从生化、组织学及临床证据均支持孕酮在子宫肌瘤生长中起着与雌激素同样重要的作用。复方避孕药中雌激素成分在调节孕激素对肌瘤的这些作用至关重要。最新观点认为子宫肌瘤是一种单克隆良性肿瘤,是由子宫平滑肌细胞突变的单一肌瘤母细胞分裂增殖而成,受性激素与局部生长因子复杂的相互作用影响而促发。近年使用第三代强效孕激素的复方口服避孕药,对子宫肌瘤的影响如何,尚有待观察。

2. 子宫内膜癌 子宫内膜是一层对性激素有反应的组织,内源性甾体激素与其相应受体作用决定了它的组织学表现。正常月经周期的卵泡期,在雌激素影响下,内膜细胞增殖并进一步增加雌激素受体(ER)与孕激素受体(PR),子宫内膜呈增殖期变化。排卵后黄体产生的孕激素——孕酮,则可对抗雌激素作用,使ER含量减少,内膜的雌激素反应减弱。从增殖期转变为分泌期内膜。如果长期受到单纯雌激素刺激,ER增多,但缺乏孕激素的对抗作用,子宫内膜可发生增生过长或过度增殖,进而发展为子宫内膜癌。加用孕激素后,则可转变增殖内膜,防止癌变。显然,血循环中雌、孕激素的精细平衡以及它们和内膜细胞受体系统间的相互作用,对内膜生长产生显著作用。

在正常内膜中的ER与PR的理化性质,与子宫内膜增殖症(增生过长)、子宫内膜癌的ER、PR相同。某些内膜增殖症者的内膜中ER与PR含量均增高,并且60%~90%增殖组织中含有很高的PR水平。一般认为这是由于受到无对抗的雌激素刺激所致。用孕激素治疗,则可降低受体含量,特别是PR。已证明绝经妇女单纯给予雌激素,发生子宫内膜癌危险增加,且与用药剂量及治疗期限有关。加用孕激素有助于防止绝大多数内膜癌。Cambrell报告绝经后雌激素补充治疗的几组妇女,其中雌激素加孕激素治疗组内膜癌每年发生率为68/10万妇女,显著低于单纯雌激素治疗组每年410/10万妇女,甚至也显著低于不用任何激素组每年258/10万妇女。

1975年Silverberg与Lyon首次报告了服用序贯避孕药年轻妇女发生子宫内膜癌后,以后其他作者相继报道。从1973年至1976年止,Denver登记服避孕药发生子宫内膜癌病例,小于40岁者共30例浸润性内膜癌,其中20例为序贯制剂,9例为复方制剂,另1例不明。20例服序贯制剂中有 19 例是服用含炔雌醇 100μg、二甲炔睾酮（dimethis-terone）25μg 的序贯片。该类制剂是先服炔雌醇 1～16 天，然后服二甲炔睾酮 5 天。

由于缺乏人群总体的登记，故上述数字不能肯定使用序贯制剂妇女是否比总体人群发生子宫内膜癌更多，或由于使用 COC 制剂者子宫内膜癌发生率降低。由于 1976 年药厂已从市场主动撤出序贯型 COC，故不能进行进一步的流行病学调查。

现在使用的 COC 已与当初的序贯制剂在用法、成分与剂量方面不同。每片药物中加入强效孕激素，足以有效地对抗雌激素的刺激作用并防止过度增生。20 世纪 80 年代的几个病例-对照研究发现使用 COC 与从未服药妇女相比，发生内膜癌危险减少一半。Kaufman、Hulka 认为保护作用的强度与使用 COC 期限成正比，在 3 年时达高峰，但亦有不同认识。美国疾病控制中心分析了"癌症与甾体激素研究"的资料（1987 年）评估 COC 使用与内膜癌危险的关系。共 433 例内膜癌与 3191 例对照，研究的累积数据提示使用 COC 1 年、2 年及 4 年以上内膜癌危险分别减少 20%、40% 与 60%。停药 15 年后保护作用依然存在。他们估计在美国每年由于服用 COC 而约 2000 人可避免患内膜癌。这种保护作用有主要的公共卫生意义。WHO 的研究（1988 年）表明服用 COC，内膜癌所有三种组织亚型——腺癌、腺角化癌与腺鳞癌均可减少危险。然而对于停药后保护作用的强度及持续时间仍有不同意见。有的认为停用 3 年内保护效应明显下降，另一些认为停药后可维持 5 年。WHO（1988 年）提出停药后保护作用可延长到 15 年之久。

我国缺少使用序贯制剂的资料。口服避孕药问世之初即为低剂量的雌、孕激素复方制剂。关于其在国内对内膜癌的保护作用，需要进行大型流行病学调查研究。

（四）卵巢肿瘤

1. 良性卵巢肿瘤　在排卵周期中可能发生功能性卵巢囊肿——卵泡囊肿与黄体囊肿，由于其增大、破裂或出血常有时需要手术治疗。如果抑制排卵，功能性卵巢囊肿即不会发生。

早期多个研究表明服用 COC 可降低功能性卵巢囊肿的发生率。在波士顿药物监测协作项目对 25 000 名服 COC 妇女的调查中，发现 1.7% 出院诊断为功能性卵巢囊肿，而对照组则为 20%。调整后的相对危险度为 0.07。不服避孕药妇女每年因功能型卵巢囊肿住院患者为 38/10 万，而服 COC 者仅 3/10 万。因此推算每年每 10 万名服药妇女中有 35 人可免于因功能性卵巢囊肿住院。美国每年约 3000 名妇女可避免因此症住院。

Hoht 与 Lanes 的研究结论与之相反，认为现在低剂量单相片并不降低功能性卵巢囊肿发生的危险，而现用三相片的妇女，也不增加功能性卵巢囊肿危险。Lanes 的队列前瞻性研究，则认为高剂量 COC 有保护作用，使用较低剂量的 COC，对功能性卵巢囊肿的这种保护作用可能减弱。由于研究的病例数较少，仍有待积累更多的报告。

2. 卵巢癌　卵巢癌是妇女常见的恶性肿瘤，又系致死的主要原因。发病率约 1%～2%，早期诊断率低，半数诊断时已有转移，确诊后的 5 年存活率不到 40%。近年来虽

然手术的改进、化疗的进步，疗效仍不理想，故预防工作极为重要。是以 COC 对预防卵巢癌危险的作用引起重视。

关于 COC 与卵巢癌的关系，自 1977 年以来已有多个研究报道证实了 COC 有预防卵巢癌的作用，但目前所了解的 90% 以上为上皮性卵巢癌与 COC 的关系。Hankinson 综合了已发表的关于 COC 与卵巢癌危险关系的二十余篇文献，对 COC 使用与卵巢癌危险作了定量测算。总的曾用 COC 者发生卵巢癌的相对危险为 0.64（95% CI = 0.57～0.737），可降低 36% 的卵巢癌危险。发病随使用时间延长而降低，使用 1 年危险降低 10%～12%，使用 5 年后约降低 50%。在未产妇与经产妇中均可见到危险减低，并且在停用后至少可持续 10 年。

由于早期研究中样本小，未考虑其他与卵巢癌发病有关的危险因素如不孕、未产等，并且这些研究大多为使用六七十年代含有较高剂量雌、孕激素的 COC 配方，其抑制排卵与促性腺激素作用强于现用的低剂量。对于现有的低剂量 COC 是否亦有同样保护作用有人提出疑问。美国"癌症与甾体激素研究"的数据表明，这种降低卵巢癌危险的保护作用，在现用的低剂量配方中同样存在。服用含炔雌醇 35μg 或更小的 COC，发生卵巢癌的危险降低 30% 与 60%。而且即使使用数月，对 20～54 岁妇女可降低卵巢上皮性癌发生危险的 40%。不论使用何种配方，使用 5～10 年，这种保护效应均很明显，并在停用后持续较长时间。研究还指出，COC 对上皮性卵巢癌的主要四种组织亚型——浆液性、黏液性、子宫内膜样癌及透明细胞癌均可降低危险。对各种年龄、产次的妇女服用 COC，均有保护作用。这对公共卫生有重要意义。在美国估计由于服用 COC，每年可避免 1700 例卵巢癌的发生。我国上海卵巢癌病例-对照研究资料，服用 COC 妇女与未用者相比，相对危险度为 1.8（95% CI = 0.8～4.1），是唯一不同结论的报告。WHO（1989 年）有关卵巢癌与 COC 关系的研究中指出，对发展中国家如中国应用 COC，发生卵巢癌的危险性可降低 12%。我国北京（1991 年）与山东（1993 年）关于卵巢上皮性癌发病危险因素调查中，均未能发现服用 COC 对卵巢癌的保护作用，可能与病例中服用 COC 的数量少有关。

卵巢癌发病的内分泌学说有二：其一为"持续排卵"学说，认为重复的排卵造成卵巢表面上皮的微小损伤，而且还使上皮受到富含雌激素的卵泡液的刺激。口服避孕药通过抑制排卵而降低卵巢上皮性肿瘤发生的危险。其二是认为卵巢肿瘤发生与促性腺激素刺激有关，血浆促性腺激素水平升高，刺激卵巢上皮过度增生。COC 通过抑制垂体促性腺激素的分泌主要是中期 LH 峰，而降低卵巢癌危险。究竟这两种机制独立或联合起保护作用尚待探讨，但它提供了 COC 保护作用的生物学理由。

（五）肝脏肿瘤

1. 良性肿瘤　1972 年 Horvath 首次提出口服避孕药与分化良好的肝细胞瘤之间的可能关系后，次年 Baum 报道了服用 COC 的 7 名年轻妇女发生良性肝脏腺瘤。此后陆续有应用 COC 发生肝肿瘤的病例报告。组织学诊断包括局灶性结节型增生、腺瘤、错构瘤、单个性增生结节及局灶性硬变等。这些发生在年轻服避孕药妇女的肿瘤立即引起

巨大关注,因为 1970 年以前年轻妇女的肝肿瘤罕见。

Keifer 回顾文献在 1970 年以前此类患者不足 80 例。美国陆军病理研究所肝脏组及疾病控制中心计划生育评估科(1977 年)的病例-对照研究表明,随 COC 使用时间的延长,发生肝腺瘤危险增加,使用 8 年者相对危险可达 500。此外,27 岁以上服用高剂量 COC 者发生肝腺瘤危险最大。Nissen 与 Keifer 的研究发现有肝局灶性结节型增生者不发生肝破裂,而发生肝破裂的患者大多数为肝腺瘤。使用COC 而有肝腺瘤者(30/69)比不使用 COC 的肝腺瘤患者(6/27)容易发生破裂。共 11 例因出血死亡者中,3 例为恶性,8 例为良性。

良性肝肿瘤的临床表现为良性,但可自发破裂出血危及生命甚至可导致死亡。妇女肝细胞腺瘤较大,且服高剂量 COC 超过 4 年者,发生自发破裂的危险性最大。病变最初可能表现为无症状的上腹肿块,大多数患者主诉胃脘部或右上腹疼痛。有相当数量患者出现腹腔内出血与休克征象,似乎最易在月经期破裂。标准的肝功能试验对于诊断常无价值,因为多数无异常所见。CT、超声检查则可做出准确诊断。活检有可能引起大出血,因为这类肿瘤血管极为丰富,有一些死亡病例是发生在企图手术切除时。有多篇报告良性肝肿瘤在停用 COC 后可自然消退。所以对于无症状的病变,最佳、最安全的处理方案是停用 COC,采用非激素方法避孕,避免妊娠,等待病灶的自然消退。

2. 恶性肝脏肿瘤 口服避孕药与肝细胞癌关系的认识尚未一致。根据肿瘤发生在生育年龄;已证实 COC 与良性肝肿瘤有关以及甲基睾丸素类的甾体激素可在人类产生恶性肝脏肿瘤,故认为两者有所关联。在美国 1975～1980年诊断的肝细胞癌患者中服 COC 者比对照组多。Neuberger 对 50 岁以下无肝硬化而诊断肝细胞癌的 26 例患者,研究与 COC 的关系,其中 18 例曾服过 COC,服药时间的中位数为 8 年。病例-对照研究显示,从未使用 COC 与用 COC<8 年者比较,发生肝细胞癌的相对危险性并不增加;但服药≥8 年,相对危险度为 4.4(P<0.01);当排除乙肝病毒标志阳性的 4 例后,相对危险度增至 7.2。作者认为短期应用 COC 并不增加肝细胞癌的发生,长期使用则危险性增加。Oon 报告新加坡 35 岁以下女性肝细胞癌可见于 HbsAg 阳性者,回顾调查 236 例服避孕药的妇女中,24例 HbsAg 阳性携带者,其中 3 例发生肝细胞癌,提示乙肝病毒与 COC 可能有协同致癌作用。亦有作者如 Goodman等对 COC 与肝细胞癌关系持否定态度。虽在英国报告肝细胞癌发病有轻微增加,而在美国与澳大利亚使用 COC 情况与英国相似,但未见妇女肝细胞癌发病增加。

英国计划生育协会指出,即使 COC 可略增加肝细胞癌的危险,但绝对数很低。英国每年死于肝癌的妇女不超过5～12 例,与使用 COC 可防止每年因卵巢癌与子宫内膜癌而死亡的数百例权衡,认为不必修改现行的 COC 处方指征。我国未进行肝肿瘤与 COC 关系的流行病学调查,鉴于我国是乙肝的高发地区,除对于肝炎活动期有肝功损伤列为禁忌外,乙肝患者即使肝功正常者最好不用 COC。

(六) 垂体肿瘤

已证明血清雌激素水平可通过下丘脑-垂体而增加泌乳素(PRL)的分泌,对于 COC 可能改变这些神经内分泌的相互作用引起关注。离体实验表明雌二醇通过垂体泌乳素细胞上的雌激素受体(ER),可以调节垂体分泌 PRL 细胞的 mRNA。妊娠期雌激素直接刺激垂体泌乳素细胞产生与释放 PRL。随妊娠进展,由于血清雌激素浓度的逐渐升高,刺激泌乳素细胞使血 PRL 水平亦随之上升。此外,分泌PRL 的垂体肿瘤也有 ER,妊娠往往可使这些肿瘤增大。有人认为 COC 中雌激素刺激垂体泌乳素细胞而引起过多的PRL 分泌。持续的无控制的雌激素刺激,可引起泌乳素细胞的肥大与增生,可能引起垂体形成分泌 PRL 的腺瘤。基于这种关系,并且还发现育龄妇女垂体腺瘤发病率的增加,从而引发了不少关于 COC 使用与垂体腺瘤关系的研究,提出了不同的看法。

Shearman 研究了分泌 PRL 的垂体腺瘤发病原因。42例手术证实为垂体腺瘤的闭经/高泌乳素血症患者,其中30 例(72%)曾应用 COC。他认为 COC 中雌激素成分比正常月经周期或妊娠期雌激素的刺激作用更强,这种相对的高雌激素状态可能刺激隐性垂体腺瘤的生长。74% 的患者在产后短期、服用 COC 时或停用 COC 不久出现症状,这些情况提示雌激素可能促进原有病变的显性表达。同时,还有不少学者也报道了垂体泌乳素腺瘤患者中相当高比例的COC 使用者(70%～84%),引起了广泛注意。据报告美国15～29 岁的青少年女性使用 COC 的频率可达 37.6%,远比一般妇女使用 COC 为多,由于青少年女性垂体对雌激素的敏感性较高,故更应引起重视。

而另一些研究报告得出不同结论。包括 Coulam 与Maheux 的研究认为垂体腺瘤发生率的上升主要是由于诊断水平的提高,包括放射技术与内分泌测定的改进,而与服用 COC 无关。PRL 腺瘤发生率增加与 COC 的使用纯属机遇,COC 并不增加垂体腺瘤发生危险。美国垂体腺瘤研究组(1983 年)进行了大规模的多中心病例-对照研究,显示使用 COC 并不引起垂体腺瘤发生危险的增加。Shy 的病例-对照研究认为,口服避孕药本身诱发垂体腺瘤的可能性极小,但对于月经不规律而服用 COC 妇女,很可能原已有未诊断的垂体微腺瘤存在,服 COC 后使之显性化。

Fahmy 对 11 例高泌乳素闭经妇女,用复方雌、孕激素制剂(loestrin 30)作为激素补充治疗(ERT)共 3 个月。认为避孕剂量的雌、孕激素治疗高泌乳素闭经妇女,对垂体仅有中度而非进行性的刺激,但偶尔可发生垂体腺瘤的过度生长,因此治疗时必须监测。有相对较高 PRL 水平的妇女应特别注意。可考虑同时应用低剂量的多巴胺激动剂以防止雌激素可能引起的肿瘤生长。Corenblum 使用溴隐亭治疗无效的高泌乳素血症,包括特发性高泌乳素血症 19 例、垂体微腺瘤 18 例、巨腺瘤 1 例。应用外源性雌、孕激素周期治疗及 COC 治疗。结果表明使用外源性雌激素,不论是生理性替代剂量或是低剂量 COC,从临床、生化及放射学检查均未证明与肿瘤生长有关。对特发性高泌乳素血症或垂体微腺瘤的良性稳定的自然病史,没有表现任何不良影响,但对巨腺瘤尚需进一步观察。

(七) 滋养细胞疾患

滋养细胞疾患在清宫后需要严密监测随访,特别是

hCG 水平的测定,以便及早发现有任何恶变可能。一般要求患者认真避孕至少一年,以免在此期间发生妊娠而混淆诊断。

对葡萄胎排空后应用 COC 问题,近年又有重新评价。最早 Stone 认为葡萄胎后 hCG 未转为正常前如应用口服避孕药,使滋养细胞疾患需要化疗的危险性增加 1 倍。并且即使不需使用化疗者,口服避孕药能阻止 hCG 水平的下降。Berkowitz 则认为使用 COC 不增加侵袭性病变的危险性,而且不论应用激素或非激素避孕,平均 hCG 消退时间无显著差异。这两种相反的结果引起了进一步的研究。Yuen 及 Morrow 对葡萄胎患者做前瞻性观察,结论认为葡萄胎排空后使用含炔雌醇 $<50\mu g$ 的复方避孕药,既不影响 hCG 持续时间,也不增加侵袭性并发症的机会,使用复方口服避孕药对 hCG 消退并无影响。Deicas 的观察发现,在发生葡萄胎以前的避孕方法,与妊娠滋养细胞肿瘤的发生无关。比较葡萄胎排出后使用 COC、屏障法避孕、IUD 及未避孕者。认为葡萄胎清宫后使用 COC 避孕比较有利。其机制之一可能因为口服避孕药抑制了垂体的 LH,减少了 LH 与 hCG 的交叉反应,避免了假性 hCG 升高而造成的不必要化疗。

根据现有资料,可以认为葡萄胎排空后,在随访期间使用含炔雌醇 $<50\mu g$ 的口服避孕药是一种安全有效的避孕方法。

五、对子代的影响

(一) 短效口服避孕药

自激素避孕药问世以来,对于口服避孕药使用是否会增加子代先天畸形的危险一直存在争议。尤其早期流行病学调查认为避孕药可以引起某些先天畸形,成为使用者的顾虑。几十年来曾进行了许多流行病学调查研究,但是结论不一。早期认为甾体避孕药可引起先天畸形的调查,多采用回顾性病例-对照研究方法,在研究设计上有一定缺点,容易产生偏差。Bracken 对 12 个前瞻性队列研究进行了综合分析。暴露组为末次月经后或受孕一个月内服用口服避孕药的妇女;对照组为未用避孕药妊娠妇女,也包括末次月经前停用避孕药者。结果先天畸形的相对危险为 0.99(95% $CI = 0.83 \sim 1.19$),认为在口服避孕药使用与出生缺陷之间没有联系。此结果与绝大多数设计较好的病例-对照研究一致。近年来随着流行病学研究方法的改进和资料的积累,以及药物致畸机制认识的深入,对于口服避孕药与先天畸形关系的认识比较一致,认为临床应用剂量的口服避孕药无明显的致畸作用。

我国潘丽等对服用口服避孕药 1 号 5 ~ 15 年健康农村妇女进行了外周血淋巴细胞微核出现率的观察,这是测定染色体损伤的一种细胞遗传学方法。结果长期服药妇女与对照组之间微核率无显著差异,表明长期服用一号避孕药不会损伤人体染色体。

停用短效口服避孕药后生育力多立即恢复,停药第一周期即有 70% 的妇女恢复排卵,3 个月内达 90%。根据甾体避孕药的药代动力学,停药后药物对胎儿则无影响,出生婴儿畸形发生率并不增加。发达国家应用 COC 作为首选的避孕方法,认为对子代没有影响,停药后即能妊娠。近年

来生殖医学的发展,很多 IVF 中心在促排卵前应用口服避孕药 1 ~ 3 个月抑制排卵,以便其后的刺激排卵周期时可以有更多的卵泡发育成熟,一次取卵的数目增多,增加妊娠机会。妊娠早期意外服药,据调查分娩的婴儿畸形率并不比未服药者高,但结合到我国的具体情况,顾虑药物的可能影响,可以考虑终止妊娠。我国既往对于避孕药后妊娠问题,一直主张停药后 3 ~ 6 个月才可以怀孕,主要是根据长效避孕药中雌激素的积蓄作用,对于短效口服避孕药,没有必要停药后等候 3 ~ 6 个月再妊娠。因此,对于停用短效复方口服避孕药的妇女,可以劝告立刻妊娠,更没有必要因此而行人工流产术。

(二) 长效口服避孕药

我国所特有的长效口服避孕药在国家"六五"攻关课题中,曾对服药 5 年以上妇女及停药后出生儿童进行了姐妹染色单体交换率(SCE)的观察,其 SCE 率与对照组相比,均无显著性差异。故认为现用合理临床剂量范围内,对长期服药妇女体细胞不构成潜在遗传学危害。对 527 名服药妇女所生子女进行生长发育与异常情况的观察,结果四项生长发育指标与对照组均无显著差异;用药组的小儿异常情况发生率,与对照组相比亦无明显差异。但是妊娠而未停药组的小儿异常发生率明显高于已停药组。小儿异常包括智力低下、兔唇、腭裂。从而可见妊娠期继续用药显然是不恰当的。鉴于长效口服避孕药中长效雌激素在体内的积蓄作用,妇女在末次服药后 3 个月 70% 恢复排卵,停药 6 个月后母体内的外源性激素已完全排泄,故推荐停用长效口服避孕药后半年妊娠比较安全。

(三) 注射避孕针

以 DMPA 的研究报告最多。Carbone 与 Jordan 对鼠与兔子的研究表明 DMPA 无致畸作用。Duncan 综合报道 20 世纪 80 年代对狒狒妊娠期注射 DMPA 的实验,随访到足月,未发现生殖器异常,也未发现其他畸形。由于 DMPA 的极高避孕效果,因避孕失败而造成胎儿受药物影响的危险极小,迄今无证据表明使用 DMPA 妇女妊娠后有增加畸形儿的危险,甚至用 DMPA 保胎治疗中,也未见有致畸报告。泰国的研究提示,因偶然妊娠使胎儿宫内暴露 DMPA,可能增加低出生体重和死亡的风险,但由于极低的妊娠率,这种危险很小。

很多文献报道产后哺乳妇女给予 DMPA,由于 DMPA 不影响乳汁的量及成分,所以对婴儿营养与发育均无影响,也不影响儿童的青春期发育。因此母亲在孕期或哺乳期接受 DMPA 对孩子是安全的。

对其他长效避孕针的研究国内也有一些报道。对接受复方甲地孕酮注射针的妇女及其子代外周血淋巴细胞 SCE 的研究表明未见异常;伏晓敏观察了复方庚炔诺酮对小鼠骨髓细胞及胎肝血微核率的影响,结果表明无明显的遗传毒性效应。总之,从现有的研究资料看,不论哪一种注射避孕针在避孕剂量下,没有对子代产生危险的证据,尚需更多的前瞻性研究。

六、口服甾体激素避孕药的
非避孕益处

短效 COC 的问世被认为是 20 世纪的一次技术革命,

它不仅避孕高效,而且有许多非避孕的有益效应,提高了妇女的生殖健康质量和社会生活能力。因此,对于其非避孕益处值得加以总结。

1. 保护妇女生殖健康,适应现代生活方式 由于其包装的改进和服用方法简单,容易正确使用。而且除了健康咨询和检查外,不需要外科手术干预。与避孕套、安全期、禁欲或体外排精等方法相比,COC 与性生活无关,从而能增加夫妻间的性和谐、稳定家庭生活。COC 是女用的,妇女可以主动掌握生育意愿,保护女性生殖健康,提高妇女在家庭和社会中的地位,奠定女权的基础。特别值得提出的是,由于 COC 的避孕有效率几乎近 100%,实际应用中的意外妊娠率仅为 0~0.4% 妇女·年,使妇女得以避免因妊娠和分娩的死亡的危险。据统计世界上每分钟都有孕产妇死于妊娠并发症。

2. 预防异位妊娠 由于其避孕高效,正确服用几乎失败率接近 0,所以可以预防异位妊娠。不像使用 IUD,失败妊娠后异位妊娠的几率增加。

3. 防止缺铁性贫血 月经过多是一个重要的社会问题,是引起贫血的常见原因。COC 中的孕激素抑制子宫内膜增生,服药者子宫内膜菲薄,所以撤退性出血的血量很少。在一个随机对照研究中,客观地测量月经血量,发现 COC 可以减少月经血量 43%。

4. 预防子宫内膜癌和卵巢上皮癌 已如前述,据统计服用 COC 可以减少这两种癌症危险各 40% 以上,而且这种保护作用随使用时间延长而增加。但也必须指出卵巢癌的发生是一个复杂的因素,高危人群主要是未产妇、有家族史、基因突变等,不能完全以服用 COC 来概括。

5. 减少盆腔炎发生 综合 12 篇流行病研究报道,服用 COC 者与不用 COC 者比较,盆腔炎的发生率减少,RR 为 0.2~0.8。可能孕激素作用使宫颈黏液变为黏稠,形成栓子,不利于微生物上行。

6. 治疗功能性子宫出血和控制周期 对于月经周期不规则、出血量多且出血期长者,除外器质性病变后,可用 COC 控制周期,同时使血量减少,出血时间缩短。

7. 经前紧张症、痛经 COC 可改善症状和体征。各种 COC 由于所含激素类型不同,效果可能也有差异。针对个人情况选择不同的制剂。

8. 子宫内膜异位症 COC 是常用的治疗药物。Vessey 等报道用 COC 与未用者相比,内膜异位症发生率减少,RR 为 0.4,经量减少,疼痛减轻。卵巢内膜异位囊肿时,保守性手术加 COC 合并治疗,效果比单用手术好;以 COC 和 GnRHa 作比较,COC 的不良反应轻,治疗效果相似,价格便宜,但停药后内膜异位症容易复发。

(翁梨驹 雷贞武)

第七节 21 世纪避孕研究的展望

21 世纪的人口、经济、环境、社会、文化都会有很大的变更。对避孕节育技术的要求已经不是仅仅为了减少人口的暂时目的,而是为了世世代代生活所需的永久措施。当今的避孕方法已不能满足各类人群的需要,尤其是发展中国家妇女的需要,对现有的方法必须改进或开辟新的途径。正如洛氏基金会所提出,必须进行第二次节育技术的革命。第一次革命发生在 20 世纪 60 年代初,口服避孕药的问世,以及随后 30 年来各种甾体激素避孕药的针剂、埋植物、阴道环、宫内节育器的发展,使成千上万的妇女能够自己控制生育,从非意愿的生育重担下解放出来,参加社会活动。根据估计,在发展中国家避孕方法的使用者从 20 世纪 60 年代的 3 千 1 百万增加到了现在的 3.8 亿。由于现代技术的发展,总和生育率的下降在发展中国家尤为显著:总和生育率从 6.5 下降至 3.5 美国花了 58 年,印尼是 27 年,哥伦比亚 15 年,泰国 8 年,中国只有 7 年。随着总和生育率的下降、妇女劳动力的解放,社会经济的发展和人民生活水平的提高是不言而喻的。第一次节育技术革命所以成功,主要有三个因素:一是目标明确,解决人口问题;二是科学条件的成熟——生殖生物学,特别是内分泌学的发展;三是企业看到市场急剧扩大的机会,大力投资。为此,必须进行第二次节育技术革命方能出现新的气象。此外,20 世纪 90 年代世界人口与经济发展大会和妇女大会之后出现了新的形势和新的任务:男性参与和安全流产,预防性病(包括 HIV/AIDS)等生殖健康的问题。第二次节育技术革命必须面对新形势、新需求,开展研究。

新的避孕研究应向开发非激素、高效且不干扰性活动的避孕方法努力。随着基因组学、蛋白组学、转基因小鼠模型、DNA 测序和复杂蛋白质定性等技术的应用,将大大有助于人类对生殖奥秘的破译,并产生新的避孕策略。

由于现代细胞生物学和分子生物学的发展,对于卵巢的分泌功能,卵泡的发育和成熟,卵子成熟以及排卵的调节取得了新的认识,为寻找避孕途径提供了新的线索,可能成为今后 10~15 年中发展新方法的目标。

卵子成熟与排卵是经过一系列大脑-垂体-性腺阶梯式的信息反应,从通过大脑所产生的 GnRH,经局部血管的联系传递至垂体,产生促性腺激素 LH、FSH,加上卵巢本身的局部因素共同调节激素生成和卵子成熟。任何一个环节都可成为干扰卵子成熟、排卵从而控制生育的目标。包括 GnRH、激活素(activin)、抑制素(inhibin)、促性腺激素、性腺内旁分泌与自分泌因子等的受体和转录调节物(transcriptional regulator),需要进行大量的基础和应用研究,以求获得控制这些分子的药物。可以从自上而下各环节考虑。

(一)下丘脑——阻止 GnRH 的产生

GnRH 的表达是依靠某种组织特异的转录因子维持的。若利用某些的衍生物或特异抗体,可以阻断 GnRH 的作用。下丘脑产生 GnRH 是节律性的,这对于促性腺激素的分泌很关键。关于这个所谓"GnRH 脉冲发生器"的细胞和分子基础是什么目前尚不清楚。控制"GnRH 脉冲发生器"有无数的神经细胞和激素,通过单胺、神经肽、前列腺素、一氧化氮、性激素及皮质激素、甲状腺素、细胞因子和肽类生长因子等刺激或抑制 GnRH 的产生。如果能找到一种细胞特异的药物,控制 GnRH 节律性的产生,有可能成为一种新的避孕药。

（二）垂体

垂体若持续接触高浓度的 GnRH，或它的长效激动剂衍生物（超激动剂），初始是刺激升高，随后由于受体降调节而不敏感。长期用超激动剂可抑制 LH、FSH 的分泌，从而使性腺功能低下。目前市场上用以治疗早熟或肿瘤的类似药物，可以抑制生育，降低激素水平，诱发绝经后症状。如用超激动剂避孕，必须补充性激素。

其次是 GnRH 受体拮抗剂，它可以直接起抑制作用，但需要很大剂量。需要发展一种作用强、口服有活性的拮抗剂，可逆性地抑制性腺功能。用 GnRH 受体敏感的方法从化学或微生物库中筛选一些理想拮抗剂。

FSH 释放因子（FRF）是一小肽，在垂体只刺激 FSH，而不影响 LH。若能鉴定 FRF 是正常 FSH 生产所必需的小肽，那么它的阻断物可用于抑制生育。

激活素（Ac）是垂体所产生的二聚体肽类的生长因子，可能是维持 FSH 表达的关键因素。Activin 对 LH 影响很小。目前已发现有两个 activin 的拮抗物：抑制素（inhibin）和卵泡抑制素（follistatin）。抑制素是卵巢在 FSH 刺激下所分泌，以负反馈的信号抑制垂体分泌功能。follistatin 是卵巢局部产生，主要是阻断 activin 的作用。目前已克隆成功 activin 的受体，可能发展为干扰 activin 功能的小分子。但目前对 inhibin 如何阻断 activin 机制的作用尚不清楚。inhibin 和 activin 可以分解 FSHβ 和 LHβ 的转录，为这两个蛋白存在明显的细胞内调节途径提供了证据。

（三）卵巢

1. 卵泡发育　卵巢是一个非常独特的器官，具有成千上万的始基卵泡，绝大多数在妇女整个生命过程中死亡。从青春期的 40 多万卵泡到育龄期剩 400 多个。每次月经周期有一群卵泡在发育，但多数卵泡闭锁，而只有一个达到成熟排卵。有认为这是由于激素的调节。整个过程是处于严密的控制下发生。对它的分子基础尚不清楚。

2. 卵泡细胞的凋亡　卵泡闭锁是细胞凋亡的结果。在整个生殖生命过程中 99% 的卵泡是注定要凋亡的。1994 年薛人望对卵泡发育和凋亡提出了一分解的设想以及可以作为避孕干预的环节。他认为早期窦状卵泡细胞凋亡时，在最后被选为排卵前优势卵泡时是最佳避孕干预的时期。近年来的研究显示，促性腺激素、雌激素、生长激素、生长因子（IGF-1、EGF/TGFβ、-FGF）、细胞因子（IL-1）、一氧化氮等的协同作用能保持排卵前卵泡的存活。相反，雄激素、IL-6、GnRH 肽是细胞凋亡的因素。如果用卵泡存活因素的拮抗物或增加凋亡因素，均可阻断卵泡的继续成熟。最有前途的物质是 FSH 的阻断剂，如去糖 FSH 拮抗剂。FSH 受体是细胞外的片段（中和结合蛋白）。采用这种拮抗剂时必须补充生理性的激素补充疗法。认识卵泡选择的分子过程，将对避孕研究有影响。

3. 破坏排卵过程　排卵是成熟卵泡所发生的一系列关联的进程：减数分裂的再发生（第二次减数分裂）；卵丘膨胀、与颗粒细胞层脱离；黄素化开始；胶原溶解、纤维溶解，导致卵泡壁破裂，卵泡内容物排出。可以设想防止卵泡破裂但又不干扰黄素化和黄体生成的功能，即卵子不能排出故而避免受精，但保留了正常的激素变化。

LH 至少通过 3 个信号传递（signal transduction）的通道促使卵泡破裂，cAMP 依赖的蛋白激酶，PKC，钙/钙调蛋白依赖的激酶 Ⅱ。LH 高峰时诱发了前列腺素合成酶-2 基因（PGS-2），这是一种促使卵泡破裂的酶。如果可以抑制此酶，则排卵消除，但又不影响黄素化和甾体激素的合成。2009 年 Richards 等发现，细胞外信号调节激酶 1 和 2（extracekkular signal-regulated kinases 1 and 2，ERK1/2）在排卵前的卵泡中起重要作用。干扰雌性小鼠卵巢颗粒细胞的 ERK1/2 的信号通路，将使卵细胞减数分裂停滞，排卵抑制。

4. 减数分裂　减数分裂是性腺细胞特有的现象。干扰减数分裂的起始，使它发展到一种程度，即当卵排出时不能受精。减数分裂是可控制的。干扰减数分裂是一个理想的避孕方法的目标。在卵子周围的细胞表面含有一种物质——卵子成熟抑制物 OMI，在卵泡成熟时在某种刺激因素影响下，OMI 解除，生殖小泡（germinal vesicle）破裂，减数分裂再度发生。人卵泡液中含有一种 sterols 可以激活卵子的减数分裂。合成这类物质的类似物（拮抗剂）可以控制减数分裂的发生。对这种干扰基因交换过程方法的顾虑是，如果失败，这一卵子形成的胚胎是否会受影响。

5. 颗粒细胞特异的靶点　针对颗粒细胞 FSH 受体可以干扰卵泡的发育过程，但会出现雌激素水平降低，会对骨密度和心血管有影响。阻断 FSH 受体必须同时补充性激素。目前一种新一代的具有组织选择性的甾体受体激动剂，如 raloxifene，可能成为避孕药。但对有些问题目前尚不清：阻断 FSH 对颗粒细胞的作用必须是作用于受体的药物，从细胞表面到核之间的中间过程、卵巢对激素反应的基因等方面，若能清楚些这问题则有可能发展一种特殊的物质，分离出雌激素合成与卵泡发育所需的基因物质。

6. 卵巢特异的基因转录　近 10 年因对一些激素受体的克隆和鉴定，有助于理解这些生殖激素的作用机制。对于卵巢内某些新的激素依赖的转录因子在卵泡、黄体和卵子中的表达和作用是当前生殖研究的热点，发现甾体激素所属的蛋白质有 50 多种。他们的结构相关，但许多尚未确定相应的配体。最近发现与甾体激素受体有关的物质，如褪黑色素（melatonin），其转录是通过孤儿受体 RZR 起作用，褪黑色素加上孕激素可成为一种新型口服避孕药。

核受体 SF-1 又称甾体生成因子，在生殖细胞生成中起调节作用。这一受体本是甾体生成酶转录的调节因子。目前认为它对性腺发育有更多的中枢影响。关于 SF-1 的生物学已有显著的进展。在小鼠实验中 SF-1 蛋白在基因水平受破坏后，它的子代性腺将不发育，垂体也缺乏性腺细胞。以上研究说明对核因子的基础研究对于理解生殖功能的分子学起到很重要的作用。

7. 甾体激素受体　当前口服避孕药对性腺-垂体-下丘脑轴的作用已很清楚，但是仍可从新的发展水平认识甾体激素受体信息传递（signal transduction）途径。ER 和 PR 的克隆成功，可用这工具来分解 E 和 P 诱导的信息传递的途径。

近来的研究发现不同的配体诱导受体结构的明显改变。发现这些配体可以促进特异的蛋白-蛋白相互作用，从而调节基因的转录。雌激素和三苯氧胺（tamoxifen，ER-配体）诱发受体结构的改变和显著的生物效应。三苯氧胺功能是乳腺 ER 的拮抗剂,骨和心血管系统 ER 的激动剂,说明可以发展一些组织特异或过程特异的甾体激素调节物。需要对激素和生长因子,他们的受体和细胞内的信息机制的基础研究,以阐明生殖的神经内分泌和性腺的调节、基因治疗的途径,以及可能利用的生物合成的分子。

根据以上的研究动向,在卵子成熟和卵泡发育方向,在今后的数年中,可能寻找的避孕药的新途径,比较有希望的是 GnRH 脉冲式释放的机制,促使卵泡发育过程中细胞凋亡和卵泡闭锁的因素,寻找卵泡破裂的因素以及卵子成熟减数分裂再发生,从细胞和分子生物学水平弄清以上现象发生的机制,从而寻找阻断这些环节的物质。对这些环节的基础研究是寻找新途径的关键。在所有这些环节中最理想的是干扰排卵期卵泡的破裂。若能阻止卵泡破裂但又维持正常的卵泡细胞黄素化和分泌功能,应是最理想的途径。

(四) 受精后的干扰

排卵后卵子进入输卵管,在壶腹部受精,此时受精可以因各种干预而受阻:阻止精子进入壶腹部,过早的顶体反应,阻止精子与卵透明带的结合,改变透明带性质以阻止精子穿透,或者卵子过早衰老。一旦受精,受精卵将保留在输卵管内 72 小时。此时经过数次有丝分裂成为 8~12 细胞,在宫腔内游离 3~4 天,仍继续分裂达到桑胚期,然后形成胚泡。开始附着于子宫内膜。胚泡使内膜发生改变,增加血流,着床后滋养细胞侵入内膜上皮,间质经历蜕膜变化。着床始于囊胚附着子宫内膜,终止于内膜全部蜕膜化,与此同时胚胎滋养细胞开始分泌 hCG,维持黄体和孕酮的产生。

(五) 输卵管和子宫肌层的功能

动物试验发现,加速输卵管运转卵子可以减少植入的胚胎数目,正在发育中的胚胎过早的排出,因此不发生妊娠。但在人类并不如此,体外受精的胚胎虽在早期发育阶段也可以产生成活的胎儿。当胚胎进入宫腔后子宫肌层的活动发生改变,不是排出就是保留胚胎。由于人子宫形态的不同,不利排除也是一个原因。因此一种既能加速输卵管运转功能,同时又可引起子宫肌层的活动致胚胎排出,可成为一种有效的避孕药。

囊胚从输卵管到子宫的过程主要受卵巢激素的影响,还受胚胎所分泌的物质如 PGE_2、血小板激活因子(PAF)的影响。由于对这些分泌物质不清楚,还不能评估这种自然机制作为避孕的可能性。

减缓输卵管的运转将使受精卵保留在输卵管内,很不现实,因有引起输卵管妊娠的可能性。

(六) 抗着床药物

近年来又开展了选择性孕激素受体调节剂(SPRMs)。目前对着床的生理机制、与着床有关的各种因素的研究,以及寻找阻断着床的药物是生殖领域研究的热点。从实际意义上是为紧急避孕或常规避孕提供更多高效的避孕方法,大致有以下一些途径。

1. 以激素为目标的抗着床药物 大鼠和小鼠在着床前内源性雌激素发动了着床的机制。兔和金黄地鼠不需要 E_2,灵长类包括人,在着床前需要孕酮作用于子宫内膜。因此对于人类,孕激素是妊娠主要的维持激素。干扰着床、去除孕酮有 3 个途径:

(1) 孕酮合成的抑制剂:azasteue 或 epostane 可以使 80% 的 8 周妊娠流产。不利方面是这种抑制酶可能影响皮质激素的合成。

(2) 孕酮抗体主动免疫:主要的问题是无对抗的雌激素作用于内膜。需要在月经周期后一周补充与孕酮抗体无交叉反应的合成孕激素,以产生撤退性出血,不影响月经周期。这是当前有前途的研究目标。

(3) 孕激素受体调节剂:如米非司酮等。在排卵后着床前使用。它主要作用于内膜:米非司酮 10mg 在 LH 峰后 5~8 天使用可使内膜腺体与间质之间不同步而影响着床。在 LH 峰后 2 天用 200mg 可延缓内膜发育,从而降低生育力。

设想若用孕酮合成抑制酶与抗孕酮受体药合用可能更有效。抗 ER 与抗 PR 如合用可能增加效果。

2. 细胞黏附分子 着床开始时,胚泡附着于子宫内膜表面,需要一种细胞黏附分子。细胞与细胞之间的黏附与碳水化合物有关。某些种属(包括人)在着床前阶段内膜上皮有 H-type-1 抗原(组织型-1)的合成与表达。这抗原是受激素调节的。

整合素(integrin)是细胞黏附分子,研究发现,在人月经周期中子宫内膜上有 α 与 β 整合素亚单位;胶原酶(collagen-1),层粘连蛋白(laminin)的受体($α_2$、$α_3$ 与 $α_6$)主要存在于间质。Vitronection 受体($α_v β_3$)和整合素 $α_4 β_1$ 有周期性变化:α 逐渐增加,而 $β_3$ 只在 D_{20} 时突然出现,$α_4$ 在 D_{24} 下降。这些整合素的表达的变化可能确定子宫对胚泡着床接受性的期限。阻断或破坏整合素的表达有可能成为防止着床的特殊途径。

N-乙酰-半乳糖胺(N-acetyl-galactosamone)是另一种胚泡黏附有关的高分子糖蛋白,是人内膜腺体在着床最敏感时所分泌,被认为是着床最早阶段所需要的物质。

黏蛋白(mucin)是一种 O-联结的糖蛋白,存在于上皮细胞顶面(apical surface)。mucin 所占区域可延伸至细胞表面 200~500nm。高密度的 mucin 在细胞表面可以覆盖细胞膜。mucin-1(episalin)是其中之一,受雌激素刺激,受孕酮和抗雌素降调节。必须去除 mucin-1 才能使内膜接受着床。如使内膜发育与子宫接受胚泡之间产生一定程度的不同步,有可能发展一种避孕方法,但难度很大。如果想从 mucin-1 表达作为避孕的途径,必须设法使它过早减少或推迟降调节以达到不同步。

肝素结合的上皮生长因子(HB-EGF),与 EGF 受体结合,是角化细胞(keratinocyte)和成纤维细胞的分裂原(mitogen),它与 EGF 受体结合,大量存在于内膜腔上皮的基底层。在大鼠 HB-EGF 受孕酮调节,在子宫间质细胞表达,上皮细胞抑制,它与细胞蜕膜化有关。HB-EGF 是着床时子宫接受性与间质细胞增生的重要因素。它可以被抗孕激素阻断,可以成为一个好的避孕目标。

另外有两个新的黏附分子:trophinin 和 tastin。trophinin 是一种内在的膜蛋白,可以诱发自身结合。tastin 是胞浆蛋白,它的作用是使 trophinin 成为细胞粘连分子。这两个分子与细胞骨架有关。在猕猴发现在着床开始接受时滋养胚层和内膜层粘连。但对它们在着床时的功能尚需研究,可能成为干扰胚泡附着的避孕新途径。

3. 细胞因子/生长因子　近10年来,对生长因子、细胞因子的研究众多,其中主要是属白细胞介素(IL-1)一族,调节免疫系统。用突变小鼠族,或用一种特定细胞因子缺陷的转基因小鼠,所谓"敲除"基因,发现有些细胞因子也调节内膜功能。

白细胞介素1(IL-1),IL-1α、IL-1β、IL-1β分子量17 000道尔顿,人子宫内膜也有IL-1βmRNA。IL-1受体在黄体期高峰,IL-1β在子宫内膜蜕膜化时升高,能被内源性的抑制物"IL-1α-R"拮抗剂所抑制,在着床前期用IL-1R拮抗剂可以预防妊娠。

集落刺激因子-1(colony stimulating factor-1,CSF-1)是着床的重要因素,它调节和诱导另一细胞因子的合成。肿瘤坏死因子(TNF-α)在体外抑制人子宫内膜间质细胞的脱膜化过程。CSF-1与TNF-α的平衡对着床的正常进程很重要。人子宫内膜间质细胞在体外培养中,巨细胞CSF的分泌是孕酮依赖的。

白血病抑制因子LIF是38-67KDA的糖蛋白。人增殖期子宫内膜LIF mRNA与蛋白含量都很低,甚至没有,分泌期时升高,维持到月经来潮。人内膜细胞的培养中发现黄体中期时LIF分泌是高峰,相当于着床期。抗LIF可能发展成为一种特异的抗着床物质。

子宫内膜所分泌的一些生长因子,如VEGF、IGF-1、EGF、IGF结合蛋白,均受激素调节。人子宫内膜IGF-1,它的受体和IGF结合蛋白的1～4都存在于上皮细胞,其高峰出现在早、中分泌期。认为它们的变化是受胚泡的影响,是着床期很重要的因子,但目前有关的资料不多。

纤维细胞生长因子FGF促进血管生长,细胞生长、发育和分化。在小鼠破坏FGF的基因可严重抑制胚泡内胚层细胞的生长,使着床后妊娠失败。

总之,以上所提到的发展新避孕药的可能途径,尚处于设想或初级实验阶段。尽管已产生了LIF-R的阻断剂,但还有不少问题未解决。

(七) 抑制 hCG 的产生

用非肽类的拮抗物,阻断滋养层细胞GnRH刺激hCG分泌的作用。抑制早期hCG的产生可以引起早期妊娠的失败,而不干扰月经的周期性。

(八) 诱导黄体溶解

在灵长类诱导黄体溶解较困难。但对黄体调节的基础研究应给予足够的重视,有可能提供线索。

阻断黄体中孕酮合成(抑制酶azastene,epostan),可能成为溶黄体的药物。

总结以上抗着床的研究,最有发展前途的药物是选择性孕激素受体调节剂(SPRMs,除米非司酮以外,尚有onapristone、lilopristone和Ulipristal acetate等。法国Baulieu等已合成数十种类似化合物。其中的一个化合物具有影响于精子活动的功能。已有数种化合物在进行临床前研究或Ⅱ、Ⅲ临床研究。总之,选择性孕激素受体调节剂有很大发展前途,但需要深入基础研究。

人类生殖的基础研究为不断寻找避孕方法提供了新思路与新途径,这固然很重要,但面对当前新形势的挑战,如何对现有的方法进一步改进、推广也很重要。提高现有避孕方法的有效性、安全性、可及性和可接受性,也将是今后研究的热点。

(肖碧莲　黄丽丽)

参 考 文 献

1. Bonny AE, Secic M, Cromer BA. Relationship between weight and bone mineral density in adolescents on hormonal contraception. J Pediatr Adolesc Gynecol,2011,24(1):35-38
2. Dempsey A, Roca C, Westhoff C. Vaginal estrogen supplen during Depo-Provera initiation:a randomized controlled trial. Contraception,2010,82(3):250-255
3. Dinger JC, Heinemann LAJ, Kuhl-Habich D. The safety of a draospirenone-containing oral contraceptive:final results from the European Active Survillance study on oral contraceptives based on 142475 women-years of observation. Contraception, 2007, 75(5):344-354
4. Gerlach LS, Saldaña SN, Wang Y et al. Retrospective review of the relationship between weight change and demographic factors following initial depot medroxyprogesterone acetate injection in adolescents. Clin Ther,2011,33(2):182-187
5. Harel Z, Wolter K, Gold MA et al. Biopsychosocial variables associated with substantial bone mineral density loss during the use of depot medroxyprogesterone acetate in adolescents:adolescents who lost 5% or more from baseline vs. those who lost less than 5%. Contraception,2010,82(6):503-512
6. Harel Z, Wolter K, Gold MA et al. Inadequate vitamin D status in adolescents with substantial bone mineral density loss during the use of depot medroxyprogesterone acetate injectable contraceptive:a pilot study. J Pediatr Adolesc Gynecol,2010,23(4):209-214
7. Harel Z, Johnson CC, Gold MA et al. Recovery of bone mineral density in adolescents following the use of depot medroxyprogesterone acetate contraceptive injections. Contraception,2010,81(4):281-290
8. Jick SS, Hemades RK. Risk of non-fetal venous thromboembolism in women using oral contraceptives containing drospirenone compared with women using oral contraceptives containig levonorgestrel:case-control using United States claims data. BMJ,2011,340:2151
9. Kaunitz AM, Darney PD, Ross DSubcutaneous DMPA vs. intramuscular DMPA:a 2-year randomized study of contraceptive efficacy and bone mineral density. Contraception,2009,80(1):7-17
10. Meirik O, Lebetkin E, Shah I, et al. Provision of DMPA by community health workers:what the evidence shows. Contraception,2011,83(6):495-503
11. Schaffir JA, Isley MM, Woodward M. Oral contraceptives vs. injectable progestin in their effect on sexual behavior. Am J Obstet Gynecol,2010,203(6):545
12. Segall-Gutierrez P, Taylor D, Liu X et al. Follicular development and ovulation in extremely obese women receiving depo-medroxyprogesterone acetate subcutaneously. Contraception, 2010, 81(6):487-495
13. Seeger JD, DrPH P, Loughin J. Risk of thromboembolism in women Taking Ethinylestradiol/drospirenone and other oral contraceptives. Contraception,2007,110(3):587-593
14. Tsai R, Schaffir J. Effect of depot medroxyprogesterone acetate on postpartum depression. Contraception,2010,82(2):174-177

第四章

外用避孕药具和其他避孕方法

第一节　外用避孕药具

外用避孕药具，国外统称为"屏障避孕法"（barrier methods）。这类方法是用物理方法（机械阻挡）不让精子到达子宫内，或用化学制剂在阴道内灭活精子，或者两者结合，以此阻止精、卵相遇而达到避孕目的。

屏障避孕的历史悠久。早在公元前 1850 年古埃及人就用纸莎草、蜂蜜、碱和鳄鱼粪等制成栓剂，置于宫颈口和阴道内进行避孕。公元前 1200 年，希腊神话中克利特岛的米诺斯王使用山羊膀胱制作的护套防病。我国和日本古代的妓女曾用油性竹衣作为宫颈屏障。17 世纪英国医生 Condom 建议查理二世使用阴茎护套。避孕套因此被称作为"Condom"，一直至今。早期的避孕套用羊的盲肠制成，价格昂贵，仅在上层阶级中使用。直至 19 世纪中叶，橡胶工业的发展，避孕套、阴道隔膜和宫颈帽才进入寻常百姓家。然而，20 世纪 50 年代以来，由于宫内节育器、激素避孕药等一系列高效、简便的避孕方法迅速发展，屏障法曾一度遭到"冷落"。近 30 年，性传播疾病猖獗，尤以艾滋病令人恐惧。于是，屏障法又得到世人的重视。

常用的屏障法主要有男用避孕套、阴道隔膜、子宫颈帽、外用杀精剂（栓、片、膜和胶冻）、阴道避孕海绵、缓释凝胶杀精剂和女用避孕套。

新型外用避孕药具主要有女用避孕囊、女用帽和 Lea 盾等。这些屏障法尚需积累更多的临床资料。人们也正努力探索新型外用杀精药物和制作外用避孕器具的新材料。

一、常用的外用避孕药具

（一）男用避孕套

男用避孕套（male condom），简称"阴茎套"，是由乳胶或其他材料（如鱼皮、羊肠、麻或聚氨酯等）制成的袋状避孕工具，性交时套在男性阴茎上，阻断精液进入阴道，起物理性屏障作用。目前，国内外普遍使用的，主要是由乳胶制成的阴茎套。

阴茎套能避免性交双方外生殖器官及分泌物的相互接触，所以在很大程度上能预防 STI_S（包括人免疫缺陷病毒 HIV）的传播。第一次世界大战期间，为保持部队战斗力，一些国家提倡士兵禁欲、清洗阴茎和冲洗尿道等为主要预防 STI_S 措施，这种道德规劝和消极的预防措施效果甚差。第二次世界大战期间，这些国家军队便大力倡导使用阴茎套。20 世纪 90 年代，为防止 AIDS 的传播，阴茎套的使用再次受到全球重视。

1. 种类规格　我国生产的阴茎套有 3 种规格：大、中、小号，直径分别为 35mm、33mm、31mm。20 世纪 80 年代以来，因制作工艺改进，市场供应的乳胶阴茎套具有全透明、柔软、强度大、质薄、使用无异物感等特点，且品种繁多，可适合不同的需要。通常，按形状大致可分为：普通型、尖端膨大型、龟头型、凹凸型、波纹型等；按厚度大致可分为：普通型、薄型、超薄型（通常厚度约 0.05mm，有薄至 0.02～0.03mm 者）等；按是否含有药物可分为：普通型、双保险型（含杀精剂壬苯醇醚）、保健型（含抗菌消毒剂）等；按颜色可分为普通型（本色）、彩色型（青、绿、黑、红、淡红、乳白、紫罗兰等）；有的还分为干型（不含润滑剂）和湿型（含润滑剂）。

2. 适应证与禁忌证　阴茎套适用于各年龄段的育龄人群，尤其适合于新婚，患心、肝、肾等疾患的男性，变换措施尚处于适应阶段以及有可能感染 STI_S（包括 HIV）者。少数男性或女性对乳胶过敏者不适合用乳胶阴茎套；少数对杀精剂过敏者不适合应用双保险型阴茎套；少数男性阴茎不能保持在勃起状态者不宜使用阴茎套。

3. 使用方法　每次使用一个新套;初用时可选中号(直径33mm),如不合适,再换大号或小号;使用前,捏瘪避孕套顶端小囊,排出空气;将翻卷的避孕套放在阴茎头上,边推边套,至阴茎根部;射精后,阴茎尚未软缩前,按住套口与阴茎同时撤出。

4. 注意事项

(1) 每次性交都必须使用,性交开始时就必须戴上,不要等到有射精感时才用,因射精前常有少量精子随分泌物排出,易发生意外妊娠。

(2) 必须使用保存期内的阴茎套,一旦开封,就要使用,因乳胶制品暴露于空气、阳光下或在温热的作用下,强度容易减弱。

(3) 阴茎套前小囊是贮藏精液用,不要套在阴茎头上。

(4) 使用阴茎套时避免指甲或戒指刮、划。

(5) 通常不需加润滑剂(因包装时已加入润滑硅油)。需另加者,应使用水溶制剂类,如甘油、蛋清、K-Y胶冻等。

5. 有效率　综合国外研究,阴茎套在屏障法中是最有效的一种避孕法,正确而又持续使用(perfect use)第一年的意外妊娠率低于3/100妇女·年。含杀精剂的阴茎套避孕效果为99/100妇女·年。20世纪80年代上海市计划生育技术指导所对582例、使用期限6个月至26年的调查结果显示,有效率为93.64/100妇女·年。意外妊娠的主要原因是未坚持每次性交时应用,约占45%。普通型阴茎套如配合其他方法使用,如外用杀精剂、自然避孕法等,效果会大大提高,几乎与口服避孕药相仿。

关于阴茎套预防STIs与HIV的效果,国外的实验室研究和临床、流行病学资料显示:①将阴茎套放大2000倍,未发现有微孔;用电子显微镜放大3万倍(能观察HIV型微粒),甚至当阴茎套被扩张时,也未观察到明显微孔。对HIV等几种微生物的通透性实验,模拟性交性兴奋时阴茎套所承受的压力,进一步证实,完整的乳胶能防止HIV、疱疹病毒、B型肝炎病毒、巨细胞病毒和沙眼衣原体的通过。②男性使用阴茎套,STIs感染的相对危险度范围为0~0.51;女性相对危险度范围为0.11~0.87。对于某些女性来说,阴茎套提供的避孕作用可能不如阴道隔膜、阴道海绵和阴道套。这是因为,后三者是由女性自己控制的;另外,STIs造成的生殖区损伤不能完全被阴茎套覆盖。③阴茎套对男女双方都提供了预防HIV高水平的保护作用,未使用或未持续使用阴茎套,HIV的感染率是持续使用者的6倍;持续使用阴茎套,女性感染HIV的相对危险度范围为0~0.6。

6. 阴茎套的其他有利作用

(1) 少数女性对配偶精子或精液过敏,性交后发生风疹块或其他变态反应,阴茎套能避免这类过敏反应。

(2) 女性抗精子免疫反应的免疫不孕夫妇,应用阴茎套3~6个月,可使抗精子抗体滴定度降低,部分女性能因此获孕。

(3) 长期应用阴茎套,可预防宫颈间变,从而减少宫颈癌的发生。

(4) 妊娠晚期性交,使用阴茎套,可减少经宫腔感染的可能性。

7. 不良反应与并发症

(1) 影响性交快感。在一定程度上是心理性影响所致,如总觉得有"隔一层"之感。但在激发性欲过程中要有戴套过程,性交高潮射精后又须及时撤出,这些是人群中停用的主要原因。

(2) 某些情况下影响性交。有些中年以上男性,性功能趋于下降,佩戴阴茎套后勃起消失,很难在短时期内再次勃起。

(3) 皮肤刺激和过敏反应。较为少见,皮肤刺激多起因于芳香剂和润滑剂;过敏反应是乳胶中的蛋白导致。过敏反应可以在接触点(如局部刺激),也可以在远离接触点的部位(如鼻炎、结膜炎、哮喘等),极罕见者可危及生命(如平滑肌收缩、血压下降和呼吸困难)。现已知,使用乳胶避孕套与使用乳胶手套发生的过敏反应是同一种过敏原。

附:聚氨酯男用避孕套

20世纪90年代以来,一些新型的聚氨酯男用避孕套(male polyurethane condom)逐渐问世,并于1995年10月经美国FDA批准,投放市场。这类避孕套透明、无味,略大、不紧缩阴茎,很少过敏。与传统乳胶避孕套相比,在理论上还具有坚韧、耐热、抗湿、易贮藏,均匀度好、出现小孔的可能性小、不易受油性润滑剂损坏,贴近自然的外观和感觉,佩戴舒适,影响性快感的程度低等优点。临床使用,虽然破裂的发生率较高,但使用者反映比较满意。这类新型男用避孕套还需要积累更多的临床资料。

(二) 阴道隔膜

阴道隔膜(diaphragm),旧称"子宫帽"或"避孕帽",是一弹簧圈上覆一层乳胶制成的避孕工具,形如帽状。

阴道隔膜是1838年德国首先制造,20世纪50年代使用逐渐增多。国内20世纪60年代初开始生产,并宣传推广。总体而言,选用者不多。

阴道隔膜依其弹簧圈外缘直径毫米数分为7种规格(50、55、60、65、70、75、80),我国常用的是65、70和75号三种(图9-4-1)。

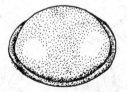

图9-4-1　阴道隔膜

1. 适应证与禁忌证　排除如下禁忌证后,均可选用阴道隔膜避孕:

(1) 阴道过紧,阴道中隔,阴道前壁过度松弛,子宫过度倾屈或脱垂。

(2) 阴道或盆腔急性炎症尚未控制,宫颈重度糜烂,泌尿道感染反复发作,习惯性便秘。

(3) 对乳胶或对杀精剂过敏。

(4) 使用对象或其配偶不能掌握放置技术。

2. 选配方法(图 9-4-2)

(1) 在排空膀胱后,做妇科检查。

(2) 检查者用手指测量后穹隆至耻骨联合后缘间距离。

(3) 根据测量长短,选配直径相当的阴道隔膜,进行试放。

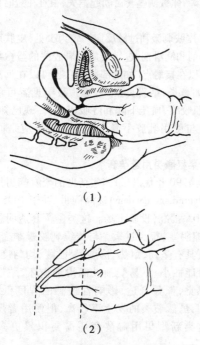

(1)

(2)

图 9-4-2 阴道隔膜选配方法

3. 使用方法

(1) 使用前将避孕药膏涂在隔膜两面及弹簧环周围。

(2) 取蹲、坐、半卧或一足踩凳的站位,两腿分开。

(3) 一手分开阴唇,另一手大拇指、示指和中指将隔膜弹簧环捏成椭圆形,沿阴道后壁放入,使隔膜恰好嵌在阴道穹隆与耻骨后凹之间[图 9-4-3(1)]。

(4) 探查宫颈是否完全被隔膜覆盖[图 9-4-3(2)]。

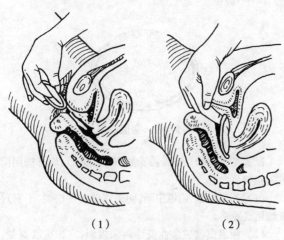

(1)   (2)

图 9-4-3 阴道隔膜放置

(5) 性交后 8~12 小时,手指进入阴道,在耻骨弓下勾住隔膜前缘,向下方轻轻提拉取出(图 9-4-4)。

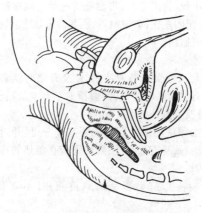

图 9-4-4 阴道隔膜取出

(6) 用清水或肥皂水洗净、擦干;检查有无破损,撒上滑石粉,置阴凉处保存、待用。通常,一只阴道隔膜可使用 1~2 年。

4. 注意事项

(1) 初次使用者在正式使用前最好有 1 周左右时间进行反复练习,直至放、取和查核放置位置有把握为止。通常,只要尺码选择合适,放置正确,阴道隔膜不会因正常活动如排尿、大便等发生位置变化。

(2) 性交后过早取出(<8 小时)有可能受孕;过晚取出(>24 小时)可能对阴道壁有刺激。

(3) 保持大便通畅,以免影响安放位置。

(4) 分娩后要重新配置。

5. 避孕效果 阴道隔膜如能正确而又持续使用,是一种非常安全而又有效的屏障避孕工具。上海有一些在 20 世纪 60 年代开始使用阴道隔膜的妇女,整个育龄期使用,未发生过意外妊娠。有关阴道隔膜避孕效果的报道,差异颇大,失败率最低为 2.0/100 妇女·年,最高达 19.2/100 妇女·年。一项几种屏障法比较的前瞻性研究显示,阴道隔膜的年妊娠率为 6%。美国纽约 Sanger 诊所进行的一项研究,2175 例随访 2 年,总有效率为 98%;这项研究发现,意外妊娠的病例,多半是未持续使用所致。

6. 不良反应 阴道隔膜的不良反应主要是身体不适应或使用不当所致。

(1) 过敏:对乳胶或杀精剂过敏。

(2) 阴道分泌物增多:主要是隔膜放置在阴道内过久之故。

(3) 阴道炎症:主要是隔膜使用后未经清洗、揩干或保存不当引起。

(4) 尿路感染、膀胱炎:可能是隔膜弹簧圈的压迫所致。

(三) 子宫颈帽

子宫颈帽(cervical cap,简称宫颈帽)是一种用硅橡胶制成的类似于小型阴道隔膜的避孕工具,其圆顶较高,周边较厚,能套在宫颈上,产生负压,将宫颈紧箍。从 Wilde 1838 年首先报道用软橡胶制造的宫颈帽以来,已有 170 多年的历史。宫颈帽按其顶部结构不同,可分为"闭式"和"阀式"两类。闭式宫颈帽顶部呈封闭状,使用时宫颈分泌物等不能流出,精子、精液等也不能上行进入女性子宫,每次放置时间为 1 ~ 3 天。阀式宫颈帽顶部有一单向阀门,可让宫颈分泌物和经血排出,以减少感染机会,但精子等不能进入。理论上阀式宫颈帽更有应用前景,留置的时间也可大大延长,但目前世界上仍以使用闭式宫颈帽为主。其中,应用最为普遍的是英国生产的 Prentif 型。国产宫颈帽 S-117 型是根据 Prentif 型改进,按其内径不同可分为 4 种尺码:21mm、23mm、25mm 和 27mm。本节下述的宫颈帽是指闭式宫颈帽(图 9-4-5)。

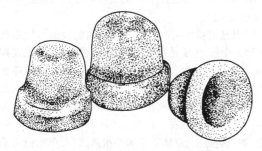

图 9-4-5　国产 S-117 型宫颈帽

1. 适应证与禁忌证　排除如下禁忌证后,均可选用宫颈帽避孕:
（1）阴道中隔,宫颈过短或过长,宫颈严重撕裂。
（2）急性阴道炎、宫颈炎或盆腔感染治愈前。
（3）施行宫颈活检或冷冻治疗等 6 周内。
（4）对硅橡胶或杀精剂过敏。
（5）使用对象或其配偶不能掌握放置技术。
2. 选配与使用方法
（1）根据宫颈情况,选配合适的型号;可用不同尺码宫颈帽试放,选择帽边能紧贴宫颈周围、并能产生一定负压的型号。
（2）放置姿势如阴道隔膜。
（3）一手分开阴唇,另一手将宫颈帽边捏拢,开口向宫颈〔图 9-4-6(1)〕。
（4）沿阴道后壁向内推入,覆于宫颈上〔图 9-4-6(2)〕。
（5）在宫颈帽顶轻轻挤压,将帽内空气挤出,产生负压。
（6）手指沿帽周完整检查一周,以确定宫颈被完全覆盖。
（7）性交后 8 ~ 12 小时,手指进入阴道,置帽沿下将吸力放掉,取出。
（8）洗净、擦干、备用。
3. 注意事项
（1）初次使用者在正式使用前应反复练习,直至操作熟练而有把握为止。
（2）性交前半小时放置,通常勿超过 24 小时,国产 S-117 型可留置 1 ~ 3 天。
（3）放置前可在帽中放些杀精剂,但不宜超过帽腔的

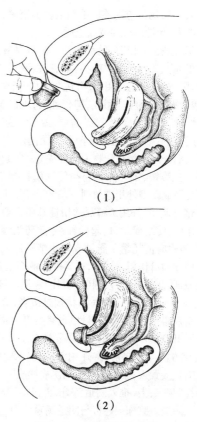

（1）

（2）

图 9-4-6　宫颈帽的放置

1/2,以免影响放置时负压形成。
（4）分娩后要重新选配。
4. 避孕效果　国外研究的报道,宫颈帽避孕失败率为 8/100 妇女·年 ~ 16/100 妇女·年,其中大多是不坚持使用或放置失误所致。Koch 报道,加用杀精剂,妊娠率为 8.4/100 妇女·年;国内用 S-117 型宫颈帽,不加杀精剂,观察 302 例共计 1985 个妇女月,粗累积妊娠率为 9.37/100 妇女,基本上与 Koch 报道相似。
5. 国产 S-117 型宫颈帽避孕的特点
（1）留置时间比阴茎套、阴道隔膜长,避免性交前后临时放、取,不干扰性交。
（2）轻度子宫脱垂、阴道壁松弛或轻度膨出不宜使用阴道隔膜者仍可使用宫颈帽。
（3）根据我国妇女宫颈形状特点和大小设计,戴在宫颈上,顶部薄、软,不直接接触宫颈组织,性交时无异物感。
（4）帽的内腔有一定容量,可容纳分泌物;帽沿内圈光整,使用者宫颈上无压痕;留置 1 ~ 3 天不产生异味。
（5）不易变形,可反复煮沸消毒,一只可使用 2 年以上。
（6）长期使用对宫颈有一定保护作用,如可使慢性宫颈炎好转,宫颈癌发病率降低等。
6. 不良反应　留置过久,会产生恶臭分泌物,也可能引起生殖道感染。

（四）传统外用杀精剂

外用杀精剂(spermicides)是房事前置入女性阴道、具有对精子灭活作用的一类化学避孕制剂。

1. 种类　市场供应的外用杀精剂种类繁多,但一般均由两部分组成:活性成分和惰性基质。

（1）活性成分:外用杀精剂的活性成分是直接灭活精子的化学制剂,主要有:①弱酸类,如硼酸、酒石酸、枸橼酸等,杀精作用较弱,现已少用;②有机金属化合物类,如醋酸苯汞、硝酸苯汞等,杀精作用强,但毒性大,现已基本不用;③表面活性剂,如壬苯醇醚、辛苯醇醚、孟苯醇醚等,有强烈的杀精作用,且不影响阴道正常菌群,目前国内外生产的外用杀精剂大部分以此类化合物为活性成分;④其他,如杀菌剂(氯胺、苯扎溴铵、苯并异噻唑类等)、酶抑制剂等,其中有些可望发展成新型外用避孕剂。

（2）惰性基质:外用杀精剂的惰性基质主要是起支持杀精剂的作用,使之成形,也起稀释、分散药物等效应。同时,惰性基质也有消耗精子能量或阻止精子进入子宫的物理屏障作用和润滑作用。目前,市售的杀精剂主要有栓剂、膜剂和胶冻剂,此外,还有片剂(泡腾片)和泡沫剂等。

2. 适应证与禁忌证　除对杀精剂过敏者,育龄夫妇均可选用杀精剂避孕,尤适合于慢性肝、肾疾患,哺乳期妇女,不适合放置 IUD 和不能使用甾体避孕制剂者。

3. 使用方法　性交前,将外用杀精剂置入阴道深处:片剂和栓剂直接置入;膜剂需对折两次或揉成一松团置入,也可包贴在阴茎头上,推入阴道深处,再退出;胶冻剂和泡沫剂需注入阴道。胶冻剂还可与阴道隔膜等物理性屏障器具联合使用。

以往生产的避孕胶冻(或膏),管装量较大,可用数次。每管均配有注入器。使用前,将避孕胶冻(或膏)管盖旋去,把注入器旋接在管口的螺丝口上,将避孕胶冻(或膏)挤入注入器内,达一定刻度,取下注入器;然后,妇女取仰卧位,将注入器缓缓送入阴道深处。稍稍往外拉出一些,再把胶冻(或膏)注入阴道内(图9-4-7),取出注入器,便可性交。现在生产的避孕胶冻(或膏)大多是一次用量,每管配有的注入器,使用方法较简单,只需把注入器旋接在管口上,再把注入器缓缓送入阴道深处,直接挤压药管,挤出全部胶冻(或膏),取出后即可性交。

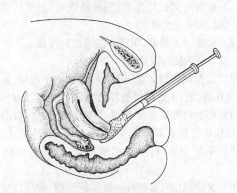

图 9-4-7　将避孕胶冻挤入阴道深处

4. 注意事项

（1）每次性交均要使用。

（2）片剂、栓剂和膜剂置入阴道后须待 5~10 分钟,溶解后才能起效;起效后即要性交,如置入后半小时尚未性交,性交前必须再次放置。

（3）胶冻剂、泡沫剂注入后即有避孕作用,但应避免注入后起床,以防药物流失;注入后也宜立即性交以免被稀释。

（4）近绝经期妇女,阴道分泌物减少,杀精剂不易溶解。因此,不宜把片剂和膜剂作为首选。

5. 避孕效果　据统计,杀精剂本身的失败率仅(0.3~8)/100 妇女。有报道膜剂的避孕有效率约为 94~97/100 妇女,栓剂避孕有效率可高达 98/100 妇女,泡沫剂的有效率还要高一些。国内蔡起航等使用壬苯醇醚栓剂,两年累积失败率为 8.2/100 妇女;其中,按医嘱两年失败率仅为 3.2/100 妇女。但是,也有使用失误的失败率高达 20~30/100 妇女的报道。

6. 其他有益作用　目前广泛使用的表面活性杀精剂是一种去净剂,主要是通过破坏精子的生物膜系统发挥避孕作用,如质膜脱失、顶体膜受损或顶体脱失、线粒体肿胀或空泡变性等。大多数微生物,特别是病毒的结构上,表面均有一层脂质包膜,杀精剂同样能破坏其包膜使之失去感染性。因此,杀精剂有一定的抗 STIs 作用,如能灭活淋菌、滴虫、疱疹病毒、衣原体等。国外报道,妇女单独使用杀精剂或与阴道隔膜、阴茎套合用,慢性盆腔炎发生率可减少50%,淋病发生率减少约75%。

7. 不良反应

（1）个别使用者对杀精剂过敏,或瘙痒、局部烧灼感或刺痛。

（2）阴道分泌物增多(约占19%)。

（3）有时有异味。

（4）偶有月经周期变化。

（5）壬苯醇醚外用杀精剂反复、多次使用,有可能造成生殖道黏膜的损伤;如发生这种情况,外用杀精剂非但失去了免受 STIs 和 HIV/AIDS 感染的防护效果,反而会促进生殖道感染的发生。

（五）阴道避孕海绵

阴道避孕海绵(vaginal contraceptive sponge)(图9-4-8)是由医用海绵(聚氨基甲酸酯)和杀精剂(壬苯醇醚1.0g)组成的外用避孕药具。阴道海绵为圆盘状,直径 5.5cm,厚2.5cm;一面中央有一直径为 1.5cm 的凹陷,另一面微凸,一条丝带附于两侧。

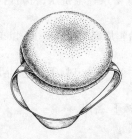

图 9-4-8　阴道避孕海绵

含壬苯醇醚的阴道避孕海绵于 1983 年获美国 FDA 批准应用,商品名为"Today"。我国在 1986 年也试制阴道避孕海绵并在临床应用。20 世纪 90 年代中后期,因制造方面的原因,"Today"避孕海绵曾一度停止生产。后来,美国又着手恢复市场供应。

1. 适应证和禁忌证 排除如下禁忌证后,均可选用阴道海绵避孕:

(1) 对聚氨基甲酸酯或壬苯醇醚过敏。

(2) 女性生殖道解剖学异常,如子宫脱垂、阴道膨出、直肠膨出、子宫Ⅲ度后屈、阴道纵隔等。

(3) 曾有金黄色葡萄球菌引起的休克综合征病史或有该菌寄生于阴道病史。

2. 使用方法和注意事项

(1) 将5ml冷开水倒入海绵凹陷内浸湿。

(2) 手指将海绵捏扁,推入阴道内约一示指深,使凹面向上对着宫颈。

(3) 放置后(图9-4-9)即可性交;性交后8小时,用示指勾住海绵丝带拉出,丢弃。

(4) 放置时间不宜超过24小时。

(5) 使用中如有发热、腹泻、呕吐、肌肉酸痛等症状,应立即就诊。

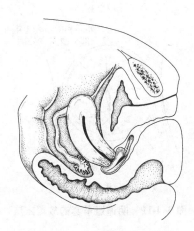

图9-4-9 放置后的避孕海绵

3. 避孕效果 阴道海绵的避孕效果各国报道并不一致。综合分析,12个月的累积妊娠率约为10/100妇女。国内金毓翠等1993年报道,352例使用国产阴道避孕海绵,12个月粗累积失败率为5.7/100妇女,按医嘱正确使用者失败率为2.3/100妇女。国内使用有效率高,可能是由专人发放、指导与随访的缘故。

4. 特点 避孕海绵实际上是阴道隔膜和外用避孕栓(或膜)剂的进展。避孕海绵具有三维结构,放置要求比阴道隔膜低。海绵是弱酸性,能吸附精液,本身就有机械屏障作用和杀精作用。加上壬苯醇醚含量高,避孕效果更为可靠。临床和实验均证明,对淋病双球菌、衣原体、梅毒螺旋体以及HIV等均有抑制作用。

对性和谐的促进主要体现在:①女性可事先放入,性交中男性并不知道自己的性伙伴已采用了避孕措施,既避孕又防病;②即使在性交时放入,放入后可立即性交,不必像壬苯醇醚栓、膜剂等需等待5~10分钟;③一次放入,可多次性交,24小时内有效。不像避孕栓、膜等每次性交均需放一枚(或一张),且放置30分钟后避孕效果下降;④用后

丢弃,不必像阴道隔膜那样需要清洗、保管。

5. 不良反应和并发症

(1) 变态反应:多数是对杀精剂过敏所致,可出现皮疹等。

(2) 取出困难:曾有取出时把海绵拉碎,也有请医务人员帮助取出的现象。

(3) 阴道干燥:由于海绵过多吸收分泌物所致。

(4) 感染:由于放置过久引起:迄今尚无发生中毒性休克或其他严重并发症的报道。

附:新型阴道避孕海绵

新型阴道海绵(protectaid sponge)的配方是杀精剂和杀病毒剂的"F-5凝胶",含有胆酸钠、壬苯醇醚和苯扎氯铵(BZK,洁尔灭)各25mg及一些分散剂。因剂量较低,产生刺激的可能性也较少。实验室研究显示,此海绵有灭活HIV、衣原体和阴道毛滴虫的作用。

(六) 生物黏附缓释避孕剂

生物黏附缓释避孕剂(bioadhesive delivery system to deliver nonoxynol-9,商品名Advantage 24,安芳欣)是20世纪90年代国际上发展的一种新型阴道用杀精剂,外观为白色半透明的凝胶,所以也简称"凝胶杀精剂"。这种杀精剂置入阴道后能使黏膜细胞表面和聚合物在水的参与下通过界面作用紧密黏附,聚合物搭载的壬苯醇醚(nonoxynol-9,N-9)缓慢释放。

1. 适应证和禁忌证 排除如下禁忌证后,均可选用:

(1) 对N-9过敏。

(2) 可疑生殖道恶性肿瘤。

(3) 不规则阴道出血。

2. 使用方法和避孕效果 放置方法如胶冻剂;避孕效果与其他外用杀精剂相仿。理论上,凝胶杀精剂因缓慢释放,对STI$_s$的预防作用以及中老年妇女阴道的润滑作用更为完善,但这些效果尚待进一步积累临床资料予以证实。

3. 特点

(1) 作用时间长:一经放置,便有避孕作用,而且在24小时内一次性交有效;如重复性交,需再次放置。

(2) 使用方便:放置后不受体位限制,可上卫生间;可淋浴,但不宜盆浴;放置后也不需取出,会自动崩解。

(3) 安全:N-9含量低(52.5mg);经临床观察,对女性生殖道损伤比其他外用杀精剂(如海绵等)要小;也有人观察,即使一天使用4次也是安全的。

国内小范围可接受性试验显示,试用的夫妇均认为凝胶杀精剂是一种好的避孕方法,并有60%以上夫妇愿意将这种方法介绍给他人使用。

(七) 女用避孕套

女用避孕套(female condom,femidom)简称阴道套(vaginal pouch),是一由聚氨酯(也可用乳胶)制作的柔软、宽松袋状物,长15~17cm。开口处连一直径为7cm的柔韧环,称为"外环",套内还游离一直径为6.5cm的"内环"(图9-4-10)。

女用避孕套是20世纪80年代中期全球性STI$_s$流行和女权运动的产物;它既能避孕,又能预防STI$_s$和AIDS,1992

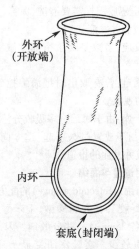

图 9-4-10　女用避孕套

年 12 月获美国 FDA 批准应用。目前,已应用的阴道套商品名为 Reality、Femidom 和 Femy 等数种。我国研制、生产的聚氨酯和乳胶女用避孕套,也已上市销售。

1. 适应证和禁忌证　排除如下禁忌证后,均可选用阴道套避孕:

(1) 阴道过紧、生殖道畸形或生殖道肿瘤。

(2) 子宫 Ⅱ 度脱垂、阴道前后壁膨出中度以上。

(3) 反复尿路感染。

(4) 生殖道急性炎症尚未控制。

(5) 对阴道套过敏。

2. 使用方法

(1) 打开包装,取出阴道套。必要时,加些润滑剂在套内,轻轻搓动,使润滑剂在套内均匀分布。

(2) 取一足踏凳的立位,或两腿分开的蹲位或膝跪位,或躺位。

(3) 内环位于套底(封闭端),放置前可在套底外部加些润滑剂。

(4) 用拇、食、中三指在套外侧握住内环,轻轻挤压,外环(套的开放端)自然下垂[图 9-4-11(1)]。

(5) 另一手轻轻分开阴唇,将阴道套内环沿阴道后壁上推,置入阴道。

(6) 用示指将内环上缘置于耻骨上方,即进入阴道内 6~9cm 处[图 9-4-11(2)]。

(7) 外环覆盖在外阴[图 9-4-11(3)],即可性交。必要时,可在阴道套外露部分两侧加些润滑剂。

(8) 性交后,握住外环,旋转 1~2 周后,轻轻拉出,丢弃。

阴道套也可由丈夫帮助放置,方法同上,只是女性需取平卧位;另一使用方法是,取出内环,将阴道套套在阴茎上,如类似男用避孕套使用。

3. 注意事项

(1) 每次性交均需使用。

(2) 性交时感觉到外环移动是正常现象,不必担心。

(3) 如果感觉到有内环,通常是未将内环放置于阴道深处(耻骨上方)的缘故。

(4) 如果感觉到外环进入阴道,或阴茎从阴道套下方

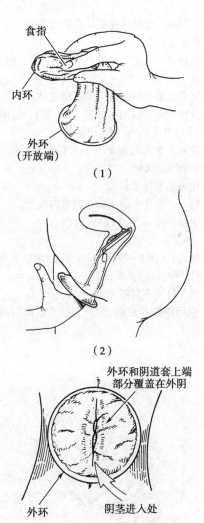

图 9-4-11　阴道避孕套的放置方法

或侧方进入阴道,要停止性交,取出阴道套,加些润滑剂,重新放置。

4. 有效率　综合 20 世纪 90 年代国外研究显示,阴道套的避孕有效率与其他屏障避孕法大致相似。一项美国研究,328 例女性正确和持续使用,6 个月的妊娠率为 2.6%,未正确和未持续使用的妊娠率为 12.4%。一项几种外用药具避孕法比较的前瞻性研究显示,正确和持续使用的年妊娠率,阴道套为 5%,阴茎套为 3%,阴道隔膜为 6%,宫颈帽为 11%,杀精剂为 6%。

上海、南京 12 所医院对 603 对育龄期志愿者夫妇随机进行使用阴道套和阴茎套的临床比较性研究,观察 6 个月,阴道套和阴茎套的粗累积妊娠率分别为 1.06/100 妇女和 1.69/100 妇女($P>0.05$),两组累积因症停用率分别为 1.39/100 妇女和 0.34/100 妇女($P>0.05$)。提示,使用阴道套与阴茎套同样有效。

一些实验室研究显示,聚氨酯阴道套能阻止传播 STD_S 的微生物(包括 HIV)通过;阴道套能阻止比肝炎病毒还小的噬菌体(仅 1/4 HIV 大小)通过。一项对 104 例曾有阴道滴虫和(或)衣原体感染的性活跃的女性的研究显示,54 例持续使用阴道套者无一例再次感染;未持续使用者和对照

组则分别有 14.7% 和 14.0% 再次阴道滴虫感染,未持续使用者中还有 3 例再次衣原体感染。阴道套因有外环,部分覆盖外生殖器,预防生殖器溃疡性感染,如疱疹、软下疳等,比男用避孕套更为有效。阴道套覆盖全部阴道黏膜,与阴道隔膜、避孕海绵和宫颈帽等仅覆盖宫颈黏膜的避孕方法相比,预防 STIₛ 更为完善。用统计学模式,从正确和持续使用的失败率推算,阴道套可以使性交的 HIV 感染降低 97.1%。

5. 可接受性　作为一种新的外用避孕工具,阴道套在开始使用时需要有一个被人们熟悉和逐步接受的过程,犹如男用避孕套开始使用时那样。综合非洲、南美、法、英、美等不同国家、不同文化背景的可接受性研究显示:50%~70% 的男、女受试者认为阴道套是可以接受的。其中,大多数女性认为,如果阴道套面市,她们会去购买使用;同时,她们也体会到,反复使用可使放置更为便利。在非洲和亚洲一些国家妓女及其客户中的可接受性还要好一些。例如,新加坡妓女中,52% 喜欢阴道套;76% 认为可以接受,尤其作为预防 STIₛ 使用;76% 愿意继续使用;90% 要把阴道套介绍给其他人。上海进行的一项可接受性试验,观察 24 对 234 次性生活,结果与之类似,且 80% 使用者在 10 分钟内掌握使用方法;90% 认为不需要医生、护士的特别指导。试验还发现,使用者后 5 次使用的满意程度明显高于前 5 次。

6. 特点

(1) 过敏少、几乎无刺激反应:一项聚氨酯阴道套研究,128 例皮肤过敏者使用阴道套,与 Durex 男用避孕套使用进行比较。结果显示,使用男用避孕套者有 9 例过敏,使用阴道套者无一例发现刺激现象或过敏反应。另一项对 30 例女性使用阴道套或阴道隔膜的研究显示,使用阴道套者泌尿生殖道下段无刺激、无损伤,也未发现阴道菌群变化。

(2) 强度高、破损率低:聚氨酯的强度比乳胶强 40%,阴道套在使用中的破损率也低于男用避孕套。阴道套撕裂或移动中暴露于精液的危险为 2.7%,男用避孕套为 8.1%。

(3) 其他:能在房事前预先放置,不影响性交前的调情,也不影响性交全过程;由于阴道套呈宽松式,套子能紧贴阴道壁,传热性好,不紧缩阴茎,不限制阴茎活动,因此不会影响性交中的快感;可允许阴茎在完全勃起前插入,这对中、老年夫妇和轻度勃起障碍(举而不坚)者尤为适用;由女性自己控制,虽然阴道套也需要男性的合作,但不需要男性使用阴茎套那样主动。泰国妓女中一项对照研究发现,其他条件类似,在阴道套和阴茎套均能获得的地方,STDₛ 传播率比仅能获得阴茎套的地方要降低 1/3。

二、新型外用避孕药具

(一) 女用避孕囊

女用避孕囊(商品名"百合避孕囊",简称"避孕囊")是我国自己设计、制造的女用屏障器具(图 9-4-12),由乳胶制作,现已上市供应。

避孕囊是一中空的囊状物,柔软而富有弹性。避孕囊的外形部分,称为"囊体",表面有三条凹凸的波纹状结构;

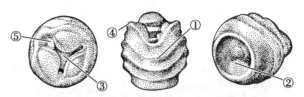

图 9-4-12　避孕囊的外形与各部名称
①囊体及其表面凹凸波纹　②囊底　③囊管
④囊尖　⑤囊管沟

底部有一凹陷,称为"囊底";顶部有三片叶状突起,称为"囊尖";囊尖向囊内反折,形成"囊管",未过性生活时,囊管自行闭合,并折叠成三条相连的囊管沟;囊体内侧的空腔,称为"囊腔"(图 9-4-12)。避孕囊有四种规格,φ66、φ62、φ58 和 φ54,其中 φ58 适用于绝大多数我国和亚洲的妇女。放置后的避孕囊(图 9-4-13),囊底覆盖于子宫颈;囊体贴于阴道壁上段;囊尖与囊管在性生活时接纳进入的阴茎;囊腔可封存性高潮时排出的精液。避孕囊能有效地阻止精液上行进入女性的宫腔而达到避孕目的。

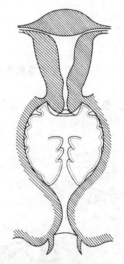

**图 9-4-13　放置后,避孕囊位于阴道
上段,覆盖宫颈**

1. 适应证与禁忌证　排除如下禁忌证后,均可选用避孕囊避孕:

(1) 阴道畸形(如纵隔、横隔等)。

(2) 阴道、宫颈或盆腔急性炎症尚未控制。

(3) 对乳胶或杀精剂过敏。

(4) 某些性功能障碍治愈前,如阴道痉挛、早泄。

(5) 使用对象不能掌握放置和取出技术。

2. 使用方法

(1) 放置姿势和阴道隔膜。

(2) 手持避孕囊,取 2~3 滴润滑剂(医用硅油或避孕胶冻),以中指匀涂囊管。

(3) 中指第一关节伸入囊管,中指尖达囊腔中央(不要触及囊底),使两囊尖分于中指背两侧;合拢示指、无名指,托住两叶囊尖,并与中指共同夹持囊体,另一叶囊尖自然位于中指掌面(图 9-4-14)。

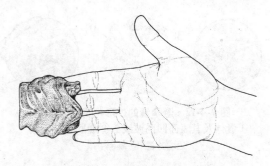

图 9-4-14 避孕囊的放置步骤 1

（4）两拇指一起压扁囊体；在示指与无名指辅助下将中指背侧两叶囊尖及囊体部先后向中指腹侧处折成三叠（图 9-4-15）。

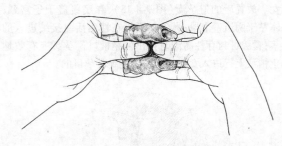

图 9-4-15 避孕囊的放置步骤 2

（5）拇指将折叠的避孕囊压紧，勿令松散，再在囊底处涂 2 滴润滑剂（图 9-4-16）。

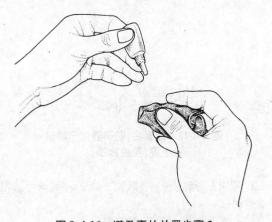

图 9-4-16 避孕囊的放置步骤 3

（6）另一手食、中指分开阴唇，持囊手的掌侧向上，将折叠的避孕囊推入阴道深处，中指退出。

（7）放置后的避孕囊会依本身的弹性展开，适合不同生理状况下（如性高潮状态等）阴道上端的空间。

（8）性交后 6 小时，取放置位，向下屏气（可使避孕囊逼近阴道口），然后探入中指，勾住囊管周缘，向外轻轻提拉、取出；也可用示指和中指，夹住囊尖轻轻取出。

（9）避孕囊的置入与取出也可由配偶操作，方法同上。

（10）取出后，翻转囊体，弃去精液，用肥皂和清水洗净，拭干，取 1~2 滴润滑剂匀涂保护，置盒备用。

3. 可能的不良反应和并发症

（1）感染：少见，大多因避孕囊未妥善清洗、保藏所致。

（2）损伤：少见，大多因放置不熟练所致。

（3）过敏：乳胶和（或）杀精剂过敏。

4. 注意事项

（1）每次放置时间不宜超过 24 小时；可在性交前数分钟至 18 小时放置，性交后 6 小时取出。

（2）放置时，伸入囊管的中指尖位于囊腔中央，不要触及囊底，以保持避孕囊底柔软，便于沿阴道的弯曲顺利进入，减少可能的擦伤。

（3）取出时可感到阴道深部有负压吸力，可能滑脱、回缩，这是避孕囊与阴道壁紧密相贴所致，是使用中的正常现象，可稍事休息再取。

（4）避孕囊的功效主要取决于囊体的弹性。功效完好的避孕囊，用手指按其任何一处，松开后均立即可恢复原状。如发现弹性明显减弱，需立即更换一只新囊。通常，一只避孕囊可连续使用半年；如两个避孕囊交替使用，一年后可再更换新囊。

（5）避孕囊使用后有时局部呈不透明白色，对功效无影响，晾干即可恢复原状。

（6）使用期间，通常无需灭菌消毒。如长期搁置不用，使用前可煮沸 3~5 分钟，或在干燥状况下，微波炉高温 1~2 分钟。

5. 有效率和安全性　避孕囊在试制过程中，曾对 598 对志愿者夫妇，进行连续使用 6 个月以上的临床避孕效果观察，共 7917 个周期。完美使用（排除不坚持使用和使用不当）的妊娠率为 0.84%；同期观察使用男用避孕套的 331 对夫妇中，完美使用的妊娠率为 1.81%；两者差异无统计学意义（$P>0.05$）。

上述 598 对志愿者中，211 位妇女进行了 266 次房事后试验，宫颈管内仅发现极少量活力低下的精子 13 次（0~Ⅰ级，0~2 个精子/HP），阳性率为 4.89%。临床试验的志愿者，使用后经门诊随访，按试验设定的项目检查，均无异常发现。避孕囊在使用中覆盖宫颈，理论上有部分预防 STDs 和 HIV 的功能。

6. 特点

（1）独特的设计，囊底覆盖宫颈，囊尖、囊管容纳阴茎，囊腔封存精液，囊体上波纹状结构对少量外溢精液有机械阻挡作用等，能有效阻断精液进入子宫颈管。

（2）囊体有弹性，性高潮女性阴道上段扩张时，可起充填作用；囊尖、囊管容纳阴茎；因此，避孕囊具有促进夫妻间性快感效能。

（3）Ⅰ、Ⅱ度子宫脱垂和阴道前后壁轻度膨胀患者也能应用，并具有子宫托样的治疗作用。

7. 不足之处

（1）外形较大，初次接触不太习惯。

（2）用后要清洗、保藏，不甚便利。

（二）女用帽

女用帽（femcap）是一种新型的屏障避孕器具（图 9-4-17），由医用硅橡胶制作，形如海员帽子，因此而得名。

女用帽包括帽缘（brim）、帽顶（dome）、帽边（rim）、帽沟（groove，帽顶与帽缘之间）、帽窝（bowl，帽顶的另一面）和帽襻（removal strap）几个部分（图9-4-17）。

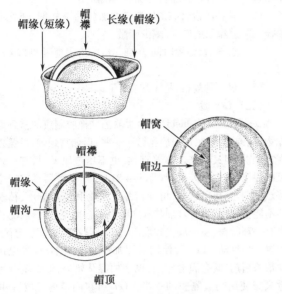

图9-4-17　女用帽各部名称

放置后的女用帽（图9-4-18），帽窝完全覆盖于子宫颈；帽缘贴于阴道壁（长缘部分在后穹隆）；帽沟犹如封闭的漏斗，可放置杀精剂；也能聚集射出的精液，帽襻供取出时用。

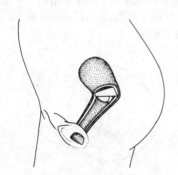

图9-4-18　放置后的女用帽

女用帽根据帽边的直径有三种规格：小号（22mm），供从未妊娠过的妇女使用；中号（26mm），供曾妊娠，但未经阴道分娩的妇女使用；大号（30mm），供曾经阴道分娩的妇女使用。

1. 适应证与禁忌证　排除如下禁忌证后，均可使用女用帽：

（1）对硅橡胶或杀精剂过敏。

（2）曾有或可疑中毒性休克综合征（TSS）。

（3）阴道炎尚在治疗中。

（4）子宫颈癌。

（5）宫颈与阴道粘连。

（6）产后10周内或流产后6周内宫颈尚未完全复旧。

（7）不能理解使用说明及不能正确使用。

2. 使用方法

（1）放置前排空膀胱，洗手，并尽可能清洗外阴和肛门口。

（2）手指进入阴道找到宫颈，因妇女月经周期的不同时期宫颈位置会有所变化，这一步骤可估计女用帽放置的深浅。

（3）手指握住女用帽长缘与短缘的中间部分，分别在帽窝和帽沟内放置杀精剂，并均匀涂抹；注意不要涂抹手指握住之处，以免滑脱。

（4）放置姿势如阴道隔膜。

（5）将女用帽捏扁，帽窝朝上，短缘在拇指与示指之间。

（6）另一手分开阴唇，将女用帽长缘向前，平平放入阴道（图9-4-19），并尽可能将其往后下方推。

（7）将女用帽覆盖宫颈［图9-4-19（3）］。

（8）手指沿帽缘完整检查一周，再轻轻按一下帽顶，以确保已完全覆盖宫颈，即可过性生活。

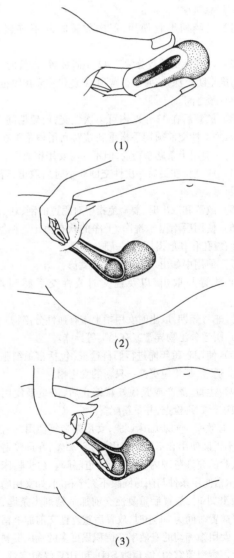

图9-4-19　女用帽放置步骤

（9）取出时，手指轻压帽顶，勾住帽襻，慢慢下拉，使之离开宫颈后取出阴道（图9-4-20）。

3. 可能的不良反应和并发症

（1）感染和损伤：阴道感染，尿路感染（少见），阴道和

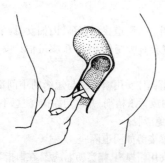

图 9-4-20　女用帽的取出

宫颈擦伤。

（2）过敏：杀精剂和（或）硅橡胶过敏。

（3）中毒性休克综合征：罕见，至今尚未发现在女用帽使用者中发生，但仍需警惕。

4. 注意事项

（1）月经期不宜使用，每次放置时间不宜超过 48 小时。

（2）可在性交前数分钟至 42 小时放置；放置时，应将女用帽推至阴道深处，并覆盖宫颈，避免仅将女用帽推至阴道口与宫颈之间。

（3）放置后在 42 小时内可多次性交；放置期间，首次性交后，每次性交前须用手指重新核对女用帽是否在适当的位置，并加用半茶匙杀精剂，但不必将女用帽取出。

（4）应至少在最后一次性交的 6 小时后取出，否则容易妊娠。

（5）放置和取出时，要避免指甲对阴道的刮、划。

（6）使用后用温水洗净、干净的软布擦干，并检查有无裂缝、裂孔和其他损坏，置一硬盒保存。

（7）使用中如出现下列情况应就诊

1）放置与取出，以及性交时或性交后感到疼痛、不适。

2）非月经期，取出时女用帽上带有血性分泌物。

3）阴道分泌物异常或有恶臭等异味。

（8）使用者每年需进行妇科检查（包括宫颈细胞刮片检查）。通常，每年应更换一只新的女用帽。

（9）生育、流产或其他妊娠终止后，需重新使用女用帽时须进行妇科检查，并重新配置。

5. 有效率　初步临床试验，女用帽半年使用的有效率（包括不正确使用和不适当使用）为 86.5%，在屏障避孕法临床试验的允许范围内，但低于阴道隔膜。初步临床试验中，女用帽使用条件与阴道隔膜不完全相同，如女用帽放置时间为 48 小时，放置后重复性交前加杀精剂半茶匙，而阴道隔膜放置时间为 24 小时，放置后重复性交前加杀精剂一茶匙。女用帽确切的有效率有待积累更多的临床资料。

女用帽覆盖宫颈，能预防 STD_S 和 HIV 侵犯宫颈，因宫颈比阴道更易受 STD_S 和 HIV 感染。

6. 可接受性　有一项女用帽的临床试验显示，以往曾使用过阴道隔膜的受试者中，3/4 更喜欢女用帽。

7. 特点

（1）女用帽是以医用级硅橡胶制作，与乳胶相比，很少过敏，且不易受光、热、油性润滑剂、臭氧和清洗过程的影响而老化。

（2）形状更适合于阴道穹隆放置、覆盖宫颈，放置后不易移位，对尿道的压迫也比阴道隔膜小。

（3）独特的设计，帽沟能容纳加放的杀精剂，使之不易流入阴道和尿道口，可减少刺激。

（4）放置后，留置时间为 48 小时，比阴道隔膜（24 小时）长。

（5）仅三种规格，易于配置。

（三）Lea 盾

Lea 盾（Lea's shield）是由柔软的硅橡胶制成的宫颈屏障物，椭圆形，比阴道隔膜稍微小一些；形如宫颈帽，可覆盖在宫颈上，但又不完全箍着宫颈，也不压迫尿道；只有一种尺码规格，不需因人配置（图 9-4-21）。此避孕器具有三个特点：①有一单向阀门，可让宫颈分泌物和经血排出，精子却不能上行，放置时宫颈与盾之间也不会留空气间隔；②边上有一环状襻，易于放置和取出；③后唇较宽，置至后穹隆，位置不易移动。Lea 盾使用时要加少量润滑剂，也可以用少量杀精剂，既有润滑作用，也增加避孕效果，但杀精剂用量只需使用阴道隔膜的一半。Lea 盾在阴道内可放置 48 小时，临床试验显示：①无论使用杀精剂与否，Lea 盾均能有效阻止活动精子进入宫颈；②6 个月校正累积妊娠率加用杀精剂者为 5.6，未加用杀精剂者为 9.3（$P>0.05$）；③使用者无严重不良反应，75% 使用者在试验结束时填写了询问表，其中 87% 愿意将此方法介绍给朋友使用。Lea 盾于 2002 年经美国 FDA 批准，作为阴道屏障避孕器具在美国上市，但需凭处方购买。

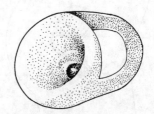

图 9-4-21　Lea 盾

（四）新型外用杀精药物

目前，表面活性剂壬苯醇醚（nonoxynol 9，N-9）已广泛应用于计划生育领域，其杀精作用效果显著，具有作用浓度低、作用迅速等优点。然而，N-9 在体内的作用并不如在体外试验中所显示的那么有效，市场上的该类产品中 N-9 的浓度（3.5%）远远大于其最低杀精浓度，而且有相当一部分人对 N-9 有过敏反应，这就要求我们研制开发其他更好的替代品。苯扎氯铵（benzalkonium chloride，BZK）和氯己定（chlorhexidine，CH）是有发展潜力的两种外用避孕药物。

1. 苯扎氯铵（BZK）　BZK 为氯化二甲基苄基烃铵的混合物，白色蜡状固体或黄色胶状体，臭芳香，味极苦，水溶液中呈中性或弱碱性反应。该化学物为表面活性剂，有很强的消毒去垢作用。实验证明 BZK 具有较强的杀精作用，其杀精作用的 ED_{50} 为 0.135g/L，95% CI 为 0.123 ~

0.147g/L。关于BZK避孕机制,目前认为,BZK一方面通过扰乱碳水化合物代谢酶的活动,抑制鞭毛运动或使精子膜破裂而灭活精子;另一方面,BZK能使排卵期的宫颈黏液凝固,形成筛孔<5μm的糊状结构,精子不能穿透。但是,BZK杀灭病原菌的同时,也可能会破坏阴道内正常菌群的生长和繁殖。

(1)BZK避孕凝胶剂与N-9避孕胶冻剂的临床比较研究:国内曾进行过一项国产新型BZK避孕凝胶剂与N-9避孕胶冻剂的临床比较研究。240例育龄妇女志愿者随机分为两组,其中120例使用BZK避孕凝胶剂(BZK组),120例使用N-9避孕胶冻剂(NP-9组)。随访6个月,以寿命表统计、Log rank检验比较两组的妊娠率、因症停用率和非医学原因停用率。结果:两组接纳时和末次随访时,宫颈刮片细胞学检查均无异常。6个月的随访率,BZK组和NP-9组分别为100.0%和99.2%;粗累积妊娠率分别为1.72/100妇女和0.91/100妇女;因症停用率为0/100妇女和2.68/100妇女;非医学原因停用率为3.39/100妇女和6.05/100妇女。两组比较,所有差异均无显著性(P>0.05)。研究认为,苯扎氯铵避孕凝胶剂的避孕作用与壬苯醇醚避孕胶冻剂同样是有效而安全的。

(2)BZK避孕凝胶剂对妇女生殖道感染的预防作用:国内BZK避孕凝胶剂对妇女生殖道感染预防作用的观察是采用流行病学实验研究中的现场试验的方法,1325名研究对象为发廊、酒店等服务行业的从业人员,参加者均有稳定的计划生育措施,试验前经检查未患有生殖道感染。从中抽出325名的妇女,按随机、双盲、对照的原则分组:用药组153人,每次性生活时使用含BZK的凝胶制剂;对照组172人,每次性生活时使用不含任何药物的空白凝胶制剂。试验期为3个月,试验结束时所有参加者接受常规妇科检查,并采集阴道分泌物标本送实验室检验。以淋球菌、衣原体、阴道毛滴虫、线索细胞和念珠菌五个检验项目中有一个为阳性结果作为"生殖道感染"的诊断标准。结果:试验中无一人反映使用凝胶剂后有不适感。用药组153人,生殖道感染率为3.92%,都为衣原体感染;对照组172人,生殖道感染率为18.03%,其中淋球菌、衣原体、阴道毛滴虫、线索细胞和念珠菌的感染率分别为2.91%、2.33%、2.91%、8.72%、1.16%。用药组和对照组妇女生殖道感染之间的差异有统计学意义(P<0.05)。此外,用药组用药前白带异常率为49.0%,用药后白带异常率为30.0%,其差异有统计学意义(P<0.05)。研究认为,BZK凝胶剂可接受性较好;对生殖道感染有一定的预防作用,保护率为(76.8±19.8)%,效果指数为4.31。

2. 氯己定　常见为醋酸氯己定(chlorhexidine acetate,CH),白色结晶状粉末,无臭、味苦,在乙醇中溶解,在水中微溶。该化学物为"消毒防腐剂",不属于"表面活性剂"类物质。试验表明,CH杀精ED_{50}为1.032g/L,95% CI为0.858~1.205g/L,高于N-9(0.25g/L)。另外,CH还能抑制沙眼衣原体和HIV的生长,经估算1g/LCH对HIV有80%~100%的灭活作用。但是,反复使用CH也可能引起阴道刺激及过敏反应。现在尚无含CH的阴道用避孕药上市。

化学药物对女性阴道上皮组织或多或少会有些损伤作用,这与临床应用剂量有关。若能将两种以上药物联合应用,降低使用剂量,不仅可以增强其杀精和预防STD_S的作用,还可降低对黏膜的刺激。因此,复方配伍阴道用避孕药制剂或与物理屏障联合,应用的前景将十分广阔。

(徐晋勋)

第二节　自然避孕

一、概　况

自然避孕法(natural family planning,NFP),现称"易受孕期知晓法"(fertility awareness methods,FAM)。是一类根据女性月经周期和周期中出现的症状与体征,间接判断排卵过程,识别排卵前后的易受孕期,进行周期性禁欲而达到调节生育目的的计划生育方法。

自然避孕法已在100多个国家和地区使用。一般认为,采用自然避孕法调节生育至少有四个优点:①不用任何药具,不需施行任何医疗手段,几乎没有不良反应;②需夫妇双方密切配合,不存在避孕问题上的"性别歧视";③希望生育者,选择在易受孕期性交,可获取最高妊娠几率,具有避孕和受孕双重功能;④不受社会、文化、宗教等背景的限制,能为最广大育龄夫妇接受。

自然避孕法的生理学基础是:女性一个月经周期中仅发生一次排卵;卵子排出后能受孕的期限不超过24小时;精子进入女性生殖道后,如果在良好的宫颈黏液庇护下可存活3~5天。

自然避孕法历史悠久。最初,人们是通过长期哺乳来延长生育间隔。19世纪,研究者观察到宫颈黏液的分泌与人类生育有关;20世纪初,Velde认为随着排卵过程基础体温(basal body temprature,BBT)会发生波动;20世纪30年代Ogino和Knaus发现排卵常发生于下次月经前2周左右;20世纪70年代,人们还了解了一些易受孕期的体征,如宫颈的位置变化等。于是,从20世纪50年代以来,自然避孕法体系逐渐形成:日历表法(calendar or rhythm method)、基础体温测量法(the BBT method)、症状-体温法(the sympto-thermal method)、比林斯法(宫颈黏液法)(billings method, ovulation method, or the cervical mucus method)和哺乳闭经避孕法(lactational amenorrhoea method,LAM)等得到科学的临床试验和实验室研究,并为人们认识和不同程度的接受;近年,还出现了使用更为方便的标准日法(standard days method)和二日法(two day method)。

二、常用的自然避孕方法

(一)日历表法

月经规则的妇女,排卵通常发生在下次月经前14天左右。据此,出现了很多推算易受孕期("危险期")和不易受孕期("安全期")的公式,我国的"安全期"避孕可视为其中一种。WHO推荐的推算公式是根据以往6~12个月的月经周期记录:

最短周期(天数)——18天,向前是前安全期

最长周期(天数)——11 天,向后是后安全期

例如:一个妇女过去的 6 个月中,最短的月经周期为 28 天,最长为 32 天;28－18＝10,32－11＝21。那么,这个妇女月经第 1～10 天是前安全期,第 11 天是危险期的开始,第 21 天是危险期的结束,第 22 天以后至下次月经来潮为后安全期。

推算易受孕期时,总是使用最近 6 个月的周期天数。例如,一个使用者在 2009 年 7 月份月经来潮,推算易受孕期时,所用的最短周期天数和最长周期天数是基于 2009 年 1～6 月份的资料。8 月份,她在推算易受孕期时就需用基于 2～7 月份的资料。以后,以此类推。

日历表法简便易行,但普遍使用时有效率仅 80% 左右。原因是影响排卵的因素较多,如疾病、情绪紧张、环境变化、药物等。此外,即使月经周期规则,可预计排卵发生在下次月经前 14 天左右,但常波动在 10～16 天。日历表法对周期不规则、近绝经期和哺乳期等不宜使用。日历表法的另一缺点是禁欲期较长。

附:安全期避孕和标准日法

1. 安全期避孕

(1) 根据以往 6～12 个月的月经周期,确定平均周期天数,并预计下次月经来潮日。

(2) 预计下次月经来潮日减 14 天,为假定排卵日。

(3) 把假定排卵日的前 5 天和后 4 天(总共 10 天)作为危险期,要避免性交;其余日子则为安全期。

2. 标准日法　标准日法是一种简易的日程表法,只有月经周期在 26～32 天的妇女可以使用。如果一个妇女一年中有两个较长(>32 天)或较短(<26 天)的周期,此法的有效性就有所下降,这个妇女就需选用其他方法。标准日法的使用规则:

(1) 月经周期的第 8～19 天为易受孕期,要避免同房(或使用避孕套等避孕措施同房)。除此之外,即月经 1～7 天和第 20 天至下次月经来潮,均为不易受孕期,可不必采用避孕措施。

(2) 使用者可用日历记录或"周期彩珠链"提示易受孕日和不易受孕日(图 9-4-22)。

周期彩珠链由 33 颗彩珠和一个可在珠子间移动的小橡皮圈组成。33 颗彩珠的排列是:第 1 颗彩珠红色,第 2～7 颗咖啡色,第 8～19 颗白色,第 20～26 颗咖啡色,第 27 颗黑色,第 28～32 颗咖啡色;第 33 颗不同于其他珠子,呈小柱状,为黑色。周期彩珠链的使用方法:

1) 月经第一天,将橡皮圈移至第一颗红珠上。

2) 无论月经是否干净,每天将橡皮圈移至下一颗珠子上。

3) 白色的珠子表示易受孕期,应避免同房或无防护措施的性生活。

4) 咖啡色珠子和黑珠子表示不易受孕期,可以有无防护措施的性生活。

5) 如果橡皮圈尚未移至黑珠子(第 27 颗)时月经来潮,提示这次周期小于 26 天。

6) 如果在橡皮圈移至小柱状黑珠子(第 33 颗)时月经还未来潮,提示这次周期大于 32 天。

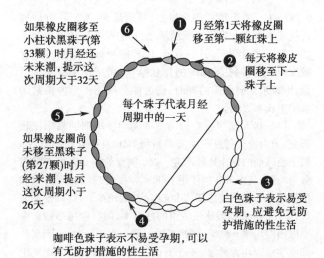

如果橡皮圈移至小柱状黑珠子(第 33 颗)时月经还未来潮,提示这次周期大于32天

❶月经第1天将橡皮圈移至第一颗红珠上

❷每天将橡皮圈移至下一珠子上

每个珠子代表月经周期中的一天

如果橡皮圈尚未移至黑珠子(第 27 颗)时月经来潮,提示这次周期小于 26 天

❸白色珠子表示易受孕期,应避免无防护措施的性生活

咖啡色珠子表示不易受孕期,可以有无防护措施的性生活

图 9-4-22　周期彩珠链

(二) 基础体温法

性成熟女性月经周期中基础体温呈双相型,即排卵前基础体温较低,为低温相;排卵后基础体温升高 0.2℃ 以上,为高温相。利用这种双相型变化,遵循如下规则,即可避孕:

1. 基础体温处于升高水平 3 昼夜后为安全期。

2. 如果基础体温逐步上升,那么基础体温连续 3 天都高于上升前 6 天的平均体温 0.2℃ 以上后为安全期。

基础体温的测量必须在清晨醒来不活动的情况下,即不起床、不喝水、尽量不翻身,随手用事先准备好的体温表放置口腔舌下测量;做晚班时须在熟睡 3 小时后测量。

基础体温法比日历表法可靠,但不如日历表法简便,因使用者每天要进行基础体温的测量并进行记录。月经前半期,基础体温上升前性交有一定失败率,因不能确切知道体温何时上升。有些无排卵周期,整个周期体温都未上升,使一些夫妇禁欲时间过长。因此,在基础体温法的基础上出现了"症状-体温法"。

附:症状-体温法

随着排卵,女性会出现一些与之相关的症状和体征,如宫颈黏液分泌,两次月经中间乳房触痛,下腹疼痛或"沉重感",腰痛,阴唇水肿,排卵期出血以及接近排卵期时宫颈变软、位置上升、宫口开放,排卵后宫颈变硬、位置下降、宫口关闭等。利用这些症状,再结合基础体温(有的还结合日历表法),便为"症状-体温法"。例如:在感觉到有宫颈黏液分泌起至基础体温持续处于升高水平 3 昼夜间禁欲等。症状-体温法避孕效果很好,但不方便。应用此法除每天需坚持基础体温的测量外,还得坚持进行症状和体征变化的观察。

(三) 比林斯法(宫颈黏液法)

女性子宫颈管内约有 400 个类似分泌黏液的腺体单位——隐凹。正常育龄妇女每天产生 20～60mg 宫颈黏液,月经中期增加 10 倍以上,可达 700mg。女性观察宫颈黏液的这种周期性变化能明确判断自己的易受孕期和不易受孕期,这种方法称为"宫颈黏液法"。由于这种方法是澳大利亚的比林斯医生在 20 世纪 50 年代创立,WHO 称之为

"比林斯法"(Billings method),而比林斯本人则把这种方法称为"排卵法"(ovulation method)。

1. 比林斯法的科学基础　激素测定是间接确定排卵的可靠手段。J. Brown 和 E. Odeblad 的研究发现宫颈黏液的变化与激素测定的结果几乎完全一致,其主要表现如下:

(1) 卵泡发育早期,雌激素分泌量少,宫颈分泌 G 型黏液,女性感到外阴干燥。G 型黏液结构呈紧密网状,封闭宫颈口。

(2) 随卵泡不断发育,雌激素分泌量增加(平均在排卵前6天左右),宫颈黏液逐渐以 L 型为主,女性外阴有潮湿感,但比较黏稠。L 型黏液比 G 型黏液稀薄,呈松散网状。

(3) 卵泡发育近成熟,雌激素大量分泌,宫颈黏液量也大大增加,并开始分泌 S 型黏液。S 型黏液的结构为胶束状,能为精子提供上行通道。一定比例的 S 型和 L 型黏液,外观如生蛋清,透明而富有弹性,女性外阴有潮湿、滑溜感。

(4) 约排卵前 37 小时,雌激素分泌达高峰,触发垂体分泌 LH 峰(约排卵前 17 小时)几乎与宫颈"黏液峰日"(平均在排卵前 14 小时)一致。所谓"黏液峰日",并不是指黏液量最多、感觉最潮、最滑的那天,而是指有潮湿、滑溜感的最后一天。女性只有在黏液性质突然改变后,即有潮湿、滑溜突然变得黏稠或干燥,回忆确定昨天是峰日。

(5) 排卵后一天,S 型和 L 型黏液分泌迅速减少,宫颈管下部隐凹分泌 G 型黏液,封闭宫口,女性外阴感觉突然发生变化。

(6) 黄体期,宫颈黏液分泌量大大减少,又以 G 型为主,女性重新感觉到干燥。

下一周期,又会出现上述变化和感受,循环往复。

2. 宫颈黏液观察的要点　观察宫颈黏液主要依靠外阴感觉。首先要分辨是"干"还是"湿";如果是"湿",还要进一步区分是"黏"还是"滑"。女性可用自己的皮肤和嘴唇来开始体验感觉。用手指摩擦前臂皮肤,体验干燥;用手指蘸水,摩擦前臂,体验潮湿;再用手指蘸些肥皂水,摩擦前臂,体验滑溜。同样,先微微张开嘴唇,用嘴呼吸几下,使嘴唇干燥,然后两唇上下摩擦,体验干燥;用舌湿润嘴唇再摩擦,体验潮湿;用唇膏搽抹后便可体验滑溜。

开始观察时,不妨配合视觉进行,即利用小便前、洗澡前,用手纸擦拭外阴后看看纸上的黏液是否与感觉一致。熟练后可完全凭感觉观察。每天观察 3~4 次,至临睡前把最易受孕的特征用简单的符号记录下来。例如,一个妇女早晨感到干燥,下午感到湿而黏,那么这天的宫颈黏液是湿而黏的;如果早晨感到湿而滑,下午感到干燥,那么这天的黏液是湿而滑的。

体会宫颈黏液性质可在日常生活和工作中进行,如走路时、上下班的路上、工作中和做家务时,因走动时比静坐或躺着时更容易体验;但不宜恰在性交前体验,因性交前夫妻相互爱抚、拥抱、接吻等产生性冲动,前庭大腺分泌液体,润滑阴道口,此时体会,总是潮湿的。

3. 使用规则

(1) 获孕规则:在周期中有黏液的日子里性交,尤其是在黏液呈清亮、富于弹性和润滑感时性交。获孕规则仅适用于身体(尤其是生殖系统)无器质性病变的不孕夫妇。

(2) 避孕的早期规则:①月经期、阴道流血期避免性交;②干燥期可隔天晚上性交;③一旦出现宫颈黏液就要禁欲,直至重新干燥三整天后(即第四天晚上)才能性交。

从避孕的角度讲,月经期或阴道流血期性交可能意外妊娠。一些短周期,月经刚干净即已发生排卵;月经期,经血掩盖了宫颈黏液分泌,不易察觉;两次月经间阴道流血,与排卵期出血也不易鉴别。

干燥期是不易受孕阶段。女性只有经过一整天的观察,才能确认这天仍处于干燥期,所以只能晚上性交。性交后第 2 天上午,精液、阴道分泌物等会从女性生殖道流出,与宫颈黏液不易区分,故只能隔天晚上进行。

出现宫颈黏液,哪怕是黏稠而无弹性的宫颈黏液,标志着进入"危险期",应避免性交。有些长周期的前半阶段或无排卵周期,往往会干、湿感觉交替出现,为保证不至于意外妊娠,须待重新干燥三整天后,第 4 天晚上才能性交。

(3) 避孕的峰日规则:确定峰日后第 4 天起至下次月经来潮是不易受孕期,无论白天和晚上都能性交。

峰日发生在排卵前 14 小时,是平均概念。群体而言,峰日标志着接近排卵,或正在排卵,或刚发生排卵。约 40% 女性,峰日发生在排卵前一天;约 30% 女性,峰日出现在排卵当天;约不到 30% 女性,峰日出现在排卵后一天;极少数女性,峰日出现在排卵后 2 天。峰日后 3 天,所有女性均已发生排卵,且排卵后超过 24 小时,卵子已失去受精能力。因此,从峰日后第 4 天起至下次月经来潮是安全期;无论白天、晚上都能性交,而且可以连续性交。

4. 有效性和可接受性　综合文献报道,比林斯法的避孕有效率达 95% 以上,方法学失败(严格按规则而意外妊娠)不超过 5%。例如,WHO(1991 年)对比林斯法的资料重新分析,正确和持续使用,第一年的失败率为 3.4%。实际使用中,意外妊娠率差异颇大,有高达 20% 左右的报道,主要是未按规则或未持续使用所致。上海 1987 年进行了小范围试用,1988 年对 688 对育龄夫妇进行连续使用的避孕效果观察,其中 550 对夫妇(79%)连续使用 12 个月以上;18 个月和 12 个月净累积方法学失败每百名妇女分别为 1.18 和 1.02。

愿意接受比林斯法的夫妇,经自然避孕法教师指导,大多在 1 个月内可基本掌握观察黏液变化和使用规则;在 3 个月内可完全掌握。掌握该法后,1 年以上的续用率超过 90%。

自然避孕法从 1992 年列入我国可供选择的避孕方法目录以来,陆续有所报道,大多为医院、学术单位有组织地进行临床观察。上海黄浦区的几个社区,在 1980 年末参加上海市系统开展比林斯法避孕有效性试验后,由基层计生干部组织,区人口计生委给予指导和支持,坚持在普通居民中开展比林斯法的应用。最近一次阶段小结中,应用者 47.83% 只接受过中等教育,48.70% 是普通劳动者或待业人员;除此次小结外,无系统学术介入。可以认为,比林斯法是可以在基层推广、可以在一般人群中使用的。

附：二日法

二日法是一种简易的宫颈黏液法。如果妇女有阴道炎症或其他可引起子宫颈黏液发生变化的情况，此法的使用会有困难。使用规则如下：

1. 每天下午和（或）晚上通过阴道内和阴道周围的感觉，或者用手指、内裤或手纸了解有无子宫颈黏液的分泌。

2. 如有子宫颈黏液，无论黏液的性质、颜色和黏稠度如何，即认为这天和第二天是"易受孕期"。

3. 在易受孕期避免同房，或使用避孕套等其他避孕措施同房。

4. 连续两个干燥日后，如果第三天仍然无黏液分泌，就可恢复不采用其他避孕措施的性生活。

（四）哺乳闭经避孕法

以往人群中观察到，如果生育后哺乳4～5年，通常可使生育间隔2～3年。于是，哺乳作为一种间隔生育的方法，一直在人群中流传、使用。尽管现代医学也证实，吮吸刺激抑制"下丘脑-垂体"促性腺激素释放激素（GnRH）和促性腺激素（LH和FSH）的释放，促使催乳素（PRL）分泌，导致滤泡发育不良、无排卵或黄体不健；但人们还是观察到单纯依靠哺乳进行避孕，效果并不可靠，尤其发现一些妇女，产后排卵恢复可能发生在月经恢复之前。因此，哺乳本身不能作为一种正式的计划生育方法，通常也并不主张单纯依靠哺乳来进行避孕。

1988年在意大利Bellagio的一次学术会议上，科学家综合了13项临床和内分泌学的前瞻性研究资料后认为：产后6个月内，如果是完全哺乳（或近乎完全哺乳），并且月经尚未恢复，那么意外妊娠的可能性在2%以下。据此，"哺乳闭经避孕法"（lactational amenorrhoea method, LMP）在一些国际组织倡导下形成，并应用如图9-4-23进行指导和使用。

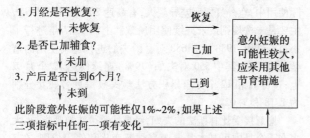

哺乳闭经避孕法三项观察指标

图9-4-23 哺乳闭经避孕法指导示意图

所谓"完全哺乳"，原意是指除母乳外不给婴儿喂其他液体（包括水）和食物，即"绝对母乳喂养"；但在实际生活中，也包括偶尔给婴儿添加维生素、水、果汁或其他营养，即"近乎绝对母乳喂养"。所谓"近乎完全哺乳"，是指婴儿大部分的食物（>3/4）是母乳，还少量给婴儿喂些其他液体和食物（<1/4）。

为避免意外妊娠，采用哺乳闭经避孕法者，如发现三项观察指标中有一项发生变化（或更早一些时），就需采用其他节育措施。哺乳时期的节育措施应以不影响哺乳、不影

响乳汁分泌和不影响乳汁质量为原则，如屏障避孕（包括外用杀精剂）、比林斯自然避孕法、IUD和绝育术等。通常，哺乳期使用屏障避孕法较为理想；使用比林斯法需特殊培训；放置IUD常需在哺乳早期进行，否则子宫萎缩不易放置；有报道，哺乳早期放置较少发生疼痛；绝育术则需有充分思想准备。近二十年来，一些报道单纯孕激素避孕制剂，如注射剂、口服片剂和皮下埋植剂，在产后6周使用，对哺乳及孩子的生长发育无明显影响。

通常认为，提倡哺乳闭经避孕法可提高人群中母乳喂养率和延长完全母乳喂养时间，有利于母婴保健和计划生育。来自发展中国家的资料显示，可将哺乳闭经避孕法延长至产后9个月。对此，尚需做进一步的研究和观察；而来自发达国家的资料显示，产后坚持完全哺乳或几乎完全哺乳妇女的百分数甚低，哺乳闭经避孕法几乎无实用价值。因此，对这种避孕方法的提倡和使用，是一件"因人而异"、"因地制宜"的工作。

（徐晋勋）

第三节 紧急避孕

自从1995年世界卫生组织、国际计划生育联合会、人口理事会、国际家庭组织、生殖健康指南合作在意大利Bellagio联合召开了关于紧急避孕的专家会议之后，"紧急避孕"（emergency contraception）已成为国内外计划生育有关组织最关注的问题，并号召全面开展紧急避孕服务项目。其目的是希望在全球重视预防非意愿妊娠，以减少不必要的人工流产。这是一项保护妇女健康，降低因流产的孕产妇死亡率的重要预防措施。在美国由于紧急避孕的开展，估计每年可减少100万次人工流产和200万次非意愿妊娠分娩。在芬兰由于紧急避孕的普及，少女妊娠人工流产率是世界最低水平。上海市计划生育技术指导所1998年的一项全市性人工流产调查，95%的未婚妇女和71%的已婚妇女需要紧急避孕。如果这些妇女知道紧急避孕并且能得到及时服务，那么至少有一半的妇女可以避免人工流产。

一、紧急避孕的定义和指征

紧急避孕是指在无保护性生活后一定时间内采用服药或放置宫内节育器以防止非意愿妊娠的补救措施。应用甾体激素类药物紧急避孕，只能对这一次无保护性生活起保护作用；在本周期中不应再有性生活，除非采用避孕套避孕。紧急避孕不能长期、反复应用，故不应将紧急避孕药作为常规避孕方法使用。WHO一份权威性报告中明确指出，到目前为止，尚未发现任何药物可以作为每次性交后常规使用的事后避孕药。

在无保护性生活后72～120小时以内可使用紧急避孕方法，包括：①未使用任何避孕方法；②避孕失败或避孕方法使用错误，如避孕套破裂、滑脱，阴道隔膜放置不当、破裂或过早取出；体外排精失败；短效避孕药漏服2片以上；安全期计算错误；IUD脱落等；③遭到性强暴。出现以上任何一种情况，都应该尽早采用紧急避孕来预防非意愿妊娠。

二、紧急避孕的历史

据文献记载,"紧急避孕"至少可以追溯到 3500 年前。那些年代的实践显然没有任何科学依据,更多的是巫医或极为原始的尝试。即使到了纪元之后,古代妇产科医生也只是劝告妇女通过"事后站起身、屈膝坐位、打喷嚏、擦净阴道、喝冷水"等方法达到避孕。这些方法的应用竟然延续到 19 世纪,甚至更长的时间,人们才承认它们并不是在所有的情况下都能可靠地避孕。某些植物提取物或草药叶作为口服的紧急避孕药也一直在使用着,尽管它们的效果远不如人们对它们的期望,但作为不得已而为之的方法却在民间具有强大的生命力,这从不少地区少数民族的验方中可以得到证实。

几百年前人们就开始阴道灌洗的尝试。因此还设计了不少器具,有单纯灌洗的,有事后灌入药液的(如硫酸锌、硼砂、明矾、珍珠粉等)。这一方法在 20 世纪 30 年代达到顶峰,至今仍有 25% 的西方妇女采用这一方法。

无疑,以上所述的绝对不是科学可靠的方法,它们距我们的要求相差甚远。一项对精子在女性生殖道中运动的研究结果显示,性交后精子最快可以在 1~2 分钟内穿过宫颈和宫腔到达输卵管,而且精子对当月排卵的这一侧输卵管有特别的趋向性。因此,上述的这些方法不能达到紧急避孕的目的。

到了 20 世纪 60 年代之后,人们才真正的开始紧急避孕的科学研究。紧急避孕又称为性交后避孕,曾被称为"晨后片",使许多妇女误认为有效的避孕方法只能在次晨之前使用,时间再长就无效了。其实紧急避孕药的有效时间可长达 72 小时,最近的研究可延长到事后 120 小时。目前已不再使用"晨后片"这个名称。科学的紧急避孕方法始自 20 世纪 60 年代后期,到 70 年代它的应用已有相当丰富的临床经验。近年来 WHO 提出生殖健康,防止非意愿妊娠、降低人工流产率是保护妇女身心健康的首要工作。因此紧急避孕再次引起重视,开展了很多研究,并且由于米非司酮的发现,增加了紧急避孕的方法,紧急避孕成为当前国内外生育调节领域中的一个热点。对于紧急避孕效果的计算也因为统计方法的改进而有了新的认识。

20 世纪 60 年代,人们多以单方雌激素用于紧急避孕,己烯雌酚的剂量为每天 50mg,连服 5 天;炔雌醇的剂量为每日 5mg,连服 5 天。雌激素用于紧急避孕的主要机制为抑制排卵,因此在排卵后使用效果不好。不同报道的失败率为 0~2.4%。服用雌激素后对月经周期有一定的影响,周期延长者约 12% 左右,缩短者约占 5%~10%。另外,约有一半的妇女月经血量可能增加或减少。由于单纯雌激素用于紧急避孕的不良反应明显,在 20 世纪 70 年代由 Yuzpe 提出的应用雌激素联合孕激素进行紧急避孕,其剂量比单纯应用雌激素要少,不良反应要轻,效果较确切,成为传统的药物紧急避孕方法。到了 20 世纪 90 年代紧急避孕又一次受到重视,它在预防非意愿妊娠减少流产方面是一项重要措施,保障妇女生殖健康中的作用不容忽视,紧急避孕的研究进入高潮。含铜节育器及单纯孕激素(左炔诺孕酮)的紧急避孕方法得到肯定,并开展了小剂量米非司酮用于紧急避孕的研究。紧急避孕正成为节育技术中的一种方法

得到推广,对于无保护的性生活或者避孕失败的妇女提供了重要的补救方法。

三、紧急避孕的效果统计

正常生育力的男女在月经周期的不同时间性交,有完全不同的受孕率,受孕几率的高低与月经周期中的排卵日相关。即使在排卵日性交,受孕几率也不是百分之百的。因此,了解月经周期中不同时间单次性交的自然受孕率对紧急避孕用药指导、估算临床效果、研究新的紧急避孕方法等都具有重要意义。至今这方面的研究报道甚少。Dixon 等总结了 3 个不同的临床试验结果,统计分析月经周期中不同日期性交的自然受孕率(表 9-4-1),认为最高受孕率是在排卵前 1 天,但仅 17.3%。这可能与选择的研究对象中包含了人工授精的夫妇有关。Wilcon 报道了 221 名健康妇女的自然受孕率研究,排卵前 2 天到排卵日的受孕率最高,可达 34%~36%(表 9-4-2)。但由于这项研究月经周期单次性交的样本较小(129 周期),排卵后 1 天的受孕率为 0,似也难以令人信服。

由于紧急避孕用药时间上的特殊性,所以不能用常规避孕方法的 Pearl 指数(每 100 妇女·年妊娠数)和生命表妊娠率来计算临床效果。目前计算紧急避孕临床效果的方法有以下两种:

1. 失败率(妊娠率)的计算　就是计算在所有给药的妇女中,妊娠妇女所占的比例。也即:

失败率=失败(妊娠)妇女数÷受试妇女数×100%

应该注意的是,不能用失败来推算有效率。例如 Yuzpe 法的失败率为 3%,不能推算出这种方法的有效率是 97%。因为实际上多数要求紧急避孕的妇女单次性交后的受孕率并非 100%,所以 Yuzpe 法的真正有效率低于此数。失败率计算简单易行,但不能用于两种以上不同临床试验结果的比较,也不能准确反映紧急避孕的真实临床效果。

2. 有效率的计算

$$有效率=[(预期妊娠率 E-观察妊娠率 O)÷$$
$$预期妊娠率 E]×100\%$$
$$=(E-O)÷E$$

最常用的是 Dixon 等发表的月经周期中排卵前后每一天性交的妊娠概率,排卵日期是根据预期下次月经日减去 14 推算,见表 9-4-1。

表 9-4-1　月经周期中单次性生活日的妊娠概率

性生活日	妊娠概率	性生活日	妊娠概率
−8	0.001	−1	0.173
−7	0.007	0	0.141
−6	0.025	1	0.091
−5	0.055	2	0.049
−4	0.104	3	0.019
−3	0.146	4	0.005
−2	0.169	5	0.001

表中 0 天为排卵日，负数为排卵前第几天，正数为排卵后第几天。例如，一个妇女月经周期规律，30 天为一周期，那么下次月经来潮前第 14 天定为排卵日，即当前月经周期的第 16 天为 0 天。

在计算药物有效率时，是用观察到的妊娠数与预期的妊娠数相减；预期妊娠数是在月经周期的某一天同房的妇女人数乘以这一天的妊娠概率而得。统计预期妊娠数需要确切知道妇女是在月经周期的哪一天同房，而且假设当前月经周期的天数与通常的月经周期相同。然后利用上述公式计算有效率。例如，一个临床试验中排卵前一天（即 -1 天）性交的有 150 名妇女，排卵日（即 0 天）性交的有 100 名妇女。按照 Dixon 表，-1 天的妊娠概率为 0.173，0 天的妊娠概率为 0.141，则预期妊娠数 =（0.173×150）+（0.141×100）= 40.05。实际试验中每一天都有性交人数，将之相加，即为预期妊娠数（E）。而实际发生的每一天妊娠数为观察妊娠数，亦将之相加则为观察妊娠数（O），用（E-O）/E 的公式得出有效率。这一计算是目前应用较多的方法。应用这一方法计算，Yuzpe 法十次不同的临床试验结果，避孕有效率平均为 74%（范围 55.3% ～ 94.2%），也就是说，使用 Yuzpe 法紧急避孕的妇女中，约有 3/4 可以成功地避免意外妊娠，而其余的 1/4 妇女仍可能受孕。有效率的计算能较准确地反映紧急避孕的真实效果。

1998 年 Trussell 等又提出用 Wilcox 的妊娠概率计算，见表 9-4-2。并由此计算出 95% 的可信区间。

表 9-4-2　Wilcox 妊娠概率

性交日	-5	-4	-3	-2	-1	0
妊娠概率	0.08	0.17	0.08	0.36	0.34	0.36

一次无保护性生活后，若正确使用紧急避孕药物，米非司酮的失败率约为 1%，左炔诺孕酮的失败率约为 2%，复方雌、孕激素（Yuzpe 法）失败率约为 3%。总的说来，紧急避孕效果低于正规避孕方法。由于紧急避孕的妊娠率是根据使用一次计算，而常规避孕方法的失败率是有规律性生活的妇女在较长时间内非意愿妊娠的几率，所以两者不能相比。如果经常使用紧急避孕，则一年的总失败率将高于常规的激素避孕方法。另外，紧急避孕药中的激素含量较高，通常是短效口服避孕药的几倍，用药后的不良反应也相对较高。因此，紧急避孕药不适于经常反复使用，更不能用它来替代常规避孕方法。

四、紧急避孕方法

紧急避孕在月经周期的任何时间都可能使用，有放置带铜宫内节育器或口服紧急避孕药物两类方法。

（一）带铜宫内节育器

带铜 IUD 可用于紧急避孕，特别适合那些希望在此次实施补救措施后长期避孕而且符合放置条件的妇女，还适用于对激素方法有禁忌的妇女。其作用机制为抗着床，放置时间可延迟到性交后 5 天（120 小时）。在无保护性生活后 5 天之内放入带铜 IUD，是一种高效的紧急避孕方法，其妊娠率小于 1%。将带铜 IUD 作为紧急避孕的提供者必须受过严格培训，获得节育手术上岗证书，了解如何筛查妇女是否已经妊娠，有无生殖道感染或性传播疾病包括 HIV/AIDS。

放置方法与节育手术常规相同，但时间限于性交后 5 天以内。放置前必须检查阴道清洁度、滴虫、念珠菌，盆腔检查除外盆腔炎。放置后根据妇女愿望，在无异常情况下，可以放置 5 ～ 10 年。亦可根据妇女要求在经后任何时候取出。

范慧明等报道应用 ML Cu375 IUD（母体乐）作为紧急避孕的效果和可接受性。在 10 个中心观察了 999 例，共妊娠 2 例，妊娠率为 0.2%；避孕有效率为 96.48%。未产妇的避孕有效率为 90.96%，经产妇组为 97.81%。紧急避孕后继续使用 IUD 避孕者为 93.1%。

（二）激素类紧急避孕药

1. 紧急避孕药物剂量与方案见表 9-4-3

表 9-4-3　紧急避孕药物剂量与方案

名　称	成分	含量（mg）	每次片数	服用次数	给 药 时 间
左炔诺孕酮片	LNG	0.75	1	2	无保护性交后 72 小时内首剂，12 小时后重复一次
复方左旋 18 甲	LNG	0.015	4	2	同上
短效避孕药	EE	0.03			
速效探亲片	炔诺孕酮	3	1/2	2	同上
	或 LNG	1.5			
C53 号抗孕片	双炔失碳酯	7.5	1	6	性交后尽可能早服用一片，以后每日一片，最多 8 片
米非司酮片	米非司酮	25	1	1	无保护性交后 120 小时内
		10	1	1	同上

（1）雌、孕激素复方制剂：标准的 Yuzpe 法方案是：每片含炔诺孕酮 0.5mg+炔雌醇 0.05mg，在无保护性生活后 72 小时内首次服用 2 片，12 小时后再重复 1 次。如无法立即得到药物，也可用我国现有的短效避孕药复方 18 甲替

代,在无保护性生活后 72 小时内即服 4 片,然后相距 12 小时再服 4 片。

(2) 单纯孕激素片:可用左炔诺孕酮 0.75mg/片,每次 1 片,相距 12 小时再服 1 次,共 2 次,总量左炔诺孕酮 1.5mg。首剂应该在无保护性生活后 72 小时内服用。我国现有的速效探亲片,每片含(消旋)炔诺孕酮 3mg,相当于左炔诺孕酮 1.5mg,可以每次半片,共 2 次。1997 年我国已生产专为紧急避孕应用的左炔诺孕酮片,商品名"毓婷"、"惠婷"、"安婷",每片含 LNG 0.75mg。匈牙利生产的片剂称为"保仕安"(postinor),也已在我国上市。单纯孕激素的紧急避孕药,其不良反应比雌、孕激素复方制剂明显减轻。吴尚纯等于 1999 年报告 643 例,妊娠率为 3.1%,避孕有效率 59.2%。2002 年 WHO 报告在世界 15 个中心共 4071 名妇女参加的随机双盲研究,左炔诺孕酮一次剂量 1.5mg 于无保护性交后 120 小时内服用,与同一剂量而分 2 次服用的紧急避孕效果相同;同时和米非司酮 10mg 的效果比较,妊娠率分别为 1.5%(20/1356)、1.8%(24/1356)和 1.5%(21/1359)。三组之间不良反应没有显著差异,故认为 LNG 没有必要分两次给予。

(3) 抗孕激素——米非司酮:用于紧急避孕起始于 1993 年,世界卫生组织在英国资助了两项临床试验,随机比较了性交后 72 小时内单次口服米非司酮 600mg 与 Yuzpe 法的紧急避孕效果,米非司酮组 597 例中无一例妊娠,而 Yuzpe 组 598 例中有 9 例妊娠,两组间差异显著,而米非司酮组胃肠道不良反应和头痛的发生率明显低于 Yuzpe 组。但米非司酮组月经延迟的发生率为 50%,明显高于 Yuzpe 组的 12%。随即 WHO 组织了 11 个中心探索米非司酮紧急避孕的最低有效剂量,用随机双盲法将 1629 例妇女分为 3 个剂量组(600mg、50mg、10mg),于性交后 120 小时内单次口服,结果妊娠率分别为 0.6%、0.9%、1.1%,避孕有效率分别为 92.5%、86.7% 和 85.4%,三组间没有显著差异。显示米非司酮是一个高效、安全、简便的紧急避孕药物。

我国在北京、上海等地开展的全国多中心研究证实,采用米非司酮在无保护性生活后 120 小时内一次服用米非司酮 25mg 或 10mg,可以预防 80% 左右的妊娠发生。其优点是剂量小,不良反应轻而效果显著,优于左炔诺孕酮。萧碧莲报道在全国 10 个中心应用米非司酮 25mg 或 10mg 紧急避孕各 1514 例和 1516 例,每组妊娠 17 例,妊娠率为 1.1%,两种剂量分别可预防 85% 和 86% 未经治疗的预期妊娠。进一步的分析表明服药后有再次性生活者,妊娠危险增加近 1 倍。在上述研究基础上,进行了 10mg 米非司酮用于紧急避孕的扩大研究,共 31 个中心接纳了 4945 例 120 小时内要求紧急避孕的妇女。妊娠率为 1.4%,预防妊娠的有效率为 82.2%。服药后再次发生无保护性生活妇女的妊娠危险性增加 11 倍。服药的不良反应轻微,再次证实 10mg 米非司酮用于紧急避孕是安全有效的。

吴尚纯在米非司酮 10mg 和左炔诺孕酮 0.75mg×2 的比较研究中,米非司酮 10mg 组 633 例,妊娠率为 1.4%,避孕有效率 79.7%。并且最近有米非司酮和米索前列醇联合用于黄体期避孕的研究,有一定效果。其避孕机制正在

研究中,主要可能是影响子宫内膜发育,不利于孕卵着床。

(4) 双炔失碳酯(53 号抗孕丸):是我国 20 世纪 60 年代末合成的一种探亲避孕药,每片含双炔失碳酯 7.5mg。作为紧急避孕很不理想,必须于同房后次晨口服一片,以后每晚 1 片,连续 3 天,再隔日晚 1 片,连续 4 片,总剂量不得少于 3 片。药物恶心、呕吐不良反应大,而且需要多次重复服药,效果差。我国曾报道单用 C53 号 2 片作为紧急避孕药,其避孕有效率仅 37%。

(5) 其他药物:如达那唑、GnRH 拮抗剂,但效果皆不理想。孕三烯酮虽然有效,但价格比较高,不适合作为紧急避孕药普遍使用。

智利医学研究院的 Horatio B. Croxatto 对复方制剂炔诺酮与乙烯雌二醇的阴道环用于紧急避孕的可行性进行了研究。观察了 54 位妇女,将直径 12~18mm 的卵泡分为 3 个放置组,按放置 5 天内的观察期。研究显示 CVR 可干扰 87.5% 的排卵过程,并具有不会导致以后排卵和使月经提前的特性,因此具有紧急避孕的功效,同时具备了在紧急避孕之后持续避孕的优点。

2010 年美国 sFDA 批准上市了,由法国 HRA Pharma 公司生产的埃拉 ELLA(ulipristal acetate)口服片剂,每片 30mg。在无保护性交后和已知或意识到避孕失败后 5 天内尽早服用。埃拉是一种孕激素激动剂/拮抗剂,对紧急避孕的可能主要的作用机制是抑制或延迟排卵。有研究表明最常见的不良反应是头痛 18%、腹痛 12%、恶心 12%、痛经 9% 等。如果在服药 3 小时内呕吐,应考虑重复该剂量。

2. 作用机制　激素类药物的作用机制随用药时间不同而异:排卵前用药可抑制卵泡生长发育,阻止排卵或使排卵延迟;排卵后用药可干扰卵子受精或抗着床。孕卵受精后 5~6 天到达宫腔,紧急避孕药通常在同房后 48~72 小时内服用,使药物有足够的时间作用于子宫内膜,致使胚泡不能着床。一旦已经着床,则紧急避孕药物无效。此外,紧急避孕药不引起流产。

3. 不良反应及其处理

(1) 恶心:应用复方制剂者约 50% 可发生恶心,但一般持续不超过 24 小时。使用单纯孕激素的妇女,恶心发生率约 20%。与食物同时服用或睡觉前服用,可减少恶心。预防性使用止吐药对某些妇女可减少恶心,但效果不确定,故不主张同时服用止吐药,除非妇女曾服紧急避孕药而有恶心者。恶心发生后再服止吐药效果不明显。

(2) 呕吐:使用复方制剂者发生约 20%,使用单纯孕激素者约 5%。如在服用紧急避孕药 2 小时内呕吐,应重复一个剂量。严重呕吐时也可阴道给药。

(3) 对月经周期的影响:大多数妇女月经按期来潮,一些应用者可能出现下一个月经周期的改变。如月经延迟超过一周,应做妊娠试验。有些妇女服用紧急避孕药后会有点滴出血。

(4) 其他不良反应:乳胀、头痛、头晕、无力等。这些症状一般不超过 24 小时。头痛或乳房胀痛可用阿司匹林或其他止痛药对症处理。

4. 禁用情况　对已肯定妊娠妇女,不应再服紧急避孕药。如果妇女要求紧急避孕而又不能绝对除外妊娠时,经

解释后可以给药,但应说明可能无效。根据口服避孕药的研究结果。专家们认为在早孕期间服用紧急避孕药对胎儿无害。另外,在一个月经周期内有过多次无保护性生活的妇女,不宜采用紧急避孕。有血栓栓塞性疾病、严重偏头痛病史的妇女,应慎用雌孕激素复方制剂。

五、紧急避孕使用常规

(一) 筛查

对要求紧急避孕妇女应进行筛查:了解末次月经日期是否正常,以除外妇女已经妊娠的可能。肯定本周期中第一次无保护性生活的时间,以确定紧急避孕方法是在规定的时间以内。注意询问平素健康状况和服药史,特别是与禁忌应用有关的病史。

除非怀疑妊娠,一般不要求其他健康状况的检查(如实验室检查、妇科检查等);选择含铜宫内节育器进行紧急避孕者,除时间外,其他应按照宫内节育器放置操作指南进行。如妇女有需要或有医疗指征,可以提供常规生殖健康服务。还应了解妇女是否使用规律性的避孕方法及是否正确使用。若怀疑有妊娠的可能性,必须做妊娠试验。

(二) 咨询

同任何避孕方法一样,应尊重妇女的要求并提供咨询。咨询过程中应向所有妇女说明,不论其年龄和婚姻状况,保证为她保密,并且支持妇女的选择。不得以行动或表情表现出不耐烦或轻视。服务提供者的支持态度取得妇女信任,将有助于妇女的合作,按时随访以及讨论常规避孕方法、预防性传播疾病等问题。

尽可能保证咨询在能够保护隐私的环境中进行。如条件不允许(如在药房),则应口头或有文字材料说明使用方法,并建议她们到门诊部或计划生育服务站咨询有关常规避孕方法。对使用紧急避孕妇女,咨询时常遇到以下一些特殊问题:

1. 压力 无保护性生活后妇女可能非常焦虑,害怕妊娠,担心错过紧急避孕时间,如避孕失败、意外性生活;忧虑、害羞的心情;关于性、暴力、强奸所致损伤;艾滋病等问题。因此咨询时耐心、同情和支持的态度特别重要。

2. 使用频率 紧急避孕只能紧急使用,不能作为常规避孕方法。因为和常规避孕方法相比,失败可能性及不良反应发生率增加。但应注意虽然不推荐经常使用紧急避孕药,但是重复使用不会影响健康,不应该以此为理由拒绝给药。

3. 艾滋病与性传播疾病 妇女可能非常顾虑感染问题,特别是在强奸的情况下。应提供这种咨询服务及性传播疾病的诊断(或转诊)和预防方法。应使妇女了解紧急避孕不能防止性传播感染,包括艾滋病。

4. 关于其他避孕方法的咨询 当妇女要求紧急避孕时,建议同时可以提供常规避孕方法的信息与服务。由于并非所有妇女在接受紧急避孕治疗时,均要求避孕咨询。因此,当对要求紧急避孕的妇女介绍紧急避孕方法时,不应将常规避孕方法作为紧急避孕服务的先决条件。对常规避孕方法感兴趣的妇女,可以在当时或预约随访时间向其做详细介绍。如果由于常规避孕方法失败而来要求紧急避

孕,需要与她讨论失败的原因以及今后预防的方法。

(三) 向要求紧急避孕妇女提供的信息

寻求服务的妇女是不愿意受孕,所以应使其了解即使采用紧急避孕方法仍存在妊娠的可能性。万一失败如何决定?

1. 详细指导如何正确使用紧急避孕药,建议不要过量服用,因为在可能增加不良反应的同时,而不增加其有效性。

2. 告知妇女,在服药时少量进食可能会减轻恶心症状,并提示如果服药后2小时内呕吐,应重复用药。帮助她们决定首次剂量和尽早的服药时间,延迟服药时间将可能降低效果。

3. 强调说明,如服用紧急避孕药后再次出现无保护性生活,则仍有妊娠可能。如果有性生活,应在本次月经周期的余下日子中使用屏障避孕法如避孕套。在下次月经后可以开始使用不同的避孕方法,如口服避孕药。

4. 紧急避孕不会使月经立即来临,下个周期月经可能比正常略提前或错后。

5. 有下列情况建议妇女返诊,月经过期1周以上,或有任何顾虑,或想在下次月经来潮后放置IUD。

6. 使用简单的文字或图画说明材料,帮助妇女了解正确进行紧急避孕。

(四) 随访

如果妇女已经采用了常规的避孕方法,则不必随诊,除非月经延期、怀疑妊娠或其他情况。随访中应记录月经情况(有怀疑时可做妊娠试验)。与妇女讨论避孕措施,根据妇女愿望提供各种避孕方法。当紧急避孕失败而妊娠,如妇女要求终止妊娠,则可安排人工流产(药物或手术);如要求继续妊娠,应说明药物一般不会致畸。虽然紧急避孕不增加异位妊娠的危险,但是失败后其发生率可能高于正常妊娠人群。因此出现下腹部疼痛主诉,应注意评价除外异位妊娠的可能性。

(五) 紧急避孕以后的避孕方法开始时间

1. 避孕套可立即开始。

2. 子宫帽可立即开始。

3. 杀精剂或避孕药膜可立即开始。

4. 口服避孕药下次月经来潮的5天以内开始。

5. 注射避孕针下次月经来潮的7天以内开始。

6. IUD下次月经来潮的7天内开始。如果妇女愿意选择,作为长期避孕方法而又符合放置IUD条件,则可立即放置IUD作为紧急避孕。

7. 自然避孕法需要等待一个以上自然周期以保证月经规律。

8. 埋植避孕下次月经开始7天以内。

9. 绝育只有在知情选择后进行手术。不应在紧急避孕时推荐,以免妇女处于压力之下盲目接受。

六、紧急避孕服务系统

通过各种受训人员及门诊或技术指导站,可安全有效地提供紧急避孕服务。

（一）提供紧急避孕服务的人员要求

根据当地条件,医生、护士、助产士、其他临床受训人员、药房人员及社区保健人员均可提供紧急避孕服务。如果通过非医疗机构,则服务人员在必要时应具有能将妇女转诊的条件(例如已超过72小时或120小时不能用紧急避孕药时)。所有提供紧急避孕的人员应受过培训并遵守服务常规。培训应包括紧急避孕的指征、推荐的方案、作用机制、不良反应及处理、禁忌证及筛查、咨询、要求紧急避孕妇女须知及随访步骤。

（二）提供紧急避孕服务地点

医疗服务机构包括:计划生育服务站;妇幼保健站、所;各单位附属医疗门诊;医院门诊等。非医疗机构包括以下几种:

1. 社区服务　基层发放避孕药的渠道可成为一个非常切合实际的提供紧急避孕的服务场所。不必通过核查。如有需要放置者或怀疑妊娠时,可通过转诊系统转到适当的医疗机构。门诊部提供口服避孕药者也可提供紧急避孕药。

2. 基层卫生室　村卫生室、乡卫生院等提供医疗药物者,亦可同时提供紧急避孕药。但人员均应受过上述培训,若有可能最好同时发放书面材料。

3. 青年服务中心　对于青春期少女,由于缺乏避孕经验最容易受孕,能得到紧急避孕对她们极为重要。因此,对于青少年服务中心,应具备提供紧急避孕服务的能力。

青少年女性在获得紧急避孕的信息及(或)服务方面可能有困难,因为她们往往不知道可以得到紧急避孕服务,到计划生育门诊就诊缺乏信心或感到尴尬,不知道有这种诊所存在,门诊的时间不合适,害怕做妇科检查,对服务提供者的态度有顾虑等。所以,青少年服务中心必须有特殊受训人员提供紧急避孕,并将之列入咨询项目。

（翁梨驹　肖碧莲　李坚）

第四节　其 他 方 法

（一）体外排精

体外排精又称"中断性性交"(withdrawal, or coitus interruptus),是一种古老的避孕方法,在《旧约全书·创世纪》第38章中便有记载。世界上,有些民族至今仍采用这种方法避孕。性交中,男性在射精前,即有射精感时,及时撤出,将精液排在阴道外。通常,宜将精液排在事先准备好的毛巾或软布上,避免沾染外阴或阴道口。采用此法者宜先戴避孕套练习数次,掌握要领后再正式使用。体外排精有一定的失败率,因在射精前可能已有少量精液进入阴道,撤出时也要夫妇双方配合。

（二）逆行射精

逆行射精(retrograde ejaculation)也称"会阴部尿道压迫"。男性在有射精感时,用食、中两指,从阴囊和肛门之间,向耻骨方向紧紧压迫,等搏动感完全停止后(约1分钟左右),再放松,同时将阴茎撤出。手指压迫尿道,使尿道分成前、后两个部分,暂不通畅。精液不能到前部尿道,逆行射向膀胱,以后随尿排出。采用此法者也宜先带避孕套练习数次,掌握要领后再正式使用。逆行射精有一定的失败率,因需掌握压迫要领;也需及时撤出阴茎,否则放松后尿道内精液有可能再流入阴道。同时,此法并不符合生理情况,精液反复逆流入膀胱,对膀胱颈可能有刺激作用,易发生性交后尿频现象。

（三）非甾体类避孕药

印度研制了奥美昔芬(ormaloxifene,亦称centchroman),认为它比较安全,不像甾体避孕药有引起栓塞、心肌梗死、卒中等增高的危险。开始3个月内每周2次,以后改为每周1次,妊娠率Pearl指数1.34。1996年在我国北京曾进行多中心临床试验,结果因妊娠率太高(10%以上)而中断研究。

（徐晋勋）

参 考 文 献

1. 李卫华,唐颖,欧建军,等.苯扎氯铵凝胶剂对生殖道感染的预防作用研究.中国计划生育学杂志,2006,14(1):45-47

2. 徐晋勋.屏障避孕法的不良反应及其防治.实用妇产科杂志,2008,24(3):139-141

3. 徐晋勋,黄紫蓉,吴愉,等.苯扎氯铵避孕凝胶剂避孕有效性的临床多中心研究.中华妇产科杂志,2006,41(10):706-709

4. Gallo MF,Grimes DA,Lopez LM,et al. Non-latex versus latex male condoms for contraception. Cochrane Database Syst Rev, 2006, 25(1):3550

5. 刘树昇,张燕尔,柴丽萍,等.上海市黄浦区社区比林斯自然避孕法的应用研究.生殖与避孕,2010,30(6):416-419

6. Germano E,Jennings V. New approaches of fertility awareness-based methods:incorporating the Standard Days and Two Day Methods into practice. J Midwifery Womens Health,2006,51(6):471-477

7. WHO,Johns Hopkins Bloomberg School of Public Health, USAID. Family Planning:A Global Handbook for Providers. A WHO Family Planning Cornerstone,2007:239-265

第五章

免疫避孕

免疫避孕(immune contraception)是利用机体自身的免疫防御机制来阻抑非计划妊娠,它是目前国内、外科学家重视的,尚处在发展阶段的一类新型生育调节方法。免疫避孕可在生育期的任一阶段使用,但目前尚未有一种免疫避孕的方法可在临床应用。

自从 20 世纪初证实精子具有抗原性并能诱发特异性抗体后,人们通过免疫有意识地诱导出多种动物不育,并在一些不育男、女患者血清中观察到存在着免疫因素,这两方面的发现引起了科学家研究高等哺乳动物和人类中免疫反应与生殖的关系,进而提出了应用免疫学方法控制生育的设想。1920 ~ 1934 年间,至少有过 12 次在妇女中尝试免疫避孕的报告,其中一些研究表明:①反复给妇女注射没有加入免疫佐剂的精液或精子,能够产生抗体和造成不育;②抗体可维持达 9 ~ 12 个月,在抗体持续期内不受孕;③血清免疫反应转阴后能够受孕;④受试妇女除不孕外无任何明显的生理紊乱。这些事实揭示了免疫避孕的可能性,但研究受多方面制约而进展缓慢。近三十多年来,世界卫生组织等多个国际组织重点支持发展免疫避孕,组织协调国际性大协作,已研制出第一代、第二代避孕疫苗,并完成了临床第一、二期试验,结果令人鼓舞。我国于 1986 年将避孕疫苗立项科技攻关,经过 10 年全国多中心协作研究,已经初步研制成功国产第一代避孕疫苗。国内外的这些成绩标志着免疫避孕进入了新的发展时期。

第一节　免疫避孕法的基本原理和潜在途径

免疫避孕法的方法学实质是给健康的育龄男、女注射生育预防针,即通过接种疫苗抗生育。其基本原理是选择生殖系统或生殖过程的抗原成分改造制成疫苗,调动接受者免疫系统,通过抗体或细胞介导,对相应的生殖靶抗原免疫攻击,从而阻断正常生殖生理过程的某一环节,达到避孕的目的。

从理论上而言,应用免疫学原理抗生育有四条途径:

1. 调控母体的免疫状态,使母体排斥胎儿。但目前母胎免疫学相互作用的许多机制尚不清楚,而且抗生育的效应阶段偏后,故此途径尚处于探讨阶段。

2. 利用动物抗体进行被动免疫。从动物中可以生产出阻断人类生殖过程的高度特异性抗体,而且被动免疫可以随意终止,受免疫者生育力的恢复容易预知。但被动免疫通常只在较短时间内(几周)有效,需要屡屡给药,而反复多次注射动物抗体易发生异种蛋白反应,故此法不便实际应用,安全性差。除非通过免疫球蛋白改造技术制备出针对生殖抗原的危险性小的外源性抗体,被动免疫的应用才可行。

3. 调动生殖道黏膜的局部免疫机制来抑制配子成熟、

迁移,或阻断受精、着床。由于这条途径的抗生育作用发生在生殖道管腔,管腔内需有高的抗体水平才能中和抗原负荷,达到免疫避孕的效果,许多具体问题有待研究。目前尚处在构建合适抗原载体、寻找最佳接种途径和效应位点的起始阶段。

4. 利用生殖系统特异性抗原进行主动免疫,即应用疫苗调控生育,这是人类免疫避孕的一条理想途径。此途径对接受者经过一次或数次免疫后能诱发较长时间的免疫力,它的抗生育效应是通过产生抗体或致敏的淋巴细胞,或兼有两者来实施的。目前国外几种避孕疫苗的临床试验和我国第一代避孕疫苗的临床前预试验就是采用此种策略。

第二节 免疫避孕法的潜在优点与不足

一、免疫避孕法的潜在优点

1. 生殖过程有多个作用靶位可选择供免疫攻击。
2. 疫苗所用抗原为人体自身所有,为非药理性物质。
3. 免疫后抗体维持时间相当长(至少12个月),长效避孕。一段时期后,若需继续避孕,进行强化免疫即可。
4. 一经注射疫苗,免疫反应所引起的避孕效果不易受随意性人为因素影响,减少使用者的失败率。
5. 抗生育作用具可逆性,可根据计划解除避孕,恢复生育力。
6. 不引起内分泌和代谢紊乱,不干扰性活动和性反应。
7. 免疫注射,不需特殊设备,易于推广。
8. 人们一向已有疫苗注射的概念,对这种方法易于接受。

二、免疫避孕法的潜在不足

1. 与非靶标的交叉抗原发生免疫反应,其后果可诱发自身免疫病,造成相应组织细胞病理性损伤和功能障碍或内分泌紊乱。引起这类自身免疫病的可能原因是:①疫苗所用的抗原含有与其他组织共有的抗原表位;②不同组织中类似结构的抗原有共同的空间构型重叠;③T、B淋巴细胞的协同使免疫反应从一个抗原表位扩展到另一个抗原表位。
2. 抗原过量时,循环血液中若存在自身抗体,容易与游离于细胞外的抗原起免疫反应,形成免疫复合物。体内长期积累有可能引起机体某些组织出现免疫病理改变。
3. 抗体产生及抗原代谢与避孕效果有直接关系。疫苗注射后,抗体产生要经历静止期和指数期,而且不同个体对疫苗反应有很大的强弱差别,故接受者接种后抗体升至抗生育水平需一段时间(数周甚至数月),在此时期仍需借助其他方法避孕。抗体滴度下降期若未能及时监测抗体水平和采取补充避孕措施,则容易怀孕。此时期受孕可能会由于抗体与胎儿物质起交叉反应,导致胎儿损伤和先天性畸形。

4. 免疫反应可能对生殖系统的某些组织细胞造成不可逆损伤,导致按计划终止避孕时却不能恢复生育力。

以上这些潜在危险或不足仅是理论上的推测和假设,但发展免疫避孕法时必须考虑和排除种种不安全因素,防患于未然。

第三节 避孕疫苗的抗原要求与潜在靶标

一、避孕疫苗的抗原要求

免疫避孕是通过注射避孕疫苗来实施,故此该法能否取得成功的前提是疫苗所采用的抗原。选择抗原需满足以下要求:

1. 必须是参与生殖过程,或是在生殖过程中分泌产生的成分。该成分在结构和功能对某一生殖环节起决定作用。被免疫反应中和、消除或抑制后,导致抗生育效应。
2. 具组织特异性。这种成分仅是预定的靶细胞所表达或分泌,在其他组织中不存在。这样可避免所诱发的抗体或致敏淋巴细胞与非靶标组织发生交叉反应,降低发生代谢紊乱和不良反应的风险。
3. 具高度免疫原性,可诱发有效的特异性免疫反应,但不伴有其他不希望的免疫反应,如产生IgG引起变态反应。
4. 该成分可以种属交叉存在,以便建立合适的实验动物模型,对疫苗做临床前的安全性和有效性评价。
5. 化学结构已完全阐明,可以通过经典的化学合成方法或现代分子生物学技术大规模生产抗原,满足制备避孕疫苗的实际需要。

人类生殖是一个复杂的连续过程,从精子、卵子的发生、成熟,精、卵相互作用导致受精,发育胚胎的着床,以及妊娠维持等。每个环节都存在或涉及一些结构与功能独特的重要分子,对其分离、纯化可以选择作为研制疫苗的抗原,其中以精子、卵子和着床前胚胎表达的,或由它们分泌的分子进行抗原研究最为重视。

二、潜在靶标

生殖过程的一些特异性分子可以作为免疫攻击的潜在靶标,按照分子特性分为两类:

1. 激素 主要是对配子发生、成熟起调节控制作用的激素,以及早期妊娠分泌的激素,如下丘脑分泌的的促性腺素释放激素(GnRH)、垂体分泌的黄体生成素(LH)和卵泡刺激素(FSH),性腺分泌的甾体激素(睾酮、雌二醇、孕酮),胎盘分泌的人绒毛膜促性腺激素(hCG)和人胎盘催乳素。
2. 与配子或胚胎关联的蛋白质 主要是成熟配子和着床前胚胎表达的或存在于它们表面的蛋白质,如精子膜蛋白、精子酶、卵透明带、早孕因子、滋养层细胞非激素抗原等。

动物实验表明,对这些靶标免疫攻击,通过抗体中和激素的生物学效应,或抑制酶活性,或改变细胞功能,或溶细胞作用和细胞毒效应等,可以产生不同程度的抗生育效应。但作用于人体需结合安全性、有效性和可接受性来考虑,上述有些分子并非理想的靶标。

第四节 抗精子疫苗

精子的抗原性早在100多年前已被科学家所发现。奥地利学者 Landsteiner 和俄国学者 Metchnikoff 于1899年各自独立试验,将豚鼠精子同种免疫得到抗豚鼠精子的抗体,这种抗体在有补体存在时,可以抑制精子运动。这一实验是精子免疫试验的开端,证实了精子具有抗原性并能诱发出特异性抗体,而且抗体能够影响精子功能。

应用精子抗原发展一种免疫避孕疫苗可行性源于早期两方面的证据。一类来自于动物和人的实验性免疫研究:①将精子、或精液、或成熟睾丸的匀浆,对雌性动物或妇女免疫,能够产生抗体,引起了生育力降低或不育。如1932年 Baskin 给20位具有生育力的妇女分别注射其丈夫的精子,这些妇女均产生了抗精子抗体,抗体持续了1年,在抗体持续期内不受孕。②抗体滴度下降至阴性,妇女可再次怀孕。③免疫雄性动物和男性(前列腺癌患者)诱导出精子生成缺乏。另一类是抗精子抗体的临床观察,1959年 Rümke 和 Hellinga 首次发现3%的不育男性血清中有抗精子抗体,这些阳性血清使精子自发凝集。继而,Franklin 和 Dukes 在1964年报告不孕妇女血清的精子凝集阳性率明显偏高;70%的男性结扎输精管后产生了抗精子抗体,但没有明显的不良反应;至少10%的男性或女性不育患者是由于抗精子抗体引致不育,而这些男、女不育患者是身体健康的。这些事实提示,对精子抗原的人工主动免疫有可能调控人类生殖。1937年美国给以精子为抗原的"精子毒性疫苗"授予了专利。1973年世界卫生组织人类生殖研究发展和培训规划署(WHO,HRP)成立了专门的生育调节疫苗项目组,组织协调进行免疫避孕疫苗的研制,筛选出了几种抗精子疫苗的候选精子抗原。目前国内外研究的精子抗原包括睾丸精子发生形成的精子质膜的固有成分,附睾精子成熟阶段暴露出的膜成分,附睾分泌附着在精子表面的成分,副性腺分泌附着在精子表面的成分。

一、抗精子疫苗的潜在靶抗原

抗精子疫苗用于男性,作用环节可以选择睾丸生精细胞发育后期的已分化为睾丸精子阶段,或精子在附睾经历成熟的阶段。

在男性,潜在的靶抗原是成熟精子表达的,或存在于它们表面的蛋白质,如精子膜蛋白、精子酶等。但是,由于睾丸曲细精管内没有血管,加之血-睾屏障的免疫隔离作用,循环抗体难以接触到睾丸阶段曲细精管内的潜在靶标。睾丸精子迁移入附睾贮存和经历结构与功能成熟,附睾存在血-附睾屏障,一般情况下,循环抗体也难以透入接触到附睾管腔内的成熟精子。故此,虽然理论上可以考虑晚期精子细胞、睾丸精子和附睾中的成熟精子所表达或表露的特异性蛋白作为潜在靶标,但是,由于精子是男性的自身成

分,抗精子免疫须避免诱发睾丸及男性生殖道的自身免疫病理损伤,以及须使曲细精管内或附睾管腔内有适当的抗体水平以应对巨大的抗原负荷,才能获得良好的抗精子免疫避孕效果。

抗精子疫苗用于女性,作用环节可以选择精子在女性生殖道的迁移过程,或与卵子受精前精子经历的事件,或精-卵相互作用过程。

在女性,精子在女性生殖道迁移,发生获能,在输卵管发生顶体反应,与卵子接触发生精-卵识别,这些过程精子表面所暴露出的特异性蛋白质可以作为潜在靶标。但是,疫苗的有效作用部位若为女性生殖道管腔,例如,抗体介导阻止精-卵识别,或抑制精子顶体反应,则需要输卵管峡部、壶腹部节段管腔内达到较高的抗体水平,才能应对管腔内所有精子构成的高抗原负荷,以中和抗原负荷产生良好的抗生育效应。常用的免疫注射接种,主要诱导循环抗体的产生,可以作用于经血循环转运的靶抗原分子,但生殖道管腔内部对循环抗体没有高效的转运途径。

二、抗精子疫苗的候选特异性抗原

精子对男性是自身抗原,对女性是同种异体抗原,精子免疫可导致不育。但是,全精子本身不能作为抗原用于疫苗,这是因为精子质膜、顶体、核等部位存在着一些与全身许多组织所共有的抗原。故此,仅有那些是精子特有的关键抗原才具发展抗精子疫苗的可能性。

相对于抗精子疫苗在男性应用存在诱发自身免疫的高风险,选择特异性精子成分发展女用疫苗受到重视。由于性交进入女性生殖道的精子数以亿计,它们又处于不同的成熟阶段,表达的特异性蛋白质各不相同,而且在生殖道迁移时抗原也有变化,故精子的特异成分复杂且数量众多。发展女用抗精子疫苗,候选特异性抗原包括非膜表面蛋白(如 LDH-C$_4$)、与顶体相关的蛋白(如顶体素、PH-20、SP-10、HS-63/MSA-63)、与卵透明带作用相关的蛋白(如 FA-1、RSAs、TCTE1)、与精-卵融合潜在相关的蛋白(如 PH-30、CS-1、YWK-Ⅱ)等。此外,以附睾蛋白酶抑制蛋白 Eppin 为抗原发展男用抗精子疫苗近年引起了重视。目前认为较有希望且与生育有关的几种候选特异精子抗原见表9-5-1,其中个别已制成疫苗在动物进行抗生育试验。

1. LDH-C$_4$ LDH-C$_4$ 是乳酸脱氢酶的同工酶,仅存在于哺乳动物和人类的睾丸和精子。在性成熟后才检测出 LDH-C$_4$ 活性。在精子发生过程,LDH-C$_4$ 出现于初级精母细胞阶段。在成熟精子,LDH-C$_4$ 主要位于细胞质和中段线粒体内,也有一部分非特异性地吸附在精子膜上。作为一个精子酶,LDH-C$_4$ 影响精子能量代谢,但对精子受精有何作用尚不清楚。

LDH-C$_4$ 具高度的细胞特异性,与体细胞的 LDH 同工酶没有交叉反应。女性不合成 LDH-C$_4$,男性 LDH-C$_4$ 位于血-睾屏障内,与机体免疫系统相隔离,即 LDH-C$_4$ 是一个自身和同种异体的精子特异性抗原,但它的免疫原性弱,全精子免疫小鼠没有产生特异性抗体,不育患者也没有检测出抗 LDH-C$_4$ 抗体。采用纯化的小鼠 LDH-C$_4$ 主动免疫狒狒小鼠、大鼠、兔和狒狒,不同程度地抑制了生育。Goldberg

表 9-5-1　12 种精子特异抗原的分子特点和免疫生物学特性

抗原	分子大小	cDNA 克隆和序列分析	免疫生物学活性	抗生育可能机制	抗生育可逆性	与人精子是否交叉反应	与人免疫不育是否牵连
LDH-C4	140 000;4 个 C 亚单位,每个 35 000	1171bp,331aa(人)	对多种动物主动免疫引起生育减少达 50%	凝集精子;着床后胚胎死亡	是	是	否
RSAs	13 000±2000	2186bp,680aa(兔)	未进行主动免疫试验。抗体抑制啮齿动物的 IVF 和人的 SPA	阻止精卵结合	是	是	否
PH-20	64 000	豚鼠:1010-2156bp,468aa。人:1683bp,509aa(两种的同源性为 59%)	主动免疫豚鼠 100% 阻断生育	阻止精卵结合	是	否。对豚鼠的抗体不与人精子交叉反应	否
PH-30	60 000;由 αβ 链组成	421aa	免疫雄性豚鼠完全不育;豚鼠 SPA 穿卵率减少 75%	阻止精卵结合	未见研究	是	否
SP-10	18 000 ~ 34 000;ipH 4.9	1117bp,256aa(人)	主动免疫狒狒引起部分生育减少	阻止精卵结合	是	是	否
SP-17	17 000(兔)	147aa	人 SP-17 免疫猴诱发了抗体。免疫小鼠减少生育力	阻止精卵结合	未见研究	是	未见研究
HSA-63	50 000、43 000 和 42 000 的 3 个蛋白质	1067bp,261aa(小鼠)	主动免疫没有显著影响生育。抗体抑制啮齿动物的 IVF 和人的 SPA	阻止精卵结合	是	是	否
FA-1	23 000 的单体;51 000±2000 的二聚体	649bp,164aa	主动免疫雌兔几乎完全阻断生育。抗体完全阻断啮齿类、牛、猴的 IVF,人的 SPA 和 IVF	阻止精卵结合	是	是	是。抗体看来引致不育
FA-2	95 000	正在克隆	未进行主动免疫试验。抗体完全阻断人的 SPA	抑制顶体反应;阻止受精	未见研究	是	未见研究
CS-1	14 000 和 18 000 的双链	1828bp,249aa(人)	未进行主动免疫试验	抑制合子的早期卵裂	未见研究	是	是
SAGA-1	29 000 的单体	未见研究	免疫小鼠减少生育力	凝集精子;阻止受精	未见研究	是	是
inhibin	15 000 ~ 17 000(牛);不同亚基多聚体(人)	未见研究	主动免疫牛,精子产量显著减少 75% 雄性免疫后不育	抑制精子发生	未见研究	是	是

注:bp:碱基对;aa:氨基酸序列;IVF:体外受精;SPA:精子-去透明带地鼠卵穿透试验;LDH-C4:乳酸脱氢酶-C4;RSAs:兔精子自身抗原;PH-20,PH-30:豚鼠精子表面抗原;SP-10,SP-17:精子蛋白;HSA-63:人类精子抗原;FA-1,FA-2:受精抗原;CS-1:卵裂信号蛋白;SAGA:精子凝集抗原;inhibin:抑制素

等选择合成肽段与白喉类毒素偶联制备成 LDH-C$_4$ 避孕疫苗,主动免疫雌性狒狒,所有被免疫动物都测出抗 LDH-C$_4$ 抗体,对照组的妊娠率为 71%,实验组的妊娠率仅为 22%,而且停止强化免疫后动物恢复了生育力,表明疫苗是有效和具可逆性。为提高免疫原性,采用表达人 LDH-C$_4$ 的重组牛痘苗(活的运载体)免疫雌性狒狒,生育力显著降低,而且以后也恢复了正常生育力。但是,有报道用 LDH-C$_4$ 主动免疫雄性小鼠,43.3% 的免疫雄鼠出现了睾丸炎,这制约了 LDH-C$_4$ 发展为男用避孕疫苗。

抗 LDH-C$_4$ 抗体在体外引起的小鼠、兔、狒狒和人的精子凝集,加入补体后,精子被灭动。主动免疫兔的宫颈黏液、子宫液和输卵管液中均检出特异性抗体,观察到精子在输卵管内转运明显受抑制,提示 LDH-C$_4$ 抑制生育的机制是抗 LDH-C$_4$ 循环抗体从雌性生殖道渗出,在宫颈、子宫、输卵管等部位与精子结合,制约精子在生殖道中迁移和行使功能,进而阻止受精。有资料表明被免疫动物的胚胎存活率显著低,提示 LDH-C$_4$ 抗生育作用的另一机制可能涉及着床后胚胎死亡。但胚胎组织未发现 LDH-C$_4$ 存在,免疫后如何导致胚胎发育终止尚不清楚。

2. PH-20 是分子量为 64 000 道尔顿的内膜蛋白质,位于豚鼠精子头部浆膜上,顶体反应后出现在顶体内膜,表现有透明质酸酶活性。它与雌性豚鼠其他组织没有交叉反应,是精子特异抗原。Primakoff 等用纯化的 PH-20 主动免疫雌、雄性豚鼠,引起 100% 的不育,而且免疫雄鼠没有出现睾丸炎。停止免疫后,两性豚鼠均可恢复生育力,表明避孕效果可逆。抗 PH-20 抗体在体外可抑制精子与卵透明带结合。基因重组兔 PH-20(rPH-20)皮下免疫家兔,血浆有高滴度的抗 rPH-20 抗体,但进入雄鼠生殖道的抗体很少,抗 rPH-20 抗体在睾丸、附睾、阴道、子宫、输卵管内的浓度均不足血浆水平的 0.2%。人 PH-20 与豚鼠 PH-20 在 cDNA 水平有 59% 同源性,但豚鼠 PH-20 单克隆抗体并不结合在人精子上,免疫不育患者血清也没有检测出对 PH-20 特异的抗体。故此,PH-20 作为抗精子疫苗的靶抗原尚待研究。

3. SP-10 是由单克隆抗体鉴定的一组人精子蛋白,分子量为 10 000 ~ 34 000 道尔顿,在生精过程中产生,是一个分化抗原。它位于顶体内膜上,可能是结合在顶体内膜和顶体基质表面的蛋白质。在受精过程,精子要经历顶体反应。顶体反应后,顶体内膜裸露,女性生殖道的抗体就可接触到顶体内膜上的抗原,相互结合后影响精子穿透卵透明带,进而阻止受精,故 SP-10 是有希望的靶抗原。SP-10 的单克隆抗体与体细胞没有或很少的交叉反应。用人重组 SP-10 主动免疫雌性狒狒获得的抗体,能与这种分化抗原反应。几种实验动物免疫后产生了高滴度抗体,但只是一部分减少生育力。免疫不育患者血清中是否存在 SP-10 的抗体尚未确定。

4. FA-1 是从啮齿动物和人精子膜中通过单克隆抗体分离提纯的糖蛋白,由 51 000±2000 的二聚体和(或)23 000 单体组成,位于精子顶体后区、中段和尾部。FA-1 是一个进化保守抗原,抗 FA-1 抗体与小鼠、兔、牛、猴和人精子表面上的抗原有交叉反应。人和这几种动物精子 FA-1

的分子非常相似,功能也相近。动物和人的体外受精试验表明,抗 FA-1 的单克隆抗体完全阻断了受精。用纯化的 FA-1 主动免疫兔,几乎完全阻断了生育。Naz 等合成了含 FA-1 抗原有效表位的 10 肽,与不育患者血清起强反应,但与生育正常者血清无反应。抗此 10 肽段的抗体抑制人精子穿透去透明带地鼠卵。牛精子发现有与 FA-1 相似的抗原基因,以牛作模型,应用合成 10 肽进行主动免疫试验。

Naz 等证实了 FA-1 抗体能与猪卵透明带分离纯化的糖蛋白 ZP3 结合,进一步发现抗体抑制了人精子结合在人卵透明带上,提示抗 FA-1 抗体的抗生育机制是影响精子与卵透明带的相互作用,阻止受精。另一方面,抗体的存在,使精子丢失进入去透明带地鼠卵的能力。由于去透明带地鼠卵穿透试验可以通过穿卵率间接反映人精子的获能状态,穿透卵子受抑制表明精子获能受阻,这是抗体直接作用于精子表面涉及获能成分的结果。Kaplan 等证实了抗体抑制人精子顶体反应,这些发现提示 FA-1 抗原可能是一个精子受体结合蛋白,而且对精子获能和顶体反应有作用。

在免疫不孕妇女血清和宫颈黏液中检测到抗 FA-1 抗体,输精管结扎者和不育男性也存在特异性抗体,表明 FA-1 抗原对自身和同种异体均有致免疫性,诱发的抗体涉及不育。大多数抗 FA-1 抗体阳性不育患者是健康的,除不育外没有伴发其他疾病,这间接地提示 FA-1 是精子特异的。

5. CS-1 卵子在受精后开始卵裂,但受精卵接受了什么信号启动卵裂尚未清楚。人胚胎在 4 ~ 8 细胞期开始转录,故此,发出第一次卵裂的信号应该是卵核外的信息或分子,由精子带入卵的物质有可能提供某种诱导卵裂的信息作用。如果阐明这种成分,调动免疫系统攻击之,则终止卵裂达到避孕。

CS-1 由 14 000 和 18 000 双链组成,是一个精子表面抗原。实验证实是一个卵裂信号蛋白质,可以给出卵裂的最初信号。CS-1 存在于人精子表面。免疫不孕妇女血清检测出抗 CS-1 抗体。如果抗 CS-1 抗体存在,抗体通过抑制原核期卵子的第一次卵裂来阻断生育,这是 CS-1 抗生育的可能机制。从人睾丸分离的 CS-1 蛋白已经克隆和测定了氨基酸顺序,未见与已知的顺序有任何同源性。

6. Eppin 是一种睾丸和附睾特异性分泌蛋白,单体分子量约 16 000 ~ 18 000,分为两个亚型(Eppin-1、Eppin-2)。Eppin 基因含 Kunitz 和 WAP 型双重基因结构,具有丝氨酸蛋白激酶抑制剂样结构特点。人精子表面有大量 Eppin 受体,睾丸和附睾分泌的 Eppin 结合在精子的头部和尾部。Eppin 蛋白参与调节精液液化和精子运动,体外实验表明抗 Eppin 抗体会干扰前列腺特异性抗原对精囊凝固蛋白的水解,导致精液凝固异常,影响精子前向运动。将人精子与抗 Eppin 抗体共孵育,抗 Eppin 抗体能显著抑制钙离子载体 A23817 诱导的顶体反应,这种抑制作用呈剂量依赖关系。O'Rand 等用重组 Eppin 免疫成年雄猴,精液和血清中出现高滴度抗 Eppin 抗体,精子前向运动能力降低,精液黏稠度下降,78% 雄猴发生不育。通过每 3 周 1 次的强化免疫,可以维持抗 Eppin 抗体的高滴度。停止接种后,

71%雄猴恢复生育力,未观察到不良反应。小鼠的 Eppin 与兔、猴、人分别有 51%、60%、62% 的同源性。Eppin 作为男用抗精子疫苗的靶抗原值得深入研究。

要研制出安全、有效、可供临床实际应用的抗精子疫苗还需大量工作。除筛选获得涉及生育的有效精子特异抗原外,目前还在研究调动女性免疫功能的最适当方法与途径,寻找女性生殖道中对抗原吸收和免疫反应的特异诱导位点,设法采用精子特异抗原诱导生殖道局部黏膜分泌性免疫反应是研究方向。妇女有效地达到免疫避孕,生殖道上段需有充分的抗体水平,但用精子抗原仅作阴道免疫或宫腔免疫似无抗生育效果。小鼠子宫内注射精子,生育力没有变化。妇女采用经洗涤、浓缩的精子做多次宫腔内受精也没有发现产生抗精子抗体。故此,抗精子疫苗应用于妇女免疫避孕,宜局部黏膜免疫和全身免疫相结合,才能维持和保证生殖道内高的抗体滴度,对进入生殖道内的精子作有效的综合性免疫攻击。

第五节 抗卵透明带疫苗

卵透明带是围绕在哺乳动物卵子和着床前胚胎外周的一层透明的细胞外糖蛋白基质。它始见于卵泡发生的最早阶段,随着卵泡发育过程由颗粒细胞和(或)卵母细胞逐步分泌合成,直至受精后着床前一直保持在细胞外周,在受精早期阶段的精卵识别,精子黏附、结合、穿透卵子过程有重要生理作用,而且还阻止多精入卵(图 9-5-1),为着床前发育的胚胎提供机械性保护作用。

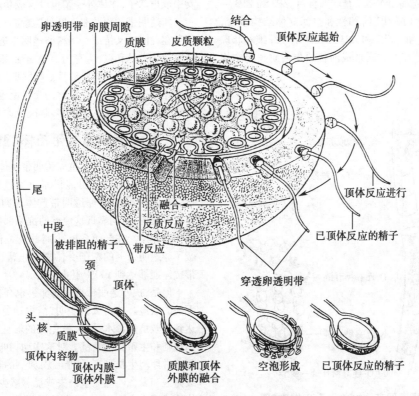

图 9-5-1 卵透明带与精子的相互作用模式图

20 世纪 70 年代初期,在研究哺乳动物卵巢抗原时发现了卵透明带的抗原性。兔抗地鼠卵透明带抗血清可使地鼠卵表面形成免疫沉淀,阻止了地鼠精卵结合。嗣后用卵透明带主动或被动免疫实验动物均显示抗生育效应。临床上也发现一些原因不明的不孕妇女血清中含有抗卵透明带抗体,其不孕可能与抗体存在有关。这些研究提示了用卵透明带为抗原发展免疫避孕疫苗的可能性。

卵透明带仅定位在卵子上,以一个细胞作靶标容易受到免疫攻击;成年女性每月只排出一个卵子,卵透明带靶抗原量少,免疫攻击容易高效;排卵后卵透明带伴随卵子在女性生殖道内存在数天之久,抗体有充分时间与靶抗原接触结合,中和靶抗原的生物活性;卵透明带是精子受精必须穿过的结构,阻断此环节即不能受精,从理论上说,抗生育效应阶段在受精前的避孕方法较理想。由于抗卵透明带疫苗具有上述潜在优点,国内、外科学家近 30 年来为之进行了大量工作。

一、卵透明带结构特点及其功能

卵透明带是非细胞结构,小鼠的卵透明带厚度为 7μm,含蛋白质 4 ~ 5ng。人卵透明带厚度为小鼠的 2 ~ 3 倍。应用扫描电镜观察,卵透明带表面呈不均一性、相互交织的纤维丝网结构,免疫球蛋白、酶和病毒可以透过。透射电镜观察卵透明带由纤维和糊精状物质组成,电子密度显示出内外两层,经抗卵透明带抗血清处理后,电子致密斑分布会发生变化。

未受精的卵透明带在一定温度、pH、离子强度和酶等条件下可溶解。小鼠和猪的卵透明带由于来源丰富和提取容易,研究最为广泛。现已清楚,小鼠卵透明带由三种酸性糖蛋白组成,按分子量大小命名为 ZP1(200 000)、ZP2(120 000~140 000)和 ZP3(83 000~85 000)。在卵透明带中,三种糖蛋白都是以二硫键连接的肽链二聚体,并含有 N-和 O-键的寡糖。三种糖蛋白各自有其特异的功能。ZP3 是主要的精子受精蛋白,以 O-糖苷键与肽链相连的寡糖的侧链是受体所在点。对精子在卵透明带上"黏附"阶段起作用。它不仅能够分辨出具有完整无损顶体和发生顶体反应的精子,而且还分辨出精子的不同区域。从卵子制备出的纯 ZP3 只特异地与顶体完整的精子头部结合,每个精子头部能结合 10 000~50 000 个 ZP3 分子。随着与 ZP3 受体蛋白结合,精子诱发顶体反应。ZP1 和 ZP2 不能诱发顶体反应,从已受精的卵子或胚胎卵透明带所制备的 ZP3 也没有诱发能力。ZP2 是精子次级受体,精子在卵透明带上的"结合"阶段,ZP2 起辅助作用。精卵融合后,ZP2 和 ZP3 一起发生生化修饰,引起 ZP3 溶解性和空间立体结构改变,从而阻止了多精受精。ZP2 和 ZP3 二聚体串成纤维丝状珠链,ZP1 则是把珠链相互交联形成网状的蛋白质高级结构(图 9-5-2)。

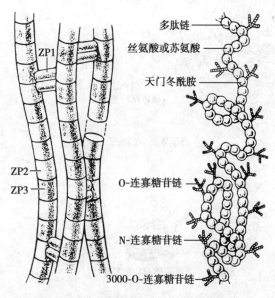

多肽链
丝氨酸或苏氨酸
天门冬酰胺

ZP1
ZP2
ZP3

O-连寡糖苷链
N-连寡糖苷链
3000-O-连寡糖苷链

图 9-5-2 卵透明带结构和分子组成模式图

猪卵透明带与小鼠的有许多相似性,在聚丙烯酰胺凝胶电泳(SDS-PAGE)或双向凝胶电泳(2D-PAGE)上可见 3~4 个蛋白组分:ZP1、ZP2、ZP3 和 ZP4。ZP2 和 ZP4 发现是 ZP1 部分降解和分子间二硫键还原的产物。ZP3 则是由两个一级结构有明显差别的亚基 ZP3α、ZP3β 组成。故此,猪卵透明带实际上应是由 ZP1(82 000)、ZP3α(55 000,部分脱糖后为 46 000)和 ZP3β(55 000,部分脱糖后为 42 000)这三个蛋白组成。编码这三个蛋白的 cDNA 已被克隆。ZP3α 具有精子受体活性。人卵透明带也是由 ZP1(90 000~110 000)、ZP2(64 000~74 000)和 ZP3(57 000~73 000)组成。人第 7 条染色体上至少有 2 个 ZP3 基因位点,编码 424 和 372 个氨基酸残基,ZP3 基因由 8 个外显子组成,与小鼠的相同。人 ZP3 与猪 ZP3β 和小鼠 ZP3 对等,在 cDNA 水平显示 66%~74% 的同源性,但人卵透明带受

制于材料来源困难,研究尚未深入。认识卵透明带的组成与功能,不仅阐明精卵受精过程的许多细节,而且在疫苗制备时,可以考虑使用不同组分为抗原,提高疫苗的有效性和安全性。

二、免疫生物学特性

卵透明带具有高度的免疫原性。用热溶性或纯化的卵透明带组分主动或被动免疫多种雌性动物均降低生育力。用抗卵透明带抗血清处理过的卵子,卵透明带表面形成免疫复合物,精子黏附和穿透卵透明带受到抑制,这种现象在相差显微镜或免疫荧光显微镜下可以观察到。在人类体外受精试验,用检测出抗卵透明带抗体的妇女血清,加入与正常的精、卵共孵育,抑制了受精。从抗卵透明带抗体阳性妇女中取出卵子,作体外受精也没有成功。

卵透明带抗原并非高度种属特异。几个种属的动物之间存在种间交叉抗原。用猪卵透明带进行异种主动免疫雌性家兔、狗、马和猴,生育力有显著丢失。猪卵透明带与人卵透明带有部分共同抗原性。抗猪卵透明带抗体能够阻止人卵体外受精。这种免疫学的交叉反应性为人类应用异种动物卵透明带制备避孕疫苗,解决抗原来源提供了基础。

三、抗卵透明带抗体的作用机制

既往研究都证实了抗卵透明带抗体具有效的抗生育潜力。抗体抑制生育的可能机制是通过以下其中的一种进行。在同种系统,抗卵透明带抗体与卵透明带上的精子受体位点反应,或同靠近这位点的抗原部位结合,直接阻断精卵相互作用。在异源系统,抗体引起立体空间结构障碍,遮蔽了卵透明带上的精子受体来阻止精、卵结合。抗卵透明带抗体能够达到 100% 阻止受精。

但是,抗卵透明带抗体对卵巢也存在一些与精、卵结合无关的效应。体内试验表明,当主动免疫引起的抗体滴度达到有效抗生育水平时,被免疫的雌性动物往往伴有月经不规则和生殖激素紊乱。对这些动物卵巢的组织学检查发现正常卵泡生长过程受到干扰,典型的表现是原始卵泡、初级卵泡和发育卵泡完全缺失或显著减少。其原因可能是抗体造成了自身免疫病,或者是注射的抗卵透明带疫苗与颗粒细胞和(或)卵细胞分泌的卵透明带蛋白发生了反应,使得囊状卵泡不能分泌合成甾体激素,以及造成了生殖细胞和卵泡细胞衰竭。故此,动物体内试验提示抗卵透明带抗体是在两个水平上起抗生育作用:①在卵透明带水平,阻断与精、卵相互作用;②在卵巢水平,阻断了正常的卵泡发生、发育过程。但后一水平会导致发生有害的严重不良反应,这在妇女免疫避孕是不能接受的。

四、卵巢损伤与靶抗原选择

在卵透明带免疫避孕研究的早期就观察到免疫后出现卵巢功能障碍。与睾丸不同,卵巢中没有免疫学隔离机制,卵巢中各种细胞类型及其发育分化过程全部暴露于抗体和其他血清成分,卵透明带从发生和形成与卵巢关系密切,免疫攻击卵透明带的同时,避免影响卵巢功能一直受到科学家的重视。

早期用粗制猪卵透明带或猪全卵透明带主动免疫多种雌性动物进行抗生育试验,均可致长期不育,但免疫的狒狒出现月经紊乱;免疫的家兔在抗体维持期,血中孕酮水平低下,FSH 和 LH 水平则高于正常,注射外源性激素也不能诱发排卵;检测出高滴度抗卵透明带抗体的雌狗都表现不规则的动情周期,其激素水平表明排卵作用衰退。这些动物卵巢组织病理学检查证实有自身免疫性卵巢炎,引起卵泡发生衰竭,甚至卵巢萎缩,其原因认为与免疫原成分不纯有关。

进一步用高度纯化的猪卵透明带 ZP3 作抗原,免疫松鼠猴进行大批量观察,动物有很好的避孕效果,检测出高滴度抗体水平,且维持 15 个月以上,但免疫后 10 个月内卵巢功能受到干扰,组织学检查表明卵泡发生障碍,且要在 10～15 个月后卵巢功能才恢复正常。此外,用猪卵透明带 ZP3 免疫雌狗等几种动物均得到类似结果。由于使用的免疫原已经是高度纯化的卵透明带蛋白组分,卵巢免疫后病理变化和功能紊乱就难以用抗原制备不纯来解释。糖基侧链对卵透明带的免疫原性和抗生育效应起很大作用,有研究认为透明带免疫后的卵巢障碍与糖基有关,应以去糖基制备疫苗。但用去糖基卵透明带 ZP3 免疫狒狒见卵巢的成熟卵泡减少,免疫猴可长达 1～2 年不育,而卵巢的原始卵泡群衰竭,去糖基肽免疫产生抗生育效应的同时,也产生类似的卵巢损伤,表明卵透明带去糖基后仍未避免或减轻发生卵巢病变,而应归因于卵透明带蛋白的复杂性和涉及诱发了对卵巢组织的细胞免疫反应。

为克服卵透明带免疫后出现卵巢障碍,科学家们试验作卵透明带上的 T 细胞与 B 细胞抗原表位分离,去除卵透明带上刺激 T 细胞的抗原表位,用仅含刺激 B 细胞的抗原表位制备疫苗。Millar 等用已知可阻断受精的小鼠 ZP3 单克隆抗体为探针,鉴别出含 7 个氨基酸的刺激 B 细胞的抗原表位。用基因工程合成了含此抗原表位的 16 个氨基酸肽段,并通过 N-末端半胱氨酸残基与钥孔蝛血蓝蛋白(KLH)偶联,然后主动免疫小鼠,均产生抗体,观察到抗生育作用直接相关于抗体滴度,避孕作用可长达维持 16～36 周,抗体滴度水平不高的动物可恢复生育,而卵巢切片未见炎症迹象和细胞毒性作用,提示不含 T 细胞抗原表位的合成 ZP3 肽段产生的循环抗体是卵透明带特异的,不与其他卵巢抗原发生交叉反应,而且可能不诱发细胞毒 T 细胞对卵透明带的免疫反应和造成卵巢组织病变。进一步的研究亦表明 T 细胞对卵透明带的作用不需 B 细胞协同就可导致卵巢炎,而抗卵透明带抗体可能仅是引起可逆性不育。故此,为了选择性地诱发抗体导致不育,而不引起 T 细胞介导的卵巢损伤,设计抗卵透明带疫苗的靶抗原,应将卵透明带上 T 细胞与 B 细胞的抗原表位分开,只用含 B 细胞抗原表位为免疫原,才有可能提高疫苗的安全性。

第六节 抗绒毛膜促性腺激素疫苗

在免疫避孕研究领域,研究最为深入和进入临床试验的是以 hCG 为抗原研制的避孕疫苗。hCG 是受孕后由胎盘合体滋养层细胞分泌的妊娠特异激素,主要功能是通过刺激黄体持续合成孕酮,以维持早期妊娠,而且也可能起到防止母体排斥胚胎及其产物的作用。选择 hCG 作为免疫攻击的靶标,除满足靶抗原的一般要求外,还具有以下特点:

1. 正常情况下循环血中不存在 hCG,它仅在怀孕时才暂时出现,不干扰排卵和性激素合成等生理过程,机体的其他组织和其他生理活动中也没有类似的抗原存在,即靶标特异,作用时间局限。

2. 受精后的第 4～5 天,hCG 在囊胚期的滋养层即出现,此时干扰 hCG 作用终止妊娠,抗生育效应阶段不算偏后,妇女仅表现为正常或稍延长的月经周期,对身体没有明显不适的影响和损害,容易接受。

3. 维持妊娠所必需,阻断此环节容易达到 100% 抗生育。

4. hCG 的化学结构、理化性质和生物活性基团已基本清楚,有利于分析和应用。

5. 抗原需量相对于配子抗原容易解决。hCG 可从孕妇尿中提取获得,通过现代分子生物学技术也容易大量制备。

由于 hCG 的上述优点,近 30 年来一直是发展生殖调节疫苗的首选抗原。

一、hCG 的化学结构特点

hCG 是分子量约 38 000 道尔顿的糖蛋白激素,含糖量约 30%,由两条分子结构不一致、非共价键连接的亚基组成,其分别称为 α、β 亚基。经过解离和纯化,这两个亚基的一级结构已经清楚。hCG 的 α 亚基含有 89～92 个氨基酸,与垂体分泌的糖蛋白激素 LH、FSH 和促甲状腺素(TSH)的结构非常相似,但它的 β-半乳糖和唾液酸含量高。β 亚基则与 FSH 和 TSH 的差别较大,与 LH 的相似程度高。人 LH(hLH)的 β 亚基含有 115 个氨基酸,hCG 的 β 亚基含有 145 个氨基酸,两者前 110 个氨基酸中有 94 个是相同的,占 85%,除了 111 位和 115 位的氨基酸残基以外,β-hCG C 末端的 35 个氨基酸序列在 β-hLH 上是不存在的,这是 hCG 与 hLH 的结构差别所在。多出来的特异肽段使 hCG 具有特异的抗原性。

二、hCG 的免疫原性

完整的 hCG 分子具高度抗原性,对异种动物是强的免疫原,但不能用于同种免疫,这是因为 hCG 的 α 亚基与人 LH、FSH 和 TSH 的 α 亚基在很大程度上相似。用完整 hCG 分子免疫妇女虽然可能会引起不孕,但产生的抗体会与这几种激素发生交叉反应,导致严重的内分泌和代谢紊乱。不过,完整的 hCG 对人本身并不表现出抗原性,妇女注射 hCG 治疗不育并不引起对此激素的免疫反应,一般情况下是检测不出抗 hCG 抗体,这是因为 hCG 是人体自身所分泌合成的分子,免疫系统能识别它是自身的,对其免疫耐受而不引起免疫反应,故需化学改性或蛋白质工程将其结构适当改造,使之既不失去原有的 hCG 生物活性,又能使机体免疫系统识别不出是"自身抗原",而视为非自身异种蛋白抗原,引起相应的免疫反应。

hCG 的 β 亚基与几种垂体糖蛋白激素有不同程度的差异,即在结构上是激素特异,故有一定的免疫特异性。研

究者们利用 β 亚基的这一特点,以全 β 亚基(β-hCG)或其 C 末端特异肽段(β-hCG-CTP)来改造制备避孕疫苗(图 9-5-3),但这两种免疫原均存在优点和不足。

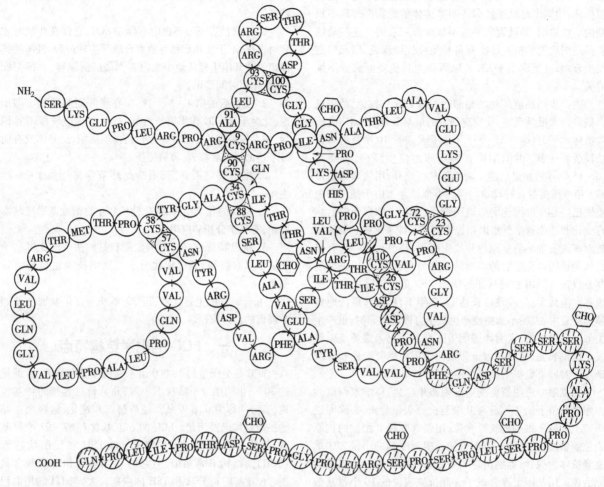

图 9-5-3　β-HCG 结构模式图

注:Ala:丙氨酸;Arg:精氨酸;Asn:天冬酰胺;Asp:天冬氨酸;Cys:半胱氨酸;Gln:谷氨酰胺;Glu:谷氨酸;Gly:甘氨酸;His:组氨酸;Ile:异亮氨酸;Leu:亮氨酸;Lys:赖氨酸;Met:蛋氨酸;Ser:丝氨酸;Thr:苏氨酸;Trp:色氨酸;Tyr:酪氨酸;Phe:苯丙氨酸;Pro:脯氨酸;Val:缬氨酸。
圆圈内有斜线表示与 LH 特异的肽段。
第 9 与 90、23 与 72、26 与 110、34 与 88、38 与 57、93 与 100 位的氨基酸之间形成二硫键

hCG 的 β 亚基有 9 个抗原表位,即 β-hCG 比 β-hCG-CTP 有多个抗原表位,免疫原性相对较强,而且由 β-hCG 产生的抗体有更高的亲和力和更好的中和 hCG 生物活性的能力。但缺点是抗 hCG 抗体与 hLH 有部分交叉反应,其潜在危险是抗体或细胞毒淋巴细胞对垂体的 LH 生成细胞或性腺的 LH 靶细胞造成损伤,此外也可能影响 TSH 造成甲状腺功能减退。但这种交叉反应性是否严重影响垂体功能国际上一直有不同看法。β-hCG-CTP 的 37 个氨基酸(109~145 位)肽段是 hCG 分子独特的,由此肽段产生的抗体与 hLH 不存在交叉反应,有利于提高疫苗安全性,但由于多肽片段较短,抗原表位又部分丧失,故其免疫原性较弱,免疫动物产生的抗体滴度和抗体亲和力较 β-hCG 的低。β-hCG 的第 38~57 位肽段呈环状结构,此肽段与 β-hCG-CTP 的 37 肽拼接在一起,有利于提高疫苗的免疫原

性,而且人工合成的该肽段与 LH 的交叉反应减少。

三、hCG 抗生育的可能机制

卵子受精后,准备着床的囊胚滋养细胞很快就分泌 hCG。有报告人胚胎在 8 细胞期已可以检测出 β-hCG 的 mRNA。如果妇女接种了抗 hCG 疫苗,推测疫苗的抗生育起效时间应在此后很快发生。主动免疫狒狒和猕猴所取得的数据表明,抗 hCG 疫苗阻断生育确实发生在妊娠的很早阶段,以致动物的月经周期并没有察觉到改变。抗 hCG 疫苗的抗生育效应可能涉及体液免疫和细胞免疫(图 9-5-4)。疫苗刺激产生抗体,循环抗体通过改变 hCG 生物活性中心的分子构型或立体空间,阻碍激素-受体相互识别,中和了 hCG 的促黄体效应,导致黄体不能维持,围着床期的胚胎被排出,妊娠终止。另一种可能的机制是直接针对围

着床期胚胎 hCG 产生细胞的抗体介导或细胞介导的细胞毒效应,损伤 hCG 产生细胞(滋养层细胞)引起 hCG 分泌下降,结果黄体退化,妊娠终止。Hearn 等将狨猴胚胎与抗 hCG 抗体共孵育后,胚胎没有着床,提示如果在输卵管和子宫内存在充足的抗体水平,抗 hCG 疫苗在胚胎着床前已起到效应。

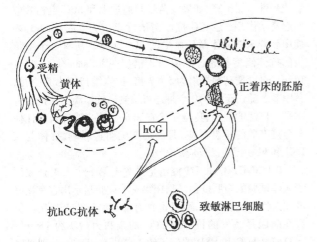

图 9-5-4　抗 hCG 疫苗可能的抗生育作用机制

四、以 β-hCG 为免疫原的疫苗临床试验

近 30 年来,发展抗 hCG 避孕疫苗有两条不同的技术途径:以 hCG 的全 β 亚基为免疫原和以 C 末端 109～145 的 37 肽段为免疫原。这两类免疫原经过抗原改造制成的疫苗,通过了临床前的毒性与安全性试验,而且都进行了临床第一期试验,以检验疫苗在人体的安全性和在人体中诱发抗体的能力,以及临床第二期试验以检验疫苗在人体的抗生育力和进一步观察疫苗的安全性,其中以 β-hCG 为免疫原的避孕疫苗在人体中的研究较多。

抗 β-hCG 抗体与 hLH 有一定程度交叉反应是避孕疫苗临床试验最受关注的问题。Talwar 等将纯化的 β-hCG 偶联到大分子载体破伤风类毒素(TT)上制备成原型疫苗(Pr-β-hCG-TT),主动免疫狨猴产生了抗体。抗血清与人 FSH 和 TSH 不发生反应,而与 hLH 有部分交叉反应,但免疫动物有规则月经周期和排卵功能。免疫后 13 个月对动物代谢、内分泌和器官功能检查未见任何异常。对内分泌器官和垂体组织学检查也没有发现毒性损伤,提示原型疫苗没有毒性和其他有害的不良反应。Talwar 等进一步用原型疫苗免疫 4 名妇女做临床探索性检验,抗体在 6～8 周出现,大约 5 个月达到峰值,此后逐渐下降,16 个月抗体在血中的效价接近于零。表明这种疫苗所产生的抗体反应是可逆的。放射受体分析发现,抗体能完全中和 hCG 的生物活性,所免疫的妇女月经周期无明显变化,肝、肾功能和血液学参数未见异常。在此基础上,Talwar 将 Pr-β-hCG-TT 在印度、瑞士、巴西、芬兰和智利等 5 国的 6 个中心进行了临床第一期试验。主动免疫的 60 名输卵管结扎妇女中,大部分显示抗体与 hLH 有一些交叉反应,但仍有规则的月经和正常排卵,有些受试者随访 7 年以上,肝、肾、甲状腺、肾上腺、垂体和造血功能等参数的检查均在正常值范围。这些动物实验和人体试验表明,虽然抗 β-hCG 抗体存在与 hLH 的交叉反应,但这种反应对生殖内分泌和身体其他系统不产生有害的影响。可能的解释是:①LH 是一种分泌性产物,它并不保持在垂体促性腺细胞膜表面,抗体没有进入细胞内与它发生反应,故分泌合成 LH 过程没有受到影响,使得月经周期和排卵没有发生改变;②在每月一次 LH 峰期所产生的 LH 量,除去抗体与循环 hLH 部分交叉反应的消耗量后,还有足够的余量诱导排卵,故不表现出排卵抑制;③抗体在体内与 hLH 的亲和力很低;④抗体尽管与 hLH 交叉反应,但没有中和 hLH 的生物活性。

原型疫苗在临床第一期试验中暴露出免疫反应有很大个体差异的不足。仅 28% 的受试者有高的抗体滴度,而 72% 的受试者抗体反应一般或较差,个别妇女甚至不产生抗体。抗体水平低无抗生育作用,故受试者避孕失败率高,其中 1 名受试妇女在研究期间怀孕至分娩,产出一正常男婴,其后的生长发育正常。这一结果提示妊娠时自身产生的内源性 hCG 并无抗体反应的强化作用,而且疫苗对未能阻止妊娠的胚胎发育具有安全性。免疫妇女万一在抗体消退期受孕,胚胎也会是安全的。

疫苗免疫原性弱和个体免疫应答差的缺点,促使研究者对原型疫苗做了三方面的改进:①将 β-hCG 通过非共价键与羊 LH 的 α 亚基(α-oLH)连接,形成异种二聚体(heterospecies dimer,HSD),再偶联 TT 制成疫苗。HSD 所形成的构型能够被靶组织上的受体识别,这种疫苗在羊、猴的免疫试验证明比 β-hCG 有更强的免疫原性和更好的中和 hCG 生物活性,而且产生的抗体不与 FSH 和 TSH 发生交叉反应。②增加脂多糖邻苯二甲酰钠(SPLPS)作为免疫刺激剂,在疫苗初次注射时同时注入。这种佐剂适用于抗体产生的静止期,它比单独用 Al(OH)₃ 作佐剂的抗体滴度高两倍以上。③β-hCG-TT 再连接多一种载体霍乱毒素 B(CHB),以提高免疫诱发抗体反应的能力,减少个体差异。

改进配方后的三种疫苗:①β-hCG/α-oLH-TT-CHB;②β-hCG-TT;③β-hCG-TT-CHB 和 α-oLH-TT-CHB 的混合物。1988 年在印度的 5 个中心进行了临床第一期试验。受试者为 101 名有生育史的输卵管结扎妇女,免疫后所有妇女均产生抗 hCG 抗体和抗 TT 抗体,抗体反应可逆。第 1、第 2 种配方疫苗的免疫原性好,抗体结合 hCG 能力>20ng/ml 的持续时间分别是 35～37 周和 34 周,抗体与 hCG 亲和力较高[$Ka=(1～10)\times10^9/mol$]。卵巢充血试验表明抗体在体内能中和 hCG 生物活性。抗体不与人 FSH 和 TSH 发生交叉反应,但与 hLH 有交叉反应。受试者月经周期无改变,血浆孕酮浓度提示有正常排卵。血液学、内分泌学和其他代谢参数无异常变化。免疫前和强化免疫后整个周期内监测和比较尿液促性腺激素排泄的动态变化,提示垂体性腺轴未受干扰和损害。但试验中有 11 名妇女在强化注射时发生超敏反应和免疫抑制。

TT 偶联于疫苗可以打破妇女对 hCG 的免疫耐受,提高疫苗的免疫原性,与此同时也产生免疫预防性的抗破伤风抗体。但 TT 在强化注射时引起超敏反应,故临床第二期试验对此做了改进:β-hCG/α-oLH(HSD)分别偶联 TT 或白喉类毒素(DT),初次注射与强化注射时交替应用。同一种载体不重复注入可避免引起超敏反应。HSD-TT或HSD-DT的临床第二期试验于1992年在印度进行,以检验疫苗的实际避孕有效性。148名23~35岁可生育妇女接受了3次疫苗注射,所有免疫妇女都产生了抗体,其中119名(80%)的抗体水平>50ng/ml(hCG生物活性中和能力)。受试妇女有正常的性生活,经过1224个月经周期,仅有1名抗体滴度>50ng/ml妇女发生妊娠(后人工流产)。抗体滴度降至<35ng/ml可恢复生育力,并已有5个正常婴儿娩出。抗体与hLH交叉反应10%~75%,但未见月经周期显著改变和其他不良反应。

HSD疫苗是世界上第一个试验妇女免疫避孕的疫苗,所取得的结果令人鼓舞,但不足之处是仍有20%的妇女免疫后抗体滴度未超过抗生育阈值水平。研究者对疫苗进行了优化试验,如采用活牛痘疫苗作重组载体,在猴子试验可产生持续长时间的高度抗体反应;应用生物降解微球系统,集中多次注射的免疫剂量于一次注射,减少注射次数有利于实际应用。

Purswani和Talwar新构建的β-hCG-LTB重组疫苗,加入非致病性分枝杆菌(MIP)作为免疫调节剂,给小鼠免疫接种时,同时注射MIP,有效地提高了免疫小鼠的抗体滴度,在试验观察的8个月内,所有小鼠的抗体水平都超过抗生育阈值的3倍至数十倍,而没有注射MIP的对照小鼠,高抗体滴度未能维持30天。由于免疫的5个品系小鼠都产生了持续的高抗体水平,一方面显示了MIP的增强免疫反应效能,另一方面也提示可能有效地克服抗体应答的个体差异。

五、以β-hCG-CT 37肽为免疫原的疫苗临床试验

世界卫生组织自20世纪70年代中期开始支持发展避孕疫苗,采用β-hCG C末端特异肽段研制疫苗的技术途径,目的是为了避免引起自身免疫的交叉反应,尤其是抗体与hLH的相互作用。早期研究曾用酶解办法分离、纯化了β亚基不同长度的肽段,观察到短于35肽免疫动物的抗体反应差,或产生的抗体不能有效地中和hCG的生物活性,而长于43肽段虽诱发较好的抗体滴度和中和hCG活性的能力,但又涉及与hLH交叉反应的可能,故实验筛选确定109~145肽为疫苗的免疫原。为提高免疫原性,偶合了大分子蛋白DT为载体,DT与该肽段结合引起延迟型过敏反应较TT的少。

β-hCG-CT 37肽-DT疫苗以狒狒为动物模型的临床前抗生育试验结果表明,免疫组受孕率仅为4.6%,而对照组高达70%。广泛的毒理学和安全性试验,包括血液学、生物化学、尿液参数,以及超敏反应、激素-抗体交叉反应、免疫复合物、抗体结合正常组织和组织病理学均未发现严重的不良反应,但抗体与胰腺中生长激素释放抑制因子的产生细胞有反应,其意义未明了。进一步试验并无显示胰腺组织有损伤,而β-hCG和HSD疫苗没有这种反应。

β-hCG-CTP疫苗的临床第一期试验于1988年在澳大利亚进行。疫苗由化学合成的β-hCG C末端37肽(109~145)偶联DT,加免疫刺激剂胞壁酰二肽(MDP)为佐剂,用生物可降解的鲨烯和Arlacel(二缩甘露醇单油酸酯)乳化。30名26~43岁输卵管结扎妇女,每组6人分为5个剂量组(50μg、100μg、200μg、500μg、1000μg免疫原)进行初次和强化免疫。受试者均产生抗hCG抗体,对疫苗的反应呈剂量依赖性。据推算,如果疫苗仅是通过中和hCG生物效应而起避孕作用,抗hCG抗血清浓度至少为0.52nmol/L才能中和着床期母体循环血中的hCG水平。所有5个剂量组的抗体滴度都超过此值的3倍(1~3.5nmol/L或40~140ng/ml),最高剂量组为5~7倍,抗体维持期为6个月,其中2名随访至9~10个月还可检测出抗体滴度在抗生育水平。广泛的临床、实验室检查和6个月的随访未见任何与免疫有关的不良反应,月经周期无明显影响,抗体与人FSH和hLH无交叉反应。

β-hCG-CT 37肽-DT疫苗是世界上第一个人工合成用于人体试验的短肽疫苗。临床第一期试验显示出它有良好的安全性和免疫原性,而且也具有潜在的抗生育作用。但存在问题是诱发的抗体与hCG的亲和力(Ka约1×10^8/mol)较β-hCG和HSD的(Ka约1×10^{10}/mol)低,个别受试者对DT有超敏反应。WHO对该型疫苗改良后,于1994年初在瑞典进行临床第二期试验,以检验疫苗的避孕效果,但试验开始后即终止,其原因是首批接受疫苗注射的志愿者中,有几位的注射部位出现了组织反应,以及未预料到和难以接受的疼痛。

为能诱发充分中和hCG效应的抗体水平,而且须避免注射部位产生难以接受的局部反应,WHO研制出含有2个hCG肽段的高级型疫苗,其组成和配方为:β-hCG-CT 37肽(109~145)和β-hCG的环状肽段(38~57)各500μg,偶联于DT,MDP 25μg为免疫刺激剂,生理盐水(pH 7.4)作溶剂,用鲨烯和二缩甘露醇单油酸酯(4:1)乳化,水相与油相的比率为40:60。该高级型疫苗于1998年在英国用兔进行了抗体诱发试验和临床前毒理学研究,结果显示疫苗免疫不会诱发出对hCG多肽的免疫抑制反应;通过多次强化免疫可以使有效免疫保护的抗体水平维持达6个月,甚至更长时间。不足的是,个别实验兔的注射部位有较严重的肌肉反应或显示慢性炎症反应。此外,该型疫苗尚欠理想的是:①偶联于hCG肽段作载体分子的DT,其组成和化学结构未完全清楚;②疫苗采用的乳化释放系统,需要多次强化注射后才诱发出所需的抗体水平和维持一定的时间,不便于实际应用。WHO研制改进的hCG疫苗,这种疫苗采用完全合成的免疫原,不再偶联DT,并改进疫苗的缓释系统,使一次注射即可产生所需的有效抗体水平和持续时间。

六、我国hCG避孕疫苗研究

我国在20世纪80年代初期已开始避孕疫苗抗原制备的探索性试验。"七·五"期间,国家组织多中心协作组对hCG避孕疫苗科技攻关,从基因工程、生物化学、化学合成等多条途径制备疫苗的免疫原(表9-5-2),并完成了β-hCG二聚体、酶切β-hCG肽段和β-hCG-CT 37肽(109~145)-TT

三种疫苗的构建。经临床前猕猴的免疫原性、安全性和毒理学试验证明,三种疫苗均可诱发动物体内不同程度的抗体产生,抗体不仅能与 hCG 结合,而且可中和 hCG 的生物活性。免疫动物未见任何不良反应。持续两年的跟踪观察和试验以及对动物解剖检查,也未发现任何与疫苗免疫有关的组织损伤。

表 9-5-2　我国 HCG 避孕疫苗的几种抗原评价

免 疫 原	结 果 评 价
1. 用基因工程将人工合成的 β-hCG-CT 36 肽(110～145)基因克隆到大肠杆菌表达成功后大量培养,超声破菌,分离出融合杂蛋白 β-半乳糖苷酶-β-hCG-CT 36 肽,以此为抗原构建疫苗	由于大分子 β-半乳糖苷酶掩盖了抗原决定簇,故抗原性弱,解聚后有改善,但易重新聚合
2. β-hCG 二聚体为抗原构建疫苗	抗原性有所增加,但同种亚基聚合成分不稳定,免疫反应差异大
3. β-hCG 酶切片段为抗原构建疫苗	抗原决定簇经酶解后向外暴露,抗原性有所增加,但诱发的抗体滴度低于 β-hCG 二聚体疫苗成分较难控制
4. 人工合成 β-hCG-CT 37 肽(109～145),偶联 TT 构建疫苗	组份稳定,与 HLH 无交叉反应,安全性好,但抗原分子小,免疫原性弱
5. 孕妇尿分离提纯 hCG 的 β 亚基,偶联 TT 构建 β-hCG-TT 疫苗原型,Al(OH)₃ 吸附	完成恒河猴安全性和毒理学试验后,已开展了国产第一代 hCG 避孕疫苗临床第一期预初试验

在此基础上,"八·五"期间制备出以 β-hCG 为抗原,偶联 TT 为载体蛋白的我国第一代 hCG 避孕疫苗,参照世界卫生组织人类生殖特别规划委员会发展避孕疫苗制订的临床第一期试验方案,两位主要研究者(本文两位笔者)和筛选的 10 名输卵管结扎妇女志愿者接受了免疫注射,在严密监护下进行了国产第一代避孕疫苗的第一期临床前预初试验(表 9-5-3),结果证明疫苗在人体有诱发抗 hCG 的能力,免疫反应有可逆性和记忆性。受试者无任何疫苗的不良影响。不足是疫苗的免疫原性弱,不同个体间的抗体反应有明显的差别。这些结果,为我国进一步发展 hCG 避孕疫苗提供了基础。

表 9-5-3　国产第一代 hCG 避孕疫苗的构建与试验

试 验 项 目	结 果 评 价
疫苗原型	β-hCG-TT,氢氧化铝吸附,500mg/ml,1.2ml/瓶
质量控制	无菌、无热原、安全试验合格。3 次不同机构独立质控检验合格
临床前非人灵长类安全性和毒理学试验	动物为恒河猴,证明疫苗有免疫原性,可诱发机体产生抗 hCG 抗体,加免疫佐剂可增强免疫反应,抗体滴度随时间延长而消退,有免疫记忆,强化注射可诱发更强的抗体反应,疫苗是安全的,未见毒副作用
人体先导试验(课题组组长和主持临床预初试验的科学家,男性)	先接受一般体检,血常规、肝功能、肾功能及血液生化指标检验,免疫注射 1 周内记录血压、心跳、体温、呼吸,每 6 小时 1 次,免疫后除由于疫苗含有 TT,体温有短暂升高外,无任何不良反应。生理指标均正常。试验证明:疫苗有免疫原性,可诱发人体产生抗 hCG 抗体,无不良毒副反应,安全性在人体合格
第一期临床预初试验(10 名志愿者为输卵管结扎妇女,年龄 30～39 岁)	志愿者按 WHO 第一期临床试验筛选标准合格后进入,按临床试验方案在严密监视下进行。结果表明国产第一代避孕疫苗可引起抗体反应,强化注射后有记忆反应,抗体反应随时间推移会消退,有可逆性,无毒副反应,一般体检项目及月经周期无变化。血液常规参数、肝功能、肾功能、心功能、血液、胆固醇等血液生化指标无变化,B 超显示子宫、附件正常。LH、FSH、P、E₂、T₄ 等 5 种激素无异常

第七节 生殖道黏膜局部免疫

在正常生理情况下,生殖道组织中免疫因素(免疫细胞及其产物)以局部分泌的形式,对微生物侵入发挥有效的防御作用,而且其中一些成分还直接参与生殖过程。另一方面,许多性传播疾病的发生、某些生殖器官肿瘤的形成,以及免疫不育也与生殖道局部免疫有密切关系。设法构建合适的抗原载体,激起生殖道局部黏膜免疫应答以致全身性免疫应答,利用黏膜免疫系统进行免疫避孕已受到重视。

男性生殖道黏膜是否公共黏膜的一部分,目前仍不确定。成年男性睾丸曲细精管内无淋巴细胞和其他白细胞,间质区也无淋巴细胞。应用免疫组织化学技术,在睾丸网、附睾、输精管、前列腺和精囊腺等组织的上皮、固有层和间质中可检出 T 淋巴细胞,但 B 淋巴细胞的分布甚为局限,主要见于前列腺间质。CD8$^+$是男性生殖道组织中的主要 T 细胞亚群,CD4$^+$细胞亚群主要分布在睾丸网、附睾和前列腺的间质组织中。正常生育男性生殖道组织中 T 淋巴细胞不表达 IL 受体,即淋巴细胞是以未活化的形式存在。虽然生殖道发生感染时,血清中 IgA、IgG 以及局部产生的分泌性 IgA(s-IgA)会渗入附睾、前列腺和精囊腺,但在正常情况下,这些部位的组织上皮没有局部 Ig 产生和分泌片(secretory component)的表达,故男性生殖道局部黏膜免疫的可行性尚需研究。

女性生殖道黏膜免疫系统是公共黏膜免疫系统的一部分。在子宫颈、宫颈阴道部上皮分布树枝状抗原呈递细胞,朗格汉斯细胞和丰富的 T 淋巴细胞。宫颈子宫部上皮深层有合成 IgA 的 B 淋巴细胞,上皮细胞嗜碱侧表面合成有分泌片,与局部浆细胞合成的分泌型 IgA 二聚体或多聚体相连成复合物,并被处理移行至上皮细胞表面,对外部抗原起着中和、调理和阻止作用,而且是抗原吸收和免疫应答的特异诱导位点之一。Livingston 等对雌鼠生殖道做局部黏膜免疫,检出阴道存在特异性 IgG 和 IgA,并证实这些抗体不是血清中的抗体渗入阴道,而是阴道局部产生。美国的重组配子避孕疫苗研究中心正开发用于女性生殖道的避孕疫苗,设法构建特异性抗原和表达体系,调动局部免疫机制产生足量高效的特异性抗体,以抗性传播疾病病原体感染和阻碍受精抗生育。

输卵管是精子与卵子相遇,发生受精和早期胚胎发育的场所。在正常情况下,作为外部抗原的精子,精、卵融合的受精卵和早期发育的胚胎,在输卵管内没有受到免疫攻击,显然输卵管存在独特的局部免疫机制保障了生殖活动的顺利进行。人输卵管液中含有 IL-1β、IL-2、IL-6、IL-8、IL-10、TNF-α、MIP-1α、IFN-γ、IL-1RA 和 SIL-2R,其中 IL-10 呈显著高表达,提示输卵管局部存在强有力的保护性免疫抑制机制,调节着输卵管内的免疫应答。输卵管急性炎症时,输卵管上皮合成 IgA 的细胞密度显著增大,即使是慢性或已治愈的输卵管炎,产生 IgA 和 IgG 的细胞密度也较正常输卵管的多。炎症亦可刺激活化的淋巴细胞释放细胞毒性淋巴因子来间接影响受精卵和胚胎的发育,导致不孕。因此,调节局部免疫细胞的分泌使之产生一定的抗体水平和细胞毒性淋巴因子,可以干扰受精和胚胎发育,而且这一位置的抗生育效应不引起全身性生理反应,但这一部位的疫苗接种途径和位点,以及如何维持输卵管腔内高效的免疫应答,目前资料甚少。

第八节 基因免疫避孕

基因免疫(genetic immunization)是通过基因导入法将带有抗原基因的表达载体转入机体细胞,从而引起特异性免疫应答的一种新免疫技术。免疫所用相应的疫苗称之为基因疫苗(genetic vaccine)。基因免疫已在几种感染性疾病防治取得了初步成功经验,如含人类免疫缺陷病的基因疫苗(HIV-1 env/rev)已在美国进行了临床人体试验,国内外目前探索基因免疫应用于避孕的可行性。

一、基因免疫的作用机制与潜在优点和顾虑

基因免疫在 20 世纪 90 年代初开始试验,其免疫的确切机制尚待深入阐明。目前认为,编码了目的抗原的基因和重组表达载体被直接注射导入机体,并被吸收入宿主细胞后,不与宿主染色体 DNA 整合,而是借用宿主细胞的表达加工系统,编码了目的抗原的基因片段在宿主细胞表达并合成抗原蛋白。这种细胞内合成的抗原以 MHV-I 和(或)MHC-Ⅱ类分子的抗原处理和运输途径,递呈给 T 细胞,进而激起细胞免疫和体液免疫。

基因免疫包括减毒疫苗和亚单位疫苗的特点,还具有多方面的优点:

1. 易于选择和构建所需的基因片段,以激发特异性强的免疫应答。未来发展避孕疫苗的策略是构建多价疫苗,在生殖过程的多个环节阻断生殖,确保 100% 的抗生育效果。基因免疫适合在一个载体上构建表达多个抗原的多功能复合型疫苗,可将多个抗原蛋白编码基因插入到载体中去,制成多价疫苗,达到一次免疫取得与多次免疫一样的免疫效果。

2. 免疫效果好。目的基因在机体自身细胞内有限的亚群中不断表达外源性蛋白,其效果类似于病原体自然感染,能同时唤起细胞免疫和体液免疫应答,免疫效果优于常规免疫。目前国内外所发展的 β-hCG 避孕疫苗和其他候选疫苗均属蛋白质疫苗,制备时经过抗原提取和纯化等烦琐耗时程序,抗原的天然构象不可避免受到影响,而基因免疫由于能在转基因位点宿主细胞内产生具有真实空间构象的抗原。因此除合成蛋白质一级结构抗体外,还能产生相对于折叠抗原的抗体,有利于增强免疫效果。

3. 便于规模化生产,成本低廉。基因疫苗仅需要构建高效表达的质粒,对 DNA 操作处理要比制备蛋白质抗原简单得多,时间缩短,而且不需纯化蛋白质。

4. DNA 的热稳定性比蛋白质好,便于储存、运输和使用。

5. 疫苗接种方法简单。

基因免疫研究的时间尚短,存在多方面需要解决和澄

清的问题,尤其必须考虑和排除各种不安全因素,如:

1. 基因免疫不能排除特殊情况下外源基因随机插入到基因组中的可能性。外源基因的插入可能会引起转化作用,这种转化作用包括抑癌基因的插入失活和宿主原始的肿瘤基因的插入激活等。

2. 若应用于与生殖系统或生殖活动有关联的靶标作基因免疫,会不会导入的抗原基因通过某种方式与生殖细胞发生整合,导致后代出现遗传病,这是须重视的问题。

3. 疫苗的长期安全性,如外源蛋白在组织中长时间持续表达,是否带来不良后果,包括诱导机体产生特异性免疫耐受、过敏症和自身免疫等。现有资料基本可以排除基因免疫导致抗 DNA 抗体产生致病的危险性,但临床试验时须注意受者的个体差异。

4. 抗原基因导入机体后的表达调控,以及对靶标效应如抗生育效应的可逆性如何进行,相关研究尚不多。

二、基因免疫避孕的初步试验

基因免疫避孕目前试验的抗原是 β-hCG 和 ZP3α、β。Geissler 等用编码 β-hCG 的质粒肌内注射免疫小鼠,小鼠产生了较强的细胞免疫应答和诱导出高滴度的抗 β-hCG 抗体,而且抗体能够中和完整 β-hCG 糖蛋白的生物活性。Laylor 等比较了 β-hCG 基因疫苗与 β-hCG 蛋白疫苗在小鼠的免疫效果,基因免疫不逊色于蛋白形式的免疫,但基因免疫小鼠主要诱导出 IgG2a 和 IgG2b,而 β-hCG 蛋白免疫则产生高水平的 IgG1,表明机体对两种免疫形式的免疫应答有差别。

所试验的几种 β-hCG 基因疫苗的免疫原性尚弱,在大实验动物免疫中诱导的免疫应答还不高。Pornkishuili 等为增强 β-hCG 基因疫苗的免疫原性和减少与 LH 的交叉反应,在不影响 β-hCG 多肽链的自然折叠和特异性表位的前提下对个别氨基酸位点进行了突变,但含突变位点制备的基因疫苗免疫小鼠未获预期结果,且与 LH 仍有部分交叉反应。目前通过构建分子佐剂,改造载体,或优化分子设计引入 T 细胞表位等途径来提高基因疫苗的免疫原性。

第九节　避孕疫苗的研究趋势

1. 暴露在分子表面的抗原表位与抗原性强弱有关。已试验的几种避孕疫苗,免疫原性偏弱是普遍问题,我国试验的 β-hCG 二聚体属同种 β 亚基的聚合,出现二、三、四聚体,抗原性靠分子量增大而提高,成分难掌握。Talwar 等的异种二聚体成分稳定,而且 α-oLH 为异种蛋白增强了其抗原性。天然 β-hCG-CTP 免疫原性弱的一个重要原因与其分子内部缺乏 T 细胞表位有关。通过合成 B 细胞表位和引入 T 细胞表位,拼接在主体上或载体蛋白上,构建空间立体表位以提高分子的免疫原性,目前已有成功的尝试。

2. 已进入临床试验的 hCG 类避孕疫苗,采用的载体为 TT 或 DT。由于载体大分子蛋白的引入,易于出现载体介导的表位抑制效应及过敏反应,后者是 WHO 终止 β-hCG-CTP 疫苗第二期临床试验的原因之一。WHO 研制了不再偶联 DT 的 β-hCG-CTP 疫苗。无需载体蛋白,又可提高免

疫原性的途径是当前重点研究的方向。

3. 目前较有希望的 hCG 类疫苗,其起效阶段在受精后,一些妇女认为这相当于一次流产而难以接受。若将多个有特异性的生殖关键抗原合并使用,构建人工合成的、多特异性的复合抗原,诱发免疫系统产生多种抗体,从受精前开始等多个生殖靶位阻断生殖过程,无疑可提高抗生育效率和增加可接受性。现在已分离得到含精子受体蛋白的 ZP3α、β,Talwar 等将此蛋白和精子抗原与 β-hCG 连接成多价疫苗,初步试验有较好的效果,这是十分有吸引力的研究方向。

4. 国际上避孕疫苗的第一、二期临床试验,包括我国的第一期临床前预初试验,均表现出受试者之间的抗体反应有明显差别,其中少数妇女即使多次强化免疫后的抗体水平仍低,即每个机体对疫苗的反应有较大的个体差异。诱发的免疫反应强弱与避孕效果密切相关,故这个问题解决不好就会给临床应用带来很大的麻烦。此外,即使是抗体反应较好的妇女,其免疫注射后至抗体达到抗生育滴度,尚需一段时间,而且抗体维持一定时间后也会下降,这就需要对机体的实际抗体水平进行监测。监测机体抗体水平目前靠定期抽血检验,但频繁的定期抽血不利于实际使用,有必要开发相应的自检式简便抗体检测盒。

5. 有效地维持高滴度抗体水平是免疫避孕成功的前提。若靠定期注射疫苗延长抗体维持期的方法不便于实际应用。采用聚乳酸、聚乙酸等生物可共存和可降解化合物研制成微球缓释系统,将疫苗包埋其中,均匀缓慢地释放,不但减少了注射次数,而且可维持较长时间的免疫力,这是应予重视的实际问题。

6. 区分和确定细胞介导免疫反应与仅是抗体反应,有助于阐明其各自在避孕中的作用和对细胞组织的不良影响。

7. 避孕疫苗所使用的抗原为人体自身成分,而且抗原分子不大,故其免疫原性弱,须与免疫佐剂合用才能提高抗原的免疫原性。曾进行临床试验的 hCG 疫苗,使用的佐剂为 MDP、DT、TT 等,但抗体水平、适宜性等尚存在不足。随着生殖道黏膜免疫、基因免疫等免疫避孕途径的深入试验,需重视分子佐剂的研究。分子佐剂与抗原分子交联后能显著提高抗原的免疫原性,在分子水平上发挥免疫增强作用。

8. 生育可逆性是避孕研究必须考虑的重要问题。去除抗原释放系统,抗体滴度应降低和恢复生育力。如果精子抗原应用于妇女避孕疫苗,性交可能会引起不断强化的效应,不育期会延长,如何去除循环抗体的机制应予研究。

随着各种蛋白质组学、基因组学、生物信息学、基因敲除小鼠模型等技术的建立与应用,越来越多的特异性抗原会被鉴定出来并在动物实验中显示出良好的避孕效果,也会寻找出一些针对生殖环节起重要作用的靶标分子,多种类型的疫苗将被构建。但是,要研制出安全、有效、可逆、可供临床实际应用的避孕疫苗还需要大量的工作。

（朱伟杰　刘学高）

参 考 文 献

1. 张玲,谢秋玲,朱伟杰,等. 重组猪卵透明带-3β 截短型蛋白的同

源建模. 生殖与避孕,2007,27(4):247-250

2. 陈小佳,李丽玲,朱伟杰,等. 非全长型人卵透明带-3 蛋白慢病毒表达载体的构建及其在中国仓鼠卵巢细胞中表达的研究. 生殖与避孕,2007,27(3):161-165

3. Naz RK. Antisperm immunity for contraception. J Androl,2006,27(2):153-159

4. Naz RK. Development of genetically engineered human sperm immunocontraceptives. J Reprod Immunol,2009,83(1-2):145-150

5. O'Rand MG,Widgren EE,Wang Z,et al. Eppin:an effective target for male contraception. Mol Cell Endocrinol,2006,250(1-2):157-162

6. Purswani S,Talwar GP. Development of a highly immunogenic recombinant candidate vaccine against human chorionic gonadotropin. Vaccine,2011,29(12):2341-2348

7. Talwar GP,Gupta JC,Shankar NV. Immunological approaches against human chorionic gonadotropin for control of fertility and therapy of advanced-stage cancers expressing HCG/subunits. Am J Reprod Immunol,2011,66(1):26-39

8. Williams J,Samuel A,Naz RK. Presence of antisperm antibodies reactive with peptide epitopes of FA-1 and YLP12 in sera of immunoinfertile women. Am J Reprod Immunol,2008,59(6):518-524

第六章

女 性 绝 育

第一节　概　　述

经腹或经阴道施行手术将输卵管切断、结扎、环套、钳夹、电凝、切除,或采用腐蚀药物、高分子聚合物堵塞输卵管管腔,达到阻断精子和卵子相遇的各种方法,统称之为女性绝育术。其中经腹部行输卵管结扎术在国内应用最为广泛,这种绝育方法操作简便,对机体的生理功能无明显影响,是一种安全、简便、长效的避孕措施,非常适合生育已有足够量子女的夫妇选用。

1823 年 Bludell 提出,为了避免剖宫产术后再次妊娠而危及母亲和胎儿的健康和生命,提倡在剖宫产手术的同时结扎输卵管。

1881 年 Lungen 正式报道一妇女在第二次剖宫产时,用粗丝线结扎输卵管的峡部而绝育。1919 年 Madlener 介绍输卵管双折压挫结扎的手术方法即麦氏法。1933 年 Pomeny 提出将输卵管双折结扎后,于结扎上方切除部分输卵管,即潘氏法。后又将其进行改进,于输卵管双折后,以血管钳加以压挫,并在压挫部位进行结扎,再切除结扎线上方的部分输卵管,成为目前通用的改良 Pomeroy 法,亦称之为双折结扎切除法。此后输卵管结扎绝育术的术式不断发展和完善,到目前为止,最多用的术式,并公认为效果最好的术式为"抽芯近端包埋法"(改良 Uchida 法),其次为双折结扎切除法(改良的 Pomeroy 法)。双折结扎(麦氏法)、伞端切除、伞端包埋等方法则因其失败率较高,或术后并发症较多,而逐渐被淘汰。

1953 年 Evans 首先采用输卵管夹施行绝育术,其后又有 Hulka 夹、Filshie 等。可经开腹绝育时置夹,或采用腹腔镜绝育时置夹。20 世纪 70 年代后期湖南试用银夹行输卵管阻断绝育术,并配置成置夹钳,现国内应用已比较普遍。银夹绝育最大优点是可逆性高,并发症少;主要缺点为失败率较高,失败率与置夹技术、选择对象的标准及置夹材料有关。为了探讨可逆的输卵管阻断方法,80 年代后期开始研究一种硅橡胶塞,开腹后由输卵管远端开口处置入输卵管内,取得既能达到绝育目的,又具有较高可复性的临床初步效果。

腹腔镜输卵管绝育术(laparoscopic tubal sterilization)起始于 20 世纪 30 年代,但由于导光系统不完善,有时灯泡过热会损伤脏器,未能继续开展使用。60 年代后期随着冷光源和玻璃纤维导光束的发展,内镜得以迅速发展。70 年代以来腹腔镜绝育术已逐渐成为国外一些发达国家最常用的一种绝育方法。常用的输卵管绝育术式有:利用热效应如高频电流、双极电凝和内凝术,机械阻断法如套环、输卵管夹等方法。1979 年美国腹腔镜协会将此技术传入我国,在北京、上海、广州等一些地区和医疗单位开展腹腔镜绝育和诊断手术,但由于受到器械设备和技术条件所限,尚不能和小切口开腹绝育相比拟来广泛推广使用。

通过阴道经宫颈进入宫腔实施输卵管绝育术,又称非外科手术绝育术(nonsurgical female sterilization),已有百余年的探索历史。1849 年 Froriep 曾经阴道插一导管,试用硝酸银烧灼输卵管开口,以达到腐蚀堵塞输卵管的目的。1878 年 Kocks 报道经阴道宫腔镜下电烙输卵管开口绝育术。20 世纪 40 年代,Sakgado 曾报告巴西的助产士用碘酒和苯酚(石炭酸)的混合剂洗涤宫腔,结果导致严重的子宫内膜腐蚀和粘连。经宫颈行输卵管绝育术自 60 年代开始被国内外学者所重视,并进行一系列的研究工作,目前主要采用腐蚀性的化学药物如石炭酸、阿的平,组织黏合剂如氰基丙烯酸甲酯(MCA)、丁二胶等,以及机械性堵塞如 P-blick 硅橡

3049

胶栓等,或用电凝、冷冻、激光等方法以腐蚀破坏或堵塞输卵管腔和输卵管子宫开口处,达到绝育的目的。

随着输卵管绝育术越来越成为节育的主要措施之一,绝育术的可逆性研究也相应兴起。自20世纪80年代初期国内逐步开展绝育术后复通术的临床研究工作,并开始将显微外科技术应用于输卵管绝育术后的吻合术和药物黏堵绝育术后的输卵管宫角移植术中,术后复孕率可达70%～90%,取得可喜的复通效果。同时可逆性的输卵管绝育术,如输卵管银夹绝育、输卵管埋线银夹绝育术以及硅橡胶塞绝育术的研究工作也更加深入,期望能提供一种简便、安全、有效、高度可逆的女性绝育方法。

(范慧民 李坚)

第二节 输卵管的解剖和生理

输卵管为卵子与精子的通道和相遇结合的场所。但研究结果表明:输卵管不单纯是输送管道,它本身也直接受卵巢内分泌激素的控制,具有极为复杂的生理功能。对卵子的摄取,精子的获能,卵子受精和受精卵的分裂、成熟和输送起着极其重要的作用。

一、输卵管的解剖

输卵管为一对细长而弯曲的管道,内侧与子宫角相通连,外端游离,开口于腹腔,而与卵巢接近,全长约8～14cm。

(一)位置

左右输卵管各位于子宫一侧,由子宫底外侧角向外平行伸展,先达卵巢的子宫端,再沿卵巢系膜缘上行至卵巢的输卵管端,呈弓形覆盖于其上,然后向下向内行,终止于卵巢的游离缘及其内侧面上部。

左侧输卵管与小肠、乙状结肠相邻。右侧输卵管与小肠、阑尾接近。输卵管的活动度较大,在随子宫位置的改变而移动的同时,自身亦能因蠕动和收缩而变位。

(二)形态

输卵管的形态可分为四部分:

1. 间质部(壁内部) 又称之为输卵管角部,为输卵管位于子宫肌壁内的部分。长约1cm,其走行迂回曲折。管腔很细,直径仅约为0.5～1mm。此段输卵管具有明显的环形肌肉,其黏膜皱襞少、最矮。当肌肉及黏膜充血时,间质部的管腔可以闭合。

2. 峡部 为间质部外侧的一段,直而短,占据输卵管内侧1/3的段,长约2～3cm,壁厚而腔窄,是输卵管各段中肌层最厚的部分,其管径0.23～2mm。黏膜皱襞矮且较少,与管腔走行基本一致。此段为输卵管结扎时较为适宜的选择部位。

3. 壶腹部 由峡部向外延伸的膨大部分,约5～8cm,占输卵管全长的1/2以上,壶腹部管形弯曲,管壁薄,管腔宽大,直径可达1cm以上,黏膜最厚,皱襞最多。

4. 漏斗部或伞部 输卵管壶腹部往外逐渐膨大呈漏斗状,为输卵管之末端。开口于腹腔,即输卵管腹腔口。游离端的漏斗周边有多个放射状的不规则突起,称为输卵管伞,其内表面覆盖有黏膜。伞的长短不一,一般为1～

1.5cm,有"拾卵"的作用。其中最长的一个伞,向内移行接触于卵巢的输卵管端。漏斗部肌肉最薄,在其上皮的固有膜中有大量血管。

(三)结构

输卵管的管壁由三层构成:

1. 外层 为浆膜层,系腹膜的一部分,即阔韧带上缘内侧2/3部分覆盖在输卵管上,形成输卵管浆膜。输卵管与卵巢及卵巢固有韧带之间的阔韧带部分统称为输卵管系膜,其中含有丰富的血管、淋巴管和神经纤维。其内有子宫动脉的卵巢支纵行分支,对营养卵巢具有重要的作用;因此,在结扎输卵管时应注意选择无血管区或少血管区,宜尽量采用不损伤系膜血液循环的输卵管夹绝育术,或抽芯包埋法绝育术。

2. 中层 为平滑肌层。共三层,且三层间无明显分界,其结构和厚度因不同节段而异,以峡部的肌层为最厚,向外逐渐移行时,肌肉由厚变薄;壶腹部较薄,缺少纵行肌束;漏斗部肌肉最薄,其延伸部分伞部仅含有散在的肌细胞。

3. 内层 为黏膜层。包括单层高柱状上皮和下面的纤维结缔组织(即固有膜)。上皮细胞分为四种:纤毛细胞、无纤毛细胞亦称分泌细胞、楔形细胞、未分化细胞。黏膜沿输卵管长轴向管腔突出许多皱襞,每个皱襞又有第二级,甚至第三级分支,使输卵管管腔被无数的皱襞所占据。以壶腹部的黏膜最厚、皱襞最多,峡部较少,而间质部则更短而少。由于皱襞太多太复杂,致使注入胶冻样栓塞物难以达到完全堵塞管腔的目的。而当输卵管自身发生炎性渗出时,渗出物同样不易引流和排尽,因而易转为慢性,使之造成闭锁。

(四)输卵管的血管和神经

1. 输卵管的血运

(1)血液供应:来自子宫动脉和卵巢动脉的分支,它们共同提供沿着输卵管全长的血管弓。子宫动脉分支供应输卵管间质部和内侧2/3段,卵巢动脉分支则供应输卵管的远侧端,两动脉分支的末端相互吻合。

(2)静脉回流:输卵管的静脉与同名动脉并行,但数量大大多于动脉。动脉-静脉之间的毛细血管网分布在黏膜、肌层和浆膜层。皱襞间的毛细血管网引流至黏膜、肌层间的血管丛,黏膜和肌层的血管网引流至肌层内血管丛,浆肌层毛细血管网引流至浆膜下血管丛,三部分血管丛汇合于浆膜下,沿相应静脉向外引流。

2. 输卵管的淋巴引流 输卵管的黏膜、肌层、浆膜层都有淋巴管,而且相互沟通,并通过与输卵管纵轴相垂直的淋巴管相连接于输卵管系膜中的淋巴管,在卵巢下静脉丛处与子宫和卵巢的淋巴管汇合,最终经由共同的淋巴管止于主动脉旁淋巴结或腰淋巴结。

3. 输卵管的神经支配 输卵管受交感神经和副交感神经所支配。输卵管峡部区域神经丰富,其中大多数神经纤维支配肥厚的环形肌;而壶腹部肌肉的神经纤维密度则骤然减少。过多地损伤输卵管的神经纤维将会影响卵巢、输卵管的正常活动,血管的舒缩功能和营养代谢运动。

二、输卵管的生理

（一）雌激素和孕酮的靶器官

输卵管是女性生殖器官中雌激素和孕酮的靶器官之一。在输卵管的细胞液中存在着特殊的可溶性蛋白质，即称为雌激素或孕酮受体，能特异性地与雌激素或孕酮结合，使其发挥生理作用。输卵管黏膜不仅在月经周期中受卵巢性激素的影响出现周期性组织学变化，而且在妊娠期、产后和绝经期受内、外源性雄、孕激素的作用同样均有明显的变化。

（二）输卵管肌肉活动的调节

输卵管的运动是极其复杂的，除其本身各段在月经周期不同时期具有不同强度的收缩和蠕动外，还有由伞部向峡部扩散的蠕动及逆蠕动。同时，当某局部发生梗阻时，其蠕动波的强度可以增大；从而提示用输卵管夹做绝育术时，其两臂的钳夹力要大于输卵管梗阻时蠕动波的冲击力，才能阻断受精卵的形成。输卵管周围的支持组织和血管，包括其系膜、卵巢悬韧带及子宫等的收缩，都能影响输卵管的活动。输卵管肌肉的收缩受各种激素的控制，如雌激素、孕激素、前列腺素等，也受自主神经系统的调节，其中雌激素和孕激素及两者之间比率起着主导作用。雌激素促进输卵管收缩，孕激素则起抑制作用。

（三）输卵管液

输卵管液是由血管壁渗出物和输卵管上皮分泌物所组成的一种浆液性混合渗出物。其蛋白成分含量与血浆类似，含有多种血清蛋白、氨基酸、多种电解质如钠、钾、镁、锌、磷，以及重碳酸盐、乳酸盐、丙酮酸盐、葡萄糖、酶等化学成分。有些成分是卵子受精所不可缺少的。例如，高钾离子能防止精子内钾离子的丢失，从而维持精子的氧化代谢；重碳酸盐不但提供了碱性环境，其重碳酸盐离子又有助于放射冠细胞的离散。输卵管液也是精子获能和桑葚胚发育的介质。

（四）输卵管的生殖功能

输卵管具有极其复杂而又精细的生殖功能。在一定时间内将精子和卵子从相反的方向输送到壶腹部，并创造适宜环境使两者结合为孕卵。受精卵停留在输卵管内继续发育、分裂，直至子宫发育适于受精卵着床时，才由输卵管进入子宫腔。这些活动的完成均与输卵管肌肉的活动，输卵管黏膜皱襞方向的变化，纤毛细胞的纤毛活动，输卵管液的流动，以及输卵管系膜和卵巢固有韧带中平滑肌收缩有关。同时也与雌激素、孕激素、前列腺素的控制及肾上腺素能 α 和 β 受体的功能状态有关。另外，输卵管本身各部分的完整性亦很重要，当输卵管炎性病变导致伞端黏膜完全破坏，或伞端切除绝育术后，即使进行了输卵管修复手术，其受孕率也受很大影响。

动物实验证明，将壶腹部倒置以后，完全阻断再受孕，其卵子受阻于此倒置的远端。但在输卵管峡部行同样倒置术，则不影响其受孕。如在输卵管壶腹部不予倒置，仅切除 1cm 并重新吻合，则同样不影响其受孕，说明壶腹部的纤毛摆动是输送卵子所不可缺少的，而峡部纤毛的运动则对孕卵的输送并无重要作用。临床实践中有学者认为，绝育术后再吻合其受孕成功率以峡部为高。

临床上无论峡-壶腹部、部分峡部或子宫输卵管连接部切除后再仔细进行整复手术，均有可能恢复正常生育功能。说明以上各节段并非受孕所完全不可缺少的，然而对正常生殖过程而言，输卵管极为重要，必不可少。

（范慧民）

第三节　小切口腹式输卵管绝育术

输卵管绝育术是一种比较安全、可靠，又长期有效的节育措施。既往仅仅为保护患有心、肝、肾、高血压等疾患的妇女健康，或二次剖宫产之后为避免再次妊娠危及母亲的健康和生命等而施行。近年来，作为节育的重要措施之一，在计划生育方面占了较大的比例。在美国，绝育术是 30 岁以上妇女普遍采用的节育方法之一；我国每年也有 200 万左右妇女接受这一方法避孕。

由于输卵管位于盆腔中，故输卵管绝育术有经腹壁、阴道和腹股沟管三种途径。目前国内和多数发展中国家推行较广泛的为经腹壁小切口绝育术。它具有切口小，组织损伤小，手术简易，操作方便，直视下进行安全，遇有粘连或其他情况，可扩大切口等特点。

（一）适应证

1. 自愿接受绝育手术为节育措施的已婚妇女，且无禁忌者。

2. 因某些疾病而不宜妊娠，如心脏病、心功能不全、慢性肝肾疾患伴功能不全者。

3. 患有某种遗传病，不宜生育，自愿要求绝育者。

（二）禁忌证

1. 存在感染情况，如急、慢性盆腔炎或附件炎不能进行结扎术。腹壁皮肤感染或严重皮肤病，应在彻底治愈后再行手术。

2. 原有盆、腹腔手术广泛粘连者不宜手术。

3. 各种全身性急性传染病。

4. 全身情况虚弱，不能耐受手术者，如严重贫血或凝血功能障碍。心、肝、肾疾病的急性期或伴有明显的功能衰竭，需经治疗待一般情况好转后再行手术。

5. 严重的神经官能症（癔症），或有癫痫病史。

6. 24 小时内体温两次超过 37.5℃ 以上者，暂缓手术。

（三）手术时机

1. 非孕期

（1）选择月经前半期为宜，以月经干净后 3～7 日较为合适，可排除术前受孕、异位妊娠的可能。

（2）月经后半周期和经期，前者首先应排除妊娠，必要时可做诊断性刮宫；后者则有造成子宫内膜异位的危险，因此应注意避免在月经后期和经期施行手术。

（3）哺乳期需除外妊娠。现代妇女由于营养状况和身体素质的改善，产后卵巢得以较早恢复其排卵功能，临床上哺乳闭经期妊娠已屡见不鲜。因此必要时亦可行诊断性刮宫后再实施绝育术。

2. 宫腔操作后，人工流产术和取环术后，可立即或在72小时之内行结扎术。不可先行输卵管结扎术而后行宫腔操作,以免因取环困难或出现人工流产手术并发症而再次行剖宫手术。病理性流产者需转经后行结扎术。

3. 产褥期住院顺产者一般以产后24小时左右为宜。院外顺产者需观察1~2日,其恢复情况无特殊再行手术。难产者需要观察4~5日,一般情况良好,方可行手术。产后选择何时行绝育术为宜,争议较多,其主要依据是术后发病率及并发症的多少。如果严格掌握绝育术的适应证和禁忌证,操作严密,就可以避免;亦可使受术者既不过于疲劳和增加并发症的发生,同时便于手术者操作,且避免延长住院时间。

(四)术前准备

与一般腹部手术相同。

(五)麻醉选择

1. 局部浸润麻醉 近年国内多采用0.5%~1%普鲁卡因进行局部浸润麻醉,过敏者改用0.5%利多卡因。

2. 静脉加强麻醉 采用哌替啶(度冷丁)50mg,非那根25mg,25%葡萄糖20ml静脉推入以达到镇痛、镇静作用。临床上常配合局部麻醉应用,效果满意。

3. 硬膜外麻醉 多用于腹壁较厚,或既往有下腹手术史的病例,以利于延长伤口,肌肉松弛良好,便于必要时探查。目前腹部小切口绝育术采用硬膜外麻醉者,有明显上升趋势。

(六)手术步骤

皮肤消毒范围同妇科一般开腹手术。腹中线切口约2~3cm长,纵切口与横切口并无差别,只是当切口较大时,横切口在寻找输卵管时较纵切口相对方便些。切口下缘距耻骨联合3cm。

1. 提取输卵管方法 提取输卵管动作应该轻柔准确而迅速,次数要尽可能少。如果受术者感觉疼痛难忍时,可在切口周围的腹膜上涂抹1%丁卡因(地卡因)。目前临床上一般采用三种方法提取输卵管。

(1)指板法:使用手指操作。先将子宫复位到前位,以示指触及输卵管峡部,在其引导下配合指板夹住输卵管继之提出腹腔。这种方法的特点是:感觉灵敏,准确性强,不会造成任何损伤。手指进入腹腔便于探查以及发现异常,同时予以处理。此法适用于前位或者可复成前位子宫的输卵管提取(图9-6-1)。

(2)卵圆钳取管法:将特制的小型略弯无齿的卵圆钳闭合式进入腹腔,沿耻骨联合后滑至子宫前陷凹。再沿子宫前壁和宫底达宫角外侧,钳夹提取输卵管。此方法准确性稍差,适用于各种位置的子宫,但要求技术操作水平较高。对于产后输卵管充血、水肿、组织脆嫩者易造成损伤(图9-6-2)。

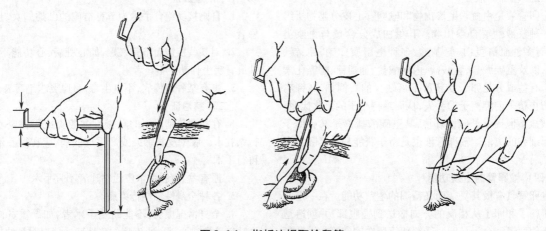

图9-6-1 指板法提取输卵管

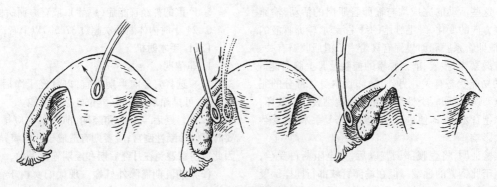

图9-6-2 卵圆钳取管法

(3)输卵管吊钩取管法:对于后位子宫,应用吊钩取管法最好。由于手指不进入腹腔内,手术者反应小,但准确性差。钩取方法是:将吊钩钩面向上,沿耻骨联合后伸入至子宫膀胱陷凹,达子宫下段;继之钩面紧贴子宫前壁移至宫底,滑向后壁一侧,吊钩以 45°向外方向移动,置于输卵管系膜后方,然后向前上方提起输卵管(图9-6-3)。

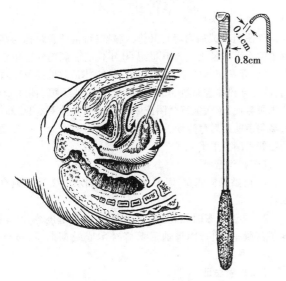

图9-6-3　输卵管吊钩取管法

2. 结扎或阻断输卵管方法　有千余种至今仍难以确定最佳的方案,临床上以酌情选用为宜。目前常用的有以下方法:

(1) 抽芯近端包埋法:是在我国的实践中证实有效,并普遍采用的方法。选择输卵管峡部系膜血管稀疏处,将生理盐水或 0.5%普鲁卡因注入浆膜下,使其膨胀,利用水压分离输卵管浆膜,同时使系膜中血管远离输卵管。然后在输卵管峡部平行切开,游离 2~3cm,长的管芯,以两钳相距 1.5~2cm 分别钳夹管芯,切除一段输卵管,分别结扎输卵管远、近断端。缝合输卵管浆膜切口,将近端包埋于系膜内,远端缝扎留于浆膜外。由于两断端分离,复通机会减少,所以成功率高,失败率仅为 0.2%~0.5%,另外,输卵管系膜血管基本无损伤,可以减少术后并发症。主要缺点为操作较为复杂(图9-6-4)。

(2) 袖套结扎法(又称 Uchida 法):与抽芯包埋法基本相同。但浆膜切口较小,并为环形。将管芯抽出结扎,切除后断端缩回,缝合系膜即可。如此,近端包埋更为稳妥,断端不宜露于浆膜外,其失败几率更少。Uchida 曾经报告,在非孕期进行袖套结扎法绝育术 31 900 例,无一例失败。

(3) 输卵管双折结扎切除法(Pomeroy):又称输卵管折叠结扎切断法。以鼠齿钳钳提输卵管峡部,使之折叠,在距顶端 1.5cm 处用血管钳钳夹输卵管 1 分钟。然后,在钳痕处做贯穿丝线缝扎之后,切除结扎线以上的输卵管。此法简单易行,失败率 0.5%~1.5%。切断后的

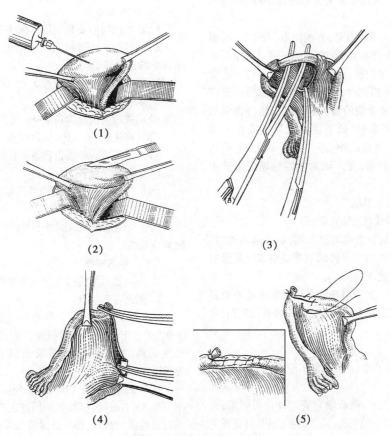

(1)

(2)

(3)

(4)

(5)

图9-6-4　抽芯近端包埋法

(1)输卵管系膜内注入液体;(2)平行切开隆起的输卵管系膜;(3)游离输卵器;(4)钳夹输卵管之两端,切除部分输卵管;(5)结扎两端后,缝合输卵管浆膜层,将近端包埋于浆膜层内

断端处理各有不同，形成了多种改良法：涂以苯酚烧灼，或分别再各自结扎一次，或用输卵管浆膜将管芯包埋。此法可用于盆腔有粘连，难以将输卵管提出腹壁切口时。

（4）输卵管双扎结扎法（又称为 Madlener 麦氏法）：基本方法同双扎切除法，只是不需切除结扎线以上的输卵管部分，其优点是操作简单、快速。但失败率高，易发生结扎部位积水。目前我国很少使用。

（5）输卵管银夹法：1953 年美国 Evans 首先把输卵管夹应用于临床。20 世纪 70 年代后期，湖南长沙率先在国内开展了银夹绝育术。受术者 1182 例，术后随访 3 年，其成功率 98.15%。输卵管银夹由白银制成"π"形，臂长 5.5～6.2mm，宽 2.5mm，在银夹内面制有防滑脱结构加强了阻断功能。夹臂内间隙限制为 0.15～0.2mm，既可容纳被压扁的输卵管，又不致将其夹断或造成瘘孔。操作时，要求务必选择输卵管的峡部，使输卵管横径全部进入银夹的两臂内。银夹法机械性能稳定，对输卵管系膜内血管、神经和淋巴管无损伤，避免干扰卵巢功能，可减少月经紊乱等并发症，术后病率低，手术复通率较高。随访失败率为 1%，并随着时间的推移，失败率有增高的趋势。浙江省瑞安市曾对抽芯包埋绝育术和银夹绝育术进行比较，结果表明：两种方法的失败率和术后并发症发生率基本相同；银夹绝育术后月经紊乱主要为月经淋漓不尽，但症状较轻。

输卵管银夹绝育术的特点是：直视操作，安全，不易损伤周围组织及脏器；操作相对简单，缩短了手术时间；术后银夹表面形成纤维组织膜，粘连会少，由于不切断输卵管及其系膜，对输卵管损伤少，瘢痕少，利于复通。输卵管银夹绝育术适用于非孕期的输卵管。对于输卵管伞端粘连，腹腔内结扎有困难时，只要输卵管周径适合于银夹，尤其是应用 2 个银夹其效果优于单纯贯穿结扎。但对于有炎症或粗大的输卵管，有人认为抽芯包埋法优于银夹法。

（七）术中术后注意事项

1. 输卵管误扎、漏扎以及结扎要点

（1）提取输卵管后要追踪至其伞端，如伞端粘连时，应仔细分辨其解剖结构，以免误将圆韧带或输卵管系膜血管结扎，或盲目追求速度而漏扎。

（2）输卵管结扎时，既要避免结扎线或银夹过松而易再通，又要防止结扎线和银夹过紧而造成输卵管切割伤，导致瘘孔的形成。

2. 出血

（1）腹壁切口：由于较小，术野常不清晰，应注意结扎止血，防止血肿形成。

（2）输卵管系膜出血：提取输卵管时动作要轻柔，避免使用暴力牵拉。一旦不慎损伤，应立即扩大切口，直视下缝扎止血，必要时切除输卵管。防止遗留血肿。

（3）产后组织较脆，血管充血，损伤后要注意充分止血。

（李坚 范慧民）

第四节 经阴道穹隆切开输卵管绝育术

经阴道前或后穹隆切开进入腹腔，行输卵管结扎为绝育术的手术途径之一。20 世纪 60 年代前后国内外应用较多，此后因发现术中容易发生脏器损伤，术后盆腔感染率较高，甚至导致盆腔脓肿，70 年代后已逐渐被经腹小切口绝育术所替代，仅在施行会阴或阴道前后壁修补手术的同时可经阴道前或后穹隆切开结扎输卵管，而不作为一种常规的输卵管绝育手术方式。

（一）适应证

1. 已婚育龄妇女，因子女已足，夫妇双方要求行绝育术者。

2. 因会阴陈旧裂伤、阴道前后壁中至重度膨出、轻度子宫脱垂，须行阴道前后壁修补术或曼彻斯特（Manchester）手术。

（二）禁忌证

1. 与腹式绝育术相同。

2. 盆腔子宫内膜异位症。

3. 子宫肌瘤、卵巢肿瘤。

4. 阴道瘢痕狭窄。

5. 宫颈细菌培养有致病菌者，应治愈后手术。

（三）术前准备

1. 常规询问病史和进行体格检查。

2. 妇科检查同时行阴道清洁度、滴虫和真菌检查，并做宫颈细菌培养。

3. 阴道及外阴清洁消毒 3 天。剃除阴毛。

4. 术中特殊器械。

（1）重锤阴道拉钩和单叶式直角阴道拉钩。

（2）宫颈钳、消毒钳、鼠齿钳和长弯血管钳。

（3）无齿弯头卵圆钳和输卵管吊钩。

（4）金属导尿管。

（5）"0"号或"1"号可吸收线或无损伤缝合线。

（四）麻醉

因常与阴道修补术同时手术，故选用连续硬膜外麻醉、腰麻或骶麻。

（五）手术操作

1. 按阴道手术进行常规准备和消毒。

2. 阴道穹隆切开。

（1）前穹隆切开：金属导尿管排空膀胱并确定膀胱下极，于其下 0.5cm 处横行切开阴道黏膜，用手指或刀柄钝性剥离，推开膀胱暴露反折腹膜，剪开腹膜后进入腹腔。

（2）阴道后穹隆切开：于宫颈后唇与阴道黏膜交界处下方 0.5～1cm 处，横形切开阴道黏膜，钝性分离达子宫直肠窝的腹膜反折处，提取腹膜剪开后进入盆腔。

3. 提取和结扎输卵管

（1）提取方法：根据子宫位置选用不同的提取方法，如为前位又系前穹隆切开，可用卵圆钳越过圆韧带向其后方夹取输卵管。如系后位且为后穹隆切开，则吊钩或卵圆钳取管均可。提取困难时,可用示指伸入盆腔,牵引卵巢的固有韧带,由其后方寻找卵管。

(2)结扎方法:因手术视野暴露限制,多采用双折结扎切除法或伞端切除法。但因伞端切除失败率较高,不易再通和并发症较多,故已摒弃不用。

4. 关闭腹腔 1 号或 4 号丝线或可吸收线连续缝合腹膜切口,0 号或 1 号肠丝或可吸收线间断缝合阴道黏膜。阴道内填塞纱布以压迫止血,24 小时后取出。

（六）术中注意事项

1. 避免损伤

(1)熟悉和掌握局部的解剖关系是防止发生损伤的关键。前穹隆切开前必须用金属导尿管探查膀胱和宫颈之间的解剖关系。后穹隆切开前要清楚宫颈与子宫直肠窝之间的界限,必要时可由助手伸入肛门,以防止误伤直肠。

(2)手术操作要细致、轻巧,提取输卵管时避免粗暴,以预防系膜、输卵管或卵巢组织撕裂、出血或血肿。

2. 预防感染

(1)认真作好术前检查,排除生殖道急慢性炎症。

(2)术中严格执行无菌操作常规,阴道黏膜消毒彻底,肛门周围覆盖严密,填塞的阴道纱布按时取出。术后注意会阴清洁,防止继发感染。术后予以抗生素预防感染。

（范慧民　李坚）

第五节　腹腔镜绝育术

腹腔镜输卵管绝育术(Laparoscopic tubal sterilization)是指在腹腔镜直视和导引下,采用热效应或机械手段使输卵管阻断,从而达到绝育目的。腹腔镜输卵管绝育术起始于 1937 年,但直到 1970 年才被广泛用于临床。于 20 世纪 70 年代末引进我国。随着我国腹腔镜手术日益扩展,镜下绝育术已随之广为应用。目前临床通常施行的腹腔镜输卵管绝育术方式分为热效应毁坏输卵管和机械阻断,前者有高频电流、双极电凝和内凝术,后者有环和夹。

（一）适应证

1. 凡健康育龄妇女知情选择,自愿要求作绝育术而无禁忌证者。

2. 因某种疾病不宜妊娠,且无禁忌证者。

（二）禁忌证

1. 绝对禁忌证

(1)多次腹部手术史或腹腔广泛粘连。

(2)急性盆腔炎或全腹膜炎。

(3)过度肠胀气、肠梗阻。

(4)腹壁疝、膈疝、食管裂孔疝、脐疝、腹股沟疝等各部位疝气病史。

(5)有血液病或出血倾向。

(6)严重精神、神经障碍或癔症。

(7)严重心血管疾患和肺功能障碍者(当腹腔内充气后有发生呼吸困难,甚至心跳停止的危险)。

(8)过度肥胖。

2. 相对禁忌证

(1)过去有手术史,特别是腹部手术史,如阑尾切除术、剖腹探查术、剖宫产手术、卵巢囊肿切除术及胆囊切除术等。如手术顺利,术后无切口感染,估计无严重腹腔粘连,则经腹腔镜行绝育术一般不会遇到困难。

(2)局限性腹膜炎。

（三）手术时机

一般为月经干净 3~7 天,取环后及早孕人工流产后较合适。产褥期、中期妊娠引产后或妊娠超过 3 个月以上的人工流产后,因子宫体较大,输卵管充血、水肿,不宜立即行腹腔镜绝育术。

（四）术前准备

1. 一般准备 包括询问病史,体格检查、盆腔检查和实验室检查以及术前各项准备均与腹部手术相同。

2. 器械准备 除一般共同的腹腔镜器械外,套扎法需准备双环套扎器一把,Falope 硅橡胶环 2 只,扩张器 1 只,穿刺套管针(Trocar)为 12mm 直径。钳夹法器械将双环套扎器改为上夹器弹簧夹,并将 12mm 直径的穿刺器及套管改换为 10mm 直径的穿刺器及套管。双极电凝法:特殊器械为双极电凝器一把。

3. 麻醉 可选用全麻硬膜外麻醉和局麻加静脉强化镇痛。

（五）手术步骤

进入腹腔的操作同一般腹腔镜手术,本节重点介绍不同绝育方法的手术步骤。

1. 电凝绝育术 Seiler 1984 年报告通过腹腔镜,用抓钳抓住输卵管,利用电凝器电灼输卵管,以破坏或闭锁输卵管管腔达到绝育目的。于子宫角外侧 2~4cm 的输卵管峡部用电凝钳夹住卵管,经电凝器通电,使局部形成高温,可造成组织凝固、脱水、焦枯,破坏卵管范围 5~6mm,使输卵管阻塞而绝育。电凝绝育术又分为单极电凝和双极电凝。单极电凝是经腹腔镜置入专用抓钳,用以夹持输卵管,作阴极;置于股部或臀部的铅板作阳极,构成电流通路。单极电凝由于负极板置于患者臀部或股部,电流流经身体的范围大,常有相邻脏器的受损。另外,由于皮肤效应阻碍了电流渗入输卵管腔,输卵管内膜通常并不会因电流效应凝固,而靠继发的热传导凝固。如果没有发生这种热传导,输卵管就可能重新贯通,因此手术失败率高。基于上述原因,目前已基本放弃此方法。1983 年 Phillips 报告双极电凝,即抓钳两叶绝对绝缘而成为阴、阳极,由于所夹输卵管组织有电阻,当电流在抓钳两叶间流过时,局部产生高温使组织凝固、脱水、焦枯。此方法手术快、术后妊娠率低。由于只能靠医生眼睛观察组织的颜色来判断使用的热能,又由于人体组织的电阻各有不同,所以无法正确控制电凝的强度和深度,更不能控制继发电流对周围组织的穿透深度和电凝钳两叶间组织切除的范围和碳化程度等。Semm 以后发展了内凝绝育术:热凝输卵管。

2. 内凝绝育术 将双极电凝抓钳两叶中的一叶改为金属加热片(其内为一电阻丝),另一叶则仅用于钳夹输卵管组织,通电后在两叶间产生渗透性热能。所需温度可以选择在 90~120℃ 范围之内,所用温度可在内凝器温度表上指示。另外,内凝时间通过内置的同步定时器每隔 5 秒发生嘟嘟声响,并以脚踏开关触发。通过温度指示器和加热周期的声响信号提供内凝的温度和时间信息。方法是用鳄鱼嘴钳分别内凝距子宫 2~3cm 处的输卵管两点,每点凝固区为 4mm,取下鳄鱼嘴钳,用钩剪切断凝固区。此法失败率为 0.2%。

3. 套环绝育术 Yoon 1974 年创制硅胶环。环用特制硅橡胶制成,内含 5% 硫酸钡(可在 X 线下显影),环内径为 1mm,外径 3.5mm,厚 2.2mm,具有 100% 弹性记忆,可扩张至 6mm。需用特制的双圆筒形套环器放置,其外筒短于内筒 5mm,外筒可推至与内筒齐平,筒内装有输卵管钩。钩在操纵下可伸出或缩入到筒内。把特制的塑料圆锥形扩张器的尖端套上硅胶环,其底部套进装环器的内筒,然后把硅胶环逐次压向圆锥底部,使其套于套环器的内筒上。选宫角外 3cm 的输卵管峡部进行套扎。将输卵管钩推出达峡部,将输卵管稍提起形成输卵管袢,然后回缩输卵管钩将硅胶环束于其上。如靠近宫角,可能因牵拉过紧而使输卵管撕裂;如靠近壶腹套扎,则可能由于卵管过粗而不易缩进筒内而导致套扎失败。此法比较简单失败率 0.33%,Thranov 报告此法对月经和排卵无影响,同年 Lehmarnn-Willen Brock 报告此法是目前较常用的绝育方法(图 9-6-5)。

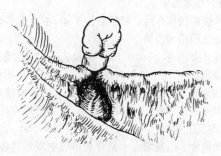

图 9-6-5 硅胶环束于输卵管峡部

4. 输卵管夹绝育术 用特殊放置器将输卵管夹通过腹腔镜置于输卵管上,达到绝育目的。常用的输卵管夹为铰链状的 Hulka 夹,另外还有 Filshie 夹等。方法是利用放置器把弹簧夹钳夹于输卵管峡部,推上弹簧使锁牢夹子,不易滑脱,然后松开放置器,即将夹子留在输卵管上。放置器仍以闭合方式取出。此法的主要问题是置夹时仅夹住部分输卵管时易由于输卵管的弹性和蠕动致夹子松动,所以失败率较高(2.7%~5.5%),而且夹子局部异物反应也很明显。

(六)术中术后注意事项

1. 术中、术后注意事项与一般腹腔镜手术相同。

2. 要认真辨别输卵管组织,防止误扎输卵管系膜血管、圆韧带或卵巢韧带,造成绝育失败。

3. 套环时要选择好输卵管的部位,牵引输卵管动作要缓慢,防止输卵管系膜撕裂出血,或输卵管断裂。行环套扎绝育者,个别人腹痛较重,可予以对症处理。

4. 放置 Hulka 夹时,必须夹在输卵管峡部,此处周径小,不易失败。要避免夹在壶腹部,因该处输卵管宽大,可能超过夹子的长度,致使管腔闭合不全而造成失败。

(七)绝育效果及评价

腹腔镜绝育是 20 世纪 70 年代发展起来的一项新技术,世界范围内的腹腔镜输卵管绝育术在女性绝育中占重要地位。据 Poincdexter 报告,在美国绝育数量上升 2 倍以上,约一半以上经腹腔镜进行的。Triasfe 报告美国某些地区腹腔镜绝育比例高达 94%。据 Lasser 统计巴西 1981~1984 年共施行绝育 13 423 例,其中 97.2% 是经腹腔镜进行的。腹腔镜绝育不仅在发达国家应用广泛,而且在发展中国家也越来越广泛应用。短短的 20 年中在我国迅速发展成为一项成熟的技术。1994 年何萃华等报道北京协和医院自 1979 年 2 月至 1993 年 3 月共实施腹腔镜绝育 1806 例,认为腹腔镜绝育是一种安全、有效、简便的绝育方法。具有切口小、麻醉简易、手术迅速、组织创伤小、术后恢复快、住院天数少、无需拆线、并发症少、利于行输卵管复通术等优点。但它需经一定培训及配有专门仪器设备,否则可能造成手术意外。

不同的绝育方法评估如下:单极、双极电凝应用,据张代时报告失败率在 0.2%~0.35%。单极电凝安全性差,目前已不采用。

电凝方法绝育:简单、方便、成功率高,但对组织损伤较重,日后复通困难,并发症多,有出血危险,安全性差,如稍有疏忽或器械有小的损坏、漏电、错误接触邻近脏器等可发生意外损害。据报告有发生脏器电灼穿孔等严重并发症,甚至可发展为腹膜炎或导致死亡。异位妊娠发生较多。

置硅胶环绝育法:简便、可靠、价廉,目前常为首选方法。对输卵管损伤小,可复性好,受术者乐意接受。但结扎术后,短时的一过性疼痛较多见,失败率偏高。Falope 环失败率为 0.8%。

置夹绝育法:对输卵管组织损伤仅 3mm,较硅胶环更具有可复性,可能提供更高的复孕几率,因毁损组织少,不阻断血循环,术后很少疼痛。术中出血率最低,但妊娠率较高。手术者要求经过严格培训,技术要求熟练。

对年轻、孩子少的妇女欲绝育者,应多考虑采用弹簧夹或置硅胶环绝育。绝育术除单极电凝外,并发症主要取决于术者的经验和技术。一般技术不当则宫内孕机会多,方法不当则易发生异位妊娠。腹腔镜绝育术时,视野观察清楚,并能同时观察与检查盆腔或腹腔。但器械设备昂贵,目前国内逐渐开展腹腔镜下手术。它的操作技术要求高,且存在一定严重并发症,需严格掌握适应证和禁忌证。

(八)新进展

美国哈佛医学院的李小玉在 2007 年 10 月的国际会议上报告了宫腔镜输卵管绝育术,如图 9-6-6 所示。

此方法的优点是不需要全麻,无切口,1~2 天即可恢复。具体操作是在宫腔镜下将用镍材料制成的组织物放入输卵管内,其自身膨胀成锚状物,刺激纤维组织向输卵管内生长。术后 3 个月做子宫输卵管造影显示装备位置好,两侧输卵管闭合好。

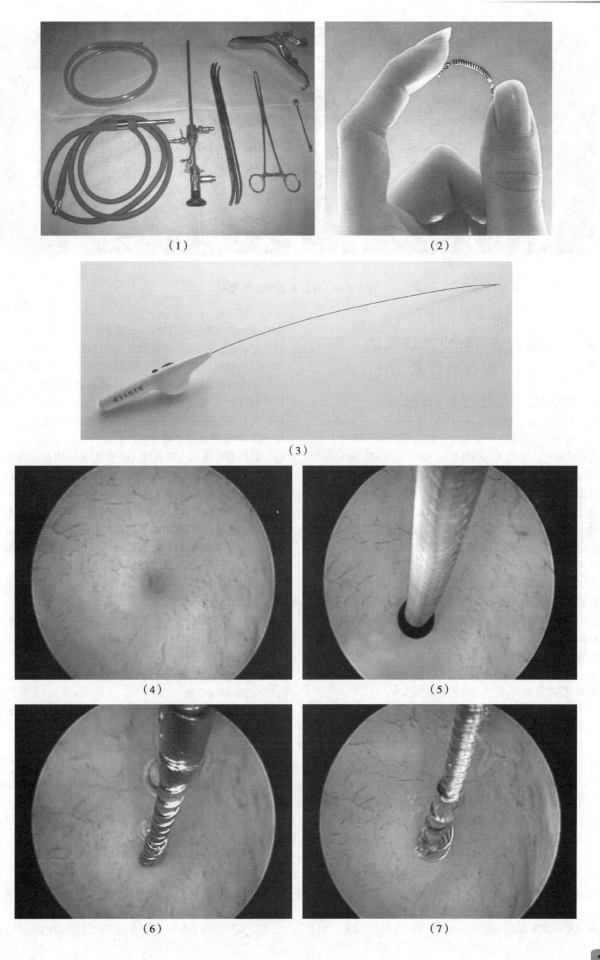

（1）

（2）

（3）

（4）

（5）

（6）

（7）

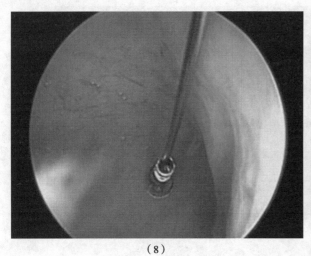

（8）

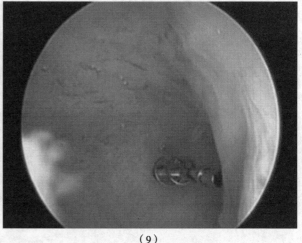

（9）

图9-6-6　宫腔镜输卵管绝育术

（范光升　范慧民）

第六节　经宫颈堵塞输卵管绝育术

通过阴道经宫颈进入宫腔行堵塞输卵管绝育术，又称非外科手术女性绝育术（nonsurgical female steriliza-tion）。20世纪60年代国内外学者几乎同时开展临床研究工作，目前堵塞的方法有采用腐蚀性的苯酚（石炭酸）、阿的平等药物破坏输卵管管腔的黏膜层，促使瘢痕形成而闭塞输卵管的管腔。向输卵管内注入组织黏合剂，或用电凝、冷冻、激光等方法腐蚀输卵管的开口处，以达到绝育的目的。这种非手术的方法，简便易行、痛苦少、不需要麻醉、减少麻醉的危险性，深受广大妇女特别是农村妇女的欢迎，具有较高的可接受性。近年来人们更希望能够发展一种可复性绝育术，堵塞后既能达到绝育的目的，一旦需要取出堵塞物，又可恢复输卵管的通畅及生理功能，这种理想的可复性绝育的研究重点，是寻找一种解决生物相容和组织相容的材料和放置方法。由于药物的安全性、有效性和质量控制问题，各种黏堵药物至今在国内外均未通过药品监督管理当局的批准。但因系非手术绝育，为基层广大妇女所接受，故研究病例数目多，历史长，分别介绍如下以供参考。

一、苯酚药物输卵管绝育术

（一）药物

1. 复方苯酚糊剂　内含苯酚30%、阿的平8%～17.5%、胆影酸35%加西黄蓍与水做成糊状。

2. 显影苯酚浆胶　内含液化酚35g，西黄蓍胶粉3g、甘油8g、胆影酸35g，加水至100g。本剂为白色膏状黏稠物。

（二）作用机制

苯酚腐蚀输卵管黏膜产生化学性炎症，使上皮坏死脱落，据广东中山医学院观察，注入苯酚胶浆后的病理改变，可分为三个时期：

1. 组织坏死和急性炎症反应期　当苯酚注入后1小时可见输卵管黏膜上皮细胞变性，固有层充血、水肿。约6小时后上皮细胞呈凝固性坏死，随着坏死的加重，炎性细胞渗出增多，脱落的坏死组织和渗出物可以闭塞管腔。

2. 吞噬吸收和异物肉芽肿期　注药14天后组织充血水肿逐渐消退，炎性细胞数量减少，固有层和肌层间质中的组织细胞增生，形成巨噬细胞和异物巨细胞，并向管腔中的坏死组织内生长，同时可见纤维细胞增生，形成异物肉芽肿，异物肉芽肿可完全堵塞管腔。

3. 纤维瘢痕期　随着时间的推移，异物肉芽肿内的巨细胞和炎性细胞数量减少，纤维细胞数量渐增，形成有血管的纤维组织。最后，血管数量减少，胶原纤维增多形成纤维瘢痕组织而闭塞管腔。但是苯酚形成的纤维组织增生有时不能完全使管腔闭塞，阿的平进入体内后吸收较慢，可以刺激大量的吞噬细胞和巨噬细胞，在苯酚破坏输卵管黏膜上皮的基础上促进肉芽组织生长，有助于增强绝育效果。

（三）适应证

与腹式绝育术相同。

（四）禁忌证

1. 与腹式绝育术相同。生殖道炎症应先予治愈。

2. 生殖器官肿瘤。

3. 生殖器官畸形，如双子宫，子宫纵隔等。

（五）器械设备

1. 不锈钢套管长22cm，内径2.5mm，能根据子宫的倾屈度而相应弯曲，套管头部装有喇叭形橡皮头。

2. 塑料管两条，长30cm左右，内径1mm，外径1.2～1.5mm，管腔容量为0.3ml。

3. 1ml的微量空针一副，复方苯酚糊剂需要一副药液推注器。

4. 阴道手术操作器械　阴道窥器，宫颈钳和子宫探针。

（六）手术时机的选择

1. 月经干净后3～7天。

2. 分娩4个月后。如尚未恢复月经，需排除妊娠后施术。

3. 采用宫内节育器避孕者，于取出节育器的同时施行手术。

4. 人工流产、中期引产或自然流产后,需正常行经1~2次后手术。

5. 术前7天内避免性生活。

(七) 手术操作方法

按阴道手术准备和消毒后,宫颈钳固定宫颈前唇,探针探测宫腔深度和方向,将套有塑料管的不锈钢套管沿宫腔侧壁滑到一侧输卵管开口处,将其中的塑料管向间质部推进0.5~1ml,注入盐水10~15ml,如阻力适中且无盐水外溢,则表示命中,缓缓注入药液0.06~0.12ml(减去塑料管容量后),取出导管,弃去塑料管。同法处理对侧输卵管(图9-6-7)。术后立即行下腹X线平片,根据药液充盈输卵管长度,判断注药是否成功。如充盈不良或未命中者,下次月经后补作,或在宫腔镜直视下补注。据上海计划生育研究所冯瓒冲报道,60例非直视下插管注药失败的妇女改用宫腔镜下插管,结果50例补注成功。

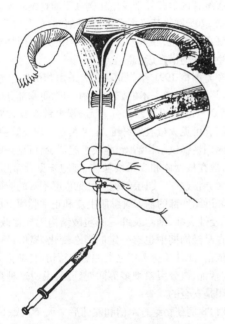

图9-6-7　输卵管注药绝育操作示意图

1983年上海新华医院吴裕浩报道输卵管药物绝育术中X线摄片图像及价值,曾对358例713根输卵管的药物充盈情况和术后3个月造影结果相比较,其中61条输卵管在注药后X线平片显示药物在输卵管外(血管内)、宫角和间质部充盈<1cm者,32条造影通畅,通畅率为52.5%;充盈>1cm的652条输卵管,仅2例通畅,阻塞成功率达99.7%,结果提示药物充盈长度>1cm为操作成功。

(八) 药物绝育X线摄片的图像类型

1. 药物注入后正常输卵管图像可见盆腔两侧各有一条显影的细长输卵管图像,其长度与药物充盈到达部位有关,一般间质部狭窄,直径仅1mm左右,峡部、壶腹部则逐渐增宽。

2. 宫角与宫腔显影　因插管未命中或输卵管痉挛,药物未能进入输卵管间质部,积聚于宫角处,图像呈向上方之三角形,或宫腔内有药液显影,一侧或双侧输卵管未显影。

3. 药物误入宫角肌层或血管内　多呈团状或不规则形,如注入血管可呈断续分枝或呈网状显影。多见于哺乳期子宫,塑料管插入肌层或注入黏膜下的血管内。

4. 药物注入盆腔　由于注药过量,或过稀,药物溢出伞端进入盆腔,或子宫穿孔将药液注入腹腔,前者可见输卵管全部充盈,与伞端相连有团状阴影或不规则云雾状影像;后者则输卵管不显影,但子宫外盆腔内有不规则阴影,同时伴有痉挛性腹痛。

(九) 术后常见不良反应

1. 发热　复方苯酚糊剂术后发热的比例和阿的平的含量有明显关系,含35%阿的平的配方,术后发热率达50%。随阿的平含量的减少,发热率相应降低,含17.5%者为32.3%,含8%者发热率为26.8%,且发热的程度也随之下降,超过39%者由21.4%下降为2.9%。不含阿的平的药物其发热率仅为5.6%,且多半为38℃以下的低热。阿的平引起的发热机制不明,但临床发现新配制的药液发热率高,而放置一年后再用,其发热率明显降低,放置1年后含8%阿的平的配方,其发热率仅8%,且都属低热,药物的效果无改变。复方苯酚胶浆因不含阿的平,术后除偶有低热外,无高热不良反应。高热不良反应一般持续3~5天,可自行恢复正常。如果体温超过39℃以上,可予以物理降温或服用解热药物。

2. 腰酸和下腹痛　与药物引起的输卵管化学性炎性反应有关,症状不重,1~2周后逐渐消失。

3. 少量阴道流血或血性分泌物。

(十) 并发症

1. 急性化学药物刺激性盆腔炎　发生原因既有个体差异,又和操作技术有关。个别妇女由于药物刺激,局部组织高度水肿、充血、严重渗出,产生化学药物性急性盆腔炎。临床表现为高热,持续时间超过5天,腹痛严重,出现腹膜刺激症状,末梢血中白细胞和中性粒细胞明显增高;妇科检查子宫略大,有压痛,两侧附件增厚,甚至炎性浸润性包块形成,明显压痛。北京妇产医院曾发生过两例术后高热达40℃以上,白细胞计数>2×10⁹/L,腹痛和腹膜刺激症状明显,内诊发现子宫轮廓不清,整个盆腔为一炎性包块所充盈,形成"冰冻骨盆",经抗炎治疗后历时1个月,炎性包块逐渐消退而恢复正常。如治疗不及时,急性期过后,炎性渗出物吸收不完全可形成盆腔广泛粘连的慢性盆腔炎。技术操作因素多是因为药物浓度过低,或注入药量过多超过0.12时,注药速度过快,或发生未能及时发现的子宫穿孔,药物由输卵管伞端或穿孔处进入腹腔,刺激周围脏器和腹膜产生急性炎性反应,形成剧烈腹痛,全身性炎症反应,部分妇女遗留严重的盆腔粘连性包块和术后腹痛。

2. 子宫穿孔　多发生于哺乳期妇女,1988年陈学煌报道3940例苯酚胶浆黏堵绝育术中,3例子宫穿孔,均为哺乳期。因探针或导管造成的穿孔,应及时终止手术,多不会发生严重后果,如未能及时发现将药物误注入腹腔内,则将发生化学性盆腔腹膜炎。对哺乳期子宫操作要准确、轻柔,并由技术熟练者施术。

3. 术后腹痛　属远期并发症,系由慢性盆腔炎或盆腔粘连所引起,曾发现盆腔静脉淤血症而造成的慢性腹痛。

（十一）绝育效果

经宫颈注药绝育术的效果由操作技术和药物类型两方面所决定。

1. 操作成功率 药物绝育术系非直视下进行，操作技术难度较大，操作成功率与操作者的技术熟练程度有很大的关系。一般操作成功率在 70% ~ 90%，即使操作熟练者，因少数子宫输卵管开口位置特殊，约有 5% ~ 10% 的妇女需做第二次补注，或借助宫腔镜直视下注药。

2. 绝育效果 1995 年吴裕浩报道上海 1972 ~ 1978 年施行复方苯酚糊剂药物绝育术 1830 例，术后摄片以充盈 > 1cm 者为显影合格，显影合格者 1630 例，合格率为 89.07%（即操作成功率）。术后进行 6 ~ 10 年的远期随访，随访率 98.5%，25 例妊娠，因 3 例为术前受孕，阅片误差 12 例，故实际妊娠数仅为 10 例，失败率为 0.62%，绝育有效率为 99.38%。1988 年北京妇产医院曾对 402 例受术者进行 5 年随访调查，显影合格 367 例，2 例失败，1 例宫内孕，1 例异位妊娠，失败率亦为 0.6%，绝育有效率 99.4%。北京大学人民医院对该院 1979 年所做的药物绝育术进行抽样调查，绝育有效率为 99.6%。

中山医科大学二附院陈学煌等曾对显影苯酚胶浆 1115 例的药物绝育效果进行分析，药物充盈 1 ~ 2cm 者失败率为 9.15%，>2cm 者失败率下降为 1.35%，总的绝育有效率为 97.6%。不显影的苯酚胶浆 1421 例，绝育有效率为 93.2%。

刘云嵘等于 1996 年报道"输卵管注药绝育术有效性、安全性 5 年随访研究"，该研究采用多中心随机性前瞻性研究，5 个中心自 1986 年 4 月开始将自愿接受药物绝育的合格对象随机分为复方苯酚糊剂（PAP）和显影苯酚胶浆（PM）两组，分别为 867 例和 838 例。按常规非直视下施行注药手术，每例输卵管注入 0.08ml 的黏堵剂。术后行 X 线摄影，双侧显影长度均 >1.5cm 者为注药合格，不合格者则补注。5 年随访率分别为 97.5% 和 98.1%。两组受术者的人口学特征和妇科检查以及手术情况均衡可比。5 年内的有效性以生命表进行统计，两组自 1 年开始粗累计避孕失败率经 Log-rank 卡方检验有显著性差异。5 年末复方苯酚糊剂的粗累计失败率为 4.6/100 妇女·年，显影苯酚胶浆则为 11.9/100 妇女·年（$P<0.001$）。影响注药绝育术效果关键因素主要有两方面：一是施术者的技术熟练程度；二是黏堵药物本身的性能和质量。本研究在同样条件下进行观察，发现含有 8% 阿的平的复方苯酚糊剂的效果明显优于单纯显影苯酚胶浆，进一步证明阿的平有增强肉芽组织增生，充分闭塞输卵管管腔，提高药物绝育术避孕效果的功能。

（十二）对药物绝育术的评价

1. 可接受性 据 1988 年全国生育节育抽样调查结果，全国接受经宫颈行输卵管绝育术的妇女已逾 1200 万人，鉴于该手术不开刀、痛苦少，深受育龄妇女特别是农村妇女的欢迎，具有较高的可接受性。

2. 有效性 "六五"期间曾对药物绝育术的安全性和有效性，在全国 12 个省市内做过 4675 例的回顾性调查，并以开腹小切口绝育术作对照，调查结果显示，药物绝育术的

操作成功率为 88.1%，5 年累计妊娠率为 4.4%，小切口绝育术为 1.4%，两组异位妊娠发生率均占总妊娠数的 10%。上海吴裕浩报道，复方苯酚糊剂的注药合格率为 89%，失败率为 0.62%。广东中山医科大学报道苯酚胶浆的绝育失败率为 2.4%。刘云嵘等进行的多中心前瞻性研究，说明含 8% 阿的平的复方苯酚糊剂避孕效果可靠，并已经通过国家鉴定，值得推广应用。

3. 安全性 "六五"期间流行病学调查结果显示，有远期并发症主诉者，药物绝育组为 6.3%，小切口绝育组 3.6%。主诉以腰骶部酸痛为主，而神经官能症和慢性盆腔炎，则药物绝育组明显低于小切口绝育组（$P<0.01$）。北京妇产医院曾对 402 例进行术后 5 年随访，2 例失败，1 例发现盆腔包块，经治疗后好转，对月经无明显影响。北京大学人民医院曾对药物绝育和开腹绝育进行回顾性对比调查，药物绝育失败率为 0.4%，7 例失败妊娠，1 例为异位妊娠；小切口绝育的失败率为 0.6%，3 例妊娠中 2 例为异位妊娠。开腹绝育的盆腔异常发生比例高于药物绝育术。刘云嵘等总结 1705 例注药绝育术 5 年后随访时的防癌刮片，未发现可疑恶性细胞，亦未发现苯酚和阿的平等药物对人体可能发生的任何潜在影响。

广东蒋洲梅 1991 年报道，10 例采用苯酚胶浆绝育术后 1 ~ 7 年要求复通手术的妇女，术中切除闭塞部分的输卵管（包括 0.5cm 长的通畅部分）行透视电镜观察，结果：闭塞的输卵管可见大量胶原纤维，未见黏膜上皮及管腔，胶原纤维的周期性横纹结构清晰，胞质细胞器少，可见一些粗面内质网，散在核糖体和少量线粒体，细胞未见异常增生，超微结构无异常改变。肌层细胞间可见程度不等的胶原纤维增生。邻近闭塞部的输卵管黏膜上皮和正常黏膜上皮结构相似，无慢性炎症，细胞及纤毛的超微结构无异常改变，分泌细胞在月经周期中也有一定的形态变化，提供了可逆性的客观依据，此外长达 7 年之久的输卵管切面，细胞无异型性、排列紊乱、核分裂象增多等间变证据，说明这种药物的局部使用是安全的。

曾对 88 例药物绝育术前和注药后 7 天、50 天、140 天、210 天和 490 天取血，行淋巴细胞姐妹染色单体交换（SCE）检查，结果不论是上海的复方苯酚糊剂或广东的显影苯酚胶浆，术后 SCE 数和术前相比无统计学差异，两种药物之间亦无差异。说明苯酚类药物不诱发 SCE 频率的增加，即对人体淋巴细胞 DNA 的初级结构无损伤效应。

经宫颈注入苯酚药物绝育术历经 20 多年，百余万例的临床实践，不论前瞻性或回顾性流行病学调查，均证实这种药物绝育术是一种安全有效的绝育方法。

4. 存在问题

（1）本绝育方法系经宫颈非直视下操作，需要较高的手术技巧和熟练程度，否则操作命中率过低，造成过多失败。此外对 X 线摄片的观察判断也需要经过培训，积累一定的经验，避免误诊而失败。因而对此项绝育方法要加强科学管理和技术培训，目前尚不宜大规模开展，创造条件后逐步扩大应用。

（2）目前我国广大农村妇女的生育观念极不一致，这种不开刀绝育术容易被个别谋私利者钻了空子，给计划生

育工作带来不良影响。

（3）药物绝育术的复孕问题：1991年广州邝健全等报道，药物绝育术后要求复孕对象，采用改良的输卵管宫角移植术，宫内妊娠率可达72%。1994年王育华报道12例黏堵绝育术后要求复孕者，经采用显微外科手术将畅通的输卵管与宫角内口吻合，术后11例获得宫内妊娠，初步解决了药物绝育术后的可逆性问题。

二、阿的平宫腔置入绝育术

（一）历史与发展

1968年Zipper意外发现阿的平（quinacrine hydrochloride）对子宫内膜有腐蚀和组织增生作用，注入鼠子宫后封闭了宫腔，达到了长期避孕的作用。1970年他开始用阿的平黏堵人输卵管的试验，采用宫腔注药法，结果两次注药后输卵管堵塞率达94%。为了放置方便和延长药物在子宫内的作用时间，Zipper进一步将阿的平制成小丸（quinacrine pellets）用T形IUD放置将小丸推入宫腔，一次放入7粒，相当于阿的平250mg左右，1个月后如未成功，可再行第二、第三次置入。20世纪80年代以来不少国家开展放置阿的平小丸绝育术，如智利、印度、巴基斯坦、埃及和越南等。

1987年Zipper等报道在智利曾对10分钟和100分钟释放的阿的平小丸进行临床研究，两组分别为143例和112例，前者放置3次为一疗程，后者放置2次，分别间隔1个月、12个月时生命表统计结果，两组的粗累积妊娠率分别为3.3/100妇女和2.0/100妇女，未发生异位妊娠。不良反应不重且多为一过性，但曾发生2例宫腔粘连和积血。

1983年Laufe等报道进一步改进制成阿的平宫内节育器，将乙烯酯（EVA）制成γ形宫内节育器，将80%阿的平和20%的聚乙烯混合后放入两侧臂的顶端，使药物与输卵管口非常接近，经过缓慢释放可以提高堵塞输卵管开口和间质部的作用，曾给11例准备作子宫切除患者放置。几天后手术发现，22条输卵管11条达到完全阻塞。

（二）作用机制

给药24小时后引起子宫输卵管角部损伤，上皮层发生坏死、炎症，逐步延及黏膜下、肌层，组织坏死后纤维组织增生，瘢痕形成，从而闭塞管腔。药物对输卵管的间质部作用最为明显。有少数仅上皮表面受损，坏死脱落后，上皮又再次修复而失败。

（三）临床效果

2000年Feldblum等报道对1977~1989年在智利最初所做的1492例阿的平小丸绝育术进行10年的随访总结，10年时的随访率为80%，总的妊娠概率为8.0/100妇女（95% CI为5.6~10.3）。据分析妊娠概率和置入时的年龄有明显的相关性，置入时年龄≤34岁者，10年的累计妊娠概率为10.7/100妇女（7.4~14.1），≥35岁者10年的累计妊娠概率只有3.1/100妇女（0.6~5.7），两组之间P<0.001，有非常显著的差异。和置入的次数（2~3次）相比，差异无显著性。99例妊娠中8例为异位妊娠。失败者中有41例妊娠到足月分娩，其中1例死产，1例新生儿死亡，4例新生儿缺陷，包括脐膨出、先天性心脏病、多囊肾和遗

传性关节松弛综合征，作者认为由于例数不多，尚未发现集中的特殊的缺陷。尽管阿的平小丸非手术绝育的避孕效果，不及手术绝育和Tcu380、IUD，但却可以避免某些手术危险性和IUD的不良反应。同时强调，在国际上广泛推广之前，临床前的研究工作还需要同时进行。

1990~1991年巴基斯坦有2100名妇女接受单次阿的平丸宫腔放置术，放置后不良反应轻微，表现为阴道分泌物增多，下腹痛，2~3个月的闭经，月经不规则，经量增多等。12个月内85例失败妊娠，全部为宫内妊娠。认为本方法有较高的接受性，并且应用阿的平药物后异位妊娠的风险明显低于外科绝育术，但本方法的失败率却明显高于手术绝育。

1993年Hieu等报道越南从1989~1992年共进行31 781例阿的平小丸置入宫腔的非外科手术绝育术，术后随访中818例失败妊娠。少数妇女只接受一次药丸放置，多数在间隔1个月后又放置第二次，生命表统计法，放置二次的9461例的累计妊娠率为2.63/100妇女，2225例仅放置一次者，1年的累计妊娠率为5.15/100妇女，失败率与放置技术水平有很大关系。仅有8例有较严重的并发症，2例出血，1例因腹痛、闭经行子宫切除，1例盆腔炎，1例严重过敏，2例宫颈管粘连，1例子宫切除。故认为此方法是一种安全、有效的妇女绝育方法。

为提高本方法的绝育效果，1995年Mullick等报道曾在印度进行过加服避孕药的研究，58名妇女于放置阿的平252mg小丸后，口服避孕药3个月，于18个月时统计累计妊娠率为8.6/100妇女；其后又对229名妇女放后注射醋酸甲羟孕酮150mg，18个月时的累计失败率为0.5/100妇女，两组之间（P<0.05）有差异，不论哪组均无明显不良反应和并发症。

2001年国内丁菊红等报道应用阿的平的栓剂行非手术绝育术的有效性和安全性的评价，1993~1997年江苏和贵州两省自愿接受阿的平非手术绝育的妇女572例，选择同时期性手术绝育的妇女588例作为对照。观察结果，非手术绝育组术后12个月失败妊娠17例，其中1例为异位妊娠，粗累计妊娠概率为3.13/100妇女，对照组为0.5/100妇女。1例于行第1次药物置入后10分钟曾发生严重的过敏反应。对比两组术后不良反应的发生率、对肝肾功能的影响和宫颈防癌刮片结果均无明显差异。调查中发现绝大多数妇女愿意接受非手术绝育。作者认为经过利与弊的评价，阿的平非手术绝育方法安全、简单易行、成本低、妇女的接受性高，仍不失为一种可供选择的绝育方法。

（四）不良反应与安全性

由于阿的平是一种细胞毒药物，应用过程中有一定的不良反应和并发症，如闭经、头痛。液态阿的平注药过程中如压力过大，过量流入腹腔可引起腹痛，误入血液对中枢神经系统有激惹作用，可导致一时性精神异常，极量能危及生命。据Zipper 1982年报道注药组有2%发生一过性精神异常，当改用小丸后则无此不良反应。

关于阿的平非手术绝育的安全性研究报道不多，1995年Dabancen等曾对智利圣地亚哥1061例阿的平小丸绝育后妇女进行宫颈病变的流行病学调查，并和年龄标准化的

人群相对照,结果研究组有 8 例原位癌,但和人群的发生率之间无统计学差异。

1994 年 7 月世界卫生组织(WHO)和国际家庭健康(FHI)在日内瓦联合召开女性绝育新技术讨论会,会中将阿的平的绝育经验作为重点讨论之一,据估计在发展中国家约有 8 万多妇女采用阿的平小丸绝育术,会议认为虽然曾作过一些局部的毒理研究,但研究得很不够,必须在临床研究之前进行全面的毒理试验,建议今后重点要完成全部阿的平的遗传毒理,长期致癌、致畸试验。临床 I、II 期研究将在毒理试验完成后再开展,对已使用过的妇女可作回顾性的调查研究。今后还将研究其作用机制,孕激素预治疗或其他药物的辅助作用,以及年龄、胎产次与效果的关系。

三、化合物黏堵输卵管绝育术

(一)α 丙烯酸正丁酯(504)

1970 年,西安市采用经宫颈非直视下插管法将此化合物注入输卵管内,聚合变成固体后阻塞卵管达到绝育目的,但由于这种黏堵剂的聚合性能不够稳定,聚合物较硬脆,并可逐渐脱落而失败,于 20 世纪 70 年代中期后放弃使用。

(二)丁二胶黏堵绝育术

是由 504 改进后的一种高分子黏堵剂,聚合后较软,有一定的弹性,聚合速度稳定,1978 年经 907 例临床观察有效率 92.6%。不良反应不大,仅占 1.17%,主要为下腹胀痛,腰痛等。丁二胶曾做过毒性、致畸和致癌试验,均属阴性。

(三)聚氨酯铋

1991 年苏应宽等报道将 50% 聚氨酯铋无水乙醇溶液作为输卵管栓堵剂,1987 年经动物试验及生物相容性试验后进行初步临床研究。该栓堵剂在常温下呈固体,70℃ 以上为流体。注入方法可非直视下插管,亦可用 Foley 气囊双腔管,粗管内插入一不锈钢管,注药用。经宫颈放入导管后,气囊内注入空气,吸栓堵剂 6ml,由钢管缓缓注入宫腔,术后行下腹平片,259 例接受此法绝育后,24 个月时统计 8 例失败妊娠,累积妊娠率为 7.7/100 妇女。119 例 24 个月时做子宫输卵管造影,1 侧或双侧显影计 21 例,因失败率较高,故建议术后 1 个月复查,失败者可再次注药。

1993 年曾报道动物输卵管聚氨酯栓堵后与复通时的形态学研究,雌兔注入聚氨酯栓 1.5 个月后,大部分黏膜皱襞倒伏、变低或消失,上皮呈假复层或单层柱状,立方形。黏膜固有膜及浆膜散在少量嗜中性及嗜酸性粒细胞。6 个月后,黏膜皱襞绝大部分消失,上皮呈立方形、低柱形或扁平形,透射电镜除黏膜层变薄外,上皮细胞表面的纤毛及微绒毛大部分消失或散在,分泌细胞内分泌颗粒明显减少,胞质内细胞器较正常略少。曾对栓堵后 6 个月的 7 只家兔做复通术,其中 1 只受孕,复通 6 个月后可见柱状的纤毛细胞和分泌细胞相间存在,胞浆内线粒体逐渐恢复正常,纤毛排列仍比较紊乱。研究结果认为栓堵后除机械性压迫外,也有栓堵剂刺激引起的轻度炎症反应。另外取出栓子后输卵管的形态结构逐渐恢复,并有 1 只受孕,提示此法可能具有一定的可复性。

四、可复性输卵管堵塞绝育术的研究

(一)输卵管硅胶栓

20 世纪 80 年代初 Reed 等研制一种"注液成形"硅胶栓(silastic formed-implace plug),经宫腔镜将特制的硅胶塞置入输卵管开口处,然后经塞子的中央孔道注入加有催化剂的液态硅胶,4~6 分钟后固化,形成壶腹部和宫角部膨大、中间细窄的栓条留在输卵管内,不良反应很少。原考虑取出栓条后,输卵管立即通畅而受孕,虽已在临床试用,但尚未见到取出后妊娠的报道。动物试验复孕率 29%。

1987 年国内曾报道单组分硅橡胶注入雌兔输卵管内的观察,1 年 4 个月后,13 只注入一侧宫角的雌兔,1 只注入侧妊娠(部分流失),其他注入材料完整存留于输卵管内。5 只取出材料后 2 只注入侧怀孕,说明绝育效果好,并有一定的可复性。

1989 年又将硅橡胶作成硅胶塞经腹置入家兔和人体的输卵管内,家兔的绝育成功率为 100%;232 人置塞后 12~42 个月时随访,失败 1 例,成功率为 99.6%。8 名置塞 1 年以上妇女取塞后 7 人宫内妊娠,认为具有良好的可复性。

(二)机械性阻塞法

1976 年 Craft 报道将一陶瓷栓经宫腔镜置于宫角处。亦有用金属栓。国内大连曾设计一种输卵管节育器呈螺旋状,旋转置入宫角及输卵管间质部,因发生宫角妊娠或其他种类异位妊娠而放弃使用。

P-block 栓(Brundin 亲水性膨胀胶栓),栓芯为尼龙,外裹亲水性膨胀胶,末端还有一个尼龙倒钩,经宫腔镜将其置入输卵管间质部。1~2 小时后膨胀 1.8 倍。在瑞典应用的 402 例妇女,已超过 10 年,10 例栓子脱落但未妊娠,故认为并不是 100% 可逆。

输卵管内尼龙节育栓,1982 年法国 Hamou 设计,采用尼龙线作支架,前端 1cm 内置有倒刺和竹节,以防脱落,末端有一线圈便于取出。临床应用近百例。存在问题为放置困难及脱落。

(范慧民)

第七节 女性绝育术并发症的防治

一、输卵管结扎术并发症的防治

输卵管结扎绝育术是以手术方法经腹部或经阴道切断和结扎输卵管,从而达到阻碍精子和卵子相结合的一种节育方法,是目前最常用的节育措施之一。据统计在我国已采取节育措施的育龄夫妇中,约 35% 的育龄妇女已行输卵管绝育术。2000 年 Westhoff 等报道美国每年约有 35 万~70 万名妇女接受输卵管绝育术。这种方法操作简便,对机体的生理功能无明显影响,是一种安全、简便、长期有效的节育手术。术后并发症的报道不多,发生率的差异也非常悬殊,1987 年全昭瑾等对河南省 8766 例输卵管结扎术后妇女进行回顾性流行病学调查,总结并发症的发生率为

2.7%,以感染为主,其次为神经官能症和闭经。1994 年邹雁宾等对湖南省所做的输卵管结扎绝育术进行手术质量剖析,并发症的发生率为 0.47%,术中或术后近期并发症居多数,占全部并发症的 75.3%,远期并发症占 24.7%,并发症的类型同样以感染为主,其次为损伤和神经官能症。其中 83.4% 是由区、乡一级基层医疗单位施术。通过分析,预防并发症的重点应放在基层,加强区、乡一级医疗单位的基础理论、基本知识和基本技能的培训,术前作好受术者的咨询工作,术中严格执行无菌技术,避免手术操作粗暴,可望将并发症降到最低限度。

(一)术时并发症

1. 膀胱损伤 膀胱损伤分完全性损伤和不完全性损伤两种类型,膀胱的前筋膜、肌层和黏膜层 3 层全部切开为完全性损伤;仅前筋膜和肌层损伤,未穿通黏膜者称不完全损伤。临床多为完全性损伤。

(1)原因:术前未排空膀胱,膀胱位于耻骨联合以上,切开腹膜时损伤;切口位置过低,手术者局部解剖关系不清,误将膀胱当做腹膜切开;或经阴道前穹隆切开时误伤膀胱;开腹手术史或各种炎症遗留的膀胱与腹膜粘连,容易误伤。

(2)诊断:①切开膀胱时有淡黄色的尿液流出,内壁光滑,切口可分为筋膜、肌层和黏膜层;②误将膀胱当做腹膜切开后,未能见到肠管,也触不到盆腔内的脏器(如子宫、卵巢和输卵管);③不完全性损伤时,局部出血或渗血较多,组织层次不清,不能暴露正常腹膜。

(3)处理

1)膀胱切口一般不必消毒,污染较重时,可用生理盐水冲洗。

2)用 2～3 个“0”号铬肠线分层缝合膀胱切口,以关闭膀胱并达到止血目的,亦可行荷包缝合。

3)术后放置导尿管并保留 5～7 天,予抗生素以预防泌尿系感染。如为荷包式缝合,止血较为彻底,或切口较小时亦可不留置导尿管。

4)不完全损伤者,可用 1 号丝线缝合肌层,4 号丝线缝合筋膜层。

(4)预后和预防

1)如缝合良好,膀胱切口愈合良好,可出现 3～5 天血尿,无长期后症。

2)术前一定要排空膀胱。

3)腹部切口不宜过低,一般以耻骨联合上 3～4cm 为切口下缘。

4)熟悉膀胱与腹膜的辨认方法,解剖层次清楚。切开腹膜前最好用手指与刀柄分别钝性分离腹膜前脂肪,并向手指指引的上方即切口最上方钳取腹膜,确认无误后再行切开。

5)术中如发现组织过厚,并有丰富的血管,容易渗血时,要想到膀胱壁的可能性,避开后再向较薄的上方去钳取腹膜。

6)行阴道式输卵管结扎术时尤应熟悉宫颈、膀胱返折腹膜和膀胱之间的解剖关系,使用金属导尿管作指示,避免误伤。

2. 肠道损伤 腹式或阴道式输卵管结扎术均可能损伤肠管和肠系膜。

(1)原因:经腹手术钳夹腹膜时,将肠管或肠系膜同时钳起,切开时可损伤肠管或肠系膜特别是术中肌松效果不佳时,尤易误伤。腹膜较薄,于钝性分离腹膜前脂肪过程中已进入腹腔,如操作不够认真细致,未能发现,将肠管或肠系膜夹住而切开造成严重损伤。既往开腹手术或腹膜炎史(特别是结核性腹膜炎),遗留广泛性或过多的肠管与腹膜粘连,分离腹膜困难而误伤。阴道式后穹隆切开时误伤直肠。寻找输卵管时,使用有齿卵圆钳或吊钩,反复操作并粗暴,卵圆钳钳夹时扣合较紧可损伤腹腔内各种脏器,特别容易造成肠管挫伤、压榨伤,甚至导致肠管穿孔或系膜血管损伤而出血过多。

(2)诊断:①肠管全层切开,可见到肠管黏膜、肌层及浆膜 3 层,并有肠道内容物溢出。②肠管挫伤时,表面有钳夹齿印,伴有渗血,如可疑卵圆钳损伤,一定要检查夹住肠管的前后两面;有时一面挫伤,一面则可能为穿通伤。③肠系膜切开时可见切口周围为肠管围绕,如伤及血管,则出血过多。④阴道或手术中损伤直肠,可见粪便溢出。

(3)处理

1)发现肠管切开,一定要及时行修补术。必要时请外科医生协助修补。

2)可疑肠管挫伤或较小的穿通伤,可用 1 号丝线做浆肌层内翻间断缝合。

3)肠系膜损伤:可用 1 号丝线或 3～4 号可吸收无损伤线间断修补缝合;如有血管损伤,须缝合结扎止血;如损伤广泛,有可能影响肠管血运造成肠管坏死,则应请外科协助处理。

4)肠道修补术后禁食 48～72 小时,必要时行胃肠减压,待肠管功能完全恢复后,逐步进食。并预防性给予抗生素。如为直肠损伤,则禁食一周,口服肠道抗生素预防感染。

(4)预防

1)术前如有便秘应服缓泻剂,必要时行灌肠术。

2)术中臀部抬高,使肠管上移。

3)术前作好咨询,术中麻醉充分,避免因精神紧张或疼痛而鼓肠。

4)切开腹膜前钝性分离腹膜前脂肪组织,钳取腹膜时一定要虚夹,并倒换几次血管钳,确认腹膜且未夹住腹膜下脏器时,再行切开。

5)有开腹手术史或可疑腹膜炎病史,钳取腹膜困难,或腹膜与肠管广泛粘连时,应扩大切口,由粘连的上方或旁侧钳取腹膜,确认后切开。

6)寻找输卵管切忌应用带齿或边缘比较锐利的卵圆钳,钳取输卵管时一定要虚夹,不能扣合,以免将肠管挤压于卵圆孔内造成损伤。如钳取或钩取输卵管困难,特别是有开腹手术史者,要注意输卵管与子宫周围有无肠管或肠系膜粘连,必要时延长切口探查清楚后,再行提取。

7)经阴道后穹隆切开腹膜时,要熟悉子宫直肠窝的解剖关系,掌握操作技术,选择好适应证,可疑子宫直肠之间有粘连者为禁忌证。

3. 输卵管断裂或系膜血管、卵巢门血管损伤出血

（1）原因：夹取或钩取输卵管时操作粗暴、用力牵拉等均可造成输卵管断裂，系膜撕裂或卵巢门血管损伤而出血。误夹卵巢，用力牵拉亦可造成卵巢损伤或卵巢门血管损伤而出血。结扎分离输卵管过程中，亦可损伤输卵管系膜内的血管形成血肿或出血。特别是结扎壶腹部或近伞端时，血管丰富，容易损伤而出血。

（2）诊断：①于提取输卵管过程中或结扎术后关腹之前，腹腔内有活动出血，应考虑为损伤性出血。查清出血部位，妥善处理后才能关腹。②结扎输卵管时如发生系膜血肿，应及时缝扎系膜血管，避免血肿扩大。

（3）处理

1）输卵管断裂发生系膜血管损伤出血，提出输卵管后，应立即钳夹断裂的两侧输卵管，缝扎系膜内血管，以抽芯包埋法处理两侧输卵管的断端，如输卵管损伤严重则应在暴露充分的条件下，切除该侧输卵管。

2）如系卵巢表面损伤，如卵泡或黄体破裂或卵巢小裂口，可压迫止血，必要时缝扎止血（褥式缝合）。如系卵巢门血管损伤，仔细缝合结扎出血点，严重损伤修补困难，可用"8"字缝合止血。

（4）预防

1）术中严禁粗暴，提取输卵管时要技术熟练，尽量采用指板法，可减少输卵管和系膜损伤。

2）结扎方式以抽芯包埋法为宜，浆膜下注入少许液体，使管芯游离，避免输卵管下方的血管损伤。

3）结扎完毕要仔细检查局部有无渗血或血肿形成，关腹前要注意腹腔内有无渗血。

4. 麻醉意外　凡因麻醉药物过敏、过量中毒，全脊髓麻醉，或误用其他药物所造成的意外情况均属麻醉意外，严重者可造成终身残疾或死亡。

（1）原因：普鲁卡因过敏，严重时可导致过敏性休克而死亡。腰麻药物过量，麻醉平面过高，可导致休克和呼吸肌麻痹而死亡。硬脊膜外麻醉，误入蛛网膜下腔造成全脊髓麻醉，亦可休克死亡或终身残疾（植物人）。误用丁卡因（地卡因）作为开腹绝育的局部浸润麻醉剂，可中毒身亡。有报道误用酒精或其他药物行局部浸润麻醉，造成术中意外或术后腹壁坏死。静脉麻醉或其他全身麻醉亦可因麻醉过深或气管吸入异物而发生意外。

（2）诊断：①局麻后如患者出现休克、呼吸困难或意外死亡，应立即核对药物，明确属于过敏性休克或误用药物；②采用腰麻、硬脊膜外麻醉过程中，如出现休克、麻醉平面过高或全脊髓麻醉可立即明确诊断；③局麻过程中如局部疼痛严重，皮肤颜色异常或渗血，应警惕是否误用其他药物，立即核对注射药物名称，并停止用药。

（3）处理

1）普鲁卡因过敏性休克，立即停止手术，组织抗过敏、抗休克等紧急抢救措施。

2）药物中毒者，应及时组织抢救，尽量减少损失；局部可将注射部位的皮肤和皮下组织切除，以防术后局部坏死感染。

3）其他腰麻、硬膜外麻醉或全麻时发生意外，立即抢救处理。

（4）预防

1）术前了解有无普鲁卡因过敏史，并常规做过敏试验。必要时可改用利多卡因局部浸润或针刺麻醉进行手术。

2）加强责任心，使用的药物一定要经过查对，确认无误后方可使用，并保留药物包装以便核查。包装不清楚者严禁使用。

3）腰麻、硬膜外麻醉或全身麻醉必须由专职麻醉人员施术，严密监视受术者的生命体征，备有抢救设施（如麻醉机、氧气和气管插管等）和具有抢救技能。

（二）术后近期并发症

1. 出血与血肿　术后近期出现腹壁伤口渗血、血肿或出现继发性贫血以及不明原因休克时，应考虑有无盆腔内出血或血肿形成的可能。

（1）原因：术中输卵管、卵巢或系膜损伤未及时发现而形成内出血或盆腔内血肿形成。腹壁切口过小，分离腹直肌时损伤腹壁血管或膀胱筋膜血管，未能及时发现导致腹壁血肿或伤口渗血。受术者因患有凝血功能障碍而造成术后出血。施术者术中粗暴、过于追求手术速度，缝合腹壁前未作仔细检查，未能发现出血点而延误处理。

（2）诊断：①盆腔内出血过多或盆腔血肿较大时，可表现内出血体征，腹膜刺激症状，伴有休克、血压下降、脉搏增快，继发贫血等临床表现，必要时可行腹腔穿刺，盆腔检查，或超声波检查以明确诊断；②术后腹部伤口渗血，局部膨隆，形成包块，或有广泛瘀斑，应考虑腹部伤口出血或血肿形成。

（3）处理

1）盆腔内出血或盆腔血肿伴有休克体征时，应立即开腹手术，寻找出血点，进行缝扎，清除盆腔血肿，必要时做一侧附件或输卵管切除术。

2）腹壁血肿较大时亦需切开，清除淤血，结扎出血点，避免继发伤口感染。小血肿可保守处理。

3）二次手术后予以抗生素预防感染，必要时腹壁可放置橡皮引流条，引出渗液，不影响伤口愈合。

4）伴有失血性休克时，应进行输血、补液等抗休克治疗。

（4）预防

1）术中要稳、准、轻、巧，熟练掌握操作技术，避免损伤输卵管血管，不要过分追求切口小和手术速度快。

2）输卵管结扎术后和关腹之前，一定要仔细检查有无渗血或系膜内血肿形成，发现异常及时处理。

3）术前常规做血液化验检查，对可疑血液病病史或血液化验异常者，应列为手术禁忌证。

2. 感染　包括腹壁切口感染、盆腔感染和继发全身性败血症及感染性休克。

（1）原因：使用的器械、敷料未经严密消毒；术中未遵守无菌操作原则；或受术者皮肤原有感染病灶，亚急性盆腔炎或全身抵抗力低下，未经控制即行手术而造成；术中形成的腹壁或盆腔内血肿继发感染；脏器损伤未能及时发现而形成盆、腹腔感染。腹腔内异物遗留继发弥漫性腹膜炎。

阴道式输卵管结扎术前未按常规筛选对象,原有阴道炎的患者,未经治疗即行手术。

(2)临床表现:

1)腹壁伤口感染:切口周围红、肿、热、痛;继发腹壁脓肿时局部有局限性包块,表浅者可有波动感,压痛明显;或缝线及切口处有脓汁排出,深部位可触及明显包块,伴有全身感染症状,如体温升高、白细胞增多等表现。

2)盆腔感染:包括急性附件炎、盆腔腹膜炎或盆腔脓肿。主要临床表现为下腹疼痛,肛门内坠胀,排尿时疼痛加重;阴道脓性分泌物;体温高达38℃以上,恶寒、头痛、恶心、呕吐,脉搏增快。腹部检查:下腹或全腹呈现肌紧张,压痛,反跳痛明显。阴道检查:宫颈举痛,穹隆部触痛重,子宫或附件部位增厚、压痛;或子宫轮廓不清,盆腔一侧或双侧呈现炎性包块;盆腔脓肿形成后,后穹隆或一侧穹隆可触及波动感。白细胞总数及中性粒细胞均明显增高。

3)全身败血症及中毒性休克:腹壁感染或盆腔急性感染严重者均可继发全身性败血症,并呈现中毒性休克。临床表现在腹壁感染或盆腔感染的同时高热、寒战、急性重症面容或苍白,虚脱;脉速、血压下降,末梢循环衰竭,中毒性休克。血象白细胞高达$20×10^9/ml$以上,并出现中毒颗粒。血液细菌培养阳性。

(3)治疗

1)腹壁感染:早期行物理疗法,局部热敷,伴全身性感染症状应用抗生素。如已化脓感染,不论深浅均应切开引流。

2)盆腔感染:一旦诊断立即予以抗生素抗炎治疗,力争控制在急性期的早期,配合补液等支持疗法,抬高床头,使感染局限于盆腔内。如已发展为弥漫性腹膜炎时,应排除脏器、肠管损伤或异物遗留。如已形成盆腔局限性脓肿,位置较低,在控制全身性感染的同时,经阴道行脓肿切开引流术。

3)败血症与感染性休克:与其他原因引起的败血症治疗相同。在采用敏感的广谱抗生素的同时,配合激素、扩容、纠正酸中毒、强心、预防DIC,必要时选用血管活性药物,并请有关科室配合积极抢救治疗。

(4)预防

1)严格执行无菌手术操作,使用的所有物品必须严密消毒。

2)严格掌握适应证,术前了解有无生殖器官炎症病史,凡有阴道炎、急性宫颈炎、盆腔炎及皮肤感染者暂不宜手术。

3)手术操作要熟练,责任心要强,防止术中继发脏器损伤、异物遗留、盆腔及腹壁血肿的可能性。

4)术中发现输卵管急性炎症者,最好行输卵管切除术,术后及时予以抗生素预防炎症扩散,并配合物理疗法,促进炎症好转及吸收。

(三)术后远期并发症

1.输卵管结扎术后腹痛　少数妇女于输卵管结扎术后或其他绝育术后出现持久性腹痛、月经紊乱和一系列的自主神经功能紊乱表现,甚至影响或丧失劳动能力。尽管这种并发症为数不多,但因症状突出,持续时间长,不仅影响患者的身心健康,同时对计划生育的开展亦产生一定的不利影响。为此,国内外对这种并发症均给予一定的关注。1981年Faber将上述症状概括为"输卵管结扎术后综合征"(post tubal ligation syndrome,PTLS),其后又称为"输卵管绝育术后综合征"(post tubal-steri-lization syndrome),但对其定义、发生机制均不甚明确且有争议。1985年Rulin等对389例腹腔镜套环绝育术后,进行前瞻性、纵向调查分析,认为绝育术后盆腔痛有所增加,但和年龄有关。发生盆腔痛的患者年龄多在38岁以上,其原因尚不清楚。绝育术后的月经改变和术前所采用的避孕措施有明显相关,术前采用口服避孕药(OC)避孕,绝育术后月经血量有所增多,痛经有所加重,并且随时间延长而减轻。术前采用其他避孕措施者,术后月经无明显改变。通过此项调查分析,作者认为"输卵管绝育术后综合征"用词不当。1989年丁慧娟报道36例输卵管结扎术后腹痛患者,经腹腔镜检查,26例诊断为盆腔静脉淤血症,其他为轻度输卵管积水、盆腔粘连和子宫内膜异位症,6例盆腔内未见任何病理变化。同时曾对52例临床无任何主诉,因要求复通术而开腹手术,术中发现37例存在盆腔淤血或炎性粘连等病理改变,两组妇女盆腔异常的发生率差异无显著性。认为以慢性腹痛为主的多种症状,系由患者的病态心理和盆腔病变相结合所引起,主张以"输卵管结扎术后综合征(PTLS)"的诊断较为妥当。有关诊断名称问题,尚待充分讨论后定夺。

通过腹腔镜或开腹探查术的所见,输卵管结扎术后腹痛的主要疾病有以下几种。

(1)慢性盆腔炎:结扎手术后发生急性盆腔炎演变而成慢性盆腔感染,或输卵管结扎术前、术后存在的亚临床型感染延续存在。

临床表现:①低热,伴下腹痛痛或腰骶部酸痛,经期或性交后加重;白带增多。②反复发作亚急性盆腔炎,发作时可伴有高热,腹痛加重,下腹压痛,内诊时可表现急性盆腔炎体征。白细胞有所增高。③月经紊乱,月经周期缩短,经期延长,或伴有经间期点滴出血,月经量有所增多。④自主神经功能紊乱,表现为无一定规律的多系统主诉,或固定某个系统的主诉如心悸、潮热、胸闷等心血管系统症状;气短、气憋等呼吸系统症状;恶心、呕吐、腹胀、厌食等消化系统症状;头痛、头晕、四肢麻木等神经系统症状;易怒、焦虑、抑郁、敏感等精神方面主诉。⑤部分或全部损失劳动能力。

体格检查:①全身各系统均未发现器质性病变。②妇科检查:子宫活动受限,伴有压痛;附件增厚,一侧或双侧性炎性包块伴有压痛。亚急性发作期宫颈触痛和附件压痛明显。非发作期盆腔内亦可仅有压痛,无其他阳性体征。

诊断:①有术后急性盆腔炎病史,此后反复发作;②内诊具有慢性盆腔炎的体征,一侧或双侧附件增厚,或有炎性包块,伴有压痛;③腹腔镜检查可以明确诊断。1997年王振海报道371例输卵管结扎术后盆腔痛的腹腔镜诊断,结果显示,慢性盆腔炎属第一位,共计151例占40.7%。

处理:①以保守治疗为主。亚急性发作时给予广谱抗生素,配合补液等支持疗法,治疗要充分,力争将感染彻底控制。慢性期可行理疗、组织疗法、体育疗法等以改善局部血液循环,促进炎性渗出吸收,增强体质,调节心理状态。

亦可配合中医中药治疗,治则为活血化瘀、清热解毒、理气止痛。亦可行中药保留灌肠或离子透入等周期治疗。②保守治疗无效,或经B超、腹腔镜等辅助检查发现为较大的附件炎性包块或输卵管积水时,可采取手术疗法,切除炎性包块或积水的输卵管。如粘连严重,必要时可行子宫或一侧附件的切除术。

预防:①术前严格掌握手术适应证,有生殖道炎症者暂缓手术;②术中严格遵守无菌操作常规,防患于未然;③积极治疗术后的急性盆腔感染,彻底控制,以防迁延成慢性盆腔炎。

(2)盆腔静脉淤血综合征:1985年蔡光宗等首先报道"输卵管结扎术后盆腔静脉淤血综合征"均经剖腹探查证实,严重者盆腔静脉淤血扩张呈"瘤状",管腔直径可达1cm以上。此后王振海等又对并发症的诊断和发生机制进行过一系列的探讨。

病因:①盆腔静脉回流障碍:解剖上盆腔静脉数量明显多于动脉分支,交错成网,血流缓慢;中小静脉内缺乏静脉瓣,管壁薄,亦缺乏由筋膜构成的外鞘,弹性差。60%的子宫静脉血流向输卵管系膜内的静脉网(子宫卵巢静脉吻合支),再经卵巢静脉流出盆腔。此外内生殖器、泌尿和直肠三个系统的静脉相互吻合。当盆腔内某一部分的静脉网(丛)血液回流障碍,如输卵管结扎术破坏了较多的系膜内静脉分支,血液回流受阻,产生瘀滞,三个系统的静脉丛均可能扩张、迂曲,血流缓慢,局部缺氧,影响伴随的神经纤维而产生盆腔疼痛、腰骶酸痛、肛门坠痛和性交痛等相关症状。②盆腔血流动力学变化:和结扎方式有关,对输卵管系膜内的血管损伤较多的术式,如双折结扎切除法(Pomeroy)、双折结扎法等,盆腔淤血征的发生率明显高于抽芯包埋法。1988年韩云明等曾报道采用Pomeroy法、Uchida法和假手术三种不同的方式结扎家兔的输卵管,手术前和手术后6个月时测定特定部位子宫静脉的口径,结果Pomeroy组结扎后静脉口径增粗,明显大于假手术组,Uchida组和假手术组之间无差异,说明盆腔淤血和系膜内血管损伤有明显关系。另外和结扎部位有明显关系,双折结扎切除法结扎于壶腹部近伞端时,阻断和扭曲了子宫上静脉、输卵管静脉和卵巢静脉的连续性,直接影响盆腔静脉血液回流,导制血液淤积,血管扩张。如果供应卵巢的优势血管同时受损,影响卵巢的血液供应,导致卵泡发育不良,无排卵或黄体早期退化,造成月经紊乱。③前列腺素增高:手术操作机械性的干扰盆腔脏器组织,或结扎受损的血管,其内皮细胞合成前列环素(PGI$_2$)的能力增强,而盆腔静脉血管的功能又受前列腺素的调节。PGI$_2$与TXA$_2$之间的平衡状态对血管的舒缩功能和血小板聚集起重要的调节作用,一旦平衡失调,可以引起血管扩张、渗出增加和组织水肿,影响静脉和淋巴液的回流,压迫伴随的神经纤维而产生盆腔疼痛。1991年王振海等对绝育术后盆腔痛患者的血和腹腔液中前列腺素进行测定,发现腹腔液中前列环素(PGI$_2$)的代谢产物6-酮-PGF$_1$的水平明显升高。④雌、孕激素比例失调:输卵管结扎时损伤系膜内的血管,使输卵管、卵巢之间的静脉回流受阻,卵巢淤血影响卵巢功能,导致雌、孕激素分泌失调,而雌激素作用于靶器官的时间长,

孕激素作用的时间短而弱,因此体内孕激素不足而雌激素相对过多,不仅可发生月经紊乱,同时雌激素可降低血管张力而加重淤血。本征发生于生育年龄,绝经后逐步缓解。⑤多产:产次越多,盆腔内的静脉壁越薄,越容易出现静脉回流障碍,血液淤积。⑥心理因素:本征伴有一系列自主神经功能紊乱,发生者性格多半内向,神经类型不稳定。对结扎绝育术有顾虑者,其发生率亦较高。总之,在上述综合因素的作用下,盆腔静脉表现不同程度的扩张、迂曲,淋巴管也同时扩张,压迫伴随的神经纤维,产生疼痛感觉;因淤血局部组织缺血缺氧,产生组胺和前列腺素等活性物质,加重疼痛。长期缺血缺氧,特别是结扎了供应卵巢的优势血管后,卵巢功能同时受损,导致卵泡发育不良,或不排卵,或排卵后黄体功能不足,表现为月经异常,经量增多,周期缩短,子宫内膜剥脱不全而经期延长,淋漓出血。性交时或性交后盆腔更加充血,使腹痛加重,以致某些患者对性交产生恐惧心理。

临床表现:①疼痛,表现为腹痛,腰痛和性交痛等"三痛"。②月经紊乱,月经周期不规则,以缩短为主,亦可发生月经周期延长或稀发,经期延长或月经前后点滴出血;月经量以增多为主,但少数妇女表现月经量减少甚至闭经,伴有痛经。③白带增多。④自主神经功能紊乱,和慢性盆腔炎一样表现为无一定规律的多系统主诉。⑤部分或全部丧失劳动能力。

诊断:

1)绝育术前无腹痛病史,术后出现以"三痛"为主的多种主诉。体检及妇科检查无明显阳性体征,仅附件区及骶韧带、主韧带区稍增厚,敏感或触痛明显。

2)曾诊断为慢性盆腔炎,无急性发作病史,抗炎治疗效果不佳。

3)盆腔静脉造影:1986年王振海等报道,经宫底肌内注射造影剂行盆腔静脉造影,以造影剂廓清时间、有无异常侧支出现和形态变化协助诊断。如造影剂廓清时间为20~40秒、卵巢静脉直径为10~15mm,为轻型;造影剂廓清时间为40~60秒,卵巢静脉直径为16~20mm为中型;重型者廓清时间>60秒,卵巢静脉直径>60mm,并出现侧支循环,静脉怒张,迂曲或瘤样扩张。

4)经股静脉逆行造影术:此技术损伤较大,但特异性高,还可同时行卵巢静脉硬化术,以达到既诊断又治疗的目的。

5)腹腔镜检查:1984年何萃华等率先报道15例"女性绝育术后并发症患者的腹腔镜检查和诊治",发现2例为盆腔静脉曲张。1993年及1998年沙玉成等报道349例腹腔镜检查结果,盆腔静脉淤血征93例,经分析双折结扎切除者和结扎于壶腹部者居多数,同时发现腹腔镜的诊断正确率为94.6%。1997年王振海等曾对3711例开腹绝育术后腹痛患者行腹腔镜检查,其中盆腔静脉淤血征32例占8.6%,同样发现采用双折结扎切除法和壶腹部结扎者居多数。

6)超声波检查:经阴道B超可较清楚地显示曲张的静脉。彩色多普勒超声扫描可准确地测量卵巢静脉扩张程度和静脉内血流动力学改变。据报道盆腔静脉淤血征的声

像改变可分为:盆腔静脉曲张型,于子宫两侧或后方可见多发性管状回声结构,内径 0.6~1cm,其内偶见云雾状回声缓缓移动;子宫内静脉曲张型,子宫肌壁内多发性管状无回声结构;混合型,即上述两种表现同时存在。

7) 同位素诊断:1992 年滕志宏等报道用放射性核素[113]In 诊断盆腔静脉淤血征,经手术证实,诊断符合率为 98.6%。

鉴别诊断:

1) 慢性盆腔炎:有急性盆腔炎感染病史,盆腔检查可有附件增厚或炎性包块,必要时可借助各种辅助诊断方法如腹腔镜或盆腔造影等。

2) 子宫内膜异位症:子宫内膜异位症有进行性痛经加重病史,内诊可发现盆腔或子宫峡部结节形成。腹腔镜检查可以协助鉴别。

3) 神经官能症:盆腔静脉淤血征由于伴有自主神经调节紊乱,可以表现多系统的神经官能症状。各种辅助检查有助于判断。

治疗:①注意休息,避免长期站立或坐位;②加强心理疏导,增强体质以调整紊乱的自主神经系统功能;③选用活血化瘀、理气止痛的中药治疗,如复方丹参注射液或丹参、桃仁、赤芍、延胡索等中药方剂;④采用孕激素对抗雌激素,安宫黄体酮100mg,每天 3 次,60 天为一疗程;⑤物理疗法;⑥前列腺素合成酶抑制剂如吲哚美辛、氟芬那酸(氟灭酸)等药物,可抑制和对抗前列腺素;⑦保守治疗无效者可行开腹手术,术中根据病变程度或范围,行输卵管及系膜内怒张静脉剔除术,或行一侧附件、一侧输卵管及子宫全切术。

预防:①严格选择受术者,凡禁忌者不选手术(如盆腔炎症、粘连等)。②选择适宜的结扎或绝育术式,如抽芯包埋法或输卵管夹绝育术,少用或不用双折结扎切除术。③结扎部位以峡部远端,系膜内血管呈 Y 形的三角区为宜,切除输卵管 1~1.5cm,尽量避免壶腹部结扎或伞端切除术。④手术时间宜选择排卵前期,月经干净后 3~7 天,因为黄体期盆腔器官充血水肿,血运丰富,容易损伤系膜内的血管。⑤手术操作规范化,操作轻柔,切忌粗暴牵拉。连续缝合系膜的缝线不能抽之过紧,以免造成系膜扭曲缩短,血流不畅。⑥术前做好咨询工作,预防心理障碍。

(3) 大网膜粘连综合征:开腹绝育术后出现腹痛、腹胀,躯干不能伸直,或伸直时有固定区域牵拉痛,经手术证实大网膜与腹壁切口或盆腔脏器有粘连。1993 年沙玉成等对 349 例绝育术后腹痛妇女进行腹腔镜检查,发现大网膜粘连 92 例(占 26.3%)。王振海等对 371 例输卵管结扎术后腹痛妇女进行腹腔镜检查,发现大网膜粘连 53 例(占14.3%),形成原因多由于网膜与腹膜切口粘连所致,或因炎症形成粘连。

临床表现:除具有慢性盆腔炎或盆腔静脉淤血综合征的主要临床表现外,还具有以下特点:①腹痛多表现为上腹部牵拉痛,直立位牵拉痛加重;②以食欲不振、腹胀、恶心、呕吐、便秘等胃肠道症状为主。

诊断:腹腔镜检查或开腹探查中证实。

治疗:①保守治疗如理疗、组疗、心理疏导和增强体质等;②手术治疗、保守治疗无效且诊断明确时,可行开腹探查术,术中仔细分离粘连,术后鼓励尽早起床活动,避免再次粘连。亦可于腹腔镜检查明确诊断的同时,行粘连分离术。

预防:①手术操作要熟练,避免粗暴损伤组织而形成粘连;②缝合腹膜时要注意腹膜下组织,以免误缝大网膜;③重视无菌操作,避免术后感染而引起粘连。

(4) 盆腔或腹腔粘连:1993 沙玉成等对女性绝育术后慢性腹痛妇女行腹腔镜检查,发现盆腔粘连 88 例(占 25.2½);1997 年王振海等对 371 例绝育术后腹痛的妇女行腹腔镜检查,结果 23 例为盆腔粘连(占 6.2%)。均说明盆腔粘连在输卵管结扎术后慢性腹痛的病因中占有一定的比例。粘连形成原因主要为无菌操作不够严密,术后感染而形成粘连;或操作粗暴,损伤周围组织或脏器,术后急性感染症状不突出或被忽略而形成慢性腹痛。

临床表现:主要为腹痛、腰痛,疼痛部位和程度与粘连的严重程度有一定的关系,如与肠道粘连可出现肠形、肠蠕动波、腹胀和肠鸣音等体征;个别病例可发生肠梗阻。

诊断:于腹腔镜检查或开腹探查中明确诊断。如伴有肠粘连,X 线钡餐造影可见肠曲聚集成团不易散开,肠曲活动性差。出现肠梗阻时 X 线平片检查,可见近端小肠扩张,出现液面。

治疗:

1) 保守疗法为主。按慢性盆腔炎予以理疗或组织疗法,亦可采用清热解毒、活血化瘀、中药保留灌肠或离子透入疗法。伴有肠粘连时要注意饮食,勿暴饮暴食,保持大便通畅。不全肠梗阻的保守治疗则按外科处理肠梗阻的原则处理。

2) 手术治疗:保守疗法无效可采用手术治疗,于腹腔镜诊断的同时行盆腔粘连分离术,多即奏效;或行开腹探查术,根据粘连的部位或程度酌情手术。一般行粘连分离术。如粘连严重,与附件或子宫混合形成炎性包块,则在保留卵巢组织的原则下行输卵管或输卵管子宫切除术。如表现为急性完全性肠梗阻,保守治疗无效,则需外科协助手术处理。开腹分离粘连时操作要细腻、轻柔,尽可能减少暴露创面,以免术后再度粘连。术后尽早起床活动,配合心理疏导疗法,促使尽快恢复身心健康。

预防:①输卵管结扎手术操作中要稳、准、轻、巧,避免对腹腔和盆腔脏器过多的干扰和创伤,是预防术后盆腔、腹腔粘连的关键;②严格无菌操作,防止术后感染性粘连;③选用抽芯包埋法结扎输卵管,使输卵管表面基本光滑,避免与脏器或网膜粘连;④术后早期起床活动,预防肠粘连。

2. 腹壁伤口慢性感染　腹壁伤口急性感染时处理不彻底,反复发作而致形成慢性窦道或瘘管。这种感染位置较深在,多位于腹直肌后方和膀胱前筋膜外。个别瘘管可与结扎的输卵管相通。

(1) 诊断:腹壁伤口感染反复发作史,伤口局部有深在的包块,表面有窦道或瘘管,界限不清。可行碘油造影,明确其长短与下极部位。

(2) 处理:保守疗法无效,腹直肌前方的病灶处理可行扩创术。如病灶位于腹直肌后方,应行手术切除窦道、瘘管及其周围的炎性组织,清除异物(线头)及肉芽组织。如清除彻底,伤口较大,可用张力线缝合,并放置引流,术后配合理疗,促进伤口愈合;抗生素控制及预防继发急性炎症。

(3) 预防:腹壁伤口感染的早期,要积极处理,促使彻底愈合,防止迁延或慢性感染。

3. 神经官能症(身心疾病) 绝育术后神经官能症虽与输卵管结扎手术并无直接关系,但因患者本身的神经类型,以及因术前未作充分的咨询工作和术中的精神刺激(包括手术打击和医务人员的语言刺激),可以造成术后精神过度紧张而表现为神经衰弱、癔症、抑郁或强迫性神经官能症等精神神经异常,又可称心身疾病。术前曾患有神经官能症者,术后可以加重。据250例女性绝育术后继发神经官能症者的心理分析,结果性格内向型占79.0%,外向型占20.8%,有神经官能症病史者占6%。发病原因:对手术有顾虑者占33.6%,手术前后受到刺激者占32.4%,医务人员语言不慎占17.2%。

(1) 临床表现:有躯体障碍和精神障碍两大类型。

1) 躯体障碍:①运动抑制:不同程度的肢体瘫痪,如全身瘫痪、截瘫、偏瘫等,报道的250例中截瘫148例,偏瘫53例,单侧肢体瘫痪46例,四肢全部瘫痪3例;②语言抑制:可表现缄默症及失音症;③运动增强:可表现肢体震颤、阵发性痉挛或抽搐;④感觉抑制:可表现与末梢神经分布不符的感觉消失或减退;⑤自主神经功能失调:如神经性厌食、贪食、神经性呕吐、呃逆、腹胀、便秘甚至肠麻痹;另外还可表现为神经性尿频、尿急,阵发性心动过速,呼吸短促,突发性潮热;或皮肤神经性水肿及皮肤划痕反应阳性等。

2) 精神障碍:①意识障碍,意识朦胧;②情感失调:失望,悲伤甚至厌世;或激动,喜怒无常。

(2) 诊断:诊断要慎重。主要依据为术前精神正常,术中术后有一定的诱因或暗示。查体未发现神经系统、心血管、胃肠道等系统有器质性病变。暗示疗法有效。

(3) 处理:主要为心理治疗,并配合全身支持疗法。树立患者对医务人员的信任,进行耐心细致的思想解释和科学的咨询工作;在治疗过程中贯穿暗示疗法,如暗示加电针刺激,暗示加针灸,暗示加注射一般性药物及理疗等,在暗示基础上治疗1~2次即可见效,并继续巩固疗效。全身药物可针对主诉采用安神、镇静以及调节自主神经功能的药物。

(4) 预防:①术前做好充分的咨询工作,使受术者对绝育的科学知识充分了解,解除种种思想顾虑;②医务人员在技术上精益求精,避免不良的语言刺激;③对有严重神经官能症病史者,不宜行输卵管结扎术。

4. 输卵管结扎术后失败 输卵管结扎术的失败率和手术时期、结扎方法以及手术者的技巧有明显关系,因而发生率国内外报道的差异很大,在0~6.3%。1987年仝昭瑾等曾对河南省两市七个县于1978~1983年之间所做的8766例输卵管结扎术进行回顾性流行病学调查,采用生命表统计法计算,6年内累计失败率为1.07;其中城市为0.57%,农村为1.18%。妊娠率随结扎年限有上升的趋势,由12个月内的0.4%上升到第72个月末的1.07%。1994年曾报道河北省某县于1983~1989年所做的19 221例输卵管结扎术,失败率为1.52%。1993年曾有报道5600

例随访5年结果失败率和结扎术式明显有关,单纯缝扎和双折结扎失败率高达3%,而抽芯包埋法仅为0.35%。2000年Westhoff报道一项美国的10年随访观察,10年时的累计失败概率为1.85/100妇女,认为失败率和手术时的年龄、结扎方法以及术者的经验有关。

输卵管结扎术后失败妊娠的病例中异位妊娠所占比例很高,文献报道在2%~62%。

(1) 原因

1) 输卵管结扎术前受孕:和手术时期有明显关系,如排卵后手术,结扎前已经受孕并且受精卵已运行进入宫腔,则失败后为宫内妊娠;如受精卵被阻挡在结扎部位之外,则有可能发育成为异位妊娠。1993年有人报道72例失败妊娠中21例经人工流产或分娩时间分析,推测为结扎术前已经受孕。

2) 结扎后管腔再通:和结扎术式有明显关系。1993年有人报道"输卵管结扎失败108例原因分析",均经再次手术证实,管腔再通占63.6%,以单纯缝扎、双折结扎发生率最高。切除输卵管的病理检查,内膜上皮完整,有的黏膜皱襞稍少,肌层无或不全,管腔外有异物反应。

3) 新生伞形成:与结扎部位有关。壶腹部结扎和伞端切除后约70%有新生伞形成,形成的新生伞如位于结扎近端,则和宫腔相通,造成失败而再孕。据分析,新生伞形成占全部失败病例的15.8%。

4) 输卵管瘘伴有新生伞形成:结扎线较细,结扎过紧,缝线嵌入输卵管切断管腔,随之新生伞形成,如位于近端则失败受孕(占5.4%)。

5) 输卵管内膜异位:双折结扎切除法(pomeroy)输卵管内膜外露可移位于浆肌层下方,发育成为小管腔,并与近端的盲端相通而失败,此种原因约占7.7%。抽芯包埋法两断端距离较近,亦可因输卵管内膜异位延续造成两个断端再次沟通。

6) 技术错误:如误扎圆韧带、输卵管系膜内血管等导致结扎失败,分析中误扎占7.5%。

7) 结扎部位、手术时期与失败率有一定关系:壶腹部和伞端切除后因黏膜皱襞较多且生长活跃,因而容易失败。结扎时期如为月经期、妊娠期、产褥期、中期引产后、流产后,因盆腔充血、输卵管水肿,结扎线松紧度不易掌握,如结扎线过松当水肿消退后,管腔再通;如结扎线过紧则嵌入管腔造成瘘管或新生伞形成而容易失败。

(2) 预防:针对失败原因,进行预防。

1) 输卵管结扎手术时机:以月经干净后3~5天为最佳时机,结扎前最好避免性生活或采用可靠的避孕措施。如系产后哺乳闭经期,术前应排除妊娠,7天内无性生活,术后一个月定期随访,及时发现有无术前受孕。产后,中期引产后或人工流产后施术,选用抽芯包埋法,4号丝线结扎断端,用力适中;包埋时两断端相距1cm以上。

2) 输卵管结扎部位:以峡部为宜,术式尽量采用抽芯包埋法。取单纯缝扎,双折结扎或伞端切除等不适宜的结扎方法。

3) 提取输卵管后一定要追溯到伞端,仔细辨认输卵管和其下方平行系膜血管的关系,避免误扎。

总之,输卵管结扎绝育术亦有一定失败率,失败后发生异位妊娠的可能性很大,因此绝育术后一旦发生停经,不规则阴道出血,伴或不伴有腹痛时要警惕绝育术后失败及异位妊娠的可能性;要及时诊断,尽早处理,以免发生意外。

(范慧民 李坚)

二、腹腔镜绝育术并发症的防治

随着腹腔镜绝育术的开展,相应的并发症也有出现。电凝法的主要并发症是术时通电误伤邻近的组织或器官。有报道灼伤肠管后未及时发现而引起严重腹膜炎致死者,近年已少用或不用此法。

(一)术时及术后近期并发症

1. 出血 据 Peslefano 1983 年报道腹腔镜术中出血的发生率在0.2%~0.45%,多发生于电灼绝育术中。

(1)原因:电灼的强度及范围不足。套环或置夹绝育选择部位不当,因近宫角以致提取输卵管时牵拉过猛,导致输卵管或系膜撕裂而出血。输卵管具有轻度炎症,水肿、充血使管径较粗,套环提取过程中造成断裂或血管损伤。机械故障或技术操作不当。

(2)处理
1)电凝止血。
2)套环过程中如发生输卵管断裂而出血,可套扎两个断端以止血。

(3)预防
1)电灼绝育时,掌握好电灼强度和电灼范围。
2)套环绝育要距宫角3cm以外的输卵管峡部提取输卵管。
3)对水肿、充血的输卵管,操作要缓慢,避免损伤;套环困难时可改行电灼,或改开腹小切口绝育术。

2. 环、夹脱落 据 Wallach 1986 年总结环、夹脱落发生率约1.6%,多发生于使用初期,因技术不熟练,经验不足,套扎或置夹不充分而造成。可将其脱落的环、夹取出,重新操作。有文献报道,在1381例Filshie夹绝育术中有3例出现移位,1例术后18个月移位到直肠,1例在术后10个月移位于尿道,1例术后34个月移位于阴道。亦有报道,夹移位于腹股沟而形成脓肿。因有多数报道子宫切除术后夹移位于阴道,故建议行全子宫切除术时应同时取出输卵管夹。

3. 手术失败即未能在腹腔镜下完成绝育手术
(1)原因:腹壁过于肥厚,穿刺未成功。盆腔广泛粘连,输卵管难以暴露。盆腔肿物,术前未能发现,术中因正常解剖关系被破坏,无法完成绝育手术。器械故障。
(2)处理:失败后可改行开腹绝育术。
(3)预防
1)术前仔细询问病史和进行术前检查,排除禁忌证。
2)做好器械设备的维修和保养,操作前认真检查器械的各个操作部件。

4. 其他由腹腔镜手术所致的腹膜外气肿、子宫穿孔、脏器或腹膜后血管损伤和感染等并发症,请参阅腹腔镜章节。

(二)远期并发症及其防治

1. 月经改变 大多数学者认为对月经影响不大。少数妇女有经期延长,经量多或经量减少及痛经,一般术后1年逐渐趋于稳定。何萃华等报告853例(87.04%)术后月经无特殊改变,12.96%有月经周期改变或经量改变,多为同时行人工流产或取环者。据张秀俊1990年报告中山医科大学附属第一医院应用Falope环套扎输卵管1538例,月经、性生活等情况与小切口结扎术无差异。

(1)原因:可能某些方法干扰输卵管、卵巢血液供应。往往与绝育术前采用的避孕方法有关,如用口服避孕药者经量增多或痛经,宫内节育器使用者常常术后经量减少。与原月经情况有关,术前不调,术后仍为月经不调;原来正常,术后不调者一般约占16.3%。

(2)处理:依月经失调情况作对症治疗。

(3)预防:术前详细询问病史,向受术者做好思想解释工作,使受术者对手术与月经生理关系有所了解。原则上应选择少损害卵巢供血的方法。

2. 慢性盆腔疼痛 一般术后有腹痛,但不严重,不影响日常生活及劳动。何萃华等报告发生率为2.86%。

3. 术后感染轻者发热,重者可有腹部伤口感染或急、慢性盆腔炎。一般发病率为0.12%~0.2%。Bemadins认为晚期并发症不少见。
(1)原因:无菌观念不强,操作不细致。
(2)处理:使用抗生素及物理疗法。
(3)预防:加强无菌观念,严格按常规操作,有盆腔感染史者慎行。

4. 手术失败再妊娠包括子宫内妊娠和异位妊娠
(1)子宫内妊娠
病因:排卵后手术,术前已妊娠。误扎或结扎的输卵管已复通。环、夹比较浅,自行脱落。
诊断:同一般宫内妊娠。
处理:根据孕周行人工流产术终止妊娠。
防治:要熟练技术操作,加强手术基本功。月经干净后3~7天时手术为宜。
(2)异位妊娠
原因:输卵管电凝后局部组织坏死、脱落,结缔组织增生。如在这个过程中形成瘘管自行吻合,且又吻合不通畅易造成异位妊娠。若硅胶环套扎不紧或弹簧钳夹不紧、不完全,或因局部瘘管形成重新吻合,同样也可再次宫内妊娠,或发生异位妊娠。
诊断:同一般异位妊娠。
处理:与一般异位妊娠相同。
预防:输卵管电凝法于电凝近侧端时不宜时间过长,一般以组织变色为宜,以免近端形成瘘管。硅胶环在放置器的内套管上不宜过久,应在临套扎前将环放置于内套管上,以免环松弛影响效果。输卵管套扎时必须套扎完全。套扎部位以峡部为宜,以防失败。置弹簧夹的部位应在峡部,也必须夹完全,而且与输卵管垂直。

5. 粘连 美国腹腔镜工作组将粘连分为四级:0级为无粘连形成;1级限于不含血管的膜状粘连;2级含有血管的致密粘连;3级为难以分离的紧密粘连。

（1）原因：组织碎屑及其他异物残留于腹腔内，腹膜及脏器浆膜层有轻度损伤。分离原粘连产生粗糙面或创面出血。盆腔器官原有感染灶或有手术史。

（2）防治：避免不必要的组织损伤。分离粘连时保持组织表面湿润。仔细止血，必要时术后冲洗或加用防粘连形成剂如乳酸林格溶液，37% dextan。

6. 绝育术引起的死亡

（1）原因：全麻，肺供气不足，心跳呼吸骤停；肠管损伤后的感染，败血症；难以控制的大出血未能及时抢救；血管栓塞，包括心肌梗死及肠系膜血管栓塞。

（2）预防：全麻时行气管插管；防止误烧灼肠管；严格遵守腹腔镜常规操作，对口服避孕药者在绝育术前至少停服避孕药 1 个月，并采用其他措施。手术操作熟练程度是减少并发症的关键因素。美国腹腔镜协会最初报道严重并发症发生率为 0.37%，1976 年降为 0.27%，1979 年降为 0.18%。

（范光升 范慧民）

第八节 女性绝育术后复通术

20 世纪 70 年代以来，女性绝育术已逐渐成为国内外节制生育的主要措施之一，但是一些妇女由于子女夭折、家庭离异等种种原因，绝育术后要求恢复生育，因而复通手术也在发展，以满足这些妇女和其家庭的希望，解除他们思想上的压力。

80 年代以来，尽管"试管婴儿"技术的发展日趋完善，但从其成功率和经济费用等方面和复通手术进行比较，正如 Dubuisson 1995 年对 226 例绝育术后行吻合手术的随访总结所言，不论哪个年龄组，绝育术后要求复孕者首先还是吻合术而不是"试管婴儿"。

1910 年 Christon 和 Sanderson 首次报道绝育术后复通获得成功，第二次世界大战后要求复通者明显增多。但当时由于在直视下采用一般的外科手术操作，术后成功率不高，仅在 4%～30%，异位妊娠的发生率也比较高。

20 世纪 60 年代后，显微外科技术开始应用于绝育后的复通术，使吻合术后的妊娠率提高到 60% 以上，并明显降低了术后异位妊娠的发生率。国内于 80 年代初期开始将显微外科技术应用于女性绝育术后的复通术，上海第二医科大学附属第九人民医院薛培等所做的动物实验证明，兔绝育后行肉眼非显微外科技术的复通术，成功率很低，改用显微放大系统配以显微外科操作技术，明显提高复通术成功率。1981 年以来该院开始施行显微外科输卵管复通术，经过不断探索，到 1993 年止共施行复通术 1290 例，宫内妊娠率高达 93.3%，异位妊娠发生率仅 1.17%。北京妇产医院张颖杰等于 1993 年报道自 80 年代初期开始施行的显微外科复通术 278 例，宫内妊娠率 81.3%。1991 年李梅生等报道在肉眼直视下使用显微外科器械和手术方法，施行 317 例输卵管吻合术，宫内妊娠率高达 93%。

20 世纪 70 年代后期我国开展以苯酚为主要药物的经宫颈非手术药物绝育术，这种腐蚀性的药物破坏了输卵管的间质部、峡部的黏膜和肌层，使输卵管的宫腔闭塞，要求

复通者仅能施行宫角输卵管移植术。这种手术难度较大，复通成功率也很低，因此在一段时期内，这种绝育术被认为是一种不可逆的绝育术。1991 年广东中山医科大学附属孙逸仙医院邝建全等相继报道，对苯酚胶浆药物绝育术后要求复孕者施行改良的宫角移植术，取得 92.9% 的输卵管通畅率和 76% 的宫内妊娠率。1994 年王育华等报道利用显微外科技术施行苯酚绝育术后的输卵管宫角吻合术，术后 15 个月内 12 例中 11 例获得宫内妊娠，开辟了苯酚药物绝育术后可复性的前景，基本解决了这种绝育术的可逆性问题。

（一）筛选对象的标准

1. 各种绝育术后因子女夭折，家庭离异后再婚，或其他种种原因希望继续生育者。

2. 育龄期妇女，最好在 40 岁以下。

3. 月经规律，卵巢功能正常。

4. 身体健康，无严重的心、肝、肾或高血压等不宜妊娠的疾病。

（二）排除标准

1. 双侧输卵管已全部切除，或盆腔严重粘连者。

2. 卵巢功能早衰或其他原因无排卵者。

3. 患有严重的不能负担妊娠的疾病，或各种疾病的急性期。

4. 弥漫性结核性腹膜炎病史。

5. 剖宫取胎或 2 次以上的剖宫产史为相对禁忌证。

6. 男性不孕。

（三）特殊器械设备

1. 放大设备 一种为放大 3～5 倍的放大眼镜，一种为放大 6～30 倍的双人双目显微镜。

2. 显微外科手术器 显微外科手术用的无扣剪刀和持针器，微型尖头平镊，直形和弯形纤细血管钳，7 或 8 个"0"的无损伤缝合线，眼科小剪刀。

3. 其他设备 1～1.2mm 直径的塑料导管，硬膜外麻醉用的导管或 2mm 直径的硅胶管，作为术中应用的支架。

（四）手术时期

以月经干净后的 3～5 天即排卵前期为最佳手术时期，此时盆腔无充血，可以减少术中出血；输卵管的黏膜上皮较薄，分泌物不多，术后可以保持输卵管的通畅；此时期亦有利于术后早期通液，可减少因通液而继发子宫内膜异位症的可能性。

（五）术前准备

1. 仔细询问病史 着重于月经史、生育史、绝育时间、绝育方法和术后有无并发症。了解有无结核性腹膜炎或其他系统的疾病。

2. 男性生殖功能检查 男方如系初婚或已婚未生育者，必须行精液、生殖器官的常规检查，有人建议将男方的生殖功能检查列为复通术前的常规。

3. 输卵管阻塞部位的确定 国外于复通术前常规行腹腔镜检查，以了解阻塞部位、输卵管的长度、盆腔内有无广泛性炎性粘连或子宫内膜异位症，排除手术禁忌证。亦有采用子宫输卵管碘油造影或宫腔镜来了解阻塞部位和宫腔内有无病理改变。国内学者普遍认为：腹腔镜不能普及，

碘油造影误诊率较高,两种检查方法都需要经宫腔操作,潜伏上行感染的可能性,对复通术有不利影响,故不主张作为常规检查方法。而阻塞部位的确定多在复通术中进行判断。

(六)麻醉方法的选择

为保证术中能够充分暴露盆腔和组织松弛,通常采用连续硬膜外麻醉。必要时可以选用全身麻醉。文献中有采用局部麻醉的报道。

(七)手术方式和操作步骤

1. 输卵管吻合术 适用于输卵管结扎、输卵管夹、套环、电凝等绝育术后再通。

(1)切口选择:下腹正中纵切口以 6~8cm 为宜,或横切口切开腹壁。探查腹腔,了解有无粘连和盆腔器官有无异常。将子宫和附件托出腹腔,子宫直肠窝以纱垫填塞;亦可将单侧输卵管取出,以组织钳固定近远两端,腹腔内不填塞纱布或纱垫,亦可减少粘连。

(2)端端吻合:了解结扎部位和结扎方式,周围瘢痕形成情况和有无系膜粘连。系膜下注入生理盐水,使浆膜层与输卵管分离。于输卵管背侧平行或纵向切开系膜,切除瘢痕组织。游离近远两侧输卵管的盲端约 0.3~0.5cm,切开近端的盲端,根据近端管腔的大小切开远端的盲端,插入支架(图9-6-8),由支架末端注入少许生理盐水,以了解近端的输卵管及间质部是否通畅。如需保留支架,则以4个"0"肠线或无损伤线将支架固定于伞端浆膜处。

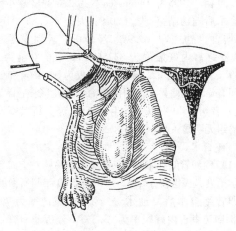

图9-6-8 插入支架

按照输卵管的解剖关系将两断端对齐,以 7 或 8 个"0"的无损伤缝线于6点和12点处各缝合一针,作为标记,以免错位。缝线贯穿肌层和黏膜层,依次将管壁缝合,缝合的针距于放大镜下 2~3mm 为宜。输卵管缝合完毕,由支架的远端注入混有抗生素和地塞米松的生理盐水,以了解吻合是否完整,并冲洗管腔内的异物和凝血块,预防管腔粘连。以无损伤缝合线缝合浆膜层,缝合时注意避免输卵管扭曲,成角或血运受阻;如浆膜层缺损较多,可取一片腹膜覆盖之。保留支架时则由腹壁引出固定,或盘曲于宫腔内,测量并记录输卵管的长度。

壶腹部-峡部吻合,两断端管腔相差较大时,可采用以下方法校正:①峡部针距缩小,壶腹部针距放大;②峡部斜切或上方再横切一小口使创面扩大,以便于与壶腹部吻合;③将壶腹部背侧端断缝合 1~3 针,封闭部分管腔后再与峡部吻合;④行套袖式吻合,将壶腹部套于峡部表面;⑤壶腹部盲端开口与峡部管腔近似的漏斗形吻合。

2. 输卵管造口术 输卵管伞端切除绝育术后,输卵管壶腹部末端闭锁,可行输卵管造口术。切口选择和吻合术相同,取出一侧输卵管,于膨大部分纵形切开,长约 1.5~2cm,插入硬膜外针头或导管,注入生理盐水,以了解输卵管是否通畅;将输卵管切口处的黏膜全部外翻,形成同翻折的袖口,以 7 个"0"无损伤缝线将翻出的黏膜以褥式间断缝合于相应的浆膜层(图9-6-9)。或将壶腹部的盲端切成 4~6 瓣的花瓣形,同样以 7 个"0"无损伤缝线将每瓣的尖端黏膜与相应的浆膜层褥式外翻缝合,使开口形似输卵管伞。为防止造口部位术后粘连闭合,可保留支架,由腹壁引出。

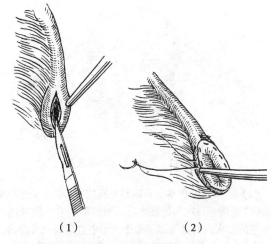

（1） （2）

图9-6-9 输卵管造口术

3. 输卵管宫角移植术 输卵管间质部或峡部闭塞,如黏堵绝育术后或峡部结扎、置夹或套环绝育术后,伴有结节性输卵管炎、局部管壁僵硬、宫腔极度狭窄,而峡部远端、壶腹部及伞端正常,可行输卵管宫角移植术。

(1)直视下输卵管宫角移植术:1991 年邝建全等报道"女性苯酚胶浆绝育术可逆性的探讨"。采用改良的输卵管宫角移植术。术中自输卵管伞端插入硬膜外针头或导管,注入生理盐水或美蓝液了解阻塞部位,于阻塞部位远端,输卵管峡部、壶腹部交界处切断卵管,分离浆膜层 1.5cm 备用。切除闭塞段输卵管,缝扎宫角下方侧壁子宫动脉上行支及输卵管动脉的终止支,深达子宫肌层 0.5~0.7cm,宫底注射宫缩剂以减少术中出血。于宫角输卵管间质部以小圆刀行锥形切除,进入宫腔,达宫腔内膜层。同样处理对侧。选用 2mm 直径的硅胶管作为支架,支架中间缚一金属单环,将支架由两侧宫角部引出,金属单环置入宫腔内。输卵管通畅段的近端,通常为峡壶部交界处或壶腹部的开始部分,于 6 点及 12 点处纵向剪开,形成长 0.5~0.8cm 的前后两瓣。以 4 个"0"无损伤缝线褥式分别穿过两片输卵管黏膜面,由一侧宫角的前后壁引出,插入支架将输卵管瓣徐徐送入宫角内,分别缝扎于子宫角的前后壁。

缝合时要深达子宫内膜,以便输卵管的黏膜与子宫角的内膜层相接触,避免术后子宫角创面自行愈合粘连造成闭塞。游离的输卵管浆膜层覆盖于宫角创面。如子宫肌壁渗血,可用4个"0"肠线或无损伤线缝合止血,避免形成血肿压迫植入的输卵管瓣,影响通畅(图9-6-10、图9-6-11)。

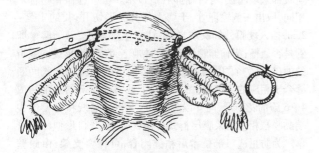

图9-6-10　牵引带有金属环的硅胶管进入宫腔

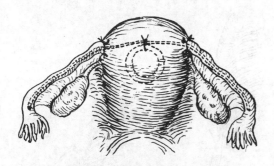

图9-6-11　两侧宫角移植术后

(2)显微外科技术用于输卵管移植术:1994年王育华等报道"显微外科在药物黏堵后输卵管重建术中的应用",在8倍的双人双目显微镜下操作。术中自宫底向宫腔内注入美蓝溶液,并自输卵管的伞端注入美蓝以了解阻塞部位,游离阻塞处的浆膜层,切断输卵管,将阻塞段的输卵管游离到子宫角,结扎或电凝止血,通畅段输卵管内插入导管作为支架,并于伞端处缝合固定。

于子宫内口水平用脉压带环绕以阻断血流,子宫底部子宫角处卧式丫形切开宫壁,长0.5~1cm深达子宫角部输卵管开口处,锐性游离阻塞的间质部输卵管,于输卵管子宫开口处切断,可见着色的子宫内膜。将输卵管内的导管插入宫腔,以6个"0"无损伤缝线将子宫角与输卵管通畅段的近端间断缝合,一般缝合4针,缝针贯穿输卵管的肌层和黏膜层,宫角处仅缝少许肌层但穿透黏膜,待缝线全部缝合完毕再行打结。切开的子宫肌壁以3个"0"肠线缝合,浆膜层以5或6个"0"的无创线缝合,使创面光滑,防止粘连。术中可用宫缩剂减少出血,脉压带于30分钟后放松,恢复血液循环10分钟后再行阻断。输卵管导管可由腹壁引出,或盘曲于子宫腔内。如放松脉压带后伤口出血,可结扎宫角下方的子宫动脉上行分支。

(八)术中注意事项

1. 保持组织湿润　术中采用生理盐水或平衡液(内含少许肾上腺素或肝素)不断冲洗手术野和组织表面,以保持组织湿润,防止细胞因干燥受到损伤,清除异物和凝血块,并起到止血作用,以预防术后组织粘连。

2. 尽量减少组织创伤　输卵管复通术是一种整形手术,精巧而细致操作至关重要。术中采用精细显微外科手术器械,禁用有齿钳、镊,忌用纱布拭擦表面组织。可用冲洗或海绵块轻拭以清除异物或凝血块,减少对组织的损伤。

3. 减少或控制术中出血　断端吻合术时避免损伤系膜内血管,出血点可用无损伤线缝扎或电凝止血。输卵管宫角移植术中可用脉压带暂时控制血液循环,或者结扎支配子宫角的子宫与卵巢动脉的汇合终末支,必要时宫底注射子宫收缩药物。

4. 防止术后粘连　是复通术是否成功的关键,除上述保持术中组织湿润,减少组织创伤和控制术中出血之外,术中还应尽最大努力清除异物,如进腹腔前将手套上的血块和滑石粉冲洗干净;术中忌用纱布或棉球进行拭擦,以免遗留纤维异物或损伤细胞。手术结束前用多量盐水冲洗子宫和输卵管的表面,清除异物碎片或小血块。此外腹腔及盆腔内注入200ml中或低分子右旋糖酐,内含一定量的抗生素、地塞米松或异丙嗪(非那根),使其在盆腔脏器表面形成一层保护膜,减少纤维母细胞的增生,预防感染及组胺的反应,减少渗出。创面表面应保持光滑,如吻合处浆膜缺损较大时,可取少许腹膜覆盖表面,使创面腹膜化,以预防术后粘连。

5. 测量和记录术后输卵管的长度　以便分析输卵管的长短对复通术后复孕率的影响。

(九)影响输卵管复通术效果的因素探讨

1. 年龄　1995年Dubuisson报道226例显微外科输卵管吻合术后随访结果,失访20例,失访率8.8%。用生命表统计宫内妊娠率为69.9%,经分析年龄为主要影响因素,33岁组宫内妊娠率为83.5%;34~36岁组为70%;37~39岁则下降为62.5%;>40岁仅为51.4%,和低年龄组之间有显著性差异。而国内李梅生、邝建全、王育华等报道,受术者均在40岁以下的生育年龄,经分析其复通效果和年龄组无明显关系。

2. 绝育术式

(1)输卵管结扎术:1996年刘建华等曾对上海第二医科大学第九人民医院于1982~1993年10年间所做的1290例输卵管绝育术后复通术进行随访,随访率为79.7%,1029例回访者宫内妊娠率为93.3%。分析输卵管结扎方式对宫内妊娠率的影响,其中抽芯包埋法吻合术后2年内宫内妊娠率为98.9%,而双折结扎切除法(Pomeroy)宫内妊娠率为90%,两组之间差异非常显著($P<0.01$)。路志英等1989年报道246例显微外科复通术,总的宫内妊娠率为72.4%,其中银夹绝育宫内妊娠率为80.8%,抽芯包埋法为77.7%,而双折结扎切除法仅54.3%。由于双折结扎切除法对输卵管损伤较大,吻合术中切除较多的瘢痕组织后,所剩余的输卵管已不够长,影响受精和受精卵的运行,即便通畅而受孕率亦低,称之为"输卵管缩短综合征"。

(2)输卵管药物黏堵绝育术:邝建全等于1991年报道30例女性苯酚浆绝育术后行改良的输卵管宫角移植术,术中可见间质部及峡部管腔闭塞1.5~5.5cm,术后宫内妊娠率为76%。1993年陈学煌等报道122例接受同样手术,术后宫内妊娠率65.8%。王育华等于1994年报道采用显微外科技术行输卵管角移植术,共计 12 例,术后 2 年中 11 例(91.7%)获得宫内妊娠。

3. 吻合术后输卵管的剩余长度 1979 年 Silber 和 Coben 等观察所示,显微外科吻合术后输卵管长度在 3cm 以内者无一例成功,>4cm 以上则获得 60% 的宫内妊娠率。1991 年李梅生等对 317 例直视下吻合术进行了观察分析,术后宫内妊娠率为 93%,吻合术后输卵管长度>5cm 者宫内妊娠率为 95%,<5cm 者仅为 57.1%,两组之间(P<0.05)有显著差异。路志英等报道 5 例剩余输卵管<5cm 者均未妊娠。而输卵管剩余长度和结扎术式有明显关系,银夹、套环和抽芯包埋法对输卵管损伤范围小,吻合术后可以保留足够的长度及输卵管的正常生理功能;而双折结扎切除和电凝绝育对输卵管损伤范围较广泛,切除瘢痕后剩余输卵管长度明显短于上述几种结扎方式。药物黏堵绝育术输卵管闭塞的长度和注入药量及速度有关,药量过多或速度过快不仅损伤过多的输卵管黏膜组织,甚至逸出输卵管进入腹腔,形成盆腔内广泛粘连,不仅影响复通手术后输卵管的长度,还影响其正常蠕动,使受孕率明显降低。

4. 吻合部位 吻合部位与结扎部位和结扎方式有关,一般有间质部-峡部、峡部-峡部、峡部-壶腹部、壶腹部-壶腹部等部位,原则上两断端口径相仿者,吻合后成功率较高。1990 年法韫玉报道 513 例复通术后,峡部-峡部吻合、峡部-壶腹部吻合及壶腹部-壶腹部吻合的宫内妊娠率分别为 85.5%,77.1% 和 81.7%,三组之间差异不显著;但 7 例异位妊娠均发生在壶腹部-壶腹部及峡部-峡部吻合,而峡部-壶腹部一组无异位妊娠发生,三组之间差异有显著性(P<0.05)。1996 年刘建华报道 1029 例的术后分析,峡部-峡部宫内妊娠率 98.1%,峡部-壶腹部 91%,壶腹部-壶腹部为 88.9%,以峡部-峡部受孕最高。1991 年李梅生等分析结果却认为宫内妊娠率与吻合部位无关。1993 年张颖杰等报道峡部-峡部吻合术后宫内妊娠率 92.9%,壶腹部-壶腹部则为 87.5%。总的来看,峡部-峡部吻合术后复孕的成功率较高。1988 年王育华等分析认为输卵管的组织学改变和复孕的效果有一定关系,输卵管峡部黏膜组织较薄,纤毛细胞亦缺乏。而壶腹部黏膜组织多且厚,并且受卵巢激素影响有一定周期性变化,纤毛细胞和分泌细胞均丰富,对卵子的受精、受精卵的分裂发育和运送起着重要作用,因此如壶腹部结扎破坏较多,则必将影响术后的复孕效果。

5. 绝育术后的间隔时间 1990 年法韫玉等曾分析 513 例绝育术后不同间隔时间≥60 个月的 133 例,其中宫内妊娠率为 75.2%,而<60 个月者为 84%,两组之间差异有显著性(P<0.05)。1980 年 Vasquez 等发现绝育术后间隔>5 年以上再行复通术者,其成功率减半,认为随着绝育时间的延长,输卵管黏膜皱襞变平,萎缩,纤毛脱落及息肉形成。为此,1994 年王雪芬等对 35 例绝育 5 年以上行输卵管复通者进行基础和临床研究,吻合术前黄体期取血测孕酮及雌二醇,并与 21 例未绝育者进行对照,结果发现绝育者孕酮均低于对照组。35 例吻合术中取近端部分输卵管组织行病理光镜及扫描和透射电镜检查,结果输卵管的黏膜皱襞萎缩,微绒毛减少,透射电镜显示细胞排列高低不平、纤毛消失、核不规则及边缘尖锐呈锯齿状、线粒体肿胀、

内质网高尔基体受损。说明绝育 5 年以上输卵管的病理损害明显。基于上述的基者平均年龄 33.6 岁,绝育术后最长已 11 年,平均为 7.2 年,术后给予黄体酮周期治疗 3 个月,每月于月经后半期每日肌内注射黄体酮 10mg,共 14 天,随访结果:1~3 年内 35 例全部获得宫内妊娠,无异位妊娠发生。认为孕酮可以扩张输卵管的平滑肌组织,促进黏膜的上皮生长,防止术后粘连;同时还可补充卵巢的黄体功能不足,以维持子宫内膜的正常分泌期改变,因而获得较高的受孕率。

6. 手术技巧 显微外科手术广泛应用于输卵管再通手术以来,宫内妊娠率明显增加,显微外科技术不仅仅限于放大设备的改进,还在于手术技巧的提高和外科器械的不断改进。20 世纪 80 年代初薛培等通过对兔的动物实验,充分证明显微外科手术技巧加上术中不断采用林格液湿润术野和单纯肉眼的普通外科手术相比,复孕率明显增高。十多年来,上海第二医科大学第九人民医院 1290 例的临床实践同样证明应用显微外科放大设备,使用显微外科手术器械,再加上手术中注意精细操作,不断喷淋手术野,避免组织干燥,可以使术后宫内妊娠率高 90% 以上。

1991 年李梅生等报道在肉眼直视下,使用显微外科手术器械,耐心细致,操作轻柔,准确对位,切除炎症组织,保留输卵管在 5cm 以上,术中不断冲洗术野,避免干燥和清除异物,手术结束前腹盆腔内注入低分子右旋糖酐以防粘连,同样取得高达 93% 的宫内妊娠率。说明即使在肉眼直视下,只要应用显微外科的手术技巧,认真细致地处理每个操作步骤,使创面腹膜化和采用预防术后粘连的一系列措施,同样可以取得非常满意的复孕效果。

7. 术后早期行子宫、输卵管通液问题 对此问题文献报道意见不一,法韫玉总结的 513 例显微外科输卵管复通术,其中第 5 天行子宫输卵管通液 222 例,未行通液 291 例,两组术后受孕情况相比较,通液组宫内妊娠率 79.3%,异位妊娠 2.2%,而未通液组宫内妊娠率 83.5%,异位妊娠发生率仅为 0.7%,无明显差异。术后受孕时间两组分别为 8.7 个月和 8.9 个月,亦无明显差异。通过分析认为,术后不一定要常规进行早期通液以减少感染和吻合处形成瘘口的可能性。1996 年刘建华分析同一医院 10 年内所行的 1290 例复通术效果,发现术后早期通液组宫内妊娠率为 86.7%,未通液组却达 97.2%,两组之间差异非常显著(P<0.01),结论认为早期经阴道行宫腔输卵管通液有弊无益,不仅不能提高手术成功率,反而可能造成上行性感染或吻合口破裂及愈合不良等弊端。

而李梅生、路志英、王育华等报道均认为早期通液(第 2~7 天)可以清除输卵管管腔内的细胞碎屑、凝血块、纤维素等异物,解除轻度粘连,了解输卵管是否通畅。临床观察结果同样取得较高(72%~93%)的宫内妊娠率,并未发现术后感染或吻合口破裂等问题。

多数学者认为术后早期通液是可行的,但要注意以下几点:①选择时间一定要在排卵前,否则内膜增厚阻塞输卵管开口处,形成输卵管不通的假象,并可能造成子宫内膜异位于腹腔。②压力适中,不宜过高,一般在 16.0kPa 以下,以免吻合口破裂或瘘口形成;如不通畅,则经后再行通液。

③消毒严密，防止上行性感染。

8. 术后保留输卵管支架的利与弊 国内在施行输卵管端端吻合术、宫角移植术或输卵管壶腹部造口术的手术过程中，以前均采用各种类型的支架，如马尾、塑料导管、硬膜外麻醉导管或硅胶管等。

主要目的：①作为标记以分辨输卵管管腔的前后黏膜层，避免误将前壁与后壁黏膜层缝合；②可以通过支架导管的末端注入生理盐水，以了解输卵管管腔近端有无阻塞；③端端吻合术后可由导管向输卵管内注入液体，冲洗输卵管管腔，清除管腔内的凝血块、细胞碎屑等异物，并了解吻合口有无漏液；④保留导管，防止吻合口、宫角移植处的输卵管前后壁及壶腹部造口处形成管腔粘连、狭窄甚至闭锁。

近年来由于显微外科技术的普遍应用，技术熟练程度也在不断提高，临床观察中也曾发现保留支架存在种种缺点，不论支架由腹壁引出或留置于子宫腔内，必须固定（一般用3~4个"0"肠线或无损伤缝线将其固定于伞端浆膜层，否则导管则很快因输卵管蠕动而排出管腔），伞端固定时对伞的浆膜层是一个较明显的损伤，术后局部瘢痕形成或与周围组织粘连，势必影响伞的活动和拾卵功能。支架留置时间要视固定缝线的吸收快慢而定，一般缝线的吸收时间为10~14天，因而支架存留在输卵管管腔内多在10天以上，输卵管的黏膜上皮细胞和表面的纤毛长期受到支架的压迫，特别是由腹壁引出的支架，其末端多位于比较狭窄的峡部，尖锐的导管末端对黏膜组织的损伤尤为明显，保留支架反而促使管腔粘连、狭窄或闭锁。此外，也曾见到因支架由腹壁引出，两侧输卵管均呈上举状态，改变了输卵管特别是伞端和卵巢之间的解剖关系，势必影响术后的受孕能力。为此，目前一致认为，除输卵管宫角移植术和输卵管壶腹部造口术还有必要保留支架之外，输卵管的端端吻合术于吻合术后立即将支架取出，术后近期通液，可以预防输卵管吻合口的粘连。

邝建全等于施行输卵管宫角移植术时，改进了放置支架的方法，将金属单环缚于一段直径2mm的硅胶管的中间部分，自宫角切口处将金属单环放入宫腔内，两侧硅胶管分别插入两根输卵管内，无须固定，术后7天经阴道钩出节育环及支架。其优点是硅胶管质地比较柔软，可减少对输卵管的刺激和压迫，金属单环连同硅胶管位于宫内既可以起到固定作用，避免缝合固定于伞端的弊端，又可以经阴道早期将支架取出，缩短支架对输卵管黏膜上皮压迫的时间；但宫角开口必须较大方能允许金属单环通过，通常输卵管开口处有防止月经血、产后宫腔内的滋养层及蜕膜碎片逆入盆腔内的作用，增大的输卵管开口月经血逆流增加，容易发生子宫内膜异位症。

9. 输卵管组织学改变对复孕效果的影响 1988年王育华报道输卵管的组织学改变与复通术的效果有关。40例吻合术时切除的部分输卵管行组织学检查，发现输卵管管腔内黏膜上皮完整，有纤毛，仅有萎缩及炎性细胞浸润者术后复孕率高；而黏膜上皮不完整，无纤毛组织，肌层纤维组织排列紊乱者孕率低，两组之间复孕率差异有显著性（$P<0.05$）。正常输卵管黏膜的纤毛摆动和肌层运动对受精卵的形成和向宫腔内运送起着重要的作用。

10. 复通术后避孕问题 刘建华等对1029例复通术后追访结果，宫内妊娠率大于93%，其中1年以内妊娠者占73.3%，最短为术后当月受孕，3个月内30%受孕，而近期妊娠并不增加异位妊娠的发生率，因而不同意术后避孕。路志英等报道，复通术后3个月内妊娠者占42.7%，6个月之内占78.7%，未发现异位妊娠，认为早期性生活反而利于输卵管功能恢复，术后无需避孕。

药物黏堵绝育术行输卵管宫角移植术后，由于子宫受到损伤，需要一定的恢复时间。据邝建全报道要求术后避孕3个月，而王育华等则要求限制性生活1~2个月。但要求复通的夫妇对生育要求非常迫切，往往不能坚持术后避孕或限制性生活。

（十）复通术后并发症

采用显微外科技术之前，复通术后异位妊娠的发生率较正常情况高10倍以上，但自采用显微外科技术之后，发生率明显下降，一般在0.3%~3%。如刘建华1996年报道随访的1029例吻合术后发生异位妊娠12例，发生率为1.2%，发生时间多在吻合术后2年以上。李梅生1991年报道317例中发生1例异位妊娠，其发生率仅为0.3%。罗国华报道654例复通术后2例异位妊娠，发生率亦为0.3%。陈学煌等报道122例药物黏堵术后行改良的输卵管移植术，发生1例异位妊娠，发生率为0.8%。Westhoff所报道的美国资料中，复通术后异位妊娠的发生率占总妊娠数的3%~17%。由于要求复通术者绝大多数来自农村，医疗条件较差，术前必须向受术者和家属讲明复通术后发生异位妊娠的可能性、临床表现和危害性，一旦发现及时诊治，以免发生意外。

（范慧民 李坚）

参 考 文 献

1. 丁菊红,陆卫群,丁婉华.阿的平栓剂非手术女性绝育术有效性安全性回顾评价.生殖与避孕,2001,21:111

2. Feldblum PJ, Hays M, Zipper J. Pregnancy rates among Chilean women who had non-surgical sterilization with quinacrine pellets between 1977-1987. Contraception,2000,61:379

3. Westhoff C, Davis A. Tubal sterilization: focus on the U.S experience. Fertil Steril,2000,73:913

第七章

终 止 妊 娠

第一节　早期妊娠终止

凡在妊娠3个月内采用手术或药物方法终止妊娠称为早期妊娠终止,亦称为人工流产。临床多见于避孕措施失败而目前又不愿生育,或因某种医疗原因不宜继续妊娠者;或为预防遗传疾病或先天畸形者。它是避孕失败的一种补救措施。

近几年来国内外人工流产数逐步增加。据统计,我国每年约有1300万人次人工流产术,特别是我国几个大城市每年人工流产数有所增加,尤其是未生育的年轻妇女要求人工流产的数目与日俱增,据统计约占人工流产总数的22.9%~42.7%。

人工流产可分为手术流产与药物流产两种方法。妊娠在10周之内,可采用负压吸宫术将胚胎组织吸出以终止妊娠。妊娠≥10周,可采用钳刮术终止妊娠。国内一般钳刮术的范围在妊娠14周之内,国外已扩大到16周左右。药物流产目前规定限于7周以内。药物终止孕10~16周目前在进行临床观察。

一、手术流产

(一)负压吸引术

利用负压吸出早期妊娠产物称为人工流产负压吸引术或简称负压吸引术(vacuum aspiration)。此方法为我国首创。它是一种安全、操作简便、受术者痛苦小、出血少、时间短、效果好的人工流产方法,是目前应用最广泛的终止早期妊娠的方法。

对于停经42天以内的负压吸引,也有称为早早孕吸引流产术。这是因为孕期短,胚胎小,术时不需要扩张宫颈,只要微型手术器械即可,因而具有痛苦小、出血和并发症少的特点。但是由于孕卵小而宫腔相对较大,容易发生漏吸而造成继续妊娠。

【适应证】

1. 因避孕失败或不愿妊娠且宫内妊娠10周以内,要求终止妊娠而无禁忌证者。

2. 孕妇因患某种疾病不宜继续妊娠者。

3. 发现胎儿有先天性畸形和遗传性疾病等。

【禁忌证】

1. 各种疾病的急性阶段。

2. 生殖器官炎症,如阴道炎、急性或亚急性宫颈炎、重度宫颈糜烂、盆腔炎和性传播疾病等,未经治疗者。

3. 全身情况不良,不能胜任手术,如严重贫血、心力衰竭、高血压伴有自觉症状等。经治疗好转后,可进行手术。

4. 妊娠剧吐,酸中毒尚未纠正。

5. 术前两次体温间隔4小时在37.5℃以上者,暂缓手术。

【术前检查】

1. 应详细询问病史、月经史、孕育史,特别注意有无停经史,早孕反应以及以往流产史,是否哺乳和高危妊娠,如既往人工流产史、剖宫产史及其术后有无刀口感染等。受术者签署知情同意书。

2. 做妇科检查,注意有无生殖器炎症,要了解子宫位置、大小、双附件情况。还应注意有无子宫畸形。如孕期过小可暂观察一周后再就诊,并且要注意早期妊娠的相关鉴别诊断。

3. 做尿妊娠试验、B超检查。当B超可测出卵黄囊或者胎儿时,则可确诊为宫内妊娠囊。卵黄囊是第一个可以确诊为妊娠囊的结构,通常出现在孕5.5周时,直径常为2~5mm,大约到6周时,它比胎儿大。当宫内妊娠清楚可见时,通常用下面的公式来估计孕龄的近似值,到妊娠9周内都是有效的。孕龄(天数)=妊娠囊的平均直径(mm)+30(从末次月经到现在的天数)。到妊娠12周的公式如下

$$\left[妊娠囊平均直径(mm) = 0.986 \times \left(\frac{排卵}{怀孕后的天数} \right) - 17.1 \right]。$$

常规做阴道分泌物的清洁度、滴虫、念珠菌检查。查血常规、尿常规。

4. 体格检查,检查心肺,测量血压、脉搏、体温。如有

合并心肝肾疾患时需做心肝肾功能全面检查,以保证手术的安全性。

【术前准备】

1. 对决定做人工流产者,嘱其术前洗净外阴部,术前避免性生活。

2. 术前应再次核实受术者的病史,查看化验结果及核对盆腔检查,并告知受术者吸宫过程及可能有的感觉。手术一般在门诊手术室进行,但合并有高危因素者需入院进行手术。

3. 器械、敷料和药品的准备

(1) 负压吸引装置:负压吸引装置有多种,但必须设有安全阀和负压储备装置,不能直接使用电动吸引器。

(2) 吸引管:一种是不锈钢制的,另一种是塑料制的。吸引管根据外径大小而有不同型号,吸引管前端略有适当弯度,带有匙窗,便于去掉负压。

(3) 导管:直径 0.5cm、长 35cm 的透明塑料管或橡皮管。

(4) 药品准备:根据是否采用麻醉而准备药品及子宫收缩药、急救药物(阿托品、肾上腺素、麻黄碱)。

【手术步骤】

1. 受术者取膀胱截石位,常规消毒外阴阴道。

2. 暴露宫颈,碘伏或碘酒、酒精消毒后用宫颈钳夹住子宫颈。

3. 术前扩张宫颈及镇痛,可用麻醉或扩宫颈药物。

(1) 麻醉

1) 局部麻醉:局部麻醉药物有丁卡因、利多卡因、盐酸达可罗宁等。穿透性强,扩散快、局麻作用持久、毒性低、起效快、对中枢神经系统影响小,无局部刺激等。常于扩张宫颈前局部涂抹于宫颈内口,待 1~2 分钟后施术,宫颈内口扩张,并能阻断宫颈管内感觉神经末梢对外来刺激的反应和迷走神经的传导,能有效预防人工流产综合征。但对疼痛敏感的人,作用不显著。

近年来报告的方法有用棉签蘸 1% 丁卡因或 0.4g 含丁卡因的润滑止痛胶插入子宫颈,1~2 分钟后宫颈管扩大;也有用地西泮 8~10mg 宫颈注射,10 分钟后手术;或术前 10~30 分钟口服曲马朵 100mg 后手术,均有一定的宫颈扩张作用。

2) 宫旁阻滞麻醉:于宫颈旁 3 点、9 点处注射 0.5%~1% 普鲁卡因 3~5ml;或注射 2% 利多卡因;或注射丁溴东莨菪碱(解痉灵)20mg 等,均可扩张宫颈(需排除药物过敏)。

3) 静脉麻醉:可不同程度地抑制中枢神经,镇痛效果明显。近年来临床上应用较多的为静脉推入异丙酚(propofol),该药乳白色,半衰期短、起效快、时效短。镇痛完全,应严密监测血压、脉搏、呼吸,需在经过培训的麻醉医师操作监视下和有条件的医疗单位开展,又因药价较贵,一定程度上限制了临床应用。

(2) 扩张宫颈药:吸宫前 1~2 小时口服或阴道放置米索前列醇 200~400μg 或阴道后穹隆放置卡前列甲酯栓(卡孕栓)0.5~1mg,可有效扩张宫颈。

4. 测量宫腔,用宫腔探针,按子宫腔方向探测术前宫腔深度。

5. 扩张宫颈,用宫颈扩张器,按子宫方向轻轻逐号扩张子宫颈口,扩大至比需用吸管大半号到一号。

6. 宫腔吸引　将吸管开孔处对着孕卵着床处,开动吸引器,负压升至 400mmHg 时,开始按顺时针或逆时针方向转动吸引管。待宫腔缩小,吸引管紧贴宫壁有包紧感,吸管转动受限时,表示已吸尽宫腔内容物。折叠橡皮管,使吸管不带负压取出,最后用小刮匙轻刮宫腔一周,重点在两侧宫角。再用探针测量术后宫腔深度。吸出物要过滤,检查有无绒毛或胎儿,大小和孕周是否相符,一般胎囊长度(cm)= 0.7×孕周−2.6 或孕周 =(胎囊长度+2.6)×1.43。对正常发育妊娠在 12 周之内可供参考。测量或估计出血量。如吸出物过少,肉眼未见到绒毛组织,应将刮出物送病理,鉴别是空吸或漏吸,并应警惕异位妊娠,亦应除外子宫损伤。

7. 填写手术记录,告知术后注意事项并落实流产后避孕措施及随访观察阴道出血时间、阴道出血量及下腹部疼痛情况及避孕措施应用情况等。

【手术注意事项】

1. 正确判断子宫大小、形状和方向非常重要。

2. 检查子宫的方向,探测宫腔长度是否与停经月份相符,同时了解宫腔的宽度。

3. 对产后一年内哺乳期子宫,操作要特别轻柔。由于妊娠期子宫壁薄而软,哺乳使子宫壁更软,术中易损伤。在宫颈扩张后,在宫颈上注射催产素 10 单位,以促使子宫收缩变厚,利于进行手术,防止穿孔。

4. 对剖宫产后的妊娠子宫,要了解剖宫产的原因、时间、过程、手术方法、切口愈合和有无感染等情况,及本次孕囊的位置(除外瘢痕处妊娠)以估计手术中可能发生的一些问题,做好预防。

5. 对前倾前屈和后倾后屈的子宫,尽量采用宫颈牵引方法或双手复位法纠正子宫近于中位,这样便于操作,可防止残留和穿孔。

6. 子宫肌瘤合并妊娠,宫腔形态可能变形、变大、不平,吸引时要格外细心,防止漏吸或残留。可在 B 超监测下进行手术。一般出血量可能稍多,故吸前或吸中均可用子宫收缩药或术前肌内注射止血药。

7. 畸形子宫妊娠,要确定畸形情况,如双子宫、双角子宫、纵隔子宫等,可在 B 超监测下进行手术。必须吸净两个宫腔,否则较易残留,以致术后出血时间长。

【术后处理】　术后应观察 1~2 小时,注意出血及下腹痛等情况;休息 14 天;一个月内禁止性生活和盆浴;必要时给予抗生素预防感染;指导落实避孕方法。如近期不准备生育者可于人工流产术后放置宫内节育环;若近期内有生育愿望可行人工流产术后口服短效避孕药。

(二) 钳刮术

用钳夹和负压吸引结合的手术方法终止妊娠,钳刮范围一般主张在 14 周之内,近年来由于米非司酮、前列腺素等的临床应用,钳刮术将逐渐被药物引产所代替。

【适应证】　凡妊娠 10~14 周,因疾病或胎儿畸形不宜继续妊娠,而无禁忌证者。

【禁忌证】 同负压吸引术。

【术前检查】 同负压吸引术。

【术前准备】 必须入院手术,同负压吸引术术前准备。

【宫颈准备】 视情况选用以下方法扩张宫颈。

1. 宫术安栓 1 枚,术前半小时置肛门。

2. 术前 3 小时,阴道内放置卡孕栓 1 枚,或者口服或阴道放置米索前列醇 200μg。

3. 术前 16 ~ 18 小时根据宫颈扩张情况放置一次性宫颈扩张棒,扩张棒应选择适宜型号。

4. 术前 4 ~ 16 小时宫腔放置无菌导尿管,术时取出。

5. 宫颈管内放置小水囊。水囊末端置宫颈内,囊内注入生理盐水 100 ~ 200ml。手术前先放水然后取出水囊。

【手术步骤】 基本操作步骤与负压吸引流产术相同,其中操作步骤需特别注意以下几点。

1. 扩张宫颈 经上述宫颈准备后,宫颈均已有一定程度扩张,必要时加用扩张器以扩大宫颈。使胎盘钳能顺利通过宫颈内口,可减少宫颈内口损伤的后遗症。

2. 破胎膜 以吸引管吸引或卵圆钳钳夹等方法破膜,流出羊水。待羊水吸净后,进行钳刮术之前,一般向宫颈注射 10 单位催产素,以避免发生羊水栓塞及防止术时出血。

3. 钳取胎盘及胎儿 用胎盘钳慢慢进入宫颈管,通过内口以后,寻找胎盘附着部位;钳夹胎盘后,大块地或完整地钳出胎盘,切勿使用暴力。钳夹胎体,夹出胎儿大部分,向外牵拉,尽量将胎儿完整取出,若不能完整取出,亦应取出胎儿大部分。术中保持胎儿纵位,避免胎儿骨骼伤及宫壁、宫颈,取出的胎儿应拼凑齐全。钳夹的次序应先夹出胎儿,然后夹取胎盘,如此顺序能使失血量减少。但实际上却往往相反,由于开始钳夹时宫腔宽大而柔软,一时无法夹出胎儿,须待胎盘大部分取出后宫腔缩小,宫内压增高,胎体被固定,才能夹出胎肢、胎体,最后夹碎颅壳而取出胎头。原则是尽快取出大块组织,但要注意,若羊水未流净,切勿取胎盘,以免发生羊水栓塞。

4. 清理宫腔胎儿胎盘基本取出后,用 6 ~ 7 号吸管,在较低负压下(200 ~ 300mmHg)吸宫或钝刮匙刮一周。如无组织刮出,亦无出血。再次测量宫腔大小,检查无损伤,清理阴道,即可结束手术。然后检查夹出的胎盘及胎儿与妊娠份份是否相符,胎儿是否完整及观察宫缩及失血量等。

【术后处理】 观察子宫收缩及出血情况;术后一个月内避免性生活和盆浴;按规定时间门诊复查,如有异常情况应及时就诊;术后给予抗生素预防感染,用宫缩剂帮助子宫收缩;指导落实避孕方法。

(三)人工流产并发症

早期妊娠人工流产术,一般在保证手术质量,严格遵守操作规程时并发症发生率很低,约为 0.94%,但少数人仍有可能发生并发症。据报告全球每年大约有 2000 万妇女遭受不安全的人工流产的危害,其中大约有 7 万人因而死亡,千百万以上的妇女遭受长期疾病和丧失劳动能力。WHO 和 FIGO 已定出提高人工流产服务质量的指南,该指南陈述了安全性和质量标准,并考虑到如何通过教育、计划生育和改善获得卫生服务来预防不安全的人工流产后果。

并发症可分为术中并发症和术后近期并发症及术后远期并发症。

1. 术中并发症

(1)术时子宫出血:一般术时子宫出血与妊娠月份大小成正比,超过 200ml 为流产出血。影响人工流产术中出血量的几个因素,除吸宫技巧对术中出血量影响较大以外,受术者的年龄、孕周、宫腔大小对术中出血量也有影响。

原因:妊娠月份大,用的吸管较小,负压太低,部分绒毛已与宫壁分离,但大块组织未能吸出,妨碍和影响子宫收缩;人工流产次数较多,子宫收缩不良,胎盘附着位置低,每一次扩张宫颈时就有一阵新鲜血液流出;宫颈撕裂或子宫穿孔损伤血管时;还有罕见的宫颈妊娠或子宫下段妊娠,剖宫产瘢痕处妊娠。

处理:迅速清除宫腔内的残留组织,出血往往迅速停止,这是止血的有效方法之一;如已将宫腔内妊娠组织物完全刮净,应停止吸宫或刮宫;适时应用宫缩剂或肌内注射或静脉点滴催产素,促进子宫收缩;或从腹部用手指按摩子宫,或双合诊按摩与压迫子宫体,促进宫缩,控制出血;如确诊为子宫穿孔,可根据子宫穿孔的情况或保守治疗或剖腹探查;宫颈撕裂者可压迫或缝合止血。出血量多者应及时补液扩容,必要时输血。术后应用抗生素预防感染。

预防:严格遵守操作规程,熟练掌握人工流产技术,操作做到稳、准、轻、柔;人工流产选用的吸管不宜过小,胶皮管不宜太软;负压太低,吸不出组织,需要多次吸引,反而增加出血。因此负压不宜过低;尽快寻找孕卵着床部位及时吸出,能减少出血量,宫腔内容物已吸净时应避免多次反复吸刮;术前加强病史的询问和检查,了解平时有无出血倾向,如有凝血机制障碍、多次人工流产史、剖宫产史、孕周较大者,术前应用止血药物和宫缩剂。

(2)人工流产综合征(人工流产综合反应或心脑综合征):在施行人工流产吸引手术时,受术者突然出现心动过缓、心律失常、血压下降、面色苍白、大汗淋漓、头晕、胸闷等一系列症状,严重者甚至发生昏厥及抽搐。据韩字妍报告,我国人工流产综合征的一般发生率是 12% ~ 13%,这与手术者的技巧及患者的身心素质有关。

原因:由于人工流产手术时,对子宫或宫颈的局部刺激引起迷走神经自身反射,出现迷走神经兴奋症状,释放大量乙酰胆碱,可对心血管系统产生一系列影响及脑供血不足等;常与孕妇情绪紧张、宫颈扩张困难、过高负压或强烈的子宫收缩等因素有关。

处理:立即平卧,测量脉搏和血压,给予吸氧;肌内或静脉注射阿托品 0.5 ~ 1mg;25% 或 50% 葡萄糖 100ml 静脉推注或滴注;可酌情用血管收缩药如麻黄碱、肾上腺素等,必要时静脉注入多巴胺、间羟胺(阿拉明)等。

预防:解除孕妇思想顾虑;手术操作要轻柔;负压不宜过高;不宜反复多次吸刮;宫颈过紧难以扩张时,应用镇痛剂,或宫颈口局部用丁卡因棉球涂擦或宫颈管用润滑止痛胶涂抹,或行宫颈旁注射麻醉。

(3)子宫穿孔:子宫穿孔是较少见的并发症,穿孔可以是探针、扩宫器、吸管、刮匙或卵圆钳造成,但多为探针及宫颈扩张器造成。穿孔部位常在子宫峡部颈体交界处或宫角。人工流产手术所致子宫穿孔的发生率差别很大。国内发生率为 0.05%~0.88%,国外发生率为 0.09%~0.2%。症状轻或无症状的微小穿孔难以发现。由于腹腔镜技术的普遍开展和应用,使原来可疑的子宫穿孔得以证实,从而使人工流产术的穿孔发生率升高。

原因:术前对子宫大小、方位不明确;手术操作不够稳、准、轻,又未能认真遵守操作规程;多发生在子宫过度倾屈、哺乳期及长期服用避孕药的妇女;剖宫产后的瘢痕子宫,尤其是术后有感染者;双子宫单宫颈,往往在子宫分叉处易造成穿孔;反复多次人工流产病例或两次人工流产间隔很近的妇女,子宫易于穿孔。

诊断:①探宫腔或在宫腔内操作时,突然感到失去宫壁阻力,器械进入宫腔的深度远超过宫腔的实际深度,有"无底感";②术中患者突然感到剧烈牵拉疼痛,并伴有恶心、呕吐或有内出血症状时,应考虑有穿孔。若吸出物看到有脂肪球或类似肠管的可疑腹腔内组织,则确诊无疑。怀疑有脏器损伤时,应立即剖腹探查。

处理:

1)一旦发现穿孔,应立即停止手术,根据具体情况作全面分析,并正确处理。

2)人工流产术已完成时发生子宫穿孔,如受术者情况良好,无出血、无邻近脏器损伤,可采取保守疗法。给予宫缩剂、抗生素,卧床休息,留院观察 3~5 天后无异常可出院。如观察过程中出现明显内出血或脏器损伤症状,应立即剖腹探查。

3)若人工流产手术尚未完成时发生子宫穿孔,患者情况良好、穿孔口小、无内出血,则可请有经验的手术者在 B 超监视下,避开穿孔处进行吸宫,并应用抗生素,住院观察。或等待 1 周后再行人工流产术。

4)有以下情况者应立即剖腹探查,并在直视下吸宫及行修补术,详细检查邻近脏器,有损伤时应及时进行必要的处理。①穿孔口大,如为吸管、卵圆钳损伤,或穿孔的部位不明确;②有腹腔内脏器损伤或可疑时;③有内出血者;④保守治疗过程中出现严重感染而不能控制者,应剖腹探查。也可行腹腔镜检查,并在其监视下行刮宫或修补。

预防:查清子宫的大小、方位、形态,有无畸形;对上述的各种特殊子宫情况应特别重视,操作要轻柔。

(4)宫颈裂伤:是指宫颈钳造成的环形撕裂及宫颈扩张器所致内口撕裂。

原因:多因宫颈阴道段短小而紧,宫颈钳反复钳夹,反复滑脱造成;宫颈扩张器引起的裂伤多发生在宫颈较紧,或不按顺序号进行宫颈扩张,或用力过猛的情况下;妊娠月份大,胎儿骨骼硬,宫颈口扩张不充分,胎儿通过时可致裂伤。

诊断:施术过程中有突然失控感觉,子宫内有鲜血流出,窥诊可发现宫颈有裂痕,指诊可发现宫颈裂伤处。

处理:轻度裂伤,局部用消毒纱布压迫。裂伤超过 2cm 者需用可吸收线缝合修补。

预防:扩张宫颈时不能用暴力,一般从 4 号开始,依次递增半号,切忌跳号;扩张有困难时,可宫旁采用普鲁卡因等进行阻滞麻醉。

(5)漏吸及空吸:凡因宫腔内妊娠进行人工流产,但

胚胎组织未能吸出,以致妊娠继续发展者,称为漏吸。空吸是指非妊娠的子宫误诊为早孕,而行人工流产吸刮。

原因:空吸由于子宫肌瘤、子宫纤维化、子宫肥大、卵巢肿瘤或月经失调而误为妊娠子宫;尿 hCG 假阳性;异位妊娠也是空吸原因之一,对空吸病例需警惕异位妊娠。漏吸原因主要是生殖器畸形如子宫纵隔、双子宫、双角子宫;手术者操作失误;妊娠月份过小;子宫过度倾屈位等。

处理:吸出物若未见胚胎及绒毛,或组织物特别少,与妊娠月份不符时,应将吸出物及时送病理检查;术后重复检查尿妊娠试验或血 β-hCG,必要时做 B 超;加强随访以便及早发现继续妊娠或异位妊娠,及时处理。

预防:要认真仔细做好术前检查,明确子宫位置;妊娠 40 天以内者,胚胎组织很小,常常难以触及而造成漏吸,一般孕 45 天左右做人工流产术为宜。对人工流产吸出物应仔细检查,可及时发现漏吸或空吸。

(6)羊水栓塞:少见并发症,多发生在钳刮术时,常在人工破膜后数分钟内发病(详见中期妊娠节)。其预防措施主要为:施行钳刮术时,要在术前扩张宫颈,可采用术前用药、颈管放置扩张棒或导尿管等方法;要在人工破膜放尽羊水后再注射宫缩剂。

2. 术后近期并发症

(1)吸宫不全:也称人工不全流产,是指人工流产术后有部分胚胎或绒毛组织残留宫腔,引起持续性阴道出血或大出血;有时伴发热及下腹疼痛,应用抗生素及宫缩剂无效;盆腔检查时发现子宫复旧不良,有时宫口较松;血 β-hCG 术后 3 周仍未下降至正常水平。

原因:术者技术不熟练,操作不仔细,对子宫的方位、大小掌握不确切;或子宫过度屈曲,当吸管进入宫腔一定深度时遇到阻力,误以为达到宫底部。手术中子宫位置发生改变,但未能及时发现。手术结束前未认真检查是否已吸净,尤其是子宫两角;未仔细检查吸出物与妊娠月份是否相符合。

诊断:①对术后阴道出血时间长达 15 天以上,采用一般对症治疗方法无效时,应考虑为吸宫不全;②盆腔检查时发现子宫颈口松,有血自宫腔内流出;子宫大于正常而且较软;尿妊娠试验可为阳性;B 超提示宫腔内有残留物等均有助于确立诊断。

处理:一旦确诊须再次刮宫,因组织机化,紧贴宫壁,手术较困难;术前 3 天应用抗生素,术后继续应用。刮出物送病理,以明确诊断;遇有大出血时立即施行刮宫术,最好在静脉输入抗生素情况下手术。

(2)感染:是指人工流产术后两周内,由于致病细菌的感染而发生生殖器官炎症,如子宫内膜炎、附件炎、盆腔炎,严重者可发生败血症、感染性休克等。

原因:术前有生殖器炎症而未经处理;术者未严格执行无菌操作,器械、敷料消毒不严;吸宫不全或术后未注意局部清洁或过早有性生活。

处理:估计有感染可能者,术后给予抗生素;病情严重者需选用广谱抗生素,亦可根据细菌培养及药物敏感试验选用敏感药物,一般采用静脉滴注。

预防:严格掌握手术适应证,术前有生殖器感染者必须

进行治疗后才能手术;术中严格执行无菌操作,器械直接进出宫腔时,不要触及阴道,避免吸宫不全。

(3)宫腔积血:多发生在妊娠10周以上的钳刮,术后子宫收缩差。宫腔内凝血块和血液排出困难而积存于宫腔。

原因:吸刮后子宫收缩不良,子宫出血多;术后宫颈口紧,凝血块及血液从宫颈排出困难,多见于孕周较大者。

诊断:①吸刮术或钳刮术后仍感下腹部疼痛,呈持续性或阵发性坠痛;阴道少量流血或伴有恶心等临床表现;②盆腔检查时发现子宫体增大,甚至超过术前子宫体大小;子宫壁张力较大,触痛明显。根据以上表现和体征,可明确诊断。

处理:确诊后即行吸宫术,清除宫腔内积血及陈旧性凝血块。二次吸宫时,应用宫缩剂及抗生素。

预防:妊娠10周以上的吸刮术时,破膜后可注射子宫收缩剂促进子宫收缩,减少出血;妊娠月份较大的人工流产,要常规扩张子宫颈口,防止子宫收缩后宫口过紧,阻碍子宫腔血流出。

(4)血腹(子宫出血逆流腹腔):负压电吸流产时,宫腔内血液可逆流入腹腔,形成血腹。

原因:吸刮流产时,宫腔为正压,腹腔为负压,两者压差较大,当宫口较紧时即可引起血液逆流腹腔。宫颈口扩张不够充分,较紧,子宫收缩时亦可使宫腔血液经输卵管逆流。

诊断:①术时受术者可出现一阵剧烈的腹痛,或伴有较重的人工流产综合征;②术后仍感下腹部疼痛,但随血液的吸收腹部疼痛自然减轻或消失。有此表现应怀疑血腹;③盆腔检查时除下腹部或附件部位有轻度压痛外,无明显异常体征;④人工流产术后进行输卵管结扎时,可发现腹腔内有血液,多数为少量腹腔积血,个别腹腔血量多者,有时误认为子宫穿孔引起的内出血,也应注意与异位妊娠相鉴别。

处理:一般无须特殊处理,为防止盆腔感染可预防性给予抗生素。

预防:吸刮时负压不宜太高;缩短吸刮时间;子宫颈口扩张到足够大。

(5)宫颈管粘连或宫腔粘连:人工流产术后闭经或经量显著减少,有时伴周期性下腹疼痛或有子宫增大积血,应考虑宫颈粘连。经扩宫后流出陈旧血液,症状和体征明显好转。1992年韩字妍等对729例人工流产术后随访,宫腔内粘连的发生率为1.37%。发生率高的原因与宫腔镜、HSG等普遍应用,能发现较轻微的宫内粘连有关。该作者对141例宫内粘连患者的前瞻性研究中发现,无排卵周期高达26.37%,宫内粘连经分离术及放置IUD等治疗后月经恢复达83%,生育率恢复70.54%。宫内粘连可导致少部分妇女卵巢功能障碍,并可反复发生,需进行多次治疗。据1997年刘淑文等报告,133例中81例人工流产术后3个月未来月经,52例术后月经过少,病期3个月到12年。发现宫颈内口粘连15例,其中宫腔镜下见内口封闭10例;内口瘢痕狭窄呈裂隙5例。宫腔粘连39例,其中宫腔前、后壁膜状或纤维索状粘连26例;宫腔周边粘连,宫腔狭小呈

桶状5例;宫底部粘连,使宫腔变得浅短3例;宫腔中央有坚硬粘连类似子宫纵隔,两侧可见小腔隙5例。宫腔瘢痕17例。妊娠物残留13例。宫腔内未见异常49例占36.8%。

原因:吸刮宫时操作较粗暴,或因不敢深入宫腔底部而反复在颈管处操作,或带负压反复出入宫颈管,造成宫颈管内膜和子宫内膜过度损伤;子宫内膜、颈管感染愈合形成;刮宫术的创伤和术后感染是宫腔粘连的重要原因。下丘脑-垂体-卵巢轴系功能失调为另一重要原因。

诊断:①负压吸引或刮宫史,次数越多,发病率越高;②对人工流产术后长期不育或反复流产,无宫颈内口松弛或明显感染者,应考虑有宫腔粘连的可能;③人工流产术后闭经,无早孕反应,妊娠试验阴性,伴有周期性下腹痛,严重者经血可流到腹腔形成"血腹",出现腹膜刺激症状,后穹隆穿刺可阳性,应疑为宫腔粘连,但应注意与异位妊娠鉴别;④盆腔检查子宫增大,用探针探查宫腔,探针不能顺利进入宫腔或随着探针流出紫黑色血液。子宫腔粘连可经子宫碘油造影确诊。近年认为宫腔镜诊断治疗宫腔粘连是最理想的措施。

处理:①宫颈粘连:周期腹痛时,先用探针进入宫颈管,慢慢分离,并探入子宫腔,即可有陈旧性暗红色的黏稠经血流出;再以宫颈扩张器,扩至7~8号,可使潴留的经血流出。也可用碘仿纱条置于内口48小时防止再粘连。②宫腔粘连,将子宫探针伸入宫腔后,前后左右摆动分离宫腔粘连部分。分离后放置宫内节育器以防再次粘连。此方法近年来有所争议。宫腔粘连分离后,亦可应用雌孕激素做人工周期疗法2~3周期(分离后即可给药),促使子宫内膜上皮生长,防止再次发生粘连。分离粘连后均需应用抗生素预防感染。

预防:选择合适的吸管,吸引时负压不宜过高;吸刮子宫不宜过度,以免损伤子宫内膜;吸头进出宫颈口时不能带负压,尽量减少进出次数,缩短手术时间;钳夹妊娠产物时,动作要轻柔、准确,防止损伤子宫肌壁;人工流产术同时可考虑放置宫内节育器防止粘连;有感染因素存在时,应给予抗生素。

3. 术后远期并发症 人们不仅关心人工流产术的安全性,而且对远期有无后遗症也特别关注。1990年雷贞武认为对人工流产远期并发症的认识和估计应尽可能做出科学评价,不宜做极端的肯定或否定。根据资料包括以下几个方面。

(1)慢性生殖器炎症(慢性盆腔炎):即炎症涉及子宫、输卵管、卵巢、盆腔腹膜及盆腔结缔组织统称为盆腔炎。炎症可局限于某一部位,但由于解剖特点,常常是几个部位同时存在。多数由于急性期未及时彻底治疗而转为慢性盆腔炎。慢性盆腔炎有时可有急性或亚急性发作。

原因:负压电吸流产术引起上行性感染,如无菌操作不严,原有生殖器炎症术前未经治疗,或术后感染未及时控制等,均可形成慢性盆腔炎。负压电吸流产术后,机体防御功能减低,宫颈内口松弛,宫腔有创面,细菌易上升侵入宫腔,发生内生殖器炎症。人工流产术时发生子宫穿孔而未及时处理,亦可形成盆腔腹膜炎。

临床表现:腰骶部酸痛,下腹一侧或双侧隐痛;下腹坠

胀感,大便时牵拉痛,经期加重;白带增多,月经多或延长等;常有继发不孕;有时可伴有反复的泌尿系统感染。

诊断:①根据病史体征诊断并不困难,但要注意有时与子宫内膜异位症不容易鉴别;②盆腔检查:子宫一侧或双侧有增厚、粘连、压痛或肿块,若为输卵管积水表现为囊性包块。

处理:①抗炎治疗:根据病情采用口服、肌内注射或静脉滴注抗生素。严重感染者需进行全身支持疗法。盆腔脓肿、腹膜炎等经保守治疗无效时,应采用手术疗法。②物理疗法:如超短波等可促进血液循环,改善组织营养,提高新陈代谢,以利炎症的吸收和消散。

预防:严格掌握适应证;阴道炎流产前未治疗可能引起术后感染的疾患,如滴虫或念珠菌性阴道炎等。

(2) 月经异常:人工流产术后可能有月经紊乱。据报道,术后月经恢复的时间平均为33.8天,最早为术后13天,最晚为术后113天。术后第1次月经量的变化与该周期有无排卵有关,似与手术无关。经统计学分析,基础体温第1周期为双相的,月经量变化不大;为单相的,月经量可明显减少,淋漓不尽或增多。67.4%的妇女于人工流产后第1周期恢复排卵。月经紊乱可能与人工流产术后下丘脑-垂体-卵巢轴系调节功能失调有关。1992年韩字研报告30天内月经恢复者占78.05%,60天内者14.08%,月经紊乱2.61%,有2.33%因未避孕在未转经前再次妊娠。

原因:闭经与术后宫颈或峡部的粘连有关;月经少可能与术后下丘脑-垂体-卵巢轴系调节功能失调有关。

临床表现:主要表现为人工流产术后出现月经期延长或缩短,月经量增多或减少,月经周期短或延长,甚至闭经。

治疗:多数可自然恢复,少数不能恢复者,明确病因后对症处理,如按卵巢功能失调、宫颈和宫腔粘连治疗。

预防:吸刮子宫不应过度,以免损伤子宫内膜;吸头进出宫颈时不能带负压,尽量减少进出次数。

(3) 继发不孕:继发不孕为人工流产术后未避孕而一年内未受孕者。1989年杨锡蒂报道不孕540例,其中105例为人工流产术后继发不孕,占1.94%。对资料完整的77例不孕者分析,其中人工流产术后继发不孕占5.3%,慢性盆腔炎占32.4%,子宫内膜异位症占24.6%,宫内粘连占16.9%,内分泌失调占12.9%。

原因:炎症使输卵管通畅障碍,输卵管运动功能紊乱或由于输卵管周围的粘连,妨碍卵细胞进入管腔;宫颈管损伤,瘢痕性改变是造成宫颈峡部功能不全和不孕的基础;子宫内膜损伤,宫颈和子宫内粘连,可使受精卵植入和着床发生障碍。人工流产术后并发子宫内膜异位症和内分泌紊乱而致不孕。

预防:严格无菌操作,减少组织损伤,可减少不孕症发生。

(4) 子宫内膜异位症:主要表现为进行性痛经,月经异常,经期不适,小腹坠胀,大小便不适,里急后重。

诊断:盆腔检查子宫正常大或丰满,后倾固定,宫骶韧带或子宫直肠窝有单个或数个大小不等的痛性结节。处理:药物治疗和手术治疗或放置含孕激素的宫内节育环

(详见子宫内膜异位章节)。

预防:尽量避免人工流产;手术避免宫颈或子宫腔粘连,吸宫时适当掌握负压。进出宫颈时应关闭负压。

(5) RH同种免疫问题:早期妊娠行人工流产术时,胎儿红细胞可通过胎盘组织而达到母血循环。当RH(−)妇女流产一个RH(+)的胚胎,则可引起RH免疫问题。据报告红细胞抗原最早可在妊娠38天出现,只要有0.1ml血液从胎儿进入母体就可引起致敏反应,产生RH抗体,当再次妊娠时可对RH(+)胎儿产生RH溶血反应。因RH血型不合而致的新生儿溶血症,一般发生在第二次妊娠时的婴儿,人工流产即能促进母体产生RH抗体,所以第二胎虽属第一个婴儿,即可发生RH自身免疫而出现新生儿溶血症。据国外报道妊娠2个月时有2%的致敏危险,妊娠3个月时大约有9%的致敏危险。总之,国外经人工流产大约有3%~4%的妇女出现RH免疫问题,国内RH(−)的人群较少,尚缺乏这类研究报告。

临床认为当RH阴性妇女作人工流产术后给予抗D免疫球蛋白300μg,足以中和15~30ml胎儿血液,使母体不致敏。如超过72小时未给予,则可能对今后妊娠带来影响,在美国大约有5%~10%同种免疫新病例是因为在流产时未给予抗D免疫球蛋白。

(6) 对再次妊娠结局的影响:人工流产术后是否增加今后妊娠的自然流产率,这与许多因素有关。西欧的主要研究证实:在妊娠早期采用扩张宫颈做吸刮术,以后妊娠的流产率增高,危险性为正常的1.5~2.5倍。若有多次人工流产史的妇女,发生自然流产的危险性增加,出现早产或低体重儿的危险性增高约2.5倍。

(7) 再次妊娠的分娩并发症:1987年北京市10个医院对2051例人工流产受术者进行2年随访观察,共有1205例足月分娩。为了观察人工流产手术对妊娠与分娩影响,选择了未曾做过人工流产手术的第一胎产妇作为对照。结果说明,新生儿低出生体重、孕早期和孕晚期阴道出血、妊娠期高血压疾病、羊水过多或过少、过期妊娠等并发症,两组之间无差异。但胎盘粘连、人工剥离胎盘和产后大出血等并发症,人工流产组显著高于对照组($P<0.01$)。此后又有多篇报道认为人工流产术后再次妊娠,产前出血、先兆流产、自然流产、产后出血、前置胎盘、胎盘粘连、胎盘残留等发生率明显增高。认为有人工流产史的产妇,其子宫内膜可能受损或感染,使部分或全部底蜕膜发育不良,影响孕卵生长发育,导致流产率高。分娩期并发症中胎盘因素占重要地位,其发生率明显增加,产后出血亦与胎盘因素有密切关系。人工流产次数越多,与再妊娠的间隔时间越短,其并发症越多。

综上所述,远期并发症的发生与流产的方式、妊娠的时间、术后是否有感染以及人工流产次数的多少有关。对人工流产术远期并发症的研究,很少是前瞻性研究,不论研究组还是对照组均缺乏充分的流产史资料,为此,人工流产术后远期并发症尚需进一步的深入研究。需要反复强调,人工流产是避孕失败后的补救措施,最重要的是采取避孕措施,选择一种适合自己的避孕措施并坚持正确使用。尽量避免和减少人工流产。医疗技术部门要不断提高施术者的

理论和技术水平,并对受术者加强术后避孕知识教育,加强关爱。

(范光升)

二、药物流产

人工流产是世界上许多国家控制生育最常用的方法之一,人工流产电吸引术是一种安全、高效、简便、经济的终止早期妊娠的手术,但不可避免会发生少数术中、术后近、远期并发症或后遗症。随着人工流产数量的逐年增加,寻找一种安全、简便、不良反应轻、效果好的非手术终止早、中期妊娠的药物,是广大育龄妇女的要求,也是妇产科临床工作中一项重要任务。我国自20世纪70年代初开始研究,至今已研制成功前列腺素和抗孕激素两大类,并已在临床广泛应用。

(一) 前列腺素类

前列腺素(prostaglandin,PG)是一组具有广泛生理活性的内源性物质。它是含有20个碳原子的不饱和羟基脂肪酸,其基本结构是前列腺烷酸,具有一个五碳环和两条边链。自20世纪70年代以来,许多国家对其进行多学科研究,进展很快。

【前列腺素分类】 PG从化学结构可分为10型(A、B、C、D、E、F、G、H、I和J)三类(PG1、PG2、PG3)。在数十种天然PG中对生殖生理有重要影响的主要是PGE和PGF$_{2\alpha}$。子宫内源性PG主要生成部位是内膜。PGF$_{2\alpha}$可引起血管收缩及内膜脱落;PGE$_1$使冠状动脉舒张,PGE$_2$使冠状动脉收缩,临床使用时应加以注意。两型PG对人子宫有强大的兴奋作用,且与子宫的状态和激素水平等有关。子宫肌细胞上PG受体是随妊娠进展而增加,使受孕子宫特别是中、晚期子宫更为敏感,分娩期达高峰。为此,它在妇产科领域的研究主要集中在扩张宫颈和刺激子宫收缩用于终止妊娠。

PG应用于抗早孕,国际上分为三个阶段。第一阶段(1970~1973年)使用的是天然PGE和PGF$_{2\alpha}$。它在人体内代谢失活极快,作用短暂,常需多次给药,阴道给药的用药量大,吸收不良,效果不稳定,口服胃肠道不良反应发生率高,还可引起局部剧烈疼痛,不宜肌内注射;宫腔给药的成功率较高,用药量少,不良反应相应减轻,但增加感染机会。鉴于存在以上问题,第一代PG抗早孕难以推广应用。第二阶段(1973~1976年)致力于合成对子宫选择性强,作用时间较长,不良反应轻,又不需宫腔给药的PG类似物。其中卡前列腺素(酸或其盐)和它的甲酯是1981年世界卫生组织推荐PG衍生物中的两个PGF型。第三阶段(1976年以后)为了减少上述PGF型类似物的胃肠道不良反应和进一步提高疗效和方便给药途径,又合成了4种PGE型类似物,即:①吉美前列腺素(gemeprost,ONO-802),化学名:16,16-二甲基反式-△2PGE1甲酯;②磺前列酮(sulprostone),化学名:N-甲基磺-16-苯氧-17,18,19,20-失四碳PGE$_2$酰氨;③亚甲基前列腺素(meteneprost),化学名:9-去氧-9-亚甲基-16,16-二甲基 PGE$_2$;④米索前列醇(misoprostol),化学名:(dl)-15-去氧-(16RS)-16-羟基-16-甲基PGE$_1$甲酯。前3种是WHO推荐的另3种E型PG。

米索前列醇现广泛应用于药物终止妊娠。

我国于20世纪70年代开始研究前列腺素。由于PG结构复杂,合成中往往产生多种异构体的混合物,因此PG的全合成是难度较大的课题。又因PG的生理活性很强(在微克水平即产生明显效应)和在体内代谢失效迅速,因此,对PG测定研究的要求和难度都是很高的。我国有中国医学科学院药物研究所研制的卡前列甲酯栓(PG05)和中国科学院上海有机化学研究所研制的卡前列酸针剂、栓剂和海绵剂,均属于WHO推荐的两种PGF型。80年代进行抗早孕的临床试验,并分别于90年代经卫生计生委(原卫生部)批准正式生产。临床可单独应用或与米非司酮配合用于终止早、中期妊娠,也可用于扩张宫颈和产后止血。1996年上海有机化学研究所与上海华联制药公司和上海计划生育科学研究所和北京紫竹医药有限公司分别协作,又研制成功口服米索前列醇,为PGE$_1$型类似物,与米非司酮配伍用于终止早孕。现将我国研制的几种PGE介绍如下。

1. 卡前列甲酯栓(carboprost methyl suppositories,PG05) 结构式如图9-7-1。

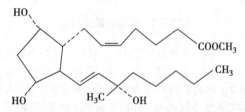

图 9-7-1　卡前列甲酯结构式

(1) 性状:本品为乳白色或淡黄色圆柱形栓。栓的变形温度为(35.1±0.51)℃,变形时间为3分50秒±0.69分,熔点为(36.4±0.26)℃,崩解时间为(55±7)秒。上述数字说明栓剂在接近体温时易变形、软化或融化。

(2) 药理作用:本品1ng/ml的浓度时对大鼠离体子宫及麻醉家兔在位子宫具有较强的兴奋作用,浓度为10ng/ml时兴奋作用更强。阴道或皮下给药15μg/d对小鼠即有明显抗早孕作用,剂量增至25μg/d,全部给药动物的妊娠都被中断。PG05与丙酸睾丸酮和复方地芬诺酯(复方苯乙哌啶)片合并使用有协同抗早孕作用。动物实验表明,给麻醉狗大剂量PG05,狗的血压、肺动脉压和心率有些波动,其变化在生理范围内,对心血管系统无明显影响;大鼠皮下注射,对呼吸幅度和频率均无明显影响;猴皮下注射0.1mg/kg,共5天或分别给0.1~0.3mg/kg,共3天,对血象、肝肾功能、血糖、心电图均未见明显影响;狗阴道给药1mg对阴道、子宫颈黏膜和子宫内膜无刺激和伤害;Ames试验无致突变作用;对早孕妇女染色体无致畸现象;小鼠皮下大剂量注射对神经系统有抑制作用;雌性小鼠皮下注射的半数致死量(LD_{50})为(17.8±1.8)mg/kg。

本品对人妊娠子宫有强大的兴奋作用,使子宫产生强烈的收缩。这种子宫兴奋作用与子宫的状态和激素水平等有关,特别是中期妊娠和分娩期子宫尤为敏感。PG可使子宫颈的胶原分解酶活性增加,使胶原纤维降解,胶原束间隙扩大,宫颈松弛、软化而变短。本品用于诱发流产或催产主要是基于这种软化宫颈和子宫收缩的作用,使胎盘受损,继发血孕酮水平下降,胎儿缺氧,以及子宫内源性前列腺素合成上升,引起类似正常分娩时子宫的高频率、高幅度收缩,达到流产和引产的目的。

（3）体内代谢过程:药物吸收和代谢较快,静脉或肌肉给药,药物在血中半衰期约为30分钟,停药后血中浓度迅速下降至对机体无反应的水平。PG05栓体外释放度测定结果表明,90分钟可释放总量80%以上,故临床用药时间以间隔2~3小时为宜。阴道栓剂给药直接到达作用部位,部分通过阴道黏膜吸收进入循环系统,血中浓度极低难以测出,给药后约6~9小时主要由尿中排出。

2. 卡前列酸栓(carboprost suppositories) 结构式如图9-7-2。

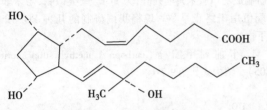

图 9-7-2 卡前列酸结构式

（1）性状:本栓剂为乳白色。释放一半药物的时间为13.2分钟,熔点为45.5~52℃,融变时间为12.0~14.2分钟,完全溶解的平均时间为50分钟,硬度为3.2~4.6kg。置100℃水浴中加热16小时,含量测定结果:原料药下降至16.62%,栓剂成品比较稳定。主药在酸性条件下不稳定,在偏碱性时较稳定,以pH为11时最稳定。栓剂成品置100℃水浴中加热64~80小时的加速试验表明,含量基本稳定;在室温37℃贮藏24个月表明,对热的稳定性较好。以上实验表明,成品的稳定性比原料药好。

（2）药理作用:本品的生物活性比母体前列腺素$F_{2\alpha}$高10倍,且作用时间长,不良反应小。对子宫平滑肌有明显兴奋作用。大鼠亚急性毒性试验表明,随剂量大小而致不同程度的腹泻,血象、血小板聚集试验和各项生化指标如血清谷丙转氨酶(SGPT)、尿素氮、胆固醇、β-脂蛋白、甘油三酯、蛋白电泳、血糖以及血清钾、钠、氯等均在正常范围内。对照组和给药组动物的心、肝、脾、肺、肾、肾上腺、子宫、卵巢和睾丸等组织学的检查均未见明显的病理变化。大剂量组动物的脑垂体内分泌细胞有以下变化:①促黄体素细胞的粗面内质网明显增多,池扩大,有的呈车轮状排列,分泌颗粒明显减少。Ⅰ型促性腺激素细胞(FSH细胞)的分泌颗粒减少,有的细胞变化不大。对生长激素细胞没有明显影响。狗亚急性毒性试验,分对照组、小剂量组(0.1mg/kg)和大剂量组(0.5mg/kg),共给药14天。给药后5分钟左右,给药组动物出现唾液大量分泌,极度不安。25分钟左右,大剂量组全部动物及小剂量组部分动物开始水样腹泻。90分钟后,上述症状基本消失。在2~3小时内仍表现虚弱,活动减少,进食很少。大剂量组的体重稍有下降。血红蛋白、红细胞和白细胞计数、白细胞分类、血小板聚集试验等给药前后均无明显变化。对周围血淋巴细胞

的移动能力无显著影响,但对刀豆素引起的淋巴细胞增殖有轻度促进作用,如以刺激指数表示,两组无显著差别。各项生化指标除半数狗SGPT值高于正常值外,其他生化指标均在正常范围。心电图显示,有的狗用药前T波呈双向或有轻度倒置,用药后T波倒置明显加深,提示存在不同程度心肌缺血。$PGF_{2\alpha}$对正常冠状血管可能有收缩作用或无影响。

脏器病理检查除大剂量组狗的肝细胞呈弥漫性中度水肿样变性外,其他重要脏器均无明显异常。提示长期应用较大剂量$PGF_{2\alpha}$型对狗的肝细胞有轻度损伤,而文献报道PGE型对胃肠细胞及胰肝细胞均有保护作用。从安全角度考虑,临床应用于抗早孕以PGE型衍生物更为理想。

3. 米索前列醇(misoprostol) 结构式如图9-7-3。

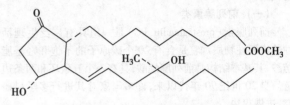

图 9-7-3 米索前列醇结构式

（1）药理作用:本品为白色片,是前列腺素E_1类似物,具有PGE型的药理活性。刺激胃黏液分泌,增加碳酸氢钠分泌和磷脂生成;促进胃黏膜血流量,加强胃黏膜屏障;有明显抑制胃酸分泌作用,对胃黏膜有保护作用。动物实验口服给药未见血压、心率和心电图改变,对免疫功能无明显影响,可抑制过敏介质释放,对内分泌无影响,大剂量具有镇静作用。小鼠口服LD50为45.1~70.6mg/kg,皮下注射LD50为30.9~44.51mg/kg。血清生化指标除氯离子浓度略升高外,未见任何其他异常。一般生殖毒性试验结果表明,剂量增高至1mg/kg时可引起着床数降低和胚胎吸收数增加;剂量增高至10mg/kg,在大鼠未显示有致畸作用,对小鼠无致癌作用。

本品为第一个合成的PGE_1,具有对子宫平滑肌和胃肠道平滑肌的兴奋作用,增加子宫张力和子宫内压作用,也具有软化松弛宫颈的作用。与米非司酮序贯使用,可显著增高或诱发妊娠子宫自发收缩的频率和幅度,用于终止早孕。

（2）体内过程:本品口服吸收迅速,1.5小时以后完全吸收。给药15分钟后,血浆活性代谢产物米索前列酸水平可达峰值。口服200μg后,平均峰值浓度0.309μg/ml,其游离酸约有85%与血清蛋白结合,与浓度无关。其半衰期为26.9分钟,每12小时口服400μg米索前列醇体内不产生蓄积,其代谢物消除呈双相性,75%从尿中排出,15%从粪便中排出体外。

【作用原理】

1. 对妊娠子宫的作用 对妊娠各期的子宫平滑肌均有收缩作用,但各期子宫对PG的敏感性不一致。足月妊娠时,子宫平滑肌对PG的兴奋性比中期妊娠、更比早期妊娠时明显增强。PG诱发流产和催产主要通过兴奋子宫肌层,刺激子宫内源性PG持续上升,引起类似正常分娩时的高频率、高幅度和有节律的宫缩,使妊娠产物排出,达到流

产和引产的目的。实验观察到,阴道放置 $PGF_{2\alpha}$ 后 12 小时,血浆中 $PGF_{2\alpha}$ 浓度下降,但子宫收缩不仅不减弱,反而有所加强。血浆中 PGE_2 和 $PGF_{2\alpha}$ 代谢产物的浓度,在流产过程中是升高的。说明应用 PG 后,开始时的收缩是药物本身的作用,以后是药物刺激了子宫产生内源性 PGF 引起的子宫收缩。又有可能因强烈的宫缩,使蜕膜中静脉回流发生严重的障碍,导致组织显著充血和出血。PG 与催产素有协同作用,能增强子宫平滑肌的收缩作用。

2. 对妊娠子宫颈的作用 PGE 和 PGF 型类似物对妊娠子宫颈均有软化和扩张作用。宫颈成熟可能由于 PG 刺激子宫颈纤维细胞,使胶原酶及弹性蛋白酶对子宫颈胶原加速分解,或是由于子宫颈的弹性硬蛋白及氨基葡萄糖聚多酶的变异,使胶原纤维排列改变,胶原束间隙扩大,而使子宫颈松弛而扩张。临床用 PG05 扩张宫颈的观察结果,有效率 95%,平均扩张宫颈至 5.63mm,最大为 9mm,用药前后差异非常显著。

3. 前列腺素合并丙酸睾丸酮抗早孕的作用 丙酸睾丸酮有拮抗雌激素,抑制 LH 和滋养层细胞分泌 hCG 的作用,影响黄体功能,导致子宫内膜退行性变化。1989 年钱序等研究丙酸睾丸酮对早孕子宫蜕膜的影响,通过离体培养细胞发现:大剂量丙酸睾丸酮抑制蜕膜细胞分裂增生,使细胞间联结减弱,细胞发生退化变性;在体研究表明,早孕妇女短期内使用大量丙酸睾丸酮后可显著提高血中睾酮浓度,但不影响血中 E_2 和 P 的浓度,蜕膜组织中睾酮量也显著增加,使蜕膜细胞受损变性。PG 和丙酸睾丸酮合并应用终止早孕的蜕膜和绒毛的病理变化,比两者单用的变化更明显,提示两者有协同作用。

【对象选择标准】

1. 适用者

(1) 适用于停经 56 天(8 周以内)、确诊早孕的健康妇女,自愿要求使用药物流产者。

(2) 特别适用于不宜行手术流产的高危妊娠,如产后近期、哺乳期、剖宫产后近期妊娠,近期人工流产史,连续多次人工流产史,子宫极度倾屈,生殖道畸形,子宫穿孔史,盆腔、脊柱、肢体畸形不能采取膀胱截石位等。

(3) 对手术流产有顾虑或恐惧心理的妇女。

2. 慎用者 轻度肝肾功能不良或糖尿病,又具有以上适用症者。

3. 禁用者 包括处于急性疾病期的孕妇;有使用 PG 禁忌者,如青光眼、支气管哮喘、心血管系统疾患、血栓栓塞疾病和胃肠功能紊乱等;过敏体质;严重贫血者;异位妊娠或异位妊娠可疑者。

【药物流产前咨询和检查】

1. 医生应向孕妇讲清用药方法、流产效果和可能出现的不良反应以及随访要求后,如对象自愿选用药物流产,方可作为适用者。

2. 详细询问病史、月经史、婚育史及避孕史,特别注意既往人工流产史和有无合并禁用 PG 的疾病。

3. 做妇科检查,注意子宫大小与停经天数是否相符,做尿妊娠试验(必要时做血 β-hCG 试验和 B 超检查以明确诊断);查血常规和阴道分泌物的清洁度、滴虫和念珠菌检

查,如有异常,应治疗后再行药物终止妊娠。

4. 检查心、肺;测量血压、脉搏和体温。

5. 检查合格者,应详细填写记录表,确定用药日期,告知用药前避免性生活和注意清洗外阴。

【给药方法】

1. 单用前列腺素时,每 2~3 小时在阴道后穹隆放置卡前列甲酯栓一枚(1mg)或卡前列酸栓剂或海绵块(4~5mg),终止停经时间 ≤56 天早孕的完全流产率仅 50% 左右,不能用于临床。

2. 在用 PG 前,每天肌内注射丙酸睾丸酮 100mg,共 3 天,第 4 天再按上法给 PG,完全流产率可提高至 85% 左右。为此,临床应用 PG 配伍丙酸睾丸酮。

3. 先用米非司酮(详见米非司酮)后第 3 天再加用 PG,完全流产率明显提高至 90% 左右。

【流产效果评定标准】

1. 完全流产 用药 2 周内自行排出完整绒毛和胎囊,未经刮宫而自然恢复月经者;或未见明确的胎囊排出,出血自然停止,B 型超声检查未见胎囊或血绒毛膜促性腺激素水平下降至正常值,且正常行经者。

2. 不全流产 用药后已排出绒毛和胎囊,在随诊过程中出血过多或出血时间过长或 2 周后血 hCG 仍未恢复至正常水平,而行刮宫术者。

3. 失败用药 2 周内未见妊娠产物排出,B 型超声检查仍有胎囊或残留物阴影或因难免流产,最终采用负压电吸引术终止妊娠者。

【临床效果】

1. 卡前列甲酯栓 乌毓明等临床用于终止孕周 ≤8 周妊娠 568 例的研究,分别采用 5 种不同用药方法:第一组为 PG05 1mg,每 3 小时置阴道后穹隆一次,共 5 次;第二组用药方法同第一组,在用药同时口服复方苯乙哌啶 1 片;第三、四组为 PG05 1mg,第 2 小时给一次,其他同第一、二组;第五组在用 PG05 前,每日肌内注射丙酸睾丸酮 100mg,共 3 天,以后再按第四组给药。各组最多用 PG05 6mg。临床研究结果,单用 PG05 的完全流产率为 50% 左右,加用复方苯乙哌啶后,完全流产率提高到 65%~68%,统计学有显著差异。加用丙酸睾丸酮后完全流产率为 87.3%,比其他四组有非常显著的提高;平均引产至流产时间缩短了 6 小时 4 分钟;平均用药量减少到 3.3mg,腹泻和呕吐的发生率也显著降低。1992 年乌毓明等再次验证了丙酸睾丸酮合并 PG05 的临床效果(224 例),完全流产率 83%,不全流产率 13% 和失败率 4%。结果认为,PG05 合并丙酸睾丸酮和复方苯乙哌啶是一种安全、有效、使用方便、无严重并发症的终止早孕的药物,较合适于人工流产手术有困难和危险的病例。但存在有蜕膜排出不全,以致流产后出血天数延长和月经恢复后延的问题,有待进一步研究。

2. 卡前列酸栓 单纯应用抗早孕完全流产率为 50% 左右。用 PG 前,先用丙酸睾丸酮,剂量用法同上,或先用孕三烯酮(R2323)每日口服 3 次,每次 3mg,共 9mg,连服 4 天,第 5 天入院分别放置卡前列酸栓一枚(4~5mg)于阴道后穹隆;8~12 小时胚胎尚未排出者,肌内注射卡前列酸注射液 1 支(1.5~2mg)。结果加用丙酸睾丸酮组和 R2323

组的完全流产率分别为84%和85%左右。完全流产中有60.4%只用一粒阴道栓。预防性口服复方苯乙哌啶及奋乃静可减轻不良反应;流产后症状很快消失。

3. 吉美前列腺素(ON&802)　我国曾参加WHO组织的国际10个中心终止早孕的临床研究结果表明,10个中心对停经56天以内358例早孕的完全流产率为86.1%,不全流产率8.4%,失败率5%,中断率0.5%。中心之间的完全流产率差异很大(24.2%~100%)。我国50例的完全流产率为78%,不全流产率为16%,失败率为6%。1994年程利南等进行单用ONO-802和加用丙酸睾丸酮每日100mg肌内注射共3天后,再用ONO-802抗早孕的对比性临床研究,结果加用丙酸睾丸酮组的完全流产率、不全流产率和失败率分别为73.3%、12.0%和14.7%;对照组为52.6%、19.7%和27.7%($P<0.05$)。平均用药量分别为(2.38 ± 1.19)mg和(2.86 ± 1.11)mg($P<0.01$);引流时间分别为7.2小时和8.6小时,平均流血时间为14天和17天。说明丙酸睾丸酮能减少PG类药物用量和提高抗早孕的临床效果。

【不良反应的防治】　PG类的主要不良反应为胃肠道反应,表现为恶心、呕吐和腹泻,以及PG刺激子宫平滑肌引起强烈收缩而有明显的腹痛。不良反应的程度随PG的剂量增多而加重。临床单用PG05,呕吐和腹泻的发病率分别为50%和80%;当加用复方苯乙哌啶抑制胃肠平滑肌蠕动后,可明显减轻不良反应,且与PG有协同作用而提高完全流产率。加用丙酸睾丸酮和复方苯乙哌啶后,由于减少了PG用量也就减轻了不良反应,用药妇女无腹泻、呕吐和腹痛者分别为45%、46%和43%;轻度者分别为43%、45%和39%;中度者分别为10%、8%和15%;重度必须使用药物解痉者分别为2%、2%和3%。临床也可在使用PG前口服奋乃静、维生素B_1、维生素B_6、甲氧氯普胺或山莨菪碱等药物,以减轻症状。一般在停止使用PG和胎囊排出后,这些不良反应将迅速自行缓解,多数用药者能耐受。其他少数不良反应有皮疹、胃痛、口麻、乏力、头晕、面部潮红或体温轻度升高等,一般无需治疗;个别不良反应较重者可对症处理。大多数妇女使用PG后有一时性的白细胞增加和个别妇女流产后肝功能ALT有暂时性升高现象,1周后即恢复正常,说明PG和丙酸睾丸酮对肝脏无损伤。

(二)抗孕激素药物——米非司酮

米非司酮(法国代号RU486,国产商品名为息隐、含珠停、米非司酮),化学名称为11β-[4-(N,N-二甲氨基)]苯基-17β-羟基-17α(1-丙炔基)-雌甾-4,9-二烯-3-酮。其结构式如图9-7-4。

米非司酮为微黄色结晶粉末,无臭无味,光照敏感,在甲醇、二氯甲烷中易溶,乙醇或醋酸乙酯中溶解,几乎不溶于水;熔点192~196℃。

1980年法国首先合成米非司酮并应用于临床。近20年来,实验和临床研究证明,米非司酮是一种强有力的抗孕激素药物,具有明显的终止早孕、中孕、抗着床、诱发月经等作用。法国生产的米非司酮于1988年首先在我国批准注册,继之法国、英国和瑞士也相继批准应用。"七五"期间,由原国家计划生育委员会组织上海、北京、武汉、南京等地

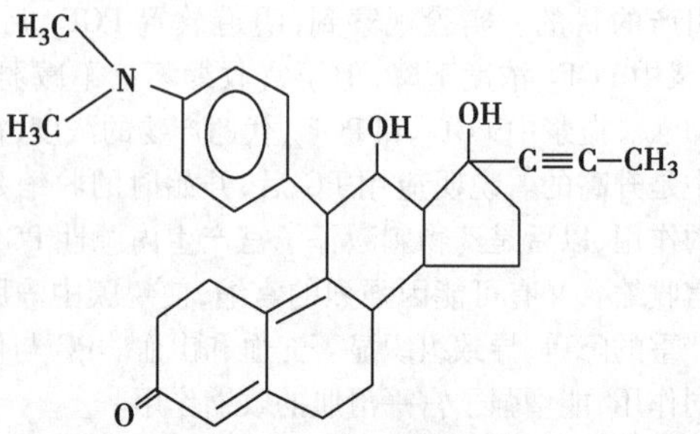

图9-7-4　米非司酮结构式

科学家进行科技攻关,完成了半合成和全合成米非司酮的工艺路线。1991年两种产品与PG05配伍终止早孕经过Ⅱ期临床试验,证明国产品与法国产品的药效、药理和临床疗效、不良反应等均相似。1992年11月国产米非司酮由卫生计生委(原卫生部)药政局审批通过并颁发试生产文号。1993年又经过Ⅲ期临床试验未发现严重不良反应,证明米非司酮与PG05序贯应用抗早孕,具有疗效高、使用方便、不良反应小、痛苦轻、损伤小的优点,1994年经卫生计生委(原卫生部)药政局审批获取准字生产文号。

【作用原理】

1. 对子宫内膜的作用　米非司酮是孕酮受体(PR)水平的抗孕激素。米非司酮与孕酮受体结合起到阻断靶器官水平孕酮的作用。具有明显抗黄体、抗着床、抗排卵与诱导子宫内膜出血,也可影响孕卵运行。米非司酮能使蜕膜组织中孕酮受体(PR)含量下降,雌激素受体(ER)上升,改变了PR与ER之间的平衡,使孕酮失去生理活性,子宫内膜的蜕膜化无法维持,致使胚胎停止发育。组成人体孕酮受体的氨基酸有三个功能区:即转录活化区、DNA结合区和较大的激素结合区。米非司酮与孕酮受体结合有种属特性,在人类孕酮受体的激素区第722位上的甘氨酸是米非司酮结合和作用的关键部位。人糖皮质激素受体、人雄激素受体和兔孕酮受体第722位均为甘氨酸,都能与米非司酮结合;又如地鼠和鸡的孕酮受体相应位上为半胱氨酸和人盐皮质激素受体上为丙氨酸,就不能与米非司酮结合。如果用点突变方式改变半胱氨酸为甘氨酸,就可以与米非司酮结合;反之,半胱氨酸取代了人孕酮受体第722位上甘氨酸,就失去与米非司酮的结合能力,也就没有抗孕酮作用。为了解米非司酮不敏感妇女中是否存在孕激素受体基因点突变,采集药物流产失败和完全流产病例的蜕膜,提取RNA,进行反转录-聚合酶链反应(RT-PCR)、单链构型多态性分析(SSCP)和限制性内酶HinfⅠ的酶切反应。结果继续妊娠11例中,有7例存在孕激素受体基因点突变,胚胎停育5例均无孕激素受体基因点突变,完全流产10例中仅1例有痕迹量的孕激素受体基因点突变,说明米非司酮不敏感妇女中存在孕激素受体基因点突变。糖皮质激素受体与PR的氨基酸顺序很相似,所以米非司酮也具有抗糖皮质激素作用,临床长期多次和大剂量使用米非司酮时,需关注抗糖皮质激素作用和肾上腺功能。

孕酮是正常生殖功能的要素,它调节各种细胞功能。在卵泡形成、排卵、黄体功能和胎盘几种分泌功能上均有重要作用。它能促进受精卵在输卵管内运行,形成为胚泡着

床和营养所必需的分泌期内膜。妊娠期蜕膜组织中含有高浓度的孕酮受体。米非司酮与孕酮受体结合能力比孕酮强3~5倍,其抗孕酮作用的主要靶器官为蜕膜和其血管系统,它与孕酮竞争而占有滋养层和蜕膜上孕酮受体的结合位,阻断了孕酮的作用。研究米非司酮对人早孕蜕膜和绒毛超微结构的影响发现大蜕膜细胞粗面内质网和线粒体明显扩张、肿胀,而整个细胞表现皱缩。大蜕膜细胞蛋白合成功能受阻,颗粒细胞释放含有松弛素的颗粒,网状纤维溶解,导致蜕膜细胞变性、坏死以致出血;绒毛则是在继发性血供不足影响下,功能活跃的合体滋养细胞表现不同程度退行性变。1998年黄丽丽等研究除有类似报道外,尚发现蜕膜内颗粒细胞增多,细胞浆内高电子密度的颗粒增多体积增大,但与药物流产后出血时间长的关系有待研究。米非司酮引起蜕膜和绒毛鞘糖酯含量及组分变化,有可能抑制胚泡与蜕膜的黏附和不利于胚胎的生长发育。总之,米非司酮抗早孕作用是通过蜕膜、激素受体、糖酯与超微结构等一系列的变化,在此多环节中蜕膜是其重要的作用部位。

2. 对子宫平滑肌的作用 子宫自发活动通过孕酮和前列腺素之间平衡来调节。孕酮起安静子宫的作用,妊娠期高浓度的孕酮抑制了子宫的活动,对胎儿发育是重要的。相反,前列腺素对子宫平滑肌起兴奋作用。在PG代谢过程中,前列腺素脱氢酶是最重要的酶,此酶的生物活性在一定程度上受孕激素控制。米非司酮使分布在蜕膜的间质细胞、腺体细胞、小动脉内皮细胞的胞浆中及周围环绕的平滑肌细胞、蜕膜化细胞的胞浆中的前列腺素脱氢酶免疫染色明显变浅,PGE染色明显加深,PGE族代谢产物明显变浅。王介东等研究表明,高浓度的孕酮位于蜕膜小动脉的内皮细胞和周围平滑肌细胞和蜕膜化细胞内;用米非司酮后,上述细胞中孕酮受体免疫染色明显变浅。以上研究提出,米非司酮通过竞争孕酮受体,使蜕膜中前列腺素脱氢酶活性下降,干扰了前列腺素分解代谢,提高了内源性前列腺素水平和子宫肌层对外源性前列腺素的敏感性;或是米非司酮阻断了孕酮受体,孕酮的失活起不了安宫作用,也提高了子宫肌对原有前列腺素的反应,而不是增加前列腺素的合成。子宫收缩又进一步刺激内源性前列腺素的合成,加强子宫收缩,以利于排出妊娠产物。

3. 对子宫颈的作用 妊娠早期时,宫颈中胶原组织很丰富,孕酮能抑制胶原分解,使宫颈处于紧闭状态。宫颈的成熟又受激素调节,雌激素能刺激妊娠妇女PG的产生,孕激素则能抑制妊娠妇女PG的产生。宫颈扩张不仅依赖于雌激素,更取决于雌激素与孕激素的平衡。米非司酮拮抗了孕激素的作用,使蜕膜ER上升,PR下调,增加了ER/PR的比值。米非司酮又阻止了孕激素活性,使蜕膜细胞和子宫肌层合成和释放PG以增强子宫肌肉的收缩,致使宫颈扩张。米非司酮软化宫颈的效应不被前列腺素合成酶抑制剂——萘普生所阻断或减效,说明米非司酮对早期妊娠子宫颈的作用不是通过增加PG的生成,而是抑制孕酮的活性和前列腺素使胶原合成减弱,分解增强,促使宫颈成熟、软化和扩张。

4. 对妊娠绒毛蜕膜组织的影响 米非司酮对早孕绒毛蜕膜组织细胞凋亡、增殖及相关基因表达研究结果表明,米非司酮能促进早孕绒毛合体滋养细胞、蜕膜间质及腺上皮细胞凋亡,主要通过调节凋亡基因fas与fasL转录及翻译途径介导,bax表达增加也有一定相关性,可能为其抗早孕机制之一。但米非司酮并不抑制细胞增殖核抗原(PCNA)蛋白的表达。从免疫学角度探讨药物流产的机制,认为是通过改变蜕膜组织局部T辅助淋巴细胞和自然杀伤细胞(NK)的表达,使炎性细胞因子分泌增多,从而导致免疫微环境破坏引发流产。通过对药物流产的蜕膜组织中出现的蜕膜肿瘤坏死因子-α(TNF-α)升高及转化生长因子-β(TGF-β)的降低认为对胚胎发育产生不利影响。

综合上述,米非司酮具有抗早孕的作用是多方面的。但是,由于米非司酮继发的PG作用较弱,只能使部分妇女达到终止早孕的目的。当加用小剂量PG后,激发宫颈软化、扩张和加强了子宫收缩,从而大大增进抗早孕的效果。

【实验研究】

1. 米非司酮的药效学

(1) 全合成米非司酮口服终止小鼠或大鼠早孕半数有效量(ED_{50})分别为0.47mg/kg和2.46mg/kg。

(2) 国产米非司酮对兔子宫胞浆孕激素受体结合力活性比孕酮强3倍。家兔和大鼠子宫内膜上皮细胞线粒体密度观察均具有抗孕激素活性,对子宫蜕膜有显著抑制作用,但本身无孕激素活性。

(3) 米非司酮与前列腺素均有兴奋子宫肌作用和呈量效相关的终止早孕作用,两者小剂量合并用药有效率显著增强。

(4) 对早孕大鼠宫颈:米非司酮促进胶原分解,前列腺素(PG05)抑制胶原合成,两者均有促进宫颈成熟和降低张力的作用,为临床合并用药提供理论和实验依据。

2. 安全性研究

(1) 一般药理:米非司酮对大鼠心血管、呼吸和神经系统均未见明显影响;对小鼠自发性活动及协调运动也无明显影响。

(2) 毒性实验:小鼠口服半数致死量(LD_{50})>5000mg/kg,腹腔给药LD_{50}>2500mg/kg。给药一个月,大鼠及猕猴毒性实验,除高剂量大鼠200mg/(kg·d)、猕猴80mg/(kg·d)在给药早期有食欲不振、精神欠佳外,未见明显不良反应。米非司酮引产后的新生仔鼠肾组织研究发现,包括肾小球、肾小管、部分远端肾小管及集合管、肾间质,均表现出较广泛的病理改变。表现为细胞内线粒体、内质网及溶酶体等细胞器肿胀、变性或破坏,最终坏死或凋亡。细胞脱落人管腔,肾小管堵塞,肾小球滤过率下降,导致急性肾功能衰竭。推测可能与米非司酮引起子宫-胎盘血液循环障碍,继而造成胎鼠肾供血不足所致。

(3) 生殖毒性试验:一般生殖毒性试验,对小鼠妊娠率无改变,胎仔生长发育正常,未见致畸变作用,小鼠微核试验阴性。致畸胎试验、胚胎和围产毒性试验均未见异常,说明米非司酮毒性甚低,安全性高。

3. 米非司酮对内分泌的影响

(1) 对早孕妇女内分泌的影响:1994年贺昌海等研究表明,β-hCG和E_2在服药后至孕囊排出前仍呈上升趋势,孕激素缓慢下降;但在孕囊排出后,三种激素均急剧下降。PRL 在服药期明显上升,排囊后缓慢下降。皮质醇在服药期明显上升,排囊后迅速下降。ACTH、T_3、T_4 和 TSH 变化均无统计学意义。以上激素变化无量效关系,表明米非司酮主要作用部位不在卵巢和绒毛。对下丘脑-垂体系统有一定影响,抑制促性腺激素的分泌,对垂体-甲状腺轴影响不明显。米非司酮无雌激素、雄激素、糖皮质激素和盐皮质激素活性,也无抗盐皮质激素和抗雌激素活性,有微弱抗雄激素活性。绝经期妇女在接受雌激素时,加用小剂量米非司酮有类孕激素活性,大剂量时抑制内膜增生和分泌。

(2)对垂体-肾上腺轴的影响:桂幼伦等 1995 年研究表明米非司酮以剂量依赖方式显示其抗糖皮质激素活性。但只在一次口服剂量 400mg 才会明显影响 ACTH 与皮质醇的活性,其表现主要是抑制下丘脑-垂体-肾上腺轴的负反馈调节,从而导致 ACTH 和(或)皮质醇水平代偿性升高和昼夜分泌节律变化,对皮质醇的影响比 ACTH 更明显。1995 年贺昌海等研究米非司酮低剂量多次给药和于黄体期不同阶段给药,均未显示明显抗糖皮质激素活性;服药对象之间,ACTH 和皮质醇水平也无显著差异。米非司酮的相对结合力为地塞米松的 3 倍。

(3)对卵巢的影响:在月经后至排卵前给药,可干扰正常卵泡发育,推迟雌激素和黄体生成激素高峰而延迟排卵,或维持卵泡不破裂,甚至起到抑制排卵的作用,月经周期显著延长。研究黄体早、中、晚期应用米非司酮对育龄妇女黄体功能、卵泡发育、排卵和阴道出血类型的影响,结果显示:黄体早期用药对黄体功能及出血类型无影响;黄体中期用药,可显示孕酮水平提前下降、周期缩短,提示黄体过早溶解,也有表现为在预期月经前有阴道出血,但孕酮不随之下降,提示黄体未提前萎缩;黄体晚期用药,对月经周期无明显影响,但在随访周期中,有卵泡发育缓慢,排卵推迟,导致卵泡期延长。2001 年程芫等应用每周口服米非司酮 5mg 或 10mg,不能完全抑制排卵,月经周期无明显变化,LH 峰出现时间有轻度延迟,E_2 水平均值均低于正常。有关激素分泌的影响,各家报道不完全一致,可能与用药剂量和方案不同有关。

4. 药物相互作用　米非司酮在体内主要由肝脏 CPX3A4 酶代谢,与酮康唑、伊曲康唑和红霉素等药物合用,可能增加血清米非司酮水平。与利福平、肾上腺皮质激素和某些抗惊厥药(苯妥英钠、苯巴比妥、卡马西平等)合用,可诱导肝脏药物代谢酶活性,因而降低米非司酮血清水平,故本品不宜与上述药物同时使用。此外,亦不能与灰黄霉素、非甾体抗炎药和麻醉药合用。

【对象选择标准】

1. 适用者　米非司酮主要适用于:①确诊为正常宫内妊娠,停经天数(从末次月经第 1 天算起)不大于 49 天,本人自愿要求使用药物终止妊娠的 18～40 岁妇女。②手术人工流产的高危对象:如生殖道畸形(残角子宫除外)、严重骨盆畸形无法行负压吸宫者;宫颈发育不全或坚韧无法探宫腔者;子宫过度前、后屈;产后哺乳期妊娠;多次人工流产或有多次刮宫史;宫体上有瘢痕者等。③对手术流产有顾虑或恐惧心理者。

2. 慎用者　包括以下孕妇:早期妊娠大于 7 周者;年龄大于 40 岁者;轻度贫血(血红蛋白 95～110g/L);吸烟,每日少于 10 支;带器妊娠者。

3. 禁用者

(1)米非司酮禁忌证:肾上腺皮质疾患,糖尿病等内分泌疾患,肝、肾功能异常,妊娠期有皮肤瘙痒史,血液疾病和血管栓塞病史,与甾体激素有关的肿瘤。

(2)前列腺素禁忌证:心血管系统疾病如二尖瓣狭窄、高血压、低血压(≤10.7kPa/6.7kPa,80/50mmHg),青光眼,胃肠功能紊乱,哮喘,癫痫等。

(3)异位妊娠或异位妊娠可疑。

(4)贫血(血红蛋白低于 95g/L)。

(5)妊娠剧吐。

(6)长期服用下列药物:利福平、异烟肼、抗癫痫药、抗抑郁药、西咪替丁、前列腺素合成抑制药(阿司匹林、吲哚美辛等)、巴比妥类药物等。

(7)过敏体质。

(8)吸烟超过 10 支/天或酗酒。

(9)对象居住地如离医疗单位远,不能及时就诊随访者,不宜作为药物流产选择对象。

【服药前检查和准备】

1. 药物流产应在具备抢救失血性休克、过敏性休克急救条件如急诊刮宫、给氧、输液、输血(如无输血条件的单位必须有就近转院条件)的区县级以上医疗单位或计划生育技术服务所(站)进行。实施药物流产单位及医务人员,必须依法获得专项执照许可,方可进行。

2. 接纳程序

(1)医生应向用药对象讲清用药方法、流产效果和可能出现的不良反应后,对象自愿选用,方可用药。

(2)询问病史,进行体格检查和妇科检查,确诊是否为宫内妊娠,注意子宫大小与停经天数是否相符。

(3)实验室检查:阴道分泌物的清洁度、滴虫和念珠菌检查,血红蛋白或血常规,尿 hCG 或 β-hCG 试验,必要时进行血 β-hCG 测定。

(4)B 超检查,以确诊宫内妊娠,胚囊平均直径>25mm,并有胚芽、有胎心者不宜药物流产。

经检查合格者,应填写记录表,确定服药日期、随访日期,告知注意事项,发给月经卡,嘱对象记录阴道出血情况及不良反应。

【给药方法】

1. 米非司酮　服用方法有两种,顿服法和分次服法。每次服药前后各禁食 1～2 小时。

(1)分次服法:

1)用药第 1 天:晨空腹首剂服米非司酮 50mg(2 片,25mg/片),8～12 小时后服 25mg。用药第 2 天早晚各服米非司酮 25mg。用药第 3 天早上 7 时左右服米非司酮 25mg,共 6 片(150mg)。1 小时后加用前列腺素。

2)第 2 天和第 1 天同样服法,即早 2 片,晚 1 片,第 3 天加用前列腺素。

(2)顿服法:用药第 1 天空腹顿服米非司酮 200mg,服药后 36～48 小时(第 3 天上午)加用前列腺素。

2. 前列腺素类药物

（1）卡前列甲酯栓（PG05）：在首次服用米非司酮后36～48小时（第3天上午）再到医疗单位，由医务人员将药物1枚（1mg），放置于阴道后穹隆，卧床休息1小时，留院观察6小时。

（2）米索前列醇：在首次服用米非司酮后36～48小时（第3天上午）到医疗单位，空腹1小时后服米索前列醇600μg（3片），留院观察6小时。

【流产效果评定标准】

1. 完全流产 用药后胎囊自行完整排出，或未见完整排出，但经B超检查未见妊娠图像，出血自行停止，尿hCG阴性，子宫恢复正常大小，月经自然复潮。

2. 不完全流产 用药后胎囊自然排出，但在随诊过程中，因出血过多或时间过长而施行刮宫术者。

3. 失败 至用药第8天未见胎囊排出，经B超检查证实胎囊继续增大、胎心搏动存在者为继续妊娠；胚胎停止发育最终采用负压吸引术终止妊娠者，均为药物流产失败。

【临床效果】

1. 法国产米非司酮 1986年在我国临床首先使用，1990年经临床协作组试验报道，单次口服米非司酮600mg终止停经42天内的早孕204例，完全流产率仅65.2%，不全流产率3.4%，失败率31.4%。米非司酮能增加子宫对前列腺素的敏感性，临床用米非司酮600mg后，于第3～4天配伍卡前列甲酯栓1mg，共112例停经49天早孕妇女试用结果显示，完全流产率提高至87.5%；孕周<5周为93.3%，孕5～6周为87.1%，孕6～7周为85.7%；不全流产率8.9%和失败率3.6%。1992年全国协作组又对1572例临床研究中证实，米非司酮配伍PG05的完全流产率为91.1%，不全流产率4.9%和失败率4.0%。临床试用结果，进一步证明米非司酮必须与前列腺素类药物序贯使用于终止早孕（停经≤49天）的方案。考虑到米非司酮终止早孕的效果与药物剂量无相应关系。另一项研究以米非司酮200mg为一组和米非司酮200mg合并服用抗雌激素药物他莫昔芬（三苯氧胺）20mg，每日2次，共2天为另一组，两组于第4天均给予卡前列甲酯栓1mg的试验，结果是加与不加他莫昔芬的完全流产率分别为91.5%和93.4%，不全流产率分别为4.8%和4.7%，失败率分别为3.7%和1.9%，统计学上无差异。说明米非司酮200mg加用他莫昔芬80mg不能增加完全流产率，但证明米非司酮200mg配伍卡前列甲酯栓1mg对终止停经49天内的早孕是有效的，完全流产率和出血情况与米非司酮600mg相似。

2. 国产米非司酮 1991年，国产全合成和半合成米非司酮完成了工艺及临床前药效、药理和毒理研究，经卫生计生委（原卫生部）药品审评办公室审批同意进行Ⅱ期临床试验。为了探索米非司酮与前列腺素的合适剂量和配伍，组织了临床11个中心的随机对比性研究。在停经49天内的早孕妇女中，观察单次顿服米非司酮200mg或分次服法即每次口服25mg、间隔12小时，共6次，总量为150mg，第4天均于阴道内放置卡前列甲酯栓1mg，总共1445例。对比结果：顿服法和分次服法的完全流产率分别为92.0%和93.0%；不全流产率分别为4.0%和4.3%，其中引起大出

血10例，需紧急处理；失败率分别为2.6%和1.7%；不详分别为1.4%和1.0%。为了进一步了解扩大使用米非司酮的疗效、严重不良反应和可接受性，又组织了米非司酮Ⅲ期临床试验总共4493例。在此大规模临床试验中，单次口服米非司酮200mg组与分次口服150mg组的完全流产率分别为88.6%和92.0%，不全流产率分别为8.1%和5.8%，失败率分别为1.7%和0.8%，不详分别为1.7%和1.4%。说明150mg米非司酮分次服用法的疗效显著优于单次服用200mg米非司酮（$P<0.01$），且不良反应轻，价格便宜。两组排出胎囊时间均以2～4小时最多，约占45%，6小时内排出者约占80%。两组出血平均天数均为15天左右，约60%妇女出血量类似月经量，25%比月经量多一倍，7%出血量很多，其余比月经量少。两组月经恢复时间很相似，约为35天左右。1993年杜明昆等进行米非司酮配伍卡前列酸栓或卡前列甲酯栓终止早孕各150例的临床观察。结果表明，卡前列酸栓和卡前列甲酯栓的完全流产率分别为89%和94%，无统计学差异。然而前者作用缓慢，腹痛、腹泻等不良反应较后者明显减少，程度也轻（$P<0.001$）；后者作用快，6小时内排出胎囊率明显高于前者（$P<0.05$），排囊时间也较短。

3. 米非司酮配伍米索前列醇 米索前列醇为人工合成PGE1类似物，由美国Searle药厂生产的片剂，口服有效，性能比较稳定，具有兴奋子宫平滑肌的作用。1993年开始临床试用米索前列醇600μg替代卡前列甲酯栓并进行了不少临床试验。一项对比性研究中共设了3组：一组为米非司酮150mg，分5次服，首次为50mg，配伍口服米索前列醇600μg；二组为米非司酮150mg，服法同上，配伍阴道放置卡前列甲酯栓1mg；三组为米非司酮单次口服200mg，配伍米索前列醇600μg。对比结果，完全流产率、不全流产率和失败率，一组分别为94.3%、3.0%和1.7%，二组分别为97.3%、2.0%和0.7%，三组分别为94.6%、2.7%和2.0%。三组之间疗效无显著差异。1994年乌毓明和贺昌海等进行米索前列醇配伍米非司酮终止早孕的临床多中心随机比较性研究，均说明米非司酮配伍米索前列醇600μg可以取得与卡前列甲酯栓1mg相似的疗效。此结果在另一项全国多中心的引入性试验17 523例随机对比研究中再次证实，配伍卡前列甲酯栓的完全流产率、不全流产率和失败率分别为93.2%、4.1%和1.5%；配伍米索前列醇分别为93.3%、3.9%和1.7%，其余为不详。国内外又进行了米非司酮配伍口服或阴道内应用米索前列醇终止早孕的临床研究，结果表明，服用米非司酮后，阴道放置米索前列醇的终止早孕效果比口服用药更有效，妇女可接受性更好，呕吐和腹泻的不良反应发生率比口服组低，4小时内流产率高，继续妊娠率低，但米索前列醇作为阴道用药尚未进行改变用药途径的审批工作。1995年国产米索前列醇研制成功，经临床与进口米索前列醇进行随机对比研究表明，米非司酮配伍国产和进口米索前列醇的效果相同。但不管使用哪种用药方案和配伍哪种PG，流产后出血天数和出血量均与Ⅲ期临床试验相似，也就是药物流产后存在出血时间过长和出血量多，且潜在有因不全流产而致大出血的危险。

综上所述，临床使用米非司酮150mg分次服用并配伍

前列腺素,对终止早孕有良好效果。米索前列醇是一种口服有效、使用方便、不需冷藏、不良反应小、价格低廉的前列腺素类药物。为此,采用米非司酮150mg分次服用配伍米索前列醇600μg是目前临床已普遍使用的终止早孕方案。但至今为止,药物流产所致的流产后出血时间过长和出血量较多,尚未得到很好解决方法。不少的临床研究在药物流产后加用益母草、宫血宁、生化汤加减等中药、催产素、睾酮、短效口服避孕药、抗生素或加量米非司酮或米索前列醇等方法,但尚无规范的多中心随机双盲对比性大样本的临床试验取得某方案的确切疗效。其中如2000年河北省药物流产协作组临床试用共1118例,采用首剂米非司酮50mg,以后每间隔12小时服25mg,共6天,总量300mg,于用药第3天晨服米索前列醇600μg,以后每晨加服200μg,总量1200μg,与常规分次服法对比,可提高完全流产率(98.39%),缩短流产后出血时间(8.2±2.8)天,且不增加不良反应。2002年乌毓明等进行宫血宁胶囊预防流产后出血的多中心随机双盲对比性临床观察共236例,采用第1天和第2天晨各服米非司酮75mg,自服药第1天起每日加服宫血宁胶囊3丸,日2次,共9天为试验组;对照组采用包装完全一样的安慰剂。结果完全流产率分别为88.2%和87.2%,经统计学处理无差异。出血天数均长达半月之久,但宫血宁组主诉出血量如平时月经量占86.7%,显著多于对照组的78.4%(P<0.05);比平时月经量多占9.5%,显著少于对照组的18.6%(P<0.05)。以上方案对提高完全流产率和减少出血虽有一定疗效,但疗程过长和烦琐。为此,药物流产后出血问题,仍是医务人员需要关注的,也是需要我们加以研究和解决的主要问题。

【用药后观察】

1. 服用米非司酮后至使用前列腺素类药物前,应注意米非司酮引起的不良反应,阴道开始出血时间、出血量。如出血量多或有组织物排出应及时就诊,组织物送病理检查。

2. 前列腺素类药物应在医疗单位使用,并定时测量体温、血压和脉搏,观察有否恶心、呕吐、腹泻、头晕、腹痛、药物过敏等不良反应,警惕过敏性休克及喉头水肿等严重不良反应,不良反应较重者应及时对症处理。密切注意出血和胎囊排出情况。如有活动性出血,应急诊处理。胎囊排出后再观察1小时,无异常情况方可离开,并嘱2周后随诊。胎囊未排出者,需观察6小时后如无活动性出血才可离开,并嘱1周后随诊。对所有对象均需告知注意事项。

3. 用药1周后随访重点了解离院后阴道出血和胎囊排出情况。胎囊仍未排出者应做B超检查或hCG测定。确诊为继续妊娠者,应做负压吸引流产术;如胚胎停育、出血不多,或胎囊已排出者,预约用药2周后随诊。

4. 用药2周后随访如胎囊排出后,至来诊时出血尚未终止,应作B超检查或hCG测定。诊断为不完全流产、出血如月经样者,应行清宫术;如出血不多,根据临床情况可继续观察或酌情处理。告知如有多量出血或发热等异常情况,应及时就诊。

5. 用药5周后随访作流产效果评定和了解月经恢复情况。如尚未恢复正常月经或出血未净者,继续随访。

6. 用药者应按医嘱用药和随访。在开始阴道出血后,大小便应使用专用便器,以便观察有无组织物排出,如有,应及时送至给药医疗单位(医院)检查。

7. 如胎囊排出后3周仍有阴道流血,应立即就诊。

8. 如突然发生大量活动性阴道出血、发热、持续或剧烈腹痛,均需及时急诊。

9. 药物流产后转经前应禁房事,转经后应及时落实避孕措施。

10. 药物流产过程中如未见胎囊排出,医护人员应告诫用药者警惕异位妊娠或葡萄胎。

【不良反应的防治】 药物流产的不良反应一般较轻,不需要处理。服用米非司酮后,恶心、呕吐、头晕和乏力等类早孕反应的发生率分别比服药前增加约10%、5%、4%和5%;而下腹痛的发生率明显增高的约占15%,但症状均较轻微,绝大多数服药者能耐受,个别症状严重者可对症处理后继续用药。加用卡前列甲酯栓后,由于刺激子宫收缩而有明显下腹痛,发生率约85%左右,其中剧烈腹痛而需要解痉治疗者,如给予口服颠茄片或肌内注射阿托品或哌替啶(度冷丁)者占2%~3%。PG05又能刺激胃肠道平滑肌,使蠕动加速而发生腹泻和呕吐者分别约占40%~50%和30%左右,其中腹泻或呕吐3次以上者约占6%和3%左右。米索前列醇的不良反应明显比卡前列甲酯栓为轻,腹痛中度者占8.2%,重度需要治疗者不到1%;腹泻或呕吐3次以上者分别占3.7%和1.2%;少数妇女有短暂的发冷、寒战,手足发红、发痒或麻木的感觉,与药物有扩张末梢血管有关,一般能自行恢复正常。但需警惕的是,国内曾有米非司酮或米索前列醇致过敏性休克的报道。

【药物流产存在的问题】

1. 药物流产失败问题 国内外使用米非司酮配伍各种前列腺素类衍生物的不同方案,明显地提高了完全流产率,但仍有少数失败的病例,原因可能有以下因素:

(1) 蜕膜靶水平上米非司酮含量不足或维持时间不够,不能有效抵消孕酮的作用。临床表明,孕期越长,效果越差。失败率也随服药前血清hCG和尿hCG定量水平升高而增加。估计血清β-hCG水平越高,卵巢分泌维持妊娠的E和P水平也升高,同一剂量的米非司酮不足以对抗高浓度孕酮的作用,这是失败原因之一。为此我国规定药物流产用于停经≤49天。由于妇女排卵时同有提前或延迟,受孕日期也有前后的差别,单以停经天数计算孕日会有偏差,难以预测效果。服药前血或尿中hCG水平和B超胎囊直径能客观地反映滋养细胞功能与妊娠期限。1993年吴学浙等的临床研究表明,尿hCG≥20 000U/L或B超胎囊平均直径>20mm者,疗效明显下降,出血相对增多。如能将停经时间、hCG水平和B超三者结合起来,是预测效果较为理想的方法。

(2) 孕酮受体的遗传变异:如孕酮受体第722位甘氨酸发生突变,就失去与米非司酮结合的能力。

(3) 血清α_1酸性糖蛋白水平增加,使游离的米非司酮量减少。

(4) 药物代谢的个体差异,如身体肥胖的孕妇失败率较高。

(5) 前列腺素量不足或效力不高,或子宫对前列腺素反应性不强,不能引起有效宫缩。

(6) 年龄越大,孕次越多,失败机会也相对增加。

2. 药物流产后出血问题 临床资料表明,药物流产后平均出血时间为半个月左右(包括点滴出血),有的长达1～2个月之久,以胎囊排出的头3天出血较多。其中约有1%～3%病例因不全流产、大出血而需急诊刮宫或输液、输血等急救措施。研究药物流产后长期出血的主要原因为绒毛或滋养细胞残留,因此,对出血2周以上病例,应适时进行清宫术,以免感染或大出血。1993年,吴学浙等用尿hCG半定量进行动态监测发现如流产后第15天尿hCG半定量≥125mIU/ml,或第21天尿hCG仍阳性者,同时伴有阴道出血,配合B超检查宫腔内有妊娠残留物者,应及早采取刮宫措施,避免大出血。Shoupe认为,米非司酮尚有微弱的孕激素活性,大剂量应用时,由于多余的药物较长时间作用于蜕膜,使蜕膜不能在短时间内剥离干净,导致流产后出血时间延长。1993年贺昌海等研究米非司酮对早孕妇女血凝-纤溶系统影响,发现它有一定程度的抗凝倾向,但各项参数的变化均在正常范围内,提示米非司酮抗早孕后的出血问题,抗凝作用并非是主要原因。

3. 异位妊娠的误诊问题 在进行药物流产中,有一部分孕妇停经≤40天。此时,临床尚难以确诊是宫外还是宫内妊娠。因此,有时将异位妊娠误诊为宫内妊娠而使用药物流产,以后发生内出血休克需要抢救,临床上已有不少报道。故对使用前列腺素后未见绒毛排出,或流产过程中伴有剧烈腹痛者,应高度警惕异位妊娠,以免延误病情,危及生命。如将服药前的B超检查列为常规,则可避免异位妊娠。或对服药后未见绒毛排出者及时进行B超检查,以便尽早确诊。目前无确切的资料,说明米非司酮可用于治疗异位妊娠。

【米非司酮用于早孕晚期】 国内已有较多报告将米非司酮配伍前列腺素终止早孕晚期(8～13周)以替代钳刮术,取得较好效果。虽然由于孕期较长,手术清宫率高于早孕期,但药物促使胎儿胎盘自动排出,即使需要清宫,手术亦远较钳刮术简便安全。并且米非司酮与前列腺素配伍可减少前列腺素的用量和不良反应,缩短引产时间,大大提高完全流产率,被认为是一种简便、经济、有效和无侵害性的方法,有待规范的临床试验加以验证,取得米非司酮增加新的适应证的批文。法国已批准用于胎死宫内的引产药。

(三) 其他

1. 天花粉结晶蛋白 天花粉结晶蛋白常与丙酸睾丸酮和利血平三者联合应用,称为复方天花粉结晶蛋白。自从有了米非司酮配伍前列腺素用于终止早孕以后,临床已很少应用。

【作用原理】 天花粉具有清热、生津、排脓、消肿功能。皮下或肌内注射天花粉结晶蛋白,具有较强抗原性和致流产效应。其作用机制主要是选择性地直接作用于胎盘,使绒毛合体滋养细胞严重变性坏死,绒毛间隙闭塞和纤维素沉着,阻断胎盘血循环,使胎盘丧失功能,从而导致胚胎停止发育。同时使人体内绒毛膜促性腺激素和甾体激素水平迅速下降。又因蜕膜细胞变性坏死,促使大量内源性前列腺素形成和释放,引起子宫平滑肌收缩加强,从而导致流产。丙酸睾丸酮使孕妇的蜕膜细胞明显变性和坏死。利血平对人胎盘和蜕膜未见明显影响,但对小鼠可使部分胚胎吸收,胎盘蜕膜变性坏死,子宫内膜腺体圆形或稍直而类似静止期,卵巢黄体部分轻微退变。三者合用,包蜕膜几乎全层坏死。胎盘剥离面变性坏死更明显,从而提高了抗早孕的效果;1985年后,改用天花粉与丙酸睾丸酮联合应用,取得相似的疗效。

天花粉结晶蛋白终止早孕在20世纪80年代前后研究较多。临床使用也较广泛。80年代后期国产前列腺素和90年代初抗孕激素药物米非司酮相继研制成功后,两种药物序贯使用,安全简便,完全流产率高达90%以上,不良反应轻,更没有令人担心的过敏反应。为此,近年来,临床上已很少使用复方天花粉结晶蛋白终止早孕。

2. 甲氨蝶呤加米索前列醇 20世纪90年代以来,米非司酮配伍前列腺素作为非手术终止早孕方法已广泛用于中国、法国、瑞士和英国等国家。由于美国尚未批准米非司酮在国内使用,而许多妇女认为药物流产比手术流产好。为此,美国进行了甲氨蝶呤(MTX)终止早孕的研究。甲氨蝶呤是一种抗代谢药物,能抑制二氢叶酸还原酶,使叶酸不能还原为四氢叶酸,从而干扰DNA的合成。妊娠时,增生活跃的滋养细胞对甲氨蝶呤非常敏感。1982年以来,对增生的滋养叶组织有毒性作用的甲氨蝶呤已安全有效地用于治疗异位妊娠。它是通过阻断影响细胞快速生长和分裂所必需的叶酸的作用,来达到终止妊娠,不良反应少,且不影响今后的生育力。自1993年以来,对甲氨蝶呤终止早孕进行了各种研究,以确定最适用剂量和给药时间。甲氨蝶呤配伍米索前列醇终止早孕的方案为第1天肌内注射甲氨蝶呤,按每平方米体表面积50mg计算;第7天阴道内给米索前列醇800μg;必要时第8天可重复给米索前列醇800μg。此方案对孕期≤49天的300名妇女的疗效观察,在首次或重复使用米索前列醇后24小时内的完全流产率为66%,观察至末次给米索前列醇后28天内可达约90%。用于孕期≤56天孕妇的完全流产率分别为65%和88%,说明使用此法完全流产所需观察时间为1～5周。即使流产过程需经历较长的时间,仍有73%以上妇女认为体验良好,83%以上妇女表示再次妊娠愿意再用此法。1995年Hauskuecht报道178名停经≤63天的孕妇,采用第1天同法肌内注射甲氨蝶呤后,于5～7天后阴道内放米索前列醇800μg;如7天后未发生流产,再次给米索前列醇。结果171名(96%)流产成功;其中25名(14%)使用二次米索前列醇者,18名流产成功,7名用吸宫术终止妊娠。其主要不良反应是恶心、头痛、腹泻、腹痛和出血。出血一般持续2周左右,痉挛性腹痛较为普遍。其他不良反应约占10%。美国正组织一个大规模的临床试验以期取得此方案的安全性和有效性以及与胎儿致畸可能有关的数据。由于此方案对终止孕期≤49天的总有效率略低于米非司酮,在开始用药后7天内仅半数以上妇女流产,使用米索前列醇28天后,就不再发生流产,说明甲氨蝶呤所需观察的时间较长,不像米非司酮方案,在使用米索前列醇后,大多数在12小时内流产。为此,甲氨蝶呤不能作为终止早孕的常规用药,只能是在没有米非司酮且能提供咨询以及服务的地方,可作为终止妊娠的一种选择。

（四）药物流产中应该注意的问题

1. 药物流产是一种非手术的人工流产　它虽然能减轻妇女对手术的恐惧心理和痛苦，但它还存在流产后出血时间长和潜在有大出血的危险。它只能是避孕失败的补救措施之一，绝不能以药物流产当做避孕措施。

2. 药物流产不能替代手术人工流产术　实践证明，负压吸引流产术是一种安全、成功率高、方法简便和经济的终止早孕方法，并具有出血量少、出血天数短和流产所需时间短等优点；但它有时对子宫内膜有一定损伤，手术时比较疼痛和可能发生人工流产综合征、子宫穿孔和宫颈裂伤或粘连等并发症。药物流产具有损伤小、痛苦轻、不需要手术、精神负担小等优点；但它完全流产率仅 90% 左右，流产过程较长，流产后出血量较多和时间长等问题尚未解决，并潜在有大出血的危险。总之，药物流产和手术流产各有其优缺点，应该依据对象的特征和病情来进行选择，不能相互取代；两种方法在各自合适的人群中都具有高度可接受性。

3. 必须强调服药前咨询和服药后随访的重要性，医务人员应加强责任心，向对象说明药物流产的利弊，按药物流产常规操作。必须在医生监护下使用前列腺素，并加强监护，严密观察绒毛排出及流血情况，以及心血管系统和过敏反应。从服药第一天起，即应告诫对象遇有意外事件如出血多于月经量、出血时间超过 2 周或严重腹痛、发热等，应及时到医院就诊。对药物流产后未见绒毛排出者，应适时进行 B 超或血、尿 hCG 测定来协助诊断和处理。如一切正常也应在流产后 2 周左右到医院复查了解出血情况，判断治疗效果。同时告诫对象，药物流产当月应避免性生活，以防感染。

4. 再次强调，药物流产必须在有急救措施和急诊刮宫设备的医疗单位、有医务人员监护下、有选择地应用；严格掌握适应证和禁忌证，以确保妇女的安全和健康。

（乌敏明　左文莉）

第二节　中期妊娠终止

中期妊娠是 13 周至不足 24 周之间的妊娠。用人工的方法终止中期妊娠，称为中期妊娠引产。过去，10～14 周之间的妊娠，常用钳刮术方法终止，近年来，由于药物研究的进步，如天花粉、依沙吖啶等都能成功地使 13～24 周之间的妊娠以近似自然流产方式终止。20 世纪 80 年代以来研制开发出终止早孕的抗孕激素药物如米非司酮作为药物终止中期妊娠是很有希望的，有待取得该药用于中期妊娠引产适应证批文。

中期妊娠终止的指征主要限于以下几个方面：

1. 患各种疾病，不宜继续妊娠者。

2. 产前诊断发现胎儿存在遗传性疾病或发育缺陷者。目前诊断方法包括绒毛取样活检，羊水穿刺，胎儿及胚胎镜检，胎儿脐静脉或心脏、肝静脉穿刺，以及从母外周血中确诊胎儿细胞等。绝大部分产前诊断结论是在妊娠中期完成的。

3. 妊娠中期误服对胎儿生长发育有肯定不良影响的

药物。

4. 中期妊娠死胎或过期流产。

5. 其他不宜继续妊娠原因，如暴力、伦理等原因。

一、中期妊娠的生理特点

妊娠进入中期阶段以后，胚胎已完成分化，胎儿已完全成形，胎盘的分泌功能取代妊娠黄体，产生大量、复杂的与妊娠及胎儿发育有关的激素，子宫肌细胞不断增长、子宫肌壁增厚，但对内外源性宫缩物质敏感性差，妊娠 10 周时，峡部变软，12 周时开始伸展。因此，中期妊娠与早期和晚期妊娠比较，有很多不同的生理特点。

1. 胎盘形成，平滑绒毛膜部分退化，部分仍有绒毛结构，绒毛向蜕膜及子宫血管的侵袭使血管逐渐扩张，以满足胎儿不断生长发育需要。但同时使胎盘娩出时常有绒毛残留，亦不容易检查出是否完整。即使胎盘绒毛完全排出，但已侵入子宫血管壁的绒毛细胞尚有生物活性，产生 hCG，使残留的蜕膜细胞不易死亡、排出，这些都常引起引产后出血或晚期产后出血。孕周越小，胎盘面积相对较大，常导致胎盘附着在逐渐形成的子宫体下段，甚至覆盖子宫颈口。因此，引产时常出现类似晚期妊娠前置胎盘样的出血，部分受术者在宫缩前或宫缩开始后不久，宫颈管尚未消退，宫颈口未开，出现大量阴道流血，使妊娠终止十分困难。

2. 胎盘产生雌、孕激素　虽可增加子宫对催产素等宫缩剂的敏感性，但在中期妊娠时，胎盘刚刚建立，雌激素增加的水平较孕酮增加的低，以作用较弱的雌三醇增加为主，孕激素对子宫平滑肌有"抑制"作用，使子宫弛缓，对宫缩剂不敏感。

3. 与晚期妊娠相比较，子宫局部的催产素（oxytocin，OT）及催产素受体（oxytocin receptor，OT-R）含量低。近年来研究发现，随着妊娠进展，下丘脑 OT 合成缓慢增加。已经确认，子宫、胎盘、羊膜和绒毛膜中可以合成一种单一的、种属性一致的，但不同于下丘脑合成的 OT mRNA。对人的研究也证实，羊膜尤其是蜕膜能合成 OT mRNA，自然临产后，蜕膜局部 OT mRNA 较未临产时显著增加。观察表明，雌激素不能促进子宫局部 OT mRNA 合成。OT mRNA 水平与血浆雌激素水平平行增加，人 OT 基因启动因子中含多量雌激素反应成分，雌激素可以促进离体培养胎膜组织 OT mRNA 的合成。胎儿体内虽也有 OT 合成，但似乎不通过胎盘参加子宫肌局部 OT 水平的增加。

OT 通过结合 OT-R 发挥作用，OT-R 为一由 388 个氨基酸组成的蛋白质，分子量为 42 000 道尔顿。不同组织中 OT-R 有所不同，同一种组织中的 OT-R 还存在不同亚型。随妊娠进展，子宫肌层中的 OT-R 不断增加，妊娠晚期近临产时子宫肌 OT-R 含量为非孕期的 100 倍。此外，羊膜、蜕膜及绒毛膜中也含有 OT-R，且在分娩发动中起重要作用。OT 与 OT-R 结合，引起花生四烯酸释放，酯酶作用促进前列腺素 F_2 和 E_2 生成而诱发并促进宫缩。由于 OT 及 OT-R 的增加是渐进性，故中期妊娠中子宫局部 OT 及 OT-R 明显低于晚期妊娠，使引产时外源性催产素使用量明显增加。

胎盘及子宫肌层中均存在催产素酶系统，释放的酶主要将催产素中由半胱氨酸组成的二硫键打开而使催产素失活。此酶可进入血浆中,随妊娠进展,血液中催产素酶的浓度逐渐增加,在 36 周达高峰。与晚期妊娠近足月时相比,中期妊娠催产素酶含量相对较多,催产素失活较快,这也导致中期引产时加用外源性催产素的用量增加。

4. 子宫逐渐长大、充血、变软、容易损伤。子宫的变化随妊娠进展而更加明显,与妊娠晚期相比,中期妊娠子宫变化有以下特点:

(1) 子宫肌层最厚,肌壁充血、水肿柔软。

(2) 子宫下段尚在形成过程中,较短。

(3) 子宫颈组织中细胞外基质含量丰富,较致密,不易在催产素的作用下软化、成熟、退缩。遇宫缩过强时,胎儿可能自宫颈与子宫下段界面组织薄弱处的宫颈阴道后穹隆排出。

5. 子宫颈是由上皮细胞、平滑肌及结缔组织组成,其中结缔组织具有功能,占宫颈组织的 85% ~90%。结缔组织中主要有两种成分:

(1) 70% 是胶原纤维,内含胶原蛋白及弹力蛋白,二者通过共价键聚合,成为可溶性胶原纤维。妊娠 10 周后可溶性纤维逐渐增多,宫颈开始变软。

(2) 间质细胞,约为结缔组织的 30%,内含蛋白多糖(proteoglycan)、硫酸软骨素及透明酸酶等。这些成分的含量在妊娠期开始下降,使宫颈变软,随着妊娠周数增加,可由 55% 下降至 31%。中期妊娠引产时 PG 可使宫颈的胶原纤维降解以致宫颈成熟变软。

6. 妊娠 24 周前,血容量虽也显著较非孕期增加,但较晚孕期少。因此,对失血耐受力低,更由于胎盘胎膜残留率高,故失血性休克较易发生。

7. 胎儿随妊娠期生长,进入中期妊娠后,骨骼已形成,胎体逐渐增大变硬,胎头所占胎儿比例较大,胎儿娩出时需使宫颈充分扩张,头位胎儿娩出时,易发生宫颈自发性损伤;臀位胎儿娩出时,后出胎头娩出相对较为困难。但中期妊娠时胎儿相对较小,胎儿相对容易变形,故中期妊娠引产时一般不考虑骨盆因素,除非有软产道畸形阻碍分娩时,很少以剖宫取胎结束分娩。

二、终 止 方 法

中期妊娠的终止方法与足月妊娠引产不完全相同,胎儿及其附属物的排出过程与足月分娩近似。首先是宫颈管的软化、退缩、消失,随之出现规律性子宫收缩、宫颈管的扩张、胎先露的下降,胎儿及其附属物娩出。目前主要通过以下方法终止中期妊娠。

(一) 依沙吖啶引产

依沙吖啶(ethacridine,通用名:利凡诺 rivanol)为黄色结晶粉末,是强力杀菌剂,最初用于外科创伤、皮肤、黏膜等的洗涤和消毒。后来通过动物实验证实,依沙吖啶对离体和在体子宫都能刺激其收缩,使子宫收缩频率和幅度增加,在一定范围内呈现剂量依赖性,妊娠月份越大,对依沙吖啶越敏感,子宫收缩刺激作用越明显。日本学者铃木武德等首先将依沙吖啶用于中期妊娠终止,国内则于 1958 年开始应用于临床,至 60 年代后,成为中期妊娠引产最常用药物。

【药物性状和体内代谢】 依沙吖啶为吖啶衍生物,化学结构为:6,9-二氨基-2-乙氧基吖啶乳酸盐(6-9-diomi-no-2-oxoyothyl acridine lactate),黄色粉末状,能溶于水、弱酸性,可在碱性条件下重新结晶析出,并可被有机溶剂(氯仿、乙醚等)提取。提取后的依沙吖啶进行荧光测定,其最大激发波长为 360 ~370nm,荧光发射光谱的最大峰值为 510 ~515nm。中期妊娠时,一次性地羊膜腔内注射依沙吖啶100mg,12 小时左右羊水中药物浓度为 6 ~150mg/dl,以后浓度逐渐下降,胎儿排出前羊水中药物浓度为 1 ~2mg/dl。药物通过胎儿吞咽及肺进入胎儿体内,脐血中浓度为61μg/dl;胎儿的尿、胆汁、胸腹腔液中浓度为 60 ~90μg/dl;胎儿和各组织器官均有分布,以肝、肺、肾、心中浓度较高,每克新鲜组织约 5 ~60mg,胎盘中浓度每克新鲜组织约 5 ~30μg,药物经胎盘交换进入母体中含量很少,血中几乎测不出。进入孕妇体内的药物主要从尿中排出,羊膜腔内给药 100mg 后半小时,尿中即可测出,24 ~36 小时排出最多,48 小时内药物以原形经尿排出的总量约 2 ~4mg,占药物总量的 2% ~4%,72 小时内基本可将药物排出殆尽。因此,给予依沙吖啶 72 小时后仍无子宫收缩,可再次给药;胎儿排出后 4 天,尿中即测不出依沙吖啶。

【引产机制】

1. 引起子宫收缩 离体试验证实,依沙吖啶可使人妊娠子宫肌束产生节律性收缩,如已有收缩,依沙吖啶可增加子宫收缩的频率和幅度。

2. 杀死胎儿 药物经胎儿吸收后,损害胎儿肝、肾、心、肺等重要器官,使胎儿中毒死亡,但若胎儿较大,给药剂量小,胎儿可能存活。

3. 胎盘组织变性、坏死 杨宜弟等利用常规 HE 染色及进行糖原、碱性磷酸酶、酸性磷酸酶、3β-羟脱氢酶、琥珀酸脱氢酶染色,同时行超微结构观察后发现,依沙吖啶引产的胎盘绒毛滋养细胞有轻到中度空泡变性,合体细胞更明显,绒毛血管中等度扩张充血,绒毛间质红细胞及纤维素沉着,碱性磷酸酶和酸性磷酸酶染色稍有增强。电子显微镜下见绒毛细胞表面微绒毛略显肿胀,内质网扩张,线粒体肿胀成空泡状,严重者合体滋养细胞崩裂,细胞器解消失,细胞核碎裂、溶解。蜕膜出现程度不等的出血、灶性或片状坏死、蜕膜细胞核固缩或溶解。蜕膜和绒毛的变性坏死,引起下列继发性改变:①胎盘功能减退,hCG、E_3、P 及 E_2 均下降,但当宫颈消失,宫缩强烈时,羊水中皮质醇和 E_2 上升。这些变化可能使用药后分娩启动,宫缩进行性增强,最终将胎儿及附属物排出的主要机制之一。②胎盘组织细胞的破坏,溶酶体崩解,释放出大量磷脂酶 A_2,使花生四烯酸转化为前列腺素,引起宫颈软化、成熟、扩张及子宫收缩。王益夫等的研究发现依沙吖啶引产中,宫颈消失,宫缩强烈时羊水内 PGE 和 $PGF_{2α}$ 浓度分别较用药前上升 31.1 倍和 114.9 倍。依沙吖啶引产机制如图 9-7-5 所示。

【适用条件】 妊娠 13 ~24 周,要求终止妊娠而无禁忌证者;因患某种疾病不宜继续妊娠者;孕期服用胚胎有较为肯定不良影响的药物者。

【慎用条件】 过去曾经患肝、肾疾病,现功能已恢复正常者,须慎重选择本方法。

【禁用条件】 依沙吖啶主要经母体肝肾代谢,因此,

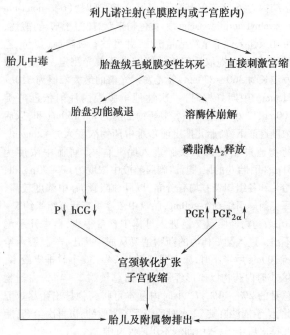

图 9-7-5 利凡诺引产机制

其引产禁忌证有:

1. 急慢性肾、肝疾病和肝、肾功能不全。
2. 各种急性感染性疾病或慢性疾病的急性发作期。
3. 全身状态不良,如严重贫血、心力衰竭、结核病。
4. 急性生殖器官炎症。
5. 术前一日体温两次间隔 4 小时均超过 37.5℃。
6. 术前 3 日内有性生活史或经阴道行阴道、宫颈手术史者。
7. 外阴、阴道及宫颈广泛多发性或巨大尖锐湿疣。
8. 剖宫产术或子宫肌瘤挖除术后 2 年内(相对禁用)。
9. 各种原因引起的凝血功能障碍或有出血倾向者。
10. 下腹部皮肤感染者。

【术前准备】

1. 器械、敷料准备

(1)羊膜腔内注射法:消毒皮肤用无齿卵圆钳 2 把,腰椎穿刺针 2 个,5ml 及 20ml 注射器各 1 个,弯盘 1 个,药杯 2 个,孔巾 1 块,消毒手套 2 双,小纱布数块。

(2)宫腔内注射法:无齿镊子 2 把,阴道窥器 1 个,宫颈钳 1 把,敷料镊 1 把,橡皮导尿管 1 根,5ml 及 20ml 注射器各 1 个,药杯 2 个,孔巾 1 块,纱布数块,10 号丝线数根。

以上器械均需用双层布巾包好后高压灭菌后备用。若同时需进行羊水分析检查者,应准备好相应试验所需的试剂。

2. 受术者准备

(1)详细询问病史,常规全身检查及产科检查,明确诊断为宫内妊娠并与停经日期相符合,有并发症者应进行相应的诊断和功能检查,明确病变性质及病变程度。

(2)常规血、尿检查和血型化验,做乙型肝炎病毒表面抗原、肝肾功能检查及凝血功能检查;阴道分泌物检查。

(3)行 B 超胎盘定位及穿刺定位。

(4)向孕妇及家属讲明手术可能出现的并发症,做到知情选择;由有法律效应的本人及家属签署手术同意书。

(5)术前 3 天禁止性生活,羊膜腔外注射前每日擦拭阴道一次。

【给药方法】

1. 羊膜腔内注射法

(1)体位:孕妇取平仰卧位。

(2)确定穿刺点:可先用 B 超确定羊水最大平面部位中点为穿刺点,并测量羊膜腔至腹壁距离作为进针深度。若盲法穿刺,则将子宫固定,在下腹部正中,宫底下两、三横指下方腹中线上为穿刺点,或在中线两侧选择囊性感最明显处为穿刺点。

(3)羊膜腔穿刺:用 7 号或 9 号腰穿刺针,从选择好的穿刺点垂直进针,经过两次明显落空感后即进入羊膜腔内(图 9-7-6)。穿刺针进入羊膜腔内,拔出针芯,见羊水溢出,接上注射器,抽出羊水。若无羊水溢出,可于宫壁两侧轻轻加压或改变进针方向,或用 B 超确定穿刺针是否进入羊膜腔内。如抽出的不是羊水而是血液,应重新更换穿刺部位。

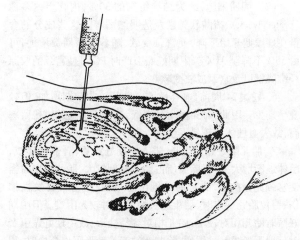

图 9-7-6 羊膜腔内注射

(4)注药:将吸好 1% 依沙吖啶 50 ~ 100ml 药液的注液器接于穿刺针上,稍加回抽,证实有羊水抽出后,将药液注入。

(5)退出穿刺针:回抽发现羊水已经黄染,证实穿刺并注药成功后,注入回抽羊水后,先插入针芯再迅速拔出穿刺针,穿刺处用消毒纱布块压迫 2 ~ 3 分钟后固定。

2. 宫腔内羊膜腔外注射法(图 9-7-7) 现已少用。

(1)体位:孕妇取膀胱截石位。

(2)宫腔穿刺:暴露宫颈后,常规消毒宫颈后,用敷料镊将橡皮导尿管进入宫腔侧壁,若送管过程中有出血,应改变方向。

(3)注药:将已准备好的依沙吖啶药液抽入注射器内,从导尿管内缓慢注入。

(4)注完药液后,结扎导尿管,以防止药液流出。阴道内填塞纱布。

(5)取管:24 小时后,取出阴道内填塞的纱布及导尿管。

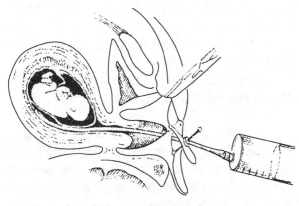

图 9-7-7 羊膜腔外注射

【术中注意事项】

1. 给药量以 50～100mg 为宜,不能超过 100mg。

2. 宫腔内注入药量与羊膜腔内一致,但浓度以不超过 0.4% 为宜,故注入宫腔内羊膜腔外液量宜为 25～100ml。

3. 从穿刺针向外溢出血液或注射器回抽时有血,可能刺入胎盘,不应注药,应结合 B 超胎盘定位结果,进针(前壁胎盘)或退针(后壁胎盘),或略改变方向。如仍有血液,可另换穿刺点,每次操作穿刺不得超过 2 次。

4. 溢出或抽出的羊水中略带浅色血性,可以注药。

5. 宫腔内注药时,进入宫腔的导尿管段应避免接触阴道壁,严格无菌操作、防止感染。操作要轻柔,切勿刺破胎膜。

6. 孕月在 3～4 个月,经腹穿刺失败时,可在严格消毒下经阴道后穹隆进针,子宫过度屈时,经前穹隆进针,通过子宫进入羊膜腔,可同时行腹部 B 超引导穿刺。

7. 注药过程中,要注意孕妇有无呼吸困难、发绀等羊水栓塞征象。

【术后护理与流产过程中的观察与处理】

1. 注药后,孕妇必须留院观察,注意宫缩、产程进展及阴道流血情况。

2. 观察孕妇体温、脉搏、血压情况。依沙吖啶引产,一般不良反应轻,发热较为常见,在安全剂量范围内,发热达 37.5℃ 约 10%～20%,超过 38℃ 者仅 1% 左右,个别孕妇可达 39℃ 以上,在胎儿排出后很快下降。体温 38℃ 以下,可暂观察,超过 38℃ 者可行物理降温或给予解热镇痛药物,不宜使用前列腺素合成抑制剂,如阿司匹林、吲哚美辛等。

3. 宫腔内羊膜腔外注射者,注药后 24 小时内阴道流血较多时,应取出纱布及导尿管,并进一步检查出血原因。

4. 胎盘娩出后,绝大多数均有不同程度的胎盘胎膜残留。出血较多者,应立即清宫;有血压及脉搏等血流动力学改变者,应输血输液;出现休克者,应抗休克治疗,补充血容量是关键。除此之外,应仔细检查子宫、宫颈和阴道等软产道,注意有无宫颈及阴道穹隆的撕伤,一旦发现,应及时缝合。

5. 给药后 5 天仍无规律宫缩者视为引产失败可再次给药或改用其他方法终止妊娠。

6. 羊膜腔外注药者,注药后不久出现高热、剧烈腹痛、

腹水时,应怀疑药物可能经输卵管进入腹腔引起化学性腹膜炎,此时应对症处理,给予利尿药物、保肝药物、白蛋白等,并采用有效方法迅速终止妊娠。

【流产后注意事项】 引产成功后,应留院观察至少 3 天,注意宫腔情况、恶露变化、子宫复旧、体温及全身状态。子宫复旧差,可给予宫缩剂如催产素或麦角新碱注射,也可口服益母草、宫血宁等中成药。少许胎膜残留致流血稍多并影响子宫复旧者,除给予宫缩药物外,也可给生化汤、排膜汤等中药促进残留绒毛与蜕膜排出。较多流血超过一周者,应 B 超检查,确定有无宫内残留的胎盘。

胎膜组织,若有残留应及时清宫,无残留可给宫缩剂止血药物处理。受术者流产后出现发热、恶露多而臭、子宫区疼痛及压痛,应及时给予强有力抗生素治疗,有条件者应进行细菌培养和药物敏感试验,根据结果合理选用抗生素,同时对症处理。部分引产者可出现较严重的产后宫缩痛,尤其是有过 1～2 次生产史的经产妇,可予以吲哚美辛、布洛芬等止痛药物。有产道损伤行缝合术者,流产后应注意外阴清洁,观察有无血肿形成,一旦发现血肿形成,及早拆线清除。有伤口感染时,应用抗生素治疗,确认脓肿形成,应拆线或切开引流。

中期引产后,由于雌、孕激素的骤然撤退,可引起乳汁分泌、潴留或乳房肿胀,应予回奶处理。常用药物有:己烯雌酚 5mg,每日 3 次;或乙炔雌二醇 0.035～0.05mg,每日 2～3 次。此两种药物有较严重的胃肠道反应,可同时给维生素 B₁、维生素 B₆,每日 30～90mg。戊酸雌二醇和溴隐亭回奶不良反应小,可选择使用,前者用法为 5mg,每日 3 次,后者为 2.5mg,每日 3 次,连续应用 5 天。中药麦芽、谷芽煎后口服也有退奶效果,芒硝敷贴乳房也能回乳。回奶过程中不宜饮用过多汤类滋补饮食。

【引产效果评价】

1. 引产效果 国内大量报道,依沙吖啶引产成功率在 95% 以上。自给药到胎儿胎盘娩出的引产时间,平均约 38～48 小时,范围为 3～180mg,93% 在 72 小时内流产。出血量约 100ml 左右。胎儿胎盘绝大多数以自然方式娩出,仅 2%～3% 需钳夹。蜕膜残留率高是依沙吖啶引产的一大缺点,其发生率约 63.4%,如不及时清宫,可能增加宫内感染及使出血时间延长。羊膜腔外注射成功率较羊膜腔内注射稍低,此外,常需辅以催产素静脉点滴,且易发生上行感染,还有发生化学性腹膜炎可能,故国内目前主要应用羊膜腔内引产方法。

2. 安全性 依沙吖啶用以中期引产的常用剂量为 50～100mg,在此剂量内,除非将药物误入母体血管或胎盘血窦内,依沙吖啶引产是十分安全的。正确的羊膜腔内 100mg 注射,约 1% 的受术者出现丙氨酸氨基转移酶(ALT)增高,但给药 3～5 日后自然恢复正常,尿素氮和肌酐也可能升高,一般在给药后 1 个月内恢复正常。个别可发生过敏反应,及时发现,正确处理,几乎所有患者均可顺利度过引产全过程。重庆医科大学对依沙吖啶引产后妇女随访 2～14 年,发现对用药妇女的月经和生育力无明显影响,也未发现对以后妊娠胚胎的致畸作用。

大量的临床实践证明,只要严格掌握药物剂量和适应

证,依沙吖啶羊膜腔内引产具有操作简单、价格低廉、安全有效、严重并发症少、成功率高、感染率低等优点,已成为终止中期妊娠的首选方法。

(二) 水囊引产

水囊引产是将预先制备并高压灭菌的橡皮水囊置于子宫壁和胎膜之间,囊内注入一定量的生理盐水,使子宫膨胀,宫内压增加,胎膜剥离,诱发和引起子宫收缩,促使胎儿及其附属物排出。

【引产机制】

1. 机械刺激作用　置于宫腔内的水囊,可直接刺激子宫壁引起宫缩,导尿管置于宫颈,可使宫颈软化、扩张。

2. Ferguson 效应　注入生理盐水的水囊使子宫腔膨胀,引起神经垂体催产素释放增加,达到引起宫颈所需的催产素阈值浓度时,可引起子宫收缩。

3. 前列腺素作用　哈尔滨医科大学计划生育研究所研究证明,水囊置入处胎膜剥离,蜕膜变性,局灶性坏死,使局部前列腺素产生和释放增加,诱发出有效宫缩,促使子宫颈软化、扩张。

【适用条件】

1. 妊娠 13～24 周,要求终止妊娠而无禁忌证者。

2. 因某种疾病如心脏病(心力衰竭者除外)、肝脏病、肾脏病、血液病和高血压等,不宜继续妊娠者。

【禁用条件】

1. 瘢痕子宫。

2. 妊娠期间反复出现阴道流血,B 超确定为胎盘前置状态者。

3. 宫颈发育不良或子宫发育畸形。

4. 其他禁用条件同依沙吖啶引产。

【术前准备】

1. 受术者准备　与依沙吖啶宫腔内引产基本相同。

2. 器械、敷料准备　同前。

3. 制备水囊　制备水囊用的避孕套可为单层,也可由两个套在一起制成双层,应仔细检查避孕套有无破损(注水或注气试验)。将一根 16 号或 18 号导尿管插入新的避孕套内,导尿管顶端距避孕套端约 2cm 左右,用手挤捏排出避孕套内气体。用粗丝线适度结扎避孕套口部,不要结扎过紧,以免使导尿管闭塞,如结扎过松,囊内液体会外漏。用注射器从导尿管口抽出残余气体,然后用粗丝线结扎导尿管口。进行无菌处理后备用。

【手术操作步骤】

1. 孕妇取膀胱截石位,常规外阴阴道冲洗消毒,测量子宫底高度。

2. 暴露子宫颈,常规消毒宫颈后,可自 4 号扩宫器开始逐号扩张宫颈至 8～10 号。

3. 放入水囊　在水囊顶端涂少许无菌石蜡液后,用敷料镊夹住水囊顶端徐徐进入子宫腔,直到水囊全部放入宫腔内,置于子宫壁与胎膜之间。在放入过程中,勿使水囊接触阴道壁,以免导致感染;若放入过程受阻或发生出血,应将水囊取出,从宫壁另一侧重新放入。

4. 注入无菌生理盐水　常用方法是将盐水(酌情可加美蓝数滴,以辨别羊水或注入水)瓶挂在输液架上,滴入水囊内。滴入速度可比静脉滴注快,按妊娠月份酌情增减,一般以 300～500ml 为宜,最多不超过 600ml。

5. 注完液后,将导尿管末端折叠、结扎,压塞无菌纱布 1 块,防止水囊内液体流出。

6. 测量子宫底高度并与术前对照,以便于观察放入水囊后有无胎盘早剥和宫腔内出血征象。

【术中注意事项】

1. 宫腔内感染　放置水囊是经阴道进入宫腔的操作,继发宫腔内感染的可能性较大,有因严重感染导致死亡的报道。因此,严格做好术前检查,仔细询问病史,有感染或可疑感染者应予以抗生素治疗。术前应做阴道分泌物检查,必要时行宫颈分泌物培养以及支原体、衣原体、淋球菌等检查,并予以相应处理,治愈后再行水囊引产术。操作时应严格无菌,进入宫腔次数切勿超过 2 次,水囊不要接触阴道壁。水囊放置时间不宜超过 24 小时。

2. 放置水囊数与注入量　一般均放置 1 个水囊,宫颈松或第一次失败而再次放置时,可以放双水囊,但增加了感染机会。注水总量以 300～500ml 为宜,过多易发生胎盘早剥,甚至发生子宫破裂。

3. 水囊放置部位　水囊最好放在子宫下段,将水囊捆扎部位送入宫颈内口以上,注完盐水后轻轻向外拉一下即可。低位可刺激宫颈感受器,引起反射性宫缩,且可防止胎盘早剥。

4. 水囊放置次数　水囊引产最好只放 1 次,不得超过 2 次。第二次放置水囊前应注意有无局部感染、注意体温、血象变化,查阴道分泌物,做细菌培养。两次水囊间隔至少 72 小时,确诊无感染后再次放置,并给抗生素预防感染。

5. 严密观察宫缩　宫缩过强时应注意子宫形态,如呈葫芦状,提示子宫下段延长,应注意是否因水囊阻塞胎儿娩出,应及时取出水囊。

【术后护理及流产过程处理】

1. 放入水囊后,让孕妇卧床休息,避免阴道内纱布及导尿管脱出,注意外阴清洁,防止感染。

2. 观察体温、脉搏、血压变化和子宫收缩,严密观察产程进展及阴道流血情况。一般在水囊放入后 10 小时左右出现规律宫缩,强度渐强,持续时间渐延长,间隙时间缩短。规律宫缩数小时后,宫口扩张、开大、水囊可自然掉出。如果宫缩较强,水囊未排出应取出水囊。水囊放置合适,一般在 24 小时内均可开始宫缩。24 小时后不论有无宫缩,均应取出水囊,如宫口开大 2cm 左右或完全软化,依据宫缩情况,酌情可静脉滴注催产素诱发或加强宫缩。如果宫颈较硬,宫口开大不足 1cm,可在 72 小时以后改用其他方法引产为好,也可再放一次水囊引产,同时加用抗生素预防感染。

3. 放置水囊后数小时出现少量阴道流血,可继续观察;出血多应取出水囊,明确出血原因。如孕妇出现寒战、发热或阴道分泌物有臭味等情况,未见宫缩而子宫区压痛,血常规提示白细胞计数及中性粒细胞增高,应怀疑感染发生,立即取出水囊,给予抗生素治疗感染。出现宫底升高,子宫持续变硬、压痛明显,血压及脉搏改变,血红蛋白进行性下降,应考虑有胎盘早剥发生,立即取出水囊,根据宫口开大情况迅速结束分娩。

4. 取水囊前,先取出压塞的阴道内纱布,再将导尿管末端结扎线打开,放出囊内生理盐水,然后向外轻轻牵引取出。

5. 加用催产药物——催产素 有主张在水囊放入 12 小时后常规静脉点滴催产素,但北京、山西等报告发现,催产素点滴对水囊引产成功率及引产时间并无改进。大多数作者认为,水囊引产应用催产素指征是:

(1) 原发性或继发性宫缩乏力。

(2) 取出水囊后,未出现宫缩,但宫颈已软化,估计滴加催产素能使胎儿胎盘娩出。

(3) 出现较多阴道流血,在水囊取出后点滴催产素可促进宫缩,减少出血。催产素在中期妊娠引产的应用基本同晚期妊娠引产,应控制用量及滴速,也应有专人观察宫缩、宫口开大情况及子宫轮廓。也有催产素静滴发生中期妊娠子宫破裂的报告。

6. 引产成功的临床经过与处理 水囊排出或取出后,自然破膜,继而胎儿和胎盘完整娩出,出血量不多,子宫收缩良好,孕妇无异常征象。胎儿和胎盘娩出后,要测量胎儿长短、胎盘大小,检查胎盘是否完整,胎膜有否缺损,做一次阴道检查,了解阴道、穹隆、宫颈有无损伤。详细记录流产经过。

7. 胎儿和胎盘排出的几种异常情况的处理

(1) 胎儿娩出后,可自然等待胎盘娩出,若无活动性出血,应继续滴注催产素,或在子宫底部加压,协助胎盘娩出。若出血多或胎儿娩出后 20 分钟胎盘仍未娩出,应仔细检查,并做好人工剥离胎盘和钳刮术准备,证实有胎盘粘连者,应行人工剥离胎盘和钳刮术。

(2) 胎盘或胎膜残留:胎盘娩出不完整或有胎膜残留,应及时行刮宫术,同时应用宫缩剂。

(3) 产后出血较多,在排除产道损伤和胎盘胎膜残留后,肌内注射麦角新碱 0.2mg 或催产素 10 单位静脉注入,也可阴道或直肠内放置卡孕栓 1~2mg,同时按摩子宫,促进子宫收缩。

(4) 胎儿排出后,发现子宫颈阴道壁或穹隆部损伤,及时用肠线或可吸收线进行修补缝合。

(5) 引产过程中,如发现有子宫先兆破裂征象或严重的胎盘早剥,应及时开腹手术。

8. 引产成功后,观察 3 天,注意宫缩、恶露、体温和全身状态。根据引产经过情况酌情用退奶药、子宫收缩药和抗生素,促进子宫复旧,减少出血,预防感染。

【引产效果评价】 综合国内资料,水囊引产成功率为92.78%。平均引产时间约 30~56 小时,以 24~48 小时为最多。孕周大的排出较快些。胎盘胎膜大多数可自然娩出。出血量少于 100ml 者占 80%,仅 2% 引产者出血量超过 300ml。感染率约 3%~7%,胎盘残留率占 5%~18.9%,宫颈裂伤率为 0.17%,子宫破裂率占 0.3%。因此,水囊引产虽然较早用于临床,但仍是一种行之有效的中期引产方法,尤其适用于肝、肾功能不良需行引产的孕妇。

(三) 米非司酮配伍前列腺素引产

国外前列腺素用于中期妊娠引产已有多年历史,从天然 PGE$_1$ 及 PGE$_{2\alpha}$ 到合成 PG 经历了不同阶段。目前有将 PG 配伍抗孕激素联合应用于引产,或作为其他中期妊娠引产方法如依沙吖啶或水囊引产的辅助用药。

1987 年,Urquhart 和 Templeton 首次将抗孕激素米非司酮配合前列腺素终止 16~18 周妊娠,缩短了引产时间,减少了前列腺素用量,提高了引产效果。国内于 1993 年后,临床试用米非司酮与前列腺素序贯引产,将成为终止中期妊娠可选用的方法之一。目前此种引产方法尚未取得国家药品监督管理局的批文,必须使用时,须由家属签署知情同意书。

【适用者】 妊娠 13~24 周,要求终止妊娠而无禁忌证者。

【禁用者】 有使用米非司酮和前列腺素禁忌证者(请参阅米非司酮药物流产的禁用条件);其他禁用条件与一般中期妊娠引产相同。

【给药方法】 国内目前中期妊娠引产米非司酮的试用量为 150~200mg,分次服用,48~72 小时后加用前列腺素。所用前列腺素方法供参考:

1. 口服 米索前列醇 400~600μg,每 3~4 小时一次,一日 2~3 次,日总量不超过 1800μg。

2. 阴道给药 将栓剂或片剂置于阴道后穹隆。

(1) 卡孕栓:1mg,每 2~3 小时 1 次,最多 5 次。

(2) 米索前列醇(尚未获取药审批文):200~400μg,每 2~4 小时 1 次,24 小时总量不超过 1600μg。

【引产过程】 少数孕妇在用米非司酮后,出现阴道流血,并有胎儿排出者。给前列腺素后,平均引产流产时间为 4~7 小时,6 小时内胎儿自然排出率达 50%~70%。24 小时内完全流产率仅 30%~50%,不全流产及失败者达 50%~70%,清宫率近 60%~80%,清宫的主要原因中 60%~70% 系蜕膜组织残留。完全流产者的流产后出血天数平均达 10~16 天。出血时间长与活性滋养细胞残留有关。胎儿胎盘排出经过同水囊引产术。对于中期妊娠终止而言,即使用药后流产不全需要清宫,其远比钳刮术容易及安全,对患者痛苦亦小。

【不良反应及处理】

1. 胃肠道反应 口服米非司酮后,胃肠道反应较轻,常不需处理。应用前列腺素后,孕妇出现恶心、呕吐、腹痛、腹泻等胃肠反应的发生率分别为 30%~50%、20%~40%、70%~90% 和 40%~60%。较重者可应用维生素 B$_6$(30mg)、氯丙嗪(25mg)、甲氧氯普胺(灭吐灵,10~30mg)等止吐;服用普鲁本辛(30mg)、颠茄片(8~16mg)止腹痛;口服复方苯乙哌啶(2mg)、复方樟脑酊(20ml)止泻。

2. 其他 头晕、头痛、疲乏、虚弱等不良反应与药物流产相似。

【引产效果评价】

1. 疗效判断标准

(1) 完全流产:胎盘胎儿完整排出,阴道出血自行停止,月经自然恢复正常。

(2) 不全流产:胎儿自然排出,胎盘胎膜残留或胎膜滞留,出血多,出血时间长,B 超提示有宫内残留而行清宫术者。

（3）失败:末次前列腺素应用 24 小时后,胎儿胎盘仍未排出,改用其他方法终止妊娠者。完全流产与不全流产均作为引产成功。

2. 引产效果 综合国内外报道,米非司酮与前列腺素序贯应用引产的完全流产率为 30% ～50%,不全流产率为 40% ～60%,失败率在 10% 以内。引产成功率与孕周、孕次有关,而与孕妇年龄无关。

3. 月经恢复情况 完全流产后月经恢复的平均时间为 32 ～35 天,95% 在流产后 20 ～70 天内恢复月经。70% ～85% 的药物使用者月经量类似于既往月经量,20% 月经量较过去增多,比过去月经量减少者占 5% ～10%。月经的经期范围为 2 ～15 天,平均为 5 ～7 天。月经量明显增多、经期延长半月以上者,应进行血、尿 β-hCG 测定,B 超检查,必要时清宫,刮出组织送病理检查以排除流产不全、功能性出血或绒毛膜恶性病变。

（四）天花粉结晶蛋白引产

由于天花粉应用有不良反应及过敏反应严重,并发症也较多,目前临床已基本不用。而且天花粉已从基本药物中删除,故本书再版中关于其临床应用方法、流产过程、不良反应及处理方面予以删节。

（五）剖宫取胎

近年来,临床成功率高、较安全的中期引产方法逐渐增多,引产方案日臻完善,同时剖宫取胎对孕妇创伤大,近期和远期并发症多。目前限于不能耐受各种引产方法并要求绝育,或在引产过程中出现严重并发症,必须迅速结束分娩者。

【适应证】

1. 中期妊娠患较严重的慢性肝、肾、心、肺等重要器官疾病,必须终止妊娠者,经过积极内科治疗后,病情处于相对稳定阶段,但不能耐受经阴道分娩时的病理生理改变者。

2. 妊娠期发生反复阴道流血,B 超证实为前置胎盘,其他引产方法不宜者。

3. 子宫肌层手术后距本次妊娠间隔时间不足 2 年者,尤其是壁间巨大子宫肌瘤剥除术或古典式剖宫产术后。

4. 应用其他方法引产时,宫口开大在 2cm 以下,但有较多阴道流血,疑前置胎盘或胎盘早剥,短时间内不能经阴道分娩或经阴道行钳刮术困难者。

5. 并发外科疾病必须开腹手术治疗,而长大的子宫影响外科手术操作者。

6. 患恶性妇科肿瘤合并妊娠,需手术切除子宫时。

【禁忌证】 与一般中期妊娠引产相同。

【手术步骤】

1. 选择子宫切口 妊娠小于 5 个月者,选用子宫纵切口;大于 5 个月者,子宫下段已有一定程度的形成,可选用下段横切口。

2. 依次切开子宫浆膜层、子宫肌层。切口一般长 5 ～6cm。整齐切开子宫肌层。

3. 用示指伸入宫腔游离子宫壁与胎膜的四周附着面,小的胎囊可一次完整地取出;大的胎儿,先刺破羊膜,吸出羊水,娩出胎儿,胎头较大的,可行穿颅术后娩出。

4. 娩出胎盘 中期妊娠行剖宫取胎时,无自发性宫缩,可在胎儿娩出后,在子宫体部注射催产素 10U 或麦角新碱 0.2mg,促进子宫收缩。用手指剥离胎盘胎膜,用卵圆钳交替牵拉,完整娩出胎盘胎膜。

5. 其余手术步骤及术后观察与处理 同剖宫产术。

三、中期妊娠引产并发症的防治

中期引产的流产过程与足月分娩相似,可出现出血、胎盘胎膜残留、子宫损伤、严重感染、羊水栓塞及弥散性血管内凝血等并发症。

（一）出血

出血是中期引产时常见并发症。出血可发生于给药时,也可以发生于流产后,更多见于流产时,出血量平均在 100ml 左右。各种引产方法包括钳刮术流产时出血量>300ml 诊断为引产出血。出血量>400ml 的发生率约 1%。

1. 出血原因

（1）子宫收缩乏力:中期引产时,子宫肌对催产素、前列腺素等敏感性较差,但一旦各种引产方法诱发宫缩后,其内源性前列腺素能维持子宫收缩并不断加强,最终排出胎儿。胎儿排出后,由于宫腔容积的骤然缩小,反射性地引起宫缩。部分孕妇流产后可因极度疲劳、恐惧、子宫肌瘤、子宫畸形等而发生子宫收缩乏力,导致产时产后出血。

（2）胎盘滞留,胎盘胎膜残留。

（3）软产道损伤:宫颈裂伤、阴道穹隆撕伤较为常见。

（4）凝血功能障碍。

（5）前置胎盘:妊娠 16 周时,胎盘约占宫腔面积的 1/2,而足月妊娠时,胎盘所占宫腔面积缩小至 1/3 ～1/4。因此,中期妊娠时胎盘靠近宫颈或覆盖宫颈内口的机会增多。引产时可因胎盘前置而出血。妊娠中期 B 超诊断的前置胎盘发生率为临产前的 5 ～7 倍。华西医科大学对妊娠 20 周左右 B 超诊断的前置胎盘孕妇进行动态观察,发现 20 周左右的前置胎盘的 B 超检出率较高,此后由于子宫下段逐渐形成,使胎盘附着部位相应上移,B 超的前置胎盘检出率逐渐下降。到妊娠 40 周时,中央性前置胎盘仅为 20 周时的 11%,部分性前置胎盘为 20 周时的 13%、边缘性前置胎盘为 20 周时的 65%,低置胎盘为 20 周时的 90%,说明随着妊娠周数增加,胎盘附着的异常位置,可能转归成正常位置。

（6）胎盘早剥:羊膜腔穿刺时刺入胎盘,穿刺针较粗,采用捻转手法,多次重复穿刺等,均可导致胎盘后出血,血肿形成而致胎盘早剥。宫腔内羊膜腔外注射引产,水囊引产等在行宫腔内操作时,可损伤胎盘,导致胎盘剥离出血。

（7）脐带断裂:中期引产时,胎儿娩出时多呈浸软状态,脐带容易断裂,若未及时发现钳夹住,可于胎儿排出后有较多阴道流血。

2. 临床表现与诊断 中期引产时出血的临床表现与足月分娩时完全一致,其病因诊断亦与足月分娩相同。前置胎盘出血常出现于引产后宫缩开始前后,因此常有阵发性腹痛。羊膜腔穿刺形成的胎盘早剥多为隐性出血,患者腹痛、宫底升高、持续变硬、疼痛、压痛,但常无或仅为少量阴道出血。而宫腔内羊膜腔外给药或水囊引产时的胎盘早剥以外在性显性阴道流血为主,在宫缩开始前,少有腹痛或仅感下腹隐痛,出血可在给药或置水囊时出现,若不仔细观察,常在阴道内压塞纱布已被血浸透,甚至完全脱出后才发现。

3. 处理

(1) 子宫收缩乏力性出血 以加强子宫收缩为主,如按摩子宫、应用宫缩剂等。中期妊娠时,子宫肌对外源性宫缩药物敏感性较差,因此用药剂量可稍稍偏大。

(2) 胎盘滞留应仔细检查,进一步明确原因,剥离后未排出者应及时牵出或钳夹排出,粘连者行人工剥离,胎盘植入时可视具体情况处理,必要时行子宫切除术。

(3) 软产道损伤应修补缝合出血。

(4) 凝血功能障碍处理见弥散性血管内凝血(DIC)部分。

(5) 前置胎盘出血时应根据阴道出血量,胎儿大小,宫颈口开大情况综合考虑处理。阴道出血量不多,胎儿较小,宫颈已软化者可进一步加强宫缩,但应严密观察阴道流血情况。阴道出血量多,胎儿较大,宫口开大不足2cm,立即以剖宫取胎结束分娩;宫口开大2cm以上,进一步稍加扩张宫颈,可将胎儿肢体拉下,起到压迫子宫颈口处胎盘止血及进一步扩大宫口。如果宫口已经扩大,也可行碎胎办法取出胎儿胎盘。术中应建立通畅的大号针头静脉输液通路,以静脉穿刺留置针最好,做好输血准备,严密观察患者反应,及时发现有无羊水栓塞及子宫损伤。

(6) 胎盘早剥处理基本上与前置胎盘相同。穿刺所导致的隐性出血,量不多时,可继续严密观察;量较多,短时间内不能结束分娩者,应剖宫取胎终止妊娠。宫腔内羊膜腔外水囊引产操作所致显性出血,出血不多,严密观察,用外源性催产素或前列腺素加强宫缩,取出水囊;量较多时,短时间内可分娩者,行钳刮术,短时间内不能经阴道分娩者,可行剖宫取胎或行宫颈切开后钳刮。

(7) 脐带断裂出血,立即行钳刮术娩出胎盘。

(8) 失血多者应补液、输血、并应用抗生素预防感染。

(二) 不全流产

绝大多数中期引产方法,均不能将胎盘胎膜一次性完整排出,产后胎盘胎膜残留率较高。各种中期妊娠引产方法的胎盘胎膜残留率不同,水囊引产8%~20%;依沙吖啶羊膜腔内注射引产最高50%~80%;天花粉引产5%~15%;米非司酮与前列腺素序贯引产20%~30%。

1. 发生原因

(1) 中期妊娠胎盘结构特点易致排出不全。

(2) 引产药物使绒毛与蜕膜组织变性坏死不完全或作用于绒毛与蜕膜界面最为明显,常导致胎儿源性部分较完整排出,而蜕膜排出不全。

(3) 过去人工流产史或曾有宫腔感染使子宫内膜受损,再次妊娠后发生胎盘粘连或植入。

2. 临床表现及诊断 胎儿排出后,胎盘迟迟不排出,可伴或不伴阴道流血;或胎盘排出后,持续性阴道流血,宫缩时增多,仔细检查胎盘胎膜发现有缺损。部分患者产后阴道流血类似于正常足月产后血性恶露量,但持续时间长,

B超检查常发现宫腔内残留物。

3. 处理

(1) 胎儿娩出后,阴道无流血或流血不多,可等待10~20分钟,20分钟后胎盘仍未排出,应重新消毒,在无菌操作下仔细检查宫腔内胎盘情况。若为胎盘粘连,行人工剥离胎盘术,娩出胎盘后常规用大号刮匙清宫。若疑为植入性胎盘,立即剖腹手术。手术方式以子宫次全切除术为主,若患者迫切需要保留生育功能,可剖开子宫,行植入胎盘部分切除术,尽量切除胎盘植入部分子宫结构,创面用肠线或可吸收线缝扎活动性出血处,渗血区域可用凝血酶或巴曲酶(立止血)纱布压迫或填塞,48小时后在输血准备条件下于手术室内取出,取出时出血多,可再次压迫或重新开腹行子宫切除。对植入子宫深肌层的胎盘或穿透性植入胎盘,应行子宫次全切除术。

(2) 娩出胎盘后,应仔细检查有无胎膜缺损。阴道出血不多,缺损的仅为胎膜组织且缺损不足1/3,可给予宫缩药物促进其排出;持续流血1周以上,应B超检查,有宫内残留应清宫;无宫内残留,给予宫缩药物和止血药物。阴道出血多,或有胎盘残留,或残留胎膜超过1/3,应产后即时清宫。术中术后给予宫缩药物。术后给抗生素预防感染,严密观察阴道流血情况,出血多或持续时间长,应行B超检查,必要时再清宫。

(三) 子宫损伤

引产过程中由于子宫收缩过强,子宫发育不良或瘢痕子宫,可以继发子宫破裂或子宫颈穹隆裂伤,胎儿可自破口进入腹腔或经后穹隆排出。各种引产方法导致子宫破裂发生率在1%以内。其中以米非司酮与前列腺素序贯引产的发生率最低,仅0.1%~0.5%。

1. 临床表现

(1) 宫缩强烈、频繁、持续时间长,孕妇烦躁不安、腹痛剧烈、辗转呻吟、呼吸急促、脉搏增快。

(2) 子宫下段或子宫瘢痕处压痛及反跳痛。

(3) 若发生子宫破裂,孕妇腹痛如撕裂状,继之宫缩停止,孕妇略感舒适,很快出现血压下降、脉搏细弱、四肢发冷等休克表现。在腹部可以扪及胎儿肢体,全腹有压痛、反跳痛。

(4) 胎儿排出后,持续性阴道流血,仔细检查见宫颈口未开,穹隆部宫颈有裂口,可诊断为宫颈穹隆破裂。

(5) 无尿或导尿时有血尿,可能为子宫破裂损及膀胱。

2. 诊断 出现前述临床表现,子宫损伤诊断不难。不全子宫破裂诊断有时较为困难,必要时做导尿检查或辅以B超检查。

3. 处理

(1) 先兆子宫破裂时,应用乙醚或氧化亚氮(笑气)吸入麻醉,或肌内注射哌替啶100mg缓解过强宫缩。

(2) 确诊子宫破裂,应立即补充血容量,迅速开腹手术,修补破口。裂口大、边缘不整齐、破裂已久且发生感染者应行子宫切除,如有膀胱损伤时应修补膀胱,必要时请泌尿外科医师协助处理。

(3) 宫颈、阴道穹隆损伤,及时经阴道或开腹修补。

（4）子宫损伤修补后,应给予抗生素抗感染治疗。

4. 预防

（1）严格掌握各种引产方法的适应证与禁忌证,子宫肌层手术 1 年内,最好行剖宫取胎术。

（2）严密观察产程中子宫收缩,孕妇自觉症状及子宫形态,宫缩过强时应给予哌替啶等强镇痛类药物。

（3）严格掌握合用催产素的禁忌证与适应证。催产素滴注引产与足月引产相同,有专人守护、调整浓度和速度,宫缩过强时应减慢速度或停用催产素(详见产科有关章节)。

（4）水囊引产时,囊内注液量不宜过多。宫缩过强时,应取出水囊。禁止在水囊未取出前静脉滴注催产素引产。

（四）感染

严重感染可能是导致中期引产孕产妇死亡的主要原因之一。各种引产方法均可导致或继发感染。羊膜腔内给药感染率较低,平均约 0.7% ~0.8%;经阴道进入宫腔操作的引产方法,破坏了宫腔防御功能,降低局部抵抗能力,感染率可能高达 3% ~4%。感染发生后,细菌在血液丰富的子宫内环境里迅速繁殖,进入胎盘血窦后直接入大循环引起全身播散性败血症。

1. 感染原因

（1）引产药物、器械消毒不严,细菌等直接注入宫腔内或羊膜腔内。

（2）未严格掌握引产禁忌证与适应证,忽略引产前已存在的生殖道感染。

（3）术中无菌操作不严,特别是宫腔内羊膜腔外注药或操作时,进入宫腔内器械接触阴道壁。

（4）反复放置水囊或产后多次清宫。

（5）引产术后,受术者未注意外阴部清洁或过早发生性生活,盆浴或游泳等。

（6）产时、产后大出血或产前严重贫血者孕妇抵抗力下降。

2. 临床表现 中期引产继发性感染以子宫内膜炎最为常见。急性盆腔结缔组织炎、急性盆腹膜炎及弥漫性腹膜炎、血栓性静脉炎等也可发生。严重时可发生败血症及脓毒血症。其临床表现及诊断与产褥感染相同(详见产科有关章节)。

感染的病原体种类,依感染原因不同而稍有差别。羊膜腔内注射时的外源性感染以革兰阳性细菌为主,如金黄色葡萄球菌及表皮葡萄球菌。宫腔内羊膜腔外操作时引起的感染多为逆行感染,其病原体以大肠杆菌属及厌氧性细菌感染为主。近年来,沙眼衣原体,解脲支原体、淋球菌等感染比例有所增高,应引起重视。如由于器械灭菌不严所引起的感染,可为毒力强的破伤风杆菌及产气荚膜杆菌,常是致命性感染。

3. 治疗 一旦怀疑感染,应进行相应检查,行血和宫腔内分泌物培养,并使用广谱抗生素治疗。有细菌药物敏感试验结果者,应根据结果选用抗生素;无药物敏感结果者,应用广谱抗生素治疗,包括含有抗厌氧菌药物。剂量要足,疗程要够。同时行支持疗法,纠正贫血与电解质紊乱。

针对感染原因,对因治疗,如清除宫内残留组织,半坐卧位等。脓肿形成,应切开引流。发生感染性休克,应在加强抗感染同时,积极抗休克治疗。

（五）羊水栓塞

中期引产可能发生羊水栓塞,发生率为 1% ~6.68%,明显高于晚期妊娠,但孕周越小,死亡率越低,其发生原因:①羊膜腔穿刺,刺破胎膜、羊水自穿刺针处溢出进入母血循环;②放置水囊时或羊膜腔外注药时,损伤子宫颈或子宫壁内静脉及胎膜;③子宫损伤时,羊水自损伤的血管进入母血循环;④剖宫取胎时,羊水自子宫壁切口进入母血循环;⑤人工破膜时宫缩过强。

预防关键在于手术者要操作熟练、准确,引产过程中警惕这种并发症的发生。其临床症状、生理病理变化和治疗等,详见产科章。

（六）弥散性血管内凝血

少数情况下,中期引产时可能发生弥散性血管内凝血(DIC),应特别注意,其发生原因除与晚期妊娠一样外,几乎所有中期妊娠引产方法均使蜕膜及绒毛组织发生不同程度的变性坏死,释放出大量组织凝血活性物质,进入母血循环,导致 DIC 发生。其临床症状、生理病理变化,诊断和防治等,详见产科章。

四、中期妊娠引产方法的比较与评价

中期妊娠引产方法很多,在临床研究方面,我国有丰富的实践经验,并结合新药、中药进行了机制和方法的探索,取得了很好的效果。在诸多方法中,依沙吖啶羊膜腔内注射法应用最广泛,以其成功率高,达 98% 左右而成为首选方法,且技术操作简便,具有安全、费用低、接受性高的特点,近 20 多年来,已成为基层县以上医疗服务单位主要引产方法。唯其胎儿胎盘娩出后,胎膜包括羊膜及绒毛膜常常部分残留宫腔。现在我国医务工作者有两种处理意见:分娩后立即清除宫腔残留胎膜;另一种方法是服用中药生化汤或宫缩剂,令其自然排除。前者需进行宫腔内操作,后者常常阴道流血时间较长。

水囊引产是经宫腔放置水囊,然后于取出水囊后加用宫缩药物使胎儿、胎盘及胎膜娩出,其方法的成功率高。但宫腔内放置水囊并置留 24 小时,需预防感染,取水囊后静脉给予宫缩药物需严格掌握单位时间内进入体内的剂量,以防子宫收缩过强而导致子宫破裂等并发症。此方法在肝肾功能不全者可选用比较安全。

前列腺素引产主要是 PGE 类引产,是近十几年发展起来的。可与抗孕激素药物米非司酮联合应用效果更好。现国内外的临床研究报道很多,PGE 给药有口服及经阴道两种,后者可能更有效,成功率可达 85% ~95%。宫腔内残留时间长或可能发生大出血,有学者主张产后清宫,但临床专家尚无统一意见,仍有待进一步研究,这是一种非常有希望的引产方法。

（韩字研　杨业洲）

参 考 文 献

1. 卢士燕. 吴瑞芳, 王振海, 等. 米非司酮并米索前列醇终止早孕的蜕膜组织 T 淋巴细胞亚群及细胞因子的表达. 中华妇产科杂志, 2001, 36:625-627
2. 张月莲, 陈贵安, 刘以训, 等. 正常与药物流产绒毛蜕膜细胞凋亡及相关基因表达. 中华妇产科杂志, 2002, 37:221-223
3. 张晶, 夏恩菊, 张建国. 米非司酮对早孕蜕膜肿瘤坏死因子-α 及转化生长因子-β 表达的影响. 中华妇产科杂志, 2001, 36:27-29
4. 龚华芳, 王自能. 米非司酮用于晚孕大鼠引产对新生仔鼠肾超微结构的影响. 中华妇产科杂志, 2002, 37:107

第八章

计划生育技术指导和优质服务

第一节　计划生育技术
服务概述

计划生育技术服务是应用现代科学知识和医疗技术对育龄人群在生育调节(生育、节育、不育)及其相关的领域内所进行的临床诊疗性服务和技术性指导(包括咨询、教育和宣传等),也涉及为进一步提高这类服务水平所开展的临床研究。

(一)计划生育技术服务的作用

科学技术是推动社会生产力发展的首要力量,也是人类实行计划生育的基本条件。现代避孕节育技术和避孕药具的问世,使人类控制生育的愿望有了实现的可能。然而,这种可能在很大程度上是通过计划生育的技术服务,即计划生育临床诊疗服务和技术指导来实现的。计划生育临床诊疗服务和技术指导水平的高低,在某种意义上,会直接影响到计划生育服务水平的高低。计划生育技术服务的作用主要体现在如下三个方面:

1. 有效地控制人口增长　通常节育率与生育率密切相关,人群中采用避孕节育措施的百分率越高,人口出生率就越低。联合国有关组织曾报道过32个国家统计资料分析的结果:节育率提高2.4%,人口出生率可下降1‰;节育率在70%以上,人口出生率可以下降到16‰以下;反之,节育率在20%以下,人口出生率则在34‰以上。计划生育技术工作是提高人群中节育率的一个重要环节。因此,提高计划生育临床诊疗服务和技术指导水平,也就成为有效控制人口增长的一项关键措施。

2. 提高出生人口质量和妇幼保健水平　计划生育临床诊疗服务和技术指导是直接围绕育龄人群生育、节育、不育及其相关领域中进行,使人们能够通过计划生育措施来避免在不适当的情况或条件下妊娠,减少意外妊娠及由此采用的补救措施(如药物流产、人工流产等),减少不良婴儿出生,降低生殖过程中某些疾病和并发症的发生率,有利于提高出生人口素质,也有利于提高妇幼保健水平。

3. 有利于实施基本国策　优质的计划生育临床诊疗服务和技术指导能促进广大育龄群众对计划生育这项基本国策和现行计划生育技术政策的理解,转变传统的生育观念,从而自觉实行计划生育。

(二)计划生育技术服务的内容

1. 计划生育手术及其相关的临床技术服务　放、取宫内节育器,男、女绝育术,终止妊娠(药物流产和手术流产),皮下埋植,紧急避孕等。临床技术服务的质量,除需保证手术安全、有效外,还需做好跟踪随访以及不良反应与并发症的防治等工作。

2. 避孕药具的发放　按有关规定进行免费供应、社会营销或零售。在避孕药具发放的同时,要开展避孕方法的知情选择,即要介绍避孕原理、适应证、禁忌证、正确使用方法、常见不良反应及其预防办法以及需要就医的一些情况。

3. 健康教育　通过生殖健康教育,使育龄夫妇了解必要的生殖生理和有关生殖健康的知识,掌握一些生育、节育的措施、方法,提高自我保护意识,并能适当引导育龄群众更新婚育观念。

4. 咨询指导　通过双向交流,可以有针对性地解决一些个性化的问题,也可以解决一些不适宜在大众中宣教及一些群众难以启齿的问题。咨询范围包括避孕节育、生育指导、遗传优生以及性健康等。

5. 计划生育临床科研　计划生育临床科研范围:①新型避孕节育药具和技术的可接受性试验、有效性试验等;②国外避孕药具的引入性试验;③避孕节育药具上市后推广应用以及安全性、有效性监测;④避孕节育技术的应用范围、有效期限及长期安全性研究;⑤计划生育保健服务性研究,如人工流产原因分析、降低人工流产及其并发症的对策探讨等。

避孕药具与其他医疗产品不同之处:一是在正常健康人群中应用;二是使用的持续时间较长。因此,各国对计划生育临床科研要求非常严格。避孕药具的临床试验需分三期(或四期)进行。

6. 业务培训　上一级计划生育指导和服务机构除应承

担下一级计划生育业务机构转来的疑难诊疗任务外,还要对下属各级计划生育技术人员进行业务培训及科研指导。

7. 其他　参与与生殖健康相关的其他工作,如青春期教育、婚前保健系列服务、不孕不育的诊治、病残儿医学鉴定、更年期保健等,以及协助性传播疾病、遗传病和某些妇科疾患的防治等。

（三）计划生育技术服务机构及组织网络

目前,我国从事计划生育技术的服务网络由两大系统的三类机构组成:一是由原卫生部门所属的各级妇幼保健院(所、站)和各级医院相关科(室),另一是由原计划生育系统所属的计划生育技术服务机构如指导所(站)、服务站(所、室)等。组织网络大致如图9-8-1所示。

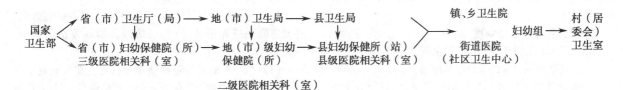

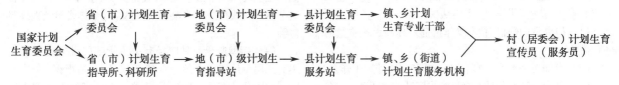

图9-8-1　卫生和计划生育系统组织网络图

至今,我国各地各级计划生育技术服务机构虽然组织形式和名称尚未完全统一,但承担的任务基本相同,仅在工作上各有侧重。通常,县及县以上医院或计划生育服务站开展男、女绝育,放、取宫内节育器,人工流产,药物流产和紧急避孕等计划生育技术业务。镇(乡)卫生院和计划生育服务机构、城市街道医院,根据力量和设备条件可开展上述计划生育技术业务,人工流产只能做到妊娠10周;一般不开展药物流产,因无输血和抢救条件,能就近转院者例外。村(居委会)卫生室发送避孕药具,进行计划生育宣传、动员、指导和随访,一般不开展计划生育手术。

第二节　计划生育技术服务的管理

计划生育技术服务直接面向广大正常的育龄夫妇,而且面广量大,工作质量的高低对计划生育事业影响极大,必须加强管理才能充分发挥现有机构、装备及技术力量的效益,使之不断地向正常的、规范化的方向发展。2001年我国颁布了《中华人民共和国人口与计划生育法》,2004年国务院又对原有的《计划生育技术服务管理条例》进行了修改,使计划生育技术服务的管理走上了有法可依、依法行政的道路。计划生育技术服务的管理主要涉及:从事计划生育技术服务的机构及其从业人员的资质审批,临床技术操作的质量管理(包括"四个规范化"管理及其量化考核指标),避孕药具管理,节育技术并发症管理,计划生育技术工作原则、避孕现状调查和避孕药(具)的临床试验,以及相关的常用评价指标。

（一）技术服务机构及其从业人员的资质审批

从事计划生育技术服务机构必须经地方人民政府卫生行政部门或计划生育行政部门批准,并有获准开展计划生育技术服务项目。从事与计划生育有关的临床服务人员,应当依照执业医师法和国家有关护士管理的规定,分别取得执业医师、执业助理医师、乡村医生或者护士的资格。个体医疗机构不得从事计划生育手术。

（二）临床技术操作质量管理

1. 切实加强对手术人员的管理　临床技术操作质量管理中首先要提高从事技术操作人员的责任心,使他们树立质量第一、安全第一的观点,并严格按科学原则办事,确保受术者的安全和健康。所有技术操作人员必须经培训后凭证上岗,按证施术;技术操作人员队伍必须以在职在编的专职人员为主,并要相对稳定,退休或外聘人员不能作为操作的主要力量;技术操作人员还必须经常进行短期复训,更新知识,提高水平。

2. 认真执行《临床技术操作规范》　计划生育《临床技术操作规范》(中华医学会编著,2004年,以下简称《规范》)是计划生育手术操作的准则,是手术质量的保证。计划生育手术并发症的发生常常与手术者不认真执行《规范》有关。在贯彻执行《规范》中,特别要强调"四个坚持",即:①坚持术前体格检查,尤其是对受术者心、肺、肝、肾等重要脏器和神经、精神状态要认真检查,严格掌握适应证和禁忌证;②坚持严格消毒和无菌操作,不同时兼做有菌手术;③坚持术中稳、准、轻、巧的手术操作,不一味追求速度快、切口小;④坚持术后观察和随访。

3. 建立手术数量和质量的统计报告制度　各手术单位必须根据统一报表按月或按季度逐级上报手术数量和质量的统计报告制度,以全面掌握节育手术情况,进行分析研究;如有问题,可及时予以纠正。为做好这一工作,必须注意如下5个方面:

（1）统一计划生育技术的临床诊断标准和手术名称。

（2）统一各种登记本册、统计报表、反馈卡片等格式或计算机信息输入软件。

（3）规定统计报表的流程,定期汇总分析,并将信息反馈到同级质量管理科室和上级管理部门。

（4）计划生育数据储存。

（5）组织信息交流。

4. 有利于提高手术质量的其他管理措施和活动

（1）节育手术并发症的管理制度（详见本节"并发症管理"）。

（2）高危手术范围及管理办法。

（3）各级手术单位对提高手术质量的有关规章制度，如术前术后宣教制度、病史质量检查和讨论制度、岗位责任和交接班制度等。

（4）手术人员奖、惩制度。

（5）手术人员操作评比和巡回示范、交流活动。

（6）定期和不定期的质量控制检查。

5. 成立计划生育技术指导组 各地区、县级以上区域，应聘请当地计划生育技术熟练、经验丰富、有代表性的权威专家，组成技术指导组，主要从事：

（1）研究贯彻《临床技术操作规范》、提高手术质量的各种措施。

（2）参加对手术人员的培训、考核和奖励评定工作。

（3）开展各种业务技术交流和推广新技术活动。

（4）参加由技术管理部门组织的质量控制检查。

（5）参加疑难和危重病例会诊和抢救。

（6）对严重手术并发症进行评审分类，对医疗事故和并发症负责鉴定。

计划生育技术指导组在同级卫生和计划生育行政主管部门领导下，并通常在同级妇幼保健所和（或）计划生育技术指导所主持下开展工作。

6. "四个规范化"管理及其量化考核指标 在广大计划生育技术工作者长期实践的基础上，上海市计划生育技术指导所总结出提高节育手术质量的成功经验是必须加强"四个规范化"管理，即手术装备规范化、消毒工作标准化、病史记录规格化和手术操作正规化。加强这"四个规范化"管理的关键措施之一，是要有量化的考核指标，即：计划生育门诊装备评分（50分）；计划生育门诊手术室装备评分（200分）；消毒制度执行情况评分（50分）；病史质量评分（门诊病史和住院病史各50分）；早孕吸宫术操作评分（100分）；经腹输卵管结扎术操作评分（100分）；羊膜腔内穿刺操作评分（100分）；放置IUD操作评分（100分）。

（三）避孕药具管理

避孕药具是计划生育技术服务中最重要的物质基础之一。避孕药具管理水平的高低，在一定程度上是反映了整个计划生育技术服务的水平。避孕药具的管理范围较广，上至生产厂家，下至育龄夫妇正确使用、信息反馈等，有多个不同的方面和多个不同的环节。原国家人口和计划生育委员会、各省市人口计生委都成立了计划生育药具管理中心，专门从事避孕药具的收购、调拨、储存、发放等工作。本节讨论的避孕药具管理，仅涉及计划生育技术指导和技术服务中的几个侧面。

1. 建立常规的信息反馈制度 在计划生育技术指导和技术服务过程中，注意研究育龄夫妇对各种避孕药具的需求和意见，并根据实际情况及时将这些需求和意见反馈到当地（或上一级）卫生和计划生育部门以及计划生育药具管理中心，以保证有量足质优、规格齐全的避孕药具供应。

2. 建立严格的保管制度 注意保管，避免药具失效、变质。避孕药具一般均有一定的有效期，而且需要有一定的保存条件。为使广大育龄群众随时都能获得他们希望的避孕药具，各计划生育技术指导和技术服务单位也就必须有一定的储备。因而必须注意：

（1）有符合规定的仓储条件。

（2）避免避孕药具积压。要注意每批药具的有效期，并要遵循先进先出的原则，以防因长期堆放造成过期、变质。

（3）指导育龄夫妇正确使用与保管。在发放避孕药具过程中，不但要指导育龄夫妇如何正确使用，而且要指导他们正确的保管方法。例如，放在孩子不易拿到之处；乳胶避孕器具应放在阴凉干燥处，避免受潮、受热或阳光直接照射等。

（4）新型避孕药具应经有关主管部门批准后方可应用。凡用于计划生育的新药或新器具，必须根据《中华人民共和国药品管理法》和《医疗器械产品市场准入审查规定》，经卫生部门或医药管理部门批准方可应用。未经批准的避孕药具，不能在临床上推广使用。对违反规定者，各级计划生育技术指导和技术服务单位和有关专业技术人员均应予以抵制，并向主管部门报告，追究其责任。

（四）并发症管理

节育手术并发症是指施行节育手术直接引起的病症，不是节育者原有的或者虽是节育后发生、但与节育无关的病症。目前采用的各种节育技术，均经过科学实践，是符合安全要求的，但由于种种原因，任何一种手术都可能引起并发症。节育手术并发症发生率虽然低，但由于节育总量较大，发生并发症的绝对数并不很小。并发症一旦发生，应以严肃、认真、实事求是、对受术者负责到底的态度，进行妥善处理。既不回避推诿、轻易否定，也不无原则迁就、随便放宽诊断标准。对已发生并发症的患者，要积极治疗、加强管理。做好并发症管理的关键是要有统一的、能正常运行的并发症管理制度。

1. 及时报告制度 各手术单位发生并发症时应及时向有关上级管理部门报告。对严重并发症、重大事故或死亡病例应实事求是做好个案记录，在规定时间内上报。

2. 并发症的鉴定制度 节育手术并发症的确定，必须进行技术鉴定。技术鉴定由同级或上级质量管理部门组织，由同级或上级计划生育技术指导组按卫生计生委颁发的并发症诊断标准进行分析鉴定。由于受术者来自各地，手术情况不详，文化水平、思想状况各不相同，所述症状也不一定可靠，会诊鉴定时，要充分进行实际情况的调查、分析。为避免误诊和漏诊，上海市计划生育技术指导所总结了以往经验，提出了在鉴定节育手术并发症过程中应注意"五个分析"和"五个区别"。

"五个分析"是：①分析疾病与计划生育手术的关系（包括术前思想工作、手术质量和术后护理）；②分析患者的精神状态、周围环境和社会因素的影响；③分析患者的经济、生活情况和长期发病的原因；④分析发病日期和诱因；⑤分析手术前后的健康情况。

"五个区别"是:①并发症与非并发症的其他疾病的区别;②并发症与同时伴发其他疾病的区别;③并发症与医疗事故的区别;④并发症与思想问题的区别;⑤缺乏阳性体征的功能性疾病与器质性疾病的区别。

3. 专人负责和建档备查制度 各级手术质量管理部门应有专人负责并发症的管理,并保存完好的资料,建档备查。

4. 定期复查、定点治疗、清理上报制度 对并发症患者实行分级管理、定期复查、定点治疗。每年应清查一次,将新、老患者的发病数、治疗情况等向上级主管部门报告。

(五)计划生育技术服务的原则

1. 避孕为主的原则 避孕为主是计划生育技术工作的重要原则,也是一项大量的、艰巨的日常工作。避孕为主是要求把节育措施落实在妊娠之前,这既符合计划生育的客观规律,有利于计划生育工作顺利开展,也有利于保护妇女身心健康。避孕为主就要引导育龄夫妇自觉采取节育措施,提高避孕有效率,把计划外妊娠和人工流产率降低到最低限度。鉴于目前各种节育措施尚不能达到完美理想的效果,很难完全避免意外妊娠的发生,避孕为主还需要有紧急避孕和多种补救措施作辅助。

2. 因地制宜、因人而异、知情选择、知情同意的原则 我国幅员辽阔,各地情况和计划生育工作基础差异很大;同时广大育龄夫妇的婚育、身体素质及各方面的情况不尽一致;不宜强调统一的技术服务要求或标准,而应提倡因地制宜、以人为本、提供多种节育措施,逐步开展知情选择。从事计划生育技术服务的机构施行避孕节育手术、特殊检查或者特殊治疗时,应当征得受术者本人同意,并要保证受术者的安全。在广大农村、边远山区和牧区等计划生育服务网点和医疗网点不太密集的地方,至今仍以提倡落实长效、稳定的避孕措施为主。

3. 技术服务与心理疏导同步进行的原则 计划生育技术服务的对象是广大健康的育龄群众。至今,尚有一定比例的育龄夫妇对计划生育工作并不完全理解,对避孕节育也不甚积极,甚至对某些节育药具心存疑虑。了解这些夫妇对计划生育各种复杂的心理状态,进行适当的心理疏导,解除他们的思想疑虑,使他们能自觉接受避孕节育措施,是提高计划生育技术服务质量的重要环节。实践证明,技术工作中热情周到的服务态度,耐心细致的心理疏导,安全第一的责任感和精湛的手术操作,能收到事半功倍的效果。

4. 社会效益与经济效益一致的原则 实行计划生育是我国的一项基本国策。计划生育技术服务效益的评价标准,应以社会效益为主。但是,作为计划生育技术的管理者和工作者,也要意识到,为了实行这项基本国策,国家投入了大量的人力、物力和财力。计划生育技术服务要充分挖掘潜力,做到人尽其才、物尽其用;要通过积极的技术指导和优质的技术服务,不断提高避孕节育的有效率,降低成本,减少浪费;还需根据条件和需要,适当扩大服务范围,增加收入,提高经济效益,促进自身事业不断发展。

5. 团结协作、相互支持的原则 从"控制人口数量、提高人口素质"的要求出发,计划生育技术服务任重而道远,

决非某一部门、某一系统能独立进行和独立完成的,需要发挥相关部门的宣传、教育、指导、培训,以及对意外情况的特殊处理、危重患者的抢救和有关技术鉴定等项工作。此外,还需要加强纵向、横向联系,及时沟通情况,交流经验,相互帮助,共同提高技术工作水平。

(六)计划生育技术服务中常用的质量评价指标

计划生育技术服务常用的评价指标,通常涉及三个方面:生育和节育、节育效果、节育手术质量。

1. 生育和节育的评价指标 生育和节育的常用评价指标主要有:出生率、死亡率、自然增长率、普通生育率、总和生育率、计划生育率、节育率、三术率(男性输精管结扎、女性输卵管结扎和宫内节育器放置)、人工流产率、晚婚率、一胎率和独生子女领证率等。这些指标常用于整个计划生育工作水平的评价,计划生育技术指导和服务部门只需了解这些指标的意义和变动情况,以便使自己从事的技术指导和服务能更好地为整个计划生育事业服务。

2. 避孕节育方法效果的评价指标 避孕节育效果的常用评价指标主要是:妊娠率(失败率)、有效率、因症停用率(如出血、疼痛、胃肠道反应等医学上的不良反应而停用)、非因症停用率(如需要生育、离异、丧偶或变换措施等个人和社会因素而停用)、总停用率(包括因症停用和非因症停用)和续用率。计算这些指标常用的统计方法有:一般百分率计算法,妇女/年(Pearl 指数)计算法,周期计算法和生命表统计法。这些指标及其统计方法常用于计划生育药具临床试验,属于计划生育临床科研范畴。因计划生育临床科研交叉、重叠于计划生育科学研究和计划生育技术工作之间,作为计划生育技术指导和服务部门应熟悉和掌握这些指标的意义和统计方法,使自己从事的技术指导和服务工作既有一定的深度,又达到一定的水平。

3. 节育手术质量的评价指标 节育手术质量评价指标主要是:节育手术并发症发生率、节育手术失败率、节育手术致残率和死亡率,以及其他一些百分率或构成比。通过这些指标,可评价节育手术的质量和计划生育技术服务的管理水平,还可进一步分析发生各种情况的原因,以便采取适当的措施,防患于未然。

(1) 节育手术并发症发生率:指某年某地每万例节育手术中发生并发症(包括感染、出血、子宫穿孔、脏器损伤等)的频率。

$$节育手术并发症发生率 = \frac{某年某地节育手术并发症发生的例数}{同年同地节育手术总例数} \times 10\,000/万$$

节育手术并发症发生率可以按某种并发症(感染、出血、子宫穿孔、脏器损伤等)分别计算(‰),也可以按某种节育手术各种并发症的百分构成比计算。在统计节育手术并发症发生率时,要注意观察指标的一致和诊断标准的统一[详见本节(七)]。

(2) 节育手术失败率:指某年某地每千例节育手术中失败发生的频率。

$$节育手术失败率 = \frac{某年某地节育手术失败的例数}{同年同地节育手术总例数} \times 1000‰$$

在统计节育手术失败率时要注意：①不同的节育手术，失败的表现不同：人工流产术失败是术后妇女继续妊娠，绝育术失败是术后确诊输卵（精）管未被切断或再通；②节育手术是否失败，需随访一定时间才能确定。

（3）节育手术致残率和死亡率：指某年某地每10万例节育手术中经鉴定因手术而致残或死亡的频率。

$$节育手术致残率=\frac{某年某地节育手术致残例数}{同年同地节育手术总例数}\times100\ 000/10\ 万$$

$$节育手术死亡率=\frac{某年某地节育手术死亡例数}{同年同地节育手术总例数}\times100\ 000/10\ 万$$

（4）其他：如人工流产不全率、中期引产子宫破裂率、男性结扎阴囊血肿率等。值得一提的是，在计算各项节育手术质量指标时，应统计各种节育手术的百分构成比，以了解各种节育手术在总体节育手术中所占的比重，为计划安排和提高质量管理提供信息。

$$某种节育手术百分比=\frac{某年某地某种节育手术例数}{同年同地节育手术总例数}\times100\%$$

（七）女性节育手术中的观察指标和诊断标准（供参考）

1. 感染　指术前无生殖系统炎症，术后1周内（人工流产、放取宫内节育器）或2周内（绝育术）发生感染，明确与手术有直接关系，包括盆腔感染、子宫附件炎、子宫内膜炎、败血症以及局部伤口感染；或有下列症状者：

（1）体温24小时内持续或相隔24小时在38℃以上，并伴有白细胞增多。

（2）腹痛，伴宫体或附件区有压痛。

（3）阴道有脓性分泌物。

2. 内脏损伤　指因节育手术而造成膀胱、肠管等内脏损伤。

3. 伤口血肿　因手术时止血不全而形成血肿。

4. 子宫穿孔　手术时因器械损伤子宫而导致穿孔。

5. 宫颈撕裂　人工流产手术损伤宫颈或引产手术由于宫缩过强等原因造成宫颈撕裂。

6. 宫内妊娠误诊（即空刮）　指将未妊娠的子宫按人工流产吸刮并经病理检验证实。

7. 继续妊娠　指人工流产手术或药物流产胚囊未被破坏而继续妊娠。

8. 流产不全　手术流产（包括负压吸宫、钳刮、中期妊娠引产清宫术）后自行排出组织或因需要再次刮宫，见到胚胎及其附属物（绒毛、滋养叶细胞），或经病理证实；药物流产后由于排出不全或出血而手术清宫。

9. 出血　指施行人工流产手术或放取宫内节育器时引起的过量出血，诊断标准如下：

（1）孕周不足13周者出血量≥200ml。

（2）孕13～24周（包括施行钳刮、剖宫取胎或中期引产术）者24小时内出血量≥300ml。

（3）放、取宫内节育器出血量≥100ml。

第三节　计划生育技术的宣传教育和咨询

（一）计划生育技术的宣传教育

计划生育技术的宣传教育是整个计划生育宣传教育中的一个重要组成部分。计划生育宣传教育的目的是使人们在生育上由无计划变为有计划，把党和国家制定的方针政策变为群众的自觉行动。计划生育技术宣传教育是在引导群众更新婚姻、生育观念的基础上，解决避孕节育实际知识问题的宣教工作。

1. 计划生育技术宣传教育的内容　计划生育技术的宣教要注重有长远规划和经常性的系统教育，主要是在宣传提高计划生育思想水平的基础上，着重从科学文化这个方面进行。经常性的系统教育主要包括：人口理论和人口知识；生殖生理的基础知识；青春期卫生；新婚保健；受孕过程和节育原理；常用避孕节育措施作用机制、使用方法和注意事项；常见意外妊娠的原因、紧急避孕和补救措施；优生优育基本知识；孕产期保健；产后哺乳知识与产后避孕；生育后阶段的生殖健康；更年期保健；人生各阶段的性教育；预防性传播疾病的基本知识等。

2. 宣教的方法和形式　根据内容采用相应的方法和形式。近年，各地已积累了很多宣教方法的经验，主要是：①针对不同对象的需要，采用多种形式和多种方法进行，如举办未婚青年、新婚夫妇、孕妇、青少年、父母亲等各类讲座，或举办类似的系列化讲座等，分层次、循序渐进地进行，并尽可能运用现代化手段，通过视听结合进行。有研究资料表明，单靠听觉所获得的记忆仅15%，单靠视觉所获得的记忆约25%，而视听结合所获得的记忆高达65%。②广泛开展群众性自我教育活动，如组织群众自我讲演和谈体会活动，举办知识竞赛，举办函授、刊授等。根据大中城市知识层次较高人士和青年中隐私观念的特点，还可在社区、楼道放置一些自取的宣教折页，流通的VCD、DVD片；以及通过建立计划生育/生殖健康的网站等现代年轻人喜爱的形式。③寓宣传教育与服务之中，如咨询服务、保健服务等。④融宣传教育与社会化活动之中，把计划生育技术宣教渗透到工会、共青团、妇联等部门的经常性工作中去。利用各种机会、场合、条件，如开设科普画廊、科普板报，在候诊室内放录像，有可翻阅的科普期刊、书籍等开展计划生育知识的普及工作。⑤注重男性参与，夫妻同时接受健康教育，改变以往计划生育知识的普及都集中在女性一方的状况。

3. 提高宣传教育的质量和效果　根据联合国提出的宣教管理模式，进行KAP调查，即知识（knowledge）、态度（attitude）和技能（practice）调查，是提高计划生育宣教质量和效果的有效措施之一。

知识、态度和技能是评估计划生育宣教工作的三个要素，每一要素均与目标人群的生育结果密切相关。知识是指群众从宣教活动中或宣教者那里获得信息。态度指群众在接受宣教过程中形成的看法及在言行中的表现。技能指群众在接受宣教信息后所获得的某种能力。对这些信息、数据进行收集和分析,确定阶段性宣教目标,并做出相应的实施步骤。在实施过程中采用监督与评估手段,使宣教活动更具有针对性和科学性。经过一段时间后,再进行 KAP 调查,实际了解群众现有水平与预期宣教目标之间的差距,为下一宣教计划制定提供依据,也为下一阶段工作评估提供对比参数。这种滚动式宣教模式避免了传统宣教模式的盲目性,使宣教活动更为有效。

(二)计划生育技术咨询

1. 计划生育技术咨询范畴和一般要求 计划生育技术咨询主要是指导群众解决婚姻、生育、节育、优生以及性生活中的各种实际问题,回答咨询对象提出的各种疑问,从而解除他们不必要的精神负担和思想顾虑,提高育龄人群节育和优生科学水平,切实实现少生和优生。在计划生育技术咨询中,还要注意收集资料,了解群众对避孕药具的需求、喜爱和问题等,为进一步开展计划生育技术指导和服务工作指明方向,扩大思路。

计划生育技术咨询属于计划生育宣教的范畴,但与一般的宣教有不同之处:①一般宣教是解决共性问题,咨询可以解决个性问题;②面对面进行,了解情况细致、真实,指导的针对性强;③互相交流,反馈及时,随时调整咨询内容,可以取得比较满意的效果;④也是一种心理疗法,有时会取得药物等治疗不能达到的效果,如对某些不孕症和非器质性功能障碍;⑤接触面窄,有一定深度,费时费力,但不能达到一定的广度。

目前咨询工作仍以面谈为主,也有信件、电话和电子信件交流等。由于咨询要求的知识面广,群众需求较高,最好建立专科咨询,由专家或有实际经验的专人来承担。随着科学的发展,触摸屏问答式咨询、热线电话咨询、网上咨询……等正在逐步普及。

计划生育技术咨询要严格遵守"严肃、亲切、畅言、守密"的八字守则,做到:对来咨询者要有同情心,以满腔热情的态度了解其痛苦,使他们能倾吐衷肠;解答问题要有责任心,要实事求是、合情合理;注意环境安静、清洁、整齐、没有干扰,给来人以安全感;注意守密,对来咨询者的生理、病理及思想顾虑等不能作为日常的谈话资料随便泄露;咨询中可采用疏导、劝慰、解释、鼓励、说服、现身说法等个别心理治疗和行为治疗的方法,以期取得较好效果;建立必要的工作制度,如个案记录、咨询登记、病史会诊、随访制度等。

2. 计划生育技术咨询的方法与技巧

(1)计划生育技术咨询步骤:咨询通常采用由 6 个步骤组成的 GATHER 法,即:①迎接与问候(greeting);②倾听与询问(asking);③讲述和介绍一些知识及方法(telling);④帮助咨询对象做出合理的选择(helping);⑤讲解如何使用所选择的方法(explaining);⑥预约随访、转诊、强化(return,refer,reinforce)。

(2)咨询方法和技巧

1)接待咨询对象时要亲切、大方、微笑。

2)倾听时要耐心、身体微微倾向咨询对象,目光也要注视对方;不要随意打断对象的说话;要经常用点头或讲"嗯"、"是"等表示专心在听。在倾听过程中,要从咨询对象的语言和非语言表达中识别其感受,给予鼓励和表扬,增强咨询对象把实际情况和思想情绪表达出来,并要设身处地去理解其感受。

倾听时要避免以下不良习惯:不专心;仅对某些内容感兴趣才注意听;边听边做其他事情;佯装听,实际在想其他事情;仅对表达自己意思感兴趣(或仅考虑自己要说什么、做什么),不关心咨询对象在说什么;倾听过程中打呵欠;随意打断咨询对象的讲话;因外界干扰中断谈话时,毫不顾及咨询对象;随意改变话题或答非所问。

3)倾听过程中,对一些重要细节,可请咨询对象重复;更重要的是要有意识地询问一些问题,把咨询对象的话题逐步引导到实质性问题上,并一步步揭示其本质。询问可以用限制性问题,只需咨询对象表达"是"或"不是";也可以用非限制性问题,让咨询对象描述;有些问题是追问性的,有些问题是诱导性的。

4)讲述和介绍一些知识及方法时,要注意自己的音调、音量和语速;注意要使用对方能听得懂的词汇,使用短语短句;要经常停下来问是否明白?有何问题?重点部分要重复讲解。讲解中尽可能使用直观教具和电化设备,如挂图、模型、实物、标本、幻灯、录像等,以增强语言交流的效果,表达一些敏感的内容,也可引起咨询对象的兴趣;启发、讨论、增强记忆。

5)帮助咨询对象合理选择的步骤通常为:给予信息,仔细考虑,权衡利弊,谨慎选择。咨询者首先是根据咨询对象实际情况让其对某种(或某些)计划生育措施有所接触,有所认识;其次进行教育和咨询,使其有兴趣、能理解,初步决定采纳和试用;进一步咨询,解释注意事项及可能不良反应的防治,使对象决定继续使用,甚至动员他人使用。

3. 计划生育咨询者的基本条件

(1)有一定的年资。

(2)热情,善于与人(包括不同类型、不同行业的人)交流思想情感;能理解人,有一定情绪感染力;真诚、坦率,容易取得来访者信任。

(3)有一定的医学、心理学、社会学、人类学、人口学、计划生育学的知识,有一定的科学文化知识和社会阅历。

(4)尊重人、讲信用、能保密,并能始终与来访者保持自身角色、身份和界线。

第四节 避孕节育方法的知情选择

(一)知情选择的意义

知情选择(informed choice)的概念起源于 18 世纪后期。当时一些有识之士认为,给人们提供更多的医学信息,消除医学神秘感,患者会更积极遵循医嘱。20 世纪 60~80 年代,计划生育事业的发展,从绝育手术自愿选择逐步发展到避孕节育方法知情选择上。1994 年开罗人口与发展大会(ICPD)上确认,计划生育知情选择是人们的基本权利之一。

避孕节育方法的知情选择(简称知情选择)通常是指

通过宣传、教育、培训、咨询、指导等途径，使育龄群众了解常用避孕方法的避孕原理、适应证、禁忌证、正确使用方法、常见不良反应及其防治办法，并在医务人员和计划生育工作者的精心指导下，选择满意的、适合自己的避孕方法。在我国，知情选择还要让群众适当了解国家人口状况、计划生育政策和当地服务条件。在计划生育技术服务中，开展知情选择至少有如下四点意义：

1. 普及生殖生理和避孕节育知识 知情选择，首先要让育龄群众"知情"，即让他们掌握一般的生殖生理和常用的避孕节育知识。因此，开展知情选择的地区，育龄群众掌握生殖生理和避孕节育知识的程度都要深于和广于未开展知情选择的地区。例如，处于上海城乡结合部的嘉定区，开展知情选择的几个乡镇，育龄群众避孕知识掌握率超过90%。这样高的避孕知识普及率，即使在文化水平较高的城区也是难以达到的。

2. 增强育龄群众计划生育的自我保健意识和责任感 近年，上海已婚妇女人工流产原因分析中，未避孕的占24.7%；生殖健康自我保健意识和计划生育责任感不强是未避孕的主要原因之一。知情选择，除了要让育龄群众掌握一般的生殖生理知识和常用的避孕节育知识外，还要让他们懂得坚持避孕是社会进步、文明的体现，是保护自身的健康，实行计划生育利国利民利己的道理，有了这两方面的"知情"，就会激发生殖健康的自我保健意识和计划生育的责任感，从而及时落实安全有效的避孕措施。

3. 充分利用现有的避孕节育措施和提高使用有效率 国外的研究显示，保证避孕对象的选择，实行避孕综合方案，考虑多种因素如个人意愿和客观情况、国家政策、药具来源、价格因素、文化影响以及及时提供信息等，可广泛利用现有的各种节育措施，大大提高避孕方法的可接受性和续用率，减少不良反应和意外妊娠的发生。我国很多地方，开展知情选择的经验也证明了这一点。有一项涉及36个发展中国家的调查发现，如果提供1~2种避孕方法，人群中节育率约30%；提供3~4种避孕方法，节育率约40%；提供5~6种避孕方法，节育率可高于60%。在长效避孕针DMPA推广试验中，我国四川省纳溪县的经验：有咨询的204例，一年停用率约10%左右；无咨询的217例，一年停用率高达40%。江苏省最早开展知情选择的几个乡镇，避孕方式呈现多样化趋势。例如，太仓市河溪镇开展知情选择，口服避孕药使用构成比占16.23%，改变了过去避孕节育方法"一刀切"的做法，因不良反应停用现象有所减少，意外妊娠有所下降，生育水平低而稳定。

4. 促进计划生育和母婴保健工作 开展知情选择，无疑对整个计划生育工作是一个促进。知情选择从一个侧面体现了计划生育技术服务与群众自愿相结合的原则。随着计划生育工作的开展，母婴保健水平也会提高到一个新的水平。

（二）影响知情选择的各种因素

影响知情选择的因素很多，主要有如下几种：

1. 避孕节育方法提供费用的承受性 目前，可供选择的避孕节育方法不少，几乎每个年龄段、每种特殊情况均可从中获得一至几项比较满意的措施。但实际生活中，育龄群众就近能获得的避孕节育方法却非常有限，有时连品种和规格也不全。虽然国家免费提供避孕药具，往往由于各种原因免费供应的网点和其服务范畴、服务质量尚不尽如人意。而在自费的零售供应点，服务质量可能更好一些。

2. 信息的可获得性和可靠性 知情选择工作需要有较为健全的计划生育工作网络和技术服务网络，每一网络上都有一批热心于计划生育工作、懂业务肯钻研的服务工作人员，使育龄群众能随时、就近获得咨询、指导等服务，并能得到正确、可靠的信息。有调查资料显示，某地区育龄群众普遍不接受口服避孕药，原因是计划生育指导服务人员本身对口服避孕药的偏见所致。

3. 文化背景、社会习惯与个人因素 这些因素都会对知情选择有所影响，在工作中应予以考虑。例如，边远地区的妇女，由于对外交流很少，外界信息掌握不够；有的由于封建意识影响，认为计划生育是妇女个人私事，羞于启齿，因而不敢或不愿多讲多问，使知情选择的开展受到影响。

4. 计划生育技术服务与管理人员水平 由于这些人员的水平限制，对于如何做好计划生育服务工作的理解及其意义认识不够，工作方法简单，不能向妇女提供全面计划生育知识；有时缺乏耐心，以致群众不能在全面了解情况下做出决定，影响了知情选择的开展。

（三）怎样做好知情选择

1. 要有一定的计划生育工作基础 要做好知情选择，首先必须要有一定的计划生育基础，如：①人口基本控制，计划生育的管理工作已达到一定水平；②计划生育工作和服务网络较为健全，乡镇（街道）都有计划生育服务站，并建有育龄妇女管理信息系统；③计划生育部门的考核内容、指标、方法有利于对知情选择的顺利实施；④有一定量的经费投入及相关部门的支持和参与。

2. 要创造一定的条件 在开展知情选择的地区，凡设立计划生育门诊的单位均应开展计划生育咨询业务，并要有专职人员负责计划生育咨询服务。医院计划生育门诊和乡镇（街道）计划生育服务站都要设立避孕节育药具样品柜，有足够量的常用避孕节育药具供应，并有一定量的避孕节育和妇幼保健宣教资料。此外，还要有各种便利育龄群众咨询的辅助服务系统，如热线电话、悄悄话信箱和计划生育社区支持组织活动，以及产后、人工流产后上门访视。

3. 对育龄群众开展广泛而持久的计划生育生殖健康教育。

4. 提高各级医技人员生殖健康服务水平，培养一批具有生殖健康基础知识，又有良好人际关系的基层宣传员、服务员。

5. 注意几个关键阶段 知情选择应贯穿于群众的整个育龄时期，特别要把新婚、产后、人工流产后以及需要变化措施者作为知情选择的重点对象。

（1）新婚是知情选择的入口，知情选择工作可结合婚前体检进行。

（2）产后是知情选择全程服务的重要阶段。据上海有关调查资料，哺乳期80%未采用任何避孕方法，哺乳期人工流产已占相当比例。产后知情选择可结合产科工作，落实产妇分娩后的计划生育宣传、教育和服务，并督促产后42天及时落实避孕节育措施。

（3）人工流产是非意愿性妊娠的补救措施。人工流产手术点除坚持保证人工流产手术质量外，必须要提供流产后保健服务，帮助人工流产对象分析原因，了解她们的需求，及时落实合适的避孕措施，并尽可能由所在地或所在单位落实定期随访，避免再次发生人工流产。

（4）对希望变换措施的育龄夫妇，应进行一些必要的医学检查。一旦确定确实不适合，要及时帮助她们重新选择和落实适当的措施。对45岁以上仍使用复方避孕药者及放置IUD的近绝经期妇女，要给予关心和指导。

除此之外，对选择IUD避孕的夫妇，应帮助其选择合适的IUD类型，以减少脱落、出血和带器妊娠现象。对已放置IUD的妇女，要按规定交代注意事项、定期随访并及时处理IUD出现的一些问题。

6. 防止可能的不良倾向　知情选择容易出现两种倾向：

（1）放任自流、撒手不管：知情选择并不意味着"自由选择"。前者是在"知情"的基础上，负责地选择满意的、适合自己情况的避孕方法；后者是不"知情"的"自由选择"，是一种不负责的态度和行为。

（2）包办代替：名曰"知情选择"，实为计划生育干部或医生说了算。知情选择，并不仅仅对育龄群众要求"知情"，也要求计划生育干部和医生对育龄群众"知情"。对计划生育技术服务人员和医生来说，在知情选择工作中，应通过询问、体检等途径，了解育龄群众的身体和思想状况、婚育史、避孕史、避孕节育知识的掌握情况及其对避孕节育的需求。同时，要改变传统的"医学模式"观念，改变由医生开医嘱、患者遵医嘱的做法，体现"以人为本"的精神，让育龄群众成为避孕方法选择的最终决定者。只有这样，才能实施负责的、有效的指导。

7. 融知情选择于计划生育技术优质服务之中，融"知情"普及工作于人群文化义务教育之中，并结合社区本身工作的发展进行，可事半功倍。

（四）不同年龄和不同时期节育方法的选择

1. 初育前　初育前是指首次生育前阶段。初育前宜选择对今后生育功能影响小和不易感染的避孕方法。初育前通常可分为两个时期：初次有性生活时期（一般指新婚期）和有过一段性生活时间后（约婚后2~3个月）。初次有性生活时期，因妻子的生殖道较紧，双方缺乏性生活经验，宜用短效口服避孕药、男用避孕套等。如在无准备状况下进入新婚阶段，可先服探亲避孕药，接以短效口服避孕药或男用避孕套。婚后2~3个月，妻子生殖道有所扩张，还可选用女用避孕套、外用杀精剂、阴道避孕药环等；或安全期与屏障避孕相结合的方法，如在"危险期"结合使用避孕套，在"安全期"结合使用避孕薄膜等。初育前一般不宜选

择IUD，特殊情况应在医师指导下选用。初育前一般也不宜选用长效口服避孕药或长效避孕针剂，因为这些长效避孕制剂停药后恢复生育时间要长一些。

2. 产后、哺乳期　产后、哺乳期宜选择不影响泌乳、哺乳和婴儿生长发育的避孕方法。

（1）宫内节育器，可分娩后立即放置，也可在产后42天时放置。

（2）单纯孕激素避孕法，如皮下埋植避孕剂、单纯孕激素长效避孕针。哺乳者，产后6周开始使用，有资料表明，对乳汁分泌无明显影响，对婴儿生长发育也无明显影响；非哺乳者，产后5天便可应用。

（3）哺乳闭经避孕法（LAM）或比林斯自然避孕法。

（4）屏障避孕法及某些易溶解的外用杀精剂，如胶冻剂、凝胶剂等。

产后、哺乳期不宜使用复方口服避孕制剂，因雌激素可能影响乳汁分泌。哺乳期也不宜使用不易溶解的外用杀精剂，如避孕片、药膜等，因乳母阴道分泌物较少而不易溶化。

3. 生育后阶段　目前，我国多数妇女生育后有一长达20年左右的避孕期，宜选用相对长效、稳定而又可逆的避孕方法（需要时可随时恢复生育），如IUD、皮下埋植剂、长效避孕药。根据各人不同情况，也可选用短效避孕药、各种屏障避孕法和外用杀精剂，自然避孕法以及绝育术等。

4. 近绝经期　近绝经期妇女的特点是卵巢功能逐渐衰退，阴道分泌物相对较少，有时月经紊乱，但仍有可能意外妊娠。此阶段原来未使用IUD者，不主张放置IUD；但如原来使用IUD且无不良反应者，可继续使用，至绝经后一年内取出；此阶段也不宜使用不易溶解的外用杀精剂，但可用胶冻剂、凝胶剂等，以增加生殖道润滑；复方避孕制剂因含有雌激素，如有危险因素（吸烟、肥胖、高血压等）的妇女，最好不要应用。屏障避孕法、比林斯自然避孕法、阴道避孕药环等可供选择。

5. 人工流产后或希望改变措施者　在医师指导下，分析原因、找出症结、重新选择。通常可考虑更换一种长效、稳定措施，或选用短效避孕药、各种屏障避孕法和外用杀精剂、自然避孕法以及绝育术等。

6. 分居两地探亲阶段　宜用短期、高效避孕方法，如探亲药、短效口服避孕药、避孕套和杀精制剂等；不宜使用自然避孕法。

7. 不同健康状况下的选择

（1）月经量多、周期不规则或痛经者可选用短效口服避孕药。

（2）有子宫肌瘤或乳房肿块的妇女可选用单纯孕激素类避孕方法，或短效口服避孕药。

（3）有心、肝、肾等内科疾患者宜用屏障避孕法、外用杀精剂、自然避孕法或绝育术等，也可选用IUD。

（4）有生殖道炎症、盆腔感染史者可选用避孕套、口服避孕药或皮下埋植剂等。

（5）对精液过敏，可采用男用或女用避孕套。

第五节 计划生育技术优质服务

计划生育技术优质服务是指通过宣传教育、普及生殖健康知识，提高广大育龄群众的生育自我保健意识和自觉参与计划生育的积极性，并通过提供完善的以避孕为主的生殖健康服务，使他们安全健康地渡过育龄期，促进家庭幸福。简言之，计划生育优质服务是以人的全面发展为中心，把广大育龄夫妇真正视为计划生育工作的主人(图9-8-2)，全心全意地为他们提供生殖健康的全过程和全方位服务。开展计划生育优质服务，在我国还有其特殊的意义。1995年国家人口计生委提出计划生育在工作思路和方法上必须实现两个转变：即由以往仅就计划生育抓计划生育向与经济社会发展紧密结合，采取综合措施解决人口问题的转变；由以社会制约为主向逐步建立利益导向与社会制约相结合，宣传教育、综合服务、科学管理相统一的机制转变。优质服务正是融合了这种思想，并在实践中把它具体化。

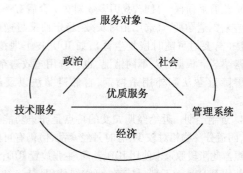

图 9-8-2 计划生育优质服务三元结构图

国际上普遍认为，服务质量与人口目标的关系非常密切。每一个计划生育服务对象都有10项权利：①知情权；②获得权；③选择权；④安全权；⑤隐私权；⑥保密权；⑦尊严权；⑧舒适权；⑨续用权；⑩表达权。此外，计划生育的服务人员也存在着10项需求：①培训需求；②获得信息需求；③基本设施需求；④业务物质供应需求；⑤指导需求；⑥支持需求；⑦信任需求；⑧鼓励需求；⑨反馈需求；⑩自我表现需求。借鉴国际上的经验，根据我国国情，计划生育优质服务可体现在如下6个要素上。

1. 提供多种避孕方法 根据服务对象的具体情况，包括职业、文化、性生活频率、爱好、病史及避孕史等，至少应介绍3种以上适宜的避孕方法，供对象选择时参考。

2. 提供足量、可靠的信息 对服务对象正确解释选择的方法，包括避孕原理、有效率、优缺点、适应证、禁忌证、使用方法、保存方法、可能出现的不良反应对健康的影响等。

3. 具有较高的技术服务的能力

(1) 提供计划生育服务的指南，能处理不良反应及发生的问题。

(2) 手术操作符合规范，如IUD能正确选择适应证、适宜的IUD型号、放置到位、术后注意事项及随访交代清楚等。

(3) 采用先进的技术，如"心语疏通"(vocal Local)等，帮助服务对象应对、接受计划生育手术操作中产生的焦虑、不适和疼痛。

4. 服务的可能性和适用性 咨询门诊的环境条件、时间安排适宜于服务对象的要求；避孕药具的供应渠道畅通、充足、价格可以承受。

5. 服务的连续性 建立随访制度并认真执行，以降低避孕失败率。

6. 具有较好的人际交流技巧 服务者必须以关怀并尊重的态度对待对象，以严肃、亲切、畅言、守密为原则，取得服务对象的信任，使之感受到服务者的良好态度，与之建立良好关系；使服务对象能畅所欲言，积极配合，从而提高避孕措施的正确使用率、续用率及避孕效果。

做好计划生育技术优质服务的几个关键是：有效实施知情选择；注重公民权益；管理方法向更高层次发展，即寓管理于服务之中；规范化的技术服务；解决当前社会上与生殖健康相关的几个关键问题，如生殖道感染/艾滋病防治、青少年性教育、男性参与、消除社会性别歧视等；建立和应用育龄妇女信息管理系统，使之发挥信息引导作用；建立必要的考核评估体系，即要有群众参与的、对优质服务直接进行评价的评估内容。

第六节 我国计划生育技术服务发展的方向

目前我国计划生育技术水平与发达国家相比，仍然存在差距，一个具体的表现就是非意愿妊娠率和人工流产率较高，尤其是大城市的重复流产率(>50%)。导致这一差距的原因很多，其中之一与我国目前计划生育技术工作仍以临床诊疗和避孕药具发放为主不无相关。如何扭转这一局面，涉及的面较广，也需要有一个逐步发展的过程。国际社会倡导的生殖健康和联合国提出的"千年发展目标监测框架"为我国计划生育技术工作发展开阔了思路和提供了有益的经验。如果说21世纪的医学是四"P"医学，即预测医学(Predictive Medicine)、预防医学(Preventive Medicine)、个体化医学(Personalized Medicine)和参与式医学(Participatory Medicine)，那么我国计划生育技术工作发展的方向可以简要地概括为"三个转移"：①目标上移，从单纯计划生育工作上移到提高生殖健康水平这一更高的目标；②重心下移，从医院、服务站为基地的服务模式下移到社区、家庭和人群的服务与管理模式；③关口前移，从计划生育四术、避孕药具发放前移到避孕方法知情选择、生殖健康教育和生殖健康促进。

（程利南）

参 考 文 献

1. 程利南.计划生育和生育调节.北京：中国协和医科大学出版社，2008：7-14

2. 程利南，徐晋勋.家庭避孕技巧.第2版.上海：上海市科学技术出版社，2007：162-165

3. 高尔生,陈锡宽,袁伟,等.贯彻技术服务管理条例,推进避孕节育知情选择.生殖与避孕,2001,21(5):307-311

4. 第九届全国人民代表大会常务委员会.中华人民共和国人口与计划生育法.北京:中国人口出版社,2002:4-8

5. 国家人口计生委科学技术研究所译.避孕方法选用的医学标准.北京:中国人口出版社,2011:151-166

6. 中华人民共和国国务院.计划生育技术服务管理条例.北京:中国人口出版社,2005:7-14

7. 中华医学会.临床技术操作规范(计划生育学分册).北京:人民军医出版社,2004

8. Johns Hopkings Population Information Program. Informed choice helping people decide. Family Planning Programs;Population Reports Series J,2001:50

9. WHO,Johns Hopkins Bloomberg School of Public Health, USAID. Family Planning:A Global Handbook for Providers. A WHO Family Planning Cornerstone,2007:307-318

10. 王一飞.21世纪的4P医学与生殖健康.国际生殖健康/计划生育杂志,2010;29(1):2-4

第九章

计划生育的流行病学及统计学基础

计划生育统计学是人口统计学中的一部分。人口统计学是研究人口现象的数量及其规律的科学。而计划生育统计旨在反应实行计划生育数量和质量的问题,预测人口的发展趋势,实行有计划地控制人口的增长,提高人口的素质。计划生育是我国的基本国策。搞好计划生育工作,关键是要有领导地发挥有关部门和各种群体团体的积极性和参与性。各级计划生育部门要做好调查研究工作。只有通过调查研究,掌握生育情况和规律,才能制定切实可行的工作计划,抓住重点,有的放矢,达到事半功倍的效果。计划生育统计的主要任务是通过认真的调查研究工作,及时、正确地向国家有关部门提供人口生育、计划生育和研究工作的动态情况,为领导决策、监督检查和经验总结交流等提供科学依据。

第一节　计划生育资料的收集和分析

一、常规资料的收集

(一) 人口出生资料

收集人口出生资料的方法有登记、报告及调查。按我国规定,凡人口出生均应及时向公安户籍部门(城镇是公安派出所,农村是乡户籍员)报告。应报告的出生包括所有活产,即出生时有呼吸、心跳、脐带搏动及随意肌收缩等

生命现象的新生儿,但不包括死胎和死产。出生后不久即死者,不论存活时间多长,均应报告出生和死亡。双胎应报告两个活产。出生的报告表由当地的公安、卫生部门联合印发。

农村乡镇卫生院及村卫生室,城镇街道医院(卫生站)、企、事业单位医务(保健)室等基层医疗单位要建立本地区(单位)的人口登记制度,及时掌握人口出生情况。

(二) 育龄妇女资料及计划生育资料

统计分析计划生育情况时要收集有关育龄妇女的资料,包括分年龄组的育龄妇女数,婚姻状况(未婚、已婚、离婚或丧偶),有无生育能力(绝经、绝育、不孕症),生育状况(已生胎产数、活产数、现有子女数)及节育措施等。目前我国规定育龄妇女年龄为 15 ~ 49 岁,已与国际接轨。

为了解计划生育工作开展情况及存在问题,要及时收集本地区有关计划生育工作的资料,包括节育措施落实情况,人工流产情况,节育手术质量及早、密、多育情况等。

有条件的地区(单位)可建立育龄妇女登记表,记录每一育龄妇女的婚姻状况、生育能力(不孕、绝经、离婚或分居)、生育状况(初产年龄、已生胎产数、现有子女数、最小子女年龄等)及节育措施落实情况(男扎或女扎、避孕措施、未落实原因等)。基层计划生育服务站及卫生组织在定期发放避孕药或家访时,及时了解避孕措施改变情况,更新育龄妇女登记表内容并统计上报。

二、专题研究资料的收集

为了有目的或有计划地研究计划生育某一特殊领域的问题，如人们希望了解对生育和节育意愿的情况，对某一种避孕节育措施的有效性和安全性进行评价等，常常需要开展一些专题性的研究。专题性研究由于设计严格周密，对照配比均衡，数据收集可靠，其结果明显优于常规统计资料。关于专题性研究的原理和方法请参阅有关临床和流行病学研究专著。

三、计划生育资料的分析

（一）计划生育统计所需的基本资料

1. 年总人口数或平均人口数　常取年初和年末的平均数，或取 7 月 1 日普查的人口数。

$$平均人口数 = \frac{年初人口数 + 年末人口数}{2}$$

2. 迁出或迁入人口数（包括流动人口数）。

3. 男性或女性人口数。

4. 年出生数和死亡数。

5. 结婚人数、初婚人数、离婚人数和初婚年龄。

6. 育龄妇女数一般指 15～49 岁的妇女。可分为未婚育龄妇女数、已婚育龄妇女数和已婚有生育能力妇女数。

7. 计划内和计划外出生总数、一胎生育数、二胎和二胎以上生育数，总生育数和生育间隔。

8. 节育人数和采用各种避孕节育方法的人数。

9. 季度妊娠数、人工流产和药物流产数。

10. 已有一个子女的育龄夫妇、独生子女领证数及初产年龄。

（二）计划生育统计指标

1. 人口构成及自然变动指标

（1）年出生率及死亡率

1）年出生率（‰） $= \dfrac{某年出生人数}{该年平均人口数} \times 1000$

2）死亡率：常用的死亡率统计方法主要有以下四种：

$$年度死亡率（‰） = \frac{某年内总死亡数}{该年平均人口数} \times 1000$$

$$年龄别死亡率（‰） = \frac{某年某年龄别的死亡数}{该年该年龄的平均人口数} \times 1000$$

$$某年某病死亡率（‰） = \frac{某年某病的死亡数}{该年内易感人数} \times 1000$$

$$病死率（\%） = \frac{某时期患某病的死亡数}{该时期患该病的人数} \times 100$$

（2）人口自然增长率：这是一项综合性的指标，既能概括地反映人口再生产的规模和类型，也是预测未来人口发展趋势、检查人口增长和计划生育执行情况的主要依据。

$$人口自然增长率 = \frac{年内人口自然增长数}{该年平均人口数} = 出生率 - 死亡率$$

（3）人口繁殖率：指下一代人口数与上一代人口数的比例。人口繁殖率大于 1，说明下一代人口比上一代多，人口将增加；人口繁殖率小于 1，下代人口比上一代人口少，人口将减少。所以，从人口繁殖率可以看到今后人口的发展趋势。

（4）平均世代年数：指上下两代人之间的平均间隔年数，也就是繁殖一代人口需要的平均年数。平均世代年数说明人口繁殖的速度。平均世代年数越短，人口繁殖进度越快；反之越慢。

（5）男（女）性比重和性比例：男（女）性比重指男性（女性）在总人口数中所占的比例。性比例指男性和女性人数之比。

$$男（女）性比重 = \frac{男性（或女性）的人数}{男女人口总数}$$

$$性比例 = \frac{男性人数}{女性人数}$$

（6）人口的年龄构成：即各年龄或年龄组在总人口中所占的比例。

2. 说明生育水平的统计指标

（1）育龄妇女一般生育率：又称总生育率。即每 1000 名育龄妇女在一年中生育的活婴总数。

$$一般生育率（‰） = \frac{出生人数}{育龄妇女人数} \times 1000$$

（2）年龄别生育率：指按不同年龄分别计算的妇女生育率。即每 1000 名不同年龄的妇女生育的活婴数。

$$年龄别生育率（‰） = \frac{某年龄妇女生育的活婴数}{该育龄的育龄妇女人数} \times 1000$$

（3）终生生育率：指每一个妇女在整个生育年龄期间生育的子女数，即平均生育小孩数。

$$终生生育率 = \frac{一批同龄妇女生育子女总数}{该批同龄育龄妇女数}$$

（4）总和生育率：即现有各年龄妇女生育率的合计数。

$$总和生育率 = 各年龄妇女生育率之和$$

（5）人口再生产粗率、再生产净率：再生产率是衡量妇女再生产水平的一个相对指标，它是指每 1000 名妇女在生育年龄期间生育女孩的数量。再生产率与生育率不同。生育率是妇女在生育周期内所生子女数与育龄妇女之比，而再生产率是妇女生育女孩数与育龄妇女数之比。它只反映育龄妇女所生女孩对其自身的替代水平。计算方法如下：

$$人口再生率 = \frac{育龄妇女生育数}{育龄妇女的平均数} \times 女婴比重$$

$$= 终身生育率 \times 女婴比重$$

$$人口再生产净率 = 终身生育率 \times 女婴比例$$

$$\times 女婴从 0～19 岁的生存率$$

净率是衡量妇女再生产水平的一个较精确的指标。它是指一个妇女组所生的女孩数存活到再生育下一代时能替代自己的程度。

3. 说明计划生育情况的统计指标

（1）计划生育率：是反映计划生育情况的综合指标。

它说明期内符合计划生育要求的出生人数占出生人口总数的比重。

$$计划生育率(\%)=\frac{期内符合计划生育要求的出生人数}{期内出生总人口数}\times100$$

（2）晚婚率：晚婚能缩短生育周期，直接降低生育率，在计划生育中晚婚的目的在于晚生育。妇女在23岁以后，30岁以下生育最合理。

$$晚婚率(\%)=\frac{初婚人中符合晚婚年龄的人数(男或女)}{全年初婚人数(男或女)}\times100$$

（3）一胎率、二胎率和多胎率：多胎指当年出生三胎或三胎以上的人数。

$$一胎率(\%)=\frac{当年一胎出生的人数}{该年实际出生的人数}\times100$$

（4）独生子女率：独生子女率指只有一个孩子的居民（家庭）与全部居民户数的比例。

$$独生子女率(\%)=\frac{独生子女家庭数}{全部家庭数}\times100$$

（5）已婚育龄妇女综合避孕率：是反映落实节育措施的已婚育龄妇女人数占已婚有生育能力的育龄妇女的比重。节育率对计划控制人口增长具有重要的现实意义。

$$已婚育龄妇女综合避孕率(\%)=$$
$$\frac{落实节育措施的已婚育龄妇女人数(夫妇任一方)}{已婚有生育能力的育龄妇女数}\times100$$

（6）绝育率：绝育是控制生育最好的稳定措施。对于已生育两个以上的孩子而无禁忌证的妇女可以提倡绝育，提高绝育率。

$$绝育率(\%)=\frac{男(或女)绝育数}{已婚有生育能力的育龄妇女数}\times100$$

（7）人工流产率：包括早孕负压吸引术（也称手术人工流产，吸宫术）和药物流产，是节育失败的补救措施。多次人工流产对妇女的健康不利。因此，必须提高节育率和节育效果，以减少人工流产率。

$$总人工流产率(\%)=\frac{期内人工流产数}{同期育龄妇女数}\times100$$

$$未婚人工流产率(\%)=\frac{期内未婚育龄妇女人流数}{同期未婚育龄妇女数}\times100$$

$$已婚人工流产率(\%)=\frac{期内已婚育龄妇女人工流产数}{已婚育龄妇女数}\times100$$

$$药物流产率(\%)=\frac{期内药物流产数}{同期育龄妇女数}\times100$$

（8）避孕节育措施的并发症率＝
$$\frac{一定时期内落实各类避孕节育措施后的并发症总数}{该期内各类避孕节育措施采用的总人数}\times100$$

4. 其他与计划生育有关的统计指标

$$结婚率(\%)=\frac{年内登记结婚人数}{年平均人数}\times100$$

$$初婚率(\%)=\frac{年内登记初婚人数}{年平均人数}\times100$$

$$一般结婚率(\%)=\frac{生育年龄中结婚人数}{生育年龄的男女总人数}\times100\%$$

$$平均初婚年龄=\frac{期内初婚(男或女)人数的年龄总和}{该期内初婚(男或女)人数}$$

第二节 节育效果的基本统计

目前有关节育效果的统计方法有多种；相同的资料用不同的统计方法处理所得到的效果是不同的。因此，在说明种节育方法的效果时一定要注明使用哪一种统计方法，以便可将不同的资料进行比较。目前常用的节育效果统计方法主要有以下几种。

一、百分率计算法

简单和粗略的百分率计算法，可用于计算一种节育方法（如男、女用避孕套，皮埋剂，绝育术等）在一个地区的一个时期内大面积应用的效果。方法是以随访到的使用某一种节育方法的总人数及在这时期内所发生的妊娠数，算出有效率。妊娠为失败，未妊娠为有效，有效率计算公式如下：

$$妊娠率(\%)=\frac{使用某种节育器后妊娠人数}{该种节育方法使用总人数}\times100$$
$$有效率(\%)=100\%-妊娠率(\%)$$

这种统计方法简单易行，可粗略估计失败发生的概率。但此法只统计了失败的妊娠数和使用某种节育方法的总人数，没有考虑使用的时间因素，因而这种统计方法显得不很科学。如假设有两组 IUD 效果资料，时间都在某一年中；一组中大多数妇女是在下半年放的，使用的时间较短，妊娠机会就少；另一组中的大多数是在上半年放的，使用的时间长，其妊娠的机会就大。因此，单用这种百分率计算出来的有效率来比较这两种 IUD 效果的好坏是不合理的，不具有可比性。

比较正确的方法有妇女·年计算法、周期计算法和生命表统计法。

二、妇女·年计算法

计算妇女·年要以计算妇女月为基础。表 9-9-1 是列举服用避孕药的妇女月计算方法。妇女月以30天为一个月，在实际工作中，可用日历月来计算。避孕药具的效果通常都用妇女·年计算。

由于甾体避孕药服用后不良反应较多，引起停用的较多，因此在药物效果的对比中，常将避孕药的可接受性这一项指标放在效果中一起比较。停用的不良反应常分为因症和非因症停用两类。因症停用往往与药物本身有关，包括恶心、嗜睡、突破性出血、体重增加等；非因症停用包括个人或社会因素，如需生育，改用其他避孕方法，不再需要避孕等。

每100妇女·年的各种指数称 Pearl 指数，算法如下：

$$妊娠指数=\frac{意外妊娠数}{同期使用避孕药的妇女月数}\times1200$$

$$因症停用指数 = \frac{因症停用人数}{同期使用避孕药的妇女月数} \times 1200$$

$$非因症停用指数 = \frac{非因症停用人数}{同期使用避孕药的妇女月数} \times 1200$$

$$有效指数 = 100 - 妊娠指数$$

表 9-9-1　服用避孕药的妇女·年计算法（12 个月）

使用避孕 药月数	使用人数	妇女月 （人数×月数）
1	40	40
2	55	110
3	78	234
4	100	400
5	120	600
6	134	804
7	189	1323
8	210	1680
9	145	1305
10	176	1760
11	154	1694
12	89	1068
合计	1490	11 018

三、周期计算法

由于妊娠的机会为每 1 个月经周期 1 次，而月经周期大多小于 30 天。因此，在一个较长的时期内，月经周期数较日历月数为多；如 1 年 12 个日历月，根据个体差异可有 13～14 个月经周期。因此，计算效果用周期法比用日历月计算法更为合理和科学。例如表 9-9-2 为用周期法计算的表 9-9-1 资料。

表 9-9-2　服用避孕药的周期计算法（12 个月）

使用避孕 周期数	使用 人数	妇女周期 （人数×周期数）
1	40	40
2	55	110
3	70	210
4	96	384
5	110	550
6	120	720
7	160	1120
8	150	1200
9	120	1080
10	135	1350
11	118	1298
12	60	720
13	100	1300
14	156	2184
合计	1490	12 266

公式如下：

$$妊娠率(\%) = \frac{妊娠人数}{同期避孕药周期数} \times 1200$$

$$有效率(\%) = 100\% - 妊娠率(\%)$$

$$因症停用率(\%) = \frac{因症停用人数}{同期避孕周期数} \times 100$$

$$非因症停用率(\%) = \frac{非因症停用数}{同期避孕周期数} \times 100$$

按表 9-9-1、表 9-9-2 中的 1490 名妇女使用避孕药 12 个月，妊娠 19 人。如用妇女月算：（19/11 018）×1200 = 2.1，100 - 2.1 = 97.9，有效指数为 97.9。用周期法算：（19/12 266）×100% = 0.15%，100% - 0.15% = 99.85%，有效率为 99.85%。

四、生命表统计法

此法主要用于有多种停用项目的节育方法效果的统计。如 IUD 避孕效果的统计常用此法。这种方法是目前国际上通用的一种计算方法。生命表法的统计主要注意事项有：①随访的方法：可通过门诊、家访、信访或电话访。但后三种随访记录对失败、早孕或 IUD 脱落有可能遗漏；应尽量门诊随访，②随访率，如随访率达 100%，统计结果就可靠；如果失访率高（1 年高于 10%，2 年高于 15%），得出的正确性则存在一定的问题。③随访时间：评价 IUD 使用的效果与随访时间的长短有关，即随着随访时间的延长，其效果会下降。因此，进行两组资料比较时要注明统计效果的时间。在统计分析一组资料时，一定要在截止统计日期 2 个月后作一次随访，以免遗漏最后 1 个月中的早期妊娠等。

IUD 生命表统计法主要有两种：一种是用以计算净累计停用率（net cumulative termination rate），这是一种多项减缩生命表法，可同时计算出几个与节育方法使用有关的停用项目的净累计停用率，然后相加得出总停用率和续用率。另一种是粗累计停用率（gross cumulative termination rate），这是一种单项减缩生命表法，一次只能算一个停用项目，计算步骤较简单，适用于几组方法之间的单一停用项目间的比较。但由于此法分别算出一种方法的各项停用率，不能相加为总停用率，因此不能求得续用率。以下以 IUD 为例：

1. IUD 生命表停用项目的分类　按世界卫生组织的规定，与 IUD 有关的停用项目，包括妊娠、脱落、穿孔、因痛和出血、盆腔炎及其他医疗原因取出。与 IUD 无关的停用项目，包括准备妊娠、不再需要放置 IUD、失去随访、其他个人原因停用等。分类也可根据各种 IUD 的特点及研究的目的而定。如研究释放孕激素的 IUD，有将闭经从其他医疗原因中分离出来，单独立项。

2. 关于一些事件（项目）停用日期的规定

（1）带器妊娠：指 IUD 在子宫内未完全脱落而同时发生的妊娠，不包括放置 IUD 前已妊娠。

（2）意外妊娠：指 IUD 不自觉脱落后发生的妊娠。世界卫生组织把带器妊娠与意外妊娠均合并为意外妊娠（accident pregnancy）。妊娠以末次月经的第一天计算；受孕日按末次月经第一天加 14 天计算。

（3）全部脱落：指 IUD 离开子宫或脱出阴道；部分脱落：指 IUD 部分已下降超过子宫内口，进入宫颈管内而未完全脱出者。脱落日期不明者，采取上次随访日（确定 IUD 存在）与本次随访日（发现 IUD 已脱落不存在）之中间数计算；部分脱落者以发现时取出日计算，不包括妊娠中脱落者。

（4）取出：以取出日计算，不包括因妊娠或部分脱落之取出。

（5）失去随访：以最后一次随访到的日期为停止日。一般取在月终。

3. 净累计停用率计算法　根据 Tietze 法，可用六张表计算。表 9-9-3 按日历月放入和停止节育器人数及按顺序月算出续用人数。表 9-9-3 中的 M 项为日历上的月份。M_x 为顺序月（即放入第 x 月）。M_x 的算法为截至月份（包括妊娠等停用）减去放入月份。如截至的日期大于放入的日期，则月份数相减后加 1 个月。例如，2009 年 10 月 6 日放入，2010 年 6 月 14 日停止，即 6-10+12 = 8，8+1 = 9，M_x 为第 9 个顺序月。如截至日期小于放入日期，不必加 1 个月。如截至发生在放置的当月，应算为放后第 1 个月。N 为按月放入的人数。T 为放入至研究截止日之间的停用总数。例如，2009 年 10 月放入 40 人，到 2010 年 12 月底即放后第 15 个月（M_x）共停用 15 人（T），N_c 为按顺序月的续用人数。此例第 15 个月的续用人数为 40-15 = 25 人。所以 $N_c = N-T$。

表 9-9-3　按日历月放入和按顺序月算的续用人数

放入的日历月 M	放入后的顺序月 M_x	放入人数 N	放入至研究截止 停用总数 T	续用人数 N_c
计算公式			N-T	
2010 年				
12 月	1	98	12	86
11 月	2	80	9	71
10 月	3	91	6	85
9 月	4	102	8	94
8 月	5	85	4	81
7 月	6	70	9	61
6 月	7	65	10	55
5 月	8	93	15	78
4 月	9	50	19	31
3 月	10	66	15	51
2 月	11	52	13	39
1 月	12	61	18	43
2009 年				
12 月	13	35	12	23
11 月	14	32	19	13
10 月	15	40	15	25
合计		1020	184	836

表 9-9-4 为节育器放后每个顺序月中的各种停用数，G 为妊娠，E 为脱落，T_1 为因症停用数，T_2 为非因症停用数，T_t 为停用总数（即 $G+E+T_1+T_2$）。因为放 IUD 的总人数 1020 人，每人都要进入或经过第 1 月，故第 1 月停用数最多。T_t 项中合计停用数与表 3 中 T 项的合计数相等。但 T_t，T 的内涵数由于意义不同数字也不同。

表 9-9-5 为用 IUD 者的校正妇女月数计算法：N_c 即表 9-9-3 中的 N_c 项，T_t 为表 9-9-4 中的 T_t 项。$N_1 = N_c + T_t$，N_c 和 T_t 都为未观察满 1 整月的人数。看表 9-9-3，以 N_c 中的第 6 个顺序月为例，续用人数 61 人，这些人是在 2010 年 7 月 1 日至 31 日内放置的，到 2010 年 12 月即第 6 个顺序月 IUD 仍继续存在。但除了 7 月 1 日外，其他都未放满或观察满 1 整月。又表 9-9-4 中的第 6 个顺序月中的 T_t 项即总停用数为 23 人，此 23 人是在放到第 5 个月中的任何 1 日停用的，故在停用的第 6 个月中都未放满或观察满 1 整月。这些未观察满 1 整月的人数（N_1），在统计上以每人平均未观察满半月计算。故 N_2（未观察到的人数）= $N_1 \div 2$。N_t 项为每个顺序月初期的总放置人数。每个放 IUD 的人都要进入或经过第 1 月，故第 1 个月的人数即总人数 1020。第 2 月的 N_t 为上月的总放置人数（N_{t-1}）减去上月的未观察满一

个月的人数（N_1）。如第 2 月的 $N_t = 1020-116 = 904$，以此类推。理由是上月的 N_1（86 + 30）中的 86 人即表 9-9-3 中 2010 年 12 月放入。到 12 月 31 日截止日的人，都只放了 1 个月，不可能进入第 2 个月。30 人即表 9-9-4 第 1 个月中

的总停用数，不进入第 2 个月。故第 2 月的 N_{t2} 为上月的 N_{t1} 减去上月的 N_1。$W_m = N_t - N_2$，即期初放置人数减去未观察到的人数，为放 IUD 的校正妇女月数。表 9-9-6 计算 12 个月的累计续用率。M_m 为表 9-9-5 中算得。

表 9-9-4　放置 IUD 后每一个顺序月中的各项停用数

放后顺序月 M_x	妊娠 G	脱落 E	因症取出 T_1	非因症取出 T_2	停用总数 T_t
计算公式					（$G+E+T_1+T_2$）
1	2	7	9	12	30
2	2	7	2	5	16
3	3	2	1	14	20
4	4	5	2	2	13
5	1	3	2	13	19
6	2	8	6	7	23
7	1	0	2	4	7
8	2	4	3	4	13
9	1	1	0	4	6
10	1	1	1	4	7
11	2	0	1	3	6
12	1	2	1	6	10
13	1	2	1	2	6
14	1	0	2	1	4
15	1	1	0	2	4
合计	25	43	33	83	184

表 9-9-5　校正妇女月计算法

放后顺序月 M_x	续用人数 N_c	停用人数 T_t	未观察满 1 个月人数 N_1	未观察到人数 N_2	每月初放置总人数 N_t	校正妇女月 W_m
计算公式			（N_c-T_t）	（$N_{1/2}$）	（$N_{t-1}-N_{1-1}$）	（N_t-N_2）
1	86	30	116	58	1020	962
2	71	16	87	43.5	904	860.5
3	85	20	105	52.5	817	764.5
4	94	13	107	53.5	712	658.5
5	81	19	100	50.0	605	555.0
6	61	23	84	42.0	505	463.0
7	55	7	62	31.0	421	390.0
8	78	13	91	45.5	359	313.5
9	31	6	37	18.5	268	249.5
10	51	7	58	29.0	231	202.0
11	39	6	45	22.5	173	150.5
12	43	10	53	26.5	128	101.5
13	23	6	29	14.5	75	60.5
14	13	4	17	8.5	46	37.5
15	25	4	29	14.5	29	14.5
合计	836	184	1020	510	6293	5783

表 9-9-6 累计续用率计算法

放后顺序月 M_x	校正妇女月 W_m	停用人数 T_t	校正停用人数 T_c	放入该月的校正人数 N_3	放满该月的校正人数 N_4	每个妇女的月续用率 R_c	每个妇女的累计续用率 R_{cc}
计算公式	(N_1-N_2)		$(T_{t/2})$	(W_m+T_c)	(W_m-T_c)	(N_4/N_3)	$(R_c \times R_{cc})$
1	962.0	30	15.0	977.0	947.0	0.969294	0.9692938
2	860.5	16	8.0	868.5	852.5	0.981577	0.9514369
3	764.5	20	10.0	774.5	754.5	0.974177	0.9268678
4	658.5	13	6.5	665.0	652.0	0.980451	0.9087486
5	555.0	19	9.5	564.5	545.5	0.966342	0.8781618
6	463.0	23	11.5	474.5	451.5	0.951528	0.8355955
7	390.0	7	3.5	393.5	386.5	0.982211	0.820731
8	313.5	13	6.5	320.0	307.0	0.959375	0.7873888
9	249.5	6	3.0	252.5	246.5	0.976238	0.7686786
10	202.0	7	3.5	205.5	198.5	0.965937	0.7424949
11	150.5	6	3.0	153.5	147.5	0.960912	0.7134723
12	101.5	10	5.0	106.5	96.5	0.906103	0.6464796
合计	5670.5	170	85	5755.5	5585.5		

T_t 项为表 9-9-4 中的 T_t 项。$T_c=T_t \div 2$，$N_3=W_m+T_c$，$N_4=W_m-T_c$，此三项都为校正数字。$R_c=N_4 \div N_3$；R_{CC} 项中的第 1 月的 R_c 项。以后各项的 R_{CC} 等于 $R_c \times$ 上月的 R_{CC}（$R_{CC}-1$），如第 2 月的 R_{CC} 为 $0.9692938 \times 0.9815774=0.9514369$。

表 9-9-7 中的 $G \sim T_t$ 为各顺序月中的各种原因的停用数。N_3 为表 9-9-6 中的 N_3 项。$R_c \sim R_{Tt}$ 项为 $G \sim T_t$ 分别以 N_3 除的结果。表 9-9-8 为每 100 妇女 12 个月的各种净累计停用率计算法。

表 9-9-7 每个妇女的各种净月停止率计算法

放后顺序月 M_x	妊娠 G	脱落 E	因症取出 T_1	非因症取出 T_2	停用总数 T_t	放入该月的校正人数 N_3	月妊娠率 R_G	月脱落率 R_E	各顺序月中妇女的 月因症取出率 R_{T1}	月非因症取出率 R_{T2}	月总停止率 R_{Tt}
计算公式							(G/N_3)	(E/N_3)	(T_1/N_3)	(T_2/N_3)	(T_t/N_3)
1	2	7	9	12	30	977.0	0.002047	0.007165	0.00921	0.01228	0.030706
2	2	7	2	5	16	868.5	0.002303	0.008060	0.00230	0.00576	0.018423
3	3	2	1	14	20	774.5	0.003874	0.002582	0.00129	0.01808	0.025823
4	4	5	2	2	13	665.0	0.006015	0.007519	0.00301	0.00301	0.019549
5	1	3	2	13	19	564.5	0.001772	0.005314	0.00354	0.02303	0.033658
6	2	8	6	7	23	474.5	0.004215	0.016860	0.01264	0.01475	0.048472
7	1	0	2	4	7	393.5	0.002541	0	0.00508	0.01017	0.017789
8	2	4	3	4	13	320.0	0.006250	0.012500	0.00938	0.01250	0.040625
9	1	1	0	4	6	252.5	0.003960	0.003960	0	0.01584	0.023762
10	1	1	1	4	7	205.5	0.004866	0.004866	0.00487	0.01946	0.034063
11	2	0	1	3	6	153.5	0.013029	0	0.00651	0.01954	0.039088
12	1	2	1	6	10	106.5	0.009390	0.018779	0.00939	0.05634	0.093896
合计	22	40	30	78	170	5755.5					

表 9-9-8 每 100 妇女 12 个月的各种累计停用率计算法

放后顺序月 M_x	月初累计续用率 R_{cc}	净月妊娠率 R_{NG}	净月脱落率 R_{NE}	净月因症取出率 R_{NT1}	净月非因症取出率 R_{NT2}	净月总停用率 R_{NTt}
计算公式		$(R_G \times R_{cc})$	$(R_E \times R_{cc})$	$(R_{T1} \times R_{cc})$	$(R_{T2} \times R_{cc})$	$(R_{Tt} \times R_{cc})$
1	1	0.002	0.0072	0.0092	0.01228	0.03071
2	0.9693	0.002	0.0078	0.0022	0.00558	0.01786
3	0.9514	0.004	0.0025	0.0012	0.01720	0.02457
4	0.9269	0.006	0.0070	0.0028	0.00279	0.01812
5	0.9087	0.0048	0.0048	0.0032	0.02093	0.03059
6	0.8782	0.004	0.0148	0.0111	0.01296	0.04257
7	0.8356	0.002	0	0.0042	0.00849	0.01486
8	0.8207	0.005	0.0103	0.0077	0.01026	0.03334
9	0.7874	0.003	0.0031	0	0.01247	0.01871
10	0.7687	0.004	0.0037	0.0037	0.01496	0.02618
11	0.7425	0.010	0	0.0048	0.01451	0.02902
12	0.7135	0.007	0.0134	0.0067	0.04020	0.06699
合计		0.049	0.0746	0.0570	0.17263	0.35352
12 个月每 100 妇女的各种净累计停止率		4.9	7.5	5.7	17.3	35.4

表中 R_{cc} 项的月初累计续用率即表 9-9-6 中 R_{cc} 项中上月月终的累计续用率,第一个月月初,即研究开始时的续用率应该等于 1。$R_{NG} \sim R_{Tt}$ 项是表 9-9-7 中的 $R_G \sim R_{Tt}$ 项分别乘本表的 R_{cc} 项得来,故第 1 月两表的这些数字相同。

计算每个妇女 12 个月的各项净累计停用率时,可将 12 个顺序月的净月停用率相加。将此 12 个月的累计数乘以 100,即为放 IUD 后每 100 妇女 12 个月的各种净累计停用率。表 9-9-8 合计数中的 $R_{NG} + R_{NE} + R_{NT1} + R_{NT2}$ 应等于 R_{NTt},可以核对计算有无错误。

表 9-9-9 为归纳上面各种净累计停用率,为 12 个月的效果分析。妊娠率为 4.9%,脱落率为 7.5%,因症取出率

表 9-9-9 净累计停用率及续用率(12 个月)

项 目	率(%)
妊娠	4.9
脱落	7.5
因症取出率	5.7
非因症取出率	13.7
总停用率	35.4
续用率	64.6

为 5.7%,与 IUD 有关的总停用率为这三项相加为 18.1%,续用率为 100% - 总停用率 = 100% - 18.1% = 81.9%。

4. 粗累计停用率 此法比较简单,只算一种停用率。因此,同一组数据算得的粗累计停用率高于净累计停用率。此法不能算出续用率。粗累计停用率可用于几种或几组 IUD 之间的一项停用率的比较,用四张表计算,即表 9-9-3、表 9-9-4、表 9-9-5、表 9-9-10。现以妊娠停用为例,算出每 100 妇女 12 个月的粗累计妊娠率。表 9-9-10 中的 W_m,即表 9-9-5 中算出的 W_m 项,G 即表 9-9-4 中的 G 项数。$G_c = G \div 2$ 为校正妊娠数。$W_{m1} = W_m + G_c$ 为放入该月的校正人数(如第 1 月为 962+1 = 963),$W_{m2} = W_m - G_c$,是放满该月的校正人数(如第 1 月为 962 - 1 = 961),$R_1 = W_{m2} \div W_{m1}$,是每个月末的妊娠率(每月没有妊娠的比例数)。第 1 月的 $R_1 = 961 \div 963 = 0.9979232$。$R_2$ 第 1 月数字同 R_1 第 1 项。以后每月的 $R_2 = $ 本月的 $R_1 \times$ 上月的 R_2(如第 2 月的 $R_2 = 0.9979232 \times 0.9976785 = 0.9956065$)。$R_3 = R_2 \times 100$(如第 2 月的 $R_3 = 0.9956065 \times 100 = 99.6$)。$R_4 = 100 - R_3$(如第 2 月的 $R_4 = 100 - 99.6 = 0.4$)。表中最后一项的第 12 月的数字 6.0,即每 100 妇女的粗累计妊娠率。

表 9-9-11 为每 100 妇女 12 个月的各种粗累计停用率。按粗累计停用率的计算方法得出的各项与 IUD 有关的停用率,不能相加成总停用率,也不能得出续用率。表中的妊娠率为 6.0%,脱落率为 6.8%,因症取出率为 6.6%,都略高于生命表法算得的净累计率。

表 9-9-10　每 100 妇女的粗累计妊娠率(12 个月)

放后顺序月 M_x	妇女月 W_m	妊娠数 G	校正妊娠数 G_c	放入该月的校正数 W_{m1}	放满该月的校正数 W_{m2}	每个妇女的月末妊娠率 R_1	每个妇女月末累计妊娠率 R_2	每 100 妇女的累计月末妊娠率 R_3	每 100 妇女的累计妊娠率 R_4
计算公式			$(G/2)$	(W_m+G_c)	(W_m-G_c)	(W_{m2}/W_{m1})	$(R_1 * R_{cc})$	$(R_3 \times 100)$	$(100-R_3)$
1	962.0	2	1	963.0	961	0.99792	0.99792	99.8	0.2
2	860.5	2	1	861.5	859.5	0.99977	0.99560	99.6	0.4
3	764.5	3	1.5	766.0	763	0.99608	0.99177	99.2	0.8
4	658.5	4	2	660.5	656.5	0.99394	0.98570	98.6	1.4
5	555.0	1	0.5	555.5	554.5	0.99820	0.98393	98.4	1.6
6	463.0	1	0.5	464.0	462	0.99569	0.97969	98.0	2.0
7	390.0	1	0.5	390.5	389.5	0.99744	0.97718	97.7	2.3
8	313.5	2	1	314.5	312.5	0.99364	0.97096	97.1	2.9
9	249.5	1	0.5	250.0	249	0.99600	0.96708	96.7	3.3
10	202.0	1	0.5	202.5	201.5	0.99506	0.96230	96.2	3.8
11	150.5	2	1	151.5	149.5	0.98680	0.94960	95.0	5.0
12	101.5	1	0.5	102.0	101	0.99020	0.94029	94.0	6.0
合计	5670.5	22	11	5681.5	5659.5				

表 9-9-11　每 100 妇女 12 个月的各种粗累计停用率

停用原因	停用率%
妊娠	6.0
脱落	8.6
因症取出	6.6

五、紧急避孕效果的统计

紧急避孕是在无避孕或觉察到避孕失败的性交后几小时或几天内采用的、防止非意愿妊娠的补救措施。紧急避孕效果的计算方法一般有两种,一种是失败率,另一种是避孕效果。

1. 紧急避孕失败率　紧急避孕失败率计算方法可用如下公式计算:

$$失败率 = \frac{妊娠例数}{接受紧急避孕的人数} \times 100\%$$

分子为妊娠例数,也可以称为失败例数;即服用紧急避孕药物后没有成功阻止妊娠,使妊娠得以继续进行。分母为接受紧急避孕服务的总人数。由于紧急避孕的使用有一定要求,因此,其失败也可分为使用失败和方法失败两类。方法失败是指那些完全符合紧急避孕使用的要求,但服用后还是失败的对象;使用失败是指那些没有符合紧急避孕使用要求,如在同一周期内有过两次或两次以上的无保护性同房,或在服用紧急避孕药后又有无保护性的同房等,服用紧急避孕药后没有成功的对象。在研究紧急避孕方法有效性时应严格筛选研究对象,用药后应给予具体的实践指导。在分析时应将这两种失败的情况进行说明。

2. 紧急避孕的有效率计算　从临床使用的情况分析,即使在排卵期进行无保护性的性交,其妊娠的发生率也不是百分之百;因此,紧急避孕方法的有效率不能用 100 减去失败率进行计算。正确的计算方法应该按下述公式进行。

$$有效率 = \frac{预期妊娠数 - 实际妊娠数}{预期妊娠数} \times 100\%$$

预期妊娠数(number of expected pregnancy)的计算应该根据预期受孕率表计算。表 9-9-12 是根据 1980 年和 1995 年美国学者 Dixon 和 Wilcox 的研究得出的预期受孕概率情况。与 Dixon 的平均加权概率相比,Wilcox 的平均受孕概率显得受孕时间较集中,日受孕率也较高。因此,同一批研究资料用不同的预期受孕概率进行计算,其得出的结果是不同的。在进行紧急避孕效果比较时必须注明所使用的方法。根据临床经验和世界卫生组织多中心临床观察资料,可以推测我国妇女的妊娠率比国外妇女略高些。因此,在没有得到我国妇女受孕数据之前只能借鉴国外资料。

表 9-9-12　Dixon 和 Wilcox 预期受孕率

性交时间（天）	预期妊娠概率（P）		性交时间（天）	预期妊娠概率（P）	
	Dixon 加权概率	Wilcox		Dixon 加权概率	Wilcox
−8	0.001	−	+1	0.091	−
−7	0.007	−	+2	0.049	−
−6	0.025	−	+3	0.019	−
−5	0.055	0.01	+4	0.005	−
−4	0.104	0.16	+5	0.001	−
−3	0.146	0.14			
−2	0.169	0.27			
−1	0.173	0.31			
0	0.141	0.33			

目前国内对紧急避孕的临床试验大都采用 Dixon 方法计算紧急避孕方法的有效率。而世界卫生组织于 1998 年发表的一项大规模临床研究的结果是采用 Wilcox 的预期受孕率计算的。另外，为了便于不同资料间的相互比较，建议在发表的文章中提供周期中逐日未保护性性交的例数。

六、节育效果的显著性检验

在避孕药具的临床研究中常需要作效果的比较评价。评价两种或多种避孕药具的效果时，只能用相同的统计方法及相同时间的资料，不能直接从停用率的高低来下结论，否则会发生错误。百分率之间的高低，必须经统计学上的显著性检验。

1. 两个百分率的显著性检验　两个百分率显著性检验计算法，常用 u 检验法或 χ^2（卡方）检验法。

（1）u 检验法：计算公式如下：

$$u = \frac{|P_1 - P_2|}{\sqrt{Pq(1/n_1 + 1/n_2)}}$$

说明：①P_1、P_2 分别为两组避孕药具的停用率或妊娠率（%）；②P 为两组合并后的停用率或妊娠率，$q = 1 - P$；③$\sqrt{Pq(1/n_1 + 1/n_2)}$ 为两个百分率之差的标准误（SE）。

例：甲种避孕药共 302 例，妊娠 14 例，已种避孕药 200 例，妊娠 5 例（两种药每例都用足 12 个月），求两避孕药的妊娠率差别有无显著意义？

根据题意：$P_1 = \frac{14}{302} \times 100\% = 4.6\%$

$$P_2 = \frac{5}{200} \times 100\% = 2.5\%$$

$$P = \frac{14 + 5}{302 + 200} \times 100\% = 3.8\%$$

$$q = 1 - P = 1 - 3.8\% = 96.2\%$$

$$u = \frac{|4.6 - 2.5|}{\sqrt{3.8 \times 96.2(1/302 + 1/200)}} = 1.20$$

查表 9-9-13（u 值表），如果 $u \geq 1.965$，则 $P \leq 0.05$；$u \geq 2.586$，则 $P \leq 0.01$。

表 9-9-13　u 值表

n'	0.05	0.01	n'	0.05	0.01
1	12.706	63.657	19	2.093	2.861
2	4.303	9.925	20	2.086	2.845
3	3.182	5.841	21	2.080	2.831
4	2.766	4.604	22	2.074	2.819
5	2.571	4.032	23	2.069	2.807
6	2.447	3.707	24	2.064	2.797
7	2.356	3.499	25	2.060	2.787
8	2.306	3.355	26	2.056	2.779
9	2.262	3.250	27	2.052	2.771
10	2.228	3.169	28	2.048	2.763
11	2.201	3.106	29	2.045	2.756
12	2.179	3.055	30	2.042	2.750
13	2.160	3.012	40	2.021	2.704
14	2.145	2.977	50	2.009	2.678
15	2.131	2.947	100	1.984	2.626
16	2.120	2.921	500	1.965	2.586
17	2.110	2.898	1000	1.962	2.581
18	2.101	2.878		1.960	2.576

（2）χ^2 检验法：计算公式如下：

$$\chi^2 = \sum \frac{|A-T|^2}{T}$$

说明：A 表示实际数，T 表示理论数，$\sum$ 表示总和。

例：A、B 两种避孕药各使用 12 个月后的结果如下：A 药 400 例，妊娠失败 17；B 药 300 例，妊娠失败 8；两药的成功例数分别为：A 药为 400-17=383，B 药为 300-8=292。将此 4 个数字写入四格表（表 9-9-14），即 χ^2 计算表。本例中的 a、b、c、d 四个数字分别为 17、383、8、292。

表 9-9-14　A、B 两药妊娠率的 χ^2 计算表

	失败数	成功数	合计
A 药	17（a）	383（b）	400
	（14.3）	（385.7）	
B 药	8（c）	292（d）	300
	（10.7）	（289.3）	
合计	25	675	700（N）

括号内为理论数（即 T）。T 的计算法：先假设 A、B 两药的失败率无差异，都等于两药合计的失败率为（25/700）×100%＝3.57%，这样 A 药的理论失败率为 400×3.57%＝14.3。理论数只要算出一个，其余的都可以用减法求得。代入表 9-9-14 中，400-14.3＝385.7，25-14.3＝10.7；300-10.7＝298.3。这理论数均放在四格表的括号内。以上数字代 χ^2 计算公式如下：

$$\chi^2 = \frac{|17-14.3|^2}{14.3} + \frac{|383-385.7|^2}{385.7}$$
$$+ \frac{|8-10.7|^2}{10.7} + \frac{|292-289.3|^2}{289.3} = 1.2$$

表 9-9-15　χ^2 值表

n'	$\chi^2_{0.05}$	$\chi^2_{0.01}$
1	3.84	6.63
2	5.99	9.21
3	7.81	11.34
4	9.49	13.28
5	11.07	15.09
6	12.59	16.81
7	14.07	18.48
8	15.51	20.09
9	16.92	21.67

从表 9-9-15，χ^2 值表查出 P 值。先计算自由度 n'，n'＝（行数-1）×（列数-1）＝（2-1）×（2-1）＝1（四格表为 2 行，2 列）。查 χ^2 表 n'＝1 时，$\chi^2_{0.05}$＝3.84，而本例 χ^2 值为 1.2，小于 3.84，因此，$P>0.01$。结论为 A、B 两药的失败率无显著差别。

简便的 χ^2 计算法：可用专用的四格表计算，a、b、c、d 代表上述四格表中的实际数字。

$$\chi^2 = \frac{|ad-bc|^2 N}{(a+b)(c+d)(a+c)(b+d)}（N 为两组的总数，本例为 700）$$

$$\chi^2 = \frac{|17\times292-8\times383|^2\times700}{(17+383)(8+292)(17+8)(383+292)} = 1.2，P>$$
0.05，算得的结果与前面一种方法一致。

χ^2 的精确计算法：

如果 χ^2 计算表中，4 个理论数 T 其中有一个小于 5 大于 1，而总人数大于 40 时，要用 χ^2 的校正公式计算，公式如下：

$$\chi^2 = \sum \frac{(|A-T|-0.5)^2}{T}$$

表 9-9-16　C、D 两药的 χ^2 计算表

	妊娠	未妊娠	合计
C 药	9	291	300
	（7.2）	（292.8）	
D 药	3	197	200
	（4.8）	（195.2）	
合计	12	488	500

表 9-9-16 中 C、D 避孕药的妊娠和未妊娠总数 500（>40），有个 $T=4.8$（小于 5，大于 1），按公式计算如下：

A	T	$|A-T|-0.5$	$\sum \dfrac{(|A-T|-0.5)^2}{T}$
9	7.2	1.3	0.2347222
3	4.8	1.3	0.3520833
291	292.8	1.3	0.0057718
197	195.2	1.3	0.0086577

$\chi^2 = 0.60$，所以 $P>0.05$

简便的 χ^2 校正公式如下，并代入上面数字：

$$\chi^2 = \frac{\left(|ad-bc|-\dfrac{N}{2}\right)^2 N}{(a+b)(c+d)(a+c)(b+d)}$$

$$= \frac{\left(|9\times197-291\times3|-\dfrac{500}{2}\right)^2\times500}{(9+291)(3+197)(9+3)(291+197)} = 0.60$$

注意：如果理论数 $T<1$，或 $T>1$ 或 $T<5$，总数<40，就不能用 χ^2 检验法，而要用四格表的直接计算概率法（此从略）。

2. 多个百分率的显著性检验　对三个或三个以上的百分率的比较，也可以采用 χ^2 检验法。我们称多于两行或两列的表为行列表。χ^2 检验的基本步骤与四格表的 χ^2 检验公式相同。即：

$$\chi^2 = \sum \frac{|A-T|^2}{T}$$

例:3 种避孕药,每例都服用 12 个月,A 药共 300 例,妊娠 14 例;B 药共 200 例,妊娠 5 例;C 药 100 例,妊娠 6 例。计算三种避孕药的妊娠率有无显著性差异。三药的妊娠率分别为:4.7%、2.5%、6.0%。计算分以下 5 个步骤:

(1) 先例出 χ^2 行列计算表,见表 9-9-17。

表 9-9-17　三种避孕药的 χ^2 行列计算表

	妊娠	未妊娠	合计
A 药	14	286	300
	(12.5)	(287.5)	
B 药	5	195	200
	(8.3)	(191.7)	
C 药	6	94	100
	(4.2)	(95.8)	
合计	25	575	600

(2) 算出各理论数,如 1 行 1 列为 $T_{1,1}$,余以此类推。

$$T_{1,1}=300\times\frac{25}{600}=12.5\,;T_{2,1}=200\times\frac{25}{600}=8.3\,;$$

其余四格的 T 值可用减法求得:
$T_{1,2}=300-12.5=287.5\,;T_{2,2}=200-8.3=191.7\,;T_{3,1}=25-12.5-8.3=4.2\,;T_{3,2}=100-4.2=95.8$

(3) 按公式列出算式如下

A	T	$|A-T|-0.5$	$\sum\dfrac{(|A-T|-0.5)^2}{T}$
14	12.5	1.5	0.18
286	287.5	1.5	0.007826
5	8.3	3.3	1.3120481
195	191.7	3.3	0.0568075
6	4.2	1.8	0.7714285
94	95.8	1.8	0.0338820
			$\chi^2=2.362$

(4) 计算自由度 n',$n'=$(行数 -1)(列数 -1)=(3$-$1)(2$-$1)=2。

(5) 查 χ^2 表 9-9-15,$n'=2$,$\chi^2=5.99$,本组 $\chi^2=2.362$ 小于 5.99,$P>0.05$,结论是 A、B、C 三个避孕药的妊娠率无显著性差别。

注意事项:①进行多个百分率的 χ^2 检验时,每格中的 T 数不能小于 1;T 小于 5 的格数不能超过总数的 1/5;②如果多个百分率的 χ^2 检验结果 $P<0.05$ 或 $P<0.01$,只能说这几个百分率有显著性差异。不能说哪个最高,哪个次之,哪个更次之。

3. 生命表法累计停用率的 95% 可信区间计算法　用生命表计算出来的净或粗累计停用率的显著性检验,可用 Potter 的累计停用率标准误及 95% 可信区间的计算法,但样本数不小于 100。

停用率的标准误(SE) $=\dfrac{R^2\times(100-R)}{100T}$

R 是一定时间内每 100 妇女的净或粗累计停用率。T 是同时期内的停用数。

停用率的 95% 的可信区间的上下限 $=R\pm2SE$。

例:表 9-9-8 中 12 个月的每 100 妇女的净累计妊娠率为 4.9%;表 9-9-7 中 12 个月的妊娠数为 22,计算净累计妊娠率的 95% 的可信区间。

累计妊娠率的 $SE=\dfrac{4.9^2\times(100-4.9)}{100\times22}=1.04$

95% 的可信区间 $=4.9\pm2\times1.04=2.82\sim6.98$

如净累计停用率中的停用数过小,$T<10$,按上法计算上下限都偏低,$T<4$ 时,下限可出现负值。在此种情况下,95% 可信限可由累计率乘以与 T 值相当的常数,即 Mainland 常数(表 9-9-18)。例如若 12 个月的每 100 妇女的净累计妊娠率为 2.1,T 为 8,查表 9-9-18,下限常数为 0.44,上限为 1.96,下限为 2.1$\times$0.44=0.924,上限为 2.1$\times$1.96=4.116。如 $T=0$,12 个月末的每 100 妇女的净累计妊娠率为 $R=0$。一个粗略的 97.5% 的上限可由下式算得:

表 9-9-18　95% 可信区间的 Mainland 常数表

T	下限	上限
1	0.025	5.60
2	0.12	3.6
3	0.21	2.90
4	0.27	2.55
5	0.32	2.32
6	0.37	2.17
7	0.40	2.12
8	0.44	1.96
9	0.46	1.89
10	0.48	1.83

$$上限=\frac{3.7\times R'}{T'}$$

R' 为 12 个月的每 100 妇女的净累计总停用率;如为 33.9%,T' 为同期内的总停用数如为 203,上限即为:$\dfrac{3.7\times33.9}{203}=0.6178817\approx0.6$;0% 的下限总是 0。

七、影响节育效果的多因素分析——Cox 模型简介

生命表法只能对宫内节育器的效果做出评估,但不能对影响 IUD 效果的因素做出分析。Cox 模型弥补了这方面的缺陷。Cox 模型是 1972 年 D.R Cox 提出来的。刚开始的时候主要用于人生命的生存分析。后来在类似生命现象的研究领域内得到了广泛的应用。Cox 模型是 Cox 比例风险模型(the proportional hazard model)的简称。在介绍 Cox

模型之前,先了解一下两个基本概念:①生存时间:指某一事件的发生、发展到终结所经历的时间,如一种疾病从诊断到死亡,一种节育器从使用开始到终止等;②截尾(censoring)或终检:指随访过程中的失访和研究终止时所研究的结果尚未发生的对象。

1. 基本原理　Cox 模型主要适用于多因素影响下的时间-反应资料。在这模型中,Cox 假设在时点 t,除了有一个基本(或本底)的风险量 $h_o(t)$ 外,第 i 个影响因素使该基本量增加 $e^{\beta i x i}$ 的倍而成为 $h_o(t)\cdot e^{\beta i x i}$。因此,如果有 K 个因素同时影响生存过程的情况下,在时点 t 的风险率(harzard rate)是 $h_o(t)\cdot e^{\beta 1 x 1}\times e^{\beta 2 x 2}\times\ldots\times e^{\beta k x k}$。所以,COX 模型的基本公式如下:

$$h(t)=h_o(t)\cdot e^{(\beta 1 x 1+\beta 2 x 2+\ldots+\beta k x k)}.$$

为了便于理解,现以 IUD 终止使用为例,对上述公式的符号加以说明:

$h(t)$:表示在时点 t 的终止率。

$h_o(t)$:表示在时点 t 的正常或平均终止率。

$\beta 1 X 1$:表示第 1 个因素 X_1 所产生的作用,此项作用使 IUD 的终止率 $h(t)$ 增至 $h_o(t)\cdot e^{\beta 1 x 1}$;$\beta 1$ 可理解为因素 X_1 的回归系数,若 X_1 对 IUD 的终止率无影响,则理论上 $\beta 1=0$,即 $e^{\beta 1 x 1}=1$。

$e^{\beta 2 x 2}$:表示第 2 个因素 X_2 所产生的作用,X_2 和 X_1 共同作用使 IUD 终止率从 $h_o(t)$ 增至 $h_o(t)\cdot e^{\beta 1 x 1}\cdot e^{\beta 2 x 2}$。$\beta 2$ 可理解为 X_2 的回归系数。

其余以此类推。

2. 回归系数的估计　对于回归系数可以用以下公式来估计:

$$Lc(\beta_1,\beta_2\cdots,\beta_k)=\prod_{j=1}^{r}\frac{e^{\sum_{j}\sum_{i=1}^{k}\beta i x i j}}{\left(\sum_{j}e^{\sum_{i=1}^{k}\beta i x i \theta}\right)^{d j}}$$

其中 $Lc(\beta_1,\beta_2,\cdots,\beta_k)$ 表示含有未知总体回归系数 β_1,$\beta_2,\cdots,\beta_k$ 的条件似然度(conditional likelihood)

$\prod_{j=1}^{r}$ 表示以 J 为下表对 r 个数求连乘积;

$\sum_{i=1}^{k}\beta i x i$ 表示对 K 项 $\beta i x i$ 之积求和;

$\sum_{j}$ 表示只对在时点 J 终止者求和;

$\sum_{j}$ 表示要对在时点 J 的继续使用者求和;

$d j$——表示在时点 J 的终止使用数。

参数的显著行检验通常用似然比和 Wald 检验等方法。由于手工参数的估计和检验的计算非常复杂,具体步骤请参考有关数理统计书籍,在此不作介绍。

3. Cox 模型结果的解释　如果回归系数是正值,说明 X_k 是危险因子,增大了危险度;如果同归系数为负值,说明 X_k 是保护因子,缩小了危险度。当 X_k 为(0,1)型变量时,把 $X_k=1$ 与 $X_k=0$ 的两个危险度相比,则得到一个与 h_0 无关的比值,即相对危险度。为了便于理解,举例加以说明。1994 年,方可娟等对三种国产 IUD 的 4990 例使用者进行了为期

8 年的随访总结,作者使用了 COX 模型对妊娠的危险因子进行了多因素分析。妊娠作为应变量,影响因素为协变量。协变量的编号为放器时的年龄(20 ~ 39),以前是否用过 IUD(0 = 否,1 = 是),本次 IUD 的类型(1 = 金属单环,2 = VCu200,3 = TCu220C),放器前孕次(1 ~ 4),分析结果见表 9-9-19:

表 9-9-19　三种国产 IUD 使用者随访分析

因变量	协 变 量	回归系数	风险比
妊娠	放器年龄	−0. 065	0. 937 ***
	放器前孕次	−0. 233	0. 792 ***
	以往是否用过 IUD	0. 626	1. 870 ***
	IUD 类型	−6. 676	0. 509 ***

*** $P<0.01$

说明放器时年轻者妊娠风险大,随放器年龄增大,妊娠风险逐渐减小。年龄每增大 1 岁的风险比为 0. 937($P<0.001$)。放器前孕次少者妊娠风险大,孕次多者风险性小。以往使用过 IUD 者的妊娠风险显著地大于未使用过者,曾用过 IUD 者为未使用过的 1. 87 倍($P<(0.001)$)。三种 IUD 的妊娠风险也不同,金属单环的妊娠风险最大,VCu200 次之,TCu220c 最小。它们间的风险比为 0. 509($P<0.001$)

4. Cox 模型的优点及使用时注意事项　由于 Cox 模型使用了其他一般方法无法使用的截尾资料,充分使用了调查所获得的信息,故统计效率较高。为了能使用 Cox 模型,调查资料除了要有考察的影响因素外,如($X_1,X_2,X_3\cdots X_k$)。还须有表明生存时间的长短和表明结局的变量。影响因素也叫协变量,协变量可以是定性资料,也可以是定量资料。在 Cox 模型中,对 $h_o(t)$ 的形式没有作任何假设,故参数的估计只对 β 而言。因此,Cox 模型实际上是一个半参数模型。模型中 β 估计的计算过程十分繁杂,因而一般要用统计软件进行计算。如果用 SAS 软件计算,可用 PHREG 过程。如果生存时间有重复,常用 Breslow 或 Efron 提出的方法估计回归系数。

第三节　阴道出血问题的统计方法

月经改变是影响妇女对生育调节方法可接受性的一个重要因素。因此,避孕方法研究阴道出血问题的统计是一个很重要的方面。月经的改变可根据妇女的主观指标和客观指标两方面来衡量。主观指标主要根据妇女对自己月经出血的量或时间方面改变的感觉;客观指标是根据妇女的月经卡记录和月经血量的测定。这里主要介绍月经客观指标的统计方法。

一、月经卡设计方法——参照期方法

参照期(reference period)方法是 1976 年 Rodriguez 等首先提出,由 WHO 推荐的统计方法:

（一）资料收集要求

应采用前瞻性方法收集资料。在研究开始之前应该使用统一的月经记录卡。要求研究对象在月经卡上表明某一避孕方法使用的开始和结束时间，并定时（一般在晚上睡觉前）记录一天（24小时）的月经出血情况。记录中用"B"表示"出血日"，即指当日阴道出血需要用卫生护垫；用"S"表示"滴血日"，即指当日确少量出血，不需要用卫生护垫。图 9-9-1 是一张已记录的月经卡实例。

对象姓名								月经日记		
批号	研究编号	对象编号			开始使用日期			年	月	日

日	1	2	3	4	5	6	7	8	9	10	11	12	13	14	15	16	17	18	19	20	21	22	23	24	25	26	27	28	29	30	31
月																															
01			B	B	B										B	B	S	S	S												
02																				B	B	B	B	S	S						
03															B	B	B	B	S	S	S					B	B	S	S		
04									B	B	B	B	B	S	S	S															
05																		B	B	S	S			B	S	S	S			B	B
06	B	B	S	S														B	B	B	S	S									

B：为出血　S：为滴血

图 9-9-1　月经卡实例

（二）统计分析的基本过程

1. 基本定义

1）出血/滴血期（bleeding/spotting episode）：月经记录中出现一天或一天以连续的出血/滴血日，为出血/滴血期。

2）出血/滴血间歇（bleeding/spotting free interval）：记录中一天或一天以上的连续无出血/滴血日，为出血/滴血间歇。

3）出血/滴血段（bleeding/spotting segment）：由一个出血/滴血期及随后的出血/滴血间隙组成。在具体统计分析时，可将滴血视为出血，与出血一起统计分析，也可单独定义滴血期进行统计分析。

2. 一般统计指标　鉴于出血段（segment）和出血期（episode）在同一参考时期内个数相等；而且出血期、出血段和出血间隙长度呈线性相关，所以可以省略出血段而不损失信息且简化了计算。

每位妇女的月经记录在每个参照时期内主要计算如下指标：

1）出血/滴血天数。

2）出血/滴血期数。

3）滴血天数。

4）滴血期个数。

5）出血/滴血期平均长度。

6）出血/滴血间隙的平均长度。

当以上指标接近正态分布时，计算可以用均数和标准差；因某些指标可能呈偏态分布，所以通常用中位数和四分位范围表示。

3. 异常出血统计指标

1）不出血：整个参照期内没有出血。

2）出血期过长：出血/滴血天数持续 14 天以上。

3）出血过频：出血/滴血期数超过 5 个。

4）出血过稀：出血，滴血期数 1~2 个。

5）不规则出血：出血/滴血期数 3~5 个和 14 天或 14 天以上的出血/滴血间隙数少于 3 个。

（三）一些需要注意的问题

1. 统计分析的起点　1986 年 WHO 建议使用某种避孕方法的第一天作为分析起点。因为，这样定义清楚，可以充分利用得到的月经数据，且对象之间的要求也完全一致。

2. 参照期长度　参照期之长度根据研究的目的而定，分析用的统计方法和月经上记录卡之长度而定。对于每个时期都需要有足够的事件用来解释，在研究的整个过程中也应有足够的参照期个数来描述月经出血的类型。1986 年 WHO 推荐 90 天为一个参照期的长度。这个长度约为 8 个月，是三相避孕药和一些长效避孕针剂的使用间隔。

3. 参照期事件的分类标准　如果事件的发生和结束是在同一个时期内，那么这个事件应该包括在那个时期内分析。但是很多事件将介于两个参考期之间。解决方法之一是以该件事件的起点在哪里，那么该事件就归在这个时期内。另一种考虑是将参照期作为一个连续的过程，将不完全的事件作为一件完整的事件来处理。

4. 不完整记录的处理　由于各种原因或记录不全而

造成的不完整记录,对研究避孕方法的可接受性具有较高的价值。多数学者认为参照期超过2/3时才能计算各项指标。如妇女在70天参照期长度中有2个出血期,则应校正为2×90/70=2.6个出血期。

5. 单独一天事件的处理 对于单独一天的出血间歇,较多学者认为应该忽略而作为相邻出血期的部分。但是对于单独一天出血期,许多研究者认为不能忽略,而应作为一个出血期处理,因为妇女明确记录出血,则表明确有出血。

二、月经出血问题统计方法——非参数检验法

在实际工作中有许多资料不属于正态分布,因而不能用t和F检验。有时我们可以用变量转换的方法(如用对数转换等)转为正态分布来应用相应的方法。但有些资料没有适当的转换方法,或有时其分布不能确定,则可用"任意分布(distribution free)统计法"。这种统计方法通常是比较分布而不是比较参数,因此称为"非参数统计法"(non-parametric statistics)。多数非参数统计方法适用于总体为各种分布的情况。

非参数统计有许多优点,除了可以应用于多种总体分布或总体分布不明的情况外,由于非参数统计方法在收集资料可用"等级"(rank)或"符号"(sign)来评定观察结果,因而收集资料也十分方便。在统计分析时也可以应用"等级"或差异的"正负号",因而一般都比较简便而易掌握。根据计划生育科学研究的特点,在此我们着重介绍可以用于月经血量统计分析的wilcoxon符号等级检验(sign and rank test),此方法主要用于配对的资料检验。下面举例说明符号等级方法的检验过程。表9-9-20为某种避孕方法使用前后妇女月经血量的改变情况。请检验使用某避孕方法后妇女月经血量的改变有没有显著性意义。其计算步骤如下:

表9-9-20 某避孕方法使用前后月经血量的改变情况

对象编号	使用前 MBL (ml)	使用3个月后 MBL(ml)	前后差值 (ml)
1	45	34	−11
2	50	46	−4
3	30	50	+20
4	33	40	+7
5	45	40	−5
6	51	43	−8
7	56	40	−16
8	60	5	−10
9	53	38	−15
10	52	40	−12

1. 将差数按其绝对值的大小,从小到大进行排列并写上等级。

2. 在各等级前按差数之正负,标上正负号。

3. 计算正号或负号等级数总和,两者中较小者称为T。

4. 以T值与表9-9-21进行比较,以判断差别是否有显著性意义。

表9-9-21 符号等级检验表(Wilcoxon 成对比较用)

对子数 n	双侧检验概率 P			对子数 n	双侧检验概率 P		
	0.05	0.02	0.01		0.05	0.02	0.01
6	0	—	—	16	30	24	20
7	2	0	—	17	35	28	23
8	4	2	0	18	40	33	28
9	6	3	2	19	46	38	32
10	8	5	3	20	52	43	38
11	11	7	5	21	59	49	43
12	14	10	7	22	66	56	49
13	17	13	10	23	73	62	61
14	21	16	13	24	81	69	61
15	28	20	16	25	89	77	68
	0.25	0.01	0.005		0.25	0.01	0.005
	单侧检验概率 P				单侧检验概率 P		

以表9-9-20为例:

绝对值由小到大	−4	−5	+7	−8	−10	−11	−12	−15	−16	+20
等级及符号	−1	−2	+3	−4	−5	−6	−7	−8	−9	+10

正号只有 2 个,其等级分别为+3 和+10。

负号有 8 个,其等级分别为-1,-2,-4,-5,-6,-7,-8,-9。

显然正号等级总和小,故 $T = 13$,与表 9-9-21 进行比较。

如果 T 值小于表中相应的数值则概率小于表中相应的概率。表中 $n = 10$ 时,$T_{0.05} = 8$。

由于 $T > T_{0.05}$,因此,$P > 0.05$。其差异没有统计学意义。

如果对子数 $n > 25$,不能在表 9-9-21 上查到,则可根据下式求出 T 值的均数、标准差及 u 值。

T 的均值 $\mu_T = \dfrac{n(n+1)}{4}$

T 的标准差:$G_T = \sqrt{\dfrac{n(n+0.5)(n+1)}{12}}$

$$U = \frac{|T - \mu_T|}{\sigma_T}$$

如果 $u \geq 1.96, P \leq 0.05; u \geq 2.58, P \leq 0.01$

当有几个差数数值相等时,则取其平均等级。例如按从小到大排列时,第 10、11 个差数数值相同,则可将等级各定位 10.5。

第四节　计划生育临床试验

所谓试验就是以人为对象的研究。与其他药物一样,避孕药、具进入临床试验以前应在动物身上先做毒性、药理、药效和药物动力学等实验。在证实了药具对动物实验安全、有效后才能正式进入临床试验。美国食品和药品管理局建议将临床试验分为四期。我国新规定的"新药管理办法"中规定,新药临床试验分为三期,其中第二期分为二个阶段,故实质上也分为四期。在每一个临床试验前都要制定非常严密的研究计划。计划的主要内容包括:研究的性质、对象、对照组的选择、样本量、试验时间、药物剂量、给药途径及观察指标等。并拟定观察记录表或随访表和资料统计分析的方法。计划生育临床试验可分为三期。

(一) Ⅰ期临床试验

Ⅰ期临床试验主要对避孕药的临床药理学作一个初步的评价,而对药物的有效性暂不作研究。研究的主要内容有确定给药的途径和给药方法,探索药物的安全剂量,观察避孕药的药代动力学、人体对药物的耐受性及药物对人体生理和生化的影响,对象的选择数在 10~30 名。

(二) Ⅱ期临床试验

1. Ⅱ期临床试验第一阶段　这个阶段也叫早期临床对照试验阶段。其研究的主要目的是初步评价避孕效果,确定合适的有效剂量范围。近期反应,为Ⅱ期临床试验第二阶段选择生物利用度最高的剂型;受试的人数一般在 50~100,观察期限一般为 3~12 个月。对照药物一般使用标准避孕药物,其他条件在试验组和对照中均应类似。观察指标主要包括有效率、不良反应及相应的生理、生化指标。

2. Ⅱ期第二阶段　本阶段临床试验主要是以较大的样本量评价避孕药的有效性、不良反应及相应的适应证和禁忌证,并观察受试者的顺应性和方法的可接受性。研究对象数一般应在 1000 例以上。观察期应不少于 1 年,随访率应大于 80%。参加试验的单位一般应在 5 个以上。受试结束后所有的对象都应作血压、体重、身高、宫颈细胞等检查;占总数 20% 以上的对象应做肝功能、肾功能、血尿及妇科检查,检查时间分别在用药前,用药后 6 个月、12 个月及停药后 1 个月和 6 个月进行。

(三) Ⅲ期临床试验

Ⅲ期临床试验一般在避孕药具获得卫生计生委批准试产以后进行。主要目的是在实际应用的条件下,评价避孕药具的有效性和长期安全性,其罕见的不良反应可通过流行病学方法来观察。这一时期的试验属于非随机试验,观察的时间通常要持续 5 年以上。

第五节　流行病学的基本概念

现代流行病学是研究疾病(包括传染病和非传染病)在人群中的发生、发展和分布的规律,以及制定预防、控制和消灭这些疾病的对策与措施的科学。它是作为一个医学的分科而发展起来的。

一、流行病学中的主要统计指标

流行病学研究疾病的发生、发展及其转归,主要观察死亡率和发病率。

1. 死亡率这部分的计算方法见计划生育统计部分。

2. 发病率　发病率包括疾病发生率(incidence rate)和患病率(prevalence rate)。发生率指在一特定时期内暴露或接触某致病因子的人群(即暴露人群)中新发患者数的比率;患病率则指某时期内现患病人数的比率。应根据研究的目的选择疾病和暴露人群。如研究避孕药和心血管疾病的关系,则暴露人群为服避孕药者;在研究 IUD 与出血关系时,则暴露人群为放置 IUD 的妇女。

$$发病率(\%) = \frac{在特定时期内暴露人群中新发病数}{该时期内的暴露人数} \times 100$$

$$患病率(\%) = \frac{在特定时期内暴露人群中现患病人数}{该时期内的暴露人数} \times 100$$

3. 率的标准化　人群中由于年龄构成不同,可影响总死亡率和发病率。因而,在比较不同地区、不同人群或不同时期的两组或两组以上资料的死亡率、发病率和各种发生率时,应采用年龄别死亡率、发病率或发生率,或通过标准化计算其各种率,才能可以比较。同样,由于性别、胎产次、职业等构成的不同,也可能影响两组资料的可比性,均需要标准化来比较。年龄标准化的方法主要有两种,直接法和间接法,具体计算方法见有关统计资料。

二、研究对象或暴露人群的确定

要得到死亡率、疾病发生率或患病率等,被研究对象的全体成员都必须有可能患所要研究疾病的机会,也就是说必须暴露在患这种疾病的危险之中,即称为暴露人群。在调查某地宫颈癌发病率时,暴露人群应该为该地的全部妇女;如要观察放置宫内节育器的安全性,暴露人群应为该地区全部放置宫内节育器的育龄妇女。

有时,临床医生所观察的对象,多数来自医院的就诊者,常常以住院总数或门诊患者总数等来作为分母计算其百分率,但这并不是疾病的发生率,因为这些患者来自各个地区,因此分母应该是全部患者居住范围内的全部居民。

对象人群常受出生、死亡、迁出和迁入等的影响而有变动,一般以观察期间年中的时点人数为平均人口数;如7月1日的人口数;或取观察开始和结束时的平均人口。

1. 抽样调查 在对象人数不多的情况下,可以对全部对象进行调查;但如人数太多,就不可能实行全体调查。这时可以对其中的一部分进行调查,此称为抽样调查。抽样时,必须使被抽出的样本(对象)能真正代表总体人群,也就是说总体人群中的每个人都有同等的机会被抽出。这就需要采用随机抽样的方法,所谓随机就是总体人群的每一个体均有同等的机会被抽出。它与日常生活中的"随便"有着根本的不同。常用的随机抽样方法有以下几种。

(1)单纯随机抽样:如抽签法、摸彩法等代表性好,计算误差方便。

(2)机械随机抽样法(系统抽样法):把人群按顺序编号,然后根据抽样的比例,每隔一定数抽出一个作为样本;假定抽样的比例为十分之一,在1~10号间抽出一个作为尾数,如尾数为3,则3,13,23,33……即作为观察的样本。此法方便,抽样误差较小。

(3)分层抽样:把人群总体先分成几个不同的层次,按其与疾病可能有关的特性,如年龄、性别、职业……等进行分层,再在每层中按一定的比例进行抽样。此法能以较少的样本进行较精确的调查。

(4)整群抽样:适用于大规模调查。常以户、队、厂、社区、地区等作为调查单位,按随机抽样法抽出一定比例的单位为样本,凡抽到的单位内所有人员均应作为调查对象。

(5)多级抽样:在整群抽样的基础上再进行随机抽样,这种方法效率高,但抽样误差大。

2. 样本量计算 在抽样调查中要使样本有代表性,除了有正确的抽样方法,按随机原则进行外,必须有足够的样本才可以对总体作出较为合理的推断。现将常用的样本计算公式介绍如下:

(1)一个样本数的估计:在阳性率估计在10%以上时,可用以下公式:

$$N = \frac{tP \times Q}{d^2}$$

N为样本数,$t = 1.96$,即样本阳性率的95%的可信限,P具有某一特性者在全部调查者对象中所占的比例,即总体阳性率。$Q = 1 - P$,$d =$ 阳性率的允许误差,由研究者提出。

(2)两个样本进行比较时所需样本数,可用以下公式计算:

$$N = \left(\frac{t}{P_1 - P_2}\right)^2 (P_1 Q_1 + P_2 Q_2)$$

$N =$ 样本数,$t = 1.96$ 或 2.0,P_1、P_2 为两组样本的估计阳性率。Q_1、Q_2 分别为 $1 - P_1$ 和 $1 - P_2$。

3. 疾病的诊断 疾病的诊断是确定对象人群的重要方面,除了临床有确切的诊断外,常需要一些辅助诊断(如

筛选试验)。这些辅助诊断要有明确的标准,以提高诊断的正确性。在调查研究中,对象人群中的疾病患者在调查前必须有明确的诊断标准和排除标准,以免影响调查结果。

(1)筛查试验:在对象人群中常需要应用筛查试验筛查患者。筛查试验要求有高的敏感性(sensitivity)和特异性(specificity)。敏感性是指能检查出患者的程度(真阳性率);特异性是指能排除正常人的程度(真阴性率)。一般筛查试验都可能检查出假阳性和假阴性的现象,但需要一个最低限度的假阳性和假阴性的水平。表9-9-22说明诊断性试验的模式,假阳性和假阴性率应越低越好。

表 9-9-22 诊断性试验的模式

试 验 结 果	患者	正常人
阳性(疾病可能存在)	A(真阳性)	B(假阳性)
隐性(疾病可能不存在)	C(假阴性)	D(真阴性)
合计	A+C	B+D

$$敏感性(\%) = \frac{真阳性}{真阳性 + 假阳性} = \frac{A}{A+C} \times 100,$$

$$特异性(\%) = \frac{真阴性}{真阴性 + 假阴性} = \frac{D}{B+D} \times 100$$

(2)可靠性和重复性:某些以人的技术来判断的方法,在判断结果时可能存在两种差异:①个体间的差异,即两个判断者之间的差异;②个人两次判断间的差异。差异越小,符合率越高,重复性越好,可靠性越大。

三、流行病学研究方法

流行病学研究方法一般分为观察分析流行病学和实验流行病学两大类,观察流行病学包括现况调查、病例对照研究和前瞻性研究,均为非控制性分配研究;实验流行病学包括临床试验和群体试验,为可以控制性分配研究。

(一)现况调查

由于所收集的相关特征与疾病或健康状态的资料都是当时的情况而得名。又因它所用的指标主要是患病率,故又称患病率调查(prevalence study)。现况调查又名为横断面研究(cross-sectional study),其主要目的是了解疾病或健康状况于特定时间、地区及人群中的分布,了解人群特征与疾病或健康状况之间的联系,考核防治措施效果及了解人群的健康状况。调查的种类主要有普查和抽样调查。普查是指为了解某病的患病率或群体的健康状况,于一定时间内对一定范围的人群中的每一成员作调查和检验,这里强调的一定时间应该较短,甚至指某点。可以是1~2天或1~2周,大规模的普查也可以在2~3个月内完成。时间拖得太长,人群中的疾病或健康状况会有所变动,影响普查的质量。对于患病率极低或诊断后无法治疗的疾病以及在人力、物力不足的情况下,不宜开展普查。抽样调查指只调查某人群中的一部分有代表性的人,即统计学上称的样本人群,根据这种调查结果可估计出该人群某病的患病率或某一特征情况。这是以小窥大,以局部估计总体的调查方法。可以节约很多人力、物力和时间。

现况调查具有以下特征：①由于疾病或健康状况与发现的某些因素或特征是在调查中同时得到的，分析时不能得出因果关系的结论，只能提示因素与疾病之间可能存在一定的关系，为病因研究提供初步的线。②现况调查一般不特别设立对照组，但在分析时可以灵活地进行组间比较，往往将某一组设为对照组。③由于病程长的病例在现况调查中更容易被调查到，因此所得到的患病率主要是对病程长病例的反映，病程短的病例往往会被低估。

（二）病例-对照研究

病例-对照研究也叫回顾性调查（retrospective study），是一种分析性流行病学方法。主要用于探索疾病的危险因素；具有省钱、省力、省时和出结果快的特点，特别适用于罕见病的危险因素研究。其基本原理是选择一组病例和一组与病例具有可比性的对照组，通过咨询、查阅现存记录、体格检查或实验室检查，搜集既往各种可能的危险因素的暴露史，测量并比较病例组与对照组中各暴露因素的暴露比例。经统计学检验，若两组暴露比例有差别有意义，则可以认为因素与疾病之间存在着统计学联系；在此基础上，若能排除各种偏倚对研究结果的影响，则可推断出某个或某些暴露因素与疾病的关系，从而达到和检验疾病病因假说的目的。它是一种"由果及因"的方法。进行病例对照研究的基本步骤如下。

1. 明确研究目的　明确本次研究是以广泛探索危险因素为目的，还是以检验某个病因假设为目的，还是以第二个目的为主兼及第一个目的。

2. 选择适宜的对照形式　若研究的目的是广泛探索疾病的危险因素，可采用频数匹配或不匹配的方式。如果研究的病例数少时则可选个体匹配的方式。如果要提高检验的效率，则可采用 1:R 匹配法，R 值越大，效率越高。

3. 研究对象的选择，包括病例与对照组的选择。

（1）病例的选择：主要是确定判断患者的标准和怎样获得这些符合标准的患者。患者的标准最好是采用国际通用或国内统一的诊断标准，如果没有则需自己制定。病例的来源可以从医院、门诊的病案，出院记录中得到。也可以从社区的疾病检测资料或普查、抽查的人群资料中获得。一般以社区人群来源为优，它的代表性强，但不易得到。使用医疗机构为来源的病例诊断较正确，容易得到但带有偏性。

（2）对照的选择：理想的对照最好是全人口的无偏样本，或是病例所来自的实际人群中，全体非患该病的人的一个随机样本，而且也经过相同的诊断确认为不患该研究的疾病。但实际上很难得到。实用中的对照常来自于：①同一或多个医疗机构中诊断的其他病例；②病例的邻居或所在的同一居委会、住宅区内的健康人或非该病例；③社会团体人群中的非该疾病病例或健康人群的抽样；④社区的非病例或健康人群的抽样等。其中以第④种最接近全人口的无偏样本，而第①种使用最多。

4. 样本含量的计算　样本量的计算牵涉到研究因素在对照人群中的估计暴露率、该因素所引起的相对危险度以及希望达到的检验显著性水平和把握度水平所决定，计算方法较复杂，具体计算请参考有关的流行病学资料。

5. 研究因素的选择

（1）变量的选定：主要取决于研究的目的或具体目标。与目的有关应尽量将变量分解、分细。反之与目的无关的变量一个都不要。至于变量的具有数目，要视具体研究目的而定。

（2）变量的规定：每项变量都要有明确的定义，尽可能采用国际或国内统一的标准，以方便交流比较。

（3）变量的测定：每一变量资料尽量通过测量的方式获得，以便进行定量分析。

6. 资料的收集主要是在现场以询问的方式，填写调查表而收集到信息资料。在资料的收集过程中，都要以良好的组织，遵守一定的制度和规定，并实现质量监督以保证收集过程顺利和达到高质量。

7. 避免偏性　常见的偏性有选择偏性、信息偏性和混杂偏性三类。选择偏性主要有住院偏性，也叫 Berkson 偏性；存活病例偏性，也叫 McNeyman 偏性；选择性转诊偏性；检查诊断偏性和无应答偏性等。信息偏性主要有回忆偏性；因果颠倒偏性和调查偏性等。消除或防止产生偏性的有效方法是针对产生偏性的原因采取措施，所以防止偏性的关键是能够清醒地预见到或估计出本研究可能出现的偏性，也可以按研究工作的三个阶段；即设计阶段、实施阶段和资料分析阶段分别予以控制。

8. 结果分析　病例与对照两组都有曾暴露与未曾暴露两种历史，故可列四格表表示（表 9-9-23）：

表 9-9-23　病例对照研究四格表

	病例组	对照组
曾暴露率组	a	b
非曾暴露率组	c	d
合计	a+c	b+d

病例对照研究的结果比较主要有曾暴露比和比值比（odds ratio, OR）两个指标。病例组的曾暴露比为 $a \div (a+c)$，对照组的曾暴露比为 $b \div (b+d)$；如果 $a \div (a+c) > b \div (b+d)$，并经卡方检验有显著性差异者，说明暴露与疾病有联系；OR 用于估计相对危险比，比值比（odds）即某事件发生的概率（a/c）与不发生该事件的概率（b/d）之比。比值比即两个比值之比，因此，$OR = (a/c) \div (b/d) = ad/bc$，也称为交叉比。当所研究的疾病为发病率很低时，可以用 OR 值估计相对危险度（relative risk）的大小（有关 RR 的意义在下一节中有进一步的说明）。当 OR>1 时，说明病例组的暴露率大于非病例组，即暴露有较高的发病危险性；反之，当 OR<1 时，说明病例组的暴露率低于非病例组，说明暴露有保护作用。比值比的数字越大，说明暴露与疾病的联系越密切。

（三）前瞻性研究

前瞻性研究（prospective study）也叫队列研究（cohort study），是为了检验某因素（或某组因素）与疾病的发生是否有联系的假设。将特定人群按暴露于某种因素和非暴露于某因素分为两个队列（cohort）追踪观察一段时间，比较两组或各组的发病率或死亡率。假如暴露组的率高于非暴露组，且经统计学检验差异有显著性，则表明该病与该因素有联系。用2×2表表示这个检验如下（表9-9-24）：

表9-9-24　前瞻性研究四格表

	发病	不发病	合计
暴露率组	a	b	a+b
非暴露率组	c	d	c+d

要比较的是：

$\frac{a}{a+b}$ 与 $\frac{c}{c+d}$；如果 $\frac{a}{a+b} > \frac{c}{c+d}$，可认为暴露于某因素与发病有联系或甚至说有因果的联系。

1. 适用情况　前瞻性调查是从"因"到"果"，而回顾性调查是从"果"推"因"。前瞻性调查的研究需要基于如下几方面的情况：①从临床观察和回顾性调查中提示某病的发生可能与某或某些因素有关；②当暴露稀少，但在暴露组中的发病较高时；③暴露到发病的时间较短，而且容易比较时；④不需要太大的人群时；⑤有较多的经费，且有长期随访的可能等。

2. 分类　前瞻性研究的种类可以分为：①现时前瞻性研究，即暴露与非暴露决定于现时，并随该一段时间后分析两组的发病与死亡率的情况；②非现时前瞻性调查，或称回顾性队列或历史前瞻性研究（historical cohort study）：决定暴露与否人群是在过去某一时间，而决定的结果是在现在；③现时与非现时相结合的前瞻性研究，又名双向性队列研究（ambispective cohort study）：决定暴露的人群用过去的资料，随访和测定结果持续到将来一定时候。

3. 研究对象的选择　在前瞻性研究中，暴露组人群的选择可以有如下几种：①一个范围明确的地区的全体人群或其样本；②特殊职业或其他暴露较多的人群组，如公费医疗或固定医疗关系者，剖宫产者等。

对照组的队列可以按以下原则选择：①当研究人群为确定的人群时，可以其中非暴露人群或暴露程度不同的人群作为对照，即内对照；②若暴露人群为特殊职业者，可以用一般人群的发病率、死亡率或其他结局与之比较；③可以选择另一组人口学特征与暴露组相似的其他职业人群作为对照组；无论选择哪种对照组，均应注意暴露组与对照组在重要特征方面的可比性。有关暴露资料，可以通过咨询检查、医学检查或环境检测等方式获得。在追踪随访时，可以用常规登记的资料或通过定期的对研究对象进行健康检查，获得其结局的资料。

4. 前瞻性调查资料的统计指标主要有相对危险度（relative risk，RR）和归因危险度（attributive risk，AR）两个指标。当暴露组与非暴露组的发病率有差异时，就要用RR与AR两个指标来评价。

（1）相对危险度（RR）：为暴露组发病率（或死亡率）与对照组的发病率（或死亡率）之比值。RR说明暴露组的危险性比非暴露组（对照组）的危险性大多少倍。

$$RR = \frac{暴露组发病率}{对照组发病率} = \frac{a}{a+b} \div \frac{c}{c+d}$$

（2）归因危险度（AR）又称特异危险度，指的是暴露组的发病率（或死亡率）与非暴露组的发病（或死亡率）之差。AR表示暴露组比非暴露组的率超过多少。因考虑到非暴露组也可由于暴露以外的其他原因而有发病或死亡的危险性。因此，归因危险度表示与暴露有关的附加发病率，因此，它又名危险度差（risk difference），或超额危险度（excessive risk），它说明单纯由于暴露于某因素而增加的发病率（或死亡率）概率。其计算公式如下：

$$AR = \frac{a}{a+b} - \frac{c}{c+d}$$

第六节　定性调查

所谓定性调查（quality investigation）是与定量调查相对而言，它主要从质的角度对所感兴趣的问题进行分析，即主要从动机（motivation）、信念（belief）、行为模式（pattern of behavior）和价值观（values）等角度进行研究，其侧重点在于文化模式或所处的文化行为的背景的研究。定性研究在卫生需求评估，获得人们对将要引进事物的反应（如健康教育材料，诊所位置，社区卫生工作者，卫生干预措施等），对现行项目的改善意见及为设计调查寻找工作词汇等方面得到了大量的应用。定性研究的主要方法是采访（interview）。

一、采访的种类及采访中应注意的事项

采访可分为个别采访和小组采访两大类。个别采访又可分为非正式采访、主题采访、半规范化采访、规范化采访、知情人交谈、出口处采访等，而小组采访又可分为一般组和专题组采访两种。

采访中的问题分为开放性和封闭性两类问题。所谓开放性的问题是允许回答者组成自己的答案，而不是提供许多答案选择。如"你为什么认为皮下埋植剂好？"，因为回答可以用自己的话来表达思想，所提供的资料更加有效。封闭性问题要求回答者在两个或者两个以上的答案中进行一个或多个进择。如"你今年是否已做了环透检查？"。与开放性问题相比较，封闭性问题的答案比较容易分类和量化，可用较少的时间和精力就能做出一些结论，但由于问题的局限性，很难发掘被调查者更深层的想法。

在交谈和访问时，访问者和被访问者之间形成了一种社会关系，为了通过访谈了解人们的动机、信念、行为模式及价值观等方面的情况，调查者应注意如下问题。

1. 要向调查对象说明调查的目的，并告诉他们谈话的内容绝对保密，以取得信任。

2. 在采访前要事先制定提纲，调查员要熟悉提纲并牢记要点和关键问题。最好不要对着书面提纲问。这样可使访谈更接近自然而避免不必要的问题。

3. 良好的开端　采访者给被采访者的第一印象必须是良好和协调的。采访者要坦诚地陈述自己的观点、感觉和关心的问题，仪表、态度和衣着都必须合适，为采访的进行创造一种良好的氛围。

4. 问题的顺序　一般以随和的谈话开始。如果被采访者带来了孩子,那就可以从有关孩子的问题开始;采访者也可以对自己的背景、家庭和经历作适当的自我介绍,以创造一种使被采访者能无保留地表达自己的意见和态度的氛围。

5. 提问所用的语言　原则上,定性采访中要求采访者以"不假思索"的方式提出问题。注意:①问题语言必须是易于理解的;②所提问题表达成能引出详细回答的形式,避免使用"是"与"否"就足以回答所提出的问题;③不要同时提几个问题。

6. 为了使被采访者进入角色和畅谈自己的看法,往往可以让被采访者"设身处地"——假设处于某个地位,例如,原来的问题是"村长在开展计划生育工作中的作用是什么?",可改为"如果你是村长,你将为开展计划生育做些什么工作"。

7. 访谈者的非判断性　访谈者在访谈中必须是中立而带有同情心,在访谈时不要对访谈对象的回答进行评判,因为不管访谈对象的观点正确与否,不管访谈对象的回答与访谈者的认识有多大的差异,他(她)们代表了一种思想,而这种思想模式也正是我们所要调查研究的。

8. 在交谈过程中一面要陈述情况,一面又要注意动向:耐心倾听对方愿意谈的情况;对被采访者滔滔不绝,却离题万里的情况决不能用生硬粗暴的方式打断对方,而必须善于引导,以免影响对方情绪,从而影响采访。

二、个别采访

个别采访主要有如下几种类型,

1. 非正式采访(informal, conversational interviews)　这种采访通过一种不拘形式的谈话来沟通交谈双方的信息。采访者是有备而来,心里通常有一些指定的话题,要求被采访者进一步加以说明,对模棱两可或模糊不清之处可以进行深入探讨。整个访谈过程应该处于完全自由的气氛中,可以各抒己见;采访只作极少量的记录,以免破坏这种自由交谈的气氛。这种访谈的内容可以很广,有些是事先未预料到的,如果采访成功,可能揭示许多新的内容。缺点是费时,交谈易离题,所得信息难以相互比较,结果易受采访者的态度、引导所左右而产生偏性。

2. 主题采访(topic-focused interview)　采访前要准备好采访提纲和相关内容;采访者不但要熟悉如何使用采访提纲,并注意问题的表达方式。虽然使用采访提纲,但又不能不恰当地限制交流内容。主题采访的提纲可以是从前一阶段的调查——非正式采访中概括出来的。与非正式采访相比,主题采访所得的结果,由于对所有的采访者均使用相同的采访提纲,而可以相互比较,易于综述;谈话内容较集中,较为省时。

3. 半规范化采访(semi-structured interviews)　在进行半规范化采访前,要事先准备好让采访对象回答的问题——采访提纲,但比主题采访提纲更详细些,可以说是一份粗略的问卷。采访时提问的问题顺序和措辞是根据具体情况而灵活掌握的。在采访中,使用开放式的问卷,问卷中列出所有关键问题是半规范化的,与规范化之间的区别别在于:①问题是开放式的,鼓励被采访者按自己的想法回答问题,而不是在规定的答案中选择;②问题的顺序可是以调整,利

于把握采访的进程;③在采访中可以增加一些问题。优点是:①针对性强;②对问题回答的结果便于综合和比较。当然这并不排斥在采访中深入地了解和理解实际情况;③与前两类采访相比,采访的成功对采访者的技巧和熟练程度依赖性更少;④采访的速度会更快些。半规范化的采访最好由课题设计者亲自进行,如果雇用一个人去采访,难以临场发挥,随机应变,这样就变成了另一类型的采访——完全规范化的采访。采访所获得的信息的质量在其程度上依赖于问卷的质量。

4. 规范化采访(structured interviews)　规范化采访又称正式采访(formal interviews)或系统采访技巧(systematic intreviewing techniques)。它事先准备好要让采访对象回答的问题,对每一个采访对象都提问相同的问题,而且问题的顺序和措辞都是一样的。这种采访有点类似于定量研究中的问卷或调查表,但两者有很大的差别,定量研究的目的是从调查所得的数据分析中来对所研究的问题进行描述和分析,而定性研究的目的是通过数据或定量性的资料,从研究对象的观点来描述和分析访谈对象所处的文化和行为,也就是说,对象研究中的结构式访谈侧重于文化模式的研究。规范化访谈是采访技术中牵涉到数据分析的采访方法。

规范化采访的技术包括自由列举法、卡片分类法、标尺评分法和排序法等。

(1) 自由列举法:举例说明,在进行母乳喂养研究时,为收集当地对初乳的不同叫法,可以用自由列举法提问,常用的形式如下:"产妇前几天的奶水我们叫初乳,刚刚有人告诉我说你们把初乳叫做'黄囊水',除此之外,你们这里还有哪些其他的叫法?"

(2) 卡片分类法:事先做好很多卡片,让采访对象从众多的卡片中挑选出一批相同性质和相似性质的条目,进行归类分析。如:"在你面前有15张卡片,每张上面都写有一种肺炎时可能出现的症状和体征,请你从中挑选出你认为严重,必须马上去看医生的卡片?"

(3) 标尺评分法:在社会科学领域,常常采标尺评分法来收集资料。在程度的判断上,采用标尺法非常有用。如:"请你标出与疾病的严重程度相一致的数据。"

0 1 2 3 4 5 6 7 　(从最不严重到最严重进行排序)

(4) 排序法:采访者给采访对象一些条目,让采访对象根据自己的看法对这些条目进行排序。如:"在项目县的工作中,你认为下面哪个项目活动最为有用,请对下列项目活动按重要性排列(在顺位列标上顺位数据1~7)。"

项目活动	顺位
项目培训	
领导重视	
仪器设备的支持	
三级网的健全	
信息系统的建立	
经费的支持	
服务项目的扩大	

5. 知情人交谈(key informant interviews) 知情人是指那些拥有特殊的知识信息并且愿意向采访者提供信息的人。知情人生活在所研究的文化背景下，而这种文化背景对采访者来说很难介入。许多定性研究往往都是从与知情人进行非正规化采访开始，这样可以了解到大家感兴趣的话题，有利于采访者熟悉当地的词汇，为进一步研究的资料收集打基础。根据不同的调查目的来确定和选择知情人。如要了解一个孩子的疾病情况，孩子的母亲、奶奶都叫知情人；要了解某地的医疗机构的分布及其他情况，当地的卫生局长是最好的知情人。知情人的选择应遵循下列原则：①对当地文化有深入的了解；②知情人当前应处在研究的文化背景下，如果某一个人以前对所研究的情况非常了解，但对现在的情况不了解，那么他就不能算一个合格的知情人。③知情人要有充足的时间，因为有时要深入了解需要与知情人多次的采访。

知情人采访与普通采访不同之处在于前者侧重于了解一群人或个社区的人们对某事的普遍看法，而后者主要是了解采访对象个人对某事的态度、信仰和行为。

6. 出口处采访(exit interviews) 如果要评价卫生服务情况，除了直接访问卫生服务人员，与他们进行交谈，还可以采用出口处访谈的方法，从刚接受过卫生服务的对象那里询问一些与卫生服务有关的问题。这样既可以了解采访对象对服务提供者服务的满意程度，又可以了解采访对象对所提供服务的理解程度。例如：在对育龄妇女放置IUD的服务过程进行直接观察后，可以在服务出口处询问服务对象下列问题："医生在术前是否向你解释放置时可能出现的情况？""你知道术后应注意些什么吗？""你知道医生给你放置的是什么环吗？""医生告诉你什么时候来复查？""你对放环的医生有什么看法？"等等。

三、小组采访

小组采访(group interviews)，可以分为一般组采访(community Interviews)和专题组采访(focus group interviews or discussion)。小组采访技巧源于市场学的调查方法，已在社会学和行为学的研究中有广泛的应用，也常作为人类学评价的现场方法之一。自20世纪80年代引入卫生领域以来，作为一种重新被认识的快速资料收集和现场评价的研究方法，已在卫生服务研究和健康教育策略研究中发挥重要的作用。现重点介绍专题组采访方法。

1. 专题小组是一种重要类型的小组采访形式 所谓专题小组采访是指根据研究目的，预先确定研究主题的讨论指南(guideline)，将一小组调查对象(participats)和在一个主持人(facilitator)的带领下，用约一个半小时的时间，围绕主题根据指南进行充分的、自愿自由的讨论，讨论时有记录员(note taker)进行现场记录，也可以借助录音机以补充现场笔记。这种形式又称为专题小组讨论(focus group discussion)。

参加专题小组讨论的人数一般以6~10人为宜。并非是参加的人数越多越能获得丰富的资料，专题小组讨论着重考虑营造畅所欲言的交流气氛，使每个参加者可在有限的时间内尽可能对讨论的主题阐述观点，不至于因人太多

或太少使发表看法的积极性受到抑制，保证研究者能最大限度地收集比较有深度的信息。因为，专题小组讨论的目的决不是想通过大量的人群的调查去证实研究假设，而是想通过与少数人的深入交谈，去了解人们的经历和观点，以期为改善现状提供决策参考。

专题小组讨论的明显特征是：①参加者根据研究的特殊要求所确定的标准进行挑选的；②讨论的主题是事先确定的，研究人员将所要讨论的题目列出一系列开放式问题；③如果讨论的是敏感的或非政治性的问题，与调查对象直接面对研究人员的情景相比，人多的环境常会鼓励人们去充分表达自己的观点，尤其是因为专题小组常是由一组具有相似经济文化背景和相似经历的人所组成。

2. 专题小组讨论的准备

(1) 讨论指南的准备：为了能深入理解人们的信念和价值观是如何影响其采取的卫生行为，专题小组讨论指南常包括三方面的内容：①个人认识，人们对疾病和所推荐的卫生行为的理解，他们的知识态度是怎样的，对研究的卫生问题严重性和易感性是如何认识的。②社会制约，所采用的措施可能得到的社会支持和将会遇到的社会压力，所推荐的卫生行为在文化和宗教的可接受性。③相互关系，所推荐的卫生政策、措施和行为对卫生人员现有的知识技能和以前经验的挑战，对卫生服务的可接受性、可得性的影响及有关的对策。比较典型的专题小组讨论是由研究人员准备若干开放式、探索性的问题，这些问题的答案并没有正确或错误之分；讨论指南中应将所有的问题按自然的、符合逻辑的顺序进行排列，但具体讨论的进展中并不一定要按照这样的顺序，关键在于研究人员要记住要讨论的所有题目。可能的话，采访指南应通过预试验进行检验和修改，以使指南中问题的提法、涉及的范围及问题的数量等都比较合适。

(2) 专题小组时论中的三种角色：①主持人(facilitator/ moderator)，专题小组讨论能否成功，主持人的作用极为关键。主持人的作用包括：营造活跃和相互信任的气氛，介绍讨论的主题，确保小组中每个成员参与讨论，引导和推进小组讨论，控制讨论的时间和节奏，保持对小组成员的非语言交流信息的敏感。主持人要训练自己的眼睛，注意感受小组成员的坐姿、表情、手势、点头、皱眉、动作节奏、身体语言、讲话的语音语调等所显示的赞同、反对、惊奇、不耐烦、没有兴趣、紧张和焦虑等。②记录员(note taker)：记录员是专题小组讨论能否获得成功的另一关键性人物。记录员应在观察和注意对小组成员的非语言反应方面训练有素，不参与讨论，但要了解讨论的主题，无论有无现场录音，都必须在场作记录，记录的内容应包括：描述专题小组讨论的进行日期、起止时间、社区名称和简况；简单介绍讨论地点；记录参加人数、人员构成及主要特点；简述小组讨论的气氛与参与情况；标记小组讨论中出现的被打断、受干扰的情况；留意小组活动的情况，如小组成员为何笑？为何不愿意回答问题？注意用引号记录小组成员的有代表性的发言，尽量用小组成员的常用词语，以及当地人用的术语；补充和整理记录，呈交记录，作为分析的原始资料记录员与主持人之间应相互协助，相互提醒及补充，使讨论能顺利进行和圆满结束。③参加对象(participants)：专题小组讨论的参加

人员是从所要研究的目标人群中选出来的,他们的观点和看法经验及知识是研究者感兴趣的。根据不同的调查目的,参加专题小组讨论的对象以及分组情况也是不同的,为了达到较好的效果,参加同一专题小组的人员应在社会经济地位、年龄、性别、职业、婚姻状况、受教育程度、文化和人种等基本特征上保持相似,这种相似可以避免因社会经济地位和情况的不同而导致讨论受到抑制的局面,从而使参与者不必顾虑自己比别人经济地位低、不如在坐的其他人知识水平高等令人窘迫的心境。理想的情况是参加专题小组讨论的成员相互不认识。虽然这在实际操作中比较困难,但还是应该避免在一个专题小组中有一半以上的参加者之间相处时间很长,关系很密切,对研究问题看法很一致的情况,因为这样会使其他的与会者感到孤单,以致不愿意讲出自己相反的看法。

(3) 时间、地点、讨论次数及抽样问题:每个专题小组讨论一般进行 1.5～2.0 小时。如果想进行 4 个小时,则最好开两个专题小组讨论会。以保证讨论的高效率和获得更加多的信息。会场应该考虑选择在使与会者感到轻松、没有压力并可以自由发表意见的地方。采用围坐形式最好,以便参加者与主持人之间方便的交流,记录员坐在主持人的对面,以便两者间的交流。讨论次数主要取决于研究目的需要,人力、物力等情况。对与研究问题有关的背景特征要考虑区分不同的亚组,如卫生人员的知识态度与他们的年龄、性别有很大的关系,则至少应有年轻、年老、男性和女性四个专题小组讨论会。应注意区分不同特征参加者对所研究问题的不同作用,即按重要性进行排序,以保证通过召开虽少次数的专题小组讨论而最大程度地获得研究者所需要获得的资料。在当对某个问题的了解已有了足够的深度、所关心的问题已经得到了澄清或人们的行为模式已弄清,且从数个专题小组得到的信息比较一致时,说明样本量已经足够;但如原计划调查 100 人,但调查完后发现人们的行为模式还没有明了,此时可以追加调查的人数。这与定量研究在样本的决定上明显不同点,样本量的计算没有公式可循,但从经济有效的角度看,样本量并不要求很大,关键是资料的可信度一定要高,信息要丰富,要有深度,能反映变异和体现不同的假设。

(4) 伦理学问题:研究人员对资料的收集和保密应做出令人信服的承诺,告知人们调查的结果将综合所有的信息,某个人的资料并不会被单独列出,只有经过许可的、与研究有关的人员才可以看到综合的无签名的材料,研究报告中不会用真名实姓。以免参加者因担心泄露保密资料而产生的心理和情感方面的问题。

(5) 录音机的作用:整个专题小组讨论的过程最好在征得与会者同意的情况下使用录音机,现场录音可以帮助记录员完善现场记录和补充细节。录音机的使用以不影响人们发表意见和观点,一旦发现参加者在录音机前拘谨或斟词酌句讲些大道理而不是其真实的想法时,宁愿不用录音而只做现场笔记。虽然这会对整个分析过程带来一定麻烦,但所得到的回报是人们更真实的所思所为和表述。

(6) 其他:准备一些水果和茶点对轻松和活跃讨论气氛很有益。对由妇女参加的专题小组讨论,应在会议室的

隔壁房间备有简单的茶点,并有专人看护她们带来的小孩,解除其后顾之忧,专心致志地讨论。研究人员的服饰应为当地人能接受。

3. 专题小组讨论的进行　首先向参加者发出邀请,邀请时要注意态度热情和诚恳,简单明白地介绍研究的目的,解释请她(他)参加的原因;讨论主题不要事先透露,以免出现对象过度准备,即为了迎合研究人员而准备"正确答案"现象。对愿意参加者,讲清讨论的时间、地点、会议时间等。主持人和记录员应该先到达会议现场,同陆续来到会场的小组成员随意轻松的交谈,利用这个机会了解他们的名字、兴趣和特点。主持人的开场白应轻松幽默。讨论开始前让与会者相互介绍,以便讨论过程中与会者之间或主持人进行称呼;接着主持人简单介绍本次专题小组讨论会的目的,让与会者了解主持人与记录员的作用,告诉他们专题小组讨论不是研究人员来讲授知识,而是想了解他们的经验、观点和看法,并告诉主持人和记录员并不是专家,只对讨论有一些表浅的了解,讨论会的目的就是想从他们这些富有经验的参加者中得到深入的了解,大家对任何一个讨论的问题都可以自由发言,也可以对别人的观点加以评论;由于时间有限,每人发言的原则是简短且围绕主题。没法从一个能让每个人均有机会参与的一般性问题入手,引发大家积极参与讨论。主持人的主持讨论和将讨论引向深入的技巧决定着专题小组讨论能否获得成功。有关技巧问题在前面已有讲述,在此不再重复。

另外,主持人应善于将讨论过程中得到的与研究目的密切相关的结论迅速调整,作为进一步讨论的问题。在小组成员发言时,注意表现出自己的倾听技巧。随时与记录员的配合及目光的接触,及时接受信息的反馈。能灵活处理干扰和意外。

讨论结束前主持人应简要回顾和小结从讨论中获得的主要信息,询问每个与会者有无补充和有无误解之处,并感谢大家的帮助。结束讨论后记录员应非常及时地整理出现场记录,借助录音机和主持人的帮助,完善记录,以作为分析的原始资料。

4. 专题小组讨论的资料整理　专题小组讨论提供的丰富资料包括交谈记录、整个过程记录以及磁带、照片等。对专题小组讨论资料的整理发现,如果仅仅只想从磁带中去得出结论往往是困难的、费时的,所得的结论波动性很大。因为磁带只提供文字信息,很难转达讨论时小组成员的情绪、点头、皱眉、耸肩等身体语言所提供的辅助信息。但如研究和整理讨论现场记录员作的笔记且分析得当,则可以既快又方便地得出比较稳定的结论。

整理专题小组讨论的记录时,一般首先需要对内容进行分析,按其重要性分类,将类似背景特征的专题小组讨论的结果归为一类,不同的区分开,再对内容进行人工编码和分析。研究者通过小组采访技巧对一组人的情况做出推断,分析的单位是小组而非个体。对于结果的描述不仅要注意到一般模式,同时要分析诸如在个体、社会、人种等不同水平这种模式的改变。

由于收集到的资料有限,而且大部分都是文字而非数字,故不可能做太复杂的统计,大多进行计数和百分数的计

算等。分析报告常常采用表格、图形、流程图等直观性强的形式来表达定性调查资料中量的信息。将一些重要的观点和当地的语言，采取原文引用的形式列在相关的条目下。要以浓厚细腻的笔触描写从专题小组中获得的发现，注意寻找出人们对于所研究问题显示出的模式（如社区内大多数的丈夫不愿意使用避孕套），人们的信念（如认为避孕是女人的事）以及人们的价值观（如觉得男子充分享受性的快乐是理所当然的），注意结合当地的历史、经济、社会和文化进行合乎情理的解释和判断，逻辑地归纳出结论，最后给决策者提出合理建议。

5. 专题小组讨论的应用　①作为形成研究假设的工具和规范化调查表中问题的设计提供当地使用的词汇及有关概念的内涵；②作为快速初步的收集资料的方法；③与定量研究配合应用，相互补充。

6. 专题小组讨论的优缺点　专题小组讨论是定性研究的方法之一，要对研究的问题从人们的动机、态度、情感和行为的角度获得全面的了解，最好与其他的定性研究方法结合使用，通过用不同的方法得到的资料来丰富和印证你的结果和支持你的结论。专题小组讨论的主要优点是：①实用性强，不需要做出大范围的人群调查，尤其是在时间紧、经费少，难以开展其他丰富的研究时，仍能获得大量可信的信息；②可快速收集到所需的信息，比个体采访更快、更省钱；③可以提供通过定量研究不能获得的人们的动机、态度、情感和行为方面的深入了解；④可以提出社区居民对所研究的问题的观点及现有的行为模式的信息内容及跨度。专题小组讨论的主要缺点：①研究人员对专题小组讨论过程的控制力不如个体采访强；②受从众心理影响，很难确定讨论中参加者表达的观点是否对应于个人的行为；③在调查过程中受到的主观影响成分多；④对研究人员的素质要求较高，尤其是支持人；⑤虽能获得可信的深入的看法和解释，但不能反映这种看法在人群中的发生频度和分布情况。

（童传良　庄留琪）

参考文献

1. 李立明. 临床流行病学. 北京:人民卫生出版社,2011
2. 金丕焕. 医用统计方法. 第2版. 上海:复旦大学出版社,2006
3. 高尔生,郭立燕. 生殖健康统计进展. 中国卫生统计,2004,2(5):282-284

中文索引

英文索引

3TC   892
5-Fu   1989,2471
5-HT   899
5-HTT   903
5-Hydroxytryptamine,5-HT   999
α-βA   48
α-βB   48
βA-βA   48
β-amyloid peptide,β-AP   1011
βB-βB   48
β-endorphin,β-EP   999

A

abbreviated symptom questionnaire,ASQ   899
abnormal uterine bleeding,AUB   2576
ACP Journal Club   1185
acquired immunodeficiency syndrome,AIDS   892,1226
acrochordon   2067
acromagaly   2598
ACT   39
Act. D   2471
ACTH   886,998
activin   30
acute mastitis   454
adenocarcinoma   1757
adenocarcinoma *in situ*,AIS   1761
adenocarcinoma of endometrium   2262
adenoid basal carcinoma   1757
adenoid cystic carcinoma   1757
adenoma malignum   1762
adenoma of Bartholin's gland   1754
adenomyoma   1775
adenosarcoma   1758,1789
adenosis   1757

adenosquamous carcinoma   1757
adequate intake,AI   1142
admission fetal heart tracings   283
admission test,AT   499
adolescence   884,907,1112,2556
adolescent pregnancy   1115
adrenarche   2645
adrenogenital syndrome   66,886
aerobic vaginitis,AV   1200
AFP   1886,2412
agenesis of the vagina   65
age-specific fertility rate,ASFR   1176
age-specific mortality rate   1176
aggressive angiomyxoma   1753,1758
AH   2868
altered growth   1059
Alzheimer's disease,AD   1011
ameba vaginitis   1207
amenorrhea   2583
American College of Obstetricians and Gynecologists   451
amniocentesis   734
amnio fluid volume,AFV   501
amniotic fluid index,AFI   733
anaphylactoid syndrome of pregnancy   428
anatomy of the female reprductive system   12
androgen insensitivity syndrome,AIS   2707
android pelvis   277
angiokeratoma   1753
angiomyofibroblastoma   1754,1758
angiosarcoma   1792
angiotensin Ⅱ,Ang Ⅱ   53
anorexia nervosa,AN   900
anterior fontanel   278